Duden Wörterbuch medizinischer Fachbegriffe

Duden
Wörterbuch medizinischer Fachbegriffe

10., komplett überarbeitete Auflage

Dudenverlag
Berlin

Die **Duden-Sprachberatung** beantwortet Ihre Fragen
zu Rechtschreibung, Zeichensetzung, Grammatik u. Ä.
montags bis freitags zwischen 09:00 und 17:00 Uhr.
Aus Deutschland: **09001 870098** (1,99 € pro Minute aus dem Festnetz)
Aus Österreich: **0900 844144** (1,80 € pro Minute aus dem Festnetz)
Aus der Schweiz: **0900 383360** (3.13 CHF pro Minute aus dem Festnetz)
Die Tarife für Anrufe aus den Mobilfunknetzen können davon abweichen.
Den kostenlosen Newsletter der Duden-Sprachberatung können Sie
unter www.duden.de/newsletter abonnieren.

Bibliografische Information der Deutschen Nationalbibliothek
Die Deutsche Nationalbibliothek verzeichnet diese Publikation in der Deutschen Nationalbibliografie; detaillierte bibliografische Daten sind im Internet über http://dnb.dnb.de abrufbar.

 D C B A
Bibliographisches Institut GmbH, Mecklenburgische Straße 53, 14197 Berlin

Projektleitung Dr. Kathrin Kunkel-Razum
Redaktion Sophie Gerland, Christine Hoffmann, Ursula Kraif, Dr. Ralf Osterwinter, Carsten Pellengahr, André Zimmermann, unter Mitarbeit von Julia Renkwitz und Victoria Müller

Auf Basis einer Materialsammlung von Hermann Lichtenstern (†), Lektor für Medizin und Naturwissenschaften, München

Herstellung Alfred Trinnes
Layout Horst Bachmann, Weinheim
Umschlaggestaltung sauerhöfer design, Neustadt
Umschlagabbildung miri019/Shutterstock.com
Satz Sagittarius-A GmbH, Hirschberg
Druck und Bindung Druckerei C. H. Beck, Bergerstraße 3, 86720 Nördlingen
Printed in Germany

ISBN 978-3-411-04837-3
www.duden.de

PEFC
PEFC/04-31-0658

PEFC zertifiziert
Dieses Produkt stammt aus nachhaltig bewirtschafteten Wäldern und kontrollierten Quellen.

www.pefc.de

Vorwort zur zehnten Auflage

Liebe Leserinnen und Leser,

die Coronapandemie hat uns allen gezeigt, wie schnell sich der Medizinwortschatz verändern kann, und natürlich hat diese Pandemie ihre Spuren auch in dem vor Ihnen liegenden Wörterbuch hinterlassen. Aber auch ohne solche gravierenden Ereignisse entwickelt sich der Wortschatz der Medizin sehr dynamisch. Diese Entwicklung wird hier durch Hunderte von Neuaufnahmen nachgezeichnet, z. B. aus dem Bereich Public Health.

Gleichzeitig wurde der Inhalt der Vorgängerauflage kritisch gegengelesen, inzwischen veraltete Wörter wurden als solche gekennzeichnet, ebenso wurden die Definitionen verändert, wenn beispielsweise Verfahren nur noch selten angewendet werden.

Neben dem klassischen Wörterverzeichnis, das auch Infokästen zu gebräuchlichen medizinischen Wortbildungselementen wie etwa *gastro...* und *osteo...* oder *...ämie* und *...skop* enthält, finden Sie im hinteren Teil dieses Buches

- ein Abkürzungsverzeichnis, das eine schnelle Orientierung beim Umgang mit medizinischen Abkürzungen ermöglicht,
- eine ausführliche Tabelle ausgewählter medizinischer Laborwerte von A. (Arteria) bis ZZ (zweieiige Zwillinge) und
- eine Übersicht über Notmaßnahmen der Ersten Hilfe.

Damit soll dieses Wörterbuch Fachleuten, die in Krankenhäusern, Pflegeeinrichtungen und Praxen arbeiten, helfen, sowohl rechtschreibliche wie auch begriffliche Probleme des Medizinwortschatzes zu lösen. Es richtet sich aber auch an Menschen in anderen Berufen, die mit Medizinthemen zu tun haben, wie beispielsweise Pressevertreter/-innen. Und auch Patient/-innen und Patienten sowie ihre Angehörigen können darin nachschlagen, wenn sie zum Beispiel Fachbegriffe in einem Arztbrief nicht verstehen.

Wir danken allen, die uns bei der Arbeit an diesem Werk unterstützt haben.

Die Dudenredaktion
Berlin, im September 2021

Inhaltsverzeichnis

Im Wörterverzeichnis verwendete Abkürzungen

Abk.	Abkürzung
afrik.	afrikanisch
ahd.	althochdeutsch
Akk.	Akkusativ
allg.	allgemein
amerik.	amerikanisch
anat.	anatomisch
Anat.	Anatomie
angloind.	angloindisch
Anthropol.	Anthropologie
arab.	arabisch
argentin.	argentinisch
Bed.	Bedeutung
belg.	belgisch
bes.	besonders
Bez.	Bezeichnung
Biochem.	Biochemie
Biol.	Biologie
biolog.	biologisch
bras.	brasilianisch
bzw.	beziehungsweise
chem.	chemisch
Chem.	Chemie
dän.	dänisch
dgl.	dergleichen
d. h.	das heißt
dt.	deutsch
eigtl.	eigentlich
engl.	englisch
estn.	estnisch
fachspr.	fachsprachlich
frühnhd.	frühneuhochdeutsch
frz.	französisch
FW	Fremdwort
geb.	geboren
Geburtsh.	Geburtshilfe
Gen.	Genitiv
geometr.	geometrisch
Ggs.	Gegensatz
gleichbed.	gleichbedeutend
gr., griech.	griechisch
Griech.	(das) Griechische
haupts.	hauptsächlich
insbes.	insbesondere
ir.	irisch
ital.	italienisch
jap.	japanisch
Jh.	Jahrhundert
kanad.	kanadisch
Kunstw.	Kunstwort
Kurzbez.	Kurzbezeichnung
Kurzw.	Kurzwort
lat.	lateinisch
Lat.	(das) Lateinische
m	männlich, männliches Substantiv
malai.	malaiisch
Med.	Medizin
medizin.	medizinisch
mhd.	mittelhochdeutsch
mlat.	mittellateinisch
Nf.	Nebenform
niederl.	niederländisch
nlat.	neulateinisch
norw.	norwegisch

o. Ä.	oder Ähnliche[s]
od.	oder
organ.	organisch
österr.	österreichisch
Pathol.	Pathologie
Pharm.	Pharmazie
Phys.	Physik
Pl.	Plural
port.	portugiesisch
Psychol.	Psychologie
räuml.	räumlich
russ.	russisch
s	sächlich, sächliches Substantiv
s.	siehe
Sammelbez.	Sammelbezeichnung
sanskr.	sanskritisch
schott.	schottisch
schwed.	schwedisch
schweiz.	schweizerisch
Sg.	Singular
span.	spanisch
spätlat.	spätlateinisch
tschech.	tschechisch
u.	und
u. a.	und andere[s]; unter anderem
u. Ä.	und Ähnliche[s]
ugs.	umgangssprachlich
Ugs.	Umgangssprache
ung.	ungarisch
usw.	und so weiter
veralt.	veraltet
vgl.	vergleiche
vlat.	vulgärlateinisch
w	weiblich, weibliches Substantiv
Zahnmed.	Zahnmedizin
z. B.	zum Beispiel
zeitgen.	zeitgenössisch
zeitl.	zeitlich
zool.	zoologisch
Zool.	Zoologie
Zus.	Zusammensetzung[en]

Einleitung

A. Zur Einrichtung des Wörterverzeichnisses

I. Zeichen von besonderer Bedeutung

. Untergesetzter Punkt kennzeichnet die kurze und betonte Silbe.

> arteriẹll

_ Untergesetzter Strich kennzeichnet die lange und betonte Silbe.

> Arthri̱tis

| Der senkrechte Strich (besonders in Fremdwörtern) kennzeichnet die korrekte Trennung der Wörter.

> Gan|glion, Arteri|ek|tasie

- Der waagerechte Strich bei den Geschlechts- und Beugungsangaben (Genus- und Flexionsangaben) vertritt das Stichwort.

> Divertikel *s;* -s, -

... Drei Punkte stehen bei Auslassung von Teilen eines Wortes.

> Anämie *w;* -, ...ien

[ ] Die eckigen Klammern schließen Aussprachebezeichnungen (vgl. S. 20 ff.), etymologische Angaben (vgl. S. 22 ff.), Worterklärungen sowie Wortteile oder einzelne Buchstaben, die ausgelassen werden können, ein.

> Cholelith *m;* -s od. -en, -e[n]

( ) Die runden Klammern schließen erläuternde Zusätze ein.

> Caput: Kopf; Gelenkkopf; Muskelkopf (Ursprungsteil eines Muskels; bes. Anat.)

* Der Asterisk kennzeichnet bei etymologischen Angaben sprachgeschichtlich erschlossene, nicht belegte Wortformen.

> Biliverdin [zu lat. *bilis* = Galle u. lat. viridis (roman. **verdis*) = grün]

< Das rechts offene Winkelzeichen gibt an, dass das vor ihm stehende Wort sprachgeschichtlich aus dem folgenden entstanden ist.

> Maske [französisch *masque* < italienisch *maschera, ...*

= Das Gleichheitszeichen steht:
a) vor den Bedeutungsangaben des in eckigen Klammern hinter dem Stichwort aufgeführten Etymons;

> Affekt [aus lat. *affectus* = Gemütsbewegung, Leidenschaft]

b) hinter dem Doppelpunkt, dem die eigentliche Begriffsbestimmung zu einem Stichwort folgt, zur Feststellung, dass das aufgeführte Stichwort mit dem hinter dem Gleichheitszeichen genannten bedeutungsgleich ist. Das Gleichheitszeichen ersetzt in diesen Fällen gleichsam das Verweiszeichen.

> basisch: = alkalisch

↑ Der senkrechte Pfeil steht im fortlaufenden Text und bei den etymologischen Angaben anstelle des Verweiszeichens *vgl.* (= vergleiche!)

> Kondylus *m;* -, ...li od. ...dylen: eindeutschende Form für ↑ Condylus

[1] In neulateinischen Termini, die auf ...ia enden, ist neben der streng wissenschaftlichen Betonung auf der drittletzten Silbe oft auch die Betonung ...i̲a gebräuchlich.

> Chondrodysplasia[1]

II. Auswahl, Anordnung und Behandlung der Stichwörter

1. Auswahl der Stichwörter

Das Wörterverzeichnis umfasst den Grundwortschatz der medizinischen Wissenschaft. Es enthält ohne Anspruch auf Vollständigkeit sowohl das traditionelle Fachwortgut, darunter teilweise auch veraltete Wörter, denen man jedoch gelegentlich noch in der Fachliteratur begegnet, als auch die neuesten Fachwörter, speziell Fremdwörter aus dem angloamerikanischen Sprachraum. Es basiert auf einer systematischen Wortsammlung, die vor über 50 Jahren begonnen und im Laufe der Jahre ergänzt und modernisiert wurde, sowie auf dem Dudenkorpus.

a) Den Hauptteil der Sammlung bilden die speziellen Termini der Nosologie und der Anatomie. In diesen Bereichen ist die Fluktuation innerhalb der Terminologie besonders augenfällig.

α) In der Nosologie hängt das nicht zuletzt damit zusammen, dass Ärztinnen und Ärzte ständig neue Erkenntnisse und Aspekte in der Erkennung, Abgrenzung, Beschreibung und Zuordnung von Krankheiten gewinnen und dass sie diese Erkenntnisse durch Schaffung neuer Begriffe konservieren. Häufig übersehen sie dabei, dass für die gleiche Krankheit bereits ältere synonyme, teils auch in der Bedeutung differenziertere Bezeichnungen vorliegen. Sie tun das gelegentlich aber auch ganz bewusst, etwa um einen weniger eindeutigen durch einen prägnanteren Begriff zu ersetzen. So entstehen nicht selten verwirrende Begriffsüberlagerungen und Begriffsüberschneidungen. Dazu kommen die zahlreichen, für den medizinischen Alltag unentbehrlichen Trivialbezeichnungen und volkstümlichen Krankheitsnamen. Die einen wie die anderen werden im Wörterverzeichnis registriert. Durch ein umfassendes Verweissystem wird sichergestellt, dass die begrifflichen und formalen Beziehungen zwischen den Termini technici und ihren bedeutungsverwandten Trivialbezeichnungen oder volkstümlichen Bezeichnungen ablesbar sind (vgl. z.B. die inhaltlich zusammengehörenden Stichwörter: *Appendizitis, Blinddarmentzündung, Typhlitis, Wurmfortsatzentzündung*).

β) Die Terminologie der Anatomie wurde zum ersten Mal im Jahre 1895 von der anatomischen Gesellschaft auf ihrer 9. Versammlung in Basel international einheitlich festgelegt und kodifiziert. Die daraus resultierenden »Baseler Nomina anatomica« (Kurzform: BNA), im Jahre 1935 durch die »Jenaer Nomina anatomica« (Kurzform: JNA) und im Jahre 1955, zuletzt 1996–1998 durch die »Pariser Nomina anatomica« (Kurzform: PNA) verbessert, ergänzt und erweitert, bilden das Fundament der modernen internationalen Terminologie der Anatomie. Das Wörterverzeichnis des Medizindudens verwendet als Hauptstichwörter grundsätzlich die in den PNA empfohlenen anatomischen Namen, ohne jedoch ältere Synonyme ganz zu eliminieren; denn erfahrungsgemäß setzen sich neue Termini technici nur zögernd gegen überkommene Bezeichnungen durch. Weitgehend berücksichtigt wurden die wiederholten Nomenklaturänderungen der anatomischen Gesellschaft.

b) Der übrige Teil des Wörterverzeichnisses enthält neben den allgemeinen (in Form von Substantiven, Adjektiven und Verben vorkommenden) Fachwörtern und neben den Fachwörtern aus den übrigen medizinischen Spezialgebieten wie Therapie, Diagnostik, Ätiologie, eine Auswahl von Termini und Trivialbezeichnungen aus verschiedenen naturwissenschaftlichen Disziplinen, die in der medizinischen Literatur oder in der ärztlichen Praxis eine Rolle spielen. Dazu gehören vor allem: Biologie, Botanik, Zoologie, Bakteriologie, Zytologie, Genetik, Anthropologie, Psychologie, Soziologie, Pädagogik, Chemie, Biochemie, Physik und Epidemiologie.

Die Bezeichnungen klinischer Syndrome und warenzeichenrechtlich geschützte Begriffe sind, von wenigen Ausnahmen abgesehen, nicht aufgenommen worden. Sofern es Abkürzungen von Stichwörtern gibt, werden diese bei Begriffsdefinitionen angegeben. Im alphabetischen Teil werden Abkürzungen als eigenständige Stichwörter aufgenommen, wenn sie gebräuchlich und verständlich sind. In vielen Fällen sind Abkürzungen in der Praxis gebräuchlicher als die Vollformen, für die sie stehen. Daher werden alle Abkürzungsstichwörter in einem gesonderten Teil im Anhang aufgeführt, um das gezielte Nachschlagen zu ermöglichen.

2. Alphabetische Anordnung der Stichwörter

Die Stichwörter sind in alphabetischer Reihenfolge angeordnet. Die alphabetische Ordnung erstreckt sich dabei auf alle Teile eines Stichwortes. Mehrgliedrige Stichwörter werden also nach den einzelnen Wortgliedern alphabetisiert. Auch die in einem Wortartikel vorkommenden unselbstständigen Unterstichwörter sind in sich alphabetisch geordnet. Innerhalb größerer Wortnester wie *Arterie, Vene, Muskel* werden die Pluralformen mehrgliedriger Unterstichwörter wie Einzahlformen alphabetisiert.

Arteria cerebelli superior ...
Arteriae cerebri ...
Arteria cerebri anterior ...

Die Umlaute ä, ö, ü und äu werden wie die nicht umgelauteten Vokale (Selbstlaute) a, o, u, au behandelt.

Kasein
Käseschmiere
Kaskadenmagen

Die Umlaute ae, oe, ue hingegen werden entsprechend der Buchstabenfolge eingeordnet:

Fadenwürmer
Faeces
Faex
Fagopyrismus

Termini technici werden unter ihrer Trivialbezeichnung und deren Definition aufgelistet, unabhängig von der tatsächlichen alphabetischen Reihenfolge. Ein Verweis führt den Benutzer an den Fundort.

Ạcne vgl. Akne
Ạkne [...] *w;* -, -n, in fachspr. Fügungen: **Ạcne**, *Pl.:* Acnae: Finnenausschlag der Haut; zusammenfassende Bezeichnung für mit Knötchen- und Pustelbildung einhergehende Erkrankungen (Entzündungen) der Talgdrüsen. **Ạcne ag|gregata:** Form der Akne, bei der sich zahlreiche größere Abszesse bilden. **Ạcne all|ergica:** durch eine Allergie hervorgerufene Akne.

3. Schriftart der Stichwörter

Für die Hauptstichwörter, die in der Regel am Zeilenanfang eines neuen Wortartikels, seltener auch innerhalb eines sog. »Wortnestes« (Wörtergruppe) im Zeileninneren stehen, ist eine **extrafette Groteskschrift** gewählt worden, die diese Stichwörter besonders hervorhebt. Die Schriftart der übrigen Stichwörter, die als unselbstständige, meist in mehrgliedrigen Fügungen vorkommende Wörter immer im fortlaufenden Text stehen, ist die **fette Grundschrift.**

Atri|chi̱e [zu [1]a... u. gr. ϑϱιξ, Gen.: *τϱιχός* = Haar] *w;* -, ...i̱en, in fachspr. Fügungen: **Atri̱|chia,** *Pl.:* ...iae; auch: **Atri|cho̱se** *w;* -, -n ...

4. Aufbau der Stichwortartikel

Das Wörterverzeichnis setzt sich aus vielen Wortartikeln zusammen, die in sich abgeschlossen sind und ohne Schlusspunkt auslaufen. Ein Wortartikel kann ein oder mehrere Hauptstichwörter enthalten, außerdem beliebig viele unselbstständige Unterstichwörter (s. o., Abschnitt 3). Wenn auch die meisten Wortartikel aus Einzelstichwörtern bestehen, so kommt es doch nicht selten vor, dass mehrere im Alphabet aufeinanderfolgende Hauptstichwörter zu sog. »Wortnestern« (Wörtergruppen) zusammengefasst wurden. Die Voraussetzung dafür war die enge etymologische Verwandtschaft und sachliche Zusammengehörigkeit dieser Stichwörter. Die einzelnen in einem Wortnest behandelten Stichwörter sind voneinander und von den Unterstichwörtern durch Satzpunkte getrennt.

> **Bow|man-Drüsen** [ˈbəʊmən...; nach dem engl. Anatomen u. Arzt William Bowman, 1816–1892]: = Glandulae olfactoriae. **Bow|man-Kapsel:** becherförmige Einstülpung der Harnkanälchen. **Bow|man-Mem|bran:** äußere Grenzschicht der Augenhornhaut

5. Unterscheidung gleicher Stichwörter

Stichwörter, die gleich geschrieben werden, aber in der Herkunft und in der Bedeutung (mitunter auch in der Aussprache) voneinander verschieden sind, sind durch hochgestellte Zahlen (vor dem Stichwort) gekennzeichnet.

> [1]Dermatom
> [2]Dermatom
> [3]Dermatom

6. Geschlechts- und Beugungsangaben (Genus- und Flexionsangaben)

Die Geschlechts- und Beugungsangaben zu den Substantiven beziehen sich auf den Genitiv Singular und den Nominativ Plural (soweit dieser gebräuchlich oder zumindest bildbar ist). Sie stehen:

a) bei allen einfachen (nicht zusammengesetzten) substantivischen Fremdwörtern;

> Angulus *m;* -, ...li

b) bei den mit fremden (besonders griechischen und lateinischen) Wortelementen gebildeten zusammengesetzten Fremdwörtern;

> Dysplenie *w;* -, ...i̱en

c) bei deutschen Substantiven, wenn das Geschlecht oder die Beugungsformen ungewöhnlich oder wenn die Pluralformen gemeinsprachlich nicht bekannt sind.

Friesel *m* od. *s;* -s, -n (meist *Pl.*)
Blut *s;* -[e]s, -e

Bei den übrigen deutschen Substantiven und bei den zusammengesetzten substantivischen Fremdwörtern, deren Bestandteile als selbstständige Wörter gebräuchlich sind, ferner bei den mit einem Eigennamen als Bestimmungswort gebildeten Zusammensetzungen stehen keine Geschlechts- und Beugungsangaben. Sie stimmen mit denen des Grundwortes überein und können dort nachgesehen werden.

Abdominalreflex
Bauhin-Klappe

7. Bedeutung und Geltungsbereich der Wörter

a) Die Angaben zur Bedeutung und zum Geltungsbereich der Stichwörter stehen hinter dem Doppelpunkt, der dem Stichwort, den etymologischen Angaben oder den Genus- und Beugungsangaben folgt. Mehrere Bedeutungen eines Stichwortes sind, je nach dem Grad ihrer Verschiedenheit, mehr oder weniger stark voneinander abgetrennt, und zwar durch ein Semikolon zwischen den einzelnen Bedeutungsangaben oder durch untergliedernde Buchstaben (mit runder Klammer), wenn es sich lediglich um verschiedene Aspekte der gleichen Grundbedeutung oder um verschiedene Verwendungsweisen im gleichen Geltungsbereich handelt; durch untergliedernde halbfette Zahlen (mit runder Klammer) hingegen, wenn die Bedeutungen stark voneinander abweichen und besonders, wenn sie verschiedenen Geltungsbereichen zugeordnet sind.

Nodus [aus lat. *nodus,* Gen.: *nodi* = Knoten] *m;* -, ...di: »Knoten«: a) knotenförmiges, physiologisches Gebilde im menschlichen Körper (Anat.); b) krankhafte knotenförmige u. als solche tastbare Gewebsverdickung von fester Konsistenz (z. B. Gichtknoten)

Aktivie|rung *w;* -, -en: **1)** Steigerung der Wirksamkeit eines Stoffes (z. B. eines Enzyms); Überführung eines Stoffes in eine wirksame Form (Biochemie). **2)** Beschleunigung eines chemischen Prozesses oder Stoffwechselvorgangs (Chem., Biochemie). **3)** Leistungssteigerung, Verfügbarmachen von Energiereserven (Biol., Med.) ...

b) Erklärende und erläuternde Zusätze zu den Bedeutungsangaben sowie die Namen der Fachbereiche, denen die Stichwörter angehören, stehen in runden Klammern.

> **Babinsḳi-Zeichen:** reflektorische Rückwärtsbeugung der großen Fußzehe beim Bestreichen des seitlichen Fußsohlenrandes (bei Pyramidenbahnschädigung)
>
> **Am|phi|mịxis** [↑ amphi... u. gr. *μῖξις* = Vermischung; Beischlaf] *w;* -: Vermischung der Erbanlagen bei der Befruchtung (Biol.)

Wörter, die nicht unbedingt zur Bedeutungsangabe gehören, die also nicht mitgelesen werden müssen, ohne dass der Textzusammenhang gestört ist, stehen in eckigen Klammern.

> Miosis, *Pl.:* ...oses: [extreme] Verengung der Pupille ...

III. Worttrennung

1. Deutsche Wörter

Die Worttrennung der deutschen Wörter richtet sich nach den üblichen Trennungsregeln der amtlichen Rechtschreibung. Die Trennfugen werden deshalb in den Stichwörtern nicht gekennzeichnet.

> Blutkreislauf, Blutpfropf

Seit der Neuregelung der deutschen Rechtschreibung von 1996 gibt es das frühere Verbot der Trennung von st nicht mehr; die Konsonantenverbindung ck wird seitdem als einfacher Laut behandelt, der ungetrennt bleibt.

> Kas-tenwirbel, Glo-ckenthorax

2. Einfache Fremdwörter

Mehrsilbige einfache und abgeleitete Fremdwörter werden grundsätzlich wie einfache deutsche Wörter nach Sprechsilben getrennt; auch hier gelten die oben genannten Regelungen. Insoweit werden die Trennfugen nicht gekennzeichnet, mit Ausnahme einiger Konsonantenverbindungen, bei denen deshalb Unsicherheit besteht, weil sie gelegentlich auch in der Wortfuge von zusammengesetzten Fremdwörtern vorkommen und dementsprechend auf verschiedene Weise getrennt werden (vgl. III, 3).

Bagassose, Canaliculus; aber: Laryn-gitis gegenüber Laryng-ektomie

Abweichungen von der normalen Trennung ergeben sich, wenn bestimmte Konsonanten oder Vokale an der Silbengrenze zusammentreffen. Diese im Folgenden aufgeführten Sonderfälle wurden in den Stichwörtern durch einen senkrechten Strich (|) gekennzeichnet.

a) **ch, ph, rh, sh, th** stellen einfache Laute dar und bleiben daher ungetrennt:

Ta-chykardie, Ty-phus, Szir-rhus, Cu-shing-Syndrom, Le-thargie

b) Nach dem Vorbild der klassischen Sprachen bleiben in einfachen und abgeleiteten Fremdwörtern folgende Lautverbindungen üblicherweise ungetrennt: **bl, pl, fl, phl, gl, cl, kl; br, pr, fr, phr, dr, tr, gr, cr, kr, thr; gn, kn**

Lam-bliose, Du-plikatur, Ty-phlitis, Gan-glion, Cer-clage, Zy-klitis; Embryo, Le-pra, Sa-franleber, Ne-phritis, Hy-drom, Ely-tritis, Hy-grom, Ne-crosis, Ne-krose, Ery-throse; Sta-gnation, Py-kniker

Seit 1996 gilt dies als »Kannregel«, eine Trennung ist also zulässig.

c) Vokalverbindungen, die eine Klangeinheit darstellen, dürfen nicht getrennt werden. Dazu gehören vor allem die folgenden:

ae [gesprochen: *ä*], **ai** [gesprochen: *ai*], **ai** [gesprochen: *ä*], **au** [gesprochen: *au*], **au** [gesprochen: *o*], **ea** [gesprochen: *i*], **ea** [gesprochen: *ä*], **ee** [gesprochen: *i*], **ei, eu** [gesprochen: *oi*], **eu** [gesprochen: *ö*], **ie** [gesprochen: *i*], **oe** [gesprochen: *ö*], **oi** [gesprochen: *oa*], **ou** [gesprochen: *u*], **oo** [gesprochen: *u*]

Blae-sitas [blɛ...], *Frai-sen* [fra͟i...], *Drai-nage* [drɛ...], *Fau-ces* [fa͟u...], *Gaucher-Krankheit* [goˈʃeː], *Clea-rance* [ˈkli͟ːrəns], *rheu-matisch, Chei-litis* [ʃaɪ...], *Couveu-se* [kuːvøːzə], *inzidie-ren* [...diːrən], *coe-ruleus* [tsø...], *Troicart* [troaˈkaːr], *Bou-tonniere* [bu...], *Boo-ster-effekt* [buː...]

3. Zusammengesetzte Fremdwörter

Zusammengesetzte oder mit einer Vorsilbe gebildete Fremdwörter werden grundsätzlich nach ihren Wortbestandteilen, also nach Sprechsilben, getrennt. Die einzelnen Wortbestandteile werden ihrerseits nach den vorstehenden Richtlinien für einfache Fremdwörter getrennt. Die Wortfugen bei den Stichwörtern sind im Wörterverzeichnis durch senkrechte Striche gekennzeichnet.

Ab-dominal-epi-lep-sie, adeno-id, An-osteo-genese, Ex-itus

Die amtlichen Rechtschreibregeln sehen allerdings ausdrücklich vor, dass auch eine Trennung nach Sprechsilben korrekt ist, wenn ein Wort nicht mehr als Zusammensetzung erkannt oder empfunden wird.

IV. Aussprache der Wörter

1. Betonung und Betonungszeichen

Alle Stichwörter des Wörterverzeichnisses, soweit es sich nicht um reine Verweisformen handelt, die an anderer Stelle des Alphabets abgehandelt werden, tragen Betonungszeichen: den untergesetzten Punkt zur Kennzeichnung einer kurzen und betonten Silbe oder den untergesetzten Strich zur Kennzeichnung einer langen und betonten Silbe (vgl. Zeichen von besonderer Bedeutung, S. 11).

a) Die Betonungszeichen stehen in der Regel unmittelbar unter dem Stichwort.

Abdomina̲lreflex, Ạbtreibung

b) Wenn die phonetische Umschreibung eines Stichwortes angegeben wird, wurden die Betonungszeichen in die Lautschrift hineingenommen.

Bäfverstedt-Krankheit [ˈbɛ̃:v...]

2. Aussprache und Lautschrift

Die richtige Aussprache eines fremden Fachwortes bereitet, wenn man weiß, wie und an welcher Stelle es betont wird, im Allgemeinen keine Schwierigkeiten; vorausgesetzt natürlich, dass die Aussprache nicht oder unwesentlich von der Schreibung abweicht. Ausspracheangaben stehen deshalb nur hinter solchen Wörtern, deren Aussprache erheblich von ihrem Lautbild abweicht, d. h. generell hinter allen Fachwörtern, deren Aussprache Laien Schwierigkeiten bereiten könnte. Dazu gehören in erster Linie die zahlreichen Fremd- und Lehnwörter aus lebenden Sprachen (besonders aus dem Englischen und

Französischen), ferner die mit fremden Eigennamen gebildeten zusammengesetzten Gattungsbezeichnungen.

Drainage [drɛˈnaːʒə], *Diday-Spülung* [dɪˈdɛ...], *Dick-Read-Methode* [dɪk ˈriːd...]

Die Angaben zur Aussprache eines Wortes stehen (zusammen mit den etymologischen Angaben) in eckigen Klammern, jeweils unmittelbar hinter dem Stichwort. Die für die Umschreibung gewählte Lautschrift folgt wie im Fremdwörterduden dem Zeichensystem der International Phonetic Association (IPA). Diese Lautschrift ist differenziert und bietet die Gewähr, dass die meisten Laute dargestellt werden können. Sie stellt ein eigenes, sehr umfassendes System von Sonderzeichen dar, die im Folgenden beispielhaft erklärt werden.

Zeichen	**Beispiel**
ˈ	Drainage [drɛˈnaːʒə]
ː	*Abusus* [apˈuːzʊs]
ʌ	*junction* [ˈdʒʌŋkʃən]
ɑ	*Garland* [ˈgɑːlənd]
ɑ̃	*Déjà-entendu-...* [deʒa ɑ̃tɑ̃ˈdy...]
æ	*Gap* [gæp]
ç	*Ischio...* [ɪsçɪo...]
ə	*Adams-Stokes-...* [ˈædəms ˈstəʊks]
ɛ	*Effleurage* [ɛfløˈraːʒə]
ɛ̃	*Bäfverstedt...* [ˈbɛ̃ːv...]
ɜ	*Chassaignac* [ʃasɜnˈjak]
ɪ	*Facelifting* [ˈfeɪslɪftɪŋ]
ŋ	*building* [ˈbɪldɪŋ]
ɔ	*Vox* [vɔks]
ɔ̃	*Jargon* [ʒarˈgɔ̃ː]
ɒ	*Hodgkin* [ˈhɒdʒkɪn]
ø	*...rrhö* [...røː]
ʃ	*Shunt* [ʃant]
ʒ	*Loge* [ˈloːʒə]
θ	*Thorn-Test* [θɔːn...]
ʊ	*Second-Look-Operation* [ˈsɛkənd lʊk...]
ʏ	*Systole* [zʏsˈtolə]

V. Herkunft der Wörter

1. Herkunftsangaben

a) Herkunftsangaben (Angaben zur Etymologie) stehen in eckigen Klammern hinter allen selbstständigen Stichwörtern, die ein Wortnest eröffnen, sofern es sich um einfache oder abgeleitete Fremdwörter handelt. Bei zusammengesetzten Fremdwörtern stehen sie nur dann, wenn die einzelnen Bestandteile nicht als selbstständige Wörter vorkommen. Die zugrunde liegenden Etyma sind kursiv gesetzt.

Angulus [aus lat. *angulus,* Gen.: *anguli* = Ecke, Winkel]
anisodont [zu gr. *ἄνισος* = ungleich u. gr. *ὀδούς,* Gen.: *ὀδόντος* = Zahn]
Embryotomie [↑ Embryo u. ↑ ...tomie]

Aber ohne Etymologie: Embryonalkatarakt

b) Deutsche Wörter erhalten nur in Ausnahmefällen etymologische Angaben, wenn nämlich das betreffende Wort in der Gemeinsprache unbekannt ist oder nicht zugeordnet werden kann.

Fraisen [von ahd. *freisa* = Gefahr, Schrecken]

c) Bei Zusammensetzungen, die mit einem Eigennamen (v. a. Personennamen) als Bestimmungswort gebildet sind, stehen kurze Erläuterungen über den Namensträger (bei Personen mit Lebensdaten).

Banti-Krankheit [nach dem ital. Pathologen Guido Banti, 1852–1925]

d) Die unselbstständigen, im fortlaufenden Text eines Wortartikels halbfett gedruckten Unterstichwörter, im Allgemeinen aus mehrgliedrigen Fügungen bestehend, werden nicht etymologisiert, wenn die einzelnen Bestandteile an ihrer alphabetischen Stelle im Wörterverzeichnis als selbstständige Stichwörter behandelt sind.

Punctum [zu lat. *pungere, punctum* = stechen] s; -s, Puncta: ... Punctum dolorosum: ...
dolorosus, ...osa, osum [zu lat. *dolor* = Schmerz]: ...

e) Ausnahmsweise finden sich etymologische oder erläuternde Hinweise auch bei Unterstichwörtern:

α) wenn der zweite oder folgende Bestandteil einer fachsprachlichen Fügung sonst nicht vorkommt oder ziemlich ungebräuchlich ist;

> Corona [aus lat. *corona,* Gen.: *coronae* = Kranz; Krone] *w;* -, ... nae: ... Corona radiata ... Corona veneris [zum Namen der röm. Liebesgöttin *Venus*]: ...

β) wenn ein Glied einer fachsprachlichen Fügung in der Form eines obliquen lateinischen Kasus erscheint, die den Rückschluss auf die Form des Nominativs nicht ohne Weiteres zulässt.

> Corpus [aus lat. *corpus,* Gen.: *corporis* = Körper] *s;* -, Corpora: ... Corpus albicans ... Corpus fornicis [↑ Fornix]: ...

f) Für selbstständige Stichwörter, die innerhalb eines Wortnestes stehen, gelten im Allgemeinen die etymologischen Angaben zum Hauptstichwort sinngemäß mit. Kurze etymologische Hinweise erscheinen bei diesen Wörtern nur dann, wenn stärkere Abweichungen in den etymologischen Zwischenstufen oder im Wortbildungstypus aufgezeigt werden sollen.

> anabol [zu ↑ ana... u. gr. *βάλλειν* = werfen]: ... Anabolie *w;* -, ...ien: ... Anabolikum *s;* -s, ...ka: ... anabolisch: ... Anabolismus *m;* -; ...men: ...

Aber:

> geniculatus, ...ta, ...tum [aus lat. *geniculatus* = mit Knoten versehen, knotenförmig]: ... Geniculum [aus lat. *geniculum,* Gen.: *geniculi* = kleines Knie; auch = knotige Verdickung (an Halmen)] *s;* -s, ...la: ...

2. Form der Herkunftsangaben

a) Bei echten und unmittelbaren Entlehnungen aus einer lebenden Sprache oder bei gelehrten Entlehnungen aus dem Griechischen oder Lateinischen bzw. Mittellateinischen wird das zugrunde liegende fremde Wort in Kursivschrift mit seiner durch das Gleichheitszeichen (=) angeschlossenen Bedeutung aufgeführt. Der Entlehnungsvorgang wird durch die Präposition »aus« gekennzeichnet.

> Fovea [aus lat. *fovea,* Gen.: *foveae* = Grube; Lücke]
>
> Flush [aus engl. *flush* = Erröten, Aufwallung]

Liegt nur eine mittelbare, durch eine Zweitsprache vermittelte Entlehnung vor (z. B. bei Wörtern aus dem Griechischen, die durch die lateinische Sprache vermittelt wurden), wird der Entlehnungsvorgang durch die Präposition »von« gekennzeichnet.

Arterie [von gr. *ἀρτηρία* = Schlagader]

b) Die meisten medizinischen Fremdwörter stellen keine echten Entlehnungen dar, sondern vielmehr gelehrte Neubildungen. Das sind Wörter, die in der Neuzeit mit charakterisierenden Suffixen oder Präfixen aus Wortelementen insbesondere der klassischen Sprachen, Griechisch oder Latein, gebildet wurden. Bei den Herkunftsangaben dieser Wörter sind diejenigen Stammwörter (vorwiegend Substantive oder Verben) aufgeführt, auf die die jeweils zugrunde liegenden Wortformen (Wortelemente) am augenfälligsten bezogen werden können. Der Bildungsvorgang ist durch die Präposition »zu«, das für »gehört zu ...« steht, gekennzeichnet.

Gastritis [zu gr. *γαστήρ*, Gen.: *γαστρός* = Bauch; Magen]

Defeminatio, Defemination [zu ↑ de... u. lat. *femina* = Frau]

c) Bildungen aus mehreren fremden Wortelementen, die alle oder teilweise als selbstständige Fachwörter nicht mehr vorkommen, werden folgendermaßen etymologisiert:

α) Die den fremden Wortelementen zugrunde liegenden Wortformen werden ohne weitere Zuordnung nebeneinander aufgeführt, wenn sie eine Zusammensetzung bilden.

Clonorchis [gr. *κλών* = Schössling, Zweig u. gr. *ὄρχις* = Hoden]

β) Die den fremden Wortelementen zugrunde liegenden Wortformen werden wie die unter Abschnitt b) genannten Neubildungen etymologisiert, wenn sie die Grundlage einer Ableitung (mithilfe von Suffixen oder Präfixen) bilden.

Alphodermie [zu gr. *ἀλφός* = weißer Fleck auf der Haut u. gr. *δέρμα* = Haut]

d) Unabhängig davon, ob ein einfaches oder abgeleitetes Fremdwort, eine Zusammensetzung oder Zusammenfügung vorliegt, gelten für die Herkunftsangaben folgende Besonderheiten:

α) Geht die Bildung eines Fachwortes oder wenigstens von Teilen desselben nicht so sehr von zugrunde liegenden fremden Wortelementen aus, sondern vielmehr von selbstständigen, in der Fachsprache gebräuchlichen Fremdwörtern oder von einem allgemeinen Fremdwort, dann werden statt der Etyma die entsprechenden Fach- oder Fremdwörter aufgeführt. Die Kennzeichnung der Bildung entspricht im Übrigen den unter Abschnitt c) aufgeführten Typen.

Clownismus [zum FW *Clown*]
Allergose [zu ↑ Allergie]
Amylolyse [zu ↑ Amylum u. gr. *λύειν* = lösen, auflösen]

β) Wenn das einem Wort zugrunde liegende Etymon als fruchtbares Wortbildungselement (Vorsilbe, Nachsilbe, Bestimmungswort, Grundwort) in das Wörterverzeichnis als Stichwort aufgenommen worden ist, wird das betreffende Wortbildungselement bei den Herkunftsangaben aufgeführt. Die Kennzeichnung entspricht im Übrigen den unter Abschnitt c) dargestellten Typen.

Abasie [zu ↑ [1]a... u. gr. *βάσις* = Tritt, Gang]
Chondroporose [zu ↑ chondro... u. gr. *πόρος* = Durchgang; Loch, Pore]

γ) Einfache, abgeleitete oder zusammengesetzte Bildungen, die von der verkürzten oder verstümmelten Form eines Wortes oder Wortelementes ausgehen, sind als solche gekennzeichnet, und zwar als Kurzbildungen, wenn sie ganz oder teilweise von der fremden Form eines Wortbildungselementes ausgehen;

Erythromit [Kurzbildung aus ↑ Erythroblast u. gr. μίτος = Faden]

oder als Kurzwörter, wenn sie von selbstständigen Fremdwörtern oder von solchen Wortbildungselementen, die im Wörterverzeichnis als Stichwörter erscheinen, ausgehen.

Erythropathie [Kurzw. aus ↑ Erythrozyt u. ↑ ...pathie]

e) Willkürliche Wortschöpfungen aus beliebig ausgewählten, mehr oder weniger stark veränderten oder verkürzten Wörtern bzw. Wortbildungselementen werden im Allgemeinen, wenn ihre Bildung noch überschaubar ist, als Kurzbildungen bezeichnet.

Thyroxin [Kurzbildung zu ↑ thyreoideus (in der Fügung ↑ Glandula thyreoidea) u. gr. *ὀξύς* = scharf, spitz; sauer (in ↑ Oxygenium)]

Bei undurchsichtigen oder schwer darstellbaren Wortbildungen sprechen wir der Einfachheit halber von Kunstwörtern.

Glutamatdehydrogenase [Kunstw.]
Kresol [Kunstw.]

B. Zur Rechtschreibung der medizinischen Fachwörter

I. Allgemeine Begriffsdifferenzierung: Terminus – Trivialbezeichnung – volkstümliche Bezeichnung

Jede Fachsprache benötigt für die Kommunikation eine bestimmte Mindestzahl von vereinbarten Informationseinheiten. Diese Informationseinheiten, die wir als Fachwörter im weitesten Sinne bezeichnen, sind im funktionellen Sinne uneinheitlich. Es gibt solche, deren Begriffsinhalt und deren Form definitiv, meist auch international verbindlich, festgelegt sind. Diese sind im engeren Sinn als Termini technici (übliche Kurzform: Termini) anzusehen, und zwar ohne Rücksicht darauf, ob die an ihnen vollzogene Normung korrekt ist. Sie sind zugleich diejenigen Fachwörter, die am ehesten literaturfähig sind, weil sie vornehmlich der schriftlichen Kommunikation zwischen Fachleuten untereinander dienen. In der gesprochenen Fachsprache werden sie selten oder gar nicht verwendet.
Diesen Termini stehen die im Allgemeinen weniger zahlreichen volkstümlichen Bezeichnungen (deutsche Wörter) gegenüber. Sie stellen gleichsam die unterste Kategorie der Fachwörter dar, nämlich diejenigen, die am wenigsten literaturfähig sind. Sie gehören mehr der gesprochenen Sprache an und bilden eine Art Verständigungsbrücke zwischen Fachleuten und Laien. Etwa in der Mitte zwischen diesen beiden Kategorien von Fachwörtern stehen die sog. Trivialbezeichnungen. Sie nehmen nicht nur zahlenmäßig eine bedeutsame Stellung innerhalb der Fachterminologien ein. Die meisten Trivialbezeichnungen sind eingedeutschte Fremdwörter, die nicht wie die Termini hinsichtlich einer sprachlich geforderten Informationsleistung genormt sind. Ihre äußere Form schwankt, ihr Begriffsinhalt ist häufig nicht einheitlich oder eindeutig definiert. An ihnen entzündeten sich daher Diskussionen verschiedenster Art, nicht nur unter Mediziner/-innen, sondern auch zwischen Mediziner/-innen und Philolog/-innen.

II. Richtlinien für die Aufstellung von Rechtschreibgrundsätzen in der Medizin

Die medizinische Fachsprache ist außerordentlich anfällig für terminologische Änderungen und Formwandlungen. Der Grund dafür dürfte vor allem darin liegen, dass Ärztinnen und Ärzte immer in erster Linie Praktiker sind und dass ihnen die theoretischen Voraussetzungen des terminologischen Systems ihrer Fachsprache nur am Rande interessieren. Die daraus resultierende Unsicherheit in der Schreibung der Fachwörter ist insofern besonders bedenklich, als dieser Zustand aufgrund der Nähe zu den Menschen, die heute der Medizin vor allen anderen naturwissenschaftlichen Disziplinen zukommt, in der Gemeinsprache weithin offenbar wird. Einer Rechtschreibnormung der medizinischen Fachwörter kommt deshalb besonderes Gewicht zu. In diesem Wörterbuch wurde eine Art Vorleistung zur Lösung dieses Problems erbracht, indem versucht wurde, das Wörterverzeichnis in diesem Sinne für die Medizin zu standardisieren. Die Richtlinien, nach denen im Einzelnen verfahren wurde, sollen im Folgenden näher erläutert werden.

Unter Rechtschreibnormung wird hierbei vor allem die einheitliche Behandlung der *c*-Schreibung bzw. der eindeutschenden *k/z*-Schreibung bei Fremdwörtern verstanden, in denen ein lateinisches (neulateinisches) *c* oder ein latinisiertes griechisches *ϰ* (Kappa) vorkommt, und in Analogie dazu die einheitliche Behandlung der Umlaute *ä, ö* bzw. *ae, oe.*

Eine solche Normung dürfte jedoch nur praktikabel sein, wenn man die medizinischen Fachwörter zuvor in geeignete terminologische Einheiten gliedert.

Die oben im Abschnitt I versuchte generelle Differenzierung von Fachwörtern in Termini, Trivialbezeichnungen und volkstümliche Bezeichnungen bildet, in spezieller Anwendung auf die medizinische Fachsprache, die unentbehrliche Grundlage für dieses Vorgehen. Selbstverständlich sind nur die Termini und die Trivialbezeichnungen normierbar. Die Schreibung der volkstümlichen medizinischen Bezeichnungen reguliert sich ausschließlich nach den Rechtschreibgrundsätzen der Allgemeinsprache. Sie ist insofern der Zuständigkeit der Fachsprache entzogen und deshalb für unsere Untersuchungen irrelevant.

Die beiden anderen Kategorien hingegen müssen sehr genau darauf geprüft werden, inwieweit sich an den in ihnen vertretenen Fachwörtern gemeinsame Merkmale feststellen lassen, die als zwingende Kriterien für bestimmte Rechtschreibnormungen gelten können. Es wird sich dabei herausstellen, dass die Begriffe »Terminus« und »Trivialbezeichnung« nicht einheitlich für die gesamte Medizin definiert werden können, sondern dass die Zuordnungsmaßstäbe von Fall zu Fall neu gewonnen werden müssen. Eine gesonderte Untersuchung nach den Spezialgebieten »Fachwörter der Anatomie«, »Fachwörter der Nosologie« und »Sonstige medizinische Fachwörter« erschien deshalb angebracht.

1. Fachwörter der Anatomie

Die terminologischen Verhältnisse in der Anatomie sind einigermaßen übersichtlich, sodass es keine großen Schwierigkeiten bereitet, die echten Termini von den Trivialbezeichnungen zu unterscheiden. Zu den Termini gehören fraglos alle in einer der international vereinbarten Nomenklaturen (vgl. hierzu S. 13) systematisch zusammengestellten allgemeinen Körperteilbezeichnungen, ferner die Namen der einzelnen Knochen, Sehnen, Muskeln, Nerven, Arterien, Venen usw., und zwar unabhängig davon, ob die Bezeichnungen allgemein üblich, noch nicht üblich oder gar veraltet sind. Unabdingbare Voraussetzung ist lediglich die lateinische oder neulateinische Form der Wörter, d. h. vor allem das Vorhandensein einer charakteristischen lat. Wortendung, die auch im Nominativ Plural nur nach den strengen Deklinationsregeln der lateinischen Grammatik verändert wird. Es spielt dabei keine Rolle, ob es sich um eingliedrige (z. B. *Brachium* = Oberarm) oder um mehrgliedrige (z. B. *Brachium* = armförmiges Gebilde, etwa in der Fügung: *Brachium colliculi superioris*) Bezeichnungen handelt.

Allerdings kann nicht jede eingliedrige Bezeichnung mit lateinischer Endung ohne Weiteres als Terminus angesehen werden. Sie muss vielmehr eine im Sinne der Nomenklatur hinreichende und eindeutige anatomische Begriffsbestimmung gewährleisten. Das von ihr Bezeichnete muss demnach in seiner Eigenart auch ohne nähere attributive Bestimmung als solches unverwechselbar gekennzeichnet sein. In dem oben erwähnten Beispiel stellt das Fachwort *Brachium* nur in der Bedeutung »Oberarm« einen eingliedrigen Terminus dar, weil es eben normalerweise nur einen (den linken oder rechten) Oberarm im funktionellen Sinn am menschlichen Körper gibt. Wird dagegen das Fachwort *Brachium* im Sinne von »armförmiges Gebilde« verwendet, dann bedarf es zunächst einer näheren Bestimmung, die eindeutig sicherstellt, welche anatomische Struktur der bezeichneten Art denn gemeint ist (z. B. *Brachium colliculi superioris*). Ohne diese nähere Bestimmung muss dem Wort *Brachium* für diesen Fall das Prädikat »Terminus« abgesprochen werden.

Wenn nun das Vorhandensein solcher charakteristischer Merkmale bei einem anatomischen Fachwort den Schluss zulässt, dass ein Terminus vorliegt, dann liefert andererseits das Fehlen dieser Merkmale wichtige Indizien für die Zuordnung eines Wortes zur Kategorie der Trivialbezeichnungen.

Daraus folgt: Anatomische Trivialbezeichnungen sind alle nicht im System einer anatomischen Nomenklatur erfassten Fachwörter, auch sog. Eindeutschungen (wie »Rabenschnabelfortsatz« für *Processus coracoideus*), die jedoch ebenso wie die nicht unmittelbar hierher gehörenden volkstümlichen Bezeichnungen hinsichtlich ihrer Rechtschreibung für uns irrelevant sind.

Als Trivialbezeichnungen sind ferner auch Nomenklaturwörter anzusehen, wenn sie entweder (wie im Falle *Brachium*) als eingliedrige Wörter die von ihnen geforderte Benennungsfunktion unzureichend erfüllen oder wenn sie in den Endungen eingedeutscht sind. Für die Beurteilung sind im Zweifelsfalle auch die Pluralformen mit heranzuziehen.

Arterie, Pl.: *Arterien* (Trivialbez.)
Arteria, Pl.: *Arteriae* (Trivialbez.!)
Arteria radialis (Terminus)

Aus diesen Überlegungen resultiert die Forderung, den Unterschied zwischen Terminus und Trivialbezeichnung auch in der äußeren Wortform, d. h. in der Rechtschreibung, deutlich zum Ausdruck zu bringen.

a) Die echten Termini sollten deshalb, wie im Wörterverzeichnis dieses Buches praktiziert, ausschließlich mit lateinischen bzw. neulateinischen Buchstaben geschrieben werden. Ursprüngliches lateinisches *c* oder ein zu *c* latinisiertes griech. *ϰ* (Kappa) sollte immer beibehalten und nicht zu *k* oder *z* eingedeutscht werden.

Cubitus, Crus cerebri, Capitulum humeri

Desgleichen sollten die Umlaute *ae* und *oe* in ihrer ursprünglichen, nicht eingedeutschten Form erscheinen.

Arteriae ciliares anteriores

b) Die Trivialbezeichnungen sollten nur in eingedeutschter Form geschrieben werden (also: *k/z* statt *c* und *ä, ö* statt *ae, oe*).

Faszie gegenüber: *Fascia,* etwa in der Fügung: *Fascia axillaris*
Faszikel gegenüber: *Fasciculus,* etwa in der Fügung: *Fasciculus gracilis*
zerebral gegenüber: *cerebralis, ...le*

Von zahlreichen Substantiven kennt die Fachsprache neben der Terminusform die Trivialform, ohne dass die Eindeutschung an der Endung erkennbar wäre. Dass aber gleichwohl Trivialformen gemeint sind, erweist, wie schon oben gesagt, u. a. die eingedeutschte Pluralform.

Condylus, Pl.: *Condyli,* etwa in der Fügung: *Condylus humeri*

aber: *Kondylus,* Pl.: *Kondyli* oder *Kondylen*

Concha, Pl.: *Conchae,* etwa in der Fügung: *Concha auriculae*

aber: *Koncha,* Pl.: *Konchen*

Die Trivialform eines Wortes darf wohl auch dann als gesichert gelten, wenn sie gelegentlich als Bestimmungs- oder Grundwort in Zusammensetzungen vorkommt.

Cervix, etwa in der Fügung: *Cervix dentis*

aber: *Zervix – Zervixkatarrh*

Schließlich wird man solchen Fachtermini trivialsprachliche Nebenformen zubilligen müssen, die in der Allgemeinsprache eine gewisse Verbreitung und Popularität gefunden haben, und sei es auch nur mit einer anderen, nicht fachsprachlichen Bedeutung.

Oesophagus neben: *Ösophagus*
Caecum neben: *Zäkum*
Corpus neben: *Korpus*
Conus neben: *Konus*

Merke: Ursprüngliches griechisches ζ (Zeta) wird auch im Lateinischen und dementsprechend in Termini immer nur mit *z* (nicht mit *c*!) wiedergegeben.

Zone – Zona

2. Fachwörter der Nosologie

Mit Ausnahme der Anatomie gibt es in der medizinischen Fachsprache keine systematischen Nomenklaturen – ein Zustand, der vornehmlich im Hinblick auf die Rechtschreibproblematik bei den unzähligen Krankheitsbezeichnungen der Nosologie zu beklagen ist. Von vagen und uneinheitlichen Tendenzen zu bestimmten Schreibweisen abgesehen, ist eigentlich nur noch die generelle Vorliebe der Mediziner/-innen für die *c*-Schreibung bemerkenswert.
Dabei sollten Orientierungshilfen für eine Entscheidung zwischen lateinischer und eindeutschender Schreibweise der Krankheitsbezeichnungen gar nicht schwer zu finden sein. Wenn wir davon ausgehen, dass auch in der Nosologie ein Teil der Fachwörter als Termini, ein anderer als Trivialbezeichnungen fungiert (die volkstümlichen Bezeichnungen wollen wir aus den früher angeführten Gründen ausklammern), und wenn wir andererseits klären, welche klinischen Fachwörter als Termini anzusehen sind, dann können wir mit der schon für die Anatomie aufgestellten These operieren: Termini sind lateinisch (*c* statt *k/z; ae, oe* statt *ä, ö*), Trivialbezeichnungen dagegen eindeutschend zu schreiben.
Die Begründung für diese unterschiedliche Behandlung der beiden Wortkategorien stützt sich (ähnlich wie bei den Fachwörtern der Anatomie) auf die notwendige terminologische Leistung, die ein Terminus in einem System von

Krankheitsbezeichnungen zu erfüllen hat. Mit Recht sollten wir wohl von einem solchen Terminus verlangen dürfen, dass er einen Krankheitszustand oder einen Krankheitsprozess in seiner charakteristischen, spezifischen Eigenart und Verlaufsform kennzeichnet. Allgemeine Krankheitsnamen (darunter besonders die klassenbildenden auf *-itis, -osis [-ose], -iasis [-iase], -oma [-om], -pathia [-pathie]*) wie *Appendizitis* oder *Kolpitis* haben einen unzureichenden fachlichen Aussagewert, weil ihnen infolge ihres nicht genügend differenzierten Bedeutungsinhaltes entsprechende Sachverhalte bzw. Objekte nicht eindeutig zugeordnet werden können. Sie sind deshalb keine Termini, sondern Trivialbezeichnungen. Zu Termini werden sie erst dann, wenn sie sich mit weiteren Bedeutungsträgern (näheren Bestimmungen, im Allgemeinen in Form von Adjektiven mit lateinischen Endungen) zu übergeordneten und funktionell eindeutigen Informationseinheiten verbinden. Daraus folgt, dass (im Gegensatz zur Anatomie) eine Krankheitsbezeichnung als Terminus niemals eingliedrig sein, sondern immer aus mehreren Wörtern mit jeweils vollständiger lateinischer Endung bestehen sollte. Eingliedrige Krankheitsbezeichnungen, auch wenn sie im Übrigen eine lateinische oder neulateinische Form haben, stellen lediglich Trivialbezeichnungen dar und sollten als solche, wenn sie isoliert stehen, nur eindeutschend geschrieben werden.

Appendizitis gegenüber: *Appendicitis gangraenosa*
Akne gegenüber: *Acne vulgaris*
Ikterus gegenüber: *Icterus haemolyticus*
Karies gegenüber: *Caries dentium*
Ulkus gegenüber: *Ulcus molle*

Die genaue Unterscheidung wird im Allgemeinen dadurch erleichtert, dass die Trivialformen in der Endung eingedeutscht sind.

Karzinom gegenüber: *Carcinoma,* etwa in der Fügung: *Carcinoma asbolicum*
Anämie gegenüber: *Anaemia,* etwa in der Fügung: *Anaemia perniciosa*
Akropathie gegenüber: *Acropathia,* etwa in der Fügung: *Acropathia ulceromutilans*

Häufig geben auch die Pluralformen bereits nähere Aufschlüsse.

Appendizitis, Pl.: *Appendizitiden* gegenüber: *Appendicitis (acuta),* Pl.: *Appendicitides (acutae)*
Elefantiasis, Pl.: *Elefantiasen* gegenüber: *Elephantiasis,* Pl.: *Elephantiases (congenitae)*

Merke: Ursprüngliches griechisches ζ (Zeta) wird auch im Lateinischen und dementsprechend in Termini immer mit *z* (nicht mit *c*!) wiedergegeben.

Ekzem gegenüber: *Eczema (nummulare)*, nicht: *Eccema (nummulare)*

3. Sonstige medizinische Fachwörter

Die übrigen medizinischen Fachwörter bilden zusammen ein sehr heterogenes Feld, das sich aus vielen kleineren Sondergruppen zusammensetzt. Da die entscheidenden Merkmale, die den Terminus- bzw. Trivialcharakter und damit die Schreibweisen der einzelnen Fachwörter integrieren, von Gruppe zu Gruppe nicht immer in der gleichen Weise begründbar und selten gleichgewichtig sind, ist eine generelle und pauschale Regelung angebracht. Nach dem Vorbild der im Abschnitt 2 behandelten Fachwörter der Nosologie sollte man alle mehrgliedrigen Begriffe, sofern die einzelnen Wörter vollständige lateinische Endungen aufweisen, als Termini behandeln und in lateinischer Form (also bes. *c* statt *k/z*, *ae* und *oe* statt *ä* und *ö*) schreiben. Alle eingliedrigen, also nur aus einem Einzelwort bestehenden Fachausdrücke, ferner alle in der Endung eingedeutschten Fachwörter sollte man ausschließlich in eingedeutschter Form (also bes. *k/z* statt *c*, *ä* und *ö* statt *ae* und *oe*) schreiben. Im Folgenden seien zum besseren Verständnis einige wichtige Sondergruppen mit Beispielen aufgeführt.

a) Therapeutika im weitesten Sinne, wie *Antemetikum, Antibiotikum, Antiskabiosum, Antihistaminikum, Tonikum* (nicht: *Antemeticum, Antibioticum* usw.), die im Allgemeinen als elliptische Formen angesehen werden können, die aus den entsprechenden mehrgliedrigen (in der Fachsprache kaum mehr gebräuchlichen) Ausdrücken (*Remedium antemeticum, Remedium antibioticum* usw.) verselbstständigt wurden.

b) Operative Eingriffe, Operationsverfahren, Operationstechniken: *Akiurgie, Antrektomie, Gastrektomie, Resektion, Sektion* (nicht: *Aciurgie, Antrectomie* usw.); aber: *Sectio alta, Sectio caesarea, Venae sectio* u. a.

c) Ärztliche Instrumente: *Forzeps* (gegenüber *Forceps* als anatomischem Terminus), *Kauter* (aber: *Cauterium acutale*).

d) Normale oder abnorme physiologische Vorgänge im Organismus: *Akkommodation, Hämatopoese, Konglutination* (aber: *Conglutinatio orificii externi*), *Konsolidierung, Krepitation* (aber: *Crepitatio indux*).

e) Hormone, Enzyme u. dgl.: *Akzeptor, Katalase* (nicht: *Acceptor, Catalase*).

f) Kurzbezeichnungen verschiedener Art: *Abduzens* (für: *Nervus abducens*), *Adduktor* (für: *Musculus adductor...*), *Inzisiv[us]* (für: *Dens incisivus*), *Sympa-*

thikus (für: *Truncus sympathicus*), *Expektorans* (verselbstständigt aus der Fügung *Remedium expectorans*), *Exsikkans* (verselbstständigt aus der Fügung *Remedium exsiccans*).

Vgl. hierzu auch den auf dieser Seite beginnenden Abschnitt über Sonderfälle.

g) Allgemeine Fachwörter der Medizin, darunter zahlreiche Substantive wie: *Suizid, Kardiologie, Inkorporation, Inkrustation, Inklination* (aber: *Inclinatio pelvis*), *Infektion, Indikation* (aber: *Indicatio vitalis*).

Ferner adjektivische Fremdwörter wie: *akut* (aber: *Appendicitis acuta*), *apikal* (aber: *Segmentum apicale*), *ziliar* (aber: *Musculus ciliaris*), *kranial* (aber: *Nervi craniales*) und die nur in eingedeutschter Form gebräuchlichen Verben wie: *inzidieren* (nicht: *incidieren*), *auskultieren* (nicht: *auscultieren*), *infizieren* (nicht: *inficieren*), *koagulieren* (nicht: *coagulieren*), *kompensieren* (nicht: *compensieren*), *lazerieren* (nicht: *lacerieren*).

4. Sonderfälle

a) k-Schreibung in Termini

Abweichend von den in den vorhergehenden Abschnitten zusammengestellten Rechtschreibgrundsätzen für Termini, hält die Medizin bei einigen Fachwörtern an der *k*-Schreibung fest, und zwar auch dann, wenn diese Wörter im Übrigen eine lateinische oder neulateinische Form mit vollständiger lateinischer Endung aufweisen. Es handelt sich im Wesentlichen um Fachwörter der Nosologie, die aus dem Griechischen kommen bzw. aus griechischen Wortelementen gebildet sind und in denen ein ursprüngliches, vor einem hellen Vokal *(e, i, y)* stehendes griechisches *ϰ* (Kappa) wie *k* (statt *z*) ausgesprochen wird.

Keratitis – Keratitis disciformis
Keratom – Keratoma senile
Akrokeratose – Acrokeratosis verruciformis
Ankyloblepharon – Ankyloblepharon totale
In der Anatomie: *Skelet[t] – Skeleton*

Dieses phonetische Prinzip, das wohl in keiner anderen naturwissenschaftlichen Fachsprache angewandt wird (vgl. z. B. aus der Zoologie *Ancylostoma duodenale* gegenüber der Krankheitsbezeichnung *Ankylostomiasis*) ist eigentlich nicht zu rechtfertigen. Denn griechische Fremdwörter oder Wortelemente werden kaum unmittelbar aus dem Griechischen entlehnt, sondern durch direkte Vermittlung des Lateinischen aufgenommen oder aber in irgendeiner Form, sei es hinsichtlich der Betonung oder der Quantität der Vokale oder auch hinsichtlich der Wortbeugung u. a., latinisiert. Wir haben es also zunächst einmal mit lateinischen oder neulateinischen Wörtern zu tun. Wörter wie *Keratitis* oder *Ankyloblepharon* sollten deshalb, wenn sie als Termini fungieren, richtiger mit *c* geschrieben werden: *Ceratitis, Ancyloblepharon.* Man sollte dabei die Aussprache, wenn sie wirklich als störend empfunden wird, überprüfen. Es ist schließlich nur eine Sache der Gewohnheit, ob man [kɛrɑˈtiːtɪs bzw. aŋkyloˈbleːfaron] oder [tsɛrɑˈtiːtɪs bzw. antsyloˈbleːfaron] spricht. Eine derartige Handhabung dieser *k*-Formen würde allerdings im Gegensatz zum allgemein üblichen Gebrauch stehen, weshalb der Medizinduden von einer solchen, wenngleich konsequenten Normierung absieht.

b) c-Schreibung in Trivialnamen

Bei einigen Fachwörtern ist die *c*-Schreibung auch für die eingedeutschte Trivialform gerechtfertigt, nämlich bei Wörtern, die von Eigennamen, vor allem Personennamen, abgeleitet sind, die ihrerseits schon mit *c* geschrieben werden.

> Nocardiose, Brucellose

Die eindeutschende Schreibweise (mit *k* bzw. *z*) dieser Wörter darf allerdings nicht als falsch angesehen werden, besonders dann nicht, wenn es sich um häufig gebrauchte Fachwörter handelt.

c) Substantive auf -rrhö, -rrhöe

Ein Rechtschreibproblem eigener Art stellt sich bei einer kleineren Gruppe zusammengesetzter oder abgeleiteter medizinischer Fachwörter, deren letzter Wortteil auf griech. *-ϱϱοια* (latinisiert zu: *-rrhoea*) = »das Fließen, der Fluss, der Ausfluss« zurückgeht. Als echte Termini in fachsprachlichen Fügungen bereiten diese Wörter keine Schwierigkeiten *(Diarrhoea paradoxa).* Als Trivialnamen aber begegnen sie in der Literatur und in Wörterbüchern jeweils in zwei verschiedenen Schreibungen, einmal mit auslautendem *-öe,* zum anderen mit auslautendem *-oe,* beide Formen mit der gleichen Aussprache [-ö̱].

> Diarrhöe – Diarrhoe, Gonorrhöe – Gonorrhoe, Menorrhöe – Menorrhoe, Pyorrhöe – Pyorrhoe

Von diesen Doppelformen ist zumindest die zweite (auf *-oe*) fragwürdig, weil sie auf einem inkonsequenten Eindeutschungsvorgang beruht (Abfall des lat. Endungs-*a,* jedoch Beibehaltung des lat. Umlautes *-oe*). Die erste Form auf *-öe* ist zwar lautgeschichtlich folgerichtig entwickelt (der lat. Umlaut *oe* wird zu *ö,* das lat. Endungs-*a* wird zu *-e* abgeschwächt), aber sie wirkt schwerfällig und unübersichtlich. Dazu kommt, dass ihre Aussprache [...ö̱] mit der Schreibung nicht übereinstimmt.

Wir haben uns deshalb entschlossen, die Zweitformen dieser Wörter ganz zu tilgen und an die Stelle der bisherigen Erstformen, die jetzt nur noch als Nebenformen fungieren sollen, neue einheitliche Hauptformen auf *-rrhö* zu setzen. Diese Formen sind korrekt gebildet und sie sind trotz ihres ungewöhnlichen Auslautes (vgl. aber das deutsche Substantiv *Bö!*) leichter auszusprechen und zu schreiben als die früheren Formen.

> Diarrhö – Diarrhöe, Gonorrhö – Gonorrhöe, Menorrhö – Menorrhöe, Pyorrhö – Pyorrhöe

d) Substantive, die von lateinischen Partizipien auf -[i]ans bzw. -[i]ens ausgehen

Die in der medizinischen Terminologie zahlreich vertretenen Substantive auf *-[i]ans* und *-[i]ens* stellen Gattungsbezeichnungen für Heilmittel dar. Sie gehen mittelbar auf lateinische Präsenspartizipien zurück, sind jedoch unmittelbar aus mehrgliedrigen Fügungen mit *»Remedium ...«* verselbstständigt.

> Adjuvans – Remedium adjuvans
> Adstringens – Remedium adstringens
> Desinfiziens – Remedium desinficiens

Die Einzahlform dieser Wörter ist unproblematisch, abgesehen davon, dass gelegentlich infolge falscher Rückbildung aus der Pluralform (auf *-[i]antia* bzw. *-[i]entia*) auch Nebenformen auf *-[i]antium*, *-[i]entium* vorkommen (z. B. *Temperantium*). Diese Formen sind zwar nicht als falsch anzusehen, aber man sollte sich im Interesse einer einheitlichen Terminologie doch besser auf die Standardformen beschränken.

Die umstrittenen Pluralformen dagegen sollten grundsätzlich entweder die charakteristische lateinische Endung *-[i]antia* bzw. *-[i]entia* aufweisen *(Laxantia, Adstringentia, Desinfizientia)* oder aber die eingedeutschte Endung *-[i]anzien* bzw. *-[i]enzien (Laxanzien, Adstringenzien, Desinifizienzien).* Mischformen auf *-[i]anzia* bzw. *-[i]enzia* oder *-[i]enzia* oder *-[i]antien* bzw. *-[i]entien,* wie man sie immer wieder in der Fachliteratur findet, sollten vermieden werden. Das Wörterverzeichnis des Medizindudens wurde in diesem Sinne vereinheitlicht.

> *Adjuvanzien* oder *Adjuvantia,* nicht: *Adjuvantien oder Adjuvanzia*
> *Adsorbenzien* oder *Adsorbentia,* nicht: *Adsorbentien oder Adsorbenzia*

III. Mit einem Personennamen gebildete mehrgliedrige Gattungsbezeichnungen

Personennamen spielen eine bedeutsame Rolle in der medizinischen Terminologie. Sie sind für die Fachleute unentbehrlich, weil sie oft das geeignetste sprachliche Instrument darstellen, in Verbindung mit allgemeinen Fachwörtern (Substantiven) eine Sache, einen Vorgang, eine physiologische Erscheinung, einen Krankheitsprozess, ein Syndrom, ein ärztliches Instrument, eine Operationstechnik u. v. a. m. in einer für Mediziner/-innen anschaulichen und einprägsamen Weise zu benennen.

Basedow-Krankheit, Sauerbruch-Hand, Dick-Read-Methode, Küntscher-Nagelung

Diese Gattungsbezeichnungen haben zugleich den Vorzug, dass sie die Namensträger/-innen für ihre Verdienste, die sie sich um die benannte Sache erworben haben, gebührend ehren.
Was nun die Schreibung dieser Bezeichnungen betrifft, so scheinen sie auf den ersten Blick unproblematisch zu sein. Und doch gehören sie zu den umstrittensten Formen der medizinischen Fachterminologie. Früher war es allgemein üblich, anstelle der Zusammensetzung mit dem Personennamen als Vorderglied eine attributive Fügung mit einem vom Eigennamen abgeleiteten Adjektiv auf *-scher, -sche, -sches* zu setzen.

basedowsche Krankheit, kußmaulsche Atmung, gärtnerscher Bazillus, ortnersches Zeichen

Diese Fügungen sind heute aus der Fachliteratur, nicht hingegen aus der Umgangssprache der Mediziner/-innen weitgehend verschwunden, obwohl weder vom Inhalt noch von der Form, noch von der geltenden Rechtschreibung her etwas gegen sie einzuwenden ist. Es besteht stattdessen die Tendenz, aus diesen korrekten attributiven Fügungen eigenartige neue Formen zu entwickeln, indem man ohne zwingenden Grund und vermutlich nur wegen der damit erzielten Knappheit des Ausdrucks die Adjektivendung *-sche[r]* bzw. *-sches* einfach weglässt und durch einen Apostroph ersetzt.

Basedow' Krankheit, Kußmaul' Atmung, Gärtner' Bazillus, Hessing' Korsett

Diese Formen sind orthografisch nicht vertretbar und wurden darum nicht in das Wörterbuch aufgenommen.

Die zuweilen versuchte Alternativlösung, das vorangestellte Adjektiv durch den Genitiv (auf *-s*) des betreffenden Personennamens zu ersetzen *(Basedows Krankheit, Kußmauls Atmung)* ist zwar formal nicht anfechtbar, aus inhaltlichen Gründen jedoch nur bei Krankheiten vertretbar, die nach Patienten benannt sind.

Auch die unverbundene Aneinanderreihung mit vorangestelltem ungebeugtem Eigennamen *(Basedow Krankheit, Sauerbruch Hand)* ist nicht zu empfehlen, obwohl dieser Typ in der modernen Werbe- und Wirtschaftssprache gang und gäbe ist; denn in dieser Form stehen die beiden Nomina, die doch eine Begriffseinheit bilden sollen, beziehungslos nebeneinander. Ein appositionelles oder attributives Verhältnis zwischen den beiden Gliedern kann hier genauso wenig unterstellt werden wie bei der Umstellung der Nomina *(Krankheit Basedow, Hand Sauerbruch)*. Letzteres würde dabei eine Art Latinismus darstellen, der im Deutschen nur vertretbar ist, wenn das Vorderglied ein lateinisches Substantiv ist *(Morbus Basedow, Morbus Bechterew)*.

Die unseres Erachtens einzige brauchbare Lösung des Problems liegt in der Schreibung mit Bindestrich, wie sie in solchen Fällen ja auch in anderen Fachsprachen und in der Allgemeinsprache üblich ist.

Basedow-Krankheit, Sauerbruch-Hand, Bassini-Operation, Kußmaul-Atmung

Wir haben uns entschlossen, im Wörterverzeichnis ausschließlich diese Formen aufzuführen, weil wir sie für übersichtlich und prägnant halten und weil sie als echte Zusammensetzungen den geforderten Begriffsinhalt am klarsten vermitteln.

Die Gültigkeit der Formen mit vorausgehendem vollständigem Namensadjektiv auf *-scher, -sche, -sches* wird dadurch nicht angetastet. Gleichwohl wäre es im Interesse der Terminologie zu begrüßen, wenn die Bindestrichschreibung sich allgemein durchsetzte. Selbstverständlich ist auch die Zusammenschreibung der Nomina statthaft. Sie ist sogar vorzuziehen, wenn es sich um häufig gebrauchte Zusammensetzungen handelt (z. B. *Röntgenstrahlen*); von der reformierten Rechtschreibung 1996 wurde sie als regelrecht festgelegt, wobei jedoch die Bindestrichschreibweise zur Hervorhebung eines Namens grundsätzlich akzeptiert wird. Da dies als Absicht solcher Namensgebungen vorausgesetzt werden kann, ist sie bis auf Weiteres als Norm vertretbar.

IV. Ausblicke auf die Fachwörter der Chemie und der Biologie

Ein Wörterbuch der medizinischen Fachausdrücke muss notwendigerweise auch eine ganze Reihe von Fachwörtern aus anderen, insbesondere naturwissenschaftlichen Disziplinen einbeziehen, in dem Maße, wie sich ja auch die Mediziner/-innen bei ihrer täglichen Arbeit ständig die Erkenntnisse anderer Wissenschaften zunutze machen. Im Vordergrund des Interesses stehen dabei die Fachwörter der Chemie (u. a. mit Biochemie) und der Biologie (u. a. mit Botanik, Zoologie, Bakteriologie, Genetik). Für diese beiden Disziplinen wollen wir daher kurz die Leitgedanken formulieren, nach denen die Schreibung der im Wörterverzeichnis dieses Buches vorkommenden Fachwörter festgelegt wurde.

1. Chemie

Die Schreibung chemischer Fachwörter richtet sich nach der wissenschaftlichen Nomenklatur[1].

Im Einzelnen gilt Folgendes:

a) Die Namen der chemischen Elemente schreiben wir im Sinne der Nomenklaturvorschriften für die anorganische Chemie, d. h. z. B. grundsätzlich mit lateinischem *c* statt *k/z* (z. B.: *Actinium, Caesium*), ausgenommen die Namen *Kalium* und *Krypton*. Wo jedoch berechtigte Interessen der Allgemeinsprache im Spiele sind, geben wir der eingedeutschten Form (als Hauptform) den Vorzug (z. B. *Kadmium/Cadmium, Kalzium/Calcium, Kobalt/Cobalt*).

b) Lateinisch bzw. (hinsichtlich der *c/k/z*-Schreibung) latinisiert erscheinen auch die von den Namen der Elemente abgeleiteten Namen chemischer Verbindungen, ferner die sog. systematischen Namen (zusammengesetzte Bezeichnungen, die durch die einzelnen Wortglieder den Aufbau einer chemischen Verbindung erkennen lassen) und schließlich auch solche Trivialnamen, die als Glieder in systematischen Namen vorkommen können oder von deren Wortstamm systematische Namen abgeleitet sind.

Selbstverständlich sind von dieser Regelung wiederum alle diejenigen Namen ausgenommen, die weitgehend popularisiert sind (z. B.: *Zitronensäure*, nicht: *Citronensäure*, neben: *Acidum citricum; Nikotin*, nicht: *Nicotin*).

[1] Nomenklatur der Anorganischen Chemie, hg. von W. Liebscher (Weinheim 1995); Nomenklatur der Organischen Chemie, hg. von Gerlinde Kruse (Weinheim 1997).

c) Das Substantiv *Oxyd* wird in der chemischen Fachsprache nur in der Form *Oxid* geführt, weil es zur Klasse der durch das Suffix *-id* gekennzeichneten Namen binärer chemischer Verbindungen gehört. Sie gilt inzwischen auch im allgemeinen Gebrauch als Hauptform.

d) Die Trivialnamen chemischer Verbindungen (insbes. Namen von Heilmitteln) werden eindeutschend geschrieben, es sei denn, dass sie in Verbindung mit anderen Zusätzen als Warenzeichennamen gekennzeichnet sind (z. B.: *Penizillin*, aber: *Penicillin »Bayer«*).

e) Die *c*-Schreibung ist in Trivialbezeichnungen auch dann gerechtfertigt, wenn mit der Schreibung eine semantische oder etymologische Differenzierung ähnlich klingender Wörter verbunden ist.

Acidimetrie, Acidität (beide zu lat. *acidus* = scharf; sauer); *Aceton, Acetyl* (beide zu lat. *acetum* = saurer Wein, Weinessig) gegenüber unverwandten chem. Fachwörtern wie: *Azine, azotieren* (vgl. Duden-Fremdwörterbuch).

2. Biologie

Die Rechtschreibschwierigkeiten im Bereich der Biologie erstrecken sich eigentlich nur auf allgemeine biologische Fachwörter. Denn die Schreibung der wissenschaftlichen Tier- und Pflanzennamen ist durch einheitliche Nomenklaturvorschriften geregelt. Danach sind alle einer der verschiedenen Ordnungsklassen (Art, Gattung, Familie usw.) angehörenden wissenschaftlichen Pflanzen- oder Tiernamen lateinisch, d. h. mit *c* statt *k/z* und mit *ae* bzw. *oe* statt *ä* bzw. *ö*, zu schreiben, sofern sie im Übrigen sowohl in den Singularformen als auch in den Pluralformen vollständige lateinische Kasusendungen aufweisen. Das gilt gleichermaßen für ein- und mehrgliedrige Namen. Die eindeutschende Schreibung (mit *k/z* statt *c* und mit *ä* bzw. *ö* statt *ae* bzw. *oe*) ist immer dann angebracht und zugleich auch unerlässlich, wenn die Namen eingedeutschte Singular- oder Pluralendungen haben.

Echinokokkus, Pl.: *Echinokokken* gegenüber: *Echinococcus*, Pl.: *Echinococci*
Basidiomyzeten (nicht: *Basidiomyceten*) gegenüber: *Basidiomycetes*
Kokzidie (nicht: *Coccidie*) gegenüber: *Coccidium*
Zestoden (nicht: *Cestoden*) gegenüber: *Cestodes*
Askaris, Pl.: *Askariden* gegenüber: *Ascaris*, Pl.: *Ascarides*
Bacterium, Pl.: *Bacteria*

Die allgemeinen Fachwörter der Biologie, seien es nun Bezeichnungen für Vorgänge im Organismus, für Verhaltensweisen, Eigenschaften u. dgl., seien es Bezeichnungen für physiologische Strukturen, Zellen, Organellen u. a., sind von ihrer terminologischen Funktion her zu wenig differenziert, als dass man sie den echten Termini gleichsetzen könnte. Sie sollten demnach grundsätzlich eindeutschend geschrieben werden, d. h., die eindeutschende Schreibung ist unumgänglich, wenn die Wörter in den Kasusendungen eingedeutscht sind.

Astrozyt (nicht: *Astrocyt*), *Biozönose* (nicht: *Biocoenose*), *Erythrozyt* (nicht: *Erythrocyt*), *Katabiose* (nicht: *Catabiose*), *Karyosom* (nicht: *Caryosom*), *Karyogamie* (nicht: *Caryogamie*), *interzellular* (nicht: *intercellular*), *Inkubation* (nicht: *Incubation*), *Hämokonien* (nicht: *Haemoconien*), *Zentralkörperchen* (nicht: *Centralkörperchen*)

Die lateinische Schreibung ist eigentlich nur sinnvoll, wenn ein mehrgliedriger Ausdruck mit vollständiger lateinischer Endung vorliegt. Ausnahmsweise wird man auch einen eingliedrigen Ausdruck mit lateinischer Endung in lateinischer Form schreiben, wenn dieser von seiner terminologischen Funktion her, in Analogie zu den Fachwörtern der Anatomie, als eine Art Hilfsterminus angesehen werden kann.

Kotyledone (nicht: *Cotyledone*) gegenüber: *Cotyledo*, Pl.: *Cotyledones*
Kopulation (nicht: *Copulation*) gegenüber: *Copulatio*, Pl.: *Copulationes*
Zelle (nicht: *Celle*) gegenüber: *Cellula*, Pl.: *Cellulae*
Zentriol (nicht: *Centriol*) gegenüber: *Centriolum*

C. Deklinationstabellen

Die in das Wörterverzeichnis dieses Buches aufgenommenen Stichwörter stehen, soweit es sich um Substantive oder Adjektive handelt, jeweils in der Form des Nominativs Singular. Die den substantivischen Fremdwörtern beigefügten grammatischen Angaben (in der Reihenfolge: Geschlechtsangabe, Form des Genitivs Singular, Form des Nominativs Plural) beziehen sich in erster Linie auf die Trivialbezeichnungen, d. h. in der Regel auf die in der Endung oder in der Schreibung eingedeutschten Formen der Wörter.

Arterie *w;* -, -n

Die grammatischen Angaben zu den Termini, die im Allgemeinen (in halbfetter Schrift) in Zweitstellung hinter den eingedeutschten Formen aufgeführt werden, beschränken sich – bei gleichbleibendem Geschlecht – auf die Form des Nominativs Plural.

Avulsion *w;* -, -en, in fachspr. Fügungen: **Avulsio,** Pl.: ...iones
Aber: **Labyrinth** *s; -[e]s, -e,* in fachspr. Fügungen: **Labyrinthus** *m;* -, ...thi

Es erschien uns zweckmäßig, die Formen des Genitivs Singular in diesen Fällen nicht regelmäßig aufzuführen. Denn diese Formen sind von Fall zu Fall verschieden:

a) Steht der Terminus isoliert, dann folgt er im Genitiv der eindeutschenden Beugung der Trivialbezeichnungen.

Labium, Gen.: des Labiums

b) Steht er als Vorderglied (in der Form des lateinischen Nominativs) einer fachsprachlichen Fügung, dann bleibt er als Teil der mehrgliedrigen Einheit unverändert, wenn die ganze Fügung in den Genitiv tritt.

Labium inferius, Gen.: des Labium inferius

c) Steht er innerhalb einer fachspr. Fügung als Hinterglied (seltener als Vorderglied) in attributiver Abhängigkeit von einem anderen lateinischen oder neulateinischen Wort (Terminus), dann wird er nach den Regeln der lateinischen Grammatik gebeugt und erhält dementsprechend die lateinische Genitivform.

Sulcus corporis callosi, gegenüber: Corpus callosum, Gen.: des Corpus callosum; Venae sectio, gegenüber: Vena, Gen.: der Vena

Aus der Erkenntnis, dass das Wörterverzeichnis diese komplizierten grammatischen Informationen beim einzelnen Stichwort mit den üblichen Symbolen und Kurzzeichen nicht oder nicht übersichtlich genug vermitteln kann, haben wir grundsätzlich auf die Registrierung der unter b) und c) dargestellten Beugungsformen verzichtet. Stattdessen geben wir im Folgenden, getrennt nach Substantiven und Adjektiven, eine je nach den charakteristischen Auslautgruppen oder Suffixen alphabetisch geordnete Liste mit tabellarischen Übersichten über die lat. Beugungsformen der im Wörterverzeichnis vorkommenden Klassen von Substantiven und Adjektiven innerhalb fachsprachlicher Fügungen.

I. Substantive

-a: Suffix *weiblicher* Substantive bes. aus dem Lat. oder aus dem Griech., die nach der lat. ersten oder a-Deklination gebeugt werden; z. B. *Plica*, Lympha, Pella, Lepra, Prostata, Orbita, Aorta.

Nom. Sing.:	plica	Nom. Plur.:	plicae
Gen. Sing.:	plicae	Gen. Plur.:	plicārum

Vgl. auch die Auslautgruppen -ia, [1]-ma, [2]-ma, -oma

-ar: 1. Auslautgruppe *sächlicher* Substantive aus dem Lat., die nach der lat. dritten Deklination (i-Stämme) gebeugt werden; z. B.: *Calcar*, Pulvinar.

Nom. Sing.:	calcar	Nom. Plur.:	calcāria
Gen. Sing.:	calcāris	Gen. Plur.:	calcārium

2. Auslautgruppe *sächlicher* Substantive aus dem Griech., die nach der lat. konsonantischen Deklination (t-Stämme) gebeugt werden; z. B.: *Hepar*.

Nom. Sing.:	hepar	Nom. Plur.:	hepata
Gen. Sing.:	hepatis	Gen. Plur.:	hepatum

[1]-as: Suffix *männlicher* oder *weiblicher* Substantive aus dem Griech., die nach der lat. ersten oder a-Deklination gebeugt werden; z. B.: *psoas* (in ↑ Musculus psoas).

Nom. Sing.:	psoas	Nom. Plur.:	psoae
Gen. Sing.:	psoae	Gen. Plur.:	psoārum

[2]-as: Suffix *sächlicher* Substantive aus dem Griech., die nach der lat. konsonantischen Deklination (t-Stämme) gebeugt werden; z. B.: Erysipelas, *Pancreas.*

Nom. Sing.:	pancreas	Nom. Plur.:	pancreata
Gen. Sing.:	pancreatis	Gen. Plur.:	pancreatum

[3]-as: Suffix *männlicher* Substantive aus dem Griech., die nach der lat. konsonantischen Deklination (nt-Stämme) gebeugt werden; z. B.: *Atlas.*

Nom. Sing.:	atlas	Nom. Plur.:	atlantes
Gen. Sing.:	atlantis	Gen. Plur.:	atlantum

[4]-as: vgl. -tas.

[5]-as: Auslautgruppe des *sächlichen* Substantivs *Vas,* das im Sing. nach der lat. konsonantischen Deklination, im Plur. dagegen nach der lat. zweiten oder o-Deklination gebeugt wird.

Nom. Sing.:	vas	Nom. Plur.:	vasa
Gen. Sing.:	vasis	Gen. Plur.:	vasōrum

-ax: Suffix *männlicher* oder *weiblicher* Substantive aus dem Lat. oder Griech., die nach der lat. dritten Deklination (k-Stämme, z. T. mit i-Stämmen vermischt) gebeugt werden; z. B.: *Thorax.*

Nom. Sing.:	thorāx	Nom. Plur.:	thorāces
Gen. Sing.:	thorācis	Gen. Plur.:	thorācum[1]

-do: Suffix *weiblicher* und (seltener) *männlicher* Substantive aus dem Lat., die nach der lat. konsonantischen Deklination (n-Stämme) gebeugt werden, und zwar:

a) meist mit Vokalwechsel; z. B.: Oscedo, *Tendo.*

Nom. Sing.:	tendo	Nom. Plur.:	tendines
Gen. Sing.:	tendinis	Gen. Plur.:	tendinum

[1] In anderen Fällen lautet der Gen. Plur. auch auf -ium.

b) seltener ohne Vokalwechsel; z. B.: *Comedo.*

Nom. Sing.:	comedo	Nom. Plur.:	comedōnes
Gen. Sing.:	comedōnis	Gen. Plur.:	comdōnum

-e: 1. Suffix *weiblicher* Substantive aus dem Griech., die nach der lat. ersten od. a-Deklination (↑ -a) gebeugt werden; z. B.: *Acne,* Aerocele.

Nom. Sing.:	acne	Nom. Plur.:	acnae
Gen. Sing.:	acnae	Gen. Plur.:	acnārum

2. Suffix *sächlicher* Substantive aus dem Lat. (vgl. das Musterbeispiel *Ile* in der Gruppe der unregelmäßigen Substantive).

-en: 1. Suffix *männlicher* Substantive aus dem Lat. od. Griech. mit langem Suffixvokal (-ēn), die nach der lat. konsonantischen Deklination (n-Stämme) gebeugt werden; z. B.: *Lien,* Ren, Splen.

Nom. Sing.:	liēn	Nom. Plur.:	liēnes
Gen. Sing.:	liēnis	Gen. Plur.:	liēnum

Vgl. aber: -men (2).

2. Suffix *sächlicher* Substantive aus dem Lat. mit kurzem Suffixvokal (-en), die nach der lat. konsonantischen Deklination (n-Stämme) gebeugt werden; z. B.: *Inguen.*

Nom. Sing.:	inguen	Nom. Plur.:	inguina
Gen. Sing.:	inguinis	Gen. Plur.:	inguinum

Vgl. auch: -men.

3. Suffix *männlicher* Substantive aus dem Lat. mit kurzem Suffixvokal (-en), die nach der lat. konsonantischen Deklination (n-Stämme) gebeugt werden; z. B.: *Pecten.*

Nom. Sing.:	pecten	Nom. Plur.:	pectines
Gen. Sing.:	pectinis	Gen. Plur.:	pectinum

-er: 1. Auslautgruppe *männlicher* Substantive aus dem Lat., die nach der lat. konsonantischen Deklination (r-Stämme) gebeugt werden; z. B.: *Agger,* Vomer.

Nom. Sing.:	agger	Nom. Plur.:	aggeres
Gen. Sing.:	aggeris	Gen. Plur.:	aggerum

2. Auslautgruppe *männlicher* Substantive aus dem Lat., die nach der lat. zweiten oder o-Deklination gebeugt werden; z. B.: *Cancer.*

Nom. Sing.:	cancer	Nom. Plur.:	cancri
Gen. Sing.:	cancri	Gen. Plur.:	cancrōrum

3. Auslautgruppe *männlicher* Substantive aus dem Griech., die nach der lat. konsonantischen Deklination (r-Stämme) gebeugt werden; z. B.: *Aether.*

Nom. Sing.:	aether	Nom. Plur.:	aetheres[1]
Gen. Sing.:	aetheris	Gen. Plur.:	aetherum[1]

Vgl. hierzu die unter ↑-ter (2) dargestellten Wörter.

[1]-es: Suffix *weiblicher* Substantive aus dem Lat., die nach der lat. dritten Deklination (i-Stämme, z. T. mit konsonantischen Stämmen vermischt) gebeugt werden; z. B.: Lues, *Pubes,* Tabes.

Nom. Sing:	pubes	Nom. Plur.:	pubes
Gen. Sing.:	pubis	Gen. Plur.:	pubium[2]

[2]-es: 1. Suffix *männlicher* Substantive aus dem Lat., die nach der lat. konsonantischen Deklination (t-Stämme) gebeugt werden, und zwar:

a) mit Vokalwechsel; z. B.: *Poples.*

Nom. Sing.:	poples	Nom. Plur.:	poplites
Gen. Sing.:	poplitis	Gen. Plur.:	poplitum

b) ohne Vokalwechsel; z. B.: *Paries.*

Nom. Sing.:	paries	Nom. Plur.:	parietes
Gen. Sing.:	parietis	Gen. Plur.:	parietum

2. Suffix *männlicher* Substantive aus dem Griech. mit langem Suffixvokal, die nach der lat. konsonantischen Deklination (t-Stämme) gebeugt werden; z. B.: *Herpes,* Actinomyces (vgl. Aktinomyzet).

Nom. Sing.:	herpes	Nom. Plur.:	herpētes
Gen. Sing.:	herpētis	Gen. Plur.:	herpētum

[1] Die Pluralformen von »Aether« sind fachspr. ungebräuchlich.

[2] Der Gen. Plural wird bei den Substantiven dieses Typs gelegentlich auch nach dem Muster der s-Stämme auf -um gebildet.

[3]-es: Auslautgruppe *männlicher* Substantive aus dem Lat., die nach der lat. konsonantischen Deklination (d-Stämme) gebeugt werden; z. B.: *Pes,* Stapes.

Nom. Sing.:	pes	Nom. Plur.:	pedes
Gen. Sing.:	pedis	Gen. Plur.:	pedum

[4]-es: vgl. -tes.

[5]-es: vgl. [1]-ies.

-ex: Suffix meist *männlicher* (selten auch *weiblicher*) Substantive aus dem Lat., die mit Vokalwechsel nach der lat. konsonantischen Deklination (k-Stämme) gebeugt werden; z. B.: *Apex,* Cimex, Cortex, Culex, Index, Obex, Pollex, Pulex, Vertex.

Nom. Sing.:	apex	Nom. Plur.:	apices
Gen. Sing.:	apicis	Gen. Plur.:	apicum

Vgl. auch: -ix.

-go: Suffix *weiblicher* und (seltener) *männlicher* Substantive aus dem Lat., die nach der lat. konsonantischen Deklination (n-Stämme) gebeugt werden; z. B.: Albugo, *Cartilago,* Fuligo, Imago, Impetigo, Margo, Mucilago.

Nom. Sing.:	cartilago	Nom. Plur.:	cartilagines
Gen. Sing.:	cartilaginis	Gen. Plur.:	cartilaginum

-ia: Suffix *weiblicher* Substantive aus dem Lat. od. Griech., die nach der lat. ersten od. a-Deklination gebeugt werden; z. B.: *Arteria,* Cardia.

Nom. Sing.:	arteria	Nom. Plur.:	arteriae
Gen. Sing.:	arteriae	Gen. Plur.:	arteriārum

-iasis: charakteristisches, einen Krankheitsprozess oder -zustand kennzeichnendes Suffix *weiblicher* Substantive aus dem Griech., die nach der lat. dritten Deklination (i-Stämme) gebeugt werden (vgl. -sis); z. B.: *Acariasis,* Elephantiasis.

Nom. Sing.:	acariasis	Nom. Plur.:	acariases
Gen. Sing.:	acariasis	Gen. Plur.:	acariasium

[1]-ies: Suffix *weiblicher* Substantive aus dem Lat., die nach der lat. fünften od. e-Deklination gebeugt werden; z. B.: Caries, *Facies,* Mollities.

Nom. Sing.:	faciēs	Nom. Plur.:	faciēs
Gen. Sing.:	faciēi	Gen. Plur.:	faciērum

[2]-ies: vgl. [2]-es (b).

-io: Suffix fast ausschließlich *weiblicher* Substantive aus dem Lat., die nach der lat. konsonantischen Deklination (n-Stämme) gebeugt werden; z. B.: *Ablatio,* Anteflexio, Contorsio, Laesio.

Nom. Sing.:	ablatio	Nom. Plur.:	ablatiōnes
Gen. Sing.:	ablatiōnis	Gen. Plur.:	ablatiōnum

Merke: Immer *weiblich* sind die Substantive auf ↑ -tio.

-ion: Suffix (nicht endbetonter) *sächlicher* Substantive aus dem Griech., die nach der lat. zweiten od. o-Deklination gebeugt werden (vgl. -on); z. B.: Acromion, *Ganglion.*

Nom. Sing.:	ganglion	Nom. Plur.:	ganglia
Gen. Sing.:	ganglii	Gen. Plur.:	gangliōrum

[1]-is: Suffix *männlicher* und *weiblicher* Substantive, die nach der lat. dritten Deklination (i-Stämme) gebeugt werden, und zwar:

a) bei Wörtern aus dem Lat.; z. B.: *Auris,* Axis, Clunis, Crinis, Penis, Testis, Unguis.

Nom. Sing.:	auris	Nom. Plur.:	aures
Gen. Sing.:	auris	Gen. Plur.:	aurium

b) bei Fremd- und Lehnwörtern aus dem Griech.; z. B.: *Orchis.*

Nom. Sing.:	orchis	Nom. Plur.:	orches
Gen. Sing.:	orchis	Gen. Plur.:	orchium

Vgl. hierzu die unter ↑ -sis u. ↑ -xis aufgeführten Fremdwörter aus dem Griechischen.

[2]-is: 1. Suffix *männlicher* oder *weiblicher* Substantive aus dem Lat., die nach der lat. konsonantischen Deklination (d-Stämme) gebeugt werden; z. B.: *Cuspis,* Lapis.

Nom. Sing.:	cuspis	Nom. Plur.:	cuspides
Gen. Sing:	cuspidis	Gen. Plur.:	cuspidum

2. Suffix *weiblicher* Substantive aus dem Griech., die nach der lat. konsonantischen Deklination (d-Stämme) gebeugt werden; z. B.: Ascaris, carotis (in ↑ Arteria carotis), Clitoris, Epidermis, Epididymis, Epulis, Glottis, Iris, *Pyramis.*

Nom. Sing.:	pyramis	Nom. Plur.:	pyramides
Gen. Sing.:	pyramidis	Gen. Plur.:	pyramidum

Vgl. auch: -itis.

³-is: Auslautgruppe des unregelmäßigen männlichen Substantivs *Sanguis.* Vgl. hierzu die Gruppe der unregelmäßigen Substantive.

-itis: charakteristisches, entzündliche Erkrankungen kennzeichnendes Suffix *weiblicher* Substantive, speziell aus dem Griech., die nach der lat. konsonantischen Deklination (d-Stämme) gebeugt werden; z. B.: Angiitis, Appendicitis, Bursitis, Ileitis, *Colitis.*

Nom. Sing.:	colitis	Nom. Plur.:	colitides
Gen. Sing.:	colitidis	Gen. Plur.:	colitidum

Vgl. auch: ²-is (2).

-ium: Suffix *sächlicher* Substantive aus dem Lat. od. Griech., die nach der lat. zweiten oder o-Deklination gebeugt werden (↑ -um); z. B.: *Cilium,* Cranium, Labium.

Nom. Sing.:	cilium	Nom. Plur.:	cilia
Gen. Sing.:	cilii	Gen. Plur.:	ciliōrum

-ix: 1. Suffix *männlicher* und *weiblicher* Substantive mit kurzem Suffixvokal aus dem Lat. u. Griech., die nach der lat. konsonantischen Deklination (k-Stämme) gebeugt werden; z. B.: Anthelix, Appendix, *Calix,* Fornix, Helix, Vernix.

Nom. Sing.:	calix	Nom. Plur.:	calices
Gen. Sing.:	calicis	Gen. Plur.:	calicum

2. Suffix *weiblicher* Substantive mit langem Suffixvokal aus dem Lat., die nach der lat. konsonantischen Deklination gebeugt werden; z. B.: *Cervix,* Matrix, Radix.

Nom. Sing.:	cervīx	Nom. Plur.:	cervīces
Gen. Sing.:	cervīcis	Gen. Plur.:	cervīcum

Vgl. auch: -ex.

[1]-ma: Auslautgruppe (kein eigentliches Suffix) *weiblicher* Substantive aus dem Lat. od. Griech., die nach der lat. ersten od. a-Deklination gebeugt werden; z. B.: *Lacrima,* Palma.

Nom. Sing.:	lacrima	Nom. Plur.:	lacrimae
Gen. Sing.:	lacrimae	Gen. Plur.:	lacrimārum

Nicht zu verwechseln mit ↑ ²-ma.

[2]-ma: Suffix *sächlicher* Substantive aus dem Griech., die nach der lat. konsonantischen Deklination (t-Stämme) gebeugt werden; z. B.: *Aneurysma,* Asthma, Bregma, Chasma, Chiasma, Chloasma, Diaphragma, Ecthyma, Eczema, Emphysema, Empyema, Enanthema, Erythema, Erythrasma, Gelasma, Hyphaema, Oedema, Smegma, Trauma.

Nom. Sing.:	aneurysma	Nom. Plur.:	aneurysmata
Gen. Sing.:	aneurysmatis	Gen. Plur.:	aneurysmatum

Vgl. auch: -oma.

-men: 1. Suffix *sächlicher* Substantive aus dem Lat., die nach der lat. konsonantischen Deklination (n-Stämme) gebeugt werden; z. B.: Abdomen, Cerumen, Culmen, *Foramen,* Limen, Putamen, Tegmen.

Nom. Sing.:	foramen	Nom. Plur.:	foramina
Gen. Sing.:	foraminis	Gen. Plur.:	foraminum

Vgl. auch: -en (2).

2. Suffix *männlicher* Substantive aus dem Griech. mit langem, im Genitiv gekürztem Suffixvokal (-ēn, -enis), die nach der lat. konsonantischen Deklination (n-Stämme) gebeugt werden; z. B.: *Hymen.*

Nom. Sing.:	hymen	Nom. Plur.:	hymenes[1]
Gen. Sing.:	hymenis[1]	Gen. Plur.:	hymenum[1]

Vgl. auch: -en (1).

-n: vgl. -en, -men, -on, -ion.

-ns: Auslautgruppe *männlicher* und *weiblicher* Substantive, die nach der lat. dritten Deklination (konsonantische Stämme, vermischt mit i-Stämmen) gebeugt werden, und zwar:

[1] Die obliquen Formen müssten nach lat. Vorbild streng genommen *hyminis, hymines* u. *hyminum* lauten. Die im Vokalismus abweichenden e-Formen haben sich jedoch im anatomisch-medizinischen Sprachgebrauch eingebürgert.

a) nd-Stämme; z. B.: *Glans.*

Nom. Sing.:	glans	Nom. Plur.:	glandes
Gen. Sing.:	glandis	Gen. Plur.:	glandium

b) nt-Stämme; z. B.: *Dens,* Frons, Lens, Pons.

Nom. Sing.:	dens	Nom. Plur.:	dentes
Gen. Sing.:	dentis	Gen. Plur.:	dentium

-nx: Suffix *männlicher* und *weiblicher* Substantive aus dem Griech., die nach der lat. konsonantischen Deklination (g-Stämme) gebeugt werden; z. B.: Larynx, Meninx, Myrinx, *Phalanx,* Pharynx, Salpinx.

Nom. Sing.:	phalanx	Nom. Plur.:	phalanges
Gen. Sing.:	phalangis	Gen. Plur.:	phalangum

-o: Suffix *männlicher* und *weiblicher* Substantive aus dem Lat. und (seltener) aus dem Griech., die nach der lat. konsonantischen Deklination gebeugt werden, und zwar:

a) ohne Vokalwechsel; z. B.: Carbo, Embryo, *Pulmo.*

Nom. Sing.:	pulmo	Nom. Plur.:	pulmōnes
Gen. Sing.:	pulmōnis	Gen. Plur.:	pulmōnum

Vgl. auch: -io u. -tio.

b) mit Vokalwechsel; vgl. hierzu die unter ↑-do (a) und ↑-go dargestellten Wörter.

c) mit Vokalschwund; z. B.: *Caro.*

Nom. Sing.:	caro	Nom. Plur.:	carnes
Gen. Sing.:	carnis	Gen. Plur.:	carnium

-oma: Suffix *sächlicher* Substantive bes. aus dem Griech., die nach der lat. konsonantischen Deklination (Dentalstämme) gebeugt werden. Charakteristische Erweiterung der Nachsilbe ↑ ²-ma, im heutigen medizinischen Sprachgebrauch im Allgemeinen zur Bezeichnung von Geschwulstbildungen; z. B.: Acanthoma, Adamantinoma, Basalioma, *Carcinoma,* Myeloma.

Nom. Sing.:	carcinōma	Nom. Plur.:	carcinōmata
Gen. Sing.:	carcinōmatis	Gen. Plur.:	carcinōmatum

-on: Suffix (nicht endbetonter) *sächlicher* Substantive aus dem Griech., die nach der lat. zweiten oder o-Deklination gebeugt werden; z. B.: Encephalon, *Colon,* Enteron, Epoophoron.

Nom. Sing.:	colon	Nom. Plur.:	cola
Gen. Sing.:	coli	Gen. Plur.:	colōrum

Vgl. auch: -ion.

[1]**-or:** Suffix meist *männlicher* (selten *weiblicher*) Substantive aus dem Lat., die nach der lat. konsonantischen Deklination (r-Stämme) gebeugt werden; z. B.: *Dolor,* [1]Fluor, Humor, Labor, Rubor.

Nom. Sing.:	dolor	Nom. Plur.:	dolōres
Gen. Sing.:	dolōris	Gen. Plur.:	dolōrum

Vgl. hierzu auch die unter ↑-tor aufgeführten Wörter. Vgl. aber: [2]-or.

[2]**-or:** Auslautgruppe des *sächlichen* Substantivs *Cor,* das nach der lat. konsonantischen Deklination (d-Stämme) gebeugt wird.

Nom. Sing.:	cor	Nom. Plur.:	corda
Gen. Sing.:	cordis	Gen. Plur.:	cordum

Vgl. aber: [1]-or.

-os: seltenes Suffix *männlicher* Substantive aus dem Griech., die nach der lat. zweiten oder o-Deklination gebeugt werden; z. B.: *Proctos.*

Nom. Sing.:	proctos	Nom. Plur.:	procti
Gen. Sing.:	procti	Gen. Plur.:	proctōrum

-osis: Suffix *weiblicher* Substantive aus dem Griech., die nach der lat. dritten Deklination (i-Stämme) gebeugt werden (vgl. -sis), in der Medizin speziell zur Bezeichnung eines (meist nicht entzündlichen) Krankheitszustandes od. -prozesses; z. B.: Acanthosis, Acauliosis, *Anastomosis,* Elastoidosis, Ichthyosis, Lipomatosis, Meiosis, Nephrosis.

Nom. Sing.:	anastomōsis	Nom. Plur.:	anastomōses
Gen. Sing.:	anastomōsis	Gen. Plur.:	anastomōsium

-ps: Auslautgruppe *männlicher* oder *weiblicher* Substantive aus dem Lat., die nach der lat. konsonantischen Deklination (Labialstämme) gebeugt werden; z. B.: *Forceps.*

Nom. Sing.:	forceps	Nom. Plur.:	forcipes
Gen. Sing.:	forcipis	Gen. Plur.:	forcipium

-r: Auslaut verschiedenartiger *männlicher, weiblicher* und *sächlicher* Substantive aus dem Lat. u. Griech., die unter den folgenden charakteristischen Suffixen und Auslautgruppen zusammengefasst sind: -ar, -er, -ter, [1]-or, [2]-or, -tor, -ur (s. die einzelnen Suffixe).

-rs: seltene Auslautgruppe *weiblicher* Substantive aus dem Lat., die nach der lat. dritten Deklination (i-Stämme) gebeugt werden: ars (in ↑lege artis), *Pars* und *Mors.*

Nom. Sing.:	pars	Nom. Plur.:	partes
Gen. Sing.:	partis	Gen. Plur.:	partium

-s: Auslaut verschiedenartiger *männlicher, weiblicher* und *sächlicher* Substantive aus dem Lat. u. Griech., die unter den folgenden charakteristischen Suffixen und Auslautgruppen zusammengefasst sind. Vgl. hierzu im Einzelnen: [1]-as, [2]-as, [3]-as, [4]-as, [5]-as, [1]-es, [2]-es, [3]-es, -iasis, [1]-ies, [2]-ies, [1]-is, [2]-is, [3]-is, -itis, -ns, -os, -osis, -ps, -rs, -sis, -tas, -tes, -tus, [1]-us, [2]-us, [3]-us, [4]-us, -xis. Vgl. ferner die Substantive [1]Os und [2]Os unter der Gruppe der unregelmäßigen Substantive.

-sis: Suffix *weiblicher* Substantive aus dem Griech., die nach der lat. dritten Deklination (i-Stämme) gebeugt werden (vgl. [1]-is); z. B.: Acantholysis, *Basis,* Crisis, Epiphysis, Hypophysis, Paralysis, Ptosis.

Nom. Sing.:	basis	Nom. Plur.:	bases
Gen. Sing.:	basis[1]	Gen. Plur.:	basium

Vgl. auch die hierher gehörenden Suffixe -xis, -osis und -iasis.

-tas: Suffix *weiblicher* Substantive aus dem Lat., die nach der lat. konsonantischen Deklination (t-Stämme) gebeugt werden; z. B.: Anxietas, *Cavitas,* Graviditas, Monstrositas.

Nom. Sing.:	cavitas	Nom. Plur.:	cavitates
Gen. Sing.:	cavitatis	Gen. Plur.:	cavitatum

[1] Im Gen. Sing. kommt, bes. in der anatomischen Fachsprache, bei einigen Wörtern dieses Typs noch die veraltete griech. Form auf -eos vor; z. B.: baseos, epiphyseos.

-ter: 1. Suffix *männlicher* oder *weiblicher* Substantive aus dem Lat., die nach der lat. konsonantischen Deklination gebeugt werden, und zwar:

a) r-Stämme; z. B.: *mater* (vgl. Pia mater).

Nom. Sing.:	mater	Nom. Plur.:	matres
Gen. Sing.:	matris	Gen. Plur.:	matrum

b) i-Stämme; z. B.: *Venter.*

Nom. Sing.:	venter	Nom. Plur.:	ventres
Gen. Sing.:	ventris	Gen. Plur.:	ventrium

2. Suffix *männlicher* und (selten) *weiblicher* Substantive aus dem Griech., die nach der lat. konsonantischen Deklination (r-Stämme) gebeugt werden; z. B.: cremaster (in ↑ Musculus cremaster), *masseter* (in ↑ Musculus masseter), *Ureter,* zoster (in ↑ Herpes zoster).

Nom. Sing.:	urēter	Nom. Plur.:	urēteres
Gen. Sing.:	urēteris	Gen. Plur.:	urēterum
Nom. Sing.:	massētēr	Nom. Plur.:	massētēres
Gen. Sing.:	massētēris	Gen. Plur.:	massētērum

-tes: Suffix *männlicher* Substantive aus dem Griech., die nach der lat. ersten oder a-Deklination gebeugt werden; z. B.: *Ascites,* Diabetes.

Nom. Sing.:	ascites	Nom. Plur.:	ascitae[1]
Gen. Sing.:	ascitae	Gen. Plur.:	ascitārum[1]

-tio: Suffix *weiblicher* Substantive aus dem Lat., die nach der lat. konsonantischen Deklination (n-Stämme) gebeugt werden (vgl. auch: -io); z. B.: Evolutio, Fragmentatio, *Functio,* Portio.

Nom. Sing.:	functio	Nom. Plur.:	functiōnes
Gen. Sing.:	functiōnis	Gen. Plur.:	functiōnum

-tor: Suffix *männlicher* Substantive aus dem Lat. (selten auch aus dem Griech.), die nach der lat. konsonantischen Deklination gebeugt werden (vgl. auch: [1]-or); z. B.: abductor (in ↑ Musculus abductor), *Aequator,* erector (in ↑ Musculus erector).

Nom. Sing.:	aequator	Nom. Plur.:	aequatōres
Gen. Sing.:	aequatōris	Gen. Plur.:	aequatōrum

[1] Die Pluralformen der Substantive dieses Typs sind im Allgemeinen gebräuchlich.

-tus: Suffix *männlicher* Substantive aus dem Lat., die nach der lat. vierten oder u-Deklination gebeugt werden (vgl. [2]-us); z. B.: Abortus, Aditus, Coitus, *Ductus,* Fetus, Hiatus, Ictus, Meatus, Partus, Pruritus.

Nom. Sing.:	ductus	Nom. Plur.:	ductūs
Gen. Sing.:	ductūs	Gen. Plur.:	ductuum

-u: seltener Auslaut *sächlicher* Substantive aus dem Lat., die nach der lat. vierten oder u-Deklination gebeugt werden (vgl. [2]-us); z. B.: *Cornu,* Genu.

Nom. Sing.:	cornu	Nom. Plur.:	cornua
Gen. Sing.:	cornūs	Gen. Plur.:	cornuum

-um: Suffix *sächlicher* Substantive aus dem Lat. od. Griech., die nach der lat. zweiten oder o-Deklination gebeugt werden; z. B.: *Cingulum,* Claustrum, Centrum, Sternum.

Nom. Sing.:	cingulum	Nom. Plur.:	cingula
Gen. Sing.:	cinguli	Gen. Plur.:	cingulōrum

Vgl. auch: -ium.

-ur: 1. Auslautgruppe unregelmäßiger *sächlicher* Substantive aus dem Lat., die nach der lat. konsonantischen Deklination (r-Stämme) gebeugt werden, und zwar regelmäßig mit Vokalwechsel; z. B.: *Femur,* Jecur.

Nom. Sing.:	femur	Nom. Plur.:	femora
Gen. Sing.:	femoris	Gen. Plur.:	femorum

2. Auslautgruppe unregelmäßiger *männlicher* Substantive aus dem Lat., die nach der lat. konsonantischen Deklination (r-Stämme) gebeugt werden, und zwar regelmäßig ohne Vokalwechsel; z. B.: *Furfur.*

Nom. Sing.:	furfur	Nom. Plur.:	furfures
Gen. Sing.:	furfuris	Gen. Plur.:	furfurum

[1]-us: Suffix fast ausschließlich *männlicher* Substantive aus dem Lat. od. Griech., die nach der lat. zweiten oder o-Deklination gebeugt werden; z. B.: Icterus, Labyrinthus, Porus, *Talus.*

Nom. Sing.:	talus	Nom. Plur.:	tali
Gen. Sing.:	tali	Gen. Plur.:	talōrum

[2]-us: 1. vgl. -tus.

2. Suffix *männlicher* (selten auch *weiblicher*) Substantive aus dem Lat., die nach der lat. vierten oder u-Deklination gebeugt werden; z. B.: Abscessus, Arcus, Manus, Plexus, *Sinus.*

Nom. Sing.:	sinus	Nom. Plur.:	sinūs
Gen. Sing.:	sinūs	Gen. Plur.:	sinuum

Vgl. auch: -u.

[3]-us: Auslautgruppe *sächlicher* Substantive aus dem Lat. die nach der lat. konsonantischen Deklination (s-Stämme, mit Wechsel des -s- zu -r- in den obliquen Kasus) gebeugt werden, und zwar:

a) ohne Vokalwechsel; z. B.: *Crus,* Pus.

Nom. Sing.:	crus	Nom. Plur.:	crura
Gen. Sing:	cruris	Gen. Plur.:	crurum

b) mit e-Vokalismus in den obliquen Kasus; z. B.: Genus, Glomus, Latus, *Ulcus,* Vulnus.

Nom. Sing.:	ulcus	Nom. Plur.:	ulcera
Gen. Sing.:	ulceris	Gen. Plur.:	ulcerum

c) mit o-Vokalismus in den obliquen Kasus; z. B.: *Corpus,* Pectus, Stercus, Tempus.

Nom. Sing.:	corpus	Nom. Plur.:	corpora
Gen. Sing.:	corporis	Gen. Plur.:	corporum

[4]-us: Auslautgruppe des *weiblichen* Substantivs ↑ *Incus,* das nach der lat. konsonantischen Deklination (d-Stämme) gebeugt wird.

Nom. Sing.:	incus	Nom. Plur.:	incūdes
Gen. Sing.:	incūdis	Gen. Plur.:	incūdum

-ut: Auslautgruppe der *sächlichen* Substantive *Caput,* Occiput und Sinciput, die nach der lat. konsonantischen Deklination (t-Stämme, mit Vokalwechsel) gebeugt werden.

Nom. Sing.:	caput	Nom. Plur.:	capita
Gen. Sing.:	capitis	Gen. Plur.:	capitum

-ux: Auslautgruppe des *männlichen* Substantivs *Hallux*, das nach der lat. konsonantischen Deklination (k-Stämme) gebeugt wird.

Nom. Sing.:	hallux	Nom. Plur.:	halluces
Gen. Sing.:	hallucis	Gen. Plur.:	hallucum

-x: 1. Auslaut verschiedener einsilbiger *weiblicher* Substantive aus dem Lat. (Wurzelnomina), die nach der lat. dritten Deklination gebeugt werden, und zwar:

a) reine k-Stämme; z. B.: *Crux*, Faex.

Nom. Sing.:	crux	Nom. Plur.:	crūces
Gen. Sing.:	crūcis	Gen. Plur.:	crūcum

b) k-Stämme mit i-Stämmen vermischt; z. B.: Calx, *Falx*, Fauces (nur Plur.).

Nom. Sing.:	falx	Nom. Plur.:	falces
Gen. Sing.:	falcis	Gen. Plur.:	falcium

2. Vgl. die Suffixe und Auslautgruppen -ax, -ex, -ix, -nx, -ux, -yx.

-xis: Suffix *weiblicher* Substantive aus dem Griech., die nach der lat. dritten Deklination (i-Stämme) gebeugt werden (vgl. [1]-is); z. B.: *Blepharonyxis*.

Nom. Sing.:	blepharonyxis	Nom. Plur.:	blepharonyxes
Gen. Sing.:	blepharonyxis	Gen. Plur.:	blepharonyxium

-yx: Suffix *männlicher* und *weiblicher* Substantive aus dem Griech., die nach der lat. konsonantischen Deklination gebeugt werden; z. B.: *Calyx*.

Nom. Sing.:	calyx	Nom. Plur.:	calyces
Gen. Sing.:	calycis	Gen. Plur.:	calycum

Gruppe unregelmäßiger Substantive aus dem Lateinischen

1. *Fel (sächlich)*

Nom. Sing.:	fel	Nom. Plur.:	fella
Gen. Sing.:	fellis	Gen. Plur.:	fellium

2. *Ile (sächlich)*

Nom. Sing.:	ile	Nom. Plur.:	ilia
Gen. Sing.:	ilis	Gen. Plur.:	ilium

3. [1]*Os (sächlich)* = Knochen

Nom. Sing.:	os	Nom. Plur.:	ossa
Gen. Sing.:	ossis	Gen. Plur.:	ossium

4. [2]*Os (sächlich)* = Mund

Nom. Sing.:	ōs	Nom. Plur.:	ōra
Gen. Sing.:	ōris	Gen. Plur.:	ōrium

5. *Sanguis (männlich)*

Nom. Sing.:	sanguis	ohne Pluralformen
Gen. Sing.:	sanguinis	

II. Adjektive

-a: vgl. -us, [1]-er.

-alis, -alis, -ale: Suffix von Adjektiven aus dem Lat. oder Griech., die nach dem unter ↑-is dargestellten Typus gebeugt werden; z. B.: acralis, *analis,* episcleralis, epiphysialis, ethmoidalis, gingivalis, inguinalis.

Nom. Sing.:	analis, analis, anale	Nom. Plur.:	anales, anales, analia
Gen. Sing.:	analis, analis, analis	Gen. Plur.:	analium, analium, analium

-ans: Suffix von Partizipialadjektiven, die zu den unter ↑-ns zusammengefassten Deklinationstypen gehören; z. B.: accelerans, agitans, albicans, decalvans, deformans, *migrans,* praeparans.

Nom. Sing.:	migrans, migrans, migrans
Gen. Sing.:	migrantis, migrantis, migrantis
Nom. Plur.:	migrantes, migrantes, migrantia
Gen. Plur.:	migrantium, migrantium, migrantium

-ar: Auslautgruppe des aus dem Lat. stammenden Adjektivs *impar*[1] (= ungleich), das im Nom. Sing. für alle drei Geschlechter gleich lautet und nach der lat. i-Deklination gebeugt wird.

Nom. Sing.:	impar, impar, impar
Gen. Sing.:	imparis, imparis, imparis
Nom. Plur.:	impares, impares, imparia
Gen. Plur.:	imparium, imparium, imparium

-ax: charakteristisches Suffix von Adjektiven aus dem Lat., die im Nom. Sing. für alle drei Geschlechter nur eine gemeinsame Form aufweisen und nach der lat. dritten Deklination (ursprünglich k-Stämme, sekundär den i-Stämmen angeglichen) gebeugt werden; z. B.: efficax, *fugax,* vivax.

Nom. Sing.:	fugax, fugax, fugax
Gen. Sing.:	fugacis, fugacis, fugacis
Nom. Plur.:	fugaces, fugaces, fugacia
Gen. Plur.:	fugacium, fugacium, fugacium

Vgl. auch: -x.

-ens: Suffix von Partizipialadjektiven, die zu den unter ↑-ns zusammengefassten Deklinationstypen gehören; z. B.: *abducens,* adolescens, arborescens, confluens, imminens, permanens, reccurens.

Nom. Sing.:	abducens, abducens, abducens
Gen. Sing.:	abducentis, abducentis, abducentis
Nom. Plur.:	abducentes, abducentes, abducentia
Gen. Plur.:	abducentium, abducentium, abducentium

¹-er: charakteristisches Suffix von Adjektiven vorwiegend aus dem Lat., die im Nom. Sing. für die drei Geschlechter verschiedene Endungen aufweisen und nach der lat. o-Deklination (männliche und sächliche Form) bzw. a-Deklination (weibliche Form) gebeugt werden, und zwar:

a) **-er, -era, -erum:** mit Erhaltung des Endungs-e in den einzelnen Flexionsformen; z. B.: *lacer,* lactifer, oviger.

Nom. Sing.:	lacer, lacera, lacerum
Gen. Sing.:	laceri, lacerae, laceri
Nom. Plur.:	laceri, lacerae, lacera
Gen. Plur.:	lacerōrum, lacerārum, lacerōrum

[1] Das einfache lat. Adjektiv *par* (= gleich) kommt in der Medizin nicht vor.

b) **-er, -ra, -rum:** Mit Ausfall des Endungs-e in den anderen Flexionsformen; z. B.: *dexter,* niger, ruber, sacer.

Nom. Sing.:	dexter, dextra, dextrum
Gen. Sing.:	dextri, dextrae, dextri
Nom. Plur.:	dextri, dextrae, dextra
Gen. Plur.:	dextrōrum, dextrārum, dextrōrum

²-er, -eris, -ere: selten vorkommendes Suffix von Adjektiven aus dem Lat., die im Nom. Sing. für die drei Geschlechter verschiedene Endungen aufweisen und nach der lat. dritten Deklination (i-Stämme, z. T. mit konsonantischen Stämmen vermischt) gebeugt werden; z. B.: *celer.*

Nom. Sing.:	celer, celeris, celere
Gen. Sing.:	celeris, celeris, celeris
Nom. Plur.:	celeres, celeres, celeria
Gen. Plur.:	celerum[1], celerum, celerum

-era: vgl. ¹-er.

-ere: vgl. ²-er.

-eris: vgl. ²-er.

-erum: vgl. ¹-er.

¹-es: charakteristisches Suffix von Adjektiven aus dem Griech., die im Nom. Sing. für alle drei Geschlechter eine gemeinsame Form aufweisen und nach der lat. dritten Deklination (konsonantische Stämme, vermischt mit i-Stämmen) gebeugt werden; z. B.: *adenoides,* areogenes, oryzoides, sphenoides, staphylogenes, thyreoides.

Nom. Sing.:	adenoides, adenoides, adenoides
Gen. Sing.:	adenoidis, adenoidis, adenoidis
Nom. Plur.:	adenoides, adenoides, adenoidia
Gen. Plur.:	adenoidium, adenoidium, adenoidium

²-es: Suffix des aus dem Lat. stammenden Adjektivs *teres,* das im Nom. Sing. für alle drei Geschlechter nur eine gemeinsame Form aufweist und nach der lat. dritten Deklination (t-Stämme, mit Formen der i-Stämme vermischt) gebeugt wird.

Nom. Sing.:	teres, teres, teres	Nom. Plur.:	teretes, teretes, teretia
Gen. Sing.:	teretis, teretis, teretis	Gen. Plur.:	teretium, teretium, teretium

[1] In anderen Fällen endet der Gen. Plur. auf -erium.

-ex: Auslautgruppe seltener Adjektive aus dem Lat., die im Nom. Sing. für alle drei Geschlechter nur eine gemeinsame Form aufweisen und nach der lat. dritten Deklination (urspr. k-Stämme, sekundär den i-Stämmen angeglichen) gebeugt werden; z. B.: duplex, *simplex.*

Nom. Sing.:	simplex, simplex, simplex
Gen. Sing.:	simplicis, simplicis, simplicis
Nom. Plur.:	simplices, simplices, simplicia
Gen. Plur.:	simplicium, simplicium, simplicium

Vgl. auch: -x.

-ians: Suffix von Partizipialadjektiven, die zu den unter ↑-ns zusammengefassten Deklinationstypen gehören; z. B.: *luxurians.*

Nom. Sing.:	luxurians, luxurians, luxurians
Gen. Sing.:	luxuriantis, luxuriantis, luxuriantis
Nom. Plur.:	luxuriantes, luxuriantes, luxuriantia
Gen. Plur.:	luxuriantium, luxuriantium, luxuriantium

-iens: Suffix von Partizipialadjektiven, die zu den unter ↑-ns zusammengefassten Deklinationstypen gehören; z. B.: *incipiens,* praesagiens.

Nom. Sing.:	incipiens, incipiens, incipiens
Gen. Sing.:	incipientis, incipientis, incipientis
Nom. Plur.:	incipientes, incipientes, incipientia
Gen. Plur.:	incipientium, incipientium, incipientium

-ilis, -ilis, -ile: Suffix von Adjektiven aus dem Lat., die nach dem unter ↑-is dargestellten Typus gebeugt werden; z. B.: debilis, gracilis, juvenilis, *mobilis.*

Nom. Sing.:	mobilis, mobilis, mobile
Gen. Sing.:	mobilis, mobilis, mobilis
Nom. Plur.:	mobiles, mobiles, mobilia
Gen. Plur.:	mobilium, mobilium, mobilium

-ior, -ius: charakteristisches Komparativsuffix von Adjektiven aus dem Lat., die im Nom. Sing. für die drei Geschlechter zwei Endungen aufweisen (männliche und weibliche Form: -ior, sächliche Form: -ius) und nach der lat. konsonantischen Deklination gebeugt werden; z. B.: *anterior,* inferior, interior, major, superior.

Nom. Sing.:	anterior, anterior, anterius
Gen. Sing.:	anterioris, anterioris, anterioris
Nom. Plur.:	anteriores, anteriores, anteriora
Gen. Plur.:	anteriorum, anteriorum, anteriorum

In Analogie zu den Adjektiven auf -ior, -ius wird auch das komparativisch verwendete Adjektiv *minor* gebeugt.

Nom. Sing.:	minor, minor, minus
Gen. Sing.:	minōris, minōris, minōris
Nom. Plur.:	minōres, minōres, minōra
Gen. Plur.:	minōrum, minōrum, minōrum

-is, -is, -e: charakteristisches Suffix zahlreich vertretener Adjektive aus dem Lat., seltener aus dem Griech., die im Nom. Sing. für die drei Geschlechter zwei verschiedene Formen aufweisen (männliche und weibliche Form: -is, sächliche Form: -e) und nach der lat. dritten Deklination (i-Stämme) gebeugt werden; z. B.: acneiformis, angularis, bicornis, *brevis,* cochlearis, communis, gravis, levis, tenuis.

Nom. Sing.:	brevis, brevis, breve	Nom. Plur.:	breves, breves, brevia
Gen. Sing.:	brevis, brevis, brevis	Gen. Plur.:	brevium, brevium, brevium

Vgl. auch: -alis, -ilis.

[1]-ius: vgl. -us.

[2]-ius: vgl. -ior.

-lis, -le: vgl. -alis und -ilis.

-ns: Suffix zahlreicher Partizipialadjektive aus dem Lat. (selten auch aus dem Griech.), die im Nom. Sing. für alle drei Geschlechter nur eine gemeinsame Form aufweisen und nach der lat. dritten Deklination (eigentlich Partizipien mit konsonantischem nt-Stamm, als Adjektive sekundär den i-Stämmen angeglichen) gebeugt werden. Vgl. hierzu im Einzelnen die unter -ans, -ians, -ens, -iens aufgeführten Partizipialadjektive.

-or: vgl. -ior.

-ps: Auslautgruppe weniger Adjektive aus dem Lat., die im Nom. Sing. für alle drei Geschlechter nur eine gemeinsame Form aufweisen und nach der lat. dritten Deklination (konsonantische Stämme, teilweise den i-Stämmen angeglichen) gebeugt werden, und zwar:

a) p-Stämme; z. B.: *princeps.*

Nom. Sing.:	princeps, princeps, princeps
Gen. Sing.:	principis, principis, principis
Nom. Plur.:	principes, principes, *principa
Gen. Plur.:	principum, principum, principum[1]

b) t-Stämme; z. B.: *anceps,* biceps, triceps.

Nom. Sing.:	anceps, anceps, anceps
Gen. Sing.:	ancipitis, ancipitis, ancipitis
Nom. Plur.:	ancipites, ancipites, ancipitia
Gen. Plur.:	ancipitium, ancipitium, ancipitium

-r: vgl. -ar, [1]-er, [2]-er, -or, -ior.

-ra: vgl. [1]-er.

-rum: vgl. [1]-er.

-s: vgl. [1]-es, [2]-es, -is, -ns, -ans, -ians, -ens, -iens, -ps, -us.

-um: vgl. -us, [1]-er.

-us, -a, -um: charakteristisches Suffix von Adjektiven aus dem Lat., seltener aus dem Griech., die im Nom. Sing. für die drei Geschlechter verschiedene Endungen (männlich: -us, weiblich: -a, sächlich: -um) aufweisen und nach der lat. o-Deklination (männliche u. sächliche Form) bzw. a-Deklination (weibliche Form) gebeugt werden; z. B.: acusticus, benignus, *latus,* motorius, osseus.

Nom. Sing.:	latus, lata, latum	Nom. Plur.:	lati, latae, lata
Gen. Sing.:	lati, latae, lati	Gen. Plur.:	latōrum, latārum, latōrum

[1] Der Gen. Plur. kommt auch mit der Endung -ium vor.

-ux: Auslautgruppe der aus dem Lat. stammenden Adjektive *indux* und redux, die im Nom. Sing. für alle drei Geschlechter nur eine gemeinsame Form aufweisen und nach der lat. konsonantischen Deklination (k-Stämme) gebeugt werden.

Nom. Sing.:	indux, indux, indux	Pluralformen fehlen
Gen. Sing.:	inducis, inducis, inducis	

Vgl. auch: -x.

-x: vgl. -ax, -ex, -ux.

Das griechische Alphabet[1]

Buchstabe		Name	Schulaussprache
Α	α	Alpha	ă, ā
Β	β	Beta	b
Γ	γ	Gamma	g
Δ	δ	Delta	d
Ε	ε	Epsilon	e
Ζ	ζ	Zeta	z
Η	η	Eta	ǟ
Θ	ϑ	Theta	th
Ι	ι	Jota	ĭ, ī
Κ	ϰ	Kappa	k
Λ	λ	Lambda	l
Μ	μ	My	m
Ν	ν	Ny	n
Ξ	ξ	Xi	x
Ο	ο	Omikron	ŏ
Π	π	Pi	p
Ρ	ϱ	Rho	r
Σ	σ[2], ς[3]	Sigma	s
Τ	τ	Tau	t
Υ	υ	Ypsilon	ŭ̈, ṻ
Φ	φ	Phi	f
Χ	χ	Chi	ch
Ψ	ψ	Psi	ps
Ω	ω	Omega	ō

[1] Das griechische Hauchzeichen (ʽ), der sogenannte *Spiritus asper* (= rauer Hauch), steht im absoluten Wortanlaut bei den Selbstlauten und bei Rho, und zwar bei den kleinen Buchstaben jeweils über (z. B. *ἁ*, *ῥ*), bei den großen Buchstaben jeweils vor den betreffenden Buchstaben (z. B. *Ἁ*, *Ῥ*). Der Spiritus asper wird im Deutschen durch h (H) wiedergegeben (z. B. griech. *ὕδωϱ* = Wasser, transkribiert: hýdor; griech. *ῥυϑμός* = Gleichmaß der Bewegung, transkribiert: rhythmós). Alle nicht aspirierten Vokale erhalten im Wortlaut das Hilfszeichen (ʼ), den sogenannten *Spiritus lenis* (= sanfter Hauch), der keinen eigenen Lautwert hat (z. B. *ἀ*, *Ἀ*). Bei den Diphthongen steht der Spiritus asper bzw. lenis stets auf dem zweiten Vokal (z. B. *αἱ*, *Αἱ*, *αἰ*, *Αἰ*).

[2] *σ* wird nur im Wortanlaut und im Wortinlaut geschrieben.

[3] *ς* steht nur am absoluten Wortende (bei zusammengesetzten Wörtern gelegentlich auch am Wortende der einzelnen Bestandteile).

A

A: 1) = Ampere. **2)** = Ångström[einheit]

Å = Ångström[einheit]

A. = Arterie

¹a..., A... [aus der verneinenden gr. Vorsilbe ἀ-, ἀν-], vor Vokalen u. h erweitert zu: **an..., An...**; vor rh (= gr. ϱ) angeglichen zu: **ar..., Ar...**: Alpha privativum, verneinende Vorsilbe; z. B. in: Abasie, anaerob, Anämie, Arrhythmie

²a..., A... vgl. ab..., Ab...

a̅a̅, a̅a̅. pt. aequ.: = ana partes aequales

Aa. ↑Arterie *(Pl.)*

AAI-Herzschrittmacher: Kurzbez. für einen Herzschrittmacher, der seine Sonde im rechten Herzvorhof (Atrium) hat und dort sowohl stimuliert (engl. *a*trial pacing) als auch Signale wahrnimmt (engl. *a*trial sensing); der dritte Buchstabe der Abk. AAI kennzeichnet dabei den Funktionsmodus (engl. *i*nhibited mode = negativ gesteuerte Bedarfsfunktion)

AAR: Abk. für ↑*A*ntigen-*A*ntikörper-*R*eaktion

ab..., Ab... [aus der gleichbed. lat. Vorsilbe *ab-*], vor c, q, t, z: **abs..., Abs...**; vor b, f, p, v: **a..., A...**: Vorsilbe mit der Bedeutung »weg-, ab-, ent-; miss-«; z. B. in: Abusus, abszedieren, Avulsion

abakteriell [↑¹a... u. ↑bakteriell]: nicht durch Bakterien verursacht (bes. von Entzündungen)

Abakteri|urie [↑¹a..., ↑Bakterie u. ↑...urie] *w;* -, ...ien: Keimfreiheit des Harns

Abasie [zu ↑¹a... u. gr. βάσις = Tritt, Gang] *w;* -, ...ien, in fachspr. Fügungen: **Abasia**¹, *Pl.:* ...iae: Unfähigkeit zu gehen; psychisch oder körperlich verursachte Gangstörung. **Abasia atactica:** Gehstörung infolge mangelnder Bewegungskoordination. **Abasia chorei|formis** [- ...e-ı...]: Gehstörung mit choreiformen Beinbewegungen infolge Nervenerkrankung. **Abasia para|lytica:** vollständige Lähmung des Bewegungsapparates. **Abasia psy|chogenica:** psychisch bedingte Gehstörung

abatisch [zu ↑Abasie]: unfähig zu gehen (trotz Funktionstüchtigkeit des Bewegungsapparates)

Abbau: Zerlegung von Stoffen (z. B. Nahrungsmittel, Medikamente) in ihre Grundbestandteile durch Einwirkung von Enzymen und Körpersäften

Abbau|in|toxikation: Selbstvergiftung des Organismus durch den chem. Abbau von körpereigenem Gewebe (z. B. von Krebsgewebe)

Abbau|pig|mente *Pl.:* gelbliche oder bräunliche ↑Pigmente, die sich im Alter oder bei Stoffwechselstörungen z. B. in den Zellen von Nerven, Herz, Schilddrüse ablagern

Abbildungs|tiefe: Bereich im Bildraum eines abbildenden sonografischen, radiologischen oder optischen Systems, in dem ein hinreichend scharfes Bild entsteht

abbinden: 1) eine blutende Gliedmaße zur vorläufigen Blutstillung oberhalb der Verletzungsstelle (herzwärts) abschnüren. **2)** eine Geschwulst umschnüren, um sie anschließend operativ zu entfernen

Abblassung, temporale: weißliche Verfärbung der äußeren Hälfte der Sehnervenpapille infolge ↑Atrophie des ↑papillomakulären Bündels bei verschiedenen Krankheiten (z. B. bei ↑multipler Sklerose) und Intoxikationen (Alkohol-, Nikotinvergiftung)

Abbruchblutung, auch: **Follikel|abbruchblutung:** ↑Menstruation ohne vorausgegangene ↑Ovulation (vgl. anovulatorischer Zyklus), bei der die Schleimhaut der Gebärmutter nur unvollständig abgestoßen wird

ABCDE-Schema: Beurteilungsschema verdächtiger Hautpartien nach *A*symmetrie, *B*egrenzung, *C*olor, *D*urchmesser, *E*rhabenheit; sind mehr als drei Kriterien erfüllt, besteht der Verdacht auf ein malignes Melanom

ABCD-Therapie [für *a*irway, *b*reathing, *c*irculation, *d*rugs]: Therapie zur Reanimation bei akutem Herzstillstand; dabei bedeuten: A = Atemwege freimachen, B = Beatmung, C = Zirkulation (Herzmassage), D = Drogen (Medikamente)

Ab|deck|test: durch das wechselnde Abdecken eines Auges wird dieses zu Korrekturbewegungen zur Fixation eines nahen Gegenstandes veranlasst; dient dem Nachweis manifester Augenstellungsfehler

Ab|domen [aus gleichbed. lat. *abdomen,* Gen.: *abdominis*] *s;* -s, - u. (in fachspr. Fügungen nur:) ...mina: Körperbereich zwischen Brustkorb u. Becken (Bauch, [Unter]leib). **akutes Ab|domen:** plötzlich auftretende heftige Beschwerden im Bauch, die auf eine gefährliche Erkrankung von Bauchorganen hindeuten

Ab|domen|leeraufnahme: röntgenografische Darstellung der im Unterleib gelegenen Organe (z. B. Leber, Niere, Milz) ohne Kontrastmittel

Abdomen|übersichts|aufnahme: Röntgenaufnahme, die von den Nierenobergrenzen bis zur Symphyse reicht und damit den gesamten Abdominalbereich abbildet

ab|dominal, in fachspr. Fügungen: **abdominalis, ...le** [zu ↑Abdomen]: zum Bauch, Unterleib gehörend; im Unterleib gelegen; z. B. in den Fügungen ↑Aorta abdominalis u. ↑Angina abdominalis

Ab|dominal|atmung: auf die Zwerchfellbewegung eingeschränktes, nur an den Bewegungen der Bauchwand erkennbares Atmen, normal beim Säugling, krankhaft bei Interkostalparalyse (z. B. bei ↑Poliomyelitis od. in der Narkose)

Abdominal|chirurgie: Überbegriff für operative Eingriffe im gesamten Bereich des ↑Abdomens

Ab|dominal|epi|lep|sie: Bauchepilepsie, plötzlich auftretende Schmerzanfälle im Abdomen als Folge von Darmhypermotilität od. Krämpfen (wobei die epileptische Erregung auf die vegetativen Hirnstammzentren beschränkt ist)

Ab|domin̲al|gan|glien vgl. Plexus coeliacus
Ab|domin̲al|gravidität = Graviditas abdominalis
abdominalis vgl. abdominal
Ab|domin̲al|plastik: Verfahren der kosmetischen Chirurgie zur Behandlung der Bauchdecke durch Entfernung von überschüssigem Fett- und Hautgewebe sowie Straffung der vorderen Bauchmuskulatur
Ab|domin̲al|re|flex: Bauchhautreflex, reflektorische Zusammenziehung der Bauchmuskulatur auf mechan. Reiz hin (fehlend, abgeschwächt oder asymmetrisch bei Erkrankungen des Rückenmarks, z. B. MS)
Ab|domin̲al|tumor: Bauchgeschwulst (kann ausgehen vom Magen, Darm, von der Leber, der Milz, vom Netz oder von den inneren Genitalorganen)
Ab|domin̲al|ty|phus = Typhus abdominalis
Ab|domino|skopi̲e [↑Abdomen u. ↑...skop] *w;* -, ...i̲en: = Laparoskopie
ab|du̲cens [zu lat. *abducere* = ab-, wegziehen, wegführen]: abziehend, nach außen ziehend; z. B. in der Fügung ↑Nervus abducens. **ab|du̦ctor,** *Gen.:* ...to̲ris, *Pl.:* ...to̲res: erläuternder Bestandteil von fachsprachl. Fügungen mit der Bed. »Abzieher, abduzierender Muskel«; z. B. in der Fügung ↑Musculus abductor hallucis. **a̦b|du̦ctus:** vom Körper weggeführt; z. B. in der Fügung ↑Pes abductus. **Abduktio̲n** *w;* -, -en: das Bewegen von Körperteilen von der Körperachse weg (z. B. Heben des Armes); das Spreizen der Finger und Zehen. **Ab|du̦ktor** *m;* -s, ...to̲ren: übliche Kurzbez. für: Musculus abductor ...
Ab|dukto̲ren|lähmung: Lähmung abduzierender Muskeln; im engeren Sinne: Lähmung des Stimmritzenmuskels (↑Musculus cricoarytaenoideus posterior). **Ab|dukto̲ren|paralyse** = Abduktorenlähmung. **Ab|du̲zens** *m;* -, ...ze̦nten: übliche Kurzbez. für ↑Nervus abducens. **Ab|du̲zens|lähmung:** Lähmung des ↑Nervus abducens, die den Ausfall der Auswärtsbewegung des Augapfels zur Folge hat. **Abdu̲zens|parese:** Lähmung des N. abducens, die zu einer Einschränkung der Abduktionsfähigkeit des Auges führt. **ab|duzi̲e|ren:** von der Mittellinie des Körpers nach außen bewegen; spreizen

> **...a̲|bel**
>
> ‹lat. ...(a)bilis → frz. ...able (→ engl. ...able)›
> Suffix von Adjektiven aus Verbstämmen, das ausdrückt, dass ein Verhalten oder Geschehen möglich ist:
> - operabel
> - tolerabel
> - variabel
>
> Die *Worttrennung* der Adjektive auf ...abel ist davon abhängig, ob das Wort flektiert ist, da es bei der Deklination und Komparation jeweils zum e-Ausfall kommt (praktikabel – eine praktikable/praktikablere Lösung). Während prakti-ka-bel getrennt wird, existieren für flektierte Formen mit e-Ausfall zwei Trennmöglichkeiten: praktikab-le oder praktika-ble Lösung.

ab|erra̦nt, in fachspr. Fügungen: **ab|e̦rrans** [zu lat. *aberrare* = abirren]: abweichend; z. B. in der Fügung ↑Ductulus aberrans. **Ab|erratio̲n** *w;* -, -en: **1)** in fachspr. Fügungen: **Ab|erra̲tio,** *Pl.:* ...io̲|nes: »Abweichung« (von der Norm), Lage- oder Entwicklungsanomalie (bezogen auf Organe oder Gewebe). **2)** vgl. chromatische Aberration. **3)** vgl. sphärische Aberration. **4)** vgl. Chromosomenaberration. **Ab|erratio lo̲ci:** Lageanomalie. **Ab|erra̲tio te̦mporis** [lat. *tempus* = Zeit]: Entstehung von Gewebe zu einer Zeit, in der es normalerweise noch nicht vorhanden ist. **Ab|erra̲tio te̦stis:** Verlagerung des Hodens. **ab|erri̲e|ren:** abweichen. **aberri̲e|rend** = aberrant
Abeta|lipo|protein|ämi̲e [zu ↑ [1]a..., ↑beta..., ↑Lipoprotein u. ↑...ämie] *w;* -, ...i̲en: rezessiv erbliches Krankheitsbild, Fehlen von Apolipoprotein B führt zum Mangel der im Serum an dieses Protein gebundenen Lipide (Hypcholesterinämie, Hyptriglyzeridämie), Fehlen bestimmter Lipoproteine im Blut (z. B. VLDL, LDL)
abführen: eine Darmentleerung (durch medikamentöse oder physikalische Maßnahmen) herbeiführen. **A̦bführmittel:** die Darmentleerung anregende oder beschleunigende Mittel; nach der Stärke ihrer Wirkung eingeteilt in: ↑Aperitiva (1), ↑Laxantia, ↑Purgantia, ↑Purgativa, ↑Drastika
A̦bhängigkeit: neuere Bez. für: Sucht und Gewöhnung an Arzneimittel
AB0-I̦nkompatibilität: Unverträglichkeitsreaktion bei Kontakt von Blut verschiedener Blutgruppen (Bluttransfusionen, Geburtshilfe), bei der es zu einer Verklumpung der Erythrozyten infolge der Antigen-Antikörper-Reaktion zwischen Blutgruppenantigen auf der Zelloberfläche und Antikörper im Serum kommt
Abio|gene̲se und **Abio|ge̲nesis** [↑ [1]a..., gr. *βίος* = Leben u. gr. *γένεσις* = Entstehung] *w;* -: Urzeugung, die hypothetische Entstehung des Lebens aus unbelebter Materie (Biol.)
Abio̲|se [zu ↑ [1]a... u. gr. *βίος* = Leben] *w;* -: **1)** Fehlen der Lebensvorgänge, Aufhören der Lebensfunktion (z. B. bei Körpergeweben als Folge einer ↑Abiotrophie). **2)** = Abiotrophie. **abio̲|tisch:** die Abiose betreffend, mit Abiose verbunden
Abio|tro|phi̲e [zu ↑ [1]a..., gr. *βίος* = Leben u. gr. *τροφή* = Ernährung] *w;* -, ...i̲en: Bez. für die angeborene Funktionseinschränkung oder ↑trophische Degeneration von Organen oder Geweben (z. B. Ergrauen der Haare)
A̦bkochung vgl. Dekokt
Ab|laktation [zu ↑ab... u. lat *lac,* Gen.: *lactis* = Milch] *w;* -, -en: veralt. für: Abstillen, Entwöhnung des Säuglings von der Mutterbrust
Ab|laktatio̲ns|dys|pep|sie: Verdauungsstörung des Säuglings als Folge der Ernährungsumstellung beim Abstillen
ablati̲eren: eine ↑Ablatio (1) u. (2) durchführen
Ab|latio̲n [zu lat. *ablatus* = hinweg-, fortgetragen, fortgetan] *w;* -, -en, in fachspr. Fügungen: **Ab-**

latio, *Pl.:* ...io|nes: **1)** operative Entfernung eines Organs od. Körperteils; vgl. Amputation. **2)** Ablösung, [krankhafte] Loslösung eines Organs vom anderen. **3)** Ausschaltung dysfunktionalen Gewebes durch Energie. **Ab|latio auris:** vollständige operative Entfernung der Ohrmuschel. **Ab|latio chorio|ideae:** Ablösung der Aderhaut des Auges (von der Lederhaut). **Ab|latio falci|formis retinae:** sichelförmige Ablösung der Netzhaut des Auges von der Aderhaut. **Ab|latio inter|ilio|abdominalis** = Hemipelvektomie. **Ab|latio mammae:** operative Entfernung der weibl. Brust. **Ablatio placentae:** vorzeitige Lösung der normal sitzenden ↑Plazenta im Uterus nach der 20.–28. Schwangerschaftswoche bzw. vor der Geburt eines (mindestens 1000 g schweren) Kindes. **Ablatio retinae:** Ablösung der Netzhaut vom Augenhintergrund

Ab|lations|hypnose: Hypnoseart, bei der die Rolle des Hypnotiseurs nach entsprechender Einübung von einer Schallplatte, einem Tonband o. Ä. übernommen wird

ab|lativ [...ti:f; zu lat. *ablatus* = hinweg-, fortgetragen, fortgetan]: die operative Entfernung eines Organs betreffend

Ableitung *w;* -, -en: **1)** Abnahme elektrischer Ströme bzw. Spannungen des Herzens, der Muskeln oder Nerven an bestimmten Punkten der Körperoberfläche mittels Elektroden. **2)** ↑Drainage von Körperflüssigkeiten

Able|pharie [zu ↑[1]a... u. gr. *βλέφαρον* = Augenlid], in fachspr. Fügungen: **Able|pharia**[1] *w;* -: angeborenes Fehlen oder Verlust (z. B. durch ↑Karzinom, ↑Lupus) des Augenlids; auch: unvollständige Ausbildung oder Verstümmelung des Augenlids

Ablep|sie [zu ↑[1]a... u. gr. *βλέπειν* = sehen]: veralt. für ↑Amaurose

Ablösung vgl. Ablation (2)

Abnabeln *s;* -s: Abbinden oder Abklemmen und Durchtrennen der Nabelschnur nach der Geburt des Kindes

Abnabelung: Abklemmen und schließlich Durchtrennen der Nabelschnur nach der Geburt eines Kindes

ab|norm [aus gleichbed. lat. *abnormis*]: von der Norm (im krankhaften Sinne) abweichend

ab|normal [zu ↑ab... u. lat. *norma* = Richtschnur]: allgemeinsprachliche, nicht fachspr. Bez. für: **a)** abnorm; **b)** anomal. **Ab|normität** *w;* -: stärkster Grad der Abweichung von der Norm ins Krankhafte (z. B. Fehlbildung)

Abnutzungs|pigmente *Pl.:* = Abbaupigmente

ab|oral [zu ↑ab... und lat. *os*, Gen.: *oris* = Mund]: vom Mund entfernt liegend, zum After hin liegend (von einzelnen Teilen des Verdauungstraktes im Verhältnis zu anderen; von einzelnen Vorgängen)

Ab|ort [aus lat. *abortus* = Fehl-, Frühgeburt] *m;* -[e]s, -e, in fachspr. Fügungen: **Ab|ortus**, *Pl.:* Abortus [abɔrtu:s]: Schwangerschaftsabbruch; Fehlgeburt, Abgang der nicht lebensfähigen Frucht (bis zu einem Gewicht von 500 g; bei höherem Gewicht spricht man von einer Totgeburt). **Ab|ortus artificia|lis:** künstliche Schwangerschaftsunterbrechung aus medizin. Gründen. **Ab|ortus cervicalis:** Fehlgeburt, bei der die tote Frucht im Gebärmutterhals zu fühlen ist, während der äußere Muttermund sich noch nicht geöffnet hat. **Abortus com|pletus:** vollständige Fehlgeburt. **Abortus criminalis:** Abtreibung, strafbare vorsätzliche Herbeiführung einer Fehlgeburt. **Ab|ortus fe|brilis:** mit Fieber verbundene Fehlgeburt (z. B. bei Abtreibung). **Ab|ortus habitua|lis** = habitueller Abort. **Ab|ortus im|minens:** drohende Fehlgeburt (bei schwächeren Blutungen ohne Wehen). **Ab|ortus in|cipiens** [- ...ɪ-ɛns]: beginnende Fehlgeburt, Anfangsstadium einer Fehlgeburt. **Abortus in|com|pletus:** unvollständige Fehlgeburt, bei der Teile der Frucht oder der Plazenta nicht ausgestoßen werden. **Ab|ortus in|com|plicatus:** ohne Entzündungen oder andere zusätzliche Komplikationen verlaufende Fehlgeburt. **Ab|ortus putridus:** mit Vereiterung der Gebärmutter verbundener Abort. **Ab|ortus spontane|us:** ohne äußere Einwirkung eintretende Fehlgeburt. **Ab|ortus tubaris:** Ausstoßung der Frucht in den Uterus oder in die Bauchhöhle bei ↑Graviditas tubarica. **habitueller Ab|ort:** wiederholt vorkommende Fehlgeburt (krankhafte Veranlagung der Mutter)

ab|ortie|ren: fehlgebären

[1]**ab|ortiv** [...ti:f], in fachspr. Fügungen: **ab|ortivus, ...va, ...vum** [...v...; zu lat. *aboriri* = untergehen]: abgekürzt, leicht verlaufend, nicht zur vollen Entwicklung kommend (von Krankheiten)

[2]**ab|ortiv** [...ti:f], in fachspr. Fügungen: **ab|ortivus, ...va, ...vum** [...v...; zu ↑Abort]: abtreibend, einen ↑Abort bewirkend; den Abort betreffend. **Ab-ortiv|ei** [...ti:f...]: Frucht, die durch eine genetische Störung oder eine frühe Schädigung nicht voll entwicklungsfähig ist

[1]**Ab|ortivum** [zu ↑[1]abortiv] *s;* -s, ...va: Mittel, das den Verlauf einer Krankheit abkürzt oder ihren völligen Ausbruch verhindert

[2]**Ab|ortivum** [zu ↑[2]abortiv] *s;* -s, ...va: Abtreibungsmittel; Substanz, die eine Fehlgeburt herbeiführen kann

Abort|kürettage [aus ↑Abort u. ↑Kürettage]: nach einer Fehlgeburt (Abort) durchgeführte Ausschabung (Kürettage) der Gebärmutterschleimhaut

Abortus vgl. Abort

Abortus-Bang-In|fektion vgl. Bang-Infektion

Abra|chie [zu ↑[1]a... u. lat. *brachium* = Arm] *w;* -, ...ien, in fachspr. Fügungen: **Abra|chia**[1], *Pl.:* ...iae: angeborenes Fehlen der Arme

Abra|chio|ze|phalie [zu ↑[1]a..., lat. *brachium* = Arm u. gr. *κεφαλή* = Kopf] *w;* -, ...ien, in fachspr. Fügungen: **Abra|chio|ze|phalia**[1], *Pl.:* ...iae: angeborenes Fehlen von Kopf und Armen. **Abra|chio|ze|phalus** *m;* -, ...li: Fehlbildung mit Abrachiozephalie

Abrachius [zu ↑[1]a... u. lat. *brachium* = Arm] *m;* -, ...ien [...ɪən] u. (in fachspr. Fügungen nur:) ...chii:

Fehlbildung, bei der ein Arm oder beide Arme fehlen. **Abra|chius acephalus:** Fehlbildung, bei der Arme und Kopf fehlen. **Abra|chius acormus:** Fehlbildung, bei der Arme und Rumpf fehlen. **Abrachius amor|phus:** formlose, gestaltlose Fehlbildung ohne Arme

Ab|radat [zu lat. *abradere, abrasum* = abkratzen, abschaben] *s;* -[e]s, -e: das bei einer Abrasion gewonnene Material. **ab|radieren:** eine Abrasion vornehmen

Abrams-Nadel [nach dem amerik. Internisten Albert Abrams, 1863–1924]: spezielle Punktionsnadel zur Durchführung einer transkutanen Pleurabiopsie

Ab|rasion *w;* -, -en, in fachspr. Fügungen: **Ab|rasio,** *Pl.:* ...io|nes: **1)** Ab- oder Ausschabung, Auskratzung. **2)** Abnutzung. **Ab|rasio con|junctivae:** Abschabung der Augenbindehaut (zur Diagnostik oder z. B. bei ↑Trachom). **Ab|rasio corneae:** Abschabung der Hornhaut. **Ab|rasio dentium** [↑Dens]: Abnutzung der Zähne durch den Kauvorgang. **Ab|rasio uteri:** Ausschabung der Gebärmutter. **abrasiv,** in fachspr. Fügungen: **ab|rasivus, ...va, ...vum:** eine Abrasion, eine Abnutzung bewirkend, abschleifend, abätzend, abtragend; z. B. ↑Cheilitis abrasiva

Abrikossoff-Tumor [nach dem russischen Pathologen Alexei I. Abrikossoff, 1857–1955]: seltener, benigner Granularzelltumor, der von den Schwann-Zellen ausgeht und am häufigsten im Zungenbereich, seltener in Ösophagus und Magen auftritt

Abriss|fraktur: Abreißen von Knochenteilen infolge übermäßiger Zugbeanspruchung (bes. an den Ansatzstellen von Bändern und Sehnen), auch als Abnutzungserscheinung bei Dauerbeanspruchung (z. B. Abreißen eines Wirbeldornfortsatzes bei ↑Schipperkrankheit)

Ab|ruptio [zu lat. *abrumpere, abruptum* = abreißen] *w;* -, ...io|nes; in den Fügungen: **Ab|ruptio graviditatis:** Schwangerschaftsabbruch. **Abruptio placentae** = Ablatio placentae

abs..., Abs... vgl. ab..., Ab...

Abscessus vgl. Abszess

Abschabung vgl. Abrasion

Abscheidungs|thrombus: weißer Thrombus, der durch Agglutination von Thrombozyten an einer geschädigten Gefäßwand entsteht

Abschilferung = Defurfuration

Abschirmung: Absicherung bestimmter Körperstellen gegen Streustrahlen bes. bei Röntgenaufnahmen mittels geeigneter Vorrichtungen (z. B. Bleischurz des Arztes bzw. der Ärztin, Gonadenschutz des Patienten bzw. der Patientinn bei Unterleibsbestrahlungen)

Ab|sence [...sã:s; aus gleichbed. frz. *absence* (von lat. *absentia*), eigtl. = Abwesenheit] *w;* -, -n [...sã:sən], in fachspr. Fügungen: **Ab|sentia,** *Pl.:* ...tiae: kurz dauernde anfallartige Bewusstseinstrübung (bei ↑Epilepsie)

Absentia vgl. Absence

absetzen: 1) vgl. amputieren. **2)** ein Arzneimittel nicht mehr verabreichen

Absinth [von gr. ἀψίνθιον = Wermut] *m;* -[e]s, -e: grünlicher Branntwein mit Zusätzen von Wermut (enthält ein Gift, das das Zentralnervensystem schädigt). **Absin|thismus** *m;* -: Krämpfe, Lähmungen und Verwirrungszustände infolge übermäßigen Absinthgenusses

ab|solut, in fachspr. Fügungen: **ab|solutus, ...ta, ...tum** [aus gleichbed. lat. *absolutus*]: vollkommen, abgeschlossen, unabhängig; z. B. in der Fügung ↑Glaucoma absolutum

Absonderung: 1) Sekret, Sekretion. **2)** Isolierung zwecks Infektionsschutz

Ab|sorbens [zu lat. *absorbere* = hinunterschlürfen, verschlucken] *s;* -, ...benzien [...iən] u. ...bentia: Gase oder Flüssigkeiten aufsaugender (und damit schädliche Substanzen neutralisierender) Stoff (Phys.). **ab|sorbie|ren:** aufsaugen; verschlucken.

Ab|sorption *w;* -, -en: **1)** Aufsaugen von Gasen oder Dämpfen durch Flüssigkeiten oder feste Stoffe (durch Lösung bzw. Anlagerung an die Stoffteilchen mithilfe der Molekularkräfte; Phys.). **2)** Aufnahme von Flüssigkeiten oder Gasen durch Schleimhäute u. a. Körperzellen (Med.). **3)** Verschluckung von Strahlungsenergie beim Durchgang von Strahlen (z. B. Röntgenstrahlen) durch feste Stoffe (Phys.)

Abstillen vgl. Ablaktation

abs|tinent [zu lat. *abstinere* = sich enthalten]: enthaltsam. **Abs|tinenz,** in fachspr. Fügungen: **Abstinentia** *w;* -: Enthaltsamkeit; bes.: Enthaltung von Alkoholgenuss od. Geschlechtsverkehr

Abs|tinenz|erscheinungen: bei Süchtigen nach plötzlichem Entzug des Rauschmittels auftretende Reiz- und Erregungszustände mit ↑Delirium, vegetativen Störungen u. Ä.

Ab|stinenz|regel: Grundsatz der Psychotherapie, nach dem der Therapeut, die Therapeutin keinen direkten Nutzen oder keine Befriedigung aus der Beziehung zum Patienten bzw. zur Patientin ziehen darf, auch wenn der Patient bzw. die Patientin es anbietet, verlangt oder dazu verführen möchte, um den Erfolg der Therapie nicht infrage zu stellen

Ab|stinenz|syndrom: Entzugserscheinungen, ↑Abstinenzerscheinungen

Abstoßungsreaktion: Zerstörung eines Transplantats durch das Immunsystem des Empfängers

Abstrich *m;* -[e]s, -e: Entnahme von Haut- oder Schleimhautbelag (auch von Sekreten, Geschwulstgewebezellen u. Ä.) zur bakteriologischen, virologischen oder histologischen Untersuchung

Absud [zu *absieden;* mhd. *sut* = Absieden; Gekochtes] *m;* -[e]s, -e: = Dekokt

AB0-System [a:be:'nʊl...]: System zur Einteilung der ↑Blutgruppen

abs|zedie|ren [aus lat. *abscedere* = weggehen, sich absondern]: einen ↑Abszess bilden, eitern; in Eiter übergehen

Abs|zẹss [aus lat. *abscessus* = Weggang; später = Eitergeschwür] *m;* -es, -e, in fachspr. Fügungen: **Abs|cẹssus,** *Pl.:* Abscẹssus [...s'tsɛsu:s]: Eiterherd, abgegrenzte Eiteransammlung in einem durch Gewebseinschmelzung entstandenen, nicht vorgebildeten Gewebshohlraum, im fortgeschrittenen Stadium von einer Membran od. Kapsel aus entzündlichem ↑Granulationsgewebe (2) umgeben. **Abs|cẹssus frigidus:** »kalter«, nicht mit Fieber verbundener Abszess (eine tuberkulöse, chronische Entzündung). **Abs|cẹssus stercoralis:** Abszess in der Darmwand mit kotigem Inhalt. **Abs|cẹssus sudori|parus:** durch Entzündung der Schweißdrüsen entstehender Eiterherd in der Achselhöhle. **appendizitischer Abs|zẹss:** Eiteransammlung in der Wand des Wurmfortsatzes bei fortschreitender ↑Appendizitis. **hepatischer Abs|zẹss:** Abszess in der Leber. **ilia|kaler Abs|zẹss:** Abszess, der dem Darmbeinmuskel folgt und unter dem Leistenband zum Vorschein kommt. **is|chio|rektaler Abs|zẹss:** Eiterherd, der sich in der ↑Fossa ischiorectalis ausbildet. **kạlter Abs|zẹss** vgl. Abscessus frigidus. **oto|gener Abs|zẹss:** von entzündlichen Prozessen im Innenohr ausgehender Abszess. **para|me|traner Abs|zẹss:** Eiterherd in dem der Gebärmutter benachbarten Beckenbindegewebe. **para|ne|phritischer Abs|zẹss** = perinephritischer Abszess. **para|tonsillärer Abs|zẹss** = peritonsillärer Abszess. **para|ure|thraler Abs|zẹss** = periurethraler Abszess. **para|verte|braler Abs|zẹss:** an den Wirbeln lokalisierter Abszess. **pelvi|rektaler Abs|zẹss:** Eiteransammlung im Becken-Mastdarm-Raum. **peri|analer Abs|zẹss** = periproktischer Abszess. **peri|chole|zystischer** (oder: **peri|chole|zystitischer**) **Abs|zẹss:** Eiteransammlung in der Umgebung der Gallenblase, zu meist von einem Gallenblasenempyem ausgehend. **peri|ne|phritischer Abs|zẹss:** Eiterherd in der Fettkapsel und dem umgebenden Bindegewebe der Niere. **peri|prọktischer** (oder: **peri|proktitischer**) **Abs|zẹss:** Eiterherd im Binde- und Fettgewebe um Mastdarm und After. **peri|salpin|gitischer Abs|zẹss:** Eiterherd in der Umgebung des Eileiters. **peri|tonsillärer Abs|zẹss:** Abszess in dem die Gaumenmandeln umgebenden Gewebe. **peri|ty|phlitischer Abs|zẹss:** Eiterherd in der Umgebung des Wurmfortsatzes, meist nach einer ↑perforierenden ↑Appendizitis. **peri|ure|thraler Abs|zẹss:** Eiterherd im Bindegewebe um die Harnröhre herum. **pulmonaler Abs|zẹss** = Lungenabszess. **retro|mammärer Abs|zẹss** = submammärer Abszess. **retro|pharyn|geal|ler Abs|zẹss:** Eiteransammlung zwischen der hinteren Rachenwand u. der Halswirbelsäule. **sub|areo|lärer Abs|zẹss:** unter dem Warzenhof der weibl. Brust liegender Eiterherd (bei ↑Mastitis puerperalis). **sub|duraler Abs|zẹss:** unter der harten Hirnhaut (vgl. Dura mater) liegender Abszess. **sub|hepatischer Abs|zẹss:** unterhalb der Leber liegender Eiterherd bei Erkrankungen des Bauchfells. **sub|mammärer Abs|zẹss:** Eiterherd in der weibl. Brust, unter der Brustdrüse liegend. **sub|peri|ostaler Abs|zẹss:** unter der Knochenhaut (vgl. Periost) liegender Abszess. **sub|phrẹnischer Abs|zẹss:** unter dem Zwerchfell liegender Abszess (eigentlich ein ↑Empyem, da in einem natürlichen Hohlraum gebildet) infolge Vereiterung der Oberbauchorgane. **tubo|ovarial|ler Abs|zẹss:** Eiteransammlung in Eileiter und Eierstock

Abs|zẹss|mem|bran: Bez. für die einen Abszess umgebende Wand aus ↑Granulationsgewebe (2)

Abt-Letterer-Siwe-Krankheit [nach dem amerik. Pädiater Arthur F. Abt, 1867–1955, dem dt. Pathologen Erich Letterer, 1895–1982, u. dem schwedischen Pädiater Sture Siwe, 1897–1966]: veralt. Bez. für eine im Säuglingsalter auftretende akute ↑Histiozytose mit Proliferation von Langerhanszellen und Granulomen

Ạbtreibung vgl. Abortus criminalis. **Ạbtreibungsmittel** vgl. [2]Abortivum

Abtreibungspille vgl. Mifepriston

Ạbtropf|meta|stase: Metastasenbildung durch Abgleiten bösartiger Zellen auf der Serosa

Abulie [zu [1]a... u. gr. βουλή = Wille, Entschluss] *w;* -, ...ien, in fachspr. Fügungen: **Abulia**[1], *Pl.:* ...iae: **1)** krankhafte Willensschwäche, Willenslähmung, Unfähigkeit, sich zu entschließen (bei Depressionen u. Ä., auch bei organischen Hirnkrankheiten). **2)** Unfähigkeit zu sprechen (wegen des Verlustes der phonischen ↑Innervation)

ab|undant [zu lat. *abundare* = überfluten]: übermäßig, reichlich. **Ab|undanz,** in fachspr. Fügungen: **Ab|undantia** *w;* -: Übermaß, Überfluss (z. B. von Körpersäften oder Geweben)

Ab|usus [zu lat. *abuti, abusum* = missbrauchen, im Übermaß gebrauchen] *m;* -, - [...'u:zʊs]: Missbrauch, übermäßiger Gebrauch (z. B. von bestimmten Arznei- oder Genussmitteln)

Ạbwehr|re|flex: unwillkürliche reflektorische Bewegung, mit der der Körper auf einen schädigenden Reiz reagiert und sich ihm zu entziehen oder ihn abzuwehren sucht, z. B. Lidschlussreflex

Abwehrspannung: 1) Dauerkontraktion der Bauchdeckenmuskulatur bei Reizungen des Peritoneums (z. B. bei Peritonitis). **2)** krampfartige Spannung der Bauchdeckenmuskulatur bei akutem ↑Abdomen als Reflex auf die von den entzündeten Organen ausgehende Reizung

Ạbwehrstoffe, humorale vgl. Antikörper

Ạbzehrung vgl. Kachexie und Phthise

ạbziehender Mụskel, Ạbzieher vgl. abductor

Ab|zym [Kurzbildung aus engl. *anti*b*ody* = Antikörper u. ↑Enzym] *s;* -s, -e: (künstlich hergestellter) katalytisch wirkender Antikörper

Ac: chem. Zeichen für ↑Actinium

ac..., Ac... vgl. ad..., Ad...

ACA: Abk. für *a*nti*c*entromere *A*ntikörper

Acanthamoeba vgl. Akanthamöbe

Acan|tho|ce|phala [zu gr. ἄκανθα = Stachel, Dorn u. gr. κεφαλή = Kopf] *Pl.:* Kratzwürmer; meist

1–2 cm lange, den Schlauchwürmern zugeordnete Darmparasiten mit hakenbewehrtem Vorderende (Rüssel)

Acantholysis vgl. Akantholyse. **acantholyticus** vgl. akantholytisch

Acanthoma vgl. Akanthom

Acanthopelvis vgl. Akanthopelvis

Acanthosis vgl. Akanthose

Acarbia vgl. Akarbie

Acarbose vgl. Akarbose

Acardiacus vgl. Akardiakus

Acardius vgl. Akardiakus

Acariasis vgl. Akariase

Acarina [zu gr. ἀκαρί = Milbe] *Pl.*: »Milben«, Ordnung der Spinnentiere (darunter zahlreiche Schmarotzer; Zool.)

Acarinosis vgl. Akarinose

Acauliosis vgl. Akauliose

Acau|lium [zu ↑ [1]a... u. lat. *caulis* = Stängel, Stiel] *s;* -s: veralt. für: eine Gattung der Fadenpilze (dem ↑ Penicillium verwandt)

ACC: Abk. für ↑ Acetylcystein

ac|celerans [zu lat. *accelerare* = beschleunigen]: beschleunigend; z. B. in der Fügung ↑ Nervus accelerans

Ac|cep|table dai|ly In|take [əˈksɛptɪbəl deɪlɪ ˈɪnteɪk; engl. *acceptable* = annehmbar, engl. *daily* = täglich u. engl. *intake* = Aufnahme] *s;* - - -s, - - -s: erlaubte und für die Gesundheit unschädliche Menge eines Zusatzstoffs zu Nahrungsmitteln pro Tag; Abk.: ADI

accessorius vgl. akzessorisch

Ac|cou|chement [akʊʃˈmãː; zu frz. *accoucher* = niederkommen; entbinden] *s;* -s, -s: = Entbindung

Ac|cretio [zu lat. *accrescere, accretum* = zuwachsen; anwachsen] *w;* -, ...io|nes: Anwachsen, Verwachsung. **Ac|cretio peri|cardii:** Verwachsung des Herzbeutels mit seiner Umgebung (z. B. den Lungen, dem Zwerchfell, dem Brustbein) infolge ↑ Perikarditis. **ac|cretus, ...ta, ...tum:** angewachsen; z. B. in der Fügung ↑ Placenta accreta

ACD-Stabilisator: Lösung aus Acidum citricum und Dextrose zur Konservierung von Frischblut

ACE: Abk. für engl. *a*ngiotensin-*c*onverting *e*nzyme, = Angiotensinkonversionsenzym. **ACE-Hemmer:** Kurzbez. für ↑ Angiotensinkonversionsenzym-Hemmer

Acephalopodia vgl. Azephalopodie

Acephalorrhachia vgl. Azephalorrhachie

acephalus vgl. azephal

Acervulus cere|bri [Verkleinerungsbildung zu lat. *acervus* = Haufen; ↑ Cerebrum] *m;* - -: Gehirnsand. Ablagerung von Kalk u. Ä. in verschiedenen Teilen des Gehirns und der Zirbeldrüse, den ↑ Plexus chorioidei u. a.; vgl. Azervulus

acetabularis, ...re [zu ↑ Acetabulum]: zum ↑ Acetabulum gehörend; z. B. in der Fügung ↑ Labrum acetabulare (Anat.). **Acetabulum** [aus lat. *acetabulum*, Gen.: *acetabuli* = Essignäpfchen; auch = Hüft-, Gelenkpfanne] *s;* -s, ...la: Gelenkpfanne des Hüftgelenks, Gelenkgrube für den Oberschenkelkopf im Hüftbein (Anat.)

Acet|aldehyd|syndrom vgl. Antabus-Effekt

Acetat: Salz der Essigsäure

Acet|essigsäure: zu den Ketonkörpern gehörende chem. Verbindung, die bei Diabetes im Harn auftritt

Aceton [zu ↑ Acetum] *s;* -s, -e: saures Stoffwechselendprodukt (chem.: Dimethylketon, das bei unvollständiger Verbrennung von Fetten und Aminosäuren entsteht (Vorkommen im Urin vor allem beim Diabetes mellitus, auch während der Schwangerschaft und im Hungerzustand; Chem., Med.)

Aceton|ämie [↑ Aceton u. ↑ ...ämie] *w;* -, ...ien, in fachspr. Fügungen: **Aceton|aemia**[1], *Pl.:* ...iae: Auftreten von ↑ Aceton im Blut bei bestimmten Krankheiten. **aceton|ämisch:** auf Acetonämie beruhend, die Acetonämie betreffend. **aceton|ämisches Erbrechen:** heftiges, meist wiederholt auftretendes Erbrechen aufgrund einer Stoffwechselstörung

Aceton|urie [↑ Aceton u. ↑ ...urie] *w;* -, ...ien, in fachspr. Fügungen: **Aceton|uria**[1], *Pl.:* ...iae: Ausscheidung von ↑ Aceton mit dem Harn (bei bestimmten Stoffwechselstörungen)

Acetum [aus gleichbed. lat. *acetum*] *s;* -s: »Essig«, bes. als Konservierungsmittel verwendete, mehr oder weniger verdünnte wässrige Lösung von Essigsäure, die durch biologische Vergärung (Essigsäurebakterien) des in Wein, Branntwein u. a. enthaltenen Alkohols entsteht (Chem.). **Acetum glacia|le:** »Eisessig«, konzentrierte Essigsäure

Acetyl [zu ↑ Acetum u. ↑ ...yl] *s;* -s: Säurerest der Essigsäure (Chem.)

Acetyl|cholin *s;* -s: Wirkstoff des ↑ cholinergischen Systems, gefäßerweiternde Substanz von sehr flüchtiger Wirkung (chem.: Acetylester des ↑ Cholins; auch als Gewebshormon bezeichnet), ein ↑ Neurotransmitter

Acetylcholin|esterase: Enzym in Nervenendigungen, das den Überträgerstoff (Neurotransmitter) Acetylcholin zu Essigsäure und Cholin spaltet und damit Acetylcholin inaktiviert

Ace|tyl-CoA, auch: **Ace|tyl-Coenzym A:** Wirkungsform der Pantothensäure, aktivierte Essigsäure

Ace|tyl|cystein: Expektorans u. Antidot bei Paracetamol-Vergiftung; Abk.: ACC

acetylie|ren: eine Acetylgruppe einfügen

Acetyl|salicyl|säure, eindeutschend auch: **Azetylsalizyl|säure:** synthetisch hergestellte farblose Kristalle von saurem Geschmack; dient u. a. als Analgetikum, Antirheumatikum und zur Behandlung der koronaren Herzkrankheit; Abk.: ASS

Achalasie [zu ↑ [1]a... u. gr. χάλασις = Erschlaffung] *w;* -, ...ien, in fachspr. Fügungen: **Achalasia**[1], *Pl.:* ...iae: im Bereich des distalen ↑ Ösophagus auftretende neuromuskuläre Erkrankung, die mit fehlender Erschlaffung und krampfartiger Verengung sowie mit Störungen der Peristaltik einhergeht

Achei|lie, auch: **Achilie** [zu ↑ [1]a... u. gr. χεῖλος = Lippe] *w;* -, ...ien, in fachspr. Fügungen: **Acheilia**[1], **Achilia**[1], *Pl.:* ...iae: angeborenes Fehlen einer oder beider Lippen

Acheirie vgl. Achirie

Acheiropodie vgl. Achiropodie

Achilie vgl. Acheilie

Achillessehne [nach dem altgr. Helden Achilles, der als nur an der Ferse verwundbar galt u. durch einen Pfeilschuss in die Ferse getötet worden sein soll]: = Tendo calcaneus (Achillis). **Achillessehnen|reflex:** reflektorische Verkürzung des Wadenmuskels beim Beklopfen der (leicht angespannten) Achillessehne, durch die der Fuß sohlenwärts gebeugt wird (Fehlen bzw. Übersteigerung des Reflexes deuten auf Schädigungen des Zentralnervensystems hin); Abk.: ASR

Achillo|bursitis [Kurzbildung aus ↑Achillessehne u. ↑Bursitis] *w;* -, ...itiden (in fachspr. Fügungen: ...itides): Entzündung des zwischen Achillessehne und Fersenbein liegenden Schleimbeutels

Achill|odynie [Kurzbildung aus ↑Achillessehne u. ↑...odynie] *w;* -, ...ien: Fersenschmerz, zusammenfassende Bez. für hauptsächlich beim Gehen und Stehen auftretende Schmerzen (aus verschiedenen Ursachen) an der Achillessehne

Achillo|gramm [Kurzbildung aus Achillessehne u. ↑...gramm]: veraltete Methode zur Untersuchung der arteriell bedingten Muskelinsuffizienz (Claudicatio intermittens, ↑Klaudikation) unter Belastung

Achillor|rha|phie [Kurzbildung zu ↑Achillessehne u. gr. ῥαφή = Naht] *w;* -, ...ien: chirurgische Vernähung u. (damit verbundene) Verkürzung der Achillessehne (bei altem Achillessehnenriss oder zur Straffung der Sehne)

Achillo|teno|tomie [Kurzbildung aus ↑Achillessehne und ↑Tenotomie] *w;* -, ...ien: operative Durchtrennung der Achillessehne (zur Korrektur von Anomalien der Fußstellung)

Achillo|tomie [Kurzbildung aus ↑Achillessehne u. ↑...tomie] *w;* -, ...ien: = Achillotenotomie

Achirie, auch: **Achei|rie** [zu ↑[1]a... u. gr. χείρ = Hand] *w;* -, ...ien, in fachspr. Fügungen: **Achiria**[1], **Achei|ria**[1], *Pl.:* ...iae: angeborenes Fehlen einer oder beider Hände

Achiro|podie, auch: **Achei|ro|podie** [zu ↑[1]a..., gr. χείρ = Hand u. gr. πούς, Gen.: ποδός = Fuß] *w;* -, ...ien, in fachspr. Fügungen: **Achiro|podia**[1], **Achei|ro|podia**[1], *Pl.:* ...iae: (rezessiv erbliche) angeborene Rückbildung der Gliedmaßen (bis zur Stummelbildung)

Achlor|hy|drie [zu ↑[1]a..., ↑Chlor u. gr. ὕδωρ = Wasser] *w;* -: [vollständiges] Fehlen der Salzsäure im Magensaft

Achlor|op|sie [zu ↑[1]a..., gr. χλωρός = grüngelb u. gr. ὄψις = das Sehen, die Wahrnehmung] *w;* -: = Deuteranopie

Ach|lys [aus gr. ἀχλύς = Dunkel] *w;* -: veralt. für: Trübung der Sehschärfe durch Geschwüre oder Narben der Augenhornhaut

Achole|plasma laidlawii: Mundhöhlenmykoplasma, besiedelt Brandwunden

Acholie [zu ↑[1]a... u. gr. χολή = Galle] *w;* -: mangelhafte Absonderung von Gallenflüssigkeit in den Darm (als Folge von Leberkrankheiten oder eines Gallengangverschlusses). **acholisch:** ohne Gallenfarbstoffe (infolge einer Acholie; vom Stuhl)

Achon|dro|dys|plasie [zu ↑[1]a..., ↑chondro... u. ↑Dysplasie] *w;* -, ...ien, in fachspr. Fügungen: **Achon|dro|dys|plasia**[1], *Pl.:* ...iae: = Chondrodystrophia fetalis

Achon|dro|plasie [zu ↑[1]a..., ↑chondro... u. gr. πλάσσειν = bilden, formen] *w;* -, ...ien, in fachspr. Fügungen: **Achon|dro|plasia**[1], *Pl.:* ...iae: angeborene (autosomal dominant vererbte, öfter jedoch durch Neumutation verursachte) Störung des Knorpelwachstums. **achon|dro|plastisch:** mit Störung der Knorpelbildung einhergehend

Achorion [zu gr. ἀχώρ = Grind, Schorf] *s;* -s: veralt. Bez. für eine Gattung der Schlauchpilze

Achromasie [zu ↑[1]a... u. gr. χρῶμα = Haut; Hautfarbe; Farbe] *w;* -: **1)** = Achromie. **2)** erbliche Zapfenblindheit, Ausfall des Zapfenapparats der Netzhaut als Ursache für Farbenfehlsichtigkeit oder Farbenblindheit

Achromatin [zu ↑[1]a... und gr. χρῶμα, Gen.: χρώματος = Haut; Hautfarbe; Farbe] *s;* -s: veralt. für: Zellkernbestandteil, der mit spezifischen Chromosomenfärbemethoden nicht färbbar ist. **achromatisch: 1)** mit zytologischen Färbemethoden nicht anfärbbar. **2)** das Licht ohne Zerlegung in Farben brechend (Phys.)

Achromat|op|sie [zu ↑[1]a..., gr. χρῶμα, Gen.: χρώματος = Haut; Hautfarbe; Farbe u. gr. ὄψις = das Sehen, die Wahrnehmung] *w;* -, ...ien, in fachspr. Fügungen: **Achromat|op|sia**[1], *Pl.:* ...opsiae: vollständige, auf ↑Achromasie (2) beruhende (auch neurologisch bedingte) Farbenblindheit. **Achromat|op|sia con|genita:** angeborene vollständige Farbenblindheit

Achromatose [zu ↑[1]a... u. gr. χρῶμα, Gen.: χρώματος = Haut; Hautfarbe; Farbe] *w;* -, -n: = Achromie

Achromie [zu ↑[1]a... u. gr. χρῶμα = Haut; Hautfarbe; Farbe] *w;* -, ...ien, in fachspr. Fügungen: **Achromia**[1], *Pl.:* ...iae: angeborenes oder erworbenes Fehlen von ↑Pigmenten in der Haut; vgl. Albinismus

Achromo|bacter [↑[1]a..., ↑chromo... u. gr. βάκτρον = Stab] *s;* -s: Gattung gramnegativer aerober Stäbchenbakterien; ↑opportunistische Erreger (v. a. von Harnwegsinfektionen) unter Immunsupression

Achromo|retikulo|zyt [↑[1]a..., ↑chromo... u. ↑Retikulozyt] *m;* -en, -en (meist *Pl.*): hämoglobinarme oder -freie ↑Retikulozyten, die sich schlecht anfärben lassen (Vorkommen in der Blutbahn umstritten)

Achromo|trichose [↑[1]a..., ↑chromo... und ↑Trichose] *w;* -, -n, in fachspr. Fügungen: **Achromotrichosis**, *Pl.:* ...oses: Pilzkrankheit der Haare, die zum Verlust des Haarpigments führt

Achromo|zyt [↑ [1]a..., ↑ chromo... u. ↑ ...zyto] *m;* -en, -en (meist *Pl.*); = Achromoretikulozyt

Achroo|zytose [zu ↑ [1]a..., gr. χρῶς = Farbe u. gr. κύτος = Höhlung, Wölbung, Hohlraum] *w;* -, -n: veralt. für: ↑ Lymphozytose

Achse vgl. Axis

Achselbogen vgl. Fascia axillaris

Achselfalte vgl. Plica axillaris anterior und Plica axillaris posterior

Achselhaare vgl. Hirci

Achselhöhle vgl. Axilla

Achsellücken: in der Achselhöhle liegende Muskellücken von viereckiger (laterale Lücke) bzw. dreieckiger (mediale Lücke) Gestalt, Durchtrittsstellen für die Nerven und Blutgefäße des Arms

Achsel|stütze: Gehhilfe, die sich in der Achsel abstützt, womit der Druck beim Abstützen von Handgelenk und Ellenbogen auf den Schulterbereich verlagert wird

Achsen|abweichung: pathologische Abweichung der Gelenk- oder Schaftachse von Röhrenknochen in der Horizontal-, Frontal- und/oder Sagittalebene

Achsen|ame|tropie: zusammenfassende Bez. für Sehfehler, deren Ursache in Abweichungen von der normalen Länge der Augenachse liegt; z. B. ↑ Achsenhyperopie und ↑ Achsenmyopie; vgl. Ametropie

Achsenband vgl. Ligamentum mallei laterale

Achsen|fehl|stellung: Krümmungsfehlstellung von Gelenken bzw. Knochenachsen

Achsenfibrillen vgl. Neurofibrillen

Achsen|hyper|opie: Weitsichtigkeit, bedingt durch zu kurze Augenachse; vgl. Hypermetropie

Achsen|my|opie: Kurzsichtigkeit, bedingt durch zu lange Augenachse; vgl. Myopie

Achsenzylinder, Achsenzylinderfortsatz vgl. Neurit

Acht-Monats-Angst: erste situationsgebundene Ängste im typischen Lebensalter von etwa 8 Monaten (»Fremdeln«)

achylicus vgl. achylisch. **Achylie** [zu ↑ [1]a... u. gr. χυλός = Saft] *w;* -, ...ien, in fachspr. Fügungen: **Achylia**[1], *Pl.:* ...iae: Fehlen der zur Verdauung nötigen Sekrete. **Achylia gast|rica:** Fehlen der Magensäfte, insbes. Mangel an Salzsäure und Enzymen im Magensaft. **Achylia pan|crea|tica:** Fehlen des Bauchspeicheldrüsensekrets. **achylisch,** in fachspr. Fügungen: **achylicus, ...ca, ...cum:** mit ↑ Achylie verbunden, durch Achylie bedingt; z. B. in der Fügung ↑ Anaemia achylica

Aciclovir: antivirale Substanz, die in vitro und in vivo eine hemmende Wirkung gegen Herpes-simplex-Viren (HSV), Typ 1 und 2 und gegen Varicella-zoster-Viren (VZV) aufweist; der aktive Metabolit Aciclovir-Triphosphat verhindert die virale DNA-Replikation

Acid|ämie [↑ Acidum u. ↑ ...ämie] *w;* -, ...ien, in fachspr. Fügungen: **Acid|aemia**[1], *Pl.:* ...iae: = Acidose

Acidi|me|trie [↑ Acidum u. ↑ ...metrie] *w;* -, ...ien: analytische Methode zur Bestimmung der Konzentration von Säuren durch portionsweisen Zusatz von Lauge bis zum Farbumschlag eines Indikators (Chem.)

Acidität [zu ↑ Acidum] *w;* -: Säuregrad einer Lösung (Chem.)

Acido|genese [↑ Acidum u. gr. γένεσις = Entstehung] *w;* -: Regulationsmechanismus in der Niere zur Erhaltung des Säure-Basen-Gleichgewichts (wobei überschüssige Säureäquivalente ausgeschieden oder gegen Basen ausgetauscht werden)

acido|phil, in fachspr. Fügungen: **acido|philus, ...la, ...lum** [↑ Acidum u. gr. φίλος = lieb; Freund]: mit sauren Farbstoffen färbbar (von Zellen und Geweben). **Acido|philie** *w;* -: Färbbarkeit von Zellen und Geweben mit sauren Farbstoffen. **Acidophilus** *m;* -: übliche Kurzbez. für ↑ Lactobacterium acidophilum

Acidose [zu ↑ Acidum] *w;* -, -n, in fachspr. Fügungen: **Acidosis,** *Pl.:* ...oses: auf einem Überschuss sauer reagierender Stoffe im Blut beruhendes Krankheitsbild (der pH-Wert des Blutes sinkt); man unterscheidet respiratorische (Kohlendioxid wird ungenügend ausgeatmet) und metabolische Acidosen (z. B. bei bestimmten Stoffwechselstörungen)

Acidum [zu lat. *acidus* = sauer] *s;* -s, ...da: Säure, Stoff, der Wasserstoffionen (Protonen) abgibt; Gegensatz: ↑ Base. **Acidum aceticum:** »Essigsäure«, Zwischenprodukt des Stoffwechsels. **Acidum agaricinicum** = Agarizinsäure. **Acidum boricum solutum:** »Borwasser« (zur Augenspülung und zu Umschlägen verwendet). **Acidum carbolicum:** »Karbolsäure« (zur Desinfektion verwendet). **Acidum ci|tricum:** »Zitronensäure« (wurde z. B. früher zur Ansäuerung von Kuhmilch in der Säuglingsernährung verwendet). **Acidum hy|drochloricum:** Salzsäure. **Acidum lacticum:** »Milchsäure«, bei Muskelarbeit auftretendes Stoffwechselprodukt. **Acidum tannicum:** »Gerbsäure« (wird in Arzneimitteln als ↑ Adstringens verwendet). **Acidum uricum:** »Harnsäure«, Endprodukt des Nukleinstoffwechsels

Acid|urie [↑ Acidum u. ↑ ...urie] *w;* -, ...ien: vermehrte Ausscheidung von Harnsäure mit dem Urin

acidus, ...da, ...dum [lat. = sauer]: sauer; durch Säure hervorgerufen (z. B. in der Fügung ↑ Gastromalacia acida)

Acineto|bacter [gr. ἀκίνητος = unbeweglich u. gr. βάκτρον = Stab] *s;* -s: Gattung gramnegativer pathogener Mikroorganismen, die v. a. bei Sepsis und Meningitis vorkommen

acinosus vgl. azinös

Acinus [aus lat. *acinus* = Weinbeere] *m;* -, ...ni: traubenförmiges Endstück seröser Drüsen (Anat.)

ACM: Abk. für *A*rnold-*C*hiari-*M*alformation, ↑ Arnold-Chiari-Syndrom

Acne vgl. Akne

acneiformis vgl. akneiform

Acnemia vgl. Aknemie
Acnitis vgl. Aknitis
Aconi|tase *w;* -: vgl. Akonitase
Aconitin [zu ↑ Aconitum] *s;* -s: aus den Wurzeln des Eisenhuts gewonnenes, sehr giftiges ↑ Alkaloid
Aconitum [von gr. *ἀκόνιτον* (Name einer Giftpflanze)] *s;* -s: Gattung der Eisenhut- oder Sturmhutgewächse (Stauden, die in den Wurzelknollen verschiedene giftige ↑ Alkaloide enthalten). **Aconitum napellus** [Verkleinerungsbildung zu lat. *napus* = Steckrübe]: Eisenhut, Sturmhut, in Europa, Asien u. Amerika heimische Giftpflanze, aus deren Wurzeln ↑ Aconitin gewonnen wird
Acoria vgl. [1]Akorie
acormus, ...ma, ...mum [zu ↑ [1]a... u. gr. *κορμός* = Rumpf]: rumpflos, ohne Rumpf (von Fehlbildungen); z. B. in der Fügung ↑ Abrachius acormus
Acquired immune deficiency syndrome = Aids
ac|qui|situs, ...ta, ...tum [zu lat. *acquirere, acquisitum* = dazu erwerben, akquirieren]: erworben, nicht angeboren, durch einen krankhaften Prozess entstanden (von körperlichen Schäden u. a.)
Acra vgl. Akren. **acralis** vgl. akral
Acrania vgl. Akranie. **acranius, ...ia, ...ium** [zu ↑ [1]a... u. ↑ Cranium]: ohne Schädeldach od. ohne Kopf (von Fehlbildungen)
Acremoniosis vgl. Akremoniose
Acremonium [zu gr. *ἀκρεμών* = Ast, Astspitze] *s;* -s: Gattung der Schimmelpilze
Acrencephalon (veralt.) ↑ Telencephalon
Acridin [zu lat. *acer* = scharf, stechend] *s;* -s: aromatischer heterozyklischer Kohlenwasserstoff, Grundbestandteil verschiedener ↑ Chemotherapeutika (Chem.)
acro..., Acro... vgl. akro..., Akro...
acroasphycticus vgl. akroasphyktisch
Acroasphyxia vgl. Akroasphyxie
Acrocalcinosis vgl. Akrokalzinose
Acrocephalia vgl. Akrozephalie
Acrocephalopolydactylia vgl. Akrozephalopolydaktylie
Acrocephalosyndactylia vgl. Akrozephalosyndaktylie
Acrocrania vgl. Akrokranie
Acrocyanosis vgl. Akrozyanose
Acrodermatitis vgl. Akrodermatitis
Acrodynia vgl. Akrodynie
Acrodystonia vgl. Akrodystonie
Acroerythrosis vgl. Akroerythrose
Acrogeria vgl. Akrogerie
Acrokeratosis vgl. Akrokeratose
Acromegalia vgl. Akromegalie
Acromelalgia vgl. Akromelalgie
acromialis vgl. akromial
Acromicria vgl. Akromikrie
acromio|clavicularis, ...re [zu ↑ Acromion und ↑ Clavicula]: zu Acromion und Schlüsselbein gehörend; z. B. in der Fügung: ↑ Articulatio acromioclavicularis
Acromion [aus gr. *ἀκρώμιον* = Schulterknochen] *s;* -s, ...mia: Schulterhöhe, äußeres Ende der ↑ Spina scapulae (Anat.); eindeutschend auch: ↑ Akromion
Acroosteolysis vgl. Akroosteolyse
Acropathia vgl. Akropathie
Acropigmentatio vgl. Akropigmentation
Acrosclerosis vgl. Akrosklerose
ACT: Abk. für *a*ctivated *c*lotting *t*ime
ACTH: Abk. für engl. *a*drenocorti*co*tropic *h*ormone = Kortikotropin
actinicus vgl. aktinisch
Actinium [zu gr. *ἀκτίς* Gen.: *ἀκτῖνος* = Strahl] *s;* -s: radioaktives chem. Element, seltene Erde; Zeichen: Ac
Actino|myces [zu gr. *ἀκτίς* Gen.: *ἀκτῖνος* = Strahl u. gr. *μύκης* = Pilz] *m;* -: Gattung der Strahlenpilze, der verschiedene Krankheitserreger angehören. **Actinomycetes** vgl. Aktinomyzet. **Actinomycosis** vgl. Aktinomykose
Activated-Clotting-Time: rasch und einfach durchführbarer Test (Bedside-Test) zur Überprüfung der Heparinwirkung; Angabe in Sekunden
actualis vgl. aktuell
acuminatus, ...ta, ...tum [zu lat. *acumen,* Gen.: *acuminis* = Spitze]: spitz, hervorragend, gipfelnd; z. B. in der Fügung ↑ Condyloma acuminatum
acusticus vgl. akustisch
acutus vgl. akut
ACVB: Abk. für *a*ortoc[k]oronarer *V*enen*b*ypass
AC-Winkel: Winkel zwischen der Linie entlang des Pfannendaches und der Linie durch die Y-Fuge einer kindlichen Hüfte
Acyanoblepsia vgl. Azyanoblepsie
Acyanopsia vgl. Azyanopsie
Acyl|ure|ido|penicillin eingedeutscht: **Acyl|ure|ido|penizillin** [zu ↑ Acidum, ↑ ...yl, ↑ Urea, ↑ ...id u. ↑ Penicillin] *s;* -s, -e (meist Pl.): synthetisch hergestellte Penicilline, die durch eine azetylierte Harnstoffverbindung charakterisiert sind
Acystia vgl. Azystie
Acythaemia vgl. Azythämie
ad [aus gleichbed. lat. *ad*]: Verhältniswort mit der Bedeutung »zu, in, in – hinein«; z. B. in der Fügung ↑ Aditus ad antrum
ad..., Ad... [aus der gleichbed. lat. Vorsilbe *ad-*], vielfach oder stets einem folgenden Konsonanten angeglichen zu: **ac..., af..., ag..., ak..., al..., an..., ap..., ar..., as..., at...:** Vorsilbe mit der Bedeutung »zu-, hinzu-, bei-, an-«; z. B. in: adsorbieren, affizieren, Akkommodation
Adaktylie [zu ↑ [1]a... u. gr. *δάκτυλος* = Finger; Zehe] *w;* -: Fehlen einzelner oder aller Finger oder Zehen als angeborene Fehlbildung. **Adaktylus** *m;* -, ...tylen, in fachspr. Fügungen: **Adactylus,** *Pl.:* ...tyli: behinderter Mensch, dem die Finger oder Zehen fehlen
Adamantin [zu gr. *ἀδάμας,* Gen.: *ἀδάμαντος* = Stahl] *s;* -s: = Enamel[um], Zahnschmelz
[1]Adamantinom [zu ↑ Adamantin] *s;* -s, -e, in fachspr. Fügungen: **Adamantinoma,** *Pl.:* -ta: Ame-

loblastom, Tumor des Kiefers, von Resten des Schmelzepithels des Zahnkeims ausgehend. **Adamantinoma cys|ticum:** bestimmte Form des Adamantinoms, bei der sich Hohlräume bilden. **Adamantinoma solidum:** in festen Epithelsträngen wachsendes Adamantinom

²Adamantinom *s;* -s, -e: sehr seltener Tumor in langen Röhrenknochen (Unterschenkelknochen)

adamantinus, ...na, ...num [zu gr. *ἀδάμας*, Gen.: *ἀδάμαντος* = Stahl]: stahlhart; z. B. in der Fügung: Substantia adamantina (ältere Bez. für ↑Enamelum); zum Zahnschmelz gehörend

Adamanto|blast [gr. *ἀδάμας*, Gen.: *ἀδάμαντος* = Stahl und ↑...blast] *m;* -en, -en (meist *Pl.*): längliche, sechseckige Zellen, die den Zahnschmelz bilden

Adams|apfel [nach der volkstüml. Vorstellung, dass Adam ein Stück des verbotenen Apfels im Halse stecken geblieben sei]: volkstümliche Bezeichnung für ↑Prominentia laryngea

Adams-Stokes-Anfälle [ˈædəms ˈstəʊks...; nach den irischen Ärzten Robert Adams, 1781–1875, u. William Stokes, 1804–1878] *Pl.:* anfallsweises Auftreten einer starken Verlangsamung des Herzschlags, verbunden mit Bewusstseinsstörungen und Krämpfen

Ad|aptabilität [zu lat. *adaptare* = anpassen] *w;* -: Adaptationsvermögen, Fähigkeit eines Organismus oder Organs zur Adaptation (1 u. 2). **Adaptation,** auch: Ad|aption *w;* -, -en: **1)** (physiologische) Anpassung von Lebewesen, auch von Organen, an bestimmte [Umwelt]einflüsse, bes. Reize (Biol.). **2)** Anpassung des Auges (durch Veränderung der Netzhautempfindlichkeit und der Pupillengröße) an die herrschenden Lichtverhältnisse (Optik, Med.). **3)** operatives Aneinanderfügen von Wundrändern (Med.)

Ad|aptations|krankheiten: zusammenfassende Bez. für Krankheiten, die (als krankhafte Steigerung eines ↑Adaptationssyndroms) infolge ungenügender oder übermäßiger Reaktion des Organismus auf krank machende Reize entstanden sind

Ad|aptations|syn|drom: krankhafte Erscheinung, die ihrem Wesen nach Anpassungsreaktion des Organismus auf krank machende Reize ist; vgl. Stress

ad|aptie|ren [aus lat. *adaptare* = anpassen]: **1)** sich oder etwas (Umwelteinflüssen, Bedingungen, Reizen u. Ä.) anpassen, sich auf etwas einstellen (von Organen u. Organismen). **2)** Wundränder operativ aneinanderfügen. **Adaption** vgl. Adaptation. **adaptiv** [...ti:f]: Anpassung bewirkend, zur ↑Adaptation führend

adaptive Immun|antwort, auch: **erworbene Immunantwort:** Reaktion antigenspezifischer Lymphozyten, deren Stärke und Schnelligkeit abhängig von vorausgegangenen spezifischen Antigenkontakten ist

Ad|apto|gen [zu lat. *adaptare* = anpassen u. ↑...gen] *s;* -s, -e: pflanzliches Mittel, das den Organismus vor Stresssituationen schützt und seine Abwehrkräfte stärkt (z. B. Ginseng)

Ad|apto|meter [zu lat. *adaptare* = anpassen u. ↑...meter] *s;* -s, -: Messgerät zur Prüfung der Dunkeladaptationsfähigkeit (vgl. Adaptation 2), mit dem der Schwellenwert (geringste noch wahrgenommene Lichtintensität) des Lichtsinnes in Abhängigkeit von der Adaptationsdauer ermittelt wird. **Ad|apto|me|trie** [↑...metrie] *w;* -: Messung der Adaptationsfähigkeit des Auges mit dem Adaptometer

ad|äquat [zu lat. *adaequare* = gleichmachen; gleichkommen]: [einer Sache] angemessen, entsprechend; in seiner Wirkung spezifisch (z. B. von Reizen hinsichtlich der empfangenden Organe)

ADCC: Abk. für engl. *A*ntibody-*d*ependent *c*ell-mediated *c*ytotoxicity, ↑antikörperabhängige zellvermittelte Zytotoxizität

ADD: Abk. für ↑Attention-Deficit-Disorder

Addison-An|ämie [ˈɛdɪsən...; nach dem engl. Arzt Thomas Addison, 1793–1860]: = Anaemia perniciosa

Addisonismus [nach dem engl. Arzt Thomas Addison, 1793–1860] *m;* -: leichterer Grad der ↑Addison-Krankheit (Nebenniereninsuffizienz, die nicht auf Erkrankung, sondern z. B. auf funktioneller Störung der Nebennieren beruht). **Addison-Krankheit:** seltene, durch Verminderung oder Ausfall der Produktion von Nebennierenrindenhormon (infolge Schädigung der Nebennieren) bedingte schwere Allgemeinerkrankung, deren charakteristischstes Symptom die bronzeartige Verfärbung der Haut (Bronzekrankheit) ist. **Addison-Krise:** akut lebensbedrohliche Form der Addison-Krankheit

Ad|ditions|diät: bei Allergie angewandte Kostform, bei der zu jeder Mahlzeit so lange ein neues Nahrungsmittel zugesetzt wird, bis die erforderliche Kalorienzahl ohne Auftreten allergischer Erscheinungen erreicht ist

ad|ditiv [zu lat. *addere, additum* = hinzutun, hinzufügen]: hinzukommend; sich summierend (z. B. von der Wirkung gleichzeitig angewandter Arzneimittel). **Ad|ditivum** *s;* -s, ...va: Farbstoff, Duftstoff, Geschmacksstoff oder Konservierungsstoff, der Lebensmitteln, Genussmitteln oder Kosmetika zugesetzt wird

ad|ducens [zu lat. *adducere, adductum* = heranführen; anziehen]: heranführend; zur Mittellinie [des Körpers] hinziehend. **ad|ductor,** *Gen.:* ...toris, *Pl.:* ...tores: erläuternder Bestandteil von fachspr. Fügungen mit der Bedeutung »Anzieher, Anziehmuskel«; z. B. in der Fügung ↑Musculus adductor pollicis. **ad|ductorius, ...ia, ...ium:** heranführend, zur Mittellinie [des Körpers] hinziehend; zu den Adduktoren gehörend; z. B. in der Fügung ↑Canalis adductorius. **Ad|duktion** *w;* -, -en: heranziehende Bewegung eines Gliedes [zur Mittellinie des Körpers hin], der ↑Abduktion entgegengesetzte Bewegung eines Gliedes. **Ad-**

duktor *m;* -s, ...toren: übliche Kurzbez. für ↑Musculus adductor ...

Ad|duktoren|falten: Speckfalten, Querfalten an der Innenseite des Oberschenkels beim Säugling (über den Oberschenkeladduktoren), die bei auffällig unsymmetrischer Lage auf eine Hüftgelenksluxation hinweisen

Ad|duktoren|kanal vgl. Canalis adductorius

Ad|duktoren|kon|traktur: Zustand einer übermäßigen Zusammenziehung der Adduktoren des Beines und dadurch bewirkte Anspreizstellung des Beines, die verschiedene Ursachen haben kann

Ad|duktoren|lähmung: Lähmung der den Stimmritzenverschluss bewirkenden Muskeln (↑Musculus arytaenoideus obliquus, ↑Musculus arytaenoideus transversus, ↑Musculus cricoarytaenoideus lateralis)

Ad|duktoren|re|flex: reflektorische ↑Adduktion des Oberschenkels bei Schlag auf den mittleren Gelenkknorren des Oberschenkelknochens; Abk.: ADDR

Ad|duktoren|schlitz vgl. Hiatus tendineus (adductorius)

ad|duzie|ren [zu lat. *adducere*; vgl. adducens]: zur Mittellinie des Körpers heranziehen

ADEM: Abk. für *a*kute *d*isseminierte *E*nzephalo*m*yelitis

Adenase [↑Adenin u. ↑...ase] *w;* -: Enzym, das Adenin desaminiert

Adenie [zu gr. ἀδήν = Drüse] *w;* -, ...ien: ältere Bez. für: Pseudoleukämie

Adenin [zu gr. ἀδήν = Drüse] *s;* -s: in vielen Naturprodukten und in der Muskel- u. Lebersubstanz enthaltene ↑Purinbase, Baustein der ↑Nukleinsäuren

Adenitis [zu gr. ἀδήν = Drüse] *w;* -, ...itiden (in fachspr. Fügungen: ...itides): **1)** allg. Bez. Für: Drüsenentzündung. **2)** übl. Kurzbez. für ↑Lymphadenitis

adeno..., Adeno... [aus gr. ἀδήν, Gen.: ἀδένος = Drüse]: Bestimmungswort von Zusammensetzungen mit der Bed. »Drüse«; z. B. adenoid, Adenolipom

Adeno|akan|thom [↑adeno... und ↑Akanthom] *s;* -s, -e, in fachspr. Fügungen: **Adeno|acan|thoma,** *Pl.:* -ta: = Adenokankroid

Adenocarcinoma vgl. Adenokarzinom

Adenocystoma vgl. Zystadenom

Adeno|fibrom [↑adeno... u. ↑Fibrom] *s;* -s, -e: aus Drüsen- und Bindegewebe bestehender, gutartiger Mischtumor der Eierstöcke, seltener der Gebärmutter

Adeno|hypo|physe [↑adeno... u. ↑Hypophyse] *w;* -: = Lobus anterior

adeno|id [↑adeno... u. ↑...id], in fachspr. Fügungen: **adeno|ides,** auch: **adeno|ide|us, ...dea, ...de|um:** drüsenähnlich (bes. von Wucherungen der Rachenmandel); z. B. in der Fügung ↑Facies adenoidea; auch für: lymphoid. **Adeno|ide** *Pl.:* Kurzbez. für adenoide Vegetationen. **adeno|ides Syn|drom:** Gesamtheit der auf das Vorhandensein von ↑Adenoiden zurückgehenden krankhaften Erscheinungen (behinderte Nasenatmung, Neigung zu Katarrhen, auch Untergewicht, Entwicklungsverzögerung u. a.). **adeno|ide Vegetatio|nen** *Pl.:* drüsige Wucherungen der Rachenmandel, ↑Hyperplasie der Rachenmandel

Adeno|idismus [zu ↑adenoid] *m;* -, ...men: = adenoides Syndrom

Adeno|iditis [zu ↑adenoid] *w;* -, ...itiden (in fachspr. Fügungen: ...itides): bes. bei Kleinkindern vorkommende Entzündung der ↑Folliculi linguales, meist im Rahmen einer ↑Epipharyngitis

Adeno|kan|kro|id [↑adeno... u. ↑Kankroid] *s;* -[e]s, -e: veralt. Bez. für: von Schleimhäuten ausgehender Drüsenkrebs (der teils Zylinderzellen, teils Plattenepithel aufweist), hauptsächlich des ↑Corpus uteri; Adenokarzinom des ↑Endometriums

Adeno|karzinom [↑adeno... u. ↑Karzinom] *s;* -s, -e, in fachspr. Fügungen: **Adeno|carcinoma,** *Pl.:* -ta: in Drüsensträngen wachsendes Karzinom

Adeno|lipom [Kurzw. aus ↑adeno... u. ↑Lipom] *s;* -s, -e, in fachspr. Fügungen: **Adenolipoma,** *Pl.:* -ta: veralt. Bez. für eine gutartige Geschwulst aus Drüsen- und Fettgewebe. **Adeno|lipomatose** *w;* -, -n, in fachspr. Fügungen: **Adeno|lipomatosis,** *Pl.:* ...oses: vermehrte Bildung von Adenolipomen an verschiedenen Körperstellen. **Adeno|lipomatosis sym|me|trica:** vermehrte Bildung von Adenolipomen an beiden Seiten des Halses

Adeno|lym|phom [Kurzw. aus ↑Adenom u. ↑Lymphom] *s;* -s, -e, in fachspr. Fügungen: **Adeno|lymphoma,** *Pl.:* -ta: gutartiger Mischtumor (aus Drüsen- und lymphatischem Gewebe) der Ohrspeicheldrüse

Adenom [zu gr. ἀδήν, Gen.: ἀδένος = Drüse]: *s;* -s, -e, in fachspr. Fügungen: **Adenoma,** *Pl.:* -ta: meist gutartige, vom Drüsenepithel ausgehende Geschwulst. **Adenoma mali|gnum:** bösartiger, im Gewebsbild einem normalen gutartigen Adenom gleichender Drüsentumor, eigtl. ein ↑Adenokarzinom. **Adenoma polyposum:** Drüsenpolyp, gestielter Drüsentumor. **Adenoma sebace|um:** von den Talgdrüsen im Bereich der Nase ausgehendes Adenom mit kleinen, gelbroten Wucherungen, zum Erscheinungsbild der ↑Pringle-Krankheit gehörend. **Adenoma sudori|parum cys|ticum:** Zysten bildende Geschwulst der Schweißdrüsen. **Adenoma tubulare ovarii,** auch: **Adenoma testiculare ovarii:** gutartiger epithelialer Eierstocktumor, zu den ↑Arrhenoblastomen gehörend. **Adenoma umbilicale:** Adenom des Nabels, bei ↑Endometriosis externa vorkommend. **eo|sino|philes Adenom:** Geschwulst des Hypophysenvorderlappens (mit Vermehrung der eosinophilen Zellen), führt zu ↑Gigantismus oder (nach Schließung der Epiphysenfugen) zu ↑Akromegalie

Adeno|malazie [↑adeno... u. ↑Malazie] *w;* -, ...ien, in fachspr. Fügungen: **Adeno|malacia**[1], *Pl.:* ...iae:

Drüsenerweichung, krankhafte Einschmelzung einer Drüse

adeno|matös, in fachspr. Fügungen: **adeno|matosus, ...osa, ...osum** [zu ↑Adenom]: zur ↑Adenomatose gehörend; mit der Bildung von ↑Adenomen verbunden, adenomartig. **Adeno|matose** *w;* -, -n, in fachspr. Fügungen: **Adeno|matosis,** *Pl.:* ...oses: Bildung zahlreicher ↑Adenome (und auch das dadurch gekennzeichnete Krankheitsbild). **Adeno|matosis coli** vgl. Polyposis coli. **Adeno|matosis pro|statae:** ↑Hyperplasie der ↑Prostata, eigentlich eine Adenomatose der ↑periurethralen Drüsen im Bereich der Prostata. **adenomatosus** vgl. adenomatös

Adenom|ek|to|mie [↑Adenom u. ↑Ektomie]: Entfernung eines Adenoms

Adeno|meren [↑adeno... u. gr. *μέρος* = Teil] *Pl.:* veralt. Bez. für: teilungsfähige Drüsenteile, aus denen sich neue Drüseneinheiten bilden können

Adenom-Karzinom-Sequenz [aus ↑Adenom u. ↑Karzinom]: Bezeichnung für den Übergang eines gutartigen Kolon-Adenoms in ein bösartiges Kolon-Karzinom durch sukzessive stattfindende genetische Veränderungen

Adeno|myo|epi|theliom [zu ↑adeno..., ↑myo... u. ↑Epithel] *s;* -s, -e, in fachspr. Fügungen: **Adeno|myo|epi|thelio|ma,** *Pl.:* -ta: Mischtumor der Speicheldrüsen aus Drüsen- und Muskel[epithel]zellen

Adeno|myom [Kurzw. aus ↑Adenom u. ↑Myom] *s;* -s, -e, in fachspr. Fügungen: **Adeno|myo|ma,** *Pl.:* -ta: gutartiger Mischtumor aus Drüsen- u. Muskelgewebe, vorwiegend in der Gebärmutter

Adeno|myo|sarkom [Kurzw. aus ↑Adenosarkom und ↑Myosarkom] *s;* -s, -e, in fachspr. Fügungen: **Adeno|myo|sarcoma,** *Pl.:* -ta: bösartiger Mischtumor aus Drüsen- und Muskelgewebe

Adeno|myo|se [zu ↑adeno... u. gr. *μῦς*, Gen.: *μυός* = Maus; Muskel] *w;* -, -n, in fachspr. Fügungen: **Adeno|myo|sis,** *Pl.:* ...oses, bes. in der Fügung: **Adeno|myo|sis uteri interna** = Endometriose

Adeno|pa|thie [↑adeno... u. ↑...pathо] *w;* -, ...ien, in fachspr. Fügungen: **Adeno|pa|thia**[1], *Pl.:* ...iae: **1)** allg. Bez. für: Drüsenerkrankung. **2)** = Lymphadenose

adenös [zu gr. *ἀδήν*, Gen.: *ἀδένος* = Drüse], in fachspr. Fügungen: **adenosus, ...osa, ...osum:** drüsig; die Drüsen betreffend

Adeno|sarkom [↑adeno... u. ↑Sarkom] *s;* -s, -e, in fachspr. Fügungen: **Adeno|sarcoma,** *Pl.:* -ta: bösartiger Mischtumor aus Drüsen- und Mesenchymgewebe

Adenosclerosis vgl. Adenosklerose

Adenose [zu gr. *ἀδήν*, Gen.: *ἀδένος* = Drüse] *w;* -, -n: durch Adenome hervorgerufene Erkrankung

Adenosin [Kunstw. aus ↑*Aden*in u. ↑Rib*ose*] *s;* -s: Adeninribosid, glykosidartige Verbindung (Nukleosid) aus Adenin und Ribose, Bestandteil von Verbindungen, die für den Stoffwechsel der Zellen wichtig sind (wirkt gefäßerweiternd, ↑vagotrop)

Adenosin|desaminase|mangel [↑Adenosin und ↑Desaminase]: autosomal-rezessiv vererbter Stoffwechseldefekt, der durch Anhäufung toxischer Purinverbindungen zu einem schweren kombinierten Immundefekt (↑SCID) mit Fehlen reifer Lymphozyten führt; Erkrankung, bei der erstmals eine ↑Gentherapie erfolgreich angewandt wurde

Adenosin|di|phos|phat [↑Adenosin, ↑[1]di... u. ↑Phosphat] *s;* -[e]s, -e: aus Adenin, Ribose und zwei Phosphorsäuren aufgebautes Nukleotid, das bei der Energieübertragung im lebenden Organismus eine wichtige Rolle spielt; Abk.: ADP

Adenosin|mono|phos|phat [↑Adenosin, ↑mono... u. ↑Phosphat] *s;* -[e]s, -e: aus Adenin, Ribose und einer Phosphorsäure aufgebautes Nukleotid, das im Energiestoffwechsel des lebenden Organismus eine wichtige Rolle spielt; Abk.: AMP

Adenosin|tri|phos|phat [↑Adenosin, ↑tri... u. ↑Phosphat] *s;* -[e]s, -e: aus Adenin, Ribose und drei Phosphorsäuren aufgebautes Nukleotid, das der wichtigste Energiespeicher und Energieüberträger im lebenden Organismus ist; Abk.: ATP

Adeno|sklerose [↑adeno... u. ↑Sklerose] *w;* -, -n, in fachspr. Fügungen: **Adeno|sclerosis,** *Pl.:* ...oses: bindegewebige Verhärtung einer Drüse

adenosus vgl. adenös

Adeno|tom [zu ↑adeno... u. gr. *τέμνειν* = schneiden (*τομός* = schneidend)] *s;* -s, -e: ringförmiges Messer zur operativen Entfernung adenoider Wucherungen der Rachenmandel bzw. der Rachenmandel selbst. **Adeno|tomie** *w;* -, ...ien: operative Entfernung von drüsigen Wucherungen der Rachenmandel (adenoide Wucherungen) oder der Rachenmandel selbst

Adeno|tonsill|ek|tomie [↑adeno..., ↑Tonsille u. ↑Ektomie] *w;* -, ...ien: operative Entfernung der ↑Adenoide und der ↑Tonsillen

adeno|trop [↑adeno... u. ↑...trop]: vgl. glandotrop

Adeno|virus [↑adeno... u. ↑Virus] *s;* -, ...viren (meist *Pl.*): Gruppe von Viren, die v.a. Krankheiten der Atemwege verursachen

Adeno|zys|tom [zu ↑adeno... u. gr. *κύστις* = Blase, Beutel] *s;* -s, -e, in fachspr. Fügungen: **Adeno|cys|toma,** *Pl.:* -ta: veralt. Bez. für: ↑Zystadenom

Ade|phagie [aus gleichbed. gr. *ἀδηφαγία*] *w;* -: veralt. Bez. für: krankhaft gesteigerte Esslust, übermäßige Nahrungsaufnahme, organisch (z.B. durch Hirnerkrankungen) oder neurotisch (als Ersatzbefriedigung) bedingt

Adeps [aus gleichbed. lat. *adeps*, Gen.: *adipis*] *w* od. *m;* -, Adipes: [tierisches] Fett, das in der Heilkunde, Kosmetik u.a. verwendet wird. **Adeps lanae** [lat. *lana* = Wolle]: Wollfett, Lanolin (findet als Salbengrundlage Verwendung)

Ader *w;* -, -n: zusammenfassende Bez. für alle Blutgefäße (↑Arterien, ↑Venen, ↑Kapillaren)

Aderhaut vgl. Chorioidea

Aderlass *m;* -es, ...lässe: Entnahme größerer Mengen Blut aus einer durch ↑Punktion oder ↑Venae sectio eröffneten Armvene (z. B. bei myeloproliferativen Erkrankungen oder Eisenüberladung)

Adermin [zu ↑[1]a... u. gr. *δέρμα* = Haut] *s;* -s: = Vitamin B_6

Adern|egel vgl. Schistosomum

Aderverkalkung vgl. Arteriosklerose

ad ex|itum [↑ad u. lat. *exitus* = Ausgang]: zum Tode (führen, kommen)

ADH: Abk. für ↑*anti*d*i*uretisches *H*ormon

adhaerens vgl. adhärent. **Adhaesio** vgl. Adhäsion. **adhaesivus** vgl. adhäsiv. **ad|härent** [zu lat. *adhaerere; adhaesum* = anhaften, anhängen], in fachspr. Fügungen: **ad|haerens:** anhaftend, verwachsen [mit etw.]

Ad|hä|renz: das Haftenbleiben. **ad|härie|ren:** anhaften, verwachsen sein [mit etwas]

Ad|hä|si|ne *Pl.:* bakterielle Stoffe, die das Anhaften von Bakterien am Wirtsgewebe ermöglichen

Ad|häsio|lyse [zu ↑Adhäsion u. gr. *λύειν* = lösen, auflösen] *w;* -, -n: operative Lösung von Verwachsungen

Ad|häsion [zu lat. *adhaerere, adhaesum* = anhaften, anhängen] *w;* -, -en, in fachspr. Fügungen: **Ad|hae|sio,** *Pl.:* ...io|nes: **1)** Verwachsung, Verklebung von Organen, Geweben, Eingeweiden u. a. nach Operationen oder Entzündungen. **2)** [frühe Teil]phase der Blutgerinnung, in der durch Anhaftung von Thrombozyten eine Wunde verschlossen und eine Blutung gestoppt wird. **Ad|hae|sio interthalamica:** unregelmäßig vorkommende Verwachsung der Thalamushälften

Adhäsions|protein *s;* -s, -e: Membranprotein, das für die Vermittlung von Wechselwirkungen zwischen benachbarten Zellen oder zwischen Zellen und extrazellulärer Matrix und somit für den Aufbau von Geweben verantwortlich ist

ad|häsiv, in fachspr. Fügungen: **ad|hae|sivus, ...va, ...vum:** = adhärent; etwa ↑Arachnitis adhaesiva

ADHD: Abk. für ↑Attention-Deficit-Hyperactivity-Disorder

ADHS: Abk. für *A*ufmerksamkeits*d*efizit- und *H*yperaktivitäts*s*yndrom, ↑Aufmerksamkeitsdefizit- und Hyperaktivitätssyndrom

ADI: Abk. für ↑Acceptable daily Intake

Adia|docho|kinese [↑[1]a... u. ↑Diadochokinese] *w;* -, -n: Unfähigkeit, entgegengesetzte Muskelbewegungen, z. B. Beugen u. Strecken der Finger, schnell hintereinander auszuführen (bei Kleinhirnerkrankungen); vgl. Dysdiadochokinese

Adie-Syndrom [nach dem britischen Neurologen William J. Adie, 1886–1935]: autosomal-dominant vererbte Pupillotonie u. Hypo- bzw. Areflexie der Beinmuskeleigenreflexe

Adipo|cire [adɪpoˈsiːr; aus gleichbed. frz. *adipocire*] *w;* -: Leichenwachs, im Fett- (u. Muskel-)Gewebe von Leichen, die luftabgeschlossen im Wasser oder im feuchten Boden liegen, entstehendes wachsähnl., verseiftes Fett

Adipo|kinin [zu ↑Adeps u. ↑Kinin] *s;* -s, -e: Hormon des Hypophysenvorderlappens, das Depotfett mobilisiert

Adipom [zu ↑Adeps] *s;* -s, -e, in fachspr. Fügungen: **Adipoma,** *Pl.:* -ta: veralt. Bez. für: ↑Lipom

Adipo|ne|krose [zu ↑Adeps u. ↑Nekrose] *w;* -, -n, in fachspr. Fügungen: **Adipo|ne|crosis,** *Pl.:* ...oses: ↑Nekrose des Unterhautfettgewebes. **Adipo|necrosis sub|cutanea neo|natorum:** Nekrose des Unterhautfettgewebes bei Neugeborenen mit hohem Geburtsgewicht (infolge Gewalteinwirkung bei der Geburt), die sich in der Bildung von Knötchen und Verhärtungen, vorwiegend in der oberen Rückengegend, äußert

adipös, in fachspr. Fügungen: **adiposus, ...osa, ...osum** [zu lat. *adeps,* Gen.: *adipis* = Fett]: fetthaltig; fettleibig, verfettet; z. B. in der Fügung ↑Capsula adiposa

Adipos|algie [↑adipös u. ↑...algie] *w;* -, ...ien, in fachspr. Fügungen: **Adipos|algia**[1], *Pl.:* ...iae: Schmerzen im Bereich krankhaft vermehrter Fettablagerungen im Unterhautgewebe

Adipositas [zu ↑adipös] *w;* -: Fettsucht, Fettleibigkeit, ↑Body-Mass-Index über 30; auch: übermäßige Vermehrung oder Bildung von Fettgewebe (auch in Organen u. a.); vgl. Lipomatose. **Adipositas cordis** [↑Cor]: Herzverfettung, Fettherz, Anlagerung von Fett am und im Herzmuskel. **Adipositas dolorosa:** schmerzhafte, umschriebene Wucherung des Unterhautfettgewebes, verbunden mit nervalen Störungen, vorwiegend bei Frauen auftretend. **Adipositas hypo|genitalis** = Dystrophia adiposogenitalis. **Adipositas permagna** [↑Cor]: sehr stark ausgeprägte Fettsucht

adiposo|genitalis, ...le [zu ↑adipös u. ↑genital]: fettleibig (im Zusammenhang mit Keimdrüsenstörungen); z. B. in der Fügung ↑Dystrophia adiposogenitalis

Adiposo|gigantismus [zu ↑adipös u. ↑Gigantismus] *m;* -: Pubertätsfettsucht, die zusammen mit ↑Gigantismus auftritt

Adiposo|gyn|an|drismus [zu ↑adipös u. ↑Gynander] *m;* -: durch Fettsucht hervorgerufenes Erscheinungsbild der ↑Gynandrie in der Vorpubertät

Adiposo|gynismus [zu ↑adipös u. gr. *γυνή* = Frau] *m;* -: = Adiposogynandrismus

adiposus vgl. adipös

Adipo|zele [zu ↑Adeps u. ↑...zele] *w;* -, -n: »Fettbruch«, Eingeweidebruch, der nur Fettgewebe enthält

Adip|sie [zu ↑[1]a... u. gr. *δίψος* = Durst] *w;* -: Durstlosigkeit, mangelndes Trinkbedürfnis

Aditus [aus gleichbed. lat. *aditus*] *m;* -, - [ˈadɪtuːs]: Zugang, Eingang (Anat.). **Aditus ad antrum:** Eingang (knöcherner Kanal) zum ↑Antrum mastoideum. **Aditus laryn|gis** [↑Larynx]: obere Kehlkopföffnung. **Aditus orbitae:** Öffnung der Augenhöhle im Gesichtsschädel. **Aditus pelvis:** ältere Bez. für ↑Apertura pelvis minoris superior

Adi|uretikum [↑[1]a... u. ↑Diuretikum] *s;* -s, ...ka: Mittel, das den [übermäßigen] Harnfluss hemmt.

Adi|uretin [zu ↑adiuretisch] *s;* -s: = Vasopressin. **adi|uretisch,** in fachspr. Fügungen: **adi|ureticus, ...ca, ...cum:** [übermäßigen] Harnfluss hemmend (von Arzneimitteln)

Ad|juvans [auch: ...ju:...; zu lat. *adiuvare* = unterstützen] *s;* -, ...anzien [...iən] u. ...antia: **1)** Bestandteil eines Arzneimittels, der selbst nicht therapeutisch wirksam ist, aber die Wirkung des Hauptbestandteils unterstützt. **2)** Stoff, der die Fähigkeit eines Antigens, eine spezifische Antikörperbildung auszulösen, steigert (Immunbiol.). **ad|juvant:** unterstützend (von Medikamenten)

ad libitum [zu ↑ad u. lat. *libere, libitum* = belieben]: »nach Belieben«, Hinweis auf ärztl. Verordnungen, der besagt, dass ein bestimmter Stoff keiner Beschränkung unterworfen ist

ad manum medici [↑ad, lat. *manus* = Hand u. lat. *medicus* = Arzt]: zu Händen des Arztes, der Ärztin (Hinweis auf Rezepten oder Arzneimitteln)

Ad|miniculum [aus lat. *adminiculum,* Gen.: *adminiculi* = Stütze] *s;* -s, ...la: Sehnenverbreiterung, Sehnenverstärkung (an Muskelansatzstellen). **Adminiculum lineae albae:** dreieckiges, an der ↑Symphyse entspringendes Sehnenband, das die ↑Linea alba verstärkt

Ad|nek|tomie *w;* -, ...ien: Kurzform für ↑Adnexektomie

Ad|nex [zu lat. *annectere (adnectere), annexum* = anknüpfen, anfügen] *m;* -es, -e (meist *Pl.*), in fachspr. Fügungen: **Ad|nexum** *s;* -, ...xa (meist *Pl.*): Anhangsgebilde von Organen des menschl. Körpers; im engeren Sinne: Anhangsgebilde (Eierstöcke u. Eileiter) der Gebärmutter

Ad|nex|ek|tomie [↑Adnex u. ↑Ektomie] *w;* -, ...ien: operative Entfernung der Gebärmutteranhänge (Eierstöcke und Eileiter)

Ad|nexitis [zu ↑Adnex] *w;* -, ...itiden (in fachspr. Fügungen: ...itides): Entzündung der Gebärmutteradnexe (Eierstöcke und Eileiter) sowie des umliegenden Gewebes

Ad|nex|tumor: entzündliche oder echte Geschwulst der Gebärmutteranhänge

Adolescens vgl. Adoleszent. **Adolescentia** vgl. Adoleszenz. **Adoles|zent** *m;* -en, -en, **Adoles|zentin** *w;* -, -nen, in fachspr. Fügungen: **Adoles|cens** *m;* -, ...entes: Heranwachsende[r], Jugendliche[r]

Adoles|zenten|albumin|urie, auch: **orthostatische** od. **lordotische Albumin|urie:** harmlose Proteinausscheidung im Urin bei Jugendlichen mit Haltungsschwäche (↑lordotische Wirbelsäulenhaltung) nach längerem Stehen, wahrscheinlich infolge mangelnder Durchblutung der Nieren

Adoles|zenten|ky|phose = Scheuermann-Krankheit

Adoles|zenten|struma: Adoleszentenkropf, harmlose Schilddrüsenvergrößerung in der Pubertät, vorwiegend bei Mädchen

Adoles|zenz [zu lat. *adolescere* = heranwachsen] *w;* -, in fachspr. Fügungen: **Adoles|centia** *w;* -: Jugendalter, Lebensabschnitt zwischen Pubertätsbeginn und Erwachsenenalter

ad|olfactorius, ...ia, ...ium [zu ↑ad... und lat. *olfacere* = riechen]: zum ↑Lobus olfactorius gehörend

Adonidin [zu Adonis, Jüngling der griech. Sage] *s;* -s: in Adonis vernalis (Adonisröschen) enthaltenes Herzgift (Glykosidgemisch)

ad|oral [zu ↑ad... u. ↑^{2}Os]: zum Mund hin, mundwärts; um den Mund herum, im Bereich des Mundes

ADP: Abk. für ↑Adenosindiphosphat

ad|renal, in fachspr. Fügungen: **ad|renalis, ...le** [zu ↑ad... u. ↑Ren]: die Nebennieren betreffend

Ad|renal|ek|tomie, auch: **Ad|ren|ek|tomie** [↑adrenal u. ↑Ektomie] *w;* -, ...ien: operative Entfernung einer oder beider Nebennieren oder Drosselung ihrer Funktion durch hohe Kortison- oder Prednisongaben (sog. »unblutige Adrenalektomie«)

Ad|renalin, auch **Epinephrin** [zu ↑adrenal] *s;* -s: zu den ↑Katecholaminen zählendes Hormon des Nebennierenmarks und ↑Neurotransmitter der sympathischen Nervenfasern (wirkt hauptsächlich gefäßverengend, als Gegenhormon des ↑Insulins, schwemmt Blutzellen aus der Milz aus; wird u. a. bei der Reanimation eingesetzt; vgl. Adrenalinleukozytose u. Adrenalinpolyglobulie)

Ad|renalin|dia|betes: unkorrekte Bezeichnung für: Adrenalinhyperglykämie

Ad|renalin|glukos|urie: Ausscheidung von Traubenzucker im Harn nach Injektion von Adrenalin

Ad|renalin|hyper|glyk|ämie: erhöhter Blutzuckergehalt nach vermehrter Ausschüttung bzw. Injektion von Adrenalin

Ad|renalin|leu|ko|zytose: Vermehrung der ↑Leukozyten im Blut infolge vermehrter Ausschüttung von Adrenalin bzw. nach einer Adrenalininjektion

Ad|renalin|oxidase: Enzym, das Adrenalin oxidiert (und damit z. T. zerstört)

Ad|renalin|poly|globulie: Vermehrung der roten Blutkörperchen als Wirkung des Adrenalins, besonders bei Nebennierenerkrankungen

adrenalis vgl. adrenal

ad|renalo|trop [↑adrenal u. ↑...trop]: die Nebennieren, besonders das Nebennierenmark, betreffend, darauf einwirkend

Ad|renal|sys|tem, auch: **chrom|affines System:** Gesamtheit der Adrenalin erzeugenden Organe mit ↑chromaffinen Zellen (sympathische Paraganglien, die sich beim Menschen bald nach der Geburt bis auf Nebennierenmark u. Zuckerkandl-Organ zurückbilden)

Ad|ren|ar|che [↑adrenal u. gr. *ἀρχή* = Anfang] *w;* -: Zeitraum vom 8. Lebensjahr bis zum Eintritt der ↑Menarche, in dem eine verstärkte Tätigkeit der Nebennierenrinde einsetzt und die Follikel heranreifen

Ad|ren|ek|tomie vgl. Adrenalektomie

Ad|ren|ergikum [zu Adrenalin u. gr. *ἔργον* = Werk; Tätigkeit] *s;* -s, ...ka: = Sympathikomimetikum. **ad|ren|ergisch,** auch: **ad|ren|erg:** durch Adrenalin bewirkt; auf Adrenalin ansprechend; vgl. sympathisch

Ad|reno|chrom [zu ↑Adrenalin u. gr. *χρῶμα* = Haut; Hautfarbe; Farbe] *s;* -s: Oxidationsprodukt des Adrenalins, rote Substanz, die vielfach wirksam ist (haupts. oxidationssteigernd)

ad|reno|cortico|tropes Hormon, Ad|reno|corticotropin [zu ↑adrenal u. ↑Kortikotropin] *s;* -s: = Kortikotropin; Abk.: ACTH

ad|reno|genital [↑adrenal u. ↑genital]: Nebenniere und Keimdrüsen betreffend. **ad|reno|genitales Syn|drom:** endokrine Erkrankung, die sich (bei Kindern) in vorzeitigem Auftreten der Pubertät, beschleunigtem Wachstum und Überentwicklung der [sekundären] Geschlechtsmerkmale äußert und durch Störungen im Hormonhaushalt der Nebennierenrinde verursacht wird; Abk.: AGS

ad|reno|kortiko|trop [zu ↑adrenal, ↑Kortex und ↑...trop]: = kortikotrop

Adreno|leuko|dystrophie [zu ↑adrenal, ↑leuko... und ↑Dystrophie]: familiär gehäufte Lipidspeicherkrankheit mit einer Störung des peroxysomalen Abbaus sehr langkettiger Fettsäuren, die zu einer Atrophie der Nebenniere und ausgedehnten Entmarkungen verschiedener Bezirke von Gehirn, Rückenmark und peripheren Nerven führt

Ad|reno|lytikum [zu ↑Adrenalin u. gr. *λύειν* = lösen, auflösen] *s;* -s, ...ka: Substanz, die die Wirkung des Adrenalins aufhebt. **ad|reno|lytisch:** die Wirkung von Adrenalin aufhebend

ad|reno|mimetisch [zu ↑Adrenalin u. gr. *μιμεῖσθαι* = nachahmen]: = adrenergisch

Ad|reno|pau|se [zu ↑adrenal u. gr. *παύειν* = aufhören machen, beendigen] *w;* -, -n: Aufhören der Produktion von ↑Androgenen in der Nebennierenrinde im Anschluss an den Ausfall der Keimdrüsenfunktion (im Klimakterium)

Ad|reno|steron [Kurzbildung zu ↑adrenal u. ↑Steroid] *s;* -s: Hormon der Nebennierenrinde, in der Wirkung dem männlichen Keimdrüsenhormon ähnlich, aber schwach wirksam

ad|reno|trop [↑adrenal u. ↑...trop]: = adrenalotrop

Ad|reno|zeptor [Kurzbildung aus ↑adrenergisch u. ↑Rezeptor] *m;* -s, ...oren: Rezeptor, der durch postganglionäre adrenerge Fasern des sympathischen Nervensystems innerviert wird

Adson-Manöver vgl. Adson-Test

Adson-Test [ˈɛdsən...; nach dem amerik. Chirurgen Alfred W. Adson, 1887–1951]: Test zur Diagnose funktioneller Schultergürtelsyndrome: Bei Streckung des Kopfs nach der Seite und nach extremer Zurücknahme der Schultern verschwinden auf der gegenüberliegenden Seite die distalen Arterienpulse

Ad|sorbens [zu ↑ad... u. lat. *sorbere* = schlürfen, etwas Flüssiges zu sich nehmen] *s;* -, ...enzien [...iən] u. ...entia: Stoff, der infolge seiner Oberflächenaktivität gelöste Substanzen und Gase (physikalisch) an sich bindet (u.a. zur Entgiftung des Magen-Darm-Traktes verwendet). **ad|sorbie|ren:** Gase oder gelöste Stoffe an seiner Oberfläche anlagern, festhalten (von Stoffen). **Ad|sorp|tion** *w;* -, -en: Anlagerung, physikalische Bindung von Gasen oder gelösten Stoffen an oberflächenaktive Feststoffe (oder Flüssigkeiten); Gegensatz: ↑Desorption. **Adsorp|tions|ana|lyse:** ↑chromatografisches Verfahren, Stoffe aufgrund ihrer unterschiedlichen Adsorptionsfähigkeit zu trennen

Ad|strin|gens [zu lat. *astringere* (< *adstringere*) = straff anziehen; zusammenziehen] *s;* -, ...genzien [...iən] u. ...gentia: (durch Koagulation der Proteine) auf Schleimhäute oder Wunden zusammenziehend wirkendes (entzündungshemmendes, blutstillendes) Mittel. **ad|strin|gie|ren:** als Adstringens wirken (von Arzneimitteln)

adult [zu lat. *adolescere, adultum* = heranwachsen], in fachspr. Fügungen: **adultus, ...ta, ...tum:** erwachsen, [geschlechts]reif

adulte Stammzellen, auch: **Gewebsstammzellen:** Stammzellen aus bestimmtem Gewebe eines Organismus mit eingeschränktem Differenzierungspotenzial

ad|umbilicalis, ...le [zu ↑ad... u. ↑Umbilicus]: in der Nabelgegend gelegen; z.B. in der Fügung ↑Venae adumbilicales (Anat.)

ad usum pro|prium [↑ad, lat. *usus* = Gebrauch und ↑proprius]: »zum eigenen Gebrauch« (Hinweis auf ärztlichen Rezepten)

Ad|ventitia *w;* -, ...titiae: übliche Kurzbez. für ↑Tunica adventitia. **Ad|ventitia|zellen** *Pl.:* spindelförmige Bindegewebszellen, die den Blutkapillaren außen aufliegen und sie mit langen Fortsätzen umschlingen. **ad|ventitius, ...ia, ...ium** [aus lat. *adventicius* = von außen kommend, hinzukommend, äußerer]: äußerer, außen umgebend, hinzukommend: z.B. in der Fügung ↑Tunica adventitia (Anat.)

Adversiv|anfall: bewusst erlebt fokaler Anfall mit komplexen motorischen Entäußerungen, am häufigsten koordinierte tonische Drehung von Augen, Kopf und Rumpf nach kontralateral

adynamicus vgl. adynamisch. **Adynamie** [zu ↑[1]a... u. gr. *δύναμις* = Kraft] *w;* -, ...ien, in fachspr. Fügungen: **Adynamia**[1], *Pl.:* ...iae: Kraftlosigkeit, Muskel-, Körperschwäche. **Adynamia ep|isodica hereditaria:** (erblich bedingte) periodische Extremitätenlähmung (vgl. periodische Extremitätenlähmung) infolge Störung des Kaliumstoffwechsels. **adynamisch,** in fachspr. Fügungen: **adynamicus, ...ca, ...cum:** kraftlos, schwach

AE: 1) Abk. für ↑Antitoxineinheit. **2)** ältere Abk. für ↑Ångström[einheit]

ÅE: ältere Abk. für ↑Ångström[einheit]

A. E.: Abk. für ↑Antitoxineinheit

Aedes [a-e:...; zu gr. *ἀηδής* = unangenehm, widrig] *w;* -: weit verbreitete Stechmückengattung, deren tropische Arten z.T. Krankheitsüberträger sind. **Aedes aegypti:** Gelbfiebermücke, in bestimmten trop. und subtrop. Gebieten heimische Überträgerin des Gelbfiebers

...aemia vgl. ...ämie

AEP: Abk. für *a*kustisch *e*vozierte *P*otenziale

aequa|lis, ...le [aus lat. *aequalis* = gleich beschaffen, gleich]: gleich, gleichbleibend; gleichwertig; z. B. in der Fügung ↑ana partes aequales

Aequator vgl. Äquator

aer..., Aer... vgl. aero..., Aero...

Aer|ämie [a-er...; ↑aero... u. ↑...ämie] *w;* -, ...ien: Bildung von Stickstoffbläschen im Blut bei plötzlichem Abnehmen des äußeren Luftdrucks, Ursache der ↑Caissonkrankheit (Taucher-, Dekompressionskrankheit)

a|e|ro..., A|e|ro...

vor Vokalen meist **aer..., Aer...**
⟨aus gr. ἀήϱ = Luft⟩:
Wortbildungselement mit der Bedeutung »Luft, Gas«:
- Aerämie
- Aerocholie
- Aerootitis

Von gleicher Herkunft und Bedeutung ist auch das Wortbildungselement **air..., Air...** Vermittelt über *lat.* aer, *frz.* air und *engl.* air »Luft«, ist es Bestandteil von Fachausdrücken wie z. B. in Airtrapping.

Aero|allergen [a-er...; ↑aero... u. ↑Allergen] *s;* -s, -e: mit der Luft aufgenommenes Allergen pflanzlichen (z. B. Blütenpollen), tierischen (z. B. Säugetierepithelien) oder chemischen (z. B. Arzneimittelstaub) Ursprungs. **Aero|allergie** *w;* -, ...ien: durch Aeroallergene ausgelöste Allergie

Aero|atel|ek|tase [a-er...; ↑aero... u. ↑Atelektase] *w;* -, -n: veralt. Bez. für: reversibler Kollaps von Lungengewebe infolge reiner Sauerstoffatmung unter Druck und mechanischer Einengung des Brustkorbs (z. B. bei Jetpiloten od. -pilotinnen)

aerob [a-erɔb; ↑aero... u. gr. βίος = Leben]: Sauerstoff zum Leben brauchend (von Organismen; Biol.)

Aero|bacter [a-ero...; zu ↑aero... u. gr. βάκτϱον = Stab] *s;* -s: = Enterobacter

Ae|robic [ɛrɔbɪk; aus gleichbed. engl.-amerik. *aerobics,* zu engl. *aerobic* = unter Einfluss von Sauerstoff stattfindend] *s;* -s: Fitnesstraining, bei dem durch tänzerische und gymnastische Übungen der Umsatz von Sauerstoff im Körper gesteigert wird

Aero|bier [a-erɔbɪər; zu ↑aerob] *m;* -s, -, auch: **Aero|biont** *m;* -en, -en: Organismus (Bakterie), der zum Leben Luftsauerstoff benötigt (Biol.)

Aero|bilie [zu ↑Aero... u. lat. *bilis* = Galle]: Auftreten von Luft in den Gallenwegen

Aerocele vgl. Aerozele

Aero|cholie [a-er...; zu ↑aero... u. gr. χολή = Galle] *w;* -, ...ien: veralt. Bez. für eine Füllung der Gallenwege mit Luft, Lufteinbruch in die Gallenwege (z. B. nach Durchbruch eines ↑Ulcus duodeni in den Gallenbereich); ↑Aerobilie

Aero|epi|thel [a-e:ro...; ↑aero... u. ↑Epithel] *s;* -s, ...ien [...ɪən]: veralt. Bez. für: Luft enthaltendes Epithel (z. B. die Zellen des ergrauenden Haares)

aero|gen, in fachspr. Fügungen: **aero|genes** [a-er...; ↑aero... u. ↑...gen]: **1)** gasbildend (z. B. von Bakterien). **2)** durch die Luft übertragen (z. B. von Infektionen)

Aero|kolie [a-er...; zu ↑aero... u. ↑Kolon] *w;* -, ...ien: Gasansammlung im Grimmdarm

Aero|monas [a-er...; ↑aero... u. gr. μονάς = Einheit] *m;* -, ...naden: Gattung gramnegativer anaerober Stäbchenbakterien; Erreger v. a. von Durchfall

Aero|otitis [a-er...; ↑aero... u. ↑Otitis] *w;* -, ...itiden (in fachspr. Fügungen: ...itides): Mittelohrentzündung als Folge extremer Luftdruckschwankungen

Aero|phagie [a-er...; zu ↑aero... u. gr. φαγεῖν = essen] *w;* -, ...ien: (unbewusstes, krankhaftes) Verschlucken von Luft (bes. bei ↑Hysterie u. bestimmten Magenleiden)

Aero|phobie [a-er...; zu ↑aero... u. gr. φόβος = Furcht] *w;* -, ...ien: krankhafte Angst vor frischer Luft

Aero|plankton [a-er...; ↑aero... u. ↑Plankton] *s;* -s: Gesamtheit der im Luftraum schwebenden Kleinlebewesen (Bakterien, Sporen, Protozoen u. a.; Biol.)

Aero|sol [a-er...; Kurzw. aus ↑aero... u. lat. *solutio* = Lösung] *s;* -s, -e: in Luft oder Gasen schwebende, feinstverteilte Stoffe, kolloidale Dispersion von festen Stoffen oder Flüssigkeiten in Luft oder Gasen (z. B. von ↑Bakteriziden zur Anwendung in Form von Sprühnebeln, von Arzneimitteln zur Inhalation; Krankheitserreger in der [exspirierten Atem]luft)

Aero|sol|szinti|gra|fie [↑Aerosol u. ↑Szintigrafie]: nuklearmedizinisches Untersuchungsverfahren zur Diagnostik obstruktiver Atemwegserkrankungen

Aero|therapie [a-er...; ↑aero... u. ↑Therapie] *w;* -, ...ien: zusammenfassende Bez. für Heilverfahren, bei denen (speziell: künstlich verdichtete od. verdünnte) Luft eine Rolle spielt (z. B. Inhalationen)

Aero|thorax [a-er...; ↑aero... u. ↑Thorax] *m;* -[es], -e: ältere Bez. für ↑Pneumothorax

Aero|zele [a-er...; ↑aero... u. ↑...zele] *w;* -, -n, in fachspr. Fügungen: **Aero|cele,** *Pl.:* ...lae: zystenartige, Luft enthaltende Geschwulst (z. B. der Rachenschleimhaut). **Aerocele colli** = Laryngozele

Aes|culus [aus lat. *aesculus* (Name einer Eichenart)] *w;* -: Gattung der Rosskastanien. **Aes|culus hippo|castanum** [zu gr. ἵππος = Pferd u. gr. κάστανον = Kastanie]: Rosskastanie, Laubbaum mit bitteren Früchten, der verschiedene auf Kreislauf und Gefäßwände wirkende Stoffe liefert, z. B. ↑Äskulin

aestivus, ...va, ...vum [aus gleichbed. lat. *aestivus*]: im Sommer vorkommend; z. B. in der Fügung ↑Cholera aestiva

Aether vgl. Äther

af..., Af... vgl. ad..., Ad...

A-Fasern: Fasern der peripheren Nerven, die die Reize am schnellsten weiterleiten

afe|bril, in fachspr. Fügungen: **afe|brilis, ...le** [↑ [1]a... u. ↑ febril]: fieberfrei

Affekt [aus lat. *affectus* = Gemütsbewegung, Leidenschaft] *m;* -[e]s, -e: **1)** kurzzeitige, starke Gefühlserregung (z. B. Wut od. Freude), die meist das vegetative Nervensystem in Mitleidenschaft zieht (z. B. in Gestalt von Gesichtsrötung, Schwitzen, Zittern, erhöhtem Muskeltonus); im weiteren Sinne zusammenfassende Bez. für emotionale Regungen jeder Art (z. B. Lust- oder Unlustgefühle). **2)** = Affektion (vgl. Primäraffekt)

affektbetont vgl. affektiv

Affekt|handlung: Kurzschlusshandlung, im Affekt (unter weitgehender Ausschaltung der Bewusstseinskontrolle) begangene [strafbare] Handlung

Affekt|illusion: durch starke Gemütserregung bedingte Verkennung (z. B. unrealistische Überbewertung) von Fakten; vgl. Illusion

Affekt|in|kontinenz: Unvermögen, Affekte unter Kontrolle zu halten bzw. Affektausbrüche zu hemmen (bei organischen Hirnerkrankungen)

Affektion [zu lat. *afficere, affectum* = einwirken; befallen] *w;* -, -en: **1)** Befall eines Organs mit Krankheitserregern, Erkrankung (Med.). **2)** Beeinflussung der psychischen Konstitution durch äußere Faktoren (Psychol.)

affektiv [zu ↑ Affekt]: gefühls-, affektbetont, auf einen Affekt bezogen, durch heftige Gefühlsäußerungen gekennzeichnet (Psychol.). **Affektivität** *w;* -, -en: Gefühlsansprechbarkeit eines Menschen; im weiteren Sinne Bez. für die Gesamtheit des Gefühlslebens

Affekt|krampf: krampfartig übersteigerter Affektausbruch, z. B. Lach-, Schrei-, Weinkrampf (hauptsächlich bei Hysterie), auch Wutkrampf (bei Kindern)

Affekt|labilität: Unausgeglichenheit des Gefühlslebens, die sich in raschem Wechsel der Gemütsbewegungen äußert

Affekt|psy|chose: ↑ Psychose, die sich hauptsächlich im Affektverhalten, im krankhaft veränderten Gefühlsleben eines Menschen äußert, z. B. bei manisch-depressiven Erkrankungen

Affekt|störung: krankhafte Veränderung des Gemütslebens, krankhaft veränderte gefühlsmäßige Reaktion, zusammenfassende Bez. für: Affektinkontinenz, Affektlabilität u. dgl.

Affekt|verdrängung: Verlagerung von Affekten, deren Entladung konventionale, soziale u. a. Hemmungen entgegenstehen, in andere Erlebnisbereiche (in denen diese Hemmungen fehlen) oder ins Unbewusste (Ursache von Neurosen)

Affekt|verhaltung: Verhinderung des Ausbruchs, der Entladung einer starken emotionalen Erregung (kann zu psychischen Spannungszuständen infolge Affektstauung führen)

Affekt|verödung: Minderung bzw. Verlust der Gefühlsansprechbarkeit, starke Abstumpfung des Gemüts (bei ↑ Schizophrenie; Psychol., Med.)

Affekt|zerfall: seltene Bez. für: Zerfall des Gemütslebens, Unfähigkeit zu normalen (und Neigung zu paradoxen) Gefühlsreaktionen (bei Schizophrenie; Psychol., Med.)

Affenfurche: abwertende Bez. für: selten vorkommende Handlinie der Hohlhand, unterhalb der Fingergrundgelenke quer über die ganze Hand verlaufend (Erscheinung u. a. bei ↑ Down-Syndrom); Vierfingerfurche

Affenhand: abwertende Bez. für: Fehlstellung der Hand, bei der der Daumen in der Ebene der anderen Finger steht u. nicht opponiert werden kann (meist infolge Lähmung des ↑ Nervus medianus)

Affenspalte: abwertende Bez. für: ↑ Sulcus lunatus (cerebri)

afferent, in fachspr. Fügungen: **afferens** [zu lat. *afferre* = hinbringen]: zuführend, [zu einem Organ] hinführend (bes. von Nervenbahnen, die von einem Sinnesorgan zum Zentralnervensystem führen); z. B. in der Fügung ↑ Vas afferens

Afferent Loop Syndrom [engl. ... lu:p ...; = Schlinge]: Syndrom der zuführenden Schlinge; nach Magenteilresektion u. U. auftretende Komplikation durch Aufstau von Galle und Pankreassekret in der zum Magen führenden Darmschlinge; klinisch kommt es nach Mahlzeiten zu Bauchschmerzen, Übelkeit und schwallartigem, galligem Erbrechen

Afferento|pa|thie [zu ↑ afferent u. ↑ ...patho] *w;* -, ...ien: veralt. Bez. für eine krankhafte Störungen im Bereich der zuführenden Darmschlingen nach Magenresektion oder nach einer Gastroenterostomie (Syndrom mit Krämpfen, Erbrechen und Gewichtsabnahme)

Affe|renz: Erregung, Impuls, Information, die über die afferenten Nervenfasern von der Peripherie zum Zentralnervensystem geführt wird, Ggs. ↑ Efferenz

affin [aus lat. *affinis* = angrenzend, verwandt]: die Affinität betreffend. **Affinität** *w;* -, -en: Neigung eines Stoffs, mit einem anderen eine Verbindung einzugehen (Chem.)

Affinitäts|chromato|grafie [↑ Affinität u. ↑ Chromatografie]: Aufreinigung einer Substanz durch ihre Affinität zu einer anderen Substanz, z. B. Aufreinigung von Antigenen über Antikörpersäulen

Affinitäts|reifung [↑ Affinität]: im Verlauf der Immunantwort steigende Affinität der neu gebildeten Antikörper zu ihrem Antigen

affixus, ...xa, ...xum [zu lat. *affigere, affixum* = anheften]: angeheftet, befestigt; z. B. in der Fügung ↑ Lamina affixa

affizie|ren [aus lat. *afficere* = einwirken; befallen]: reizen, befallen, krankhaft verändern. **affiziert:** befallen, ergriffen (bezogen auf Krankheiten)

Afi|brino|gen|ämie [↑ [1]a..., ↑ Fibrinogen u. ↑ ...ämie] *w;* -, ...ien, in fachspr. Fügungen: **Afibrino|gen|aemia**[1], *Pl.:* ...iae: Fehlen des ↑ Fibrinogens bzw.

Mangel an Fibrinogen im Blut (wodurch die Blutgerinnung verzögert wird bzw. nicht möglich ist)

AFL: Abk. für ↑ Antifibrinolysin

Aflatoxikose *w;* -, -n: durch Aflatoxin hervorgerufene Erkrankung. **Afla|toxin** [Kurzw. aus *A*spergillus *fla*vus u. ↑ Toxin] *s;* -s, -e: giftiges Stoffwechselprodukt des Schimmelpilzes Aspergillus flavus (ruft wahrscheinlich Leberkrebs hervor). **Aflatoxin|intoxikation:** Vergiftung durch hohe Aflatoxin-Konzentrationen in Nüssen und Getreide

AFP: Abk. für ↑ Alpha-1-Fetoprotein

AFT: Abk. für ↑ Antifibrinolysintest

After vgl. Anus. **künstlicher After** vgl. Anus praeternaturalis

Afterentzündung vgl. Anitis

Afterfurche vgl. Crena ani

Aftergegend vgl. Regio analis

Afterjucken vgl. Pruritus ani

After|load [ˈæftərləʊd; Neubildung aus engl. *after* = nach u. engl. *load* = Last, Druck] *s;* -s, -s: »Nachlast«, Belastung, gegen die sich ein Muskel verkürzt (für das Herz der Aorten- bzw. Pulmonaldruck)

Afterloadingtechnik [ˈɑ:ftələʊdıŋ...]: Nachladetechnik bei Tumorbestrahlung, bei der zunächst leere Applikatoren platziert werden, die nach Lagekontrolle mit strahlendem Material beschickt werden

Aftermade vgl. Enterobius vermicularis

Afterschrunde vgl. Fissura ani

Afterverschluss vgl. Atresia ani

Aftervorfall vgl. Prolapsus ani

Ag: chem. Zeichen für ↑ Silber

ag..., Ag... vgl. ad..., Ad...

Agalaktie [zu ↑ [1]a... u. gr. *γάλα*, Gen.: *γάλακτος* = Milch] *w;* -, ...ien, in fachspr. Fügungen: **Agalactia**[1], *Pl.:* ...iae: Fehlen der Milchsekretion bei Wöchnerinnen; vgl. Hypogalaktie

A-Galle: seltene Bez. für: Lebergalle, der von den Leberzellen ausgeschiedene Verdauungssaft, der über die Gallengangskapillaren in die Gallengänge und von dort in die Gallenblase und den Zwölffingerdarm gelangt

Agamet [↑ [1]a... u. ↑ Gamet] *m;* -en, -en (meist *Pl.*): geschlechtlich nicht differenzierte Zelle niederer Lebewesen, die sich durch Teilung fortpflanzt (Biol.). **agametisch:** sich durch Teilung fortpflanzend

Agamma|globulin|ämie [↑ [1]a..., ↑ Gammaglobulin u. ↑ ...ämie] *w;* -, ...ien, in fachspr. Fügungen: **Agamma|globulin|aemia**[1], *Pl.:* ...iae: angeborenes oder erworbenes Fehlen von ↑ Gammaglobulin im Blutserum (bedingt Anfälligkeit gegenüber Infektionen infolge verhinderter Antikörperbildung)

Agamo|genese [↑ [1]a... u. ↑ Gamogenese] *w;* - u. **Agamo|gonie** [↑ Gamogonie] *w;* -: ungeschlechtliche Fortpflanzung niederer Lebewesen durch ↑ Agameten (Biol.)

agan|glio|när [zu ↑ [1]a... u. ↑ Ganglion]: ohne Ganglienzellen

Agan|glio|nose [↑ [1]a..., ↑ Ganglion u. gr. *νόσος* = Krankheit] *w;* -, -n: Krankheitsbild, das durch einen Defekt der Darmganglien charakterisiert ist

Agar-Agar [von malai. *agar-agar* (Name einer Seetangart)], Kurzbez.: **Agar** *m* od. *s;* -s: aus verschiedenen Rotalgenarten gewonnener Gallertstoff, der u. a. als mildes Abführmittel u. in der Bakteriologie zu Nährböden für Bakterienkulturen verwendet wird

Agar|diffusions|test: Test zur Bestimmung der minimalen Hemmkonzentration: mit einer bestimmten Menge Antibiotikum getränkte Papierblättchen werden auf eine bakteriell beimpfte Agarplatte gelegt, wobei das Antibiotikum diffundieren kann und ein Konzentrationsgefälle entsteht; die Größe des Hemmhofes kann gemessen werden

agaricinicus, ...ca, ...cum [zu ↑ Agarizin]: zum Agarizin gehörend; z. B. in der Fügung ↑ Acidum agaricinicum

Agaricus [von gr. *ἀγαρικόν* = Baumschwamm] *m;* -: Gattung der Blätterpilze. **Agaricus albus:** Lärchenschwamm, Blätterpilz, aus dem ↑ Agarizin gewonnen wird

Agarizin [zu ↑ Agaricus] *s;* -s: aus Agaricus albus gewonnene schweißhemmende Droge. **Agarizinsäure:** aus ↑ Agaricus albus gewonnene Verbindung

Agast|rie [zu ↑ [1]a... u. gr. *γαστήρ*, Gen.: *γαστρός* = Magen] *w;* -, in fachspr. Fügungen: **Agast|ria**[1]: angeborenes oder (durch Operation) erworbenes Fehlen des Magens. **agast|risch,** in fachspr. Fügungen: **agast|ricus, ...ca, ...cum:** ohne Magen (z. B. nach Magenresektion); durch das Fehlen des Magens bedingt. **agast|rische An|ämie:** ↑ Anämie, die nach operativer Entfernung von Teilen des Magens oder Zwölffingerdarms auftreten kann (infolge Fehlens des von den entfernten Magen- oder Duodenumteilen ausgeschiedenen ↑ Intrinsic Factor). **agast|risches Syn|drom:** schwerwiegende Störungen im Verdauungssystem als Folge einer ↑ Gastrektomie oder Magenresektion, bedingt durch den Ausfall der Magenfunktion

A-Gast|ritis: Kurzbez. für ↑ Autoimmungastritis

Agenesie [zu ↑ [1]a... u. gr. *γένεσις* = Entstehung] *w;* -, in fachspr. Fügungen: **Agenesia**[1]: Fehlen einer Organanlage (gelegentlich auch: rudimentäre Entwicklung eines Organs; vgl. Aplasie, Hypoplasie). **Agenesia corticalis:** Fehlen bzw. rudimentäre Anlage der [Pyramiden]zellen der Großhirnrinde. **Agenesia ovarii:** angeborenes Fehlen der weibl. Keimdrüsen, verbunden mit ↑ Hypoplasie des Genitalapparates. **Agenesia pilaris:** anlagebedingtes Fehlen der Behaarung. **Agenesia verte|bralis cervicalis:** angeborenes Fehlen bzw. rudimentäre Ausbildung von Halswirbeln (und dadurch bedingte Kürze des Halses)

Agenitalismus [zu ↑ [1]a... u. ↑ Genitale] *m;* -: Fehlen (bzw. mangelhafte Ausbildung) der männlichen oder weiblichen Geschlechtsorgane und das dadurch, besonders durch den Ausfall der Geschlechtshormone, bedingte körperliche Erscheinungsbild

Agens [zu lat. *agere* = handeln; wirken] *s;* -, Agenzien [...iən] od. Agentia: medizinisch wirksamer Stoff; wirksames Prinzip, krank machender Faktor

Ageu|sie [zu ↑ ¹a... u. gr. *γεῦσις* = Geschmack] *w;* -, ... ien, in fachspr. Fügungen: **Ageu|sia**[1], *Pl.:* ...iae: Verlust der Geschmacksempfindung (bei Störungen in den Nervenbahnen oder im Bereich der Geschmacksknospen)

Agger [aus lat. *agger* = Damm] *m;* -s, -es: Damm, [Schleimhaut]wulst (Anat.). **Agger nasi:** Schleimhautwulst der seitlichen Nasenwand vor der mittleren Nasenmuschel

Ag|glo|id [Kurzbildung aus ↑ Agglutination u. ↑ ...id] *s;* -[e]s, -e: veralt. Bez. für: unvollständiger ↑ Antikörper, der sich an ein entsprechendes ↑ Antigen zu binden vermag, aber nur unter besonderen äußeren Bedingungen (Blutplasma) eine ↑ Agglutination herbeiführt

Ag|glomerat [zu lat. *agglomerare, agglomeratum* = fest aneinanderschließen, aneinanderdrängen] *s;* -[e]s, -e: Haufen von zusammengeballten [Blut]zellen. **Ag|glomeration** *w;* -, -en: Vorgang der Zusammenballung von [Blut]zellen (z. B. »Geldrollenbildung« der Erythrozyten), von Blutzellen mit Erregern u. Ä. **Ag|glomerin** *s;* -s, -e: spezifischer Plasmafaktor, der für den Ausfall der Blutkörperchensenkungsgeschwindigkeit verantwortlich ist

ag|glutinabel [zu lat. *agglutinare* = ankleben]: zur Verklumpung, Zusammenballung fähig. **Agglutination** *w;* -, -en: Verklebung, Verklumpung von Zellen, Erregern u. Ä. [als Wirkung von ↑ Antikörpern]; insbes. die Verklebung von Erythrozyten unter Einwirkung des ↑ Agglutinins oder von Blutplättchen (bei Blutgerinnseln)

Ag|glutinations|hemmung: Verringerung oder Verhinderung der Agglutination von Blutzellen, die von bestimmten Erregern (Viren) bewirkt wird, durch spezifische ↑ Antikörper, Grundlage verschiedener Tests zur Identifizierung von Erregern, zum Nachweis von Antikörpern im Serum u. a.

Ag|glutinations|titer: Grad der Verdünnung eines Serums, bei dem das Serum eben noch ein bestimmtes (dem Agglutiningehalt des Serums entsprechendes) ↑ Antigen zu agglutinieren vermag

ag|glutinie|ren [aus lat. *agglutinare* = ankleben]: zur Verklumpung bringen, eine ↑ Agglutination herbeiführen. **Ag|glutinin** *s;* -s, -e (meist *Pl.*): ↑ Antikörper, Abwehrstoffe des Blutserums, die Blutkörperchen fremder Blutgruppen oder Erreger agglutinieren und damit unschädlich machen

Ag|glutino|gen [↑ Agglutinin u. ↑ ...gen] *s;* -s, -e (meist *Pl.*): ↑ Antigene, die die Bildung von Agglutininen anregen

Ag|glutino|id [↑ Agglutinin u. ↑ ...id] *s;* -[e]s, -e (meist *Pl.*): ↑ Agglutinine, die sich an ↑ Agglutinogene binden, aber keine Agglutination herbeiführen können (infolge Verlustes der agglutinierenden Eigenschaften, z. B. durch Erhitzen)

ag|glutino|phil [zu ↑ agglutinieren u. gr. *φίλος* = lieb; Freund]: zur ↑ Agglutination neigend (z. B. von Blutkörperchen verschiedener Blutgruppen)

Ag|glutino|skop [zu ↑ agglutinieren und ↑ ...skop] *s;* -s, -e: optisches Instrument zur Beobachtung der Agglutination von Blutkörperchen od. Bakterien

Ag|gravation [zu lat. *aggravare* = schwerer machen] *w;* -, -en: **1)** Verschlimmerung einer Krankheit. **2)** Übertreibung von subjektiven Krankheitserscheinungen. **ag|gravie|ren:** die Symptome und subjektiven Beschwerden einer Krankheit übertreibend darstellen; vgl. exaggerieren

Ag|gregation [zu lat. *aggregare, aggregatum* = zugesellen; anhäufen] *w;* -, -en: = Agglomeration. **Ag|gregations|hemmer:** Arzneimittel, das die Zusammenballung von Blutkörperchen hemmt oder verhindert. **ag|gregatus, ...ta, ...tum:** zusammengeschlossen, geschart, angehäuft; z. B. in der Fügung ↑ Acne aggregata. **ag|gregie|ren:** eine ↑ Aggregation bilden

Ag|gressine [zu lat. *aggredi, aggressum* = angreifen] *Pl.:* Stoffe, die Bakterien das Eindringen in gesunde Gewebe ermöglichen (durch Bindung der Schutzkräfte des Blutes, Leukozytenzerstörung u. a.)

Aggression: [affektbedingtes] Angriffsverhalten gegen sich (Autoaggression) oder andere; feindselige Haltung mit dem Ziel der Machtsteigerung

Aggressivität: Angriffslust, Ausmaß der Neigung zu Aggressionen; mehr oder weniger unbewusste, sich nicht offen zeigende, habituell gewordene aggressive Haltung

Ag|gressor|zelle: Zelle, die Fremdgewebe (z. B. bei Transplantationen) angreift

agitans [zu lat. *agitare* = antreiben; aufregen]: **1)** Erregung oder körperliche Unruhe bewirkend; z. B. in der Fügung ↑ Paralysis agitans. **2)** = agitatus

Agitatio *w;* -, ...io|nes: körperliche Unruhe, Erregtheit des oder der Kranken, die oft mit heftigen Bewegungen verbunden ist. **Agitation, Agitiertheit** vgl. Agitatio. **agitatus, ...ta, ...tum:** erregt, unruhig (von Kranken). **agitiert** = agitatus

aglandulär [↑ ¹a... u. ↑ glandulär]: nicht die Drüsen betreffend, nicht von Drüsen erzeugt. **aglanduläre Hormone** *Pl.:* Gewebshormone, von den Zellen der verschiedenen Körpergewebe produzierte Hormone

Aglobulie [zu ↑ ¹a... u. lat. *globulus* = Kügelchen] *w;* -, ... ien: veralt. Bez. für: Verminderung der Zahl der roten Blutkörperchen im Blut

Aglossie [zu ↑ ¹a... u. gr. *γλῶσσα* = Zunge] *w;* -, ...ien, in fachspr. Fügungen: **Aglossia**[1], *Pl.:* ...iae: angeborenes Fehlen der Zunge

Aglukos|urie [↑ ¹a..., ↑ Glucose u. ↑ ...urie] *w;* -, ...ien, in fachspr. Fügungen: **Aglucos|uria**[1], *Pl.:* ...iae: seltene Bez. für: fehlende Ausscheidung von Traubenzucker im Harn (= Normalzustand). **aglukos-**

urisch: keinen Traubenzucker im Harn ausscheidend

Aglutition [zu ↑ ¹a... u. lat. *glut[t]ire* = verschlucken] *w;* -: seltene Bez. für: Unfähigkeit zu schlucken

Aglykon [zu ↑ ¹a... u. gr. *γλυκύς* = süß] *s;* -s, -e: zuckerfreier Bestandteil eines ↑ Glykosids

Agna|thie [zu ↑ ¹a... u. gr. *γνάθος* = Kinnbacken, Backen] *w;* -, ... ien: angeborenes Fehlen des Ober- oder Unterkiefers

Agnosie [zu ↑ ¹a... u. gr. *γνῶσις* = Erkennen] *w;* -, ...ien, in fachspr. Fügungen: **Agnosia**¹, *Pl.:* ...iae: Unvermögen, Sinneswahrnehmungen als solche zu erkennen, trotz erhaltener Funktionstüchtigkeit des betreffenden Sinnesorgans (durch lokale Störungen in der Hirnrinde bedingt). **Agnosia acustica:** »Seelentaubheit«, Unfähigkeit, Gehörtes bewusst wahrzunehmen u. zu verstehen. **Agnosia optica:** »Seelenblindheit«, Unvermögen, gesehene Gegenstande als solche zu erkennen. **Agnosia tactica:** Unfähigkeit, Gegenstände allein mithilfe des Tastsinns zu identifizieren. **Agnosis** *w;* -: Unmöglichkeit, in einem vorliegenden Krankheitsfall eine eindeutige Diagnose zu stellen; [↑ symptomatische Behandlung unter] Verzicht auf eine exakte Diagnose. **agnostisch:** die ↑ Agnosie betreffend. **agnostische Störung** = Agnosie

Agonadismus [zu ↑ ¹a... u. ↑ Gonaden] *m;* -: Fehlen bzw. fehlende hormonale Funktion der Keimdrüsen u. das dadurch bedingte körperliche Erscheinungsbild

agonal [zu ↑ Agonie]: zur Agonie gehörend, im Verlauf einer Agonie auftretend. **agonicus, ...ca, ...cum:** = agonal. **Agonie** [von gr. *ἀγωνία* = [Wett]kampf; Anstrengung, Angst; Todesfurcht] *w;* -, ...ien: »Todeskampf«, Gesamtheit der vor dem Eintritt des klinischen Todes eines oder einer Kranken auftretenden typischen Erscheinungen wie ↑ Facies hippocratica, Bewusstseinsverlust, Verlöschen des Pulses u. a.

Agonist [von gr. *ἀγωνιστής* = [Wett]kämpfer] *m;* -en, -en: **1)** einer von paarweise wirkenden Muskeln; Muskel, der eine Bewegung bewirkt, die der des ↑ Antagonisten entgegengesetzt ist. **2)** wirksame Substanz, deren Wirkung von einem ↑ Antagonisten aufgehoben wird. **agonistisch:** wirksam (von Substanzen gesagt)

Ägo|phonie [gr. *αἴξ*, Gen.: *αἰγός* = Ziege u. ↑ ...phonie] *w;* -: »Meckerstimme«, »Ziegenmeckern«, ↑ Bronchophonie mit hohem, meckerndem Stimmklang, bei der Auskultation an der Grenze von ↑ Pleuraergüssen hörbar

Agora|phobie [zu gr. *ἀγορά* = Markt u. gr. *φόβος* = Furcht] *w;* -, ...ien: »Platzangst«, zwanghafte (mit Schwächegefühl oder Schwindel verbundene) Angst, freie Plätze o. Ä. zu überqueren

Agrammatismus [zu gr. *ἀγράμματος* = ungelehrt, nicht lesen u. schreiben könnend] *m;* -: (krankhaftes oder entwicklungsbedingtes) Unvermögen, beim Sprechen die einzelnen Wörter grammatisch richtig im sinnvollen Satz aneinanderzureihen (bei Demenz und motorischer oder sensorischer ↑ Aphasie)

agranulocytoticus vgl. agranulozytotisch

Agranulo|zytose [zu ↑ ¹a... u. ↑ Granulozyt] *w;* -, -n, in fachspr. Fügungen: **Agranulo|cytosis**, *Pl.:* ...oses: durch Fehlen oder starke Abnahme der ↑ Granulozyten im Blut bedingte schwere, häufig tödliche Krankheit (häufig durch Einnahme von Medikamenten verursacht). **Agranulo|cytosis aplas|tica:** Form der Agranulozytose, die durch die Zerstörung der Granulozyten im Knochenmark gekennzeichnet ist. **Agranulo|cytosis plas|tica:** Form der Agranulozytose, bei der Granulozyten zwar gebildet werden, infolge Knochenmarksblockade aber nicht ins Blut gelangen. **agranulozytotisch,** in fachspr. Fügungen: **agranulocytoticus, ...ca, ...cum:** die Agranulozytose betreffend, mit Agranulozytose einhergehend; z. B in der Fügung ↑ Angina agranulocytotica

Agra|fie, auch: **Agra|phie** [zu ↑ ¹a... u. gr. *γράφειν* = schreiben] *w;* -, ...ien, in fachspr. Fügungen: **Agraphia**¹, *Pl.:* ...iae: Unvermögen zu schreiben bei normaler Intelligenz und uneingeschränkter Bewegungsfähigkeit von Arm und Hand (infolge lokaler Störungen oder Läsionen im Bereich des linken ↑ Gyrus angularis; zur ↑ Apraxie gehörend). **Agraphia literalis:** Unfähigkeit, einzelne Buchstaben zu schreiben. **Agra|phia verbalis:** Unfähigkeit, Wörter zu schreiben

Agrypnie [von gleichbed. gr. *ἀγρυπνία*] *w;* -, ...ien, in fachspr. Fügungen: **Agrypnia**¹, *Pl.:* ...iae: = Asomnie, Insomnie

AGS: Abk. für ↑ *a*drenogenitales *S*yndrom

ägyptische Augenkrankheit vgl. Trachom

Agyrie [zu ↑ ¹a... u. ↑ Gyrus] *w;* -, ...ien: Fehlen von (einigen oder allen) Hirnwindungen in der Großhirnrinde

AHA-Regel [kurz für: Abstand halten, Hygiene beachten, Alltagsmaske tragen] *w;* -, -n *(meist Pl.):* Regel zur Vermeidung von Infektionen mit einem ansteckenden Virus (bes. mit SARS-CoV-2), die besagt, einen bestimmten Abstand einzuhalten, die allgemeinen Hygienevorschriften zu beachten und einen Mund-Nasen-Schutz zu tragen

AHB: Abk. für vgl. *A*nschluss*h*eil*b*ehandlung

aheredität [↑ ¹a... u. ↑ hereditär]: nicht erblich (bes. von Krankheiten)

AHG: Abk. für ↑ antihämophiles Globulin

Ahlfeld-Zeichen [nach dem dt. Gynäkologen Johann Ahlfeld, 1843–1929]: vgl. Nabelschnurzeichen

Ahornsirupkrankheit: autosomal-rezessiver Enzymdefekt infolge Blockierung des Abbaus von Valin, Leucin und Isoleucin, die sich im Blut anhäufen und im Harn nachweisbar sind (Geruch nach Ahornsirup)

AHP: Abk. für ↑ antihämophiles Plasma

Ahylo|gnosie [zu ↑ ¹a..., gr. *ὕλη* = Wald; Holz; Stoff u. gr. *γνῶσις* = Erkennen] *w;* -: seltene Bez. für: Unfähigkeit, die stoffliche Zusammensetzung eines getasteten Gegenstandes zu erkennen

AID: Abk. für ↑Artificial Insemination by Donor

Aidio|rhyth|mus [a-ɪ..., auch: a-ˈɪ..., gr. *ἀίδιος* = immerwährend u. ↑Rhythmus] *m;* -, ...men: veralt. Bez. für: ständiger krankhafter (langsamer) Rhythmus der Wellen im Hirnstrombild

Ai|doi|o|ma|nie [a-ɪ..., auch: a-ˈɪ..., gr. *αἰδοῖος* = schamhaft u. ↑Manie] *m;* -, ...n: krankhaft gesteigerter Geschlechtstrieb

AIDP: Abk. für *a*kute *i*nflammatorische *d*emyelinisierende *P*olyneuropathie

Aids, AIDS [eɪdz]: Abk. für engl. *a*cquired *i*mmune *d*eficiency *s*yndrome, = Immundefektsyndrom, erworbenes. **Aids-related Complex** [eɪdzrɪleɪtɪd ..., engl. = aidsverbundener Komplex] *m;* - -: veralt. Bez. für: nach der Latenzphase auftretendes Stadium von Aids mit ausgeweiteter Symptomatik (z. B. Nachtschweiß, Gewichtsverlust, Durchfall); Abk.: ARC

Ain|hum [in port. Ausspr.: aɪnˈjʊŋ; afrik.- port.] *s;* -s: bei afrik. und südamerik. Menschen mit dunkler Hautfarbe vorkommende Erkrankung unerkannter Ursache, die zur ringförmigen Abschnürung und Abstoßung von Finger- oder Zehengliedern (bes. der Kleinzehe) führt

Air|block|technik [ˈɛə...; engl. *air* = Luft, *to block* = hemmen]: Einspritzen einer geringen Luftmenge in eine Krampfader, die mithilfe einer chemischen Substanz verschlossen (verödet) werden soll, das Einspritzen von ca. 0,25-0,5 ml Luft bewirkt eine bessere Verteilung und Wirksamkeit

Air|trapping [engl. ˈɛətræpɪŋ = Luft einfangen, einschließen] *s;* -s: Einschluss von Luft (»trapped air«) distal komprimierter Bronchiolen bei Erhöhung des intrathorakalen Drucks, ausgelöst durch rasche Ausatmung gegen Widerstand, obstruktive Lungenerkrankungen oder durch eine zu kurze Exspirationszeit (z. B. bei Reanimation, apparative Beatmung)

Aitken-Klassifikation [nach dem britischen Neurologen William J. Aitken, 1886–1935]: Klassifikation der Wachstumszonenverletzungen durch Frakturen bei Kindern

ak..., Ak... vgl. ad..., Ad...

Akalkulie [zu ↑[1]a... u. lat. *calculus* = Rechenstein; Rechnung] *w;* -, ...ien: Unvermögen, [einfachste] Rechnungen auszuführen (trotz normaler Intelligenz), zum Symptomenkomplex der ↑Aphasie gehörend

akalorisch [zu ↑[1]a... u. ↑Kalorie]: keine Kalorien enthaltend (z. B. von Vitaminen)

Akanth|amöbe [gr. *ἄκανθα* = Stachel, Dorn u. ↑Amöbe] *w;* -, -n, fachspr. **Acanth|amoeba** *w;* -, ...bae [...bɛː]: kleine, frei lebende Amöbe, die in feuchter Erde und in stehenden Gewässern vorkommt und zu verschiedenen Erkrankungen (z. B. Kontaktlinsenkeratitis, Gehirnentzündung) führen kann

Akan|tho|lyse [zu gr. *ἄκανθα* = Stachel, Dorn u. gr. *λύειν* = lösen, auflösen] *w;* -, -n, in fachspr. Fügungen: **Acan|tho|lysis,** *Pl.:* ...lyses: Auflösung der Stachelzellenschicht der Oberhaut (bei ↑Pemphigus). **akan|tho|lytisch,** in fachspr. Fügungen: **acan|tho|lyticus, ...ca, ...cum:** die ↑Akantholyse betreffend; z. B. in der Fügung ↑Bulla acantholytica

Akan|thom [zu gr. *ἄκανθα* = Stachel, Dorn] *s;* -s, -e, in fachspr. Fügungen: **Acan|thoma,** *Pl.:* ...ta: Geschwulst aus Stachelzellen der Haut. **Acan|thoma adeno|ides cys|ticum** = Epithelioma adenoides cysticum. **Acan|thoma callosum:** entzündliche Wucherung der Stachelzellenschicht im Bereich der Haut der ↑Glans penis

Akan|tho|pelvis [gr. *ἄκανθα* = Stachel, Dorn u. ↑Pelvis] *w;* -: »Stachelbecken«, Pelvis spinosa, rachitisch verformtes Becken mit scharfen Rändern oder Gelenkvorsprüngen

Akan|those [zu gr. *ἄκανθα* = Stachel, Dorn] *w;* -, -n, in fachspr. Fügungen: **Acanthosis,** *Pl.:* ...oses: krankhafte Vermehrung bzw. Wucherung der Stachelzellen der Oberhaut. **Acan|thosis ni|gricans:** seltene ↑Dermatose mit stachelartiger, schwärzlicher Wucherung der Haut (bes. im Nacken, in den Achselhöhlen u. in der Leistengegend), gelegentlich auch der Schleimhäute. **Acan|thosis verrucosa senilis:** im Alter auftretende warzenartige Hautwucherungen

Akan|tho|zyt [gr. *ἄκανθα* = Stachel, Dorn u. ↑...zyt] *m;* -en (meist *Pl.*): rote Blutkörperchen mit dornartigen Fortsätzen. **Akan|tho|zytose** *w;* -, -n: Auftreten von Akanthozyten im Blut (z. B. bei ↑Abetalipoproteinämie)

Akapnie [zu ↑[1]a... u. gr. *καπνός* = Rauch, Dampf] *w;* -: seltenere Bez. für: Fehlen von Kohlendioxid im Blut; häufig auch für: ↑Hypokapnie

Akarbie [zu ↑[1]a... u. lat. *carbo* = Kohle] *w;* -, ...ien, in fachspr. Fügungen: **Acarbia**[1], *Pl.:* ...iae: Fehlen von Karbonat im Blut, z. B. bei ↑Acidose. **Akarbose** *w;* -, -n, fachspr.: **Acarbose** *w;* -, -n: oligosaccharidähnliche Substanz, die durch Enzymblockade die Resorption von Kohlenhydraten im Dünndarm hemmt (zur Behandlung des Diabetes mellitus)

Akardia|kus [zu ↑[1]a... u. ↑Kardia] *m;* -, ...diazi, in fachspr. Fügungen: **Acardia|cus,** *Pl.:* ...ci: Fehlbildung bei (siamesischen) Zwillingen, bei der einem Zwilling das Herz fehlt. **Acardia|cus ace|phalus:** Akardiakus, bei dem einem (siamesischen) Zwilling die obere Körperhälfte, einschließlich des Kopfes, fehlt. **Acardia|cus amor|phus:** völlig gestaltlose Form eines Akardiakus. **Acardia|cus anceps:** verdeutlichende Bez. für: Akardiakus. **Akardius** *m;* -, Akardien [...ɪən], in fachspr. Fügungen: **Acardius,** *Pl.:* ...dii: = Akardiakus

Akaria|se [zu gr. *ἀκαρί* = Milbe] *w;* -, -n, in fachspr. Fügungen: **Acaria|sis,** *Pl.:* ...iases: = Akarinose

Akari|nose [zu gr. *ἀκαρί* = Milbe u. gr. *νόσος* = Krankheit] *w;* -, -n, in fachspr. Fügungen: **Acarinosis,** *Pl.:* ...oses: durch Milben bedingte Hauterkrankung

akari|zid [zu gr. *ἀκαρί* = Milbe u. lat. *caedere* (in Zus. *-cidere*) = niederhauen, töten]: Milben und Zecken abtötend (von chem. Substanzen). **Akarizid** *s;* -[e]s, -e: chemisches Mittel gegen Milben und Zecken

Akaro|phobie [zu gr. *ἀκαρί* = Milbe u. gr *φόβος* = Furcht] *w;* -, ...ien: krankhafte Angst vor Milben bzw. Milbenkrankheiten; Wahnvorstellung, von Milben o. Ä. befallen zu sein (Psychol., Med.)

Akatalasie [zu ↑ [1]a... u. ↑ Katalase] *w;* -, ...ien: durch Fehlen der Katalase im Blut hervorgerufenes Krankheitsbild (z. B. Gangrän der Zahnalveolen)

Aka|thisie [zu ↑ [1]a... u. gr. *κάθισις* = Sitzen] *w;* -, ...ien: Unfähigkeit, längere Zeit die gleiche Körperhaltung, bes. im Sitzen, beizubehalten (auch: krankhafte Angst vor solchen Körperhaltungen); neurotischer Bewegungsdrang oder Symptom des ↑ Parkinsonismus

Akau|lio|se [zu ↑ Acaulium] *w;* -, -n, in fachspr. Fügungen: **Acau|lio|sis**, *Pl.:* ...oses: veralt. Bez. für eine durch Fadenpilze hervorgerufene gummöse ↑ Dermatomykose

Aki|ne|se [zu ↑ [1]a... u. gr. *κίνησις* = Bewegung] *w;* -: Bewegungsstarre, Bewegungsunfähigkeit, auch ↑ Akinesie. **Akinesie** [zu ↑ [1]a... u. gr. *κίνησις* = Bewegung] *w;* -, ...ien, in fachspr. Fügungen: **Akinesia**[1], *Pl.:* ...iae: Bewegungshemmung im Bereich der Rumpf-, Glied- und Gesichtsmuskeln (Zeichen einer Mittelhirnerkrankung); Bewegungsunfähigkeit (eines Teils) der Herzmuskulatur. **Akinesia algera:** schmerzhafte Akinesie, Bewegungsunfähigkeit infolge des Auftretens von (nicht organisch bedingten) Schmerzen bei Bewegungen. **Akinesia amnes|tica:** Bewegungsunfähigkeit eines Körperteils infolge Nichtgebrauchs während eines längeren Zeitraums. **akinetisch:** bewegungsgehemmt; die Akinesie betreffend

Akino|spermie [zu ↑ [1]a..., gr. *κινεῖν* = bewegen u. ↑ Sperma] *w;* -, ...ien: Unbeweglichkeit der ↑ Spermien (bei der mikroskopischen Untersuchung)

Aki|urgie [zu gr. *ἀκίς* = Spitze, Stachel u. gr. *ἔργον* = Werk; Tätigkeit] *w;* -, ...ien: Operationslehre in der Chirurgie (veralt. Begriff des 19. Jhdts.)

Ak|klimatisation [zu ↑ ad... u. ↑ Klima] *w;* -, -en: Anpassung eines Lebewesens an veränderte Umweltbedingungen, Gewöhnung an ein verändertes Klima. **ak|klimatisie|ren, sich:** sich an verändertes Klima od. veränderte Umweltbedingungen gewöhnen

Akkommodation [zu lat. *accommodare* = anpassen] *w;* -, -en: Anpassung, Einstellung eines Organs auf die zu erfüllende Aufgabe; im engeren Sinne: Einstellung des Auges auf die jeweilige Sehentfernung durch Veränderung der Brechkraft der Linse

Akkommodations|breite: der sich aus dem Unterschied zwischen der größten und kleinsten Sehweite ergebende Bereich der Akkommodationsfähigkeit des Auges (in ↑ Dioptrien gemessen)

Akkommodations|krampf: Krampf des ↑ Musculus ciliaris (der durch mehr oder weniger starke Linsenwölbung die Brechkraft der Linse regelt), wodurch ↑ Pseudomyopie, evtl. Einwärtsschielen eintritt

Akkommodations|lähmung: Lähmung des die Brechkraft der Linse durch mehr oder weniger starke Linsenwölbung regelnden ↑ Musculus ciliaris, meist infolge organischer Schädigung im Kerngebiet oder an der Hirnbasis (bedingt Unfähigkeit zur Nahakkommodation)

Akkommodations|muskel vgl. Musculus ciliaris

Akkommodations|parese: weniger stark ausgeprägte ↑ Akkommodationslähmung

Akkommodations|phos|phen: veralt. für: subjektive Lichtwahrnehmung in Form eines das Gesichtsfeld umgebenden hellen Ringes bei plötzlicher Veränderung der Akkommodation

Akkommodations|strecke: Abstand zwischen Nah- und Fernpunkt des Auges (also zwischen kleinster und größter Sehweite, auf die sich das Auge akkommodieren kann)

Akkommodations|zen|trum: die Akkommodation regelndes zentralnervöses Zentrum im mittleren Kern des ↑ Nucleus nervi oculomotorii

akkommodie|ren, sich [aus lat. *accommodare* = anpassen]: sich anpassen, sich einstellen (von Organen, bes. vom Auge)

Akkumulation [zu lat. *accumulare* = anhäufen] *w;* -, -en: Häufung, Anhäufung; vgl. Kumulation

Akme [aus gr. *ἀκμή* = Spitze, Gipfel] *w;* -: Höhepunkt, Kulminationspunkt (z. B. einer Krankheit, einer Fieberkurve, des Orgasmus)

Akne [vermutlich beruhend auf einer falschen Lesart von gr. *ἀκμή* = Spitze, Gipfel, auch = Hautausschlag, bezeugt als Akk. *Pl.: ἀκνάς*] *w;* -, -n, in fachspr. Fügungen: **Acne**, *Pl.:* Acnae: zusammenfassende Bez. für mit Knötchen- und Pustelbildung einhergehende Erkrankungen (Entzündungen) der Talgdrüsen. **Acne ag|gregata:** Form der Akne, bei der sich zahlreiche größere Abszesse bilden. **Acne all|ergica:** durch eine Allergie hervorgerufene Akne. **Acne atro|phica:** Form der Akne, bei der die Knötchen vernarben und atrophische Hautstellen hinterlassen. **Acne bromica:** durch [Einnahme von] Brom ausgelöster akneartiger Hautausschlag. **Acne cach|ecticorum:** bei an Kachexie leidenden Personen auftretende Akne. **Acne chlorica:** durch Einwirkung von Chlor (auf die Haut) ausgelöste Akne. **Acne con|globata:** Form der Akne mit großen eitrigen Knoten unter der Haut, von gruppierten Mitessern (Komedonen) ausgehend. **Acne decalvans** = Folliculitis decalvans. **Acne diabeticorum:** bei Zuckerkranken auftretende bzw. infolge des Diabetes verstärkt auftretende ↑ Acne vulgaris. **Acne excoria|ta:** ↑ Acne vulgaris, bei der die Akneknötchen in runde ↑ Exkoriationen übergegangen sind (durch das Ausdrücken von Komedonen). **Acne indurata:** ↑ Acne vulgaris mit verhärteten, Narben hinterlassenden Knoten. **Acne intes|tinalis:** ↑ Acne vulgaris im Zusammenhang mit bestimmten Magen-Darm-Störungen. **Acne jodica:** durch innerliche oder äußerliche Anwendung von Jod hervorgerufene Akne. **Acne juvenilis:** in den Entwicklungsjahren auftretende ↑Acne vulgaris. **Acne medicamentosa:** durch bestimmte Medikamente (z. B. Kortisonpräparate) hervorgerufene Akne. **Acne menst|rua|tio|nis:** periodisch während der Regelblutungen auftretende Akne bei Frauen. **Acne ment|agra** = Folliculitis barbae. **Acne ne|croticans vario|li|formis:** blatternähnliche, Narben hinterlassende Entzündung der Haarbälge, meist an der Stirnhaargrenze. **Acne papulosa:** ↑Acne vulgaris, bei der sich vorwiegend ↑Papeln bilden. **Acne picea:** durch Einwirkung von teerhaltigen Stoffen auf die Haut entstehende Akne. **Acne punctata:** Akne mit punktförmigen Entzündungsherden über Mitessern, Anfangsstadium der ↑Acne vulgaris. **Acne pu|stulosa:** Form der Akne, bei der sich vorwiegend ↑Pusteln bilden. **Acne rosacea:** inkorrekte Bezeichnung für ↑Rosazea. **Acne scrofulosorum:** Akne bei Tuberkulose im Kindesalter (↑Skrofulose). **Acne syphilitica:** Akne im Zusammenhang mit Syphilis, Bildung von papulösen oder pustulösen ↑Syphiliden. **Acne thyreo|genes:** Akne im Zusammenhang mit Erkrankungen der Schilddrüse. **Acne urticata:** bei Nesselsucht auftretende Akne. **Acne venenata** [zu lat. *venenum* = Saft; kleiner Trank; Gift]: durch äußerlich angewandte Medikamente oder Kosmetika oder durch Berufsnoxen hervorgerufene Akne. **Acne vermiculata** = Atrophia vermiculata. **Acne vulgaris:** gewöhnliche Form der Akne (bes. bei Jugendlichen), bei der sich durch Mitesser (↑Komedonen) verstopfte Haarbälge im Gesicht, an Brust und Rücken (durch eindringende Bakterien) eitrig entzünden

aknei|form, in fachspr. Fügungen: **acnei|formis, ...me** [...e-ı...; zu ↑Akne u. lat. *forma* = Form, Gestalt]: akneartig, akneähnlich (von Hautausschlägen)

Akne|kelo|id = Folliculitis nuchae scleroticans

Aknemie [zu ↑[1]a... u. gr. *κνήμη* = Unterschenkel] *w;* -, ...ien, in fachspr. Fügungen: **Acnemia**[1], *Pl.:* ...iae: seltene Bez. für: angeborenes Fehlen der Beine

Akne|pha|skopie [↑[1]a..., gr. *κνέφας* = Finsternis, Dämmerung u. ↑...skopie] *w;* -, ...ien: veralt. Bez. für: Schwäche des Dämmerungssehens, eingeschränkte Sehfähigkeit bei Dämmerung (auf einem Mangel an Vitamin B_2 beruhend)

Aknitis [zu ↑Akne] *w;* -, ...itiden, in fachspr. Fügungen: **Acnitis,** *Pl.:* ...itides: akneartige Form der Hauttuberkulose

Akoasma [entstellt aus gr. *ἄκουσμα* = das Gehörte] *s;* -, ...men: krankhafte Gehörshalluzination, subjektiv wahrgenommenes Geräusch (Dröhnen, Rauschen u. Ä.)

Akoluthie [zu gr. *ἀκολουθία* = Abfolge, Schlussfolgerung] *w;* -, ...ien: Zeitspanne, in der eine vorhergehende seelische, noch nicht abgeklungene Erregung die nachfolgende hemmt (Psychol.)

Akonitase [zu ↑Aconitum u. ↑...ase] *w;* -, -n: Enzym des Zitronensäurezyklus, wandelt Zitrat in Isozitrat um

Akonitin vgl. Aconitin

[1]Akorie [zu ↑[1]a... u. gr. *κόρη* = Mädchen; Pupille] *w;* -, ...ien, in fachspr. Fügungen: **Acoria**[1], *Pl.:* ...iae: »Pupillenlosigkeit«, Fehlen der Pupille als angeborene Irisfehlbildung oder als Folge einer Verletzung

[2]Akorie [zu gr. *ἄκορος* = unersättlich] *w;* -: krankhaft gesteigerter Appetit, Heißhunger (durch Verlust des Sättigungsgefühls)

Akormus *m;* -, ...men: Kurzbez. für ↑Abrachius acormus

ak|qui|riert [zu lat. *acquirere* = dazu erwerben]: = acquisitus

akral, in fachspr. Fügungen: **acralis, ...le** [zu ↑Akren]: die Akren betreffend

Akranie [zu ↑[1]a... u. ↑Cranium] *w;* -, ...-ien, in fachspr. Fügungen: **Acrania**[1], *Pl.:* ...iae: angeborene Fehlbildung mit Fehlen des Schädels oder des Schädeldaches. **Akranius** *m;* -, ...nien [...ıən]: fehlgebildetes Lebewesen, bei dem Schädel oder Schädeldach fehlen

Akrato|pege [gr. *ἄκρατος* = ungemischt, rein u. gr. *πηγή* = Quelle] *w;* -, -n: mineralarme ↑Heilquelle mit einem Mineralsalzgehalt unter 1 ‰ u. einer natürlichen Temperatur unter 20 °C

Akrato|therme [gr. *ἄκρατος* = ungemischt, rein u. ↑Therme] *w;* -, -n: mineralarme ↑Heilquelle mit einem Mineralsalzgehalt unter 1 ‰ u. einer natürl. Temperatur über 20 °C

Akremonio|se [zu ↑Acremonium] *w;* -, -n, in fachspr. Fügungen: **Acremonio|sis,** *Pl.:* ...oses: durch Pilzarten der Gattung ↑Acremonium hervorgerufene seltene Pilzkrankheit der Haut

Akren [zu gr. *ἄκρος* = Spitze, äußerstes Ende], latinisiert: **Acra** *Pl.:* die endenden, gipfelnden Körperteile, z. B. Nase, Kinn, Ohren, Extremitäten, bes. Finger u. Zehen (bzw. deren Endglieder)

Akren|ze|phalon [↑akro... und ↑Encephalon] *s;* -s, ...la: veralt. für: = Telencephalon

Akridin vgl. Acridin

ak|ro..., Ak|ro...

vor Vokalen meist **akr..., Akr...**
⟨zu gr. *ἄκρος* = Spitze, äußerstes Ende⟩:
Wortbildungselement mit der Bedeutung »äußerst, oberst, hoch, spitz, scharf«:
- Akrozephalie
- Akrenzephalon
- Akromegalie

Akro|an|äs|thesie [↑akro... u. ↑Anästhesie] *w;* -: Empfindungslosigkeit, Störung der Gefühlswahrnehmung in den ↑Akren (als Folge von Durchblutungsstörungen)

akro|asphyktisch, in fachspr. Fügungen: **acroasphycticus, ...ca, ...cum** [zu ↑Akroasphyxie]: die akroasphyxie betreffend, bei Akroasphyxie auftretend; z. B. in der Fügung ↑Angiokeratoma digitorum acroasphycticum

Akro|asphyxie [zu ↑akro..., ↑[1]a... u. gr. σφύξις = Puls] *w;* -, ...ien, in fachspr. Fügungen: **Acroasphyxia**[1], *Pl.:* ...iae: anfallsweise auftretende schmerzhafte Gefäßkrämpfe in den ↑Akren, die zu Durchblutungsstörungen und evtl. zu ↑Akrozyanose führen. **Acroasphyxia hyper|trophicans:** mit Weichteilschwellungen verbundene Akroasphyxie

Akro|blast [↑akro... u. ↑...blast] *m;* -en, -en: Vorstufe des ↑Akrosoms, bei der ↑Spermiogenese entstehend

Akro|chordon [zu ↑akro... u. gr. χορδή = Darm; Darmsaite; Wurst] *s;* -s, ...da: gestielte Warze (vorwiegend am Hals oder an den Augenlidern), die sich an der Spitze auffasert

Akro|dermatitis [↑akro... u. ↑Dermatitis] *w;* -, ...itiden, in fachspr. Fügungen: **Acro|dermatitis,** *Pl.:* ...itides: zusammenfassende Bez. für verschiedene Formen von Hautentzündungen an den ↑Akren. **Acrodermatitis chronica atro|phicans:** chronische Hautentzündung an den Akren, verbunden mit Atrophie der Haut und des Unterhautfettgewebes (eine Infektionskrankheit). **Acro|dermatitis entero|pa|thica:** Hautentzündung an Akren und Körperöffnungen im Zusammenhang mit Magen-Darm-Störungen (bes. bei Kleinkindern). **Acrodermatitis sup|purativa continua:** ekzemartige chronische Hautentzündung an den Akren, bes. an Fingern und Zehen, mit Bildung von Eiterbläschen, Abhebung der Nagelplatten (evtl. Nagelausfall) und Hautatrophie

Akro|dynie [↑akro... u. ↑...odynie] *w;* -, ...ien, in fachspr. Fügungen: **Acro|dynia**[1], *Pl.:*...iae: Erkrankung der Haut u. des Gehirns [z. B. durch eine chronische Quecksilbervergiftung bei Kindern], die sich u. a. durch Schmerzen an den ↑Akren äußert

Akro|dys|tonie [↑akro... u. ↑Dystonie] *w;* -, ...ien, in fachspr. Fügungen: **Acro|dys|tonia**[1], *Pl.:* ...iae: ↑Dystonie der Extremitätenmuskeln, bes. nach Verletzungen, infolge chronischer Reizung eines Nervenstammes durch Traumen bzw. durch Vernarbungen

Akro|ery|throse [↑akro u. ↑Erythrose] *w;* -, -n, in fachspr. Fügungen: **Acro|ery|throsis,** *Pl.:* ...oses: chronische Hautrötung an den ↑Akren. **Acro|erythrosis par|aes|thetica:** mit ↑Parästhesie verbundene [schmerzhafte] Rötung der Haut über den Akren

Akro|gerie [zu ↑akro... u. gr. γέρων = Greis] *w;* -, ...ien, in fachspr. Fügungen: **Acro|geria**[1], *Pl.:* ...iae: auf die ↑Akren beschränkte Form der ↑Progerie

Akro|hyper|hi|drose [↑akro... u. ↑Hyperhidrose] *w;* -, -n: übermäßig starke Schweißabsonderung an Händen und Füßen (bedingt durch vegetative ↑Dystonie)

Akro|kalzinose [↑akro... u. ↑Kalzinose] *w;* -, -n, in fachspr. Fügungen: **Acro|calcinosis,** *Pl.:* ...oses: Ablagerung von Kalk in Haut und Unterhaut der ↑Akren (als Folge hormoneller Störungen)

Akro|keratose [↑akro... u. ↑Keratose] *w;* -, -n, in fachspr. Fügungen: **Acro|keratosis,** *Pl.:* ...oses: übermäßige Verhornung der Haut über den Akren. **Acro|keratosis verruci|formis:** Auftreten von hornigen, warzenähnlichen Knötchen an Hand- und Fußrücken

Akro|kranie [zu ↑akro... u. ↑Cranium] *w;* -, ...ien, in fachspr. Fügungen: **Acro|crania**[1], *Pl.:* ...iae: zusammenfassende Bez. für Anomalien des Schädelbaus, die durch übermäßige Höhe des Schädels gekennzeichnet sind, wie ↑Akrozephalie, ↑Turrizephalie u. a.

Akro|kranio|dys|hämie [↑akro..., ↑Cranium, ↑dys... u. ↑...ämie] *w;* -, ...ien: veralt. Bez. für: ↑Akrozephalie, kombiniert mit einer Anomalie der Blutbildung

Akro|kranio|dys|op|sie [↑akro..., ↑Cranium u. ↑Dysopsie] *w;* -, ...ien: veralt. Bez. für: ↑Akrozephalie, kombiniert mit Atrophie des Sehnervs

Akro|kranio|dys|phalan|gie [zu ↑akro..., ↑Cranium, ↑dys... u. ↑Phalanx] *w;* -, ...ien: veralt. Bez. für ↑Akrozephalosyndaktylie

Akro|lyse [zu ↑akro... und gr. λύειν = lösen, auflösen] *w;* -, -n: Knochenschwund im Bereich der Akren

akro|megal [aus Akromegalie rückgebildet]: riesenwüchsig. **Akro|megalie** [zu ↑akro... u. gr. μέγας (mit Stammerweiterung: μεγαλο-) = groß] *w;* -, ...ien, in fachspr. Fügungen: **Acro|megalia**[1], *Pl.:* ...iae: übermäßige Vergrößerung der ↑Akren (z. B. Nase, Ohren, Zunge, Gliedmaßen), verursacht durch einen Tumor (ein eosinophiles ↑Adenom) des Hypophysenvorderlappens

akro|megalo|id [zu ↑Akromegalie u. ↑...id]: **1)** der ↑Akromegalie ähnlich (von Krankheiten). **2)** Erscheinungen der Akromegalie als Konstitutionseigentümlichkeit (nicht als krankhafte Veränderungen) zeigend

Akro|mel|algie [↑akro..., gr. μέλος = Glied u. ↑...algie] *w;* -, ...ien, in fachspr. Fügungen: **Acro|melalgia**[1], *Pl.:* ...iae: Schmerzen an den Gliedmaßenenden, verbunden mit Schwellung und Rötung der betroffenen Partien (vasomotorisch-neurotische Störungen, bes. bei Bluthochdruck)

akro|mial, in fachspr. Fügungen: **acro|mialis, ...le** [zu ↑Acromion]: zum Acromion gehörend; z. B. in der Fügung ↑Angulus acromialis

Akro|mi|krie [zu ↑akro... u. gr. μικρός = klein] *w;* -, ...ien, in fachspr. Fügungen: **Acro|mi|cria**[1], *Pl.:* ...iae: extreme Kleinheit der Gliedmaßenenden, Begleiterscheinung verschiedener mit Kleinwuchs verbundener Krankheiten (hauptsächlich Hypophysenerkrankungen)

akromio|klavikular: eindeutschend für ↑acromioclavicularis. **Akromio|klavikulargelenk** = Articulatio acromioclavicularis. **Akromion:** eindeutschende Schreibung für ↑Acromion

Akro|neu|rose [↑akro... u. ↑Neurose] *w;* -, -n: seltene zusammenfassende Bez. für ↑angioneurotische Durchblutungsstörungen in den ↑Akren (z. B. ↑Akroparästhesie, ↑Erythromelalgie)

Akro|osteo|lyse [↑akro u. ↑Osteolyse] *w;* -, -n, in fachspr. Fügungen: **Acro|osteo|lysis**, *Pl.:* ...yses: fortschreitende Auflösung des Knochengewebes der ↑Akren (bes. an Fingern und Zehen), ein meist im Jugendalter auftretendes (seltenes) erbliches Knochenleiden

Akro|pa|chie [zu ↑akro... u. gr. *παχύς* = dick] *w;* -, ...ien: = Osteoarthropathia hypertrophicans

Akro|par|äs|thesie [↑akro... u. ↑Parästhesie] *w;* -, ...ien: vasomotorisch oder neurotisch bedingte Störung der Sensibilität an Händen und Füßen (Kribbeln, Taubheitsgefühl, Schmerzen u. Ä.)

Akro|pa|thie [↑akro... u. ↑...pathie] *w;* -, ...ien, in fachspr. Fügungen: **Acro|pa|thia**[1], *Pl.:* ...iae: allg. Bez. für Krankheiten im Bereich der Extremitäten schlechthin; außerdem Bez. für trophische Störungen vor allem an den oberen Extremitäten (z. B. bei Syringomyelie). **Acro|pa|thia ulcero|mutilans:** erbliche Erkrankung mit Geschwürbildungen und Verstümmelungen an den Extremitäten, Sensibilitätsstörungen und Areflexie

Akro|phobie [zu ↑akro... u. gr. *φόβος* = Furcht] *w;* -, ...ien: mit Schwindel verbundene krankhafte Angst vor großen Höhen (z. B. Flugzeug, Berggipfel, Talbrücken)

Akro|pig|mentation [↑akro... u. ↑Pigmentation] *w;* -, -en, in fachspr. Fügungen: **Acro|pig|mentatio**, *Pl.:* ...io|nes: erbliche Pigmentanomalie (meist: Überpigmentation) an den ↑Akren. **Acro|pig|mentatio sym|me|trica:** bei Japanern vorkommende erbliche Pigmentanomalie mit vermehrter Melanineinlagerung im Gesicht und an Hand- und Fußrücken

Akrosin [zu ↑Akrosom] *s;* -s, -e: Enzym, das das Spermium befähigt, die innere Eihülle der Eizelle zu durchstoßen

Akro|sklerose [↑akro... u. ↑Sklerose] *w;* -, -n, in fachspr. Fügungen: **Acro|sclerosis**, *Pl.:* ...oses: ↑Sklerodermie der Finger oder Zehen

Akro|som [↑akro... u. ↑...som] *s;* -s, -en: aus ↑Akroblasten entstehendes, den ↑Apikalkörper des Spermienfadens umgebendes Gebilde, dessen Enzyme das Eindringen des Spermiums in das Zytoplasma der Eizelle ermöglichen (Biol.)

Akro|spheno|syn|daktylie [↑akro..., gr. *σφήν*, Gen.: *σφηνός* = Keil u. ↑Syndaktylie] *w;* -, ...ien: veralt. Bez. für: ↑Akrozephalosyndaktylie

Akrotie [zu ↑[1]a... u. gr. *κροτεῖν* = schlagen, klopfen] *w;* -, **Akrotismus** *m;* -, ...men: Pulslosigkeit, Zustand des Organismus, in dem der Puls nicht mehr gefühlt werden kann

Akro|tro|pho|neu|rose [↑akro..., ↑tropho... u. ↑Neurose] *w;* -, -n: ↑Akroneurose mit v. a. ↑trophischen Störungen

akro|zen|trisch [zu ↑akro... u. ↑Zentrum]: nennt man ein Chromosom, dessen ↑Zentromer sehr nahe an dessen Ende liegt und das Chromosom in einen langen und einen kurzen Arm teilt (Genetik)

akro|ze|phal [zu ↑akro... u. gr. *κεφαλή* = Kopf]: »hochköpfig«, mit der Wachstumsanomalie der Hochköpfigkeit behaftet. **Akro|ze|phale** *m* od. *w;* -n, -n: an Akrozephalie Leidende[r]. **Akro|ze|phalie** *w;* -, ...ien, in fachspr. Fügungen: **Acro|ce|phalia**[1], *Pl.:*...iae: »Hochköpfigkeit«, Wachstumsanomalie, bei der sich eine übermäßig hohe und spitze Schädelform (infolge vorzeitiger Verknöcherung der Nähte) ausbildet

Akro|ze|phalo|poly|daktylie [↑Akrozephalie u. ↑Polydaktylie] *w;* -, ...ien, in fachspr. Fügungen: **Acro|ce|phalo|poly|dactylia**[1], *Pl.:* ...iae: mit Vielfingrigkeit bzw. -zehigkeit kombinierte Akrozephalie

Akro|ze|phalo|syn|daktylie [↑Akrozephalie u. ↑Syndaktylie] *w;* -, ...ien, in fachspr. Fügungen: **Acro|ce|phalo|syn|dactylia**[1], *Pl.:* ...iae: autosomal-dominant vererbliche, mit ↑Syndaktylie kombinierte Form der Akrozephalie, Apert-Syndrom

Akro|ze|phalus [zu ↑akro... u. gr. *κεφαλή* = Kopf] *m;* -, ...li: Schädel, der die Merkmale der ↑Akrozephalie aufweist

Akro|zya|nose [↑akro... u. ↑Zyanose] *w;* -, -n, in fachspr. Fügungen: **Acro|cya|nosis**, *Pl.:* ...oses: bläuliche Verfärbung der ↑Akren bei Kreislaufstörungen. **Acro|cya|nosis an|aes|thetica:** mit Störung der Sensibilität, bes. der Wärme- und Kälteempfindung, verbundene Akrozyanose. **Acro|cya|nosis juvenilis:** bläuliche Verfärbung der Akren bei Jugendlichen infolge zentraler Fehlsteuerung des venösen Kapillargebiets. **Acro|cya|nosis senilis:** bläuliche Verfärbung der Akren im Alter infolge Verlangsamung des venösen Rückflusses

Akrylose [Kunstw.] *w;* -, -n: veralt. Bez. für: Fremdkörperreaktion aufgrund des Abriebs von Prothesen aus Polyakrylharzen

Aktin [zu lat. *agere, actum* = handeln; tätig werden] *s;* -s, -e: Teilsubstanz des Aktinomyosins, ein Globulinkörper; fibrilläres Protein des Muskels

aktinisch, in fachspr. Fügungen: **actinicus, ...ca, ...cum** [zu gr. *ἀκτίς*, Gen.: *ἀκτῖνος* = Strahl]: **1)** durch Strahlen verursacht (von Krankheiten; z. B. in der Fügung ↑Bulla actinica). **2)** radioaktiv (von Heilquellen)

Aktinium vgl. Actinium

Aktino|gramm [gr. *ἀκτίς*, Gen. *ἀκτῖνος* = Strahl u. ↑...gramm] *s;* -s, -e: veralt. Bez. für: Röntgenbild

Aktino|kardio|gra|fie [gr. *ἀκτίς*, Gen.: *ἀκτῖνος* = Strahl u. ↑Kardiografie]: veralt. zusammenfassende Bez. für Methoden zur röntgenolog. Untersuchung des Herzens

Aktino|mykom [zu ↑Actinomyces] *s;* -s, -e: brettharte, tumorartige Infiltration, meist an der Mundschleimhaut, bei Strahlenpilzerkrankung. **Aktino|mykose** *w;* -, -n, in fachspr. Fügungen: **Actino|mycosis**, *Pl.:* ...oses: Strahlenpilzkrankheit, durch bestimmte (normalerweise zur Mundflora gehörende) Arten von ↑Actinomyces hervorgerufene Infektionskrankheit, bei der sich ↑ Granulationen u. Geschwülste (mit Fisteln) im Mund und in der Lunge, seltener an anderen Stellen (Knochen, Urogenitalsystem) bilden. **Aktino|myzet** *m;* -en, -en: **1)** Strahlenpilz (Fadenbakterie). **2)** nur *Pl.*, in der bot. Nomenklatur: **Actino|mycetes:** Klasse der Strahlenpilze, der u. a. die Gattung ↑ Actinomyces angehört

Aktino|skopie [gr. ἀκτίς, Gen. ἀκτῖνος = Strahl u. ↑ ...skopie] *w;* -, ...ien: veralt. für: ↑ Elektrokymografie

Aktion [zu lat. *agere, actum* = handeln; tätig sein] *w;* -, -en: funktionelle Leistung eines Organs od. Körperteils

Aktions|potenzial: bioelektr. Spannungsgefälle zwischen erregten und nicht erregten Stellen der Nervenzellmembran (Voraussetzung für das Auftreten des erregungsleitenden ↑ Aktionsstroms)

Aktions|strom: erregungsleitender bioelektrischer Strom, der in Nerven- oder Muskelfasern auftritt

Aktions|tremor: Tremor, der bei willkürlichen Muskelkontraktionen/Bewegungen (»Aktionen«) auftritt in Form von Haltetremor, Bewegungstremor, Intentionstremor

aktiv [zu lat. *agere, actum* = handeln; tätig sein]: handelnd; wirksam; tätig. **Aktivator** *m;* -s, ...toren: **1)** bei Enzymreaktionen anwesender, die Wirksamkeit des Enzyms erhöhender bzw. die Reaktion auslösender Stoff (Biochemie). **2)** im Serum vorkommender, die Bildung von ↑ Antikörpern aktivierender Stoff (Med.). **3)** kieferorthopädisches Gerät zur Korrektur der Zahnstellung (Med.). **aktivieren:** im Sinne einer ↑ Aktivierung wirken. **Aktivie|rung** *w;* -, -en: **1)** Steigerung der Wirksamkeit eines Stoffes (z. B. eines Enzyms); Überführung eines Stoffes in eine wirksame Form (Biochemie). **2)** Beschleunigung eines chemischen Prozesses oder Stoffwechselvorgangs (Chem., Biochemie). **3)** Leistungssteigerung, Verfügbarmachen von Energiereserven (Biol., Med.). **4)** Aktivwerden von Krankheitserregern (z. B. Viren), die im Körper latent vorhanden sind. **Aktivität** *w;* -: Wirksamkeit, Wirkungsvermögen (z. B. von Enzymen, Insulin; Biol., Med.)

Aktivitäts|hyper|tro|phie: Arbeitshypertrophie, Größenzunahme eines Organs od. Muskels (z. B. des Herzmuskels) bei ständiger starker Beanspruchung

Aktiv|kohle vgl. Carbo medicinalis

Akto|myo|sin [zu ↑ Aktin u. ↑ Myosin] *s;* -s, -e: molekularer Komplex aus den Proteinen Aktin und Myosin, die als wichtigste kontraktile Elemente in den Muskelfasern vorkommen

Aktual|genese [zu ↑ aktuell u. gr. γένεσις = Entstehung]: Wahrnehmungsvorgang, der sich (ausgehend vom ersten, noch diffusen Eindruck bis zur klar gegliederten und erkennbaren Endgestalt) stufenweise vollzieht (Psychol.)

Aktual|neurose [zu ↑ aktuell u. ↑ Neurose]: durch aktuelle, tatsächlich vorhandene, vorliegende Affekterlebnisse (z. B. Schreck, Angst) ausgelöste ↑ Neurose (Psychol.)

aktuell, in fachspr. Fügungen: **actua|lis, ...le** [von spätlat. *actualis* = tätig, wirksam; wirklich; praktisch]: im Augenblick gegeben, vorliegend, tatsächlich vorhanden

Akui|tät [zu lat. *acutus* = spitz, scharf] *w;* -: ↑ akuter Verlauf einer Krankheit, akutes Krankheitsbild; Gegensatz: ↑ Chronizität

Akulea|ten [zu lat. *aculeatus* = stachelig] *Pl.:* Bez. für alle mit einem Giftstachel bewehrten Insekten (z. B. Bienen, Wespen)

Aku|meter [zu gr. ἀκούειν = hören u. ↑ ...meter] *s;* -s, -: geräuscherzeugendes Gerät zur Prüfung des Hörvermögens (durch das ↑ Audiometer abgelöst)

Aku|päde *m;* -n, -n, **Aku|pädin** *w;* -, -nen [zu gr. ἀκούειν = hören u. gr. παίς, παιδός = Kind; Analogiebildung nach ↑ Orthopäde]: »Hörtherapeut/-in«, seltene Bez. für: medizinischer Assistenzberuf für die Behandlung von Hörstörungen. **Aku|pädie** *w;* -: Fachbereich des Akupäden, der Akupädin

Aku|pressur [Analogiebildung zu ↑ Akupunktur, zu lat. *premere, pressum* = drücken] *w;* -, -en: mit der Akupunktur verwandtes Verfahren, bei dem durch kreisende Bewegungen der Fingerkuppen (unter leichtem Druck) über bestimmten Körperpunkten manche Schmerzen oder Beschwerden, die auf einer nervalen Fehlsteuerung beruhen, beeinflussbar sein sollen

aku|punktieren [zu lat. *acus* = Nadel u. lat. *pungere, punctum* = stechen]: eine Akupunktur vornehmen

Aku|punktur [zu lat. *acus* = Nadel u. lat. *pungere, punctum* = stechen] *w;* -, -en: alte asiatische Heilmethode, bei der durch Einführung von Nadeln aus Edelmetall in bestimmte Hautstellen die den Hautstellen »zugeordneten« Organe geheilt werden sollen (in moderner Form im Sinne einer Reiztherapie bei Schmerzzuständen verschiedener Art, z. B. bei Neuralgien, Migräne, Rheumatismus, ferner bei Operationen und Entbindungen angewandt)

Akus|tik [zu gr. ἀκούειν = hören] *w;* -, -en: **1)** Lehre vom Schall und von den Tönen. **2)** Schalltechnik. **3)** Klangwirkung

Akus|ti|ker *m;* -s, -, **Akus|ti|kerin** *w;* -, -nen: Fachmann, Fachfrau auf dem Gebiet der Akustik

Akustikus *m;* -, ...tizi: übliche Kurzbez. für ↑ Nervus acusticus (neuere anat. Bez.: ↑ Nervus vestibulocochlearis)

Akustikus|neu|rinom: von den Schwann-Zellen ausgehender Nervenfasertumor des Hörnervs am ↑ Kleinhirnbrückenwinkel

Akustikus|tumor = Akustikusneurinom

akustisch, in fachspr. Fügungen: **acusticus, ...ca, ...cum** [zu gr. ἀκούειν = hören]: das Gehör betreffend; hörbar; z. B. in der Fügung ↑ Agnosia acustica

akut, in fachspr. Fügungen: **acutus, ...ta, ...tum**

[aus gleichbed. lat. *acutus*, eigtl. = geschärft, scharf, spitz]: plötzlich, unvermittelt auftretend, von heftigem u. schnellem Verlauf (von Krankheiten gesagt, im Gegensatz zu ↑chronisch; z. B. in der Fügung ↑Appendicitis acuta)

Aku|taping [aku'teɪpɪŋ; zu lat. *acus* = Nadel u. aus engl. *tape* = Klebstreifen] *s;* -s:Behandlung von Krankheiten oder Verletzungsfolgen (vor allem des Bewegungsapparates) durch Anlegen eines elastischen Klebestreifens auf bestimmte Hautpartien unter Berücksichtigung der Regeln der ↑Akupunktur

Akute-Phase-Proteine [↑akut, ↑Phase u. ↑Protein] *s;* -s, -e: Proteine, die in der frühen Phase einer Immunantwort synthetisiert werden, z. B. ↑C-reaktives Protein

akutes Lungenversagen: akut einsetzendes Atemnotsyndrom durch Lungenschädigung unterschiedlicher Ursache; Abk.: ARDS für engl. *a*cute *r*espiratory *d*istress *s*yndrome

Ak|zelerans *m;* -, ...ranten: Kurzbez. für ↑Nervus accelerans. **Ak|zeleration** [zu lat. *accelerare* = beschleunigen] *w;* -, -en: Beschleunigung (bes. der körperlichen Entwicklung, der Geschlechtsreife)

Ak|zelerin [zu lat. *accelerare* = beschleunigen] *s;* -s: Faktor Va bzw. VI der Blutgerinnung; Enzym, das den Gerinnungsprozess beschleunigt

Ak|zelero|me|trie [zu lat. *accelerare* = beschleunigen u. ↑...metrie] *w;* -, ...ien: mit einem elektronischen Gerät erfolgende Messung der Beschleunigung von Körperbewegungen

Ak|zentua|tion [zu lat. *accentus* = Ton, Betonung] *w;* -, -en: Betonung, Verstärkung von Herztönen (z. B. bei Blutdruckerhöhung auftretend). **akzentu|iert:** verstärkt hörbar, hervorgehoben (von bestimmten Herztönen)

Ak|zeptor [zu lat. *accipere, acceptum* = empfangen, annehmen] *m;* -s, ...toren: Stoff, der bei chemischen und biochemischen Reaktionen andere Stoffe aufnimmt, sie sich anlagert und (in veränderter Form) wieder abgibt (Chem., Biol.)

ak|zessorisch, in fachspr. Fügungen: **ac|cessorius, ...ia, ...ium** [zu lat. *accedere, accessum* = hinzutreten, hinzukommen]: hinzukommend, zusätzlich; z. B. in der Fügung ↑Nervus accessorius. **Akzessorius** *m;* -, ...orien [...ɪən]: übliche Kurzbez. für ↑Nervus accessorius

Ak|zessorius|lähmung: Lähmung des ↑Nervus accessorius, wodurch der ↑Musculus sternocleidomastoideus und der ↑Musculus trapezius ausfallen (erkennbar an der typischen Kopf- und Schulterhaltung des Patienten)

ak|zidentell u. **ak|zidentiell** [zu lat. *accidere* = anfallen; zufällig vorkommen]: zufällig, unwesentlich; nicht zum gewöhnlichen Krankheitsbild gehörend. **ak|zident[i]elle Herzgeräusche:** nicht auf eine organische Veränderung am Herzen zurückführbare Herzgeräusche. **ak|zident[i]elle Vergiftung:** unbeabsichtigte, auf Verwechselung einer Substanz beruhende Vergiftung

Al: chem. Zeichen für ↑Aluminium

al..., Al... vgl. ad..., Ad...

> **...al/...ell**
>
> ⟨lat. ...alis [→ frz. ...el(le)]⟩
> Die beiden Adjektivsuffixe treten oft konkurrierend am gleichen Wortstamm auf. Häufig sind sie synonym verwendbar:
> - emotional/emotionell
> - hormonal/hormonell
>
> In anderen Fällen haben die mithilfe der beiden Suffixe gebildeten Wörter hingegen unterschiedliche Bedeutungen:
> - instrumental/instrumentell
> - rational/rationell

Ala [aus lat. *ala*, Gen.: *alae* = Flügel] *w;* -, Alae: anat. Bez. für flügelähnlich gestaltete Körperteile. **Ala cinerea:** ältere Bez. für ↑Trigonum nervi vagi. **Ala cristae galli:** flügelähnlicher Fortsatz an einem kleinen Knochenkamm des Siebbeins. **Ala lobuli cen|tralis cerebelli:** flügelartiger Fortsatz des ↑Lobulus centralis des ↑Vermis des Kleinhirns. **Ala major ossis sphenoidalis:** »großer Keilbeinflügel«, Seitenteil des Keilbeins (↑Os sphenoidale), mit dem dieses an Stirnbein, Scheitelbein und Schläfenbeinschuppe grenzt. **Ala minor ossis sphenoidalis:** »kleiner Keilbeinflügel«, seitlich vorn am Keilbeinkörper sitzender Knochenteil, der einen der Sehnervenkanäle umschließt und an die Augenhöhlenplatte des Stirnbeins grenzt. **Ala nasi:** »Nasenflügel«, unterer Teil der seitlichen Nasenwand. **Ala ossis ilii:** Darmbeinschaufel, schaufelförmiger, seitlich ausladender Teil des Darmbeins (↑Os ilium), der die Beckenorgane trägt. **Ala parva** = Ala minor. **Ala sa|cralis:** flügelähnlicher Teil seitlich vom Kreuzbeinwirbelkörper. **Ala vomeris** [↑Vomer]: »Pflugscharbeinflügel«, oberer Teil des Pflugscharbeins, mit dem dieses an das Keilbein grenzt

Alakto|flavinose [zu ↑[1]a... u. ↑Laktoflavin] *w;* -, -n: = Ariboflavinose

Alalie [zu ↑[1]a... u. gr. *λαλεῖν* = schwatzen, reden] *w;* -, ...ien, in fachspr. Fügungen: **Alalia**[1], *Pl.:* ...iae: Unfähigkeit, artikulierte Laute zu bilden (infolge organischer Störungen bzw. mangelnder Koordination der Sprechwerkzeuge). **Alalia idio|pathica:** Unfähigkeit zur artikulierten Lautbildung trotz intakten Hörvermögens (und richtigen Verständnisses der Sprachlaute). **Alalia mentalis:** »Sprachscheu«, scheinbare Unfähigkeit zur artikulierten Lautbildung bei Kleinkindern, die Schwierigkeiten mit der Spracherlernung haben oder stottern. **Alalia relativa** = Alalia mentalis

Alanin [Kunstw.] *s;* -s: α-Aminopropionsäure (auch in β-Form vorkommend), eine nicht essenzielle Aminosäure, Bestandteil natürlicher Proteine

Alanin|amino|transferase vgl. Glutamat-Pyruvat-Transaminase; Abk. ALAT

alaris, ...re [zu ↑Ala]: flügelförmig, eine Ala betreffend; z. B. in der Fügung ↑Cartilago alaris (Anat.)
Alarm|re|aktion: erstes Stadium (Schock- und Gegenschockphase) eines ↑Adaptationssyndroms
Alast|rim [zu port. *alastrarse* = sich ausbreiten, um sich greifen] *s;* -s: weiße Pocken, Milchpocken, Form der Pockenerkrankung mit (im Unterschied zu den echten Pocken, ↑Variola major) gutartigem Charakter und leichtem Verlauf
ALAT: Abk. für *Al*anin*a*mino*t*ransferase
alatus, ...ta, ...tum [zu ↑Ala]: = alaris
Alaun [aus gleichbed. lat. *alumen*] *m;* -s, -e: Kalium-Aluminium-Sulfat (wirkt blutstillend und adstringierend)
Albdrücken [nach der Dämonengestalt des Albs (Nachtmahrs) im german. Volksglauben] *s;* -s, -: veralt. Bez. für ein Angst- und Beklemmungsgefühl beim Einschlafen oder im Traum, Atembehinderung (meist durch Druck vom Magen her, z. B. nach zu üppigen Mahlzeiten), die sich im Traum als beängstigendes Erlebnis verbildlicht
Albee-Operation [ˈoːlbɪ...; nach dem amerik. Orthopäden F. H. Albee, 1876–1945]: veralt. für: operative Knochenspaneinpflanzung
albicans [zu lat. *albicare* = weiß machen]: weißlich, weiß schimmernd; z. B. in der Fügung ↑Corpus albicans
Albinismus [zu ↑Albino] *m;* -: anlagebedingtes (meist rezessiv) erbliches Fehlen der Pigmentbildung (Melaninbildung) in den Augen, den Haaren, der Haut. **Albinismus circumscriptus:** Weißscheckung, Fehlen des Pigments in kleineren oder größeren umschriebenen Hautbezirken. **Albinismus com|pletus** = Albinismus totalis. **Albinismus generalisatus** = Albinismus totalis. **Albinismus localisatus** = Albinismus partialis. **Albinismus oculi:** Fehlen der Pigmentbildung im Augenhintergrund. **Albinismus partia|lis:** Fehlen des ↑Melanins in umschriebenen, häufig symmetrisch angeordneten Hautbezirken oder an einzelnen Stellen des Auges oder der Behaarung; auch für ↑Albinismus circumscriptus. **Albinismus solum bulbi:** Albinismus, der auf den Augapfel beschränkt ist. **Albinismus solum fundi:** Albinismus, der auf den Augenhintergrund beschränkt ist. **Albinismus totalis:** Albinismus universalis, seltene, mit anderen Gebrechen (Augenfehlern, Taubheit) gekoppelte Form des Albinismus, bei der das Pigment vollständig oder weitgehend fehlt (extreme Hellhäutigkeit, Weißhaarigkeit, rötlich schimmernde ↑Iris). **Albinismus totalis incom|pletus:** rezessiv oder unvollständig-dominant erblicher ↑Albinismus totalis, bei dem die Pigmentbildung nicht vollständig fehlt, jedoch stark vermindert ist. **Albinismus universalis** = Albinismus totalis
Albino [aus gleichbed. span. *albino* (zu lat. *albus* = weiß)] *m;* -s, -s: meist diskriminierend für: Mensch oder Tier mit [vollständigem] ↑Albinismus (Biol.)
Albino|idismus [zu ↑Albino u. gr. -*εἰδής* = gestaltet, ähnlich] *m;* -: = Albinismus totalis incompletus
Albright-Syndrom [ɔːlbraɪt...; nach dem amerik. Arzt Fuller Albright, 1900–1969]: sporadisch auftretende polyostotische fibröse Dysplasie mit Café-au-lait-Flecken u. Überfunktion endokriner Organe; ↑McCune-Albright-Syndrom
Alb|traum [mhd., ahd. *alp, alb* = Name eines koboldhaften Wesens im alten Volksglauben]: Form der ↑Parasomnie mit sich u. U. wiederholenden Angstzuständen, wie Druckgefühl in der Brust mit Atemschwierigkeiten und Gefühlen von Hilflosigkeit und Lähmung
Albuginea *w;* -: übliche Kurzbez. für ↑Tunica albuginea
Albugineo|tomie [↑Albuginea u. ↑...tomie] *w;* -, ...ien: operative Spaltung der Bindegewebshülle des Hodens oder Eierstockes
albugine|us, ...ea, ...e|um [zu lat. *albugo,* Gen.: *albuginis* = weißer Fleck]: weißlich; z. B. in der Fügung ↑Tunica albuginea
Albugo [aus gleichbed. lat. *albugo,* Gen.: *albuginis*] *w;* -, ...gines: weißer Fleck der Augenhornhaut
Albumen [aus lat. *albumen,* Gen.: *albuminis* = das Weiße; das Eiweiß] *s;* -s: Hühnereiweiß
Albumin [zu ↑Albumen] *s;* -s, -e: wasserlösliches Protein, hauptsächlich in Eiern, in der Milch, im Urin und im Blutserum vorkommend
Albumin|anti|körper *Pl.:* inkomplette ↑Antikörper, die nur bei Anwesenheit von Albuminen agglutinationsfähig sind
Albuminat [zu ↑Albumin] *s;* -[e]s, -e: alkalisches Umwandlungsprodukt eines Albumins; im weiteren Sinne auch Bez. für saure Albuminverbindungen
Albumini|meter [↑Albumin u. ↑...meter] *s;* -s, -: nicht mehr verwendetes graduiertes Röhrchen zur quantitativen Proteinbestimmung im Harn
Albumino|cholie [zu ↑Albumin u. gr. *χολή* = Galle] *w;* -, ...ien: = Proteinocholie (Med. veralt.)
albumin|uricus, ...ca, ...cum: auf einer Albuminurie beruhend, mit Albuminurie verbunden
Albumin|urie [↑Albumin u. ↑...urie] *w;* -, ...ien: Ausscheidung von Albumin im Harn
Albumose [zu ↑Albumin] *w;* -, -n (meist *Pl.*): Mischung enzymatischer Spaltprodukte des Albumins
Albumos|urie [↑Albumose u. ↑...urie] *w;* -, ...ien: = Peptonurie
albus, ...ba, ...bum [aus gleichbed. lat. *albus*]: weiß; z. B. in der Fügung ↑Linea alba
Alcali|genes, auch: **Alkali|genes** [↑Alkali u. gr. -*γενής* = hervorbringend, verursachend; hervorgebracht, verursacht] *w;* -: Gruppe gramnegativer Stäbchenbakterien; normal im Verdauungstrakt vorkommend, außerhalb des Verdauungstrakts Erreger v. a. von Harnwegsinfektionen
al|capton|uricus, ...ca, ...cum [zu ↑Alkaptonurie]: die Alkaptonurie betreffend; z. B. in der Fügung ↑Arthritis alcaptonurica
Alcohol[us] vgl. Alkohol
Al|dehyd [Kurzw. aus *Al*cohol[us] *dehyd*rogenatus]

m; -s, -e: Oxidations- (genauer: Dehydrierungs-)Produkt primärer Alkohole, sehr reaktionsfähige und für biochemische Vorgänge wichtige Gruppe chem. Verbindungen

Al|dehyd|oxidase: in der Leber vorkommende ↑Oxidase, die verschiedene Aldehyde zu den entsprechenden Karbonsäuren oxidiert, u. a. auch Xanthin zu Harnsäure; vgl. Xanthinoxidase

Aldehydzucker vgl. Aldose

Aldo|hexose [Kurzw. aus ↑*Aldo*se u. ↑*Hexose*] *w;* -, -n: ↑Aldose mit 6 Sauerstoffatomen im Molekül, z. B. ↑Glucose, ↑Galaktose

Aldol [Kurzw. aus ↑*Ald*ehyd u. ↑Alkoh*ol*] *m;* -s, -e: Verbindung von zwei Aldehyden bzw. von Aldehyd und ↑Keton (biochem. wichtig für den Zuckeraufbau)

Aldolase [zu ↑Aldol] *w;* -, -n: für den Kohlenhydrataufbau, z. B. die Aldolkondensation, wichtiges Enzym

Aldose [zu ↑Aldehyd] *w;* -, -n: Aldehydzucker, Zuckerverbindung mit einer Aldehydgruppe

Aldo|sterom [Kurzbildung zu ↑Aldehyd u. ↑Steroid] *s;* -s, -e: Tumor od. Wucherung der Nebennierenrinde infolge Aldosteronismus. **Aldo|steron** *s;* -s: den Mineralstoffwechsel (Natriumrückresorption) regelndes Hormon der Nebennierenrinde. **Aldo|steronismus** *m;* -: vermehrte Produktion von ↑Aldosteron in der Nebennierenrinde (bzw. mangelnder Aldosteronabbau in der Leber) u. das dadurch bedingte Krankheitsbild (Hypokaliämie, Hypernatriämie, Ödembildung)

Aleppobeule vgl. Leishmaniosis furunculosa

Aleuk|ämie [↑[1]a... u. ↑Leukämie] *w;* -, ...ien: veralt. Bez. für: Leukämieform mit Auftreten von unreifen weißen Blutkörperchen, aber ohne Vermehrung derselben (sonst typische Organveränderungen); aleukämische Leukämie. **aleuk|ämisch:** das Erscheinungsbild der Aleukämie zeigend, leukämieähnlich (von Blutkrankheiten)

Aleu|kie [zu ↑[1]a... u. gr. λευκός = weiß] *w;* -, ...ien, in fachspr. Fügungen: **Aleu|kia**[1], *Pl.:* ...iae: veralt. Bez. für eine schwere Bluterkrankung mit hochgradigem Schwund der ↑Granulozyten und ↑Thrombozyten, ↑Panmyelophthise u. a.

Aleu|ron [aus gr. ἄλευρον = Weizenmehl] *s;* -s: in Form von festen Körnern oder im Zellsaft gelöst vorkommendes Reserveprotein der Pflanzen (bes. in Samen; Biol.)

Aleuronat [zu ↑Aleuron] *s;* -[e]s: kohlenhydratarmes und proteinreiches (aleuron- u. kleberhaltiges) Weizenmehl, zu Backwaren für Diabetiker verarbeitet (bes. Biologie)

Alexander-Adams-Operation [ælɪgˈzandər ˈædəms...; nach den britischen Gynäkologen W. Ch. Alexander, 1815–1902, u. J. A. Adams, 1818–1899]: nicht mehr angewendete Operation zur Beseitigung einer Abknickung oder Verlagerung der Gebärmutter

Alexander-Technik [nach dem amerik. Heilpraktiker F. M. Alexander, 1869–1955]: Haltungs- und Bewegungskorrektur durch Selbsterkennen (alternative Heilmethode)

Alexie [zu ↑[1]a... u. gr. λέξις = Sprechen; Rede; Wort] *w;* -, ...ien, in fachspr. Fügungen: **Alexia**[1], *Pl.:* ...iae: Buchstabenblindheit, Wortblindheit, Unfähigkeit, Geschriebenes trotz erhaltenen Sehvermögens zu lesen (z. B. durch einen Tumor, Infarkt oder eine Hirnblutung), häufig mit ↑aphasischen und ↑apraktischen Störungen kombiniert. **Alexia linea|ris:** Unfähigkeit, Zeilen fortlaufend zu lesen. **Alexia literalis:** »Buchstabenblindheit«, Unfähigkeit, Buchstaben zu erkennen. **Alexia verbalis:** »Wortblindheit«, Unfähigkeit, geschriebene Wörter zu erkennen

Alexine [zu gr. ἀλέξειν = abwehren] *Pl.:* veralt. Bez. für: natürliche (nicht durch Immunisierung erworbene) unspezifische Abwehrstoffe im Blutserum; Komplementfaktoren

Alexi|thymie [zu ↑[1]a..., gr. λέξις = Sprechen; Rede; Wort u. gr. θυμός = Gemüt] *w;* -, ...ien, in fachspr. Fügungen: **Alexi|thymia**[1], *Pl.:* ...iae: Unvermögen, Gefühle richtig zu beschreiben. **Alexi|thymiker** *m;* -s, -, **Alexi|thymikerin** *w;* -, -nen: Person, die an Alexithymie leidet

ALG: Abk. für ↑Antilymphozytenglobulin

algerus, ...ra, ...rum [aus gleichbed. gr. ἀλγηρός]: schmerzhaft; z. B. in der Fügung ↑Akinesia algera

Algesie [zu gr. ἄλγησις = Schmerz] *w;* -, ...ien, in fachspr. Fügungen: **Algesia**[1], *Pl.:*...iae: Schmerz; Schmerzempfindlichkeit (vorwiegend als Grundwort von Zusammensetzungen gebräuchlich)

Algesi|meter [↑Algesie u. ↑...meter] *s;* -s, -: Gerät zur Bestimmung der Schmerzempfindlichkeit durch Messung der Druckstärke. **Algesi|me|trie** [↑...metrie] *w;* -: Messung der Schmerzempfindung

Algesio|loge *m;* -n, -n, **Algesio|login** *w;* -, -nen [↑Algesie u. ↑...loge]: Arzt, Ärztin mit besonderen Kenntnissen auf dem Gebiet der Schmerzbehandlung. **Al|gesio|logie** [↑...logie] *w;* -: Wissenschaft und Lehre, die sich mit der Entstehung und Behandlung von Schmerzen befasst

...al|gie

w; -, ...ien
⟨zu gr. ἄλγος »Schmerz, Leid, Trauer«⟩
Wortbildungselement mit der Bedeutung »Schmerz, Schmerzzustand«:
- Analgie
- Gastralgie
- Neuralgie

Alginat [zu lat. *alga* = Seegras, Tang] *s;* -[e]s, -e: **1)** gummiartige Masse für die Abformung von Zähnen und anderen Strukturen im Mundraum; aus Salzen der Alginsäure, die bei der Anmischung mit Wasser einen Brei ergeben, der nach 1–3 Minuten zu einer elastischen, gummiartigen Masse erstarrt. **2)** Bestandteil von Medikamenten, die zur Wundheilung im Mundraum eine gummiartige Schicht bilden. **3)** das Salz der in Algen enthaltenen Alginsäure, das zu Abmagerungskuren verwendet wird (es ist kalorienfrei, erzeugt aber Sättigungsgefühl)

Algo|dys|tro|phie [gr. *ἄλγος* = Schmerz u. ↑Dystrophie] *w;* -, ...ien: = komplexes regionales Schmerzsyndrom

Algo|la|gnie [zu gr. *ἄλγος* = Schmerz u. gr. *λαγνός* = geil, wollüstig] *w;* -, ...ien: veralt. Bez. für: sexuelle Lustempfindung beim Erleiden oder Zufügen von Schmerzen, Oberbegriff für ↑Masochismus und ↑Sadismus (Psychol.)

Algo|menor|rhö, auch: **Algo|menor|rhöe** [...rø:; gr. *ἄλγος* = Schmerz u. ↑Menorrhö] *w;* -, ...rrhöen, in fachspr. Fügungen: **Algo|menor|rhoea,** *Pl.:* ...rrhoeae: veralt. Bez. für: ↑Dysmenorrhö

Algo|meter vgl. Algesimeter

Algo|par|eu|nie [zu gr. *ἄλγος* = Schmerz, ↑para... u. gr. *εὐνή* = Lager, Bett] *w;* -, ...ien: veralt. Bez. für: ↑Dyspareunie

Algor [aus gleichbed. lat. *algor*] *m;* -s: Kälte. **Algor mortis** [↑Mors]: »Totenkälte«, Abnahme der Körpertemperatur nach Eintritt des Todes (nicht immer sicheres Todeszeichen)

Algose [zu lat. *alga* = Seetang, Alge] *w;* -, -n, in fachspr. Fügungen: **Algosis,** *Pl.:* ...oses: durch Algen hervorgerufene Erkrankung. **Algosis fau|cium** = Pharyngitis keratosa

Algo|spasmus [gr. *ἄλγος* = Schmerz u. ↑Spasmus] *m;* -, ...men: mit Schmerzen einhergehender Krampf

Alg|urie [gr. *ἄλγος* = Schmerz u. ↑...urie] *w;* -, ...ien, in fachspr. Fügungen: **Alg|uria**[1], *Pl.:* ...iae: schmerzhafte Harnentleerung

Aliasing: bei gepulsten Dopplerverfahren (pw-Doppler, Farbdoppler) werden Frequenzverschiebungen oder Strömungsgeschwindigkeiten oberhalb der Nyquist-Grenze in der Gegenrichtung dargestellt bzw. beim Farbdoppler als Farbumschlag

alibidinös [zu ↑[1]a... u. lat. *libido* = Lust, Gelüste, Trieb]: veraltende Bez. für: nicht triebhaft

Alie|nation [alı-e...; zu lat. *alienare* = entfremden] *w;* -, -en; meist in der gleichbed. fachspr. Fügung: **Alie|natio mentis** [lat. *mens,* Gen.: *mentis* = Inneres, Gemüt, Denkvermögen] *Pl.:* ...io|nes -: veralt. Bez. für ↑Psychose

Alie|nie [alı-e...; zu ↑[1]a... u. ↑Lien] *w;* -, ...ien: angeborenes Fehlen der Milz; vgl. Asplenie

Alien-limb-Gefühl: [engl. 'eılјən 'lımb = fremdes Glied] *s;* - -s: klinisches Phänomen, bei dem ein Körperglied als fremd empfunden wird (z. B. bei Morbus Parkinson)

alie|nus, ...na, ...num [aus gleichbed. lat. *alienus*]: fremd, nicht dazugehörend; z. B. in der Fügung ↑Corpus alienum

alimentär, in fachspr. Fügungen: **alimentarius, ...ria, ...rium** [zu lat. *alimentum* = Nahrungsmittel]: mit der Ernährung zusammenhängend, durch die Ernährung bedingt; z. B. in der Fügung ↑Canalis alimentarius. **alimentäre In|toxikation:** durch fehlerhafte Ernährung hervorgerufene Stoffwechselstörung des Säuglings oder Kleinkindes

alimentäre Osteo|pathie = Alimentärpsathyrose

Alimentär|psa|thyrose, alimentäre Osteo|pathie: Brüchigkeit der Knochen als Folge unzureichender Ernährung

ali|phatisch [zu gr. *ἄλειφαρ* = Salböl, Fett]; in der Fügung: **ali|phatische Verbindungen:** chem. Verbindungen mit offenen Kohlenstoffketten in der Strukturformel, zu denen viele Fette und Öle gehören

Aliquor|rhö, auch: **Aliquor|rhöe** [...rø:; ↑[1]a... u. ↑Liquorrhö] *w;* -, ...rrhöen: mangelnde Liquorproduktion und das durch den Liquorunterdruck bedingte Syndrom: Kopfschmerzen, Schwindel, Übelkeit (bei aufrechter Körperhaltung)

Alizarin [zu arab. (mit Artikel) *al-asira* = (ausgepresster) Saft] *s;* -s: aus der Krappwurzel gewonnener (jetzt synthetisch hergestellter) roter Farbstoff, der als Indikator z. B. für den pH-Wert des Harns verwendet wird

Alkales|zens|bakterien [zu ↑Alkali] *Pl.:* veralt. Bez. für: stäbchenförmige Bakterien aus der Gruppe der ↑Escherichia (Vorkommen im Stuhl kranker und gesunder Personen, z. B. bei ↑Gastroenteritiden u. ↑Zystopyelitiden)

Alkales|zenz [zu ↑Alkali] *w;* -: veralt. Bez. für den Gehalt des Blutes an gebundenem ↑Alkali

Alkali [von arab. *al-kalij* = kalzinierte Asche] *s;* -s, ...alien [...ıən]: zusammenfassende Bez. für die Hydroxide der Alkalimetalle, die in wässriger Lösung alkalisch reagieren. **Alkali|ämie** [↑Alkali u. ↑...ämie] *w;* -, ...ien: vgl. Alkalose

Alkalibelastung: Zufuhr von Bikarbonat in den Kreislauf (durch orale Gaben) zur Diagnostik von Störungen der Nierenfunktion bzw. zum Nachweis einer ↑Acidose

Alkaligenes vgl. Alcaligenes

Alkalimetalle *Pl.:* die Elemente der ersten Hauptgruppe des chem. Periodensystems: Lithium, Natrium, Kalium, Rubidium, Caesium und Francium

Alkali|me|trie [↑Alkali u. ↑...metrie] *w;* -: Methode zur quantitativen Bestimmung des Laugengehalts von Flüssigkeiten durch ↑Titrierung mit Säure (Chem.)

Alkali|re|serve: die im arteriellen Blut zur Bindung des Kohlendioxids und zur Erhaltung des Säure-Basen-Gleichgewichts (vgl. pH-Wert) vorhandene Menge von Puffersubstanzen (Natriumbikarbonat u. -phosphat)

alkalisch [zu ↑Alkali]: basisch reagierend, Lackmuspapier blau färbend (von Chemikalien, insbes. Lösungen). **alkalische Phosphatase:** aus verschiedenen Isoenzymen zusammengesetztes Exkretionsenzym, das von den Leberzellen in die Galle ausgeschieden wird, Laborparameter für Lebererkrankungen; Abk.: AP. **alkalisie|ren:** Lösungen durch Zusatz von Alkalien alkalisch machen. **alkalisie|rende Kost:** Diät mit alkalireichen Nahrungsmitteln (Gemüse), bei ↑Acidose angewandt

Alkali|urie [↑Alkali u. ↑...urie] *w;* -, ...ien: Ausscheidung von alkalischem Harn

Alkalo|id [↑Alkali u. ↑...id] *s;* -[e]s, -e (meist *Pl.*): alkalische, vorwiegend giftige Stickstoffverbindungen der Pflanzen (mit spezifischer Wirkung auf das Nervensystem)

Alkalo|penie [zu ↑Alkali u. gr. πένης = arm] *w;* -, ...ien: veralt. Bez. für: Mangel an Alkali, verringerte ↑Alkalireserve des Blutes

Alkalose [zu ↑Alkali] *w;* -, -n: Alkaliämie, auf einem Überschuss alkalisch (basisch) reagierender Stoffe im Blut beruhendes Krankheitsbild (der pH-Wert des Blutes steigt), das mit starker, bis zu Krämpfen gesteigerter Erregbarkeit einhergeht; man unterscheidet respiratorische (Hyperventilation) und metabolische Alkalosen (z. B. bei bestimmten Stoffwechselstörungen)

Alkalotikum [zu ↑Alkalose] *s;* -s, ...ka: veralt. Bez. für ein Mittel zur Behebung einer ↑Alkalose

Alk|apton|urie [zu ↑Alkali, gr. ἅπτειν = ergreifen u. ↑...urie] *w;* -, ...ien: autosomal-rezessiv vererbte Störung des Proteinstoffwechsels, hauptsächlich charakterisiert durch die Ausscheidung von Homogentisinsäure (entstehend durch den unvollständigen Abbau der Aminosäuren Phenylalanin und Tyrosin) mit dem Harn

Al|ko|hol [von arab. *al-kuhl* = Antimon, Pulver zum Färben der Augenlider; später alchemist. Bez. für: feines Pulver, Weingeist] *m;* -s, -e, in fachspr. Fügungen: **Al|co|hol[us]**, *Pl.*:...li: Hydroxylderivat eines Kohlenwasserstoffes; im engeren Sinne Kurzbez. für ↑Äthylalkohol, Weingeist, Bestandteil aller alkohol. Getränke. **Al|co|hol[us] ab|solutus:** med. Bez. für: absoluter (d. i. wasserfreier) Äthylalkohol. **Al|co|hol[us] de|hy|dro|genatus** = Aldehyd

Alkohol|abusus [aus ↑Alkohol u. engl. *abuse* = Missbrauch]: Missbrauch von Alkohol

Al|ko|holase [↑Alkohol u. ↑...ase] *w;* -: = Alkoholdehydrogenase

Al|ko|hol|dehy|dro|genase: Alkohol oxidierendes Enzym (in der Leber und in Hefe vorkommend)

Alkohol|delir: ↑Delilium tremens

Alkohol-Embryo|pathie: fetales Alkoholsyndrom; durch Alkoholkonsum während der Schwangerschaft auslösbare Schädigung des Embryos mit typischen körperlichen Zeichen wie niedrige Stirn, enge Lidspalten, verkürzte Nasenrücken, Mikrozephalie, geistige Behinderung

Al|ko|hol|halluzinose: Psychose bei chronischem Alkoholismus, charakterisiert durch akustische Halluzinationen (bei klarem Bewusstsein)

Al|ko|holi|ker *m;* -s, -, **Al|ko|holi|kerin** *w;* -, -nen: gelegentlich abwertende Bez. für: an ↑Alkoholismus leidende Person

al|ko|holisch [zu ↑Alkohol]: Alkohol enthaltend; durch Alkohol bewirkt; Alkohole betreffend. **Al|ko|holismus** *m;* -: zusammenfassende Bez. für verschiedene Formen der Alkoholintoxikation, der Alkoholabhängigkeit und das durch sie bedingte körperliche und psychische Erscheinungsbild

Al|ko|hol|neu|ritis: veralt. Bez. für: ↑Polyneuritis bei Alkoholabhängigen

Al|kyl [Kurzw. aus ↑*Alk*ohol u. ↑...*yl*] *s;* -s, -e: einwertiger Kohlenwasserstoffrest, dessen Verbindung z. B. mit einer Hydroxylgruppe einfache Alkohole liefert (Chem.). **Al|kylanzien,** auch: **Al|kylantia** [Kunstw.] *Pl.:* Substanzen mit Alkylgruppen, die mit Phosphatgruppen oder Karboxylgruppen reagieren und Moleküle inaktivieren (zur Krebsbehandlung). **al|kylie|ren:** eine Alkylgruppe in eine chem. Verbindung einführen

ALL: Abk. für *a*kute *l*ymphatische *L*eukämie

all..., All... vgl. allo..., Allo...

Al|lach|äs|thesie ↑Allästhesie

Allaitement mixte [alɛtmã ˈmɪkst; aus frz. *allaitement mixte* = gemischtes Stillen] *s;* - -: veralt. Bez. für: ↑Zwiemilchernährung

Allantia|sis [zu gr. ἀλλᾶς, Gen.: ἀλλᾶντος = (Knoblauch)wurst] *w;* -: = Botulismus

Allantoin [zu ↑Allantois] *s;* -s: Produkt des Harnstoffwechsels (Purinabbaus), in vielen Pflanzen und im Säugetierharn vorkommender Naturstoff

Allantois [...o-ɪs; zu gr. ἀλλᾶς, Gen.: ἀλλᾶντος = (Knoblauch)wurst] *w;* -: Urharnsack, Ausstülpung des Enddarms im frühembryonalen Stadium der Wirbeltiere

Allanto|toxin [gr. ἀλλᾶς, Gen.: ἀλλᾶντος = (Knoblauch)wurst u. ↑Toxin] *s;* -s: veralt. Bez. für: Toxin des Clostridium botulinum

All|äs|thesie [zu ↑allo... u. gr. αἴσθησις = Sinneswahrnehmung] *w;* -, ...ien: Abschwächung der Oberflächensensibilität derart, dass ein Empfindungsreiz an eine andere Stelle lokalisiert wird

allel: ein Allel betreffend

Allel [zu gr. ἀλλήλων = einander, gegenseitig] *s;* -s, -e (meist *Pl.*): die einander entsprechenden Erbanlagen homologer ↑Chromosomen (Biol.)

Allelie [zu ↑Allel] *w;* -, ...ien: Zusammengehörigkeit von Allelen; Kombinationsmöglichkeit von (mutativ veränderten) Allelen (Biol.)

Allen-Test [ˈælən...; nach dem amerik. Physiologen E. A. Allen, 1892–1943]: Funktionsprüfung des Kollateralkreislaufs bei organischen Durchblutungsstörungen (z. B. vor arteriellen Punktionen; v. a. zur Überprüfung des Hohlhandbogens eingesetzt)

All|en|these [↑allo... u. gr. ἔνθεσις = das Hineinsetzen] *w;* -, -n: veraltende Bez. für: **a)** operatives Einbringen einer körperfremden Substanz ins Gewebe; **b)** das so eingebrachte Implantat

all|ergen [Kurzw. aus ↑*Allerg*ie u. ↑...*gen*]: eine Allergie hervorrufend

All|ergen *s;* -s, -e (meist *Pl.*): Stoff, der eine ↑Allergie hervorruft, hervorrufen kann; körperfremde Substanz, die die Bildung spezifischer ↑Antikörper in den Zellen auslöst

Allergen|karenz [aus ↑Allergen u. ↑Karenz]: Vermeidung des Kontakts mit (individuell) bekannten Allergenen

allergicus vgl. allergisch. **Al|ler|gie** [zu ↑allo... u. gr. *ἔργον* = Werk; Tätigkeit; formal an ↑Energie angelehnt] *w;* -, ...ien, in fachspr. Fügungen: **Al|ler|gia**[1], *Pl.:* ...iae: von körperfremden Substanzen ausgelöste ↑Antikörperbildung und die dadurch bedingte krankhaft veränderte Reaktion des Organismus, ausgeprägt als Überempfindlichkeit z. B. gegen die Berührung von Haut oder Schleimhaut mit gewissen Stoffen wie Proteine, Blütenpollen u. a., gegen Nahrungsmittel, als Arzneimittelunverträglichkeit u. a.

Al|ler|gie|pass: personalisierter Ausweis, in den ärztlich festgestellte Allergien und zugehörige ↑Allergene eingetragen werden. **Al|ler|gi|ker** *m;* -s, -, **Al|ler|gi|ke|rin** *w;* -, -nen: an ↑Allergie leidende Person; jemand, der für Allergien anfällig ist. **al|ler|gisch,** in fachspr. Fügungen: **al|ler|gi|cus, ...ca, ...cum:** die ↑Allergie betreffend, auf Allergie beruhend (z. B. in der Fügung ↑Acne allergica); krankhaft auf von körperfremden Stoffen ausgehende Reize reagierend, überempfindlich. **al|ler|gi|sie|ren:** einen Organismus allergisch machen (von ↑Allergenen). **Al|ler|gi|sie|rung** *w;* -, -en: Vorgang der aktiven Sensibilisierung oder Umstimmung des Organismus durch ein ↑Allergen bzw. durch Aufnahme eines Allergens in den Körper

Al|ler|go|id [zu ↑Allergie u. ↑...id] *s;* -[e]s, -e (meist *Pl.*): chemisch veränderte Allergene zur Behandlung einer Allergie

Al|ler|go|lo|ge *m;* -n, -n, **Al|ler|go|lo|gin** *w;* -, -nen [↑Allergie u. ↑...loge]: Arzt, Ärztin mit besonderen Kenntnissen auf dem Gebiet der Allergologie. **Al|ler|go|lo|gie** [↑...logie] *w;* -: Wissenschaft und Lehre von der Allergie. **al|ler|go|lo|gisch:** die Allergologie betreffend

Al|ler|go|me|trie [zu ↑Allergie u. ↑...metrie] *w;* -, ...ien: veralt. Bez. für die Prüfung der Stärke einer allergischen Reaktion durch dosierte Zufuhr von ↑Allergenen (z. B. im Tuberkulin-Hauttest)

Al|ler|go|se [zu ↑Allergie] *w;* -, -n: veralt. Sammelbez. für allergische (durch ↑Allergene ausgelöste) Krankheiten

All|ge|mein|arzt, All|ge|mein|ärz|tin: offizielle Bez. für einen Facharzt bzw. eine Fachärztin auf dem Gebiet der ↑Allgemeinmedizin

All|ge|mein|in|fek|tion: den ganzen Organismus ergreifende Infektion, z. B. ↑Sepsis

All|ge|mein|me|di|zin: offiziell anerkannter Facharztbereich für die Erkennung und Behandlung jeder Art von Erkrankung, für die Krankheitsvorsorge und die gesunde Lebensführung sowie für die Integration der medizinischen, sozialen und psychischen Hilfen. **All|ge|mein|me|di|zi|ner** *m;* -s, -, **All|ge|mein|me|di|zi|ne|rin** *w;* -, -nen: inoffizielle Bez. für einen Arzt, eine Ärztin für Allgemeinmedizin

All|ge|mein|re|ak|tion: Reaktion des Gesamtorganismus auf einen [krank machenden] Reiz im Gegensatz zur lokalen oder Herdreaktion

Allium [aus lat. *allium* = Knoblauch] *s;* -s: Lauch, Gattung der Zwiebelgewächse. **Allium sativum:** Knoblauch

al|lo..., Al|lo...

vor Vokalen meist **all..., All...**
⟨zu gr. *ἄλλος* »der andere; verschieden, anders«⟩
Wortbildungselement mit den Bedeutungen »anders, verschieden, fremd, gegensätzlich«:
- Allergie
- allogam
- Alloplastik
- Allobiose

Al|lo|an|ti|gen [zu ↑allo... u. ↑Antigen]: Antigen auf Zelloberflächen von Lymphozyten (↑HLA-System), Erythrozyten (↑Blutgruppe), das nur von einem Individuum produziert wird und nicht von anderen Individuen der gleichen Art (Species)

Al|lo|ar|thro|plas|tik [↑allo..., ↑arthro... u. ↑Plastik] *w;* -, -en: operativer Ersatz eines Gelenks durch körperfremdes Material

Al|lo|bio|se [zu ↑allo... u. gr. *βίος* = Leben] *w;* -, -n: Änderung des normalen Verhaltens von Organismen unter dem Einfluss veränderter innerer oder äußerer Bedingungen (Biol.)

Al|lo|chei|rie [zu ↑allo... u. gr. *χείρ* = Hand] *w;* -, ...ien: Empfindungsstörung, bei der Berührungs-, Schmerz- oder Temperaturreize bes. an den Extremitäten (Händen) jeweils an der anderen (als der betroffenen) Extremität bzw. der anderen Körperhälfte lokalisiert werden (z. B. bei ↑Tabes dorsalis, ↑multipler Sklerose, aber auch psychogen)

Al|lo|che|zie [zu ↑allo... u. gr. *χέζειν* = seine Notdurft verrichten] *w;* -, ...ien: **1)** Stuhlentleerung durch eine Fistel (z. B. Blasenfistel) statt aus dem Anus. **2)** Entleerung von nicht fäkalen Massen (z. B. Blut, Schleim, Urin) aus dem Anus

Al|lo|chro|ma|sie [zu ↑allo... u. gr. *χρῶμα* = Haut; Hautfarbe; Farbe] *w;* -, ...ien: **1)** unterschiedliche Färbung eines histologischen Präparates, das mit einem Farbstoff gefärbt wird, der nicht auf eine einheitliche chemische Substanz zurückgeht. **2)** Färbung an sich farbloser Stoffe durch farbige Substanzen

Al|lo|cor|tex vgl. Allokortex

Al|lo|dro|mie [zu ↑allo... u. gr. *δρόμος* = Lauf] *w;* -, ...ien: = Allorrhythmie

Al|lo|dy|nie: Phänomen, dass wiederholte, kurz dauernde Berührungen Schmerzen auslösen, konstante dagegen nicht; Befund bei Sensibilitätsprüfung

al|lo|gen [↑allo... u. ↑...gen]: = alloplastisch

Al|lo|ka|tion: 1) Zuweisung von finanziellen Mitteln, Produktivkräften u. Material. **2)** Zuweisung von Transplantationsorganen

Al|lo|ki|ne|sie [zu ↑allo... u. gr. *κίνησις* = Bewegung] *w;* -, ...ien: Ausführung einer anderen Bewegung als der beabsichtigten; unbeabsichtigte Bewegung eines Gliedes anstelle einer beabsichtigten Bewegung der entsprechenden Extremität der anderen Körperhälfte (bei Störungen im Bewegungszentrum)

Allo|kortex [↑allo... u. ↑Kortex] *m;* -[es], -e u. ...tizes, in der anat. Nomenklatur: **Allo|cortex** *m;* -, ...tices: stammesgeschichtlich ältester, nicht oder nur in wenige Schichten aufgegliederter Abschnitt der Großhirnrinde wie z. B. das Riechhirn

Allo|lalie [zu ↑allo... u. gr. *λαλεῖν* = schwatzen, reden] *w;* -, ...ien: Behinderung oder Auflösung der Sprachfähigkeit (bei Menschen mit ↑Psychose)

Allo|me|trie [↑allo... u. ↑...metrie] *w;* -, ...ien: verschieden große Wachstumsgeschwindigkeit von Organen, Gliedmaßen oder Geweben (im Verhältnis zu anderen Organen usw. bzw. im Verhältnis zur Wachstumsgeschwindigkeit des ganzen Organismus)

allo|me|trisch: ↑Allometrie aufweisend

Allo|mor|phie [zu ↑allo... u. gr. *μορφή* = Gestalt] *w;* -, ...ien: Gestaltänderung der Zellen unter bestimmten Bedingungen, z. B. die Abrundung der ↑Fibrozyten in ödematösen Geweben

Allo|par|algie [↑allo..., ↑para... u. ↑...algie] *w;* -, ...ien: Übergreifen von Schmerzen auf das dem Erkrankungsherd entsprechende Gebiet der anderen Körperhälfte

Allo|pa|thie [↑allo... u. ↑...pathie] *w;* -: Bezeichnung für die herkömmliche Heilkunst (Schulmedizin; auf der Basis solcher Heilmittel, deren Wirkung den Krankheiten entgegengerichtet ist), im Gegensatz zur ↑Homöopathie

Allo|phlogistie [zu ↑allo... u. gr. *φλογιστός* = verbrannt] *w;* -, ...ien: veraltende Bez. für eine Änderung (Steigerung oder Minderung) der Entzündungsbereitschaft des Organismus, die nicht durch eine Antigen-Antikörper-Reaktion, sondern durch gleichzeitig ablaufende andere entzündliche Prozesse bedingt ist. **allo|phlogistisch:** die Allophlogistie betreffend

Allo|plasie [zu ↑allo... u. gr. *πλάσσειν* = bilden, formen] *w;* -, ...ien: = Heteroplasie

Allo|plastik [↑allo... u. ↑Plastik] *w;* -, -en: Verwendung von körperfremden, künstlichen Materialien bei plastischen Operationen. **allo|plastisch:** aus körperfremden, künstlichen Materialien bestehend (bes. von Transplantaten gesagt)

Allo|protein [↑allo... u. ↑Protein] *s;* -s, -e (meist *Pl.*): seltene Sammelbez. für die in geringen Mengen vorkommenden blutfremden oder pathologisch veränderten Serumproteine

Allo|psy|chose [↑allo... u. ↑Psychose] *w;* -, -n: veralt. Bez. für eine Psychose, bei der die Orientierung des Bewusstseins über die Außenwelt gestört ist

Allor|rhyth|mie [zu ↑allo... u. ↑Rhythmus] *w;* -, ...ien: Störung des Herzrhythmus mit regelmäßig eintretenden ↑Extrasystolen

Allo|som [↑allo... u. ↑...som] *s;* -s, -en: **1)** = Heterochromosom. **2)** zellfremder, von außen eingedrungener od. von den Nukleolen bei der Zellteilung abgesprengter, normalerweise nicht vorkommender Bestandteil des Zytoplasmas (Biol.)

Allo|sterie [zu ↑allo... u. gr. *στερεός* = starr, hart; fest (bes. von geometrischen Körpern)] *w;* -, ...ien: Änderung der räumlichen Anordnung eines Proteinmoleküls durch Bindung von Effektoren; Enzyme verändern so die Affinität zu ihren Substraten. **allo|sterisch:** die Allosterie betreffend, mit Allosterie verbunden

Allo|topie [zu ↑allo... u. gr. *τόπος* = Ort, Stelle] *w;* -, ...ien: seltene Bez. für: ↑Dystopie

Allo|trans|plantat [↑allo... u. ↑Transplantat] *s;* -[e]s, -e: Transplantat, das zwischen zwei Individuen der gleichen Art ausgetauscht wird

Allo|trio|geu|sie [zu gr. *ἀλλότριος* = fremd, fremdartig u. gr. *γεῦσις* = Geschmack] *w;* -, ...ien: veralt. Bez. für: Halluzination des Geschmackssinnes, Täuschung in der Geschmackswahrnehmung

Allo|trio|phagie [zu gr. *ἀλλότριος* = fremd, fremdartig u. gr. *φαγεῖν* = essen] *w;* -, ...ien: krankhafte Begierde oder Gewohnheit, ungewöhnliche, zur Nahrung nicht geeignete Stoffe zu verzehren; ↑Pica

Allo|tri|osmie [zu gr. *ἀλλότριος* = fremd, fremdartig u. gr. *ὀσμή* = Geruch] *w;* -, ...ien: = Heterosmie

All|oxan [Kunstw. aus *All*antoin u. *Ox*alsäure] *s;* -s: Spaltungsprodukt der Harnsäure von vielseitiger biochemischer Wirkung (nicht natürlich vorkommend)

Aloe [ˈa:lo-e:; von gr. *ἀλόη* = Aloe] *w;* -, Aloen [a:loən]: **1)** Gattung der Liliengewächse mit Zier- und Heilpflanzen. **2)** eingedickter Saft aus den Blättern verschiedener trop. Aloearten (als Abführmittel verwendet)

Alogie [zu ↑[1]a... u. gr. *λόγος* = Wort; Rede]: Unvermögen, grammatikalisch und logisch korrekte Sätze zu bilden (bes. bei ↑Aphasie, schwerer Psychose oder geistiger Behinderung bzw. Intelligenzminderung)

Aloin [zu ↑Aloe] *s;* -s: abführend wirkender Hauptbestandteil der Aloe, ein Anthracenderivat

Aloin|probe: früher angewandte Methode zum Nachweis von Blut in Urin, Stuhl, Mageninhalt u. a mittels Aloin und einem Sauerstoff liefernden Zusatz (Terpentinöl, Wasserstoffperoxid), dessen Sauerstoff das Aloin bei Anwesenheit von Blut zu rotem Farbstoff oxidiert

Alopezie [von gr. *ἀλωπεκία* = Fuchsräude; krankhafter Haarausfall] *w;* -, ...ien, in fachspr. Fügungen: **Alopecia**[1], *Pl.:* ...iae: Glatzenbildung, Glatze, zusammenfassende Bez. für alle Formen krankhaften Haarausfalls und angeborenen oder erworbenen Haarmangels. **Alopecia area|ta:** Glatzenbildung mit kreisförmig umschriebenen kahlen Stellen. **Alopecia climacterica:** im Klimakterium auftretender, endogen bedingter Haarausfall bei Frauen. **Alopecia con|genita:** angeborene, vollständige oder partielle Haarlosigkeit. **Alopecia de|calvans** = Folliculitis decalvans. **Alopecia diffusa:** allgemeiner Haarausfall, der nicht zur Bildung umschriebener Kahlstellen führt. **Alopecia liminaris frontalis:** Haarausfall an der Haargrenze der Stirn (infolge Zugbeanspruchung bei ungeeigneter Haartracht, durch Lockenwickler u. Ä. auftretend; vgl. Alopecia mechanica). **Alopecia lu|i|ca** = Alopecia syphilitica. **Alopecia marginalis traumatica:** Haarausfall an der Haargrenze (infolge mechan. Zugbeanspruchung; vgl. Alopecia liminaris frontalis). **Alopecia me|chanica:** durch Einwirkung mechanischer Kräfte (Zug, Druck, Reibung u. a.) hervorgerufener Haarausfall, der zu irreversibler Kahlheit führen kann. **Alopecia parvimaculata:** Haarausfall, der zur Bildung kleiner, umschriebener Kahlstellen führt. **Alopecia pityroides:** im Zusammenhang mit ↑Pityriasis capitis auftretender Haarausfall. **Alopecia prae|matura:** frühzeitige idiopathische, irreversible Glatzenbildung, an der Stirnseite und an den Schläfen beginnend. **Alopecia sebor|rho|i|ca:** durch ↑Seborrhö verursachter Haarausfall (bei Frauen diffus bleibend, bei Männern zur Glatzenbildung führend). **Alopecia senilis:** Haarausfall infolge altersbedingter Degeneration des Haars, vorwiegend bei Männern. **Alopecia sim|plex** = Alopecia praematura. **Alopecia speci|fica** = Alopecia syphilitica. **Alopecia stria|ta trans|versalis:** veralt. Bez. für: Alopezie mit Bildung von Kahlstellen in Form von Querstreifen (hervorgerufen durch schädigende Dauerwellenverfahren). **Alopecia sym|ptomatica:** nicht idiopathischer, als Begleiterscheinung anderer Erkrankungen auftretender Haarausfall. **Alopecia sym|ptomatica dif|fusa:** ↑Alopecia diffusa, die im Zusammenhang mit anderen krankhaften Prozessen auftritt. **Alopecia sy|philitica:** Alopecia specifica, reversible Alopezie als Begleiterscheinung der Syphilis (auch Augenbrauen und Wimpern erfassend). **Alopecia totalis:** akute, sich über den ganzen Kopf verbreitende Alopezie, die zu vollständiger Kahlheit (auch zu Verlust der Wimpern, Brauen, Achsel- und Schamhaare und zu Dystrophie der Nägel) führt

al|pha..., Al|pha... [gr. *α* (*ἄλφα*) = erster Buchstabe des gr. Alphabets]: Bestimmungswort von Zus. zur Kennzeichnung des ersten von mehreren vergleichbaren Dingen, Personen oder Vorgängen, und zwar sowohl rein numerisch gesehen als auch im Sinne einer Stufung; z. B. Alphawellen, Alphaalkoholiker

Al|pha|aktivierung: Aktivierung des ↑Alpharhythmus

Al|pha|alkoholiker, Al|pha|alkoholikerin [↑alpha... u. ↑Alkoholiker]: in Konfliktsituationen bzw. zur Erleichterung Alkohol trinkende Person ohne Kontrollverlust, jedoch mit einer gewissen psychischen Abhängigkeit

Al|pha-1-Antitrypsin [zu ↑Anti... u. ↑Trypsin]: Protein im Blutserum, Proteaseinhibitor (hemmt Trypsin und andere Serinproteasen), Entzündungsmarker. **Al|pha-1-Anti|trypsin-Mangel:** erbliche Stoffwechselerkrankung. Verminderte Serumkonzentrationen des Proteasehemmers Alpha-1-Antitrypsin führen zur Proteolyse in Zellen und Geweben. Folgen: u. a. Lungenemphysem, Leberzirrhose; Laurell-Eriksson-Syndrom

Al|pha|blocker, α-Blocker: Kurzbez. für ↑Alpharezeptorenblocker

Al|pha-1-Feto|prote|in, Al|pha|fe|to|pro|te|in [↑alpha..., ↑Fetus u. ↑Protein] *s;* -s, -e: Protein, das während einer Schwangerschaft von Leber und Dottersack des Ungeborenen gebildet wird und über den Mutterkuchen (Plazenta) in den mütterlichen Kreislauf übertritt; außerhalb einer Schwangerschaft dient Alpha-1-Fetoprotein als ↑Tumormarker u. a. für Keimzelltumoren und hepatozelluläres Karzinom; Abk.: AFP

Al|pha-Ketten-Krankheit: Schwerketten-Krankheit, H-Ketten-Krankheit, heavy-chain-disease. Allgemein Paraproteinämie mit monoklonaler Gammopathie durch Produktion typischer schwerer Ketten der Immunglobuline; bei Alpha-Ketten-Krankheit Vermehrung schwerer Ketten der Immunglobulinklasse A; klinisch Fieber, Gewichtsverlust, Diarrhö, Malabsorption und Symptome des abdominalen Tumorbefalls (z. B. Schmerzen)

Al|pha|lipo|proteine [↑alpha... u. ↑Lipoproteine] *Pl.:* ältere Bez. für ↑high density lipoproteins

Al|pha|mimetikum [zu ↑Alpharezeptor u. gr. *μιμεῖσθαι* = nachahmen] *s;* -s, ...ka: Substanz, die im Körper die gleichen Erscheinungen hervorruft, wie sie durch Alpharezeptoren ausgelöst werden. **al|pha|mimetisch:** ein Alphamimetikum betreffend

Al|pha|re|duktion [↑alpha...]: Verminderung des ↑Alpharhythmus

Alpha|rezeptor, α-Rezeptor [↑alpha... u. ↑Rezeptor]: Rezeptor des sympathischen Nervensystems, der Vasokonstriktion, Kontraktion der Gebärmutter, der Harnleiter und des Musculus dilatator pupillae sowie die Erschlaffung des Darms vermittelt

Al|pha|rezeptoren|blocker, α-Rezeptoren-Blocker, Kurzbez.: **Alpha|blocker, α-Blocker:** chemische Substanz, die die Wirkung auf die Alpharezeptoren blockiert

Al|pha|rhythmus: im normalen Hirnstrombild vorherrschender Rhythmus (8–13 Hz) von ↑Alphawellen

Al|pha|strahlen, α-Strahlen *Pl.:* aus ↑Alphateilchen bestehende Korpuskularstrahlung (in der Strahlentherapie angewandt)

Al|pha|sym|pa|thiko|lyse [Kurzbildung zu ↑Alpharezeptor, ↑Sympathikus u. gr. *λύειν* = lösen, auflösen] *w;* -, -n: Hemmung der Alpharezeptoren sympathischer Nerven durch Arzneimittel. **Al|pha|sym|pa|thiko|lytikum** *s;* -s, ...ka: Arzneimittel, das die Alpharezeptoren sympathischer Nerven hemmt

Al|pha|sym|pa|thiko|mimetikum, auch **Alphasympathomimetikum** [↑alpha... u. ↑Sympathikomimetikum] *s;* -s, ...ka: Arzneimittel, das die Wirkung der Alpharezeptoren sympathischer Nerven steigert

Al|pha|teilchen, α-Teilchen *Pl.:* Heliumatomkerne, aus denen die Alphastrahlen bestehen (Phys.)

Al|pha|wellen, α-Wellen [↑alpha...] *Pl.:* normale Wellenform der (im Elektroenzephalogramm aufgezeichneten) Hirnströme (Frequenz von 8–13 pro Sekunde)

Al|pha|zellen, α-Zellen [↑alpha...] *Pl.:* **1)** veralt. Bez. für: ↑acidophile Zellen des Hypophysenvorderlappens. **2)** andere Bez. für die ↑A-Zellen der Langerhans-Inseln des Pankreas

Al|pho|dermie [zu gr. ἀλφός = weißer Fleck auf der Haut u. gr. δέρμα = Haut] *w;* -, ...ien: veralt. Bez. für: ↑Albinismus

Alport-Syndrom [nach dem südafrik. Arzt Arthur C. Alport, 1880–1959]: autosomal-dominant vererbte tubuläre Niereninsuffizienz, Innenohrschwerhörigkeit u. Augenanomalien

Alptraum vgl. Albtraum

ALS: 1) Abk. für ↑*a*myotrophe *L*ateral*s*klerose. **2)** Abk. für ↑*A*nti*l*ymphozyten*s*erum

ALT vgl. Glutamat-Pyruvat-Transaminase

Alterans [zu lat. *alterare* = anders machen] *s;* -, ...anzien [...iən] *od.* ...antia (meist *Pl.*): Mittel zur Umstimmungsbehandlung (Reizkörperbehandlung), z. B. das eigene Blut bei Eigenblutinjektionen. **Alteration** *w;* -, -en: **1)** krankhafte Veränderung, Verschlimmerung eines Zustandes. **2)** Gemütserregung, Aufregung. **3)** Umlagerung der DNA (Genetik). **4)** Veränderung von Zellen und Geweben

alternans vgl. alternierend

Alternativ|medizin [aus frz. *alternatif* = abwechselnd, umgehend, zu frz. *alterne* = abwechselnd, von gleichbed. lat. *alternus*]: Erfahrungsheilkunde, Außenseitermedizin, zusammenfassende Bez. für Therapieverfahren (z. B. Akupunktur, Homöopathie, Neuraltherapie), die auf einem Krankheits- und Therapieverständnis beruhen, das sich von dem der etablierten ↑Schulmedizin in wesentlichen Punkten unterscheidet; die Wirksamkeit ihrer Verfahren lässt sich mit naturwissenschaftlichen Methoden häufig nicht nachweisen. **alternativ|medizinisch:** die Alternativmedizin betreffend, zu ihr gehörend

Alternativ|psychose: bei Epilepsie evtl. auftretende psychotische Symptomatik, die bei Normalisierung des EEG-Befundes auftritt

alternie|ren [zu lat. *alternare* = abwechseln]: abwechseln, sich [in regelmäßigem Wechsel] ablösen. **alternie|rend,** in fachspr. Fügungen: **alternans:** sich abwechselnd, zeitweilig mit etwas anderem wechselnd; z. B. in der Fügung ↑Pulsus alternans. **alternierendes Fieber:** Erkrankung mit abwechselnd fiebrigen und fieberfreien Zuständen. **alternus, ...na, ...num** [aus gleichbed. lat. *alternus*]: einer um den anderen, abwechselnd, wechselseitig

Altersbrand vgl. Gangraena arteriosclerotica

Altersflecke vgl. Keratoma senile

Altersheilkunde vgl. Geriatrie

Alters|krebs: zusammenfassende Bez. für Krebsformen, die im Alter gehäuft vorkommen

Altersschwäche vgl. Marasmus

Alterssichtigkeit vgl. Presbyopie

Alt|gedächtnis vgl. Langzeitgedächtnis

altus, ...ta, ...tum [aus gleichbed. lat. *altus*]: hoch; tief; z. B. in der Fügung ↑Sectio alta

Aluminium [zu lat. *alumen,* Gen. *aluminis* = Alaun] *s;* -s: chem. Grundstoff, Leichtmetall; Zeichen: Al

Aluminiumlunge vgl. Aluminosis pulmonum

Aluminose [zu ↑Aluminium] *w;* -, -n, in fachspr. Fügungen: **Aluminosis,** *Pl.:*...oses: krankhafte Veränderung der oberen Luftwege und der Lunge durch eingeatmeten Aluminiumstaub; ist eine Berufskrankheit. **Aluminosis pulmonum:** Aluminium[staub]lunge, das durch Ablagerung eingeatmeten Aluminiumstaubes in den unteren Lungenabschnitten hervorgerufene Krankheitsbild

alveo|lär, auch: **alveo|lar,** in fachspr. Fügungen: **alveo|laris, ...re** [zu ↑Alveole]: mit kleinen Fächern oder Hohlräumen versehen, die Alveolen (↑Alveoli dentales u. pulmonis) betreffend; z. B. in der Fügung ↑Arteria alveolaris

Alveo|lar|ek|tasie: Erweiterung der Lungenbläschen, die zu einem Lungenemphysem führt

Alveo|lar|epi|thel: das die Lungenbläschen auskleidende einschichtige Epithel

Alveo|lar|fortsatz vgl. Processus alveolaris

alveolaris vgl. alveolär

Alveo|lar|luft: die in den Lungenbläschen enthaltene Atemluft (dient dem Gasaustausch zwischen freier Atmosphäre und Lungenblut)

Alveo|lar|peri|ost: Knochenhaut der Zahnfächer im Unter- und Oberkiefer

Alveo|lar|pyor|rhö, auch: **Alveo|lar|pyor|rhöe:** veralt. Bez. für: Parodontopathie

Alveo|lar|zellen|karzinom: ↑Adenomatose der Lunge, von den Alveolarepithelien ausgehend

Alveo|le [aus lat. *alveolus,* Gen.: *alveoli* = kleine Mulde, Wanne] *w;* -, -n (meist *Pl.*), in fachspr. Fügungen: **Alveo|lus** *m;* -, ...li (meist *Pl.*): kleiner Hohlraum; zusammenfassende Bez. für: **a)** Lungenbläschen; **b)** Zahnfächer. **Alveo|li dentales:** Zahnfächer, die Knochenmulden des Ober- und Unterkiefers, die die Zahnwurzeln aufnehmen. **Alveo|li pulmonis:** »Lungenbläschen«, dünnwandige Bläschen an den ↑Bronchiolen, durch deren Wände der Gasaustausch zwischen Atemluft und Lungenblut stattfindet

Alveo|litis [zu ↑Alveole] *w;* -, ...itiden (in fachspr. Fügungen: ...itides): **1)** Knochenhautentzündung an den Zahnfächern. **2)** Entzündung der Lungenbläschen

Alve|us [aus lat. *alveus,* Gen.: *alvei* = Mulde, Wanne] *m;* -, Alvei [...e-ɪ]: Höhlung, Ausbuchtung in einem Organ. **Alve|us hippo|campi:** dünne Schicht weißer Substanz, die in den ↑Hippocampus eingelagert ist

Alvus [aus gleichbed. lat. *alvus,* Gen.: *alvi*] *m;* -, Alvi:

seltene Bez. für: Unterleib, Gesamtheit der Eingeweide (insbes. Darmtrakt)

Alym|pho|zytose [zu ↑ [1]a... u. ↑ Lymphozyt] *w;* -, -n: seltene, der ↑ Agranulozytose entsprechende, durch das Fehlen bzw. den Schwund der ↑ Lymphozyten im Blut bedingte Krankheit

Alzheimer|demenz [nach dem dt. Neurologen Alois Alzheimer, 1864–1915]: vgl. Alzheimerkrankheit.

Alzheimer|krankheit: degenerative Hirnerkrankung mit unaufhaltsam fortschreitender ↑ Demenz und demenztypischen Symptomen (meist sporadisch und selten familiär, d.h. erblich, bedingt; beginnt meist nach dem 65. Lebensjahr).

Alzheimer|zellen *Pl.:* entartete Gliazellen mit großen Kernen, bei ↑ hepatolentikulärer Degeneration auftretend

Am: chem. Zeichen für ↑ Americium

am..., Am... vgl. amb..., Amb...

a. m. = ante mortem

ama|krin [zu ↑ [1]a..., gr. μακρός = groß u. gr. ἴς, Gen.: ἰνός = Muskel; Sehne, Faser]: ohne lange Fortsätze, ohne lange Fasern; z. B. in der Fügung: **amakrine Zellen,** *Pl.:* in der ↑ Retina vorkommende Nervenzellen mit nur kurzen Fortsätzen

Amalgam [aus gleichbed. mlat. *amalgama*] *s;* -s, -e: Legierung eines Metalls mit Quecksilber; im engeren Sinne: Silber- oder Kupferamalgam (zu Zahnfüllungen verwendet)

Amanita [aus gr. ἀμανῖται = Erdschwämme] *w;* -: Gattung der Blätterpilze. **Amanita mus|caria** [zu lat. *musca* = Fliege]: »Fliegenpilz« (enthält u.a. das giftige ↑ Muskarin). **Amanita phallo|ides:** grüner Knollenblätterpilz (enthält u.a. das giftige ↑ Amanitin)

Amanitin [zu ↑ Amanita] *s;* -s: Alkaloid des Knollenblätterpilzes (die Leber und andere Organe schädigendes Zellgift)

Amarum [zu lat. *amarus* = bitter] *s;* -s, ...ra (meist *Pl.*): Bittermittel, (pflanzliche) Droge, die Bitterstoffe enthält und anregend auf die Magensaft- und Speichelsekretion wirkt

Amastie [zu ↑ [1]a... u. gr. μαστός = (Mutter)brust] *w;* -, ...ien: angeborenes Fehlen einer oder beider Brustdrüsen (bes. bei Frauen)

Ama|toxin [zu ↑ Amanita (in der Fügung Amanita phalloides) u. ↑ Toxin] *s;* -s, -e: Sammelbez. für hochgiftige Pilze aus der Familie der Amanitaceae (z. B. Knollenblätterpilze), deren Haupttoxin ↑ Amanitin ist

Amau|rose [zu gr. ἀμαυρός = dunkel; blind] *w;* -, -n, in fachspr. Fügungen: **Amaurosis,** *Pl.:* ...oses: Sammelbez. für die verschiedenen Formen völliger oder weitgehender Erblindung; im engeren Sinne: »schwarzer Star«, bei dem jede Lichtempfindung aufgehoben ist. **Amau|rosis fugax:** einseitige Verminderung des Sehvermögens wechselnden Ausmaßes. **amau|rotisch:** blind, ohne Sehvermögen; die Amaurose betreffend, mit ihr zusammenhängend. **amau|rotische Idio|tie:** veralt., diskriminierende Bez. für: ↑ Tay-Sachs-Krankheit. **amaurotisches Katzenauge:** infolge eines Netzhauttumors erblindetes Auge, dessen Hintergrund das Licht gelblich reflektiert

Amazie [zu ↑ [1]a... u. gr. μαζός = Brustwarze] *w;* -, ...ien: = Amastie

amb..., Amb... [aus der gleichbed. lat. Vorsilbe *amb..., ambi...*], vor Konsonanten: **ambi..., Ambi...** oder **am..., Am...:** Vorsilbe mit der Bedeutung »um – herum, ringsum; beidseitig; allseitig; verschieden; gegensätzlich«; z. B.: ambidexter, Ambivalenz, Ambustio

ambi..., Ambi... vgl. amb..., Amb...

ambi|dexter [aus gleichbed. lat. *ambidexter* = auf beiden Seiten eine rechte Hand (habend)]: mit beiden Händen gleich geschickt. **Ambi|dexter** *m;* -s, -: jmd., der mit beiden Händen gleich geschickt, nicht ausschließlich Rechts- oder Linkshänder ist. **Ambi|dex|trie** *w;* -, ...ien: Beidhändigkeit, gleich ausgeprägte Geschicklichkeit beider Hände

ambigu|us, ...gua, ...gu|um [aus gleichbed. lat. *ambiguus*]: nach zwei Richtungen tendierend; zweifelhaft, doppeldeutig; z. B. in der Fügung ↑ Nucleus ambiguus

Ambi|tendenz *w;* -, -en: Neigen des Wollens nach entgegengesetzten Richtungen; Willensstörung, bei der ein Antrieb durch einen gegensätzlichen aufgehoben wird (bei Schizophrenie; Psychol., Med.)

Ambi|valenz *w;* -, -en: Doppelwertigkeit des Gefühls-, Willens- oder Trieblebens, Nebeneinanderbestehen gegensätzlicher Antriebe (z. B. Liebe–Hass, in gesteigerter Form bei Schizophrenie; Psychol., Med.)

Am|bly|aphie [zu gr. ἀμβλύς = stumpf u. gr. ἁφή = Berühren; Tastsinn] *w;* -, ...ien: veralt. Bez. für: Stumpfheit des Tastsinns

Am|bly|omma [gr. ἀμβλύς = stumpf u. gr. ὄμμα = Auge] *s;* -[s]: Gattung der Buntzecken (Überträger verschiedener Fieberkrankheiten)

am|bly|op [zu gr. ἀμβλύς = stumpf u. gr. ὤψ, Gen.: ὠπός = Auge; Gesicht]: schwachsichtig. **Am|blyopie** *w;* -, ...ien, in fachspr. Fügungen: **Am|blyopia**[1], *Pl.:* ...iae: Sammelbez. für die verschiedenen Formen der Schwachsichtigkeit, bes. diejenigen, die nicht auf organische Veränderungen am Auge zurückzuführen sind

Am|blyo|skop [zu ↑ Amblyopie u. ↑ ...skop] *s;* -s, -e: früher verwendetes Gerät zur Behandung des Schielens

Amboss vgl. Incus

Ambo|zeptor [zu lat. *ambo* = beide zusammen u. lat. *capere, captum* = ergreifen] *m;* -s, ...toren: ↑ Antikörper mit zwei ↑ Antigene (bzw. ein Antigen und Komplement) bindenden haptophoren Gruppen

ambulant [zu lat. *ambulare* = umhergehen]: in der Fügung: **ambulante Behandlung:** Durchgangsbehandlung in der Praxis oder Klinik ohne Aufnahme des Patienten bzw. der Patientin in eine Bettenstation; Behandlung, bei der der Patient, die Patientin den Arzt bzw. die Ärztin aufsucht (u. nicht umgekehrt), im Gegensatz zur ↑stationären Behandlung. **Ambulanz** *w;* -, -en: **1)** veralt. für: bewegliches Feldlazarett. **2)** fahrbare ärztliche Untersuchungs- und Behandlungsstation. **3)** Rettungswagen, Krankentransportwagen. **4)** kleinere poliklinische Station für ambulante Behandlung. **ambulatorisch,** in fachspr. Fügungen: **ambulatorius, ...ria, ...rium:** = ambulant. **Ambulatorium** *s;* -s, ...ien [...iən]: = Ambulanz (4)

Amb|ustio [zu lat. *amburere, ambustum* = ringsherum verbrennen, versengen] *w;* -, ...iones: = Kombustion; auch: Brandblase

amelanotisch [zu ↑[1]a... u. ↑Melanin]: ohne Melanin, nicht pigmentiert (von Tumoren gesagt)

Amelie [zu ↑[1]a... u. gr. *μέλος* = Glied] *w;* -, ...ien, in fachspr. Fügungen: **Amelia**[1], *Pl.:*...iae: angeborenes Fehlen einer od. mehrerer Extremitäten

Amelo|blast [Kurzbildung aus ↑Enamelum u. ↑...blast] *m;* -en, -en (meist *Pl.*): = Adamantoblast

Amelo|blas|tom [Kurzbildung aus ↑Enamel u. ↑...blasto] *s;* -s, -e: = Adamantinom

Amelo|genesis [Kurzbildung aus ↑Enamelum u. gr. *γένεσις* = Entstehung] *w;* -, ...genesen (in fachspr. Fügungen: ...geneses): Bildung des Zahnschmelzes. **Amelo|genesis imperfecta** [lat. *imperfectus* = unvollendet, unvollständig]: erblich bedingte unvollständige Ausbildung od. Fehlen des Zahnschmelzes mit bräunlicher Verfärbung (Kupfereinlagerung) der Zähne

Amelus [zu ↑[1]a... u. gr. *μέλος* = Glied] *m;* -, ...li: veraltende Bez. für eine Fehlbildung, bei der eine oder alle Extremitäten fehlen

Amenor|rhö, auch: **Amenor|rhöe** [...rø:; ↑[1]a... u. ↑Menorrhö] *w;* -, ...rrhöen, in fachspr. Fügungen: **Amenor|rhoea,** *Pl.:* ...oeae: Ausbleiben bzw. Fehlen der Menstruationsblutung (auch während einer Schwangerschaft). **sekundäre Amenorrhö:** Ausbleiben der Regelblutung. **primäre Amenorrhö:** Nichteintreten der Regelblutung. **amenorrhoisch:** die Amenorrhö betreffend

amenti|ell [zu lat. *amens* = nicht bei Sinnen]: veralt. für: die Amenz betreffend, mit Amenz einhergehend. **Amenz** *w;* -, -en, in fachspr. Fügungen: **Amentia,** *Pl.:* ...iae: veralt. für: Bewusstseinsstörung mit vorübergehender Desorientierung und Inkohärenz des Denkens, Ratlosigkeit und Sinnestäuschungen (bei symptomatischen Psychosen auftretend)

Americium [nach dem Erdteil Amerika (in Analogie zu ↑Europium gebildet, das im Periodensystem über dem Americium steht)] *s;* -s: nur künstlich herstellbares metallisches Element; chemisches Zeichen: Am

Ames-Test [eɪmz...; nach dem amerik. Biochemiker Bruce N. Ames, 1928]: Schnelltest zur Prüfung chemischer Substanzen auf Mutagenität mithilfe der Bakterien Escherichia coli oder Salmonella typhimurium

Ame|tropie [zu ↑[1]a..., gr. *μέτρον* = Maß u. gr. *ὤψ*, Gen.: *ὠπός* = Auge; Gesicht] *w;* -, ...-ien: zusammenfassende Bez. für die verschiedenen Formen der durch Brechungsanomalien der Augenlinse bedingten Fehlsichtigkeit

Ami|cro|bio|sis intestinalis [zu ↑[1]a..., gr. *μικρός* = klein und gr. *βίος* = Leben; ↑intestinal] *w;* - -: vollständiges Fehlen von Darmbakterien, z. B. nach antibiotischer Behandlung (kann zu Vitaminmangelzuständen führen)

Amid [mit charakterisierendem Suffix zu ↑Ammoniak gebildet] *s;* -[e]s, -e: chem. Verbindung des Ammoniaks, bei der ein Wasserstoffatom des Ammoniaks durch ein Metall (Metallamid) oder ein Säureradikal (Säureamid) ersetzt ist

Amidase [↑Amid u. ↑...ase] *w;* -, -n: Enzym, das Säureamide spaltet

...ä|mie

nach Vokalen auch: **...hämie**
w; -, ...ien
⟨zu gr. *αἷμα* »Blut«⟩
Wortbildungselement mit der Bedeutung »Blutkrankheit«:

- Anämie
- Hyperglykämie
- Ischämie
- Leukämie
- Toxämie

Von gleicher Herkunft sind auch die im Kasten ↑hämo..., Hämo... aufgeführten Wortbildungselemente.

Amimie [zu ↑[1]a... u. gr. *μιμεῖσθαι* = nachahmen] *w;* -, ...ien: **1)** fehlendes Mienenspiel, maskenhafte Starre des Gesichts (bei ↑Parkinsonismus). **2)** veralt. für: Verlust des mimischen Ausdrucksvermögens bzw. Nichtverstehen der Mimik anderer

Amin [mit charakterisierendem Suffix zu ↑Ammoniak gebildet] *s;* -s, -e: chem. Verbindung, die durch Ersatz von einem oder mehreren Wasserstoffatomen durch ↑Alkyle aus Ammoniak entsteht

amin|erg [zu ↑Amin u. gr. *ἔργον* = Werk; Arbeit]: Eigenschaft des Nervensystems, auf ein Amin anzusprechen

Amino|acid|urie [↑Amin, ↑Acidum und ↑...urie] *w;* -, ...ien: vermehrte Ausscheidung von Aminosäuren im Harn (u. a. bei Vergiftungen, Stoffwechselstörungen)

Amino|glykosid [↑Amin u. ↑Glykosid] *s;* -[e]s, -e: Aminoderivat eines Zuckers, das mit einem Glykosid verknüpft ist

Amino|glykosid|antibiotika: Gruppe von Antibiotika, die durch glykosidisch verknüpfte Aminozucker gekennzeichnet sind

Amino|penicilline [↑Amin u. ↑Penicillin] *Pl.:* Gruppe von Breitbandantibiotika

Amino|säuren [zu ↑Amin] *Pl.:* Karbonsäuren, bei denen ein Wasserstoffatom durch eine Aminogruppe ersetzt ist, wichtigste Bausteine der Proteine

Amin|urie [↑Amin u. ↑...urie] *w;* -, ...ien: Ausscheidung von Aminosäuren im Harn (bei Stoffwechselstörungen)

...ämisch, bes. nach Vokalen auch: **...hämisch**, in fachspr. Fügungen: **...[h]aemicus, ...ca, ...cum** [zu ↑...ämie]: Grundwort von adjektivischen Zusammensetzungen mit der Bedeutung: einen krankhaften Zustand des Blutes betreffend

Amitose [↑[1]a... u. ↑Mitose] *w;* -, -n: Zellkernteilung ohne vorausgegangene Ausbildung und Spaltung von Chromosomen (tritt z. B. in Organen zur Bildung mehrkerniger Zellen auf)

AML: Abk. für *a*kute *m*yeloische *L*eukämie

Ammen|phänomen: Begünstigung des Wachstums von Satelliten-Bakterienkolonien in der Nähe von Bakterien, die bei ihrer Entwicklung Wuchsfaktoren sezernieren

Ammon vgl. Ammonium

Ammon|ämie [↑Ammonium u. ↑...ämie] *w;* -, ...ien: vermehrtes Vorkommen von Ammonium im Blut

Ammoniak [...'ak, auch: 'am...; aus lat. *sal ammoniacum* = Ammonssalz (nach dem ägypt. Gott Ammon)] *s;* -s: stechend riechende gasförmige Verbindung von Stickstoff und Wasserstoff, Laborparameter für Leberfunktionsstörungen

Ammonium, auch: **Ammon** [zu ↑Ammoniak] *s;* -s: von Ammoniak abgeleitete Atomgruppe, die sich in vielen Verbindungen wie ein einwertiges Metall verhält (Chem.)

Ammonshorn [nach dem ägypt. Gott Ammon], anat.: **Cornu ammonis** *s;* - -; ältere Bez. für ↑Pes hippocampi

Amnemie [zu ↑[1]a... u. gr. *μνήμη* = Gedächtnis] *w;* -, ...ien, in fachspr. Fügungen: **Amnemia**[1], *Pl.:* ...iae: veralt. Bez. für die Unfähigkeit des Organismus, auf die Zufuhr eines Antigens mit der Bildung von Immunglobulinen zu antworten

Amnesie [zu ↑[1]a... u. gr. *μνῆσις* = Erinnerung] *w;* -, ...ien, in fachspr. Fügungen: **Amnesia**[1], *Pl.:* ...iae: Erinnerungslücke, Gedächtnisschwund, Ausfall des Erinnerungsvermögens bezüglich eines bestimmten Zeitraums vor oder während einer Bewusstseinsstörung (bei epileptischem Anfall, Gehirnerschütterung, Hypnose u. a.). **Amnesia acustica:** Seelentaubheit, Unvermögen, bestimmte gesprochene Wörter zu verstehen. **Amnesia verbalis:** Vergessen eines Wortes, Unvermögen, sich an bestimmte Wörter zu erinnern. **amnestisch,** in fachspr. Fügungen: **amnesticus, ...ca, ...cum:** die Amnesie betreffend, auf Amnesie beruhend; z. B. in der Fügung ↑Akinesia amnestica

amnialis, ...le [zu ↑Amnion]: das ↑Amnion betreffend; z. B. in der Fügung ↑Hydrorrhoea amnialis

Amnion [aus gr. *ἀμνίον* = Schafshaut; Haut, die den Embryo umgibt] *s;* -s: Eihaut, Schafshaut, Wasserhaut, Embryonalhülle der höheren Wirbeltiere und des Menschen (enthält das Fruchtwasser)

Amnio|skop [↑Amnion u. ↑...skop] *s;* -s, -e: konisch geformtes Endoskop zur Durchführung der Amnioskopie. **Amnio|skopie** [↑...skopie] *w;* -, ...ien: veralt. Verfahren der Fruchtwasserdiagnostik; Begutachtung des Fruchtwassers und der Fruchtblase (bei leicht geöffnetem Muttermund) durch die unversehrten Eihäute hindurch am unteren Eipol mit einem in den Gebärmutterhalskanal eingeführten Amnioskop

Amnio|tomie [↑Amnion u. ↑...tomie] *w;* -, ...ien: instrumentelle Sprengung der Fruchtblase zur Geburtsbeschleunigung

Amnio|zentese [↑Amnion u. gr. *κέντησις* = das Stechen] *w;* -, -n: Durchstechen der Eihaut zur Gewinnung von Fruchtwasser für diagnostische Zwecke

Amöbe [zu gr. *ἀμοιβός* = wechselnd] *w;* -, -n, in der zoolog. Nomenklatur: **Amoe|ba,** *Mehrz:* ...bae: »Wechseltierchen«, Einzeller der Klasse der Wurzelfüßer

Amöben|dys|enterie: »Amöbenruhr«, durch ↑Entamoeba histolytica hervorgerufene katarrhalische Entzündung der Dickdarmschleimhaut, oft verbunden mit Abszessbildung in anderen Organen (z. B. in der Leber) infolge Perforation der Darmschleimhaut und Verschleppung der Erreger

Amöbenruhr vgl. Amöbendysenterie

Amöbia|sis [zu ↑Amöbe] *w;* -, ...biasen: Erkrankung durch Amöbenbefall; zusammenfassende Bez. für die durch Amöben hervorgerufenen krankhaften Prozesse (z. B. Abszesse) in Leber, Lunge u. a.

Amöbi|zid [zu ↑Amöbe u. lat. *caedere* (in Zus. *-cidere*) = niederhauen, töten] *s;* -[e]s, -e: chemisches Mittel zur Vernichtung von Amöben

amöbo|id [↑Amöbe u. ↑...id]: amöbenartig (z. B. vom Aussehen und von der Bewegung der weißen Blutkörperchen)

Amöbom [zu ↑Amöbe] *s;* -s, -e, in fachspr. Fügungen: **Amoe|boma** *s;* -, -ta: durch Amöben hervorgerufener Tumor

A-Mode-Verfahren [ei-mɔʊd...]: sonografischer Bilderzeugungsmodus, bei dem reflektierte Schallimpulse (Echos) entsprechend ihrer Laufzeit auf einer Zeitachse als Amplitude dargestellt werden. Die Amplitudenhöhe wird bestimmt von der Signalintensität des Echos

Amoeba vgl. Amöbe

Amoeboma vgl. Amöbom

Amok [auch: ...'ɒk; aus malai. *amuk* = wütend, rasend] *m;* -s: psychische Extremsituation, Zustand der Besessenheit mit Auftreten blindwütiger Angriffs- und Mordlust bei einem scheinbar gesunden Menschen; meist in der festen Verbindung: **Amok laufen**

amorph [zu ↑[1]a... u. gr. *μορφή* = Gestalt]: **1)** in fachspr. Fügungen: **amorphus, ...pha, ...phum:** ungestaltet, formlos (z. B. von Fehlbildungen; Med.). **2)** nicht kristallin (von Stoffen; Chem.)

Amor|pho|gnosie [zu ↑[1]a..., gr. *μορφή* = Gestalt u. gr. *γνῶσις* = Erkennen] *w;* -, ...ien: Unfähigkeit, die Form eines getasteten Gegenstandes zu erkennen

Amor|phus *m;* -, ...phi: völlig gestaltlose Fehlbildung; meist Kurzbez. für ↑Acardiacus amorphus

Amotio [zu lat. *amovere, amotum* = wegbewegen, -schaffen, entfernen] *w;* -, ...io|nes: = Ablation (2)

Amotio retinae vgl. Ablatio retinae (Netzhautablösung)

Amoxicillin [internationaler Freiname eines zu den ↑Aminopenicillinen gehörenden Breitbandantibiotikums]: ein wichtiges ↑Penicillin

AMP: Abk. für ↑Adenosinmonophosphat

Ampere [...pɛ̃:r; nach dem frz. Physiker A. M. Ampère, 1775–1836] *s;* -[s], -: Einheit der elektrischen Stromstärke; Zeichen: A (Phys.)

Am|phet|amin [aus gleichbed. engl. *amphetamine*, Kunstwort aus *a*(lpha), *m*(ethyl), *ph*(enyl), *et*(hyl) u. engl. *amine*] *s;* -s, -e: zu den ↑Sympathikomimetika gehörende Substanz, die das Zentralnervensystem anregt und die Stimmungslage bis zur Euphorie hebt; bei länger dauernder Anwendung kommt es zu Erschöpfung, es tritt Gewöhnung ein, die mit Dosissteigerung beantwortet wird, und schließlich zur Sucht

am|phi..., Am|phi... [aus gr. ἀμφί = auf beiden Seiten; doppelt; um – herum]: Vorsilbe mit der Bedeutung »um, um – herum; beidseitig, doppelt«; z. B.: Amphikranie

Am|phi|ar|throse u. **Am|phi|ar|throsis** [zu ↑amphi... u. gr. ἄρθρον = Gelenk] *w;* -, ...osen: Wackelgelenk, Gelenk mit nur geringer Beweglichkeit (z. B. die Gelenke zwischen Handwurzel und Mittelhand)

am|phi|bol [aus gleichbed. gr. ἀμφίβολος]: ungewiss, zweideutig, schwankend (von Symptomen, Krankheitsstadien u. a.)

Am|phi|gonie [zu ↑amphi... u. gr. γονή = Erzeugung] *w;* -: zweigeschlechtliche Fortpflanzung (durch Vereinigung männlicher und weiblicher Geschlechtszellen)

Am|phi|kranie [zu ↑amphi u. ↑Cranium] *w;* -, ...ien: Kopfschmerz in beiden Kopfhälften im Gegensatz zur ↑Migräne

Am|phi|mixis [↑amphi... u. gr. μῖξις = Vermischung; Beischlaf] *w;* -: Vermischung der Erbanlagen bei der Befruchtung (Biol.)

Am|phio|le® [Kurzw. aus ↑*Am*pulle u. dem FW *Phiole* (von gr. φιάλη = Schale, Trinkschale)] *w;* -, -n: Kombination aus Serum- oder Heilmittelampulle und Injektionsspritze (für eine einmalige Injektion)

amphi|phil [zu gr. ἀμφί = auf beiden Seiten u. gr. φίλος = lieb, Freund]: chemische Eigenschaft einer Substanz sich sowohl in polaren Lösungsmitteln (hydrophil) als auch unpolaren Lösungsmitteln (lipophil) zu lösen

am|phi|trich [zu ↑amphi... u. gr. θρίξ, Gen.: τριχός = Haar]: an beiden Seiten, an beiden Körperpolen begeißelt (von Bakterien; Biol.). **Am|phi|tricha** *Pl.:* an beiden Körperpolen begeißelte Bakterien (Biol.)

Am|pho|choleretikum [↑amphotrop u. ↑Choleretikum] *s;* -s, ...ka: Arzneimittel, das den krankhaften Veränderungen des Gallenflusses entgegenwirkt

am|phorisch [zu gr. ἀμφορεύς = Amphore, Krug]: metallisch, hohl [klingend]. **amphorischer Klang:** bei der Auskultation hörbarer metallischer Stimmklang, z. B. bei ↑Pneumothorax. **am|phorisches Atmen:** hohl klingendes Atemgeräusch über Hohlräumen der Lunge

am|photer [aus gr. ἀμφότερος = beide]: sich teils als Säure, teils als Base verhaltend (je nach dem pH-Wert ihrer Lösung; von chem. Stoffen)

am|pho|trop [gr. ἄμφω = beide und ↑...trop]: von entgegengesetzter Wirkung auf verschiedene Organe (z. B. peripher gefäßerweiternd, zentral gefäßverengend; von Arzneimitteln). **Am|pho|tropie** *w;* -, ...ien: unterschiedliche Wirkungsweise eines Medikaments auf verschiedene Organe (oder auch: in verschiedenen Dosierungen)

Am|pli|fikation [zu lat. *amplificare* = erweitern] *w;* -, -en, in fachspr. Fügungen: **Am|pli|ficatio,** *Pl.:* ...io|nes: **1)** operative Erweiterung eines Hohlorgans. **2)** Vermehrung von ↑Onkogenen. **3)** Vervielfältigung einer genetischen Sequenz (physiologisch beim Embryo während der Entwicklung oder zum Nachweis genetischer Erbänderungen). **Am|pli|ficatio vaginae:** operative Erweiterung der Scheide, insbes. des Scheideneingangs

amplifizieren: vergrößern, auch: erweitern

Am|plitude [aus lat. *amplitudo* = Größe, Weite, Umfang] *w;* -, -n: Schwingungsweite, größter Ausschlag, Wellenhöhe eines schwingenden Systems (z. B. eines Pendels) bzw. einer wellenförmigen Bewegung (Phys.)

Ampulla vgl. Ampulle (2)

ampullar, ampullär, in fachspr. Fügungen: **ampullaris, ...re** [zu ↑Ampulle]: zu einem Hohlorgan gehörend; z. B. in der Fügung ↑Crista ampullaris

Ampulle [aus lat. *ampulla*, Gen.: *ampullae* = kolbenförmiges Gefäß, kleine (Salben- oder Öl)flasche] *w;* -, -n: **1)** kleiner, steril verschlossener (zugeschmolzener) Glas- od. Kunststoffbehälter für Injektionslösungen. **2)** in anatom. fachspr. Fügungen: **Am|pulla,** *Pl.:* ...llae: Ausbuchtung, blasenförmige Erweiterung eines röhrenförmigen Hohlorgans. **3)** neuere Bez. für ↑Bulbus duodeni. **Ampulla canaliculi lacrimalis:** Ausbuchtung des Tränenkanälchens. **Ampulla ductus deferentis:** Erweiterung des Samenleiters. **Ampulla ductus la|crimalis** = Ampulla canaliculi lacrimalis. **Ampulla hepato|pan|crea|tica:** Erweiterung an der Einmündung des ↑Ductus choledochus und ↑Ductus pancreaticus in den Zwölffingerdarm. **Ampulla mem|branacea anterior, Ampulla mem|branacea lateralis, Ampulla membranacea posterior:** die Ausbuchtungen der drei Bogengänge des häutigen Labyrinths des Innenohrs. **Ampulla mem|branacea superior** = Ampulla membranacea anterior. **Ampulla ossea anterior, Ampulla ossea lateralis, Ampulla ossea**

posterior: die den Ampullae membranaceae entsprechenden Ausbuchtungen des knöchernen Labyrinths. **Ampulla ossea superior** = Ampulla ossea anterior. **Ampulla recti:** Ausbuchtung des Mastdarms. **Ampulla tubae uterinae:** Ausbuchtung des Eileiters. **Ampulla urethrae:** Ausbuchtung des dorsalen Teils der männlichen Harnröhre

Amputat [zu lat. *amputare* = ringsherum wegschneiden] *s;* -[e]s, -e: amputierte Gliedmaße

Amputation [zu lat. *amputare* = ringsherum wegschneiden] *w;* -, -en, in fachspr. Fügungen: **Amputatio,** *Pl.:* ...io|nes: operative Abtrennung, Absetzung eines endständigen Körperteils (bei Gliedmaßen: Absetzung mit Durchtrennung des Knochens zum Unterschied von der ↑Exartikulation). **Amputatio ante|bra|chii:** operative Abtrennung der Hand hinter dem Handgelenk. **Amputatio corporis uteri:** operative Entfernung des Gebärmutterkörpers. **Amputatio cruris** [↑Crus]: Amputation des Unterschenkels. **Amputatio femoris** [↑Femur]: Amputation des Oberschenkels. **Amputatio humeri:** operative Abtrennung des Oberarms. **Amputatio inter|scapulo|thoracalis:** Amputation des Arms samt Schulterblatt und äußerem Teil des Schlüsselbeins

Amputations|neu|rom: am Ende eines Amputationsstumpfes (im Bereich durchtrennter Nerven) auftretendes ↑Neurom

amputieren [aus lat. *amputare* = ringsherum wegschneiden]: einen endständigen Körperteil operativ entfernen

Amusie [zu gr. *ἄμουσος* = von Musik nichts verstehend, unmusisch] *w;* -, ...ien: Fehlen bzw. Verlust der (ursprünglich vorhandenen) Musikalität, des Singvermögens als Symptom einer Erkrankung der Großhirnrinde

AMV: Abk. für ↑Atemminutenvolumen

Amyel|ämie, auch: **Amyel|hämie** [↑[1]a..., gr. *μυελός* = Mark u. ↑...ämie] *w;* -, ...ien: seltene Bez. für: Knochenmarksschwund

Amyel|en|ze|phalie [zu ↑[1]a... u. ↑Myelencephalon] *w;* -, ...ien: angeborenes Fehlen von Gehirn und Rückenmark

Amye|lie [zu ↑[1]a... u. gr. *μυελός* = Mark] *w;* -, ...ien: angeborenes Fehlen des Rückenmarks

Amygdala [von gr. *ἀμυγδάλη* = Mandel] *w;* -, ...lae: **1)** Mandel, Frucht des Mandelbaums. **2)** auch Bez. für ↑Corpus amygdaloideum

Amygdalin [zu ↑Amygdala] *s;* -s: blausäurehaltiges Glykosid in bitteren Mandeln und Obstkernen

amygdalo|ide|us, ...idea, ide|um [zu gr. *ἀμυγδάλη* = Mandel u. gr. *-ειδής* = gestaltet, ähnlich]: mandelförmig; z. B. in der Fügung ↑Corpus amygdaloideum (Anat.)

Amygdalo|tomie [zu ↑amygdaloideus (in der Fügung ↑Corpus amygdaloideum) u. ↑...tomie] *w;* -, ...ien: operative Eröffnung des Corpus amygdaloideum

amylacea [zu ↑Amylum]: **Corpora amylacea:** kleine Einlagerungen von ↑Glykoproteinen in Organgewebe (z. B. Lunge, Schilddrüse, Prostata). **Amylacea** *Pl.:* stärkereiche Nahrungsmittel

Amylas|ämie [↑Amylase u. ↑...ämie] *w;* -, ...ien: Auftreten von Amylase im Blut

Amylase [zu ↑Amylum] *w;* -, -n: Enzyme, die Stärke und ↑Glykogen spalten, die Pankreas-Amylase ist ein diagnostischer Parameter für akute Pankreatitis

Amyl|nitrit: Ester der salpetrigen Säure mit gefäßerweiternder Wirkung, der früher zur Inhalation u. a. bei Angina pectoris verwendet wurde, heute als illegales Rauschmittel (Poppers)

amylo|id [↑Amylum u. ↑...id]: stärkeähnlich. **Amylo|id** *s;* -[e]s, -e: stärkeähnliche abnorm veränderte Proteine (z. B.↑Antikörper), die durch krankhafte Prozesse im Organismus entstehen und sich im Bindegewebe der Blutgefäße ablagern

Amylo|id|an|gio|pathie [↑Amyloid u. ↑Angiopathie] *w;* -, ...ien: durch Ablagerung von ↑Amyloiden verursachte Erkrankung der Blutgefäße im Gehirn

Amylo|id|ne|phrose: degenerative Erkrankung der Nieren, Zerstörung des Nierengewebes infolge Ablagerung von Amyloid an den Blutgefäßwänden

Amylo|idose [zu ↑Amyloid] *w;* -, -n: Gewebsentartung (bes. in Leber, Milz, Nieren) infolge Ablagerung von Amyloid, wodurch das Gewebe sich verhärtet und ein glänzendes, speckartiges Aussehen bekommt (im Anschluss an krankhafte Prozesse mit starkem Gewebszerfall – Entzündungen, Tuberkulose, Lues u. a. – auftretend)

Amylo|id|tumor: veraltende Bez. für: durch Einlagerung von Amyloid entstehender Tumor in Geweben, die normalerweise nicht von ↑Amyloidose befallen werden; vgl. Paramyloidose

Amylo|lyse [zu ↑Amylum u. gr. *λύειν* = lösen, auflösen] *w;* -, -n: Stärkeabbau im Stoffwechselprozess, Überführung der Stärke in Dextrin, Maltose oder Glucose. **amylo|lytisch:** Stärke abbauend, die Amylolyse betreffend

Amylo|pektin [↑Amylum u. ↑Pektin] *s;* -s: Stärkebaustein, ein ↑Polysaccharid, das hauptsächlich in der Hüllsubstanz des Stärkekorns vorkommt (Biol.)

Amylor|rhexis [↑Amylum u. gr. *ῥῆξις* = Reißen; Durchbrechen] *w;* -: Auflösung der Kleberstoffe in den Stärkekörnern durch Enzyme (Biol.)

Amylor|rhö, auch: **Amylor|rhöe** [...rø:; zu ↑Amylum u. gr. *ῥεῖν* = fließen] *w;* -, ...rrhöen: Ausscheidung unverdauter Stärke im Stuhl

Amylose [zu ↑Amylum] *w;* -, -n: Stärkebaustein, innerer, wasserlöslicher Bestandteil der Stärkekörner (Biol.)

Amylum [von gr. *ἄμυλον* = Kraftmehl, Stärke] *s;* -s: pflanzliche Stärke

Amyo|plasia[1] con|genita [zu ↑[1]a..., ↑myo... u. gr. *πλάσσειν* = bilden; ↑congenitus] *w;* - -: angeborene Fehlbildung der Muskulatur mit Gelenkkontrakturen

amyo|statisch [↑ [1]a... u. ↑ myostatisch], in der Fügung: **amyo|statischer Sym|ptomenkom|plex:** Störungen des statischen Zusammenwirkens von Muskeln

Amyo|sthenie [zu ↑ [1]a..., ↑ myo... u. gr. *σϑένος* = Kraft] *w;* -, ...ien: = Myasthenie

Amyo|taxie [zu ↑ [1]a..., ↑ myo... u. gr. *τάξις* = Ordnung; Aufstellung] *w;* -, ...ien: = muskuläre Ataxie

Amyo|tonie [zu ↑ [1]a..., ↑ myo... u. gr. *τόνος* = das Spannen; die Anspannung] *w;* -, ...ien: = Myatonie

amyotrophe Lateral|sklerose: Erkrankung des zentralen Nervensystems, die zu einer fortschreitenden Lähmung aller willkürlich innervierten Muskeln führt; Abk.: ALS

Amyo|tro|phie [zu ↑ [1]a..., ↑ myo... u. gr. *τροφή* = Nahrung] *w;* -, ...ien: = Myatrophie. **amyo|trophisch** = myatrophisch

Amyxie [zu ↑ [1]a... u. gr. *μύξα* = Schleim] *w;* -, ...ien: veraltende Bez. für: fehlende oder ungenügende Schleimabsonderung

[1]an..., An... vgl. [1]a..., A...

[2]an..., An... vgl. ad..., Ad...

[3]an..., An... vgl. ana..., Ana...

ana..., Ana...

⟨aus gr. *ἀνά* = auf, hinauf⟩, vor Vokalen: **an..., An...:**
Vorsilbe mit folgenden Bedeutungen: »auf, hinauf, aufwärts« (z. B. Anaphorese); »auseinander; voneinander« (z. B. Anaphase); »zusammen« (z. B. Anastomose); »wieder, erneut« (z. B. analeptisch); »gegen« (z. B. Anaphylaxie, Anatoxin); »gemäß, entsprechend« (z. B. analog)

ana: Abk. für ↑ ana partes aequales

ANA: Abk. für *anti*n*ukleäre *A*ntikörper

ana|bol [zu ↑ ana... u. gr. *βάλλειν* = werfen]: die Anabolie betreffend. **Ana|bolie** *w;* -, ...ien: Aufbauphase des Stoffwechsels (↑ Metabolie), (zusätzlicher) Aufbau von Körpergewebe durch Beeinflussung des Stoffwechsels; Aufbau komplizierter Körperbaustoffe u. Ä. aus einfachen Ausgangsmaterialien (Biochemie); Gegensatz: Katabolie. **Ana|bolikum** *s;* -s, ...ka (meist *Pl.*): synthetisch hergestellte ↑ Steroide, die die Proteinsynthese fördern, zum Aufbau von Muskeln verwendet werden u. von geringer androgener Wirkung sind. **ana|bolisch** = anabol. **Ana|bolismus** *m;* -, ...men: = Anabolie

Ana|chorese [zu gr. *ἀναχωρεῖν* = zurückweichen; sich zurückziehen] *w;* -, -n: Sammlung von im Blutstrom kreisenden Erregern in vorhandenen, vorher sterilen, chronischen Entzündungsherden, die dadurch zu Infektionsherden werden

An|acidität, auch: An|azidität [zu ↑ [1]a... u. ↑ Acidum] *w;* -: Fehlen von freier Salzsäure im Magensaft

An|adenie [zu ↑ [1]a... u. gr. *ἀδήν*, Gen.: *ἀδένος* = Drüse] *w;* -, ...ien: angeborenes Fehlen oder Schwund von Drüsen (z. B. von Magendrüsen bei ↑ Achylia gastrica)

Ana|didymus [↑ ana... u. gr. *δίδυμος* = doppelt; zusammengewachsen; Zwilling] *m;* -, ...mi: Zwillinge mit zusammengewachsenen unteren Körperhälften

Anaemia vgl. Anämie

an|aerob [an-ae'ro:p; ↑ [1]a... u. ↑ aerob]: sich ohne Anwesenheit von Luftsauerstoff abspielend, keinen Luftsauerstoff benötigend (von Stoffwechselvorgängen bzw. niederen Organismen; Biol.). **An|aero|bier** [...bɪər] *m;* -s, -, auch: **An|aero|biont** *m;* -en, -en: niederes Lebewesen, das im Gegensatz zum Aerobier ohne Sauerstoff leben kann (Biol.). **An|aero|bio|se** *w;* -, -n: Bezeichnung für Lebensvorgänge, die vom Sauerstoff unabhängig sind (Biol.)

An|aero|stat [an-ae:ro'sta:t; zu ↑ [1]a..., ↑ aero... u. gr. *στατός* = stehend, fest stehend] *m;* -[e]s u. -en, -e[n]: Apparat zur Züchtung von anaeroben Bakterien im Vakuum

Anaesthesia vgl. Anästhesie. **anaestheticus** vgl. anästhetisch

anagen [zu ↑ ana... u. ↑ ...gen]: die Wachstumsphase des Haares betreffend

Anagen|phase [zu ↑ ana..., ↑ ...gen u. ↑ Phase]: Wachstumsphase des Haares

Ana|hämin [zu ↑ ana... u. gr. *αἷμα* = Blut] *s;* -s: veraltende Bez. für: eine für den Aufbau der roten Blutkörperchen wichtige Enzym-Vitamin-Verbindung (Vereinigung des ↑ Intrinsic Factor mit dem ↑ Extrinsic Factor, Antiperniziosastoff), bei deren Fehlen ↑ Anaemia perniciosa auftritt

Ana|kata|di|dymus [Kurzw. aus ↑ Anadidymus u. ↑ Katadidymus] *m;* -, ...mi: Fehlbildung bei Zwillingen, bei der die Feten in der Mitte zusammengewachsen sind

ana|krot [zu ↑ ana... u. gr. *κροτεῖν* = schlagen, klopfen]: den ansteigenden ersten Gipfel der Pulswelle betreffend. **Ana|krotie** *w;* -, ...ien: erster Gipfel der Pulskurve

An|aktinose [zu ↑ [1]a... u. gr. *ἀκτίς*, Gen.: *ἀκτῖνος* = Strahl] *w;* -, -n: Erkrankung, die bei fehlender oder ungenügender Bestrahlung des Organismus mit ultraviolettem Licht auftritt (z. B. ↑ Rachitis)

An|akusis [zu ↑ [1]a... u. gr. *ἀκούειν* = hören] *w;* -: Taubheit infolge des Ausfalls der ↑ Pars cochlearis des ↑ Nervus vestibulocochlearis oder bedingt durch Unerregbarkeit des ↑ Organum spirale

anal, in fachspr. Fügungen: **analis, ...le** [zu ↑ Anus]: den After betreffend, zu ihm gehörend; z. B. in der Fügung ↑ Regio analis

Anal|atresie [aus ↑ Anus u. ↑ Atresie] *w;* -, -n: angeborener Verschluss der Analöffnung

An|albumin|ämie [↑ [1]a..., ↑ Albumin und ↑ ...ämie] *w;* -, ...ien: erblich bedingtes Fehlen von ↑ Albuminen im Blut, Störung der Proteinsynthese

Ana|leptikum [zu gr. *ἀναληπτικός* = erfrischend, stärkend] *s;* -s, ...ka: anregendes, belebendes Mittel

Anal|fissur vgl. Fissura ani

Anal|fistel vgl. Fistula ani

An|algesie [↑[1]a... u. ↑Algesie] *w;* -, ...ien, in fachspr. Fügungen: **An|algesia**[1], *Pl.:* ...iae: die Linderung od. Aufhebung der Schmerzempfindung; Schmerzlosigkeit. **An|algesia con|genita:** angeborenes Fehlen der Schmerzempfindung

An|algesi|me|trie [↑Analgesie u. ↑...metrie] *w;* -, ...ien: Registrierung des Grades der Aufhebung einer Schmerzempfindung (durch Arzneimittel)

An|algetikum [zu ↑[1]a... u. ↑Algesie] *s;* -s, ...ka: schmerzstillendes Mittel. **an|algetisch:** schmerzstillend wirkend (von Substanzen, insbes. Medikamenten)

An|algie [↑[1]a... u. ↑...algie] *w;* -, ...ien: = Analgesie

An|algo|sedie|rung [zu ↑Analgesie u. ↑Sedierung] *w;* -, -en: Schmerzausschaltung u. Beruhigung durch Verabreichung eines ↑Analgetikums

analis vgl. anal

an|all|ergisch [↑[1]a... u. ↑allergisch]; in der Fügung: **an|all|ergisches Serum:** Serum zu Heilzwecken, das keine Antikörperbildung im Blut hervorruft und keine Antigen-Antikörper-Reaktion mit schon vorhandenen Antikörpern auslöst (also nicht ↑anaphylaktisch wirkt)

ana|log [von gr. *ἀνάλογος* = übereinstimmend; entsprechend]: [in der Funktion, nicht in Form oder Herkunft] entsprechend, übereinstimmend, ähnlich, gleichartig (z. B. von verschiedenen Organen). **Ana|logie** *w;* -, ...ien: Übereinstimmung in der Funktion (von verschiedenen Organen)

Ana|log|präparat [zu ↑analog u. ↑Präparat]: neu innerhalb einer Substanz- bzw. Wirkstoffklasse entwickelter Wirkstoff; vgl. Me-too-Präparate

Anal|papillen: am Übergang des Aftergrübchens in den Mastdarm gelegene Erhebungen (Anat.)

Anal|re|flex: reflektorische Zusammenziehung des Afterschließmuskels bei Einführung des Fingers in den After od. bei Konsistenzveränderung des Stuhles

Ana|lyse [zu gr. *ἀναλύειν* = auflösen] *w;* -, -n: **1)** Zergliederung eines Ganzen in seine Teile; Ermittlung der bestimmenden Einzelfaktoren eines komplexen Erscheinungsbildes (z. B. in der Psychoanalyse). **2)** Bestimmung der qualitativen oder quantitativen Zusammensetzung eines Stoffes oder Stoffgemisches mit chem. oder physikalischen Methoden (Phys., Chem.). **ana|lysie|ren:** zergliedern, auflösen, die Einzelteile oder -züge von etwas Zusammengesetztem bestimmen. **Ana|lytiker** *m;* -s, -, **Ana|lytikerin** *w;* , -nen: Person, die eine Analyse vornimmt. **ana|lytisch:** zergliedernd, die Analyse betreffend

An|ämie [↑[1]a... u. ↑...ämie] *w;* -, ...ien, in fachspr. Fügungen: **An|aemia**[1], *Pl.:* ...iae: »Blutarmut«, zusammenfassende Bez. für Erkrankungen, die auf einer Verminderung des ↑Hämoglobins und meist auch der ↑Erythrozyten im Blut beruhen; auch Bez. für: akuter Blutmangel nach plötzlichem schwerem Blutverlust. **An|aemia achylica:** Blutarmut im mittleren Lebensalter infolge Störung der Eisenresorption bei Salzsäuremangel im Magensaft. **An|aemia agast|rica** = agastrische Anämie. **An|aemia aplas|tica:** Anämie infolge Versagens des blutbildenden Knochenmarks, meist im Gefolge einer ↑Panmyelophthise. **An|aemia neonatorum:** zum Krankheitsbild des ↑Morbus haemolyticus neonatorum gehörende ↑hypochrome Anämie bei Neugeborenen (bes. solchen mit Untergewicht). **An|aemia perniciosa:** schwere ↑hyperchrome, anämische Erkrankung, bedingt durch das Fehlen des von der Magenschleimhaut ausgeschiedenen ↑Intrinsic Factor und durch entsprechend mangelhafte Verwertung des ↑Extrinsic Factor (Vitamin B_{12}; vgl. Antiperniziosaprinzip), was zu Störungen der Blutbildung (↑Anisozytose, ↑Poikilozytose, Auftreten von ↑Megaloblasten, ↑Megalozyten u. a.) und krankhaften Veränderungen in zahlreichen Organen führt. **An|aemia pseudo|leuc|aemica infantium:** bei Kindern, meist infolge Vitaminmangels oder anderer ↑alimentärer Ursachen auftretende, leukämieähnliche Anämie. **An|aemia sidero|achrestica:** Blutarmut infolge erblich bedingter oder erworbener Eisenstoffwechselstörung. **An|aemia sphae|ro|cytica:** Kugelzellenanämie, Form der Anämie, bei der die durch raschen Zerfall gekennzeichneten ↑Sphärozyten auftreten. **An|aemia sym|ptomatica:** nicht selbstständig auftretende, zum Erscheinungsbild einer anderen Krankheit gehörende Anämie. **Anämie, hyperchrome** vgl. hyperchrom. **An|ämie, hypochrome** vgl. hypochrom. **Anämie, perniziöse** vgl. Anaemia perniciosa. **an|ämisch:** blutarm; blutleer; die ↑Anämie betreffend

Ana|mnese [von gr. *ἀνάμνησις* = Erinnerung] *w;* -, -n: Vorgeschichte einer Krankheit (einschließlich früherer Erkrankungen, in der Familie vorkommender Krankheitsfälle u. Ä.) nach den Angaben des Patienten bzw. der Patientin. **ana|mnestisch:** die Anamnese betreffend, auf Anamnese beruhend

An|an|kas|mus [zu gr. *ἀνάγκη* = Zwang] *m;* -, ...men: veralt. für: Zwangsneurose (Denkzwang, Zwangsvorstellung), krankhafter Zwang, bestimmte [unsinnige] Handlungen auszuführen; noch gebräuchlich für: die Zwangshandlung selbst. **An|an|kast** *m;* -en, -en, **An|an|kastin** *w;* -, -nen: Person, die unter Zwangsvorstellungen (Denkzwang, z. B. Zählzwang) leidet. **an|an|kastisch:** den Anankasmus betreffend

ana partes aequa|les [lat. *ana* = je; lat. *pars,* Gen.: *partis* = Teil; lat. *aequalis* = gleich]: »zu gleichen Teilen«, Hinweis auf ärztl. Rezepten, der besagt, dass alle für eine Arzneimischung aufgeführten Bestandteile in gleichen Gewichtsanteilen verwendet werden sollen; Abk.: aa, aa. pt. aequ., ana

Ana|phase [↑ana... u. ↑Phase] *w;* -, -n: Phase des Kernteilungsprozesses, in der die ↑Reduktionsteilung bzw. ↑Mitose der Zellkerne erfolgt (Biol.)

Ana|phorese [Kurzw. aus ↑ana... u. ↑Elektrophorese] *w;* -, -n: Transport gelöster Substanzen mit negativer Ionenladung zur positiven Elektrode (bei der ↑Elektrophorese; Phys., Biol.)

An|aphrodisi̱a|kum [↑[1]a... u. ↑Aphrodisiakum] *s;* -s, ...ka: Mittel zur Herabsetzung des Geschlechtstriebes

ana|phyla̱ktisch, in fachspr. Fügungen: **ana|phyla̱cticus, ...ca, ...cum** [zu ↑Anaphylaxie]: die ↑Anaphylaxie betreffend; sich als Anaphylaxie auswirkend; z. B. in der Fügung ↑Purpura anaphylactica vgl. Schock, anaphylaktischer

Ana|phylakto|ge̱n [Kurzw. aus ↑anaphylaktisch u. ↑Antigen] *s;* -s, -e: ↑Antigen, das eine ↑Anaphylaxie im Organismus hervorruft

ana|phylakto|i̱d [↑anaphylaktisch u. ↑...id]: der ↑Anaphylaxie ähnlich, mit anaphylaxieähnlichen Erscheinungen einhergehend

Ana|phyla|toxi̱n [Kurzw. aus ↑Anaphylaxie u. ↑Toxin] *s;* -s, -e: der hypothetische Giftstoff (Anaphylaktogen) des eine Anaphylaxie erzeugenden Fremdproteins

Ana|phylaxi̱e [↑ana... u. gr. *φύλαξις* = Beschützung; Analogiebildung nach ↑Prophylaxe] *w;* -, ...i̱en: Überempfindlichkeit, Allergie bzw. (schockartige) allergische Reaktion (↑anaphylaktischer Schock) bei wiederholter parenteraler Zufuhr von Antigenen, die beim ersten Mal zu einer ↑Sensibilisierung des Immunsystems geführt haben

Ana|plasi̱e [zu ↑ana... u. gr. *πλάσσειν* = bilden, formen; Analogiebildung nach ↑Metaplasie] *w;* -, ...i̱en: Bildung weniger differenzierter Tochterzellen (mit entsprechend gesteigerter Fähigkeit zu selbstständiger Existenz) aus höher differenzierten Mutterzellen, z. B. bei den Geschwulst- oder Keimzellen

Ana|pla̱stik [↑ana... u. ↑Plastik] *w;* -, -en: veralt. für: ↑Transplantation

ana|pla̱stisch [zu ↑Anaplasie bzw. zu ↑Plastik]: **1)** die ↑Anaplasie betreffend. **2)** veralt. für: die Anaplastik betreffend

An|ar|thri̱e [zu [1]a... u. gr. *ἀρθροῦν* = gliedern; artikulierte Laute hervorbringen] *w;* -, ...i̱en, in fachspr. Fügungen: **An|a̱r|thria**[1], *Pl.:* ...iae: Störung der Lautbildung, Unvermögen, Wörter, Silben oder Einzellaute richtig zu bilden trotz Funktionstüchtigkeit der Sprechwerkzeuge (infolge Erkrankung der Sprachzentren oder der motorischen Bahnen). **An|a̱r|thria syl|laba̱ris:** Stottern, Störung im Zusammenwirken der Sprechmuskeln, die u. a. Hängenbleiben an bestimmten Lauten, krampfhafte Wiederholung von Silben bedingt

Ana|sa̱rka [Zusammenrückung der gr. Fügung *ἀνὰ σάρκα* = ins Fleisch hinein] *w;* -: (durch Herzinsuffizienz u. Nierenversagen verursachtes) ausgedehntes Ödem des Unterhautbindegewebes. **Ana|sarki̱e** *w;* -: = Anasarka

Ana|spadi̱e [zu ↑ana... u. gr. *σπαδών* = Riss, Spalte] *w;* -, ...i̱en: Fehlbildung der Harnröhre, bei der die Harnröhrenöffnung auf dem ↑Dorsum penis liegt

An|äs|thesi̱e [aus gr. *ἀναισθησία* = Unempfindlichkeit] *w;* -, ...i̱en: **1)** Ausschaltung der körperlichen Schmerzempfindung; Schmerzunempfindlichkeit infolge ↑Narkose oder lokaler Schmerzbetäubung. **2)** in fachspr. Fügungen: **An|aes|the̱sia,** *Pl.:* ...iae: Fehlen der Schmerzempfindung bzw. allgemeine Empfindungslosigkeit in einzelnen Körperteilen (bei Nervenschädigungen). **An|aes|the̱sia doloro̱sa:** Auftreten von Schmerzen in einer berührungsunempfindlichen Körperregion (infolge zentraler Reizung). **an|äs|thesi̱e|ren:** betäuben, die Schmerzempfindung durch ↑Narkose oder ein ↑Anästhetikum ausschalten

An|äs|thesio|lo̱ge *m;* -n, -n, **An|äs|thesio|lo̱gin** *w;* -, -nen [↑Anästhesie u. ↑...loge]: Facharzt/-ärztin für Anästhesiologie. **An|äs|thesio|logi̱e** [↑...logie] *w;* -: Lehre von der Schmerzbetäubung und den Narkoseverfahren (offiziell anerkannter Facharztbereich)

An|äs|thesi̱st *m;* -en, -en, **An|äs|thesi̱stin** *w;* -, -nen [zu ↑Anästhesie]: Narkosefacharzt/-ärztin, Arzt, Ärztin (bei Operationen), der/die eine ↑Narkose herbeiführt und überwacht. **An|äs|the̱tikum** *s;* -s, ...ka: schmerzstillendes, schmerzausschaltendes Arzneimittel. **an|äs|the̱tisch: 1)** den Schmerz ausschaltend. **2)** in fachspr. Fügungen: **an|aes|the̱ticus, ...ca, ...cum:** mit [Berührungs]unempfindlichkeit verbunden; z. B. in der Fügung ↑Acrocyanosis anaesthetica

An|as|tig|mati̱smus [↑[1]a... und ↑Astigmatismus] *m;* -: wenig gebräuchliche Bez. für das Vorliegen gleicher Brechungsverhältnisse der Augen

Ana|stomo̱se [zu gr. *ἀναστομοῦν* = eine Mündung (Schleuse) öffnen; eröffnen, erweitern] *w;* -, -n, in fachspr. Fügungen: **Ana|stomo̱sis,** *Pl.:* ...o̱ses: **1)** natürliche Verbindung zwischen Blut- od. Lymphgefäßen od. zwischen Nerven. **2)** operativ hergestellte künstliche Verbindung zwischen Hohlorganen od. Blutgefäßen od. Nerven. **Anastomose, portokavale** vgl. portokaval. **Ana|stomo̱sis arterio|veno̱sa:** physiologische od. traumatisch bedingte Nebenverbindung zwischen [kleineren] Arterien u. Venen, die sich zur Umgehung od. Entlastung eines Kapillarbezirks im Organismus bildet. **anas|tomosi̱e|ren: 1)** sich miteinander durch eine ↑Anastomose (1) verbinden (von Blut- oder Lymphgefäßen). **2)** Hohlorgane durch Herstellung einer ↑Anastomose (2) künstlich miteinander verbinden. **ana|stomosi̱e|rend** = anastomotisch. **ana|stomo̱tisch,** in fachspr. Fügungen: **ana|stomo̱ticus, ...ca, ...cum:** eine Gefäß- oder Nervenverbindung bildend; z. B. in der Fügung ↑Ramus anastomoticus

Ana|to̱m *m;* -en, -en, **Ana|to̱min** *w;* -, -nen [zu gr. *ἀνατέμνειν* = aufschneiden, zerschneiden]: Lehrer/-in und Forscher/-in auf dem Gebiet der Anatomie. **anatomicus** vgl. anatomisch. **Ana|tomi̱e** *w;* -: »Zergliederungskunst«, Lehre vom Bau des [menschlichen] Körpers und seiner Organe. **ana|tomi̱e|ren:** seltene Bez. für ↑sezieren. **ana|to̱misch,** in fachspr. Fügungen: **ana|to̱micus, ...ca, ...cum:** die Anatomie oder den Bau des [menschlichen] Körpers betreffend; z. B. in der Fügung ↑Collum anatomicum

Ana|toxin [↑ana... u. ↑Toxin] *s;* -s, -e: seltene Bez. für ein entgiftetes, aber noch Immunisierung bewirkendes ↑Toxin

Ana|toxin A [gekürzt aus Anabaena (eine Gattung von Zyanobakterien = Blaualgen) u. ↑Toxin] *s;* -s -: von Blaualgen freigesetztes ↑Neurotoxin (Biol.)

An|azidität vgl. Anacidität

ANCA: Abk. für *a*nti*n*ukleärer *c*[z]ytoplasmatischer *A*ntikörper

anceps [aus lat. *anceps* = doppelköpfig; zweifelhaft]: ungewiss, zweifelhaft; ungleichmäßig; z. B. ↑Acardiacus anceps

An|chi|podie [zu gr. *ἄγχι* = nahe bei u. gr. *πούς*, Gen.: *ποδός* = Fuß] *w;* -, ...ien: nicht mehr übliche Bez. für eine Fehlbildung, bei der das Becken deformiert ist und die unteren Extremitäten eng beieinanderstehen

anconae|us, ...aea, ...ae|um [zu gr. *ἀγκών* = Ellbogen]: zum Ellbogen gehörend; z. B. in der Fügung ↑Musculus anconaeus

Ancylo|stoma [gr. *ἀγκύλος* = gekrümmt u. gr. *στόμα* = Mund] *s;* -: Gattung der Hakenwürmer (Zool.). **Ancylo|stoma duo|denale:** Grubenwurm, Fadenwurm mit scharfen Hakenzähnen in der Mundkapsel zum Festbeißen an den Darmzotten von Zwölffinger- und Dünndarm, Erreger der ↑Ankylostomiase. **Ancylostomiasis** vgl. Ankylostomiase

...and, ...andin / ...ant, ...antin *s. Kasten*

an|d|ro..., An|d|ro...
‹zu gr. *ἀνήρ*, Gen.: *ἀνδρός* »Mann, Mensch«› Wortbildungselement mit der Bedeutung »Mann; männlich«: – androgen – Androide – Andrologie

An|dro|blas|tom [↑andro... u. ↑Blastom] *s;* -s, -e: Ovarialtumor, der Störungen im Hormonhaushalt der Erkrankten hervorruft u. zur Vermännlichung führt

An|dro|gamet [↑andro... u. ↑Gamet] *m;* -en, -en: männliche Keimzelle

An|dro|gamon [↑andro... u. ↑Gamon] *s;* -s, -e (meist *Pl.*): seltene Bez. für eine Gruppe von Wirkstoffen, die die Befruchtungsfähigkeit der ↑Androgameten bestimmen (Biol., Med.)

an|dro|gen [↑andro... und ↑...gen]: von der Wirkung eines Androgens, die Wirkung eines Androgens betreffend, männliche Geschlechtsmerkmale hervorrufend. **An|dro|gen** *s;* -s, -e (meist *Pl.*): Sexualhormone, die u. a. die Ausbildung der sekundären männlichen Geschlechtsmerkmale bestimmen (bei Mann und Frau vorkommend). **an|dro|genetisch:** durch Androgen bedingt (z. B. androgenetische Alopezie)

Androgenisierung: Auswirkungen übermäßiger Androgenproduktion bei Frauen (z. B. Virilisierung, Infertilität)

An|dro|gen|urie [↑Androgen u. ↑...urie] *w;* -, ...ien: Ausscheidung von männlichen Sexualhormonen im Harn

an|dro|gyn [zu ↑andro... u. gr. *γυνή* = Frau] **1)** männliche und weibliche Merkmale aufweisend, in sich vereinigend, nicht eindeutig einem Geschlecht zuzuweisen. **2)** weibliche oder gemischte Geschlechtsmerkmale und genotypisch männliches Geschlecht aufweisend. **An|dro|gynie** *w;* -, ...ien: **1)** Vereinigung männlicher und weiblicher Körpermerkmale [und Wesenszüge] in einer Person. **2)** Ausbildung von weiblichen oder gemischten Geschlechtsmerkmalen bei einer Person mit genotypisch männlichem Geschlecht; vgl. Gynandrie

an|dro|id [↑andro... u. ↑...id]: einem Mann ähnlich, vermännlicht; bes. in der Fügung: androider Typ der Frau; Gegensatz: gynoid

An|dro|kinin [zu ↑andro... u. gr. *κινεῖν* = bewegen] *s;* -s: = Testosteron

An|dro|kortiko|id [↑andro... u. ↑Kortikoid] *s;* -[e]s, -e (meist *Pl.*): Stoffe mit der Wirkung männlicher Sexual- bzw. Nebennierenrindenhormone (in den Eierstöcken vorkommend)

An|dro|loge *m;* -n, -n, **An|dro|login** *w;* -, -nen [↑andro... u. ↑...loge]: Facharzt/-ärztin für Männerheilkunde. **An|dro|logie** [↑...logie] *w;* -: Zweig der Medizin, der sich im Gegensatz zur ↑Gynäkologie mit den [geschlechtsabhängigen] Erkrankungen der Männer befasst; Männerheilkunde. **an|dro|logisch:** die Andrologie betreffend

an|dro|morph [zu ↑andro... u. gr. *μορφή* = Gestalt]: der Gestalt nach männlich

an|dro|phil [↑andro... u. gr. *φίλος* = lieb; Freund]: zur Androphilie neigend. **An|dro|philie** *w;* -: sexuelle Hinneigung zu reifen Männern (von Männern u. Frauen gesagt)

An|dro|skopie [↑andro... u. ↑...skopie] *w;* -, ...ien: direkte Untersuchung der männlichen Geschlechtsorgane

An|dro|spermium [↑andro... u. ↑Spermium] *s;* -s, ...ien [...iən]: Spermium, das ein Y-Chromosom enthält und damit das Geschlecht des Kindes als männlich bestimmt; vgl. Gynäkospermium

An|dro|steron [zu ↑andro... u. ↑Steroid] *s;* -s: Ausscheidungsform des männlichen Keimdrüsenhormons ↑Testosteron

An|dro|termone [↑andro... u. ↑Termone] *Pl.:* Wirkstoffe, die Zellen und Geschlechtsorgane männlich determinieren

an|dro|trop [↑andro... u. ↑...trop]: das männliche Geschlecht vorzugsweise befallend (von Konstitutionskrankheiten). **An|dro|tropie** *w;* -: Auftreten einer Krankheit nur oder vorwiegend beim männlichen Geschlecht

An|ejakulation [↑[1]a... u. ↑Ejakulation] *w;* -, -en: krankhaftes Ausbleiben des Samenergusses beim Geschlechtsverkehr

...and, ...andin / ...ant, ...antin

Es besteht oft Zweifel darüber, ob Personenbezeichnungen mit dem Suffix ...and bzw. ...andin oder ...ant bzw. ...antin gebildet werden sollen. Beiden Endungen liegen unterschiedliche lateinische Ausgangsformen zugrunde:

...and, ...andin
m; -en, -en; w; -, -nen
⟨lat. ...andus (Gerundivendung)⟩
Suffix mit passivischer Bedeutung, das in Bezeichnungen für eine Person steht, mit der etwas geschehen soll:
- Doktorand, Doktorandin
- Rehabilitand, Rehabilitandin
- Proband, Probandin

...ant, ...antin
m; -en, -en; w; -, -nen
⟨lat. ...ans, Gen. ...antis (Endung des Partizips Präsens)⟩
Suffix mit aktivischer Bedeutung, das in Bezeichnungen für eine Person steht, die selbst etwas tut:
- Informant, Informantin
- Laborant, Laborantin
- Querulant, Querulantin

An|elek|trotonus [↑ana... (in ↑*An*ode) u. ↑Elektrotonus] *m; -*: Zustand verminderter Erregbarkeit eines stromdurchflossenen Nervs an der Stelle, an der die Anode angelegt ist

Anencephalus vgl. Anenzephalus. **An|enze|phalie** [zu ↑[1]a... u. Encephalon] *w; -, ...ien*: angeborenes Fehlen des Gehirns. **An|enze|phalus** *m; -, ...phalen* od. ...li, in fachspr. Fügungen: **An|en|ce|phalus,** *Pl.:* ...li: schwer entwicklungsgeschädigte Frucht mit rudimentärem Schädel und ohne Gehirn

An|enzymie [zu ↑[1]a... u. ↑Enzym] *w; -, ...ien*, in fachspr. Fügungen: **An|enzymia**[1], *Pl.:*...iae: Fehlen eines Enzyms in den Verdauungssäften. **Anenzymia catalasea:** Fehlen des Enzyms ↑Katalase im Blut

An|eo|sino|philie [↑[1]a... u. ↑Eosinophilie] *w; -*: Fehlen der eosinophilen Leukozyten im Blut (bei Typhus, allgemeiner Sepsis u. a.)

anerg, auch: **anergisch: 1)** energielos. **2)** unempfindlich (gegen Reize)

An|ergie [zu ↑[1]a... u. gr. ἔργον = Werk; Tätigkeit; Gegenbildung zu ↑Energie] *w; -, ...ien*: **1)** = Abulie. **2)** Unempfindlichkeit eines Organismus gegenüber einem Reiz, bes. einem ↑Antigen

An|ero|sie [an... u. gr. ἔρως = Liebe, Liebesverlangen] *w; -, ...ien*: Fehlen des Geschlechtstriebs

An|ery|thro|poe|se [↑[1]a... u. ↑Erythropoese] *w; -*: fehlende oder ungenügende Produktion von roten Blutkörperchen im Knochenmark

An|ery|throp|sie [↑[1]a... u. ↑Erythropsie] *w; -, ...ien*: = Protanopie

Aneto|dermie [zu gr. ἄνετος = schlaff u. gr. δέρμα = Haut] *w; -, ...ien*: = Dermatitis atrophicans maculosa

an|eu|plo|id [↑[1]a... u. ↑euploid]: Aneuploidie zeigend. **An|eu|plo|idie** *w; -, ...ien*: Überzähligkeit oder Fehlen einzelner Chromosomen (führt z. B. zum ↑Down-Syndrom)

Aneu|rin [zu ↑[1]a... u. gr. νεῦρον = Sehne; Flechse; Nerv] *s; -s*: alte Bezeichnung für ↑Vitamin B_1 (Thiamin)

An|eurysma [von gr. ἀνεύρυσμα = Erweiterung; Schlagadergeschwulst] *s; -s, ...men* (in fachspr. Fügungen: -ta): krankhafte, örtlich begrenzte Erweiterung bzw. Ausbuchtung einer Arterie. **Aneurysma arterio|venosum:** in eine Vene eingebrochenes Aneurysma, das eine Verbindung zwischen Arterie u. Vene herstellt. **An|eurysma cirso|ides:** ↑Aneurysma verum in Sack-, Spindel- oder Rankenform. **An|eurysma dis|secans:** Aneurysma in der Gefäßwand zwischen ↑Intima und ↑Media (intramurales Hämatom). **An|eurysma spurium:** ins Bindegewebe eingedrungenes Aneurysma, das sich als periadventitielles Hämatom abkapseln kann. **An|eurysma verum:** echtes Aneurysma, an dem alle drei Wandschichten der Arterie beteiligt sind. **an|eurysmatisch:** zu einem Aneurysma gehörend, ein Aneurysma betreffend

An|eurysmor|rha|phie [zu ↑Aneurysma u. gr. ῥαφή = Naht] *w; -, ...ien*: operative Beseitigung eines Aneurysmas, wobei der Aneurysmasack geöffnet, die Arterie im Innern des Aneurysmasacks vernäht und der Sack mit weiteren Nähten gerafft wird

ANF: Abk. für ↑atrialer natriuretischer Faktor

Anfall: plötzliche Änderung des Bewusstseinszustands, des Vegetativums od. des Herz-Kreislauf-Systems (Schlaganfall, epileptischer Anfall v. a.), s. a. Insult

anfrischen: schlecht heilende Wunden, Narben und Geschwüre zur besseren und rascheren Abheilung aus- bzw. anschneiden

angeboren: 1) vgl. kongenital. **2)** vgl. konnatal

angeborene Immun|antwort: frühe Phase der Immunantwort, unabhängig von vorausgegangenen Antigenkontakten, u. a. Phagozytose durch Makrophagen, Komplementsystem

Angelhakenmagen: normale Form des gefüllten Magens, der im Röntgenbild die Form eines Angelhakens zeigt

angi..., Angi... vgl. angio..., Angio...

An|gi|algie [↑angio... u. ↑...algie] *w; -, ...ien*: Gefäßschmerz, in Blutgefäßen auftretender Schmerz

An|gi|asthenie [↑angio... und ↑Asthenie], auch: An|gio|asthenie *w; -, ...ien*: Gefäßschwäche, Tonusverlust der Blutgefäßwände

An|gi|ek|tasie [↑angio... u. ↑Ektasie] *w; -, ...ien*:

krankhafte Erweiterung od. Ausbuchtung eines Blutgefäßes (z. B. ↑Aneurysma). **an|gi|ek|tatisch:** krankhaft erweitert (von Blutgefäßen)

An|gi|itis [zu gr. *ἀγγεῖον* = Gefäß; auch = Blutgefäß] *w;* -, ...itiden (in fachspr. Fügungen: ...itides): Blutgefäßentzündung

An|gina [aus lat. *angina* = Halsbräune (von gr. *ἀγχόνη* = Erdrosseln; mit formaler Anlehnung an lat. *angere* = beengen)] *w;* -, ...nen (rein lat.: ...nae): **1)** mit Angstgefühlen verbundener Zustand, Beklemmung, Beengungsgefühl (organisch bedingt). **2)** Infektionskrankheit des lymphatischen Rachenringes und der Gaumenschleimhaut, hervorgerufen durch unspezifische Erreger. **An|gina abdomi|nalis:** Symptomenkomplex mit heftigen kolikartigen Schmerzen im Oberbauch, Erbrechen und allg. Verlorenheitsgefühl infolge Arteriosklerose der Mesenterialgefäße. **An|gina agra|nulocytotica:** durch ↑Agranulozytose hervorgerufene maligne Form der Rachenentzündung. **An|gina ambulatoria:** bei Überfunktion der Schilddrüse nach größerer körperlicher Anstrengung auftretender pektanginöser Schmerz, der in Ruhe rasch abklingt. **An|gina catar|rhalis sim|plex:** leichteste Form der Angina, gekennzeichnet durch Schwellung und Rötung der Tonsillen und Hyperämie der Rachenschleimhaut. **An|gina de|cubitus:** (früher) bei Überfunktion der Schilddrüse im Liegen auftretender pektanginöser Schmerz. **An|gina diphtherica:** Rachendiphtherie; vgl. Diphtherie. **Angina follicularis** = Angina lacunaris. **An|gina herpetica:** Rachenentzündung mit abszedierenden Bläschen an Tonsillen, Gaumenbögen und Wangenschleimhaut. **An|gina lacunaris:** durch starke Rötung von Gaumenbögen und Mundschleimhaut und durch mit Eiterpfropfen übersäte oder mit einem gelben Belag bedeckte Tonsillen charakterisierte fieberhafte Angina. **An|gina lin|gua|lis:** Rachenentzündung, die auf das lymphatische Gewebe am Zungengrund übergreift. **An|gina Ludovici** [nach dem dt. Chirurgen W. F. von Ludwig, 1790–1865]: ↑Phlegmone des Mundbodens, ausgehend von einer Zahnerkrankung oder einem Lymphknotenabszess im Bereich der ↑Glandula submandibularis. **An|gina mono|cyto|genes** = Mononucleosis infectiosa. **An|gina ne|croticans:** zur ↑Nekrose der entzündeten Schleimhautgewebe führende Angina (agranulocytotica). **An|gina pectoris:** »Herzbräune«, anfallartig auftretende Schmerzen hinter dem Brustbein (in den linken Arm ausstrahlend) infolge Erkrankung der Herzkranzgefäße, bei ↑Pseudoangina pectoris auch durch Erkrankung anderer Brustorgane hervorgerufen. **An|gina peri|tonsillaris** = Angina phlegmonosa. **An|gina phleg|monosa:** Form der Angina, bei der sich, ausgehend von einer Angina lacunaris, größere Eiterherde in der Umgebung der Mandeln bilden. **An|gina Plaut-Vincenti** [nach dem dt. Bakteriologen H. K. Plaut, 1858–1928, u. dem frz. Epidemiologen J.-H. Vincent, 1862–1950]: mit Geschwür- und Belagbildung einhergehende Entzündung der Mandeln, häufig auch der Gaumenbögen und Rachenhinterwand, hervorgerufen durch ↑Fusobakterien. **An|gina pseu|do|membranacea:** Form der ↑Angina lacunaris, bei der sich diphtherieähnliche Beläge auf Tonsillen und Gaumenbögen, im Unterschied zur Diphtherie seltener auf dem weichen Gaumen, bilden. **An|gina punc|tata** = Angina lacunaris. **An|gina re|tronasalis** = Pharyngitis acuta. **An|gina re|tropharyn|gea|lis** = Angina phlegmonosa. **An|gina septica:** Rachenentzündung mit Abszessbildung, die zu einer septischen Allgemeinerkrankung führen kann. **An|gina sim|plex** = Angina catarrhalis simplex. **An|gina speci|fica** = Angina syphilitica. **An|gina sy|philitica:** in der Folge von ↑Lues auftretende ↑subakute Angina mit Papeln auf den Mandeln und deren Umgebung. **An|gina tonsillaris** = Angina phlegmonosa. **An|gina ulcero|membranacea** oder **An|gina ulcerosa** = Angina Plaut-Vincenti. **An|gina vis|ceralis:** chronische Funktionsschwäche der Mesenterialarterien

an|ginös [zu ↑Angina]: auf Angina beruhend; anginaartig. **an|ginöse Sprache:** kloßige Sprache bei Rachenangina, bedingt durch Schwellung des Rachenrings u. Schmerzhaftigkeit der Rachenbewegungen

An|ginose [zu ↑Angina] *w;* -, -n: Allgemeininfektion im Verlauf und im Gefolge einer Angina

an|gi|o..., An|gi|o...

vor Vokalen meist **angi..., Angi...**
⟨zu gr. *ἀγγεῖον* »(Blut)gefäß, Behältnis«⟩
Wortbildungselement mit der Bedeutung »Gefäß«:
- Angiitis
- Angiografie
- Angiologe

An|gio|archi|tektonik [↑angio... u. ↑Architektonik] *w;* -: veralt. Bez. für: Aufbau u. räumliche Gliederung des Blutgefäßnetzes in der Großhirnrinde (das charakteristische Unterschiede in der Verteilung der Kapillaren auf die einzelnen Rindenfelder zeigt; Anat., Anthropologie)

Angio|asthenie vgl. Angiasthenie

An|gio|blast [↑angio... u. ↑...blast] *m;* -en, -en (meist *Pl.*): Endothelzellen der Kapillaren, aus denen neue Gefäße hervorgehen

An|gio|blastom [↑angio... u. ↑Blastom] *s;* -s, -e: = Angiom

An|gio|chir|urgie [↑angio... u. ↑Chirurgie] *w;* -: Spezialgebiet der Chirurgie, das sich v. a. mit dem operativen Ersatz von Blutgefäßen befasst

An|gio|dys|plasie [↑angio... u. ↑Dysplasie] *w;* -, ...ien, in fachspr. Fügungen: **An|gio|dys|plasia**[1], *Pl.:* ...iae: fehlerhafte Entwicklung von Blutgefäßen

Angiofibrom [↑angio... u. ↑Fibrom] *s;* -s, -e: gutartiges gefäßreiches Fibrom

an|gio|gen [↑angio... u. ↑...gen]: Angiogenese bewirkend. **An|gio|genese** *w;* -, -n: Neubildung von Blutgefäßen. **An|gio|genese|hemmer:** Hemmstoffe der Blutgefäßneubildung, die vor allem in der Tumortherapie verwendet werden

An|gio|gra|fie [↑angio... u. ↑...grafie] *w;* -, ...ien: durch bildgebende Verfahren (Röntgentechnik, CT, MRT, Sonografie) erfolgende Darstellung von Blutgefäßen mithilfe injizierter Kontrastmittel. **an|gio|grafie|ren:** Gefäße mithilfe eines bildgebenden Verfahrens darstellen. **an|gio|gra|fisch:** mithilfe der Angiografie erfolgend. **An|gio|gramm** [↑...gramm] *s;* -s, -e: mittels Angiografie erzeugte Darstellung von Blutgefäßen

an|gio|id [↑angio... u. ↑...id]: blutgefäßähnlich. **an|gio|ide Netzhautstreifen** vgl. Angioid Streaks

An|gio|id Streaks [ˈɛndʒɔɪd striːks; aus gleichbed. engl.] *Pl.:* »angioide Netzhautstreifen«, auf degenerative Veränderungen der Netzhaut zurückzuführende braune, radiär von der Pupille ausgehende Streifen in der Netzhaut (Pigmentablagerung), Teilsymptom des ↑Pseudoxanthoma elasticum

An|gio|kardio|gra|fie [↑angio..., ↑Kardia u. ↑...grafie] *w;* -: röntgenografische Darstellung des Herzens und der Lungengefäße mithilfe injizierter jodhaltiger Kontrastmittel. **An|gio|kardio|gramm** [↑...gramm] *s;* -s, -e: Röntgenbild des Herzens und der Lungengefäße

An|gio|kardio|pa|thie [↑angio... u. ↑Kardiopathie] *w;* -, ...ien: Erkrankung des Herzens und der Blutgefäße, mit Gefäßfehlbildungen kombinierter angeborener Herzfehler

An|gio|keratom [Kurzw. aus ↑Angiom u. ↑Keratom] *s;* -s, -e, in fachspr. Fügungen: **An|gio|keratoma,** *Pl.:* -ta: Blutwarze, rotes Hautknötchen mit horniger Oberfläche. **An|gio|keratoma corporis diffusum** [↑Corpus]: Ausbreitung von Blutwarzen über den ganzen Körper, verbunden mit Blutdruckerhöhung, Ödemen und Stoffwechselstörungen. **An|gio|keratoma corporis nae|vi|forme:** angeborenes Keratom in Form von Hautflecken, die in dunkelblaurote Knoten übergehen. **An|gio|keratoma digitorum acro|asphycticum:** bei Jugendlichen an den Akren auftretendes Keratom, das in ursächlichem Zusammenhang mit einer bestehenden ↑Akroasphyxie steht (Bildung dunkelroter bis blauschwarzer Pünktchen, die in warzige Knötchen übergehen)

An|gio|kymo|gra|fie [↑angio... u. ↑Myografie]: heute ungebräuchliche kymografische Darstellung der Strömungsverhältnisse in den Arterien; ↑Kymografie

An|gio|le [Verkleinerungsbildung zu gr. ἀγγεῖον = Gefäß; auch = Blutgefäß] *w;* -, -n (meist *Pl.*): zusammenfassende Bez. für die Endverzweigungen (Endstrombahnen) der Blutgefäße, also für ↑Arteriolen, ↑Venulae und ↑Kapillaren

Angiolipom [↑angio... u. ↑Lipom] *s;* -s, -e: gutartiger Tumor aus reifem Fettgewebe mit zahlreichen Kapillaren, häufig schmerzhaft

An|gio|loge *m;* -n, -n, **An|gio|login** *w;* -, -nen [↑angio... u. ↑...loge]: Facharzt/-ärztin für Gefäßleiden. **An|gio|logie** [↑...logie] *w;* -: **1)** Lehre von den Blutgefäßen u. ihren Krankheiten, Teilgebiet der inneren Medizin. **2)** auch: **An|gio|logia**[1] *w;* -: in der anat. Nomenklatur Bez. für die Gesamtheit der Organe des Blutkreislaufs und des Lymphsystems. **an|gio|logisch:** die Angiologie betreffend

An|gio|lo|pa|thie [↑Angiole u. ↑...pathie] *w;* -, ...ien, in fachspr. Fügungen: **An|gio|lo|pathia**[1], *Pl.:* ...iae: Durchblutungsstörung im Bereich der Endstrombahn

An|gio|lupo|id [↑angio..., ↑Lupus und ↑...id] *s;* -[e]s, -e: seltene, hauptsächl. bei Frauen vorkommende Manifestation der ↑Sarkoidose, bei der sich in der Gesichtshaut flach erhabene, derbe, blaurote Knoten mit verhornter Oberfläche bilden

An|giom [zu gr. ἀγγεῖον = Gefäß; auch = Blutgefäß] *s;* -s, -e, in fachspr. Fügungen: **An|gio|ma,** *Pl.:* -ta: Blutschwamm, Gefäßtumor, Adergeschwulst (aus neu gebildeten Gefäßen); vgl. Hämangiom, Lymphangiom. **An|gio|ma arteria|le racemosum** = Aneurysma cirsoides

an|gio|matös [zu ↑Angiom]: auf einem Gefäßtumor beruhend

An|gio|matose [zu ↑Angiom] *w;* -, -n, in fachspr. Fügungen: **An|gio|matosis,** *Pl.:* ...oses: [erblich bedingte] Erkrankung des Blutgefäßsystems mit Bildung zahlreicher Angiome (Auftreten von Blutungen u.a.). **An|gio|matosis cere|bri:** Bildung von ↑Hämangiomen im Gehirn. **An|gio|matosis haemor|rhagica hereditaria:** erbliche Angiomatose mit Neigung zu Blutungen. **An|gio|matosis retinae:** Auftreten von ↑Hämangiomen in der Netzhaut (zusammen mit entsprechenden Gefäßveränderungen in anderen Organen), zu Netzhautablösung und Erblindung führend

An|gio|myo|neu|rom [Kurzw. aus ↑Angiom, ↑Myom u. ↑Neurom] *s;* -s, -e: = Glomustumor

An|gio|neu|ro|pa|thie [↑angio... u. ↑Neuropathie] *w;* -, ...ien, **An|gio|neu|rose** [↑angio... u. ↑Neurose] *w;* -, -n: seltene zusammenfassende Bez. für funktionell bedingte Gefäßerkrankungen mit Neigung zu vasomotorischen Dystonien (Spasmen oder übermäßige Erweiterungen der Gefäße). **an|gio|neu|rotisch:** die Angioneurose betreffend, auf Angioneurose beruhend

An|gio|ödem [↑angio... u. ↑Ödem] *s;* -s, -e: andere Bez. für ↑Quincke-Ödem

An|gio|organo|pa|thie [↑angio..., gr. ὄργανον = Werkzeug; Organ u. ↑...pathie] *w;* -, ...ien: zusammenfassende Bez. für Gefäßleiden aufgrund organischer Veränderungen an den Gefäßen, Oberbegriff für ↑Angiitiden und ↑Angiosen

An|gio|pa|thie [↑angio... u. ↑...pathie] *w;* -, ...ien, in fachspr. Fügungen: **An|gio|pathia**[1], *Pl.:* ...iae: allg. Bez. für: Gefäßleiden. **An|gio|pa|thia dia|betica:** durch ↑Diabetes mellitus bedingtes Gefäßleiden. **An|gio|pa|thia retinae trau|matica:** Auftreten von Blutungen und milchigen Trübungen in der Netzhaut nach schweren Körpererschütterungen

An|gio|plastie [zu ↑angio... u. gr. *πλάσσειν* = bilden, formen] *w;* -, ...ien; in der Fügung: **transluminale An|gio|plastie** [zu ↑trans... u. ↑Lumen]: Aufdehnung krankhafter Blutgefäßverschlüsse mit einem an einem Katheter befestigten Ballon, der innerhalb des Blutgefäßes bis zur Engstelle vorgeschoben und dann gespreizt wird; Ballondilatation

An|gio|pneu|mo|gra|fie [↑angio... und ↑Pneumografie] *w;* -, ...ien: röntgenografische Darstellung der Lungengefäße

An|gio|sarkom [Kurzw. aus ↑Angiom u. ↑Sarkom] *s;* -s, -e: ↑sarkomatös entartetes (bösartiges) ↑Hämangiom, z. B. ↑Glomustumor

angioscleroticus vgl. angiosklerotisch

An|gio|se [zu gr. *ἀγγεῖον* = Gefäß; auch = Blutgefäß] *w;* -, -n: durch gestörten Stoffwechsel entstandene degenerative Gefäßerkrankung

An|gio|sklerose [↑angio... u. ↑Sklerose] *w;* -, -n: Verhärtung, krankhafte Entartung der Blutgefäßwände; vgl. Arteriosklerose. **an|gio|sklerotisch,** in fachspr. Fügungen: **an|gio|scleroticus, ...ca, ...cum:** die Angiosklerose betreffend

An|gio|skopie [↑angio... u. ↑...skopie] *w;* -, ...ien: visuelle (meist endoskopische) Beurteilung von Blutgefäßen; insbes. die endoskopische Untersuchung des Herzens, der Koronar- und Pulmonalarterien

An|gio|spasmus [↑angio... u. ↑Spasmus] *m;* -, ...men: anfallartig auftretender Gefäßkrampf infolge Verengung der Blutgefäße (z. B. bei ↑Angina pectoris). **an|gio|spastisch,** in fachspr. Fügungen: **an|gio|spasticus, ...ca, ...cum:** mit Gefäßkrämpfen verbunden, auf Gefäßkrämpfen beruhend

An|gio|szinti|gra|fie [↑angio... u. ↑Szintigrafie]: veralt. Diagnoseverfahren zur Beurteilung der Durchblutung von Gefäßregionen

An|gio|tensin [zu ↑angio... u. lat. *tendere, tensum* = spannen, ausdehnen] *s;* -s, -e: in zwei Formen (Angiotensin I und Angiotensin II) im Blut vorkommendes, durch ↑Renin von Leberglobulinen abgespaltenes Enzym (Angiotensin II hat gefäßverengende und blutdrucksteigernde Wirkung); Abk.: AT I, AT II

An|gio|tensin|kon|versions|en|zym: Enzym für die Umwandlung des Dekapeptids Angiotensin I in das Oktapeptid Angiotensin II; Abk.: ACE (für engl. *a*ngiotensin *c*onverting *e*nzyme). **An|gio|tensin|kon|versions|enzym-Hemmer,** Kurzbez.: **ACE-Hemmer:** chemische Substanz, die die Wirkung des Angiotensinkonversionsenzyms hemmt

an|gio|trop [↑angio... u. ↑...trop]: = vasotrop

An|gio|tropin *s;* -s, -e (meist *Pl.*): Proteine, die eine Sprossung von Blutgefäßen auslösen und die Entwicklung von Gefäßsystemen steuern

An|go|phrasie [zu lat. *angere* = beengen, zusammenschnüren u. gr. *φϱάσις* = Sprechen; Sprache] *w;* -, ...ien: veralt. Bez. für: stoßweises Sprechen mit Einschiebung unartikulierter, gedehnter Laute zwischen die einzelnen Wörter

Angst vgl. Anxietas

Ång|ström [ˈɔŋ..., auch: ˈaŋ...; nach dem schwed. Physiker A. J. Ångström, 1814–1874] *s;* -[s], -u. verdeutlichend: **Ång|strömeinheit:** Maßeinheit vor allem für Wellenlängen höchstfrequenter elektromagnetischer Schwingungen (1 Å = 10^{-10} m); Zeichen: Å, früher auch: A, ÅE, AE

Angst|störung: psychische Störung mit anhaltender, diffuser, gegenstandsloser Angst ohne spezifisches Vermeidungsverhalten; vgl. Panikstörung

Angst|zen|trum: nicht fachspr. Bez. für: ↑Corpus amygdaloideum

an|gularis, ...re [zu lat. *angulus* = Ecke, Winkel]: winkelig, zu einem ↑Angulus gehörend; z. B. in der Fügung ↑Gyrus angularis

An|gulus [aus lat. *angulus,* Gen.: *anguli* = Ecke, Winkel] *m;* -, ...li: Winkel (der z. B. von Knochenflächen, Knochenästen u. a. gebildet wird; Anat.). **An|gulus acromii:** tastbarer Knochenpunkt, an dem der seitliche Rand des ↑Acromions in die Schulterblattgräte (↑Spina scapulae) übergeht. **An|gulus arcu|um costarum** = Angulus infrasternalis. **An|gulus articularis** = Angulus lateralis. **An|gulus cau|dalis** = Angulus inferior. **An|gulus corpori|articularis:** Winkel zwischen Deckplattenlinie und Facies articularis superior des zugehörigen Wirbels. **An|gulus costae:** Rippenwinkel (Winkel zwischen Mittelstück und hinterem Ende einer Rippe). **An|gulus crania|lis** = Angulus superior. **An|gulus frontalis ossis parietalis:** Winkel des Scheitelbeins (zwischen Kranz- und Pfeilnaht). **An|gulus in|fectio|sus oris:** »Faulecke«, Entzündung der Mundwinkel mit Rhagadenbildung (häufig bei Stoffwechselerkrankungen). **An|gulus in|ferior scapulae:** unterer Schulterblattwinkel (am unteren Ende des Schulterblatts). **Angulus in|fra|sternalis:** Winkel zwischen den beiden Rippenbögen (vgl. Arcus costalis). **Angulus irido|cornea|lis:** der von ↑Iris und Hornhaut am Rand der vorderen Augenkammer gebildete Winkel. **An|gulus lateralis scapulae:** seitlicher Schulterblattwinkel (Ende des Schulterblatts, das die Gelenkpfanne für den Oberarmkopf trägt). **An|gulus Ludovici** [nach dem frz. Pathologen P. C. A. Louis, 1787–1872]: = Angulus sterni. **An|gulus mandibulae:** Unterkieferwinkel. **An|gulus masto|ide|us ossis parietalis:** Winkel des Scheitelbeins (zum Warzenfortsatz hin, zwischen Schuppen- und Lambdanaht, gelegen). **An|gulus media|lis** = Angulus superior. **An|gulus oc|cipitalis ossis parietalis:** Winkel des Scheitelbeins, mit dem dieses an das Hinterhauptbein anstößt (zwischen Pfeil- und Lambdanaht). **An|gulus oculi lateralis, An|gulus oculi media|lis:** äußerer (bzw. seitlicher) bzw. zur Gesichtsmitte hin liegender Winkel der Lidspalte. **An|gulus oris** [↑²Os]: Mundwinkel. **An|gulus spheno|idalis ossis parietalis:** Winkel des Scheitelbeins gegenüber dem Keilbein (zwischen Kranz- und Schuppennaht). **An|gulus sterni:** Winkel zwischen Brustbeinkörper und -handgriff (↑Manubrium sterni). **An|gulus sub|pubicus:** Winkel zwischen den Schambeinästen. **An|gulus superior scapulae:** oberer Schulterblattwinkel, halswärts gelegener Winkel des Schulterblatts. **An|gulus venosus:** der von der Vena jugularis und der Vena subclavia gebildete Winkel

An|gustia [zu lat. *angustus* = eng] *w;* -, ...iae; in den Fügungen: **An|gustia crico|idea, An|gustia aortica** u. **An|gustia dia|phrag|matica:** in Höhe des Ringknorpels (auch: Obere Enge) bzw. hinter dem Aortenbogen (Mittlere Enge) bzw. am Durchtritt durch das Zwerchfell (knapp oberhalb des Magenmundes; Untere Enge) gelegene physiologische Engstellen der Speiseröhre (Anat.)

an|gustus, ...sta, ...stum [aus gleichbed. lat. *angustus*]: eng

an|hämo|lytisch [zu ↑ [1]a... u. ↑Hämolyse]: keine Hämolyse bewirkend (von Bakterien)

An|he|donie [zu ↑an... u. gr. *ηδονη* = Lust]: Verlust der Lebensfreude, der Verlust der Fähigkeit, Freude zu empfinden, geschlechtliche Empfindungslosigkeit, ist eines der klinischen Symptome der Schizophrenie

An|heli|ose [zu [1]a... u. gr. *ἥλιος* = Sonne] *w;* -, -n: Gesundheits- oder Leistungsstörung, die auf Mangel an Sonnenlicht zurückgeführt wird (z. B. bei Grubenarbeitern)

An|hi|drose, auch: An|idrose [zu ↑ [1]a... u. gr. *ἱδρώς* = Schweiß] *w;* -, -n, in fachspr. Fügungen: **An|hidrosis,** *Pl.:* ...oses: fehlende oder verminderte Schweißabsonderung; auch: angeborenes Fehlen der Schweißdrüsen. **an|hi|drotisch,** auch: **an|idrotisch:** ohne Schweißabsonderung

An|hormie [zu ↑ [1]a... u. gr. *ὁρμᾶν* = erregen, antreiben] *w;* -, ...ien: veralt. Bez. für: Antriebsmangel infolge mangelhafter oder fehlender Hormonproduktion

An|hy|drämie [↑ [1]a..., ↑hydro... u. ...↑ämie] *w;* -, ...ien: veralt. Bez. für: ↑Hypovolämie

An|hy|dramnie, An|hy|dramnion [zu ↑ [1]a..., ↑hydro... u. ↑Amnion] *w;* -, ...ien: Fehlen des Fruchtwassers; meist gleichbed. mit ↑Oligohydramnie, Oligohydramnion gebraucht

an|ikterisch [zu ↑ [1]a... u. ↑Ikterus]: ohne Ikterus verlaufend (von Krankheiten)

Anilin [zu arab. *an-nil* = Indigo] *s;* -s: einfachstes aromatisches ↑Amin, Ausgangsprodukt für Farbstoffe und Heilmittel (giftig wirkend und nach langer Latenzzeit zu Krebs führend)

Anima [aus lat. *anima* = Lebenshauch; Seele] *w;* -: Seele, Seelenbild der Frau im Unbewussten des Mannes (einer der Archetypen nach C. G. Jung; Psychol.); vgl. Animus

animal, meist: **animalisch** [zu lat. *animal* = beseeltes Geschöpf; Tier]: **1)** tierisch; übertr.: triebhaft. **2)** im Gegensatz zu ↑vegetativ: die aktive Lebensäußerung betreffend, auf [Sinnes]reize reagierend, der Willkür unterworfen; z. B. in der Fügung: animales Nervensystem (Biol., Med.). **animales Nervensystem** = zerebrospinales Nervensystem

Animus [aus lat. *animus* = Seele; Gefühl, Gemüt] *m;* -: Seelenbild des Mannes im Unbewussten der Frau (einer der Archetypen nach C. G. Jung; Psychol.); vgl. Anima

An|ion [↑ana... u. ↑Ion] *s;* -s, -en: bei der ↑Elektrolyse zur ↑Anode wanderndes negativ geladenes Ion (Phys.)

An|ionen|austauscher: chemische Substanzen, die angelagerte Anionen gegen anders geladene Moleküle austauschen (z. B. zur Bindung von Lipiden)

Anionenlücke: nicht gemessene Anionen (Kationenüberschuss) bei metabolischer Azidose

anion gap [ˈænaɪən gæp]: vgl. Anionenlücke

an|ionisch: das Anion betreffend

An|iridie [zu ↑ [1]a... u. ↑Iris] *w;* -, ...ien, in fachspr. Fügungen: **An|iridia**[1], *Pl.:* ...iae: Fehlen der Regenbogenhaut im Auge (angeboren oder durch Trauma hervorgerufen). **An|iridia con|genita:** angeborenes, dominant erbliches Fehlen der Regenbogenhaut

An|is|ei|konie [zu gr. *ἄνισος* = ungleich u. gr. *εἰκών* = Bild) *w;* -, ...ien: ungleiche Größe der Netzhautbilder in einem Auge bei abwechselnd ↑temporaler und ↑nasaler Blickrichtung; auch: anomale Ungleichheit der Netzhautbilder in beiden Augen

Anismus [zu ↑Anus] *m;* -, ...men: spastisches Beckenbodensyndrom; gestörte Stuhlentleerung infolge Verkrampfung der Beckenbodenmuskulatur

An|iso|chromie [zu gr. *ἄνισος* = ungleich u. gr. *χρῶμα* = Haut; Hautfarbe; Farbe] *w;* -, ...ien: ungleichmäßige Färbung der ↑Erythrozyten (Unterschied im Hämoglobingehalt) bei Störungen der Blutbildung

an|is|odont [zu gr. *ἄνισος* = ungleich u. gr. *ὀδούς*, Gen.: *ὀδόντος* = Zahn]: mit verschiedenartigen Zähnen ausgestattet (z. B. vom menschl. Gebiss)

An|iso|gamet [zu ↑ [1]a..., ↑iso... u. gr. *γαμεῖν* = heiraten] *m;* -en, -en (meist *Pl.*): morphologisch ungleiche Gameten (Biol.). **An|iso|gamie** *w;* -, ...ien: Befruchtungsvorgang mit ungleich gestalteten oder sich ungleich verhaltenden männl. und weibl. Keimzellen (Biol.)

An|iso|karyo|lse [zu gr. *ἄνισος* = ungleich u. gr. *κάρυον* = Nuss; Fruchtkern] *w;* -, -n: unterschiedliche Größe und Form von Zellkernen (Biol.)

An|iso|korie [zu gr. *ἄνισος* = ungleich u. gr. *κόρη* = Mädchen; Pupille] *w;* -, ...ien: ungleiche Weite der beiden Pupillen (bei Schädigung des Irismuskels, Störungen der vegetativen Regulation, Brechungsfehlern u. a.)

An|iso|mastie [zu gr. *ἄνισος* = ungleich u. gr. *μαστός* = Brustwarze; Brust] *w;* -, ...ien: ungleiche Ausbildung der weiblichen Brüste (u. a. als Entwicklungsstörung, aber auch tumorbedingt)

An|iso|me|tropie [zu gr. *ἄνισος* = ungleich, gr. *μέτρον* = Maß u. gr. *ὤψ*, Gen.: *ὠπός* = Auge; Gesicht] *w;* -, ...ien: ungleiche Brechkraft der Augenlinse

(einseitige Fehlsichtigkeit oder voneinander abweichende Brechungsfehler beider Augen)

an|iso|trop [gr. ἄνισος = ungleich und ↑...trop]: die Anisotropie betreffend. **An|iso|tropie** *w;* -: Eigenart von Kristallen, nach verschiedenen Richtungen verschiedene physikalische Eigenschaften zu zeigen, bes. hinsichtlich der Lichtbrechung (Phys.)

An|iso|zyt [gr. ἄνισος = ungleich u. ↑...zyt] *m;* -en, -en (meist *Pl.*): ungleich große ↑Erythrozyten (bei Störungen der Blutbildung entstehend). **An|iso-zytose** *w;* -, -n: Auftreten von Anisozyten im Blut bei verschiedenen Blutkrankheiten

Anitis [zu ↑Anus] *w;* -, ...itiden (in fachspr. Fügungen: ...itides): Entzündung des Unterhautzellgewebes in der Aftergegend

Ankylo|ble|pharon [von gr. ἀγκυλοβλέφαρον = Zusammenwachsen der Augenlider] *s;* -s, ...ra: Verwachsung der Lidränder; mit dem Augapfel verwachsenes Lid. **Ankylo|ble|pharon totale:** vollständige Verwachsung der Lider mit dem Augapfel

Ankylo|daktylie [zu gr. ἀγκύλος = gekrümmt u. gr. δάκτυλος = Finger; Zehe] *w;* -, ...ien: angeborene Gelenkversteifung der Finger oder Zehen in Beugestellung (Gelenkhypoplasie)

Ankylo|glosson [zu gr. ἀγκύλος = gekrümmt und gr. γλῶσσα = Zunge] *s;* -: Verwachsung der Zunge mit dem Mundboden (infolge angeborener Verkürzung des Zungenbändchens oder traumatisch erworben)

ankylo|poe|ticus, ...ca, ...cum [zu gr. ἀγκύλος = gekrümmt u. gr. ποιεῖν = machen]: eine Gelenkversteifung bewirkend; z.B. in der Fügung ↑Spondylarthritis ankylopoetica

ankylosans [zu ↑Ankylose]: = ankylopoeticus

Ankylose [zu gr. ἀγκύλος = gekrümmt] *w;* -, -n, in fachspr. Fügungen: **Ankylosis,** *Pl.:* ...oses: bindegewebige od. knöcherne Versteifung eines Gelenks (in Beugestellung) nach Gelenkerkrankungen, auch künstlich (zur Ausheilung meist tuberkulöser Gelenkprozesse) hergestellt; vgl. Arthrodese

Ankylo|stomia|se oder **Ankylo|stomiasis** [zu ↑Ancylostoma] *w;* -, ...iasen: Hakenwurmkrankheit, Tunnelanämie, durch ↑Ancylostoma duodenale hervorgerufene Wurmkrankheit (Anämie), bes. bei Bergleuten, Tunnelarbeitern u.a., auch in den Tropen u. Subtropen vorkommend

ankylotisch [zu ↑Ankylose]: die ↑Ankylose betreffend; versteift (von Gelenken)

Ann-Arbor-Klassifikation: Stadieneinteilung der malignen ↑Lymphome

Anneliden [zu frz. *anneler* = ringeln, kräuseln] *Pl.:* Ringelwürmer, zool. Stamm, zu dem die Egel (z.B. Blutegel) gehören

An|nex *m;* -es, -e: korrekte, aber im medizinischen Sprachgebrauch nicht übliche Form für ↑Adnex

an|noncie|rend [anõs...; zu frz. *annoncer* = ankündigen]; in der Fügung: **an|noncierende Blutung:** Blutung, die anzeigt, dass im Gefäßsystem eine Schädigung vorliegt

Annulus *m;* -, ...li: frühere Schreibweise für ↑Anulus

ano|coc|cyge|us, ...gea, ...ge|um, früher auch: **ano-coc|cygicus, ...ca, ...cum** [zu ↑Anus u. ↑coccygeus (in der Fügung ↑Cornu coccygeum)]: zu After und Steißbein gehörend; z.B. in der Fügung ↑Ligamentum anococcygeum (Anat.)

An|ode [aus gr. ἄνοδος = Aufweg; Eingang] *w;* -, -n: mit dem positiven Pol der Stromquelle verbundene Elektrode (Phys.). **An|oden|öffnungszuckung:** Muskelzuckung, die bei »Öffnung« (Unterbrechung) des elektrischen Stromes auftritt, wenn die Anode als Reizelektrode verwendet wird; Abk.: AÖZ. **An|oden|schließungszuckung:** Muskelzuckung, die bei »Schließung« (Einschalten) des elektrischen Stromes auftritt, wenn die Anode Reizelektrode ist; Abk.: ASZ

Ano|derm [zu ↑Anus u. gr. δέρμα = Haut] *s;* -s, -e: epitheliale Auskleidung des Analkanals. **ano-dermal:** das Anoderm betreffend, von ihm ausgehend

An|odontie [zu ↑[1]a... u. gr. ὀδούς, Gen.: ὀδόντος = Zahn] *w;* -, ...ien, in fachspr. Fügungen: **An|odontia**[1], *Pl.:* ...iae: angeborenes Fehlen der Zähne, meist zusammen mit anderen Fehlbildungen auftretend. **An|odontia partia|lis:** unvollständige Anodontie, angeborenes Fehlen eines Teils der Zähne

ano|genital [zu ↑Anus u. ↑genital]: After und Geschlechtsapparat betreffend (z.B. anogenitale Erkrankungen)

an|omal [von gr. ἀνώμαλος = uneben; von der Regel abweichend]: unregelmäßig; regelwidrig. **An|omalie** *w;* -, ...ien: Zustand des Anomalen, Abweichung von der Regel

An|omalo|skop [↑anomal u. ↑...skop] *s;* -s, -e: Gerät zur Untersuchung der Farbensehfähigkeit bzw. der Abweichungen vom normalen Farbensehen

An|ony|chie [zu ↑[1]a... u. gr. ὄνυξ, Gen.: ὄνυχος = Fingernagel] *w;* -, ...ien, in fachspr. Fügungen: **An|onychia**[1], *Pl.:* ...iae: Fehlen der Nägel an Fingern und Zehen (angeboren oder erworben)

an|onym, in fachspr. Fügungen: **an|onymus, ...ma, ...mum** [von gr. ἀνώνυμος = ohne Namen, unbenannt]: ohne Namen, ohne nähere (anatom.) Bezeichnung; z.B. in der Fügung Arteria anonyma (↑Arterie)

An|opheles [aus gr. ἀνωφελής = schädlich] *w;* -, -: trop. und südeurop. Stechmückengattung (Malariaüberträger)

An|oph|thalmie [zu ↑[1]a... u. gr. ὀφθαλμός = Auge] *w;* -, ...ien: angeborenes oder erworbenes Fehlen eines oder beider Augäpfel. **An|oph|thalmus** *m;* -, ...mi: **1)** = Anophthalmie. **2)** fehlgebildeter Fetus ohne Augäpfel

An|opie [zu ↑[1]a... u. gr. ὤψ, Gen.: ὠπός = Auge; Gesicht] *w;* -, ...ien: Funktionseinschränkung od. -ausfall eines od. beider Augen; Untätigkeit des einen Auges, z.B. beim Schielen. **An|op|sie** [zu ↑[1]a... u. gr. ὄψις = Sehen; Anblick] *w;* -, ...ien: = Anopie

An|or|chidie, auch: **An|orchie** [zu ↑[1]a... u. gr. ὄρχις = Hoden] *w;* -, ...ien: angeborenes Fehlen der Hoden

ano|rektal, in fachspr. Fügungen: **ano|rectalis, ...le** [zu ↑ Anus und ↑ Rektum]: Mastdarm und After betreffend, in der Gegend von Mastdarm und After gelegen. **ano|rektales Syn|drom:** durch Schädigung der Darmflora als Folge einer antibiotischen Therapie bedingtes Krankheitsbild mit brennenden Darmschmerzen, Darmblutungen und Juckreiz im Bereich des Afters

An|orektikum [zu gr. ἀνορεκτεῖν = keinen Appetit haben] *s;* -s, ...ka, auch: **An|orexikum** *s;* -s, ...ka: andere Bez. für ↑ Appetitzügler. **an|orektisch:** die Anorexie betreffend, mit Anorexie einhergehend; z. B. anorektische Essstörung. **An|orexie** *w;* -, ...ien, in fachspr. Fügungen: **An|orexia**[1], *Pl.:* ...iae: Appetitlosigkeit, Mangel oder Verlust des Triebes, Nahrung aufzunehmen. **An|orexia nervosa,** auch: **Anorexia mentalis:** veralt. »Pubertätsmagersucht«, psychisch bedingte Störung des Essverhaltens, v. a. bei Mädchen

an|orexi|gen [↑ Anorexie u. ↑ ...gen]: Appetitlosigkeit erzeugend (von Medikamenten)

Anorexikum vgl. Anorektikum

an|organisch [↑ [1]a... u. ↑ organisch]: nicht organisch; unbelebt, mineralisch

An|orgasmie [zu ↑ [1]a... u. ↑ Orgasmus] *w;* -, ...ien: Fehlen bzw. Ausbleiben des ↑ Orgasmus beim Geschlechtsverkehr

Ano|sigmoido|skopie [zu ↑ Anus u. ↑ Sigmoidoskopie]: endoskopische Untersuchung von After und Grimmdarm

An|osmie [zu ↑ [1]a ... u. gr. ὀσμή = Geruch] *w;* -, ...ien, in fachspr. Fügungen: **An|osmia**[1], *Pl.:* ...iae: (vollständiger) Verlust des Geruchssinnes (bei Stirnhirnerkrankungen u. a.)

Anoso|gnosie [zu ↑ [1]a..., gr. νόσος = Krankheit u. gr. γνῶσις = Erkennen] *w;* -, ...ien: Unfähigkeit eines bzw. einer Kranken, Erkrankungen der eigenen Person wahrzunehmen (bei manchen Gehirnerkrankungen)

An|osteo|genese [zu ↑ [1]a..., gr. ὀστέον = Knochen u. gr. γένεσις = Entstehung] *w;* -, -n, in fachspr. Fügungen: **An|osteo|genesis,** *Pl.:* ...neses: veralt. für: ↑ Hypophosphatasie

An|ostose [zu ↑ [1]a... u. gr. ὀστέον = Knochen] *w;* -, -n: Knochenschwund, allg. Bez. für Störungen des Knochenwachstums und der Knochenentwicklung

An|otie [zu ↑ [1]a... u. gr. οὖς, Gen.: ὠτός = Ohr] *w;* -, ...ien: angeborenes Fehlen der Ohrmuscheln

An|ovarie [zu ↑ [1]a... u. ↑ Ovarium] *w;* -, ...ien: angeborenes Fehlen der Eierstöcke

An|ovulation [↑ [1]a... u. ↑ Ovulation] *w;* -, -en: Ablauf des Menstruationszyklus ohne Eisprung. **anovulatorisch,** in der Fügung: **an|ovulatorischer Zy|klus:** Menstruationszyklus, bei dem der Follikelsprung ausbleibt

An|ox|ämie [↑ Anoxie u. ↑ ...ämie] *w;* -, ...ien: Sauerstoffmangel im Blut, Verminderung des Sauerstoffgehaltes im Blut

An|oxie [Kurzbildung aus ↑ [1]a... u. ↑ Oxygenium] *w;* -, ...ien, in fachspr. Fügungen: **An|oxia**[1], *Pl.:* ...iae: (völliger) Mangel an Sauerstoff in den Geweben; meist im Sinne von ↑ Hypoxie gebraucht. **anoxisch:** auf Sauerstoffmangel im Gewebe beruhend, durch Sauerstoffmangel verursacht

An|oxy|bio|se [Kurzbildung zu ↑ [1]a..., ↑ Oxygenium u. gr. βίος = Leben] *w;* -, -n: = Anaerobiose

An|oxy|hämie [Kurzbildung zu ↑ [1]a..., ↑ Oxygenium u. ↑ ...ämie] *w;* -, ...ien: = Anoxämie

Anpassung vgl. Adaptation

Ansa [aus lat. *ansa,* Gen.: *ansae* = Griff, Henkel] *w;* -, ...sae: Schlinge, Schleife, Bez. für bestimmte Nervenanastomosen (Anat.). **Ansa cervicalis:** Schlinge der oberen Spinalnerven (↑ Nervi cervicales) im Bereich des ↑ Nervus hypoglossus. **Ansa cruralis** = Ansa peduncularis. **Ansa lenticularis:** Schlinge des Linsenkernes im Gehirn (mit Verbindungen zum ↑ Thalamus und ↑ Nucleus subthalamicus). **Ansa lumbalis:** Nervenschlinge im Lendengeflecht. **Ansa menin|gica:** Schlinge der Spinalnerven. **Ansa penduncularis:** Faserzug unter dem ↑ Nucleus lentiformis, der den Thalamus mit dem Claustrum und der Insula verbindet. **Ansae sacrales** *Pl.:* Nervenschlingen der vorderen Sakralnerven. **Ansa sa|cro|coc|cygica:** Schlinge des Steißbeingeflechts, die den ↑ Plexus coccygeus mit dem ↑ Nervus pudendus verbindet. **Ansa subclavia:** Faserzüge des ↑ Truncus sympathicus, die schlingenförmig die ↑ Arteria subclavia von beiden Seiten umfassen und das ↑ Ganglion cervicale medium mit dem ↑ Ganglion cervicothoracicum verbinden

Anschluss|heilbehandlung: unmittelbar an einen Krankenhausaufenthalt oder eine ambulante Operation anschließende weitere Behandlung zur Rehabilitation; Abk.: AHB

Anschoppung *w;* -, -en: vermehrte Ansammlung von Blut in den Kapillaren, die gleichzeitig für fibrinreiches Exsudat, rote und weiße Blutkörperchen durchlässig werden; meist Bez. für das erste Stadium der lobären Pneumonie

anserinus, ...ina, ...inum [zu lat. *anser* = Gans]: in der Form eines Gänsefußes; Gänse...; z. B. in der Fügung ↑ Bursa anserina

ant..., Ant... vgl. anti..., Anti...

Ant|abus-Effekt, Acet|aldehyd|syndrom: Medikamente mit Kreuztoleranz zu Alkohol oder Nikotin bzw. bestimmte Speisen führen bei gleichzeitiger Alkoholzufuhr bzw. Rauchen u. a. zu Übelkeit, Erbrechen, Kopfschmerzen

ant|acid, auch: **ant|azid** [zu ↑ anti... u. ↑ Acidum]: Magensäure bindend, gegen Übersäuerung wirkend. **Ant|acidum,** auch: **Ant|azidum** *s;* -s, ...da: Arzneimittel gegen Übersäuerung (bes. des Magensaftes)

Ant|agonismus [zu gr. ἀνταγωνιστής = Nebenbuhler] *m;* -, ...men: entgegengesetzte Wirkung, Gegenwirkung. **Ant|agonist** *m;* -en, -en: **1)** einer von paarweise wirkenden Muskeln; Muskel, der eine Bewegung bewirkt, die der des ↑ Agonisten entgegengesetzt ist. **2)** Enzym, Hormon o. Ä., das die

Wirkung eines bestimmten anderen aufhebt; vgl. Inhibitor. **ant|agonistisch:** gegensätzlich, entgegengesetzt

Ant|aphrodisia|kum = Anaphrodisiakum

Ant|ar|throtikum [zu ↑anti... u. ↑Arthrose] *s;* -s, ...ka: Arzneimittel gegen Gelenkerkrankungen

ant|asthe|nisch [zu ↑ante... u. ↑Asthenie]: gegen Asthenie wirksam; stärkend

ante..., Ante... [aus gleichbed. lat. *ante*]: erster Wortbestandteil von Zusammensetzungen mit der Bedeutung »vor (zeitlich u. örtlich); vorderer; nach vorn«; z.B.: Antebrachium

Ante|brachium [↑ante... u. ↑Brachium] *s;* -s, ...chia: Unterarm (Anat.)

Ante|fixation [zu lat. *antefixus* = vorn befestigt] *w;* -, -en, in fachspr. Fügungen: **Ante|fixatio,** *Pl.:* ...io-nes: operative Befestigung eines Organs an den Bauchdecken. **Ante|fixatio uteri:** operative Anheftung des Uterus an den Bauchdecken

ante|flektiert [zu ↑ante... u. lat. *flectere, flexum* = biegen, beugen]: nach vorn gebogen. **Ante|flexion** *w;* -, -en, in fachspr. Fügungen: **Ante|flexio,** *Pl.:* ...io|nes: Abweichung eines Organs (z.B. des Uterus) von seiner normalen Lage durch Biegung nach vorn

ante|kolisch [zu ↑ante... u. ↑Kolon]: vor dem Kolon gelegen

Ante|kurvation [zu ↑ante... u. lat. *curvare* = krümmen, biegen] *w;* -, -en: Verbiegung bes. des Unterschenkels nach vorn

Ante|menst|ru|um [↑ante... u. ↑menstruus] *s;* -s: Zeitspanne kurz vor der ↑Menstruation

Ant|emetikum, Anti|emetikum [zu ↑anti... u. gr. ἐμεῖν = ausspeien, ausbrechen] *s;* -s, ...ka: Mittel gegen Erbrechen

ante mortem [lat. *ante* = vor; ↑Mors]: kurz vor dem Tode; Abk.: a.m.

ante|natal [zu ↑ante... u. lat. *natus* = Geburt]: vorgeburtlich, während der Schwangerschaft

ante partum [lat. *ante* = vor; lat. *partus* = Geburt]: vor der Geburt, unmittelbar vor der Niederkunft; Abk.: a.p.

ante|ponie|rend [zu ↑ante u. lat. *ponere, positum* = setzen, stellen, legen]: vorzeitig, verfrüht auftretend. **Ante|positio** *w;* -, ...io|nes: Verlagerung (eines Organs) nach vorn. **Ante|position** *w;* -, -en: **1)** = Antepositio. **2)** veralt. Bez. für das vorzeitige Auftreten einer erblich bedingten Krankheit im Lebensablauf von Individuen späterer Generationen (im Verhältnis zum Zeitpunkt des Auftretens bei früheren Generationen)

anterior, ...ius [aus gleichbed. lat. *anterior*]: vorderer, nach vorn gelegen, erster (der Reihenfolge nach; Anat.)

anterior–posterior: von vorn nach hinten (durch den Körper; Bezeichnung der Richtung des Strahlengangs bei Röntgendurchleuchtungen); Abk.: a.–p.

antero|grad [Kurzbildung zu ↑anterior u. lat. *gradi* = schreiten]: die Zeitspanne nach einem psychischen Erlebnis oder Hirntrauma betreffend (z.B. anterograde Amnesie)

antero|lateral, in fachspr. Fügungen: **antero-lateralis, ...le** [Kurzw. aus ↑anterior u. ↑lateralis]: nach vorn und zur Seite hin gelegen (Anat.)

antero|septal [Kurzbildung zu ↑anterior u. ↑Septum]: die Vorderwand des Herzventrikels und den vorderen Teil des Herzseptums betreffend

Ante|sy|stolie [zu ↑ante... u. ↑Systole] *w;* -, ...ien: = Präexzitationssyndrom, vorzeitige Erregung der Herzkammern

Ante|torsion [↑ante... u. ↑Torsion] *w;* -, -en: Verdrehung (z.B. eines Knochens) nach vorn

Ante|versio [zu ↑ante... u. lat. *vertere, versum* = wenden] *w;* -, ...io|nes: Neigung (z.B. der Gebärmutter) nach vorn. **Ante|version** *w;* -, -en: **1)** = Anteversio. **2)** Verdrehung des Oberschenkelkopfes und -halses nach vorn

Ant|helix [↑anti... u. ↑Helix] *w;* -: Gegenwindung der Ohrmuschel analog zur ↑Helix (Anat.)

Ant|helmin|thikum [zu ↑anti... u. gr. ἕλμινς, Gen.: ἕλμινθος = Wurm, Eingeweidewurm] *s;* -s, ...ka: Mittel gegen Eingeweidewürmer. **ant|helmin-thisch:** gegen Würmer wirksam

Ant|hi|drotikum [zu ↑anti... u. gr. ἱδρώς, Gen.: ἱδρῶτος = Schweiß] *s;* -s, ...ka: Mittel gegen übermäßige Schweißabsonderung, schweißhemmendes Mittel

An|thrakose [zu gr. ἄνθραξ, Gen.: ἄνθρακος = Kohle] *w;* -, -n, in fachspr. Fügungen: **An|thra-cosis,** *Pl.:* ...oses: Ablagerung, Einsprengung von Kohlenstaubteilchen in Organen; im engeren Sinne: = Anthracosis pulmonum. **An|thra|cosis cutis:** Einsprengung von Kohlenteilchen in die Haut. **An|thra|cosis pulmonum:** »Kohlenstaublunge«, Ablagerung von Kohlenstaub in den ↑perivaskulären Räumen und Lymphwegen der Lunge

An|thrako|silikose [Kurzw. aus ↑Anthrakose u. ↑Silikose] *w;* -, -n: mit ↑Anthracosis pulmonum kombinierte Silikose

an|thrakotisch [zu ↑Anthrakose]: mit Einlagerung von Kohlenstaubteilchen verbunden, dadurch hervorgerufen

An|thrax [von gr. ἄνθραξ = Kohle; auch = fressendes Geschwür] *m;* -: = Milzbrand

An|thra|zy|kline [gr. ἄνθραξ = Kohle, auch = fressendes Geschwür, u. gr. κύκλος = Kreis, Kreislauf]: Antibiotika aus Kulturen von Streptomyces peucericus mit zytostatischen Eigenschaften

an|th|ro|po..., An|th|ro|po...

⟨zu gr. ἄνθρωπος »Mensch, Mann«⟩
Wortbildungselement mit der Bedeutung »Mensch«:
- anthropogen
- Anthropologie
- Anthroposophie
- anthropozentrisch

anthro|po|gen [↑anthropo... u. ↑...gen]: **1)** vom Menschen beeinflusst, vom Menschen verursacht. **2)** vom Menschen selbst erzeugt (von Substanzen)

An|thropo|genese [↑anthropo... u. gr. *γένεσις* = Entstehung] *w;* -, auch: **An|thropo|genie** *w;* -: Lehre von der Entstehung des Menschen

An|thropo|genetik vgl. Humangenetik

an|thropo|id [↑anthropo... u. ↑...id]: menschenähnlich (z. B. von einem tierischen Organ)

An|thropo|loge *m;* -n, -n, **An|thropo|login** *w;* -, -nen [↑anthropo... u. ↑...loge]: Wissenschaftler/-in auf dem Fachgebiet der Anthropologie. **Anthropo|logie** [↑...logie] *w;* -: »Menschenkunde«, umfasst in der Naturwissenschaft v. a. Abstammungslehre, Vererbungslehre, Konstitutionsforschung und Bereiche der Medizin (in der Geisteswissenschaft: Lehre vom Wesen des Menschen und seiner Stellung in Natur und Welt). **an|thropologisch:** die Anthropologie betreffend

An|thropo|nose [↑anthropo... u. gr. *νόσος* = Krankheit, Seuche] *w;* -, -n: (Infektions)krankheit, die nur von Mensch zu Mensch übertragen werden kann

an|thropo|phil [↑anthropo... u. gr. *φίλος* = lieb; Freund]: den Menschen bevorzugend (von Krankheitserregern)

An|thropo|phobie [zu ↑anthropo... u. gr. *φόβος* = Furcht] *w;* -, ...ien: (neurotische) Angst vor [dem Umgang mit] Menschen

an|thropo|sophische Medizin [zu ↑anthropo... u. gr. *σωφός* = weise]: auf der Lehre der Anthroposophie beruhende spekulative Erweiterung der Schulmedizin mit ganzheitlichen, auch kunsttherapeutischen Verfahrensweisen (alternative Heilmethode)

An|thropo|zoo|nose [↑anthropo... u. ↑Zoonose] *w;* -, -n: **1)** im engeren Sinne: vom Menschen auf Tiere übertragbare Infektionskrankheit. **2)** = Zoonose (2)

an|ti..., An|ti...

vor Vokalen meist **ant..., Ant...**
⟨gr. *ἀντί* »gegen, gegenüber, entgegen«⟩
Präfix mit folgenden Bedeutungen:
a) bezeichnet einen ausschließenden Gegensatz:
- antiautoritär
b) drückt aus, dass das im Grundwort Enthaltene verhindert oder ihm entgegengewirkt wird:
- antibakteriell
- Antidepressivum
c) bezeichnet einen komplementären Gegensatz:
- Anthelix
- Antitragus
d) drückt aus, dass das so Bezeichnete ganz anders ist als das, was das Grundwort angibt, dass es dessen Eigenschaften nicht hat:
- Antiheld

Antiagingmedizin [-ˈeɪdʒɪŋ-; zu ↑anti... u. engl. *aging* = Alterung]: medizinisches Gebiet, das sich mit den Grundlagen der Alterungsprozesse beschäftigt und daraus Präventiv- und Behandlungskonzepte (z. B. in Hinblick auf Ernährung und Optimierung des Hormonstatus) entwickelt, die diese Prozesse verlangsamen

Anti|all|ergikum [zu ↑anti... u. ↑Allergie] *s;* -s, ...ka: Arzneimittel zur Vorbeugung gegen und zur Behandlung von Allergien

Anti|an|ämikum [zu ↑anti... u. ↑Anämie] *s;* -s, ...ka: Arzneimittel zur Vorbeugung gegen und zur Behandlung der Anämie

Anti|an|dro|gen [↑anti... u. ↑Androgen] *s;* -s, -e: Medikament, das die Bildung von Androgenen hemmt; eingesetzt v. a. bei Hormonstörungen, Prostatakarzinom oder Geschlechtsangleichungen

anti|an|ginös [zu ↑anti... u. ↑Angina (pectoris)]: gegen Angina pectoris gerichtet (von Arzneimitteln). **Anti|an|ginosum** *s;* -s, ...sa: Arzneimittel zur Behandlung der Angina pectoris

Anti|angio|genese [↑anti... u. ↑Angiogenese]: medikamentöse Hemmung der Gefäßneubildung

Anti|ar|rhyth|mikum [zu ↑anti... und ↑Arrhythmie] *s;* -s, ...ka: Arzneimittel, das den Herzrhythmus normalisiert. **anti|ar|rhythmisch:** gegen Herzrhythmusstörungen gerichtet (von Arzneimitteln)

Anti|asth|matikum [zu ↑anti... u. ↑Asthma] *s;* -s, ...ka: Heilmittel gegen Bronchialasthma

Anti|baby|pille, auch: **Anti-Baby-Pille** [...beɪbɪ...]: volkstümliche Bez. für ↑Ovulationshemmer

anti|bakteriell [zu ↑anti... u. ↑Bakterie]: gegen Bakterien wirksam od. gerichtet (bes. von Medikamenten)

Anti|bio|gramm [Kurzbildung aus ↑Antibiose u. ↑...gramm] *s;* -s, -e: Aufzeichnung des Ergebnisses einer Resistenzprüfung, die an einem bestimmten, von der kranken Person isolierten Erreger durchgeführt wurde und die zeigt, welches Antibiotikum gegen diesen Erreger wirksam ist

Anti|bio|se [zu ↑anti... u. gr. *βίος* = Leben] *w;* -, -n: von Mikroorganismen ausgehende wachstumshemmende oder abtötende Wirkung auf andere Mikroorganismen. **Anti|bio|tikum** *s;* -s, ...ka: biologischer Wirkstoff aus Stoffwechselprodukten von Mikroorganismen, der andere Mikroorganismen im Wachstum hemmt oder abtötet (z. B. Penizillin). **anti|bio|tisch:** von wachstumshemmender od. abtötender Wirkung auf Mikroorganismen

Anti|cholin|ergikum [zu ↑anti... u. ↑cholinergisch]: *s;* -s, ...ka: andere Bez. für ↑Parasympathikolytikum. **anti|cholin|ergisch,** auch: **anti|cholin|erg:** parasympathikolytisch wirkend (von Arzneimitteln)

Anti|codon *s; -s, -s u. ...donen:* Dreiergruppe von Nukleotiden auf der tRNA, die komplementär zum Codon der mRNA ist

anticus, ...ca, ...cum [aus gleichbed. lat. *anticus*] = anterior (Anat.)

an|ti|de|men|tiv [↑anti... u. ↑Demenz]: gegen das Fortschreiten einer Demenz wirkend. **An|ti|de|men|ti|vum:** Medikament zur Behandlung des Fortschreitens einer Demenz

anti|de|pressiv [zu ↑anti... u. ↑Depression]: gegen Depressionen gerichtet (von Arzneimitteln). **Anti|de|pressivum** *s;* -s, ...va: Arzneimittel gegen Depressionen, das antriebssteigernd und stimmungshebend wirkt

Anti|dia|betikum [zu ↑anti... u. ↑Diabetes] *s;* -s, ...ka: (orales oder parenterales) Medikament zur Behandlung des ↑Diabetes mellitus

Anti|diar|rhoi|kum [zu ↑anti... u. ↑Diarrhö] *s;* -s, ...ka: Mittel gegen Durchfall

Anti-D-Immun|globulin *s;* -s, -e: ↑Rhesusfaktor-Antikörper (Immunglobulin), werden rh-negativen Schwangeren zur Verhütung der Rhesussensibilisierung (↑Rhesusinkompatibilität) durch ein rh-positives Kind während der Schwangerschaft und nach der Geburt verabreicht

Anti|di|uretikum [zu ↑anti... u. ↑Diurese] *s;* -s, ...ka: die Harnausscheidung hemmendes Mittel

anti|di|uretisches Hormon [zu ↑anti... u. ↑Diurese]: andere Bezeichnung für ↑Vasopressin; Abk.: ADH

Anti|dot [aus gr. ἀντίδοτος = dagegen gegeben, als Gegenmittel gegen etwas gegeben] *s;* -[e]s, -e und **Anti|doton** *s;* -s, ...ta: Gegengift, bei Vergiftungen verabreichtes Mittel, das die Wirkung des Giftes neutralisiert

Anti-D-Pro|phylaxe *w;* -, -n: Verabreichung von Anti-D-Immunglobulin an rh-negative Schwangere zur Verhinderung der Rhesussensibilisierung (↑Rhesusinkompatibilität)

anti|drom [zu ↑anti... u. gr. δρόμος = Lauf]: entgegen der normalen Richtung verlaufend (von der Nervenreizleitung gesagt)

Anti|dys|menor|rho|ikum [zu ↑anti... u. ↑Dysmenorrhö] *s;* -s, ...ka: seltenere Bez. für verschiedene Medikamente zur Behandlung der schmerzhaften Monatsblutung

Anti|eme|ti|kum = Antemetikum

Anti|enzym [zu ↑anti... u. ↑Enzym] *s;* -s, -e: Antikörper, der sich bei Zufuhr bestimmter körperfremder Enzyme im Organismus bildet und deren Wirksamkeit herabsetzt bzw. aufhebt

Anti|epi|lep|tikum [zu ↑anti... u. ↑Epilepsie] *s;* -s, ...ka: Mittel zur medikamentösen Behandlung der Epilepsie, zur Vorbeugung und zur Behandlung epileptischer Anfälle

Anti|faktor [↑anti... u. ↑Faktor] *m;* -s, ...oren: natürlicher Hemmstoff der Blutgerinnung (z. B. ↑Heparin)

Anti|fe|brile [zu ↑anti... u. lat. *febris* = Fieber] *s;* -[s], ...lia: fiebersenkendes Medikament

Anti|fi|brino|lysin [↑anti... u. ↑Fibrinolysin] *s;* -s, -e: im Blut gebildeter ↑Antikörper mit gegen ↑Fibrinolysin gerichteter Wirkung; Abk.: AFL

Anti|fi|brino|lysin|test: Probe zum Nachweis von ↑Antifibrinolysinen im Blut durch Herbeiführung einer Antigen-Antikörper-Reaktion mit bekannten ↑Fibrinolysinen; Abk.: AFT

Anti|fi|brino|lytikum [zu ↑anti... u. ↑Fibrinolyse] *s;* -s, ...ka: Arzneimittel zur Vorbeugung gegen und zur Behandlung von Blutungen infolge gesteigerter Fibrinolyse

an|ti|fi|bro|tisch [↑anti... u. ↑Fibrose]: gegen ↑Fibrose gerichtet (von Substanzen)

Anti|gen [Kurzw. aus *Anti*somato*gen* (↑anti..., gr. σῶμα = Körper u. ↑...gen)] *s;* -s, -e: artfremde Stoffe (häufig Proteine, aber z. B. auch Kohlenhydrate und Lipide), die im Körper die Bildung von ↑Antikörpern bewirken, die wiederum an das Antigen binden und so Effektormechnismen (z. B. Komplement, Phagozytose) des Immunsystems einleiten

Anti|gen-Anti|körper-Re|aktion: Abwehrreaktion des Körpers auf artfremde Stoffe (↑Antigene), bei der spezifische ↑Antikörper an die Fremdstoffe binden u. diese unschädlich machen (z. B. durch ↑Agglutination) oder durch die Bindung die Fremdstoffe markieren, sodass sie von anderen Komponenten des Immunsystems (z. B. Komplementsystem) erkannt werden; Abk.: AAR

Anti|gen-Drift: kontinuierliche, über längere Zeit entstehende Veränderung bestehender Antigenmuster, z. B. bei Influenza; vgl. Antigen-Shift

Anti|genität [zu ↑Antigen] *w;* -: die Fähigkeit eines Stoffs, Antigene zu bilden

Anti|gen|präsentation [↑Antigen, lat. *praesentare, praesentatum* = gegenwärtig machen, zeigen]: Präsentation von intrazellulär in Peptidfragmente zerlegten Antigenen auf der Zelloberfläche durch MHC-Moleküle (↑Major Histocompatibility Complex); T-Zellen erkennen Antigene in dieser Form

anti|gen|präsentierende Zellen [↑Antigen, lat. *praesentare, praesentatum* = gegenwärtig machen, zeigen]: u. a. dendritische Zellen, Makrophagen und B-Zellen; tragen MHC-Klasse-II Moleküle (↑Major Histocompatibility Complex) auf ihrer Zelloberfläche

Anti|gen|prozessierung [↑Antigen, lat. *processus* = Fortgang, Wachstum]: intrazelluläre Zerlegung von Proteinen zu Peptiden, die dann an MHC-Moleküle (↑Major Histocompatibility Complex) gebunden auf der Zelloberfläche präsentiert werden

Anti|gen|rezeptoren [↑Antigen u. ↑Rezeptor]: Oberflächenmoleküle auf B- und T-Zellen, die Antigene erkennen; durch Rekombination der Gene zahlreiche Antigenspezifitäten möglich, wobei jeder Lymphozyt nur Rezeptoren einer Spezifität trägt

Anti|gen-Shift: plötzliche Neukombination von Antigenen v. a. bei Viren, z. B. Shift der N (Neuraminidase)- und H (Hämagglutinin)-Antigene beim Influenza-A-Virus; vgl. Antigen-Drift

Antigen|test: Test auf das Coronavirus SARS-CoV-2, der bei einer Infektion bestimmte Eiweißfragmente nachweist, die sich auf der Oberfläche des Virus befinden

Anti|gesta|gen [↑anti... u. ↑Gestagen] *s;* -s, -e: Substanz, die die Einnistung einer befruchteten Eizelle verhindert

Anti|hämo|lysin [↑anti... u. ↑Hämolysin] *s;* -s, -e: Stoff (meist ↑Antikörper), der die Wirkung der ↑Hämolysine aufhebt

anti|hämo|phil [↑anti... u. ↑hämophil]; in den Fügungen: **anti|hämo|philes Globulin:** Faktor VIII der Blutgerinnung, ein ↑Globulin, das den Gerinnungsprozess fördert (fehlt bei ↑Blutern); Abk.: AHG. **anti|hämo|philes Plasma:** Plasma mit erhaltener antihämophiler Wirkung; Abk.: AHP

Anti|hämor|rhagikum [zu ↑anti... u. ↑Hämorrhagie] *s;* -s, ...ka: Arzneimittel zur Vorbeugung gegen und zur Behandlung von Blutungen

Anti|hist|aminikum [zu ↑anti... u. ↑Histamin] *s;* -s, ...ka: Antihistaminkörper, im Organismus vorkommender oder synthetisch hergestellter Stoff, der die Wirkung des ↑Histamins abschwächt oder aufhebt

Anti|homo|toxische Medizin: Form der Homöopathie mit hohen, aber für den Menschen ungiftigen Dosen

Anti|hormon [↑anti... u. ↑Hormon] *s;* -s, -e: eiweißartiger Stoff, der die Wirkung eines Hormons abschwächen oder aufheben kann

anti|hyper|tensiv [...i:f; zu ↑anti... u. ↑Hypertension]: gegen Bluthochdruck gerichtet (von Arzneimitteln). **Anti|hyper|tensivum** *s;* -s, ...va: = Antihypertonikum

Anti|hyper|tonikum [zu ↑anti... u. ↑Hypertonie] *s;* -s, ...ka: Arzneimittel gegen krankhaft erhöhten Blutdruck

Anti|hypo|glyk|ämikum [zu ↑anti... u. ↑Hypoglykämie] *s;* -s, ...ka: Arzneimittel zur Behandlung der Hypoglykämie

Anti|hypo|tonikum [zu ↑anti... u. ↑Hypotonie] *s;* -s, ...ka: Arzneimittel zur Vorbeugung gegen niedrigen Blutdruck und zur Behandlung niedrigen Blutdrucks

Anti|hyp|oxi|dotikum [zu ↑anti... u. ↑Hypoxidose] *s;* -s, ...ka: Arzneimittel zur Verbesserung der Gehirndurchblutung

Anti|idio|typ [↑anti... u. ↑Idiotyp] *m;* -s, ...pen, auch: **Anti|idio|typus** *m;* -, ...typen: Antikörper, der sich gegen die spezifischen Anteile der Immunglobuline richtet. **anti|idio|typisch:** gegen bestimmte Anteile der Immunglobuline gerichtet

Anti|kanzero|gen [↑anti... u. ↑Kanzerogen] *n;* -s, ...gene: Substanz, die die Entstehung von Karzinomen verhindert

Anti|karzino|genese [↑anti... u. ↑Karzinogenese] *w;* -: Gebiet der Krebsforschung, das sich mit der Hemmung der chemischen Karzinogenese befasst

Anti|ko|agulans [zu ↑anti... u. lat. *coagulare* = gerinnen machen] *s;* -, ...lanzien [...iən] od. ...lantia (meist *Pl.*): die Blutgerinnung hemmendes od. verzögerndes Mittel. **Anti|ko|agulation** *w;* -, -en: Verzögerung der erhöhten Blutgerinnung

anti|kon|vulsiv [...i:f; ↑anti... u. ↑konvulsiv]: krampflösend, krampfverhindernd (von chem. Substanzen gesagt). **Anti|kon|vulsivum** *s;* -s, ...va: krampflösendes bzw. krampfverhinderndes Mittel mit Angriff an der glatten Muskulatur (z. B. Spasmolytika) und am Zentralnervensystem

Anti|kon|zeption [↑anti... u. ↑Konzeption (zu lat. *concipere, conceptum* = aufnehmen, in sich aufnehmen)] *w;* -, -en: Schwangerschaftsverhütung, vgl. Kontrazeption. **anti|kon|zeptio|nell:** empfängnisverhütend. **Anti|kon|zipiens** [...ɪ-ɛns] *s;* -, ...pienzien [...iən] u. ...pientia: = Kontrazeptivum

Anti|körper [↑anti...] *m;* -s, - (meist *Pl.*): im Serum als Reaktion auf das Eindringen von ↑Antigenen in die Blutbahn gebildeter Abwehrstoff. Nach Bindung des spezifischen Antigens, wird dieses durch verschiedene Effektorfunktionen unschädlich gemacht (↑Antitoxine, ↑Agglutinine, ↑Immunglobuline, ↑Lysine, ↑Präzipitine); Abk.: AK

antikörperabhängige zellvermittelte Zytotoxizität [↑Antikörper u. ↑Zytotoxizität]: Abtöten von Zellen, die durch Antikörper markiert sind; z. B. erkennen Rezeptoren, die ↑natürliche Killerzellen erkennen, die konstante Region der Antikörper; Abk.: ADCC für engl. *a*ntibody-*d*ependent *c*ell-mediated *c*ytotoxicity

Anti|körper|mangel|syn|drom = Agammaglobulinämie

Antikus *m;* -: Kurzbez. für: Musculus anticus (ältere Bez. für ↑Musculus cricothyreoideus)

anti|leu|ko|zytär [zu ↑anti... u. ↑Leukozyt]: gegen Leukozyten gerichtet

Anti|lui|kum [zu ↑anti... u. ↑Lues], auch: **Anti|luetikum** *s;* -s, ...ka: Mittel gegen Syphilis

anti|lym|pho|zytär [zu ↑anti... u. ↑Lymphozyt]: gegen Lymphozyten gerichtet

Anti|lym|pho|zyten|globulin [↑anti..., ↑Lymphozyt u. ↑Globulin] *s;* -s, -e: aus Antilymphozytenserum hergestelltes Globulin; Abk.: ALG

Anti|lym|pho|zyten|serum [↑anti..., ↑Lymphozyt u. ↑Serum] *s;* -s, ...ren: Serum, das von Tieren gewonnen wird, denen menschliche Lymphozyten injiziert wurden. Es unterdrückt oder schwächt die Immunreaktion des Organismus, z. B. auf ein Transplantat, ab

Anti|meta|bolit [↑anti... u. ↑Metabolit] *m;* -en, -en: den Zellstoffwechsel schädigende Substanz, die z. B. infolge chemischer Ähnlichkeit die Stelle eines ↑Metaboliten einnehmen kann, ohne dessen Aufgabe im Stoffwechselvorgang zu erfüllen (Wirkungsweise der ↑Sulfonamide)

Anti|me|tropie [↑anti..., gr. *μέτρον* = Maß u. gr. *ὤψ*, Gen.: *ὠπός* = Auge; Gesicht] *w;* -, ...ien : ↑Anisometropie, bei der beide Augen entgegengesetzte Brechungsfehler aufweisen

anti|mi|kro|biell [zu ↑anti... u. ↑Mikrobe]: gegen Mikroben gerichtet (von Substanzen)

Anti|mitotikum [zu ↑anti... u. ↑Mitose] *s;* -s, ...ka: Arzneimittel, das die Mitose von Tumorzellen hemmt, gehört zu den ↑Zytostatika

Antimon [aus gleichbed. mlat. *Antimonium;* weitere Herkunft unsicher] *s;* -s: chem. Grundstoff, Halbmetall; Zeichen: Sb (von lat. *stibium* = Augenschwärze)

Anti-Müller-Hormon [↑anti u. nach dem dt. Physiol. J. P. Müller 1801–1858] *s;* -s, -e: Proteohormon, das während der Embryonalentwicklung eine Rolle bei der Geschlechtsdifferenzierung spielt und bei Frauen nach der Pubertät als Marker der ovariellen Funktionsreserve dient

Anti|mykotikum [zu ↑anti... u. ↑Mykose] *s;* -s, ...ka: Mittel zur Behandlung von Pilzinfektionen. **antimykotisch:** gegen Hautpilze wirkend (von Arzneimitteln)

anti|neo|plastisch [zu ↑anti... u. ↑Neoplasma]: der Bildung von Geschwülsten entgegenwirkend (von Arzneimitteln)

Anti|neur|algikum [zu ↑anti... u. ↑Neuralgie] *s;* -s, ...ka: Mittel gegen Neuralgien, schmerzstillendes Mittel. **anti|neur|algisch:** gegen Nervenschmerzen wirksam (von Arzneimitteln)

anti|nu|kleär [zu ↑anti... u. ↑Nukleus]: gegen den Zellkern gerichtet

anti|ödematös [zu ↑anti... u. ↑Ödem]: gegen Ödeme gerichtet (von Arzneimitteln)

Anti|östro|gen [↑anti... u. ↑Östrogen] *s;* -s, -e: synthetische Substanz, die die Aufnahme von Östrogenen am Zielgewebe hemmt

Anti|oxidans [zu ↑anti... u. ↑Oxid] *s;* -, ...dantia u. ...danzien [...iən]: Substanz, die pathophysiologische Oxidationsvorgänge im Organismus hemmt (z. B. Vitamin C). **Anti|oxidation** *w;* -, ...nen: medikamentöse Hemmung einer Oxidation. **antioxidativ** [...i:f]: im Sinne einer Antioxidation wirkend

Anti|peri|staltik [↑anti... u. ↑Peristaltik] *w;* -: Umkehrung der normalen ↑Peristaltik, Muskelbewegung des Darmes, die den Darminhalt in der der normalen entgegengesetzten Richtung befördert (z. B. bei Darmverschluss)

Anti|pernizio|sa|prinzip [Kurzw. aus ↑anti... u. ↑Anaemia perniciosa] *s;* -s: veralt. Bez. für das Zusammenwirken von ↑Intrinsic Factor und ↑Extrinsic Factor; bei einer Störung kann es zur ↑Anaemia perniciosa kommen

Anti|phlogistikum [zu ↑anti... und ↑phlogistisch] *s;* -s, ...ka: Entzündungen hemmendes (örtlich angewandtes) Arzneimittel. **anti|phlogistisch:** entzündungshemmend

Anti|phospho|lipid-Anti|körper: Gruppe von autoreaktiven Immunglobulinen; Abk.: APA

Anti|plasmin [↑anti... u. ↑Plasma] *s;* -s, -e: = Antifibrinolysin

anti|pro|liferativ [...i:f; ↑anti... u. ↑proliferativ]: wachstumshemmend (von Substanzen)

Anti|pro|thrombo|kinase [↑anti... u. ↑pro... u. ↑Thrombokinase] *w;* -, -n: Stoff, der die Wirkung des ↑Akzelerins schwächt oder aufhebt

Anti|pruriginosum [zu ↑anti... u. ↑Prurigo] *s;* -s, ...sa: Mittel gegen Juckreiz

Anti|psy|chotikum [zu ↑anti... u. ↑Psychose] *s;* -s, ...ka: Arzneimittel zur Behandlung von Erregungszuständen; vgl. Neuroleptikum

Anti|pyretikum [zu ↑anti... u. gr. πυρετός = Fieber] *s;* -s, ...ka: fiebersenkendes Mittel

Anti|rachitikum [zu ↑anti... u. ↑Rachitis] *s;* -s, ...ka: Mittel zur Prophylaxe u. Heilung der Rachitis. **anti|rachitisch,** in der Fügung: **anti|rachitisches Vit|amin:** Vitamin D, bei dessen Fehlen Rachitis auftritt

anti|retroviral [↑anti... u. ↑retroviral]: gegen Retroviren gerichtet (von Arzneimitteln)

Anti|rheu|matikum [zu ↑anti... und ↑rheumatisch] *s;* -s, ...ka: Mittel gegen rheumatische Erkrankungen. **anti|rheumatisch:** gegen rheumatische Erkrankungen wirksam

Anti|sep|sis [↑anti... u. ↑Sepsis] *w;* -: Vernichtung von Krankheitskeimen mit chem. Mitteln, bes. zur Desinfektion u. in Wunden; vgl. Asepsis. **Antiseptikum** *s;* -s, ...ka: keimtötendes Mittel, bes. zur Wundbehandlung. **anti|septisch:** keimtötend, Wundinfektionen verhindernd

Anti|skabio|sum [↑anti... u. ↑scabiosus] *s;* -s, ...sa: Mittel gegen Krätze

Anti|spasmodikum [zu ↑anti... u. ↑Spasmus] *s;* -s, ...ka: krampflinderndes, krampflösendes Mittel

Anti|spastikum [zu ↑anti... u. ↑spastisch] *s;* -s, ...ka: = Antispasmodikum

Anti|strepto|lysin [↑anti... u. ↑Streptolysin] *s;* -s, -e: ↑Antikörper, der das Streptokokkengift ↑Streptolysin unschädlich macht. **Anti|strepto|lysin|reaktion:** Serumreaktion, mit der sich das Vorhandensein von Antistreptolysinen im Blut nachweisen lässt; Abk.: ASR

Anti|strepto|lysin|titer: Menge der Antistreptolysine im Blut, Laborparameter zum Nachweis von Streptokokkeninfekten (z. B. Scharlach); Abk.: AST

anti|sym|pa|thiko|ton [↑anti... u. ↑sympathikoton]: gegen den erhöhten Tonus des sympathischen Nervensystems gerichtet (von Arzneimitteln)

Anti|sy|philitikum [zu ↑anti... u. ↑Syphilis] *s;* -s, ...ka: = Antiluikum

Anti|thrombin [↑anti... u. ↑Thrombin] *s;* -s: Substanz im Blutplasma, die die Wirkung des ↑Thrombins aufhebt, d. h. die Blutgerinnung hemmt

Anti|thrombo|kinase [↑anti... und ↑Thrombokinase] *w;* -: die erste Phase der Blutgerinnung hemmende, die Wirkung der ↑Thrombokinase aufhebende Substanz

Anti|thrombotikum [zu ↑anti... u. ↑Thrombose] *s;* -s, ...ka: Arzneimittel zur Verhütung einer Thrombose. **anti|thrombotisch:** gegen eine Thrombose gerichtet (von Arzneimitteln)

anti|thyreo|idal [Kurzbildung zu ↑anti... u. ↑Hyperthyreoidie]: gegen Schilddrüsenüberfunktion gerichtet (von Arzneimitteln)

Anti|toxin [↑anti... u. ↑Toxin] *s;* -s, -e: im Blutserum enthaltene ↑Antikörper, deren Wirkung gegen bestimmte ↑Toxine gerichtet ist (vor allem gegen Bakteriengifte). **Anti|toxin|einheit:** diejenige ↑Antitoxin enthaltende Serummenge, die eine bestimmte standardisierte Toxindosis unwirksam zu machen vermag; Abk.: AE, A. E. **anti|toxisch:** als ↑Antitoxin wirkend

Anti-TPO: TPO-AK, Abk. für *Anti*körper gegen die ↑*T*hyreo*p*er*o*xidase, Vorkommen bei Autoimmunerkrankungen der Schilddrüse

anti|tragicus, ...ca, ...cum [zu ↑Antitragus]: zum Antitragus gehörend; z. B. in der Fügung ↑Musculus antitragicus (Anat.)

anti|trago|helicinus, ...na, ...num [zu ↑Antitragus u. ↑Helix]: den Antitragus und die Helix betreffend; z.B. in der Fügung ↑Fissura antitragohelicina

Anti|tragus [auch: 'an...; ↑anti... u. ↑Tragus] *m;* -, ...gi: anat. Bez. für den dem Tragus gegenüberliegenden Höcker der Ohrmuschel

Anti|tuberku|lotikum [zu ↑anti... u. ↑Tuberkulose] *s;* -s, ...ka: Medikament, das hemmend auf das Wachstum von Tuberkelbakterien einwirkt

anti|tumoral [zu ↑anti... u. ↑Tumor]: gegen Tumoren gerichtet (von Substanzen)

Anti|tussivum [zu ↑anti... u. ↑Tussis] *s;* -s, ...va: Mittel gegen Husten

Anti|varikosum [zu ↑anti... u. lat. *varix*, Gen.: *varicis* = Krampfader] *s;* -s, ...sa: Arzneimittel zur Vorbeugung gegen und zur Behandlung von Krampfadern

Anti|venine [Kunstw., aus ↑anti... u. lat. *venenum* = Saft, kleiner Trank, Gift]: Antikörper, die als Gegengift bei Schlangenbissen verwendet werden

Anti|vertiginosum [zu ↑anti... u. ↑Vertigo] *s;* -s, ...sa: Arzneimittel zur Behandlung von Schwindelzuständen

anti|viral [zu ↑anti... u. ↑Virus]: gegen Viren gerichtet (von Substanzen)

Anti|vit|amin [↑anti... u. ↑Vitamin] *s;* -s, -e: natürliche oder künstliche Substanz, die als ↑Antagonist eines Vitamins wirkt und dessen spezifische Wirksamkeit vermindert oder ausschaltet

Anti|zipation [zu lat. *anticipare* = vorwegnehmen] *w;* -, -en: = Anteposition (2)

Anton-Syndrom [nach dem österr. Neurologen Gabriel Anton, 1858–1933]: Rindenblindheit und ↑Anosognosie durch Hirninfarkt

an|tral [zu ↑Antrum]: zu einem Antrum gehörend, von ihm ausgehend

An|trek|tomie [↑Antrum u. ↑Ektomie] *w;* -, ...ien: operative Entfernung des ↑Antrum pyloricum

An|tritis [zu ↑Antrum] *w;* -, ...itiden (in fachspr. Fügungen: ...itides): Entzündung des ↑Antrum mastoideum (Form der ↑Mastoiditis bei Säuglingen)

An|tro|skopie [↑Antrum (mastoideum) u. ↑...skopie] *w;* -, ...ien: endoskopische Untersuchung des Antrum mastoideum

An|tro|tomie [↑Antrum u. ↑...tomie] *w;* -, ...ien: operative Öffnung des ↑Antrum mastoideum (durch Aufmeißeln des Warzenfortsatzes) mit Ausräumung vereiterter Warzenfortsatzzellen (bei Mittelohrentzündung)

An|trum [von gr. ἄντρον = Höhle, Grotte] *s;* -s, ...tren (in fachspr. Fügungen: *s;* -, ...tra): Körperhöhle, Organ-, Knochenhöhle (Anat.). **An|trum masto|ide|um:** Höhle des Warzenfortsatzes vor der Paukenhöhle, Teil des Mittelohrs. **An|trum pyloricum:** vor dem Magenpförtner liegender Abschnitt des Magens. **An|trum tympanicum** = Antrum mastoideum

anulär, in fachspr. Fügungen: **anularis, ...re** [zu lat. *anulus* = Ring]: zum ↑Anulus gehörend; ringförmig (z. B. in der Fügung ↑Granuloma anulare)

anulatus, ...ta, ...tum [zu lat. *anulus* = Ring]: geringelt; z. B. in der Fügung ↑Pili anulati

Anulo|zyt [lat. *anulus* = Ring u. ↑...zyt] *m;* -en, -en (meist *Pl.*): infolge Farbstoffmangels ringförmig erscheinende ↑Erythrozyten (bei Eisenmangelanämie)

Anulo|zytose: vermehrtes Vorkommen von Anulozyten im Blut

Anulus [aus lat. *anulus*, Gen.: *anuli* = Ring] *m;* -, ...li: ringförmiger Teil eines Organs (Anat.). **Anulus con|junctivae:** Übergang des Augenbindehautepithels in das Epithel der Hornhautvorderfläche. **Anulus femoralis:** Schenkelring, Lücke in der Oberschenkelfaszie unterhalb des Leistenbandes (Austrittsstelle für Schenkelbrüche). **Anulus fibro|cartilagine|us membranae tympani:** Faserring um das Trommelfell. **Anulus fi|brosus:** fibröser Ring der Zwischenwirbelscheibe. **Anuli fibrosi** *Pl.:* bindegewebige Ringe zwischen den Vorhöfen und Kammern des Herzens, von denen die Segelklappen ausgehen. **Anulus hae|mor|rhoidalis** = Zona haemorrhoidalis. **Anulus in|guinalis pro|fundus:** innerer Leistenring (Eingang zum Leistenkanal). **Anulus in|gui|nalis superficia|lis:** äußerer Leistenring, Lücke in der Sehne des schrägen äußeren Bauchmuskels (Eingang zum Leistenkanal). **Anulus iridis major** [↑Iris]: äußerer Ring der Irisvorderfläche. **Anulus iridis minor:** innerer, radial gestreifter Ring der Irisvorderfläche. **Anulus tendine|us communis:** sehniger Ring an der Ansatzstelle der äußeren Augenmuskeln. **Anulus tym|panicus:** halbrunder, unvollständiger Ring des Schläfenbeins (beim Neugeborenen), aus dem sich der Paukenteil (↑Pars tympanica) des Schläfenbeins entwickelt. **Anulus umbilicalis:** ringförmige Unterbrechung der ↑Linea alba im Bereich des Nabels (kann Ursache von Nabelbrüchen sein)

An|urie [↑[1]a... u. ↑...urie] *w;* -, ...ien: Harnverhaltung; stark verminderte (unter 100 ml in 24 Stunden) oder vollständig fehlende Urinausscheidung, Versagen der Harnproduktion (bei schweren Erkrankungen der Nieren, Harnwege u. a.; kann zum Tod durch ↑Urämie führen). **an|urisch,** in fachspr. Fügungen: **an|uricus, ...ca, ...cum:** ohne Harnabsonderung

Anus [aus lat. *anus*, Gen.: *ani* = Ring; auch (verhüllend) = After] *m;* -, Ani: After. **Anus im|per|foratus** = Atresia ani. **Anus naturalis:** After mit normaler Öffnung. **Anus prae|ter|naturalis:** künstlich angelegter Darmausgang (z. B. zur Stilllegung des unteren Darmabschnittes bei Mastdarmkrebs). **Anus recto|vaginalis:** Mündung des Mastdarms in den ↑ Introitus vaginae (angeborene Fehlbildung). **Anus trans|versus:** künstlich angelegter Darmausgang, aus dem quer verlaufenden Grimmdarm (↑ Colon transversum) gebildet. **Anus vestibularis:** Mündung des Enddarms im Scheidenvorhof (angeborene Fehlbildung). **Anus vulvaris:** Fehlen des Dammes und Mündung des Enddarms im Bereich der äußeren weiblichen Geschlechtsteile (angeborene Fehlbildung)

ANV: Abk. für *a*kutes *N*ieren*v*ersagen

An|xie|tas [zu lat. *anxius* = ängstlich] *w;* -, ...ietates: Angst, Angstgefühl; nervöse Unruhe. **Anxie|tas tibia|rum:** »Unruhe der Extremitäten«, veralt. Bez. für: ↑ Restless Legs

an|xio|gen [lat. *anxius* = ängstlich und ↑ ...gen]: Angst oder nervöse Unruhe auslösend (von Medikamenten)

An|xio|lyse [zu lat. *anxius* = ängstlich u. gr. *λύειν* = lösen] *w;* -, -n (*Pl.* selten): Beseitigung nervöser Unruhe (durch Medikamente)

Anxiolytikum: Angst, nervöse Unruhe lösendes Medikament. **an|xio|lytisch:** Angst, nervöse Unruhe lösend (von Arzneimitteln)

Anzeigepflicht: gesetzliche Pflicht des Arztes bzw. der Ärztin, bestimmte übertragbare Krankheiten und Berufskrankheiten der Gesundheitsbehörde zu melden, Meldepflicht

anzeigepflichtig: zur Meldung verpflichtend, meldepflichtig

Aorta [aus gleichbed. gr. *ἀορτή*] *w;* -, ...ten (in fachspr. Fügungen: Aortae): Hauptschlagader des Körpers. **Aorta ab|dominalis:** Bauchaorta, unterhalb des Zwerchfells gelegener Teil der Aorta. **Aorta ascendens:** aufsteigender Teil der Aorta zwischen ihrem Ursprung aus der linken Herzkammer und dem ↑ Arcus aortae. **Aorta caudalis** veralt. für: ↑ Arteria sacralis mediana. **Aorta de|scendens:** absteigende Aorta, zusammenfassende Bez. für ↑ Aorta thoracica und ↑ Aorta abdominalis. **Aorta thoracica:** Brustaorta, Abschnitt der ↑ Aorta descendens oberhalb des Zwerchfells. **aortal:** zur Aorta gehörend

Aort|algie [↑ Aorta u. ↑ ...algie] *w;* -, ...ien: an der Aorta oder im Bereich der Aorta auftretender Schmerz (von Erkrankungen der Aorta ausgehend)

Aorten|bi|furkations|syndrom vgl. Leriche-Syndrom

Aortenbogen vgl. Arcus aortae

Aortenbogen|syn|drom: Krankheitserscheinungen, die durch Stenosen und Obturationen des Aortenbogens oder der herznahen großen Arterien sowie durch entsprechende Veränderungen an allen Gefäßen gemeinsam bedingt sind

Aorten|in|suf|fizienz: Schließunfähigkeit der Aortenklappen infolge Erweiterung des Klappenansatzrings oder infolge Verkürzung der Klappenränder (bei entzündlichen Prozessen)

Aorten|isth|mus vgl. Isthmus aortae

Aorten|isth|mus|stenose: angeborener Herzfehler, Verengung am Übergang vom Aortenbogen zur absteigenden Aorta

Aorten|klappe vgl. Valva aortae

Aorten|kon|figuration: bei ↑ Aorteninsuffizienz auftretende Veränderung der Herzform mit vergrößertem linken ↑ Ventrikel

Aorten|ruptur: Riss der Aorta bei bestehendem ↑ Aneurysma oder bei ↑ Arteriosklerose

Aorten|stenose: 1) angeborene od. erworbene Verengung der Aorta infolge Einengung des Aortenklappenansatzringes oder infolge Verwachsung der Aortenklappenränder. **2)** = Aortenisthmusstenose

aortico|renalis, ...le [zu ↑ Aorta und ↑ Ren]: die Aorta u. die Nieren betreffend, zu Aorta und Nieren gehörend; z. B. in der Fügung ↑ Ganglion aorticorenale

aorticus, ...ca, ...cum [zu ↑ Aorta]: die Aorta betreffend; z. B. ↑ Hiatus aorticus

Aortitis [zu ↑ Aorta] *w;* -, ...itiden (in fachspr. Fügungen ...itides): Entzündung der Aorta, z. B. der ↑ Adventitia (als Folge benachbarter entzündlicher Prozesse, bes. Karditiden). **Aortitis sy|philitica:** Aortenentzündung bei ↑ Syphilis

Aorto|gra|fie [↑ Aorta u. ↑ ...grafie] *w;* -, ...ien: ↑ Arteriografie der Aorta

aorto|koronar [zu ↑ Aorta u. ↑ Koronargefäße]: die Hauptschlagader des Körpers und die Herzkranzgefäße betreffend (z. B. aortokoronarer Bypass)

AÖZ = Anodenöffnungszuckung

[1]ap..., Ap... a) vgl. ad..., Ad...; **b)** vgl. apo..., Apo...

AP: 1) Abk. für ↑ Anstaltspackung. **2)** Abk. für ↑ alkalische Phosphatase

a. p. = ante partum

a.–p. = anterior–posterior

Apalliker *m;* -s, -, **Apallikerin** *w;* -, -nen: Person, die an einem apallischem Syndrom erkrankt ist

apallisches Syn|drom [zu ↑ [1]a... u. gr. *πάλλειν* = schwingen]: Ausfallserscheinungen infolge doppelseitiger Ausschaltung der Großhirnrinde durch Unterbrechung der Verbindungen zwischen Großhirn und Hirnstamm (z. B. durch eine Blutung), die zum Wachkoma führen

Apara|thyreo|se [zu ↑ [1]a... u. ↑ parathyreoideus (in der Fügung ↑ Glandula parathyreoidea)] *w;* -, -n: Fehlen der Nebenschilddrüsen (z. B. nach operativer Entfernung) und das dadurch bedingte körperliche Erscheinungsbild

Apa|thie [zu ↑ [1]a... u. gr. *πάθος* = Leiden; Leidenschaft; Krankheit] *w;* -, ...ien: Teilnahmslosigkeit, krankhaft verminderte Gefühlserregbarkeit (u. a. bei Demenz, Erschöpfung, als Schreckreaktion). **apa|thisch:** teilnahmslos

apa|tho|gen [↑ [1]a... u. ↑ pathogen]: keine Krankheiten hervorrufend (z. B. von im Organismus lebenden Bakterien)

APC-Viren [Abk. für: *A*denoidal-*p*haryngeal-*c*onjunctival-Viren] *Pl.:* veralt. für: ↑Adenoviren

APD: Abk. für *a*utomatische *P*eritoneal*d*ialyse

Apep|sie [zu ↑ ¹a... u. ↑Pepsin] *w;* -, ...ien, in fachspr. Fügungen: **Apep|sia**¹, *Pl.:* ...iae: Fehlen bzw. Ausfall der Verdauungsfunktion des Magens

aperi|odisch [↑ ¹a... u. ↑periodisch]: unregelmäßig verlaufend, ungleichmäßig

Aperi|staltik [↑ ¹a... u. ↑Peristaltik] *w;* -: Fehlen od. starke Verminderung der physiologischen Darmbewegung

Aperitivum [zu lat. *aperire* = öffnen] *s;* -s, ...va: **1)** leichtes Abführmittel. **2)** appetitsteigerndes Mittel

Apert-Syndrom vgl. Akrozephalosyndaktylie

Apertur [aus lat. *apertura*, Gen.: *aperturae* = Öffnung] *w;* -, -en, in fachspr. Fügungen: **Apertura**, *Pl.:* ...rae: anat. Bez. für: Öffnung, Eingang (bes. eines Organs). **Apertura ex|terna aquae|ductus vestibuli** [- ...'dʊktu:s -]: äußere Öffnung des Vorhofkanals hinter dem inneren Gehörgang. **Apertura ex|terna canaliculi coch|leae:** äußere Öffnung des Kanals der Schnecke (↑Cochlea) im Innenohr. **Apertura interna canaliculi vestibuli** = Apertura externa aquaeductus vestibuli. **Apertura lateralis ventriculi quarti:** seitliche Öffnung des 4. Hirnventrikels zum ↑Subarachnoidalraum. **Apertura media|na ven|triculi quarti:** mittlere Öffnung des 4. Hirnventrikels zur ↑Cisterna cerebellomedullaris. **Apertura nasi ex|terna** = Nares. **Apertura pelvis inferior:** untere Öffnung des kleinen Beckens. **Apertura pelvis superior:** obere Öffnung des kleinen Beckens, durch die ↑Linea terminalis vom großen Becken geschieden. **Apertura piri|formis:** birnenförmige vordere Öffnung der knöchernen Nase. **Apertura sinus frontalis** [- zi:nu:s -]: Öffnung der Stirnbeinhöhle. **Apertura sinus spheno|idalis** [- zi:nu:s -]: Öffnung der Keilbeinhöhle. **Apertura thoracis inferior:** untere Brustkorböffnung. **Apertura thoracis superior:** obere Brustkorböffnung. **Apertura tympanica canaliculi chordae tympani:** Öffnung der Paukenhöhle (im Innenohr), Eintrittsstelle der ↑Chorda tympani

apertus, ...ta, ...tum [zu lat. *aperire, apertum* = öffnen]: offen; z. B. in der Fügung ↑Ductus arteriosus apertus

Apex [aus lat. *apex*, Gen.: *apicis* = äußerste Spitze, Gipfel] *m;* -, Apices: anat. Bez. für: Spitze, spitzgeformtes äußerstes Ende (eines Organs). **Apex auriculae:** Darwin-Spitzohr, Bildungsanomalie der Ohrmuschel. **Apex capitis fibulae** [↑Caput fibulae]: Spitze am oberen Wadenbeinköpfchen. **Apex cartilaginis aryte|no|ideae:** die nach hinten gebogene Spitze des Stellknorpels. **Apex cordis** [↑Cor]: Herzspitze, von der linken Herzkammer gebildet. **Apex cornu posterio|ris medullae spinalis:** das aus lockeren Verbänden von Ganglienzellen bestehende äußerste Ende des Hinterhorns der grauen Substanz des Rückenmarks. **Apex cus|pidis dentis:** Spitze eines Zahnhöckers. **Apex lin|guae:** Zungenspitze. **Apex nasi:** Nasenspitze. **Apex ossis sacralis/sa|cri** [↑Os sacrum]: Spitze des Kreuzbeins. **Apex partis petrosae ossis temporalis** [↑Pars petrosa]: Spitze am Felsenteil des Schläfenbeins. **Apex patellae:** Spitze an der Kniescheibe. **Apex pro|statae:** spitzes Ende der Vorsteherdrüse. **Apex pulmonis** [↑Pulmo]: Lungenspitze, Spitze eines Lungenflügels. **Apex pyramidis** = Apex partis petrosae. **Apex radicis dentis** [↑Radix dentis]: Spitze der Zahnwurzel. **Apex vesicae:** die nach vorn oben gelegene Spitze der Harnblase

Apex|kardio|gra|fie: früher angewandte Methode der apparativen Aufzeichnung des Herzspitzenstoßes

Apfelsinen|haut: apfelsinenschalenähnliche Haut mit Poreneinziehung bei Mammakarzinom; vgl. Peau d'Orange

Apgar-Zahl, Apgar-Index ['ɛpgar...; nach der amerik. Anästhesistin Virginia Apgar, 1909–1974]: Zahl zur Kennzeichnung des Zustandes eines Neugeborenen während der ersten Lebensstunden: Es werden fünf Faktoren registriert, Hautfarbe, Atembewegungen, Herzfrequenz, Spannungszustand der Muskulatur (Muskeltonus), Antwort auf bestimmte Reize (Reflextätigkeit). Diese werden mit Punkten (0, 1 oder 2) bewertet und in ein Schema eingetragen. Die Summe ergibt den Zustand des Neugeborenen (10 = normal, 6–9 = gefährdet, unter 5 = lebensgefährlich)

Aphagie [zu ↑ ¹a... u. gr. *φαγεῖν* = essen] *w;* -, ...ien: Unvermögen zu schlucken (z. B. infolge Schmerzen beim Schluckakt)

aphak [zu ↑ ¹a... u. gr. *φακός* = Linse, linsenförmiges Gebilde]: ohne Augenlinse (als angeborene od. erworbene Fehlbildung). **Aphaken|hyper|opie:** durch das Fehlen der Augenlinse bedingte Weitsichtigkeit. **Aphakie** *w;* -, ...ien: Fehlen der Augenlinse (nach Verletzung od. Operation, seltener angeboren)

Aphasie [zu ↑ ¹a... u. gr. *φάσις* = Sprechen; Sprache] *w;* -, ...ien, in fachspr. Fügungen: **Aphasia**¹, *Pl.:* ...iae: zusammenfassende Bez. für Störungen od. Verlust des Sprechvermögens und des Sprachverständnisses bei erhaltener Funktion des Sprechapparates und des Gehörs (bedingt durch organische Veränderungen in der Großhirnrinde). **aphasisch:** die ↑Aphasie betreffend, auf Aphasie beruhend

Aphemie [zu ↑ ¹a... u. gr. *φήμη* = Rede] *w;* -, ...ien: veralt. für: ↑motorische Aphasie

Apherese [zu ↑ ²a... u. gr. *φορεῖν* = tragen, bringen] *w;* -, -n: Entfernung bestimmter Bestandteile aus dem Blut

Aphonie [zu ↑ ¹a... u. gr. *φωνή* = Stimme] *w;* -, ...ien, in fachspr. Fügungen: **Aphonia**¹, *Pl.:* ...iae: Verlust der Stimme, Fehlen des Stimmklangs, Flüsterstimme (durch organische Veränderungen an den Stimmbändern, Lähmungen u. a. bedingt). **Apho-**

nia hysterica: neurotisch bedingter Verlust des Stimmklangs. **Aphonia spastica** = Dysphonia spastica. **aphonisch:** stimmlos

Aphrasie [zu ↑ [1]a... u. gr. φράσις = Reden; Ausdruck; Ausdrucksweise] *w;* -, ...ien, in fachspr. Fügungen: **Aphrasia**[1], *Pl.:* ...iae: **1)** Unfähigkeit zur artikulierten Lautbildung, sich mittels Lautsprache zu artikulieren. **2)** Unvermögen, richtig artikulierte Sätze zu bilden. **Aphrasia voluntaria:** freiwilliger Verzicht auf artikulierte Lautbildung, Fehlen artikulierter Lautbildung ohne organische Ursachen (bei ↑ Paranoikern)

Aphrodisi|a|kum [zu gr. *ἀφροδίσια (Pl.)* = Liebesgenuss] *s;* -s, ...ka: den Geschlechtstrieb anregendes Mittel. **Aphrodisie** *w;* -, ...ien: krankhaft gesteigerte geschlechtliche Erregbarkeit. **aphrodisisch:** den Geschlechtstrieb steigernd

Aph|the [aus gr. *ἄφθα* = Mundausschlag] *w;* -, -n, in fachspr. Fügungen: **Aph|tha,** *Pl.:* ...thae (meist *Pl.*): Ausschlag der Lippen u. der Mundschleimhaut in Form von linsenkerngroßen, gelblich weißen, schmerzhaften Pusteln, Bläschen, Flecken (z. T. durch Viren hervorgerufen). **Aph|thae epizooticae** *Pl.:* = Maul- und Klauenseuche

aph|thoid: aphthenähnlich

Aph|tho|id [↑ Aphthe u. ↑ ...id] *s;* -[e]s, -e: aphthenähnlicher Ausschlag der Mundschleimhaut (durch das ↑ Herpesvirus hervorgerufen)

Aphthon|gie [zu ↑ [1]a... u. gr. *φθόγγος* = Laut] *w;* -, ...ien: Reflexaphasie, durch Krämpfe im Bereich des ↑ Nervus hypoglossus (bei Sprechversuchen) ausgelöste Sprachstörung. **aph|thös,** in fachspr. Fügungen: **aph|thosus, ...osa, ...osum:** die Aphthose betreffend, mit Aphthenbildung einhergehend; z. B. in der Fügung ↑ Febris aphthosa

Aph|those u. **Aph|thosis** [zu ↑ Aphthe] *w;* -, ...osen: mit der Bildung von ↑ Aphthen im Mundschleimhautbereich und im Genitalbereich einhergehende Erkrankung; s. a. ↑ Behçet-Syndrom

apico|posterior, ...rius [zu lat. *apex,* Gen. *apicis* = äußerste Spitze, Gipfel u. ↑ posterior]: mit der Spitze nach hinten liegend; z. B. in der Fügung ↑ Segmentum apicoposterius (Anat.)

apikal, in fachspr. Fügungen: **apicalis, ...le** [zu ↑ Apex]: einen ↑ Apex betreffend, zum Apex hin gelegen; z. B. in der Fügung ↑ Segmentum apicale

Apikalkörper: Kopf des Spermienfadens

Apiko|lyse [zu ↑ Apex u. gr. *λύειν* = lösen, auflösen] *w;* -, -n: operative ↑ extrapleurale Lösung von Verwachsungen der Lungenspitzen

Apiko|tomie [zu ↑ Apex u. ↑ ...tomie] *w;* -, ...ien: ↑ Resektion einer Zahnwurzelspitze. **apiko|tomie|ren:** eine Zahnwurzelspitze teilweise operativ entfernen

Apitui|tarismus [zu ↑ [1]a... u. lat. *pituita* = Schleim] *m;* -, ...men: fehlende Sekretion der ↑ Hypophyse und das dadurch bedingte Krankheitsbild

Aplasie [zu ↑ [1]a... u. gr. *πλάσσειν* = bilden, formen] *w;* -, ...ien, in fachspr. Fügungen: **Aplasia**[1], *Pl.:* ...iae: angeborenes Fehlen eines Organs, Nichtausbildung einer Organanlage; vgl. Agenesie. **Aplasia cutis:** angeborenes Fehlen der Haut. **Aplasia lentis** [↑ Lens]: angeborenes Fehlen der Augenlinse. **Aplasia pilorum intermittens** [↑ Pilus]: = Monilethrix. **Aplasia retinae:** angeborenes Fehlen der Augennetzhaut (↑ Retina)

Aplasmo|zytose [zu ↑ [1]a... u. ↑ Plasma u. ↑ ...zyt] *w;* -, -n, in fachspr. Fügungen: **Aplasmo|cytosis,** *Pl.:* ...oses: Schwund oder Fehlen der Plasmazellen im peripheren Blut (ähnlich der ↑ Agranulozytose)

aplastisch, in fachspr. Fügungen: **aplasticus, ...ca, ...cum** [zu ↑ [1]a... u. gr. *πλάσσειν* = bilden, formen]: nicht ausgebildet, [von Geburt an] fehlend (von Organen). **aplastische An|ämie** = Anaemia aplastica

Apneu|matose [zu ↑ [1]a... u. gr. *πνεῦμα,* Gen.: *πνεύματος* = Hauch, Wind, Luft] *w;* -, -n: Luftleere eines Lungenabschnitts; vgl. Atelektase

Apneu|mie [zu ↑ [1]a... u. gr. *πνεύμων* = Lunge] *w;* -, ...ien: angeborenes Fehlen der Lunge

Apneu|sis [↑ [1]a... u. gr. *πνεῦσις* = Atmen] *w;* -: nach (heute kaum noch durchgeführter) operativer Durchtrennung des ↑ Pons und zusätzlicher ↑ Vagotomie auftretende Atemkrämpfe (krampfhaftes Einatmen ohne nachfolgendes Ausatmen)

Apnoe [aus gr. *ἄπνοια* = Windstille; Atemlosigkeit] *w;* -, -n, in fachspr. Fügungen: **Apnoea,** *Pl.:* ...oeae: allg. Bez. für: Atemstillstand (z. B. im Fetalstadium, bei Lähmung des Atemzentrums u. a.)

Apnoe-Test [aus ↑ Apnoe]: obligater Test bei der Hirntoddiagnostik mit Nachweis des Ausfalls der Spontanatmung trotz eines Anstiegs des Kohlendioxid-Partialdruckes über 60 mm Hg. **apnoisch:** keine Atmung zeigend, mit Atemstillstand einhergehend

Apo *s;* -s, -s: Kurzbez. für ↑ Apolipoprotein

apo..., Apo... [aus gleichbed. gr. *ἀπό*], vor Vokalen meist: **ap..., Ap...:** Vorsilbe mit der Bedeutung »von – weg, ab; ausgehend von; entfernt von«; z. B.: Aponeurose

apocrinus vgl. apokrin

Apodie [zu ↑ [1]a... u. gr. *πούς,* Gen.: *ποδός* = Fuß] *w;* -, ...ien: angeborenes Fehlen eines oder beider Füße

Apo|enzym [↑ apo... u. ↑ Enzym] *s;* -s, -e: hochmolekularer Proteinanteil eines ↑ Enzyms, der zusammen mit dem ↑ Koenzym das vollständige u. wirksame Enzym bildet

Apo|ferment [↑ apo... u. ↑ Ferment] *s;* -[e]s, -e: veralt. für: ↑ Apoenzym

Apo|kamnose [zu gr. *ἀποκάμνειν* = ermüden] *w;* -, -n: veralt. Bez. für die rasche Ermüdung, Schwäche und Lähmung bestimmter Muskelgruppen bei bestehender ↑ Myasthenie

apo|krin, in fachspr. Fügungen: **apocrinus, ...na, ...num** [zu gr. *ἀποκρίνειν* = absondern, ausscheiden]: ein vollständiges Sekret produzierend und dieses sowie Teile der eigenen Zellen ausscheidend (von Drüsen); vgl. ekkrin u. ↑ holokrin

Apo|lipo|protein [↑ apo... u. ↑ Lipoprotein] *s;* -s, -e: Eiweißstrukturelement des ↑ Lipoproteins; Kurzbez.: Apo

Apo|morph̲in [↑ apo... u. ↑ Morphin] *s;* -s: ein ↑ Derivat des Morphins (starkes Brechmittel bei Vergiftungen)

Apo|neu|ro̲se [aus gleichbed. gr. ἀπονεύρωσις] *w;* -, -n, in fachspr. Fügungen: **Apo|neu|ro̲sis**, *Pl.:* ...o̲ses: **1)** Sehnenhaut, Sehnenblatt, flach ausgebreiteter Ansatzteil oder Ursprungsteil einer Sehne. **2)** flächenhafte, breite Sehne (z. B. die der schrägen Bauchmuskeln). **Apo|neu|ro̲sis clavipectora̲lis:** verstärkte Abspaltung der ↑ Fascia clavipectoralis. **Apo|neu|ro̲sis epi|crania̲|lis** = Galea aponeurotica. **Apo|neu|ro̲sis li̲nguae:** Sehnengewebe der am Zungenrücken endigenden Muskelfasern. **Apo|neu|ro̲sis lumba̲lis:** Sehnenblatt der ↑ Fascia thoracolumbalis. **Apo|neu|ro̲sis mu̲s|culi bi|ci̲pitis bra̲chii:** flächenhafte Abspaltung der Bizepssehne. **Apo|neu|ro̲sis palati̲na:** sehnige Fortsetzung der Gaumenmuskeln. **Apo|neu|ro̲sis palma̲ris:** flächenförmige Sehne der Hohlhand. **Apo|neu|ro̲sis planta̲ris:** Sehnenblatt der Fußsohle. **apo|neu|ro̲tisch,** in fachspr. Fügungen: **apo|neuro̲ticus, ...ca, ...cum:** die ↑ Aponeurose betreffend, nach Art einer Aponeurose; z. B. in der Fügung ↑ Galea aponeurotica

Apo|neu|ro|tomi̲e [↑ Aponeurose und ↑ ...tomie] *w;* -, ...i̲en: operative Durchtrennung einer ↑ Aponeurose

Apo|phy̲se [aus gr. ἀπόφυσις = Auswuchs] *w;* -, -n, in fachspr. Fügungen: **Apo̲|physis,** *Pl.:* ...yses: anat. Bez. für: Knochenfortsatz als Ansatzstelle für Muskeln (entsteht erst während der Kindheit aus einem neu gebildeten Knochenkern)

Apo|physeo|ly̲se [zu ↑ Apophyse u. gr. λύειν = lösen, auflösen] *w;* -, -n, in fachspr. Fügungen: **Apophyseo̲|lysis,** *Pl.:* ...yses: Apophysenlösung, meist traumatische Loslösung eines Apophysenknorpels von der Knochensubstanz bei Jugendlichen

Apo|physeo|pa|thi̲e [↑ Apophyse und ↑ ...pathie] *w;* -, ...i̲en, in fachspr. Fügungen: **Apo|physeo|pa̲thia**[1], *Pl.:* ...iae: Störung in der Verknöcherung der (zunächst knorpeligen) Apophysen im Kindheitsalter. **Apo|physeo|pa̲|thia ti̲biae:** Apophyseopathie an den Schienbeinepiphysen; vgl. Epiphyse (1)

Apo|physi̲tis [zu ↑ Apophyse] *w;* -, ...iti̲den (in fachspr. Fügungen: ...i̲tides): Entzündung einer ↑ Apophyse. **Apo|physi̲tis acromia̲|lis:** Knochenentzündung des ↑ Acromions. **Apo|physitis calca̲nei** [-...e-ɪ]: Entzündung der Apophyse am Fersenbein. **Apo|physi̲tis ti̲biae:** Entzündung der Apophyse am Schienbein

Apo|physo̲se [zu ↑ Apophyse] *w;* -, -n (meist *Pl.*): unregelmäßige Verkalkungen der ↑ Apophysen im Pubertätsalter, wahrscheinlich durch hormonale Störungen verursacht

apoplecticus vgl. apoplektisch

apo|plekti|fo̲rm, in fachspr. Fügungen: **apo|plectifo̲rmis, ...me** [zu ↑ apoplektisch u. lat. *forma* = Form, Gestalt]: einer ↑ Apoplexie ähnlich (von Erkrankungen, bes. Anfällen). **Apo|ple̲ktiker** *m;* -s, -, **Apo|ple̲ktikerin** *w;* -, -nen: zu Schlaganfällen neigende oder an den Folgen eines Schlaganfalls leidende Person. **apo|ple̲ktisch,** in fachspr. Fügungen: **apo|ple̲cticus, ...ca, ...cum** [zu gr. ἀπόπληκτος = vom Schlagfluss getroffen]: **1)** zur ↑ Apoplexie gehörend. **2)** zu Schlaganfällen neigend (von Personen)

Apo|ple̲x: allgemein für ↑ Apoplexie, Insult od. Schlaganfall

Apo|plexi̲e [aus gr. ἀποπληξία = Schlagfluss] *w;* -, ...i̲en, in fachspr. Fügungen: **Apople̲xia**[1], *Pl.:* ...iae: Schlaganfall, plötzliches Aussetzen der Funktion eines Organs (z. B. im Verlauf einer starken Organblutung od. infolge einer ↑ Embolie); im engeren Sinne: = Apoplexia cerebri. **Apo|ple̲xia ce̲rebri:** »Gehirnschlag«, Ausfall umschriebener Hirnregionen als Folge von Hirnblutungen oder infolge Gefäßverschlusses, mit Lähmungen und verschiedenartigen Störungen einhergehend. **Apo|ple̲xia co̲rdis** [↑ Cor]: »Herzschlag«, plötzliches Herzversagen infolge Blutung in den Herzmuskel. **Apo|ple̲xia neo|nato̲rum** [↑ Neonatus]: Apoplexie des Gehirns (infolge Blutung) bei Neugeborenen. **Apo|ple̲xia spina̲lis:** Rückenmarksblutung, Blutung in den spinalen ↑ Subarachnoidalraum oder in das Rückenmark (auch: Rückenmarksgefäßverschluss) mit ↑ Querschnittssyndromen. **Apo|ple̲xia utero|placenta̲ris:** schwere Form der Schwangerschaftstoxikose (vorzeitige Plazentalösung) mit Blutungen in die Gebärmuttermuskulatur und Auftreten von ↑ retroplazentaren ↑ Hämatomen, von Ödemen und von Blutdrucksteigerung

Apo|pto̲se [aus gr. ἀπόπτωσις = das Abfallen] *w;* -, -n: programmierter, physiologischer Zelltod (im Gegensatz zur ↑ Nekrose), durch externe (z. B. durch TNF) oder interne Stimuli ausgelöste zellinterne Stoffwechselvorgänge, die letztlich zum Tod der Zelle führen. **Apo|pto̲se|resistenz:** Widerstandsfähigkeit von Zellen gegen den programmierten Zelltod, die insbesondere bei Tumorzellen beobachtet wird und wesentlich zur Resistenz der Tumorzellen gegenüber Immunsystem und Chemotherapie beiträgt

apop|to̲tisch: den Zelltod betreffend

Apo|rino̲sis [zu gr. ἀπορία = Mangel u. gr. νόσος = Krankheit] *w;* -, ...sen: jede Art von Mangelkrankheit

Apo|skeparni̲smus [aus gleichbed. gr. ἀποσκεπαρνισμός (eigtl. = das Abhauen mit der Axt)] *m;* -, ...men: heute unübliche Bez. für eine Schädelverletzung, bei der ein Stück des Schädelknochens (durch Gewalteinwirkung aus schräger Richtung, z. B. durch einen Hieb) abgesplittert ist

Apo|ste̲ma [aus gr. ἀπόστημα = Abstand; Absonderung; Geschwür, Abszess] *s;* -s, -ta: veralt. für: ↑ Abszess. **apo|stematö̲s,** in fachspr. Fügungen: **apo|stemato̲sus, ...o̲sa, ...o̲sum:** veralt. für: eiternd, abszessbildend; z. B. in der Fügung ↑ Cheilitis apostematosa

apo|the̲ken|pflichtig: aufgrund gesetzlicher Vorschriften nur in Apotheken erhältlich (von Arzneimitteln); auf den Arzneimittelpackungen mit einem AP. gekennzeichnet

Apparat [zu lat. *apparare, apparatum* = beschaffen, ausrüsten] *m;* -[e]s, -e, in fachspr. Fügungen: **Apparatus** *m;* -, - [...'atu:s]: zusammengehörende und zusammenwirkende Einzelorgane umfassender Organkomplex, Organsystem mit einheitlicher Gesamtfunktion. **Apparatus di|gestorius:** Verdauungssystem (Gesamtheit aller der Verdauung dienenden Organe). **Apparatus la|crimalis:** Tränenapparat des Auges (Tränendrüsen und -gänge). **Apparatus re|spiratorius:** Atmungssystem (Nase, Larynx, Bronchien u. Lungen). **Apparatus suspensorius lentis** = Zonula ciliaris. **Apparatus urogenitalis:** Harn- und Geschlechtssystem. **apparativ:** mithilfe von Apparaten feststellbar oder durchgeführt

apparent [zu lat. *apparere* = erscheinen]: zum Vorschein kommend, klinisch auffällig werdend (von Krankheitszeichen)

Append|ek|tomie [↑Appendix u. ↑Ektomie] *w;* -, ...ien: operative Entfernung des Wurmfortsatzes des Blinddarms. **append|ek|tomie|ren:** den Wurmfortsatz operativ entfernen

Appendicitis vgl. Appendizitis

appendicularis, ...re [zu ↑Appendix]: zum Wurmfortsatz gehörend; z. B. in der Fügung ↑Arteria appendicularis

Appendiko|pa|thie [↑Appendix u. ↑...pathie] *w;* -, ...ien, in fachspr. Fügungen: **Appendico|pa|thia**[1], *Pl.:* ...iae: allg. Bez. für: Erkrankung des Wurmfortsatzes des Blinddarms. **Appendico|pa|thia oxyurica:** chron. Entzündung des Wurmfortsatzes, hervorgerufen durch ↑Enterobius vermicularis

Appendix [aus lat. *appendix,* Gen.: *appendicis* = Anhang, Anhängsel]: **1)** *w* (alltagssprachlich auch: *m*); -, ...dizes: übliche Kurzbez. für ↑Appendix vermiformis. **2)** *w;* -, ...dizes (in fachspr. Fügungen: ...dices): allg. Bez. für: Anhangsgebilde an Organen (Anat.). **Appendix epi|didymidis:** Anhängsel des Nebenhodens (wahrscheinl. Relikt der Urniere). **Appendices epi|ploi|cae** *Pl.:* Fett enthaltende Anhängsel an der Außenwand des Dickdarms. **Appendix fi|brosa hepatis** [↑Hepar]: Bindegewebsanhang an der Spitze des linken Leberlappens. **Appendix testis:** ungestieltes Bläschen am oberen Pol des Hodens (wahrscheinl. ein Überbleibsel des Müller-Ganges). **Appendix ven|triculi laryn|gis** = Sacculus laryngis. **Appendix vermi|formis:** Wurmfortsatz des Blinddarms. **Appendices vesiculosae epoophori:** gestielte Bläschen am Eileitergekröse, Reste der Urniere

Appendizitis [zu ↑Appendix] *w;* -, ...itiden, in fachspr. Fügungen: **Appendicitis,** *Pl.:* ...itides: Entzündung des Wurmfortsatzes des Blinddarms (ugs. meist fälschlich »Blinddarmentzündung« genannt). **Appendicitis acuta:** akute Appendizitis (von plötzlich einsetzenden, kolikartigen Schmerzen im Mittelbauch begleitet). **Appendicitis chronica:** chronische Wurmfortsatzentzündung mit wiederkehrenden Schmerzanfällen. **Appendicitis fi|bro|plastica:** unspezifische chronische Wurmfortsatzentzündung mit Bindegewebswucherung. **Appendicitis gan|grae|nosa:** ↑Gangrän des Wurmfortsatzes, hervorgerufen durch Unterbrechung der Blutzirkulation bei Verschluss der Wurmfortsatzlichtung. **Appendicitis per|forans** (od. **per|forata** bzw. **per|forativa**): Entzündung des Wurmfortsatzes mit Abszessbildung und Durchbruch in die freie Bauchhöhle. **Appendicitis phleg|monosa:** mit Bildung von Phlegmonen in der Wand des ↑Zäkums u. des Appendix vermiformis verbundene Appendizitis. **Appendicitis subacuta:** weniger heftig verlaufende Wurmfortsatzentzündung, bei der es nicht zum Verschluss der Appendixlichtung kommt

appendizitisch [zu ↑Appendizitis]: bei Appendizitis vorkommend

Ap|per|sonie|rung [zu ↑ad... u. lat. *persona* = Maske, Person] *w,* -: schizophrenes Krankheitsbild, bei dem die erkrankte Person fremde Erlebnisse als eigene ausgibt und sich mit Verhaltensweisen anderer Personen identifiziert

Ap|per|zeption [zu ↑ad... u. lat. *percipere, perceptum* = wahrnehmen] *w;* -, -en: das bewusste Erfassen von sinnlichen Wahrnehmungen und Erlebnisinhalten in ihrer Bedeutung, vgl. Perzeption (Psychol.). **ap|per|zeptiv** [...ti:f]: die Apperzeption betreffend (z. B. apperzeptive Demenz). **ap|per|zipieren:** Erlebnisse u. Wahrnehmungen bewusst erfassen (Psychol.)

Ap|petenz [zu lat. *appetere* = begehren, Verlangen haben] *w;* -: Begehren, Verlangen; Sexualverlangen

Ap|petit|zügler: chemische Verbindungen, die nach Einnahme auf das im Hypothalamus lokalisierte appetitregulierende Zentrum einwirken und zu einer Verminderung des Appetits führen

Ap|planation [zu ad... u. lat. *planus* = flach, eben] *w;* -, -en, in fachspr. Fügungen: **Ap|planatio,** *Pl.:* ...io|nes: Abflachung; im engeren Sinne: **Applanatio corneae:** Abflachung der Hornhaut (angeboren oder Zeichen einer beginnenden Augapfelschrumpfung)

Ap|planations|tono|meter: Tonometer, das den Augeninnendruck aus der Abplattung der Augenhornhaut unter der Einwirkung eines bestimmten Gewichts misst

ap|plikabel [zu lat. *applicare* = anlegen; anfügen; verwenden]: anwendbar (von Arzneimitteln). **Applikation** *w;* -, -en: Verabreichung, Anwendung (von Medikamenten u. a.; z. B. oral, intravenös, subkutan)

Appli|kator: meist röhrenförmiges Werkzeug, mit dem eine Wirksubstanz an eine bestimmte Stelle des Körpers gebracht werden kann. **ap|plizie|ren:** [Medikamente] verabreichen; dem Körper zuführen (z. B. subkutan)

Ap|position [zu lat. *apponere, appositum* = hinsetzen, hinzufügen] *w;* -, -en: Anlagerung (z. B. von Knochensubstanz beim Aufbau der Knochen)

Ap|positions|thrombus = Abscheidungsthrombus

Ap|probation [zu lat. *approbare, approbatum* = zustimmen, billigen] *w;* -, -en: staatliche Erteilung der Zulassung als Arzt/Ärztin, Zahnarzt/Zahnärztin oder Apotheker/Apothekerin. **ap|probiert:** als Arzt/Ärztin, Zahnarzt/Zahnärztin oder Apotheker/Apothekerin zur Berufsausübung staatlich zugelassen

Approximal|kontakt vgl. Kontaktpunkt

Approximal|kon|takt vgl. Kontaktpunkt

apraktisch [zu ↑Apraxie]: die Apraxie betreffend, mit Apraxie verbunden

Apra|xie [aus gr. *ἀπραξία* = Untätigkeit] *w;* -, ...ien, in fachspr. Fügungen: **Apra|xia**[1], *Pl.:* ...iae: Unfähigkeit, sinnvolle und zweckentsprechende Bewegungen auszuführen trotz erhaltener Funktionstüchtigkeit des Bewegungsapparates (eine Folge zentraler Störungen)

Apros|exie [aus gr. *ἀπροσεξία* = Unaufmerksamkeit] *w;* -, ...ien, in fachspr. Fügungen: **Apros|exia**[1], *Pl.:* ...iae: veralt. für: Konzentrationsschwäche, Störung des Vermögens, sich geistig zu sammeln (aufmerksam zu sein). **Apros|exia nasalis:** mangelnde Konzentrationsfähigkeit bei Kindern, die an Behinderung der Nasenatmung (infolge ↑adenoider Wucherungen) leiden

Apros|opie [zu ↑[1]a... u. gr. *πρόσωπον* = Gesicht] *w;* -, ...ien: angeborenes Fehlen des Gesichts

Aprotein|ämie [↑[1]a..., ↑Protein u. ↑...ämie] *w;* -, ...ien; Mangel an oder Fehlen von Proteinen im Blut

APTT: Abk. für *a*ctivated *p*artial *t*hromboplastin *t*ime, aktivierte partielle Thromboplastinzeit, Test zur Detektion von Gerinnungsstörungen

Aptya|lismus [zu ↑[1]a... u. gr. *πτυαλίζειν* = viel spucken]: Versiegen der Speichelsekretion (nach einer ↑Stomatitis)

Apudom [zu ↑Apud-Zellen] *s;* -s, -e, in fachspr. Fügungen: **Apudoma,** *Pl.:* -ta: Tumor der Apud-Zellen; neuroendokriner Tumor

Apud-Zellen [Abk. für engl. *a*mine *p*recursor *u*ptake and *d*ecarboxylation = Aufnahme und Decarboxylation von Aminen und Vorstufen] *Pl.:* u. a. in der Schilddrüse, in den Langerhans-Inseln und im Magen vorkommende endokrine Zellen, die die Fähigkeit zur Bildung von Polypeptidhormonen haben

Apus [↑[1]a... u. gr. *πούς*, Gen.: *ποδός* = Fuß] *m;* -, Apoden: veralt. Bez. für einen Fetus, dem die Füße bzw. Beine fehlen

apu|trid, in fachspr. Fügungen: **apu|tridus, ...da, ...dum** [↑[1]a... u. ↑putrid]: nicht faulig, nicht eitrig

Apyr|exie [↑[1]a... u. ↑Pyrexie] *w;* -, ...ien: Fieberlosigkeit, fieberfreie Zeit (z. B. zwischen Malariaanfällen)

Äqu.: Abk. für ↑Äquivalent

Aqua [aus lat. *aqua* = Wasser] *w;* -, Aquae: Wasser; wasserähnliche Flüssigkeit, klare Lösung (zum medizin. Gebrauch). **Aqua bi|destillata:** doppelt destilliertes, chem. reines Wasser. **Aqua borica:** Borwasser, 3%ige Borsäurelösung. **Aqua cresolica:** Kresolwasser, ein ↑Desinfiziens. **Aqua destillata:** destilliertes, chem. reines Wasser. **Aqua phenolata:** Phenolwasser, ein ↑Desinfiziens

Aquä|dukt [aus lat. *aquae ductus* = Wasserleitung] *m;* -[e]s, -e, in fachspr. Fügungen: **Aquae|ductus** *m;* -, - [...ˈdʊktuːs]: anat. Bez. für: Verbindungskanal zwischen mit Flüssigkeit (↑Liquor) gefüllten Hohlräumen in Organen. **Aquae|ductus cere|bri:** Verbindung zwischen dem III. und IV. Ventrikel im Mittelhirn. **Aquae|ductus coch|leae** = Ductus perilymphaticus. **Aquae|ductus vestibuli:** Knochenkanal im Innenohr, in dem der ↑Ductus endolymphaticus verläuft

Äqua|tor [aus lat. *aequator* = Gleichmacher] *m;* -s, ...atoren, in fachspr. Fügungen: **Aequa|tor** *m;* -, ...atores: größter gedachter Umfangskreis eines kugeligen od. kugelähnlichen Organs, bes. des Augapfels (Anat.). **Aequa|tor bulbi:** senkrecht zur Augenachse verlaufender Äquator des Augapfels. **Aequa|tor lentis** [↑Lens]: Linsenäquator, größter Umfangskreis der vorderen Augenlinsenfläche

Äquatorialebene: Bez. für die Ebene, in der während der Zellteilung die Chromosomen zwischen den beiden Spindelpolen liegen

aque|us, ...ea, ...e|um [zu lat. *aqua* = Wasser]: aus Wasser bestehend, wässrig; z. B. in der Fügung ↑Humor aqueus

Äqui|librie|rung [zu lat. *aequilibris* = im Gleichgewicht] *w;* -, -en: Einstellung oder Wiederherstellung eines Gleichgewichts

Äqui|li|brio|me|trie [lat. *aequilibrium* = Gleichgewicht u. ↑...metrie] *w;* -, ...ien: Erforschung und messende Erfassung der Gleichgewichtsfunktion

äqui|molar: gleiche Anzahl von Molen enthaltend, von gleicher Stoffmengenkonzentration

Äqui|valent [zu lat. *aequus* = gleich u. lat. *valere* = stark sein, wirksam sein] *s;* -[e]s, -e: Menge eines Stoffes, der in Bezug auf die chemische Reaktionsmöglichkeit einem anderen gleichwertig ist; Abk.: Äqu

Äquivalent|dosis [↑Äquivalent u. ↑Dosis]: diejenige Energiedosis, die von der einwirkenden Strahlungsart benötigt wird, um eine definierte biologische Wirkung im durchstrahlten Gewebe hervorzurufen. **Äqui|valenz** *w;* -, -en: Gleichwertigkeit, z. B. von Elementen in einer Verbindung (Chem.)

aquo|sus, ...osa, ...osum [zu lat. *aqua* = Wasser]: neuere Form für ↑aqueus

Ar: chem. Zeichen für ↑Argon

[1]**ar..., Ar... a)** vgl. [1]a..., A...; **b)** vgl. ad..., Ad...

Ara|chidon|säure [zu gr. *ἀράχιδνα* = eine Hülsenfrucht]: ungesättigte Fettsäure, die in Pflanzenölen, Fett und in der Leber vorkommt

Arachnitis, auch: **Arachno|iditis** [zu ↑Arachnoidea] *w;* -, ...itiden (in fachspr. Fügungen:...itides): Entzündung der Spinngewebshaut des Gehirns bzw. des Rückenmarks. **Arachnitis ad|hae|siva:** Entzündung und ↑fibrinöse Verklebung der Spinngewebshaut. **Arachnitis chemo|tactica:** durch ↑intrathekal zugeführte Arzneimittel hervorgerufene Entzündung der Spinngewebshaut. **Arachnitis optico|chiasmatica:** Entzündung der Arachnoidea, die auf die Sehnerven oder die Sehnervenkreuzung übergreift

Arachno|daktylie [zu gr. ἀράχνη = Spinne u. gr. δάκτυλος = Finger; Zehe] *w;* -, ...ien: »Spinnenfingrigkeit«, übermäßige Länge der Hand- und Fußknochen (zum ↑Marfan-Syndrom gehörend)

arachno|idal, in fachspr. Fügungen: **arachnoid[e]alis, ...le** [zu ↑Arachnoidea]: die Arachnoidea betreffend; z.B. in der Fügung ↑Granulationes arachnoidales

Arachno|idea, Archno|idea mater [zu gr. ἀράχνη = Spinne u. gr. -ειδής = gestaltet, ähnlich] *w;* -, ...deae: Spinnwebenhaut, eine der Meningen (↑Meninx); zarte Bindegewebsmembran, die zusammen mit der ↑Pia mater die weiche Hirnbzw. Rückenmarkshaut (↑Leptomeninx) bildet. **Arachno|idea en|ce|phali:** Spinngewebshaut des Gehirns. **Arachno|idea spinalis:** Spinngewebshaut des Rückenmarks

Arachnoiditis vgl. Arachnitis

Arachno|pa|thie [Kurzbildung aus ↑Arachnoidea u. ↑...pathie] *w;* -, ...ien: Erkrankung der Spinngewebshaut des Rückenmarks

Arachno|theliom [Kurzbildung zu ↑Arachnoidea u. ↑Epithel] *s;* -s, -e: seltene Bezeichnung für ↑Meningeom

Aräo|meter [gr. ἀραιός = dünn u. ↑...meter] *s;* -s, -: Flüssigkeitswaage, Senkwaage, Gerät zur Bestimmung des spezifischen Gewichts von Flüssigkeiten (Phys.)

Arbeits|fähigkeit: körperliche und geistige Fähigkeit, einer vertragsgemäßen Arbeit/Erwerbstätigkeit nachzugehen

Arbeits|hygie|ne: Teilgebiet der Arbeitsmedizin, das sich mit der Prophylaxe von Berufskrankheiten und Gesundheitsstörungen durch die Berufsarbeit beschäftigt

Arbeits|therapie: dosierte körperliche oder geistige Belastung im Rahmen der ↑Rehabilitation

Arbeits|unfähigkeit: durch Krankheit bewirktes Unvermögen zur Arbeit. Bei Arbeitsunfähigkeit treten Entgeltfortzahlung und/oder die Leistungen der Krankenversicherung, gegebenenfalls der Unfallversicherung ein

Arbor bron|chia|lis [lat. *arbor* = Baum; ↑bronchialis] *m;* - -: Gesamtheit des Zweigsystems der Luftröhre

arbores|cens [zu lat. *arbor* = Baum]: baumartig wachsend, sich verzweigend (von Nervenfortsätzen, Kapillaren, auch von Tumoren); z.B. in der Fügung ↑Lipoma arborescens

Arborisation [zu lat. *arbor* = Baum] *w;* -, -en: Bezeichnung für die spezifische baumartige Konfiguration eingetrockneten Schleims der Zervix der Gebärmutter

Arbor|viren, auch: **Arbo|viren** [Kurzw. aus engl. *arthropod borne* = in Gliederfüßlern entstanden u. ↑Viren] *Pl.:* durch Stechmücken oder Zecken übertragene Arten sehr kleiner Viren, die beim Menschen ↑Enzephalitiden hervorrufen

Arbor vitae [lat. *arbor* = Baum u. lat. *vita* = Leben] *m;* - -: »Lebensbaum«, dem Lebensbaum (Thuja occidentalis) ähnelndes Bild, das das Kleinhirn im ↑Medianschnitt zeigt

Arboviren vgl. Arborviren

ARC: Abk. für ↑*A*ids-*r*elated *c*omplex, veralt. Bez. für: HIV-bedingtes Krankheitsbild; ersetzt durch die CDC-Klassifikation

Arc de cer|cle [ˈark dəˈsɛrklə; aus frz. *arc de cercle* = Kreisbogen] *m;* - - -: lordotische Kreisbogenhaltung des Körpers, der in Brückenstellung auf Hinterkopf und Füße gestützt ist (als Zeichen eines dissoziativen Anfalls)

Arch|en|ce|phalon, eindeutschend: **Arch|en|zephalon** [gr. ἀρχή = Anfang u. ↑Encephalon] *s;* -s, ...la: die vordere Hirnregion (Vorderhirn, Riechhirn, Zwischenhirn)

Archi|kortex [zu gr. ἀρχή = Anfang u. ↑Kortex] *m;* -[es], -e u. ...tizes, in der anat. Nomenklatur: **Archicortex** *m;* -, ...tices: stammesgeschichtlich alter Hirnrindenabschnitt

Archi|neu|ron [zu gr. ἀρχή = Anfang u. ↑Neuron] *s;* -s, ...onen u. ...neu|ren: Pyramidenzelle im Bereich der motorischen Hirnrindenzentren, bei der die Erregungsleitung eines Bewegungsimpulses ihren Anfang nimmt

Ar|chi|pallium [zu gr. ἀρχή = Anfang u. ↑Pallium] *s;* -s, ...allia: entwicklungsgeschichtlich ältester Teil des Hirnmantels

Archi|tektonik [von gr. ἀρχιτεκτονική = Baukunst] *w;* -: struktureller Aufbau, räumliche Gliederung eines Organsystems; meist in Zusammensetzungen gebräuchlich (z.B. Angioarchitektonik; Anat.)

Archivierungs|frist: Aufbewahrungsfrist für Röntgenbilder (10 Jahre) und sonstige Unterlagen (30 Jahre), die vom Gesetzgeber vorgeschrieben ist

Archo|plasma [zu gr. ἀρχή = Anfang u. ↑Plasma] *s;* -s, ...men: Zytoplasma (mit besonderen Färbeeigenschaften), das das ↑Zentrosom umgibt und in dem sich die Stoffwechselvorgänge abspielen (Biol.)

arci|formis, ...me [zu lat. *arcus* = Bogen u. lat. *forma* = Gestalt, Form]: = arcuatus

arcua|rius, ...ria, ...rium [aus lat. *arcuarius* = zum Bogen gehörend]: zum Rippenbogen gehörend, den Rippenbogen bildend; z.B. in der Fügung ↑Costae arcuariae

arcua|tus, ...ta, ...tum [zu lat. *arcus* = Bogen]: bogenförmig, gebogen; z.B. in der Fügung ↑Arteria arcuata (Anat.)

Arcus [aus lat. *arcus* = Bogen] *m;* -, - [ˈarkuːs]: anat. Bez. für: Bogen, bogenförmiger Teil eines Organs. **Arcus alveo|laris:** bogenförmiger freier Rand des Zahnfortsatzes des Ober- oder Unterkiefers. **Arcus anterior atlantis:** vorderer Bogen des ↑Atlas. **Arcus aortae:** Aortenbogen, Krümmung des aufsteigenden Astes der ↑Aorta. **Arcus cartilaginis crico|ideae:** Ringknorpelbogen; der gebogene vordere Seitenteil des Ringknorpels. **Arcus corneae** = Arcus senilis. **Arcus costalis:** »Rippenbogen«, der den unteren seitlichen Rand des Brustkorbs bildet. **Arcus dentalis inferior:** »Zahnbogen« des Unterkiefers. **Arcus dentalis superior:** »Zahnbogen« des Oberkiefers. **Arcus iliopectineus:** gebogener Abschnitt der ↑Fascia iliaca, der die ↑Lacuna musculorum und die ↑Lacuna vasorum voneinander trennt. **Arcus lipo|ides** = Arcus senilis. **Arcus lumbo|costalis lateralis** bzw. **medialis:** Sehnenbogen, seitliche bzw. mittlere lokale Verstärkung der Faszien des ↑Musculus psoas major und ↑Musculus quadratus lumborum an der Abdominalfläche des Zwerchfells. **Arcus palato|glossus:** vorderer Gaumenbogen, Schleimhautfalte im oberen Rachen, vor der Rachenmandel gelegen. **Arcus palato|pharyn|ge|us:** hinterer Gaumenbogen, Schleimhautfalte im mittleren Rachenraum, hinter der Rachenmandel gelegen. **Arcus palmaris pro|fundus:** Arterienbogen in der Innenhand, unter der ↑Aponeurosis palmaris gelegen. **Arcus palmaris super|ficia|lis:** über der ↑Aponeurosis palmaris liegender Arterienbogen. **Arcus palpe|bralis inferior:** unterer Gefäßkranz der Augenlidspalte. **Arcus palpe|bralis superior:** oberer Gefäßkranz der Augenlidspalte. **Arcus pedis lon|gitudinalis** [↑Pes]: das Längsgewölbe des Fußes. **Arcus pedis trans|versalis:** Quergewölbe des Fußes. **Arcus plantaris:** Arterienbogen der Fußsohle. **Arcus posterior atlantis:** hinterer Bogen des ↑Atlas. **Arcus pubicus:** »Schambogen«, Bogen, der durch die beiden Schambeinäste gebildet wird. **Arcus senilis:** »Greisenbogen«, bogenförmige Trübung des Hornhautrandes durch Cholesterineinlagerung (im höheren Lebensalter auftretend). **Arcus super|cilia|ris:** Augenbrauenbogen, knöcherner Wulst über dem oberen Augenhöhlenrand. **Arcus tarse|us inferior** = Arcus palpebralis inferior. **Arcus tarse|us superior** = Arcus palpebralis superior. **Arcus tendine|us:** Sehnenbogen, Bindegewebsbogen zwischen Faszien und zwischen Sehnenansätzen an verschiedenen Knochenpunkten. **Arcus tendine|us musculi solei** [...e-ɪ]: Sehnenbogen zwischen den beiden Ursprüngen des Schollenmuskels an Schienbein und Wadenbein. **Arcus venosus:** »Venenbogen«, bogenförmige Krümmung einer Vene. **Arcus verte|brae:** »Wirbelbogen«, Knochenring zwischen Wirbelkörper und Dornfortsatz. **Arcus volaris** = Arcus palmaris. **Arcus zygomaticus:** »Jochbogen«, durch die Knochenfortsätze des Schläfenbeins und des Jochbeins gebildete Knochenbrücke am seitlichen Schädel

Ardor [aus lat. *ardor* = Brand, Feuer] *m;* -s: Brennen, brennendes Gefühl. **Ardor urinae:** brennender Schmerz beim Wasserlassen

ARDS: Abk. für *a*dult *r*espiratory *d*istress *s*yndrome, vgl. akutes Lungenversagen

Area [aus lat. *area*, Gen.: *areae* = freier Platz, Fläche] *w;* -, Areae: anat. Bez. für: umschriebener Bezirk (eines Organs). **Area acustica** = Area vestibularis. **Area coch|leae:** Bezirk am Grund des inneren Gehörgangs, durch den die Fasern des Gehörnervs hindurchtreten. **Area cri|brosa papillae renalis:** Bezirk auf der Nierenpapille, in dem die Harnkanälchen münden. **Areae gast|ricae** *Pl.:* höckerige Bezirke der Magenschleimhaut, die durch unregelmäßige Furchen voneinander getrennt sind. **Area inter|condylaris anterior** bzw. **posterior:** Feld zwischen den Kniegelenkflächen des Schienbeins und vor bzw. hinter der ↑Eminentia intercondylaris. **Area nervi facia|lis meati acustici interni:** Bezirk am Grund des inneren Gehörgangs, Durchtrittsstelle des ↑Nervus facialis. **Area sub|callosa:** Bezirk des Riechhirns unterhalb des ↑Corpus callosum. **Area vestibularis:** Bezirk der ↑Fossa rhomboidea (Rautengrube) im Gehirn mit den Endkernen der ↑Pars vestibularis (nervi octavi)

are|aktiv [...ti:f; zu ↑[1]a... u. ↑Reaktion]: keine Reaktion zeigend

area|tus, ...ta, ...tum [zu lat. *area* = freier Platz, Fläche]: in umschriebenen Bezirken auftretend, vorkommend (von Krankheiten); z. B. in der Fügung ↑Alopecia areata

Are|fle|xie [zu ↑[1]a... u. ↑Reflex] *w;* -, ...ien: Fehlen der ↑Reflexe, Ausbleiben reflektorischer Reaktionen auf Reize (angeboren oder bei bestimmten Krankheiten, z. B. ↑Tabes dorsalis)

are|generativ [zu ↑[1]a... u. lat. *regenerare* = wieder erzeugen]: unfähig zur Neubildung (bes. von Blutzellen); auf mangelnder Neubildung beruhend; z. B. in der Fügung: **are|generative An|ämie:** ↑Anämie, bei der die Neubildung der roten Blutkörperchen fehlt oder gestört ist

arenosus, ...sa, ...sum [zu lat. *arena* = Sand; Sandfläche]: sandig

Areo|la [aus lat. *areola*, Gen.: *areolae* = kleiner freier Platz] *w;* -, ...lae: kleiner [Haut]bezirk, kleiner Hof (Anat.). **Areo|la mammae:** Warzenhof der Brustwarze. **areo|lar,** in fachspr. Fügungen: **areolaris, ...re:** zur ↑Areola mammae gehörend; z. B. in der Fügung ↑Glandulae areolares

Areo|litis [zu ↑Areola] *w;* -, ...itiden (in fachspr. Fügungen: ...itides): Entzündung der ↑Areola mammae

are|sorptiv [...i:f], in fachspr. Fügungen: **aresorptivus, ...va, ...vum** [...i:v...; zu ↑[1]a... u. lat. *resorbere* = wieder schlucken, aufsaugen]: nicht resorbierbar; auf mangelhafter Resorption beruhend; z. B. in der Fügung ↑Hydrocephalus aresorptivus

argent|affin [↑Argentum u. lat. *affinis* = angrenzend; verwandt]: = argyrophil. **Argent|affinität** *w;* -: = Argyrophilie

Argentum vgl. Silber. **Argentum ni|tricum:** »Silbernitrat«, Höllenstein (zur Ätzung, als Antiseptikum und Adstringens; heute nur noch wenig verwendet)

Arginase [zu ↑ Arginin] *w;* -, -n: Stoffwechselenzym, das ↑ Arginin in Harnstoff und ↑ Ornithin spaltet

Arginin [wohl zu gr. ἀργινόεις = weiß, hell schimmernd] *s;* -s, -e: für den Stoffwechsel wichtige Aminosäure (Zwischenstufe beim Abbau der Proteine zu Harnstoff)

Argon [auch: ...o:n; zu gr. ἀργός = nicht arbeitend, untätig] *s;* -s: chem. Grundstoff, Edelgas; Zeichen: Ar

Argyll-Robertson-Phänomen, Argyll-Robertson-Pupille ['agaıl 'rɒbətsən...; nach dem schott. Arzt Douglas Argyll-Robertson, 1837–1909]: reflektorische Pupillenstarre, fehlende Reaktion der Pupille (Verengung oder Erweiterung) auf Lichtreize, z. B. bei ↑ Tabes dorsalis, progressiver Paralyse, Multipler Sklerose u. a.

Argyrie [zu gr. ἄργυρος = Silber] *w;* -, ...ien, in fachspr. Fügungen: **Argyria**[1], *Pl.:* ...iae: Blaugrauverfärbung der Haut und innerer Organe bei längerem Gebrauch von Silberpräparaten (infolge Ablagerung reduzierten Silbers im Gewebe). **Argyria uni|versalis:** über den ganzen Organismus verbreitete Argyrie

argyro|phil [zu gr. ἄργυρος = Silber u. gr. φίλος = lieb; Freund]: mit Silber anfärbbar, durch Anfärbung mit Silberpräparaten histologisch und mikroskopisch darstellbar (von Geweben). **argyrophile Fasern** *Pl.:* Gitterfasern, mit Silberpräparaten färbbare Bindegewebsfasern von gitterartiger Struktur. **Argyro|philie** *w;* -: Imprägnierbarkeit, Anfärbbarkeit (von Geweben) mit Silberpräparaten

Argyrose [zu gr. ἄργυρος = Silber] *w;* -, -n, in fachspr. Fügungen: **Argyrosis**, *Pl.:* ...oses: = Argyrie

Arhin|en|ze|phalie: gebräuchliche, aber nicht korrekte Schreibung für: Arrhinenzephalie

Arhyth|mie: gebräuchliche, aber nicht korrekte Schreibung für ↑ Arrhythmie

Aribo|flavinose [zu ↑ [1]a... u. ↑ Riboflavin] *w;* -, -n, in fachspr. Fügungen: **Aribo|flavinosis**, *Pl.:* ...oses: Vitamin-B_2-Mangelkrankheit (ruft u. a. Veränderungen an Haut, Schleimhäuten, Horn- und Bindehaut hervor)

Arith|mo|manie [gr. ἀριθμός = Zahl u. ↑ Manie] *w;* -, ...ien: »Zählzwang«, Zwangsvorstellung, Dinge zählen zu müssen (eine Form des ↑ Anankasmus)

Arm|plexus|lähmung: Lähmungen im Bereich der Schulter u. des Armes infolge geburtstraumatischer Schädigung des ↑ Plexus brachialis, vgl. ↑ Duchenne-Erb-Lähmung u. ↑ Klumpke-Lähmung

Arnold-Chiari-Mal|formation Verschiebung von Kleinhirnteilen und der ↑ Medulla oblongata durch das ↑ Foramen magnum in den Spinalkanal

Arnold-Chiari-Syndrom [nach den dt. Pathologen Julius Arnold, 1835–1915, u. Hans Chiari, 1851–1916]: kongenitale Fehlbildung mit Kaudalverlagerung von Pons, Medulla oblongata und Kleinhirnwurm; Abk.: ACM = Arnold-Chiari-Malformation

Aroin [zu ↑ Arum] *s;* -s: giftiges Glykosid von ↑ Arum maculatum (ruft psychische Erregung, später Lähmungserscheinungen hervor)

Aromatase [zu ↑ aromatisch u. ↑ ...ase] *w;* -, -n: Enzym, das die Umwandlung von Androgen in Östrogen vermittelt

Aromatase|hemmer *Pl.:* Substanzen, die die Östrogenbildung aus Androgen verhindern

Aroma|therapie [gr. ἄρωμα = Gewürz]: Methode der Alternativmedizin; Kombination von Gesichts- und Körpermassage mit ätherischen Pflanzenölen

aromatisch [zu gr. ἄρωμα = Gewürz]: würzig, wohlriechend; **aromatische Verbindungen:** wichtige organische chem. Verbindungen (von z. T. charakteristischem Geruch), die sich vom Benzol oder dessen zwei- und mehrkernigen Homologen ableiten lassen (Chem.)

Aromatisie|rung [zu ↑ Aromatase] *w;* -, -en: physiologische Umwandlung von Androgen in Östrogen mithilfe des Enzyms Aromatase

Arou|sal [ə'raʊzəl; engl., zu engl. *to arouse* = aufwecken] *s;* -[s]: Bez. für das durch Sinnesreize erzeugte helle Wachbewusstsein

ARPKD: Abk. für *a*utosomal-*r*ezessiv *p*olyzystische [*k*idney *d*isease] Nierenerkrankung

ar|rector [zu lat. *arrigere, arrectum* = aufrichten], *Gen.:* ...toris, *Pl.:* ...tores: erläuternder Bestandteil von fachspr. Fügungen mit der Bedeutung »Aufrichter, aufrichtender Muskel«; z. B. in der Fügung ↑ Musculi arrectores pilorum. **Ar|rektoren** *Pl.:* übliche Kurzbez. für ↑ Musculi arrectores pilorum

Ar|rheno|blas|tom [gr. ἄρρην = männlich u. ↑ Blastom] *s;* -s, -e, in fachspr. Fügungen: **Ar|rheno|blastoma**, *Pl.:* -ta: veralt. Bez. für ein ↑ Androblastom im Ovar

Ar|rheno|tokie [zu gr. ἄρρην = männlich u. gr. τόκος = Geburt; Nachkommenschaft] *w;* -, ...ien: Erzeugung ausschließlich männlicher Nachkommen im Gegensatz zur ↑ Thelytokie

Ar|rhin|en|ze|phalie [zu ↑ [1]a... und ↑ Rhinencephalon] *w;* -, ...ien: angeborenes Fehlen (angeborene ↑ Hypoplasie) des Riechhirns und der ↑ Bulbi olfactorii

Ar|rhinie [zu [1]a... ↑ u. gr. ῥίς, Gen.: ῥινός = Nase] *w;* -, ...ien: angeborenes Fehlen (auch: rüsselartige Fehlbildung) der äußeren Nase

Ar|rhyth|mie [zu ↑ [1]a... u. gr. ῥυθμός = Rhythmus] *w;* -, ...ien, in fachspr. Fügungen: **Ar|rhyth|mia**[1], *Pl.:* ...iae: Unregelmäßigkeit der Herzschläge, der Hirnströme o. Ä. **Ar|rhyth|mia ab|soluta:** bei Vorhoffflimmern auftretende vollständige Arrhythmie, bei der nur einzelne Erregungsimpulse des Vorhofs auf die Kammern übergeleitet werden

ar|rhyth|mo|gen [↑ Arrhythmie u. ↑ ...gen]: Herzrhythmusstörungen hervorrufend (von Arzneimitteln)

ar|rodie|ren [aus lat. *arrodere, arrosum* = benagen]: (Gewebe, Gefäßwände u. a.) annagen, anfressen, schädigen (z. B. von Entzündungen gesagt).

Ar|rosion *w;* -, -en: Schädigung von Gefäßwänden durch Entzündung oder ↑ Aneurysma

Ar|rosions|an|eurysma: durch entzündliche Schädigung von Gefäßwänden hervorgerufenes ↑ Aneurysma

Ar|rosions|blutung: Blutung aus Gefäßen, deren Wand durch Entzündung o. Ä. zerstört ist

Arsen [von gr. ἀρσενικόν = Arsenik] *s;* -s: (in löslichen Verbindungen) giftiger chem. Grundstoff (Zeichen: As). **Arsenik** *s;* -s: Arsentrioxid, wichtigste (giftige) Arsenverbindung

ART: Abk. für *anti*r*e*trovirale *Th*erapie

arte|fakt, in fachspr. Fügungen: **arte|factus, ...ta, ...tum** [zu lat. *ars,* Gen.: *artis* = Kunst und lat. *facere, factum* = machen, tun]: künstlich hervorgerufen. **Arte|fakt** *s;* -[e]s, -e, in fachspr. Fügungen: **Arte|factum** *s;* -, ...ta: **1)** künstlich herbeigeführte Veränderung, Schädigung (z. B. Verletzung zu Täuschungszwecken), Abwandlung des natürlichen Zustands. **2)** durch apparative und untersuchungsmethodologische Einflüsse entstandene Messresultate bzw. Abbildungsstörungen

arte|fiziell, in fachspr. Fügungen: **arte|ficialis, ...le:** gebräuchliche, aber nicht korrekte Schreibung für ↑ artifiziell, artificialis

Arteria vgl. Arterie

arterialis vgl. arteriell

Arteria|lisation [zu ↑ Arterie] *w;* -, -en: **1)** Umwandlung von venösem Blut in arterielles, Versorgung des Blutes mit Sauerstoff in den Lungenkapillaren. **2)** operative Verbesserung der arteriellen Blutzufuhr zu einem Organ durch Zwischenschaltung eines Transplantats

Arterie [von gr. ἀρτηρία = Schlagader] *w;* -, -n, in fachspr. Fügungen: **Arteria,** *Pl.:* ...iae: Schlagader, Pulsader, Blutgefäß, das das Blut vom Herzen zu einem Organ oder Gewebe hinführt; Abk.: A., *Pl.:* Aa. **Arteria alveo|laris in|ferior:** Unterkieferschlagader. **Arteriae alveo|lares superio|res anterio|res** *Pl.:* vordere Oberkieferschlagadern, Abzweigungen der ↑ Arteria infraorbitalis. **Arteria alveo|laris superior posterior:** hintere Oberkieferschlagader. **Arteria analis** = Arteria rectalis inferior. **Arteria an|gularis:** Endast der Gesichtsschlagader (im Augen-Nasen-Bereich). **Arteria anonyma** = Truncus brachiocephalicus. **Arteria appendicis vermi|formis** = Arteria appendicularis. **Arteria appendicularis:** Schlagader des Wurmfortsatzes des Blinddarms. **Arteria arcua|ta:** Abzweigung der ↑ Arteria dorsalis pedis, Schlagader des Fußrückens. **Arteria au|ditiva interna** = Arteria labyrinthi. **Arteria au|ricularis posterior:** hintere Ohrschlagader. **Arteria au|ricularis profunda:** hinter dem Kiefergelenk zum äußeren Gehörgang führende Schlagader. **Arteria axillaris:** die ↑ Arteria subclavia mit der ↑ Arteria brachialis verbindende Achselschlagader. **Arteria basilaris:** Grundschlagader, die die Organe und Teile des Gehirns im Bereich der Schädelbasis (Kleinhirn, Innenohr u. a.) versorgt. **Arteria bra|chia|lis:** Oberarmschlagader, Fortsetzung der ↑ Arteria axillaris. **Arteria buc|calis:** Wangenarterie, Abzweigung der ↑ Arteria maxillaris. **Arteria bulbi penis:** Arterie des Harnröhrenschwellkörpers. **Arteria bulbi vestibuli:** Arterie des Schwellkörpers im Scheidenvorhof. **Arteria canalis pterygo|idei** [- - ...e-ɪ]: durch den ↑ Canalis pterygoideus zum Schlund, zur Ohrtrompete und zur Paukenhöhle führende Arterie. **Arteriae caroticotympanicae** *Pl.:* neuere Bez. für ↑ Rami caroticotympanici. **Arteria carotis communis:** gemeinsame Kopfschlagader, rechts als Abzweigung des ↑ Truncus brachiocephalicus, links als Abzweigung der ↑ Aorta. **Arteria carotis externa** bzw. **interna:** innerer bzw. äußerer Ast der ↑ Arteria carotis communis. **Arteria centralis retinae:** zentrale Netzhautschlagader. **Arteria cerebelli inferior anterior** bzw. **posterior:** Schlagader der vorderen unteren bzw. hinteren unteren Kleinhirnfläche. **Arteria cerebelli superior:** obere Kleinhirnarterie. **Arteriae cere|bri** *Pl.:* zusammenfassende Bez. für die Großhirnschlagadern ↑ Arteria cerebri anterior bzw. media bzw. posterior. **Arteria cere|bri anterior** bzw. **media** bzw. **posterior:** vordere bzw. mittlere bzw. hintere Großhirnarterie. **Arteria cervicalis ascendens:** aufsteigende Halsschlagader (versorgt die Halsmuskeln, die Wirbel und den Wirbelkanal). **Arteria cervicalis pro|funda:** tiefe Halsschlagader (versorgt die tiefer liegenden Halsmuskeln). **Arteria cervicalis super|ficia|lis** = Ramus superficialis (arteriae transversae colli). **Arteria chorioidea:** Schlagader des ↑ Plexus chorioideus ventriculi lateralis, Abzweigung der ↑ Arteria carotis interna. **Arteriae cilia|res anterio|res** *Pl.:* die Bindehaut des Auges versorgende, in den ↑ Circulus arteriosus iridis major mündende Arterien (Äste der ↑ Arteria ophthalmica). **Arteriae cilia|res posterio|res breves** *Pl.:* zahlreiche kurze Äste der ↑ Arteria ophthalmica, die sich in der ↑ Lamina vasculosa der mittleren Augenhaut verzweigen und mit einem Kapillarsystem die Zapfen- und Stäbchenschicht der Netzhaut versorgen. **Arteriae cilia|res posterio|res lon|gae** *Pl.:* Arterien des ↑ Corpus ciliare und der Iris, Abzweigungen der ↑ Arteria ophthalmica. **Arteria circum|flexa femoris lateralis** bzw. **media|lis:** seitliche bzw. mittlere Kranzschlagader des Oberschenkels, Abzweigungen der ↑ Arteria profunda femoris. **Arteria circumflexa humeri anterior** bzw. **posterior:** vordere bzw. hintere Kranzarterie des Oberarms, Abzweigungen der ↑ Arteria axillaris. **Arteria circum|flexa ilium pro|funda** bzw. **super|ficialis:** tief bzw. unter der Hautoberfläche liegende Kranzarterie der Hüfte (Abzweigungen der ↑ Arteria iliaca externa bzw. der ↑ Arteria femoralis). **Arteria circum|flexa scapulae:** Kranzschlagader des Schulterblatts, Abzweigung der ↑ Arteria subscapularis. **Arteria clitoridis:** Schlagader der ↑ Klitoris, Abzweigung der ↑ Arteria pudenda interna. **Arteria coe|liaca** = Truncus coeliacus. **Ar-**

teria colica dextra: Schlagader des ↑Colon ascendens, Abzweigung der ↑Arteria mesenterica superior. **Arteria colica media:** Arterie des ↑Colon transversum, Abzweigung der ↑Arteria mesenterica superior. **Arteria colica sinis|tra:** Schlagader des ↑Colon descendens, Abzweigung der ↑Arteria mesenterica inferior. **Arteria col|lateralis media:** mittlere Nebenarterie des Arms, Abzweigung der ↑Arteria profunda brachii. **Arteria col|lateralis radia|lis:** Nebenschlagader des Arms auf der Seite der Speiche, Abzweigung der ↑Arteria profunda brachii. **Arteria col|lateralis ulnaris inferior** bzw. **superior:** untere bzw. obere Nebenschlagader des Arms auf der Seite der Elle. **Arteria comitans nervi is|chia|dici:** Schlagader, die den Ischiasnerv (bis in die Kniekehle) begleitet. **Arteria comitans nervi media|ni:** neuere Bez. für ↑Arteria mediana. **Arteria com|municans anterior:** Schlagader, die die beiden ↑Arteriae cerebri anteriores verbindet. **Arteria communicans posterior:** Schlagader, die die ↑Arteria carotis interna mit der ↑Arteria cerebri posterior verbindet. **Arteriae con|junctivales anterio|res** bzw. **posterio|res** *Pl.:* vordere bzw. hintere Bindehautschlagadern, Abzweigungen der ↑Arteriae episclerales bzw. der ↑Arteriae palpebrales. **Arteria coronaria cordis dex|tra** bzw. **sini|stra:** rechte bzw. linke Herzkranzschlagader, Abzweigungen des rechten bzw. linken Sinus aortae. **Arteria cremasterica:** Schlagader des Samenstrangs, Abzweigung der ↑Arteria epigastrica inferior. **Arteria cystica:** Schlagader der Gallenblase aus dem rechten Ast der ↑Arteria hepatica propria. **Arteriae digitales dorsales** *Pl.:* Arterien des Finger- bzw. Zehenrückens. **Arteriae digitales palmares communes** *Pl.:* Arterien der Hohlhand, Abzweigungen des ↑Arcus palmaris superficialis, die sich in die ↑Arteriae digitales palmares propriae gabeln. **Arteriae digitales palmares propriae** *Pl.:* Schlagadern der Hohlhand an der Seite der Fingerränder, Abzweigungen teils der ↑Arteriae digitales dorsales der Hand, teils des ↑Ramus palmaris. **Arteriae digitales plantares communes** *Pl.:* gemeinsame untere Zehenschlagadern aus den ↑Arteriae metatarseae, die sich in die ↑Arteriae digitales plantares propriae gabeln. **Arteriae digitales plantares pro|priae** *Pl.:* Arterien an den Zehenrändern, Abzweigungen der ↑Arteriae digitales plantares communes. **Arteria dorsalis clitoridis:** Ast der Klitorisschlagader, auf der dorsalen Seite der Klitoris zur ↑Glans clitoridis führend. **Arteria dorsalis nasi:** Nasenrückenarterie aus der ↑Arteria ophthalmica. **Arteria dorsalis pedis:** Schlagader des Fußrückens, Fortsetzung der ↑Arteria tibialis anterior. **Arteria dorsalis penis:** Arterie des Penisrückens, Abzweigung der ↑Arteria pudenda interna. **Arteria ductus deferentis** [- ˈdʊktuːs -]: Arterie des Samenleiters, Ast der Arteria umbilicalis. **Arteriae en|cephali** *Pl.:* = Arteriae cerebri. **Arteria epigas|trica inferior:** untere Bauchdeckenschlagader an der Hinterseite des ↑Musculus rectus abdominis, Abzweigung der ↑Arteria iliaca externa. **Arteria epi|gast|rica super|ficia|lis:** unter der Bauchhaut liegende Arterie der Nabelgegend. **Arteria epi|gast|rica superior:** obere Bauchdeckenschlagader, Abzweigung der ↑Arteria thoracica interna, mit der ↑Arteria epigastrica interior anastomosierend. **Arteriae epi|sclerales** *Pl.:* zwischen Binde- und Lederhaut des Auges liegende Arterienäste der ↑Arteriae ciliares anteriores. **Arteria eth|moidalis anterior** bzw. **posterior:** vordere bzw. hintere Arterie des Siebbeins, die Stirnhöhle u. die vorderen bzw. hinteren Siebbeinzellen versorgend. **Arteria facia|lis:** Gesichtsschlagader, Ast der ↑Arteria carotis externa (versorgt Unterkiefer, Gaumen, Lippen und Wangen). **Arteria femoralis:** Oberschenkelschlagader, Fortsetzung der ↑Arteria iliaca externa (versorgt den Oberschenkel, etwa vom Leistenband abwärts bis zum Knie). **Arteria fibularis:** Schlagader des Wadenbeins, stärkster Ast der ↑Arteria tibialis posterior (versorgt den Wadenbereich bis zum Außenknöchel). **Arteria frontalis** = Arteria supratrochlearis. **Arteria gast|rica dex|tra:** rechte Magenschlagader, Ast der ↑Arteria hepatica propria (versorgt die rechte Hälfte des Magens). **Arteria gast|rica sinist|ra:** linke Magenschlagader, Abzweigung des ↑Truncus coeliacus (versorgt den Magen von der ↑Kardia bis zur kleinen ↑Kurvatur). **Arteria gast|ro|duo|denalis:** Schlagader des Magens und des Zwölffingerdarms, ein Ast der ↑Arteria hepatica communis (versorgt das Duodenum und einen Teil der rechten Hälfte der großen ↑Kurvatur des Magens). **Arteria glutaea inferior:** untere Gesäßschlagader, Ast der ↑Arteria iliaca interna (versorgt hauptsächlich den ↑Musculus glutaeus maximus). **Arteria glutaea superior:** obere Gesäßarterie zur Versorgung der ↑Musculi glutaei, Abzweigung der ↑Arteria iliaca interna. **Arteria hae|mor|rhoidalis** = Arteria rectalis. **Arteriae helicinae** *Pl.:* rankenartig gewundene Arterien des Penis (die Schwellkörper und ↑die Glans penis versorgend). **Arteria hepatica communis:** Schlagader der Leber, ein Ast des ↑Truncus coeliacus (versorgt die Leber, Teile des Magens, des ↑Duodenums, des ↑Pankreas und des großen Netzes). **Arteria hepatica pro|pria:** eigentliche Leberschlagader, Ast der ↑Arteria hepatica communis (versorgt den rechten und linken Leberlappen). **Arteriae ilea|les** *Pl.:* das den unteren Abschnitt des ↑Ileums versorgende Arteriengeflecht. **Arteriae ilei** [- ɪle-ɪ] *Pl.:* alte Bez. für ↑Arteriae ileales. **Arteria ileo|colica:** Schlagader für ↑Ileum und ↑Kolon, ein Ast der ↑Arteria mesenterica superior (versorgt als Endast das ↑Ileum, das ↑Zäkum und den Wurmfortsatz). **Arteria ilia|ca communis:** Schlagader der Hüfte (entsteht durch Teilung der ↑Aorta in zwei Äste in Höhe des 4. Lendenwirbels). **Arteria ilia|ca externa:** äußere Darmbeinschlagader, Ast der ↑Arteria iliaca communis (versorgt die Leistengegend, den vorderen

Darmbeinbereich und Teile der Bauchwand). **Arteria ilia|ca interna:** Ast der ↑Arteria iliaca communis (zieht ins kleine Becken und gibt dort mehrere Äste ab). **Arteria ilio|lumbalis:** Schlagader für Hüfte und Lende, ein Ast der ↑Arteria iliaca interna (versorgt u.a. die Psoasmuskeln und den ↑Musculus iliacus). **Arteria in|fra|orbitalis:** Schlagader unterhalb der Augenhöhle, Ast der ↑Arteria maxillaris (versorgt die Oberlippe und das untere Augenlid). **Arteriae inter|costales posterio|res** *Pl.:* Arterien der hinteren Rippenzwischenräume, die Rückenmark, Rückenmuskeln und Rückenhaut versorgen. **Arteriae interlobares renis** *Pl.:* Arterien zwischen den Nierenpyramiden, Abzweigungen der ↑Arteria renalis. **Arteriae inter|lobulares hepatis** *Pl.:* Äste der Arteria hepatica propria zwischen den Leberläppchen. **Arteriae inter|lobulares renis** *Pl.:* Schlagadern der Nierenrinde. **Arteria inter|ossea anterior:** vordere Zwischenknochenschlagader, Ast der ↑Arteria interossea communis (versorgt die ↑Flexoren und zieht zum ↑Rete carpi dorsale). **Arteria inter|ossea com|munis:** Zwischenknochenschlagader, Ast der ↑Arteria ulnaris (teilt sich in die ↑Arteria interossea posterior und ↑Arteria interossea anterior). **Arteria inter|ossea posterior:** hintere Zwischenknochenschlagader, Ast der ↑Arteria interossea communis (versorgt die ↑Extensoren). **Arteria inter|ossea re|currens:** Zweig der ↑Arteria interossea posterior (verläuft zum ↑Rete articulare cubiti). **Arteriae iridis** [↑Iris] *Pl.:* Schlagadern der Regenbogenhaut (kommen direkt aus der ↑Arteria ophthalmica, ziehen neben dem ↑Fasciculus opticus zum ↑Bulbus oculi und dann in der ↑Chorioidea bis zum ↑Circulus arteriosus iridis major). **Arteriae jejunales** *Pl.:* aus der ↑Arteria mesenterica superior entspringende Arterien des Leerdarms. **Arteria labia|lis inferior:** Unterlippenschlagader, Ast der ↑Arteria facialis (versorgt die Unterlippe). **Arteria labia|lis superior:** Oberlippenschlagader, Ast der ↑Arteria facialis (versorgt die Oberlippe). **Arteria labyrinthi:** Labyrinthschlagader, Ast der ↑Arteria basilaris (versorgt das Innenohr). **Arteria lacrimalis:** Schlagader der Tränendrüse, Ast der ↑Arteria ophthalmica (versorgt die Tränendrüse und auch einen Teil des oberen Augenlids). **Arteria laryngea inferior:** untere Kehlkopfschlagader, Ast der ↑Arteria thyreoidea inferior (versorgt die hintere Fläche des Kehlkopfes). **Arteria laryn|gea superior:** obere Kehlkopfschlagader, Zweig der ↑Arteria thyreoidea superior (versorgt das Innere des Kehlkopfes). **Arteria lie|nalis:** Milzschlagader, Ast des ↑Truncus coeliacus (versorgt die Milz, einen Teil des Magens und der Bauchspeicheldrüse). **Arteria ligamenti teretis uteri:** Schlagader für das Halteband der Gebärmutter (rundes Mutterband), Ast der ↑Arteria epigastrica inferior. **Arteria lin|gualis:** Schlagader der Zunge, Ast der ↑Arteria carotis externa. **Arteriae lumbales** *Pl.:* Lendenschlagadern aus der ↑Aorta abdominalis, die u.a. die seitlichen Bauchmuskeln, das untere Rückenmark, die Rückenmuskulatur, die Rückenhaut versorgen. **Arteria lumbalis ima:** unterste Lendenschlagader, Ast der ↑Arteria sacralis media, die den unteren Lendenbereich (5. Lumbalsegment) versorgt. **Arteria lusoria:** aus der ↑Aorta descendens entspringende rechte Unterschlüsselbeinarterie (eine Gefäßanomalie). **Arteria malleo|laris anterior lateralis** bzw. **media|lis:** vordere seitliche bzw. mittlere Außenknöchelschlagader, Äste der ↑Arteria tibialis anterior (versorgen den vorderen bzw. mittleren Außenknöchelbereich). **Arteria mammaria interna** = Arteria thoracica interna. **Arteria masseterica:** Schlagader des Kaumuskels, Ast der ↑Arteria maxillaris. **Arteria maxillaris:** Schlagader des Oberkiefers, Ast der ↑Arteria carotis externa (versorgt Ohrgang, Paukenhöhle, Kinn, Kaumuskel, Oberlippe, Oberkiefer, Gaumen, Tonsillen und Nasenhöhle). **Arteria media|na:** kleiner, inkonstanter Ast der ↑Arteria interossea anterior (Versorgungsgebiet ist die Ellenbeuge). **Arteria meningea anterior:** vordere Schlagader der Durablätter, Ast der ↑Arteria ethmoidalis anterior (versorgt die Durablätter im Bereich der vorderen Schädelgrube). **Arteria menin|gea media:** mittlere Schlagader der Hirnhäute, Ast der ↑Arteria maxillaris (versorgt die Hirnhäute und z.T. die Paukenhöhle). **Arteria menin|gea posterior:** hintere Schlagader der Durablätter, Ast der ↑Arteria pharyngea ascendens (versorgt die Durablätter an der Schädelbasis). **Arteria mentalis:** Kinnschlagader, Ast der ↑Arteria maxillaris (versorgt Kinn und Unterlippe). **Arteria mesenterica inferior:** untere Gekröseschlagader, Ast der ↑Aorta (versorgt das ↑Colon descendens, das ↑Sigmoid und das obere Drittel des ↑Rektums). **Arteria mes|enterica superior:** obere Gekröseschlagader, Ast der ↑Aorta (versorgt Teile des ↑Pankreas und des Zwölffingerdarms, den Dünndarm, das ↑Colon transversum und das ↑Zäkum). **Arteriae metacarpeae dorsales** bzw. **palmares** *Pl.:* Arterien der Mittelhand, unter dem Handrücken bzw. in der Hohlhand liegend. **Arteriae metatarseae dorsales** bzw. **plantares** *Pl.:* Arterien des Mittelfußes, unter dem Fußrücken bzw. an der Fußsohle liegend. **Arteria musculo|phrenica:** Schlagader des Zwerchfells, Ast der ↑Arteria thoracica interna (versorgt die Zwerchfellmuskeln und die unteren Zwischenrippenräume). **Arteriae nasales posterio|res laterales et septi** *Pl.:* Arterien der Nasenmuscheln und der Nasenscheidewand. **Arteria nu|tricia femoris** [↑Femur]: Schlagader zur Versorgung des Oberschenkelknochens. **Arteria nu|tricia fibulae:** Schlagader zur Versorgung des Wadenbeins. **Arteriae nu|triciae humeri** *Pl.:* Arterien, die den Oberarmknochen versorgen. **Arteria nu|tricia tibiae:** Schlagader zur Versorgung des Schienbeins. **Arteria ob|turatoria:** Schlagader des Hüftbeinlochs, Ast der ↑ Arteria iliaca interna (versorgt die ↑ Adduktoren im Oberschenkel sowie Teile des kleinen Beckens). **Arteria occipitalis:** Schlagader des Hinterkopfs, Ast der ↑ Arteria carotis externa (versorgt das Hinterhaupt, Teile der Hirnhäute und Teile des Schläfenbeins). **Arteria ophthalmica:** Schlagader des Auges, Ast der ↑ Arteria carotis interna (versorgt die Augenhöhle, das Auge, die Tränendrüse, Teile des Stirnbeins und der Siebbeinzellen, die Augenmuskeln und die Häute des Augapfels). **Arteria ovarica:** Schlagader des Eierstocks, Ast der ↑ Arteria uterina. **Arteria palatina ascendens:** aufsteigende Schlagader des Gaumens, Ast der ↑ Arteria facialis (versorgt den weichen Gaumen und einen Teil der Tonsille). **Arteria palatina de|scendens:** absteigende Schlagader des Gaumens, Ast der ↑ Arteria maxillaris (versorgt den unteren Anteil des Gaumens und der Tonsille). **Arteria palatina major:** große Schlagader des Gaumens, Ast der ↑ Arteria palatina descendens. **Arteriae palpe|brales laterales** bzw. **media|les** *Pl.:* Arterien für die Augenlider und die angrenzende Gesichtshaut, an der Schläfenseite bzw. im inneren Winkel des Auges liegend und in der Lidmitte anastomosierend (↑ Anastomose). **Arteria pan|crea|tico|duo|denalis inferior:** untere Schlagader des Zwölffingerdarms und der Bauchspeicheldrüse, Ast der ↑ Arteria mesenterica superior (versorgt die untere Hälfte des Zwölffingerdarms und Teile der Bauchspeicheldrüse). **Arteria pan|crea|tico|duo|denalis superior:** obere Schlagader der Bauchspeicheldrüse und des Zwölffingerdarms, Ast der Arteria gastroduodenalis (versorgt den Pankreaskopf und die obere Hälfte des Zwölffingerdarms). **Arteriae perforantes** *Pl.:* die Oberschenkeladduktoren durchbohrende Arterien, die u. a. die Muskeln und das Gewebe der Oberschenkelrückseite versorgen. **Arteria peri|cardia|co|phrenica:** Arterie des ↑ Perikards und des Zwerchfells, Ast der ↑ Arteria thoracica interna (versorgt Zwerchfell und ↑ mediastinales Perikard). **Arteria perinea|lis:** Schlagader des Damms, Ast der ↑ Arteria pudenda interna (versorgt den Damm, das ↑ Skrotum bzw. die großen Schamlippen). **Arteria peronaea (fibularis):** Schlagader des Wadenbeins, Ast der ↑ Arteria tibialis posterior (versorgt die Wadenbeingegend bis zum Fersenbein). **Arteria pharyn|gea ascendens:** aufsteigende Schlagader des Rachens, Ast der ↑ Arteria carotis externa (versorgt den Rachen bis zur Schädelbasis und Teile der Paukenhöhle und der Hirnhäute am Hinterhaupt). **Arteriae phrenicae inferio|res** bzw. **superio|res** *Pl.:* untere bzw. obere Zwerchfellschlagadern, Äste der ↑ Aorta abdominalis bzw. ↑ Aorta thoracica. **Arteria plantaris lateralis:** äußere Schlagader der Fußsohle, Ast der ↑ Arteria tibialis posterior (versorgt die äußere Fußsohle und zieht zum ↑ Arcus plantaris). **Arteria plantaris media|lis:** innere Schlagader der Fußsohle, Ast der ↑ Arteria tibialis posterior (versorgt die innere Fußsohle). **Arteria po|plitea:** Schlagader der Kniekehle, Fortsetzung der ↑ Arteria femoralis (versorgt das Kniegelenk, die Kniegelenkkapsel, das ↑ Rete articulare genus und die Köpfe des Musculus gastrocnemius). **Arteria princeps pollicis:** Schlagader für den Daumen und Teile des Zeigefingers, Ast der ↑ Arteria radialis (spaltet sich in zwei Äste, die zum Daumen und zum Radialrand des Zeigefingers ziehen). **Arteria pro|funda bra|chii:** tiefe Armschlagader, kürzester und stärkster Ast der ↑ Arteria brachialis (zieht zum ↑ Rete articulare cubiti). **Arteria pro|funda clitoridis:** tiefe Schlagader des Kitzlers, Ast der ↑ Arteria pudenda interna (versorgt Wurzel und Schwellkörper des Kitzlers). **Arteria pro|funda femoris** [↑ Femur]: tiefe Oberschenkelschlagader, Ast der ↑ Arteria femoralis (verzweigt sich in mehrere Äste, die das Hüftgelenk, die ↑ Adduktoren und ↑ Flexoren der Oberschenkelmuskulatur versorgen). **Arteria pro|funda lin|guae:** tiefe Zungenschlagader, Ast der ↑ Arteria lingualis (versorgt das Innere der Zunge). **Arteria pro|funda penis:** tiefe Penisschlagader, Ast der ↑ Arteria pudenda interna (versorgt die Wurzel und die Schwellkörper des Penis). **Arteriae pudendae ex|ternae** *Pl.:* Arterien der äußeren Geschlechtsteile, Abzweigungen der Arteria femoralis. **Arteria pudenda interna:** innere Schamschlagader, Ast der ↑ Arteria iliaca interna (versorgt Aftergegend, Hodensack bzw. Schamlippen u. Penis bzw. Klitoris). **Arteria pulmonalis** = Truncus pulmonalis. **Arteria pulmonalis dex|tra** bzw. **sinist|ra:** rechte bzw. linke Lungenschlagader, Äste des ↑ Truncus pulmonalis. **Arteria radia|lis:** Speichenschlagader, Ast der ↑ Arteria brachialis (versorgt den radialen Teil des Unterarms und der Hand sowie arterielle Netzwerke am Ellbogen- und Handgelenk). **Arteria rectalis cau|dalis** = Arteria rectalis media. **Arteria rectalis crania|lis** = Arteria rectalis superior. **Arteria rectalis inferior:** untere Mastdarmschlagader, Ast der ↑ Arteria pudenda interna. **Arteria rectalis media:** mittlere Mastdarmschlagader, Abzweigung der ↑ Arteria iliaca interna. **Arteria rectalis superior:** aus der ↑ Arteria mesenterica inferior entspringende obere Mastdarmarterie. **Arteria re|currens radia|lis:** rückläufige Speichenschlagader, Ast der ↑ Arteria radialis (zieht zum ↑ Rete articulare cubiti). **Arteria re|currens tibia|lis anterior:** vordere rückläufige Schienbeinschlagader, Ast der ↑ Arteria tibialis anterior (zieht zum ↑ Rete articulare genus). **Arteria re|currens tibia|lis posterior:** hintere, rückläufige Schienbeinschlagader, Ast der ↑ Arteria tibialis posterior (zieht zum ↑ Rete articulare genus). **Arteria recurrens ulnaris:** rückläufige Ellenschlagader, Ast der ↑ Arteria ulnaris (zieht zum ↑ Rete articulare cubiti). **Arteria renalis:** Nierenschlagader, ein paariger Ast der ↑ Aorta (dient zur Versorgung der Nieren). **Arteriae renis** *Pl.:* Nierenschlagadern, Äste der ↑ Arteria renalis. **Arteriae**

sa|cra̱les latera̱les *Pl.:* seitliche Arterien des Kreuzbeins, Äste der ↑ Arteria iliaca interna. **Arte̱ria sa|cra̱lis me̱diana:** mittlere Schlagader des Kreuzbeins, Ast der ↑ Aorta, eigentlich deren dünne Fortsetzung (zieht zur Vorderfläche des Kreuzbeins bis zum Steiß). **Arte̱riae sig|mo|i̱deae** *Pl.:* Schlagadern für das Sigmoid, Äste der ↑ Arteria mesenterica inferior (ziehen in wechselnder Zahl zum ↑ Sigmoid). **Arte̱ria spheno|palati̱na:** Schlagader für Keilbein und Gaumen, Ast der ↑ Arteria maxillaris (versorgt Seitenwände und Scheidewand der Nasenhöhle, ↑ Vomer, Nasendach und Gaumen). **Arte̱ria spina̱lis ante̱rior** bzw. **poste̱rior:** vordere bzw. hintere Schlagader des Rückenmarks, Äste der ↑ Arteria vertebralis (versorgen die Vorderfläche bzw. die Hinterfläche des Rückenmarks). **Arte̱ria sple̱nica** = Arteria lienalis. **Arte̱ria stylomasto|i̱dea:** Schlagader für die Paukenhöhle und den Mastoidfortsatz, Ast der ↑ Arteria auricularis posterior (versorgt die Paukenhöhle und den Mastoidfortsatz). **Arte̱ria sub|cla̱via:** Schlüsselbeinschlagader, rechts als Abzweigung des ↑ Truncus brachiocephalicus, links des Aortenbogens (versorgt die oberen Extremitäten, Hals und Kopf). **Arte̱ria sub|costa̱lis:** letzte Rippenschlagader (entstammt der ↑ Aorta u. versorgt den Bereich unterhalb der 12. Rippe). **Arte̱ria sub|lin|gua̱|lis:** Schlagader unter der Zunge, Ast der ↑ Arteria lingualis (verläuft unter der Zunge nach vorn zur ↑ Glandula sublingualis). **Arte̱ria sub|menta̱lis:** Schlagader unter dem Kinn, Ast der ↑ Arteria facialis (zieht zur Unterkieferdrüse und zu den Muskeln des Mundbodens). **Arte̱ria sub|scapula̱ris:** Schlagader unter dem Schulterblatt, Ast der ↑ Arteria axillaris (versorgt die Muskeln unter dem Schulterblatt). **Arte̱ria su|pra|orbita̱lis:** Schlagader oberhalb der Augenhöhle, Ast der ↑ Arteria temporalis superficialis (versorgt die Stirn). **Arte̱ria su|pra|rena̱lis infe̱rior:** untere Nebennierenschlagader (entstammt zumeist der ↑ Aorta). **Arte̱ria su|pra|rena̱lis me̱dia:** mittlere Nebennierenschlagader (entstammt der ↑ Arteria phrenica). **Arte̱ria su|pra|rena̱lis supe̱rior:** obere Nierenschlagader, Ast der rechten bzw. linken ↑ Arteria phrenica inferior. **Arte̱ria su|pra|scapula̱ris:** obere Schulterblattschlagader, Ast der ↑ Arteria subclavia (versorgt die Muskulatur oberhalb des Schulterblattes und anastomosiert mit der ↑ Arteria circumflexa scapulase). **Arte̱ria su|pra|trochlea̱|ris:** Stirnschlagader, Ast der ↑ Arteria ophthalmica (versorgt die Stirn bzw. das Stirnbein). **Arte̱riae sura̱les** *Pl.:* Wadenschlagadern, Abzweigungen der ↑ Arteria poplitea. **Arte̱ria tarse̱a latera̱lis:** äußere Fußwurzelschlagader, Ast der ↑ Arteria dorsalis pedis (versorgt den ↑ lateralen Fußrand). **Arte̱riae tarse̱ae media̱|les** *Pl.:* aus der ↑ Arteria dorsalis pedis entspringende Arterien des inneren Randes der Fußwurzel. **Arte̱ria temporа̱lis me̱dia:** mittlere Schläfenschlagader, Ast der ↑ Arteria temporalis superficialis (versorgt die Schläfengegend oberhalb des Jochbogens). **Arte̱riae tempora̱les pro|fu̱ndae** *Pl.:* Arterien des ↑ Musculus temporalis, Äste der ↑ Arteria maxillaris. **Arte̱ria tempora̱lis super|ficia̱lis:** an der Oberfläche verlaufende Schläfenschlagader, Ast der ↑ Arteria carotis externa (versorgt die Schläfengegend und einen Teil der Scheitelgegend). **Arte̱ria testicula̱ris:** Hodenschlagader, Ast der ↑ Arteria pudenda interna. **Arte̱ria thora̱cica inte̱rna:** innere Brustschlagader, Ast der ↑ Arteria subclavia (versorgt u. a. Pleura, Perikard, Brustbein, Mediastinum, Interkostalräume und Zwerchfell). **Arte̱ria thora̱cica latera̱lis:** seitliche Brustkorbschlagader, Ast der ↑ Arteria axillaris (versorgt die seitliche Brustkorbwand). **Arte̱ria thora̱cica supe̱rior:** neuere Bez. für ↑ Arteria thoracica suprema. **Arte̱ria thora̱cica supre̱ma:** obere Brustkorbschlagader, Ast der ↑ Arteria axillaris (versorgt die Brustmuskeln). **Arte̱ria thoraco|acromia̱|lis:** Brustkorb-Schulter-Schlagader, Ast der ↑ Arteria axillaris (versorgt die Brustmuskeln und Teile der Schultergegend). **Arte̱ria thoraco|dorsa̱lis:** hintere Brustkorbschlagader, Ast der ↑ Arteria subscapularis (versorgt die Muskeln am Rücken unterhalb des Schulterblattes). **Arte̱ria thyreo|i̱dea infe̱rior:** untere Schilddrüsenschlagader, Ast der ↑ Arteria subclavia (versorgt den unteren Schilddrüsenanteil und den unteren Anteil des Kehlkopfes). **Arte̱ria thyreo|i̱dea supe̱rior:** obere Schilddrüsenschlagader, Ast der ↑ Arteria carotis externa (versorgt den oberen Schilddrüsenbereich und einen Teil des Kehlkopfes). **Arte̱ria tibia̱|lis ante̱rior:** vordere Schienbeinschlagader, Ast der ↑ Arteria poplitea (versorgt den Unterschenkel zwischen Schien- und Wadenbein und den ↑ medialen Fußrand bis zur 1. und 2. Zehe). **Arte̱ria tibia̱|lis poste̱rior:** hintere Schienbeinschlagader, Ast der ↑ Arteria poplitea (versorgt den äußeren Teil des Unterschenkels und den seitlichen Fußrand bis zu den Zehen). **Arte̱ria trans|ve̱rsa co̱lli:** quere Halsschlagader, Ast der ↑ Arteria subclavia (versorgt seitliche Teile des Halses und Teile der Rückenmuskeln). **Arte̱ria trans|ve̱rsa facie̱i:** quere Gesichtsschlagader, Ast der ↑ Arteria temporalis superficialis (versorgt Teile des Gesichts vor der Ohrspeicheldrüse). **Arte̱ria tympa̱nica ante̱rior:** vordere Paukenhöhlenschlagader, Ast der ↑ Arteria maxillaris. **Arte̱ria tympa̱nica infe̱rior:** untere Paukenhöhlenschlagader, Ast der ↑ Arteria pharyngea ascendens (versorgt einen Teil der Paukenhöhle). **Arte̱ria tympa̱nica poste̱rior:** hintere Paukenhöhlenschlagader, Ast der ↑ Arteria stylomastoidea. **Arte̱ria tympa̱nica supe̱rior:** obere Paukenhöhlenschlagader, Ast der ↑ Arteria meningea media. **Arte̱ria ulna̱ris:** Ellenschlagader, Ast der ↑ Arteria brachialis (versorgt den ulnaren Teil des Unterarms bis zum arteriellen Netzwerk des Handgelenks). **Arte̱ria umbilica̱lis:** Nabelschlagader, Ast der ↑ Arteria iliaca interna. (Beim Erwachsenen bleibt nur ein kurzes Stück der Arterie wegsam, der Rest wird zum ↑Ligamentum umbilicale laterale.) **Arteria ure|thralis:** Harnröhrenschlagader, Ast der ↑Arteria pudenda interna. **Arteria uterina:** Gebärmutterschlagader, Ast der ↑Arteria iliaca interna (versorgt die Gebärmutter, Teile der Scheide und der ↑Adnexe). **Arteria vaginalis:** Scheidenschlagader, Ast der ↑Arteria uterina. **Arteria verte|bralis:** Wirbelschlagader, Ast der ↑Arteria subclavia (versorgt die Halswirbel bis zur Schädelhöhle). **Arteria vesicae felleae** = Arteria cystica. **Arteria vesicalis inferior:** Harnblasenschlagader, Ast der ↑Arteria iliaca interna. **Arteriae vesicales superio|res** *Pl.:* obere Harnblasenarterien, Äste der ↑Arteria umbilicalis. **Arteria zygomaticoorbitalis:** Jochbein-Augenhöhlen-Schlagader, Ast der ↑Arteria temporalis superficialis (versorgt den Bereich des äußeren Augenwinkels)

Arteri|ek|tasie [↑Arterie u. ↑Ektasie] *w;* -, ...ien: Erweiterung einer Arterie; vgl. Aneurysma

arteriell, in fachspr. Fügungen: **arteria|lis, ...le** [zu ↑Arterie]: die Arterien betreffend, zu einer Arterie gehörend; z. B. in der Fügung Angioma arteriale racemosum; (vom Blut:) sauerstoffhaltig (u. darum hellrot)

arterielle Verschluss|krankheit [↑arteriell]: Oberbegriff für alle akuten oder chronischen Erkrankungen der Schlagadern (Arterien), die zur Verengung oder zum Verschluss der freien Gefäßlichtung (Arterienverschluss) führen und mit einer Durchblutungsstörung einhergehen; Abk.: AVK

Arterien|geräusch: auskultatorisch feststellbares Geräusch im Bereich einer Arterie, das eine lokale Veränderung der Arterienwand (↑Stenose, ↑Aneurysma) anzeigt

Arterien|verkalkung = Arteriosklerose

Arteri|itis [zu ↑Arterie] *w;* -, ...itiden (in fachspr. Fügungen: ...itides): Schlagaderentzündung, entzündliche Veränderungen an der Arterienwand; vgl. End-, Mes- und Periarteriitis. **Arteri|itis nodosa** = Periarteriitis. **Arteri|itis ob|literans** = Endarteriitis obliterans. **Arteri|itis rheu|matica:** Schlagaderentzündung mit Bildung rheumatischer ↑Granulationen (bei ↑Polyarthritis rheumatica). **Arteri|itis temporalis:** Gefäßerkrankung im Bereich der Schädelarterien, bei der es zur Bildung von Riesenzellengranulationen kommt (vorwiegend im hohen Lebensalter auftretend); Riesenzellenarteriitis

Arterio|gra|fie [↑Arterie u. ↑...grafie] *w;* -, ...ien: röntgenografische Darstellung einer Arterie bzw. des arteriellen Gefäßsystems nach Kontrastmittelfüllung. **Arterio|gramm** [↑...gramm] *s;* -s, -e: Röntgenbild einer Arterie bzw. des arteriellen Gefäßnetzes

Arterio|le [Verkleinerungsbildung zu gr.-lat. *arteria* (s. Arterie)] *w;* -, -n, in fachspr. Fügungen: **Arterio|la,** *Pl.:* ...lae: kleinste Arterie, die sich in die ↑Kapillaren verzweigt

Arterio|litis [zu ↑Arteriole] *w;* -, ...itiden (in fachspr. Fügungen: ...itides): Arteriolenentzündung, entzündliche Veränderungen an den Wänden einer Arteriole

Arterio|lo|ne|krose [↑Arteriole u. ↑Nekrose] *w;* -, -n, in fachspr. Fügungen: **Arterio|lo|ne|crosis,** *Pl.:* ... oses : schwere degenerative Erkrankung der Arteriolen mit lokalem Gewebstod in den Gefäßwänden

Arterio|lo|sklerose [↑Arteriole u. ↑Sklerose] *w;* -, -n, in fachspr. Fügungen: **Arterio|lo|sclerosis,** *Pl.:* ... oses: Arteriolenverkalkung, fortschreitende Degeneration der Arteriolen infolge krankhafter Veränderung der Gefäßinnenhaut (hauptsächlich Verengung durch Ablagerungen, Verhärtung, Verdickung, Elastizitätsverlust)

arterio|mes|enterial, in fachspr. Fügungen: **arterio|mes|enteria|lis, ...le** [zu ↑Arterie u. ↑Mesenterium]: das Arteriensystem des Darmgekröses betreffend

Arterio|pa|thie [↑Arterie u. ↑...pathie] *w;* -, ...ien, in fachspr. Fügungen: **Arterio|pa|thia**[1], *Pl.:* ...iae: allg. Bez. für: Arterienerkrankung [nicht entzündlicher Art]. **Arterio|pa|thia calci|ferans infantium:** selten auftretende ↑Arteriosklerose bes. der Herzkranzgefäße im Säuglings- oder frühen Kindesalter. **Arterio|pa|thia pulmonalis:** hyperplastische u. nekrotisierende Veränderung der kleinen Lungenarterien bei Herzerkrankungen, die zu Druckerhöhung im arteriellen Lungenkreislauf (z. B. ↑Mitralstenose) führen

arteriös, in fachspr. Fügungen: **arteriosus, ...osa, ...osum** [zu ↑Arterie]: = arteriell; z. B. in der Fügung ↑Conus arteriosus

Arteriosclerosis vgl. Arteriosklerose. **arteriosclerоticus** vgl. arteriosklerotisch

Arterio|se [zu ↑Arterie] *w;* -, -n, in fachspr. Fügungen: **Arterio|sis,** *Pl.:*...oses: degenerative Erkrankung der Arterienwand infolge Stoffwechselstörungen (z. B. bei ↑Diabetes mellitus)

Arterio|sklerose [↑Arterie u. ↑Sklerose] *w;* -, -n, in fachspr. Fügungen: **Arterio|sclerosis,** *Pl.:* ...oses: Arterienverkalkung, fortschreitende Degeneration der arteriellen Gefäße infolge krankhafter Veränderung der Gefäßinnenhaut (hauptsächlich Verengung durch Ablagerungen, Verhärtung, Verdickung, Elastizitätsverlust). **Arterio|sklerotiker** *m;* -s, -, **Arterio|sklerotikerin** *w;* -, -nen: Person, die an Arteriosklerose erkrankt ist. **arterio|sklerotisch,** in fachspr. Fügungen: **arterio|scleroticus, ...ca, ...cum:** die Arteriosklerose betreffend, durch Arteriosklerose hervorgerufen, auf Arteriosklerose beruhend

arteriosus vgl. arteriös

Arterio|tomie [↑Arterie u. ↑...tomie] *w;* -, ...ien: arterieller Aderlass

arterio|venös, in fachspr. Fügungen: **arterio|venosus, ...osa, ...osum** [zu ↑Arterie und ↑Vene]: ↑Venen und ↑Arterien bzw. die Verbindung von Arterien und Venen betreffend; Abk.: a.-v.; **arterio|venöse Ana|stomose** vgl. Anastomosis arteriovenosa

arthr..., Arthr... vgl. arthro..., Arthro...

Ar|thralgie [↑arthro... u. ↑...algie] *w;* -, ...ien, in fachspr. Fügungen: **Ar|thralgia**[1], *Pl.*:...iae: allg. Bez. für: Gelenkschmerz

Ar|threk|tomie [↑arthro... u. ↑Ektomie] *w;* -, ...ien: teilweise operative Entfernung eines Gelenks

arthriticus vgl. arthritisch. **Ar|thritiker** *m;* -s, -, **Arthritikerin** *w;* -, -nen [zu ↑Arthritis]: Person, die an Arthritis leidet

Ar|thritis [von gr. ἀρθρῖτις = Gliederkrankheit, Gicht] *w;* -, ...itiden (in fachspr. Fügungen: ...itides): allg. Bez. für: Gelenkentzündung, entzündliche Veränderungen an den Gelenkflächen, verbunden mit Gelenkergüssen. **Ar|thritis alcapton|urica:** Arthritisform bei ↑Alkaptonurie, wobei es zur Ablagerung von Homogentisinsäure in den Gelenken kommt. **Ar|thritis all|ergica:** Gelenkleiden auf vermutlich allergischer Grundlage (mit in bestimmten Abständen auftretenden schmerzhaften Gelenkergussbildungen, besonders in den Kniegelenken, wobei entzündliche Reaktionen fehlen). **Ar|thritis ankylosans** = Spondylarthritis ankylopoetica. **Ar|thritis deformans juvenilis** = Polyarthritis chronica infantilis. **Ar|thritis dys|enterica:** veraltende Bez. für eine nach einer ↑Dysenterie auftretende Gelenkentzündung; reaktive Arthritis. **Ar|thritis gonor|rhoi|ca:** Gelenkentzündung im Verlauf einer ↑Gonorrhö. **Ar|thritis hae|mo|philica:** Gelenkentzündung nach ↑hämophilen Gelenkblutungen. **Ar|thritis humeri:** Entzündung des Schultergelenks. **Ar|thritis hyper|ergica** = Arthritis allergica. **Ar|thritis infectio|sa:** durch unspezifische Infekte hervorgerufene Gelenkentzündung. **Ar|thritis mutilans:** chronische Gelenkentzündung mit schweren trophoneurotischen Knochen- und Weichteilverstümmelungen, besonders im Bereich der Hand- und Fußgelenke. **Ar|thritis neu|ro|pa|thica** = Arthropathia neuropathica. **Ar|thritis psoria|tica:** chronische ↑Polyarthritis bei Schuppenflechte, wahrscheinlich infolge Störung im Hormonhaushalt der Nebennierenrinde. **Ar|thritis rheu|matica:** rheumatische Gelenkentzündung, Gelenkrheumatismus; ungenaue Bez. sowohl für die akute als auch für die chronische ↑Polyarthritis. **Ar|thritis sicca** Gelenkbeschwerden durch eine zu geringe Produktion der Gelenkschmiere (↑Synovia). **Arthritis sy|philitica:** Gelenkentzündung im Verlauf einer Syphilis. **Ar|thritis tuberculosa:** Gelenktuberkulose (entsteht durch Ansiedlung von Tuberkelbazillen im Gelenk oder in der Gelenkkapsel). **Ar|thritisurica:** Gicht, Gelenkgicht, Gelenkerkrankung infolge Abscheidung von harnsauren Salzen in den Gelenken mit Ausbildung von Gichtknoten. **Ar|thritis villosa:** infektiöse Gelenkentzündung mit ↑Hypertrophie der ↑Synovialzotten

ar|thritisch, in fachspr. Fügungen: **ar|thriticus, ...ca, ...cum** [zu ↑Arthritis]: die Arthritis betreffend, mit Arthritis verbunden, zum Krankheitsbild einer Arthritis gehörend

Ar|thritismus [zu ↑Arthritis] *m;* -, ...men: veraltende Bez. für: Neigung, Bereitschaft des Organismus zur Erkrankung an ↑Arthritis, Gicht, ↑Asthma bronchiale und ↑Diabetes mellitus

ar|thrito|gen [↑Arthritis u. ↑...gen]: eine Gelenkentzündung hervorrufend

ar|thro..., Ar|thro... [aus gr. ἄρθρον = Glied; Gelenk], vor Vokalen: **ar|thr..., Ar|thr...:** Bestimmungswort von Zusammensetzungen mit der Bedeutung »Gelenk«; z. B.: Arthrodese

Ar|thro|dese [zu ↑arthro... u. gr. δεῖν = binden] *w;* -, -n: Gelenkverödung, operative Versteifung eines Gelenks

Ar|throdia [zu gr. ἀρθρώδης = mit Gliedern versehen] *w;* -, ...iae: anat. Bez. für: frei bewegliches, in mehreren Ebenen drehbares Gelenk, Kugelgelenk

ar|thro|gen [↑arthro... u. ↑...gen]: von einem Gelenk ausgehend; von einer Gelenkerkrankung herrührend (z. B. in der Fügung arthrogene Kontraktur)

Ar|thro|grafie [↑arthro... u. ↑...grafie] *w;* -, ...ien: Röntgenaufnahme eines Gelenks mit Darstellung des Gelenkinnenraumes (wobei das Gelenkinnere durch Einfüllung eines Kontrastmittels röntgenografisch sichtbar gemacht wird). **Ar|thro|gramm** [↑...gramm] *s;* -s, -e: Röntgenbild eines Gelenks

Ar|thro|gryposis [zu ↑arthro... u. gr. γρυπός = gekrümmt] *w;* -, ...osen (in fachspr. Fügungen: ...oses): Versteifung eines Gelenks in Beugestellung. **Ar|thro|gryposis multi|plex con|genita:** seltene angeborene Erkrankung, die durch multiple Gelenkversteifungen und Muskeldefekte gekennzeichnet ist

Ar|thro|kata|dysis [zu ↑arthro... u. gr. καταδύειν = untergehen; untertauchen] *w;* -, ...dysen (in fachspr. Fügungen: ...adyses): Funktionseinschränkung eines Gelenks (z. B. des Hüftgelenks bei ↑Protrusio acetabuli)

Ar|thro|lith [↑arthro... u. ↑...lith] *m;* -[e]s u. -en, -e[n]: freier Gelenkkörper, Gelenkmaus, nicht mit dem Gelenk verbundener Knorpel (Folge einer ↑Osteochondritis, eines Traumas, einer Verknöcherung freier Gelenkzotten sowie schwerer ↑Arthropathien)

Ar|thro|lues tarda [↑arthro... u. ↑Lues] *w;* - -: bei fortgeschrittener ↑Syphilis auftretende Gelenkerkrankung (mit Schwellungen u. nächtlichen Schmerzen)

Ar|thro|lyse [zu ↑arthro... u. gr. λύειν = lösen, auflösen] *w;* -, -n: Gelenkmobilisation durch operative Entfernung von Narbensträngen oder knöchernen Wulstbildungen, die die Gelenkfunktion behindern. (Daneben gibt es auch eine unblutige, manuelle Gelenkmobilisation.)

Ar|throm [zu gr. ἄρθρον = Gelenk] *s;* -s, -e: Überbein in der Umgebung eines Gelenks, gebildet aus überschüssigem Synovialgewebe

Ar|thro|menin|gitis [zu ↑arthro... u. ↑Meninx] *w;* -,

...itiden (in fachspr. Fügungen: ...itides): wenig gebräuchliche Bezeichnung für ↑Synovitis

Ar|thro|myo|dys|plasia con|genita [↑arthro..., ↑myo... u. ↑Dysplasie] *w;* - -: = Arthrogryposis multiplex congenita

Ar|thro|pa|thie [↑arthro... u. ↑...pathie] *w;* -, ...ien, in fachspr. Fügungen: **Ar|thro|pa|thia**[1], *Pl.:* ...iae: [degenerative, nicht entzündliche] Gelenkerkrankung. **Ar|thro|pa|thia deformans** = Arthrosis deformans. **Ar|thro|pa|thia neu|ro|pa|thica:** Gelenkerkrankung infolge Schädigung der das Gelenk versorgenden Nerven. **Ar|thro|pa|thia ovaripriva:** Gelenkerkrankung, besonders der Iliosakral-, Knie- und Fingergelenke, nach Ovarektomie oder (im ↑Klimakterium) nach Aufhören der Ovarialtätigkeit. **Ar|thro|pa|thia psoria|tica:** im Zusammenhang mit Schuppenflechte auftretendes Gelenkleiden, meist in Form einer ↑Polyarthritis

Ar|thro|phyt [↑arthro... u. ↑...phyt] *m;* -en, -en: Gewebsneubildung, Geschwulst der gelenkbildenden Gewebe (z.B. des Knochengewebes; vgl. Osteophyt)

Ar|thro|plastik [↑arthro... u. ↑Plastik] *w;* -, -en: künstliche Bildung eines neuen Gelenks nach Resektion des alten Gelenks

Ar|thro|rise [zu ↑arthro... u. gr. *ἐρείδειν* = fest anstützen, anlehnen] *w;* -, -n: operative Verfestigung eines Gelenks, Einschränkung der Beweglichkeit eines Gelenks im Sinne der normalen Funktion durch Einpflanzen eines knöchernen Sperrriegels (wird heute v.a. bei einem Knick-Plattfuß angewandt)

Ar|throse [zu gr. *ἄρθρον* = Glied; Gelenk] *w;* -, -n, in fachspr. Fügungen: **Ar|throsis**, *Pl.:* ...oses: **1)** = Arthropathie. **2)** Kurzbez. für: Arthrosis deformans. **Ar|throsis deformans:** (nicht entzündliche) degenerative Veränderung der Gelenkflächen durch Überbeanspruchung od. traumatische Ursachen. **Ar|throsis ochronotica:** Gelenkerkrankung, bei der die Grundsubstanz des Gelenkknorpels schwärzlich pigmentiert ist

Ar|thro|skop [↑arthro... u. ↑...skop] *s;* -s, -e: optisches Spezialinstrument zur Untersuchung des Gelenkinneren. **Ar|thro|skopie** [↑...skopie] *w;* -, ...ien: Untersuchung des Gelenkinneren mit dem Arthroskop

ar|throtisch [zu ↑Arthrose]: zur Arthrose gehörend, mit Arthrose verbunden, von Arthrose befallen

Ar|thro|tomie [↑arthro... u. ↑...tomie] *w;* -, ...ien: operative Eröffnung, Spaltung eines Gelenks

Arthus-Reaktion, Arthus-Phänomen [...ˈtʏs...; nach dem frz. Physiologen Maurice Arthus, 1862–1945]: verzögerte entzündliche Reaktion des Organismus, die am Ort der Injektion entsteht, wenn ein ↑Antigen, das bereits eine ↑Allergie bewirkt hat, nochmals subkutan eingespritzt wird

articularis vgl. artikulär

Articulatio [aus gleichbed. spätlat. *articulatio*, Gen.: *articulationis* (zu lat. *articulus* = Gelenk)] *w;* -, ...io|nes: anat. Bez. für: Gelenk, bewegliche Knochenverbindung in einer Bindegewebskapsel (wobei zwei oder mehrere Knochen mit überknorpelten Gelenkflächen aneinanderstoßen bzw. sich berühren); vgl. Artikulation. **Articulatio acromio|clavicularis:** Gelenk zwischen ↑Acromion und Schlüsselbein. **Articulatio at|lanto|axialis lateralis** bzw. **media|na:** seitliches bzw. mittleres Gelenk zwischen dem ersten Halswirbel (Atlas) und dem zweiten (Axis). **Articulatio atlanto|oc|cipitalis:** Gelenk zwischen dem ersten Halswirbel (Atlas) und dem Hinterhauptbein (auch oberes Kopfgelenk genannt). **Articulatio calcaneo|cubo|idea:** Gelenk zwischen Fersen- und Würfelbein. **Articulatio capitis costae:** Gelenk zwischen Rippenköpfchen und Wirbel. **Articulatio carpo|meta|car|pales** *Pl.:* Gelenke zwischen Handwurzel und Mittelhandknochen (II bis V). **Articulatio carpo|meta|carpalis pollicis:** Handwurzel-Mittelhand-Gelenk des Daumens. **Articulatio com|posita:** »zusammengesetztes Gelenk«, wobei mehr als zwei Teile miteinander artikulieren (z.B. Hand- und Ellbogengelenk). **Articulatio costo|trans|versaria:** Gelenk zwischen Rippe und Querfortsatz eines Brustwirbels. **Articulatio|nes costo|verte|brales** *Pl.:* Gelenke zwischen Wirbelknochen und den hinteren Rippenenden. **Articulatio coxae:** »Hüftgelenk«, Gelenk zwischen Oberschenkelkopf und Pfanne des Sitzbeins. **Articulatio crico|arytae|no|idea:** Gelenk zwischen dem Gießbeckenknorpel und dem Ringknorpel des Kehlkopfs. **Articulatio crico|thyro|idea:** Gelenk zwischen Ringknorpel und Schildknorpel des Kehlkopfs. **Articulatio cubiti:** »Ellbogengelenk« (besteht aus drei verschiedenen Gelenken; beteiligt sind die Rolle des Oberarmknochens, die Elle und die Speiche). **Articulatio cuneo|navicularis:** Gelenk zwischen Kahnbein und Keilbein des Fußes. **Articulatio genus:** »Kniegelenk«, Gelenk zwischen Schienbeinkopf, Oberschenkelrolle und Wadenbeinköpfchen. **Articulatio humeri:** »Schultergelenk«, Gelenk zwischen Oberarmkopf und Schulterblattpfanne. **Articulatio humero|radia|lis:** Teil des Ellbogengelenks, Gelenk zwischen Oberarmrolle und Speichenköpfchen. **Articulatio humero|ulnaris:** Teil des Ellbogengelenks, Gelenk zwischen Oberarmrolle und Elle (Oberarm-Ellen-Gelenk). **Articulatio in|cudo|malle|aris:** Hammer-Amboss-Gelenk der Gehörknöchelchen im Mittelohr. **Articulatio in|cudo|stape|dialis:** Amboss-Steigbügel-Gelenk, Gelenk zwischen den beiden Mittelohrknöchelchen. **Articulatio inter|carpea:** Handwurzelgelenk, Gelenk zwischen den drei Handwurzelknochen der proximalen Reihe und den vier Handwurzelknochen der distalen Reihe. **Articulatio|nes inter|chon|drales** *Pl.:* Rippenknorpelgelenke, gelenkige Verbindungen zwischen den Rippenknorpeln der 5., 6. und 7. Rippe. **Articulatio|nes intermeta|carpeae** *Pl.:* Gelenke zwischen den Basen der Mittelhandknochen (II bis V). **Articulatio|nes inter|meta|tarseae** *Pl.:* Gelenke zwischen den Basen der Mittelfußknochen (II bis V). **Articulatio|nes inter|phalangeae manus** [- - ˈmanu:s] bzw. **pedis** *Pl.:* Gelenke zwischen den Finger- bzw. Zehengliedern. **Articulatio|nes inter|tarseae** *Pl.:* zusammenfassende Bez. für die Gelenke der Fußwurzel (↑Articulatio calcaneocuboidea, ↑Articulatio cuneonavicularis, ↑Articulatio subtalaris u. a.). **Articulatio|nes manus** [- ˈmanu:s]: »Handgelenke«, zusammenfassende Bez. für das proximale und distale Handwurzelgelenk, das Handwurzel-Mittelhand-Gelenk, die 5 Mittelhand-Finger-Gelenke und die Fingergelenke. **Articulatio medio|carpea:** Gelenk zwischen den beiden Reihen der Handwurzelknochen. **Articulatio meta|carpea** = Articulatio mediocarpea. **Articulatio|nes meta|carpo|phalan|geae** *Pl.:* Gelenke zwischen Fingergrundgliedern und Mittelhandknochen. **Articulatio|nes meta|tarso|phalan|geae** *Pl.:* Gelenke zwischen Mittelfußknochen und Zehengrundgliedern. **Articulatio|nes ossiculorum au|ditus** [- - audi:tu:s] *Pl.:* Gelenkverbindungen der Gehörknöchelchen. **Articulatio ossis pisi|formis:** Gelenk zwischen Erbsen- und Dreiecksbein des Handgelenks. **Articulatio|nes pedis** *Pl.:* zusammenfassende Bez. für die Gelenke des Fußes (im weiteren Sinne auch die ↑Articulationes intertarseae miteinbegreifend). **Articulatio plana:** Gelenkform mit ebenen Gelenkflächen. **Articulatio radio|carpea:** Speichen-Handwurzel-Gelenk, Teil der Handgelenke. **Articulatio radio-ulnaris distalis** bzw. **proximalis:** ↑distales bzw. ↑proximales Speichen-Ellen-Gelenk, Teil des Ellbogengelenks (Gelenk zwischen Speichenköpfchen und Elle). **Articulatio sacro|coc|cygea:** neuere Bez. für ↑Junctura sacrococcygea. **Articulatio sa|cro|ilia|ca:** Kreuzbein-Darmbein-Gelenk, Gelenk zwischen Kreuzbein und Hüftbein (stellt eine Amphiarthrose dar, in der praktisch keine Bewegungen mehr möglich sind). **Articulatio sellaris:** »Sattelgelenk«, Gelenkform mit zwei sattelförmigen Gelenkflächen (z. B. das Daumengrundgelenk). **Articulatio sim|plex:** »einfaches Gelenk« (setzt sich aus zwei gelenkbildenden Teilen zusammen). **Articulatio sphae|ro|idea:** »Kugelgelenk«, z. B. das Schultergelenk. (Diese Gelenkform erlaubt Bewegungen in jeder Richtung.) **Articulatio sterno|clavicularis:** Gelenk zwischen Brustbein und Schlüsselbein. **Articulatio|nes sterno|costales** *Pl.:* Brustbein-Rippen-Gelenke, Spaltgelenke zwischen dem Brustbein und den Rippen. **Articulatio sub|talaris:** Gelenk zwischen Sprung- u. Fersenbein. **Articulatio talo-calcaneo|navicularis:** unteres Sprunggelenk, Gelenk zwischen Sprungbein, Fersenbein und Kahnbein. **Articulatio talo|cruralis:** oberes Sprunggelenk, auch Knöchelgelenk genannt (Gelenk zwischen der Sprungbeinrolle u. der Malleolengabel des Schien- u. Wadenbeins). **Articulatio tarsi trans|versa:** queres Fußwurzelgelenk, Gelenk zwischen Sprungbein, Fersenbein und Kahnbein sowie zwischen Fersenbein und Würfelbein (besteht aus der vorderen Kammer des unteren Sprunggelenks und dem Kalkaneargelenk). **Articulatio|nes tarso|meta|tarseae** *Pl.:* Fußwurzel-Mittelfuß-Gelenke, Gelenke zwischen den Keilbeinen und dem Würfelbein einerseits und den Mittelfußknochen andererseits. **Articulatio temporo|mandibularis:** Kiefergelenk, Gelenk zwischen dem Gelenkkopf des Unterkiefers und dem Schläfenbein. **Articulatio tibio|fibularis:** Schienbein-Wadenbein-Gelenk, Gelenk zwischen Schienbein und Wadenbeinköpfchen. **Articulatio tro|cho|idea:** Radgelenk, Gelenkform mit scheibenförmigem Gelenkkopf und ausgehöhlter Pfanne (z. B. das Speichen-Ellen-Gelenk)

Articulus [aus lat. *articulus* = Gelenk] *m;* -, ...li: ältere Bez. für ↑Articulatio

Arti|ficial Insemination by Donor [ɑ:tɪˈfɪʃəl ɪnzemɪˈneɪʃən baɪ ˈdəʊnər; engl. = künstl. Befruchtung durch Spender] *w;* - - - -, - -s - -: Befruchtung einer Frau mit dem Samen eines ihr unbekannten Spenders; Abk.: AID

arti|fiziell, in fachspr. Fügungen: **arti|ficialis, ...le** [zu lat. *ars,* Gen.: *artis* = Kunst u. lat. *facere* = machen, tun]: künstlich herbeigeführt, künstlich durchgeführt; z. B. in der Fügung ↑Abortus artificialis

artikulär, in fachspr. Fügungen: **articularis, ...re** [zu lat. *articulus* = Gelenk]: ein Gelenk betreffend, zu einem Gelenk gehörend; z. B. in der Fügung ↑Capsula articularis

Artikulation [zu lat. *articulus* = Gelenk; Redeglied] *w;* -, -en: **1)** [deutliche] Aussprache; Bildung von Vokalen und Konsonanten mit den Sprechwerkzeugen (Psychol.). **2)** zahnmedizin. Bez. für die [Abfolge der] Bissbewegungen. **3)** gelenkige Verbindung zwischen Knochen; vgl. Articulatio. **artikulie|ren: 1)** Laute in deutlicher Gliederung aussprechen (Psychol.). **2)** miteinander ein Gelenk bilden, zu einem gemeinsamen Gelenk gehören (von Knochen gesagt)

Art|re|sistenz: angeborene, natürliche Widerstandsfähigkeit einer Art gegen allgemeine äußere Einflüsse (Biol., Med.)

Arum [von gr. *ἄρον* = Natterwurz, Aronstab] *s;* -s: Gattung der Aronstabgewächse. **Arum maculatum:** gefleckter Aronstab, in Europa heimische Pflanze, deren Wurzelstock das giftige Glykosid ↑Aroin enthält

ary|epi|glotticus, ...ca, ...cum [Kurzbildung zu ↑arytaenoideus (in der Fügung ↑Cartilago arytaenoidea) u. ↑Epiglottis]: zum Gießbeckenknorpel und Kehldeckel gehörend; z. B. in der Fügung ↑Musculus aryepiglotticus (Anat.)

Ary|knorpel: im Fachjargon Kurzbez. für ↑Cartilago arytaenoidea

arytae|no|ide|us, ...ea, ...e|um [zu gr. *ἀρύταινα* = Gießkanne u. gr. *-ειδής* = gestaltet, ähnlich]:

»gießkannenähnlich«; zum Gießbeckenknorpel des Kehlkopfs gehörend

Arznei, Arznei|mittel vgl. Medikament

Arznei|taxe: Preisverzeichnis für Arzneimittel; Abk.: AT

As: chem. Zeichen für ↑Arsen

as..., As... vgl. ad..., Ad...

ASA-Klassifikation: Klassifikation der *A*merican *S*ociety of *A*nesthesiologists zur Einschätzung des präoperativen Zustandes des Patienten bzw. der Patientin

ASAT: Abk. für *As*partat*a*mino*t*ransferase

Asbestose [zum Fremdwort *Asbest*] *w;* -, -n: Asbeststaublungenerkrankung, Bergflachslunge, Staublungenerkrankung durch den Staub von Asbest (Krankheitserscheinungen ähnlich der Silikose; entschädigungspflichtige Berufskrankheit)

A-Scan [ˈeɪ ˈskæn; zu engl. *to scan* = abtasten, prüfen] *m;* -s, -s: eindimensionale sonografische Darstellung. Die Bildpunkte werden laufzeitabhängig als Amplitude (= A) dargestellt; vgl. B-Scan

Ascariasis, Ascaridiasis vgl. Askaridiasis

Ascaris vgl. Askaris

ascendens [zu lat. *ascendere* = hinaufsteigen]: aufsteigend, von unten nach oben verlaufend (u. a. von Gefäßen und Nerven, auch von Infektionen, z. B. im Bereich der ableitenden Harnwege und der oberen Luftwege); z. B. in der Fügung ↑Colon ascendens

Aschheim-Zondek-Schwangerschafts|reaktion [nach den dt. Gynäkologen S. Aschheim (1878–1965) u. B. Zondek (1891–1966)]: nicht mehr angewandte Methode zur Frühdiagnose einer Schwangerschaft; beruht auf dem Nachweis des gonadotropen Chorionhormons im Urin

Aschoff-Knötchen [nach dem dt. Pathologen Ludwig Aschoff, 1866–1942] *Pl.:* rheumatische Knötchen, bestehend aus Epitheloidzellen, Rund- und Riesenzellen sowie hyalinisiertem Gewebe (Vorkommen bei rheumatischen Infektionen im Herzmuskel, in den Tonsillen, im periartikulären Gewebe und in Sehnen). **Aschoff-Tawara-Knoten** [Sunao Tawara, jap. Pathologe, 1873–1952]: = Nodus atrioventricularis

Ascites vgl. Aszites

Ascorbin|säure [Kunstwortbildung zu ↑¹a... u. ↑Skorbut]: chem. Bez. für das Vitamin C

...ase [verselbstständigt aus ↑Diast*ase*]: Endung von Fachwörtern aus dem Bereich der Biochemie zur Bezeichnung von ↑Enzymen (im Stamm ist entweder der Stoff genannt, der gespalten wird, z. B. Protease, oder der Vorgang bzw. das Ergebnis, z. B. Oxidase)

Asemie [zu ↑¹a... u. gr. *σῆμα* = Zeichen] *w;* -, ...ien, in fachspr. Fügungen: **Asemia**¹, *Pl.:*...iae: Unfähigkeit, sich (durch Zeichen od. Gebärden) mit der Umwelt bzw. mit anderen Menschen zu verständigen (z. B. bei totaler ↑Aphasie od. bei Verlust der Mienen- und Gebärdensprache)

Asep|sis [↑¹a... u. ↑Sepsis] *w;* -: Keimfreiheit, z. B. aller Gegenstände u. Dinge, die mit einer Wunde bei deren Behandlung in Berührung kommen (Instrumente, Verbandsstoffe und Arzthandschuhe), auch Keimfreiheit der Wunde selbst. **aseptisch:** keimfrei; die Asepsis betreffend; nicht auf einer Infektion beruhend

Asexua|lität [↑¹a... u. ↑Sexualität] *w;* -: »Ungeschlechtlichkeit«, Fehlen jeglicher ↑Libido bzw. Fehlen der Geschlechtsdrüsen (Psychol., Med.). **asexuell: 1)** kein sexuelles Verlangen besitzend. **2)** geschlechtslos

Ashby-Test [ˈɛʃbɪ...; nach dem engl. Arzt Henry Ashby, 1846–1908]: Methode zur Bestimmung der mittleren Lebensdauer der roten Blutkörperchen mithilfe der Differenzialagglutination (unterschiedliche Agglutination von Blutkörperchen verschiedener Herkunft, die miteinander verträglich sind, aber verschiedenen Blutgruppen angehören bzw. verschiedene Blutfaktoren besitzen)

Asia|lie [zu ↑¹a... u. gr. *σίαλον* = Speichel] *w;* -: = Aptyalismus

asia|tische Grippe: erstmals in Asien festgestellte Virusgrippe

Asiderose [zu ↑¹a... u. gr. *σίδηρος* = Eisen] *w;* -, -n, in fachspr. Fügungen: **Asiderosis,** *Pl.:* ...oses: fehlende Ablagerung von Eisen im Gewebe; Eisenmangel des Blutes; ↑Sideropenie

Asig|matismus [zu ↑¹a... u. dem Namen des gr. Buchstabens *σ* (*σίγμα*)] *m;* -: Sprachstörung, bei der der S-Laut fehlerhaft gebildet wird

Askaridia|sis, auch: **Askaria|sis** [zu ↑Askaris] *w;* -, ...ia|sen, in fachspr. Fügungen: **Ascaridia|sis, Ascaria|sis** *w;* -, ...ia|ses: Wurmkrankheit, hervorgerufen durch Infektion mit Askariden

Askaris [aus gr. *ἀσκαρίς* = Spulwurm] *w;* -, ...iden (meist *Pl.*), in der Systematik der zoologischen Nomenklatur: **Ascaris** *w;* -, (Arten:) Ascarides: [Gattung der] Fadenwürmer. **Ascaris lum|bricoides:** Spulwurm, Eingeweidewurm beim Menschen (von regenwurmartigem Aussehen, etwa 15–25 cm lang; die Larven durchwandern auf dem Blutweg auch Leber und Lunge und rufen dort Erkrankungen hervor)

Asko|myzeten [zu gr. *ἀσκός* = Schlauch u. gr. *μύκης*, Gen.: *μύκητος* = Pilz], in der Systematik der botanischen Nomenklatur: **Asco|mycetes** *Pl.:* Klasse der Schlauchpilze, zu der u. a. die Gattungen ↑Penicillium, ↑Aspergillus u. ↑Trichophyton gehören

Askorbinsäure vgl. Ascorbinsäure

Äskulin [zu ↑Aesculus] *s;* -s: in der Rinde von ↑Aesculus hippocastanum vorkommendes kreislaufwirksames ↑Glykosid

Asom|nie [zu ↑¹a... u. lat. *somnus* = Schlaf] *w;* -, ...ien, in fachspr. Fügungen: **Asom|nia**¹, *Pl.:* ...iae: allg. Bez. für: Schlaflosigkeit, Einschlaf- oder Durchschlafstörung

ASP: Abk. für *Asp*araginase

Asparaginase: Zytostatikum; Abk.: ASP

Aspartam: Süßstoff, synthetisches Nichtzuckermolekül mit hoher Süßkraft

Aspartat|amino|transferase vgl. Glutamat-Oxalacetat-Transaminase; Abk.: ASAT

Aspekt [zu lat. *aspicere, aspectum* = ansehen] *m;* -[e]s, -e: äußerer Eindruck, äußere Erscheinung eines Organismus

as|per, as|pera, as|perum [aus gleichbed. lat. *asper*]: rau, aufgeraut; z. B. in der Fügung ↑Linea aspera

Asperger-Syndrom [nach dem österr. Pädiater Hans Asperger, 1906–1980]: ab dem 3. Lebensjahr auftretende kindliche Entwicklungssstörung und Form des ↑Autismus ohne Verzögerung der sprachlichen Entwicklung oder Minderung der Intelligenz

Aspergillom [zu ↑Aspergillus] *s;* -s, -e: durch Pilzfäden von Pilzen der Gattung Aspergillus hervorgerufene Geschwulst in der Lunge

Aspergillose [zu ↑Aspergillus] *w;* -, -n, in fachspr. Fügungen: **Aspergillosis**, *Pl.:* ...oses: Sammelbez. für durch ↑Aspergillus hervorgerufene Krankheiten (am häufigsten der Atmungsorgane) wie ↑Pneumomykose, ↑Otomykose, ↑Keratomykose u. a. **Aspergillosis capitis** [↑Caput]: Unterform der Aspergillose mit Auftreten von mykotischen Hauterscheinungen am Kopf

Aspergillus [zu spätlat. *aspergillum* = Weihwasserwedel; Gefäß zum Besprengen] *m;* -: Kolben- oder Gießkannenschimmel, Gattung der ↑Askomyzeten (mit kolbenförmigen, gießkannenähnlichen Konidienträgern), aus der einige Arten als Krankheitserreger vorkommen

aspermatisch [zu ↑[1]a... u. ↑Sperma]: ohne Samenzellen (vom ↑Ejakulat gesagt). **Aspermatismus** *m;* -: Fehlen des ↑Ejakulats bzw. Ausbleiben der ↑Ejakulation; im weiteren Sinne auch: = Aspermie. **Aspermie** *w;* -: Fehlen von Samenzellen im Ejakulat; im weiteren Sinne auch: = Aspermatismus

asphyktisch [aus gr. *ἄσφυκτος* = ohne Pulsschlag]: pulslos, der Erstickung (infolge Sauerstoffverarmung des Bluts) nahe, ↑Asphyxie zeigend

Asphyxie [aus gr. *ἀσφυξία* = Aufhören des Pulsschlages] *w;* -, ...ien, in fachspr. Fügungen: **Asphyxia**[1], *Pl.:* ...iae: Atemstörung, Atemstillstand, Behinderung des Gasaustauschs in den Lungen und die damit zusammenhängende ↑Hypoxämie, die zu ↑Zyanose und Herzstillstand führen kann. **Asphyxia fetalis:** Asphyxie der Feten, verursacht durch plazentare Hypoxämie, Nabelschnurkompression, vorzeitige Plazentalösung oder lang dauernde Geburt. **Asphyxia livida:** leichter Grad einer ↑Asphyxia neonatorum (auch »blaue Asphyxie« genannt) mit unregelmäßiger, schnappender Atmung und bläulicher Hautverfärbung. **Asphyxia neo|natorum** [↑Neonatus]: Atemstörung bei Neugeborenen (nicht rechtzeitig einsetzende Lungenatmung). **Asphyxia pallida:** Atemstörung schweren Grades (bei Neugeborenen), bei der der ganze Körper blass ist und nur schwache Herztöne hörbar sind. **Asphyxia post|natalis:** nach der Geburt auftretende Asphyxie (bei Neugeborenen) mit Anfällen von Atemnot (Folge zerebraler Blutungen, einer Herzfehlbildung, einer Lungenkomplikation oder einer Unterentwicklung des Atemzentrums)

Aspirat [zu lat. *aspirare* = anhauchen; einhauchen; einflößen] *s;* -[e]s, -e: das bei einer Aspiration gewonnene Material. **Aspiration** *w;* -, -en: Ansaugung von Luft, Gasen, Flüssigkeiten u. a.; Eindringen von Flüssigkeiten oder festen Stoffen in die Luftröhre od. Lunge beim Einatmen (bes. bei Neugeborenen vorkommend). **Aspirations|lip|ektomie:** andere Bez. für ↑Liposuktion. **Aspirationspneu|monie:** durch Fremdkörper, die einen Bronchialast verstopfen, verursachte ↑Bronchopneumonie

Aspirations|zytologie [aus ↑Aspiration u. ↑Zytologie]: zytologische Untersuchung von Material, das durch eine Feinnadelbiopsie gewonnen wurde, vgl. Punktionszytologie

aspirie|ren: (Luft, Flüssigkeit, Fremdkörper o. Ä.) in die Luftröhre od. Lunge einsaugen, einatmen; ansaugen

Asplenie [zu ↑[1]a... u. ↑Splen] *w;* -, ...ien: [angeborenes] Fehlen der Milz

ASR: 1) Abk. für Achillessehnenreflex. **2)** Abk. für Antistreptolysinreaktion

ASS: Abk. für ↑Acetylsalicylsäure

Assem|bling [əˈsɛ...; zu engl. *to assemble* = versammeln, zusammenbringen] *s;* -s, -s: Zusammenbau der synthetisierten strukturellen Elemente zum ↑Virion

As|servat [zu lat. *asservare* = aufbewahren] *s;* -[e]s, -e: amtlich aufbewahrte, für eine spätere Gerichtsverhandlung als Beweismittel bedeutsame Sache (z. B. Erbrochenes bei Verdacht auf Vergiftung). **asservie|ren:** amtlich als Beweismittel aufbewahren

Assessment [əˈsɛsmənt; engl. = Beurteilung, Bewertung] *s;* -s, -s: erweiterte Diagnostik eines Leidens durch Hinzuziehung aller verfügbaren Informationsquellen, um so zu einem möglichst umfassenden Bild zu gelangen

Assimilat [zu lat. *assimilare* = ähnlich machen, angleichen] *s;* -[e]s, -e: bei der Assimilation im Organismus entstehendes Aufbaustoffwechselprodukt (z. B. Zucker, Stärke; Biochemie). **Assimilation** *w;* -, -en: **1)** Aufbau körpereigener Stoffe aus den im Magen-Darm-System resorbierten Spaltprodukten der aufgenommenen Nahrung (Biochemie). **2)** Angleichung, Verschmelzung (benachbarter Organe; Med.). **Assimilations|becken:** anomales weibliches Becken (mit kleinerem Querdurchmesser), bei dem der letzte Lendenwirbel mit dem ersten Kreuzbeinwirbel verschmolzen ist. **Assimilationswirbel:** Übergangswirbel, Wirbelform (bei den letzten Wirbeln einer Wirbelgruppe), die bereits die Merkmale der nachfolgenden Wirbelgruppe aufweist (z. B. kann der 5. Lendenwirbelkörper bereits die Merkmale der Sakralwirbel besitzen bzw. einen Teil des Kreuzbeins bilden). **assimilatorisch:** die Assimilation betreffend, durch Assimilation (1) gewonnen. **assimilieren:** Spaltprodukte der aufgenommenen Nahrung in körpereigene Aufbaustoffe umwandeln (vom Organismus; Biochemie)

Assmann-Herd [nach dem dt. Internisten Herbert Assmann, 1882–1950]: tuberkulöses Frühinfiltrat, infraklavikuläres Infiltrat der Lunge bei Tuberkulose. **Assmann-Krankheit** = Osteosklerose

Assoziation [zu lat. *associare* = beigesellen; vereinigen, verbinden] *w;* -, -en: Verknüpfung eines gegebenen Bewusstseinsinhaltes mit einem anderen bzw. Verknüpfung der ihnen zugrunde liegenden physiologischen Vorgänge (Psychol.). **Assoziationsbahn:** Nervenstrang, der verschiedene Hirnrindenbezirke miteinander verbindet (Biol., Med.). **Assoziationsversuch:** Test, bei dem nach Nennung eines Begriffes durch den Versuchsleiter die Assoziation des Probanden registriert und tiefenpsychologisch gedeutet wird. **assoziativ:** durch Vorstellungsverknüpfung bewirkt (Psychol.). **assoziieren:** Gedanken, Bewusstseinsinhalte zu einer Vorstellungseinheit verknüpfen

AST: Abk. für *A*spartataminotransferase; vgl. Glutamat-Oxalacetat-Transaminase

Astasie [zu ↑ [1]a... u. gr. *στάσις* = Stehen; Feststehen] *w;* -, ...ien, in fachspr. Fügungen: **Astasia**[1], *Pl.:* ...iae: Unfähigkeit zu stehen infolge Störung der Bewegungskoordination, psychogenes Nicht-stehen-Können (Vorkommen bei hysterischen Reaktionen)

Astat [zu gr. *ἄστατος* = unbeständig (wegen des raschen radioaktiven Zerfalls)] *s;* -s, älter: **Astatin** *s;* -s: radioaktives, nichtmetallisches Element; Zeichen: At

astatisch [zu ↑Astasie]: die Astasie betreffend; nicht stehen könnend

Asteatosis [zu ↑ [1]a... u. gr. *στέαρ*, Gen.: *στέατος* = Fett, Talg] *w;* -, ...osen (in fachspr. Fügungen: ...oses): fehlende Absonderung der Talgdrüsen. **Asteatosis cutis:** fehlende Talgabsonderung der Hautdrüsen

Astereognosie [zu ↑ [1]a..., ↑stereo... u. gr. *γνῶσις* = Erkennen] *w;* -, ...ien: »Tastblindheit«, Unfähigkeit, einen Gegenstand bei geschlossenen Augen nur durch Betasten zu erkennen

Astereoskopie [↑ [1]a..., ↑stereo... u. ↑...skopie]: Fehlen des räumlichen Sehens (Folge des ↑Strabismus concomitans (Begleitschielen))

Asterixis [zu gr. *ἀστήριχτος* = nicht stillhaltend]: negativer Myoklonus, Innervationspausen einer Halteinnervation v.a. an den Armen, s.a. ↑Flapping-Tremor

Asthenie [zu gr. *ἀσθενής* = kraftlos, schwach] *w;* -, ...ien, in fachspr. Fügungen: **Asthenia**[1], *Pl.:* ...iae: Kraftlosigkeit, Schwäche, Entkräftung, [durch Krankheit bedingter] Kräfteverfall. **Asthenia universalis:** allgemeine Konstitutionsschwäche, verbunden mit ↑Enteroptose, ↑Obstipation, Magerkeit, ↑Anämie u.a. **Astheniker** *m;* -s, -; **Asthenikerin** *w;* -, -nen: veraltende Bez. für eine dem schmalen, schmächtigen, muskelschwachen u. dünnknochigen Körperbautyp zugehörende Person. **asthenisch:** veraltend für: schmalwüchsig, schwach, dem Konstitutionstyp des Asthenikers bzw. der Asthenikerin entsprechend

Asthenopie [zu gr. *ἀσθενής* = kraftlos, schwach u. gr. *ὤψ*, Gen.: *ὠπός* = Auge; Gesicht] *w;* -, ...ien: »Sehschwäche«, rasche Ermüdbarkeit der Augen insbes. bei der Nahakkomodation, vgl. Amblyopie; allgemeine unterschiedliche Missempfindungen unter visueller Belastung (Kopfschmerzen, Schwindel, Doppelbilder, Tränen usw.)

Asthenospermie [zu gr. *ἀσθενής* = kraftlos, schwach u. ↑Sperma] *w;* -, ...ien: Verminderung (auf rund 10 Millionen pro ml Samenflüssigkeit) und herabgesetzte Beweglichkeit der Samenfäden im Ejakulat. **Asthenozoospermie** Verminderung der Spermienmotilität unter den Normalwert

Ästhesie [gr. *αἴσθησις* = Sinneswahrnehmung] *w;* -, -n: Empfindung (vorwiegend als Grundwort von Zusammensetzungen gebräuchlich)

Ästhesiologie [gr. *αἴσθησις* = Sinneswahrnehmung u. ↑...logie] *w;* -: Lehre von den Sinnesorganen und ihren Funktionen

Ästhesiometer [gr. *αἴσθησις* = Sinneswahrnehmung u. ↑...meter] *s;* -s, -: Apparat zur Prüfung der Hautempfindlichkeit, mit dem der kleinste Abstand bestimmt wird, bei dem zwei gleichzeitige Berührungsreize noch als getrennt wahrgenommen werden

Asthma [von gr. *ἆσθμα* = schweres, kurzes Atemholen, Beklemmung] *s;* -s: Atemnot, Kurzatmigkeit, die bei verschiedenen Krankheiten anfallsweise auftritt. **Asthma abdominale:** Atemnot infolge Hochdrängens des Zwerchfells und dadurch eingeschränkter Lungenbeatmung. **Asthma bronchiale:** in kurz dauernden Anfällen auftretende Atemnot (erschwerte Ausatmung) als Folge einer mit Schleimabsonderung verbundenen spastischen Zusammenziehung der ↑Bronchiolen. **Asthma cardiale:** »Herzasthma«, bei Herzkrankheiten, bes. bei ↑Angina pectoris oder bei ↑Insuffizienz des linken ↑Ventrikels (infolge der Blutstauung in der Lunge), auftretendes Asthma. **Asthma cerebrale:** durch ↑Zerebralsklerose bedingtes Asthma. **Asthma diabeticum:** bei Diabetikern im Zusammenhang mit einer ↑Acidose auftretendes Asthma. **Asthma nasale:** reflektorisch auftretende asthmaähnl. Atemnot bei Nasenkrankheiten mit Behinderung der Nasenatmung. **Asthma nocturnum:** veralt. Bez. für: Albdrücken, Angstzustände mit Atembehinderung im Schlaf. **Asthma symptomaticum:** bei verschiedenen Krankheiten auftretende Atemnot bzw. asthmaähnliche Zustände (lediglich als Symptom, aber nicht als selbstständiges Krankheitsbild). **Asth|ma thymicum:** im Kindesalter bei ↑Hyperplasie des ↑Thymus (infolge Einengung der ↑Trachea) auftretendes Asthma. **Asth|ma uraemicum:** durch Vergiftung (Acidose) bei Urämie verursachtes Asthma

Asth|matiker *m;* -s, -, **Asth|matikerin** *w;* -, -nen [zu ↑Asthma]: Person, die an Asthma leidet. **asthmatisch:** kurzatmig, atembehindert; zum ↑Asthma gehörend. **asth|mato|id,** auch: **asth|mo|id** [↑...id]: asthmaähnlich (von Krankheitssymptomen)

asth|mo|gen [↑Asthma u. ↑...gen]: Asthma auslösend

Asth|mo|lytikum [zu ↑Asthma u. gr. *λύειν* = lösen, auflösen] *s;* -s, ...ka: Arzneimittel zur Bekämpfung oder Linderung eines Asthmaanfalls

astig|matisch [zu ↑¹a... u. gr. *στίγμα* = Strich; Punkt]: Punkte strichförmig verzerrend (von Linsen bzw. vom Auge; Optik, Med.). **Astig|matismus** *m;* -: Brennpunktlosigkeit, Stabsichtigkeit, Sehstörung infolge krankhafter Veränderung der Hornhautkrümmung, wodurch einfallende Lichtstrahlen nicht mehr in einem Punkt vereinigt werden können (Optik, Med.)

Ästivo|au|tumnal|fie|ber [lat. *aestivus* = sommerlich u. lat. *autumnalis* = herbstlich]: andere Bez. für ↑Malaria tropica

Astomie [zu ↑¹a... u. gr. *στόμα* = Mund] *w;* -, ...ien: angeborenes Fehlen des Mundes

Astragalus [von gr. *ἀστράγαλος* = Wirbelknochen; Sprungbein] *m;* -, ...li: veralt. Bez. für den ↑Talus

as|t|ro..., As|t|ro...
⟨zu gr. *ἄστρον* »Gestirn, Stern(bild)«⟩ Wortbildungselement mit der Bedeutung »Stern, Weltraum«: – Astromedizin – Astroblast – Astrozytom

Astro|blast [gr. *ἄστρον* = Stern und ↑...blast] *m;* -en, -en (meist *Pl.*): Vorstufe der ↑Astrozyten

Astro|blas|tom [zu ↑Astroblast] *s;* -s, -e, in fachspr. Fügungen: **Astro|blas|toma,** *Pl.:* -ta: bösartiges ↑Astrozytom, von den ↑Astroblasten ausgehender Nervenzellentumor

Astrocytoma vgl. Astrozytom

Astro|glia [Kurzbildung aus ↑*Astro*zyt u. ↑Neuro*glia*] *w;* -: aus Astrozyten bestehende Neuroglia

Astro|medizin [gr. *ἄστρον* = Stern u. ↑Medizin] *w;* -: an der Astrologie orientierte Heilkunst

Astro|nauten|diät vgl. bilanzierte synthetische Diät

Astro|zyt [gr. *ἄστρον* = Stern u. ↑...zyt] *m;* -en, -en (meist *Pl.*): zur ↑Neuroglia gehörende Nervenzellen mit zahlreichen sternförmigen Fortsätzen

astro|zytär [zu ↑Astrozyt]sternförmig (von der Gestalt von Zellen)

Astro|zytom [zu ↑Astrozyt] *s;* -s, -e, in fachspr. Fügungen: **Astro|cytoma,** *Pl.:* -ta: von ↑Astrozyten ausgehender Groß- oder Kleinhirntumor

Astrup-Methode: [nach dem dän. Chemiker Poul Bjørndahl Astrup, 1915–2000]: nicht mehr angewandtes Verfahren zur indirekten Erfassung des pH und Kohlendioxid-Partialdrucks in einer Blutprobe (Arterien-/Kapillarblut)

Asym|bolie [zu ↑¹a... u. gr. *σύμβολον* = Zeichen] *w;* -, ...ien: Verlust des Verständnisses für Zeichen; Unvermögen, Zeichen zu erkennen (Psychol., Med.)

Asym|me|trie [↑¹a... u. das FW Symmetrie] *w;* -, ...ien: Mangel an Ebenmaß; Unregelmäßigkeit. **asym|me|trisch:** nicht gleichmäßig, nicht ebenmäßig

asym|ptomatisch [zu ↑¹a... u. ↑Symptom]: ohne (typische) Krankheitszeichen verlaufend

Asyn|ergie [↑¹a... u. ↑Synergie] *w;* -: Störung im Zusammenwirken mehrerer Muskelgruppen (z. B. bei der Durchführung bestimmter Bewegungen)

Asyn|klitismus [↑¹a... u. ↑Synklitismus] *m;* -: nicht achsengerechte Einstellung, Scheitelbeineinstellung, Abweichen des kindlichen Schädels während der Geburt nach der Seite (Vorkommen bei engem Becken als Anpassungsvorgang)

Asy|stolie [zu ↑¹a... u. ↑Systole] *w;* -, ...ien: Aussetzen der elektrischen und mechanischen Herztätigkeit (systolischen Kontraktionen) für mehr als zwei Sekunden; Herzstillstand. **asy|stolisch:** bei Asystolie auftretend, die Asystolie betreffend

ASZ = Anodenschließungszuckung

As|zendens: 1) *s;* -: übliche Kurzbez. für ↑Colon ascendens. **2)** *w;* -: übliche Kurzbez. für ↑Aorta ascendens. **As|zendens|typ:** Typus einer Stauung im Bereich des ↑Colon ascendens und des Blinddarms, die bei der Röntgenkontrastdarstellung des Darms sichtbar werden kann und als Zeichen einer atonischen Dickdarmobstipation gewertet wird. **Aszendent** *m;* -en, -en, **As|zendentin** *w;* -, -nen [zu lat. *ascendere* = aufsteigen]: Vorfahr/-in, Verwandte[r] in aufsteigender Linie (Biol.). **Aszendenz** *w;* -: Verwandtschaft in aufsteigender Linie (Biol.). **as|zendie|rend** = ascendens. **Aszension** *w;* -: Aufsteigen von Krankheitserregern entlang den Blut- oder Lymphbahnen

As|zites [von gleichbed. gr. *ἀσκίτης*], in fachspr. Fügungen: **As|cites** *m;* -: »Bauchwassersucht«, Ansammlung von seröser Flüssigkeit in der freien Bauchhöhle (bei Stauungen und entzündlichen Erkrankungen bes. im Bereich des Bauchfells). **Ascites adiposus:** »fettiger Aszites«, z. B. bei Karzinomerkrankung des Bauchfells (die fettige Beschaffenheit entsteht durch das Fett von zerfallenden [Krebs]zellen). **As|cites chylosus:** Aszites von milchiger Beschaffenheit infolge Beimischung von Chylus (Vorkommen bei Verletzungen oder Perforationen von Chylusgefäßen im Gefolge schwerer

Entzündungen). **As|cites haemor|rhagicus:** blutiger Aszites infolge Blutbeimischung (Vorkommen bei Karzinomerkrankungen in der Bauchhöhle und bei Tuberkulose sowie als Folge von Gefäßrupturen)

at..., At... vgl. ad..., Ad...

At: chem. Zeichen für ↑Astat

AT: 1) Abk. für ↑Arzneitaxe **2)** Abk. für ↑Angiotensin

ataktisch, in fachspr. Fügungen: **atacticus, ...ca, ...cum** [zu gr. ἄτακτος = ungeordnet]: ungeordnet, unregelmäßig, mangelhaft koordiniert (von Bewegungen u. Ä.); die ↑Ataxie betreffend; z. B. in der Fügung ↑Abasia atactica

Ataraktikum [zu gr. ἀτάρακτος = nicht verwirrt, nicht beunruhigt] *s;* -s, ...ka: veralt. für: Beruhigungsmittel bzw. auf die sensorischen u. vegetativen Zentren erregungsdämpfend wirkendes Mittel; vgl. Anxiolytikum. **ataraktisch:** beruhigend, die Wirkung eines Ataraktikums habend

Atar|an|algesie [Kurzbildung aus ↑Ataraktikum u. ↑Analgesie] *w;* -, ...ien: Schmerzausschaltung durch Verabreichung eines Tranquilizers (veralt.: Ataraktikums)

Atavismus [zu lat. *atavus* = Urahn] *m;* -, ...men: Auftreten bzw. Wiederauftreten von einfachen körperlichen (phylogenetisch alten) Körpermerkmalen (z. B. extrem starke Körperbehaarung, Schwanzbildung, Uterusdoppelung u. a.). **atavistisch:** mit Atavismus verbunden, Atavismus zeigend

Ata|xie [aus gr. ἀταξία = Unordnung, Verwirrung] *w;* -, ...ien, in fachspr. Fügungen: **Ata|xia**[1], *Pl.:* ...iae: Störung des geordneten Ablaufs und der Koordination von Muskelbewegungen, z. B. Missverhältnis zwischen Kraftaufwand und Bewegung (auf organischen Veränderungen im Gehirn oder Rückenmark beruhend). **Ata|xia tele|an|gi|ec|tatica:** angeborenes Leiden mit fortschreitender ↑Ataxie bei Kleinhirnatrophie (verbunden mit Hautgefäßveränderungen sowie Neigung zu Infekten des Respirationstraktes)

Atel|ek|tase [zu gr. ἀτελής = unvollständig u. gr. ἔκτασις = Ausdehnung] *w;* -, -n, in fachspr. Fügungen: **Atel|ek|tasis,** *Pl.:* ...ases: Zustand der Luftverknappung oder Luftleere in den Lungen, mangelnde Entfaltung der Lungenalveolen (z. B. bei Neugeborenen, bei Verstopfung der Atemwege, Schädigung des Atemzentrums, bei ↑Asphyxie, bei Pleuraergüssen). **atel|ek|tatisch:** vermindert lufthaltig (z. B. von den Lungen)

Atelie [zu gr. ἀτελής = unvollständig] *w;* -, ...ien: das Weiterbestehen kindlicher Merkmale beim erwachsenen Menschen

Atelo|mye|lie [zu gr. ἀτελής = unvollständig u. gr. μυελός = Mark] *w;* -, ...ien: angeborenes partielles Fehlen des Rückenmarks (als Fehlbildung)

Atelo|pros|opie [zu gr. ἀτελής = unvollständig u. gr. πρόσωπον = Gesicht] *w;* -, ...ien: angeborenes Fehlen des Gesichts (als Fehlbildung)

Atem|de|pression: Verminderung der Atemfrequenz. **atem|de|pressiv** [...ıf]: nennt man Arzneimittel, die die Atemfrequenz vermindern

Atem|frequenz: Anzahl der Atemzüge pro Minute

Atemgeräusche: Schallerscheinungen, die in der Lunge beim Ein- und Ausatmen entstehen und von außen mithilfe des ↑Stethoskops oder direkt mit dem Ohr wahrgenommen werden können

Atem|grenzwert: ausgeatmetes Gasvolumen während maximaler Atemmanöver innerhalb eines gewählten Zeitraums

Atem|insuffizienz: unzureichende Atmung, sodass der erforderliche Gasaustausch nicht mehr möglich ist und es zu einer Hypoxämie, Hyperkapnie und respiratorischen Azidose kommt

Atemlähmung: Stilllegung der Atmung durch Versagen des Atemzentrums in der ↑Medulla oblongata infolge Mangels an Kohlendioxid im Blut oder infolge traumatischer, entzündlicher oder degenerativer Schädigung des Atemzentrums (zentrale Atemlähmung) oder infolge Lähmung der Atemmuskulatur, z. B. bei Poliomyelitis (periphere Atemlähmung)

Atem|minuten|volumen: das in einer Minute veratmete Luftvolumen; Abk.: AMV

Atemnot vgl. Dyspnoe

Atem|re|flex: Selbststeuerung der Atmung durch den ↑Nervus vagus auf reflektorischem Wege (Auslösung der Exspirationsbewegung auf der Höhe der Inspiration und umgekehrt)

Atemstillstand vgl. Apnoe

Atem|therapie: aktives und passives Training der Atmung bei Krankheiten der Lunge

Atem|volumen: Menge der bei normaler Atemtiefe ein- und ausgeatmeten Luft

Atemwege *Pl.:* = Apparatus respiratorius

Atemwegserkrankung: Erkrankung (bestimmter Abschnitte) des aus Nase, Larynx, Bronchien und Lungen bestehenden Atmungssystems

Atem|zen|trum: Kerngebiet in der ↑Medulla oblongata in der Nähe der Vaguskerne, das die Atembewegungen auslöst und reguliert, wobei es in erster Linie auf die Beschaffenheit des Blutes (Gehalt an Kohlendioxid) reagiert

Äthan [zu ↑Äther] *s;* -s: Kohlenwasserstoff der aliphatischen Reihe (Formel: C_2H_6); Bestandteil der Grubengase in Steinkohlengruben (Chem.)

Äthanol [Kurzw. aus ↑*Äthan* u. ↑Alkoh*ol*] *s;* -s: = Äthylalkohol

Athelie [zu ↑[1]a... u. gr. θηλή = Mutterbrust; Brustwarze] *w;* -, ...ien: angeborenes Fehlen der Brustwarzen (als Fehlbildung)

Äther [von gr. αἰθήρ = obere Luft, Himmelsluft] *m;* -s, in fachspr. Fügungen: **Aether** *m;* -: Oxid eines Kohlenwasserstoffs, Anhydrid eines Alkohols; im engeren Sinne: Diäthyläther, eine farblose, brennbare, leicht flüchtige Flüssigkeit; heute nur noch selten als ↑Narkotikum verwendet. **Aether bromatus** = Äthylbromid. **Aether chloratus** = Äthylchlorid. **Aether pronarcosi:** zu Narkosezwecken verwendeter Diäthyl- oder Divinyläther

Atherektomie [Kurzw. aus ↑Atherom u. ↑Ektomie] gefäßchirurgisches Entfernen ↑atheromatösen Materials aus Arterien

ätherisch [zu ↑Äther]: ätherartig, leicht flüchtig (z. B. ätherische Öle). **ätheri|sieren:** Äther anwenden, mit Äther behandeln

Ätherismus [zu ↑Äther] *m;* -, ...men: krankhafte Sucht nach Äther

athero|gen [zu ↑Atherom bzw. ↑Atherosklerose u. ↑...gen]: **1)** ein Atherom hervorrufend. **2)** eine Atherosklerose erzeugend. **Athero|genese** [↑Genese] *w;* -, -n: **1)** Entstehung eines Atheroms. **2)** Entstehung einer Atherosklerose

Atherom [zu gr. *ἀθήρη (ἀθάρη)* = Weizenmehlbrei] *s;* -s, -e, in fachspr. Fügungen: **Atheroma,** *Pl.:* -ta: **1)** »Grützbeutel«, Balggeschwulst, gutartige Talgdrüsen- und Haarbalggeschwulst, durch Ansammlung von Talg (infolge Verstopfung der Ausführungsgänge der Talgdrüsen) entstehend. **2)** degenerative Veränderung (breiartiges Geschwür) der Gefäßwand bei ↑Arteriosklerose; vgl. Atheromatose

Äthero|manie [↑Äther u. ↑Manie] *w;* -, ...ien: = Ätherismus

atheromatös, in fachspr. Fügungen: **atheromatosus, ...osa, ...osum** [zu ↑Atherom]: die Atheromatose betreffend, auf ihr beruhend; breiartig. **Atheromatose** *w;* -, -n, in fachspr. Fügungen: **Atheromatosis,** *Pl.:* ...oses: Stoffwechselstörung in der Arterienwand mit breiartigen Ablagerungen von Neutralfettstoffen u. Cholesterinestern, nekrobiotischen Gewebsschäden u. Endothelaufbrüchen (im Verlauf einer ↑Arteriosklerose)

athero|protektiv: vor Arterienverkalkung schützend

Athero|sklerose [Kurzw. aus ↑Atherom und ↑Sklerose] *w;* -, -n, in fachspr. Fügungen: **Atherosclerosis,** *Pl.:* ...oses: Sonderform einer ↑Arteriosklerose (Kombination degenerativer und produktiver Vorgänge in der Arterienwand); heute im Allg. gleichbed. mit ↑Arteriosklerose gebraucht. **athero|sklerotisch,** in fachspr. Fügungen: **atheroscleroticus, ...ca, ...cum:** = atheromatös

Athero|thrombose [Kurzw. aus ↑Atherom und ↑Thrombose] *w;* -, -n: Arterienverschluss durch Blutgerinnsel infolge Einlagerung von Blutbestandteilen in den Arterienablagerungen

Äther|re|flex: Reaktion des Pankreas auf heute nicht mehr angewandte Ätherzufuhr in der Pankreasfunktionsprüfung, bei der Narkoseäther durch ein in den Magen eingeführtes Röhrchen eingespritzt wird. (Nach einigen Minuten erfolgt bei normaler Pankreasfunktion gesteigerter Abfluss eines hellen Sekrets der Drüse; ein Ausbleiben des Reflexes spricht für einen entzündlichen Pankreasprozess oder einen mechanischen Verschluss des Drüsenausführungsganges.)

Äther|umlaufzeit: Zeit, die vergeht, bis nach intravenöser Injektion von Äther in der Ausatmungsluft Äthergeruch wahrgenommen wird (Normalwert 4–8 Sekunden; Verlängerung der Umlaufzeit bei Erkrankungen im kleinen Kreislauf)

atheto|id [zu ↑Athetose u. ↑...id]: der Athetose ähnlich

Athetose [zu gr. *ἄθετος* = nicht gesetzt, ohne feste Stellung] *w;* -, -n, in fachspr. Fügungen: **Athetosis,** *Pl.:* ...oses: Syndrom bei verschiedenen Erkrankungen des extrapyramidalen Systems mit unaufhörlichen, ungewollten, langsamen, bizarren Bewegungen der Gliedmaßenenden, weniger des Gesichts und des Halses. **athetotisch,** in fachspr. Fügungen: **athetoticus, ...ca, ...cum:** die ↑Athetose betreffend

Ath|letiker *m;* -s, -, **Ath|letikerin** *w;* -, -nen [zu gr. *ἀθλητής* = Wettkämpfer]: veraltend Bez. für einen Menschen von athletischer Konstitution. **ath|letisch:** veraltend für: kräftig, muskulös, zum athletischen Konstitutionstyp gehörend. **ath|letischer Kon|stitutions|typ:** Körperbautyp mit kräftiger, breitschultriger Gestalt, derbem Knochenbau, großen Händen und Füßen, kräftig entwickelter Muskulatur und starker Rumpfbehaarung

Athro|zytose [zu gr. *ἀθρόος* = zusammengezogen, zusammengedrängt u. gr. *κύτος* = Höhlung, Wölbung, Hohlraum] *w;* -, -n: veralt. Bez. für: Aufnahme und Speicherung kolloidaler Substanzen durch verschiedene Zellarten (z. B. der Nieren)

Äthyl [Kurzw. aus ↑Äther u. ↑...yl] *s,* -s: einwertiges, sehr reaktionsfähiges Kohlenwasserstoffradikal, in vielen Verbindungen enthalten (Chem.)

Äthyl|alkohol: Weingeist, Trinkalkohol

Äthyl|bromid: Bromverbindung des Äthans, als Kälteanästhetikum verwendete, leicht flüchtige Flüssigkeit

Äthyl|chlorid: Chlorverbindung des Äthans, als Kälteanästhetikum und als Lösungsmittel verwendet

Äthylismus [zu ↑Äthyl] *m;* -, ...men: Vergiftung mit Äthylalkohol, Alkoholvergiftung

Athymie [zu ↑[1]a... u. gr. *θυμός* = Leben; Empfindung; Gemüt] *w;* -, ...ien: wenig gebräuchliche Bez. für: Antriebslosigkeit, Schwermut, traurige Grundstimmung; Flachwerden eines Affekts

Athy|reo|se [zu ↑[1]a... u. ↑Glandula thyreoidea] *w;* -, -n, in fachspr. Fügungen: **Athy|reosis,** *Pl.:* ...oses: hochgradige Einschränkung der Schilddrüsenfunktion bzw. völliges Fehlen dieser Funktion (Vorkommen bei angeborenem Fehlen der Schilddrüse oder als Krankheitsfolge)

Ätio|logie [gr. *αἰτία* = Grund, Ursache u. ↑...logie] *w;* -, ...ien: **1)** nur *Sg.:* Lehre von den Krankheitsursachen. **2)** Gesamtheit der ursächlichen Faktoren, die zu einer bestehenden Krankheit geführt haben; vgl. Pathogenese. **ätio|logisch:** die Ätiologie oder die Krankheitsursachen betreffend

...a|ti|on/...ie|rung

Die konkurrierenden Suffixe für abstrakte Substantive stehen oft ohne Bedeutungsunterschied nebeneinander. Sie sind von Verben auf ...ieren abgeleitet und bringen häufig das Ergebnis einer Handlung oder Tätigkeit bzw. die Handlung selbst zum Ausdruck:
- Klassifikation/Klassifizierung
- Isolation/Isolierung

Im Allgemeinen zeigen sich aber Bedeutungsnuancen:

...ation
w; -, -en
⟨lat. ...atio, Gen. ...ationis (→ frz. ...ation)⟩
Suffix, das vorrangig das Ergebnis einer Handlung oder Tätigkeit, seltener das Geschehen selbst bezeichnet:
- Klassifikation
- Indikation
- Sozialisation

...ierung
w; -, -en
⟨frz. ...er bzw. ...ir; dt. ...ung⟩
Suffix, das eine Handlung oder Tätigkeit, seltener deren Ergebnis bezeichnet:
- Klassifizierung
- Resozialisierung
- Vakzinierung

...a|ti|on/...ie|rung *s. Kasten*

Ätio|pa|tho|genese [gr. *αἰτία* = Grund, Ursache u. ↑Pathogenese] *w; -*: Lehre von der Ursache und der Entstehung einer Krankheit

ätio|patho|ge|ne|tisch: die Ätiopathogenese betreffend

ätio|trop [gr. *αἰτία* = Grund, Ursache u. ↑...trop]: auf die Ursache gerichtet, die Ursache betreffend (z. B. von der Behandlung von Krankheiten gesagt)

Atkins-Diät [ˈɛtkɪnz...; nach dem amerik. Arzt R. C. Atkins, 1930–2003]: umstrittene kohlenhydratfreie Diät; erlaubt sind ohne Begrenzung Fleisch, Fisch, Geflügel, Eier und Fett

Atkinson-Re|flex [ˈɛtkɪnsən...; nach dem amerik. Venerologen J. E. Atkinson, 1846–1907]: zart graubrauner Lichtreflex an der Vorderfläche der Augenlinse bei Quecksilbervergiftung

at|lantal, in fachspr. Fügungen: **at|lantalis, ...le** [zu ↑Atlas]: zum ↑Atlas gehörend

at|lanto|axial, in fachspr. Fügungen: **at|lanto-axialis, ...le** [zu ↑Atlas und ↑Axis]: zum ↑Atlas und zum zweiten Halswirbel (vgl. Axis 2) gehörend (z. B. in der Fügung ↑Articulatio atlantoaxialis)

at|lanto|dental, in fachspr. Fügungen: **at|lanto-dentalis, ...le** [zu ↑Atlas u. ↑Dens]: zum Atlas und zum Dens axis gehörend (Anat.)

at|lanto|epi|stro|phicus, ...ca, ...cum [zu ↑Atlas u. ↑Epistropheus]: = atlantoaxial

at|lanto|ok|zipital, in fachspr. Fügungen: **at|lanto-oc|cipitalis, ...le** [zu ↑Atlas u. ↑okzipital (in der Fügung ↑Os occipitale)]: zum ↑Atlas und Hinterhauptbein gehörend (z. B. in der Fügung ↑Articulatio atlantooccipitalis)

At|las [von gr. *Ἄτλας*, Gen.: *Ἄτλαντος*, dem Namen des riesenhaften Himmelsträgers der griech. Sage] *m; -* u. ...lasses, ...lanten: anat. Bez. für den ersten Halswirbel, der den Kopf trägt (besitzt keinen Wirbelkörper, sondern einen kurzen vorderen Bogen und eine Bogenwurzel mit Gelenkgruben und Gelenkflächen; gelenkige Verbindung mit dem Hinterhaupt und dem zweiten Halswirbel)

Atlas|assimilation: angeborene teilweise oder völlige Verschmelzung des ersten Halswirbels mit dem Hinterhauptbein

ATLS: Abk. für *A*dvanced *T*rauma *L*ife *S*upport

Atmo|kau|sis [gr. *ἀτμός* = Dampf u. gr. *καῦσις* = (von Ärzten geübtes) Brennen, Ausbrennen] *w; -*: nicht mehr angewandte Ausdampfung der Gebärmutterhöhle mit strömendem Wasserdampf (früher durchgeführte therapeutische Maßnahme bei schweren Uterusblutungen)

Atmung vgl. Respiration

Atonie [zu gr. *ἄτονος* = abgespannt; schlaff] *w; -*, ...ien, in fachspr. Fügungen: **Atonia**[1], *Pl.:* ...iae: Schlaffheit, Erschlaffung der Muskulatur, Herabgesetztsein des Spannungszustandes der Muskeln. **Atonia uteri:** ungenügende Zusammenziehung der Uterusmuskulatur nach der Geburt, zumeist mit atonischer Blutung verbunden. **atonisch:** schlaff, spannungslos, ohne ↑Tonus (bezogen auf den Zustand der Muskulatur)

Atopen [zu ↑Atopie] *s; -s, -e*: Stoff, der eine ↑Atopie auslöst, svw. ↑Allergen

Atopie [zu ↑[1]a... u. gr. *τόπος* = Ort, Platz] *w; -*, ...ien: **1)** = Idiosynkrasie. **2)** genetisch vererbte Prädisposition für Überempfindlichkeitsreaktionen; atopische Diathese

atopisch [zu ↑[1]a... u. gr. *τόπος* = Ort, Platz]: allergisch; genetisch determinierte Bereitschaft, auf Kontakt mit natürlichen od. künstlichen Umweltstoffen mit gesteigerter Bildung von Immunglobulinen zu reagieren; zur Atopie gehörend

atoxisch [↑[1]a... u. ↑toxisch]: nicht giftig (bezogen auf Stoffe bzw. Substanzen). **Atoxizität** *w; -*: Ungiftigkeit (einer Substanz)

ATP: Abk. für ↑Adenosintriphosphat

atrau|matisch [↑[1]a... u. ↑traumatisch]: ohne Wunde oder Verletzung verlaufend (z. B. von der chirurgischen Naht mit atraumatischen Nadeln, die so fein sind, dass sie das Gewebe nicht schädigen)

Atresie [zu ↑[1]a... u. gr. *τρῆσις* = Loch] *w; -*, ...ien, in fachspr. Fügungen: **Atresia**[1], *Pl.:* ...iae: (angeborenes od. erworbenes) Fehlen einer natürlichen Körperöffnung, Verschluss eines Ausführungsganges. **Atresia ani:** Afterverschluss, angeborenes

Fehlen der Afteröffnung. **Atresia ani et recti:** Afterverschluss, bei dem das ↑Rektum vollständig fehlt. **Atresia ani vesicalis:** Fehlbildung mit Einmündung des Mastdarmes in die Harnblase (wobei der After fehlt bzw. verschlossen ist). **Atresia cervicalis** = Gynatresie. **Atresia hymenalis:** Form der ↑Gynatresie, bei der das ↑Hymen nicht perforierbar ist. **Atresia recti:** Fehlbildung mit Verschluss des Mastdarms, der blind endet, während der After und die Schließmuskulatur normal ausgebildet sind. **Atresia uteri:** angeborener Verschluss des ↑Uterus. **Atresia vaginae:** angeborener Verschluss der weiblichen Scheide

atretisch, in fachspr. Fügungen: **atreticus, ...ca, ...cum** [zu ↑Atresie]: nicht ausmündend, verschlossen (von Körperöffnungen oder Hohlorganen)

atrial [zu ↑Atrium]: die Herzvorhöfe betreffend

atrialler na|tri|uretischer Faktor, atria|les na|tri|uretisches Peptid: im Herzvorhof gebildetes und von dort ins Blut abgegebenes Peptidhormon, das eine ↑Natriurese bewirkt; Abk.: ANF, ANP

Atri|chie [zu ↑[1]a... u. gr. *ϑρίξ*, Gen.: *τριχός* = Haar] *w;* -, ...ien, in fachspr. Fügungen: **Atri|chia**[1], *Pl.:* ...iae; auch: **Atri|chose** *w;* -, -n, in fachspr. Fügungen: **Atri|chosis,** *Pl.:* ...oses: »Haarlosigkeit«, angeborenes oder erworbenes Fehlen der Körperhaare

Atrio|septo|pe|xie [zu ↑Atrium, ↑Septum u. gr. *πῆξις* = das Befestigen, das Verbinden] *w;* -, ...ien: chirurgischer Eingriff am Herzen zur Beseitigung eines Defekts in der Vorhofscheidewand

Atrio|tomie [↑Atrium u. ↑...tomie] *w;* -, ...ien: operative Spaltung eines Herzvorhofs

atrio|ven|trikular [zu ↑Atrium u. ↑Ventrikel], auch: **atrio|ven|trikulär,** in fachspr. Fügungen: **atrio|ven|tricularis, ...re:** zwischen Vorhof und Herzkammer liegend, Vorhof und Herzkammer betreffend; z. B. in der Fügung ↑Fasciculus atrioventricularis; das Reizleitungssystem der Herzkammern betreffend. **atrio|ven|trikulärer Block:** Blockierung der Reizleitung zwischen Vorhof und Kammer des Herzens (geht mit einer ↑Bradykardie einher); Abk.: AV-Block. **Atrio|ven|trikular|klappe:** rechte bzw. linke Segelklappe zwischen Herzvorhof und Herzkammer (die rechte Klappe ist dreizipfelig, die linke zweizipfelig). **Atrio|ven|trikular|knoten** = Nodus atrioventricularis

Atrium [aus lat. *atrium*, Gen.: *atrii* = offener Hauptraum des altröm. Hauses; Vorhalle] *s;* -s, ...ien [...ɪən], in fachspr. Fügungen: *s;* -, Atria: anat. Bez. für: Vorhof, Vorkammer eines Hohlorgans. **Atrium cordis** [↑Cor]: zusammenfassende Bez. für ↑Atrium cordis dextrum und ↑Atrium cordis sinistrum. **Atrium cordis dex|trum:** Vorhof zur rechten Herzkammer, in den die obere und die untere Hohlvene münden. **Atrium cordis sinist|rum:** Vorhof zur linken Herzkammer, in den die Lungenvenen einmünden. **Atrium mea|tus medii** [- me'a-tu:s -]: Vorraum, Vertiefung im ↑Meatus nasi medius

Atrium|septum|defekt [↑Atrium, ↑Septum u. ↑Defekt]: Vorhofseptumdefekt

Atropa [zu gr. *Ἄτροπος* = die Unerbittliche, dem Namen der den Lebensfaden abschneidenden Parze der griech. Mythologie] *w;* -: stark giftige Gattung der Nachtschattengewächse (Solanaceae). **Atropa bella|donna** [it. *bella donna* = schöne Frau]: Tollkirsche, Nachtschattengewächs mit schwarzkirschenähnlichen Früchten, die verschiedene giftige Alkaloide, darunter das ↑Atropin, enthalten

atro|phicans [zu ↑Atrophie]: zu einer ↑Atrophie führend; z. B. in der Fügung ↑Acrodermatitis chronica atrophicans

Atro|phie [von gr. *ἀτροφία* = Auszehrung] *w;* -, ...ien, in fachspr. Fügungen: **Atro|phia**[1], *Pl.:* ...iae: Schwund von Organen, Geweben, Zellen (wobei Gewebsstrukturen und Organaufbau erhalten bleiben). **Atro|phia alveo|laris:** Schwundvorgang am Stützapparat des Zahnes (Entblößung des Zahnhalsbezirkes). **Atro|phia fus|ca:** »braune Atrophie«, im höheren Lebensalter auftretende Atrophie der Herzmuskelfasern, charakterisiert durch eine braune Pigmentation der Muskulatur. **Atro|phia lae|vis lin|guae:** Atrophie der Zungenwurzel bei ↑Syphilis (mit auffällig glatter Oberflächenbeschaffenheit der Zunge). **Atro|phia mus|culorum pro|gressiva:** Muskelatrophie, fortschreitender Schwund eines Muskels oder der Muskulatur (bedingt durch Inaktivität oder degenerative Veränderungen). **Atro|phia nervi optici:** »Sehnervenschwund«, angeboren oder als Folge einer Krankheit (↑Tabes, ↑Paralyse), eines Tumors oder eines Unfalls (Auftreten eines zentralen Skotoms oder anderer Gesichtsfeldausfälle als Folgeerscheinungen). **Atro|phia vermiculata** vgl. Atrophodermia vermiculata

atro|phie|ren [zu ↑Atrophie]: zu einer Atrophie führen, eine Atrophie zur Folge haben

atro|phisch, in fachspr. Fügungen: **atro|phicus, ...ca, ...cum** [zu ↑Atrophie]: die Atrophie betreffend, das Erscheinungsbild der Atrophie zeigend, Schwund aufweisend (von krankhaften Veränderungen); z. B. in der Fügung ↑Acne atrophica

Atroph|ödem [↑Atrophie u. ↑Ödem] *s;* -s, -e, in fachspr. Fügungen: **Atroph|oedema** *s;* -, -ta: mit Hautatrophie verbundenes ↑angioneurotisches ↑Ödem. **Atroph|oedema pig|mentosum** = Xeroderma pigmentosum

Atro|pho|derma [zu ↑Atrophie u. ↑Derma] *s;* -s, -ta: ↑Atrophie der Haut (insbes. Veränderung der Dicke und Färbung; im Alter und bei einer Reihe von Hautkrankheiten vorkommend). **Atro|pho|derma neu|roticum:** sehr glatte, glänzende und dünne Haut aufgrund einer Atrophie; Glanzhaut. **Atro|pho|dermie** *w;* -, ...ien, in fachspr. Fügungen: **Atro|pho|dermia**[1], *Pl.:* ...iae: = Atrophoderma. **Atro|pho|dermia reticulata sym|me|trica fa|ciei** oder **Atro|pho|dermia vermiculata:** im Vorpubertätsalter auftretende seltene akneartige Atrophie der Gesichtshaut (die dadurch ein wurmstichiges Aussehen bekommt). **Atro|pho|dermitis** *w;* -, ...itiden (in fachspr. Fügungen: ...itides): ↑atrophische Hautentzündung. **Atro|pho|dermitis cen|tri|fuga** = Erythematodes

Atropin [zu ↑Atropa] *s;* -s: stark giftiges Alkaloid der Tollkirsche und verwandter Nachtschattenarten, das bes. auf den ↑parasympathischen Teil des vegetativen Nervensystems wirkt und als krampflösendes Arzneimittel verwendet wird

Atta|cke [zu frz. *attaque* = Angriff] *w;* -, -n: Schmerz-, Krankheitsanfall

Attention-Deficit-Dis|order [əˈtɛnʃən ˈdefɪsɪt dɪsˈɔːdə; engl. = krankhafte Störung durch mangelnde Zuwendung] *w;* - - -: veraltete Bez. für: ↑Attention-Deficit-Hyperactivity-Disorder (Abk.: ADD). **Attention-Deficit-Hyper|activity-Dis|order** [əˈtɛnʃən ˈdefɪsɪt haɪˈpərˈækˈtɪvɪtɪ dɪsˈɔːdə:] heute international gebräuchliche Bez. für: ↑Aufmerksamkeitsdefizit- und Hyperaktivitätssyndrom (Abk.: ADHD)

Attenu|ation vgl. Attenuierung

attenu|iert [aus lat. *attenuatus* = abgeschwächt]: abgeschwächt pathogen (von Krankheitserregern). **Attenu|ierung** *w;* -, -en: Abschwächung der Virulenz von Krankheitserregern

Attest [zu lat. *attestari, attestatum* = bezeugen, bestätigen] *s;* -[e]s, -e: ärztliche Bescheinigung über einen Krankheitsfall oder einen Untersuchungsbefund; Gutachten, Zeugnis. **attestie|ren:** (einen Krankheitsfall, Befund o. Ä.) ärztlich bescheinigen, schriftlich bezeugen

Attiko|an|tro|tomie [↑Attikus, ↑Antrum (in der Fügung ↑Antrum mastoideum) u. ↑...tomie] *w;* -, ...ien: operative Ausräumung des Warzenfortsatzes (Processus mastoideus) und Entfernung der knöchernen hinteren Gehörgangswand bei Mittelohrerkrankungen

Attikus [von gr. ἀττικος = attisch, von athenischer Art (die Säulenanordnung und das Tempelgebälk betreffend); Tempelgesims, Dachraum hinter dem Tempelgesims] *m;* -, ...zi: = Recessus epitympanicus

Attonität [zu lat. *attonitus* = betäubt, besinnungslos] *w;* -: regungsloser Zustand des Körpers, Regungslosigkeit bei erhaltenem Bewusstsein (Vorkommen bei ↑Schizophrenie); vgl. Katatonie. **attonitus, ...ta, ...tum:** regungslos (vom Zustand des Körpers bei erhaltenem Bewusstsein)

atypisch [↑[1]a... u. ↑typisch]: vom Typus abweichend, nicht dem normalen [Krankheits]bild entsprechend

Ätzstifte vgl. Styli caustici

Au: chem. Zeichen für ↑Gold

Au|di|mutitas [zu lat. *audire* = hören u. lat. *mutus* = stumm] *w;* -: Unfähigkeit zur artikulierten Lautbildung bei intaktem Gehör (physiologisch im Säuglingsalter, auch bei starker geistiger Behinderung)

> **au|di|o..., Au|di|o...**
>
> auch: **audi..., Audi...**
> ‹zu lat. audire »hören, anhören, zuhören«›
> Wortbildungselement mit der Bedeutung »hörbar; Gehör«:
> – Audiologe, Audiologin
> – Audiometer
> – auditiv

au|dio|gen [zu lat. *audire* = hören u. ↑...gen]: vom Hören ausgehend, mit dem Hören zusammenhängend; z. B. audiogene Sprachstörungen

Au|dio|gramm [zu lat. *audire* = hören u. ↑...gramm] *s;* -s, -e: mit dem ↑Audiometer ermitteltes Diagramm, das den Umfang der Hörfähigkeit (z. B. eines bzw. einer Schwerhörigen) angibt

Au|dio|loge *m;* -n, -n, **Au|dio|login** *w;* -, -nen [zu lat. *audire* = hören u. ↑...loge]: Facharzt/-ärztin für Audiologie. **Au|dio|logie** [↑...logie] *w;* -: Wissenschaft vom Hören, und zwar sowohl vom normalen Hören als auch von den Störungen des Gehörs. **au|dio|logisch:** die Audiologie betreffend

Au|dio|meter [zu lat. *audire* = hören u. ↑...meter] *s;* -s, -: elektroakustisches Messgerät zur Prüfung der Hörfähigkeit, mit dem der vom Schwerhörigen gehörte Frequenzumfang und die Schwellenwerte (gerade noch wahrgenommene Tonstärken) für jeden Frequenzbezirk ermittelt werden. **Au|dio|metrie** [↑...metrie]: Prüfung der Hörfähigkeit mit dem Audiometer. **au|dio|me|trisch:** die Audiometrie betreffend, mit dem Audiometer ermittelt. **Au|dio|me|trist** *m;* -en, -en, **Au|dio|me|tristin** *w;* -, -nen: medizinisch-technische/-r Assistent/-in für die Durchführung der Audiometrie

Au|di|phon [zu lat. *audire* = hören u. gr. φωνή = Laut, Stimme] *s;* -s, -e: veralt. Gerät zur Hörverbesserung (unter Ausnutzung der Knochenschallleitung)

Au|ditio colorata [lat. *auditio colorata* = farbiges Hören] *w;* - -: »Farbenhören«, Erscheinungsform der ↑Synästhesie, bei der Farbeindrücke beim Hören bestimmter Töne mitempfunden werden

au|ditiv [...tiːf], in fachspr. Fügungen: **au|ditivus, ...va, ...vum** [...iːv...; zu lat. *audire, auditum* = hören]: das Gehör betreffend, zum Gehörsinn oder -organ gehörend; z. B. in der Fügung ↑Tuba auditiva; auch: fähig, Sprachlaute wahrzunehmen u. zu analysieren (in Bezug auf das menschliche Gehör). **au|ditorius, ...ria, ...rium:** zum Hörorgan gehörend. **Au|ditus** *m;* -: »Gehör«, Hörvermögen des menschlichen Hörorgans (hörbar sind Schwingungen im Frequenzbereich zwischen 20 und 20 000 Hz)

Au|enbrugger-Zeichen [nach dem österr. Arzt J. L. Auenbrugger, 1722–1809]: Vorwölbung im Bereich des ↑Epigastriums (Anzeichen für einen ausgeprägten Herzbeutelerguss)

Auerbach-Plexus [nach dem dt. Anatomen u. Physiologen Leopold Auerbach, 1828–1897]: = Plexus myentericus

Auer-Stäbchen [nach dem amerik. Arzt John Auer, 1875–1948] *Pl.:* blaurote Stäbchen bzw. Einschlusskörperchen in ↑myeloischen Blutzellen bei bestimmten Leukämieformen (Vorkommen vor allem in ↑Myeloblasten)

Auf|deck|test: durch das wechselnde Aufdecken eines Auges wird dieses zu Korrekturbewegungen zur Fixation eines nahen Gegenstandes veranlasst; wird nach dem ↑Abdecktest durchgeführt u. dient dem Nachweis manifester Augenstellungsfehler

Aufguss ↑Infus

Aufgusstierchen vgl. Infusorien

Auf|klärung: Information des Patienten bzw. der Patientin über seine bzw. ihre Krankheit, ihre Behandlung u. deren Risiken

Auflicht|mi|kro|skopie: mikroskopische Untersuchungsmethode, bei der Licht auf die Oberfläche des Objekts geworfen wird (Anwendung bei der Untersuchung von Schleimhautpräparaten und lebenden Organzellen)

Aufmerksamkeits|defizit- und Hyper|aktivitäts-syndrom [zu lat. *deficit* = es fehlt, ↑hyper... u. ↑Aktivität] *s;* -s, -e: hyperkinetisches Syndrom, Verhaltensstörung, gekennzeichnet durch ziellose Überaktivität und motorische Unruhe, verkürzte Aufmerksamkeitsspanne und mangelhafte Impulskontrolle, in der Kindheit beginnend, kann aber bis ins Erwachsenenalter persistieren; Abk.: ADHS

Auf|nahme: 1) Einlieferung, Registrierung im Krankenhaus. **2)** Resorption von Substanzen od. Stoffen durch den Körper. **3) Aufnahme, gehaltene:** Röntgenaufnahme eines Gelenks unter Abwinkelung

Auf|pfropf|gestose: ↑Gestose, die auf der Basis eines bereits bestehenden latenten oder manifesten Gefäß- oder Nierenleidens entsteht

auf|sättigen: durch höhere Dosis einen rascheren Wirkungseintritt eines Arzneimittels erreichen

Auf|sättigung: einen schnellen Beginn der Medikamentwirkung durch Erhöhung der Dosis erreichen

Aufwach|raum: Überwachungsraum nach Operationen in Vollnarkose

Aug|apfel vgl. Bulbus oculi

Auge vgl. Oculus

Augenabstand: Entfernung der Hornhautmittelpunkte beider Augen (durchschnittlich 61 bis 63 mm)

Augen|achse: 1) anatomische Achse: Verbindung von Pol zu Pol, d. h. vom Mittelpunkt der Hornhaut bis zur Stelle der stärksten Rückwärtswölbung des hinteren Augenabschnitts. **2)** optische Achse: Gerade, auf der die Krümmungsmittelpunkte der Hornhaut und beider Linsenflächen sowie der vereinigte Knotenpunkt des ↑reduzierten Auges liegen

Augen|becher: doppelwandige, sekundäre Augenblase, Entwicklungsstufe des menschlichen Sehorgans

Augenbindehaut vgl. Tunica conjunctiva

Augenbindehautentzündung = Konjunktivitis

Augenblase: Augenanlage, seitliche Ausstülpung des ↑Prosencephalons beim Embryo

Augenbraue vgl. Supercilium

Augen|dia|gnose: wissenschaftlich umstrittenes Verfahren, Krankheiten des Körpers an zugeordneten Stellen der Regenbogenhaut erkennen zu wollen

Augendruck, Augeninnendruck: der auf der Innenwand des Auges lastende Druck, hängt ab von der Festigkeit der Augenhäute und vom Inhalt des Augapfels, d. h. vom Kammerwasser und vom Glaskörper

Augenhintergrund vgl. Fundus oculi

Augenhöhle vgl. Orbita

Augen|innendruck: intraokulärer Druck; der im Augeninneren herrschende Druck; bei ↑Glaukom häufig erhöht

Augenlid vgl. Palpebra

Augenmuskeln vgl. Musculi bulbi

Augenspiegel vgl. Ophthalmoskop

Augenwimpern vgl. Cilium

Augenwinkel ↑Angulus oculi lateralis

Augen|wurm vgl. Loa-Loa

Augenzahn vgl. Dens caninus

Augenzittern vgl. Nystagmus

Äugigkeit: der überwiegende Gebrauch eines Auges (z. B. Rechtsäugigkeit)

Aug|mentation [zu lat. *augmentum* = Vermehrung] *w;* -, -en: **1)** Auffüllung; operative Einpflanzung von Gewebe oder Kunststoff (z. B. zur Vergrößerung der weiblichen Brust). **2)** Zugabe einer zweiten Substanz zu einem Arzneimittel zur Verstärkung der Wirksamkeit

Au|ra [aus lat. *aura* (von gr. *αὔρα*) = Hauch; Schimmer] *w;* -, Au|rae: Vorzeichen bzw. Vorstufe eines epileptischen oder Migräneanfalls (Auftreten von subjektiven optischen und akustischen Wahrnehmungen, auch von Geruchs- und Geschmackshalluzinationen)

au|ral [zu lat. *auris* = Ohr]: = aurikular

Au|rantia|sis [zu lat. *aurare* = vergolden] *w;* -; in der Fügung: **Au|rantia|sis cutis:** Gelbfärbung der Haut durch Einlagerung von ↑Karotin (bei übermäßiger Karotinzufuhr mit der Nahrung)

au|re|us [zu lat. *aurum* = Gold]: golden, goldfarben (z. B. Staphylokokken)

Au|ria|sis [zu lat. *aurum* = Gold] *w;* -, ...riases od. ...ria|sen: = Chrysiasis

Au|ricula [aus lat. *auricula*, Gen.: *auriculae* = *äußeres* Ohr; Ohrläppchen] *w;* -, ...lae: **1)** Ohrläppchen (dafür jetzt ↑Lobulus auriculae). **2)** Ohrmuschel. **3)** ohrförmiges Gebilde oder Anhängsel (Anat.). **Au|ricula atria|lis:** neuere Bez. für ↑Auricula atrii. **Au|ricula atrii** od. **Au|ricula cordis** [↑Cor]: »Herzohr«, zusammenfassende Bez. für ↑Auricula atrii dextra u. sinistra. **Au|ricula atrii dex|tra** bzw. **sinist|ra:** ohrförmige Ausbuchtung in der Wand des rechten bzw. linken Herzvorhofs

auriculotemporalis vgl. aurikulotemporal

au|rikular, auch: **au|rikulär,** in fachspr. Fügungen: **au|ricularis, ...re** [aus gleichbed. lat. *auricularis*]: zu den Ohren gehörend; ohrförmig gebogen; z. B. in der Fügung ↑ Facies auricularis

Au|rikular|anhänge: einzeln oder mehrfach auftretende Knorpelanhängsel im Bereich der Ohrmuschel

au|rikulo|temporal, in fachspr. Fügungen: **au- riculo|temporalis, ...le** [zu ↑ Auricula u. ↑ Tempora]: zur Ohrmuschel und Schläfe in Beziehung stehend; z. B. in der Fügung ↑ Nervus auriculotemporalis

Au|rikulo|temporal|punkt: vor dem Ohr in Höhe des Jochbogens liegender, bei ↑ Trigeminusneuralgie druckempfindlicher Punkt

Au|rikulo|therapie [↑ Auricula u. ↑ Therapie] *w;* -: »Ohrakupunktur«, elektrische oder magnetische, auch durch Druck bewirkte Stimulation bestimmter Punkte des Ohrs, die einzelnen Organen zugeordnet sind (u. a. Diagnose und Schmerzbehandlung; umstrittenes Verfahren der Alternativmedizin)

Au|ris [aus lat. *auris* = Ohr] *w;* -, ...res: anat. Bez. für: Ohr. **Au|ris ex|terna:** »äußeres Ohr«, Ohrmuschel und äußerer Gehörgang. **Au|ris interna:** »Innenohr«, Labyrinth, eigentliches Sinnesorgan des Ohres (besteht aus dem Vestibulum, den Bogengängen und der Schnecke). **Au|ris media:** »Mittelohr«, Teil des Ohres zwischen Trommelfell und Labyrinthorgan (besteht aus der Paukenhöhle und der Ohrtrompete)

Au|ri|skop [↑ Auris u. ↑ ...skop] *s;* -s, -e: mit einer Lichtquelle versehenes Instrument zur direkten Betrachtung des Innenohres

Au|ro|ris|mus [nach der Spanierin Aurora Rodriguez]: Bezeichnung für die Fixierung auf ein geliebtes Kind als ausschließliches Liebesobjekt der Mutter (Psychol.)

Au|ro|therapie [↑ Aurum u. ↑ Therapie] *w;* -, ...ien: »Goldbehandlung«, Behandlung von Krankheiten mit goldhaltigen Präparaten (z. B. bei chronischer Gelenkentzündung)

Aurum vgl. Gold

Ausatmung vgl. Exspiration

Ausbrecherkrebs vgl. Pancoast-Tumor

Ausfluss vgl. Fluor

Ausguss|stein: sehr großer, das Nierenbecken ausfüllender Nierenstein

Au-SH-Antigen: Abk. für ↑ Australia-Serumhepatitis-Antigen; veraltet für: ↑ HB_sAg

aushebern: Magensaft bzw. Mageninhalt gewinnen (durch Einführung eines Schlauchs durch Mund und Speiseröhre in den Magen und Ansaugung des Mageninhalts)

Auskratzung vgl. Abrasion u. Kürettage

Aus|kultation [zu lat. *auscultare* = mit Aufmerksamkeit zuhören, lauschen] *w;* -, -en: Abhören von Körpergeräuschen (insbes. in Herz und Lunge) mit dem Ohr oder Hörrohr (zur Diagnose von Erkrankungen innerer Organe). **aus|kultatorisch:** durch Auskultation (feststellend bzw. feststellbar). **auskultie|ren:** Körpergeräusche abhören, eine Körperregion auf die in ihr auftretenden Körpergeräusche hin behorchen

Auslassversuch: Test zur Prüfung der Wirksamkeit eines Arzneimittels, bei dem zunächst die wirksame Substanz verabreicht wird, dann für eine bestimmte Zeit kein Medikament und anschließend wieder die wirksame Substanz

Ausleitung: langsame Beendigung einer Inhalationsanästhesie durch Reduktion der volatilen Anästhetika rechtzeitig vor Operationsende und ggf. auch Antagonisierung von Muskelrelaxanzien

Auslösch|phänomen vgl. Schultz-Charlton-Auslöschphänomen

Auspitz-Phänomen [nach dem österr. Arzt Heinrich Auspitz, 1835–1886]: Zeichen des »blutigen Taus«, Auftreten punktförmiger Blutungen nach Abkratzen der oberflächlichen Hautschuppen bei der Schuppenflechte

Ausrenkung vgl. Luxation

Aussatz vgl. Lepra

Ausschabung vgl. Abrasion und Kürettage

Ausscheidungs|uro|gra|fie: röntgenografische Darstellung der ableitenden Harnwege nach Kontrastmittelgabe. **Ausscheidungs|uro|gramm:** bei der Ausscheidungsurografie gewonnenes Röntgenbild

Ausschlag *m;* -[e]s, Ausschläge: **1)** vgl. Ekzem. **2)** vgl. Exanthem

ausschleichen: ein Medikament nach Erreichung der wirksamen Dosis allmählich in der Dosis bis auf null reduzieren; Ggs.: einschleichen

Ausschwitzung vgl. Exsudat

Außen|rotation vgl. Supination

Außenseiter|medizin vgl. Alternativmedizin

Ausstrich *m;* -[e]s, -e: Ausstreichen von Blut, Körperexkrementen oder Kulturen auf einem Objektträger zur mikroskopischen Untersuchung

Aus|tausch|trans|fusion: ↑ Transfusion, bei der das körpereigene Blut weitgehend oder völlig durch Spenderblut ersetzt wird (bes. zur Behandlung des ↑ Morbus haemolyticus neonatorum, bei ↑ Urämien u. a.)

Austin-Flint-Geräusch [ˈɒstɪn ˈflɪnt...; nach dem amerik. Arzt Austin Flint, 1812–1886]: vor der Systole auftretendes (durch zurückfließendes Blut an der Herzspitze bewirktes) Geräusch bei Schlussunfähigkeit der Herzklappen

Aust|ralia-Serum|hepatitis-Anti|gen: im Serum eines australischen Ureinwohners erstmals gefundenes Antigen, das durch Bluttransfusion übertragen wird und zu Serumhepatitis führt (veraltet; Abk.: Au-SH-Antigen); vgl. ↑ Hepatitis-B-Envelope-Antigen, ↑ Hepatitis-B-Surface-Antigen

Austreibungsperiode: Zeitspanne vom Durchtritt des kindlichen Kopfs durch den äußeren Muttermund bis zur Geburt; vgl. Eröffnungsperiode

Auswurf vgl. Sputum
Auswurf|fraktion: Blutvolumen, das pro Herzschlag durch die linke Herzkammer ausgeworfen wird
Auswurfvolumen: die vom Herzen während eines Herzschlags ausgeworfene Blutmenge
Auszehrung vgl. Kachexie u. Marasmus
aut..., Aut... vgl. auto..., Auto...
Au|tismus [zu gr. *αὐτός* = selbst] *m;* -: schwere Entwicklungsstörung, aufgrund derer Betroffene Wahrnehmung und Informationen nicht filtern können und in ihrer Fähigkeit zu sozialer und verbaler Interaktion stark beeinträchtigt sind. **au|tistisch:** in sich gekehrt, kontaktunfähig

au|to..., Au|to...
vor Vokalen meist **aut..., Aut...** ⟨zu gr. *αὐτός* »selbst, freiwillig, allein«⟩ Wortbildungselement mit der Bedeutung »selbst, eigen, persönlich; unmittelbar«: – Autoaggression – Autoantikörper – autodigestiv – Autoimmunantwort – autolog

Au|to|ag|glutination [↑auto... u. ↑Agglutination] *w;* -, -en: ↑Agglutination von ↑Erythrozyten durch die im eigenen Blutserum enthaltenen ↑Autoagglutinine. **Au|to|ag|glutinin** [↑Agglutinin] *s;* -s, -e (meist *Pl.*): ↑Autoantigene erkennende ↑Antikörper mit ↑agglutinierenden Eigenschaften
Auto|aggression, selbstverletzendes Verhalten: Aggression, die sich gegen die eigene Person richtet und u. a. dazu führen kann, dass sich die Person selbst verletzt (z. B. bei Borderline-Persönlichkeitsstörungen)
Autoaggressionskrankheit vgl. Autoimmunkrankheit
Au|to|ana|lyzer [...ænəlaɪzər; zu ↑auto... u. engl. *to analyze* = analysieren, auswerten] *m;* -s, -: Automat, der selbsttätig Laboruntersuchungen durchführt
Au|to|anti|gen [↑auto... u. ↑Antigen] *s;* -s, -e (meist *Pl.*): im Organismus selbst gebildete Antigene, die die Bildung von Autoantikörpern bewirken
Auto|anti|körper [↑auto... u. ↑Antikörper] *m;* -s, - (meist *Pl.*): ↑Antikörper, die gegen körpereigene Substanzen wirken, kommen bei Autoimmunkrankheiten vor
au|to|chthon [von gr. *αὐτόχθων* = aus dem Lande selbst, eingeboren]: selbstständig; von selbst oder an Ort und Stelle entstehend
Au|to|di|gestion [↑auto... u. ↑Digestion] *w;* -, -en: »Selbstverdauung« des Magens (Vorkommen nach dem Tode und bei schweren Pankreaserkrankungen durch Enzymaktivierung). **au|to|di|gestiv:** mit Selbstverdauung einhergehend
Au|to|erotismus [zu ↑auto... u. gr. *ἔρως*, Gen.: *ἔρωτος* = Liebe] *m;* -: auf sexuelle Erregung und Befriedigung des eigenen Körpers gerichtete sexuelle Aktivität; ↑Masturbation
au|to|gen [↑auto... u. ↑...gen]: **1)** selbsttätig; ursprünglich; unmittelbar. **2)** vom gleichen Individuum stammend (z. B. autogenes Transplantat). **au|to|genes Trai|ning** [- trẽ:...]: auf den dt. Psychiater I. H. Schultz (1884–1970) zurückgehende Form der Psychotherapie: methodisch geübte Entspannung des eigenen Körpers durch Autosuggestion zum Zwecke der Lockerung der inneren Haltung
Au|to|gra|fismus [zu ↑auto... u. gr. *γράφειν* = schreiben] *m;* -, ...men: seltene Bez. für ↑Dermografismus
Au|to|hämo|lysin [↑auto... u. ↑Hämolysin] *s;* -s, -e (meist *Pl.*): ↑Hämolysin, dessen Wirkung gegen die eigenen Blutkörperchen gerichtet ist (z. B. bei ↑Fabismus auftretend)
Au|to|hämo|therapie [↑auto... u. ↑Hämotherapie] *w;* -, ...ien: »Eigenblutbehandlung«, unspezifische Reiztherapie, bei der frisch entnommenes Venenblut dem Geberorganismus intramuskulär wieder injiziert wird (meist in steigenden Dosen angewandt; dient der Mobilisierung der Abwehrkräfte)
Au|to|hyp|nose [↑auto... u. ↑Hypnose] *w;* -, -n: suggestiv erzeugter Dämmerzustand, in den sich jemand selbst, also ohne Einwirkung einer anderen Person, versetzt
au|to|immun [↑auto... u. ↑immun]: gegenüber dem eigenen Organismus immun
Auto|immun|antwort: durch körpereigene Stoffe ausgelöste Immunreaktion des Körpers, die zur Bildung von Autoantikörpern bzw. autoreaktiven T-Lymphozyten führt
Au|to|immun|gast|ritis [↑autoimmun u. ↑Gastritis] *w;* -, ...itiden (in fachspr. Fügungen: ...itides), Kurzbez.: **A-Gastritis:** durch körpereigene Stoffe hervorgerufene Magenschleimhautentzündung
Auto|immun|hepatitis [zu ↑autoimmun u. ↑Hepar] *w;* -, ...itiden (in fachspr. Fügungen: ...itides): Hepatitis hervorgerufen durch autoimmune Prozesse bei Verlust der Selbsttoleranz (Immunsystem greift Leberzellen an)
Au|to|immunisie|rung [zu ↑autoimmun] *w;* -, -en: Bildung von Antikörpern gegen körpereigene Eiweiße. **Au|to|immunität** *w;* -: Immunität gegenüber dem eigenen Organismus
Auto|immun|krankheit [↑auto... u. ↑Immunreaktion], auch: **Autoaggressionskrankheit:** durch Autoantikörper oder durch autoreaktive T-Lymphozyten, die sich gegen körpereigene Antigene richten, verursachte Krankheit (z. B. die hämolytische Anämie)
Au|to|immuno|logie [Kurzbildung aus ↑Autoimmunkrankheit u. ↑...logie] *w;* -: Lehre und Wissenschaft von den Autoimmunkrankheiten. **au|to|immuno|lo|gisch:** die Autoimmunologie betreffend; z. B. autoimmunologisch bedingte Erkrankungen

Auto|immun|reaktion [↑auto... u. ↑Immunreaktion] *w;* -, -en: krankhafte Reaktion des Organismus gegen körpereigenes Gewebe

Au|to|infektion [↑auto... u. ↑Infektion] *w;* -, -en: »Selbstansteckung«, Infektion des Körpers durch einen Erreger, der bereits im Körper vorhanden ist (und der an einer anderen Körperstelle zu einer Erkrankung führen kann)

Au|to|in|okulation [↑auto... u. ↑Inokulation] *w;* -, -en: ↑hämatogene bzw. ↑lymphogene Ausbreitung eines im Körper bereits zur Wirkung gelangten Infektionsstoffes

Au|to|in|toxikation [↑auto... u. ↑Intoxikation] *w;* -, -en: »Selbstvergiftung« des Organismus durch im Körper bei krankhaften Prozessen entstandene u. nicht weiter abgebaute Stoffwechselprodukte, z. B. bei schweren Leber- u. Nierenkrankheiten (Leberkoma, Urämie)

Au|to|klav [zu ↑auto... u. lat. *clavis* = Schlüssel; Riegel] *m;* -s, -en: Gefäß zum Erhitzen unter Druck; Hochdrucksterilisator (dient der Keimfreimachung von Instrumenten und Verbandsstoffen sowie von Nährböden)

auto|klavieren: thermische Sterilisation mit Wasserdampf unter Luftausschluss

au|to|log [zu ↑auto... u. gr. *λόγος* = Wort; Rede; Berechnung; Verhältnis]: älter für ↑autogen (2)

Au|to|lyse [zu ↑auto... u. gr. *λύειν* = lösen, auflösen] *w;* -, -n: »Selbstauflösung«, Abbau von Körperzellen durch frei gewordene Zellenzyme ohne Beteiligung von Bakterien (Vorkommen bei Stoffwechselschädigungen u. vor allem nach dem Tode als Leichenerscheinung); vgl. Heterolyse. **Au|to|lysin** *s;* -s, -e (meist *Pl.*): Stoffe, zumeist Proteine, die körpereigene Zellen bzw. zellige Bestandteile auflösen. **au|to|ly|tisch:** sich selbst auflösend (von Organeiweiß)

Au|to|matie [zu gr. *αὐτόματος* = aus eigenem Antrieb] *w;* -, ...ien, auch **Au|to|matismus** *m;* -, ...men: **1)** selbsttätig ablaufende Organfunktion (z. B. Herztätigkeit). **2)** spontane, unbewusste Durchführung u. Wiederholung von Handlungen (Vorkommen in der ↑Hypnose u. bei ↑Schizophrenie)

Auto|mutilation [↑auto... und ↑Mutilation] *w;* -, -en: Selbstverstümmelung

au|to|nom, in fachspr. Fügungen: **au|to|nomicus, ...ca, ...cum** [aus gr. *αὐτόνομος* = nach eigenen Gesetzen]: selbstständig, unabhängig; z. B. in der Fügung ↑Plexus autonomici. **au|to|nomes Nerven|sys|tem** = vegetatives Nervensystem

Auto|nosoden|therapie [↑auto..., ↑Nosode u. ↑Therapie]: naturheilkundliche Methode, die körpereigenes Material, z. B. eitrige Absonderungen oder Blut, in potenzierter Form zur Behandlung verwendet

Auto|philie [zu ↑auto... u. gr. *φιλεῖν* = lieben] *w;* -: Selbst-, Eigenliebe, ↑Narzissmus (Psychol.)

Au|to|phonie [zu ↑auto... u. gr. *φωνή* = Laut, Stimme] *w;* -: Widerhall der eigenen Stimme mit gleichzeitiger Verstärkung der Stimme (Vorkommen bei Mittelohrentzündung sowie bei offener Ohrtrompete)

Au|to|plastik [↑auto... u. ↑Plastik] *w;* -, -en: Übertragung körpereigenen Gewebes, z. B. eines entnommenen Hautlappens auf andere Körperstellen in der ↑plastischen Chirurgie. **au|to|plastisch:** **1)** die Autoplastik betreffend. **2)** [zu ↑auto... u. gr. *πλάσσειν* = bilden, formen]: die von dem Patienten bzw. der Patientin selbst bezüglich der eigenen Krankheit gebildeten Vorstellungen betreffend (Psychol.)

Au|to|poly|plo|idie [↑auto... u. ↑Polyploidie] *w;* -, ...ien: Vorhandensein von mehr als zwei Chromosomensätzen pro Zellkern infolge Vervielfältigung des Chromosomensatzes (Genetik)

Au|to|pro|thrombin [↑auto... u. ↑Prothrombin] *s;* -s, -e: veralt. Bez. für bestimmte Blutgerinnungsfaktoren; ↑Faktor: **a)** Autoprothrombin I = Faktor VII; **b)** Autoprothrombin II = Faktor IX; **c)** Autoprothrombin III = Faktor Xa

Aut|op|sie [zu ↑auto... u. gr. *ὄψις* = Sehen; Anblick] *w;* -, ...ien: ärztliche Inaugenscheinnahme u. Untersuchung des [menschlichen] Körpers nach dem Tode (unter Sektion des Leichnams) zum Zwecke der Feststellung krankhafter Organveränderungen und zur exakten Ermittlung der Todesursache. **au|toptisch:** die Autopsie betreffend, mithilfe der Autopsie, durch Autopsie erfolgend

Au|to|radio|gra|fie [↑auto..., ↑radio... u. ↑...grafie] *w;* -, ...ien: fotografische Selbstdarstellung strahlender Substanzen (z. B. in Gewebsschnitten) auf einer Filmplatte

Au|to|regulation [↑auto... u. ↑Regulation] *w;* -, -en: Selbststeuerung bestimmter Körperfunktionen. **au|to|regulativ** [...ti:f]: durch Selbststeuerung bewirkt

Au|to|sensibilisie|rung [↑auto... u. ↑Sensibilisierung] *w;* -, -en: = Autoimmunisierung

Au|to|sexualismus [zu ↑auto...u. lat. *sexualis* = geschlechtlich] *m;* -: auf den eigenen Körper gerichtetes sexuelles Verlangen (Psychol.)

Au|to|sit [Kurzw. aus ↑auto... u. ↑Parasit] *m;* -en, -en: Hauptkörper einer Doppelfehlbildung, bei der ein Teil des zweiten Körpers im Hauptkörper eingeschlossen ist

Au|to|skopie [↑auto... u. ↑...skopie] *w;* -, ...ien: **1)** Sich-selbst-Sehen (z. B. das Sehen des eigenen Körpers vor sich; Doppelgänger-Erlebnis). **2)** selten für: direkte Kehlkopfspiegelung; ↑Laryngoskopie. **au|to|skopisch:** die Autoskopie betreffend

Au|to|som [↑auto... u. ↑...som] *s;* -s, -en (meist *Pl.*): Bezeichnung für ein Chromosom, das nicht an der Geschlechtsbestimmung beteiligt ist (Biol.). **au|to|somal:** das Autosom betreffend. **Au|to|somie** [↑...somie] *w;* -, ...ien: allg. Bez. für krankhafte Veränderungen im Bereich der Autosomen (z. B. ↑Trisomie)

Au|to|sug|gestion [↑auto... u. ↑Suggestion] *w;* -, -en: Form der Suggestion, bei der die Selbstbeeinflussung durch eigene (oft krankhafte) Vorstellungen erfolgt (im Gegensatz zur Fremdsuggestion). **au|to|sug|gestiv:** auf Autosuggestion beruhend, durch Autosuggestion erfolgend

Au|to|top|agnosie [↑auto..., gr. *τόπος* = Ort, Platz u. ↑Agnosie] *w;* -, ...ien: Unfähigkeit, Teile des eigenen Körpers zu erkennen bzw. zu lokalisieren

Au|to|trans|fusion [↑auto... u. ↑Transfusion] *w;* -, -en: **1)** »Eigenblutübertragung«, Zuführung von dem Patienten, der Patientin zuvor abgenommenem Blut während oder nach einer Operation mit erwartbar hohem Blutverlust. **2)** Verkleinerung der Blutmenge im großen Kreislauf durch Hochlegen oder Abbinden der Arme und Beine (Notmaßnahme bei großen Blutverlusten zur Sicherung der Versorgung lebenswichtiger Organe)

Au|to|trans|plantat [↑auto... u. ↑Transplantat] *s;* -[e]s, -e: körpereigenes Gewebe für eine ↑Transplantation am selben Körper. **Au|to|trans|plantation** *w;* -, -en: Entnahme und Übertragung von Gewebe am selben Organismus

au|to|troph [zu ↑auto... u. gr. *τροφή* = Ernährung; Nahrung]: sich selbstständig ernährend, organische Stoffe selbstständig aufbauend (z. B. von der Ernährung grüner Pflanzen mithilfe der Sonnenenergie; Biol.). **Au|to|tro|phie** *w;* -: selbstständige Ernährung von Organismen (z. B. von grünen Pflanzen mithilfe der Sonnenenergie; Biol.)

Au|to|vak|zine [↑auto... u. ↑Vakzine] *s;* -s, -e oder **Au|to|vak|zin** *w;* -, -n: »Eigenimpfstoff«, Impfstoff, der aus solchen Krankheitserregern hergestellt wird, die dem Organismus des Patienten bzw. der Patientin entnommen und nach Züchtung abgetötet werden (Alternativmedizin)

au|tumnal, in fachspr. Fügungen: **au|tumnalis, ...le** [zu lat. *autumnus* = Herbst]: herbstlich, herbstgebunden, vorwiegend im Herbst auftretend; z. B. ↑Trombicula autumnalis

Au|tumnal|katarrh: »Herbstkatarrh«, bes. im Herbst auftretender Katarrh der oberen Luftwege, ähnlich dem Heuschnupfen

au|xiliar, in fachspr. Fügungen: **au|xilia|ris, ...re** [aus gleichbed. lat. *auxiliaris*]: zur Hilfeleistung dienlich, helfend

Au|xiliar|atmung: Atmung unter Zuhilfenahme der Hals- und Schultergürtelmuskulatur (Vorkommen im Asthmaanfall)

au|xo|tonisch [zu gr. *αὔξη* = Zuwachs, Vergrößerung]: in der Fügung: **au|xo|to|nische Mus|kelkon|traktion:** Anspannung eines Muskels bei gleichzeitiger Zunahme seiner Länge

au|xo|troph [zu gr. *αὔξη* = Zuwachs, Vergrößerung u. gr. *τροφή* = das Ernähren; die Nahrung]: im Wachstum abhängig von der Anwesenheit bestimmter Substanzen im Nährmedium (von Zellen gesagt)

a.-v. = arteriovenös

avas|kulär, in fachspr. Fügungen: **avas|cularis, ...re** [↑[1]a... u. ↑vaskulär]: ohne Blutgefäße (z. B. von einer Geschwulst gesagt)

AV-Block: Abk. für ↑atrioventrikulärer Block

Avellis-Syndrom: [nach dem frz. Laryngologen Georg Avellis, 1864–1916]: Hirnstammsyndrom bei Läsion in der lateralen Medulla oblongata mit Stimmband-, Gaumensegel- und Rachenhinterwandlähmung auf der Seite der Läsion sowie Halbseitenlähmung und meist auch Hemihypästhesie der anderen Körperseite

Averaging [ˈævərɪdʒɪŋ; zu engl. *avertage* = Durchschnitt]: Mittelwertermittlung

Aversion: starke, mit Ekel verbundene Abneigung, z. B. gegen bestimmte Reize, Lebensmittel, Personen

aviär [zu lat. *avis* = Vogel]: Vögel (Geflügel) betreffend, von Vögeln stammend (z. B. aviäre Tuberkelbakterien)

avid [aus lat. *avidus* = gierig]: Eigenschaft eines Antikörpers, Antigene effektiv zu binden. **Avidität** *w;* -: Kraft, mit der ein Antikörper mit mehreren Antigenbindungsstellen seine Antigene bindet, die Kraft einer einzigen Bindungsstelle wird als ↑Affinität bezeichnet

avirulent [↑[1]a... u. ↑virulent]: nicht virulent, nicht ansteckend bzw. nicht krank machend (von Mikroorganismen gesagt)

Avit|aminose [zu ↑[1]a... u. ↑Vitamin] *w;* -, -n: Vitaminmangelkrankheit, verursacht durch das Fehlen oder durch ungenügende Zufuhr eines oder mehrerer Vitamine (hierzu gehören u. a. ↑Beriberi, ↑Pellagra und ↑Skorbut)

AVK: Abk. für ↑*a*rterielle *V*erschluss*k*rankheit

Avulsion [zu lat. *avellere, avulsum* = losreißen] *w;* -, -en, in fachspr. Fügungen: **Avulsio,** *Pl.:* ...io|nes: Abreißen eines Organteils (durch Gewalteinwirkung). **Avulsio bulbi:** Heraustreten des Augapfels aus der Augenhöhle (dabei können der Sehnerv und die Augenmuskeln abgerissen sein; Vorkommen bei schweren Augenverletzungen). **Avulsio fas|ciculi optici:** Vorwölbung, Heraustreten des Sehnervs nach Abriss vom Augapfel (Folge einer schweren Verletzung)

Axenie [zu ↑[1]a... u. gr. *ξένος* = Gast, Fremder; fremd] *w;* -: Keimfreiheit eines Organismus, der sich daher nicht als Wirt von Krankheitserregern oder Parasiten eignet (Biol.). **axenisch:** keimfrei

axial, in fachspr. Fügungen: **axia|lis, ... le** [zu ↑Axis]: **1)** in Richtung der Achse (z. B. eines Organs), längs der Achse, achsengerecht (Biol.). **2)** zum zweiten Halswirbel gehörend (Anat.)

Axilla [aus lat. *axilla*, Gen.: *axillae* = Achselhöhle] *w;* -, ...llae: anat. Bez. für: Achselhöhle, physiologische Einbuchtung unterhalb des Schultergelenks (wird hinten und vorn von den Achselfalten sowie durch die seitliche Brustwand und die Innenseite des proximalen Oberarms begrenzt). **axillar,** in fachspr. Fügungen: **axillaris, ...re:** zur Achsel bzw. zur Achselhöhle gehörend; in der Achselhöhle; z. B. in der Fügung ↑Arteria axillaris

Axio|gra|fie [zu ↑Axis u. ↑...grafie] *w;* -, ...ien: Aufzeichnung der Gesichtsachse vor einer Kieferkorrektur. **axio|gra|fie|ren:** eine Axiografie durchführen

Axis [aus lat. *axis* = Achse] *m;* -, Axes: **1)** anat. Bez. für: Achse, Mittellinie (z. B. eines Organs). **2)** anat. Bez. für den zweiten Halswirbel; früher: ↑Epistropheus. **Axis bulbi externus:** gedachte Linie vom vorderen zum hinteren Pol des Augapfels. **Axis bulbi internus:** gedachte Linie vom vorderen Pol des Augapfels zu einem Punkt an der Vorderfläche der Netzhaut, der etwa dem schwarzen Fleck entspricht. **Axis lentis** [↑Lens]: »Linsenachse«, gedachte Linie vom vorderen zum hinteren Pol der Augenlinse. **Axis opticus:** »Sehachse«, gedachte Linie vom Mittelpunkt des Gesichtsfeldes bis zum Mittelpunkt des gelben Flecks am Augenhintergrund. **Axis pelvis:** »Beckenachse«, geburtshilfliche Führungslinie, gedachte Verbindungslinie der Mittelpunkte der Beckenebenen der Frau (bildet etwa einen stumpfen Winkel im Beckeneingang u. einen rechten Winkel bauchwärts im Bereich des Beckenausgangs)

Axon [von gr. ἄξων = Wagenachse] *s;* -s, Axone u. Axonen: = Neurit

Axono|pa|thie [↑Axon u. ↑...pathie] *w;* -, ...ien: Schädigung des Axons durch eine Substanz

Axono|tmesis [↑Axon u. gr. τμῆσις = das Schneiden, Abschneiden] *w;* -, ...esen: Durchtrennung der Nervenfaser bzw. des Fortsatzes der Nervenzelle, Unterbrechung des Achsenzylinders

Axo|plasma [↑Axon u. ↑Plasma] *s;* -s: homogene Grundsubstanz, in die die Neurofibrillen der Nervenfasern eingebettet sind

Ax|un|gia [aus lat. *axungia* = Wagenschmiere; Fett] *w;* -: veralt. für ↑Adeps

Ayerza-Krankheit [aˈjɛrsa...; nach dem argentin. Internisten Abel Ayerza, 1861–1918]: veralt. für: durch ↑Zyanose gekennzeichnetes, bei ↑Pulmonalsklerose vorkommendes Symptomenbild (pulmonale Hypertonie)

Ayre-Oberflächen|bi|op|sie [ɛ̃ːr...; nach dem amerik. Chirurgen Daniel Ayre, 1822–1892]: histologische Untersuchung von Schleimhautmaterial, das (mithilfe eines spatelartigen Instruments) aus der Portioregion der Frau abgeschabt wurde (vor allem angewandt bei Verdacht auf bösartige Erkrankungen der Gebärmutter)

Ayur|veda [sanskr. = Veda (Wissen) von der (Verlängerung der) Lebensdauer] *m;* -[s]: Form einer aus Indien kommenden Ganzheitsmedizin, die Krankheiten v. a. mit Mineralien, Pflanzen und Wasser zu heilen versucht (Alternativmedizin). **ayur|vedisch:** den Ayurveda betreffend, mittels Ayurveda

A-Zellen: ↑Glukagon bildende Zellen der Langerhans-Inseln des Pankreas

azen|trisch [zu ↑[1]a... u. ↑Zentromer]: ohne Zentromer (von Chromosomen; Genetik)

aze|phal, in fachspr. Fügungen: **ace|phalus, ...la, ...lum** [zu ↑[1]a... u. gr. κεφαλή = Kopf]: ohne Kopf geboren (Fehlbildung); z. B. in der Fügung ↑Abrachius acephalus. **Azephale** vgl. Azephalus.

Aze|pha|lie *w;* -, ...ien: angeborenes Fehlen des Kopfes

Aze|phalo|podie [zu ↑[1]a..., gr. κεφαλή = Kopf u. gr. πούς, Gen.: ποδός = Fuß] *w;* -, in fachspr. Fügungen: **Ace|phalo|podia**[1]: angeborenes Fehlen von Kopf und Füßen (als Fehlbildung)

Aze|phalor|rha|chie [zu ↑[1]a..., gr. κεφαλή = Kopf u. gr. ῥάχις = Rückgrat] *w;* -, in fachspr. Fügungen: **Ace|phalor|rha|chia**[1]: angeborenes Fehlen von Kopf und Wirbelsäule (als Fehlbildung)

Aze|phalus [zu ↑[1]a... u. gr. κεφαλή = Kopf] *m;* -, ...li, auch: **Aze|phale** *m;* -n, -n: fehlgebildete Frucht ohne Kopf

Azervulus *m;* -: Kurzbez. für ↑Acervulus cerebri

Azetabulum vgl. Acetabulum

Azetessigsäure vgl. Acetessigsäure

Azeton vgl. Aceton

Azetonämie vgl. Acetonämie. **azeton|ämisch** vgl. acetonämisch

Azetonurie vgl. Acetonurie

Azetyl vgl. Acetyl

Azetylcholin vgl. Acetylcholin

Azetylsalizylsäure vgl. Acetylsalicylsäure

Azidämie vgl. Acidämie

Azidimetrie vgl. Acidimetrie

Azidität vgl. Acidität

Azidogenese vgl. Acidogenese

azidophil vgl. acidophil. **Azidophilie** vgl. Acidophilie. **Azidophilus** vgl. Acidophilus

Azidose vgl. Acidose

azinär [zu ↑Acinus]: einen Acinus betreffend

azinös, in fachspr. Fügungen: **acinosus, ...osa, ...osum:** beerenartig, traubenförmig (z. B. von Drüsenendstücken; Anat.)

Azoo|spermie [zu ↑[1]a..., gr. ζῷον = Lebewesen u. ↑Sperma] *w;* -, ...ien, in fachspr. Fügungen: **Azoospermia**[1], *Pl.:* ...iae: Fehlen beweglicher Spermien in der Samenflüssigkeit

Azot|ämie [frz. *azote* = Stickstoff u. ↑...ämie] *w;* -, ...ien, in fachspr. Fügungen: **Azot|aemia**[1], *Pl.:* ...iae: Stickstoffüberschuss im Blut, Ansammlung von Reststickstoff (Schlackenstoffen) im Blut, z. B. bei Niereninsuffizienz. **azot|ämisch,** in fachspr. Fügungen: **azot|aemicus, ...ca, ...cum:** mit einem Überschuss von Stickstoff im Blut einhergehend

Azotor|rhö, auch: **Azotor|rhöe** [...røː; zu frz. *azote* = Stickstoff u. gr. ῥεῖν = fließen] *w;* -, ...rrhöen, in fachspr. Fügungen: **Azotor|rhoea,** *Pl.:* ...oeae: vermehrte Ausscheidung stickstoffhaltiger Verbindungen (z. B. Harnstoff) im Stuhl

Azot|urie [frz. *azote* = Stickstoff u. ↑...urie] *w;* -, ...ien: übermäßig vermehrte Ausscheidung von Stickstoff (Harnstoff) im Urin

Azya|no|blep|sie [zu ↑[1]a..., gr. κυάνεος = dunkelblau u. gr. βλέπειν = sehen] *w;* -, ...ien, in fachspr. Fügungen: **Acya|no|blep|sia**[1], *Pl.:* ...iae, auch:

Azyan|op|sie [gr. ὄψις = Sehen; Anblick] *w;* -, ...ien, in fachspr. Fügungen: **Acyan|op|sia**[1], *Pl.:* ...iae: »Blaublindheit«, Farbenblindheit für blaue Farben

Azygie [zu gr. ἄζυγος (Nebenform von ἄζυξ) = unverbunden] *w;* -, ...ien: »Unpaarigkeit«, einfaches Vorhandensein (z. B. eines Organs wie Leber, Milz)

Azygo|gra|fie [↑ azygos u. ↑ ...grafie] *w;* -, ...ien: heute durch die ↑ Kernspintomografie abgelöstes Verfahren zur röntgenografischen Darstellung der ↑ Vena azygos nach Verabreichung eines Kontrastmittels

azygos [aus gr. ἄζυγος (Nebenform von ἄζυξ) = unverbunden]: »unpaarig« (bes. von Organen und Gefäßen gesagt); z. B. in der Fügung ↑ Vena azygos

azy|klisch [↑ [1]a... u. ↑ zyklisch]: nicht normal, nicht zyklisch (bes. von der ↑ Menstruation)

Azys|tie [zu ↑ [1]a... und ↑ Cystis] *w;* -, ...ien, in fachspr. Fügungen: **Acys|tia**[1], *Pl.:* ...iae: angeborenes Fehlen der Harnblase

Azyt|hämie [↑ [1]a..., ↑ zyto... u. ↑ ...ämie] *w;* -, ...ien, in fachspr. Fügungen: **Acyt|haemia**[1], *Pl.:* ...iae: Funktionsstörung in der Blutbildung mit Abnahme der korpuskulären Blutelemente, auch der Lymphozyten (Krankheitsbild ähnlich der Panmyelopathie)

B

B.: Abk. für ↑ Bronchus

B: chem. Zeichen für ↑ Bor

Ba: chem. Zeichen für ↑ Barium

Babcock-Operation [ˈbæbkɔk; nach dem amerik. Chirurgen William Wayne Babcock, 1872-1963]: Methode zum ↑ Stripping einer Vene

Babes-Ernst-Polkörnchen [nach dem rumän. Pathologen Victor Babes, 1854–1926, u. dem dt. Pathologen Paul Ernst, 1859–1937] *Pl.:* gut färbbare Körnchen (Polkörperchen), bestehend aus Polyphosphat, an den Polen von Diphtheriebakterien

Babesia [nlat., nach dem rumän. Pathologen Victor Babes, 1854–1926] *w;* -, ...siae od. ...sien [...iən]: Gattung krankheitserregender Protozoen, die durch Zecken übertragen werden u. in den roten Blutkörperchen vieler Säugetiere schmarotzen

Babesio|se [zu ↑ Babesia] *w;* -, -n, in fachspr. Fügungen: **Babesio|sis**, *Pl.:* ...io|ses: durch Babesien verursachte Erkrankung

Babes-Knötchen *Pl.:* Ansammlungen von weißen Blutkörperchen um Kapillaren oder Ganglienzellen im Rückenmark bei Tollwut

Babins|ki-Re|flex [nach dem poln.-frz. Neurologen Joseph Babinski, 1857–1932]: vgl. Babinski-Zeichen. **Babins|ki-Zeichen:** reflektorische Rückwärtsbeugung der großen Fußzehe beim Bestreichen des seitlichen Fußsohlenrandes (bei Pyramidenbahnschädigung)

Babix-Cellonhülle [Babix ist Warenzeichen für eine Cellon-(Kunststoff-)Hülle]: Hülle, die die Bewegungsfreiheit von Säuglingen und Kleinkindern während einer Röntgenuntersuchung einschränkt

Baby-Blues [ˈbeɪbɪblu:s; engl. *baby* = Kind u. *blues* = traurig] *m;* -, -: vgl. Maternity-Blues

Bach-Blüten|therapie [nach dem brit. Homöopathen Edward Bach, 1880–1936]: Methode der Alternativmedizin; Wiederherstellung des seelischen Gleichgewichts, z. B. bei psychischen Krisen, mit bestimmten Pflanzenzubereitungen

bacilliformis vgl. bazilliform

Bacillus vgl. Bazillus

Backe vgl. Bucca

Bacterium vgl. Bakterie

Bactero|ides [gr. βακτήριον = Stab, Stock u. gr. -ειδής = gestaltet; ähnlich] *m;* -: Gattung gramnegativer, anaerober Stäbchenbakterien; normal im Dickdarm, außerhalb des Dickdarms Erreger von Eiterherden

Bad vgl. Balneum

Bäfverstedt-Krankheit [ˈbɛ̃:v...; nach dem schwed.

Dermatologen B. Bäfverstedt, 1905–1990]: = Lymphadenosis cutis benigna

Bagassose, auch: **Bagassosis** [zu frz. *bagasse* = ausgepresster Stängel des Zuckerrohrs] *w;* -, ...ssosen: Berufskrankheit, exogen-allergische Alveolitis, Staublungenerkrankung infolge ständiger Einatmung von Zuckerrohrstaub (bei Zuckerrohrarbeitern)

Bagdadbeule = Leishmaniosis furunculosa

Bain|bridge-Re|flex [ˈbeɪnbrɪdʒ...; nach dem engl. Physiologen F. A. Bainbridge, 1874–1921]: reflektorische Beschleunigung des Herzschlags bei vermehrter Blutfülle in den herznahen Venen und im rechten Herzvorhof (z. B. infolge körperlicher Anstrengung oder einer Bluttransfusion)

Bajonett|stellung: 1) Stellung der Hand nach einer Fraktur des ↑Radius. **2)** Überstreckung eines Fingermittelgliedes bei Beugung des zugehörigen Endgliedes (Zeichen einer frühkindlichen Hirnschädigung)

BÄK: Abk. für *B*undes*ä*rzte*k*ammer

Baker-Zyste [nach dem engl. Chirurgen William M. Baker, 1838–1896]: Zyste im Bereich der Kniekehle infolge einer Ausdünnung der hinteren Kniegelenkkapsel; durch den intraartikulären Druck kommt es zur Ausstülpung der Synovialis mit gallertigem Inhalt

Bakteri|ämie [↑Bakterie u. ↑...ämie] *w;* -, ...ien: Auftreten von Bakterien in der Blutbahn

Bakterid [↑Bakterie u. ↑...id] *s;* -[e]s, -e: durch eine bakterielle Infektion hervorgerufene Hauteruption

Bakterie [...iə; von gr. *βακτήριον* (Nebenform von *βακτηρία*) = Stab, Stock] *w;* -, -n, auch: **Bakterium** *s;* -s, ...rien [...iən], in fachspr. Fügungen: **Bacterium,** *Pl.:* ...ria: zu den ↑Prokaryoten zählende Gruppe einzelliger, unterschiedlich gestalteter Mikroorganismen, deren zahlreiche Arten (darunter viele Krankheitserreger) sich durch einfache Querteilung vermehren (für einige Arten ist auch geschlechtliche Fortpflanzung nachgewiesen). **Bacterium coli** = Escherichia coli

bakteriell [französierende Bildung zu ↑Bakterie]: Bakterien betreffend; durch Bakterien hervorgerufen

Bakterien|ruhr: durch Bakterien ausgelöste Durchfallerkrankung

Bakterio|id [↑Bakterie u. ↑...id] *s;* -[e]s, -e: bakterienähnlicher Mikroorganismus, dessen Gestalt von den üblichen Wuchsformen der Bakterien (Kugel-, Stäbchenform) abweicht

Bakterio|klasie [zu ↑Bakterie u. gr. *κλάσις* = das Zerbrechen] *w;* -, ...ien: veraltend für: Zerfall von Bakterien unter der Einwirkung von ↑Bakteriophagen

Bakterio|loge *m;* -n, -n, **Bakterio|login** *w;* -, -nen [↑Bakterie u. ↑...loge]: Wissenschaftler/-in auf dem Gebiet der Bakteriologie. **Bakterio|logie** [↑...logie] *w;* -: Lehre von den Bakterien, ihrer systematischen Einteilung, ihren Lebensbedingungen, ihrer Nützlichkeit oder Schädlichkeit, ihrer Züchtung und Bekämpfung. **bakterio|logisch:** die Bakteriologie betreffend

Bakterio|lyse [zu ↑Bakterie u. gr. *λύειν* = lösen, auflösen] *w;* -, -n: Auflösung, Zerstörung von Bakterien durch spezifische ↑Antikörper. **Bakterio|lysin** *s;* -s, -e (meist *Pl.*): spezifische Schutzstoffe, die (z. B. im Verlauf einer Infektionskrankheit) im Blut entstehen und die die Fähigkeit haben, bestimmte Bakterien aufzulösen. **bakterio|lytisch:** Bakterien vernichtend

bakterio|phag [zu ↑Bakterie u. ↑...phag]: Bakterien vertilgend, tötend. **Bakteriophage** [↑...phage] *m;* -n, -n (meist *Pl.*): Viren, deren Wirte Bakterien sind, inserieren ihre Nukleinsäuren ins Bakteriengenom (temperente Phagen) oder zerstören nach zellinterner Vermehrung die Bakterien (virulente Phagen)

Bakterio|phobie [↑Bakterie und gr. *φόβος* = Furcht] *w;* -, ...ien: krankhafte Angst vor Bakterien (als Krankheitserregern)

Bakterior|rhö, auch: **Bakterior|rhöe** [...røː; zu ↑Bakterie u. gr. *ῥεῖν* = fließen] *w;* -, ...rrhöen: dünnschleimiger bakterienhaltiger Ausfluss aus der Harnröhre (z. B. nach einer ↑Gonorrhö)

Bakterio|stase [↑Bakterie u. gr. *στάσις* = das Stehen] *w;* -: Hemmung des Wachstums u. der Vermehrung von Bakterien. **bakterio|statisch:** das Wachstum u. die Vermehrung von Bakterien hemmend

Bakterium vgl. Bakterie

Bakteri|urie [↑Bakterie u. ↑...urie] *w;* -, ...ien: Ausscheidung von Bakterien mit dem Urin

bakteri|zid [zu ↑Bakterie u. lat. *caedere* (in Zus.: *-cidere*) = niederhauen; töten]: Bakterien vernichtend, keimtötend. **Bakteri|zid** *s;* -s, -e: Bakterien vernichtender Stoff im Organismus; keimtötendes chem. Mittel. **Bakteri|zidie** *w;* -: Abtötung von Bakterien (durch chemische Substanzen)

BAL: Abk. für ↑*B*ritish *A*nti*l*ewisit

Balanitis [zu gr. *βάλανος* = Eichel; eichelförmiges Gebilde; Eichel des männlichen Gliedes] *w;* -, ...itiden (in fachspr. Fügungen: ...itides): »Eicheltripper«, Entzündung der ↑Eichel (des männl. Gliedes). **Balanitis circinata:** mit einer Vorhautverengung einhergehende Balanitis. **Balanitis diabetica:** Eichelentzündung bei Stoffwechselerkrankungen, insbes. bei Zuckerkrankheit. **Balanitis mycotica:** durch Hautpilze hervorgerufene Balanitis. **Balanitis sim|plex:** gewöhnlicher Eicheltripper, flächenhafte Entzündung der Eicheloberfläche. **Balanitis sym|ptomatica:** für bestimmte Infektionskrankheiten charakteristische Balanitis. **Balanitis xerotica ob|literans:** Balanitis mit allmählicher Verhärtung u. mit Schwund der Eichel

Balano|lith [gr. *βάλανος* = Eichel; eichelförmiges Gebilde; Eichel des männlichen Gliedes u. ↑...lith] *m;* -s u. -en, -e[n]: = Postholith

Balano|pos|thitis [zu gr. *βάλανος* = Eichel; eichelförmiges Gebilde; Eichel des männlichen Gliedes

u. gr. *πόσθη* = männliches Glied] *w;* -, ...thitiden (in fachspr. Fügungen: ...thitides): Entzündung der Eichel u. des inneren Vorhautblattes

Balantidiolse [zu ↑Balantidium] *w;* -, -n: Dickdarmerkrankung des Menschen, verursacht durch ↑Balantidium coli

Balantidium [aus gr. *βαλαντίδιον* = kleiner Beutel] *s;* -s, (Arten:) ...dia: Gattung der Protozoen. **Balantidium coli** [↑Kolon]: breites, bewimpertes Aufgusstierchen, das vor allem im Darm des Schweins vorkommt (selten auf den Menschen übertragbar; Erreger der ↑Balantidiose)

Balbuties [...tsɪ-es; zu lat. *balbutire* = stammeln, lallen] *w;* -: = Anarthria syllabaris

Balg|drüsen: 1) kleine Talgdrüsen an den Haarwurzeln. **2)** = Folliculi linguales

Balggeschwulst vgl. Atherom

Balgmilbe vgl. Demodex folliculorum

Balint-Gruppe [nach dem ung. Psychoanalytiker Michael Balint, 1896–1970]: Arbeitsgruppe von Ärzten oder in der Pflege Tätigen, die unter psychotherapeutischer Anleitung eigene emotional belastende Erfahrungen besprechen, mit dem Ziel, Kommunikation und Beziehung zwischen Ärzten bzw. Pflegenden und Patienten zu verbessern

Balkanfieber, Balkangrippe vgl. Q-Fieber

Balken vgl. Corpus callosum

Balkenblase: balkenförmige Vorwölbung der Harnblasenschleimhaut infolge ↑Hypertrophie der Wandmuskulatur der Harnblase

Balkenstich: früher für: operatives Durchstechen des ↑Corpus callosum zur Herstellung einer Verbindung zwischen den Hirnkammern und dem ↑Cavum subdurale (Maßnahme bei erhöhtem Hirndruck und innerem Hydrozephalus)

Ballard-Score: Punktesystem, mit dessen Hilfe innerhalb der ersten 5 Lebenstage das Gestationsalter bestimmt wird, um den somatischen und neurologischen Status der Kinder zu erheben und Aussagen zu deren Entwicklungsstand zu treffen

Ballast|stoffe: für den menschlichen Organismus nicht oder nur teilweise verwertbare Bestandteile der Nahrung (z. B. Zellulose), die die Darmperistaltik anregen und z. B. bei Abmagerungsdiät als Füllmaterial gegeben werden

Ballismus [aus gr. *βαλλισμός* = das Tanzen] *m;* -: blitzartig auftretende, unwillkürliche, heftige Schleuderbewegungen der Arme oder Beine (bei Erkrankungen des extrapyramidalen motorischen Systems)

Ballis|to|kardiograf [zu gr. *βαλλισμός* = das Tanzen, ↑Kardia u. ↑...graf] *m;* -en, -en: Apparat zur Durchführung der Ballistokardiografie. **Ballis|to|kardio|gra|fie** [↑...grafie] *w;* -, ...ien: grafische Aufzeichnung der Bewegungskurven, die die Gliedmaßen aufgrund der Herzaktion und des damit verbundenen stoßweisen Sichfüllens der Arterien ausführen. **Ballis|to|kardio|gramm** [↑...gramm] *s;* -s, -e: bei der Ballistokardiografie aufgezeichnetes Bewegungsbild

Ballon|di|latation, ältere Bez. für ↑Angioplastie, transluminale

Ballonement [baˈlɒnəmã:; zu frz. *ballonner* = mit Gas füllen, aufblähen] *s;* -s, -s: veraltend für ein Behandlungsverfahren, bei dem Luft in natürliche Körperhöhlen eingeblasen wird (z. B. beim ↑Pneumothorax)

Ballon|gegen|pulsation [↑Pulsation]: intensivmedizinische Maßnahme zur mechanischen Unterstützung der Kreislauffunktion, wobei ein Ballon in die Hauptschlagader eingebracht wird, der in der Entspannungsphase des Herzens aufgeblasen und in der Pumpphase des Herzens abgelassen wird

balloniert: (ballonförmig) aufgebläht, aufgetrieben. **Ballonie|rung** *w;* -, -en: akute Aufblähung der Lungen (z. B. beim Ertrinkungstod)

Ballon|ka|theter: ↑Katheter mit aufblasbarem Gummiballon

Ballottement, fälschlich meist: **Ballotement** [baˈlotəmã:; zu frz. *ballotter* = hin u. her schaukeln; schwanken] *s;* -s, -s: durch palpatorische Untersuchung mit der Hand od. einem Finger ausgelöste flottierende Bewegung eines in od. auf einer Flüssigkeit gelagerten Organs od. Körperteils, u. zwar: **a)** des kindlichen Kopfes in der Gebärmutter (Schwangerschaftszeichen); **b)** der Kniescheibe bei Kniegelenkserguss (sog. »Tanzen« der Kniescheibe); **c)** der vergrößerten Niere bei Nierentumor

Balneo-Fototherapie: Kombination aus ↑Balneotherapie und einer Fototherapie mit UV-Licht zur Behandlung von Neurodermitis und Psoriasis

Balneo|loge *m;* -n, -n, **Balneo|login** *w;* -, -nen [lat. *balneum* = Bad u. ↑...loge]: Arzt, Ärztin mit Spezialkenntnissen auf dem Gebiet der Balneologie. **Balneo|logie** [↑...logie] *w;* -: Bäderkunde, Heilquellenkunde. **balneo|logisch:** die Balneologie betreffend

Balneo|therapie [lat. *balneum* = Bad u. ↑Therapie] *w;* -, ...ien: Anwendung von Bädern od. Badekuren zu Heilzwecken, Heilbehandlung durch Bäder

Balneum [aus lat. *balneum* = Bad] *s;* -s, ...nea: Bad (Reinigungs- od. Heilbad)

Baló-Krankheit [ˈbalo...; nach dem ungar. Pathologen J. Baló, 1895–1979]: Form einer diffusen ↑Multiplen Sklerose mit kleinen Entmarkungsherden in der Großhirnrinde, spastischen Lähmungen und Bewusstseinsstörungen

Balsam [von gr. *βάλσαμον* = Balsamstrauch, Öl des Balsamstrauches] *m;* -s, -e, in fachspr. Fügungen: **Balsamum,** *Pl.:* ...sama: dickflüssiges Gemisch aus Harzen u. ätherischen Ölen (u. a. zum Desinfizieren u. als Linderungsmittel verwendet)

Balser-Fett|ne|krose [nach dem dt. Arzt W. Balser, 1823–1892]: Fettgewebsnekrose der Bauchspeicheldrüse (mitunter auf die umgebende Bauchhöhle übergreifend) bei Selbstverdauung der Bauchspeicheldrüse als Folge einer pathologischen Enzymaktivierung

Bamberger-Krankheit [nach dem österr. Arzt

Heinrich von Bamberger, 1822–1888]: = Osteopathia hypertrophicans toxica

Bambusstabwirbelsäule: Verknöcherung der Wirbelsäule bei ↑Spondylarthritis ankylopoetica (Bechterew-Krankheit)

banal [aus frz. *banal* = gemeinnützig; alltäglich]: harmlos, unspezifisch (von Verletzungen und Infektionen)

banana sign [bəˈnana zaın engl. = bananenförmiges Zeichen]: pränatale ultraschallgestützte Diagnose einer Spina bifida, bei der das Kleinhirn im Horizontalschnitt hypoplastisch und bananenförmig gekrümmt erscheint

Ban|croft-Filarie [ˈbɛŋkroft...; nach dem engl.-austral. Arzt Joseph Bancroft, 1836–1894]: parasitischer Wurm im Blut- und Lymphgefäßsystem des Menschen (verursacht chronische Entzündungen und ↑Elefantiasis; Vorkommen vor allem in den Tropen)

Band *s;* -[e]s, Bänder: vgl. Ligament

Bandage [banˈda:ʒə; zu frz. *bande* = Band, Binde] *w;* -, -n: Wundverband, Schutzverband. **bandagieren** [...ʒi:rən]: mit einer Bandage versehen, wickeln. **Bandagist** *m;* -en, -en, **Bandagistin** *w;* -, -nen [...ˈʒɪst(...)] veralt. Bez. für eine/-n Hersteller/-in von Bandagen und Heilbinden

Bandhaft *m;* -[e]s, -e: vgl. Syndesmose

Bandl-Kon|traktions|ring, auch: **Bandl-Furche** [nach dem dt. Gynäkologen Ludwig Bandl, 1842–1892]: Muskelwulst an der Gebärmutter zwischen Hohlmuskel u. unterem Uterussegment

Bandscheibe *w;* -, -n: vgl. Discus intervertebralis. **Bandscheibenvorfall** vgl. Nucleus-pulposus-Hernie

Bandwürmer vgl. Zestoden

Bang-In|fektion [nach dem dän. Arzt B. L. F. Bang, 1848–1932]: fieberhafte Infektionskrankheit beim Menschen, verursacht durch eine Bakterienart der Gattung ↑Brucella, die bei Kühen und anderen Tieren das seuchenhafte Verwerfen bewirkt; ↑Brucellose

Bankart-Läsion [nach dem engl. Chirurgen Arthur S. Bankart, 1879–1951]: Abriss des Labrum glenoidale bei der traumatischen Schultergelenkluxation

Bannwarth-Syndrom [nach dem deut. Neurologen Alfred Bannwarth, 1903–1970]: akute Neuroborreliose mit Meningoradikuloneuritis durch Zeckenbiss

Banti-Krankheit [nach dem ital. Pathologen Guido Banti, 1852–1925]: Krankheitsbild mit Leberzirrhose, ↑Anämie, Milzvergrößerung und ↑Aszites

Bárány-Zeigeversuch [nach dem österr.-schwedischen Otologen Robert Bárány, 1876–1936]: Test zur Koordinationsprüfung während einer neurologischen Untersuchung, bei dem der Patient bzw. die Patientin den Arm nach oben strecken und bei Absenken nach vorn mit seinem Zeigefinger einen Finger der untersuchenden Person treffen soll; Abweichen deutet auf eine ipsilaterale peripher-vestibuläre Läsion hin

Barba [aus gleichbed. lat. *barba*, Gen.: *barbae*] *w;* -: »Bart«, Gesichtshaare des Mannes, die vom Beginn der ↑Pubertät an wachsen (sekundäres Geschlechtsmerkmal)

Barbiturat [zu ↑Barbitursäure] *s;* -[e]s, -e: Derivat der Barbitursäure (als Schlaf- und Beruhigungsmittel verwendet)

Barbitursäure [Kunstw.]: Malonylharnstoff, Bestandteil vieler Schlafmittel und Narkotika

Barbula tragi [lat. *barbula* = Bärtchen; ↑Tragus] *w;* - -: verstärkter bartähnlicher Haarwuchs am äußeren Gehörgang

Bardeleben-Binde [nach dem dt. Chirurgen Adolf von Bardeleben, 1819–1895]: heute nicht mehr verwendete, mit Wismut und Stärke präparierte Brandbinde

Bardenheuer-Bogenschnitt [nach dem dt. Chirurgen Bernhard Bardenheuer, 1839–1913]: kosmetisch günstige operative Schnittführung in der Falte zwischen weiblicher Brust und Thorax zur Eröffnung von Abszessen in der Brust (z. B. bei Mastitis). **Bardenheuer-Ex|tension:** nicht mehr angewandte Behandlungsmethode bei unkomplizierten Extremitätenfrakturen, wobei mittels Heftpflasterzügen und Anlegen eines Gewichtszuges eine Besserung der Bruchendenstellung angestrebt wird (außerdem soll eine Verschiebung und Verkürzung der Bruchenden durch den Muskelzug vermieden werden; Anwendung vorwiegend bei Kindern)

Bardet-Biedl-Syndrom [nach dem frz. Arzt Georges Bardet, 1885, u. dem österr. Endokrinologen Arthur Biedl, 1869–1933]: erbliche Pigmentretinopathie, verbunden mit Adipositas, Intelligenzdefekt, Polydaktylie und sekundärem Hypogonadismus, ↑Laurence-Moon-Bardet-Biedl-Syndrom

Barfuß|arzt, Barfuß|ärztin: veralt., abwertende Bez. für medizinisch geschulte Laien in Entwicklungsländern; Dorfarzt, -ärztin

Barium [zu gr. *βάρος* = Schwere, Gewicht] *s;* -s: chem. Grundstoff, ein Erdalkalimetall; Zeichen: Ba

Barium|brei: Aufschwemmung von chemisch reinem und gebundenem (damit ungiftigem) Bariumsulfat in Wasser (Verwendung als Röntgenkontrastmittel, vor allem zur Darstellung der Verdauungswege)

Barlow-Zeichen [nach dem engl. Pädiater Thomas Barlow, 1845–1945]: Mitralklappenprolaps

Baro|re|zeptor [gr. *βάρος* = Schwere, Gewicht u. ↑Rezeptor] *m;* -s, ...toren (meist *Pl.*): Ganglienzelle, die auf Druckschwankungen z. B. mit Engstellung von Blutgefäßen antwortet

baro|sensibel [gr. *βάρος* = Schwere, Gewicht u. ↑sensibel]: auf Druckschwankungen empfindlich reagierend

Baro|trau|ma [gr. *βάρος* = Schwere, Gewicht u. ↑Trauma] *s;* -s, ...men u. -ta: Gesundheitsschädigung durch rasche Druckschwankungen

Barré-Lieou-Syndrom [baˈre:liˈu... ; nach dem frz. Neurologen Jean Barré, 1880–1967]: Beschwerden wie Hinterkopfschmerz, Schwindel, Ohrgeräusche und Kreislaufregulationsstörungen bei Erkrankungen des autonomen Nervensystems und der Halswirbelsäule; zervikozephales Syndrom

Barré-Syndrom [baˈreː...; nach dem frz. Neurologen Jean Barré, 1880–1967 u. ↑Syndrom]: **1)** vgl. Guillain-Barré-Syndrom. **2)** vgl. Barré-Lieou-Syndrom

Barrett-Ösophagus [nach dem engl. Chirurgen Norman R. Barrett, 1903–1979]: Umwandlung des Plattenepithels der Speiseröhre in ein Zylinderepithel bei chronischem Reflux, Präkanzerose

Barr-Körperchen [baːr...; nach dem kanad. Anatomen M. L. Barr, 1908–1995]: bei Frauen in verschiedenen Körpergeweben (z. B. Mundschleimhaut) nachweisbares Geschlechtschromatin, besteht aus einem inaktiven X-Chromosom

Bart vgl. Barba

Bartels-Brille [nach dem dt. Ophthalmologen M. Bartels, 1875–1947]: Spezialbrille, mit der sich ein optokinetischer Nystagmus auslösen lässt

Bart|flechte vgl. Folliculitis barbae

Bar|tholin-Drüsen [nach dem dän. Anatomen Caspar Bartholin, 1655–1738] *Pl.:* zwei rundliche, beiderseits des Scheideneingangs der Frau liegende Drüsen, die bei geschlechtlicher Erregung Schleim absondern

Bar|tholinitis *w;* -, ...itiden (in fachspr. Fügungen: ...itides): Entzündung der Bartholin-Drüsen

Bartonella [nlat., nach dem amerik. Naturforscher B. S. Barton, 1768–1815] *w;* -, (Arten:) ...llae od. ...llen: Gattung gramnegativer, stäbchenförmiger Bakterien. **Bartonella bacilli|formis:** in den Erythrozyten schmarotzende Bartonellaart, Erreger des ↑Oroyafiebers. **Bartonella henselae:** Erreger der ↑Katzenkratzkrankheit

Bartonellose [zu ↑Bartonella] *w;* -, -n, in fachspr. Fügungen: **Bartonellosis,** *Pl.:* ...lloses: durch Bartonellen hervorgerufene Bluterkrankung

Bartter-Syndrom [nach dem amerik. Endokrinologen Frederic Bartter, 1914–1983]: autosomal-rezessiv vererbtes renales Kaliumverlustsyndrom mit Hypermagnesiämie, metabolischer Alkalose, erhöhtem Renin und Aldosteron

Bary|thymie [zu gr. βαρύς = schwer u. gr. θυμός = Leben; Empfindung; Gemüt] *w;* -: veralt. für: Melancholie

Barytose [zum FW *Baryt* = Schwerspat gebildet (zu gr. βαρύς = schwer)] *w;* -, -n, in fachspr. Fügungen: **Barytosis,** *Pl.:* ...oses: durch Schwerspat hervorgerufene Staublungenerkrankung

B-Arzt, B-Ärztin [beː...]: Arzt, Ärztin, der/die den Träger der gesetzlichen Unfallversicherung in medizinischen Fragen berät; Beratungsfacharzt, Beratungsfachärztin

basal, in fachspr. Fügungen: **basalis, ...le** [zu ↑Basis]: **1)** an der Grundfläche eines Organs od. Körperteils liegend; z. B. in der Fügung ↑Decidua basalis. **2)** grundlegend, Grund..., Ausgangs...

Basal|ganglion vgl. Stammganglion

Basalinsulin: die Grundversorgung des Körpers übernehmendes Insulin mit lang anhaltender und gleichmäßiger Wirkung

Basaliom [zu ↑basal] *s;* -s, -e, in fachspr. Fügungen: **Basalio|ma,** *Pl.:* -ta: von den ↑Basalzellen ausgehender bösartiger Hauttumor. **Basalio|ma planum et cica|tricans:** flach vernarbendes Basaliom. **Basalio|ma rodens:** geschwürig zerfallendes Basaliom. **Basalio|ma tere|brans:** in die Tiefe wachsendes Basaliom. **Basalio|ma vegetans:** wucherndes Basaliom

Basalkörperchen, auch: **Basalknötchen:** knötchenartige, stark lichtbrechende Verdickung an der Zelloberfläche, mit einem Besatz von Härchen, die der Eigenbewegung der Zelle dienen (Biol., Med.)

Basal|mem|bran: homogenes, durchsichtiges Häutchen an der Basis des Hautepithels, durch das das Epithelgewebe gegen das darunter liegende Bindegewebe scharf abgegrenzt wird (Biol., Med.)

Basal|schicht: zwischen ↑Epidermis u. ↑Corium liegende Grenzschicht der Haut (wichtige Stelle der Zellbildung durch Zellteilung)

Basal|temperatur: diejenige Körpertemperatur bei der Frau, die morgens unmittelbar vor dem Aufstehen rektal gemessen wird (wichtig für Bestimmung des Zeitpunktes der ↑Ovulation)

Basalzellen: Zelllage aus zylindrischen Zellen, die beim geschichteten Platten- oder Pflasterepithel der Basalmembran aufsitzt

Bas|ämie [↑Base u. ↑...ämie] *w;* -, ...ien: veralt. Bez. für einen Überschuss basisch reagierender Stoffe im Blut

Base [von gr. βάσις = Gegenstand, auf dem etwas stehen kann; Sockel, Fundament] *w;* -, -n: Lauge, anorganische chem. Verbindung, die mit Säuren unter Wasseraustritt Salze bildet

Basedowi|fizie|rung [zu ↑Basedow-Krankheit u. lat. *facere* (in Zus.: *-ficere*) = machen, tun, bewirken] *w;* -, -en: veralt. Bez. für den Übergang eines Kropfs in eine Basedow-Krankheit

Basedow-Krankheit [ˈbaːzədo...; nach dem dt. Arzt Karl von Basedow, 1799–1854]: autoimmune ↑Thyreoiditis, u. a. mit Hervortreten der Augäpfel, Kropfbildung und Steigerung der Herzfrequenz. **Basedowo|id** [↑...id] *s;* -[e]s, -e: veraltende Bez. für eine basedowähnliche Erkrankung, leichte Verlaufsform der Basedow-Krankheit

base excess [beɪs ikˈses;]: vgl. Basenüberschuss

Basen: 1) *Pl.* von ↑Base. **2)** *Pl.* von ↑Basis

Basen|paar: Grundbaustein des DNA-Moleküls, der aus zwei gegenüberliegenden Basen der DNA-Doppelhelix besteht, die durch Wasserstoffbrücken miteinander verbunden sind; Adenin und Thymin sowie Guanin und Cytosin bilden jeweils ein komplementäres Paar; Ausnahmen sind aber möglich

Basen|überschuss: übermäßige Basenkonzentration der Extrazellulärflüssigkeit von pH 7,38

basial, in fachspr. Fügungen: **basia|lis, ...le** [zu ↑Basis]: ältere Form für ↑basal

Basidie [...ɪə; Verkleinerungsbildung zu gr. *βάσις* = Gegenstand, auf dem etwas stehen kann; Sockel, Fundament] *w;* -, -n, auch: **Basidium,** *Pl.:* ...dia: Trägerzelle der Ständerpilze, die exogen meist vier Sporen abgliedert (Bot.)

Basidio|myzeten, in der fachspr. Nomenklatur: **Basidio|mycetes** [zu ↑Basidie u. gr. *μύκης*, Gen.: *μύκητος* = Pilz] *Pl.:* »Ständerpilze«, Klasse der höheren Pilze, charakterisiert durch das Vorhandensein einer ↑Basidie (medizin. Bedeutung haben Knollenblätterpilz u. Fliegenpilz)

basilar, in fachspr. Fügungen: **basilaris, ...re** [zu ↑Basis]: = basal (1); z. B. in der Fügung ↑Arteria basilaris

Basilar|mem|bran: feine, straffe bindegewebige Membran in der Innenohrschnecke

Basilika *w;* -, ...ken: Kurzbez. für ↑Vena basilica

Basion [zu ↑Basis] *s;* -s: Mittelpunkt am Vorderrand des großen Hinterhauptlochs (anthropologischer Messpunkt)

Basio|thryptor [zu ↑Basis u. gr. *θρύπτειν* = zerreiben, zerbröckeln] *m;* -s, ...toren, oder: **Basio|trib** [gr. *τρίβειν* = reiben, zerreiben] *m;* -s, -e: (historisch) geburtshilfliches Instrument zum Zertrümmern u. Zerkleinern des fetalen Schädels im Mutterleib bei absoluten Geburtshindernissen (z. B. bei abgestorbenem ↑Fetus)

Basis [von gr. *βάσις* = Gegenstand, auf dem etwas stehen kann; Sockel, Fundament] *w;* -, Basen (in fachspr. Fügungen: Bases): Grundfläche, unterster Teil eines Organs od. Körperteils; Fußpunkt (Anat.). **Basis cere|bri:** Grundfläche des Gehirns. **Basis coch|leae:** »Schneckenbasis«, Teil der Begrenzung des ↑Ductus cochlearis im Innenohr. **Basis cordis** [↑Cor]: Grundfläche des Herzens, Bezeichnung für den breiteren, nach rückwärts oben gelegenen Endbezirk des Herzens. **Basis cranii:** »Schädelbasis«, aus drei großen Gruben bestehende innere Fläche des Schädelgrundes. **Basis glandulae mammariae:** Grundfläche des Brustdrüsenkörpers. **Basis mandibulae:** unterer Teil des Unterkieferkörpers. **Basis modio|li:** Basis der knöchernen Achse der Schnecke im Innenohr. **Basis patellae:** oberer Rand der Kniescheibe. **Basis phalan|gis** [↑Phalanx]: Grundfläche der Finger- bzw. Zehenknochen. **Basis pro|statae:** Grundfläche der Vorsteherdrüse. **Basis pulmonis** [↑Pulmo]: zum Zwerchfell hin gelegene Grundfläche der Lunge. **Basis stapedis** [↑Stapes]: die Grundplatte des Steigbügels im Innenohr

basisch [zu ↑Base]: = alkalisch

Basis|fraktur: Bruch des Schädelgrundes

Basis|therapie: Behandlung von Rheumatismus mit langfristig wirksamen Medikamenten (z. B. Gold)

baso|cellularis, ...re [zu ↑Basis u. ↑Cellula]: zur unteren Zellschicht gehörend, sie betreffend; z. B. in der Fügung ↑Carcinoma basocellulare

Baso|phalan|gie [zu ↑Basis u. ↑Phalanx] *w;* -, ...ien: Missbildung der Finger oder Zehen in Form einer Verkürzung od. Verlängerung der Grundglieder

baso|phil [zu *Base* = Lauge u. gr. *φίλος* = lieb; Freund]: mit basischen Farbstoffen leicht färbbar (bes. von weißen Blutkörperchen gesagt); auch im Sinne von: zur basischen Reaktion neigend (von chem. Verbindungen). **baso|philes Adenom:** aus basophilen Zellen bestehende, kleine, drüsige Geschwulst in der ↑Hypophyse (findet sich beim ↑Cushing-Syndrom). **Baso|philie** *w;* -: Eigenschaft bestimmter Zellen (bes. der weißen Blutkörperchen), sich mit basischen Farbstoffen leicht zu färben; auch im Sinne von: Neigung (chem. Verbindungen) zur basischen Reaktion

Baso|phobie [zu gr. *βάσις* im Sinne von Tritt, Gang u. gr. *φόβος* = Furcht] *w;* -, ...ien: krankhafte Angst zu laufen; Zwangsvorstellung, nicht laufen zu können (Psychol., Med.)

Baso|zyt [Kurzw. aus ↑basophil u. ↑Leukozyt] *m;* -en, -en (meist *Pl.*): veralt. Bez für ein basophiles weißes Blutkörperchen; basophiler Granulozyt

Baso|zyto|penie [zu ↑Basozyt u. gr. *πένης* = arm] *w;* -, ...ien: extrem geringer Gehalt an basophilen Granulozyten

Baso|zytose [zu ↑Basozyt] *w;* -, -n: übermäßige Vermehrung basophiler Granulozyten im Blut

Bassen-Kornzweig-Syndrom [nach den amerik. Ärzten Frank A. Bassen, 1903–2003, u. Abraham L. Kornzweig, 1900–1982]: vollständiger Mangel an Apoprotein B, Abetalipoproteinämie mit Steatorrhö, Retinitis pigmentosa, fortschreitende Ataxie, geistige Retardierung, Neigung zu Akanthozytose

Bassini-Operation [nach dem ital. Chirurgen Edoardo Bassini, 1844–1924]: früheres operatives Verfahren bei Leistenbrüchen (nach Reponierung des Bruchinhalts wird der Bruchsack freipräpariert und eröffnet, danach abgebunden, versenkt und an die Muskulatur des ↑Musculus obliquus internus abdominis angenäht, unter gleichzeitiger Verlagerung des Samenstranges); vgl. Hernioplastik

Bas|tard [aus altfrz. *bastard* (frz. *bâtard*) = uneheliches Kind; Zwitter; Mischling] *m;* -[e]s, -e: = Hybride (Biol.). **Bas|tardie|rung** *w;* -, -en: = Hybridisation (Biol.)

bath|mo|trop [gr. *βαθμός* = Stufe, Schwelle und ↑...trop]: die Reaktion eines reizbaren Gewebes (auf physiologische od. andere Reize) beeinflussend; insbesondere: die Reizschwelle des Herzens verändernd (von physiologischen Vorgängen od. [toxischen] Stoffen gesagt)

Ba|tho|phobie [zu gr. *βάθος* = Tiefe u. gr. *φόβος* = Furcht] *w;* -, ...ien: krankhaftes Schwindelgefühl beim Hinunterschauen von hoch gelegenen Stellen bzw. beim Hinaufschauen an hohen Gebäuden

Ba|thro|ze|phalie [zu gr. *βάθρον* = Grundlage; Schwelle, Stufe u. gr. *κεφαλή* = Kopf] *w;* -, ...ien: Fehlbildung des Kopfes mit abgestufter Vorwölbung des Hinterhauptes. **Ba|thro|ze|phalus** *m;* -, ...li od. ...ze|phalen: »Stufenschädel«

Bathykardie [zu gr. βαθύς = tief u. gr. καρδία = Herz] w; -, ...ien: veralt. Bez für: ↑Kardioptose

Bathypnoe [zu gr. βαθύς = tief u. gr. πνοή = Wehen; Schnauben; Atemholen; Atem] w; -: veralt. Bez. für: tiefe Atmung

Battarismus [zu gr. βατταρίζειν = poltern, sich überstürzen (von der Sprache)] m; -, ...men: polternde, sprudelnde, hastende Sprechweise (eine psychogene Sprachstörung, bes. bei Jugendlichen)

Battered-child-syndrome [ˈbætəd tʃaɪld ...]: Symptomatik bei Kindesmisshandlung

Bauch vgl. Abdomen

Bauchaorta vgl. Aorta abdominalis

Bauchblase: Bez. für den Bauchraum mit Inhalt

Bauchbruch vgl. Hernia abdominalis

Bauchdeckenreflex vgl. Abdominalreflex

Bauchfell vgl. Peritonäum

Bauchfellentzündung vgl. Peritonitis

Bauchhoden vgl. Kryptorchismus

Bauchhöhle vgl. Cavum abdominis

Bauchhöhlenschwangerschaft vgl. Graviditas abdominalis

Bauchspalte vgl. Gastroschisis

Bauchspeicheldrüse vgl. Pankreas

Bauchspiegelung vgl. Laparoskopie

Bauchwandbruch vgl. Laparozele

Bauchwassersucht vgl. Aszites

Baudelocque-Diameter [bodəˈlɒk...; nach dem frz. Geburtshelfer J. L. Baudelocque, 1746–1810]: = Conjugata externa

Bauhin-Klappe [in frz. Ausspr.: boɛ̃:...; nach dem schweiz. Anatomen u. Botaniker Gaspard Bauhin, 1560–1624]: = Valva ileocaecalis

Bayliss-Effekt [beɪ...; nach dem engl. Physiologen Sir W. M. Bayliss, 1860–1924]: reaktive Kontraktion einer Gefäßwand bei Erhöhung des intravasalen Drucks

Bazillämie [↑Bazillus u. ↑...ämie] w; -, ...ien: = Bakteriämie

bazillär [zu ↑Bazillus]: = bakteriell

Bazillenruhr: unkorrekte Bez. für ↑Bakterienruhr

bazilliform, in fachspr. Fügungen: **bacilliformis, ...me** [zu ↑Bazillus u. lat. *forma* = Gestalt]: stäbchenförmig (von Mikroorganismen); z. B. ↑Bartonella bacilliformis

Bazillophobie [↑Bazillus u. ↑Phobie] w; -, ...ien: = Bakteriophobie

Bazillurie [↑Bazillus u. ↑...urie] w; -, ...ien: = Bakteriurie

Bazillus [aus lat. *bacillus*, Gen.: *bacilli* = Stäbchen] m; -, ...llen, in fachspr. Fügungen: **Bacillus** m; -, ...lli: grampositives, ↑aerobes Stäbchenbakterium, das Sporen bildet (häufig ein Krankheitserreger); früher auch allgemein für : Bakterie

Bazin-Krankheit [baˈzɛ̃:...; nach dem frz. Dermatologen A. P. E. Bazin, 1807–1878]: = Erythema induratum

BCG [Abk. für frz. bacille bilié Calmette-Guérin (baˈsɪl bɪlɪe: kalˈmɛtgerɛ̃:)]: nach den frz. Tuberkuloseforschern Albert Calmette (1863–1933) u. Camille Guérin (1872–1961) benannte Art von Tuberkelbakterienstämmen (Rindertuberkelbakterien), die auf gallehaltigem Kartoffelnährboden gezüchtet werden und aufgrund ihrer apathogenen Eigenschaft früher zur vorbeugenden Tuberkuloseimpfung beim Menschen (bes. bei Säuglingen und Kleinkindern) verwendet wurden

Be: chem. Zeichen für ↑Beryllium

BE: 1) Abk. für ↑Broteinheit. **2)** Abk. für ↑Bodansky-Einheit. **3)** Abk. für ↑Beckenendlage

Beatmung: Luftzufuhr zu den Lungen, um drohendem Sauerstoffmangel abzuhelfen; zu unterscheiden sind Beatmung zur Reanimation, bei Narkosen und maschinelle Dauerbeatmung bei respiratorischer Insuffizienz. **Beatmungsgerät:** medizintechnisches Gerät, das der künstlichen ↑Beatmung dient

Beau-Reil-Querfurchen [bɔ raɪl...; nach dem frz. Arzt J. H. S. Beau, 1806–1865, u. dem dt. Anatomen J. Ch. Reil, 1759–1813]: Querfurchen der Nagelplatte (beim Säugling physiologisch, sonst Zeichen einer Verhornungsstörung)

bebrüten: einen beimpften Nährboden der günstigsten Wachstumstemperatur für die zu bestimmenden Bakterien aussetzen

Becherzellen: becherförmig eingesenkte, Schleim produzierende einzellige Drüsen im Dünndarm, Dickdarm u. in den Luftwegen

Bechterew-Krankheit [nach dem russ. Neurologen W. M. Bechterew, 1857–1927]: = Spondylarthritis ankylopoetica. **Bechterew-Zeichen:** reflektorische Beugung der Zehen beim Beklopfen der Grundknochen des Fußes (symptomatisch bei Erkrankungen des Zentralnervensystems)

Becken vgl. Pelvis

Beckenachse vgl. Axis pelvis

Beckenbauchfellentzündung vgl. Pelviperitonitis

Beckenbindegewebe vgl. Parametrium

Beckenboden: unterer muskulöser Abschluss des Beckenraums

Beckenendlage: Längslage des Kindes bei der Geburt, wobei das Becken des Kindes (statt des Kopfes) vorausgeht (ca. 3 % aller Geburten); man unterscheidet ↑Steißlage, ↑Knielage und ↑Fußlage; Abk.: BE

Beckenhochlagerung: Hochlagerung des Beckens der Frau während der Geburt als Hilfsmaßnahme, um den Druck des knöchernen Beckens auf den vorangehenden Kindsteil zu mindern

Beckenniere: angeborene Verlagerung einer Niere ins kleine Becken

Beckenspaltung vgl. Pubeotomie

Beckenzirkel: Instrument zur Bestimmung der äußeren Beckenmaße

Beck-Trias [nach dem amerik. Chirurgen Claude S. Beck, 1894–1971]: die drei Leitsymptome bei Perikardtamponade und Pericarditis constrictiva: leise Herztöne, arterielle Hypotonie, erhöhter zentralvenöser Blutdruck (Halsvenenstauung)

Becquerel [bɛkəˈrɛl; nach dem frz. Physiker A. H.

Becquerel, 1852–1908] *s;* -, -: neuere Maßeinheit (anstelle von ↑Curie) für die Aktivität eines radioaktiven Strahlers; Zeichen: Bq (1 Ci = 3,7×10^{10} Bq)

Bedarfsschrittmacher: Herzschrittmacher, der nur in Aktion tritt, wenn die Eigenfrequenz des Herzens unter einen bestimmten Wert absinkt

Bednar-Aph|then [nach dem österr. Arzt Alois Bednar, 1816–1888] *Pl.:* bei Säuglingen während der ersten Lebensmonate auftretende Ulzerationen der Mundschleimhaut

Bedside-Test [ˈbɛdzaːɪd... engl. = am (Kranken-)Bett]: allgemein für Laboruntersuchungen, die direkt am Krankenbett durchgeführt werden, wichtig z. B. bei der Überprüfung der Übereinstimmung des AB0-Systems von Blutkonserve und Empfänger/-in unmittelbar vor einer Transfusion

Bed|sonie [...iə; nach dem brit. Mikrobiologen S. P. Bedson, 1886–1969] *w;* -, -n (meist *Pl.*): veralt. Bez. für: Chlamydie

Befeuchterlunge: allergische Alveolitis (2), hervorgerufen durch Klimaanlagen und Luftbefeuchter, die mit Schimmelpilzen, Bakterien oder Einzellern verunreinigt sind

Befruchtung vgl. Fekundation u. Konzeption

Befruchtungs|optimum: die für eine Befruchtung günstigste Zeitspanne im weiblichen Zyklus (etwa vom 11. bis 15. Tag). **Befruchtungs|pessimum:** die für eine Befruchtung ungünstigste Zeitspanne im weiblichen Zyklus (etwa vom 1. bis 9. u. vom 18. bis 28. Tag)

Begattung vgl. Koitus

Begleitschielen vgl. Strabismus concomitans

Behavio|rismus [bɪheɪvɪəˈrɪs...; zu engl. *behavio[u]r* = Benehmen, Verhalten] *m;* -: Richtung der Psychologie; zunächst eine reine Reiz-Reaktion-Psych., später auf der Lernpsychologie basierend wird versucht, Gesetzmäßigkeiten aus dem beobachtbaren u. messbaren Verhalten abzuleiten

Behçet-Syn|drom [ˈbɛtʃɛt...; nach dem türkischen Dermatologen Hulushi Behçet, 1889–1948]: systemische Vaskulitis unklarer Ätiologie mit multiplem Krankheitsbild wie Gelenkschmerzen, Schleimhautveränderungen im Mund, an den Genitalien u. rezidivierende ↑Iridozyklitis, manchmal auch ↑Thrombophlebitis (Vorkommen vor allem im Mittelmeerraum)

Behinderung: »körperliche, seelische, geistige oder Sinnesbeeinträchtigungen«, die die betroffene Person »in Wechselwirkung mit einstellungs- und umweltbedingten Barrieren an der gleichberechtigten Teilhabe an der Gesellschaft mit hoher Wahrscheinlichkeit länger als sechs Monate hindern« können (gemäß Sozialgesetzbuch IX § 2 Abs. 1)

Beihoden vgl. Paradidymis

Beingeschwür vgl. Ulcus cruris

Beinhaut vgl. Periost

Beischilddrüse vgl. Glandula parathyreoidea

Beischlaf vgl. Koitus

Belastungs-EKG, Belastungs-Ekg: ↑Elektrokardiogramm, das bei standardisierter Belastung auf dem Laufband oder Fahrradergometer durchgeführt wird

Belastungs|inkontinenz: Form der ↑Inkontinenz

Belegknochen, auch: **Deckknochen** *Pl.:* Bezeichnung für diejenigen Schädelknochen, die sich ohne knorpeligen Vorläufer aus dem Bindegewebe entwickeln, das die knorpelige Anlage des Schädels beim Embryo umgibt

Belegzellen: Bez. für die Salzsäure bildenden Zellen der Magenschleimhaut

Bella|donna *w;* -: übliche Kurzbez. für ↑Atropa belladonna. **Bella|donnin** *s;* -s: Alkaloid aus ↑Atropa belladonna

Bellocq-Röhre [bɛˈlɒk...; nach dem frz. Chirurgen J. J. Bellocq, 1732–1807]: ärztliches Instrument zur Tamponade des Nasen-Rachen-Raums

Bellocq-Tamponade: hintere Nasentamponade

Bell-Parese [nach dem schott. Physiologen Charles Bell, 1774–1842]: idiopathische Fazialisparese. **Bell-Phänomen:** Drehung des Augapfels beim Lidschluss nach oben zur Schläfe hin, die sichtbar wird, wenn das Auge bei Fazialislähmung nicht geschlossen werden kann

Bence-Jones-Proteine [ˈbɛns ˈdʒəʊns...; nach dem engl. Arzt Henry Bence Jones, 1813–1873]: im Urin nachweisbare Proteine, die für die Diagnose z. B. von Myelomen wichtig sind

Benedict-Probe [nach dem amerik. Biochemiker St. R. Benedict, 1884–1936]: nicht mehr angewandte Methode zur quantitativen Schätzung des Zuckergehalts im Urin (bei Diabetes)

beni|gne, in fachspr. Fügungen: **beni|gnus, ...gna, ...gnum** [aus lat. *benignus* = von guter Art, gütig]: gutartig, keine Metastasen bildend (von Tumoren gesagt; im Gegensatz zu ↑maligne). **beni|gne Prostata|hyper|plasie,** Abk.: **BHP:** vgl. Prostataadenom

Beni|gnität *w;* -: Gutartigkeit (von Tumoren)

Béni|qué-Sonde [benɪˈkeː...; nach dem frz. Chirurgen P. J. Béniqué, 1806–1851]: Metallsonde zur Behebung von Harnröhrenverengungen

Bennett-Fraktur [ˈbɛnɪt...; nach dem irischen Chirurgen E. H. Bennett, 1837–1907]: Verrenkungsbruch des ersten Mittelhandknochens

Bennhold-Probe [nach dem dt. Internisten Hans-Hermann Bennhold, 1893–1976]: Test zur Feststellung einer ↑Amyloidose (in den Blutkreislauf injiziertes Kongorot wird durch die Amyloidmassen der parenchymatösen Organe schnell absorbiert; Med. veraltend)

Bentonit [nach Fort Benton in Montana (USA), wo Bentonit erstmals gefunden wurde] *m;* -s, -e: geruchloses, erdig schmeckendes Tonmineral (Verwendung u. a. in der Galenik)

Bentonit|test: nicht mehr üblicher Nachweis des Rheumafaktors, der sich an den mit aggregiertem Gammaglobulin beladenen Bentonit anlagert und diesen zur Ausflockung bringt

Benzo|di|azepin [Kunstw.] *s;* -s, -e (meist *Pl.*): Gruppe von Arzneimitteln gegen Angst- und Spannungszustände, Schlafstörungen und psychosomatische Störungen sowie Depressionen

Benzol [Kurzw. aus *Benzo-* (dem Wortstamm von *Benzin*) u. ↑Alkohol] *s;* -s, -e: durch Steinkohlenteerdestillation gewonnener einfachster aromatischer Kohlenwasserstoff (giftig), wichtiges Ausgangsprodukt u. a. von Arzneimitteln (Chem.)

Benzo|thia|dia|zin [Kunstw.] *s;* -s, -e (meist *Pl.*): Diuretikum

Beratungs|facharzt, Beratungs|fachärztin vgl. B-Arzt, B-Ärztin

Bergmann-Handgriff [nach dem dt. Chirurgen Ernst von Bergmann, 1836–1907]: früher für das Vorziehen des während einer Narkose zurückgesunkenen Kehlkopfdeckels mithilfe des Zeigefingers

Beriberi [singhal.] *w;* -: Vitamin-B_1-Mangel-Krankheit bes. in ostasiatischen Ländern (führt zu Nervenentzündungen und -lähmungen, Wassersucht u. allg. Verfall)

Berkefeld-Filter [nach dem dt. Fabrikanten Wilhelm Berkefeld, 1836–1897]: für Bakterien undurchlässiger Filter (Hohlzylinder aus gebrannter Kieselgur)

Berkelium [nach der kalifornischen Stadt Berkeley] *s;* -s: nur künstlich herstellbares radioaktives metallisches Element; Zeichen: Bk

Berlin-Ödem, Berlin-Trübung [nach dem dt. Ophthalmologen Rudolf Berlin, 1833–1897]: Ödem der Netzhaut nach Einwirkung stumpfer Gewalt auf den Augapfel

Berloque-Dermatitis [bɛrˈlɒk...; frz. *berloque, breloque* = Uhrgehänge, Uhrkettenanhänger]: Lichtdermatitits mit streifenförmiger Braunfärbung der Haut unter Einwirkung von Sonnenstrahlen auf schwitzender und mit ätherischen Ölen alkoholhaltiger Kosmetika in Kontakt kommender Haut

Bernard-Zuckerstich [bɛrˈnaːr...; nach dem frz. Physiologen Claude Bernard, 1813–1878]: historischer Versuch an Kaninchen mit einem Einstich in die ↑Medulla oblongata zwischen Akustikus- u. Vaguskern (führt zur Ausscheidung von Zucker im Urin)

Bern|hardt-Lähmung [nach dem dt. Neurologen Martin Bernhardt, 1844–1915]: = Meralgia paraesthetica

Berstungsbruch: Schädelbruch mit allgemeiner Verformung des Schädels bei breitflächiger Gewalteinwirkung

Bertin-Band [bɛrˈtɛ̃ː...; nach dem frz. Anatomen E. J. Bertin, 1712–1781]: = Ligamentum iliofemorale. **Bertin-Knochen** = Concha sphenoidalis. **Bertin-Säulen** = Columnae renales

Berufskrankheit: Erkrankung, deren Entstehung durch schädigende Einflüsse bei der Berufsarbeit aufgrund gesetzlicher Bestimmungen anerkannt wird

Berufsunfähigkeit: die durch Krankheit oder andere Gebrechen hervorgerufene Unmöglichkeit, den bisherigen Beruf auszuüben; Abk.: BU

Beryllio|se [zu ↑Beryllium] *w;* -, -n: durch Beryllium hervorgerufene Staublungenerkrankung

Beryllium [von gr. *βήρυλλος* = Beryll (Edelsteinname)] *s;* -s: metallisches chem. Element; Zeichen: Be

Beschaffungs|pro|stitution: Finanzierung des Drogenkonsums über die ↑Prostitution

Beschäftigungs|therapie: veralt. Bez. für die Anleitung einer kranken Person zu körperlicher Betätigung, die dem Genesungsvorgang förderlich ist

Beschneidung vgl. Zirkumzision

Besen|reiser vgl. Besenreiservarizen

Besenreiser|varizen: besonders bei weiblichen Personen oft fächerförmig auftretende kleine bis kleinste Varizen an der Haut der Oberschenkel

Bes|nier-Boeck-Schaumann-Krankheit [bɛnˈjeː ˈbʊk ˈʃaʊ...; nach dem frz. Dermatologen Ernest Besnier, 1831–1909, dem norw. Dermatologen Caesar Boeck, 1845–1917, u. dem schwed. Dermatologen Jörgen Schaumann, 1879–1953]: = Sarkoidose

Bes|redka-Probe [nach dem russ. Pathologen A. Besredka, 1870–1940]: Nachweis von Tbc durch ↑Komplementbindungsreaktion

Best-Krankheit: vitelliforme Makuladystrophie, eidotterähnliche Läsion im Makulabereich

Bestrahlung: kontrollierte Anwendung elektromagnetischer Strahlen zur ↑Strahlentherapie; auch Anwendung von Rotlicht oder Lichttherapie

BET: Abk. für ↑*b*rusterhaltende *T*herapie

> **beta..., Beta...**
>
> ‹gr. *β* (*βῆτα*) = zweiter Buchstabe des gr. Alphabets›:
> Bestimmungswort von Zus. zur Kennzeichnung des zweiten von mehreren vergleichbaren Dingen, Personen oder Vorgängen, und zwar sowohl rein numerisch gesehen als auch im Sinne einer Stufung:
> - Betarezeptor
> - Betaalkoholiker

beta|ad|ren|ergisch, auch: **beta|ad|ren|erg** [Kurzbildung zu ↑Beta u. ↑adrenergisch]: über ↑Betarezeptoren bewirkt; z. B. Reize, die durch Bindung von Adrenalin an Betarezeptoren ausgelöst werden

Beta|alkoholiker, Beta|alkoholikerin [↑beta... u. ↑Alkoholiker]: gelegentlich Alkohol trinkende Person ohne psychische und physische Abhängigkeit

Beta|blocker, β-Blocker: übl. Kurzbez. für ↑Betarezeptorenblocker

Beta|globulin [↑beta... u. ↑Globulin] *s;* -s, -e: heterogene Proteinfraktion des Serums

Beta-hCG: Beta-Untereinheit des ↑hCG

Beta|lac|tam|anti|bio|tikum, β-Lac|tam-Anti|biotikum, in eindeutschender Schreibung auch:

Beta|lak|tam|anti|bio|tikum, β-Lak|tam-Anti|bio|tikum [zu ↑beta..., lat. *lac*, Gen.: *lactis* = Milch, ↑Amid u. ↑Antibiotikum] *s;* -s, ...ka (meist *Pl.*): zusammenfassende Bez. für Antibiotika, die einen Betalactamring aufweisen, wie Penicilline, ↑Cephalosporine, Monobactame und Carbapeneme, auch Betalaktamaseinhibitoren werden dazugezählt. **Beta|lac|tamase, β-Lac|tamase,** in eindeutschender Schreibung auch: **Beta|lak|tamase, β-Lak|tamase** [↑...ase] *w;* -, -n (meist *Pl.*): Enzyme resistenter Bakterien, die in der Lage sind, alle Chemotherapeutika mit einem Betalactamring zu zerstören. **Betalactamase|hemmer:** Medikament, das ↑Betalactamasen resistenter Bakterien hemmt

Beta|lipo|prote|ine *Pl.:* ältere Bez. für ↑Low-Density Lipoproteins

Beta|mimetikum [zu ↑Betarezeptor u. gr. μιμεῖσθαι = nachahmen] *s;* -s, ...ka: Substanz, die im Körper die gleichen Erscheinungen hervorruft, wie sie durch die Betarezeptoren ausgelöst werden

Beta|rezeptor, β-Rezeptor: Rezeptor des sympathischen Nervensystems, der die hemmenden Wirkungen der adrenergen Substanzen vermittelt (Erweiterung der Blutgefäße, Erschlaffung der Bronchial- und Gebärmuttermuskulatur, Erhöhung von Schlagvolumen und Frequenz des Herzens)

Beta|re|zeptoren|blocker, β-Re|zeptoren-Blocker, Kurzbez.: **Beta|blocker, β-Blocker:** zu den ↑Sympatholytika zählende chemische Substanz, mit der die Wirkung auf die Betarezeptoren blockiert wird

Beta|strahlen, β-Strahlen [↑beta...]: aus Elektronen von teilweise sehr hoher Geschwindigkeit bestehende radioaktive Strahlen (Phys.)

Beta|sym|pa|thiko|lyse [Kurzbildung zu ↑Betarezeptor, ↑Sympathikus u. gr. λύειν = lösen, auflösen] *w;* -, -n: Hemmung der Betarezeptoren sympathischer Nerven durch Arzneimittel. **Beta|sym|pa|thiko|lytikum** *s;* -s, ...ka: Arzneimittel, das die Betarezeptoren sympathischer Nerven hemmt

Beta|sym|pa|thiko|mimetikum [↑beta... u. ↑Sympathikomimetikum] *s;* -s, ...ka: Arzneimittel, das die Kontraktionskraft des Herzmuskels steigert

Beta|tron [Kurzw. aus ↑*Beta*strahlen u. ↑Elek*tron*] *s;* -s, ...trone (auch: -s): **1)** Elektronenschleuder, Apparatur zur Beschleunigung von Elektronen auf Kreisbahnen mittels schnell ansteigender magnetischer Felder (Phys.). **2)** früheres medizin. Gerät zur Behandlung von haut- u. oberflächennahen Geschwülsten mit künstlichen radioaktiven Elementen, die nur Betastrahlen aussenden

Betäubungsmittel: ursprünglich Arzneimittel zur Schmerzbekämpfung, heute alle Stoffe, die in der Anlage des deutschen Betäubungsmittelgesetzes aufgeführt sind (u. a. ↑Drogen), aber auch verschreibungspflichtige Medikamente (z. B. Morphin, Methadon, Ritalin)

Beta|wellen, β-Wellen *Pl.:* im Elektroenzephalogramm auftretende wellenförmige Kurven mit einer Frequenz von 14–30 Hz

Beta|zellen: Insulin produzierende Zellen des ↑Pankreas

beta|zyto|trop [↑beta..., ↑zyto... u. ↑...trop]: die B-Zellen in den Langerhans-Inseln der Bauchspeicheldrüse beeinflussend (von Medikamenten)

Bettnässen vgl. Enurese

Bettwanze vgl. Cimex lectularius

Betulin|säure [zu lat. *betula* = Birke]: in der Rinde der Birke vorkommende Substanz, die im Laborversuch u. a. das Wachstum (bösartiger) Melanomzellen hemmt

Beuge|kon|traktur: Teil- bis Vollversteifung eines Glieds in Beugestellung

Beugesehnen|re|flex: reflektorische Dehnung der Fingerbeugemuskeln beim Beklopfen der Sehnen am Handgelenk

Beugung vgl. Flexion

Beulenkrankheit vgl. Leishmaniosis furunculosa

Beulenpest vgl. Drüsenpest

Bewegungs|apparat: zusammenfassende Bez. für Knochen, Bänder, Gelenke und Skelettmuskeln

Bewegungsbestrahlung: Form der Röntgenbestrahlung, bei der sich während der Bestrahlung entweder der Patient bzw. die Patientin unter der Röntgenröhre bewegt oder umgekehrt die Röntgenröhre über dem Patienten bzw. der Patientin bewegt wird (das Verfahren dient vor allem der Verhütung von Bestrahlungsschäden, z. B. der Haut)

Bewusstlosigkeit: auf einer Störung im Bereich des Hirnstammes beruhende Ausschaltung des Bewusstseins, nach dem Grad der Tiefe unterschieden in ↑Sopor, ↑Somnolenz und ↑Koma

Bewusstseinseinengung: qualitative Störung des Bewusstseins mit Einengung des Erlebens und Verhaltens auf einzelne Themen und verminderter Reaktion auf Außenreize

Bewusstseinstrübung: qualitative Störung des Bewusstseins, z. B. bei Delir

Bezoar [letztlich von pers. *padsahr* = was gegen Gift schützt (in der oriental. u. mittelalterlichen Medizin wurde Konkretionen des tierischen Körpers eine magische u. entgiftende Wirkung zugeschrieben)] *m;* -s, -e u. verdeutlichend: **Bezoar|stein:** Magenstein, krankhafte ↑Konkretion im Magen aus verschluckten und verfilzten Haaren od. Pflanzenfasern; vgl. Phytobezoar, Trichobezoar

Bezold-Jarisch-Re|flex [nach dem dt. Physiologen Albert von Bezold, 1836–1868, u. dem österr. Pharmakologen Adolf Jarisch, 1891–1965]: von den Herzkammern ausgehender (durch Hypoxie, Nikotin od. Serotonin aktivierter) blutdrucksenkender und frequenzmindernder Reflex als Zeichen eines erhöhten ↑Vagotonus (z. B. beim Herzinfarkt)

BGA: Abk. für *B*lut*g*as*a*nalyse

B-Galle [be:...]: »Blasengalle«, in der Gallenblase durch Wasserentzug eingedickte Galle

B-Gast|ritis: Kurzbez. für die bakterielle ↑Gastritis

BHS: Abk. für *b*roken *h*eart *s*yndrome; ↑Broken-Heart-Syndrom

Bi: chem. Zeichen für ↑Wismut

bi..., Bi...
vor Vokalen oft **bin..., Bin...** ⟨zu lat. bis (in Zusammensetzungen bi...) »zweimal«⟩ Präfix mit der Bedeutung »zwei, doppel[t]«: - biatriatus - Bigamie - bikonvex - Bilobektomie - binaural - bicornis - Bifurkation

BIA: Abk. für *Bio*impedanz*a*nalyse

Bias [ˈbaɪəs; engl. *bias* = Vorurteil, zu frz. *biais* = schief, schräg] *m od. s;* -, -: durch falsche Untersuchungsmethoden (z. B. Suggestivfragen, Messfehler, nicht repräsentative Probanden) verursachte Verzerrung des Ergebnisses einer Studie

bi|atria|tus, ...ta, ...tum [zu ↑bi... u. ↑Atrium]: zwei Vorhöfe aufweisend; z. B. in der Fügung ↑Cor triloculare biatriatum

biaural vgl. binaural

Bicarbonat vgl. Bikarbonat

bi|ceps [aus lat. *biceps* = zweiköpfig, zweigipfelig]: zweiköpfig (von Muskeln gesagt); vgl. Bizeps

Bichat-Fettpfropf [biˈʃa...; nach dem frz. Anatomen M. F. X. Bichat, 1771–1802]: Wangenfettpfropf, Fettgewebe zwischen dem ↑Musculus masseter und ↑Musculus buccinator beim Säugling; ↑Corpus adiposum buccae

bi|cipitalis, ...le [zu ↑Bizeps]: zum ↑Musculus biceps gehörend; z. B. in der Fügung ↑Sulcus bicipitalis

bi|cornis, ...ne [aus lat. *bicornis* = zweihörnig]: zwei Hörner, zwei Höcker aufweisend (von Organen gesagt); z. B. in der Fügung ↑Uterus bicornis (Anat.)

bicuspidalis vgl. bikuspidal

bi|cus|pidatus, ...ta, ...tum [zu ↑bi... u. lat. *cuspis,* Gen.: *cuspidis* = Spitze, Stachel]: zwei Spitzen, zwei Höcker aufweisend (speziell von Zähnen gesagt). **Bi|cus|pidatus** *m;* -, ...ti od. ...ten: Kurzbez. für ↑Dens bicuspidatus

Bi|dermom [zu ↑bi... u. ↑Derma] *s;* -s, -e: veralt. Bez. für ein Teratom mit Anteilen von zwei embryonalen Keimblättern

bi|de|stillatus, ...ta, ...tum [zu ↑bi... u. ↑destillieren]: zweifach destilliert (in der Fügung ↑Aqua bidestillata)

Biegungs|diffizillimum [lat. *difficilis* = schwer zu tun, schwierig] *s;* -s: Richtung der schwerstmöglichen Abbiegbarkeit und Verformbarkeit der Wirbelsäule, insbesondere der Fruchtwalze während der Geburt

Biegungs|fazillimum [lat. *facilis* = leicht zu tun] *s;* -s: Richtung der leichtesten Verbiegbarkeit und Verformbarkeit der Wirbelsäule, insbesondere der Fruchtwalze während der Geburt

Biegungs|fraktur: Knochenbruch infolge übermäßiger Biegungsbelastung

Bierherz: vergrößertes und erweitertes Herz infolge übermäßiger Flüssigkeitszufuhr über einen längeren Zeitraum hin (bes. bei gewohnheitsmäßigen Biertrinkern); dilatative Kardiomyopathie durch Volumenüberlastung und Alkohol

Biermer-Krankheit [nach dem dt. Internisten Anton Biermer, 1827–1892]: = Anaemia perniciosa

Bier-Stauung [nach dem dt. Chirurgen A. K. G. Bier, 1861–1949]: nicht mehr angewandte heilungsfördernde ↑Hyperämie im Gewebe der Gliedmaßen durch mäßige Stauung der Venen in den Extremitäten mittels Bindenverbandes

bi|fas|zikulär [zu ↑bi... u. ↑Faszikel]: zwei Faszikel betreffend, von zwei Faszikeln ausgehend

bi|fidus, ...da, ...dum [aus gleichbed. lat. *bifidus*]: in zwei Teile gespalten, zweigeteilt (von Mikroorganismen; Biol.). **Bi|fidus|bakterien** *Pl.:* im Darm des Erwachsenen u. des mit Muttermilch ernährten Säuglings vorkommendes grampositives, unbewegliches Stäbchenbakterium

Bi|fidus|flora [↑...bifidus u. ↑Flora] *w;* -, ...floren: Gesamtheit aller Bifidobakterien, die einen großen Teil der menschlichen Darmflora bilden, im Speziellen Bezeichnung der Darmflora des mit Muttermilch ernährten Säuglings

bifunktionelle Antikörper *Pl.:* Antikörper, die mit ihren beiden Bindungsstellen zwei verschiedene Antigene erkennen

Bifurcatio vgl. Bifurkation. **bi|furcatus, ...ta, ...tum** [zu ↑bi... u. lat. *furca* = Gabel]: zweizackig, in zwei Teile geteilt wie eine zweizinkige Gabel (von Organen und Körperteilen gesagt); z. B. in der Fügung ↑Ligamentum bifurcatum (Anat.). **Bi|furkation** *w;* -, -en, in fachspr. Fügungen: **Bi|furcatio,** *Pl.:* ...iones: Gabelung in zwei Äste (Anat.). **Bi|furcatio aortica:** Gabelung der Aorta. **Bi|furcatio tracheae:** Gabelung der Luftröhre in zwei Äste. **Bifurcatio trunci pulmonalis:** Gabelung der Lungenschlagader in den linken und rechten Ast

Bifurkationssyndrom vgl. Leriche-Syndrom

Bi|geminie [zu lat. *bigeminus* = zweimal, doppelt] *w;* -, ...ien: Doppelschlägigkeit des Pulses, eine Herzrhythmusstörung, bei der auf jede ↑Systole eine ↑Extrasystole folgt. **bi|geminus, ...na, ...num:** zweimal, doppelt; z. B. in der Fügung ↑Pulsus bigeminus. **Bi|geminus** *m;* -, ...ni: übl. Kurzbez. für ↑Pulsus bigeminus

Bi|gua|nid [zu ↑bi... u. Guano (organischer Seevogeldünger)] *s;* -[e]s, -e: Harnstoffderivat, das den erhöhten Blutzucker senkt

Bi|karbonat, chem. fachspr.: **Bi|carbonat** [zu ↑bi... u. lat. *carbo,* Gen.: *carbonis* = Kohle] *s;* -[e]s, -e: in Körperflüssigkeiten enthaltenes saures Salz der Kohlensäure

bi|kus|pidal, in fachspr. Fügungen: **bi|cus|pidalis, ...le** [zu ↑bi... u. lat. *cuspis,* Gen.: *cuspidis* = Spitze, Stachel]: zweispitzig, zweizipfelig (von Organen od. anderen Körperteilen); z. B. in der Fügung ↑Valvula bicuspidalis (Anat.). **Bi|kus|pidal|klappe** vgl. Valva atrioventricularis sinistra. **Bikuspidatus** vgl. bicuspidatus

bi|lanzierte syn|thetische Diät: »Astronautendiät«, Kostform aus Aminosäuren, definierten Kohlenhydraten, essenziellen Fettsäuren, Vitaminen und Mineralien in elementarer Form (sodass die enzymatische Verdauung entfällt); Abk.: BSD

Bilanz|störung: Störung im Stoffwechsel des Organismus infolge eines Missverhältnisses zwischen Zu- und Abfuhr bestimmter Stoffe (z. B. von Wasser, Proteinen, Fetten und Kohlenhydraten)

bi|lateral, in fachspr. Fügungen: **bi|lateralis, ...le** [zu ↑bi... u. lat. *latus,* Gen.: *lateris* = Seite]: zwei Seiten habend; zweiseitig; beidseitig

Bil|hämie [zu lat. *bilis* = Galle u. ↑hämo] *w; -, ...ien:* Auftreten von Galle in der Blutbahn

Bil|harzie [...iə; nlat., nach dem dt. Arzt Theodor Bilharz, 1825–1862] *w; -,* (Arten:) -n, in der zool. Nomenklatur: **Bil|harzia,** *Pl.:* ...ziae: frühere Bezeichnung der Gattung ↑Schistosoma. **Bil|harziose** *w; -, -n,* in fachspr. Fügungen: **Bil|harzio|sis,** *Pl.:* ...io|ses: durch Bilharzien hervorgerufene Wurmkrankheit (vorwiegend befallen sind: Leber, Darm, Blase u. Geschlechtsorgane); ↑Schistosomiasis

biliär, in fachspr. Fügungen: **bilialris, ...re** [zu lat. *bilis* = Galle]: die Galle betreffend, durch Galle bedingt, Gallen...

bili|fer, in fachspr. Fügungen: **bi|lifer, bilifera, biliferum** [zu lat. *bilis* = Galle u. lat. *ferre* = tragen, bringen, leiten]: Galle (Gallenflüssigkeit) leitend (von Körpergängen bzw. -kanälen); z. B. in der Fügung ↑Ductuli biliferi

Bili|fus|zin [zu ↑Bilis u. lat. *fuscus* = dunkel, dunkelbraun] *s; -s, -e:* braunes Endprodukt des Hämstoffwechsels, das dem Kot seine typische Farbe verleiht

bilio|di|gestiv [zu lat. *bilis* = Galle u. lat. *digerere, digestum* = verteilen; verdauen]: die Gallenblase und den Verdauungskanal betreffend

biliös, in fachspr. Fügungen: **bilio|sus, ...osa, ...osum** [zu lat. *bilis* = Galle]: gallig, gallehaltig, reich an Gallenflüssigkeit; z. B. in der Fügung ↑Febris biliosa

Bili|rubin [zu lat. *bilis* = Galle u. lat. *ruber* = rot] *s; -s:* rötlich brauner Gallenfarbstoff (physiologisches Endprodukt des ↑Hämoglobins). **Bili|rubinurie** [↑...urie] *w; -, ...ien:* Ausscheidung von Bilirubin im Urin

Bilis [aus gleichbed. lat. *bilis*] *w; -:* Synonym für ↑Fel

Bili|verdin [zu lat. *bilis* = Galle u. lat. *viridis* (roman. **verdis*) = grün] *s; -s:* grüner Gallenfarbstoff (Abbauprodukt des Blutfarbstoffs in der Leber)

Bill|roth-Batist [nach dem dt.-österr. Chirurgen Theodor Billroth, 1829–1894]: ein gelber, wasserundurchlässiger Verbandsstoff. **Bill|roth-Operation:** Operationsmethode bei ↑Resektion des Magens; man unterscheidet zwischen der Methode Billroth I und Billroth II. **Bill|roth I:** operative Entfernung des erkrankten Pylorusabschnittes und direkte Einpflanzung des Duodenalstumpfes. **Billroth II:** Resektion des erkrankten Pylorusabschnittes und blinder Verschluss der Magenresektionsstelle; dann Herstellung einer Verbindung zwischen Magen u. Darm durch ↑Enterostomie. **Bill|roth-Venen** = Sinus lienis

Bi|lob|ek|tomie [↑bi... u. ↑Lobektomie] *w; -, ...ien:* operative Entfernung von zwei Lungenlappen zur gleichen Zeit

bi|lokulär, in fachspr. Fügungen: **bi|locularis, ...re** [zu ↑bi... u. lat. *loculus* = Örtchen, Kästchen]: zweifächerig (von Organen od. Körperteilen; Anat.)

bi|manuell [französierende Bildung zu ↑bi... u. lat. *manus* = Hand]: mit beiden Händen [durchgeführt] (bes. von einer Untersuchung gesagt)

bin|aural [zu lat. *bini* = je zwei, zwei zugleich u. lat. *auris* = Ohr], auch: **bi|aural,** in fachspr. Fügungen: **bi[n]|auralis, ...le** [↑bi...]: beide Ohren betreffend (z. B. in der Fügung ↑Diplacusis binauralis); für beide Ohren bestimmt (z. B. von einem ↑Stethoskop)

Bindegewebe: die Körperorgane umhüllendes u. verbindendes, sehr wandlungsfähiges Gewebe (in Form von Gallert-, Fettgewebe, faserigem Bindegewebe, Sehnen-, Knorpel- und Knochengewebe), das daneben eine festigende und stützende Funktion hat. **Bindegewebsmassage:** Form der Massage, bei der durch intensives Streichen mit den Fingerkuppen das Unterhautbindegewebe angegriffen wird, wodurch reflektorisch eine günstige funktionelle Beeinflussung der den massierten Körpersegmenten zugeordneten inneren Organe angestrebt wird

Bindehaut vgl. Tunica conjunctiva. **Bindehautentzündung** vgl. Konjunktivitis

binge eating disorder [bɪndʒ iːtɪŋ ˈdɪsɔːdə]: psychogene Essstörung mit unkontrollierten Essattacken; Abk.: BED

Bing-Re|flex [nach dem schweiz. Neurologen Robert Bing, 1878–1956]: reflektorische Beugung des Fußes (in Richtung zur Fußsohle) beim Beklopfen der Fußgelenke auf der Streckseite (charakteristisch bei spastischen Zuständen)

bin|okular, in fachspr. Fügungen: **bin|ocularis, ...re** [zu lat. *bini* = je zwei, zwei zugleich u. lat. *oculus* = Auge]: beide Augen zugleich betreffend; zum Durchblicken für beide Augen zugleich geeignet (von optischen Geräten)

Binswanger-Syndrom [nach dem dt. Neurologen Otto Binswanger, 1852–1929]: = subkortikale arteriosklerotische Enzephalopathie

bi|o..., Bi|o... *s. Kasten*

Bio|akkumulation [↑bio... u. ↑Akkumulation] *w; -, -en:* Ansammlung und Speicherung von chemischen Substanzen, die z. B. über die Nahrungskette

bi|o..., Bi|o...

⟨zu gr. *βίος* »Leben, Lebensdauer, Lebensunterhalt, Lebensweise«⟩
Wortbildungselement mit den Bedeutungen:
1. »das Leben betreffend«:
- Biochemie
- biologisch
- Biolyse

2. mit organischem Leben, mit Lebewesen in Verbindung stehend:
- biogen
- Biometrie
- Biofeedback

...biont
der; -en, -en
⟨zu gr. *βιόειν* »leben«, Partizip Präsens *βιούν*, Gen. *βιόντος* »lebend«⟩
Wortbildungselement mit der Bedeutung »Lebewesen«:
- Nekrobiont
- Gnotobiont
- Symbiont

...biose
die; -, -n (meist ohne Plural)
⟨gr. *βίοσις* »Lebensweise«⟩
Wortbildungselement mit der Bedeutung »Lebensweise«:
- Abiose
- Parabiose
- Symbiose

in den Körper gelangen; diese Substanzen werden kaum ausgeschieden oder abgebaut und daher im Gewebe eingelagert

bio|äqui|valent [zu ↑bio..., lat. *aequus* = gleich u. lat. *valere* = stark sein, wirksam sein]: Bioäquivalenz aufweisend. **Bio|äqui|valenz** *w;* -: gleiche ↑Bioverfügbarkeit im Vergleich von verschiedenen Arzneimitteln mit demselben Wirkstoff

Bio|availability [...əveɪlə'bɪlɪtɪ; ↑bio... u. engl. *availability* = Verfügbarkeit] *w;* -, -ys: = Bioverfügbarkeit

Bio|chemie [↑bio... u. ↑Chemie] *w;* -: Berührungsgebiet zwischen Biologie u. Chemie, das die chem. Stoffwechselvorgänge in den Organismen, u. a. die Wirkungsweise von Hormonen und Enzymen, untersucht. **Bio|chemiker** *m;* -s, -, **Bio|chemikerin** *w;* -, -nen: Wissenschaftler/-in auf dem Gebiet der Biochemie. **bio|chemisch:** die Biochemie betreffend

Bio|chirurgie: Bezeichnung für den kontrollierten Einsatz von Larven bestimmter Fliegenarten zum Débridement nekrotischen Gewebes, vorzugsweise in der Behandlung von chronischen Ulzerationen des Unterschenkels oder Dekubitalgeschwüren und diabetischer Gangrän

Bio-Element vgl. Spurenelement

Bio|en|ergetik [zu ↑bio... u. gr. *ἐνέργεια* = Wirksamkeit] *w;* -: **1)** Wissenschaft und Lehre von den energetischen Vorgängen im lebenden Organismus und daraus entwickelten Behandlungsverfahren. **2)** von dem amerik. Arzt u. Psychotherapeuten A. Lowen (1910–2008) entwickelte Form der körperorientierten Psychotherapie (Psychol.)

Bio|engineering vgl. Biotechnologie

Bio|feed|back [...fiːdbæk; ↑bio... u. engl. *feedback* = Rückwirkung, Rückkopplung, eigtl. = Rückfütterung] *s;* -s, -s: Rückkopplung innerhalb eines Regelkreises biologischer Systeme; auch als Therapiemethode, bei der körpereigene Vorgänge (z. B. Blutdruck, EEG, EMG) mit technischen Mitteln visualisiert werden

Bio|flavono|id [↑bio..., ↑Flavon u. ↑...id] *s;* -[e]s, -e: neuere Bezeichnung für ↑Vitamin P

bio|gen [↑bio... u. ↑...gen]: von lebenden Stoffen herrührend od. erzeugt. **bio|gene Stimulatoren** *Pl.:* bestimmte, den Stoffwechsel anregende Faktoren in Gewebeteilen oder Gewebsextrakten (frisch geschlachteter Tiere), die bei der Frischzellentherapie intramuskulär injiziert werden und von denen man sich eine (unspezifische) Reizwirkung auf den Gesamtorganismus verspricht

Bio|genese [↑bio... u. gr. *γένεσις* = Geburt, Ursprung, Entstehung] *w;* -, -n: Entwicklung[sgeschichte] der Lebewesen (Biol.). **biogenetisch:** die Biogenese betreffend, mit ihr zusammenhängend (Biol.)

Bio|identical [baɪ̯ɔʔaɪ̯'dɛntɪkəl; aus engl. *biological* = biologisch u. *identical* = identisch] *s;* -s, -s: biotechnologisch hergestelltes Arzneimittel (↑Biological), das identisch mit dem Referenzarzneimittel ist

Bio|informatik: Begriff für die Entwicklung und Anwendung von Computer-Algorithmen zur Analyse biologischer Daten (z. B. in der Populationsgenetik)

Bio|kata|lysator [↑bio... u. ↑Katalysator] *m;* -s, ...satoren: Sammelbez. für ↑Vitamine, ↑Enzyme u. ↑Hormone als für die biochemischen Vorgänge im Organismus unentbehrliche Wirkstoffe

Bio|kompatibilität *w;* -: Verträglichkeit zwischen einem natürlichen Gewebe u. einem Werkstoff (z. B. einem Zahnimplantat)

Bio|loge *m;* -n, -n, **Bio|login** *w;* -, -nen [↑bio... u. ↑...loge]: Wissenschaftler/-in auf dem Gebiet der Biologie

Bio|logical [baɪ̯ɔ'lɔdʒɪkəl; engl. *biological* = biologisch] *s;* -s, -s: molekularbiologisch hergestellte Substanz (meist Proteine), die pathologische Prozesse im Körper inhibiert (z. B. monoklonale Antikörper, TNF-Blocker)

Bio|logical Re|sponse Modi|fier [baɪə'lɔdʒɪkəl rɪs'pɔns 'mɔdɪfaɪər; engl. = Modifizierer einer biologischen Reaktion] *m;* - - -[s], - - -s (meist *Pl.*): zusammenfassende Bez. für Substanzen, die den biologischen Verlauf einer (bösartigen) Erkrankung positiv beeinflussen (z. B. Interferon, Interleukin); Abk.: BRM

Bio|logie [↑bio... u. ↑...logie] *w;* -: Lehre von der belebten Natur u. den Gesetzmäßigkeiten im Lebensablauf bei Pflanze, Tier und Mensch. **bio|logisch:** die Biologie betreffend; naturbedingt; natürlich

Bio|magnetismus [↑bio... u. lat. *magnes*, Gen.: *magnetis* = Magnet] *m,* -: Auftreten schwacher Magnetfelder, deren Ursprung im menschlichen Körper liegt; werden durch Ionenbewegungen, die elektrische Ströme erzeugen, magnetisierte Bestandteile des Körpers oder durch unphysiologische Verunreinigungen hervorgerufen (bes. in der Alternativmedizin genutzt)

Bio|medizin [↑bio... u. ↑Medizin] *w;* -: Wissenschaft im Grenzbereich zwischen Medizin und Biologie, die sich bes. mit dem molekularen und zellulären Geschehen im menschlichen Körper und seinen krankhaften Veränderungen befasst. **bio|medizinisch:** die Biomedizin betreffend, mithilfe der Biomedizin

Bio|meteo|ro|logie [↑bio..., gr. *μετέωρον* = Himmels-, Lufterscheinung u. ↑...logie] *w;* -: Wissenschaft und Lehre vom Einfluss des Wetters und des Klimas auf die Gesundheit des Menschen und auf Ökosysteme im Allgemeinen

Bio|me|trie [↑bio... u. ↑...metrie] *w;* -: Biometrik, Biostatistik, die Anwendung mathematischer Methoden (bes. der Methoden der mathematischen Statistik) in der Medizin und in den Biowissenschaften für die Versuchsplanung und deren Auswertung. **Bio|me|trik** *w;* -: = Biometrie. **Bio|me|triker** *m;* -s, -, **Bio|me|trikerin** *w;* -, -nen: Wissenschaftler/-in, der/die biometrische Methoden anwendet. **bio|me|trisch:** die Biometrie betreffend

Bio|modulation [zu ↑bio... u. lat. *modulari* = abmessen, einrichten] *w;* -, -en: Kombination von Zytostatika mit zytostatisch unwirksamen Substanzen (zur Steigerung der Wirksamkeit). **Bio|modulator** *m;* -s, ...toren: Substanz für die Durchführung der Biomodulation

Bio|monitoring [zu ↑bio... u. engl. *to monitor* = überprüfen] *s;* -s: qualitativer und quantitativer Nachweis von Schadstoffen, Lebensmittelzusätzen, Allergenen und Arzneistoffen im Gewebe zur Feststellung eines Gesundheitsrisikos

Bio|mor|phose [zu ↑bio... u. gr. *μορφή* = Gestalt, Äußeres] *w;* -, -n: Bezeichnung für den ständigen naturnotwendigen Gestaltwandel des Organismus (mit allen dazugehörigen funktionellen Veränderungen), dem alle Lebewesen von der Geburt bis zum Tode unterworfen sind

Bio|motor [↑bio... u. lat. *motor* = Beweger] *m;* -s, ...motoren: früher genutzter Apparat zur künstlichen Beatmung der Lunge

Bio|nik [Kurzw. aus *Bio*logie u. Tech*nik*] *w;* -: Wissenschaftszweig, der biologische Funktionen erforscht und versucht, technische Modelle mit denselben Fähigkeiten zu entwickeln

Bio|pharmazie [↑bio... u. ↑Pharmazie] *w;* -: Teilgebiet der Pharmazie, das sich mit Bioverfügbarkeit und Pharmakokinetik beschäftigt

Bio|photonen [↑bio... u. ↑foto...] *Pl.:* in der Alternativmedizin Begriff für Teilchen, die angeblich von allen kernhaltigen Zellen des Organismus in ihre Umgebung abgestrahlt werden. Dabei soll es sich um eine Strahlung handeln, die im Wesentlichen aus der DNA der Zellkerne stammt. Die Abstrahlung der Biophotonen soll beim gesunden Menschen an der Hautoberfläche beider Körperhälften gleich stark, beim kranken Menschen unterschiedlich sein und mit speziellen Geräten nachgewiesen werden können

Bio|pro|these [↑bio... u. ↑Prothese] *w;* -, -n: aus menschlichem oder tierischem Gewebe hergestelltes Ersatzstück, z. B. für Herzklappen oder Blutgefäße

Bi|op|sie [zu ↑bio... u. gr. *ὄψις* = Sehen, Wahrnehmung] *w;* -, ...ien: medizin. (histolog.) Untersuchung von Gewebe, das dem lebenden Organismus entnommen ist. **bi|op|sieren:** eine Biopsie vornehmen

Bio|psycho|logie [↑bio... u. ↑Psychologie] *w;* -: psycholog. Teildisziplin, die sich mit Wechselwirkungen zwischen biolog. Faktoren und der ↑Psyche befasst (Psychol.)

bi|op|tisch: mithilfe der Biopsie erfolgend

Bio|resonanz [↑bio... u. ↑Resonanz] *w;* -, -en: nach Auffassung der Bioresonanztherapie angeblich vom Körper ausgestrahlte Schwingungen. **Bio|resonanz|therapie** *w;* -: Verfahren der Alternativmedizin, u. a. zur Behandlung von Allergien, bei dem die angeblich krankheitsverursachenden »unharmonischen« Schwingungen des Körpers auf apparativem Wege in »harmonische« umgewandelt und dann wieder in den Körper zurückgeleitet werden

Bio|rheu|se, auch: **Bior|rheu|se** [↑bio... u. gr. *ῥεῦσις* = das Fließen] *w;* -: »Lebensfluss«, veralt. Bez. für den natürlichen Prozess des Alterns u. die damit zusammenhängenden Veränderungen im Organismus. **bio|rheu|tisch,** auch: **bior|rheu|tisch:** die Biorheuse betreffend, mit ihr zusammenhängend, auf ihr beruhend

Bi|ose [zu ↑bi...; Analogiebildung nach ↑Dextrose] *w;* -, -n: einfacher Zucker mit zwei Sauerstoffatomen im Molekül (Chem.)

Bio|similar [[baịɔˈsɪm(ə)lər; aus engl. *biological* = biologisch u. *similar* = ähnlich, zu lat. *simulare* = ähnlich machen; nachahmen] *s;* -s, -s: biotechnologisch hergestelltes Arzneimittel (↑Biological), das dem Referenzarzneimittel ähnlich und in der Wirkung gleichwertig ist

Bio|sphäre [↑bio... u. gr. *σφαῖρα* = Ball, Kugel; Himmelskugel] *w;* -: Bez. für den von lebenden Organismen besiedelten Teil der Erde

Bio|stimulatoren [zu ↑bio... u. lat. *stimulare* = anstacheln, anreizen] *Pl.:* = biogene Stimulatoren

Bio|syn|optik [zu ↑bio..., ↑syn... u. ↑optisch] *w;* -: Lehre vom Wetter- und Witterungseinfluss auf den Organismus

Bio|syn|these [↑bio... u. ↑Synthese] *w;* -, -n: **1)** der Aufbau chemischer Verbindungen in den Zellen des lebenden Organismus im Rahmen der physiologischen Prozesse. **2)** Herstellung organischer Substanzen mithilfe von Mikroorganismen (z. B. Penicillin aus niederen Pilzen)

Biot-Atem|typ [bɪoː...; nach dem frz. Arzt Camille Biot, 1850–1918]: Atmung, bei der zwischen sonst normal tiefen Atemzügen kürzere Atmungspausen auftreten (charakteristisch bei Gehirnerkrankungen u. ↑Meningitis)

Bio|techno|loge *m;* -n, -n, **Bio|techno|login** *w;* -, -nen [zu ↑bio..., gr. *τέχνη* = Handwerk, Kunst, Kunstfertigkeit und ↑...loge]: Wissenschaftler/-in auf dem Gebiet der Biotechnologie. **Bio|techno|logie,** auch: **Bioengineering** *w;* -: Wissenschaft von der technischen Nutzbarmachung biologischer Vorgänge. **bio|techno|logisch:** die Biotechnologie betreffend

Bio|tele|me|trie [↑bio..., ↑tele... u. ↑...metrie] *w;* -, ...ien (*Pl.* selten): Übertragung und Registrierung biologischer Vorgänge (z. B. Puls) auf entfernt stehende Apparaturen

Bio|therapie [↑bio... u. ↑Therapie] *w;* -, ...ien: Behandlung schwerer Erkrankungen (z. B. Krebs) mit körpereigenen Substanzen

Bio|tin [zu gr. *βίοτος* = Leben; Lebensunterhalt] *s;* -s: für die Wachstumsvorgänge im Organismus wichtiges Vitamin H (vor allem in Leber und Hefe enthalten)

Bio|tonus [↑bio... u. ↑Tonus] *m;* -: historische Bez. für eine von den physiologischen Vorgängen im Organismus abhängige potenzielle »Lebensenergie« des Individuums

Bio|top [↑bio... u. gr. *τόπος* = Ort, Platz, Stelle] *m* od. *s;* -s, -e: durch bestimmte Umweltfaktoren (wie Temperatur, Bodenverhältnisse) charakterisierter Lebensraum von Tier- u. Pflanzengesellschaften od. von einzelnen Arten (Biol.)

Bio|trans|formation [↑bio... u. ↑Transformation] *w;* -, -en: enzymatische Umwandlung der dem Organismus zugeführten Substanzen

Bio|tropie [↑bio... u. ↑...tropie] *w;* -, ...ien: wetterbedingte Empfindlichkeit des Organismus (z. B. bei plötzlichen Luftdruckschwankungen)

Bio|tropismus [zu ↑bio... u. gr. *τροπή* = Wende, Wendung] *m;* -: Orientierungsbewegung eines Mikroorganismus auf einen Reiz hin (in Richtung auf die Reizquelle), der von einem lebenden Organismus od. von lebendem Gewebe ausgeht (z. B. bei Viren, die ihren Zellinhalt auf thermische, chemische od. andere Reize hin, die von einem lebenden Gewebe ausgehen, in dieses Gewebe abgeben u. sich auch dort vermehren; Biol.)

Bio|typ [↑bio... u. gr. *τύπος* = Schlag; Gepräge; Muster, Modell] *m;* -s, -en, auch: **Biotypus** *m;* -, ...pen: Gesamtheit der Erscheinungsformen von Lebewesen mit gleichem Erbgut (Biol.)

Bio|verfügbarkeit [↑bio...] *w;* -: Maß für diejenige Menge eines Wirkstoffs, die in Abhängigkeit von der Zeit aus einer Darreichungsform (z. B. Tablette) insgesamt freigesetzt und zur Wirkungsentfaltung zur Verfügung gestellt wird

Bio|zönose [zu ↑bio... u. gr. *κοινός* = gemeinsam] *w;* -, -n: Lebensgemeinschaft von Pflanzen u. Tieren innerhalb eines ↑Biotops (Biol.). **biozönotisch:** die Biozönose betreffend, auf ihr beruhend

Bio|zyklus [↑bio... u. ↑Zyklus] *m;* -, ...zy|klen: biologischer Kreislauf, sich wiederholende Abläufe biologischer Funktionszustände in Zellen und Organen bzw. Organismen (z. B. die Menstruation)

BIPAP, auch: **BPAP:** Abk. für *bi*phasic *p*ositive *a*irway *p*ressure, eine maschinelle Beatmungsmethode

bi|parie|tal [...rɪ-e...; zu ↑bi... u. ↑Os parietale]: zu beiden Scheitelbeinen gehörend; z. B. in der Fügung: **bi|parie|taler Durchmesser:** der von einem Scheitelbein zum anderen gemessene Kopfdurchmesser

bi|partit, in fachspr. Fügungen: **bi|partitus, ...tita, ...titum** [zu lat. *bipartire, bipartitum* = in zwei Teile teilen]: zweigeteilt, zweiteilig (Biol. u. Anat.); z. B. ↑Uterus bipartitus

bi|pennatus, ...ta, ...tum [zu ↑bi... u. lat. *penna* = Feder]: doppelt gefiedert; z. B. in der Fügung ↑Musculus bipennatus (Anat.)

Bi|phalan|gie [zu ↑bi... u. ↑Phalanx] *w;* -, ...ien: Fingerfehlbildung in der Form, dass der betroffene Finger aus nur zwei Gliedern besteht

bi|phasisch [zu ↑bi... u. ↑Phase]: aus zwei Phasen bestehend, in zwei Phasen verlaufend

bi|polar, in fachspr. Fügungen: **bi|polaris, ...re** [zu ↑bi... u. gr. *πόλος* = Drehpunkt, Pol]: mit zwei Polen versehen, zweipolig (bes. von Nervenzellen mit zwei Nervenfortsätzen). **bi|polare Störung** vgl. manisch-depressive Erkrankung

Bi|sexua|lität [↑bi... u. ↑Sexualität] *w;* -: Nebeneinander von homo- und heterosexueller Veranlagung. **bi|sexuell:** ein sowohl auf Personen des anderen als auch auf Personen des eigenen Geschlechts gerichtetes Sexualempfinden, sexuelles Verlangen habend; sowohl homo- als auch heterosexuell

Bismut vgl. Wismut. **Bismutismus** *m;* -: Vergiftung des Organismus durch Wismut. **Bismutum** vgl. Wismut

Bis|phos|pho|nat: chemische Substanz, die sich an der Oberfläche der Knochenbälkchen anlagert und dadurch einen Knochenmasseverlust durch ↑Osteoklasten verhindert

Bistou|ri [bɪsˈtuːrɪ; aus gleichbed. frz. *bistouri*] *m* od. *s;* -s, -s: Operationsmesser mit auswechselbarer Klinge

bi|temporal, in fachspr. Fügungen: **bi|temporalis,**

...le [zu ↑bi... u. ↑Tempora]: beide Schläfen[beine] betreffend, beiderseits im Bereich der Schläfen; z. B. in der Fügung ↑Diameter bitemporalis

bi|tonal, in fachspr. Fügungen: **bi|tonalis, ...le** [zu ↑bi... u. gr. *τόνος* = das Spannen; die Anspannung der Stimme; der Ton]: doppeltönend (z. B. vom Husten)

Bitot-Flecke [bɪˈtoː...; nach dem frz. Arzt Pierre Bitot, 1822–1888] *Pl.:* mit Vitamin-A-Mangel verbundene, aus Epithelzellen u. Xerosebakterien bestehende grauweiße, fleckförmige Verhornungen der Bindehaut (deuten auf eine beginnende ↑Xerophthalmie hin)

Bi|uret-Re|aktion [zu ↑bi... u. ↑Urea]: Untersuchungsmethode zum Nachweis von Proteinen und Peptiden im Duodenalsaft; dem Duodenalsaftfiltrat werden Kali- oder Natronlauge und Kupfersulfatlösung zugesetzt, wonach bei Anwesenheit von Peptonen oder Albumosen die Peptidbindung mit Kupferionen zu Blauviolettfärbung führt

bi|valent [zu ↑bi... u. lat. *valere* = stark sein, Geltung haben]: mit zwei Bindungen (von chem. Substanzen)

bi|venter [zu ↑bi... u. lat. *venter* = Bauch]: = digastrisch

bi|ven|trikulär, in fachspr. Fügungen: **bi|ventricularis, ...re** [zu ↑bi... u. ↑Ventrikel]: zweikammerig; z. B. in der Fügung ↑Cor triloculare biventriculare

Bi|zeps *m;* -es, -e: übliche Kurzbez. für ↑Musculus biceps brachii. **Bi|zeps|reflex, Bi|zeps|sehnenreflex:** reflektorische Beugung des Vorderarms bei einem Schlag auf die Bizepssehne; Abk.: BSR

Bi|zyto|penie [Kurzbildung aus ↑bi... u. ↑Zytopenie] *w;* -, ...ien: krankhafte gleichzeitige Verminderung von zwei ↑Zellreihen im Blut, z. B. Anämie und Granulozytopenie, Anämie und Thrombopenie, Leukopenie und Thrombopenie

Bjerrum-Schirm [nach dem dän. Ophthalmologen J. P. Bjerrum, 1851–1920]: schwarze Betrachtungsfläche (Leinwandschirm) mit zahlreichen eingezeichneten weißen oder farbigen Kreisen (bei Augenhintergrunduntersuchungen verwendet)

Björk-Shiley-Prothese [nach dem schwed. Herzchirurgen Viking Björk, 1918–2009, u. dem amerik. Ingenieur Don Shiley, 1920–2010] *w;* -, -n: künstliche Herzklappe mit beweglicher Verschlussklappe

Bk: chem. Zeichen für ↑Berkelium

BKS = *B*lut*k*örperchen*s*enkungsreaktion

Black Tongue [blɛk taŋ; engl. *black* = schwarz u. engl. *tongue* = Zunge] *w;* - -: krankhafte braune Verfärbung der Zunge[nmitte]

β-Lactamase: von Bakterien gebildetes Enzym, das Antibiotika (z. B. Penicillin) unwirksam macht. **β-Lactamase|hemmer:** Substanz, die bakterielle ↑β-Lactamasen hemmt

Blae|sitas [zu lat. *blaesus* = lispelnd, lallend] *w;* -: veralt. für: ↑Dysarthria literalis

Bläh|hals vgl. Struma vasculosa

Blähsucht vgl. Meteorismus

Blähung vgl. Flatus

Blakemore-Sonde [ˈbleɪkmɔː...; nach dem amerik. Chirurgen A. H. Blakemore, 1897–1970], auch: **Blakemore-Sengs|taken-Sonde** [ˈbleɪkmɔː ˈsɛŋsteɪkən...; R. W. Sengstaken, amerik. Neurochirurg]: Doppelballonsonde, Sonde mit zwei aufblasbaren Ballons zur gleichzeitigen Tamponade von Blutungen in der Speiseröhre und im Magen

Blalock-Taussig-Operation [ˈblɛ̃ːlɔk ˈtaʊ...; nach dem amerik. Chirurgen Alfred Blalock, 1899–1944, u. der amerik. Kinderärztin Helen B. Taussig, 1898–1988]: Herzoperation bei der Fallot-Tetralogie: operative Herstellung einer ↑Anastomose zwischen dem ↑Truncus pulmonalis und einer Arterie des großen Kreislaufs (↑Arteria subclavia)

bland, blan|de, in fachspr. Fügungen: **blan|dus, ...da, ...dum** [aus lat. *blandus* = schmeichelnd, freundlich]: mild, reizlos (z. B. von einer Diät); ruhig verlaufend (von einer Krankheit od. einem Anfall, speziell vom ↑Delirium, gesagt); nicht ↑infektiös (von einer Krankheit); unauffällig (z. B. von Laborwerten)

Bland-White-Garland-Syndrom [nach den amerik. Kardiologen Edward Franklin Bland, 1901–1992, Paul Dudley White, 1886–1973, u. Joseph Garland, 1893–1973, u. ↑Syndrom]: seltene angeborene Herzgefäßfehlbildung, bei der die linke Herzkranzarterie aus der Lungenarterie entspringt; es kommt zu Sauerstoffminderversorgung, Infarkten der Herzmuskulatur und zur Ausbildung einer Linksherzinsuffizienz

Bläs|chen|flechte vgl. Herpes

Blaschko-Linien [nach dem dt. Dermatologen Alfred Blaschko, 1858–1922]: Hautliniensystem, dem viele Dermatosen folgen

Blase: 1) vgl. Vesica urinaria. **2)** vgl. Fruchtblase. **3)** vgl. Bulla

Blasen|fistel: ↑Fistel zwischen Harnblase u. einem Nachbarorgan

Blasengalle vgl. B-Galle

Blasengeschwür vgl. Ulcus simplex vesicae

Blasen|katarrh vgl. Zystitis

Blasen|mole: Tumor, der von den Trophoblasten in der Plazenta ausgeht; die Trophoblastenzellen proliferieren stark, sodass die Chorionzotten in der Plazenta ödematös erweitert werden; der Tumor ist per se benigne, kann aber maligne (zum Chorionkarzinom) entarten und invasive Formen annehmen, d. h., er wächst ins Myometrium ein, bekommt dadurch Anschluss an den mütterlichen Blutkreislauf und kann metastatisch streuen; die Zellen haben allerdings keine histologischen Malignitätskriterien; eine partielle Blasenmole entsteht durch einen triploiden Chromosomensatz, eine komplette durch paternale Disomie

Blasen|papillom vgl. Papilloma vesicae

Blasen-Scheiden-Fistel vgl. Fistula vesicovaginalis

Blasenschnitt vgl. Sectio alta

Blasenspalte vgl. Ecstrophia vesicae

Blasenspiegel vgl. Zystoskop

Blasensprengung: künstliche Eröffnung der Fruchtblase bei der Geburt (bei verzögertem ↑Blasensprung)
Blasensprung: selbsttätiges Einreißen der Eihäute der Fruchtblase (mit Entleerung des Fruchtwassers) bei der Geburt
Blasenspülung: Ausspülung der Harnblase (durch einen in die Harnröhre eingeführten Katheter) mit einer Spülflüssigkeit (u. a. bei chronischen Entzündungen)
Blasenstein vgl. Calculus vesicae
Blasenwurm vgl. Echinococcus granulosus
...blast [aus gr. *βλαστός* = Spross, Trieb]: Grundwort zusammengesetzter Substantive mit der Bedeutung »Bildungszelle, unentwickelte Vorstufe einer Zelle«; z. B.: Erythroblast (Biol., Med.)
Blastem [aus gr. *βλάστημα* = Keim, Spross] *s;* -s, -e: aus noch nicht differenzierten Zellen bestehendes embryonales Bildungsgewebe
Blastem|zeit: Zeit von der Befruchtung des Eies bis zum 1. Herzschlag des ↑Fetus (etwa am Ende der 3. Schwangerschaftswoche)
Blasten *Pl.:* Vorstufe der ↑Leukozyten
Blasten|leuk|ämie [Kurzw. aus ↑Leukoblast u. ↑Leukämie] *w;* -, ...ien: Stammzellenleukämie, schwerste Form der Leukämie mit Auftreten von völlig unreifen weißen Blutzellen im Blutkreislauf. **Blasten|schub:** in Abständen vermehrtes Auftreten von Blasten im Blut bei Leukämie
Blast Lung ['bla:st laŋ] *Pl.:* vielfältige Lungenverletzungen durch den starken Schock einer Druckwelle
blasto..., Blasto... [aus gr. *βλαστός* = Spross, Trieb]: Bestimmungswort von Zus. mit der Bed. »Keimanlage; frühes Embryonalstadium des tierischen od. menschlichen Organismus; Pflanzenknospe, Pflanzenspross«; z. B.: blastogen, Blastoderm, Blastomyzet
Blasto|cystis hominis: Parasit im Darm des Menschen, der zu Durchfall führt
Blasto|derm [zu ↑blasto... u. gr. *δέρμα* = Haut] *s;* -s, -e: aus einer Zellschicht bestehende Wandung der ↑Blastula
blasto|gen [↑blasto... u. ↑...gen]: von der Keimanlage bzw. von den Keimzellen ausgehend
Blasto|genese [↑blasto... u. gr. *γένεσις* = Geburt, Ursprung, Entstehung] *w;* -: **1)** ungeschlechtliche Vermehrung durch Knospung od. Sprossung (Biol.). **2)** Stadium der befruchteten Eizelle während der ersten Phase der Zellteilung bis zur Differenzierung in Embryoblast und Trophoblast (1.–15. Tag; Biol.)
Blastom [zu gr. *βλαστός* = Spross, Trieb] *s;* -s, -e, in fachspr. Fügungen: **Blastoma**, *Pl.:* -ta: 1) embryonaler Tumor mit geringem Differenzierungsgrad. 2) veralt. allgemeine Bez. für eine örtliche Wachstumsstörung in Form eines Wachstumsexzesses
Blastomatose [zu gr. *βλαστός* = Spross, Trieb] *w;* -, -n: das Auftreten mehrerer ↑Blastome (1)
Blasto|mere [zu ↑blasto... u. gr. *μέρος* = Teil] *w;* -, -n (meist *Pl.*): durch Furchung des befruchteten Eies (↑Zygote) entstehende Furchungszellen
Blastomyces vgl. Blastomyzet
Blasto|my|kose [zu ↑Blastomyzet] *w;* -, -n, in fachspr. Fügungen: **Blasto|mycosis**, *Pl.:* ...oses: durch Pilzarten der Gattung Blastomyces (↑Blastomyzet) hervorgerufene Hauterkrankung (meist mit metastatischen Schäden in Körperorganen od. in den Knochen verbunden)
Blasto|myzet [zu ↑blasto... u. gr. *μύκης*, Gen.: *μύκητος* = Pilz] *m;* -en, -en (meist *Pl.*), in der mikrobiologischen Nomenklatur: **Blasto|myces**, *Pl.:* ...cetes: »Sprosspilz«, Hefepilz, Gattung hefenartiger niederer Pilze (pathogen bei Mensch u. Tier)
Blasto|pa|thie [↑blasto... u. ↑...pathie] *w;* -, ...ien: Schädigung der befruchteten Eizelle während der Phase der Zellteilung
Blasto|phthorie [zu ↑blasto... u. gr. *φθορά* = Verderben; Vernichtung] *w;* -, ...ien: »Keimschädigung«, Schädigung der Keimzellen durch Giftstoffe, die dem Organismus von außen zugeführt werden
Blasto|porus [↑blasto... u. gr. *πόρος* = Durchgang, Zugang] *m;* -: = Urmund
Blasto|zys|te [↑blasto... u. ↑...zyste] *w;* -, -n: Keimblase, Bez. für die ↑Blastula der Säugetiere (Biol.)
Blastula [zu gr. *βλαστός* = Spross, Trieb] *w;* -, ...lae: »Blasenkeim«, Bezeichnung für jenes frühe Stadium der Embryonalentwicklung bei Mensch u. Tier, das nach Abschluss der ↑Furchung erreicht ist (Biol.). **Blastulation** *w;* -, -en: Bildung der ↑Blastula
Blättchen|test: Test zur Bestimmung z. B. des Penizillingehalts einer Penizillinlösung bzw. der Penizillinempfindlichkeit bestimmter Erreger, bei dem die Größe der Hemmungshöfe bestimmt wird, die sich auf mit der Penizillinlösung getränkten Papierblättchen ausbilden, wenn diese mit dem mit Bakterien beschickten Nährsubstrat in Berührung kommen (mit diesem Test können alle Chemotherapeutika geprüft werden)
Blattern vgl. Variola
Blauprobe vgl. Chromozystoskopie
Blausäure *w;* -: Zyanwasserstoff (HCN), eine farblose, äußerst giftige Flüssigkeit, die schon bei niedrigster Dosierung (0,06 g) für den Menschen tödlich ist (sie bewirkt sofortige Lähmung des Atemzentrums u. Ausschaltung des eisenhaltigen Atmungsenzyms)
Blausucht vgl. Morbus caeruleus
Bleaching ['bli:tʃiŋ; engl. *bleaching* = Bleichen] *w;* -s, -s: vgl. Bleichen
Bleb [blɛb] *s;* -s, -s: **1)** kleine luftgefüllte Zyste auf der Lungenoberfläche in der parietalen Pleura. **2)** (Ophth.) Filterkissen
Blei *s;* -[e]s, in der internationalen Nomenklatur: **Plumbum** [aus lat. *plumbum* = Blei] *s;* -s: metallisches chem. Element; Zeichen: Pb
Blei|an|ämie: Anämie infolge ständiger Bleiablagerungen im Knochensystem u. damit verbundener

Schädigung der Blutbildungszentren des Knochenmarks

Bleichen, auch: **Bleaching:** zahnärztliches Verfahren zur Aufhellung verfärbter Zähne

Bleichsucht vgl. Chlorose

Bleisaum: schiefergraublauer Saum am Zahnfleisch bei Bleivergiftung

Bleistiftkot: Kot von der Dünne eines Bleistiftes (bei Verengungen des Dickdarms)

Blenn|adenitis [zu gr. *βλέννος* = Schleim u. gr. *ἀδήν*, Gen.: *ἀδένος* = Drüse] *w;* -, ...nitiden (in fachspr. Fügungen: ...nitides): veralt. Bez. für die Entzündung einer Schleimdrüse

Blennor|rhagie [zu gr. *βλέννος* = Schleim u. gr. *ῥαγή* = Riss; Ritze] *w;* -, ...ien, in fachspr. Fügungen: **Blennor|rhagia**[1], *Pl.:* ...giae; dafür auch gleichbed. **Blennor|rhö,** auch: **Blennor|rhöe** [...rø:; zu gr. *ῥεῖν* = fließen, strömen] *w;* -, ...rrhöen, in fachspr. Fügungen: **Blennor|rhoea,** *Pl.:* ...rhoeae: **1)** allg. Bez. für schleimige od. eitrige Schleimhautabsonderung. **2)** im speziellen Sinne = Ophthalmoblennorrhö. **3)** auch für: ↑Gonorrhö. **Blennor|rhoea gonor|rhoi|ca** = Gonorrhö. **Blennor|rhoea neo|natorum** [↑neonatus]: Absonderung gonokokkenhaltigen Eiters aus den Augen Neugeborener (bei Tripperkrankung der Mutter)

blephar..., Blephar... vgl. blepharo..., Blepharo...

Ble|pharitis [zu gr. *βλέφαρον* = Augenlid] *w;* -, ...itiden (in fachspr. Fügungen: ...itides): Entzündung des Augenlidrandes. **Ble|pharitis an|gularis:** überwiegend an den Lidwinkeln lokalisierte Blepharitis. **Ble|pharitis squa|mosa:** mit Abschuppungen verbundene Blepharitis. **Ble|pharitis ulcerosa:** Blepharitis, bei der es zur Ausbildung kleiner schmierender Geschwüre kommt

ble|pharo..., Ble|pharo..., vor Vokalen auch: **ble|phar..., Ble|phar...** [aus gr. *βλέφαρον* = Augenlid od. aus gr. *βλεφαρίς* = Augenwimper]: Bestimmungswort von Zus. mit den Bedeutungen: **a)** »Augenlid« (z. B. Blepharonyxis); **b)** »Augenwimper; wimpernförmiges Gebilde« (z. B. Blepharoplast)

Ble|phar[o]|adenitis [zu ↑blepharo... u. gr. *ἀδήν*, Gen.: *ἀδένος* = Drüse] *w;* -, ...itiden (in fachspr. Fügungen: ...itides): Entzündung der Lidranddrüsen des Auges

Ble|pharo|chalase [zu ↑blepharo... u. gr. *χαλᾶν* = nachlassen] *w;* -, -n, in fachspr. Fügungen: **Ble|pharo|chalasis,** *Pl.:* ...lases: Erschlaffung der Augenlidhaut

Ble|pharo|klonus [↑blepharo... und ↑Klonus] *m;* -, ...kloni u. ...klonen, auch: **Ble|pharo|spasmus** [↑Spasmus] *m;* -, ...men: »Augenlidkrampf«, Lidkrampf, Verkrampfung des ↑Musculus orbicularis oculi (mit übermäßiger Häufigkeit des Lidschlusses od. auch mit länger anhaltendem Lidschluss verbunden)

Ble|pharo|nyxis [↑blepharo... u. gr. *νύξις* = das Stechen] *w;* -, ...xes: operative Durchbohrung des Augenlids zur Beseitigung eines ↑Entropiums

Ble|pharo|phimose [↑blepharo... und ↑Phimose] *w;* -, -n, in fachspr. Fügungen: **Ble|pharo|phimosis,** *Pl.:* ...oses: Verengerung der Augenlidspalte. **Ble|pharo|phimosis senilis:** Lidspaltenverengerung infolge Erschlaffung des äußeren Lidrandes im Alter. **Blep|haro|phimosis tra|chomatosa:** bei ↑Trachom auftretende Lidspaltenverengerung infolge Schrumpfung des Lidknorpels

Ble|pharo|plast [zu ↑blepharo... u. gr. *πλάσσειν* = bilden, gestalten] *m;* -en, -en: Geißelkern, Körperchen, von dem der Achsenfaden der Geißeln u. Wimpern der Einzeller seinen Ausgang nimmt (Biol.)

Ble|pharo|plas|tik [↑blepharo... und ↑Plastik] *w;* -, -en: plastische Operation des Augenlids (Bildung eines künstlichen Augenlids)

Ble|pharo|plegie [zu ↑blepharo... u. gr. *πληγή* = Schlag] *w;* -, ...ien: Lähmung der Augenlider

Ble|pharor|rha|phie [zu ↑blepharo... u. gr. *ῥαφή* = Naht] *w;* -, ...ien: operative Raffung (Vernähung) der Lidspalte

Blepharospasmus vgl. Blepharoklonus

Ble|pharo|tomie [↑blepharo... u. ↑...tomie] *w;* -, ...ien: operative Spaltung des Lidrandes

Blinddarm: 1) vgl. Zäkum. **2)** ugs. fälschlich für ↑Appendix vermiformis. **Blinddarmentzündung: 1)** vgl. Typhlitis. **2)** ugs. fälschlich für Wurmfortsatzentzündung (↑Appendizitis)

blinder Fleck: Eintrittsstelle des Sehnervs in die Netzhaut (diese fleckförmige Stelle fällt für die Sehfunktion aus)

Blindheit vgl. Amaurose

Blind-Loop-Syn|drom [blaɪnd ˈlu:p...; engl. *blind* = blind, engl. *loop* = Schlinge u. ↑Syndrom] *s;* -s, -e: Stagnation von Dünndarminhalt nach einem operativen Eingriff, ferner bei Darmstrikturen, Divertikeln und Fisteln

Blindpunktion: instrumentelle Entnahme eines Gewebestücks aus einem Organ ohne Sichtkontrolle

Blindsack vgl. Fundus

Blindversuch: Methode zur Prüfung der therapeutischen Wirksamkeit eines Medikaments: Ein Teil der Probanden erhält ein Medikament mit Wirkstoffen, eine andere Gruppe erhält lediglich ein ↑Plazebo; die tatsächlichen Zusammenhänge sind dabei dem beteiligten Arzt bekannt **(einfacher Blindversuch)** oder auch nicht **(Doppelblindversuch)**

Blitzkrämpfe: Krampfzustände mit ruckartiger Zusammenziehung des Körpers, spontanem Beugen u. Hochheben der Arme u. Anziehen der Beine (bei anfallskranken Säuglingen u. Kleinkindern)

Blitz-Nick-Salaam-Krämpfe = Epilepsia nutans; infantile Spasmen, Abk.: BNS-Krämpfe

Blitzsehen vgl. Photopsie

Bloch-Sulzberger-Krankheit [nach dem schweiz. Dermatologen Bruno Bloch, 1878–1933, u. dem amerik. Dermatologen Marion B. Sulzberger, 1895–1983]: seltene, angeborene Störung der

Hautpigmentierung mit braungrauen spritzerartigen Hautveränderungen

Blockwirbel: angeborene od. erworbene Verschmelzung von zwei Wirbelkörpern (mit Auflösung des entsprechenden Zwischenwirbelraums)

Blooming-Effekt ['blu:mɪŋ...; engl. *blooming* = blühend, überbordend]: **1)** (digitale Fotografie) Überstrahlung durch elektronische Ladungsübertragung auf benachbarte Pixel bei CCD- u. CMOS-Kameras. **2)** (Sonografie) Pseudoverdickung von Gefäßwänden durch wandseitige Schallverstärkung

Bloom-Syndrom [nach dem amerik. Dermatologen David Bloom, 1892–1985]: autosomal-rezessiv vererbter Kleinwuchs, Schmetterlingserythem im Gesicht, Infektanfälligkeit u. Anfälligkeit für Tumoren u. Leukämie

Blount-Krankheit ['blaʊnt...; nach dem amerik. Chirurgen u. Orthopäden Walter P. Blount, 1900–1992]: aseptische Nekrose im inneren Schienbeinkopf

Blow-out-Ulkus [bloʊ'aʊt...; engl. *to blow out* = ausblasen; heraussprengen, heraustreiben u. ↑Ulkus] *s;* -, ...Ulzera: längsovales Beingeschwür mit aufgeworfenen, derben, kallösen Rändern

Blue Baby [blu: beɪbɪ; engl. *blue* = blau u. engl. *baby* = Kind] *s;* - -s, - -s [...bɪz]: »blaues Kind«, Kind, dessen Hautfarbe aufgrund eines angeborenen Herzfehlers (und damit zusammenhängender verminderter Sauerstoffsättigung) bläulich aussieht

Blue Bloater [blu: 'blɔʊtə; engl. *blue* = blau u. *to bloat* = anschwellen] *m;* - -s, - -: Person, die an schwerer COPD bzw. an einem Lungenemphysem (mit ausgeprägter Zyanose) leidet; ↑Pink Puffer

Blumberg-Zeichen [nach dem dt. Chirurgen Moritz Blumberg, 1873–1955]: Erschütterungsschmerz, Loslassschmerz bei ↑Appendizitis: beim plötzlichen Loslassen der eingedrückten linken Unterbauchwand kommt es zum (kontralateralen) Auftreten von Schmerzen über dem Appendixbereich im rechten Unterbauch

Blut *s;* -[e]s, -e: im Herz-Kreislauf-System zirkulierende, dem Stofftransport zu den Geweben u. der Abführung von Stoffwechselprodukten zu den Ausscheidungsorganen dienende Körperflüssigkeit, die sich aus einem flüssigen Bestandteil, dem farblosen Blutplasma (mit Proteinen, Wasser, anorganischen Salzen, Transportstoffen) u. aus festen Elementen, den roten u. weißen Blutkörperchen u. den Blutplättchen, zusammensetzt

Blutader vgl. Vene

Blut|agar [↑Agar-Agar] *m* od. *s;* -s: vorwiegend aus ↑Agar-Agar, Gelatine, Bouillon und Serum bestehender Nährboden mit Zusatz von Hammel-, Rinder- od. Menschenblut, der für die Züchtung und Erkennung von Mikroben verwendet wird

Blutarmut vgl. Anämie

Blutauge vgl. Hämophthalmus

Blutausstrich: Ausstreichen eines Bluttropfens auf einen Objektträger zur mikroskopischen Blutuntersuchung

Blutbank vgl. Blutzentrale

Blutbild: aus verschiedenen mikroskopischen Blutuntersuchungen (Feststellung der Zahl der roten u. weißen Blutkörperchen, des Hämoglobingehaltes u. des Färbeindexes sowie des prozentualen Verhältnisses der verschiedenen weißen Blutkörperchen zueinander) gewonnenes Gesamtbild der Blutbeschaffenheit

Blutbildung vgl. Hämatopoese

Blutbrechen vgl. Hämatemesis

Blut|doping [auch: 'do:...] *s;* -s, -s: künstliche Erhöhung der Hämoglobinkonzentration und damit der Sauerstoffbindekapazität des Blutes zur Leistungssteigerung durch Zufuhr von Blutpräparaten (Eigen- oder Fremdblut) oder durch Anregung der Erythropoese (durch Erythropoetin)

Blutdruck: Druck des Blutes auf die Gefäßwand, unterschieden in: **a) sy|stolischer Blutdruck:** Blutdruck im Augenblick der Kontraktion des Herzmuskels; **b) dia|stolischer Blutdruck:** Blutdruck im Augenblick der Erschlaffung des Herzmuskels. **Blutdruck|am|plitude** *w;* -, -n: Differenz zwischen systolischem und diastolischem Blutdruck. **Blutdruck|zügler: 1)** Bezeichnung für bestimmte, in Blutgefäßen vorhandene Steuerungsorgane (↑Pressorezeptoren), die eine Steigerung des Blutdrucks verhindern. **2)** Medikamente, die den Blutdruck senken, Blutdrucksenker

Blutegel vgl. Hirudo medicinalis

Bluter *m;* -s, -, **Bluterin** *w;* -, -nen: an ↑Hämophilie leidende Person; zumeist sind männliche Personen betroffen

Bluterguss vgl. Hämatom

Bluterkrankheit vgl. Hämophilie

Blutfarbstoff vgl. Hämoglobin

Blutfette *Pl.:* im Blut vorhandene ↑Lipide

Blutfleckenkrankheit vgl. Purpura

Blut|gas|analyse: Bestimmung der im Blut vorhandenen Atemgase (über den jeweiligen Partialdruck: für Sauerstoff = pO_2, für Kohlendioxid = pCO_2) und weiterer Parameter (pH, Basenüberschuss, Standardbikarbonat, Sauerstoffsättigung) zur Bestimmung der Atemfunktion und des Säure-Basen-Haushaltes

Blutgefäß vgl. Ader

Blutgerinnung: Hämostase (2), Erstarrung des Blutes nach Austritt aus einem Blutgefäß durch Umwandlung des löslichen Fibrinogens in unlösliches Fibrin, physiologische Voraussetzung für die natürliche Blutstillung; pathologisch auch innerhalb der Gefäße, vgl. Thrombose. **Blutgerinnungsfaktor** vgl. Faktor

Blutgruppe: vier verschiedene Grundtypen (A, B, AB, 0) des Blutes; das Vorhandensein bzw. Fehlen von als Antigen wirkenden Oberflächenmolekülen A u. B der Blutzellen bestimmt das Auftreten von Antikörpern (Anti-A u. Anti-B) im Blut; Individuen, deren Blutzellen das Antigen A tragen, besitzen keine Anti-A-Antikörper, Individuen ohne A haben dagegen Anti-A usw.; wichtig in der Transplantations- und Transfusionsmedizin

Blut|gruppen|in|kom|patibiliät *w;* -: bei Transfusionen fehlende Übereinstimmung zwischen der ↑Blutgruppe des Empfängers bzw. der Empfängerin und der des Spenders bzw. der Spenderin; Antikörper des Empfängerblutes reagieren mit Oberflächenantigenen der roten Blutkörperchen des Spenderblutes

Blutharnen vgl. Hämaturie

Blut-Hirn-Schranke vgl. Blut-Liquor-Schranke

Bluthochdruck vgl. Hypertonie (1)

Bluthusten vgl. Hämoptyse

Blut|kon|serve: für die Bluttransfusion haltbar gemachter Blutvorrat in Form von Frischblut, Trockenblut oder Blutplasma

Blutkörperchen vgl. Hämozyt. **Blutkörperchensenkungsgeschwindigkeit:** Geschwindigkeit, mit der die Blutkörperchensenkungsreaktion abläuft; Abk.: BSG. **Blutkörperchensenkungs|re|aktion:** Blutsenkung, Senkung, Messung der Senkungsgeschwindigkeit der roten Blutkörperchen in einem dünnen Glasröhrchen in einer Zeiteinheit von 1–2 Stunden (zur diagnostischen Blutuntersuchung; Abk.: BKS, auch BSR)

Blutkreislauf, auch: **Blutzirkulation:** durch die Herztätigkeit bewirkte Umlaufbewegung des Blutes in den Adern (unterteilt in den großen oder Körperkreislauf u. in den kleinen od. Lungenkreislauf); auch Bezeichnung für die Gesamtheit der Blutgefäße des Körpers

Blut|krise: veralt. Bez. für die verstärkte Aktivität der blutbildenden Organe (mit vermehrter Ausschüttung junger Blutzellen) bei einsetzender Besserung einer Krankheit

Blutkuchen: (außerhalb des lebenden Organismus oder nach Eintritt des Todes intravasal entstehendes) vom Blutserum abgesetztes Gerinnsel aus Fibrin u. Blutzellen

Blut|kultur: Kulturversuch aus einer venösen Blutprobe zum Nachweis von Erregern im Blut

Blut|leere vgl. Esmarch-Blutleere, vgl. Ischämie

Blutleiter vgl. Sinus venosus

Blut-Liquor-Schranke: Trennungssystem zwischen Blut und ↑Liquor (als Schutzschranke für das Zentralnervensystem), das normalerweise nur bestimmte Stoffe aus dem Blut in den Liquor übertreten lässt (das anatomische Substrat der Blut-Liquor-Schranke befindet sich wahrscheinlich an der Gefäßintima)

Blut|mole *w;* -, -n: von einem Klumpen aus geronnenem Blut umgebener, abgestorbener ↑Embryo

Blutpfropf: 1) vgl. Embolus. **2)** vgl. Thrombus

Blut|plasma: Bezeichnung für die Blutflüssigkeit ohne Blutzellen, jedoch mit Proteinen, u. a. Albumin, Immunglobuline u. ↑Fibrinogen

Blutplättchen vgl. Thrombozyt

Blutschwamm vgl. Hämangiom

Blutsenkung vgl. Blutkörperchensenkungsreaktion

Blut|serum: »Blutwasser«, klare Blutflüssigkeit ohne Zellen und Gerinnungsfaktoren, scheidet sich bei der Blutgerinnung über dem ↑Blutkuchen ab

Blutspiegel: Konzentrationsstärke gewisser im Blutserum gelöster physiologischer od. zugeführter chem. Substanzen

Blutspucken vgl. Hämoptyse

Blutsturz vgl. Hämatorrhö

Blut|trans|fusion: zumeist mittelbare Übertragung von aufbereitetem Spenderblut oder Blutbestandteilen auf einen Empfänger bzw. eine Empfängerin; selten auch unmittelbare Übertragung von der spendenden auf die empfangende Person; angewandt bei großen Blutverlusten (z. B. bei Operationen u. nach Verletzungen), bei Gerinnungsstörungen (Plasmaspende zum Ersatz von Gerinnungsfaktoren) o. Ä.

Blutung *w;* -, -en: Austritt von Blut aus einem Blutgefäß (an die Körperoberfläche od. in einen Körperhohlraum bzw. in Körpergewebe) infolge Verletzung od. infolge krankhafter Gefäßwandveränderungen. **Blutungszeit:** Zeitspanne vom Einsetzen einer Blutung bis zur Blutgerinnung

Blutvergiftung vgl. Sepsis

Blutwarze vgl. Angiokeratom

Blutwäsche vgl. Hämodialyse

Blutwasser vgl. Blutserum

Blutzellen: Bezeichnung für die geformten, festen Elemente des Blutes (rote u. weiße Blutkörperchen, Blutplättchen)

Blut|zen|trale, auch: **Blutbank:** Gewinnungs-, Sammel-, Vorrats- und Abgabestelle für Blutkonserven

Blutzirkulation [↑Zirkulation] *w;* -, -en vgl. Blutkreislauf

Blutzucker: der im Blutserum vorhandene Traubenzucker (normalerweise 80–120 mg in 100 ml Blutserum). **Blutzuckerspiegel:** Höhe der Konzentration des Blutzuckers

B-Lym|pho|zyten vgl. B-Zellen

BMI: Abk. für ↑Body-Mass-Index

B7-Moleküle: Oberflächenmoleküle auf antigenpräsentierenden Zellen, die an Rezeptoren auf T-Zellen binden und als costimulatorisches Signal bei der antigeninduzierten T-Zell-Antwort wirken

BNS-Krämpfe: Abk. für Blitz-Nick-Salaam-Krämpfe (↑Epilepsia nutans)

Boas-Oppler-Stäbchen [nach den dt. Ärzten Ismar Boas, 1858–1938, u. Bruno Oppler, 1845–1932]: = Laktobakterien

Bobath-Methode [nach dem Neurophysiologen Karel Bobath, 1905–1991]: krankengymnastische Methode zur Behandlung pathologischer Haltungsreflexe bei Gehirnschäden

Boch|dalek-Dreieck [nach dem tschech. Anatomen Vincent A. Bochdalek, 1801–1883]: = Trigonum lumbocostale. **Boch|dalek-Hernie:** Zwerchfellhernie durch das Bochdalek-Dreieck (↑Tribonum lumbocostale). **Boch|dalek-Zyste:** angeborene Zyste (»unechte Ranula«) am Zungengrund

Bock|hart-Krankheit [nach dem dt. Arzt Max Bockhart, 1883–1921]: = Folliculitis staphylogenes superficialis, ↑Follikulitis

Bodans|ky-Einheit [...skɪ...; nach dem amerik. Biochemiker A. Bodansky, 1896–1941]: Einheit für die alkalische und saure Phosphatase; Abk.: BE

Body-Mass-Index [ˈbɒdɪmæs...; engl. *bodymass* = Körpermasse] *m;* -[es], -e oder ...Indizes: Maß zur Bestimmung des Ernährungszustandes eines Menschen, errechnet sich aus der Formel: Körpergewicht (in kg) dividiert durch das Quadrat der Körperlänge (in m); Werte unter 18,5 stehen für Untergewicht, zwischen 18,5 und 25 für Normalgewicht, zwischen 25 und 30 für Übergewicht und über 30 für Fettleibigkeit; Abk.: BMI; andere Bez. für vgl. Quetelet-Index

Body|plethys|mografie [ˈbɒdɪ...; engl. *body* = Körper u. ↑Plethysmografie]: pulmonlogisches Messverfahren zur Bestimmung thorakaler Gasvolumina

Boeck-Besnier-Schaumann-Krankheit vgl. Sarkoidose

Boeck-Krankheit, Morbus Boeck [ˈbʊk...; nach dem norw. Dermatologen Caesar W. Boeck, 1845–1917]: systemische entzündliche Erkrankung mit Granulombildung, Manifestationen u. a. als aseptische Meningitis, Polyneuropathie, Myopathie, chronisch diffuse Meningoenzephalitis; auch: Scabies crustosa, Neurosarkoidose

Boeck-Sarko|id [ˈbʊk...]: = Sarkoidose

Boerhaave-Syndrom [nach dem niederl. Arzt Hermann Boerhaave, 1668–1738]: spontane Oesophagusruptur während heftigem Erbrechen

Bogengänge *Pl.:* aus drei knöchernen (↑Canales semicirculares ossei) u. den drei häutigen (↑Ductus semicirculares) Gängen bestehende Teile des Gleichgewichtsorgans im Innenohr. (Unterschieden wird ein vorderer, ein hinterer und ein horizontaler Bogengang; die Bogengänge sind in den drei Ebenen des Raumes angeordnet und mit einer dünnen Flüssigkeit, der ↑Endolymphe, ausgefüllt)

Bogomolez-Serum [nach dem russ. Arzt und Physiologen A. A. Bogomolez, 1881–1946]: heute nicht mehr angewandtes antikörperhaltiges Serum zur Aktivierung des retikuloendothelialen Systems bei bestimmten Alterungserscheinungen

Bohr-Effekt [nach dem dän. Physiologen Christian Bohr, 1855–1911]: Abhängigkeit der Aufnahme und Abgabe von Sauerstoff im Blut vom Partialdruck des Kohlendioxids

Bolus [von gr. *βῶλος* = Erdkloß] *m;* -, ...li: **1)** unzerkauter Bissen, Klumpen. **2)** innerhalb kurzer Zeit verabreichte [große] Menge von Medikamenten, Kontrastmittel oder Sondernahrung. **Bolus|tod:** Tod durch Ersticken (an einem verschluckten Bissen od. Fremdkörper)

Bolzung [zu dt. *Bolzen*] *w;* -, -en: Vereinigung von Knochenbruchenden durch Einschlagen eines Metallbolzens (auch: eines Knochen- od. Elfenbeinbolzens) in die Markhöhle (Verfahren zur Behandlung von Knochenbrüchen oder zur operativen Gelenkversteifung)

Bombage vgl. Bombierung

Bomben|sy|philid *s;* -[e]s, -e: syphilitische Hauterscheinung mit Auftreten von kleineren Papeln um eine große Papel herum (der Splitterwirkung beim Einschlag einer Bombe vergleichbar)

Bombie|rung [zu frz. *bomber* = sich wölben] *w;* -, -en u. **Bombage** [bɔmˈbaːʒə] *w;* -, -n: Entweichung von Gas beim Öffnen verdorbener Konservendosen

Bombus [von gr. *βόμβος* = dumpfes Geräusch] *m;* -: veralt. für: Ohrensausen; Darmkollern

Bon|ding [engl. *to bond* = kleben] *n;* -[s], -s: Verbund- bzw. Klebemittel für spezielle Füllungen (Zahnmed.)

Boos|ter|effekt [ˈbuːstə...; engl. *booster* = Förderer; Verstärker]: vermehrte u. beschleunigte Bildung von Antikörpern im Blut durch wiederholte Einwirkung des gleichen spezifischen ↑Antigens auf den menschlichen Organismus. **Boos|terung** [buː...] *w;* -, -en: Auslösung eines Boostereffekts

Booth|by-Formel [ˈbuːθbɪ...; nach dem amerik. Mediziner W. M. Boothby, 1880–1953]: heute nicht mehr angewandte Formel zur Errechnung des Grundumsatzes aus Pulsfrequenz und Blutdruckamplitude (Grundumsatz = Blutdruckamplitude × Pulsfrequenz)

Bor [aus mlat. *borax* (von pers. *buräh*) = borsaures Natron] *s;* -s: nichtmetallisches chem. Element; Zeichen: B

Borboryg|mus [aus gr. *βορβορυγμός* = Bauchknurren, Bauchkullern] *m;* -, ...men: veralt. Bez. für: kullerndes, plätscherndes (durch Darmwinde hervorgerufenes) Geräusch im Unterbauch

Borderline... [ˈbɔːdəlaɪn; engl. = Grenzlinie]: Bestimmungswort von Zus. zur Bez. von Grenzfällen von Krankheiten, geringwertigen Symptomen oder Messwerten. **Border|line|syndrom:** spezifische Persönlichkeitsstörung, die sich v. a. in einem instabilen Selbstbild und gestörter Effektregulation mit Stimmungsschwankungen äußert, daraus resultieren u. a. ständig wechselnde Beziehungen und Selbstverletzungstendenzen

Bordetella [nlat., nach dem belg. Arzt u. Mikrobiologen J. Bordet, 1870–1961] *w;* -: Gruppe gramnegativer Stäbchenbakterien, v. a. **Bordetella pertussis:** Erreger des Keuchhustens

Bordet-Gen|gou-Bazillus [borˈdɛ gaŋˈgʊ...; nach dem belg. Mediziner und Mikrobiologen J. Bordet, 1870–1961, und dem belg. Hygieniker O. Gengou, 1875–1957]: veralt. Bez. für: ↑Bordetella pertussis

boricus, ...ca, ...cum [zu ↑Bor]: Bor od. eine Borverbindung enthaltend (von chem. Verbindungen od. Lösungen; z. B. ↑Aqua borica)

Borkenkrätze vgl. Scabies crustosa

Bornholmer Krankheit [nach der dän. Ostseeinsel Bornholm:] epidemische Pleurodynie, durch eine Art des ↑Coxsackie-Virus hervorgerufene fieberhafte Erkrankung mit Muskelschmerzen, Katarrh der oberen Luftwege und Meningoenzephalomyelitis (Epidemien im Sommer und Herbst vor allem in Gebieten an der Ostseeküste)

Borrelia [nlat., nach dem frz. Bakteriologen Amédée Borrel, 1867–1936] *w;* -, (Arten:) ...liae, auch eingedeutscht: **Borrelie** [...iə], *Pl.:* -n: Bakteriengattung aus der Ordnung der ↑Spirochäten (einige Arten sind Krankheitserreger). **Borrelia burgdorferi:** Erreger der ↑Lyme-Borreliose, der v. a. durch Zeckenbiss übertragen wird. **Borrelio|se** *w;* -, -n: durch Borrelien hervorgerufene Krankheit

Borrmann-Schema: makroskopische Klassifikation des Magenkarzinoms

Borwasser vgl. Acidum boricum solutum

bösartig vgl. maligne. **Bösartigkeit** vgl. Malignität

Botalli-Gang vgl. Ductus arteriosus

Botallismus [zu ↑Ductus *Botalli*] *m;* -: veralt. für: ↑Embryokardie

Botox® vgl. Botulin

Botulin [zu lat. *botulus* = Darm; Wurst] *s;* -s, -e: Botox®, vom ↑Clostridium botulinum gebildeter Giftstoff, der den ↑Botulismus verursacht u. heute therapeutische Anwendung u. a. in der Neurologie u. in der Dermatologie findet

Botulinus|toxin vgl. Botulin

Botulismus *m;* -: »Wurstvergiftung«, bakterielle Lebensmittelvergiftung (vor allem durch verdorbene Wurst-, Fisch-, Fleisch-, Gemüse- u. Obstkonserven, die ↑Botulin enthalten, verursacht)

Bou|chard-Knoten [buˈʃaːr...; nach dem frz. Pathologen Ch. J. Bouchard, 1837–1915]: knöcherne Verdickungen der Mittelgelenke von Fingern und Zehen

Bougie [buˈʒiː; aus gleichbed. frz. *bougie*] *w;* -, -s: Dehnsonde zur Erweiterung verengter od. vernarbter Hohlorgane (speziell der Harnröhre). **bougieren** [buˈʒiːrən]: mit einer Bougie behandeln. **Bougierung** [buˈʒiːrʊŋ]: Dehnen, Aufweiten verengter od. vernarbter Hohlorgane

Bouil|lon [bulˈjɔŋ, auch: bulˈjõ: od. buˈjõ:; zu frz. *bouillir* = wallen, sieden] *w;* -, -s: Fleischbrühe aus fett-, knochen- und sehnenfreiem Rindfleisch zur Züchtung von Mikroorganismen

Bourneville-(Brissaud-)Pringle-Krankheit [nach dem frz. Neurologen Désiré-Magloire Bourneville, 1840–1909, dem frz. Pathologen Édouard Brissaud, 1852–1909, u. dem engl. Dermatologen John J. Pringle, 1855–1922]: tuberöse Hirnsklerose

Bou|ton|nie|re [butonˈjɛːrə; zu frz. *bouton* = Blattknospe; Knopf] *w;* -, -n: operative Verlagerung des Harnröhrenausgangs in den Bereich zwischen After und Hodensack

bovin, in fachspr. Fügungen: **bovinus, ...na, ...num** [zu lat. *bos*, Gen.: *bovis* = Rind, Ochse]: das Rind betreffend; aus Rindern gewonnen; einem Rinderherz (in der Größe) entsprechend, Rinder...; z. B. in der Fügung ↑Cor bovinum

bovine spon|gio|forme En|ze|phalo|pa|thie [↑bovin; zu gr. *σπογγία* = Schwamm u. lat. forma = Gestalt, Form; ↑Enzephalopathie]: »Rinderwahnsinn«, übertragbare, vor allem Rinder befallende Virusinfektion, durch die das Gehirn schwammig erweicht wird; Abk.: BSE

Bowen-Krankheit [ˈbəʊən...; nach dem amerik. Dermatologen J. T. Bowen, 1857–1941]: veralt. Bez. für eine bes. an der Vorhaut des Penis auftretende seltene Hautkrankheit mit rötlichen, warzenartigen Hauteffloreszenzen (↑Carcinoma in situ), die in ein Bowen-Karzinom übergehen können

boweno|id [boʊən...; Kurzbildung aus ↑Bowen-Krankheit u. ↑...id]: im Aussehen der Bowen-Krankheit ähnlich (von Hautveränderungen)

Bow|man-Drüsen [ˈbəʊmən...; nach dem engl. Anatomen u. Arzt William Bowman, 1816–1892]: = Glandulae olfactoriae. **Bow|man-Kap|sel:** becherförmige Einstülpung der Harnkanälchen. **Bowman-Mem|bran:** äußere Grenzschicht der Augenhornhaut

Boyd-Vene [bɔɪd...; nach dem amerik. Arzt A. A. Boyd]: in der Mitte des Unterschenkels gelegene ↑Vena perforans

Boze|man-Fritsch-Ka|theter [ˈbɔʊzmən...; nach dem amerik. Gynäkologen Nathan Bozeman, 1825–1905, u. dem dt. Gynäkologen Heinrich Fritsch, 1844–1915]: doppelläufiger ↑Katheter zur Spülung der Gebärmutterhöhle

B-Partikel [beː...] *Pl.:* veralt. Bez. für in der Milch brustkrebskranker Frauen vorkommende runde Partikel mit exzentrisch liegendem Innenkörper

BPH: Abk. für ↑benigne Prostatahyperplasie

Bq: Abk. für = Becquerel

Br: chem. Zeichen für ↑Brom

Bra|cherium [zu gall.-lat. *braca (bracha)* = Beinkleid, Pluderhose] *s;* -s, ...rien [...iən]: Bruchband, heute nicht mehr verwendetes Hilfsmittel zur Bruchreponierung

bra|chial, in fachspr. Fügungen: **bra|chia|lis, ...le** [zu ↑Brachium]: zum Arm, zum Oberarm gehörend; z. B. in der Fügung ↑Arteria brachialis

Bra|chi|algie [↑Brachium u. ↑...algie] *w;* -, ...ien, in fachspr. Fügungen: **Bra|chi|algia**[1], *Pl.:* ...giae: Schmerzen im Arm, vorwiegend im Oberarm. **Brachi|algia par|aes|thetica nocturna:** zur Nachtzeit auftretende Schmerzen u. Sensibilitätsstörungen im Bereich der Arme (bei ↑Karpaltunnelsyndrom)

brachiocephalicus vgl. brachiozephal

bra|chio|radial, in fachspr. Fügungen: **bra|chioradia|lis, ...le** [zu ↑Brachium u. ↑Radius]: zum Oberarm u. zur Speiche gehörend; z. B. ↑Musculus brachioradialis (Anat.)

bra|chio|ze|phal, in fachspr. Fügungen: **bra|chioce|phalicus, ...ca, ...cum** [zu ↑Brachium u. gr. *κεφαλή* = Kopf]: den Oberarm u. den Kopf betreffend; z. B. in der Fügung ↑Truncus brachiocephalicus (Anat.)

Bra|chium [aus lat. *brachium*, Gen.: *brachii* = Arm] *s;* -s, ...chia: **1)** Arm, insbes.: Oberarm. **2)** armförmiges Gebilde (Anat.). **Bra|chium colliculi inferioris:** Teil der lateralen Schleifenbahn, Verbindungsbahn, die über den ↑Colliculus inferior zum ↑Corpus geniculatum mediale zieht. **Bra|chium colliculi superio|ris:** Verbindungsbahn, die vom ↑Tractus opticus über das ↑Corpus geniculatum mediale zum Colliculus superior führt. **Bra|chium conjunctivum cerebelli** = Pedunculus cerebellaris superior. **Bra|chium pontis** [↑Pons]: = Pedunculus cerebellaris medius

Bracht-Handgriff [nach dem dt. Gynäkologen Erich Bracht, 1882–1969]: geburtshilflicher Handgriff zur Entwicklung einer ↑Beckenendlage, wobei nach Geburt des Beckens der Rücken des Kindes nach vorn über die Symphyse geführt wird (unter Druck erfolgt dann die weitere Entwicklung des Kindes)

bra|chy..., Bra|chy...

⟨gr. *βραχύς* »kurz, wenig, klein«⟩
Wortbildungselement mit der Bedeutung »kurz«:
- brachyzephal
- Brachydaktylie

Bra|chy|basie [zu ↑brachy... u. gr. *βάσις* in der Bedeutung »Tritt, Gang«] *w;* -, ...ien: trippelnder Gang (bes. bei Greisen)

Bra|chy|baso|phalan|gie [zu ↑brachy..., ↑Basis u. ↑Phalanx] *w;* -, ...ien: angeborene Verkürzung der Grundglieder der Finger od. Zehen

bra|chy|daktyl [zu ↑brachy... u. gr. *δάκτυλος* = Finger; Zehe]: kurzfingerig. **Bra|chydaktylie** *w;* -, ...ien: angeborene Kurzfingerigkeit

Bra|chy|gna|thie [zu ↑brachy... u. gr. *γνάθος* = Kinnbacken] *w;* -, ...ien, **Mikrognathie:** (meist angeborene) extreme Kleinheit des Unterkiefers (sog. »Vogelgesicht«)

Bra|chy|hyper|phalan|gie [zu ↑brachy..., ↑hyper... u. ↑Phalanx] *w;* -, ...ien: seltene Bez. für: angeborene Verkürzung der Finger- bzw. Zehenglieder und Ausbildung überzähliger Glieder

Bra|chy|hypo|phalan|gie [zu ↑brachy..., ↑hypo... u. ↑Phalanx] *w;* -, ...ien: seltene Bez. für: angeborene Verkürzung und unvollständige Ausbildung der Fingerglieder

Brachymenorrhö [...rø:; ↑brachy... u. gr. *μήν*, Gen.: *μηνός* = Monat u. gr. *ῥεῖν* = fließen] *w;* -, ...rrhöen: Menstruationsstörung, die mit einer verkürzten Blutungsdauer von wenigen Stunden bis zu drei Tagen einhergeht

Bra|chy|meso|phalan|gie [zu ↑brachy..., ↑meso... u. ↑Phalanx] *w;* -, ...ien: seltene Bez. für: angeborene Verkürzung der Mittelglieder der Finger od. Zehen

Bra|chy|meta|karpie [zu ↑brachy... u. ↑Metacarpus] *w;* -, ...ien: seltene Bez. für: angeborene Verkürzung der Mittelhandknochen

Bra|chy|meta|podie [zu ↑brachy..., ↑meta... u. gr. *πούς*, Gen.: *ποδός* = Fuß] *w;* -, ...ien, auch: **Bra|chymeta|tarsie** [zu ↑Metatarsus] *w;* -, ...ien: seltene Bez. für: angeborene Verkürzung der Mittelfußknochen

Bra|chy|phalan|gie [zu ↑brachy... u. ↑Phalanx] *w;* -, ...ien: angeborene extreme Verkürzung der Finger- bzw. der Zehenglieder

Bra|chyr|rha|chie [zu ↑brachy... u. gr. *ῥάχις* = Rücken; Rückgrat] *w;* -, ...ien: angeborene Verkürzung der Wirbelsäule

Bra|chy|tele|phalan|gie [zu ↑brachy..., ↑tele... u. ↑Phalanx] *w;* -, ...ien: angeborene Verkürzung der Endglieder der Finger od. Zehen

Bra|chy|therapie [↑brachy... u. ↑Therapie] *w;* -, ...ien: Behandlung vor allem bösartiger Geschwülste mit ionisierenden Strahlen aus kurzer Entfernung

bra|chy|ze|phal [zu ↑brachy... u. gr. *κεφαλή* = Kopf]: kurzköpfig, rundschädelig. **Bra|chy|zephale** *m od. w;* -n, -n: »Kurzköpfige[r]«, Person mit Brachyzephalie. **Bra|chy|ze|phalie** *w;* -, ...ien: angeborene Kurzköpfigkeit (mit Rundköpfigkeit). **Bra|chy|ze|phalus** *m;* -, ...li: Kurz-, Rundschädel

Brackets [ˈbrɛ:kɪts; engl. *bracket* = Klammer] *Pl.:* für kieferorthopädische Korrekturen verwendete, an den Zähnen befestigte Metallklammern (Zahnmed.)

brady..., Brady... [aus gr. *βραδύς* = langsam]: Bestimmungswort von Zus. mit der Bedeutung »langsam; verlangsamt; verzögert«; z. B.: Bradykardie

Brady|ar|thrie [zu ↑brady... u. gr. *ἀρθροῦν* = gliedern; artikulierte Laute hervorbringen] *w;* -, ...ien: seltene Bez. für: verlangsamte, abgehackte, schleppende Sprechweise (charakteristisch bei Kleinhirnerkrankungen)

Brady|dia|docho|kinese [↑brady... u. ↑Diadochokinese] *w;* -, -n: verlangsamter Ablauf einander entgegengesetzter Gliedbewegungen

brady|kard [zu ↑brady... u. ↑Kardia]: mit verlangsamter Herztätigkeit einhergehend. **Brady|kardie** *w;* -, ...ien: verlangsamte Herzschlagfolge

Brady|kinesie [zu ↑brady... u. gr. *κίνησις* = Bewegung] *w;* -, ...ien: verlangsamter, verzögerter Bewegungsablauf

Brady|kinin [↑brady... u. ↑Kinin] *s;* -s, -e: Gewebshormon, das die glatte Muskulatur langsam kontrahiert, den Blutdruck senkt und die Kapillardurchlässigkeit steigert

Brady|lalie [zu ↑brady... u. gr. *λαλεῖν* = viel reden, schwatzen] *w;* -, ...ien: = Bradyarthrie

Brady|phagie [zu ↑brady... u. gr. *φαγεῖν* = essen] *w;* -, ...ien: seltene Bez. für: krankhafte Verlangsamung des Essvorgangs

Brady|phrasie [zu ↑brady... u. gr. *φράσις* = das Reden, Sprechen] *w;* -, ...ien: seltene Bez. für: langsame Sprechweise

Brady|phrenie [zu ↑brady... u. gr. *φρήν*, Gen.: *φρενός* = Zwerchfell; Seele, Geist, Herz; Verstand] *w;* -, ...ien: extreme Verlangsamung der psychomotorischen Aktivität (mit leichter Ermüdbarkeit, Teilnahmslosigkeit u. Antriebsmangel)

Brady|pnoe [↑brady... u. gr. *πνοή* = Wehen; Schnauben; Atemholen; Atem] *w;* -: extrem verlangsamte Atmung

Brady|sy|stolie [zu ↑brady... u. ↑Systole] *w;* -, ...ien: Verlangsamung der systolischen Kontraktionsbewegung des Herzens

Brady|teleo|kinese [↑brady..., gr. *τέλος* = Ende, Ziel u. gr. *κίνησις* = Bewegung] *w;* -, -n: Verlangsamung einer zielgerichteten Bewegung kurz vor dem Ziel (bei Kleinhirnerkrankungen)

brady|troph [zu ↑brady... u. gr. *τροφή* = das Ernähren; die Nahrung]: spärlich versorgt mit Blutgefäßen (von Körpergeweben wie Knorpel, Bandscheiben, Hornhaut gesagt)

Brady|urie [↑brady... u. ↑...urie] *w;* -, ...ien: verzögerte Urinausscheidung

Bragard-Zeichen [bra'ga:r...; nach dem dt. Orthopäden Karl Bragard, 1890–1973]: Nervendehnungszeichen, Auftreten von Schmerzen im Bereich des Ischiasnervs bei Dorsalflexion des Fußes, während das im Kniegelenk gestreckte Bein gleichzeitig im Hüftgelenk um etwa 90° gebeugt bleibt; positiv bei Ischialgie, lumbaler Nucleus-pulposus-Hernie

Brai|dismus [breɪd...; nach dem engl. Chirurgen James Braid, 1795–1860] *m;* -: veralt. Lehre von der suggestiven Wirkung des Arztes bzw. der Ärztin auf den Patienten bzw. die Patientin

Bran|che ['brã:ʃə, auch: 'braŋʃə; aus frz. *branche* = Ast, Zweig; Arm; Schenkel (eines Zirkels)] *w;* -, -n (meist *Pl.*): Bezeichnung für die beiden Flügel von schneidenden (z.B. Schere), fassenden (z.B. Pinzette) oder feststellbaren (z.B. Gefäßklemme) ärztlichen Instrumenten

bran|chio|gen [gr. *βράγχια* = Fischkiemen u. ↑...gen]: von den ↑Kiemenspalten ausgehend: **a)** von Organen wie ↑Thymus u. ↑Epithelkörperchen gesagt; **b)** von Fisteln od. Karzinomen gesagt

Brand vgl. Gangrän

Bran|hamella ['brænhæm...; nach der amerik. Mikrobiologin S. E. Branham, 1888–1962] *w;* -: Gattung gramnegativer Kokken, Erreger von Infektionen der oberen Luftwege

Braun-Ana|stomose [nach dem dt. Chirurgen Heinrich Braun, 1847–1911]: operativ angelegte Darmanastomose zwischen zu- und abführendem Dünndarmschenkel

Braun-Pfropfung [nach dem dt. Chirurgen Wilhelm Braun, 1871–1940]: veralt. Hautübertragungsverfahren, bei dem kleinste Epidermisstreifen in das Granulationsgewebe eines Hautdefektes gepfropft wurden

Braun-Schiene [nach dem dt. Chirurgen Heinrich Braun, 1862–1934]: nur noch selten verwendete biegsame Metallschiene zur Ruhigstellung der unteren Extremitäten (bei Bein- u. Fußverletzungen)

Braxton-Hicks-Kontraktion ['brækstən 'hɪks...; nach dem engl. Gynäkologen John Braxton-Hicks, 1825–1897] *Pl.:* ...io|nes: ↑Labores praesagientes.

Braxton-Hicks-Wendung ['brækstən 'hɪks...; nach dem engl. Gynäkologen John Braxton-Hicks, 1825–1897]: heute nicht mehr angewandte geburtshilfliche Zweifingerwendung (bei Kopf- u. Querlage: kombinierte Wendung des Kindes im Uterus auf den Fuß mit anschließender Zugbelastung des entwickelten kindlichen Fußes)

BRCA1: Abk. für ↑*b*reast *ca*ncer (gene) 1. **BRCA2:** Abk. für ↑*b*reast *ca*ncer (gene) 2

breast cancer gene ['brest 'kænsə 'dʒi:n; engl. *breast cancer* = Brustkrebs, engl. *gene* = Gen] *s;* -, -: Tumorsuppressorgen, das die Zelle vor unkontrolliertem Wachstum schützt; der Funktionsverlust eines solchen Gens (BRCA1 bzw. BRCA2) ist für die Entstehung von Brustkrebs verantwortlich; Mutationen in diesen Genen können für den familiären Brustkrebs verantwortlich sein; Abk.: BRCA

Brechmittel vgl. Emetikum

Brechungsfehler, auch: **Refraktionsanomalie:** unscharfe Abbildung der Außenwelt auf der Netzhaut, bedingt durch abnorme Brechkraft der Hornhaut oder der Linse oder durch abnorme Länge des Augapfels, wodurch die einfallenden Lichtstrahlen nicht genau auf einen Punkt der Netzhaut gebündelt werden können

Breg|ma [aus gr. *βρέγμα*, Gen.: *βρέγματος* = Aufguss; (der bei Kindern lange weich u. feucht bleibende) Oberschädel, Vorderkopf] *s;* -s, -ta od. Breg|men: Gegend der großen Fontanelle am Schädel, in der die beiden Stirnbeinhälften u. die beiden Scheitelbeine zusammenstoßen; im engeren Sinne: der Punkt, in dem die Pfeilnaht auf die Kranznaht stößt. **breg|matisch,** in fachspr. Fügungen: **breg|maticus, ...ca, ...cum:** zum Bregma gehörend; zum Scheitel gehörend

Breitband|anti|bio|tikum, auch: **Breitspek|trum-anti|bio|tikum:** gegen eine Vielzahl von verschiedenen Erregern wirksames ↑Antibiotikum

Bremsen vgl. Tabanidae

Brenner-Tumor [nach dem dt. Pathologen Fritz Brenner, 1877]: gutartiger Ovarialtumor

brevis, ...ve [aus gleichbed. lat. *brevis*]: kurz; z.B. in der Fügung ↑Crus breve

BRI: Abk. für ↑*b*uilding-*r*elated *i*llness

Bride [aus frz. *bride* = Zügel, Zaum; Bindeband; Bügel] *w;* -, -n: Verwachsungsstrang

Briden|ileus [frz. *brider* = zusammenbinden u. ↑Ileus] *m;* -, -ileen od. -ilei: durch Verwachsungen verursachter mechanischer ↑Ileus

Bries vgl. Thymus

Brillen|hämatom: brillenförmiger Bluterguss in das die Augen umgebende Bindegewebe (charakteristisch bes. bei Schädelbasisbruch); einseitige Form = Monokelhämatom

Brill-Symmers-Krankheit [nach dem amerik. Internisten N.E. Brill, 1860–1925, u. dem amerik. Pathologen Douglas Symmers, 1879–1952)]: follikuläres Lymphom (großfollikuläres Lymphoblastom) mit Wucherung einzelner Lymphknotengruppen (Übergang in ein ↑Sarkom möglich)

Brill-(Zinsser-)Krankheit [nach dem amerik. Internisten N. E. Brill, 1860–1925]: Rezidiv des ↑Fleckfiebers

Brisement [brɪzəˈmã:; zu frz. *briser* = zerbrechen, zerschlagen] *s;* -s, -s, dafür genauer: **Brisement forcé** [...mã: ...se:; zu frz. *forcé* = gezwungen, erzwungen] *s;* - -, -s -s gewaltsames Lösen eines in Fehlstellung verheilten Gelenks

British Anti|lewisit [ˈbrɪtɪʃ æntɪluɪˈzɪt; Kunstw.] *s;* - -s: heute nicht mehr verwendetes Gegengift bei Schwermetallvergiftungen; Abk.: BAL

Brittle Dia|betes [ˈbrɪtəl -; engl. *brittle* = zerbrechlich, brüchig] *m;* - -: Diabetes mellitus mit labiler Stoffwechsellage

BRM: Abk. für ↑*B*iological *R*esponse *M*odifier

Broca-Aphasie [broˈka...; nach dem frz. Anthropologen und Chirurgen Paul Broca, 1824–1880]: durch Läsion im Versorgungsgebiet des Marklagers des Frontalhirns hervorgerufene Aphasie. **Broca-Formel:** Formel zur Berechnung des Körpersollgewichtes (in kg) aus Körperlänge (in cm) abzüglich 100 (z. B. ergibt sich demnach bei einer Größe von 175 cm weniger 100 ein Körpersollgewicht von 75 kg). **Broca-Zentrum:** Bezeichnung für das in der dritten linken Stirnwindung des Großhirns liegende motorische Sprachzentrum

Brodie-Abs|zess [ˈbrəʊdɪ...; nach dem engl. Chirurgen Sir Benjamin C. Brodie, 1783–1862]: Knochenabszess bei Knochenmarkentzündung

Broken-Heart-Syndrom [brəʊkənˈhart...; aus engl. *broken* = gebrochen u. *heart* = Herz]: stressbedingte akute (reversible) ↑Kardiomyopathie mit ähnlichen Symptomen wie bei einem Herzinfarkt mit begleitender Herzschwäche

Brom [von gr. *βρῶμος* = Gestank] *s;* -s: nichtmetallisches chem. Element; Zeichen: Br

bromatus, ...ta, ...tum [zu ↑Brom]: Brom od. ein Bromsalz enthaltend, mit Brom od. Bromsalzen verbunden (von chem. Verbindungen; z. B. Aether bromatus, ↑Äther)

Bromelin: in Ananasgewächsen (Bromeliaceae) vorkommende ↑Protease, Antiphlogistikum

Brom|hidrosis [zu gr. *βρῶμος* = Gestank u. gr. *ἱδρώς* = Schweiß] *w;* -: Absonderung übel riechenden Schweißes. **bromicus, ...ca, ...cum:** bromähnlich, bromartig; durch Brom hervorgerufen, auf Bromeinwirkung beruhend; z. B. in der Fügung ↑Acne bromica

Bromismus [zu ↑Brom] *m;* -: chronische Vergiftung des Organismus durch Brom[verbindungen]

Bromo|derma tuberosum [↑Brom u. ↑Derma; ↑tuberosus] *s;* - -: Bromausschlag der Haut mit dunkelrot bis bräunlich gefärbten wuchernden Knoten (toxische Nebenwirkung bromhaltiger Arzneimittel)

Bron|chen: *Pl.* von ↑Bronchus

Bron|chi: *Pl.* von ↑Bronchus

bron|chial, in fachspr. Fügungen: **bron|chialis, ...le** [zu ↑Bronchie]: zu den Bronchien gehörend, diese betreffend; z. B. in der Fügung ↑Rami bronchiales

Bron|chial|adenom: gutartige Geschwulst der Bronchialschleimhautdrüsen

Bron|chial|asth|ma vgl. Asthma bronchiale

Bron|chial|atmen: Atmungsgeräusch in den Bronchien, das nur über verdichtetem, also luftleerem Lungengewebe bei der ↑Auskultation zu hören ist

Bron|chial|baum: die gesamte baumartige Verästelung eines Bronchus

Bron|chial|fremitus: Erschütterung der Brustwand durch krankhafte Rasselgeräusche in den Bronchien (z. B. bei entzündlichen Lungenerkrankungen)

bronchialis vgl. bronchial

Bron|chial|ka|tarrh: Entzündung der Schleimhaut der Luftröhrenäste (↑Bronchitis)

Bron|chial|krise: veralt. Bez. für einen krampfartigen Hustenanfall bei ↑Tabes dorsalis

Bron|chial|lavage: Spülung der Bronchien zu diagnostischen oder therapeutischen Zwecken

Bron|chial|stein vgl. Broncholith

Bron|chial|toi|lette: Sekretabsaugung im Bronchialsystem zur Verhinderung von Hypoxie, mechanischer Einengung der Bronchien, Auftreten von Atelektasen und Pneumonien

Bron|chie [...ɪə; von gr. *βρόγχια (Pl.)* = Luftröhrenäste (Verkleinerungsbildung zu gr. *βρόγχος* = Luftröhre)] *w;* -, -n (meist *Pl.*), fachspr. veralt.: **Bron|chium** *s;* -s, ...chia: Bezeichnung für die Verzweigungen des rechten und linken Hauptastes der Luftröhre in der Lunge (jetzt unterschieden in ↑Bronchi lobares und ↑Bronchi segmentales)

Bron|chi|ek|tase [↑Bronchie u. gr. *ἔκτασις* = Ausdehnung] *w;* -, -n, in fachspr. Fügungen: **Bron|chi|ec|tasis**, *Pl.:* ...tases: chronische Erweiterung der Luftröhrenäste. **Bron|chi|ek|tasie** *w;* -, ...ien: **1)** = Bronchiektase. **2)** mit Bronchiektase verbundene Allgemeinerkrankung der Lunge

Bron|chio|le [zu ↑Bronchie] *w;* -, -n (meist *Pl.*), latinisiert: **Bron|chio|lus** *m;* -, ...li: die feineren, die Lungenläppchen versorgenden Verzweigungen der Bronchien

Bronchiolith vgl. Broncholith

Bron|chio|litis [zu ↑Bronchiole] *w;* -, ...litiden (in fachspr. Fügungen: ...litides): Entzündung der Bronchiolen

Bronchiolus vgl. Bronchiole

Bron|chitis [zu ↑Bronchus] *w;* -, ...itiden (in fachspr. Fügungen: ...itides): Entzündung der Schleimhaut im Bereich der Luftröhrenäste (durch Erkältung, Infektion u. a.). **Bron|chitis de|formans:** Bronchitis mit Verunstaltungen des Bronchialbaums. **Bron|chitis fi|brinosa:** durch vermehrte Ausscheidung von Fibringerinnseln (im Auswurf) charakterisierte Bronchitis. **Bron|chitis foe|tida:** durch übel riechenden Auswurf charakterisierte Bronchitis. **Bron|chitis mucino|fi|brinosa:** Bronchitis mit übermäßig starker Absonderung von Schleim und Fibrin im Auswurf. **Bron|chitis pituitosa:** Bronchitis, die charakterisiert ist durch vermehrte Ausscheidung eines dünnflüssigen Auswurfs. **Bron|chitis plas|tica** u. **Bron|chitis pseudo|mem|branacea:** = Bronchitis mucinofibrinosa. **bron|chitisch:** die Bronchitis betreffend, mit Bronchitis verbunden

Bronchium vgl. Bronchie

bron|cho|alveo|lär, in fachspr. Fügungen: **broncho|alveo|laris, ...re** [zu ↑Bronchus u. ↑Alveole]: Luftröhrenäste und Lungenbläschen betreffend

Bron|cho|blennor|rhö, auch: **Bron|cho|blennorrhöe** [...rø; ↑Bronchus u. ↑Blennorrhö] *w;* -, ...rrhöen: stark vermehrte Absonderung eines eitrigen Schleims bei chron. Bronchitis

Bron|cho|di|latation [↑Bronchus u. ↑Dilatation] *w;* -, -en, in fachspr. Fügungen: **Bron|cho|di|latatio,** *Pl.:* ...io|nes: medikamentöse Erweiterung der Bronchien. **Bron|cho|di|latator** [↑Dilatator] *m;* -s, ...tatoren: Arzneimittel, das spastisch verengte Bronchien erweitert

bron|cho|entero|pan|crea|ticus, ...ca, ...cum [zu ↑Bronchus, ↑Enteron u. ↑Pankreas]: Bronchialsystem, Verdauungstrakt und Pankreas betreffend; z. B. ↑Dysporia bronchoenteropancreatica

Bron|cho|gra|fie [↑Bronchus u. ↑...grafie] *w;* -, ...ien: röntgenografische Darstellung der Luftröhrenäste mithilfe eines eingefüllten Kontrastmittels. **Bron|cho|gramm** [↑...gramm] *s;* -s, -e: Röntgenaufnahme der Luftröhrenäste

Broncho|konstriktor: Substanz, die Bronchien verengt

Bron|cho|lith [↑Bronchus u. ↑...lith], selten: **Bronchio|lith** [↑Bronchie] *m;* -s u. -en, -e[n]: durch Verkalkung entstehendes ↑Konkrement zumeist in peribronchialen Lymphknoten, seltener im Bronchiallumen

Bron|cho|logie [↑Bronchus u. ↑...logie] *w;* -: Wissenschaft und Lehre von den Bronchien und ihren Erkrankungen

Bron|cho|lyse [zu ↑Bronchus u. gr. λύειν = lösen, auflösen] *w;* -, -n: medikamentöse Lösung eines Bronchospasmus. **Bron|cho|lytikum** *s;* -s, ...ka: Arzneimittel, das den Bronchialschleim löst und damit eine bessere ↑Expektoration bewirkt

bron|cho|media|stinalis, ...le [zu ↑Bronchus u. ↑Mediastinum]: die Luftröhrenäste und das Mittelfell versorgend; z. B. in der Fügung ↑Truncus bronchomediastinalis

bron|cho|öso|phageal, in fachspr. Fügungen: **bron|cho|oeso|phage|us, ...gea, ...ge|um,** auch: **bron|cho|oeso|phagicus, ...ca, ...cum** [zu ↑Bronchus u. ↑Ösophagus]: vom Hauptast der Luftröhre zur Speiseröhre verlaufend; z. B. in der Fügung ↑Musculus bronchooesophageus

Bron|cho|phonie [↑Bronchus und ↑...phonie] *w;* -, ...ien: Fortleitung der Stimme eines Patienten bzw. einer Patientin über luftleeren oder infiltrierten Lungenabschnitten, wobei diese Stimme bei ↑Auskultation so laut und deutlich artikuliert klingt, als würde der auskultierenden Person direkt ins Ohr gesprochen

Bron|cho|pneu|monie [↑Bronchus und ↑Pneumonie] *w;* -, ...ien: Lungenentzündungsform mit diffusen, z. T. konfluierenden Infiltrationsherden (meist siedelt sich die Entzündung im Verbreitungsgebiet eines oder mehrerer größerer Bronchien an)

bron|cho|pulmonal, in fachspr. Fügungen: **bron|cho|pulmonalis, ...le** [zu ↑Bronchus u. ↑Pulmo]: Atemwege und Lunge zugleich betreffend (z. B. in der Fügung ↑Segmenta bronchopulmonalia)

Bron|chor|rhö, auch: **Bron|chor|rhöe** [...rø:; zu ↑Bronchus u. gr. ῥεῖν = fließen, strömen] *w;* -, ...rrhöen, in fachspr. Fügungen: **Bron|chor|rhoea,** *Pl.:* ...rhoeae: übermäßige Absonderung von Schleim aus den Luftröhrenästen (bei ↑Bronchitis)

Bron|cho|skop [↑Bronchus u. ↑...skop] *s;* s, -e: optisches Instrument (Spiegelgerät mit elektrischer Lichtquelle) zur direkten Untersuchung der Luftröhrenäste u. zur gleichzeitigen Entnahme von Untersuchungsmaterial aus den Luftröhrenästen. **Bron|cho|skopie** [↑...skopie] *w;* -, ...ien: Untersuchung der Luftröhrenäste mit dem Bronchoskop. **bron|cho|skopisch:** die Bronchoskopie betreffend, auf ihr beruhend

Bron|cho|spasmo|lytikum [zu ↑Bronchospasmus u. gr. λύειν = lösen, auflösen] *s;* -s, ...ka: Arzneimittel zur Behandlung des Bronchospasmus

Bron|cho|spasmus [↑Bronchus und ↑Spasmus] *m;* -, ...men: Krampf der Muskulatur der Luftröhrenäste

Bron|cho|spiro|me|trie [↑Bronchus u. ↑Spirometrie] *w;* -, ...ien: Methode zur quantitativen Bestimmung der Sauerstoffaufnahme bzw. des Sauerstoffverbrauchs der rechten und linken Lunge

Bron|cho|stenose [↑Bronchus u. ↑Stenose] *w;* -, -n: Verengung eines Luftröhrenastes (z. B. durch einen Tumor)

Broncho|tetanie [↑Bronchus u. ↑Tetanie] *w;* -, ...ien: bei ↑Spasmophilie im Kindesalter auftretende spastische Bronchitis, verbunden mit asthmaähnlichen Krankheitszeichen (exspiratorische Dyspnoe)

Broncho|tomie [↑Bronchus u. ↑...tomie] *w;* -, ...ien: operative Eröffnung eines Bronchus

Bron|chulus [Verkleinerungsbildung zu ↑Bronchus] *m;* -, ...li: ältere Bez. für ↑Bronchiole

Bron|chus [aus gr. βρόγχος = Luftröhre] *m;* -, ...chen (in fachspr. Fügungen: ...chi): (rechter u. linker) Hauptast der Luftröhre. **Bron|chus dexter** vgl. Bronchus principalis dexter. **Bron|chus lingularis inferior** bzw. **superior** [zu ↑Lingula]: der obere bzw. untere der beiden Bronchialäste im Bereich des Lungenzipfels unter dem linken Oberlappen. **Bron|chi lobares** *Pl.:* »Lappenbronchen«, Sammelbez. für die drei Äste des rechten Hauptbronchus (für die drei rechten Lungenlappen) sowie die zwei Äste des linken Hauptbronchus (für die beiden linken Lungenlappen). **Bron|chus principalis dexter** bzw. **sinister:** rechter bzw. linker Hauptast der Luftröhre für den rechten bzw. linken Lungenflügel. **Bron|chi seg|mentales** *Pl.:*

»Segmentbronchen«, Äste der Lappenbronchen für die einzelnen Segmente der Lungenlappen. **Bron|chus sinister** vgl. Bronchus principalis sinister

Bron|chus|blocker *m;* -s, -: chirurgisches Instrument zur Abdichtung von Verästelungen der Luftröhre bei Lungenoperationen

Bronze|baby-Syndrom: Hautverfärbung während der Fototherapie bei Neugeborenen mit Hyperbilirubinämie

Bronze|dia|betes [ˈbrɔŋsə...]: mit ↑Diabetes mellitus einhergehende Hämochromatose (Hautverfärbung und Diabetes werden durch Ablagerung eines eisenhaltigen Pigments aus zerfallenen roten Blutkörperchen in Haut bzw. Pankreas verursacht)

Bronzekrankheit [ˈbrɔŋsə...] vgl. Addison-Krankheit

Brooke-Krankheit [ˈbrʊk...; nach dem engl. Dermatologen Henry A. G. Brooke, 1854–1919]: veralt. für: ↑Keratosis follicularis contagiosa

Broteinheit: Hilfsrechengröße zur Berechnung der Kohlenhydratmenge für die Diät bei Zuckerkrankheit; Abk.: BE (1 BE = 12 g Kohlenhydrate)

Browne-Plastik [ˈbraʊn...; nach dem brit. Chirurgen Sir Denis J. Browne, 1892–1967]: früher angewandte operative Harnröhrenplastik zur Beseitigung einer ↑Hypospadie (die Hypospadieöffnung wird durch eine Hautplastik verschlossen, und eine neue Harnröhrenöffnung wird an typischer Stelle angelegt)

Brown-Séquard-Syndrom [nach dem frz. Physiologen Charles-Édouard Brown-Séquard, 1817–1894]: halbseitige Läsion des Rückenmarks mit erloschenen spinalen Reflexen, ipsilateraler spastischer Parese und Tiefensensibilitätsstörung sowie kontralateralem Verlust der Schmerz- und Temperaturempfindungen

Brown-Syndrom: mechanische Behinderung des Gleitens der Sehne des M. obliquus superior, Schnappen des Bulbus

Brucella [nlat., nach dem engl. Arzt David Bruce, 1855–1931] *w;* -, (Arten:) ...llae, auch eindeutschend: **Brucelle,** *Pl.:* -n: Gattung gramnegativer Bakterien (pathogen bei Mensch u. Tier). **Brucella ab|ortus** [- aˈbɔrtuːs]: Bakterienart der Gattung Brucella, Erreger einer Brucellose, die bei Rindern Verkalben bewirkt. **Brucella melitensis:** Bakterienart der Gattung Brucella, Erreger einer Brucellose, die bei Ziegen und Schafen Aborte bewirkt. **Brucella suis** [lat. *sus,* Gen.: *suis* = Schwein]: Bakterienart der Gattung Brucella, Erreger einer Brucellose, die bei Schweinen Aborte bewirkt

Brucellose [zu ↑Brucella] *w;* -, -n: infektiöse Allgemeinerkrankung (z. B. ↑Febris mediterranea), durch Bakterienarten der Gattung Brucella hervorgerufen

Bruch: 1) vgl. Fraktur. **2)** vgl. Hernie

Bruchband vgl. Bracherium

Brucheinklemmung vgl. Incarceratio herniae

Bruch-Mem|bran [nach dem dt. Anatomen C. W. L. Bruch, 1819–1884]: = Lamina basalis (2)

Brücke vgl. Pons

Brücken|kallus: neu gebildeter ↑Kallus, der bei Knochenbrüchen die Bruchenden verbindet

Brud|zins|ki-Nackenzeichen [nach dem poln. Arzt Josef von Brudzinski, 1874–1914]: reflektorische Beugung der Ellbogen bzw. Beine bei Vorwärtsbeugung des Kopfes (symptomatisch bei Meningitis). **Brud|zins|ki-Re|flex:** reflektorische Beugung eines Beines bei starker Beugung des Knie- u. Hüftgelenkes des anderen Beines in Rückenlage des Patienten bzw. der Patientin (symptomatisch bei Meningitis). **Brud|zins|ki-Sym|physen|zeichen:** reflektorische Krümmung der Beine bei Druck (mit Daumen u. Zeigefinger) auf die ↑Symphyse (symptomatisch bei Meningitis). **Brud|zins|ki-Wangenzeichen:** reflektorische Hebung der Oberarme u. Beugung der Unterarme bei Druck auf beide Wangen unterhalb der Jochbeine (symptomatisch bei Meningitis)

Brueghel-Syndrom: Blepharospasmus mit oromandibulärer Dystonie, Meige-Syndrom

Brunner-Drüsen [nach dem dt. Anatomen Johann Brunner, 1653–1727]: = Glandulae duodenales. **Brunnerinom** *s;* -s, -e: gutartige Wucherung der Brunner-Drüsen im Zwölffingerdarm

Bruns-Schiene [nach dem dt. Chirurgen Paul von Bruns, 1846–1916]: heute nicht mehr verwendete Geh- und Lagerungsschiene für den Oberschenkel

Brunst vgl. Östrus

Brush|field-Flecken [ˈbraʃfiːld...; nach dem engl. Arzt Thomas Brushfield, 1858–1937] *Pl.:* weiße, über die Regenbogenhaut des Auges verstreute Flecken als Zeichen eines kindlichen Down-Syndroms

Brust: 1) vgl. Pectus. **2)** vgl. Mamma

Brust|aorta vgl. Aorta thoracica

Brustbein vgl. Sternum

Brustdrüse vgl. Glandula mammaria. **Brustdrüsenentzündung** vgl. Mastitis

brust|erhaltende Therapie: Therapie des Brustkrebses durch Entfernung der Geschwulst und der Lymphknoten unter der Achsel; anschließend Strahlentherapie; Abk.: BET

Brustfell vgl. Pleura. **Brustfellentzündung** vgl. Pleuritis

Brustgang vgl. Ductus thoracicus

Brusthöhle vgl. Cavum thoracis

Brustkorb vgl. Thorax

Brustspalte vgl. Thorakoschisis

Brustwarze vgl. Papilla mammae

Brustwassersucht vgl. Pleuritis exsudativa

Brustwirbelsäule: aus 12 Wirbelknochen (↑Vertebrae thoracicae) bestehender Teil der Wirbelsäule; Abk.: BWS

Bruxismus [fälschliche Bildung zu gr. βρύχειν = mit den Zähnen knirschen] *m;* -, ...men: besonders während des Schlafes auftretendes rhythmisches oder krampfartiges Zähneknirschen

Bruzellose: falsche Schreibung für ↑Brucellose

Bryant-Dreieck [braɪənt...; nach dem engl. Chirurgen Thomas Bryant, 1828–1914]: gedachtes Körperdreieck zur Messung des Standes des ↑Trochanter major beim liegenden Menschen (es entsteht aus der Verbindung zwischen Trochanter major und ↑Spina iliaca anterior superior sowie einer Senkrechten von dort auf die verlängerte Femurachse)

Bryson-Zeichen [ˈbraɪzən...; nach dem engl. Arzt A. Bryson, 1802–1869]: veralt. Bez. für die verminderte inspiratorische Erweiterung des Brustkorbs bei ↑Basedow-Krankheit

B-Scan [ˈbe: skæn; zu engl. *to scan* = abtasten, prüfen] *m;* -s, -s: zweidimensionale sonografische Darstellung mittels unterschiedlich heller Bildpunkte (B steht für engl. *brightness* = Glanz, Helle); vgl. A-Scan

BSD: Abk. für ↑bilanzierte synthetische Diät

BSE: Abk. für ↑bovine spongiforme Enzephalopathie

BSG = *B*lutkörperchen*s*enkungs*g*eschwindigkeit

BSR = Blutkörperchensenkungsreaktion

Btm, BTM: Abk. für ↑Betäubungsmittel

BU: Abk. für ↑Berufsunfähigkeit

Buba [aus span. *buba* = syphilitische Pustel] *w;* -, -s (meist *Pl.*): = Frambösie

Bubo [von gr. *βουβών*, Gen.: *βουβῶνος* = Leiste, Schamgegend; Drüse neben der Scham] *m;* -s, ...bonen (in fachspr. Fügungen: ...bones): entzündliche Lymphknotenschwellung bes. in der Leistenbeuge (bei Geschlechtskrankheiten u. bei Pest)

Bubonenpest vgl. Drüsenpest

Bubonulus [Verkleinerungsbildung zu ↑Bubo] *m;* -, ...li: bei akuter Entzündung eines Lymphgefäßes auftretender kleiner entzündlicher Knoten od. Abszess (an dem betroffenen Lymphgefäß), speziell auf der Rückseite des männlichen Gliedes

Bucca [aus lat. *bucca*, Gen.: *buccae* = Backe] *w;* -, ...ccae: Backe, Wange (Bez. für die beiden seitlichen fleischigen Teile des Gesichts; Anat.). **buccalis** vgl. bukkal

buccinator [aus lat. *buc[c]inator* = Hornbläser], Gen.: ...natoris, *Pl.:* ...natores: erläuternder, charakterisierender Bestandteil der fachspr. Fügung ↑Musculus buccinator. **buccinatorius, ...ria, ...rium:** zum tiefen Wangenmuskel gehörend

buccopharyngeus, ...gea, ...geum [zu ↑Bucca u. ↑Pharynx]: zu Mund u. Rachen gehörend, den Bereich von Wange u. Schlund betreffend; z. B. in der Fügung ↑Pars buccopharyngea

Buchstabenblindheit vgl. Alexie

bucinator: ältere Schreibung für ↑buccinator

Bucky-Blende [nach dem dt. Röntgenologen Gustav P. Bucky, 1880–1963]: am Röntgenapparat angebrachte Rasterblende aus Bleilamellen zum Abfangen der Streustrahlen

Budd-Chiari-Syndrom [nach dem engl. Internisten George Budd, 1808–1882, u. dem frz. Pathologen Hans Chiari, 1851–1916]: Krankheitsbild infolge eines Verschlusses der Lebervenen bei Lebererkrankungen

Budd-Chiari-Synrom [batˈkja:rɪ...; nach dem britischen Internisten G. Butt, 1808–1882, u. dem dt. Pathologen H. Chiari, 1851–1916]: thrombotischer Verschluss der Hauptstämme der Lebervenen im Einmündungsgebiet der Hohlvene

Buffy-Coat [ˈbafɪkɔʊt] *m;* -s, -s: Schicht aus Leukozyten auf nach dem Zentrifugieren ungerinnbar gemachtem Blut

Building-related Illness [ˈbɪldɪŋ rɪˈleɪtɪd -; engl. = gebäudebedingte Krankheit] *w;* - -, - -es: durch Faktoren der Raumluft von Gebäuden hervorgerufene, v. a. infektiös, allergisch oder toxisch bedingte Erkrankungen (z. B. Hausstauballergie, Atemwegsstörungen durch Schadstoffe); Abk.: BRI

Bujadoux-Bannwarth-Syndrom: Meningo-Polyneuritis

Bukardie [zu gr. *βοῦς* = Rind u. ↑Kardia] *w;* -, ...ien: = Cor bovinum

bukkal, in fachspr. Fügungen: **buccalis, ...le** [zu ↑Bucca]: zur Backe, zur Wange gehörend; z. B. in der Fügung ↑Arteria buccalis (Anat.)

Bukkalreflex: reflektorische rüsselartige Verwölbung der Lippen beim Beklopfen der Oberlippe (charakteristisch bei Hirnschädigungen)

Bukzinator *m;* -s, ...natoren: Kurzbez. für ↑Musculus buccinator

Bülau-Drainage [...drɛˈna:ʒə; nach dem dt. Arzt Gotthard Bülau, 1835–1900], auch: **Bülau-Dränage** [...ʒə]: Drainage zur Ableitung von Flüssigkeit od. Luft aus dem Pleuraspalt (Anlage durch Einführung eines ↑Trokars lateral durch den 4. od. 5. Interkostalraum in die Pleuraempyemhöhle)

bulbär [zu ↑Bulbus]: das verlängerte Mark betreffend, von ihm ausgehend (vgl. Bulbus 3)

Bulbärparalyse: Lähmung der Schluck-, Kau- u. Kehlkopfmuskulatur infolge Schädigung od. Erkrankung des verlängerten Marks

Bulben, Bulbi: *Pl.* von ↑Bulbus

bulbiform, in fachspr. Fügungen: **bulbiformis, ...me** [zu ↑Bulbus u. lat. *forma* = Gestalt, Form]: = bulboid

Bulbitis [zu ↑Bulbus] *w;* -, ...itiden (in fachspr. Fügungen: ...itides): Entzündung eines ↑Bulbus (1), z. B. des ↑Bulbus penis (bei ↑Gonorrhö)

bulbocavernosus vgl. bulbokavernös

bulboid, in fachspr. Fügungen: **bulboides** oder **bulboideus, ...idea, ...ideum** [↑Bulbus u. ↑...id]: zwiebelförmig (von Organen, Körperteilen oder Anschwellungen gesagt); z. B. in der Fügung ↑Corpuscula bulboidea

bulbokavernös, in fachspr. Fügungen: **bulbocavernosus, ...osa, ...osum** [zu ↑Bulbus u. ↑Kaverne]: eine zwiebelförmige, innen hohle Auftreibung betreffend; z. B. in der Fügung ↑Musculus bulbocavernosus

Bulboskopie [↑Bulbus u. ↑...skopie] *w;* -, ...ien: direkte instrumentelle Untersuchung des ↑Bulbus duodeni

bulbo|ure|thral, in fachspr. Fügungen: **bulbo|ure-thralis, ...le** [zu ↑Bulbus u. ↑Urethra]: den ↑Bulbus penis u. die männliche Harnröhre betreffend; z.B. in der Fügung ↑Glandula bulbourethralis

Bulbo|ure|thral|drüse = Glandula bulbourethralis

Bulbus [aus lat. *bulbus*, Gen.: *bulbi* (von gr. *βολβός*) = Zwiebel; zwiebelförmiges Gebilde] *m;* -, Bulben (in fachspr. Fügungen: Bulbi): **1)** Bezeichnung für zwiebelförmige, rundliche Organe od. Körperteile (z.B. Augapfel). **2)** zwiebelförmige Auftreibung od. Anschwellung. **3)** (eigtl.: Bulbus medullae spinalis): veralt. Bez. für das verlängerte Mark (↑Medulla oblongata). **Bulbus aortae:** physiologische Verdickung (Erweiterung) der ↑Aorta oberhalb der Stelle ihres Ursprungs im Herz. **Bulbus cordis:** »Herzzwiebel«, Teil des Herzens, der vom Kammerteil der Herzschleife in das arterielle Ausflussrohr überleitet. **Bulbus duo|deni:** Bezeichnung für den verdickten Anfangsteil des Zwölffingerdarms. **Bulbus oculi:** Augapfel, das vom Glaskörper (↑Corpus vitreum) ausgefüllte, von der ↑Sklera, ↑Kornea u. ↑Chorioidea umgebene, in die Augenhöhle eingebettete Funktionsorgan des Auges. **Bulbus olfactorius:** verdickter Teil des Riechhirns. **Bulbus penis:** Bezeichnung für das zwiebelförmig verdickte hintere Ende des ↑Corpus spongiosum penis. **Bulbus pili** [↑Pilus]: »Haarzwiebel«, Bezeichnung für den untersten, zwiebelförmig verdickten Teil der Haarwurzel. **Bulbus ure|thrae** = Bulbus penis. **Bulbus venae jugularis inferior** (bzw. **superior**): Bezeichnung für die physiologische untere (bzw. obere) Verdickung (Erweiterung) der inneren Drosselvene. **Bulbus vestibuli:** Schwellkörper in den kleinen Schamlippen der Frau (enthält reichlich Venengeflechte)

Bulbus|sym|ptom: veralt. Bez. für die Druckunempfindlichkeit des Augapfels bei Rückenmarksschwindsucht (↑Tabes dorsalis)

Bu|limie [von gr. *βουλιμία* = Heißhunger, eigtl. = Ochsenhunger] *w;* -, in fachspr. Fügungen: **Bulimia**[1], *Pl.:* ...iae: = [2]Akorie. **Bu|limia nervosa** [↑nervös] *Pl.:* ...iae ...osae: Störung des Essverhaltens mit Heißhunger und anschließenden gewichtsreduzierenden Maßnahmen. **Bu|limiker** *m;* -s, -, **Bu|limikerin** *w;* -, -nen: Person, die an Bulimie leidet. **bu|limisch:** die Bulimie betreffend, mit Bulimie einhergehend; z.B. bulimische Essstörung

Bulky Disease [ˈbalkı dıˈsi:s; engl. *bulky* = dick, sperrig u. engl. *disease* = Krankheit] *w;* - -, - -s [-...sıs]: in der Onkologie verwendete Bez. für ein Krankheitsstadium mit umfangreichem Lymphombefall

Bulla [aus lat. *bulla*, Gen.: *bullae* = Aufwallung; Blase] *w;* -, ...llae: mit seröser Flüssigkeit gefüllte Hautblase; in der Anatomie auch Bez. für: blasenförmiges Gebilde. **Bulla acan|tho|lytica:** durch Lockerung des Zellgefüges der Stachelzellenschicht der Haut hervorgerufene Hautblase in der Epidermis. **Bulla actinica:** durch Sonnenstrahlen verursachte Hautblase. **Bulla ethmo|idalis:** besonders große, weit vorspringende blasenförmige Siebbeinzelle. **Bulla me|chanica:** durch mechanische Einwirkung (Stoß, Druck) hervorgerufene Hautblase

bullös, in fachspr. Fügungen: **bullosus, ...osa, ...osum** [zu lat. *bulla* = Blase]: blasig, blasenförmig; z.B. in der Fügung ↑Dermatitis bullosa pratensis

Bullrich-Salz [nach dem dt. Apotheker Wilhelm Bullrich, 1802–1859]: doppelt kohlensaures Natron gegen Sodbrennen

Bumke-Zeichen [nach dem dt. Neurologen O.C.E. Bumke, 1877–1950]: Verminderung oder Fehlen einer psychisch ausgelösten Pupillenreaktion bei ↑Schizophrenie

Bunya|viren [nach dem Ort Bunyamwera in Uganda]: Gruppe (Ordnung) von Viren, die durch Stechfliegen übertragen werden und Infektionskrankheiten hervorrufen

Buph|thalmie [zu gr. *βοῦς* = Rind, Ochse u. gr. *ὀφθαλμός* = Auge] *w;* -, ...ien: krankhafte Vergrößerung des Augapfels. **Buph|thalmus** [eigtl. = Ochsenauge] *m;* -, ...mi: krankhaft vergrößerter Augapfel, z.B. ↑Hydrophthalmus

Burdach-Strang [nach dem dt. Anatomen u. Physiologen Karl F. Burdach, 1776–1847]: = Fasciculus cuneatus medullae spinalis

Bürette [aus frz. *burette* = Kännchen, Messkännchen] *w;* -, -n: Glasrohr mit Verschlusshahn u. Volumenskala (wichtiges Arbeitsgerät bei der Arbeitsanalyse von Flüssigkeiten)

Burkitt-Tumor, Burkitt-Lymphom [ˈbə:kıt...; nach dem irischen Arzt Denis Burkitt, 1911–1993]: Lymphosarkom des Kindesalters, hauptsächlich in den tropischen Gebieten Afrikas, ein Non-Hodgkin-Lymphom

Burning-Feet-Syndrom [ˈbə:nıŋ fi:t...; engl. = brennende Füße] *Pl.:* im Zuge einer ↑Polyneuropathie auftretende brennende, brennend heiße oder stechende ↑Parästhesie in den Gliedmaßenenden

Burn-out [bə:n ˈaut; engl., zu: to burn out = ausbrennen] *s;* -s, -s: diffuse ↑Affektstörung mit körperlicher, emotionaler u. geistiger Erschöpfung (»Ausgebranntsein«) als negative Folge übermäßiger Beanspruchung insbes. im Arbeitsleben

Bursa [aus spätlat. *bursa*, Gen.: *bursae* (von gr. *βύρσα*) = Haut, Fell; Ledersack] *w;* -, ...sae: Gewebetasche, taschen- od. beutelförmiger Körperhohlraum (Anat.). **Bursa anserina:** (gänsefußförmiger) Schleimbeutel unter den Sehnen des ↑Musculus semitendinosus. **Bursae inter|musculares** *Pl.:* Schleimbeutel an der Ansatzstelle des großen Gesäßmuskels. **Bursa mucosa:** ältere Bez. für ↑Bursa synovialis. **Bursa omentalis:** »Netzbeutel«, Bauchfelltasche zwischen Leber,

Magen, Zwerchfell u. Pankreas. **Bursa pharyngea:** taschenförmige Ausbuchtung zwischen oberer u. unterer Rachenwand. **Bursa sub|cutanea pre|patellaris:** vor der Kniescheibe, unmittelbar unter der Haut liegender Schleimbeutel. **Bursa sub|tendinea:** Schleimbeutel unter der sehnigen Ansatzstelle des Schneidermuskels. **Bursa synovia|lis:** »Schleimbeutel«, mit Schleim oder Gelenkschmiere gefüllter Gewebebeutel zwischen aufeinandergleitenden Körperoberflächen (also zwischen Sehnen u. Muskeln u. bes. zwischen den Knochen eines Gelenks). **Bursa testicularis** = Sinus epididymidis

bursatus, ...ta, ...tum [zu ↑Bursa]: mit einer Tasche ausgestattet

Burs|ek|tomie [↑Bursa (synovialis) u. ↑Ektomie] *w;* -, ...ien: operative Entfernung eines Schleimbeutels

Bursitis [zu ↑Bursa] *w;* -, ...itiden (in fachspr. Fügungen: ...itides): Entzündung einer ↑Bursa synovialis, »Schleimbeutelentzündung«. **Bursitis calcarea:** Schleimbeutelentzündung mit nachfolgender Verkalkung des betroffenen Schleimbeutels

Burso|gra|fie [↑Bursa (synovialis) u. ↑...grafie] *w;* -, ...ien: röntgenografische Darstellung eines Schleimbeutels. **Burso|gramm** [↑...gramm] *s;* -s, -e: Röntgenbild eines Schleimbeutels

Burso|lith [↑Bursa (synovialis) u. ↑...lith] *m;* -s u. -en, -e[n]: steinartiges ↑Konkrement in einem Schleimbeutel (bei chronischer Schleimbeutelentzündung vorkommend)

Burso|tomie [↑Bursa (synovialis) u. ↑...tomie] *w;* -, ...ien: operative Öffnung eines Schleimbeutels

Bürsten|schädel: Röntgenbild des Schädels mit stachelförmig aussehenden Verdichtungen, charakteristisch für bestimmte Blutkrankheiten

Buschke-Löwenstein-Tumor [nach dem dt. Dermatologen Abraham Buschke, 1868–1943, u. dem amerik. Arzt Ludwig W. Löwenstein, 1885–1959]: Riesenkondylom

Butterstuhl vgl. Stearrhö

Butyro|meter [gr. *βούτυρον* = Butter (eigtl. = Kuhquark) u. ↑...meter] *s;* -s, -: Gerät zur Messung des Fettgehaltes der Milch

Butyro|phenone *Pl.:* Gruppe von Neuroleptika

Buxin [zu lat. *buxus* = Buchsbaum] *s;* -s, -e: Alkaloid aus der Wurzel des Buchsbaums (Krampfgift)

BWS: Abk. für ↑Brustwirbelsäule

By|pass ['baɪpaːs; aus engl. *bypass* = Umleitung; Nebenleitung] *m;* -, ...sses [...sɪs]: **1)** Überbrückung eines krankhaft veränderten Blutgefäßabschnittes durch Einpflanzung eines Stückes einer (meist körpereigenen) Vene oder Arterie oder eines Kunststoffschlauchs. **2)** vorübergehende Blutumleitung eines Gefäßes während einer Operation an diesem Gefäß. **3)** extrakorporaler Bypass: = extrakorporaler Kreislauf

Byssinose [zu gr. *βύσσος* = gelblicher Flachs; Baumwolle] *w;* -, -n: durch eingeatmeten feinen Baumwollstaub verursachte Erkrankung mit Bronchitis u. Asthmaanfällen (bei Baumwollarbeitern vorkommend)

B-Zellen [beː...], auch: **Betazellen, β-Zellen** [↑beta...] *Pl.:* **1)** Insulin bildende Zellen der Langerhans-Inseln der Bauchspeicheldrüse. **2)** Lymphozyten, die nach dem Kontakt mit dem Antigen lösliche Antikörper produzieren

C

c = Curie

C: 1) chem. Zeichen für ↑Kohlenstoff. **2)** = Curie. **3)** = Coulomb. **4)** abkürzende Bez. für die 7 Rückenmarkssegmente der Halswirbelsäule (C_1, C_2 usw.) u. für die 7 Halswirbel (C 1, C 2 usw.). **5)** Abk. für ↑Zentesimalpotenz

Ca: chem. Zeichen für ↑Kalzium

Ca.: Abk. für ↑Karzinom (u. Carcinoma)

CA: Abk. für *c*arbohydrat *a*ntigene, verschiedene Glykoproteine, die als ↑Tumormarker dienen, u. a. CA15-3 (z. B. bei Mammakarzinom), CA19-9 (z. B. bei Pankreaskarzinom), CA72-4 (z. B. Magenkarzinom), CA125 (z. B. bei Ovarialkarzinom)

Cabot-Ringe ['kɛbət...; nach dem amerik. Arzt Richard C. Cabot, 1868–1939]: ringförmige Gebilde (Reste der Kernmembran) in roten Blutkörperchen bei schwerer Anämie

cachecticus vgl. kachektisch. **Cachexia** vgl. Kachexie

CADASIL: Abk. für *c*erebral *a*utosomal *d*ominant *a*rteriopathy with *s*ubcortical *i*nfarcts and *l*eukencephalopathy, Angiopathie ohne arteriosklerotisch-degenerative Veränderungen, rezidivierende zerebrale Ischämien

Cadmium vgl. Kadmium

CAD-Pro|these [CAD ist Abk. für engl. *computer aided design* = computerunterstütztes Entwerfen]: Gliedmaßenprothese, deren Schaft mittels Computer an die individuelle Geometrie der knöchernen Markhöhle angepasst ist

caducus, ...ca, ...cum [aus lat. *caducus* = fallend; gefallen]: hinfällig, vergänglich

caecalis vgl. zäkal

Cae|citas [tsæts...; zu lat. *caecus* = blind] *w; -:* (physische od. geistige) Blindheit. **Cae|citas verbalis** = Alexia verbalis

Caecum vgl. Zäkum

cae|cus, ...ca, ...cum: blind; blind endend; z. B. in der Fügung ↑Foramen caecum

cae|rule|us [aus lat. *caeruleus* = dunkelfarbig; dunkelblau]: blau, bläulich; z. B. in der Fügung ↑Locus caeruleus

Cae|rulo|plas|min: kupferhaltiges Plasmaprotein der α_2-Globulinfraktion des Blutplasmas

Caerulopsia vgl. Zyanopsie

Caesium vgl. Cäsium

Café-au-Lait-Farbe [ka'fe: o 'lɛ:...; frz. *café au lait* = Milchkaffee]: typisches fahlgelbes Hautkolorit bei Endocarditis lenta (bedingt durch das Zusammentreffen von Anämie und Zyanose). **Café-au-Lait-Fleck** *meist Pl.:* durch Anreicherung von Melanozyten in der Haut entstehende hellbräunliche (benigne) Pigmentflecken

Cais|son-Krankheit [kɛ'sõ:...; frz. *caisson* = Kastenwagen; Senkkasten]: Druckluftkrankheit, die nach Arbeiten unter erhöhtem Luftdruck in Senkkästen (sog. Caissons), Taucherglocken oder bei Sporttauchern, wenn sie die vorgeschriebenen Dekompressionspausen nicht einhalten, infolge Ansammlung von Stickstoffbläschen auftritt, die bei zu raschem Entschleusen frei werden und in die Körpergewebe sowie in die Blutgefäße austreten u. zu Veränderungen führen (Symptome sind Schmerzen in Muskeln und Gelenken, Kreislaufstörungen sowie Emboliebildungen)

Ca|jal-Silber|im|prä|gnation [ka'xal...; nach dem span. Histologen u. Nobelpreisträger S. Ramón y Cajal, 1852–1934]: Methode zur Färbung von Nervengewebe (mittels Silbernitrat werden die Neurofibrillen tiefbraun gefärbt und damit im histologischen Präparat besser sichtbar gemacht). **Cajal-Zellen: 1)** pränatale Nervenzellen der äußeren Faserschicht der Großhirnrinde (↑Cortex cerebri). **2)** gastrointestinale ↑Pacemaker (1)

cal = Kalorie

Cal: in der Medizin gebräuchliche, aber inkorrekte Abkürzung für ↑Kilokalorie

Calabarbeule vgl. Loa-Loa

Calamus [von gr. *κάλαμος* = Rohr; Schreibrohr] *m; -, ...mi:* Rohr; schreibfederartiger Teil eines Organs (Anat.). **Calamus scriptorius** [zu lat. *scribere, scriptum* = schreiben]: seltene Bez. für den mit einer Schreibfeder vergleichbaren Hirnteil an der Basis der 4. Hirnkammer, am hinteren Ende der ↑Fossa rhomboidea

calcaneo|cubo|ide|us, ...dea, ...de|um [zu ↑Calcaneus u. ↑Kuboid]: zu Fersenbein und Würfelbein gehörend; z. B. in der Fügung ↑Articulatio calcaneocuboidea (Anat.)

calcaneo|fibularis, ...re [zu ↑Calcaneus u. ↑Fibula]: zu Fersenbein und Wadenbein gehörend; z. B. in der Fügung ↑Ligamentum calcaneofibulare (Anat.)

calcaneo|navicularis, ...re [zu ↑Calcaneus u. ↑navicularis (in der Fügung ↑Os naviculare)]: das Fersenbein u. das Kahnbein betreffend; Fersenbein und Kahnbein verbindend; z. B. in der Fügung ↑Ligamentum calcaneonaviculare (Anat.)

calcaneo|tibia|lis, ...le [zu ↑Calcaneus u. ↑Tibia]: das Fersenbein u. das Schienbein verbindend; z. B. in der Fügung: Ligamentum calcaneotibiale (ältere Bez. für ↑Pars tibiocalcanea)

Calcane|us [zu lat. *calx*, Gen.: *calcis* = Ferse] *m; -, ...nei* [...ne-ɪ]: Fersenbein, hinterster Fußwurzelknochen; eindeutschend auch: Kalkaneus (Anat.). **Calcane|us secundarius:** akzessorisches Knöchelchen zwischen Kalkaneus, Talus, Navikulare und Kuboid

Calcar avis [lat. *calcar* = Sporn u. lat. *avis* = Vogel] *s; - -, ...caria avis:* »Vogelsporn«, Wulst an der medialen Wand des Hinterhorns des Seitenventrikels im Gehirn (Anat.)

Calcar femorale [lat. *calcar* = Sporn u. ↑femoral] *s;*

- -, ...aria ...alia: »Schenkelsporn«, leistenartiger Fortsatz am Oberschenkelhals

calcarinus, ...na, ...num [zu lat. *calcar* = Sporn]: zum Sporn gehörend; z. B. in der Fügung ↑Sulcus calcarinus (Anat.)

calcarius, ...ria, ...rium [zu lat. *calx*, Gen.: *calcis* = Stein; Kalkstein]: = calciferans

calci|ferans [zu lat. *calx*, Gen.: *calcis* = Stein; Kalkstein u. lat. *ferre* = tragen, bringen, hervorbringen]: zur Ablagerung von Kalk, zur Verkalkung führend; z. B. in der Fügung ↑Arteriopathia calciferans infantium

Calcificatio vgl. Kalzifikation

Calcinosis vgl. Kalzinose

Calcitonin vgl. Kalzitonin

Cal|ci|triol: physiologisch aktive Form von Vitamin D_3

Calcium vgl. Kalzium

Calcium-En|try-Blocker [...'entrı...; engl. *entry* = Eintritt] *m;* -s, -: Bez. für Substanzen, die den Kalziumzustrom in die Zelle hemmen; Abk.: CEB

Calcium-Over|load-Blocker [...'əʊvəloʊd...; engl. *overload* = Überbelastung] *m;* -s, -: Bez. für Substanzen, die die Kalziumüberladung der Zelle unterbinden; Abk.: COB

Calculus [aus lat. *calculus*, Gen.: *calculi* = Steinchen] *m;* -, ...li: kleiner Stein, Steinchen, ↑Konkrement. **Calculus felle|us** = Cholelith. **Calculus renalis** = Nephrolith. **Calculus salivalis** = Ptyalolith. **Calculus vesicae:** »Blasenstein«, ↑Konkrement unmittelbar in der Harnblase (oder aus den Nieren stammend)

Cald|well-Luc-Operation ['ko:ldvəl 'lʏk...; nach dem amerik. Arzt G. W. Caldwell, 1834–1918, u. dem frz. Arzt Henry Luc ,1855–1925]: Radikaloperation der Oberkieferhöhle (wobei die Eröffnung vom Mundvorhof aus erfolgt) in Verbindung mit einer Resektion der medialen Kieferhöhlenwand und Herstellung einer guten Verbindung zwischen Nase und Kieferhöhle

Calicopapillitis vgl. Kalikopapillitis

Caliculus [aus lat. *caliculus*, Gen.: *caliculi* = kleiner Kelch] *m;* -, ...li: kleiner Kelch; Knospe (Anat.). **Caliculus gustatorius:** »Geschmacksknospe«, Gruppe von Geschmackssinneszellen an der Zunge, am Gaumen u. am Kehlkopfeingang (Träger des Geschmackssinnes)

Californium [nach der University of California (Berkeley), wo das Element erstmals künstlich hergestellt wurde] *s;* -s: nur künstlich herstellbares, radioaktives metallisches Element; Zeichen: Cf

Calix [aus lat. *calix*, Gen.: *calicis* = tiefere Schale, Becher, Kelch] *m;* -, ...lices: Becher, Kelch, Schale, Schüssel, meist als Teil eines Hohlorgans (Anat.). **Calix renalis:** »Nierenkelch«, becherförmige Umhüllung der Nierenpapille, die als eigentlicher Beginn des ↑Ureters angesehen werden kann und als Auffangorgan für den abgesonderten Urin dient

Calli|phora [zu gr. *κάλλος* = Schönheit u. gr. *φορός* = tragend] *w;* -, (Arten:) ...rae: »blaue Schmeißfliege«, zu den ↑Diptera gehörende Gruppe von Insekten, die teilweise Krankheiten übertragen können

Callositas [zu lat. *callosus* = hart-, dickhäutig] *w;* -, ...sitates: Hautverdickung, Hautschwiele. **callosus** vgl. kallös. **Callus** vgl. Kallus

Calor [aus gleichbed. lat. *calor*] *m;* -s: Wärme, Hitze (bes. als Symptom einer Entzündung)

caloricus, ...ca, ...cum: mit Hitze, Fieber einhergehend; z. B. in der Fügung ↑Dermatitis calorica

Calva vgl. Kalva

Calvaria [aus lat. *calvaria* = Hirnschale, Schädel] *w;* -, ...riae: knöchernes Schädeldach ohne Gesichtsschädel (Anat.)

Calvé-Wirbel [kal've:...; nach dem frz. Chirurgen Jacques Calvé, 1875–1954]: = Vertebra plana

Calvities [kal'vi:tsı-es; zu lat. *calvus* = kahl, kahlköpfig] *w;* -: Kahlköpfigkeit. **Calvus** vgl. Kalvus

Calx [aus lat. *calx*, Gen.: *calcis* = Ferse] *w;* -, Calces: Ferse (Anat.)

Calyx [aus gr. *κάλυξ*, Gen.: *κάλυκος* = Blumenkelch] *m;* -, Calyces: in der anatomischen Nomenklatur verwendete Bezeichnung für ↑Calix

Camera vgl. Kammer

Camptodactylia vgl. Kamptodaktylie

Campylo|bacter [gr. *καμπύλος* = gekrümmt, gebogen u. gr. *βάκτρον* = Stab] *s* od. *m;* -s: Gattung gramnegativer Stäbchenbakterien. **Campylobacter pylori:** Erreger fieberhafter Dünndarmentzündungen, auch ursächlich an der Gastritis beteiligt

canalicularis vgl. kanalikulär

Canaliculus [Verkleinerungsbildung zu lat. *canalis* = Röhre, Rinne, Kanal] *m;* -, ...culi: kleiner Körperkanal (Anat.). **Canaliculi carotico|tympanici** *Pl.:* kleine Kanäle des Felsenbeins, die zur Paukenhöhle führen. **Canaliculus chordae tympani:** kleiner knöcherner Kanal, der in die Paukenhöhle einmündet u. die ↑Chorda tympani enthält. **Canaliculus coch|leae:** kleiner offener Verbindungskanal zwischen Innenohr u. harter u. weicher Hirnhaut. **Canaliculus la|crimalis:** »Tränenkanal«, Ausführungsgang einer Tränendrüse. **Canaliculus masto|ide|us:** kleiner Kanal im Warzenfortsatz. **Canaliculus tympanicus:** kleiner knöcherner Kanal, der in die Paukenhöhle mündet u. den ↑Nervus tympanicus enthält. **Canaliculus vestibuli** = Aquaeductus vestibuli

Canalis [aus lat. *canalis* = Rinne, Röhre, Kanal] *m;* -, ...les: röhrenförmiger Durchgang, Körperkanal (Anat.). **Canalis ad|ductorius:** Adduktorenkanal, an der Vorderseite des Oberschenkels verlaufende Weichteilfurche für die Oberschenkelarterie und -vene. **Canalis alimentarius:** »Ernährungs- und Verdauungskanal« (umfasst Speiseröhre, Magen und Darm). **Canales alveo|lares** *Pl.:* von den Wurzeln der hinteren Zähne ausgehende Kanäle im Ober- und Unterkieferknochen, in denen Gefäße und Nerven verlaufen. **Canalis analis:** der an den Mastdarm anschließende und mit dem After abschließende letzte Abschnitt des Darms. **Canalis atrio|ven|tricularis communis:** offene Verbindung zwischen Herzvorhof und Herzkammer (angeborener Herzfehler). **Canalis au|ricularis:** »Ohrkanal«, in der Embryonalentwicklung des Herzens Verbindungsstück zwischen Vorhof und Kammer des Herzens. **Canalis caroticus:** Kanal in der Spitze der Felsenbeinpyramide für die ↑Arteria carotis interna. **Canalis carpi:** Kanal im Bereich der Handwurzelknochen, der von Nerven u. Sehnen durchzogen wird. **Canalis centralis:** Zentralkanal im Rückenmark. **Canalis cervicis uteri:** Gebärmutterhalskanal, am Ende des ↑Orificium externum canalis uteri gelegener Hohlraum. **Canalis condylaris:** Venenkanal hinter den Gelenkfortsätzen des Hinterhauptbeins. **Canales di|ploi|ci** *Pl.:* Venenkanäle in der schwammigen Substanz der Schädelknochen. **Canalis facia|lis:** knöcherner Kanal im Schläfenbein für den ↑Nervus facialis. **Canalis fas|ciculi optici** = Canalis opticus. **Canalis femoralis:** »Schenkelkanal«, Lücke in der Oberschenkelfaszie unterhalb des Leistenbandes (Bruchpforte bei Schenkelbrüchen). **Canalis hyalo|ide|us:** Kanal, der von der Eintrittsstelle des Sehnervs in die Netzhaut durch den Glaskörper nach der Augenlinse zu verläuft. **Canalis hypoglossalis:** neuere Bez. für ↑Canalis hypoglossi. **Canalis hypo|glossi:** durch die Pyramide des Schläfenbeins verlaufender knöcherner Kanal für den ↑Nervus hypoglossus. **Canalis in|cisivus:** kleiner Verbindungskanal zwischen Mund- u. Nasenhöhle. **Canalis in|fra|orbitalis:** Kanal im Oberkiefer unterhalb der Augenhöhle. **Canalis in|gui|nalis:** »Leistenkanal« (enthält beim Mann den Samenstrang, bei der Frau das runde Mutterband). **Canales lon|gitudinales modio|li** *Pl.:* Kanäle in der knöchernen Schnecke des Innenohrs (enthalten Bündel der ↑Pars cochlearis sowie Äste der ↑Arteria labyrinthi u. ↑Vena labyrinthi). **Canalis mandibulae:** Gefäß- u. Nervenkanal im Unterkiefer. **Canalis mus|culo|tubarius:** knöcherner Verbindungskanal zwischen Schläfenbeinpyramide u. Paukenhöhle (enthält die ↑Tuba auditiva u. den ↑Musculus tensor tympani). **Canalis naso|la|cri|malis:** »Tränen-Nasen-Kanal« (verläuft von der ↑Orbita in die Nasenhöhle u. enthält den ↑Ductus nasolacrimalis). **Canalis naso|palatinus** = Canalis incisivus. **Canalis nutricius:** »Ernährungskanal« der langen Röhrenknochen. **Canalis ob|turatorius:** Aussparung der ↑Fascia obturatoria im Ursprungsgebiet des ↑Musculus obturatorius internus am Beckenboden (Austrittsstelle von Nerven und Gefäßen; mögliche Bruchpforte). **Canalis opticus:** im kleinen Keilbeinflügel liegender kurzer knöcherner Kanal, in dem der Sehnerv verläuft. **Canales palatini** *Pl.:* vom Oberkieferbein u. Gaumenbein gebildete knöcherne Kanäle, die die Nervi palatini (vgl. Nervus palatinus anterior bzw. medius bzw. posterior) enthalten. **Canalis palato|vaginalis:** kleiner, knöcherner Kanal am Dach der Nasenhöhle, zwischen Keilbein und Gaumenbeinfortsatz. **Canalis pterygo|ide|us:** Nerven- und Gefäßkanal zwischen den beiden Wurzeln des vom Keilbeinkörper abwärtsverlaufenden Fortsatzes. **Canalis pudendalis:** in der ↑Fascia obturatoria verlaufender Kanal zur Aufnahme von Gefäßen und Nerven. **Canalis pyloricus:** vor dem Magenpförtner gelegener Endabschnitt des Magens. **Canalis radicis dentis** [↑Radix dentis]: Wurzelkanal des Zahns. **Canalis rotundus** = Foramen rotundum. **Canalis sa|cralis:** Fortsetzung des Wirbelkanals im Kreuzbein. **Canales semicirculares ossei** [- - ...e-ı] *Pl.:* knöcherne Bogengänge im inneren Ohr. **Canalis spiralis cochleae:** spiralig verlaufender Gang im Inneren der Ohrschnecke. **Canalis spiralis modioli:** Kanal in der knöchernen Schneckenachse des Innenohrs (enthält das ↑Ganglion spirale). **Canalis ventriculi:** durch die Längsfalten der Magenschleimhaut entlang der kleinen Kurvatur gebildete Magenstraße, die den Speisebrei transportiert. **Canalis verte|bralis:** Wirbelkanal (enthält das Rückenmark mit seinen Hüllen). **Canalis vomerorost|ralis:** Kanal zwischen Pflugscharbein und Keilbein. **Canalis vomero|vaginalis:** Kanal zwischen Scheidenfortsatz des Keilbeins und Pflugscharbein

Cancer [ˈkansə, auch in engl. Ausspr.: ˈkænsə; über gleichbed. engl. *cancer* aus lat. *cancer* = Gitter; Gittertier, Krebs] *m;* -s, -: seltene Bezeichnung für: Krebs, Karzinom. **Cancer aqua|ticus:** »Wasserkrebs«, plötzlich auftretende ↑Gangrän, besonders in der Gegend des Mundes, mit Zerstörung von Teilen der Lippen und Wangen. **Cancer en cuirasse** [ˈkãsɛ ã: kʏɪˈras; frz. *cuirasse* = Harnisch, Brustpanzer]: »Panzerkrebs«, Endstadium des Brustdrüsenkrebses mit Ausbildung harter Knoten in der Brust (manchmal ist die Brust von einem »Panzer« aus bösartigen Geschwüren umfasst). **Cancer pyreticus:** bösartige Geschwulst, die mit Fieber einhergeht, z. B. Leberkrebs

Cancerosis vgl. Kanzerose

cancerosus vgl. kanzerös

Candida [zu lat. *candidus* = weiß] *w;* -, (Arten:) ...didae: Gattung der Sprosspilze auf der Haut u. auf Schleimhäuten (z. T. Krankheitserreger bei Menschen und bei Tieren)

Candid|ämie [zu ↑Candida u. ↑...ämie] *w;* -, ...ien: Auftreten von Candida-Species im Blut

Candidosis vgl. Kandidose

caninus, ...na, ...num [zu lat. *canis* = Hund]: zum Hund gehörend, Hunds...; z. B. in der Fügung ↑Dens caninus. **Caninus** *m;* -, ...ni: übl. Kurzbez. für ↑Dens caninus

Canities [kaˈniːtsı-es; zu lat. *canus* = grau, weißgrau] *w;* -: graue od. grauweiße Beschaffenheit bes. der Haare, Ergrauen der Haare (infolge Pigmentschwundes). **Canities praecox:** vorzeitiges Ergrauen der Haare. **Canities un|gui|um** [↑Unguis]: graue Beschaffenheit der Nägel

Can|na|bis *m;* -: Hanfpflanze, aus deren harzigem Sekret mild psychoaktive Rauschmittel (Haschisch, Marihuana) gewonnen werden

Cantharides vgl. Kanthariden

Cantharidin vgl. Kantharidin

Canthus vgl. Angulus oculi lateralis bzw. medialis

canus, ...na, ...num [aus gleichbed. lat. *canus*]: grau, weißgrau

CAPD: Abk. für ↑kontinuierliche ambulante Peritonealdialyse

capillaris vgl. kapillar

Capillitium vgl. Kapillitium

Capillus [aus lat. *capillus* = Haupt-, Barthaar] *m;* -, ...lli (anat. meist *Pl.*): Kopfhaare (Anat.)

Capist|rum [aus lat. *capistrum* = Halteschlinge; Halfter] *s;* -s, ...stra: Halfterbindenverband, besondere Art eines Kopfverbandes um Schädel u. Unterkiefer

capitatus, ...tata, ...tatum [zu lat. *caput,* Gen.: *capitis* = Haupt, Kopf]: mit einem Kopf bzw. Gelenkkopf versehen (bes. von Knochen); z. B. in der Fügung ↑Os capitatum (Anat.)

Capitium [aus lat. *capitium* = Mieder, Korsett] *s;* -s, ...tia: mützenartiger Kopf[tuch]verband

Capitulum [Verkleinerungsbildung zu lat. *caput,* Gen.: *capitis* = Haupt, Kopf] *s;* -s, ...la: Köpfchen, Gelenkköpfchen (Anat.). **Capitulum humeri:** »Oberarmköpfchen«, kopfförmiges Ende des Oberarmknochens für die gelenkige Verbindung mit der Speiche. **Capitulum stapedis** [↑Stapes]: = Caput stapedis. **Capitulum trans|versum:** querer, köpfchenförmig verdickter Muskelteil des ↑Musculus adductor hallucis

Cap|sai|cin: scharf schmeckendes Alkaloid in den Scheidewänden der Paprikafrucht; Anwendung bei rheumatischen Beschwerden

Cap|sula [Verkleinerungsbildung zu lat. *capsa* = Kapsel, Behältnis] *w;* -, ...lae: **1)** Kapsel, kapselförmige Umhüllung (bes. aus Fett- od. Bindegewebe) eines Körperorgans od. Körperteils (z. B. eines Gelenks; Anat.). **2)** Umhüllung (z. B. Gelatineüberzug) eines Arzneimittels (Pharm.). **Cap|sula adiposa:** »Fettkapsel« der Niere. **Cap|sula articularis:** »Gelenkkapsel«, bindegewebige, oft durch Bänder verstärkte Umhüllung eines Gelenks. **Capsula bulbi** = Vagina bulbi. **Cap|sula ex|terna:** äußere Kapsel des ↑Nucleus lentiformis (Teil der Basalganglien). **Cap|sula ex|trema:** äußerste Kapsel, die die graue Substanz der Insel und ↑Claustrum (1) umschließt. **Cap|sula fi|brosa:** faserreiche bindegewebige Kapsel (z. B. der Leber oder der Nieren). **Cap|sula fi|brosa peri|vas|cularis:** Bindegewebskapsel der Leber. **Cap|sula gan|glii:** Bindegewebskapsel eines Nervenknotens. **Cap|sula glomeruli:** Kapsel, die den ↑Glomerulus in der Nierenrinde umhüllt. **Cap|sula interna:** innere Kapsel der Großhirnhemisphären. **Cap|sula lentis** [↑Lens]: »Linsenkapsel«, homogene, ziemlich dicke Membran, die die Linse des Auges umhüllt. **Cap|sula lie|nis** [↑Lien]: = Tunica fibrosa lienis. **Cap|sula ossea labyrin|thi** = Labyrinthus osseus. **Cap|sula pan|crea|tis** [↑Pankreas]: bindegewebige Kapsel der Bauchspeicheldrüse. **Cap|sula prostatica:** Bindegewebskapsel der Vorsteherdrüse. **Cap|sula tonsillaris:** bindegewebige Kapsel der Gaumenmandel

capsularis vgl. kapsulär

Capsulitis vgl. Kapsulitis

Caput [aus lat. *caput,* Gen.: *capitis* = Haupt, Kopf] *s;* -, Capita: Kopf; Gelenkkopf; Muskelkopf (Ursprungsteil eines Muskels; bes. Anat.). **Caput breve:** kurzer Muskelkopf. **Caput costae:** »Rippenköpfchen«, verdickter Teil am vertebralen Rippenende. **Caput epi|didymidis:** »Nebenhodenkopf«, oberer, gewölbter Teil des Nebenhodens. **Caput femoris** [↑Femur]: »Oberschenkelkopf«, Hüftkopf; verdicktes Ende des Oberschenkelknochens. **Caput fibulae:** »Wadenbeinköpfchen«, kniegelenknahes Ende des Wadenbeins. **Caput galeatum:** »Glückshaube«, Umhüllung des Kindes während der Geburt aus ungeborstenen Eihäuten bei ausbleibendem Blasensprung. **Caput humerale:** am ↑Humerus (als Ursprungsstelle) ansetzender Muskelkopf des ↑Musculus pronator teres u. des ↑Musculus flexor carpi ulnaris. **Caput humeri:** »Oberarmkopf«, das verdickte rumpfnahe Ende des Oberarmknochens. **Caput humero|ulnare:** verdickte Ansatzstelle des ↑Musculus flexor digitorum superficialis. **Caput laterale:** seitlicher Muskelkopf des ↑Musculus gastrocnemius an der Ursprungsstelle des Unterschenkels. **Caput longum:** langer Muskelkopf des ↑Musculus biceps brachii, des ↑Musculus biceps femoris u. des ↑Musculus triceps brachii. **Caput mallei** [...e-ı]: Köpfchen des Hammers im Mittelohr. **Caput mandibulae:** Gelenkköpfchen des Unterkiefers. **Caput media|le:** mittlerer Muskelkopf des ↑Musculus gastrocnemius. **Caput medusae** [nach dem Schlangen tragenden Haupt der Medusa, eines weiblichen Ungeheuers der gr. Sage]: »Medusenhaupt«, Krampfadergeflecht im Bereich der Nabelvenen bei Stauungen im Pfortadersystem (oft Zeichen einer Lebererkrankung). **Caput nati|forme:** rachitische Schädelform mit Vorwölbung der Hirnschädelknochen im Bereich der Stirn- u. Seitenflächen bei gleichzeitiger Vertiefung der Verbindungsnähte. **Caput obliquum:** schräger Muskelkopf des ↑Musculus adductor hallucis u. des ↑Musculus adductor pollicis. **Caput ob|stipum:** krankhafte Schiefstellung des Kopfes, Schiefhals. **Caput ossis femoris:** neuere Bez. für ↑Caput femoris. **Caput pan|crea|tis** [↑Pankreas]: »Pankreaskopf«, der in der Schlinge des Zwölffingerdarms liegende Teil der Bauchspeicheldrüse. **Caput phalan|gis** [↑Phalanx]: körperfern gelegenes Ende eines Finger- oder Zehengliedes mit dem dazugehörenden Gelenkkopf. **Caput quadratum:** eckige Schädelform bei Rachitis. **Caput radiale:** verdickter Ursprungsteil des ↑Musculus flexor digitorum superficialis. **Caput radii** [↑Radius]: verdicktes oberes Gelenkende der Speiche. **Caput stapedis** [↑Stapes]: Kopf des Steigbügels im Ohr. **Caput succedane|um:** Geburtsgeschwulst (aus einer blutig-serösen Durchtränkung der Haut und des darunter liegenden Bindegewebes) am vorangehenden Körperteil des Kindes bei der Geburt, also besonders im Bereich des Kopfes. **Caput tali** [↑Talus]: »Sprungbeinkopf«, abgerundeter Vorsprung an der Vorderseite des Sprungbeins. **Caput transversum:** querer Muskelkopf des ↑Musculus adductor hallucis u. des ↑Musculus adductor pollicis. **Caput turritum** = Turrizephalus. **Caput ulnae:** Köpfchen am unteren Ende der Elle. **Caput ulnare:** verdickter Ansatz des ↑Musculus flexor carpi ulnaris

Carate [kaˈrate:; aus gleichbed. span. *carate*] *w;* -: = Pinta

Car|ba|pe|ne|me *Pl.:* Gruppe der ↑Betalactamantibiotika

Carbo [aus lat. *carbo,* Gen.: *carbonis* = Kohle] *m;* -[s]: Holz-, Knochenkohle. **Carbo medicinalis:** »medizinische Kohle«, zu Heilzwecken (z.B. bei Darmkatarrh u. Vergiftungen) verwendete Tier- od. Pflanzenkohle

Carbo|an|hy|drase, eindeutschend: **Karboan|hydrase** [lat. *carbo* = Kohle, ↑¹a..., ↑hydro... u. ↑...ase] *w;* -, -n: Enzym, das in der Niere die Reabsorption von Bikarbonat und die Sekretion von Wasserstoffionen aufrechterhält

Carbo|an|hy|drase|hemmer, eindeutschend: **Karbo|an|hy|drase|hemmer:** Arzneimittel, die durch Hemmung der Carboanhydrase als ↑Diuretikum verwendet werden

Carbo|gen [Kurzbildung aus ↑Carbo u. ↑...gen] *s;* -s: zur künstlichen Beatmung verwendetes Gemisch aus 95 % Sauerstoff und 5 % Kohlendioxid

Carboneum vgl. Kohlenstoff

Carbonisatio vgl. Karbonisation

Carbunculus vgl. Karbunkel

Carcinoma vgl. Karzinom

Carcinosis vgl. Karzinose

Cardia vgl. Kardia. **cardia|cus,** ...ca, ...cum [zu ↑Kardia]: **1)** zum Herzen gehörend, dem Herzen benachbart. **2)** zum Mageneingang gehörend; z.B. in der Fügung ↑Ostium cardiacum ventriculi

Cardialgia vgl. Kardialgie

cardialis vgl. kardial

Cardiolysis vgl. Kardiolyse

Cardiomegalia vgl. Kardiomegalie

Cardiomyopathia vgl. Kardiomyopathie

Cardiopathia vgl. Kardiopathie

Carditis vgl. Karditis

Carezza vgl. Karezza

Caries vgl. Karies

Carina [aus lat. *carina,* Gen.: *carinae* = Kiel, Schiffskiel; kielähnlicher Gegenstand] *w;* -, ...nae: Leiste, kielartiger Vorsprung an Organen (Anat.). **Carina epi|glottica:** Verdickung des Mittelteils des Kehldeckels in Längsrichtung. **Carina tracheae:** Leiste an der oberen Gabelung der Luftröhre. **Carina ure|thralis vaginae:** Abzeichnung der weiblichen Harnröhre an der vorderen Scheidenwand in Form einer kielartigen Vorwölbung. **carinatus,** ...ta, ...tum: gekielt; kielförmig, leistenförmig

carne|us, ...nea, ...ne|um, auch: **carnosus,** ...osa, ...osum [zu lat. *caro,* Gen.: *carnis* = Fleisch]: fleischig; z.B. in der Fügung ↑Trabeculae carneae

Carnitin, eindeutschend: **Karnitin** [zu lat. *caro,* Gen.: *carnis* = Fleisch] *s;* -s, -e: Transportprotein, das langkettige Fettsäuren in die Zelle einschleust

Caro [aus lat. *caro* = Fleisch] *w;* -: Fleisch, Muskelgewebe. **Caro luxurians:** überschüssiges, »wildes« Fleisch bei der Wundheilung

Caroli-Syndrom [nach dem frz. Gastrologen Jacques Caroli, 1908–1979]: autosomal-dominant vererbte segmentale Gallenwegserweiterung

carotico|tympanicus, ...ca, ...cum [zu ↑Karotis u. ↑Tympanum]: zur ↑Karotis und zur Paukenhöhle gehörend; z.B. in der Fügung ↑Canaliculi caroticotympanici (Anat.)

caroticus, ...ca, ...cum [zu ↑Karotis]: zur Kopfschlagader (↑Karotis) gehörend; z.B. in der Fügung ↑Canalis caroticus (Anat.)

Carotin vgl. Karotin

Carotinoid vgl. Karotinoid

Carotis vgl. Karotis

Carpalia [zu ↑Carpus] *Pl.:* = Ossa carpi

carpalis vgl. karpal

carpe|us, ...pea, ...pe|um, auch: **carpicus,** ...ca, ...cum, häufiger: **carpalis** [zu ↑Carpus]: die Handwurzel betreffend, für die Handwurzel bestimmt

carpo|meta|carpe|us, ...pea, ...pe|um, häufiger: **carpo|meta|carpalis** [zu ↑Carpus u. ↑Metacarpus]: zu Handwurzel und Mittelhand gehörend; z.B. in der Fügung ↑Articulatio carpometacarpea

Carpus [von gr. καρπός = Handwurzel] *m;* -, ...pi: Handwurzel, gelenkiger Teil zwischen Hand u. Unterarm (Anat.)

Carrier [ˈkɛrɪə; engl. *carrier* = Bote, Träger] *m;* -s, -: **1)** Trägerstoff, der Elektronen oder Ionen von einem Molekül auf ein anderes zu übertragen vermag. **2)** Substanz, die ein in ihr gelöstes Arzneimittel durch ein Gewebe hindurchtransportiert

cartilagi|ne|us, ...nea, ...ne|um [zu ↑Cartilago]: knorpelig. **cartilaginosus** vgl. kartilaginös

Cartilago [aus lat. *cartilago,* Gen.: *cartilaginis* = Knorpel] *w;* -, ...lagines: Knorpel, Stützgewebe (aus Knorpelzellen, die in die Knorpelgrundsubstanz eingelagert sind), das sich durch einen hohen Grad von Festigkeit (Druckelastizität) und große Biegungselastizität auszeichnet. **Cartilagines alares minores** *Pl.:* kleine Knorpelteile in den Nasenflügeln. **Cartilago alaris major:** Nasenspitzenknorpel (greift mit je einem Schenkel auf die Nasenflügel über). **Cartilago articularis:** »Gelenkknorpel«, knorpeliger Überzug der knöchernen Gelenkenden. **Cartilago arytae|noidea:**

paarig angelegter Kehlkopfknorpel etwa von der Form einer dreiseitigen Pyramide. **Cartilago auriculae:** Ohrmuschelknorpel. **Cartilago corniculata:** »Hörnchenknorpel« am abgestützten oberen Ende des Stellknorpels. **Cartilago costalis:** »Rippenknorpel«, ventraler, kürzerer knorpeliger Anteil der Rippen mit Verbindung zum Brustbein (1.–7. Rippe). **Cartilago cricoidea:** Ringknorpel des Kehlkopfs, einem Siegelring ähnlicher Knorpel unterhalb des Schildknorpels (Teil des Kehlkopfknorpelgerüstes). **Cartilago cuneiformis** [- ...e-ɪ...]: Kegelknorpel des Kehlkopfes, paarig angelegtes elastisches Knorpelstückchen, das stäbchen- oder keilförmig vor der ↑Cartilago corniculata liegt (Teil des Kehlkopfknorpelgerüstes). **Cartilago epiglottica:** »Kehldeckelknorpel«. **Cartilago epiphysialis:** Knorpel an den Endstücken der langen Röhrenknochen. **Cartilagines laryngis** [↑Larynx] *Pl.:* die Kehlkopfknorpel. **Cartilago meatus acustici:** Gehörgangsknorpel, knorpeliger Teil des äußeren Gehörgangs. **Cartilago nasi:** »Nasenknorpel«, Bezeichnung für die knorpeligen Anteile der äußeren Nase. **Cartilago septi nasi:** Nasenscheidewandknorpel (greift mit einer rechten und linken Knorpelplatte auf die seitlichen Wände der Nase über). **Cartilago thyreoidea:** Schildknorpel des Kehlkopfs, Hauptknorpel des Kehlkopfknorpelgerüstes (besteht aus zwei Platten, die vorn winkelig verschmolzen sind und den sichtbaren sogenannten Adamsapfel bilden). **Cartilago trachealis:** »Luftröhrenknorpel«, Knorpelring der Luftröhre (bildet das Stützgerüst der Luftröhre). **Cartilago triticea:** »Weizenkornknorpel«, weizenkorngroßer, kleiner Knorpel beiderseits zwischen Zungenbein u. Schildknorpel. **Cartilago tubae auditivae:** »Ohrtubenknorpel«, knorpeliger Anteil der Ohrtrompete. **Cartilago vomeronasalis:** Knorpelstückchen im vorderen, unteren Abschnitt der Nasenscheidewand

Caruncula vgl. Karunkel

Carus [aus gr. *κάρος* = tiefer Schlaf] *m;* -: veraltende Bez. für den höchsten Grad einer tiefen Bewusstlosigkeit

Casal-Kragen [ka'sal...; nach dem span. Arzt Caspar Casal, 1679–1759]: bandförmige Rötung und Schwellung der Haut am Hals bei Pellagra

Case-History ['keɪshɪstərɪ; engl. *case history* = Krankengeschichte] *w;* -, -s: engl. Bez. für ↑Anamnese (Psychol., Med.)

Casein vgl. Kasein

caseosus, ...osa, ...osum [zu lat. *caseus* = Käse]: käsig, von käseartiger Beschaffenheit, u. zwar: **a)** physiologisch (z. B. in der Fügung ↑Vernix caseosa; Anat.), **b)** pathologisch (z. B. in der Fügung ↑Pneumonia caseosa)

Cäsium, in der internat. chem. Nomenklatur: **Caesium** [zu lat. *caesius* = bläulich grau, blaugrau] *s;* -s: metallisches chem. Element, seltenes Alkalimetall; Zeichen: Cs

Caspasen *Pl.:* im Zellinneren gelegene ↑Proteasen als Schlüsselenzyme des physiologischen Zelltodes

Cassiopeium [nach dem Sternbild Cassiopeia] *s;* -s: älterer Name für das Element ↑Lutetium; Zeichen: Cp

Castle-Faktor, Castle-Ferment ['ka:səl...; nach dem amerik. Internisten William B. Castle, 1897-1990] veralt. Bez. für ↑Intrinsic Factor

Castratio vgl. Kastration

Casus [aus lat. *casus* = Fall] *m;* -, - ['kazu:s]: Krankheitsfall

catalaseus, ...sea, ...seum [zu ↑Katalase]: das Enzym ↑Katalase betreffend; z. B. in der Fügung ↑Anenzymia catalasea

Cataracta vgl. Katarakt

catarrhalis vgl. katarrhalisch. **Catarrhus** vgl. Katarrh

Catgut vgl. Katgut

Cauda [aus lat. *cauda*, Gen.: *caudae* = Schwanz, Schweif] *w;* -, ...dae: Schwanz, Schweif, Endstück eines Organs od. Körperteils (Anat.). **Cauda epididymidis** [↑Epididymis]: unteres Ende des Nebenhodens. **Cauda equina:** »Pferdeschwanz«, Bezeichnung für das spitz auslaufende Ende des Rückenmarks mit den hier austretenden Rückenmarksnervenwurzeln. **Cauda helicis** [↑Helix]: hinteres Ende der Ohrmuschelleiste. **Cauda nuclei caudati** [- ...e-ɪ -]: nach hinten und abwärts bogenförmig gekrümmtes Ende des ↑Nucleus caudatus. **Cauda pancreatis** [↑Pankreas]: Endstück der Bauchspeicheldrüse. **caudalis** vgl. kaudal

Cauda-Syndrom vgl. Kauda-Syndrom. **caudatus, ...ta, ...tum:** geschwänzt; z. B. in der Fügung ↑Nucleus caudatus

Causa [aus lat. *causa* = Anlass, Grund, Ursache] *w;* -, ...sae: Ursache, Krankheitsursache

Causalgia vgl. Kausalgie. **causalis** vgl. kausal

causticus vgl. kaustisch

Cauterium actuale [zu gr. *καυτήϱ* = Verbrenner; Brenneisen; ↑aktuell]: nicht mehr verwendetes Glüheisen, chirurgisches Hilfsmittel

Cavafilter vgl. Cavaschirm

Cavaschirm: siebförmiger Filter, der über einen Schnitt in der Leiste in die Vena cava eingeführt wird, sich mit Häkchen in der Venenwand verankert und als Sieb Thromben abfängt

cave! ['ka:ve; zu lat. *cavere* = sich hüten, sich vorsehen]: »Vorsicht!«, »vermeide!«

Caverna vgl. Kaverne

Cavernitis vgl. Kavernitis

Cavernoma vgl. Kavernom

cavernosus vgl. kavernös

Cavitas vgl. Kavität

Cavum [zu lat. *cavus* = hohl] *s;* -s, ...va: Höhle, Hohlraum (Anat.). **Cavum conchae:** größere untere Grube der Ohrmuschel. **Cavum corporis uteri** [↑Corpus uteri]: ältere Bez. für ↑Cavum uteri. **Cavum cranii:** »Schädelhöhle«, das Gehirn enthaltender Hohlraum des Schädels. **Cavum media|stinale** = Mediastinum. **Cavum pelvis:** »Beckenhöhle«, Teil des Unterbauchs, der vom knöchernen Becken umrahmt wird (besteht aus dem großen und kleinen Becken). **Cavum Retzii** [nach dem schwed. Anatomen A. A. Retzius, 1796–1860]: = Spatium retropubicum. **Cavum septi pellucidi:** Hohlraumsystem im ↑Septum pellucidum. **Cavum sub|durale:** annähernd spaltförmiger Hohlraum zwischen harter Hirnhaut u. Spinnwebhaut. **Cavum tympani:** »Paukenhöhle«, Hohlraumsystem des Mittelohrs mit den Gehörknöchelchen. **Cavum Vergae** [- 'vɛrgɛ; nach dem ital. Neurologen A. Verga, 1811–1895]: Spaltbildung im hinteren Teil des ↑Septum pellucidum

cavus, ...va, ...vum [aus gleichbed. lat. *cavus*]: hohl; z. B. in der Fügung ↑Vena cava (Anatomie)

Cb: chem Zeichen für ↑Columbium

CBF: Abk. für *c*erebral *b*lood *f*low

CCD-Winkel: Abk. für *C*entrum-*C*ollum-*D*iaphysen-Winkel

CCK: Abk. für ↑Cholezystokinin

CCPD: Abk. für kontinuierliche zyklische Peritonealdialyse

CCT: Abk. für kraniale Computertomografie

CD4: Corezeptor auf T-Helferzellen, der an MHC-Klasse-II-Moleküle (↑Major Histocompatibility Complex) auf antigenpräsentierenden Zellen bindet

CD8: Corezeptor auf zytotoxischen T-Zellen, der an MHC-Klasse-I-Moleküle bindet

Cd: chem. Zeichen für ↑Kadmium

CD: Abk. für *c*luster of *d*ifferentiation (Differenzierungscluster), durch Reaktion mit bestimmten Antikörpern definierte Oberflächenmoleküle, die mit CD und einer Zahl bezeichnet werden, dienen zur Unterscheidung von Differenzierungsstadien von Leukozyten, z. B. CD4-Zellen

CD3-Komplex: ↑T-Zell-Rezeptor mit assoziierten Membranproteinen

CDR: Abk. für *c*omplementarity *d*etermining *r*egions (komplementaritätsbestimmende Regionen), drei Bereiche (CDR1 – 3) innerhalb der variablen Region von Antigenrezeptoren und Antikörpern, die die höchste Variabilität (hypervariable Regionen) zeigen und die Antigenspezifität bestimmen

Ce: chem. Zeichen für ↑Cer

CEA: Abk. für ↑karzinoembryonales Antigen; ↑Tumormarker für verschiedene Tumoren, u. a. Mammakarzinom, C-Zellkarzinom

CEB: Abk. für ↑Calcium-Entry-Blocker

CED: Abk. für *c*hronisch-*e*ntzündliche *D*armerkrankung

Ceiling|effekt ['si:lɪŋ...; engl. *ceiling* = Gipfelhöhe]: pharmakologischer Effekt, bei dem trotz Dosiserhöhung keine Wirkungssteigerung eintritt, Sättigungseffekt

celer, ...ris, ...re [aus gleichbed. lat. *celer*]: schnell, rasch (z. B. vom Puls)

Cella vgl. Zelle

Cell-saver ['sɛl...;] *m;* -s, -: Gerät zum Aufsaugen, zur Aufbereitung und Re-Transfusion von Blut während einer Operation (autologes Blutsparverfahren); Operationssauger

Cellula [Verkleinerungsbildung zu lat. *cella* = Behältnis, Zelle] *w;* -, ...lae: kleine Körperzelle. **Cellulae anterio|res** *Pl.:* vordere Siebbeinzellen. **Cellulae eth|mo|idales** *Pl.:* Siebbeinzellen, zahlreiche kleine, lufthaltige Räume der Siebbeinlabyrinthe. **Cellulae masto|ideae** *Pl.:* Warzenzellen, luftgefüllte kleine Hohlräume des Warzenfortsatzes. **Cellulae mediae** *Pl.:* mittlere Siebbeinzellen. **Cellulae pneu|maticae** *Pl.:* lufthaltige kleine Zellen der Ohrtrompete. **Cellulae posteriores** *Pl.:* hintere Siebbeinzellen. **Cellulae tympanicae** *Pl.:* zellartige Vertiefungen am Boden der Paukenhöhle

Cellulite [zu ↑Cellula] *w;* -, -n: ugs. Bez. für eine nicht entzündliche Degeneration des subkutanen Bindegewebes an Oberschenkeln und Gesäß, besonders bei Frauen

Cellulitis vgl. Zellulitis

cellulosus, ...osa, ...osum [zu ↑Cellula]: zellig, aus Zellen bestehend, Zellenstruktur aufweisend

Cementum vgl. Zement

centralis vgl. zentral

cen|tri|fugus, ...ga, ...gum [zu lat. *centrum* = Mitte, Mittelpunkt u. lat. *fugere* = fliehen]: vom Mittelpunkt weg strebend; an die Peripherie verlagert; z. B. Atrophodermitis centrifuga

Centriolum vgl. Zentriol

Centromer *s;* -s, -e: in einem ausgebildetem Chromosom diejenige Verbindungsstelle, an der die Chromatiden eng miteinander verbunden sind

Centrum vgl. Zentrum

cephal..., Cephal... vgl. zephalo..., Zephalo...

Ce|phalaea [zu gr. *κεφαλή* = Kopf] *w;* -, ...laeae: hartnäckiger Kopfschmerz. **Cephalaea vasomotorica** (od. **vaso|para|lytica**): veralt. Bez. für anfallsweises Auftreten heftiger Kopfschmerzen bei Personen mit gefäßlabiler Konstitution

Ceph[al]algia vgl. Zeph[al]algie

ce|phalicus, ...ca, ...cum [zu gr. *κεφαλή* = Kopf]: zum Kopf gehörend, den Kopf betreffend; z. B. in der Fügung ↑Vena cephalica

cephalo..., Cephalo... vgl. zephalo..., Zephalo...

Ce|phalo|sporin, eingedeutscht: **Ze|phalo|sporin** [zum wissenschaftlichen Namen der Deuteromyzetengattung *Cephalosporium*] *s;* -s, -e (meist *Pl.*): **1)** Antibiotika, die aus Pilzen der Deuteromyzetengattung Cephalosporium gewonnen werden. **2)** im engeren Sinne das den Penicillinen strukturell nahestehende, aus Cephalosporium acremonium gewonnene Cephalosporin C

Cer [nach dem Asteroiden Ceres benannt] *s;* -s: metallisches chem. Element; Zeichen: Ce

Cer|clage [sɛr'kla:ʒə; aus gleichbed. frz. *cerclage*] *w;* -, -n: kreisförmige Naht bei Operationen (z. B. Drahtnaht um die gebrochene Kniescheibe)

Cerebellar Fit [seˈrɪbelər ˈfɪt; engl.] *s;* - -s, - -s (meist *Pl.*): veralt. für: Streckkrämpfe bei Dezerebrationszuständen

cerebellaris vgl. zerebellar

cerebello|medullaris, ...re [zu ↑Cerebellum u. ↑Medulla]: zwischen Kleinhirn und verlängertem Mark gelegen; z. B. in der Fügung ↑Cisterna cerebellomedullaris (Anat.)

cerebello|ru|bralis, ...le [zu ↑Cerebellum u. ↑ruber (in der Fügung ↑Nucleus ruber)]: zwischen Kleinhirn und rotem Kern gelegen; z. B. in der Fügung ↑Tractus cerebellorubralis (Anat.)

cerebellospinalis vgl. zerebellospinal

cerebello|thalamicus, ...ca, ...cum [zu ↑Cerebellum u. ↑Thalamus]: zwischen Kleinhirn und Thalamus gelegen; z. B. in der Fügung ↑Tractus cerebellothalamicus

Cerebellum [aus lat. *cerebellum,* Gen.: *cerebelli* = kleines Gehirn] *s;* -s, ...lla: Kleinhirn, zwischen Großhirn und Nachhirn gelegen (Sitz der Regulationszentren für die Erhaltung des Gleichgewichts und für die Bewegungskoordination zahlreicher Muskelgruppen); eindeutschend: ↑Zerebellum

cerebralis vgl. zerebral

cerebrospinalis vgl. zerebrospinal

Cere|brum [aus gleichbed. lat. *cerebrum,* Gen.: *cerebri*] *s;* -s, ...bra: Gehirn, Großhirn; der im Schädel gelegene Teil des Zentralnervensystems (umfasst die Großhirnhälften, den Hirnstamm sowie Endhirn, Zwischenhirn, Mittelhirn, Hinterhirn und Nachhirn)

cere|us, ...ea, ...e|um [aus gleichbed. lat. *cereus*]: wächsern, wachsartig; geschmeidig; z. B. in der Fügung ↑Flexibilitas cerea

Cerumen vgl. Zerumen. **ceruminosus, ...osa, ...osum:** = zeruminal

cervicalis vgl. zervikal

cervico|thoracicus, ...cica, ...cicum [zu ↑Cervix u. ↑Thorax]: zum Hals und zur Brust gehörend; z. B. ↑Ganglion cervicothoracicum (Anat.)

Cervix [aus lat. *cervix,* Gen.: *cervicis* = Nacken, Hals] *w;* -, ...vices: Hals, Nacken; halsförmiger Abschnitt eines Organs; eindeutschend auch: Zervix (Anat.). **Cervix dentis** [↑Dens]: neuere Bez. für ↑Collum dentis. **Cervix uteri:** »Gebärmutterhals«, unterster Abschnitt der Gebärmutter, der teilweise mit seiner ↑Portio in die Scheide hineinragt. **Cervix vesicae:** »Harnblasenhals«, Teil der Harnblase im Bereich des Abgangs der Harnröhre

Cestodes vgl. Zestoden

Cf: chem. Zeichen für ↑Californium

CF: Abk. für zystische Fibrose

C-Fasern [tse:...]: dünne, markarme Fasern der Nerven mit geringer Leitgeschwindigkeit

CFS: Abk. für ↑chronic *f*atigue *s*yndrome

C-Galle [tse:...]: veralt. Bez. für Lebergalle, die bei der Sondierung nach Aufhören der reflektorischen Gallenblasenkontraktion abfließt

C-Gast|ritis: Kurzbez. für die chemisch-toxische ↑Gastritis

Chaddock-Zeichen nach dem amerik. Neurologen Charles Chaddock, 1861–1936]: Dorsalflexion der Großzehe bei Bestreichen der lateralen Fußoberseite, Pyramidenbahnzeichen

Chagas-Krankheit [ˈʃagas...; nach dem brasil. Bakteriologen u. Hygieniker Carlos Chagas, 1879–1934]: Trypanosomenerkrankung des Menschen mit Lymphknotenschwellungen, Leber- und Milzvergrößerung und Schilddrüsenstörungen

Chagom [Kurzbildung zu ↑Chagas-Krankheit] *s;* -s, -e, in fachspr. Fügungen: **Chagoma,** *Pl.:* -ta: lokale Hautreaktion bei Chagas-Krankheit

Chalasie [zu gr. *χαλᾶν* = erschlaffen, schlaff werden] *w;* -, ...ien, in fachspr. Fügungen: **Chalasia**[1], *Pl.:* ...iae: leichteste Form einer Hiatushernie, bei der die Kardia lediglich klafft

Chalazion [aus gr. *χαλάζιον* = kleines Hagelkorn] *s;* -s, ...zia od. ...zien [...iən]: »Hagelkorn«, entzündliche Anschwellung am Augenlid (Entzündung einer ↑Meibom-Drüse mit Sekretstauung)

Chalcosis vgl. Chalkose

Chalikose [zu gr. *χάλιξ,* Gen.: *χάλικος* = kleiner Stein; Kies; Kalkstein] *w;* -, -n: Kalklunge infolge längerer Einatmung von Kalkstaub (eine Form der ↑Pneumokoniose)

Chalkose [zu gr. *χαλκός* = Erz, Metall, Kupfer] *w;* -, ...kosen, in fachspr. Fügungen: **Chalcosis,** *Pl.:* ...oses: Verkupferung des Auges infolge lang dauernder Einwirkung von Kupfersplittern. **Chalcosis corneae:** gelbrote Pigmentierung der Hornhaut infolge Einwirkung von Kupfersalzen bei Kupfersplittern in der Hornhaut. **Chalcosis corporis vitrei** [- - ...e-ɪ; ↑Corpus vitreum]: Verkupferung des Glaskörpers des Auges. **Chalcosis lentis** [↑Lens]: Verkupferung der Augenlinse mit Auftreten von grünlich blauen Linsentrübungen als Folge von Kupfersalzablagerungen nach Kupfersplitterverletzungen des Auges. **Chalcosis retinae:** Verkupferung der Augennetzhaut infolge Ablagerung von Kupfersalzen nach Kupfersplitterverletzungen des Auges

Chalo|dermie [zu gr. *χαλᾶν* = erschlaffen, schlaff werden u. ↑Derma] *w;* -, ...ien: Faltenhaut, Erschlaffung der Haut infolge Verlustes der elastischen Fasern

Chalon [zu gr. *χαλᾶν* = nachlassen, erschlaffen] *s;* -s, -e: Stoff im Körpergewebe, der die normale Zellteilung regelt; Verminderung der Chalone führt zu gesteigerter Zellteilung und damit zu Geschwülsten (Krebshypothese)

Chanc|roid: andere Bezeichnung für ↑Ulcus molle

Chaoul-Bestrahlung [ˈʃaʊl...; nach dem dt. Radiologen Henri Chaoul, 1887–1964]: Röntgen-Kleinraumbestrahlung, Kurzdistanzbestrahlung (Röntgenbestrahlung von oberflächlichen oder in zugänglichen Körperhöhlen gelegenen Krankheitsherden)

Charakterolpathie [lat. *character,* zu gr. *χαρακτήρ* eigentlich = eingebranntes, eingeprägtes (Schrift)zeichen u. ↑...pathie] *w;* -, ...ien: erworbene charakterliche Persönlichkeitsstörung

Charcot-Gelenk [ʃarˈkoː...; nach dem frz. Neurologen Jean M. Charcot, 1825–1893]: schwer deformiertes und verändertes Gelenk (vorzugsweise ein Kniegelenk) infolge peripherer Sensibilitätsstörung (z. B. bei Diabetes, MS, Alkoholmissbrauch, ↑Tabes dorsalis). **Charcot-Leyden-Kristalle** [E. V. von Leyden, dt. Arzt, 1832–1910] *Pl.:* spitze, farblose, glänzende Oktaeder, die bei Bronchialasthma besonders häufig (bisweilen auch bei anderen Erkrankungen der Bronchien) im Sputum vorkommen. **Charcot-Marie-(Tooth-)Krankheit** [Pierre Marie, frz. Arzt, 1853–1940]: erbliche, meist im Kindesalter beginnende, chronische neurale Muskelatrophie mit Zeichen einer Pyramidenbahnschädigung. **Charcot-Trias: Typ I:** Nystagmus, Intentionstremor und skandierende Sprache, patognomonisch für Kleinhirnschädigung. **Typ II:** Schmerzen im Epigastrium bzw. rechten Oberbauch, Fieber, Ikterus, pathognomonisch für Cholangitis

Charge [ˈʃarʒə; von frz. *charge* = Last] *w;* -, -n: aus einem Herstellungsgang stammende Arzneimitteleinheit, die nicht vollständig mit einer Einheit aus einem anderen Herstellungsgang übereinstimmen muss

Chärolmanie [zu gr. *χαίρειν* = sich freuen u. ↑Manie] *w;* -, ...ien: veralt. Bez. für eine durch krankhafte Heiterkeit charakterisierte Manie

Charrièlre [ʃariɛ̃ːr; nach dem frz. Instrumentenbauer J. F. B. Charrière, 1803–1876] *s;* -[s], -: Maßeinheit für die Dicke eines ↑Katheters; Zeichen: Charr (1 Charr = $^1/_3$ mm)

Charta [aus lat. *charta* (von gr. *χάρτης*) = Blatt der ägypt. Papyrusstaude; Papierblatt] *w;* -, ...tae: veralt. Bez. für eine Papierhülse für Arzneimittel

Chasma [zu gr. *χάσκειν* = offen stehen, aufklaffen, gähnen] *s;* -s, ...men od. -ta, auch: **Chasmus** *m;* -, ...men: »Gähnkrampf«, übermäßig häufiges Gähnen (bei organischen Hirnerkrankungen, insbes. Tumoren, vorkommend)

Chassaignac-Lähmung [ʃasɛnˈjak; nach dem frz. Chirurgen Charles Chassaignac, 1805–1879]: Pseudoparese nach Chassaignac-Luxation. **Chassaignac-Luxation:** parianuläre Luxation des Radiusköpfchens; v. a. bei kleinen Kindern, die plötzlich am Arm hochgerissen werden

Chediak-Reaktion [tʃeˈdɪak...; nach dem kuban. Arzt Alejandro Chediak, 20. Jh.]: nicht mehr verwendete Trockenblut-Mikroflockungsreaktion zur Syphilisdiagnose

Cheillitis [zu gr. *χεῖλος* = Lippe] *w;* -, ...itiden (in fachspr. Fügungen: ...itides): Lippenentzündung. **Cheillitis ablrasiva praecancerosa:** Entzündung und Abschilferung der Lippenhaut als Vorstadium eines Lippenkarzinoms. **Cheillitis apostematosa:** Lippenentzündung mit Ausbildung von Geschwüren. **Cheillitis glandularis:** chronische entzündliche Verdickung der Lippen infolge Überentwicklung einzelner Speicheldrüsen. **Cheillitis granulomatosa:** chronische entzündliche Schwellung u. rüsselförmige Vorwölbung der Lippen. **Cheillitis photolactinica:** durch Einwirkung von Lichtstrahlen hervorgerufene entzündliche Verdickung der Lippen. **Cheilitis radiolactinica:** durch Einwirkung von Röntgenstrahlen hervorgerufene entzündliche Verdickung der Lippen

Cheillolgnatholpalatolschisis [...s-ç...; Kurzw. aus ↑Cheiloschisis, ↑Gnathoschisis u. ↑Palatoschisis] *w;* -, ...schisen: schwere angeborene Spaltbildung im Bereich von Mund und Gesicht, Lippen-, Kiefer- und Gaumenspalte (früher auch »Wolfsrachen«)

Cheillolgnatholschisis [Kurzw. aus ↑Cheiloschisis u. ↑Gnathoschisis] *w;* -, ...schisen: angeborene Spaltbildung im Bereich der Oberlippe und des Oberkiefers, Lippen-Kiefer-Spalte

Cheillolplastik [gr. *χεῖλος* = Lippe u. ↑Plastik] *w;* -, -en: »Lippenplastik«, plastisches, operatives Verfahren zur Beseitigung einer Lippenspalte

Cheillolschisis [...s-ç...; zu gr. *χεῖλος* = Lippe u. gr. *σχίζειν* = spalten] *w;* -, ...schisen: »Lippenspalte«, angeborene seitliche Spaltung der Lippe

Cheillose [zu gr. *χεῖλος* = Lippe] *w;* -, -n, in fachspr. Fügungen: **Cheillosis,** *Pl.:* ...oses: Schrundenbildung auf der Lippenschleimhaut

cheir..., Cheir... vgl. cheiro..., Cheiro...

Cheirlalgia[1] [↑cheiro... u. ↑...algie] *w;* -, ...iae; in der Fügung: **Cheirlalgia parlaeslthetica:** Auftreten von schmerzhaften Parästhesien im Unterarm und in der Hand (bei Neuritis im Bereich des ↑Nervus radialis)

cheilro..., Cheilro... [aus gr. *χείρ* = Hand], vor Vokalen: **cheir..., Cheir...,** latinisiert: **chir[o]..., Chir[o]...:** Bestimmungswort von Zusammensetzungen mit der Bed. »Hand«; z. B.: Cheiromegalie, Chirurgie

Cheirolarthrolpathie vgl. Cheiropathie

Cheilrologie, auch: **Chirollogie** [↑cheiro... u. ↑...logie] *w;* -: = Daktylologie

Cheilrolmegalie [zu ↑cheiro... u. gr. *μέγας* (mit Stammerweiterung: *μεγαλο-*) = groß] *w;* -, ...ien: durch Auswüchse u. Fehlbildungen verursachte Vergrößerung der Hände

Cheirolpathie, auch: **Cheirolarthrolpathie** [zu ↑Cheiro..., arthro... u. ↑...pathie]: Einschränkung der Gelenkbeweglichkeit der Hände (bei Zuckerkrankheit)

Cheilrolpomlpholyx [↑cheiro... und ↑Pompholyx] *w;* -, ...pholyges: Blasenbildung an den Händen

Cheilrolskop [↑cheiro... u. ↑...skop] *s;* -s, -e: Gerät zur Behandlung von Schielstörungen (das eine Auge sieht das mit einem Griffel nachzuzeichnende Bild, das andere Auge Zeichenfläche und Zeichnung)

Chei|ro|spasmus [↑cheiro... u. ↑Spasmus] *m;* -, ...men: Schreibkrampf, schmerzhafter, tonischer Krampfzustand der Handmuskulatur (vorkommend als Beschäftigungskrampf sowie bei Überanstrengung)

Chelat [zu gr. *χηλή* = Kralle, Krebsschere] *s;* -[e]s, -e: allg. Bez. für zyklische Verbindungen, bei denen ein bestimmtes Atom an zwei (oder mehrere) funktionelle Gruppen des Moleküls gebunden ist und dabei von den Gruppen »wie von einer Krebsschere« umfasst wird; insbes. Bez. für einen entsprechenden Komplex von Metallen mit organischen Verbindungen (dienen zur Behandlung der Arteriosklerose)

Chelidonin [zu ↑Chelidonium] *s;* -s: Alkaloid des Schöllkrautes (von krampflösender, beruhigender Wirkung, auch antibakteriell, antiviral und zytotoxisch)

Chelidonismus [zu ↑Chelidonium] *m;* -: Vergiftung durch Schöllkraut

Chelidonium [von gr. *χελιδόνιον* = Schwalbenkraut, Schöllkraut] *s;* -s: Schöllkraut, zu den Mohngewächsen zählende Pflanzengattung (Schöllkraut enthält das krampflösend wirkende Alkaloid ↑Chelidonin)

Chem|ab|rasion [zu ↑chemisch u. ↑Abrasion] *w;* -, -en: kosmetische Korrektur von Narben oder anderen Hautdeformitäten durch chemische Substanzen

Chemical Peeling [ˈkemɪkəl ˈpiːlɪŋ; engl. = chemisches (Ab)schälen] *s;* - -s, - -s: Methode der Hautstraffung (Verjüngung) durch Ablösung der oberen Hautschichten mit säurehaltigen Präparaten, wodurch das darunter liegende Bindegewebe fester wird

Chemie [wohl aus *Alchimie* (= mittelalterliche Goldmacherkunst) zurückgebildet, das seinerseits (über span.-frz. Vermittlung) auf arab. *al-kimija* = Chemie zurückgeht] *w;* -: der Zweig der Naturwissenschaften, der von den Eigenschaften, der Zusammensetzung und der Umwandlung der Stoffe und ihrer Verbindungen handelt. **Chemiker** *m;* -s, -, **Chemikerin** *w;* -, -nen: Wissenschaftler/-in und Forscher/-in auf dem Gebiet der Chemie

Chemi|lumines|zenz [zu ↑chemisch u. ↑Lumineszenz] *w;* -, -en u. **Chemo|lumines|zenz** *w;* -, -en: durch gewisse chemische Reaktionen bewirkte Aussendung von sichtbarem Licht mancher Stoffe (Physik)

chemisch: die Chemie betreffend, zu ihr gehörend; mit Stoffumwandlung verbunden. **chemisches Element:** Grundstoff, der mit den Mitteln der Chemie nicht weiter zerlegt werden kann

chemisch-technischer Assis|tent, chemisch-technische Assis|tentin: Assistenzberuf der Chemie, unterstützt den Chemiker, die Chemikerin bei technischen Arbeiten (z. B. Vorbereitung und Ausführung von analytischen und präparativen Arbeiten nach Anweisung)

che|mo..., Che|mo...

[çemo..., südd., österr.: kemo..., schweiz.: xemo...]
auch: **chemi..., Chemi...** und vor Vokalen meist **chem..., Chem...**
⟨wohl aus *Alchemie* (= mittelalterliche Goldmacherkunst) zurückgebildet, das seinerseits (über span.-frz. Vermittlung) auf arab. *al-kimija* = Chemie zurückgeht⟩
Wortbildungselement mit der Bedeutung »chemisch, auf chemischem Weg (erfolgend), die Chemie betreffend«:
- Chemiatrie
- Chemigrafie
- Chemoresistenz
- chemotaktisch
- Chemotherapie

Chemo|at|traktion [zu ↑Chemie u. lat. *attrahere, attractum* = anziehen] *w;* -: Anziehungskraft bestimmter Substanzen (z. B. Fibrin, Chemokine) auf Zellen; vgl. Chemotaxis. **chemo|at|traktiv** [...tiːf]: die Chemoattraktion betreffend, auf Chemoattraktion beruhend

Chemo|chir|urgie [zu ↑chemisch u. ↑Chirurgie] *w;* -: chirurgische Entfernung bzw. Zerstörung unerwünschten Gewebes mit chemischen Substanzen (z. B. Säuren)

Chemo|dektom [zu ↑Chemie u. gr. *δέχεσθαι* = annehmen, aufnehmen] *s;* -s, -e: = Glomustumor

Chemo|embolisation [↑chemo... u. ↑Embolisation]: therapeutische ↑Embolisation durch Chemikalien, insbesondere zur Behandlung von Leberkrebs und Lebermetastasen

chemo|endokrine Therapie [↑chemo..., ↑endokrin u. ↑Therapie]: Kombination von Chemotherapie und Hormontherapie, die bei der Behandlung von hormonrezeptorpositivem Brustkrebs eingesetzt wird

Chemo|genetik [↑Chemie u. ↑Genetik] *w;* -: Wissenschaft und Lehre von den durch chemische Substanzen hervorgerufenen Veränderungen im Erbgang

Chemo|kine [↑chemo... u. gr. *κινεῖν* = bewegen] *s;* -s, -e (meist *Pl.*): Proteine, die die Wanderung und Aktivierung von Lymphozyten, neutrophilen Granulozyten und Monozyten regulieren; leiten Immunzellen zum Entzündungsort

Chemo|li|tho|lyse [zu ↑chemisch u. ↑Litholyse] *w;* -, -n: Auflösung von Konkrementen (z. B. Gallensteinen) mit chemischen Mitteln

Chemolumineszenz vgl. Chemilumineszenz

Chemo|nu|kleo|lyse [↑Chemie u. ↑Nukleolyse] *w;* -, -n: nicht mehr angewandte Behandlung des Bandscheibenvorfalls durch Injektion von Chymopapain in die Bandscheibe, die dadurch aufgelöst wird

Chemo|prä|vention [↑Chemie u. ↑Prävention] *w;* -,

-en: Verhinderung von Erkrankungen durch Vorbeugung mit Medikamenten, z. B. in Form der Malariaprophylaxe. **chemo|prä|ventiv** [...ti:f]: mittels Chemoprävention

chemo|re|sistent [Kurzbildung zu ↑Chemotherapeutikum u. ↑resistent] *w;* -, -en: (von Tumorzellen) widerstandfähig gegen eine Behandlung mit Chemotherapeutika u. dadurch weiterhin wuchernd

Chemo|rezeptor [↑Chemie u. ↑Rezeptor] *m;* -s, ...toren (meist *Pl.*): Ganglienzellen, die auf chemische Reize reagieren (die Chemorezeptoren im Glomus caroticum z. B. reagieren auf CO_2-Überladung des Blutes wie auf Sauerstoffmangel und bewirken auf reflektorischem Wege eine starke Intensivierung der Atmung)

Chemo|selektion [↑Chemie u. ↑Selektion] *w;* -, -en: veralt. für: chemische Modifizierung bestimmter Grundstrukturen eines Arzneimittels zur Erhöhung der Selektivität am Wirkort

chemo|selektiv [aus ↑chemo... und selektiv = zielgerichtet]: (bei einer chemischen Reaktion) unter zwei oder mehr verschiedenenen funktionellen Gruppen bevorzugt nur mit einer reagierend. **Chemo|selektivität** *w;* -: chemoselektive Eigenschaft, Reaktionsweise

chemo|sensibel [Kurzbildung zu ↑Chemotherapeutikum u. ↑sensibel]: empfindlich gegenüber Chemotherapeutika (von Krankheitserregern)

Chemosis [aus gleichbed. gr. *χήμωσις*] *w;* -, ...mosen (in fachspr. Fügungen: ...moses): entzündliches Ödem der Augenbindehaut, die durch die Flüssigkeitsansammlung emporgehoben wird

chemo|taktisch, in fachspr. Fügungen: **chemotacticus, ...ca, ...cum** [zu ↑Chemotaxis]: die ↑Chemotaxis betreffend, durch Chemotaxis bewirkt; z. B. in der Fügung ↑Arachnitis chemotactica. **Chemo|taxis** [↑Chemie u. gr. *τάξις* = Ordnung, Aufstellung] *w;* -: gezielte Bewegung von z. B. Leukozyten, die durch einen bestimmten Stoff (z. B. Chemokine) angelockt werden

Chemo|therapeu|tikum [zu ↑Chemotherapie] *s;* -s, ...ka: aus chem. Substanzen hergestelltes Mittel zur Beeinflussung von Infektionen, d. h. zur Abtötung oder Hemmung von Bakterien (hierzu gehören Desinfizienzien, Antiseptika, Antibiotika) oder im Rahmen der Krebstherapie eingesetzte Substanzen (↑Zytostatikum). **chemotherapeutisch:** die Chemotherapie betreffend, mit den Mitteln der Chemotherapie. **Chemotherapie** [↑Chemie u. ↑Therapie] *w;* -: Behandlung von Infektionskrankheiten oder Tumoren mit chemotherapeutischen Mitteln, die die Fähigkeit haben, in den Eigenstoffwechsel der Krankheitserreger bzw. kranken Zellen einzugreifen, ihre Vermehrung zu hemmen oder sie abzutöten

Cheno|des|oxy|chol|säure [gr. *χήν*, Gen.: *χηνός* = Gans, frz. *dés-* = ent-, zer-, weg-, ↑oxy... u. ↑Cholsäure]: u. a. in Gänsegalle gefundene Substanz zur Auflösung cholesterinhaltiger röntgennegativer Gallensteine

Cherubinismus, auch: **Cherubismus** [zum Fremdwort *Cherub* = Engel] *m;* -, ...men: Fehlbildung mit Dysplasie des Unterkiefers und pausbäckigem Engelsgesicht

Chey|ne-Stokes-Atmung [tʃeın[ı] stəʊks...; nach dem schott. Arzt John Cheyne, 1777–1836, u. dem ir. Arzt William Stokes, 1804–1878]: krankhafte Atmung mit periodischem An- und Abschwellen des Atemzugvolumens und dazwischenliegendem Atemstillstand (z. B. bei Morphinvergiftung, schwerer Herzinsuffizienz und Arteriosklerose der Gehirngefäße, auch bei Störungen des Atemzentrums, zentralem Schlafapnoe-Syndrom oder medikamentös bedingt)

Chiari-Frommel-Syndrom [nach dem österr. Gynäkologen Johann Baptist Chiari, 1817–1854, u. dem dt. Gynäkologen Richard Frommel, 1854–1912, u. ↑Syndrom], auch: **Laktations|atro|phie:** übermäßige Rückbildung von Gebärmutter und Ovarien mit monate- oder jahrelang nach einer Entbindung fortbestehendem Milchfluss, häufig Ausbleiben der Menstruation

Chiasma [aus gr. *χίασμα* = Zeichen oder Gestalt des gr. Buchstabens X]: **1)** *s;* -s, ...men: Überkreuzung zweier Halbchromosomen (↑Chromatiden) eines Chromosomenpaares während der Reduktionsteilung (Biol.). **2)** *s;* -s, -ta: anat. Bez. für: Kreuzung, Kreuzungsstelle von Faser- oder Sehnenbündeln. **Chiasma opticum:** »Sehnervenkreuzung«, Kreuzung der zur nasalen Netzhauthälfte gehörenden Nervenfaserstränge. **Chiasma tendinum:** Kreuzung der Sehnenbündel des ↑Musculus flexor digitorum superficialis u. des ↑Musculus flexor digitorum profundus

Chi|kungunya: durch Viren ausgelöstes endemoepidemisches tropisches Hämorrhagisches Fieber

Chilaiditi-Syndrom [nach dem griech. Röntgenologen D. Chilaiditi, 1883–1975] vgl. Koloninterposition

Child-Pugh-Score [tʃaıld ˈpju: skɔə]: Klassifikation der Beeinträchtigung der Leberfunktion bei Leberzirrhose

Chimäre [nach dem gleichnamigen Ungeheuer der griechischen Mythologie] *w;* -, -n: Lebewesen oder Gewebe aus Zellen verschiedenen Genotyps (Genetik)

chimäre Anti|körper [↑Chimäre, ↑Antikörper] *Pl.:* menschliche Antikörper mit antigenerkennenden Regionen von monoklonalen Antikörpern der Maus oder rekombinanten Antikörpern, bei den humanisierten Antikörpern weitere Reduktion der nicht menschlichen Anteile; günstige Therapieeigenschaften, da menschliches Immunsystem die Antikörper nicht als fremd erkennt

China|restaurant|syndrom [↑Syndrom]: Medizinjargon für eine Unverträglichkeitsreaktion auf den Geschmacksverstärker Glutamat (besonders häufig in chinesischen Speisen verwendet), die sich in Kopf-, Magen und Gliederschmerzen äußert

Chinidin [zu ↑Chinin] *s;* -s: Nebenalkaloid aus der Chinarinde, weißes Pulver von bitterem Geschmack (Anwendung u. a. bei Herzrhythmusstörungen, heute selten eingesetzt)

Chinin [über gleichbed. ital. *chinina* aus peruan. *quina,* dem Namen des Chinarindenbaums] *s;* -s: Alkaloid aus der Chinarinde, weiße nadelförmige Kristalle von sehr bitterem Geschmack (hauptsächliche Anwendung bei ↑Malaria)

Chinolin [aus peruan. bzw. span. *quina,* dem Namen des Chinarindenbaums, und lat. *oleum* = Öl] *s;* -s: bei der Destillation des Steinkohlenteers gewonnene od. synthetisch hergestellte gelbliche Flüssigkeit, die zur Herstellung vieler Arzneimittel sowie als Konservierungs- u. Lösungsmittel dient

Chinolon [Kunstw.] *s;* -s, -e: andere Bez. für ↑Gyrasehemmer

Chip [ˈtʃip; aus engl. *chip* = Splitter, Span] *m;* -s, -s: Bez. für kleine Knochenstückchen, die bei der Knochentransplantation zur Ausfüllung von Knochenhöhlen gesunden Knochen entnommen werden

chir..., Chir... vgl. cheiro..., Cheiro...

Chir|agra [von gleichbed. gr. *χειράγρα*] *s;* -s: Gicht in den Hand- u. Fingergelenken

chiral [zu ↑cheiro...]: die Eigenschaft der Chiralität besitzend. **Chiralität** *w;* -: Abweichen eines Moleküls von seinem als räumliches Gebilde gedachten Spiegelbild (Chemie)

chiro..., Chiro... vgl. cheiro..., Cheiro...

Chiro|praktik [zu ↑cheiro... u. gr. *πρακτικός* = zum Tun u. Handeln gehörend; tätig] *w;* -: Methode der Behandlung krankhafter Störungen und ↑Subluxationen im Bereich der Wirbelsäule mit bestimmten Einrenkungshandgriffen. **Chiro|praktiker** *m;* -s, -, **Chiro|praktikerin** *w;* -, -nen: Fachmann, Fachfrau auf dem Gebiet der Chiropraktik. **chiropraktisch:** die Chiropraktik betreffend, mittels der Chiropraktik

Chiro|therapie [zu ↑cheiro... u. ↑Therapie] *w;* -, ...pien, auch: **manuelle Medizin, Manualmedizin** [zu ↑Manus] *w;* -: zusammenfassende Bez. für alle Maßnahmen, bei denen die Hände zur Behandlung von Funktionsstörungen der Gelenke, v. a. der Wirbelsäule, eingesetzt werden

Chir|urg *m;* -en, -en, **Chir|urgin** *w;* -, -nen [von gr. *χειρουργός* = (der mit der Hand arbeitende) Wundarzt]: Facharzt/-ärztin für Chirurgie. **Chirurgie** *w;* -: Lehre von der operativen Behandlung krankhafter Störungen und Veränderungen im Organismus, wesentliches Teilgebiet der medizinischen Heilkunst. **chir|urgisch,** in fachspr. Fügungen: **chir|urgicus, ...ca, ...cum:** die Chirurgie betreffend; operativ; z. B. in der Fügung ↑Collum chirurgicum

Chi|tis|mus: Form des ↑Psellismus, bei der das Ch nicht normgerecht gebildet werden kann

Chitoneurom: seltene Bez. für ↑Neurinom. **Chitoneuromatose** [zu ↑Chitoneurom] *w;* -, -n, in fachspr. Fügungen: **Chito|neu|romatosis,** *Pl.:* ...oses: Krankheitsbild mit Veränderungen im Sinne der Neurofibromatose und Meningeome

Chlamydia [zu gr. *χλαμύς,* Gen.: *χλαμύδος* = Oberkleid der Männer (nlat. im Sinne von »Umhüllung des Organismus« gebraucht)] *w;* -, (Arten:) ...diae, eindeutschend: ...dien [...iən] (meist *Pl.*): Gattung obligat zellparasitischer Bakterien, darunter verschiedene Krankheitserreger, u. a. der Erreger der ↑Lymphogranulomatose. **Chlamydia pneumoniae:** Erreger der Lungenentzündung und anderer Infektionskrankheiten. **Chlamydia trachomatis:** Erreger der Augenbindehautentzündung und anderer Infektionskrankheiten

Chlamydie [kla...; griech. *χλαμύς* (Gen.: χλαμύδος), eigentlich = Oberkleid der Männer, neulateinisch für = Umhüllung des Organismus] *w;* -, -n *(meist Pl.):* Bakterie, die Infektionen der Atemwege, der Geschlechtsorgane oder der Bindehaut auslöst

Chlamydo|zoen [zu gr. *χλαμύς,* Gen.: *χλαμύδος* = Oberkleid der Männer (nlat. im Sinne von »Umhüllung des Organismus« gebraucht) u. gr. *ζῷον* = Lebewesen] *Pl.:* veralt. Bez. für: Einschlusskörperchen, bei Viruserkrankungen entstehende Anhäufung von Viren und Reaktionsprodukten in Körperzellen; vgl. Chlamydia

Chlo|asma [zu gr. *χλοάζειν* = junge Keime oder Sprossen treiben; grün[gelb] aussehen] *s;* -s, ...men (in fachspr. Fügungen: -ta): gelblich bis dunkelbraune, fleckförmige Pigmentvermehrung in der Haut. **Chlo|asma cachecticorum:** veralt. für: Braunfleckung der Haut im Zusammenhang mit allgemeinem Kräfteverfall. **Chlo|asma faciei** [↑Facies]: veralt. für: Auftreten gelblich brauner Hautpigmentationen im Gesicht. **Chlo|asma peri|orale virginum** [↑Virgo]: veralt. für: gelblich dunkelbraune Hautpigmentierungen um den Mund bei Mädchen od. jungen Frauen mit Seborrhö. **Chlo|asma uterinum,** auch: **Chlo|asma gravidarum:** bei Schwangeren auftretendes ↑Chloasma faciei, das möglicherweise infolge Nebenniereninsuffizienz entsteht und sich nach der Geburt des Kindes zurückbildet

Chlor [zu gr. *χλωρός* = grüngelb] *s;* -s: chemisches Element aus der Gruppe der Halogene; Zeichen: Cl

chlor..., Chlor... vgl. chloro..., Chloro...

Chlor|an|ämie: Anämie infolge Eisenmangels mit ↑Achlorhydrie (Vorkommen bei Frauen im mittleren Lebensalter; gehört zu den hypochromen Anämien)

Chlor|äthyl: sehr leicht flüchtige, entzündliche Flüssigkeit (C_2H_5Cl; Anwendung bei der Lokalanästhesie zur Vereisung, bei Rauschnarkose oder zur Einleitung der Äthernarkose)

chloratus, ...ta, ...tum [zu ↑Chlor]: Chlor enthaltend, mit Chlor chem. verbunden; z. B. in der Fügung Aether chloratus (↑Äther). **chloricus, ...ca,**

...**cum:** durch [die Einwirkung von] Chlor entstanden; z. B. in der Fügung ↑Acne chlorica

Chlorid [zu ↑Chlor] *s;* -[e]s, -e: chem. Verbindung mit Chlor, insbes. Metallverbindung (Salz der Salzsäure)

chlo|ro..., Chlo|ro...

[kloro...]
vor Vokalen meist **chlor..., Chlor...**
⟨gr. *χλωρός* »von der Farbe des ersten Pflanzentriebes, gelblich grün«⟩
Wortbildungselement mit der Bedeutung »eine grünliche Farbe besitzend, grün«:
- Chlorophyll
- Chlorozyt
- Chloropsie

Chloro|form [Kurzw. aus ↑*Chlor* und Acidum *formicicum* = Ameisensäure] *s;* -s: farblose, nicht brennbare Flüssigkeit, leicht mischbar (Anwendung als Zusatz zu Einreibungsmitteln bei rheumatischen Erkrankungen; auch (heute selten) als Narkosemittel verwendet). **chloro|formie|ren:** mit Chloroform betäuben

Chloro|leuk|ämie [↑chloro... u. ↑Leukämie] *w;* -, ...ien: Leukämieform mit besonders bösartigem Verlauf, wobei in den infiltrierten Geweben (Milz, Drüsen u. Knochenmark) ein grünlicher Farbstoff abgelagert wird

Chloro|leu|ko|sarkomatose [Kurzw. aus ↑Chloroleukämie u. ↑Sarkomatose] *w;* -, -n: bösartige Leukämieform (Chloroleukämie) mit gleichzeitiger Sarkombildung

Chloro|lymph|adenose [↑chloro... u. ↑Lymphadenose] *w;* -, -n: Form der lymphatischen Leukämie mit gleichzeitigem Auftreten von grün gefärbten Tumoren aus leukämischem Gewebe

Chloro|lym|pho|sarkomatose [↑chloro... u. ↑Lymphosarkomatose] *w;* -, -n: echte Geschwulstbildung des lymphatischen Gewebes mit gleichzeitig auftretenden grün gefärbten Tumoren aus leukämischem Gewebe

Chlorom [zu gr. *χλωρός* = grüngelb] *s;* -s, -e: tumoröse extramedulläre Infiltration von Leukämiezellen (ausgehend vom lymphatischen oder myeloischen Gewebe)

Chloro|meter [↑Chlor u. ↑...meter] *s;* -s, -: Gerät zur Bestimmung des Chlorgehaltes einer Flüssigkeit (bes. des Urins)

Chloro|myel|lose [↑chloro... u. ↑Myelose] *w;* -, -n: veraltende Bez. für eine myeloische Leukämie mit gleichzeitig auftretenden grün gefärbten Tumoren aus leukämischem Gewebe

Chloro|penie [zu ↑Chlor u. gr. *πένης* = arm] *w;* -: veralt. Bez. für verminderten Chloridgehalt des Blutes

Chloro|phyll [zu ↑chloro... u. gr. *φύλλον* = Blatt; Laub] *s;* -s: »Blattgrün«, grüner Farbstoff der Pflanzen, Aufnahme der Energie aus dem Sonnenlicht, diese wird für die Assimilation des Kohlendioxids genutzt (Fotosynthese; auch als ↑Desodorans verwendet)

Chloro|plast [zu ↑chloro... u. gr. *πλάσσειν* = bilden, gestalten] *m;* -en, -en (meist *Pl.*): Organellen der Pflanzenzellen, die grünen Farbstoff (↑Chlorophyll) enthalten; Ort der Fotosynthese (Biol.)

Chlor|op|sie [zu ↑chloro... u. gr. *ὄψις* = Sehen; Anblick] *w;* -, ...ien: »Grünsehen«, eine Form des Farbigsehens (Vorkommen bei ↑Botulismus, auch bei Vergiftungen oder als Nebenwirkung von Medikamenten)

Chloro|quin [internationaler Freiname, abgeleitet aus ↑chloro... u. ↑Chinin] *w;* -s: Wirkstoff von Malaria- und Rheumamitteln

Chlorose [zu gr. *χλωρός* = grüngelb] *w;* -, -n, in fachspr. Fügungen: **Chlorosis,** *Pl.:* ...oses: »Bleichsucht«, Anämie bei jungen Mädchen mit hochgradig erniedrigtem Serumeisenspiegel (das äußere Erscheinungsbild der Betroffenen wirkt pastös u. pigmentarm)

Chloro|zyt [Kurzw. aus ↑chloro... und ↑Erythrozyt] *m;* -en, -en (meist *Pl.*): veralt. Bez. für blasse, wenig Blutfarbstoff enthaltende Erythrozyten

Choana vgl. Choane. **choa|nal,** in fachspr. Fügungen: **choa|nalis, ...le** [zu ↑Choane]: die Choanen betreffend. **Choa|nal|atresie:** angeborener Verschluss der Choanen. **choanalis** vgl. choanal. **Choa|ne** [zu gr. *χόανος* = Schmelzgrube; Trichter] *w;* -, -n (meist *Pl.*), als fachspr. Terminus: **Choa|na,** *Pl.:* ...nae (meist *Pl.*): in der Anatomie Bezeichnung für die hinteren Öffnungen der Nase zum Rachenraum hin

chol..., Chol... vgl. chole..., Chole...

chol|agog [zu ↑chole... u. gr. *ἀγωγός* = führend]: galletreibend (von Substanzen gesagt). **Chol|agogum** *s;* -s, ...goga: veralt. Bez. für: galletreibendes Mittel (zusammenfassende Bez. für ↑Cholekinetikum und ↑Choleretikum)

Chol|ämie [↑chole... u. ↑...ämie] *w;* -, ...ien: Übertritt von Galle ins Blut. **chol|ämisch:** die Cholämie betreffend

Chol|an|gie [zu ↑chole... u. gr. *ἀγγεῖον* = Gefäß] *w;* -, ...ien: Bezeichnung für (hauptsächl. nicht entzündliche) Erkrankungen der Gallenwege

Chol|an|gio|entero|stomie [↑chole..., ↑angio..., ↑Enteron u. ↑...stomie] *w;* -, ...ien: operative Herstellung einer künstlichen Verbindung zwischen Gallenwegen u. Darm

Chol|an|gio|gra|fie [↑chole..., ↑angio... u. ↑...grafie] *w;* -, ...ien: bildgebende Darstellung der Gallenwege mittels jodhaltiger Kontrastmittel. **Chol|an|gio|gramm** [↑...gramm] *s;* -s, -e: Röntgenbild der Gallenwege

chol|an|gio|lär, in fachspr. Fügungen: **chol|an|gio|larius, ...ria, ...rium** [mit Verkleinerungssuffix zu ↑chole... u. gr. *ἀγγεῖον* = Gefäß gebildet]: in den kleinsten, kapillaren Verzweigungen der Gallenwege gelegen. **Chol|an|gio|litis** *w;* -, ...litiden (in fachspr. Fügungen: ...litides): Entzündung der kleinsten, kapillaren Verzweigungen der Gallenwege

Chol|an|giom [zu ↑chole... u. gr. *ἀγγεῖον* = Gefäß] *s;* -s, -e: vom Epithel der Gallenwege ausgehender Tumor (Adenom od. Karzinom)

Chol|an|gio|me|trie [↑chole..., ↑angio... u. ↑...metrie] *w;* -, ...ien: Messung der die Gallenwege durchfließenden Flüssigkeitsmenge (zur Feststellung einer Stenose)

Chol|an|gio|pan|krea|to|gra|fie [↑chole..., ↑angio..., ↑Pankreas u. ↑...grafie] *w;* -, ...ien: bildgebende Kontrastdarstellung der Gallenwege und der Bauchspeicheldrüse. **Chol|an|gio|pan|krea|to|gramm** [↑...gramm] *s;* -s, -e: bei der Cholangiopankreatografie gewonnenes Röntgenbild

Chol|an|gio|pa|thie [↑chole..., ↑angio... u. ↑...pathie] *w;* -, ...ien: allg. Sammelbez. für Erkrankungen der Gallenwege

Chol|an|gio|skop [↑chole..., ↑angio... u. ↑...skop] *s;* -s, -e: Instrument zur Durchführung der Cholangioskopie. **Chol|an|gio|skopie** [↑...skopie] *w;* -, ...ien: endoskopische Untersuchung der Gallenwege

Chol|an|gio|stomie [↑chole..., ↑angio... u. ↑...stomie] *w;* -, ...ien: operative Eröffnung der Gallenwege durch Leberschnitt (veralt. Operationsverfahren)

Chol|an|gitis [zu ↑chole... u. gr. *ἀγγεῖον* = Gefäß] *w;* -, ...gitiden (in fachspr. Fügungen: ...gitides): Entzündung der Gallenwege. **chol|an|gitisch:** mit Entzündung der Gallenwege einhergehend

Chol|askos [↑chole... und gr. *ἀσκός* = Schlauch] *m;* -: Austritt von Gallenflüssigkeit in die freie Bauchhöhle

cho|le..., Cho|le...

[çole...]
seltener **cholo..., Cholo...,** vor Vokalen meist **chol..., Chol...**
⟨gr. *χολή* u. *χόλος* »Galle; bitteres Getränk«⟩
Wortbildungselement mit der Bedeutung »Galle, Gallenflüssigkeit«:
- Cholämie
- Cholekinese
- Cholesterin
- Cholothorax

Chole|cal|ci|fe|rol: Vitamin D_3

Cholecystalgia vgl. Cholezystalgie

Cholecystitis vgl. Cholezystitis

Chole|doch|ek|tomie [↑Choledochus u. ↑Ektomie] *w;* -, ...ien: operative Entfernung des ↑Ductus choledochus

Chole|do|chitis [zu ↑Choledochus] *w;* -, ...itiden (in fachspr. Fügungen: ...itides): Entzündung des ↑Ductus choledochus

Chole|do|cho|duo|deno|stomie [↑Choledochus, ↑Duodenum u. ↑...stomie] *w;* -, ...ien: operative Herstellung einer künstlichen Verbindung zwischen Gallenausführungsgang u. Zwölffingerdarm

Chole|do|cho|jejuno|stomie [↑Choledochus, ↑Jejunum u. ↑...stomie] *w;* -, ...ien: operative Herstellung einer künstlichen Verbindung zwischen Gallenausführungsgang und Leerdarm

Chole|do|cho|lith [↑Choledochus u. ↑...lith] *m;* -s od. -en, -e[n]: Gallengangsstein. **Chole|do|cho|li|thia|sis** *w;* -, ...thialsen, in fachspr. Fügungen: ...thia|ses: Gallengangssteinleiden

Chole|do|cho|li|tho|tomie [↑Choledochus u. ↑Lithotomie] *w;* -, ...ien: operative Entfernung von Gallengangssteinen durch Aufschneiden des ↑Choledochus

Chole|do|cho|plastik [↑Choledochus und ↑Plastik] *w;* -, -en: ↑plastische Operation am Gallengang (z. B. bei Strikturen oder anderen Abflussbehinderungen)

Chole|do|chor|rha|phie [zu ↑Choledochus u. gr. *ῥαφή* = Naht] *w;* -, ...ien: Vernähung eines Gallengangsschnittes (z.B. nach operativer Eröffnung des Gallengangs zur Entfernung eines Gallengangssteines)

Chole|do|cho|skop [↑Choledochus u. ↑...skop] *s;* -s, -e: Instrument zur Ausspiegelung des Gallenganges. **Chole|do|cho|skopie** [↑...skopie] *w;* -, ...ien: Ausspiegelung des Gallenganges

Chole|do|cho|stomie [↑Choledochus u. ↑...stomie] *w;* -, ...ien: operative Herstellung einer künstlichen Gallengangsfistel

Chole|do|cho|tomie [↑Choledochus u. ↑...tomie] *w;* -, ...ien: operative Eröffnung des Gallengangs

chole|do|chus, ...cha, ...chum [aus gr. *χοληδόχος* = die Galle aufnehmend]: die Gallenflüssigkeit aufnehmend; in der Fügung ↑Ductus choledochus. **Chole|do|chus** *m;* -, ...chi: übliche Kurzbez. für ↑Ductus choledochus

Chole|gra|fie [↑chole... u. ↑...grafie] *w;* -, ...ien: bildgebende Darstellung der Gallenblase nach Verabreichung eines Kontrastmittels. **Chole|gramm** [↑...gramm] *s;* -s, -e: Röntgenbild der Gallenblase

Chole|kinese [zu ↑chole... u. gr. *κινεῖν* = in Bewegung setzen, bewegen] *w;* -, -n: Abfluss der Galle im ableitenden Gallengangssystem, Entleerung der Gallenblase. **Chole|kinetikum** *s;* -s, ...ka: Mittel, das die Gallenblasenentleerung anregt. **chole|kinetisch:** die Gallenbewegung, den Gallenabfluss betreffend

Chole|lith [↑chole... u. ↑...lith] *m;* -s od. -en, -e[n]: »Gallenstein«, Konkrement in der Gallenblase oder in den Gallenwegen. **Chole|li|thia|sis** *w;* -, ...thia|sen (in fachspr. Fügungen: ...thia|ses): Gallensteinleiden, Gallensteinkolik

Chole|li|tho|lyse [↑chole... u. ↑Litholyse] *w;* -, -n: medikamentöse Auflösung von Cholesteringallensteinen

Chole|li|tho|tomie [↑Cholelith u. ↑...tomie] *w;* -, ...ien: operative Entfernung eines Gallensteins

Chole|li|tho|trip|sie [zu ↑Cholelith u. gr. *τρίβειν* = reiben, zerreiben] *w;* -, ...ien: Zertrümmerung von

Gallensteinen in der Gallenblase (zur besseren Entfernung der Steine)

Chole|pa|thie [↑chole... u. ↑...pathie] *w;* -, ...ien, in fachspr. Fügungen: **Chole|pa|thia**[1], *Pl.:* ...iae: Gallenleiden. **Chole|pa|thia spastica:** funktionelle Störung des Gallengangssystems mit Krämpfen und Schmerzen im Bereich der Gallengänge und -wege

Chole|poe|se [zu ↑chole... u. gr. *ποιεῖν* = machen, hervorbringen] *w;* -: veralt. Bez. für die normale Gallenbildung durch die Leberzellen. **chole|poe|tisch:** veralt. Bez. für: Galle bildend (von den Leberzellen); die Gallenbildung unterstützend oder anregend; vgl. choleretisch

Cholera [kɔ...; von gr. *χολέρα* = Gallenbrechdurchfall] *w;* -: schwere epidemische Infektionskrankheit mit heftigem Brechdurchfall; im engeren Sinne = Cholera asiatica. **Cholera aestiva:** »Sommercholera«, Bezeichnung für eine akute ↑Gastroenteritis (mit Durchfall, Krämpfen und Erbrechen), die vorwiegend während der Sommerzeit auftritt (also keine eigentliche Choleraerkrankung). **Cholera asia|tica:** vor allem in Asien epidemisch und endemisch auftretende Infektionskrankheit mit Erbrechen, Durchfall und raschem Verfall (Erreger ist der Vibrio cholerae asiaticae; vgl. Choleravibrio). **Cholera infantum:** Sommerdurchfälle der Kleinkinder (als Folge von Verdauungsstörungen u. a.). **Cholera nost|ras:** der Cholera ähnliche Krankheit mit starkem Durst, Wadenkrämpfen, Durchfall und Erbrechen (im Gegensatz zur echten Cholera durch einheimische Erreger, z. B. den Gärtner-Bazillus, hervorgerufen). **Cholera pan|crea|tica:** Krankheitsbild mit wässrigen (choleraähnlichen) Durchfällen bei Tumor der Langerhans-Inseln der Bauchspeicheldrüse. **Cholera sic|ca:** besondere Verlaufsform der ↑Cholera asiatica, bei der manchmal innerhalb weniger Stunden, noch vor Auftreten von Erbrechen und Durchfall, der Tod eintritt

Cholera|vi|brio: = Vibrio Cholerae

Cholerese [vermutlich rückgebildet aus ↑Choleretikum, in falscher Analogie zu Wortpaaren wie ↑Diurese/Diuretikum] *w;* -, -n: Absonderung von Galle aus den Leberzellen in die Gallenwege. **Choleretikum** [vermutlich eine Bildung zu gr. *χόλος* = Galle u. gr. *ἐρέθειν* = reizen, anreizen, in falscher Analogie zu ↑Diuretikum] *s;* -s, ...ka: die Gallenabsonderung in den Leberzellen anregendes Mittel. **choleretisch:** die Gallenabsonderung in den Leberzellen anregend

Choleriker *m;* -s, -, **Cholerikerin** *w;* -, -nen [zu ↑cholerisch]: medizinisch veralt. Bez. für einen Menschen von reizbarem, jähzornigem Temperament

Cholerine [zu ↑Cholera] *w;* -, -n: veralt. Bez. für eine abgeschwächte Form der Cholera mit Brechdurchfällen und Allgemeinstörungen des Organismus

cholerisch [zu mlat. *cholera* = galliges Temperament, Zornausbruch (mit Bedeutungserweiterung aus gr. *χολέρα*, vgl. Cholera)]: reizbar, jähzornig, aufbrausend

Choler|rhagie [zu ↑chole... u. gr. *ῥηγνύναι* (*ῥαγῆναι*) = reißen, sprengen] *w;* -, ...ien: übermäßiger Ausfluss von Galle aus den Leberzellen in die Gallenwege

Cholestase vgl. Cholostase

Chole|stea|tom [Kurzw. aus ↑Cholesterin u. ↑Steatom] *s;* -s, -e, in fachspr. Fügungen: **Chole|stea|toma,** *Pl.:* -ta: **1)** Perlgeschwulst, besondere Art der chronischen Mittelohrknocheneiterung mit Plattenepithelwucherungen im Knochen und fortschreitender Zerstörung des Knochens (eigentlich ein Pseudosteatom). **2)** Perlgeschwulst, Wucherung in der Schädelhöhle (besonders an der Hirnbasis), die sich vom Epithel ableitet (Epidermoid) und reichlich Hornschuppen und Cholesterin enthält (zählt zu den ↑Teratomen)

Chole|stea|tose [Kurzw. aus ↑Cholesterin u. ↑Steatose] *w;* -, -n, in fachspr. Fügungen: **Chole|stea|tosis,** *Pl.:* ...oses: »Stippchengallenblase«, stippchenförmige Ablagerungen von Cholesterinkristallen in der Gallenblasenschleimhaut

Chole|sterase [↑Cholesterin u. ↑...ase] *w;* -, -n: Enzym, das die Spaltung Cholesterinfettsäureestern bewirkt; Cholesterinesterase

Chole|sterin [↑chole... u. ↑Sterin] *s;* -s: Sterinkörper, das weitaus wichtigste ↑Zoosterin, Bestandteil des Eidotters, der Körperzellen und der Körperflüssigkeiten (Galle) sowie der Gallensteine. **Chole|sterin|ämie** [↑...ämie] *w;* -, ...ien: vermehrtes Vorkommen von Cholesterin im Blut. **Chole|sterinose** *w;* -, -n: Cholesterinstoffwechselstörung, zumeist als Cholesterinspeicherkrankheit auftretend. **Chole|sterin|spiegel:** Höhe der Konzentration des Cholesterins im Blut

Chole|sterin|syn|these|enzymhemmer: Arzneimittel, das enzymatisch die Cholesterinsynthese hemmt; Kurzbez.: CSE-Hemmer

Chole|sterol *s;* -s: = Cholesterin

Chole|sterose, auch: **Chole|sterosis** [zu ↑Cholesterin] *w;* -, ...rosen, in fachspr. Fügungen: **Chole|sterosis,** *Pl.:* ...oses: durch übermäßige Cholesterinablagerung in den Geweben gekennzeichnete Erkrankung. **Chole|sterosis cutis** = Xanthomatose

Chole|thorax [↑chole... u. ↑Thorax] *m;* -[es], -e: gallehaltiger Brustfellerguss

Chole|zele [↑chole... u. ↑...zele] *w;* -, -n: abgekapselte, lokale Gallenansammlung in der Bauchhöhle, z. B. nach Gallenblasenperforation

Chole|zyst|algie [↑chole..., ↑Cystis und ↑...algie] *w;* -, ...ien, in fachspr. Fügungen: **Chole|cyst|algia**[1], *Pl.:* ...iae: allg. Bez. für: Gallenblasenschmerzen (z. B. bei Entzündungen der Gallenblase)

Chole|zyst|ek|tasie [↑chole..., ↑Cystis und ↑Ektasie] *w;* -, ...ien: Erweiterung bzw. Vergrößerung der Gallenblase (z. B. beim Tumorverschluss)

Chole|zyst|ek|tomie [↑chole..., ↑Cystis und ↑Ektomie] *w;* -, ...ien: operative Entfernung der Gallenblase

Chole|zyst|entero|ana|stomose [↑chole..., ↑Cystis, ↑Enteron u. ↑Anastomose] *w;* -, -n: operativ hergestellte Verbindung zwischen Gallenblase und Dünndarm bei Verschluss der abführenden Gallenwege (z. B. durch einen Tumor)

Chole|zyst|entero|stomie [Kurzw. aus ↑Cholezystostomie u. ↑Enterostomie] *w;* -, ...ien: operative Eröffnung der Gallenblase und des Darms, z. B. zur Ausräumung (von Steinen), nicht zur Herstellung einer Verbindung

Chole|zystitis [zu ↑chole... und ↑Cystis] *w;* -, ...titiden, in fachspr. Fügungen: **Chole|cystitis,** *Pl.:* ...titides: Entzündung der Gallenblase. **Chole|cystitis gan|grae|nosa:** geschwürige Gallenblasenentzündung, schwere Form der Gallenblasenentzündung mit Auftreten gangränöser Erscheinungen in der Gallenblasenwand. **Chole|cystitis glandularis pro|li|ferans:** chronische Entzündung der Gallenblase mit Verdickung der Gallenblasenwand

Chole|zysto|chol|an|gio|gra|fie [Kurzw. aus ↑Cholezystografie u. ↑Cholangiografie] *w;* -, ...ien: nur noch selten durchgeführte röntgenografische Darstellung der Gallenblase und der Gallenwege mithilfe von Kontrastmitteln. **Chole|zysto|chol|an|gio|gramm** [Kurzw. aus ↑Cholezystogramm u. ↑Cholangiogramm] *s;* -s, -e: seltenes Röntgenbild der Gallenblase und der Gallenwege

Chole|zysto|duo|deno|stomie [↑chole..., ↑Cystis, ↑Duodenum u. ↑...stomie] *w;* -, ...ien: operative Herstellung einer künstlichen Verbindung zwischen Gallenblase u. Zwölffingerdarm

Chole|zysto|gast|ro|ana|stomose [↑chole..., ↑Cystis, ↑gastro... und ↑Anastomose] *w;* -, -n: operativ hergestellte künstliche Verbindung zwischen Gallenblase u. Magen. **Chole|zysto|gast|ro|stomie** [↑...stomie] *w;* -, ...ien: operative Herstellung einer künstlichen Verbindung zwischen Gallenblase und Magen

Chole|zysto|gra|fie [↑chole..., ↑Cystis u. ↑...grafie] *w;* -, ...ien: röntgenografische Darstellung der Gallenblase mithilfe von Kontrastmitteln. **Chole-zysto|gramm** [↑...gramm] *s;* -s, -e: Röntgenbild der Gallenblase

Chole|zysto|ileo|stomie [↑chole..., ↑Cystis, ↑Ileum und ↑...stomie] *w;* -, ...ien: operative Herstellung einer künstlichen Verbindung zwischen Gallenblase und Krummdarm

Chole|zysto|jejuno|stomie [↑chole..., ↑Cystis, ↑Jejunum u. ↑...stomie] *w;* -, ...ien: operative Herstellung einer künstlichen Verbindung zwischen Gallenblase und Leerdarm

Chole|zysto|kinin [zu ↑chole..., ↑Cystis u. gr. *κινεῖν* = bewegen] *s;* -s: in der Schleimhaut von Zwölffinger- u. Dünndarm vorhandener Wirkstoff, der die ↑Kontraktion u. Entleerung der Gallenblase bewirkt; identisch mit dem Gewebshormon ↑Pankreozymin

Chole|zysto|lith [↑chole..., ↑Cystis und ↑...lith] *m;* -s od. -en, -e[n]: Gallenstein. **Chole|zysto|li|thiasis** *w;* -, ...thia|sen (in fachspr. Fügungen: ...thiases): Steinbildung in der Gallenblase

Chole|zysto|pa|thie [↑chole..., ↑Cystis u. ↑...pathie] *w;* -, ...ien: allg. Bez. für: Gallenblasenleiden

Chole|zysto|pe|xie [zu ↑chole..., ↑Cystis u. gr. *πῆξις* = das Befestigen] *w;* -, ...ien: operative Befestigung der Gallenblase an der Bauchwand

Chole|zysto|stomie [↑chole..., ↑Cystis u. ↑...stomie] *w;* -, ...ien: operative Eröffnung der Gallenblase und Herstellung einer äußeren Gallenblasenfistel

Chole|zysto|tomie [↑chole..., ↑Cystis u. ↑...tomie] *w;* -, ...ien: operative Eröffnung der Gallenblase

Cholin [zu gr. *χόλος* = Galle] *s;* -s: Gallenwirkstoff, in vielen Organen vorkommende Base des Lezithins (Ausgangsstoff für die Bildung von Lezithin und von Acetylcholin; als Vagusreizstoff ein sog. Gewebshormon)

Cholin|ergikum [zu ↑cholinergisch in der Fügung cholinergisches System] *s;* -s, ...ka: = Parasympathikomimetikum. **cholin|ergisch,** auch: **cholin|erg** [↑Cholin und ↑...ergisch]: auf ↑Acetylcholin ansprechend; im engeren Sinne: die Eigenschaft des Nervensystems betreffend, auf Acetylcholin anzusprechen. **cholin|ergisches Sys|tem:** parasympathisches System (↑Parasympathikus)

Cholin|esterase [↑Cholin und ↑Esterase]: Acetylcholin spaltendes Enzym im Nervengewebe

Cho|li|no|mi|me|ti|kum: Substanz mit gleicher Wirkung wie ↑Cholinesterase

Cholino|zeptor [Kurzbildung aus ↑cholinergisch u. ↑Rezeptor] *m;* -s, ...oren: Rezeptor, der durch cholinerge Nervenfasern innerviert wird

cholo..., Cholo... vgl. chole..., Chole...

Cholo|dermie [zu gr. *χωλός* = lahm, erschlafft u. ↑Derma] *w;* -, ...ien: = Chalodermie

cholo|gen [↑chole... u. ↑...gen]: von der Galle ausgehend

Cholose [zu gr. *χόλος* = Galle] *w;* -, -n: veralt. allg. Bez. für Krankheiten, die auf einer Störung der Gallebildung u. Galleausscheidung in der Leber beruhen

Cholo|stase, auch: **Chole|stase** [↑chole... u. gr. *στάσις* = Stehen, Feststehen] *w;* -, -n: Stauung der Gallenflüssigkeit in der Gallenblase. **cholo|statisch:** durch Gallenstauung bedingt, entstanden

Cholo|thorax *m;* -[es], -e: = Cholethorax

Cholsäure [zu gr. *χόλος* = Galle]: die in der Leber gebildete Gallensäure

Chol|urie [↑chole... u. ↑...urie] *w;* -, ...ien: Vorkommen von Gallenbestandteilen (insbes. Gallenfarbstoffen) im Urin

chondr..., Chondr... vgl. chondro..., Chondro...

chon|dral [zu gr. *χόνδρος* = Korn; Knorpel]: zum Knorpel gehörend

Chon|dralgie [↑chondro... u. ↑...algie] *w;* -, ...ien: Schmerzen im Knorpelbereich

Chon|drek|tomie [↑chondro... u. ↑Ektomie] *w;* -, ...ien: operative Entfernung von Knorpelsubstanz

chondri..., Chondri... vgl. chondro..., Chondro...

Chon|dri|gen, auch: **Chon|dro|gen** [↑chondro...

und ↑...gen] *s;* -s, -e: veralt. Bez. für die Leim gebende Grundsubstanz der Knorpel

Chon|drin [zu gr. *χόνδρος* = Korn; Knorpel] *s;* -s: Knorpelleim, Interzellularsubstanz des Knorpelgewebes, aus Proteinen mit eingelagerten Salzen bestehend (wird durch Kochen von Knorpelmasse gewonnen)

Chon|drio|som [gr. *χονδρίον* = Körnchen u. ↑...som] *s;* -s, -en (meist *Pl.*): veralt. Bez. für ein ↑Mitochondrium

Chon|dritis [zu gr. *χόνδρος* = Korn; Knorpel] *w;* -, ...dritiden (in fachspr. Fügungen: ...dritides): Entzündung eines Knorpels

chon|dro..., Chon|dro..., selten auch: **chon|dri..., Chon|dri...,** vor Vokalen meist: **chondr..., Chondr...** [aus gr. *χόνδρος* = Korn; Knorpel]: Bestimmungswort von Zus. mit der Bed. »Knorpel, Knorpelgewebe«; z. B.: Chondralgie, Chondrigen, Chondroklast

Chon|dro|blast [↑chondro... u. ↑...blast] *m;* -en, -en (meist *Pl.*): Knorpelbildungszellen, stark differenzierte embryonale Bindegewebszellen, von denen die Knorpelbildung ausgeht. **Chon|dro|blas|tom** *s;* -s, -e: = Chondrom

Chon|dro|blastom [↑chondro... u. ↑Blastom] *s;* -s, -e: = Chondrom

Chon|dro|dermatitis [Kurzw. aus ↑Chondritis u. ↑Dermatitis] *w;* -, ...titiden (in fachspr. Fügungen: ...titides): Haut- und Knorpelentzündung. **Chon|dro|dermatitis nodularis chronica helicis** [↑Helix]: Krankheitsbild mit schmerzhaften Ohrknötchen infolge Degeneration des Ohrknorpels und chronischer Entzündung der Haut (fast nur bei Männern vorkommend)

Chon|dro|dynie [↑chondro... u. ↑...odynie] *w;* -, ...ien: = Chondralgie

Chon|dro|dys|plasia[1] [↑chondro... u. ↑Dysplasie] *w;* -, ...iae; in der Fügung: **Chon|dro|dys|plasia malacica:** Wachstumsstörung mit schleimiger Erweichung des Knorpelgewebes; ↑Achondroplasie

Chon|dro|dys|tro|phie [↑chondro... und ↑Dystrophie] *w;* -, ...ien, in fachspr. Fügungen: **Chon|dro|dys|tro|phia**[1], *Pl.:* ...iae: angeborene Störung des Knorpelwachstums. **Chon|dro|dys|tro|phia calcificans:** seltenes angeborenes Leiden mit Verkalkungsstörungen der langen Röhrenknochen sowie anderen Fehlbildungen und Kalkeinlagerungen in knorpeligen Skelettanteilen. **Chon|dro|dys|tro|phia fetalis:** angeborene Erkrankung mit Störung der Knorpelbildung und Kleinwuchs; ↑Achondroplasie. **Chon|dro|dys|tro|phia hypertro|phica:** knöcherne Wachstumsstörung mit übermäßiger Vergrößerung der Knochenepiphysen

Chondrogen vgl. Chondrigen

Chon|dro|genese [↑Chondro... u. ↑Genese]: Vorgang der Knorpelbildung

chon|dro|id, in fachspr. Fügungen: **chon|dro|ides** [↑chondro... und ↑...id]: knorpelartig

Chon|dro|klast [zu ↑chondro... u. gr. *κλᾶν* = brechen] *m;* -en, -en (meist *Pl.*): Zellen, die beim Einsetzen des Verknöcherungsprozesses den Knorpel abbauen

Chon|dro|kranium [↑chondro... und ↑Cranium]: *s;* -s, ...kranien [...iən]: der knorpelige Schädel des Embryos

Chon|dro|lyse [zu ↑chondro... u. gr. *λύειν* = lösen, auflösen] *w;* -, -n: Auflösung von Knorpelgewebe. **chon|dro|lytisch:** die Chondrolyse betreffend

Chon|drom [zu gr. *χόνδρος* = Korn; Knorpel] *s;* -s, -e, in fachspr. Fügungen: **Chon|droma,** *Pl.:* -ta, auch: **Codman-Tumor:** gutartige Geschwulst aus Knorpelgewebe, häufig an Händen, Oberschenkel- und Oberarmknochen. **Chon|droma cysticum:** Zysten bildendes Chondrom. **Chon|droma sarcomatosum:** = Chondrosarkom

Chon|dro|malazie [zu ↑chondro... u. gr. *μαλακός* = weich] *w;* -, ...ien, in fachspr. Fügungen: **Chon|dromalacia**[1], *Pl.:* ...iae: »Knorpelerweichung«, Erweichung des Patellaknorpels (Chondromalacia patellae) oder verschiedener Knorpel v. a. an Nase und Ohren als Folge rezidivierender Entzündungen (systematisierte Chondromalazie, rezidivierende Polychondritis)

Chon|dromatose [zu ↑Chondrom] *w;* -, -n: Bildung zahlreicher Knorpelgewebsgeschwülste im Körper

Chon|dro|my|xom [Kurzw. aus ↑Chondrom u. ↑Myxom] *s;* -s, -e, in fachspr. Fügungen: **Chon|dro|myxoma,** *Pl.:* -ta: gutartige Geschwulst aus Knorpel- u. Schleimgewebe

Chondron [zu gr. *χόνδρος* = Korn; Knorpel] *s;* -s, -e: Bezeichnung für einen funktionell zusammengehörenden Knorpelbezirk

Chon|dro|pa|thie [↑chondro... u. ↑...pathie] *w;* -, ...ien, in fachspr. Fügungen: **Chon|dro|pa|thia**[1], *Pl.:* ...iae: krankhafte Veränderung eines Knorpels. **Chon|dro|pa|thia patellae:** degenerative Knorpelveränderung im Bereich der Rückseite der Kniescheibe. **Chon|dro|pa|thia tuberosa:** schmerzhafte Schwellung von Rippenknorpeln

Chon|dro|plast [zu ↑chondro... u. gr. *πλάσσειν* = bilden] *m;* -en, -en (meist *Pl.*): = Chondroblast. **chon|dro|plastisch:** Knorpelzellen bildend

chon|dro|pro|tektiv [...ti:f; zu ↑chondro... u. lat. *protegere, protectum* = bedecken, beschützen]: eine Besserung degenerativer Gelenkprozesse bewirkend (von Stoffen oder Arzneimitteln gesagt). **Chon|dro|pro|tektivum** [...i:v...]: *s;* -s, ...va: »Knorpelschutzmittel«, chondroprotektiv wirkendes Arzneimittel

Chon|dro|sarkom [↑chondro... u. ↑Sarkom] *s;* -s, -e, in fachspr. Fügungen: **Chon|dro|sarcoma,** *Pl.:* -ta: vom Knorpelgewebe ausgehende bösartige Geschwulst

Chon|drose [zu gr. *χόνδρος* = Korn; Knorpel] *w;* -, -n, in fachspr. Fügungen: **Chon|drosis,** *Pl.:* ...droses: chronische degenerative Knorpelveränderung. **Chon|drosis inter|verte|bralis:** nicht entzündliche Veränderungen an den Knorpelteilen der Zwischenwirbelscheibe

Chon|dro|tomie [↑chondro... u. ↑...tomie] *w;* -, ...ien: nur noch selten angewandte operative Knorpeldurchschneidung (z. B. Durchtrennung des knorpeligen Rippenteils)

chon|dro|toxisch [↑chondro... u. ↑toxisch]: knorpelschädigend (von Substanzen gesagt). **Chondro|toxizität** *w;* -: die Eigenschaft von Substanzen, schädigend auf Knorpelgewebe einzuwirken

Chon|dro|zyt [↑chondro... u. ↑...zyt] *m;* -en -en (meist *Pl.*): Knorpelzellen

Chopart-Gelenk [ʃoˈpaːr...; nach dem frz. Chirurgen François Chopart, 1743–1795]: = Articulatio tarsi transversa. **Chopart-Operation:** ↑Exartikulation des Fußes im Chopart-Gelenk (d. i. zwischen Fersen- und Sprungbein einerseits und Kahn- und Würfelbein andererseits)

Chor|an|giom [Kurzw. aus ↑Chorion u. ↑Angiom] *s;* -s, -e, in fachspr. Fügungen: **Chor|an|gio|ma**, *Pl.:* -ta: Blutgefäßtumor im Zottenstroma der Plazenta

Chorda [ˈkɒ...; von gr. χορδή = Darm; Darmsaite] *w;* -, ...dae: **1)** auch: **Chorde** *w;* -, -n: knorpelähnlicher Achsenstab als Vorstufe der Wirbelsäule bei Schädellosen, Mantel- u. Wirbeltieren (Biol.). **2)** Sehnen-, Knorpel- od. Nervenstrang (Anat.). **Chorda dorsalis** = Chorda (1). **Chorda ob|liqua:** Faserstreifen zwischen Elle und Speiche (in umgekehrter Richtung zur ↑Membrana interossea antebrachii schräg verlaufend). **Chordae tendineae** *Pl.:* Sehnenfäden zur Verbindung der Segelklappen im Herzen mit den kegelförmigen Vorsprüngen der Herzkammerwand. **Chorda tympani:** Nervenstrang, der sich quer durch die Paukenhöhle zieht. **Chorda utero|ovarica** = Ligamentum ovarii proprium. **Chorda venerea:** umschriebene Narben im Schwellkörper des männlichen Glieds als Folge einer Kavernitis. **Chorda vocalis** = Ligamentum vocale

Chordaten [zu ↑Chorda], in der zoologischen Nomenklatur: **Chordata** *Pl.:* Tierstamm der Wirbeltiere (dazu gehören die eigentlichen Wirbeltiere, die Manteltiere und die Schädellosen; allen gemeinsam ist die ↑Chorda dorsalis)

Chord|ek|tomie [↑Chorda (in der Fügung ↑Chordae vocales) u. ↑Ektomie] *w;* -, ...ien: operative Ausschneidung bzw. Entfernung eines Stimmbandes im Kehlkopf

Chorditis [zu ↑Chorda (in der Fügung ↑Chordae vocales)] *w;* -, ...itiden (in fachspr. Fügungen: ...itides): Entzündung der Stimmbänder im Kehlkopf. **Chorditis nodosa:** »Sängerknötchen«, Entzündung der Stimmbänder mit Knötchenbildungen (Vorkommen u. a. bei Sängern, auch als Folge von Überanstrengung). **Chorditis tuberosa:** Entzündung der Stimmbänder im Kehlkopf mit Ausbildung von Knötchen an einem oder an beiden Stimmbändern

Chordom [zu ↑Chorda] *s;* -s, -e, in fachspr. Fügungen: **Chordoma**, *Pl.:* -ta: [bösartige] Geschwulst, die von Resten des Chordagewebes ausgeht (Vorkommen am Rachendach und in der Hypophysengegend)

Chordo|tomie [↑Chorda u. ↑...tomie] *w;* -, ...ien: operative Durchschneidung der ↑Tractus spinothalamici als therapeutische Maßnahme bei schweren, anhaltenden Schmerzzuständen im Bereich der unteren Extremitäten (z. B. bei Tabes oder malignen Tumoren)

Chordo|zentese [↑Chorda u. gr. κέντησις = das Stechen] *w;* -, -n: Nabelschnurpunktion

Chorea [von gr. χορεία = Reigentanz, Tanz] *w;* -: Veitstanz, Bezeichnung für eine Gruppe von Erkrankungen mit hyperkinetisch-hypotoner Bewegungsstörung (ursprünglich Bezeichnung für mittelalterliche Tanzepidemien, denen keinerlei organische Krankheiten zugrunde lagen). **Chorea di|mi|dia|ta:** veralt. Bez. für Halbseitenchorea, Auftreten choreatischer Bewegungen auf nur einer Körperseite. **Chorea elec|trica:** Form des Veitstanzes, bei der die choreatischen Bewegungen blitzartig ablaufen. **Chorea fi|brillaris:** veralt. Bez. für Form der Chorea, bei der nur in einzelnen Muskelbündeln Zuckungen auftreten (befällt hauptsächlich Jugendliche). **Chorea gravidarum:** Veitstanz bei Schwangeren, eine durch die Schwangerschaft ausgelöste oder rezidivierende ↑Chorea minor (Auftreten bei Erstschwangeren im 3. bis 4. Schwangerschaftsmonat, sehr selten vorkommend). **Chorea hereditaria (Chorea Huntington)** [ˈhantɪŋtən...; nach dem amerik. Arzt George Huntington, 1850–1916]: erblich bedingte, chronische Form der Chorea mit Muskelzuckungen, Sprachstörungen und ↑Demenz (meist zwischen dem 30. und 45. Lebensjahr beginnend). **Chorea hysterica:** veralt. Bez. für die großen hysterischen Anfälle von Chorea mit ihren motorischen Erscheinungen (auf Massensuggestion bzw. Autosuggestion beruhend und nur von symptomatischer Bedeutung). **Chorea infectio|sa** = Chorea minor. **Chorea major:** »große Chorea«, ↑Chorea Huntington. **Chorea mallea|toria:** veralt. für eine Form der Chorea mit rhythmischen Bewegungen (ähnlich denen des Hämmerns). **Chorea minor:** Veitstanz, der nach akuter rheumatischer ↑Polyarthritis, ↑Endokarditis und ↑Angina, aber auch nach anderen Infektionskrankheiten auftritt. **Chorea mollis:** veralt. Bez. für eine Verlaufsform der ↑Chorea minor mit Vortäuschung von Lähmungen als Folge einer hochgradigen ↑Hypotonie der Muskulatur. **Chorea paralytica** veralt. Bez. für ↑Chorea mollis. **Chorea post|hemi|plegica:** veralt. Bez. für eine halbseitig auftretende Chorea nach einer ↑Hemiplegie infolge zerebraler Kinderlähmung oder einseitiger Krankheitsherde im Hirnstamm. **Chorea praehemi|plegica:** veralt. Bez. für eine Form der Chorea, bei der die choreatischen Bewegungen als Vorboten eines hemiplegischen ↑Insults zu werten sind. **Chorea saltatoria:** veralt. Bez. für eine Form der Chorea mit rhythmischen, tanzenden Bewegungen. **Chorea varia|bilis** veralt. Bez. für einen ↑Tic

chorea|lis, ...le [zu ↑Chorea]: den Veitstanz betreffend, mit Veitstanz verbunden. **choreatisch:** den Veitstanz betreffend, durch Veitstanz ausgelöst

chorei|form, in fachspr. Fügungen: **chorei|formis, ...me** [...e-ı...; zu ↑Chorea u. lat. *forma* = Gestalt, Form]: veitstanzartig; z. B. in der Fügung ↑Abasia choreiformis

Choreo|athetose [↑Chorea und ↑Athetose] *w;* -, -n, in fachspr. Fügungen: **Choreo|athetosis,** *Pl.:* ...oses: Zustand der ↑Hyperkinesie mit choreiformen und athetotischen Bewegungen. **choreoathetotisch:** die Choreoathetose betreffend, mit Choreoathetose verbunden

Choreo|manie, auch: **Choro|manie** [zu gr. *χορός* = Tanz u. ↑Manie] *w;* -, ...ien: krankhaftes Verlangen, zu tanzen od. rhythmische Bewegungen auszuführen

Chorio|amnio|nitis [zu ↑Chorion u. ↑Amnion] *w;* -, ...itiden (in fachspr. Fügungen: ...itides): bakterielle Infektion des Chorions und Amnions

Chorio|idea [zu ↑Chorion u. gr. *-ειδής* = gestaltet, ähnlich] *w;* -: Aderhaut, gefäßreiche Hautschicht der mittleren Augenhaut

Chorio|id|eremie [zu ↑Chorioidea u. gr. *ἐρῆμος* = einsam; entblößt] *w;* -, ...ien: fortschreitender Schwund der Aderhaut des Auges

chorio|ide|us, ...dea, ...de|um [zu ↑Chorioidea]: zur Aderhaut des Auges gehörend; z. B. in der Fügung ↑Arteria chorioidea

Chorio|iditis [zu ↑Chorioidea] *w;* -, ...iditiden (in fachspr. Fügungen: ...iditides): Entzündung der Aderhaut des Auges. **Chorio|iditis areo|laris:** in der Umgebung des gelben Flecks beginnende, nach der Peripherie hin fortschreitende Chorioiditis. **Chorio|iditis centralis:** im Bereich des gelben Flecks lokalisierte Chorioiditis. **Chorioiditis dif|fusa** (od. **disseminata**): Chorioiditis mit zerstreuten Entzündungsherden. **Chorioiditis guttata:** Form der Aderhautentzündung des Auges mit degenerativen Veränderungen und Auftreten von gelblichen Flecken im Bereich der ↑Macula. **Chorio|iditis meta|statica:** Form der Aderhautentzündung mit entzündlichen Herden in der Aderhaut (z. B. bei Meningitis und Pyämie). **Chorio|iditis sup|purativa:** mit Eiterbildung einhergehende Aderhautentzündung

chorio|ido|capillaris, ...re [zu ↑Chorioidea und ↑kapillar]: die Kapillarschicht der Aderhaut des Auges betreffend, zu ihr gehörend; z. B. in der Fügung ↑Lamina chorioidocapillaris

Chorio|ido|iritis [zu ↑Chorioidea u. ↑Iris] *w;* -, ...iritiden (in fachspr. Fügungen: ...iritides): Entzündung der Aderhaut u. der Regenbogenhaut des Auges

Chorio|ido|zy|klitis [Kurzw. aus ↑Chorioiditis u. ↑Zyklitis] *w;* -, ...itiden, in fachspr. Fügungen: **Chorio|ido|cy|clitis,** *Pl.:* ...itides: Entzündung der Aderhaut des Auges und des ↑Corpus ciliare

Chorio|meningitis [zu ↑Chorion u. ↑Meningitis] *w;* -, ...itiden (in fachspr. Fügungen: ...itides): Entzündung der Hirnhaut und der Gefäßgeflechte (Plexus choroidei)

Chorion [aus gr. *χόριον* = Haut, Fell; häutige Hülle der Frucht im Mutterleib] *s;* -s: Zottenhaut, schützende u. nährende Embryonalhülle bei Vögeln, Reptilien, Säugetieren u. beim Menschen (Biol.). **Chorion frondosum:** ursprüngliche Form des menschlichen Chorions mit Zotten an der ganzen Oberfläche. **Chorion lae|ve:** glattes und sekundär zottenfreies Chorion. **Chorion primitivum:** Eihaut als Umhüllung der Keimblase im Stadium der Primitiventwicklung

Chorion|epi|theliom: bösartige Geschwulst aus Chorionzotten, die nach der Geburt in der Gebärmutter zurückgeblieben sind

Chorio|nitis [zu ↑Chorion] *w;* -, ...itiden (in fachspr. Fügungen: ...itides): bakterielle Infektion des Chorions

Chorio|retinitis [zu ↑Chorioidea u. ↑Retina] *w;* -, ...nitiden (in fachspr. Fügungen: ...nitides): Entzündung der Aderhaut u. der Netzhaut des Auges. **Chorio|retino|pathie** [↑...pathie] *w;* -, ...ien: Erkrankung der Aderhaut u. der Netzhaut des Auges

Choris|tie [zu gr. *χωριστός* = abgesondert, geschieden] *w;* -, ...ien, in fachspr. Fügungen: **Choris|tia**[1], *Pl.:* ...iae: Keimversprengung, Vorkommen embryonalen Gewebes am falschen Ort

Choris|to|blas|tom [zu gr. *χωριστός* = abgesondert, geschieden u. gr. *βλαστός* = Spross, Trieb] *s;* -s, -e od. **Choristom** *s;* -s, -e: Geschwulst aus versprengten Gewebs- u. Organkeimen

choro|id..., Choro|id... usw.: Alternativschreibung für: chorioid..., Chorioid... usw.

Choro|manie vgl. Choreomanie

Christmas-Faktor ['krısməs...; nach einem engl. Patienten namens Christmas, bei dem das Fehlen dieses Faktors erstmals festgestellt wurde]: Faktor IX [heute nur noch so bezeichnet] der Blutgerinnung; antihämophiles Globulin B, das bei einem bestimmten Typ der Bluterkrankheit (Hämophilie B) fehlt

Chrom [von gr. *χρῶμα* = Haut; Hautfarbe; Farbe] *s;* -s: metallischer chem. Grundstoff; Zeichen: Cr

chrom..., Chrom... vgl. chromo..., Chromo...

chrom|affin [↑Chrom u. lat. *affinis* = angrenzend, verwandt]: mit Chromsalzen färbbar (von Zellen und Zellbestandteilen). **chrom|affines System:** System von hormonliefernden, mit dem ↑Sympathikus zusammenwirkenden chromaffinen Zellen im Mark der Nebennieren, in den Paraganglien und im ↑Glomus caroticum

chromat..., Chromat... vgl. chromo..., Chromo...

Chromat|ekzem [zu ↑chromo... u. ↑Ekzem] *s;* -s, -e: Kontaktallergie auf Kaliumdichromat, häufig bei Maurern, da im Zementstaub Kaliumdichromat enthalten ist

Chromatid [zu gr. χρῶμα = Haut; Hautfarbe; Farbe] *s;* -[e]s, -en (meist *Pl.*): Chromosomenspalthälften, aus denen bei der Zellteilung die Tochterchromosomen werden

Chromatin [zu gr. χρῶμα = Haut; Hautfarbe; Farbe] *s;* -s, -e: Baustoff der Chromosomen, besteht aus Desoxyribonukleinsäure und Proteinen, u.a. Histonen (Biol.)

chromatisch [zu gr. χρῶμα = Haut; Hautfarbe; Farbe]; in der Fügung: **chromatische Ab|erration:** unterschiedliche Brechung von Lichtstrahlen verschiedener Wellenlänge (und damit Farbe) in der Linse, sodass farbige Säume um das Linsenbild entstehen (Optik)

chromato..., Chromato... vgl. chromo..., Chromo...

Chromato|dys|op|sie [↑chromo... und ↑Dysopsie] *w;* -, ...ien: Farbenblindheit, Unvermögen, Farben zu erkennen (angeborene oder erworbene Störung des Farbensinnes)

Chromato|gra|fie [↑chromo... u. ↑...grafie] *w;* -, ...ien: Methode zur Trennung von Stoffgemischen, die Trennung erfolgt durch die unterschiedliche Verteilung der Einzelkomponenten zwischen einer stationären (z.B. eine Säule) und einer flüssigen Phase (z.B. Lösungsmittel); in der Medizin bedeutsame Chromatografiemethoden sind: ↑Gaschromatografie, ↑Affinitätschromatografie, HPLC

chromato|phil [zu ↑chromo... u. gr. φίλος = lieb; Freund]: leicht färbbar (von Zellen bzw. Zellkernen; Biol.)

Chromato|phobie [zu ↑chromo... u. gr. φόβος = Furcht] *w;* -, ...ien: krankhafte Angst bzw. Scheu vor bestimmten Farben (Psychol., Med.)

Chromato|phor [zu ↑chromo... u. gr. φορός = tragend] *s;* -s, -en (meist *Pl.*): **1)** veralt. Sammelbez. für Farbstoffe enthaltende Zellorganellen (z.B. Chloroplasten, Phaeoplasten) im Zellsaft bestimmter Pflanzenzellen (Bot.). **2)** bei bestimmten Tieren (auch beim Menschen) vorhandene Hautzellen, die sich nervös gesteuert ausdehnen und zusammenziehen können und so den Farbwechsel im Erscheinungsbild ermöglichen (Biol.)

Chromat|op|sie [zu ↑chromo... u. gr. ὄψις = Sehen; Anblick] *w;* -, ...ien: »Farbigsehen«, [subjektive] Wahrnehmung von Farben (auf rein physikalischen Ursachen oder auf Reizzuständen im Sehapparat beruhend)

Chromat|opto|meter, auch: **Chrom|opto|meter** [zu chrom[at]- (↑chromo...) u. ↑Optometer] *s;* -s, -: Apparat zur Messung der Farbwahrnehmungsfähigkeit

Chromatose [zu gr. χρῶμα, Gen.: χρώματος = Haut; Hautfarbe; Farbe] *w;* -, -n: übermäßige Farbstoffablagerung in der Haut

Chrom|hi|drose [zu ↑chromo... u. gr. ἱδρώς = Schweiß] *w;* -, -n: Absonderung farbigen Schweißes (bei verstärkter Ausscheidung vor allem von chem. Stoffen)

chro|mo..., Chro|mo...

oder: **chromato..., Chromato...** und vor Vokalen und h meist: **chrom..., Chrom...** bzw. **chromat..., Chromat...**
⟨aus gr. χρῶμα, Gen.: χρώματος = Haut; Hautfarbe; Farbe⟩
Bestimmungswort von Zus. mit der Bed. »Farbe, Farbstoff; Pigment«:
- Chromomer
- Chromhidrose
- Chromatophor
- Chromatopsie

Chromo|blasto|mykose [↑chromo..., ↑blasto... und ↑Mykose], in fachspr. Fügungen: **Chromo|blasto|mycosis,** *Pl.:* ...oses: Hefepilzerkrankung der Haut mit Auftreten von geschwürig zerfallenden Knoten (in den Tropen vorkommend)

Chromo|da|kryor|rhö, auch: **Chromo|da|kryor|rhöe** [...rø:; ↑chromo... u. ↑Dakryorrhö] *w;* -, ...rrhöen, in fachspr. Fügungen: **Chromo|da|cryor|rhoea,** *Pl.:* ...rhoeae: Absonderung blutiger Tränen

chromo|gen [↑chromo... u. ↑...gen]: Farbstoff bildend (z.B. von Bakterien gesagt). **Chromo|gen** *s;* -s, -e: Substanz, die der eigentliche Träger eines Körperfarbstoffes ist

Chromo|mer [↑chromo... u. gr. μέρος = Teil] *s;* -s, -en (meist *Pl.*): stark färbbare, körnchenartige Struktur auf dem ↑Chromonema, die als Träger der Erbsubstanz angesehen wird (Biol.)

Chromo|mykose [↑chromo... u. ↑Mykose] *w;* -, -n: chronisch verlaufende granulomatöse Pilzkrankheit mit rotbraunen Hautveränderungen

Chromo|nema [↑chromo... u. gr. νῆμα = Faden] *s;* -s, ...men od. -ta (meist *Pl.*): während der ↑Mitose gerade noch lichtmikroskopisch erkennbares, zweifach spiralisiertes Fadenelement des Chromosomendoppelfadens (Biol.)

chromo|phil [↑chromo... u. gr. φίλος = lieb; Freund]: sich leicht anfärbend (von Zellen)

chromo|phob [zu ↑chromo... u. gr. φόβος = Furcht]: nicht leicht bzw. gar nicht färbbar (von Zellen bzw. Geweben)

Chrom|op|sie [zu ↑chromo... u. gr. ὄψις = Sehen; Anblick] *w;* -, ...ien: = Chromatopsie

Chrom|opto|meter vgl. Chromatoptometer

Chromo|som [↑chromo... u. ↑...som] *s;* -s, -en (meist *Pl.*): in jedem Zellkern in artspezifischer Anzahl und Gestalt vorhandenes, das Erbgut eines Lebewesens tragendes, fadenförmiges Gebilde, Kernschleife, stark färbbar (Biol.). **chromo|somal:** von den Chromosomen ausgehend (Biol.). **Chromo|somen|ab|erra|tion:** Abweichung der Zahl der Chromosomen (z.B. Trisomie) von der normalen Chromosomenzahl (beim Menschen 46) oder Abweichung einzelner Chromosomen (Chromosomenmutation; z. B. Deletion, Translokation) von der normalen Struktur (Biol.)

Chromo|somen|mutation: [↑chromo... u. ↑...som] *w;* -, -en (meist *Pl.*): Mutation, die auf einer lichtmikroskopisch sichtbaren strukturellen Veränderung eines Chromosoms beruht, dazu gehören u. a. ↑Deletion, ↑Translokation, ↑Duplikation u. ↑Inversion

Chromo|zysto|skopie [↑chromo... u. ↑Zystoskopie] *w;* -, ...ien: Blauprobe, selten angewandte Nierenfunktionsprüfung mithilfe einer in die Blutbahn injizierten blauen Farbstofflösung (z. B. Indigokarmin)

chron..., Chron... vgl. chrono..., Chrono...

Chron|axie [zu ↑chrono... u. gr. ἄξιος = aufwiegend, wert] *w;* -: Zeit, innerhalb der ein elektrischer Strom von doppelter ↑Rheobasenstärke auf einen Muskel einwirken muss, um eine Erregung zu bewirken

chronic fatigue syndrome vgl. chronisches Müdigkeitssyndrom

Chroni|fi|zierung [zu gr. χρόνος = Zeit u. lat. *facere* (in Zus.: *-ficere*) = machen, tun, bewirken] *w;* -, -en: Übergang einer akuten Erkrankung in einen chronischen Zustand

chronisch, in fachspr. Fügungen: **chronicus, ...ca, ...cum** [zu gr. χρόνος = Zeit]: **1)** langsam verlaufend, sich langsam entwickelnd (von Krankheiten; im Gegensatz zu ↑akut). **2)** persistierend, dauerhaft. **chronische ischämische Herzkrankheit,** ↑koronare Herzkrankheit mit chronischem Verlauf; Abk.: CIHK. **chronisches Müdigkeits|syndrom,** engl. **chronic fatigue syndrome** [ˈkrɒnɪk fəˈtiːg ˈsɪndroʊm] *s;* - - -s, - - -s: durch anhaltendes übermäßiges Schlafbedürfnis, Leistungsschwäche, Kopf- und Muskelschmerzen charakterisiertes Krankheitsbild mit unklarer Ursache, das auf Virusinfektionen oder psychische Ursachen zurückgeführt wird; Abk.: CFS. **Chronizität** *w;* -: langsamer Verlauf einer Krankheit (Gegensatz ↑Akuität)

> **chro|no..., Chro|no...**
>
> [krono...]
> vor Vokalen auch: **chron..., Chron...**
> ⟨zu gr. χρόνος »Zeit, Dauer, Lebenszeit, Alter«⟩
> Wortbildungselement mit der Bedeutung »Zeit, die Zeit betreffend«:
> - chronologisch
> - Chronobiologie
> - Chronaxie

Chrono|bio|loge *m;* -n, -n, **Chrono|bio|login** *w;* -, -nen [↑chrono..., ↑bio... u. ↑...loge]: Wissenschaftler/-in auf dem Gebiet der Chronobiologie. **Chrono|bio|logie** [↑...logie] *w;* -: Wissenschaft und Lehre von der zeitlichen Struktur, in der die einzelnen Lebensprozesse miteinander verknüpft sind, von den biologischen Rhythmen. **chrono|bio|logisch:** die Chronobiologie betreffend

Chrono|chemo|therapie [↑chrono... und ↑Chemotherapie] *w;* -, ...ien: veralt. für: Verabreichung von Chemotherapeutika in Abhängigkeit von der Tageszeit

Chrono|pa|tho|logie [↑chrono..., ↑patho... u. ↑...logie] *w;* -: Lehre vom gestörten zeitlichen Ablauf der Lebensvorgänge unter pathologischen Bedingungen

Chrono|pharmako|logie [↑chrono... und ↑Pharmakologie] *w;* -: Spezialgebiet der Medizin, das sich mit der Wirksamkeit von Arzneimitteln in Abhängigkeit vom Zeitpunkt der Verabreichung befasst

Chrono|physio|logie [↑chrono..., gr. φύσις = Natur u. ↑...logie] *w;* -: Lehre vom zeitlichen Ablauf normaler Lebensvorgänge

Chrono|therapie [↑chrono... u. ↑Therapie] *w;* -, ...ien: **1)** Verabreichung eines Medikaments zur Zeit des günstigsten Wirkungseffekts. **2)** Therapie durch Umstellung biologischer Zyklen (z. B. des Schlaf-wach-Rhythmus)

Chrono|toxizität [↑chrono... u. ↑Toxizität] *w;* -: tageszeitliche Änderung der toxischen Nebenwirkungen von Medikamenten

chrono|trop [↑chrono... u. ↑...trop]: die Frequenz der Herztätigkeit beeinflussend (bes. von Nervenfasern gesagt). **Chrono|tropie** *w;* -, ...ien: Beeinflussung der Herzschlagfrequenz

Chrysia|sis [zu gr. χρυσός = Gold] *w;* -, ...sia|ses od. ...sia|sen, auch: **Chrysosis** *w;* -, ...soses od. ...sosen: Ablagerung von Gold in der Haut (u. damit verbundene Gelbfärbung der Haut) nach längerer Behandlung mit Goldpräparaten

Chryso|derma [gr. χρυσός = Gold u. ↑Derma] *s;* -s: »Goldhaut«, Gelbfärbung der Haut infolge Goldablagerung

Churg-Strauss-Syndrom [nach den amerik. Pathologen Jacob Churg, 1910–2005, u. Lotte Strauss, 1913–1985]: allergisch-granulomatöse Vaskulitis mit allergischem Asthma bronchiale, granulomatösen Lungeninfiltraten, Arthralgien/Arthritiden; auch: eosinophils ↑Granulomatose mit Polyangiitis

Chvostek-Zeichen [ˈʃvɒ...; nach dem österr. Internisten Franz Chvostek, 1835–1884]: blitzartiges Zusammenzucken der Gesichtsmuskulatur beim Beklopfen des Fazialisstammes vor dem Ohrläppchen (charakteristisch bei ↑Tetanie)

Chyl|ämie [↑Chylus u. ↑...ämie] *w;* -, ...ien: Vorkommen von Chylus im Blut

Chyl|an|giom [↑Chylus u. ↑Angiom] *s;* -s, -e, in fachspr. Fügungen: **Chyl|an|gioma,** *Pl.:* -ta: Gefäßtumor im Bereich der intestinalen Lymphwege mit milchig weißem Inhalt

Chyl|askos [↑Chylus und gr. ἀσκός = Schlauch] *m;* -: Ansammlung chylöser Flüssigkeit in der freien Bauchhöhle; Chyloperitoneum

Chyl|ek|tasie [↑Chylus und ↑Ektasie] *w;* -, ...ien: umschriebene Erweiterung eines Lymphgefäßes

Chylocele vgl. Chylozele

Chy|lom: veralt. Abk. für ↑Chylomikronen

Chylo|mi|kron|ämie [↑Chylomikronen u. ↑...ämie] *w;* -, ...ien, in fachspr. Fügungen: **Chylo|mi|cron-aemia**[1], *Pl.:* ...iae: vermehrtes Auftreten von Chylomikronen im Blut

Chylo|mi|kronen [zu ↑Chylus u. gr. *μικρός* = klein] *Pl.:* kleinste Fetttröpfchen im Blut, die das bei der Verdauung gespaltene und in der Darmwand resynthetisierte Fett transportieren

Chylor|rhö, auch: **Chylor|rhöe** [...rø:; zu ↑Chylus u. gr. *ῥεῖν* = fließen] *w;* -, ...rrhöen: starker Lymphausfluss bei Verletzung des ↑Ductus thoracicus mit Ergießung der Lymphe z. B. in den Brustfellraum

chylös [zu ↑Chylus]: aus Chylus bestehend; milchig getrübt (von Körperflüssigkeiten)

Chylo|thorax [↑Chylus u. ↑Thorax] *m;* -[es], -e: milchig trüber Rippenfellerguss (infolge Eindringens von Chylus in die Brusthöhle)

Chylo|zele [↑Chylus u. ↑...zele] *w;* -, -n, in fachspr. Fügungen: **Chylo|cele,** *Pl.:* ...lae: Hodenwasserbruch mit chylösem Inhalt (bei ↑Elefantiasis vorkommend)

Chyl|urie [↑Chylus u. ↑...urie] *w;* -, ...ien: Ausscheidung von chylushaltigem Urin

Chylus [von gr. *χυλός* = Saft] *m;* -: »Milchsaft«, Bezeichnung für den (jeweils nach Nahrungsaufnahme) durch seinen Fettgehalt milchig trüben Inhalt der Darmlymphgefäße

Chymi|fikation [zu ↑Chymus u. lat. *facere* (in Komposita: *-ficere*) = machen] *w;* -, -en: Umwandlung der in den Magen aufgenommenen Nahrung in Speisebrei (als vorbereitender Teil des Verdauungsvorgangs)

Chymo|trypsin [↑chymo... u. ↑Trypsin] *s;* -s, -e: im Saft der Bauchspeicheldrüse gebildetes Enzym

Chymus [von gr. *χυμός* = Saft] *m;* -: Bezeichnung für den im Magen aus der aufgenommenen Nahrung angedauten u. von dort in den Darm gelangenden Speisebrei

Ci = Curie

CIC: Abk. für *c*ompletely *i*n *c*anal; Hörgerät, das vollständig im Gehörgang untergebracht ist

cica|tricans [zu lat. *cicatrix* = Narbe]: Narben hinterlassend, unter Bildung von Narben abheilend; z. B. in der Fügung ↑Basalioma cicatricans. **cica-trice|us, ...cea, ...ce|um:** narbig. **Cicatrix** vgl. Zikatrix

CIDP: Abk. für *c*hronische *i*nflammatorische *de*myelisierende *P*olyneuropathie

ciliaris vgl. ziliar

Ciliata vgl. Ziliaten

Cilium [aus lat. *cilium,* Gen.: *cilii* = Augenlid] *s;* -s, Cilia (meist *Pl.*): **1)** Augenwimpern. **2)** vgl. Zilie

Cimex [aus lat. *cimex,* Gen.: *cimicis* = Wanze] *m;* -, (Arten:) Cimices: Gattung der Wanzen. **Cimex hemi|pterus:** Bettwanzenart der heißen Zonen. **Cimex lectularius:** Bettwanzenart der gemäßigten Zonen

CIN: Abk. für zervikale intraepitheliale Neoplasie

cinere|us, ...rea, ...re|um [zu lat. *cinis,* Gen.: *cineris* = Asche]: aschfarben, grau; z. B. in der Fügung ↑Tuber cinereum

Cin|gulum [aus lat. *cingulum,* Gen.: *cinguli* = Gürtel] *s;* -s, ...la: **1)** Knochengürtel, ringförmiger Teil des Skeletts (z. B. Becken- u. Schultergürtel; Anat.). **2)** gürtelförmiger Faserzug im Gehirn (Anat.). **3)** gürtelförmiger, elastischer Verband um den Brustkorb (bei Rippenbrüchen; Med.). **Cin|gulum ex|tremitatis inferio|ris** = Cingulum membri inferioris. **Cin|gulum ex|tremitatis superio|ris** = Cingulum membri superioris. **Cin|gulum mem|bri inferio|ris:** Beckengürtel, Teil des knöchernen Bewegungsapparates, die knöchernen Teile des großen und kleinen Beckens. **Cin|gulum mem|bri superio|ris:** Schultergürtel, Teil des knöchernen Bewegungsapparates (bestehend aus: Brustbein, Schlüsselbein, Schulterblatt und Hals- bzw. Brustwirbelsäule)

CIP: Abk. für *c*ritical *i*llness *p*olyneuropathy

circinatus, ...ta, ...tum [zu lat. *circinare* = kreisförmig machen]: kreisförmig; z. B. in der Fügung ↑Pityriasis circinata

circo|ide|us, ...dea, ...de|um [zu lat. *circus* = Kreislinie, Kreis u. gr. *-ειδής* = gestaltet, ähnlich]: kreisförmig

Circuit|trai|ning, auch: **Zirkel|trai|ning** [ˈsəːkɪt ˈtrɛ...; engl. *circuit* = Kreisbewegung, Umlauf]: zur Verbesserung der Kondition entwickelte Trainingsmethode, die in einer Aufeinanderfolge von (Kraft)übungen an verschiedenen, im Kreis aufgestellten Geräten besteht

circularis, ...re [zu ↑Circulus]: zu einem Gefäßkranz gehörend; z. B. in der Fügung ↑Fibrae circulares (Anat.)

Circulus [aus lat. *circulus,* Gen.: *circuli* = Kreis, Ring] *m;* -, ...li: Kreis, Ring, Gefäßkranz (Anat.). **Circulus arterio|sus cere|bri:** Gefäßkranz an der Hirnbasis. **Circulus arterio|susiridis major** bzw. **minor** [↑Iris]: großer bzw. kleiner Gefäßkranz am Rand der Regenbogenhaut. **Circulus vas|culosus:** Gefäßkranz um die Stelle, an der der Sehnerv ins Auge eintritt. **Circulus vitio|sus:** das Zusammentreffen verschiedener Krankheitsprozesse in einem Organismus, die sich gegenseitig ungünstig beeinflussen. **Circulus Willisii** [nach dem engl. Arzt Th. Willis, 1622–1675]: = Circulus arteriosus cerebri

circumanalis vgl. zirkumanal

Circumcisio vgl. Zirkumzision

Circumclusio vgl. Zirkumklusion

Circumductio vgl. Zirkumduktion

Circumferentia vgl. Zirkumferenz

circum|flexus, ...xa, ...xum [zu lat. *circumflectere, circumflexum* = umbeugen, umbiegen]: umgebogen, bogenförmig; z. B. in der Fügung ↑Arteria circumflexa (Anat.)

circumscriptus vgl. zirkumskript

Cirrhosis vgl. Zirrhose

cirso|ides, auch: **cirso|ide|us, ...idea, ...ide|um** [zu gr. *κιρσός* = Erweiterung eines Blutgefäßes und gr.

-ειδής = gestaltet, ähnlich]: veralt. Bez. für: unregelmäßig verdickt, rankenartig verändert (von Blutgefäßen)

Cirs|om|phalus [gr. κιρσός = Erweiterung eines Blutgefäßes u. gr. ὀμφαλός = Nabel] *m;* -, ...li: veralt. Bez. für ↑Caput medusae

Cisterna vgl. Zisterne

Cist|ron [Kunstw.] *s;* -s, -s: Abschnitt eines ↑Genoms, der z.B. für eine Polypeptidkette kodiert (Genetik)

Ci|tro|bacter [lat. *citrus* = Zitronenbaum gr. βάκτρον = Stab] *s* od. *m;* -s: Gruppe gramnegativer aerober Stäbchen, Erreger von Gastroenteritiden

CJK: Abk. für *C*reutzfeldt-*J*akob-*K*rankheit

CK: Abk. für *C*reatin*k*inase (↑Kreatinkinase)

cl: Abk. für Zentiliter ($^{1}/_{100}$ l)

Cl: chem. Zeichen für ↑Chlor

Cla|do|spo|ri|um: Schimmelpilz-Gattung, deren Sporen häufig zu Allergie führen können

Clark-Level [nach dem amerik. Dermatologen Wallace H. Clark jr., 1924]: Klassifikation der Eindringtiefe des malignen Melanoms, Stufen I bis V; inzwischen eher selten verwendet, gebräuchlicher ist die Tumordicke nach Breslow

Class-Switch vgl. Klassenwechsel

Claudicatio vgl. Klaudikation

Clau|dius-Zellen [nach dem österr. Anatomen F. M. Claudius, 1822–1869]: Stützzellen in der Wandung des Schneckenkanals im Ohr

Claust|rum [aus lat. *claustrum*, Gen.: *claustri* = Verschluss, Riegel] *s;* -s, ...stra: **1)** »Riegel«, schmale Zellplatte im Großhirn, Teil der Basalganglien (Stammganglien; Anat.). **2)** Organ, das eine Öffnung verschließt (Anat.). **Claust|rum gut|turis** = Velum palatinum. **Claust|rum virginale** = Hymen

Clava [aus lat. *clava* = Knüppel, Keule] *w;* -, ...vae: ältere Bez. für ↑Tuberculum nuclei cuneati

Clavicula [aus lat. *clavicula*, Gen.: *claviculae* = Schlüsselchen] *w;* -, ...lae: »Schlüsselbein«, Teil des knöchernen Schultergürtels, s-förmig gekrümmter Röhrenknochen, der vor u. über der ersten Rippe über die Seitenwand des Brustkorbs hinausragt (Anat.); eindeutschend auch: Klavikula

clavicularis vgl. klavikular

clavi|pectoralis, ...le [zu ↑Clavicula und ↑Pectus]: zum Schlüsselbein und zur Brust gehörend; z.B. in der Fügung ↑Fascia clavipectoralis (Anat.)

Clavus vgl. Klavus

Clea|rance ['kli:rəns; aus gleichbed. engl. *clearance*, eigtl. = Reinigung] *s* od. *w;* -: Einheit der Blutplasmamenge, die beim Durchfluss durch die Niere in einer Minute vollständig von der harnpflichtigen Testsubstanz befreit wird (bei Nierenfunktionsprüfungen)

clei|do|crania|lis, ...le [zu gr. κλείς, Gen.: κλειδός = Schlüssel; Schlüsselbein u. ↑Cranium]: zu den Schlüsselbeinen und zum Schädel gehörend

climactericus vgl. klimakterisch. **Climacterium** vgl. Klimakterium

Climax vgl. Klimax

clinicus vgl. klinisch

clino|ide|us, ...ea, ...e|um [zu gr. κλίνη = Bett u. gr. -ειδής = gestaltet, ähnlich]: bettförmig gestaltet, zapfenähnlich; z.B. in der Fügung ↑Processus clinoideus (Anat.)

Clipping [engl. clipping = Klammerung] *s;* -s, -s: Ausschalten eines ↑Aneurysmas durch operatives Einbringen von Metallclips

Clitoris vgl. Klitoris

Clitoritis vgl. Klitoritis

Clivus [aus lat. *clivus*, Gen.: *clivi* = Abhang, Hügel] *m;* -, ...vi: Hügel, Teil des Hinterhauptbeins, dem die ↑Medulla oblongata und der ↑Pons aufliegen (Anat.)

CLL: Abk. für *c*hronische *l*ymphatische *L*eukämie

Cloaca vgl. Kloake

Clonorchiasis vgl. Klonorchiase

Clon|orchis [gr. κλών = Schössling, Zweig u. gr. ὄρχις = Hoden] *m;* -: Gattung asiatischer Leberegel. **Clon|orchis sinensis:** chines. Leberegel, Erreger der ↑Klonorchiase

Clonus vgl. Klonus

Clo|quet-Hernie [klo'kɛ...; nach dem frz. Chirurgen J. G. Cloquet, 1790–1883]: = Hernia femoralis. **Clo|quet-Kanal** = Canalis femoralis. **Clo|quet-Septum** = Septum femorale

Clost|ridium [Verkleinerungsbildung zu gr. κλωστήρ = Spinner; Spindel] *s;* -s: Gattung Sporen bildender Bakterien, Anaerobier. **Clost|ridium botulinum:** anaerober Sporenbildner der Gattung Clostridium, Erreger des ↑Botulismus. **Clost|ridium per|frin|gens** [zu lat. *perfringere* = zerbrechen]: Erreger des Gasbrands. **Clost|ridium tetani:** Erreger des Tetanus, auch Tetanus- oder Starrkrampfbazillus genannt (ein Stäbchenbakterium mit Sporen als Dauerform)

Clow|nismus [klau'nɪsmus; zum FW *Clown* = Spaßmacher] *m;* -: veralt. Bez. für: (bei verschiedenen psychopathischen Zuständen auftretende) groteske Körperverrenkungen; wird zu den dissoziativen Anfällen gezählt (Med., Psychol.)

Clunis [aus gleichbed. lat. *clunis*] *w;* -, Clunes: = Natis

Cluster ['klastər; von engl. *cluster* = Traube, Haufen] *m;* -s, -: **1)** Bez. für patholog. Zellklumpen (speziell Krebszellen). **2)** in einem räumlichen Zusammenhang stehende Erhöhung von Inzidenzen (besonders in der Infektionsepidemiologie). **3)** zeitliche und örtliche Ansammlung eines Merkmals, häufig auf Zellen bezogen, aber z.B. auch auf Symptome

Cluster|kopfschmerz ['klastər...; engl. *cluster* = Traube, Haufen]: halbseitig lokalisierte, serienweise auftretende Kopfschmerzattacken

Cluster of differentiation vgl. CD

Cluster|trans|plantation ['klastər...]: gleichzeitige operative Übertragung von Leber, Pankreas, Duodenum und den entsprechenden Gangverbindungen

Cm: chem. Zeichen für ↑Curium

CML: Abk. für *c*hronische *m*yeloische *L*eukämie

CMV: Abk. für Zytomegalievirus

Cnidosis Knidose

Co: chem. Zeichen für ↑Kobalt

co..., Co... vgl. kon..., Kon...

CO_2: chem. Formel für ↑Kohlendioxid

Coagulum vgl. Koagulum

Co-An|algetika [↑kon... u. ↑Analgetikum] *Pl.:* Medikamente, die im eigentlichen Sinne keine Schmerzmittel sind, in der Schmerztherapie jedoch zusätzlich zu Analgetika eingesetzt werden und deren Wirkung unterstützen können; Beispiele: Antidepressiva, Antikonvulsiva, Bisphosphonate

Co|arctatio aortae [zu lat. *coarctare,* Nebenform von *coartare,* = zusammendrängen, zusammenpressen; ↑Aorta] *w;* - -, ..io|nes -: = Aortenisthmusstenose; vgl. Koarktation

Coating ['kəʊtɪŋ; engl. = Schicht, Überzug] *s;* -s, -s: erst im Darm (nicht im Magen) löslicher Überzug von Tabletten u. a. Medikamenten; auch: Herstellung des Überzugs

COB: Abk. für ↑Calcium-Overload-Blocker

Cobal|amin, auch eindeutschend: **Kobal|amin** [Kunstw.] *s;* -s, -e: = Vitamin B_{12}

Cobalt vgl. Kobalt

Cobb-Winkel ['kɒb...; nach dem amerik. Orthopäden J. R. Cobb, 1903–1067]: Skoliosewinkel, der sich ergibt, wenn man die beiden letzten Wirbel eines Krümmungsbogens bestimmt und eine Tangente an ihre Deckplatten legt: Besteht eine seitliche Verkrümmung, so schneiden sich beide Tangenten; der Winkel, den sie miteinander bilden, ist ein Maß für die seitliche Verkrümmung und wird in Grad Cobb angegeben

Cocain vgl. Kokain

Coccidioidomycosis vgl. Kokzidioidomykose

Coccidiosis vgl. Kokzidiose

Coccidium vgl. Kokzidie

Coccus vgl. Kokke

coc|cyge|us, ...gea, ...ge|um, auch: **coc|cygicus, ...ca, ...cum** [zu gr. *κόκκυξ,* Gen.: *κόκκυγος* = Kuckuck; Kuckucksbein, Steißbein]: zum Steißbein gehörend; z. B. in der Fügung ↑Cornu coccygeum (Anat.)

Coccygodynia vgl. Kokzygodynie

Coch|lea [aus lat. *cochlea* = Schnecke; schneckenförmiges Gebilde] *w;* -, ...leae: »Schnecke« des Innenohrs, das eigentliche Hörorgan (Anat.); eindeutschend auch: Kochlea

Coch|lea|implantat: Innenohrprothese, die mit einem Mikrofon aufgenommene Schallwellen in elektrische Impulse umwandelt und diese Signale verwertbar an den Hörnerv weiterleitet. **coch|lea|ri|formis, ...me** [zu lat. *cochlea* = Schnecke u. lat. *forma* = Gestalt, Form]: von der Form eines Schneckenbestecklöffels; z. B. in der Fügung ↑Processus cochleariformis (Anat.)

coch|lea|ris, ...re: zur ↑Cochlea gehörend (Anat.)

Cochleitis vgl. Kochleitis

Cochrane Collabo|ration ['kɒkrən kəlæbə'reɪʃn; engl., nach dem britischen Epidemiologen Archibald L. Cochrane, 1909–1988, u. engl. *collaboration* = Zusammenarbeit] *w,* -: aus Wissenschaftlern und Wissenschaftlerinnen sowie insbes. aus Angehörigen der Gesundheitsberufe bestehendes internationales Netzwerk, das Studiendaten für die evidenzbasierte Forschung und Lehre (vgl. evidenzbasierte Medizin) aufbereitet und veröffentlicht

Cockett-Venen ['kɒkɪt...; nach dem engl. Arzt F. B. Cockett]: über dem Fußknöchel gelegene Venae perforantes

Co-Coun|selling [koʊ'kaʊnsəlɪŋ]: Form der Psychotherapie in Selbsthilfegruppen (ohne Therapeuten bzw. Therapeutin)

Codein vgl. Kodein

Codierung, eindeutschend **Kodierung** [zu frz. *code,* engl. *code* = System von verabredeten Zeichen, von lat. *codex* = Schreibtafel; Buch; Verzeichnis] *w;* -, -en: Übertragung von Erbinformationen; vgl. genetischer Code

Codman-Tumor ['kɒdmən...; nach dem amerik. Chirurgen Ernest Amory Codman, 1869–1940, u. ↑Tumor] vgl. Chondrom

Codon, eingedeutscht: **Kodon** [zu Code (Kode), über frz. *code,* engl. *code* = System von verabredeten Zeichen, von lat. *codex* = Schreibtafel; Buch; Verzeichnis] *s;* -s, -s u. ...donen: Sequenz von drei ↑Nukleotiden in der DNA oder RNA (Genetik)

coe|calis, ...le: Nebenform von caecalis (↑zäkal)

coe|cus, ...ca, ...cum: Nebenform von ↑caecus

Coelenteron vgl. Zölenteron

Coeliacia vgl. Zöliakie

coe|lia|cus, ...ca, ...cum [zu gr. *κοιλία* = Bauchhöhle]: zur Bauchhöhle gehörend; z. B. in der Fügung ↑Truncus coeliacus

Coeliotomia vgl. Zöliotomie

Coeloma vgl. Zölom

coe|rule|us, ...lea, ...le|um: Nebenform von ↑caeruleus

Coe|ru|lo|plas|min vgl. Caeruloplasmin

Coerulopsia vgl. Zyanopsie

Cœur en Sabot [køːr ã: sa'bɔ; frz. *coeur* = Herz, *en* = in u. *sabot* = Holzschuh] *s;* - - -, -s - -: »Holzschuhherz«; ältere Bez. für eine Holzschuhform des Herzens infolge Hypertrophie der rechten Herzkammer mit Hebung der Herzspitze (charakteristisch bei ↑Fallot-Tetralogie)

Coffein vgl. Koffein

Coffey-Operation ['kɒfɪ...; nach dem amerik. Chirurgen W. B. Coffey, 1868–1944]: nicht mehr angewandte operative Ausschaltung der defekten Harnblase (z. B. bei Blasenkrebs) unter gleichzeitiger Herstellung einer ↑Ersatzblase

Cohabitatio vgl. Kohabitation

Cohn-Fraktion [koːn...; nach dem amerik. Chemiker Erwin J. Cohn, 1892–1953]: = antihämophiles Globulin: **Cohn-Fraktionierung:** schonende Auftrennung von Plasmaproteinen (Plasmafraktionierung) durch Fällung mit Ethanol bei niedrigen Temperaturen

Coi|ling ['kɔɪ...; zu engl. *to coil* = aufrollen] *s;* -s, -s: Methode der interventionellen Radiologie zur Ausschaltung eines ↑Aneurysmas mittels in das Gefäß eingebrachter Metallspiralen (Alternative zum [operativen] Clipping)

Coilonychia vgl. Koilonychie

Coitus vgl. Koitus

col..., Col... vgl. kon..., Kon...

Colchicin vgl. Kolchizin

Colchicum [von gleichbed. gr. *κολχικόν*] *s;* -s: Zeitlose, zu den Liliengewächsen gehörende Pfanzengattung. **Colchicum au|tumnale:** »Herbstzeitlose«, giftiges Liliengewächs (liefert ↑Kolchizin)

Cold lesion ['kəʊld 'li:ʒən]: umschriebene verminderte Aktivitätsanreicherung mit/ohne hyperaktiven Randsaum (Speicherungsdefekt) bei der radiologischen Darstellung von Tumoren

Cold-Pressure-Test [kəʊld 'prɛʃər...; engl. *cold* = Kälte u. engl. *pressure* = Druck]: Kälte-Druck-Test, Test zur Diagnose von Bluthochdruckkrankheiten wie z. B. Erkrankungen des Nebennierenmarks. (Beim Eintauchen eines Armes in Eiswasser steigt der Blutdruck an, was sich im Krankheitsfall besonders deutlich beobachten lässt.)

Cold-Spot-Szinti|grafie ['kəʊld-spɔt-, engl. *cold spot* = kalter Fleck u. ↑Szintigrafie]: Szintigrafie zur Darstellung von Geweben und der Möglichkeit der Beschreibung von Organen unter Verwendung eines Radiopharmazeutikums, das von krankhaften raumfordernden Objekten erkennbar gespeichert wird (Speicherdefekt bzw. cold-spot)

Coleocele vgl. Koleozele

Colica vgl. Kolik

colicus, ...ca, ...cum [zu ↑Kolon]: zum Grimmdarm gehörend; z. B. in der Fügung ↑Impressio colica

Colitis vgl. Kolitis

Collapsus vgl. Kollaps

collateralis vgl. kollateral

Colles-Fraktur [nach dem irischen Chirurgen Abraham Colles, 1773–1843]: distale Fraktur des Radius

Colliculitis vgl. Kollikulitis

Colliculus [Verkleinerungsbildung zu lat. *collis* = Hügel] *m;* -, ...li: kleiner Hügel, kleine Erhebung (Anat.). **Colliculus facia|lis:** kleine Vorwölbung in der Mitte der ↑Eminentia medialis der ↑Medulla oblongata (wird gebildet durch den Abduzenskern und das innere Fazialisknie). **Colliculus inferior:** akustisches Zentrum im Bereich des ↑Tectum mesencephali, eines übergeordneten Assoziationsgebiets im Mittelhirn. **Colliculus seminalis:** »Samenhügel«, längliche Vorwölbung der Harnröhrenschleimhaut des Mannes, Mündung des ↑Utriculus prostaticus und des ↑Ductus ejaculatorius. **Colliculus superior:** wichtiges optisches Zentrum im Bereich des ↑Tectum mesencephali, eines übergeordneten Assoziationsgebiets im Mittelhirn

Collier-Zeichen [nach dem engl. Ophthalmologen James S. Collier, 1870–1935]: sekundäre Lidanomalie, pathologische Lidretraktion nur bei versuchtem Aufblick, nicht beim Blick geradeaus oder abwärts

Collum [aus lat. *collum*, Gen.: *colli* = Hals] *s;* -s, Colla: »Hals«, sich verjüngender Teil eines Organs, Verbindungsteil (Anat.); eindeutschend auch: Kollum. **Collum ana|tomicum:** ringförmige Furche um den Rand des ↑Caput humeri. **Collum chirurgicum:** Übergangsstelle des rumpfnahen Humerusendes in den Oberarmbeinkörper. **Collum costae:** »Rippenhals«, Teil der Rippe am dorsalen Ende zwischen dem Rippenköpfchen und dem Rippenhöcker. **Collum dentis** [↑Dens]: »Zahnhals«, Teil des Zahnes zwischen der sichtbaren Zahnkrone und der Zahnwurzel. **Collum femoris** [↑Femur]: »Schenkelhals«, Teil des Oberschenkelbeins zwischen dem Oberschenkelkopf und dem Schaft. **Collum fibulae:** Hals des Wadenbeins. **Collum glandis** [↑Glans]: von der Ringfurche hinter der Eichel umfasster und vom Eichelrand überragter vorderer Abschnitt des Penisschafts. **Collum mallei** [...e-ɪ]: Hals des ↑Malleus. **Collum mandibulae:** Hals des aufsteigenden Astes des Unterkiefers. **Collum ossis femoris** [↑ [1]Os, ↑Femur]: neuere Bez. für ↑Collum femoris. **Collum radii:** »Speichenhals«, Teil des proximalen Endes der Speiche (anschließend an das ↑Caput radii). **Collum scapulae:** »Schulterblatthals«, ringförmige Einschnürung zwischen ↑Condylus und dem übrigen Schulterblatt. **Collum tali:** »Sprungbeinhals«, Einschnürung am Sprungbein zwischen Körper und Kopfteil. **Collum uteri:** unterster Abschnitt der Gebärmutter. **Collum vesicae felleae:** »Gallenblasenhals« (Teil der Gallenblase, anschließend an das ↑Infundibulum, am Übergang zum ↑Ductus cysticus)

Coloboma vgl. Kolobom

Colon vgl. Kolon

Coloproctitis vgl. Koloproktitis

Color [aus gleichbed. lat. *color*] *m;* -s, ...lores: Farbe

colorectalis vgl. kolorektal

Colpitis vgl. Kolpitis

Colpocystitis vgl. Kolpozystitis

Colpohyperplasia vgl. Kolpohyperplasie

Columbium [nlat., nach dem poetischen Namen *Columbia* für Amerika] *s;* -s: veralt., in den angloamerik. Ländern noch gebräuchliche Bez. für das Element ↑Niob; Zeichen: Cb

Columella [aus lat. *columella* = kleine Säule] *w;* -, ...llae: Nasensteg, in der Medianebene zwischen den Nasenlöchern befindliche Stützstruktur aus Knorpel, Bindegewebe und Haut

Columna [aus lat. *columna*, Gen.: *columnae* = Säule] *w;* -, ...nae: »Säule«, säulenähnliches Organ (Anat.). **Columnae anales** *Pl.:* Längswülste der Mastdarmschleimhaut (sind durch Venengeflechte bedingt, füllen sich zu Schwellpolstern und spielen beim Analschluss eine Rolle). **Columna ante-**

rior: »Vordersäule«, Leiste bzw. Säule der grauen Substanz des Rückenmarks, die in die periphere weiße Substanz vorspringt. **Columna fornicis** [↑Fornix]: »Gewölbesäule«, Teil des ↑Fornix im Gehirn (verläuft vor dem ↑Foramen interventriculare und hinter dem ↑Septum pellucidum abwärts). **Columnae griseae** *Pl.:* »graue Säulen«, Teil der grauen Substanz des Rückenmarks (die Columnae erscheinen nur im Längsschnitt des Rückenmarks als Säulen, im Querschnitt des Rückenmarks hingegen als ↑Cornua). **Columna lateralis:** kleine, seitliche Leiste bzw. Säule zwischen der ↑Columna anterior und der ↑Columna posterior. **Columna posterior:** hintere, vorspringende Leiste der grauen Substanz des Rückenmarks (die vor allem im Querschnittsbild des Rückenmarks gut sichtbar ist). **Columnae rectales** *Pl.:* = Columnae anales. **Columnae renales** *Pl.:* Anteile der Nierenrindensubstanz, die sich säulenförmig zwischen die Markkegel der Nieren schieben. **Columnae rugarum** *Pl.:* Längswülste im Bereich der Innenfläche der Scheide der Frau. **Columna verte|bralis:** »Wirbelsäule«, Achse des menschl. Körpers, die Kopf, Rippen und obere Extremitäten trägt (besteht in der Regel aus 7 Halswirbeln, 12 Brustwirbeln, 5 Lendenwirbeln, 5 Kreuzwirbeln bzw. Kreuzbein und 3–5 Steißwirbeln bzw. Steißbein)

com..., Com... vgl. kon..., Kon...

Coma vgl. Koma

Combustio vgl. Kombustion

Comedo vgl. Komedo

comitans, auch: **con|comitans,** eindeutschend auch: **kon|komitie|rend** [zu lat. *(con)comitari* = begleiten]: begleitend, Begleit... (bes. Anat.). **comitatus, ...ata, ...atum:** begleitet

Commasculatio vgl. Kommaskulation

Commissura vgl. Kommissur

Common-γ-Chain [ˈkɔmən...tʃeɪn; engl. *common* = gemeinsam, ↑gamma..., engl. *chain* = Kette]: Transmembranprotein, das als Bestandteil vieler Zytokinrezeptoren, u. a. ↑Interleukin-2, große Bedeutung hat; Fehlen des Proteins führt zu ↑SCID

Commotio vgl. Kommotio

communicans [zu lat. *communicare* = gemeinsam machen]: verbindend (z. B. Gefäße und Nerven)

communis, ...ne [aus gleichbed. lat. *communis*]: gemeinsam; z. B. in der Fügung ↑Arteria iliaca communis

Com|pages thoracis [lat. *compages* = Gefüge u. ↑Thorax] *w; - -:* anat. Bez. für den Brustkorb

Complementarity determining regions vgl. CDR

com|pletus, ...ta, ...tum [zu lat. *complere, completum* = vollmachen, anfüllen]: vollständig; z. B. in der Fügung ↑Abortus completus

Com|pliance [kəmˈplaɪəns; von engl. *compliance* = Befolgung, Willfährigkeit] *w; -:* **1)** Bez. für die normale Dehnbarkeit eines Gewebes, bes. des Lungengewebes. **2) a)** Bereitschaft des Patienten bzw. der Patientin, Hinweise und Verordnungen des Arztes, der Ärztin od. des Therapeuten, der Therapeutin zu befolgen; **b)** Bereitschaft des behandelnden Arztes od. Therapeuten bzw. der behandelnden Ärztin od. Therapeutin, sich individuell auf den Patienten od. die Patientin einzustellen

com|pliant [kəmˈplaɪənt; von engl. *compliant* = willfährig]: mitwirkend

complicatus vgl. kompliziert

com|positus, ...ta, ...tum [zu lat. *componere, compositum* = zusammenstellen]: zusammengesetzt; z. B. in der Fügung ↑Articulatio composita

Compressio vgl. Kompression. **Com|pressor recti** [zu lat. *comprimere, compressum* = zusammendrücken u. ↑Rektum] *m; - -:* gemeinsame Bez. für ↑Pars profunda (musculi sphincteris ani externi) und ↑Musculus puborectalis

Computer|tomo|gra|fie [kɔmˈpjuːtər...]: computerunterstützte bildgebende Röntgenuntersuchungstechnik zur direkten Darstellung von Weichteilstrukturen. Dabei wird aus den von einem Computer aufbereiteten Messergebnissen ein Dichteverteilungsgrad der untersuchten Schichten rekonstruiert; Abk.: CT

COMT: Abk. für K[*C*]atechol-*O*-*M*ethyl-*T*ransferase

con..., Con... vgl. kon..., Kon...

Conamen [zu lat. *conari* = sich anstrengen; versuchen] *s; -s, ...mina:* veralt. verhüllende Kurzbez. für: Conamen suicidii. **Conamen sui|cidii** [↑Suizid] *s; - -, ...mina -:* veralt. Bez. für einen Selbstmordversuch

Conceptio vgl. Konzeption

Concha vgl. Koncha. **con|chalis, ...le** [zu ↑Koncha]: zu einer Koncha gehörend; muschelförmig; z. B. in der Fügung ↑Crista conchalis (Anat.)

concomitans vgl. comitans

Concrementum vgl. Konkrement

Concretio vgl. Konkretion. **con|cretus, ...ta, ...tum** [zu lat. *concrescere, concretum* = zusammenwachsen]: verwachsen, verklebt; z. B. in der Fügung ↑Ren concretus

Concubitus vgl. Konkubitus

Concussio vgl. Konkussion

Con|ductance [kənˈdaktəns:aus engl. *conductance* = Übertragung] *w; -:* Funktionsgröße für Strömungsverhältnisse, z. B. im Bronchialsystem

Con|duit [ˈkɔndɪt; engl. *conduit* = Röhre, Leitung]: **1)** Darmsegment, das als Ersatz für eine Harnblase verwendet wird; **2)** plastische Herzgefäßnachbildung aus körpereigenem oder tierischem Gewebe od. Kunststoff

Con|duit|chir|urgie [ˈkandɪt...; engl. *conduit* = Röhre] *w; -:* plastische Gefäßbildung zur Korrektur von Herzfehlern

Con|du|plicato-corpore-Geburt [lat. *conduplicato corpore* = mit verdoppeltem Körper]: seltene Form der spontanen Geburt, die nur bei ↑mazerierten oder ganz frühreifen Kindern vorkommt (zunächst passiert dabei die Schulter des im Bereich der Brustwirbelsäule stark abgewinkelten Kindes den Geburtskanal und dann ein Teil der Brust, während der übrige Teil des Rumpfes und der Kopf gleichzeitig die Beckenhöhle passieren); heute wird meist ein Kaiserschnitt durchgeführt

condylaris, condylicus vgl. kondylär

Condyloma vgl. Kondylom

Condylus [von gr. *κόνδυλος* = Knochengelenk] *m;* -, ...li: Gelenkkopf, Gelenkknorren, Gelenkfortsatz (vor allem an den Enden langer Röhrenknochen; Anat.); eindeutschend auch: Kondylus. **Condylus humeri:** körperferner Gelenkkörper des Oberarmknochens. **Condylus lateralis tibiae:** äußerer Gelenkknorren des Schienbeins. **Condylus media|lis femoris:** der innere der beiden spiralig gekrümmten distalen Gelenkkörper des Oberschenkelknochens. **Condylus media|lis tibiae:** innerer Gelenkknorren des Schienbeins. **Condylus occipitalis:** Gelenkfortsatz des Hinterhauptbeins

confluens vgl. konfluent. **Con|fluens sinu|um** [↑Sinus] *m;* - -: Stelle der Vereinigung von Hirnhautvenen in der Gegend der ↑Protuberantia occipitalis interna

Con|founder [kɔnˈfaʊndɐ; engl. *confounder,* zu engl. *confound* = verwechseln] *m,* -s, -: Variable (z. B. Risikofaktor), die Studienergebnisse beeinflussen und verfälschen kann, ein wissenschaftsstatistischer Störfaktor (bes. Epidemiologie). **Confounding** [kɔnˈfaʊndɪŋ] *s,* -s: Beeinflussung und Verfälschung von Studienergebnissen durch Confounder

Con|fusio [zu lat. *confundere, confusum* = zusammengießen, vermengen; verwirren] *w;* -, ...io|nes; in der Fügung: **Con|fusio mentalis:** Verwirrtheit, Zerstreutheit, Verstörtheit; vgl. Konfusion

Con|gelatio [zu lat. *congelare* = völlig gefrieren machen] *w;* -, ...io|nes: lokale Erfrierung der Haut und des darunter liegenden Gewebes infolge von Kälteeinwirkung auf die Haut über einen längeren Zeitraum hin. **Congelatio bullosa:** mittlerer Grad der Erfrierung mit Blasenbildung in der Haut. **Congelatio gan|grae|nosa:** schwerster Grad der Erfrierung mit Ausbildung einer Gangrän bzw. einer Nekrose

congenitalis, congenitus vgl. kongenital

Congestio vgl. Kongestion

con|globatus, ...ta, ...tum [zu lat. *conglobare* = zusammenballen, zusammenknäueln]: zusammengeballt; z. B. in der Fügung ↑Acne conglobata

Conglutinatio vgl. Konglutination

Con|gressus [zu lat. *congredi, congressum* = zusammentreten, zusammentreffen] *m;* -, -[...ˈgrɛsu:s]: veraltende Bez. für ↑Koitus

conicus vgl. konisch

Coniin vgl. Koniin

Conium [von gr. *κώνειον* = Schierlingskraut] *s;* -s: Gattung der Schierlingsgewächse. **Conium maculatum:** »gefleckter Schierling« (enthält das Alkaloid ↑Koniin)

conjugalis vgl. konjugal

Con|jugata [zu lat. *coniugare, coniugatum* = zusammenjochen, zusammenpaaren] *w;* -, ...tae: Beckenmaß, Abstand zweier bestimmter Punkte des Beckens voneinander (Anat.). **Con|jugata anatomica:** Abstand zwischen ↑Promontorium und dem oberen, inneren Symphysenrand. **Con|jugata dia|gonalis:** Abstand zwischen unterem Symphysenrand und ↑Promontorium. **Con|jugata ex|terna:** Abstand zwischen dem oberen Symphysenrand und dem Grübchen unter dem Dornfortsatz des 5. Lendenwirbels. **Con|jugata vera ob|stetricia:** Abstand zwischen ↑Promontorium und dem nächstliegenden Punkt des hinteren Symphysenrandes

Conjunctiva vgl. Konjunktiva. **conjunctivalis** vgl. konjunktival

Conjunctivitis vgl. Konjunktivitis

con|junctivus, ...va, ...vum [zu lat. *coniungere, coniunctum* = verbinden]: verbindend; z. B. in der Fügung ↑Tunica conjunctiva

connatalis vgl. konnatal. **connatus** vgl. konnatal

Connectivitis vgl. Konnektivitis

Connexus vgl. Konnex

Conn-Syndrom [nach dem amerik. Endokrinologen Jerome W. Conn, 1907–1994]: primärer Hyperaldostoneronismus ohne Stimulatoren der Aldosteronbildung bei Nebennierenrinden-Adenom mit Hypertonie und Hyperkaliämie

cono|ide|us, ...dea, ...de|um [zu ↑Conus u. gr. *-ειδής* = gestaltet, ähnlich]: kegelförmig; z. B. in der Fügung ↑Ligamentum conoideum

Con|quassatio [zu lat. *conquassare, conquassatum* = zusammenschütteln; erschüttern] *w;* -, ...tiones: veralt. Bez. für eine Erschütterung; im engeren Sinne: Quetschung (Med.). **Con|quassa|tio cere|bri:** veralt. Bez. für eine Hirnquetschung

Constipatio vgl. Konstipation

Constrictio vgl. Konstriktion. **con|strictor** [zu lat. *constringere, constrictum* = zusammenschnüren, zusammenziehen], *Gen.:* ...toris, *Pl.:* ...tores: erläuternder Bestandteil von fachspr. Fügungen mit der Bedeutung »Zusammenschnürer, Zusammenzieher, ringförmiger Muskel« (z. B. ↑Musculus constrictor pharyngis superior); vgl. Konstriktor

Consum[p]tio vgl. Konsum[p]tion

Contactus vgl. Kontakt

contagiosus vgl. kontagiös. **Contagium** vgl. Kontagium

Contergan®: (heute verbotenes) Schlafmittel, dessen Wirkstoff Thalidomid zur ↑Thalidomid-Embryopathie führen kann

Contiguitas vgl. Kontiguität

Continentia vgl. Kontinenz

Continuitas vgl. Kontinuität

Continuous Wave [kənˈtɪjuəs weɪv; engl. = kontinuierliche Welle]: elektromagnetische Welle mit konstanter Amplitude und Frequenz, die im medizinischen Bereich mittels Laser erzeugt wird. **continu|us, ...nua, ...nu|um** [aus gleichbed. lat. *continuus*]: ununterbrochen, fortwährend, dauernd; z. B. in der Fügung ↑Acrodermatitis suppurativa continua

Contorsio vgl. Kontorsion. **con|tortus, ...ta, ...tum**

[zu lat. *contorquere, contortum* = herumdrehen, winden]: [vielfach] gewunden; z. B. in der Fügung ↑Tubuli seminiferi contorti

contra..., Contra... vgl. kontra..., Kontra...

Contraceptio vgl. Kontrazeption

contractilis vgl. kontraktil. **Contractio** vgl. Kontraktion. **Contractura** vgl. Kontraktur

con|tractus, ...ta, ...tum [zu lat. *contrahere, contractum* = zusammenziehen]: zusammengezogen; z. B. in der Fügung ↑Pulsus contractus

contralateralis vgl. kontralateral

Con|tre|coup [kõ:trəˈku:; aus gleichbed. frz. *contrecoup*] *m; -s, -s:* »Gegenstoß«, »Rückstoß«, bei heftigem Aufprall entstehende Gegenkraft, die Kontusionen auch an der der Aufprallstelle gegenüberliegenden Seite hervorruft (z. B. bei ↑Contusio cerebri)

con|tusi|formis, ...me [zu ↑Kontusion u. lat. *forma* = Form, Gestalt]: einer Kontusion ähnlich, in Form einer Kontusion

Contusio vgl. Kontusion

Conus [von gr. *κῶνος* = Kegel] *m; -, ...ni:* »Kegel«, spitzes Ende, kegelförmiger Teil (z. B. eines Organs; Anat.); eindeutschend auch: Konus. **Conus ar|teriosus:** trichterartiger Übergang des rechten Herzventrikels in den ↑Truncus pulmonalis. **Conus elas|ticus:** unterer Teil der fibroelastischen Membran des Kehlkopfes. **Conus medullaris:** spitzes, unteres Ende des Rückenmarks

Con|vallaria majalis [zu lat. *convallis* = Talniederung, Talkessel und lat. *Maius* = Maimonat] *w; - -:* Maiglöckchen, zu den Liliengewächsen gehörende, 10–20 cm hohe giftige Staude (enthält das Glykosid ↑Convallatoxin)

Con|valla|toxin [zu ↑Convallaria majalis u. ↑Toxin] *s; -s:* herzwirksames Glykosid der ↑Convallaria majalis (Anwendung bei Herzkrankheiten)

convexus vgl. konvex

con|volutus, ...ta, ...tum [zu lat. *convolvere, convolutum* = zusammenrollen, -wickeln]: zusammengeballt, zusammengeknäuelt (z. B. von Darmschlingen und Venen)

Convulsio vgl. Konvulsion

convulsivus vgl. konvulsiv

Coo|ley-An|ämie [ˈku:lı...; nach dem amerik. Pädiater Th. B. Cooley, 1871–1945]: erbliche hämolytische Anämie, die im Mittelmeerraum (vorwiegend bei Kleinkindern) auftritt; auch: Beta-Thalassämie

Coombs-Test [ku:ms...; nach dem engl. Pathologen Robin Coombs, 1921–2006]: Antiglobulintest, diagnostischer Nachweis von gegen menschliche Erythrozyten gerichteten Antikörpern mit speziellen Antiglobulinen, die gegen die gesuchten Antikörper gerichtet sind (direkt: Nachweis von an Erythrozyten gebundenen Antikörpern, indirekt: Nachweis von im Serum zirkulierenden Antikörpern), z. B. bei Rhesusinkompatibilität, Autoimmunerkrankungen

Coo|per-Band [ˈku:pər...; nach dem engl. Chirurgen Sir Astley P. Cooper, 1768–1841]: = Ligamentum pubicum superius. **Cooper-Hernie:** Schenkelbruch in der ↑Lacuna musculorum am Oberschenkel (lateral von den Schenkelgefäßen). **Coo|per-Schere:** chirurgische Präparierschere mit gebogenen Branchen und abgestumpfter Spitze. **Cooper-Streifen** *Pl.:* derbe Faserzüge zur Verstärkung des ↑Ligamentum collaterale am Ellbogengelenk

COPD: Abk. für *c*hronic *o*bstructive *p*ulmonary *d*isease, chronisch obstruktive Lungenerkrankung

Coping [kəʊpıŋ; engl. *to cope* = fertig werden (mit)] *s; -s:* psych. Vorgang der mentalen Bewältigung von Belastungen durch schwere od. chronische Krankheiten

copiosus vgl. kopiös

Copremesis vgl. Kopremesis

Copulatio vgl. Kopulation

Cor [aus gleichbed. lat. *cor,* Gen.: *cordis*] *s; -,* Corda: »Herz«, annähernd kegelförmiges, muskulöses Hohlorgan im Brustraum, zentrales Organ des Blutgefäßsystems bei Mensch und Tier. **Cor adiposum:** »Fettherz«, ungenaue Bezeichnung für eine Fettein- oder -auflagerung am Herzen infolge unterschiedlicher Erkrankungen (z. B. Adipositas, Alkoholmissbrauch); führt oft zu einer funktionellen Störung und Leistungsminderung des Herzens. **Cor arteriosum:** linke Herzhälfte, die das arterielle Blut enthält. **Cor asthenicum:** Tropfenherz, kleines, schmales, steilgestelltes Herz bei asthenischen Menschen. **Cor bi|laterale:** auf beiden Seiten vergrößertes Herz, Hypertrophie sowohl des linken wie des rechten Ventrikels (unabhängig voneinander entstanden). **Cor bi|loculare:** zweikammeriges Herz, Fehlbildung des Herzens mit Fehlen der Vorhof- und Kammerscheidewände. **Cor bovinum** [lat. *bovinus* = zum Rind gehörend]: »Ochsenherz«, erheblich vergrößertes Herz, Herzhypertrophie (überwiegend der linken Herzkammer) infolge Bewältigung einer dauernd vergrößerten Blutmenge (Ursachen können Herzinsuffizienz, Kardiomyopathie oder Herzklappenfehler sein). **Cor dex|trum:** das rechte Herz, bestehend aus Vorhof und Kammer. **Cor hirsutum:** Herz, das einen zottenartigen Fibrinbelag auf dem ↑Epikard aufweist (Folge einer fibrinösen Entzündung; vgl. Perikarditis). **Cor mobile:** extrem bewegliches Herz (auch »Wanderherz« genannt). **Cor nervosum:** »nervöses Herz«, veralt. Bez. für eine Herzneurose (mit funktionellen Herzstörungen und Beschwerden ohne organische Herzveränderungen); Herzangst-Syndrom. **Cor pendulum:** »pendelndes Herz«, verschiebbares, tief herabhängendes Tropfenherz (Vorkommen bei extremem Zwerchfelltiefstand). **Cor pulmonale:** infolge chronischer Überlastung (bei Widerstandserhöhung im kleinen Kreislauf) verformtes Herz mit Hypertrophie der rechten Herzkammer und verstärkter Pulsation (Vorkommen bei Lungentuberkulose, Silikose, Asthma bronchiale u. a.). **Cor tau|rinum** [zu gr. *ταῦρος* = Stier]: = Cor bovinum. **Cor tomentosum** = Cor hirsutum. **Cor tri-atria|tum** [zu ↑tri... u. ↑Atrium]: Fehlbildung des Herzens mit Ausbildung von drei Vorhöfen. **Cor tri|loculare bi|atria|tum:** dreikammeriges Herz mit zwei Vorhöfen und einem Ventrikel (Herzfehlbildung mit größeren Defekten in der Kammerscheidewand). **Cor tri|loculare bi|ventriculare:** dreikammeriges Herz mit einem ↑Atrium und zwei Ventrikeln (Herzfehlbildung mit größeren Defekten in der Vorhofscheidewand). **Cor venosum:** rechtes Herz, rechte Herzhälfte (venöses Blut enthaltend). **Cor villosum** = Cor hirsutum

cor..., Cor... vgl. kon..., Kon...

coraco|acromia|lis, ...le [zu ↑coracoideus (in der Fügung ↑Processus coracoideus) u. ↑Acromion]: zum Rabenschnabelfortsatz und zur Schulterhöhe gehörend; z. B. in der Fügung ↑Ligamentum coracoacromiale (Anat.)

coraco|bra|chia|lis, ...le [zu ↑coracoideus (in der Fügung ↑Processus coracoideus) u. ↑Brachium]: vom Rabenschnabelfortsatz zum Oberarm ziehend; z. B. in der Fügung ↑Musculus coracobrachialis (Anat.)

coraco|clavicularis, ...re [zu ↑coracoideus (in der Fügung ↑Processus coracoideus) u. ↑Clavicula]: zum Rabenschnabelfortsatz und zum Schlüsselbein gehörend; z. B. in der Fügung ↑Ligamentum coracoclaviculare (Anat.)

coraco|humeralis, ...le [zu ↑coracoideus (in der Fügung ↑Processus coracoideus) u. ↑Humerus]: zum Rabenschnabelfortsatz und Oberarmknochen gehörend; z. B. in der Fügung ↑Ligamentum coracohumerale (Anat.)

coraco|ide|us, ...dea, ...de|um [zu gr. *κόραξ*, Gen.: *κόρακος* = Rabe u. gr. *-ειδής* = gestaltet, ähnlich], auch: **coraco|ides:** rabenschnabelähnlich, den Rabenschnabelfortsatz im Bereich der Schulterhöhe betreffend, zu ihm gehörend; z. B. in der Fügung ↑Processus coracoideus

cordatus, ...ta, ...tum [zu ↑Cor]: herzförmig

Core [ko:r; aus engl. *core* = Kern] *s;* -[s], -s: aus dem Nukleokapsid von Viren isolierter Kern

Co|rezeptoren [↑co... u. ↑Rezeptor]: Zelloberflächenproteine (z. B. CD4, CD8), die die Empfindlichkeit der Antigenrezeptoren auf B-Zellen und T-Zellen gegenüber ihren Antigenen erhöhen

Cori-(Forbes-)Krankheit [nach dem amerik. Biochemiker Carl Ferdinand Cori, 1896–1984, u. dem amerik. Pädiater Gilbert B. Forbes, 1915–2002]: autosomal-rezessiv vererbter Enzymdefekt mit Störung des Glykogenabbaus

Corium [aus lat. *corium* = festere Haut, Balg] *s;* -s: »Lederhaut«, Hautschicht unter der ↑Epidermis (besteht aus fibrillärem Bindegewebe, elastischem Gewebe und aus Gitterfasern; enthält Gefäße und Nerven, außerdem glatte Muskulatur)

Cornea [zu lat. *cornu* = Horn] *w;* -, ...neae: Hornhaut des Auges (besteht aus mehrschichtigem, nicht verhorntem Plattenepithel und bildet zusammen mit der ↑Sklera die feste Kapsel des Augapfels; Anat.); eindeutschend auch: Kornea. **Cornea farinata:** Degeneration der Augenhornhaut, die dadurch ein getüpfeltes Aussehen erhält. **Cornea globosa** = Keratokonus. **Cornea guttata:** infolge ungenügender Ernährung des Epithels gesprenkelt aussehende Augenhornhaut. **Cornea plana:** angeborene stark abgeflachte Augenhornhaut

cornealis vgl. korneal

Corneitis vgl. Korneitis

corne|us, ...ea, ...e|um [zu lat. *cornu* = Horn]: hörnern, aus verhornten Zellen bestehend; z. B. in der Fügung ↑Stratum corneum (Anat.)

corniculatus, ...ta, ...tum [zu lat. *corniculum* = kleines Horn]: »hörnchenförmig«, in Gestalt eines kleinen Horns; z. B. in der Fügung ↑Cartilago corniculata

Cornu [aus lat. *cornu* = Horn] *s;* -[s], Cornua: »Horn«, kleiner knöcherner, knorpeliger oder häutiger Fortsatz (Anat.). **Cornu ammonis** = Pes hippocampi. **Cornu anterius:** »Vorderhorn« des Seitenventrikels, des Hohlraumsystems im Gehirn. **Cornu coc|cyge|um:** »Steißbeinhorn«, knöcherner Gelenkfortsatz am Steißbein. **Cornu cutaneum:** »Hauthorn«, von der Haut ausgehendes, einem Tierhorn ähnliches Gebilde von ganz verschiedener Größe (vorwiegend im Gesicht, bes. an der Ohrmuschel). **Cornu helicis** [↑Helix]: Horn am äußeren Rand der Ohrmuschel, zumeist ein sogenanntes Hauthorn. **Cornu inferius: 1)** »Unterhorn« des Seitenventrikels, des Hohlraumsystems im Gehirn. **2)** unteres Horn des Schildknorpels. **3)** Horn am ↑Margo falciformis der ↑Fascia lata. **Cornu majus:** großer, hornförmiger Fortsatz des Zungenbeins, des hufeisenförmigen Knochens in der Zungenwurzel. **Cornu minus:** kleiner, hornförmiger Fortsatz des Zungenbeins, des hufeisenförmigen Knochens in der Zungenwurzel. **Cornu posterius:** »hinteres Horn« des Seitenventrikels, des Hohlraumsystems im Gehirn. **Cornu sa|crale:** »Kreuzbeinhorn«, knöcherne Vorwölbung an der Hinterfläche des Kreuzbeins. **Cornu superius:** »oberes Horn« am Schildknorpel. **Cornu uterinum:** zipfeliger Fortsatz der Gebärmutter am Tubeneingang

Corona [aus lat. *corona*, Gen.: *coronae* = Kranz; Krone] *w;* -, ...nae »Kranz«, »Krone«, kreisförmiges, kronenähnliches Gebilde (Anat.). **Corona cilia|ris:** Teil des Strahlenkörpers im Auge mit den Ziliarfortsätzen. **Corona cordis** [↑Cor]: »Herzkrone«, weniger gebräuchliche Bez. für: Basis cordis. **Corona dentis** [↑Dens]: »Zahnkrone«, frei sichtbarer Teil des Zahnes. **Corona glandis** [↑Glans]: »Eichelkranz«, überragender Teil bzw. Rand der Eichel des männlichen Gliedes. **Corona mortis** [lat. *mors*, Gen.: *mortis* = Tod]: »Kranz des Todes«,

Bez. für die ↑Arteria obturatoria, deren manchmal ungünstiger Verlauf früher Operationen von Schenkelbrüchen schwierig machte. **Corona phleb|ec|tatica** [↑Phlebektasie]: Stauungsflecken an den Füßen als Zeichen einer Venenerweiterung. **Corona radia|ta: 1)** Teil des Follikelepithels, das die Eizelle umschließt. **2)** Stabkranzfaserung, Bezeichnung für alle langen Großhirnbahnen, die von der Großhirnrinde weg- und zur Großhirnrinde hinziehen. **Corona veneris** [zum Namen der röm. Liebesgöttin Venus]: »Stirnband der Venus«, Abart des Knotensyphilids mit scharf umschriebenen, schuppenbedeckten Papeln auf der Stirn-Haar-Grenze

coronalis, ...le [zu ↑Corona]: zu einer Corona gehörend; kranzförmig; z. B. in der Fügung ↑Sutura coronalis (Anat.)

Coronariitis vgl. Koronariitis

coronarius vgl. koronar

corona|viral, eingedeutscht: **korona|viral:** zu ↑Coronaviren gehörend, sie betreffend; durch Coronaviren verursacht

Corona|virus, eingedeutscht: **Korona|virus** [↑Corona u. ↑Virus] *s;* -, ...ren (meist *Pl.*): Viren von kranzförmiger Gestalt, die Erkrankungen der Atemwege hervorrufen

corono|ide|us, ...dea, ...de|um [zu ↑Corona u. gr. -*ειδής* = gestaltet, ähnlich]: kronenartig; z. B. in der Fügung ↑Processus coronoideus

Corpora: *Pl.* von ↑Corpus

Corpus [aus lat. *corpus,* Gen.: *corporis* = Körper] *s;* -, Corpora: »Körper«; speziell im Sinne von: Hauptteil eines Organs od. Körperteils; eindeutschend auch: Korpus (Anat., Med.). **Corpus adiposum buc|cae:** Fettpolster in der Wange bei Säuglingen. **Corpus adiposum para|renale:** Fettkörper zwischen ↑Fascia renalis und ↑Fascia transversalis. **Corpus albicans:** sehnig-narbige Umwandlungsform des Gelbkörpers mit gefalteter Oberfläche (im Eierstock). **Corpus alienum:** »Fremdkörper«. **Corpus amygdalo|ide|um:** »Mandelkörper«, mit der medialen Hirnrinde zusammenhängende, vor dem Unterhorn gelegene Kerngruppe von mandelförmiger Gestalt (bildet einen Teil des limbischen Systems). **Corpora arenacea** *Pl.:* = Acervulus cerebri. **Corpus callosum:** »Balken«, Teil des Kommissurensystems im Großhirn (verbindet die dorsalen Pallien miteinander u. schiebt sich über das dünne Dach des 3. Ventrikels). **Corpus cavernosum clitoridis** [↑Klitoris]: Schwellkörper der Klitoris. **Corpus cavernosum penis:** Schwellkörper des männlichen Gliedes (erektiler Körper, schwillt durch Blutaufnahme an, wodurch die Versteifung des Gliedes bewirkt wird). **Corpus cavernosum ure|thrae** = Corpus spongiosum penis. **Corpus cilia|re:** Ziliarkörper, »Strahlenkörper« des Auges (Fortsetzung der ↑Chorioidea, mit zahlreichen Fortsätzen die Linse umfassend). **Corpus claviculae:** Mittelteil des Schlüsselbeins. **Corpus clitoridis** [↑Klitoris]: Hauptteil der Klitoris (besteht vorwiegend aus kleinen Schwellkörpern, die denen des männlichen Gliedes ähnlich sind). **Corpus coc|cyge|um:** Gefäßknäuel aus zahlreichen arteriovenösen ↑Anastomosen (1) an der Steißbeinspitze (Bedeutung unbekannt). **Corpus costae:** »Rippenkörper«, Mittelstück der Rippe. **Corpus epi|didymidis** [↑Epididymis]: Mittelteil des Nebenhodens. **Corpus femoris** [↑Femur]: Mittelstück des Oberschenkelbeins, ein dreikantiger Röhrenknochen. **Corpus fibulae:** Mittelstück des Wadenbeins. **Corpus fornicis** [↑Fornix]: »Gewölbekörper«, Teil des Gewölbes, eines weißen Faserzuges unter dem ↑Corpus callosum. **Corpus geniculatum laterale:** lateraler Kniehöcker, Teil des Hypothalamus, Schaltstelle der Sehbahn. **Corpus geniculatum media|le:** medialer Kniehöcker, Schaltstelle der Hörbahn. **Corpus glandulae:** allg. Bez. für: Drüsenkörper. **Corpus humeri:** Mittelstück des Oberarmknochens. **Corpus in|cudis** [↑Incus]: Körper des Ambosses im Mittelohr (trägt die Gelenkfläche für den Hammerkopf). **Corpus liberum** = Arthrolith. **Corpus lin|guae:** »Zungenkörper«, Hauptteil der Zunge. **Corpus lute|um:** »Gelbkörper«, Granulosazelldrüse, ↑Progesteron abgebendes drüsenähnliches Gebilde, das nach dem Follikelsprung aus Teilen des Tertiärfollikels (unter Einlagerung von Lipoidtröpfchen) entsteht. **Corpus mamillare:** erbsengroße Erhebung beiderseits der Hirnbasis. **Corpus mammae:** »Brustdrüsenkörper«, die weibliche Brustdrüse als solche. **Corpus mandibulae:** hufeisenförmiges Mittelstück des Unterkieferknochens. **Corpora marginalia** *Pl.:* »Randkörperchen«, Bestandteile der roten Blutkörperchen (bestehend aus ↑Chromatin). **Corpus maxillae:** Mittelstück des Oberkieferbeins (enthält die Kieferhöhle). **Corpus medullare:** »Markkörper« des Kleinhirns (besteht aus weißer Substanz mit eingelagerten grauen Kernen). **Corpora oryzo|idea** *Pl.:* »Reiskörperchen«, abgetrennte organisierte Fibrinzotten, die gequollenen Reiskörnern gleichen (Vorkommen in Gelenken, Sehnenscheiden und Schleimbeuteln). **Corpus ossis femoris** [↑[1]Os, ↑Femur]: neuere Bez. für ↑Corpus femoris. **Corpus ossis ilii** [↑Os ilium]: unterer und dickerer Anteil des Darmbeins. **Corpus ossis ischii** [↑Os ischii]: Hauptteil des Sitzbeins. **Corpus ossis pubis** [↑Os pubis]: Hauptteil des Schambeins mit der Hüftgelenkpfanne. **Corpus pancrea|tis** [↑Pankreas]: Mittelteil der Bauchspeicheldrüse. **Corpus papillare:** »Papillarkörper«, Teil der Lederhaut (mit Erhebungen, die Kapillarschlingen enthalten und die Ernährung der ↑Epidermis erleichtern). **Corpora para|aortica** *Pl.:* »Zuckerkandl-Organ«, unregelmäßig netzartig angeordnete Gruppen chromaffiner sympathischer Ganglienzellen an der Wand des Arcus aortae. **Corpus penis:** Schaft (mittlerer Teil) des

Penis. **Corpus phalan|gis** [↑Phalanx]: Mittelstück der Finger- bzw. Zehenknochen. **Corpus pinea|le:** Zirbelkörper, Zirbeldrüse, auch ↑Epiphyse genannt (Drüse mit innerer Sekretion; ähnelt einem Pinienzapfen und liegt am hinteren, oberen Abschnitt des Zwischenhirns). **Corpora qua|dri|gemina** *Pl.:* »Vierhügel«, 4 kleine Erhebungen im Bereich des ↑Tectum mesencephali (Teil eines übergeordneten Assoziationsgebietes). **Corpus radii:** Mittelstück der Speiche. **Corpus spon|gio|sum penis:** Harnröhrenschwellkörper des männlichen Gliedes. **Corpus spon|giosum ure|thrae:** »Schwammkörper der ↑Urethra« bei der Frau (Schwellgewebe, das stark erweiterungsfähige Gefäße besitzt, die sich intensiv mit Blut zu füllen vermögen). **Corpus sterni:** Mittelstück des Brustbeins, an dem die 3.–6. Rippe ansetzt. **Corpus stria|tum:** »Streifenkörper«, Teil der Basalganglien des Großhirns (dazu gehören der ↑Nucleus caudatus und das ↑Putamen, Kerne, die eine funktionelle Einheit bilden). **Corpus su|pra|re|nale:** ältere Bez. für ↑Glandula suprarenalis. **Corpus tali** [↑Talus]: stärkerer, hinterer Abschnitt des Sprungbeins. **Corpus tibiae:** Mittelstück des Schienbeins. **Corpus trapezo|ide|um:** »Trapezkörper« im ↑Pons (enthält quer verlaufende Nervenfasern). **Corpus ulnae:** Mittelstück der Elle. **Corpus un|guis:** »Nagelkörper«, breiterer, distaler Teil des [Finger]nagels. **Corpus uteri:** »Gebärmutterkörper«, Hauptteil oder Mittelstück der Gebärmutter. **Corpus ventriculi:** »Magenkörper«, Hauptteil des Magens (Abschnitt zwischen Magenmund und Magenpförtner). **Corpus verte|brae:** »Wirbelkörper«, der nach vorn liegende kompakte Hauptteil eines Wirbels. **Corpus vesicae:** »Blasenkörper«, Hauptteil der Harnblase zwischen Blasengrund und Blasenscheitel. **Corpus vesicae felleae:** »Gallenblasenkörper«, Abschnitt zwischen dem Fundus und dem Hals der Gallenblase. **Corpus vesiculae seminalis:** Körper der Samenblasen oder der Bläschendrüsen. **Corpus vi|tre|um:** der zwischen Linse, ↑Corpus ciliare und Netzhaut gelegene gallertige Glaskörper des Auges (in der Hauptsache aus Wasser bestehend)

Corpus|culum [Verkleinerungsbildung zu lat. *corpus* = Körper] *s;* -s, ...la (meist *Pl.*): »Körperchen«, Bezeichnung für mehrere kleine einheitliche Gebilde im Organismus (Anat.). **Corpus|cula bulbo|idea** *Pl.:* Endkolben, kleine, eingekapselte Nervenendigungen in der Haut sowie in Schleimhäuten, die der Kälteempfindung dienen. **Corpus|cula genitalia** *Pl.:* sensible Spannungsrezeptoren in der Klitoris und der Eichel. **Corpus|cula lactis** [↑Lac] *Pl.:* »Milchkörperchen«, Milchkügelchen (werden in die Lichtung der Milchdrüsenendstücke als Element der Milch ausgestoßen). **Corpus|cula lamellosa** *Pl.:* »Lamellenkörperchen«, eiförmige Gebilde, in deren axial gelegenen Innenkolben eine marklos gewordene Nervenfaser unter Bildung eines Fibrillennetzes endigt. **Corpus|cula nervosa** *Pl.:* »Nervenkörperchen«, Nervenendigungen mit einer fibrösen Kapsel unterschiedlicher Dicke. **Corpus|cula renis** [↑Ren] *Pl.:* ↑Glomeruli der Niere, die den Primärharn bilden. **Corpus|cula tac|tus** [- 'taktu:s] *Pl.:* »Tastkörperchen«, Tastzellen, meist zu Gruppen übereinandergelagert (Vorkommen vor allem in der Lederhaut der Finger- und Zehenballen, in der Hohlhand und in der Fußsohle)

Cortex vgl. Kortex

corticalis vgl. kortikal

Corticoid vgl. Kortikoid

Corticosteroid vgl. Kortikosteroid

Corticosteron vgl. Kortikoid

Corti-Organ [nach dem ital. Anatomen Alfonso Corti, 1822–1876]: = Organum spirale

Cortisol vgl. Hydrokortison. **Cortison** vgl. Kortison

Corynebacterium vgl. Korynebakterie

Coryza vgl. Koryza

Costa [aus gleichbed. lat. *costa,* Gen.: *costae*] *w;* -, ...tae: »Rippe«, Bez. für die an der Wirbelsäule ansetzenden langen, bogenförmigen, abgeplatteten Röhrenknochen. **Costae arcuariae** *Pl.:* ältere Bez. für ↑Costae spuriae. **Costae arcua|riae affixae** *Pl.:* die drei unteren Rippen (Costae X–XII), die vorn jeweils mit der vorhergehenden Rippe eine knorpelige Verbindung aufweisen. **Costae arcua|riae fluctuantes** *Pl.:* frei endigende Rippen, ohne Beziehung zu der nächsthöheren Rippe (Costae XI bis XII). **Costa cervicalis:** »Halsrippe«, nicht bei allen Individuen vorkommende zusätzliche Rippe am 7. Halswirbel. **Costae flui|tantes** [zu lat. *fluitare* = hin- und herfließen, schwanken] *Pl.:* Bez. für die 11. und 12. Rippe, die mit dem Rippenbogen nicht verbunden sind. **Costae spuriae** *Pl.:* »falsche Rippen«, Bezeichnung für die 5 untersten Rippen (Costae VIII–XII), die nicht direkt am Brustbein ansetzen. **Costae sternales** *Pl.:* ältere Bez. für ↑Costae verae. **Costae verae** *Pl.:* »echte Rippen«, Bezeichnung für die 7 oberen Rippen (Costae I–VII), die direkt das Brustbein erreichen. **costalis** vgl. kostal. **costarius, ...ria, ...rium** [zu ↑Costa]: zur Rippe gehörend; z. B. in der Fügung ↑Processus costarius (Anat.)

cos|to|cervicalis, ...le [zu ↑Costa u. ↑Cervix]: zwischen Rippe und Hals gelegen; z. B. in der Fügung ↑Truncus costocervicalis (Anat.)

cos|to|clavicularis, ...re [zu ↑Costa u. ↑Clavicula]: zu den Rippen bzw. zum Brustbein und zum Schlüsselbein gehörend; z. B. in der Fügung ↑Ligamentum costoclaviculare (Anat.)

cos|to|dia|phrag|maticus, ...ca, ...cum [zu ↑Costa und ↑Diaphragma]: zwischen Rippe und Zwerchfell gelegen; z. B. in der Fügung ↑Recessus costodiaphragmaticus

cos|to|trans|versarius, ...ria, ...rium [zu ↑Costa u. ↑transversus (in der Fügung ↑Processus transversus)]: zur Rippe und zum Querfortsatz eines Wirbels gehörend; z. B. in der Fügung ↑Articulatio costotransversaria (Anat.)

cos|to|verte|bralis, ...le [zu ↑Costa u. ↑Vertebra]: zur Rippe und zum Wirbel gehörend; z. B. in der Fügung ↑Articulatio costovertebralis (Anat.)

cos|to|xi|pho|ide|us, ...dea, ...de|um [↑Costa u. ↑xiphoideus (in der Fügung ↑Processus xiphoideus)]: zu den Rippen und zum Schwertfortsatz des Brustbeins gehörend; z. B. in der Fügung ↑Ligamenta costoxiphoidea (Anat.)

Cotyledo vgl. Kotyledone

cotylicus, ...ca, ...cum [zu gr. *κοτύλη* = Höhlung; Hohlgefäß; Becher]: becherförmig (von der charakteristischen Form eines Gelenks gesagt; Anat.)

Cou|lomb [ku'lõ:; nach dem frz. Physiker Ch. A. de Coulomb, 1736–1806]: *s;* -s, -: gesetzliche Einheit der Ionendosis (ersetzt R = Röntgen); Zeichen: C (1 C/kg = 3 876 R)

Councilman-Körper ['kaʊnsɪlmən...; nach dem amerik. Pathologen W. T. Councilman, 1854–1933]: acidophile Körperchen im Zytoplasma, die als degeneratives Zeichen bei bestimmten Krankheiten (z. B. Virushepatitis) auftreten

Cou|plet [ku'ple:; frz. *couplet,* Verkleinerungsbildung zu frz. *couple* = Paar] *s;* -s, -s: Bez. für zwei aufeinanderfolgende ↑Extrasystolen

Courvoi|sier-Zeichen [kurvoa'zje:...; nach dem schweiz. Chirurgen L. G. Courvoisier, 1843–1918]: stark vergrößerte und ausgedehnte Gallenblase bei Verschluss des ↑Ductus choledochus und schmerzloser ↑Ikterus (Ursache sind meist Tumore)

Cou|veu|se [ku'vø:zə; zu frz. *couver* = brüten, bebrüten] *w;* -, -n: veralt. Bez. für ein offenes oder geschlossenes Wärmebett (»Brutschrank«) für Frühgeborene

COVID-19 [Kurzw. aus *co*rona*vi*rus *d*isease 2019 *w;* - u. *s;* - (meist ohne Artikel): durch das Coronavirus ↑SARS-CoV-2 verursachte Lungenerkrankung, die erstmals 2019 bei Menschen identifiziert wurde

Cow|per-Drüse ['kaʊpə...; nach dem engl. Anatomen William Cowper, 1666–1709]: = Glandula bulbourethralis. **Cow|peritis** [kaʊ...] *w;* -, ...itiden (in fachspr. Fügungen: ...itides): Entzündung der Cowper-Drüse, meist im Anschluss an eine Harnröhrenentzündung

COX: Abk. für ↑Zyklooxygenase

Coxa [aus gleichbed. lat. *coxa,* Gen.: *coxae*] *w;* -, ...xae: Hüfte, Hüftgelenk; Körperregion im Bereich der Hüfte (bes. Anat.). **Coxa plana:** angeborene flache Hüftgelenkpfanne. **Coxa valga:** X-Hüfte, deformiertes Hüftgelenk, angeborene Schenkelhalsverbiegung mit Vergrößerung des Hals-Diaphysen-Winkels auf einer oder auf beiden Seiten. **Coxa vara:** deformiertes Hüftgelenk, angeborene Schenkelhalsverbiegung mit Verkleinerung des Hals-Diaphysen-Winkels (im Durchschnitt etwa 128°)

Coxalgia vgl. Koxalgie

coxalis vgl. koxal

Coxarthrosis vgl. Koxarthrose

Cox-2-Hemmer [Cox Abk. für ↑Zyklooxygenase]: Art der ↑Prostaglandinsynthesehemmer

Co|xi|ella [nlat., nach dem amerik. Bakteriologen H. R. Cox, 1907–1986] *w;* -, (Arten:) ...llae: Gattung gramnegativer Mikroorganismen, Erreger des ↑Q-Fiebers

Coxitis vgl. Koxitis

Coxsackie-Virus [kak'sækɪ...; nach dem amerik. Ort Coxsackie]: Bez. für eine Gruppe von Enteroviren, die vorwiegend Krankheiten mit vieldeutigen Symptomen verursachen (z. B. die ↑Bornholmer Krankheit oder die Hand-Fuß-Mund-Krankheit)

Cp: chem. Zeichen für ↑Cassiopeium

CPAP: Abk. für *c*ontinuous *p*ositive *a*irway *p*ressure

CPD-Stabilisator: Lösung aus *C*itrat, *P*hosphat und *D*extrose zur Konservierung von Frischblut

C-Peptid: Abk. für *c*onnecting *p*eptide, Peptidbestandteil einer Vorstufe des ↑Insulins (Proinsulin), Labormesswert zur Differenzialdiagnose bei Diabetes mellitus und Hyperinsulinismus

CPP: Abk. für zerebraler Perfusionsdruck

CPPV: Abk. für *c*ontinuous *p*ositive *p*ressure *v*entilation

CPR: Abk. für kardiopulmonale Reanimation

Cr: chem. Zeichen für ↑Chrom

Crack [krɛk; zu engl. *to crack* = abbröckeln (wohl wegen des Aussehens ähnlich bröckelndem Putz)] *m;* -s: auf Kokainbasis hergestelltes synthetisches Rauschmittel, das meist geraucht wird

Cramer-Schiene [nach dem dt. Chirurgen Friedrich Cramer, 1847–1903]: leiterartige, biegsame Drahtschiene zur Lagerung verletzter Extremitäten

Crampus vgl. Krampus

cranialis vgl. kranial

craniofacialis vgl. kraniofazial

Craniopagus vgl. Kraniopagus

Craniosclerosis vgl. Kraniosklerose

Craniostenosis vgl. Kraniostenose

Craniostosis vgl. Kraniostose

Craniotabes vgl. Kraniotabes

Cranium [aus gr. *κρανίον* = Schädel] *s;* -[s], ...ia: knöcherner Schädel in seiner Gesamtheit; eindeutschend auch: Kranium (Anat.)

Crash|diät [kræʃ...; zu engl. *crash* = Krach, Zusammenbruch] *w;* -en: Medizinjargon für eine »Blitzdiät« zur Gewichtsabnahme in kürzester Zeit; besteht in einseitiger Nährstoffauswahl mit Begrenzung v. a. kohlenhydratreicher zugunsten proteinreicher Lebensmittel

crassus, crassa, crassum [aus gleichbed. lat. *crassus*]: dick, stark (bes. Anat.); z. B. in der Fügung ↑Intestinum crassum

Craurosis vgl. Kraurose

Craving ['kreɪvɪŋ; von engl. *craving* = Verlangen, Begierde] *s;* -s: Suchtdruck, heftiges Verlangen nach einem Suchtmittel

C-re|aktives Prote|in [tse:... -]: Serumprotein, das mit Pneumokokken-C-Polysaccharid (kommt u. a. bei rheumatischem Fieber, Herzinfarkt und Geschwülsten vor) reagiert, wichtiger diagnostischer

Entzündungsmarker, gehört zu den Akute-Phase-Proteinen; Abk.: CRP

Credé-Handgriff [kre'de:...; nach dem dt. Gynäkologen Karl Credé, 1819–1892]: gynäkologischer Handgriff zur Lösung des Mutterkuchens (wobei der Uterus nach Anregen einer Wehe mit einer oder mit beiden Händen voll gefasst wird). **Credé-Pro|phylaxe:** gesetzlich vorgeschriebene Prophylaxe bei Neugeborenen gegen Augentripper (Einträufeln von Silbernitratlösung in den Augenbindehautsack)

C-Region, auch: **konstante Region:** Teil eines Antikörpers mit wenig variabler Aminosäuresequenz, der die Effektorfunktion bestimmt

cremaster [aus gr. *κρεμαστήρ* = aufhängend; Aufhänger]: erläuternder Bestandteil der fachspr. Fügung ↑Musculus cremaster mit der Bedeutung »aufhängend, (die Haut des Hodensacks) spannend«. **cremastericus, ...ca, ...cum,** auch: **cremasterius, ...ria, ...rium:** zum ↑Musculus cremaster gehörend; z. B. in der Fügung ↑Arteria cremasterica

Crena [aus roman. **crena* = Einschnitt, Kerbe] *w;* -, Crenae: Spalte, Kerbe (Anat.). **Crena ani** [↑Anus]: »Afterfurche«, tiefe Weichteileinkerbung zwischen beiden Gesäßhälften, in deren Zentrum der After liegt

Crepitatio vgl. Krepitation

Crescendogeräusch vgl. Krescendogeräusch

cresolicus, ...ca, ...cum [zu ↑Kresol]: Kresol enthaltend; z. B. in der Fügung ↑Aqua cresolica

CREST-Syndrom: seltene Sonderform der Sklerodermie mit *C*alcinosis cutis, *R*aynaud-Syndrom, [*E*]Ösophagus-Beteiligung, *S*klerodaktylie, *T*eleangiektasien

Creutzfeldt-Jakob-Krankheit [nach den dt. Neurologen Hans G. Creutzfeldt, 1889–1964, u. Alfons Jakob, 1884–1931]: chronisch-degenerative Erkrankung des Nervensystems mit tödlichem Verlauf, die mit einem fortschreitenden Ganglienzellschwund von Hirnrinde, Hirnstamm und Stammganglien (»spongioforme Enzephalopathie«) verbunden ist und zu den Prionenerkrankungen (↑Prion) gerechnet wird; im Durchschnitt sind die Erkrankten 40 bis 70 Jahre alt; Abk.: CJK; bei der im Zusammenhang mit ↑BSE beim Menschen auftretenden Variante beträgt das Durchschnittsalter der Erkrankten 30 Jahre; Abk.: CJK

CRH: Abk. für Corticotropin-*R*eleasing-*H*ormon, ↑Kortikotropin-Releasing-Hormon

cri|bri|formis, ...me [zu lat. *cribrum* = Sieb u. lat. *forma* = Form, Gestalt]: = kribrös. **cribrosus** vgl. kribrös

crico|arytae|no|ide|us, ...idea, ...ide|um [Kurzw. aus ↑cricoideus u. ↑arytaenoideus]: zum Ring- und Gießbeckenknorpel des Kehlkopfs gehörend (Anat.); z. B. in der Fügung ↑Articulatio cricoarytaenoidea

crico|ide|us, ...idea, ...ide|um [zu gr. *κρίκος* = Kreis, Ring u. gr. *-ειδής* = gestaltet, ähnlich]: »ringförmig« (Anat.); z. B. in der Fügung ↑Cartilago cricoidea

crico|oeso|phage|us, ...gea, ...ge|um [zu ↑cricoideus (in der Fügung ↑Cartilago cricoidea) u. ↑Ösophagus]: zwischen Ringknorpel und Speiseröhre gelegen; z. B. in der Fügung ↑Tendo cricooesophageus

crico|pharyn|ge|us, ...gea, ...ge|um, auch: **crico-pharyn|gicus, ...ca, ...cum** [zu ↑cricoideus (in der Fügung ↑Cartilago cricoidea) u. ↑Pharynx]: zwischen Ringknorpel und Rachen gelegen; z. B. in der Fügung ↑Ligamentum cricopharyngeum

crico|thyreo|ide|us, ...idea, ...ide|um [Kurzw. aus ↑cricoideus u. ↑thyreoideus]: zum Ringknorpel und zum Schildknorpel des Kehlkopfs gehörend (Anat.); z. B. in der Fügung ↑Articulatio cricothyreoidea

crico|tra|chea|lis, ...le [zu ↑cricoideus (in der Fügung ↑Cartilago cricoidea) u. ↑Trachea]: zum Ringknorpel des Kehlkopfs und zur Luftröhre gehörend; z. B. in der Fügung ↑Ligamentum cricotracheale

Cri-du-Chat-Syndrom [kridy'ʃa-; frz.] vgl. Katzenschreisyndrom

criminalis vgl. kriminell

Crinis [aus gleichbed. lat. *crinis*] *m;* -, ...nes: Haar. **Crinis capitis** [↑Caput]: Kopfhaar. **Crines pubis** *Pl.:* Schamhaare, Behaarung im Bereich der Genitalorgane (sekundäres Geschlechtsmerkmal)

Crise noire [kri:z noa:r; frz. = schwarze Krise] *w;* - -, -s -s [kri:z noa:r]: tabische Krise mit Magenbeschwerden und Magenblutung, wobei das Blut den Stuhl schwarz färbt

Crisis vgl. Krise

Crista [aus lat. *crista,* Gen.: *cristae* = Tierkamm, Kamm; Helmbusch] *w;* -, ...tae: Leiste, kammartiges Gebilde, kammartiger Teil eines Organs (Anat.). **Crista ampullaris:** Leiste in der Ampulle der Bogengänge im Labyrinthorgan des Innenohrs (enthält Sinneszellen mit langen Sinneshaaren). **Crista arcua|ta:** bogenförmige Leiste an der Hinterfläche des Gießbeckenknorpels des Kehlkopfs. **Crista capitis costae** [↑Caput costae]: knöcherne Leiste an der Gelenkfläche der Rippenköpfchen (außer bei der 1., 11. und 12. Rippe). **Crista colli costae:** knöcherne Leiste am Rippenhals. **Crista con|chalis: 1)** knöcherne Leiste an der ↑Lamina perpendicularis des Gaumenbeins für die untere Nasenmuschel. **2)** knöcherne Leiste am Stirnfortsatz des Oberkieferbeins für die untere Muschel. **Cristae cutis** *Pl.:* Hautleisten, leistenförmige Vorsprünge der Lederhaut in die ↑Epidermis. **Crista femoris** [↑Femur]: = Linea aspera. **Crista fenest|rae coch|leae:** kleine, knöcherne Leiste, die das Schneckenfenster des Mittelohrs teilweise überdeckt. **Crista frontalis:** knöcherne Leiste am Stirnbein (verläuft an der hinteren Fläche in der Medianlinie). **Crista galli** [lat. *gallus* = Hahn]: »Hahnenkamm«, knöcherne Leiste in der Schädelhöhle (verläuft in der Medianlinie der ↑Lamina cribrosa des Siebbeins aufwärts). **Crista ili|a|ca:** »Hüftbeinkamm«, kammartiger oberer Rand des Hüftbeins. **Crista in|fra|tempo|ra|lis:** scharfe knöcherne Leiste am großen Keilbeinflügel. **Crista inter|tro|chan|te|rica:** knöcherne Leiste zwischen großem und kleinem Rollhügel am Oberschenkelknochen. **Crista la|crimalis anterior** bzw. **posterior:** vordere bzw. hintere Tränenleiste, horizontale Knochenleiste an der medialen Wand der Augenhöhle. **Crista masto|idea:** Leiste am Ansatz des Schläfenmuskels. **Crista ma|tricis un|guis** [↑Matrix unguis]: längliche, gefäßreiche Leiste in der Nagelmatrix. **Crista nasalis: 1)** knöcherne Leiste an der ↑Lamina horizontalis des Gaumenbeins zur Anlagerung für den ↑Vomer. **2)** knöcherne Leiste am Gaumenfortsatz des Oberkieferbeins für den Vomer. **Crista ob|turatoria:** knöcherne Leiste am Unterrand des oberen Schambeinastes. **Crista oc|cipitalis externa:** knöcherne Leiste an der hinteren Fläche der Schuppe des Hinterhauptbeins. **Crista oc|cipitalis interna:** knöcherne Leiste an der Vorderfläche der Schuppe des Hinterhauptbeins. **Crista pyramidis** [↑Pyramide]: = Margo superior (5). **Crista sa|cralis inter|media** bzw. **lateralis** bzw. **media|na:** drei knöcherne Leisten in der Mittellinie der konvexen Rückfläche des Kreuzbeins (entsprechen den Verschmelzungen der Dornfortsätze). **Crista spheno|idalis:** knöcherne Leiste in der Medianlinie an der vorderen Fläche des Keilbeinkörpers. **Crista su|pra|con|dylaris lateralis:** seitliche Leiste am unteren Ende des Oberarmknochens. **Crista su|pra|con|dylaris medialis:** mittlere Leiste am unteren Ende des Oberarmknochens. **Crista su|pra|ven|tricularis:** kräftiger Muskelwulst zwischen dem ↑Ostium atrioventriculare dextrum und dem ↑Ostium trunci pulmonalis der rechten Herzkammer. **Crista terminalis:** kräftige Muskelleiste an der Grenze des Herzohres zum glattwandigen Teil des rechten Vorhofs. **Crista trans|versa:** quere Knochenleiste, die den inneren Gehörgang in ein oberes und unteres Feld teilt. **Crista tuberculi majoris:** knöcherne Leiste unterhalb des ↑Tuberculum majus. **Crista tuberculi minoris:** knöcherne Leiste unterhalb des ↑Tuberculum minus. **Crista ure|thralis:** Schleimhautleiste in der Harnröhre. **Crista vestibuli:** senkrechte Leiste an der medialen Wand des Innenohrvorhofs

crocatus, ...ta, ...tum [aus lat. *crocatus* = safrangelb]: gelb, von gelbem Aussehen; z. B. in der Fügung ↑Hepar crocatum

Crocidismus vgl. Floccilegium

Crohn-Krankheit Morbus Crohn [nach dem amerik. Arzt B. B. Crohn, 1884–1984]: chronische, in Schüben verlaufende Entzündung im Bereich der letzten Ileumschlinge, die alle Bereiche des Verdauungstraktes befallen kann. ↑Ileitis terminalis

Cro|mo|gli|cin|säure: Antiallergikum

Cronkhite-Canada-Syndrom [nach dem amerik. Internisten Leonard W. Cronkhite, 1919–1996, u. der amerik. Radiologin Wilma J. Canada, 1926–2017]: Hyperpigmentierung, multiple Polypen im gesamten Gastrointestinaltrakt, progrediente Alopezie u. Nagelveränderungen

Crosse vgl. Krosse

Crossing-over [ˈkrɒsıŋ ˈəʊvər; engl. = Überkreuzung] *s;* -[s], auch: **Cross-over** [krosˈəʊvər] *s;* -[s]: **1)** spiralige Überkreuzung und Austausch von Teilstücken der Chromosomen bei der Reifeteilung der Keimzellen (Genetik). **2)** Austausch der Medikamente (Verum gegen Placebo und umgekehrt) im Doppelblindversuch

Crota|phion [zu gr. κρόταφος = Schläfe] *s;* -s, ...ia: kraniometrischer Messpunkt an der Spitze des großen Keilbeinflügels. **crotaphiticus, ...ca, ...cum:** zur Schläfe gehörend, schläfenwärts gelegen

Croup vgl. Krupp

Crou|zon-Krankheit [kruˈzõ:...; nach dem frz. Neurologen O. Crouzon, 1874–1938]: Turmschädel mit Deformierung der Schädel- u. Gesichtsknochen

CRP: Abk. für *C*-reaktives *P*rotein

CRPS: Abk. für *c*omplex *r*egional *p*ain *s*yndrome

crucia|tus, ...ta, ...tum [zu lat. *crux,* Gen.: *crucis* = Kreuz]: gekreuzt; z. B. in der Fügung ↑Ligamenta cruciata genus

cruci|formis, ...me [zu lat. *crux,* Gen.: *crucis* = Kreuz u. lat. *forma* = Gestalt, Form]: »kreuzförmig«, von der Gestalt eines Kreuzes; z. B. ↑Eminentia cruciformis (Anat.)

crudus, ...da, ...dum [aus lat. *crudus* = roh]: roh, zäh, unverdaut (z. B. von Nahrungsresten im Stuhlgang)

cru|entus, ...ta, ...tum [aus lat. *cruentus* = blutig, mit Blut vermischt]: blutig, Blut enthaltend (z. B. von Körperflüssigkeiten)

Cruor [aus lat. *cruor,* Gen.: *cruoris* = rohes, dickes Blut] *m;* -s: übliche Kurzbez. für: **Cruor sanguinis:** Blutkuchen, geronnenes Blut, vom Serum abgeschiedenes Blutgerinnsel

cruralis vgl. krural

Crus [aus lat. *crus,* Gen.: *cruris* = Unterschenkel; Bein] *s;* -, Crura: **1)** Schenkel, Unterschenkel (Anat.). **2)** schenkelartiger Teil eines Organs oder Körperteils (bes. eines Knochens; Anat.). **Crura ampullaria** *Pl.:* = Crura ossea. **Crus anterius:** vorderer Schenkel des Steigbügels im Mittelohr. **Crus ant|helicis tertium:** Reliefvariation der Ohrmuschel in Form einer Falte zwischen Helix und Anthelix. **Crus breve:** kurzer Schenkel des Ambosses im Mittelohr. **Crus cerebelli** = Pedunculus cerebellaris medius. **Crus cere|bri:** Schenkel des Mittelhirns (enthält Pyramidenbahnen). **Crus clitoridis** Schenkel der Klitoris, Teil des äußeren Genitales der Frau. **Crus commune:** gemeinsamer Schenkel der häutigen und knöchernen Bogengänge im Innenohr (Mündungsstück der drei Bogengänge in den ↑Utriculus). **Crus fornicis** [↑Fornix]: Schenkel des ↑Fornix. **Crus helicis** [↑Helix]: Schenkel der ↑Helix am Eingang zum äußeren Gehörgang. **Crus laterale:** seitlicher Rand des äußeren Leistenrings, einer schlitzförmigen Öffnung in der Aponeurose des ↑Musculus obliquus externus abdominis. **Crus lon|gum:** »langer Schenkel« des Ambosses im Mittelohr (steht in Verbindung mit dem Steigbügel). **Crus media|le:** medialer Rand des äußeren Leistenrings, einer schlitzförmigen Öffnung in der Aponeurose des ↑Musculus obliquus externus abdominis. **Crura ossea** *Pl.:* Schenkel der Ampullen der knöchernen Bogengänge im Innenohr. **Crus penis:** Schwellkörperschenkel des männlichen Gliedes (angeheftet am unteren Schambeinast). **Crus posterius:** »hinterer Schenkel« des Steigbügels im Mittelohr. **Crus sim|plex:** »einfacher Schenkel« des ↑Canalis semicircularis im Innenohr. **Crus valgum** = Genu valgum. **Crus varum** = Genu varum

Crush [kraʃ; aus engl. *crush* = Zerquetschung] *s;* -[es]: durch Zerfall größerer Muskelmassen nach schweren Traumen ausgelöstes Krankheitsbild, v. a. mit akutem Nierenversagen, aber auch Leberzellnekrosen

Crusta vgl. Kruste. **crustosus** vgl. krustös

Cruveil|hier-An|omalie [krʏvɛˈje:...; nach dem frz. Arzt Jean Cruveilhier, 1791–1874]: veralt. Bez. für eine Rippenfehlbildung mit Ausbildung einer knöchernen Spange (zumeist zwischen der 3. und 4. Rippe). **Cruveil|hier-Krankheit: 1)** veraltende Bez. für eine Form der spinalen progressiven Muskelatrophie (bei Erwachsenen) mit symmetrischer Atrophie und Lähmung der Muskulatur. **2)** veralt. Bez. für ein Magengeschwürleiden bei ↑Superacidität. **Cruveil|hier-von-Baumgarten-Krankheit** [P. C. von Baumgarten, dt. Pathologe, 1849–1928]: angeborene Anomalie der Nabelvene mit Unterentwicklung des Pfortadersystems, Milzvergrößerung und Leberzirrhose

Crux [aus lat. *crux*, Gen.: *crucis* = Kreuz] *w;* -, Cruces: »Kreuz«, Schwierigkeit, Plage. **Crux medicorum** [lat. *medicus* = Arzt]: schwieriges ärztliches Problem; auch: schwierige/-r Patient/-in (bezogen auf die Krankheit des Patienten bzw. der Patientin und seine/ihre Wesensart). **Crux mortis** [↑Mors]: »Todeskreuz«, als schlechtes Zeichen zu wertende Kreuzung der Puls- und Temperaturkurve im grafischen Bild, die sich bei plötzlichem Fieberabfall des Patienten bzw. der Patientin und gleichzeitig ansteigender Pulsfrequenz ergibt

Cryopathia vgl. Kryopathie

Cryptae vgl. Krypten

Cryptitis vgl. Kryptitis

Cryptococcosis vgl. Kryptokokkose

Crypto|coc|cus [gr. *κρυπτός* = verborgen u. ↑Kokke] *m;* -: Gattung hefeähnlicher Pilze (Krankheitserreger). **Crypto|coc|cus neo|formans:** Pilzart aus der Gattung Cryptococcus, Erreger der ↑Kryptokokkose

Cryptosporidiosis vgl. Kryptosporidiose

Cryptosporidium vgl. Kryptosporidium

Cs: chem. Zeichen für ↑Cäsium

CSE-Hemmer: Kurzbez. für ↑Cholesterinsyntheseenzymhemmer

CSF: Abk. für *c*olony *s*timulating *f*actor, ↑koloniestimulierender Faktor

CT = Computertomografie

CTA: 1) Abk. für ↑chemisch-technischer Assistent, chemisch-technische Assistentin. **2)** Abk. für ↑CT-Angiografie

CT-Angio|grafie: Abk. für *c*omputer*t*omografische Angiografie, minimalinvasives Schnittbildverfahren zur Darstellung von arteriellen oder venösen Gefäßen nach intravenöser Gabe von Kontrastmitteln

CTG: Abk. für: *(C)*Kardio*t*oko*g*rafie, *(C)*Kardio*t*oko*g*ramm

Cu: chem. Zeichen für ↑Kupfer

cubitalis vgl. kubital

Cubitus [aus gleichbed. lat. *cubitus*, Gen.: *cubiti*] *m;* -, ...ti: »Ellbogen«, hinterer hakenförmiger Knochenfortsatz des proximalen Endes der Elle, die hintere Spitze am gebeugten Ellbogengelenk. **Cubitus valgus:** Deformierung des Armes im Ellbogengelenk mit Abweichung des Unterarmes (bei gestrecktem Arm) zur Speichenseite hin. **Cubitus varus:** Deformierung des Armes im Ellbogengelenk mit Abweichung des Unterarmes (bei gestrecktem Arm) zur Ellenseite hin

cubo|ideo|navicularis, ...re [zu ↑Kuboid u. ↑navicularis (in der Fügung ↑Os naviculare)]: zu Würfelbein und Kahnbein des Fußes gehörend; z. B. in der Fügung ↑Ligamentum cuboideonaviculare dorsale (Anat.)

cuboides vgl. kuboid

Culex [aus lat. *culex*, Gen.: *culicis* = Mücke, Schnake] *m;* -, (Arten:) Culices: Gattung der Stechmücken (dazu gehören die Hausmücke und die Gemeine Stechmücke)

Culmen [aus lat. *culmen*, Gen.: *culminis* = höchster Punkt, Gipfel] *s;* -[s], ...mina: vorderer, oberer Teil des ↑Vermis zwischen ↑Lobus centralis und tiefer Furche

Cumulus [aus gleichbed. lat. *cumulus*, Gen.: *cumuli*] *m;* -, ...li: Hügel, Haufen, Anhäufung (Anat.). **Cumulus oo|phorus:** »Eihügel«, Anhäufung von Granulosazellen im Graaf-Follikel, in die die Eizelle eingebettet ist (Biol., Med.)

cunea|tus, ...ta, ...tum [zu lat. *cuneus* = Keil]: = kuneiform. **cuneiformis** vgl. kuneiform

cuneo|cubo|ide|us, ...dea, ...de|um [Kurzbildung zu ↑Os cuneiforme u. ↑Kuboid]: zu den Keilbeinen und zum Würfelbein des Fußes gehörend; z. B. in der Fügung ↑Ligamentum cuneocuboideum dorsale (Anat.)

cuneo|meta|tarse|us, ...sea, ...se|um [Kurzbildung zu ↑Os cuneiforme u. ↑Metatarsus]: zwischen Keilbein und Mittelfuß gelegen; z. B. in der Fügung ↑Ligamenta cuneometatarsea interossea

cuneo|navicularis, ...re [Kurzbildung zu ↑Os cuneiforme u. ↑Os naviculare]: zu den Keilbeinen und zum Kahnbein des Fußgelenks gehörend; z. B. in der Fügung ↑Articulatio cuneonavicularis (Anat.)

Cune|us [aus lat. *cuneus*, Gen.: *cunei* = Keil] *m;* -, Cunei [...e-ɪ]: »Keil«, Zwickel, Großhirnrindenwindung von keilförmiger Gestalt an der medialen Fläche des Okzipitallappens über und unter dem ↑Sulcus calcarinus (enthält das Sehzentrum)

Cunnilingus [zu ↑Cunnus u. lat. *lingere* = lecken] *m;* -: orogenitaler Geschlechtsverkehr mit Stimulation der Vulva

Cunnus [aus lat. *cunnus* = weibliche Scham] *m;* -: wenig gebräuchliche Bez. für die äußeren Geschlechtsteile der Frau

Cuprum vgl. Kupfer

CUP-Syndrom ['kʊp...]: Abk. für engl. *c*ancer of *un*known *p*rimary, Auftreten von Metastasen ohne Kenntnis des Primärtumors

Cupula [aus lat. *cupula*, Gen.: *cupulae* = kleine Kufe; Tonne] *w;* -, ...lae: Kuppel, oberer, kuppelförmiger Teil eines Organs (Anat.). **Cupula ampullaris:** kutikulare, gallertige Ausscheidung, die die Sinneshaare der Bogengänge verklebt. **Cupula cochleae:** die abgerundete Spitze oder Kuppel des Schneckenganges im Innenohr. **Cupula pleu|rae:** »Pleurakuppel«, der oberste Teil der ↑Pleura (etwa oberhalb der 1. Rippe gelegen). **cupularis, ...re** [zu ↑Cupula]: zu einer Cupula, insbes. zur ↑Cupula cochleae, gehörend; z. B. in der Fügung ↑Caecum cupulare (Anat.)

curabilis vgl. kurabel

Curare vgl. Kurare

Curettage vgl. Kürettage. **Curette** vgl. Kürette

Curie [kʏ'ri:; nach dem frz. Physikerehepaar Pierre Curie, 1859–1906, u. Marie Curie, 1867–1934] *s;* -, -: Maßeinheit der Aktivität eines radioaktiven Strahlers ($3{,}7 \times 10^{10}$ Zerfallsakte je Sekunde); Zeichen: Ci (früher: c, C); neuere Bez. ↑Becquerel. **Curium** *s;* -s: nur künstlich herstellbares metallisches Element; Zeichen: Cm

Curling-Ulkus ['kəːlɪŋ...; nach dem engl. Chirurgen Th. B. Curling, 1811–1888]: infolge schwerer Verbrennungen auftretende Geschwüre des Verdauungskanals

Curschmann-Spiralen [nach dem dt. Internisten Heinrich Curschmann, 1846–1910] *Pl.:* Schleimfäden (als morphologischer Bestandteil des ↑Sputums), die wie ein Seil gedreht sind (Vorkommen bei chronischer Bronchitis und bei Lungenasthma)

Curschmann-Steinert-Dystrophie [nach dem dt. Internisten Hans Curschmann, 1875–1950, u. dem dt. Arzt Hans Steinert, 1875–1911, u. ↑Dystrophie]: autosomal-dominant vererbte Erkrankung, die zu einer zunehmenden Muskelschwäche und zu Muskelschwund führt

Curvatura vgl. Kurvatur

Cushing-Syn|drom ['kʊʃ...; nach dem amerik. Chirurgen Harvey Cushing, 1869–1939]: Krankheitsbild mit Fettsucht, runden, vollem Gesicht, ↑Hyperglykämie, ↑Polycythaemia rubra vera (Polyzythämie) und anderen Symptomen infolge vermehrter Produktion kortikotroper Hormone oder externer Steroidzufuhr

Cus|pis [aus lat. *cuspis*, Gen.: *cuspidis* = Spitze, Stachel] *w;* -, ...ides: Spitze, Herzklappenzipfel (Anat.). **Cus|pis anterior:** Zipfel an der Mitralklappe des Herzens

Cus|tom-made-Pro|these ['kastəm meɪd...; engl. *custom-made* = nach Maß] *w;* -, -n: individuell angepasste Prothese (im Gegensatz zur serienmäßig hergestellten)

cutaneus vgl. kutan

Cuticula vgl. Kutikula

Cutis vgl. Kutis

Cuvier-Gang [kʏ'vɪe:...] vgl. Ductus Cuvieri

CVI: Abk. für *c*hronisch-*v*enöse *I*nsuffizienz

CVT: Abk. für *c*erebral *v*ein *t*hrombosis; ↑Sinus[venen]thrombose

CVVHD: Abk. für [continuous] kontinuierliche *v*eno*v*enöse *H*ämo*d*ialyse

cw-Doppler-Sonogra|fie [cw Abk. für engl. *continuous wave* = kontinuierliche Welle, ungedämpfte Welle]: Abk. für *C*ontinuous-*W*ave-Doppler-Sonografie, Untersuchungsverfahren zur Ortung und Darstellung oberflächlich gelegener Arterien

Cyanhidrosis vgl. Zyanhidrose

cyan[o]..., Cyan[o]... vgl. zyano..., Zyano...

Cyanoderma vgl. Zyanoderma

Cyanopathia vgl. Zyanopathie

Cyanopsia vgl. Zyanopsie

Cyanosis vgl. Zyanose

cyanoticus vgl. zyanotisch

Cyborg ['saɪbɔːg; Kurzw. aus engl. *cyb*ernetic *or*ganism = kybernetischer Organismus] *m;* -s, -s, auch: **Kyborg** *m;* -s, -s: Jargon für die funktionelle Einheit aus Mensch und bestimmten Apparaturen (z. B. Armprothese), die über das zentrale und periphere Nervensystem elektronisch gesteuert werden

cycl..., Cycl... vgl. zyklo..., Zyklo...

Cyclitis vgl. Zyklitis

cyclo..., Cyclo... vgl. zyklo..., Zyklo...

Cyclochorioiditis vgl. Zyklochorioiditis

Cyclokeratitis vgl. Zyklokeratitis

Cyclonosis vgl. Zyklonose

CYFRA 21-1: Abk. für *Cy*tokeratin-*Fra*gment 21-1, ↑Tumormarker für nicht kleinzellige Bronchialkarzinome

Cylindroma vgl. Zylindrom. **cylin|dromatosus, ...osa, ...osum** [zu ↑Zylindrom]: zum Erscheinungsbild eines Zylindroms gehörend, ein Zylindrom betreffend; z. B. in der Fügung Carcinoma cylindromatosum

Cymba [von gr. κύμβη = Kahn, Nachen] *w;* -, ...bae, in der Fügung: **Cymba con|chae:** »kahnförmiger« oberer Abschnitt der Ohrmuschelgrube

Cystadenoma vgl. Zystadenom

Cys|tatin C: Proteasehemmer, Marker zur Bestimmung der glomerulären Filtrationsrate
Cysticercus vgl. Zystizerkus
cysticus vgl. zystisch
Cystis [aus gr. *κύστις* = Harnblase; Beutel] *w;* -: blasenförmiges Organ, insbesondere: Harnblase (Anat.). **Cy|stis fellea:** seltene Bez. für ↑ Vesica fellea
Cystitis vgl. Zystitis
Cystoma vgl. Zystadenom
Cy|to|chrom vgl. Zytochrom
C-Zellen [tse...]: Kalzitonin produzierende Zellen der Schilddrüse
Czerny-Operation [ˈtʃɛrnɪ...; nach dem dt. Chirurgen Vincenz Czerny, 1842–1916]: Leistenbruchoperation (Abtragung des freipräparierten Bruchsackes, Versenkung des Bruchsackstumpfes und Verschluss des Leistenkanals durch Pfeilernähte)

D

d: Abk. für ↑ dextrogyr
D: 1) chem. Zeichen für ↑ Deuterium. **2)** Abk. für ↑ Dezimalpotenz. **3)** Abk. für ↑ Dioptrie. **4)** ältere abkürzende Bez. für die Rückenmarkssegmente der Brustwirbelsäule (D_1, D_2 usw.) u. für die 12 Brustwirbel (D 1, D 2 usw.). **5)** Kennbuchstabe, der den Namen derjenigen Kohlenhydrate vorangestellt wird, die sich zu der (willkürlich gewählten) Bezugssubstanz Glyzerinaldehyd abbauen lassen (z. B. D-Glucose)
DAB: Abk. für ↑ Deutsches Arzneibuch
Da-Costa-Syndrom [nach dem amerik. Internisten Jacob Mendes Da Costa, 1833–1900, u. ↑ Syndrom]: psychosomatischer Symptomenkomplex mit Herzschmerzen, Herzrasen, Müdigkeit, Schwindel, Atemnot; Symptome treten belastungsunabhängig und ohne erkennbaren organischen Befund auf; heute als funktionelle Herzbeschwerden bezeichnet; evtl. auch ein dermatologisches Krankheitsbild (↑ Erythrokeratodermia figurata variabilis)
dacry[o]..., Dacry[o]... vgl. dakryo..., Dakryo...
Dacryoadenitis vgl. Dakryoadenitis
Dacryocystitis vgl. Dakryozystitis
Dacryorrhoea vgl. Dakryorrhö
Dactylitis vgl. Daktylitis
dactylo..., Dactylo... vgl. daktylo..., Daktylo...
Dactylogryposis vgl. Daktylogrypose
Dactylolysis vgl. Daktylolyse
da|kryo..., Da|kryo..., vor Vokalen auch: **da|kry..., Da|kry...,** latinisiert: **dacry[o]..., Da|cry[o]...** [aus gr. *δάκρυον* = Träne]: Bestimmungswort von Zus. mit der Bed. »Träne; Tränensack; Tränenwege«; z. B.: Dakryolith, Dakryops
Da|kryo|adenitis [zu ↑ dakryo... u. gr. *ἀδήν*, Gen.: *ἀδένος* = Drüse] *w;* -, ...itiden, in fachspr. Fügungen: **Da|cryo|adenitis**, *Pl.:* ...itides: Tränendrüsenentzündung
Da|kryo|lith [↑ dakryo... u. ↑ ...lith] *m;* -s u. -en, -e[n]: ↑ Konkrement in den abführenden Tränenwegen
Da|kryon [aus gr. *δάκρυον* = Träne] *s;* -s: anthropologischer Messpunkt an der vorderen oberen Spitze des Tränenbeins
Da|kry|ops [↑ dakryo... u. gr. *ὤψ* = Auge] *m;* -[es], -[e] od. ...open: Hohlraumbildung durch Sekretverhaltung im Ausführungsgang der Tränendrüse
Da|kryo|rhino|stomie [↑ dakryo..., ↑ rhino... und ↑ ...stomie] *w;* -, ...ien: operative Herstellung einer Verbindung zwischen Tränensack und Nasenhöhle bei verschlossenem ↑ Ductus nasolacrimalis
Da|kryor|rhö, auch: **Da|kryor|rhöe** [...rø:; zu ↑ dakryo... u. gr. *ῥεῖν* = fließen] *w;* -, ...rhöen, in

fachspr. Fügungen: **Da|cryor|rhoea**, *Pl.:* ...rhoeae: Tränenfluss

Dakryo|stenose vgl. Tränengangstenose

Da|kryo|zystitis [zu ↑dakryo... u. gr. *κύστις* = Beutel, Sack] *w;* -, ...itiden, in fachspr. Fügungen: **Dacryo|cystitis**, *Pl.:* ...itides: Tränensackentzündung

Dakryo|zysto|grafie [↑dakryo... u. ↑Zystografie] *w;* -, ...fien: röntgenologische Darstellung des Tränensacks nach Verabreichung eines Kontrastmittels

Da|kryo|zysto|rhino|stomie [↑dakryo..., gr. *κύστις* = Beutel, Sack, ↑rhino... u. ↑...stomie] *w;* -, ...ien: = Dakryorhinostomie

Daktylitis [zu gr. *δάκτυλος* = Finger; Zehe] *w;* -, ...itiden, in fachspr. Fügungen: **Dactylitis**, *Pl.:* ...itides: Finger- oder Zehenentzündung

daktylo..., Daktylo..., latinisiert: **dactylo..., Dactylo...** [aus gr. *δάκτυλος* = Finger; Zehe]: Bestimmungswort von Zus. mit der Bedeutung »Finger; Zehe«; z. B.: Daktylogramm

Daktylo|gramm [↑daktylo... und ↑...gramm] *s;* -s, -e: Fingerabdruck

Daktylo|grypose [↑daktylo... u. gr. *γρύπωσις* = Verkrümmung] *w;* -, -n, in fachspr. Fügungen: **Dactylo|gryposis** *w;* -, ...oses: veraltende Bez. für eine Verkrümmung von Fingern oder Zehen

Daktylo|logie [↑daktylo... u. ↑...logie] *w;* -: buchstabierende Zeichensprache mithilfe der Hände (bes. zwischen Gehörlosen); Fingeralphabet

Daktylo|lyse [zu ↑daktylo... u. gr. *λύειν* = lösen, auflösen] *w;* -, -n, in fachspr. Fügungen: **Dactylolysis** *w;* -, ...yses: Ablösung bzw. Abschnürung von Fingern oder Zehen. **Dactylolysis spontanea:** Krankheit von Tropenbewohnern mit spontan auftretender Abschnürung und Verlust von Fingern oder Zehen (z. B. beim Aussatz)

Daktylo|megalie [↑daktylo- u. gr. *μέγας* (mit Stammerweiterung: *μεγαλο-*) = groß] *w;* -, ...ien: krankhafter Großwuchs der Finger od. Zehen

Daktylo|skopie [↑daktylo... u. ↑...skop] *w;* -, ...ien: Prüfung von Fingerabdrücken (auch von Zehenabdrücken) vorwiegend für gerichtsmedizinische u. kriminologische Zwecke (z. B. Identifikation)

Dalkon|schild [Kunstwort aus den Anfangsbuchstaben der Namen der amerik. Gynäkologen H. J. *D*avis und Irving *L*erner und von ↑*Kon*trazeptivum]: kleines, schildförmiges Pessar, das zur Schwangerschaftsverhütung in die Gebärmutterhöhle eingelegt wird; in den 1970er-Jahren vom Markt genommen

Dal|rym|ple-Zeichen [ˈdɛlrɪmpəl...; nach dem engl. Ophthalmologen John Dalrymple, 1804–1852]: Sichtbarwerden der Lederhaut oberhalb der Hornhaut des Auges beim Geradeausblicken (charakteristisches Zeichen bei endokriner ↑Orbitopathie)

Daltonismus [nach dem engl. Physiker John Dalton, 1766–1844] *m;* -: selten verwendete Sammelbez. für die verschiedenen Formen der angeborenen Farbenblindheit (bes. Rot- oder Grünblindheit)

Damm vgl. Perineum

Dämmer|attacke: kurzfristige (Sekunden bis wenige Minuten dauernde) Bewusstseinstrübung, verbunden mit sinnlosen Handlungen (bei Temporallappenepilepsie); allmähliches oder plötzliches Abklingen; Möglichkeit des Übergangs in einen postparoxysmalen Dämmerzustand

Dämmerzustand: Bewusstseinseinengung bis Bewusstseinstrübung, verbunden mit Wahrnehmungsstörungen u. in schweren Fällen mit folgender Amnesie, z. B. nach Schädel-Hirn-Trauma od. epileptischem Anfall

Dammhoden: Fehllagerung des Hodens im Damm als Folge einer Fehlwanderung während der Embryonalentwicklung

Dammriss: Einreißung der Dammhaut oder der Dammmuskulatur bei Frauen während der Geburt

Dammschnitt vgl. Episiotomie

Damoi|seau-Ellis-Kurve [damoaˈzɔ ˈɛlɪs...; nach dem frz. Arzt L. H. C. Damoiseau, 1815–1890, und dem amerik. Arzt C. Ellis, 1826–1883]: obere Begrenzung von Pleuraergüssen in Form einer Parabel

Dämono|manie [gr. *δαίμων* = Gottheit, böser Geist u. ↑Manie] *w;* -, ...ien: Dämonenwahn, Wahn, von einem bösen Geist besessen zu sein (Psychol., Med.)

Dämpfung *w;* -, -en: **1)** dumpfer Klopfschall über luftleeren Körperteilen. **2)** vgl. Sedierung

Dandy-Sym|ptom [ˈdændɪ...; nach dem amerik. Neurochirurgen W. E. Dandy, 1886–1946]: veralt. Bez. für eine Sehstörung, bei der Kopfbewegungen der kranken Person scheinbare Bewegungen fest stehender Gegenstände vortäuschen (bei Streptomyzinvergiftung, auch bei Menière-Krankheit)

Dandy-Walker-Syndrom [nach dem amerik. Neurologen Arthur E. Walker, 1907–1995]: embryonale Entwicklungsstörung mit zystischer Erweiterung des IV. Ventrikels, Hypo- bzw. Aplasie des Kleinhirnwurmes mit od. ohne Atresie der Foramina Luschkae und Magendi, oft verbunden mit weiteren Fehlbildungen, Manifestation erst im jungen Erwachsenenalter mit progredientem Hydrozephalus, Ataxie, Nystagmus, Schwindel, Hirnnervenausfälle

Daniels-Lymph|knoten [ˈdænɪəls...; nach dem engl. Arzt A. C. Daniels]: Lymphknoten in dem vor dem ↑Musculus scalenus gelegenen Fettgewebspolster

DAP: Abk. für *d*iastolic *a*rterial *p*ressure

Darier-Krankheit [daˈrɪe:...; nach dem frz. Dermatologen F. J. Darier, 1856–1938]: = Dyskeratosis follicularis vegetans

Darier-Zeichen: urtikarielle Schwellung nach heftigem Reiben bei Mastozytom und kutaner Mastozytose

Darling-Krankheit [ˈdɑ:lɪŋ...; nach dem amerik. Arzt S. T. Darling, 1872–1925]: = Histoplasmose

Darm vgl. Intestinum

Darmbein vgl. Os ilium

Darmbrand vgl. Enteritis necroticans

Darm|dekontamination: Verringerung der Keimzahl der Darmflora durch gastrointestinal nicht resorbierbare Antibiotika (bes. zur Vermeidung beatmungsassoziierter Pneumonien)

Darmdrüsen vgl. Glandulae intestinales

Darm|einklemmung, auch: **Darminkarzeration:** Einklemmung von Darmschlingen in einem Bruchsack

Darmentzündung vgl. Enteritis u. Kolitis

Darmfistel: röhrenförmiger Gang zwischen Darm und Körperoberfläche (pathologisch oder operativ angelegt)

Darm|flora [zu lat. *flos*, Gen.: *floris* = Blume, Blüte] *w;* -, ...floren: Gesamtheit der Mikroorganismen (v. a. Bakterien), die den Darm besiedeln

Darm|in|karzeration [↑ Inkarzeration] *w;* -, -en: vgl. Darmeinklemmung

Darm|katarrh: unspezifische Bezeichnung für ↑ Enteritis

Darmlähmung, Darm|para|lyse vgl. Ileus, paralytischer

Darm|polyp: gutartige Geschwulst der Darmschleimhaut

Darmschleimhaut: Oberbegriff für die ↑ Tunica mucosa der einzelnen Darmabschnitte

Darmspiegelung: ↑ endoskopische Untersuchung eines oder mehrerer Darmabschnitte (insbes. die ↑ Koloskopie)

Darm|stenose: Verengung einer Darmlichtung

Darmträgheit vgl. Obstipation

Darmverschlingung vgl. Volvulus

Darmverschluss vgl. Ileus

Darmwandbruch vgl. Littré-Hernie

Darmzotten vgl. Villi intestinales

Darwinismus [nach dem engl. Naturforscher Charles R. Darwin, 1809–1882]: *m;* -: Abstammungslehre, nach der sich höhere Lebewesen stammesgeschichtlich aus niederen durch natürliche Auslese entwickelt haben (Biol.). **Darwin-Spitzohr** vgl. Apex auriculae

D-Arzt, D-Ärztin [de:...]: Durchgangsarzt, Durchgangsärztin; von den Berufsgenossenschaften mit der Behandlung von Arbeits- und Wegeunfällen beauftragter Arzt od. beauftragte Ärztin für Orthopädie und Unfallchirurgie

Daten|schutz: Schutz personenbezogener Daten vor Missbrauch

Dauerausscheider: gesund erscheinender Mensch, der nach überstandener Infektionskrankheit weiterhin Krankheitserreger beherbergt und ständig (z. B. durch Stuhl, Harn, Speichel oder Hustentröpfchen) in die Umgebung ausstreut

Dau|er|katheter: Blasenkatheter mit aufblasbarem Ballon, der bei Harnabflussstörungen für längere Zeit belassen wird

Daumen vgl. Pollex

Daumenballen vgl. Thenar

Daumen|sattel|gelenk vgl. Articulatio carpometacarpalis

Dawn-Phänomen [dɔ:n...; engl. *dawn* = Morgendämmerung, Tagesanbruch] *s;* -s, -e: physiologischer Anstieg der Blutzuckerkonzentration am Morgen

dB = Dezibel

DCIS: Abk. für *d*uctal *c*arcinoma *i*n *s*itu (↑ Karzinom)

DD, D. D. = Differenzialdiagnose

DDD: Abk. für ↑ defined daily dose

DDD-Herzschrittmacher: Kurzbez. für einen Herzschrittmacher, der sowohl in der Herzkammer als auch im Herzvorhof eine Sonde hat (engl. *d*ouble mode = doppelter Funktionsmodus), beide Bereiche stimuliert (engl. *d*ouble pacing) und in beiden Bereichen Signale wahrnimmt (engl. *d*ouble sensing)

D-Di|mer: Spaltprodukt des Fibrins, erhöhte Werte im Plasma werden z. B. bei ↑ Verbrauchskoagulopathie, auch bei Thrombosen oder Lungenembolie gemessen (ein negativer Test schließt eine Thrombose wahrscheinlich aus, ein positiver Test erfordert weitere Überprüfung)

de..., De... [aus lat. *de* = von – weg]: Vorsilbe mit der Bedeutung »weg, ent-, von – weg, ab, herab«; z. B.: Degeneration, Dehydrase

De|af|ferenzie|rung [zu ↑ de... u. lat. *afferre* = herbei-, heranbringen] *w;* -, -en: Verlust der sensiblen Impulse (Afferenzen), entweder traumatisch bedingt oder durch Durchtrennung der hinteren (↑ afferenten) Wurzeln eines Nervs zur Schmerzausschaltung

De|basie|rung [zu ↑ de... u. ↑ Basis] *w;* -, -en: operative Abtragung eines Gelenkköpfchens

debil, in fachspr. Fügungen: **debilis, ...le** [aus lat. *debilis* = geschwächt, schwach]: veralt. Bez. für: an einer leichten geistigen Behinderung oder leichter Intelligenzmindung leidend. **Debilitas** *w;* -: Schwäche. **Debilitas cordis** [↑ Cor]: »Herzschwäche«. **Debilitas mentalis:** leichte Intelligenzminderung, leichte geistige Behinderung. **Debilitas vitae** [lat. *vita* = Leben]: angeborene Lebensschwäche des Neugeborenen, das den mit der Geburt herantretenden Anforderungen (z. B. Atmung, Wärmeregulation, Nahrungsaufnahme) nicht gewachsen ist. **Debilität** *w;* -: veralt. Bez. für ↑ Debilitas mentalis

Dé|bridement [debrɪdəˈmã:; aus gleichbed. frz. *débridement*] *s;* -s, -s: Einschnitt in ein Gewebe zur Erweiterung einer Öffnung (z. B. einer Bruchpforte)

Debulking [deˈbalkɪŋ; engl. *bulk* = Masse, Umfang, Größe]: **a)** Geschwulstverkleinerung (mittels Laser oder Messerkatheter) vor der Behandlung eines Tumors; **b)** sekundäres Debulking, Interventions-Laparotomie nach Remission auf initiale Chemotherapie

de|calvans [zu lat. *decalvare* = kahl machen]: kahl machend, Haarausfall bewirkend; z. B. in der Fügung ↑ Folliculitis decalvans

Dé|canulement [dekanʏləˈmã:; frz.] *s;* -s, -s: veralt. Bez. für die Entfernung einer Kanüle, insbesondere aus der Luftröhre nach einem Luftröhrenschnitt

Decapitatio vgl. Dekapitation
Decapsulatio vgl. Dekapsulation
De|cidua [zu lat. *deciduus* = abfallend] *w;* -, ...duae: »Siebhaut«, Schleimhaut der schwangeren Gebärmutter; eindeutschend auch: Dezidua. **De|cidua basalis:** die zwischen dem Embryo und der Gebärmutterwand gelegene Schleimhaut. **De|cidua capsularis:** die zwischen dem Embryo und der Gebärmutterhöhle gelegene Schleimhaut. **De|cidua parie|talis** [-...rɪ-e...]: die Schleimhaut auf der dem Embryo gegenüberliegenden Seite der Gebärmutter. **decidualis** vgl. dezidual. **decidu|us, ...dua, ...du|um:** ab- oder ausfallend; nicht bleibend (z. B. von der Gebärmutterschleimhaut oder den Zähnen des Milchgebisses [↑Dentes decidui])
Deckknochen vgl. Belegknochen
Deck|membran vgl. Membrana tectoria
Deckzellen: Zellen an der Oberfläche seröser Häute
De|clive [zu lat. *declivis* = abfallend, abschüssig] *s;* -s: Teil des Kleinhirnwurmes, der unterhalb der primären Fissur liegt (Anat.)
Decoctum vgl. Dekoktum
Décollement [dekolˈmã:; zu frz. *décoller* = losleimen, loslösen] *s;* -s, -s: Loslösung, Abscherung der Haut von der Muskulatur (z. B. bei Quetschverletzungen)
Decorticatio vgl. Dekortikation
decrepitus vgl. dekrepit
Decrescendogeräusch vgl. Dekrescendogeräusch
De|cre|scendo|geräusch [dekrɛˈʃɛndo...; ital. *decrescendo* = abnehmend]: in der Stärke abschwellendes Organgeräusch (bes. krankhaftes Herzklappengeräusch)
Decubitus vgl. Dekubitus
Decussatio vgl. Dekussation
De|fäkation [zu lat. *defaecare* = von der Hefe, vom Bodensatz reinigen] *w;* -, -en, in fachspr. Fügungen: **De|fae|catio,** *Pl.:* ...iones: Stuhlentleerung
de|fäkieren [lat. defaecare = reinigen]: Kot ausscheiden
De|fäko|gra|fie [↑Defäkation u. ↑...grafie] *w;* -, ...ien: röntgenografische Dokumentation der Stuhlentleerung nach rektaler Verabreichung einer Bariumaufschwemmung (auch Beurteilung mittels Magnetresonanz nach Verabreichung von Kontrastmittel)
De|fatigatio, De|fatigation [aus gleichbed. lat. *defatigatio*] *w;* -: Ermüdung, Erschöpfung
De|fekt [zu lat. *deficere, defectum* = wegbleiben, ausfallen, fehlen] *m;* -[e]s, -e: **1)** Fehlen, Verlust, Schaden oder Fehler eines Organs, Organteils oder einer Organfunktion. **2)** Fehlen einer Sinnesfunktion
defektieren: Medikamente herstellen (in Apotheken)
De|fekt|protein|ämie: angeborene pathologische Zusammensetzung der Serumproteine; Fehlen eines normalerweise im zirkulierenden menschlichen Blut vorkommenden Serumproteins
Defektur: a) Herstellung von Arzneimitteln, die in größeren Mengen vorrätig gehalten werden sollen (in Apotheken); b) der entsprechende Raum dafür
De|feminatio, De|femination [zu ↑de... und lat. *femina* = Frau] *w;* -: »Entweiblichung«, veralt. Bez. für den Verlust der typisch weiblichen Geschlechtsempfindung
De|feminisierung, [zu ↑de... und lat. *femina* = Frau] *w;* -: Regression der weiblichen Geschlechtsmerkmale durch hormonelle Einflüsse
Dé|fense mus|culaire [deˈfã:s mʏskʏˈlɛ̃:r; frz.] *w;* - -: starke u. unwillkürliche »Abwehrspannung« der Bauchmuskulatur (bei anhaltender Reizung des Bauchfells)
de|ferent, in fachspr. Fügungen: **de|ferens** [zu lat. *deferre* = hinabtragen, hinabführen]: hinabführend, abwärts führend; z. B. in der Fügung ↑Ductus deferens (Anat.)
De|ferentitis [zu ↑deferent (in der Fügung ↑Ductus deferens)] *w;* -, ...itiden (in fachspr. Fügungen: ...itides): Entzündung des Samenleiters
De|ferves|zenz [zu lat. *defervescere* = verbrausen, verwallen] *w;* -: Entfieberung des Organismus
De|fi|brillation [zu ↑de... u. lat. *fibra* = Faser] *w;* -, -en: Beseitigung von [lebensbedrohlichen] Herzrhythmusstörungen durch Stromstöße. **Defibrillator** *m;* -s, ...toren: Apparat zur Durchführung der Defibrillation. **de|fi|brillie|ren:** eine Defibrillation vornehmen
de|fi|brinie|ren [↑de... u. ↑Fibrin]: Fibrin auf mechanische Weise (z. B. durch Schlagen mit einem Glasstab od. Schütteln) aus frischem Blut entfernen u. es dadurch ungerinnbar machen
De|ficiency [deˈfɪʃənsɪ; aus engl. *deficiency* = Mangel, Ausfall (zu lat. *deficere,* s. u.)] *w;* - oder **De|fizienz** [zu lat. *deficere* = abnehmen, ausfallen, schwinden] *w;* -: in fachspr. Fügungen: **Deficiency Syndrome**[1]: Mangelsyndrom, z. B. acquired immune deficiency syndrome (Aids)
defined daily dose [dɪˈfaɪnd ˈdeɪlɪ dəʊz; engl. = definierte tägliche Dosis] *w;* - - -, - - -s [- - ˈdəʊzɪs]: Bez. für diejenige Menge eines Arzneimittels, die einem Patienten, einer Patientin im Durchschnitt pro Tag verabreicht wird; Abk.: DDD
Defizienz vgl. Deficiency
de|flatorisch [zu lat. *deflare* = wegblasen]: der Flatulenz entgegenwirkend (von Arzneimitteln)
De|flexion [aus lat. *deflexio* = Ablenkung, Abbiegung] *w;* -, en: »Entbeugung«, Streckung (z. B. eines Organs oder Körperteils). **De|flexions|lage:** Geburtslage des Kindes, bei der die normale Kopfbeugung fehlt
De|floration [zu lat. *deflorare* = die Blüten abpflücken, entblüten; entjungfern] *w;* -, -en: »Entjungferung«, Zerstörung des ↑Hymens der Frau (beim ersten Geschlechtsverkehr). **de|florie|ren:** »entjungfern«
De|fluvium [aus lat. *defluvium* = Abfluss; Ausfall (der Haare)] *s;* -s; in der Fügung: **De|fluvium capillorum** [↑Capillus]: Haarausfall
deformans vgl. deformierend. **De|formation** [zu

lat. *deformare* = verbilden, verunstalten] *w;* -, -en, in fachspr. Fügungen: **Deformatio,** *Pl.:* ...io|nes: »Verbiegung«, Verunstaltung, Formabweichung (bei Körperteilen und Organen). **de|formie|ren:** verformen, entstellen. **de|formie|rend,** in fachspr. Fügungen: **de|formans:** verunstaltend, entstellend, krankhafte Formveränderungen bewirkend. **De|formität** *w;* -, -en: = Deformation

De|frontalisation [zu ↑de... u. ↑frontal (in der Fügung ↑Lobus frontalis)] *w;* -, -en: nicht mehr durchgeführte operative Durchtrennung der Verbindung zwischen Stirnhirn und dem übrigen Gehirn bzw. dem ↑Thalamus (eine Form der ↑Leukotomie)

De|furfuration [zu ↑de... u. lat. *furfur* = Hülse; Kleie] *w;* -, -en, in fachspr. Fügungen: **Defurfuratio,** *Pl.:* ...io|nes: kleieförmige Hautabschuppung

De|generation [zu lat. *degenerare* = aus der Art schlagen, entarten] *w;* -, -en, in fachspr. Fügungen: **De|generatio,** *Pl.:* ...io|nes: **1)** Anhäufung ungünstiger Erbmerkmale durch Inzucht (Biol.). **2)** allgem. Bez. für Entartung, Zerfall (z. B. von Organen im Laufe der Stammesgeschichte; Biol.). **3)** durch natürlichen Verschleiß, Nichtgebrauch, Altern oder durch Krankheit bedingte entartete Abbauung und Verschlechterung von Zellen, Organen oder Körperteilen, verbunden mit einer allgemeinen Funktions- und Leistungsminderung der betroffenen Teile (Med.). **De|generatio adiposo|genitalis** = Dystrophia adiposogenitalis. **De|generatio cystica:** nach dem Tode auftretende Blasenbildung im Gehirngewebe. **De|generatio genito|sclerodermica:** im Anschluss an Infektionskrankheiten mögliche Unterfunktion innersekretorischer Drüsen, die u. a. zu Störungen der Hauternährung, zu Abmagerung oder zum Ausbleiben der Monatsblutung führt. **De|generatio grisea:** Zerfall der weißen Markscheiden und der Achsenzylinder markhaltiger Nervenfasern. **De|generatio hepatolenticularis:** Wilson-Krankheit, krankhafte Veränderung der Leber in Verbindung mit einer degenerativen Erkrankung des Linsenkerns im Gehirn

De|generations|psy|chose: veralt. Bez. für einen durch Degenerationsvorgänge (z. B. Altern) hervorgerufenen geistigen Abbau mit psychischer Fehlhaltung (Sonderform einer Psychose)

De|generations|zeichen: angeborene körperliche Fehlbildung oder geistige Deformation

de|generativ [zu lat. *degenerare* = aus der Art schlagen, entarten], in fachspr. Fügungen: **degenerativus, ...va, ...vum:** die Degeneration betreffend, auf Degeneration beruhend

degenerieren: sich zurückbilden, entarten

De|glutition [zu lat. *deglutire* = hinunterschlucken, verschlingen] *w;* -, -en, in fachspr. Fügungen: **Deglutitio,** *Pl.:* ...io|nes: Schlingbewegung, Schluckakt

Degradation: Zerstörung von Zellen

De|his|zenz [zu lat. *dehiscere* = auf-, auseinander klaffen] *w;* -: Klaffen, Auseinanderweichen von Binde- oder Stützgewebe, z. B. von Knochennähten, von Teilen der Bauchwand oder von Wundflächen

Dehnungsgeschwür: veralt. Bez. für ein Geschwür in gedehnten Darmteilen; Ileusgeschwür

De|hy|drase [zu ↑de...u. ↑hydro u. ↑...ase] *w;* -, -n: Enzym, das Wasserstoff abspaltet (wirksam z. B. bei biologischen Oxidationsvorgängen in den Zellen)

De|hy|dratation [zu ↑de... u. gr. *ὕδωρ* = Wasser] *w;* -, -en: Entzug von Wasser (physiologisch bei den Stoffwechselvorgängen, pathologisch bei ↑Exsikkose)

de|hy|drie|ren [zu ↑de... u. gr. *ὕδωρ* = Wasser]: einer chem. Verbindung Wasserstoff entziehen. **De|hy|drie|rung** *w;* -, -en: Abspaltung von Wasserstoff aus einer chem. Verbindung, z. B. im Rahmen der Stoffwechselvorgänge des Organismus

De|hy|dro|an|dro|steron [↑de..., ↑hydro... u. ↑Androsteron] *s;* -s: männliches Keimdrüsenhormon

De|hy|dro|genase [zu ↑de... u. ↑Hydrogenium] *w;* -, -n: = Dehydrase. **de|hy|dro|genatus, ...ta, ...tum:** durch Entzug von Wasserstoff chemisch verändert (von Stoffen gesagt; bes. in der Fügung Alcohol[us] dehydrogenatus = ↑Aldehyd)

De|hy|dro|kortiko|steron [↑de..., ↑hydro... u. ↑Kortex u. ↑Steroid] *s;* -s: ein Hormon der Nebennierenrinde

De|hy|dro|peptidase [↑de..., ↑hydro... u. ↑Peptidase] *w;* -, -n: ein Enzym aus der Niere, das dehydrierte ↑Peptide spaltet

De|infibulation: [zu ↑de... u. lat. *fibula* = Nadel] *w;* -, -en: Rückoperation einer Infibulation bzw. einer Genitalverstümmelung

Deiters-Kern [nach dem dt. Anatomen O. F. K. Deiters, 1834–1863]: = Nucleus vestibularis lateralis. **Deiters-Zellen: 1)** Nervenzellen mit langen Fortsätzen. **2)** Stützzellen zwischen den äußeren Haarzellen des Organum spirale (↑Organ)

Déjà-entendu-Erlebnis [deʒa ɑ̃tɑ̃ˈdy...; frz. = schon gehört]: Erinnerungstäuschung, bei der der Eindruck entsteht, gegenwärtig Erlebtes schon einmal »gehört«, d. h. erlebt zu haben

Déjà-vu-Erlebnis [deʒa ˈvy:...; frz. = schon gesehen]: Erinnerungstäuschung, bei der der Eindruck entsteht, gegenwärtig Erlebtes schon einmal »gesehen«, d. h. erlebt zu haben

De|jekt [lat. *deiectum* = Auswurf] *s;* -[e]s, -e: Auswurf; Kot

De|jektion [aus lat. *deiectio* = das Hinabwerfen; der Durchfall] *w;* -, -en: Entleerung des Körpers von Ausscheidungsstoffen (z. B. von Kot, Harn)

Déjerine-Klumpke-Lähmung [nach der frz. Neurologin Augusta Marie Déjerine-Klumpke, 1859–1927]: Schädigung der C8/Th1-Wurzeln des Pexus brachialis führt zur unteren Armplexuslähmung; betroffen sind hauptsächlich Handbeuger und Muskeln der Hand sowie die ellenseitige Empfindung

Déjerine-Sottas-Krankheit [deʒəˈriːn...; nach den frz. Neurologen Joseph-J. Déjerine, 1849–1917, u. Jules Sottas, 1866–1943]: Form der erblichen Störung des Zusammenspiels willkürlicher Muskelbewegungen; auch: hereditäre motorisch-sensible Neuropathie, ↑Charcot-Marie-Tooth-Krankheit Typ 3

de|kantie|ren [aus frz. *décanter* = abklären, vorsichtig abgießen]: eine Flüssigkeit von ihrem Bodensatz abgießen

De|kanülie|rung [zu frz. *dé-* = von ... herab, von ... weg u. frz. *canule* = Spritzröhrchen] *w;* -, -en: = Décanulement

De|kapazitation [zu ↑de... u. lat. *capacitas*, Gen.: *capacitatis* = Fähigkeit, Tauglichkeit] *w;* -, -en: Hemmung (bzw. Verlust) der Befruchtungsfähigkeit der Samenfäden durch einen im Samenplasma vorhandenen Faktor

De|kapitation [zu ↑de... u. lat. *caput*, Gen.: *capitis* = Kopf] *w;* -, -en, in fachspr. Fügungen: **Decapitatio**, *Pl.:* ...io|nes: »Köpfung«, Enthauptung z. B. im Rahmen einer Hinrichtung oder als Unfallfolge; in der Geburtshilfe bei Querlage nicht mehr gebräuchlich seit Einführung des Kaiserschnitts

De|kap|sulation [zu ↑de... u. ↑Capsula] *w;* -, -en, in fachspr. Fügungen: **De|cap|sulatio**, *Pl.:* ...io|nes: operatives Abschälen einer Organkapsel, speziell der Nierenkapsel

Dekokt [zu lat. *decoquere, decoctum* = abkochen] *s;* -[e]s, -e, auch: **De|koktum** *s;* -s, ...ta: durch Abkochung von Pflanzenteilen hergestellter Pflanzenauszug (Pharm.)

De|kompensation [zu ↑de... u. lat. *compensare* = gegeneinander abwägen, ausgleichen] *w;* -, -en: Offenbarwerden einer latenten Organstörung durch Wegfall einer Ausgleichsfunktion

De|komposition [zu ↑de... u. lat. *componere, compositum* = zusammenstellen, aufbauen] *w;* -, -en: **1)** allgemeiner Kräfteabbau bei Unterernährung und Proteinmangel, ↑Marasmus. **2)** allgemeiner körperlicher Verfall mit Organschwund bei Säuglingen (als Folge einer schweren Ernährungsstörung, z. B. einer Milchunverträglichkeit)

De|kom|pression [zu ↑de... u. lat. *comprimere, compressum* = zusammendrücken] *w;* -, -en: [allmähliche] Druckentlastung für den Organismus nach längerem Aufenthalt in Überdruckräumen (z. B. in Taucherglocken)

De|kompressions|syndrom ↑Caisson-Krankheit

De|kon|ges|ti|vum [aus engl. *congestion* = Blutandrang, (Gefäß-)Stauung]: Mittel gegen Schwellungen durch Gefäßerweiterungen

De|kon|tamination [↑de... u. ↑Kontamination] *w;* -, -en: Entfernung von Krankheitskeimen oder chemischen Substanzen aus Kleidungsstücken, Lebensmitteln o. Ä.

De|korporation [zu ↑de... u. lat. *corpus*, Gen.: *corporis* = Körper] *w;* -, -en: Entfernung radioaktiver Stoffe aus dem [menschlichen] Organismus

De|kortikation [zu lat. *decorticare* = entrinden, abschälen] *w;* -, -en, in fachspr. Fügungen: **Decorticatio**, *Pl.:* ...io|nes: operative Abschälung einer entzündlichen Schwarte, z. B. im Bereich des Brustfells oder der Hirnrinde

De|krement [aus lat. *decrementum* = Abnahme, Verminderung] *s;* -[e]s, -e: **1)** Rückgang von Krankheitserscheinungen. **2)** (in der Neurophysiologie) Verringerung einer neuronalen Antwort bei wiederholter Reizung oder zunehmendem räumlichen Abstand

de|krepit, in fachspr. Fügungen: **de|crepitus** [aus lat. *decrepitus* = altersschwach, verbraucht]: entkräftet, alt, schwach, verbraucht

De|kubitus, in fachspr. Fügungen: **Decubitus** [zu lat. *decubare, decubitum* = daniederliegen] *m;* -: Durchliegen, Wundliegen, Druckbrand, Haut- oder Schleimhautuntergang mit Ausbildung von Druckwunden u. Druckgeschwüren, bes. als Folge langen Liegens bei bettlägerigen, geschwächten Kranken. **De|kubitus|pro|phylaxe:** vorbeugende Maßnahmen zur Verhinderung eines Dekubitus, dazu gehören u. a. geeignete Matratzen, Umlagerung des Patienten bzw. der Patientin, Hautpflege und Durchblutungsförderung

De|kussation [zu lat. *decussare* = kreuzweise unterteilen] *w;* -, -en, in fachspr. Fügungen: **Decussatio**, *Pl.:* ...io|nes: Überkreuzung, kreuzweise Überschneidung. **De|cussatio lemnis|corum:** Kreuzung aufsteigender Schleifen bzw. Bahnen, vorwiegend von sensiblen Nervenfasern im Rautenhirn an der Hirnbasis. **De|cussatio pyramidum:** Pyramidenbahnkreuzung

deletär [von gr. *δηλητήριος* = schädlich]: schädlich, verderblich; tödlich

Deletion [zu lat. *delere, deletum* = vernichten] *w;* -, -en: Verlust des mittleren Chromosomenstücks bei zweifachem Chromosomenbruch (Biol.)

De|ligation [zu lat. *deligare* = anbinden, verbinden] *w;* -, -en, in fachspr. Fügungen: **Deligatio**, *Pl.:* ...io|nes: Verband; Unterbindung z. B. eines blutenden Gefäßes (vgl. Ligatur)

Delir *s;* -s, -e u. (in fachspr. Fügungen nur:) **Delirium** *s;* -[s], ...rien [...iən] (in fachspr. Fügungen: ...ria): **1)** starke Unregelmäßigkeit einer Organfunktion. **2)** akute, organisch bedingte Psychose mit schwerer Bewusstseinstrübung, die sich u. a. in erheblicher Verwirrtheit und in Wahrnehmungsstörungen (Wahnvorstellungen) sowie affektiven und vegetativen Symptomen äußert. **Delirium acutum:** plötzlicher, rasch verlaufender Furor mit allgemeiner Verwirrtheit. **Delirium cordis** [↑Cor]: seltene Bez. für eine höchste Unregelmäßigkeit der Herztätigkeit. **Delirium furibundum:** veralt. Bez. für eine hochgradige Erregung bei ↑Manie, Tobsucht. **Delirium manicum:** veralt. Bez. für Größenwahn. **Delirium tremens:** durch Alkoholabusus od. Alkoholentzug (bei Alkoholabhängigen) ausgelöste Psychose, die durch Bewusstseinstrübung, motorische Unruhe, Verwirrtheit, Angst und Halluzinationen gekennzeichnet ist

delirant [zu lat. *delirare* = von der geraden Linie abweichen, verwirrt sein]: verwirrt; das Delirium betreffend

delirieren [zu lat. *delirare* = von der geraden Linie abweichen, verwirrt sein]: sich im Delirium befinden; wirr reden

deliriös [lat. *delirius*, zu *delirus* = irre, wahnwitzig]: mit Delirien verbunden

delirolgen: Verwirrtheit auslösend, erzeugend (von Substanzen)

Dellwarze vgl. Molluscum contagiosum

Delmas-Schnellentbindung [del'ma...; nach dem frz. Gynäkologen P. Delmas, 1880–1929]: nicht mehr angewandte künstliche Muttermunddehnung mit anschließendem Herausziehen des Kindes aus dem Mutterleib

delolmorph [zu gr. *δῆλος* = einleuchtend, offenbar u. gr. *μορφή* = Gestalt]: veralt. Bez. für: deutlich begrenzt u. gut färbbar (von Zellen)

Délorme-Operation [de'lɒrm...; nach dem frz. Chirurgen E. Délorme, 1847–1929]: seltene Bez. für das operative Abschälen von Teilen der Brustfellschwarte bei ↑Empyem

delta..., Delta... [gr. *δ (δέλτα)* = vierter Buchstabe des gr. Alphabets]: Bestimmungswort von Zus. zur Kennzeichnung der vierten Position einer Reihe vergleichbarer Dinge, Personen oder Vorgänge, und zwar sowohl rein numerisch gesehen als auch im Sinne einer Stufung; z. B. Deltawellen, Deltaalkoholiker

Deltalagens [↑delta... u. ↑Agens] *s;* -, ...agenzien [...ɪən] od. ...agentia: historische Bezeichnung für den Erreger der ↑Hepatitis D

Deltalalkoholiker, Deltalalkoholikerin [↑delta...]: aus Gewohnheit Alkohol trinkende Person mit physischer Abhängigkeit, aber ohne Kontrollverlust

Deltalhepatitis [↑delta...] vgl. Hepatitis D

Deltalstrahlen, δ-Strahlen: Elektronenstrahlen, die beim Durchgang geladener Partikel durch Materie entstehen (Phys.)

Deltavirus vgl. Hepatitis D

Deltalwellen: im ↑Elektroenzephalogramm auftretende wellenförmige Kurven bei einer Frequenz von 0,5–3,5 Hz (Med.)

Deltalzellen: Zellen in den Langerhans-Inseln der Bauchspeicheldrüse (Med., Biol.)

deltolidelus, ...dea, ...delum [gr. *δ (δέλτα)* = vierter Buchstabe des gr. Alphabets u. ↑...id]: von der Gestalt des gr. Großbuchstabens Delta (Δ), fächerförmig; z. B. in der Fügung ↑Musculus deltoideus (Anat.)

Demand-Schrittmacher [dɪ'ma:nd...; aus engl. *demand* = Bedarf]: Erfordernisschrittmacher, Bedarfsschrittmacher, Herzschrittmacher, der mit dem EKG gekoppelt ist und je nach Erfordernis sich automatisch ein- bzw. ausschaltet

Delmarkation [aus frz. *démarcation* = Abgrenzung] *w;* -, -en: scharfe Abgrenzung zwischen gesundem u. krankhaft verändertem Gewebe

dement [aus lat. *demens* = unvernünftig, wahnsinnig]: an Demenz leidend. **Demenz** *w;* -, -en, in fachspr. Fügungen: **Dementia,** *Pl.:* ...iae: erworbener, auf degenerativen Hirnveränderungen beruhender Verlust kognitiver Fähigkeiten; besonders beeinträchtigt sind (Neu-)Gedächtnis, Orientierungs- u. Urteilsfähigkeit, Intelligenz. **Dementia arteriolsclerotica:** seltene Bez. für eine Demenz bei Arteriosklerose der Hirngefäße. **Dementia parallytica:** Demenz bei chronischer Entartung der Hirnrinde. **Dementia praelcox:** veralt. Sammelbez. für schizophrene Erkrankungen im Kindes- und Jugendalter. **Dementia pugilistica** [zu lat. *pugil* = Faustkämpfer]: traumatisch bedingter Dämmerzustand (z. B. bei Boxern, Boxerenzephalopathie). **Dementia senilis:** Sammelbez. für Demenzformen im Alter.

demenzilell: die Demenz betreffend, mit Demenz einhergehend

Delmineralisation [zu ↑de... u. ↑Mineral] *w;* -, -en: Verarmung des Körpers an Mineralsalzen (z. B. Kalk-, Salzverlust)

Demoldex [gr. *δημός* = Fett, Talg u. gr. *δῆξ* = Holzwurm] *m;* -: Gattung der Balgmilben. **Demoldex folliculorum:** Haarbalgmilbe, Balgmilbe, nicht sonderlich pathogener Schmarotzer in der Haut (speziell in der Gesichtshaut) des Menschen

Demolkranium [gr. *δημός* = Fett, Talg u. ↑Cranium] *s;* -s: häutiger Schädel

Demolphobie [zu lat. *dēmos* = Volk; Gebiet, eigentlich = Abteilung (zu: *daíesthai* = [ver]teilen) u. ↑Phobie] *w;* -, ...ien: zwanghafte Angst vor Menschenansammlungen (Psychol., Med.)

Delmulzens [zu lat. *demulcere* = streicheln, liebkosen] *s;* -, ...entia od. ...enzien [...ɪən] (meist *Pl.*): reizlinderndes Arzneimittel

Delmyelinisation [zu ↑de... u. ↑Myelin] *w;* -, -en: »Entmarkung«, Schwund der Markscheiden um die Nervenfortsätze

delnaturielren [zu ↑de... u. dem FW *Natur*]: **1)** vergällen, Stoffe, insbes. Genussmittel (z. B. Alkohol, Kochsalz), durch (ungiftige) Zusätze für den Menschen ungenießbar (Brennspiritus, Viehsalz) machen. **2)** Proteine z. B. durch Erhitzen oder durch chemische Zusätze irreversibel verändern

Denldrit [zu gr. *δένδρον* = Baum] *m;* -en, -en: verästelter Zytoplasmafortsatz einer Nervenzelle. **denldritisch,** in fachspr. Fügungen: **denldriticus, ...ca, ...cum:** verästelt, verzweigt

denldritische Zellen [↑dendritisch]: antigenpräsentierende Zellen, die starke Stimulatoren der T-Zell-Reaktion sind

Delnerlvaltion [zu ↑de... u. ↑Nerv] *w;* -, -en: operative Unterbrechung eines Nervs

delnerlvielren: einen Nerv ausschalten. **Delnervierung:** Ausschaltung der Verbindung zwischen Nerv und Erfolgsorgan

Denlguelfieber ['dɛŋge...; span. *dengue* = epidemische Krankheit, Grippe]: Siebentagefieber, eine tropische Viruskrankheit

Denker-Operation [nach dem dt. Arzt Alfred Denker, 1862–1941]: Radikaloperation der Kieferhöhle durch Entfernung der seitlichen Nasenwand

Denny-Brown-Syndrom: subakute sensorische Neuronopathie, häufig bei kleinzelligen Bronchialkarzinomen

De-novo-Syn|these [...no:vo...; lat. *de novo* = von neuem]: Neubildung (von Stoffen)

Dens [aus gleichbed. lat. *dens*, Gen.: *dentis*] *m;* -, Dentes: **1)** Zahn. **2)** zahnförmiges Gebilde. **Dens axis:** zapfenförmiger Fortsatz des zweiten Halswirbels. **Dens bi|cus|pidatus:** »zweihöckriger Zahn«, andere (nicht nomenklaturgemäße) Bezeichnung für ↑Dens premolaris. **Dens caninus** [lat. *caninus* = zum Hund gehörend, hundeähnlich, hundeartig]: Eckzahn. **Dentes decidui** *Pl.:* Milchzähne, Milchgebiss, die vom 6. Lebensjahr an ausfallenden ersten Zähne des Kindes, die durch das vollständige Gebiss ersetzt werden. **Dens epi|stro|phei** [- ...e-ɪ]: = Dens axis. **Dens incisivus:** »Schneidezahn«. **Dens molaris:** »Mahlzahn«, Backenzahn. **Dens per|manens:** bleibender Zahn. **Dens pre|molaris:** vorderer Backenzahn. **Dens serotinus** u. **Dens sophroneticus:** Weisheitszahn

Densi|meter [zu lat. *densus* = dicht, gehäuft u. ↑...meter] *s;* -s, -: = Aräometer

Densitometrie vgl. Densometrie

Denso|gra|fie [zu lat. *densus* = dicht, gehäuft u. ↑...grafie] *w;* -: Bestimmung der Schattendichte auf negativen Röntgenbildern mittels Fotozellen

Denso|me|trie [zu lat. *densus* = dicht, gehäuft u. ↑...metrie], auch: **Densito|me|trie** [lat. *densitas* = Dichte] *w;* -, ...ien: fotoelektrische Methode zur Registrierung von Dichte- oder Konzentrationsänderungen in Blutgefäßen

densus, ...sa, ...sum [aus gleichbed. lat. *densus*]: dicht, gehäuft

Dent|agra [auch: ...a:gra; lat. *dens*, Gen.: *dentis* = Zahn u. gr. *ἄγρα* = das Fangen; (in Zus. auch:) Zange; Gicht] *s;* -s oder: **Dent|algie** [↑...algie] *w;* -, ...ien: Zahnschmerz

dental, in fachspr. Fügungen: **dentalis, ...le** [zu lat. *dens*, Gen.: *dentis* = Zahn]: zu den Zähnen gehörend, die Zähne betreffend; z. B. in der Fügung ↑Alveoli dentales

Dental|fluorose [↑dental u. Fluorose (↑Fluor)] *w;* -, -n: durch Zufuhr zu großer Fluormengen verursachte Verfärbung am Zahnschmelz

dentatus, ...tata, ...tatum [aus lat. *dentatus* = mit Zähnen versehen]: gezahnt, gezähnt; z. B. in der Fügung ↑Nucleus dentatus

denticulatus, ...lata, ...latum [zu lat. *denticulus* = Zähnchen]: fein gezähnt; z. B. in der Fügung ↑Ligamentum denticulatum

Denti|fikation [zu lat. *dens* (↑Dens) u. lat. *facere* = machen, tun; bilden] *w;* -: Zahnbildung

Dentikel [aus lat. *denticulus* = kleiner Zahn, Zähnchen] *m;* -s, -, in fachspr. Fügungen: **Denticulus,** *Pl.:* ...li: »Zähnchen«, kleine Neubildung aus ↑Dentin im Zahninnern

Dentin [zu lat. *dens*, Gen.: *dentis* = Zahn] *s;* -s, fachspr.: **Dentinum** *s;* -[s]: Zahnbein, knochenähnliche, harte Grundsubstanz des Zahnkörpers

Dentition [aus gleichbed. lat. *dentitio*] *w;* -, -en, in fachspr. Fügungen: **Dentitio,** *Pl.:* ...io|nes: das Zahnen, die Zahnung, der Zahndurchbruch. **Dentitio dif|ficilis:** erschwertes Zahnen. **Dentitio prima:** erstes Zahnen, Durchbruch der Milchzähne. **Dentitio secunda:** zweites Zahnen, Durchbruch der bleibenden Zähne

dento|gen [zu ↑Dens u. ↑...gen]: von den Zähnen ausgehend (z. B. von Erkrankungen)

De|nudation [lat. *denudatio* = Entblößung] *w;* -, -en, in fachspr. Fügungen: **De|nudatio,** *w;* -, ...iones: Entblößung von einer natürlichen Hülle, bes. Zerstörung von Myelin bei ↑Multipler Sklerose. **De|nudatio radicis** [↑Radix] Entblößung des Zahnhalses vom Zahnfleisch

Denver-Shunt [ˈdɛnvə ʃant; zu der amerik. Stadt *Denver* u. zu ↑Shunt]: implantierbares Ventilsystem zur Flüssigkeitsableitung aus der Bauchhöhle oder Brusthöhle in die ↑Vena cava

De|pendenz [zu lat. *dependere* = abhängen] *w;* -, -en: Zustand seelischer oder seelischer und körperlicher Abhängigkeit von einer Droge mit zentralnervösen Auswirkungen

De|personalisation [zu ↑de... u. lat. *persona* = Person] *w;* -, -en: Beeinträchtigung oder Verlust des Persönlichkeitsgefühls (Psychol.)

De|pigmentie|rung [zu ↑de... u. ↑Pigment] *w;* -, -en: Schwinden des Farbstoffs der Körperzellen

De|pilation [zu lat. *depilare* = enthaaren] *w;* -, -en, in fachspr. Fügungen: **De|pilatio,** *Pl.:* ...io|nes: Enthaarung. **De|pilatorium** *s;* -s, ...rien [...rɪən]: Enthaarungsmittel; Instrument zur Entfernung von Körperhaaren. **de|pilie|ren:** enthaaren; Haare auf mechanischem oder chemischem Wege entfernen

De|pletion [zu lat. *deplere* = ausleeren] *w;* -, -en, in fachspr. Fügungen: **De|pletio,** *Pl.:* ...io|nes: Verminderung oder Verlust körpereigener Stoffe, z. B. Flüssigkeit, bestimmte Zellreihen, Gerinnungsfaktoren, DNA. **de|pletorisch:** entleerend, reinigend (z. B. von der Blutwäsche gesagt)

Depot [deˈpo:; aus frz. *dépôt* = Verwahrung, Lager] *s;* -s, -s: Lager, Ablagerung. **Depot|behandlung:** Injektion von Arzneimitteln in schwer löslicher Form zur Erzielung einer langen Wirkungsdauer. **Depot|fett:** im Unterhautgewebe gespeichertes Fett. **Depot|insulin:** Verzögerungsinsulin; Insulin, dessen Wirkung durch chemische Zusätze verzögert eintritt

De|pravation [zu lat. *depravare* = verdrehen, verderben] *w;* -, -en, in fachspr. Fügungen: **Depravatio,** *Pl.:* ...io|nes: Verschlechterung eines Krankheitszustands; Aggravation. **de|pravatus, ...ta, ...tum:** schlecht; verdorben; z. B. in der Fügung ↑Gustus depravatus

de|pressibel [zu lat. *deprimere, depressum* = niederdrücken, unterdrücken]: veralt. Bez. für: unterdrückbar. **De|pression** *w;* -, -en, in fachspr. Fügungen: **De|pressio,** *Pl.:* ...iones [frz. *dépression*, zu lat. *depressio* = Niederdrückung, Senkung]: **1)** grubenförmige Einsenkung, Vertiefung (z. B. in Knochen; Anat.). **2)** affektive Störung, die sich bes. in Niedergeschlagenheit, trauriger Stimmung und Antriebsarmut äußert (Psychol., Med.). **de|pressiv** [...iːf]: seelisch gedrückt, verstimmt (Psychol., Med.). **Depressivität** [...ɪvɪ...] *w;* -, -en: seelische Verstimmung, charakterisiert durch Traurigkeit, Hemmung, Antriebsmangel. **depressor,** Gen.: ...ssoris, *Pl.:* ...ssores: erläuternder Bestandteil von fachspr. Fügungen mit der Bed. »Niederdrücker« (in Bezug auf Muskeln od. Nerven); z. B. in der Fügung ↑Musculus depressor anguli oris. **De|pressor** *m;* -s, ...oren (in fachspr. Fügungen: ...ores): »Niederdrücker« (Bez. f. Muskeln od. Nerven nach ihrer Funktion)

De|privation [zu ↑de... u. lat. *privare* = berauben] *w;* -, -en: Zustand der Reizverarmung, Entbehrung, des Entzugs, des Verlustes, wodurch sich der Wachbewusstseinszustand und die Persönlichkeit verändert können; z. B. sensorische Deprivation, emotionale Deprivation (Deprivationssyndrom bei Kleinkindern; Psychol.)

De|purans [zu ↑de... u. lat. *purus* = rein] *s;* -, ...antia u. ...anzien [...ɪən] (meist *Pl.*): veralt. Bez. für ein mittelstarkes Abführmittel. **de|puratus, ...ata, ...atum:** gereinigt

De-Quervain-Thyreoiditis [nach dem schweiz. Chirurgen Fritz de Quervain, 1868–1940]: subakute granulomatöse, vermutlich viral bedingte ↑Thyreoiditis, Riesenzellthyreoiditis

Der|adel|phus [zu gr. δέρη = Hals, Nacken u. gr. ἀδελφός = Bruder] *m;* -, ...phi: Fehlbildung mit mehreren Armen, doppelter unterer Körperhälfte, aber nur einem Kopf

Dercum-Krankheit [ˈdɛrkəm...; nach dem amerik. Arzt F. X. Dercum, 1856–1931]: = Adipositas dolorosa

De|real|isation [zu ↑de... u. dem FW *real*] *w;* -, -en: Beeinträchtigung oder Verlust des Umweltempfindens (gehört zu den Ich-Störungen; Psychol.)

De-Ritis-Quotient: Verhältnis von ↑GOT/↑GPT als Marker für Alkoholkonsum, wird bei der Diagnose von Alkoholmissbrauch verwendet, unterscheidet schwere von leichten Leberparenchymschäden (unspezifisch)

Derivans [zu lat. *derivare* = ableiten] *s;* -, ...anzien [...ɪən] u. ...antia (meist *Pl.*): veralt. Bez. für ein Hautreizmittel; Mittel, das eine bessere Durchblutung von Organen bewirkt. **Derivat** *s;* -[e]s, -e: chem. Verbindung, die aus einer anderen entstanden ist. **Derivation** *w;* -, -en: = Ableitung

Derma [aus gr. δέρμα, Gen.: δέρματος = Haut] *s;* -[s], -ta: Haut; Lederhaut

Derm|ab|rasion [↑Derma u. ↑Abrasion] *w;* -, -en: kosmetische Korrektur von Narben und anderen Hautdeformitäten durch manuelles oder mechanisches Abschleifen

Derma|centor [zu ↑Derma u. gr. κεντεῖν = stechen] *m;* -s: Zeckengattung (Überträger von Seuchen)

dermal [zu ↑Derma]: die Haut betreffend

Derm|algie [↑Derma und ↑...algie], auch: **Dermatalgie** *w;* -, ...ien, in fachspr. Fügungen: **Dermalgia**[1], **Dermat|algia**[1], *Pl.:* Derm[at]algiae: Hautnervenschmerz. **Derm[at]|algia herpeti|formis:** chronische, schmerzhafte Hautentzündung mit Bläschenbildung

Dermal|plexus: Geflecht klappenloser Lymphkapillaren der Haut

Derma|nyssus gallinae [zu ↑Derma u. gr. νύσσειν = stechen; lat. *gallina* = Huhn] *m;* - -: Hühner- oder Vogelmilbe (die auch den Menschen befallen kann)

Dermatalgie vgl. Dermalgie

Dermatikum [zu ↑Derma] *s;* -s, ...ka: Medikament, das auf der Haut angewendet wird; Hautmittel

Dermatitis [zu ↑Derma] *w;* -, ...titiden (in fachspr. Fügungen: ...titides): Hautentzündung. **Dermatitis ab acribus** [lat. *acer* = scharf]: durch hautreizende Stoffe hervorgerufene Hautentzündung. **Dermatitis arti|ficialis:** absichtlich mit hautreizenden Stoffen herbeigeführte Hautentzündung. **Dermatitis atrophicans maculosa:** sich in Form von Flecken ausbreitende ↑idiopathische Hautatrophie. **Dermatitis bullosa pratensis** [lat. *bulla* = Wasserblase; lat. *pratum* = Wiese]: Blasen und Streifen bildende Hautentzündung, auch bullöse Wiesen-, Strand- und Badedermatitis genannt (ausgelöst durch Pflanzen, die ätherische Öle enthalten). **Dermatitis calorica:** durch Hitze hervorgerufene Hautentzündung. **Dermatitis dys|menor|rhoi|ca:** mit der ↑Menstruation zusammenhängende Hautentzündung bei Frauen. **Dermatitis essentia|lis neurotica:** ↑Lioderma, als Folge einer ↑Neuritis oder anderer trophischer Hautstörungen bzw. entzündlicher Prozesse auftretend. **Dermatitis ex|folia|tiva generalisata** [lat. *exfoliare* = entblättern; lat. *generalis* = allgemein]: großflächige Hautentzündung. **Dermatitis ex|folia|tiva neo|natorum:** Hautentzündung bei Neugeborenen mit flächenhafter Ablösung der Oberhaut. **Dermatitis herpeti|formis:** chronische, in Schüben verlaufende Hautentzündung mit Ausbildung gruppenförmig angeordneter Blasen. **Dermatitis papillaris capillitii** [lat. *papilla* = Warze, Bläschen; lat. *capillitium* = Haar]: Bildung von Geschwülsten an den dem behaarten Kopf benachbarten Teilen. **Dermatitis photo|electrica:** durch Strahlen hervorgerufene Hautentzündung. **Dermatitis solaris:** Sonnenbrand. **Dermatitis toxica:** durch Giftstoffe hervorgerufene Hautentzündung. **Dermatitis venenata** [zu ↑Venenum]: Entzündung der Haut durch Berührung pflanzlicher, tierischer oder mineralischer Substanzen, die Giftstoffe enthalten

der|ma|to..., Der|ma|to...

vor Vokalen meist **dermat..., Dermat...**, verkürzt **dermo..., Dermo...** od. **derm..., Derm...** ⟨gr. *δέρμα*, Gen.: *δέρματος* »Haut«⟩
Wortbildungselement mit der Bedeutung »Haut«:
- Dermalgie
- dermatologisch
- Dermatoplastik
- Dermatopsie
- dermotrop

...dermie
w; -, ...*ien* (teilweise ohne Plural)
⟨zu gr. *δέρμα*, »Haut«⟩
Wortbildungselement mit der Bedeutung »Veränderung, Krankheit der Haut«:
- Erythrodermie
- Taxidermie
- Xerodermie

Dermato|chalasis [↑Derma u. gr. *χάλασις* = Nachlassen, Erschlaffen] *w;* -, ...lasen (in fachspr. Fügungen: ...alases): übermäßige Schlaffheit der Haut; Cutis laxa

Dermato|fi|broma lenticulare [↑Derma u. ↑Fibrom; ↑lentikular] *s;* - -, ...omata ...cularia: gutartige Bindegewebswucherung der Lederhaut

Dermato|fi|bro|sarcoma pro|tuberans [↑Derma u. ↑Fibrosarkom; lat. *protuberare* = hervorschwellen] *s;* - -, -ta ...rantia: seltener fibroblastischer Tumor

Dermato|glyphe [zu ↑Derma u. gr. *γλύφειν* = einschneiden, eingravieren] *w;* -n (meist *Pl.*): = Cristae cutis

Dermato|gramm [↑Derma u. ↑...gramm] *s;* -s, -e: Farbabdruck des Hautlinienmusters

Dermato|leio|myom [↑Derma und ↑Leiomyom] *s;* -s, -e: nervenreiches Hautknötchen aus glatten Muskelfasern (gutartiger Hauttumor)

Dermato|loge *m;* -n, -n, **Dermato|login** *w;* -, -nen [↑Derma u. ↑...loge]: Facharzt/-ärztin für Hautkrankheiten. **Dermato|logie** [↑...logie] *w;* -: Lehre von den Hautkrankheiten. **Dermato|logikum** *s;* -s, ...ka: äußerlich anzuwendendes Mittel, insbesondere zur Behandlung von Hautkrankheiten. **dermato|logisch:** die Dermatologie betreffend

Dermato|lysis [zu ↑Derma u. gr. *λύειν* = lösen, auflösen] *w;* -, ...lysen (in fachspr. Fügungen: ...lyses): angeborene ausgedehnte Faltenbildung der Haut; Cutis laxa (↑Dermatochalasis)

[1]**Derma|tom** [zu ↑Derma u. gr. *τομή* = Abgeschnittenes, Abschnitt]: *s;* -s, -e: **1)** Hautsegment, das von einer Spiralnervenwurzel sensibel autonom versorgt wird. **2)** (in der Embryonalentwicklung) seitlich dorsaler Anteil eines vorübergehend gebildeten Ursegments, Grundlage für die spätere Haut

[2]**Derma|tom** [gr. *τομός* = schneidend] *s;* -s, -e: chirurgisches Instrument zur Ablösung von Hautlappen für Transplantationszwecke

[3]**Derma|tom** [zu ↑Derma mit dem charakterisierenden Suffix -om[a] gebildet] *s;* -s, -e, in fachspr. Fügungen: **Derma|toma,** *Pl.:* -ta: Hauttumor

Dermatomycosis vgl. Dermatomykose

Dermato|myia|se [zu ↑Derma u. gr. *μυῖα* = Fliege] *w;* -, -n, in fachspr. Fügungen: **Dermato|myia|sis,** *Pl.:* ...myia|ses: durch Maden hervorgerufene Hauterkrankung

Dermato|mykose [↑Derma u. ↑Mykose] *w;* -, -n, in fachspr. Fügungen: **Dermato|mycosis,** *Pl.:* ...coses: Infektion von Haut, Haar od. Nägeln durch Pilze. **Dermato|mycosis vegetans:** Pilzerkrankung der Haut mit Geschwürbildung

Dermato|myom [↑Derma u. ↑Myom] *s;* -s, -e, in fachspr. Fügungen: **Dermato|myo|ma,** *Pl.:* -ta: gutartiger Hauttumor, feingeweblich aus Haut u. Muskelfasern bestehend

Dermato|myo|sitis [↑Derma u. ↑Myositis] *w;* -, ...sitiden (in fachspr. Fügungen: ...sitides): Muskelentzündung in Verbindung mit einer Entzündung der Haut

Dermato|pa|thie [↑Derma u. ↑...pathie] *w;* -, ...ien, in fachspr. Fügungen: **Dermato|pa|thia**[1], *Pl.:* ...iae: durch Gefäßstauung verursachte Hauterkrankung. **Dermato|pa|thia cyanotica:** blaurote Verfärbung der Haut infolge mangelhafter Gewebsernährung

Der|ma|to|pha|go|ides [↑Derma u. gr. *φαγεῖν* = essen] *Pl.:* Gattung der Hausstaubmilben; 170–500 *μ*m große grauweiße Tiere, die im Staub von Matratzen, Teppichen o. Ä. leben und Allergien auslösen können

Dermato|phyt [↑Derma u. ↑...phyt] *m;* -en, -en, in fachspr. Fügungen: **Dermato|phyton,** *m;* -s, ...ten: Haut- u. Haarpilz. **Dermato|phytose** *w;* -, -n: durch niedere Pilze hervorgerufene Krankheit der Haut und ihrer Anhangsgebilde

Dermato|plastik [↑Derma u. ↑Plastik] *w;* -, -en: operativer Ersatz defekter Hautstellen durch Hauttransplantation

Dermator|rhagie [zu ↑Derma u. gr. *ῥαγή* = Riss] *w;* -, ...ien: Hautblutung, Blutschwitzen

Dermatose [zu ↑Derma] *w;* -, -n, in fachspr. Fügungen: **Dermatosis,** *Pl.:* ...toses: allg. Bez. für: Hautkrankheit

Dermato|sklerose [↑Derma u. ↑Sklerose] *w;* -, -n: krankhafte Verhärtung der Haut

Dermato|skop [↑Derma u. ↑ ...skop] *m;* -s, -e: optisches Instrument zur Auflichtmikroskopie in der Dermatologie, mit dem bei zehnfacher Vergrößerung unter einem Blickwinkel von 20 Grad und starker Beleuchtung (Halogenlampe) unter Ölimmersion die obersten Hautschichten beurteilt werden

Dermato|spasmus [↑Derma u. ↑Spasmus] *m;* -, ...spasmen: = Cutis anserina

dermatotrop vgl. dermotrop

Dermato|zoen|wahn: krankhafte Vorstellung vor

allem älterer Menschen, von Hautparasiten befallen zu sein
Dermato|zo|on [zu ↑Derma und gr. *ζῷον* = Lebewesen, Tier] *s;* -s, ...zoen: tierischer Hautschmarotzer, der Hautkrankheiten hervorrufen kann
Dermato|zoonose [↑Derma u. ↑Zoonose] *w;* -, -n: durch ↑Dermatozoen verursachte Hautkrankheit
dermatrop vgl. dermotrop
Dermis [zu ↑Derma] *w;* -: = Corium
Dermo|epi|dermitis [zu ↑Derma u. ↑Epidermis] *w;* -, ...itiden (in fachspr. Fügungen: ...itides): Entzündung der oberen Hautschichten mit Schuppenbildung
Dermo|graf [zu ↑Derma u. gr. *γράφειν* = schreiben, ritzen] *m;* -en, -en: Fettstift für Markierungen auf der Haut (Med. früher). **Dermo|grafie** *w;* -, ...ien u. **Dermo|gra|fismus** *m;* -, ...ismen: »Hautschrift«, Erscheinen weißer oder roter Streifen oder Striemen auf der Haut nach Bestreichen der Haut mit einem harten oder spitzen Gegenstand
Dermo|id [↑Derma u. ↑...id] *s;* -[e]s, -e: gutartiger Tumor an Schleimhäuten, der Abkömmlinge der Keimblätter enthalten kann
Dermo|id|zyste: gutartiger Keimzelltumor mit Hohlraum, der durch Einschluss von Epidermisteilen in der Gegend bestimmter embryonaler Spalten entsteht u. Gewebe von Muskeln, Knorpel, Haaren od. Zähnen enthalten kann
Dermo|syn|ovi|itis plantaris ulcerosa [↑Derma u. ↑Synovitis; ↑plantar; ↑ulzerös] *w;* - - -, ...ovi|itides ...tares ...osae: von Schwielen ausgehende Haut- und Schleimbeutelentzündung der Fußsohle
dermo|trop, auch: **derma|trop, dermato|trop** [↑Derma u. ↑...trop]: auf Haut u. Schleimhäute einwirkend, von spezifischer Wirkung auf die Haut
Des|ag|gregation [frz. *dés-* = ent-, zer-, weg- u. ↑aggregatus] *w;* -, -en: **1)** Zerfall, z. B. von Tabletten in Pulverform. **2)** medikamentöse Wiederauflösung zusammengeballter Blutzellen
Des|aminase [frz. *dés-* = ent-, zer-, weg-, ↑Amin u. ↑...ase] *w;* -, -n (meist *Pl.*): Enzyme, die Aminogruppen aus organischen Verbindungen abspalten (Biochemie). **Des|aminie|rung** [zu frz. *dés-* = ent-, zer-, weg- u. ↑Amin] *w;* -, -en: Abspaltung von Aminogruppen aus organischen Verbindungen (Biochemie)
Des|arteria|lisation [zu frz. *dés-* = ent-, zer-, weg- u. ↑Arterie] *w;* -, -en: operative Drosselung des arteriellen Blutstroms (mit Ballonkatheter oder Gefäßklemme) in karzinomatös erkrankten Organen (z. B. Leber) mit dem Ziel, dadurch das Tumorwachstum zu verlangsamen
Desault-Küster-Operation [E. G. F. Küster, dt. Chirurg, 1839–1930]: operative Eröffnung der Oberkieferhöhle vom Mund her, ↑subperiostale Resektion der fazialen Kieferhöhlenwand (z. B. bei Kieferhöhlenempyem)
Desault-Verband [dəˈsɒ...; nach dem frz. Chirurgen P. J. Desault, 1744–1795]: Spezialverband zur Ruhigstellung des Arms (in Entlastungsstellung der Gelenke) bei Schlüsselbeinbrüchen
Des|cemet-Mem|bran [dɛsəˈmɛ̃:...; nach dem frz. Anatomen J. Descemet, 1732–1810]: = Lamina limitans posterior (corneae). **Des|cemeto|zele** [↑...zele] *w;* -, -n: Vorwölbung der Descemet-Membran
descendens vgl. deszendierend. **Descensus** vgl. Deszensus
Des|champs-Nadel [dɛˈʃɑ̃:...; nach dem frz. Chirurgen J. F. L. Deschamps, 1740–1824]: Nadel an langem Stiel zum Nähen in schwer zugänglichen Regionen
de|sensibilisie|ren [zu ↑de... u. lat. *sensibilis* = der Empfindung fähig]: unempfindlich machen (z. B. den Organismus gegen ↑Allergene). **Desensibilisierung** *w;* -, -en: **1)** Verfahren, mit der kontrollierten Zuführung kleinster Mengen von ↑Allergenen den Organismus unempfindlich zu machen, Hyposensibilisierung. **2)** Abbau von Angstzuständen durch Bewältigungsstrategien (Psychol.)
Designer|droge [dɪˈzaɪnər...; engl. to design = zeichnen, entwerfen] *w;* -, -en: meist als Abwandlung bereits bekannter Drogen, auch handelsüblicher Arzneimittel oder anderer Chemikalien hergestellte synthetische Rauschmittel
Designer-Food [dɪˈzaɪnər fu:d; engl. to design = zeichnen, entwerfen] *s;* -[s]: **1)** vgl. Novel Food. **2)** für bestimmte Konsumenten speziell entwickeltes (neues) Nahrungsmittel
Des|infektion [frz. *dés-* = ent-, zer-, weg- u. ↑Infektion] *w;* -, -en: Abtötung von Erregern ansteckender Krankheiten an Mensch u. Tier, an Gegenständen od. in Räumen durch physikalische od. chemische Verfahren bzw. Mittel; Entseuchung
Des|in|festation [zu frz. *dés-* = ent-, zer-, weg- u. lat. *infestare* = anfeinden, plagen] *w;* -, -en: Entwesung, Vernichtung schädlicher Kleinlebewesen (z. B. Mäuse)
Des|infiziens [...ɪ-ɛns; zu frz. *dés-* = ent-, zer-, weg- u. ↑infizieren] *s;* -, ...zientia oder ...zienzien [...iən]: keimtötendes Mittel. **des|infizie|ren:** Menschen, Tiere, Gegenstände od. Räume entseuchen
Des|in|sektion [zu frz. *dés-* = ent-, zer-, weg- u. zum FW *Insekt*] *w;* -, -en: Ungezieferbekämpfung (v. a. mit chemischen Mitteln)
de|skriptiv [...ti:f; zu lat. *describere, descriptum* = beschreiben]: beschreibend (z. B. deskriptive Anatomie)
desm..., Desm... vgl. desmo..., Desmo...
Des|marres-Lidhalter [dɛˈmar...; nach dem frz. Augenarzt L. A. Desmarres, 1810–1882]: Instrument zum Zurückhalten der Augenlider bei Augenoperationen
Desmitis [zu gr. *δεσμός* = Band] *w;* -, ...itiden (in fachspr. Fügungen: ...itides): Entzündung einer Sehne oder eines Bandes; ↑Tendinitis
desmo..., Desmo..., vor Vokalen meist: **desm..., Desm...** [aus gr. *δεσμός* = Band]: Bestimmungs-

wort von Zus. mit der Bed. »Band, Gelenkband; Verbindung; Bindegewebe«; z.B.: Desmopathie, Desmosom, Desmokranium

Desmo|dont [↑desmo... u. gr. *ὀδούς*, Gen.: *ὀδόντος* = Zahn] *s;* -[e]s, ...tien [...tsɪən], auch: **Des|modontium,** *Pl.:* ...tia (auch eindeutschend: ...tien [...tsɪən]): seltene Bez. für ↑Periodontium

desmo|gen [↑desmo... u. ↑...gen]: im Bindegewebe entstanden (z.B. Tumoren)

Desmo|id [↑desmo... u. ↑...id] *s;* -[e]s, -e: harter Bindegewebstumor, der sich an den Muskelfaszien bildet u. zu den niedrig malignen Sarkomen gehört

Desmo|kranium [↑desmo... u. ↑Cranium] *s;* -s, ...anien [...ɪən]: Bindegewebsschädel (früheste Anlage des Schädels in der Embryonalentwicklung)

Desmo|lase [Kurzbildung aus ↑Desmolyse u. ↑...ase] *w;* -, -n: veralt. Bez. für ↑Lyase

Desmo|lyse [zu ↑desmo... u. gr. *λύειν* = lösen, auflösen] *w;* -, -n: Abbau einer Verbindung, eines chemischen Stoffes durch Enzyme, Hitze oder Oxidation

Desmo|pa|thie [↑desmo... u. ↑...pathie] *w;* -, ...ien: Erkrankung eines [Gelenk]bandes; ↑Tendopathie

Desmo|plasie: Bildung von fibrösem Gewebe

Desmor|rhexis [↑desmo... u. gr. *ῥῆξις* = Reißen, Riss] *w;* -, ...xen: Bänderriss

Desmo|som [↑desmo... u. ↑...som] *s;* -s, -en (meist *Pl.*): knötchenförmige Gebilde in Protoplasmabrücken zwischen benachbarten Epithelzellen (Biol.)

Des|ob|literation [frz. *dés-* = ent-, zer-, weg- u. ↑Obliteration] *w;* -, -en: operative Entfernung von Blutgerinnseln aus verengten oder verschlossenen Blutgefäßen. **des|ob|literie|ren:** Blutgerinnsel aus verengten oder verschlossenen Blutgefäßen operativ entfernen

Des|odorans [zu frz. *dés-* = ent-, zer-, weg- u. lat. *odor* = Geruch] *s;* -, ...rantia oder ...ranzien [...ɪən]: Mittel zur Beseitigung oder Überdeckung schlechten Geruches. **des|odorieren:** schlechten, unangenehmen Geruch beseitigen oder überdecken

de|solat, in fachspr. Fügungen: **de|solatus, ...ta, ...tum** [zu lat. *desolare* = einsam lassen, verlassen]: hoffnungslos, trostlos

de|sorbie|ren [Analogiebildung zu ↑adsorbieren mit dem Präfix ↑de...]: adsorbierte Stoffe von einer Oberfläche abgeben (Phys.)

Des|organisation [aus frz. *désorganisation* = Störung der Ordnung, Auflösung] *w;* -, -en: = Entdifferenzierung

Des|orientie|rung [frz. *dés-* = ent-, zer-, weg- u. ↑Orientierung] *w;* -: kognitive Leistungsschwäche des Gehirns, welche die räumliche, zeitliche, situative Orientierung od. die zur eigenen Person beeinträchtigt

De|sorp|tion [Analogiebildung zu ↑Adsorption mit dem Präfix ↑de...] *w;* -, -en: Abgabe vorher adsorbierter Stoffe von einer Oberfläche (Phys.)

Des|oxidation [frz. *dés-* = ent-, zer-, weg- u. ↑Oxidation] *w;* -, -en: Entfernung von Sauerstoff aus einer chem. Verbindung (Chem.)

Des|oxy|ribo|nu|klein|säure [Kurzw. aus ↑Desoxidation u. ↑Ribonukleinsäure]: Nukleinverbindung, die in Zellkernen vorhanden ist; Abk.: DNS (Biochemie), international abgekürzt DNA nach der englischen Bezeichnung *d*eoxyribo*n*ucleic *a*cid

De|squa|mation [zu lat. *desquamare* = abschuppen] *w;* -, -en, in fachspr. Fügungen: **De|squamatio,** *Pl.:* ...io|nes: **1)** Abschuppung der obersten Hornschicht der Haut. **2)** Abstoßung der Gebärmutterschleimhaut bei der Menstruation. **Desqua|matio furfuracea:** kleieförmige Hautabschuppung. **De|squa|matio lamellosa:** großflächige Hautabschuppung. **De|squa|matio siliquosa:** hülsenförmige Hautabschuppung. **De|squamations|phase:** Ausstoßung der Gebärmutterschleimhaut unter Blutaustritt (= Menstruation) vom 1. bis 4. Zyklustag. **de|squa|mativ** [...ti:f], in fachspr. Fügungen: **de|squa|mativus, ...tiva, ...tivum** [...ti:v...]: mit Abstoßung von Epithelzellen verbunden

De|stillation [zu lat. *destillare* = herabträufeln] *w;* -, -en: Trennung von (meist flüssigen) Stoffgemischen durch Verdampfung und anschließende Wiederverflüssigung des verdampften Anteils. **destillatus, ...ta, ...tum:** destilliert; z.B. in der Fügung ↑Aqua destillata. **de|stillie|ren:** eine Destillation durchführen; durch Destillation trennen

de|stru|ie|ren [aus lat. *destruere, destructum* = niederreißen, zerstören]: zerstören. **De|struktion** *w;* -, -en: Zerstörung. **De|struktions|luxation:** ↑Luxation durch pathologische Veränderungen der Gelenkteile. **De|struktions|trieb:** auf Zerstörung gerichteter Trieb (Psychol.). **de|struktiv** [...ti:f]: zerstörend, bösartig, zum Zerfall [von Geweben] führend

De|szendens: 1) *s;* -: Kurzbez. für ↑Colon descendens. **2)** *w;* -: Kurzbez. für ↑Aorta descendens

De|szendent *m;* -en, -en, **De|szendentin** *w;* -, -nen [zu lat. *descendere* = herabsteigen]: Nachkomme, Nachkommin, Verwandte/-r in absteigender Linie (Biol.). **De|szendenz** *w;* -, -en: Abstammung; absteigende Reihe der Verwandten; Nachkommenschaft eines Individuums (Biol.)

de|szendie|rend, in fachspr. Fügungen: **descendens** [zu lat. *descendere* = herabsteigen]: absteigend; z.B. in der Fügung ↑Aorta descendens (Anat.)

De|szensus [zu lat. *descendere, descensum* = herabsteigen], in fachspr. Fügungen: **De|scensus** *m;* -, -: Absteigung, Senkung eines Organs, z.B. des Hodens (von der Bauchhöhle in den Hodensack bei der Embryonalentwicklung). **De|scensus ovarii:** Senkung bzw. Tieferlagerung der Eierstöcke (bei Retroversion des Uterus und Entzündungen im Becken vorkommend). **De|scensus testis:** Absteigen des Hodens aus der Bauchhöhle in den Hodensack während der Embryonalentwicklung. **Descensus uteri:** krankhafte Gebärmuttersenkung. **De|scensus vaginae:** krankhafte Senkung der Scheide

De|tergens [zu lat. *detergere* = abwischen reinigen] *s;* -, ...gentia od. ...genzien [...iən] (meist *Pl.*): Stoffe, die den Reinigungseffekt verschiedener Mittel erleichtern (z.B. zur Wundreinigung), ↑amphiphil, verbinden hydrophobe Schmutzteilchen mit der hydrophilen Reinigungslösung

De|terminante [zu lat. *determinare* = abgrenzen, bestimmen, festlegen] *w;* -, -n: hypothetischer Faktor des Keimplasmas, der für die Vererbung und für die Entwicklung des Keimes bestimmend ist (Biol.). **De|termination** *w;* -, -en: **1)** das Festgelegtsein eines Keimes, sich in bestimmter Richtung zu entwickeln, soweit die äußeren Bedingungen dafür gegeben sind (Biol.). **2)** das Bedingtsein aller psychischen Phänomene durch äußere (z.B. soziale) oder innerseelische Gegebenheiten (z.B. Motivation); Richtungsbestimmung allen geistigen Geschehens (Psychol.)

De|torsion [zu lat. *detorquere* = hinwegdrehen, verdrehen] *w;* -: Entdrallung, Verdrehung (physiologischer Vorgang in der Embryonalentwicklung des Herzens)

De|toxikation [zu ↑de... u. gr. *τοξικόν* = Pfeilgift] *w;* -, -en: Entgiftung eines Stoffes

De|tritus [zu lat. *deterere, detritum* = abreiben, abnutzen] *m;* -: Überreste zerfallener Zellen oder Gewebe

De|trusor vesicae [zu lat. *detrudere, detrusum* = fortdrängen, hinabdrängen; ↑Vesica] *m;* - -: die Entleerung bewirkende Muskulatur der Harnblase

De|tumes|zenz [zu lat. *detumescere* = zu schwellen aufhören] *w;* -: Abschwellung, Rückgang einer Geschwulst

deut..., Deut... vgl. deutero..., Deutero...

deuter..., Deuter... vgl. deutero..., Deutero...

Deu|terium [zu gr. *δεύτερος* = zweiter, nächster] *s;* -s: schwerer Wasserstoff; chem. Zeichen: D

deu|tero..., Deu|tero..., vor Vokalen meist: **deu|ter..., Deu|ter...**, gelegentlich verkürzt zu: **deu|to..., Deu|to...**, vor Vokalen meist: **deut..., Deut...** [aus gr. *δεύτερος* = zweiter, nächster]: Bestimmungswort von Zus. mit der Bed. »zweiter, nächster; später (hinsichtlich räumlicher Anordnung, zeitlicher Abfolge, Rangordnung, Systematik u. Entwicklungsgeschichte)«; z.B.: deuteropathisch, Deutoplasma

Deu|ter[o]|an|omalie [↑deutero... u. ↑Anomalie] *w;* -, ...ien: angeborene Farbsehschwäche für die Farbe Grün

Deu|tero|an|omal|opie [zu ↑deutero..., ↑anomal u. gr. *ὤψ*, Gen.: *ὠπός* = Auge; Gesicht] *w;* -, ...ien: Farbsehschwäche (Rot-Gelb-Grün-Sehschwäche)

Deu|ter[o]|an|opie [↑deutero... u. ↑Anopie] *w;* -, ...ien: Rotgrünblindheit, Form der Farbenblindheit (Farbenspektrum besteht nur aus Blau und Gelb)

deu|tero|pa|thisch [zu ↑deutero... u. gr. *πάθος* = Leiden, Krankheit]: veralt. Bez. für Krankheiten, die im Gefolge anderer Krankheiten auftreten

Deuteroplasma vgl. Deutoplasma

Deu|tero|por|phyrin [↑deutero... u. ↑Porphyrin] *s;* -s: Abbauprodukt des Hämoglobins

Deu|ticke-Plastik [nach dem österr. Urologen Paul Deuticke, 1901–1981]: veralt. operatives, plastisches Verfahren zur Behebung einer Harnleiterabflussbehinderung sowie von Stauungserscheinungen in der Niere (Teilresektion des Nierenbeckens und Spaltung der Harnleiterabgangsstenose)

deuto..., Deuto... vgl. deutero..., Deutero...

Deu|to|plasma, Deu|tero|plasma [↑deutero... u. ↑Plasma] *s;* -s, ...plasmen: Gesamtheit der im Zytoplasma vorhandenen Einschlusskörper (wie z.B. Nahrungsdotter, Fetttröpfchen, Stärkekörner)

Deutsches Arzneibuch: vom Gesundheitsministerium herausgegebenes amtliches Vorschriftenbuch über die Zubereitung, Beschaffenheit, Aufbewahrung, Bevorratung, Prüfung und Abgabe der offizinellen Arzneimittel und ihrer Grundstoffe durch den Apotheker, die Apothekerin; Abk.: DAB

De|vastation [zu lat. *devastare* = gänzlich verwüsten] *w;* -, -en: Bekämpfung von Parasiten bis zur völligen Ausrottung

de|vi|ant [spätlat. *deviare* = vom rechten Weg abweichen]: von der Norm sozialen Verhaltens abweichend. **De|vi|anz** *w;* -, -en: Abweichung von der Norm (in der Soziologie u. der Psychologie)

De|via|tion [zu lat. *deviare* = vom Wege abweichen] *w;* -, -en, in fachspr. Fügungen: **De|via|tio**, *Pl.:* ...iones: Abweichung hinsichtlich der natürlichen Lage oder Verlaufrichtung eines Organs oder Körperteils

Dé|via|tion con|juguée [deviasˈjõ: kõ:ʒyˈge:; frz.] *w;* - -: Blickwendung, krankhaftes Abweichen beider Augäpfel nach einer Seite; auch: konjugierte Bulbusabweichung zu einer Seite

Devio|meter [zu lat. *deviare* = vom Weg abweichen u. ↑...meter] *s;* -s, -: Gerät zur Messung des Schielwinkels

de|vital [↑de... u. ↑vital]: leblos, abgetötet, abgestorben (z.B. von Zähnen mit abgestorbener Pulpa). **De|vitalisation** *w;* -, -en: gezielte Abtötung [der Zahnpulpa]. **de|vitalisie|ren:** [die Zahnpulpa] abtöten

de|vorie|ren [aus lat. *devorare* = hinunterschlucken, verschlucken]: verschlucken

DEXA: Abk. für *d*ual energy *X*-ray *a*bsorptiometry

Dexa|metha|son [Kunstwort]: künstliches ↑Glukokortikoid, wirkt entzündungshemmend. **Dexametha|son-Hemmtest** [Kunstwort]: Labortest zur Diagnose des ↑Cushing-Syndroms, nach Gabe von Dexamethason sinkt der Hydrokortisonspiegel bei Erkrankten nicht

Dexio|kardie [gr. *δεξιός* = rechts und ↑Kardia], auch: **Dex|tro|kardie** [↑dextro...] *w;* -, ...ien: krankhafte Verlagerung des Herzens nach rechts

dexter, dex|tra, dex|trum [aus gleichbed. lat. *dexter*]: rechts; z.B. in der Fügung ↑Atrium dextrum.

dextr..., Dextr... vgl. dextro..., Dextro...

Dex|trin [zu lat. *dexter* = rechts] *s;* -s, -e: rechtsdrehendes, wasserlösliches Abbauprodukt der Stärke

dex|tro..., Dex|tro..., vor Vokalen auch: **dex|tr..., Dex|tr...** [aus lat. *dexter (dextra, dextrum)* = rechts]: Bestimmungswort von Zus. mit der Bed. »rechts, rechtsseitig; nach rechts«; z. B.: dextrogyr, Dextropositio

Dex|tro|de|via|tion [↑dextro... u. ↑Deviation] *w;* -, -en: Rechtsabweichung

Dex|tro|gramm [↑dextro... und ↑...gramm] *s;* -s, -e: Röntgenbild der rechten Herzhälfte

dex|tro|gyr [zu ↑dextro... u. lat. *gyrare* = in einem Kreise herumdrehen]: die Ebene polarisierten Lichtes nach rechts drehend (z. B. von ↑Dextrose); Gegensatz: ↑lävogyr; Abk.: d

Dextrokardie vgl. Dexiokardie

Dex|tro|positio [↑dextro... u. lat. *positio* = Stellung, Lage] *w;* -, ...tio|nes: Verlagerung (eines Organs oder Körperteils) nach rechts

Dex|trose [zu lat. *dexter* = rechts] *w;* -: Glucose, rechtsdrehendes Monosaccharid (in fast allen Früchten vorkommend)

Dex|tro|version [zu ↑dextro... u. lat. *vertere, versum* = wenden, drehen] *w;* -, -en, in fachspr. Fügungen: **Dex|tro|versio,** *Pl.:* ...io|nes: Neigung (eines Organs od. Körperteils) nach rechts

De|zeleration [Gegenbildung mit ↑de... zu ↑Akzeleration] *w;* -, -en: Abnahme der Pulsfrequenz (nach Belastung) auf die Ruhefrequenz (v. a. in der Geburtshilfe im Bezug auf die kindliche Herzfrequenz während der Wehen)

De|zere|bration, De|zere|brie|rung [zu ↑de... u. ↑Cerebrum] *w;* -, -en: **1)** durch eine Schädigung bedingte funktionelle Entkopplung des Hirnstamms vom ↑Telencephalon (a). **2)** operative Ausschaltung des Großhirns mittels Durchtrennung des Hirnstammes (bei Tierversuchen)

Dezi|bel [auch: ...*bel* und *de...;* zu lat. *decem* = zehn u. dem Namen des amerik. Erfinders des Telefons A. G. Bell, 1847–1922] *s;* -s, -: Maßeinheit für den Schallpegel, in der Medizin u. a. zur Beurteilung des Grades der Schwerhörigkeit; Abk.: dB

Dezidua *w;* -, ...duä oder ...duen [...ʊən]: eindeutschende Schreibung für ↑Decidua. **dezidual,** in fachspr. Fügungen: **decidua|lis, ...le** [zu ↑Decidua]: die ↑Decidua betreffend, zu ihr gehörend

Dezimal|potenz [zu lat. *decimus* = der Zehnte] *w;* -, -en: Verdünnungsfolge homöopathischer Arzneimittel im Verhältnis 1:10, 1:100, 1:1000 usw.; Abkürzung: D (z. B.: D_1, D_2, D_3 usw.)

DHEA: Abk. für *Deh*ydroepi*a*ndrosteron; Steroidhormon der Nebennierenrinde, Vorstufe der Androgene. **DHEA-S:** Abk. für *Deh*ydroepi*a*ndrosteron-*S*ulfat; Steroidhormon, Laborparameter zur Beurteilung der Nebennierenrindenfunktion, z. B. bei Verdacht auf Nebennierenrindentumor

d'Hérelle-Phänomen [de'rɛl...; nach dem kanad.-frz. Bakteriologen F. H. d'Hérelle, 1873–1949]: die durch ↑Bakteriophagen bewirkte Zerstörung von Bakterien

DHS: Abk. für *d*ynamische *H*üft*s*chraube

Di: Abk. für ↑Diphtherie

[1]di..., Di... [aus gr. *δίς (δι-)* = zweimal, doppelt]: Vorsilbe mit der Bedeutung »zwei[fach]« (= Verdoppelung des im Folgenden Genannten); z. B.: Didelphys

[2]di..., Di... vgl. dia..., Dia...

[3]di..., Di... vgl. dis..., Dis...

dia..., Dia... [aus gleichbed. gr. *διά*], vor Vokalen: **di..., Di...:** Vorsilbe mit der Bedeutung »durch, hindurch; zwischen; auseinander«; z. B.: Diameter, Dialyse

Dia|bète mai|gre [dɪa'bɛ̃:t 'mɛ̃:grə; frz., eigtl. = magerer Diabetes] *m;* - -, -s -s [dɪa'bɛ̃:t 'mɛ̃:grə]: veralt. Bez. für eine vor dem 30. Lebensjahr auftretende Zuckerkrankheit

Dia|betes [aus gr. *διαβήτης* = Harnruhr (eigtl. = die Beine spreizend)] *m;* -: Zuckerkrankheit, Durchgang, Durchfluss, Harnruhr; oft Kurzbez. für: Diabetes mellitus. **Dia|betes de|cipiens** [...ɪ-ɛns; zu lat. *decipere* = täuschen, irreführen]: seltene Bez. für eine Zuckerkrankheit, bei der die Symptome der übermäßigen Harnflut (mit Ausscheidung von Zucker) und der überhöhten Flüssigkeitsaufnahme nicht so stark ausgeprägt sind. **Dia|betes innocens** [lat. *innocens* = unschädlich]: = Diabetes renalis. **Dia|betes inositus:** veralt. Bez. für Harnruhr mit Ausscheidung von Inosit. **Dia|betes in|sipidus:** Wasserharnruhr, übermäßige Harnausscheidung (ohne pathologische Beimengungen) u. starkes Durstgefühl (infolge fehlender Wasserresorption in der Niere durch ADH-Mangel). **Dia|betes mellitus:** Zuckerkrankheit, »Zuckerharnruhr«, meist konstitutionell bedingte Erkrankung der Inselzellen der Bauchspeicheldrüse (zuweilen auch anderer Hormondrüsen) mit der Folge einer mangelhaften Kohlenhydratverwertung, die sich u. a. in erhöhtem Blutzuckergehalt und ↑Glykosurie äußert; unterschieden werden: **Typ I** (insulinabhängiger Diabetes, jugendlicher Diabetes, juveniler Diabetes) und **Typ II** (nicht insulinabhängiger Diabetes, Altersdiabetes). **Dia|betes renalis:** »Nierenharnruhr«, auf einer Störung der Nierenfunktion beruhende Zuckerausscheidung im Harn (meist bei normalem Blutzuckerspiegel). **Dia|betes salinus renalis:** krankhafte Durchlässigkeit der Nieren für Kochsalz. **Dia|betiker** *m;* -s, -, **Dia|betikerin** *w;* -, -en: an Zuckerkrankheit erkrankte Person. **dia|betisch,** in fachspr. Fügungen: **dia|beticus, ...ca, ...cum:** die Zuckerkrankheit oder eine zuckerkranke Person betreffend; z. B. in der Fügung ↑Coma diabeticum

dia|beto|gen [↑Diabetes u. ↑...gen]: die Entstehung eines Diabetes begünstigend; durch Diabetes hervorgerufen (z. B. diabetogene Impotenz)

dia|beto|id [↑Diabetes u. ↑...id]: diabetesähnlich (von Krankheiten)

Dia|beto|lo̲ge *m;* -n, -n, **Dia|beto|lo̲gin** *w;* -, -nen [↑Diabetes u. ↑...loge]: Facharzt/-ärztin für Diabetologie; Wissenschaftler/-in auf dem Gebiet der Diabetesforschung. **Dia|beto|logi̲e:** wissenschaftliche Erforschung der Zuckerkrankheit

Dia|bro̲sis [aus gr. *διάβρωσις* = das Durchfressen] *w;* -, ...bro̲sen: Annagung, Zerstörung von Organen oder Organteilen (z. B. einer Gefäßwand)

Di|acet|ämi̲e [zu ↑¹di... ↑Aceton u. ↑...ämie] *w;* -, ...i̲en: Auftreten von Ketonkörpern im Blut. **Di-acet|uri̲e** [↑...urie] *w;* -, ...i̲en: Auftreten von Ketonkörpern im Urin

Dia|docho|ki̲nese [gr. *διάδοχος* = ablösend, abwechselnd u. gr. *κίνησις* = Bewegung] *w;* -, -n: Fähigkeit, einander entgegengesetzte Bewegungen rasch hintereinander geordnet auszuführen

Dia|dy|na̲|mik: Heil- u. Kurverfahren zur Behandlung von Krankheiten und Funktionsstörungen mithilfe von elektrischen Reiz- und Heilströmen bzw. elektromagnetischen Feldern

Diaeresis vgl. Diärese

Dia|gno̲se [von gr. *διάγνωσις* = unterscheidende Beurteilung, Erkenntnis] *w;* -, -n, in fachspr. Fügungen: **Dia|gno̲sis,** *Pl.:* Diagno̲ses: Erkennung und systematische Bezeichnung einer Krankheit. **Dia|gno̲sis e̲x juva̲ntibus** [lat. *iuvare* = helfen, nützen]: Stellung der Diagnose nach Behandlung eines Patienten, einer Patientin (also von der angewandten u. erfolgreichen bzw. erfolglosen Therapie aus). **Dia|gno̲stik** [zu gr. *διαγνωστικός* = zum Beurteilen, zum Unterscheiden gehörend] *w;* -: Lehre u. Kunst von der Erkennung und systematischen Benennung der Krankheiten. **Dia|gno̲stikum** *s;* -s, ...ka: Hilfsmittel zur Erstellung einer Diagnose (z. B. Farbstoffe, Kontrastmittel). **dia|gno̲stisch:** die Diagnose betreffend, auf einer Diagnose beruhend

dia|gnostizi̲e|ren [zu ↑diagnostisch]: eine Krankheit erkennen und systematisch benennen

dia|gona̲l, in fachspr. Fügungen: **dia|gona̲lis, ...le** [aus gleichbed. spätlat. *diagonalis* (zu gr. *διά* = durch u. gr. *γωνία* = Ecke, Winkel)]: schräg, in schräger Richtung, zwei nicht benachbarte Ecken eines Vielecks verbindend

Dia|gona̲l|lage: Schräglage des Kindes im Mutterleib

Dia|gra̲mm [von gr. *διάγραμμα* = Umriss, Schema] *s;* -s, -e: grafische Darstellung von Werten, Sachverhalten oder Informationen (z. B. in einem Koordinatensystem)

Dia|ki̲nese [↑dia... u. gr. *κίνησις* = Bewegung] *w;* -, -n: Stadium der Zellteilung, in dem die Chromosomen den größten Grad der Verkürzung erreichen (Genetik)

Dia|kri̲se [aus gr. *διάκρισις* = Trennung; Entscheidung; Beurteilung] *w;* -, -n: veralt. Bez. für: **1)** = Differenzialdiagnose. **2)** entscheidende Krise einer Krankheit

di|akti̲n [zu ↑dia... u. gr. *ἀκτίς*, Gen.: *ἀκτῖνος* = Strahl]: veralt. Bez. für: für Röntgenstrahlen durchlässig

Dia|ly|sa̲t [zu gr. *διάλυσις* = Auflösung, Trennung] *s;* -s, -e: Waschlösung bei der Dialyse

Dia|lysa̲tor *m;* -s, ...to̲ren: Gerät zur Vornahme einer Dialyse (Spulenniere, Trommelniere, Plattendialysator). **Dia|ly̲se** *w;* -, -n: Verfahren zur Entfernung löslicher Stoffe mit niedrigem Molekulargewicht aus Lösungen hochmolekularer Stoffe mithilfe einer halbdurchlässigen Membran (Phys., Chem.); vor allem zur extrakorporalen Blutreinigung verwendet. **dia|lysi̲e|ren:** eine Dialyse vornehmen

Dia̲|meter [von gr. *διάμετρος* = Durchmesser] *m;* -s, - (in fachspr. Fügungen: *w;* -, Dia̲|me|tri): Durchmesser (Anat.). **Dia̲|meter bi|parie|ta̲lis** [- ...rı-e...]: Durchmesser zwischen den beiden Scheitelbeinhöckern. **Dia̲|meter bi|tempora̲lis:** Durchmesser zwischen den beiden Schläfen. **Dia̲|meter dia|gona̲lis** = Conjugata diagonalis. **Dia̲|meter fronto|occipita̲lis:** Durchmesser zwischen Stirn und Hinterhaupthöcker. **Dia̲|meter media̲|na** = Conjugata vera obstetricia. **Dia̲-meter mento|oc|cipita̲lis:** Durchmesser zwischen Kinn und Hinterhaupt. **Dia̲|meter ob-li̲qua pelvis pri̲ma:** erster oder rechter schräger Durchmesser des Beckens. **Dia̲|meter ob|li̲qua pelvis secu̲nda:** zweiter oder linker schräger Durchmesser des Beckens. **Dia̲|meter sub|oc-cipito|breg|ma̲tica:** Durchmesser zwischen Nacken und der Mitte der großen ↑Fontanelle. **Dia̲-meter trans|ve̲rsa pelvis:** querer Durchmesser des Beckens

Di|ami̲n [↑¹di... u. ↑Amin] *s;* -s, -e (meist *Pl.*): Kohlenwasserstoffverbindungen mit zwei Aminogruppen (Chem.)

Di|amin|uri̲e [↑Diamin u. ↑...urie] *w;* -, ...i̲en: Ausscheidung von ↑Diaminen im Harn

Di|amnio̲|ten [zu ↑¹di... u. ↑Amnion] *Pl.:* Zwillinge mit getrennten Eihäuten

Dia|ne̲tik [aus gleichbed. engl.-amerik. *dianetics,* zu gr. *διανοητικός* = den Verstand betreffend] *w;* -: von dem amerik. Sciencefictionautor L. R. Hubbard vertretene, umstrittene Lebensanschauung, die Elemente aus Philosophie, christlicher Theologie und Medizin beinhaltet und u. a. eine therapeutische Technik zur angeblichen Heilung aller Krankheiten umfasst

Dia|pe̲dese [zu ↑dia... u. gr. *πηδᾶν* = springen, hüpfen], auch: **Dia|pe̲desis** *w;* -, ...de̲sen: Durchtritt von Blutkörperchen durch die unverletzte Gefäßwand

dia|pha̲n [von gr. *διαφανής* = durchscheinend]: durchscheinend, durchsichtig. **Dia|pha|ni̲e** *w;* -: Durchscheinen

Dia|phano|sko̲p [zu gr. *διαφανής* = durchscheinend u. ↑...skop] *s;* -s, -e: Instrument zur Ausleuchtung und Sichtbarmachung von Körperhöhlen. **Dia|phano|skopi̲e** [↑...skopie] *w;* -, ...i̲en: Ausleuchtung von Körperhöhlen (z. B. der Nasennebenhöhle) mithilfe des Diaphanoskops zur Feststellung krankhafter Veränderungen

Dia|phorase [zu gr. *διάφορος* = verschieden u. ↑...ase] *w;* -, -n (meist *Pl.*): Enzyme, die an der Übertragung von Wasserstoff auf Wasserstoffakzeptoren beteiligt sind

Dia|phorese [zu gr. *διαφορεῖν* = auseinandertragen, verbreiten; durch Schweiß verdunsten] *w;* -, -n: Schweißsekretion. **Dia|phoretikum** *s;* -s, ...ka: schweißtreibendes Mittel. **dia|phoretisch:** schweißtreibend

Dia|phrag|ma [von gleichbed. gr. *διάφραγμα*] *s;* -s, ...agmen (in fachspr. Fügungen: ...agmata): **1)** Scheidewand zwischen einzelnen Körperteilen oder Organen (Anat.). **2)** Zwerchfell (Anat.). **3)** mechanisches Empfängnisverhütungsmittel in Form eines mit einer Gummimembran überzogenen Spiralrings, der in die Scheide eingeführt wird u. diese von der Gebärmutter trennt. **Dia|phrag|ma bulbi:** Regenbogenhaut des Auges. **Dia|phrag|ma laryngis** [↑Larynx]: Membran unterhalb der Stimmritze. **Dia|phrag|ma oris** [↑²Os]: Muskeln des Bodens der Mundhöhle. **Dia|phrag|ma pelvis:** Muskeln des Beckenbodens. **Dia|phrag|ma secundarium** = Mesocolon transversum. **Dia|phrag|ma sellae:** das über die ↑Sella turcica gespannte Blatt der harten Hirnhaut. **Dia|phrag|ma uro|genitale:** ↑Faszie des Beckenausgangs (enthält im Inneren den ↑Musculus transversus perinei profundus; füllt den Raum zwischen ↑Symphyse und den Sitzbeinhöckern aus)

Dia|phrag|mat|algie [↑Diaphragma und ↑...algie] *w;* -, ...ien: Zwerchfellschmerz

dia|phrag|maticus, ...ca, ...cum [zu ↑Diaphragma]: zum Zwerchfell gehörend; Zwerchfell...; z. B. in der Fügung ↑Angustia diaphragmatica

Dia|phrag|mato|zele [↑Diaphragma und ↑...zele] *w;* -, -n: »Zwerchfellbruch«, Ausstülpung von Eingeweideteilen durch eine Zwerchfelllücke in den Brustkorbraum

dia|phy|sär: die Diaphyse betreffend

Dia|physe [aus gr. *διάφυσις* = das Durchwachsen; der Zwischenwuchs; die Gelenk- u. Gliederverbindung] *w;* -, -n: das Mittelstück der Röhrenknochen zwischen den beiden ↑Epiphysen (1)

dia|plazentar [zu ↑dia... u. ↑Plazenta]: durch die Plazenta hindurch

Di|ärese [von gr. *διαίρεσις* = Trennung] *w;* -, -n, in fachspr. Fügungen: **Di|aeresis,** *Pl.:* ...reses: veraltende Bez. für eine Undichtigkeit, Zerreißung eines Blutgefäßes mit Blutaustritt in die Umgebung

Diar|rhö, auch: **Diar|rhöe** [...røː; von gr. *διάρροια* = Durchfluss; Durchfall] *w;* -, ...rrhöen, in fachspr. Fügungen: **Diar|rhoea,** *Pl.:* Diar|rhoeae: Durchfall. **Diar|rhoea alba:** periodischer Fettdurchfall. **Diarrhoea para|doxa:** Entleerung von dünnem Stuhl, der mit eingedickten Kotballen vermischt ist. **Diar|rhoea sudoralis:** Durchfall, verbunden mit Schweißausbrüchen

Di|ar|throse [aus gr. *διάρθρωσις* = Vergliederung, Gliederbildung] *w;* -, -n, in fachspr. Fügungen: **Di-ar|throsis,** *Pl.:* ...oses: echtes Gelenk mit charakteristischem Gelenkspalt

Dia|schise [...s-ç...; aus gr. *διάσχισις* = Trennung, Teilung], auch: **Dia|schisis** *w;* -, ...schisen: **1)** Funktionsminderung funktionell zusammenhängender Hirnregionen nach Schädigung eines Nervenabschnitts. **2)** spinaler Schock

dia|skleral [zu ↑dia... u. ↑Sklera]: durch die Lederhaut des Auges hindurch (z. B. von der Schnittführung bei Augenoperationen)

Dia|sko|pie *w;* -, -n: **1)** Untersuchungsverfahren der Dermatologie, bei dem mit dem Aufdrücken eines Glasspatels durch vorübergehende Anämisierung das Vorliegen und die Art einer dermalen Veränderung erkennbar wird. **2)** Röntgendurchleuchtung

Dia|stase [von gr. *διάστασις* = Auseinanderstehen; Spaltung]: **1)** *w;* -: = Amylase. **2)** *w;* -, -n: anatomische Lücke zwischen Knochen oder Muskeln, die durch Auseinanderklaffen zweier Gelenkflächen od. zweier Muskeln entsteht. **3)** *w;* -, -n: Zeitspanne zwischen Erschlaffung der Herzmuskulatur und erneuter Kontraktion des Herzvorhofes

Dia|stema [von gr. *διάστημα* = Zwischenraum, Abstand] *s;* -s, ...stemata: angeborene Zahnlücke, bes. zwischen den oberen Schneidezähnen

Dia|stemato|chilie [zu gr. *διάστημα,* Gen.: *διαστήματος* = Zwischenraum, Abstand u. gr. *χεῖλος* = Lippe] *w;* -, ...ien: angeborene Lippenspalte. **Diastemato|mye|lie** [gr. *μυελός* = Mark] *w;* -, ...ien: angeborene Spaltung des Rückenmarks

Di|aster [↑¹di... u. gr. *ἀστήρ* = Stern] *m;* -s, -: Stadium der ↑Mitose und ↑Reduktionsteilung (Meiose), in dem die Chromosomen einen »Doppelstern« bilden (Biol.)

Dia|stereo|mer [↑dia..., ↑stereo... u. gr. *μέρος* = Teil] *s;* -s, -e, auch: **Dia|stereo|mere** *s;* -n, -n (meist *Pl.*): chemische Verbindung mit nur teilweise spiegelbildlichen Molekülformen

Dia|stole [dɪasˈtoːlə, seltener auch: ˈdɪastoleː; von gr. *διαστολή* = das Auseinanderziehen, das Ausdehnen] *w;* -, ...stolen: die mit der ↑Systole rhythmisch wechselnde Erschlaffung der Herzmuskulatur. **dia|stolisch:** zur Diastole gehörend, die Diastole betreffend

dia|stro|phisch [von gr. *διάστροφος* = verkehrt, verdreht]: verdreht, fehlgebildet (in Bezug auf den Körperwuchs; z. B. diastrophischer Minderwuchs)

Di|ät [von gr. *δίαιτα* = Lebensart; Lebensunterhalt; vom Arzt vorgeschriebene Lebensweise] *w;* -, -en: Krankenkost, Schonkost

Diät|assistent, Diät|assistentin: nichtärztlicher Heilberuf (der Diätassistent bzw. die Diätassistentin führt in Zusammenarbeit mit dem Arzt diättherapeutische und diätprophylaktische Ernährungsberatung durch)

Diä|tetik [aus gleichbed. lat. (ars) *diaetetica,* von gleichbed. gr. *διαιτητική (τέχνη)*] *w;* -, -en: Diätlehre. **Diä|tetikum** *s;* -s, ...ka: für eine bestimmte Diät geeignetes Nahrungsmittel. **diä|tetisch:** die Diät betreffend, einer Diät gemäß

dia|therman [zu ↑dia... u. gr. *θέρμη* = Wärme, Hitze]: wärmedurchlässig, Wärmestrahlen nicht absorbierend (Phys.). **Dia|thermie** *w;* -: therapeutische Anwendung von Hochfrequenzströmen zur intensiven Erwärmung von Geweben im Körperinneren

Dia|these [aus gr. *διάθεσις* = Zustand, Verfassung] *w;* -, -n: überdurchschnittliche konstitutionelle Bereitschaft des Organismus zu bestimmten krankhaften Reaktionen, erhöhte Anfälligkeit des Körpers für bestimmte Krankheiten

Di|azo|körper [↑[1]di... u. frz. *azote* = Stickstoff] *Pl.:* organische Verbindungen mit der Gruppe –N = N–

Di|azo|rea|gens [↑[1]di... u. frz. *azote* = Stickstoff] *s;* -, ...entia u. ...enzien [...iən]: zur Diazoreaktion verwendete verdünnte Mischung von Sulfanilsäure u. Salzsäure (Diazoreagens I) bzw. eine Lösung von Natriumnitrit in Wasser (Diazoreagens II)

Di|azo|re|aktion [↑[1]di... u. frz. *azote* = Stickstoff]: Reaktion zum Nachweis von pathologischen Diazokörpern im Urin: Beim Versetzen des Urins mit Diazoreagens kommt es bei Anwesenheit von Diazokörpern zu Rotfärbung des Urins und des Schaums (positiver Ausfall der Probe u. a. bei Tuberkulose, Typhus, Lungenentzündung usw.)

Di|bo|thrio|ce|phalus latus [zu ↑[1]di..., gr. *βοθρίον* = kleine Grube, kleine Vertiefung u. gr. *κεφαλή* = Kopf] *m;* - -, ...phali lati: = Diphyllobothrium latum

DIC: Abk. für *d*isseminated *i*ntravasal *c*oagulation, vgl. Verbrauchskoagulopathie

Dicephalus vgl. Dizephalus

Di|choria|ten [zu ↑[1]di... u. gr. *χόριον* = Haut, Fell] *Pl.:* Zwillinge mit getrennter Zottenhaut

di|cho|tom: zweigeteilt, die Dichotomie betreffend

Dicho|tomie [aus gr. *διχοτομία* = Halbieren, Zerschneiden] *w;* -, ...ien: Teilung in zwei gleiche Teile

Di|chro|ismus [zu ↑[1]di... u. gr. *χρόα* = Haut; Hautfarbe; Farbe] *m;* -: Eigenschaft von Kristallen (auch von nichtkristallinen Körpern), Licht nach zwei Richtungen in zwei Hauptfarben zu zerlegen (Phys.)

Di|chromasie [zu ↑[1]di... u. gr. *χρῶμα* = Haut; Hautfarbe; Farbe] oder **Di|chromat|opsie** [gr. *ὄψις* = das Sehen] *w;* -, ...ien: eine Form der Farbenblindheit, bei der nur zwei der drei Grundfarben erkannt werden

Dickdarm vgl. Intestinum crassum

Dickdarm|katarrh vgl. Typhlitis

Dick-Read-Me|thode ['dɪk 'ri:d...; nach dem engl. Gynäkologen Grantly Dick-Read, 1890–1959], dafür häufig auch die Kurzform **Read-Me|thode:** früher angewandtes Verfahren zur Erreichung einer möglichst schmerzfreien Entbindung durch entsprechende Belehrung und Aufklärung der Schwangeren vor der Entbindung sowie durch Entspannungsübungen, die vor der Entbindung durchzuführen sind

Dick-Test [nach den amerik. Ärzten G. F. Dick, 1881–1967, und G. H. Dick, 1881–1961]: heute wenig gebräuchliche Probe zum Nachweis von Scharlachimmunität durch Einspritzung von verdünntem Scharlachtoxin

Di|cro|coe|lium lance[ol]a|tum [zu gr. *δίκροος* = zweispitzig u. gr. *κοιλία* = Bauchhöhle; lat. *lanceatus* = mit einer Lanze versehen] oder **Di|cro|coelium den|driticum** *s;* - -: Lanzettegel (kleiner Leberegel)

dicrotus vgl. dikrot

Dictyo|ma retinae [zu gr. *δίκτυον* = Netz; ↑Retina] *s;* - -, ...mata -: bösartige Geschwulst am Strahlenkörper des Auges (bildet die Struktur der embryonalen Netzhaut nach)

Di|del|phys [↑[1]di... u. gr. *δελφύς* = Gebärmutter] *w;* -: Fehlbildung mit doppelter Anlage von Gebärmutter und Scheide

Di|dym|algie [↑Didymus u. ↑...algie] *w;* -, ...ien: Hodenschmerz

Di|dymitis [zu ↑Didymus] *w;* -, ...itiden (in fachspr. Fügungen: ...itides): = Orchitis

Di|dymus [von gr. *δίδυμοι* = die zwei Hoden (eigtl. = die Doppelten)] *m;* -, ...mi: seltene Bez. für: Testis

Dieffenbach-Hautschnitt [nach dem dt. Chirurgen J. F. Dieffenbach, 1794–1847]: kosmetisch vorteilhafte Schnittführung bei Oberkieferoperationen sowie beim operativen Verschluss einer Lippenfistel (besteht in der seitlichen Verschiebung eines Hautlappens, der durch eine Hautbrücke mit der Gesichtshaut verbunden bleibt, zur Überdeckung der Operationsstelle)

diencephalicus vgl. dienzephal. **Di|en|cephalon,** auch: **Di|en|ze|phalon** [↑dia... u. ↑Encephalon] *s;* -s, ...la: Zwischenhirn

Diencephalosis vgl. Dienzephalose

Di|ent|amoe|ba fragilis [↑[1]di..., ↑ento..., ↑Amöbe; lat. *fragilis* = zerbrechlich, schwach] *w;* - -, ...moebae ...les: kleinste parasitische Dickdarmamöbe des Menschen

di|en|ze|phal, in fachspr. Fügungen: **di|en|cephalicus, ...ca, ...cum** [zu ↑Diencephalon]: das Zwischenhirn betreffend. **Dienzephalon** vgl. Diencephalon

Di|en|ze|phalose [zu ↑Diencephalon] *w;* -, -n, in fachspr. Fügungen: **Di|en|ce|phalosis,** *Pl.:* ...loses: organische, nicht entzündliche Zwischenhirnerkrankung

Dietl-Krisen [nach dem Krakauer Internisten Josef Dietl, 1804–1878] *Pl.:* veralt. Bez. für Anfälle von Leibschmerzen, wie sie bei Wandernieren vorkommen

dif..., Dif... vgl. dis..., Dis...

Dif|ferenzial|blutbild [zu lat. *differentia* = Verschiedenheit]: Ordnung der in einem Blutausstrich vorhandenen Blutzellformen in einer Reihe (die jugendlichen Formen links, die älteren rechts); dient zur Unterscheidung und Abgrenzung von Krankheiten (vgl. Linksverschiebung, vgl. Rechtsverschiebung)

Dif|ferenzial|dia|gnose [zu lat. *differentia* = Verschiedenheit] *w;* -, -n: Unterscheidung und Abgrenzung einander ähnlicher Krankheitsbilder zwecks Ausschluss von Erkrankungen mit ähnlicher oder nahezu identischer Symptomatik (Abk. DD, D.D.). **Dif|ferenzial|dia|gnostik** *w;* -, -en: Erarbeitung einer Differenzialdiagnose. **dif|ferenzial|dia|gnostisch:** mithilfe der Differenzialdiagnose erfolgend

Dif|ferenzial|in|dikation [zu lat. *differentia* = Verschiedenheit u. ↑Indikation] *w;* -, -en: die unter verschiedenen Möglichkeiten beste Indikation für eine bestimmte Behandlung

Dif|ferenzial|therapie [zu lat. *differentia* = Verschiedenheit]: **1)** Behandlung einer Krankheit mit Substanzen, die unterschiedliche Wirkmechanismen und unterschiedliche Angriffspunkte haben. **2)** individuelle Auswahl der optimal geeigneten Therapie unter besonderer Berücksichtigung von Problem und Patient/-in

dif|ferenziert [zu lat. *differre* = sich unterscheiden]: **1)** nennt man Tumoren, die sich dem sie umgebenden normalen Gewebe weitgehend angepasst haben (die also charakteristisch »ausgeprägt« sind). **2)** ausgereift, ihr Spezialisierung vollendet habend (von Zellen). **Dif|ferenzie|rung** *w;* -, -en: **1)** kritische Unterscheidung, z. B. der im Blutbild feststellbaren Zellen. **2)** charakteristische Ausprägung eines Tumors mit weitgehender Angleichung an das ihn umgebende Ausgangsgewebe. **3)** zunehmende Spezialisierung von Zellen in verschiedene Gewebearten (in der Embryologie). **Dif|ferenzie|rungs|plastik:** veralt. Sammelbez. für plastische Operationen an Amputationsstümpfen, die deren Leistungsfähigkeit steigern

dif|ficilis, ...le [aus gleichbed. lat. *difficilis*]: schwierig; erschwert; z. B. in der Fügung ↑Dentitio difficilis

dif|form [zu ↑dis... u. lat. *forma* = Gestalt, Form]: fehlgebildet. **Dif|formität** *w;* -, -en: Fehlbildung

Dif|fraktion [zu ↑dis... u. lat. *frangere, fractum* = brechen] *w;* -, -en: Beugung von [Licht]wellen (Phys.)

dif|fus, in fachspr. Fügungen: **dif|fusus, ...usa, ...usum** [zu lat. *diffundere, diffusum* = ausgießen, verbreiten, zerstreuen]: ausgebreitet, ausgedehnt, ohne feste Umgrenzung. **dif|fuses Licht:** verschwommenes Licht ohne geordneten Strahlenverlauf (Phys.). **dif|fuse Reflexion:** [Licht]brechung an rauen Oberflächen (Phys.). **Dif|fusion** *w;* -, -en: allmähliche selbsttätige Vermischung von gasförmigen, flüssigen oder festen Stoffen, die untereinander in Berührung stehen, bis zur völligen Einheitlichkeit (Chem.)

di|gast|risch, in fachspr. Fügungen: **di|gast|ricus, ...ca, ...cum** [zu ↑[1]di... u. gr. γαστήρ Gen.: γαστρός = Magen, Bauch; Wölbung]: zweibauchig (bes. von Muskeln; Anat.)

DiGeorge-Syndrom [nach dem amerik. Pädiater Angelo M. DiGeorge, 1921]: Immundefekt mit Thymusaplasie, Herzfehler, Hypokalzämie, charakteristischen Fazies, Gaumenfehlbildung

di|gerieren [zu lat. *digerere* = verteilen; verdauen]: verdauen. **Di|gestion** [zu lat. *digestio* = Verdauung] *w;* -, -en, in fachspr. Fügungen: **Di|gestio** *w;* -: **1)** Verdauung. **2)** das Ausziehen löslicher Stoffe aus einer Droge. **Di|gestionstrakt** = Apparatus digestorius. **di|gestiv** [...ti:f]: die Verdauung betreffend. **Di|gestivum** [...vʊm] *s;* -s, ...va: verdauungsförderndes Mittel. **di|gestorius, ...ria, ...rium:** der Verdauung dienend; z. B. in der Fügung ↑Apparatus digestorius

digital [zu lat. *digitus* = Finger; Zehe]: **1)** mit dem Finger (z. B. betasten, untersuchen). **2)** in fachspr. Fügungen: **digitalis, ...le:** die Finger oder Zehen betreffend; z. B. in der Fügung ↑Arteriae digitales. **3)** Daten in Ziffern darstellend (von Diagnosegeräten)

Digitalis [zu lat. *digitus* = Finger]: **1)** *w;* -: Fingerhut, Gattung der Rachenblütler. **2)** *s;* -: Sammelbez. für alle aus den Blättern verschiedener Fingerhutarten hergestellten herzwirksamen Arzneimittel. **Digitalis lanata** [lat. *lanatus* = mit Wolle versehen, wollig]: wolliger, weißer Fingerhut (enthält verschiedene herzwirksame Glykoside). **Digitalis purpurea** [lat. *purpureus* = purpurfarbig, dunkelrot]: roter Fingerhut, einheimische Gift- und Heilpflanze (die Blätter liefern herzwirksame Glykoside). **Digitalis|einheit:** Bezeichnung für diejenige Digitalismenge, die der biologischen Wirkung von 0,1 g des internationalen Standardpräparates entspricht. **digitalisieren:** mit Digitalispräparaten behandeln

Digital|kom|pression: Abdrücken eines blutenden Gefäßes mit dem Finger, den Fingern

Digitalo|id [↑Digitalis u. ↑...id] *s;* -[e]s, -e: Pflanzenglykosid mit digitalisähnl. Wirkung

digitatus, ...tata, ...tatum [aus lat. *digitatus* = mit Fingern versehen]: gefingert, fingerförmig, mit Fingern versehen; z. B. in der Fügung ↑Impressiones digitatae

Digi|toxin: Herzglykosid aus Digitalis purpurea

Digitus [aus gleichbed. lat. *digitus,* Gen.: *digiti*] *m;* -, ...ti: Finger; Zehe; vgl. auch: Index (1), Pollex u. Hallux. **Digitus anularis:** »Ringfinger«. **Digiti hippo|cratici** *Pl.:* Trommelschlägelfinger, Finger mit aufgetriebenen Endgliedern (bei chronischen Herz- u. Lungenleiden vorkommend; schon von Hippokrates beschrieben). **Digiti manus** *Pl.:* Finger. **Digitus medius:** »Mittelfinger«. **Digitus minimus:** Kleinfinger; Kleinzehe. **Digiti mortui** *Pl.:* abgestorbene Finger (bei örtlichen Durchblutungsstörungen). **Digiti pedis** *Pl.:* Zehen

Di|gnität [zu lat. *dignus* = würdig, wert] *w;* -: Wert, Bedeutung (z. B. von Tumoren gesagt, entsprechend ihrem Charakter als gut- oder bösartig)

Di-Gu|glielmo-Krankheit [dıgul'jɛlmo...; nach dem ital. Hämatologen Giovanni di Guglielmo, 1886–1961]: = Erythroleukämie

di|hy|brid [auch: ...iːd; ↑[1]di... u. ↑hybrid]: sich in zwei erblichen Merkmalen unterscheidend (Biol.). **Di|hy|bride** [auch: ...iːde] *m* od. *w;* -n, -n: Bastard, dessen Eltern sich in zwei Erbmerkmalen unterscheiden (Biol.)

Di|hy|dro|tes|tos|te|ron: synthetisch hergestelltes Testosteron

di|krot, in fachspr. Fügungen: **di|crotus, ...ta, ...tum** [aus gr. *δίκροτος* = zweimal schlagend (vom Puls)]: zweigipflig (bes. von der Pulswelle). **Dikrotie** *w;* -: Zweigipfligkeit des Pulses

Dilatation [zu lat. *dilatare* = ausdehnen, erweitern] *w;* -, -en, in fachspr. Fügungen: **Dilatatio,** *Pl.:* ...io|nes: krankhafte od. künstliche Erweiterung eines Hohlorgans (z. B. von Gefäßen des Herzens). **Dilatatio cordis** [↑Cor]: Herzerweiterung. **dilatator,** *Gen.:* ...toris, *Pl.:* ...tores: erläuternder Bestandteil von fachspr. Fügungen mit der Bed. »erweiternd, eine Organ- oder Gefäßerweiterung bewirkend« (in der Fügung ↑Musculus dilatator). **Dilatator** *m;* -s, ...toren: **1)** Kurzbez. für ↑Musculus dilatator pupillae. **2)** Instrument zur künstlichen Erweiterung von Hohlorganen (z. B. des Muttermundes). **dilatie|ren:** ein Hohlorgan mechanisch erweitern

di|luie|ren [aus lat. *diluere, dilutum* = auflösen, verdünnen]: verdünnen (z. B. eine Säure, indem sie zu Wasser hinzugegeben wird). **Di|lution** *w;* -, -en: Verdünnung. **di|lutus, ...ta, ...tum:** verdünnt

di|mer [zu ↑[1]di... u. gr. *μέρος* = [An]teil]: zweigliedrig, zwei gleiche Teilchen (z. B. Atome, Moleküle, Radikale) in sich vereinigend (von chem. Verbindungen)

di|midia|tus, ...ta, ...tum [zu lat. *dimidiare, dimidiatum* = halbieren]: halbseitig, nur auf einer Körperseite [auftretend]; z. B. in der Fügung ↑Chorea dimidiata

Di|mor|phismus [zu ↑[1]di... u. gr. *μορφή* = Gestalt, Form] *m;* -, ...ismen: **1)** das Auftreten zweier (verschieden gestalteter) Formen bei derselben Tier- od. Pflanzenart (Biol.). **2)** das Auftreten eines Kristalls in zwei verschiedenen Zustandsformen (Chem.)

Dino|phobie [zu gr. *δῖνος* = Wirbel, Schwindel u. gr. *φόβος* = Furcht] *w;* -, ...ien: krankhafte Angst vor Schwindelerscheinungen (Psychol., Med.)

Di|op|trie [zu gr. *διόπτρα* = Durchschauer (Name eines optischen Instruments zur Höhenvermessung)] *w;* -, ...trien: Einheit der Brechkraft von Linsen; Abk.: dpt (älter: D oder dptr.)

Di|oxy|phenyl|alanin [Kunstw.] *s;* -s: Aminosäure, aus der im Organismus durch Umwandlung ↑Adrenalin gebildet wird; Abk.: Dopa, DOPA

Di|peptid [↑[1]di... u. ↑Peptid] *s;* -[e]s, -e: aus zwei Aminosäuren aufgebautes ↑Peptid. **Dipeptidase** [↑...ase] *w;* -, -n: Enzym, das Dipeptide spaltet

Di|phallus [↑[1]di... u. gr. *φαλλός* = männliches Glied] *m;* -, ...alli u. ...allen: Fehlbildung mit angeborener Verdoppelung des männlichen Gliedes

di|phasisch [zu ↑[1]di... u. ↑Phase]: aus zwei Phasen bestehend, in zwei Phasen auftretend

Diph|therie [zu gr. *διφθέρα* = Tierhaut, Haut; Membran] *w;* -, ...rien, in fachspr. Fügungen: **Diphtheria**[1], *Pl.:* ...riae: Halsbräune; durch ↑Corynebacterium diphtheriae hervorgerufene allgemeine Infektionskrankheit mit Bildung häutiger Beläge auf den Tonsillen u. auf den Schleimhäuten verschiedener Organe (z. B. Nase; Abk.: Di). **diphtherisch,** in fachspr. Fügungen: **diph|thericus, ...ca, ...cum:** durch Diphtherie hervorgerufen

diph|thero|id [↑...id]: diphtherieähnlich

Di|phthon|gie [zu ↑[1]di... u. gr. *φθόγγος* = Ton; Laut], auch: **Di|plo|phonie** [gr. *διπλόος* = zwiefach, doppelt u. ↑...phonie] *w;* -, ...ien: »Doppelstimme«, gleichzeitige Bildung von zwei verschiedenen Tönen (bei Stimmbanderkrankungen)

Di|phyllo|bo|thrium [↑[1]di..., gr. *φύλλον* = Blatt u. gr. *βοθρίον* = kleine Grube, kleine Vertiefung] *s;* -s, ...ien [...iən]: Gattung der Bandwürmer (mit zwei Sauggruben ausgestattet). **Di|phyllo|bo|thrium erinacei** [- ...e-i; lat. *erinaceus* = Igel]: Bandwurm des Hundes u. anderer Fleisch fressender Tiere. **Diphyllo|bo|thrium latum:** früher Dibothriocephalus latus, breiter Bandwurm, Fischbandwurm, Bandwurmart im Dünndarm Fisch fressender Säugetiere und des Menschen

di|phy|odont [zu ↑[1]di..., gr. *φύειν* = hervorbringen, wachsen lassen u. gr. *ὀδούς*, Gen.: *ὀδόντος* = Zahn]: einen Zahnwechsel durchmachend (von Lebewesen)

dipl..., Dipl... vgl. diplo..., Diplo...

Di|pla|kusis, in fachspr. Fügungen: **Diplacusis** [zu ↑diplo... u. gr. *ἀκούειν* = hören] *w;* -: Doppelhören. **Di|placusis bin|au|ralis:** Doppelhören in der Form, dass der gleiche Ton auf einem Ohr normal, auf dem anderen dagegen höher oder tiefer gehört wird. **Diplacusis echoi|ca:** Doppelhören durch Wahrnehmung eines nicht vorhandenen Halleffektes. **Di|placusis mon|au|ralis:** auf ein Ohr beschränktes Doppelhören eines Tones

Di|plegie [zu ↑[1]di... u. gr. *πληγή* = Schlag] *w;* -, ...ien, in fachspr. Fügungen: **Di|plegia**[1], *Pl.:* ...iae: doppelseitige Lähmung. **Di|plegia facia|lis:** doppelseitige Gesichtslähmung. **Di|plegia inferior:** Lähmung der unteren Extremitäten. **Di|plegia spastica infantilis** = Little-Krankheit. **Di|plegia superior:** Lähmung der oberen Extremitäten

di|plo..., Di|plo..., vor Vokalen meist: **di|pl..., Di|pl...** [aus gr. *διπλόος* = zwiefach, doppelt]: Bestimmungswort von Zus. mit der Bed. »doppelt vorhanden; in doppelter Anordnung; (durch Teilung) verdoppelt; aus zwei zu einem verschmolzen«; z. B.: Diplakusis, Diplogenese

Di|plo|bakterien [↑diplo... u. ↑Bakterie] *Pl.:* paarweise an den Enden zusammengelagerte Bakterien (Krankheitserreger)

Diplocephalus vgl. Dizephalus

D Dipl

Diplococcus vgl. Diplokokkus

Di|ploe [aus gr. *διπλόη* = Bruch, Spalte; Schaden (eigtl. = Verdoppelung)] *w; -*: Bezeichnung für die zwischen den beiden Tafeln des Schädeldachs liegende schwammige Knochensubstanz

Di|plo|genese, Di|plo|genesis [↑diplo... u. gr. *γένεσις* = Ursprung, Entstehung] *w; -, ...nesen*: Fehlbildung in Form einer doppelten Anlage von Organen od. Körperteilen

di|ploi|cus, ...ca, ...cum [zu ↑Diploe]: zur ↑Diploe gehörend, sie betreffend; z. B. in der Fügung ↑Canales diploici

di|plo|id [↑diplo... u. ↑...id]: zweifach, doppelt (d. h. vollständig, vom Chromosomensatz; Biol.). **Di|plo|idie** [...o-i...] *w; -*: Vorhandensein eines doppelten (d. h. vollständigen) Chromosomensatzes im Zellkern

Di|plo|kok|kus [zu ↑diplo... u. gr. *κόκκος* = Kern; Beere] *m; -, ...kokken*, in fachspr. Fügungen: **Di|plo|coc|cus**, *Pl.:* ...coc|ci: paarweise zusammenhängende Kugelbakterien (Krankheitserreger)

Di|plo|mye|lie [zu ↑diplo... u. gr. *μυελός* = Mark] *w; -, ...ien*: angeborene Verdoppelung des Rückenmarks

Diplophonie vgl. Diphthongie

Di|plo|pie [zu ↑diplo... u. gr. *ὤψ*, Gen.: *ὠπός* = Auge; Gesicht] *w; -, ...ien*: »Doppelsehen«, gleichzeitiges Sehen zweier Bilder von einem einzigen Gegenstand (bei pathologischen Veränderungen am Auge)

Di|plo|som [↑diplo... u. ↑...som] *s; -s, ...omen* (meist *Pl.*): Doppelbildung des Zentralkörperchens (vgl. Zentriol) der Zellen (Biol.)

Diplozephalus vgl. Dizephalus

Di|pros|opus [zu ↑[1]di... u. gr. *πρόσωπον* = Gesicht] *m; -, ...open* (in fachspr. Fügungen: ...opi): Doppelfehlbildung von Gesichtsteilen

Dip|so|manie [gr. *δίψα* = Durst u. ↑Manie] *w; -, ...ien*: periodische Alkoholabhängigkeit

Di|ptera u. (eindeutschend:) **Di|pteren** [von gr. *δίπτερος* = zweiflügelig] *Pl.:* »Zweiflügler«, eine Insektenordnung

Di|pygus [zu ↑[1]di... u. gr. *πυγή* = Steiß] *m; -, ...pygen* (in fachspr. Fügungen: ...pygi): »Doppelsteiß«, fehlgebildete Frucht mit doppelter Anlage des Unterkörpers

Di|pylidium caninum [gr. *δίπυλος* = zweitorig, zwei Eingänge habend, lat. *caninus* = zum Hunde gehörend, Hunde...] *s; - -, ...idia ...nina*: Gurkenkernbandwurm, Bandwurmart bei Hunden und Katzen, seltener auch beim Menschen

dis..., Dis... [aus gleichbed. lat. *dis*], vor f angeglichen zu: **dif..., Dif...**, gelegentlich gekürzt zu: **di..., Di...**: Vorsilbe mit der Bedeutung »zwischen; auseinander; hinweg« (und mit verneinendem Sinn); z. B.: dispensieren, different, divergent

Di|sac|charid und **Di|sa|charid** [↑[1]di... und ↑Sa[c]charid] *s; -[e]s, -e*: aus zwei ↑Monosacchariden zusammengesetzte Zuckerart

Di|sac|charid|in|toleranz [↑Disaccharid u. ↑Intoleranz]: angeborene oder erworbene Störung der Verdauung von Doppelzuckern, z. B. Laktoseintoleranz (Unverträglichkeit von Milchzucker), Saccharoseintoleranz (Unverträglichkeit von Rohr- bzw. Rübenzucker) und Maltoseintoleranz (Unverträglichkeit von Malzzucker)

disciformis vgl. disziform

Discisio vgl. Diszision

Discissio vgl. Diszission

Discitis vgl. Diszitis

Discus vgl. Diskus

Disease-Management-Programm [dɪˈziːz ˈmænɪdʒmənt ...; aus engl. *disease* = Krankheit u. *management* = Verwaltung]: Programm für eine auf eine bestimmte Krankheit bezogene systematische, prozessorientierte Versorgung der Patienten; Ziel des systematischen Ansatzes ist eine effizientere Versorgung

Dis|germinom [zu ↑dis... und lat. *germen*, Gen.: *germinis* = Keim, Spross] *s; -s, -e*: ungenaue und daher besser zu vermeidende Form für ↑Dysgerminom

Dis|ha|bi|tua|tion [zu ↑dis... u. lat. *habitus* = Gehabe, Haltung; Körperbeschaffenheit; erworbene Eigenschaft] *w; -, -en*: **1)** Entwöhnung; Erholung eines habituierten Verhaltens, wenn der eine Reaktion auslösende Reiz verändert wird. Durch Dishabituation kann untersucht werden, welche kleinstmögliche Veränderung des Stimulus zu einer Verhaltensänderung führt (Verhaltenspsychologie). **2)** Verstärkung; eine Synapse erhält Eingänge von zweiten/anderen Zentren, die präsynaptisch aufgeschaltet sind und deren Erregung die synaptische Übertragung verstärkt (Physiol.)

Dis|in|hi|bi|tion [aus lat. *inhibere, inhibitum* = einhalten, hemmen] *w; -, -en*: **1)** Enthemmung; (Neurophysiologie) Steigerung der neuralen Erregbarkeit infolge eines Ausfalls hemmender Nervenzentren oder Interneuronen. **2)** Verhalten, das von Affekten beherrscht wird bei gleichzeitigem Wegfall der persönlichkeits- und sozialbedingten Hemmungen, u. U. mit der Folge von Kurzschlusshandlungen. Kann ebenso nach Alkohol- und Drogenkonsum wie bei psychischen Erkrankungen (Manie) auftreten (Psychol.)

Dis|jektion [zu lat. *dis-*, eigentlich = entzwei u. lat. *inicere*, zu *iacere* = werfen, schleudern] *w; , -en*: Persönlichkeitsspaltung als Traumerlebnis, bei dem ein Trauminhalt in doppelter Gestalt erscheint (z. B. jemand sieht sich selbst und ist zugleich als Zuschauer anwesend; Psychol.)

Dis|junktion [zu ↑dis... und lat. *iungere, iunctum* = verbinden, vereinigen] *w; -, -en*: **1)** fehlende Koordination in den Bewegungen beider Augen (das eine Auge bleibt bei Bewegungen des anderen Auges stehen; Med.). **2)** Trennungsvorgang bei den Chromosomen während der Teilungsphase (Biol.)

Disk|elek|tro|phorese [Kurzbildung aus diskontinuierliche Elektrophorese] *w; -, -n*: spezielle Elektrophorese zur Trennung von Proteinen, Proteiden und Nukleinsäuren

Disk|haler [Ableitung aus lat. *inhalare, inhalatum* = anhauchen, zuhauchen] *m;* -s, -: Pulverinhalator, Gerät zum Inhalieren von Grippemedikamenten

Dis|ko|gra|fie [↑Diskus u. ↑...grafie] *w;* -, ...ien: röntgenografische Darstellung der Zwischenwirbelscheiben (nach Kontrastmittelinjektion). **Dis|ko|gramm** [↑...gramm] *s;* -s, -e: Röntgenbild der Zwischenwirbelscheiben

dis|ko|id [zu ↑Diskus]: von scheibenähnlicher Form (z. B. bestimmte Hautkrankheiten)

dis|kontinu|ierlich [zu ↑dis... und lat. *continuus* = ununterbrochen]: ohne Zusammenhang, unterbrochen

Dis|ko|pa|thie [↑Diskus u. ↑...pathie] *w;* -, ...ien: Bandscheibenleiden, degenerative Veränderung an der Zwischenwirbelscheibe; vgl. Degeneration

dis|kordant [zu lat. *discordare* = uneinig sein, nicht übereinstimmen]: nicht übereinstimmend (z. B. diskordante Zwillinge). **Dis|kordanz** *w;* -, -en: mangelnde Übereinstimmung in Bezug auf bestimmte Eigenschaften (z. B. bei Zwillingen)

Dis|ko|tomie [↑Diskus u. ↑...tomie] *w;* -, ...ien: = Nukleotomie

Dis|ko|zyt *s; -[e]s, -en:* rotes Blutkörperchen mit scheibenförmiger Oberfläche

dis|kret [aus frz. *discret* = zurückhaltend (von mlat. *discretus* = abgesondert; fähig, unterscheidend wahrzunehmen)]: kaum wahrnehmbar, fast nicht ausgeprägt, nur angedeutet (von Krankheitszeichen)

Dis|kus [von gr. *δίσκος* = Scheibe] *m;* -, ...ken u. ...szi, in fachspr. Fügungen: **Dis|cus**, *Pl.:* Dis|ci: Scheibe (Anat.). **Dis|cus articularis:** Gelenkscheibe, Zwischenknorpelscheibe. **Dis|cus inter|pubicus:** Symphysenscheibe, knorpelige Schicht der Schambeinfuge. **Discus inter|verte|bralis:** »Zwischenwirbelscheibe«. **Dis|cus oo|phorus** oder **Dis|cus ovi|gerus:** »Eihügel« im Follikel des Ovariums, Anhäufung von Granulosazellen, in denen das Ei liegt

Dis|kus|bruch, Dis|kus|hernie: Bandscheibenvorfall

Dis|kus|pro|laps vgl. Nucleus-pulposus-Hernie, Bandscheibenvorfall

Dis|lokation [zu ↑dis... u. lat. *locare* = hinstellen, legen, setzen] *w;* -, -en, in fachspr. Fügungen: **Dis|locatio**, *Pl.:* ...io|nes: Verschiebung, Veränderung der normalen Lage. **Dis|locatio ad axim** [lat. *ad* = hin, zu, im Hinblick auf, hinsichtlich; lat. *axis* = Achse]: Achsenknickung, winkelige Verschiebung der Bruchenden bei Knochenbrüchen. **Dis|locatio ad latus** [lat. *latus* = Seite]: seitliche Verschiebung der Bruchenden bei Knochenbrüchen. **Dis|locatio ad lon|gitudinem** [lat. *longitudo* = Länge]: Längsverschiebung der Bruchenden bei Knochenbrüchen. **Dis|locatio ad lon|gitudinem cum con|tractio|ne** [lat. *cum* = mit; lat. *contractio* = Zusammenziehung, Verkürzung]: Längsverschiebung von Knochenbruchenden unter gleichzeitiger Verkürzung. **Dis|locatio ad lon|gitudinem cum dis|tractio|ne** [lat. *distractio* = Auseinanderziehung]: Längsverschiebung von Knochenbruchenden unter gleichzeitiger Verlängerung. **Dis|locatio ad peri|pheriam** [gr. *περιφέρεια* = Umlauf, Peripherie]: Verdrehung der Knochenbruchenden gegeneinander. **dis|loziert:** seitlich oder längs verschoben (von Knochenbruchenden bzw. gebrochenen Extremitäten)

Dis|paration, auch: Dis|parität [zu lat. *disparare* = auseinanderpaaren, trennen]: *w;* -, -en: Erzeugung von Doppelbildern infolge Reizung nicht korrespondierender Punkte der Augennetzhaut

Dispensaire|methode [dɪspɛnˈzɛːɐ̯..., ...pɑ̃ˈs...; frz. dispensaire = öffentliches Gesundheitsamt für Schutzimpfungen u. Vorsorgeuntersuchungen] *w;* -: vorbeugendes Verfahren der Erfassung und medizinischen Betreuung bestimmter gesundheitlich gefährdeter Bevölkerungsgruppen (Med., Sozialpsychol.)

Dis|pensation [zu lat. *dispensare* = genau abwägen; im bestimmten Verhältnis verteilen] *w;* -, -en: Zubereitung und Abgabe einer Arznei durch den Apotheker bzw. die Apothekerin. **dis|pensie|ren:** Arzneien zubereiten und ausgeben

Di|spermie [zu ↑[1]di... u. ↑Spermium] *w;* -, ...ien: Eindringen von zwei Spermatozoen in eine Eizelle

di|spers [zu lat. *dispergere, dispersum* = ausstreuen, überall verbreiten]: in Lösungen fein verteilt (von Stoffen; Chem.). **Di|spersion** *w;* -, -en: **1)** feine Verteilung eines Stoffes in einem anderen (Chem.). **2)** Zerlegung einer Strahlung nach Wellenlängen, insbesondere die Zerlegung von weißem Licht in ein farbiges Spektrum (Phys.)

Di|spirem [↑[1]di... u. gr. *σπείρημα* = das Gewickelte, die Windung] *s;* -s, -e: Doppelknäuel der Chromosomen bei der Zellteilung (Biol.)

Dis|position [von lat. *dispositio* = Anordnung, Anlage] *w;* -, -en: Krankheitsbereitschaft, Veranlagung od. Empfänglichkeit des Organismus für bestimmte Erkrankungen

dis|secans [zu lat. *dissecare, dissectum* = zerschneiden]: zerschneidend, durchschneidend, trennend, z. B. in der Fügung ↑Glossitis dissecans

Dis|se|kat [zu lat. *dissecare, dissectum* = zerschneiden]: **1)** Riss in einer Gefäßwand. **2)** Gelenkmaus; Gelenkfragment, das in den Gelenkraum abgestoßen wurde und als freier Körper zu schmerzhaften Einklemmungen führt

Dis|sektion *w;* -, -en, in fachspr. Fügungen: **Dis|sectio**, *Pl.:* ...io|nes: **1)** operative Durchtrennung von Nerven oder Weichteilen. **2)** krankhafte Spaltung einer Arterienwand durch den Blutstrom, der in die Schichten der Arterie eindringt und zu einem Doppellumen führt

Dis|semination [zu lat. *disseminare* = aussäen, ausstreuen] *w;* -, -en, in fachspr. Fügungen: **Dis|seminatio**, *Pl.:* ...io|nes: Ausstreuung, Verbreitung von Krankheitskeimen (im Organismus; auch: unter der Bevölkerung eines bestimmten Gebietes). **dis|seminiert,** in fachspr. Fügungen: **dis|seminatus, ...ata, ...atum:** ausgebreitet, über ein größeres Gebiet hin verteilt (von Krankheitserregern oder Krankheitserscheinungen)

Dis|sepimentum [zu lat. *dissaepire* = durch eine Scheidewand trennen] *s;* -s, ...ta: veralt. Bez. für: Scheidewand

Disse-Raum [nach dem dt. Anatomen Joseph Disse, 1852–1912]: Spaltraum zwischen den Leberzellen und den Leberkapillaren, der unter krankhaften Bedingungen sichtbar wird

dis|sezie|rend [zu lat. *dissecare* = zerschneiden]: mit einer ↑Dissektion (2) verbunden; z. B. dissezierendes Aneurysma

Dis|similation [zu lat. *dissimilis* = ungleichartig, unähnlich] *w;* -, -en: Stoffwechsel des Organismus zur Gewinnung von Energie für die Lebensvorgänge durch den Abbau von Kohlenstoffverbindungen (Biol., Med.)

Dis|simulation [zu lat. *dissimulare* = verbergen, verheimlichen] *w;* -, -en: Verstellung, bewusstes Verheimlichen von Krankheiten oder Krankheitssymptomen

Dis|sipation [zu lat. *dissipare* = zerstreuen; verschwenden] *w;* -, -en: Übergang irgendeiner umwandelbaren Energieform in Wärmeenergie (Phys.)

Dis|solution [zu lat. *dissolvere, dissolutum* = auflösen] *w;* -, -en: Auflösung, Zersetzung, Trennung. **Dis|solvens** *s;* -, ...ventia u. ...venzien[...ıən]: auflösendes, zerteilendes [Arznei]mittel

dis|sozial [aus engl. *dissocial* = unsozial, zu ↑dis... u. lat. *socius* = Gesellschafter, Teilnehmer]: in seinem Verhalten von den gültigen sozialen Normen abweichend (Psychol.). **Dis|sozia|lität** *w;* -: dissoziale Verhaltensweise

Dis|sozia|tion [zu lat. *dissociare* = vereinzeln, trennen] *w;* -, -en: **1)** Störung des geordneten Zusammenspiels von Muskeln, Organteilen od. Empfindungen (Med.). **2)** Trennung, Auflösung einer geordneten Vorstellungsverbindung, eines normalerweise vorhandenen Bewusstseinszusammenhanges (z. B. Nichtwahrnehmung von Schmerzen bei einem Marathonläufer; Psychol.). **3)** Zerfall von Molekülen in einfachere Bestandteile (Chem.). **dis|so|zia|tiv:** die Dissoziation betreffend, auf ihr beruhend. **dis|soziiert: 1)** gestört, gelockert (hinsichtlich der Koordination; Med.). **2)** [in Ionen] aufgespalten (von Molekülen; Chem.)

Dis|stress [aus gleichbed. engl. *distress,* zu ↑dis... u. ↑Stress] *m;* ...esses, ...esse: negativer Stress, der überfordert und zu psychosomatischen Störungen führt

di|stal, in fachspr. Fügungen: **di|stalis, ...le** [zu lat. *distare* = getrennt sein, entfernt sein]: körperfern, weiter von der Körpermitte entfernt liegend [als andere Teile] (in Bezug auf Körperteile oder -regionen, speziell die Gliedmaßen; z. B. in der Fügung ↑Phalanx distalis); bei Blutgefäßen: weiter vom Herzen weg liegend; Gegensatz: proximal und mesial. **Di|stal|biss:** Anomalie des Gebisses, bei der der Unterkiefer weiter nach hinten liegt

Di|stanz [zu lat. *distare* = getrennt sein, entfernt sein] *w;* -, -en, in fachspr. Fügungen: **Di|stantia,** *Pl.:* ...tiae: Abstand, Entfernung, Zwischenraum (Anat.). **Di|stantia sa|cro|cotylo|idea:** Abstand zwischen ↑Promontorium u. Hüftgelenkspfanne. **Di|stantia spinarum** [lat. *spina* = Dorn, Stachel]: Abstand zwischen den beiden vorderen oberen Darmbeinstacheln

Di|stanz|geräusch: Herztöne, die auch ohne Stethoskop zu hören sind

Di|stanz|ton: Herzton, der aus größerer Entfernung noch zu hören ist

Dis|tension [zu lat. *distendere, distensum* = ausdehnen] *w;* -, -en: Ausdehnung, Dehnung. **Distensions|luxation:** ↑Luxation infolge einer Überdehnung der Gelenkkapsel. **dis|ten|sus:** auseinanderspannen; z. B. in der Fügung: ↑Striae distensae

Di|sti|chia|sis [zu ↑[1]di... u. gr. *στίχος* = Reihe] *w;* -, ...ia|sen, auch: **Di|sti|chie** *w;* -, ...ien: angeborene Anomalie des Augenlids in Form einer doppelten Wimpernreihe (die zweite Wimpernreihe tritt aus den Öffnungen der Meibom-Drüsen aus und scheuert bei Lidbewegungen auf der Hornhaut)

di|stinkt [zu lat. *distinguere, distinctum* = absondern, unterscheiden]: unterschiedlich, gesondert

Di|stomatose, Di|stomatosis [zu ↑Distomum] *w;* -, ...tosen: veralt. Bez. für ↑Fasziolose. **Di|stomia|sis** *w;* -, ...ia|sen (in fachspr. Fügungen: ...ia|ses): durch Saugwürmer verursachte Erkrankung

Di|stomie [zu ↑[1]di... u. gr. *στόμα* = Mund] *w;* -, ...ien: Fehlbildung mit angeborener Verdoppelung des Mundes

Di|sto|molar [zu lat. *distare* = getrennt sein, entfernt sein u. ↑Molar] *m;* -s, -en (meist *Pl.*): hinter den Weisheitszähnen liegende überzählige Backenzähne

Di|stomum [zu ↑[1]di... u. gr. *στόμα* = Mund] *s;* -s: veralt. Bez. für ↑[2]Fasciola. **Di|stomum hae|matobium** = Schistosoma haematobium. **Di|stomum hepaticum** = Fasciola hepatica. **Di|stomum lanceo|latum** = Dicrocoelium lance[ol]atum

Dis|torsion [zu lat. *distorquere* = auseinanderdrehen, verzerren] *w;* -, -en, in fachspr. Fügungen: **Distorsio,** *Pl.:* ...io|nes: Zerrung, Verstauchung eines Gelenks; vgl. Luxation

dis|trahie|ren [aus lat. *distrahere, distractum* = auseinanderziehen]: Bruchenden auseinanderziehen. **Dis|traktion** *w;* -, -en, in fachspr. Fügungen: **Dis|tractio,** *Pl.:* ...iones: das Auseinanderziehen von ineinander verschobenen Bruchenden (zur Einrichtung von Knochenbrüchen)

dis|zi|form, in fachspr. Fügungen: **dis|ci|formis, ...me** [zu gr. *δίσκος* = Scheibe u. lat. *forma* = Gestalt, Form]: scheibenförmig

Dis|zision [zu lat. *discidere, discisum* = zerschneiden] *w;* -, -en, in fachspr. Fügungen: **Dis|cisio,** *Pl.:* ...io|nes; dafür auch: **Dis|zission** [zu lat. *discindere, discissum* = zerreißen, zerspalten] *w;* -, -en, in fachspr. Fügungen: **Di|scissio,** *Pl.:* ...io|nes: operative Spaltung bzw. Zerteilung eines Organs, Gewebes usw. **Dis|cisio (Di|scissio) cata|ractae:** operative Spaltung der vorderen Linsenkapsel des Auges zur Beseitigung eines Stars

Dis|zitis [zu ↑Diskus] *w;* -, ...itiden, in fachspr. Fügungen: **Dis|citis,** *Pl.:* ...itides: Entzündung eines Diskus, insbes. der Zwischenknorpelscheibe (Discus articularis) der Wirbelsäule

Ditt|rich-Pfröpfe [nach dem dt. Pathologen F. Dittrich, 1815–1859] *Pl.:* kleine, gelbliche, stinkende Pfröpfe im Auswurf (bei Lungenbrand, eitriger Bronchitis oder Tumorgangrän)

Di|urese [zu ↑dia... u. gr. *οὖρον* = Harn] *w;* -, -n: Prozess der Harnbildung und -ausscheidung [durch die Nieren]. **Di|uretikum** *s;* -s, ...ka: harntreibendes Mittel. **di|uretisch,** in fachspr. Fügungen: **di|ureticus, ...ca, ...cum:** harntreibend (von Arzneimitteln)

di|urnal [zu gleichbed. lat. *diurnus*], in fachspr. Fügungen: **di|urnus, ...na, ...num:** täglich; am Tage

Dive-Reflex [daɪv...; aus engl. *to dive* = tauchen]: Tauch-Reflex; betrifft die Gesichtsnerven (Trigeminus-Nerv); plötzliche Kühlung des Gesichts bewirkt eine starke Verlangsamung des Herzschlags und die Schließung der Kehlritze

di|vergent [zu ↑dis... u. lat. *vergere* = hinstreben, sich erstrecken]: auseinanderstrebend, in entgegengesetzter Richtung verlaufend. **Di|vergenz** *w;* -, -en: **1)** das Auseinandergehen von Lichtstrahlen (im Gegensatz zur ↑Konvergenz; Optik). **2)** nach außen gerichtete Abweichung der Augenachsen von der normalen Parallellage (bei ↑Strabismus; Med.). **3)** Auseinandergehen von Organteilen in einer Richtung (Med., Biol.). **di|vergie|ren:** auseinandergehen, streben, von der Normallage nach außen abweichen

Divertikel [aus lat. *diverticulum (deverticulum)* = Abweg, Seitenweg; Abweichung] *s;* -s, -, in fachspr. Fügungen: **Diverticulum,** *Pl.:* ...la: Ausstülpung, Ausbuchtung eines Hohlorgans (z. B. am Darm). **Divertikulitis** *w;* -, ...litiden, in fachspr. Fügungen: **Diverticulitis,** *Pl.:* ...litides: Entzündung eines Divertikels. **Divertikulose** *w;* -, -n, in fachspr. Fügungen: **Diverticulosis,** *Pl.:* ...loses: Auftreten zahlreicher Divertikel im Darm

Di|vulsion [aus lat. *divulsio* = Zerreißung, Trennung] *w;* -, -en: gewaltsame Trennung, Zerreißung

Di|ze|phalus [zu ↑[1]di... u. gr. *κεφαλή* = Kopf], auch: **Di|plo|ze|phalus** [gr. *διπλόος* = zwiefach, doppelt] *m;* -, ...zephalen, in fachspr. Fügungen: **Di[plo]|ce|phalus,** *Pl.:* ...cephali: »Doppelkopf«, fehlgebildete Frucht mit zwei Köpfen. **Di[plo]|cephalus di|au|chenus** [zu ↑[1]di... u. gr. *αὐχήν*, Gen.: *αὐχένος* = Nacken], *Pl.:* ...li ...ni: fehlgebildete Frucht mit zwei Köpfen und zwei Hälsen. **Di[plo]ce|phalus mon|au|chenus** [↑mono...], *Pl.:* ...li ...ni: fehlgebildete Frucht mit zwei Köpfen und einem gemeinsamen Hals

di|zygot [zu ↑[1]di... u. ↑Zygote]: zweieiig, aus der gleichzeitigen Befruchtung von zwei Eizellen hervorgehend (von Zwillingen). **Di|zygotie** *w;* -, ...ien: Zweieiigkeit (Genetik)

DMARD: Abk. für *d*isease *m*odifying *a*nti*r*heumatic *d*rugs, krankheitsmildernde Antirheumatika

DMP: Abk. für engl. *d*isease *m*anagement *p*rogram

DNA: Abk. für engl. *d*eoxyribo*n*ucleic *a*cid = Desoxyribonukleinsäure

DNA-Chip [↑DNA u. ↑Chip], auch: **Gen|chip, Microarray:** geordnete Sammlung von DNA-Proben auf einem festen Träger, ermöglicht die zeitgleiche Identifizierung von Tausenden von DNA-Molekülen aus komplexen DNA-Gemischen; Anwendung: Expressionsprofile, Krebstherapie

DNA-Fingerprinting [...-prɪntɪŋ; ↑DNA u. engl. *finger-print* = Fingerabdruck] *s;* -s, -s: Untersuchung der DNA, also des genetischen Materials, z. B. zur Bestimmung von Übereinstimmungen oder Abweichungen im Rahmen von Vaterschaftsuntersuchungen; ↑genetischer Fingerabdruck

DNS: Abk. für ↑*D*esoxyribo*n*uklein*s*äure

Dodd-Venen [nach dem engl. Arzt H. Dodd]: in der Mitte des Oberschenkels gelegene ↑Venae perforantes

Döderlein-Kolpor|rha|phie [nach dem dt. Gynäkologen Gustav Döderlein, 1893–1980]: gynäkologische Operation (auch Querriegelkolporrhaphie genannt) zur Behebung des Gebärmuttervorfalls (durch kurz gehaltene ↑Kolpokleisis in der hinteren Scheide, außerdem durch Fixierung der Blase auf den Uteruskörper und Scheidendammplastik)

Döderlein-Stäbchen [nach dem dt. Gynäkologen Albert Döderlein, 1860–1941] *Pl.:* normalerweise in der Scheide vorkommende Bakterien, die u. a. für die Stabilität des Säuremilieus sorgen

Doggennase: veralt. Bez. für eine angeborene mittlere Nasenspalte

Döhle-Körperchen [nach dem dt. Pathologen Paul Döhle, 1855–1928] *Pl.:* kleine Einschlüsse im Protoplasma weißer Blutkörperchen bei manchen Infektionskrankheiten

Dohlen *s;* -s: landsch. Bez. für ↑Gammazismus

Dol [Kurzform von lat. *dolor* = Schmerz] *s;* -[s], -: Messeinheit für die Intensität einer Schmerzempfindung (Zeichen: dol)

Dola|bra [aus lat. *dolabra* = Haue, Brechaxt] *w;* -, ...bren: Hobelspanbinde, Bindenverband in Form eines Hobelspans (in Schraubengängen angelegter Bindenverband an den Gliedmaßen, aufsteigend oder absteigend gewickelt)

Dold-Färbung [nach dem dt. Bakteriologen Hermann Dold, 1882–1962]: Färbeverfahren zur Differenzierung grampositiver Bakterien

do|lent [Ableitung aus ↑Dolor]: schmerzhaft

Dolenz: Schmerzhaftigkeit

Doléris-Operation [doleˈriː...; nach dem frz. Gynäkologen J. A. Doléris, 1852–1938]: Verfahren zur operativen Fixierung einer nach hinten verlagerten Gebärmutter (die runden Mutterbänder werden dabei mit einer Schleife in die Bauchwand eingenäht)

doli|cho..., Doli|cho..., vor Vokalen auch: **dolich..., Dolich...** [aus gr. *δολιχός* = lang]: Bestimmungswort von Zus. mit der Bed. »lang, lang gestreckt, länglich«; z. B.: Dolichozephalie

Doli|cho|kolie [zu ↑dolicho... u. ↑Kolon] *w;* -: ungewöhnliche Länge des Dickdarms

Doli|cho|steno|melie [zu ↑dolicho..., ↑steno... u. gr. *μέλος* = Glied] *w;* -, ...ien: Fehlbildung des Knochensystems mit grazilen, verlängerten Extremitätenknochen

doli|cho|ze|phal [zu ↑dolicho... u. gr. *κεφαλή* = Kopf]: langköpfig. **Doli|cho|ze|phale** *m* od. *w;* -n, -n: Langköpfige/-r. **Doli|cho|ze|phalie** *w;* -, ien: Fehlbildung, bei der der Schädel abnorm schmal u. lang ist; Langschädel. **Doli|cho|ze|phalus** *m;* -, ...li: Langkopf

Dollo-Gesetz, auch: **Dollo'sches Gesetz** [do'lo:...; nach dem belg. Paläontologen u. Zoologen Louis Dollo, 1857–1931]: Irreversibilitätsgesetz (besagt, dass Organe, die einmal phylogenetisch verloren gegangen sind, nie wieder in der ursprünglichen Form angelegt werden; Biol.)

Dolor [aus gleichbed. lat. *dolor,* Gen.: *doloris*] *m;* -, ...lores: Schmerz; im *Pl.* bes.: Wehen. **Dolores conquas|santes** [lat. *conquassare* = zusammenschütteln] *Pl.:* Schüttelwehen. **Dolores osteo|copi** [gr. *ὀστέον* = Knochen u. gr. *κόπτειν* = schlagen, stoßen] *Pl.:* nächtliche bohrende Knochenschmerzen bei Syphilis. **Dolores prae|parantes** *Pl.:* = Labores praeparantes

Dolori|me|trie [lat. *dolor,* Gen.: *doloris* = Schmerz u. ↑...metrie] *w;* -: = Algesimetrie

dolorosus, ...osa, ...osum [zu lat. *dolor* = Schmerz]: schmerzhaft, mit Schmerzen verbunden; z. B. in der Fügung ↑Adipositas dolorosa

Domato|phobie [gr. *δῶμα,* Gen.: *δώματος* = Haus u. gr. *φόβος* = Furcht] *w;* -, ...ien: krankhafte Angst vor einem Aufenthalt in umschlossenen Räumen

dominant [zu lat. *dominari* = herrschen]: vorherrschend, überdeckend (von Erbfaktoren; Biol.). **Dominante** *w;* -, -n: vorherrschendes Merkmal eines Lebewesens, das seine Entwicklung bestimmt (Biol.). **Dominanz** *w;* -, -en: Eigenschaft von Erbfaktoren, sich gegenüber anderen durchzusetzen (Biol.). **dominie|ren:** vorherrschen (von Erbfaktoren; Biol.)

Donath-Landsteiner-Re|aktion [nach dem österr. Arzt Julius Donath, 1870–1950, u. dem dt.-amerik. Arzt Karl Landsteiner, 1868–1943]: nicht mehr verwendete, zum Nachweis des ↑Kältehämolysins herbeigeführte Blutreaktion (Eintritt von Hämolyse nach Einbringen von ungerinnbarem, frischem Venenblut in Eiswasser)

Donné-Eiterprobe [do'ne:...; nach dem frz. Arzt Alfred Donné, 1801–1878]: historische Probe zum Nachweis von Eiter im Urin (Urinsediment wird mit Ätzkali versetzt, wonach sich der Eiter als Klumpen zusammenballt)

Donor *m;* -s, Donoren, **Donorin** *w;* -, -nen [zu lat. *donare* = geben, schenken]: Organspender/-in

Donovan-Körperchen ['dɒnəvən...; nach dem angloind. Physiologen Charles Donovan, 1863–1951], wiss. Bez.: **Donovania granulomatis** *w;* - -: Kapselkokke (Erreger des venerischen Granuloms, einer ansteckenden Geschlechtskrankheit in den warmen Ländern); auch: ↑Klebsiella granulomatis (Erreger des Granuloma inguinale)

Dopa, DOPA: Abk. für ↑Dioxyphenylalanin

Dop|amin [↑Dopa u. ↑Amin] *s;* -s, -e: die Muttersubstanz der Hormone ↑Adrenalin und ↑Noradrenalin; biogenes Amin, wichtiger Neurotransmitter

dop|amin|erg [zu ↑Dopamin und gr. *ἔργον* = Werk; Arbeit]: durch Dopamin bewirkt; auf Dopamin ansprechend

dop|amino|mimetisch [zu ↑Dopamin und gr. *μιμεῖσθαι* = nachahmen]: die gleichen Erscheinungen wie Dopamin hervorrufend (von Arzneimitteln gesagt)

dopen [auch: 'do:...; zu engl. *dope* = zähe Flüssigkeit; Narkotikum; aufpeitschendes Getränk]: aufputschende Mittel verabreichen. **Doping** [auch: 'do:...] *s;* -s, -s: Verabreichung aufputschender Mittel zur vorübergehenden Leistungssteigerung

Doppel|albumin|ämie: dominant erbliche Anomalie der Serumproteine, bei der zwei elektrophoretisch unterschiedlich wandernde Albuminkomponenten in einem Serum vorkommen

Doppelballonsonde: Sonde mit zwei aufblasbaren Ballons zur gleichzeitigen Tamponade von Blutungen aus Blutaderknoten der unteren Speiseröhre und des oberen Magenanteils

Doppelbild-Sehen ↑Diplopie

Doppelblindversuch vgl. Blindversuch

Doppel|fehl|bildung vgl. siamesische Zwillinge

Doppelgesicht vgl. Diprosopus

Doppelhören vgl. Diplakusis

Doppelkopf vgl. Dizephalus

Doppelsehen vgl. Diplopie

Doppelsteiß vgl. Dipygus

Doppelstimme vgl. Diphthongie

Dopp|ler-Sono|gra|fie [nach dem österr. Physiker u. Mathematiker Ch. Doppler, 1803–1853] *w;* -, ...ien [...iən]: Sammelbez. für Verfahren der Ultraschalldiagnostik, die mit dem Doppler-Effekt (von der Strömungsgeschwindigkeit abhängige Änderung der Schallfrequenz) arbeiten

Dor|mia|körbchen: Extraktionsschlinge in Form eines Körbchens zum Entfernen von Konkrementen aus Gefäßen, auch von Gallen oder Harnsteinen

Dornfortsatz vgl. Processus spinosus (vertebrae)

Dorno-Strahlung [nach dem dt. Bioklimatologen Carl Dorno, 1865–1942]: Bereich der ultravioletten Strahlung, der die Vitamin-D-Bildung u. die Hautpigmentierung bewirkt

Dorn|warze vgl. Verruca plantaris

Doro|manie [gr. *δῶρον* = Geschenk, Gabe u. ↑Manie] *w;* -, ...ien: krankhafte Sucht, Dinge zu verschenken (Psychol., Med.)

dorsal, in fachspr. Fügungen: **dorsalis, ...le** [zu ↑Dorsum]: zum Rücken, zur Rückseite gehörend, am Rücken, an der Rückseite gelegen; zur Rückseite, zum Rücken hin; z.B. in der Fügung ↑Arteria dorsalis pedis

Dor|sal|ex|ten|sion vgl. Dorsalflexion

Dorsal|flexion: Beugung der Hand od. des Fußes nach dem Hand- bzw. Fußrücken zu

Dors|algie [↑Dorsum u. ↑...algie] *w;* -, ...ien: Rückenschmerz

Dorsalwirbel: ältere Bez. für ↑Vertebrae thoracicae (Thorakalwirbel)

dorso|anterior, ...rius [zu lat. *dorsum* = Rücken u. lat. *anterior* = der Vordere]: mit dem Rücken nach vorn (liegend; speziell von der Lage des Kindes bei Querlage)

dor|so|in|fe|rior: mit dem Rücken nach unten liegend (von der Lage des Kindes in der Gebärmutter)

dorso|plantar, in fachspr. Fügungen: **dorsoplantaris, ...re** [zu lat. *dorsum* = Rücken u. lat. *planta* = Fußsohle]: vom Fußrücken zur Fußsohle hin, in der Richtung Fußrücken–Fußsohle

dorso|posterior, ...ius [zu lat. *dorsum* = Rücken u. lat. *posterior* = der Letztere, Hintere]: mit dem Rücken nach hinten (zum Rücken der Mutter hin) liegend (vom Kind in der Gebärmutter)

dor|so|su|pe|rior: mit dem Rücken nach oben liegend (von der Lage des Kindes in der Gebärmutter)

dorso|ventral [lat. *dorsum* = Rücken u. ↑ventral]: vom Rücken zum Bauch hin gelegen

dorso|volar [zu lat. *dorsum* = Rücken u. lat. *vola* = hohle Hand, Höhlung der Hand]: vom Handrücken zur Hohlhand hin, in der Richtung Handrücken–Hohlhand

Dorsum [aus gleichbed. lat. *dorsum,* Gen.: *dorsi*] *s;* -s, ...sa: Rücken; Rückseite. **Dorsum lin|guae:** Zungenrücken. **Dorsum manus:** »Handrücken«. **Dorsum nasi:** »Nasenrücken«. **Dorsum pedis** [↑Pes]: »Fußrücken«. **Dorsum penis:** Rücken (Oberseite) des männlichen Gliedes. **Dorsum sellae:** Sattellehne des Türkensattels (↑Sella turcica)

dosie|ren [zu ↑Dosis]: die angezeigte, richtige Arzneidosis abmessen. **Dosie|rung** *w;* -, -en: Festlegung und Abmessung der zu verabreichenden Arzneidosis

Dosi|meter [gr. *δόσις* = Gabe u. ↑...meter] *s;* -s, -: Gerät zur Messung der ultravioletten und Röntgenstrahlen. **Dosi|me|trie** [↑...metrie] *w;* -: Messung der Energiemenge ionisierender Strahlen (z.B. von Röntgenstrahlen)

Dosis [von gr. *δόσις* = Gabe] *w;* -, Dosen (in fachspr. Fügungen: Doses): zugemessene Arzneimittelgabe; verabreichte Strahlenmenge (Röntgendosis). **Dosis efficax,** *Pl.:* Doses efficaces: kleinste, therapeutisch wirksame Arzneimittelgabe. **Dosis letalis** = Letaldosis. **Dosis re|fracta** [lat. *refringere, refractum* = brechen, zerbrechen]: Dosis, die in kleinen Teilmengen verabreicht wird. **Dosis tolerata:** höchste im Tierversuch noch ohne Schädigung für den Organismus erwiesene Dosis. **Dosis toxica:** Dosis, bei der Vergiftungserscheinungen auftreten

Dosis|protrahierung: Bestrahlungstherapie mit verlängerter Bestrahlungszeit und kleinerer Dosisleistung

Dotter *m;* -s, -: Bezeichnung für den aus Reservestoffen zur Bildung und Ernährung des Embryos bestehenden Anteil des Inhalts der tierischen Eizelle (Biol.)

Dottergang vgl. Ductus omphaloentericus

Dotterhaut: primäre Eihülle, die von der Eizelle selbst gebildet wird (Biol.)

Dottersack: Nabelbläschen, embryonales Vorratsorgan beim Menschen im 2. Embryonalmonat (durch den Dottergang mit dem Mitteldarm verbunden; Biol., Med.)

Dotterung [nach dem amerik. Arzt Ch. T. Dotter, 1920–1985] *w;* -, -en: transluminale Rekanalisierung eines krankhaft verengten Blutgefäßes mit Spezialkatheter, der das thrombotische Material an die Gefäßwand presst

Double|bind [ˈdabl̩baint; engl. *double bind* = Dilemma, eigtl.= Doppelbindung] *s;* -[s], -s: Beziehung, Bindung zwischen einander nahestehenden Personen, bei der die eine Person sich der anderen gegenüber widersprüchlich äußert und verhält (Psychol.)

Dou|glas-Abs|zess [ˈdagləs...; nach dem schott. Anatomen James Douglas, 1675–1742]: Eiteransammlung im Douglas-Raum

Dou|glas-Raum [ˈdagləs...]: = Excavatio rectouterina

Dou|glas|skopie [ˈdagləs...; zu ↑*Douglas*-Raum u. ↑...skopie] *w;* -, ...ien: veralt. Untersuchung des Douglas-Raumes mittels ↑Endoskop von der Scheide her; weitgehend durch die ↑Laparoskopie ersetzt

Doula [zu gr. *δούλη* = Dienerin]: geburtserfahrene Frau, die eine Schwangere vor, während und nach der Geburt begleitet

Down|hillvarizen, Down|hill-Varizen [ˈdaʊnhɪl...; von engl. *downhill* = bergab] *Pl.:* Varizen der Speiseröhre, die durch eine Druckerhöhung in der oberen Hohlvene verursacht werden und durch kraniokaudale Strömungsrichtung gekennzeichnet sind

Down-Syndrom [ˈdaʊn...; nach dem brit. Arzt John L. H. Down, 1828–1896]: durch eine Chromosomenanomalie (↑Trisomie des Chromosoms 21) verursachter Symptomenkomplex mit schwerwiegenden Entwicklungsstörungen (geistige Behinderung und körperliche Fehlbildungen wie schräg seitlich nach oben verlaufende Lidachsen, Brachyzephalie)

doxo|gen [gr. *δόξα* = Meinung, Glaube u. ↑...gen]: veralt. Bez. für: durch Einbildung hervorgerufen, entstanden (von Krankheiten)

Doy|en-Klemme [doaˈjɛ̃:...; nach dem frz. Chirurgen E.L. Doyen, 1859–1916]: gebogene Darmklemme

Doy|ère-Nervenendhügel [doaˈjɛ̃:r...; nach dem frz. Physiologen Louis Doyère, 1811–1863]: Vorwölbung an der Eintrittsstelle von Nerven in die Muskelfasern

Doyne-Chorio|iditis ['dɔɪn...; nach dem engl. Ophthalmologen R. W. Doyne, 1857–1916 (?)]: seltene Form der Aderhautentzündung mit Flecken im Bereich der ↑Macula und der Sehnervpapille

Dracunculus medinensis [lat. *dracunculus* = kleine Schlange; zum Namen der Stadt Medina] *m;* -: »Guineawurm«, »Medinawurm«, Fadenwurm, Erreger der ↑Drakunkulose

Dragee [...ʒeː; aus gleichbed. frz. *dragée*] *s;* -s, -s od. *w;* -, -n [...eːən]: mit einem Zuckerüberzug versehene Arzneipille

Dragstedt-Operation ['drægstəd...; nach dem amerik. Chirurgen Lester R. Dragstedt, 1893–1975]: nicht mehr angewandte beiderseitige, ↑transthorakale ↑Vagotomie, d. h. Durchtrennung des ↑Nervus vagus (z. B. bei chronisch rezidivierenden Magengeschwüren)

Draht|ex|tension: Verfahren zur Knochenbruchbehandlung (bei inoparablen Frakturen oder Acetabulumfraktur); bei einem langen Röhrenknochen wird ein Draht durch das körperferne Bruchstück gebohrt und mittels Bügel und Gewichtsbelastung wird zur korrekten Bruchendenfixierung ein Dauerzug ausgeübt

Drahtnaht: Knochen- oder Sehnennaht mittels eines metallischen Drahtes

Drahtpuls: harter, gespannter Puls

Drain [drẽː; aus frz. *drain* = unterirdischer Abzugskanal; Wundröhrchen] *m;* -s, -s, auch: **Drän** *m;* -s, -s od. -e: Gummi- oder Glasröhrchen zur Durchführung einer Drainage. **Drainage** [drɛ'naːʒə], auch eingedeutscht: **Dränage** *w;* -, -n: Ableitung von Flüssigkeitsansammlungen (Wundabsonderungen) in Körperhöhlen nach außen (mithilfe eines Gummi- oder Glasröhrchens). **drai|nie|ren,** auch eingedeutscht: **dränie|ren:** eine Drainage durchführen

Drakunkulose [zu ↑*Dracunculus* medinensis] *w;* -, -n: seltene Wurmkrankheit des Menschen, hervorgerufen durch den (im Unterhautbindegewebe schmarotzenden) Fadenwurm ↑Dracunculus medinensis

Drän vgl. Drain. **Dränage** vgl. Drainage

Drang|in|kon|tinenz: unwillkürlicher Harnabgang bei voller Harnblase

dränieren vgl. drainieren

Drastikum [zu gr. *δραστικός* = tatkräftig; wirksam] *s;* -s, ...ka: heue nicht mehr eingesetztes starkes, kräftig wirkendes Abführmittel

Drea|my State ['driːmɪ steɪt; aus engl. *dreamy state* = träumerischer Zustand] *m;* -[s], -s: träumerischer Zustand eines/einer Kranken (z. B. bei Epilepsie)

Drehgelenk: Radgelenk, Rotationsgelenk, Gelenk, das die Drehung des Knochens um seine Längsachse ermöglicht (z. B. Gelenk zwischen Elle und Speiche)

Drehkrampf vgl. Spasmus rotatorius

Dreh|nystag|mus: ↑Nystagmus bei schneller Drehung des Körpers

Dreh|osteo|tomie: Beseitigung einer fehlerhaften Drehstellung eines Gliedabschnittes durch Knochendurchtrennung u. Ausgleich der Drehung

Drehschwindel: Schwindel mit Gefühl des Drehens, nach plötzlichem Einhalten von Drehbewegungen mit Empfindung einer entgegengesetzten Bewegung; auch pathologisch, z. B. bei Störungen des vestibulären Systems

Drehwirbel: Bezeichnung für die beiden oberen Halswirbel, die die Drehbewegung des Kopfes ermöglichen

Dreiecksbein vgl. Os triquetrum

Dreieckstuch vgl. Mitella

Drei|fach|impfung: kombinierte Impfung gegen: **a)** *D*iphtherie, *P*ertussis (Keuchhusten), *T*etanus; Abk.: DPT; **b)** Masern, Mumps, Röteln

Dreifußzeichen: für Kinderlähmung charakteristisches Zeichen im präparalytischen Stadium: Die betroffene Person stützt sich beim Sichaufsetzen zur Entlastung der schmerzenden Wirbelsäule (einem Dreifuß vergleichbar) mit den Armen nach hinten ab; auch bei Meningitis

Drei-Gläser-Probe: 1) Verfahren, mit dem durch die Untersuchung von Urin des Erststrahls u. des Mittelstrahls sowie des Exprimaturins eine Harnwegs- von einer Prostata-Infektion unterschieden wird. **2)** Verfahren, mit dem durch das Abfüllen des Liquors bei Lumbalpunktion in drei Röhrchen unterschieden wird, ob es sich um eine artifizielle Blutbeimengung handelt (wird vom ersten bis zum dritten heller) oder ob Blut im Subarachnoidalraum vorhanden ist (bleibt unverändert)

Drei|monats|kolik [zu ↑Kolik] *w;* -, -en, in fachspr. Fügungen: **Colica**, *Pl.:* ...cae: vermutlich durch Anpassungsprobleme ausgelöste Schreiattacken des Säuglings im Alter von wenigen Lebensmonaten (früher auf Probleme des Darmtraktes zurückgeführt)

Dreischichten|sputum: Auswurf, der sich im Glas in drei Schichten absetzt (bei Bronchiektase)

Dreitagefieber: 1) vgl. Exanthema subitum. **2)** = Pappatacifieber. **3)** vgl. Malaria tertiana

Drepano|zyt [gr. *δρέπανον* = Sichel u. ↑...zyt] *m;* -en, -en (meist *Pl.*): sichelförmige rote Blutkörperchen (bei Sichelzellenanämie)

Drescherkrankheit: durch bestimmte Schimmelpilze hervorgerufene akute fieberhafte Bronchitis bei Dreschern in der Erntezeit infolge Staubeinwirkung (eine Form der exogen allergischen Alveolitis)

Dressler-Syndrom [nach dem amerik. Kardiologen William Dressler, 1900–1969]: seltenes, wahrscheinlich autoimmunologisch bedingtes Postmyokardinfarktsyndrom mit Fieber, aseptischer Perikarditis, evtl. zusätzlich hämorrhagischer Pleuritis, Pneumonie mit blutigem Sputum sowie mit Herzinsuffizienz

DRG: Abk. für *D*iagnosis *r*elated *g*roup

Drift [niederdt., verwandt mit dt. *treiben*] *w;* -, -en: **a)** Änderung der Genhäufigkeit von einer Generation zur nächsten in einer Population; **b)** die allmähliche Änderung eines Antigenmusters (bes. eines Influenzavirus, wodurch eine Variante eines Grippeerregers entsteht)

Drillinge vgl. Trigemini

Droge [aus gleichbed. frz. *drogue*] *w;* -, -n: **1)** Präparat pflanzlichen oder tierischen Ursprungs (getrocknete Kräuter u. dgl.), das als Heilmittel dient. **2)** Bezeichnung für chemisch einheitliche (ungemischte) Arzneistoffe. **3)** Bezeichnung für suchterzeugende Substanzen

Drogen|gedächtnis: Form der Konditionierung bei Drogengebrauch; ursprünglich neutrale Reize (Situationen oder Gefühlszustände) werden mit dem Drogenkonsum u. -genuss assoziiert u. lösen ein konditioniertes Drogenverlangen aus

Drogen|ikterus: durch ein leberschädigendes Medikament hervorgerufener Ikterus

Drogen|screening [...ˈskriːnɪŋ; zu engl. *to screen* = durchsieben] *s;* -s, -s: immunologischer Drogentest, bei dem der Urin eines Probanden bzw. einer Probandin auf Drogen untersucht wird

Dromo|manie [gr. *δρόμος* = Lauf u. ↑Manie] *w;* -, ...ien: krankhafter Lauftrieb, Störung mit Weglaufen und Umherirren; auch: ↑Poriomanie (Psychol., Med.)

dromo|trop [gr. *δρόμος* = Lauf u. ↑...trop]: die Überleitungsgeschwindigkeit des Herzens beeinflussend. **Dromo|tropie** *w;* -, ...ien: Beeinflussung der Überleitungsgeschwindigkeit im Herzen

Drop-Attack [ˈdrɒp ətæk; engl. = Sturzanfall] *w;* -, -s: plötzliches Zubodenstürzen ohne Bewusstseinsverlust durch Verlust der Muskel- und Haltungskontrolle (unklare Ursache, Durchblutungsstörungen müssen ausgeschlossen werden)

Drop-out [ˈdrɒp aʊt; engl.-amerik., zu engl. *to drop* = tropfen, fallen und engl. *out* = aus, heraus] *m;* -s, -s: **1)** Patient bzw. Patientin, der/die eine Behandlung von sich aus beendet. **2)** Person, die aus einer sozialen Gruppe, in die sie integriert war, ausbricht od. herausfällt (Soziol.)

Droso|phila [zu gr. *δρόσος* = der Tau u. gr. *φίλος* = lieb; Freund] *w;* -: Gattung der Fliegen (mit kleinen Arten, deren Larven z. T. an gärenden Stoffen leben). **Droso|phila melano|gaster** [gr. *μέλας*, Gen.: *μέλανος* = schwarz u. gr. *γαστήρ* = Bauch, Unterleib, Magen]: Taufliege, Fruchtfliege (wichtiges Versuchstier für die Erbforschung)

Drosselgrube vgl. Jugulum

Drosselvene vgl. Vena jugularis

Druck|atro|phie: Gewebsatrophie infolge lang anhaltenden Druckes oder mechanischer Einwirkung von außen oder von innen (z. B. durch einen Tumor)

Druckbrand vgl. Dekubitus

Druckluftkrankheit vgl. Caissonkrankheit

Druckpuls: langsamer und gefüllter Puls bei erhöhtem Hirndruck (z. B. bei Hirntumor od. bei zu fest sitzendem Verband)

Druck|rezeptoren vgl. Corpuscula tactus

Drugfever [ˈdrag ˈfiːvər; engl. *drug* = Droge u. engl. *fever* = Fieber] *s;* -[s], -s: Arzneimittelfieber, durch eine Arzneimittelallergie ausgelöste Fieberreaktion mit oder ohne Exanthem

Drugmonitoring [ˈdrag ˈmɔnɪtərɪŋ; engl. = Arzneimittelkontrolle] *s;* -[s], -s: Beobachtung und Dokumentation aller Wirkungen, die durch ein Arzneimittel (tatsächlich oder vermeintlich) hervorgerufen werden

Drum|stick [ˈdramstɪk; aus engl. *drumstick* = Trommelschlägel] *s;* -s, -s: nur bei weiblichen Individuen vorkommender trommelschlägelähnlicher Auswuchs an den Zellkernen von Leukozyten (Bestimmungsmerkmal für die Geschlechtsdiagnose; Biol., Med.)

Drüse [ahd. *druos* = Schwellung, Beule; Drüse] *w;* -, -n: **1)** vgl. Glandula. **2)** veralt. u. unrichtige Bezeichnung für ↑Nodus lymphaticus (Lymphknoten)

Drusen [wohl hergeleitet von dem Bergmannswort *Druse* (ahd. *druos*) = verwittertes Erz oder Gestein, das in Höhlungen sternartig sich verzweigende Kristalle enthält] *Pl.:* **1)** verdickte und zapfenartig verflochtene endozelluläre Neurofibrillen (bei der Alzheimerkrankheit vorkommend). **2)** Anhäufungen von Pilzfäden der Strahlenpilze (z. B. bei der Aktinomykose und der Nocardiose auftretend). **3)** hyaline Ablagerungen in der Retina

Drüsenentzündung vgl. Adenitis (1)

Drüsen|epi|thel [zu ↑Epithel] *s;* -s, -e u. -i|en: innere Auskleidung vielzelliger Drüsen

Drüsenfieber vgl. Mononucleosis infectiosa

Drüsenkrebs vgl. Carcinoma adenomatosum

Drüsenpest, auch: **Beulenpest** od. **Bubonenpest:** häufigste Verlaufsform der Pest mit vorwiegendem Befall der Lymphknoten

Drüsen|polyp: gutartiger Schleimhauttumor mit drüsigen Bestandteilen (Vorkommen im Darm und in der Gebärmutter)

DSA: Abk. für *d*igitale *S*ubtraktions*a*ngiografie

DSM-5, DSM-V: Abk. für *D*iagnostic and *S*tatistical Manual of *M*ental Disorders 5, herausgegeben von der American Psychiatric Association, 2013, Liste von Krankheits-, Syndrom- und Symptombezeichnungen für die Vereinheitlichung von Nomenklatur und Klassifikation in der Psychiatrie; seit 2015 auch in deutscher Fassung erhältlich

du|al [aus lat. *dualis* = eine Zweiheit betreffend oder enthaltend]: zweifach, doppelt; z. B. duales Wirkprinzip

Dual|block [lat. *dualis* = eine Zweiheit betreffend oder enthaltend]: Doppelwirkung eines Relaxans auf die neuromuskuläre Erregungsübertragung

Dubin-Johnson-Syndrom [nach den amerik. Pathologen Isidore Dubin, 1913–1980, u. Frank B. Johnson, 1919]: autosomal-rezessiv vererbte Bilirubin-Ausscheidungsstörung, häufig bei Frauen mit Ikterus in der Schwangerschaft od. bei hormoneller Kontrazeption

dubios, dubiös, in fachspr. Fügungen: **dubiosus,**

...osa, ...osum [von gleichbed. lat. *dubiosus*]: zweifelhaft, unsicher, verdächtig

Dubois-Abs|zesse [dy'boa...; nach dem frz. Gynäkologen Paul Dubois, 1795–1871] *Pl.:* Erweichungsherde und Gummen in der Thymusdrüse (angeblich bei ↑Lues connata)

Du-Bois-Formel [dy'boa...; nach dem amerik. Physiologen E. F. Du Bois, 1882–1959]: Formel zur Berechnung der Körperoberfläche aus Körpergewicht und Körperlänge (Körperoberfläche ist gleich der Wurzel aus dem Produkt von Körpergewicht und Körperlänge, multipliziert mit 167,2)

Dubowitz-Syndrom [nach dem engl. Pädiater Victor Dubowitz, 1931]: vermutlich autosomal-rezessiv vererbter Fehlbildungskomplex mit Minderwuchs, Debilität, Mikrozephalie, Hypertelorismus, Blepharophimose, Mikrognathie

Duchenne-Aran-Krankheit [dy'ʃɛn a'rã:...; nach den frz. Ärzten Guillaume Duchenne, 1806–1875, u. F. A. Aran, 1817–1861]: Unterform der progressiven, spinalen Muskelatrophie mit atrophischer Lähmung der distalen Muskelgruppen der oberen Extremität. **Duchenne-Erb-Lähmung** [W. H. Erb, dt. Neurologe, 1840–1921]: obere Armplexuslähmung, Lähmung des Schultergürtels und der Oberarmmuskulatur (häufig auch nur Erb-Lähmung genannt)

Duchenne-Muskeldystrophie: im Kleinkindalter mit einer Schwäche der Becken- und Oberschenkelmuskulatur beginnende und rasch voranschreitende ↑Muskeldystrophie (häufigste muskuläre Erbkrankheit im Kindesalter; hauptsächlich bei Jungen)

Ducrey-Bazillen [dy'krɛ...; nach dem ital. Dermatologen Agosto Ducrey, 1860–1940] *Pl.:* Haemophilus ducreyi (Streptobakterien), Erreger des ↑Ulcus molle

ductalis vgl. duktal

Ductulus [Verkleinerungsbildung zu lat. *ductus* = Zug; Führung; Leitung, Rohrleitung] *m;* -, ...li: kleiner Gang (Anat.). **Ductulus ab|errans inferior epididymi:** unterer Ductulus aberrans am Nebenhodenschwanz. **Ductulus ab|errans superior epdidymi:** oberer Ductulus aberrans im Nebenhodenkopf. **Ductuli ab|errantes** *Pl.:* blind endigende kleine Seitenkanäle der ↑Ductuli efferentes testis. **Ductulus alveo|laris:** Endzweig der Bronchien in den Lungenläppchen. **Ductuli bili|feri** *Pl.:* kleine Verbindungsgänge zwischen den interlobulären Gallenkanälchen u. dem rechten bzw. linken Gallengang. **Ductuli efferentes testis** *Pl.:* ableitende Samenwege, Gänge, die den Samen vom Hoden zum Nebenhoden leiten. **Ductuli la|crimales** *Pl.:* = Canaliculi lacrimales. **Ductuli pro|statici** *Pl.:* Ausführungsgänge der Drüsenschläuche der Prostata

Ductus [zu lat. *ducere, ductum* = ziehen, leiten, führen] *m;* -, - ['dʊktu:s]: Gang, Verbindungsgang (Anat.). **Ductus arterio|sus,** auch: **Botalli-Gang:** Verbindung zwischen Lungenarterie und Aorta beim ↑Fetus. **Ductus arterio|sus apertus,** auch: **Ductus arterio|sus per|sistens:** angeborener Herzfehler mit Offenbleiben des Ductus arteriosus zwischen Aorta und ↑Truncus pulmonalis (auch nach der Geburt). **Ductus Botalli** [Leonardo Botallo, ital. Arzt, 1530 bis etwa 1571]: = Ductus arteriosus. **Ductus chole|dochus:** durch Vereinigung von ↑Ductus cysticus und ↑Ductus hepaticus entstehender Gallengang (mündet in den Zwölffingerdarm). **Ductus coch|lea|ris:** Schneckengang im Ohr. **Ductus Cuvie|ri** [- ky...; Georges Baron de Cuvier, frz. Zoologe u. Paläontologe, 1769–1832]: Cuvier-Gang, embryonale Vene, gemeinsamer Stamm der oberen und unteren Kardinalvenen (mündet in den ↑Sinus venosus des Herzens). **Ductus cysticus:** Ausführungsgang der Gallenblase. **Ductus de|ferens:** Samenleiter, Ausführungsgang des Hodens (in die Harnröhre mündend). **Ductus ejaculatorius** [lat. *eiaculari* = herausschleudern, schießen lassen]: in die Harnröhre einmündender Ausspritzungsgang des Samenleiters und des mit diesem vereinigten Ausführungsganges der Samenbläschen. **Ductus endo|lym|phaticus:** mit Labyrinthwasser (Endolymphe) gefüllter Gang des häutigen Ohrlabyrinths. **Ductus epi|didymidis** [↑Epididymis]: »Nebenhodengang«, Ausführungsgang des Nebenhodens (der sich im ↑Ductus deferens fortsetzt). **Ductus ep|oo|phori lon|gitudinalis:** Längsgang des Epoophorons, des Urnierenrestes im Eileitergekröse. **Ductus ex|cretorius glandulae vesiculosae:** Ausführungsgang der Samenbläschen (in den ↑Ductus deferens mündend). **Ductus glandulae bulbo|ure|thralis:** Ausführungsgang der ↑Cowper-Drüsen (↑Glandula bulbourethralis). **Ductus hepaticus:** Ausführungsgang der Leber. **Ductus inter|lobulares** *Pl.:* kleine, ↑intrahepatische Gallengänge (gehen in die größeren Gallengänge über, die zum Leber-Gallen-Gang zusammenfließen). **Ductus lacrimalis** = Canaliculus lacrimalis. **Ductus lacti|feri** *Pl.:* »Milchgänge« der weiblichen Brustdrüse. **Ductus lym|phatici:** Bez. für die Hauptlymphgänge. **Ductus meso|ne|phricus:** Urnierengang, embryonal angelegter Verbindungsgang zwischen ↑Mesonephros (Urniere) und Enddarm (wird beim Mann zum Samenleiter, während er bei der Frau verkümmert). **Ductus naso|lacrimalis:** »Tränen-Nasen-Gang«, knöcherner Verbindungsgang zwischen Tränensack und unterem Nasengang. **Ductus om|phalo|entericus:** Dottergang, embryonal angelegte Verbindung zwischen Darm und Dottersack. **Ductus pancrea|ticus:** Ausführungsgang der Bauchspeicheldrüse. **Ductus para|meso|ne|phricus:** embryonaler Geschlechtsgang (wird bei der Frau zu Tube, Uterus und Vagina, beim Mann zur Appendix testis und zum Prostataschlauch). **Ductus paraure|thrales** *Pl.:* (bei vielen, aber nicht allen Frauen vorhandene) Drüsengänge, die neben der weibl. Harnröhre münden. **Ductus par|oti̱de|us:** Ausführungsgang der Ohrspeicheldrüse. **Ductus peri|lym|pha̱ticus:** mit ↑Perilymphe gefüllter Gang zwischen häutigem Labyrinth und Knochen im Innenohr. **Ductus re|u̱niens** [- ...ɪ-ɛns; lat. *re* = wieder, zurück u. lat. *unire* = vereinigen]: Verbindungsgang zwischen Vorhofsäckchen u. Schneckengang des häutigen Labyrinths (im Innenohr). **Ductus Santori̱ni** [G. D. Santorini, ital. Anatom, 1681–1737]: akzessorischer Ductus pancreaticus. **Ductus semi|circula̱res** *Pl.*: die häutigen Bogengänge im Ohr. **Ductus sub|lin|gua̱les** *Pl.*: Ausführungsgänge der Unterzungendrüse. **Ductus sub|mandibula̱ris:** Ausführungsgang der Unterkieferdrüse. **Ductus thora̱cicus:** Milchbrustgang, vorwiegend in der Brusthöhle verlaufender Kanal, der Lymphe speziell aus der unteren Körperhälfte aufsammelt. **Ductus thymo|pharyn|ge̱|us:** embryonal angelegter Verbindungsgang zwischen dritter Schlundtasche und Kiemendarm des Embryos (verbindet Thymusanlage mit ↑Pharynx). **Ductus thyro|glossa̱lis:** Schilddrüsen-Zungen-Gang, embryonal angelegter Ausführungsgang der Schilddrüse (mündet am Zungengrund). **Ductus utriculo|sac|cula̱ris:** Verbindungsgang zwischen dem größeren und kleineren Vorhofsäckchen des häutigen Ohrlabyrinths. **Ductus veno̱sus:** embryonal (bis zum Zeitpunkt der Geburt) angelegte Verbindung der Nabelvene mit der unteren Hohlvene. **Ductus Wirsungia̱nus** [J. Georg Wirsung, dt. Arzt, 1600–1643]: inoffizielle ältere Bez. für ↑Ductus pancreaticus

Du̱hring-Krankheit [nach dem amerik. Dermatologen L. A. Duhring, 1845–1913]: = Dermatitis herpetiformis

Duke-Probe [dju:k...; nach dem amerik. Pathologen W. W. Duke, 1883–1945]: nur noch selten angewandte Methode zur Bestimmung der Blutungszeit (austretende Blutströpfchen werden alle 20 Sekunden mit Filterpapier aufgesogen bis zur Blutstillung; Normalwerte: 2–3 Minuten; die Probe dient zur Differenzierung hämolytischer Diathesen)

Dukes-Klassi|fikation [dju:ks...; nach dem engl. Pathologen Cuthbert E. Dukes, 1890–1977]: Einteilung des Dickdarmkrebses in die Stadien A–D (je nach Ausdehnung); durch das ↑TNM-System ersetzt

dukta̱l, in fachspr. Fügungen: **ducta̱lis, ...le** [zu ↑Ductus]: zu einem Ductus gehörend, von ihm ausgehend

Dukto|gra|fie̱ [↑Ductus u. ↑...grafie]: *w;* -, ...i̱en: röntgenografische Kontrastdarstellung des Ausführungsgangs einer Drüse. **Dukto|gra̱mm** [↑...gramm]: *s;* -s, -e: bei der Duktografie gewonnenes Röntgenbild

Dukto|sko̱p [↑Ductus u. ↑...skop] *s;* -s, -e: Instrument zur Durchführung der Duktoskopie. **Duktoskopie̱** [↑...skopie] *w;* -, ...i̱en: Galaktoskopie, Milchgangspiegelung, endoskopische Darstellung der Milchgänge der weiblichen Brust

duktulä̱r [zu ↑Ductulus]: einzelne Ductuli betreffend

Dumping|syn|drom [ˈdampɪŋ...; zu engl. *to dump* = entleeren, auskippen]: nach Magenoperationen auftretende Verdauungsbeschwerden, verbunden mit Kreislaufstörungen und Blässe der Haut

Du̱nkelfeld|mi|kro|skopie: lichtmikroskopisches Verfahren, bei dem das Objekt mit hellen Konturen auf dunklem Grund erscheint

Dü̱nndarm vgl. Intestinum tenue

duo|dena̱l, in fachspr. Fügungen: **duodena̱lis, ...le** [zu ↑Duodenum]: zum Zwölffingerdarm gehörend, ihn betreffend; z. B. in der Fügung ↑Impressio duodenalis

Duo|dena̱l|sonde: dünner Gummischlauch zur Gewinnung und Untersuchung von Magen- und Darmsaft

Duo|dena̱l|stenose: Verengung des Zwölffingerdarms

Duo|dena̱l|ulkus vgl. Ulcus duodeni

Duo|deni̱tis [zu ↑Duodenum] *w;* -, ...iti̱den (in fachspr. Fügungen: ...i̱tides): Entzündung des Zwölffingerdarms

duo|deno|jejuna̱lis, ...le [zu ↑Duodenum u. ↑Jejunum]: zum Zwölffingerdarm und zum Leerdarm gehörend; z. B. in der Fügung ↑Hernia duodenojejunalis

Duo|deno|pan|kreat|ek|tomie̱ [↑Duodenum, ↑Pankreas u. ↑Ektomie] *w;* -, ...i̱en: operative Entfernung der Bauchspeicheldrüse und des Zwölffingerdarms

Duo|deno|sko̱p [↑Duodenum u. ↑...skop] *s;* -s, -e: Endoskop zur Durchführung der Duodenoskopie. **Duo|deno|skopie̱** [↑...skopie] *w;* -, ...i̱en: direkte endoskopische Untersuchung des Zwölffingerdarms

Duo|deno|stomie̱ [↑Duodenum und ↑...stomie] *w;* -, ...i̱en: operative Anlegung einer künstlichen Zwölffingerdarmöffnung durch die Bauchdecken nach außen

Duo|de̱num [zu lat. *duodeni* = je zwölf, zwölf (zusammen)] *s;* -s, ...na: Zwölffingerdarm, der an den Magenpförtner anschließende, etwa 25–30 cm lange Teil des Darmtraktes

Du̱o|virus [lat. *duo* = zwei u. ↑Virus] *s;* -, ...ren (meist *Pl.*): = Rotavirus

Du|play-Krankheit [dyˈplɛ...; nach dem frz. Chirurgen Simon Duplay, 1836–1924]: = Periarthritis humeroscapularis; auch: Frozen Shoulder oder Schultersteife (unpräzise Bezeichnung für verschiedene Schultererkrankungen)

du̱|plex [aus gleichbed. lat. *duplex*], auch: **duplica̱tus, ...ta, ...tum** [zu lat. *duplicare* = verdoppeln]: doppelt, verdoppelt

Du̱|plex|sono|gra|fie: bildgebendes Verfahren in der ↑Sonografie, das in der Kombination der Impulsechodarstellung und der Doppler-Sonografie mit zwei getrennten Schallköpfen besteht

Du|pli|ka|tion *w;* -, -en: (Genetik) Verdopplung eines Chromosomenabschnitts

Du|plikatur [zu lat. *duplicare* = verdoppeln] *w;* -, -en: physiologische od. pathologische Verdoppelung, Doppelbildung einer anatomischen Struktur, eines Gewebes

Dupuy|tren-Kon|traktur [dʏpʏıˈtrɛ̃:...; nach dem frz. Chirurgen Guillaume Dupuytren, 1778–1835]: Beugestellung vor allem des 4. u. 5. Fingers infolge einer entzündlichen, narbigen Schrumpfung und Verwachsung der Palmaraponeurose

Dura vgl. Dura mater encephali

dural, in fachspr. Fügungen: **duralis, ...le** [zu ↑*Dura mater encephali*]: zur harten Hirnhaut gehörend, sie betreffend

Dura mater en|ce|phali [lat. *durus* = hart, lat. *mater* = Mutter; ↑Encephalon] *w;* - - -, dafür kürzer auch: **Dura mater** *w;* - - oder **Dura** *w;* -: Bezeichnung für die harte Hirnhaut, die derbfaserige äußere Hülle des Gehirns. **Dura mater spinalis:** harte Rückenmarkshaut, die derbe äußere Hülle des Rückenmarks (Anat.)

Durch|blu|tung: Versorgung des Gewebes mit Blut

Durch|blu|tungs|stö|rung: Störungen, die den Blutfluss behindern, Folge ist eine Minderperfusion von Geweben bis zur ↑Ischämie

Durchbruchblutung: während der Einnahme von Östrogenen auftretende Regelblutung

Durchfall vgl. Diarrhö

Durchgangs|arzt, Durchgangs|ärztin vgl. D-Arzt, D-Ärztin

Durchgangs|syn|drom: reversible psychische Störungen bei organischen Hirnprozessen ohne Bewusstseinstrübung; derirantes Syndrom

Durchlicht|mi|kro|skopie: mikroskopische Untersuchungsmethode, bei der ein dünnes Objekt in durchscheinendem Licht betrachtet wird

Durchliegen vgl. Dekubitus

Durchschneiden: in der Geburtshilfe Bezeichnung für das Durchtreten des kindlichen Kopfes durch die ↑Vulva bei der Geburt

Durch|seuchung: Grad für das Vorkommen einer Infektionskrankheit in der Bevölkerung

Dur|hämatom [↑Dura mater encephali u. ↑Hämatom] *s;* -s, -e: Blutgeschwulst auf der harten Hirnhaut

Duroziez-Doppelgeräusch [dʏroˈzıɛ̃:z...; nach dem frz. Arzt P. L. Duroziez, 1826–1897]: auskultatorisch vernehmbares doppeltes Geräusch an der Oberschenkelarterie bei Aorteninsuffizienz, Hyperthyreose oder Anämie. **Duroziez-Krankheit:** Verengung der Mitralklappe des Herzens (bes. bei Frauen mittleren Alters) ohne Entzündung der Herzinnenhaut

Durstfieber: durch Flüssigkeitsmangel verursachte Temperaturerhöhung bei Säuglingen

durus, ...ra, ...rum [aus gleichbed. lat. *durus*]: hart (z. B. vom Puls gesagt)

Dutton-Krankheit [ˈdatən...; nach dem engl. Arzt J. E. Dutton, 1876–1905]: = Trypanosomiasis (Schlafkrankheit)

Duverney-Fraktur [dʏvɛrˈnɛ...; nach dem frz. Chirurgen u. Anatomen J. G. Duverney, 1648–1730]: Querbruch der Darmbeinschaufel

Dy: chem. Zeichen für ↑Dysprosium

Dyke-Young-An|ämie [daık jaŋ...; nach den engl. Pathologen S. C. Dyke u. F. Young]: Blutkrankheit, ähnlich der perniziösen Anämie (chronisch hämolytische Anämie)

Dy|ne|in: Motorprotein, das dem Transport von Zellorganellen dient

Dyn|or|phin: Gruppe von Endorphinen, im Hypothalamus und in der Hypophyse nachgewiesen

dys..., Dys...

⟨gr. *δυς-* »un...«, »miss...«, »etwas Übles, Widerwärtiges, Schwieriges bezeichnend«⟩
Präfix mit der Bedeutung »von der Norm abweichend, übel, schlecht, krankhaft«:
- Dysbakterie
- Dysfunktion
- Dyslexie
- dysphorisch
- Dystonie
- Dystrophie

Dys|akusis [zu ↑dys... u. gr. *ἀκούειν* = hören] *w;* -: **1)** Schwerhörigkeit. **2)** unterschiedlich verursachte Fehlhörigkeit mit verschiedenen Symptomen (wie akustische Verzerrung, Überempfindlichkeit gegen bestimmte Töne)

Dys|äqui|li|brium [↑dys... u. lat. *aequilibrium* = Gleichgewicht] *s;* -s, ...ien [...iən]: allg. Bez. für: Gleichgewichtsstörung. **Dysäquilibrium-Syndrom:** während oder nach der Dialyse auftretende Beschwerden mit Dysäquilibrium, Bewusstseinsstörung, Übelkeit u. Erbrechen

Dys|ar|thrie [zu ↑dys... u. gr. *ἀρϑροῦν* = gliedern; artikulierte Laute hervorbringen] *w;* -, ...ien, in fachspr. Fügungen: **Dys|ar|thria**[1], *Pl.:* ...iae: organisch bedingte Sprechstörung, Störung der Lautbildung infolge mangelhafter Koordination der Sprechwerkzeuge (leichtere Form der ↑Anarthrie). **Dys|ar|thria literalis:** veralt. Bez. für Stammeln, Störung in der Bildung einzelner Sprachlaute. **Dys|ar|thria syl|labaris:** veraltende Bez. für Stottern, Störung in der Hervorbringung von Silben und Wörtern

Dys|ar|thro|pho|nie [aus ↑Dysarthrie u. ↑...phonie]: zentrale Störung der Sprechmotorik und ihrer Koordination, betrifft Artikulation, Prosodie, Stimmbildung und Sprechatmung

Dys|ar|throse [↑dys... u. ↑Arthrose] *w;* -, ...rosen, in fachspr. Fügungen: **Dys|ar|throsis,** *Pl.:* ...oses: krankhafte Verformung oder Veränderung eines Gelenks

Dys|äs|thesie [zu ↑dys... u. gr. *αἴσϑησις* = Sinneswahrnehmung] *w;* -, ...ien: **1)** verfälschte, der Wirklichkeit nicht entsprechende Wahrnehmung einer Sinnesempfindung. **2)** Empfindung aller Umweltreize als unangenehm

Dys|au|to|nomie [zu ↑dys... u. ↑autonom] *w;* -, ...ien: angeborene Entwicklungsstörung des autonomen Nervensystems

Dys|bakterie [zu ↑dys... u. ↑Bakterie] *w;* -, ...ien: Störung in der Zusammensetzung der normalen Bakterienflora von Mund, Darm oder Scheide

Dys|basie [zu ↑dys... u. gr. *βάσις* = Tritt, Gang] *w;* -, ...ien, in fachspr. Fügungen: **Dys|basia**[1], *Pl.:* ...iae: Gehstörung. **Dys|basia an|gio|sclerotica:** Gehstörung bei Durchblutungsstörungen der Beine (intermittierendes Hinken). **Dys|basia lordotica progressiva:** erbliche Krankheit des Kindesalters mit bizarren Körperbewegungen und Überstreckungen der Wirbelsäule

Dys|bio|se [zu ↑dys... u. gr. *βίος* = Leben] *w;* -, -n: gestörtes Gleichgewicht zwischen den einzelnen Bakterienarten im Darm

Dys|bulie [zu ↑dys... u. gr. *βουλή* = Wille] *w;* -, ...ien: Willensschwäche, krankhafte Fehlgerichtetheit des Willens (Psychol.)

Dys|chezie [zu ↑dys... u. gr. *χέζειν* = scheißen] *w;* -, ...ien: Störung der Stuhlentleerung

Dys|chirie [zu ↑dys... u. gr. *χείρ* = Hand] *w;* -, ...ien: Störung der Fähigkeit, einen Tastreiz der richtigen Körperseite zuzuordnen, Störung des Rechts-links-Unterscheidungsvermögens

Dys|cholie [zu ↑dys... u. gr. *χόλος* (auch: *χολή*) = Galle] *w;* -, ...ien: Änderung der Lösungs- bzw. Konzentrationsverhältnisse der Gallenflüssigkeit

Dys|chon|dro|plasie [zu ↑dys..., ↑chondro... u. gr. *πλάσσειν* = bilden, formen] *w;* -, ...ien: erbliche Wachstumsstörung mit halbseitigen, multiplen Chondrombildungen und Verkürzung der Extremitäten; auch: multiple Enchondromatose

Dys|chromat|op|sie [zu ↑dys..., ↑chromo... u. gr. *ὄψις* = das Sehen] *w;* -, ...ien: Störung der normalen Fähigkeit, Farben zu sehen, nicht vollkommen ausgeprägte Farbenblindheit

Dys|chromie [zu ↑dys... u. gr. *χρῶμα* = Haut; Hautfarbe; Farbe] *w;* -, ...ien: Verfärbung der Haut, Störung der normalen Hautpigmentation (bei bestimmten Krankheiten)

Dys|chylie [zu ↑dys... u. ↑Chylus] *w;* -, ...ien: Sammelbez. für Sekretionsstörungen im Bereich der Speicheldrüsen oder der Schleimdrüsen

Dyscrania vgl. Dyskranie

Dys|dia|docho|kinese [↑dys... u. ↑Diadochokinese] *w;* -, -n, in fachspr. Fügungen: **Dys|dia|docho|kinesis,** *Pl.:* ...eses: leichtere Form der ↑Adiadochokinese

Dys|enterie [von gr. *δυσεντερία* = Durchfall, Ruhr] *w;* -, ...ien: = Ruhr. **dys|enterisch,** in fachspr. Fügungen: **dys|entericus, ...ca, ...cum:** mit Durchfall einhergehend

Dys|ergie [zu ↑dys... u. gr. *ἔργον* = Werk; Tat, Handlung; Tätigkeit] *w;* -, ...ien: verminderte Widerstandskraft; ungewöhnliche Krankheitsbereitschaft des Organismus gegenüber Infekten, verminderte Widerstandskraft

Dys|ery|thro|poe|se [aus ↑dys... u. ↑Erythropoese]: gestörte Bildung der roten Blutkörperchen

Dys|funktion [auch: dys...; ↑dys... u. ↑Funktion] *w;* -, -en: gestörte Funktion, Funktionsstörung (z. B. eines Organs)

Dys|ge|ne|sie [aus ↑dys... u. ↑Genese]: genetisch bedingte Fehlbildung eines Organs od. Organteils

Dys|genitalismus [zu ↑dys... u. ↑Genitale] *m;* -, ...men: funktionelle und pathologisch-anatomische Störungen und Veränderungen im Bereich der Genitalorgane

Dys|germinom [zu ↑dys... u. lat. *germen*, Gen.: *germinis* = Keim, Spross] *s;* -s, -e: von Keimzellen ausgehender, meist bösartiger Tumor der Eierstöcke (auch des Hodens); vgl. Seminom

Dys|geu|sie [zu ↑dys... u. gr. *γεῦσις* = Kostenlassen; Geschmack] *w;* -, ...ien: Störung od. Beeinträchtigung des Geschmackssinnes

dys|glandulär [zu ↑dys... u. ↑Glandula]: hormonal gestört, auf einer Fehlfunktion endokriner Drüsen beruhend

Dys|glossie [zu ↑dys... u. ↑Glossa] *w;* -, ...ien: Sprachstörung infolge anatomischer Anomalien der Zunge, des Gaumens oder der Zähne

dys|gnath [zu ↑dys... u. gr. *γνάθος* = Kinnbacken, Backen]: eine anomale Gestalt der Kiefer aufweisend. **Dys|gna|thie** *w;* -, ...ien: Störung des Kieferwachstums mit fehlerhafter Okklusion und Artikulation (2) sowie mit anomaler Lage des Gebisses

Dys|grammatismus [Analogiebildung mit ↑dys... zu ↑Agrammatismus] *m;* -: abgeschwächte Form des Agrammatismus

Dys|ha|phie [zu ↑dys... u. gr. *ἁφή* = Berührung] *w;* -, ...ien: veralt. Bez. für eine Störung oder Beeinträchtigung des Tastsinns

Dys|hi|drose [zu ↑dys... u. gr. *ἱδρώς* = Schweiß] *w;* -, -n, in fachspr. Fügungen: **Dys|hi|drosis,** *Pl.:* ...oses: Störung der Schweißabsonderung; allgemein verminderte oder vermehrte Schweißabsonderung (z. B. bei Tuberkulose, Diabetes, Basedow-Krankheit, Rachitis; oft mit Jucken und Hautbläschenbildung einhergehend)

Dys|hormo|genese [↑dys..., ↑Hormon u. ↑Genese] *w;* -, -n: Entstehung einer Hormonfehlverwertung

Dys|hy|drie [zu ↑dys... u. gr. *ὕδωρ* = Wasser] *w;* -, ...ien: Störung des Wasserhaushalts der Zelle infolge Elektrolytveränderungen

Dys|kalkulie [zu ↑dys... u. lat. *calculus* = Rechenstein; Rechnung] *w;* -, ...ien: Beeinträchtigung in der Entwicklung der Rechenfähigkeit trotz vorhandener Voraussetzungen für das Erlernen des Rechnens

Dys|kardie [zu ↑dys... u. gr. *καρδία* = Herz] *w;* -, ...ien: allg. Bez. für: Missempfindung in der Herzgegend; funktionelle Herzbeschwerden

Dys|karyo|se [zu ↑dys... u. gr. *κάρυον* = Nuss; Fruchtkern] *w;* -, -n: Anomalie des Zellkerns

Dys|keratose [zu ↑dys... u. gr. *κέρας*, Gen.: *κέρατος*

= Horn] *w;* -, -n, in fachspr. Fügungen: **Dyskeratosis**, *Pl.:* ...oses: übermäßige Verhornung der Haut. **Dys|keratosis follicularis vegetans:** Wucherung der Haut mit Bildung braunschwarzer, spitzer Hornzapfen an den Mündungen der Talgdrüsen

Dys|kin|äs|thesie [↑dys... u. ↑Kinästhesie] *w;* -, ...ien: Störung des Lage- und Empfindungssinns des Körpers

Dys|kinesie, in fachspr. Fügungen: **Dys|kinesia**[1] [zu ↑dys... u. gr. *κίνησις* = Bewegung] *w;* -, ...ien: **1)** hyperkinetische Bewegungsstörung (meist pharmakologisch induziert; Neurologie). **2)** Bewegungsstörung der Herzwand (Kardiologie). **paroxysmale Dyskinesie:** (zu einer heterogenen Gruppe von Krankheiten gehörende) anfallartig auftretende ↑Hyperkinese

dys|ko|gnitiv [...tıf; ↑dys... u. ↑kognitiv]: die verminderte Wahrnehmung betreffend

Dys|kolie [zu ↑dys... u. gr. *χολή* = Galle] *w;* -, ...ien: Schwermut, Trübsinn (Psychol. veralt.)

Dys|kranie [zu ↑dys... u. ↑Cranium] *w;* -, ...ien, in fachspr. Fügungen: **Dys|crania**[1], *Pl.:* ...iae: Schädelfehlbildung infolge Wachstumsstörung der Knochen

Dys|krasie [aus gr. *δυσκρασία* = schlechte Mischung] *w;* -, ...ien: (in der historischen Krankheitslehre) fehlerhafte Mischung der Körpersäfte, bes. des Blutes

Dys|krinie [zu ↑dys... u. gr. *κρίνειν* = scheiden, trennen, sondern] *w;* -, ...ien: endokrine Störung infolge mangelhafter Sekretion einer endokrinen Drüse

Dys|lalie [zu ↑dys... u. gr. *λαλεῖν* = viel reden, schwatzen] *w;* -, ...ien: (besonders im Kindesalter auftretende) Aussprache-, Artikulationsstörung

Dys|lexie [zu ↑dys... u. gr. *λέξις* = Sprechen; Rede; Wort] *w;* -, ...ien: Lesestörung, Störung der Fähigkeit, Geschriebenes zu erfassen, geistig aufzunehmen und zusammenhängend vorzulesen (trotz intaktem Hör- und Sehvermögen; Psychol., Med.)

Dys|lipo|prote|in|ämie [↑dys..., ↑Lipoprotein u. ↑...ämie] *w;* -, ...ien: Verschiebung der Zusammensetzung des Lipoproteingehalts des Blutes

dys|matur, in fachspr. Fügungen: **dys|maturus, ...ra, ...rum** [↑dys... u. lat. *maturus* = reif]: unreif (von Neugeborenen gesagt). **Dys|maturität** *w;* -, -en: Fehlen aller oder einiger ↑Reifezeichen bei Frühgeburten

Dys|megal|op|sie [zu ↑dys..., ↑mega... u. gr. *ὄψις* = das Sehen] *w;* -, ...ien: Störung der Fähigkeit, Gegenstände oder Personen in ihrer richtigen (natürlichen) Größe zu sehen

dys|mel [zu ↑dys... u. gr. *μέλος* = Glied]: mit angeborenen Fehlbildungen der Gliedmaßen behaftet. **Dys|melie** *w;* -, ...ien: Sammelbez. für die angeborenen Fehlbildungen der Gliedmaßen (Amelie, Ektromelie, Peromelie, Phokomelie)

Dys|menor|rhö, auch: **Dys|menor|rhöe** [...rø:; ↑dys... und ↑Menorrhö] *w;* -, ...rrhöen, in fachspr. Fügungen: **Dys|menor|rhoea,** *Pl.:* ...rhoeae: schmerzhafte Regelblutung. **Dys|menor|rhoea inter|menst|rualis:** Schmerzanfälle im Unterleib zwischen zwei Regelblutungen. **dys|menor|rhoisch:** die Dysmenorrhö betreffend, mit ihr zusammenhängend (z. B. dysmenorrhoische Beschwerden)

Dys|me|trie [↑dys... u. ↑...metrie] *w;* -, ...ien: Störung der Fähigkeit, gezielte Bewegungen zeitlich und räumlich in der richtigen Weise auszuführen

dys|morph [zu ↑dys..., gr. *μορφή* = Gestalt]: fehlgebildet. **Dys|mor|phie** *w;* -, ...ien: morphologische Fehlbildung

Dys|morph|op|sie [zu ↑dys..., gr. *μορφή* = Gestalt, Form u. gr. *ὄψις* = das Sehen] *w;* -, ...ien: Sehstörung, bei der die Form eines Objektes verzerrt wahrgenommen wird (z. B. bei Drogenentzug)

Dys|motilität [↑dys... u. ↑Motilität] *w;* -: eingeschränkte Beweglichkeit

dys|onto|genetisch [↑dys... u. ↑ontogenetisch]: auf einer ↑Dysontogenie beruhend. **Dys|onto|genie** *w;* -, ...ien: Störung der ↑Ontogenese, die zu einer Fehlbildung des Embryos führen kann

Dys|op|sie [zu ↑dys... u. gr. *ὄψις* = das Sehen] *w;* -, ...ien, in fachspr. Fügungen: **Dys|op|sia**[1], *Pl.:* ...iae: Sehstörung

Dys|orexie [zu ↑dys... u. gr. *ὄρεξις* = Streben, Begierde; Appetit] *w;* -, ...ien: Appetitstörung

Dys|orie [zu ↑dys... u. gr. *ὅρος* = Grenze] *w;* -, ...ien: veraltende Bez. für eine Schrankenstörung zwischen Kapillar- und Gewebsflüssigkeit

Dys|osmie [zu ↑dys... u. gr. *ὀσμή* = Geruch] *w;* -, ...ien: Störung od. Beeinträchtigung des Geruchssinns

Dys|ostose [zu ↑dys... u. gr. *ὀστέον* = Knochen] *w;* -, -n, in fachspr. Fügungen: **Dysostosis,** *Pl.:* ...oses: Störung des Knochenwachstums, mangelhafte Verknöcherung (bzw. Knochenbildung). **Dys|ostosis clei|do|cranialis:** angeborene Fehlbildung mit u. a. mangelhafter Verknöcherung des Schädels und mit Schlüsselbeindefekten. **Dys|ostosis cranio|facialis (hereditaria):** angeborene Fehlbildung der Schädel- und Gesichtsknochen. **Dys|ostosis multi|plex:** angeborene Krankheit mit Störungen der Knochenbildung, Knochendeformierungen und Intelligenzdefekten

Dys|par|eu|nie [zu ↑dys..., ↑para... u. gr. *εὐνή* = Lager, Bett] *w;* -, ...ien: Schmerzen beim Geschlechtsverkehr aufgrund einer Harnwegs- oder Genitalinfektion, Endometriose, Verletzungen, Scheidentrockenheit oder psychogener Ursachen

Dys|pep|sie [zu ↑dys... u. gr. *πέψις* = Kochen; Verdauung] *w;* -, ...ien, in fachspr. Fügungen: **Dys|pepsia**[1], *Pl.:* ...iae: Verdauungsstörung. **dys|peptisch:** die gestörte Verdauung betreffend

Dys|peri|staltik [↑dys... u. ↑Peristaltik] *w;* -: Störung der normalen Darmbewegungen

Dys|phagie [↑dys... u. ↑...phagie] *w;* -, ...ien, in fachspr. Fügungen: **Dys|phagia**[1], *Pl.:* ...iae: Störung des normalen Schluck- und Schlingvorgangs, Schluckstörung. **Dys|phagia lusoria:** Schluckstörung infolge Druckes der ↑Arteria lusoria auf die Speiseröhre

Dys|phasie [zu ↑dys... u. gr. φάσις = Sprechen, Sprache] *w;* -, ...ien: **1)** Beeinträchtigung der normalen kindlichen Sprachentwicklung. **2)** ↑Dysgrammatismus. **3)** veralt. Bez. für eine leichte Form der ↑Aphasie (häufig nach einem Schlaganfall oder einer Hirnblutung)

Dys|phemie [zu ↑dys... u. gr. φήμη = Rede] *w;* -, ...ien: Form des Stotterns, krampfhafte Sprachstörung (vor allem im Kindesalter vorkommend)

Dys|phonie [↑dys... u. ↑...phonie] *w;* -, ...ien, in fachspr. Fügungen: **Dys|phonia**[1], *Pl.:* ...iae: Störung der normalen Stimmbildung (z. B. bei Heiserkeit). **Dys|phonia spastica:** seltene, auf neurotischer Grundlage entstehende Dysphonie

Dys|phorie [aus gr. δυσφορία = Unbehaglichkeit] *w;* -, ...ien: Störung des emotionalen Erlebens [ohne Krankheitswert]; ängstlich-bedrückte, traurige, mit Gereiztheit einhergehende Stimmungslage (Psychol., Med.)

Dys|phrasie [zu ↑dys... u. gr. φράσις = Sprechen; Sprache] *w;* -, ...ien: Bezeichnung für die inhomogenen Phänomene psychotischen Sprachverhaltens (Psychol.)

Dys|plasie [zu ↑dys... und gr. πλάσσειν = bilden, formen] *w;* -, ...ien, in fachspr. Fügungen: **Dysplasia**[1], *Pl.:* ...iae: Fehlentwicklung, Unterentwicklung eines Gewebes. **dys|plastisch:** fehlentwickelt, von den normalen Körperwachstumsformen stark abweichend; die ↑Dysplasie betreffend

Dys|pnoe [...pno:ə; ↑dys... u. gr. πνοή = Wehen, Hauchen; Atem] *w;* -: erschwertes Atmen, Kurzatmigkeit, Atemnot. **dys|pnoisch:** kurzatmig, schweratmig

Dys|porie [zu ↑dys... u. gr. πόρος = Durchgang, Furt] *w;* -, ...ien, in fachspr. Fügungen: **Dys|poria**[1], *Pl.:* ...iae: veralt. Bez. für eine [Fehlbildung mit] Störung des Durchgangs im Verdauungs- oder Atmungssystem

Dys|pragie [aus gr. δυσπραγία = Missgeschick] *w;* -, ...ien, in fachspr. Fügungen: **Dys|pragia**[1], *Pl.:* ...iae: veralt. allg. Bez. für: schmerzhafte Funktionsstörung, schlechte u. mit Schmerzen verbundene Organfunktion. **Dys|pragia inter|mittens an|gio|sclerotica in|testinalis** = Angina abdominalis

Dys|praxie [aus gr. δυσπραξία = Missgeschick] *w;* -, ...ien, in fachspr. Fügungen: **Dys|pra|xia**[1], *Pl.:* ...iae: **1)** leichtere Form der ↑Apraxie. **2)** = Dyspragie

Dys|prosium [zu gr. δυσπρόσιτος = schwer zugänglich (da das Element schwer rein zu gewinnen ist)] *s;* -s: metallisches chemisches Element; Zeichen: Dy

Dys|protein|ämie [↑dys..., ↑Protein und ↑...ämie] *w;* -, ...ien: krankhafte Verschiebung in der Zusammensetzung der Serumproteine (z. B. Vermehrung der Globuline und Verminderung der Albumine)

Dys|pygie [zu ↑dys... u. gr. πυγή = Hintere, Steiß] *w;* -, ...ien: veralt. Bez. für eine unvollständige Entwicklung des Kreuz- und Steißbeins

Dys|regulation [auch: 'dys...; ↑dys... u. ↑Regulation] *w;* -, -en: Regulationsstörung eines Organsystems (z. B. des Blutkreislaufs)

Dys|rha|phie [zu ↑dys... u. gr. ῥαφή = Naht] *w;* -, ...ien: mangelhafte Schließung embryonaler Verwachsungslinien

Dys|rhyth|mie [zu ↑dys... u. ↑Rhythmus] *w;* -, ...ien: Rhythmusstörung (z. B. des Herzschlags)

Dys|somnie [zu ↑dys... u. lat. *somnus* = Schlaf] *w;* -, ...ien, in fachspr. Fügungen: **Dys|somnia**[1], *Pl.:* ...iae: Störung oder Beeinträchtigung des Schlafes

Dys|splenie [zu ↑dys... u. ↑Splen] *w;* -, ...ien: Störung der Struktur oder der Funktion der Milz

Dy[s]|stasie [zu ↑dys... u. gr. στάσις = das Stehen] *w;* -, ...ien, in fachspr. Fügungen: **Dy[s]|stasia**[1], *Pl.:* ...iae: seltenes Nervenleiden mit Muskelatrophie und Gehstörungen; vgl. Roussy-Levy-Syndrom

Dys|stea|tose [zu ↑dys... u. gr. στέαρ, Gen.: στέατος = stehendes Fett, Talg] *w;* -, -n: Störung der Funktion der Hauttalgdrüsen

Dys|syn|ergie [↑dys... u. gr. συνεργία = Zusammenwirken] *w;* -, ...ien: Störung der Koordination

Dys|tel|ek|tase [↑dys..., gr. τέλος = Ende, Ziel; Vollendung u. gr. ἔκτασις = Ausdehnung] *w;* -, -n: verminderter Luftgehalt der Lungenbläschen, Vorstufe der ↑Atelektase

Dys|thymie [zu ↑dys... u. gr. θυμός = Leben; Empfindung; Gemüt] *w;* -, ...ien: affektive Störung, milde, aber anhaltende depressive Symptome über mindestens zwei Jahre (Psychol., Med.)

Dys|thyreo|se [zu ↑dys... u. ↑Glandula *thyreoidea* (= Schilddrüse)] *w;* -, -n: Fehlfunktion der Schilddrüse

Dys|tokie [zu ↑dys... u. gr. τόκος = das Gebären] *w;* -, ...ien: erschwerte Entbindung, gestörter Geburtsverlauf

dys|ton [zu ↑dys... u. ↑Tonus]: mit Dystonie verbunden. **Dys|tonie** *w;* -, ...ien: Störung des normalen Spannungszustandes der Muskeln und Gefäße

dys|top [zu ↑dys... u. gr. τόπος = Platz, Stelle]: fehlgelagert, an ungewöhnlichen Stellen vorkommend, Dystopie aufweisend (von Organen). **Dystopie** *w;* -, ...ien: Fehllagerung eines Organs. **dystopisch:** = dystop

dys|troph, auch: **dys|tro|phisch** [zu ↑dys... u. gr. τροφή = Ernährung]: mangelhaft ernährt (von Geweben, Organen oder vom Organismus). **Dystro|phie** *w;* -, ...ien, in fachspr. Fügungen: **Dystro|phia**[1], *Pl.:* ...iae: pathologische, meist degenerative Veränderungen von Zellen, Geweben und

Organen unterschiedlicher Ätiologie. **Dys|tro̱phia adiposo|genita̱lis:** Fettsucht in Verbindung mit mangelhafter Ausbildung und verminderter Funktion der Geschlechtsorgane. **Dys|tro̱|phia musculo̱rum pro|gressi̱va:** erbliche, meist im Kindesalter beginnende, langsam fortschreitende Muskelerkrankung mit systematisierter Atrophie der Muskeln am Rumpf, an den Gliedmaßen und im Gesicht. **Dys|tro̱|phia myo|pa̱thica:** Muskelatrophie (ohne krankhafte Veränderungen im Rückenmark), verbunden mit Gesichtsveränderungen und Glatzenbildung. **Dys|tro̱phia myo|to̱nica:** Krankheitsbild mit ↑Myotonie, progressiver Muskeldystrophie, endokrinen und psychischen Störungen

Dys|tropi̱e [↑dys... u. ↑...tropie] *w;* -, ...i̱en: wechselseitige negative Beeinflussung von Krankheiten

Dys|uri̱e [↑dys... u. ↑...urie] *w;* -, ...i̱en, in fachspr. Fügungen: **Dys|u̱ria**[1], *Pl.:* ...iae: Störung der Harnentleerung

Dys|ze|phali̱e [zu ↑dys... u. gr. *κεφαλή* = Kopf] *w;* -, ...i̱en: Sammelbez. für die verschiedenen Formen der Schädelfehlbildung

dys|zere|bra̱l [zu ↑dys... u. ↑Cerebrum]: veralt Bez. für: auf einer Hirnstörung beruhend

E

e..., E... vgl. [1]ex..., [1]Ex...

E: 1) Abk. für ↑Emmetropie. **2)** Abk. für ↑Einheit

EA: Abk. für ↑Enteroanastomose

Eag: Abk. für ↑Elektroatriogramm

EAP: Abk. für *e*rweiterte *a*mbulante *P*hysiotherapie

EaR: Abk. für = Entartungsreaktion

Eaton-Agent [ˈiːtən ˈeɪdʒənt; nach dem amerik. Bakteriologen M. D. Eaton, engl. *agent* = Agens] *s;* -, -s: = Mykoplasma

E̱bbinghaus-Test [nach dem dt. Psychologen Hermann Ebbinghaus, 1850–1909]: Test zur Prüfung der Intelligenz, sogenannter Lückentest, wobei ein begonnener Satz zu vervollständigen ist bzw. ausgelassene Silben und Wörter in einem Satz zu ergänzen sind (Psychol.)

E̱bner-Drüsen [nach dem österr. Anatomen u. Histologen Victor von Ebner, 1842–1925]: seröse Drüsen in der Geschmacksregion der Zunge. **E̱bner-Halbmonde** vgl. Gianuzzi-Halbmonde

E̱bola-Viruskrankheit, E̱bola|fieber [nach dem Fluss *Ebola* in der Demokratischen Republik Kongo (dort erstmals aufgetreten)]: durch Viren hervorgerufenes hämorrhagisches Fieber mit hoher Letalität

Ebri̱e|tas [aus gleichbed. lat. *ebrietas*] *w;* -: Trunkenheit

EBS: Abk. für *E*igen*b*lut*s*pende

E̱bstein-An|omalie [nach dem dt. Internisten Wilhelm Ebstein, 1836–1912]: angeborener Herzfehler in Form einer Verlagerung der fehlgebildeten Trikuspidalklappen in die Tiefe der rechten Herzkammer

EBT: Abk. für *e*lectron *b*eam *t*omography, Elektronenstrahltomografie

Ebulli̱smus [zu lat. *ebullire* = heraus-, hervorsprudeln] *m;* -, ...men: Ausperlen von Gasen im Blut bei schneller Druckverminderung

E̱bur [aus gleichbed. lat. *ebur*] *s;* -s: Elfenbein. **Eburnea̱|tio** *w;* -: = Eburnifikation. **ebu̯rne|us, ...nea, ...ne|um:** elfenbeinartig. **Eburni|fikatio̱n** [lat. *facere* (in Zus.: *-ficere*) = machen, bewirken] *w;* -: übermäßige elfenbeinartige Verhärtung der Knochen

EBV: Abk. für ↑*E*pstein-*B*arr-*V*irus

Eccema: falsche Schreibung für Eczema, ↑Ekzem

Ecchondroma vgl. Ekchondrom

Ecchondrosis vgl. Ekchondrose

Ecchymosis vgl. Ekchymose

Echina|ce̱a [zu gr. *ἐχῖνος* = Igel] *w;* -, ...ce̱en: zur Familie der Korbblütler gehörende Pflanzengattung; die Inhaltsstoffe von Echinacea purpurea, angustifolia und pallida werden pharmazeutisch genutzt, innerlich als Immunstimulans bei Atemwegs- und Harninfektionen, äußerlich bei schlecht heilenden Wunden. **Echinacin** *s;* -s: Wirkstoff in der Wurzel von Echinacea purpurea (Purpursonnenhutkraut) mit infektionshemmender und Fibroblasten stimulierender Wirkung

Echinococcosis vgl. Echinokokkose

Echinococcus vgl. Echinokokkus

Echinokokkose [zu ↑Echinokokkus] *w;* -, -n, latinisiert: **Echinococcosis** *w;* -, ...oses: Erkrankung innerer Organe nach Befall mit den Finnen des Hundebandwurms

Echinokokkus [gr. ἐχῖνος = Igel (nlat. im Sinne von »Stachel, spitzer Auswuchs, Haken« gebraucht) u. gr. κόκκος = Fruchtkern; Scharlachbeere] *m;* -, ...kokken, als wissensch. Gattungsbezeichnung u. in fachspr. Fügungen: **Echinococcus**, *Pl.:* ...cocci: Bandwurmgattung; meist im speziellen Sinne Kurzbez. für die Bandwurmart ↑Echinococcus granulosus. **Echinococcus alveolaris:** wabige Finne der Bandwurmart ↑Echinococcus multilocularis. **Echinococcus cysticus:** Echinococcus unilocularis, blasige Finne des Blasenwurms (↑Echinococcus granulosus). **Echinococcus granulosus:** Blasenwurm, eine auf Menschen übertragbare Art des Hundebandwurms. **Echinococcus multilocularis:** Fuchsbandwurm, mit dem Blasenwurm eng verwandte Bandwurmart (speziell bei Fuchs, Hund u. Katze, selten auf den Menschen übertragbar). **Echinococcus unilocularis** = Echinococcus cysticus

Echinozyt [gr. ἐχῖνος = Igel (nlat. im Sinne von »Stachel, spitzer Auswuchs, Haken« gebraucht) u. ↑...zyt] *m;* -en, -en (meist *Pl.*): Stechapfelzelle, krankhaft veränderte Zelle mit rauer Oberfläche, vor allem Erythrozyten im Blutausstrich (Artefakt bei der Trocknung)

echo..., Echo... [aus gr. ἐχώ = Ton, Schall; Widerhall]: Bestimmungswort von Zus. mit der Bed. »Widerhall, Hall; Wiederholung, Nachahmung«; z. B.: Echografie, Echolalie

Echoenzephalografie [↑echo... u. ↑Enzephalografie] *w;* -, ...ien: Methode zur Bestimmung der Mittelstrukturen und der Ventrikelgrenzen des Gehirns mittels Ultraschall und durch Registrieren der Echoimpulse

Echograf [↑echo... u. ↑...graf] *m;* -en, -en: elektroakustisches Instrument zur Durchführung der Echografie; ↑Sonograf. **Echografie** [↑...grafie] *w;* -, ...ien: elektroakustische Prüfung und Aufzeichnung der Dichte eines Gewebes mittels Schallwellen (die aus dem Gewebe zurückkommenden Schallwellen geben Aufschluss über krankhafte Prozesse vor allem im Gewebe; wichtig für die Lokalisation von Tumoren, vor allem im Gehirn); ↑Sonografie. **Echogramm** [↑...gramm] *s;* -s, -e: Messergebnis der Echografie; ↑Sonogramm

echoicus, ...ca, ...cum [zu gr. ἐχώ = Schall, Ton; Widerhall]: echoähnlich, echoartig

Echokardiografie [↑echo... u. ↑Kardiografie] *w;* -: Methode zur Prüfung der Herzfunktion: Schallwellen (2,5–10 MHz) erzeugen durch Reflexion an Gewebsgrenzen ein Bild vom Bau des Herzens, insbesondere von der Bewegung der Herzklappen. **echokardiografisch:** mittels Echokardiografie erfolgend. **Echokardiogramm** [↑...gramm] *s;* -s, -e: bei der Echokardiografie gewonnene Aufzeichnung der Herzfunktion

Echokinesie [zu ↑echo... u. gr. κίνησις = Bewegung], auch: **Echopraxie** [gr. πρᾶξις = Tat, Handlung] *w;* -, ...ien: (Psychol., Med.) zwanghafte mechanische Nachahmung von Bewegungen und Gesten anderer Personen

Echolalie [zu ↑echo... u. gr. λαλεῖν = viel reden, schwatzen], auch: **Echophrasie** [gr. φράσις = das Reden, das Sprechen] *w;* -, ...ien: zwanghaftes, mechanisches Nachsprechen gehörter Wörter (bei psychisch Kranken)

Echomatismus *m;* -, ...men: zwanghaft-mechanisches Nachahmen von gesehenen Bewegungen, Gebärden sowie Nachsprechen von Wörtern und Sätzen bei Menschen mit psychischer Störung

Echomimie [zu ↑echo... u. gr. μιμεῖσθαι = nachahmen] *w;* -, ...ien: zwanghaftes, mechanisches Nachahmen von Gebärden (bei psychisch Kranken; Psychol., Med.)

Echophrasie vgl. Echolalie

Echopraxie vgl. Echokinesie

ECHO-Viren [Kurzw. aus engl. *e*nteric *c*ytopathogenic *h*uman *o*rphan (viruses) = keiner bestimmten Krankheit zuzuordnende zytopathogene Darmviren] *Pl.:* Sammelbez. für eine Gruppe verschiedener, als Krankheitserreger in Erscheinung tretender Darmschmarotzer des Menschen

Eck-Fistel [nach dem russ. Arzt u. Physiologen N. W. Eck, 1847–1908]: wenig gebräuchliche künstlich angelegte Verbindung zwischen Pfortader und unterer Hohlvene; heute: portosystemischer ↑Shunt

Eckzahn vgl. Dens caninus

Eclampsia vgl. Eklampsie

ECMO: Abk. für extrakorporale Membranoxigenierung

E. coli: Abk. für ↑*Escherichia coli*

Economo-Krankheit [nach dem österr. Neurologen Constantin von Economo, 1876–1931]: = Encephalitis epidemica od. lethargica

ECP: Abk. für *e*osinophil *c*ationic *p*rotein, basisches Protein der eosinophilen Granulozyten, gehört zu den Ribonukleasen, dient der Abwehr von Bakterien und Parasiten

Ecstasy [ˈɛkstəsɪ; aus engl. *ecstasy* = Verzückung, Ekstase]: *s;* -: synthetisch hergestellte, dem Amphetamin verwandte Designerdroge

Ecstrophia vgl. Ekstrophie

Ecthyma vgl. Ekthym

ecto..., Ecto... vgl. ekto..., Ekto...

Ectodermosis vgl. Ektodermose

Ectopia vgl. Ektopie

Ectropium vgl. Ektropium

Eczema vgl. Ekzem

ED: 1) Abk. für ↑Effektivdosis. **2)** Abk. für ↑Einzeldosis. **3)** Abk. für *E*rst*d*iagnose

Edinger-Westphal-Kern [nach dem dt. Neurologen Ludwig Edinger, 1855–1918 u. dem Psychiater u. Neurologen Karl Friedrich Otto Westphal, 1833–1890]: Lateralkern des ↑Nervus oculomotorius

EDRF: Abk. für ↑*e*ndothelium *d*erived *r*elaxing *f*actor

Edwards-Syndrom [nach dem brit. Humangenetiker John Hilton Edwards, 1928–2007]: autosomale Chromosomopathie, multiple Fehlbildungen des Skeletts und innerer Organe, Trisomie 18

EEG, Eeg: Abk. für ↑Elektroenzephalogramm

EERPE: Abk. für *e*ndoskopische *e*xtraperitoneale *r*adikale ↑*P*rostatovesikul*e*ktomie

ef..., Ef... vgl. [1]ex..., [1]Ex...

EF: Abk. für *e*jection *f*raction, Verhältnis von Schlagvolumen zu enddiastolischem Volumen in % (normal 60 bis 70 %)

Ef|fektiv|dosis [...ti:f...; zu lat. *efficere, effectum* = hervorbringen, bewirken]: diejenige Menge von Substanzen (z. B. Medikamenten), die beim Menschen od. bei einem bestimmten Prozentsatz von Versuchstieren wirksam ist; Abk.: ED

Ef|fektor [zu lat. *efficere, effectum* = hervorbringen, bewirken] *m;* -s, ...toren: Substanz, die eine Enzymreaktion hemmt oder fördert, ohne an deren Auslösung mitzuwirken

Ef|fektor|lym|pho|zyten [↑Effektor u. ↑Lymphozyten] *Pl.:* aktive Lymphozyten nach dem Kontakt mit dem Antigen

Ef|femination [zu lat. *effeminare* = verweiblichen] *w;* -, -en: »Verweiblichung«, Ausbildung oder Vorhandensein weiblicher seelischer und körperlicher Eigenschaften beim Mann, die Verhalten, Erscheinung und Haltung prägen

ef|ferent, in fachspr. Fügungen: **ef|ferens** [zu lat. *efferre* = herausbringen; fortführen]: herausführend, hinabführend, von einem Organ herkommend; z. B. in der Fügung ↑Vas efferens (Anat.)

Effe|renz: Erregung, Impuls, Information, die über die efferenten Nervenfasern vom Zentralnervensystem zur Peripherie geführt wird, Ggs. ↑Afferenz

ef|ficax [aus gleichbed. lat. *efficax*]: Erfolg habend, nachhaltig wirkend, drastisch; z. B. in der Fügung ↑Dosis efficax

Ef|flation [zu lat. *efflare* = herausblasen] *w;* -, -en: Aufstoßen; ↑Ruktus

Ef|fleu|rage [ɛflø'ra:ʒə; zu frz. *effleurer* = die Blüten abpflücken; leicht berühren] *w;* -, -n: Massage in Form von Streichungen mit den Händen

Ef|flores|zenz [zu lat. *efflorescere* = aufblühen] *w;* -, -en: »Hautblüte«, durch krankhafte Vorgänge ausgelöste sichtbare Hautveränderung (z. B. Pusteln, Bläschen, Flecken auf der Haut). **ef|flores|zieren:** krankhafte Hautveränderungen zeigen

ef|fluieren [aus lat. *effluere* = ausfließen, ausströmen]: ausfließen. **Ef|fluvium** [aus lat. *effluvium* = Ausfluss] *s;* -s, ...uvien [...iən] (in fachspr. Fügungen: ...uvia): Erguss; Ausfluss; Ausfall. **Ef|fluvium capillorum** [↑Capillus]: Haarausfall. **Ef|fluvium seminis** [↑Semen]: Samenerguss

Effusion: Erguss

effusiv: durch Erguss gebildet

Egesta [zu lat. *egerere, egestum* = herausschaffen; auswerfen, von sich geben] *Pl.:* Entleertes, Körperausscheidungen (z. B. Erbrochenes, Stuhl). **Egestion** *w;* -, -en: Stuhlgang

EGF: Abk. für *e*pidermal *g*rowth *f*actor, ↑Epidermiswachstumsfaktor. **EGFR:** Abk. für *e*pidermal *g*rowth *f*actor *r*eceptor; ↑Epidermiswachstumsfaktor. **EGFR-In|hibitoren** [↑EGFR u. ↑Inhibitor] *Pl.:* Hemmstoffe des EGFR, die in der Krebstherapie eingesetzt werden

EHEC: Abk. für ↑enterohämorrhagische Escherichia coli

Ehlers-Danlos-Syndrom [nach dem dän. Dermatologen Edvard Ehlers, 1863–1937, u. dem frz. Dermatologen Henri A. Danlos, 1844–1912]: Gruppe von genetisch bedingten Defekten der Kollagenbiosynthese; weiche, sehr dehnbare Haut, schlechte Heilungstendenz, Brüchigkeit der Blutgefäße, Herzanomalien, Aortenaneurysmen

Ehrlichia: Gattung von gramnegativen Stäbchenbakterien, die hauptsächlich von Hunden und seltener auch von Zecken übertragen werden; Erreger der Ehrlichiose

Ehrli|chio|se *w;* -, -n: Fleckfieber, das durch die ↑Rickettsie Ehrlichia canis hervorgerufen wird

Ei vgl. Ovum

Eichel *w;* -, -n: ↑Glans penis bzw. ↑Glans clitoridis

Eicheltripper vgl. Balanitis

Eidetik [zu gr. *εἶδος* = Aussehen, Gestalt] *w;* -: die Fähigkeit, sich früher Wahrgenommenes später anschaulich u. in allen Einzelteilen zu vergegenwärtigen (bes. ausgeprägt bei Jugendlichen u. bei künstlerisch begabten Menschen). **Eidetiker** *m;* -s, -, **Eidetikerin** *w;* -, -nen: Person, die die Fähigkeit hat, sich Objekte oder Situationen anschaulich, wie wirklich vorhanden vorzustellen. **eidetisch:** die Eidetik betreffend; anschaulich, bildhaft

Eidotter vgl. Vitellus

Eierstock vgl. Ovarium. **Eierstockentzündung** vgl. Oophoritis

Ei|follikel vgl. Folliculi ovarici vesiculosi

Eigenblut|therapie: Form der Reizkörpertherapie (bei Rheumatismus, Furunkulose, allergischen Erkrankungen u. a.), bei der 10 bis 100 ml körpereigenes Blut nach Entnahme (aus einer Vene) wieder in einen Muskel injiziert werden (medizinische Wirksamkeit nicht belegt)

Eigen|re|flexe *Pl.:* Bezeichnung für ↑Reflexe, deren Auswirkung am gleichen Organ erfolgt, an dem sie ausgelöst werden

Eihaut *w;* -, Eihäute: Bezeichnung für die den ↑Fetus samt Fruchtwasser umhüllende Haut, bestehend aus ↑Amnion, ↑Chorion und ↑Decidua

Eikono|meter [gr. εικών, -ῶνος = Bild, Abbild u. ↑...meter] *s;* -s, -: Messgerät zur Bestimmung der Größen- und Formungleichheit der beiden Netzhautbilder

Ei|kosano|id [zu gr. εἴκοσι = zwanzig u. ↑...id] *s;* -[e]s, -e (meist *Pl.*): im Organismus vorhandene Verbindungen mit 20 Kohlenstoffatomen, die endogene Mediatoren (z.B. für Entzündungen und Immunreaktionen, die Einleitung der Geburt und Hämostase) sind; sie senken den Blutdruck und stimulieren die glatte Muskulatur (z.B. Prostaglandine, Leukotriene, Thromboxan)

Eileiter vgl. Tuba uterina. **Eileiterdurchblasung** vgl. Pertubation. **Eileiter|entzündung** vgl. Salpingitis. **Eileiterschwangerschaft** vgl. Graviditas tubarica

Einfluss|stauung: Blutstau beim Einfluss in das Herz mit Rückstauung in die Venen

Eingeweidebruch vgl. Hernie

Eingeweidewurm vgl. Helminthe

Einheit *w;* -, -en: durch Vereinbarung festgelegte Messgröße (z.B. für die Dosierung von Medikamenten); Abk.: E

Einklemmung vgl. Inkarzeration

Einlauf vgl. Klistier

Einrichtung (eines Eingeweide- od. Knochenbruchs) vgl. Reposition

einschleichen: ein Medikament in der Dosierung langsam bis zur Erreichung der Wirkdosis steigern; Gegensatz: ↑ausschleichen

Einschluss|blen|nor|rhö, auch: **Einschluss|blennor|rhöe** [...rø]: = Paratrachom

Einschluss|kon|junktivitis [↑Konjunktivitis] *w;* -, ...itiden: bakterielle Augenbindehautentzündung, die bei Neugeborenen und Erwachsenen auftritt

Einschlusskörperchen *Pl.:* = Chlamydozoen

Einschluss|körperchen|krankheit vgl. Zytomegalie

Einschneiden *s;* -s: in der Geburtshilfe Bezeichnung für das Durchtreten des kindlichen Kopfes durch den Damm bei der Geburt

Einschwemm|ka|theter: Katheter mit flexibler Spitze, der zur Druckmessung im Herzen über eine Armvene transkutan »eingeschwemmt« wird

Ein|sekunden|kapazität: diejenige Menge Luft, die nach maximaler Inspiration bei maximal forcierter Exspiration in 1 Sekunde ausgeatmet werden kann

Ein|stei|nium [nach dem dt.-amerik. Physiker A. Einstein, 1879–1955] *s;* -s: nur künstlich herstellbares, radioaktives metallisches Element; Zeichen: Es

Einstellung: *w;* -, -en: **1)** Festlegung der individuellen Dosierung bei langfristiger Medikamentenbehandlung. **2)** Lage des vorangehenden kindlichen Teils zum Geburtskanal

Einstellungs|anomalie: die Lage des vorangehenden Teils des Kindes im Geburtskanal vor der Entbindung ist nicht korrekt

Eintagsfieber vgl. Ephemera

Eint|hoven-Ableitung [nach dem niederl. Mediziner Willem Einthoven, 1860–1927]: Sammelbez. für die drei EKG-Standardableitungen von den Extremitäten: rechter Arm/linker Arm, rechter Arm/linker Unterschenkel, linker Arm/linker Unterschenkel. **Einthoven-Dreieck:** gleichseitiges Dreieck, dessen Seiten den Ableitungslinien der drei Standardableitungen und dessen Spitzen den Elektroden der drei gewählten Extremitäten entsprechen

Einwärtsdrehung vgl. Pronation

Einwärtsschielen vgl. Strabismus convergens

einwertig: mit nur einer ↑Wertigkeit (von chem. Elementen)

Einwilligung: Zustimmung des Patienten, der Patientin zu diagnostischen und therapeutischen Maßnahmen; geknüpft an die Einwilligungsfähigkeit; bei Einwilligungsunfähigen erfolgt sie durch eine/-n gesetzliche/-n Vertreter/-in. **Einwilligungsfähigkeit:** Einsichts- und Urteilsfähigkeit des Patienten bzw. der Patientin in die Tragweite eines Entschlusses und Fähigkeit, aus eigenem Willen eigenverantwortlich zu entscheiden

Einzel|dosis: diejenige Menge eines Medikaments, die pharmakologisch wirksam ist, ohne toxisch zu sein; Abk.: ED

Eisen *s;* -s:in der internationalen chem. Nomenklatur: **Ferrum** [aus lat. *ferrum* = Eisen] *s;* -s: metallisches chem. Element; Zeichen: Fe

Eisenmangelanämie vgl. Anaemia sideroachrestica

Eisenmenger-Kom|plex [nach dem österr. Arzt Viktor Eisenmenger, 1864–1932]: angeborener Herzfehler, charakterisiert durch ↑Ventrikelseptumdefekt, Verlagerung der ↑Aorta nach rechts (sog. »reitende Aorta«) u. Vergrößerung der rechten Herzkammer

eiserne Lunge: Metallkammer zur künstlichen Beatmung bei Atemlähmung; durch maschinelle Beatmung ersetzt

Eisprung vgl. Ovulation

Eiter [germ. Stammwort] *m;* -s, -: entzündliche Flüssigkeitsabsonderung, bestehend aus weißen Blutkörperchen, ↑Serum u. zerfallenem Gewebe; fachspr. Pus

Eiterflechte vgl. Impetigo

Ei|trans|fer [engl. *transfer* = Übertragung] *m;* -s, -s: Übertragung eines künstlich befruchteten Eies einer Spenderfrau nach 4–5 Tagen in die Gebärmutter einer anderen Frau (bei Sterilität)

Eiweiß *s;* -es, -e: veralt., aber zum Teil noch häufig verwendete Bez. für ↑Proteine

Eiweißmilch: proteinreiche Heilnahrung auf Milchbasis für Säuglinge

Eizelle *w;* -, -n: weibliche Geschlechtszelle von Mensch, Tier u. Pflanze (Biol.)

ejaculatorius, ...ria, ...rium [zu lat. *eiaculare* = hinauswerfen]: zum Ausstoßen (der Samenflüssigkeit) dienend; in der Fügung ↑Ductus ejaculatorius. **Ejakulat** *s;* -[e]s, -e: bei der ↑Ejakulation ausgestoßene Samenflüssigkeit (normal 2–5 ml pro Ejakulation). **Ejakulation** *w;* -, -en, in fachspr. Fügungen: **Ejaculatio**, *Pl.:* ...iolnes: Ausstoßen der Samenflüssigkeit beim ↑Orgasmus des Mannes. **Ejaculatio praelcox:** »vorzeitiger Samenerguss« (entweder vor od. unmittelbar nach Einführung des ↑Penis in die ↑Vagina). **Ejaculatio reltarda:** übermäßig verzögerter, zu spät einsetzender Samenerguss beim Geschlechtsverkehr. **ejakulielren:** Samenflüssigkeit (beim Orgasmus) aus der Harnröhre ausstoßen

Ejektion [zu lat. *eicere, eiectum* = herauswerfen, ausstoßen] *w;* -, -en: Auswurf z. B. des Blutes aus dem Herzen

Ejektionsfraktion vgl. Auswurffraktion

ek..., Ek... vgl. ²ex..., ²Ex...

EK: 1) Abk. für ↑Epithelkörperchen. **2)** Abk. für *E*rythrozyten*k*onzentrat

Eklchonldrom [zu ↑ek... u. gr. *χόνδρος* = Korn, Graupe; Knorpel] *s;* -s, -e, in fachspr. Fügungen: **Eclchonldroma**, *Pl.:* -ta: gutartiger Tumor, der vom Knorpelgewebe ausgeht und in das umgebende Weichgewebe vordringt

Eklchonldrose [zu ↑ek... u. gr. *χόνδρος* = Korn, Graupe; Knorpel] *w;* -, -n, in fachspr. Fügungen: **Eclchonldrosis**, *Pl.:* ...droses: Wuchern von gutartigem Knorpelgewebe (zu Ekchondromen führend)

Eklchymose [zu ↑ek... u. gr. *χυμός* = Saft, Flüssigkeit] *w;* -, -n, in fachspr. Fügungen: **Ecchymosis**, *Pl.:* ...moses: kleinflächige Haut- od. Schleimhautblutung

EKG, Ekg: Abk. für ↑Elektrokardiogramm

eklkrin [zu ↑²ex... u. gr. *κρίνειν* = scheiden, trennen, sondern]: nennt man Drüsen, die ihren Inhalt durch kleine Bläschen durch die Zellwand hindurch absondern (z. B. die Schweißdrüsen)

Ekllamplsie [zu gr. *ἐκλάμπειν* = hervorleuchten] *w;* -, ...ien, in fachspr. Fügungen: **Ecllamplsia**[1], *Pl.:* ...iae: schwere Form der hypertensiven Schwangerschaftserkrankung, u. a. mit epileptischen Anfällen, die meist unmittelbar vor oder während der Geburt auftreten. **Ekllamplsismus** *m;* -, ...sismen: Bereitschaft des Organismus für eine ↑Eklampsie; ↑Präeklampsie. **ekllamptisch:** die Eklampsie betreffend, auf Eklampsie beruhend

Ekllipllse [von gr. *ἔκλειψις* = das Ausbleiben, Verschwinden] *w;* -, -n: **1)** Zeitspanne zwischen dem Eindringen eines Virus in eine Zelle und der Freisetzung neuer infektiöser Viruspartikel. **2)** dissoziativer ↑Stupor

Eklmnesie [zu ↑²ex... u. gr. *μνήμη* = Erinnerung, Gedächtnis] *w;* -, ...ien: Zeitgitterstörung, qualitative Gedächtnisstörung mit Unfähigkeit, Gedächtnisinhalte in das richtige Zeitraster einzuordnen (Psychol., Med.)

Eklnoia [...ˈnɔɪa; aus gr. *ἔκνοια* = Sinnlosigkeit] *w;* -: gesteigerte Affekterregbarkeit bzw. Reizbarkeit im Pubertätsalter

Eklphorie [zu gr. *ἐκφέρειν* = heraustragen, hervorbringen] *w;* -, ...ien: durch Reizung des Zentralnervensystems hervorgerufene Reproduktion von Dingen od. Vorgängen; Vorgang des Sicherinnerns (Psychol.)

Eklstase [von gr. *ἔκστασις* = Aus-sich-Heraustreten; Begeisterung, Verzückung] *w;* -, -n: rauschhafter Zustand höchster [religiöser] Verzückung (Psychol.)

Eklstrolphie [zu gr. *ἐκστρέφειν* = herausdrehen, umkehren (das Innerste nach außen)] *w;* -, ...ien, in fachspr. Fügungen: **Eclstrolphia**[1], *Pl.:* ...iae: Umstülpung nach außen, Auswärtskehrung. **Eclstrophia vesicae:** angeborene Harnblasenspalte

Ekltasie [zu gr. *ἔκτασις* = Ausdehnung] *w;* -, ...ien: sackartige Erweiterung eines Hohlorgans. **ektatisch:** krankhaft erweitert (von Hohlorganen)

Eklthym [aus gr. *ἔκθυμα* = Hautausschlag] *s;* -s, -e, in fachspr. Fügungen: **Eclthyma**, *Pl.:* -ta: Eiterung (verschiedener Genese) auf der Haut od. Schleimhaut mit nachfolgender Geschwürbildung. **Ecthyma ganlgraelnosum:** vor allem bei Kleinkindern auftretende lochartige Defekte im Bereich der Kopfhaut. **Eclthyma simlplex:** meist durch ↑Streptokokken (auch durch ↑Staphylokokken) verursachte Hautkrankheit (mit Pusteln, die sich zu umschriebenen, flachen, krustigen Geschwüren entwickeln)

eklto..., Eklto...,

latinisiert: **ecto..., Ecto...** ⟨zu gr. *ἐκτός* »außerhalb, nach außen«⟩
Präfix mit der Bedeutung »außen, außerhalb«:
- Ektoderm
- Ektoparasit
- Ektoskelett
- Ektoskopie
- ektotroph

Ektolblast [↑ekto... u. ↑...blast] *s;* -[e]s, -e u. **Ektoderm** [gr. *δέρμα* = Haut] *s;* -s, -e: äußeres Blatt des tierischen u. menschlichen Keimes, das bei der Gastrulabildung entsteht u. aus dem später ↑Epidermis, Nervensystem, Sinnesorgane sowie Anfangs- u. Endteil des Darmes hervorgehen (Biol., Med.)

ektoldermal [zu ↑Ektoderm]: vom äußeren Keimblatt abstammend bzw. ausgehend

Ektoldermose [zu ↑Ektoderm] *w;* -, -n, in fachspr. Fügungen: **Ectoldermosis**, *Pl.:* ...moses: veralt. Bez. für eine Erkrankung von Organen, die aus dem ↑Ektoderm hervorgegangen sind (insbes. Erkrankung der Haut)

Ektolkardie [zu ↑ekto... u. ↑Kardia] *w;* -, ...ien: angeborenes Freiliegen des Herzens (bei Defekten der vorderen Brustwand)

Ekltomie [zu gr. *ἐκτέμνειν* = herausschneiden] *w;* -, ...ien; häufig als Grundwort von Zus. vorkommend: **...ekltomie** (z. B. Gastrektomie): operatives Herausschneiden eines Organs (Totaloperation) im Gegensatz zur ↑Resektion. **ekltomielren:** operativ entfernen

ekto|morph: eine hagere, hoch aufgeschossene Konstitution aufweisend (Anat.)

ek|top [zu ↑ek... u. gr. *τόπος* = Platz, Stelle]: nach außen verlagert (z. B. ektoper Ureter)

Ekto|parasit [↑ekto... u. ↑Parasit] *m;* -en, -en, auch: **Ektosit** [gr. *σῖτος* = Speise; Analogiebildung nach Ektoparasit] *m;* -en, -en: auf der Körperoberfläche schmarotzender Parasit (z. B. blutsaugende Insekten)

ekto|phytisch: nach außen herauswachsend

Ek|topie *w;* -, ...ien, in fachspr. Fügungen: **Ec|topia**[1], *Pl.:* ...iae: meist angeborene Verlagerung eines Organs od. von Gewebe (speziell nach außen); gewöhnlich Synonym für ↑Ekstrophie. **Ec|topia lentis** [↑Lens]: angeborene Verlagerung der Augenlinse. **Ec|topia pupillae:** angeborene Verlagerung der Pupille. **Ec|topia testis:** anomale Lage des Hodens aufgrund einer Abweichung vom normalen Weg des physiologischen Hodendeszensus. **Ec|topia vesicae:** totale Blasenspaltung mit Fehlen der Blasenvorderwand, oft kombiniert mit Spaltung der Bauchdecken u. der Geschlechtsorgane. **ek-topisch:** an falscher Stelle liegend (von Organen)

Ekto|plasma [↑ekto... u. ↑Plasma] *s;* -s, ...men: äußere, helle Protoplasmaschicht des Zellkörpers vieler Einzeller (z. B. der Amöben; Biol.); Gegensatz ↑Endoplasma

Ektosit vgl. Ektoparasit

Ekto|skopie [↑ekto... u. ↑...skopie] *w;* -, ...ien: seltene Bez. für eine Untersuchung und Bestimmung von Krankheitserscheinungen mit bloßem Auge (ohne optische Hilfsmittel)

ekto|thrix [↑ekto... u. gr. *θρίξ* = Haar]: an der Oberfläche der Haare vorkommend (von Pilzen u. Flechten)

Ekto|toxin [↑ekto... u. ↑Toxin] *s;* -s, -e (meist *Pl.*): vgl. Exotoxin

Ekto|tumor [↑ekto... u. ↑Tumor] *m;* -s, ...moren: vom ↑Ektoderm ausgehender (gutartiger od. bösartiger) Tumor

Ekto|zo|on [↑ekto... u. gr. *ζῷον* = Lebewesen, Tier] *s;* -s, ...zoen (meist *Pl.*): auf der Körperoberfläche (des Wirtsorganismus) lebende tierische Schmarotzer

Ek|tro|daktylie [Kurzbildung zu gr. *ἔκτρωμα* = zu früh geborenes Kind, Frühgeburt u. gr. *δάκτυλος* = Finger; Zehe] *w;* -, ...ien: angeborene Fehlbildung mit Fehlen von Fingern od. Zehen

Ek|tro|melie [Kurzbildung zu gr. *ἔκτρωμα* = zu früh geborenes Kind, Frühgeburt u. gr. *μέλος* = Glied] *w;* -, ...ien: angeborene Fehlbildung, bei der die Röhrenknochen von Armen od. Beinen nicht od. zu klein ausgebildet sind; ↑Dysmelie

Ek|tropion [aus gr. *ἐκτρόπιον* = Nach-außen-gekehrt-Sein des Augenlids (zu gr. *ἐκτρέπειν* = nach außen wenden, wegwenden)] *s;* -s, ...pien [...iən], meist latinisiert: **Ek|tropium** *s;* -s, ...pien [...iən], in fachspr. Fügungen: **Ec|tropium**, *Pl.:* ...pia: Auswärtskehrung, Umgestülptsein (speziell der Muttermundslippen od. des Augenlids). **Ec|tropium cica|triceum:** Auswärtskehrung des Augenlids durch Narbenzug. **Ec|tropium para|lyticum:** Auswärtskehrung des Augenlids infolge Lähmung des ↑Nervus facialis. **Ec|tropium portio|nis** [↑Portio]: Umgestülptsein der Muttermundslippen nach außen. **Ec|tropium senile:** Auswärtskehrung des Augenlids infolge Erschlaffung des Augenschließmuskels im Alter. **Ec|tropium spasticum:** Auswärtskehrung des Augenlids infolge Augenschließmuskelkrampfes. **Ec|tropium uveae:** Auswärtskehrung u. Sichtbarwerden des Pigmentblattes der Hinterfläche der Regenbogenhaut an der Vorderseite

ek|tropio|nie|ren [zu ↑Ektropion]: die Augenlider zur Untersuchung od. Behandlung des Auges nach außen umklappen

EKZ: Abk. für *extrakorporale Zirkulation*

Ek|zem [aus gr. *ἔκζεμα*, Gen.: *ἐκζέματος* = durch Sieden Ausgeworfenes; durch Hitze herausgetriebener Ausschlag] *s;* -s, -e, in fachspr. Fügungen: **Ec|zema**, *Pl.:* Eczemata: nicht ansteckende, vielgestaltige juckende Entzündung der Haut. **Ec|zema acutum:** akute Hautentzündung. **Ec|zema bullosum:** Hautentzündung mit Bildung großer Blasen. **Ec|zema caloricum:** Hautentzündung infolge Hitzeeinwirkung. **Ec|zema callosum:** Hautentzündung mit Schwielenbildung. **Ec|zema chronicum:** chronische Hautentzündung. **Eczema crustosum:** Hautentzündung, bei der es zu Krusten- u. Borkenbildung kommt. **Ec|zema erythematosum:** Hautentzündung mit Rötung und Schwellung der Haut. **Ec|zema in|fantum** [↑Infans]: Hautentzündung bei Kindern. **Ec|zema madidans:** nässende Hautentzündung. **Ec|zema nummulare:** durch münzenförmig umschriebene Entzündungsherde charakterisiertes Ekzem. **Ec|zema papulosum:** Hautentzündung mit Knötchenbildung. **Ec|zema professio|nale:** bei Personen bestimmter Berufsgruppen häufig u. charakteristisch auftretende Hautentzündung. **Ec|zema rhagadi|forme:** Hautentzündung, bei der es zu schrundenförmigen Hautveränderungen (Hautrissen) kommt. **Ec|zema ru|brum** [↑ruber]: Hautentzündung mit ausgeprägter Rötung der Haut. **Ec|zema solare:** durch Sonnenbrand hervorgerufenes Ekzem. **Ec|zema squa|mosum:** Hautentzündung, bei der es (im Verlauf der Heilungsphase) zu Schuppenbildung kommt. **Eczema vac|cinatum:** Übergreifen von Impfpusteln auf ekzematöse Hautstellen. **Ec|zema vesiculosum:** Hautentzündung, die durch die Ausbildung kleiner Hautbläschen charakterisiert ist

ek|zemati|form [zu ↑Ekzem u. lat. *forma* = Form, Gestalt]: ekzemähnlich

Ek|zematiker *m;* -s, -, **Ek|zematikerin** *w;* -, -nen [zu ↑Ekzem] seltene Bez. für eine Person, die zu Ekzemen neigt. **Ek|zematisation** *w;* -, -en: durch starken Juckreiz entstehendes Ekzem. **ek|zematisch:** zum Ekzem gehörend, mit einem Ekzem verbunden, auf einem Ekzem beruhend

ek|zemato|gen [↑Ekzem u. ↑...gen]: ein Ekzem auslösend

Ek|zemato|id [↑Ekzem und ↑...id] *s;* -[e]s, -e: ekzemartige Hauterkrankung

ekzematoid: ekzemähnlich

ek|zematös [zu ↑Ekzem]: von einem Ekzem befallen; durch ein Ekzem hervorgerufen

Elastance [ɪˈlɛstəns; zu engl. *elastic* = elastisch] *w;* -: Bez. für den elastischen Widerstand des Brustkorbs

Elastase [Kurzw. aus elastisch u. ↑...ase] *w;* -, -n: Enzym, das die Kittsubstanzen der elastischen Muskelfasern abbaut

Elastica vgl. Elastika. **elasticus** vgl. elastisch. **Elastika** [zu ↑elastisch] *w;* -, ...ken, in fachspr. Fügungen: **Elastica,** *Pl.:* ...cae: Bindegewebsmembran aus vorwiegend elastischen Fasern in den Gefäßwänden. **Elastica ex|terna:** in der äußeren Umhüllung der Blutgefäße gelegene elastische Membran. **Elastica interna:** in der Innenwandschicht der Blutgefäße gelegene elastische Membran

Elastin [zu ↑elastisch] *s;* -s, -e: Strukturprotein der elastischen Fasern in den Bindegeweben

elastisch [zu gr. *ἐλαστός* = getrieben; dehnbar, biegbar], in fachspr. Fügungen: **elasticus, ...ca, ...cum:** federnd, dehnbar, biegsam. **Elastizität** *w;* -: **1)** Dehnbarkeit, Biegsamkeit (Eigenschaft verschiedener Gewebe; Med.). **2)** Fähigkeit eines Stoffes, nach erfolgter Dehnung od. Zusammenpressung wieder in die alte Form zurückzukehren (Phys.)

Elastizitäts|hochdruck: Blutdrucksteigerung infolge Verminderung der Elastizität der Blutgefäßwände

Elastoclasis vgl. Elastoklasis

Elastofibrose vgl. Fibroelastose

Elasto|grafie [↑elastisch u. ↑...grafie] *w;* -, ...ien: Verfahren der Gewebecharakterisierung, bei dem Gewebeverformungen mittels Ultraschallbildern charakterisiert werden, um die räumliche Verteilung von viskoelastischen Parametern zu dokumentieren, z. B. zur Diagnose von Tumorerkrankungen

Elasto|id [↑elastisch und ↑...id] *s;* -[e]s, -e: veraltende Bez. für die Grundsubstanz des elastischen Gewebes, die infolge von Altersveränderungen ihre Elastizität verloren hat

Elasto|idosis cutanea nodularis [zu ↑Elastoid] *w;* - - -, ...doses ...neae ...res: Degeneration der elastischen Hautschichten mit Auftreten von gelbweißen Hautknötchen (u. Mitessern an den Kuppen)

Elasto|klasis [↑elastisch u. gr. *κλάσις* = Zerbrechen; Bruch] *w;* -, ...asen, in fachspr. Fügungen: **Elasto|clasis,** *Pl.:* ...ases: degenerativer Zerfall elastischer Fasern

Elastose [zu ↑elastisch] *w;* -, -n: elastisch verändertes Bindegewebe

elec|tricus, ...ca, ...cum [zu gr. *ἤλεκτρον* = Bernstein (vgl. elektro...)]: **1)** blitzartig ablaufend; mit Zuckungen einhergehend; z. B. in der Fügung ↑Chorea electrica. **2)** durch Strahleneinwirkung (bes. des ultravioletten Lichts) hervorgerufen; z. B. in der Fügung ↑Photophthalmia electrica

Elefantia|sis [von gr. *ἐλεφαντίασις* = elefantenhautähnlicher Aussatz] *w;* -, ...tia|sen, in fachspr. Fügungen: **Ele|phantia|sis,** *Pl.:* ...tia|ses: speziell durch Lymphstauungen hervorgerufene Verdickung der Haut u. des Unterhautzellgewebes. **Ele|phantia|sis congenita:** angeborene sack- oder lappenförmige Verdickung der Haut (speziell im Gesicht). **Ele|phantia|sis grae|corum** [lat. *Graeci* = die Griechen]: = Lepra

elektiv [zu lat. *eligere, electum* = herauslesen; auswählen]: **1)** auswählend; Einzelnes voneinander trennend; vgl. selektiv. **2)** planbar, nicht notfallmedizinisch (von therapeutischen Maßnahmen). **Elektiv|operation** [↑elektiv u. ↑Operation]: geplante (und notfalls verschiebbare) Operation

Elek|tra|kom|plex [nach der gr. Sagengestalt *Elektra*]: psychoanalytische Bez. für eine sich bei weiblichen Personen in der frühen Kindheit entwickelnde zu starke Bindung an den Vater bei gleichzeitiger feindseliger Haltung der Mutter gegenüber

elek|t|ro..., Elek|t|ro...
‹zu gr. *ἤλεκτρον* »Bernstein« (weil Reibungselektrizität zuerst nur am Bernstein beobachtet wurde)› Wortbildungselement mit der Bedeutung »elektrisch, die Elektrizität betreffend«: – elektrolytisch – elektrochemisch – Elektrolunge – Elektrokardiogramm – Elektrokoagulation

Elektro|akupunktur: ↑Akupunktur unter Verwendung von Elektroden, über die ein niederfrequenter Reizstrom angelegt wird

Elek|tro|atrio|gramm [↑elektro..., ↑Atrium u. ↑...gramm] *s;* -s, -e: nicht mehr gebräuchliches Erregungsbild vom Verlauf der Aktionsströme der Herzvorhöfe (Teil des ↑Elektrokardiogramms); Abk.: Eag

Elek|tro|chir|urgie [↑elektro... und ↑Chirurgie] *w;* -: spezielle chirurgische Operationstechnik mithilfe von Hochfrequenzströmen

Elek|trode [↑elektro... u. gr. *ὁδός* = Weg; Analogiebildung nach ↑Anode bzw. ↑Kathode] *w;* -, -n: Sammelbez. für Anode und Kathode; Leiter, der den Übergang des elektrischen Stromes zwischen zwei Medien vermittelt

Elek|tro|dermato|gra|fie [↑elektro..., ↑Derma u. ↑...grafie] *w;* -, ...ien: Messung u. Aufzeichnung des elektrischen Widerstandes der Haut mittels zweier Elektroden (Spezialgebiet der ↑Elektrodiagnostik). **Elek|tro|dermato|gramm** [↑...gramm] *s;* -s,

-e: bei der ↑Elektrodermatografie gewonnenes Messungsergebnis

Elek|tro|dia|gnostik [↑elektro... und ↑Diagnostik] *w;* -: medizin. Verfahren zur Prüfung der Funktion von Muskeln u. Nerven mittels elektrischen Stromes

Elek|tro|ejakulation [↑elektro... und ↑Ejakulation] *w;* -, -en: Ausstoßung von ↑Sperma nach elektrischer Reizung der Samenampullen

Elek|tro|enze|phalo|gra|fie [↑elektro... u. ↑Enzephalografie] *w;* -: Verfahren, die Aktionsströme des Gehirns zu diagnostischen Zwecken grafisch darzustellen. **Elek|tro|enze|phalo|gramm** [↑Enzephalogramm] *s;* -s, -e: Aufzeichnung des Verlaufs der Hirnaktionsströme; Abk.: EEG, Eeg

Elek|tro|ga|stro|gra|fie [↑elektro..., ↑gastro... u. ↑...grafie] *w;* -: Verfahren, die Aktionsströme des Magens zu diagnostischen Zwecken grafisch darzustellen. **Elek|tro|gast|ro|gramm** [↑...gramm] *s;* -s, -e: Aufzeichnung des Verlaufs der Aktionsströme des Magens

Elek|tro|gymnastik [↑elektro... u. das FW *Gymnastik*] *w;* -: Auslösung automatischer u. rhythmischer Muskelkontraktionen durch elektrische Reizung mit Schwellströmen zur Kräftigung funktionsschwacher Muskulatur

Elek|tro|kardio|gra|fie [↑elektro... u. ↑Kardiografie] *w;* -: Verfahren, die Aktionsströme des Herzens zu diagnostischen Zwecken grafisch darzustellen. **Elek|tro|kardio|gramm** [↑...gramm] *s;* -s, -e: Aufzeichnung des Verlaufs der Herzaktionsströme; Abk.: EKG, Ekg

Elek|tro|kata|lyse [↑elektro... u. ↑Katalyse] *w;* -, -n: Einführung von Arzneimitteln in den Organismus durch die Haut mithilfe von elektrischem Strom (durch den dabei die Gefäßtätigkeit angeregt wird)

Elek|tro|ko|agulation [↑elektro... u. ↑Koagulation] *w;* -, -en: chirurgische Verkochung bzw. Zerstörung von Geweben mittels hochfrequenter Wechselströme (Operationstechnik, bei der die Blutungsgefahr herabgesetzt ist)

Elektrokonvulsion vgl. Elektrokrampf

Elek|tro|kortiko|grafie [↑elektro..., lat. *cortex*, Gen.: *corticis* = Rinde u. ↑...grafie] *w;* -: Verfahren, die Aktionsströme der Hirnrinde (nach operativer Freilegung der Hirnrinde) zu diagnostischen Zwecken grafisch darzustellen. **Elek|tro|korti|ko|gramm** [↑...gramm] *s;* -s, -e: Aufzeichnung des Verlaufs der Aktionsströme der Hirnrinde

Elektrokrampf: durch Strom herbeigeführter künstlicher Krampfanfall. **Elektrokrampftherapie:** zur Behandlung von Psychosen oder katatonischen Zuständen selten eingesetzte Therapie mit künstlich durch Strom herbeigeführten Elektrokrämpfen

Elek|tro|kymo|graf [↑elektro... u. ↑Kymograf] *m;* -en, -en: früher verwendeter Apparat zur Durchführung der Elektrokymografie. **Elek|tro|kymo|grafie** [↑Kymografie] *w;* -, ...ien: veraltete, nicht mehr angewandte röntgenografische Methode zur Aufzeichnung der Herzrandbewegungen

Elek|tro|lunge: Apparat zur Aufrechterhaltung der Atemfunktion (durch elektrische Reizung) bei teilweise gelähmter Muskulatur der Atemwege

Elek|tro|lyse [zu ↑elektro... u. gr. λύειν = lösen, auflösen] *w;* -, -n: elektrochem. Spaltung schwach elektrisch dissoziierter oder über freie Elektronen verfügender chem. Verbindungen. **elek|tro|lysieren:** eine chem. Verbindung durch elektrischen Strom aufspalten. **Elek|tro|lyt** *m;* -s od. -en, -e[n]: jeder Stoff, der der ↑elektrolytischen Dissoziation unterliegt u. demzufolge in der Schmelze od. in Lösungen elektrischen Strom leiten kann (z. B. Salze, Säuren, Basen). **elek|tro|lytisch:** die Elektrolyse betreffend. **elek|tro|lytische Dis|sozia|tion:** teilweise, evtl. auch vollständige Aufspaltung der Moleküle eines lösbaren Stoffes im Lösungsmittel in entgegengesetzt geladene ↑Ionen

Elek|tro|myo|gra|fie [↑elektro..., ↑myo... u. ↑...grafie] *w;* -: Verfahren, die Aktionsströme der Muskeln zu diagnostischen Zwecken grafisch darzustellen. **Elek|tro|myo|gramm** [↑...gramm] *s;* -s, -e: Aufzeichnung des Verlaufs der Aktionsströme der Muskeln; Abk.: EMG, Emg

Elek|tron [auch: ...tro:n; gelehrte Neubildung zu ↑elektro...] *s;* -s, ...tronen (meist *Pl.*): negativ geladenes Elementarteilchen (Phys.)

Elek|tronen|mi|kro|skop: Mikroskop, das anstelle von Lichtstrahlen mit Elektronenstrahlen arbeitet, die vom Objekt ausgehen od. das Objekt durchstrahlen

Elek|tronen|schleuder vgl. Betatron

Elektronenstrahltomograf: Gerät, das zur Erzeugung von Röntgenstrahlen bei der Computertomografie einen Elektronenstrahl verwendet. **Elektronenstrahltomografie:** nicht invasives bildgebendes Verfahren, z. B. zu herzdiagnostischen Untersuchungen, das einen Elektronenstrahltomografen verwendet (electron beam tomography); Abk.: EBT

Elek|tro|neu|ro|gra|fie [↑elektro..., ↑neuro... u. ↑...grafie] *w;* -, ...ien: Verfahren zur Aufzeichnung der Aktionsströme von Nerven. **Elek|tro|neu|rogramm** [↑...gramm] *s;* -s, -e: Aufzeichnung der Aktionsströme der Nerven

Elek|tro|nys|tag|mo|gra|fie [↑elektro..., ↑Nystagmus u. ↑...grafie] *w;* -: elektrische Aufzeichnung des Augenzitterns

Elek|tro|okulo|gra|fie [↑elektro..., lat. *oculus* = Auge u. ↑...grafie] *w;* -, ...ien: apparative Aufzeichnung des Verlaufs der Aktionsströme der Augen. **elek|tro|okulo|gra|fisch:** mithilfe der Elektrookulografie erfolgend. **Elek|tro|okulo|gramm** [↑...gramm] *s;* -s, -e: das bei der Elektrookulografie gewonnene Bild; Abk.: EOG, Eog

Elek|tro|phorese [zu ↑elektro... u. gr. φορεῖν = forttragen, wegbringen] *w;* -, -n: Bewegung elektrisch geladener Teilchen (z. B. von Flüssigkeitsionen) auf einem Trägermaterial (z. B. Filterpapier, Stärke, Agar-Agar) bei Anlegung einer elektrischen Spannung (in der Medizin zur Stoffuntersuchung verwendet unter Ausnutzung der unterschiedlichen Wanderungsgeschwindigkeit der einzelnen Stoffe)

Elek|tro|physio|logie [↑elektro... u. ↑Physiologie] *w;* -: Zweig der Medizin, der sich mit den Grundlagen der Erregungsbildung und -leitung beschäftigt

elektrophysiologisch: mithilfe der Elektrophysiologie

Elektro|poration: (Humangenetik) Methode zur Erzeugung von Poren in der Zytoplasmamembran von Zellen durch elektrische Impulse bei der Klonierung und Sequenzierung

Elek|tro|punktur [↑elektro... u. ↑Punktur] *w;* -, -en: **1)** veraltet für: Zerstörung krankhaften Gewebes (auch von Nerven) mittels einer nadelförmigen Elektrode: **2)** Akupunktur unter Einsatz eines galvanischen Stromes zwecks Elektrolyse

Elek|tro|re|sektion [↑elektro... u. ↑Resektion] *w;* -, -en: operative Entfernung krankhaften Gewebes mittels elektrischen Stromes (mit dem sog. »elektrischen Messer«)

Elek|tro|retino|gra|fie [↑elektro..., ↑Retina u. ↑...grafie] *w;* -: Verfahren zur Herstellung eines ↑Elektroretinogramms. **Elek|tro|retino|gramm** [↑...gramm] *s;* -s, -e: elektrische Aufzeichnung der bei Belichtung des Auges vom Auge ableitbaren Aktionsströme; Abk.: ERG u. Erg

Elek|tro|schock [↑elektro... u. ↑Schock]: **1)** vgl. Defibrillation. **2)** vgl. Elektrokrampftherapie. **3)** Schock durch Stromstoß bei einem Unfall

Elek|tro|stimulations|an|algesie vgl. Neurostimulation

Elek|tro|therapie [↑elektro... u. ↑Therapie] *w;* -, ...ien: Anwendung der Elektrizität zu Heilzwecken

Elek|tro|tomie [↑elektro... u. ↑tomie] *w;* -, ...ien: Gewebedurchtrennung (Schmelzschnitt) mittels einer Hochfrequenzfunkenentladung (mit schneller Blutgerinnung)

Elek|tro|tonus [↑elektro... u. ↑Tonus] *m;* -: Bezeichnung für die jeweilige Änderung der Spannung eines reizbaren Gewebes, das von einem gleichbleibenden elektrischen Strom durchflossen wird

Elek|tro|trau|ma [↑elektro... u. ↑Trauma] *s;* -s, ...men u. -ta: Schädigung od. Verletzung des Organismus durch Elektrizität (z.B. Strom od. Blitzschlag)

Elek|tro|ven|trikulo|gramm [↑elektro..., ↑Ventrikel u. ↑...gramm] *s;* -s, -e: Aufzeichnung des Verlaufs der Aktionsströme in den Herzkammern (Teil des ↑Elektrokardiogramms); Abk.: EVG, Evg

Element [aus lat. *elementum* = Grundstoff, Urstoff] *s;* -[e]s, -e: **1)** vgl. chemisches Element. **2)** vgl. galvanisches Element. **3)** [nicht weiter zerlegbarer] Erlebnisteil psychischen Geschehens (Psychol.)

elementar [zu ↑Element]: grundlegend; ursprünglich, urstofflich

Elementar|körperchen vgl. Chlamydozoen

Elementarkost: wasserlösliche, leicht verdauliche, ballaststofffreie, antigenarme Kost, die über eine Sonde verabreicht werden kann, wenn eine aus üblichen Nahrungsmitteln zusammengesetzte Kost oder Diät nicht vertragen wird, die Aufnahme über den Verdauungstrakt jedoch möglich ist

Elephantiasis vgl. Elefantiasis

Elevateur [eleva'tøːr; aus frz. *élévateur* = Aufheber] *m;* -s, -e: Augenlidhalter, Lidsperrer, ärztliches Instrument zum Offenhalten der Augenlider

Elevation [zu lat. *elevare* = emporheben, hochheben] *w;* -, -en: Hebung, Hochhebung, z.B. des gestreckten Armes bis zur Horizontalen (auch darüber hinaus). **Elevatorium** *s;* -s, ...torien [...iən]: chirurgisches Instrument zur Abhebung der Knochenhaut od. zum Anheben eingedrückter Knochenteile (bei Schädelbrüchen). **elevatus, ...ta, ...tum:** emporgehoben. **elevie|ren:** einen eingedrückten Knochen anheben, hochheben

Elimination [zu lat. *eliminare* = aus dem Haus treiben; entfernen] *w;* -, -en: **1)** in der Genetik Bezeichnung für eine natürliche Ausschaltung bestimmter Erbmerkmale in der stammesgeschichtlichen Entwicklung durch zufälligen Verlust von ↑Genen od. Chromosomenstücken (Biol.). **2)** Ausschaltung, Beseitigung, Entfernung (z.B. von Substanzen)

Eliminations|diät: bei Allergien angewandte Kostform der Art, dass die Nahrungsmittel, die am häufigsten Allergien auslösen, vom Speiseplan gestrichen werden

Eliminations|kinetik [zu ↑Elimination u. gr. *κινεῖν* = bewegen] *w;* -: Geschwindigkeit, mit der eine Substanz im Körper abgebaut wird

eliminie|ren [aus lat. *eliminare* = aus dem Haus treiben; entfernen]: etwas beseitigen, ausschalten oder herauslösen

ELISA [bei engl. Aussprache: ə'laɪza; Abk. für engl. *enzyme-linked immunosorbent assay* = enzymverknüpftes immunbindendes Nachweisverfahren] *m* od. *s;* -: ↑Enzymimmunassay zur Bestimmung von ↑Immunogenen und ↑Antikörpern

ELISPOT-Test [ELISA u. engl. *spot* = Fleck]: Variation des ELISA (↑Enzymimmunassay), bei dem Sekretionsprodukte von Zellen analysiert werden

Elixier [von arab. *al-iksir* = der Stein der Weisen] *s;* -s, -e: Bezeichnung für bestimmte weingeist- oder weinhaltige Tinkturen od. Mixturen mit Zusätzen von Zucker, Extrakten, ätherischen Ölen u. dgl.

Elle vgl. Ulna

Ell[en]bogen vgl. Cubitus

Elliot-Trepanation ['ɛljət...; nach dem engl. Ophthalmologen R. H. Elliot, 1864–1936]: früher angewandte ↑Trepanation der Lederhaut des Auges und Ablassen des Kammerwassers zur Senkung des Augeninnendrucks

ellip|so|ideus, ...idea, ...ide|um: von der Form eines Ellipsoids; z.B. in der Fügung ↑Articulatio ellipsoidea

Ellip|so|id|gelenk [zum FW *Ellipse* u. zu ↑...id gebildet]: Gelenk mit ovalen Gelenkflächen. **Ellip|so|id-körper** *Pl.:* seltene Bez. für die spindelförmige Anhäufung von Lymphzellen an den feinsten Blutgefäßen der Milz. **elliptisch,** in fachspr. Fügungen: **ellipticus, ...ca, ...cum:** oval, eiförmig, von der Form einer Ellipse: z. B. in der Fügung ↑Recessus ellipticus

Ellipto|zyt [↑elliptisch u. ↑...zyt] *m;* -en, -en (meist *Pl.*): ovales rotes Blutkörperchen. **Ellipto|zytose** *w;* -, -n: übermäßige Vermehrung der Elliptozyten

Ellis-Damoiseau-Kurve vgl. Damoiseau-Ellis-Kurve

Ellsworth-Howard-Test [nach den amerik. Biochemikern Read Ellsworth, 1899–1970, u. John E. Howard, 1902–1982]: nur noch selten verwendeter Test, bei dem die Phosphatausscheidung im Urin nach der Gabe von Parathormon gemessen wird

Elon|gatio [zu ↑[1]ex... u. lat. *longus* = lang] *w;* -, ...iones: Verlängerung, Längsausdehnung. **Elon|gatio colli:** übermäßige Verlängerung des Gebärmutterhalses (bes. bei Uterussenkung)

Elon|gations|syn|drom [zu ↑[1]ex..., lat. *longus* = lang u. ↑Syndrom]: durch Elastizitätsverlust des Arterienrohrs entstehende Schlängelungen und Knotungen von Gefäßen

Elsberg-Syndrom [nach dem amerik. Chirurgen Charles A. Elsberg, 1871–1948]: Polyradikulitis der sakralen Nervenwurzeln

Eltern|zeit: früher Erziehungsurlaub, gesetzlicher Anspruch der Eltern auf unbezahlte Berufsfreistellung nach der Geburt eines Kindes; Dauer: max. 3 Jahre, anspruchsberechtigt sind Väter und Mütter

Eluat [zu lat. *eluere, elutum* = auswaschen, ausspülen] *s;* -[e]s, -e: aus einem Stoffgemisch ausgewaschene Lösung. **elu|ie|ren:** einen bestimmten Stoff aus einem Stoffgemisch chemisch auswaschen. **Elution** *w;* -, -en: chemische Auswaschung eines bestimmten Stoffes aus einem Stoffgemisch

Ely|tritis [zu gr. *ἔλυτρον* = Hülle, Futteral] *w;* -, ...tritiden (in fachspr. Fügungen: ...tritides): Entzündung der Scheidenschleimhaut; auch: ↑Kolpitis, ↑Vaginitis

em..., Em... vgl. en..., En...

Emanations|therapie [zu lat. *emanare* = herausfließen; entspringen u. ↑Therapie] *w;* -, -en: veralt., umstrittene Bade-, Trink- oder Inhalationsbehandlung (v. a. bei Rheuma, Gicht und Ischias) mit radioaktiven Gasen (meist mit ↑Radon, früher Emanation genannt), die aus einer in Quellen oder Heilschlamm enthaltenen Muttersubstanz austreten

Emas|kulation [zu lat. *emasculare* = entmannen, kastrieren] *w;* -, -en: »Entmannung«: **a)** operative Entfernung des Penis; **b)** Entfernung der Keimdrüsen (↑Kastration) beim Mann od. bei männlichen Tieren

Em|bol|ek|tomie [↑Embolus u. ↑Ektomie] *w;* -, ...ien: operative Entfernung eines Gefäßpfropfes

embolicus vgl. embolisch

Em|bolie [zu gr. *ἐμβολή* = das Hineindringen] *w;* -, ...ien, in fachspr. Fügungen: **Embolia**[1], *Pl.:* ...iae: Verstopfung eines Blutgefäßes durch in die Blutbahn geratene u. mit dem Blutstrom verschleppte körpereigene od. körperfremde Substanzen. **Embolia cutis medicamentosa:** Hautnekrose nach Einnahme oder Injektion bestimmter Medikamente

em|boli|form, in fachspr. Fügungen: **em|boliformis, ...me** [zu ↑Embolus u. lat. *forma* = Gestalt, Form]: pfropfenförmig, pfropfenartig; z. B. ↑Nucleus emboliformis

Em|bolisat [zu ↑Embolie] *s;* -[e]s, -e: flüssiges (z. B. Silikonpolymerisat) oder korpuskuläres (z. B. Muskelstückchen, Kunststoffkugeln) Medium, das über einen beweglichen Katheter in krankhafte Gefäßverbindungen eingebracht wird, um diese dauerhaft zu verschließen (bei inoperablen Gefäßfehlbildungen des Kopfes). **Embolisation:** künstlicher Gefäßverschluss mithilfe eines Katheters zur Blutstillung. **em|bolisch,** in fachspr. Fügungen: **em|bolicus, ...ca, ...cum:** auf einer Embolie beruhend. **Em|bolisie|rung** *w;* -, -en: Bildung von Blutgefäßpfropfen

em|bolo|id [↑Embolus u. ↑...id], in fachspr. Fügungen: **em|bolo|ides:** = emboliform

Em|bolus [aus gr. *ἔμβολος* = das Hineingeschobene; Pflock; Pfropf] *m;* -, ...li: Gefäßpfropf, mit dem Blutstrom verschleppter Fremdkörper (z. B. Blutgerinnsel, Fetttröpfchen, Luftblase)

Em|bryo [von gr. *ἔμβρυον* = Neugeborenes (Lamm); Ungeborenes] *m* (auch: *s*); -s, ...yo|nen u. -s: Bezeichnung für die Leibesfrucht von der vierten Schwangerschaftswoche an bis zum Ende des dritten Schwangerschaftsmonats (danach ↑Fetus genannt)

Embryoblast vgl. Embryonalknoten

Em|bryo|genese u. **Em|bryo|genie** [zu ↑Embryo u. gr. *γίγνεσθαι, γενέσθαι* = geboren werden, entstehen] *w;* -: Entstehung u. Entwicklung des Embryos (zwischen dem 15. und 42. Tag nach der Ovulation)

Em|bryo|id [↑Embryo u. ↑...id] *s;* -[e]s, -e: unausgereiftes ↑Teratom, das aus noch nicht endgültig differenzierten Zellen aufgebaut ist (Biol., Med.)

Em|bryo|kardie [zu ↑Embryo u. ↑Kardia] *w;* -, ...ien: seltene Bez. für: **1)** Form eines angeborenen Herzfehlers mit den charakteristischen Merkmalen eines in der embryonalen Entwicklungsstufe nicht voll ausgebildeten Herzens. **2)** Herzschlagfolge wie beim Embryo

Em|bryo|logie [↑Embryo u. ↑...logie] *w;* -: Lehre u. Wissenschaft von der Entwicklung des Embryos (bzw. Fetus) von der Keimesentwicklung bis zur Geburt

Em|bryom [zu ↑Embryo] *s;* -s, -e: ↑Teratom aus Gewebe, das sich noch im Zustand der Entwicklung befindet

em|bryo|nal, in fachspr. Fügungen: **em|bryo|nalis, ...le** [zu ↑Embryo]: zum Keimling gehörend, im Keimlingszustand; unreif, unfertig; auch: angeboren

Em|bryo|nal|anlage: embryonale Vorform der späteren Gewebe u. Organe

em|bryo|nale Stamm|zellen: Stammzellen aus der

Blastozyste, die in zahlreiche Zelltypen ausdifferenzieren können (pluripotent)

Em|bryo|nal|katarakt: feine, punktförmige Trübung an den Nähten der embryonalen Anlage der Augenlinse

Em|bryo|nal|knoten *m;* -s, -, auch: **Em|bryo|blast** [↑Embryo u. ↑...blast] *s;* -es, -e: Stadium der Primitiventwicklung der Säugetiere und des Menschen mit erster Höhlenbildung in dem etwa 4 Tage alten Keimling (Biol.)

Em|bryo|nal|zeit: Zeitabschnitt von der vierten Schwangerschaftswoche an bis zum Ende des dritten Schwangerschaftsmonats

Embryonen|schutz|gesetz [zu ↑Embryo]: Gesetz, das zum Schutz von Embryonen den Umgang mit Eizellen im Rahmen der medizinisch unterstützten Fortpflanzung regelt

Em|bryo|pa|thie [↑Embryo u. ↑...pathie] *w;* -, ...ien, in fachspr. Fügungen: **Em|bryo|pa|thia**[1], *Pl.:* ...iae: Schädigung des weniger als 4 Monate alten Embryos (vor allem durch Viruserkrankung der Mutter, durch Strahlen od. Gifte). **Em|bryo|pa|thia diabetica:** Fehlbildung des Embryos bei Diabetes mellitus der Mutter. **Em|bryo|pa|thia rubeo|losa:** angeborener Defekt bei Kindern, deren Mütter in den ersten Schwangerschaftsmonaten an ↑Rubeola (Röteln) erkrankt waren. **Em|bryo|pa|thia thyreotica:** Fehlbildung des Embryos bei Schilddrüsenstörungen der Mutter

Em|bryo|tomie [↑Embryo u. ↑...tomie] *w;* -, ...ien: operative Zerstückelung eines abgestorbenen Embryos in der Gebärmutter (unter der Geburt) bei unüberwindlichen Geburtshindernissen (sehr selten)

em|bryo|toxisch [↑Embryo u. ↑toxisch]: schädlich für den Embryo (z. B. von Arzneimitteln)

Em|bryo|trans|fer [engl. *transfer* = Übertragung] *m;* -s, -s: vaginale Einführung des sich nach einer ↑In-vitro-Fertilisation entwickelnden Embryos in die Gebärmutterhöhle

Emesis [zu gr. *ἐμεῖν* = ausspeien; ausbrechen] *w;* -: Erbrechen (↑Vomitus). **Emesis gravidarum** [↑Gravida]: Erbrechen im Verlauf u. als Folge einer Schwangerschaft (vor allem in den ersten Schwangerschaftsmonaten). **Emetikum** *s;* -s, ...ka: Brechmittel, Arzneimittel zur Auslösung des Erbrechens

EMG, Emg: Abk. für ↑*E*lektro*m*yo*g*ramm

Emi|gration [zu lat. *emigrare* = auswandern] *w;* -, -en: = Diapedese

Eminentia [zu lat. *eminere* = heraus-, hervorragen] *w;* -, ...tiae: Erhöhung, Vorsprung, Höcker (Anat.). **Eminentia arcualta:** Vorwölbung an der Felsenbeinpyramide des Schläfenbeins. **Eminentia collateralis ventriculi lateralis:** wulstiger Vorsprung am Boden des Unterhorns im Gehirn. **Eminentia con|chae:** Knorpelvorsprung an der Rückseite der Ohrmuschel. **Eminentia cruci|formis:** kreuzförmige Erhöhung an der vorderen Fläche des Hinterhauptbeins. **Eminentia fossae tri|angularis:** Knorpelvorsprung an der ↑Fossa triangularis. **Eminentia ilio|pectinea** = Eminentia iliopubica. **Eminentia ilio|pubica:** Knochenhöcker zwischen Darm- u. Schambein. **Eminentia intercondylaris:** Vorsprung zwischen den beiden Gelenkknorren des Schienbeins. **Eminentia medialis fossae rhomboideae:** Vorsprung beiderseits der medianen Längsfurche der Rautengrube. **Eminentia pyramidalis:** Vorsprung an der hinteren Wand der Paukenhöhle. **Eminentia sca|phae:** Knorpelvorsprung an der Hinterseite der Paukenhöhle (der ↑Scapha entsprechend)

Emissarium [aus lat. *emissarium,* Gen.: *emissarii* = Abzugsgraben, Abzugskanal] *s;* -s, ...ria: Verbindung zwischen den Venen der Schädeloberfläche u. den Blutleitern der harten Hirnhaut (Anat.)

Emission [zu lat. *emittere, emissum* = herauslaufen lassen, herausströmen lassen, heraussenden] *w;* -, -en: **1)** Entleerung von Absonderungen aus dem Körper (z. B. Entleerung der Harnblase; Med.). **2)** Aussendung einer Wellen- od. Teilchenstrahlung (Phys.)

Emissions|elek|tronen|mi|kro|skopie: seltene elektronenmikroskopische Untersuchungsmethode, bei der vom Objekt ausgehende Elektronenstrahlen ein Bild des Gegenstandes erzeugen

Em|men|agogum [zu gr. *ἔμμηνος* = jeden Monat geschehend, monatlich (*ἐμμήνια* = Menstruation) u. gr. *ἀγωγός* = führend, treibend] *s;* -s, ...agoga (meist *Pl.*): den Eintritt der Monatsblutung förderndes Mittel

Emmet-Operation [ˈɛmɪt...; nach dem amerik. Gynäkologen Th. A. Emmet, 1828–1919]: operative (plastische) Neubildung des Gebärmutterhalses (bei Rissen am Gebärmutterhals). **Emmet-Riss:** Riss des Gebärmutterhalses

em|me|trop [zu gr. *ἔμμετρος* = im Maße, von richtigem Maße u. gr. *ὤψ,* Gen.: *ὠπός* = Auge; Gesicht]: normalsichtig. **Em|me|tropie** *w;* -: Normalsichtigkeit; Abk.: E

Emolliens [...ɪ-ɛns; zu lat. *emollire* = weich machen] *s;* -, ...llienzien [...ɪən] u. ...llientia (meist *Pl.*): Mittel, das die Haut weich u. geschmeidig macht (z. B. Leinsamenumschlag, Seifen, Fette, Glycerol)

Emotion [zu lat. *emovere, emotum* = herausbewegen; emporwühlen; erschüttern] *w;* -, -en: Gemütsbewegung, seelische Erregung (Psychol.). **emotional** und **emotio|nell:** durch Gemütsbewegung bewirkt, auf ihr beruhend; gefühlsmäßig (Psychol.). **Emotivität** *w;* -, -en: erhöhte Gemütserregbarkeit (Psychol.)

Em|peri|polesis [↑en... u. gr. *περιπόλησις* = das Umhergehen, Umgehen] *w;* -: Aufnahme eines Zelltyps durch eine andere Zelle

Empfängnis vgl. Konzeption

Empfängnishügel: hügelartige Hochwölbung der Eioberfläche an der Stelle, an der die Samenzelle bei der Befruchtung eindringt

Empfängnisverhütung vgl. Kontrazeption

Empfängniszeit, gesetzliche: durch Gesetz festgelegte Zeit vor der Geburt eines Kindes, innerhalb der eine Befruchtung stattgefunden haben kann (in Deutschland: 181. bis einschließlich 300. Tag vor der Geburt)

Empfindungsstörung, dis|sozi|ierte: Aufhebung der Schmerz- und Temperaturempfindung bei erhaltener Tastempfindung (Zeichen eines Rückenmarksleidens, speziell einer ↑Syringomyelie)

Em|physem [aus gr. ἐμφύσημα = das Eingeblasene; die Aufblähung, die Luftgeschwulst] *s;* -s, -e, in fachspr. Fügungen: **Em|physema,** *Pl.:* -ta: Luftansammlung im Gewebe, Aufblähung von Organen od. Körperteilen. **Em|physema media|stinale:** Luftansammlung im Mittelfellraum. **Em|physema pulmonum** [↑Pulmo]: »Lungenblähung«, Lungenemphysem, übermäßige Erweiterung der Lungenbläschen (z. B. im Verlauf von Bronchialasthma). **Em|physema senile:** Altersemphysem. **Em|physema sub|cutane|um:** Ansammlung von Luft im Unterhautzellgewebe. **Em|physema vaginae:** Bildung lufthaltiger Hohlräume in der Scheidenschleimhaut im Verlaufe einer Schwangerschaft

Emphysematiker *m;* -s, -, **Emphysematikerin** *w;* -, -nen: veraltende Bez. für eine Person, die an einem Emphysem erkrankt ist. **em|physematisch,** auch: **em|physematös,** in fachspr. Fügungen: **emphysematosus, ...osa, ...osum:** durch eingedrungene Luft aufgebläht, mit der Bildung von Emphysemen einhergehend; z. B. in der Fügung ↑Gangraena emphysematosa. **Em|physem|bronchitis** [↑Bronchitis] *w;* -, ...itiden (in fachspr. Fügungen: ...itides): Entzündung der Schleimhaut der Bronchien in Verbindung mit Lungenblähung

Empirie [aus gleichbed. gr. ἐμπειρία] *w;* -: Erfahrung (im Gegensatz zur Theorie), Erfahrungswissen. **empirisch:** auf Erfahrung beruhend, durch Beobachtung gewonnen, aufgrund von Experimenten

Em|plast|rum [von gr. ἔμπλαστρον = Heilpflaster, Salbe zum Aufschmieren] *s;* -s, ...stra: = Pflaster

Em|pros|tho|tonus [gr. ἔμπροσθεν = vorn, voran u. ↑Tonus] *m;* -: Spannung des Körpers in Vorwärtsbeugung bei Krampf der Beugemuskulatur; Gegensatz: ↑Opisthotonus

Em|pyem [aus gr. ἐμπύημα, Gen.: ἐμπυήματος = Eitergeschwür] *s;* -s, -e, in fachspr. Fügungen: **Empye|ma,** *Pl.:* -ta: Eiteransammlung in vorgebildeten (natürlichen) Körperhöhlen

Emulgator: Mittel, das die Bildung einer Emulsion ermöglicht

emulgie|ren [aus lat. *emulgere, emulsum* = ausmelken, abmelken]: einen unlöslichen Stoff in einer Flüssigkeit in feinste kolloidale Verteilung bringen, eine Emulsion herstellen. **Emulsion** *w;* -, -en: feinste kolloidale Verteilung eines unlöslichen, nichtkristallinen Stoffes in einer Flüssigkeit (z. B. Öl in Wasser)

en..., En..., vor Lippenlauten: **em..., Em...** [aus gr. ἐν = in, in – hinein, innerhalb]: Vorsilbe mit der Bedeutung »ein-, hinein, innerhalb«; z. B.: endemisch, Engramm, Embolie

Enamel, in der Nomenklatur latinisiert: **Enamelum** [aus engl. *enamel* = Email, Glasur, Schmelzüberzug; Zahnschmelz] *s;* -s: Zahnschmelz, Bezeichnung für die äußerst harte, weiße Substanz, die das Dentin der Zahnkrone überzieht

En|an|them [zu ↑en... u. gr. ἀνθεῖν = hervorsprießen, aufblühen; Analogiebildung zu ↑Exanthem] *s;* -s, -e, in fachspr. Fügungen: **En|an|thema,** *Pl.:* -ta: dem Exanthem der Haut entsprechender Ausschlag an Schleimhäuten

en|antio|mer [Kurzbildung aus gr. ἐναντίος = feindlich, entgegengesetzt u. ↑isomer]: die Eigenschaft der Enantiomeren aufweisend. **En|antiomer** *s;* -s, -e, auch: **En|antio|mere** *s;* -n, -n (meist *Pl.*): Isomere, die die Ebene polarisierten Lichtes entgegengesetzt drehen (Chemie)

En|ar|thron [zu ↑en... u. gr. ἄρθρον = Gelenk] *s;* -s, ...ar|thren: kleiner Fremdkörper in einem Gelenk

En|ar|throse [aus gr. ἐνάρθρωσις = Vergliederung] *w;* -, -n: Nussgelenk, eine Form des Kugelgelenks, bei der die Gelenkpfanne mehr als die Hälfte des Gelenkkopfes umschließt (z. B. Hüftgelenk)

en|au|ral, in fachspr. Fügungen: **en|au|ralis, ...le** [zu ↑en... u. ↑Auris]: im Ohr gelegen oder befindlich

Encephalitis vgl. Enzephalitis

En|ce|phalo|enteritis acuta [zu ↑Encephalon u. ↑Enteron; ↑akut] *w;* - -, ...itides acutae: veralt. Bez. für eine virusbedingte Infektionskrankheit des Säuglings- und Kindesalters, charakterisiert durch heftige Durchfälle und schwere Benommenheit

Encephalomalacia vgl. Enzephalomalazie

Encephalomyelitis vgl. Enzephalomyelitis

En|ce|phalon, eindeutschend auch: **En|zephalon** [von gr. ἐγκέφαλος = was im Kopf ist; Gehirn] *s;* -s, ...la: Gehirn

Encephalopathia vgl. Enzephalopathie

En|chei|rese [aus gr. ἐγχείρησις = das In-Angriff-Nehmen, Unternehmen; Behandlungsart] *w;* -, -n: Handgriff, Verfahren; Operation

en|chon|dral, in fachspr. Fügungen: **en|chondralis, ...le** [zu ↑en... u. gr. χόνδρος = Korn, Graupe; Knorpel]: innerhalb eines Knorpels liegend oder vorkommend. **En|chon|drom** *s;* -s, -e, in fachspr. Fügungen: **En|chon|droma,** *Pl.:* -ta: häufig vorkommender gutartiger Knorpeltumor

en|cysticus, ...ca, ...cum [zu ↑en... u. ↑Zyste]: in eine Zyste eingekapselt; z. B. in der Fügung ↑Hernia encystica

end..., End... vgl. endo..., Endo...

End|an|gi|itis [zu ↑Endangium] *w;* -, ...giitiden (in fachspr. Fügungen: ...gi|itides): Entzündung der Gefäßinnenhaut. **End|an|gi|itis ob|literans:** entzündliche Erkrankung der inneren Gefäßwandschichten (vor allem an den Arterien der unteren Extremitäten), bei der es zu Gewebsverödungen u. damit zu schweren Durchblutungsstörungen kommt. **End|an|gium** [↑endo... u. gr. ἀγγεῖον = Gefäß, Blutgefäß] *s;* -s, ...an|gia u. ...an|gien [...iən]: = Intima

End|aortitis [zu ↑endo... u. ↑Aorta] *w;* -, ...titiden (in fachspr. Fügungen: ...titides): Entzündung der inneren Gefäßwandschicht der ↑Aorta

End|arteri|ek|tomie [↑Endarterium u. ↑Ektomie] *w;* -, ...ien: operative Entfernung der krankhaft verdickten Innenwand einer Arterie

End|arterien [...iən; dt. *Ende* u. ↑Arterie] *Pl.:* Bezeichnung für Arterien, die in ↑Kapillaren übergehen, ohne vorher Seitenzweige zu anderen Arterien abzugeben

End|arteri|itis [zu ↑Endarterium] *w;* -, ...iitiden (in fachspr. Fügungen: ...i|itides): Entzündung der innersten Gefäßwandschicht von Arterien. **End|arteri|itis ob|literans:** zum Gefäßverschluss führende Entzündung der innersten Wandschicht eines Blutgefäßes. **End|arterium** [zu ↑endo... u. ↑Arterie] *s;* -s, ...ria u. ...rien [...iən]: innerste Hautschicht (Wandschicht) einer Arterie

end|aural: im Innenohr befindlich

end|diastolisch: am Ende der Diastole (gemessen)

End|echo: bei der ↑Echoenzephalografie von der gegenüberliegenden Innenseite der Schädelkalotte reflektierter Schall

En|demie [zu gr. ἔνδημος = im Volk; einheimisch; an einem Ort verweilend] *w;* -, ...ien: auf ein kleineres Gebiet begrenztes dauerhaftes, gehäuftes Auftreten einer Infektionskrankheit (im Gegensatz zur ↑Epidemie). **en|demisch:** örtlich begrenzt auftretend (von Infektionskrankheiten); in einem begrenzten Gebiet verbreitet (Biol.)

en|dermal [zu ↑en... u. ↑Derma]: innerhalb der Haut, in der Haut, in die Haut

en|desmal [zu ↑en... u. gr. δεσμός = Binde, Band]: im Bindegewebe (vorkommend, liegend usw.)

end|ex|spiratorisch: am Ende der Ausatmung (gemessen); z. B. endexspiratorischer Druck

End|hirn vgl. Telencephalon

> **en|do..., En|do...**
>
> vor Vokalen meist **end..., End...**
> ‹gr. ἔνδον »innen, innerhalb«›
> Präfix mit der Bedeutung »innen, innerhalb«:
> - Endaortitis
> - Endogamie
> - endogen
> - Endoprothese
> - Endoskop
> - Endosmose

Endo|all|ergie [↑endo... u. ↑Allergie] *w;* -, ...ien: veralt. Bez. für eine Allergie, bei der die ↑Allergene im Körper selbst entstehen

Endo|an|äs|thesie [↑endo... u. ↑Anästhesie] *w;* -, ...ien; Dämpfung innerer sensibler Rezeptoren

Endo|bio|se [zu endo... u. gr. βίος = Leben] *w;* -, -n: Wachstum eines parasitierenden Organismus in einem anderen. **endo|bio|tisch:** die Endobiose betreffend, auf ihr beruhend

Endo|bra|chy|öso|phagus [↑endo..., ↑brachy... u. ↑Ösophagus] *m;* -: angeborene Verkürzung der Speiseröhre, wobei deren unterer, in den Magen mündender Teil mit Magenschleimhaut ausgekleidet ist

endo|bron|chial [zu ↑endo... u. ↑Bronchie]: in eine Bronchie hinein, innerhalb einer Bronchie (z. B. von Intubationen, krankhaften Vorgängen u. a.)

endocardialis vgl. endokardial. **Endocarditis** vgl. Endokarditis. **Endocardium** vgl. Endokard

Endocraniitis vgl. Endokraniitis. **Endocranium** vgl. Endokranium

Endocrinopathia vgl. Endokrinopathie

End|odontie, auch: **End|odonto|logie** [zu ↑endo..., ↑odont..., ↑...logie] *w;* -: Wissenschaft vom normalen Aufbau und von den Krankheiten des Zahninneren

Endo|foto|grafie [↑endo u. *Fotografie*] *w;* -, ...ien: fotografische Aufnahme von Hohlorganen oder Körperhöhlen mithilfe des Endoskops

endo|gen [↑endo... u. ↑...gen]: im Körper selbst, im Körperinneren entstehend, von innen kommend (z. B. von Stoffen od. Krankheiten)

Endo|kard [zu ↑endo... u. ↑Kardia] *s;* -[e]s, -e, anatom. fachspr. nur: **Endo|cardium** *s;* -s, ...cardia: Herzinnenhaut. **Endo|kard|fibrose:** Herzerkrankung mit bindegewebiger Verdickung der Herzinnenhaut. **endo|kardial,** in fachspr. Fügungen: **endo|cardialis, ...le:** das Endokard betreffend. **Endo|karditis** *w;* -, ...itiden, in fachspr. Fügungen: **Endo|carditis,** *Pl.:* ...itides: Entzündung der Herzinnenhaut, bes. an den Herzklappen. **Endo|carditis fi|bro|plastica eo|sino|philica:** fieberhafte Erkrankung mit hohen Eosinophilenwerten und mit Schrumpfung des Herzklappengewebes. **Endo|carditis lenta:** meist durch Streptococcus viridans (↑Streptokokke) hervorgerufene, subakut od. chronisch verlaufende bakterielle Entzündung der Herzinnenhaut. **Endo|carditis rheuma|tica:** nichtbakterielle rheumatische Erkrankung der Herzinnenhaut. **Endo|carditis ulcerosa:** mit Geschwürbildung einhergehende Entzündung der Herzinnenhaut. **Endo|carditis verrucosa:** Endokarditis mit warzigen Auflagerungen an den Herzklappen. **Endo|kardose** *w;* -, -n: angeborene degenerative Veränderung (mit Verdickungen) der Herzinnenhaut

endo|kavitär [zu ↑endo... u. ↑Kavität]: innerhalb einer Körperhöhle; z. B. endokavitäre Bestrahlung

endo|kraniell [zu ↑Endokranium]: innerhalb des Schädels gelegen (z. B. von Blutgefäßen). **Endo|krani|itis** *w;* -, ...i|itiden, in fachspr. Fügungen: **Endo|crani|itis,** *Pl.:* ...i|itides: Entzündung des Endokraniums. **Endo|kranium** [↑endo... u. ↑Cranium] *s;* -s, ...anien [...iən], anat. fachspr.: **Endo|cranium,** *Pl.:* ...ania: Knochenhautauskleidung des Schädelinneren

endo|krin [zu ↑endo... u. gr. κρίνειν = scheiden, trennen, sondern]: mit innerer Sekretion (von Drüsen); Gegensatz: ↑exokrin. **endo|krine Drüsen:** Drüsen, die ihre Sekrete (Hormone) unmittelbar in die Blutbahn abgeben. **Endo|kri̱nie** *w;* -: durch Störung der inneren Sekretion verursachter Krankheitszustand. **Endo|kri̱nium** *s;* -s: Gesamtheit der Drüsen mit innerer Sekretion

endo|krino|ge̱n [↑endokrin u. ↑...gen]: von Drüsen mit innerer Sekretion bzw. deren Sekret ausgehend, hervorgerufen, ausgelöst (z. B. von Krankheiten)

Endo|krino|lo̱ge *m;* -n, -n, **Endo|krino|lo̱gin** *w;* -, -nen [↑endokrin u. ↑...loge]: Wissenschaftler/-in auf dem Gebiet der Endokrinologie. **Endo|krino|logi̱e** [↑...logie] *w;* -: Lehre von den Drüsen mit innerer Sekretion, ihrer Funktion und ihren Hormonen. **endo|krino|lo̱gisch:** die Endokrinologie bzw. die innere Sekretion betreffend

Endo|krino|pa|thi̱e [↑endokrin u. ↑...pathie] *w;* -, ...i̱en, in fachspr. Fügungen: **Endo|crino|pa̱|thia**[1], *Pl.:* ...iae: Sammelbez. für hormonell bedingte Erkrankungen

endo|laryn|gea̱l [zu ↑endo... u. ↑Larynx]: innerhalb des Kehlkopfes gelegen bzw. vorkommend

Endo|li̱max na̱na [↑endo..., gr. λείμαξ = Nacktschnecke; ↑nanus] *w;* -: harmlose, nicht krankheitserregende Dickdarmamöbe bei Menschen und niederen Tieren

Endo|lumina̱l|sono|grafie [zu ↑endo..., ↑Lumen u. ↑Sonografie] *w;* -, ...i̱en: unmittelbare Untersuchung von Hohlorganen oder Körperhöhlen mittels Ultraschallwellen

endo|lym|pha̱tisch, in fachspr. Fügungen: **endo|lym|pha̱ticus, ...ca, ...cum** [zu ↑Endolymphe]: zur ↑Endolymphe gehörend, sie betreffend; z. B. ↑Ductus endolymphaticus. **Endo|ly̱m|phe** [↑endo... u. ↑Lymphe] *w;* -, -n: Flüssigkeit im häutigen Labyrinth des Innenohrs der Wirbeltiere u. des Menschen

Endo|lysi̱n [zu ↑endo... u. gr. λύειν = lösen, auflösen] *s;* -s, -e (meist *Pl.*): in den Zellen vorkommende Bakterien abtötende Substanzen

endo|me|tria̱l, in fachspr. Fügungen: **endo|me|tria̱|lis, ...le** [zu ↑Endometrium]: das Endometrium betreffend, von ihm ausgehend

Endo|me|trio̱m [↑...om] *s;* -s, -e, in fachspr. Fügungen: **Endo|me|trio̱|ma,** *Pl.:* -ta: Geschwulst aus versprengter Gebärmutterschleimhaut (meist im Bereich der Darmwand). **Endo|me|trio̱|se** *w;* -, -n, in fachspr. Fügungen: **Endo|me|trio̱|sis,** *Pl.:* ...io̱|ses: Vorkommen verschleppten Gebärmutterschleimhautgewebes außerhalb der Gebärmutter. **Endo|me|trio̱|sis ex|te̱rna:** Vorkommen von Gebärmutterschleimhautgewebe in der freien Bauchhöhle. **Endo|me|trio̱|sis tu̱bae:** Vorkommen von Gebärmutterschleimhautgewebe im Eileiter. **Endo|me|trio̱|sis u̱teri inte̱rna:** Vorkommen von Gebärmutterschleimhautgewebe in der Gebärmuttermuskulatur. **Endo|me|tri̱tis** *w;* -, ...triti̱den (in fachspr. Fügungen: ...tri̱tides): Entzündung der Gebärmutterschleimhaut (Endometrium)

Endo|me̱|trium [zu ↑endo... u. gr. μήτρα = Gebärmutter] *s;* -s, ...trien [...iən]: Schleimhaut der Gebärmutterinnenwand

Endo|me̱|trium|ablatio̱n [↑Endometrium u. ↑Ablation] *w;* -, -en: mithilfe der Gebärmutterspiegelung (Hysteroskopie) durchgeführter operativer Eingriff, bei dem die Gebärmutterschleimhaut (Endometrium) durch Wärmeeinwirkung verkocht wird

Endo|mito̱se [↑endo... u. ↑Mitose] *w;* -, -n: Chromosomenvermehrung durch Chromosomenteilung innerhalb der erhalten bleibenden Kernmembran ohne Spindelbildung (Biol.)

Endo|myo|ka̱rd [zu ↑Endokard u. ↑Myokard] *s;* -s, -e: Innenhaut des Herzmuskels. **Endo|myo|ka̱rd|fibrose** [↑Fibrose] *w;* -, -n: Wucherung des Bindegewebes von Herzinnenhaut und Herzmuskel. **Endo|myo|kardi̱tis** [↑Karditis] *w;* -, ...iti̱den, in fachspr. Fügungen: **Endo|myo|cardi̱tis,** *Pl.:* ...iti̱des: Entzündung der Herzinnenhaut und des Herzmuskels

Endo|myo|me|tri̱tis [Kurzbildung zu ↑Endometrium u. ↑Myometrium] *w;* -, ...iti̱den (in fachspr. Fügungen: ...i̱tides): Entzündung von Schleimhaut und Muskulatur der Gebärmutter

Endo|my̱sium [zu ↑endo... u. gr. μῦς = Maus; Muskel] *s;* -s, ...sien [...iən]: Bindegewebe zwischen den einzelnen Muskelfasern im Innern der Muskeln

endo|nasa̱l [zu ↑endo... u. ↑nasal]: innerhalb der Nase

Endo|neu̱|rium [zu ↑endo... u. gr. νεῦρον = Sehne, Band; Nerv] *s;* -s, ...rien [...iən]: bindegewebige Hülle der Nervenfaserbündel (Anat.)

Endo|nu|klea̱|se [Kurzbildung zu ↑endo..., ↑Nukleotid u. ↑...ase] *w;* -, -n: Enzym, das den Abbau von Nukleinsäuren durch Spaltung innerhalb der Nukleotidkette bewirkt

Endo|parasi̱t [↑endo... u. ↑Parasit] *m;* -en, -en: im Innern eines Wirtsorganismus lebender Schmarotzer

Endope̱gma vgl. Golgi-Apparat

endo|pelvi̱nus, ...na, ...num [zu ↑endo... u. ↑Pelvis]: das Beckeninnere betreffend; innerhalb des Beckens [befindlich]; z. B. in der Fügung ↑Fascia endopelvina

Endo|peptida̱se [↑endo... u. ↑Peptid u. ↑...ase]: zu den Proteasen gehörende Enzyme, die durch Spalten von Peptidbindungen in der Mitte des Moleküls Proteine abbauen

Endo|phlebi̱tis [zu ↑endo... und gr. φλέψ, Gen.: φλεβός = Ader, Vene] *w;* -, ...biti̱den (in fachspr. Fügungen: ...bi̱tides): Entzündung der Innenhaut einer Vene

Endophotografie vgl. Endofotografie

End|ophthalmi̱tis [↑endo... u. ↑ophthalmo...] *w;* -, ...iti̱den (in fachspr. Fügungen: ...i̱tides): Entzündung der Augeninnenräume, die innerhalb von Stunden zur Erblindung führen kann

Endo|phyt [↑endo... u. ↑...phyt] *m;* -en, -en: [niedere] im Innern von Pflanzen lebende Mikroorganismen (z. B. Bakterien, Pilze) (Biol.)

Endo|phyti̱e [zu ↑endo... u. gr. φυτόν = Gewächs;

Pflanze] *w;* -, ...ien: nach innen gerichtetes Wachstum (speziell von Tumoren); Gegensatz: ↑Exophytie. **endo|phytisch:** nach innen wachsend (bes. von Hauttumoren); Gegensatz: ↑exophytisch

Endo|plasma [↑endo... u. ↑Plasma] *s;* -s, ...men: innere, um den Zellkern gelegene Protoplasmaschicht vieler Einzeller (z. B. der Amöben; Biol.); Gegensatz: ↑Ektoplasma. **endo|plasmatisch;** in der Fügung: **endo|plasmatisches Retikulum:** Organell, bildet Kanalsystem im Zytoplasma, teilweise mit ↑Ribosomen besetzt

Endo|plastitis [zu ↑endo... u. ↑Plastik] *w;* -, ...titiden (in fachspr. Fügungen: ...titides): Krankheitsbild, das durch Bakterien hervorgerufen wird, die sich in implantierten Kunststoffprothesen oder Kathetern absiedeln

Endo|pro|these [↑endo... u. ↑Prothese] *w;* -, -n: aus Kunststoff, Metall o. Ä. gefertigtes Ersatzstück (z. B. künstliches Gelenk), das im Organismus den geschädigten Körperteil ganz oder teilweise ersetzt. **Endo|pro|thetik** *w;* -: Zweig der Medizin, der sich mit Ersatzstücken für den Körper befasst. **endo|pro|thetisch:** die Endoprothetik betreffend

Endo|radio|gra|fie [↑endo... u. ↑Radiografie] *w;* -: Sammelbez. für Röntgenuntersuchungsmethoden, die mit ↑Kontrastmitteln arbeiten

Endo|radio|sonde [↑endo..., ↑radio... u. ↑Sonde] *w;* -, -n: nicht mehr verwendeter kleiner, verschluckbarer Sender mit einer Antimonelektrode, die den Wert der Magensäure durch Modulation der elektromagnetischen Wellenfrequenz anzeigt

endo|rektal [zu ↑endo... u. ↑Rektum]: innerhalb des Rektums; z. B. endorektale Sonografie

En|dor|phin [Kurzbildung aus ↑endogen u. ↑Morphin] *s;* -s, -e (meist *Pl.*): körpereigene Substanzen, die an den ↑Synapsen der Nervenzellen die Weiterleitung der Schmerzinformation blockieren

Endo|salpin|gitis [zu ↑endo... u. ↑Salpinx] *w;* -, ...gitiden (in fachspr. Fügungen: ...gitides): Entzündung der Eileiterschleimhaut

Endo|skop [↑endo... u. ↑...skop] *s;* -s, -e: mit elektr. Lichtquelle u. Spiegelvorrichtung versehenes Instrument zur unmittelbaren Untersuchung von Hohlorganen od. Körperhöhlen. **Endo|skopie** [↑...skopie] *w;* -, ...ien: Spiegelung, Ausleuchtung und Ausspiegelung von Hohlorganen od. Körperhöhlen mithilfe des Endoskops. **endo|skopieren:** eine Endoskopie vornehmen. **endo|skopisch:** das Endoskop bzw. die Endoskopie betreffend, mittels Endoskopie

endo|skopische re|tro|grade Chol|an|gio|gra|fie: Methode zur Darstellung des Gallengangsystems durch retrograde Einführung eines Endoskops und anschließende Kontrastmittelinjektion; Abk.: ERC

endo|skopische re|tro|grade Chol|an|gio|pan|krea|to|gra|fie: Methode zur Darstellung von Gallengangsystem und Pankreas durch Einführung eines Endoskops und anschließende retrograde Injektion eines Kontrastmittels; Abk.: ERCP

End|osmose [↑endo... u. ↑Osmose] *w;* -, -n: im Gegensatz zur ↑Exosmose die von außen nach innen gerichtete osmotische Bewegung eines Stoffes durch eine Membran in das Innere eines geschlossenen Systems

endo|somatisch [↑endo... u. ↑Soma]: innerhalb des Körpers

Endo|sono|gra|fie [↑endo... u. ↑Sonografie] *w;* -, ...ien: ↑Endoskopie mithilfe von Ultraschall. **endo|sono|gra|fisch:** mittels Endosonografie

Endo|spore [↑endo... u. ↑Spore] *w;* -, -n (meist *Pl.*): im Innern einer Zelle od. eines Organs (Sporenbehälters) entstehende Sporen (bes. bei Pilzen; Biol.); Gegensatz: ↑Exospore

End|ost [zu ↑endo... u. gr. *ὀστέον* = Knochen] *s;* -[e]s, auch: **End|oste|um** *s;* -s: faserige Haut über dem Knochenmark als Innenauskleidung der Knochenhöhlen

Endo|thel [zu ↑endo... u. gr. *θηλή* = Mutterbrust, Brustwarze (nlat. übertragen im Sinne von »Hautpapille; papillenreiche Zellschicht«); Analogiebildung zu ↑Epithel] *s;* -s, -e, auch: **Endo|thelium** *s;* -s, ...lien [...iən]: aus Plattenepithelzellen bestehende Schicht, die die Innenfläche der Blut- u. Lymphgefäße auskleidet u. den Überzug der serösen Häute bildet

Endo|thelin [zu ↑Endothel] *s;* -s, -e: von den Endothelzellen der Blutgefäße gebildetes Polypeptid, das u. a. zu einer starken Gefäßverengerung führt

Endo|theliom [zu ↑Endothel] *s;* -s, -e, in fachspr. Fügungen: **Endo|thelio|ma**, *Pl.:* -ta: tumorförmige Neubildung aus Endothelzellen

Endo|thelio|se [zu ↑Endothel] *w;* -, -n: Wucherung von Endothelzellen

Endothelium vgl. Endothel

endothelium derived relaxing factor [engl.; endoʊˈθiːljəm dɪˈraɪvd rɪˈlæksɪŋ ˈfæktə] *m;* - - - -: Hormon, das eine Erschlaffung des Endothels bewirkt; lebenswichtiger Botenstoff, ohne den Herz, Gehirn, Leber, Lunge, Nerven und Geschlechtsorgane versagen; Abk.: EDRF

Endo|thel|sym|ptom: veralt. Bez. für Hautblutungen, die nach Stauungen auftreten, wenn die Kapillaren krankhaft durchlässig sind

endo|therm [zu ↑endo... u. gr. *θέρμη* = Wärme]: Wärme bindend, Wärme aufnehmend od. absorbierend (von chem. od. physikal. Prozessen, bei denen von außen Wärme zugeführt werden muss); Gegensatz: ↑exotherm

endo|thoracicus, ...ica, ...icum [zu ↑endo... u. ↑Thorax]: das Brustkorbinnere betreffend, im Brustkorbinneren [liegend]

En|do|thrix [↑endo... u. gr. *θρίξ* = Haar] *w;* -: Gattung der Fadenpilze (Erreger von Haar- u. Nagelkrankheiten)

endo|thym [zu ↑endo... u. gr. *θυμός* = Gemüt]: die Schicht des Psychischen betreffend, die das Unbewusste, die Affekte, die Gefühle umfasst (Psychol.)

Endo|toxin [↑endo... u. ↑Toxin] *s;* -s, -e: an die Leibessubstanz von Bakterien gebundenes u. erst nach deren Auflösung frei werdendes Gift; Gegensatz: ↑Exotoxin

endo|tra|cheal [zu ↑endo... u. ↑Trachea]: innerhalb der Luftröhre befindlich; durch die Luftröhre nach innen. **Endo|tra|cheal|narkose:** Narkose, bei der das Narkosemittel mittels eines Tubus durch die Luftröhre zugeführt wird

endo|ure|thral [zu ↑endo... u. ↑Urethra]: innerhalb der Harnröhre befindlich

endo|vasal [zu ↑endo... u. ↑Vas]: auf dem Blutweg, im Blutgefäß erfolgend. **endo|vaskular, endo|vaskulär** [zu ↑endo... u. ↑Vasculum]: = endovasal

endo|vesikal [zu ↑endo... u. ↑Vesica]: innerhalb der Harnblase

Endo|zervix [↑endo... u. ↑Cervix] *w;* -, ...vizes: Schleimhautauskleidung des Gebärmutterhalses

Endo|zyt [↑endo... u. ↑...zyt] *m;* -en, -en (meist *Pl.*): in der Leber liegende sternförmige Zellen

Endo|zytose [zu ↑Endozyt] *w;* -, -n: Aufnahme von Molekülen und Partikeln in die Zelle (Biochemie)

Endplatte, motorische: Endapparat der motorischen Nervenfasern, der die Reizerregung auf die quer gestreifte Muskulatur überträgt

end|systolisch: am Ende der Systole (gemessen)

End|wirt: Hauptwirt, Wirtsorganismus, in dem der Parasit sich vermehren kann, z. B. die Anophelesmücke für Plasmodien (Erreger der Malaria)

en|eche|tisch [zu gr. *ἐνέχειν* = festhalten]: veralt. Bez. für: seelisch starr, schwunglos (Psychol.)

Enema [von gr. *ἔνεμα*, Gen.: *ἐνέματος* = das Hineingelassene; das Klistier] *s;* -[s], Enemata: seltene Bez. für ↑Klistier

Ener|getikum *s;* -s, ...ka: Droge, die leistungssteigernd wirkt (Pharm.)

Energie [von gr. *ἐνέργεια* = Wirksamkeit] *w;* -, ...ien: Fähigkeit eines Körpers, Arbeit zu leisten (Phys.)

Energie|quo|tient: Bezeichnung für die Kalorienmenge, die der Organismus pro Kilogramm Körpergewicht in 24 Stunden für seine Funktionen benötigt; Abk.: EQ

Energie|umsatz = Grundumsatz

enervie|ren: = denervieren. **Enervie|rung** [zu ↑[1]ex... u. ↑Nerv] *w;* -, -en: = Denervierung

En-face-Ni|sche [ã:'fas...; frz. *en face* = von vorn (gesehen)] *w;* -, -n: nischenförmige Aufhellung im Röntgenbild des Magens nach Kontrastmittelgabe als Zeichen eines Geschwürs an der Vorder- od. Hinterwand des Magenbulbus

ENG: 1) Abk. für *E*lektro*n*ystagmo*g*rafie. **2)** Abk. für *E*lektro*n*euro*g*rafie

En|gast|rius [zu ↑en... u. gr. *γαστήρ*, Gen.: *γαστρός* = Bauch, Magen] *m;* -, ...rien [...iən]: parasitäre Doppelfehlbildung, bei der die eine Frucht verkümmert in der Bauchhöhle der anderen liegt

Engelmann-Krankheit [nach dem dt. Chirurgen u. Orthopäden Guido Engelmann, 1876–1934]: = Osteopathia hyperostotica multiplex

eng|lische Krankheit vgl. Rachitis

En|goue|ment [ã:gu'mã:; aus frz. *engouement* = Verstopfung] *s;* -s, -s: Stadium der ↑Anschoppung bei einer Lungenentzündung

En|gramm [↑en... u. ↑...gramm] *s;* -s, -e: im Zentralnervensystem hinterlassene Spur eines Reiz- od. Erlebniseindrucks, die dessen Reproduktion zu einem späteren Zeitpunkt möglich macht; Erinnerungsbild (Psychol., Med.)

Engwinkel|glau|kom: Glaukom, das durch Abflussbehinderung des Kammerwassers durch einen verengten Kammerwinkel entsteht; vgl. Weitwinkelglaukom

En|hancement [en'hænsmənt; zu engl. *to enhance* = erhöhen, übertreiben] *s;* -s, -s: **1)** Effekt spezifischer Immunseren, das Wachstum von Tumoren zu fördern, wenn zuvor mit Tumorgewebe oder Tumorantigen gegen das maligne Gewebe desensibilisiert wurde. **2)** Dichteanhebung (im CT) oder Signalverstärkung (im MRT) von Strukturen nach intravasaler Gabe eines Kontrastmittels. **En|hancer** [en'hænsər] *m;* -s, -: genetisches Element, das die Umschreibung der ↑Desoxyribonukleinsäure in ↑Ribonukleinsäure anregt

En|kan|this [zu ↑en... u. gr. *κανθός* = Augenwinkel] *w;* -, ...thiden: veralt. Bez. für eine Vergrößerung der Tränenwärzchen bei Bindehautentzündung des Auges

En|ke|phalin, selten: **En|ze|phalin** [zu ↑Encephalon] *s;* -s, -e: Peptidhormon des Zentralnervensystems, das vor allem eine analgetische Wirkung hat

En|ko|presis [zu ↑en... u. gr. *κόπρος* = Mist, Dünger; Schmutz, Kot] *w;* -: Einkoten (bei Kindern ab 4 Jahren)

En|kranius [zu ↑en... u. ↑Cranium] *m;* -, ...nien [...iən]: parasitäre Doppelfehlbildung der Form, dass die eine (parasitierende) Frucht in der Schädelhöhle der anderen liegt

Enolase: Enzym für die Zuckerspaltung

en|oph|thalmisch: den Enophthalmus betreffend. **En|oph|thalmus** [↑en... u. gr. *ὀφθαλμός* = Auge] *m;* -: extreme Tieflage des Augapfels in der Augenhöhle

en|oral: innerhalb der Mundhöhle

En|ostose [zu ↑en... u. gr. *ὀστέον* = Knochen] *w;* -, -n, in fachspr. Fügungen: **En|ostosis,** *Pl.:* ...oses: vom Knocheninnern ausgehende Knochenhyperplasie. **En|ostosis multi|plex** = Osteopoikilie

ensi|formis, ...me [zu lat. *ensis* = Schwert u. lat. *forma* = Gestalt, Form]: schwertförmig; z. B. in der Fügung: Processus ensiformis (Anat.)

Ens morbi [lat. *ens* = Ding, Wesen; ↑Morbus] *s;* - -: das Wesen einer Krankheit

Ent|amöbe [↑ento... und ↑Amöbe] *w;* -, -n, in der biologischen Systematik: **Ent|amoe|ba,** *Pl.:* ...oebae: Gattung der Amöben, die im Innern anderer Tiere u. des Menschen leben. **Ent|amoe|ba coli** [↑Kolon]: Dickdarmamöbe (nicht krankheitserregend). **Ent|amoe|ba gingivalis:** Amöbe der Mundschleimhaut. **Ent|amoe|ba histo|lytica:** Amöbenart, die als Erreger der Amöbenruhr bekannt ist

Entartung vgl. Degeneration

Entartungs|re|aktion: übermäßige, schwache oder fehlende Reaktion von degenerativ veränderten Nerven und Muskeln auf elektrische Reize (Zeichen einer Schädigung des 2. motorischen Neurons); Abk.: EaR

Entbindung *w;* -, -en: Geburt eines lebenden Kindes (bei dem die natürliche Atmung einsetzt) oder eines toten Kindes von mindestens 500 g Körpergewicht

Ent|bindungs|pfleger, Ent|bindungs|pflegerin: staatlich ausgebildete/-r und geprüfte/-r Geburtshelfer/-in und Berater/-in während einer Schwangerschaft; ↑Hebamme

Ent|dif|ferenzie|rung *w;* -, -en: Struktur- bzw. Formabweichung der Zellen eines (meist bösartigen) Tumors gegenüber den Zellen des Ausgangsgewebes; Gegensatz: ↑Differenzierung (2)

Entenherz: seltene Bez. für die einer Urinflasche (der sog. »Ente«) vergleichbare Form eines quer gelagerten Herzens

Entenschnabelbruch: Form eines Fersenbeinbruches, bei der durch Zug der Achillessehne das obere Bruchstück nach oben gezogen wird, sodass ein einem geöffneten Entenschnabel vergleichbarer Spalt entsteht

enteral, in fachspr. Fügungen: **enteralis, ...le** [zu ↑Enteron]: auf den Darm bzw. die Eingeweide bezogen

Enteralgie vgl. Enterodynie

Enter|amin [↑Enteron u. ↑Amin] *s;* -s: = Serotonin

enterisch, in fachspr. Fügungen: **entericus, ...ca, ...cum** [zu ↑Enteron]: zu den Eingeweiden gehörend

Enteritis [zu ↑Enteron] *w;* -, ...ritiden (in fachspr. Fügungen: ...ritides): Dünndarmentzündung. **Enteritis ne|croticans:** »Darmbrand«, ↑Gangrän im Bereich der Darmschlingen (z. B. in eingeklemmten oder abgeschnürten Darmabschnitten). **Enteritis regionalis** = Ileitis terminalis

> **en|te|ro..., En|te|ro...**
>
> vor Vokalen meist **enter..., Enter...**
> ⟨gr. ἔντερον »Darm«⟩
> Wortbildungselement mit der Bedeutung »Darm; Eingeweide«:
> - Enteritis
> - enterogen
> - Enterokokken
> - Enteroneurose
> - Enterovirus

Entero|ana|stomose [↑Enteron und ↑Anastomose] *w;* -, -n: künstliche, operativ hergestellte Verbindung zwischen zwei Darmschlingen; Abk.: EA

Entero|bacter [zu ↑Enteron u. gr. βάκτρον = Stab] *s* od. *m;* -s: Gruppe aerober, ↑gramnegativer Stäbchenbakterien, die v. a. Infektionen der Harnwege hervorrufen

Entero|bakterien [...iən; ↑Enteron u. Bakterie] *Pl.:* Sammelbez. für alle in den Eingeweiden vorkommenden Bakterien

Entero|bius [zu ↑Enteron u. gr. βίος = Leben] *m;* -, (Arten:) ...bien [...iən]: Gattung der Madenwürmer (Darmbewohner bei Mensch u. Tier). **Entero|bius vermicularis:** Aftermade, schmaler, weißer Madenwurm, der bes. in den Eingeweiden des Menschen schmarotzt

Enterococcus vgl. Enterokokke

Enterocystoma vgl. Enterozystom

Enter|odynie [↑Enteron u. ↑...odynie] *w;* -, ...ien, auch: **Enter|algie** [↑...algie] *w;* -, ...ien: Darmschmerz, Leibschmerz

Entero|epi|plo|zele [↑Enteron, ↑Epiploon und ↑...zele] *w;* -, -n: »Darm-Netz-Bruch«, veralt. Bez. für einen Bauchdeckenbruch, in dessen Bruchsack sich Teile des Darms und des Netzes befinden

Entero|gast|ron [zu ↑Enteron u. gr. γαστήρ, Gen.: γαστρός = Bauch; Magen] *s;* -s: Hormon der Zwölffingerdarmschleimhaut, das die Magensekretion unterdrückt und einen Rückgang der Darmbewegungen bewirkt; glukoseabhängiges insulinotropes Polypeptid (GIP)

entero|gen [↑Enteron u. ↑...gen]: vom Darm ausgehend, im Darm entstanden (z. B. von Krankheiten)

Entero|gluk|agon [↑Enteron u. ↑Glukagon] *s;* -s, -e: Gewebshormon, das bei Fettzufuhr regulierend auf den Dünndarm wirkt

Entero|gra|fie [↑Enteron u. ↑...grafie] *w;* -, ...ien: bildgebende Darstellung des Darmes

entero|hämor|rhagische Escheri|chia coli [zu ↑Enteron, ↑Hämorrhagie u. ↑Escherichia coli] *w;* - - -: zu den Kolibakterien gehörende Krankheitserreger, die zu Durchfällen und v. a. bei Kleinkindern und älteren Menschen zum teils tödlich verlaufenden ↑hämolytisch urämischen Syndrom führen können; Abk.: EHEC

entero|hepatisch [zu ↑Enteron u. ↑Hepar]: Darm und Leber betreffend. **entero|hepatischer Kreislauf:** Darm-Leber-Kreislauf für die mit der Galle ausgeschiedenen Substanzen, die nach Umwandlung im Darm der Leber wieder zugeführt werden

Entero|hepato|zele [↑Enteron, ↑Hepar u. ↑...zele] *w;* -, -n: eine Form des Nabelbruchs, bei der der Bruchsack Darmschlingen u. Teile der Leber enthält

Entero|klyse [↑Enteron u. gr. κλύσις = das Abspülen] *w;* -, -n: Füllung des Darms mit Flüssigkeit (zur Diagnose krankhafter Veränderungen)

Entero|kok|ke [↑Enteron u. ↑Kokke] *w;* -, -n (meist *Pl.*), auch **Entero|kok|kus** *m;* -, ...kok|ken, in der fachspr. Nomenklatur: **Entero|coc|cus** *m;* -, (Arten:) ...coc|ci: zur normalen Darmflora des Menschen gehörende paarweise od. in kurzen Ketten angeordnete Darmbakterien, die außerhalb des Darms Krankheitserreger sind

Entero|kolitis [zu ↑Enteron u. ↑Kolon] *w;* -, ...litiden: Entzündung des Dünn- u. Dickdarms

Entero|lith [↑Enteron u. ↑...lith] *m;* -s od. -en, -e[n]: »Darmstein«, Kotstein, ↑Konkrement im Darm aus verhärtetem Kot od. aus Ablagerungen, die sich um Fremdkörper (z. B. verschluckte Knochensplitter) herum gebildet haben

Entero|myia|se [zu ↑Enteron u. gr. *μυῖα* = Fliege] *w;* -, -n, in fachspr. Fügungen: **Enteromyi|asis,** *Pl.:* ...ia|ses: Madenkrankheit des Darms

Entero|mykose [↑Enteron u. ↑Mykose] *w;* -, -n: durch Pilze hervorgerufene sehr seltene Darmerkrankung

Enteron [aus gleichbed. gr. *ἔντερον*] *s;* -s, ...ra: Darm (insbes. Dünndarm); Eingeweide

Entero|neu|rose [↑Enteron u. ↑Neurose] *w;* -, -n: funktionelle Darmbeschwerden

Entero|pa|thie [↑Enteron u. ↑...pathie] *w;* -, ...ien, in fachspr. Fügungen: **Entero|pa|thia**[1], *Pl.:* ...iae: Sammelbez. für alle Magen- und Darmerkrankungen, die nicht auf eine Entzündung zurückzuführen sind. **entero|pa|thisch,** in fachspr. Fügungen: **entero|pa|thicus, ...ca, ...cum:** eine Darmstörung betreffend, im Zusammenhang mit einer Darmstörung stehend; z. B. in der Fügung ↑Acrodermatitis enteropathica

Entero|peptidase [↑Enteron u. ↑Peptid u. ↑...ase] *w;* -, -n: veralt. Enterokinase, in der Darmschleimhaut gebildetes Enzym, das das Trypsinogen der Bauchspeicheldrüse in aktives ↑Trypsin umwandelt

Entero|pexie [zu ↑Enteron u. gr. *πῆξις* = Befestigen, Verbinden, Festmachen] *w;* -, ...ien: operative Annähung gesenkter Eingeweideteile an fixe Stellen

Entero|ptose [↑Enteron u. gr. *πτῶσις* = das Fallen, der Fall] *w;* -, -n: Senkung des Darms od. der Eingeweide in der Bauchhöhle infolge verminderter Spannung der Gewebe (z. B. bei Abmagerung)

Enteror|rhagie [zu ↑Enteron u. gr. *ῥαγή* = Riss] *w;* -, ...ien: Darmblutung

Enteror|rha|phie [zu ↑Enteron u. gr. *ῥαφή* = Naht] *w;* -, ...ien: Darmnaht, Verschluss eines operierten Darmabschnittes mit resorbierbarem Nahtmaterial

Entero|sit [Kurzw. aus ↑Enteron... u. ↑Parasit] *m;* -en, -en: Darmschmarotzer; Parasit

Entero|skop [↑Enteron u. ↑...skop] *s;* -s, -e: 2 m langes und 10 mm dickes, biegsames, mit elektrischer Lichtquelle und Spiegel versehenes Instrument zur Durchführung einer Enteroskopie. **Entero|skopie** [↑...skopie] *w;* -, ...ien: instrumentelle Inspektion von Leerdarm und Krummdarm

Entero|spasmus [↑Enteron u. ↑Spasmus] *m;* -, ...men: Krampf der Darmmuskulatur

Entero|stenose [↑Enteron u. ↑Stenose] *w;* -, -n: Darmverengung

Entero|stoma [↑Enteron u. ↑Stoma] *s;* -s, -ta: operativ hergestellte Ausleitung des Dünndarms auf die Körperoberfläche. **Entero|stomie** [↑...stomie] *w;* -, ...ien: operative Herstellung einer Verbindung zwischen zwei Darmlichtungen

Entero|thorax [↑Enteron u. ↑Thorax] *m;* -[es], -e: Verlagerung von Eingeweiden (Magen, Darm, Milz, Leber) in den Brustkorb bei angeborenem Zwerchfelldefekt

Entero|tom [zu ↑Enteron u. gr. *τομός* = schneidend] *s;* -s, -e: chirurgische Darmklemme (bei operativen Darmeröffnungen verwendet). **Entero|tomie** [↑...tomie] *w;* -, ...ien: operative Eröffnung des Darms, Darmschnitt

Entero|toxin [↑Enteron u. ↑Toxin] *s;* -s, -e: Bakteriengift, das zu schweren Vergiftungserscheinungen mit Brechdurchfällen und Kollaps führt

Entero|ty|phus [↑Enteron u. ↑Typhus] *m;* -: = Typhus abdominalis

Entero|virus [↑Enteron u. ↑Virus] *s;* -, ...viren (meist *Pl.*): Sammelbez. für eine Gruppe von krankheitserregenden Viren (z. B. für die Erreger der ↑Poliomyelitis, ↑Meningitis u. ↑Myokarditis), die sich im Verdauungstrakt des Menschen vermehren

Entero|zele [↑Enteron u. ↑...zele] *w;* -, -n: Darmbruch, Eingeweidebruch

Entero|zo|on [↑Enteron und gr. *ζῷον* = Lebewesen, Tier] *s;* -s, ...zoen und ...zoa (meist *Pl.*): tierische Darmschmarotzer

Entero|zyste [↑Enteron u. ↑Zyste] *w;* -, -n: vom ↑Ductus omphaloentericus ausgehender Hohlraum, der mit Magen- od. Darmschleimhaut ausgekleidet ist

Entero|zystom [↑Enteron, ↑zystisch und ↑...om] *s;* -s, -e, in fachspr. Fügungen: **Entero|cystoma,** *Pl.:* -ta: zystische Geschwulst des Verdauungstraktes, deren Wandung im Allgemeinen dem Bau der Darmwandung entspricht

ent|gleisen: trotz Behandlung vollständig außer Kontrolle geraten

Ent|gleisung: vollständige Abweichung von der Norm trotz Behandlung bei Erkrankungen des Stoffwechsels (z. B. Diabetes mellitus)

Enthaarung vgl. Depilation u. Epilation

Ent|halpie: Zustandsgröße, bei konstantem Druck vorhandene Wärme

Ent|helmin|then [↑ento... u. ↑Helminthe] *Pl.:* Eingeweidewürmer

En|thesio|pa|thie [gr. *ἔνθεσις* = das Hineinsetzen, Hineinschieben u. ↑...pathie] *w;* -, ...ien: allg. Bez. für die Erkrankung eines Sehnen- oder Muskelansatzes am Knochen

En|thesitis [zu gr. *ἔνθεσις* = das Hineinsetzen, Hineinschieben] *w;* -, ...sitiden (in fachspr. Fügungen: ...sitides): Entzündung eines Sehnen- oder Muskelansatzes am Knochen

Entität: eine eigene Einheit, eine Ganzheit darstellender Betrachtungsgegenstand

Entjungferung vgl. Defloration

Entlass|manage|ment, Entlassungs|manage|ment [...mænɪdʒmənt; zu engl. *management* = Verwaltung] *s;* -s: Organisation des Übergangs von der stationären zu einer weiterführenden medizinischen, rehabilitativen od. pflegerischen Versorgung eines Patienten, einer Patientin

Entmannung vgl. Emaskulation

Entmarkung vgl. Demyelinisation

en|to..., En|to...

vor Vokalen meist **ent..., Ent...**
⟨gr. ἐντός »innen, innerhalb«⟩
Präfix mit der Bedeutung »innerhalb«:
- Entoparasit
- Entoderm
- Entoplasma
- entoptisch
- Entozoon
- Enthelminthen

Ento|blast [↑ento... u. ↑...blast] *s;* -[e]s, -e u. **Ento|derm** [gr. δέρμα = Haut] *s;* -s, -e: »inneres Keimblatt«, bei der Keimesentwicklung der Vielzeller während der ↑Gastrulation zusammen mit dem ↑Ektoderm aus dem ↑Blastoderm sich bildende einfache innere Zellschicht, aus der der Urdarm u. später der Mitteldarm mit seinen Drüsen hervorgehen (Biol.). **ento|dermal:** vom inneren Keimblatt des ↑Embryonalknotens ausgehend

En|tomo|loge *m;* -n, -n, **En|tomo|login** *w;* -, -nen [gr. ἔντομος = eingeschnitten; Kerbtier, Insekt u. ↑...loge]: Insektenforscher/-in. **En|tomo|logie** [↑...logie] *w;* -: Lehre von den Insekten, Insektenkunde. **en|tomo|logisch:** die Entomologie betreffend

En|tomo|phagie [gr. ἔντομος = eingeschnitten; Kerbtier, Insekt u. ↑...phagie] *w;* -, ...ien: Verzehr lebender oder toter Insekten und deren Vorstufen wie Larven, Eier

Ento|parasit [↑ento... u. ↑Parasit] *m;* -en, -en: ↑Parasit, der im Inneren anderer Organismen schmarotzt

ent|optisch [zu ↑ento... u. gr. ὤψ, Gen.: ὠπός = Auge; Gesicht]: im Augeninnern [gelegen]. **entoptische Erscheinungen:** durch feine Verunreinigungen eines optischen Systems (z. B. Staubkörnchen) hervorgerufene Veränderungen des entstehenden Bildes (z. B. die als »fliegende Mücken« bezeichneten Erscheinungen bei Glaskörpertrübungen des menschlichen Auges)

Ent|opto|skop [zu ↑entoptisch u. ↑...skop] *s;* -s, -e: Apparat zur Sichtbarmachung ↑entoptischer Erscheinungen

ent|otisch [zu ↑ento... u. gr. οὖς, Gen.: ὠτός = Ohr]: im Innern des Ohrs [gelegen, entstehend]. **entotische Geräusche:** subjektive Wahrnehmung von Geräuschen, die im Ohr selbst od. in seiner unmittelbaren Umgebung entstehen

En|toxis|mus [zu ↑ento... u. ↑toxiko...] *m;* -, ...men: Vergiftung[serscheinung]

Ento|zo|on [↑ento... u. gr. ζῷον = Lebewesen, Tier] *s;* -s, ...zoen u. ...zoa (meist *Pl.*): tierische ↑Parasiten, die im Inneren eines Wirtsorganismus schmarotzen

En|tropium [zu gr. ἐντρέπειν = umwenden, umkehren] *s;* -s, ...pien [...pɪən] (in fachspr. Fügungen: ...pia): krankhafte Einstülpung der freien Lidrandfläche zum Augapfel hin. **En|tropium senile:** durch Altersschlaffheit der Lidhaut bedingtes Entropium. **En|tropium spasticum:** Entropium des Unterlids bei Lidmuskelkrampf

Entwicklungs|neurologie [↑Neurologie] *w;* -: Spezialgebiet der Medizin, das sich mit der normalen und gestörten Entwicklung des Nervensystems befasst

Entzügelungshochdruck: Bluthochdruck infolge neuritischer Lähmung der im ↑Nervus glossopharyngeus verlaufenden Blutdruckzüglernervenfasern

Entzugsblutung: nach Absetzen von Östrogenen auftretende Regelblutung

Entzugs|syndrom: körperliche und psychische Symptome, die auftreten, wenn gewohnheitsmäßig aufgenommene psychotrope Substanzen nicht mehr zugeführt werden, z. B. Alkoholentzugssyndrom

entzündlich vgl. inflammatorisch

Entzündung *w;* -, -en: Reaktion des Körpers (Gewebes) auf einen schädigenden Reiz, der infektiös (Bakterien, Viren), chemisch (Gifte, z. B. bei Insektenstichen) od. physikalisch (mechanisch, Temperatur- u. Strahlungseinwirkung) sein kann (klassische Zeichen einer Entzündung sind: Rötung, Fieber, Schmerz, Schwellung u. Funktionsstörungen), man unterscheidet lokale und systemische Entzündungsreaktionen

Enu|klea|tion [zu lat. *enucleare* = aus-, entkernen] *w;* -, -en, in fachspr. Fügungen: **Enu|clea|tio**, *Pl.:* ...ea|tio|nes: operative Ausschälung (z. B. einer Geschwulst od. des Augapfels); Absetzung eines Gliedes aus dem Gelenk. **Enu|clea|tio bulbi:** operative Ausschälung des Augapfels. **enu|kle|ie|ren:** eine Enukleation durchführen

En|urese [zu gr. ἐνουρεῖν = hineinpissen] *w;* -, in fachspr. Fügungen: **En|uresis:** unwillkürliches [nächtliches] Harnlassen (bes. bei Kindern); Bettnässen, Einnässen (z. B. bei Krampfanfall). **Enuresis di|urna:** meist funktionell bedingtes unwillkürliches Harnlassen am Tage. **En|uresis nocturna:** unwillkürliches Harnlassen in der Nacht, Bettnässen (speziell bei Kindern). **Enuresis spuria:** unwillkürliches Harnlassen als Begleitsymptom organischer Erkrankungen (z. B. bei ↑Diabetes mellitus). **En|uresis ureterica:** dauerndes Harnträufeln bei Harnleiterektopie

en|uretisch: das Einnässen betreffend

En|ze|phalin vgl. Enkephalin

En|ze|phalitis [zu ↑Encephalon] *w;* -, ...itiden, in fachspr. Fügungen: **En|ce|phalitis**, *Pl.:* ...itides: Gehirnentzündung. **En|ce|phalitis acuta haemor|rhagica:** »Flohstichenzephalitis«, Gehirnentzündung bei akuten Infektionskrankheiten mit punktförmigen (flohstichartigen) Blutungsherden um die Hirngefäße herum. **En|ce|phalitis disseminata:** = Multiple Sklerose. **En|ce|phalitis epi|demica:** Gehirngrippe, durch Viren hervorgerufene Erkrankung des Zentralnervensystems (übertragbar, epidemisch auftretend). **En|cepha|li̱tis meta|sta̱tica:** durch eine ins Gehirn verschleppte Infektion hervorgerufene Gehirnentzündung. **En|ce|phali̱tis purule̱nta:** eitrige Gehirnentzündung, Hirnabszess. **En|ce|phali̱tis rheu|ma̱tica:** rheumatisch bedingte Gehirnentzündung. **en|ze|phali̱tisch,** in fachspr. Fügungen: **en|ze|phali̱ticus, ...ca, ...cum:** durch Enzephalitis hervorgerufen

En|ze|phalo|arterio|gra|fie̱ [↑Encephalon u. ↑Arteriografie] *w;* -, ...i̱en: röntgenografische Darstellung der Hirnschlagadern

En|ze|phal|öde̱m [↑Encephalon und ↑Ödem] *s;* -s, -e: vorwiegend traumatisch bedingte Schwellung des Gehirns (z. B. nach Unfällen mit Schädelverletzungen)

En|ze|phalo|gra|fie̱ [↑Encephalon u. ↑...grafie] *w;* -, ...i̱en: **1)** = Elektroenzephalografie. **2)** veralt. röntgenografische Darstellung der mit Hirn-Rückenmarks-Flüssigkeit gefüllten Schädelräume nach Lufteinblasung. **En|ze|phalo|gra̱mm** [↑...gramm] *s;* -s, -e: veralt. Röntgenbild der Gehirnkammern; Messung der vom Schädel abgeleiteten Spannungsschwankungen, die eine Aussage über die Funktionsfähigkeit des Gehirns erlauben

En|ze|phalo|malazie̱ [↑Encephalon u. ↑Malazie] *w;* -, ...i̱en, in fachspr. Fügungen: **En|ce|phalomala̱cia**[1], *Pl.:* ...iae: »Gehirnerweichung«, eine Art Verflüssigung der Gehirnmasse mit Auflösung der Gehirnstruktur

En|ze|phalo|menin|go|ze̱le [↑Encephalon u. ↑Meningozele] *w;* -, -n: angeborener od. (seltener) auf Verletzung beruhender Hirn- u. Hirnhautbruch (Hirnsubstanz u. Hirnhaut treten durch Schädellücken hervor)

En|ze|phalo|mye|li̱tis [zu ↑Encephalon u. gr. *μυελός* = Mark] *w;* -, ...iti̱den, in fachspr. Fügungen: **En|ce|phalo|mye|li̱tis,** *Pl.:* ...i̱tides: Entzündung von Gehirn und Rückenmark. **En|ce|phalomyeli̱tis dis|semina̱ta:** = Multiple Sklerose

Enzephalon vgl. Encephalon

En|ze|phalo|pa|thie̱ [↑Encephalon u. ↑...pathie] *w;* -, ...i̱en, in fachspr. Fügungen: **En|ce|phalo|pa̱thia**[1], *Pl.:* ...iae: krankhafte Gehirnveränderungen (mit unterschiedlichen Ursachen). **En|ce|phalopa̱|thia saturni̱na:** Gehirnerkrankung als Folge einer chronischen Bleivergiftung

En|ze|phalor|rhagie̱ [zu ↑Encephalon u. gr. *ῥαγή* = Riss; Analogiebildung zu ↑Hämorrhagie] *w;* -, ...i̱en: Hirnblutung (als Folge von Gefäßrissen im Gehirn)

En|ze|phalo|ze̱le [↑Encephalon und ↑...zele] *w;* -, -n: »Hirnbruch«, Hervortreten von Hirnteilchen durch Lücken des Schädels (angeboren oder nach Verletzungen)

en|zo|o̱tisch, in fachspr. Fügungen: **en|zo|o̱ticus, ...ca, ...cum:** (Veterinärmedizin) ständiges oder sich häufig wiederholendes Auftreten einer Infektionskrankheit in bestimmten Gegenden, Beständen oder Orten

En|zy̱m [zu ↑en... u. gr. *ζύμη* = Sauerteig] *s;* -s, -e: ↑Protein, das als Katalysator die Stoffwechselvorgänge im Organismus entscheidend beeinflusst. **En|zym|ak|tivität:** Geschwindigkeit, mit der ein Enzym sein Substrat umsetzt, wird häufig alternativ zur Konzentrationsbestimmung von Enzymen in der Medizin verwendet, gemessen als Substratumsatz pro Zeiteinheit: 1 µmol/min = 1 IU (engl. *i*nternational *u*nit). **en|zyma̱tisch:** von Enzymen bewirkt. **En|zy̱m|de|fekt:** Fehlen eines für den Stoffwechsel notwendigen Enzyms infolge Mutation des zugehörigen Gens. **En|zy̱m|einheit:** diejenige Enzymmenge, die unter definierten Bedingungen die Umwandlung von einem Mikromol Substrat pro Minute katalysiert; Abk.: IU (engl. *international unit*) oder IE (internationale Einheit). **En|zy̱m|immun|assay,** auch: **En|zy̱m|immunoassay** [...ɪ'mu:n[o] ə'seɪ]: quantitative Bestimmung biologisch aktiver Substanzen (z. B. Pharmaka) in Körperflüssigkeiten mit Antikörpern, die mit Enzymen markiert sind. **En|zymo|lo̱ge** *m;* -n, -n, **En|zymo|lo̱gin** *w;* -, -nen [↑...loge]: Wissenschaftler/-in auf dem Gebiet der Enzymologie. **En|zymo|logie̱** [↑...logie] *w;* -: Lehre von den Enzymen. **En|zymo|pa|thie̱** [↑...pathie] *w;* -, ...i̱en: Schädigung (Erkrankung) des Organismus, die auf einem angeborenen Mangel oder auf einem Nichtvorhandensein bzw. auf einer blockierten Funktion der Enzyme beruht

en|zystie̱|ren [zu ↑en... u. gr. *κύστις* = Harnblase; Beutel, Blase]: sich einkapseln (z. B. von Saugwurmlarven)

Eog, EOG: Abk. für: ↑Elektrookulogramm

Eo|si̱n [zu gr. *ἕως (ἑώς)* = Morgenröte] *s;* -s: roter Farbstoff, der u. a. in der mikroskopischen Technik zur Zell- u. Gewebefärbung verwendet wird

Eo|sino|penie̱ [Kurzbildung zu ↑*eosino*phil u. gr. *πένης* = arm] *w;* -: extremer Schwund der ↑eosinophilen weißen Blutkörperchen

eo|sino|phi̱l [zu ↑Eosin u. gr. *φίλος* = lieb; Freund]: mit Eosin besonders gut färbbar (von Zellen od. Geweben, speziell von ↑Leukozyten). **eosino|phi̱le Faszi|li̱tis:** = Shulman-Syndrom. **Eo|sino|phi̱le** *Pl.:* ↑Granulozyten, die mit Eosin gut anfärbbar sind. **Eo|sino|philie̱** *w;* -: **1)** die Affinität bestimmter Zellen od. Gewebe (speziell von Leukozyten) zu Eosin. **2)** Vermehrung der mit Eosin rot färbbaren weißen Blutkörperchen auf über 4 % im Blutausstrich

ep..., Ep... vgl. epi..., Epi...

Ep|acta̱lia [zu gr. *ἐπακτός* = herbeigeholt; fremd] *Pl.:* Schaltknochen, überzählige Knochen, die sich zuweilen in den Schädelnähten entwickeln (eine harmlose Anomalie)

Epencephalon vgl. Rhombencephalon

Ep|en|dy̱m, in der anat. Nomenklatur: **Ep|e̱n|dyma** [aus gr. *ἐπένδυμα* = Oberkleid] *s;* -s: feinhäutige Zellschicht, mit der die Hirnhöhlen u. der Zentralkanal des Rückenmarks ausgekleidet sind. **ep|endyma̱l:** das Ependym betreffend, zum Ependym gehörend. **Ep|en|dymitis** *w;* -, ...itiden (in fachspr. Fügungen: ...itides): Entzündung des Ependyms

Ep|en|dymo|blastom [↑Ependym und ↑Blastom] *s;* -s, -e: Geschwulst aus embryonalen Ependymzellen

Ep|en|dymom [zu ↑Ependym] *s;* -s, -e: Geschwulst (speziell Hirntumor) aus Ependymzellen oder einem Ependym ähnlichen Zellen

eph..., Eph... vgl. epi..., Epi...

Eph|apse [↑epi... u. gr. ἁψίς = Verknüpfung] *w;* -, -n: nicht physiologische (z. B. an Verletzungsstellen auftretende) ↑Synapse, kann zu pathologischen Muskelkontraktionen sowie zu Neuralgien führen

Ephe|bie *w;* -: Pubertät (des jungen Mannes)

ephebo|phil: eine homosexuelle Neigung zu jungen Männern empfindend (Med., Psychol.)

Eph|e|li|den, auch: **Epheli|des** [von gleichbed. gr. ἐφηλίδες] *Pl.:* Sommersprossen, anlagebedingte, stärker pigmentierte kleine, bräunliche Hautflecken an Körperstellen, die bes. dem Sonnenlicht ausgesetzt sind

eph|emer [aus gr. ἐφήμερος = für den Tag, einen Tag dauernd, vergänglich]: nur einen Tag dauernd, eintägig, schnell vorübergehend (z. B. vom Fieber gesagt). **Eph|emera** *w;* -: »Eintagsfieber«, allg. Bez. für einen Fieberzustand, der nicht länger als etwa einen Tag anhält

EPH-Gestose *w;* -, -n: heute nicht mehr übliche Bez. für: durch die Symptomentrias Ödeme, Proteinurie und Bluthochdruck (engl. = *e*dema, *p*roteinuria, *h*ypertension) charakterisiertes Krankheitsbild (früher als Präeklampsie bezeichnet); hypertensive Schwangerschaftserkrankung

Eph|idrose [aus gr. ἐφίδρωσις = Schweiß am Oberleib] *w;* -, in fachspr. Fügungen: **Eph|idrosis:** veralt. Bez. für: ↑Hyper[h]idrose

> **epi..., Epi...**
>
> vor Vokalen meist **ep..., Ep...,** vor h: **eph..., Eph...**
> ⟨gr. ἐπί »darauf, auf, an, während, durch, bei«⟩
> Präfix mit der Bedeutung »darauf (örtlich u. zeitlich), daneben, bei, darüber«:
> - Epidermis
> - ephemer
> - Ependym

Epi|an|dro|steron [↑epi... u. ↑Androsteron] *s;* -s: im Harn vorkommendes ↑Isomer des ↑Testosterons mit schwach ↑androgener Wirkung

Epi|ble|pharon [↑epi... u. gr. βλέφαρον = Augenlid] *s;* -s, ...ra: angeborene dicke Hautfalte, die dem Unterlidrand unmittelbar parallel vorgelagert ist

Epicanthus vgl. Epikanthus

epicardialis vgl. epikardial. **Epicardium** vgl. Epikard

Epicondylitis vgl. Epikondylitis

Epi|condylus [↑epi... u. ↑Condylus] *m;* -, ...li: Vorsprung bzw. Fortsatz des Gelenkknorrens der langen Röhrenknochen (Anat.); vgl. auch: Epikondylus. **Epi|condylus lateralis (femoris** bzw. **humeri):** Vorsprung an den seitlichen Flächen des inneren und äußeren Gelenkknorrens des Oberschenkels bzw. Oberarms. **Epi|condylus media|lis (femoris** bzw. **humeri):** Vorsprung an den mittleren Flächen des inneren u. äußeren Gelenkknorrens des Oberschenkels bzw. Oberarms

epicranialis vgl. epikranial

epidemicus vgl. epidemisch. **Epi|demie** [von gr. ἐπιδημία = im ganzen Volk verbreitete Krankheit, Seuche] *w;* -, ...ien: zeitlich begrenztes Auftreten einer Infektionskrankheit innerhalb eines größeren Lebensraumes bei hoher Erkrankungsrate; Massenerkrankung, Seuche; Gegensatz: ↑Endemie

Epi|demio|loge *m;* -n, -n, **Epi|demio|login** *w;* -, -nen [↑Epidemie u. ↑...logie]: Wissenschaftler/-in mit bes. Kenntnissen auf dem Gebiet der Epidemiologie. **Epi|demio|logie** [↑...logie] *w;* -: Lehre von der Entstehung, Verbreitung und Bekämpfung epidemischer Infektionskrankheiten, i. w. S. von der Verteilung von Krankheiten allgemein, deren Ursachen, Formen und sozialen Folgen in der Bevölkerung. **epi|demio|logisch:** die Epidemiologie betreffend

epi|demisch, in fachspr. Fügungen: **epi|demicus, ...ca, ...cum** [zu ↑Epidemie]: in Form einer Epidemie auftretend (von Infektionskrankheiten); z. B. in der Fügung ↑Hepatitis epidemica

epi|dermal [zu ↑Epidermis]: von der Epidermis stammend, zu ihr gehörend

Epi|dermis [zu ↑epi... u. ↑Derma] *w;* -, ...men: Oberhaut, (beim Menschen u. bei den Wirbeltieren mehrschichtige) äußere Zellschicht der Haut

Epi|dermis|wachstums|faktor: Faktor, der zu einer Proliferation von epithelialen und epidermalen Zellen führt; Abk.: EGF; die Rezeptoren für EGF (EGF-Rezeptoren; Abk.: EGFR) werden in den Zellen vieler Tumorarten verstärkt exprimiert, was zu unkontrolliertem Wachstum führen kann. Dieses versucht man in der Krebstherapie mit Hemmstoffen (EGFR-Inhibitoren) zu beeinflussen

Epi|dermo|id [↑Epidermis u. ↑...id] *s;* -[e]s, -e: ↑Zyste mit oberhautähnlicher Auskleidung

Epi|dermo|lyse [zu ↑Epidermis u. gr. λύειν = lösen, auflösen] *w;* -, -n, in fachspr. Fügungen: **Epi|dermo|lysis,** *Pl.:* ...lyses: krankhafte Ablösung der Oberhaut. **Epi|dermo|lysis bullosa hereditaria:** erbliche Hautkrankheit, die charakterisiert ist durch eine übermäßige Brüchigkeit u. bläschenförmige Ablösung der Epidermis

Epi|dermo|mykose [↑Epidermis u. ↑Mykose] *w;* -, -n: allg. Bez. für entzündliche Oberhauterkrankungen, die durch niedere Pilze (z. B. Trichophytonarten) verursacht werden

Epi|dermo|phyt [↑Epidermis und ↑...phyt] *m;* -en, -en, in der biolog. Nomenklatur: **Epi|dermo|phyton** *s;* -[s], ...ta: ↑Dermatophyt; Gattung krankheitserregender Hautpilze. **Epi|dermophyton in|gui|nale:** weltweit verbreiteter Hautpilz, Erreger der ↑Epidermophytia inguinalis. **Epi|dermo|phytia ec|zematosa:** Pilzerkrankung der Haut mit ekzemartigen Herden. **Epi|dermophytia ingui|nalis:** durch ↑Epidermophyton inguinale hervorgerufene Infektionskrankheit, die die Haut der Leistengegend, der ↑Vulva u. der Afterfalten befällt. **Epi|dermo|phytie** *w;* -, ...ien, in fachspr. Fügungen: **Epi|dermo|phytia**[1], *Pl.:* ...iae: ↑Dermatophytose, auch: ↑Tinea (corporis, pedis); durch Epidermophyten verursachte Pilzkrankheit der Oberhaut und der Nägel (z.B. Fußpilz)

Epidermophyton vgl. Epidermophyt

Epi|didym|ek|tomie [↑Epididymis u. ↑Ektomie] *w;* -, ...ien: operative Entfernung eines Nebenhodens

Epi|didymis [zu ↑epi... u. gr. *δίδυμος* = doppelt; (Pl.:) die Hoden] *w;* -, ...didymiden (rein fachspr.: ...didymides): Nebenhoden, aus dem obersten Teil der Urniere entstandenes, dem Hoden anliegendes männliches Geschlechtsorgan, das als Reifungsort des Samens u. zur Ableitung des Samens aus dem Hoden in den Samenleiter dient

Epi|didymitis [zu ↑Epididymis] *w;* -, ...mitiden (in fachspr. Fügungen: ...mitides): Nebenhodenentzündung

Epi|didymo|vaso|stomie [↑Epididymis, ↑Vas u. ↑...stomie] *w;* -, ...ien: operative Verbindung des Samenleiters mit dem Nebenhoden

epi|dural, in fachspr. Fügungen: **epi|duralis, ...le** [zu ↑epi... u. ↑Dura mater encephali]: auf der harten Hirnhaut gelegen; z.B. in der Fügung ↑Haematoma epidurale

Epi|dural|an|äs|thesie: Betäubung durch Einspritzen von Betäubungsmitteln in den Raum zwischen harter Hirnhaut u. Wirbelkanal

Epi|dural|raum: Raum zwischen der äußersten Hülle des Rückenmarks und dem Wirbelkanal

epi|gam [zu ↑epi... u. gr. *γάμος* = Heirat, Ehe; Beischlaf]: nach der Befruchtung stattfindend (Biol.)

Epi|gast|ralgie [↑Epigastrium u. ↑...algie] *w;* -, ...ien: Schmerzen im Epigastrium

epi|gast|risch, in fachspr. Fügungen: **epi|gastricus, ...ca, ...cum** [zu ↑epi... u. gr. *γαστήϱ*, Gen.: *γαστϱός* = Bauch; Magen]: zum ↑Epigastrium gehörend, im Epigastrium liegend; z.B. in der Fügung ↑Fossa epigastrica. **Epi|gast|rium** [aus gr. *ἐπιγάστϱιον* = Oberbauch (bis zum Nabel)] *s;* -s, ...rien [...iən]: Magengrube, Bez. der Körperregion im Winkel beider Rippenbogen zwischen Schwertfortsatz des Brustbeins und Nabel (Anat.)

Epigenetik: (Humangenetik) Lehre, die sich mit vererbbaren Zelleigenschaften (z.B. Imprinting, X-Inaktivierung) befasst, die nicht durch die Sequenz der Desoxyribonukleinsäure bestimmt werden

epi|genetisch [↑epi... u. ↑genetisch]: durch Umwelteinflüsse bedingt (auf die Änderung der Erbfaktoren bezogen)

epi|glotticus, ...ca, ...cum [zu ↑Epiglottis]: zum Kehldeckel gehörend. **Epi|glottis** [aus gleichbed. gr. *ἐπιγλωττίς*, Gen.: *ἐπιγλωττίδος* zu gr. *ἐπί* = auf, über usw. u. gr. *γλῶσσα (γλῶττα)* = Zunge] *w;* -, ...ttiden (rein fachspr.: ...glottides): »Kehldeckel«, beweglicher, blattförmiger, ovaler oder herzförmiger Knorpel, der den Eingang zum Kehlkopf beim Schluckakt verschließt

Epi|glottitis [zu ↑Epiglottis] *w;* -, ...itiden (in fachspr. Fügungen: ...itides): Entzündung der Schleimhaut des Kehldeckels

Epi|gna|thus [↑epi... u. gr. *γνάϑος* = Kinnbacken] *m;* -, ...gna|then: parasitäre Doppelfehlbildung der Art, dass ein pharyngeales od. palatales Teratom den Mund ausfüllt

Epi|kan|thus [↑epi... u. ↑Kanthus] *m;* -, in fachspr. Fügungen: **Epi|can|thus:** Hautfalte am inneren Rand des oberen Augenlids. **Epi|can|thus lateralis:** (sehr selten vorkommende) Hautfalte am äußersten Lidwinkel

Epi|kard [zu ↑epi... u. ↑Kardia] *s;* -[e]s, -e, anatomisch fachspr.: **Epi|cardium,** *Pl.:* ...dia: das dem Herzen der Wirbeltiere u. des Menschen unmittelbar aufliegende Blatt (aus serösem Epithel) des Herzbeutels. **epikardial,** in fachspr. Fügungen: **epi|cardia|lis, ...le:** das Epikard betreffend

Epi|kondylitis [zu ↑Epicondylus] *w;* -, ...itiden, in fachspr. Fügungen: **Epi|condylitis,** *Pl.:* ...itides: Entzündung eines ↑Epicondylus, [meist durch Überlastung verursachter] schmerzhafter Reizzustand der Sehnenansätze der Unterarmmuskeln; Tennisarm, Tennisellbogen

Epi|kondylus *m;* -, ...li od. ...dylen: eindeutschende Schreibung für ↑Epicondylus

epi|kranial, in fachspr. Fügungen: **epi|crania|lis, ...le** [zu ↑epi... u. ↑Cranium]: dem Schädel aufliegend; z.B. Aponeurosis epicranialis (↑Aponeurose)

Epi|krise [aus gr. *ἐπίκϱισις* = Beurteilung, Entscheidung] *w;* -, -n: zusammenfassende kritische Analyse eines abgeschlossenen Krankheitsfalles seitens des Arztes bzw. der Ärztin. **epi|kritisch:** die Epikrise betreffend, einen abgeschlossenen Krankheitsfall kritisch analysierend

Epi|kutan|probe und **Epi|kutan|test** [zu ↑epi... u. ↑Kutis]: Läppchenprobe, Test zur Feststellung von Allergenen, bei dem die Testsubstanz mithilfe eines Leinenläppchens auf die Haut aufgebracht wird

Epilation [zu ↑[1]ex... u. lat. *pilus* = Haar] *w;* -, -en: »Enthaarung«, Entfernung von Körperhaaren mitsamt den Haarwurzeln. **Epilatorium** *s;* -s, ...rien [...iən]: Haarentfernungsmittel; Instrument zum Entfernen von Körperhaaren

Epi|lep|sie [von gr. *ἐπιληψία* = das Anfassen; der Anfall; die Fallsucht] *w;* -, ...sien, in fachspr. Fügungen: **Epi|lep|sia**[1], *Pl.:* ...siae: »Fallsucht«, Bezeichnung für eine Gruppe erblicher, traumatisch bedingter oder auf organischen Schädigungen beruhender Erkrankungen, deren charakteristische Zeichen wiederkehrende epileptische Anfälle sind: zerebrale Krampfanfälle, Bewusstlosigkeit, Schaum vor dem Mund, Zungenbiss und Einnässen. **Epi|lep|sia major:** »großer Krampfanfall«, veralt. Bez. für einen schweren epileptischen Anfall, durch eine ↑Aura eingeleitet, u. a. mit starken klonischen Krämpfen, Bewusstlosigkeit und Gedächtnisverlust verbunden. **Epi|lep|sia minor:** »kleiner Krampfanfall«, veralt. Bez. für einen mit nur leichten Krämpfen und leichter Bewusstseinstrübung verbundenen epileptischen Anfall. **Epi|lep|sia nutans** [lat. *nutare* = wanken, schwanken; nicken]: »Nickkrampf«, anfallsweise auftretende Nickbewegungen des Kopfes und Oberkörpers bei Säuglingen und Kleinkindern. **Epi|lep|sia pro|cursiva:** »Laufepilepsie«, veralt. Bez. für eine Form des epileptischen Anfalls, die charakterisiert ist durch einen starken Bewegungsdrang des Kranken (insbesondere Vorwärtslaufen und bizarre Körperbewegungen). **Epi|lep|sia trau|matica:** Epilepsie nach Schädelverletzungen

epi|lepti|form, in fachspr. Fügungen: **epi|lepti|formis, ...me** [zu ↑epileptisch u. lat. *forma* = Gestalt, Form]: einem epileptischen Anfall od. seinen Erscheinungsformen vergleichbar, ähnlich, entsprechend

Epi|leptiker *m;* -s, -, **Epi|leptikerin** *w;* -, -nen [zu gr. ἐπιληπτικός = an Epilepsie leidend]: Person, die an Epilepsie erkrankt ist, Fallsüchtige/-r. **epi|leptisch:** die Epilepsie betreffend, die Symptome der Epilepsie betreffend oder zeigend

epi|lepto|gen [↑epileptisch u. ↑...gen]: eine Epilepsie bewirkend

epi|lepto|id [↑epileptisch u. ↑...id]: = epileptiform

epilie|ren [zu ↑[1]ex... u. lat. *pilus* = Haar]: Körperhaare [mitsamt den Wurzeln] entfernen, enthaaren

Epi|ne|phrek|tomie [↑Epinephron u. ↑Ektomie] *w;* -, ...ien: operative Entfernung der Nebennieren; vgl. Adrenalektomie

Epinephrin vgl. Adrenalin

Epi|ne|phritis [zu ↑epi... u. gr. νεφρός = Niere] *w;* -, ...ritiden (in fachspr. Fügungen: ...ritides): Entzündung der Fettkapsel der Niere

Epi|ne|phron [zu ↑epi... u. gr. νεφρός = Niere] *s;* -s, ...phra od. ...phren: Nebenniere (↑Glandula suprarenalis)

epi|neu|ral [zu ↑epi... u. gr. νεῦρον = Sehne, Flechse; Nerv]: die bindegewebige Hülle der Nervenstämme betreffend. **Epi|neu|rium** *s;* -s, ...rien [...iən]: bindegewebige Hülle der Nervenstämme (Anat.)

Epi|or|chium [zu ↑epi... u. gr. ὄρχις, Gen.: ὄρχιος = Hoden] *s;* -s, ...chien [...iən]: = Lamina visceralis testis

Epi|pharyn|gitis [zu ↑Epipharynx] *w;* -, ...itiden (in fachspr. Fügungen: ...itides): Entzündung des nasalen Abschnitts des Rachenraums

Epi|pharynx [↑epi... u. ↑Pharynx] *m;* -: Nasenrachenraum, der nasale Abschnitt des Rachenraums (Anat.)

Epi|phora [von gr. ἐπιφορά = der Andrang; das Hervorbrechen (von Feuchtigkeit)] *w;* -: Tränenträufeln, Tränenfluss (als physiologischer Vorgang beim Weinen od. pathologisch bei Hypersekretion der Tränendrüsen)

epi|phrenisch, in fachspr. Fügungen: **epi|phrenicus, ...ca, ...cum** [zu ↑epi... u. gr. φρήν, Gen.: φρενός = Zwerchfell; Geist; Gemüt]: über dem Zwerchfell gelegen

Epi|physe [aus gr. ἐπίφυσις = Zuwuchs, Ansatz] *w;* -, -n, anat. fachspr.: **Epi|physis** *w;* -, ...physes: **1)** das beidseitige Endstück (Gelenkstück) der langen Röhrenknochen bei Wirbeltieren u. beim Menschen. **2)** = Corpus pineale

Epi|physeo|dese oder **Epi|physio|dese** [zu ↑Epiphyse und gr. δεῖν = binden] *w;* -, -n: (u. a. zur Korrektur von X-Beinen angewandte) operative Methode zur Unterbindung des Wachstums der ↑Epiphyse (1)

Epi|physeo|lyse oder **Epi|physio|lyse** [zu ↑Epiphyse u. gr. λύειν = lösen, auflösen] *w;* -, -n, auch: **Epi|physeo|lysis** bzw. **Epi|physio|lysis,** *Pl.:* ...lyses: entzündliche, mechanische od. traumatische Ablösung einer ↑Epiphyse (1) vom Röhrenknochen

epi|physia|lis, ...le [zu ↑Epiphyse]: zur Epiphyse (1) gehörend; z. B. in der Fügung ↑Cartilago epiphysialis

Epiphysis vgl. Epiphyse

Epi|phyt [↑epi... u. ↑...phyt] *m;* -en, -en: **1)** Organismus (insbes. Pflanzen, bestimmte Pilze), der symbiontisch oder indifferent, nicht aber parasitär auf einem anderen Organismus wächst und lebt. **2)** unkorrekte Bez. für ↑Epidermophyt

Epi|plo|entero|zele [↑Epiploon, ↑Enteron u. ↑...zele] *w;* -, -n: Bauchbruch mit Netz- u. Darmteilen im Bruchsack

epi|ploi|cus, ...ca, ...cum [zu ↑Epiploon]: zum großen Netz (↑Epiploon) gehörend, es betreffend; z. B. ↑Appendices epiploicae

Epi|plo|itis [zu ↑Epiploon] *w;* -, ...itiden (in fachspr. Fügungen: ...itides): Entzündung des ↑Epiploons

Epi|plo|on [aus gr. ἐπίπλοον = Netz um die Eingeweide] *s;* -s, ...ploa: netz- od. schürzenartige Verdoppelung der Bauchfellfalten, die vom Magen bis zu den anliegenden Organen reicht (in der anat. Nomenklatur gilt dafür die Bezeichnung ↑Omentum)

Epi|plo|zele [↑Epiploon u. ↑...zele] *w;* -, -n: »Netzbruch«, Bauchbruch mit Netzteilen im Bruchsack

Epi|pygus [zu ↑epi... u. gr. πυγή = Hintere, Steiß] *m;* -, ...pygen u. ...pygi: nicht mehr gebräuchliche Bez. für eine fehlgebildete Zwillingsfrucht, bei der die eine (verkümmerte) Frucht am Kreuzbein der anderen (regelrecht entwickelten) sitzt

episcleralis vgl. episkleral

Episcleritis vgl. Episkleritis

Epi|sio|tomie [gr. ἐπίσιον = Schamgegend u. ↑...tomie] *w;* -, ...ien: Scheiden-Damm-Schnitt, operativer Einschnitt in den Damm seitlich der Schamspalte zur Vermeidung eines Dammrisses bei der Entbindung

Epi|sklera [↑epi... u. ↑Sklera] *w;* -, ...ren: Bindegewebe zwischen Bindehaut u. Lederhaut des Auges

epi|skleral, in fachspr. Fügungen: **epi|scleralis, ...le** [zu ↑Episklera]: zur Episklera gehörend; z. B. in der Fügung ↑Arteriae episclerales

Epi|skleritis [zu ↑Episklera] *w;* -, ...itiden, in fachspr. Fügungen: **Epi|scleritis,** *Pl.:* ...itides: Entzündung der Episklera

epi|sodisch, in fachspr. Fügungen: **epi|sodicus, ...ca, ...cum** [zu gr. ἐπεισόδιος = hinzukommend, nicht wesentlich zur Sache gehörend]: vorübergehend; z. B. in der Fügung ↑Adynamia episodica hereditaria

Epi|som [↑epi... u. ↑...som] *s;* -s, -en (meist *Pl.*): ↑Plasmide, die sich in die Chromosomen integrieren können (Biol.)

Epi|spadie [zu ↑epi... u. gr. σπαδών = Riss, Spalte] *w;* -, ...ien: angeborene Fehlbildung des ↑Penis derart, dass die Harnröhre auf der Oberseite des Penis spaltförmig mündet

Epi|spastikum [zu gr. ἐπισπαστικός = anziehend] *s;* -s, ...ka: Zugmittel, Hautreizmittel

Epi|stase [↑epi... u. gr. στάσις = Stellung, Stand; das Stehen] *w;* -, -n: das Zurückbleiben in der Entwicklung bestimmter Merkmale bei einer Art oder einer Stammeslinie gegenüber verwandten Formen (Biol.)

Epi|stasie *w;* -, ...ien, **Epi|stasis** *w;* -, ...asen: Überdeckung der Wirkung eines Gens durch ein anderes, das nicht zum gleichen Erbanlagenpaar gehört. **epi|statisch:** die Wirkung eines Gens durch ein anderes überdeckend

Epi|staxis [aus gr. ἐπίσταξις = das dauernde Tröpfeln, insbes. das Nasenbluten] *w;* -: Nasenbluten

Epi|stro|pheus [...oɪs], auch: **Epi|stro|pheus** [...e-us; aus gr. ἐπιστροφεύς = Umdreher (Name des ersten Halswirbels)] *m;* -: veralt. Bez. für den zweiten (früher: den ersten) Halswirbel bei Reptilien, Vögeln, Säugetieren und Menschen, über dessen Fortsatz sich der ringförmige erste Halswirbel (↑Atlas) dreht; in der neueren Nomenklatur: ↑Axis

Epi|thalamus [↑epi... u. ↑Thalamus] *m;* -, ...mi: Bezeichnung für den auf dem Thalamus liegenden Gehirnabschnitt (umfasst ↑Stria medullaris, ↑Trigonum habenulae, ↑Habenula u. ↑Corpus pineale)

Epi|thel [zu ↑epi... u. gr. ϑηλή = Mutterbrust, Brustwarze (nlat. übertragen gebraucht im Sinne von »Hautpapille; papillenreiche Zellschicht«)] *s;* -s, -e u. -ien [...iən], anatomisch fachspr.: **Epi|thelium,** *Pl.:* ...lia: oberste Zellschicht (Deckgewebe) des menschlichen u. tierischen Haut- und Schleimhautgewebes. **epi|theli|al:** zum Epithel gehörend, aus Epithel bestehend

Epi|thelio|lyse [zu ↑Epithel u. gr. λύειν = lösen, auflösen] *w;* -, -n: krankhafte Ablösung des Epithels

Epi|theliom [zu ↑Epithel] *s;* -s, -e, in fachspr. Fügungen: **Epi|thelio|ma,** *Pl.:* -ta: aus Epithelzellen hervorgehender Hauttumor; im engeren Sinne: = Epithelioma malignum. **Epi|thelio|ma adeno|ides cysticum:** Bildung zahlreicher gutartiger (ca. erbsengroßer) Hautknötchen im Bereich der Haarbälge (bes. im Bezirk der Nasen-Wangen-Falte; speziell bei Jugendlichen während der Pubertätszeit). **Epi|thelio|ma baso|cellulare** = Basaliom. **Epi|thelio|ma con|tagio|sum:** durch ein Virus verursachte ansteckende Hauterkrankung, charakterisiert durch die Bildung kleiner, etwa perlgroßer, mattweißer od. rosa Hautknötchen, die in der Mitte eingedellt sind. **Epi|thelio|ma mali|gnum:** Hautkrebs, Hautkarzinom, zusammenfassende Bez. für die verschiedenen Formen aus wucherndem Epithelgewebe hervorgehender bösartiger Tumoren der Haut (darunter die Hauptformen ↑Basaliom u. ↑Spinaliom)

Epi|thelisation [zu ↑Epithel] *w;* -, -en: Bildung von Epithelgewebe

Epithelium vgl. Epithel

Epi|thel|körperchen *Pl.:* Bezeichnung für die Nebenschilddrüsen (vgl. Glandula parathyreoidea inferior u. superior); Abk.: EK

Epi|thelo|id|zellen [↑Epithel u. ↑...id]: epithelzellenähnliche ↑Histiozyten, die z. B. in ↑Tuberkeln vorkommen

Epi|thel|perlen: in der Struktur einer Perle vergleichbare gutartige Anhäufungen aus verhornten Epithelzellen

Epi|thel|pfropfung: veralt. Methode der Hauttransplantation: Aufpfropfung von kleinen Epitheltransplantaten auf schlecht heilende Wunden

Epi|thel|zylinder *Pl.:* zylindrisch zusammengeballte Epithelzellenverbände im Harn

Epi|these [aus gr. ἐπίϑεσις = das Darauflegen] *w;* -, -n: **1)** operative Korrektur einer Deformität oder eines verkrümmten Gliedes. **2)** Schiene oder Stützapparat

Epi|top [↑epi... u. gr. τόπος = Ort, Platz, Stelle] *m* od. *s;* -s, -e: Abschnitt eines ↑Antigens, der die Spezifität eines ↑Antikörpers bestimmt

epi|tuberkulös [zu ↑epi... u. ↑Tuberkulose]: im Gefolge einer Tuberkulose sich entwickelnd (von unspezifischen Veränderungen der Lunge gesagt)

epi|tympanisch, in fachspr. Fügungen: **epitympanicus, ...ca, ...cum** [zu ↑epi... u. ↑Tympanum]: im oberen Teil der Paukenhöhle liegend (z. B. in der Fügung ↑Recessus epitympanicus)

Epi|tympanon und **Epi|tympanum** [↑epi... u. ↑Tympanum] *s;* -s, ...na: = Recessus epitympanicus

Epi|ty|phlitis [zu ↑Epityphlon] *w;* -, ...itiden (in fachspr. Fügungen: ...itides): selten für: Appendizitis

Epi|ty|phlon [↑epi... u. ↑Typhlon] *s;* -s, ...phla: selten für: Appendix (1)

Epi|zoo|logie [↑Epizoon u. ↑...logie] *w;* -: Lehre von den auf der Körperoberfläche lebenden Hautschmarotzern

Epi|zo|on [↑epi... u. gr. ζῷον = Lebewesen, Tier] *s;* -s, ...zoen u. ...zoa (meist *Pl.*): auf der Körperoberfläche bes. von Tieren lebende Hautschmarotzer (z. B. Läuse)

Epi|zoo|nose [↑Epizoon und gr. *νόσος* = Krankheit] *w;* -, -n: durch Epizoen hervorgerufene Hautkrankheit

epi|zo|otisch, in fachspr. Fügungen: **epi|zo|oticus, ...ca, ...cum** [zu ↑Epizoon]: durch Epizoen hervorgerufen; z. B. in der Fügung ↑Aphthae epizooticae

EPO: Abk. für *E*rythro*po*etin

E
Epiz

Ep|ony|chium [zu ↑epi... u. gr. *ὄνυξ*, Gen.: *ὄνυχος* = Nagel] *s;* -s, ...ien [...iən] u. ...ia: die auf der Nagelwurzel liegende Hautschicht

Ep|oo|phoron [↑epi... u. ↑Oophoron] *s;* -s, ...ra: »Nebeneierstock«, der ↑Epididymis homologes, aus der Urniere hervorgegangenes rudimentäres Anhangsgebilde der weiblichen Geschlechtsorgane beiderseits oberhalb des Eierstocks (bei Wirbeltieren u. beim Menschen)

Eprou|vette [epru'vɛtə; aus gleichbed. frz. *éprouvette* (zu frz. *éprouver* = probieren, versuchen)] *w;* -, -n: bes. *österr.* für: Proberöhrchen oder Reagenzglas

Ep|silon|alkoholiker, Ep|silon|alkoholikerin [gr. *ε (ἒ ψιλόν)* = 5. Buchstabe des gr. Alphabets]: episodische/-r Alkoholabhängige/-r mit Kontrollverlust

Epstein-Barr-Virus [nach den engl. Medizinern M. A. Epstein, geb. 1921, u. M. L. Barr, 1908–1995]: in Zellen des ↑Burkitt-Tumors regelmäßig vorkommendes, zu den ↑Herpesviridae gehörendes Virus, Erreger der ↑Mononucleosis infectiosa

Ep|ulis [zu ↑epi... u. gr. *οὖλον (οὖλις)* = Zahnfleisch] *w;* -, ...uliden (in fachspr. Fügungen: ...ulides): Zahnfleischgeschwulst (Pseudotumor)

EQ: Abk. für ↑Energiequotient

Equi|lin [zu lat. *equus* = Pferd] *s;* -s, -e: aus Stutenharn gewonnenes konjugiertes (im Stoffwechsel durch Kopplung von Glukuron- oder Schwefelsäure wasserlösliches und damit ausscheidungsfähiges) Östrogen; in der Humanmedizin nicht mehr gebräuchlich

Equi|no|varus *m;* -, ...vari u. ...varen: übliche Kurzbez. für: Pes equinovarus

equi|no|varus, ...ra, ...rum [lat. *equinus* = zum Pferd gehörend, Pferde... u. lat. *varus* = auseinandergebogen, krummbeinig]: spitz- u. klumpfüßig; z. B. in der Fügung ↑Pes equinovarus. **Equi|nus** *m;* -, ...ni u. ...nen: übliche Kurzbez. für: Pes equinus

equi|nus, ...na, ...num [aus lat. *equinus* = zum Pferd gehörend, Pferde...]: **1)** zum Pferd gehörend, Pferde...; z. B. in der Fügung ↑Cauda equina. **2)** spitzfüßig (in der Fügung ↑Pes equinus)

Er: chem. Zeichen für ↑Erbium

Eradikation [zu lat. *eradicare* = mit der Wurzel herausreißen] *w;* -, -en: Ausrottung eines Krankheitserregers bzw. einer Krankheit. **eradikativ** [...ti:f]: ausrottend (von Arzneimitteln)

Erasion: veralt. Bez. für: Zurückbleiben von Krankheitserregern im Organismus

Erb-Charcot-Krankheit [...ʃar'ko:...; nach dem dt. Neurologen W. H. Erb, 1840–1921, u. dem frz. Neurologen J. M. Charcot, 1825–1893]: spastische Spinalparalyse (Rückenmarkslähmung). **Erb-Duchenne-Krankheit** [...dʏ'ʃɛn...]: = Duchenne-Erb-Lähmung

ERBF: Abk. für *e*ffektiver *r*enaler *B*lut*f*luss

Erb|gang: Vererbungsweise eines Merkmals, das sich aus seiner statistischen Verteilung in den Generationen ableiten lässt

Erb-Gold|flam-Krankheit [S. V. Goldflam, poln. Neurologe, 1852–1932]: seltene Bez. für: ↑Myasthenia gravis pseudoparalytica

Erbgrind vgl. Favus

Erbium [künstliche Bildung zu -erb- in Ytterbit (Erbium kommt in diesem Mineral vor)] *s;* -s: metallisches chemisches Element; Zeichen: Er

Erbkrankheit, Erbleiden: genetisch bedingte Erkrankung, die nach bestimmten Regeln auf nachfolgende Generationen vererbt werden kann und dadurch familiär gehäuft auftritt

Erb|plasma vgl. Idioplasma

Erb-Punkt [nach dem dt. Neurologen W. H. Erb, 1840–1921]: **1)** Stelle über dem Schlüsselbein, von der aus das Armnervengeflecht elektrisch gereizt werden kann. **2)** Stelle am linken Brustbeinrand zum Abhören der Aortenklappen

Erbrechen vgl. Vomitus u. Emesis

Erbsenbein vgl. Os pisiforme

ERC: Abk. für ↑*e*ndoskopische *r*etrograde *C*holangiografie

ERCP: Abk. für ↑*e*ndoskopische *r*etrograde *C*holangio-*P*ankreatografie

Erdheim-Tumor [nach dem österr. Pathologen Jakob Erdheim, 1874–1937]: = Kraniopharyngeom

erektil, in fachspr. Fügungen: **erectilis, ...le** [zu lat. *erigere, erectum* = aufrichten]: zur Aufrichtung fähig bzw. geeignet, schwellfähig, erektionsfähig (von Organen, insbes. vom ↑Penis). **Erektion** *w;* -, -en: durch Blutstauung bedingte Versteifung u. Aufrichtung von Organen, die (wie z. B. das männliche Glied) mit Schwellkörpern versehen sind. **Erektor** *m;* -s, ...toren: Kurzbez. für Musculus erector spinae (↑Muskel)

Erep|sin [Kunstw. aus gr. *ἐρέπτεσθαι* = rupfen; fressen, verzehren u. ↑Pepsin] *s;* -s: veralt. Bez. für ein Protein spaltendes Enzymgemisch im Saft des Dünndarms und der Bauchspeicheldrüse

Ere|thiker *m;* -s, -, **Ere|thikerin** *w;* -, -nen [zu gr. *ἐρεθίζειν* = reizen]: veralt. Bez. für: Person, die leicht reizbar ist. **ere|thisch:** veralt. Bez. für: leicht erregbar, reizbar (Psychol., Med.). **Ere|thismus** *m;* -: veralt. Bez. für: krankhaft gesteigerte Erregbarkeit, Reizbarkeit (Psychol., Med.)

Erfahrungsheilkunde vgl. Alternativmedizin

Erfordernishochdruck: erhöhter Blutdruck, der zur Sicherstellung einer ausreichenden Blutversorgung der einzelnen Gewebe unbedingt erforderlich ist

Erfordernisschrittmacher vgl. Demand-Schrittmacher

Erfrierung vgl. Congelatio

ERG, Erg: Abk. für ↑Elektroretinogramm

erg..., Erg... vgl. ergo..., Ergo...

Ergasio|phobie [zu gr. ἐργασία = das Arbeiten u. gr. φόβος = Furcht] *w;* -, ...ien: krankhafte Angst, aktiv zu sein oder durch Aktivität Schaden anzurichten

Ergasto|plasma [zu gr. ἐργαστικός = arbeitend, arbeitsam, tätig u. ↑Plasma] *s;* -s, ...men: »Arbeitsplasma«, Bereich des Zytoplasmas mit intensiver Proteinbiosynthese, enthält zahlreiche freie Ribosomen und große Anteile des endoplasmatischen Retikulums

...ergisch [zu gr. ἔργον = Werk; Arbeit]: Grundwort von adjektivischen Zusammensetzungen mit der Bedeutung »tätig, wirkend, einwirkend«; z. B.: adrenergisch, cholinergisch

er|go..., Er|go...,

vor Vokalen auch **erg..., Erg...** (gr. *ἔργον* »Arbeit, Werk, Tat«)
Wortbildungselement mit der Bedeutung »Arbeit, Arbeitsleistung; funktionelle Tätigkeit von Organen«:
- Ergologie
- ergonomisch
- Ergotherapie

...ergie
w; -, ...ien (teilweise ohne Plural)
(gr. *ἔργον* »Arbeit, Werk, Tat« → ...ergía »Arbeit, Wirken«)
Wortbildungselement mit der Bedeutung »wirksame Funktion, wirksamer Bestandteil«:
- Allergie
- Dysergie
- Energie
- Synergie

Ergo|graf [↑ergo... u. ↑...graf] *m;* -en, -en: früher verwendeter Apparat zur Aufzeichnung der Muskelarbeit

Ergo|meter [↑ergo... u. ↑...meter] *s;* -s, -: Gerät zur standardisierten Abforderung und Aufzeichnung körperlicher Leistungsfähigkeit. **Ergo|me|trie** [↑...metrie] *w;* -, ...ien: Messung der körperlichen Leistungsfähigkeit eines Menschen mittels eines Ergometers

Ergo|nomie [zu ↑ergo... und gr. νόμος = Brauch; Gesetz] *w;* -: Teilbereich der Arbeitsphysiologie, der sich mit den Möglichkeiten einer Anpassung der Arbeit an den Menschen befasst

Erg|oph|thalmo|logie [↑ergo... und ↑Ophthalmologie] *w;* -: kaum gebräuchliche Bez. für: Augenheilkunde in arbeitsmedizinischer Hinsicht (z. B. Sehen am Arbeitsplatz)

Ergopto|metrie: kaum gebräuchliche Bez. für: ergonomische Arbeitsplatzgestaltung, insbesondere unter optischen Aspekten

Ergo|spiro|me|trie [zu ↑ergo..., lat. *spirare* = blasen; wehen; atmen u. ↑...metrie] *w;* -, ...ien: Spiroergometrie

Ergo|stat [zu ↑ergo... u. gr. -στάτης = stellend, wägend; Wäger] *m;* -en, -en: = Ergometer

Ergot|alkaloide vgl. Mutterkornalkaloide

Ergot|amin [frz. *ergot* = Mutterkorn und ↑Amin] *s;* -s, -e: Hauptalkaloid des Mutterkorns (→Secale cornutum), das die Gefäßmuskulatur (Vasokonstriktion), die Gebärmutter und das Zentralnervensystem beeinflusst

Ergo|thera|peut *m;* -, -en, **Ergo|thera|peutin** *w;* -, -nen: medizinische Fachkraft zur Durchführung der Ergotherapie

Ergo|therapie [↑ergo... u. ↑Therapie] *w;* -, ...ien: = Beschäftigungstherapie

Ergotismus [zu frz. *ergot* = Mutterkorn] *m;* -: Kribbelkrankheit, Vergiftung durch Mutterkorn. **Ergotismus con|vulsivus:** chronische Mutterkornvergiftung mit schmerzhaften Muskelkontraktionen. **Ergotismus gan|grae|nosus:** »Mutterkornbrand«, chronische Mutterkornvergiftung mit Gefäßkrämpfen und ↑Gangrän

ergo|trop [↑ergo... u. ↑...trop]: im Sinne einer Leistungssteigerung wirkend

Ergot|verbindungen [frz. *ergot* = Mutterkorn]: Derivate der Mutterkornalkaloide, die vornehmlich auf hypophysärer Ebene wirken und zur Behandlung z. B. der ↑Mastitis, der ↑Akromegalie und der Parkinsonkrankheit verwendet werden

Ergrauen (der Haare) vgl. Canities und Poliosis

Erguss: 1) vgl. Exsudat. **2)** vgl. Transsudat. **3)** vgl. Ödem. **4)** vgl. Hämatom. **5)** vgl. Ejakulation

Erhaltungs|dosis: Dosis eines Medikaments, die nach erreichter Sättigung weiterhin gegeben werden muss, um den wirksamen Blutspiegel aufrechtzuerhalten

Erhaltungs|therapie: Therapie, die nach Heilung einer Krankheit beibehalten werden muss, um einen Rückfall zu verhindern

erigibel [zu lat. *erigere, erectum* = aufrichten]: = erektil. **erigie|ren** vorwiegend im zweiten Partizip: **erigiert**: sich versteifen u. aufrichten (von Organen, die mit Schwellkörpern versehen sind, gesagt, z. B. vom männlichen Glied)

Ermüdungs|bruch: Stressfraktur, durch eine Belastung des Knochens hervorgerufene Fraktur

Ernährung *w;* -: Versorgung (von außen od. aus körpereigenen Reserven) des Organismus mit den zur Lebenserhaltung, zum Wachstum u. zur Arbeitsleistung notwendigen Stoffen in fester, flüssiger od. gasförmiger Form bei Mensch, Tier u. Pflanze. **Ernährung, par|enterale:** Zuführung der Nahrung an den Organismus – unter Umgehung des Verdauungsweges – über die Blutbahn od. durch die Haut

Ernährungstherapie: Diätbehandlung: Behandlung vor allem von Stoffwechsel-Krankheiten durch die gezielte Um- und Einstellung der Ernährung

Erntefieber = Feldfieber

Erntekrätze: Trombidiose, durch Herbstgrasmilbe verursachte ↑Trombikulose

Erntemilbe vgl. Trombicula autumnalis

Eröffnungs|peri|ode: bei der Geburt der Zeitraum zwischen Wehenbeginn u. vollständiger Eröffnung des Muttermundes

Eröffnungs|wehen vgl. Labor (Labores praeparantes)

ero|gen [gr. ἔρως = Liebe, Liebesverlangen u. ↑...gen]: nennt man Körperstellen, deren Berührung od. Reizung geschlechtliche Erregung auslöst (Psychol.)

Erosion [zu lat. *erodere, erosum* = weg-, abnagen; zerfressen] *w;* -, -en, in fachspr. Fügungen: **Erosio,** *Pl.:* ...io|nes: oberflächliche Schädigung insbes. der Haut od. Schleimhaut. **Erosio corneae:** oberflächlicher Defekt der Hornhaut des Auges. **Erosio dentis** [↑Dens]: das Fehlen oder Abschleifen des Zahnschmelzes, bes. an der Kaufläche der Zähne. **Erosio falsa:** Auswärtsstülpung der Muttermundlippen mit Auftreten von Schleimhautgewebe des Gebärmutterhalses am äußeren Muttermund. **Erosio portio|nis** [↑Portio]: oberflächlicher Defekt an der Schleimhaut des äußeren Muttermundes. **Erosio vera:** entzündlicher Schleimhautdefekt am äußeren Muttermund

Eroto|mane *m;* -n, -n, **Eroto|manin** *w;* -, -nen [zu gr. ἔρως, Gen.: ἔρωτος = Liebe, Liebesverlangen u. gr. μανία = Tollheit, Wahnsinn]: Person, die an Erotomanie leidet. **Eroto|manie** *w;* -: veraltende Bez. für: wahnhafte, von der irrationalen Vorstellung gegenseitiger Zuneigung geprägte Liebe zu einer unerreichbaren Person (Psychol., Med.)

ERPF: Abk. für *e*ffektiver *r*enaler *P*lasma*f*luss

erratisch, in fachspr. Fügungen: **erraticus, ...ca, ...cum** [zu lat. *errare* = umherirren]: wandernd; unregelmäßig

Er|re|ger: pathogener Mikroorganismus oder Parasit. **Erreger|typ** [zu ↑Typ] *m;* -s, -en: durch bestimmte charakteristische Merkmale gekennzeichnete Kategorie pathogener Mikroorganismen oder Parasiten

Erregungsleitungs|system: System aus Muskelfasern, das mittels kardialer Zellen ohne Vermittlung nervaler Elemente den Erregungsreiz vom Herzvorhof zur Herzkammer leitet

Er|rhinum [zu gr. ἐν = in, innerhalb u. gr. ῥίς, Gen.: ῥινός = Nase] *s;* -s, ...rhina: veralt. Bez. für: Nasen-, Schnupfmittel, Mittel zur Förderung der Nasenschleimhautsekretion

Ersatzblase: operativ hergestellte künstliche Blase (nach Entfernung der Harnblase) durch Einpflanzung der Harnleiter in eine Dickdarm- oder Dünndarmschlinge (↑Coffey-Operation)

Ersatzknochen *Pl.:* Bezeichnung für alle knorpelig vorgebildeten Knochen des Skeletts

Erst|linien|therapie: bevorzugter Therapieansatz, der zuerst angewandt wird; nur bei ausbleibendem oder ungenügendem Erfolg wird auf eine Alternative zurückgegriffen

Erst|trimester-Test, auch: **Ersttrimester-Screening, First-Trimester-Screening,** nicht invasive Methode der pränatalen Diagnostik zur Risikoabschätzung für eine Chromosomenstörung (Bestimmung des Hormons ↑hCG u. des Proteins ↑PAPP-A aus dem mütterlichen Serum sowie Messung der ↑Nackentransparenz mittels Ultraschall)

Eruktation [zu lat. *eructare* = ausrülpsen, ausspeien] *w;* -, -en, in fachspr. Fügungen: **Eructatio,** *Pl.:* ...io|nes: Aufstoßen, Rülpsen, spontanes Herausstoßen von in den Magen gelangter Luft; Synonym: ↑Efflation. **Eructatio nervosa:** nervöses Aufstoßen (speziell bei ↑Aerophagie). **eruktieren:** aufstoßen, rülpsen

Eruption [zu lat. *erumpere, eruptum* = herausbrechen, hervorbrechen] *w;* -, -en, in fachspr. Fügungen: **Eruptio,** *Pl.:* ...io|nes: Ausbruch eines Hautausschlags; Hautausschlag. **eruptiv** [...ti:f]: ausbrechend, hervorbrechend (von einem Exanthem)

Erweichung vgl. Malazie

Erwerbsfähigkeit: körperliche und geistige Fähigkeit, einer Arbeit/Erwerbstätigkeit nachzugehen

Erwerbsunfähigkeit: körperliche und geistige Unfähigkeit, einer Arbeit/Erwerbstätigkeit nachzugehen

Erysi|pel [von gleichbed. gr. ἐρυσίπελας] *s;* -s, -e, in fachspr. Fügungen: **Erysi|pelas,** *Pl.:* Erysi|pelata: Rose, Wundrose, durch intrakutane ↑Streptokokken verursachte ansteckende Entzündung der Haut u. des Unterhautgewebes (charakterisiert u. a. durch Rötung u. Schwellung mit scharfer Abgrenzung). **Erysi|pelas bullosum:** Erysipel mit Bildung von Hautblasen. **Erysi|pelas gan|graenosum:** Erysipel, verbunden mit Gewebszerfall (immer tödlich). **Erysi|pelas mi|grans:** »Wanderrose«, Erysipel, bei dem sich die Entzündung fortlaufend über große Körperregionen flächenhaft ausbreitet. **Erysi|pelas phleg|monosum:** Erysipel mit phlegmonöser Entzündung des Unterhautzellgewebes. **Erysi|pelas trau|maticum:** »Wundrose«, von Verletzungs- od. Operationswunden ausgehendes Erysipel. **Erysi|pelas vac|cinale:** im Gefolge einer Impfung auftretendes Erysipel (die Erreger dringen durch die Impfwunde ein). **Erysi|pelas ve|siculosum:** Erysipel mit Ausbildung von Hautbläschen

Erysi|pelo|id [↑Erysipel und ↑...id] *s;* -[e]s, -e: Rotlauf, Schweinerotlauf; durch ↑Erysipelothrix rhusiopathiae verursachte akute infektiöse Hauterkrankung von Schweinen, Schafen, bestimmten Wildtieren und Fischen, die auch auf Menschen übertragbar ist (meist durch Wunden), dann aber meist auf bestimmte Körperbezirke lokalisiert bleibt (mit erysipelartigen Hautveränderungen)

Erysi|pelo|thrix [↑Erysipel u. gr. θρίξ = Haar] *w;* -: Gattung parasitischer, unbeweglicher, morphologisch variabler, grampositiver Bakterien, darunter die Art: **Erysi|pelo|thrix rhusio|pa|thiae:** Erreger des Schweinerotlaufs (↑Erysipeloid)

Ery|them [aus gr. ἐρύθημα = Errötung, Röte] *s;* -s,

-e, in fachspr. Fügungen: **Ery|thema**, *Pl.:* -ta: Rötung der Haut infolge ↑Hyperämie (oft auch krankheitsbedingt, mit vielen, z.T. infektiösen Sonderformen). **Ery|thema ab acribus** [lat. *acer* = scharf]: durch hautreizende Stoffe hervorgerufenes Erythem. **Ery|thema au|tumnale** = Trombikulose. **Ery|thema caloricum:** durch Hitzeeinwirkung verursachtes Erythem. **Ery|thema chronicum mi|grans:** »Wanderröte«, durch Zeckenbiss verursachte, kreisförmig sich ausbreitende entzündliche Rötung der Haut. **Ery|thema contusiforme** = Erythema nodosum. **Ery|thema elevatum:** Erythem, das durch blassblaue bis rötliche Hauterhabenheiten charakterisiert ist. **Ery|thema ex|sudativum multi|forme:** Scheibenrose, vielgestaltige Hautrötung mit exsudativen Hauteffloreszenzen (insbesondere Bildung von Blasen oder Knoten). **Ery|thema fugax:** flüchtiges, schnell vorübergehendes Erythem. **Ery|thema in|duratum:** Erythem mit Bildung tuberkulider Hautknoten. **Ery|thema infectio|sum:** Großfleckenkrankheit, Ringelröteln, harmlose ansteckende Infektionskrankheit (speziell bei Kindern u. Jugendlichen) mit großfleckigem, rosafarbenem Exanthem (sog. »fünfte Krankheit«). **Ery|thema iridi|formis:** Erythem mit konzentrisch um einen Herd verlaufenden Rötungsringen. **Ery|thema migrans:** frühes Stadium der Lyme-Borreliose. **Ery|thema nodosum:** Erythem speziell an den Unterschenkeln mit Bildung schmerzhafter roter Knoten in der Haut u. im Unterhautgewebe. **Ery|thema papulatum:** vielgestaltige entzündliche Hautröte mit Bildung von Knötchen u. Papeln. **Ery|thema pudoris** [lat. *pudor* = Scham]: »Schamröte«, psychogen ausgelöste, durch spontane Erweiterung der Kapillargefäße bewirkte flüchtige Hautrötung (meist im Gesicht u. am Hals). **Ery|thema sim|plex:** einfache Hautrötung ohne nennenswerte andere Hauterscheinungen. **Ery|thema solare:** »Sonnenbrand«, durch Lichtstrahlen (bes. Sonnenstrahlen) hervorgerufenes Erythem

Ery|thema|todes [zu gr. *ἐρύθημα*, Gen.: *ἐρυθήματος* = Errötung, Röte u. gr. *-ειδής* = gestaltet, ähnlich] *m;* -: »Zehrrose«, »Schmetterlingsflechte«. **Lupus erythematodes:** erythemähnliche entzündliche Hauterkrankung mit vielgestaltigem Krankheitsbild, speziell charakterisiert durch umschriebene bläulich rote Hautflecken. **Ery|thematodes acutus:** akuter Erythematodes mit Hautblutungen sowie Blasen- u. Krustenbildung. **Ery|thema|todes chronicus:** chronischer Erythematodes u.a. mit Herden bes. im Gesicht u. an den Wangen (dabei Auftreten von Hornstacheln in den Ausführungsgängen der Talgdrüsen)

ery|thematös, in fachspr. Fügungen: **ery|thematosus, ...osa, ...osum** [zu ↑Erythem]: erythemartig, mit Hautrötung einhergehend; das Erythem betreffend

Ery|them|dosis vgl. Hauteinheitsdosis

Ery|therm|algie [Kurzbildung aus ↑erythro..., ↑thermo... u. ↑...algie] *w;* -, ...ien: veralt., zusammenfassende Bez. für ↑Erythromelalgie und ↑Erythralgie

erythr..., Erythr... vgl. erythro..., Erythro...

Erythraemia vgl. Erythrämie

Ery|thralgie [↑erythro... u. ↑...algie] *w;* -, ...ien: = Erythromelalgie

Ery|thrämie [↑erythro... u. ↑...ämie] *w;* -, ...ien, in fachspr. Fügungen: **Ery|thrae|mia**[1], *Pl.:* ...iae: Sammelbez. für verschiedene Blutkrankheiten, die charakterisiert sind durch Wucherung der unreifen Vorstufen der roten Blutkörperchen im Knochenmark, insbes. ↑Erythroleukämie

Ery|thrasma [zu gr. *ἐρυθρός* = rot] *s;* -s, ...men od. -ta: chronische Pilzerkrankung der Haut mit Bildung bräunlich roter, abschuppender Hautflecken (insbesondere im Achsel- und Leistenbereich); Pseudomykose

Ery|thrismus [↑erythro...] *m;* -, ...men: Rothaarigkeit beim Menschen

ery|thro..., Ery|thro..., vor Vokalen: **ery|thr..., Erythr...** [aus gr. *ἐρυθρός* = rot]: Bestimmungswort von Zus. mit der Bed. »rot, rot gefärbt, rötlich«; z.B.: Erythralgie, Erythromelie

Ery|thro|blast [↑erythro... u. ↑...blast] *m;* -en, -en (meist *Pl.*): kernhaltige Jugendform (unreife Vorstufe) der roten Blutkörperchen

Ery|thro|blasten|an|ämie: veralt. Bez. für eine schwere, meist tödliche, erbliche Blutkrankheit mit raschem Zerfall der ↑Erythroblasten

Ery|thro|blastom [zu ↑Erythroblast] *s;* -s, -e: Knochenmarkstumor aus Erythroblasten

Ery|thro|blasto|penie [zu ↑Erythroblast u. gr. *πένης* = arm] *w;* -, ...ien: Mangel an Erythroblasten im Knochenmark

Ery|thro|blasto|phthise [↑Erythroblast u. gr. *φθίσις* = Auszehrung; Schwund] *w;* -: extreme Verminderung bzw. Schwund der Erythroblasten im Knochenmark

Ery|thro|blastose [zu ↑Erythroblast] *w;* -, -n, in fachspr. Fügungen: **Ery|thro|blastosis**, *Pl.:* ...oses: übermäßig reichliche Ausschüttung von Erythroblasten ins Blut; tritt besonders bei bestehender Anämie u. bei Rhesusschäden von Neugeborenen infolge Blutgruppenverschiedenheit der Eltern auf (sog. fetale Erythroblastose)

Ery|thro|chlor|opie [zu ↑erythro..., ↑chloro... u. gr. *ὤψ*, Gen.: *ὠπός* = Auge; Gesicht] *w;* -, ...ien: Blaugelbblindheit, Unfähigkeit des Auges, die Farben Blau u. Gelb voneinander zu unterscheiden (bei gleichzeitig intakter Fähigkeit, Rot u. Grün zu unterscheiden; partielle Farbenblindheit)

Ery|thro|cya|nosis crurum puellarum [↑erythro... u. gr. *κυάνωσις* = dunkelblaue Farbe; lat. *crus*, Gen.: *cruris* = Unterschenkel; lat. *puella* = Mädchen] *w;* - - -, ...oses - -: bei jungen Mädchen u. Frauen auftretende konstitutionell bedingte od. auf Kälteeinwirkung beruhende bläulich rote Schwellungen (mit Verhornung) im Bereich der Unterschenkel. **Ery|thro|cya|nosis cutis sym|metrica** *w;*

- - -, ...oses - ...cae: = Erythrocyanosis crurum puellarum

Ery|thro|dermie [zu ↑erythro... u. ↑Derma] *w;* -, ...ien, in fachspr. Fügungen: **Ery|thro|dermia**[1], *Pl.:* ...iae: ausgedehnte, großflächige entzündliche Rötung der Haut (mit Verdickung und Abschuppung) verschiedener Genese. **Ery|thro|dermia con|genita sym|metrica pro|gressiva:** erbliche Störung der Hautverhornung, die symmetrisch fortschreitend an den Fußgelenken, Händen und Unterarmen auftritt. **Ery|thro|dermia de|squa|mativa:** nur bei Säuglingen (vom 1. bis 3. Lebensmonat) auftretende Schälflechte mit über den ganzen Körper ausgebreiteten, großflächigen, entzündlichen Abschuppungen und mit schwerem allgemeinem Krankheitsbild

Ery|thro|dia|pedese [Kurzw. aus ↑Erythrozyt u. ↑Diapedese] *w;* -, -n: Durchtritt von roten Blutkörperchen durch die Gefäßwand von Blutgefäßen nach außen (mit Blutung verbunden)

Ery|thro|dontie [zu ↑erythro... u. gr. *ὀδούς*, Gen.: *ὀδόντος* = Zahn] *w;* -, ...ien: dunkelrote Verfärbung der Zähne (und der Nägel) mit Fluoreszenz im ultravioletten Licht bei ↑Porphyria erythropoetica

ery|thro|gen [↑erythro... u. ↑...gen]: in den roten Blutkörperchen entstanden, gebildet

Ery|thro|genin [Kurzbildung aus ↑Erythropoetin und gr. *-γενής* = hervorbringend] *s;* -s, -e: Enzym, das im Blut Erythropoetin entstehen lässt

Ery|thro|gonium [Kurzbildung zu ↑Erythrozyt u. gr. *γονή* = Erzeugung; Samen] *s;* -s, ...gonien [...iən] (meist *Pl.*): Bezeichnung für die großen, einkernigen Stammzellen der roten Blutkörperchen

Erythro|kerato|dermie [aus ↑Erythro..., ↑kerato... u. ↑Derma]: zu einer Gruppe von angeborenen Erkrankungen zählende, die Haut der Hände und Füße betreffende Verhornungsstörung (↑Hyperkeratose) zusammen mit ↑Erythrodermie (Hautrötungen)

Ery|thro|klasie [Kurzbildung zu ↑Erythrozyt u. gr. *κλάσις* = das Brechen, das Zerbrechen] *w;* -, ...ien: seltene Bez. für das Auseinanderbrechen roter Blutkörperchen (bes. bei ↑Anämie) unter dem Einfluss schädigender physikalischer Einwirkungen

Ery|thro|leuk|ämie [Kurzbildung aus ↑Erythrozyt, ↑Leukozyt u. ↑...ämie] *w;* -, ...ien, in fachspr. Fügungen: **Ery|thro|leuc|aemia**[1], *Pl.:* ...iae: Störung der Granulopoese und Erythropoese; seltene Form der akuten myeloischen ↑Leukämie

Ery|thro|lyse [Kurzbildung aus ↑Erythrozyt u. gr. *λύσις* = Auflösung] *w;* -, -n, auch: **Ery|thro|zyto|lyse** *w;* -, -n: Auflösung roter Blutkörperchen durch körpereigene od. körperfremde mechanische od. toxische Einwirkungen bzw. durch ↑Hämolysine

Ery|thro|mel|algie [↑erythro..., gr. *μέλος* = Glied u. ↑...algie] *w;* -, ...ien: [vererbbare] neurovaskuläre Gefäßerkrankung mit anfallsweiser schmerzhafter Schwellung u. Rötung der Gliedmaßen (insbesondere der Füße)

Ery|thro|melie [zu ↑erythro... u. gr. *μέλος* = Glied] *w;* -, ...ien: bläulich rote Verfärbung der Haut an Armen od. Beinen mit Hautschwund

Ery|thron [zu gr. *ἐρυθρός* = rot] *s;* -s, ...onen: Sammelbez. für alle Vorstufen der roten Blutkörperchen

Ery|thro|parasit [Kurzw. aus ↑Erythrozyt u. ↑Parasit] *m;* -en, -en (meist *Pl.*): Bezeichnung für parasitäre Erreger, die sich bes. in roten Blutkörperchen ansiedeln

Ery|thro|pa|thie [Kurzw. aus ↑Erythrozyt u. ↑...pathie] *w;* -, ...ien (meist *Pl.*): allgemeine, zusammenfassende Bez. für (insbesondere ↑hämolytische) Blutkrankheiten, die durch eine Schädigung od. Anomalie der Erythrozyten charakterisiert sind

Ery|thro|phage [Kurzw. aus ↑Erythrozyt u. ↑...phage] *m;* -n, -n (meist *Pl.*): vor allem in Milz u. Leber vorkommende Fresszellen (↑Makrophagen), die speziell bei hämolytischen Bluterkrankungen den Abbau der Erythrozyten einleiten

Ery|thro|phobie [zu ↑erythro... und gr. *φόβος* = Furcht] *w;* -, ...ien: **1)** krankhafte Angst zu erröten. **2)** krankhafte Angst vor roten Gegenständen

Ery|thro|plasie Queyrat [zu ↑erythro... u. gr. *πλάσσειν* = bilden, gestalten u. nach dem frz. Dermatologen Louis A. Queyrat, 1856–1933] *w;* - -, ...ien -: Affektion der Schleimhaut in Form von rötlich braunen Krankheitsherden mit höckeriger, zur Verhornung neigender Oberfläche, meist an den Lippen, im Mund, an der Scheide, am After u. an der Eichel des männlichen Gliedes auftretend (mögliche Vorstufe von Krebs)

Ery|thro|poe|se [Kurzbildung aus ↑Erythrozyt u. gr. *ποίησις* = das Machen, Hervorbringen] *w;* -: Bildung bzw. Entstehung der roten Blutkörperchen (im Knochenmark). **Ery|thro|poe|tin** [...po-e...] *s;* -s: in der Niere gebildeter Stoff für die humorale Steuerung der Erythropoese; Abk.: EPO. **ery|thro|poe|tisch:** die Bildung oder Entstehung der roten Blutkörperchen betreffend

Ery|thro|pros|op|algie [↑erythro..., ↑prosopo... und ↑...algie] *w;* -, ...ien: auf einer nerval bedingten Gefäßerweiterung beruhende schmerzhafte Rötung der Gesichtshaut, verbunden mit ↑Clusterkopfschmerz

Ery|throp|sie [zu ↑erythro... u. gr. *ὄψις* = das Sehen] *w;* -, ...ien: »Rotsehen«, eine Form der ↑Chromatopsie mit krankhafter Wahrnehmung roter Farberscheinungen (bes. nach Staroperationen oder nach Blendung auftretend)

Erythropsin vgl. Sehpurpur

Ery|throse [zu gr. *ἐρυθρός* = rot] *w;* -, -n, in fachspr. Fügungen: **Ery|throsis**, *Pl.:* ...oses: **1)** Rötung der Haut; [Neigung zu] Erröten; vgl. Akroerythrose. **2)** Hyperplasie des blutbildenden Gewebes

Ery|thro|zyt [↑erythro... u. ↑...zyt] *m;* -en, en (meist *Pl.*): rote Blutkörperchen, im Blut der Wirbeltiere und des Menschen (auch bei einigen Würmern) vorkommende, ↑Hämoglobin enthaltende, aus den ↑Erythroblasten im roten Knochenmark entstehende Zellen, die dem Transport von Sauerstoff u. Kohlendioxid im Blut dienen. **ery|thro|zytär:** Erythrozyten betreffend, in ihnen enthalten, von ihnen ausgehend

Erythrozytolyse vgl. Erythrolyse

Ery|thro|zyto|meter [↑Erythrozyt u. ↑...meter] *m;* -s, -: früher verwendeter Apparat zur annäherungsweisen Bestimmung des Durchmessers der roten Blutkörperchen in ↑Mikrometern

Ery|thro|zytose [zu ↑Erythrozyt] *w;* -, -n: übermäßige Vermehrung der roten Blutkörperchen

Ery|thrurie [↑erythro... u. ↑...urie] *w;* -, ...ien: = Hämaturie

Es: chem. Zeichen für ↑Einsteinium

Esbach-Probe [ɛsˈbak..., auch eindeutschend: ˈɛsbax...; nach dem frz. Arzt G. H. Esbach, 1843–1890]: veralt. quantitative Methode zur Feststellung von Protein im Harn

Es|cape-Phänomen [ɪsˈkeɪp...; engl. *to escape* = entfliehen, entweichen; ausströmen]: Erscheinung, dass durch bestimmte Substanzen gewisse Stoffe im Organismus vermehrt freigesetzt werden

Eschara [ˈes-çara; von gr. *ἐσχάρα* = Herd; Wundschorf] *w;* -: Brandschorf, Kruste aus abgestorbenem Gewebe (nach Verbrennungen, Erfrierungen, Verätzungen)

Escharo|tomie [es-ç...; ↑Eschara u. ↑...tomie] *w;* -, ...ien: operative Entfernung von Wundschorf (z. B. bei ausgedehnten Verbrennungen)

Escheri|chia [nlat., nach dem dt. Arzt Theodor Escherich, 1857–1911] *w;* -: Gattung gramnegativer Bakterien, die sich im Darm des Menschen aufhalten. **Escheri|chia coli** [↑ Kolon]: Kolibakterium, Escherichiaart im Dickdarm von Mensch u. Tier (charakterisiert bes. durch die Fähigkeit, ↑Indol zu bilden)

es|culentus, ...ta, ...tum [zu lat. *esca* = Speise, Essen]: essbar, genießbar; z. B. in der Fügung ↑Gyromitra esculenta

Es|march-Blutleere [nach dem dt. Chirurgen J. F. A. von Esmarch, 1833–1908]: durch Abschnürung mit einer Gummibinde oder einem Gummischlauch erzielte Blutleere in den Extremitäten (zur Blutstillung, besonders bei Unfällen, angewandt). **Esmarch-Handgriff:** Anheben u. Vorschieben des Unterkiefers u. damit verbundene Verlagerung des Zungengrundes zur Offenhaltung der Luftwege bei Narkotisierten. **Esmarch-Maske:** Maske über Mund u. Nase eines zu Narkotisierenden zum Auftropfen des Narkosemittels

Eso|phagus = Ösophagus

Eso|phorie [zu gr. *εἴσω, ἔσω* = hinein, nach innen hin u. gr. *φορεῖν* = tragen, bringen] *w;* -, ...ien: äußerlich nicht wahrnehmbares, latentes Einwärtsschielen, eine Form der ↑Heterophorie

Eso|phylaxie [zu gr. *εἴσω, ἔσω* = hinein, nach innen hin u. gr. *φύλαξις* = Bewachung, Beschützung] *w;* -: veralt. Bez. für die Schutzfunktion der Haut gegen ↑endogene Krankheiten

Eso|tro|pie [zu gr. *εἴσω, ἔσω* = hinein, nach innen hin u. gr. *τρέπειν* = drehen, wenden; richten]: manifestes Innenschielen

Espundia [aus span. *espundia* = Geschwür (bei Pferden)] *w;* -, -s: durch eine Leishmaniaart hervorgerufene bösartige Form der ↑Leishmaniosis furunculosa in Mittel- u. Südamerika

essenziell [aus frz. *essentiel* = wesentlich; unerlässlich (zu lat. *essentia* = Wesen)], in fachspr. Fügungen: **essentia|lis, ...le: 1)** wesentlich, lebensnotwendig (von Stoffen, wie Vitaminen, Aminosäuren u. Mineralstoffen, gesagt, die dem Organismus zur Lebenserhaltung zugeführt werden müssen; Biol.). **2)** selbstständig (von Krankheitserscheinungen gesagt, die nicht ↑symptomatisch für bestimmte Krankheiten sind, sondern ein eigenes Krankheitsbild meist ohne erkennbare Ursache darstellen; Med.)

Essig vgl. Acetum. **Essigsäure** vgl. Acidum aceticum

Ess|störung: Oberbegriff für Störungen der Nahrungsaufnahme mit psychosomatischem Hintergrund (Anorexie, Bulimie, Adipositas)

Ester [Kunstw. aus *Essigäther*] *m;* -s, -: organische Verbindung, die unter Wasserabspaltung aus organischen Säuren und Alkoholen entsteht (Chem.). **Esterase** [↑...ase] *w;* -, -n (meist *Pl.*): Bezeichnung für Enzyme, die den Auf- bzw. Abbau von Estern im Organismus bewirken

Est|lander-Operation [nach dem finn. Chirurgen J. A. Estlander, 1831–1881]: früher praktizierte Resektion von Rippenstücken zur Beseitigung von Eiterhöhlen im Brustfellraum

Estradiol, auch: **Östradiol:** stärkstes natürliches ↑Östrogen

Estriol, auch: **Östriol:** quantitativ wichtigstes Stoffwechselendprodukt von Estradiol und Estron mit schwacher Östrogenwirkung

Estron, auch: **Östron:** Oxidationsprodukt von Estradiol; Hauptöstrogen nach der Menopause

ESWL: Abk. für ↑extrakorporale Stoßwellenlithotripsie

Etagen|naht [eˈtaːʒən...]: schichtweise Vernähung einer Operationswunde

État mamelonné [eˈta maməloˈneː; frz. *état* = Stand, Zustand u. frz. *mamelonné* = warzenförmig] *m;* - -: veralt. Bez. für die grobfaltige, warzige Beschaffenheit der Magenschleimhaut (bei chronischer Gastritis)

Ethik [lat. *ethica, ethice* = Moralphilosophie, von gleichbed. gr. *ευική* (zu gr. *ευικός* = sittlich, moralisch)]: **1)** *w;* -, -en: Lehre vom sittlichen Wollen u. Handeln des Menschen in verschiedenen Lebenssituationen. **2)** *w;* -, -en: die ↑Ethik (1) darstellendes Werk. **3)** *w;* -, ohne Plural: allgemein gültige Normen u. Maximen der Lebensführung, die sich aus der Verantwortung gegenüber anderen herleitet

Ethik|kom|mission [aus ↑Ethik u. mlat. *commissio* = Auftrag, Vorladung (von lat. *commissio* = Vereinigung, Verbindung)] *w;* -, -en: Gremium sachverständiger neutraler Fachleute, das Forschungsvorhaben am Menschen, speziell zur Erprobung neuer Medikamente oder neuer med. Verfahren (z.B. in der Gentechnologie), auf ihre Zulässigkeit oder ethische Vertretbarkeit prüft

eth|mo|id, in fachspr. Fügungen: **eth|mo|ides,** auch: **eth|mo|idalis, ...le** [gr. ἐνμός = Sieb u. ↑...id]: »siebähnlich«, siebförmig; zum Siebbein (↑Os ethmoidale) gehörend; z.B. in der Fügung ↑Arteria ethmoidalis. **Eth|mo|id** *s;* -[e]s, -e: Kurzbez. für ↑Os ethmoidale

Eth|mo|iditis [zu ↑Os ethmoidale] *w;* -, ...iditiden (in fachspr. Fügungen: ...iditides): Siebbeinhöhlenentzündung, Entzündung der Siebbeinzellen

Eth|mo|ido|grafie [↑ethmoid (in der Fügung ↑Os ethmoidale) u. ↑...grafie] *w;* -, ...ien: röntgenografische Darstellung der Ethmoidalzellen nach Kontrastmittelgabe. **Eth|mo|ido|gramm** [↑...gramm] *s;* -s, -e: Röntgenbild der Ethmoidalzellen

Etho|logie [gr. ἔθος = Gewohnheit, Sitte, Brauch u. ↑...logie] *w;* -: Lehre von den Verhaltensweisen der Lebewesen (insbesondere des Menschen und der Tiere). **etho|logisch:** die Ethologie betreffend

Eu: chem. Zeichen für ↑Europium

eu..., Eu... [aus gr. εὖ = gut, wohl, recht, schön]: Vorsilbe von Fremdwörtern mit den Bedeutungen »gut, schön, gut ausgebildet; normal, gesund; gut ausgeprägt, typisch«; z.B.: eugenisch, Eubakterie, Eumyzeten

Eu|bakterie [zu ↑eu... u. ↑Bakterie] *w;* -: Normalflora, normale Zusammensetzung der Bakterien in den Organen (insbesondere des Darmtraktes) des Menschen

Eu|bio|se [zu ↑eu... u. gr. βίος = Leben] *w;* -, -n: = Eubakterie, Gleichgewicht der mikrobiellen Besiedlung eines Organismus

Eu|chromatin [↑eu... u. ↑Chromatin] *s;* -s, -e: im Ruhekern entspiralisierter, in Elementarfibrillen aufgespaltener, nicht anfärbbarer Teil des ↑Chromosoms; vgl. Heterochromatin (Biol.)

Eu|chromat|op|sie [zu ↑eu... u. gr. ὄψις = das Sehen] *w;* -: normal ausgeprägte Fähigkeit, Farben zu sehen u. zu unterscheiden

Eu|ergie [Kurzw. aus ↑eu... u. ↑Energie] *w;* -: veralt. Bez. für die normale, unverminderte Leistungsfähigkeit und Abwehrkraft des gesunden Organismus

Eu|genik [zu gr. εὐγενής = wohlgeboren, von edler Abkunft] *w;* -, selten auch: **Eu|genetik** *w;* -: historische Bezeichnung für ein ideologisches Konzept einer »Erbgesundheitslehre« auf der Basis der Humangenetik, »Rassenhygiene«; durch die Förderung der Fortpflanzung »Gesunder« sowie durch Sterilisation »Minderwertiger« sollten Erbschädigungen verhütet und durch die Tötung »unwerten Lebens« die Weiterverbreitung von Erbkrankheiten bekämpft werden. **eu|genisch,** selten auch: **eu-genetisch:** die Eugenik betreffend, im Sinne der Eugenik

Eu|glena [↑eu... u. gr. γλήνη = Augapfel; Pupille] *w;* -: »Schönauge«, Gattung mikroskopisch kleiner Geißelalgen (charakterisiert durch einen leuchtend roten Augenfleck) mit zahlreichen Arten (bestimmte Arten benötigen zum Wachsen Vitamin B_{12} u. dienen deshalb zum Nachweis dieses Vitamins)

Eu|glyk|ämie [↑eu..., ↑glyko... u. ↑...ämie] *w;* -, ...ien: normale physiologische Blutzuckerkonzentration

Eu|gna|thie [zu ↑eu... u. gr. γνάθος = Kinnbacken, Backen] *w;* -: regelrechte, normale Ausbildung u. Funktion des Kausystems (Kiefer u. Zähne)

Eu|karyot, Eu|karyont [zu ↑eu... u. gr. κάρυον = Nuss; Fruchtkern] *m;* -en, -en (meist *Pl.*): zusammenfassende Bez. für alle Organismen, deren Zellen einen typischen Zellkern aufweisen; Gegensatz: ↑Prokaryoten

Eu|ki|ne|sie [zu ↑eu... u. gr. κινεῖν = bewegen]: normaler Bewegungsablauf

Eu|krasie [zu ↑eu... u. gr. κρᾶσις = Mischung] *w;* -: veralt. Bez. für eine frühere Vorstellung von der normalen Zusammensetzung der Körpersäfte

Eu|menor|rhö, auch: **Eu|menor|rhöe** [...rø:;↑eu... und ↑Menorrhö] *w;* -, ...rrhöen: regelrecht und normal erfolgende bzw. verlaufende Monatsblutung (Menstruation) der Frau

eu|morph [zu ↑eu... u. gr. μορφή = Gestalt]: von normaler Gestalt

Eu|myzeten [zu ↑eu... u. gr. μύκης = Pilz], latinisiert: **Eu|mycetes** *Pl.:* zusammenfassende Bez. für die echten oder höheren Pilze mit den beiden Klassen Schlauchpilze und Ständerpilze (Biol.)

Eu|nuch [von gr. εὐνοῦχος = Kämmerer; Eunuch (eigtl. = Bettschützer)] *m;* -en, -en: durch ↑Kastration vor der Pubertät zeugungsunfähig gemachter Mann mit charakteristischer Ausprägung des Eunuchismus. **Eu|nu|chismus** *m;* -: Bezeichnung für die Gesamtheit der charakteristischen Veränderungen im Erscheinungsbild eines Mannes nach ↑Kastration. **eu|nucho|id** [↑...id]: einem echten Eunuchen vergleichbar, in der Körperbeschaffenheit einem Eunuchen ähnlich. **eu|nucho|ider Typus:** Körperbautypus bei Männern, der durch mangelhafte Entwicklung der Keimdrüsen charakterisiert ist (führt u.a. zu Hochwuchs od. Fettsucht u. Fistelstimme). **Eu|nucho|idismus** *m;* -: unvollkommene Ausbildung der Geschlechtsmerkmale bei Männern (u.a. mit Hochwuchs od. Fettsucht u. Fistelstimme) infolge mangelhafter Entwicklung der Keimdrüsen

Eu|osmie [zu ↑eu... u. gr. ὀσμή = Geruch] *w;* -, ...ien: angenehme Geruchsempfindung

Eu|phorie [aus gr. εὐφορία = leichtes Tragen, Geduld] *w;* -, ...ien: **a)** subjektiv heiter-zuversichtliche Gemütsverfassung, gesteigertes Lebensgefühl, Hochgefühl, Hochgestimmtheit; **b)** subjektives Wohlgefühl bei Schwerkranken (symptomatisch für bestimmte Krankheiten wie ↑Multiple Sklerose, Alkoholismus u.a.). **eu|phorisch:** die

Euphorie betreffend; im Zustand der Euphorie befindlich

eu|plo|id [↑eu..., -plo- (verselbstständigt aus Wörtern wie haploid und diploid) u. ↑...id]: den normalen kompletten oder einen vervielfachten kompletten Chromosomensatz enthaltend (Biol.). **Eu|plo|idie** *w;* -, ...ien: Vorhandensein eines euploiden Chromosomensatzes (Biol.)

Eu|pneu|matik [zu ↑eu... u. gr. *πνεῦμα*, Gen.: *πνεύματος* = Hauch, Luft] *w;* -: Zustand der regelrechten Atmung

Eu|pnoe [↑eu... u. gr. *πνοή* = Wehen; Schnauben; Atemholen; Atem] *w;* -: regelrechte, regelmäßige Atmung

Eu|protein|ämie [↑eu..., ↑Protein u. ↑...ämie] *w;* -, ...ien: normale Zusammensetzung der Serumproteine

Eu|rhyth|mie [von gr. *εὐρυθμία* = richtiges Taktverhältnis; Ebenmaß] *w;* -: normale, regelmäßige Frequenz des Herzschlags bzw. des Pulses

Eu|ropium [nach dem Erdteil Europa] *s;* -s: metallisches chemisches Element; Zeichen: Eu

Eu|ro|trans|plant [zu *Europa* u. ↑Transplantation]: Verbund der Transplantationszentren Belgiens, Deutschlands, Luxemburgs, der Niederlande, Österreichs, Kroatiens und Sloweniens zum Organaustausch

Eury|pros|opie [zu gr. *εὐρύς* = weit; breit u. gr. *πρόσωπον* = Gesicht] *w;* -: Breitgesichtigkeit

eury|som [gr. *εὐρύς* = weit; breit u. ↑...som]: veralt. Bez. für: breitwüchsig. **Eury|somie** [↑...somie] *w;* -: veralt. Bez. für: Breitwüchsigkeit

Eu|ry|thermie [zu gr. *εὐρύς* = weit; breit u. gr. *θερμός* = warm] *w;* -: Fähigkeit (insbes. von Mikroorganismen), in einem weiten Temperaturbereich zu leben (Biol.)

Eusta|chi[o]-Röhre [...xɪ...; nach dem ital. Mediziner Bartolomeo Eustachi[o], um 1520–1574]: = Ostium tympanicum tubae auditivae; Ohrtrompete. **eusta|chisch** [...xɪ...]: in den Fügungen: **eustachische Röhre, eustachische Tube:** Ohrtrompete (Verbindungsgang zwischen Mittelohr u. Rachenraum; Biol., Med.)

Eu|stress [↑eu... u. ↑Stress] *m;* ...esses, ...esse: positiver Stress, der anspornt, motiviert und Höchstleistungen ermöglicht (Med., Psychol.)

Eu|thanasie [zu ↑eu... u. gr. *θάνατος* = Tod] *w;* -: veralt. Bez. für: Sterbeerleichterung (insbes. Milderung des Todeskampfes) durch Gabe von Betäubungsmitteln (sog. passive Sterbehilfe); eine gezielte Herbeiführung des Todes durch Handeln aufgrund eines tatsächlichen oder mutmaßlichen Wunsches einer Person (sog. aktive Sterbehilfe) ist demgegenüber in Deutschland, Österreich, der Schweiz und den meisten anderen Ländern ein strafbares Delikt. (Aufgrund der im Nationalsozialismus verhüllend als E. bezeichneten systematischen Krankenmorde wird die Verwendung als med. Bez. seitdem vermieden.)

Eu|thyreo|se [Kurzbildung zu ↑eu... und ↑Glandula *thyreo*idea] *w;* -, -n: regelrechte Funktion der Schilddrüse mit ausgeglichenem Stoffwechsel. **eu|thyreot:** eine regelrechte Schilddrüsenfunktion bei ausgeglichenem Stoffwechsel aufweisend

Eu|thy|skop [gr. *εὐθύς* = gerade u. ↑...skop] *s;* -s, -e: früher angewandter Spezialaugenspiegel, mit dem die Stelle der falschen Fixation auf der Netzhaut geblendet und anschließend die Netzhautmitte (der normale Ort für die Fixation) mit Nachbildern von Lichtzeichen gereizt wird

Eu|tokie [zu ↑eu... u. gr. *τόκος* = das Gebären] *w;* -: normal verlaufende, leichte Entbindung; Gegensatz: ↑Dystokie

Eu|tonie [zu ↑eu... u. ↑Tonus] *w;* -: normaler Spannungszustand der Muskeln und Gefäße; Gegensatz: ↑Dystonie

Eu|topie [zu ↑eu... u. gr. *τόπος* = Ort, Stelle, Platz] *w;* -: normale Lage von Organen; Gegensatz: ↑Dystopie

eu|troph [zu gr. ↑eu... u. *τρήφειν* = (sich) nähren]: ausreichend mit Nährstoffen versorgt. **Eu|tro|phie** [zu ↑eu... u. gr. *τροφή* = Ernährung] *w;* -: normaler, ausgewogener Ernährungszustand des Organismus (bes. von Säuglingen); regelmäßige u. ausreichende Versorgung eines Organs mit Nährstoffen; Gegensatz: ↑Dystrophie. **Eutro|phikum** *s;* -s, ...ka: Arzneimittel zur Wiederherstellung des normalen Ernährungszustandes eines Organs oder des Organismus

Eu|tro|pho|logie [↑eu..., ↑tropho... u. ↑...logie] *w;* -: die Lehre von der richtigen und damit gesunden Ernährung

Evagination [zu lat. *evaginare* = aus der Scheide ziehen] *w;* -, -en: operative Beseitigung eines ↑Invaginats

Evakuans [zu lat. *evacuare* = ausleeren] *s;* -, ...antia od. ...anzien [...i^{e}n]: veralt. Bez. für: ↑Abführmittel. **Evakuation** *w;* -, -en: Absaugung von Steintrümmern, Blutgerinnseln u.a. aus Körperorganen od. -höhlen mithilfe eines kombinierten Zystoskops. **evaku|ie|ren:** Steintrümmer, Blutgerinnsel u.a. aus einem Organ absaugen

Evalua|tion [frz. *évaluation* = Schätzung, zu lat. *valere* = stark sein, Wert haben] *w;* -, -en: sach- und fachgerechte Analyse und Beurteilung von (neuartigen) wissenschaftlichen Prozessen und Resultaten

evaporie|ren [zu ↑^{1}ex... u. lat. *vapor* = Dunst, Dampf]: Flüssigkeiten durch Verdampfen eindicken (Phys.)

Eva|po|ri|sa|tion [Ableitung aus engl. *vaporization* = Verdampfung]: Verdampfung von Gewebe mithilfe einer Rollelektrode oder eines Lasers

Even|tration [zu ↑^{1}ex... u. lat. *venter*, Gen.: *ventris* = Bauch, Leib] *w;* -, -en, in fachspr. Fügungen: **Eventratio,** *Pl.:* ...io|nes: **1)** das Heraustreten der Baucheingeweide nach operativem Bauchschnitt oder nach schwerer Verletzung der Bauchdecke; ausgedehnter Bauchbruch mit Eingeweiden im Bruchsack. **2)** = Eviszeration. **even|trie|ren:** eine ↑Eviszeration vornehmen

Evers-Di|ät [nach dem dt. Arzt Josef Evers, 19./20. Jh.]: gemäßigt ovo-lakto-vegetabile Kost mit möglichst naturbelassenen Lebensmitteln; überholtes Konzept mit ernährungswissenschaftlich nicht haltbaren Geboten und Verboten, ursprünglich zur Behandlung der multiplen Sklerose gedacht

Eversion [zu lat. *evertere, eversum* = etwas aus seiner Lage wenden; verdrehen] *w;* -, -en, in fachspr. Fügungen: **Eversio,** *Pl.:* ...iones: **1)** Auswärtskantung des Fußes od. der Hand. **2)** = Ektopie

Eversions|bruch: Knöchelbruch infolge Auswärtsdrehung des Fußes

evertie|rend [zu lat. *evertere* = etwas aus seiner Lage wenden; verdrehen]: nach außen stülpend, wendend (z. B. von chirurgischen Nähten, bei denen die Wundränder nach außen gewendet werden)

EVG, Evg: Abk. für ↑Elektroventrikulogramm

Evidement [evɪdəˈmãː; aus gleichbed. frz. *evidement,* eigtl. = Aushöhlung] *s;* -s, -s: vgl. Exkochleation

Evi|denz [aus gleichbed. engl. *evidence,* dies aus lat. *evidentia* = Veranschaulichung] *w;* -, -en: empirisch (in klinischen Studien) erbrachter Nachweis der Wirksamkeit eines Präparats, einer Therapieform o. Ä. **evi|denz|basierte Medizin:** medizinische Vorgehensweise, bei der wissenschaftliche Erkenntnisse empirisch zusammengetragen, bewertet und für diagnostische und/oder therapeutische Entscheidungen des einzelnen Arztes nutzbar gemacht werden

Evis|zeration [zu lat. *eviscerare* = der Eingeweide berauben, ausweiden] *w;* -, -en, in fachspr. Fügungen: **Evis|ceratio,** *Pl.:* ...iones: **1)** Entleerung des Körpers von Brust- u. Baucheingeweiden (bei dem Embryo im Rahmen einer ↑Embryotomie). **2)** eigtl.: **Evis|ceratio bulbi:** operative Entfernung des Augapfels. **Evis|ceratio orbitae:** operative Entfernung des gesamten Inhaltes der Augenhöhle. **evis|zerie|ren:** eine Eviszeration vornehmen

Evolution [zu lat. *evolvere, evolutum* = hervorwälzen; entwickeln] *w;* -, -en, in fachspr. Fügungen: **Evolutio,** *Pl.:* ...io|nes: **1)** die allmähliche Entwicklung eines Organs aus vorgebildeten Anlagen (Biol.). **2)** die stammesgeschichtliche Entwicklung der Lebewesen im Laufe der Erdgeschichte (Biol.). **3)** Herumwälzen des ↑Fetus im Mutterleib. **Evolutio spontanea:** spontane, ohne ärztliche Hilfe erfolgende Herumwälzung des ↑Fetus aus einer Fehllage in die Normallage bei der Geburt (Med.)

Ewald-Boas-Probefrühstück [nach den dt. Ärzten C. A. Ewald, 1845–1915, u. Ismar Boas, 1858–1938]: veralt. Methode zur Feststellung der Menge der vom Magen abgesonderten Verdauungssäfte mittels Verabreichung einer Probemahlzeit (2 Scheiben trockenes Brot u. 1 Glas Wasser)

Ewing-Sarkom [ˈjuːɪŋ...; nach dem amerik. Pathologen James Ewing, 1866–1943]: bösartiger Knochenmarkstumor (meistens in den langen Röhrenknochen)

ex..., Ex...
vor Konsonanten auch: **e..., E...** und vor f **ef..., Ef...** ‹lat. ex »aus, aus ... heraus, von ... her«› Präfix mit der Bedeutung »aus, aus ... heraus, weg, ent...«: - effilieren - Exanthem - exhibitionistisch - explodieren Die Bedeutung »ehemalig« hat das Präfix ex..., Ex... in allgemeinsprachlichen Bildungen wie z. B. Exfrau, Exfreund, Exgeneral, Exministerin und Exweltmeister.

Ex|ag|geration [zu lat. *exaggerare* = hoch aufdämmen; vergrößern; übertreiben] *w;* -, -en: subjektive, unangemessen übertriebene Darstellung von Krankheitserscheinungen bzw. -symptomen. **ex|ag|gerie|ren:** Krankheitserscheinungen bzw. -symptome unangemessen übertrieben darstellen

Exairese vgl. Exhärese

Ex|altation [zu lat. *exaltare* = erhöhen] *w;* -, -en: Überspanntheit, krankhaft gehobene Allgemeinstimmung mit Selbstüberschätzung u. leidenschaftlicher Erregtheit. **ex|altiert:** überspannt, leidenschaftlich erregt, von krankhaft gehobener Allgemeinstimmung

Ex|an|them [von gr. ἐξάνθημα, Gen.: ἐξανθήματος = das Aufgeblühte; der Hautausschlag] *s;* -s, -e, in fachspr. Fügungen: **Ex|an|thema,** *Pl.:* -ta: Bezeichnung für einen ↑endogen bedingten, vom Gefäßbindegewebe ausgehenden, meist auf größere Körperpartien ausgedehnten Hautausschlag. **Ex|anthema su|bitum:** harmlose akute Infektionskrankheit bei Kindern, die charakterisiert ist durch eine etwa dreitägige Fieberperiode mit nachfolgendem masernähnlichen Hautausschlag (auch »Dreitagefieber« oder »sechste Krankheit« genannt). **ex|an|thematisch:** durch einen Hautausschlag hervorgerufen; mit einem Hautausschlag verbunden

Ex|artikulation [zu ↑[1]ex... u. lat. *articulus* = kleines Gelenk; Glied] *w,* -, -en, in fachspr. Fügungen: **Exarticulatio,** *Pl.:* ...io|nes: operative Absetzung (↑Amputation) eines Gliedes in seinem Gelenk. **Ex|articulatio inter|ilio|ab|dominalis:** Exartikulation eines Oberschenkels in der zu ihm gehörenden Beckenhälfte. **ex|artikulie|ren:** eine Exartikulation vornehmen

Ex|azerbation [zu ↑[1]ex... u. lat. *acerbus* = scharf, schneidend; heftig] *w;* -, -en: Verschlimmerung, zeitweise Steigerung oder Wiederaufleben einer Krankheit

Excavatio vgl. Exkavation. **ex|cavatus, ...ta, ...tum**

[zu lat. *excavare, excavatum* = aushöhlen]: hohl; ausgehöhlt; z. B. in der Fügung ↑Pes excavatus

Excerebratio vgl. Exzerebration

Excisio vgl. Exzision

Excitatio vgl. Exzitation

Exclusio vgl. Exklusion

ex|coria|tus, ...ta, ...tum [zu lat. *excoriare, excoriatum* = abhäuten]: durch ↑Exkoriationen entstanden, im Zusammenhang mit Exkoriationen stehend; z. B. in der Fügung ↑Acne excoriata

Excrementum vgl. Exkrement

Excrescentia vgl. Exkreszenz

excretorius vgl. exkretorisch

Excretum vgl. Exkret

Ex|enteration [zu ↑²ex... u. gr. *ἔντερον* = das Innere; der Darm, die Eingeweide] *w;* -, -en, in fachspr. Fügungen: **Ex|enteratio**, *Pl.:* ...io|nes: **1)** vorübergehende Vorverlagerung von Organen, bes. der Eingeweide bei Bauchoperationen. **2)** = Eviszeration. **Ex|enteratio bulbi** = Evisceratio bulbi. **Exenteratio orbitae** = Evisceratio orbitae. **exenterie|ren:** (die Eingeweide bei Operationen) vorverlagern

Ex|erzier|knochen: veralt. Bez. für die Verknöcherung von Muskelteilen infolge mechanischer Überbeanspruchung

Ex|folia|tion [zu ↑¹ex... u. lat. *folium* = Blatt] *w;* -, -en, in fachspr. Fügungen: **Ex|folia|tio**, *Pl.:* ...iones: »Abblätterung«, allmähliche Abstoßung abgestorbener Gewebe- od. Knochenteile (insbes. von Teilen der Oberhaut). **Ex|folia|tio area|ta linguae:** flächenförmig umschriebene Abstoßung von Schleimhautepithel der Zunge bei Landkartenzunge (↑Lingua geographica). **ex|folia|tiv** [...ti:f]: auf Exfoliation beruhend; abgestoßen, abgeschilfert (z. B. von Gewebepartikeln). **Ex|foliativ|zyto|logie** [...ti:f...]: Lehre von den Methoden zur Früherkennung krankhafter Haut- und Schleimhautveränderungen (z. B. bei Gebärmutterkrebs) aus der Beschaffenheit abgeschilferter Zellen, die von der Organoberfläche abgehoben werden

Ex|halation [zu lat. *exhalare* = aushauchen; ausdünsten] *w;* -, -en, auch: **Ex|halatio**, *Pl.:* ...io|nes: Ausatmung, Ausdünstung. **ex|halieren:** ausatmen, ausdünsten

Ex|härese, auch: **Ex|ai|rese, Ex|hai|rese** [zu ↑²ex... u. gr. *αἱρεῖν* = nehmen, greifen, wegnehmen] *w;* -, -n: = Resektion

Ex|haus|tion [zu lat. *exhaurire, exhaustum* = ausschöpfen; erschöpfen] *w;* -, -en, in fachspr. Fügungen: **Ex|haus|tio**, *Pl.:* ...io|nes: seltene Bez. für: Erschöpfung. **Ex|haus|tio uteri:** Schwächung des Kontraktionsvermögens der Gebärmutter bei der Geburt, sekundäre Wehenschwäche

Ex|hibitio|nismus [zu lat. *exhibere* = hinhalten, darbieten, darstellen] *m;* -: auf sexuellen Lustgewinn gerichtete Neigung (bes. von Männern) zur [öffentlichen] Entblößung der Geschlechtsteile in Gegenwart anderer Personen. **Ex|hibitio|nist** *m;* -en, -en, **Ex|hibitio|nistin** *w;* -, -nen: Person, die zu Exhibitionismus neigt. **ex|hibitio|nistisch:** den Exhibitionismus betreffend

Ex|humation [zu ↑¹ex... u. lat. *humus* = Erde, Erdboden] *w;* -, -en, meist: **Ex|humie|rung** *w;* -, -en: Wiederausgrabung einer bestatteten Leiche zum Feststellen der Todesursache. **ex|humie|ren:** eine bestattete Leiche wieder ausgraben, um die Todesursachen feststellen zu können

Ex|itus [aus gleichbed. lat. *exitus*] *m;* -: **1)** Ausgang (allg. u. anatomisch). **2)** Tod. **Ex|itus in tabula:** Tod auf dem Operationstisch. **Ex|itus letalis:** tödlicher Ausgang (eines Krankheitsfalles od. eines Unfalles)

ex juvantibus vgl. Diagnosis ex juvantibus

Ex|kavation [zu lat. *excavare* = aushöhlen] *w;* -, -en, in fachspr. Fügungen: **Ex|cavatio**, *Pl.:* ...io|nes: **1)** Aushöhlung, Ausbuchtung (anatomisch u. pathologisch; Med.). **2)** Entfernung kariösen Zahnbeins mit dem ↑Exkavator (Zahnmed.). **Ex|cavatio dis|ci:** physiologisch vorhandene Ausbuchtung des Sehnervenkopfes (an der Stelle des Eintritts des Sehnervs in die Netzhaut). **Ex|cavatio rectouterina:** Bauchfellgrube zwischen Mastdarm u. Gebärmutter. **Ex|cavatio recto|vesicalis:** zwischen Mastdarm und Harnblase gelegener Raum (beim Mann). **Ex|cavatio vesico|uterina:** Bauchfellgrube zwischen Harnblase u. Gebärmutter

Ex|kavator [zu lat. *excavare* = aushöhlen] *m;* -s, ...vatoren: löffelartiges Instrument zur Entfernung kariösen Zahnbeins. **ex|ka|vie|ren:** kariöses Zahnbein mit dem Exkavator entfernen

Ex|klusion [zu lat. *excludere, exclusum* = ausschließen] *w;* -, -en, in fachspr. Fügungen: **Ex|clusio**, *Pl.:* ...io|nes: seltene Bez. für: operative Ausschaltung [der Funktion] eines Organteils (ohne ↑Resektion)

Ex|koch|lea|tion [zu ↑¹ex... u. lat. *cochlea* = Schnecke; schneckenförmiges Gebilde] *w;* -, -en: »Auslöffelung«, Auskratzung, Ausschabung eines Hohlraums mit einem scharfen, löffelartigen Instrument. **ex|koch|leie|ren:** eine Exkochleation vornehmen

Ex|koria|tion [zu lat. *excoriare* = abhäuten] *w;* -, -en: oberflächliche Hautabschürfung (bis zur Lederhaut)

ex|ko|ri|iert: abgeschürft

Ex|krement [aus lat. *excrementum*, Gen.: *excrementi* = Ausscheidung, Auswurf] *s;* -[e]s, -e, in fachspr. Fügungen: **Ex|crementum**, *Pl.:* ...ta: Körperausscheidung; speziell: Kot od. Harn

Ex|kres|zenz [zu lat. *excrescere* = heraus-, hervorwachsen] *w;* -, -en, in fachspr. Fügungen: **Ex|crescentia**, *Pl.:* ...tiae: veralt. Bez. für: krankhafter Auswuchs (bes. der Haut), Gewebswucherung

Ex|kret [zu lat. *excernere, excretum* = aussondern; absondern] *s;* -[e]s, -e, in fachspr. Fügungen: **Excretum**, *Pl.:* ...ta: vom Körper ausgeschiedenes, nicht weiter verwertbares Stoffwechselprodukt wie Harn, Kot od. Schweiß; Gegensatz: ↑Sekret. **Exkretion** *w;* -, -en: Ausscheidung nicht weiter verwertbarer Stoffwechselprodukte aus dem Körper. **ex|kretorisch,** in fachspr. Fügungen: **ex|cretorius, ...ria, ...rium:** die Exkretion betreffend, der Exkretion dienend; ausscheidend, absondernd; z.B. in der Fügung ↑Ductus excretorius

exo..., Exo...

(gr. ἔξω »außen, außerhalb, heraus, hinaus«) Präfix mit der Bedeutung »(nach) außen, außerhalb«:
- Exophytie
- exokrin
- exogen

Exo|all|ergie [↑exo... u. ↑Allergie] *w;* -, ...ien: veralt. Bez. für Allergien, bei denen die ↑Allergene von außen her auf den Organismus einwirken; Gegensatz: ↑Endoallergie

exo|gen [↑exo... u. ↑...gen]: außerhalb des Organismus entstehend; von außen her in den Organismus eindringend (von Stoffen, Krankheitserregern od. Krankheiten gesagt); Gegensatz: ↑endogen. **Exogenie** *w;* -, ...ien: Abhängigkeit eines Erbmerkmals von Umweltfaktoren

Exo|hystero|pexie [↑exo... u. ↑Hysteropexie] *w;* -, ...ien: veralt. Methode einer operativen Lagekorrektur der Gebärmutter (bei Gebärmuttervorfall)

Exo|karenz [↑exo... u. ↑Karenz] *w;* -, -en: veralt. Bez. für verschiedene Formen der ↑Malnutrition

exo|krin [zu ↑exo... u. gr. κρίνειν = scheiden, ausscheiden]: nennt man Drüsen, die ihren Inhalt unmittelbar auf eine freie Oberfläche abgeben (z.B. die Schweißdrüsen, die ihr Sekret auf die Haut abgeben)

Exo|lyse [zu ↑exo... u. gr. λύειν = lösen, auflösen] *w;* -, -n: veralt. Bez. für die Auflösung von Thromben durch Substanzen, die den Thrombus von außen angreifen

Ex|om|phalus [↑²ex... u. gr. ὀμφαλός = Nabel] *m;* -, ...li: Nabelringbruch, Form der ↑Omphalozele, bei der sich Eingeweideteile durch den nicht völlig verschlossenen Nabelring in den Bruchsack ausstülpen

Exon [Analogiebildung nach ↑Codon mit ↑exo...] *s;* -s, -s od. ...onen: (Humangenetik) kodierender Bereich eines Gens; Gegensatz: ↑Intron

Exo|nu|klea|se [Kurzbildung zu ↑exo..., ↑Nukleotid u. ↑...ase] *w;* -, -n: Enzym, das den Abbau von Nukleinsäuren durch Spaltung vom freien Ende der Nukleotidkette her bewirkt

Exo|pep|tidase [↑exo... u. ↑Peptid u. ↑...ase] *w;* -, -en: zu den ↑Proteasen gehörende Enzyme, die durch Spalten von endständigen Peptidbindungen Proteine abbauen, man unterscheidet Amino- und Carboxypeptidasen

Exo|phorie [zu ↑exo... u. gr. φορεῖν = tragen, bringen] *w;* -, ...ien: äußerlich nicht wahrnehmbares, latentes Auswärtsschielen, eine Form der ↑Heterophorie

ex|oph|thal|misch: aus der Augenhöhle heraustretend. **Ex|oph|thalmus** [↑²ex... u. gr. ὀφθαλμός = Auge] *m,* -: veralt. ugs.: »Glotzauge«; übermäßig starkes, krankhaftes Hervortreten des Augapfels aus der Augenhöhle

Exo|phytie [zu ↑exo... u. gr. φυτόν = Gewächs; Pflanze] *w;* -, ...ien: nach außen gerichtetes Wachstum (speziell von Tumoren); Gegensatz: ↑Endophytie. **exo|phytisch:** nach außen wachsend

Exo|skelett [↑exo... u. ↑Skelett] *s;* -[e]s, -e: **1)** den Körper umschließendes Skelett bei manchen Wirbellosen und Wirbeltieren; Außen-, Hautskelett (z.B. bei Insekten; Biol.). **2)** komplexe Form der ↑Orthese (Med.)

Ex|osmose [↑²ex... u. ↑Osmose] *w;* -, -n: im Gegensatz zur ↑Endosmose die osmotische Bewegung eines Stoffes durch eine Membran aus einem geschlossenen System nach außen (von Orten höherer zu Orten geringerer Konzentration)

Exo|spore [↑exo... u. ↑Spore] *w;* -, -n (meist *Pl.*): die nach außen abgeschnürten Sporen einer Zelle od. eines Organs (Sporenbehälters) bes. bei Pilzen (Biol.); Gegensatz: ↑Endospore

Ex|ostose [zu ↑²ex... u. gr. ὀστέον = Knochen] *w;* -, -n, in fachspr. Fügungen: **Ex|ostosis,** *Pl.:* ...toses: Knochenauswuchs, auf der Knochenoberfläche sich entwickelnder knöcherner Zapfen (als Geschwulst od. entzündlich). **Ex|ostosis bursata:** von der ↑Epiphyse (1) ausgehender Knochenauswuchs, der aus knöchernem u. knorpeligem Material besteht u. von einer Bindegewebstasche umgeben ist. **Ex|ostosis sub|un|gua|lis:** Knochenauswuchs unter einem Nagel

exo|therm [zu ↑exo... u. gr. θέρμη = Wärme]: Wärme abgebend (von chemischen od. physikalischen Prozessen gesagt, bei denen Wärme frei wird u. nach außen abgegeben wird); Gegensatz: ↑endotherm

Exo|toxin [↑exo... u. ↑Toxin] *s;* -s, -e: Ektotoxin, Bezeichnung für solche von lebenden Bakterien gebildete u. nach außen abgegebene Stoffwechselprodukte, die im Körper von Mensch u. Tier als Giftstoffe wirken; Gegensatz: ↑Endotoxin

Exo|tro|pie [zu gr. ἔξω = außen, außerhalb; jenseits; fern von u. gr. τρέπειν = drehen, wenden; richten]: manifestes Außenschielen

exo|zytär [zu ↑exo... u. ↑...zyt]: außerhalb einer Zelle gelegen. **Exo|zy|tose** *w;* -, -n: Austritt von Zellen aus den Blutgefäßen

Ex|pansion [zu lat. *expandere, expansum* = auseinanderspannen, ausdehnen] *w;* -, -en: verdrängende Ausdehnung (z.B. eines gutartigen Tumors). **ex|pansiv** [...i:f]: sich ausdehnend, verdrängend (vom Wachstum gutartiger Tumoren gesagt; im Gegensatz zum infiltrierenden Wachstum bösartiger Tumoren)

Ex|pektorans [zu ↑ex... u. lat. *pectus,* Gen.: *pectoris* = Brust] *s;* -, ...rantia u. ...ranzien [...iən], auch: **Expektorantium,** *Pl.:* ...tia: auswurfförderndes, schleimlösendes Mittel. **Ex|pektoration** *w;* -, -en:

Abhustung und Herausbeförderung von Schleim aus Trachea u. Bronchien; auch Bezeichnung für den Auswurf selbst; vgl. Sputum. **ex|pektorie|ren:** Auswurf aus Trachea u. Bronchien herausbefördern (ausspucken, aushusten)

Ex|plantat [zu ↑ex... u. lat. *planta* = Gewächs, Pflanze] *s;* -[e]s, -e: das bei einer Explantation Entnommene (Gewebe od. Organ[stück]); Gewebekultur. **Ex|plantation** *w;* -, -en: **1)** Auspflanzung von Geweben od. Organteilen aus einem Organismus zum Zwecke der Weiterzüchtung des Gewebes in Nährflüssigkeiten. **2)** Entnahme von Geweben oder Organ[teil]en zum Zwecke der ↑Transplantation. **ex|plantie|ren:** eine Explantation vornehmen

Ex|ploration [zu lat. *explorare* = ausspähen; auskundschaften; erforschen] *w;* -, -en: ausführliche Befragung eines Patienten bzw. einer Patientin zur Aufstellung einer ↑Anamnese (bes. in der Psychiatrie); auch im Sinne von: ärztliche Untersuchung. **ex|plorie|ren:** eine Exploration durchführen

ex|plo|si|bel [zu lat. *explodere* = explodieren]: (von Psychopaten) zu unvermittelten Gewalthandlungen und plötzlichen Kurzschlussreaktionen neigend (Med., Psychol.)

ex|po|niert [zu lat. *exponere, expositum* = herausstellen; aussetzen]: herausgehoben und daher größeren (gesundheitlichen) Gefahren ausgesetzt. **Exposition** *w;* -, -en: aus der Häufigkeit und Intensität bestimmter exogener Krankheitsbedingungen (z. B. Erreger, Schadstoffe, Lärm, Strahlung) resultierender Grad der Gefährdung für einen Organismus, ein Individuum

Ex|pression [zu lat. *exprimere, expressum* = herausdrücken] *w;* -, -en: **1)** Herauspressung (z. B. der Plazenta nach der Geburt). **2)** Umsetzung genetischer Informationen in Proteine (Genetik). **Ex|primat** *s;* -[e]s, -e: durch Druck entfernter Inhalt eines Hohlorgans (z. B. Sekret aus der Prostata). **ex|primieren:** etwas durch Druck entleeren, herausdrücken (z. B. einen Mitesser)

Ex|pulsion [zu lat. *expellere, expulsum* = heraustreiben] *w;* -, -en: Entfernung, Abführung (z. B. von Eingeweidewürmern). **ex|pulsiv:** abführend; austreibend

Ex|sik|kans [zu lat. *exsiccare* = austrocknen] *s;* -, Ex|sik|kantia od. Ex|sik|kanzien [...i^e^n] (meist *Pl.*): austrocknendes, Flüssigkeit absorbierendes Mittel. **Ex|sik|kose** *w;* -, -n: Austrocknung des Körpers bei starkem Flüssigkeitsverlust (z. B. bei Erbrechen od. Durchfall)

ex|spektativ [zu lat. *exspectare* = entgegensehen; erwarten; abwarten]: abwartend (bes. früher von einer Krankheitsbehandlung gesagt, die sich bei unausgeprägtem u. unklarem Krankheitsbild zunächst auf die Anwendung allgemeiner, unspezifischer Mittel beschränkt)

Ex|spiration [zu lat. *exspirare* = herausblasen, aushauchen] *w;* -, auch: **Ex|spirium** *s;* -s: Ausatmung. **ex|spiratorisch:** auf der Ausatmung beruhend, mit ihr zusammenhängend, ihr dienend. **ex|spirie|ren:** ausatmen

Ex|stirpation [zu lat. *exstirpare* = (mit dem Stumpf u. der Wurzel) herausreißen] *w;* -, -en, in fachspr. Fügungen: **Ex|stirpatio,** *Pl.:* ...io|nes: totale operative Entfernung eines Organs od. einer Geschwulst. **ex|stirpie|ren:** eine Exstirpation ausführen

Ex|sudat [zu lat. *exsudare* = ausschwitzen] *s;* -[e]s, -e: bei Entzündungen aus den Gefäßen austretende zell- und proteinhaltige Flüssigkeit (im Gegensatz zum nicht entzündlichen, klareren ↑Transsudat). **Ex|sudation** *w;* -, -en: Ausschwitzung, Absonderung eines Exsudates. **ex|sudativ** [...ti:f], in fachspr. Fügungen: **ex|sudativus, ...va, ...vum** [...ti:v...]: mit der Exsudation zusammenhängend, auf ihr beruhend. **ex|sudative Dia|these:** veraltende Bez. für die angeborene Anfälligkeit des Organismus für bestimmte, mit Exsudation verbundene Erkrankungen der Haut und Schleimhaut im Säuglingsalter

ex|tendie|ren [aus lat. *extendere, extensum* = ausdehnen; ausstrecken]: ein gebrochenes oder verrenktes Glied strecken. **Ex|tension** *w;* -, -en, in fachspr. Fügungen: **Ex|tensio,** *Pl.:* ...io|nes: **1)** mechanische Streckung eines gebrochenen bzw. verrenkten Gliedes zur Wiederherstellung der Ausgangslage; Streckung eines Gelenks. **2)** = Dorsalflexion. **Ex|tensions|verband:** Streckverband

ex|tensor [zu lat. *extendere, extensum* = ausdehnen; ausstrecken], *Gen.:* ...soris, *Pl.:* ...sores: erläuternder Bestandteil von fachspr. Fügungen mit der Bed. »Strecker, Streckmuskel«; z. B. in der Fügung ↑Musculus extensor digitorum. **Extensor** *m;* -s, ...soren: übliche Kurzbez. für ↑Musculus extensor

ex|terior, ...terius [aus lat. *exterior* = der äußere, weiter außen befindlich]: an der Außenseite gelegen, in der Nähe der Außenseite, weiter außen gelegen (Anat.)

ex|ter|nalisie|ren [zu lat. *externus* = außen befindlich]: nach außen verlagern (z. B. Gefühle, Ängste; Psychol.)

Ex|ternum [zu lat. *externus* = äußerlich] *s;* -s, ...na: Arzneimittel zur äußerlichen Anwendung (z. B. Salbe). **ex|ternus, ...na, ...num:** außen, an der Außenseite liegend; z. B. ↑Tunica externa

ex|tero|zeptiv [...ti:f]: Reize wahrnehmend, die von außerhalb des Organismus kommen (z. B. mittels Augen, Ohren; Psychol., Med.)

ex therapia [lat. *ex* = aus, heraus; aufgrund; ↑Therapie]: auf der Basis der erfolgten erfolgreichen Behandlung (auf die Diagnose einer Krankheit bezogen)

Ex|tinktion [zu lat. *ex(s)tinguere, ex(s)tinctum* = auslöschen; entkräften] *w;* -, -en: Schwächung (↑Absorption) von Strahlen (insbes. von Lichtstrahlen) beim Durchgang durch ein Medium (Phys.)

ex|t|ra..., Ex|t|ra...

‹lat. extra »außer, über ... hinaus, ohne; außerhalb«›
Präfix mit folgenden Bedeutungen:
1. »außer, außerhalb« (bes. fachsprachlich):
- extradural
- Extrasystole
- extrahieren
- extrakraniell
2. »besonders, außerordentlich« (in allgemeinsprachlichen Verbindungen mit Adjektiven):
- extrafein
- extragroß
- extralang
3. »Besonderes, Zusätzliches« (in allgemeinsprachlichen Verbindungen mit Substantiven):
- Extrablatt
- Extraklasse
- Extratour

ex|tra|ad|renal [↑extra... u. ↑adrenal]: außerhalb der Nebenniere gelegen

ex|tra|ana|tomisch [extra... u. ↑anatomisch]: unter Umgehung der normalen Blutgefäßbahnen (z. B. von einem ↑Bypass gesagt)

extracardialis vgl. extrakardial

Extractio vgl. Extraktion

Extractum vgl. Extrakt

ex|tra|dural, in fachspr. Fügungen: **ex|tra|duralis, ...le** [zu ↑extra... u. ↑Dura mater encephali]: außerhalb der harten Hirnhaut gelegen (Anat.)

ex|tra|genital [zu ↑extra... u. ↑Genitale]: außerhalb des Bereichs der Geschlechtsteile, unabhängig von den Geschlechtsteilen (bes. im Hinblick auf die Übertragung von Geschlechtskrankheiten gesagt, die nicht über die Genitalien erfolgt)

ex|tra|gonadal [zu ↑extra... u. ↑Gonaden]: außerhalb der Gonaden gelegen, unabhängig von ihnen

ex|tra|hepatisch [zu ↑extra... u. ↑Hepar]: außerhalb der Leber befindlich

ex|trahie|ren [aus lat. *extrahere* = herausziehen]: **1)** einen Körperteil, insbes. einen Zahn, operativ herausziehen. **2)** ein Kind aus dem Mutterleib herausziehen (geburtshilflicher Eingriff). **3)** einen ↑Extrakt herstellen. **4)** eine Substanz herauslösen

ex|tra|intestinal [zu ↑extra... u. ↑Intestinum]: außerhalb des Darmkanals (gelegen); z. B. extraintestinales Karzinom

extra|kapillär [extra... u. ↑kapillar]: außerhalb eines Haargefäßes gelegen

ex|tra|kap|sulär [zu ↑extra... u. ↑Capsula]: außerhalb der Gelenkkapsel gelegen

ex|tra|kardial, in fachspr. Fügungen: **ex|tracardia|lis, ...le** [zu ↑extra... u. ↑Kardia]: außerhalb des Herzens gelegen; vom Herzen unabhängig

ex|tra|korporal [zu ↑extra... u. lat. *corpus*, Gen.: *corporis* = Leib, Körper]: außerhalb des Organismus erfolgend od. verlaufend

ex|tra|korporale Befruchtung: außerhalb des weiblichen Körpers erfolgende künstliche Befruchtung eines Eies (bei ungewollter Kinderlosigkeit)

ex|tra|korporale Dia|lyse: Herausleiten des Blutstroms aus dem Körperkreislauf in eine sog. »künstliche Niere« zur Entgiftung des Blutes

ex|tra|korporaler Kreislauf: künstlicher Ersatz des natürlichen Körperkreislaufs durch eine Herz-Lungen-Maschine (bei Herzoperationen)

ex|tra|korporale Stoßwellen|li|tho|tripsie: Zertrümmerung von Nieren- und Gallensteinen mit Schallwellen, die stoßartig von außerhalb des Körpers auf die Steine gerichtet werden; Abk.: ESWL

ex|tra|kraniell [zu ↑extra... u. ↑Cranium]: außerhalb des Schädelinnenraumes gelegen (z. B. in der Kopfschwarte)

Ex|trakt [zu lat. *extrahere, extractum* = herausziehen] *m* (auch: *s*); -[e]s, -e, in fachspr. Fügungen: **Ex|tractum** *s;* -, ...ta: wässriger, ätherischer od. alkoholischer Auszug aus tierischen od. pflanzlichen Stoffen. **Ex|tractum sic|cum:** völlig eingedickter, trockener Extrakt. **Ex|tractum spissum:** zähflüssiger Extrakt. **Ex|tractum tenue** [- ...u-e]: dünnflüssiger Extrakt

Ex|traktion [zu lat. *extrahere, extractum* = herausziehen] *w;* -, -en, in fachspr. Fügungen: **Ex|tractio,** *Pl.:* ...io|nes: **1)** operatives Herausziehen (Herauslösen) eines Körperteils, insbes. eines Zahns. **2)** Das Herausziehen des Kindes aus dem Mutterleib (geburtshilflicher Eingriff). **3)** Herstellung eines ↑Extraktes. **4)** Herauslösen eines Stoffes (z. B. Sauerstoff) aus Gewebe oder Körperflüssigkeiten. **Ex|tracto lentis** [↑Lens]: operative Entfernung der Augenlinse bei ↑Star

ex|tra|lym|phatisch [zu ↑extra... u. ↑Lymphe]: außerhalb eines Lymphknotens gelegen

ex|tra|medullär [zu ↑extra... u. ↑Medulla]: außerhalb des Knochenmarks vorkommend od. geschehend

ex|tra|mural [zu ↑extra... u. lat. *murus* = Mauer, Wand]: außerhalb der Wände eines Hohlraums (z. B. des Darms) gelegen bzw. befindlich

ex|tra|ossär, in fachspr. Fügungen: **ex|traossarius, ...ria, ...rium** [zu ↑extra... u. [1]Os]: außerhalb des Knochens gelegen

ex|tra|peri|kardial [zu ↑extra... und ↑Perikard]: außerhalb des Herzbeutels gelegen

ex|tra|peri|toneal, auch: **ex|tra|peri|tonäal** [zu ↑extra und ↑Peritoneum]: außerhalb des Bauchfells gelegen. **Ex|tra|peri|tonea|lisie|rung,** auch: **Ex|tra|peri|tonäa|lisie|rung** *w;* -, -en: operative Verlagerung eines innerhalb des Bauchfellraums gelegenen Organs nach außerhalb

ex|tra|pleu|ral [zu ↑extra... u. ↑Pleura]: außerhalb des Brustfellraums gelegen

ex|tra|pulmonal [zu ↑extra... u. ↑Pulmo]: außerhalb der Lunge gelegen

ex|tra|pyramidal [zu ↑extra... u. ↑Pyramide]: außerhalb des ↑Tractus pyramidalis (Pyramidenbahn) gelegen. **extra|pyramidales System:** die basalen Stammganglien des Zwischen- und Mittelhirns, die die unwillkürlichen Körperbewegungen und den Muskeltonus steuern

extrasphinktär [extra... u. ↑Sphinkter]: außerhalb eines ↑Sphinkters gelegen

Ex|tra|sy|stole [auch: ...to:lə od. ...'zʏstole; ↑extra... u. ↑Systole] *w;* -, ...len: auf einen ungewöhnlichen Reiz hin erfolgende vorzeitige ↑Kontraktion des Herzens innerhalb der normalen (gewöhnlichen) Herzschlagfolge. **Ex|tra|sy|stolie** *w;* -, ...ien: durch ständiges gehäuftes Auftreten von Extrasystolen charakterisierte Herzrhythmusstörung

ex|tra|uterin, in fachspr. Fügungen: **ex|tra-uterinus, ...na, ...num** [zu ↑extra... u. ↑Uterus]: außerhalb der Gebärmutter; z. B. in der Fügung ↑Graviditas extrauterina

Ex|tra|uterin|gravidität vgl. Graviditas extrauterina

ex|tra|vasal [zu ↑extra... u. ↑Vas]: außerhalb der Blutgefäße gelegen oder erfolgend. **Extra|vasat** *s;* -[e]s, -e: aus einem Gefäß in das umgebende Gewebe ausgetretene Flüssigkeit wie Blut oder Lymphe. **Ex|tra|vasation** *w;* -, -en: Austreten von Gefäßflüssigkeit (Blut oder Lymphe) in das umgebende Körpergewebe

Ex|tra|version [zu ↑extra... u. lat. *vertere, versum* = drehen, wenden] *w;* -, -en: Konzentration des Interesses auf die Außenwelt; Gegensatz: ↑Introversion (Psychol.). **ex|tra|vertiert,** häufiger: **ex|tro-vertiert:** nach außen gerichtet, der Umwelt gegenüber aufgeschlossen, weltoffen, leicht empfänglich für äußere Einflüsse; Gegensatz: ↑introvertiert (Psychol.)

ex|tra|vesikal, in fachspr. Fügungen: **ex|tra-vesicalis, ...le** [zu ↑extra... u. ↑Vesica]: außerhalb der Harnblase gelegen

ex|tra|zellulär, auch: **ex|tra|zellular** [zu ↑extra... u. ↑Cellula]: außerhalb der Zelle befindlich bzw. gelegen

ex|tra|zere|bral [zu ↑extra... u. ↑Cerebrum]: außerhalb des Gehirns liegend

Ex|tremitas [zu lat. *extremus* = äußerst, letzt] *w;* -, ...tates: **1)** Endteil eines Organs (Anat.). **2)** ältere Bez. der Gliedmaßen (vgl. Membrum); vgl. Extremität (Anat.). **Ex|tremitas acromia|lis claviculae:** das dem ↑Acromion zugekehrte Ende des Schlüsselbeins. **Ex|tremitas anterior splenica:** vorderes Ende der Milz. **Ex|tremitas capitalis** = Extremitas superior testis. **Ex|tremitas caudalis renis** [↑Ren]: = Extremitas inferior renis. **Ex|tremitas cau|dalis testis** = Extremitas inferior testis. **Ex|tremitates corporis** [↑Corpus] *Pl.:* = Membra corporis. **Ex|tremitas crania|lis** = Extremitas superior renis. **Ex|tremitas inferior corporis** [↑Corpus]: = Membrum inferius. **Ex|tremitas inferior lie|nis** [↑Lien]: = Extremitas anterior. **Ex|tremitas inferior renis** [↑Ren]: unterer Nierenpol. **Ex|tremitas inferior testis:** unteres Ende des Hodens. **Ex|tremitas pelvina** = Membrum inferius. **Ex|tremitas posterior splenica:** hinteres Ende der Milz. **Ex|tremitas sternalis claviculae:** das dem Brustbein zugekehrte Ende des Schlüsselbeins. **Ex|tremitas superior corporis** [↑Corpus]: = Membrum superius. **Ex|tremitas superior lie|nis** [↑Lien]: = Extremitas posterior. **Ex|tremitas superior renis** [↑Ren]: oberer Nierenpol. **Ex|tremitas superior testis:** oberes Ende des Hodens. **Ex|tremitas thoracica** = Membrum superius. **Ex|tremitas tubaria ovarii:** der dem Eileiter zugekehrte obere Pol des Eierstocks. **Ex|tremitas uterina ovarii:** der der Gebärmutter zugekehrte untere Pol des Eierstocks. **Ex|tremitas ven|tralis** = Extremitas anterior. **Ex|tremitas verte|bralis** = Extremitas posterior

Ex|tremität [zu lat. *extremus* = äußerst, letzt] *w;* -, -en (meist *Pl.*): Bezeichnung für die Gliedmaßen (Arme u. Beine)

Ex|trinsic Factor [ɛk'strɪnsɪk 'fæktər; aus gleichbed. engl. *extrinsic factor* (eigtl. = von außen wirkender Faktor)] *m;* - -[s], - -s: Bezeichnung für den mit der Nahrung dem Organismus zugeführten Wirkstoff (Vitamin B_{12}, Cobalamin), der für die Funktion des ↑Intrinsic Factor unverzichtbar ist; Vitamin-B_{12}-Mangel führt zur perniziösen Anämie)

ex|trinsisch [nach engl. *extrinsic* von lat. *extrinsecus* = von außen]: **1)** in der Umgebung (z. B. einer Zelle) gelegen (Med.). **2)** von außen her [angeregt], nicht aus eigenem innerem Antrieb erfolgend (Psychol.)

extrovertiert vgl. extravertiert

Ex|tubation [zu ↑[1]ex... u. ↑Tubus] *w;* -, -en: Entfernung des ↑Tubus aus dem Kehlkopf (nach einer ↑Intubation). **ex|tubie|ren:** den Tubus aus dem Kehlkopf entfernen

ex|uberant, in fachspr. Fügungen: **ex|uberans** [zu lat. *exuberare* = reichlich hervorkommen]: stark wuchernd

Ex|ulzeration [zu ↑[1]ex... u. lat. *ulcus*, Gen.: *ulceris* = Geschwür] *w;* -, -en, in fachspr. Fügungen: **Exulceratio,** *Pl.:* ...io|nes: Geschwürbildung, Verschwärung. **ex|ulzerieren:** schwären, sich geschwürig verändern (vom Gewebe)

Ex|utorium [zu lat. *exuere, exutum* = herausziehen] *s;* -s, ...torien [...*iᵉn*] u. ...toria: veralt. Bez. für: Zugmittel, Hautreizmittel

ex vi|vo [lat. *ex* = aus, heraus; aufgrund u. lat. *vivus* = lebendig, lebend]: außerhalb des Organismus durchgeführt (von Versuchen)

Ex|zere|bration [zu ↑[1]ex... u. lat. *cerebrum* = Gehirn] *w;* -, -en, in fachspr. Fügungen: **Excerebratio,** *Pl.:* ...io|nes: (chirurgische) Entfernung des Gehirns, insbes. Ausräumung des fetalen Gehirns bei der ↑Embryotomie. **exzere|brie|ren:** eine Exzerebration durchführen

Ex|zidat [zu ↑exzidieren] *s;* -[e]s, -e: aus einem Gewebe herausgeschnittenes Stück. **ex|zidieren** [aus lat. *excidere, excisum* = heraushauen; herausschneiden]: eine Wunde ausschneiden; Gewebe (z. B. von einer Geschwulst) aus dem Organismus herausschneiden; eine Geschwulst ausschneiden. **Ex|zision** *w;* -, -en, in fachspr. Fügungen: **Ex|cisio,** *Pl.:* ...io|nes: Ausschneidung einer Wunde; Herausschneiden von Körpergewebe; Ausschneidung einer Geschwulst

ex|zitabel: reizbar, erregbar, nervös (Med., Psychol.). **Ex|zitabilität** *w;* -: Reizbarkeit, Erregbarkeit, Nervosität; Empfänglichsein von Geweben (wie Herz oder Nervenzellen) für Erregungen (Med., Psychol.)

Ex|zitans [zu lat. *excitare* = heraustreiben; aufmuntern; antreiben] *s;* -, ...tantia u. ...tanzien [...ɪən], auch: **Ex|zitantium** *s;* -, ...tia: Arzneimittel, das Herz, Kreislauf, Atmung od. Nerven anregt; belebendes Mittel. **Ex|zitation** *w;* -, -en, in fachspr. Fügungen: **Ex|citatio,** *Pl.:* ...io|nes: **1)** Anregung von Herz, Kreislauf, Atmung od. Nerven durch Arzneimittel. **2)** Erregungszustand des Organismus. **ex|zitativ:** erregend, anregend (von Arzneimitteln). **ex|zitie|ren:** die Herz-, Kreislauf-, Atem- od. Nerventätigkeit [durch Arzneimittel] anregen

EZ: **1)** Abk. für ↑*e*ineiige *Z*willinge. **2)** Abk. für *E*rnährungs*z*ustand

EZR: Abk. für *E*xtra*z*ellulär*r*aum

F

F_1, F_2 usw.: Abk. für ↑Filialgeneration

F: chem. Zeichen für ↑[2]Fluor

FA: Abk. für ↑Facharzt

FÄ: Abk. für ↑Fachärztin

Fabella [nlat. Verkleinerungsbildung zu lat. *faba* = Bohne] *w;* -, ...llae: das Sesambein an der Hinterseite des Kniegelenks (Anat.)

Faber-Syndrom [nach dem dän. Internisten Knud Helge Faber, 1862–1956]: Eisenmangel-Anämie bei ↑Achylia gastrica, Faber-Anämie

Fab-Fragmente [Abk. für engl. *f*ragment *a*ntigen *b*inding u. ↑Fragment]: bei der Spaltung mit Papain entstehende Fragmente von IgG-Antikörpern mit spezifischen Antigenbindungsstellen

Fabismus [zu lat. *faba* = Bohne] *m;* -: Erkrankung infolge Einatmung von Bohnenblütenstaub oder nach Genuss von Bohnen

FAB-Klassi|fikation: Einteilung der akuten Leukämien aufgrund von Gestalt, Größe und Art der betroffenen weißen Blutzellen (FAB steht für engl. french, american, british)

Fabry-Krankheit [nach dem dt. Dermatologen Johannes Fabry, 1860–1930]: = Angiokeratoma corporis diffusum

Facelifting [ˈfeɪslɪftɪŋ; engl.] *s;* -s, -s: operative Beseitigung von Gesichtsfalten

Facette [faˈsɛtə; aus frz. *facette*, Verkleinerungsbildung zu frz. *face* = (Vorder)seite, Außenfläche, von lat. *facies* = Gestalt, Gesicht] *w;* -, -n: abgeschrägte Fläche an Gelenken

Facettensyndrom: radikuläre Läsion durch Gelenkdistorsion (»Blockierung«) infolge degenerativer Veränderungen oder Fehlhaltungen

Fach|arzt, Fach|ärztin: Bez. für einen Arzt bzw. eine Ärztin mit nach der Approbation durch mehrjährige Weiterbildung erworbenen eingehenden Kenntnissen und Erfahrungen auf einem Spezialgebiet der Medizin; Abk.: FA/FÄ; neuere Bez.: Arzt/Ärztin für ... (z. B. Chirurgie)

Fächerstrahl-CT: CT-Scanner, der den gesamten Patientenquerschnitt erfasst

facialis vgl. fazial

Facies [ˈfaːtsɪ-es; aus lat. *facies*, Gen.: *faciei* = Aussehen, Gesicht] *w;* -, -: **1)** Gesicht; Gesichtsausdruck. **2)** Fläche, Außenfläche (von Organen oder Knochen; Anat.). **Facies abdominalis:** verfallenes, blasses Gesicht bei Kranken mit schwerer Bauchfellentzündung. **Facies adeno|idea:** typischer Gesichtsausdruck von Kindern mit ↑adenoiden Vegetationen. **Facies anterior:** vordere Fläche von Körperteilen. **Facies antonina** [nach dem hl. Antonius]: typischer Gesichtsausdruck bei Lepra des

Nervensystems. **Facies articularis ossis:** vordere Fläche von Gelenken. **Facies au|ricularis:** ohrförmig gebogene Verbindungsfläche. **Facies buccalis dentis** = Facies vestibularis. **Facies cerebralis:** obere Fläche des großen Keilbeinflügels. **Facies colica splenica:** Berührungsfläche der Milz mit dem ↑ Kolon. **Facies costalis: 1)** äußere Fläche der Lunge. **2)** vordere Fläche des Schulterblattes. **Facies con|tactus:** Berührungsfläche der Zähne. **Facies dia|phrag|matica: 1)** hintere Fläche des Herzmuskels. **2)** hintere Fläche der Milz. **3)** auf dem Zwerchfell aufliegende Fläche der Lunge. **Facies di|stalis dentis:** vom ersten Schneidezahn abgewandte vertikale Kontaktfläche der Zähne. **Facies dorsalis: 1)** hintere Fläche von Organen. **2)** Streckseite der Finger. **Facies ex|terna ossis parie|talis** [- - - ...rɪ-e...; ↑ Os parietale]: äußere Fläche des Scheitelbeins. **Facies gast|rica: 1)** typischer Gesichtsausdruck mit starker Ausprägung der Nasolobialfalten bei Magenkranken. **2)** Seite der Milz, die dem Magen anliegt. **Facies glutaea ossis ilii:** Außenfläche der Darmbeinschaufel. **Facies hippo|cratica:** ängstlicher, verfallener Gesichtsausdruck bei Sterbenden (auch bei Patienten mit schwerer Bauchfellentzündung); Verlust der Mimik. **Facies inferior:** untere Fläche von Organen. **Facies in|fra|temporalis:** hintere Fläche des Oberkiefers. **Facies inter|lobaris pulmonis:** zwischen den Lungenlappen befindliche Oberflächen des Lungengewebes. **Facies intestinalis uteri:** hintere Fläche der Gebärmutter. **Facies labia|lis dentis** = Facies vestibularis. **Facies lateralis:** Seitenfläche von Organen. **Facies leo|nina:** »Löwengesicht«, löwenähnliche Gesichtszüge bei Leprakranken. **Facies leontina** = Facies leonina. **Facies lin|gua|lis dentis:** Oberfläche der Zähne auf der Zungenseite. **Facies lunata acetabuli:** mondsichelförmig gekrümmte Fläche der Hüftpfanne. **Facies malleo|laris:** Seitenfläche des Sprungbeinkörpers. **Facies maxillaris:** seitliche Fläche des Gaumenbeins. **Facies media|lis:** mittlere bzw. innere Fläche von Organen oder Körperteilen. **Facies mesia|lis dentis:** die vom hintersten Mahlzahn abgewandte vertikale Kontaktfläche der Zähne. **Facies mitralis:** blasses Gesicht, bläuliche Lippen und fleckenförmige, zyanotische Wangen bei Kranken mit schwerer Mitralstenose. **Facies myopa|thica:** typischer Gesichtsausdruck (mit Verlust des Mienenspiels) bei Schwund der mimischen Muskeln. **Facies nasalis:** innere Fläche des Oberkieferbeins, die einen Teil der Begrenzung der Nasenhöhle bildet. **Facies occlusalis dentis:** Kaufläche der Zähne. **Facies orbitalis:** zur Augenhöhle hin gerichtete Fläche (von Gesichtsteilen oder Gesichtsknochen). **Facies palatina:** untere Fläche des Gaumenbeins. **Facies palmares digitorum** *Pl.*: Fingerflächen an der Beugeseite der Finger. **Facies patellaris femoris:** der Kniescheibe zugewandte Trennfläche zwischen den Knorren des Oberschenkelknochens. **Facies pelvina ossis sacri:** nach vorn abwärtsgerichtete Fläche des Kreuzbeins. **Facies plantares digitorum** *Pl.*: die sohlenwärts gelegenen Flächen der Zehen. **Facies poplitea femoris:** dreieckige Fläche am unteren Ende der Rückseite des Oberschenkelknochens. **Facies posterior:** hintere Fläche von Organen und Körperteilen. **Facies pulmonalis dextra/sinistra cordis:** seitliche, von den Lungen berührte Oberfläche des Herzens. **Facies renalis:** Berührungsfläche der Milz mit der Niere. **Facies scrofulosa:** veralt. Bez. für den typischen Gesichtsausdruck bei bestimmten Haut- und Lymphknotenerkrankungen im Kindesalter (↑ Skrofulose). **Facies sterno|costalis cordis:** vordere Fläche des Herzmuskels. **Facies superior:** obere Fläche von Organen oder Körperteilen. **Facies sym|physia|lis:** Verbindungsfläche zwischen rechtem und linkem Schambeinbogen. **Facies temporalis:** äußere Fläche von Schädelknochen. **Facies tetanica** = Risus sardonicus. **Facies ure|thralis:** hintere Fläche des männlichen Gliedes. **Facies ven|tralis** = Facies anterior. **Facies vesicalis uteri:** Vorderfläche der Gebärmutter. **Facies vestibularis dentis:** dem ↑ Vestibulum oris zugekehrte Fläche des Zahns

factitius, ...titia, ...titium [aus lat. *facticius* = künstlich gemacht]: künstlich, nicht natürlich; z. B. in der Fügung ↑ Urticaria factitia

Fadenpilze: Pilze, die fadenförmige Zellen bilden (Bot.)

Fadenwürmer vgl. Nematoden

Faeces: 1) vgl. Fäzes. **2)** *Pl.* von ↑ Faex

Faex [aus lat. *faex*, Gen.: *faecis* = Bodensatz; Hefe] *w;* -, Fae|ces: Hefe. **Faex medicinalis:** medizinische Hefe, gereinigte Bierhefe

Fago|pyrismus [zu nlat. *Fagopyrum* = Buchweizen, weiter zu lat. *fagus* = Buche u. gr. πυρός = Weizen] *m;* -, ...men: Vergiftung durch übermäßigen Genuss von ungeschältem Buchweizen (in der Folge ↑ Urtikaria durch Fotosensibilisierung)

Fahr-Krankheit [nach dem dt. Pathologen Theodor Fahr, 1877–1945]: Kalkablagerung in den Wänden der kleinen Hirngefäße bes. von Cerebellum und Basalganglien, geht mit Demenz und Parkinsonsymptomatik einher

fäkal [zu lat. *faex*, Gen.: *faecis* = Bodensatz; Hefe], in fachspr. Fügungen: **faeca|lis:** kotig, dem Kot, Stuhl zugeordnet. **Fäkalien** [...lɪən] *Pl.*: Kot, Stuhl. **Fäkal|stase** [gr. στάσις = Stillstand] *w;* -, -n: Kotstauung im Darm

Faktor [zu lat. *facere, factum* = machen, tun, bewirken] *m;* -s, ...toren: Blutgerinnungsfaktor, Gerinnungsfaktor; im Blutplasma bzw. in den Blutplättchen vorkommende Stoffe wie Kalzium, Polysaccharide, v. a. aber Proteine, die am Ablauf der Blutgerinnung teilnehmen (werden fortlaufend nach dem Entdeckungsjahr mit römischen Ziffern gekennzeichnet). **Faktor I:** ↑ Fibrinogen. **Faktor II:** ↑ Prothrombin. **Faktor III:** ↑ Thrombokinase. **Faktor IV:** ↑ Kalzium. **Faktor V:** ↑ Proakzelerin. **Faktor VI:** ↑ Akzelerin. **Faktor VII:** ↑ Prokonvertin.

Faktor VIII: ↑antihämophiles Globulin. **Faktor IX:** ↑Christmas-Faktor. **Faktor X:** ↑Stuart-Faktor. **Faktor XI:** ↑Rosenthal-Faktor. **Faktor XII:** ↑Hagemann-Faktor. **Faktor XIII:** ↑fibrinstabilisierender Faktor

fäkulent [aus lat. *faeculentus* = voll Hefe; voll Unreinigkeiten]: kotartig, kotig

Fäkulom [zu lat. *faex*, Gen.: *faecis* = Bodensatz; Hefe] *s;* -s, -e: = Koprom

fakultativ [...ti:f; zu lat. *facultas*, Gen.: *facultatis* = Fähigkeit, Vermögen, Möglichkeit]: freigestellt, dem eigenen Ermessen od. Belieben überlassen, wahlfrei

falci|formis, ...me [zu lat. *falx*, Gen.: *falcis* = Sichel u. lat. *forma* = Gestalt, Form]: sichelförmig; z. B. in der Fügung ↑Margo falciformis

Fall vgl. Casus

Fallfuß: schlaff herabhängender Fuß bei Lähmung des ↑Nervus peronaeus communis

Fallhand: schlaff herabhängende Hand bei Lähmung des ↑Nervus radialis

Fall|kontroll|studie [...ɪə] *w;* -, -n: medizinische Studie, die zwei oder mehr systematisch unterscheidbare Fälle bzw. Fallgruppen (z. B. gesunde vs. erkrankte Personen) vergleichend untersucht (bes. Epidemiologie)

Falloppio-Kanal [nach dem ital. Anatomen Gabriele Falloppio, 1523–1562]: = Canalis facialis

Fallot-Penta|logie [fa'lo:...; nach dem frz. Arzt E. L. A. Fallot, 1850–1911; gr. πέντε = fünf u. ↑...logie] *w;* -, ...ien: ungebräuchliche Bez. für einen angeborenen fünffachen Herzfehler (Pulmonalstenose in Verbindung mit Ventrikelseptumdefekt, Vorhofseptumdefekt, Dextroposition der Aorta, Hypertrophie des rechten Herzens). **Fallot-Tetra|logie** [gr. τέτρα- = vier] *w;* -, ...ien: angeborener vierfacher Herzfehler (entspricht der F.-Pentalogie, jedoch ohne Vorhofseptumdefekt). **Fallot-Tri|logie** [gr. τρί- = dreimal, dreifach] *w;* -, ...ien: ungebräuchliche Bez. für einen angeborenen dreifachen Herzfehler (Pulmonalstenose in Verbindung mit Vorhofseptumdefekt und Rechtshypertrophie)

Fall|phono|meter: früher verwendete Apparatur zur Bestimmung der Hörschärfe (mittels Kügelchen verschiedener Größe, die aus verschiedenen Höhen auf eine Glasplatte herabfallen)

Fall|studie [...ɪə] *w;* -, -n: medizinische Studie, die einen bestimmter Hinsicht interessanten konkreten Einzelfall untersucht

Fallsucht vgl. Epilepsie

Falltürschnitt vgl. Kulissenschnitt

Falscher Freund: unwillkürlicher Stuhl- oder Windabgang bei Rektumkarzinom

falsch negativ [auch: - ...ti:f; zu lat. *negare* = nein sagen; verneinen]: eine tatsächlich bestehende Erkrankung oder Ansteckung fälschlich nicht anzeigend (z. B. von Testergebnissen, Befunden, Reaktionen)

falsch positiv [auch: - ...ti:f; zu lat. *positivus* = gesetzt, gegeben]: eine nicht bestehende Erkrankung oder Ansteckung fälschlich anzeigend (z. B. von Testergebnissen, Befunden, Reaktionen)

Falsettstimme vgl. Fistelstimme

Falsifikation [aus engl. *to falsify* = (Hoffnungen) enttäuschen]: wissenschaftlich exakte Widerlegung einer Hypothese oder Vermutung

Falte: in der Anatomie vgl. Plica

Faltenhaut: 1) vgl. Cutis laxa. **2)** vgl. Cutis verticis gyrata

Faltenzunge vgl. Lingua plicata

Falx [aus lat. *falx*, Gen.: *falcis* = Sichel] *w;* -, Falces: Sichel, sichelförmige Bindegewebsplatte (Anat.). **Falx cerebelli:** »Kleinhirnsichel«, sichelförmige Fortsetzung der harten Hirnhaut. **Falx cere|bri:** »Großhirnsichel«, sichelförmige Fortsetzung der harten Hirnhaut zwischen beiden Hirnhälften. **Falx in|gui|nalis:** »Leistensichel«, Sehnenstreifen im mittleren Teil der hinteren Wand des Leistenkanals. **Falx septi** = Valvula foraminis ovalis

Fames canina [lat. *fames* = Hunger; ↑caninus]: veralt. Bez. für: ↑²Akorie

familiär, in fachspr. Fügungen: **familia|ris, ...re** [aus gleichbed. lat. *familiaris*]: die Familie betreffend, familiär (von einer Krankheit gesagt, die genetisch bedingt ist und bei Blutsverwandten gehäuft auftritt)

Familienanamnese [zu ↑Anamnese]: Teil der Anamnese, der das Vorkommen einer Krankheit in der Familie des/der Erkrankten überprüft, um eine eventuelle genetische Disposition festzustellen

Familien|heb|amme: staatlich examinierte Hebamme mit Zusatzqualifikation, die Familien mit Risikofaktoren (medizinisch, sozial) über den üblichen Zeitraum hinaus betreut

Familien|medizin: häusliche Behandlung und gesundheitliche Betreuung von Familien oder familienähnlichen Gruppen in somatischer, psychischer und sozialer Hinsicht

Famulatur [zu ↑Famulus] *w;* -, -en: Ableistung der praktischen Ausbildung eines Famulus. **famulieren:** seine Famulatur ableisten. **Famulus** [aus lat. *famulus* = Diener] *m;* -, ...li: Kandidat der Medizin, der seine vorgeschriebene viermonatige praktische Ausbildung an einer Klinik oder bei einem frei praktizierenden Arzt ableistet

Fan|co|ni-An|ämie [nach dem schweiz. Pädiater Guido Fanconi, 1892–1979]: autosomal-rezessiv vererbte Blutbildungsstörung (aplastische Anämie) mit multiplen Fehlbildungen, Nierenfehlbildungen und Hemmung der geistigen Entwicklung. **Fan|co|ni-Syndrom:** veralt. Bez. für eine autosomal-rezessiv vererbte Reduktionsfehlbildung von Daumen und Radius, Minderwuchs, Hyperpigmentierung und ↑Panmyelophthise

Fango [aus ital. *fango* = Schlamm, Schmutz] *m;* -s: heilkräftiger Mineralschlamm aus heißen Quellen

FAP: Abk. für *f*amiliäre *a*denomatöse *P*olypose, ↑Polyposis coli

Faradisation [zum Namen des engl. Physikers M. Faraday, 1791–1867] *w;* -: veralt. Bez. für verschiedene elektrotherapeutische Verfahren. **faradischer Strom:** unsymmetrischer, durch Unterbrecherschaltung erzeugter Wechselstrom. **faradisieren:** veralt. für: mit faradischem Strom behandeln. **Farado|therapie** *w;* -: = Faradisation

Farb|doppler|sono|gra|fie: Verfahren der Sonografie, bei dem mittels der Messung des Doppler-Effekts Geschwindigkeit und Richtung einer Bewegung bestimmt werden und die Flussgeschwindigkeiten flächenhaft farbcodiert einer konventionellen Schwarz-Weiß-Sonografie überlagert dargestellt werden; ermöglicht wird dadurch ein rasches Auffinden beweglicher Strukturen in einem Messvolumen

Farb|du|plex|sono|gra|fie vgl. Farbdopplersonografie

Färbe|index: früheres Verfahren zur Diagnose einer ↑Anämie mittels Verhältniszahl aus der Menge des Blutfarbstoffs und der Anzahl der roten Blutkörperchen (heute durch Bestimmung des ↑MCH ersetzt); Abk.: FI

Farbenblindheit vgl. Chromatodysopsie

Farbendreieck: von dem deutschen Mathematiker und Astronomen Tobias Mayer (1723–1762) entwickelte geometrische dreidimensionale Darstellung aller Farben nach ihrem Farbton und ihrer Sättigung in einem Koordinatensystem; die drei Seitenlinien kennzeichnen die Farbwertanteile Rot, Grün und Blau, der Abstand zum Mittelpunkt den Sättigungsgrad

Farbenhören vgl. Auditio colorata

Farbenscheu vgl. Chromatophobie

Farbensinn: Fähigkeit, Farben zu unterscheiden

Farben|skotom: auf einen Teil des Gesichtsfeldes beschränkte Störung oder Unfähigkeit der Farbenerkennung

Farbstoffbildner *Pl.:* Sammelbez. für alle Bakterien, die in Milch, Fleisch und anderen organ. Substanzen auffallende Farbveränderungen hervorrufen

Farb|therapie: Anwendung von farbigem Licht zur Behandlung von Krankheiten (Methode der Alternativmedizin)

Färbung *w;* -, -en: Durchtränkung von histologischen Objekten od. Mikroorganismen mit Farbstoffen

Farmerlunge: allergische Entzündung der Lungenbläschen durch Antigene von schimmeligem Heu

Farnesyl|transferase: [Wortbildung aus dem Kunstw. Farnesol (ein Sesquiterpenalkohol) u. ↑Transferase]: Enzym, das die Übertragung eines Farnesylrests auf die Cysteinseitenketten von Proteinen überträgt; viele Proteine, die derart modifiziert werden, sind an der Regulation des Zellzyklus beteiligt. **Farnesyl|transferase-In|hibitoren** Hemmstoffe der Farnesyltransferase, deren Einsatz als Antitumortherapeutika und Antimalariawirkstoffe denkbar ist

Farn|kraut|phäno|men: Erscheinen farnkraut- oder palmwedelähnlicher Auskristallisationsmuster von NaCl-Kristallen im Ausstrich von Zervixschleim unmittelbar vor der Ovulation

Fascia vgl. Faszie

fas|ciculạris, ...re [zu ↑Fasciculus]: einen ↑Fasciculus betreffend, zu ihm gehörend; z.B. in der Fügung ↑Keratitis fascicularis

Fas|cịculus [aus lat. *fasciculus*, Gen.: *fasciculi* = kleines Bündel] *m;* -, ...li: kleines Bündel von Muskel- oder Nervenfasern; eindeutschend auch: Faszikel (Anat.). **Fas|cịculus antẹrior prọ|prius** = Fasciculi proprii. **Fas|cịculus antero|laterạlis super|ficiạ|lis** = Tractus spinocerebellaris anterior. **Fas|cịculus atrio|ven|triculạris:** Muskelbündel zwischen Vorhof- und Kammermuskulatur des Herzens. **Fas|cịculus cerebello|spinạlis** = Tractus spinocerebellaris posterior. **Fas|cịculus cere|bro-spinạlis antẹrior** = Tractus corticospinalis anterior. **Fas|cịculus cere|bro|spinạlis laterạlis** = Tractus corticospinalis lateralis. **Fas|cịculus cuneạ|tus:** keilförmiger seitlicher Teil des Hinterstranges im Rückenmark und in der ↑Medulla oblongata. **Fas|cịculus dorsạlis** = Funiculus posterior. **Fas|cịculus fronto|oc|cipitạlis** = Fasciculus longitudinalis superior. **Fas|cịculus grạcilis:** schmaler mittlerer Teil der Hinterstrangbahn im Rückenmark und in der ↑Medulla oblongata. **Fas|cịculus inter|fas|ciculạris** = Fasciculus semilunaris. **Fas|cịculi inter|seg|mentạles** *Pl.:* = Fasciculi proprii. **Fas|cịculus laterạlis (medụllae spinạlis)** = Funiculus lateralis. **Fas|cịculus laterạlis plẹxus bra|chiạ|lis:** seitlicher Strang des unteren Abschnitts des Nervengeflechts am Schlüsselbein, von dem u.a. die Armnerven ausgehen. **Fas|cịculus laterạlis prọ|prius** = Fasciculi proprii medullae spinalis. **Fas|cịculi lon|gitudinạles** *Pl.:* Pyramidenbahn in der Brücke des Gehirns. **Fas|cịculus lon|gitudinạlis dorsạlis:** Nervenfaserbündel, das vom ↑Hypothalamus ausgeht, im Mittelhirn im Bereich der Rautengrube und der IV. Hirnkammer verläuft und unter der Rückseite von Hirnbrücke und Medulla oblongata entlangführt. **Fas|cịculus lon|gitudinạlis infẹrior:** »unteres Längsbündel«, Verbindungsfasern zwischen Hinterhaupt- und Schläfenlappen. **Fas|cịculi lon|gitudinạles ligamẹnti cruci|fọrmis at|lạntis** *Pl.:* Bindegewebszüge, die vom zweiten Halswirbel zum großen Hinterhauptloch ziehen. **Fas|cịculus lon|gitudinạlis mediạ|lis:** Nervenfaserbündel, das längs durch das Innere von Mittelhirn, Hirnbrücke und Medulla oblongata zum Rückenmark zieht. **Fas|cịculus lon|gitudinạlis supẹrior:** »oberes Längsbündel«, Verbindungsfasern zwischen Stirn- und Hinterhauptlappen. **Fas|cịculus mamillo-tegmentạlis:** Nervenfaserbündel, das vom ↑Corpus mamillare zum ↑Tegmentum (2) verläuft. **Fas|cịculus mamillo|thalạmicus:** Nervenfaserschicht in der Großhirnrinde. **Fas|cịculus mediạ|lis plẹxus brachiạ|lis:** mittlerer Strang des unteren Abschnitts des Nervengeflechts am Schlüsselbein, von dem u. a. die Armnerven ausgehen. **Fas|ciculi medullae spinalis** = Funiculi medullae spinalis. **Fas|ciculus opticus:** ältere Bez. für ↑Nervus opticus. **Fas|ciculi pedunculo|mamillares** *Pl.:* ältere Bez. für ↑Tractus mamillotegmentalis. **Fasciculus posterior plexus brachia|lis:** hinterer Strang des unteren Abschnitts des Nervengeflechts am Schlüsselbein, von dem u. a. die Armnerven ausgehen. **Fas|ciculi pro|prius:** Vorderstranggrundbündel des Rückenmarks. **Fas|ciculus re|tro|flexus:** Faserbündel, das vom grauen Nervenkern zum Nucleus interpeduncularis, einer Nervenzellenanhäufung im Mittelhirn, verläuft. **Fas|ciculus semi|lunaris:** halbmondförmiges Nervenfaserbündel zwischen ↑Fasciculus cuneatus und ↑Fasciculus gracilis des Rückenmarks. **Fas|ciculus septo|marginalis:** Nervenfaserbündel zwischen den inneren Grenzen des rechten und linken Hinterstrangs des Rückenmarks im Bereich der Brustwirbelsäule. **Fas|ciculus solitarius** = Tractus solitarius. **Fas|ciculus subcallosus:** Nervenfaserbündel, das vom mittleren Stirnlappen unter dem Hirnbalken zum ↑Nucleus caudatus verläuft. **Fas|ciculus temporo|oc|cipitalis** = Fasciculus longitudinalis inferior. **Fas|ciculi thalamo|corticales** *Pl.:* Nervenbahnen, die vom ↑Thalamus zur Großhirnrinde ziehen. **Fas|ciculus thalamo|mamillaris** = Fasciculus mamillothalamicus. **Fas|ciculi trans|versi apo|neu|rosis plantaris:** *Pl.:* quer verlaufende Faserzüge in der Flächensehne der Hohlhand bzw. Fußsohle. **Fasciculus ulnaris** = Fasciculus medialis (plexus brachialis). **Fas|ciculus uncinatus:** Hakenbündel des Endhirns. **Fas|ciculus ventralis** = Funiculus anterior

Fasciitis vgl. Fasziitis

¹Fas|cio|la [aus lat. *fasciola*, Gen.: *fasciolae* = kleine Binde, Band] *w;* -, ...lae [...lɛ]: Bändchen (Anat.)

²Fas|cio|la [aus lat. *fasciola* = kleine Binde, Band] *w;* -: Gattung von Saugwürmern (Zool.). **Fas|ciola cinerea** = Gyrus fasciolaris. **Fas|cio|la hepatica:** »Leberegel«, in den Gallengängen von Mensch und Tier schmarotzende Saugwurmart

Fas|ciol|op|sis buski [zu ↑²Fasciola u. gr. ὄψις = Erscheinung, Anblick; zum Namen des russ.-engl. Zoologen George Busk, 1807–1886] *w;* - -: großer Darmegel, eine Saugwurmart im Magen und Dünndarm des Menschen

Fasergeschwulst vgl. Fibrom

Faserkrebs vgl. Szirrhus

Fass|thorax fassförmiger, starrer Brustkorb mit erweiterter unterer Thoraxapertur bei Lungenemphysem

Fass|zange: Zangenart, die in der Chirurgie zum Greifen von entferntem Gewebe oder bei der Frakturreposition vor allem bei endoskopischen Eingriffen verwendet wird

FAST: Abk. für ↑*f*rühe *a*djuvante *S*equenz*t*herapie

Fas|ten: Nahrungskarenz

Fastidium [aus gleichbed. lat. *fastidium*] *s;* -s: Ekel, Abneigung, Widerwille (z. B. gegen Essen)

Fastigium [aus lat. *fastigium*, Gen.: *fastigii* = Neigung, Steigung; Abdachung; Spitze, Gipfel; Giebel] *s;* -s, ...gia: **1)** Dach des 4. Hirnventrikels (Anat.). **2)** Höhepunkt einer Krankheit (insbes. Höhepunkt des Fiebers; Med.)

Fas|zie [...iə; aus lat. *fascia*, Gen.: *fasciae* = Binde, Band] *w;* -, -n; in fachspr. Fügungen: **Fas|cia**, *Pl.:* ...iae: meist breitflächig ausgedehnte dünne Bindegewebshülle bes. der Muskeln oder deren sehnenartiger Fortsetzungen (Anat.). **Fas|cia ante|bra|chii:** Bindegewebshülle der Vorderarmmuskeln. **Fas|cia axillaris:** Bindegewebsblatt der Achselhöhle. **Fas|cia bra|chii:** Bindegewebshülle der Oberarmmuskeln. **Fas|cia buc|copharyngea:** Bindegewebshülle an der Außenfläche des Wangenmuskels. **Fas|cia bulbi** = Vagina bulbi. **Fas|cia cervicalis:** kräftige Bindegewebshülle der Halsmuskel. **Fas|cia clavi|pectoralis:** Bindegewebsstreifen zwischen Rabenschnabelfortsatz, Schlüsselbein und vorderer Brustwand unter dem ↑Musculus pectoralis major. **Fas|cia clitoridis** [↑Klitoris]: Bindegewebshülle um den Muskel der Klitoris. **Fas|cia colli** = Fascia cervicalis. **Fas|cia cremasterica:** das den Aufhängemuskel des Hodens bedeckende Bindegewebe. **Fas|cia cri|brosa:** Siebplatte an der unteren Öffnung des Schenkelkanals. **Fas|cia cruris** [↑Crus]: Bindegewebshülle der Muskeln des Unterschenkels. **Fascia dentata hippo|campi** = Gyrus dentatus. **Fas|cia dia|phrag|matica:** Bindegewebshülle des Zwerchfells. **Fas|cia dorsalis manus** bzw. **pedis** [↑Pes]: Bindegewebshülle am Hand- bzw. Fußrücken. **Fas|cia endo|pelvina:** Bindegewebshülle, die Harnblase, Scheide u. Mastdarm überzieht. **Fas|cia endo|thoracica:** Bindegewebsschicht zwischen Brustwand u. ↑Pleura parietalis. **Fascia ilia|ca:** Bindegewebshülle, die, an den Lendenwirbeln beginnend, den Hüft-Lenden-Muskel überzieht. **Fas|cia lata:** Bindegewebshülle der Oberschenkelmuskeln. **Fas|cia linguae:** veralt. Bez. für ↑Aponeurosis linguae. **Fas|cia masseterica:** Bindegewebshülle des äußeren Kaumuskels. **Fas|ciae musculares bulbi** *Pl.:* Bindegewebshüllen der Augenmuskeln. **Fas|cia nu|chae:** Bindegewebshülle der Nackenmuskeln. **Fas|cia obturatoria:** auf dem ↑Musculus obturatorius internus gelegener Teil der Beckenfaszie. **Fas|cia parotidea:** Bindegewebshülle der Ohrspeicheldrüse. **Fas|cia pectoralis:** Bindegewebshülle, die die äußere Fläche des großen Brustmuskels und des vorderen Sägemuskels überzieht. **Fas|cia pelvis:** Bindegewebshülle der Beckenmuskeln. **Fas|cia penis:** tiefere bzw. direkt unter der Haut gelegene Bindegewebshülle des männlichen Gliedes. **Fas|cia pharyngo|basilaris:** membranartiger oberster Abschnitt der Rachenwand. **Fas|cia renalis:** Bindegewebshülle der Niere. **Fas|cia spermatica externa** bzw. **interna:** äußere bzw. innere

Bindegewebshülle des Hodens und der Samenwege. **Fas|cia temporalis:** Bindegewebshülle an der Außenseite des Schläfenmuskels. **Fas|cia thoracica:** Bindegewebe, das die Innenmuskulatur des Brustkorbs umgibt. **Fas|cia thoraco|lumbalis:** Faszie im Lendenbereich; umfasst den ↑Musculus erector spinae und besteht aus zwei Blättern (das ventrale Blatt zieht von der ↑Crista iliaca zur 12. Rippe, das dorsale Blatt liegt auf dem Musculus erector spinae). **Fas|cia trans|versalis:** Bindegewebshaut, welche die Innenfläche der hinteren, vorderen u. seitlichen Bauchwände überzieht u. der Innenfläche des queren Bauchmuskels anliegt

Faszien|loge [zu ↑Faszie u. ↑Loge]: durch ↑Faszien umschlossene Muskelgruppe; F. halten die Muskulatur in ihrer Lage und verhindern eine Verschiebung oder Verlagerung der Muskelkörper und ihrer Sehnen

Fas|zi|itis [zu ↑Faszie] *w;* -, ...ii|tiden, in fachspr. Fügungen: **Fas|ci|itis,** *Pl.:* ...ii|tides: Entzündung einer Faszie oder Sehne, bes. der Sehnenansätze. **Fas|ci|itis nodularis:** subkutane gutartige Knotenbildung unbekannter Ursache im Bereich des oberflächlichen oder tiefen Fasziengewebes

Fas|zikel *m;* -s, -: eingedeutschte Form von ↑Fasciculus

Fas|zi|ku|la|tion [zu ↑Faszie]: *w;* -, -en: schnelle, regellose Kontraktion von Muskeln oder Muskelgruppen ohne Bewegungseffekt. **benigne Faszikulation:** spontan im ruhenden Muskel auftretende Aktionspotenziale ganzer motorischer Einheiten, oft nach muskulärer oder nervlicher Anspannung. **pathologische Faszikulation:** durch Schädigung des 2. ↑Motoneurons im ruhenden Muskel auftretende Aktionspotenziale ganzer motorischer Einheiten

Fas|zio|lose, Fas|zio|losis [nlat. Bildung zu ↑Fasciola hepatica] *w;* -, ...losen: Erkrankung (der Gallenwege) durch Leberegel

Fatigatio [aus gleichbed. lat. *fatigatio*] *w;* -: Ermüdung, allgemeine Erschöpfung

Fatigue [fa'ti:g; zu frz. *fatigue* = Müdigkeit, Abgespanntheit, Erschöpfung] *w;* -: vgl. Fatigatio

Fau|ces [von lat. *faux,* Gen.: *faucis* = Schlund, Kehle] *Pl.:* Sammelbez. für: Schlundenge, Gaumensegel und Rachenmandeln (Anat.; vgl. Isthmus faucium)

Faulbrand vgl. Gangrän

Faulecke vgl. Angulus infectiosus

Faustzeichen: reflektorische Schließung der Hand zur Faust bei Druck auf den ↑Musculus biceps brachii (als Symptom für eine bestehende Tetanie)

Favismus [zu ital. *fava* (von lat. *faba*) = Bohne] *m;* -: = Fabismus

Favus [aus lat. *favus* = Wachsscheibe, Honigwabe] *m;* -, ...vi: ansteckende chronische Pilzerkrankung der Haut (sog. »Erbgrind«)

Fä|zes, in fachspr. Fügungen: **Fae|ces** [von lat. *faex,* Gen.: *faecis* = Bodensatz; Hefe] *Pl.:* Kot, Stuhl

fazial, in fachspr. Fügungen: **facia|lis, ...le** [zu lat. *facies* = Aussehen, Gesicht]: zum Gesicht gehörend; vgl. auch: Nervus facialis. **Fazia|lis** *m;* -: übliche Kurzbez. für ↑Nervus facialis. **Fazia|lislähmung:** Lähmung des Nervus facialis, Gesichtslähmung

Fazialis|parese [↑(Nervus) facialis u. ↑Parese]: Lähmung der vom ↑Nervus facialis innervierten Gesichtsmuskeln und typische Störung der Mimik. **Fazia|lis|phänomen** = Chvostek-Zeichen. **Fazia|lis|tic:** blitzartige Zuckungen im Bereich des Gesichtsnervs

Fa|zies [...iɛs] *w;* -, -: eindeutschende Form für ↑Facies

Fazilitation, propriozeptive neuromuskuläre vgl. Kabatmethode

Fc-Frag|ment [Abk. für engl. *f*ragment *c*rystallizable u. ↑Fragment] *s;* -[e]s, -e: bei der Spaltung mit Papain entstehende Fragmente von IgG-Antikörpern, die konstante Bereiche des Antikörpers, die von ↑Fc-Rezeptoren erkannt werden, enthalten

FCPD: Abk. für *f*ibro*k*alzinöser *p*ankreatischer *D*iabetes mellitus

Fc-Re|zeptoren [Abk. für engl. *f*ragment *c*rystallizable u. ↑Rezeptor] *Pl.:* Rezeptoren für Fc-Teil (↑Fc-Fragment) von Antikörpern, die an antigenbeladene Antikörper binden und Effektorzellfunktionen auslösen, z. B. Fc-R1 auf Mastzellen, Aktivierung nach Bindung von IgE-Antigenkomplexen

FD: Abk. für ↑Froschdosis

Fe: chem. Zeichen für ↑Eisen

Fe|bricula [aus gleichbed. lat. *febricula,* Verkleinerungsbildung zu lat. *febris* = Fieber] *w;* -: selten für: leichtes Fieber

fe|bril, in fachspr. Fügungen: **fe|brilis, ...le** [zu lat. *febris* = Fieber]: fieberhaft, fiebernd; mit Fieber verbunden; z. B. in der Fügung ↑Abortus febrilis. **Fe|bris al|ter|nans:** Wechsel fiebriger u. fieberfreier Zustände

Fe|bris [aus gleichbed. lat. *febris*] *w;* -: **1)** Fieber, Erhöhung der Körpertemperatur über 38 °C (als Abwehrreaktion des Organismus). **2)** in fachspr. Fügungen auch: mit Fieber verbundene (meist infektiöse) Erkrankung. **Fe|bris aph|thosa** = Maul- und Klauenseuche. **Fe|bris bilio|sa:** Schwarzwasserfieber, besonders schwere Verlaufsform der ↑Malaria tropica mit Blutauflösung. **Fe|bris comitata:** schweres Fieber als Begleiterscheinung einer perniziösen Anämie. **Fe|bris continua:** gleichmäßig hohes Fieber. **Fe|bris flava:** »Gelbfieber«, Infektionskrankheit (Viruserkrankung) mit Gelbsucht, Nierenentzündung u. Blutungen (Vorkommen vor allem in Westafrika). **Fe|bris gast|rica:** leichter Typhus. **Fe|bris glandularis:** Drüsenfieber, fieberhafte Erkrankung mit Schwellung der Lymphknoten. **Fe|bris herpetica:** kurz dauerndes Erkältungsfieber mit ↑Herpes simplex. **Fe|bris inter|mittens:** in der Höhe schwankendes Fieber. **Fe|bris medicamentosa** = Drugfever. **Fe|bris mediterranea,** auch: **Fe|bris melitensis** [aus lat. *me-*

litensis = maltesisch, Malta...]: »Maltafieber«, »Mittelmeerfieber«, fieberhafte Erkrankung, verursacht durch ↑Brucella melitensis, mit einem Krankheitsbild ähnlich dem Typhus (Übertragung vor allem durch Milch kranker Tiere). **Fe|bris milia|ris:** Schweißfriesel, Schweißfieber, bei fieberhafter Erkrankung auftretender Bläschenausschlag auf der Haut. **Fe|bris nervosa:** »Nervenfieber«, veralt. Bez. für ↑Typhus abdominalis. **Fe|bris quartana:** »Viertagefieber«, im Abstand von vier Tagen auftretende Fieberanfälle bei Malaria quartana. **Fe|bris quintana:** »Fünftagefieber«, Febris wolhynica, Infektionskrankheit mit periodischen Fieberanfällen (meist im Abstand von fünf Tagen auftretend). **Fe|bris re|currens:** »Rückfallfieber«, durch Insekten übertragbare Infektionskrankheit mit wiederholt (nach fieberfreien Tagen) auftretenden typischen Fieberanfällen. **Fe|bris remittens:** Fieber mit leichten Tagesdifferenzen. **Febris rheu|matica:** »rheumatisches Fieber«, akuter Rheumatismus. **Fe|bris tertia|na:** »Dreitagefieber«, im Abstand von drei Tagen periodisch auftretende Fieberanfälle bei ↑Malaria tertiana. **Fe|bris trau|matica:** »Wundfieber«, im Gefolge einer Infektion bei Verletzungen auftretendes Fieber. **Febris tropica:** »Tropenfieber«, in unregelmäßigen Abständen auftretendes Fieber bei ↑Malaria tropica. **Fe|bris undulans:** wellenförmig (auf- und absteigend) verlaufendes Fieber. **Fe|bris wolhynica** = Febris quintana

Fecundatio vgl. Fekundation

Feedback [fi:d'bæk; zu engl. *feedback* = Rückkopplung, Antwort] *s;* -s, -s: **1)** Reaktion, die jmdm. anzeigt, dass ein bestimmtes Verhalten, eine Äußerung o. Ä. verstanden wurde; Rückmeldung, Rückkopplung (bes. bei Heilungsprozessen und Therapien). **2)** zielgerichtete Steuerung eines technischen, biologischen od. sozialen Systems durch Rückmelden der Ergebnisse

Feer-Krankheit [nach dem schweiz. Kinderarzt Emil Feer, 1864–1955]: bei Kindern nach einer Quecksilbervergiftung auftretende ↑Akrodynie

Fehl|bildung: durch eine embryonale Entwicklungsstörung verursachter Entwicklungsfehler einzelner oder mehrerer Organe oder Körperteile

Fehl|dia|gnose: falsche Diagnose (und damit falsche Behandlung) einer Krankheit

Fehlgeburt vgl. Abort

Fehling-Operation [nach dem dt. Gynäkologen Hermann Fehling, 1847–1925]: heute nicht mehr übliche operative Entfernung der Eierstöcke bei Knochenerweichung

Fehling-Probe [nach dem dt. Chemiker Hermann von Fehling, 1812–1885]: Probe zum Nachweis und zur qualitativen Bestimmung von reduzierenden Substanzen (vor allem Zucker) im Harn. **Fehling-Röhrchen:** veralt. für: Glasröhrchen zum Einlegen in den Gebärmutterhalskanal (speziell bei ↑Dysmenorrhö)

Fehlsichtigkeit vgl. Ametropie

Feigwarze vgl. Condyloma acuminatum

Fein|motorik: besonders differenzierte ↑Motorik, vor allem der Finger und (im Hinblick auf die Mimik) der Gesichtsmuskulatur

Fein|nadel: dünne Hohlnadel für Biopsien oder Punktionen. **Fein|nadel|punktion:** Punktion mit einer Feinnadel

fein|schlägig: Bez. für geringes rhythmisches Muskelzittern (vgl. grobschlägig)

Feiung *w;* -, -en: = Immunisierung. **stille Feiung:** Immunisierung ohne äußere Krankheitszeichen

Fekundation [zu lat. *fecundus* = fruchtbar] *w;* -, -en, in fachspr. Fügungen: **Fecundatio,** *Pl.:* ...io|nes: Befruchtung, die Vereinigung verschiedengeschlechtiger Keimzellen mit Verschmelzung der Zellkerne u. Entstehung einer ↑Zygote, die einen väterlichen u. einen mütterlichen einfachen Chromosomensatz enthält (Biol.)

Fel [aus lat. *fel,* Gen.: *fellis* = Gallenblase, Galle] *s;* -: Galle, von der Leber gebildetes, für die Fettverdauung wichtiges Sekret, das in der Gallenblase gespeichert und in den Darm abgegeben wird; vgl. A-Galle, B-Galle, C-Galle

Feldarbeit, Feldforschung: systematische Gewinnung wissenschaftlicher Daten nicht unter Laborbedingungen, sondern aus der natürlichen Umgebung der untersuchten Individuen oder Objekte

Feld|block: Anästhesieverfahren, ↑Infiltrationsanästhesie des Operationsgebietes

Feldenkrais-Methode [nach dem israelischen Physiker und Bewegungslehrer Moshé Feldenkrais, 1892–1979]: psychotherapeutisch-pädagogisches Konzept des bewussten Einzel- und v. a. Gruppen-Trainings von Bewegungsabläufen und Körperfunktionen, um Fehlhaltungen und Fehlverhalten zu kurieren und zu vermeiden

Felderhaut: Bezeichnung des gesamten Integuments mit Ausnahme der Palmae und Plantae, das durch feine Furchen in polygonale Felder, in deren Schnittpunkten die Haarfollikeln liegen, unterteilt ist

Feldfieber: Infektionskrankheit mit grippeähnlichem Krankheitsverlauf, vorwiegend bei Feldarbeitern bzw. in Überschwemmungsgebieten vorkommend (verursacht durch Leptospira grippotyphosa, eine Spirochäte)

Feld|studie [...ɪə] *w;* -, -n: **1)** wissenschaftliche Studie, deren zugrunde liegende Daten nicht unter Laborbedingungen, sondern in der natürlichen Umgebung der untersuchten Individuen oder Objekte gewonnen wurden. **2)** nach einem Plan durchgeführte Prüfung eines Arzneimittels am Menschen mit vorgegebenem Prüfziel und vorgegebener Auswahl der Patienten (Pharm.)

Felinose [lat. *feles (felis)* = Katze u. gr. *νόσος* = Krankheit] *w;* -, -n: Katzenkrankheit; Viruskrankheit, die von erkrankten Katzen auf den Menschen übertragbar ist

felle|us, ...llea, ...lle|um [...e-us; zu lat. *fel,* Gen.: *fel-*

lis = Gallenblase, Galle]: zur Galle oder Gallenblase gehörend; gallig

Felsenbein vgl. Pars petrosa

Felsengebirgsfieber: bes. in Nord- und Südamerika vorkommende, dem Fleckfieber ähnliche schwere Infektionskrankheit, verursacht durch eine Rickettsienart (Rocky-Mountain-Fieber)

Felty-Syn|drom [nach dem amerik. Internisten Augustus Roi Felty, 1895–1964]: Sonderform der chronischen Polyarthritis mit chronischer Polyarthritis, Leukopenie und Splenomegalie

feminier|en [zu lat. *femina* = Frau]: veralt. Bez. für: infolge eines Eingriffes in den Hormonhaushalt verweiblichen (von Männern). **Feminie|rung** *w;* -: veralt. für: Verweiblichung. **feminin,** in fachspr. Fügungen: **femininus, ...na, ...num:** weiblich, zur Frau gehörend; z. B. in der Fügung ↑ Urethra feminina. **Feminismus** *m;* -: selten für: das Vorhandensein oder die Ausbildung von sekundären weiblichen Geschlechtsmerkmalen bei Männern

femoral, in fachspr. Fügungen: **femoralis, ...le** [zu lat. *femur,* Gen.: *femoris* = Oberschenkel]: zum Oberschenkel gehörend, Oberschenkel...; z. B. in der Fügung ↑ Arteria femoralis. **Femoralis** *w;* -: übliche Kurzbez. für ↑ Arteria femoralis. **Femoral|reflex:** veraltend für: bei Pyramidenbahnstörungen vorkommender Reflex des Fußes in der Form, dass sich beim Bestreichen der Innenseite des Oberschenkels der Fuß nach der Sohle zu beugt und das Bein sich gleichzeitig emporzieht

Femur [aus lat. *femur,* Gen.: *femoris* = Oberschenkel] *s;* -s, Femora: Oberschenkel, Oberschenkelknochen, Schenkelbein (Anat.)

Fenest|ra [aus lat. *fenestra,* Gen.: *fenestrae* = Fenster] *w;* -, ...strae: Fenster, fensterartige Öffnung (Anat.). **Fenest|ra coch|leae;** »Schneckenfenster«, runde, fensterartige Öffnung in der Ohrschnecke. **Fenest|ra ovalis** = Fenestra vestibuli. **Fenest|ra rotunda** = Fenestra cochleae. **Fenest|ra vestibuli:** »Vorhoffenster«, ovale Öffnung zwischen der Paukenhöhle u. dem Vorhof des Innenohrs. **Fenestration** *w;* -, -en: »Fensterung«, Fensterungsoperation, fensterartiger operativer Zugang zu anatomischen Strukturen

Fenger-Plastik [nach dem amerik. Chirurgen Christian Fenger, 1840–1902]: operative Behandlungsmethode bei Harnleiterverengungen mit Längsaufschlitzung der Stenose und nachfolgender querer Naht

Fenstergips: Gipsverband mit Aussparungen

Fensterung, Fensterungsoperation vgl. Fenestration

Fergusson-Spekulum [ˈfəːgəsən...; nach dem engl. Chirurgen William Fergusson, 1808–1877]: röhrenförmiges Scheidenspekulum

Ferment [aus lat. *fermentum* = Gärung; Gärstoff] *s;* -[e]s, -e: = Enzym. **Fermentation** *w;* -, -en. **1)** biochemische Behandlung von Drogen (z. B. von Tee, Tabak) mit Fermenten, unter deren Einfluss die Drogen durch Gärungsprozesse verändert (veredelt) werden. **2)** durch Fermente oder Mikroorganismen ausgelöster Zersetzungsprozess (Biol.). **fermentativ** [...tiːf]: durch Fermente bedingt, hervorgerufen. **fermentie|ren:** Drogen (z. B. Tee, Tabak) durch Fermente behandeln (veredeln). **Ferment|urie** [↑ ..urie] *w;* -, ...i̯en: Ausscheidung von Fermenten im Harn

Fermium [nach dem ital. Physiker E. Fermi, 1901–1954] *s;* -s: nur künstlich herstellbares, radioaktives chemisches Element; Zeichen: Fm

Fermo|serum [Kurzbildung zu ↑ Ferment u. Serum] *s;* -s, ...seren: enzymatisch gereinigtes, hochkonzentriertes, proteinarmes Serum

Fernbestrahlung: Röntgenstrahlenbehandlung aus größerer Entfernung (mehr als 1 m)

Fern|meta|stasen *Pl.:* Tochtergeschwülste, die in beträchtlicher Entfernung von dem zuerst befallenen Organ und den benachbarten Lymphknoten auftreten

Fern|plastik: Plastik mittels Übertragung von Hautlappen, die entfernteren Körperstellen entnommen sind

Fernpunkt: Punkt im Raum, auf den das Auge bei erschlaffter Akkomodation eingestellt ist

Fernsichtigkeit vgl. Presbyopie

Fern|thrombose: Auftreten von Blutpfröpfen in Gefäßabschnitten, die nicht unmittelbar von einer Thrombose betroffen sind

Ferrein-Fortsätze [fɛˈrɛ̃ː...; nach dem frz. Chirurgen Antoine Ferrein, 1693–1769]: veralt. Bez. für: ↑ Pars radiata

Ferritin [zu lat. *ferrum* = Eisen] *s;* -s, -e: Ablagerungsform des Eisens im Körper in Form eines Ferroproteins

ferrugine|us, ...nea, ...ne|um [zu lat. *ferrugo,* Gen.: *ferruginis* = Eisenrost]: von rostbrauner Farbe; z. B. in der Fügung ↑ Substantia ferruginea

Ferrum vgl. Eisen

Ferse vgl. Calx

Fersenbein vgl. Calcaneus

Fersenschmerz vgl. Achillodynie

fertil [aus lat. *fertilis* = fruchtbar]: fruchtbar

Fertilisation *w;* -, -en: **1)** Befruchtung. **2)** = In-vitro-Befruchtung. **Fertilisin** *s;* -s, -e: die Spermatozoen stimulierender Befruchtungsstoff der weiblichen Geschlechtszellen. **Fertilität** *w;* -: Fähigkeit, Nachkommen hervorzubringen, Fruchtbarkeit. **Fertilitäts|index:** Index für die Beurteilung der Qualität der männlichen Keimzellen hinsichtlich Anzahl, Beweglichkeit und Gestalt

Festbetrag: von den Krankenkassen festgesetzter Preis für ein Arzneimittel, den diese übernehmen

Festination [zu lat. *festinare* = sich beeilen, eilen] *w;* -: unwillkürliche Gangbeschleunigung, kleine, schnelle Schritte, ohne die Füße vom Boden zu heben und ohne wirklich vorwärtszukommen (bei bestimmten Nervenkrankheiten, z. B. Parkinson-Syndrom)

fetal, in fachspr. Fügungen: **fetalis, ...le** [zu ↑ Fetus]: zum Fetus gehörend; den Fetus bzw. die Fetalzeit betreffend. **Fetal|chirurgie** [zu ↑fetal u. ↑Chirurg] *w;* -: Lehre von der vorgeburtlichen Operation am heranwachsenden Fetus im Uterus, u. a. bei schweren Fehlbildungen

Fetal Di|stress ['fi:təl dɪs'trɛs; engl. = fetale Not] *s;* --: zusammenfassende Bez. für die Gefährdungen, die dem Fetus bzw. Neugeborenen vor, während und nach der Geburt drohen; vgl. Maternal Distress

Fetalzeit: Zeitabschnitt der Fetalentwicklung vom Beginn des vierten Lebensmonats bis zur Geburt

Feten: *Pl.* von ↑Fetus

Fetisch [aus gleichbed. frz. *fétiche*] *m;* -[e]s, -e: **1)** Körperteil od. Gegenstand (z. B. Strümpfe, Wäschestück), der einer begehrten Person gehört und als einziges od. bevorzugtes Objekt sexueller Erregung u. Befriedigung dient (Psychol.). **2)** mit magischer Kraft erfüllter Gegenstand, dem helfende od. schützende Zauberkraft zugeschrieben wird

Fetischismus *m;* -: **1)** sexuelle Präferenz, die sich auf bestimmte Körperteile od. Gegenstände (z. B. Strümpfe, Wäschestücke) richtet, die einer begehrten Person gehören u. als einzige od. bevorzugte Objekte sexueller Erregung u. Befriedigung dienen (Psychol.). **2)** Glaube an die magischen Kräfte, die Ausstrahlung eines Fetischs, Fetischverehrung

Fetischist *m;* -en, -en, **Fetischistin** *w;* -, -nen: Person mit fetischistischen Neigungen

fetischistisch: den Fetischismus betreffend

feto|fetales Trans|fusions|syndrom [zu ↑Fetus] *s;* -s, -e: intrauteriner Blutaustausch bei eineiigen Zwillingen durch Gefäßverbindungen, der zu Entwicklungsstörungen führen kann; Abk.: FFTS

Feto|genese [↑Fetus und gr. *γένεσις* = Entstehung; Entwicklung] *w;* -, -n: intrauterine Entwicklung des Fetus vom 61. Schwangerschaftstag bis zur Geburt

feto|maternal [zu ↑Fetus u. ↑matern]: die Verbindung Fetus/Mutter betreffend, den Weg vom Fetus zur Mutter betreffend (z. B. fetomaternale Transfusion)

Feto|pa|thie [↑Fetus u. ↑...pathie] *w;* -, ...ien: bes. durch Stoffwechsel- u. Infektionskrankheiten der Mutter hervorgerufene, nicht erbbedingte Schädigung des Fetus nach Abschluss der Organentwicklung (vom Beginn des vierten Schwangerschaftsmonats an)

Feto|prote|in vgl. Alpha-1-Fetoprotein

Feto|zid [zu ↑Fetus u. lat. *caedere* (in Zus. *-cidere*) = niederhauen, töten; Analogiebildung zu ↑Suizid] *m* od. *s;* -[e]s, -e: ärztlich vorgenommener Schwangerschaftsabbruch eines oder mehrerer Feten (bei Mehrlingsschwangerschaft), um das erhöhte Risiko für Mutter und Kinder zu vermindern (z. B. bei Mehrlingen die Reduktion auf Zwillinge)

Fettbruch vgl. Hernia adiposa

Fett|em|bolie: Embolie infolge Verschleppung kleinster Fetttröpfchen durch das Blut in die Kapillaren des kleinen oder großen Kreislaufs

Fettgeschwulst vgl. Lipom

Fettgewebe: Bindegewebe aus Fettzellen

Fettgewebs|ne|krose: durch Selbstverdauung der Bauchspeicheldrüse erfolgende Nekrose des umgebenden Gewebes

Fettherz vgl. Cor adiposum

Fettkapsel vgl. Capsula adiposa

Fettleber: extreme Verfettung der Leberzellen

Fettmark vgl. gelbes Knochenmark

Fett|phanerose: Auftreten von Fett in Zellstrukturen, das unter krankhaften Bedingungen seine Bindung mit den Proteinen des Protoplasmas gelöst hat und färberisch dargestellt werden kann

Fettpolster vgl. Panniculus adiposus

Fettsäuren: einbasische organische Säuren, die für die Ernährung (z. B. Ameisensäure, Buttersäure, Ölsäure) und für technische Zwecke (Kunststoffe, Weichmacher, Lacke, Seifen) wichtig sind

Fett|sklerem vgl. Sclerema adiposum

Fettspaltung vgl. Lipolyse

Fettstoffwechselstörung vgl. Hyperlipidämie

Fettstuhl: fettreicher Stuhl bei Erkrankung der Bauchspeicheldrüse und bei mangelnder Gallensekretion

Fettsucht vgl. Adipositas

Fettwachs vgl. Adipocire

Fettzellen: Zellen des Fettgewebes (schließen in ihrem Zellleib einen großen Fetttropfen ein, durch den der Kern und das Zytoplasma zum Rande hin verdrängt werden)

Fetuin [zu ↑Fetus] *s;* -s, -e: Glykoprotein des Fetus, das beim Erwachsenen als tumorspezifische, für die Diagnose von Leberkrebs wichtige Substanz auftritt

Fetus [aus lat. *fetus*, Gen.: *fetus* = das Zeugen; das Gezeugte, die Leibesfrucht] *m;* -, - (eindeutschend auch: *m;* -ses, -se u. ...ten): Leibesfrucht zwischen dem Beginn des 3. Schwangerschaftsmonats u. der Geburt. **Fetus com|pressus:** zusammengedrückter Fetus (infolge räumlicher Behinderung; bei Mehrlingen vorkommend). **Fetus in fetu:** sehr seltene Doppelbildung, bei der sich im Körper eines Fetus ein verkümmerter zweiter Fetus befindet. **Fetus papyrace|us:** zusammengeschrumpfter und vertrockneter Keimling mit pergamentpapierartig veränderter Haut (bei Mehrlingsschwangerschaften beobachtet). **Fetus san|gui|nolentus:** abgestorbener, blutig-seröser Fetus

Feuermal vgl. Nävus (Naevus flammeus)

Feuerstar: durch anhaltende Einwirkung von langwelligem Licht ausgelöste seltene Erkrankung der Augenlinse mit Bildung von ↑Vakuolen und bröckeligen Trübungen sowie zentralen Verdichtungen

Feuersteinleber: bräunlich graue, gefleckte Leber bei angeborener Syphilis

Feulgen-Färbung [nach dem dt. Biochemiker R. J. W. Feulgen, 1884–1955]: Färbung der Zellkerne mit dem ↑Schiff-Reagenz (die Färbungsmethode

beruht auf der Empfindlichkeit der Zellkernnukleinsäure gegen Hydrolyse)
FEV: Abk. für *f*orciertes *E*xspirations*v*olumen
FFM: Abk. für *f*ett*f*reie Körper*m*asse
FFP: Abk. für *f*resh *f*rozen *p*lasma
FFP2-Maske [zu engl. *filtering face piece* = filtrierendes Gesichtsteil (der Kategorie 2)]: Partikel filtrierender Mund-Nasen-Schutz, der beim Tragen eine Ansteckung mit oder eine Verbreitung von Viren und anderen Erregern vermeiden soll
FFTS: ↑ Abk. für *feto*f*etales* *T*ransfusions*s*yndrom
FI: Abk. für ↑ Färbeindex
fiat [lat. *fieri*, 3. Person Sg. Konjunktiv Präsens: *fiat* = es werde]: »man verarbeite zu ...« (Hinweis auf ärztlichen Rezepten)
Fiberendoskop, Fiberskop vgl. Fibroskop
Fi|bra [aus gleichbed. lat. *fibra*, Gen.: *fibrae*] *w;* -, Fi|brae *(meist Pl.):* Faser des Muskel-, Nerven- od. Epithelgewebes. **Fi|brae arcua|tae cere|bri** *Pl.:* bogenförmige Nervenfasern des Großhirns. **Fibrae arcua|tae externae** *Pl.:* äußere bogenförmige Nervenfasern des Rautenhirns. **Fi|brae arcua|tae internae** *Pl.:* innere bogenförmige Nervenfasern des Rautenhirns. **Fi|brae circulares m. ciliaris** *Pl.:* kreisförmig verlaufende Muskelzüge am inneren Rand des Ziliarmuskels des Auges. **Fi|brae inter|crurales anuli inguinalis superficialis** *Pl.:* bogenförmige Sehnenfasern zwischen den Schenkeln des Leistenrings. **Fi|brae lentis** [↑ Lens] *Pl.:* Epithelfasern der Augenlinse. **Fibrae meridionales m. ciliaris** *Pl.:* Faserschicht des Ziliarmuskels. **Fi|brae ob|liquae** *Pl.:* schräge Muskelfasern des Magens. **Fi|brae peri|ventriculares** *Pl.:* Nervenfasern, die zum verlängerten Mark hin verlaufen. **Fi|brae pontis trans|versae** [↑ Pons] *Pl.:* schräg verlaufende Nervenfasern der Brücke im Gehirn. **Fi|brae pyramidales** *Pl.:* = Tractus pyramidales. **Fi|brae sus|pensoriae lentis** [↑ Lens] *Pl.:* = Fibrae zonulares. **Fi|brae zonulares** *Pl.:* die am Äquator, an der Vorder- und Rückfläche der Augenlinse befestigten Aufhängefasern
Fibrate *Pl.:* Lipidsenker, Sammelbez. für Clofibrinsäure und ihre Derivate
Fibrilla vgl. Fibrille. **fi|brillär** [zu ↑ Fibrille]: faserig, aus Fibrillen bestehend
Fi|bril|la|tion [zu ↑ Fibrilla]: *w;* -, -en: spontane Kontraktion einzelner Muskelfasern ohne Bewegungseffekt. **benigne Fibrillation:** unregelmäßige Kontraktion einzelner Muskelfasern ohne Bewegungseffekt. **pathologische Fibrillation:** regelmäßige Kontraktion einzelner Muskelfasern ohne Bewegungseffekt bei neurogenen Prozessen mit Axonuntergang oder bei manchen Muskelerkrankungen. **Fi|brille** [Verkleinerungsbildung zu lat. *fibra* = Faser] *w;* -, -n, in fachspr. Fügungen: **Fi|brilla,** *Pl.:* ...llae: feines Muskel- od. Nervenfäserchen. **fibrillie|ren** [zu ↑ Fibrille]: regellos zucken (von einzelnen Faserbündeln eines Muskels gesagt). **Fibrillin:** Hauptbestandteil der Fibrillen

Fi|brin [zu ↑ Fibra] *s;* -s: »Faserstoff«, Serumprotein, das bei Blutgerinnung aus ↑ Fibrinogen entsteht
Fi|brin|kleber: Gemisch aus Fibrinogen, Thrombin u. a., das auf Wunden gesprüht wird als Ersatz für eine chirurgische Naht
Fi|brino|gen [↑ Fibrin und ↑ ..gen] *s;* -s: im Blut enthaltenes Protein (Faktor I der Blutgerinnung), das die lösliche Vorstufe des ↑ Fibrins darstellt
Fi|brino|geno|lyse [zu ↑ Fibrinogen u. gr. λύειν = lösen, auflösen] *w;* -, -n: medikamentöse Auflösung eines Fibrinogengerinnsels
Fi|brino|geno|penie [↑ Fibrinogen u. gr. πενία = Armut, Mangel] *w;* -: ...ien: Mangel an Fibrinogen im Blut (mit der Folge einer verzögerten Blutgerinnung)
fi|brino|id [zu ↑ Fibrin u. ↑ ...id]: fibrinähnlich (z. B. fibrinoide Nekrose)
Fi|brino|kinase [zu ↑ Fibrin, gr. κινεῖν = bewegen u. ↑ ...ase] *w;* -, -n: im Plasma u. im Gewebe vorhandener Faktor, der das ↑ Fibrinolysin aktiviert
Fi|brino|lyse [zu ↑ Fibrin u. gr. λύειν = lösen, auflösen] *w;* -, -n: Auflösung eines Fibringerinnsels durch Enzymeinwirkung. **Fi|brino|lysin** *s;* -s, -e: mithilfe aktivierender Enzyme gebildete fibrinauflösende Substanz im Körper. **Fi|brino|lytikum** *s;* -s, ...ka: Arzneimittel, das (frisch entstandene) Fibringerinnsel auflöst. **fi|brino|lytisch:** die Fibrinolyse betreffend, auf Fibrinolyse beruhend
Fi|brinor|rhoea plastica [zu ↑ Fibrin u. gr. ῥεῖν = fließen; ↑ plastisch] *w;* - -, ...rhoeae ...cae: Abstoßung der zusammenhängenden Gebärmutterschleimhaut während der Monatsblutung
fi|brinös, in fachspr. Fügungen: **fi|brinosus, ...osa, ...osum** [zu ↑ Fibrin]: das Fibrin betreffend; fibrinartig, fibrinhaltig (z. B. von krankhaften Körperausscheidungen); mit Fibrinausscheidung verbunden; z. B. in der Fügung ↑ Pneumonia fibrinosa
Fi|brin|polyp: polypartige Bildung in der Gebärmutter, die entsteht, wenn sich Blutgerinnsel auf zurückgebliebenen Plazentaresten absetzen
fi|brin|stabilisierender Faktor [↑ Fibrin]: Faktor XIII der Blutgerinnung, der die Vernetzung des Fibrins bewirkt; auch zur Förderung der Wundheilung verwendet
Fi|brin|urie [↑ Fibrin u. ↑ ...urie] *w;* -: Ausscheidung fibrinhaltigen Urins (z. B. bei Harnröhrenentzündung)
Fi|bro|adenie [zu ↑ Fibra u. gr. ἀδήν, Gen.: ἀδένος = Drüse] *w;* -, ...ien: krankhafte Vermehrung des Bindegewebes u. der Gitterfasern einer Drüse (z. B. der Milz)
Fi|bro|adenom [↑ Fibra und ↑ Adenom] *s;* -s, -e: gutartige Geschwulst aus Drüsengewebe, deren bindegewebiger Anteil stark entwickelt ist
Fi|bro|blast [↑ Fibra und ↑ ...blast] *m;* -en, -en (meist *Pl.*): Bildungszellen des faserigen Bindegewebes. **Fi|bro|blastom** *s;* -s, -e: gutartiger Bindegewebstumor. Fi|bro|**blastom, peri|neurales** vgl. Neurinom
fi|bro|cartilagine|us, ...nea, ...ne|um [zu ↑ Fibrocartilago]: zu den Zwischenwirbelscheiben gehö-

rend; z. B. in der Fügung ↑Anulus fibrocartilagineus. **Fi|bro|cartilago** [zu ↑Fibra u. ↑Cartilago] *w;* -, ...lagines: Faserknorpel, Bindegewebe aus Knorpelzellen. **Fibro|cartilagines inter|verte|brales** *Pl.:* Zwischenwirbelscheiben

Fi|bro|chon|drom [↑Fibra u. ↑Chondrom] *s;* -s, -e: gutartige Geschwulst aus faserigem Bindegewebe u. Knorpelgewebe

Fi|bro|elastose [↑Fibra u. ↑elastisch], auch: **Elasto-fi|brose** *w;* -, -n, in fachspr. Fügungen: **Fi|bro-elastosis** od. **Elasto|fi|brosis,** *Pl.:* ...oses: übermäßiges Wachstum des faserigen u. elastischen Bindegewebes (unter vermehrter Elastinbildung). **Fi|bro|elastosis endo|cardia|ca:** krankhafte Verdickung der Herzinnenhaut infolge übermäßigen Wachstums der Muskelfasern mit Neubildung elastischen Gewebes

Fi|bro|epi|theliom [zu ↑Fibra u. ↑Epithel] *s;* -s, -e: gutartige Geschwulst aus Deckzellen u. Bindegewebe

fi|bro|gen: eine ↑Fibrose auslösend

Fi|bro|ge|ne|se [↑Fibrose u. ↑Genese]: Entstehung einer ↑Fibrose

Fi|bro|lipom [↑Fibra und ↑Lipom] *s;* -s, -e: gutartige Geschwulst aus Binde- und Fettgewebe

Fi|brom [zu ↑Fibra] *s;* -s, -e, in fachspr. Fügungen: **Fi|broma,** *Pl.:* -ta: gutartige Geschwulst aus Bindegewebe. **Fi|broma durum:** »harte« Bindegewebsgeschwulst aus kernarmem Bindegewebe. **Fi-broma molle:** »weiche« Bindegewebsgeschwulst aus kernreichem Bindegewebe. **Fi|broma molluscum:** weiche Bindegewebsgeschwulst der Haut. **Fi-broma simplex:** Hautknötchen, hauptsächlich aus Bindegewebe bestehende gutartige Geschwulst an der Haut

Fi|bromatose [zu ↑Fibrom] *w;* -, -n, in fachspr. Fügungen: **Fi|bromatosis,** *Pl.:* ...toses: **1)** tumorartige Wucherung des Bindegewebes. **2)** gehäuftes Auftreten von Fibromen

fi|bro|mus|kulär [zu ↑Fibra u. ↑Muskel]: eine bindegewebig veränderte Muskelschicht betreffend

Fibro|myalgie [↑Fibra u. ↑Myalgie]: generalisiertes Schmerzsyndrom mit Hauptmanifestation am Bewegungsapparat, typischerweise eine erhöhte Empfindlichkeit an bestimmten Schmerzdruckpunkten (engl. *tender points*)

Fi|bro|myom [↑Fibra und ↑Myom] *s;* -s, -e: gutartige Geschwulst aus Binde- u. Muskelgewebe

Fi|bro|myxom [↑Fibra und ↑Myxom] *s;* -s, -e: Mischtumor aus Bindegewebe und Schleimgewebe

Fi|bro|nektin [zu ↑Fibra u. lat. *nectere* = knüpfen, verbinden] *s;* -s, -e: Protein des Bindegewebes, das die Adhäsion der Fibroblasten an die Kollagenfasern vermittelt

Fi|bro|neu|rom [↑Fibra und ↑Neurom] *s;* -s, -e: gutartige Geschwulst aus Bindegewebe und Nervenfasern

Fi|bro|osteo|klasie [↑Fibra u. ↑Osteoklasie] *w;* -, ...ien: ↑Osteoklasie (2) mit Wucherung von Fasermark

Fi|bro|plasie [zu ↑Fibra u. gr. πλάσσειν = bilden, formen] *w;* -, ...ien: krankhaft vermehrte Bildung faserigen Bindegewebes. **re|tro|lentale Fi|bro-plasie:** Bildung einer Bindegewebsmembran im Glaskörper hinter der Augenlinse. **fi|bro-plasticus, ...ca, ...cum:** die Fibroplasie betreffend, mit einer Fibroplasie verbunden; z. B. ↑Appendicitis fibroplastica

fi|brös, in fachspr. Fügungen: **fi|brosus, ...osa, ...osum** [zu ↑Fibra]: aus derbem Bindegewebe bestehend, faserreich

Fi|bro|sarkom [↑Fibra und ↑Sarkom] *s;* -s, -e: bösartiger Bindegewebstumor

Fi|brose [zu ↑Fibra] *w;* -, -n, in fachspr. Fügungen: **Fi|brosis,** *Pl.:* ...oses: krankhafte Vermehrung des Bindegewebes. **Fi|brositis** *w;* -, ...sitiden (in fachspr. Fügungen: ...sitides): meist degenerative, entzündliche Vermehrung des Bindegewebes (Weichteilrheumatismus)

Fi|bro|skop [lat. *fibra* = Faser und ↑...skop] *s;* -s, -e, auch: **Fiber|skop** *s;* -s, -e u. **Fiber|endoskop** *s;* -s, -e: mit ↑Glasfaseroptik ausgestattetes ↑Endoskop

fibrosus vgl. fibrös

fi|brotisch [zu ↑Fibrose]: die Fibrose betreffend, mit Fibrose verbunden

Fi|bro|zyt [↑Fibra und ↑...zyt] *m;* -en, -en (meist *Pl.*): spindelförmige Zellen im lockeren Bindegewebe

Fibula [aus lat. *fibula,* Gen.: *fibulae* = Heftnadel, Spange, Fibel] *w;* -, ...lae: Wadenbein, seitlich hinter dem Schienbein im Unterschenkel gelegener Knochen. **fibular,** in fachspr. Fügungen: **fibularis, ...re:** zum Wadenbein gehörend. **Fibular|re|flex:** veralt. für: reflektorische Zusammenziehung der hinteren Oberschenkelmuskulatur beim Beklopfen des Wadenbeinköpfchens

Fieber [aus gleichbed. lat. *febris*] *s;* -s: vgl. Febris

Fieber|ambulanz: Ambulanz zur Abklärung der Ursache von Krankheitssymptomen wie Fieber, Husten, Atemnot bzw. grippeähnlichen Symptomen (bes. bei Verdacht auf COVID-19)

Fieber|krampf: bei einer fieberhaften Erkrankung insbes. bei Kindern unter 5 Jahren auftretender zerebraler Anfall (vgl. Epilepsie)

Fiebermücke vgl. Anopheles

Fieber|psy|chose vgl. Delirium

Fiè|vre bou|tonneu|se [ˈfiɛ̃ːvrə butoˈnøːzə; frz. = Bläschenfieber] *w;* - -, -s -s [...rə ...øːzə]: akute, nicht ansteckende Infektionskrankheit mit 8–14 Tage dauerndem Fieber, hervorgerufen durch Zeckenbiss, Boutonneuse-Fieber

FIGO-Klassifikation [Abk. aus *F*ederation *I*nternational of *G*ynecology and *O*bstetrics = internationale Vereinigung der Frauenärzte]: Klassifikation von gynäkologischen Tumoren nach Stadium I (leicht) bis IV (schwer)

Fila: *Pl.* von ↑Filum

filamentös [zu lat. *filamentum* = Fadenwerk]: fadenförmig. **Filamentum** *s;* -s, ...ta: fadenförmiges Gebilde

Filarie [...iə; zu lat. *filum* = Faden] *w;* -, -n, in der zoolog. Systematik: **Filaria,** *Pl. (Arten):* ...iae: Gattung der Fadenwürmer (darunter verschiedene Arten, die im Bindegewebe, im Unterhautzellgewebe u. im Lymphsystem der Wirbeltiere schmarotzen)

Filario|se [zu ↑Filarie] *w;* -, -n: durch Filariaarten hervorgerufene Krankheit

Filatow-Dukes-Krankheit [fɪˈla:tof dju:ks...; nach dem russ. Arzt N. F. Filatow, 1847–1902, und dem engl. Arzt C. Dukes, 1845–1925]: veraltet für: ↑Rubeola scarlatinosa

Filatow-Gewebe|therapie [fɪˈla:tof...; nach dem russ. Augenarzt W. P. Filatow, 1875–1956]: heute nicht mehr übliche Heilbehandlung durch Einpflanzung oder Einspritzung vorbehandelten Gewebes zur biogenen Stimulation bei bestimmten Abnutzungs- und Erschöpfungskrankheiten

Filia [lat. *filia* = Tochter] *w;* -, -ae: = Metastase

Filial|generation [lat. *filia* = Tochter] *w;* -, -en: »Tochtergeneration«, in der Vererbungslehre Bez. für die aus einer Elternkreuzung hervorgehende zweite Generation u. alle weiteren durch Kreuzung untereinander, durch Selbstbefruchtung od. Parthenogenese entstehenden Generationen; Abk.: F_1, F_2, F_3 usw.

filia|risie|ren [zu lat. *filia* = Tochter]: = metastasieren. **Filia|risie|rung** *w;* -, -en: = Metastasierung

fili|form, in fachspr. Fügungen: **fili|formis, ...me** [zu lat. *filum* = Faden u. lat. *forma* = Gestalt, Form]: fadenförmig; z. B. in der Fügung ↑Pulsus filiformis

Filo|viren [zu ↑Filum und ↑Virus] *Pl.:* Gruppe von fadenförmigen, langen und schmalen Viren, zu denen das Marburg-Virus (↑Marburg-Viruskrankheit) und das Ebola-Virus (↑Ebola-Viruskrankheit) gehören

Filter [aus mlat. *filtrum* = Durchseihgerät aus Filz (das Wort gehört zum Wortstamm von dt. *Filz*)] *m* od. (techn. meist) *s;* -s, -, in fachspr. Fügungen: **Fil|trum,** *Pl.:* ...tra: poröser, netzartiger Körper od. ebensolche Schicht (z. B. aus Papier, Stoff oder unglasiertem Porzellan) zum Ausscheiden bestimmter Gemischanteile, zum Abtrennen fester, ungelöster Teilchen von Gasen od. Flüssigkeiten. **filtern** vgl. filtrieren. **Fil|trat** *s;* -[e]s, -e: filtrierter (d. h. von Gemischanteilen gereinigter) Stoff (nämlich: Flüssigkeit od. Gas). **Fil|tration** *w;* -, -en: Vorgang des Filtrierens. **fil|trie|ren,** auch (bes. gemeinsprachlich): **filtern:** Flüssigkeiten od. Gase von darin enthaltenen festen, ungelösten Bestandteilen mithilfe eines Filters trennen

Filum [aus lat. *filum,* Gen.: *fili* = Faden] *s;* -s, ...la: Faden; [Nerven]faser (Anat.). **Fila olfactoria** *Pl.:* = Nervi olfactorii. **Filum pars spinalis:** sehniger Faden am unteren Ende des Kreuzbeinkanals. **Fila radicularia** *Pl.:* Wurzelfäden der Rückenmarksnerven. **Filum terminale:** Endfaden des Rückenmarks

Filzlaus vgl. Phthirus pubis

fim|bria|tus, ...ta, ...tum [zu ↑Fimbrie]: mit Fransen bzw. Fasern versehen; z. B. in der Fügung ↑Plica fimbriata

Fim|brie [...iə; aus lat. *fimbria,* Gen.: *fimbriae* = Faden, Franse] *w;* -, -n, in fachspr. Fügungen: **Fim|bria,** *Pl.:* ...iae: **1)** Franse, Faser (Anat.). **2)** fadenförmiger bakterieller Stoff, der das Anhaften an Epithelzellen ermöglicht. **Fim|bria hippo|campi:** Saum des Ammonshornes im Gehirn. **Fim|bria ovarica:** einer der lappigen Fortsätze des abdominalen Endes des Eileiters, die längs des Eierstocksgekröses verlaufen. **Fim|bria tubae uterinae:** Bez. für die einzelnen fransenartigen Anhänge am trichterförmigen Anfangsteil des Eileiters

Fim|brio|plastik [↑Fimbrie u. ↑Plastik] *w;* -, -en: operative Erweiterung eines verengten Eileitertrichters (zur Sterilitätsbehandlung)

final, in fachspr. Fügungen: **finalis, ...le** [zu lat. *finis* = Grenze; Ende]: abschließend, End... (räumlich u. zeitlich); das Ende des Lebens betreffend

Final|stadium: letztes Stadium eines Krankheitsverlaufes

Final|zacke: Endzacke im EKG

Finger vgl. Digitus manus

Finger|agnosie *w;* -: Unvermögen, die eigenen Finger bei geschlossenen Augen richtig zu bezeichnen (Psychol., Med.)

Fingerhut vgl. Digitalis

Fingerknöchelpolster *Pl.:* Hautverdickungen auf den Streckseiten der Fingergelenke

Finger|kon|traktur: Versteifung eines Fingergelenks in Beugestellung (seltener auch in Streckstellung)

Finger-Nase-Versuch: Test zur Prüfung des Koordinationsvermögens, bei dem die Testperson bei geschlossenen Augen mit dem Zeigefinger aus größerer Entfernung die Nasenspitze treffen soll (Fehlleistung bei bestimmten Erkrankungen, bes. des Kleinhirns)

Fingerwurm vgl. Panaritium

Finkelstein-Eiweißmilchnahrung [nach dem dt. Kinderarzt Heinrich Finkelstein, 1865–1942]: veralt. für: Heilnahrung für Säuglinge, bestehend aus gesäuerter Milch mit vermindertem Molke- u. Milchzuckergehalt

Finne [mhd. *vinne, pfinne* = Nagel; fauler, ranziger Geruch] *w;* -, -n: **1)** Entwicklungsstadium (Larvenform) vieler Bandwürmer, blasenartig bis kindskopfgroß, mit nach innen eingestülpten Kopfanlagen des Bandwurms (Zool.). **2)** durch Drüsenverstopfung entzündeter Mitesser [im Gesicht] (Med.)

Finnenausschlag: veralt. Bez. für: ↑Akne

Finney-Operation [ˈfɪnɪ...; nach dem amerik. Chirurgen J. M. T. Finney, 1863–1942]: operative Herstellung einer breiten Verbindung zwischen Magen und Zwölffingerdarm (bei Stenose des Magenausgangs)

Finsen-Me|thode [nach dem dän. Arzt N. R. Finsen, 1860–1904]: heute nicht mehr übliche Bestrahlung der Hauttuberkulose und anderer Hautkrankheiten mit der Kohlenbogenlampe

F_iO_2: inspiratorische Sauerstofffraktion

First-Line-Therapie vgl. Erstlinientherapie

First-Pass-Effect [fə:stˈpæsıfɛkt; engl. *first* = erster, engl. *pass* = Zugang, Durchgang u. engl. *effect* = Effekt] *m;* -, -s: teilweise oder vollständige Verminderung der Bioverfügbarkeit eines peroral verabreichten Arzneimittels durch metabolische Veränderungen

First-Trimester-Screening [fə:st...ˈskri:nıŋ; engl. *first* = erster, engl. *trimester* = Drittel, Vierteljahr u. engl. *to screen* = durchsieben] vgl. Ersttrimester-Test

Fischbandwurm vgl. Diphyllobothrium latum

Fischer-Zeichen [nach dem amerik. Arzt Louis Fischer, 1864–1941]: veralt. Bez. für: hörbares Sausen über dem Brustbein bei Bronchiallymphknotentuberkulose

Fischmaulschnitt, auch: **Hechtmaulschnitt, Froschmaulschnitt** oder **Steigbügelschnitt:** hechtmaulförmige operative Schnittführung zur Eröffnung der Fingerkuppe bei ↑Panaritium

Fischöl: vor allem aus Seefischen gewonnenes Öl mit hohem Gehalt an Omega-3-Fettsäuren und mehrfach ungesättigten Fettsäuren (die vor Herzinfarkt und Arterienverkalkung schützen sollen)

Fischschuppenkrankheit vgl. Ichthyose

Fischvergiftung vgl. Ichthyismus

Fischwirbel: durch Druck des Gallertkerns in der Mitte eingedellter (bikonkav verformter) Wirbelkörper bes. bei Osteoporose

FISH: Abk. für *F*luoreszenz-*i*n-*s*itu-*H*ybridisierung, Lokalisierung von Organellen in der Zelle oder von Genen auf Chromosomen durch Fluoreszensmarkierung im zellulären Kontext (in situ)

Fissur [aus lat. *fissura,* Gen.: *fissurae* = Spaltung, Spalte, Ritze] *w;* -, -en, in fachspr. Fügungen: **Fissura,** *Pl.:* ...rae: Spalte, Furche, Schrunde (der unelastisch gewordenen Haut od. Schleimhaut.); spaltförmiger Zwischenraum (Anat., Med.). **Fissura ac|cessoria pulmonis dex|tri** [↑Pulmo]: = Fissura horizontalis pulmonis dextri. **Fissura ani** [↑Anus]: schmerzhafter Einriss in den radiären Falten der Afterschleimhaut. **Fissura anti|tragohelicina:** kleiner Ausschnitt am hinteren Ende der Ohrleiste. **Fissura calcarina** = Sulcus calcarinus. **Fissurae cerebelli** *Pl.:* zwischen zwei Kleinhirnwindungen liegende, in der Tiefe verzweigte Spalten. **Fissura cere|bri lateralis** = Sulcus lateralis. **Fissura chorio|idea ventriculi lateralis:** Spalte zwischen ↑Thalamus und ↑Fornix, durch die der ↑Plexus chorioideus in den Seitenventrikel eindringt. **Fissura horizontalis cerebelli:** tiefe, waagrechte Spalte im unteren Teil des Kleinhirns. **Fissura horizontalis pulmonis dex|tri** [↑Pulmo]: Spalte, durch die der Mittellappen der Lunge vom Oberlappen getrennt ist. **Fissura lon|gitudinalis cere|bri:** Spalte, die das Großhirn in eine rechte und linke Hälfte teilt. **Fissura media|na anterior medullae:** Spalte an der vorderen Fläche des Rückenmarks. **Fissura ob|liqua pulmonis:** schräge Spalte hinter dem Unterlappen und Oberlappen der linken Lunge sowie zwischen Unterlappen, Mittellappen und Oberlappen der rechten Lunge. **Fissura orbitalis inferior:** Spalte zwischen Keilbeinflügel und oberer Fläche des Oberkiefers. **Fissura orbitalis superior:** längliche Spalte zwischen dem großen Keilbeinflügel u. der oberen Fläche des Oberkiefers. **Fissura ossium** [↑[1]Os]: Knochenbruch in Form von Rissen und Spalten im Knochen. **Fissura pe|tro|oc|cipitalis:** Spalte zwischen Schläfenbein u. Hinterhauptbein. **Fissura pe|tro-squa|mosa:** Furche zwischen Schläfenbein und Schläfenbeinschuppe. **Fissura pe|tro|tympanica:** Furche an der unteren Fläche der Schläfenbeinpyramide. **Fissura postero|lateralis cerebelli:** Furche auf der unteren Fläche des Kleinhirns. **Fissura prima cerebelli:** (von der Spitze aus gezählt) erster tiefer Einschnitt zwischen dem vierseitigen und dem einfachen Kleinhirnlappen. **Fissura secunda cerebelli:** (von der Spitze aus gezählt) zweiter Einschnitt zwischen Kleinhirnraum und Kleinhirnzäpfchen. **Fissura spheno|pe|trosa:** Furche zwischen Schläfenbein u. Keilbein. **Fissura transversa cere|bri:** Querspalte des Großhirns. **Fissura tympano|masto|idea:** Spalte am äußeren Gehörgang. **Fissura tympano|squa|mosa:** Naht zwischen der Wand des knöchernen Gehörgangs und der Schläfenbeinschuppe. **Fissura ure|thrae:** angeborene Spaltbildung an der Harnröhre. **Fissura vesicae con|genita:** angeborene Schwäche der Bauchwand, die sich infolge einer Ektopie der Harnblase vorwölbt

Fissuren|versiegelung [↑Fissur]: zahnärztliche Maßnahme zur Vorbeugung von Karies auf den Kauflächen von Backenzähnen

fissus, fissa, fissum [zu lat. *findere, fissum* = spalten]: gespalten; z. B. in der Fügung ↑Ureter fissus

Fistel [aus lat. *fistula,* Gen.: *fistulae* = Röhre; röhrenförmiges Geschwür] *w;* -, -n, in fachspr. Fügungen: **Fistula,** *Pl.:* ...lae: durch Gewebszerfall entstandener oder operativ angelegter röhrenförmiger Verbindungsgang einer Körperhöhle oder eines Organs im Körperinneren mit einer anderen Körperhöhle (od. einem anderen Organ) oder mit der Körperoberfläche. **Fistula ani** [↑Anus]: Mastdarmfistel, Afterfistel (der Fistelgang zieht vom Mastdarm zum After). **Fistula au|ris congenita:** angeborene kurze, blind endigende Fistel des Ohres, die vor oder über dem ↑Tragus mündet. **Fistula branchio|genica:** nicht zurückgebildeter Rest einer ↑Kiemenspalte (eine angeborene Fehlbildung). **Fistula colli con|genita** [↑Collum]: vom Hals zum Schlund verlaufende angeborene Halsfistel (Rest einer nicht zurückgebildeten ↑Kiemenspalte). **Fistula lacrimalis:** Fistel der Tränenorgane, meist des Tränensacks, zur Körperoberfläche hin. **Fistula om|phalo|enterica:** Fistel zwischen Nabel u. Darm (Rest des Dotter-

...fi|zie|ren

⟨zu lat. facere, ...ficere u. ...fiacere »machen«⟩ Wortbildungselement mit der Bedeutung »machen«:
- mumifizieren
- infizieren
- skarifizieren

Von Verben auf ...fizieren werden Substantive mit der Endung **...fizierung** (»das Machen, Herstellen«) abgeleitet, wie z. B. Mumifizierung, Personifizierung und Qualifizierung. Daneben gibt es die Endung **...fikation,** vermittelt über *lat.* (→ *nlat.*) ...ficatio, Gen. ...ficationis, wie z. B. in Desertifikation, Qualifikation und Spezifikation.Über Bedeutungsunterschiede zwischen ...fikation und ...fizierung, wie z. B. bei Klassifikation und Klassifizierung, gibt der Kasten ↑...ation/...ierung Auskunft.

gangs). **Fistula stercoralis:** »Kotfistel«, pathologischer Verbindungsgang zwischen Darm u. Körperoberfläche od. einem inneren Organ, durch den Kot ausgeschieden wird. **Fistula vesicouterina:** Fistel zwischen Harnblase u. Gebärmutter. **Fistula vesico|vaginalis:** Fistel zwischen Harnblase u. Scheide. **fisteln:** Sekret nach außen absondern

Fistel|stimme [lat. *fistula* = Röhre; (hell tönende) Rohrpfeife], auch: **Falsett|stimme** [it. *falsetto* = »falsche« Stimme]: Kopfstimme, deren Resonanz nicht in der Brusthöhle, sondern oberhalb der Stimmritze erzeugt wird

Fistula vgl. Fistel

Fistulo|tomie [↑Fistel u. ↑...tomie] *w;* -, ...ien: operative Entfernung einer Fistel

Fitz-Hugh-Curtis-Syndrom [nach dem amerik. Arzt Thomas Fitz-Hugh, 1894–1963, u. dem amerik. Gynäkologen Arthur H. Curtis, 1881–1955]: Entzündung der Leberkapsel nach bakterieller Infektion des kleinen Beckens (verursacht bes. durch Chlamydien und Gonokokken)

fix [aus lat. *fixus* = angeheftet; fest]: fest, gleichbleibend. **fixe Arznei|mittel|kombination:** aus mehreren Präparaten zusammengesetzte neue Arzneisubstanz, deren Bestandteile nicht variiert werden können

Fixateur ex|terne [...tøːr ...'tɛrn; frz. *fixateur* = Befestiger (zu lat. *fixus* = fest) u. frz. *externe* = äußerlich (von gleichbed. lat. *externus*)] *m;* - -, -s -s [...tøːr ...'tɛrn]: auf einer Extremität befestigte Metallstäbe zur Stabilisierung von Knochenbrüchen

Fi|xa|tion [zu lat. *fixus* = fest; bleibend]: **1)** histologisches Verfahren, mit dem Gewebeteile, Blutausstriche u. dgl. durch Behandlung mit Alkohol, Sublimat, Formalin, Fixierungsgemischen u. Hitze haltbar gemacht werden. **2)** Fesselung eines Patienten bzw. einer Patientin in einer psychiatrischen Notsituation. **3)** gefühlsmäßige Bindung an jemanden, an etwas; Stehenbleiben auf einer früheren Entwicklungsstufe (Psychol.)

Fixed-Rate-Schrittmacher [fɪkstˈreɪt...; engl. *fixed* = fest, gleichbleibend u. engl. *rate* = Kurs, Geschwindigkeit, Rate]: unbeeinflusst vom Eigenrhythmus des Herzens arbeitender künstlicher Herzschrittmacher

fixen: (Jargon) dem Körper durch Injektionen Rauschmittel zuführen

Fixer, Fixerin: (Jargon) Person, die sich selbst harte Drogen spritzt

fixie|ren [zu lat. *fixus* = fest; bleibend]: **1)** die Bruchenden eines gebrochenen Knochens (bes. durch einen Gipsverband) auf mechanische Weise so feststellen (ruhigstellen), dass sie sich nicht mehr verschieben können (Med.). **2)** einen Patienten bzw. eine Patientin in einer medizinischen oder psychiatrischen Notsituation fesseln, z. B. mit Gurten seine bzw. ihre körperliche Bewegungsfreiheit einschränken. **3)** Gewebeteile, Blutausstriche u. dgl. durch Behandlung mit Alkohol, Sublimat, Formalin, Fixierungsgemischen und Hitze haltbar machen (Histologie)

...fi|zie|ren *s. Kasten*

Flächen|kymo|gra|fie: heute nicht mehr übliche röntgenografische Darstellung des Funktionsablaufs eines Organs (z. B. Füllung u. Entleerung des Darms) in Teilbildern

Flachrücken: gerader Rücken mit verminderter Bewegungsfähigkeit im Bereich der Wirbelsäule

Flagellant *m;* -en, -en, **Flagellantin** *w;* -, -nen [zu lat. *flagellum* = Geißel, Peitsche]: Person, die in (aktiver oder passiver) Züchtigung und Geißelung geschlechtliche Erregung und Triebbefriedigung findet. **Flagellantismus** *m;* -, auch: **Flagellomanie** [↑Manie] *w;* -: Trieb zur sexuellen Lustgewinnung u. -befriedigung durch ↑Flagellation

Flagellaten [zu lat. *flagellum* = Geißel, Peitsche], in der biolog. Systematik: **Flagellata** *Pl.:* »Geißelträger«, Klasse (auch als Stamm oder Kreis eingeordnet) der Einzeller mit einer oder mehreren Fortbewegungsgeißeln am Vorderende (unterschieden als tier. und pflanzl. Flagellaten; z. T. Krankheitserreger; Biol.)

Flagellation [zu lat. *flagellum* = Geißel, Peitsche] *w;* -, -en: sexuelle Erregung u. Befriedigung durch (aktive od. passive) Geißelung u. Züchtigung mittels einer Riemen- od. Strickpeitsche; vgl. auch: Masochismus u. Sadismus

Flagelle [aus lat. *flagellum* = Geißel, Peitsche] *w;* -, -n, fachspr. meist: **Flagellum** *s;* -s, ...ellen od. ...ella: »Geißel«, fadenförmiges, bewegliches Fortbewegungsorgan vieler Einzeller (Biol.)

Flagellin [zu ↑Flagelle] *s;* -s, -e: antigenes Protein der ↑Flagelle

Flagellomanie vgl. Flagellantismus

Flagellum vgl. Flagelle

Flaggenhand: durch Lähmung des ↑Musculus flexor carpi radialis u. des ↑Musculus extensor carpi radialis (z.B. bei Kinderlähmung) bedingte Verkrümmung der Hand, der Art, dass die 4 Finger waagrecht nach der Handinnenfläche zu abgeknickt stehen, während der Daumen den Fingern gegenüber eine gestreckte, vertikale Stellung einnimmt (wodurch die Hand ein Bild aus der in der Seefahrt üblichen »Flaggensprache« zeigt)

Flammen|foto|meter: Instrument zur Durchführung der Flammenfotometrie. **Flammen|foto|metrie:** Intensitätsbestimmung von Spektrallinien, die von den Atomen eines Metalls in einer Flamme emittiert werden (Verfahren zur quantitativen chem. Analyse, vor allem für Natrium, Kalium u. Kalzium)

Flanke: zwischen Rippenbogen und Darmbeinkamm gelegener seitlicher Rumpfabschnitt

Flankenatmung: eine bei Verengungen od. Verlagerungen der oberen Luftwege vorkommende Atmungsform, bei der die Einatmung durch Einziehung der unteren seitlichen Zwischenrippenräume ermöglicht wird

Flanken|meteo|rismus: Vorwölbung der seitlichen Bauchgegend infolge Gasansammlung in Darmschlingen

Flapping-Tremor [ˈflæpɪŋ...; zu engl. *to flap* = flattern]: Zittern in Form rascher Beuge- und Streckbewegungen in den Fingergelenken (bei drohendem Koma)

Flaschen|zeichen: mangelhafte Abspreizung des Daumens durch Parese des M. abductor pollicis brevis; beim Greifen einer Flasche liegt die Hautfalte zwischen Daumen und Zeigefinger nicht an der Flasche an

Flash|back [ˈflæʃbɛk; zu engl. *flashback* = Rückblende, Rückstoß] *m;* -s, -s: **1)** durch Konditionierung bedingter Rauschzustand wie nach der Einnahme von Drogen, ohne dass eine Einnahme von Drogen erfolgt ist; Folge des Missbrauchs von Halluzinogenen (Med.). **2)** intensives Wiedererinnern von etwas Erlebtem, Vergangenem (Psychol.)

Flatterwelle: EKG-Kurvenform bei Vorhof- oder Kammerflattern

flatulentus, ...ta, ...tum [zu ↑Flatus]: auf Gasbildung in Magen oder Darm zurückzuführen; z.B. in der Fügung ↑Colica flatulenta. **Flatulenz** *w;* -, -en: Gasbildung im Magen oder Darm, Blähsucht; Abgang von Blähungen. **Flatus** [aus lat. *flatus* = das Blasen (des Windes); das Blasen einer Blähung] *m;* -, -[ˈflaːtuːs]: Blähung; entweichender Darmwind. **Flatus vaginalis:** hörbares Abgehen von Winden (Gas) aus der Scheide bei einer Mastdarm-Scheiden-Fistel

Flaumhaar vgl. Lanugo

Flavin [zu lat. *flavus* = gelb] *s;* -s, -e (meist *Pl.*): Sammelbez. für verschiedene in der Natur (im tierischen und pflanzl. Organismus) weit verbreitete wasserlösliche gelbe Farbstoffe, die zu den Vitaminen der B_2-Reihe gehören und für Wachstum und Zellatmung wichtig sind. **Flavin|ikterus:** Gelbfärbung der Haut, hervorgerufen durch Blutfarbstoffe bei krankhaftem Blutzerfall

Flavi|virus [lat. *flavus* = gelb] *s;* -, ...ren (meist *Pl.*): Familie von pathogenen Viren, die von Zecken und Stechmücken auf Vögel und Säugetiere übertragen werden (z.B. Gelbfiebervirus)

Flavo|bakterien [...iən; lat. *flavus* = gelb] *Pl.:* Gattung gramnegativer, anaerober Stäbchenbakterien mit gelbem Pigment, von denen einige pathogen sind

Flavon [zu lat. *flavus* = gelb] *s;* -s, -e (meist *Pl.*): in höheren Pflanzen vorkommende, auch synthetisch herstellbare, meist gelb gefärbte, kristalline, wasserunlösliche Substanzen

Flavono|id [↑Flavon u. ...id] *s;* -[e]s, -e (meist *Pl.*): Gruppe von Stoffen, von denen einige eine Wirkung auf die Kapillarwand haben (als Permeabilitätsvitamin oder Vitamin P bezeichnet)

flavus, ...va, ...vum [aus gleichbed. lat. *flavus*]: gelb; z.B. in der Fügung ↑Ligamentum flavum

Flechsig-Bahn [ˈflɛks...; nach dem dt. Psychologen u. Pathologen P.E. Flechsig, 1847–1929]: = Tractus spinocerebellaris posterior

Flechte vgl. Lichen

Fleckfieber, Fleck|ty|phus vgl. Typhus exanthematicus

Fleischer-Ring [nach dem dt. Augenarzt Bruno Fleischer, 1874–1965]: bräunlicher Ring, der bei kegelförmiger Vorwölbung der Augenhornhaut die Basis des Kegels umgibt

Fleischgeschwulst vgl. Sarkom

Fleisch|mole: Umwandlungsform einer ↑Blutmole, die durch Abbau des roten Blutfarbstoffes ein fleischfarbenes Aussehen erhält

Fleischnabel vgl. Sarkomphalos

Fleischvergiftung vgl. Botulismus

Fleischwärzchen vgl. Molluscum

flektie|ren [aus lat. *flectere, flexum* = beugen, biegen]: beugen (z.B. eine Extremität)

flexibel, in fachspr. Fügungen: **flexibilis, ...le** [aus gleichbed. lat. *flexibilis*]: biegbar; biegsam, elastisch. **Flexibilitas** *w;* -; in der Fügung: **Flexibilitas cerea:** »wächserne Biegsamkeit«, Antriebs- und Bewegungsstörung bei schizophrenen Kranken mit Beharren in passiv gegebenen Körperstellungen. **Flexibilität** *w;* -: Biegsamkeit

Fle|xi|ole® [Kunstwort, zu ↑flexibel u. dem FW *Phiole* (von gr. *φιάλη* = Schale, Trinkschale)] *w;* -, -n: Tropfflasche oder -ampulle aus unzerbrechlichem Kunststoff (für flüssige Medikamente)

Flexion [aus lat. *flexio* = Biegung] *w;* -, -en, in fachspr. Fügungen: **Flexio,** *Pl.:* ...io|nes: Beugung; Abknickung. **Fle|xio uteri:** Abknickung des Gebärmutterkörpers gegen den Gebärmutterhals

flexor [zu lat. *flectere, flexum* = beugen, biegen], *Gen.:* flexoris, *Pl.:* flexores: erläuternder Bestandteil von fachspr. Fügungen mit der Bed. »Beuger, Beugemuskel«; z.B. in der Fügung ↑Musculus flexor carpi radialis. **Flexor** *m;* -s,

...oren: übliche Kurzbez. für ↑Musculus flexor ...

Flexur [zu lat. *flectere, flexum* = beugen, biegen] *w;* -, -en, in fachspr. Fügungen: **Flexura,** *Pl.:* ...rae: Biegung, gebogener Abschnitt eines Organs (Anat.). **Flexura coli dex|tra** (bzw. **sinis|tra**): rechte (bzw. linke) Grimmdarmbiegung. **Flexura duo|deni:** Biegungsabschnitt am Zwölffingerdarm. **Flexura duo|deno|jejunalis:** Übergangsstelle zwischen Zwölffingerdarm und Dünndarm. **Flexura perinea|lis:** physiologische Krümmung des Mastdarms im Bereich der Spitze des Steißbeins. **Flexura sa|cralis recti:** physiologische Krümmung des Mastdarms im Bereich des Kreuzbeins

Fliegenpilz vgl. Amanita muscaria

Flimmer|epi|thel: mit Wimpern (Flimmerhärchen) versehene oberste Zellschicht vieler Schleimhäute (z. B. der Bronchien)

Flimmer|skotom: Sehstörung mit Verdunkelung des Gesichtsfeldes, wobei dessen äußere Grenze als flimmernde Linie erscheint

Flint-Geräusch = Austin-Flint-Geräusch

Floc|ci|legium [flɒkts...; zu lat. *floccus* = Flocke u. lat. *legere* = auflesen, sammeln] *s;* -s: »Flockenlesen«, im ↑Delirium, in kritischen Krankheitsphasen (bes. bei ↑Typhus abdominalis) sowie prämortal vorkommende Bewegungsautomation der oberen Extremitäten, wobei Arme und Hände in ständiger Bewegung nach imaginären Gegenständen (»Flocken«) greifen

Floc|culus [ˈflɒk...; aus lat. *flocculus* = Flöckchen] *m;* -, ...li: kleiner Lappen des Kleinhirns (Anat.)

Flockungs|re|aktion: allgemeine Bez. für: Ausflockung von Serum mit erkennbarer Bildung von ↑Präzipitaten

Flöhe vgl. Siphonaptera

Flohstich|en|ze|phalitis vgl. Encephalitis acuta haemorrhagica

Flora [zu lat. *flos,* Gen.: *floris* = Blume, Blüte] *w;* -, Floren: **1)** Pflanzenwelt eines bestimmten Gebiets. **2)** Gesamtheit der in einem Körperorgan oder im Organismus natürlicherweise vorkommenden Bakterien (z. B. Darmflora)

Florence-Verfahren [floˈrã:s...; nach dem frz. Arzt Albert Florence, 1851–1927]: veralt. für: Methode zum Nachweis von ↑Sperma (z. B. auf Kleidungsstücken) mittels Jod-Jodkali-Lösung

florid, in fachspr. Fügungen: **floridus, ...da, ...dum** [aus lat. *floridus* = blühend]: voll ausgeprägt, stark entwickelt u. rasch fortschreitend (z. B. von einem Krankheitsbild)

Flötenschnabelbruch: veralt. Bez. für: Form des Knochenbruchs mit schräg verlaufenden, dem Mundstück einer Flöte ähnlichen Bruchflächen

flottie|ren [aus gleichbed. frz. *flotter*]: in oder auf einem flüssigen Medium frei beweglich lagern (z. B. vom Fetus im Fruchtwasser, von Proteinen im Urin u. a.)

Flow [flәʊ; engl. *flow* = Fließen, Strömen] *m;* -s, -s: **1)** Durchfluss von Flüssigkeiten (z. B. Blut, Harn) in entsprechenden Körpergefäßen (Med.). **2)** Zustand höchster Konzentration u. völliger Versunkenheit in eine Tätigkeit (Psychol.)

fluctuans [zu lat. *fluctuare* = Wellen schlagen, wogen]: frei beweglich; z. B. in der Fügung ↑Costae arcuariae fluctuantes

Flügelfell vgl. Pterygium

Flügelfortsatz vgl. Processus pterygoideus

Flügelgaumengrube vgl. Fossa pterygopalatina

Flui|dität [zu lat. *fluidus* = fließend, flüssig] *w;* -: Fließeigenschaft insbes. des Blutes

Fluid-Lung [flu:ɪd laŋ; engl.] *s;* -[s], -s: »Flüssigkeitslunge«, durch ein interstitielles Lungenödem bei akuter und chronischer Niereninsuffizienz hervorgerufene Flüssigkeitsansammlung in der Lunge

Flui|dum [zu lat. *fluidus* = fließend, flüssig] *s;* -s, ...da: Flüssigkeit, Flüssiges. **flui|dus, ...da, ...dum:** flüssig

Fluktua|tion [zu lat. *fluctuare* = Wellen schlagen, wogen] *w;* -, -en: **1)** schwappende Bewegung einer in einem Körperhohlraum abgekapselten Flüssigkeit (beim Palpieren). **2)** Schwankungen beim Herzschlag des Fetus. **fluktu|ie|ren: 1)** hin- und herwogen (von abgekapselten Körperflüssigkeiten). **2)** schwanken (von der Herzfrequenz des Fetus)

Flumina pilorum [lat. *flumen,* Gen.: *fluminis* = fließendes Wasser, Flut; ↑Pilus] *Pl.:* (natürliche) Strichrichtungen der Haare an verschiedenen Körperstellen

[1]**Flu|or** *s;* -s: nichtmetallisches chem. Element; Zeichen: F

[2]**Flu|or** [von lat. *fluor,* Gen.: *fluoris* = das Fließen, der flüssige Zustand] *m;* -s, Fluores: Ausfluss aus den weiblichen Geschlechtsteilen. **Flu|or albus:** ↑Leukorrhö

Fluo|res|ce|in, Fluo|res|cin [zu ↑fluoreszieren gebildet] *s;* -s: gelbroter Farbstoff, dessen verdünnte Lösung stark gelbgrün fluoresziert (als Signalfarbe u. a. für med. Untersuchungen verwendet, insbes. Augenheilkunde). **Fluo|res|cin|test:** Bestimmung der Umlaufzeit des Blutes im Blutkreislauf mithilfe von injiziertem Fluorescin

Fluo|res|zenz [aus gleichbed. engl. *fluorescence,* einer Bildung zu engl. *fluorspar* = Flussspat; beim Flussspat wurde die Erscheinung der Fluoreszenz zuerst beobachtet] *w;* -: Eigenschaft bestimmter Stoffe, bei Bestrahlung durch Licht-, Röntgen- oder Kathodenstrahlen zu einem langwelligeren Eigenleuchten angeregt zu werden. **Fluo|res|zenz|mi|kro|skopie:** Mikroskopie, bei der die Präparate durch ultraviolettes Licht zum Eigenleuchten im sichtbaren Licht angeregt werden. **fluo|res|zie|ren:** bei Bestrahlung auf- und nachleuchten (von Stoffen)

Fluo|res|zyt [zu ↑fluoreszieren u. ↑...zyt] *m;* -en, -en (meist *Pl.*): bei der Fluoreszenzmikroskopie rot aufleuchtende rote Blutkörperchen

Fluo|rid [zu ↑[2]Fluor] *s;* -[e]s, -e: Verbindung des Flu-

ors mit stärker elektropositiven chem. Elementen.
fluo|ridie|ren: etwas mit Fluor anreichern (z.B. Trinkwasser zur Kariesprophylaxe). **Fluo|ridierung** *w;* -, -en: Anreicherung mit Fluor. **Fluoridpro|phylaxe** [↑Fluorid u. ↑Prophylaxe] *w;* -, -n: Anwendung von Fluoriden zur Vorbeugung von Zahnschäden; Fluoride erhöhen die Stabilität des Kristallgefüges im Zahnschmelz und steigern so dessen Widerstandskraft gegen Karies
Flush [ˈflaʃ; aus engl. *flush* = Erröten; Aufwallung] *m* (auch: *s*); -s, -s: anfallsweise auftretende Hitzewallung mit Hautrötung, vor allem im Bereich des Gesichts (Folge vermehrter Bildung von ↑Serotonin)
Flussblindheit vgl. Onchozerkose
Flüssig|bi|opsie [zu ↑Biopsie] *w;* -, -n: Untersuchung entnommenen Blutes auf Tumorzellen oder Tumor-DNA zur Krebsdiagnostik
Fluvo|gra|fie [lat. *fluvius* = Fluss und ↑...grafie] *w;* -, ...ien: veraltend für: Messung der Wärmeleitzahl der Haut zur Bestimmung der Hautdurchblutung
Fluxion [zu lat. *fluere, fluxum* = fließen, strömen] *w;* -, -en, in fachspr. Fügungen: **Fluxio,** *Pl.:* ...io|nes: Blutandrang
Fluxus [aus lat. *fluxus* = das Fließen] *m;* -: vermehrte, gesteigerte Flüssigkeitsabsonderung (z. B. von Blut oder Eiter)
Fm: chem. Zeichen für ↑Fermium
FNP: Abk. für ↑Feinnadelpunktion
Focus vgl. Fokus
foetidus vgl. fötid. **Foetor** vgl. Fötor
Fogarty-Ballonkatheter [ˈfogərtı...; nach dem amerik. Arzt Th. J. Fogarty, 1934]: Kunststoffkatheter zur indirekten ↑Embolektomie und ↑Thrombektomie (nach Durchstoßung des Gerinnsels wird der Ballon aufgefüllt und mit dem Gerinnsel zurückgezogen)
fokal [zu ↑Fokus]: **1)** den Brennpunkt betreffend, Brenn... (Phys.). **2)** einen infektiösen Krankheitsherd betreffend, von ihm ausgehend; von einem bestimmten Hirnabschnitt ausgehend (Med.). **Fokal|infektion: 1)** von einem Ausgangsherd im Körper (durch Streuung von Bakterien od. Toxinen) dauernd od. zeitweise unterhaltene ↑Infektion. **2)** chronische Entzündung, die auch Auswirkungen auf weiter entfernt liegende Teile des Körpers hat. **Fokal|sanierung:** operative Beseitigung eines Krankheitsherdes im Körper. **Fokus** [aus lat. *focus* = Feuerstelle, Herd] *m;* -, -se: **1)** Brennpunkt (Phys.). **2)** in fachspr. Fügungen: **Focus,** *Pl.:* Foci: streuender Krankheitsherd im Körper; Gewebeveränderung in einem abgegrenzten Bereich, die auch Auswirkungen auf weiter entfernt liegende Stellen des Körpers haben kann
Folat vgl. Folsäure
Foley-Ka|theter [ˈfəʊlı...; nach dem amerik. Urologen Frederic E. B. Foley, 1891–1966]: Dauerkatheter, Harnröhrenkatheter, der als Verweilkatheter gelegt wird
Folie à deux [fɔli a ˈdøː] induzierter Wahn, Übernahme von Wahnvorstellungen oder Fixierungen von einer zweiten (u. U. auch psychisch kranken) Person
Folinsäure vgl. Folsäure
Folium [aus lat. *folium,* Gen.: *folii* = Blatt] *s;* -s, Folia: **1)** meist *Pl.:* Pflanzenblätter, bes. als Bestandteile von Drogen u. Heilmitteln (Pharm.). **2)** blattförmiges, blattähnliches Gebilde (Anat.). **Folia cerebelli** *Pl.:* die durch Spalten blattförmig voneinander getrennten Windungen des Kleinhirns. **Folium vermis:** Wipfelblatt, Teil des Kleinhirnwurmes, der die beiden Kleinhirnlappen verbindet (Anat.)
Folliclis vgl. Folliklis
follicularis vgl. follikular
Folliculitis vgl. Follikulitis
Folliculus vgl. Follikel
Follikel [aus lat. *folliculus,* Gen.: *folliculi* = kleiner Ledersack, Schlauch, Balg] *m;* -s, -, in fachspr. Fügungen: **Folliculus,** *Pl.:* ...li: **1)** [Drüsen]bläschen, kleiner Schlauch, Säckchen (z. B. Haarbalg, Lymphknötchen; Anat., Med.). **2)** Zellhülle des gereiften Eies im Eierstock (Biol.). **Folliculi lin|guales** *Pl.:* Balgdrüsen der Zungenwurzel. **Folliculus lym|phaticus:** Lymphknötchen, ↑Lymphozyten liefernde Organe des Lymphgefäßsystems. **Folliculi lym|phatici lie|nales** [lı-e...] *Pl.:* Lymphknötchen im Milzparenchym. **Folliculi ovarici primarii** *Pl.:* Primärfollikel im oberflächlichen Anteil der Rindenschicht des Eierstocks (bestehen aus einer kugeligen Eizelle und dem sie umgebenden Follikelepithel). **Folliculi ovarici vesiculosi** *Pl.:* Graaf-Follikel, Eifollikel, Tertiärfollikel, sekundäre, das reife Ei enthaltende Eierstockfollikel. **Folliculus pili:** »Haarbalg«, Teil des Haares, der die Haarwurzel umschließt. **Folliculi thyreo|ideae** *Pl.:* Kolloid enthaltende Bläschen, die das Schilddrüsenparenchym bilden
Follikel|abbruchblutung vgl. Abbruchblutung
Follikel|epi|thel: Epithelschicht, die die Eizelle im Eierstock umgibt und den Eifollikel bildet
Follikel|hormon: Hormon (ein ↑Sterinkörper) der weiblichen Keimdrüse (gebildet in den Granulosa- und Thekazellen des reifenden Follikels; bewirkt das Wachstum der weiblichen Genitalorgane und die Ausbildung der weiblichen Geschlechtsmerkmale)
Follikel|katarrh: veralt. Bez. für: Katarrh der Augenbindehaut (Verlaufsform des ↑Trachoms) mit Ausbildung von Follikeln oder Körnern, die der Oberfläche der Augenbindehaut eine höckerige Beschaffenheit verleihen; Conjunctivitis follicularis
Follikel|per|sistenz: Bestehenbleiben des Eifollikels über den Zeitpunkt des Eisprungs hinaus
Follikel|sprung vgl. Ovulation
follikel|stimulie|rendes Hormon: Hormon, das die Samenbildung (beim Mann) bzw. die Follikelbildung (bei der Frau) steuert; Abk.: FSH
follikel|stimulie|rendes Relea|sing-Hormon [- rı-

ˈliːsɪŋ...; zu engl. *to release* = freilassen]: Hormon der Hypophyse, das die Follikelbildung steuert; Abk.: FRH

Follikel|zyste: Talgzyste, feste, graue bis schwarze ↑Retentionszyste der Haarfollikel mit eingewachsenen Rollhaaren

Folli|klis, latinisiert: **Folli|clis** [unklare Bildung zu ↑Follikel] *w;* -: wenig gebräuchliche Bezeichnung für ↑Tuberculosis papulonecrotica

follikular, follikulär, in fachspr. Fügungen: **follicularis, ...re** [zu ↑Follikel]: follikelartig, schlauchartig; den Follikel betreffend, von einem Follikel ausgehend; z. B. in der Fügung: Keratosis follicularis contagiosa (↑Keratose)

Follikular|katarrh = Follikelkatarrh

Follikulitis [zu ↑Follikel] *w;* -, ...itiden, in fachspr. Fügungen: **Folliculitis,** *Pl.:* ...itides: Haarbalgentzündung. **Folliculitis barbae:** Bartflechte, Entzündung der Hautfollikel in der Bartgegend. **Folliculitis de|calvans:** Entzündung der Hautfollikel im Bereich der behaarten Kopfhaut. **Folliculitis gonor|rhoi|ca:** durch Gonokokken hervorgerufene Entzündung der Hautfollikel. **Folliculitis nuchae scleroticans:** Entzündung von Hautfollikeln am Nacken (mit vergrößerten Narben abheilend). **Folliculitis sta|phylo|genes super|ficialis:** oberflächliche Entzündung des Haartalgdrüsenapparates mit Pustelbildung

Fölling-Krankheit [nach dem norw. Arzt Asbjörn Fölling, 1888–1964]: selten für: ↑Phenylketonurie. **Fölling-Probe:** Probe zum Nachweis von Phenylbrenztraubensäure im Harn, bes. bei der Fölling-Krankheit (mithilfe von zugesetztem Ferrichlorid)

Fol|säure, Folin|säure [zu lat. *folium* = Blatt; nach dem Vorkommen in grünen Blättern benannt]: zum Vitamin-B-Komplex gehörendes Vitamin in Hefe, Milch, Leber, Niere u. a., dessen Fehlen im Körper sich besonders auf das Blutbild auswirkt; Mangel bei Schwangeren kann zu Neuralrohrerkrankungen des Ungeborenen führen

Foment, Fomentation [aus gleichbed. lat. *fomentatio*] *w;* -, -en: veralt. Bez. für: warmer Umschlag um einen erkrankten Teil des Körpers (bei entzündlichen u. nicht entzündlichen Erkrankungen)

fono..., Fono..., vor Vokalen meist: **fon..., Fon...,** vgl. phono..., Phono...

Fontaine-Klassi|fizie|rung [fon'tɛ̃ːn...; nach dem frz. Chirurgen René Fontaine, 1899–1979]: Einteilung der peripheren arteriellen Verschlusskrankheit in Schweregrade (von Stadium I = Beschwerdefreiheit bis Stadium IV = Nekrosen bzw. Gangrän). **Fontaine-Stadien** ↑Fontaine-Klassifizierung

Font|akto|skop [Kunstw. aus lat. *fons,* Gen.: *fontis* = Quelle, Quellwasser, ↑Radioaktivität u. ↑...skop] *s;* -s, -e: früher verwendetes Instrument zur Messung der Radioaktivität des Wassers

Fontana-Bänderung [nach dem ital. Naturforscher Felice Fontana, 1730–1805]: sehr kleine Querstreifen, die an einem durchtrennten Nerv sichtbar werden. **Fontana-Räume** = Spatia anguli iridocornealis

Fontanelle [aus gleichbed. frz. *fontanelle,* eigtl. = kleine Quelle] *w;* -, -n: Knochenlücke am Schädel von Neugeborenen

Fonticulus [aus lat. *fonticulus,* Gen.: *fonticuli* = kleine Quelle] *m;* -, ...li: Fontanelle (Anat.). **Fonticulus anterior:** vordere, vierseitige Fontanelle zwischen Stirnbein und Scheitelbeinen (große Fontanelle). **Fonticulus antero|lateralis** = Fonticulus sphenoidalis. **Fonticulus frontalis** = Fonticulus anterior. **Fonticulus major** = Fonticulus anterior. **Fonticulus masto|ide|us** = Fonticulus posterolateralis. **Fonticulus minor** = Fonticulus posterior. **Fonticulus oc|cipitalis** = Fonticulus posterior. **Fonticulus posterior:** hintere, dreiseitige Fontanelle zwischen Hinterhauptbein und Scheitelbeinen (kleine Fontanelle). **Fonticulus spheno|idalis:** Knochenlücke zwischen Scheitelbein, Schläfenbein und Keilbein

Foramen [aus lat. *foramen,* Gen.: *foraminis* = Öffnung, Loch] *s;* -s, ...mina: Loch, Lücke, Öffnung (Anat.). **Foramina alveo|laria corporis maxillae** *Pl.:* 2–3 kleine Öffnungen am Zahnfortsatz des Oberkieferbeins, Durchtrittsstellen für Nerven und Gefäße. **Foramen apicis dentis** [↑Apex]: Wurzelkanalöffnung des Zahns. **Foramen cae|cum:** blinde Öffnung am unteren Ende der Stirnbeinleiste. **Foramen cae|cum linguae:** kleine Grube im hinteren Teil der Zunge. **Foramen costo|transversarium:** Lücke zwischen Querfortsatz des Wirbels u. Rippenhals. **Foramen epi|ploi|cum:** Eingang zur ↑Bursa omentalis. **Foramen eth|mo|idale anterius:** vorderes Siebbeinloch, kleine Öffnung in der medialen Orbitawand (Durchtrittsstelle für den ↑Nervus ethmoidalis anterior). **Foramen in|cisiva:** Eingang zum Verbindungsgang zwischen Nasenhöhle und Mundhöhle. **Foramen in|fra|orbitale:** Öffnung an der Gesichtsfläche des Oberkieferknochens unterhalb des Auges (Austrittsstelle für den ↑Nervus infraorbitalis und die gleichnamige Arterie). **Foramen inter|ven|triculare:** Verbindungsöffnung zwischen den beiden Seitenventrikeln und dem 3. Ventrikel im Gehirn. **Foramen inter|verte|brale:** Zwischenwirbelloch. **Foramen is|chia|dicum majus:** Durchtrittsstelle für den ↑Musculus piriformis (wird gebildet von der ↑Incisura ischiadica major des Darmbeins sowie von dem ↑Ligamentum sacrospinale und dem ↑Ligamentum sacrotuberale). **Foramen is|chia|dicum minus:** Durchtrittsstelle für den ↑Musculus obturatorius internus (wird gebildet von der ↑Incisura ischiadica minor des Sitzbeins sowie von dem Ligamentum sacrospinale und dem Ligamentum sacrotuberale). **Foramen jugulare:** Öffnung zwischen Hinterhauptbein u. Schläfenbein. **Foramen lacerum:** Öffnung zwischen Hinterhauptbein, Keilbeinkörper u. Schläfenbein. **Foramen Luschkae** [nach dem dt. Arzt Hubert von Luschka, 1820–1875]: = Apertura lateralis ventriculi quarti. **Foramen Magendii** [nach dem frz. Physiologen u. Pathologen François Magendie, 1783–1855]: = Apertura mediana ventriculi quarti. **Foramen ma|gnum:** großes Hinterhauptloch. **Foramen mandibulae:** Loch in der Mitte jedes Unterkieferastes. **Foramen masto|ideum:** Loch am Warzenfortsatz. **Foramen mentale:** Öffnung an der Außenseite des Unterkiefers. **Foramen Monroi** [nach dem schott. Anatomen Alexander Monro, 1733–1817]: = Foramen interventriculare. **Foramina nervosa** *Pl.:* knöcherne Durchtrittsstellen für Nerven. **Foramen nu|tricium:** Durchgangsstelle für das ernährende Gefäß eines Knochens. **Foramen ob|turatum:** Hüftbeinloch. **Foramen oc|cipi|tale ma|gnum** = Foramen magnum. **Foramen oeso|phagicum** = Hiatus oesophageus. **Foramen opticum** = Canalis opticus. **Foramen ovale: 1)** Loch im Keilbeinflügel. **2)** Öffnung in der Vorhofscheidewand des Herzens beim ↑Fetus. **Foramen palatinum majus:** Loch im harten Gaumen. **Foramina papillaria renalis** *Pl.:* Harnporen, Öffnungen der größeren Urinsammelröhren an der Spitze der Nierenpapillen. **Foramen parie|tale** [- ...rı-e...]: Loch am oberen Rand des Scheitelbeins. **Foramen rotundum:** Durchtrittsstelle für den ↑Nervus maxillaris am großen Keilbeinflügel. **Foramina sa|cralia** *Pl.:* beckenseitige bzw. rückenseitige Öffnungen am Kreuzbein für den Durchgang der Rückenmarksnerven. **Foramen sin|gulare:** Loch im inneren Gehörgang. **Foramen spheno|palatinum:** Loch zwischen Keilbeinkörper und Gaumenbein. **Foramen spinosum:** rundliche knöcherne Öffnung in der Schädelbasis, Durchtrittsstelle für die ↑Arteria meningea media (in die mittlere Schädelgrube). **Foramen stylo|masto|ide|um:** untere Öffnung des Kanals des VII. Hirnnervs. **Foramen trans|versarium vertebrae cervicales:** Loch im Querfortsatz des Halswirbels. **Foramen venae cavae:** Öffnung im Zwerchfell für den Durchtritt der unteren Hohlvene. **Foramina venarum minimarum** *Pl.:* Öffnungen an den Innenflächen des rechten Herzvorhofs, Mündungen der ↑Venae cordis minimae. **Foramen verte|brale:** Wirbelloch. **Foramen zygomaticofaciale:** Ausmündung des Jochbeinkanals. **Foramen zygomatico|orbitale:** Eingang des Jochbeinkanals. **Foramen zygomatico|temporale:** zweiter Ausgang des Jochbeinkanals

Forbes-Syndrom [nach dem amerik. Pädiater Gilbert B. Forbes, 1915–2002]: autosomal rezessiv vererbter Enzymdefekt mit Störung des Glykogenabbaus

Forceps [aus lat. *forceps*, Gen.: *forcipis* = Zange] *m* od. *w;* -, Forcipes: **1)** vgl. Forzeps. **2)** u-förmiger Teil eines Organs (bes. der Faserzüge im Gehirn; Anat.). **Forceps major:** große (hintere) Balkenzwinge, u-förmig um den hinteren Teil des Hirnbalkens laufende Faserzüge. **Forceps minor:** kleine (vordere) Balkenzwinge, u-förmig um das Knie des Hirnbalkens laufende Faserzüge

Forensik [↑forensisch] *w;* -, -en: **1)** *(ohne Plural)* Gerichtsmedizin. **2)** (Jargon) Klinik für psychisch kranke und suchtkranke Straftäter/-innen. **Forensiker** *m;* -s, -, **Forensikerin** *w;* -, -nen: Gerichtsmediziner/-in. **forensisch** [aus lat. *forensis* = Markt...; gerichtlich]: gerichtlich, Gerichts... **forensische Medizin** = Gerichtsmedizin

Form|al|dehyd [zu lat. *formica* = Ameise u. ↑Aldehyd] *m;* -s: farbloses, stechend riechendes Gas (u. a. zur Herstellung von Kunststoffen und Düngemitteln; in wässriger Lösung als Desinfektionsmittel benutzt); die Aufnahme von konzentrierten Dämpfen führt durch die reizende und ätzende Wirkung auf die Haut und die Schleimhäute zu Krankheitserscheinungen wie Lungenödem, Erbrechen, Kollaps (möglicherweise auch mutagene und karzinogene Wirkung)

Formalin [Kurzbildung zu ↑Formaldehyd] *s;* -s: wässrige Lösung des Formaldehyds (Konservierungs- u. Desinfektionsmittel)

Formant [zu lat. *formare* = bilden, formen] *m;* -en, -en: aus der Resonanz in der Mundhöhle entstehender stärkster Teilton eines Vokals (Akustik)

Formatio reticularis [zu lat. *formare* = bilden, formen; anordnen; ↑retikulär] *w;* - -: maschenförmig angeordnetes Nervengewebe im Rückenmark und Hirnstamm (Schaltzentrale)

formativ [zu lat. *formare* = gestalten, formen]: die Form und Bildung, die Gestaltung betreffend. **formative Reize:** Reize, die die Zellvermehrung anregen

Forme fruste [ˈfɔrm ˈfrʏst; aus frz. *forme fruste* = verwischte (unklare) Form] *w;* - -: selten für: nicht voll ausgeprägtes, nicht ganz klares Krankheitsbild; milde Verlaufsform einer Krankheit

Formel|di|ät [aus lat. *formula* = kleine Form; Norm, Maßstab], auch: **Formula|di|ät:** kohlenhydrat- u. fettarmes Nährstoffkonzentrat mit definierter und konstanter Zusammensetzung (zur Behandlung des Übergewichts)

Formikatio [zu lat. *formicare* = jucken, kribbeln (von der Haut, als ob Ameisen darauf herumliefen); weiter zu lat. *formica* = Ameise] *w;* -: »Ameisenlaufen«, Hautjucken u. -kribbeln (eine ↑Parästhesie)

Formuladiät vgl. Formeldiät

fornicatus, ...ta, ...tum [zu ↑Fornix]: gewölbt, bogenförmig, mit einer Wölbung versehen (Anat.)

Forniko|tomie [↑Fornix u. ↑...tomie] *w;* -, ...ien: operative Eröffnung eines Fornix

Fornix [aus lat. *fornix*, Gen.: *fornicis* = Wölbung, Bogen] *m;* -, ...nices: Gewölbebogen, Gewölbe, gewölbter Teil (eines Organs); Struktur im ↑limbischen System des Großhirns (Anat.). **Fornix conjunctivae inferior** (bzw. **superior**): die durch die Bindehaut gebildete untere (bzw. obere) Tasche am Übergang vom Augapfel zu den Augenlidern. **Fornix pharyn|gis** [↑Pharynx]: »Rachengewölbe«, Kuppel des hinter dem weichen Gaumen gelegenen Nasen-Rachen-Raumes. **Fornix sac|ci la|crimalis:** oberer Teil des Tränensacks. **Fornix vaginae:**

Scheidengewölbe, oberer Teil der Scheide, in den die ↑Portio vaginalis der Gebärmutter eingestülpt ist (man unterscheidet ein hinteres und ein vorderes Scheidengewölbe)

Forrest-Klassifikation: Klassifikation von Ulcusblutungen nach Stadium I bis III. **Forrest-Stadien** ↑Forrest-Klassifikation

Förster-Operation [nach dem dt. Neurologen Otfried Förster, 1873–1941]: stichförmige Durchtrennung der hinteren Rückenmarkswurzeln zur Bekämpfung von Schmerzen und Spasmen bei Erkrankungen des Gehirns oder Rückenmarks

forte [ital. = stark, von gleichbed. lat. *fortis*]: Zusatzbezeichnung für Arzneimittel, die Wirkstoffe in einer höheren Konzentration enthalten

Forward Failure ['fɔ:wɔ:d 'feılə; engl. Bez. für Vorwärtsversagen] *s;* -, -s: Unvermögen des Herzens, das zur Versorgung des Körpers erforderliche Blutvolumen zu befördern

Forzeps [aus lat. *forceps*, Gen.: *forcipis* = Zange] *m* od. *w;* -, Forzipes: »Zange«; speziell eine geburtshilfliche Zange zum Festhalten und Herausziehen des kindlichen Kopfes aus dem Mutterleib

Forzi|pressur [durch Vermittlung von gleichbed. engl. *forcipressure* zu lat. *forceps* = Zange u. lat. *pressura* = Drücken, Druck] *w;* -, -en: selten für: Verschluss blutender Gefäße durch zangenartige Instrumente

Fossa [aus lat. *fossa*, Gen.: *fossae* = Graben] *w;* -, Fossae: Graben, längliche Grube, Vertiefung (Anat.). **Fossa acetabuli:** Vertiefung in der Hüftgelenkpfanne. **Fossa ant|helica** [↑Anthelix]: Vertiefung zwischen ↑Helix u. ↑Anthelix am Rande der Ohrmuschel. **Fossa axillaris:** Achselgrube. **Fossa canina:** Kiefergrube, Grube in der Mitte der Vorderfläche des Oberkieferbeins, in der der ↑Musculus levator anguli oris entspringt. **Fossa condylaris:** Grube hinter den Gelenkfortsätzen des Hinterhauptbeins. **Fossa corono|idea:** die tiefere der beiden Gruben auf der Vorderfläche des unteren Endstückes des Oberarmknochens. **Fossa cranii anterior** bzw. **media** bzw. **posterior** [↑Cranium]: vordere bzw. mittlere bzw. hintere Schädelgrube. **Fossa cubitalis:** Ellbogengrube (am Grund der Vorderseite des Ellbogengelenks). **Fossa di|gast|rica:** flaches Grübchen am Unterkiefer, Ansatzstelle des zweibäuchigen Kiefermuskels. **Fossa epi|ga|strica:** zwischen den Rippenbögen gelegene Grube. **Fossa glandulae la|crimalis:** Grube an der Augenhöhle für die Tränendrüse. **Fossa hya|lo|idea:** Grube am vorderen Pol des Augenglaskörpers zur Aufnahme der Augenlinse. **Fossa hypo|physia|lis:** Grube am Grund des Türkensattels zur Aufnahme der Hirnanhangsdrüse. **Fossa ili|a|ca:** flache Grube in den Darmbeinschaufeln. **Fossa in|cisiva:** Rinne zwischen Hüft-Lenden-Muskel u. Kammmuskel. **Fossa in|cudis** [↑Incus]: Grube über dem Hinterrand der Paukenhöhle, in der der kurze Ambossschenkel befestigt ist. **Fossa in|fra|spinata:** »Untergrätengrube«, unterhalb der Schultergräte gelegene Vertiefung, in der der ↑Musculus infraspinatus entspringt. **Fossa in|fra|temporalis:** »Unterschläfengrube«, die untere Fortsetzung der Schläfengrube. **Fossa in|gui|nalis:** »Leistengrube« des Bauchfells. **Fossa inter|condylaris:** Kniegelenkfläche des distalen Endes des Oberschenkelknochens. **Fossa inter|peduncularis:** Grube zwischen den beiden Großhirnschenkeln. **Fossa ischio|analis:** Mittelfleischgrube, mit Fettgewebe, Nerven und Blutgefäßen ausgefüllte Vertiefung zwischen ↑Musculus levator ani und ↑Musculus obturatorius internus. **Fossa jugularis:** Vertiefung im Felsenbein zur Aufnahme einer physiologischen Verdickung der Drosselvene. **Fossa lateralis cere|bri:** durch den Schläfenlappen, den Stirnlappen u. den Scheitellappen begrenzter Raum des Gehirns. **Fossa malleo|li lateralis:** Grube am unteren Ende des Wadenbeins. **Fossa mandibularis:** für die Aufnahme des Gelenkköpfchens des Unterkiefers bestimmte Grube am Schläfenbein. **Fossa navicularis urethrae:** kahnförmige Erweiterung der Harnröhre in der Eichel. **Fossa ole|crani:** Grube an der hinteren Seite des Oberarmknochens. **Fossa ovalis:** Grube auf der rechten Vorhofseite der Scheidewand zwischen den beiden Vorhöfen des Herzens. **Fossa paravesicalis:** seitlich der Harnblase gelegene Vertiefung. **Fossa poplitea:** Kniekehle. **Fossa pterygoidea:** Grube zwischen den beiden Blättern des Keilbeinflügelfortsatzes. **Fossa pterygo|palatina:** »Flügelgaumengrube« (Vertiefung zwischen Keilbein, Gaumenbein, Oberkieferbein u. Gaumenflügelfortsatz). **Fossa radia|lis:** Grube auf der vorderen Seite des Oberarmknochens. **Fossa rhomboidea:** »Rautengrube« im Gehirn (bildet den unteren Boden des 4. Ventrikels; in ihr befinden sich die Ursprungsstellen der meisten Hirnnerven). **Fossa sac|ci la|crimalis:** »Tränensackgrube«. **Fossa sca|pho|idea:** kahnförmige Grube im Keilbeinflügelfortsatz. **Fossa sub|arcua|ta:** Spalt an der oberen Kante der Schläfenbeinpyramide. **Fossa sub|scapularis:** konkave Vorderfläche des Schulterblattes. **Fossa su|pra|clavicularis:** Grube im Dreieck zwischen den beiden Köpfen des Kopfwendemuskels und dem Schlüsselbein. **Fossa su|pra|spinata:** »Obergrätengrube«, Vertiefung an der Hinterfläche des Schulterblatts oberhalb der Schultergräte. **Fossa su|pra|tonsillaris:** gebogener Zwischenraum zwischen vorderem und hinterem Gaumenbogen. **Fossa su|pravesicalis:** Grube zwischen der von der Spitze der Harnblase zum Nabel ziehenden Falte und der entsprechenden Falte in der vorderen Bauchwand. **Fossa temporalis:** Schläfengrube, Vertiefung an der vorderen Seitenwand rechts u. links des Schädels. **Fossa tonsillaris:** Grube für die Aufnahme der Gaumenmandel. **Fossa triangularis auriculae:** dreiseitige Vertiefung zwischen den beiden Gegenwindungen der Ohrmuschel. **Fossa tro|chante|rica:** Vertiefung an der mittleren Fläche des großen Rollhügels des Oberschenkelbeins. **Fossa vesicae biliaris felleae:** für die Gallenblase bestimmte Grube im rechten Leberlappen. **Fossa vestibuli vaginae:** Vertiefung oberhalb der großen Schamlippen (Labia majora)

Fossula [Verkleinerungsbildung zu lat. *fossa* = Graben] *w;* -, ...lae: kleine Vertiefung, Grübchen (Anat.). **Fossula fenest|rae coch|leae:** kleine Vertiefung für das Schneckenfenster des Ohrs. **Fossula fenest|rae vestibuli:** kleine Grube an der Paukenhöhle für das Vorhoffenster. **Fossula pe|trosa:** kleine Vertiefung zwischen der Grube oberhalb des Felsenbeins u. der äußeren Öffnung des Karotiskanals. **Fossulae tonsillares** *Pl.:* kleine Einbuchtungen an der Oberfläche der Gaumenmandeln

Foster-Kennedy-Syndrom [nach dem britisch-amerik. Neurologen Robert Foster Kennedy, 1884–1952]: multiple Hirnnervenläsion: ipsilaterale Optikusatrophie, kontralaterale Stauungspapille, manchmal Hyposmie; verursacht durch einen Tumor der vorderen Schädelgrube

fot..., Fot... vgl. foto..., Foto...

fötal = fetal

Fot|äs|thesin [zu ↑foto... u. gr. *αἴσθησις* = Sinneswahrnehmung] *s;* -s: Sehstoff, Farbstoff in den Sehstäbchen der Augennetzhaut, der sich unter Lichteinwirkung aufbaut und bei der Umsetzung der optischen Netzhauterregung in die entsprechenden Nervenreize eine Rolle spielt

fötid [aus gleichbed. lat. *foetidus*], in fachspr. Fügungen: **foe|tidus, ...da, ...dum:** übel riechend, stinkend

fo|to..., Fo|to...

vor Vokalen auch: **fot..., Fot...**
in fachspr. Fügungen auch: **pho|to..., Pho|to...**
⟨aus gr. *φῶς*, Gen.: *φωτός* »Licht, Glanz, Helle; Sonnenlicht«⟩
Wortbildungselement mit der Bedeutung »Licht, durch Licht; Lichtbild«
– Fototherapie
– Fotopsie

Foto|ab|lation [↑foto... u. ↑Ablation] *w;* -, -en: berührungsfreie Gewebeabtragung von einer Oberfläche (z. B. Augenhornhaut zur Behandlung der Kurzsichtigkeit) durch Licht (↑Laser). **foto|ab|lativ:** die Fotoablation betreffend

foto|aktinisch, in fachspr. Fügungen: **photo|actinicus, ...ca, ...cum** [↑foto... u. ↑aktinisch]: durch Lichtstrahlen hervorgerufen; z. B. in der Fügung ↑Cheilitis photoactinica

Foto|all|ergen [↑foto... u. ↑Allergen] *s;* -s, -e: Allergen, das durch Einwirkung von Licht bzw. Strahlen auf eine Substanz entsteht. **Foto|all|ergie** [↑Allergie] *w;* -, ...ien: allergische Reaktion der Haut auf Licht bzw. Strahlen. **foto|all|ergisch:** die Fotoallergie betreffend, Fotoallergie zeigend

Foto|alterung [↑foto...]: Bez. für Veränderungen der Haut durch UV-Strahlung, die dem Erscheinungsbild gealterter Haut entsprechen

Foto|chemo|therapie [↑foto..., ↑Chemie u. ↑Therapie] *w;* -, ...ien: kombinierte Anwendung von langwelligem UV-Licht (UVA) und einer fotosensibilisierenden Substanz zur Behandlung von Hautkrankheiten

Foto|dermatitis pigmentaria: durch Lichtexposition ausgelöste Hyperpigmentierung von Hautstellen nach Kontakt mit Fotosensibilatoren (siehe auch ↑Berloque-Dermatitis)

Foto|dermatose [↑foto... u. ↑Dermatose] *w;* -, -n, in fachspr. Fügungen: **Photo|dermatosis,** *Pl.:* ...oses: »Lichtdermatose«, durch UV-Licht oder andere Strahlen hervorgerufene krankhafte Hautveränderung

fotodynamische Therapie: **a)** diagnostische Anwendung eines Argonlasers zur farboptischen Erkennung von Neoplasien; **b)** therapeutische Anwendung eines Argonlasers zur gezielten Zellschädigung von Tumoren

foto|elek|trisch, in fachspr. Fügungen: **photo|electricus, ...ca, ...cum** [↑foto... u. ↑elektrisch]: durch Lichtstrahlen hervorgerufen; z. B. in der Fügung ↑Dermatitis photoelectrica

Foto|kerato|meter [↑foto... u. ↑Keratometer] *s;* -s, -: Form des ↑Ophtalmometers, bei dem die Messergebnisse durch Fotoauswertung von der gespiegelten Messfigur (von der Hornhautvorderfläche) gewonnen werden

Foto|ko|agulation [↑foto... u. ↑Koagulation] *w;* -, -en: Blutstillung mithilfe von Strahlen (meist ↑Laserkoagulation)

Foto|ko|agulation vgl. Laserkoagulation

Foto|lyse [zu ↑foto... u. gr. *λύειν* = lösen, auflösen] *w;* -, -n: Spaltung einer chemischen Verbindung unter Einfluss von Strahlung

Fotom [zu gr. *φῶς*, Gen.: *φωτός* = Licht] *s;* -s, -e (meist *Pl.*): subjektive, entoptische Licht- oder Farbwahrnehmungen in Gestalt von Wolken, Wellen, Schatten

Foto|meter [↑foto... u. ↑...meter] *s;* -s, -: Gerät zur Messung der Lichtstärke von Beleuchtungsquellen bzw. der Lichtresorption von transparenten Medien. **Foto|me|trie** [↑...metrie] *w;* -, ...ien: Bestimmung der Konzentration einer Flüssigkeit, indem man ihre Lichtdurchlässigkeit mit dem Fotometer ermittelt

Foto|pherese [zu ↑foto... u. gr. *φέρειν* = tragen, bringen] *w;* -, -n: Verfahren, mit dem Blut einer UV-Strahlung ausgesetzt wird, um die weißen Blutkörperchen zu schädigen

foto|phob [zu ↑foto... u. gr. *φόβος* = Furcht]: lichtscheu, -empfindlich (bei gesteigerter Reizbarkeit der Augen). **Foto|phobie** *w;* -, ...ien: »Lichtscheu«, gesteigerte, schmerzhafte Lichtempfindlichkeit der Augen bei Entzündungen, Masern, Migräne u. a.

Fot|oph|thalmie [zu ↑foto... und gr. *ὀφθαλμός* =

Auge] *w;* -, ...ien, in fachspr. Fügungen: **Phot|ophthalmia**[1], *Pl.:* ...iae: durch Lichteinwirkung hervorgerufene Horn- und Bindehautentzündung. **Phot|oph|thalmia elec|trica:** auf ultraviolette Strahlung (z. B. reflektierende Schneeflächen im Hochgebirge) zurückzuführende akute Fotophthalmie

Fot|op|sie [zu ↑foto... u. gr. ὄψις = Sehen; Anblick] *w;* -, ...ien: Auftreten von subjektiven Lichtempfindungen (in Form von Blitzen, Funken; vgl. Phosphen) bei mechanischer Reizung des Auges od. bei Erkrankungen der Sehbahnen bzw. des Hinterhirns

Fötor, in fachspr. Fügungen: **Foe|tor** [aus gleichbed. lat. *foetor,* Gen.: *foetoris*] *m;* -s: übler Geruch, Gestank. **Foe|tor ex ore** [↑ ^{2}Os]: übler Mundgeruch. **Foe|tor hepaticus:** für ↑Coma hepaticum charakteristischer Geruch der Atemluft nach frischer Erde

Foto|rezeptor [aus ↑Foto... u. ↑Rezeptor]: lichtregistrierende Stäbchen u. Zäpfchen der Netzhaut

Foto|sensibili|sator [zu ↑foto... u. ↑Sensibilisierung] *w;* -s, ...toren: Farbstoff (z. B. ↑Pophyrin), der i. v. injiziert wird und in einem Tumorgewebe zu erhöhter Lichtempfindlichkeit führt; durch Bestrahlung mit Laser wird das krankhafte Gewebe zerstört

Foto|sensibilisie|rung [↑foto... u. ↑Sensibilisierung] *w;* -, -en: durch bestimmte chem. Stoffe (z. B. ätherische Öle) bewirkte Steigerung der Licht- bzw. Strahlenempfindlichkeit der Haut

Foto|sensibilität: Lichtempfindlichkeit

Foto|sensitizer [...ˈsensɪtaɪzə]: ↑Fotosensibilisator

Foto|therapie [↑foto... u. ↑Therapie] *w;* -, ...ien: »Lichtheilverfahren«, Behandlung von Krankheiten mit natürlicher oder künstlicher Lichtstrahlung

foto|toxisch [↑foto... u. ↑toxisch]: durch schädliche Einwirkung von Licht bzw. Lichtstrahlen verursacht. **Foto|toxizität** *w;* -: Schadwirkung von Licht bzw. Lichtstrahlen

Fötus = Fetus

fou|droy|ant [fudrwaˈjã:; aus frz. *foudroyant* = blitzend]: blitzartig entstehend, schnell und heftig verlaufend (von Krankheiten)

Fourier-Transformation [furɪˈe:; nach dem frz. Mathematiker Jean Baptiste Joseph Fourier, 1768–1830]: mathematische Analyse von Schwingungsmustern, Zerlegung in Grund- und Oberschwingungen; in der med. Ultraschall-Technik zur Analyse des reflektierten Rohsignals verwendet, um langsame und schnelle Strömungsanteile sowie die Flussrichtung unterscheiden zu können

Fournier-Zeichen [furnˈje:...; nach dem frz. Dermatologen J. A. Fournier, 1832–1914]: Narben an den Mundwinkeln als Folge von ↑Rhagaden bei angeborener Syphilis

Fovea [aus lat. *fovea,* Gen.: *foveae* = Grube; Lücke] *w;* -, Foveae: flache, rundliche Grube (Anat.). **Fovea articularis capitis radii:** Grube zur Aufnahme des Unterarmköpfchens, Radius. **Fovea capitis femoris** [↑Caput femoris]: kleine Vertiefung am Kopf des Oberschenkelknochens. **Fovea centralis:** kleine Vertiefung in der Mitte des gelben Flecks (Stelle der größten Sehschärfe). **Fovea costalis inferior** bzw. **superior:** Grube zur Aufnahme des Rippenkopfes am Wirbelkörper unter bzw. über der Wirbelbogenwurzel. **Fovea costalis processus trans|versi:** Grube am Querfortsatz des Wirbels, die den Rippenhöcker aufnimmt. **Fovea dentis atlantis** [↑Dens]: konkave Gelenkfläche des ersten Halswirbels, an der der Zahnfortsatz des zweiten Halswirbels gleitet. **Fovea inferior sulci limitantis:** kleine Vertiefung am unteren Ende der Rautengrube. **Fovea ob|lon|ga cartilaginis arytenoideae:** untere Grube des Gießbeckenknorpels. **Fovea pterygo|idea:** flache Vertiefung im Unterkieferast. **Fovea sub|lin|gua|lis:** Vertiefung in der Mitte der äußeren Oberfläche des Unterkieferkörpers. **Fovea sub|mandibularis:** Vertiefung am Innenrand des Unterkieferkörpers. **Fovea superior sulci limitantis:** kleine Vertiefung im oberen Teil der Rautengrube. **Fovea tri|an|gularis cartilaginis arytenoideae:** obere dreieckige Grube im mittleren Teil des Gießbeckenknorpels. **Fovea trochlea|ris:** Grube in der vorderen Ecke des Stirnbeins

Foveo|la [Verkleinerungsbildung zu lat. *fovea* = Grube; Lücke] *w;* -, ...lae: »Grübchen«, kleine Grube, kleine Vertiefung (Anat.). **Foveo|lae gast|ricae** *Pl.:* kleine Vertiefungen in der Magenschleimhaut. **Foveo|lae granulares** *Pl.:* Grübchen an der Innenfläche der Schädelknochen. **Foveo|la su|pra|meatica:** seitlich der Höhle des Warzenfortsatzes gelegene kleine Vertiefung. **foveo|laris, ...re:** zu einer Foveola gehörend, diese betreffend

Foville-Lähmung [foˈvɪl...; nach dem frz. Neurologen A. L. Foville, 1799–1878]: Hirnstammsyndrom mit ↑homolateraler Lähmung des VI. und VII. Hirnnervs (Blicklähmung) und ↑kontralateraler ↑Hemiparese. **Foville-Strang** = Tractus spinocerebellaris

Fowler-Lösung [ˈfaʊlər...; nach dem engl. Arzt Thomas Fowler, 1736–1801]: heute nicht mehr verwendete Lösung von Kaliumarsenit (dient als Roborans)

Fox-Fordyce-Krankheit [fɒks ˈfɔ:daɪs...; nach den amerik. Dermatologen G. H. Fox, 1846–1937, u. J. A. Fordyce, 1858–1925]: vorwiegend bei Frauen auftretende Erkrankung der ↑apokrinen Drüsen, u. a. charakterisiert durch stark juckende Knötchen in den Achselhöhlen, am Nabel u. an den Geschlechtsteilen

FPC: Abk. für *f*amiliäre *P*olyposis *c*oli

Fr: chem. Zeichen für ↑Francium

Fractura vgl. Fraktur

Fraenkel-Bazillus [ˈfrɛ...; nach dem dt. Pathologen und Bakteriologen Eugen Fraenkel, 1853–1925]: = Clostridium perfringens

fragil [aus lat. *fragilis* = zerbrechlich]: zerbrechlich, brüchig

Fragiles-X-Syndrom: Martin-Bell-Syndrom, Marker-X-Syndrom, durch eine Mutation im X-Chromosom ausgelöste, meist bei Männern auftretende Erkrankung mit unterschiedlich ausgeprägter geistiger Retardierung. **Fragilität** *w;* -, in fachspr. Fügungen: **Fragilitas:** Zerbrechlichkeit, Brüchigkeit. **Fragilitas crinium** [↑Crinis]: = Trichoptilose. **Fragilitas ossium** [↑ [1]Os]: Brüchigkeit der Knochen

Frag|ment [aus lat. *fragmentum* = Bruchstück] *s;* -[e]s, -e, in fachspr. Fügungen: **Frag|mentum,** *Pl.:* ...ta: Bruchstück (vor allem eines Knochens)

Frag|mentation [zu lat. *fragmentum* = Bruchstück] *w;* -, -en, in fachspr. Fügungen: **Frag|mentatio,** *Pl.:* ...io|nes: Zerfall in Bruchstücke (speziell von den Herzmuskelfasern nach dem Tod). **Frag|mentatio cordis** [↑Cor]: Zerreißung des Herzens durch Gewalteinwirkung

Frag|mento|zyt [↑Fragment u. ↑...zyt] *m;* -en, -en (meist *Pl.*): abnorm geformte beschädigte Erythrozyten (rote Blutkörperchen)

Fragmentum vgl. Fragment

Frai|sen [von ahd. *freisa* = Gefahr, Schrecken] *Pl.:* veralt. Bez. für: Krampfanfälle (verschiedener Genese) bei Kindern

Fraktion [aus frz. *fraction* = das Brechen; das Bruchstück] *w;* -, -en: aus einem Stoffgemisch durch ein Trenn- oder Reinigungsverfahren isolierter Stoff. **fraktio|nie|ren: 1)** ein Stoffgemisch in die einzelnen Bestandteile zerlegen. **2)** eine Gesamtstrahlendosis in mehrere (in zeitlichen Abständen zu verabfolgende) Einzeldosen aufteilen. **fraktioniert:** aufgeteilt, unterteilt; in Abständen erfolgend (z. B. fraktionierte Destillation)

Fraktur [zu lat. *frangere, fractum* = brechen, zerbrechen] *w;* -, -en, in fachspr. Fügungen: **Fractura,** *Pl.:* ...rae: Bruch, insbesondere: Knochenbruch. **frakturiert:** gebrochen (z. B. von Knochen)

Frambösie [zu frz. *framboise* = Himbeere] *w;* -, ...ien: »Himbeerkrankheit«, syphilisähnliche, ansteckende Hautkrankheit der Tropen (jedoch keine Geschlechtskrankheit) mit himbeerartigem Hautausschlag

Frame|work region [freɪmwəːk 'riːdʒən; engl. *framework* = Rahmenwerk, Gerüst] *w;* -, -s: Teile der variablen Region mit geringer Varianz, bilden Rahmen für die ↑CDRs

Framingham-Studie ['freɪmɪŋhɛm...]: Bericht über die in Framingham (USA) an über 5000 Personen durchgeführte Untersuchung zur Erforschung der Häufigkeit und der Ursachen von Koronarerkrankungen (Angina pectoris, Herzinfarkt, plötzlicher Herztod)

Franceschetti-Erosion [nach dem schweiz. Ophthalmologen Adolphe Franceschetti, 1896–1968]: veraltende Bez. für: autosomal rezessiv vererbte Hornhautdystrophie mit wiederkehrenden Hornhauterosionen

Francisella: Gattung sehr kleiner, zarter, unbeweglicher, strikt aerober, gramnegativer Stäbchenbakterien, Erreger der Tularämie

Francium [zu mlat. *Francia* = Frankreich (dem Heimatland seiner Entdeckerin)] *s;* -s: seltenes, radioaktives metallisches Element; Zeichen: Fr

Fränkel-Bazillus [nach dem dt. Internisten Albert Fränkel, 1848–1916]: = Diplococcus pneumoniae

Frankenhäuser-Gan|glion [nach dem dt. Gynäkologen Ferdinand Frankenhäuser, 1832–1894]: Nervenknoten in der Wand des Gebärmutterhalses.

Frankenhäuser-Geflecht = Plexus uterovaginalis

Frankfurter Horizontale: Ohr-Augen-Ebene, anthropologische Messebene, die vom oberen Rand der Gehörgangsmündung über den unteren Augenhöhlenrand derselben Seite zum oberen Gehörgangsrand der gegenüberliegenden Seite verläuft

Franz-Spekulum [nach dem dt. Gynäkologen Karl Franz, 1870–1926]: heute nicht mehr verwendeter selbsthaltender Bauchdeckenspreizer mit vier verstellbaren Flügeln (bes. bei gynäkologischen Operationen)

Fräsbehandlung: veralt. für: operative Abhebung von Hautschichten zur Entfernung störender Einlagerungen (z. B. Pigmente, Tätowierungen)

Frauenheilkunde vgl. Gynäkologie

Frauenjahr: Bez. für die (statistische) Zeitspanne von einem Jahr, innerhalb der es trotz Anwendung empfängnisverhütender Mittel zu Schwangerschaften kam (1 Frauenjahr = 12 Anwendungsmonate); vgl. Pearl-Index

FRC: Abk. für *f*unktionelle *R*esidual*k*apazität

Freihand|punktion [↑Punktion] *w;* -, -en, auch: **Punktur** *w;* -, -en: ultraschallgesteuerte Feinnadelpunktion, bei der der Punktionsort sonografisch festgelegt wird

Frei-Re|aktion [nach dem dt. Dermatologen W. S. Frei, 1885–1943]: Reaktionstest zur Erkennung des ↑Lymphogranuloma inguinale (Lymphogranulomextrakt wird intrakutan eingespritzt; bei positivem Testausfall entsteht nach 24–48 Stunden ein entzündliches Infiltrat)

Fremdkörper *m;* -s, -: von außen in den Organismus eingedrungener oder künstlich eingebrachter Gegenstand, der vom Gewebe als körperfremd empfunden wird u. eine Entzündung verursachen kann. **Fremdkörper|granulom:** entzündliches Granulom, das sich um Fremdkörper im Organismus bildet. **Fremdkörper-Riesenzellen:** vielkernige Riesenzellen, die sich um Fremdkörper herum im Organismus bilden

Fremd|reflex: Reflex, bei dem Reizempfänger/-in und Reizbeantworter/-in nicht identisch sind

Fremitus [aus lat. *fremitus* = dumpfes Getöse, Rauschen, Tönen] *m;* -: knarrendes, schwirrendes Geräusch, Schwirren, Vibrieren; häufig Kurzbez. für ↑Fremitus pectoralis. **Fremitus bronchia|lis:** schwirrende Erschütterung des Brustkorbs bei vorhandenen Rasselgeräuschen. **Fremitus dentium** [↑Dens]: Zähneknirschen. **Fremitus pectoralis:** beim Sprechen fühlbare schwirrende Erschütterung des Brustkorbs über verdichteten Lungenteilen, verstärkt bei Lungenentzündung

French [frɛntʃ; im engl. Sprachraum übliche Bez. für Charrière (Charr); nach dem frz. Instrumentenmacher J. F. B. Charrière, 1803–1876]: Maßeinheit für den Durchmesser z. B. von Kanülen oder Kathetern, 1 French = ⅓ mm; Abk.: F

Frenulo|tomie [↑Frenulum u. ...↑...tomie] *w;* -, ...ien: operative Durchtrennung eines Frenulums

Frenulum [Verkleinerungsbildung zu lat. *frenum* = Zaum, Zügel; Band] *s;* -s, ...la: kleines Bändchen, kleine Haut- bzw. Schleimhautfalte (Anat.); häufig auch Kurzbez. für ↑Frenulum preputii. **Frenulum clitoridis** [↑Klitoris]: Hautfältchen, das von der kleinen Schamlippe in die untere Fläche der Eichel der Klitoris übergeht. **Frenulum labii inferio|ris** [↑Labium inferius]: »Unterlippenbändchen«, Schleimhautbändchen an der mittleren Innenseite der Unterlippe. **Frenulum labii superio|ris** [↑Labium superius]: »Oberlippenbändchen«, Schleimhautbändchen an der mittleren Innenseite der Oberlippe. **Frenulum labio|rum pudendi** [↑Labium u. ↑Pudendum]: Schleimhautfalte zwischen den hinteren Enden der großen Schamlippen. **Frenulum linguae:** »Zungenbändchen«, senkrechte Schleimhautfalte unter der Zunge (verbindet die Zunge mit dem Boden des Mundes). **Frenulum pre|putii** [↑Präputium]: »Vorhautbändchen«, Hautfalte, die die Eichel des männlichen Gliedes mit der Vorhaut verbindet. **Frenulum veli medul|laris superio|ris:** Bändchen des vorderen Marksegels im Gehirn

Frenzel-Brille [nach dem dt. Arzt Hermann Frenzel, 1895–1967]: Leuchtbrille zur Prüfung des Augenzitterns

frequent, in fachspr. Fügungen: **frequens** [aus lat. *frequens* = häufig, zahlreich]: häufig; beschleunigt (vom Puls). **Frequenz** *w;* -, -en: Häufigkeit eines Vorganges in einer Zeiteinheit, z. B. der Herzschläge od. Atemzüge pro Minute

fressende Flechte vgl. Lupus

Fress|re|flex: durch Bestreichen der Lippen ausgelöster Reflex, der sich in Kau-, Saug- und Schluckbewegungen äußert (bei Hirnschädigungen); vgl. Schnauzreflex

Fresszelle vgl. Phagozyt

Fretum [aus lat. *fretum*, Gen.: *freti* = Strömung, Brandung; Meerenge, Kanal] *s;* -s, ...ta: Kanal, Verengung (Anat.). **Fretum Halleri** [nach dem schweiz. Physiologen Albrecht von Haller, 1708–1777]: embryonale Verengung zwischen der Aortenwurzel und der fetalen Herzkammer

Freund-Ad|juvans [nach dem amerik. Pathologen J. Th. Freund, 1892–1960]: Gemisch aus abgetöteten Tuberkelbakterien, Paraffinöl und einem Emulgator (**komplettes Freund-Ad|juvans**) bzw. nur aus Paraffinöl und einem Emulgator (**inkomplettes Freund-Ad|juvans**), das die Wirkung von Antigenen verstärkt; wird zur Prüfung auf Allergie und Immunität verwendet

Freund-An|omalie [nach dem dt. Gynäkologen H. W. Freund, 1859–1925]: Verengung der oberen Brustkorböffnung infolge angeborener Verkürzung der ersten Rippe (mit Verkalkung des ersten Rippenknorpels)

Freund-Kaminer-Re|aktion [nach dem österr. Arzt Ernst Freund, 1863–1946, u. der österr. Ärztin Gisa Kaminer, 1887–1941]: (historisch) Serumreaktion der Art, dass Krebszellen meist durch das Serum Gesunder, nicht aber durch das Serum Krebskranker aufgelöst werden

Frey|er-Operation [frɛ̃ːɪər...; nach dem engl. Chirurgen P. J. Freyer, 1851–1921]: operative Entfernung der Vorsteherdrüse durch die Harnblase hindurch

FRH: Abk. für ↑follikelstimulierendes Releasing-Hormon

Friedländer-Bakterium [nach dem dt. Pathologen Carl Friedländer, 1847–1887] *s;* -s, ...ien [...ɪən] (meist *Pl.*): = Klebsiella pneumoniae

Friedmann-Krankheit [nach dem dt. Neurologen Max Friedmann, 1858–1925]: = Pyknolepsie

Friedreich-Ataxie [nach dem dt. Arzt Nikolaus Friedreich, 1825–1882]: = Heredoataxie

Friedreich-Fuß: Hohlfußbildung mit Streckung der Zehen im Grundgelenk bei gleichzeitiger Beugung des Endgliedes. **Friedreich-Krankheit: 1)** = Heredoataxie. **2)** = Paramyoclonus multiplex. **Friedreich-Schallwechsel:** bei Höhlenbildung in der Lunge feststellbare Veränderung des Klopfschalles (beim Einatmen höherer, beim Ausatmen tieferer Klopfschall). **Friedreich-Zeichen:** diastolischer Kollaps der Halsvenen bei Herzbeutelverwachsung

Friedrich-Wundausschneidung [nach dem dt. Chirurgen P. L. Friedrich, 1864–1916]: Ausschneidung infizierter Wundränder (mit anschließender Naht) innerhalb 8 Stunden nach Verletzung

Friesel [germ. Stammwort] *m* od. *s;* -s, -n *(meist Pl.):* seltene Bez. für einen bläschenförmigen Hautausschlag

frigid[e] [aus lat. *frigidus* = kalt, kühl]: veralt. für: sexuell nicht erregbar; orgasmusunfähig (von Frauen). **Frigidität** *w;* -: veralt. für: Gefühlskälte, krankhaftes Unvermögen der Frau zur vollen geschlechtlichen Hingabe. **frigidus, ...da, ...dum:** kalt; z. B. in der Fügung ↑Abscessus frigidus

Friktion [zu lat. *fricare, frictum* = reiben, abreiben] *w;* -, -en: **1)** Einreibung (z. B. mit Salben). **2)** kreisförmig reibende Bewegung der Fingerspitzen (Massagegrundgriff). **3)** Reibung des männlichen Gliedes in der Scheide beim Geschlechtsverkehr

Frischblut: a) veraltende Bez. für: Blut, das ohne Zusätze direkt vom Spender auf den Empfänger übertragen wird; b) Blutkonserve, die vor der Transfusion zwei bis maximal fünf Tage lang kühl gelagert wird

Frischzellen|therapie: Injektion von tierischen Gewebsextrakten od. Organteilen zur unspezifischen Stoffwechselanregung (»biogene Stimulation«); umstrittenes und riskantes, heute nicht mehr zulässiges Verfahren der Alternativmedizin

Fritsch-Handgriff [nach dem dt. Gynäkologen Heinrich Fritsch, 1844–1915]: gynäkologischer Handgriff der Art, dass bei ungenügender Kontraktion der Gebärmutter während oder nach der Geburt eine Hand die Gebärmutter nach unten drückt, während die andere Hand gleichzeitig den Beckenboden nach oben drückt

Fritz|stock: Stock, Gehhilfe mit anatomisch geformtem Griff zur orthopädischen Rehabilitation

Fröhlich-Krankheit [nach dem österr. Neurologen Alfred Fröhlich, 1871–1953]: = Dystrophia adiposogenitalis

Froment-Test [nach dem frz. Internisten Jules Froment, 1878–1946]: Tonusprüfung zur Verdeutlichung eines subklinischen Rigors, vor allem Faustschluss am freien Arm

frondosus, ...osa, ...osum [aus lat. *frondosus* = laubreich, belaubt]: zottenreich (z. B. von der Darmschleimhaut)

Frons [aus lat. *frons*, Gen.: *frontis* = Stirn] *w;* -, Frontes: Stirn, Stirnbein (Anat., Med.). **Frons quadrata:** viereckige Stirn. **frontal,** in fachspr. Fügungen: **frontalis, ...le:** stirnwärts, stirnseitig, zur Stirn gehörend; z. B. in der Fügung ↑ Angulus frontalis (Anat.). **Frontal|ebene:** parallel zur Stirn verlaufende gedachte Ebene (senkrecht zur Sagittalebene). **Frontal|hirn:** Stirnhirn

frontalis vgl. frontal

fronto|basal [zu ↑ Frons u. ↑ Basis]: die Schädelbasis betreffend (z. B. frontobasales Trauma)

fronto|eth|mo|idalis, ...le [zu ↑ Frons (in der Fügung ↑ Os frontale) u. ethmoidalis (↑ ethmoid, in der Fügung ↑ Os ethmoidale)]: zum Stirn- und Siebbein gehörend, zwischen Stirn- und Siebbein verlaufend, Stirn- und Siebbein verbindend; z. B. in der Fügung ↑ Sutura frontoethmoidalis (Anat.)

fronto|la|crimalis, ...le [zu ↑ Frons (in der Fügung ↑ Os frontale) u. ↑ lacrimalis (in der Fügung ↑ Os lacrimale)]: zum Stirn- und Tränenbein gehörend, zwischen Stirn- und Tränenbein verlaufend, Stirn- und Tränenbein verbindend; z. B. in der Fügung ↑ Sutura frontolacrimalis (Anat.)

fronto|ok|zipital, in fachspr. Fügungen: **fronto|occipitalis, ...le** [zu ↑ Frons u. ↑ Okziput]: in Richtung Stirn–Hinterhaupt verlaufend od. liegend

Fronto|tomie [zu ↑ Frons u. ↑ ...tomie] *w;* -, ...ien: = Leukotomie

fronto|zygomaticus, ...ca, ...cum [zu ↑ Frons (in der Fügung ↑ Os frontale) u. zygomaticus (↑ zygomatisch, in der Fügung ↑ Os zygomaticum)]: zum Stirn- und Jochbein gehörend, zwischen Stirn- und Jochbein verlaufend, Stirn- und Jochbein verbindend; z. B. in der Fügung ↑ Sutura frontozygomatica (Anat.)

Froschdosis: kleinste Menge von Digitaliswirkstoffen pro Gramm Körpergewicht eines Grasfrosches, die bei Injektion in den Lymphsack innerhalb von 24 Stunden unter systolischem Kammerstillstand den Tod herbeiführt (veralt. Testverfahren); Abk.: FD

Fröschels-Kaumethode [nach dem österr.-amerik. Phoniater Emil Fröschels, 1885–1972]: Therapiemethode, bei der durch »Luftkauen« Stimmverlust od. -störungen behoben werden können

Froschgeschwulst vgl. Ranula

Frostbeule vgl. Pernio

Frost|ery|them: vorübergehende Rötung der Haut infolge Frost- bzw. Kälteeinwirkung

Frottage [...ˈtaːʒə; zu frz. *frotter* = ab-, einreiben] *w;* -, -n: Erzeugung sexueller Lustempfindungen durch Reiben der Genitalien des/der [bekleideten] Partners/Partnerin (Psychol.)

Frucht: 1) vgl. Fetus u. Embryo. **2)** vgl. Fructus

Fruchtachse: Längsachse des Fetus, die während der Geburt annähernd die Form eines Ovoids hat (beträgt etwa 25 cm, also die Hälfte der Länge)

Fruchtblase: Bezeichnung für die Gesamtheit der mit Fruchtwasser gefüllten Embryonalhüllen, die den Embryo beim Menschen und bei Säugetieren einschließen

Fruchtwasser: Flüssigkeit der Amnionhöhle, in der der Embryo im Mutterleib freibeweglich eingebettet liegt (sie dient bes. als Schutz gegen Erschütterungen und Stöße)

Fruchtzucker vgl. Fructose

Fructose [zu lat. *fructus* = Ertrag, Frucht] *w;* -: »Fruchtzucker«, Monosaccharid, z. B. im Rohrzucker vorkommend

Fructus [aus lat. *fructus* = Ertrag, Frucht] *m;* -, Fructus [ˈfrʊktuːs]: ganz od. in Teilen medizinisch verwendete Frucht einer Pflanze (Pharm.)

Früh|ab|ort: Fehlgeburt bis zur 16. Schwangerschaftswoche

Früh|chen: Verniedlichungsform für Frühgeburt

Früh|de|fi|brillation [↑ Defibrillation] *w;* -, -en: erste Anwendung eines halb automatischen ↑ Defibrillators durch einen eingewiesenen Laien oder eine eingewiesene Laiin

Früh|diagnostik, Früh|erkennung: durch systematische, regelmäßige Untersuchungen gewährleistete Erkennung einer Erkrankung zu einem möglichst frühen Zeitpunkt (zu unterscheiden vom frühen Zufallsbefund od. der frühzeitigen Feststellung einer ↑ Progredienz)

frühe adjuvante Sequenz|therapie: Therapie, bei der Frauen in der Postmenopause mit hormonrezeptorpositivem Mammakarzinom nach der operativen Tumorentfernung zunächst für zwei Jahre das Antiöstrogen Tamoxifen und danach drei Jahre lang einen Aromatasehemmer erhalten; Abk.: FAST

Frühgeburt vgl. Partus praematurus

Früh|infil|trat: abgegrenzte tuberkulöse Veränderung in der Lunge, meist unterhalb des Schlüsselbeins

Frühjahrs|katarrh vgl. Conjunctivitis vernalis

Frühsommer-Menin|go|en|ze|phalitis: im Frühsommer auftretende infektiöse Hirnhautentzündung, deren Erreger durch Zecken übertragen wird; Abk.: FSME

Fruktose vgl. Fructose

Fruktos|urie [↑Fructose u. ↑...urie] *w;* -, ...ien: Ausscheidung von Fruchtzucker durch den Harn

fruste [ˈfrʏst; aus frz. *fruste* = abgegriffen, verwischt]: unvollkommen, wenig ausgeprägt (von Symptomen einer Krankheit); vgl. Forme fruste

frust|ran [zu lat. *frustra* = irrtümlich; vergeblich]: vergeblich; z. B. in der Fügung: **frust|rane Herzkon|traktion:** Herzkontraktion, die zwar zu hören ist, deren Puls aber wegen zu geringen Schlagvolumens nicht gefühlt werden kann. **Frust|ration,** auch: **Frust|rierung** *w;* -, -en: Erlebnis einer tatsächlichen od. vermeintlichen Enttäuschung od. Zurücksetzung durch erzwungenen Verzicht od. versagte Befriedigung (Psychol). **Frust|rationstoleranz** *w;* -: **1)** Umleitung einer Frustration in Wunschvorstellungen; [erlernbare] Kompensation einer Frustration ohne Aggressionen oder Depressionen. **2)** Fähigkeit, frustrierende Erlebnisse längere Zeit auszuhalten

FSH: Abk. für ↑follikelstimulierendes Hormon

FSME: Abk. für ↑Frühsommer-Meningoenzephalitis

fT_3: Abk. für freies ↑Trijodthyronin; wichtiger Laborparameter

fT_4: Abkürzung für freies Tetrajodthyronin (↑Thyroxin); wichtiger Laborparameter

Fuchs-Aufhellungsstreifen [nach dem Wiener Ophthalmologen Ernst Fuchs, 1851–1930] *Pl.:* Aufhellung von Hornhautnarben im Auge in der Umgebung von Blutgefäßen

Fuchs|band|wurm vgl. Echinococcus multilocularis. **Fuchs-Fleck:** schwarzer Fleck in der ↑Macula lutea des Auges

Fuchsin [nach dem dt. Botaniker Leonhart Fuchs, 1501–1566, bzw. der nach ihm benannten *Fuchsie*] *s;* -s: basischer roter Farbstoff, der zum Färben von histologischen Präparaten verwendet wird

fugax [aus gleichbed. lat. *fugax*]: flüchtig, rasch verlaufend; z. B. in der Fügung ↑Erythema fugax

Fuge vgl. Symphyse

Fugue [fyːg; aus frz. *fugue* = Flucht] *w;* -: Wandertrieb, krankhafter Trieb zum Fortlaufen (im epileptischen Dämmerzustand)

Führungslinie vgl. Axis pelvis

Fukala-Operation [nach dem Wiener Ophthalmologen Vincenz Fukala, 1847–1911]: heute nicht mehr durchgeführte operative Entfernung der Augenlinse bei hochgradiger Kurzsichtigkeit

Fulguration [zu lat. *fulgur* = das Blitzen, der Blitz] *w;* -, -en: (früher) Anwendung von Hochfrequenzströmen zur Gewebsdurchtrennung (historische Form der Krebstherapie)

fuliginös, in fachspr. Fügungen: **fuliginosus, ...osa, ...osum** [zu ↑Fuligo]: rußig, rußartig (z. B. vom Belag der Mundschleimhaut). **Fuligo** [aus lat. *fuligo,* Gen.: *fuliginis* = Ruß] *w* (auch: *m*); -[s], Fuligines: rußartiger Belag auf Lippen, Zunge od. Zähnen bei schwer fiebernden Kranken

Fülleborn-Me|thode [nach dem dt. Parasitologen Friedrich Fülleborn, 1866–1933]: Verfahren zur Anreicherung von Wurmeiern und Infusorien im Stuhl (Kot wird mit Kochsalzlösung vermischt, zur besseren Erfassung von Wurmeiern bei der mikroskopischen Untersuchung)

fulminant [zu lat. *fulminare* = blitzen u. donnern]: blitzartig auftretend, schnell u. heftig verlaufend (von Krankheiten); vgl. foudroyant

Functio vgl. Funktion

Functional food [engl. ˈfʌŋkʃənl fuːd; = funktionell, zweckbetont]: meist industriell hergestellte Lebensmittel mit speziellen gesundheitsbezogenen Eigenschaften

Funda [aus lat. *funda,* Gen.: *fundae* = Schleuder] *w;* -, ...dae: Schleuderbinde, Kinn- und Nasenverband von schleuderähnlichem Aussehen. **Funda maxillae:** schleuderförmiger Verband für das Kinn. **Funda nasi:** Nasenschleuderverband

Fund|ek|tomie [↑Fundus u. ↑Ektomie] *w;* -, ...ien: operative Entfernung des Magengrundes

fundi|formis, ...me [zu lat. *funda* = Schleuder u. lat. *forma* = Gestalt, Form]: schleuderförmig

Fundo|öso|phago|pexie [zu ↑Fundus (ventriculi), ↑Ösophagus u. gr. *πηγνύναι* = festmachen, befestigen] *w;* -, ...ien: operative Annähung des Magengrundes an die Speiseröhre

Fundo|plikation [zu lat. *fundus* = Grund, Boden u. lat. *plica* = Falte] *w;* -, -en: operative Umhüllung des Speiseröhrenstumpfes mit einer Falte des Magengrundes

Fundo|skopie [↑Fundus u. ↑...skopie] *w;* -, ...ien: unmittelbare Untersuchung des Bodens eines Hohlorgans. **fundo|skopisch** mithilfe der Fundoskopie

Fundus [aus lat. *fundus,* Gen.: *fundi* = Grund, Boden] *m;* -, ...di: Grund, Boden eines Hohlorgans; Blindsack (Anat.). **Fundus albi|punctatus:** autosomal-rezessiv vererbte Beeinträchtigung der Dunkeladaption, gleichmäßig verteilte weiße Punkte auf dem Augenhintergrund, Makula ausgespart, keine Visusbeeinträchtigung. **Fundus flavimaculatus:** meist autosomal-rezessiv vererbte Visusstörung, gelbliche Flecken am hinteren Augenpol, Makulaveränderungen, Läsionen. **Fundus gastricus:** Magengrund, nach oben gewölbter, ausgebuchteter Teil des Magens. **Fundus hypertonicus:** typisches Bild des Augenhintergrundes (Blutgefäße prall gefüllt) bei Bluthochdruck. **Fundus mea|tus acustici interni:** Boden des inneren Gehörgangs. **Fundus oculi:** Augenhintergrund. **Fundus uteri:** oberster, gewölbter, in die Bauchhöhle hineinragender Teil der Gebärmutter. **Fundus vesicae:** Grund der Harnblase. **Fundus vesicae felleae:** Gallenblasengrund

Fundus|drüsen: Magenhauptdrüsen, Drüsen in der Magenschleimhaut des ↑Fundus ventriculi (sondern Pepsinogen und Salzsäure ab)

Fünftagefieber vgl. Febris quintana

fünfte Krankheit: andere Bezeichnung für ↑Erythema infectiosum

Fung|ämie [zu lat. *fungus* = Erdschwamm, Pilz u. ↑...ämie]: Auftreten von Pilzen im Blut

Fun|gi [*Pl.* von ↑Fungus] *Pl.:* in der Pflanzensystematik Bezeichnung für die echten Pilze (darunter Erreger von ↑Mykosen)

fun|gi|formis, ...me [zu lat. *fungus* = Erdschwamm, Pilz u. lat. *forma* = Gestalt, Form]: pilzförmig; z. B. in der Fügung ↑Papillae fungiformes **Fun|gistatikum** *s;* -s, ...ka: fungistatisches Mittel

fun|gi|statisch [zu lat. *fungus* = Erdschwamm, Pilz u. gr. *στατικός* = zum Stillstehen bringend, hemmend]: Wachstum u. Vermehrung von (krankheitserregenden) Kleinpilzen hemmend (von chem. Mitteln gesagt)

fun|gi|zid [zu lat. *fungus* = Erdschwamm, Pilz u. lat. *caedere* (in Zus.: *-cidere*) = hauen, schlagen; töten]: »pilztötend«, pilzvernichtend (von chem. Mitteln). **Fun|gi|zid** *s;* -[e]s, -e: pilzvernichtendes chem. Mittel

fun|go|ides [zu ↑Fungus u. ↑...id]: einer schwammigen Geschwulst ähnlich, in Form einer schwammigen Geschwulst; z. B. in der Fügung ↑Mycosis fungoides

fun|gös, in fachspr. Fügungen: **fun|gosus, ...osa, ...osum** [zu ↑Fungus]: schwammig (z. B. von Gewebe, von Entzündungen oder Wucherungen). **Fungosität** *w;* -, -en: schwammige Wucherung, pilzartiges Wachstum des Gewebes

Fun|gus [aus lat. *fungus* = Erdschwamm, Pilz] *m;* -, ...gi: **1)** schwammige Geschwulst bzw. Wucherung (Med.). **2)** vgl. Fungi. **3)** alte Bez. für: Kniegelenkstuberkulose. **Fun|gus articuli:** Gelenktuberkulose, schwammige Auftreibung eines Gelenks. **Fungus hae|matodes** = Hämangiom. **Fun|gus medullaris:** »Markschwamm«, weiche Krebsgeschwulst. **Fun|gus umbilicalis:** Nabelgranulom, kleine Wucherung von Granulationsgewebe am Nabel bei Neugeborenen nach Abstoßung des Nabels. **Fungus vasculosus** = Hämangiom

funicularis vgl. funikulär

Funiculus [aus lat. *funiculus,* Gen.: *funiculi* = dünnes Seil, Strick] *m;* -, ...li: kleiner Strang, Gewebestrang, insbes. Nervenstrang, Samenstrang (Anat.). **Funiculus anterior medullae spinalis:** Vorderstrang der Rückenmarksstränge. **Funiculus cunea|tus** = Fasciculus cuneatus (medullae oblongatae). **Funiculus gracilis** = Fasciculus gracilis (medullae oblongatae). **Funiculus lateralis medullae:** Seitenstrang des unteren Kleinhirnstiels u. des Rückenmarks. **Funiculi medullae spinalis** *Pl.:* die drei Stränge der weißen Substanz des Rückenmarks. **Funiculus posterior medullae spinalis:** Hinterstrang der Rückenmarksstränge. **Funiculus spermaticus:** »Samenstrang« (enthält den Samenleiter, die ↑Arteria testicularis und den ↑Plexus pampiniformis; verläuft vom Nebenhoden zur Harnröhre). **Funiculus umbilicalis:** »Nabelstrang«, Nabelschnur

funikulär, in fachspr. Fügungen: **funicularis, ...re** [zu ↑Funiculus]: einen Gewebestrang betreffend, zu einem Gewebestrang gehörend; z. B. in der Fügung ↑Hernia funicularis. **funikuläre Myel|ose:** Bezeichnung für eine Rückenmarkserkrankung mit multiplen Degenerationsherden in den langen Rückenmarksbahnen bei chronisch-toxischen Zuständen, vor allem bei perniziöser Anämie

Funikulitis [zu ↑Funiculus (spermaticus)] *w;* -, ...itiden, in fachspr. Fügungen: **Funiculitis,** *Pl.:* ...itides: Samenstrangentzündung

Funikulo|lyse [zu ↑Funiculus (spermaticus) u. gr. *λύειν* = lösen, auflösen] *w;* -, -n: operative Beweglichmachung des Samenstrangs bei Hodenhochstand. **Funikulo|orchido|lyse** [gr. *ὄρχις,* Gen.: *ὄρχιος* (fälschlich: *ὄρχιδος*) = Hoden] *w;* -, -n: operative Verlagerung von Samenstrang u. Hoden in den Hodensack (bei ausgebliebener Senkung)

Funisitis [zu lat. *funis* = Seil, Strick, Strang] *w;* -, ...itiden (in fachspr. Fügungen: ...itides): bakterielle Infektion der Nabelschnur

Funktion [aus lat. *functio,* Gen.: *functionis* = Verrichtung; Geltung] *w;* -, -en, in fachspr. Fügungen: **Functio,** *Pl.:* ...io|nes: [festgelegte] Aufgabe od. Betätigungsweise eines Organs od. Gewebes im Rahmen des Gesamtorganismus. **Functio lae|sa** [lat. *laedere, laesum* = verletzen]: gestörte Funktion eines entzündeten Organs (klassisches Entzündungszeichen). **Funktio|nalis** *w;* -: oberste Schicht der Gebärmutterschleimhaut, an der sich die hormonabhängigen periodischen Veränderungen des Menstruationszyklus abspielen. **funktionell:** die Funktion betreffend, mit der normalen bzw. gestörten Funktion eines Organs zusammenhängend. **funktionelle Er|krankung:** Zusammenkommen verschiedener Syndrome, ohne dass eine organische Entsprechung vorliegt

Funktions|arzt, Funktions|ärztin: Arzt, Ärztin mit betreuenden Funktionen im größeren Rahmen einer Arbeitsgruppe mit bestimmten Funktionen

Funktions|dia|gnostik [↑Funktion u. ↑Diagnostik] *w;* -: Diagnostik mittels messbarer Funktionsgrößen von Organen

Funktionspflege: tätigkeitsorientierte Vorgehensweise in der Kranken- und Altenpflege, bei der jeweils eine Pflegekraft gleiche oder ähnliche Aufgaben bei den infrage kommenden Patienten und Patientinnen durchführt. **Funktionspfleger:** auf bestimmte ausgewählte Funktionen in der Pflege spezialisierter Krankenpfleger. **Funktionsschwester:** auf bestimmte ausgewählte Funktionen in der Pflege spezialisierte Krankenschwester

Funktions|szinti|grafie [↑Funktion u. ↑Szintigrafie] *w;* -, ...ien: Beobachtung und rechnerunterstützte Analyse von Vorgängen in einem Organ über die Zeit mittels der Darstellung der Veränderung der Verteilung eines ↑Tracers in diesem Organ

Furchung *w;* -, -en: Zerlegung des befruchteten Eies durch eine Reihe von Quer- u. Längsteilungen in eine Anzahl neuer Zellen (erster Abschnitt der Embryonalentwicklung bei Mensch und Tier; vgl. Morula)

Furfur [aus lat. *furfur* = Getreidehülse; Kleie] *m;* -, -es: Hautschuppe, Schorf, Kopfschuppe. **furfuraceǀus, ...acea, ...aceǀum:** »kleieförmig« (bes. von Hautabschuppungen)

furibund, in fachspr. Fügungen: **furibundus, ...da, ...dum** [zu lat. *furere* = rasen, wüten]: veralt. für: rasend, tobsüchtig. **Furor** *m;* -s: Wut, Zorn, Raserei

Furunculosis vgl. Furunkulose. **furunculosus** vgl. furunkulös. **Furunculus** vgl. Furunkel. **Furunkel** [aus lat. *furunculus* = Blutgeschwür, Eitergeschwür; eigtl. = kleiner Spitzbube] *m;* -s, -, in fachspr. Fügungen: **Furunculus,** *Pl.:* ...li: tief reichende, akut-eitrige Entzündung u. Einschmelzung eines Haarbalges und seiner Umgebung. **furunkulös,** in fachspr. Fügungen: **furunculosus, ...osa, ...osum:** mit Furunkelbildung einhergehend; z. B. in der Fügung ↑Leishmaniosis furunculosa. **Furunkulose** *w;* -, -n, in fachspr. Fügungen: **Furunculosis,** *Pl.:* ...loses: ausgedehnte Furunkelbildung

Fusaǀrium [von lat. *fusus* = Spindel]: weltweit vorkommende Schimmelpilzgattung, die häufig in Futtermitteln, Lebensmitteln, Getreide, Anstrichen und Tapeten auftritt und beim Menschen Infektionen von Haut, Hornhaut und Nägeln verursachen kann

fusǀcus, ...ca, ...cum [aus gleichbed. lat. *fuscus*]: dunkelbraun, schwärzlich, bräunlich; z. B. ↑Lamina fusca sclerae

fusiǀform, in fachspr. Fügungen: **fusiǀformis, ...me** [zu lat. *fusus* = Spindel u. lat. *forma* = Gestalt, Form]: lanzett- od. spindelförmig; z. B. in der Fügung ↑Musculus fusiformis

Fusion [aus lat. *fusio* = Gießen; Schmelzen] *w;* -, -en: **1)** Vereinigung nicht homologer Chromosomenbruchstücke nach Chromosomenbrüchen (Biol.). **2)** Vereinigung der Bilder des rechten u. des linken Auges zu einem einzigen Bild (Optik, Med.)

Fusoǀbakterien [...riən; lat. *fusus* = Spindel] *Pl.:* spindelförmige Bakterien, die gewöhnlich auf Schleimhäuten zu finden sind

Fuß vgl. Pes

Fußgeschwulst: schmerzhafte Schwellung am Fußrücken bei Spontanfraktur des Mittelfußknochens

Fußǀklonus: rhythmischer Schüttelkrampf der Wadenmuskulatur

Fußlage: Kindslage bei der Geburt, wobei beide Füße oder nur ein Fuß dem Steiß vorausgehen

Fußplatte vgl. Basis stapedis

Fußǀreflexǀzonenmassage: Behandlung von Erkrankungen und Funktionsstörungen innerer Organe durch das Stimulieren bestimmter Hautbezirke am Fuß

Fußsohle vgl. Planta pedis. **Fußsohlenreflex** vgl. Plantarreflex

Fußwurzel vgl. Tarsus. **Fußwurzelknochen** vgl. Ossa tarsi

Fußzellen: an der Samenbildung indirekt beteiligte Zellen, die mit einem verbreiterten Fußteil der Basalmembran der Hodenkanälchen aufsitzen

Fustigation [zu lat. *fustis* = Prügel, Stock] *w;* -, -en, in fachspr. Fügungen: **Fustigatio,** *Pl.:* ...ioǀnes: Hautgeißelung zu therapeutischen Zwecken

Fusǀzin [zu lat. *fuscus* = dunkelbraun, schwarzgelb] *s;* -s: gelbbrauner Farbstoff der Farbstoffzellen der Netzhaut

Füth-Plastik [nach dem dt. Gynäkologen Heinrich Füth, 1868–1951]: operative Behandlungsmethode bei Blasen-Scheiden-Fistel

Fütterungsǀtuberkulose: ↑Tuberkulose, die durch Aufnahme von Tuberkelbakterien mit der Nahrung entsteht

FVC: Abk. für *f*orcierte *V*italkapazität (*c*apacity); Luftvolumen in ml, das nach maximaler Einatmung maximal ausgeatmet werden kann (Lungenfunktionsprüfung)

G

Ga: chem. Zeichen für ↑Gallium

GABA: Abk. für *g*amma-*a*mino*b*utyric *a*cid; ↑Gammaaminobuttersäure

Gabastou-Verfahren [gavasˈtʊ...; nach dem argentin. Gynäkologen J. A. Gabastou, 1883–?]: Verfahren zur Lösung der Plazenta durch Einspritzen von 200 bis 300 ml steriler Milch oder physiologischer Kochsalzlösung in die Nabelschnurvene der aus der Scheide hängenden Nabelschnur

Gabelmücke vgl. Anopheles

Gadolinium [nlat., nach dem finn. Chemiker Johann Gadolin, 1760–1852] *s;* -s: chem. Grundstoff, seltenes Erdmetall; chem. Zeichen: Gd

Gaens|len-Zeichen [gɛ...; nach dem amerik. Arzt F. J. Gaenslen, 1877–1937]: Kompressionsschmerz in den Fingergrundgelenken (bei Polyarthritis)

Gaffkya [nlat., nach dem dt. Bakteriologen G. Th. A. Gaffky, 1850–1918] *w;* -: Gattung grampositiver aerober Kokken; normal in den Schleimhäuten des Respirationstrakts, außerhalb dieser Erreger von Infektionskrankheiten

Gaffkyskala, Gaffky-Skala [nach dem dt. Bakteriologen G. Th. A. Gaffky, 1850–1918] *w;* -: Skala zur Bestimmung der Anzahl von Tuberkelbakterien in einem Auswurfpräparat

Gaillard-Naht [gaˈjaːr...; nach dem frz. Arzt F. L. Gaillard, 1805–1869]: operativ angelegte Lidnaht zur Beseitigung eines ↑Entropiums

Gaisböck-Krankheit [nach dem österr. Arzt Felix Gaisböck, 1868–1924]: = Polycythaemia rubra hypertonica

Galactophoritis vgl. Galaktophoritis

galacto|phorus, ...ra, ...rum [aus gr. γαλακτοφόρος = Milch tragend bzw. habend]: = lactifer

galakt..., Galakt... vgl. galakto..., Galakto...

Galakt|agogum [zu ↑galakto... und gr. ἀγωγός = (herbei)führend] *s;* -s, ...ga: milchtreibendes Mittel (für Wöchnerinnen)

Galakt|idrosis [zu ↑galakto... u. gr. ἱδρώειν = schwitzen] *w;* -: »Milchschwitzen«, Ausschwitzung einer milchähnl. Flüssigkeit (insbes. bei Wöchnerinnen)

Galakto|gra|fie [↑...grafie] *w;* -, ...ien: röntgenografische Darstellung des Milchgangsystems der weiblichen Brust nach Verabreichung eines Kontrastmittels

Galakto|gramm [↑galakto... u. ↑...gramm] *s;* -s, -e: bei der Galaktografie gewonnenes Röntgenbild

Galakto|mannan [Kunstw., zu ↑galakto... u. Manna = nach der Bibel (Exodus 16) wundersame Speise der Israeliten während der Wüstenwanderung]: Hauptbestandteil der Zellwand von Schimmelpilzen der Gattung Aspergillus, dessen Nachweis mit Aspergilles-Antigen-ELISA zum Nachweis invasiver Aspergillosen dient

> **ga|lak|to..., Ga|lak|to...**
>
> vor Vokalen auch: **galakt..., Galakt...**
> ‹gr. *γάλα*, Gen.: *γάλακτος* »Milch«›
> Wortbildungselement mit der Bedeutung »Milch, milchartige Flüssigkeit; Milchstraße«:
> - Galaktagogum
> - Galaktometer
> - Galaktorrhö
> - Galaktostase
>
> Die gleiche Bedeutung hat das Wortbildungselement **lakto..., Lakto...,** vor Vokalen lakt..., Lakt...; ebenfalls verwandt mit gr. *γάλα*, Gen. *γάλακτος* und vermittelt über lat. *lac*, Gen. *lactis* »Milch«, ist es Bestandteil vieler Fachausdrücke, wie z. B. inlaktieren, Laktoflavin und Laktose.

Galakto|phoritis [zu gr. γαλακτοφόρος = Milch tragend bzw. habend] *w;* -, ...itiden, in fachspr. Fügungen: **Galacto|phoritis,** *Pl.:* ...itides: Entzündung der Milchgänge der weiblichen Brust

Galaktor|rhö, auch: **Galaktor|rhöe** [...røː; zu ↑galakto... u. gr. ῥεῖν = fließen] *w;* -, ...rrhöen, in fachspr. Fügungen: **Galactor|rhoea,** *Pl.:* ...rhoe|ae: »Milchfluss«, Milchabsonderung, die in den Stillpausen od. auch außerhalb der Stillzeit, z. B. bei Hypophysenerkrankungen, eintritt

Galaktos|ämie [↑Galaktose u. ↑...ämie] *w;* -, ...ien: Störung der fermentativen Umwandlung von Galaktose-1-Phosphat in Glucose-1-Phosphat (angeborene Stoffwechselkrankheit des Säuglings)

Galaktose [zu gr. γάλα, Gen.: γάλακτος = Milch] *w;* -, -n: ein einfacher Zucker, Bestandteil des Milchzuckers (Chem.)

Galaktose|star: Trübung der Augenlinse bei ↑Galaktosämie (tritt bei Kleinkindern auf)

Galaktosidase *w;* -, -en *(meist Pl.):* Enzym, das ↑Laktose spaltet

Galakto|skopie vgl. Duktoskopie

Galakto|stase [↑galakto... u. gr. στάσις = Stehen; Stillstand] *w;* -, -n: »Milchstauung«, z. B. bei Mastitis oder bei Saugschwäche des Neugeborenen

Galaktos|urie [↑Galaktose u. ↑...urie] *w;* -, ...ien: vermehrte Ausscheidung von Galaktose im Harn bei Stoffwechselstörung

Galakto|zele [↑galakto... u. ↑...zele] *w;* -, -n: **1)** mit Milch gefüllter Hohlraum in der Brustdrüse, der sich durch den Verschluss eines Milchganges bildet. **2)** ↑Hydrozele mit milchartigem Inhalt (Fett und Lymphozyten)

Galanin [Kunstw. aus den Namen der Aminosäuren *G*lycin u. *Ala*nin, die jeweils die Kettenenden des Peptids besetzen] *s;* -s, -e: als Neurohormon wirkendes Peptid, das die Sekretion von Wachstumshormonen anregt

Galea [aus lat. *galea*, Gen.: *galeae* = (lederner) Helm, Haube] *w;* -, ...leae: Helm, Mütze, Haube (Anat.). **Galea apo|neu|rotica:** »Sehnenhaube« auf dem Schädeldach (Teil der Kopfschwarte). **galea|tus, ...ta, ...tum:** mit einer ↑ Galea versehen; z. B. in der Fügung ↑ Caput galeatum. **Galea|zange:** heute nicht mehr verwendete Kopfschwartenzange (geburtshilfliches Instrument)

Galeazzi-Fraktur [nach dem ital. orthopäd. Chirurgen Riccardo Galeazzi, 1866–1952]: Bruch der Speiche zwischen unterem u. mittlerem Drittel mit Verrenkung des Köpfchens der Elle

Gale-Formel [geɪl...; nach den engl. Medizinern A. M. u. C. H. Gale, 20. Jh.]: Formel zur Bestimmung des Grundumsatzes (in Prozentwerten) aus Pulsfrequenz und Blutdruckamplitude (Grundumsatz = Blutdruckamplitude + Pulsfrequenz − 111)

Galenik [nlat., nach dem altgr. Arzt Galen, 129–199] *w;* -: Lehre von der Zubereitung und Herstellung von Arzneimitteln. **Galenikum** *s;* -s, ...ka: pflanzliches Heilmittel, aus Drogen (in der Apotheke) zubereitetes Arzneimittel im Gegensatz zum chem. [Fabrik]erzeugnis

Galle vgl. Fel

Gallenblase vgl. Vesica fellea. **Gallenblasen|empyem:** Eiteransammlung in der Gallenblase (bei ↑ Cholezystitis). **Gallenblasenentzündung** vgl. Cholezystitis. **Gallenblasen|hy|drops:** Ansammlung von weißer Galle in der erweiterten Gallenblase (bei Verschluss des ↑ Ductus cysticus)

Gallenfarbstoff vgl. Bilirubin u. Biliverdin

Gallenfett vgl. Cholesterin

Gallengänge: zusammenfassende Bez. für ↑ Ductuli biliferi, ↑ Ductus hepaticus, ↑ Ductus cysticus und ↑ Ductus choledochus. **Gallengangs|adenom:** gutartige Geschwulst der Leber aus schlauchförmigen Gängen, die in ihrem Bau den Gallenwegen entsprechen. **Gallengangs|wucherung:** Neubildung von Abflusswegen für die Gallenflüssigkeit im Bindegewebe einer Schrumpfleber

Gallengrieß: kleinste, grießartige Gallensteine

Gallenkapillaren vgl. Ductus interlobulares

Gallenkolik: plötzlich einsetzende krampfartige Schmerzen in der Gallenblasengegend, meist bei Gallensteinleiden

Galle[n]stauung vgl. Cholostase

Gallenstein vgl. Cholelith. **Gallenstein|ile|us:** Darmverschluss infolge Verstopfung der Darmlichtung durch einen Gallenstein (mechanischer Ileus)

Gallenwege: zusammenfassende Bez. für Gallenkapillaren (↑ Ductus interlobulares) u. ↑ Gallengänge

Gallerte [von mlat. *gelatria* = Gefrorenes; Sülze] *w;* -, -n; gemeinspr. meist: **Gallert** *s;* -[e]s, -e: elastisch-steife Masse aus eingedickten pflanzlichen und tierischen Säften, für bakterielle Nährböden verwendet

Gallertgewebe = Schleimgewebe

Gallertkern vgl. Nucleus pulposus

Gallertkrebs vgl. Carcinoma gelatinosum

Gallertkropf vgl. Struma gelatinosa

Gallertmark: in gallertartiges Gewebe umgewandeltes Knochenmark (im Greisenalter und bei auszehrenden Krankheiten)

Galli-Mai|nini-Re|aktion [nach dem argentin. Arzt C. Galli Mainini, 1914–1961]: (historisch) Schwangerschaftsnachweis durch die hormonale Reaktion einer männl. Erdkröte od. eines männl. Frosches auf das Einspritzen von Schwangerenurin in den dorsalen Lymphsack; Froschtest

Gallium [nlat., zu lat. Gallia = Gallien, von dem Entdecker P. É. Lecoq de Boisbaudran (19. Jh.) zu Ehren seines Vaterlandes (Frankreich) benannt] *s;* -s: chem. Grundstoff, Metall; chem. Zeichen: Ga

galoppie|rend: rasch verlaufend, schnell fortschreitend; bes. in der ugs. Fügung: **galoppierende Schwindsucht:** veralt. Bez. für ↑ Tuberkulose

Galopp|rhyth|mus: Dreierrhythmus, Auftreten eines dritten Herztones infolge Doppelung des ersten oder zweiten Herztones, wobei zwischen den drei Tönen ein annähernd gleiches Zeitintervall besteht (Vorkommen u. a. bei ↑ Tachykardie, ↑ Mitralstenose)

GALT Abk. für *g*ut *a*ssociated *l*ymphoid *t*issue, Immunsystem des Darms

Galton-Pfeife [ˈgɔːltən...; nach dem engl. Arzt u. Naturforscher Francis Galton, 1822–1911]: (historisch) Pfeife zur Erzeugung hoher Töne, Instrument zur Bestimmung der oberen Hörgrenze

Galvanisation [nlat., nach dem ital. Anatomen Luigi Galvani, 1737–1798] *w;* -, -en: Anwendung des elektrischen Gleichstroms zu diagnostischen u. therapeutischen Zwecken; vgl. Galvanotherapie. **galvanisch:** auf der [elektrolytischen] Erzeugung oder der Wirkung des elektrischen Gleichstromes beruhend; in den Fügungen: **galvanisches Element:** Vorrichtung (Kombination) aus zwei in einen Elektrolyten getauchten oder eingebetteten Elektroden (die stattfindende chem. Reaktion liefert die Energie für die Entstehung einer Spannung u. eines elektrischen Stroms bei Schließung des äußeren Kreises). **galvanischer Krampf:** tonischer Krampf, der bei Längsdurchströmung eines galvanischen Stroms durch das Rückenmark in aufsteigender Richtung auftritt (infolge Steigerung der Erregbarkeit durch den galvanischen Strom). **galvanischer Nystag|mus:** Auftreten von Augenzittern, wenn elektrischer Gleichstrom quer durch den Kopf geleitet wird. **galvanischer Strom:** [elektrolytisch erzeugter] elektr. Gleichstrom. **galvanisie|ren:** elektrischen Gleichstrom anwenden. **Galvano|kaus|tik** *w;* -: Trennung und Zerstörung von Gewebe mit dem ↑ Galvanokauter unter Verwendung von Gleichstrom. **Galvano|kau|ter** *m;* -s, -: »elektrisches Messer«, ärztliches Instrument mit einem durch galvanischen Strom erhitzten Platindraht zum Einsatz bei Operationen. **Galvano|narkose:** Erlöschen der Erregbarkeit des

Rückenmarks bei Durchfluss eines galvanischen Stromes in absteigender Richtung. **Galvanopunktur:** Zerstörung kleiner Hautbezirke mit der Gleichstromnadel. **Galvano|taxis** [gr. *τάξις* = Ordnung, Aufstellung] *w;* -: gleichgerichtete Bewegung von Zellen (Blutkörperchen, Amöben) unter dem Einfluss eines elektr. Reizes zum positiven oder negativen Pol hin. **Galvano|therapie:** Behandlung organischer Erkrankungen oder funktioneller Störungen (z. B. des Bewegungsapparates und des Nervensystems) unter Anwendung von elektrischem Gleichstrom; vgl. Galvanisation

...gam

⟨zu gr. *γαμεῖν* »heiraten«⟩
Wortbildungselement mit folgenden Bedeutungen:
1. »Befruchtung, Bestäubung betreffend«:
- autogam
- hydrogam
2. »die Ehe betreffend«:
- Misogam
- monogam
- polygam

Von gleicher Herkunft ist das Wortbildungselement für weibliche Substantive **...gamie** mit den Bedeutungen »Befruchtung, Bestäubung«, wie z. B. in Kleistogamie u. Xenogamie, sowie »Ehe«, wie z. B. in Bigamie u. Monogamie.

G
Galv

Gamasidae [nlat., Herkunft unbekannt] *Pl.:* Familie der Milben; medizinische Bedeutung hat u. a. ↑Dermanyssus gallinae (Hühner- od. Vogelmilbe)

Gamasidio|se [zu ↑Gamasidae] *w;* -n, in fachspr. Fügungen: **Gamasidio|sis** *w;* -, ...oses: Vogelmilbenkrätze (juckender Hautausschlag)

Gamet [zu gr. *γαμεῖν* = heiraten] *m;* -en, -en (meist *Pl.*): Keimzelle, [fortpflanzungsreife] männl. oder weibl. Geschlechtszelle (Biol.)

Gameten|trans|fer: vaginale Einführung einer Keimzelle (Eizelle oder Samenzelle) in die Gebärmutterhöhle

Gameto|genese [↑Gamet u. gr. *γένεσις* = Entstehung] *w;* -, -n: Entstehung der ↑Gameten und ihre Wanderung im Körper bis zur Befruchtung (Biol.)

Gameto|gonie [zu ↑Gamet u. gr. *γονή* = Erzeugung] *w;* -: **1)** Fortpflanzung durch Geschlechtszellen, geschlechtliche Vermehrung (Biol.). **2)** Entwicklungsphase bei den Malariaparasiten (Ausbildung der geschlechtlichen Formen der männlichen Mikro- und der weiblichen Makrogameten, die in den Magen der Anophelesmücke gelangen)

Gameto|pa|thie [↑Gamet u. ↑...pathie] *w;* -, ...ien: von der Reifung der Gameten bis zur Befruchtung entstandene, durch fehlerhafte Meiose od. durch Spontanmutation verursachte Über- od. Unterzahl von Chromosomen

Gameto|zid [zu ↑Gamet u. lat. *caedere* (in Zus. *-cidere*) = niederhauen, töten] *s;* -[e]s, -e; auch: **Gameto|zyto|zid** [↑Gametozyt] *s;* -[e]s, -e: Mittel, das die Geschlechtsformen von Parasiten (besonders bei Malaria) vernichtet

Gameto|zyt [↑Gamet u. ↑...zyt] *m;* -en, -en (meist *Pl.*): noch undifferenzierte Zelle (Vorstufe), aus der im Verlauf der ↑Gametogenese die Gameten hervorgehen (Biol.)

Gametozytozid vgl. Gametozid

gamma..., Gamma... [gr. *γ (γάμμα)* = dritter Buchstabe des gr. Alphabets]: Bestimmungswort von Zus. zur Kennzeichnung des Dritten einer Reihe von vergleichbaren Dingen, Personen oder Vorgängen, und zwar sowohl rein nummerisch als auch im Sinne einer Stufung; z. B. Gammastrahlen, Gammaalkoholiker/-in

Gamma|alkoholiker, Gamma|alkoholikerin [↑gamma...]: alkoholabhängige Person mit psychischer Abhängigkeit und Kontrollverlust

Gamma|amino|buttersäure: im Organismus gebildete Substanz, die die ↑Synapsen im Gehirn blockiert. Abk.: GABA

gamma-aminobutyric acid engl. für ↑Gammaaminobuttersäure

Gamma-En|ze|phalo|gra|fie [Kurzw. aus ↑Gammastrahlen u. ↑Enzephalografie] *w;* -, ...ien: Methode zur Darstellung z. B. des Gehirns mittels radioaktiver Isotope (Geschwulstgewebe speichert die radioaktiven Substanzen, die dann mit dem Szintillationszähler registriert werden)

Gamma|globulin, γ-Globulin [↑gamma... u. ↑Globulin]: vor allem Antikörper umfassendes Serumprotein aus der Gruppe der Globuline (therapeutisch zur Behandlung bei verschiedenen Krankheiten verwendet, insbes. für Immunisierungen)

Gamma-Glutamyl|trans|ferase: Leberenzym, empfindlichster Parameter für Schäden der Leberzellen und des Gallengangsystems; Abk.: γ-GT

Gamma|hydroxy|butyrat [zu ↑gamma, hydroxyl u. gr. *βούτυρον* = Butter (eigtl. = Kuhquark)]: Neurotransmitter, findet als Narkotikum u. missbräuchlich in sog. ↑K.-o.-Tropfen Verwendung; Abk.: GHB

Gamma|knife [-naɪf; zu engl. *knife* = Messer] *s,* -(s), -s: spez. Bestrahlungsgerät zur Durchführung kleinvolumiger Bestrahlungen im Kopfbereich, dass u. a. in der Therapie benigner und maligner Hirntumoren sowie vereinzelt auch in der Epilepsiechirurgie eingesetzt wird

Gamma-Nagel: Kombination aus Hüftschraube und Femurmarknagel zur Versorgung von Schenkelhalsfrakturen; der Marknagel wird so durch die Schraube hindurch positioniert, dass daraus die Form des gr. Buchstaben Gamma resultiert

Gamma|pa|thie [Kurzw. aus ↑Gammaglobulin u. ↑...pathie] *w;* -, ...ien: krankhafte Vermehrung oder Verminderung der Gammaglobuline

Gamma|strahlen, γ-Strahlen [↑gamma...]: kurzwellige, energiereiche Strahlung radioaktiver Stoffe (Phys.; med. Anwendung in der Bestrahlungstherapie)

Gamma-Strahler, γ-Strahler [↑gamma...] ↑Gammastrahlen emittierendes, in der Diagnostik eingesetztes ↑Radionuklid

Gamma|tron [Kurzw. aus ↑*Gamma*strahlen u. ↑Betatron] *s;* -s, ...trone (auch: -s): mit Gammastrahlen des Kobaltisotops Co 60 arbeitendes Bestrahlungsgerät (zur Strahlenbehandlung von Tumoren)

Gamma|wellen, γ-Wellen [↑gamma...]: Wellen von hoher Frequenz (über 30/sec) im ↑EEG

Gammazismus [zu gr. *γ (γάμμα)* = dritter Buchstabe des gr. Alphabets] *m;* -: fehlerhafte, stammelnde Aussprache der Gaumenlaute g und k wie j, d oder t

Gammopathie [↑...pathie] Erkrankung mit erhöhter Immunoglobulinproduktion

Gamo|genese [zu gr. *γαμεῖν* = heiraten u. gr. *γένεσις* = Entstehung] *w;* -: = Gametogonie

Gamo|gonie [zu gr. *γαμεῖν* = heiraten u. gr. *γονή* = Erzeugung] *w;* -: = Gametogonie

Gamon [zu gr. *γαμεῖν* = heiraten] *s;* -s, -e (meist *Pl.*): von den Geschlechtszellen abgegebene, für den Befruchtungsvorgang wichtige chem. Stoffe (Biol.)

Gamp|so|daktylie [zu gr. *γαμψός* = gebogen, krumm u. gr. *δάκτυλος* = Finger] *w;* -: Unfähigkeit, einen Finger (bes. den kleinen Finger) zu strecken

Gan|glien|blockade [...iən...]: Hemmung der Reizübertragung in den ↑Synapsen des vegetativen Nervensystems durch Arzneimittel. **Gan|glienblocker** [...iən...]: vgl. Ganglioplegikum

Gan|glien|leiste [...iən...]: Neuralleiste, Embryonalorgan zwischen Zentralnervensystem und Epidermis

Gan|glien|zelle [...iən...]: Nervenzelle mit erregungsleitenden Plasmabestandteilen

Gangliocytoma vgl. Gangliozytom

Gan|gliom [zu ↑Ganglion] *s;* -s, -e, in fachspr. Fügungen: **Gan|glio|ma,** *Pl.:* -ta: bösartige Geschwulst, die von Ganglien des Sympathikus ihren Ausgang nimmt; Ganglienzelltumor

Gan|glion [aus gr. *γαγγλίον* = Geschwulst, Überbein (später = Nervenknoten)] *s;* -s, ...ien [...iən] (in fachspr. Fügungen: *s;* -, ...ia): **1)** Nervenknoten (Anhäufung von Nervenzellen) in verschiedenen Nervensträngen außerhalb des Zentralnervensystems, der die Reizübertragung von einem ↑Neuron zum anderen vermittelt. **2)** Überbein, Geschwulst an [Hand]gelenken (Bindegewebskapsel mit gallertartigem Inhalt). **Gan|glion aortico|renale:** Nervenknoten am Ursprung der Nierenschlagader aus der Aorta. **Gan|glia cardia|ca** *Pl.:* Nervenknoten im ↑Plexus cardiacus. **Gan|glion cervicale medium:** mittlerer sympathischer Halsnervenknoten. **Gan|glion cervicale superius:** oberer sympathischer Halsnervenknoten. **Gan|glion cervico|thoracicum:** Bez. für den unteren Halsnervenknoten, der mit dem obersten sympathischen Brustganglion verschmolzen ist. **Gan|glion cilia|re:** parasympathischer Nervenknoten in der Augenhöhle (zum ersten Trigeminusast gehörend). **Gan|glion coel|liacum:** Nervenknoten des ↑Plexus coeliacus. **Ganglion Gasseri** [nach dem österr. Anatomen J. L. Gasser, 1723–1765]: = Ganglion trigeminale. **Gan|glion geniculi:** Nervenknoten am äußeren Knie des ↑Nervus facialis. **Gan|glion impar:** unpaariges Ganglion an der Innenseite des Steißbeins, in dem sich die beiden Stämme des ↑Truncus sympathicus vereinigen. **Gan|glion inferius:** Nervenknoten des ↑Nervus glossopharyngeus unterhalb des ↑Foramen ovale. **Gan|glion inferius (nodosum):** Ganglion des ↑Nervus vagus, unterhalb des ↑Foramen jugulare. **Gan|glia lumbalia** *Pl.:* Nervenknoten im Lendenteil des ↑Truncus sympathicus. **Gan|glion oticum:** medial vom Unterkiefernerv gelegenes Ganglion, das Fasern für die Ohrspeicheldrüse abgibt. **Gan|glia pelvica** *Pl.:* vegetative Zellgruppen im Beckennervengeflecht. **Gan|glia phrenica** *Pl.:* kleine Nervenknoten des ↑Truncus sympathicus innerhalb des ↑Plexus phrenicus. **Gan|glia plexu|um autonomicorum** *Pl.:* Nervenknoten der ↑Plexus autonomici. **Gan|glion pterygo|palatinum:** parasympathischer Nervenknoten in der ↑Fossa pterygopalatina (zum zweiten Trigeminusast gehörend). **Gan|glia renalia** *Pl.:* Zellgruppen im Nierennervengeflecht. **Gan|glia sa|cralia** *Pl.:* im Beckenteil des ↑Truncus sympathicus gelegene Nervenknoten. **Gan|glion sensorium nervi cranialis, spinalis:** Hirnnervenganglion. **Gan|glion spinale:** Nervenknoten an der hinteren Wurzel der Rückenmarksnerven. **Gan|glion spirale coch|leae:** Nervenknoten der ↑Pars cochlearis des ↑Nervus vestibulocochlearis in der Schneckenachse des Ohres. **Gan|glion sensorium nervi cronialis:** Hirnnervenganglion. **Gan|glion stellatum:** andere Bez. für: ↑Ganglion cervicothoracicum. **Ganglion sub|mandibulare:** parasympathischer Unterkiefernervenknoten (zum dritten Trigeminusast gehörend). **Gan|glion superius:** Nervenknoten des ↑Nervus glossopharyngeus, vor dem Schädelaustritt gelegen (sensibles Ganglion). **Gan|glion terminale:** in die ↑Nervi terminales eingestreute Zellgruppen. **Gan|glia thoracica** *Pl.:* vor den Rippenköpfchen gelegene Nervenknoten des Brustteils des ↑Truncus sympathicus. **Gan|glion tri|geminale:** halbmondförmiger Nervenknoten des ↑Nervus trigeminus hinter der Austrittsstelle aus der Felsenbeinspitze. **Gan|glia trunci sym|pa|thici** *Pl.:* längs der Wirbelsäule gelegene Nervenknoten, aus denen sich der ↑Truncus sympathicus aufbaut. **Gan|glion tympanicum:** in den ↑Nervus tympanicus eingestreute Zellgruppen. **Gan|glion vestibulare:** Nervenknoten der ↑Pars vestibularis des ↑Nervus vestibulocochlearis am Grund des inneren Gehörgangs

gan|glio|när [zu ↑Ganglion]: zu einem ↑Ganglion gehörend; ganglienartig

Gan|glio|neu|rom [zu ↑Ganglion u. ↑Neuron] *s;* -s,

-e, in fachspr. Fügungen: **Gan|glio|neu|roma**, *Pl.:* -ta: gutartige Geschwulst aus Ganglienzellen und Nervenfasern (Vorkommen im Bereich des Zentralnervensystems und des peripheren Nervensystems, vor allem im Ausbreitungsgebiet des ↑Truncus sympathicus)

Gan|glio|nitis [zu ↑Ganglion] *w;* -, ...itiden (in fachspr. Fügungen: ...itides): Entzündung eines Nervenknotens

Gan|glio|plegikum [zu ↑Ganglion u. gr. *πληγή* = Stoß, Schlag] *s;* -s, ...ka (meist *Pl.*): »Ganglienblocker«, Substanz, die an den ↑Synapsen wirkt und die Ausschüttung von adrenergischen Wirkstoffen hemmt bzw. unterbindet

Gan|glio|sid [Kunstw. aus ↑*Glanglion* u. ↑Gluc*osid*] *s;* -[e]s, -e (meist *Pl.*): zuckerhaltige ↑Lipoide der Ganglienzellen

Gan|glio|zytom [zu ↑Ganglion u. gr. *κύτος*= Höhlung; Zelle] *s;* -s, -e, in fachspr. Fügungen: **Gan|glio|cytoma,** *Pl.:* -ta: seltene Geschwulst, die wahrscheinlich von Keimversprengungen ausgeht und im Großhirn, Hirnstamm und Kleinhirn vorkommt

Gangraena vgl. Gangrän

gangraenosus vgl. gangränös

Gan|grän [von gr. *γάγγραινα* = fressendes Geschwür, Brand] *w;* -, -en od. *s;* -s, -e, in fachspr. Fügungen: **Gan|grae|na** *w;* -, ...nae: Brand, ↑Nekrose des Gewebes infolge Durchblutungs- und Ernährungsstörungen (trockener Brand) sowie infolge hinzutretender bakterieller Fäulnis (feuchter Brand). **Gan|grae|na acuta genitalium** [↑Genitale]: brandige Entzündung der Geschlechtsteile Jugendlicher. **Gan|grae|na arterio|sclerotica:** durch arteriosklerotische Gefäßverschlüsse hervorgerufener Brand. **Gan|grae|na con|gelatio|nis** [↑Congelatio]: Brandigwerden erfrorener Körperteile. **Gan|grae|na em|physematosa:** Rausch- oder Gasbrand, durch ↑Clostridium hervorgerufene, mit Ödembildung und Gasentwicklung verbundene toxische ↑Nekrose, hauptsächl. der Muskulatur, meist im Bereich umfangreicher, zerrissener Wunden (Unfall- oder Kriegsverletzungen). **Gan|graena noso|comialis:** »Hospitalbrand«, von Wunden ausgehender Brand; vgl. Noma. **Gan|grae|na senilis:** »Altersbrand« (= Gangraena arteriosclerotica)

gan|gräes|zie|ren [zu ↑Gangrän]: mit Gangrän einhergehen, eine Gewebsnekrose ausbilden

gan|gränös, in fachspr. Fügungen: **gan|graenosus, ...osa, ...osum** [zu ↑Gangrän]: mit Gangränbildung einhergehend; z. B. in der Fügung ↑Appendicitis gangraenosa

Gangschule: unter Anleitung stattfindendes Gangtraining zum Abbau pathologischer Bewegungsmuster und zur Vermeidung von Überlastungsschäden/Fehlbelastungen (evtl. mit Hilfsmitteln wie Unterarmgehstützen)

Gano|blast [zu gr. *γανᾶν* = glänzen, schimmern u. ↑...blast] *m;* -en, -en (meist *Pl.*): = Adamantoblast, Zahnschmelz bildende Zelle

Gänsehaut vgl. Cutis anserina

Ganser-Syndrom [nach dem dt. Psychiater Siegbert Ganser, 1853–1931]: Scheindemenz, Pseudodemenz; von echter Demenz kaum unterscheidbare Form des willentlich falschen Handelns, Vorbeiredens oder Nicht-wissen-Wollens als Reaktion auf seelische oder situative Überbelastung

Ganzheits|medizin, auch: **psy|cho|somatische Medizin:** Richtung der Medizin, die sich mit dem Menschen als physisch-psychische Gesamtheit befasst

Ganzkörperbestrahlung: Röntgenbestrahlung des ganzen Körpers

Gap [ˈgæp; engl. = Lücke] *s;* -[s], -s: andere Bez. für Chromosomenlücke (Genetik)

Gap Junction [ˈgæp dʒʌŋkʃən, engl. = Lücke u. Verbindung]: intrazelluläre Verbindungsstelle ohne Membranverschmelzung, Nexus

Garcin-Syndrom [garˈsɛ̃:...; nach dem frz. Neurologen Raymont Garcin, 1875–1971]: vgl. Halbseiten-Syndrom

Gardnerella vaginalis: Stäbchenbakterium, Vorkommen bei Entzündungen der Scheide und der Harnwege

Gardner-Syndrom [ˈgɑ:dnə...; nach dem amerik. Biologen u. Genetiker Eldon J. Gardner, 1909–1989]: erbliche Kolonpolyposis, verbunden mit Osteomen, Osteofibromen, Haut- und Weichteiltumoren

Gargarisma [zu gr. *γαργαρισμός* = Gurgeln] *s;* -s, -ta: Gurgelmittel

Gargoy|lismus [zu engl. *gargoyle* = Wasserspeier] *m;* -, ...men: = Dysostosis multiplex

Garland-Dreieck [ˈgɑ:lənd...; nach dem amerik. Internisten G. M. Garland, 1848–1926]: Bezirk mit hellerem Klopfschall neben der Wirbelsäule (bei Flüssigkeitsansammlungen im Brustfellraum)

Garrulitas vulvae [lat. *garrulitas* = Geschwätzigkeit; ↑Vulva] *w;* - -: hörbares Entweichen von Luft od. Blähungen aus der Scheide [bei Darm-Scheiden-Fistel]; vgl. Flatus vaginalis

Gärtner-Bazillus [nach dem dt. Hygieniker u. Bakteriologen August Gärtner, 1848–1934]: = Salmonella enteritidis

Gartner-Gänge [nach dem dän. Arzt H. T. Gartner, 1785–1827]: Reste des ↑Ductus mesonephricus bei der Frau (erhalten sich in der Nachbarschaft der Scheide, des Uterus und der Tube)

Gärung *w;* -, -en: Abbau von organischen Verbindungen durch von Mikroorganismen erzeugte Enzyme unter Ausschluss von Sauerstoff (verbunden mit Gasentwicklung)

Gärungs|dys|pep|sie: Verdauungsstörung (Durchfall) infolge Vergärung unverdauter Kohlenhydratmengen im Dünndarm (nach Genuss von rohem Obst u. Ä. auftretende Erkrankung)

Gärungs|probe: qualitative od. quantitative Methode zum Nachweis von Zucker im Harn durch Vergärung einer bestimmten Flüssigkeitsmenge mit frischer Presshefe (und Bestimmung der entstehenden CO_2-Menge)

Gärungs|sa[c]|charo|meter: Apparat für die quantitative Gärungsprobe

Gas|abs|zess: eitrige Entzündung mit Gasbildung, hervorgerufen durch das Zusammenwirken von Eitererregern u. gasbildenden Bakterien

Gasbauch vgl. Meteorismus

Gasbazillen *Pl.:* Sammelbez. für Bakterien, die aus Kohlenhydraten Gas bilden (insbes. die Erreger des Gasbrandes bzw. des Gasödems)

Gasbrand vgl. Gangraena emphysematosa

Gasbrust vgl. Pneumothorax

Gas|chromato|gra|fie: Chromatografie zur Trennung von Gasgemischen oder dampfförmigen Flüssigkeitsgemischen; Abk.: GC. **gas|chromato|gra|fisch:** die Gaschromatografie betreffend, mit ihrer Hilfe erfolgend

Gas|em|bolie: ↑Embolie, die durch plötzlich auftretendes Gas im strömenden Blut hervorgerufen wird; vgl. auch Luftembolie

Gas|gan|grän: seltene Bez. für ↑Gangraena emphysematosa

Gas|lighting [ˈgæslaɪtɪŋ; engl. *gaslighting* = Gasbeleuchtung; nach dem Titel eines Theaterstücks, das diese Form von Gewalt thematisiert] *s,* -(s): Ausübung von psychischer Gewalt, durch die das Opfer manipuliert, desorientiert und in seiner Realitäts- und Selbstwahrnehmung stark verunsichert wird (Psychol.)

Gas|narkose: ↑Narkose durch Inhalation von gasförmigen Narkosemitteln

Gas|ödem|erkrankung, auch: **Gas|ödem, Gas|phleg|mone, mali|gnes Ödem:** = Gangraena emphysematosa

Gasser-Gan|glion [nach dem österr. Anatomen J. L. Gasser, 1723–1765]: = Ganglion trigeminale

Gasser-Syndrom vgl. hämolytisch-urämisches Syndrom

Gaster [aus gr. γαστήρ = Bauch; Magen] *w;* -: = Ventriculus (1)

Gastero|philus [zu gr. γαστήρ Gen.: γαστέρος (γαστρός) = Bauch; Magen u. gr. φίλος = lieb; Freund] *m;* -: Pferdebremse; Fliegengattung, deren Larven parasitisch im Magen des Pferdes leben und beim Menschen die ↑Myiasis linearis migrans hervorrufen können

gastr..., Gastr... vgl. gastro..., Gastro...

Gast|räa|theorie [zu gr. γαστήρ Gen.: γαστρός = Bauch; Magen]: von Haeckel aufgestellte Theorie, nach der alle Tiere, die im Frühstadium der Keimentwicklung eine ↑Gastrulation durchlaufen, von einer gemeinsamen Urform, der Gasträa, abstammen (Biol.)

gast|ral, in fachspr. Fügungen: **gast|ralis, ...le** [zu gr. γαστήρ Gen.: γαστρός = Bauch; Magen]: zum Magen gehörend, den Magen betreffend

Gast|ralgie [↑gastro... u. ↑...algie] *w;* -, ...ien, in fachspr. Fügungen: **Gast|ralgia**[1] *w;* -, ...iae: Magenschmerzen, Magenkrampf; vgl. Gastrodynie. **Gast|ralgo|kenose** [zu ↑Gastralgie u. gr. κενός = leer] *w;* -, -n, in fachspr. Fügungen: **Gast|ralgo|kenosis,** *Pl.:* ...oses: [nervös bedingte] Schmerzen bei Magenleere

gastralis vgl. gastral

Gast|rek|tasie [↑gastro... u. ↑Ektasie] *w;* -, ...ien: Magenerweiterung

Gast|rek|tomie [↑gastro... u. ↑Ektomie] *w;* -, ...ien: operative Entfernung des Magens

gastricus vgl. gastrisch

Gast|rin [zu gr. γαστήρ Gen.: γαστρός = Bauch; Magen] *s;* -s: die Absonderung von Magensaft anregender hormonähnlicher Stoff, dessen Bildung durch den Nahrungsreiz ausgelöst wird. (Der Stoff lässt sich aus der Schleimhaut des ↑Pylorus extrahieren.)

Gast|rinom [↑Gastrin u. ↑...om] *s;* -s, -e, in fachspr. Fügungen: **Gast|rinoma,** *Pl.:* -ta: Gastrin sezernierender Tumor der Bauchspeicheldrüse

gast|risch, in fachspr. Fügungen: **gast|ricus, ...ca, ...cum** [zu gr. γαστήρ Gen.: γαστρός = Bauch; Magen]: zum Magen gehörend, den Magen betreffend, vom Magen ausgehend; z. B. in der Fügung ↑Achylia gastrica. **gast|rische Krisen** *Pl.:* Magen- u. Rückenschmerzen bei ↑Tabes dorsalis

Gast|ritis [zu gr. γαστήρ Gen.: γαστρός = Bauch; Magen] *w;* -, ...itiden (in fachspr. Fügungen: ...itides): Magenschleimhautentzündung, Magenkatarrh

Gast|ri|zismus [zu gr. γαστήρ Gen.: γαστρός = Bauch; Magen] *m;* -: Magenverstimmung

gas|t|ro..., Gas|t|ro...

vor Vokalen meist **gastr..., Gastr...**
⟨gr. γαστήρ Gen.: γαστρός »Bauch, (gefüllter) Magen«⟩
Wortbildungselement mit der Bedeutung »den Magen(-Darm)-Bereich, den Bauch betreffend, bauchig«:
- Gastralgie
- Gastritis
- Gastromyzet
- Gastrolith
- Gastroskopie
- Gastroschisis

Gast|ro|adenitis [↑gastro... u. ↑Adenitis] *w;* -, ...itiden (in fachspr. Fügungen: ...itides): Entzündung der Magendrüsen

Gast|ro|ana|stomose [↑gastro... und ↑Anastomose] *w;* -, -n: operativ angelegte Verbindung zwischen zwei getrennten Magenabschnitten (nach ↑Resektion des Magens)

Gast|ro|bi|op|sie [↑gastro... u. ↑Biopsie] *w;* -, ...ien: histologische Untersuchung von Schleimhautteilchen, die mittels einer Sonde dem Magen entnommen wurden (meist als ↑Saugbiopsie)

gast|ro|cnemia|lis, ...le [zu ↑gastrocnemius]: zum ↑Musculus gastrocnemius gehörend. **gast|ro-**

cnemius, ...ia, ...ium [zu ↑gastro... u. gr. κνήμη = Unterschenkel]: zur (bauchigen) Wade gehörend

gast|ro|colicus, ...ca, ...cum [zu ↑gastro... u. ↑Kolon]: zum Magen und zum ↑Colon transversum gehörend; z. B. in der Fügung ↑Ligamentum gastrocolicum

Gast|ro|diaphanie [zu ↑gastro... u. gr. διαφανής = durchscheinend] *w;* -, ...ien: veralt. Bez. für: Magendurchleuchtung

gast|ro|duo|denal, in fachspr. Fügungen: **gast|ro-duo|denalis, ...le** [zu ↑gastro... und ↑Duodenum]: zum Magen und zum Zwölffingerdarm gehörend, diese betreffend; z. B. in der Fügung ↑Arteria gastroduodenalis. **Gast|ro|duo|denitis** *w;* -, ...itiden (in fachspr. Fügungen: ...itides): Entzündung der Schleimhaut von Magen und Zwölffingerdarm. **Gast|ro|duo|deno|stomie** [↑...stomie] *w;* -, ...ien: operative Herstellung einer (künstlichen) Verbindung zwischen Magen und Zwölffingerdarm

G
gast

Gast|rodynie [↑gastro... u. ↑...odynie] *w;* -, ...ien: krampfartiger Magenschmerz; vgl. Gastralgie

gast|ro|enterisch [zu ↑gastro... u. ↑Enteron]: Magen und Darm betreffend

Gast|ro|enteritis [zu ↑gastro... u. ↑Enteron] *w;* -, ...itiden (in fachspr. Fügungen: ...itides): Magen-Darm-Katarrh, Entzündung von Magen u. (Dünn)darm

Gast|ro|entero|kolitis [zu ↑gastro..., ↑Enteron u. ↑Kolon] *w;* -, ...itiden, in fachspr. Fügungen: **Gast-ro|entero|colitis,** *Pl.:* ...itides: Entzündung von Magen, Dünn- und Dickdarm

Gast|ro|entero|loge *m;* -n, -n, **Gast|ro|entero-login** *w;* -, -nen [↑gastro..., ↑Enteron u. ↑...loge]: Facharzt/-ärztin für Magen- und Darmleiden. **Gast|ro|entero|logie** [↑...logie] *w;* -: Wissenschaft und Lehre von den Krankheiten des Magens und Darms

Gast|ro|entero|pa|thie [↑gastro..., ↑Enteron u. ↑...pathie] *w;* -, ...ien: allg. Bez. für: (meist nicht auf einer Entzündung beruhendes) Magen- u. Darmleiden

Gast|ro|entero|stomie [↑gastro..., ↑Enteron u. ↑...stomie] *w;* -, ...ien, in fachspr. Fügungen: **Gast-ro|entero|stomia**[1], *Pl.:* ...iae: operativ geschaffene Verbindung zwischen Magen u. Dünndarm; Abk.: GE. **Gast|ro|entero|stomia anterior:** operative Herstellung einer Verbindung zwischen Magen und Dünndarm, bei der die Darmschlinge vor dem ↑Colon transversum vorbeigeführt und an der Vorderfläche des Magens eingepflanzt wird. **Gast|ro-entero|stomia posterior:** operative Herstellung einer Verbindung zwischen Magen und Dünndarm, bei der die Darmschlinge an der Hinterfläche des Magens eingepflanzt wird

gast|ro|epi|ploi|cus, ...ca, ...cum [zu ↑gastro... u. ↑Epiploon]: zum Magen u. zum ↑Omentum gehörend; z. B. in der Fügung ↑Arteria gastroepiploica (Anat.)

gast|ro|gen [↑gastro... u. ↑...gen]: vom Magen ausgehend (z. B. von Krankheiten gesagt)

Gast|ro|hy|dror|rhö, auch: **Gast|ro|hydror|rhöe** [...rø:; ↑gastro... und ↑Hydrorrhö] *w;* -, ...rrhöen: Absonderung eines wässrigen Magensaftes mit vermindertem Gehalt an Salzsäure und Enzymen

Gast|ro|hystero|pexie [zu ↑gastro..., ↑hystero... u. gr. πῆξις = das Befestigen] *w;* -, ...ien: operative Annähung der Gebärmutter an die vordere Bauchwand (zur Aufrichtung der nach rückwärts abgeknickten Gebärmutter)

Gast|ro|hystero|tomie [↑gastro... u. ↑Hysterotomie] *w;* -, ...ien: = Sectio caesarea

gast|ro|intestinal, in fachspr. Fügungen: **gast|ro-intestinalis, ...le** [zu ↑gastro... u. ↑Intestinum]: Magen und Darm betreffend

Gast|ro|intestinal|trakt [↑gastrointestinal u. lat. *tractus*= das Ziehen; Ausdehnung; Lage; Gegend] *m;* -[e]s, -e: funktionelle Einheit von Magen und Darm

gast|ro|jejunal, in fachspr. Fügungen: **gast|ro-jejunalis, ...le** [zu ↑gastro... u. ↑Jejunum]: Magen und Leerdarm betreffend

gast|ro|kardial [zu ↑gastro... u. ↑Kardia]; in der Fügung: **gast|ro|kardia|les Syn|drom** = Roemheld-Syndrom

Gast|ro|kinemato|gra|fie [zu ↑gastro..., gr. κινεῖν = bewegen u. ↑...grafie] *w;* -, ...ien: Verfahren zur Aufzeichnung von Bewegungsabläufen im Magen

Gast|ro|kinetikum [zu ↑gastro... u. gr. κινεῖν = bewegen] *s;* -s, ...ka: Arzneimittel, das eine Über- oder Unterfunktion des Magens korrigiert

Gast|ro|knemius *m;* -, ...ien [...ıən]: übliche Kurzbez. für ↑Musculus gastrocnemius

Gastro|kolonfistel [↑gastro... u. ↑Kolon] Durchbruch zwischen Magen und Darm, innere Darmfistel

gast|ro|lie|nalis, ...le [...lı-e...; zu ↑gastro... u. ↑Lien]: zu Magen u. Milz gehörend; z. B. in der Fügung ↑Ligamentum gastrolienale

Gast|ro|lith [↑gastro... u. ↑...lith] *m;* -s u. -en, -e[n]: »Magenstein«, ↑Konkrement im Magen aus verschluckten Haaren, Pflanzenfasern u. Ä., vgl. Bezoar

Gast|ro|logie [↑gastro... u. ↑...logie] *w;* -: Teilgebiet der ↑Gastroenterologie

Gast|ro|lyse [zu ↑gastro... u. gr. λύειν = lösen, auflösen] *w;* -, -n: veralt. für: operatives Herauslösen des Magens aus Verwachsungssträngen

Gast|ro|malazie [↑gastro... u. ↑Malazie] *w;* -, ...ien, in fachspr. Fügungen: **Gast|ro|malacia**[1], *Pl.:* ...iae: Kurzbez. für: **Gast|ro|malacia acida:** Magenerweichung durch [postmortale] Selbstverdauung des Magens

Gast|ro|megalie [zu ↑gastro... u. gr. μέγας (mit Stammerweiterung: μεγαλο-) = groß] *w;* -, ...ien: abnorme Vergrößerung des Magens

Gast|ro|myxor|rhö, auch: **Gast|ro|myxor|rhöe** [...rø:; zu ↑gastro..., ↑myxo... u. gr. ῥεῖν = fließen] *w;* -, ...rrhöen: vermehrte Schleimabsonderung des Magens

Gast|ro|parese [↑gastro... u. ↑Parese] *w;* -, -n, in fachspr. Fügungen: **Gast|ro|paresis,** *Pl.:* ...reses: Muskelschwäche des Magens; Lähmung der Magenmuskulatur. **Gast|ro|paresis dia|beticorum:** bei Zuckerkranken auftretende Magenentleerungsstörung als Folge der Herabsetzung des Vagotonus

Gast|ro|pa|thie [↑gastro... u. ↑...pathie] *w;* -, ...ien: allg. Bez. für: (nicht durch Entzündung verursachtes) Magenleiden

Gast|ro|pe|xie [zu ↑gastro... u. gr. *πῆξις* = Befestigen, Verbinden] *w;* -, ...ien: operative Annähung des Magens an die Bauchwand od. an benachbarte Bänder (bei Magensenkung od. Hiatushernie)

gastro|pharyngeal [↑gastro... u. ↑Pharynx] Magen und Rachen betreffend (z. B. gastropharyngealer Reflux)

gast|ro|phrenicus, ...ca, ...cum [zu ↑gastro... u. ↑Phrenes]: zu Magen und Zwerchfell gehörend; z. B. in der Fügung ↑Ligamentum gastrophrenicum

Gast|ro|plastik [↑gastro... u. ↑Plastik] *w;* -, -en: operative Wiederherstellung der normalen Magenform, insbes. bei ↑Sanduhrmagen

Gast|ro|plegie [zu ↑gastro... u. gr. *πληγή* = Stoß, Schlag] *w;* -, ...ien: »Magenlähmung«, Schwäche der Magenmuskulatur

Gast|ro|plikation [zu ↑gastro... u. lat. *plicare* = zusammenfalten, zusammenlegen] *w;* -, -en, in fachspr. Fügungen: **Gast|ro|plicatio,** *Pl.:* ...io|nes: operative Behebung einer Magenerweiterung durch Zunähen oder Beseitigen einer Magenwandfalte

Gast|ro|pro|kinetikum [zu ↑gastro..., ↑pro... u. gr. *κινεῖν* = bewegen] *s;* -s, ...ka: Arzneimittel, das die Vorwärtsbewegung des Speisebreis im Magen-Darm-Trakt fördert

Gast|ro|ptose [↑gastro... u. gr. *πτῶσις* = der Fall, das Fallen] *w;* -, -n: »Magensenkung«, krankhafter Tiefstand des Magens (angeboren oder Folge einer allgemeinen Senkung der Eingeweide bei Schwäche und Schlaffheit des Aufhängesystems)

Gast|ror|rhagie [zu ↑gastro... u. gr. *ῥηγνύναι* = reißen, bersten; Analogiebildung zu ↑Hämorrhagie] *w;* -, ...ien: Magenblutung (z. B. bei Geschwüren, hämorrhagischen Entzündungen der Magenschleimhaut, Magenkrebs oder mechanischen Einwirkungen)

Gast|ror|rha|phie [zu ↑gastro... u. gr. *ῥαφή* = Naht] *w;* -, ...ien: »Magennaht«, Schließung des operativ eröffneten Magens durch Anlegen einer Naht

Gast|ror|rhexis [↑gastro... u. gr. *ῥῆξις*= Reißen; Durchbrechen] *w;* -, ...xen: »Magenzerreißung« (z. B. durch Gewalteinwirkung)

Gast|ror|rhö, auch: **Gast|ror|rhöe** [...rø:; zu ↑gastro... u. gr. *ῥεῖν* = fließen] *w;* -, ...rrhöen: verstärkte Absonderung von Magensaft

Gast|ro|schisis [...s-ç...; ↑gastro... u. gr. *σχίσις* = Spalten, Trennen] *w;* -, ...isen: angeborener Spalt in der vorderen Bauchwand

Gast|ro|skop [↑gastro... u. ↑...skop] *s;* -s, -e: mit Beleuchtungseinrichtung u. Spiegel versehenes, durch die Speiseröhre einzuführendes ↑Endoskop zur Untersuchung des Mageninneren. **Gast|ro|skopie** [↑...skopie] *w;* -, ...ien: Untersuchung des Mageninneren mit dem Gastroskop. **gast|ro|skopie|ren:** eine Gastroskopie durchführen

Gast|ro|spasmus [↑gastro... u. ↑Spasmus] *m;* -, ...men: Magensteifung, -krampf, brettharte u. schmerzhafte Kontraktion der Magenwandmuskulatur

Gast|ro|stomie [↑gastro... u. ↑...stomie] *w;* -, ...ien: operatives Anlegen einer Magenfistel (bes. zur künstlichen Ernährung)

Gast|ro|tomie [↑gastro... u. ↑...tomie] *w;* -, ...ien: »Magenschnitt«, operative Eröffnung des Magens

Gast|ro|zöl [zu ↑gastro... u. gr. *κοῖλος* = hohl, ausgehöhlt] *s;* -s, -e: = Zölenteron

Gast|rula [zu gr. *γαστήρ*, Gen.: *γαστρός* = Bauch; Magen] *w;* -, ...lae: zweischichtiger Becherkeim (Entwicklungsstadium vielzelliger Tiere) aus ↑Ektoderm u. ↑Entoderm (Biol.)

Gast|rulation [zu ↑Gastrula] *w;* -, -en: Bildung der ↑Gastrula aus der ↑Blastula (meist durch Einstülpung) in der Entwicklung vielzelliger Tiere (Biol.)

Gattung vgl. Genus

Gau|cher-Krankheit [goˈʃe:...; nach dem frz. Arzt Ph. Ch. Gaucher, 1854–1918]: seltene, erblich bedingte ↑Lipoidose, hervorgerufen durch Störungen des Zerebrosidstoffwechsels. **Gau|cher-Zellen** [goˈʃe:...] *Pl.:* große, abnorme kerasinreiche Zellen in Milz, Leber, Lymphknoten u. Knochenmark (bei Gaucher-Krankheit)

Gauge [ˈgɔ:ʒ] *s;* -, -: Maß für den Außendurchmesser von Kanülen und Spritzen

Gaumen vgl. Palatum

Gaumenbein vgl. Os palatinum

Gaumenbogen: 1) vgl. Arcus palatoglossus. **2)** vgl. Arcus palatopharyngeus

Gaumenfortsatz vgl. Processus palatinus

Gaumenmandel vgl. Tonsilla palatina

Gaumen|re|flex: reflektorische Anhebung des Gaumensegels bei Berührung des Zäpfchens (↑Reflex der Gaumenmuskulatur, der z. B. bei ↑Paralyse des ↑Nervus glossopharyngeus und des ↑Nervus vagus unterbleibt)

Gaumensegel vgl. Velum palatinum

Gaumenspalte vgl. Uranoschisis

Gauß-Schwangerschaftszeichen [nach dem dt. Gynäkologen C. J. Gauß, 1875–1957]: die als Indiz für eine bestehende Schwangerschaft zu wertende Erscheinung, dass sich infolge Auflockerung des unteren Uterinsegmentes bei der Fingeruntersuchung die ↑Portio auffallend weit seitwärts bewegen lässt, ohne dass der Gebärmutterkörper die Bewegungen mitmacht (sog. »Gauß-Wackelportio«)

Gaza-Operation [nach dem dt. Chirurgen Wilhelm von Gaza, 1883–1936]: operative Durchtrennung der ↑Rami communicantes am ↑Truncus sympathicus zur Beseitigung von Schmerzzuständen

Gaze ['ga:zə; von arab. *qazz* = eine Rohseide] *w;* -, -n: lockeres, gitterartiges, oft appretiertes Gewebe, das als Verbandsmaterial (Verbandsmull) verwendet wird

GC: Abk. für ↑*G*as*c*hromatografie

GCS: Abk. für ↑*G*lasgow *C*oma *S*cale

G-CSF: Abk. für engl. *g*ranulocyte *c*olony *s*timulating *f*actor, ↑granulozytenkoloniestimulierender Faktor

Gd: chem. Zeichen für ↑Gadolinium

GdB: Abk. für Grad der Behinderung

Ge: chem. Zeichen für ↑Germanium

GE: Abk. für ↑Gastroenterostomie

gebären: ein Kind zur Welt bringen

gebärfähig: fähig, ein Kind zu gebären

Gebärfähigkeit: Vermögen der Frau, Kinder auf die Welt zu bringen

Gebär|haltung: Position der Gebärenden von der ersten Wehe bis zur Austreibung

Gebärmutter vgl. Uterus. **Gebärmutterhals** vgl. Cervix uteri. **Gebärmutterhalskrebs** vgl. Kollumkarzinom. **Gebärmutterkrebs** vgl. Carcinoma uteri. **Gebärmutterschleimhaut** vgl. Endometrium u. Decidua

Gebärmuttersenkung vgl. Descensus uteri et vaginae. **Gebärmuttervorfall** vgl. Hysteroptose

Gebiets|arzt, Gebiets|ärztin: ungebräuchliche Bezeichnung für ↑Facharzt, Fachärztin

Gebiss: Gesamtheit der Zähne in Ober- und Unterkiefer

Gebissanomalie: Abweichung der Zahnanordnung von der Norm

Gebiss|schema: Zahnschema, formelhafte Darstellung der Zähne eines Gebisses zu einem gegebenen Zeitpunkt; Untergliederung in Quadranten, Unterscheidung nach Milchgebiss und bleibendem Gebiss

Gebührenordnung für Ärzte: Gesetzliche Grundlage für die Abrechnung der Vergütung ärztlicher Leistungen; Abk.: GOÄ

Geburt vgl. Partus

Geburtenrate: 1) Zahl, die angibt, wie viele Geburten statistisch auf eine Frau im gebärfähigen Alter kommen. **2)** Geburtenziffer; Zahl, die angibt, wie viele Geburten jährlich auf 1000 Personen kommen

Geburtenüberschuss: das Überwiegen der Geburten gegenüber den Sterbefällen

Geburtenziffer vgl. Geburtenrate (2)

Geburtsgeschwulst: Ansammlung von Gewebswasser in Haut u. Zellgewebe des bei der Geburt vorangehenden kindlichen Teils (meist am Schädel im Bereich der kleinen Fontanelle; vgl. auch Caput succedaneum)

Geburtshelfer, Geburtshelferin: Arzt, Ärztin mit besonderen Kenntnissen auf dem Gebiet der Schwangerenbetreuung, Geburtsvorbereitung und der Geburt selbst

Geburtshelferstellung: typische Fingerstellung bei Tetanie, ähnlich wie bei einer manuellen vaginalen Untersuchung

Geburtshilfe: Fachgebiet, das sich mit der Schwangerenbetreuung, Geburtsvorbereitung und der Geburt selbst befasst

Geburtslage: Richtung der Hauptachse des Kindes zur Hauptachse der Gebärmutter und des Geburtskanals (unterschieden nach Gerad-, Längs-, Schräg- und Querlagen)

Geburtslähmung: Lähmungserscheinungen beim Neugeborenen infolge Zerrung bei einer manuellen Geburtshilfe (z. B. Armgeflechtslähmung, ferner Fazialislähmung bei Zangenentbindung)

Geburtsschaden vgl. Geburtstrauma

Geburts|trauma: jede Art von Schädigung des Kindes durch die Entbindung

Geburtszange vgl. Forzeps

Gedächtniszellen: nach überstandener Infektion im Körper verbleibende antigenspezifische ↑Lymphozyten, machen bei erneuten Kontakt mit dem Antigen eine schnelle adaptive Immunantwort möglich, Grundlage der Vakzination

Gefäßgeschwulst vgl. Angiom

Gefäßhaut vgl. Tunica vasculosa

Gefäßklappen: 1) = Atrioventrikularklappen. **2)** halbmondförmige Klappen in den großen Venen der Gliedmaßen

Gefäß|krisen *Pl.:* funktionelle Gefäßkrämpfe im Gehirn mit Ausfallserscheinungen wie ↑Aphasie, ↑Parese und Kopfschmerzen (Gefäßkrisen bei ↑Tabes dorsalis bewirken vorübergehende Blutdrucksteigerung)

Gefäßmal vgl. Naevus flammeus

Gefäß|re|generation: Neubildung von Gefäßen durch Sprossbildung aus erhaltenen Kapillaren

Gefäßschwamm vgl. Angiom

Gefäßspinne vgl. Naevus araneus

Geflecht vgl. Plexus

Gefräßigkeit vgl. ²Akorie

Gefrierschnittverfahren: Methode zur Herstellung von Gewebeschnitten für histologische Untersuchungen, bei der das Gewebematerial zur Erleichterung des Schneidens eingefroren wird

Gefriertrocknung: Verfahren zur schonenden Konservierung histologischer Schnitte und anderer proteinhaltiger Substanzen durch Abkühlung unter den Gefrierpunkt und Trocknung durch Entzug des Lösungsmittels (mittels Verdampfung im Vakuum)

Gegen|konditio|nie|rung [↑Konditionierung] *w;* -, -en: Lernvorgang mit dem Ergebnis der Umkehrung eines konditionierten Verhaltens, vgl. Konditionierung (1; Psychol.)

Gegenmittel vgl. Antidot

Gegen|regulation: Insulin antagonisierende Hormone (z. B. Adrenalin, Glukagon) führen bei Hypoglykämie zum Wiederanstieg des Blutglucosespiegels (Hyperglykämie), bei Diabetes kann dieses Wechselspiel gestört sein, Folge sind Entgleisun-

gen des Blutzuckerspiegels mit z. T. schweren Hypoglykämien
Gegenstoß vgl. Contrecoup
Gegenstromprinzip: Prinzip der Konzentration von Substraten in Gefäßen
Gegenübertragung: ↑Übertragung vom Analytiker, der Analytikerin auf die behandelte Person (Psychoanalyse)
Geh|hilfe: beim Gehen stützendes und entlastendes Gerät: Stock, Krücke, vgl. Orthese
Gehirn vgl. Cerebrum
Gehirnanhang vgl. Hypophyse
Gehirnblutung vgl. Enzephalorrhagie
Gehirnbruch vgl. Enzephalozele
Gehirnentzündung vgl. Enzephalitis
Gehirnerschütterung vgl. Commotio cerebri
Gehirnerweichung vgl. Enzephalomalazie
Gehirngrippe: irreführende u. zu vermeidende Bezeichnung für ↑Encephalitis epidemica
Gehirnhaut vgl. Meninx
Gehirnhautentzündung vgl. Meningitis
Gehirninfarkt vgl. Apoplexia cerebri
Gehirnmantel vgl. Pallium
Gehirnnerven vgl. Nervi craniales
Gehirnquetschung vgl. Contusio cerebri
Gehirnrinde vgl. Cortex cerebri u. Cortex cerebelli
Gehirnsand vgl. Acervulus cerebri. **Gehirnsandgeschwulst** vgl. Psammom
Gehirnschenkel vgl. Crus cerebri u. Pedunculus cerebellaris medius
Gehirnschlag vgl. Apoplexie
Gehirnsichel vgl. Falx cerebri u. Falx cerebelli
Gehirnstamm vgl. Truncus cerebri
Gehirn|ven|trikel: Hirnkammer, z. B. Ventriculus lateralis (↑Ventrikel)
Gehirnwindungen vgl. Gyri cerebri
Gehörgang vgl. Meatus acusticus
Gehörknöchelchen *Pl.:* zusammenfassende Bez. für: Hammer (vgl. Malleus), Amboss (vgl. Incus) u. Steigbügel (vgl. Stapes)
Geißel vgl. Flagelle
Geißelträger vgl. Flagellaten
Geist|heiler, Geist|heilerin: Person, die für sich beansprucht, durch Übertragung geistiger Kräfte (z. B. mittels Handauflegen) Krankheiten zu heilen (Alternativmedizin)
Gekröse vgl. Mesenterium
Gel [Kurzw. aus *Gel*atine] *s;* -s, -e: gallertartiger Niederschlag aus einer fein verteilten Lösung
Gelasma [zu gr. γελᾶν = lachen] *s;* -s, -ta und ...men: Lachkrampf, krampfhaftes, unstillbares Lachen als Zwangshandlung (auch bei ↑Hysterie, ↑Epilepsie)
Gelatine [ʒe...; zu lat. *gelare* = gefrieren machen, zum Erstarren bringen] *w;* -: **1)** = Gallerte. **2)** reinster, farb- u. geschmackloser Leim aus Knochen und Bindegewebe, zur Herstellung fester bakteriologischer Nährböden u. a. verwendet. **gelatinie|ren:** zu Gelatine erstarren; kolloidale Lösungen in Gelatine verwandeln. **gelatinös,** in fachspr. Fügungen: **gelatinosus, ...osa, ...osum:** gallertig, leimig (z. B. von Körperabscheidungen)
gelber Fleck vgl. Macula lutea
gelbes Knochenmark: Fettmark, fetthaltige, nicht blutbildende Substanz des Knochenmarks, die das bei der Geburt vorhandene rote, blutbildende Knochenmark im Laufe des Lebens in den meisten Knochen ersetzt
Gelbfieber *s;* -s, auch: **Ochro|pyra** [zu gr. ὠχρός = blassgelb u. gr. πῦρ = Feuer; Fieber] *w;* -: tropische, durch Mücken übertragene Virusinfektionskrankheit, deren Symptome Schüttelfrost, hohes Fieber, Gelbsucht, Bluterbrechen u. a. sind (häufig tödlicher Ausgang)
Gelbknoten vgl. Xanthom
Gelbkörper vgl. Corpus luteum
Gelbsehen vgl. Xanthopsie
Gelbsucht vgl. Ikterus
Geldscheinhaut: diffuse arterielle Gefäßerweiterung und Atrophie der Haut, wodurch die Haut in der Feinzeichnung geldscheinähnlich aussieht
Gelenk vgl. Articulatio
Gelenkentzündung vgl. Arthritis
Gelenkgicht vgl. Arthritis urica
Gelenkkapsel vgl. Capsula articularis
Gelenkknorpel vgl. Cartilago articularis
Gelenkknorren vgl. Condylus
Gelenkmaus vgl. Arthrolith
Gelenk|rheu|matismus: zusammenfassende Bez. für rheumatische Prozesse im Bereich der Gelenke, bes. die verschiedenen Formen der ↑Polyarthritis
Gelenkscheibe vgl. Discus articularis
Gelenkschmiere vgl. Synovia
Gelenkverödung vgl. Arthrodese
Gelenkversteifung: 1) vgl. Ankylose. **2)** vgl. Arthrodese
Gelenkzotten vgl. Villi synoviales
Gélineau-Krankheit [ʒelɪˈnoː...; nach dem frz. Psychiater J.-B. Gélineau, 1859–1906]: = Narkolepsie
Gellé-Versuch [ʒeˈleː...; nach dem frz. Otologen M. E. Gellé, 1834–1923]: Hörversuch, bei dem die Luft im äußeren Gehörgang komprimiert und aus der dadurch eintretenden Änderung der Tonempfindung (oder der Tonintensität einer angesetzten Stimmgabel) auf die Beweglichkeit des Steigbügels u. Trommelfells geschlossen wird (dient zur Erkennung von Labyrinth- oder Mittelohrerkrankungen)
Gelo|lep|sie [zu gr. γελᾶν = lachen u. gr. λῆψις = annehmen, empfangen; auch = Anfall einer Krankheit; Analogiebildung zu ↑Epilepsie] *w;* -, ...ien, auch: **Gelo|plegie** [zu gr. πληγή = Stoß, Schlag] *w;* -, ...ien: »Lachschlag«, mit Bewusstlosigkeit verbundenes plötzliches Hinstürzen bei Affekterregungen (z. B. beim Lachkrampf)
Gelo|plegie vgl. Gelolepsie
Gelo|trip|sie [zu lat. *gelare* = gefrieren machen, zum Erstarren bringen u. gr. τρῖψις = Reiben, Reibung] *w;* -, ...ien: veralt. für: punktförmige Massage (um eine, wie man früher glaubte, »geronnene« Muskelhärte zu zerreiben)

Gemelli: *Pl.* von ↑Gemellus. **Gemellus** [aus lat. *gemellus* = zugleich geboren; Zwillings...; Zwilling] *m;* -, ...lli: = Zwilling

Gemini *Pl.:* **1)** *Pl.* von ↑Geminus. **2)** gepaarte ↑Chromosomen vor der ↑Reduktionsteilung (Biol.). **Geminus** [aus lat. *geminus* = zugleich geboren; Zwillings...; Zwilling] *m;* -, ...ni: = Zwilling

Gemm|an|giom [lat. *gemma* = Auge, Knospe u. ↑Angiom] *s;* -s, -e, in fachspr. Fügungen: **Gemm|an|gio|ma,** *Pl.:* -ta: gutartiger Kapillartumor aus Gefäßsprossen, die einem Granulationsgewebe ähneln

...gen
⟨zu gr. γιγνεσθαι »geboren werden, entstehen« u. -γενής »hervorbringend, verursachend; hervorgebracht, verursacht«⟩ Suffix mit folgenden Bedeutungen: 1. a) »etwas erzeugend, bildend, liefernd«: – Allergen – halluzinogen – kanzerogen – hämatogen – pathogen – Kollagen b) »hervorgebracht, ausgehend von ...«: – anthropogen – endogen – indigen 2. »einer Sache angemessen, für etwas geeignet«: – fotogen – telegen

Gen [zu gr. *γένος* = Geschlecht; Gattung; Nachkommenschaft] *s;* -s, -e: in den ↑Chromosomen lokalisierter Erbfaktor (Biol.)

Gena [aus lat. *gena,* Gen.: *genae* = Wange, Backe] *w;* -, Genae: = Bucca

Gen|chip vgl. DNA-Chip

Gen|chir|urgie: Genmanipulation, Methode des Eingriffs in den Genbestand eines Lebewesens, um gezielte Veränderungen am genetischen Material bzw. an den einzelnen Genen zu erreichen

Gen|diagnostik: Erkennung u. Bestimmung genetischer Veränderungen im menschlichen Erbgut, die mit Krankheiten in Verbindung stehen können

Gen|diagnostikum: Substanz zur Durchführung der Gendiagnostik

Gene-Pharming [ˈdʒiːnfɑːmɪŋ; von engl. *gene* = Gen, *pharming* Mischbildung von engl. *phar*macy und far*ming* (engl. *pharmacy* = Pharmazie, *farming* = Züchtung)] *s,* -s: Produktion von Proteinen, z.B. Antikörpern in transgenen Pflanzen (↑Transgen)

Generalisation *w;* -, -en: = Generalisierung

generalisiert, in fachspr. Fügungen: **generalisatus, ...ta, ...tum** [zu lat. *generalis* = zur Gattung gehörend; allgemein]: über den ganzen Körper verbreitet (bes. von Hautkrankheiten); z.B. in der Fügung Albinismus generalisatus

Generalisie|rung *w;* -, -en: **1)** Ausbreitung krankhafter Prozesse auf große Teile des Körpers (Med.). **2)** Fähigkeit, eine ursprünglich an einen bestimmten Reiz gebundene Reaktion auch auf nur ähnliche Reize folgen zu lassen (Psychol.)

generalis, ...le [aus lat. *generalis* = zur Gattung gehörend; allgemein]: allgemein, generell

Generatio [aus lat. *generatio* = Zeugung] *w;* -, ...iones: Zeugung, Fortpflanzung (Biol.). **Generation** *w;* -, -en: die einzelnen Glieder einer Folge von Nachkommenschaften (Biol.)

Generations|psy|chose *w;* -, -n *(meist Pl.):* mit den Gestationsvorgängen (Menstruation, Schwangerschaft, Klimakterium) zusammenhängende psychische Erkrankung der Frau

Generations|wechsel: Wechsel zwischen geschlechtlicher u. ungeschlechtlicher Fortpflanzung bei Pflanzen u. wirbellosen Tieren, häufig mit Gestaltwechsel verbunden (Biol.)

Generations|zellen vgl. Geschlechtszellen

Generic Name [dʒeˈnɛrɪk neɪm; aus gleichbed. engl. *generic name,* eigtl. = Gattungsname] *m;* - -, - -s: wissenschaftlicher Kurzname, internationale, nicht geschützte und nicht schutzfähige Kurzbez. einer chemischen Verbindung

Generikum [zu ↑Generic Name] *s;* -s, ...ka: Arzneimittel, das im Gegensatz zum eingetragenen Warenzeichen als Handelsnamen die chem. Kurzbez. (Generic Name) trägt

generisch [zu lat. *genus,* Gen.: *generis* = Geschlecht, Gattung]: das Geschlecht oder die Gattung betreffend

Genese [von gr. *γένεσις* = Erzeugung, Hervorbringen] *w;* -, -n: Entstehung, Entwicklung [einer Krankheit]; entwicklungsgeschichtlicher Vorgang (Biol., Med.)

Genetik [zu gr. *γένος* = Geschlecht, Gattung] *w;* -: Vererbungslehre, Lehre von den Veränderungen im Erbgang der einzelnen ↑Generationen (im weiteren Sinne auch: Entwicklungsgeschichte; Biol.). **Genetiker** *m;* -s, -, **Genetikerin** *w;* -, -nen: Wissenschaftler/-in auf dem Gebiet der Genetik. **genetisch:** die Vererbung betreffend, erblich bedingt; entwicklungsgeschichtlich (Biol.). **genetische Beratung:** ärztliche Aufklärung in Fragen, die erbliche Krankheiten betreffen. Die Beratung umfasst die Erkennung und Klassifizierung einer Erbkrankheit, Verlauf und Behandlungsmöglichkeiten, besonders aber auch deren Erbgang und die Art und Wahrscheinlichkeit der Weitergabe an die Nachkommen. **genetischer Code** [- koːd; zu frz. *code,* engl. *code*= System von verabredeten Zeichen von lat. *codex* = Schreibtafel; Buch; Verzeichnis]: Schlüssel für die Übertragung der Erbinformation von den Nukleinsäuren auf die Proteine

genetischer Fingerabdruck: die Merkmale der menschlichen Erbsubstanz (DNA), die in ihrer Kombination nur in einem einzigen Menschen zu finden sind und die ihn daher eindeutig identifizieren können; diese individuellen Unterschiede (Polymorphismen) in der DNA ermöglichen die zweifelsfreie Zuordnung von genetischem Material zu einer Person; Anwendung: Kriminalistik, Vaterschaftstest (↑Single nucleotide polymorphism, ↑Restriction fragment length polymorphism)

Gen|expression [↑Gen u. ↑Expression] *w;* -, -en: Ausbildung der durch ein ↑Gen bestimmten Eigenschaften

Gen|expressions|profil: Untersuchung von Genaktivitäten, z. B. in Geweben oder Zellen

Genickstarre vgl. Meningitis cerebrospinalis epidemica

geniculatus, ...ta, ...tum [aus lat. *geniculatus* = mit Knoten versehen, knotenförmig]: mit Knoten versehen, knotenförmig; knieförmig; z. B. in der Fügung ↑Corpus geniculatum. **Geniculum** [aus lat. *geniculum,* Gen.: *geniculi* = kleines Knie; auch = knotige Verdickung (an Halmen)] *s;* -s, ...la: knieartige Biegung, Knick [und knotenförmige Anschwellung] von Gefäßen oder Nervenkanälen (Anat.). **Geniculum canalis facia|lis:** Knick im ↑Canalis facialis. **Geniculum nervi facia|lis:** Biegung des ↑Nervus facialis im Fazialiskanal

genio|glossus, ...ssa, ...ssum [zu gr. *γένειον*= Kinn u. gr. *γλῶσσα* = Zunge]: vom Kinn zur Zunge gehend; z. B. in der Fügung ↑Musculus genioglossus (Anat.). **genio|hyo|ide|us, ...dea, ...de|um** [↑hyoideus]: vom Kinn zum Zungenbein gehend; z. B. in der Fügung ↑Musculus geniohyoideus

Genio|spasmus [gr. *γένειον* = Kinn u. ↑Spasmus] *m;* -, ...men: genetisch bedingtes, affektverstärktes unwillkürliches Zittern von Kinn u. Unterlippe; Krampf in den Kinnmuskeln

genital, in fachspr. Fügungen: **genitalis, ...le** [aus lat. *genitalis* = zur Erzeugung, zur Hervorbringung oder zur Geburt gehörend; erzeugend; befruchtend]: zu den Geschlechtsorganen gehörend, von ihnen ausgehend, sie betreffend, Geschlechts...; z. B. in der Fügung ↑Tuberculum genitale. **Genitaldrüsen** *Pl.:* = Geschlechtsdrüsen. **Genitale** *s;* -s, ...lia und eindeutschend: ...lien [...iən] (meist *Pl.*): Geschlechtsapparat, Gesamtheit der männl. oder weibl. Geschlechtsorgane. **Genital|höcker** vgl. Tuberculum genitale. **Genitalien** [...iən] *Pl.:* **1)** *Pl.* von ↑Genitale. **2)** auch gleichbedeutende Bezeichnung für: Genitale. **genitalis** vgl. genital. **Genital|leiste:** Keimleiste. **Genital|tuberkulose:** Tuberkulose der Geschlechtsorgane, hauptsächl. des Nebenhodens bzw. der Eileiter

Genitalverstümmelung: mit bestimmten rituellen Traditionen begründete Form der Körperverletzung, bei der (zumeist bei Mädchen oder sehr jungen Frauen) die Schamlippen beschnitten und häufig zusätzlich vernäht werden; die G. ist international überwiegend strafbewehrt und als Menschenrechtsverletzung geächtet

Genital|zen|tren *Pl.:* Nervenzentren im Sakralteil des Rückenmarks, die die Vorgänge der ↑Erektion und ↑Ejakulation steuern. **Genital|zy|klus:** weniger gebräuchliche Bezeichnung für ↑Menstruation

genitocruralis vgl. genitokrural

genito|femoralis, ...le [zu ↑Genitale u. ↑Femur]: zu den Geschlechtsorganen und zum Oberschenkel gehörend; z. B. in der Fügung ↑Nervus genitofemoralis (Anat.)

genito|in|gui|nalis, ...le [zu ↑Genitale u. ↑Inguen]: zu den Geschlechtsorganen und zur Leistengegend gehörend; z. B. in der Fügung ↑Ligamentum genitoinguinale (Anat.)

genito|krural, in fachspr. Fügungen: **genitocruralis, ...le** [zu ↑Genitale u. lat. *crus,* Gen: *cruris* = Unterschenkel]: Geschlechtsorgane und Schenkel betreffend; z. B. genitokrurale Mykose

genito|sclero|dermicus, ...ca, ...cum [zu ↑Genitale und ↑Sklerodermie]: mit ↑Sklerodermie im Bereich der äußeren Geschlechtsorgane einhergehend

Genius epi|demicus [lat. *genius* = Schutzgeist; eigentliches Wesen; ↑epidemisch] *m;* - -: vorwaltender Charakter einer [gerade herrschenden] Epidemie. **Genius morbi** [↑Morbus] *m;* - -: [besonderer] Charakter einer Krankheit

Gen|kartierung: Lokalisierung von Erbfaktoren im ↑Chromosom

Gen|lokalisation: lineare Anordnung der ↑Gene im ↑Chromosom (Biol.)

Gen|manipulation vgl. Genchirurgie

Gennari-Streifen [dʒɛˈnaːrɪ...; nach dem ital. Anatomen Francesco Gennari, 1750–1794 od. 1797]: weiße Schicht von Assoziationsnervenfasern in der vierten Großhirnrindenschicht

Geno|dermatose [gr. *γένος* = Geschlecht; Gattung; Nachkommenschaft u. ↑Dermatose] *w;* -, -n: Bezeichnung für Hautkrankheiten, bei denen Erbfaktoren eine Rolle spielen

Genom [zu gr. *γένος* = Geschlecht; Gattung; Nachkommenschaft] *s;* -s, -e: einfacher (↑haploider) Chromosomensatz einer Zelle; Gesamtheit der Gene eines Organismus

Genomik: Wissenschaft und Lehre vom ↑Genom. **genomisch:** ein Genom betreffend

Geno|pa|thie [gr. *γένος* = Geschlecht; Gattung; Nachkommenschaft u. ↑...pathie] *w;* -, ...ien, in fachspr. Fügungen: **Geno|pa|thia**[1], *Pl.:* ...iae: allg. Bez. für: Erbkrankheit

geno|toxisch [zu ↑Gen u. ↑toxisch]: für die Erbanlagen schädlich (von Substanzen)

Geno|typ [gr. *γένος* = Geschlecht; Gattung; Nachkommenschaft u. gr. *τύπος* = Schlag; Gepräge; Muster, Modell] *m;* -s, ...pen, auch: **Geno|typus** *m;* -, ...pen: Gesamtheit der durch die Erbanlagen gegebenen Merkmale im Gegensatz zu ihrer [individuellen] Ausprägung als ↑Phänotyp (Biol.). **genotypisch:** den Genotyp betreffend

Gen|sonde [↑Gen u. ↑Sonde] *w;* -, -n: radioaktiv markiertes einsträngiges Stück der ↑Desoxyribonukleinsäure, das den Nachweis bestimmter Abschnitte der Erbsubstanz ermöglicht

Gen|techno|loge *m;* -n, -n, **Gen|techo|login** *w;* -, -nen [zu ↑Gen, gr. τέχνη = Handwerk, Kunst(werk) u. ↑...loge]: Wissenschaftler/-in auf dem Gebiet der Gentechnologie. **Gen|tech|no|logie** [↑...logie] *w;* -, -n [...ıən]: Wissenschaft, die sich mit der gezielten Übertragung von genetischer Information (vgl. Gentransfer) auf andere Organismen befasst. **gen|tech|no|logisch:** die Gentechnologie betreffend, mit den Mitteln der Gentechnologie erfolgend

gen|therapeutisch: mithilfe der ↑Gentherapie

Gen|therapie [↑Gen u. ↑Therapie] *w;* -, ...ien: Therapieform, bei der Nukleinsäuren in Zellen eingebracht werden, um durch Gendefekt[e] bedingte Krankheiten auszuschalten

Gentiana|violett [lat. *gentiana* = Enzian]: basisch reagierender violetter Farbstoff (Anilinabkömmling), für die Färbung histologischer Präparate, als ↑Desinfiziens und als ↑Anthelmintikum verwendet

Gen|transfer [↑Gen u. engl. *transfer* = Übertragung] *m;* -s, -s: künstliche Übertragung von Erbinformationen in Körperzellen (z. B. zur Behandlung genetisch bedingter Krankheiten)

Genu [aus lat. *genu*, Gen.: *genus* = Knie] *s;* -, Genua: **1)** Knie (Anat.). **2)** knieartige Biegung, Knick (z. B. in Gefäßen od. Nervenkanälen; Anat.). **Genu cap|sulae internae:** Biegung der ↑Capsula interna. **Genu corporis callosi:** Biegung des ↑Corpus callosum. **Genu nervi facialis:** Biegung des ↑Nervus facialis im Bereich des Rautenhirns. **Genu re|curvatum:** überstreckbares Knie, das einen nach vorn offenen Winkel bildet. **Genu valgum:** X-Bein, Bäckerbein, Einwärtskrümmung des Oberschenkels in Verbindung mit Auswärtskrümmung des Unterschenkels. **Genu varum:** O-Bein, Säbelbein, Auswärtskrümmung des Beines, abnorm großer Abstand des Knies von der Körpermittellinie

genuin [aus lat. *genuinus* = angeboren; angestammt; natürlich]: angeboren, erblich; ursprünglich; eigentlich; selbstständig, nicht als Folge anderer Krankheiten auftretend; vgl. idiopathisch. **genui|ne Epi|lep|sie:** erbliche ↑Epilepsie. **genui|ne Pneu|monie:** selbstständige, nicht im Verlauf einer anderen Krankheit auftretende ↑Pneumonie

Genus [aus lat. *genus*, Gen.: *generis* = Geschlecht; Gattung] *s;* -, Genera: Gattung (Ordnungsbegriff der biolog. Systematik)

ge|o..., Ge|o...

⟨zu gr. γῆ »Erde, Land, Erdboden«⟩
Wortbildungselement mit der Bedeutung »Erde, Land«:
- Geomedizin
- geografisch
- geophil
- geopathisch

Geo|medizin [↑geo... u. ↑Medizin] *w;* -: Zweig der Medizin, der sich mit Vorkommen, Ausbreitung und Verlauf von Krankheiten in ihrer Abhängigkeit von geografischen und klimatischen Bedingungen befasst

Geo|nose [↑geo... u. gr. νόσος = Krankheit] *w;* -, -n: Krankheit, die nicht nur durch direkten Kontakt mit einer erkrankten Person übertragen wird, sondern auch durch Aufnahme der Erreger aus Erde, Staub o. Ä.

Geo|para|sito|logie [↑geo... u. ↑Parasitologie] *w;* -: Lehre vom Auftreten und von der Verbreitung von Parasiten in ihrer Abhängigkeit von geografischen Bedingungen (z. B. Klima)

Geo|pathie [↑geo... u. ↑...pathie] *w;* -, ...ien: Lehre von der Wirkung angeblicher krankheitserregender Erdeinflüsse, v. a. in Form von Erdstrahlen (Alternativmedizin). **geo|pathisch,** auch: **geopathogen:** durch angebliche Erdeinflüsse Krankheiten hervorrufend

Geo|phage *m;* -n, -n, **Geo|phagin** *w;* -, -nen [↑geo... u. ↑...phage]: Person, die an Geophagie leidet. **Geophagie** [↑...phagie] *w;* -: krankhafter Trieb, Erde zu essen (Psychol., Med.)

geo|phil [↑geo... u. gr. φίλος = lieb; Freund]: vorzugsweise in Erde und Staub vorkommend (bes. von Bakterien)

Geo|psy|che [↑geo... u. ↑Psyche] *w;* -: Gesamtheit der Einwirkungen von geografischen, klimatischen u. meteorologischen Faktoren auf die ↑Psyche. **Geo|psy|chologie** [↑Psychologie] *w;* -: Lehre von den geografischen, klimatischen und meteorologischen Einwirkungen auf die ↑Psyche

Geo|therapie [↑geo... u. ↑Therapie] *w;* -, ...ien: klimatische Heilbehandlung

Geo|tri|chose [zu ↑Geotrichum] *w;* -, -n: Infektionskrankheit infolge Überhandnehmens von Geotrichumarten, charakterisiert u. a. durch weißliche Mundbeläge (Gefahr der Ausbreitung auf die Atemwege)

Geo|tri|chum [zu ↑geo... u. gr. θρίξ, Gen.: τριχός = Haar] *s;* -[s], ...cha (eindeutschend: ...tri|chen): Gattung hefeähnlicher niederer Pilze, die in sauren Lebensmitteln (z. B. Sauermilch, Sauerkraut) und auf der Mundschleimhaut Gesunder vorkommen, unter bes. Umständen jedoch auch pathogen werden können (↑Geotrichose)

gepaarte Gallensäuren: Bezeichnung für Gallensäuren, die sich aus zwei Bestandteilen zusammensetzen (einem hochmolekularen, z. B. Cholsäure, und einem einfachen, z. B. eine Aminosäure), die zusammen erst die volle Wirkung ergeben

Ge|phyro|phobie [zu gr. γέφυρα = Erdwall; Damm; Brücke u. gr. φόβος = Furcht] *w;* -, ...ien: krankhafte Angst vor dem Betreten einer Brücke (Psychol., Med.)

Gerad|stand: regelwidrige Stellung des kindlichen Kopfes im Geburtskanal, bei der die ↑Sutura sagittalis (Pfeilnaht) im geraden Durchmesser des Beckeneingangs liegt

Gerbsäure vgl. Acidum tannicum

GERD: Abk. für *g*astro*e*sophageal *r*eflux *d*isease, gastroösophageale Refluxkrankheit

Ger|ia|ter *m;* -s, -, **Ger|ia|terin** *w;* -, -nen [gr. *γέρων* = Greis u. ↑...iater]: Spezialist/-in für die Krankheiten des alternden und alten Menschen. **Ger|ia|trie** [↑...iatrie] *w;* -: »Altersheilkunde«, Zweig der Medizin, der sich mit den Krankheiten des alternden u. alten Menschen beschäftigt; vgl. Gerontologie. **Ger|ia|trikum** *s;* -s, ...ka: Arzneimittel zur Behandlung von Altersbeschwerden und Alterskrankheiten. **ger|ia|trisch:** die ↑Geriatrie betreffend, zu ihr gehörend

Gerichts|medizin: ältere Bez. für ↑Rechtsmedizin

Gerinnungsfaktor vgl. Faktor

Gerinnungs|kaskade *w;* -, -n: Theorie der Blutgerinnung, nach der diese in Kaskaden ablaufen soll

Gerinnungs|störung: Störung bei der Blutgerinnung, verstärkte Gerinnung (↑Thrombophilie) oder abgeschwächte Gerinnung (hämorrhagische Diathese, z. B. bei ↑Koagulopathie oder ↑Thrombopenie)

Gerinnungs|thrombus: roter Thrombus, durch plötzliche Gerinnung stagnierenden Blutes in einem Gefäß entstehender Thrombus

GERL: Abk. für *g*astro*e*sophageal *r*eflux *l*aryngitis (Synonyme: posteriore oder refluxive ↑Laryngitis bei Reflux von Mageninhalt)

Gerlach-Klappe [nach dem dt. Anatomen Joseph von Gerlach, 1820–1895]: Schleimhautfalte am Übergang vom Blinddarm zum Wurmfortsatz

Gerlier-Krankheit [ʒɛrˈlɪeː...; nach dem schweiz. Arzt Félix Gerlier, 1840–1914], auch: **Vertige paralysant** [vɛrˈtiːʒ paralɪˈzãː; frz.] *s;* - - oder **Kubisagari** [jap.] *s;* -: sich in Schwindel, Sehstörungen, Muskellähmungen u. a. äußernde Krankheit (Verlaufsform einer ↑Enzephalomyelitis), die hauptsächlich bei Landarbeitern u. Hirten auftritt u. in bestimmten Gebieten der Schweiz und Japans endemisch ist

Germanium [nlat., vom lat. Namen *Germania* des Entdeckerlandes Deutschland] *s;* -s: chem. Grundstoff, Metall; Zeichen: Ge

Germektomie vgl. Zahnkeimentfernung

germinal, in fachspr. Fügungen: **germinalis,...le** [zu lat. *germen,* Gen.: *germinis* = Keim, Spross], auch: **germinativ** [...tiːf], in fachspr. Fügungen: **germinativus, ...va, ...vum** [...iːv...]: den Keim betreffend, Keim...; z. B. in der Fügung ↑Macula germinativa (Biol., Med.)

Germinal|aplasie: Unterentwicklung der Keimdrüsen

Germinal|drüsen = Geschlechtsdrüsen

germinativ vgl. germinal

germi|zid [zu lat. *germen,* Gen.: *germinis* = Keim, Spross u. lat. *caedere* (in Zus.: *-cidere*) = niederhauen; töten]: keimtötend (von chem. Mitteln). **Germi|zid** *s;* -[e]s, -e (meist *Pl.*): keimtötende Stoffe

Gero|derma [gr. *γέρων* = Greis u. ↑Derma] *s;* -s, -ta: »Greisenhaut«, schlaffe, welke Haut, bes. auf Hand- u. Fußrücken sowie Abdomen (hervorgerufen durch ↑endokrine Störungen). **Gero|derma genito|dys|tro|phicum:** im frühen Alter auftretende greisenartige, erschlaffte und runzlige Haut (bei Unterentwicklung der Genitalien)

Gero|hygiene [zu gr. *γέρων* = Greis u. ↑Hygiene] *w;* -: Hygiene im Alter

Gero|komie [zu gr. *γέρων* = Greis u. gr. *κομεῖν* = besorgen; warten, pflegen] *w;* -: Altershygiene, medizinische Altersfürsorge; Behandlung von Alterskrankheiten

Gero|mor|phismus [zu gr. *γέρων* = Greis u. gr. *μορφή* = Gestalt] *m;* -, ...men: durch Störungen des Gewebestoffwechsels verursachte Vergreisung der Haut bei Jugendlichen

ge|ron|to..., Ge|ron|to...

⟨zu gr. *γέρων,* Gen.: *γέροντος* »alter Mensch, Greis«⟩
Wortbildungselement mit der Bedeutung »alte Menschen betreffend, auf Alter [u. Erfahrung] beruhend«:
- Gerontokratie
- gerontologisch
- Gerontopsychologie

Von verwandter Herkunft ist auch das Wortbildungselement **gero..., Gero...**, vor Vokalen auch: ger..., Ger..., mit der Bedeutung »das Alter betreffend; im Alter auftretend«. Vermittelt über gr. γέρασ »hohes Alter«, ist es Bestandteil vieler Fremdwörter, wie z. B. in geriatrisch, Geroderma und Gerohygiene.

Geronto|loge *m;* -n, -n, **Geronto|login** *w;* -, -nen [gr. *γέρων,* Gen.: *γέροντος* = Greis u. ↑...loge]: Arzt, Ärztin mit Spezialkenntnissen auf dem Gebiet der Gerontologie. **Geronto|logie** [↑...logie] *w;* -: Lehre von den Alterungsvorgängen (den funktionellen Wandlungen des Körpers) und vom unterschiedlichen Krankheitsverlauf in den verschiedenen Lebensaltern. **geronto|logisch:** die Gerontologie betreffend

Geronto|psych|ia|trie [gr. *γέρων,* Gen.: *γέροντος* = Greis u. ↑Psychiatrie] *w;* -: »Alterspsychiatrie«, Wissenschaft und Lehre von den im höheren Lebensalter auftretenden psychiatrischen Erkrankungen. **geronto|psych|ia|trisch:** die Gerontopsychiatrie betreffend, mit ihren Mitteln erfolgend

Geron|toxon [gr. *γέρων* = Greis u. gr. *τόξον* = Bogen]: = Arcus senilis. **Geron|toxon lentis** [↑Lens]: Trübung am Äquator der Augenlinse

Gero|pro|phylaktikum [zu gr. *γέρων* = Greis u. gr. *προφυλάσσειν* = vor etwas Wache halten; sich vorher vor etwas hüten] *s;* -s, ...ka: Substanz, die Alterungsvorgänge verzögert und altersbedingte Beschwerden lindert. **Gero|pro|phylaxe** *w;* -, -n: Vorbeugung gegen Alterskrankheiten

Gero|therapeu|tikum [gr. *γέρων* = Greis u. ↑Therapeutikum] *s;* -s, ...ka: Geriatrikum

Gerson-Diät [nach dem dt.-amerik. Arzt Max Gerson, 1881–1959], auch: **Gerson-Sauerbruch-Hermannsdorfer-Diät** [nach den dt. Chirurgen Ferdinand Sauerbruch, 1875–1951, u. Adolf Hermannsdorfer, 1889–1969]: kochsalzarme, mineral- u. vitaminreiche Diät zur unterstützenden Behandlung der Haut- u. Knochentuberkulose
Gerstenkorn vgl. Hordeolum
Gerstmann-Sträussler-Scheinker-Syndrom [nach den Neurologen Josef Gerstmann, 1887–1969 und Ernst Sträussler, 1872–1959]: erbliche ↑Prionenkrankheit mit spongiformen Veränderungen sowie Plaque-Ablagerungen im Gehirn; Abk.: GSS
Gersuny-Naht [nach dem österr. Chirurgen Robert Gersuny, 1844–1924]: »Tabaksbeutelnaht«, beutelförmige Scheidewandnaht, die bei der vorderen ↑Kolporrhaphie angelegt wird, um die Harnblase zurückzuhalten

Geruch vgl. Olfaktus
Geruchssinn vgl. Olfaktus
Gesäß vgl. Natis
Gesäßfurche vgl. Sulcus glutaeus
Geschiebe: Zahnprothesenart; kombiniert feste Ankerkronen mit einem herausnehmbaren Prothesenteil, der mit einer besonderen Konstruktion Scherkräfte aufnimmt und verteilt
Geschlechts|angleichung: geschlechtsangleichende Maßnahme, Geschlechtsumwandlung, alle Maßnahmen (Hormonbehandlung, chirurgische Eingriffe) zur Anpassung der primären und sekundären Geschlechtsmerkmale an ein bestimmtes Geschlecht (↑Intersexualität, ↑Transsexualismus)
Geschlechtsbestimmung: Festlegung des Geschlechts eines menschlichen od. tierischen Embryos im Augenblick der Befruchtung (durch die Vereinigung des Eies, das ein X-Chromosom enthält, entweder mit einer ein X-Chromosom enthaltenden Samenzelle oder mit einer solchen, die ein Y-Chromosom enthält; Biol.)
Geschlechts|chromatin: geschlechtsspezifische (hauptsächlich bei weiblichen Individuen vorhandene) Körnchen aus ↑Chromatin in den Kernen tierischer od. menschlicher Gewebszellen, z. B. das ↑Barr-Körperchen (Biol.)
Geschlechts|chromo|som vgl. Heterochromosom
Geschlechts|dia|gnose: Feststellung des Geschlechts eines Individuums anhand der primären od. sekundären Geschlechtsmerkmale oder (bei Embryos u. Intersexen) aufgrund der zellkernmorphologischen Geschlechtsunterschiede (wie z. B. das Vorhandensein von ↑Geschlechtschromatin u. ↑Drumsticks in den Zellkernen weiblicher Individuen)
Geschlechts|di|mor|phismus: äußerlich sichtbare Verschiedenheit von Männchen u. Weibchen derselben Art (Zool.)
Geschlechtsdrüsen: Sammelbez. für Hoden (↑Testis) u. Eierstock (↑Ovarium)
Geschlechtshöcker vgl. Tuberculum genitale
Geschlechts|hormon vgl. Sexualhormon
Geschlechts|krankheiten: zusammenfassende Bez. für Krankheiten, die überwiegend durch Geschlechtsverkehr übertragen werden, im engeren Sinne ↑Syphilis, ↑Gonorrhö, Ulcus molle (↑Ulkus), ↑Lymphogranuloma inguinale, im weiteren Sinne u. a. auch ↑Trichomoniase, ↑Herpes genitalis und Aids (↑Immundefektsyndrom)
Geschlechts|merkmale: zusammenfassende Bez. für die Kennzeichen, die das männliche und weibliche Geschlecht unterscheiden, wie ↑Genitalien (primäre Geschlechtsmerkmale), Unterschiede in Körperbau und Organausbildung (z. B. weibl. Brust, Bartwuchs beim Mann; sekundäre Geschlechtsmerkmale) und geschlechtsspezifische, organmorphologische, histologische und physiologische Faktoren (z. B. ↑Geschlechtschromatin, unterschiedliche Anzahl der roten Blutkörperchen; tertiäre Geschlechtsmerkmale)
Geschlechts|organe: zusammenfassende Bez. für die in der Beckenhöhle und am vorderen Teil des Beckenausgangs liegenden Organe (innere u. äußere G.), die der Fortpflanzung (Begattung, Zeugung, Entwicklung des befruchteten Eies) dienen; vgl. Organa genitalia feminina u. Organa genitalia masculina
Geschlechts|umwandlung: ugs. Bezeichnung für die ↑Geschlechtsangleichung
Geschlechtsverkehr vgl. Koitus
Geschlechtszellen, auch: **Generationszellen:** Sammelbez. für Eizellen und Samenzellen
Geschmack vgl. Gustus
Geschmacks|knospe vgl. Caliculus gustatorius
Geschmacks|nerven: zusammenfassende Bez. für: ↑Nervus glossopharyngeus, ↑Nervus lingualis, ↑Chorda tympani
Geschwulst *w;* -, Geschwülste: vgl. Tumor
Geschwulst|em|bolie: durch Verschleppung von Geschwulstzellen mit dem Blutstrom verursachte ↑Embolie, die zur Bildung von Tochtergeschwülsten führen kann
Geschwür vgl. Ulkus
Gesicht vgl. Facies
Gesichts|atro|phie vgl. Hemiatrophia faciei progressiva
Gesichtsausdruck vgl. Mimik
Gesichts|feld: derjenige Raum, der vom unbewegten Auge überschaut werden kann
Gesichts|feld|defekt: Fehlen der optischen Wahrnehmung an einer oder mehreren Stellen des Gesichtsfeldes
Gesichts|lage: abnorme ↑Geburtslage, ↑Deflexionslage, bei der das Gesicht des Kindes bei der Geburt den vorangehenden Teil bildet
Gesichts|neuralgie [↑Neuralgie] *w;* -, ...ien: Schmerzen im Bereich des Gesichts durch ursächlich nicht immer geklärte Funktionsstörungen oder Schädigungen verschiedener Hirnnerven, z. B. Trigeminusneuralgie, Fazialisneuritis oder Glossopharyngeusneuralgie
Gesichts|rose: ↑Erysipel im Gesicht

Gesichts|spalten: zusammenfassende Bez. für Spaltbildungen des Gesichts, die durch Entwicklungsstörungen während der ersten Embryonalmonate entstehen (z. B. Lippen-, Kiefer-, Gaumen- u. Wangenspalte)

Gesichts|starre vgl. Risus sardonicus

Gesta|gen [zu lat. *gestare* = tragen und ↑...gen] *s;* -s, -e (meist *Pl.*): Bezeichnung für eine Gruppe weiblicher Keimdrüsenhormone des ↑Corpus luteum, die der Vorbereitung und Erhaltung der Schwangerschaft dienen; vgl. Progesteron

Gestation [zu lat. *gestare* = tragen] *w;* -, -en, in fachspr. Fügungen: **Gestatio** *w;* -, ...io|nes: seltene Bez. für ↑Gravidität. **Gestations|diabetes** vgl. Schwangerschaftsdiabetes

Ges|to|se [Kurzw. aus *Gest*ationstoxik*ose*] *w;* -, -n: durch die Schwangerschaft ausgelöste oder begünstigte Erkrankung bei Schwangeren (z. B. ↑Hyperemesis, ↑Eklampsie)

Gesundheit: relativer oder (nach WHO-Definition) absoluter Zustand körperlichen, geistigen, psychischen und sozialen Wohlbefindens; Nichtbeeinträchtigung durch Krankheit

Gesundheits|risiko: Bedrohung der körperlichen, psychischen oder geistigen Unversehrtheit, Gefahr einer Erkrankung

Gesundheits|survey [...sœːɐvɛɪ; zu engl. *survey* = Umfrage, Überblick] *m;* -[s], -s: repräsentative Studie, die Daten zu Gesundheitszustand und Gesundheitsverhalten einer Gesamtbevölkerung erhebt und aufbereitet (z. B. der dt. Bundes-Gesundheitssurvey)

Gesundheitswissenschaften *Pl.:* Gruppe interdisziplinär arbeitender Wissenschaftsgebiete, deren gemeinsamer Forschungsgegenstand Fragen von Gesundheit und Krankheit, insbes. medizin. und pflegerische Versorgung, Gesundheitsförderung und Prävention, sind

Gewächs *s;* -es, -e: = Tumor

Gewebe *s;* -s, -: Verband von Zellen mit gemeinsamer Aufgabe u. gleichem Bau als Bauelement pflanzlicher u. tierischer Organismen (z. B. Epithel-, Binde-, Muskel-, Nervengewebe; auch das Blut)

Gewebebank: Vorratsstelle für konserviertes menschliches Gewebematerial, das für ↑Transplantationen bereitgehalten wird

gewebegängig: Körpergewebe durchdringend (von Stoffen)

Gewebegängigkeit: Fähigkeit, Körpergewebe zu durchdringen (von Stoffen)

Gewebekultur: 1) vgl. Explantat. **2)** Züchtung von Viren u. anderen Kleinlebewesen in lebendem, einem [tierischen] Organismus entnommenem Gewebe

Gewebelehre vgl. Histologie

Gewebe|probe: durch eine Biopsie gewonnenes Körpergewebe

Gewebe|technik: Spezialgebiet der Medizin, das sich mit der Züchtung von Zellen auf einem Gerüst mit der Struktur des gewünschten Organs befasst (zur Transplantation)

Gewebe|therapie: von dem russ. Ophthalmologen W. P. Filatow (1875–1956) entwickelte Methode der Behandlung von [Abnutzungs]krankheiten mit Einpflanzungen bzw. injizierten Extrakten von Gewebe, das unter ungünstigen Lebensbedingungen kultiviert wurde und dadurch besondere Stoffwechselprodukte, die ↑biogenen Stimulatoren, entwickelt haben soll; vgl. Frischzellentherapie

Gewebe|typsierung: HLA-Typisierung, Bestimmung der HLA-Proteine (↑HLA-System) auf Körperzellen, bei Transplantationen zum Abgleich von Spender- und Empfängergewebe, zur Minimierung von Abstoßungsreaktionen

Gewebs|anti|gen: ↑Antigen, das eine Transplantationsimmunität auslöst

Gewebs|fehl|bildung: durch Entwicklungsstörungen hervorgerufene Fehlbildung des Gewebebaus (im Embryonalstadium)

Gewebs|hetero|topie: allgemeine Bezeichnung für die Verlagerung von normalem Körpergewebe an ungewöhnliche Stellen (aus den verschiedensten Ursachen)

Gewebs|hormone *Pl.:* in verschiedenen Geweben erzeugte, in ihrer Art und Wirkung den ↑Hormonen ähnliche Stoffe (z. T. Stoffwechselprodukte), z. B. ↑Adrenalin, ↑Acetylcholin

Gewohnheitslähmung: durch längeren Nichtgebrauch (z. B. nach Knochenbruch) entstehende Lähmung einer Extremität, die sich nach dem Fortfall der organischen Behinderung bemerkbar macht

Gewölbe vgl. Fornix

GFR: Abk. für ↑glomeruläre Filtrationsrate

GHB: Abk. für ↑*G*amma*h*ydroxy*b*utyrat

Ghedini-Weinberg-Reaktion vgl. Weinberg-Ghedini-Reaktion

GHRH: Abk. für *g*rowth *h*ormone *r*eleasing *h*ormone

Gianotti-Crosti-Syndrom [nach den Dermatologen Fernando Gianotti, 1920–1984, u. Agostino Crosti, 1896–1988]: lichenoid-papulöser Hautausschlag bei Kindern, vermutlich durch Hepatitis-B-Erkrankung verursacht

Gianuzzi-Halbmonde [dʒaˈnʊtsɪ...; nach dem ital. Arzt Giuseppe Gianuzzi, 1839–1876], auch: **Ebner-Halbmonde** [nach dem österr. Anatomen u. Histologen Victor von Ebner, 1842–1925]: halbmondförmige seröse Drüsenendstücke der ↑Glandula submandibularis u. der ↑Glandula sublingualis

Giardia intestinalis vgl. Giardia lamblia

Giardia lamblia [nach dem frz. Biologen Alfred Mathieu Giard, 1846–1908, und dem tschech. Arzt Vilém Dušan Lambl, 1824–1895], auch: **Giardia intestinalis:** im Zwölffingerdarm, im Dünndarm und in den Gallenwegen schmarotzender (normalerweise harmloser) Flagellat, der Durchfälle verursachen kann

Gibbus [aus lat. *gibbus* = Buckel, Höcker] *m;* -: Buckel, spitzwinklige Verkrümmung der Wirbelsäule (vgl. Kyphose)

Gibert-Krankheit [ʒiˈbɛ̃ːr...; nach dem frz. Dermatologen C. M. Gibert, 1797–1866]: = Pityriasis rosea

Gibney-Verband [ˈgɪbnɪ...; nach dem amerik. Chirurgen V. P. Gibney, 1847–1927]: Heftpflasterverband um Fuß u. Unterschenkel bei Verstauchungen, Zerrungen u. Bänderrissen

Gicht vgl. Arthritis urica

Gichtknoten vgl. Tophus arthriticus

Giemen: trockenes, pfeifendes Atemgeräusch bei stark verschleimten Bronchiolen

Giemsa-Färbung [nach dem dt. Apotheker und Chemiker Gustav Giemsa, 1867–1948]: Färbung von Blutausstrichen mit der sog. Giemsa-Lösung (Azur-Eosin-Methylenblau-Lösung), die die einzelnen Blutbestandteile verschieden färbt; auch zur Färbung von Malariaplasmodien, Trypanosomen u. a. Blutparasiten angewandt

Gierke-Krankheit [nach dem dt. Pathologen Edgar von Gierke, 1877–1945]: = Hepatonephromegalia glycogenica

Gieson-Färbung [nach der amerik. Neuropathologin Ira van Gieson, 1866–1913]: Färbung von histologischen [Binde]gewebspräparaten mit Hämatoxylin-Pikrinsäure-Säurefuchsin

Gießbeckenknorpel vgl. Cartilago arytaenoidea

Gießen-Test: in der Stadt *Gießen* entwickelter standardisierter Fragebogen zur Ermittlung des persönlichen Selbstbildes und zur Fremdeinschätzung für Personen ab 18 Jahren

Gießerfieber vgl. Metalldampffieber

Gifford-Zeichen [ˈgɪfəd...; nach dem amerik. Ophthalmologen Harold Gifford, 1858–1929]: die auf ↑Sklerodermie oder auch auf ↑Basedow-Krankheit oder ein ↑Myxödem hinweisende Tatsache, dass sich die Haut des oberen Augenlids infolge Verdickung und spastischer Einziehung des Lidrandes nicht nach oben klappen lässt

gigante|us, ...ea, ...e|um [zu gr. *γίγας*, Gen.: *γίγαντος* = Gigant, Riese]: sehr groß gewachsen; mit Gigantismus einhergehend

Gigantismus [zu gr. *γίγας*, Gen.: *γίγαντος* = Gigant, Riese] *m;* -: veralt.: »Riesenwuchs«; krankhaftes übermäßiges Wachstum, verursacht durch einen Hypophysentumor (ein ↑eosinophiles ↑Adenom)

Giganto|blast [gr. *γίγας*, Gen.: *γίγαντος* = Gigant, Riese u. ↑...blast] *m;* -en, -en (meist *Pl.*): abnorm große, kernhaltige rote Blutkörperchen (bes. bei ↑Anämie vorkommend)

giganto|cellularis, ...re [zu gr. *γίγας*, Gen.: *γίγαντος* = Gigant, Riese u. ↑Cellula]: aus Riesenzellen bestehend

Gigant|oph|thalmus [gr. *γίγας*, Gen.: *γίγαντος* = Gigant, Riese u. gr. *ὀφθαλμός* = Auge] *m;* -: abnorm großer Augapfel, im Unterschied zur Augachsenverlängerung (vgl. Myopie) allseitig vergrößert

Giganto|somie [gr. *γίγας*, Gen.: *γίγαντος* = Gigant, Riese u. ↑...somie] *w;* -: = Gigantismus

Giganto|zyt [gr. *γίγας*, Gen.: *γίγαντος* = Gigant, Riese u. ↑...zyt] *m;* -en, -en (meist *Pl.*): abnorm große, kernlose rote Blutkörperchen

Gi|gli-Säge [ˈdʒɪljɪ...; nach dem ital. Gynäkologen Leonardo Gigli, 1863–1908]: zur ↑Dekapitation verwendetes sägeartiges geburtshilfliches Instrument

[1]Gilbert-Krankheit [ˈgɪlbət...; nach dem amerik. Urologen J. B. Gilbert, 19./20. Jh.]: bösartiger Hodentumor, der Metastasen in Lunge und Knochen bildet und starke Verschiebungen im hormonalen Haushalt verursacht

[2]Gilbert-Krankheit [ʒɪlˈbɛːr...; nach dem frz. Internisten N. A. Gilbert, 1858–1927], auch: **Gilbert-Lereboullet-Krankheit** [...lɛrbuˈleː...; nach dem frz. Pädiater Pierre Lereboullet, 1874–1944], oder: **Gilbert-Meulengracht-Krankheit** [nach dem Internisten Einar Meulengracht, 1887–1976]: erbliche konstitutionelle ↑Hyperbilirubinämie

Gil|christ-Krankheit [ˈgɪlkrɪst...; nach dem amerik. Dermatologen Th. C. Gilchrist, 1862–1927]: = Blastomykose

Gilles-de-la-Tourette-Syndrom [nach dem Neurologen Georges Gilles-de-la-Tourette, 1857–1904]: ticartige Zuckungen besonders des Gesichts

Gin|giva [aus lat. *gingiva*, Gen.: *gingivae* = Zahnfleisch] *w;* -, ...vae (in der neueren anatom. Nomenklatur nur *Pl.*): Zahnfleisch, Teil der Mundschleimhaut, der die Zahnhälse umfasst (Anat.). **gingival,** in fachspr. Fügungen: **gin|givalis, ...le:** zum Zahnfleisch gehörend, das Zahnfleisch betreffend

Gin|giv|ek|tomie [↑Gingiva u. ↑Ektomie] *w;* -, ...ien: operative Entfernung von entzündeten Teilen des Zahnfleischs

Gin|givitis [zu ↑Gingiva] *w;* -, ...itiden (in fachspr. Fügungen: ...itides): allg. Bez. für: Zahnfleischentzündung

Gin|gi|vo|sto|ma|ti|tis [zu ↑Gingiva u. ↑Stoma]: Entzündung von Zahnfleisch und Mundschleimhaut

Gin|glymus [aus gr. *γίγγλυμος* = Gelenk; Türangel; Knochengelenk] *m;* -, ...mi: Scharniergelenk, Knochengelenk, das Bewegungen nur um eine Achse zulässt (Anat.)

Giraldes-Organ [ʒiˈraldɪʃ...; nach dem port. Chirurgen J. A. Giraldes, 1808(?)–1875]: = Paradidymis

Girdlestone-Hüfte [ˈgəːdlstən...], nach dem Orthopäden Gathorne Girdlestone, 1881–1950]: Zustand nach einer radikalen Hüftgelenksresektion ohne Einsatz einer Hüftgelenksprothese

GISP: Abk. für gastrointestinaler Stromatumor

GIST: Abk. für *g*astro*i*ntestinale *S*troma*t*umoren

Gitterfasern vgl. argyrophile Fasern

Gitter|keratitis: mit netzförmiger Trübung der Hornhaut einhergehende Hornhautentzündung

Gitterlunge: krankhafte Bildung von gitterförmig angeordneten Gefäßen in der Lungenhöhle (nach operativer Eröffnung)

Gl: chem. Zeichen für ↑Glucinium

Glabella [zu lat. *glaber* = glatt; unbehaart] *w;* -, ...llen: **1)** unbehaarte Stelle zwischen den Augenbrauen (anthropologischer Messpunkt). **2)** Stirnglatze

glando|trop [zu ↑Glandula u. ↑...trop]: auf (das Sekretionsverhalten von) Drüsen gerichtet, einwirkend (von Hormonen)

Glandula [von lat. *glandulae* = Halsmandeln, Halsdrüsen; später = Mesenteriallymphknoten] *w;* -, ...lae: Drüse, Organ, das ein Sekret produziert und nach außen ausscheidet oder an die Blut- bzw. Lymphbahn abgibt. **Glandula apicis lin|guae** [↑Apex linguae]: = Glandula lingualis anterior. **Glandulae areo|lares** *Pl.:* rudimentäre Milchdrüsen im Warzenhof der weiblichen Brust, die sich während der Schwangerschaft vergrößern. **Glandulae bron|chia|les** *Pl.:* Schleimdrüsen der Bronchien. **Glandulae buccales** *Pl.:* Drüsen der Wangenschleimhaut. **Glandula bulbo|ure|thralis:** Drüse hinter dem Schwellkörper der männlichen Harnröhre. **Glandulae cervicales (uteri)** *Pl.:* Schleimdrüsen im Gebärmutterhals. **Glandulae ciliares** *Pl.:* Schweißdrüsen, die in die Haarbälge der Wimpern münden. **Glandulae conjunctivales** *Pl.:* Drüsen der Augenbindehaut. **Glandulae cutis** *Pl.:* Talg- und Schweißdrüsen der Haut. **Glandulae duo|denales** *Pl.:* Schleimhautdrüsen des Zwölffingerdarms. **Glandulae gastricae (pro|priae)** *Pl.:* Schleimhautdrüsen des Magengrundes. **Glandulae glomi|formes** *Pl.:* Schweißdrüsen (Knäueldrüsen) der Haut. **Glandulae intestinales** *Pl.:* Schleimhautdrüsen des Dünn- u. des Dickdarms. **Glandulae labia|les** *Pl.:* Speicheldrüsen an der Innenfläche der Lippen. **Glandula la|crimalis:** Tränendrüse. **Glandulae lacrimales ac|cessoriae** *Pl.:* Tränendrüsen im oberen und unteren Bindehautgewölbe. **Glandulae laryn|geales** *Pl.:* Drüsen der Kehlkopfschleimhaut. **Glandulae lin|gua|les** *Pl.:* Schleim- u. Speicheldrüsen der Zunge. **Glandula lin|gua|lis anterior:** Speichel- u. Schleimdrüse der Zungenspitze. **Glandula mammaria:** Drüsengewebe der weiblichen Brust. **Glandulae molares** *Pl.:* Speicheldrüsen in Höhe der Mahlzähne. **Glandula mucosa:** allg. Bez. für: Schleimdrüse. **Glandulae mucosae bilio|sae** *Pl.:* Gallengangdrüsen. **Glandulae nasales** *Pl.:* Schleimhautdrüsen der Nasenhöhle. **Glandulae oeso|phageae** *Pl.:* Drüsen der Speiseröhre. **Glandulae olfactoriae** *Pl.:* Drüsen in der oberen Schleimhautgegend der Nase. **Glandulae oris** [↑²Os] *Pl.:* Schleim- und Speicheldrüsen des Mundes. **Glandulae palatinae** *Pl.:* Gaumendrüsen. **Glandula para|thyreo|idea inferior:** untere Nebenschilddrüse. **Glandula para|thyreo|idea superior:** obere Nebenschilddrüse. **Glandula parotidea:** [zu ↑para... u. gr. *οὖς*, Gen.: *ὠτός* = Ohr]: Ohrspeicheldrüse, größte Mundspeicheldrüse, auf dem ↑Musculus masseter gelegen (mündet gegenüber dem zweiten oberen ↑Molar). **Glandulae pharyn|geales** *Pl.:* im Rachen gelegene Speicheldrüsen. **Glandula pitui|taria:** veralt. Bez. für: Hypophyse. **Glandulae pre|putia|les** *Pl.:* Vorhautdrüsen. **Glandulae pyloricae** *Pl.:* Schleimhautdrüsen der Pförtnergegend des Magens. **Glandulae salivariae majores** *Pl.:* Gesamtheit der großen Speicheldrüsen der Mundhöhle. **Glandulae salivariae minores** *Pl.:* neuere Bez. für ↑Glandulae oris. **Glandulae sebaceae** *Pl.:* Talgdrüsen. **Glandula sero|mucosa:** Drüse mit serösem und mukösem Sekret. **Glandula serosa:** Drüse mit serösem Sekret. **Glandulae sine ductibus** [↑Ductus] *Pl.:* Drüsen ohne Ausführungsgänge (sie geben ihr Sekret direkt in die Blutbahn ab). **Glandula sub|lin|gualis:** »Unterzungendrüse«, unter der Zunge liegende Speicheldrüse. **Glandula sub|mandi|bularis:** Unterkieferspeicheldrüse. **Glandulae sudori|ferae** *Pl.:* Schweißdrüsen. **Glandula su|pra|renalis:** Nebenniere, kleine dreieckige bzw. halbmondförmige Drüse, die dem oberen Pol jeder Niere kappenartig aufsitzt und verschiedene Hormone, z.B. Adrenalin, produziert. **Glandulae tarsales** *Pl.:* Talgdrüsen im Augenlidknorpel, am Lidrand mündend. **Glandula thyreo|idea:** Schilddrüse, unterhalb des Kehlkopfs liegende große Drüse, Regulationsorgan des Stoffwechsels (produziert ↑Thyroxin). **Glandulae tra|chea|les** *Pl.:* Drüsen der Luftröhre. **Glandulae tubariae** *Pl.:* in der Ohrtrompete gelegene Drüsen. **Glandulae ure|thrales** *Pl.:* Schleimdrüsen der Harnröhre. **Glandulae uterinae** *Pl.:* Drüsen der Gebärmutterschleimhaut. **Glandula vesiculosa** = Vesicula seminalis. **Glandula vestibularis major:** kleine Schleimdrüse beiderseits des Scheidenvorhofs. **Glandulae vestibulares minores** *Pl.:* kleine Schleimdrüsen im Scheidenvorhof

glandulär, in fachspr. Fügungen: **glandularis, ...re** [zu ↑Glandula]: zu einer Drüse gehörend; z.B. in der Fügung ↑Lobus caudatus hepatis

Glandulo|gra|fie [↑Glandula und ↑...grafie; Analogiebildung zu ↑Röntgenografie] *w;* -, ...ien: röntgenografische Darstellung von Drüsen mithilfe von Kontrastmitteln

Glans [aus lat. *glans*, Gen.: *glandis* = Kernfrucht; Eichel] *w;* -, Glandes: Eichel, eichelförmiger Körper (Anat.); in den Fügungen: **Glans clitoridis:** vorderer, kugelförmiger Teil der ↑Klitoris. **Glans penis:** Eichel (vorderes, verdicktes Ende) des männlichen Gliedes

Glanz|auge: feucht glänzendes Auge mit erweiterter Lidspalte bei Erregungszuständen u. bei [beginnender] Basedow-Krankheit

Glanzhaut, auch: **Glossy Skin** [engl.] *s;* - -[s]: = Lioderma

Glanz|streifen *Pl.:* glänzende, quer verlaufende Streifen im Herzmuskel (elektronenmikroskopisch als Grenzen der Muskelzellen erwiesen)

Glaser-Spalte [nach dem schweiz. Anatomen u. Botaniker J. H. Glaser, 1629–1675]: = Fissura petrotympanica

Glasfaser|optik: Lichtleitersystem aus ca. 100 000 feinen, optisch gegeneinander isolierten Glasfasern, das die Bildübertragung durch Schläuche und Röhren ermöglicht und in der Medizin zur ↑Endoskopie verwendet wird

Glasgow-Coma-Scale ['gla:zgəʊ 'ko:ma skeɪl]: Bewertungsskala für die Tiefe eines Komas nach Schädel-Hirn-Trauma; Abk.: GCS

Glasknochenkrankheit vgl. Osteogenesis imperfecta

Glaskörper vgl. Corpus vitreum

Glaskörperentzündung vgl. Hyalitis

Glaskörperglitzern vgl. Synchysis scintillans

Glatze vgl. Alopezie

Glauber-Salz [nach dem dt. Chemiker J. R. Glauber, 1604–1668]: Na_2SO_4 Natriumsulfat; Verwendung als Abführmittel, die Gallenabsonderung anregend

Glaucoma vgl. Glaukom. **glaucomatosus** vgl. glaukomatös. **Glau|kom** [aus gr. γλαύκωμα = Augenfehler, bläuliche Haut über der Linse; später: = Star] *s;* -s, -e; in fachspr. Fügungen: **Glau|coma,** *Pl.:* -ta: »grüner Star«, zusammenfassende Bez. für alle Augenkrankheiten mit erhöhtem Augeninnendruck, der zur Schädigung von Sehnerv u. Netzhaut (sogar zur Erblindung) führt. **Glau|coma absolutum:** völlige Erblindung als Endstadium eines Glaukoms. **Glau|coma hae|mor|rhagicum:** nach Netzhautblutungen auftretendes Glaukom. **Glaucoma sim|plex:** chronische Form des Glaukoms mit mäßiger Innendrucksteigerung und anfangs unauffälligem Verlauf. **glau|komatös,** in fachspr. Fügungen: **glau|comatosus, ...osa, ...osum:** zu einem Glaukom gehörend, mit Glaukombildung einhergehend; z. B. in der Fügung ↑Cataracta glaucomatosa

Glau|kos|urie [gr. γλαυκός = bläulich glänzend u. ↑...urie] *w;* -, ...ien: Ausscheidung eines grünlich gefärbten Harns

GLDH: Abk. für ↑Glutamatdehydrogenase

Gleason-Klassifikation ['gli:sən...; nach dem amerik. Pathologen D. F. Gleason, 1920–2008]: Gleason-Score, Einteilung von Prostatatumoren nach histologischen Kriterien (Grad 1–5; Grad 1: geringe Malignität; Grad 5: hohe Malignität)

gleicherbig vgl. homozygot

Gleitbruch: Bauchfellbruch, in den nur z. T. von Bauchfell überzogene, nicht völlig frei in der Bauchhöhle liegende Eingeweide (z. B. Harnblase, ↑Colon ascendens) hineingezogen werden

Gleithoden: Hoden, der beweglich in der Gegend des äußeren Leistenrings liegt

Gleitwirbel vgl. Spondylolisthesis

Glénard-Krankheit [gle'na:r...; nach dem frz. Arzt Frantz Glénard, 1848–1920]: = Enteroptose

gleno|humeralis, ...le [zu ↑glenoidalis (in der Fügung ↑Cavitas glenoidalis) u. ↑Humerus]: zum Schultergelenk und zum Oberarmknochen gehörend; z. B. in der Fügung ↑Ligamenta glenohumeralia (bes. Anat.)

gleno|idalis, ...le [zu gr. γλήνη = Augapfel; Pupille; (auch = Knochengelenkvertiefung) und gr. -ειδής = gestaltet, ähnlich]: »dem glänzenden Augapfel ähnlich« (gesagt von den mit glänzendem Knorpelüberzug ausgekleideten Gelenkpfannen wie der ↑Cavitas glenoidalis)

Glia *w;* -: Kurzbez. für ↑Neuroglia

Glia|din [zu gr. γλία = Leim] *s;* -s, -e: Gruppe von Proteinen in Getreidekörnern (Unverträglichkeit führt zu ↑Zöliakie)

Glia|knötchen *Pl.:* bei verschiedenen ↑Enzephalitiden auftretende Knötchen (wuchernde Mikrogliazellen) in der grauen Substanz des Hirns und des Rückenmarks. **Glia|zelle:** einzelne Zelle der ↑Neuroglia

Gliedmaße vgl. Membrum

Gliedmaßendefekt: Minder- oder Fehlanlage einzelner Skelettabschnitte, teilweise in Verbindung mit ↑Synostosen oder ↑Polydaktylie; Unterteilung je nach Schweregrad in ↑Hypoplasie, partielle bzw. komplette ↑Aplasie

Glio|blastom [↑Glia u. ↑Blastom] *s;* -s, -e, in fachspr. Fügungen: **Glio|blastoma,** *Pl.:* -ta: malignes ↑Gliom des Großhirns. **Glio|blastose** vgl. Gliomatose

Glio|fi|brom [↑Glia u. ↑Fibrom] *s;* -s, -e: knotige Wucherung der Nervenscheiden und des Nervenbindegewebes

Gliom [zu ↑Glia] *s;* -s, -e, in fachspr. Fügungen: **Glio|ma,** *Pl.:* -ta: allg. Bez. für eine von der ↑Neuroglia ausgehende Geschwulst. **peri|pheres Gliom** vgl. Neurinom

Glio|matose [zu ↑Gliom] *w;* -, -n, auch: **Glioblastose** [zu ↑Glioblastom] *w;* -, -n: Bildung zahlreicher ↑Gliome

Glio|se [zu ↑Glia] *w;* -, -n, in fachspr. Fügungen: **Glio|sis** *w;* -, ...o|ses: ↑Hyperplasie des Neurogliagewebes. **Glio|sis spinalis:** Neurogliawucherung in der grauen Substanz des Rückenmarks; vgl. Syringomyelie

Glisson-Kapsel ['glɪsən...; nach dem engl. Anatomen Francis Glisson, 1597–1677]: = Capsula fibrosa perivascularis. **Glisson-Schlinge** und **Glisson-Schwebe:** Zugvorrichtung zur Streckung der Wirbelsäule bei Wirbelsäulenerkrankungen

Glitazone *Pl.:* Arzneimittel zur Behandlung der Insulinresistenz

Glitzerzellen: bes. große und transparente (darum glitzernde) weiße Blutkörperchen im Harnsediment (bei Pyelonephritis)

Global|insuffizienz: vollständiges Versagen der Funktionen eines Organs

Globin [zu lat. *globus* = Kugel] *s;* -s: (farbloser) Proteinanteil des ↑Hämoglobins

globo|id [zu lat. *globus* = Kugel u. ↑...id]: kugelförmig (von Zellen)

globosus, ...osa, ...osum [aus gleichbed. lat. *globosus*]: kugelförmig, rund; z. B. in der Fügung ↑Nucleus globosus

Globo|zoo|spermie [zu lat. *globus* = Kugel, ↑zoo...

u. ↑Sperma]: Auftreten von kugelköpfigen Spermatozoen, deren Akrosome nicht ausgebildet sind und die dadurch befruchtungsunfähig sind

globular, in fachspr. Fügungen **globularis, ...re** [zu lat. *globulus* = Kügelchen]: = globosus

Globulin|ämie [↑Globulin u. ↑...ämie] *w;* -, ...ien: vermehrtes Auftreten von Globulinen im Blut

Globuline [zu lat. *globulus* = Kügelchen] *s;* -s, -e: globuläre Proteine, universal vorkommende Proteine (z. B. in Blutplasma, Milch, Eiern)

Globulin|urie [↑Globulin u. ↑...urie] *w;* -, ...ien: Ausscheidung von Globulinen im Harn

Globulus [aus lat. *globulus* = Kügelchen] *m;* -, ...li: in Kügelchenform gepresstes Arzneimittel

Globus [aus gleichbed. lat. *globus,* Gen.: *globi*] *m;* -, ...bi: Kugel, kugelförmiges Gebilde; Kloß (Anat., Med.). **Globus hystericus,** auch: **Globus|gefühl, Globus|syn|drom:** »Kloß im Hals«, Enge- oder Fremdkörpergefühl im Schlund, bei psychischen Erkrankungen und Neurosen vorkommend (auch Symptom organischer Pharynxleiden). **Globus pallidus:** innerer Teil des ↑Nucleus lentiformis

Glocken|thorax: glockenartig verformter Brustkorb mit eingedrückten Flanken (konstitutionelle Eigentümlichkeit oder Rachitisfolge)

Glom|an|giom [↑Glomus u. ↑Angiom] *s;* -s, -e: gutartige Geschwulst, die ihren Ausgang von einem arteriovenösen ↑Shunt (vorwiegend der Haut) nimmt

glomeri|form [zu lat. *glomus,* Gen.: *glomeris* = Knäuel u. lat. *forma* = Gestalt], in fachspr. Fügungen: **glomeri|formis, ...me,** auch: **glomi|formis, ...me:** knäuelförmig; z. B. ↑Glandulae glomiformes

glomerulär [zu ↑Glomerulus]: den ↑Glomerulus betreffend. **glomeruläre Filtrations|rate:** Volumen des in einer bestimmten Zeit in die Nierenkanälchen fließenden gefilterten Vorharns (etwa 125 ml/min); Abk.: GFR

Glomerulitis [zu ↑Glomerulus] *w;* -, ...itiden (in fachspr. Fügungen: ...itides): rasch und oft tödlich verlaufende Form der ↑Glomerulonephritis, bei der alle ↑Glomeruli befallen sind und die Nierensekretion versiegt

Glomerulo|ne|phritis [zu ↑Glomerulus u. gr. *νεφρός* = Niere], dafür häufig die Kurzbez.: **Nephritis** *w;* -, ...itiden (in fachspr. Fügungen: ...itides): Nierenentzündung, die vorwiegend die ↑Glomeruli ergreift

Glomerulo|pathie [zu ↑Glomerulus u. ↑...pathie] *w;* -, ...thien: allg. Bez. für krankhafte Veränderungen der ↑Glomeruli

glomerulös, in fachspr. Fügungen: **glomerulosus, ...osa, ...osum** [zu ↑Glomerulus]: reich an [Gefäß]knäueln; z. B. in der Fügung ↑Zona glomerulosa

Glomerulo|sklerose [↑Glomerulus u. ↑Sklerose] *w;* -, -n: ↑Sklerose der Glomerulikapillaren infolge Ablagerung von ↑Hyalin (bei ↑Diabetes mellitus nach längerer Krankheitsdauer auftretend)

Glomerulus [Verkleinerungsbildung zu lat. *glomus,* Gen.: *glomeris* = Knäuel] *m;* -, ...li (anat. meist *Pl.*): **1)** allg. Bez. für: kleines Knäuel aus Gefäßen (u. Nerven). **2)** Gefäßknäuel in einem Corpusculum renis (vgl. Corpuscula renis), in dem die erste Phase der Harnbildung stattfindet. **Glomeruli arterio|si coch|leae** *Pl.:* arterielles Gefäßknäuel in der Ohrschnecke

glomiformis vgl. glomeriform

Glomus [aus gleichbed. lat. *glomus,* Gen.: *glomeris*] *s;* -, ...mera: Knäuel, Knoten, Anschwellung (Anat.). **Glomus caroticum:** knotenförmiges ↑parasympathisches ↑Paraganglion im Teilungswinkel der ↑Arteria carotis communis (dient der Atmungs- und Blutdrucksregulation). **Glomus chorio|ide|um:** Anschwellung des Adergeflechtes in den Seitenventrikeln des Endhirns. **Glomus coc|cyge|um** [- koktsy:...]: = Corpus coccygeum. **Glomus neu|ro|myo|arteria|le:** arteriovenöses Gebilde im Bereich der Endarterien an Fingern und Zehen (dient der Kontrolle der Blutzirkulation in der Peripherie)

Glomus|organe = Hoyer-Grosser-Organe

Glomus|tumor: vom ↑Glomus neuromyoarteriale ausgehende gutartige Geschwulst (ein ↑Angiosarkom)

Glossa [aus gr. *γλῶσσα* = Zunge] *w;* -: anat. wenig gebräuchliche Bezeichnung für ↑Lingua

Gloss|algie [↑Glossa u. ↑...algie] *w;* -, ...ien: Zungenschmerz

Gloss|an|thrax [↑Glossa u. ↑Anthrax] *m;* -: Milzbrandkarbunkel an der Zunge (Veterinärmed.)

Glossina [zu gr. *γλῶσσα* = Zunge (nlat. übertragen gebraucht im Sinne von »zungenförmiges Gebilde«)] *w;* -, ...nae: Gattung der Stechfliegen mit vorstehendem Saugrüssel (Überträger von Infektionskrankheiten). **Glossina morsitans** [zu lat. *mordere, morsum* = beißen]: Glossinaart, Überträgerin des Naganaerregers ↑Trypanosoma brucei. **Glossina palpalis:** Tsetsefliege, Überträgerin des Schlafkrankheitserregers ↑Trypanosoma gambiense

Glossitis [zu ↑Glossa] *w;* -, ...itiden (in fachspr. Fügungen: ...itides): Zungenentzündung. **Glossitis dis|secans:** Glossitis mit Bildung tiefer Einrisse auf der Zungenoberfläche. **Glossitis gummosa:** Zungensyphilis, ↑gummöse Entzündung, oft mit Geschwürbildung in der Zungenmuskulatur, bei Spätsyphilis. **Glossitis Hunteri** [nach dem engl. Arzt William Hunter, 1861–1937]: Entzündung der Zunge mit ↑Atrophie der ↑Papillen, zunächst am Zungenrand, später in der Zungenmitte (bei ↑perniziöser Anämie). **Glossitis phleg|monosa:** eitrige Zungenentzündung (nach Infektion bei Verletzungen). **Glossitis superficia|lis:** Glossitis mit schmerzhafter Anschwellung der Zunge, verbunden mit Bläschenbildung (Vitaminmangel)

Gloss|odynie [↑Glossa u. ↑...odynie] *w;* -, ...ien: brennende od. stechende [neuralgische] Schmerzen mit ↑Parästhesien in der Zunge

Glosso|lalie [zu ↑Glossa u. gr. *λαλεῖν* = viel reden, schwatzen] *w;* -, ...ien: »Zungenreden«, Stammeln, Reden in unverständlichen Sprachen (Hervorbringen fremdartiger Sprachlaute und Wortneubildungen, die einer unbekannten existenten Sprache anzugehören scheinen), häufig in der Ekstase (Psychol.)

glosso|pharyn|ge|us, ...ea, ...e|um [zu ↑Glossa u. ↑Pharynx]: zu Zunge und Schlund gehörend (Anat.)

Glosso|pharyn|ge|us *m;* -: übliche Kurzbez. für ↑Nervus glossopharyngeus

Glosso|plegie [zu ↑Glossa u. gr. *πληγή* = Stoß, Schlag] *w;* -, ...ien: Zungenlähmung (Fehlen der Gaumensegel- u. Rachenreflexe, Verlust der Geschmacksempfindung im hinteren Zungendrittel) infolge Ausfalls des ↑Nervus hypoglossus u. ↑Nervus glossopharyngeus

G
Glos

Glosso|ptose [↑Glossa u. gr. *πτῶσις* = Fallen, Fall] *w;* -, -n: Zurücksinken der Zunge bei tiefer Bewusstlosigkeit, z. B. in der Narkose

Glossos|chisis [...s-ç...; ↑Glossa u. gr. *σχίσις* = Spalten, Trennen] *w;* -: »Spaltzunge«, Hemmungsfehlbildung der Zunge, bei der es nicht zur Vereinigung der beiden Zungenhälften kommt

Glosso|spasmus [↑Glossa u. ↑Spasmus] *m;* -, ...men: »Zungenkrampf«, mit einem Krampf des Gesichts zusammenhängende Verkrampfung der Zunge, z. B. bei ↑Chorea, ↑Epilepsie, ↑Hysterie

Glosso|tomie [↑Glossa u. ↑...tomie] *w;* -, ...ien: operative Entfernung [von Teilen] der Zunge

Glosso|zele [↑Glossa u. ↑...zele] *w;* -, -n: Hervorragen der Zunge aus dem Mund bei ↑Makroglossie

Glossy Skin [aus engl. *glossy skin* = glänzende Haut] *s;* - -[s]: = Lioderma

Glottis [aus gr. *γλωττίς* = Mundstück der Flöte; auch = Stimmritzenkörper des Kehlkopfs] *w;* -, ...ides: Stimmapparat, die Stimmritze im Kehlkopf. **Glottis|ödem** [↑Ödem] *s;* -s, -e: lebensbedrohliche Schwellung der Schleimhaut im Bereich der Stimmritze (v. a. als allergische Reaktion nach Insektenstich im Rachenraum)

Glotzauge: veralt. ugs. für ↑Exophthalmus

Glucinium [zu gr. *γλυκύς* = süß (nach dem süßen Geschmack der Berylliumsalze)] *s;* -s: ältere Bez. für ↑Beryllium; Zeichen: Gl

Gluck-Operation [nach dem dt. Chirurgen Themistokles Gluck, 1853–1942]: Sehnenplastik, operative Verbindung von Sehnenteilen durch Sublimatseidenfäden

Glückshaube vgl. Caput galeatum

Glucocorticoid vgl. Glukokortikoid

Gluco|neo|genese [zu ↑glyko..., gr. *νέος* = neu u. gr. *γίγνεσθαι* = entstehen, werden], in eindeutschender Schreibung: **Glukoneogenese** *w;* -: Neubildung von Glucose aus Nichtzuckerstoffen (Chem., Biochemie)

Glucosamin: Aminozucker als Bestandteil vieler Proteine

Glucose [zu gr. *γλυκύς* = süß], in eindeutschender Schreibung: **Glukose** *w;* -: Traubenzucker, wichtigstes ↑Monosaccharid im menschlichen u. tierischen Organismus

Glucosetoleranz [↑Glucose u. ↑Toleranz]: Fähigkeit des Körpers, eine definierte Glucosemenge ohne Auftreten von Krankheitssymptomen zu verarbeiten

Glucosid, eindeutschend: **Glukosid** [zu ↑Glucose] *s;* -[e]s, -e (meist *Pl.*): ↑Glykosid des Traubenzuckers

Glucosidase, eindeutschend: **Glukosidase** [↑Glucosid u. ↑...ase] *w;* -, -n: im Darm vorkommendes Enzym, das zuckerhaltige Verbindungen spaltet

Gluc|uronid, eindeutschend: **Gluk|uronid** [↑Glucuronsäure u. ↑...id] *s;* -[e]s, -e: Verbindung der ↑Glucuronsäure mit Alkoholen, die zur Ausscheidung von Stoffwechselprodukten, Arzneimitteln u. a. dient. **Gluc|uronidie|rung,** eindeutschend: **Gluk|uronidie|rung** *w;* -, -en: Überführung (z. B. eines Arzneimittels) in ein Glucuronid

Gluc|uron|säure, eindeutschend: **Gluk|uron|säure** [zu gr. *γλυκύς* = süß u. ↑uricus (in der Fügung ↑Acidum uricum)]: eine in der Leber durch Oxidation von Glucose gebildete Säure, die sich mit giftigen Phenolkörpern zu wasserlöslichen ↑Glucuroniden verbindet

Glue-Ears [glu: ˈi:rs; engl. *glue* = Leim u. engl. ear = Ohr] *Pl.:* Verklebung der Ohren durch Sekretausfluss bei Mittelohrentzündung

Glue-Sniffing [ˈglu:snɪfɪŋ; engl. *glue* = Klebstoff, *sniffing* = Schnüffeln] *s;* -s: Inhalieren von in Klebstoffen enthaltenen Lösungsmitteln (z. B. Aceton, Toluol, Chloroform) zur Erzeugung euphorischer Rauschzustände; ↑Schnüffelsucht

Gluk|agon [zu gr. *γλυκύς* = süß u. gr. *ἄγειν* = führen] *s;* -s: veralt. Bez. für: hyperglykämisch-glykogenolytischer Faktor. **Gluk|agonom** *s;* -s, -e: Tumor der (Glukagon produzierenden) A-Zellen in der Bauchspeicheldrüse

Gluko|kortiko|id, fachspr. meist: **Gluco|cortico|id** [zu gr. *γλυκύς* = süß, lat. *cortex*, Gen.: *corticis* = Rinde u. ↑...id] *s;* -[e]s, -e (meist *Pl.*): Wirkstoff der Nebennierenrinde, der regelnd in den Zuckerhaushalt des Körpers eingreift

Glukoneogenese [↑Glucose u. ↑Genese] *w;* -, -n: hormonell gesteuerte Neusynthese von ↑Glucose in Leber und Niere aus Nicht-Kohlenhydraten

Glukose vgl. Glucose

Glukosid vgl. Glucosid

Glukosidase vgl. Glucosidase

Glukos|urie [↑Glucose u. ↑...urie] *w;* -, ...ien: Ausscheidung von Traubenzucker im Harn; vgl. Glykosurie. **glukos|urisch:** mit Glukosurie einhergehend, die Glukosurie betreffend, an Glukosurie leidend

Glukuronid vgl. Glucuronid. **Glukuronidierung** vgl. Glucuronidierung

Glukuronsäure vgl. Glucuronsäure

glutaea|lis, ...le und **glutae|us, ...aea, ...aeum** [zu gr. *γλουτός* = Hinterbacke, Gesäß]: zur Hinterbacke gehörend, sie betreffend; z. B. in den Fügungen Hernia glutaealis (↑Hernie) u. ↑Musculus glutaeus maximus

Glutamat|de|hy|dro|genase [Kunstw.] *w;* -, -n: leberspezifisches Enzym in den Mitochondrien der Leberparenchymzellen; Abk.: GLDH

Glutamat-Oxal|acetat-Trans|aminase [Kunstw.] *w;* -, -n: Aspartataminotransferase (Abk.: AST, ASAT), Enzym, das in verschiedenen Isoformen u. a. in der Leber vorkommt, wichtiger Parameter der Leberdiagnostik; Abk.: GOT

Glutamat-Pyruvat-Trans|aminase [Kunstw.] *w;* -, -n: Alaninaminotransferase (Abk.: ALT, ALAT), zytoplasmatisches Enzym, das fast ausschließlich in der Leber vorkommt, wichtiger Messparameter der Leberdiagnostik; Abk.: GPT

Glutamat|re|zeptoren [Kunstw.]: Gruppe von Transmembranproteinen in der Membran von Neuronen, die spezifisch den Neurotransmitter Glutamat binden

Glutamat|re|zeptor-In|hibitor [Kunstw.]: Hemmstoff der Glutamatrezeptoren, z. B. das Antiparkinsonmittel Memantin

Glutamin|säure *w;* -: in sehr vielen Eiweißstoffen enthaltene Aminosäure, die sich u. a. reichlich in der Hirnsubstanz findet und therapeutisch zur Erhöhung der geistigen Leistungsfähigkeit verwendet wird

Glutä|us *m;* -, Glutäi: übliche Kurzbez. für ↑Musculus glutaeus maximus

Gluten [aus lat. *gluten* = Leim] *s;* -s, -e: »Klebereiweiß«, Proteingemisch der Getreidekörner

gluten|sensitiv [...ɪːf; ↑Gluten u. ↑sensitiv]: überempfindlich auf Gluten reagierend. **Glutensensitivität** *w;* -: Überempfindlichkeit gegen Gluten

glutinosus, ...osa, ...osum [aus gleichbed. lat. *glutinosus*]: zäh, klebrig

Glycerin vgl. Glyzerin

Glycin, eindeutschend: **Glyzin** [zu ↑glyko...] *s;* -s, -e: Glykokoll, Aminoessigsäure, einfachste Aminosäure

glyc[o]..., Glyc[o]... vgl. glyko..., Glyko...

glyco|genicus, ...ca, ...cum [zu ↑Glykogen]: zum ↑Glykogen oder zur ↑Glykogenie gehörend; z. B. in Fügungen wie ↑Hepatonephromegalia glycogenica

glyk..., Glyk... vgl. glyko..., Glyko...

Glyk|ämie [↑glyko... u. ↑...ämie] *w;* -: normaler Zuckergehalt des Blutes

glyko..., Glyko..., vor Vokalen: **glyk..., Glyk...,** auch latinisiert: **glyc[o]..., Glyc[o]...** [aus gr. γλυκύς = süß]: Bestimmungswort von Zus. mit der Bed. »süß (schmeckend), süßlich; Zucker«; z. B.: Glykämie, Glykogeusie

Glyko|cholie [zu ↑glyko... u. gr. χολή = Galle] *w;* -, ...ien: Auftreten von Zucker in der Gallenflüssigkeit

Glyko|chol|säure [Kurzw. aus Glykokoll u. ↑*Cholsäure*]: von den Leberzellen gebildeter Bestandteil der Gallenflüssigkeit, aus Cholsäure u. Glykokoll (Glycin) bestehend

Glyko|gen [↑glyko... u. ↑...gen] *s;* -s: tierische Stärke, in der Leber u. in den Muskeln aus ↑Glucose aufgebautes speicherungsfähiges, energiereiches ↑Kohlenhydrat

Glyko|genie [zu ↑Glykogen] *w;* -: Aufbau des Glykogens in der Leber (u. in den Muskeln)

Glyko|geno|lyse [zu ↑Glykogen u. gr. λύειν = lösen, auflösen] *w;* -, -n: Abbau des Glykogens im Körper. **glyko|geno|lytisch:** die Glykogenolyse betreffend

Glyko|genose [zu ↑Glykogen] *w;* -, -n: = Hepatonephromegalia glycogenica

Glyko|geu|sie [zu ↑glyko... u. gr. γεῦσις = Geschmack] *w;* -, ...ien: subjektive süße Geschmacksempfindung, auftretend bei Lähmung des ↑Nervus facialis, bei ↑Tabes dorsalis u. Ä.

Glyko|koll [↑glyko... u. gr. κόλλα = Leim] *s;* -s: »Leimsüß«, vgl. Glycin

Glyko|lyse [zu ↑glyko... u. gr. λύειν = lösen, auflösen] *w;* -, -n: Aufspaltung des Traubenzuckers in Milchsäure, Abbauweg von Kohlenhydraten im Organismus (Biochemie)

Glyko|prote|in [↑glyko... u. ↑Protein] *s;* -[e]s, -e: Verbindung aus einem Proteinbestandteil und einem Kohlenhydratanteil

Glykose [zu gr. γλυκύς = süß] *w;* -: außerhalb der chem. Fachsprache vorkommende ältere Form für ↑Glucose

Glykosid [zu ↑Glykose] *s;* -[e]s, -e (meist *Pl.*): umfangreiche Gruppe von Pflanzenstoffen, die in ↑Monosaccharide u. andere Stoffe, hauptsächlich Alkohole, gespalten werden können (Chem.)

Glykos|urie [↑Glykose u. ↑...urie] *w;* -, ...ien: Ausscheidung von Zucker im Harn (fast immer identisch mit ↑Glukosurie)

Glyzerin, chem. fachspr.: **Glycerin** [aus gleichbed. frz. *glycérine,* zu gr. γλυκερός = süß] *s;* -s, -e: klare, fast farblose, geruchlose, sirupartige Flüssigkeit von süßem Geschmack, alkoholische Komponente sämtlicher natürlicher Fette und Öle

Glyzin vgl. Glycin

GM-CSF: Abk. für engl. granulocyte *m*acrophage-*c*olony *s*timulating *f*actor, ↑Granulozyten-Makrophagen-koloniestimulierender Faktor

Gmelin-Probe [nach dem dt. Physiologen Leopold Gmelin, 1788–1853]: Probe, mit der Bilirubin im Harn nachgewiesen wird (bei Anwesenheit von Bilirubin tritt, wenn etwas Harn auf rohe Salpetersäure geschichtet wird, ein grüner Ring in der Berührungsfläche der beiden Flüssigkeiten auf)

GMP: Abk. für ↑*G*ood *M*anufacturing-*P*ractices

Gna|thion [zu gr. γνάθος = Kinnbacke] *s;* -s, ...ia: unterster, in der Mitte gelegener Punkt des Unterkiefers (als anthropologischer Messpunkt)

gna|tho|gen [gr. γνάθος = Kinnbacke u. ↑...gen]: vom Kiefer herrührend (z. B. von Krankheiten)

Gna|tho|logie [gr. γνάθος = Kinnbacke u. ↑...logie] *w;* -: Wissenschaft und Lehre vom gesunden und vom krankhaft veränderten Kauapparat

Gna|tho|schi̱sis [...s-ç...; gr. γνάϑος = Kinnbacke u. gr. σχίσις = Spalten, Trennen] *w;* -: »Kieferspalte«, angeborene Spaltbildung des Oberkiefers, oft mit einer Lippen- oder Gaumenspalte verbunden

Gnoto|bio|logi̱e *w;* -: Forschungsrichtung, die sich mit der keimfreien Aufzucht von Versuchstieren für die Immunologie beschäftigt. **Gnoto|bio̱nt** [zu gr. γνωτός = bekannt u. gr. βίος = Leben] *m;* -en, -en, auch: **gnoto|bio̱tisches Ti̱er:** keimfrei zur Welt gebrachtes und keimfrei aufgezogenes Versuchstier; auch Bez. für ein nur von ganz bestimmten, bekannten Keimen besiedeltes Tier

GnRH: Abk. für ↑Gonadotropin-Releasing-Hormon

Go: Abk. für ↑Gonorrhö

GOÄ: Abk. für ↑*G*ebührenordnung für *Ä*rzte

Go̱ld *s;* -[e]s, in der internationalen chem. Nomenklatur: **A̲u̲|rum** [aus lat. *aurum* = Gold] *s;* -s: zu den Edelmetallen gehörendes chemisches Element; Zeichen: Au

Go̱ldberger-Ableitungen [nach dem amerik. Arzt Emanuel Goldberger, 1913–1994]: unipolare verstärkte Extremitätenableitungen beim EKG

Go̱ldblatt-Mechanismus [nach dem amerik. Arzt Harry Goldblatt, 1891–1977]: experimentell herbeigeführte Blutdrucksteigerung durch das ↑Renin, das von einer Niere produziert wird, wenn man die ↑Arteria renalis drosselt

Goldenha̱r-Syndrom [nach Maurice Goldenhar, 1924–2001]: angeborene Fehlbildung mit halbseitiger Gesichtshypoplasie und querer Gesichtsspalte

Goldman-Ableitung [nach dem Physiologen David Goldman, 1910 od. 1911–1998]: Gleichung zur Ableitung gegen eine errechnete Durchschnittsreferenz bei der Elektroenzephalografie

Go̱ld|sol|re|aktion [↑Gold, ↑Sol u. ↑Reaktion] *w;* -, -en: chemische Reaktion verdünnter Hirn- u. Rückenmarksflüssigkeit mit einer kolloidalen Goldlösung, bei der es je nach dem Gehalt der Hirn- u. Rückenmarksflüssigkeit an Albuminen zu einer stärkeren oder schwächeren Ausflockung von Gold oder zu Farbänderungen kommt

Go̱ldstandard [↑Gold] *m;* -, -s: Untersuchung, die eine Erkrankung oder das Fehlen einer Erkrankung zuverlässig beschreibt (z. B. Biopsie, Angiografie) und damit zum Vergleich mit einem anderen Test herangezogen werden kann

Golgi-Apparat [ˈgɔldʒɪ...; nach dem ital. Anatomen Camillo Golgi, 1844–1926]: in tier. u. menschl. Zellen nachweisbare Organelle, die als Reaktionsraum bei der Sekretbildung, der Speicherung u. Umwandlung von Stoffen innerhalb der Zelle eine Rolle spielt. **Golgi-Färbung:** Färbung von histologischen Nervengewebspräparaten mit Silbernitratlösung, um Nervenzellen und -fortsätze mikroskopisch sichtbar zu machen. **Golgi-Mazzo̱ni-Körperchen** [nach dem ital. Anatomen Camillo Golgi, 1844–1926, u. dem ital. Histologen Vittorio Mazzoni, 1880–1940] *Pl.:* sensible Druckrezeptoren in der Haut, bes. der Finger u. der Genitalien. **Golgi-Netz, äu̲ßeres** od. **peri|zellu|lä̱res:** an der Oberfläche der Zellen des Zentralnervensystems liegendes Netzwerk, dessen stoffliche Natur noch ungeklärt ist. **Golgi-Zellen:** große Körnerzellen im ↑Stratum granulosum der Kleinhirnrinde

Go̱ll-Strang [nach dem schweiz. Arzt Friedrich Goll, 1829–1903]: = Fasciculus gracilis medullae spinalis

Gom|pho̱se [zu gr. γόμφος = (keilförmiger) Nagel] *w;* -, -n: Einzapfung, Befestigung nach Art eines Nagels (hauptsächlich von der Befestigung der Zähne im Kiefer)

gona|da̱l [zu ↑Gonaden]: von den Gonaden ausgehend, die Gonaden betreffend

Gonad|a̱rche [↑Gonaden u. gr. ἀρχή = Anfang] *w;* -: Beginn der Keimdrüsenfunktion im Pubertätsalter

Gona̱den [zu gr. γονή = Erzeugung; Nachkommenschaft; Geschlecht] *Pl.:* = Geschlechts-, Keimdrüsen

Gona̱den|agenesie *w;* -: vollständiges Fehlen der Geschlechtsdrüsenanlage (eine Entwicklungsstörung)

Gona̱den|dosis: die von den Keimdrüsen absorbierte Strahlendosis

Gona̱den|dys|genesie [zu ↑Gonaden, ↑dys... u. gr. γένεσις = Entstehung] *w;* -: Unterentwicklung der Geschlechtsdrüsen

Gonado|blasto̱m [zu ↑Gonaden u. gr. βλαστός = Spross, Trieb] *s;* -s, -e, in fachspr. Fügungen: **Gonado|blasto̱ma,** *Pl.:* -ta: Geschwulst der Keimdrüsen

Gonado|toxizitä̱t [zu ↑Gonaden u. ↑Toxizität]: Giftigkeit einer Substanz für Keimdrüsen

gonado|tro̱p [zu ↑Gonaden u. ↑...trop]: auf die Keimdrüsen einwirkend (bes. von Hormonen). **Gonado|tropi̱n** *s;* -s, -e: Bez. für drei geschlechtsunspezifische Hormone des Hypophysenvorderlappens, die u. a. die Ausbildung u. Funktion der Keimdrüsen anregen bzw. steuern

Gonado|tropi̱n-Relea|sing-Hormon [...rɪˈli:s...; zu engl. *to release* = freilassen]: Hormon, das im Hypothalamus gebildet wird und im Hypophysenvorderlappen die Freisetzung von Gonadotropin auslöst; Abk.: GnRH

Go̱n|agra [auch: ...a:gra; gr. γόνυ = Knie u. gr. ἄγρα = das Fangen; (in Zus. auch:) Zange; Gicht] *s;* -s: Kniegicht, ↑Arthritis urica des Knies

Gon|algi̱e [gr. γόνυ = Knie u. ↑...algie] *w;* -, ...i̱en: Schmerz im Knie

Gon|ar|thri̱tis [gr. γόνυ = Knie u. ↑Arthritis] *w;* -, ...iti̱den (in fachspr. Fügungen: ...i̱tides): [seröse od. eitrige] Entzündung des Kniegelenks

Gon|ar|thro|ka̱ze [gr. γόνυ = Knie, ↑arthro... u. gr. κάκη = Schlechtes] *w;* -, -n: chronische tuberkulöse Entzündung des Kniegelenks

Gon|ar|thro̱se [gr. γόνυ = Knie u. ↑Arthrose] *w;* -, -n, in fachspr. Fügungen: **Gon|ar|thro̱sis,** *Pl.:* ...o̱ses: degenerative Erkrankung des Kniegelenks

Gon|ar|thro|tomi̱e [gr. γόνυ = Knie, ↑arthro... u.

↑...tomie] *w;* -, ...i̱en: operativer Eingriff in das Kniegelenk

Gonin-Operation [goˈnɛ̃:...; nach dem schweiz. Ophthalmologen Jules Gonin, 1870–1935]: operativer Verschluss eines Risses in der Augennetzhaut (Netzhautablösung) mittels [Elektro]kaustik, wobei die Rissränder zur Verwachsung mit der ↑Sklera gebracht werden und die schädliche Verbindung zwischen ↑Corpus vitreum u. Retroretinalraum verschlossen wird

Go̱nion [zu gr. *γωνία* = Ecke, Winkel] *s;* -s, ...ia: Unterkieferwinkel (ein anthropometrischer Messwinkel)

Gonio|plastik [gr. *γωνία* = Ecke, Winkel u. ↑Plastik] *w;* -, -en: Plastik des Kammerwinkels zur Verbesserung des Abflusswinkels

Gonio|skopi̱e [gr. *γωνία* = Ecke, Winkel u. ↑...skopie] *w;* -, ...i̱en: Untersuchung des Augenkammerwinkels mittels Spaltlampe und einer Spiegelvorrichtung

Gonio|tomi̱e [gr. *γωνία* = Ecke, Winkel u. ↑...tomie] *w;* -, ...i̱en: operative Einschneidung des Augenkammerwinkels (therapeut. Maßnahme bei angeborenem Glaukom)

Goni̱tis [zu gr. *γόνυ* = Knie] *w;* -, ...iti̱den (in fachspr. Fügungen: ...i̱tides): = Gonarthritis

Gono|blennor|rhö̱, auch: **Gono|blennor|rhöe** [...rø:; gr. *γονή* = Abstammung; Geschlecht; Samen u. ↑Blennorrhö] *w;* -, ...rrhö̱en: Augentripper, eitrige, durch ↑Neisseria gonorrhoeae hervorgerufene Bindehautentzündung

Gono|ko̩k|ke [gr. *γονή* = Abstammung; Geschlecht; Samen u. ↑Kokke] *w;* -, ...ko̩k|ken od. **Gono|ko̩k|kus** *m;* -, ...ko̩k|ken: = Neisseria gonorrhoeae

Gonor|rhö̱, auch: **Gonor|rhöe** [...rø:; von gr. *γονόρροια* = Samenfluss] *w;* -, ...rrhö̱en, in fachspr. Fügungen: **Gonor|rho̱ea** *w;* -, *Pl.:* ...o̱e|ae: Tripper, durch ↑Neisseria gonorrhoeae hervorgerufene Geschlechtskrankheit, die haupts. die Urogenitalschleimhäute befällt; Abk.: Go. **gonor|rho̱isch,** in fachspr. Fügungen: **gonor|rho̱i|cus, ...ca, ...cum:** den Tripper betreffend, auf Tripper beruhend; z. B. in der Fügung ↑Conjunctivitis gonorrhoica

Gono|so̱m [gr. *γονή* = Abstammung; Geschlecht u. ↑...som] *s;* -, -en: Bez. für ein Chromosom, das an der Geschlechtsbestimmung beteiligt ist (X bzw. Y). **Gono|somi̱e** [↑...somie] *w;* -, ...i̱en: Sammelbez. für alle Störungen im Bereich der Geschlechtschromosomen, die zu Intersexualität führen

Gonyo|ka̩mp|sis [zu gr. *γόνυ* = Knie u. gr. *κάμπτειν* = biegen, krümmen] *w;* -: krankhafte Verkrümmung des Kniegelenks, bei der das Knie Beugestellung einnimmt

Good Manufacturing-Practices [ˈgʊd mænjuˈfɛktʃərɪŋ ˈprɛktɪsɪs; engl. = gute Herstellungspraktiken] *Pl.:* von der WHO erstellte Richtlinien für die Arzneimittelproduktion, die eine ausreichende und gleichbleibende Qualität sichern sollen; Abk.: GMP

Goodpasture-Syndrom [nach dem Pathologen Ernest W. Goodpasture, 1886–1960]: Autoimmunerkrankung mit Lungenblutungen und ↑Glomerulonephritis

Goor|magh|tigh-Zellen [gorˈmaxtɪx...; nach dem belg. Arzt N. Goormaghtigh, 1890–1960]: im Winkel zwischen ↑Vas afferens und ↑Vas efferens liegende zytoplasmaarme Zellen mit chromatindichten Kernen

Gordon-Fi̩ngerzeichen [ˈgɔ:dən...; nach dem amerik. Neurologen Alfred Gordon, 1874–1953]: Reflexbewegung der Finger zum Handrücken hin (bzw. Spreizung der Finger) bei Druck auf das ↑Os pisiforme. **Gordon-Phänomen:** bei ↑Chorea minor vorkommende Erscheinung, die darin besteht, dass der Unterschenkel nach Auslösen des Kniesehnenreflexes in Streckstellung bleibt, Pyramidenbahnzeichen

Gordon-Test [ˈgɔ:dən...; nach dem engl. Bakteriologen H. Gordon, 1872–1953]: bakteriologischer Tierversuch zum Nachweis von Erregern der malignen ↑Lymphogranulomatose durch Einimpfen von Extrakten lymphogranulomatösen Gewebes in Kaninchenhirne (ruft eine tödliche lymphozytäre Enzephalitis hervor)

Gordon-Ze̱henzeichen [ˈgɔ:dən...; nach dem amerik. Neurologen Alfred Gordon, 1874–1953]: reflektorische Aufwärtsbewegung (Dorsalflexion) der großen Zehe bei Kneten oder Kneifen der Wadenmuskulatur (bei Pyramidenbahnläsion)

GOT: Abk. für ↑Glutamat-Oxalacetat-Transaminase

Gowers-Bahn [ˈgaʊərs..., nach dem engl. Neurologen W. R. Gowers, 1845–1915]: = Tractus spinocerebellaris anterior. **Gowers-Zeichen: 1)** Erweiterung (statt Verengerung) der Pupille (paradoxe Pupillenreaktion) bei Lichteinfall (wenn ↑Tabes dorsalis vorliegt). **2)** Auftreten von verstärkten Schmerzen bei Ischias, wenn der Patient oder die Patientin das Bein bis zur Schmerzgrenze streckt und den Fuß dorsal beugt (ermöglicht Unterscheidung zwischen Ischias und Muskelschmerzen anderer Herkunft)

GPT: Abk. für ↑Glutamat-Pyruvat-Transaminase

Gra̱af-Follikel [nach dem niederl. Anatomen Reinier de Graaf, 1641–1673] *Pl.:* = Folliculi ovarici vesiculosi

gra̩cilis, ...le [aus gleichbed. lat. *gracilis*]: dünn, zart, schlank, schmal; z. B. in der Fügung ↑Nucleus gracilis (Anat.)

Grading [greɪd...; zu engl. *to grade* = einteilen, abstufen] *s;* -s, -s: Malignitätsgrad eines Tumors

Gra̱e|fe-Krankheit [nach dem dt. Ophthalmologen Albrecht von Graefe, 1828–1870]: = Ophthalmoplegia chronica progressiva

Gra̱e|fe-Lanze: Lanzette mit dreieckigem Blatt (chirurg. Instrument für Augenoperationen)

Gra̱e|fenberg-Ring [nach dem dt. Gynäkologen Ernst Graefenberg, 1881–1957]: Spiralring aus Silberdraht, der zur Verhütung einer Schwangerschaft in die Gebärmutterhöhle eingelegt wird

Graelfe-Zeichen: Zurückbleiben des oberen Augenlides bei Blick nach unten (häufig bei ↑Basedow-Krankheit)

...graf, auch **...graph** [zu gr. γράφειν = einritzen; schreiben; aufzeichnen]: Grundwort von zusammengesetzten männlichen Substantiven mit der Bed. »Gerät (Apparat) zur grafischen (od. bildlichen) Aufzeichnung von Körperteilen od. Organen, von Bewegungen od. Messergebnissen«; z. B.: Elektrokymograf. **...grafie,** auch: **...graphie,** Grundwort von zusammengesetzten weiblichen Substantiven mit der Bed. »Aufzeichnung; grafische Darstellung; röntgenografische Abbildung (Darstellung)«; z. B.: Arteriografie; vgl. auch: ...gramm

Gralfollloge *m;* -n, -n, **Gralfollogin** *w;* -, -nen [zu gr. γράφειν = schreiben u. ↑...loge]: Person, die auf dem Gebiet der Grafologie Spezialkenntnisse besitzt, dort forscht. **Gralfollogie** [↑...logie] *w;* -: Lehre vom Ausdrucksgehalt der Handschrift und von ihrer psychologischen Deutung. **gralfollogisch:** die Handschriftendeutung, den Ausdruck der Handschrift betreffend

Gralfolmeltrie [zu gr. γράφειν = schreiben u. ↑...metrie] *w;* -: Bestimmung der durch Medikamente oder Krankheiten hervorgerufenen Veränderungen der Handschrift

Gralfolspasmus [zu gr. γράφειν = schreiben und ↑Spasmus] *m;* -, ...men: »Schreibkrampf«, durch Überanstrengung hervorgerufener Krampf der Handmuskeln

Grafoltherapie [zu gr. γράφειν = einritzen; schreiben; aufzeichnen u. ↑Therapie] *w;* -: Schreibbewegungstherapie zur Behandlung von Schwächen beim Schreiben (Psychol.)

Graft [engl.-amerik. *graft* = Pfropfreis, Transplantat] *s;* -s, -s: neuere Bez. für: Transplantat, Plastik

Graft-versus-Host-Relaktion [...houst...; ↑Graft, lat. *versus* = gegen, engl. *host* = Gastgeber u. ↑Reaktion] *w;* -, -en: Abstoßungsreaktion eines transplantierten Spenderorgans gegen den Empfängerorganismus

Grahambrot [nach dem amerik. Arzt S. Graham, 1794–1851]: Vollkornbrot aus geschrotetem Weizen (in Kastenform), ursprüngl. ohne Hefe und Sauerteig hergestellt, heute oft durch Hefe oder Sauerteig gelockert

Graham-Steell-Geräusch [ˈgreɪəm stiːl...; nach dem engl. Arzt Graham Steell, 1851–1942]: über dem zweiten Zwischenrippenraum hörbares ↑systolisches Herzgeräusch (deutet auf Pulmonalklappeninsuffizienz hin)

Graham-Tumor [ˈgreɪəm...; nach dem amerik. Chirurgen Allen Graham, 19./20. Jh.]: kleine Adenokarzinominsel, Mikrokarzinom mit fibrösem Stroma, bes. in Kröpfen vorkommend

Gram-Färbung [nach dem dän. Bakteriologen H. C. J. Gram, 1853–1938]: Färbung von mikroskopischen Bakterienpräparaten (mit Karbolgentianaviolettlösung und Karbolfuchsin), durch die Bakterien gleichen Aussehens unterschieden werden können (da sie entweder die Farbe der einen oder die der anderen Lösung annehmen)

...gramm [von gr. γράμμα = Geschriebenes; Buchstabe; Schriftzeichen; Zeichen]: Grundwort von zusammengesetzten sächlichen Substantiven mit der Bedeutung »Geschriebenes; [grafisch] Aufgezeichnetes; Röntgenbild; Sinneseindruck«; z. B.: Engramm, Enzephalogramm; vgl. ...graf und ...grafie

gramlnegativ [nach dem dän. Bakteriologen H. C. J. Gram, 1853–1938]: bei der Gram-Färbung sich rot färbend (von Bakterien). **grampositiv:** bei der Gram-Färbung sich dunkelblau färbend (von Bakterien)

Grande Hystérie [grãːndə [h]ɪsteˈriː; frz. = große Hysterie] *w;* - -, -s -s: großer hysterischer Anfall mit Bewusstseinseinengung, Aufbäumung in Kopf-Fersen-Lage und Verdrehung der Augen

Grand Mal [grã: -; aus gleichbed. frz. *grand mal*] *s;* --, auch: **Haut Mal** [o -; zu frz. *haut* = hoch, stark]: »großer Krampf«, veralt. Bez. für einen schweren Anfall mit tonisch-klonischen Krämpfen, Bewusstlosigkeit u. Gedächtnisverlust bei ↑Epilepsie

Granula: Pl. von ↑Granulum

granulär, in fachspr. Fügungen: **granularis, ...re** [zu lat. *granulum* = Körnchen]: körnig; z. B. in der Fügung ↑Foveolae granulares

Granularlatrolphie [zu lat. *granulum* = Körnchen u. ↑Atrophie]: körnige Veränderung der Oberfläche eines Organs infolge Schrumpfung (z. B. bei Schrumpfniere und Leberzirrhose)

Granulat [zu lat. *granulum* = Körnchen] *s;* -[e]s, -e: gekörnte Substanz. **Granulation** *w;* -, -en, in fachspr. Fügungen: **Granulatio,** *Pl.:* ...iolnes: **1)** Bildung von ↑Granulationsgewebe (1 u. 2). **2)** meist *Pl.:* Körnchen an der Oberfläche von ↑Granulationsgewebe (1 u. 2). **3)** *Pl.:* Bezeichnung für: Granula der ↑Leukozyten. **Granulatiolnes arachnolidales** *Pl.:* warzenähnliche, gefäßlose Wucherungen der Spinngewebshaut des Gehirns, die sich in die ↑Dura mater und den ↑Sinus durae matris vorwölben

Granulationslgeschwulst: tumorartige Wucherung von ↑Granulationsgewebe (2), durch Infektionen (infektiöse Granulationsgeschwülste von charakteristischem Aussehen) und chronisch-entzündliche Prozesse hervorgerufen

Granulationslgewebe: 1) sich bei der Heilung von Wunden u. Geschwüren neu bildendes gefäßreiches Bindegewebe, das nach einiger Zeit in Narbengewebe übergeht. **2)** ein dem Granulationsgewebe (1) ähnliches Gewebe, das sich bei bestimmten Infektionen und chronischen Entzündungen im Gewebsinneren bildet (Zahnmed.)

granuliel ren [zu lat. *granulum* = Körnchen]: Körnchen bzw. Granulationen, Granulationsgewebe bilden. **granuliert:** gekörnt, körnig zusammengeschrumpft (z. B. bei Schrumpfniere)

Granulom [zu lat. *granulum* = Körnchen] *s;* -s, -e, in fachspr. Fügungen: **Granuloma,** *Pl.:* -ta: Bez. für bestimmte ↑Granulationsgeschwülste; bes. in der Zahnmedizin Bez. für eine Granulationsgeschwulst an der Zahnwurzelspitze; krankhafte Gewebsveränderung mit Geschwulstbildung. **Granuloma anulare:** ringförmig angeordnete Knötchen, vorwiegend an Hand- u. Fingerrücken. **Granuloma fungo|ides** = Mycosis fungoides. **Granuloma mali|gnum** = Lymphogranulomatose. **Granuloma pediculatum:** gestielte, pilzförmige Geschwulst der Haut und der Schleimhäute. **Granuloma tele-angi|ec|taticum** = Granuloma pediculatum. **Granuloma tri|cho|phyticum:** geschwulstartige Bildungen bei ↑Trichophytie. **Granuloma tropicum** = Frambösie. **Granuloma venere|um:** »Wucherbeule«, tropische Geschlechtskrankheit, die sich in der Bildung wuchernder Geschwüre im Genitalbereich äußert (durch ↑Donovania granulomatis hervorgerufen). **Granulom, rheumatisches** = Aschoff-Geipel-Knötchen

granulomatös, in fachspr. Fügungen: **granulomatosus, ...osa, ...osum** [zu ↑Granulomatose]: mit der Bildung von ↑Granulomen einhergehend; zu einer ↑Granulomatose gehörend

Granulomatose [zu ↑Granulom] *w;* -, -n, in fachspr. Fügungen: **Granulomatosis,** *Pl.:* ...oses: Bildung zahlreicher ↑Granulome; Erkrankung, die mit der Bildung von Granulomen einhergeht. **Granulomatosis beni|gna** = Sarkoidose. **Granulomatosis dis|ci|formis chronica:** Hauterkrankung, die sich in scheibenförmigen, harten Geschwulstherden, vorwiegend an den Unterschenkeln, äußert. **Granulomatosis infanti|septica** = Listeriose

granulomatosus vgl. granulomatös

Granulo|phthise [lat. *granulum* = Körnchen u. gr. *φθίσις* = Auszehrung; Schwinden, Abnehmen] *w;* -: = Agranulozytose

Granulo|poe|se [zu lat. *granulum* = Körnchen u. gr. *ποιεῖν* = machen; bereiten] *w;* -: Bildung der ↑Granulozyten aus ↑Myeloblasten

granulös, in fachspr. Fügungen: **granulosus, ...osa, ...osum** [zu lat. *granulum* = Körnchen]: körnig, gekörnt; z. B. in der Fügung ↑Stratum granulosum

Granulosa|zellen: Zellen des ↑Stratum granulosum, des Follikelepithels des Graaf-Follikels. **Granulosa|zell|tumor:** Östrogen bildende Eierstocksgeschwulst

Granulosis ru|bra nasi [zu granulosus (↑granulös); ↑ruber u. Nasus (↑Nase)] *w;* - - -: gesteigerte Schweißabsonderung mit Bildung hellroter Knötchen und Pusteln auf der geröteten Nasenhaut (hauptsächlich bei Kindern vorkommend)

granulosus vgl. granulös

Granulo|zyt [lat. *granulum* = Körnchen u. ↑...zyt] *m;* -en, -en (meist *Pl.*): große weiße Blutkörperchen mit feinkörnigem Protoplasma, man unterscheidet je nach Anfärbbarkeit der Zellen, eosinophile, neutrophile und basophile Granulozyten. **granulo|zyten|kolonie|stimulierender Faktor:** ↑Zytokin, das die Bildung von Granulozyten anregt; Abk.: G-CSF (für entsprechend engl. granulocyte colony stimulating factor). **Granulozyten-Ma|kro|phagen-kolonie|stimulie|render Faktor** [↑Granulozyt u. ↑Makrophage]: Zytokin, das Wachstum und Differenzierung von ↑myeloiden Zellen stimuliert; Abk.: GM-CSF (für engl. granulocyte *m*acrophage-*c*olony *s*timulating *f*actor).

Granulo|zyto|pa|thie [↑...pathie] *w;* -, ...ien: Funktionsstörung der weißen Blutkörperchen (bei normaler Zellzahl). **Granulo|zyto|penie** [gr. *πενία* = Armut, Mangel] *w;* -, ...ien: Mangel an Granulozyten im Blut, z. B. bei ↑Agranulozytose

Granulum [aus lat. *granulum* = Körnchen] *s;* -s, ...la (meist *Pl.*): **1)** Arzneikügelchen (Arzneimittel in Körnchenform). **2)** Teilchen der mikroskopischen Kornstruktur der lebenden Zelle. **3)** beim ↑Trachom vorkommende körnige Bildung unter dem Oberlid. **4)** Gewebeknötchen in Granulationsgeweben (1 u. 2). **Granula menin|gica** *Pl.:* = Granulationes arachnoideales

Graser-Divertikel [nach dem dt. Chirurgen Ernst Graser, 1860–1929]: Ausstülpung der Schleimhaut des Dick- u. des Mastdarms

Grasset-Zeichen [graˈse...; nach dem frz. Arzt Joseph Grasset, 1849–1918]: **1)** Bewegung des Kopfes bei halbseitiger Gehirnblutung nach der Seite der gelähmten Gliedmaßen hin (bei spastischer Lähmung) infolge Kontraktion des ↑Musculus sternocleidomastoideus. **2)** Anzeichen für ↑Hemiplegie, das darin besteht, dass die liegende Person zwar jedes Bein für sich, aber nicht beide Beine zugleich anheben kann

grassie|ren [aus lat. *grassari* = losschreiten; (hart) zu Werke gehen; wüten]: um sich greifen, sich ausbreiten, wüten (bes. von Krankheiten)

Gratio|let-Sehstrahlung [grasɪoˈle...; nach dem frz. Anatomen u. Physiologen L. P. Gratiolet, 1815–1865]: = Radiatio optica

grauer Star vgl. Katarakt

Grausyndrom vgl. Greysyndrom

Gravedo [aus lat. *gravedo* = Schwere der Glieder, Stockschnupfen] *w;* -: veralt. Bez. für ↑Rhinitis

grave|olens [aus gleichbed. lat. *graveolens*]: übel riechend, stinkend

Graves-Krankheit [greɪvz...; nach dem schott. Arzt Robert J. Graves, 1796–1853] = Basedow-Krankheit

gravid, in fachspr. Fügungen: **gravidus, ...da, ...dum** [aus gleichbed. lat. *gravidus* (eigtl. = beschwert)]: schwanger. **Gravida** *w;* -, ...dae: Schwangere. **Gravidarium** [zu ↑gravid] *s;* -s, ...ria: »Schwangerschaftsscheibe«, kreisrunde Übersichtstafel, auf der alle wichtigen Termine während der Schwangerschaft abzulesen sind

Gravidität *w;* -, -en, in fachspr. Fügungen: **Graviditas** *w;* -, ...tates: Schwangerschaft. **Graviditas abdominalis:** Bauchhöhlenschwangerschaft, Entwicklung des Keims außerhalb des ↑Uterus in der Bauchhöhle. **Graviditas ex|tra|uterina,** auch: **Extra|uterin|gravidität** [↑extrauterinus]: allg. Bez. für eine Schwangerschaft, bei der sich der Keim außerhalb der Gebärmutter entwickelt. **Graviditas nervosa** = Grossesse nerveuse. **Graviditas ovarica:** »Eierstockschwangerschaft«, Schwangerschaft, bei der sich der Keim im Eierstock entwickelt. **Graviditas tubarica:** »Eileiterschwangerschaft«, Schwangerschaft, bei der sich der Keim im Eileiter entwickelt

Gravido|gramm [zu ↑gravid u. ↑...gramm] *s;* -s, -e: Übersicht über die Untersuchungsergebnisse der Vorsorgeuntersuchungen im Verlauf der Schwangerschaft im Mutterpass. **gravidus** vgl. gravid

gravis, ...ve [aus gleichbed. lat. *gravis*]: schwer; schwerwiegend; z. B. in der Fügung ↑Icterus gravis neonatorum

Grawitz-Tumor [nach dem dt. Pathologen Paul Grawitz, 1850–1932]: = Hypernephrom

Gray [greɪ; nach dem brit. Physiker u. Radiologen L. H. Gray, 1905–1965] *s;* -[s], -: SI-Einheit der Energiedosis ionisierender Strahlen (ersetzt das ↑Rad); Zeichen: Gy (1 Gy = 1 J/kg)

Gray-Syndrom [grei] vgl. Greysyndrom

Grazilis|plastik: Operationsmethode zur Behandlung des willkürlichen Stuhlabgangs, bei der der ↑Musculus gracilis um den After geschlagen und am Sitzbeinhöcker befestigt wird

Grazilis|syn|drom: Überlastungsreaktionen des Ansatzes des Musculus gracilis am Mons pubis

Gregg-Krankheit [nach dem austral. Ophthalmologen Sir Norman McAllister Gregg, 1892–1966]: = Embryopathia rubeolosa

Greif|re|flex: reflektorisches Schließen der Finger zur Faust bei Berührung der Handfläche (nach bestimmten Schädigungen des Stirnhirns auftretend; physiologisch bei Neugeborenen u. Säuglingen)

Greisenbogen vgl. Arcus senilis

Grenz|divertikel vgl. Pulsionsdivertikel

Grenzfläche vgl. Membran

Grenzstrahlen: extrem weiche, sehr langwellige Röntgenstrahlen unterhalb des für die Durchleuchtung verwertbaren Wellenlängenbereichs (zu Bestrahlungen verwendet; Phys.)

Grenzstrang vgl. Truncus sympathicus

Grenzstrang|re|sektion = Sympathektomie

Grenzstreif vgl. Stria terminalis

Grenz|zone: 1) scharfe Abgrenzung vom kranken zum gesunden Gewebe, Demarkationsgrenze. **2)** Grenzgebiet arterieller Versorgung im Gehirn, anfällig für Infarkte

Grey|syn|drom [greɪ...; engl. *grey* = grau], **Grau|syn|drom:** kardiovaskulärer Kollaps bei Früh- und Neugeborenen nach Behandlung mit Chloramphenikol; charakteristisch ist die aschgraue Hautfarbe der Kinder

Grie|singer-Zeichen [nach dem dt. Internisten u. Psychiater Wilhelm Griesinger, 1817–1868]: Schwellung hinter dem Warzenfortsatz des Ohres als Zeichen für eine ↑Thrombose des ↑Sinus transversus

Griess-Probe [nach dem dt. Chemiker J. P. Griess, 1829–1888]: Methode zum Nachweis von Nitrit im Harn

Griffelfortsatz vgl. Processus styloideus (ossis temporalis)

Grimmdarm vgl. Kolon

Grind *m;* -[e]s, -e: Kruste oder Borke, die sich bei bestimmten Hautkrankheiten bildet

grippal [zu ↑Grippe]: grippeartig, mit Fieber u. Katarrh verbunden (von Infekten). **Grippe** [aus gleichbed. frz. grippe (eigtl. = Grille, Laune)] *w;* -, -n: Virusinfektionskrankheit, die mit Fieber, Gliederschmerzen, Katarrh der oberen Luftwege u. a. einhergeht und oft epidemisch auftritt. **Grippe|pneu|monie:** Lungenentzündung, die als Komplikation bei einer Grippe auftritt. **grippo|id** [zu ↑Grippe u. ↑...id]: = grippal. **grippös** = grippal, grippeartig

Grisel-Krankheit [nach dem frz. Arzt P. Grisel, 1869–1959]: ↑Subluxation der ↑Articulatio atlantoaxialis mediana infolge entzündlicher Weichteilschwellung im Nasen-Rachen-Raum bei Kindern (dadurch bedingt eine schmerzhafte Schiefhaltung des Kopfes)

grise|us, ...ea, ...e|um [aus gleichbed. mlat. *griseus*]: grau; z. B. in der Fügung ↑Substantia grisea

Gritti-Operation [nach dem ital. Chirurgen Rocco Gritti, 1828–1920]: Oberschenkelamputation dicht über dem Kniegelenk, wobei die Knochenwunde mit der Kniescheibe verschlossen wird (heute weniger gebräuchlich, da der Oberschenkelstumpf für moderne Prothesen zu lang ist)

Grob|motorik: weniger differenzierte ↑Motorik des Bewegungsapparates im Ggs. zur ↑Feinmotorik

grobschlägig: Bez. für erhebliches rhythmisches Muskelzittern (Ggs. ↑feinschlägig)

Grocco-Rauchfuß-Dreieck [ˈgrɔko...; nach dem ital. Internisten Pietro Grocco, 1856–1916, u. dem dt.-russ. Internisten Karl Rauchfuß, 1835–1915]: veralt. Bez. für eine dreieckige Zone auf der nicht von einem ↑Pleuraerguss betroffenen Brustseite, die bei der Perkussion ähnliche Schalldämpfung, Abschwächung des ↑Vesikuläratmens und Aufhebung des Stimmfremitus zeigt (wie der Bezirk des Pleuraergusses)

Größersehen vgl. Makropsie

Grossesse nerveuse [groˈses nɛrˈvøːzə; aus gleichbed. frz. *grossesse nerveuse*] *w;* - -, -s -s [...ˈses ...vøːzə]: »eingebildete Schwangerschaft«, wahnhafte Vorstellung, die alle körperlichen Symptome einer Schwangerschaft herbeiführen kann, ohne dass eine Schwangerschaft vorliegt

Großfleckenkrankheit vgl. Erythema infectiosum

Großhirn vgl. Cerebrum

Großhirn|hemi|sphäre vgl. Hemisphaerium

Großhirnrinde vgl. Cortex cerebri

Großhirnschenkel vgl. Crus cerebri

Großhirnsichel vgl. Falx cerebri

Großzehe vgl. Hallux

Großzehenzeichen vgl. Babinski-Zeichen

Grubenwurm vgl. Ancylostoma duodenale
Gruber-Widal-Re|aktion [nach dem dt. Hygieniker u. Bakteriologen Max von Gruber, 1853–1927, u. dem frz. Internisten Ferdinand Widal, 1862–1929]: ↑Agglutination eines Blutserums, das bestimmte Immunkörper enthält, mit Bakterien der entsprechenden Art (dient zur Identifizierung unbekannter Bakterienstämme mithilfe von bekannten Immunseren)
Gruby-Krankheit [nach dem ungar. Arzt David Gruby, 1810–1898]: = Mikrosporie
Grünblindheit vgl. Deuter[o]anopie
Grunderkrankung, Grundleiden: 1) primäre, den Begleit- und Folgeerkrankungen (zeitlich, kausal) vorgelagerte Krankheit. **2)** diejenige von mehreren Erkrankungen oder Verletzungen, die zum Tode geführt hat
Grundumsatz *m;* -es, ...sätze: diejenige Energiemenge, die der Körper bei völliger Ruhe verbraucht, d. h., die nur der Erhaltung der Lebensvorgänge dient und nicht in Muskel-, Verdauungsarbeit o. Ä. umgesetzt wird; Abk.: GU
grüner Star vgl. Glaukom
Grünholz|fraktur [auf die Biegsamkeit jungen, wachsenden Holzes bezogen]: Knochenbruch bei Kindern und Jugendlichen, bei dem die Knochenhaut zum Mindesten auf einer Seite unversehrt bleibt
Grützbeutel vgl. Atherom
Gryposis un|guium [zu gr. *γρυπός* = gekrümmt; lat. *unguis* = Finger-, Zehennagel] *w;* - -, ...oses -: = Onychogrypose
GU: Abk. für ↑Grundumsatz
Gua|jak|harz [von hait. *guayacán* = Name eines mittelamerik. Baumes]: als Heilmittel (u. a. harntreibend) verwendetes Harz des Guajakbaums. **Gua|jakol** [Kurzw. aus *Guajak* u. Alkoh*ol*] *s;* -s: [aus Guajakharz gewonnener] aromatischer Alkohol, Antiseptikum mit mild desinfizierender und sekretionshemmender Wirkung bes. auf die Bronchialschleimhaut (gleichzeitig appetitanregend). **Gua|jak|probe:** Untersuchung des Stuhls, Urins u. Magensaftes auf Blutbeimengungen mittels Zusatzes von Guajaktinktur u. Wasserstoffperoxid zur Flüssigkeit (bei positiver Reaktion Blaufärbung)
Guarnie|ri-Körperchen [nach dem ital. Pathologen Giuseppe Guarnieri, 1856–1918]: ↑extranukleär gelegene, leicht färbbare Einschlusskörperchen in von Pockenviren befallenen Zellen (Produkte der Reaktion der Zelle auf das Pockenvirus)
Gubernaculum testis [aus lat. *gubernaculum* = Steuerruder (auch übertr. = Lenkung, Leitung); ↑Testis] *s;* - -, ...la -: das Urnierenleitband in seiner beim männl. Geschlecht ausgeprägten Form als Hodenleitband, das den in der Leibeshöhle befindlichen embryonalen Hoden mit der Leistengegend verbindet und seinen Eintritt in den Hodensack lenkt
Gub|ler-Schwellung [gyb'lɛ:r...; nach dem frz. Arzt Adolphe Gubler, 1821–1879]: Sehnenanschwellung am Handrücken bei Lähmung infolge Bleivergiftung. **Gudden-Wanner-Zeichen** [nach dem dt. Otologen Friedrich Wanner, 1870–1944]: Abnahme der Dauer eines Stimmgabeltons über Narben des knöchernen Schädels infolge Verminderung der Schallleitung
Gudden-Zeichen [nach dem dt. Psychiater J. B. A. von Gudden, 1824–1886]: Reaktionsträgheit der Pupillen nach Alkoholgenuss (tritt bei Alkoholintoleranz und nach ungewohntem Alkoholgenuss auf)
Guedel-Tubus ['gju:dl...; nach dem amerik. Anästhesisten Arthur Ernest Guedel, 1883–1956], auch: **Oropharyngealtubus:** Tubus, der bei bewusstlosen oder narkotisierten Patienten das Zurückfallen der Zunge verhindert
Guelpa-Kur [nach dem ital. Arzt Guglielmo Guelpa, 1850–1930]: Entfettungskur mit vegetarischer Diät
Guérin-Fraktur [ge'rɛ̃:...; nach dem frz. Chirurgen A. F. M. Guérin, 1817(?)–1895]: ein- oder beidseitige ↑Fraktur des Oberkiefers in Höhe des harten Gaumens infolge Gewalteinwirkung im Bereich der Nasenöffnung
Guillain-Barré-Syndrom [gi'jɛ̃: ba're:...; nach den Neurologen Georges Guillain, 1876–1961, und Jean A. Barré, 1880–1967]: durch Infektion hervorgerufene entzündliche Spinalnervenlähmung, Polyradikuloneuritis
Gui|nea|wurm vgl. Dracunculus medinensis
Gull-Krankheit [gal...; nach dem engl. Arzt W. W. Gull, 1816–1890]: = Myxödem
Gumma [zu vulgärlat. *gummi* (lat. *cummi*) = Gummi] *s;* -s, Gummata u. Gummen: gummiartige ↑Granulationsgeschwulst in verschiedenen Organen (im Tertiärstadium der ↑Syphilis) bzw. bei Hauttuberkulose u. best. Pilzerkrankungen der Haut)
Gummihaut vgl. Cutis laxa
gummös, in fachspr. Fügungen: **gummosus, ...osa, ...osum** [zu ↑Gumma]: zum ↑Gumma gehörend, Gummen bildend
Gumprecht-Schollen [nach dem dt. Internisten Ferdinand Gumprecht, 1864–1947] *Pl.:* schollenförmige Trümmer von Leukozyten im Blutausstrich bei ↑lymphatischer und ↑myeloischer ↑Leukämie
Gunn-Kreuzungs|phänomen [gan...; nach dem engl. Ophthalmologen R. M. Gunn, 1850–1909]: Eindrückung einer Netzhautvene an der Stelle, an der sie eine verdickte oder verhärtete Arterie kreuzt (bei ↑Hypertonie vorkommend)
Günther-Krankheit [nach dem dt. Internisten Hans Günther, 1884–1956]: = Porphyria erythropoetica
Günther-Operation [nach dem dt. Chirurgen G. B. Günther, 1801–1866]: Verbesserung der ↑Pirogow-Operation zur Amputation des Unterschenkels, bei der der Schnitt durch Weichteile, Waden- und

Fersenbein schräg angelegt wird, sodass beim Aneinanderfügen der Knochenflächen ein Teil der Sohlenhaut (und nicht die Achillessehnengegend) die neue Trittfläche bildet

Günzburg-Probe [nach dem dt. Internisten Alfred Günzburg, 1861–1945]: mit Günzburg-Reagenz ausgeführte Probe, mit der sich die Anwesenheit freier Salzsäure im Magensaft feststellen lässt (bei der Eindampfung von filtriertem Magensaft mit Günzburg-Reagenz bildet sich bei Anwesenheit von freier Salzsäure ein roter Spiegel). **Günzburg-Reagenz:** auf kleinste Mengen freier Salzsäure reagierendes Gemisch aus Lösungen von Phlorogluzin u. Vanillin in Alkohol

Gurkenkernbandwurm vgl. Dipylidium caninum

Gürtelrose vgl. Herpes zoster

gusta|torisch, in fachspr. Fügungen: **gusta|torius, ...ia, ...ium** [zu lat. *gustus* = Geschmack]: den Geschmackssinn betreffend, zum Geschmackssinn gehörend; z. B. in der Fügung ↑Caliculus gustatorius

Gusto|meter [↑Gustus und ↑...meter] *s;* -s, -: Gerät zur Prüfung des Geschmackssinnes. **Gusto|metrie** [↑...metrie] *w;* -: Prüfung des Geschmackssinnes

Gustus [aus lat. *gustus* = Geschmack] *m;* -, - [ˈgʊstuːs]: Geschmack[ssinn] (vermittelt die drei Grundqualitäten: süß, sauer, salzig). **Gustus depravatus: a)** schlechter Geschmack im Mund. **b)** Gelüst nach ausgefallenen Speisen

gutartig vgl. benigne

Gutartigkeit vgl. Benignität

Gu|thrie-Test [ˈgaθrɪ...; nach dem amerik. Pädiater u. Mikrobiologen R. Guthrie, 1916–1995]: veralt. Früherkennungsmethode zum Nachweis des Enzyms Phenylalanin im Blut von Säuglingen

Gutta|dia|phot|verfahren [lat. *gutta* = Tropfen, ↑dia... u. gr. *φῶς*, Gen.: *φωτός* = Licht]: Verfahren der Blutdiagnostik, bei dem ein auf gefärbtes Fließpapier aufgebrachter eingetrockneter Blutstropfen im durchscheinenden Licht betrachtet wird (charakteristische Veränderungen des Aussehens weisen auf bestimmte Blutkrankheiten oder auf ↑Syphilis hin)

Gutta|per|cha [zu malai. *getah* = Gummi u. *percha* = Baum, der Guttapercha absondert] *w;* - oder *s;* -s: kautschukähnliches Produkt aus dem Milchsaft einiger Bäume Südostasiens, das u. a. medizinisch für (wasserundurchlässiges) Verbandsmaterial verwendet wird

guttatus, ...ta, ...tum [zu lat. *gutta* = Tropfen]: tropfenförmig; bes. in der Fügung ↑Psoriasis guttata

Gut|ti|ole® [Kunstw., zu lat. *gutta* = Tropfen u. dem FW *Phiole* (von gr. *φιάλη* = Schale, Trinkschale)] *w;* -, -n: Tropffläschchen

guttural, in fachspr. Fügungen: **gutturalis, ...le** [zu lat. *guttur* = Gurgel, Kehle]: die Kehle betreffend

Gu|yon-In|stillation [gyɪˈjõː...; nach dem frz. Urologen Félix Guyon, 1831–1920]: Einträufelung von Arzneimittellösungen in die hintere Harnröhre (zur Behandlung des ↑Colliculus seminalis, der Ausführungsgänge um ↑Prostata u. Samenblasen) mittels durchbohrtem ↑Bougie mit angesetzter Spitze. **Gu|yon-Nieren|palpation:** Abtasten der Nieren (in Rückenlage des Patienten) mit beiden Händen, wobei eine Hand vom Rücken (Lumbalregion) her die Niere der anderen, den Oberbauch abtastenden Hand entgegendrückt. **Gu|yon-Zeichen:** ↑Ballottement der Nieren

GvH: Abk. für *G*raft *v*ersus *H*ost, vgl. Graft-versus-Host-Reaktion

GvHD: Abk. für *g*raft-*v*ersus-*h*ost *d*isease, vgl. Graft-versus-Host-Reaktion

Gy = Gray

gyn..., Gyn... vgl. gynäko..., Gynäko...

Gyn|agogie [zu ↑gynäko... u. gr. *ἀγωγός* = führend, leitend] *w;* -: Zweig der Medizin bzw. Psychologie, der sich mit der psychotherapeutischen Behandlung gynäkologischer Leiden beschäftigt

> **gy|nä|ko..., Gy|nä|ko...**
>
> ⟨gr. *γυνή*, Gen.: *γυναικός* »Frau, Ehefrau«⟩
> Wortbildungselement mit der Bedeutung »die Frau betreffend; weiblich«:
> - gynäkologisch
> - Gynäkophobie
> - Gynäkospermium
>
> Von gleicher Herkunft ist das Wortbildungselement **gyno..., Gyno...,** vor Vokalen meist gyn..., Gyn..., mit der Bedeutung »das weibliche Geschlecht betreffend; weiblich«. Es ist Bestandteil einiger Fremdwörter, wie z. B. in gynandrisch und Gynogenese.

Gynäko|all|ergie [↑gynäko... u. ↑Allergie] *w;* -, ...ien: anatomisch-funktionelle Veränderungen im Bereich des weibl. Genitalapparates durch spezifische oder unspezifische Faktoren

Gynäko|gra|fie [↑gynäko... u. ↑...grafie; Analogiebildung nach ↑Röntgenografie] *w;* -, ...ien: röntgenografische Darstellung der Gebärmutter u. der Eierstöcke (nach Einblasen von Luft als Kontrastmittel in den Bauchraum)

Gynäko|loge *m;* -n, -n, **Gynäko|login** *w;* -, -nen [↑gynäko... u. ↑...loge]: Frauenarzt/-ärztin, Arzt, Ärztin für Frauenheilkunde. **Gynäko|logie** [↑...logie] *w;* -: »Frauenheilkunde«, Lehre von den Frauenkrankheiten (einschließlich Geburtshilfe). **Gynäkologikum** *s;* -s, ...ka: Arzneimittel zur Behandlung von Frauenkrankheiten. **gynäko|logisch:** die Frauenheilkunde betreffend

Gynäko|mastie [zu ↑gynäko... u. gr. *μαστός* = Brust, Mutterbrust] *w;* -, ...ien: unnatürliche Brustentwicklung bei Männern, von hormonalen Störungen verursachte Vermehrung des Brustdrüsengewebes (echte G.) oder Fettablagerungen in der Brustdrüse (falsche G.)

gynäko|morph [zu ↑gynäko... u. gr. *μορφή* = Gestalt]: der Gestalt nach weiblich

Gynäko|phobie [zu ↑gynäko... u. gr. *φόβος* = Furcht] *w;* -, ...ien: Abneigung gegen alles Weibliche, neurotische Angst vor dem weiblichen Geschlecht

Gynäko|spermium [↑gynäko... und ↑Spermium] *s;* -s, ...ien [...iən]: Spermium, das ein X-Chromosom enthält und damit das Geschlecht des Kindes als weiblich bestimmt; vgl. Androspermium

gynäko|trop [↑gynäko... u. ... ↑trop]: bevorzugt bei Frauen auftretend bzw. vorkommend (von Krankheiten, Todesursachen u. Ä.). **Gynäko|tropie** *w;* -, ...ien: die Tatsache, dass u. a. bestimmte Krankheiten ausschließlich oder bevorzugt beim weiblichen Geschlecht auftreten

Gyn|ander [zu ↑gynäko... u. gr. *ἀνήϱ*, Gen.: *ἀνδϱός* = Mann] *m;* -s, -: »Zwitter«, Lebewesen, das sowohl männliche wie weibliche Geschlechtsmerkmale zeigt (die normal ausgebildet sind und mosaikartig über den Körper verteilt oder halbseitig auftreten; meist bei Tieren, z. B. Insekten; Biol.). **Gyn|an|drie** *w;* -, ...ien: **1)** Vorkommen von männlichen u. weiblichen Geschlechtsmerkmalen bei einem [tierischen] Individuum (Biol.). **2)** Ausbildung von männlichen oder gemischten Geschlechtsmerkmalen bei einer Person mit genotypisch weiblichem Geschlecht. **Gyn|an|drismus** *m;* -, ...ismen: seltene Bez. für: ↑Gynandrie

Gyn|an|dro|blastom [↑gynäko..., ↑andro... u. ↑Blastom] *s;* -s, -e: seltener Mischtumor des Eierstocks, histologisch die Merkmale des ↑Arrhenoblastoms u. eines Granulosazelltumors zeigend

Gyn|an|dromor|phismus [zu gr. *μορφή* = Gestalt] *m;* -, ...men: = Gynandrie

Gyn|atresie [↑gynäko... u. ↑Atresie] *w;* -, ...ien: angeborenes Fehlen der weibl. Geschlechtsöffnung oder Verschluss der Mündungen einzelner Geschlechtsorgane (z. B. der Vagina, des Zervixkanals, des Eileiters)

gyno..., Gyno... vgl. gynäko..., Gynäko...

Gyno|gamet [↑gynäko... u. ↑Gamet] *m;* -en, -en (meist *Pl.*): Eizelle, weibliche Geschlechtszelle

gyno|id [↑gynäko... u. ↑...id]: einer Frau ähnlich, verweiblicht; bes. in der Fügung: **gynoider Typ** (des Mannes; Gegensatz: android)

Gyno|termone [↑gynäko... und ↑Termone] *Pl.:* ↑Termone, die die Ausbildung des weiblichen Geschlechts bestimmen

Gyrase [gr. *γῦϱος* = Kreis u. ↑...ase] *w;* -, -n: in Bakterien vorkommendes Enzym, das in der ↑Desoxyribonukleinsäure zu krankhaften Windungen führt. **Gyrase|hemmer** *Pl.:* Arzneimittel, die die Wirkung des Enzyms Gyrase abschwächen oder aufheben

gyratus, ...ta, ...tum [zu ↑Gyrus]: kreisförmig, gewunden, geschlängelt; z. B. in der Fügung ↑Psoriasis gyrata

Gyro|tomie [↑Gyrus u. ↑...tomie] *w;* -, ...ien: operative Entfernung eines Gyrus

Gyrus [von gr. *γῦϱος* = Kreis] *m;* -, ...ri: anat. Bez. für: Gehirnwindung, eine der wulstigen Erhebungen an der Oberfläche des Gehirns, die durch seichte Furchen getrennt sind. **Gyrus an|gularis:** Windung des ↑Lobus parietalis, dem ↑Sulcus temporalis superior aufsitzend. **Gyri breves insulae** *Pl.:* die kleinen vorderen Windungen an der Oberfläche der ↑Insel (Insula). **Gyri cere|bri** *Pl.:* allg. Bez. für: Windungen an der Oberfläche des Großhirns. **Gyrus cin|guli:** Windung, die sich bogenförmig um das ↑Corpus callosum legt. **Gyrus dentatus:** durch zahlreiche Einkerbungen gezähnelt erscheinende bogenförmige Windung am ↑Hippocampus. **Gyrus fas|cio|laris:** bandartige Windung am Hippocampus, die sich im ↑Gyrus dentatus fortsetzt. **Gyrus frontalis:** Windung des ↑Lobus frontalis parallel zur ↑Falx cerebri, eingeteilt in: G. f. inferior, G. f. medius, G. f. superior. **Gyrus longus insulae:** lange, hinten gelegene Windung an der Oberfläche der ↑Insel (Insula). **Gyri occipitales** *Pl.:* unregelmäßige Windungen an der Oberfläche des Hinterhauptlappens. **Gyrus occipito|temporalis lateralis** bzw. **media|lis:** seitlich gelegenes bzw. mittleres Läppchen an der Unterseite des ↑Lobus occipitalis u. ↑Lobus temporalis. **Gyri orbitales** *Pl.:* Windungen an der Basis des ↑Lobus frontalis. **Gyrus para|hippo|campalis:** Fortsetzung des ↑Gyrus occipitotemporalis lateralis und medialis an der Unterseite des ↑Lobus temporalis. **Gyrus para|terminalis:** Windung oberhalb der Sehnervenkreuzung u. unterhalb des ↑Rostrum corporis callosi. **Gyrus post|centralis:** hintere Zentralwindung, hinter der Zentralfurche (vgl. Sulcus centralis) gelegener Gyrus. **Gyrus prae|centralis:** vordere Zentralwindung, vor der Zentralfurche (vgl. Sulcus centralis) der Großhirnhälfte gelegener Gyrus. **Gyrus rectus:** Fortsetzung des ↑Gyrus frontalis superior an der Basis des ↑Lobus frontalis. **Gyrus su|pra|marginalis:** bogenförmige Windung des ↑Lobus parietalis. **Gyrus temporalis:** Windung des Schläfenlappens, eingeteilt in: G. t. inferior, G. t. medius, G. t. superior. **Gyri temporales trans|versi** *Pl.:* quer verlaufende Windungen des ↑Lobus temporalis

G-Zellen *Pl.:* Gastrin bildende Zellen im Magen

H

H: 1) chem. Zeichen für ↑Wasserstoff (Hydrogenium). **2)** biochem. Zeichen für ↑Hämagglutinin (↑Influenzavirus)
HA = Hepatitis A
Ha: chem. Zeichen für ↑Hahnium
HAA: Abk. für ↑hepatitisassoziiertes Antigen
Haab-Linien [nach dem schweiz. Ophthalmologen Otto Haab, 1850–1931]: Risse in der ↑Descemet-Membran bei primärem kongenitalem ↑Glaukom. **Haab-Re|flex:** Pupillenreflex derart, dass sich beide Pupillen stark zusammenziehen, wenn man in einem dunklen Raum seitlich vom Auge eine Lichtquelle aufstellt, zunächst an dieser vorbei ins Dunkle schaut u. dann bei gleichbleibender Blickrichtung seine Aufmerksamkeit dieser Lichtquelle zuwendet
Haaranalyse: spektroskopische Untersuchung von Haaren zum Nachweis von Drogen und Giften
Haarausfall vgl. Alopezie
Haarbalg vgl. Folliculus pili. **Haarbalgmilbe** vgl. Demodex folliculorum. **Haarbalgmuskeln** vgl. Musculi arrectores pilorum
Haare vgl. Pili
Haarfollikel [aus lat. *folliculus*, Gen.: *folliculi* = kleiner Ledersack, Schlauch, Balg] *m;* -s, -, in fachspr. Fügungen: **Folliculus pili:** Haarbalg, die Haarwurzel sackartig umgebende Haarscheide
Haargefäß vgl. Kapillare
Haarmark: im ↑Haarschaft findet sich zentral das Mark (↑Medulla), das aus avitalen, großen, polygonalen Zellen besteht
Haarnadelgegenstromprinzip vgl. Gegenstromprinzip
Haarnest|fistel: mit Epithel und Haaren ausgekleidete Fistel (meist in der Mittellinie über der ↑Junctura sacrococcygea gelegen)
Haarschaft: Teil des Haars, der aus der Epidermis ragt und aus totem, differenziertem Gewebe besteht
HAART: Abk. für *h*och*a*ktive *a*nti*r*etrovirale *T*herapie
Haarwirbel vgl. Vortex
Haarzelle: atypischer ↑B-Lymphozyt mit haarartigen Fortsätzen
Haarzell-Leukämie: durch das Auftreten von Haarzellen gekennzeichnetes wenig malignes Non-Hodgkin-Lymphom
Haarzunge vgl. Lingua nigra
Haarzwiebel vgl. Bulbus pili
Haarzyklus: Kopfhaar-Lebenszyklus: 2–6 Jahre produziert jede Haarwurzel einen ↑Haarschaft (Anagenphase); für 3–5 Monate wird dann die Keratinbildung eingestellt (Telogenphase), bevor das Haar ausfällt
Habenula [Verkleinerungsbildung zu lat. *habena* = Riemen, Streifen; Zügel] *w;* -, ...lae: die von der Zirbeldrüse zum ↑Thalamus ziehende streifenförmige Hirnmasse (Anat.)
Habit [ˈhɛbɪt; engl. *habit*, zu lat. *habitus* = Gehabe; äußere Erscheinung; Haltung; Verhalten, persönliche Eigenschaft] *s*, auch: *m;* -s, -s: Gewohnheit, Erlerntes; Anerzogenes; Erworbenes (Psychol.)
Habitua|tion [zu lat. *habitus* = Gehabe, Haltung; Körperbeschaffenheit; erworbene Eigenschaft] *w;* -, -en: Verminderung einer Reaktion nach wiederholter Reizung des Erfolgsorgans (Physiol., Psychol.). **habituell,** in fachspr. Fügungen: **habitua|lis, ...le: 1)** verhaltenseigen; zur Gewohnheit geworden, zum Charakter gehörend (Psychol.). **2)** gewohnheitsmäßig; oft wiederkehrend; z.B. in der Fügung ↑Abortus habitualis. **habituelle Krankheit:** ständig vorkommende oder häufig wiederkehrende Krankheit. **Habitus** *m;* -: äußere Erscheinung, Körperbeschaffenheit eines Menschen
Hachinski-Ischämie-Skala: Beurteilungseinteilung zur klinischen Differenzierung zwischen vaskulärer und degenerativer Demenz; Abk.: HIS
Hackenbruch-An|äs|thesie [nach dem dt. Chirurgen Peter Hackenbruch, 1865–1924]: Umspritzung einer Operationsstelle von zwei Einstichpunkten aus (bei ↑Lokalanästhesie). **Hackenbruch-Dis|traktions|klammer:** verstellbare Metallklammer zum Auseinanderziehen von Knochenbruchenden
Hackenfuß vgl. Pes calcaneus
Hackengang: Gang bei ↑Pes calcaneus
Hadernkrankheit [südd., österr. *Hader* = Lumpen]: Milzbrandinfektion der Lunge bei Personen, die mit dem Verarbeiten u. Sortieren von Lumpen, Fellen u. Häuten zu tun haben
Hae|ma|dip|sidae [zu gr. *αἷμα* = Blut, gr. *δίψα* = Durst u. ↑...id] *Pl.:* Familie tropischer Blutegel
Haemangioma vgl. Hämangiom
Haemangiopericytoma vgl. Hämangioperizytom
haemat[o]..., Haemat[o]... vgl. hämato..., Hämato...
hae|mato|bius, ...ia, ...ium [zu gr. *αἷμα*, Gen.: *αἵματος* = Blut u. gr. *βίος* = Leben]: im Blut lebend (z.B. von ↑Mikroben)
Haematocele vgl. Hämatozele
Haematoma vgl. Hämatom
...haemia vgl. ...ämie
haem[o]..., Haem[o]... vgl. hämo..., Hämo...
Haem|occult-Test® [hɛ...; zu ↑häm[o]... u. lat. *occultus*, adjektivisches 2. Partizip von: *occulere* = verdecken, verbergen] *m;* -[e]s, -s (auch: -e): Test zur Früherkennung von Darmkrebs, bei dem Stuhlproben auf das Vorhandensein von Blut untersucht werden

haemolyticus vgl. hämolytisch
haemophilicus vgl. hämophil
Haemophilus vgl. Hämophilus
Haemoptysis vgl. Hämoptyse
Haemorrhagia vgl. Hämorrhagie. **haemorrhagicus** vgl. hämorrhagisch
haemorrhoidalis vgl. hämorrhoidal
Haemosporidia vgl. Hämosporidien
Haffkrankheit: mit Fieber, Muskelkater und Myoglobinurie einhergehende Erkrankung nach übermäßigem Genuss von Fischen, die Giftstoffe enthalten (häufig am Kurischen Haff beobachtet)
Hafnium [zu ↑ Hafnia, dem nlat. Namen von Kopenhagen] *s;* -s: chem. Grundstoff (Metall); Zeichen: Hf
Hagelgeschwulst, Hagelkorn vgl. Chalazion
Hageman-Faktor [nach einem amerik. Patienten namens Hageman]: Faktor XII [heute nur noch so bezeichnet] der Blutgerinnung, Protein im Blutplasma, dessen Fehlen zur Verlängerung der Blutungszeit führt
Hagen-Poiseuille-Gesetz [nach dem Physiker Gotthilf Hagen, 1797–1884 und dem Physiologen Jean L. M. Poiseuille, 1799–1869]: Formel zur Bestimmung des Strömungswiderstands in Röhren, in der Med. in Blutgefäßen
Hag|lund-Ferse [nach dem schwed. Orthopäden S. E. P. Haglund, 1870–1937]: ↑ Exostose des Fersenbeins mit schmerzhafter Weichteilschwellung am Ansatz der Achillessehne
Hahnium [nach dem dt. Chemiker O. Hahn, 1879–1968] *s;* -s: chem. Element aus der Gruppe der Transurane; Zeichen: Ha
Haines-Probe [heɪnz...; nach dem amerik. Chemiker W. S. Haines, 1850–1923]: Probe zum Nachweis von Zucker im ↑ Urin u. ↑ Liquor, auf der Reduktion von Kupferhydroxid zu Kupferoxydul (Farbreaktion) beruhend
hair|less woman ['heəlɪs 'vʊmən; engl. = haarlose Frau] *w;* - -, - women [- 'vɪmɪn]: Fehlen der Scham- und Achselbehaarung bei Frauen mit männlichen Gonaden (Pseudohermaphroditismus)
Hakenwurm vgl. Ancylostoma duodenale
Hakenwurmkrankheit vgl. Ankylostomiase
Halban-Zeichen [nach dem österr. Gynäkologen Joseph Halban, 1870–1937]: Zunahme der Behaarung im Gesicht u. am Körper bei Frauen während einer Schwangerschaft
Halbmilch: Säuglingsnahrung, die zur Hälfte aus Vollmilch, zur anderen Hälfte aus Wasser u. Kohlenhydraten besteht
Halbseitenlähmung vgl. Hemiplegie
Halbseiten|syn|drom: bei krankhaften Prozessen im Großhirn auf der gelähmten Seite auftretende motorische, sensible und sensorische Ausfälle, Garcin-Syndrom
Halbseitenzwitter vgl. Gynander
Halbwertsschicht: Schichtdicke eines Stoffes, die Röntgenstrahlen auf die Hälfte ihrer Intensität abschwächt; Abk.: HWS
Halbwertszeit: Zeit, in der ein radioaktiver Stoff die Hälfte seiner Strahlenwirksamkeit verliert bzw. zur Hälfte in nichtradioaktive Bestandteile zerfallen ist; Abk.: HWZ (Phys.)
Halbwertszeit, bio|logische: Zeit, in der die Hälfte eines Stoffes im Körper abgebaut und durch eine neue Substanz ersetzt wird (beträgt z. B. beim Plasmaalbumin 20–25 Tage)
Halbwirbel: Wirbelkörper, der nicht völlig zusammengeschlossen ist
Haldane-Ef|fekt ['hoːldeɪn...; nach dem engl. Physiologen J. S. Haldane, 1860–1936]: Abhängigkeit des Kohlendioxidgehaltes einer Flüssigkeit (z. B. Blut) von der Sauerstoffsättigung
Hali|sterese [zu gr. ἅλς, Gen.: ἁλός = Salz u. gr. στερεῖν = berauben] *w;* -: Schwund der Mineralsalze in Knochen, Entkalkung der Knochen
Halitose [zu lat. *halitus* = Hauch; Atem] *w;* -, in fachspr. Fügungen: **Halitosis** = Foetor ex ore. **Halitus** *m;* -: Hauch, Atem; Ausdünstung; Geruch
Hallauer-Gläser [nach dem schweiz. Ophthalmologen Otto Hallauer, 1866–1948]: graugrüne Brillengläser, die blaue u. ultraviolette Strahlen absorbieren
Hallervorden-Spatz-Krankheit [nach den dt. Neurologen Julius Hallervorden, 1882–1965, und Hugo Spatz, 1888–1969]: erbliche Krankheit, in deren Verlauf es infolge Schwundes der ↑ Ganglienzellen zu Muskelstarre an Beinen, Armen und im Gesicht, ferner zu Sehnervenatrophie kommt
Hallux [nlat. Kontamination aus lat. *hallex* u. *hallus* = große Zehe] *m;* -, Halluces: Großzehe. **Hallux rigidus:** Versteifung im Großzehengrundgelenk. **Hallux valgus:** Abknickung der Großzehe nach der Kleinzehenseite hin, sog. X-Großzehe. **Hallux varus:** Abknickung der Großzehe zur Körpermittellinie hin, sog. O-Großzehe
Halluzination [zu lat. *[h]a[l]lucinari* = gedankenlos sein, träumen] *w;* -, -en: Sinnestäuschung, Wahrnehmungserlebnis ohne Außenreiz. **halluzinatorisch:** die Halluzination betreffend, mit Halluzinationen einhergehend. **halluzinie|ren:** einer Sinnestäuschung unterliegen. **Halluzino|gen** [↑ ...gen] *s;* -s, -e (meist *Pl.*): auf das Zentralnervensystem und die Psyche wirkende Substanz, die (im Allgemeinen ohne Trübung des Bewusstseins) psychoseähnliche Zustände (z. B. Entfremdungserlebnisse, Halluzinationen, traumhaft ekstatische Zustände) hervorrufen kann
Halluzinose *w;* -, -n: Sinnestäuschung, die bei klarem Bewusstsein auftritt
Halo [von gr. ἅλως = Tenne; Rundung; Hof (um Sonne od. Mond)] *m;* -[s], -s od. Halonen (fachspr.: Halones): **a)** Ring um die Augen. **b)** Warzenhof. **c)** roter Saum um eine Pockenpustel. **Halo glaucomatosus:** ringförmiger gelbbrötlicher Bezirk um

die ↑Papilla nervi optici bei ↑Glaukom. **Halo senilis:** Hof um die Sehnerveneintrittsstelle im Greisenalter

Halo|effekt [auch: ˈhɛɪlo...; ↑Halo] *m;* -[e]s, -e: kognitive Verzerrung, die durch das Schließen von bekannten Eigenschaften eines Menschen auf unbekannte entsteht, ohne dass es dafür einen Anhaltspunkt gibt (Psychol.)

Halo|fixateur [zu ↑Halo u. ↑Fixateur] *m;* -s, -e: Haltesystem zur äußeren Fixierung der oberen Halswirbel nach einer Fraktur oder Luxation

Halo|gen [gr. ἅλς, Gen.: ἁλός = Salz u. ↑...gen] *s;* -s, -e: »Salzbildner« (Fluor, Chlor, Brom, Jod), chem. Grundstoff, der ohne Beteiligung von Sauerstoff mit Metallen Salze bildet (Chem.)

Halonen, Halones: *Pl.* von ↑Halo. **haloniert** [zu ↑Halo]: von einem Hof umgeben, umrändert (z. B. vom Auge)

H
Halo

halo|phil [gr. ἅλς, Gen.: ἁλός = Salz u. gr. φίλος = lieb; Freund]: salzhaltiges Milieu bevorzugend (auf Organismen, bes. Bakterien, bezogen)

Halo|therme [gr. ἅλς, Gen.: ἁλός = Salz u. gr. θέρμη = Wärme; warme Quelle] *w;* -, -n: warme Salzquelle

Hals: 1) vgl. Cervix. **2)** vgl. Collum

Halsbräune vgl. Diphtherie

Hals-Nasen-Ohren-Heilkunde vgl. Otorhinolaryngologie

Hals|phleg|mone [↑Phlegmone] *w;* -, -n: flächenhafte, nicht abgegrenzte, eitrige Entzündung der Halsregion

Halsrippen: pathologische Bildung von Rippen am 7. Halswirbel, die ein- od. beidseitig auftreten können. **Halsrippen|syn|drom:** Aufhebung des distalen Arterienpulses bei Kompression der Arteria subclavia durch eine Halsrippe

Halsted-In|tra|kutan|naht [ˈhælstɛd...; nach dem amerik. Chirurgen W. S. Halsted, 1852–1922]: mit feinster chirurgischer Nadel angelegte Operationsnaht in einer Hautschnittfläche zur Vermeidung sichtbarer Stichkanäle

Halswirbel vgl. Vertebrae cervicales

Halswirbelsäule: aus sieben Wirbelknochen (↑Vertebrae cervicales) bestehender Teil der Wirbelsäule; Abk.: HWS

Halswirbelsäulen-Ir|ritations|syn|drom: Nacken- und Schulterbeschwerden, die in die Arme ausstrahlen, hervorgerufen durch Gefügestörungen der Wirbelsäule

Haltung: Körperhaltung, auch: Lage des ungeborenen Kindes

Häm [zu gr. αἷμα = Blut] *s;* -s: Farbstoffanteil im ↑Hämoglobin

häm..., Häm... vgl. hämo..., Hämo...

Häm|ag|glutination [↑hämo... u. ↑Agglutination] *w;* -, -en: Zusammenballung bzw. Verklumpung von Blutkörperchen der gleichen Art außerhalb der Blutgefäße

Häm|ag|glutinin *s;* -s, -e: **1)** Oberflächenantigen bestimmter Virusarten (z. B. Influenzaviren; Abk.: H). **2)** Schutzstoff des Serums, der eine ↑Agglutination der Blutkörperchen bewirkt

Häm|agogum [zu ↑hämo... u. gr. ἀγωγός = (herbei)führend] *s;* -s, ...ga: Mittel, das Blutungen herbeiführt od. fördert

Häm|alaun [↑hämo... u. ↑Alaun] *s;* -s, -e: Gemisch aus ↑Hämatoxylin und ↑Alaun (dient zur Färbung von Gewebeschnitten). **Hämalaun-Eo|sin-Doppelfärbung:** gebräuchlichste histologische Färbemethode, bei der die Gewebeschnitte zuerst in Hämalaunlösung eingestellt werden, dann in Eosinlösung (nach dem Abspülen sind Zellkerne u. Knorpel blau, alle anderen Gewebsbestandteile rot)

Häm|all|ergose [↑hämo... u. ↑Allergose] *w;* -, -n: allergisch bedingte Veränderung des Blutes u. der Blut bildenden Organe

Hämal|ops [zu gr. αἱμαλέος = blutig u. gr. ὤψ = Auge] *m;* -: Bluterguss ins Auge (in die Vorderkammer od. in den Glaskörper, sog. »Blutauge«), meist ↑traumatisch bedingt

Häm|an|gio|endo|theliom [↑Hämangiom u. ↑Endotheliom] *s;* -s, -e: häufig bösartige Geschwulst aus Gefäßepithelien

Häm|an|giom [↑hämo... u. ↑Angiom] *s;* -s, -e, in fachspr. Fügungen: **Haem|an|gio|ma,** *Pl.:* -ta: gutartiger Blutgefäßtumor, Blutschwamm

Häm|an|gio|peri|zytom [zu ↑hämo..., ↑angio..., ↑peri..., ↑zyto.... u. ↑...om] *s;* -s, -e, in fachspr. Fügungen: **Haem|an|gio|peri|cytoma,** *Pl.:* -ta: Geschwulst, die im Gewebe überall dort vorkommen kann, wo es Kapillaren gibt; charakterisiert durch große Mengen Perizyten, die um die Kapillaren herum angeordnet sind

Häm|ar|thros [zu ↑hämo... u. gr. ἄρθρον = Gelenk] *m;* -, ...roi: mit Blut gefülltes Gelenk, insbes. Blutergelenk. **Häm|ar|throse** *w;* -, -n, in fachspr. Fügungen: **Haem|ar|throsis,** *Pl.:* ...oses: Bluterguss in ein Gelenk, bes. bei Blutern (sog. »Blutergelenk«)

Hamartie [zu gr. ἁμαρτάνειν = fehlen, verfehlen] *w;* -, ...ien: örtlicher Gewebsdefekt als Folge einer embryonalen Fehlentwicklung des Keimgewebes

Hamarto|blastom [↑Hamartie und ↑Blastom] *s;* -s, -e: selbstständige, mitunter bösartige Geschwulst, die sich aus fehlgebildetem Keimgewebe entwickelt

Hamartom [zu gr. ἁμαρτάνειν = fehlen, verfehlen] *s;* -s, -e: gutartige tumorartige Wucherung defekten Gewebes, das durch eine ↑Hamartie entstanden ist. **hamartomatös:** tumorartig wuchernd. **Hamartomatose** *w;* -, -n: Auftreten multipler Hamartome

Häm|askos [↑hämo... u. gr. ἀσκός = lederner Schlauch; abgezogene Tierhaut] *m;* -: blutiger Erguss in die Bauchhöhle

hämat..., Hämat... vgl. hämato..., Hämato...

Hämat|emesis [zu ↑hämato... u. gr. ἐμεῖν = ausbrechen, ausspeien] *w;* -: Blutbrechen (das erbrochene

Blut stammt aus Speiseröhre od. Magen; u.a. symptomatisch bei einem Magengeschwür)

Hämat[h]idrose vgl. Hämidrose

Hämatin [zu gr. *αἷμα*, Gen.: *αἵματος* = Blut] *s;* -s: eisenhaltiges, proteinfreies Derivat des ↑Hämoglobins (entsteht im Blut z. B. durch Malariaplasmodien)

hä|ma|to..., Hä|ma|to...,
vor Vokalen meist: **hämat..., Hämat...,** in fachspr. Fügungen: **hae|mat[o]..., Hae|mat[o]...** ⟨gr. *αἷμα* »Blut«⟩ Wortbildungselement mit der Bedeutung »Blut«: - hämatogen - Hämatologie

Hämatoblast vgl. Hämoblast

Hämato|chezie [zu ↑hämato... u. gr. *χέζειν* = seine Notdurft verrichten] *w;* -, ...ien: Auftreten von frischem Blut im Stuhl; Blutstuhl

Hämato|chyl|urie [↑hämato..., ↑Chylus u. ↑...urie] *w;* -, ...ien: Ausscheidung von Blut u. Darmlymphe mit dem Harn (infolge Platzens von erweiterten Lymphgefäßen der Harnblase)

hämato|gen [↑hämato... und ↑...gen], auch: **hämogen** [↑hämo...]: **1)** aus dem Blut stammend (z. B. von Bakterien, die auf dem Blutwege verschleppt werden). **2)** blutbildend

Hämato|gramm [↑hämato... und ↑...gramm] *s;* -s, -e: = Hämogramm

Hämato|idin [zu ↑hämato... u. ↑...id] *s;* -s: eisenfreier Farbstoff des ↑Hämoglobins, der sich bei Austritt von Blut aus den Blutgefäßen bildet

Hämato|kolpos [↑hämato... u. gr. *κόλπος* = Busen; busenartige Vertiefung; weiblicher Schoß; Scheide] *m;* -: Ansammlung von Menstrualblut in der Scheide (bei Scheidenverschluss)

Hämatokonien vgl. Hämokonien

Hämato|krit [zu ↑hämato... u. gr. *κρίνειν* = scheiden, trennen] *m;* -en, -en: Glasröhrchen mit Gradeinteilung zur Bestimmung des Verhältnisses der roten Blutkörperchen zum Blutplasma. **Hämatokritwert:** prozentualer Volumenanteil der Blutzellen an der Gesamtblutmenge

Hämato|loge *m;* -n, -n, **Hämato|login** *w;* -, -nen [↑hämato... u. ↑...loge]: Arzt, Ärztin mit Spezialkenntnissen auf dem Gebiet der Blutkrankheiten. **Hämato|logie** [↑...logie] *w;* -: Lehre vom Blut u. den Blutkrankheiten. **hämato|logisch:** die Hämatologie bzw. die Blutkrankheiten betreffend

Hämatom [zu gr. *αἷμα*, Gen.: *αἵματος* = Blut] *s;* -s, -e, in fachspr. Fügungen: **Hae|matoma**, *Pl.:* -ta: Blutbeule, Bluterguss, Ansammlung von Blut außerhalb der Blutbahn in den Weichteilen. **Haematoma auriculare** = Othämatom. **Haematoma ex|tra|durale**, auch: **Hae|matoma epidurale:** Bluterguss in den Raum zwischen Schädelinnenfläche u. harter Hirnhaut. **Hae|matoma in|tra|durale**, auch: **Hae|matoma sub|durale:** Bluterguss in den Schädelraum unter der harten Hirnhaut (meist als Verletzungsfolge). **Haematoma neo|natorum** [↑neonatus]: Kopfblutgeschwulst bei Neugeborenen. **Hae|matoma re|tro|placentare:** Blutansammlung zwischen Plazenta u. Uterus bei der Plazentalösung. **Hae|matoma sub|arach|no|idale:** Bluterguss in den Raum zwischen harter Hirnhaut u. Spinngewebshaut

Hämato|me|tra [↑hämato... u. gr. *μήτρα* = Gebärmutter] *w;* -: Ansammlung von Menstrualblut in der Gebärmutter bei Verschluss des Muttermundes

Hämat|om|phalos [↑hämato... und ↑Omphalos] *m;* -: hämatomartig blau verfärbter Nabel als Zeichen einer Blutung in die Bauchhöhle (z. B. infolge Platzens der Fruchthüllen bei Bauchhöhlenschwangerschaft)

Hämato|mye|lie [zu ↑hämato... u. gr. *μυελός* = Mark] *w;* -, ...ien: = Apoplexia spinalis

Hämatoperikard vgl. Hämoperikard

Hämato|phage [↑hämato... u. ↑...phage] *m;* -n, -n (meist *Pl.*): zusammenfassende Bez. für Blut saugende Parasiten

Hämato|phobie [zu ↑hämato... u. gr. *φόβος* = Furcht] *w;* -, ...ien: krankhafte Angst beim Anblick von Blut (Psychol., Med.)

Hämato|pneu|mo|thorax [↑hämato... und ↑Pneumothorax] *m;* -[es], -e: Bluterguss und Luftansammlung im Brustfellraum (z. B. bei Rippenbruch)

Hämato|poe|se [zu ↑hämato... u. gr. *ποιεῖν* = machen; bilden] *w;* -, auch: **Hämatose** *w;* - und **Hämo|poe|se** *w;* -: »Blutbildung«, Ausbildung und Entwicklung der Blutzellen (z. B. ↑Leukozyten, ↑Erythrozyten) in den Blutbildungszentren (Knochenmark, Milz, Lymphknoten u. Leber). **hämato|poe|tisch:** die Blutbildung betreffend, blutbildend. **hämatopoetische Stamm|zellen:** Zellen des Knochenmarks, aus denen alle Blutzellen hervorgehen

Hämator|rha|chis [↑hämato... u. gr. *ῥάχις* = Rücken; Rückgrat] *w;* -: Blutung im Bereich der Rückenmarkshäute

Hämator|rhö, auch: **Hämator|rhöe** [...rø:; zu ↑hämato... u. gr. *ῥεῖν* = fließen] *w;* -, ...rrhöen: starke Blutung, Blutsturz

häma|tös [↑hämato...]: ein ↑Hämatom aufweisend; in der Art, Form eines Blutergusses

Hämato|salpinx [↑hämato... und ↑Salpinx] *w;* -: Blutansammlung im Eileiter (z. B. als Folge einer bestehenden ↑Hämatometra)

Hämatose vgl. Hämatopoese

Hämato|skopie [↑hämato... u. ↑...skopie] *w;* -, ...ien: spektro- od. mikroskopische Blutuntersuchung

Hämatospermie vgl. Hämospermie

Hämato|thorax [↑hämato... und ↑Thorax], auch: **Hämo|thorax** [↑hämo...] *m;* -[es], -e: Bluterguss in die Brusthöhle

Hämatotoxikose vgl. Hämotoxikose. **Hämatotoxin** vgl. Hämotoxin. **hämato|toxisch** [↑hämato...]: = hämotoxisch. **Hämato|toxizität** *w;* -: = Hämotoxizität

Hämato|tympanon [↑hämato... und ↑Tympanum] *s;* -s, ...na: Blutfüllung der Paukenhöhle nach Verletzungen

Hämato|xylin [zu ↑hämato... u. gr. *ξύλον* = Holz] *s;* -s: wichtiger pflanzlicher Farbstoff, der aus dem Holz des südamerik. Blutholzbaumes durch Extraktion mit Äther hergestellt wird (in der ↑Histologie zur Zellkernfärbung verwendet)

Hämato|zele [↑hämato... u. ↑...zele] *w;* -, -n, in fachspr. Fügungen: **Hae|mato|cele**, *Pl.:* ...celae: »Blutbruch«, geschwulstartige Ansammlung geronnenen Blutes in einer bereits existierenden Körperhöhle (bes. in der Bauchhöhle; z. B. als Verletzungsfolge)

Hämato|ze|phalus [zu ↑hämato... u. gr. *κεφαλή* = Kopf] *m;* -: Blutansammlung in Hirnkammern od. im Subarachnoidalraum des Gehirns (als Folge einer Hirnblutung)

Hämato|zo|on [↑hämato... u. gr. *ζῷον* = Lebewesen; Tier] *s;* -s, ...zoen (meist *Pl.*): tierische ↑Parasiten, die im Blut anderer Tiere od. des Menschen leben

Hämato|zyt [↑hämato... u. ↑...zyt] *m;* -en, -en (meist *Pl.*): = Hämozyt. **Hämato|zyto|lyse** [gr. *λύειν* = lösen, auflösen] *w;* -: Auflösung der Blutzellen, insbes. der roten Blutkörperchen, durch mechanische, chemische od. serologische Einwirkungen

Hämat|urie [↑hämato... u. ↑...urie] *w;* -, ...ien: »Blutharnen«, Ausscheidung nicht zerfallener roter Blutkörperchen mit dem Urin

hamatus, ...ta, ...tum [zu lat. *hamus* = Haken]: »hakenförmig«, mit einem Haken versehen; z. B. in der Fügung ↑Os hamatum

Häm|[h]idrose, Häm|[h]idrosis [zu ↑hämo... und gr. *ἱδρώς* = Schweiß], auch: **Hämat|[h]idrose** u. **Hämat|[h]idrosis** [↑hämato...] *w;* -: »Blutschwitzen«, Absonderung rot gefärbten Schweißes

...hämie vgl. ...ämie

Hämi|globin [zu ↑Hämin u. ↑Globin] *s;* -s: = Methämoglobin

Hamilton-Schwartz-Test [ˈhæmɪltən...; nach dem amerik. Arzt B. L. K. Hamilton, 19./20. Jh. u. dem frz. Chirurgen Ch. E. Schwartz, 1852–1925]: biologischer Test zur Parathormonbestimmung im Blut (zur Diagnose von Erkrankungen der Nebenschilddrüsen)

Hämin [zu gr. *αἷμα* = Blut] *s;* -s, -e: Porphyrin-Eisenkomplexsalz, ein Oxidationsprodukt des ↑Häms mit dreiwertigem Eisen

...hämisch vgl. ...ämisch

Hammer vgl. Malleus. **Hammerfalte: a)** vgl. Plica mallearis anterior. **b)** vgl. Plica mallearis posterior. **Hammergriff** vgl. Manubrium mallei

Hammerzehe: angeborene od. erworbene winkelige Abknickung einer (meist der zweiten) Zehe im Mittelgelenk bei Überstreckung im Grundgelenk, wobei die Zehe oft über eine andere geschoben ist

> **hä|mo..., Hä|mo...,**
>
> vor Vokalen meist **häm..., Häm...,** in fachspr. Fügungen: **haem[o]..., Haem[o]...**
> ⟨zu gr. *αἷμα* »Blut«⟩
> Wortbildungselement mit der Bedeutung »Blut; blutartig«:
> - Hämarthrose
> - Hämoglobin
> - hämolytisch
> - Hämorrhagie
>
> Von gleicher Herkunft und Bedeutung ist auch das Wortbildungselement **hämato..., Hämato...,** vor Vokalen meist hämat..., Hämat... Es ist Bestandteil vieler Fremdwörter, wie z. B. in Hämatogramm, hämatologisch, Hämatom und Hämatophobie. Die gleiche Herkunft haben auch die im Kasten ↑...ämie aufgeführten Wortbildungselemente.

Hämo|bilie [zu ↑hämo... u. ↑Bilis] *w;* -, ...ien: durch Verletzung hervorgerufene Blutung aus dem Gallengangsystem in den Verdauungstrakt

Hämo|blast [↑hämo... u. ↑...blast], auch: **Hämato|blast** [↑hämato...] *m;* -en, -en (meist *Pl.*): blutbildende Zellen im Knochenmark (sog. Stammzellen)

Hämo|blasten|leuk|ämie: bösartige Leukämie mit akutem Verlauf u. starker Entartung der Blutstammzellen

Hämo|blastose [zu ↑Hämoblast] *w;* -, -n (meist *Pl.*): Sammelbez. für bösartige Bluterkrankungen (z. B.: ↑Leukämie, ↑Plasmozytom, ↑Lymphosarkom)

Hämo|chrom [zu ↑hämo... u. gr. *χρῶμα* = Haut; Hautfarbe; Farbe] *s;* -s: = Hämoglobin

Hämo|chromatose [zu ↑hämo... und gr. *χρῶμα*, Gen.: *χρώματος* = Haut; Hautfarbe; Farbe] *w;* -, -n: bräunliche Verfärbung der Haut u. anderer Organe des Körpers durch eisenhaltige Pigmente infolge Zerstörung roter Blutkörperchen od. bei einer Eisenstoffwechselstörung mit starker Eisenablagerung in Leber und Bauchspeicheldrüse

Hämo|chromo|gen [↑hämo..., ↑chromo... u. ↑...gen] *s;* -s, -e (meist *Pl.*): Abbauprodukte des roten Blutfarbstoffs, die aus ↑Häm u. einer Stickstoffbase (z. B. Ammoniak) bestehen

Hämo|chromo|meter [↑hämo..., ↑chromo... u. ↑...meter] *s;* -s, -: = Hämometer

Hämo|dia|filtration ↑Hämofiltration

Hämo|dia|lyse [↑hämo... u. ↑Dialyse] *w;* -, -n: Reinigung des aus einer Arterie oder Vene in einen Kunststoffschlauch geleiteten Blutes von krankhaften Bestandteilen durch Entlangfließen an einer semipermeablen Membran (hier wird das Blut gegen eine entsprechend zusammengesetzte Spülflüssigkeit dialysiert; durch einen zweiten Kunststoffschlauch wird das gereinigte Blut über eine Vene dem Körper wieder zugeführt)

Hämo|di|lution [↑hämo... u. ↑Dilution] *w;* -, -en: Entnahme und Verdünnung von Eigenblut zur späteren Transfusion (vor Operationen mit zu erwartenden großen Blutverlusten)

Hämo|dromo|meter [↑hämo..., gr. *δρόμος* = Lauf u. ↑...meter] *s;* -s, -: Apparat zur Bestimmung der Umlaufgeschwindigkeit des Blutes

Hämo|dynamik [zu ↑hämo... u. gr. *δύναμις* = Kraft, Vermögen] *w;* -: Lehre von den physikalischen Grundlagen der Blutströmung. **hämo|dynamisch:** die Blutströmung betreffend

Hämo|dynamo|meter [↑hämo..., gr. *δύναμις* = Kraft, Vermögen u. ↑...meter] *s;* -s, -: Apparat zur Messung des Blutdrucks (Med. früher)

Hämofiltration [↑hämo... u. ↑Filtration] *w;* -, -en: extrakorporales Blutentgiftungsverfahren durch Ausfiltern harnpflichtiger Stoffe [mithilfe eines kleinporigen Filters]

Hämo|fus|zin [↑hämo... u. ↑Fuszin] *s;* -s: eisenfreies, schwarzgelbes Pigment des ↑Hämatins (wird bei ↑Kachexie in den glatten Muskelfasern abgelagert)

Hämo|globin [↑hämo... u. ↑Globin] *s;* -s: Farbstoff der roten Blutkörperchen, der aus dem Proteinanteil ↑Globin u. dem eisenhaltigen ↑Häm besteht (dient dem Transport, der Bindung u. der Abgabe des Sauerstoffs); Abk.: Hb

Hämo|globin|ämie [↑Hämoglobin und ↑...ämie] *w;* -, ...ien: Auftreten freien ↑Hämoglobins im Blut bei ↑Hämolyse

hämo|globino|gen [↑Hämoglobin und ↑...gen]: aus ↑Hämoglobin entstanden; Hämoglobin bildend

Hämo|globino|meter [↑Hämoglobin und ↑...meter] *s;* -s, -: = Hämometer

Hämo|globin|urie [↑Hämoglobin u. ↑...urie] *w;* -, ...ien: Auftreten von gelöstem, reinem Blutfarbstoff im Urin infolge plötzlichen Blutzerfalls

Hämo|gramm [↑hämo... u. ↑...gramm] *s;* -s, -e: tabellarische Zusammenfassung der zur Beurteilung eines Blutbildes wichtigen Befunde; Blutbild, -analyse

Hämo|konien [...iən; zu ↑hämo... u. gr. *κόνις* = Staub], auch: **Hämato|konien** [↑hämato...] *Pl.:* lichtoptisch gerade noch sichtbare Blutstäubchen, kleinste Kern- od. Fettteilchen im Blut

Hämo|krinie [zu ↑hämo... u. gr. *κρίνειν* = scheiden, sondern, trennen] *w;* -: Transport von Hormonen auf dem Blutwege

Hämo|lipo|krit [↑hämo..., ↑lipo... und gr. *κριτής* = Beurteiler, Richter] *m;* -en, -en: Gerät zur Messung des Anteils der Fettkörper im Blut

Hämo|lym|phe [↑hämo... u. ↑Lymphe] *w;* -, -n: Blutflüssigkeit wirbelloser Tiere mit offenem Blutgefäßsystem (Biol.)

Hämo|lysat [zu ↑hämo... u. gr. *λύειν* = lösen, auflösen] *s;* -s, -e: das bei der ↑Hämolyse entstehende Produkt

Hämo|lyse [zu ↑hämo... u. gr. *λύειν* = lösen, auflösen] *w;* -, -n: Auflösung der roten Blutkörperchen mit Austritt des roten Blutfarbstoffs infolge Zerstörung der Zellmembran. **hämo|lysie|ren:** Hämolyse bewirken (z. B. von ↑Streptokokken). **Hämo|lysin** *s;* -s, -e: ↑Hämolyse verursachender Stoff, dazu gehören Antikörper (durch Komplementaktivierung), bakterielle Lysine (z. B. Streptolysin) und bestimmte Schlangengifte. **Hämo|lytikum** *s;* -s, ...ka: Stoff, der eine Hämolyse bewirkt. **hämo|lytisch,** in fachspr. Fügungen: **hae|mo|lyticus, ...ca, ...cum:** Hämolyse bewirkend; mit Hämolyse verbunden; z. B. in der Fügung ↑Icterus haemolyticus

hämo|lytisch-ur|ämisches Syn|drom, auch: **Gasser-Syndrom:** intravasale Hämolyse mit typischen Veränderungen der Erythrozytengestalt, Thrombopenie durch gesteigerten Thrombozytenverbrauch mit hämorrhagischer Diathese sowie schwere Nierenfunktionsstörung mit akut einsetzender Anurie; Abk.: HUS

Hämo|meta|kinesie [zu ↑hämo... u. gr. *μετακίνησις* = Umstellung] *w;* -, ...ien: Blutentzugssymptom durch Blutumlagerung infolge Weitstellung und dadurch vermehrter Blutfüllung gesunder Blutgefäßabschnitte

Hämo|meter [↑hämo... u. ↑...meter] *s;* -s, -: Gerät zur Bestimmung des Hämoglobingehaltes des Blutes durch Farbvergleich (↑Kolorimetrie)

Hämo|mye|lo|gramm [↑hämo..., ↑myelo... u. ↑...gramm] *s;* -s, -e: Blut-Knochenmark-Ausstrich, dem Blutbild ähnlicher Ausstrich von Knochenmarksubstanz zur Untersuchung ihrer Zusammensetzung (hauptsächlich hinsichtlich der blutbildenden Zellen)

Hämo|pa|thie [↑hämo... u. ↑...pathie] *w;* -, ...ien: Krankheit des Blutes und der Blut produzierenden Gewebe; allg. Bez. für: Blutkrankheit, Blutleiden

Hämo|pep|sie [zu ↑hämo... u. gr. *πέψις* = Verdauung] *w;* -, ...ien: Blutverdauung, Einwirkung der Magensalzsäure und der Enzyme auf Blut im Magen-Darm-Kanal (z. B. bei Blutungen aus einem Geschwür; dabei entsteht Hämatin oder Hämin, das den Stuhl dunkel färbt)

Hämo|peri|kard [↑hämo... und ↑Perikard], auch: **Hämato|peri|kard** [↑hämato...] *s;* -[e]s, -e: Bluterguss im Herzbeutel

Hämo|peri|tone|um, auch: **Hämo|peri|tonä|um** [↑hämo... und ↑Peritoneum] *s;* -s, ...neen bzw. ...näen: Ansammlung von Blut in der Bauchhöhle nach Verletzung innerer Organe

Hämo|pexin [zu ↑hämo... u. gr. *πηγνύναι* = festmachen, befestigen] *s;* -s, -e: Protein, das den eisenhaltigen Häm-Anteil des Hämoglobins zu binden vermag

hämo|phil, in fachspr. Fügungen: **hae|mophilicus, ...ca, ...cum** [zu ↑hämo... u. gr. *φίλος* = lieb; Freund]: **1)** im Blut lebend, auf bluthaltigen Nährböden gedeihend (von Mikroorganismen). **2)** an Bluterkrankheit leidend, im Zusammenhang mit Bluterkrankheit stehend; z. B. in der Fügung ↑Arthritis haemophilica. **Hämo|philie** *w;* -, ...ien: Bluterkrankheit, rezessiv erbliche, nur bei männlichen Nachkommen manifeste Erkrankung, die durch das Fehlen der Gerinnungsfähigkeit des Blutes charakterisiert ist und bei der es spontan oder im Anschluss an kleinste Verletzungen zu starken Blutungen nach außen, unter die Haut oder in Körperhöhlen kommt (die Vererbung erfolgt ausschließlich durch Frauen, die selbst gesund bleiben). **Hämo|philus,** in fachspr. Fügungen: **Haemo|philus** *m;* -: Gattung ↑ gramnegativer, sehr kleiner, unbeweglicher Bakterien, die vorzugsweise auf bluthaltigen Nährböden gedeihen. **Hae|mophilus in|fluenzae:** gramnegative Bakterien; **Haemo|philus in|fluenzae Typ B:** Erreger von Krankheiten der oberen Luftwege, bei Kindern von Meningitis und Epiglottitis; Abk.: HIB. **Hämophilus du|creyi:** Erreger des ↑ Ulcus molle

Häm|oph|thalmus [↑ hämo... u. gr. ὀφθαλμός = Auge] *m;* -: = Hämalops

Hämopoese vgl. Hämatopoese. **Hämopoe|tin** [...po-e...; zu ↑ hämo... u. gr. ποιεῖν = machen, verfertigen] *s;* -s: = Intrinsic Factor

Hämo|ptoe [Rückbildung aus hämoptoisch] *w;* -: = Hämoptyse. **hämo|ptoisch** [entstellte Wiedergabe von gr. αἱμοπτυικός = blutspeiend]: die Hämoptyse betreffend, durch Hämoptyse charakterisiert

Hämo|ptyse od. **Hämo|ptysis** [zu ↑ hämo... u. gr. πτύειν = spucken] *w;* -, ...ysen: Blutspucken, Bluthusten infolge Lungenblutung

Hämo|rheo|logie, auch: Hämor|rheo|logie [↑ hämo... u. ↑ Rheologie] *w;* -: Wissenschaft und Lehre vom Fließverhalten des Blutes unter physiologischen und pathologischen Bedingungen

Hämor|rhagie [aus gr. αἱμορραγία = Blutfluss, Blutsturz] *w;* -, ...ien, in fachspr. Fügungen: **Haemor|rhagia** [1]*w;* -, ...iae: starke Blutung, vermehrtes Austreten von Blut aus einem Blutgefäß in das umgebende Gewebe od. an die Körperoberfläche. **Hae|mor|rhagia cere|bri:** Gehirnblutung. **Hae|mor|rhagia per dia|brosin:** Blutung infolge allmählich fortschreitender Zerstörung der Blutgefäßwand von außen her (z. B. durch entzündliche Prozesse). **Hae|mor|rhagia per di|aeresin:** Blutung aus einem durchtrennten Blutgefäß. **Hae|mor|rhagia per dia|pedesin:** Blutung als Folge einer ↑ Diapedese. **Hae|mor|rhagia per rhexin:** Blutung infolge Zerreißung eines Gefäßes. **Hämor|rhagin** *s;* -s, -e: Stoff, der durch Aufquellung der Kapillarwände Hämorrhagien verursacht (in Schlangengift enthalten). **hämor-rhagisch,** in fachspr. Fügungen: **hae|mor-rhagicus, ...ca, ...cum:** zu Blutungen führend, mit ihnen zusammenhängend. **hämor|rhagische Dia|these:** übermäßige Bereitschaft des Organismus zu Blutungen (u. a. als Folge einer krankhaften Gefäßwanddurchlässigkeit). **hämor-rhagisches Fieber:** durch verschiedene Viren hervorgerufene Erkrankung mit Fieber und diffusen Blutungen

Hämorrheologie vgl. Hämorheologie

hämor|rhoi|dal, in fachspr. Fügungen: **haemor-rhoi|dalis, ...le** [zu gr. αἱμορροΐς, Gen.: αἱμορροΐδος = Hämorrhoide; eigtl. = Blutfluss]: die Hämorrhoiden betreffend, durch sie hervorgerufen oder ihnen ähnlich (z. B. ↑ Zona haemorrhoidalis). **Hämor|rhoi|de** *w;* -, -n (meist *Pl.*): krampfaderähnliche, meist von entzündlichem Gewebe umgebene, knotenförmige Erweiterungen des Venengeflechts im unteren Mastdarm u. am After

Hämo|sial|emesis [zu ↑ hämo..., gr. σίαλον = Speichel, Geifer u. gr. ἐμεῖν = ausbrechen, ausspeien] *w;* -: Erbrechen blutvermischten Speichels

Hämo|siderin [zu ↑ hämo... u. gr. σίδηρος = Eisen] *s;* -s: wasserunlösliches, eisenhaltiges Abbauprodukt des ↑ Hämoglobins (wird bei chronischen Vergiftungen u. bei perniziöser Anämie in inneren Organen abgelagert). **Hämo|siderose** *w;* -, -n: stärkere Ablagerung von Hämosiderin in den inneren Organen, insbesondere in der Leber

Hämo|sit [zu ↑ hämo... u. gr. σῖτος = Speise] *m;* -en, -en (meist *Pl.*): Bezeichnung für Blutparasiten

Hämo|spasie [zu ↑ hämo... u. gr. σπάειν = ziehen] *w;* -: = Schröpfen

Hämo|spermie [zu ↑ hämo... u. ↑ Sperma] *w;* -, auch: Hämato|spermie [↑ hämato...] *w;* -: ↑ Ejakulation blutiger Samenflüssigkeit

Hämo|sporidien [...iən; zu ↑ hämo... u. gr. σπόρος = Saat; Samen], in der mikrobiologischen Nomenklatur: **Hae|mo|sporidia** *Pl.*: Ordnung der Sporentierchen mit Generations- und Wirtswechsel (gefährliche Blutparasiten des Menschen)

Hämo|stase [↑ hämo... u. gr. στάσις = Stehen; Stillstand] *w;* -, -n: **1)** Stockung der Blutzirkulation (z. B. im Bereich von Entzündungsherden). **2)** Blutstillung

Hämo|staseo|logie [↑ Hämostase u. ↑ ...logie] *w;* -: interdisziplinäre Wissenschaft, die sich mit der Physiologie und Pathologie der Blutgerinnung, der Blutstillung, der Fibrinolyse und der Gefäßwandung beschäftigt. **hämo|staseo|logisch:** die Hämostaseologie betreffend

Hämo|statikum [zu ↑ Hämostase] *s;* -s, ...ka (meist *Pl.*): Medikament zur Förderung der Blutgerinnung; blutstillendes Mittel. **hämo|statisch:** blutstillend

Hämo|styptikum [zu ↑ hämo... u. gr. στύφειν = zusammenziehen] *s;* -s, ...ka (meist *Pl.*): blutstillendes Mittel. **hämo|styptisch:** blutstillend

Hämo|ta|chy|gramm [↑ hämo..., ↑ tachy... u. ↑ ...gramm] *s;* -s, -e: apparative Aufzeichnung der Strömungsrichtung und der Geschwindigkeit des Blutflusses

Hämo|therapie [↑ hämo... u. ↑ Therapie] *w;* -, ...ien: **1)** Transfusion von Blut oder Blutbestandteilen. **2)** ↑ Eigenbluttherapie

Hämothorax vgl. Hämatothorax

Hämo|toxikose [↑ hämo... u. ↑ Toxikose], auch: Hämato|toxikose [↑ hämato...] *w;* -, -n: toxische

Schädigung der blutbildenden Zentren im Knochenmark

Hämo|toxin [↑hämo... und ↑Toxin], auch: **Hämatotoxin** [↑hämato...] *s;* -s, -e (meist *Pl.*): die ↑Erythrozyten schädigende bakterielle od. chemische Blutgifte

hämo|toxisch [↑hämo... u. ↑toxisch]: blutschädigend (von Substanzen gesagt). **Hämo|toxizität** *w;* -: blutschädigende Eigenschaft von Substanzen

Hämo|zyt [↑hämo... u. ↑...zyt] *m;* -en, -en (meist *Pl.*): Blutkörperchen, Bezeichnung für die den Blutfarbstoff tragenden (bei den Säugetieren u. beim Menschen kernlosen u. runden) Zellen im Blutplasma

Hämo|zyto|blast [↑Hämozyt und ↑...blast] *m;* -en, -en (meist *Pl.*): aus den ↑Retikulumzellen hervorgehende Stammzellen der Hämozyten

Hämo|zyto|meter [↑Hämozyt u. ↑...meter] *s;* -s, -: Apparat zur annäherungsweisen Auszählung der Hämozyten im Blutausstrich

Hämo|zyto|penie [↑Hämozyt u. gr. *πενία* = Armut, Mangel] *w;* -, ...ien: krankhafte Verminderung der Blutkörperchen

Hamp|ton-Buckel ['hæmptən...; nach dem amerik. Röntgenologen O. A. Hampton, 1900–1955]: auf dem Röntgenbild in der Lungenperipherie erkennbare bucklige, nach zentral konvex begrenzte Verschattung bei Lungeninfarkt

Hamulus [Verkleinerungsbildung zu lat. *hamus* = Haken] *m;* -, ...li: kleiner Haken, Häkchen, hakenförmiger Fortsatz eines Knochens (Anat.). **Hamulus la|crimalis:** hakenförmiger Fortsatz des Tränenbeins. **Hamulus laminae spiralis:** hakenförmiger Vorsprung am Ende der ↑Lamina spiralis ossea. **Hamulus ossis hamati:** platter, hakenförmiger Fortsatz des ↑Os hamatum. **Hamulus pterygo|ide|us:** kleiner, stumpfer Haken, in den die ↑Lamina medialis des Keilbeins ausläuft

HA-Nahrung: Abk. für *hypoa*llergene Nahrung, bei erhöhtem Allergierisiko eines Säuglings

Hand vgl. Manus

Hand-Foot-Mouth-Di|sease [hænd fu:t 'maʊθ dɪ'zi:s; engl. = Hand-Fuß-Mund-Krankheit] *w;* -, -s [...dɪ'zi:sɪs]: Viruserkrankung, charakterisiert durch Exantheme an Händen und Füßen und im Bereich der Mundschleimhaut

Hand-Fuß-Mund-Krankheit = Hand-Foot-Mouth-Disease

Handgelenke vgl. Articulationes manus

Händigkeit *w;* -: Bez. für den überwiegenden Gebrauch einer Hand (z. B. Rechtshändigkeit)

Hand-Schüller-Christian-Krankheit vgl. Schüller-Christian-Hand-Krankheit

Handverkauf: Verkauf rezeptfreier Präparate in der Apotheke

Handwurzel vgl. Carpus. **Handwurzelknochen** vgl. Ossa carpi

Hanganutziu-Deicher-Re|aktion [nach dem rumän. Arzt M. Hanganutziu (19./20. Jh.) und dem dt. Arzt H. Deicher (19./20. Jh.)]: Serumreaktion zum Nachweis heterophiler Hammelblutagglutinine, deren Vorhandensein für das Bestehen einer ↑Mononukleose spricht

Hängefuß: hängender Spitzfuß bei Lähmung des ↑Peronäus

Hang-over ['hæŋəʊvər...; engl.-amerik. *hang-over* = Überbleibsel] *m;* -s, -: verkürzt für ↑Hang-over-Effekt. **Hang-over-Effekt** *m;* -s, -e: Überhangeffekt, unerwünschte Spät- oder Langzeitwirkung eines Medikaments

Hanot-Krankheit [ha'no:...; nach dem frz. Arzt V. C. Hanot, 1844–1896]: ↑hypertrophische ↑Leberzirrhose

Hanta|virus [nach dem korean. Fluss Hant'an] *s;* -, -ren (meist *Pl.*): Gruppe von Viren, die eine Infektionskrankheit hervorrufen, die durch Nierenversagen, generalisierte Hämorrhagien und Schock charakterisiert ist

H-Antigen: Antigen aus Geißeln von Mikroorganismen

Hapal|onyl|chie [zu gr. *ἁπαλός* = weich u. gr. *ὄνυξ*, Gen.: *ὄνυχος* = Nagel] *w;* -, ...ien: extreme Weichheit der Zehen- od. Fingernägel

Haph|algesie [zu gr. *ἁφή* = Berührung u. gr. *ἄλγησις* = Schmerz] *w;* -, ...ien: durch einen leichten Berührungsreiz (bes. Berührung der Haut) ausgelöste subjektive Schmerzempfindung (z. B. bei ↑Hysterie)

ha|plo..., Ha|plo..., vor Vokalen meist: **ha|pl..., Ha|pl...** [aus gr. *ἁπλόος* = einfach]: Bestimmungswort von Zus. mit der Bed. »nur einmal vorhanden, einfach; von einfacher (unkomplizierter) Struktur«; z. B.: haploid

Ha|plo|dont [↑haplo... und gr. *ὀδούς*, Gen.: *ὀδόντος* = Zahn] *m;* -en, -en: einfacher Kegelzahn (vermutlich die Urform des Zahns)

ha|plo|id [↑haplo... u. ↑...id]: nur mit einem einfachen Chromosomensatz ausgestattet (von Zellkernen, Zellen, Individuen od. Generationen gesagt, bei denen der ↑diploide Chromosomensatz durch Reduktionsteilung halbiert ist; Biol.). **Ha|plo|idie** *w;* -: der haploide Zustand der Chromosomen

Ha|plont [zu gr. *ἁπλόος* = einfach] *m;* -en, -en (meist *Pl.*): Zelle oder Individuum mit ↑haploidem Chromosomensatz

Haplo|typ *m;* -s, -en: (Humangenetik) Genkomplex

HAPMAP-Projekt [Abk. für engl. *hap*lotype *map*ping = Haplotyp-Kartierung]: Fortsetzung des ↑Human Genome Projects; Entschlüsselung des Genoms von mehreren Hundert Menschen aus verschiedenen Erdteilen; Ziel: Identifizierung von Genen, die bei Erkrankungen eine Rolle spielen

Hapten [zu gr. *ἅπτειν* = heften; anfassen, ergreifen] *s;* -s, -e (meist *Pl.*): unvollständige ↑Antigene, die zwar mit dem spezifischen ↑Antikörper eine Bindung eingehen, ohne aber dessen Bildung bewirken zu können. (Mit Proteinen gekoppelt werden Haptene zu Vollantigenen.)

Haptik [zu gr. *ἅπτειν* = heften; anfassen, ergreifen]

w; -: Lehre vom Tastsinn (Psychol.). **haptisch:** den Tastsinn betreffend (im Gegensatz zu ↑optisch)
Hapto|gen|mem|bran [zu gr. ἅπτειν = heften; anfassen, ergreifen, ↑...gen u. ↑Membran] *w;* -, ...nen: Häutchen um Fettkügelchen in Emulsionen (bestehen z. B. in Milch aus Lipoproteinen), das als Stabilisator gegen Entmischung dient (Biol.)
Hapto|globin [zu gr. ἅπτειν = heften; anfassen, ergreifen, u. ↑Globin] *s;* -s: Glykoprotein, Bestandteil des Blutplasmas
Hapto|nomie [zu ↑Hapten] *w;* -, -n: alternativmedizinische Methode, durch bestimmte Berührungen des Bauches während der Schwangerschaft frühzeitig eine enge Eltern-Kind-Beziehung aufzubauen sowie später den Verlauf der Geburt zu erleichtern
hapto|phor [zu gr. ἅπτειν = heften; anfassen, ergreifen u. gr. φορεῖν = tragen]; in der Fügung: **hapto|phore Gruppe:** Molekülgruppe in Zellen, ↑Haptenen, ↑Toxinen u. a., durch die die gegenseitige Bindung der Körper, die bei Immunreaktionen eine Rolle spielen, erfolgt
Harlekin|fetus = Ichthyosis congenita
Harmonic imaging [hɑːˈmɔnɪk ˈɪmədʒɪŋ; engl. ↑*harmonic* = Oberwelle, Oberton u. ↑*imaging* = Abbildung, Darstellung] *s;* - -s; Verfahren in der ↑Sonografie, das in Kombination mit Kontrastverstärkungsmitteln zur Darstellung der Flussgeschwindigkeit die zweite Resonanzschwingung des reflektierten Signals nutzt
Harn vgl. Urin
Harnblase vgl. Vesica urinaria. **Harnblasenentzündung** vgl. Zystitis
harnfähig: nennt man Stoffwechselprodukte, die mit dem Urin ausgeschieden werden können
Harnfieber vgl. Urosepsis
Harn|in|fil|tration: Eindringen von Harn in das Nachbargewebe von Blase u. Harnröhre (bes. als Folge von Verletzungen dieser Organe)
Harnkanälchen vgl. Tubuli renales
Harnleiter vgl. Ureter
Harnleiter|ek|topie: angeborene Fehlbildung, bei der ein Harnleiter nicht in der Blase, sondern außerhalb des Blasenschließmuskels (z. B. in der Harnröhre) mündet (Vorkommen meist bei Vorhandensein einer überzähligen Niere)
Harnleiter|neo|stomie: operative Neueinpflanzung eines Harnleiters in die Blase
Harn|organe: Sammelbez. für die der Harnbildung und Harnausscheidung dienenden Organe (Niere, Nierenbecken, Harnleiter, Harnblase und Harnröhre)
harnpflichtig: nennt man Stoffwechselprodukte, die mit dem Urin ausgeschieden werden müssen
Harnröhre vgl. Urethra
Harnröhren|aplasie: sehr selten vorkommende Fehlbildung, bei der die Harnröhre vollständig fehlt u. die Harnentleerung durch den After erfolgt
Harnruhr vgl. Diabetes mellitus
Harnsack vgl. Allantois
Harnsand: kleine u. kleinste Harnsedimente
Harnsäure: Endprodukt des Nukleinsäurestoffwechsels (chemisch: Trihydroxypurin)
Harn|sedimente *Pl.:* feste Bestandteile des Harns, die sich als Bodensatz in einem mit Urin gefüllten Gefäß od. beim Zentrifugieren des Harns abscheiden (sie stammen teils aus der Niere, teils aus der Harnblase u. setzen sich aus ↑Epithelien der Harnorgane, aus roten u. weißen Blutkörperchen, Harnsäure-, Oxalsäure- u. anderen Salzkristallen zusammen)
Harn|sepsis vgl. Urosepsis
Harnsperre vgl. Anurie
Harnstarre vgl. Isosthenurie
Harnstoff vgl. Urea
Harn|stoff-N: Laborparameter, Messung des in Harnstoff enthaltenen Stickstoffs (Harnstoff-N-Konzentration × 2,14 = Harnstoffkonzentration)
Harnstrang vgl. Urachus
Harnvergiftung vgl. Urämie
Harnverhaltung vgl. Anurie, vgl. Ischurie
Harnwege *Pl.:* Sammelbez. für die Organe, die der Weiterleitung u. Ausscheidung des Harns dienen (Harnkanälchen, Harnleiter, Harnblase u. Harnröhre)
Harnzwang vgl. Strangurie
Harn|zylinder *Pl.:* bei Untersuchung des Urinsediments im Mikroskop sichtbare, runde, walzenförmige Strukturen, können aus verschiedenen Stoffen, Zellen und Zellbestandteilen bestehen, z. B. aus Proteinen (hyaline Zylinder), haben diagnostische Bedeutung
Harries-Krankheit [ˈhærɪəs...; nach dem engl. Arzt Seale Harries, 1870–1957]: = Hyperinsulinismus
Harrison-Furche [ˈhærɪsən...; nach dem engl. Arzt Edward Harrison, 1766–1838]: horizontale Einbuchtung am unteren Brustkorbrand in Höhe des Zwerchfellansatzes als Folge übermäßigen Zwerchfellzugs und Gegendrucks der Bauchmuskulatur (z. B. bei ↑Rachitis)
harter Schanker vgl. Schanker
Hartnup-Krankheit [nach einer Familie *Hartnup* benannt]: erbliche Stoffwechselkrankheit (Störung der Tryptophanabsorption und der renalen Reabsorption von Aminosäuren) mit Lichtdermatosen, zerebellarer Ataxie und geistiger Retardierung
Hartspann *m;* -s, -e: Verhärtung innerhalb eines Muskels infolge Zunahme der Gewebsspannung
Hartstrahltechnik: Röntgenaufnahme mit hoher Netzspannung (100–200 kV); vgl. auch Weichstrahltechnik
Hartstrahl-Therapie: Strahlentherapie, bei der Hochenergiestrahlung eingesetzt wird
Hartwasser-Syndrom: Komplikation bei der ↑Hämodialyse, bei der zu hartes Wasser verwendet wurde; akute Hyperkalzämie, Muskelschwäche, Übelkeit, Erbrechen
HÄS: Abk. für ↑*H*ydroy*ä*thyl*s*tärke

Ha|schisch [aus arab. *hašiš*, eigtl. = Gras, Heu] *s*, auch: *m;* -[s]: Blütenharz der weiblichen Hanfpflanze, das einen psychotropen Wirkstoff enthält und als Rauschgift gekaut oder geraucht wird

Hasenauge vgl. Lagophthalmus

Hasenpest vgl. Tularämie

Hasenscharte: meist als diskriminierend empfundene Bez. für: Cheiloschisis

Ha|shimoto-Struma [haʃ...; nach dem jap. Chirurgen Hakaru Hashimoto, 1881–1934]: chronisch verlaufende Entzündung der Schilddrüse infolge Antikörperbildung gegen ↑Thyr[e]oglobulin

Hashimoto-Thyreoiditis [nach dem japan. Pathologen Hakaru Hashimoto, 1881–1934, u. ↑Thyreoiditis] *w;* -, -itiden: Autoimmunerkrankung der Schilddrüse

Hasner-Falte [nach dem tschech. Augenarzt Joseph Ritter von Artha Hasner, 1819–1892] *w;* -, -n: ↑Plica lacrimalis

Hassall-Körperchen [ˈhæsəl...; nach dem engl. Arzt A. H. Hassall, 1817–1894]: aus Retikulumzellen bestehende kleine Körperchen in der Thymusdrüse, die vermutlich Überreste embryonalen Epithelgewebes darstellen (ihre Anzahl wächst bis zum Pubertätsalter, später verringert sie sich kontinuierlich)

HAT: Abk. für *h*eparin*a*ssoziierte ↑*T*hrombopenie

Haube vgl. Tegmentum

Haudek-Nische [nach dem österr. Röntgenologen Martin Haudek, 1880–1931]: nach Kontrastmittelgabe röntgenografisch sichtbare kleine Ausbuchtung des Magens (als Zeichen eines Magengeschwürs)

Haupt|histo|kompatibilitäts|kom|plex vgl. Major Histocompatibility Complex

Hauptschlagader vgl. Aorta

Hauptzellen: 1) Kathepsin, Pepsin, Labferment und Lipase bildende Zellen der Magenschleimhaut. **2)** nicht granulierte Zellen des Hypophysenvorderlappens

Haust|rum [aus lat. *haustrum*, Gen.: *haustri* = Schöpfrad] *s;* -s, ...stra (eindeutschend auch: ...stren); in der Fügung: **Haust|ra coli** [↑Kolon]: halbkugelige Ausbuchtungen in der Wand des Grimmdarms (Anat.)

Haut vgl. Kutis

Hautatmung vgl. Perspiration

Haut|einheits|dosis, auch: **Haut|erythem|dosis:** Bezeichnung für diejenige höchstzulässige Dosis an Röntgenstrahlen, die ohne Schaden für die bestrahlte Haut pro Bestrahlungssitzung verabreicht werden kann (ihr Normalwert ergibt sich aus der Beobachtung, dass bei Bestrahlung eines 6×8 cm großen Hautfeldes mit einem Röhrenabstand von 23 cm nach Ablauf einer Woche eine leichte Hautrötung mit späterer Braunverfärbung der Haut eintritt; gesunde Haut erträgt eine Bestrahlung von 550 R ohne erkennbare Dauerschädigung); Abk.: HED

Haut|gan|grän vgl. Urticaria gangraenosa

Hautgrieß vgl. Milium

Haut|horn vgl. Cornu cutaneum

Hautjucken vgl. Pruritus

Haut|karzinom vgl. Epithelioma malignum

Hautkrebs vgl. Epithelioma malignum

Haut Mal vgl. Grand Mal

Hautmaulwurf vgl. Myiasis linearis migrans

Hautpilzerkrankung vgl. Dermatomykose

Haut|re|flex: über die Haut auslösbarer Muskelreflex (z. B.: ↑Abdominalreflex, ↑Babinski-Reflex)

Haut|rotz vgl. Malleus farciminosus

Hautschmiere vgl. Vernix caseosa

Hautschrift vgl. Dermografie

Haut|tuberkulose vgl. Tuberculosis cutis

Hautwassersucht vgl. Anasarka

Hautwolf vgl. Intertrigo

HAV = Hepatitis-A-Virus

Haverhill-Fieber [ˈheɪvərhɪl...; nach einer in Haverhill (USA) 1926 durch verunreinigte Milch verursachten Epidemie]: Infektionskrankheit, hervorgerufen durch eine Hämophilusart, die durch Rattenbiss oder verunreinigte Lebensmittel übertragen wird

Havers-Kanäle [ˈheɪvərs...; nach dem engl. Anatomen Clopton Havers (etwa 1650–1702)] *Pl.:* inmitten der Knochenlamellen gelegene Kanäle, die dünnwandige Blutgefäße zur Versorgung des Knochengewebes enthalten

Hawthorne-Effekt [ˈhɔːθɔːn...; nach einer zwischen 1927 und 1932 durchgeführten Untersuchung in den Hawthorne-Werken, Chicago] *m;* -[e]s, -e: Einfluss, den die bloße Teilnahme an einem Experiment auf die Versuchsperson und damit auf das Experimentsergebnis auszuüben vermag (Psychol., Soziol.)

Hayem-Lösung [ɛˈjãː...; nach dem frz. Internisten George Hayem, 1841–1933]: Lösung zur Verdünnung des Blutes bei der Erythrozytenzählung u. zur Konservierung der roten Blutkörperchen (besteht aus Sublimat, Natriumsulfat, Chlornatrium u. Aqua destillata)

Hay-Trennkost [heɪ...; nach dem amerik. Arzt H. Hay, 1866–1940]: Diätform, bei der eine Mahlzeit entweder nur Kohlenhydrate oder nur Proteine enthält (um eine »Übersäuerung« des Körpers zu verhindern)

HB = *H*epatitis *B*

Hb: Abk. für ↑Hämoglobin

HB$_c$Ag: Abk. für ↑*H*epatitis-*B*-*C*ore-*A*ntigen

HB$_e$Ag: Abk. für ↑*H*epatitis-*B*-*E*nvelope-*A*ntigen

HB$_s$Ag: Abk. für ↑*H*epatitis-*B*-*S*urface-*A*ntigen

HBV: Abk. für ↑*H*epatitis-*B*-*V*irus

HC: Abk. für ↑*H*epatitis *C*

hCG: Abk. für *h*umanes *C*horion*g*onadotropin, während der Schwangerschaft gebildetes Hormon, besteht aus zwei Untereinheiten, die für das Hormon spezifische Untereinheit, das Beta-hCG, wird bei Schwangerschaftstests gemessen, außerhalb der Schwangerschaft ↑Tumormarker für Keimzell- und Trophoblasttumoren

HCV: Abk. für ↑*H*epatitis-*C*-*V*irus
HD: Abk. für ↑Deltahepatitis
HDF: Abk. für *H*ämo*d*ia*f*iltration
HDL: Abk. für ↑*h*igh *d*ensity *l*ipoproteins
HDV: Abk. für ↑*H*epatitis-*D*-*V*irus
He: chem. Zeichen für ↑Helium
HE: 1) Abk. für ↑*H*epatitis *E*. **2)** Abk. für ↑*H*ounsfield-*E*inheit
Head-Zonen [hɛd...; nach dem engl. Neurologen Henry Head, 1861–1940]: segmentale Bezirke der Körperhaut, die bestimmten inneren Organen zugeordnet sind u. bei Erkrankung dieser Organe in charakteristischer Weise schmerzempfindlich sind
He|au|to|skopie [gr. ἑαυτοῦ = sich selbst u. ↑...skopie] *w;* -: bes. bei ↑Schizophrenie u. organischen Hirnerkrankungen vorkommendes Phänomen des sog. Doppelgängerwahns, eine Form der Persönlichkeitsspaltung mit Wahrnehmung der eigenen Person in der realen Außenwelt (halluzinatorisch od. leibhaftig in einer anderen Person)
Heb|amme: staatlich ausgebildete und geprüfte Geburtshelferin und Beraterin während einer Schwangerschaft; vgl. Entbindungspfleger. **Hebammen|kreißsaal:** Modell der Schwangerenbetreuung in einer Klinik, bei dem eine Schwangere vor, während und nach der Geburt eigenverantwortlich von einer Hebamme (ohne ärztlichen Geburtshelfer bzw. ärztliche Geburtshelferin) betreut wird, im Falle von Komplikationen aber eine Übergabe an den herkömmlichen Kreißsaal möglich ist
Hebe|phrenie [zu gr. ἥβη = Jugend u. gr. φρήν= Geist] *w;* -, ...ien: = Dementia praecox
Heberden-Arthrose [ˈhɛbədən...; nach dem engl. Arzt William Heberden, 1710–1801] *w;* -,-*n:* Arthrose der Fingerendgelenke mit Bildung von ↑Heberden-Knoten. **Heberden-Knoten** *Pl.:* bei Personen in den mittleren Lebensjahren im Bereich der Fingergelenke erblich auftretende rheumatische (zuweilen entzündliche u. schmerzhafte) knotenförmige Verdickungen
Heber|drai|nage [...drɛnaʒə], auch: **Heber|dränage** [...ʒə]: = Bülau-Drainage
Hebe|tomie [gr. ἥβη = Mannbarkeit; Jugend; Schamgegend u. ↑...tomie], auch: **Hebo|tomie** od. **Heb|osteo|tomie** [↑osteo...] *w;* -, ...ien: = Pubeotomie (Med. früher)
Hebetudo [aus lat. *hebetudo* = Stumpfheit] *w;* -: Schwäche, verminderte Leistungsfähigkeit der Sinnesorgane. **Hebetudo au|ris** = Schwerhörigkeit. **Hebetudo visus** = Asthenopie
Hebosteotomie ↑Pubeotomie (Med. früher)
Hebotomie ↑Pubeotomie (Med. früher)
He|bra-Krankheit [nach dem österr. Dermatologen Ferdinand Ritter von Hebra, 1816–1880]: = Impetigo herpetiformis
Hechtmaulschnitt = Fischmaulschnitt
Hecker-Gesetz [nach dem dt. Gynäkologen Karl von Hecker, 1827–1882]: von Hecker aufgestelltes Gesetz, nach dem jedes Kind einer Mehrgebärenden im Durchschnitt etwa 150 bis 200 g mehr wiegen soll als das Kind einer Erstgebärenden
HED: Abk. für ↑Hauteinheitsdosis
Hedinger-Syndrom ↑Karzinoidsyndrom
Hedonismus [zu gr. ἡδονή = Vergnügen, Lust] *m;* -: Anschauung, nach der Personen in ihrem Handeln nach individueller physischer und psychischer Lust streben (Psychol.). **hedonistisch:** das Lustprinzip befolgend (Psychol.)
He|dro|zele [gr. ἕδρα = Sitz; Sitzfläche; Gesäß u. ↑...zele] *w;* -, -n: = Hernia perinealis
Heerfordt-Syndrom [nach dem dän. Ophthalmologen Christian F. Heerfordt, 1871–1953]: chronische Entzündung der Speichel-, Tränen-, Brust- und Keimdrüsen, Form der ↑Sarkoidose
Hegar-Nadelhalter [nach dem dt. Gynäkologen Alfred Hegar, 1830–1914]: gerader Nadelhalter für chirurgische Nadeln. **Hegar-Schwangerschaftszeichen:** auf eine bestehende Schwangerschaft hindeutende Tastlücke am Gebärmutterhals. **Hegar-Stifte** *Pl.:* gebogene u. abgerundete Metallstifte zur Dehnung des Gebärmutterhalses (bei einer Untersuchung der Gebärmutter)
Heidelberger Kapsel = Endoradiosonde
Heil|an|äs|thesie: lokale Betäubung bestimmter Körperregionen durch Injektion eines Lokalanästhetikums zur Linderung rheumatischer u. neuralgischer Schmerzen
Heilbad: Ort mit Vorkommen natürlicher Heilwässer (die Bez. wird vom Staat verliehen)
Heilberufe: Berufe, welche die Ausübung der Heilkunde zum Gegenstand haben (Arzt/Ärztin, Zahnarzt/-ärztin, Heilpraktiker/-in); vgl. Heilhilfsberufe
Heilfasten: bei verschiedenen Erkrankungen angezeigte strenge Diätform, und zwar als: a) Vollfasten: mit Beschränkung der Nahrungszufuhr auf ausschließliche Verabreichung von Flüssigkeit wie Wasser u. Kräutertee; b) Saftfasten: eine mildere Form des Vollfastens mit zusätzlicher Verabreichung von Obst- oder Gemüsesäften
Heilfieber: künstlich hervorgerufenes Fieber zur Behandlung bestimmter Krankheiten
Heil|gymnastik: Anwendung bestimmter gymnastischer Praktiken (wie Körpergymnastik, Atemgymnastik) zu Heilzwecken
Heilhilfsberufe: Berufe, die die Unterstützung ärztlicher Tätigkeit zum Gegenstand haben; das sind die Krankenpflegeberufe (Krankenschwester, Krankenpfleger), die technischen Heilhilfsberufe sowie die Berufe des Masseurs od. der Masseurin, des medizinischen Bademeisters od. der medizinischen Bademeisterin und des Krankengymnasten od. der Krankengymnastin; vgl. Heilberufe
Heilpäd|agogik = Sonderpädagogik
Heil|praktiker *m;* -s, -, **Heil|praktikerin** *w;* -, -nen: heilkundige Person ohne ärztliche Ausbildung, die mit behördlicher Erlaubnis praktiziert

Heilwasser: als Arzneimittel zu Heilzwecke zugelassenes Wasser, das mindestens 1 g/l gelöste wirksame Bestandteile (z. B. Kalzium) enthalten muss

Heim|beatmung: mechanische Beatmung mit mobilen Beatmungssystemen außerhalb von Intensiv- oder Überwachungsstationen (zu Hause oder in Pflegeheimen)

Heim|infektion = Hospitalismus (2)

Heimlich-Handgriff [nach dem amerik. Chirurgen Henry J. Heimlich, 1920]: Erste-Hilfe-Handgriff bei Erstickungsanfällen, um einen Fremdkörper aus den Atemwegen durch plötzlichen Überdruck auszustoßen

Heineke-Mikulicz-Pylorus|plastik [...lɪtʃ...; nach den dt. Chirurgen W. H. Heineke, 1834–1901, u. Johann von Mikulicz-Radecki, 1850–1905]: Operation zur plastischen Behebung von narbigen Verengungen des Magenpförtners in Form einer Längsdurchtrennung und anschließenden Quervernähung der betroffenen Gewebeschichten

Heine-Medin-Krankheit [nach dem dt. Orthopäden Jakob von Heine, 1800–1879, u. dem schwed. Pädiater K. O. Medin, 1847–1927]: = Poliomyelitis epidemica

Heinz-Innenkörper [nach dem dt. Pharmakologen Robert Heinz, 1865–1924] *Pl.:* = Innenkörper

Heiserkeit vgl. Raucedo

Heister-Klappe [nach dem dt. Anatomen u. Chirurgen Lorenz Heister, 1683–1758]: = Plica spiralis. **Heister-Mundsperrer:** Instrument zum gewaltsamen Öffnen des Mundes bei Kiefersperre

He-La-Zellen [nach einer amerik. Patientin namens *He*len *La*ne]: Zellen, die aus einem außergewöhnlich stark wachsenden Gebärmutterhalskrebs stammen und zu experimentellen Zwecken gezüchtet werden

Helferich-Bogenschnitt [nach dem dt. Chirurgen Heinrich Helferich, 1851–1945]: bogenförmige Durchsägung des Ober- u. Unterschenkelknochens (zur besseren Verbindung beider Knochen nach ↑Resektion des Kniegelenks)

Helfer|syndrom [↑Syndrom] *s;* -s, -e: auf der Unfähigkeit, seine Bedürfnisse zu äußern, beruhende psychische Störung, die sich in einem übertriebenen Bedürfnis zu helfen zeigt (Psychol.)

Helferzellen vgl. T-Helferzellen

helicinus, ...na, ...num [zu gr. *ἕλιξ*, Gen.: *ἕλικος* = Windung; Schneckenlinie]: schneckenförmig gewunden; die ↑Helix betreffend, zur Helix gehörend; z. B. in der Fügung ↑Arteriae helicinae

helico..., Helico... vgl. heliko..., Heliko...

Helico|bacter [↑heliko... u. gr. *βάκτρον* = Stab] *s;* -s: auch **Helicobacter pylori:** Gattung gramnegativer Stäbchenbakterien, die als Hauptursache für Magen- und Zwölffingerdarmgeschwüre angesehen werden

Helico|trema [↑heliko... u. gr. *τρῆμα* = Loch] *s;* -[s], -ta: »Schneckenloch«, Verbindung zwischen ↑Scala tympani u. ↑Scala vestibuli (Anat.)

Heli|kase *w;* -, -n: (Humangenetik) Klasse von Enzymen, die durch Aufbrechen von Wasserstoffbrückenbindungen zwischen den DNA-Stängen zu deren Entwindung in einzelne Stänge führen

heliko..., Heliko..., latinisiert: **helico..., Helico...** [aus gr. *ἕλιξ*, Gen.: *ἕλικος* = Windung; Schneckenlinie]: Bestimmungswort von Zus. mit der Bed. »schneckenförmiges Gebilde; Spirale«; z. B.: Helicotrema

Heliko|podie [zu ↑heliko... u. gr. *πούς*, Gen.: *ποδός* = Fuß] *w;* -, ...ien: = Zirkumduktion (2)

Helio|sis [zu gr. *ἥλιος* = Sonne] *w;* -: **1)** vgl. Hitzschlag. **2)** vgl. Insolation

Helio|therapie [gr. *ἥλιος* = Sonne u. ↑Therapie] *w;* -, ...ien: Anwendung des Sonnenlichts bzw. der Sonnenstrahlen bei der Physiotherapie bestimmter Krankheiten

Helium [zu gr. *ἥλιος* = Sonne (das Gas erhielt seinen Namen deshalb, weil seine Spektrallinien mit denen eines früher schon in der Sonne entdeckten Elementes übereinstimmten)] *s;* -s: chemischer Grundstoff, ein Edelgas; Zeichen: He

Helium|sprache: starke Veränderung der menschlichen Stimme bis zur Unkenntlichkeit in einem Helium-Stickstoff-Sauerstoff-Gemisch, das bei Tieftauch- und Überdruckversuchen verwendet wird

Helix [aus gr. *ἕλιξ*, Gen.: *ἕλικος* = Windung, Schneckenlinie, Spirale] *w;* -, Helices: **1)** Ohrleiste, Ohrkrempe, der umgebogene Rand der Ohrmuschel (Anat.). **2)** spiralig angeordneter Polynukleotidstrang der Nukleinsäure (Biochemie)

helko|gen [gr. *ἕλκος* = Geschwür und ↑...gen]: aus einem Geschwür entstanden (von meist bösartigen Gewebsveränderungen gesagt; z. B. Krebs aus Magengeschwür). **Helko|logie** [gr. *ἕλκος* = Geschwür und ↑...logie]: *w;* -: Wissenschaft und Lehre von den Geschwüren

Helkoma [zu gr. *ἕλκος* = Geschwür] *s;* -[s], -ta: seltene Bezeichnung für ↑Ulkus. **Helkose** *w;* -, -n: seltene Bezeichnung für ↑Ulzeration

Hellat-Zeichen [nach dem russ. Otologen Piotr Hellat, 1857–1912]: verkürzte Schallleitung über der erkrankten Region eines vereiterten Warzenfortsatzes (durch Aufsetzen einer Stimmgabel zu ermittelndes Krankheitszeichen)

HELLP-Syndrom: Abk. für *h*aemolysis, *e*levated *l*iver enzymes, *l*ow *p*latelet count, Komplikation des schwangerschaftsinduzierten Hochdrucks

Helminth|agogum [zu ↑Helminthe u. gr. *ἀγωγός* = führend, treibend] *s;* -s, ...ga: Mittel gegen Wurmkrankheiten

Helmin|the [aus gr. *ἕλμι[γ]ς*, Gen.: *ἕλμινθος* = Wurm; Eingeweidewurm] *w;* -, -n (meist *Pl.*): Sammelbez. für alle in den Eingeweiden von Mensch und Tier schmarotzenden Würmer

Helmin|thia|sis [zu ↑Helminthe] *w;* -, ...thiasen u. **Helmin|those** *w;* -, -n: durch Eingeweidewürmer hervorgerufene Wurmkrankheit

Helmin|tho|logie [↑Helminthe u. ↑...logie] *w;* -: Lehre von den Eingeweidewürmern

Helminthose vgl. Helminthiasis

Helodes [zu gr. ἑλώδης = sumpfig, zu ἕλος = Sumpf] *w;* -: seltene Bez. für: ↑Malaria, Sumpffieber

Helvella es|culenta [lat. *helvella* = Küchenkraut; ↑esculentus] *w;* - -: = Gyromitra esculenta. **Helvella|säure:** in der Frühjahrslorchel vorkommende organische Säure, die im Tierversuch hämolytisch wirkt, beim Kochen fast immer in eine ungiftige Form überführt wird und möglicherweise für die Vergiftungserscheinungen beim Genuss ungekochter Lorcheln mitverantwortlich ist

Hemer|al|opie [zu gr. ἡμέρα = Tag, gr. ἀλαός = blind u. gr. ὤψ, Gen.: ὠπός = Gesicht; Auge] *w;* -, ...ien: (von der Wortbildung her) eigtl. Bez. für: Tagblindheit (vgl. Nyktalopie); im medizinischen Sprachgebrauch fälschlicherweise übliche Bez. für: Nachtblindheit (starke Verminderung der Sehkraft des Auges bei dämmerigem Licht od. bei plötzlichem Hell-Dunkel-Übergang)

hemi..., Hemi... [zu gr. ἥμισυς = halb]: Bestimmungswort von Zusammensetzungen mit der Bedeutung »halb, zur Hälfte; halbseitig; teilweise«; z. B.: Hemialgie

Hemi|ablep|sie [↑hemi... u. ↑Ablepsie] *w;* -, ...ien: = Hemianop[s]ie

Hemi|achromat|op|sie [↑hemi... u. ↑Achromatopsie] *w;* -, ...ien: = Hemichromatopsie

Hemi|algie [↑hemi... u. ↑...algie] *w;* -, ...ien: Schmerz auf einer Körperseite (z. B. einseitiger Kopfschmerz, Migräne)

Hemi|an|äs|thesie [↑hemi... u. ↑Anästhesie] *w;* -, ...ien: Empfindungslosigkeit einer Körperhälfte, meist als Folge einer Schädigung der gegenseitigen Hirnhälfte. **hemi|an|opisch:** halbseitenblind

Hemi|an|op[s]ie [↑hemi... u. ↑Anopie] *w;* -, ...ien: Halbsichtigkeit, Halbseitenblindheit, Ausfall einer Hälfte des Gesichtsfeldes (in einem od. in beiden Augen) infolge Schädigung von Sehnervenfaserbündeln im ↑Chiasma opticum

Hemi|ataxie [↑hemi... u. ↑Ataxie] *w;* -, ...ien: auf eine Körperhälfte beschränkte ↑Ataxie

Hemi|atro|phie [↑hemi... u. ↑Atrophie] *w;* -, ...ien, in fachspr. Fügungen: **Hemi|atro|phia**[1], *Pl.:* ...iae: halbseitiger (nur eine Körper- od. Organhälfte betreffender) Schwund von Organen, Geweben u. Zellen infolge Versorgungsstörungen. **Hemi|atrophia faciei progressiva:** auf eine Gesichtshälfte beschränkter fortschreitender Schwund der Gesichtshaut (oft mit Einbeziehung des Unterhautgewebes u. der darunter liegenden Muskeln u. Knochen), vermutlich als Folge einer Störung im vegetativen Nervensystem

hemi|azygos [zu ↑hemi..., ↑[1]a... u. gr. ζυγόν = Joch; Glied]: unpaarig (von Organen oder Blutgefäßen gesagt); z. B. in der Fügung ↑Vena hemiazygos

Hemi|ballismus [↑hemi... u. ↑Ballismus] *m;* -: auf eine Körperhälfte beschränkter Ballismus (bei Störungen des ↑extrapyramidalen Systems)

Hemi|block [↑hemi...] *m;* -s, ...blöcke: Blockade des vorderen oder hinteren Stranges des linken Schenkels des ↑Fasciculus atrioventricularis

Hemi|chromat|op|sie [↑hemi... und ↑Chromatopsie] *w;* -, ...ien: halbseitige Farbenblindheit (bei erhaltenem Sehvermögen für Weiß) infolge Schädigung von Sehnervenfaserbündeln

Hemi|en|ze|phalie [zu ↑hemi... und ↑Encephalon] *w;* -, ...ien: angeborene Fehlbildung mit Fehlen von Teilen des Schädeldaches u. des Gehirns. **Hemi|en|ze|phalus** *m;* -, ...li od. ...phalen: Neugeborenes mit ↑Hemienzephalie

hemi|fazial [↑hemi... u. ↑fazial]: halbseitig das Gesicht betreffend

Hemi|glossitis [↑hemi... u. ↑Glossitis] *w;* -, ...itiden (in fachspr. Fügungen: ...itides): Entzündung einer Zungenhälfte

Hemi|gna|thie [zu ↑hemi... u. gr. γνάθος = Kinnbacken] *w;* -, ...ien: Fehlen oder Unterentwicklung einer Kieferhälfte (od. von Teilen davon) als angeborene Fehlbildung

Hemi|hyper|äs|thesie [↑hemi... u. ↑Hyperästhesie] *w;* -, ...ien: halbseitige Überempfindlichkeit der Haut

Hemi|hyper|[h]idrose oder **Hemi|hyper|[h]idrosis** [↑hemi... u. ↑Hyper[h]idrose] *w;* -: vermehrte Schweißabsonderung auf einer Körperhälfte (bes. auf einer Gesichtshälfte)

Hemi|hyper|tro|phie [↑hemi... und ↑Hypertrophie] *w;* -, ...ien: angeborene halbseitige Hypertrophie

Hemi|kol|ek|tomie [↑hemi..., ↑Kolon und ↑Ektomie] *w;* -, ...ien: operative Entfernung einer Dickdarmhälfte

Hemi|korpor|ek|tomie [↑hemi..., lat. *corpus,* Gen.: *corporis* = Körper u. ↑Ektomie] *w;* -, ...ien: operative Entfernung der unteren Körperhälfte (bei unheilbaren Erkrankungen)

Hemi|kranie [von gr. ἡμικρανία = Kopfschmerz an einer Kopfhälfte] *w;* -, ...ien: = Migräne

Hemi|lamin|ektomie [↑hemi..., ↑Lamina u. ↑Ektomie] *w;* -, ...ien: operative Entfernung eines krankhaft veränderten Teils des hinteren Wirbelbogens

Hemi|melie [zu ↑hemi... u. gr. μέλος = Glied] *w;* -, ...ien: halbseitige ↑Peromelie

Hemi|ne|phrek|tomie [↑hemi... und ↑Nephrektomie] *w;* -, ...ien: operative Entfernung eines krankhaft veränderten Nierenanteils

Hemi|op[s]ie [zu ↑hemi... u. gr. ὤψ, Gen.: ὠπός = Gesicht; Auge] *w;* -, ...ien: = Hemianop[s]ie

Hemi|pan|kreat|ek|tomie [↑hemi... und ↑Pankreatektomie] *w;* -, ...ien: operative Entfernung eines Teils der Bauchspeicheldrüse

Hemi|parese [↑hemi... u. ↑Parese] *w;* -, -n: halbseitige leichte Lähmung, leichtere Form einer ↑Hemiplegie

Hemi|pelv|ek|tomie [↑hemi..., ↑Pelvis u. ↑Ektomie] *w;* -, ...ien: operative Entfernung einer Beckenhälfte (bei Tumorleiden)

Hemi|plegie [zu ↑hemi... u. gr. πληγή = Schlag] *w;* -, ...ien, in fachspr. Fügungen: **Hemi|plegia**[1], *Pl.:* ...iae: motorische Lähmung einer Körperseite (z. B.

bei einem Schlaganfall). **Hemi|plegia alternans:** Halbseitenlähmung bei Schädigung der zugeordneten Hirnnerven der Gegenseite. **Hemi|plegia homo|lateralis:** Halbseitenlähmung, bei der der die Lähmung auslösende Verletzungsherd im Gehirn auf der gleichen Körperseite liegt. **Hemiplegia spastica infantilis** = Little-Krankheit. **Hemi|plegiker** *m;* -s, -, **Hemi|plegikerin** *w;* -, -nen: halbseitig gelähmte Person. **hemi|plegisch:** halbseitig gelähmt, mit halbseitiger Lähmung verbunden

Hemi|rha|chi|schisis [...s-ç...; ↑hemi... u. ↑Rhachischisis] *w;* -, ...isen: angeborene unvollständige Spaltbildung der Wirbelsäule ohne Vorfall des Rückenmarks

Hemi|spasmus [↑hemi... u. ↑Spasmus] *m;* -, ...men: halbseitiger, auf eine Körperhälfte beschränkter Krampf

Hemi|sphäre [↑hemi... u. gr. *σφαῖρα* = Kugel] *w;* -, -n, in fachspr. Fügungen: **Hemi|sphae|rium**, *Pl.:* ...ria: Halbkugel, Bez. für die rechte u. linke Hälfte des Groß- u. Kleinhirns (Anat.)

Hemi|sphär|ek|tomie [↑Hemisphäre u. ↑Ektomie] *w;* -, ...ien: operative Entfernung einer Großhirnhälfte

hemi|sphärisch: die Hemisphäre betreffend

Hemi|sphyg|mie [zu ↑hemi... u. gr. *σφυγμός* = Puls] *w;* -, ...ien: das Auftreten von doppelt so viel Pulsschlägen wie Herzkontraktionen

Hemi|sy|stolie [zu ↑hemi... u. ↑Systole] *w;* -, ...ien: »Halbseitenkontraktion«, Anomalie der Herzkontraktion derart, dass die Kontraktion des linken ↑Ventrikels ausbleibt (bei normaler Kontraktion des rechten Ventrikels)

hemi|tendinosus, ...osa, ...osum [zu ↑hemi... u. ↑Tendo]: halbsehnig, zur Hälfte aus Sehnen bestehend (z. B. von Muskeln; Anat.)

Hemi|tonie [zu ↑hemi... u. ↑Tonus] *w;* -, ...ien: halbseitiger ↑Spasmus mobilis

Hemi|zellulose [↑hemi... u. ↑Zellulose] *w;* -, -n: pflanzliches Polysaccharid, das als unverdaulicher Füllstoff bestimmten Diätnahrungen zugesetzt wird

Hemi|ze|phalie [zu ↑hemi... u. gr. *κεφαλή* = Kopf] *w;* -, ...ien: = Hemienzephalie. **Hemi|ze|phalus** *m;* -, ...li od. ...phalen: = Hemienzephalus

hemi|zygot [zu ↑hemi... u. gr. *ζυγόν* = Joch; Verbindung]: in einer diploiden Zelle nicht als Allelpaar vorkommend (von Genen nach Chromosomenverlust)

Hemi|zyst|ek|tomie [↑hemi... u. ↑Zystektomie] *w;* -, ...ien: operative Entfernung eines Teils der Harn- oder Gallenblase

Hemmung: Bremsung, ↑Blockade, ↑Suppression, Unterdrückung einer Reaktion, eines Prozesses oder einer Funktion

Hemmungs|gymnastik: spezielle Form der Gymnastik zur therapeutischen Beeinflussung u. Ausschaltung unwillkürlicher, krankhafter Bewegungen (z. B. bei ↑Chorea, ↑Hysterie od. ↑Tic)

Hemmungsnerven *Pl.:* Nerven, die die Funktion eines Organs hemmen od. mindern (z. B. die Hemmungsnerven der Muskulatur des Herzens sowie des Magen-Darm-Kanals)

Hemmungs|re|aktion: serologisches Verfahren zur Hemmung einer Antigen-Antikörper-Reaktion durch eine andere Reaktion

Henderson-Hasselbalch-Gleichung [nach dem amerik. Biochemiker Lawrence J. Henderson, 1878–1942 u. dem dän. Biochemiker Karl A. Hasselbalch, 1874–1962]: Formel zur Bestimmung des Blut-pH-Wertes aus dem Verhältnis des gebundenen zum gelösten CO_2

Henkel-Me|thode [nach dem dt. Gynäkologen Max Henkel, 1870–1941]: Abklemmung der ↑Arteria uterina vom Scheidengewölbe aus bei ↑atonischer Blutung der Gebärmutter

Henkel|topf|aufnahme: spezielle Röntgenaufnahme zur Beurteilung einer Jochbeinfraktur

Henle-Albee-Operation [...'ɛlbı...; nach dem dt. Chirurgen Adolf Henle, 1864–1936, u. dem amerik. Chirurgen F. H. Albee, 1876–1945]: Operation zur Versteifung der Wirbelsäule: Durch Transplantation eines Knochenspans od. durch Schienen werden die Dornfortsätze im erkrankten Wirbelsäulenabschnitt fest miteinander verbunden, sodass die Wirbelsäule in diesem Abschnitt versteift

Henle-Band [nach dem dt. Anatomen F. G. J. Henle, 1809–1885]: = Falx inguinalis. **Henle-Schicht:** äußere Schicht der inneren Wurzelscheide des Haars. **Henle-Schleife:** zwischen ↑Tubulus contortus und Sammelrohr gelegener Teil der Harnkanälchen, bestehend aus einem auf- und einem absteigenden Schenkel (Anat.)

Henoch-Krankheit [nach dem dt. Pädiater E. H. Henoch, 1820–1910]: = Purpura abdominalis

Hensen-Gang [nach dem dt. Anatomen u. Physiologen Victor Hensen, 1835–1924]: = Ductus reuniens. **Hensen-Zellen:** Stützzellen des ↑Organum spirale auf der ↑Lamina basilaris

Hepadna|virus [Kunstw. aus *Hepa*titis-*DNA*-*Virus*] *s* (ugs. auch: *m); -,* ...ren: Gruppe von Viren, die zu einer ↑Hepatitis-B-Infektion führen

Hepar [von gr. *ἧπαρ*, Gen.: *ἥπατος* = Leber] *s;* -s, Hepata: Leber, größte Drüse des menschlichen Körpers im rechten Oberbauch, unterhalb des Zwerchfells (mit folgenden Funktionen: Gallenbereitung und -ausscheidung, Regulation des Protein-, Fett- u. Kohlenhydratstoffwechsels, Speicherung von ↑Glykogen, Entgiftung des Körpers u. a.). **Hepar adiposum:** »Fettleber«, Verfettung der Leberzellen als Folge einer Überernährung (Fettmast) od. einer Fettretention in der Leber (z. B. bei Vergiftungen oder ↑Diabetes mellitus). **Hepar crocatum:** »Safranleber«, safranähnliches Aussehen der Leber im Rahmen einer allgemeinen Leberverfettung mit gleichzeitiger Gelbsucht. **Hepar in|duratum:** Leberverhärtung infolge Bindegewebsvermehrung in der Leber und Abnahme des Leberparenchyms. **He-**

par lobatum: »Lappenleber«, gelapptes Aussehen der Leber infolge bindegewebiger Einziehungen vor allem an der Leberoberfläche. **Hepar mobile:** »Wanderleber«, Lebersenkung mit übermäßiger Beweglichkeit des Organs (Vorkommen bei allgemeiner ↑Enteroptose und bei Schlaffheit des Aufhängeapparates der Leber). **Hepar mos|chati|forme:** »Muskatnussleber«, Leberveränderung infolge längerer Blutstauung, wodurch die Leber ein muskatnussähnliches Aussehen erhält

Heparin [zu ↑Hepar] *s;* -s: in manchen Organen, bes. in der Leber, vorkommender Stoff, der die Blutgerinnung, d. h. die Bildung des Gerinnungsenzyms ↑Thrombin, verzögert. **heparinisie|ren:** mit ↑Heparin behandeln. **Heparinisierung** *w;* -, -en: Behandlung mit ↑Heparin zur Hemmung der Blutgerinnung

Heparino|zyt [↑Heparin und ↑...zyt] *m;* -en, -en (meist *Pl.*): Gewebsmastzelle, die in ihrer Körnung ↑Heparin enthält

Hepat|algie [↑Hepar und ↑...algie] *w;* -, ...ien: Leberschmerz, Leberkolik. **hepat|algisch:** die ↑Hepatalgie betreffend; mit Schmerzen in der Leber verbunden

Hepat|argie [↑Hepar und gr. ἀργία = Untätigkeit] *w;* -, ...ien: Insuffizienz der Leber (als Folge einer Selbstvergiftung der Leber bei Leberfunktionsschäden), die zu einer ↑Hepatotoxämie mit Erregungszuständen, Blutungen und Leberkoma führt

Hepat|ek|tomie [↑Hepar und ↑Ektomie] *w;* -, ...ien: operative Entfernung der Leber (bzw. defekter Leberpartien) mit anschließender Lebertransplantation

hepaticus vgl. hepatisch

Hepatiko|duo|deno|stomie [↑Hepatikus, ↑Duodenum u. ↑...stomie] *w;* -, ...ien: operative Herstellung einer künstlichen Verbindung zwischen Ausführungsgang der Leber und Zwölffingerdarm

Hepatiko|entero|stomie [zu ↑Hepar (in der Fügung ↑Ductus hepaticus), ↑Enteron u. ↑...stomie] *w;* -, ...ien: operative Herstellung einer künstlichen Verbindung zwischen ↑Ductus hepaticus u. Darm (Dünndarm)

Hepatiko|li|tho|trip|sie [zu ↑Hepar (in der Fügung ↑Ductus hepaticus), ↑litho... u. gr. τρίβειν = zerreiben, zertrümmern] *w;* -, ...ien: Zertrümmerung eines Steines im Gallengang mit dem ↑Lithoklasten

Hepatikor|rha|phie [zu ↑Hepar (in der Fügung ↑Ductus hepaticus) u. gr. ῥαφή = Naht] *w;* -, ...ien: Naht und Verschluss des ↑Ductus hepaticus nach operativer Eröffnung des Gallengangs (z. B. zur Entfernung eines Gallengangsteines)

Hepatiko|stomie [zu ↑Hepar (in der Fügung ↑Ductus hepaticus) u. ↑...stomie] *w;* -, ...ien: operative Herstellung einer künstlichen Öffnung (Anastomose) am Ductus hepaticus

Hepatiko|tomie [zu ↑Hepar (in der Fügung ↑Ductus hepaticus) u. ↑...tomie] *w;* -, ...ien: operative Eröffnung des ↑Ductus hepaticus

Hepatikus *m;* -, ...tizi: übl. Kurzbez. für ↑Ductus hepaticus

Hepatisation [zu ↑Hepar] *w;* -, -en: leberähnliche Beschaffenheit der Lunge bei entzündlichen Veränderungen in der Lunge

hepatisch, in fachspr. Fügungen: **hepaticus, ...ca, ...cum** [zu ↑Hepar]: zur Leber gehörend, die Leber betreffend, Leber...; z. B. in der Fügung ↑Ductus hepaticus

Hepatitis [zu ↑Hepar] *w;* -, ...titiden (in fachspr. Fügungen: ...titides): Entzündung der Leber, v. a. die durch Hepatitisviren hervorgerufenen Formen der akuten Virushepatitis. **Hepatitis A,** auch **Hepatitis epi|demica:** auf oralem Weg (fäkale Verunreinigung von Nahrungsmitteln) übertragene, ansteckende, meist mit einem ↑Ikterus verbundene Leberentzündung; Abk.: HA. **Hepatitis B:** parenteral, v. a. durch Bluttransfusionen, verunreinigte Spritzen (Drogenabhängige) oder Geschlechtsverkehr übertragene Hepatitis (verursacht durch Hepatitis-B-Viren, auch Hepadnaviren), bei der ein Zusammenhang mit dem Auftreten von Leberzellkarzinomen vermutet wird; Abk.: HB. **Hepatitis bilia|ris:** von den Gallengängen ausgehende Leberentzündung, chronischer Verlauf möglich. **Hepatitis C:** parenteral (Transfusionen) übertragene Hepatitis, teils chronisch verlaufend; Abk.: HC. **Hepatitis D** »Deltahepatitis«, seltene Hepatitis, die nur bei bereits bestehender Hepatitis-B-Infektion auftritt, da das Hepatitis-D-Virus (früher Deltavirus, Deltaagens) sich nur mithilfe eines Oberflächenproteins vom Hepatitis-B-Virus vermehren kann; Abk.: HD. **Hepatitis E:** bes. in Südasien und Afrika endemisch vorkommende, enteral übertragene Hepatitis; Abk.: HE. **Hepatitis G:** parenteral oder sexuell übertragene Virushepatitis; Abk.: HG. **Hepatitis inter|stitia|lis chronica** = Leberzirrhose. **Hepatitis par|enchymatosa acuta** = Leberatrophie

hepatitis|assozi|iertes Anti|gen: neuere Bez. für ↑Australia-Serumhepatitis-Antigen (Abk.: HAA)

Hepatitis-B-Core-Anti|gen [...kɔ:...; engl. *core* = Kern] *s;* -s, -e: Bez. für das Kernantigen des Hepatitis-B-Virus (Abk.: HB_cAg)

Hepatitis-B-Envelope-Anti|gen [...ˈenvələʊp; engl. *envelope*= Hülle, Umschlag] *s;* -s, -e: Bez. für das Antigen der Hülle des Hepatitis-B-Virus, das die Prognose der Hepatitis B bestimmt (Abk.: HB_eAg)

Hepatitis-B-Sur|face-Anti|gen [...ˈsə:fɪs...; engl. *surface* = Oberfläche] *s;* -s, -e: Bez. für das Oberflächenantigen der Hepatitis B (Abk.: HB_sAg)

hepato|biliär [zu ↑Hepar u. ↑Bilis]: Leber und Galle betreffend

Hepato|blastom [↑Hepar u. ↑Blastom] *s;* -s, -e: bes. im frühen Kindealter vorkommender maligner Mischtumor der Leber aus parenchymatösen bzw. mesenchymalen und epithelialen Anteilen

Hepatoǀenteroǀstomie [↑Hepar, ↑Enteron u. ↑...stomie] *w;* -, ...ien: = Hepatikoenterostomie

hepatoǀfugal [zu ↑Hepar u. lat. *fugere* = fliehen]: von der Leber wegführend (von Gefäßen)

hepatoǀgen [↑Hepar und ↑...gen]: **1)** in der Leber gebildet (von Stoffen u. Flüssigkeiten, z. B. der Gallenflüssigkeit). **2)** von der Leber ausgehend (bes. von Krankheiten)

Hepatoǀgraǀfie [↑Hepar u. ↑...grafie] *w;* -, ...ien: röntgenografische Darstellung der Leber nach Kontrastmittelinjektion. **Hepatoǀgramm** [↑...gramm] *s;* -s, -e: Röntgenbild der Leber

hepatoǀkardial [zu ↑Hepar u. ↑Kardia]: Leber u. Herz betreffend, in ursächlichem Zusammenhang mit Lebererkrankungen stehend (von Herz-Kreislauf-Störungen gesagt)

hepatoǀlentikulär, in fachspr. Fügungen: **hepatolenticularis, ...re** [zu ↑Hepar u. ↑lentikulär]: die Leber u. die Stammganglien im Gehirn betreffend. **hepatoǀlentikuläre Deǀgeneration:** Erbleiden mit degenerativen Prozessen im Bereich der Stammganglien (bes. im ↑Nucleus lentiformis) des Gehirns u. mit charakteristischen Leberveränderungen (zirrhotischer Natur)

hepatoǀlieǀnal [...lı-e...; zu ↑Hepar u. ↑Lien]: Leber und Milz betreffend

Hepatoǀlieǀnoǀgraǀfie [...lı-e...; ↑Hepar, ↑Lien u. ↑...grafie] *w;* -, ...ien: röntgenografische Darstellung von Leber u. Milz nach Kontrastmittelinjektion. **Hepatoǀlieǀnoǀgramm** [↑...gramm] *s;* -s, -e: Röntgenbild von Leber und Milz

Hepatoǀlith [↑Hepar und ↑...lith] *m;* -s u. -en, -e[n]: »Leberstein«, ↑Konkrement (eigtl. ein Gallenstein) in den Gallengängen der Leber

Hepatoǀloge *m;* -n, -n, **Hepatoǀlogin** *w;* -, -nen [↑Hepar und ↑...loge]: Facharzt/-ärztin für Leberkrankheiten. **Hepatoǀlogie** [↑...logie] *w;* -: Lehre von der Leber (einschließlich der Gallenwege), ihren Funktionen, ihren charakteristischen Erkrankungen u. deren Behandlung. **hepatoǀlogisch:** die ↑Hepatologie betreffend

Hepatom [zu ↑Hepar] *s;* -s, -e, in fachspr. Fügungen: **Hepatoma,** *Pl.:* -ta: Geschwulst (im engeren Sinne: Adenom oder Karzinom) der Leber

Hepatoǀmegalie [zu ↑Hepar u. gr. *μέγας* (mit Stammerweiterung: *μεγαλο-*) = groß] *w;* -, ...ien: krankhafte Vergrößerung der Leber

Hepatoǀneǀphroǀmegalie [zu ↑Hepar, ↑nephro... u. gr. *μέγας* (mit Stammerweiterung: *μεγαλο-*) = groß] *w;* -, ...ien, in fachspr. Fügungen: **Hepatoǀneǀphroǀmegalia**[1], *Pl.:* ...iae: gleichzeitige Vergrößerung der Leber u. der Nieren. **Hepatoǀneǀphromegalia glycogenica:** durch vermehrte Speicherung von ↑Glykogen (bei Störung des Glykogenabbaus) in Leber u. Nieren bedingte, im Kindesalter auftretende ↑Hepatonephromegalie

Hepatoǀpaǀthie [↑Hepar und ↑...pathie] *w;* -, ...ien: allgemeine Bezeichnung für: Lebererkrankung, -leiden

Hepatoǀpexie [zu ↑Hepar u. gr. *πηγνύναι* = festmachen, befestigen] *w;* -, ...ien: operative Befestigung der Leber an der benachbarten Bauchwand (z. B. bei ↑Hepatoptose)

Hepatoǀphlebitis [↑Hepar und ↑Phlebitis] *w;* -, ...itiden (in fachspr. Fügungen: ...itides): Entzündung der Venen in der Leber

Hepatoǀphrenoǀpexie [zu ↑Hepar u. gr. *φρένες*, Pl. von gr. *φρήν*, Gen.: *φρενός* = Zwerchfell u. gr. *πηγνύναι* = festmachen, befestigen] *w;* -, ...ien: operative Befestigung von Leber und Zwerchfell an der benachbarten Bauchwand

hepatoǀportal, in fachspr. Fügungen: **hepatoportalis, ...le** [zu ↑Hepar u. ↑Porta (in der Fügung ↑Vena portae)]: Leber und Pfortader betreffend

Hepatoǀptose [↑hepato... u. gr. *πτῶσις* = das Fallen, der Fall] *w;* -, -n: Senkung der Leber, z. B. bei allgemeiner ↑Enteroptose; übermäßig bewegliche Leber bei Schlaffheit des Halteapparates

hepatoǀpulmonal [zu ↑Hepar u. ↑pulmonal]: Leber und Lunge betreffend

hepatoǀrenal, in fachspr. Fügungen: **hepatorenalis, ...le** [zu ↑Hepar u. ↑Ren]: die Leber u. die Nieren betreffend; z. B. in der Fügung ↑Recessus hepatorenalis. **hepatoǀrenales Syndrom:** chronische Lebererkrankung ohne Gelbsucht mit funktioneller Nierenstörung

Hepatorǀrhaǀphie [zu ↑Hepar u. gr. *ῥαφή* = Naht] *w;* -, ...ien: = Hepatopexie

Hepatose [zu ↑Hepar] *w;* -, -n: chronische, nicht entzündliche, degenerative Lebererkrankung mit funktionellen Störungen

Hepatoǀsplenoǀmegalie [zu ↑Hepar, ↑Splen u. gr. *μέγας* (mit Stammerweiterung: *μεγαλο-*) = groß] *w;* -, ...ien: Vergrößerung der Leber u. der Milz bei ↑hepatolienalen Krankheiten

Hepatoǀtomie [↑Hepar und ↑...tomie] *w;* -, ...ien: operative Eröffnung der Leber

Hepatoǀtoxǀämie [↑Hepar u. ↑Toxämie] *w;* -, ...ien: Überschwemmung des Blutes mit giftigen Abbauprodukten von der Leber aus (bei schweren Lebererkrankungen)

hepatoǀtoxisch [↑Hepar u. ↑toxisch]: leberschädigend (von Substanzen gesagt). **Hepatoǀtoxizität** *w;* -: leberschädigende Eigenschaft von Substanzen

hepatoǀtrop [↑Hepar und ↑...trop]: auf die Leber einwirkend, vorwiegend die Leber betreffend (z. B. von Arzneimitteln)

hepatoǀzellulär [↑Hepar u. ↑zellulär]: die Leberzellen betreffend (z. B.: hepatozellulärer ↑Ikterus = Gelbsucht infolge Schädigung der Leberzellen)

hepatoǀzerebrale Degeneration [zu ↑Hepar u. ↑zerebral] vgl. Degeneratio hepatolenticularis

Hepatoǀzyt [↑Hepar u. ↑...zyt] *m;* -en, -en (meist *Pl.*): Leberzellen

herbiǀvor [zu lat. *herba* = Pflanze und lat. *vorare* = verschlingen, fressen]: Pflanzen fressend (von Tieren gesagt)

Herbizid *s;* -s, -e: Unkraut vernichtendes chem. Mittel

Herbstǀgrasǀmilbe vgl. Neotrombicula autumnalis

Herbstzeitlose vgl. Colchicum autumnale

Herd *m;* -[e]s, -e: **1)** allg. Bez. für einen im Körper genau lokalisierten u. umschriebenen Ausgangsbezirk einer Krankheit. **2)** vgl. Fokus (2)

Herd|dosis: Gesamtdosis von Strahlen, z. B. von Röntgenstrahlen, die zur Behandlung eines Krankheitsherdes angewandt werden

Herden|immunität: Schutz einer Population gegen einen Krankheitserreger, der dadurch entsteht, dass ein hoher Anteil aller Personen (je nach Infektiosität zwischen 75 und 95 %) durch Erkrankung oder Impfung bereits immun ist

hereditär, in fachspr. Fügungen: **hereditarius, ...ria, ...rium** [aus lat. *hereditarius* = erbschaftlich; erblich (zu lat. *heres* = Erbe)]: ererbt, erblich (bes. von Krankheiten gesagt); bei Eltern u. Kindern vorkommend (von Erbmerkmalen gesagt). **Heredität** [aus lat. *hereditas* = Erbschaft] *w;* -: **1)** Erblichkeit, Bezeichnung für die Eigenschaft von Merkmalen u. Verhaltensweisen eines Individuums, auf dessen Nachkommen übertragen werden zu können (Biol.). **2)** Vererbbarkeit von Krankheiten od. Krankheitsanlagen (von Eltern auf Kinder; Med.)

Heredo|ataxie [lat. *heres,* Gen.: *heredis* = Erbe u. ↑Ataxie] *w;* -, ...ien, in fachspr. Fügungen: **Heredo-ata|xia**[1], *Pl.:* ...iae: angeborene, erbliche Koordinationsstörung mit stoßweisen, überschüssigen, schleudernden und ungeschickten Arm- und Beinbewegungen. **Heredo|ataxia cerebellaris:** Kleinhirnataxie mit Geh- und Sprachstörungen, erniedrigtem Muskeltonus, Strabismus und choreatischen Störungen. **Heredo|ataxia spinalis:** hereditäre Ataxie infolge Degeneration der Hinterstränge mit schweren Gehstörungen, Fehlen der Sehnenreflexe, Spasmen und der Pyramidenzeichen, Nystagmus und zerebellaren Sprachstörungen (ferner Bewegungsunruhe, Skelettdeformitäten und Debilität)

Heredo|de|generation [lat. *heres,* Gen.: *heredis* = Erbe u. ↑Degeneration] *w;* -, -en: erbliche Entartung von Nervenzellen in der Geschlechterfolge (z. B. bei ↑Chorea Huntington). **heredo|degenerativ** [...ti:f]: ein degeneratives Erbleiden betreffend

Heredo|pa|thie [lat. *heres,* Gen.: *heredis* = Erbe u. ↑...pathie] *w;* -, ...ien, in fachspr. Fügungen: **Heredo|pa|thia**[1], *Pl.:* ...iae: allg. Bez. für: Erbkrankheit, familiär-erbliches Leiden. **Heredo|pa|thia atactica polyneu|riti|formis:** seltenes Erbleiden aus dem Formenkreis der Heredoataxien mit ↑Retinitis, ↑Polyneuritis, ↑Ataxie, Innenohrschwerhörigkeit, Geruchsstörungen, Haut- und Liquorveränderungen

Heredo|sy|philis [lat. *heres,* Gen.: *heredis* = Erbe u. ↑Syphilis] *w;* -: = Syphilis connata

Herff-Klammern [nach dem schweiz. Gynäkologen Otto von Herff, 1856–1916]: Wundklammern, die durch Federzug halten (Anwendung als Hautklammern)

Hering-Fallversuch [nach dem dt. Physiologen K. E. K. Hering, 1834–1918]: Versuch zur Feststellung des stereoskopischen Sehvermögens: Der zu Untersuchende schaut durch ein Rohr auf eine Nadel und muss angeben, ob kleine Kugeln vor oder hinter der Nadel niederfallen

Heritabilität [aus engl. *heritability* = Erblichkeit] *w;* -: das Verhältnis additiver genetischer Varianz zur gesamten phänotypischen Varianz (Genetik)

Hermannsdorfer-Diät vgl. Gerson-Diät

Herm|aphrodit [von gr. *ἑρμαφρόδιτος* = Zwitter (eigtl. Name des zwittrigen Sohnes der gr. Gottheiten Hermes u. Aphrodite)] *m;* -en, -en: »Zwitter«, Individuum mit sowohl männlichen als auch weiblichen primären und sekundären Geschlechtsmerkmalen. **Herm|aphroditismus,** auch: **Herm|aphrodismus** *m;* -: Zwittertum, Bezeichnung für das Phänomen des gleichzeitigen Vorhandenseins von mehr od. weniger ausgeprägten primären u. sekundären Geschlechtsmerkmalen des männlichen und des weiblichen Geschlechts in einem Individuum; vgl. Intersexualität. **Herm|aphroditismus spurius,** auch: **Pseu|do|herm|aphroditismus** [↑pseudo...]: »Scheinzwittertum«, Form des Zwittertums, bei der nur weibliche bzw. männliche Keimdrüsen in einem Individuum vorhanden sind, jedoch die jeweiligen äußeren Geschlechtsmerkmale nicht entsprechend, sondern konträr angelegt sind, sodass die Geschlechtszugehörigkeit des betroffenen Individuums unsicher zu sein scheint. **Herm|aphroditismus verus:** echtes Zwittertum mit Vorhandensein männlicher und weiblicher Keimdrüsen in einem Individuum (beim Menschen selten vorkommend)

Hermeneu|tik [zu gr. *ἑρμηνεύειν* = auslegen, erklären] *w;* -: Auslegungskunst; Deutung der in der Begegnung mit der kranken Person gewonnenen Erfahrungen

HER2/neu: Abk. für *h*uman *e*pidermal growth factor *r*eceptor-*2*-Protein; Wachstumsrezeptor auf der Zelloberfläche von Krebszellen, der bei ca. 25 % der Brustkrebspatientinnen vermehrt exprimiert wird

Hernia|tion [↑Hernie] *w;* -, -en: Entwicklung, Ausbildung einer ↑Hernie, Bruchbildung

Hernie [...iə; aus lat. *hernia,* Gen.: *herniae* = Bruch] *w;* -, -n, in fachspr. Fügungen: **Hernia,** *Pl.:* ...iae: »Bruch«, insbes. Eingeweidebruch: Heraustreten (Vorfall) von Teilen (bes. Schlingen od. Schleifen) eines Organs oder Gewebes durch eine nicht vorgebildete, pathologische Körperöffnung (Lücke) in eine von Haut überdeckte Ausstülpung; im speziellen (allgemein üblichen) Sinne: Vorfall von Baucheingeweiden od. Teilen davon durch eine pathologische Bauchwandlücke in eine Bauchfellausstülpung. **Hernia ab|dominalis:** »Bauchbruch«, Bruch im Bereich des ↑Abdomens, der durch eine Bauchwandpforte od. nachgiebige Stelle der Bauchmuskulatur heraustritt. **Hernia adiposa:** Fettgewebsbruch, Bauchwandbruch, der ein ↑präperitonäales ↑Lipom als Inhalt aufweist. **Hernia cere|bri** = Enzephalozele. **Hernia corneae** = Keratozele. **Hernia cruralis** = Hernia femoralis externa. **Hernia dia|phragmatica** = Diaphragmatozele. **Hernia duo|deno-jejunalis:** Retroperitonäalbruch durch den ↑Recessus duodenalis superior. **Hernia en|cystica:** Bruchform, bei der sich der Leistenbruchsack in den Wasserbruchsack einstülpt. **Hernia epi|gastrica** = Hernia lineae albae. **Hernia epi|ploi|ca** = Epiplozele. **Hernia femoralis ex|terna:** »äußerer Schenkelbruch«, Bruch im Bereich der Schenkelbeuge unterhalb des Leistenbandes (als Bruchpforte dient die ↑Lacuna vasorum). **Hernia funicularis:** angeborener Leistenbruch im Bereich des Samenstranges. **Hernia funiculi umbilicalis:** »Nabelschnurbruch« als Folge eines großen Defektes durch unvollständigen Verschluss der vorderen Bauchdecken (Vorkommen bei Neugeborenen). **Hernia glutaealis** = Hernia ischiadica. **Hernia in|carcerata:** »eingeklemmter Bruch«, mehr od. weniger starke Abklemmung des Bruchsackinhaltes durch Druck der Bauchpresse, Kot- oder Gasansammlung, verbunden mit akuten Ernährungsstörungen im Bereich des eingeklemmten Gewebes (Folge ist zumeist ein ↑Ileus). **Hernia in|gui|nalis:** »Leistenbruch«, Bruchbildung im Bereich des Leistenkanals (als Bruchpforte). **Hernia in recto** = Rektozele. **Hernia is|chia|dica:** Bruch, der durch das ↑Foramen ischiadicum austritt u. am unteren Rand des großen Gesäßmuskels erscheint. **Hernia labia|lis:** Leistenbruchform bei Frauen, wobei der große, indirekte Leistenbruch in die große Schamlippe eintritt. **Hernia lentis** [↑Lens]: Vorfall der Augenlinse in eine Ausbuchtung od. Durchbruchsöffnung der Hornhaut od. der Lederhaut. **Hernia lineae albae:** Oberbauchbruch, Bruch im Bereich der ↑Linea alba oberhalb des Nabels. **Hernia lumbalis:** »Lendenbruch«, Bruch im Bereich der Lendendreiecke am äußeren Rand des breiten Rückenmuskels. **Hernia ob|turatoria:** Bruch im Bereich der Vorderfläche des Oberschenkels (der Bruchsack tritt durch die Gefäßlücke im ↑Foramen obturatum aus). **Hernia par|umbilicalis:** Bauchbruch in der Umgebung des Nabels. **Hernia pectinea:** Schenkelbruchform, bei der sich der Bruchsack durch die ↑Fascia lata vorwölbt. **Hernia peri|nea|lis:** Bruch, der durch eine Lücke im Beckenboden zwischen After und ↑Skrotum bzw. ↑Vagina austritt. **Hernia phrenica** = Diaphragmatozele. **Hernia pudendalis:** Sonderform einer ↑Hernia perinealis bei Frauen mit Austritt des Bruches im Bereich der großen Schamlippen. **Hernia recessus duo|deno|jejunalis** = Hernia duodenojejunalis. **Hernia rectalis** = Rektozele. **Hernia re|tro|cae|calis:** Bruch im Bereich des ↑Recessus retrocaecalis. **Hernia scrotalis:** »Hodensackbruch«, eine Sonderform des äußeren Leistenbruchs, bei der sich der Bruch vom äußeren Leistenring aus bis in den Hodensack hinein ausdehnt. **Hernia spuria:** »falscher Bruch«, d.h. Eingeweidevorfall ohne Bruchsack oder Bruchhülle aus dem Bauchfell (Vorkommen z.B. nach operativen Bauchhöhleneröffnungen, nach Bauchdeckenabszess u.a.). **Hernia syn|ovia|lis:** Ausstülpung der ↑Synovia von Gelenkkapseln u. Sehnenscheiden. **Hernia umbilicalis** = Omphalozele. **Hernia uteri:** großer Bauchwandbruch bei Frauen mit Ausstülpung auch der Gebärmutter in den Bruchsack. **Hernia varicosa** = Varikozele. **Hernia ven|tralis** = Laparozele

Hernien|appendizitis [...iən...]: Entzündung des Wurmfortsatzes, der in einem Bruchsack liegt

Hernio|entero|tomie [↑Hernie, ↑Enteron u. ↑...tomie] *w;* -, ...ien: mit einer ↑Herniotomie kombinierte operative Eröffnung des Darms

Hernio|grafie [↑Hernie u. ↑...grafie] *w;* -, ...ien: röntgenografische Darstellung einer Hernie nach Verabreichung eines Kontrastmittels. **Hernio-gramm** [↑...gramm] *s;* -s, -e: Röntgenbild einer Hernie

Hernio|plastik [zu ↑Hernie u. ↑Plastik]: chirurgisch-plastisches Verfahren zur Behebung einer ↑Hernie durch Einsetzen eines Kunststoffnetzes

Hernio|tomie [↑Hernie u. ↑...tomie] *w;* -, ...ien: operative Spaltung des einschnürenden Bruchrings zur Reponierung eines eingeklemmten Bruchs; auch allg. im Sinne von: Bruchoperation

Hero|in [zu gr. ἥρως = Held (heroisch bedeutete im Mittelalter »stark, kräftig«)] *s;* -s: aus ↑Morphin hergestelltes Rauschgift, das injiziert wird

Herp|an|gina [↑Herpes u. ↑Angina] *w;* -, ...nen: durch Viren verursachte gutartige Infektionskrankheit (bes. bei Kindern) u.a. mit Rachen- u. Gaumenentzündung sowie Bläschenbildung in der Mundhöhle

Herpes [von gr. ἕρπης Gen.: ἕρπητος = Hautgeschwür (eigtl. = schleichender Schaden)] *m;* -, Herpetes: zusammenfassende Bez. für durch verschiedene Herpesviren verursachte entzündliche Haut- und Schleimhauterkrankungen, die durch Bildung kleiner, etwa stecknadelkopfgroßer, mit seröser Flüssigkeit gefüllter Hautbläschen charakterisiert sind, die sich zumeist gruppenförmig zusammenschließen; im speziellen Sinne übliche Kurzbez. für ↑Herpes simplex. **Herpes analis:** Herpes im Bereich der Afterschleimhaut. **Herpes corneae:** schmerzhafte herpetische Entzündung der Hornhaut des Auges. **Herpes fe|brilis:** Bläschenbildung (speziell im Gesicht) bei od. nach fieberhaften Erkrankungen (z.B. Lungenentzündung). **Herpes genitalis:** ↑Herpes simplex im Bereich der äußeren Geschlechtsteile bei Männern (bes. an der Vorhaut u. der Eichel) u. Frauen (bes. an den Schamlippen). **Herpes gestatio|nis:** herpetische ↑Dermatose bei schwangeren Frauen (vermutlich eine Schwangerschaftstoxikose). **Herpes labia|lis:** Herpes simplex im Bereich der Lippen. **Herpes sim|plex:** akute Viruserkrankung mit Ausbildung zahlreicher, sich herpetisch zusammenschließender seröser Hautbläschen im Bereich der Schleimhaut der Lippen, der Nase u. der äußeren Geschlechtsteile. **Herpes-sim|plex-Virus:** Virus aus der Familie der Herpesviridae, Erreger des Herpes simplex. **Herpes tonsurans:** veralt. Bez. für eine oberflächliche herpetiforme ↑Trichophytie der Kopfhaut mit kleieförmigen Hautabschuppungen. **Herpes zoster:** »Gürtelrose«, »Gürtelflechte«, akute Viruserkrankung der Spinal- oder Interkostalganglien mit Ausbildung zahlreicher, meist halbseitig auftretender entzündlicher herpetischer Hautbläschen in den den erkrankten Ganglien zugeordneten Körperbezirken (meist am Rumpf, z. B. in der Gürtelgegend) mit starken neuralgischen Schmerzen in der gleichen Körperregion. **Herpes-zoster-Virus:** Virus aus der Familie der Herpesviridae, Erreger des Herpes zoster

Herpes|viridae [↑Herpes u. ↑Virus] *Pl.:* Familie von DNA-Viren, Erreger der verschiedenen Herpeserkrankungen

herpeticatus, ...cata, ...catum [zu ↑Herpes]: = herpetisch. **herpeticus** vgl. herpetisch

herpeti|form, in fachspr. Fügungen: **herpetiformis, ...me** [zu ↑Herpes u. lat. *forma* = Gestalt, Form]: herpesartig, herpesähnlich (von Hauterkrankungen bzw. Hautausschlägen gesagt); z. B. in der Fügung ↑Impetigo herpetiformis

herpetisch, in fachspr. Fügungen: **herpeticus, ...ca, ...cum** [zu ↑Herpes]: den Herpes betreffend, die für einen Herpes charakteristischen Hautbläschen aufweisend

Herp|otitis [↑Herpes (in der Zus. Herpesviren) u. ↑Otitis] *w;* -, ...titiden (in fachspr. Fügungen: ...titides): durch Viren verursachte Ohrentzündung

Herrick-An|ämie ['hɛrɪk...; nach dem amerik. Arzt J. B. Herrick, 1861–1954]: = Sichelzellenanämie

Herring-Körper ['hɛrɪŋ...; nach dem engl. Physiologen P. T. Herring, 1872–1967] *Pl.:* kleine ovale od. gelappte Körperchen im Hypophysenhinterlappen, in denen ↑ADH oder Oxytocin gespeichert ist

Hers-Krankheit [nach dem belg. Biochemiker Henry-G. Hers, 1923–2008]: Art der ↑Hepatonephromegalie

Herter-Infantilismus [bei amerik. Ausspr.: 'hə:tə̯r...; nach dem amerik. Pathologen C. A. Herter, 1865–1910]: = Zöliakie

Herto|ghe-Zeichen [nach dem belg. Chirurgen Eugène Hertoghe, 1860–1928]: Ausfallen des peripheren Anteils der Augenbrauen (bei Neurodermitis)

Hertz [nach dem dt. Physiker H. R. Hertz, 1857–1894] *s;* -, -: Einheit der Schwingungszahl (Frequenz) elektromagnetischer Wellen pro Sekunde; Abk.: Hz (Phys.)

Herxheimer-Krankheit [nach dem dt. Hautarzt Karl Herxheimer, 1861–1944] ↑Acrodermatitis chronica atrophicans

Herxheimer-Reaktion vgl. Jarisch-Herxheimer-Reaktion

Herz vgl. Cor

Herz|achse: Längsachse von der Herzbasismitte bis zur Herzspitze. **elektrische Herz|achse:** Verbindungslinie der größten elektrischen Spannungsdifferenz während der Erregungsausbreitung im Herzmuskel

Herz|aktion = Herztätigkeit

Herz|ak|zelera|tion: Erhöhung der Herzfrequenz bei Fieber

Herz|angst ↑Herzphobie

Herzbeutel vgl. Perikard

Herz|beutel|tamponade: lebensbedrohliche Funktionsstörung des Herzens, die durch eine Flüssigkeits-, selten eine Luftansammlung im Herzbeutel verursacht wird

Herzblock: völlige Unterbrechung der Erregungsleitung zwischen Vorhöfen u. Kammern des Herzens, sodass die Vorhöfe u. Kammern völlig unabhängig voneinander in ihrem Eigenrhythmus schlagen (sog. totaler Herzblock)

Herzbräune: 1) vgl. Angina pectoris. **2)** braune ↑Atrophie des Herzmuskels, dunkel bis schokoladenbraune Verfärbung des Herzmuskels infolge Pigmentablagerung (verbunden mit Verkleinerung des Herzens)

Herzdämpfung: charakteristische Dämpfung des Klopfschalles im Bereich der über dem Herzen liegenden Brustwandregion (wird u. a. zur Größenbestimmung des Herzens von außen her ausgewertet)

Herz|druck|massage: Notfallmaßnahme, Wiederbelebungsmaßnahme, extrathorakale ↑Herzmassage

Herzfehler vgl. Vitium cordis

Herzfehlerzellen: bei Blutstauung in den Lungen im Auswurf enthaltene Endothelzellen mit Hämosiderineinlagerungen (bes. bei Kranken mit einem Herzfehler)

Herzflimmern: zusammenfassende Bez. für ↑Kammerflimmern u. ↑Vorhofflimmern

Herz|frequenz: Anzahl der Herzschläge pro Minute

Herz|geräusch: Strömungsgeräusche zwischen den ↑Herztönen

Herz|glykosid: Glykosid, das die Herzkontraktionsfähigkeit steigert

Herz|index: Herzminutenvolumen in Litern pro m^2 Körperoberfläche

Herz|in|farkt: Untergang eines Gewebsbezirks des Herzens nach schlagartiger Unterbrechung der Blutzufuhr in den Herzkranzgefäßen infolge ↑Koronarthrombose, ↑Embolie in den Koronarien, ↑Koronarsklerose od. Koronarstenose; je nach Lokalisation unterscheidet man: Hinterwandinfarkt, Seitenwandinfarkt und Vorderwandinfarkt

Herz|in|suf|fizienz: Herz[muskel]schwäche, unzureichende Funktionsleistung des Herzens (Herzmuskels) als Begleit- oder Folgeerscheinung verschiedener Herzkrankheiten (bes. bei Herzklappenfehlern)

Herzkammern: Bezeichnung für die beiden großen,

muskelstarken Herzhohlräume (linke u. rechte Herzkammer), die das Blut in den großen bzw. kleinen Kreislauf pumpen; vgl. Ventriculus dexter bzw. sinister

Herz|katheter: dünner, mit einer physiologischen Kochsalzlösung gefüllter Schlauch, der zur Diagnose (bes. zur direkten Blutentnahme aus u. zur Druckmessung in den einzelnen Herzabschnitten) von der Armvene aus ins Herz eingeführt wird

Herz|ka|theterismus: Einführung eines dünnen, mit einer physiologischen Kochsalzlösung gefüllten Schlauchs von der Armvene aus ins Herz (bes. zur direkten Blutentnahme aus u. zur Druckmessung in den einzelnen Herzabschnitten; speziell vor Herzoperationen angewandt zur Gewährleistung einer exakten Diagnose bei Herzfehlern)

Herz|katheter|labor, auch: **Katheter|labor:** speziell eingerichteter medizinischer Behandlungsraum für ↑Ballondilatation und ↑perkutane transluminale Koronarangioplastie

Herzklappe: **a)** vgl. Atrioventrikularklappe; **b)** vgl. Valvula semilunaris

Herzklopfen vgl. Palpitatio cordis

Herzkrampf vgl. Angina pectoris

Herzkranzgefäße vgl. Koronargefäße

Herz-Kreislauf-Erkrankung: Erkrankung des Herz-Kreislauf-Systems. **Herz-Kreislauf-Sys|tem:** die Funktionseinheit von Herztätigkeit und Blutkreislauf (bzw. des Herzens und der Kreislauforgane)

Herz-Lungen-Maschine: Maschine, die während chirurgischer Eingriffe am Herzen vorübergehend extrakorporal einen Blut- und Sauerstoffkreislauf aufrecht erhält

Herzmassage: Maßnahme zur Wiederbelebung durch Erregung des stillstehenden Herzens mit rhythmischen Knetungen des Brustkorbs

Herzohr vgl. Auricula atrii

Herz|periode ↑Herzzyklus

Herz|phobie: psychisch bedingte, oftmals akute Angst vor einer Herzerkrankung, Herzangst

Herz|pro|these: in den Thorax implantierte »Pumpe«, die vorübergehend oder ständig das natürliche Herz ersetzt

Herz|revolution vgl. Revolutio cordis

Herz|rhythmus ↑Herzzyklus

Herzschlag *m;* -[e]s, Herzschläge: **1)** natürliche Schlagfolge des Herzens. **2)** ohne *Pl.:* akuter Herztod

Herzschrittmacher = Schrittmacher

Herz|spitzen|stoß: Anstoßen des Herzens an die Brustwand während der Systole

Herzstoß vgl. Ictus cordis

Herz|taille [...taljə]: normaler Einschnitt links zwischen dem ersten und zweiten Herzbogen

Herz|tamponade: tamponartiger Verschluss der Herzhöhle durch Blutgerinnsel

Herztod: Eintreten des Todes durch Herzversagen. **akuter Herztod:** innerhalb kürzester Zeit eintretender Tod aufgrund eines plötzlichen Erlöschens der Herzfunktion (z. B. verursacht durch ↑Asystolie, ↑Kammerflimmern)

Herz|toleranz|test: Test zur Aufdeckung latenter Koronarerkrankungen; man unterscheidet den Hypoxietest, bei dem nach Aufnahme eines Sauerstoff-Stickstoff-Gemisches durch den Patienten bzw. die Patientin die arterielle Sauerstoffsättigung gemessen u. gleichzeitig ein EKG angefertigt wird, sowie den Zweistufentest, bei dem nach wiederholtem Besteigen von zwei Stufen durch den Patienten bzw. die Patientin EKG, Pulszahl u. Blutdruck gemessen werden

Herzton *m;* -[e]s, Herztöne (meist *Pl.*): Schallerscheinungen, die bei jeder Systole (erster Herzton) und Diastole (zweiter Herzton) der Herzkammern entstehen

Herzvergrößerung vgl. Kardiomegalie

Herzwassersucht vgl. Hydroperikard

Herz|zyklus: komplette Herzaktion, bestehend aus Systole und Diastole, durch die Blut in die Herzschlagadern gepumpt wird

HES: Abk. für ↑Hydroxyethylstärke

Heschl-Querwindungen [nach dem österr. Pathologen R. L. Heschl, 1824–1881]: = Gyri temporales transversi

Hesperidin [1828 von dem frz. Apotheker Lebreton entdeckt und nach den Äpfeln der Hesperiden benannt] *s;* -s: ↑Flavonoid aus Orangenschalen, das gegen venöse Beinbeschwerden (Krampfadern) eingesetzt wird (Chem., Med.)

Hesselbach-Band [nach dem dt. Anatomen F. K. Hesselbach, 1759–1816]: = Ligamentum interfoveolare. **Hesselbach-Bruch** = Hernia femoralis externa

Hessing-Korsett [nach dem dt. Orthopädiemechaniker Friedrich von Hessing, 1838–1918]: Stützkorsett mit Metallschienenverstärkungen (orthopädisches Hilfsmittel, bes. bei Erkrankungen der Wirbelsäule)

he|te|ro..., He|te|ro...,

vor Vokalen gelegentlich **heter..., Heter...**
⟨gr. ἕτερος »der andere; anders«⟩
Präfix mit der Bedeutung »anders, fremd, ungleich, verschieden«:
- heterogen
- Heterochromie
- heterosexuell

Hetero|ag|glutination [↑hetero... und ↑Agglutination] *w;* -, -en: Zusammenballung von roten Blutkörperchen einer Tierart durch Serumagglutinine einer anderen Tierart

Hetero|anti|gen [↑hetero... u. ↑Antigen] *s;* -s, -e: Antigen, das Antikörperbildung verursacht, durch die nicht nur das homologe Antigen, sondern darüber hinaus auch noch einzelne andere Antigene gebunden werden können

Hetero|anti|körper [↑hetero... und ↑Antikörper]

m; -s, - (meist *Pl.*): Antikörper, die gegen körperfremde ↑Antigene gerichtet sind

Hetero|chromatin [↑hetero... u. ↑Chromatin] *s;* -s, -e: im Ruhekern nicht entspiralisierter, im Gegensatz zum ↑Euchromatin gut färbbarer Bezirk längs eines ↑Chromosoms (Biol.)

Hetero|chromie [zu ↑hetero... u. gr. *χρῶμα* = Haut; Hautfarbe; Farbe] *w;* -, ...ien: unterschiedliche Färbung der ↑Iris beider Augen

Hetero|chromo|som [↑hetero... und ↑Chromosom] *s;* -s, -en (meist *Pl.*): Geschlechtschromosom, Chromosom, das in Gestalt u. Funktion von allen übrigen Chromosomen abweicht u. zur Ausbildung des Geschlechts in direkter Beziehung steht (Biol.)

Hetero|chylie [zu ↑hetero... u. ↑Chylus] *w;* -, ...ien: wechselnder Salzsäuregehalt des Magensaftes

heter|odont [zu ↑hetero... u. gr. *ὀδούς*, Gen.: *ὀδόντος* = Zahn]: mit unterschiedlichen Zähnen ausgestattet (vom Gebiss der Wirbeltiere gesagt, das fast durchweg die drei Zahntypen Schneide-, Eck- u. Backenzahn aufweist; Biol.). **Heter|odontie** *w;* -: die Erscheinung des heterodonten Gebisses bei Wirbeltieren (Biol.)

Hetero|du|plex [↑hetero... u. ↑duplex] *s;* -[es], -e: doppelsträngiges DNA-Molekül mit einer nicht komplementären Region (Genetik)

Hetero|dys|tro|phie [↑hetero... u. ↑Dystrophie] *w;* -, ...ien: Ernährungsstörung beim Säugling, die beim Übergang von der Muttermilchernährung auf künstliche Ernährung auftritt

hetero|gen [↑hetero... u. ↑...gen]: ungleichartige Teile aufweisend; aus verschiedenartigen Bestandteilen zusammengesetzt (Biol., Med.)

Hetero|genese, auch: **Hetero|genesis** [↑hetero... u. gr. *γένεσις* = Werden, Entstehung] *w;* -: zusammenfassende Bez. für die verschiedenen Formen einer vom Normalfall abweichenden oder gestörten Gewebsentwicklung

Hetero|gonie [zu ↑hetero... u. gr. *γονή* = Erzeugung; Nachkommenschaft] *w;* -, ...ien: = Generationswechsel

Hetero|krasie [zu ↑hetero... u. gr. *κρᾶσις* = Mischung; Verbindung] *w;* -, ...ien: seltene Bez. für ↑Dyskrasie

hetero|log [zu ↑hetero... u. gr. *λόγος* = Wort; Rede; Berechnen; Verhältnis]: abweichend, nicht übereinstimmend. **hetero|loge Anti|körper:** gegen artfremde ↑Antigene gerichtete Antikörper. **heterologe In|semination:** künstliche Befruchtung mit nicht vom Partner stammendem Samen. **Heterologie** *w;* -, ...ien: krankhafte Abweichung von der Norm

Hetero|lyse [zu ↑hetero... u. gr. *λύειν* = lösen, auflösen] *w;* -, -n: Auflösung von Zellen durch fremde, von außen in den Organismus eindringende oder eingebrachte Proteine (z.B. Antikörper); Gegensatz: ↑Autolyse. **Hetero|lysin** *s;* -s, -e: ↑Lysin, das im Gegensatz zum ↑Autolysin artfremde Zellen aufzulösen vermag

Hetero|me|trie [↑hetero... u. ↑...metrie] *w;* -, ...ien: mengenmäßige Störung einer Gewebsentwicklung, Unterform der ↑Heterogenese

Hetero|morph|op|sie [zu ↑hetero..., gr. *μορφή* = Form, Gestalt u. gr. *ὄψις* = das Sehen] *w;* -, ...ien: Wahrnehmungsanomalie, bei der ein Gegenstand von jedem Auge in anderer Form wahrgenommen wird (z.B. bei Vergiftungen vorkommend)

Hetero|mor|phose [zu ↑hetero... u. gr. *μορφή* = Form, Gestalt] *w;* -, -n: Form der Regeneration, bei der anstelle eines verloren gegangenen Organs ein Ersatzorgan aus anderem Gewebe entsteht

Hetero|phorie [zu ↑hetero... u. gr. *φορεῖν* = tragen, bringen] *w;* -, ...ien: umfassende Bezeichnung für alle Formen des sog. latenten Schielens, das dadurch charakterisiert ist, dass bei plötzlichem Zuhalten eines Auges od. bei starker Ermüdung infolge ungleichmäßiger Veränderung der Augenmuskelspannung (in beiden Augen) eine – im Normalfall durch die Verschmelzung der Bilder beider Augen korrigierte – Abweichung der Sehachsen nach einer Richtung hin (von der Normalstellung weg) erfolgt; vgl. Esophorie, Exophorie, Hypophorie, Hyperphorie

Hetero|phy|es [zu ↑hetero... u. gr. *φύειν* = wachsen lassen] *m;* -: Gattung von Saugwürmern, die vor allem in tropischen Fischen und Weichtieren schmarotzen

Hetero|phy|ia|se [zu ↑Heterophyes] *w;* -, -n, in fachspr. Fügungen: **Hetero|phy|ia|sis,** *Pl.:* ...ia|ses: Darmerkrankung durch Verzehr roher Fische, die von Saugwürmern der Gattung Heterophyes befallen sind

Hetero|plasie [zu ↑hetero... u. gr. *πλάσσειν* = bilden, formen] *w;* -, ...ien: atypisches Wachstum von Zellen und Geweben (z.B. in bösartigen Tumoren)

Hetero|plastik [↑hetero... u. ↑Plastik] *w;* -, -en: ↑Transplantation von Gewebe auf ein Individuum, das artverschieden vom Spenderindividuum ist

hetero|plastisch [zu ↑Heteroplasie]: = heterolog

hetero|plo|id [Analogiebildung nach ↑haploid u. ↑diploid zu ↑hetero..., gr. *-πλοος* = -mal, -fach u. ↑...id]: nennt man Zellen, deren Chromosomenzahl von der einer normalen (diploiden) Zelle abweicht (Biol.)

Heterose u. **Heterosis** [zu gr. *ἕτερος* = der andere von beiden; anders beschaffen, abweichend, verschieden] *w;* -: übermäßiges Wachstum von Bastarden (im Vergleich zur Elterngeneration; Biol.)

Hetero|sexua|lität [↑hetero... und ↑Sexualität] *w;* -: auf das andere Geschlecht gerichtetes Sexualempfinden, Gegensatz ↑Homosexualität. **heterosexuell** [↑sexuell]: in seinem sexuellen Empfinden und Verhalten auf das andere Geschlecht bezogen, Gegensatz ↑homosexuell

Heter|osmie [zu ↑hetero... u. gr. *ὀσμή* = Geruch;

Geruchssinn] *w;* -, ...ien: Störung des Geruchssinns der Form, dass bestimmte Gerüche qualitativ abweichend empfunden werden

Hetero|som [↑hetero... u. ↑...som] *s;* -s, -en (meist *Pl.*): = Heterochromosom

Hetero|taxie [zu ↑hetero... u. gr. *τάξις* = Ordnen; Anordnung] *w;* -, ...ien: seltene Bez. für Inversio viscerum

hetero|therm [↑hetero... u. gr. *θερμός* = warm]: »wechselwarm«, kaltblütig (von Tieren, z. B. Kriechtieren, gesagt, deren Körpertemperatur von der jeweiligen Außentemperatur abhängig ist; Zool.)

Hetero|tonie [zu ↑hetero... u. ↑Tonus] *w;* -, ...ien: ständiges Schwanken des Blutdruckes zwischen normalen u. erhöhten Werten

hetero|top [zu ↑hetero... u. gr. *τόπος* = Ort, Stelle]: an atypischer Stelle vorkommend oder entstehend. **Hetero|topie** *w;* -, ...ien: **1)** Vorkommen von regelgerecht funktionierendem Gewebe an einer Stelle, an der es normalerweise nicht zu finden ist (z. B. Knorpelgewebe im Hoden). **2)** übermäßige Auslösung von ↑Extrasystolen durch Erregung des Herzventrikels (aktive Heterotopie) oder des Atrioventrikularknotens (passive Heterotopie), also durch Stellen, die normalerweise den Herzrhythmus nicht steuern

Hetero|trans|plantation [↑hetero... und ↑Transplantation] *w;* -, -en: = Heteroplastik

hetero|trop [↑hetero... u. ↑...trop]: = anisotrop

hetero|typisch [zu ↑hetero... u. gr. *τύπος* = Schlag; Gepräge; Muster, Modell] = heterolog

Hetero|vak|zin [↑hetero... u. ↑Vakzine] *s;* -s, -e (meist *Pl.*): Impfstoff, der aus anderen Krankheitserregern hergestellt wurde als aus denen, die die Krankheit verursachten, zu deren Behandlung der Impfstoff angewandt wird (für unspezifische Behandlungen)

hetero|zygot [zu ↑hetero... u. gr. *ζυγόν* = Joch; Verbindung]: ungleicherbig, mischerbig (von befruchteten Eizellen od. Individuen gesagt, die aus einer ↑Bastardierung hervorgegangen sind, bei denen Allelenpaare mit ungleichen ↑Allelen vorkommen; Biol.). **Hetero|zygotie** *w;* -: Mischerbigkeit einer befruchteten Eizelle oder eines Individuums (Biol.)

Hetero|zyklikum: Arzneimittel aus unterschiedlich vielen Benzolringen

hetero|zyklisch: aus unterschiedlich vielen Benzolringen aufgebaut

Heubner-En|ergie|quo|tient [nach dem dt. Pädiater Otto Heubner, 1843–1926]: Normzahl für den Energiebedarf eines Säuglings (wird nach dem Sollgewicht berechnet u. beträgt beim normal geborenen Säugling etwa 85–100 Kalorien = 355–418 J je kg Körpergewicht). **Heubner-Herter-Krankheit** [nach dem amerik. Pathologen C. A. Herter, 1865–1910]: = Zöliakie

Heufieber = Heuschnupfen

Heuschnupfen: Erkrankung infolge Überempfindlichkeit gegenüber den Pollen von Gräsern, Sträuchern und Blumen (beginnend mit Augenbindehautentzündung und Niesanfällen; später unter Umständen Asthmaanfälle), auch Heufieber

HEV: Abk. für ↑Hepatitis-E-Virus

HEV: Abk. für ↑*h*igh *e*ndothelial *v*enules

hexa|daktyl [zu gr. *ἕξ* = sechs u. gr. *δάκτυλος* = Finger; Zehe]: sechs Finger bzw. Zehen an einer Hand bzw. an einem Fuß aufweisend. **Hexadaktylie** *w;* -, ...ien: Fehlbildung der Hand oder des Fußes mit Vorhandensein eines überzähligen sechsten Fingers bzw. einer sechsten Zehe

Hexan [zu gr. *ἕξ* = sechs] *s;* -s, -e: flüchtiger aliphatischer Kohlenwasserstoff mit sechs Kohlenstoffatomen (Bestandteil des Benzins u. Petroleums)

Hexenmilch: **1)** vgl. Kolostrum. **2)** dem ↑Kolostrum ähnliche milchartige Absonderung aus den Brustdrüsen Neugeborener (in den ersten 2–3 Lebenswochen bei Jungen und Mädchen vorkommend)

Hexenschuss vgl. Lumbago

Hexit [zu gr. *ἕξ* = sechs] *m;* -[e]s, -e (meist *Pl.*): Sammelbez. für in der Natur häufig vorkommende sechswertige Zucker und Alkohole (Chem.)

Hexo|kinase [Kurzbildung zu ↑Hexose, gr. *κινεῖν* = bewegen u. ↑...ase] *w;* -, -n: Enzym, das den Abbau der Dextroseeinheiten im Glykogen einleitet

Hexose [zu gr. *ἕξ* = sechs] *w;* -, -n: Sammelbez. für einfache Zucker (vgl. Monosaccharid) mit einem Kohlenstoffgrundgerüst aus sechs Kohlenstoffatomen

Hf: chem. Zeichen für ↑Hafnium

HF: Abk. für ↑*Hoch*f*requenz*

Hg: chem. Zeichen für ↑Quecksilber

hGH: Abk. für *h*uman *g*rowth *h*ormone, Wachstumshormon;vgl. somatotropes Hormon

HHL: **1)** Abk. für *H*ypophysen*h*inter*l*appen (vgl. Lobus posterior). **2)** Abk. für ↑*H*inter*h*aupt[s]*l*age

HHV: Abk. für *h*umanes *H*erpes*v*irus

Hia|tus [aus lat. *hiatus* = Öffnung, Kluft; Schlund] *m;* -, -: Spalt, Schlitz, Lücke; Muskelspalt; Knochenlücke (bes. Anat.). **Hia|tus ad|ductorius:** untere Öffnung des Adduktorenkanals im ↑Musculus adductor magnus für den Durchtritt der ↑Arteria femoralis u. ↑Vena femoralis. **Hia|tus aorticus:** Spalt im Zwerchfell, Durchtrittsstelle für Aorta u. ↑Ductus thoracicus. **Hia|tus leucaemicus:** Bei der akuten myeloischen Leukämie: Bezeichnung für das Fehlen von Zwischenstufen im Knochenmarkausstrich. **Hia|tus maxillaris:** große, vierseitige Öffnung der Oberkieferhöhle in die Nasenhöhle. **Hia|tus oeso|phage|us:** Spalt im Zwerchfell für den Durchtritt der Speiseröhre u. der ↑Nervi vagi. **Hia|tus sa|cralis:** untere Öffnung des Wirbelkanals (↑Canalis sacralis) im Kreuzbein. **Hia|tus sa|phenus:** untere Öffnung des Schenkelkanals, Eintrittsstelle der ↑Vena saphena magna in die ↑Vena femoralis. **Hia|tus**

semi|lunaris: halbmondförmiger Spalt unterhalb der ↑Bulla ethmoidalis. Eingang in den mittleren Nasengang zu den Siebbeinzellen

Hia|tus|hernie: gestörte Fixation der Kardia (Magenmund) und des unteren Speiseröhrenabschnittes, sodass bei der Einatmung die Kardia durch den ↑Hiatus oesophageus in den Thorax verlagert wird und dabei Teile des Magens mitzieht

Hia|tus|linie: Bruchlinie zwischen den einzelnen Hautfeldern

HIB: Abk. für ↑Haemophilus influenzae (Serotyp B)

Hibernation [zu lat. *hibernare* = überwintern] *w;* -, -en: aktiv herbeigeführte Reduktion des Energieumsatzes mit dem Ziel der endogenen Protektion von Geweben; vgl. Hypothermie

Hibernom [zu lat. *hibernare* = überwintern u. ↑...om] *s;* -s, -e, in fachspr. Fügungen: **Hibernoma,** *Pl.:* -ta: gutartiger Tumor von Fettzellen

Hi|dradenitis, auch: **Hi|dro[s]|adenitis** [zu gr. ἱδρώς = Schweiß u. gr. ἀδήν, Gen.: ἀδένος = Drüse] *w;* -, ...itiden (in fachspr. Fügungen: ...itides): von den Talgdrüsen eines Terminalhaarfollikels ausgehende schmerzhafte Entzündung; Akne inversa

Hi|dradenom [zu gr. ἱδρώς = Schweiß u. gr. ἀδήν, Gen.: ἀδένος = Drüse] *s;* -s, -e, in fachspr. Fügungen: **Hi|dradenoma,** *Pl.:* -ta: meist gutartige Geschwulst einer Schweißdrüse

Hi|droa [zu gr. ἱδρώς = Schweiß] *Pl.:* Schwitzbläschen, Bläschenbildung in der Haut als Folge übermäßiger Schweißabsonderung. **Hidroa vacciniformia** [- vak'tsi...]: durch Sonnenlicht ausgelöste krankhafte Pusteln auf der Haut

Hidro[s]adenitis vgl. Hidradenitis

Hi|drose, auch: **Hi|drosis** [zu gr. ἱδρώς, Gen.: ἱδρῶτος = Schweiß] *w;* -: **1)** Schweißbildung und -ausscheidung (auch im Sinne einer vermehrten Schweißsekretion). **2)** Bezeichnung für Hautaffektionen infolge krankhafter Schweißabsonderung. **Hi|dro|tikum** *s;* -s, ...ka: schweißtreibendes Mittel. **hi|drotisch:** schweißtreibend

Hidro|zyste [gr. ἱδρώς = Schweiß u. ↑Zyste] *w;* -, -n: zystische Erweiterung einer Schweißdrüse

high density lipo|proteins [haɪ 'dɛnsɪtɪ lɪpoprəʊtɪnz; engl. *high* = hoch, engl. *density* = Dichte u. engl. *lipoproteins* = Lipoproteine] *Pl.:* Plasmalipoproteine im Dichtebereich von 1,063 bis 1,210 g/ml; Abk.: HDL

high endothelial venules [haɪ ɛndə'θiːlɪəl 'vɛnjuːlz; engl. *high* = hoch, *endothelial* = endotheliale, *venules* = Venulen]: postkapilläre Venolen mit spezialisierten Endothelzellen, Durchtrittsmöglichkeit für Lymphozyten; Abk.: HEV

Highmore-Höhle ['haɪmɔː...; nach dem engl. Arzt Nathan Highmore, 1613–1685]: = Sinus maxillaris

Hij|mans-van-den-Bergh-Re|aktion [haɪ...; nach dem niederl. Internisten A. A. Hijmans van den Bergh, 1869–1943]: Reaktion zum Nachweis von ↑Bilirubin im Blut (erfolgt nach der Diazoreaktion, wobei gleiche Teile des frisch bereiteten Reagens unter Zusatz von Ammoniak mit dem Blutserum zusammengebracht werden; bei positivem Ausfall entsteht ein Azofarbstoff von rotem bis rotviolettem Farbton; danach kann die Menge des Bilirubins kolorimetrisch bestimmt werden)

hilär [zu ↑Hilum]: ein Hilum betreffend

Hilitis [zu ↑Hilum] *w;* -, ...itiden (in fachspr. Fügungen: ...itides): meist tuberkulöse Entzündung im Bereich des Lungenhilus (besonders der dort liegenden Lymphknoten)

Hill-Sachs-Läsion [nach den amerik. Radiologen Harold A. Hill, 1901–1973, u. Maurice D. Sachs, 1909–1987]: Impressionsfraktur am hinteren äußeren Rand des Humeruskopfes bei Schulterluxation

Hilum [lat. *hilum* = kleines Ding] *s;* -[s], Hila: kleine Einbuchtung oder Vertiefung an einem Organ als Austrittsstelle für Gefäße, Nerven und Röhrensysteme (Anat.). **Hilum lie|nale** [↑Lien]: Einbuchtung an der dem Magen zugewandten Milzoberfläche, Eintrittsstelle für Gefäße und Nerven der Milz. **Hilum nu|clei dentati** [- ...e-ɪ -]: Einbuchtung des ↑Nucleus dentatus im Kleinhirn. **Hilum nu|clei olivaris** [- ...e-ɪ -]: an der medialen Seite der ↑Olive in der ↑Medulla oblongata gelegene Austrittsstelle für ↑Neuriten der Olive. **Hilum ovarii** [↑Ovarium]: Bauchfellduplikatur am Eierstock, Eintrittsstelle für Blutgefäße und Nerven. **Hilum pulmonis** [↑Pulmo]: Lungenhilus, flache Vertiefung an den Lungen von birnenförmiger Gestalt (Eintrittsstelle der Bronchien und der Lungengefäße). **Hilum renale:** grubenförmiger Schlitz an den Nieren, Ein- bzw. Austrittsstelle des Harnleiters u. der Nierengefäße u. Nierennerven. **Hilus** *m;* -, Hili: ältere Bez. für ↑Hilum

Hilus|tuberkulose: tuberkulöse Erkrankung der Lymphknoten im Bereich des Lungenhilus

Himbeerzunge: himbeerartig gerötete Zunge (speziell im Bereich der Zungenspitze) als charakteristisches Zeichen bei Scharlach

Hinterhaupt[s]bein vgl. Os occipitale

Hinterhaupt[s]lage: geburtshilfliche Bezeichnung für eine Kopflage, bei der das Hinterhaupt des Kindes beim Geburtsakt vorangeht; Abk.: HHL

Hinterhaupt[s]lappen vgl. Lobus occipitalis

Hinterhaupt[s]loch vgl. Foramen magnum

Hinterhaupt[s]schuppe vgl. Squama occipitalis

Hinterhirn vgl. Metencephalon

Hinterhorn vgl. Cornu posterius

Hinterscheitelbeineinstellung vgl. Litzmann-Obliquität

Hinterstrang vgl. Funiculus posterior

Hinterwand|in|farkt vgl. Herzinfarkt

Hinter|wurzel vgl. Radix dorsalis

Hipp|an|thropie [zu gr. ἵππος = Pferd u. gr. ἄνθρωπος = Mensch] *w;* -, ...ien: Wahnvorstellung, ein Pferd zu sein (die betroffene Person imitiert die Bewegungen eines Pferdes)

Hippel-Krankheit [nach dem dt. Ophthalmologen Eugen von Hippel, 1867–1939]: = Angiomatosis retinae

Hippel-Lindau-Syndrom [nach dem dt. Ophthalmologen Eugen von Hippel, 1867–1939, u. dem schwedischen Pathologen Arvid Lindau, 1892–1958] = Angiomatosis retinae

Hippo|campus [von gr. *ἱππόκαμπος* = Seepferdchen] *m;* -, ...pi: starker, halbmondförmiger Längswulst am Unterhorn des Seitenventrikels im Gehirn (Anat.)

hippo|kratisch, in fachspr. Fügungen: **hippocraticus, ...ca, ...cum** [zum Namen des altgr. Arztes Hippokrates]: auf den altgr. Arzt Hippokrates zurückgehend, nach ihm benannt, bereits von ihm beschrieben; z. B. in der Fügung ↑Facies hippocratica. **hippokratischer Eid:** Gelöbnis der Ärzte und Ärztinnen, das die ethischen Leitsätze ärztlichen Handelns enthält und das Vorbild des heutigen Arztgelöbnisses ist. **hippokratisches Gesicht:** Gesichtsausdruck Schwerkranker und Sterbender

Hippo|philie [zu gr. *ἵππος* = Pferd u. gr. *φιλεῖν* = lieben] *w;* -: krankhaft gesteigerte Liebe zu Pferden

Hippo|therapie [gr. *ἵππος* = Pferd u. ↑Therapie] *w;* -, ...ien: therapeutische Bewegungsanbahnung auf dem Reitpferd (vor allem für behinderte Kinder)

Hipp|urie [zu ↑Hippursäure gebildet] *w;* -, ...ien: vermehrte Ausscheidung von Hippursäure im Harn

Hipp|ur|säure [gr. *ἵππος* = Pferd u. gr. *οὖρον* = Harn]: eine (erstmals im Pferdeharn nachgewiesene u. dementsprechend benannte) organische Säure, harnfähiges Umwandlungsprodukt der Benzoesäure (Biochemie)

Hippus [aus gr. *ἵππος* = Pferd; Seepferdchen; (als Augenkrankheit:) ständiges Augenzwinkern] *m;* -: übliche Kurzbez. für: **Hippus pupillae:** plötzlich auftretende springende Bewegungen der Pupille mit rhythmischen Schwankungen der Pupillenweite (als Begleitphänomen verschiedener Nervenkrankheiten)

Hirci [zu lat. *hircus* = Ziegenbock; Bocksgestank] *Pl.:* die Haare in der Achselhöhle (Anat.). **hircinus, ...na, ...num:** den Ziegenbock betreffend, streng wie Ziegenbock riechend, Bocks...; z. B. in der Fügung ↑Odor hircinus

Hircismus [zu lat. *hircus* = Ziegenbock; Bocksgestank] *m;* -: Bezeichnung für den physiologisch vorhandenen starken Schweißgeruch, der von der Achselhöhle ausgeht, ↑Odor hircinus

Hirn vgl. Cerebrum

Hirnanhang vgl. Hypophyse

Hirnblutung vgl. Enzephalorrhagie

Hirnbruch vgl. Enzephalozele

Hirn|druck: innerhalb des Schädels herrschender Liquordruck

Hirnhaut vgl. Meninx. **harte Hirnhaut** vgl. Dura mater encephali. **weiche Hirnhaut** vgl. Pia mater encephali

Hirnhautbruch vgl. Meningozele

Hirnhautentzündung vgl. Meningitis

Hirnkammer vgl. **a)** Ventriculus lateralis; **b)** Ventriculus quartus; **c)** Ventriculus tertius

Hirnlappen vgl. Lobi cerebri

Hirnnerven vgl. Nervi craniales

hirn|organisch: im Gehirn liegend, vom Gehirn ausgehend

Hirnrinde vgl. Cortex cerebri u. Cortex cerebelli

Hirnsand vgl. Acervulus cerebri. **Hirnsandgeschwulst** vgl. Psammom

Hirnschenkel vgl. Crus cerebri u. Pedunculus cerebellaris medius

Hirnsichel vgl. Falx cerebri u. Falx cerebelli

Hirnstamm vgl. Truncus cerebri

Hirn|tod: Tod des Individuums durch irreversiblen Organtod von Großhirn, Kleinhirn und Hirnstamm mit Erlöschen aller Funktionen (bisweilen ausgenommen od. medizinisch aufrechterhalten: Herz-Kreislauf-Funktionen); Kriterium für die zulässige Organentnahme in der Transplantationsmedizin

Hirnwindungen vgl. Gyri cerebri

Hirn|zen|tren *Pl.:* umschriebene Bereiche im Gehirn, vor allem in der Hirnrinde u. im Hirnstamm, denen bestimmte Funktionen zugeordnet sind (z. B. Atem-, Kreislauf-, Wärme-, Schlaf-, Sehzentrum)

Hirschberg-Ma|gnet [nach dem dt. Ophthalmologen Julius Hirschberg, 1843–1925]: Spezialelektromagnet zur Entfernung von magnetischen Fremdkörpern, speziell von Eisensplittern, aus dem Auge

Hirschsprung-Krankheit [nach dem dän. Arzt Harald Hirschsprung, 1830–1916]: = Megacolon congenitum

Hirst-Test [hə:st..., nach dem amerik. Arzt G. K. Hirst]: diagnostischer Test bei der Virusgrippe (beruht auf der Fähigkeit des Grippevirus, Hühnerblutkörperchen zu agglutinieren; diese Reaktion wird bei Zusatz von antikörperhaltigem Serum gehemmt)

Hirsuties [...tsɪ-es; zu lat. *hirsutus* = struppig, stachelig] *w;* -: übermäßig starke Behaarung (bes. bei Männern). **Hirsuties papillaris penis** = Papillae coronae glandis. **Hirsutismus** *m;* -: übermäßiger Haarwuchs (insbes. Bartwuchs) bei Frauen als charakteristisches Zeichen bei ↑Virilismus (1). **hirsutus, ...ta, ...tum:** zottig, behaart

Hirudin [zu ↑Hirudo] *s;* -s: in den Speicheldrüsen des Blutegels enthaltener, die Blutgerinnung hemmender Stoff

Hirudo [aus lat. *hirudo,* Gen.: *hirudinis* = Blutegel] *w;* -, ...dines: Gattung der Blutegel. **Hirudo medicinalis:** »medizinischer Blutegel«, Blutegelart, deren Vertreter in den Speicheldrüsen ein die Blutgerinnung hemmendes Sekret besitzen, das durch den Biss der Blutegel in das Blut (des Menschen) gelangt. (Diese Blutegel werden in der Medizin u. a. zur Behandlung von Venenentzündungen verwendet.)

HIS: Abk. für ↑Hachinski-Ischämie-Skala

His-Bündel [nach dem dt. Internisten Wilhelm His, 1863–1934]: = Fasciculus atrioventricularis

hist..., Hist... vgl. histo..., Histo...

Hist|amin [Kurzw. aus ↑Histidin u. ↑Amin] *s;* -s, -e: ein Gewebshormon, das im Körper aus der körpereigenen Aminosäure Histidin gebildet wird (wirkt u. a. gefäßerweiternd u. regt die Magensekretion an). **Hist|amin|ant|agonist** [↑Antagonist] *m;* -en, -en: Substanz, die die Wirkung von Histamin unterdrückt oder aufhebt und v. a. der Bildung von Magensäure entgegenwirkt

Hist|aminase [zu ↑Histamin] *w;* -, -n: in der Darmschleimhaut vorkommendes Enzym, das Histamin abbaut. **hist|amin|ergisch** [... ↑ergisch], auch **hist-amin|erg:** durch Histamin bewirkt, auf Histamin ansprechend

Hist|aminose [zu ↑Histamin] *w;* -, -n: allergieähnliche Reaktionen nach dem Genuss von histaminhaltigen Nahrungsmitteln (Käse, Rotwein, Fisch)

Hist|amin-1-Re|zeptor, Kurzbez.: **H_1-Re|zeptor:** auf der glatten Muskulatur (z. B. Bronchien) gelegener Rezeptor. **Hist|amin-2-Re|zeptor,** Kurzbez.: **H_2-Re|zeptor:** auf der äußeren Oberfläche der Parietalzellen des Magens gelegener Rezeptor

Histidase [zu ↑Histidin u. ↑...ase] *w;* -, -n: ein Enzym der Leber, das Histidin spaltet

Histidin [zu gr. *ἱστίον* = Gewebe] *s;* -s, -e: in fast allen Proteinen (speziell im Hämoglobin) vorkommende basische Aminosäure

histio..., Histio... vgl. histo..., Histo...

Histiocytoma vgl. Histiozytom. **Histiocytosis** vgl. Histiozytose

Histiogenese vgl. Histogenese

histio|id [↑histo... u. ↑...id]: **1)** gewebeartig, gewebeähnlich. **2)** aus vollständig differenziertem Gewebe, also aus einer bestimmten Gewebeart, entstehend bzw. bestehend (von Tumoren gesagt)

Histio|zyt [↑histo... u. ↑...zyt] *m;* -en, -en (meist *Pl.*): ortsständige ↑Makrophagen des Bindegewebes, die bei der Immunabwehr [bei chronischen Entzündungen] aktiv sind. **histio|zytär:** die Histiozyten betreffend. **Histio|zy|tom** *s;* -s, -e, in fachspr. Fügungen: **Histio|cytoma,** *Pl.:* -ta: Wucherung, die aus Fett und Eisen speichernden Histiozyten besteht

Histio|zytose *w;* -, -n, in fachspr. Fügungen: **Histiocytosis,** *Pl.:* ...toses: krankhafte Wucherung der Histiozyten

histo..., Histo..., vor Vokalen meist: **hist..., Hist...,** gelegentlich auch: **histio..., Histio...** [aus gr. *ἱστός* = Webebaum; Gewebe bzw. aus der dazugehörigen Verkleinerungsbildung gr. *ἱστίον* = Gewebe]: Bestimmungswort von Zus. mit der Bed. »Körpergewebe (des tierischen u. menschlichen Körpers)«; z. B.: Histologie

Histo|anti|gen [↑histo... u. ↑Antigen] *s;* -s, -e: Gewebsantigen (↑HLA-System)

Histo|chemie [↑histo... u. Chemie] *w;* -: Lehre vom chemischen Aufbau der Gewebe und von den chemischen Vorgängen, die sich im Gewebe abspielen. **histo|chemisch:** die Histochemie betreffend

histo|gen, auch: **histio|gen** [↑histo... und ↑...gen]: vom Körpergewebe ausgehend. **Histo|genese,** auch: **Histio|genese** [gr. *γένεσις* = Werden, Entstehung] *w;* -: **1)** Entwicklung und Ausbildung des Organgewebes aus undifferenziertem Embryonalgewebe (Biol., Med.). **2)** Entstehung krankhaften Gewebes im Rahmen von Gewebsneubildungen bei Tumoren (Med.)

histo|kompatibel [zu ↑histo... und lat. *compati* = mitleiden]: auf ↑Histokompatibilität beruhend, keine Immunisierung verursachend

Histo|kompatibilität [zu ↑histo... und lat. *compati* = mitleiden]: völlige oder weitgehende Übereinstimmung in Bezug auf die Gewebsantigene; Gewebsverträglichkeit (des Transplantats bzw. des Gewebes, in das es verpflanzt wird)

Histo|loge *m;* -n, -n, **Histo|login** *w;* -, -nen [↑histo... u. ↑...loge]: Wissenschaftler/-in auf dem Gebiet der Histologie. **Histo|logie** [↑...logie] *w;* -: wissenschaftliche Lehre von den Körpergeweben der Lebewesen (mit Einbeziehung der ↑Zytologie). **histologisch:** die Histologie betreffend; mit den Mitteln der Histologie erfolgend

Histo|lyse [zu ↑histo... u. gr. *λύειν* = lösen, auflösen] *w;* -, -n: Auflösung (Einschmelzung) von Körpergewebe unter der Einwirkung von Proteasen (z. B. bei eitrigen Prozessen). **histo|lytisch,** in fachspr. Fügungen: **histo|lyticus, ...ca, ...cum:** Histolyse bewirkend; z. B. in der Fügung ↑Entamoeba histolytica

Histo|me|trie [↑histo... u. ↑...metrie] *w;* -, ...ien: Erfassung und Charakterisierung der verschiedenen Anteile eines Gewebes

Histo|mor|pho|logie [↑histo... u. ↑Morphologie] *w;* -: Lehre vom histologischen Aufbau der Gewebe

histo|morphologisch [zu ↑histo... und ↑morphologisch]: die Histomorphologie betreffend

Histone [zu gr. *ἱστός* = Webebaum; Gewebe] *s;* -s, -e (meist *Pl.*): Gruppe basischer Proteine, Bestandteile des ↑Chromatins

Histo|pa|tho|loge *m;* -n, -n, **Histo|pa|tho|login** *w;* -, -nen [↑histo... u. ↑Pathologe]: Wissenschaftler/-in auf dem Gebiet der Histopathologie. **Histo|pa|tho-logie** [↑histo... u. ↑Pathologie] *w;* -: Lehre von den krankhaften Veränderungen der Gewebe bei Mensch, Tier und Pflanze. **histo|pa|tho|logisch:** die Histopathologie betreffend

Histo|plasma [zu ↑histo... u. gr. *πλάσσειν* = bilden, formen] *s;* -s, (Arten:) -ta: Gattung sporenartiger, beim Menschen pathogener Pilze. **Histo|plasma cap|sulatum:** sporenartiger Pilz, der sich in der Luft verbreiten kann und beim Einatmen zur ↑Histoplasmose führt

Histo|plasmose [zu ↑Histoplasma] *w;* -, -n: Infektionskrankheit vor allem der Lunge, hervorgerufen durch den Pilz ↑Histoplasma capsulatum

Histo|radio|gra|fie [↑histo... u. ↑Radiografie] *w;* -, ...ien: Röntgenaufnahme von mikroskopischen Gewebeschnitten bzw. Präparaten

Histo|therapie [↑histo... u. ↑Therapie] *w;* -, ...ien: Gewebsbehandlung, Behandlung von Krankheiten mit Extrakten tierischer Gewebe

hist|rio|nisch [zu lat. *histrio* = Schauspieler]: zu dramatischen Reaktionen neigend. **histrionische Persönlichkeitsstörung:** Persönlichkeitsstörung, die durch egozentrische und dramatische Selbstdarstellung, theatralisch-extravertiertes Verhalten und übertriebene Affektivität gekennzeichnet ist; Abk.: HPS. **Hist|rio|nismus** *m;* -, ...men: Neigung einer Person zu dramatischen Reaktionen (z. B. bei Depression)

Hist|urie [gr. ἱστός = Webebaum; Gewebe u. ↑...urie] *w;* -, ...ien: Ausscheidung von Körpergewebsbestandteilen mit dem Harn

His-Winkel [nach dem dt. Anatomen Wilhelm His, 1831–1904]: spitzer Winkel, in dem die Speiseröhre in den Magen einmündet (Anat.)

HIT: Abk. für *h*eparin*in*duzierte *T*hrombozytopenie

HITS: Abk. für *h*igh *i*ntensity *t*ransient *s*ignal, vorübergehendes intensives Signal

Hitze|wallung: »fliegende Hitze« im ↑Klimakterium

Hitzig-Gürtel [nach dem dt. Neurologen Eduard Hitzig, 1838–1907]: gürtelartig ausgeprägte Zone herabgesetzter, verschobener od. ausgeschalteter Reizempfindung am Rumpf im Bereich bestimmter Rückenmarksnerven (im Frühstadium bei ↑Tabes dorsalis vorkommend)

Hitzschlag: Wärmestau im Körper (mit Ohnmachtsanfällen, Krämpfen u. Fieber) als Folge körperlicher Anstrengung in heißer u. schwüler Luft u. damit verbundener verminderter Transpiration

HIV [Abk. für engl. *h*uman *i*mmunodeficiency *v*irus = menschliches Immunschwächevirus] *s;* -: zu den Lentiviren gerechnetes Retrovirus; Erreger von Aids

HIV-Protea|se [↑HIV u. ↑Protease] *w;* -, -n: virales Protein, dass bei der Virusvermehrung eine bedeutende Rolle spielt, Hemmstoffe der Protease werden bei Behandlung von HIV-Infektionen eingesetzt

H-Ketten [H ist Abk. für engl. *heavy* = schwer (mit Bezug auf das hohe Molekulargewicht)]: Polypeptidketten der Immunglobuline mit einem Molekulargewicht von etwa 55 000

HLA-System [HLA ist Abk. für engl. *h*uman *l*eucocyte *a*ntigen = menschliches Leukozytenantigen]: Bezeichnung für die humanen Proteine des ↑Major Histocompatibility Complex; in die Membranen jeder Körperzelle eingebaute Glykoproteine; Funktion: Antigenpräsentation; sind für die Gewebsverträglichkeit bei Transplantationen entscheidend

HLA-Typsierung vgl. Gewebetypisierung

HMSN: Abk. für *h*ereditäre *m*otorische und *s*ensible *N*europathie

HMV: Abk. für *H*erz-*M*inuten-*V*olumen

Ho: chem. Zeichen für ↑Holmium

Hobelspanbinde vgl. Dolabra

Hochdruck vgl. Hypertonie (1)

Hochen|egg-Operation [nach dem österr. Chirurgen Julius von Hochenegg, 1859–1940]: Operationsverfahren bei Mastdarmkrebs, wobei der mit der Geschwulst behaftete Teil des Mastdarms entfernt und das ↑Sigmoid unmittelbar mit dem After verbunden wird. **Hochen|egg-Sym|ptom:** bei Darmstenose oder ↑Appendizitis vorkommende starke Erweiterung der ↑Ampulla recti, verbunden mit Luftansammlung im Bereich der Darmstenose

Hoch|frequenz: Bereich elektromagnetischer Schwingungen mit Frequenzen zwischen 10 kHz und 300 MHz (zu therapeutischen und diagnostischen Zwecken angewendet, z. B. als ↑Diathermie, in der ↑Rheokardiografie u. a.); Abk.: HF

hoch|potent [zu lat. *potens* = einer Sache mächtig]: stark wirksam (von Medikamenten)

Hochsinger-Zeichen [nach dem österr. Pädiater Karl Hochsinger, 1860–1942]: = Faustzeichen

Hoch|ton|thera|pie: Behandlung von Schmerzen durch elektromagnetischen Wechselstrom (4000–12 000 Hertz), wodurch im Weichteilgewebe ein »Schütteleffekt« entsteht, der Schmerzmediatoren abtransportieren soll

Hoch|voltage [...voʊltɪdʒ; engl. *voltage* = Spannung] *s;* -[s]: hohe R-Zacken (erste positive Zacken der Herzkammer) in den Brustwandableitungen des EKG (bei schlanken Jugendlichen und Asthmatikern vorkommend)

Hoch|volt|therapie: Form der Strahlentherapie mit Röntgenstrahlen wesentlich höherer Energie, ferner mit Gammastrahlen und mit energiereichen Elektronen aus Betatrons; häufig svw. ↑Supervolttherapie

Hoden vgl. Testis. **Hodenentzündung** vgl. Orchitis. **Hodenhochstand** vgl. Kryptorchismus. **Hodenkanälchen** vgl. Tubuli seminiferi contorti. **Hodenläppchen** vgl. Lobuli testis. **Hodensack** vgl. Skrotum

Hodge-Pessar [hɔdʒ...; nach dem amerik. Gynäkologen H. L. Hodge, 1796–1873]: gebogener Ring, der vor allem bei älteren Frauen zur Behebung einer Retroflexion der Gebärmutter in die Scheide eingelegt wird

Hodg|kin-Krankheit [ˈhɔdʒkɪn...; nach dem engl. Internisten Thomas Hodgkin, 1798–1866]: = Lymphogranulomatose

Hodo|genese [gr. ὁδός = Weg u. ↑Genese] *w;* -, -n: die Art und Weise der Entstehung einer Krankheit, z. B. einer Infektion

Hoffa-Krankheit [nach dem dt. Orthopäden Albert Hoffa, 1859–1907]: chronische Entzündung, ↑Hyperplasie und ↑Sklerose des Fettkörpers im Kniegelenk infolge wiederholter Verletzungen (z. B. beim Sport)

HO-Gerät: Kurzbez. für eine *h*inter dem *O*hr getragene Hörhilfe (vgl. IO-Gerät)

Hohlfuß vgl. Pes excavatus

Hohlrücken: übermäßige Einsenkung des Rückens im Bereich der Lendenwirbelsäule

Hohlvene: vgl. **a)** Vena cava inferior; **b)** Vena cava superior

hol|andrisch [zu gr. ὅλος = ganz u. gr. ἀνήρ Gen. ἀνδρός = Mann]: (von Genen und bestimmten Merkmalen) ausschließlich im männlichen Geschlecht, d. h. vom Vater auf den Sohn, vererbt werdend (Biol., Med.)

Höllenstein vgl. Argentum nitricum

Holmium [nlat. Bildung zu *Holmia*, dem latinisierten Namen der Stadt Stockholm] *s;* -s: chem. Grundstoff (seltene Erde); Zeichen: Ho

Holo|akardius [gr. ὅλος = ganz u. ↑Akardiakus] *m;* -, ...dien [...iən], in fachspr. Fügungen: **Holoacardius**, Fehlbildung bei Zwillingen, bei der dem einen Fetus das Herz, z. T. auch die Eingeweide fehlen

holo|blastisch [zu gr. ὅλος = ganz u. gr. βλαστός = Spross, Trieb]: vollständig gefurcht (von der Eizelle im Blastomerenstadium; vgl. Blastomere)

holo|gyn [zu gr. ὅλος = ganz u. gr. γυνή = Frau]: (von Genen und bestimmten Merkmalen) ausschließlich im weiblichen Geschlecht, d. h. von der Mutter auf die Tochter, vererbt werdend (Ggs.: holandrisch; Biol., Med.)

holo|kranial [gr. ὅλος = ganz u. ↑Cranium]: den gesamten Kopf betreffend

holo|krin [zu gr. ὅλος = ganz u. gr. κρίνειν = scheiden, trennen]: vollständig sezernierend (von Drüsen, z. B. den Talgdrüsen, gesagt, deren Zellen sich bei der Sekretbildung gänzlich auflösen)

Holo|pros|en|ze|phalie [zu gr. ὅλος = ganz u. ↑Prosencephalon] *w;* -, ...ien: vollständiges Ausbleiben der Trennung des Prosencephalons während der fetalen Entwicklung

Holo|r[h]a|chi|schisis [...s-ç...; gr. ὅλος = ganz u. ↑R[h]achischisis] *w;* -, ...schisen: mangelhafter Verschluss des Wirbelkanals im Bereich der ganzen Wirbelsäule (angeborene Fehlbildung der Wirbelsäule)

Holo|sy|stole [selten auch: ...zy:stole; gr. ὅλος = ganz u. ↑Systole] *w;* -, ...olen: vollständiger Ablauf einer Herzsystole. **Holo|sy|stolikum** *s;* -s, ...ka: während der ganzen Systole auftretendes Herzgeräusch

holo|thym [zu gr. ὅλος = ganz u. gr. θυμός = Gemüt]: ausschließlich vom Gemüt ausgehend (von Krankheiten)

Holo|topie [zu gr. ὅλος = ganz u. gr. τόπος = Ort, Stelle] *w;* -: Lage eines Organs in Beziehung zum ganzen Körper

holo|zephal [zu gr. ὅλος = ganz u. gr. κεφαλή = Kopf]: den ganzen Kopf betreffend

Holzbock vgl. Ixodes ricinus

Holzknecht-Raum [nach dem österr. Röntgenologen Guido Holzknecht, 1872–1931]: röntgenologische Bezeichnung für den Raum zwischen Herzschatten u. Wirbelsäulenschatten im Röntgenogramm (der bei Erweiterung des linken Herzvorhofs verkleinert ist)

Holzschuhherz vgl. Cœur en Sabot

Homans-Zeichen [ˈhəʊməns...; nach dem amerik. Chirurgen John Homans, 1877–1954]: tiefer Wadenschmerz nach Dorsalflexion des Fußes bei latenter Phlebitis und in der Frühphase akuter Thrombosen

ho|mo..., Ho|mo...

vor Vokalen gelegentlich **hom..., Hom...**
⟨gr. ὁμός »gleich, in gleicher Weise, ebenso«⟩
Präfix mit der Bedeutung »gleich, gleichartig, entsprechend«:
- homosexuell
- homogen
- Homozygotie

homö..., Homö... vgl. homöo..., Homöo...

homo|gen [↑homo... u. ↑...gen]: von einheitlicher Beschaffenheit; aus dem gleichen Stoff, aus gleichen Teilen bestehend. **Homo|genat** *s;* -[e]s, -e: Substanz von gleichartiger Beschaffenheit. **homo|genisie|ren:** gleichartig machen, innig vermischen (z. B. an sich nicht mischbare Flüssigkeiten). **Homo|genisie|rung** *w;* -, -en: [Zerkleinerung und] Vermischung verschiedener Substanzen oder Flüssigkeiten bis zur völligen Gleichartigkeit. **Homo|genität** *w;* -: gleichartige Beschaffenheit eines Stoffes oder Gewebes

Homo|graft [↑homo... u. engl. *graft* = Pfropfreis, Transplantat] *s;* -s, -s: andere Bez. für ↑Homotransplantat

homo|lateral, in fachspr. Fügungen: **homolateralis, ...le** [↑homo... u. ↑lateral]: gleichseitig, auf der gleichen Seite; die gleiche Körperhälfte betreffend; z. B. in der Fügung ↑Hemiplegia homolateralis

homo|log [aus gr. ὁμόλογος = übereinstimmend, entsprechend]: **1)** in Bau und Funktion übereinstimmend (von Organen u. Geweben; Med., Biol.). **2)** entwicklungsgeschichtlich gleichen Ursprungs (von Organen od. Körperteilen bei Tier u. Mensch; Biol.). **homo|loge In|semination:** künstliche Befruchtung mit vom Partner stammendem Samen

hom|onym [zu ↑homo... u. gr. ὄνυμα = Name]: gleichnamig; in gleichem Verhältnis zu etwas stehend. **hom|onyme Hemi|an|op|sie:** Gesichtsfelddefekt, der bei beiden Augen die gleiche Seite des Gesichtsfeldes betrifft

homöo..., Homöo..., vor Vokalen: **homö..., Homö...** [aus gr. ὅμοιος = gleichartig, ähnlich]: Bestimmungswort von Zusammensetzungen mit der Bedeutung »ähnlich, gleichartig«; z. B.: homöopathisch, Homöostase

homöo|morph [zu ↑homöo... u. gr. *μορφή* = Gestalt, Form]: gleichgestaltig, von gleicher Form und Struktur (von Organen bzw. Organteilen)

Homöo|path *m;* -en, -en, **Homöo|pathin** *w;* -, -nen [↑homöo... u. ↑...path]: homöopathisch behandelnder Arzt, behandelnde Ärztin. **Homöo|pathie** [↑...pathie] *w;* -: Heilverfahren, bei dem den Kranken solche Mittel in hoher Verdünnung gegeben werden, die in größerer Menge bei Gesunden ähnliche Erscheinungen hervorrufen wie die Krankheiten, gegen die sie angewandt werden; Gegensatz: ↑Allopathie. **Homöo|pathikum** *s;* -s, ...ka: für die Homöopathie geeignete Substanz, die durch Verdünnung nach dem Dezimalsystem (Potenz) hergestellt wird. **homöo|pa|thisch:** die Homöopathie und ihre Grundsätze betreffend

Homöo|plastik [↑homöo... u. ↑Plastik] *w;* -, -en: operativer Ersatz von verloren gegangenen Organteilen od. Geweben durch arteigenes Gewebe (z. B. von einem Menschen auf den anderen)

Homöo|stase [↑homöo... u. gr. *στάσις* = Stehen, Stillstand], auch: **Homöo|stasis** *w;* -, ...stasen u. **Homöo|stasie** *w;* -, ...ien: Gleichgewicht der physiologischen Körperfunktionen, Stabilität des Verhältnisses von Blutdruck, Körpertemperatur, pH-Wert des Blutes usw. bei Gesunden (wird durch Regulationshormone der Nebennierenrinde u. Ä. aufrechterhalten). **homöo|statisch:** mit Homöostase verbunden

homöo|therm [↑homöo... u. gr. *θερμός* = warm]: gleichwarm; warmblütig (von Tieren, z. B. Vögeln u. Säugetieren, gesagt, deren Körpertemperatur unabhängig von der Außentemperatur im Allg. konstant bleibt)

homo|phil [↑homo... u. gr. *φίλος* = lieb; Freund]: = homosexuell. **Homo|philie** *w;* -: = Homosexualität

homo|plastisch [zu ↑homo... u. gr. *πλάσσειν* = bilden, formen]: = homolog

Homo|sexua|lität [↑homo... u. ↑Sexualität] *w;* -: Geschlechtsempfinden, das sich auf das eigene Geschlecht richtet, gleichgeschlechtliche Liebe; Ggs.: ↑Heterosexualität. **homo|sexuell:** gleichgeschlechtlich empfindend, zum eigenen Geschlecht hinneigend; Ggs: ↑heterosexuell

Homo|trans|plantat [↑homo... u. ↑Transplantat] *s;* -[e]s, -e: von einem/einer in Bezug auf den/die Empfänger/-in homologen Spender/-in stammendes Transplantat. **Homo|trans|plantation** = Homöoplastik

homo|trop [↑homo... u. ↑...trop]: gleichgerichtet, in die gleiche Richtung verlaufend (von chemischen Eigenschaften gesagt)

homo|vital [↑homo... u. ↑vital], auch: **homozellulär** [zu ↑Cellula]: aus lebender homologer Materie bestehend (z. B. von Transplantaten gesagt)

homo|zygot [zu ↑homo... u. gr. *ζυγόν* = Joch; Verbindung]: mit gleichen Erbanlagen versehen, reinerbig (von Individuen, bei denen gleichartige väterliche u. mütterliche Erbanlagen zusammentreffen; Biol.). **Homo|zygotie** *w;* -: Reinerbigkeit, Erbgleichheit von Organismen, die aus einer ↑Zygote von Keimzellen mit gleichen Erbfaktoren hervorgegangen sind (Biol.)

Honeymoon-Peri|ode [ˈhʌnɪmuːn-; engl. *honeymoon* = Flitterwochen (eigtl. = Honigmond) u. ↑Periode]: nach dem Auftreten der Diabetes-Erkrankung und Beginn der Insulinbehandlung einsetzende Erholungsphase (Remissionsphase), da sich die insulinproduzierenden Zellen der Bauchspeicheldrüse erholen und vorübergehend wieder arbeiten

Hook [hʊk; aus engl. *hook* = Haken] *m;* -s, -s: Greifprothese mit zwei oder drei hakenförmig ausgebildeten künstlichen Fingern

Hopkins-Test [nach dem engl. Biochemiker Sir F. G. Hopkins, 1861–1947]: Untersuchungsmethode zum Nachweis und zur quantitativen Bestimmung von Harnsäure im Urin. (Die Harnsäure wird mit Ammoniumchlorid ausgefällt und unter Verwendung von Salzsäure rein dargestellt.)

HOPS: Abk. für *h*irn*o*rganisches *P*sycho*s*yndrom

Hör|bahn: Nervenbahn für akustische Reize

Hordeo|lum [Verkleinerungsbildung zu lat. *hordeum* = Gerste] *s;* -s, ...la: »Gerstenkorn«, Drüsenabszess am Augenlid. **Hordeo|lum externum:** Abszess einer Zilientalgdrüse. **Hordeo|lum internum:** Vereiterung einer Talgdrüse des Augenlidknorpels

Horizontale, deutsche: gedachte Orientierungslinie vom Unterrand der Augenhöhle zum äußeren Gehörgang

Hormon [zu gr. *ὁρμᾶν* = erregen, antreiben] *s;* -s, -e: körpereigener, von den Drüsen mit innerer Sekretion gebildeter und ins Blut abgegebener Wirkstoff der Lebewesen, der spezifisch auf bestimmte Organe einwirkt und deren biochemische und physiologische Funktion reguliert (wird von Drüsen mit innerer Sekretion produziert und mit den Körpersäften den Organen zugeführt). **hormonal,** auch: **hormonell:** aus Hormonen bestehend; auf sie bezüglich

Hormon|ersatz|therapie: Behandlung mit Hormonpräparaten, am häufigsten im Klimakterium zur Linderung von Beschwerden durch den Hormonmangel; Abk.: HRT für engl. *h*ormon *r*eplacement *t*herapy

Hormon|präparat: aus Drüsen, Drüsenextrakten o. Ä. gewonnenes Arzneimittel, das z. B. bei fehlender oder unzureichender Produktion von Hormonen verwendet wird

Hormon|therapie: Behandlung mit Hormonpräparaten

Horner-Sym|ptomen|kom|plex [nach dem schweiz. Ophthalmologen J. F. Horner, 1831–1886]: Krankheitsbild mit Verengerung der Pupille, Herabhängen des Augenlids u. ↑Enophthalmus (Vorkommen bei Schädigung des Hals- od. Brustsympathikus)

Hornhaut vgl. Cornea. **Hornhautbruch** vgl. Keratozele. **Hornhautentzündung** vgl. Keratitis. **Hornhautkegel** vgl. Keratokonus

Hor|opter [zu gr. *ὅρος* = Grenze u. gr. *ὀπτήρ* = Späher] *m;* -s: »Sehgrenze«, Bez. für die kreisförmige horizontale Linie, auf der alle Punkte liegen, die bei gegebener Augenstellung mit beiden Augen nur einfach gesehen werden (da sie auf einander entsprechenden Stellen der rechten und linken Netzhaut abgebildet werden)

Horri|pilatio [zu lat. *horrere* = rau sein; emporstarren, sich emporsträuben u. lat. *pilus* = Haar] *w;* -: das Sichaufrichten, Sichemporsträuben der kleinen Hauthaare (z. B. bei Gänsehaut)

Hörschallbereich: Bereich der akustischen Schwingungen, die vom menschl. Ohr wahrgenommen werden können (umfasst beim jugendlichen Menschen Frequenzen von 16 Hz bis maximal 20 kHz)

Hör|schwelle: Wahrnehmungsgrenze für Schallwellen

Hörstummheit: von Betroffenen oft als diskriminierend empfundene Bez. für: ↑Alalia idiopathica

Hör|sturz: plötzlich auftretender Gehörverlust (durch Virusinfektion, Verminderung der Sauerstoffzufuhr und Gefäßverschluss oder Membranruptur)

Hortega-Zellen [orˈteːga...; nach dem span. Histologen Pío del Río Hortega, 1882–1945]: Zellen des Gliagewebes des Zentralnervensystems mit sehr kleinem Zellleib und stark verzweigten, nicht sehr zahlreichen Ausläufern (von ausgesprochenem Speicherungsvermögen, bes. hinsichtlich Lipoiden und Pigmenten)

Hos|pi|tal [lat. *hospitalis* = gastlich] *s;* -s, -e, *auch* -täler: allg. und im Militär für Krankenhaus

hos|pitalisie|ren [zum FW *Hospital* gebildet]: einen Patienten bzw. eine Patientin in ein Krankenhaus einweisen bzw. dort aufnehmen. **Hos|pitalisierung** *w;* -, ...en: Aufnahme oder Einweisung eines Patienten bzw. einer Patientin in ein Krankenhaus. **Hos|pitalismus** *m;* -: **1)** Sammelbez. für alle körperlichen und seelischen Veränderungen, die ein längerer Krankenhaus- oder Heimaufenthalt (bes. bei Kindern) mit sich bringt. **2)** Infektion von Krankenhauspatienten (od. Krankenhauspersonal) durch Erreger, mit denen das betr. Krankenhaus verseucht ist u. die gegen die üblichen Antibiotika resistent sind

Hos|piz|medizin [aus lat. *hospitium* = Herberge] *w;* -: Teilgebiet der Medizin, das sich mit der Verbesserung der Lebensqualität vor allem Krebskranker im ↑Terminalstadium während der noch verbleibenden Lebenszeit beschäftigt

hos|til [lat. *hostilis* = feindlich]: feindlich (gesinnt)

Hos|ti|li|tät [lat. *hostilis* = feindlich] *s;* -, -en: Feindseligkeit

Host-versus-Graft-Re|aktion [həʊst...; engl. *host* = Gastgeber, lat. *versus* = gegen u. engl. *graft* = Pfropfreis, Transplantat] *w;* -, -en: Abstoßungsreaktion des Empfängers bzw. der Empfängerin gegen ein transplantiertes Spenderorgan

Hot|spot [engl. *hot spot* = heiße Stelle] *m;* -s, -s: bes. leicht durch Mutation oder Neukombination der Erbsubstanz veränderbarer DNA-Abschnitt

Houns|field-Einheit [ˈhaʊnzfiːld...; nach dem engl. Elektroingenieur G. N. Hounsfield, 1919–2004]: Einheit für die Dichte von Körpergeweben; Abk.: HE

Howell-Jolly-Körperchen [ˈhaʊəl ʒoˈliː...; nach dem amerik. Physiologen W. H. Howell, 1860–1945, u. dem frz. Histologen Justin Jolly, 1870–1953] *Pl.:* Kernkugeln, kugelförmige Kernchromatinreste, die bei Unterfunktion oder Ausfall der Milz im Protoplasma von Erythrozyten auftreten

Howship-Lakunen [ˈhaʊʃɪp...; nach dem engl. Chirurgen John Howship, 1781–1841] *Pl.:* grubenartige Vertiefungen, die sich in Knochen infolge des von ↑Osteoklasten bewirkten Abbaus der Knochensubstanz bilden

Hoyer-Grosser-Organe [nach den dt. bzw. österr. Anatomen Heinrich Hoyer, 1834–1907, u. Otto Grosser, 1893–1951] *Pl.:* Sammelbez. für die arteriovenösen Anastomosen in den Endgliedern der Finger und Zehen

HPL: Abk. für *h*umanes *p*lazentares *L*aktogen

HPLC: Abk. für *h*igh *p*erformance *l*iquid *t*omography oder *h*igh *p*ressure *l*iquid *t*omography, Hochleistungsflüssigkeitschromatografie, Hochdruckflüssigkeitschromatografie, leistungsfähiges Verfahren zur Auftrennung von Stoffgemischen

HPT: Abk. für ↑*H*yper*p*ara*t*hyreoidismus

HPV: Abk. für *h*umanes ↑*P*apilloma*v*irus

H_1-Rezeptor vgl. Histamin-1-Rezeptor. **H_2-Rezeptor** vgl. Histamin-2-Rezeptor

H_2-(Rezeptoren-)Blocker ↑Antihistaminikum

HRPC: Abk. für *h*ormon*r*efraktäres (hormonunempfindliches) *P*rostata[*c*]karzinom

HRT: Abk. für *h*ormon *r*eplacement *t*herapy, ↑Hormonersatztherapie

HSV: Abk. für *H*erpes-*s*implex-*V*irus

HTLV [Abk. für engl. *human T-lymphotropic virus* = menschliches T-lymphotropes Virus] *s;* -: Ribonukleinsäure enthaltendes Virus (Retrovirus), das die ↑T-Zellen und damit die körpereigene Immunität schädigt; Erreger von Leukämien und Tumorerkrankungen

Hue|ter-Handgriff [nach dem dt. Chirurgen Karl Hueter, 1838–1882]: Handgriff, mit dem die Lunge des Patienten bzw. der Patientin nach unten u. vorn gedrückt wird (zur Einführung einer Magensonde angewandt). **Hue|ter-Linie:** gedachte Orientierungslinie am Ellbogengelenk zwischen ↑Epicondylus lateralis, ↑Epicondylus medialis und der Ellbogenspitze. (Bei gestrecktem Arm liegen die 3 Punkte auf einer Geraden, während sie bei im Gelenk gebeugtem Arm ein gleichschenkeliges Dreieck bilden.)

Hufeisenniere vgl. Ren arcuatus

Hüfner-Zahl [nach dem dt. Chemiker Carl G. von

Hüfner, 1840–1908]: Wert für die Sauerstoffkapazität des Blutes

Hüft-Becken-Nerv vgl. Nervus iliohypogastricus

Hüftbein vgl. Os coxae. **Hüftbeinkamm** vgl. Crista iliaca. **Hüftbeinloch** vgl. Foramen obturatum

Hüfte vgl. Coxa

Hüftgeflecht vgl. Plexus lumbalis

Hüftgelenk vgl. Articulatio coxae. **Hüftgelenk[s]entzündung** vgl. Koxitis. **Hüftgelenk[s]luxation** vgl. Luxatio coxae congenita

Hüftkopf vgl. Caput femoris

Hüftnerv vgl. Nervus ischiadicus

Hüftpfanne vgl. Acetabulum

Hühnerauge vgl. Klavus (2)

Hühnerbrust vgl. Pectus carinatum

Huhner-Test [ju:nər...; nach dem amerik. Arzt Max Huhner, 1873–1947]: Test zur Bestimmung der Lebensfähigkeit des Spermas im Scheidenmilieu

human, in fachspr. Fügungen: **humanus, ...na, ...num:** menschlich, den Menschen betreffend, Menschen...

hu|man..., Hu|man...

⟨lat. humanus »irdisch; menschlich; menschenfreundlich; gebildet, kultiviert«⟩
Wortbildungselement mit der Bedeutung »den Menschen betreffend, zum Menschen gehörend«:
- humangenetisch
- Humanmedizin
- Humanwissenschaft

Human|genetik: Wissenschaft und Lehre von den Veränderungen im Erbgang des Menschen. **Human|genetiker** *m;* -s, -, **Human|genetikerin** *w;* -, -nen: Wissenschaftler/-in auf dem Gebiet der Humangenetik. **human|genetisch:** die Humangenetik betreffend

Human Genome Project ['hju:mən dʒe'nəʊm 'prɒdʒekt; engl. = Projekt (zur Entschlüsselung) des menschlichen Erbguts] *s;* - - -s: internationales Projekt zur Erforschung und Kartierung der in den Chromosomen des Menschen gespeicherten genetischen Informationen

Human|insulin: biosynthetisch bzw. semisynthetisch hergestelltes Insulin

Human|medizin *w;* -: die eigentliche Medizin, die sich ausschließlich auf den Menschen erstreckt; im Gegensatz zur Tiermedizin. **Human|mediziner** *m;* -s, -, **Human|medizinerin** *w;* -, -nen: Arzt, Ärztin für Humanmedizin. **human|medizinisch:** die Humanmedizin betreffend

humero|radia|lis, ...le [zu ↑Humerus u. ↑Radius]: zu Oberarm u. Speiche gehörend; z. B. in der Fügung ↑Articulatio humeroradialis (Anat.)

humero|ulnaris, ...re [zu ↑Humerus u. ↑Ulna]: zu Oberarm u. Elle gehörend; z. B. in der Fügung ↑Articulatio humeroulnaris (Anat.)

Humerus [aus gleichbed. lat. *(h)umerus,* Gen.: *(h)umeri*] *m;* -, ...ri: Oberarmbein, Bez. für den langen Röhrenknochen des Oberarms (Anat.)

humidus, ...da, ...dum [aus lat. *humidus* = feucht, nass]: feucht

Humor [aus lat. *[h]umor* = Flüssigkeit; Feuchtigkeit] *m;* -s, ...mores: Körperflüssigkeit, Körpersaft. **Humor aquo|sus:** Kammerwasser, farblose, klare Flüssigkeit, die die Augenkammern füllt (wird vom ↑Corpus ciliare abgesondert, reguliert den Augentonus und ernährt den Bulbus und die gefäßlose Linse). **Humor vi|tre|us:** wasserreiche, glasklare, außen von einer zarten Hülle umgebene Gallerte, die den Glaskörper des Auges ausfüllt. **humoral:** die Körperflüssigkeiten betreffend; den Transport von Stoffen auf dem Flüssigkeitswege (durch Blut oder Lymphe) betreffend

humorale Immun|antwort [↑humoral, ↑immun]: antikörpervermittelte adaptive Immunantwort

Humoral|pa|tho|logie: Lehre der antiken Heilkunde, nach der die Ursache aller Krankheiten in einer fehlerhaften Zusammensetzung des Blutes sowie der anderen Körperflüssigkeiten zu suchen sei

Hundebandwurm vgl. Echinococcus granulosus

Hunter-Glossitis ['hantər...; nach dem engl. Internisten William Hunter, 1861–1937]: entzündliche Zungenveränderungen mit unregelmäßigen rundlichen, roten Flecken, die zu Streifen zusammenfließen (bei schweren ↑Anämien, bes. bei perniziöser Anämie vorkommend)

Hunt-Hess-Klassifikation [nach dem amerik. Neurologen James Ramsay Hunt, 1847–1937]: Schweregradeinteilung einer Subarachnoidalblutung

Huntington-Chorea ['hantɪŋtən...; nach dem amerik. Arzt George Huntington, 1850–1916]: = Chorea hereditaria

Hürth|le-Tumor [nach dem dt. Physiologen Karl Hürthle, 1860–1945]: = Onkozytom. **Hürth|le-Zelle** = Onkozyt

HUS: Abk. für ↑hämolytisch-urämisches Syndrom

Husten vgl. Tussis

Hustenschlag vgl. Ictus laryngis

Husten(stoß)test: Test zum Nachweis einer Klappeninsuffizienz durch willkürliches Husten

HUT: Abk. für *H*elicobacter-*U*rease-*T*est

Hutchinson-Fazies ['hatʃɪnsən...; nach dem engl. Chirurgen Sir Jonathan Hutchinson, 1828–1913]: für Augenmuskellähmung charakteristischer Gesichtsausdruck mit ↑Ptosis der Augenlider, die durch Anspannung der Stirnmuskulatur (Heben der Augenbrauen) kompensiert wird

Hutchinson-Sym|pa|tho|goniom ['hatʃɪnsən...; nach dem engl. Arzt Sir Robert Hutchinson, 1871–1943]: Sympathogoniom, das in die Schädelknochen metastasiert

Hutchinson-Trias ['hatʃɪnsən...; nach dem engl. Chirurgen Sir Jonathan Hutchinson, 1828–1913]: Symptomenkomplex der angeborenen Syphilis

(Entzündung des ↑Parenchyms der Augenhornhaut, Labyrinthschwerhörigkeit und Hutchinson-Zähne). **Hutchinson-Zähne:** fassförmige obere Schneidezähne mit halbmondförmiger Einkerbung der Schneidekante bei Kindern mit angeborener ↑Syphilis

Hux|ley-Schicht ['hakslı...; nach dem engl. Arzt u. Biologen T. H. Huxley, 1825–1895]: = Stratum lucidum (epidermidis)

HVL: Abk. für *H*ypophysen*v*order*l*appen (vgl. Lobus posterior)

HWI: Abk. für *H*arn*w*egs*i*nfektion

HWS: 1) Abk. für ↑*H*alb*w*erts*s*chicht. **2)** Abk. für ↑*H*als*w*irbel*s*äule

HWZ: Abk. für ↑*H*alb*w*erts*z*eit

hyal..., Hyal... vgl. hyalo..., Hyalo...

hya|lin [zu gr. ὕαλος = durchsichtiger, glasartiger Stein; Glas]: glasartig, glashell, durchsichtig; das ↑Hyalin betreffend, aus Hyalin bestehend. **Hya|lin** *s;* -s, -e: Bez. für kolloidale Proteine (unterschiedlicher Zusammensetzung) von glasigem Aussehen (Zellprodukte bes. des Bindegewebes). **Hya|linose** *w;* -, -n, in fachspr. Fügungen: **Hya|linosis,** *Pl.:* ...oses: Ablagerung von ↑Hyalin im Gewebe u. an den Gefäßwänden

Hya|litis [zu gr. ὕαλος = durchsichtiger, glasartiger Stein; Glas] *w;* -, ...itiden (in fachspr. Fügungen: ...itides): veralt. Bez. für: Entzündung des ↑Corpus vitreum

hya|lo..., Hya|lo..., vor Vokalen meist **hyal..., Hyal...** [aus gr. ὕαλος = durchsichtiger, glasartiger Stein; Glas]: Bestimmungswort von Zus. mit der Bed. »glasartiges, durchsichtiges Gebilde (im tierischen od. menschlichen Organismus)«; z. B.: Hyalomer

hya|lo|id, in fachspr. Fügungen: **hya|lo|ide|us, ...idea, ...ide|um** [↑hyalo... u. ↑...id]: glasartig; den Glaskörper des Auges betreffend, zu ihm gehörend; z. B. in der Fügung ↑Canalis hyaloideus

Hya|lo|mer [↑hyalo... u. gr. μέρος = Teil] *s;* -s, -e: hyaliner Randbezirk bzw. hyaline, nur schwach färbbare Oberflächenschicht der Blutplättchen

Hya|lo|muko|id [↑hyalo..., lat. *mucus* = Schleim u. ↑...id] *s;* -[e]s, -e: schleimartige Substanz im Glaskörper des Auges

Hya|lo|plasma [↑hyalo... u. ↑Plasma] *s;* -s, ...men: flüssige, klare, fein granulierte Grundsubstanz des Zytoplasmas

Hyalu|ronidase [zu ↑hyalo..., gr. οὖρον = Harn u. ↑...ase] *w;* -, -n: Enzym, das ↑Hyaluronsäure spaltet; dadurch wird die Durchlässigkeit von Zellen und Geweben erhöht

Hyalu|ron|säure [zu ↑hyalo... u. gr. οὖρον = Harn] *w;* -, -n: ein ↑Mukopolysaccharid, wichtiger Bestandteil des Binde- und Stützgewebes

hy|brid [zu lat. *hibrida (hybrida)* = Mischling, Bastard]: aus einer Kreuzung zwischen artverschiedenen Eltern hervorgegangen (von pflanzlichen od. tierischen Individuen; Biol.)

Hy|brid *s;* -[e]s, -e (meist *Pl.*): Arzneistoffe, die trotz einheitlicher chemischer Struktur eine große Affinität zu zwei oder mehreren Rezeptoren haben und dadurch mehrere pharmakologische Wirkungen erzielen. **Hy|bride** *w;* -, -n (auch: *m;* -n, -n) pflanzliches od. tierisches Individuum, das aus einer Kreuzung zwischen genetisch unterschiedlichen Elternformen hervorgegangen ist (Biol.). **Hy|bridisation** *w;* -, -en, **Hy|bridisierung** *w;* -, -en: Kreuzung zwischen erbmäßig unterschiedlichen Partnern oder Individuen (Biol.)

Hy|brid|medikament: Arzneimittel, in dem mehrere pharmakologische Wirkmechanismen in einem einzigen Molekül vereinigt sind

Hy|bridom [Kurzbildung aus ↑hybrid u. ↑Myelom] *s;* -s, -e, in fachspr. Fügungen: **Hy|bridoma,** *Pl.:* -ta: künstlich erzeugte Myelomzelle, die reine Antikörper bildet

hyd..., Hyd... vgl. hydro..., Hydro...

Hyd|ar|throse [↑hydro... u. ↑Arthrose] *w;* -, -n: seröser Gelenkerguss, krankhafte Ansammlung von Flüssigkeit in Gelenken (Vorkommen bei Gelenkentzündungen, nach Verletzungen sowie bei allergischen Gelenkaffektionen)

Hydatide [aus gr. ὑδατίς, Gen.: ὑδατίδος = Wasserblase] *w;* -, -n: **1)** Finne des Hundebandwurmes (Zool.). **2)** = Appendix testis

Hydatidose *w;* -, -n: Erkrankung durch Hydatidenbefall

hydato..., Hydato... vgl. hydro..., Hydro...

hydr..., Hydr... vgl. hydro..., Hydro...

hy|dragogisch [zu ↑hydro... u. gr. ἀγωγός = (herbei)führend]: stark abführend (von Arzneimitteln). **Hy|dragogum** *s;* -s, ...ga: stark wirkendes, die Ausscheidung flüssiger Stühle herbeiführendes Abführmittel

Hy|drämie [↑hydro... u. ↑...ämie] *w;* -, ...ien: erhöhter Wassergehalt des Blutes (bes. bei Herz- u. Nierenkrankheiten oder ↑Anämie)

Hy|dramnion [↑hydro... u. ↑Amnion] *s;* -s, ...ien [...iən]: übermäßige Fruchtwassermenge

Hy|dran|en|ze|phalie [zu ↑hydro..., ↑[1]a... u. ↑Encephalon] *w;* -, ...ien: vollständiger Abbau des Hirngewebes, an dessen Stelle ein liquorhaltiger Hohlraum entsteht

Hy|drargyrose [zu ↑Hydrargyrum] *w;* -, -n, in fachspr. Fügungen: **Hy|drargyrosis,** *Pl.:* ...oses: Quecksilbervergiftung, Vergiftung durch eingeatmete (seltener: von der Haut resorbierte) Quecksilberdämpfe

Hydrargyrum vgl. Quecksilber

Hy|drar|throse [↑hydro... u. ↑Arthrose] *w;* -, -n: = Hydarthrose

Hy|drat [zu gr. ὕδωρ, Gen.: ὕδατος = Wasser] *s;* -[e]s, -e: chemische Verbindung von Oxiden od. wasserfreien Säuren mit Wasser

Hy|drazin [Kunstw. aus ↑Hydro u. frz. *azote* = Stickstoff] *s;* -s: chemische Verbindung von Stickstoff mit Wasserstoff (farblose, stark rauchende Flüssigkeit)

Hy|dria|trie [↑hydro... u. ↑...iatrie] *w;* -, ...ien: = Hydrotherapie

hy|d|ro..., Hy|d|ro...,

vor Vokalen auch: **hydr..., Hydr...,** sonst gelegentlich auch: **hyd..., Hyd...** u. **hydato..., Hydato...**
‹gr. ὕδωρ Gen.: ὕδατος »Wasser, Regenwasser, Trinkwasser, Quellwasser«›
Wortbildungselement mit der Bedeutung »Wasser«:
- Hydrolyse
- Hydarthrose
- Hydrämie
- hydrodynamisch
- hydrophil

Hy|dro|bulbie [zu ↑hydro... u. ↑Bulbus (in der Fügung ↑Bulbus medullae spinalis)] *w;* -, ...ien: Flüssigkeitsansammlung im verlängerten Mark

Hydrocele vgl. Hydrozele

Hydrocephalus vgl. Hydrozephalus

hy|dro|chloricus, ...ca, ...cum [Kurzbildung zu ↑Hydro u. ↑Chlor]: aus Wasserstoff und Chlor bestehend; z. B. in der Fügung ↑Acidum hydrochloricum

Hy|dro|chylus [↑hydro... u. ↑Chylus] *m;* -: enzymfreier Chylus

Hydrocortison vgl. Hydrokortison

hy|dro|dynamisch [zu ↑hydro... u. gr. δύναμις = Kraft]: die von Wasserkraft erzeugte Bewegung betreffend; z. B. hydrodynamischer Harnblasendruck

Hydrogenium vgl. Wasserstoff

Hy|dro|kalix [↑hydro... u. ↑Calix (in der Fügung ↑Calix renalis)] *m;* -, ...lizes: isolierte Abflussstörung im Bereich eines Nierenkelchs mit nachfolgender Aufweitung

Hy|dro|kortison, fachspr. meist: Hy|dro|cortison [↑hydro... u. ↑Kortison] *s;* -s, -e: ein ↑Glukokortikoid der Nebennierenrinde, u. a. mit entzündungshemmender Wirkung

Hy|dro|lase [Kurzbildung zu ↑Hydrolyse u. ↑...ase] *w;* -, -n: Hauptklasse der Enzyme, die die Hydrolyse der Kohlenhydrate, Fette und Proteine katalysieren (z. B. Verdauungsenzyme)

Hy|dro|lyse [zu ↑hydro... u. gr. λύειν = lösen; auflösen] *w;* -, -n: Spaltung chemischer Verbindungen durch Wasser (meist unter Mitwirkung eines Katalysators od. Enzyms)

Hy|drom [zu gr. ὕδωρ = Wasser] *s;* -s, -e: proteinreicher, klarer Erguss (ohne Blutbeimengung)

Hy|dro|manie [↑hydro... u. ↑Manie] *w;* -, ...ien: **1)** krankhafter Trieb, sich zu ertränken. **2)** krankhaft gesteigerter Durst

Hy|dro|menin|go|zele [↑hydro... und ↑Meningozele] *w;* -, -n: = Meningozele

Hy|dro|me|tra [↑hydro... u. gr. μήτρα = Gebärmutter] *w;* -: Ansammlung einer wässrigen Flüssigkeit in der Gebärmutterhöhle bei Verschluss bzw. Verstopfung des Zervixkanals der Gebärmutter

Hy|dro|mye|lie [zu ↑hydro... u. gr. μυελός = Mark] *w;* -, ...ien: angeborene Erweiterung des Zentralkanals des Rückenmarks, verbunden mit Flüssigkeitsansammlung im Zentralkanal

Hy|dro|mye|lo|zele [↑hydro..., ↑myelo... und ↑...zele] *w;* -, -n: Austreten eines mit Rückenmark u. einer wässrigen Flüssigkeit gefüllten Bruchsackes durch einen angeborenen Spalt der Wirbelsäule

Hy|dro|ne|phrose [↑hydro... u. ↑Nephrose] *w;* -, -n: durch Harnstauung als Folge von Passagehindernissen in den ableitenden Harnwegen verursachte Erweiterung des Nierenbeckens und degenerative Veränderung des Nierengewebes (sog. Sackniere)

Hy|dro|pa|thie [↑hydro... u. ↑...pathie] *w;* -, ...ien: = Hydrotherapie

Hy|dro|peri|kard [↑hydro... u. ↑Perikard] *s;* -[e]s, -e, auch: Hy|dro|peri|cardium *s;* -s, ...dien [...iən]: Herzwassersucht; Ansammlung größerer Flüssigkeitsmengen im Herzbeutelraum (u. a. bei ↑Perikarditis). **Hy|dro|peri|karditis** *w;* -, ...itiden, in fachspr. Fügungen: Hy|dro|peri|carditis, *Pl.:* ...itides: Herzbeutelentzündung mit Ausbildung eines serösen Herzbeutelergusses

Hy|dro|peri|tone|um [↑hydro... u. ↑Peritoneum] *s;* -s, ...een, auch: Hy|dro|peri|tonä|um *s;* -s, ...äen: = Aszites

hy|dro|phil [zu ↑hydro... u. gr. φίλος = lieb; Freund]: **1)** Wasser liebend (von Pflanzen u. Tieren; Biol.). **2)** = hygroskopisch. **Hy|dro|philie** *w;* -: **1)** Vorliebe von Pflanzen u. Tieren für Wasser (Biol.). **2)** die Eigenschaft hygroskopischer Stoffe oder Lösungen, Wasser anzuziehen u. zu binden (Chem.)

hy|dro|phob [zu ↑hydro... u. gr. φόβος = Furcht]: **1)** Wasser meidend (von Pflanzen u. Tieren; Biol.). **2)** Wasser abstoßend, Wasser abweisend, nicht leicht in Wasser löslich (von Stoffen u. Lösungen; Chem.). **3)** von krankhafter Wasserscheu (Med.). **Hy|dro|phobie** *w;* -: **1)** Eigenschaft von Pflanzen u. Tieren, Wasser zu meiden (Biol.). **2)** krankhafte Wasserscheu (bes. als Begleitsymptom bei Tollwut; Med.)

Hy|droph|thalmus [↑hydro... u. gr. ὀφθαλμός = Auge] *m;* -, ...mi: im frühen Kindesalter auftretende Vergrößerung des Augapfels infolge übermäßiger Ansammlung von Kammerflüssigkeit und dadurch bedingter Augeninnendruckssteigerung (mit Kurzsichtigkeit einhergehend)

hy|dropi|gen [zu ↑Hydrops u. ↑...gen]: Wassersucht verursachend (von Krankheiten, z. B. Herzinsuffizienz)

Hy|dropikum [zu ↑Hydrops] *s;* -s, ...ka: harntreibendes, entquellendes, die Wasserausscheidung förderndes Arzneimittel. **hy|dropisch:** den Hydrops betreffend; an Wassersucht leidend

Hy|drops [von gr. ὕδρωψ = Wassersucht] *m;* -, auch: Hy|drop|sie *w;* -: »Wassersucht«, Ansammlung seröser Flüssigkeit im Gewebe, in Gelenken sowie in

Körperhöhlen (verursacht durch verschiedene Leiden, z.B. durch Herzinsuffizienz). **Hy|drops articu|laris:** »Gelenkwassersucht«, Ansammlung von seröser Flüssigkeit im Gelenkinneren (meist Folge einer Entzündung). **Hy|drops fetalis:** generalisierte Ödeme eines Fetus, die als Hinweis auf eine Fehlbildung oder Erkrankung gelten. **Hy|drops renalis:** auf eine Nierenerkrankung (z.B. akute Nierenentzündung oder ↑Nephrose) zurückgehende Wassersucht. **Hy|drops spurius** = Pseudomyxoma peritonaei. **Hy|drops tubae pro|fluens** = Hydrosalpinx. **Hydropsie** vgl. Hydrops

Hy|dro|pye|lon [zu ↑hydro... u. gr. πύελος = Becken] *s;* -s: Erweiterung des Nierenbeckens infolge Harnstauung (bei Hindernissen in den ableitenden Harnwegen)

Hy|dror|rhö auch: **Hy|dror|rhöe** [...rø:; zu ↑hydro... u. gr. ῥεῖν = fließen] *w;* -, ...rrhöen, in fachspr. Fügungen: **Hy|dror|rhoea,** *Pl.:* ...rhoeae: wässriger Sekretfluss, reichlicher, wässriger Ausfluss. **Hy|dror|rhoea amnia|lis:** Abfließen des Fruchtwassers aus der Scheide nach Zerreißung der Fruchthüllen (Einleitung des Geburtsaktes). **Hy|dror|rhoea gravidarum:** Abgang [blutig-]seröser Flüssigkeit aus der Scheide bei Schwangeren (bei vorzeitigem Fruchtblasensprung oder bei einer ↑dezidualen Metritis)

Hy|dro|salpinx [↑hydro... u. ↑Salpinx] *w;* -, ...pingen: Hydrops tubae profluens, Ansammlung seröser Flüssigkeit im Eileiter (bei Eileiterverklebung infolge entzündlicher Prozesse im Eileiter)

hy|dro|therapeu|tisch: zur Hydrotherapie gehörend. **Hy|dro|therapie** [↑hydro... u. ↑Therapie] *w;* -, ...ien: »Wasserheilverfahren«, Heilanwendung von Waschungen, Bädern, Güssen u. Dämpfen zur Aktivierung des Nervensystems, des Stoffwechsels u. des Wärmehaushalts

Hydro|thorax [↑hydro... u. ↑Thorax] *m;* -[es], -e: Ansammlung einer serös-wässrigen Flüssigkeit in der Pleurahöhle (bei ↑Herzinsuffizienz sowie bei Brustfellentzündung vorkommend)

hy|dro|trop [↑hydro... u. ↑...trop]: nennt man in der physiologischen Chemie solche Stoffe, die an sich wasserunlöslich sind, aber in chemischer Bindung mit anderen Stoffen wasserlöslich werden. **Hy|dro|tropie** *w;* -: die Eigenschaft hydrotroper Stoffe

Hy|dro|ureter [↑hydro... u. ↑Ureter] *m;* -s, ...teren (auch: -): durch Harnstauung verursachte Erweiterung des Harnleiters (z.B. bei Nierensteinen)

Hydroxyl|ethyl|stärke: Plasmaersatzlösung; Abk.: HES

Hy|dro|zele [↑hydro... u. ↑...zele] *w;* -, -n, in fachspr. Fügungen: **Hy|dro|cele,** *Pl.:* ...celae: **1)** »Wasserbruch«, umschriebene Ansammlung seröser Flüssigkeit zwischen Gewebsschichten. **2)** übliche Kurzbez. für ↑Hydrocele testis. **Hy|dro|cele colli** [↑Collum]: Erweiterung einer ↑persistierenden Halskiemenspalte od. eines Kiemengangs mit Ansammlung einer serösen Flüssigkeit. **Hy|dro|cele funiculi spermatici:** Wasserbruch im Bereich des Samenstranges. **Hy|dro|cele testis:** Ansammlung einer serösen (gelegentlich blutigen) Flüssigkeit zwischen Hoden und ↑Tunica vaginalis testis (bei Entzündungen und Tumoren des Hodens vorkommend)

Hy|dro|ze|phale [zu ↑hydro... u. gr. κεφαλή = Kopf] *m* od. *w;* -n, -n: Mensch mit Hydrozephalus. **Hy|dro|ze|phalus** *m;* -, ...li od. ...phalen, in fachspr. Fügungen: **Hy|dro|ce|phalus,** *Pl.:* ...li: »Wasserkopf«, extrem vergrößerter Schädel infolge übermäßiger Ansammlung von Zerebrospinalflüssigkeit in den Hirnhöhlen oder im Subarachnoidalraum (angeboren oder im frühen Kindesalter auftretend; hervorgerufen durch intrauterine Entwicklungsstörungen oder verschiedene Gehirnfehlbildungen bzw. -erkrankungen). **Hy|dro|ce|phalus acutus:** Wasserkopf bei akuten Erkrankungen des Gehirns (z.B. bei seröser od. tuberkulöser Meningitis). **Hy|dro|ce|phalus aresorptivus:** Wasserkopf infolge mangelhafter Rückresorption des Liquors ins Blut (z.B. bei Abflussstauungen infolge entzündlicher Prozesse in den Hirnhäuten). **Hy|dro|ce|phalus concomitans:** mit atrophischen Veränderungen des Gehirns einhergehender Wasserkopf. **Hy|dro|ce|phalus con|natus:** angeborener Wasserkopf. **Hy|dro|ce|phalus e vacuo:** Substanzverlust des Gehirns, wobei Liquor das fehlende Hirngewebe ersetzt (schwerste Form: ↑Hydranenzephalie). **Hy|dro|ce|phalus ex|ternus:** »äußerer Wasserkopf« (Schädelausdehnung infolge vermehrter Liquoransammlung im ↑Subarachnoidalraum). **Hy|dro|ce|phalus hyper|se|cretorius:** Wasserkopf infolge übermäßiger Liquorabsonderung aus dem ↑Plexus chorioideus (zumeist auf entzündlicher Basis). **Hy|dro|ce|phalus internus:** Wasserkopf infolge krankhaft vermehrter Ansammlung von Zerebrospinalflüssigkeit in den Hirnventrikeln. **Hy|dro|ce|phalus oc|clusus:** Wasserkopf infolge Liquorstauung bei Verschluss der Abführungswege (bedingt z.B. durch entzündliche Prozesse). **Hy|dro|ce|phalus oc|cultus:** Wasserkopf, der bei bereits geschlossenen Schädelnähten auftritt, sodass es zu keiner Zunahme des Kopfumfangs kommt

Hy|drurie [↑hydro... u. ↑...urie] *w;* -, ...ien: vermehrter Wassergehalt des Urins nach reichlichem Trinken od. bei ↑Diabetes insipidus

Hygie|ne [zu gr. ὑγιεινός = der Gesundheit zuträglich, heilsam, gesund] *w;* -: Gesundheitslehre; Gesundheitsfürsorge; zusammenfassende Bez. für den Bereich der Medizin, der sich mit der Erhaltung u. Förderung der Gesundheit des einzelnen Menschen (private Hygiene) oder der gesamten Bevölkerung (öffentliche Hygiene) befasst. **Hygieniker** *m;* -s, -, **Hygie|nikerin** *w;* -, -nen: Fachmann, Fachfrau auf dem Gebiet der Hygiene; in der öffentlichen Gesundheitsfürsorge tätiger Mediziner, tätige Medizinerin. **hygienisch:** der Hygiene entsprechend, gesundheitsdienlich

Hy|gro|graf [↑hygro... u. ↑...graf] *m*, -en, -en: Instrument, das selbsttätig den Feuchtigkeitsgehalt von Gasen (speziell der Luft) registriert

hy|gro..., Hy|gro... [aus gr. *ὑγρός* = feucht, nass]: Bestimmungswort von Zusammensetzungen mit der Bedeutung »Feuchtigkeit, Wasser«; z. B.: Hygrometer

Hy|grom [zu gr. *ὑγρός* = feucht, nass] *s;* -s, -e, in fachspr. Fügungen: **Hy|groma,** *Pl.:* -ta: Wasser- od. Schleimgeschwulst, chronische entzündliche Schwellung von Schleimbeuteln u. Sehnenscheiden infolge Flüssigkeitsansammlung (z. B. bei ↑Rheumatismus, ↑Tuberkulose). **Hy|groma colli:** Schleimbeutelzyste am Hals Neugeborener. **Hygroma durae ma|tris** [↑Dura mater]: Wassergeschwulst an der Innenfläche der harten Hirnhaut als Folge ↑subduraler Blutungen

Hy|gro|manie [↑hygro... u. ↑Manie] *w;* -, ...ien: krankhaft gesteigertes Verlangen nach feuchter Kühlung zur Linderung von Schmerzen

Hy|gromatose [zu ↑Hygrom] *w;* -, -n, in fachspr. Fügungen: **Hy|gromatosis,** *Pl.:* ...oses: vermehrtes Auftreten von Hygromen. **Hy|gromatosis rheumatica:** eine Wassergeschwulst der Schleimbeutel, kombiniert mit rheumatischer Sehnenscheidenentzündung

Hy|gro|meter [↑hygro... u. ↑...meter] *s;* -s, -: Instrument zur Messung der Luftfeuchtigkeit

hy|gro|phil [zu ↑hygro... u. gr. *φίλος* = lieb; Freund]: = hydrophil

hy|gro|skopisch [zu ↑hygro... u. gr. *σκοπεῖν* = beobachten, untersuchen, prüfen]: Wasser anziehend, Wasser bindend (von Stoffen u. Lösungen; Chem.)

Hymen [von gr. *ὑμήν*, Gen.: *ὑμένος* = Haut, Häutchen] *s;* -s, -, fachspr. nur: *m;* -[s], Hymenes: »Jungfernhäutchen«, sichel- bis ringförmige dünne Schleimhautfalte bei Frauen zwischen Scheidenvorhof u. Scheideneingang, die meist beim ersten Geschlechtsverkehr unter leichter Blutung einreißt u. bei der ersten Geburt weitgehend zerstört wird. **Hymen im|per|foratus:** verschlossenes Jungfernhäutchen. **Hymen in|tactus:** unverletztes, unzerstörtes Hymen bei Jungfrauen. **Hymen per|foratus:** durchbrochenes Jungfernhäutchen. **Hymen septus:** Jungfernhäutchen mit zwei Öffnungen (die durch eine quer stehende Scheidewand getrennt sind). **hymenal,** in fachspr. Fügungen: **hymenalis, ...le:** zum Jungfernhäutchen gehörend, es betreffend; z. B. in der Fügung ↑Atresia hymenalis. **Hymenal|atresie** = Atresia hymenalis

Hymeno|lepis nana [gr. *ὑμήν*, Gen.: *ὑμένος* = Haut, Häutchen u. gr. *λεπίς* = Rinde, Schale; ↑nanus] *w;* --: Zwergbandwurm des Menschen, kleine, vor allem in den warmen Ländern, seltener in Mitteleuropa, vorkommende Bandwurmart

hyo|glossus, ...ssa, ...ssum [zu ↑hyoideus (in der Fügung ↑Os hyoideum) u. ↑Glossa]: zu Zungenbein und Zunge gehörend; z. B. in der Fügung ↑Musculus hyoglossus

hyo|ides, in fachspr. Fügungen: **hyo|idal** und **hyo-ide|us, ...dea, ...de|um** [zu gr. *ὑοειδής* = sauähnlich, dem Rüssel einer Sau ähnlich]: zum Zungenbein gehörend (wegen seiner einem Schweinerüssel ähnlichen Gestalt)

hyo|pharyn|ge|us, ...gea, ...ge|um [zu ↑hyoideus (in der Fügung ↑Os hyoideum) u. ↑Pharynx]: vom Zungenbein zum Rachen ziehend

Hyo|scya|min, eindeutschend: **Hyo|szya|min** [zu ↑Hyoscyamus] *s;* -s, -e: Alkaloid der Nachtschattengewächse (v. a. von Hyoscyamus), blockiert den Acetylcholinrezeptor, Rauschgift, das akute Halluzinationen hervorruft; enthalten in allen Organen der Pflanze

Hyo|scya|mus [aus gr. *ὑοσκύαμος* = Bilsenkraut (dessen Genuss berauschend wirkt)] *m;* -: giftige Gattung der Nachtschattengewächse (Solanaceae). **Hyo|scya|mus niger:** Bilsenkraut, das verschiedene giftige Alkaloide, darunter ↑Hyoscyamin, enthält

Hyoszyamin vgl. Hyoscyamin

hyp..., Hyp... vgl. hypo..., Hypo...

hyp|acid, auch: **hyp|azid** [zu ↑hypo... u. ↑Acidum]: = subacid. **Hyp|acidität,** auch: **Hyp|azidität** *w;* -: = Subacidität

Hyp|akusis [zu ↑hypo... u. gr. *ἀκούειν* = hören] *w;* -: [nervös bedingte] Verminderung des Hörvermögens, Schwerhörigkeit

Hyp|albumin|ämie [↑hypo..., ↑Albumin u. ↑...ämie] *w;* -, ...ien: Verminderung des ↑Albumins im Blutplasma (z. B. bei Infektionen)

Hyp|albuminose [zu ↑hypo... u. ↑Albumin] *w;* -, -n: verminderter Proteingehalt des Blutes

Hyp|algesie [↑hypo... u. ↑Algesie] *w;* -, ...ien: verminderte Schmerzempfindlichkeit (leichterer Grad der ↑Analgesie). **hyp|algetisch:** unterempfindlich für Schmerzreize

Hyp|äs|thesie [zu ↑hypo... u. gr. *αἴσθησις* = Sinneswahrnehmung] *w;* -, ...ien: verminderte [Berührungs]empfindlichkeit (leichterer Grad der ↑Anästhesie). **hyp|äs|thetisch:** unterempfindlich für Berührungsreize

hypazid vgl. subacid. **Hypazidität** vgl. Subacidität

Hyp|azot|urie [↑hypo... u. ↑Azoturie] *w;* -, ...ien: herabgesetzte Stickstoffausscheidung im Harn

Hyp|epi|ne|phrie [zu ↑hypo... und ↑Epinephron] *w;* -, ...ien: herabgesetzte Ausscheidungsfunktion der Nebennieren

hy|per..., Hy|per...

⟨gr. *ὑπέρ* »über, über ... hinaus, über das Maß hinaus«⟩
Präfix mit der Bedeutung »über; übermäßig, über ... hinaus«, im Gegensatz zu ↑hypo...:
- hyperalgetisch
- Hypertrophie
- hyperämisch
- Hyperbulie
- hypersensibel

hyper|acid, auch: **hyper|azid** [zu ↑hyper... u. ↑Acidum]: = superacid. **Hyper|acidität,** auch: **Hyper|azidität** *w; -:* = Superacidität

hyperacutus vgl. hyperakut

Hyper|akusie, auch: **Hyper|akusis** [zu ↑hyper... u. gr. *ἀκούειν* = hören] *w; -:* krankhafte Feinhörigkeit infolge gesteigerter Erregbarkeit des Hörnervs (z. B. bei fiebrigen Erkrankungen, Neurosen u. a.)

hyper|akut, in fachspr. Fügungen: **hyper|acutus, ...ta, ...tum** [↑hyper... u. ↑akut]: mit extremer Heftigkeit einsetzend (von Krankheiten gesagt)

Hyper|albumin|ämie [↑hyper..., ↑Albumin u. ↑...ämie] *w; -, ...ien:* übermäßig hoher ↑Albumingehalt des Blutes

Hyper|aldo|steronismus [zu ↑hyper... u. ↑Aldosteron] *m; -, ...men:* Krankheitsbild, das durch eine Überproduktion von Aldosteron gekennzeichnet ist

Hyper|algesie [↑hyper... u. ↑Algesie] *w; -, ...ien:* gesteigerte Schmerzempfindlichkeit bei bestimmten Nervenkrankheiten. **hyper|algetisch:** schmerzüberempfindlich

Hyper|alimentation [zu ↑hyper... u. lat. *alimentum* = Nahrungsmittel] *w; -:* Überernährung

Hyper|ämie [↑hyper... u. ↑...ämie] *w; -, ...ien:* Blutfülle, vermehrte Blutansammlung in Organen od. begrenzten Körperbezirken infolge verstärkten Blutzuflusses od. verminderten Blutabflusses; vgl. Anschoppung. **hyper|ämisch:** vermehrt durchblutet. **hyper|ämisie|ren:** erhöhte Durchblutung bewirken

Hyper|ammon|ämie [Kurzbildung aus ↑hyper..., ↑Ammoniak u. ↑...ämie] *w; -, ...ien:* vermehrter Ammoniakgehalt des Blutes

Hyper|amylas|ämie [↑hyper..., ↑Amylase u. ↑...ämie] *w; -, ...ien:* vermehrtes Auftreten von Amylase im Blut

Hyper|aphrodisie [↑hyper... u. ↑Aphrodisie] *w; -, ...ien:* übermäßig gesteigerte geschlechtliche Erregbarkeit

Hyper|äs|thesie [zu ↑hyper... u. gr. *αἴσθησις* = Sinneswahrnehmung] *w; -, ...ien:* Überempfindlichkeit, gesteigerte Erregbarkeit der Gefühls- u. Sinnesnerven, besonders gesteigerte Empfindlichkeit der Haut gegen Berührungen. **hyper|äs|thetisch:** überempfindlich

Hyper|au|xesis [↑hyper... u. gr. *αὔξησις* = Zunahme, Wachstum] *w; -:* übermäßiges Wachstum eines Körperteils

hyperazid vgl. superacid. **Hyperazidität** vgl. Superacidität

hyper|bar [zu ↑hyper... u. gr. *βάρος* = Schwere]: **1)** nennt man eine Flüssigkeit, deren spezifisches Gewicht größer ist als das einer anderen Flüssigkeit. **2)** mit Überdruck (von Sauerstoff) arbeitend. **hyper|bar Sauerstoff|therapie:** Überdruckbeatmung eines Patienten, einer Patientin mit reinem Sauerstoff

Hyper|bili|rubin|ämie [↑hyper..., ↑Bilirubin u. ↑...ämie] *w; -, ...ien:* vermehrter Gehalt des Blutes an Bilirubin

Hyper|bulie [zu ↑hyper... u. gr. *βουλή* = Wille] *w; -:* krankhafte Willenssteigerung, pathologischer Betätigungsdrang bei Manie, Schizophrenie u. a.

Hyper|chlor|ämie [Kurzbildung aus ↑hyper..., ↑Chlorid u. ↑...ämie] *w; -, ...ien:* vermehrter Kochsalzgehalt des Blutes (z. B. bei Nierenerkrankungen)

Hyper|chlor|hy|drie [Kurzbildung aus ↑hyper... u. ↑Acidum hydrochloricum] *w; -, ...ien:* übermäßige Salzsäureproduktion der Magenschleimhaut, Übersäuerung des Magens durch Salzsäure

Hyper|chole|sterin|ämie [↑hyper..., ↑Cholesterin u. ↑...ämie] *w; -, ...ien:* Vermehrung des Cholesteringehalts des Blutes

Hyper|cholie [zu ↑hyper... u. gr. *χολή* = Galle] *w; -, ...ien:* krankhafte Vermehrung des Gallensaftes

hyper|chrom [...kro:m; zu ↑hyper... u. gr. *χρῶμα*, Gen.: *χρώματος* = Haut; Hautfarbe; Farbe]: stark gefärbt (besonders auf den Farbstoffgehalt der ↑Erythrozyten bezogen). **hyper|chrome An|ämie:** Anämie, die durch eine Erhöhung des Färbeindexes, Vergrößerung des Zelldurchmessers u. Zellvolumens gekennzeichnet ist (Ursache ist z. B. das Fehlen des ↑Intrinsic Factor). **Hyper|chromasie** *w; -, ...ien:* verstärkte Anfärbbarkeit von Strukturen, bes. von Zellkernen. **Hyper|chromatose** *w; -, -n:* vermehrte Pigmentation der Haut. **Hyper|chromie** *w; -, ...ien:* vermehrter Hämoglobingehalt der roten Blutkörperchen

Hyper|daktylie [zu ↑hyper... u. gr. *δάκτυλος* = Finger; Zehe] *w; -, ...ien:* angeborene Fehlbildung der Hand oder des Fußes mit einer Überzahl an Fingern bzw. Zehen

hyper|dens [zu ↑hyper... u. lat. *densus* = dicht]: mit vermehrter Dichte (sichtbar); auf bildgebende Verfahren bezogen

Hyper|emesis [↑hyper... u. ↑Emesis] *w; -:* häufiges, heftiges Erbrechen. **Hyper|emesis gravidarum:** übermäßig heftiges Erbrechen bei Frauen während der Schwangerschaft (eine ↑Gestose)

Hyper|eo|sino|philie [↑hyper... und ↑Eosinophilie] *w; -, ...ien:* übermäßige Vermehrung der ↑eosinophilen Leukozyten im Blut

Hyper|epi|ne|phrie [zu ↑hyper... u. ↑Epinephron] *w; -, ...ien:* Hyperkortizismus

Hyper|ergie [Kurzw. aus ↑hyper... u. ↑Allergie] *w; -, ...ien:* allergische Überempfindlichkeit (übermäßig heftige Reaktion) des Organismus auf antigene Reize, u. a. Bakteriengifte. **hyper|ergisch,** in fachspr. Fügungen: **hyper|ergicus, ...ca, ...cum:** die Hyperergie betreffend, auf Hyperergie beruhend

Hyper|erosie [zu ↑hyper... u. gr. *ἔρως* = Liebe] *w; -, ...ien:* = Erotomanie

Hyper|eso|phorie [Kurzbildung aus ↑Hyperphorie u. ↑Esophorie] *w; -, ...ien:* eine Form der ↑Heterophorie, bei der gleichzeitig eine Esophorie u. eine Hyperphorie besteht

Hyper|exo|phorie [Kurzbildung aus ↑Hyperphorie u. ↑Exophorie] *w;* -, ...ien: eine Form der ↑Heterophorie, bei der gleichzeitig eine Hyperphorie u. eine Exophorie besteht

Hyper|ex|tension [↑hyper... u. ↑Extension] *w;* -, -en: übermäßige Streckung, Überstreckung (z. B. eines Gelenkes)

Hyper|fi|brino|gen|ämie [↑hyper..., ↑Fibrinogen u. ↑...ämie] *w;* -, ...ien: = Hyperinose

Hyper|funktion [↑hyper... u. ↑Funktion] *w;* -, -en: Überfunktion, gesteigerte Tätigkeit eines Organs

Hyper|galaktie [zu ↑hyper... u. gr. *γάλα*, Gen.: *γάλακτος* = Milch] *w;* -, ...ien: übermäßige Milchabsonderung bei stillenden Frauen

Hyper|genitalismus [zu ↑hyper... u. ↑Genitale] *m;* -: übermäßige Entwicklung der Geschlechtsorgane u. der Geschlechtsmerkmale (zumeist schon im frühen Jugendalter)

Hyper|geu|sie [zu ↑hyper... u. gr. *γεῦσις* = Geschmack] *w;* -, ...ien: übermäßig verfeinerter Geschmackssinn

Hyp|ergie [Kurzw. aus ↑hypo... u. ↑Allergie] *w;* -, ...ien: krankhaft schwache Reaktion des Organismus auf allergisierende Reize

Hyper|globulin|ämie [↑hyper..., ↑Globulin u. ↑...ämie] *w;* -, ...ien: Vermehrung der Globuline im Blut (z. B. bei Infektionskrankheiten)

Hyper|glyk|ämie [↑hyper... u. ↑Glykämie] *w;* -, ...ien: erhöhter Zuckergehalt des Blutes (z. B. bei ↑Diabetes mellitus). **hyper|glyk|ämisch,** in fachspr. Fügungen: **hyper|glyc|aemicus, ...ca, ...cum:** die Hyperglykämie betreffend; z. B. in der Fügung Coma hyperglycaemicum = Coma diabeticum (↑Koma). **hyper|glyk|ämisch-glyko|geno|lytischer Faktor:** Hormon, das die Ausschüttung von Insulin (bei erhöhtem Blutzuckergehalt) u. Adrenalin (bei Absinken des Blutzuckergehaltes) reguliert

Hyper|glykor|rha|chie [zu ↑hyper..., ↑glyko... u. gr. *ῥάχις* = Rücken; Rückgrat] *w;* -, ...ien: Erhöhung des Zuckergehaltes im ↑Liquor cerebrospinalis (meist bei ↑Diabetes mellitus)

Hyper|hedonie [zu ↑hyper... u. gr. *ἡδονή* = Freude; Wollust] *w;* -: krankhaft übersteigertes Lustgefühl (Psychol., Med.)

Hyper|heparin|ämie [↑hyper..., ↑Heparin u. ↑...ämie] *w;* -, ...ien: vermehrte Bildung gerinnungshemmender Stoffe im Blut

Hyper|[h]idrose, in fachspr. Fügungen: **Hyper[h]idrosis** [zu ↑hyper... u. gr. *ἱδρώς* = Schweiß] *w;* -: übermäßige, krankhaft vermehrte Schweißabsonderung

Hyper|in|flammations|syn|drom: (in einer späten Erkrankungsphase von COVID-19) akute Erkrankung mit Fieber und schwerer Entzündung von Gefäßen und Organen mit überdurchschnittlicher Erhöhung des Serumferritins und hoher Mortalität

Hyper|inose [zu ↑hyper... u. gr. *ἴς*, Gen.: *ἰνός* = Muskel; Sehne; Faser] *w;* -, -n: vermehrte Bildung von Fibrinogen im Blut (z. B. bei fieberhaften Erkrankungen wie Pneumonie)

Hyper|insulin|ämie [↑hyper..., ↑Insulin u. ↑...ämie] *w;* -, ...ien: vermehrter Gehalt des Blutes an Insulin

Hyper|insulinismus [zu ↑hyper... u. ↑Insulin] *m;* -: vermehrte Insulinbildung in den ↑Langerhans-Inseln u. dadurch bedingte ↑Hypoglykämie (z. B. bei Inselzelltumoren)

Hyper|in|volution [↑hyper... u. ↑Involution] *w;* -, -en, in fachspr. Fügungen: **Hyper|in|volutio,** *Pl.:* ...io|nes: = Superinvolution

Hyper|jod|ämie [↑hyper..., ↑Jod u. ↑...ämie] *w;* -, ...ien: vermehrter Jodgehalt des Blutes (z. B. bei ↑Hyperthyreose)

Hyper|kal[i]|ämie [↑hyper..., ↑Kalium u. ↑...ämie] *w;* -, ...ien: erhöhter Kaliumgehalt des Blutes (z. B. bei Nierenerkrankungen od. übermäßiger Kaliumzufuhr)

Hyper|kalz|ämie [↑hyper..., ↑Kalzium u. ↑...ämie] *w;* -, ...ien: erhöhter Kalziumgehalt des Blutes (z. B. bei Nebenschilddrüsentumoren u. chronischen Nierenerkrankungen)

Hyper|kalz|urie [↑hyper..., ↑Kalzium u. ↑...urie] *w;* -, ...ien: vermehrte Ausscheidung von Kalzium im Urin infolge Stoffwechselstörungen

Hyper|kapnie [zu ↑hyper... u. gr. *καπνός* = Rauch, Dampf] *w;* -, ...ien: übermäßiger Kohlensäuregehalt des Blutes

Hyper|keratose [zu ↑hyper... u. gr. *κέρας*, Gen.: *κέρατος* = Horn] *w;* -, -n, in fachspr. Fügungen: **Hyper|keratosis,** *Pl.:* ...oses: übermäßig starke Verhornung der Haut mit Schwielen- u. Warzenbildung (gutartig oder zu bösartigen Entartungen neigend). **Hyper|keratosis senilis:** örtlich begrenzte Verhornungsstörung der Haut bei alten Menschen (oft Vorstadium eines Hautkrebses)

Hyper|kinese, auch: **Hyper|kinesis** [zu ↑hyper... u. gr. *κινεῖν* = bewegen] *w;* -, ...nesen: Antriebssteigerung, motorischer Reizzustand des Körpers mit Muskelzuckungen u. Überschussbewegungen (unwillkürliche Bewegungen des Körpers oder einzelner Körperteile, bes. der Extremitäten, z. B. bei ↑Chorea minor, ↑Enzephalitis). **hyper|kinetisch:** die Hyperkinese betreffend; mit Muskelzuckungen und unwillkürlichen Bewegungen einhergehend. **hyper|kinetisches Syndrom,** vgl. Aufmerksamkeitsdefizit- und Hyperaktivitätssyndrom

Hyper|ko|agulabilität [zu ↑hyper... u. lat. *coagulare* = gerinnen machen] *w;* -: erhöhte Gerinnbarkeit des Blutes

Hyper|kortizismus [zu ↑hyper... und ↑Kortex] *m;* -: Überfunktion der Nebennierenrinde

Hyper|krinie [zu ↑hyper... u. gr. *κρίνειν* = scheiden, trennen, sondern] *w;* -, ...ien: übermäßige Absonderung (z. B. von Speichel)

Hyper|laktat|ämie [↑hyper..., ↑Lactat u. ↑...ämie] *w;* -, ...ien: vermehrter Milchsäuregehalt des Blutes

Hyper|leu|ko|zytose [↑hyper... u. ↑Leukozytose] *w;* -, -n: verstärkte Leukozytose als Abwehrreaktion des Organismus bei Infektionen

Hyper|lip|ämie [↑hyper... u. ↑Lipämie] *w;* -, ...ien: vermehrter Fettgehalt des Blutes

Hyper|lipid|ämie [↑hyper..., ↑Lipid u. ↑...ämie] *w;* -, ...ien: Fettstoffwechselstörung mit erhöhtem Gehalt des Blutes an Lipiden

Hyper|lipo|id|ämie [↑hyper..., ↑Lipoid u. ↑...ämie] *w;* -, ...ien: erhöhter Gehalt des Blutes an ↑Lipoiden u. Fetten

Hyper|lipo|protein|ämie [↑hyper..., ↑Lipoprotein u. ↑...ämie] *w;* -, ...ien: Sammelbez. für solche Krankheitsbilder, bei denen vermehrt Lipoproteine im Blut vorhanden sind

Hyper|mastie [zu ↑hyper... u. gr. *μαστός* = Brustwarze; Brust] *w;* -, ...ien: **1)** übermäßig starke Entwicklung der weiblichen Brust. **2)** = Hyperthelie

Hyper|menor|rhö, auch: **Hyper|menor|rhöe** [...rø:; ↑hyper... u. ↑Menorrhö] *w;* -, ...rrhöen: zu starke Monatsblutung (meist organisch, seltener hormonell bedingt)

Hyper|me|trie [zu ↑hyper... u. gr. *μέτρον* = Maß] *w;* -, ...ien: Bewegungsübermaß, Hinausschießen von Bewegungen über das angestrebte Ziel bei Erkrankungen des Kleinhirns; vgl. Ataxie

Hyper|me|tropie [zu ↑hyper..., gr. *μέτρον* = Maß u. gr. *ὤψ*, Gen.: *ὠπός* = Gesicht; Auge] *w;* -, ...ien: Weitsichtigkeit, Fehlsichtigkeit, bei der das Sehbild hinter der Netzhaut erzeugt wird (infolge zu kurzen Baues des Auges, Brechungsanomalie od. Fehlens der Linse u. Ä.), weswegen das Auge sich auch auf die Ferne ↑akkommodieren muss. **hypermetropisch:** weitsichtig

Hyper|mnesie [zu ↑hyper... u. gr. *μνήμη* = Gedächtnis] *w;* -, ...ien: gesteigerte Gedächtnisleistung, besonders in der Hypnose

Hyper|motilität [↑hyper... u. ↑Motilität] *w;* -: = Hyperkinese

Hyper|ne|phritis [zu ↑hyper... u. gr. *νεφρός* = Niere] *w;* -, ...itiden (in fachspr. Fügungen: ...itides): Entzündung der Nebennieren (meist nach Infektionskrankheiten). **Hyper|ne|phrom** *s;* -s, -e: Nierentumor, dessen Gewebsstruktur der des Nebennierengewebes ähnlich ist

Hyper|odontie [zu ↑hyper... u. gr. *ὀδούς*, Gen.: *ὀδόντος* = Zahn] *w;* -, ...ien: Auftreten von überzähligen Zähnen im Gebiss

Hyper|ony|chie [zu ↑hyper... u. gr. *ὄνυξ*, Gen.: *ὄνυχος* = Nagel] *w;* -, ...ien: übermäßige Nagelbildung, Hypertrophie der Finger- und Zehennägel. **hyper|op** = hypermetropisch

Hyper|opie [zu ↑hyper... u. gr. *ὤψ*, Gen.: *ὠπός* = Gesicht; Auge] *w;* -, ...ien: = Hypermetropie

Hyper|orexie [zu ↑hyper... u. gr. *ὄρεξις* = Streben; Verlangen] *w;* -: (im Zusammenhang mit nervösen Störungen, Hypophysen- oder Stirnhirnerkrankungen auftretender) verstärkter Appetit; Heißhunger

Hyper|osmie [zu ↑hyper... u. gr. *ὀσμή* = Geruch] *w;* -, ...ien: krankhaft gesteigertes Geruchsvermögen (z. B. bei ↑Epilepsie)

Hyper|ostose [zu ↑hyper... u. gr. *ὀστέον* = Knochen] *w;* -, -n, in fachspr. Fügungen: **Hyper|ostosis,** *Pl.:* ...oses: krankhafte Wucherung des Knochengewebes (in Form einer ↑Exostose oder ↑Enostose). **hyper|ostotisch,** in fachspr. Fügungen: **hyperostoticus, ...ca, ...cum:** die Hyperostose betreffend, auf ihr beruhend

Hyperox|ämie [Kurzbildung aus ↑hyper..., ↑Oxygen u. ↑...ämie] vermehrte Sättigung des Blutes mit Sauerstoff

Hyper|para|thyreo|idismus [zu ↑hyper... u. ↑parathyreoideus (in der Fügung ↑Glandula parathyreoidea)] *m;* -: Überfunktion der Nebenschilddrüsen bei ↑Adenom oder ↑Hyperplasie der Nebenschilddrüsenzellen

Hyper|pa|thie [↑hyper... u. ↑...pathie] *w;* -, ...ien: Schmerzüberempfindlichkeit trotz erhöhter Reizschwelle, sodass erst stärkere Schmerz- und Berührungsreize, diese dann aber übermäßig heftig und lange anhaltend empfunden werden (bei bestimmten Nerven- und Thalamusschädigungen)

Hyper|phagie [Kurzbildung aus ↑hyper... u. ↑...phagie] übermäßige Nahrungsaufnahme

Hyper|phalan|gie [zu ↑hyper... und ↑Phalanx] *w;* -, ...ien: Vorkommen von überzähligen Mittelgliedern am Daumen u. an der Großzehe

Hyper|phono|gra|fie [↑hyper..., ↑phono... u. ↑...grafie] *w;* -, ...ien: = Doppler-Sonografie

Hyper|phorie [zu ↑hyper... u. gr. *φορεῖν* = tragen, bringen] *w;* -, ...ien: latentes Aufwärtsschielen, eine Form der ↑Heterophorie

Hyper|phos|phat|ämie [↑hyper..., ↑Phosphat u. ↑...ämie] *w;* -, ...ien: starke Erhöhung des Phosphatgehalts im Blut

Hyper|pinea|lismus [zu ↑hyper... und ↑pinealis (in der Fügung ↑Corpus pineale)] *m;* -: Überfunktion der Zirbeldrüse (seltene Krankheit)

Hyper|pitui|tarismus [zu ↑hyper... u. ↑pituitarius (in der Fügung ↑Glandula pituitaria)] *m;* -: Überfunktion der ↑Hypophyse (führt u. a. zu ↑Akromegalie)

Hyper|plasie [zu ↑hyper... u. gr. *πλάσσειν* = bilden, formen] *w;* -, ...ien: Vergrößerung von Geweben und Organen durch übermäßige Vermehrung der Zellen (im Gegensatz zur ↑Hypertrophie). **hyperplastisch:** die Hyperplasie betreffend, auf ihr beruhend

Hyper|pnoe [↑hyper... u. gr. *πνοή* = Hauch, Atem] *w;* -: verstärkte u. vertiefte Atmung (u. a. nach körperlichen Anstrengungen)

Hyper|pro|laktin|ämie [↑hyper..., ↑Prolaktin u. ↑...ämie] *w;* -, ...ien: krankhaft gesteigerte Bildung von Prolaktin (führt zu ↑Galaktorrhö)

Hyper|pros|exie [zu ↑hyper... u. gr. *πρόσεξις* = Aufmerksamkeit] *w;* -, ...ien: Zustand krankhaft gesteigerter Aufmerksamkeit, wobei die Aufmerksamkeit durch alle, auch die geringsten, Außenreize erregt wird (Psychol., Med.)

Hyper|protein|ämie [...te-in...; ↑hyper..., ↑Protein u. ↑...ämie] *w;* -, ...ien: stark vermehrter Proteingehalt des Blutes (z. B. bei entzündlichen Erkrankungen)

Hyper|pro|thrombin|ämie [↑hyper..., ↑Prothrombin u. ↑...ämie] *w;* -, ...ien: erhöhter Prothrombingehalt des Blutes

Hyper|psela|phesie [zu ↑hyper... u. gr. *ψηλάφησις* = Berührung, Betastung] *w;* -, ...ien: krankhaft gesteigerte Reizempfindlichkeit des Tastsinnes

hyper|pyretisch [↑hyper... u. ↑pyretisch]: übermäßig hohes Fieber habend. **Hyper|pyr|exie** *w;* -, ...ien: übermäßig hohes Fieber

Hyper|re|flexie [zu ↑hyper... u. ↑Reflex] *w;* -, ...ien: gesteigerte Reflexbereitschaft des Nervensystems (bedingt durch den Ausfall von Hemmungsmechanismen)

Hyper|renin|ämie [↑hyper..., ↑Renin u. ↑...ämie] *w;* -, ...ien: erhöhter Reningehalt des Blutes. **hyper|renin|ämisch:** mit Hyperreninämie verbunden, an Hyperreninämie leidend

Hyper|sal|ämie [↑hyper..., lat. *sal* = Salz u. ↑...ämie] *w;* -, ...ien: Steigerung des Salzgehaltes im Blut (bes. des Gehaltes an Kochsalz bei ↑Exsikkose)

Hyper|salivation [Kurzbildung aus ↑hyper... u. ↑Saliva] *w;* -, -en: übermäßig starker Speichelfluss

Hyper|sarkose [zu ↑hyper... u. gr. *σάρξ*, Gen.: *σαρκός* = Fleisch] *w;* -, -n: vermehrte Bildung von Haut- oder Muskelgewebe (auch von ↑Granulationen)

Hyper|se|kretion [↑hyper... u. ↑Sekretion] *w;* -, -en: andere Bezeichnung für: Supersekretion. **hyper|se|kretorisch,** in fachspr. Fügungen: **hyper|se|cretorius, ...ria, ...rium:** auf Supersekretion beruhend, durch ↑Supersekretion entstanden; z. B. in der Fügung ↑Hydrocephalus hypersecretorius

Hyper|sensibilitäts|re|aktion [↑hyper... u. ↑Sensibilität], auch: **Überempfindlichkeitsreaktion:** Immunantwort nach Kontakt mit harmlosem Antigen

Hyper|sensitivität [↑hyper... u. ↑Sensitivität]: erhöhte Reaktionsbereitschaft auf Reize

Hyper|sexua|lität [↑hyper... u. ↑Sexualität] *w;* -: übermäßig gesteigerter Geschlechtstrieb

Hyper|sider|ämie [↑hyper..., gr. *σίδηρος* = Eisen u. ↑...ämie] *w;* -, ...ien: erhöhter Eisengehalt des Blutes (z. B. bei Lebererkrankungen)

hyper|som [↑hyper... u. ↑...som]: riesenwüchsig, an Hypersomie leidend. **Hyper|somie** [↑...somie] *w;* -: = Gigantismus

Hyper|somnie [zu ↑hyper... u. lat. *somnus* = Schlaf] *w;* -, ...ien, in fachspr. Fügungen: **Hyper|somnia**[1], *Pl.:* ...iae: krankhaft gesteigertes Schlafbedürfnis

hyper|sonor [↑hyper... u. lat. *sonorus* = laut tönend]: sehr laut tönend (vom Perkussionsschall über mit Luft gefüllten Räumen, z. B. bei Lungenemphysem, ↑Pneumothorax)

Hyper|spadie [zu ↑hyper... u. gr. *σπαδών* = Riss, Spalte] *w;* -, ...ien: = Epispadie

Hyper|spermie [zu ↑hyper... u. ↑Sperma] *w;* -, ...ien: vermehrte Samenbildung

Hyper|splenie [zu ↑hyper... u. ↑Splen] *w;* -, ...ien: Überfunktion der Milz (hinsichtlich der Bildung und des Abbaus von Blutkörperchen)

Hyper|stea|tose oder **Hyper|stea|tosis** [↑hyper... u. gr. *στέαρ*, Gen.: *στέατος* = Fett, Talg] *w;* -, ...osen: **1)** übermäßige Sekretion der Talgdrüsen. **2)** übermäßige Fettsucht

Hyper|sthen|urie [↑hyper..., gr. *σθένος* = Stärke, Kraft u. ↑...urie] *w;* -, ...ien: Ausscheidung eines konzentrierten Harns

Hyper|tel|orismus [zu ↑hyper..., gr. *τῆλε* = in der Ferne, fern, weit u. gr. *ὁρίζειν* = begrenzen, abgrenzen] *m;* -: durch extrem großen Augenabstand und ausgeprägtes Breitenwachstum gekennzeichnete Schädelanomalie (gelegentlich mit ↑Debilitas mentalis einhergehend)

Hyper|tensin [zu ↑hyper... u. lat. *tendere, tensum* = spannen, anspannen] *s;* -s, -e: = Angiotensin

hyper|tensio|gen [↑Hypertension und ↑...gen]: blutdrucksteigernd (von Substanzen)

Hyper|tension [zu ↑hyper... u. lat. *tendere, tensum* = spannen, anspannen] *w;* -, -en: **1)** gesteigerte Gefäß- oder Muskelspannung. **2)** = Hypertonie (1). **hyper|tensiv** [...i:f]: = hypertonisch

Hyper|thelie [zu ↑hyper... u. gr. *θηλή* = Mutterbrust; Brustwarze] *w;* -, ...ien: Ausbildung überzähliger Brustwarzen (Anomalie)

Hyper|thermie [zu ↑hyper... u. gr. *θέρμη* = Wärme, Hitze] *w;* -: **1)** sehr hohes Fieber. **2)** Wärmestauung im Körper, ungenügende Abfuhr der Körperwärme bei zu hoher Außentemperatur (führt zu Hitzschlag). **3)** künstliche Überwärmung des Körpers (z. B. heißes Bad) zur Steigerung der Durchblutung

hyper|thym [zu ↑hyper... u. gr. *θυμός* = Gemüt]: zur ↑Hyperthymie gehörend, im Charakterbild die Züge der Hyperthymie aufweisend. **Hyper|thymie** *w;* -, ...ien: ungewöhnlich gehobene, betriebsam-heitere seelische Stimmung mit Neigung zu leerer Aktivität und unkritischem Verhalten, auch zu Streitsucht und Querulantentum, im Gegensatz zur ↑Hypomanie nicht phasenweise, sondern dauerhaft. **Hyper|thymiker** *m;* -s, -, **Hyper|thymikerin** *w;* -, -nen: Person, die zu ↑Hyperthymie neigt, hyperthyme Charakterzüge aufweist

Hyper|thyreo|idie [zu ↑hyper... u. ↑thyreoideus (in der Fügung ↑Glandula thyreoidea)] *w;* -, auch: **Hyper|thyreo|idismus** *m;* - u. **Hyper|thyreo|se** *w;* -: Überfunktion der Schilddrüse u. a. mit Steigerung der Stoffwechselvorgänge (führt zu ↑Basedow-Krankheit). **hyper|thyreo|tisch,** auch: **hyper|thyreot:** die Hyperthyreose betreffend. **hyper|thyreo|tische Krise** = Coma basedowicum

Hyper|tonie [zu ↑hyper... u. ↑Tonus] *w;* -, ...ien:

1) Bluthochdruck, Hochdruck, durch erhöhten arteriellen Blutdruck (über 160/95 mm Hg) gekennzeichnete Krankheit des Kreislaufsystems (oft auf erblicher Grundlage, meist als Folge von Erkrankungen der Nieren und/oder des Gefäßsystems, bei Herzkrankheiten, innersekretorischen oder nervösen Störungen u. a.). **2)** erhöhte Muskelspannung (z. B. bei Erkrankungen des extrapyramidalmotorischen Nervensystems). **3)** erhöhter Augeninnendruck bei ↑Glaukom. **Hyper|toniker** *m;* -s, -, **Hyper|tonikerin** *w;* -, -nen: Person, die an zu hohem Blutdruck leidet. **hyper|tonisch,** auch: **hyperton: 1)** zur ↑Hypertonie gehörend; mit der Erhöhung des Blutdrucks zusammenhängend. **2)** höheren osmotischen Druck als das Blutplasma besitzend (von Lösungen). **Hyper|tonus** *m;* -: = Hypertonie (1 u. 2)

Hyper|tri|chose [zu ↑hyper... u. gr. *θρίξ*, Gen.: *τριχός* = Haar] *w;* -, -n, in fachspr. Fügungen: **Hypertrichosis,** *Pl.:* ...oses: krankhaft vermehrte Körperbehaarung (meist bei Tumoren der Nebennierenrinde, auch angeboren); vgl. Hirsutismus

Hyper|tri|glyzerid|ämie [↑hyper..., ↑Triglyzerid u. ↑...ämie] *w;* -, ...ien: erhöhter Gehalt des Blutes an Triglyzeriden

hyper|troph [zu ↑hyper... u. gr. *τροφή* = Ernährung]: durch Zellenwachstum vergrößert (von Geweben und Organen). **hyper|trophicans:** zu ↑Hypertrophie führend, mit Hypertrophie einhergehend; z. B. in der Fügung ↑Acroasphyxia hypertrophicans. **Hyper|trophie** *w;* -: übermäßige Größenzunahme von Geweben od. Organen infolge Vergrößerung (nicht: Vermehrung; vgl. Hyperplasie) der einzelnen Zellen, meist bei erhöhter Beanspruchung (z. B. der Muskulatur durch sportliche Betätigung od. des Herzens bei hohem Blutdruck)

Hyper|urik|ämie [↑hyper... u. ↑Urikämie] *w;* -, ...ien: Harnsäurekonzentration im Blut von mehr als 6 mg/100 ml

Hyper|ventilation [↑hyper... u. ↑Ventilation] *w;* -, -en: übermäßige Steigerung der Atmung, zu starke Beatmung der Lunge (führt zur Verminderung des CO_2-Gehalts im Blut und zur Verschiebung des Säure-Basen-Gleichgewichts; vgl. Hypokapnie und ↑Alkalose)

Hyper|vit|aminose [zu ↑hyper... und ↑Vitamin] *w;* -, -n: Schädigung des Körpers infolge zu reichlicher Vitaminzufuhr (nur bei Vitamin A und D möglich)

Hyper|vol|ämie [Kurzw. aus ↑hyper..., ↑Volumen u. ↑...ämie] *w;* -, ...ien: Vermehrung der Gesamtblutmenge in Relation zum Körpergewicht. **hyper|vol-ämisch:** die Hypervolämie betreffend, mit Hypervolämie verbunden

hyph..., Hyph... vgl. hypo..., Hypo...

Hyph|äma [↑hypo... u. gr. *αἷμα*, Gen.: *αἵματος* = Blut] *s;* -s, -ta, in fachspr. Fügungen: **Hyph|aema,** *Pl.:* -ta: Bluterguss in die vordere Augenkammer

Hy|phe [aus gr. *ὑφή* = das Weben; das Gewebte] *w;* -, -n (meist *Pl.*): fadenförmige Pilzzellen (Biol.)

Hyph|edonie [zu ↑hypo... u. gr. *ἑδονή* = Freude, Lust] *w;* -: krankhafte Verminderung des natürlichen Lustgefühls

Hyph|idrose, auch: **Hyph|idrosis** [zu ↑hypo... u. gr. *ἱδρώς* = Schweiß] *w;* -: verminderte Schweißabsonderung

Hyp|inose [zu ↑hypo... u. gr. *ἴς*, Gen.: *ἰνός* = Muskel; Sehne; Faser] *w;* -, -n: = Hypofibrinogenämie

Hypinsulinismus vgl. Hypoinsulinismus

hypn..., Hypn... vgl. hypno..., Hypno...

hyp|nagog [↑hypno... u. gr. *ἀγωγός* = (herbei)führend]: einschläfernd; beim Einschlafen auftretend (z. B. hypnagoge Halluzination). **Hyp|nagogum** *s;* -s, ...ga: Schlafmittel, Arzneimittel, das die physische und psychische Erregbarkeit in stärkerem Maße herabsetzt und dadurch das Einschlafen erleichtert od. ein besseres Durchschlafen gewährleistet; Hypnotikum

Hyp|nalgie [↑hypno... u. ↑...algie] *w;* -, ...ien: nur im Schlaf auftretende subjektive Schmerzempfindung

hypno..., Hypno..., vor Vokalen meist: **hypn..., Hypn...** [aus gr. *ὕπνος* = Schlaf]: Bestimmungswort von Zusammensetzungen mit der Bedeutung »Schlaf«; z. B.: Hypnolepsie, Hypnalgie

hypno|id [↑hypno... u. ↑...id]: dem Schlaf bzw. der Hypnose ähnlich (von Bewusstseinszuständen). **Hypno|id** *s;* -[e]s, -e: durch Hypnose erzeugter Zustand, der weder dem Schlaf-, noch dem Wachzustand entspricht

Hypno|lep|sie [zu ↑hypno... u. gr. *λῆψις* = Nehmen; Anfall] *w;* -: veralt. Bez. für übermäßige, krankhafte Schläfrigkeit, die anfallsweise auftritt; Narkolepsie

Hypno|narkose [Kurzbildung aus ↑Hypnose u. ↑Narkose] *w;* -, -n: Narkose, die durch Hypnose eingeleitet wird. **Hypnose** [zu gr. *ὕπνος* = Schlaf] *w;* -, -n: Zwangsschlaf, schlafähnlicher Zustand mit eingeengter Bewusstseinstätigkeit, der auf suggestivem Wege von einem Hypnotiseur bzw. einer Hypnotiseurin herbeigeführt werden kann und in dem die Willens- und z. T. auch die körperlichen Funktionen der hypnotisierten Person leicht zu beeinflussen sind

Hypnosie [zu gr. *ὕπνος* = Schlaf] *w;* -, ...ien: **1)** krankhafte Schläfrigkeit. **2)** = Trypanosomiasis

Hypnotikum [zu gr. *ὕπνος* = Schlaf] *s;* -s, ...ka: = Hypnagogum. **hypnotisch:** zur Hypnose gehörend, mit Hypnose verbunden, auf Hypnose beruhend; einschläfernd; den Willen lähmend. **Hypnotiseur** *m;* -s, -e, **Hypnotiseurin** *w;* -, -nen [...zø:r(...), unmittelbar aus gleichbed. frz. *hypnotiseur*]: Person (insbes. Arzt, Ärztin), die andere Menschen in Hypnose versetzen kann. **hypnotisieren** [unmittelbar aus gleichbed. frz. *hypnotiser* (bzw. engl. *hypnotize*)]: in Hypnose versetzen

Hypno|zoit [Kurzbildung aus ↑hypno... u. gr. *ζῷον* = Lebewesen, Tier] *m;* -, -en: Wochen bis Jahre aktive Form von ↑Plasmodium vivax in der Leberzelle

hy|po..., Hy|po...

vor Vokalen meist **hyp..., Hyp...**, vor h: **hyph..., Hyph...**
⟨gr. *ὑπό* »darunter, unten, unterhalb«⟩
Präfix mit der Bedeutung »unter, darunter; unterhalb des Normalen«:
- Hypalgesie
- hypochondrisch
- Hypokinese
- Hyphidrose

Hypo|aldo|stero|nismus [↑hypo...]: Krankheitsbild infolge verminderter Bildung von ↑Aldosteron

hypo|allergen [zu ↑hypo... u. ↑Allergen]: vermindert allergenhaltig (von bestimmten Nahrungsmitteln)

hypo|antigen [zu ↑hypo... u. ↑Antigen]: vermindert antigenhaltig (von bestimmten Nahrungsmitteln)

hypo|bar [zu ↑hypo... u. gr. *βάρος* = Schwere]: nennt man eine Flüssigkeit, deren spezifisches Gewicht gegenüber dem einer anderen Flüssigkeit leichter ist (Phys.). **hypo|bare Suggilation:** »Knutschfleck«; durch Saugen entstandenes ↑Hämatom

Hypo|bulie [zu ↑hypo... u. gr. *βουλή* = Wille] *w;* -: Willensschwäche, herabgesetzte Willenskraft (bei verschiedenen Formen der Persönlichkeitsstörungen, auch bei ↑Schizophrenie)

Hypo|chlor|ämie [↑hypo..., ↑Chlor und ↑...ämie] *w;* -, ...ien: Verminderung des Chlorid- bzw. Kochsalzgehalts im Blut (meist bedingt durch eine [krankhaft] vermehrte Chloridausscheidung, z. B. durch Schwitzen, bei Erbrechen und Durchfällen)

hypo|chlor|ämisch: mit ↑Hypochlorämie einhergehend

Hypo|chlor|hy|drie [Kurzbildung aus ↑hypo... u. ↑Acidum hydrochloricum] *w;* -, ...ien: verminderte Salzsäureabsonderung der Magenschleimhaut

Hypo|chole|sterin|ämie [↑hypo..., ↑Cholesterin u. ↑...ämie] *w;* -, ...ien: Verminderung des Cholesterins im Blut (z. B. bei ↑Anämie)

Hypo|cholie [zu ↑hypo... u. gr. *χολή* = Galle] *w;* -, ...ien: Verminderung der Gallenabsonderung (meist mit Verdauungsstörungen verbunden)

Hypo|chonder *m;* -s, -, **Hypo|chonderin** *w;* -, -nen [aus dem Adj. ↑hypochondrisch zurückgebildet]: eingebildete/-r Kranke/-r; egozentrischer Mensch, der aus einer permanenten Angst heraus, krank zu werden oder krank zu sein, in ständiger Selbstbeobachtung lebt u. als Folge davon schon geringfügige Beschwerden als Krankheitssymptome zu deuten pflegt

hypo|chon|dria|cus, ...ca, ...cum [aus gr. *ὑποχονδριακός* = unter dem Brustknorpel liegend]: unter den Rippenknorpeln liegend; z. B. ↑Regio hypochondriaca (Anat.)

Hypo|chon|drie [aus ↑hypochondrisch zurückgebildet] *w;* -, ...ien: Krankheitswahn, charakteristischer Gesamtzustand des ↑Hypochonders bzw. der Hypochonderin. **hypo|chon|drisch** [zu gr. *ὑποχονδριακός* = krank am Hypochondrium; das Hypochondrium (gr. *ὑποχόνδρια* = das unter dem Brustknorpel Befindliche) umfasst die gesamten Organe des Unterleibes, in denen nach antiker Vorstellung die Gemütskrankheiten lokalisiert sind]: an Hypochondrie leidend; die Eigenschaften eines Hypochonders habend

Hypo|chon|drium [zu gr. *ὑποχόνδριος* = unter dem Brustknorpel liegend] *s;* -s, ...drien [...iən]: = Regio hypochondriaca

hypo|chrom [zu ↑hypo... u. gr. *χρῶμα* = Haut; Hautfarbe; Farbe]: zu schwach gefärbt, zu wenig Blutfarbstoff besitzend (besonders von roten Blutkörperchen). **Hypo|chromie** *w;* -, ...ien: herabgesetzter Blutfarbstoffgehalt der roten Blutkörperchen (z. B. bei ↑Anämie)

Hypo|chylie [zu ↑hypo... u. ↑Chylus] *w;* -, ...ien: verminderte Magensaftabsonderung

Hypo|daktylie [zu ↑hypo... u. gr. *δάκτυλος* = Finger; Zehe] *w;* -, ...ien: angeborenes Fehlen von Fingern od. Zehen

hypo|dens [zu ↑hypo... u. lat. *densus* = dicht]: mit verminderter Dichte (sichtbar); auf bildgebende Verfahren bezogen

Hyp|odontie [zu ↑hypo... u. gr. *ὀδούς*, Gen.: *ὀδόντος* = Zahn] *w;* -, ...ien: angeborenes Fehlen einzelner Zähne

Hypo|dynamie [zu ↑hypo... u. gr. *δύναμις* = Kraft, Stärke, Körperkraft] *w;* -, ...ien: Körperschwäche; verminderte Kraft (z. B. der Muskulatur)

Hypo|epi|ne|phrie [zu hypo... und ↑Epinephron] *w;* -: = Hypokortizismus

Hypo|fi|brino|gen|ämie [↑hypo..., ↑Fibrinogen u. ↑...ämie] *w;* -, ...ien: Verminderung des ↑Fibrinogens im Blutplasma (angeborene oder erworbene Beeinträchtigung der Blutgerinnungsfähigkeit)

Hypo|funktion [↑hypo... u. ↑Funktion] *w;* -, -en: »Unterfunktion«, verminderte Arbeitsleistung eines Organs (z. B. einer Drüse mit innerer Sekretion); Gegensatz: ↑Hyperfunktion

Hypo|galaktie [zu ↑hypo... u. gr. *γάλα*, Gen.: *γάλακτος* = Milch] *w;* -, ...ien: zu geringe bzw. zu früh aufhörende Milchsekretion der weiblichen Brustdrüsen (bei Stillenden)

Hypo|gamma|globulin|ämie [↑hypo..., ↑Gammaglobulin u. ↑...ämie] *w;* -, ...ien: angeborener oder erworbener Mangel an Gammaglobulin im Blutserum

hypo|gast|risch, in fachspr. Fügungen: **hypo|gast|ricus, ...ca, ...cum** [aus gr. *ὑπογάστριος* = zum Unterleib gehörend]: zum Unterleib gehörend, den Unterbauch betreffend; z. B. in der Fügung ↑Regio hypogastrica. **Hypo|gast|rium** *s;* -s, ...strien [...iən]: = Regio hypogastrica

Hypo|genitalismus [zu ↑hypo... u. ↑Genitale] *m;* -: Unterentwicklung u. Unterfunktion der Geschlechtsdrüsen u. Geschlechtsorgane (z. B. bei ↑Eunuchoidismus)

Hypo|geu|sie [zu ↑hypo... u. gr. *γεῦσις* = Geschmack] *w; -*: herabgesetzte Geschmacksempfindung, Geschmacksstörung (am häufigsten bei Fazialislähmung u. bei Ausfall des ↑Nervus glossopharyngeus)

hypo|glossus, ...ssa, ...ssum [zu gr. *ὑπογλώσσιος* = unter der Zunge befindlich]: unterhalb der Zunge verlaufend; die Zungenmuskulatur versorgend; in der Fügung ↑Nervus hypoglossus. **Hypo|glossus** *m; -, ...ssi*: übliche Kurzbez. für: Nervus hypoglossus

Hypo|glyk|ämie [↑hypo... u. ↑Glykämie] *w; -, ...ien*: stark herabgesetzter Zuckergehalt des Blutes (z. B. nach zu hohen Insulingaben, bei innersekretorischen Störungen). **hypo|glyk|ämisch:** auf Hypoglykämie beruhend, sie betreffend

Hypo|glykor|rha|chie [zu ↑hypo..., ↑glyko... u. gr. *ῥάχις* = Rückgrat] *w; -, ...ien*: Verminderung des Zuckergehaltes im ↑Liquor cerebrospinalis (z. B. bei ↑Meningitis tuberculosa)

Hypo|gna|thie [zu ↑hypo... u. gr. *γνάϑος* = Kinnbacken] *w; -, ...ien*: **1)** mangelhafte Entwicklung des Unterkiefers. **2)** die beim ↑Hypognathus vorliegende Art der Fehlbildung. **Hypo|gna|thus** *m; -, ...then* od. ...thi: fehlgebildete Frucht, an deren Unterkiefer der verkümmerte Kopf eines zweiten Individuums sitzt

hypo|gona|dal: mit ↑Hypogonadismus einhergehend

Hypo|gonadismus [zu ↑hypo... und ↑Gonaden] *m; -*: Unterentwicklung u. verminderte Funktion der Geschlechtsdrüsen

Hypo|hi|drose, auch: **Hypo|hi|drosis** [zu ↑hypo... und gr. *ἱδρώς* = Schweiß] *w; -*: = Hyphidrose

Hypo|insulinismus, auch: **Hyp|insulinismus** [zu ↑hypo... u. ↑Insulin] *m; -*: Unterfunktion der Bauchspeicheldrüse mit verminderter Sekretion von Insulin

Hypo|jod|ämie [↑hypo..., ↑Jod u. ↑...ämie] *w; -, ...ien*: Verminderung des Jodgehaltes im Blut (z. B. bei ↑Myxödem)

Hypo|kal[i]|ämie [↑hypo..., ↑Kalium und ↑...ämie] *w; -, ...ien*: krankhafte Verminderung des Kaliumgehalts im Blut (meist bedingt durch übermäßige Kaliumausscheidung, z. B. bei Erbrechen, bei ↑Diarrhö)

hypo|ka|lo|risch [Kurzbildung aus ↑hypo... u. ↑kalorisch]: mit vermindertem Energiewert der Nahrung

Hypo|kalz|ämie [↑hypo..., ↑Kalzium u. ↑...ämie] *w; -, ...ien*: Verminderung des Kalziumgehalts im Blut (z. B. bei Nierenkrankheiten)

Hypo|kapnie [zu ↑hypo... u. gr. *καπνός* = Rauch, Dampf] *w; -, ...ien*: verminderter Kohlensäuregehalt des Blutes (meist infolge vermehrter CO_2-Abatmung; z. B. bei ↑Hyperventilation); Gegensatz: ↑Hyperkapnie

Hypo|kinese u. **Hypo|kinesis** [zu ↑hypo... u. gr. *κινεῖν* = bewegen] *w; -, ...nesen*, auch: **Hypo|kinesie** *w; -, ...ien*: verminderte Bewegungsfähigkeit von Körpergliedern bzw. der entsprechenden Muskeln (z. B. bei ↑Parkinsonismus). **hypo|kinetisch:** die ↑Hypokinese betreffend, auf ihr beruhend; bewegungsarm

Hypo|kino|spermie [zu ↑hypo..., gr. *κινεῖν* = bewegen u. ↑Sperma] *w; -, ...ien*: verminderte Beweglichkeit (Fortbewegungsfähigkeit) der ↑Spermien

Hypo|kortizismus [zu ↑hypo... u. ↑Kortex] *m; -*: Unterfunktion der Nebennierenrinde mit verminderter Hormonausschüttung (bei Erkrankung der Nebennieren)

Hypo|leu|ko|zytose [zu ↑hypo... u. ↑Leukozyt] *w; -, -n*: = Leukopenie

Hypo|lipid|ämikum [zu ↑hypo..., ↑Lipid u. gr. *αἷμα* = Blut] *s; -s, ...ka*: Arzneimittel zur Verminderung der Serumlipide

Hypo|manie [↑hypo... u. ↑Manie] *w; -, ...ien*: abgeschwächte Form der ↑Manie in Form von gehobener Stimmungslage, Lebhaftigkeit, unter Umständen im Wechsel mit depressiven Stimmungen; vgl. Hyperthymie. **Hypo|maniker** *m; -s, -*, **Hypo|manikerin** *w; -, -nen*: an ↑Hypomanie leidende Person. **hypo|manisch:** an ↑Hypomanie leidend

Hypo|melan|cholie [↑hypo... u. ↑Melancholie] *w; -, ...ien*: leichterer Grad der ↑Depression

Hypo|menor|rhö, auch: **Hypo|menor|rhöe** [...rø:; ↑hypo... u. ↑Menorrhö] *w; -, ...rrhöen*: zu geringe Regelblutung

Hypo|mimie [zu ↑hypo... u. gr. *μιμεῖσϑαι* = nachahmen] *w; -*: verminderte Ausdrucksfähigkeit der Gebärden (als Teilerscheinung einer ↑Hypokinese oder als leichterer Grad einer ↑Asymbolie)

Hypo|mnesie [zu ↑hypo... u. gr. *μνήμη* = Gedächtnis] *w; -, ...ien*: Gedächtnisschwäche, mangelhaftes Erinnerungsvermögen

Hypo|moch|lion [aus gr. *ὑπομόχλιον* = Unterlage eines Hebels, Stützpunkt] *s; -s, ...lia*: **1)** Unterstützungs- bzw. Drehpunkt eines Hebels, besonders eines Gelenks. **2)** diejenige Stelle der Frucht, die sich während der Geburt gegen den Schambogen stemmt (Gynäkologie)

Hypo|motilität [↑hypo... u. ↑Motilität] *w; -*: = Hypokinese

Hyp|ony|chium [zu ↑hypo... u. gr. *ὄνυξ*, Gen.: *ὄνυχος* = Nagel] *s; -s, ...ien* [...iən]: Keimschicht der Haut unter der Nagelplatte

Hypo|para|thyreo|idismus [zu ↑hypo... u. ↑parathyreoideus (in der Fügung ↑Glandula parathyreoidea)] *m; -*: Unterfunktion (mit unzureichender Hormonausschüttung) der Nebenschilddrüsen

Hypo|pharynx [↑hypo... u. ↑Pharynx] *m; -, ...ryngen*: unterster Teil des Rachens, der vom Kehlkopf bis zum Eingang in die Speiseröhre reicht (Anat.)

Hypo|phonesie [zu ↑hypo... u. gr. *φώνησις* = Tönen, Ertönen] *w; -, ...ien*: Verminderung der Klopfschallstärke über der Lunge

Hypo|phorie [zu ↑hypo... u. gr. *φορεῖν* = tragen, bringen] *w; -, ...ien*: latentes Abwärtsschielen, eine Form der ↑Heterophorie

Hypo|phos|phat|ämie [↑hypo..., ↑Phosphat u.

↑...ämie] *w;* -, ...ien: verminderter Phosphatgehalt des Blutes (bei Überfunktion der Nebenschilddrüse)

Hypo|phos|phatasie [zu ↑hypo... u. ↑Phosphatase] *w;* -, ...ien: auf einem Mangel an alkalischen Phosphatasen im Gewebe u. Serum beruhende Form der ↑Rachitis

hypo|phrenisch [zu ↑hypo... u. gr. *φρένες*, Pl. von gr. *φρήν*, Gen.: *φρενός* = Zwerchfell]: unterhalb des Zwerchfells [gelegen]

hypo|physär: die Hypophyse betreffend, von der Hypophyse ausgehend. **Hypo|physe** [zu ↑hypo... und gr. *φύεσθαι* = entstehen, wachsen] *w;* -, -n, in der anatomischen Nomenklatur latinisiert zu: **Hypo|physis**, *Pl.:* ...physes: unterer Hirnanhang, Hirnanhangsdrüse, an der Hirnbasis gelegenes innersekretorisches Organ, das u. a. die Funktion der übrigen Hormondrüsen des Körpers reguliert

Hypo|phys|ek|tomie [↑Hypophyse u. ↑Ektomie] *w;* -, ...ien: operative Entfernung der Hirnanhangsdrüse

Hypo|physen|gang vgl. Infundibulum. **Hypophysen|hinterlappen** vgl. Lobus posterior. **Hypophysen|vorderlappen** vgl. Lobus anterior

Hypo|physin [zu ↑Hypophyse] *s;* -s: Gesamtextrakt des Hypophysenhinterlappens (↑Oxytozin u. ↑Vasopressin) mit einer die Erregung der glatten Muskulatur steigernden Wirkung

Hypo|pineal|lismus [zu ↑hypo... und ↑pinealis (in der Fügung ↑Corpus pineale)] *m;* -: Unterfunktion der Zirbeldrüse

Hypo|pitui|tarismus [zu ↑hypo... und ↑pituitarius (in der Fügung ↑Glandula pituitaria)] *m;* -: Unterfunktion der Hirnanhangsdrüse (führt u.a. zu Kleinwuchs)

Hypo|plasie [zu ↑hypo... u. gr. *πλάσσειν* = bilden, formen] *w;* -, ...ien: unvollkommene Ausbildung bzw. Unterentwicklung von Geweben od. Organen. **hypo|plastisch:** unvollkommen ausgebildet, unterentwickelt (von Organen od. Geweben)

Hypo|pros|exie [zu ↑hypo... u. gr. *πρόσεξις* = Aufmerksamkeit] *w;* -, ...ien: Zustand verminderter Aufmerksamkeit u. Auffassungsfähigkeit

Hypo|protein|ämie [...te-in...; ↑hypo..., ↑Protein u. ↑...ämie] *w;* -, ...ien: Verminderung der Serumproteine (bei verschiedenen Krankheiten und bei Erschöpfungszuständen)

Hypo|pro|thrombin|ämie [↑hypo..., ↑Prothrombin u. ↑...ämie] *w;* -, ...ien: Verminderung des ↑Prothrombins im Blut (führt zu Blutungen als Folge einer verringerten Koagulationsfähigkeit des Blutes)

Hypo|psela|phesie [zu ↑hypo... u. gr. *ψηλάφησις* = Berührung, Betastung] *w;* -, ...ien: krankhaft verminderte Reizempfindlichkeit des Tastsinnes

Hypo|pyon [↑hypo... u. gr. *πύον* = Eiter] *s;* -s: Eiteransammlung am Boden der vorderen Augenkammer (z.B. bei eitrigen Entzündungen der ↑Iris od. bei Hornhauttumoren)

Hypo|re|flexie [zu ↑hypo... u. ↑Reflex] *w;* -, ...ien: verminderte Reflexbereitschaft des Zentralnervensystems

hypo|sensibilisie|ren [zu ↑hypo... u. lat. *sensibilis* = der Empfindung fähig]: eine Hyposensibilisierung durchführen, gegen Allergien unempfindlich machen. **Hypo|sensibilisie|rung** *w;* -, -en: Verabreichung eines Allergie auslösenden Antigens in steigender Dosis mit dem Ziel, die Reaktionsbereitschaft des Organismus für dieses Antigen herabzusetzen

Hypo|sia|lie [zu ↑hypo... u. gr. *σίαλον* = Speichel] *w;* -, ...ien: verminderte Speichelsekretion

Hypo|sider|ämie [↑hypo..., gr. *σίδηρος* = Eisen u. ↑...ämie] *w;* -, ...ien: mit mangelhafter Bildung von Hämoglobin einhergehende Verminderung des Eisengehalts im Blut

Hypo|siderose [zu ↑hypo... u. gr. *σίδηρος* = Eisen] *w;* -, -n, in fachspr. Fügungen: **Hypo|siderosis**, *Pl.:* ...oses: verminderte Einlagerung von Eisen im Gewebe

Hyp|osmie [zu ↑hypo... u. gr. *ὀσμή* = Geruch] *w;* -, ...ien: vermindertes Riechvermögen, leichterer Grad der ↑Anosmie

hypo|som [↑hypo... u. ↑...som]: von krankhaftem Kleinwuchs, an ↑Hyposomie leidend. **Hypo|somie** [↑...somie] *w;* -: krankhafter Kleinwuchs, extremes Zurückbleiben des Körperwachstums hinter dem Normalmaß

Hypo|somnie [zu ↑hypo... u. lat. *somnus* = Schlaf] *w;* -, ...ien, in fachspr. Fügungen: **Hypo|somnia**[1], *Pl.:* ...iae: krankhafte Störung des Einschlafens und Durchschlafens

Hypo|spadie [zu ↑hypo... u. gr. *σπαδών* = Riss, Spalte] *w;* -, ...ien, in fachspr. Fügungen: **Hypospadia**[1], *Pl.:* ...iae: untere Harnröhrenspalte, angeborene Fehlbildung der Harnröhre, bei der die Harnröhrenmündung an der Unterseite des Penis od. am Damm liegt. **Hypo|spadia coronaria:** Hypospadie, bei der die Harnröhre in die Eichelkranzfurche (Corona glandis) mündet. **Hypo|spadia glandis:** Hypospadie, bei der die Harnröhre an der Unterseite der Eichelkranzfurche mündet. **Hypospadia penis:** Hypospadie, bei der die Harnröhre am Gliedschaft mündet. **Hypo|spadia peri|nealis:** Hypospadie, bei der die Harnröhre hinter dem Hodensack mündet

Hypo|spadismus [zu ↑hypo... u. gr. *σπάδων* = Riss, Spalte] *m;* -; in der Fügung: **Hypo|spadismus sine hypo|spadia** [lat. *sine* = ohne; ↑Hypospadie]: Verkrümmung des Penis bei regelrechter Harnröhrenmündung aufgrund einer zu kurzen Harnröhre oder einer unvollständigen Entwicklung der Harnröhrenschwellkörper

Hypo|spermie [zu ↑hypo... u. ↑Sperma] *w;* -, ...ien: verminderter Gehalt der Samenflüssigkeit an funktionstüchtigen Spermien (rund 20–60 Millionen pro ml)

Hypo|sphag|ma [aus gr. *ὑπόσφαγμα* = Opferblut (eines Tieres); Bluterguss im Auge] *s;* -[s], -ta: Bluterguss unter die Augenbindehaut infolge plötzlicher Blutdruckerhöhung (z. B. bei starken körperlichen Anstrengungen)

Hypo|splenie [zu ↑hypo... u. ↑Splen] *w;* -, ...ien: Unterfunktion der Milz (führt zur Bildung von ↑Howell-Jolly-Körperchen in den roten Blutkörperchen)

Hypo|stase [aus gr. ὑπόστασις = Untersatz; Bodensatz, Ablagerung] *w;* -, -n: vermehrte Anfüllung tiefer liegender Körperteile mit Blut (z. B. der hinteren unteren Lungenpartien bei Bettlägerigen). **hypo|statisch:** durch Hypostase hervorgerufen

Hypo|sthenie [zu ↑hypo... u. gr. σϑένος = Kraft] *w;* -, ...ien: leichterer Grad der ↑Asthenie

Hypo|sthen|urie [↑hypo..., gr. σϑένος = Kraft u. ↑...urie] *w;* -, ...ien: Ausscheidung verdünnten Harns (infolge herabgesetzter Leistungsfähigkeit der Nieren)

Hyp|ostose [zu ↑hypo... u. gr. ὀστέον = Knochen] *w;* -, -n, in fachspr. Fügungen: **Hyp|ostosis,** *Pl.:* ...oses: mangelhafte Knochenbildung während der Skelettentwicklung

Hypo|taxe, auch: **Hypo|taxis** [aus gr. ὑπόταξις = Unterwürfigkeit] *w;* -, ...taxen u. **Hypo|taxie** *Pl.:* ...ien: Zustand herabgesetzter Willens- und Handlungskontrolle, mittlerer Grad der Hypnose

Hypo|tension [zu ↑hypo... u. lat. *tendere, tensum* = spannen, anspannen] *w;* -, -en: **1)** verminderte Muskelspannung. **2)** zusammenfassende Bez. für ↑Hypotonie (1) u. ↑Hypotonus. **hypo|tensiv:** blutdrucksenkend (von Arzneimitteln). **Hypotensivum** *s;* -s, ...va: blutdrucksenkendes Arzneimittel

hypo|thalamicus, ...ca, ...cum [zu ↑Hypothalamus]: unter dem ↑Thalamus liegend; zum ↑Hypothalamus gehörend; z. B. in der Fügung ↑Sulcus hypothalamicus

Hypo|thalamus [↑hypo... u. ↑Thalamus] *m;* -, ...mi: unter dem ↑Thalamus liegender Teil des Zwischenhirns (Sitz mehrerer vegetativer Regulationszentren)

Hypo|thenar [aus gr. ὑπόϑεναρ, Gen.: ὑποϑέναρος = Handfläche unter dem Ballen] *s;* -s: Kleinfingerballen am äußeren Rand der Mittelhand (v. a. Muskelgewebe)

Hypo|thermie [zu ↑hypo... u. gr. ϑέρμη = Wärme, Hitze] *w;* -, ...ien: **1)** nur *Sg.:* extrem niedrige Körpertemperatur. **2)** künstliche Unterkühlung des Körpers zur Reduktion der Stoffwechsel- u. Lebensvorgänge im Organismus (z. B. für komplizierte operative Eingriffe in der Herz- und Neurochirurgie oder bei Organtransplantationen)

Hypo|thyreo|idie [zu ↑hypo... u. ↑thyreoideus (in der Fügung ↑Glandula thyreoidea)] *w;* -, auch: **Hypo|thyreo|idismus** *m;* - u. **Hypo|thyreo|se** *w;* -: Unterfunktion der Schilddrüse u. a. mit Verzögerung der Stoffwechselvorgänge (führt zu ↑Kretinismus). **hypo|thyreo|tisch,** auch: **hypo|thyreot:** die Hypothyreose betreffend, durch Unterfunktion der Schilddrüse bedingt

Hypo|tonie [zu ↑hypo... u. ↑Tonus] *w;* -, ...ien, in fachspr. Fügungen: **Hypo|tonia**[1], *Pl.:* ...iae: **1)** chronische Erniedrigung des systolischen Blutdrucks unter 100 mm Hg und des diastolischen Blutdrucks unter 60 mm Hg. **2)** Abnahme des Muskeltonus bei Erkrankungen des extrapyramidal-motorischen Nervensystems; vgl. Atonie. **3)** krankhafte Verminderung des Augeninnendrucks (bei verschiedenen Augenkrankheiten, auch im diabetischen Koma). **Hypo|tonia matutina:** mit Schwindelgefühl verbundener Blutunterdruck beim Aufstehen. **Hypo|toniker** *m;* -s, -, **Hypo|tonikerin** *w;* -, -en: Person, die einen zu niedrigen Blutdruck hat. **hypotonisch: 1)** die Hypotonie betreffend. **2)** geringeren osmotischen Druck besitzend als das Blut (von Lösungen). **Hypo|tonus** *m;* -: Verminderung des Blutdrucks infolge Erweiterung der ↑Arteriolen (z. B. bei Fieber)

Hypo|tri|chose [zu ↑hypo... u. gr. ϑρίξ, Gen.: τριχός = Haar] *w;* -, -n, in fachspr. Fügungen: **Hypo|trichosis,** *Pl.:* ...oses: spärlicher Haarwuchs, mangelhafte Behaarung des Körpers

Hypo|tro|phie [zu ↑hypo... u. gr. τροφή = Ernährung] *w;* -, ...ien: **1)** Unterernährung (weniger als 80 Prozent des Normalgewichts). **2)** Schrumpfung eines Gewebes od. Organs durch Zellverkleinerung. **hypo|tro|phisch:** unterernährt

Hypo|tympanum [↑hypo... u. ↑Tympanum] *s;* -s, ...na: unterster, unter dem Niveau des Trommelfells gelegener Teil der Paukenhöhle (Anat.)

Hypo|urik|ämie [↑hypo..., ↑uricus (in der Fügung ↑Acidum uricum) u. ↑...ämie] *w;* -, ...ien: verminderte Harnsäurekonzentration im Blut

Hypo|ventilation [↑hypo... u. ↑Ventilation] *w;* -, -en: zu schwache Beatmung der Lunge bei Verminderung der Atemfrequenz od. des Atemvolumens (führt u. a. zu ↑Anoxämie)

Hypo|vit|aminose [zu ↑hypo... u. ↑Vitamin] *w;* -, -n: Vitaminmangelkrankheit (zeigt in schwächerer Form die Symptome der ↑Avitaminose)

Hypo|vol|ämie [Kurzw. aus ↑hypo..., ↑Volumen u. ↑...ämie] *w;* -, ...ien: Verminderung der Gesamtblutmenge im Verhältnis zum Körpergewicht. **hypo|vol|ämisch:** die Hypovolämie betreffend

Hyp|ox|ämie [Kurzbildung aus ↑hypo..., ↑Oxygenium u. ↑...ämie] *w;* -, ...ien: Verminderung des Sauerstoffs im Blut infolge Beeinträchtigung der Atmung oder als Folge von Kreislaufstörungen u. a. (führt zu ↑Hypoxie)

Hyp|oxidose [zu ↑hypo... u. ↑Oxid] *w;* -, -n: herabgesetzte Zellatmung durch Verminderung des Sauerstoffdrucks

Hyp|oxie [Kurzbildung aus ↑hypo... u. ↑Oxygenium] *w;* -, ...ien: Sauerstoffmangel in den Geweben infolge ↑Hypoxämie. **hyp|oxisch:** auf Sauerstoffmangel beruhend

Hyps|ar|rhyth|mie [gr. ὕψι = hoch u. ↑Arrhythmie] *w;* -, ...ien: Auftreten von hohen, langsamen Wellen im ↑EEG (vor allem bei Kindern) bei Anfallsleiden

Hyp|si|kon|chie [zu gr. ὕψι = hoch u. gr. κόγχη = Muschel; muschelförmiges Gebilde (auch = Augenhöhle)] *w;* -, ...ien: Vorhandensein relativ weiter und hoher Augenhöhlen (speziell bei Weitsichtigen; auch in der frühkindlichen Phase des Schädelwachstums vorkommend)

Hyp|si|phobie [zu gr. ὕψι = hoch u. gr. φόβος = Furcht] *w;* -, ...ien: Höhenangst, Höhenschwindel, Auftreten von Angst- u. Schwindelgefühlen beim Blick in die Tiefe aus großen Höhen

Hyp|si|ze|phalie [zu ↑Hypsizephalus] *w;* -: = Akrozephalie. **Hyp|si|ze|phalus** [zu gr. ὕψι = hoch u. gr. κεφαλή = Kopf] *m;* -, ...phalen od. ...phali: = Akrozephalus

Hyrtl-Plexus [nach dem österr. Anatomen Joseph Hyrtl, 1810–1894]: Venengeflecht unterhalb des Mittellappens der Schilddrüse

hyster..., Hyster... vgl. hystero..., Hystero...

Hyster|algie [↑hystero... u. ↑...algie] *w;* -, ...ien: allg. Bez. für: Schmerzen in der Gebärmutter

Hyster|ek|tomie [↑hystero... u. ↑Ektomie] *w;* -, ...ien: operative Entfernung der Gebärmutter

Hysterese [zu gr. ὑστερεῖν = später sein, später kommen] *w;* -, -n: Verharzung der Grundsubstanzen des Bindegewebes beim Altern

Hysterie [med. fachspr. Neubildung des 18. Jh.s zu ↑hysterisch] *w;* -, ...ien: veralt. Bez. für: auf psychotischer Grundlage beruhende oder aus starken Gemütserregungen entstehende extreme Verhaltensweise mit vielfachen psychischen und körperlichen Symptomen ohne genau umschriebenes Krankheitsbild; vgl. histrionische Persönlichkeitsstörung. **Hysteriker** *m;* -s, -, **Hysterikerin** *w;* -, -nen: veralt. Bez. für eine Person, die Symptome der ↑Hysterie in Charakter oder Verhalten zeigt. **hysterisch,** in fachspr. Fügungen: **hystericus, ...ca, ...cum** [von gr. ὑστερικός = die Gebärmutter betreffend, daran leidend (in der Antike galt die Hysterie als typische Frauenkrankheit, die man auf krankhafte Vorgänge im Unterleib, in der Gebärmutter, zurückführte)]: veralt. Bez. für: überspannt; zum Erscheinungsbild der ↑Hysterie gehörend; Züge der Hysterie (im Charakter oder im Verhalten) zeigend; auf Hysterie beruhend; an Hysterie leidend; z. B. ↑Globus hystericus

hystero..., Hystero..., vor Vokalen meist: **hyster..., Hyster...** [aus gr. ὑστέρα = Gebärmutter]: Bestimmungswort von Zus. mit der Bedeutung »Gebärmutter«; z. B.: Hysterophor, Hysteralgie

hystero|gen [↑hystero... u. ↑...gen]: **1)** auf hysterischen Ursachen beruhend. **2)** eine Hysterie auslösend. **hystero|gene Zone** *(meist Pl.):* Körperstellen, deren Berührung hysterische Zustände hervorrufen kann

Hystero|gra|fie [↑hystero... u. ↑...grafie] *w;* -, ...ien: röntgenografische Untersuchung und Darstellung der Gebärmutter mithilfe von Kontrastmitteln. **Hystero|gramm** [↑...gramm] *s;* -s, -e: Röntgenbild der Gebärmutter

hystero|id [↑hystero... und ↑...id]: hysterieähnlich (z. B. von Anfällen)

Hystero|manie [↑hystero... u. ↑Manie] *w;* -, ...ien: = Nymphomanie

Hystero|pexie [zu ↑hystero... u. gr. πῆξις = das Befestigen] *w;* -, ...ien: operative Befestigung der Gebärmutter an der Bauchwand (bei ↑Dystopie der Gebärmutter angewandt)

Hystero|phor [zu ↑hystero... u. gr. φορεῖν = tragen] *s;* -s, -e: Vorrichtung zum Stützen der Gebärmutter (bei Gebärmuttervorfall oder bei Gebärmuttersenkung angewandt)

Hystero|ptose [↑hystero... u. gr. πτῶσις = Fallen, Fall] *w;* -, -n: Gebärmuttervorfall, Senkung der Gebärmutter (Verlagerung des Uterus nach unten, bei ↑Enteroptose od. Schwäche des Halteapparates der Gebärmutter)

Hystero|salpin|go|gra|fie [↑hystero..., ↑Salpinx u. ↑...grafie] *w;* -, ...ien: röntgenografische Darstellung der Gebärmutter u. der Eileiter mithilfe von Kontrastmitteln. **Hystero|salpin|go|gramm** [↑...gramm] *s;* -s, -e: Röntgenbild von Gebärmutter u. Eileitern

Hystero|skopie [↑hystero... u. ↑...skopie] *w;* -, ...ien: Untersuchung der Gebärmutterhöhle mit einem ↑Endoskop

Hystero|tom [zu ↑hystero... u. gr. τομή = das Schneiden, der Schnitt] *s;* -s, -e: Operationsmesser zur Erweiterung des Muttermundes. **Hysterotomie** *w;* -, ...ien: »Gebärmutterschnitt«, operative Öffnung der Gebärmutter von der Scheide od. von der Bauchdecke aus (speziell als geburtshilfliche Maßnahme). **Hystero|tubo|gra|fie:** [↑hystero... u. zu ↑Tube u. ↑...grafie] *w;* -: röntgenografische Darstellung von Gebärmutter und Eileitern

Hystero|zele [↑hystero... u. ↑...zele] *w;* -, -n: schwerer Bauchbruch bei Frauen, zu dessen Inhalt auch die Gebärmutter gehört. **Hystero|zysto|ure|thro|gra|fie** [↑...grafie] *w;* -, ...ien: röntgenografische Darstellung von Gebärmutter, Harnröhre und Harnblase

Hystero|zysto|ure|thro|gramm [↑hystero..., ↑Cystis, ↑Urethra u. ↑...gramm] *s;* -s, -e: das bei der Hysterozystourethrografie gewonnene Röntgenbild

Hyst|rizismus [zu gr. ὕστριξ = Stachelschwein] *m;* -, ...men: = Ichthyosis hystrix

Hz: Zeichen für = Hertz

HZV: Abk. für *Herzzeitvolumen*

I

I: chem. Zeichen für Iod (vgl. Jod)

i. a.: Abk. für ↑intraarteriell

IAA: Abk. für *I*nsulin*a*uto*a*ntikörper

IABP: Abk. für *i*ntra*a*ortale *B*allongegen*p*ulsation

...ia|se und **...ia|sis:** Endung weiblicher Substantive aus der Medizin zur Bezeichnung eines Krankheitsprozesses od. eines Krankheitszustandes; z. B.: Elefantiasis, Helminthiasis

...i|a|t|rie
w; - ⟨gr. ἰατρεία »Heilen, Heilung«⟩ Wortbildungselement mit der Bedeutung »Heilkunde«: - Geriatrie - Pädiatrie - Psychiatrie
...iater, ...iaterin *m; -s, -; w; -, -nen* ⟨gr. ἰατρός »Arzt, Wundarzt, Helfer«⟩ Wortbildungselement mit der Bedeutung »Arzt, Ärztin«: - Geriater/Geriaterin - Pädiater, Pädiaterin - Psychiater, Psychiaterin.

Ia|trik [aus gr. *ἰατρική (τέχνη)* = Arzneikunst] *w;* -: Heilkunst, ärztliche Kunst. **ia|trisch** [aus gr. *ἰατρικός* = den Arzt betreffend, zu gr. *ἰατρός* = Arzt] zur Heilkunst gehörend

Ia|tro|chemie [gr. *ἰατρός* = Arzt u. ↑Chemie] *w;* -: Name einer von dem dt. Arzt u. Naturforscher Paracelsus, 1493–1541, begründeten, bes. im 17. Jh. stark beachteten u. vertretenen medizinischen Schulrichtung, nach deren Lehre die Lebensvorgänge und die krankhaften Veränderungen im Organismus auf chemischen Vorgängen bzw. Umsetzungen beruhen und deshalb mit chemischen Mitteln beeinflussbar sind

ia|tro|gen [gr. *ἰατρός* = Arzt u. ↑...gen]: durch den Arzt, die Ärztin hervorgerufen, verursacht, durch ärztl. Einwirkung ausgelöst. **ia|tro|gene Krankheiten:** Bez. für Krankheiten, die entweder unmittelbar durch (notwendige, überflüssige oder fehlerhafte) Untersuchungs- und Behandlungsmaßnahmen oder mittelbar durch unüberlegte Äußerungen des Arztes, der Ärztin hervorgerufen werden

Ia|tro|logie [gr. *ἰατρός* = Arzt u. ↑ ...logie] *w;* -: ärztliche Lehre, Lehre von der ärztlichen Heilkunst

Ia|tro|physik [gr. *ἰατρός* = Arzt u. ↑Physik] *w;* -: medizinische Lehre (schon des 17. Jh.s), nach der die Lebensvorgänge u. die krankhaften Veränderungen im Organismus (im Gegensatz zur Lehre der ↑Iatrochemie) physikalisch u. mechanisch bedingt u. daher mit physikalischen u. mechanischen Mitteln zu beeinflussen sind

ICA: Abk. für *I*nsulin[*c*]zell*a*ntikörper

ICAM: Abk. für ↑*i*ntra*c*ellular *a*dhesion *m*olecules

ICB: Abk. für *i*ntra*c*erebral *b*leeding, intrazerebrale Blutung

ICD *w;* -: **1)** Abk. für ↑International Classification of Diseases. **2)** Abk. für *i*mplantable *c*ardioverter/*d*efibrillator, implantierbarer Kardioverter/Defibrillator

Ichno|gramm [gr. *ἴχνος* = Spur, Fährte, Fußstapfen u. ↑...gramm] *s;* -s, -e: Fußabdruck, Aufzeichnung der Fußspur (Anwendung z. B. vor Anfertigung von Fußeinlagen)

Ichor [aus gr. *ἰχώρ* = Blutwasser, Lymphe; Eiter] *m;* -s: Wundwasser; blutig-seröse Absonderung brandiger Geschwüre

Ich|thy|ismus [zu gr. *ἰχθύς* = Fisch] *m;* -: Fischvergiftung

Ich|thyo|se [zu gr. *ἰχθύς* = Fisch] *w;* -, ...osen, in fachspr. Fügungen: **Ich|thyo|sis** *Pl.:* ...oses: »Fischschuppenkrankheit«, Hautleiden mit übermäßiger Trockenheit, Abschuppung sowie übermäßiger Verhornung der Haut infolge veränderter oder fehlender Talg- und Schweißdrüsenabsonderung. **Ichthyo|sis con|genita gravis,** besser: **Ich|thyo|sis con|natalis:** Hautkrankheit mit schweren Verhornungsstörungen, die schon während des intrauterinen Lebens auftreten. (Die Frucht wird panzerartig umhüllt; die Kinder werden meist im 7. oder 8. Monat geboren und sind nicht lebensfähig.) **Ichthyo|sis hyst|rix** [gr. *ὕστριξ*, Gen.: *ὕστριχος* = Stachelschwein]: Form der Ichthyose mit hornartig-stachlig vorspringenden ↑Hyperkeratosen. **Ichthyo|sis nigricans:** Form der Ichthyose mit dunkel gefärbten Schuppen; erbbedingte Hautkrankheit; die Schuppen sind abschilfernde Massen der Hornschicht der Haut. **Ich|thyo|sis nitidans** (od. **nitida**): Form der Ichthyose mit glänzenden Schuppen (ausgeprägtere Form der ↑Ichthyosis simplex). **Ichthyo|sis sim|plex:** mildeste Form der Ichthyose (mit sehr trockener Haut), bei der es lediglich zu einer leichten, pulverförmigen Abschuppung kommt

ICP: Abk. für *i*ntra*c*ranial *p*ressure, Herzinnendruck

ICPM: Abk. für *i*nternational *c*lassification of *p*rocedures in *m*edicine, internationale Klassifikation für Behandlungsmethoden in der Medizin

ICR: Abk. für ↑Interkostalraum

ICSH: Abk. für ↑interstitialzellenstimulierendes Hormon

ICSI: Abk für *i*ntra*c*ytoplasmatic *s*perm *i*njection, intrazytoplasmatische Spermieninjektion (Befruchtung einer weiblichen Eizelle mit nur einem einzigen, über eine haarfeine Kanüle injizierten Spermium)

Icterus vgl. Ikterus
Ictus vgl. Iktus
...id [aus gr. *-ειδής* = gestaltet; ähnlich (zu gr. *εἶδος* = Aussehen, Gestalt)]: charakterisierende Endung von Adjektiven od. Substantiven mit der Bed. »ähnlich gestaltet, von ähnlicher Form; vergleichbar, gleichend«; z. B.: adenoid, Embryoid, organoid
IDDM: Abk. für *i*nsulin *d*ependent *d*iabetes *m*ellitus
idea|gen, ideo|gen [zu gr. *ἰδέα* = Gestalt; Vorstellung; Urbild u. ↑...gen]: durch Vorstellungen ausgelöst, aufgrund von Vorstellungsbildern (Psychol.)
Idealgewicht: das ideale Körpergewicht, basierend auf dem mit der ↑Broca-Formel errechneten Wert, abzüglich 10 %
Idee [gr. *ἰδέα* = Gestalt; Vorstellung; Urbild] *w;* -, -n: in der Psychologie: Vorstellung, Wahn, Eingebung
Ide|en|flucht: formale Denkstörung, ständige Ablenkbarkeit mit stark wechselnden Denkinhalten
Identi|fikation [lat. *idem* = derselbe u. lat. *facere* = machen] Gleichsetzung: **1)** Erinnern, Wiedererkennen. **2)** (emotionale) Angleichung, Gleichsetzung mit einer anderen Person od. Gruppe u. Übernahme ihrer Motive u. Ideale in das eigene Ich (Psychol.). **3)** Feststellen der Identität einer Person (forensische Med.)
identisch: völlig gleich; wesensgleich; gleichbedeutend. **identische Zwillinge:** eineiige Zwillinge
Identi|tät *w;* -, -en: **1)** Selbst. **2)** Gleichheit, Übereinstimmung. **3)** unverwechselbare Merkmale einer Person, die sie zweifelsfrei kennzeichnen (forensische Med.)
ideo|gen vgl. ideagen
Ideo|kinese [zu gr. *ἰδέα* = Gestalt; Vorstellung; Urbild u. gr. *κίνησις* = Bewegung] *w;* -, -n: Bewegungstherapie, die bildhafte Vorstellungen einsetzt, um die Muskelkoordination zu verbessern (Psychol.)
ideo|motorisch [zu gr. *ἰδέα* = Gestalt; Vorstellung; Urbild u. ↑motorisch]: ohne Mitwirkung des Willens, unbewusst ausgeführt, nur durch Vorstellungen ausgelöst (in Bezug auf Bewegungen oder Handlungen; Psychol.)
Ideo|real|gesetz [zu gr. *ἰδέα* = Gestalt; Vorstellung; Urbild u. lat. *res* = Gegenstand, *realis* = einen Gegenstand betreffend]: für die Ausdruckskunde (Vorgänge der Nachahmung, Suggestion, Hypnose u. Ä.) bedeutsame Erscheinung, dass subjektive Erlebnisinhalte den Antrieb zu ihrer objektiven Verwirklichung einschließen (Psychol.)

i|di|o..., I|di|o...

〈gr. *ἴδιος* »eigen, privat, persönlich«〉
Wortbildungselement mit der Bedeutung »eigen, selbst, eigentümlich, besonders«:
- idiopathisch
- Idiosynkrasie
- idioventrikulär

Idio|glossie [zu ↑idio... u. gr. *γλῶσσα* = Zunge; Sprache] *w;* -, ...ien: angeborene Sprachstörung, bei der die Fähigkeit zur Bildung der Kehl- und Gaumenlaute bei sonst intaktem Stimmapparat fehlt
Idio|kinese [↑idio... u. gr. *κίνησις* = Bewegung] *w;* -, -n: Erbänderung, wobei die Erbmasse durch Umwelteinflüsse verändert wird (Ergebnis dieser Erbänderung ist die ↑Mutation; Biol.)
Idio|krasie [zu ↑idio... u. gr. *κρᾶσις* = Mischung] *w;* -, ...ien: = Idiosynkrasie
idio|pa|thisch, in fachspr. Fügungen: **idio|pathicus, ...ca, ...cum** [zu ↑idio... u. gr. *πάθος* = Leiden, Krankheit]: ohne erkennbare Ursache, selbstständig, primär, unabhängig von anderen Krankheiten entstanden (von Krankheiten gesagt; Ggs.: traumatisch); z. B. in der Fügung ↑Alalia idiopathica. **idio|pathische Fazialis|parese:** isolierte, meist einseitige akute Fazialisparese mit fehlendem Lidschluss u. Mundwinkelunbeweglichkeit
Idio|phorie [zu ↑idio... u. gr. *φορεῖν* = tragen] *w;* -: = Vererbung
Idio|plasma [↑idio... u. ↑Plasma] *s;* -s, ...men: Erbplasma, Keimplasma, wird über die Keimbahn von Generation zu Generation weitergegeben, Bezeichnung für die Gesamtheit der Erbpotenzen (Biol.)
Idio|syn|krasie [zu ↑idio... u. gr. *σύγκρασις* = Vermischung] *w;* -, ...ien: **1)** (angeborene) extreme Überempfindlichkeit gegen Substanzen od. Reize, die (in den betreffenden Mengen) üblicherweise ohne Schaden vertragen werden (eine Form der ↑Allergie; Med.). **2)** bes. starke Abneigung od. Widerwillen gegenüber bestimmten Menschen, Tieren, Speisen, Dingen o. Ä. (Psychol.). **idio|syn|kratisch:** überempfindlich gegen bestimmte Stoffe od. Reize; von unüberwindlicher Abneigung erfüllt
Idiot *m;* -en, -en, **Idiotin** *w;* -, -nen [von gr. *ἰδιώτης* = Privatmann; einfacher Mensch; Nichtkenner, Laie]: veralt., diskriminierende Bez. für Personen, die an bestimmten hochgradigen geistigen Behinderungen leiden. **Idio|tie** *w;* -, ...ien: veralt., diskriminierende Bez. für eine hochgradige geistige Behinderung, die angeboren ist od. im frühen Kindesalter durch Gehirnkrankheiten erworben wird (bei völliger Bildungsunfähigkeit, fehlender Sprachentwicklung u. Pflegebedürftigkeit geht die geistige Entwicklung nicht über die Stufe eines zwei- bis dreijährigen Durchschnittskindes hinaus). **Idiotismus** *m;* -: veralt., diskriminierende Bez. für: [Erscheinungsbild der] ↑Idiotie
Idio|topie [zu ↑idio... u. gr. *τόπος* = Ort, Stelle] *w;* -: Bezeichnung für die Lagebeziehung zwischen den einzelnen Teilen eines Organs untereinander od. in Bezug auf den Organkörper selbst
Idio|typ [zu ↑idio... u. gr. *τύπος* = Gepräge; Gestalt] *m;* -s, ...pen, auch: **Idio|typus** *m;* -, ...typen: = Genotyp. **idio|typisch** = genotypisch
Idio|varia|tion [↑idio... u. ↑Variation] *w;* -, -en: = Mutation

idio|ven|trikulär [zu ↑idio... u. ↑Ventrikel]: von der Herzkammer selbst ausgehend

IDL: Abk. für ↑*i*ntermediate *d*ensity *l*ipoproteins

I. E. od. **IE:** **1)** Abk. für Immunisierungseinheit = ↑Antitoxineinheit. **2)** Abk. für ↑Internationale Einheit

IEF: Abk. für ↑*iso*elektrische *F*okussierung

Ig, IG: Abk. für ↑Immunglobulin

IGeL: Abk. für ↑*i*ndividuelle *Ge*sundheits*l*eistungen

IGF-1: Abk. für *i*nsulin-like *g*rowth *f*actor 1

IGF: Abk. für *i*nsulin-like *g*rowth *f*actors, Wachstumsfaktoren, die auch an der Entstehung von Tumoren beteiligt sein können

Igni|punktur [lat. *ignis* = Feuer u. lat. *punctura* = Stechen; Stich] *w;* -, -en: Aufstechen von Zysten mit dem ↑Thermokauter (z. B. bei einer Zystenniere)

Ignis sacer [lat. *ignis* = Feuer; ↑sacer] *m;* - -: = Ergotismus gangraenosus

IHC: Abk. für *i*diopathische ↑*H*ämo*c*hromatose

IHS: Abk. für *I*nternational *H*eadache *S*ociety

ik|tal: plötzlich auftretend, während eines Anfalls

ikterisch [zu ↑Ikterus]: die Gelbsucht betreffend, gelbsüchtig; sich auf Gelbsucht beziehend. **Ikterus,** in fachspr. Fügungen: **Icterus** [aus gr. ἴκτερος = Gelbsucht] *m;* -: **1)** Gelbsucht, augenfälliges Zeichen für verschiedene Leberkrankheiten oder Leberschäden, ferner für Gallengangsverschluss oder vermehrten Zerfall roter Blutkörperchen (sie beruht auf einer durch Vermehrung der Gallenfarbstoffe im Blut bedingten Ablagerung von ↑Bilirubin im Gewebe, u. a. in der Haut und in den Augenskleren). **2)** physiologische Gelbfärbung der Haut von Neugeborenen (vgl. Icterus neonatorum) oder von Säuglingen (bei reichlicher Karotinzufuhr mit der Nahrung). **Icterus catar|rhalis** = Hepatitis epidemica. **Icterus gravis neo|natorum** [↑Neonatus]: besonders schwere Form der Gelbsucht bei Neugeborenen mit hämolytischer Anämie infolge Blutgruppenunverträglichkeit. **Icterus hae|molyticus:** Gelbsuchtform, die bei vermehrtem Blutzerfall im Körper entsteht, also bei der konstitutionellen hämolytischen Anämie und bei der perniziösen Anämie (↑Bilirubin wird aus dem ↑Hämoglobin der zerfallenden Blutkörperchen gebildet, tritt ins Blut u. damit ins Gewebe über). **Icterus in|fectio|sus** vgl. Leptospirosis icterohaemorrhagica. **Icterus neo|natorum** [↑Neonatus]: physiologische Gelbsucht bei Neugeborenen, die am 3. oder 4. Lebenstage auftritt (als Folge einer anfänglichen Unfähigkeit der Leber, das beim normalen Blutabbau anfallende Bilirubin weiter abzubauen). **Icterus sim|plex:** einfache Gelbsucht, früher auch katarrhalischer Ikterus genannt (beruht auf einer infektiösen oder nicht infektiösen Parenchymschädigung der Leber)

ikto|gen [↑Iktus u. ↑...gen]: durch plötzlich auftretende Krankheiten bedingt, anfallsbedingt (z. B. von Organschäden)

Iktus [aus lat. *ictus* = Stoß, Schlag] *m;* -, - u. Ikten, in fachspr. Fügungen: **Ictus,** *Pl.:* Ictus [ˈɪktuːs]: **1)** unerwartet u. plötzlich auftretendes, stark ausgeprägtes Krankheitssymptom (z. B. ein epileptischer Anfall). **2)** Stoß, stoßförmige Erschütterung. **Ictus apo|plecticus:** seltene Bezeichnung für ↑Apoplexie. **Ictus cordis** [↑Cor]: »Herzstoß«, durch die Herztätigkeit hervorgerufene stoßartige Erschütterung der Brustwand (bes. bei ↑Basedow-Krankheit). **Ictus laryn|gis** [↑Larynx]: **1)** Kehlkopfkrise bei ↑Tabes (Schmerzphänomen im Bereich des Kehlkopfes, oft unvermittelt u. heftig auftretend). **2)** Hustenschlag; mit Bewusstlosigkeit verbundenes plötzliches Hinstürzen infolge Störung der Hirndurchblutung beim Husten. **Ictus solis** [lat. *sol,* Gen.: *solis* = Sonne]: = Insolation (Sonnenstich)

IL: Abk. f. ↑*Inter*l*eukin

[1]il..., Il... vgl. [1]in..., In...

[2]il..., Il... vgl. [2]in..., In...

Ile [aus lat. *ile,* Gen.: *ilis* = Unterleib, Weiche] *s;* -[s], Ilia (meist. *Pl.*): Weiche, Körperregion zwischen seitlichem Rippenbogen und Leiste (Anat.)

Ile|itis [zu ↑Ileum] *w;* -, ...itiden (in fachspr. Fügungen: ...itides): Entzündung des Krummdarms. **Ileitis terminalis:** Crohn-Krankheit, Morbus Crohn: chronische Entzündung im Bereich der letzten Ileumschlinge

ileocaecalis vgl. ileozäkal

ileo|colicus, ...ica, ...icum [zu ↑Ileum u. ↑Kolon]: zum Ileum und Kolon gehörend; z. B. in der Fügung ↑Arteria ileocolica

Ileo|kolitis [zu ↑Ileum u. ↑Kolon] *w;* -, ...itiden, in fachspr. Fügungen: **Ileo|colitis,** *Pl.:* ...itides: gleichzeitige Entzündung von Krummdarm und Grimmdarm

Ileo|stoma [↑Ileum u. ↑Stoma] *s;* -s, -ta: operativ angelegte Krummdarmfistel zur Stuhlableitung nach außen (v. a. bei Darmkrebs). **Ileo|stomie** [↑...stomie] *w;* -, ...ien: operative Anlegung einer äußeren Krummdarmfistel (z. B. zur künstlichen Stuhlentleerung bei Darmverschluss)

Ileo|trans|verso|stomie [↑Ileum, ↑transversus u. ↑...stomie] *w;* -, ...ien: operative Herstellung einer künstlichen Verbindung zwischen Krummdarm u. Querdickdarm (z. B. nach Resektion des aufsteigenden Dickdarmteils od. zu dessen Ausschaltung)

Ileo|ty|phus [↑Ileum u. ↑Typhus] *m;* -: Unterleibstyphus, der in der Hauptsache auf den Krummdarm beschränkt ist

ileo|zä|kal, in fachspr. Fügungen: **ileo|caecalis, ...le** [zu ↑Ileum u. ↑Zäkum], auch: **ileo|zökal:** Krummdarm und Blinddarm betreffend; den Unterleib betreffend; z. B. in der Fügung ↑Valva ileocaecalis. **Ileo|zäkal|gegend:** rechte Unterleibsgegend (mit Krummdarm und Blinddarm). **Ileozäkal|klappe** = Valva ileocaecalis

Ileo|zysto|pla|stik [↑Ileum, gr. κύστις = Harnblase; Beutel u. ↑Plastik] *w;* -, -en: operativer Ersatz der Harnblase durch einen Krummdarmabschnitt

Ile|um [nlat. Kontamination aus lat. *ilia* = Unterleib; Eingeweide (s. Ile) u. dem unter ↑Ileus dargestellten Wort] *s;* -s: Krummdarm, unterer (in den Dickdarm übergehender) Abschnitt des Dünndarms

Ile|us [von gr. *εἰλεός* = Darmverschluss] *m;* -, Ileen [...eən] od. Ilei [...e-ɪ]: Verengung od. Verschluss eines Darmabschnittes. **para|lytischer Ile|us:** Darmlähmung, Aufhebung der Muskelarbeit der Darmschlingen, was eine Zurückstauung des Darminhaltes und Koterbrechen zur Folge hat

Ilia: *Pl.* von ↑Ile

ilia|kal, in fachspr. Fügungen: **ilia|cus, ...ca, ...cum,** auch: **ilicus, ...ca, ...cum** [zu ↑Ile]: zur Weiche od. zum Darmbein gehörend; z. B. ↑Arteria iliaca

Ilio|in|gui|nal|syn|drom [zu ↑Ile, ↑Inguen u. ↑Syndrom] *s;* -s, -e: Schmerzen im Bereich der Leistengegend und der Hüfte infolge chronischer Kompression des ↑Nervus ilioinguinalis an der Durchtrittsstelle durch die Bauchwand

ilio|lumbalis, ...le [zu ↑Ile u. ↑Lumbus]: zur Hüfte u. Lende gehörend; z. B. in der Fügung ↑Arteria iliolumbalis

ilio|pectine|us, ...nea, ...ne|um [zu ↑Os ilium u. ↑Pecten (ossis pubis)]: zum Darm- und Schambein gehörend; z. B. in der Fügung ↑Eminentia iliopectinea

ilio|sa|kral, in fachspr. Fügungen: **ilio|sa|cralis, ...le** [Kurzbildung zu ↑Os ilium u. ↑Os sacrum]: im Bereich des Darm- u. Kreuzbeins gelegen

Ilio|thorako|pagus [zu ↑Ile, ↑Thorax u. gr. *πηγνύναι* = festmachen, zusammenfügen] *m;* -, ...pagen od. ...pagi: Doppelfehlbildung mit seitlicher Verschmelzung der Becken und Brustkörbe

Ilisarov-Apparat: Ringfixateur zur Korrektur eines Knochens oder zur Stützung eines Bruches

Illusion [von lat. *illusio*, Gen.: *illusionis* = Verspottung; Täuschung; eitle Vorstellung] *w;* -, -en: Wahrnehmungstäuschung in Form einer falschen Deutung tatsächlicher Sinneswahrnehmungen (im Unterschied zur ↑Halluzination; Psychol.)

ILO-Röntgenklassifikation [Bildung aus *I*nternational *L*abour *O*ffice]: Bewertungsklassifikation von Lungen-Röntgenaufnahmen von Pneumokoniosen

¹im..., Im... vgl. ¹in..., In...

²im..., Im... vgl. ²in..., In...

i. m.: Abk. für ↑intramuskulär

imaginär [zu lat. *imago*, Gen.: *imaginis* = Bild; Trugbild; Vorstellung]: nur scheinbar, nur in der Vorstellung (Einbildung) vorhanden, nicht wirklich. **Imagination** *w;* -, -en: Einbildung, Vorstellung; Einbildungskraft

Imago [aus lat. *imago*, Gen.: *imaginis* = Bild; Vorstellung] *w;* -, ...gines: **1)** »Urbild« der Kindheit, (unbewusstes) Idealbild (Ersteindrücke des Kindes, die später ständig fixiert bleiben, wie z. B. das Bild der Eltern und Großeltern; Psychol.). **2)** vollständig entwickeltes, geschlechtsreifes Insekt (Biol.)

Imbalance [ɪmbaˈlɛ̃ːns] *w;* -: Ungleichgewicht, gestörtes Gleichgewicht (verschiedener Stoffe zueinander); Ggs.: ↑Balance

im|bibie|ren [aus lat. *imbibere* = in sich trinken, einsaugen]: **1)** Gewebe durchtränken (von Flüssigkeiten, insbes. vom Blut, gesagt; Med.). **2)** quellen (bes. von Pflanzenteilen gesagt; Biol.). **Im|bibition** *w;* -, -en: **1)** Durchtränkung von Gewebe mit einer Flüssigkeit (bes. mit Blut; Med.). **2)** Quellung (bes. von Pflanzenteilen; Biol.)

Imidazole: Gruppe von topisch wirkenden Antimykotika

imitatorisch [zu lat. *imitari, imitatum* = nachahmen]: nachahmend; vortäuschend

Imlach-Fettpfropf [ˈɪmlɛk...; nach dem schott. Arzt Francis Imlach, 1819–1891]: Ansammlung von Fettgewebe im Leistenkanal der Frau (nicht regelmäßig auftretend)

im|matur, in fachspr. Fügungen: **im|maturus, ...ra, ...rum** [aus lat. *immaturus* = unreif]: unreif, nicht voll entwickelt; sich im Jugendstadium vor der Geschlechtsreife befindend (von Organismen); z. B. in der Fügung ↑Cataracta immatura

im|mediat [aus lat. *immediatus* = unvermittelt]: in unmittelbarer Folge; unvermittelt auftretend

Im|mediat|ne|krose: schlagartiges Absterben des Gewebes (infolge Einwirkung elektrischen Hochspannungsstromes)

Im|mediat|pro|these: unmittelbar nach Entfernung der Zähne eingesetzte Prothese

Im|mersion [zu lat. *immergere, immersum* = eintauchen, untertauchen] *w;* -, -en: **1)** Dauerbad als therapeutische Maßnahme bei Hautkrankheiten. **2)** vgl. Ölimmersion

im|minent, in fachspr. Fügungen: **im|minens** [zu lat. *imminere* = drohen, nahe bevorstehen]: nahe bevorstehend, drohend; z. B. in der Fügung ↑Abortus imminens

Im|mission [zu lat. *immittere, immissum* = hineinschicken] *w;* -, -en, in fachspr. Fügungen: **Im|missio,** *Pl.:* ...io|nes: Einführung. **Im|missio penis:** Einführung des erigierten männlichen Gliedes zum Zwecke des Geschlechtsverkehrs in die Scheide, im weiteren Sinne auch in den Mund (Oralverkehr) oder in den After (Analverkehr) der Geschlechtspartnerin bzw. des Geschlechtspartners

im|mobil [auch: ...biːl; aus lat. *immobilis* = unbeweglich]: unbeweglich, unverschieblich (z. B. von versteiften oder stark verrenkten Gelenken, auch von Gelenken od. Gliedmaßen gesagt, die durch Gips- od. Schienenverbände ruhig gestellt sind). **Im|mobilisation,** auch: **Im|mobilisie|rung** *w;* -, -en: Ruhigstellen von Gliedern od. Gelenken (bes. durch Verbände od. Schienen); Verlust der Beweglichkeit (in Bezug auf einen Körperteil)

immobilisieren: (ein Glied od. Gelenk) ruhigstellen

immun, in fachspr. Fügungen: **immunis, ...ne** [aus lat. *immunis* = frei; unberührt; rein]: für Krankheiten unempfänglich, gegen Ansteckung gefeit

Immun|abwehr: Fähigkeit des Organismus, sich u. a. durch die Bildung von Antikörpern gegen Antigene zu wehren

Immun|ad|härenz: Anlagerung von Immunkomplexen an Zellmembranen

Immun|antwort [↑immun]: Reaktion des Organismus auf die Zufuhr von Antigenen durch das Auftreten von Krankheitserregern mit Induktion u. Bildung spezifischer Produkte (z. B. Immunglobuline od. Immunzellen); auch: Reaktion des Organismus auf fälschlich als fremd erkannte Substanzen

Immun|assay, auch in der Form: **Immunoassay** [ɪˈmu:n[o] əˈseɪ; engl. *assay* = Versuch, Prüfung] *m* oder *s;* -s, -s: Immunitätsprüfung; Prüfung der Immunitätslage eines Organismus mithilfe bestimmter Tests

Immun|bio|logie, auch: **Immuno|bio|logie** *w;* -: Teilgebiet der Mikrobiologie bzw. der Immunologie, das sich mit den Immunisierungsvorgängen und deren Folgen bei Mensch und Tier befasst. **immun|bio|logisch,** auch: **immuno|bio|logisch:** die Immunbiologie betreffend

Immun|de|fekt *m;* -[e]s, -e: angeborene oder erworbene Störung der normalen ↑Immunität des Organismus

Immun|de|fekt|syn|drom, erworbenes: durch ↑HIV hervorgerufene Infektionskrankheit, die zu einer schweren Störung der zellulären Immunabwehr mit Ausbildung opportunistischer Infektionen und Malignomen (bes. Kaposi-Sarkom) führt; Abk.: Aids, AIDS (aus engl. *a*cquired *i*mmune *d*eficiency *s*yndrome)

immun|de|fizi|ent [zu ↑immun u. lat. *deficere* = abnehmen, ausfallen, schwinden]: unfähig, gegen einen antigenen Angriff zu reagieren (auf den Organismus bezogen). **Immun|de|fizi|enz** *w;* -: andere Bez. für ↑Immundefekt

Immun|elek|tro|phorese, auch: **Immuno|elek|tro|phorese** *w;* -, -n: Elektrophoresemethode bes. zur Trennung und Darstellung von mehr als 30 Proteinfraktionen im Blutserum (die Detektion der Proteine erfolgt mit Antikörpern, es bilden sich Präzipitate, die den einzelnen Proteinen zugeordnet werden können)

Immun|fluo|res|zenz, auch: **Immuno|fluo|res|zenz** *w;* -: Sichtbarwerden einer Antigen-Antikörper-Reaktion durch Markierung eines Gewebeschnittes mit fluoreszierenden Farbstoffen

Immun|genetik *w;* -: Wissenschaft von der Vererbung immunologischer Strukturen. **immun|genetisch: 1)** die Immungenetik betreffend, darauf beruhend. **2)** die Entstehung einer ↑Immunität betreffend

Immun|geronto|logie [↑immun u. ↑Gerontologie] *w;* -: Wissenschaft vom Altern des Immunsystems

Immun|globulin [↑immun u. ↑Globulin], auch: **Immuno|globulin** *s;* -s, -e: Sammelbez. für die Komponenten des ↑Gammaglobulins, die Antikörpereigenschaften aufweisen; Abk.: Ig; man unterscheidet verschiedenen Klassen: **Immunglobulin A:** Expression in lymphatischem Gewebe und in Schleimhäuten; Abk.: IgA. **Immunglobulin D:** Expression auf reifen, naiven B-Zellen (Lymphozyten); Abk.: IgD. **Immunglobulin E:** Schutz vor Parasiten, Beteiligung an allergischen Reaktionen; Abk.: IgE. **Immunglobulin G:** häufigstes im Plasma vorkommendes Immunglobulin; Abk.: IgG. **Immunglobulin M:** nach Antigenkontakt erste Form der sezernierten Antikörper, zeigt akute Infektionsphase an; Abk.: IgM. **Immun|globulin-super|familie:** Proteine mit gemeinsamen Strukturmerkmalen (Immunglobulindomäne), zu ihr gehören: Immunglobuline, Adhäsionsmoleküle, Zytokinrezeptoren

Immun|hämato|logie [↑immun u. ↑Hämatologie] *w;* -: Wissenschaft vom Blut und den Blutkrankheiten in Bezug auf immunologische Reaktionen

Immun|histo|chemie [↑immun u. ↑Histochemie] *w;* -: Lehre von den chemischen Vorgängen im Körpergewebe in Bezug auf immunologische Reaktionen. **immun|histo|chemisch:** die Immunhistochemie betreffend

Immun|histo|logie *w;* -: Lehre von der Untersuchung von Körpergeweben in Bezug auf immunologische Reaktionen

immun|in|suffizient [↑immun u. ↑insuffizient]: = immundefizient. **Immun|in|suffizienz** *w;* -: andere Bez. für ↑Immundefekt

immunisie|ren [zu ↑immun]: den Organismus auf natürlichem Wege (von einer überstandenen Krankheit gesagt) oder durch Impfung (von Arzt oder Ärztin gesagt) gegen Krankheiten immun machen. **Immunisie|rung** *w;* -, -en: Vorgang des Immunisierens. **Immunisie|rungs|einheit** = Antitoxineinheit; Abk.: I. E. od. IE. **Immunität** *w;* -: angeborene od. (durch Impfung bzw. Überstehen einer Krankheit) erworbene Unempfänglichkeit des Organismus für Krankheitserreger bzw. deren ↑Toxine

immun|kompetent, auch: **immuno|kompetent** [zu ↑immun u. lat. *competere* = zusammentreffen; entsprechen; einer Sache mächtig sein]: fähig, gegen einen antigenen Angriff zu reagieren (z. B. von Zellen)

Immun|kompetenz: Fähigkeit eines Organismus, auf Antigene zu reagieren

Immun|komplexe *Pl.:* Makromoleküle, die aus Antigen- u. Antikörpermolekülen bestehen

Immun|kon|jugat [zu ↑immun u. lat. *coniugare* = verbinden] *s;* -[e]s, -e: Antikörper, der an andere Substanzen (z. B. Zytostatika) chemisch gekoppelt ist

Immun|körper *Pl.:* Antikörper, die im Organismus als Reaktion auf ↑Antigene gebildet werden

Immun|modulans [zu ↑immun u. lat. *modulari* = abmessen, einrichten] *s;* -, ...lantia od. ...lanzien [...iən] (meist *Pl.*): Substanzen zur Erzeugung einer Immunmodulation (z. B. Interferon). **Immun-modulation** *w;* -, -en: Beeinflussung des Immunsystems durch Verabreichung von Produkten der Immunzellen, von Substanzen, die den Purinstoffwechsel in Lymphozyten beeinflussen, oder von Medikamenten, die Histamin-H_2-Rezeptoren blockieren (zur Prophylaxe und Therapie von Infektionskrankheiten). **Immun|modulator** *m;* -s, -en: = Immunmodulans. **immun|modulatorisch:** im Sinne einer Immunmodulation wirkend

Immun|nutrition [↑immun u. ↑Nutrition] *w;* -, -en: Beeinflussung des Immunsystems durch Verabreichung bestimmter Nahrungsbestandteile (zur Behandlung ernährungsabhängiger Störungen des Immunsystems)

Immunoassay vgl. Immunassay

Immunobiologie vgl. Immunbiologie. **immunobiologisch** vgl. immunbiologisch

Immuno|blast [↑immun u. ↑...blast] *m;* -en, -en (meist *Pl.*): Lymphoblasten, die Antigenkontakt hatten; sie verlassen den Kreislauf und verbleiben im lymphatischen Gewebe. **immuno|blastisch:** Immunoblasten betreffend, aus Immunoblasten bestehend (z. B. immunoblastisches Lymphom). **Immuno|blastom** *s;* -s, -e: von Immunoblasten ausgehende Geschwulst

Immunocytoma vgl. Immunozytom

Immunoelektrophorese vgl. Immunelektrophorese

Immunofluoreszenz vgl. Immunfluoreszenz

immuno|gen [↑immun u. ↑...gen]: Immunität bewirkend (auf Antigene bezogen). **Immuno|genität** *w;* -: Fähigkeit eines Antigens, Immunität zu bewirken

Immunoglobulin vgl. Immunglobulin

Immuno|gramm [↑immun u. ↑...gramm] *s;* -s, -e: Aufzeichnung der Bestimmung der ↑Immunglobuline

immunokompetent vgl. immunkompetent

Immuno|loge *m;* -n, -n, **Immuno|login** *w;* -, -nen [zu ↑immun u. ↑...loge]: Wissenschaftler/-in, Forscher/-in auf dem Gebiet der Immunologie. **Immuno|logie** [↑...logie] *w;* -: Lehre u. Wissenschaft von der Immunität des menschlichen Organismus u. von den damit zusammenhängenden immunbiologischen Reaktionen. **immuno|logisch:** die Immunologie betreffend

Immun|onko|logie [↑immun u. ↑Onkologie] *w;* -: Teilgebiet der Onkologie, das sich mit der Bekämpfung von Krebs durch gezielte Mobilisierung des körpereigenen Immunsystems befasst. **immun-onko|logisch:** die Immunonkologie betreffend, zu ihr gehörend

Immunoparalyse vgl. Immunparalyse

Immuno|pa|thie [↑immun u. ↑...pathie] *w;* -, ...ien: Sammelbez. für alle durch Immunreaktionen verursachten Krankheitserscheinungen

Immunosuppression vgl. Immunsuppression. **immunosuppressiv** vgl. immunsuppressiv. **Immunosuppressivum** vgl. Immunsuppressivum

Immuno|zyt [↑immun u. ↑...zyt] *m;* -en, -en (meist *Pl.*): = Immunzellen

Immuno|zyto|lyse [↑immun, ↑zyto... u. ↑Lyse] *w;* -, -n: durch eine Immunreaktion bedingte Auflösung von Zellen

Immuno|zytom [↑immun, ↑...zyto u. ↑...om] *s;* -s, -e, in fachspr. Fügungen: **Immuno|cytoma,** *Pl.:* -ta: Geschwulst, die durch krankhafte Wucherung der ↑Immunzellen entsteht

Immun|para|lyse, auch: **Immuno|para|lyse** *w;* -, -n: durch ein Antigen verursachtes Unvermögen des Organismus, auf einen antigenen Angriff zu reagieren

immun|pa|tho|gen [↑immun u. ↑pathogen]: die Immunpathogenese betreffend. **Immun|pa|tho-genese** *w;* -, -n: Entstehung u. Entwicklung einer Krankheit in Bezug auf immunologische Reaktionen

Immun|pa|tho|logie *w;* -: Teilgebiet der Medizin, das sich mit der gestörten Immunität des menschlichen Organismus befasst

Immun|pharmako|logie [↑immun u. ↑Pharmakologie] *w;* -: Gebiet der Medizin, befasst sich mit der Wirkung von Arzneimitteln auf das Immunsystem

Immun|physio|logie [↑immun u. ↑Physiologie] *w;* -: Teilgebiet der Immunologie, das sich mit den normalen Vorgängen im Immunsystem befasst

Immun|prä|zipitation [↑immun u. ↑Präzipitation] *w;* -, -en: Isolierung von Proteinen aus komplexen Gemischen durch Ausfällung mit spezifischen Antikörpern

immun|pro|tektiv [zu ↑immun u. lat. *protegere, protectum* = bedecken, beschützen]: das Immunsystem schützend (von Arzneimitteln)

Immun|re|aktion *w;* -, -en: Immunantwort, alle Reaktionen des Körpers auf eine Konfrontation mit fremden Zellen (z. B. bei Transplantationen), Organismen (z. B. Krankheitserreger), Substanzen (z. B. Allergene), wird oft auch speziell für die Bildung von Antikörpern bei Kontakt mit dem Antigen verwendet

Immun|restauration: Wiederherstellung des durch Infektionen geschädigten Immunsystems durch Medikamente

Immunschwächekrankheit = Immundefektsyndrom, erworbenes

Immun|serum *s;* -s, ...ren: Serum, das ↑Immunkörper gegen ↑pathogene Mikroorganismen enthält

Immun|status [↑immun u. ↑Status] *m;* -, -[ˈstaːtuːs]: Zustand des Organismus in Bezug auf seine Immunitätslage

Immun|stimulans *s;* -, ...anzien [...iən] u. ...antia (meist *Pl.*): Arzneimittel, das die Immunantwort anregt. **Immun|stimulation** *w;* -, -en: Anregung der Immunantwort

Immun|sup|pression, auch: **Immuno|sup|pression** *w;* -, -en: Abschwächung oder Unterdrückung einer Immunreaktion. **immun|sup|pressiv,** auch: **immuno|sup|pressiv** [...iːf]: eine Immunreaktion abschwächend oder unterdrückend (z. B. von Arzneimitteln). **Immun|sup|pressivum,**

auch: **Immuno|sup|pressivum** *s;* -, ...va: Arzneimittel, das immunsuppressiv wirkt

immun|sup|primiert [zu ↑immun u. lat. *supprimere* = zurückhalten, hemmen]: mit abgeschwächter Immunreaktion (vom Patienten, der Patientin gesagt)

Immun|system *s;* -s, -e: zusammenfassende Bez. für diejenigen Organe des Körpers, die spezifische Antikörper gegen Fremdkörper aller Art, insbesondere gegen Krankheitserreger oder deren Gifte, bilden und dadurch die ↑Immunität bewirken

Immun|szinti|gra|fie [↑immun u. ↑Szintigrafie] *w;* -, ...ien: nuklearmedizinische Aufnahmetechnik des Immunsystems

Immun|therapeu|tikum [↑immun u. ↑Therapeutikum] *s;* -s, ...ka: Durchführung der Immuntherapie

Immun|therapie *w;* -, -n: Behandlungsverfahren, das über eine Beeinflussung des Immunsystems wirkt

Immun|toleranz *w;* -: das Fehlen bzw. die Verminderung einer Antigen-Antikörper-Reaktion; z. B. Selbsttoleranz, Fehlen von autoreaktiven Antikörpern oder T-Zellen, bei ↑Autoimmunkrankheiten ist die Selbsttoleranz gestört

Immun|toxiko|logie [↑immun u. ↑Toxikologie] *w;* -: Zweig der Medizin, der sich mit den Einflüssen von Giftstoffen auf das Immunsystem befasst

Immun|toxin [↑immun u. ↑Toxin] *s;* -s, -e: Verbindung eines ↑Toxins mit einem ↑monoklonalen Antikörper gegen Membranantigene von Tumorzellen (zur Zerstörung von Krebszellen)

Immun|zellen: kleine Lymphozyten mit spezifischen Bindungsstellen für diejenigen Antigene, die zur Bildung von ↑Lymphoblasten mit Antigenkontakt geführt haben

Immun|zyto|chemie [↑immun, ↑zyto... u. ↑Chemie] *w;* -:Wissenschaft vom chemischen Aufbau der Immunzellen

Impairment [ɪmˈpɛəmənt aus engl. *impairment* = Verschlechterung, Beeinträchtigung] *s;* -s, -s: Beeinträchtigung (bes. des Hörvermögens)

im|paktiert [zu ↑¹in... u. lat. *pangere, pactum* = befestigen; einsenken]: eingeklemmt, eingekeilt (bes. von Zähnen, die nicht durchbrechen können, oder von festsitzenden Steinen in den Harn-, Gallenwegen u. a.). **Im|paktion** *w;* -, -en: Einkeilung, Einklemmung

im|par [aus lat. *impar* = ungleich, verschieden]: ungleich; unpaarig (von Organen, Körperteilen usw. gesagt; bes. Anat.); z. B. in der Fügung ↑Ganglion impar

Impedanz [zu lat. *impedire* = verstricken, hemmen] *w;* -: Wellenwiderstand eines Mediums (an der Grenzfläche zweier Medien unterschiedlichen Wellenwiderstands werden Schallwellen reflektiert); phys. Grundlage der Ultraschalltechnik

Im|pedanz|kardio|gra|fie [zu lat. *impedire* = verstricken, hemmen u. ↑Kardiografie] *w;* -, ...ien [...iən]: apparative Methode zur Untersuchung der Herz-Kreislauf-Funktionen durch Messung des elektrischen Widerstandes des Körpers

Im|per|foration [zu ↑²in... u. lat. *perforare* = durchbohren] *w;* -, -en, in fachspr. Fügungen: **Im|perforatio,** *Pl.:* ...io|nes: veralt. für: ↑Atresie. **im|perforatus, ...ta, ...tum:** ohne eine normalerweise vorhandene natürliche Körperöffnung, eine ↑Atresie aufweisend; z. B. in der Fügung Anus imperforatus (↑Atresia ani)

im|per|mea|bel [zu ↑²in... u. lat. *permeare* = durchgehen, durchdringen]: für feste, flüssige od. gasförmige Stoffe undurchlässig (bes. von einer Membran gesagt). **Im|per|mea|bilität** *w;* -: Undurchlässigkeit (bes. einer Membran)

im|perzeptibel [zu ↑im... u. lat. perceptibilis = wahrnehmbar (↑Perzeption)]: nicht wahrnehmbar (Psychol.)

Impetiginisation [zu ↑Impetigo] *w;* -, -en: sekundäre Infizierung, z. B. der Haut bei juckenden Hautkrankheiten mit ↑Staphylokokken, ↑Streptokokken u. a.

impetiginös, in fachspr. Fügungen: **impetiginosus,...osa, ...osum** [zu ↑Impetigo]: borkig, grindig, die charakteristischen Merkmale einer Impetigo zeigend (von der Beschaffenheit der Haut bzw. von Hautkrankheiten gesagt)

Impetigo [aus lat. *impetigo,* Gen.: *impetiginis* = chronischer Ausschlag, Schorf] *w;* -, ...igines; dafür meist die Fügung **Impetigo con|tagio|sa:** Eitergrind, Eiterflechte, entzündliche (häufig ansteckende) Erkrankung der Haut mit charakteristischer Blasen-, Pustel- u. Borkenbildung. **Impetigo follicularis** = Folliculitis staphylogenes superficialis. **Impetigo herpeti|formis:** Zehrgrind, seltene, meist bei Schwangeren auftretende, mit Fieber einhergehende schwere Hautkrankheit mit Ausbildung herpesartig zusammentretender Pusteln am ganzen Körper (zunächst in der Leisten- und Brustgegend) u. heftigen Allgemeinerscheinungen. **Impetigo sim|plex** = Folliculitis staphylogenes superficialis

Impf|aus|weis: = Impfpass

impfen: eine ↑Impfung durchführen

Impfling: zu impfende oder gerade geimpfte Person

Impf|pass: Dokument, in dem die ↑Impfungen eines Patienten, einer Patientin [seit der Geburt] chronologisch verzeichnet sind (mit Angabe des Impftermins, des Impfstoffs, des impfenden Arztes bzw. der impfenden Ärztin [und der Fälligkeit weiterer Impfungen])

Impf|quote: prozentualer Anteil einer Population, der gegen einen bestimmten Erreger geimpft ist

Impf|serum: Antikörper enthaltendes ↑Serum für eine passive Impfung, das aus dem Blut von Individuen gewonnen wird, die gegen einen bestimmten Krankheitserreger bereits immun sind

Impfstoff vgl. Vakzine

Impfung vgl. Vakzination 1) u. 2)

Impingement [ɪmˈpɪndʒmənt aus engl. *impinge* =

an-, gegenstoßen, auftreffen auf] *s;* -s, -s: schmerzhafte Verdrängung oder Einklemmen von Gewebe

Im|plantat [zu ↑[1]in... u. lat. *planta* = Gewächs, Pflanze] *s;* -[e]s, -e: das bei einer ↑Implantation (1) Eingepflanzte (Gewebe od. Organstück). **Implantation** *w;* -, -en: **1)** Einpflanzung von Gewebe bzw. Organteilen (z. B. Zähnen) od. sonstigen Substanzen in den Organismus, eine Form der ↑Transplantation; vgl. auch: Explantation (Med.). **2)** Einnistung der befruchteten Eizelle in der Gebärmutterschleimhaut (Biol., Med.). **im|plantie|ren:** eine Implantation vornehmen

Im|planto|logie [↑Implantation u. ↑...logie] *w;* -: Wissenschaft und Lehre vom Einpflanzen von Gewebe, Organteilen oder sonstigen Substanzen in den Körper, Lehre von den [Möglichkeiten der] Implantationen; im engeren Sinne auf Zähne bezogen

im|plizit [zu lat. *implicare, implicitum* = hineinwickeln]: in der Anlage vorhanden; embryonal angelegt (z. B. von Organen od. Geweben)

Im|por|tin *s;* -s: (Humangenetik) Protein, das den aktiven Transport von Proteinen in den Zellkern ermöglicht

im|potent [↑[2]in... u. ↑potent]: beischlafsunfähig; zeugungsunfähig (vom Mann gesagt). **Im|potenz** [auch: ...ˈtɛnts; ↑Potenz] *w;* -, -en, in fachspr. Fügungen: **Im|potentia,** *Pl.:* ...iae: »Mannesschwäche«, Unvermögen des Mannes, den Beischlaf auszuüben oder Kinder zu zeugen (z. B. bei ↑Tabes dorsalis od. ↑Neurose). **Im|potentia co|eundi** [lat. *coire* = zusammengehen; sich begatten]: physisches od. psychisches Unvermögen des Mannes, den Beischlaf überhaupt oder in normaler Weise auszuüben (bes. infolge ausbleibender od. mangelhafter ↑Erektion des männlichen Gliedes od. infolge fehlender ↑Ejakulation). **Im|potentia generandi** [lat. *generare* = zeugen, erzeugen]: Zeugungsschwäche, Zeugungsunfähigkeit des Mannes (infolge Sterilität)

Im|prä|gnation [zu lat. *impraegnare* = schwängern] *w;* -, -en: **1)** Schwängerung, Befruchtung, d. h. Vereinigung von Ei- und Samenzelle. **2)** Behandlung histologischer Präparate mit chemischen Substanzen zur besseren Sichtbarmachung

Im|pression [zu lat. *imprimere, impressum* = eindrücken] *w;* -, -en, in fachspr. Fügungen: **Impressio,** *Pl.:* ...io|nes: **1)** Einbuchtung oder Vertiefung an Organen od. anderen Körperteilen (Anat.). **2)** durch Druck oder Stoß verursachte pathologische Eindellung eines Körperteils (Med.). **Impressio cardia|ca:** Einbuchtung unter der Lungenwurzel (an der Berührungsfläche zwischen Herz u. Lunge). **Im|pressio colica:** Vertiefung an der Stelle der Leber, wo der Grimmdarm die Leberoberfläche eindrückt. **Im|pressio|nes digitatae** *Pl.:* fingerförmige Eindellungen an der Innenfläche des Schädels, die den Windungen der Hirnrinde entsprechen. **Im|pressio duo|denalis:** Einstülpung an der Leberoberfläche (am Berührungspunkt zwischen Leber und Zwölffingerdarm). **Im|pressio gastrica:** Einbuchtung an der Stelle der Leberoberfläche, an der sich Leber und Magen berühren. **Impressio ligamenti costo|clavicularis:** Einbuchtung an der Unterseite des Schlüsselbeins in der Nähe der Rippenansatzstelle für die Anheftung des Rippen-Schlüsselbein-Bandes. **Im|pressio oesophagea:** Vertiefung an der Oberfläche der Leber, die durch Druck der Speiseröhre auf die Leberoberfläche entsteht. **Im|pressio renalis:** Einbuchtung an der Stelle der Leberoberfläche, an der sich Niere u. Leber berühren. **Im|pressio su|pra|renalis:** Eindellung an der Oberfläche der Leber, die durch das Eindrücken der Leberoberfläche durch die Nebennieren entsteht. **Im|pressio tri|gemini:** Vertiefung auf der Vorderseite der Schläfenbeinpyramide zur Aufnahme des ↑Ganglion semilunare

Im|printing [ɪmˈprɪntɪŋ]: genomisches Imprinting, Phänomen, dass entweder nur das mütterliche oder väterliche Allel eines Gens aktiv ist (d. h. in Protein übersetzt wird), das andere Allel ist durch Modifikationen der DNA inaktiviert

Impuls [lat. impulsus = anstoßen] *m;* -es, -e: **1)** plötzlicher Anstoß, innerer Antrieb (Psychol.). **2)** Erregung, die von den Nerven auf entsprechende Zellen, Muskeln o. Ä. übertragen wird (Med.). **3)** Masse mal Geschwindigkeit, Bewegungsenergie; schnelle oder kurze Änderung einer elektromagnetischen Größe (Phys.)

imus, ima, imum [aus lat. *imus* = unterster]: unterster, unterste, am weitesten unten liegend bzw. verlaufend, den untersten Bereich eines Körperteils betreffend; z. B. in der Fügung ↑Arteria lumbalis ima

IMV: Abk. für *i*ntermittent *m*andatory *v*entilation, intermittierende, wechselnde maschinelle Beatmung

In: chem. Zeichen für ↑Indium

[1]in..., In..., vor l angeglichen zu: **il..., Il...,** vor m, b u. p zu: **im..., Im...,** vor r zu: **ir..., Ir...** [aus gleichbed. lat. *in*]: Vorsilbe mit der Bed. »ein..., hinein«; z. B.: Inkarzeration, impaktiert, Irrigator

[2]in..., In..., vor l angeglichen zu: **il..., Il...,** vor m, b u. p zu: **im..., Im...,** vor r zu: **ir..., Ir...** [aus der verneinenden lat. Vorsilbe *in...*]: Vorsilbe mit der Bed. »ohne, nicht, un...«; z. B.: Inappetenz, impotent, irreponibel

in|ad|äquat [↑[2]in... u. ↑adäquat]: nicht passend, nicht entsprechend, unangemessen (speziell von unpassenden Gefühlsäußerungen gesagt, wie sie bei Schizophrenie vorkommen, z. B. unbegründetes Lachen bei traurigem Anlass)

inaequalis vgl. inäqual

in|ag|glutinabel [↑[2]in... u. ↑agglutinabel] nichtagglutinierbar (bes. von Blutzellen)

in|aktiv [auch: ...ti:f; ↑[2]in... u. ↑aktiv]: **1)** unwirksam (z. B. von chem. Substanzen, Toxinen u. dgl. gesagt, deren normale Wirksamkeit durch bestimmte Faktoren, wie starke Hitze, ausgeschaltet wurde). **2)** ruhend; vorübergehend keine Krankheitssymptome zeigend (von Krankheitsprozessen, wie der

Lungentuberkulose, gesagt). **in|aktivie|ren:** einem Stoff, einem Mikroorganismus (z. B. einem Virus), einem Serum (z. B. dem Blutserum) u. a. durch bestimmte chemische oder physikalische Verfahren, z. B. starke Erhitzung, seine spezifische Wirksamkeit nehmen. **In|aktivität** [auch: ...tɛ:t] *w;* -: Untätigkeit eines Organs, Muskels od. sonstigen Körperteils infolge Nichtbeanspruchung; auch: Ruhen eines krankhaften Prozesses (z. B. einer Lungentuberkulose)

Inanition [zu lat. *inanis* = leer; nüchtern; hungrig] *w;* -, -en: Abmagerung (auf unter 80 % des Normalgewichts) mit völliger Entkräftung u. Erschöpfung als Folge unzureichender Ernährung, auch bei auszehrenden Krankheiten wie Tuberkulose

in|ap|parent [zu ↑ [2]in... u. lat. *apparere* = zum Vorschein kommen]: klinisch stumm, symptomlos, nicht wahrnehmbar (von Krankheiten); Ggs.: manifest

In|ap|petenz [auch: ...'tɛnts; ↑ [2]in... u. ↑ Appetenz] *w;* -: fehlendes Triebverlangen, insbes. fehlendes Verlangen nach Nahrung, Appetitlosigkeit (Psychol., Med.)

I

inak

in|äqual [auch: ...a:l], in fachspr. Fügungen: **in-aequa|lis, ...le** [↑ [2]in... u. lat. *aequalis* = gleich]: ungleich, einander nicht [völlig] gleichend (z. B. von Organen derselben Art); ungleichmäßig (bes. vom Puls)

inborn error ['ɪnbɒrn 'ɛrə; engl. = angeborener Irrtum] *s;* - -s, - -s: Sammelbez. für die erblichen Stoffwechselanomalien (z. B. ↑ Alkaptonurie)

incarceratus vgl. inkarzeriert

in|carnatus, ...ta, ...tum [zu ↑ [1]in... u. lat. *caro,* Gen.: *carnis* = Fleisch]: ins Fleisch eingewachsen (z. B. von einem Finger- oder Zehennagel; vgl. Unguis incarnatus)

incipiens vgl. inzipient

Incisio vgl. Inzision. **in|cisivus, ...va, ...vum** [zu lat. *incidere, incisum* = einschneiden; zerschneiden]: zum Schneiden geeignet (bes. von Zähnen gesagt; vgl. Dens incisivus). **Incisura** vgl. Inzisur

Inclinatio vgl. Inklination

in|com|pletus, ...eta, ...etum [aus lat. *incompletus* = unvollständig]: unvollständig; z. B. in der Fügung ↑ Abortus incompletus

in|com|plicatus, ...ta, ...tum [↑ [2]in... u. ↑ complicatus]: unkompliziert (z. B. ↑ Abortus incomplicatus)

Incontinentia vgl. Inkontinenz

Incrementum vgl. Inkrement

Incubus vgl. Inkubus

incudo|malleo|laris, ...re [zu ↑ Incus u. ↑ Malleus]: auf die beiden Gehörknöchelchen Amboss u. Hammer bezüglich, sie verbindend; z. B. in der Fügung ↑ Articulatio incudomalleolaris

incudo|stapedius, ...dia, ...dium [zu ↑ Incus u. ↑ Stapes]: auf Amboss u. Steigbügel des Innenohrs bezüglich, sie verbindend; z. B. in der Fügung ↑ Articulatio incudostapedia

incurabilis vgl. inkurabel

Incus [aus lat. *incus,* Gen.: *incudis* = Amboss] *w;* -, Incudes: »Amboss«, Name des mittleren Gehörknöchelchens zwischen Hammer u. Steigbügel (Anat.)

Index [aus lat. *index,* Gen.: *indicis* = Anzeiger; Kennzeichen]: **1)** *m;* -, Indices: Zeigefinger (Anat.). **2)** *m;* -[es], -e oder Indizes: Messzahl für den Wirkungsgrad eines Stoffes (z. B. eines Chemotherapeutikums). **3)** *m;* -[es], -e und Indizes: Verhältnis von Schädelbreite zur Schädellänge (Messwert in der Anthropologie)

in|dicans [zu lat. *indicare* = anzeigen, offenbaren]: anzeigend, hinweisend (bes. von Symptomen gesagt, die auf eine bestimmte Krankheit hinweisen bzw. für diese charakteristisch sind). **Indicatio** vgl. Indikation

in|different [aus lat. *indifferens* = keinen Unterschied aufweisend; gleichgültig; neutral]: ohne spezifische Wirkung, neutral (bes. von Arzneimitteln gesagt)

In|di|gestion [aus spätlat. *indigestio* = Mangel an Verdauung] *w;* -, -en: Verdauungsstörung, fehlende oder mangelhafte Verdauungstätigkeit

Indigo [durch Vermittlung von gleichbed. span. *indigo* aus gleichbed. lat. *Indicum* (gr. *Ἰνδικόν*), eigtl. = das Indische; der Farbstoff ist also nach seiner ostindischen Heimat benannt] *m* od. *s;* -s, (Indigoarten:) -s: ältester u. wichtigster, heute synthetisch hergestellter, organischer blauer Farbstoff

Indikan [Kurzbildung aus ↑ *Indigo* u. ↑ *Kalium*] *s;* -s: Kaliumsalz der Indoxylschwefelsäure, ein Abbauprodukt aus tierischem Protein (entsteht aus ↑ Indol im Darm, wird in der Leber zu ↑ Indoxyl umgebaut und im Harn ausgeschieden). **Indikan|urie** [↑ ...urie] *w;* -, ...ien: vermehrte Ausscheidung von Indikan im Harn (z. B. bei Verstopfung u. Fäulnisprozessen im Darm)

In|dikation [zu lat. *indicare* = anzeigen] *w;* -, -en, in fachspr. Fügungen: **In|dicatio,** *Pl.:* ...io|nes: Heilanzeige, aus der ärztlichen Diagnose sich ergebende Veranlassung, bestimmte Heilmittel od. Behandlungsmethoden anzuwenden, ein Medikament zu verabreichen; Ggs.: Kontraindikation. **In|dicatio cau|salis:** Umstand, der die Anwendung von solchen Heilmitteln od. therapeutischen Maßnahmen erforderlich macht, die gegen die Krankheitsursache gerichtet sind. **In|dicatio symptomatica:** Umstand, der lediglich eine symptomatische Behandlung einer Krankheit, also die Anwendung solcher Heilmittel od. therapeutischer Maßnahmen geboten erscheinen lässt, die nur gegen die Krankheitssymptome (nicht gegen die Ursache) gerichtet sind. **In|dicatio vitalis:** Umstand, der auf eine akute Lebensgefahr hinweist u. deshalb zunächst solche Maßnahmen erforderlich macht, die auf die Erhaltung des Lebens gerichtet sind

In|dikator [zu lat. *indicare* = anzeigen] *m;* -s, ...katoren: Stoff (z. B. ↑ Lackmus), der ein bestimmtes Stadium einer chemischen Reaktion durch Farbveränderung anzeigt (Chem.)

Indium [zu lat. *Indicum* = blauer Farbstoff (vgl. Indigo); so benannt wegen der zwei indigoblauen Linien im Spektrum des Indiums] *s;* -s: metallisches chem. Element; Zeichen: In

Individual|dosi|meter [↑ ²in..., lat. *dividere* = teilen u. ↑ Dosimeter] *s;* -s, -: Strahlenschutzplakette, die an der Kleidung getragen wird

individuelle Gesundheits|leistungen: ärztliche Leistungen, die aus medizinischer Sicht empfehlenswert bzw. vertretbar sind, deren Kosten die gesetzlichen Krankenkassen aber nicht übernehmen und die daher von gesetzlich Krankenversicherten selbst bezahlt werden müssen; Abk.: IGeL

in|dizie|ren [aus lat. *indicare* = anzeigen]: die Anwendung bestimmter Heilmittel od. therapeutischer Maßnahmen als angezeigt erscheinen lassen (von Krankheiten, Symptomen od. Umständen gesagt). **in|diziert:** angezeigt, ratsam, erforderlich (von anzuwendenden Heilmitteln od. therapeutischen Maßnahmen gesagt); Ggs.: kontraindiziert

Indol [Kurzw. aus ↑ *Ind*igo u. ↑ Benz*ol*] *s;* -s, -e: chem. Verbindung eines Benzolrings mit einem Pyrrolring (Grundsubstanz des Indigos), die u. a. im Darm bei der Zersetzung von Proteinen entsteht

in|dolent [auch: ...'ɛnt; zu ↑ ²in... u. lat. *dolere* = Schmerz empfinden]: keine Schmerzen verursachend (z. B. von krankhaften Prozessen); schmerzlos, schmerzfrei (vom Organismus od. einzelnen Körperteilen); schmerzunempfindlich, gleichgültig gegenüber Schmerzen. **In|dolenz** [auch: ...'ɛnts] *w;* -, -en: Schmerzlosigkeit, Schmerzfreiheit; Gleichgültigkeit gegenüber Schmerzen

Ind|oxyl [Kurzbildung aus ↑ *Ind*ol, ↑ *Ox*idation u. ↑ ...yl] *s;* -s, -e: Oxidationsprodukt des Indols

In|duktions|krankheit [lat. *inductio* = das Hineinführen, Hineinleiten]: veralt. für: unechte, insbes. psychotische Krankheit, die alle Symptome einer echten Krankheit zeigt und die durch ständigen persönlichen Kontakt der betroffenen mit einer tatsächlich erkrankten Person auf psychischem, suggestivem Weg übertragen wird. **In|duktionstherapie:** hoch dosierte Anfangstherapie (bei der Tumorbehandlung). **In|duktions|tumor:** Geschwulst, die durch äußere Einflüsse, z. B. durch ↑ kanzerogene Substanzen, verursacht wird

In|duration [zu lat. *indurare, induratum* = hart machen, verhärten] *w;* -, -en, in fachspr. Fügungen: **Induratio**, *Pl.:* ...io|nes: Verhärtung eines Gewebes od. eines Organs (Folge einer bindegewebigen Durchwachsung). **In|duratio penis plastica:** Verhärtung der Schwellkörper des männlichen Gliedes mit Ausbildung von Knoten, Strängen und ringförmigen Einlagerungen, die stets im Rücken des Gliedes sitzen (Vorkommen im mittleren Alter). **in|duratus, ...ta, ...tum:** verhärtet, hart; z. B. in den Fügungen ↑ Acne indurata, ↑ Hepar induratum. **in|durie|ren:** sich verhärten (z. B. von der Haut, von Muskeln od. anderen Geweben gesagt); meist Folge einer bindegewebigen Umwandlung

Indusium grise|um [lat. *indusium* = obere Tunika; ↑ griseus] *s;* - -: dünne Schicht grauer Substanz auf dem ↑ Corpus callosum

in|dux [zu lat. *inducere* = einführen, einleiten]: mit dem Beginn einer Krankheit zusammenhängend, auf eine beginnende Erkrankung hinweisend (von bestimmten körperlichen Veränderungen gesagt, z. B. vom feinen Knisterrasseln über den Lungen bei beginnender Pneumonie; vgl. Crepitatio indux)

in|duzie|ren [aus lat. *inducere* = hineinführen]: (eine Krankheit und dgl.) durch äußere Umstände hervorrufen, auslösen

In|ebrians [zu lat. *inebriare* = trunken machen, berauschen] *s;* -, ...anzien [...iən] u. ...antia (meist *Pl.*): berauschende Mittel (z. B. Alkohol)

in|effektiv: unwirksam (von Behandlungsmaßnahmen)

in|ert [aus lat. *iners* = träge]: reaktionslos (von Substanzen oder Körpergeweben)

In|ertie, in fachspr. Fügungen: **In|ertia** [aus lat. *inertia* = Trägheit] *w;* -: Trägheit, Langsamkeit (z. B. eines Körperorgans hinsichtlich seiner Arbeitsleistung). **In|ertia uteri:** primäre Wehenschwäche (zu kurze, zu schwache u. zu seltene Wehen u. dadurch bedingte Verlängerung des Geburtsvorgangs)

in ex|tremis [lat. *extremus* = äußerst, letzt]: im Sterben (liegend)

Infans [aus lat. *infans*, Gen.: *infantis* = kleines Kind] *s;* -, Infanten (in fachspr. Fügungen: Infantes): kleines Kind, Kleinkind. **infantil,** in fachspr. Fügungen: **infantilis, ...le:** kindlich, noch klein; unentwickelt. **Infantilismus** *m;* -: körperliches oder (bzw. und) geistiges Stehenbleiben auf kindlicher Entwicklungsstufe. **Infantilität** *w;* -: kindliches Wesen; Unentwickeltheit von körperlichen od. geistigen Merkmalen

In|farkt [nlat. Bildung zu lat. *infarcire, infartum (infarsum)* = hineinstopfen] *m;* -[e]s, -e: Absterben eines durch Endarterien versorgten Gewebestücks oder Organteils nach plötzlicher und andauernder Unterbrechung der Blutzufuhr; plötzliche Unterbrechung der Blutzufuhr in den Herzkranzgefäßen, vgl. Herzinfarkt. **In|farkt|persönlichkeit:** Person, die aufgrund ihrer körperlich-psychischen Voraussetzungen zum Infarkt disponiert ist. **infarzie|ren:** ein Gewebestück oder Organteil infarktähnlich verändern, einen Infarkt hervorrufen

in|faust, in fachspr. Fügungen: **in|faustus, ...ta, ...tum** [aus lat. *infaustus* = ungünstig; unglücklich]: ungünstig (z. B. vom angenommenen Verlauf einer Krankheit bzw. einer ↑ Prognose gesagt)

In|fekt vgl. Infektion. **In|fektio|logie** [↑ ...logie] *w;* -: Wissenschaft und Lehre von der Entstehung, Behandlung und Verhütung von Infektionskrankheiten. **In|fektion** [zu lat. *inficere, infectum* = hineintun; anstecken] *w;* -, -en, auch: **In|fekt** *m;* -[e]s, -e: Ansteckung, lokale od. allgemeine Störung des Organismus durch Krankheitserreger, die von außen in die Organe od. Gewebe eindringen u. die Fähigkeit haben, sich zu vermehren, u. auf andere Individuen übertragen werden können. **In|fektions|immuno|logie** [↑ Immunologie] *w;* -: Zweig der Medizin, der sich mit den Abwehrmechanismen des Körpers gegen Infektionserreger befasst. **In|fektions|krankheit:** durch Eindringen und Vermehrung virulenter (infektionstüchtiger) pathogener Mikroben und durch Einwirkung giftiger Stoffwechselprodukte (Toxine) dieser Erreger hervorgerufene Krankheit mit meist typischem Verlauf (z. B. Scharlach, Diphtherie). **In|fektions|psychose:** Form der ↑ Psychose, die während od. nach einer Infektionskrankheit auftritt (charakterisiert durch Bewusstseinsstörung, Erregungs- und Dämmerzustände). **in|fektiös,** in fachspr. Fügungen: **in|fectio|sus, ...osa, ...osum:** ansteckend; auf Ansteckung beruhend (von Krankheiten). **In|fektiosität** *w;* -: Ansteckungsfähigkeit [von Mikroorganismen]

In|ferenz [zu lat. *inferre* = folgern, schließen, eigtl. hineintragen] *w;* -, -en: [medizin]statistische Methode zur Gewinnung von Wissen durch logische Schlussfolgerung und anschließende Aufbereitung der Ergebnisse

inferior, inferius [aus lat. *inferior* = der untere]: der (die, das) untere, weiter unten gelegen; z. B. in der Fügung ↑ Facies inferior

in|fertil [aus lat. *infertilis* = unfruchtbar]: unfähig, ein Kind auszutragen (von der Frau gesagt); unfähig zur Fortpflanzung. **In|fertilität:** Unfruchtbarkeit, ↑ Sterilität (1)

In|festation [zu lat. *infestare* = anfeinden, angreifen] *w;* -, -en: = Invasion

In|fibulation [zu lat. *fibula* = Nadel] *w;* -, -en: Form der ↑ Genitalverstümmelung, bei der zur Verhinderung des Geschlechtsverkehrs der Scheideneingang vernäht (od. verklammert) wird

In|fil|trat [zu ↑ [1]in... u. ↑ Filter] *s;* -[e]s, -e: Gesamtheit der in normales Gewebe eingelagerten fre5mdartigen (insbesondere krankheitserregenden) Zellen, Gewebe, Flüssigkeiten und sonstigen Substanzen. **In|fil|tration** *w;* -, -en: das Eindringen fremdartiger (insbesondere krankheitserregender) Substanzen in normales Gewebe. **In|fil|trations|an|äs|thesie:** Betäubung durch Einspritzung eines Narkotikums in das Körpergewebe. **in|fil|trie|ren:** in normales Gewebe eindringen (von fremdartigen, insbesondere krankheitserregenden, Substanzen gesagt)

In|firmität [zu lat. *infirmus* = schwach] *w;* -: Gebrechlichkeit

in|fizie|ren [aus lat. *inficere* = hineintun; anstecken]: jmdn. anstecken; eine Infektion verursachen; eine Krankheit, Krankheitserreger übertragen; **sich in|fizie|ren:** sich anstecken, Krankheitskeime aufnehmen (von Personen); infektiös werden, sich entzünden (z. B. von Wunden)

In|flammation [zu lat. *inflammare* = anzünden; entzünden] *w;* -, -en: in fachspr. Fügungen: **In|flammatio,** *Pl.:* ...io|nes: = Entzündung. **in|flammatorisch,** in fachspr. Fügungen: **in|flammatorius, ...ria, ...rium:** entzündlich, Entzündung hervorrufend; z. B. in der Fügung Crusta inflammatoria (↑ Kruste)

in|flatus, ...ta, ...tum [zu lat. *inflare, inflatum* = hineinblasen; aufblasen]: aufgebläht, vermehrt lufthaltig (bes. vom Magen-Darm-System)

in|flexibel [↑ [2]in... u. ↑ flexibel]: nicht biegbar, starr (z. B. von Gelenken gesagt)

In|fluenza [zu lat. *influere* = hineinfließen; sich einschleichen (unmittelbar durch ital. *influenza* vermittelt)] *w;* -: veraltende Bezeichnung für ↑ Grippe

In|fluenza|virus [↑ Influenza u. ↑ Virus] *s;* -, ...ren (meist *Pl.*): Gruppe von pathogenen Viren, die beim Menschen die ↑ Grippe hervorrufen, Einteilung nach Matrixproteinen (in Typen A u. B) und Oberflächenstrukturen (Hämagglutinin H, Neuraminidase N), z. B. ist der Subtyp A/H1N1 der Erreger der sog. Schweinegrippe

in|formed con|sent [ɪnˈfɔːmd kənsˈent; engl.] *s;* - -, - -s: (nach Information u. Aufklärung erfolgende) Einwilligung eines Probanden, einer Probandin in die Teilnahme an einem Versuch oder an einer Studie

in|formis, ...me [zu ↑ [2]in... u. lat. *forma* = Gestalt, Form]: ungestalt, missgestaltet, unförmig

In|formo|som [Kurzbildung zum FW *Information* u. zu ↑ ...som] *s;* -s, -en (meist *Pl.*): Partikel, die innerhalb einer Zelle Informationen übermitteln (Biol.)

in|fra..., In|fra... [aus gleichbed. lat. *infra* (Adverb u. Präposition)]: erster Wortbestandteil von zusammengesetzten Adjektiven od. Substantiven, bes. aus dem Bereich der Anatomie, mit der Bed. »unterhalb (von etwas); jenseits von«; z. B.: infraorbital, Infrarot

in|fra|di|an [zu ↑ infra...u. lat. *dies* = Tag]: jenseits der 24-Stunden-Periodik ablaufend (von Lebensvorgängen gesagt)

in|fra|klavikulär, in fachspr. Fügungen: **infra|clavicularis,...re** [zu ↑ infra... u. ↑ Clavicula]: unterhalb des Schlüsselbeins gelegen; z. B. in der Fügung ↑ Regio infraclavicularis

In|fraktion [zu lat. *infringere, infractum* = einbrechen; einknicken] *w;* -, -en: Knickungsbruch, nur wenig klaffender, jedoch deutlich erkennbarer Knochenriss ohne ↑ Dislokation, der von der Knochenoberfäche mehr od. weniger weit in die Tiefe reicht (ohne vollständige Durchtrennung der Knochenstruktur); vgl. Fraktur

in|fra|maxillar und **in|fra|maxillär,** in fachspr. Fügungen: **in|fra|maxillaris, ...re** [zu ↑ infra... u. ↑ Maxilla]: unterhalb des Kiefers gelegen, zum Unterkiefer gehörend

in|fra|nu|kle|är [zu ↑ infra... u. ↑ Nukleus]: unterhalb eines Kerns im Zentralnervensystem gelegen

in|fra|orbital, in fachspr. Fügungen: **in|fra|orbitalis, ...le** [zu ↑ infra... u. ↑ Orbita]: unterhalb der Augenhöhle gelegen (bes. von Gefäßen od. Nerven); z. B. in der Fügung ↑ Arteria infraorbitalis

in|fra|poniert [zu ↑infra... u. lat. *ponere, positum* = setzen, stellen]: im Alveolaranteil verkürzt und dadurch die gedachte Bissebene nicht erreichend (von Zähnen oder Zahngruppen im Einzelkiefer gesagt); Gegensatz: ↑supraponiert. **In|fra|position** *w;* -, -en: vertikale Fehlstellung von Zähnen oder Zahngruppen, die im Alveolaranteil verkürzt sind und dadurch die gedachte Bissebene nicht erreichen; Gegensatz: ↑Supraposition

In|fra|rot [↑infra...] *s;* -s: Bezeichnung für den Bereich elektromagnetischer Wellen, deren Frequenzen unterhalb derer des sichtbaren Lichts (jenseits des Rotspektrums) liegen (diese Strahlen zeichnen sich vor allem durch ihre Wärmewirkung aus und werden daher u.a. zu therapeutischen Zwecken angewandt)

In|fra|schall [↑infra...]: unterhalb der menschlichen Hörgrenze liegender Bereich akustischer Schwingungen (von 0 bis 16 Hz)

in|fra|spinatus, ...ta, ...tum [zu ↑infra... u. ↑Spina scapulae]: unterhalb der Schultergräte liegend, auf sie bezüglich; z.B. in der Fügung ↑Fossa infraspinata

in|fra|sternalis, ...le [zu ↑infra... u. ↑Sternum]: unter dem Brustbein liegend; z.B. in der Fügung ↑Angulus infrasternalis

in|fra|temporalis, ...le [zu ↑infra... u. ↑Tempora]: unterhalb der Schläfen gelegen od. verlaufend; z.B. in der Fügung ↑Fossa infratemporalis

In|fundibulum [aus lat. *infundibulum,* Gen.: *infundibuli* = Trichter] *s;* -s, ...la: **1)** trichterförmiger Körperteil (Anat.); im speziellen Sinne Bez. für den die ↑Hypophyse tragenden trichterförmigen Fortsatz am ↑Hypothalamus der Hirnbasis (Anat.). **2)** gemeinsamer Haar-Talgdrüsen-Ausführungsgang (Anat.). **In|fundibulum eth|mo|idale:** trichterförmige Fortsetzung des sichelförmigen Spaltes der vorderen Siebbeinzelle, die den mittleren Nasengang mit der Stirnhöhle verbindet. **Infundibulum hypo|physis:** trichterförmiger Stiel der Hypophyse. **In|fundibulum tubae uterinae:** »Tubentrichter«, Anfangsteil des Eileiters

in|fundie|ren [aus lat. *infundere, infusum* = hineingießen]: eine Infusion vornehmen. **Infus** *s;* -es, -e und (bes. in fachspr. Fügungen:) **In|fusum** *s;* -s, ...sa: Aufguss, Drogenauszug aus zerkleinerten, mit siedendem Wasser übergossenen u. anschließend aufgekochten Pflanzenteilen. **In|fusion** *w;* -, -en: Einführung größerer Flüssigkeitsmengen (z.B. physiologische Kochsalzlösung) in den Organismus, besonders über die Blutwege (intravenös), über das Unterhautgewebe (subkutan) oder durch den After (rektal). **In|fusorium** *s;* -s, ...rien [...iən] (meist *Pl.*): »Aufgusstierchen«, Sammelbez. für ↑Ziliaten und ↑Flagellaten (Biol.). **Infusum** vgl. Infus

In|gesta [zu lat. *ingerere, ingestum* = hineingießen, -tun] *Pl.:* Gesamtheit der in den Körper aufgenommenen festen und flüssigen Nahrung. **In|gestion** *w;* -, -en: Nahrungsaufnahme

In|gestions|all|ergene *Pl.:* mit der Nahrung aufgenommene Allergene (z.B. Erdbeeren). **In|gestions|all|ergie:** durch Aufnahme von Ingestionsallergenen über den Magen-Darm-Trakt verursachte Allergie

in|gestiv [...ti:f; zu ↑Ingestion]: die Verdauung betreffend; mit der Nahrungsaufnahme zusammenhängend

In|grediens [...dɪ-ɛns; zu lat. *ingredi* = hineingehen] *s;* -, ...ienzien [...iən] u. ...ientia (meist *Pl.*), auch: **In|gredienz** *w;* -, -en (meist *Pl.*): Bezeichnung für die einzelnen Bestandteile einer Arznei

In|guen [aus lat. *inguen,* Gen.: *inguinis* = Leistengegend] *s;* -[s], In|gui|na (meist *Pl.*): Leistengegend (vorderer Teil des Leibes an den Hüften). **in|gui|nal,** in fachspr. Fügungen: **in|gui|nalis, ...le:** zur Leistengegend gehörend, sie betreffend; z.B. in der Fügung ↑Ligamentum inguinale

INH: Abk. für ↑Isonikotinsäurehydrazid

In|halat [zu lat. *inhalare, inhalatum* = anhauchen, zuhauchen] *s;* -[e]s, -e: zur ↑Inhalation bestimmtes (dampfförmiges oder zerstäubtes) Heilmittel. **In|halation** *w;* -, -en: Einatmung von Heilmitteln in Form von Dämpfen und fein zerstäubten Flüssigkeiten (insbes. bei Erkrankungen der Atemwege)

In|halations|all|ergene *Pl.:* mit der Atemluft aufgenommene Allergene (z.B. Pflanzenpollen, Pilzsporen)

In|halations|narkose: Narkose mit verdampfenden Flüssigkeiten oder Gasen, die der Patient bzw. die Patientin einatmet

in|halativ [...ti:f; zu ↑Inhalation]: die Inhalation betreffend, durch Inhalation bedingt. **In|halator:** Inhalationsgerät. **in|halie|ren:** dampfförmige oder fein zerstäubte Arzneimittel einatmen, eine ↑Inhalation vornehmen

in|hibie|ren [aus lat. *inhibere, inhibitum* = einhalten, hemmen]: hemmen (z.B. die Wirkung eines Enzyms). **In|hibin** *s;* -s, -e: **1)** in den Hoden bzw. Eierstöcken gebildetes Proteohormon, das die Freisetzung von Follikel stimulierenden Hormonen stimuliert (Med.). **2)** Stoff (z.B. im Speichel von Bienen), der auf die Entwicklung von Bakterien hemmend wirkt (Biol.). **In|hibition** *w;* -, -en: Hemmung od. Unterdrückung der spezifischen Wirkung eines Stoffes (z.B. eines Enzyms) durch einen anderen Stoff. **In|hibitor** *m;* -s, ...toren: **1)** Stoff, der bestimmte chem. Reaktionen einzuschränken od. zu verhindern vermag. **2)** chemische Substanz, die die spezifische Wirkung anderer Substanzen (z.B. von Enzymen) aufhält od. unterdrückt. **inhibitorisch:** hemmend

in|homogen [↑²in... u. ↑homogen]: von ungleichartiger Beschaffenheit, uneinheitlich

Inion [aus gr. *ἰνίον* = Muskeln am Hinterkopf; Genick] *s;* -s, Inia: äußerste Spitze der ↑Protuberantia occipitalis externa

in|itial, in fachspr. Fügungen: **in|itia|lis, ...le** [aus lat. *initialis* = anfänglich, ursprünglich]: am Anfang stehend; im Anfangsstadium einer Erkrankung auftretend (von bestimmten Prozessen oder Veränderungen, wie Fieber, Krämpfen usw., gesagt)

In|itial|dosis: Dosis, die zur Einleitung einer Behandlung verabreicht wird

In|itial|echo: bei der Echoenzephalografie von der Haut, den Temporalmuskeln und den Schädelknochen hervorgerufener Echokomplex

In|itial|stadium: Anfangsstadium eines Krankheitsverlaufs

In|itial|therapie: Einleitung einer allgemeinen medikamentösen Behandlung (z. B. bei unbekanntem Erreger)

In|jektion [zu lat. *inicere, iniectum* = hineinwerfen; einflößen] *w;* -, -en: **1)** Einspritzung von Flüssigkeiten (insbesondere von flüssigen Heilmitteln) in den Körper zu therapeutischen od. diagnostischen Zwecken, u. zwar direkt in die Blutbahn (↑intravenös), in od. unter die Haut (↑intrakutan, ↑subkutan) oder ins Muskelgewebe (↑intramuskulär). **2)** starke Füllung und damit Sichtbarwerden der kleinsten Blutgefäße im Auge bei Augenentzündungen. **Injektions|all|ergene** *Pl.:* Allergene, welche durch Einstich (z. B. Injektion oder Insektenstich) dem Organismus zugeführt werden

in|jizie|ren: Flüssigkeiten (insbes. flüssige Heilmittel) in den Körper einspritzen

Inka|bein [nach den Inka, den Angehörigen der ehemaligen indigenen Herrscher- u. Adelsschicht in Peru]: Bezeichnung für eine bes. Ausprägung des ↑Os interparietale, bei dem etwa die obere Hälfte der Hinterhauptschuppe durch eine Quernaht abgetrennt ist (zuerst bei den Inka beobachtet)

In|karzeration [zu ↑ ¹in... u. lat. *carcer,* Gen.: *carceris* = Umfriedung; Gewahrsam, Gefängnis] *w;* -, -en, in fachspr. Fügungen: **Incarceratio,** *Pl.:* ...iones: Einklemmung, bes. von Eingeweideteilen in einem Bruchsack. **In|carceratio herniae:** »Brucheinklemmung«, Einklemmung eines Bruchsacks samt Inhalt in der Bruchpforte. **in|karzerie|ren:** sich einklemmen (von einem Bruch gesagt). **inkarzeriert,** in fachspr. Fügungen: **incarceratus, ...ta, ...tum:** eingeklemmt (von einem Bruch gesagt); z. B. in der Fügung ↑Hernia incarcerata

In|klination [zu lat. *inclinare* = hinneigen] *w;* -, -en, in fachspr. Fügungen: **In|clinatio,** *Pl.:* ...io|nes: Neigungsgrad einer gedachten Körperlinie od. -achse od. einer bestimmten Körperfläche (Organfläche), z. B. in Bezug auf die vertikale Körperachse. **In|clinatio pelvis:** »Beckenneigung«, Neigungswinkel zwischen Beckenachse u. Horizontalebene

In|ko|härenz [zu ↑ ²in... u. lat. *cohaerere* = zusammenhängen] *w;* -, -en: fehlender oder gestörter innerer Zusammenhang des Gedankenablaufs (bes. bei exogen bedingten ↑Psychosen; Psychol., Med.)

in|kom|patibel [↑ ²in... u. ↑kompatibel]: unverträglich (bes. von Arzneimitteln in Bezug auf andere Arzneimittel od. von Transfusionsblut in Bezug auf das Empfängerblut); Ggs.: kompatibel. **In|kompatibilität** *w;* -: Unverträglichkeit (bes. von Medikamenten oder Blutgruppen gesagt); Ggs.: Kompatibilität

in|kom|plett [aus lat. *incompletus* = unvollständig]: unvollständig

in|kon|stant [↑ ²in... u. ↑konstant]: wechselnd, unbeständig

in|kon|tinent [auch: ...ˈnɛnt; aus lat. *incontinens* = nicht bei sich behaltend]: unfähig, Harn oder Stuhl willkürlich zurückzuhalten. **In|kon|tinenz** [auch: ...ˈnɛnts] *w;* -, -en, in fachspr. Fügungen: **In|continentia,** *Pl.:* ...iae: Unvermögen, Harn od. Stuhl willkürlich im Körper zurückzuhalten. **In|continentia alvi:** Unvermögen, den Stuhl willkürlich im Darm zurückzuhalten (ungewollter u. manchmal unbemerkter Stuhlabgang). **In|con|tinentia pig|menti** = Bloch-Sulzberger-Krankheit. **In|continentia urinae:** Unvermögen, den Urin willkürlich in der Blase zurückzuhalten (unfreiwilliger Urinabgang), u. a. bei körperlicher Belastung (Belastungsinkontinenz)

In|ko|ordination [↑ ²in... u. ↑Koordination] *w;* -, -en: fehlendes od. gestörtes Zusammenwirken der einzelnen Muskeln einer Muskelgruppe. **in|koordiniert:** nicht aufeinander abgestimmt (bes. von einzelnen Muskeln einer Muskelgruppe)

in|korporal [zu ↑ ¹in... u. lat. *corpus,* Gen.: *corporis* = Körper]: im Körper [eines Organs] befindlich (bes. im Sinne von: im Körper der Gebärmutter, in der Gebärmutterhöhle befindlich). **Inkorporation** *w;* -, -en: Einverleibung, Einführung eines Stoffes (insbes. Heilmittels) in den Körper, vor allem zu therapeutischen Zwecken (z. B. Einführung von Radium in den Körper zur Krebsbehandlung). **in|korporie|ren:** dem Organismus einverleiben, in den Organismus einbringen (insbes. Heilmittel)

In|krement [aus lat. *incrementum* = Zuwachs, Zunahme] *s;* -[e]s, -e, in fachspr. Fügungen: **Incrementum,** *Pl.:* ...ta: neurophysiologische Bezeichnung für den Zuwachs an Intensität, den eine Erregung gegenüber dem auslösenden Reiz hat und der sich mit der Fortleitung der Erregung erhöht

In|kret [zu ↑ ¹in... u. lat. *cernere, cretum* = scheiden, sondern; Analogiebildung nach ↑Sekret] *s;* -[e]s, -e, auch: **In|kretum** *s;* -s, ...ta: von einer Drüse mit innerer Sekretion nach innen abgegebener Stoff; im allg. synonym gebraucht für ↑Hormon; vgl. auch: Exkret. **In|kretion** *w;* -, -en: innere Sekretion; im allg. Bez. für die Sekretionstätigkeit der Hormondrüsen, die ihr Sekret unmittelbar ins Blut abgeben. **in|kretorisch:** mit der inneren Sekretion zusammenhängend, der inneren Sekretion zugehörend, dienend

In|krustation [zu lat. *incrustare* = mit einer Kruste überziehen] *w;* -, -en: Verkrustung, Krustenbildung; Einlagerung von Mineralsalzen im Gewebe

In|kubation [zu lat. *incubare, incubatum* = auf etwas liegen; sich niederlegen; bebrüten] *w;* -, -en: **1)** das Sichfestsetzen, die Vermehrung von Krankheitserregern im Körper. **2)** Behandlung von Frühgeborenen in einem Brutkasten. **3)** Kurzbez. für: Inkubationszeit. **4)** verspätete Reaktion auf ein psychisches Trauma (Psychol.). **In|kubations|zeit:** Zeitspanne zwischen dem Eindringen bestimmter Krankheitserreger in den Organismus und dem Auftreten erster Symptome der durch sie verursachten Infektionskrankheit

In|kubator [zu lat. *incubare, incubatum* = auf etwas liegen; sich niederlegen; bebrüten] *m;* -s, ...toren: **1)** Brutkasten für Frühgeburten = Couveuse. **2)** Brutschrank für Bakterienkulturen

in|kubie|ren [zu ↑Inkubation]: **1)** einen Säugling in den ↑Inkubator legen. **2)** eine Bakterienkultur bebrüten. **3)** sich im Körper festsetzen (von Krankheitserregern gesagt)

In|kubus [aus lat *incubus* = Albdrücken] *m;* -: »Albdrücken«, während des Schlafs auftretende Atembeklemmung mit Angstzuständen

in|kurabel, in fachspr. Fügungen: **in|curabilis, ...le** [aus gleichbed. lat. *incurabilis*]: unheilbar (von Krankheiten). **Inkurabilität:** Unheilbarkeit (einer Krankheit)

Innen|körper *Pl.:* kugelige Gebilde, die besonders bei Vergiftungen mit Nitrobenzol od. Anilin in den ↑Erythrozyten auftreten können. **Innen|körperan|ämie:** durch das Auftreten von Innenkörpern (Symptom des Erythrozytenzerfalls infolge Gifteinwirkung) charakterisierte Anämie

innere Kapsel vgl. Capsula interna

innere Se|kretion: Abgabe von Wirkstoffen der innersekretorischen Drüsen (z. B. der Schilddrüse) direkt in die Blutbahn; vgl. Inkretion

inner|se|kretorische Drüsen: Drüsen mit innerer Sekretion (Epithelkörperchen, Hypophyse, Geschlechtsdrüsen, Nebenniere, Langerhans-Inseln, Schilddrüse und Zirbeldrüse)

In|nervation [zu ↑[1]in... u. Nerv] *w;* -, -en, in fachspr. Fügungen: **In|nervatio,** *Pl.:* ...io|nes: **1)** Weiterleitung der von den Nerven aufgenommenen Reize an die einzelnen Teile u. Organe des Organismus. **2)** Versorgung eines Organs oder Körperteils mit Nerven. **in|nervie|ren: 1)** Reize an die einzelnen Teile od. Organe des Organismus weiterleiten (von Nerven gesagt). **2)** die einzelnen Teile des Organismus mit Nerven versorgen

in|nocens [aus lat. *innocens* = unschädlich]: unschädlich, harmlos; z. B. in der Fügung ↑Diabetes innocens

In|okulation [zu lat. *inoculare* = okulieren; einpflanzen] *w;* -, -en: **1)** Impfung mit pathogenen (vermehrungsfähigen, nicht abgeschwächten) Keimen, absichtliche Einbringung von virulenten Krankheitserregern in den Organismus (als vorbeugende u. therapeutische Maßnahme). **2)** unbeabsichtigte Übertragung von Krankheitserregern bei Blutentnahmen, Injektionen od. Impfungen. **in|okulie|ren: 1)** eine Inokulation (1) vornehmen. **2)** Krankheitserreger im Sinne einer Inokulation (2) übertragen. **In|okulum** *s;* -s, ...la: Krankheitserreger oder Zellen, die bei der Inokulation 1) und 2) eingebracht werden

in|operabel [↑[2]in... u. ↑operabel]: nicht operierbar; durch Operation nicht mehr heilbar (von Patienten bzw. Patientinnen mit schlechtem Allgemeinzustand gesagt bzw. von krankhaften Veränderungen, die lebensnotwendige Organe in Mitleidenschaft gezogen haben); Gegensatz: operabel. **In|operabilität** *w;* -: Unoperierbarkeit eines Patienten bzw. einer Patientin; Ggs.: Operabilität

Ino|pexie [zu gr. ἴς, Gen.: ἰνός = Muskel; Sehne; Gewebefaser u. gr. πῆξις = Befestigen; Gerinnenmachen] *w;* -: verstärkte Gerinnungsneigung des Blutes

Inosit [zu gr. ἴς, Gen.: ἰνός = Muskel; Sehne; Gewebefaser] *m;* -[e]s: Muskelzucker, zum Vitamin-B-Komplex gehörender zyklischer sechswertiger Alkohol (Vorkommen in vielen tierischen Organen, bes. in der Muskulatur)

Inosit|urie [↑Inosit u. ↑...urie], dafür auch die Kurzform: **Inos|urie** *w;* -, ...ien: Auftreten von Inosit im Harn

Ino|skopie [gr. ἴς, Gen.: ἰνός = Muskel; Sehne; Gewebefaser u. ↑...skopie] *w;* -, ...ien: mikroskopische Untersuchung von Geweben auf Bakterien nach vorausgegangener Andauung des Gewebes durch ↑Pepsin

ino|trop [gr. ἴς, Gen.: ἰνός = Muskel; Sehne; Gewebefaser u. ↑...trop]: muskelwirksam, die Kontraktionsfähigkeit von Muskeln, insbesondere des Herzmuskels, beeinflussend (z. B. von Vagus- bzw. Sympathikusreizen, auch von Arzneimitteln gesagt). **Ino|tropie** *w;* -, ...ien: Beeinflussung der Kontraktionsfähigkeit von Muskeln. **Ino|tropikum** *s;* -s, ...ka: Substanz, die die Kontraktionsfähigkeit vor allem des Herzmuskels steigert

INR: Abk. für *I*nternational *n*ormalized *r*atio, Maßzahl bei der ↑Thrombokinasezeit

In|salivation [zu ↑[1]in... u. lat. *saliva* = Speichel] *w;* -, -en: »Einspeichelung«, Vorgang der innigen Vermengung u. Vermischung der aufgenommenen Speisen mit Speichel im oberen Verdauungstrakt (im Mund, speziell beim Kauakt)

in|san [aus lat. *insanus* = toll, wahnsinnig]: veralt. für: psychisch krank, unzurechnungsfähig. **Insania** *w;* -, ...iae: veralt. Bez. für psychische Erkrankungen; wird heute nur noch selten in Wortzusammensetzungen (z. B. Insania senilis für Altersdemenz, Altersdepression) gebraucht

In|scriptio [zu lat. *inscribere, inscriptum* = in oder auf etwas schreiben, aufprägen] *w;* -, ...tio|nes; in der Fügung: **In|scriptio|nes tendineae** = Intersectiones tendineae

in|sekti|zid [zum FW *Insekt* und zu lat. *caedere* (in Zus. *-cidere*) = hauen, schlagen; töten]: Insekten vernichtend (bes. von chem. Substanzen). **In|sektizid** *s;* -[e]s, -e: [chem.] Mittel zur Vernichtung von Insekten

Insel [aus lat. *insula*, Gen.: *insulae* = Insel] *w;* -, -n, in der anatomischen Nomenklatur: **Insula** *w;* -, ...lae: dreiseitiger Lappen der Großhirnrinde, der in der Tiefe des ↑Sulcus lateralis liegt

Insel|hormon vgl. Insulin

Insellappen ↑Insel

Insel|organ: gelegentliche Bez. für die ↑Langerhans-Inseln

Inselzelle: Zelle der ↑Langerhans-Inseln

In|semination [zu lat. *inseminare* = einsäen; befruchten] *w;* -, -en: »Besamung«, und zwar: **1)** Eindringen des ↑Spermiums in das reife Ei bei der Befruchtung. **2)** künstliche Befruchtung

in|sensibel [auch: 'ɪn...; ↑²in... u. ↑sensibel], in fachspr. Fügungen: **in|sensibilis, ...le:** unempfindlich gegenüber Außenreizen; schmerzunempfindlich. **In|sensibilität** *w;* -: Reiz- oder Schmerzunempfindlichkeit

insensitiv: unempfindlich. **Insensitivität:** Unempfindlichkeit, Nichtansprechen auf bestimmte Medikamente

in|serie|ren [aus lat. *inserere, insertum* = hineinfügen]: **1)** an einem Knochen ansetzen (von Muskeln oder Sehnen). **2)** am Mutterkuchen ansetzen (von der Nabelschnur). **In|sertion** *w;* -, -en, in fachspr. Fügungen: **In|sertio,** *Pl.:* ...io-nes: **a)** Ansatzstelle eines Muskels bzw. der dazu gehörenden Muskelsehne am Knochen; **b)** Ansatzstelle der Nabelschnur am Mutterkuchen. **In|sertio cen|tralis:** Ansatz der Nabelschnur in der Mitte der Plazenta. **In|sertio lateralis:** Ansatz der Nabelschnur seitlich vom Zentrum der Plazenta. **In|sertio marginalis:** Ansatz der Nabelschnur am Rande der Plazenta. **Insertio velamentosa:** Ansatz der Nabelschnur an den Eihäuten. **in|sertiv** [...ti:f]: einführend (beim Geschlechtsverkehr den Penis in die Scheide); Gegensatz: rezeptiv

in|sidiös [aus lat. *insidiosus* = hinterlistig, heimtückisch]: heimtückisch, schleichend (von Krankheiten)

insipidus, ...da, ...dum [aus lat. *insipidus* = unschmackhaft]: ohne Geschmack, geschmacklos (bes. von der ausgeschiedenen Harnflüssigkeit bei ↑Diabetes insipidus gesagt, die nicht den charakteristisch süßen Geschmack wie bei ↑Diabetes mellitus hat)

in situ [lat. *situs* = Lage]: in natürlicher, richtiger Lage (bezogen auf die Lage eines Organs, Gewebes od. sonstigen Körperteils im Organismus); vgl. Situs

Insler-Score: Bewertung von Proben des Zervix-Schleims zur Zykluskontrolle im Rahmen einer Sterilitätsuntersuchung

In|solation [zu lat. *insolare* = der Sonne aussetzen] *w;* -, -en: »Sonnenstich«, als Folge einer längeren Sonneneinstrahlung, vor allem auf den unbedeckten Kopf, auftretende Übelkeit mit Schwindel, Kopfschmerzen, Brechreiz und meningealen Reizerscheinungen

in|solubel [↑²in... u. ↑solubel]: unlöslich (von chem. Stoffen gesagt)

In|somnie, in fachspr. Fügungen: **In|somnia** [aus lat. *insomnia* = Schlaflosigkeit] *w;* -: Schlaflosigkeit, Schlafstörung (unterschiedlicher Ursache)

In|spektion [zu lat. *inspicere, inspectum* = hineinschauen, besichtigen] *w;* -, -en: die äußerliche Untersuchung eines Patienten, einer Patientin durch Augenschein

In|spiration, in fachspr. Fügungen: **In|spiratio** [zu ↑¹in... u. lat. *spirare* = blasen, wehen; atmen] *w;* -: Einatmung, Einsaugen der Atemluft; Ggs.: Exspiration. **in|spiratorisch:** die Einatmung betreffend; Gegensatz: exspiratorisch

In|spissation [zu ↑¹in... u. lat. *spissus* = dicht, dick] *w;* -, -en: Eindampfung, Eindickung von Flüssigkeiten; Eindickung, Eintrocknung von Blut od. Gewebe durch Flüssigkeitsentzug

in|stabil [auch: ...bi:l; ↑²in... u. ↑stabil]: unbeständig; zerfallend, sich zersetzend (z. B. von Lösungen). **In|stabilität** *w;* -: **1)** Unbeständigkeit (z. B. von Lösungen). **2)** in fachspr. Fügungen: **Instabilitas** *w;* -: unruhige Bewegung, Zittern (z. B. von Muskeln, Extremitäten). **In|stabilitas choreiformis** [-...re-ɪ...]: Unruhe der Gliedmaßen und des Rumpfes (z. B. bei der spinalen ↑Heredoataxie). **Instabilitas oculorum** [↑Oculus]: = Nystagmus

In|stillation [zu lat. *instillare* = einträufeln] *w;* -, -en, in fachspr. Fügungen: **In|stillatio,** *Pl.:* ...io|nes: Einträufelung, tropfenweise Verabreichung von Flüssigkeiten (insbes. flüssigen Arzneimitteln) unter die Haut, in die Blutbahn oder in Körperhöhlen. **in|stillie|ren:** Flüssigkeiten in den Organismus einträufeln

In|strumentarium [zu lat. *instrumentum* = Werkzeug] *s;* -s, ...rien [...iən]: Gesamtheit der zu einer ärztlichen Einrichtung gehörenden oder für eine diagnostische oder therapeutische Maßnahme erforderlichen medizinischen Instrumente. **instrumentell:** mithilfe medizinischer Instrumente erfolgend (bes. von Untersuchungen). **instrumentie|ren:** (dem Arzt, der Ärztin) die für eine Untersuchung oder einen Eingriff (bes. Operation) erforderlichen medizinischen Instrumente anreichen

In|sudat [Analogiebildung mit dem Präfix ↑¹in... zu ↑Exsudat] *s;* -[e]s, -e: entzündliche Ausschwitzung; proteinhaltige Flüssigkeit, die bei Entzündungen in den Gefäßen verbleibt. **In|sudation** *w;* -, -en: Eindringen von Flüssigkeiten, bes. von Blutplasma, in die Gefäßwand; Absonderung eines Insudats. **in|sudativ** [...ti:f]: mit Insudation zusammenhängend, verbunden

in|suf|fizient [auch: ...ɪ-'ɛnt; ↑²in... u. ↑suffizient]: unzureichend, ungenügend, geschwächt (von der Funktion, Leistungsfähigkeit eines Organs). **Insuf|fizienz** [auch: ...ɪ-'ɛnts; ↑Suffizienz] *w;* -, -en, in fachspr. Fügungen: **In|suf|ficientia,** *Pl.:* ...iae: Funktionsschwäche, ungenügende Arbeitsleistung eines Organs

In|suf|flation [zu ↑[1]in..., ↑sub... u. lat. *flare* = blasen] *w;* -, -en: Einblasung bzw. Einspritzung von pulverigen, flüssigen od. gasförmigen Substanzen, z. B. Medikamenten, in Körperhöhlen od. Gefäße. **in|suf|flie|ren:** eine Insufflation vornehmen

Insula vgl. Insel

Insulin [zu lat. *insula*= Insel (hier im Sinne von »Langerhans-Inseln«)] *s;* -s, -e: Hormon der Bauchspeicheldrüse, das die Glykogenbildung und den oxidativen Abbau der Kohlenhydrate im Organismus anregt und damit den Blutzuckerspiegel reguliert

Insulin|ämie [↑Insulin u. ↑...ämie] *w;* -, ...ien: vermehrtes Auftreten von Insulin im Blut

insulin-like growth factor 1 ['ɪn(t)sjʊlɪnlɛik 'grəʊθ fɐktər van; engl. = insulinartiger Wachstumsfaktor 1] *m;* - - - 1, - - -s 1: ↑; Abk.: IGF-1. **insulinpflichtig:** Bez. für ein Stadium der Zuckerkrankheit, das mit Insulin behandelt werden muss

Insulin|pumpe: Vorrichtung zur automatisierten Insulingabe, die innerhalb oder außerhalb des Körpers getragen wird

Insulin|resistenz [↑Insulin u. ↑Resistenz]: Verminderung der Insulinwirkung durch eine verstärkte enzymatische Spaltung von Insulin, eine Beeinträchtigung der Bindung des Hormons an die Zielzellen bzw. dessen Aufnahme in die Zellen oder die Bindung von Insulin an Insulinantikörper

Insulin|schock: durch Hypoglykämie infolge hoher Insulingaben ausgelöster Schock (bei Diabetikern infolge von Diätfehlern auftretend; auch künstlich erzeugt zur Behandlung der Schizophrenie)

Insulitis [zu lat. *insula* = Insel (hier im Sinne von »Langerhans-Inseln«)] *w;* -, ...itiden (in fachspr. Fügungen: ...itides): lymphozytäre und histiozytäre Infiltrate am Inselgewebe der Bauchspeicheldrüse (im Anfangsstadium der kindlichen und jugendlichen Zuckerkrankheit)

Insulom [zu lat. *insula* = Insel (hier im Sinne von »Langerhans-Inseln«)] *s;* -s, -e, in fachspr. Fügungen: **Insuloma,** *Pl.:* -ta: gutartige Geschwulst der ↑Langerhans-Inseln

In|sult [zu lat. *insilire, insultum* = in od. auf etwas springen] *m;* -[e]s, -e: = Anfall (z. B. Schlaganfall)

in|takt, in fachspr. Fügungen: **in|tactus, ...ta, ...tum** [aus gleichbed. lat. *intactus*]: unversehrt, unverletzt; unberührt; z. B. in der Fügung ↑Hymen intactus

Inte|grase *w;* -: (Humangenetik) von Retroviren produziertes Enzym, das den Einbau der Virus-RNA in das Genom der Wirtszelle ermöglicht

inte|grie|rend [zu lat. *integer* = unberührt, unversehrt; ganz]: zu einem Ganzen notwendig gehörend; wesentlich, unerlässlich

Integrin: Glykoprotein, das den Kontakt von Zellen vermittelt

Inte|grität *w;* -: Unversehrtheit (z. B. eines Organs)

In|tegument [aus lat. *integumentum* = Bedeckung, Hülle] *s;* -[e]s, -e, in fachspr. Fügungen: **Integumentum,** *Pl.:* ...ta: Gesamtheit aller Hautschichten der Körperoberfläche bei Tier u. Mensch, einschließlich der Haare, Federn, Stacheln, Kalkpanzer usw. (Biol.). **In|tegumentum commune:** die äußere Haut des Körpers; vgl. Kutis

Intellekt [zu lat. *intellegere, intellectum* = mit Sinn u. Verstand wahrnehmen; erkennen; verstehen] *m;* -[e]s: Denkvermögen, Erkenntnisvermögen, Verstand. **Intelligenz** *w;* -, -en: Denk- u. Erkenntnisfähigkeit; schnelle Auffassungsgabe; Klugheit. **Intelligenz|quotient:** Zahlenwert, der sich aus dem Verhältnis des Intelligenzalters (IA) zum Lebensalter (LA) gemäß der Formel IQ = (IA/LA) × 100 ergibt (im Normalfalle = 100; bei hochgradiger geistiger Behinderung weniger als 60, bei mittelgradiger 60–70, bei leichter 70–80; Abk.: IQ)

In|tensi|meter [Kurzbildung zum FW *Intensität* u. ↑...meter] *s;* -s, -: Instrument zur Messung (u. genauen Dosierung) der Strahlungsenergie von Röntgenstrahlen

Intensiv|behandlung [...i:f...; frz. *intensif* = gründlich]: Behandlung auf einer Intensivstation

Intensiv|bett: Behandlungsplatz auf einer ↑Intensivstation

Intensiv|medizin: Lehre von den schweren, akut lebensbedrohenden Erkrankungen und deren Behandlung. **intensiv|medizinisch:** die Intensivmedizin betreffend

Intensiv|pflege: in der ↑Intensivmedizin notwendige, besonders aufwendige Krankenpflege

Intensiv|station: relativ kleine, personell, räumlich u. technisch optimal ausgestattete Krankenstation zur raschen Diagnosestellung, intensiven Behandlung u. ständigen Überwachung akut lebensgefährlich erkrankter Personen

In|tention [aus lat. *intentio* = Spannung; Anstrengung; Absicht] *w;* -, -en: **1)** Anspannung, Anstrengung; zielgerichtete Bewegung. **2)** Verlauf der Wundheilung; vgl. auch: per primam intentionem u. per secundam intentionem

In|tentions|krampf: tonischer Krampf der Muskulatur, vor allem im Bereich des Bewegungsapparates bei willkürlichen Bewegungen (Vorkommen z. B. bei ↑Tetanie)

In|tentions|tremor: »Zielwackeln«, bei Durchführung einer bestimmten Bewegung auftretende unwillkürliche Wackelbewegungen der Hände od. Finger (Vorkommen u. a. bei der ↑multiplen Sklerose u. bei Kleinhirnerkrankungen)

in|ter..., In|ter...

⟨lat. inter »zwischen, unter, inmitten; während«⟩
Präfix mit der Bedeutung »zwischen« (lokal, temporal u. übertragen):
- intermediär
- Interferenz
- interdental
- Interposition
- Intervention

Inter|aktion [zu ↑inter... u. lat. *agere, actum* = handeln, tätig werden] *w;* -, -en: gegenseitige Beeinflussung von Arzneimitteln im Sinne einer Verstärkung oder Abschwächung der Wirkung

inter|arytae|no|ide|us, ...dea, ...de|um [↑inter... u. arytaenoideus (in der Fügung ↑Cartilago arytaenoidea)]: in der Mitte des Gießbeckenknorpels liegend; z. B. ↑Incisura interarytaenoidea

inter|atria|lis, ...le [zu ↑inter... u. ↑Atrium]: zwischen den Herzvorhöfen liegend; z. B. in der Fügung ↑Septum interatriale

inter|carpe|us, ...pea, ...pe|um [zu ↑inter... u. ↑Carpus]: zwischen den Handwurzelknochen liegend; z. B. in der Fügung ↑Articulatio intercarpea

inter|chon|dralis, ...le [zu ↑inter... u. gr. χόνδρος = Korn; Knorpel]: zwischen Knorpeln liegend; z. B. in der Fügung ↑Articulationes interchondrales

inter|condylaris, ...re [zu ↑inter... u. ↑Condylus]: zwischen den Gelenkfortsätzen liegend; z. B. in der Fügung ↑Eminentia intercondylaris

intercostalis vgl. interkostal

inter|cruralis, ...le [zu ↑inter... u. ↑Crus]: zwischen den Schenkeln [eines Organs] liegend; z. B. in der Fügung ↑Fibrae intercrurales

intercurrens vgl. interkurrent

inter|dental [zu ↑inter... u. ↑Dens]: zwischen den Zähnen gebildet od. liegend, den Zahnzwischenraum betreffend

inter|digital, in fachspr. Fügungen: **inter|digitalis, ...le** [zu ↑inter... u. ↑Digitus]: zwischen den Fingern oder Zehen, den Finger- oder Zehenzwischenraum betreffend

Inter|digital|mykose: Pilzbefall der Haut zwischen den Fingern bzw. Zehen

Inter|ferenz [zu ↑inter... u. lat. *ferre* = tragen, bringen] *w;* -, -en: **1)** Überlagerung und gegenseitige Verstärkung bzw. Abschwächung kohärenter Schwingungen (Phys.). **2)** Phasenverschiebung bei rhythmisch ablaufenden Vorgängen (insbes. bei den Herzmuskelerregungen; vgl. Interferenzdissoziation; Med.). **3)** Hemmung eines biologischen Vorgangs durch einen gleichzeitigen und gleichartigen anderen (z. B. Hemmung des Chromosomenaustauschs in der Nähe eines bereits erfolgten Chromosomenbruchs, einer Virusinfektion durch ein anderes Virus u. a.; Biol., Med.)

Inter|ferenz|dis|sozia|tion: Störung in der Periodik der Herzaktionsströme als Folge einer zeitlichen Verschiebung bestimmter Erregungsphasen (z. B. Verlängerung der normalen Überleitungszeit der Erregungen vom Vorhof zur Kammer; führt zu Blockade der Herztätigkeit)

Inter|ferenz|mi|kro|skopie: mikroskopische Untersuchungsmethode, bei der die ↑Interferenz (1) zweier kohärenter Strahlenbündel zur Betrachtung ungefärbter Objekte genutzt wird

Inter|fero|meter [Kurzbildung zu ↑Interferenz u. ↑...meter] *s;* -s, -: Gerät, mit dem man unter Ausnutzung der ↑Interferenz (1) Messungen ausführt (z. B.: Messung von Wellenlängen, von Konzentration u. Brechungsexponent an Gasen, Flüssigkeiten u. a.; Phys.)

Inter|feron [zu ↑inter... u. lat. *ferre* = tragen, bringen] *s;* -s, -e: Hemmstoff der Virussynthese, der sich nach Eintritt eines Virus in eine Zelle aufgrund der Wechselwirkung zwischen beiden bildet und den Organismus vor Virusinfektionen schützt (auch zur Krebstherapie angewendet); man unterscheidet drei Klassen: Alpha-, Beta- und Gammainterferon

Inter|globular|dentin [zu ↑inter..., lat. *globulus* = Kügelchen u. ↑Dentin] *s;* -s: nicht verkalktes Zahnbein zwischen der Dentin- und Zementgrenze des Zahns

inter|ilio|ab|dominalis, ...le [zu ↑inter..., ↑Os ilium u. ↑Abdomen]: im Bereich von Darmbein und Unterbauch erfolgend (von Operationen); z. B. in der Fügung ↑Exarticulatio interilioabdominalis

Inter|kalar|sta|phylom [zu lat. *intercalare* = einschalten; einschieben u. ↑Staphylom] *s;* -s, -e: krankhafte Vorwölbung der Aderhaut zwischen Regenbogenhaut u. Ziliarkörper des Auges

inter|kostal, in fachspr. Fügungen: **intercostalis, ...le** [zu ↑inter... u. ↑Costa]: zwischen den Rippen liegend; z. B. in der Fügung ↑Musculi intercostales externi

Inter|kostal|an|äs|thesie: Schmerzbetäubung im Bereich der Zwischenrippennerven

Inter|kostal|neur|algie: von den Zwischenrippennerven ausgehende Neuralgie

Inter|kostal|raum: Raum zwischen zwei benachbarten Rippen; Abk.: ICR

Inter|kriko|thyreo|tomie [zu ↑inter..., ↑cricothyreoideus (in der Fügung ↑Ligamentum cricothyreoideum) u. ↑...tomie] *w;* -, ...ien: = Koniotomie

inter|kurrent, auch: **inter|kurrie|rend,** in fachspr. Fügungen: **inter|currens** [zu lat. *intercurrere* = dazwischenlaufen; dazwischentreten]: dazwischentretend (von außerrhythmischen Pulsschlägen gesagt); hinzukommend (von einer Krankheit, die zusätzlich zu einer bereits bestehenden auftritt)

inter|labial, in fachspr. Fügungen: **inter|labia|lis, ...le** [zu ↑inter... u. ↑Labium]: zwischen den Lippen [befindlich]; zwischen den ↑Labien (eines Organs) liegend. **Inter|labial|mykose:** Pilzerkrankung im Bereich der Mundwinkel, die u. a. zu Schleimhauteinrissen führt

Inter|leu|kin [↑inter... u. ↑Leukin] *s;* -s, -e (meist *Pl.*): Bez. für einzelne Faktoren der ↑Lymphokine; Abk.: IL. **Inter|leukin-2:** von T-Helferzellen, nach der Stimulation mit Antigen gebildetes Zytokin, wichtiges Signal für die adaptive Immunantwort

inter|lobär, in fachspr. Fügungen: **inter|lobaris, ...re** [zu ↑inter... u. ↑Lobus]: zwischen den einzelnen Lungenlappen liegend, den Raum zwischen den Lungenlappen betreffend; z. B. in der Fügung ↑Arteriae interlobares

inter|lobulär, in fachspr. Fügungen: **interlobularis, ...re** [zu ↑inter u. ↑Lobulus]: zwischen den Lungenläppchen liegend; z. B. in der Fügung ↑Arteriae interlobulares

inter|maxillar u. **inter|maxillär,** in fachspr. Fügungen: **inter|maxillaris, ...re** [zu ↑inter... u. ↑Maxilla]: zwischen den Kiefern liegend. **Inter|maxillare** *w;* -, -n, **Inter|maxillar|knochen:** = Os incisivum

inter|mediär [zu lat. *intermedius* = zwischen etwas befindlich]: dazwischenliegend; ein Zwischenglied bildend. **inter|mediä|rer Stoffwechsel:** Zwischenstoffwechsel, Bez. für die Gesamtheit der einzelnen Stoffwechselphasen, in denen sich die Umwandlung des Ausgangsproduktes in das Endprodukt vollzieht. **Intermediärhaar:** Kopfbehaarung des Kleinkindes

inter|mediate density lipo|proteins [ɪntərˈmiːdjət ˈdɛnsɪtɪ lɪpoprəʊtɪnz; engl. = Lipoproteine mittlerer Dichte] *Pl.:* Plasmalipoproteine, deren Dichtebereich zwischen den sehr niedrigen (↑very low density lipoproteins) und den niedrigen (↑low density lipoproteins) Proteinen liegt; Abk.: IDL

Inter|medin [zu ↑intermedius (in der Fügung ↑Pars intermedia)] *s;* -s: Hormon, das vom Mittellappen der ↑Hypophyse produziert wird u. auf die Pigmentierung der Haut Einfluss hat

inter|medius, ...dia, ...dium [aus lat. *intermedius* = zwischen etwas befindlich]: in der Mitte liegend; z. B. in der Fügung ↑Pars intermedia

inter|menst|rual, auch: **inter|menst|ruell,** in fachspr. Fügungen: **inter|menst|rua|lis, ...le** [zu ↑inter... u. lat. *menstrua* = Monatsfluss, Menstruation]: zwischen zwei ↑Menstruationen liegend; den Zeitraum zwischen zwei Menstruationen betreffend. **Inter|menst|ru|um** *s;* -s, ...strua od. ...struen [...uən]: Zeitraum zwischen zwei Regelblutungen

inter|meta|carpe|us, ...pea, ...pe|um [zu ↑inter... u. ↑Metacarpus]: zwischen den Mittelhandknochen befindlich; z. B. in der Fügung ↑Articulationes intermetacarpeae

inter|meta|tarse|us, ...sea, ...se|um [zu ↑inter... u. ↑Metatarsus]: zwischen den Mittelfußknochen befindlich; z. B. in der Fügung ↑Articulationes intermetatarseae

Inter|mission [zu lat. *intermittere, intermissum* = unterbrechen; eine Zeit verstreichen lassen] *w;* -, -en: zeitweiliges Zurücktreten von Krankheitssymptomen. **inter|mittie|ren:** zeitweilig zurücktreten (von Krankheitssymptomen). **inter|mittierend,** in fachspr. Fügungen: **inter|mittens:** zeitweilig aussetzend, zurücktretend (von Krankheitssymptomen); zwischenzeitlich nachlassend, absinkend, stark wechselnd (vom Fieber). **intermittie|rendes Hinken** vgl. Claudicatio intermittens

intern [aus lat. *internus* = im Inneren befindlich, innerlich]: innerlich; die inneren Organe betreffend. **interne Medizin:** »innere Medizin«, Teilgebiet der Medizin, das sich mit den Erkrankungen der inneren Organe u. deren konservativer (nicht operativer) Behandlung befasst

Inter|natio|nal Classi|fication of Disea|ses [ɪntərˈnæʃənəl klæsɪfɪˈkeɪʃən əv dɪˈziːsɪs; engl. = internationale Klassifikation der Krankheiten] *w;* - - - -: von der WHO zusammengestellter fünfstelliger Schlüssel aller Krankheiten; Abk.: ICD

Inter|natio|nale Einheit: international festgelegte Maßeinheit für die Menge bzw. Wirkungsintensität bestimmter pharmazeutisch hergestellter biologischer Wirkstoffe wie Antibiotika, Vitamine, Hormone u. a.; Abk.: I. E. oder IE

Inter|neuron [zu ↑inter... u. ↑Neuron] *s;* -s, -...neurone u. ...neuronen: Nervenzelle [des Zentralnervensystems], die zwei oder mehrere andere Nervenzellen, insbes. sensorische und motorische, miteinander verschaltet

Internist *m;* -en, -en, **Internistin** *w;* -, -nen [zu ↑intern]: Facharzt, -ärztin für innere Krankheiten; vgl. interne Medizin. **internistisch:** die innere Medizin betreffend

Internum [aus lat. *internus* = im Inneren gelegen, innerer] *s;* -s, ...na: Arzneimittel zur innerlichen Anwendung; Ggs.: Externum. **internus, ...na, ...num:** innerer, nach innen gelegen; tiefer liegend; z. B. in den Fügungen ↑Hordeolum internum, ↑Arteria iliaca interna (Med., Anat.)

inter|ossär, in fachspr. Fügungen: **inter|osse|us, ...ea, ...e|um** [zu ↑inter... u. ↑[1]Os]: zwischen Knochen befindlich, Zwischenknochen...; z. B. in der Fügung ↑Arteria interossea communis (Anat.)

inter|peduncularis, ...re [zu ↑inter... u. ↑Pedunculus]: zwischen den Schenkeln des Großhirns liegend; z. B. in der Fügung ↑Fossa interpeduncularis

inter|phalan|ge|us, ...gea, ...ge|um [zu ↑inter... u. ↑Phalanx]: zwischen den Finger- bzw. Zehengliedern befindlich; z. B. in der Fügung ↑Articulationes interphalangeae

inter|pleu|ral [zu ↑inter... u. ↑Pleura]: zwischen ↑Pleura parietalis u. ↑Pleura pulmonalis liegend. **Inter|pleu|ral|raum:** Spaltraum zwischen den beiden Brustfellblättern

Inter|ponat [zu lat. *interponere, interpositum* = dazwischensetzen, -stellen, -legen] *s;* -[e]s, -e: zwischengeschaltetes Ersatzstück bei rekonstruktiven Operationen. **Inter|position** *w;* -, -en, in fachspr. Fügungen: **Inter|positio,** *Pl.:* ...io|nes: **1)** Lagerung von Weichteilen zwischen Knochenbruchenden od. Knochenbruchstücken. **2)** operative Einlagerung der Gebärmutter zwischen Blase u. vorderer Scheidenwand (bei Scheidenvorfall)

inter|pubicus, ...ca, ...cum [zu ↑inter... u. ↑Os pubis]: in der Mitte des Schambeins gelegen; z. B. in der Fügung ↑Discus interpubicus

inter|radicularis, ...re [zu ↑inter... und ↑Radix]: zwischen den Zahnwurzeln liegend; in der Fügung ↑Septa interradicularia (Anat.)

Inter|renalismus [zu ↑inter... u. ↑Ren] *m;* -: Bezeichnung für Krankheitsbilder, die als Folge einer Überproduktion von Nebennierenandrogenen entstehen. **Inter|renin** *s;* -s: = Kortikoid

Inter|ruption [zu lat. *interrumpere, interruptum* =

unterbrechen] *w;* -, -en, in fachspr. Fügungen: **Inter|ruptio,** *Pl.:* ...io|nes: Unterbrechung eines bestehenden Zustandes oder eines Vorgangs; meist Kurzbez. für: Interruptio coitus oder Interruptio graviditatis. **Inter|ruptio co|itus:** Unterbrechung des Geschlechtsverkehrs vor dem ↑Orgasmus (meist als Maßnahme zur Empfängnisverhütung). **Inter|ruptio graviditatis:** künstliche Unterbrechung einer bestehenden Schwangerschaft durch einen [ärztlichen] Eingriff od. mithilfe von chem. Stoffen bzw. Medikamenten. **inter|ruptus, ...ta, ...tum:** unterbrochen, abgebrochen; z. B. in der Fügung ↑Coitus interruptus

interscapularis vgl. interskapulär

inter|scapulo|thoracalis, ...le [zu ↑inter..., ↑Scapula u. ↑Thorax]: zu Schulterblatt u. Brustkorb gehörend, sie betreffend; z. B. ↑Amputatio interscapulothoracalis

Inter|sectio [aus lat. *intersectio* = Einschnitt] *w;* -, ...tio|nes, in der Fügung: **Inter|sectio|nes tendineae:** Zwischensehnen des geraden Bauchmuskels (Anat.)

Inter|sex [zu ↑inter... u. lat. *sexus* = Geschlecht] *m;* -es, -e: Individuum, das die charakteristischen Merkmale der Intersexualität zeigt (Biol.). **Intersexua|lität** *w;* -: Vorkommen von männlichen und weiblichen Geschlechtsmerkmalen und Eigenschaften in einem Individuum einer normalerweise getrenntgeschlechtigen Art (sexuelle Zwischenform, eine Form des Hermaphroditismus; Biol.). **inter|sexuell:** eine geschlechtliche Zwischenform im Sinne der Intersexualität zeigend (von Individuen)

inter|skapulär u. **inter|skapular,** in fachspr. Fügungen: **inter|scapularis, ...re** [zu ↑inter... u. ↑Scapula]: zwischen den Schulterblättern gelegen, den Raum zwischen den Schulterblättern betreffend

Inter|skapular|linie: gedachte Orientierungslinie, die in der Mitte zwischen der Medianlinie (senkrechte Orientierungslinie in Höhe der Dornfortsätze der Wirbelkörper) und einer gedachten Orientierungslinie liegt, die senkrecht durch die untere Schulterblattecke verläuft

inter|spinal, in fachspr. Fügungen: **inter|spinalis, ...le** [zu ↑inter... u. ↑Spina]: zwischen den Wirbeldornfortsätzen befindlich, diesen Raum betreffend; z. B. in der Fügung ↑Ligamentum interspinale

Inter|spinal|linie: 1) gedachte Linie zwischen den beiden vorderen, oberen Darmbeinstacheln (als ↑Distantia spinarum bei der Beckenuntersuchung oft angewandt). **2)** gedachte Verbindungslinie zwischen beiden Schulterblattgräten

inter|stitial|zellen|stimulie|rendes Hormon: = luteinisierendes Hormon; Abk.: ICSH

inter|stitiell, in fachspr. Fügungen: **inter|stitialis, ...le** [zu ↑Interstitium]: im Zwischengewebe (vgl. Interstitium 2) gelegen od. ablaufend (u. a. von Entzündungen gesagt); z. B. in der Fügung ↑Pneumonia interstitialis. **Inter|stitium** [aus lat. *interstitium* = Zwischenraum] *s;* -s, ...stitien [...iən] od. ...stitia: **1)** Zwischenraum zwischen Körperorganen od. Körperteilen (z. B. zwischen den Zähnen). **2)** auch: **inter|stitielles Gewebe:** Zwischengewebe, Bezeichnung für das nerven- u. gefäßführende Binde- od. Stützgewebe, das die Zwischenräume im spezifischen Gewebe (↑Parenchym) eines Organs ausfüllt bzw. das Parenchym umgibt

inter|tarse|us, ...sea, ...se|um, auch: **intertarsicus, ...ca, ...cum** [zu ↑inter... u. ↑Tarsus]: zwischen den Fußwurzelknochen liegend; z. B. in der Fügung ↑Articulationes intertarseae

inter|tragicus, ...ca, ...cum [zu ↑inter... u. ↑Tragus]: zwischen ↑Tragus u. ↑Antitragus (in der Ohrmuschel) liegend; z. B. in der Fügung ↑Incisura intertragica

inter|triginös [zu lat. *intertrigo,* Gen.: *intertriginis* = wund geriebene Stelle]: die Intertrigo betreffend, wund im Sinne einer Intertrigo. **Inter|trigo** *w;* -, ...trigines: Wundsein, Hautwolf, unscharf umschriebene juckende u. nässende Hautirritation im Bereich von Hautregionen, die flächenhaft aneinandergrenzen u. sich bei Bewegungen leicht u. häufig aneinanderreiben (z. B. Oberschenkel, Gesäßbacken)

inter|tro|chantericus, ...ca, ...cum [zu ↑inter... u. ↑Trochanter]: zwischen den beiden Rollhügeln liegend; z. B. in der Fügung ↑Crista intertrochanterica (Anat.)

Inter|vall [aus lat. *intervallum* = Zwischenraum; Zwischenzeit] *s;* -[e]s, -e: **1)** symptomfreie od. schmerzfreie Zwischenzeit im Verlaufe einer Krankheit. **2)** Zeit zwischen den ↑Menstruationen

Inter|vall|therapie: Behandlung einer Krankheit mit zwischengeschalteten Pausen

Inter|vall|trai|ning [...tre..., auch: ...trɛ...]: Trainingsmethode zur Verbesserung der körperlichen Ausdauer (z. B. bei der Rehabilitation), die durch einen planmäßigen Wechsel zwischen kürzeren Trainingsbelastungen und nicht bis zur Erholung führenden Pausen charakterisiert ist

Inter|vention [frz., von spätlat. *interventio* = Vermittlung] *w;* -, -en: medikamentöse oder operative Behandlungsmaßnahme. **inter|ventio|nell:** (von diagnostischen od. therapeutischen Verfahren) gezielt medikamentös od. operativ eingreifend

inter|ven|trikulär, in fachspr. Fügungen: **interven|tricularis, ...re** [zu ↑inter... u. ↑Ventrikel]: zwischen zwei Ventrikeln gelegen; im speziellen Sinne: zwischen den Herzkammern liegend; die Kammerscheidewand betreffend; z. B. in der Fügung ↑Septum interventriculare

inter|verte|bral, in fachspr. Fügungen: **inter|vertebralis, ...le** [zu ↑inter... und ↑Vertebra]: zwischen den Wirbeln liegend, den Zwischenwirbelkörperraum betreffend; z. B. in der Fügung ↑Discus intervertebralis

Inter|view [ˈɪntərvjuː; engl.] *s;* -s, -s: methodische Befragung einer Patientin od. eines Patienten zur Aufnahme einer ↑Anamnese u. zur Diagnose

inter|villös [zu ↑inter... u. ↑Villus]: zwischen den Eihautzotten gelegen

inter|zellular u. **inter|zellulär** [zu ↑inter... u. ↑Cellula]: zwischen den Zellen liegend, den Zwischenzellraum betreffend. **Inter|zellulare** *w;* -, -n: Zwischenzellraum

Interzeption [aus engl. *intercept* = abfangen, unterbrechen, (Weg) abschneiden] Verhinderung der ↑Nidation des befruchteten Eies, Form der Schwangerschaftsverhinderung

intestinal, in fachspr. Fügungen: **intestinalis,...le** [zu ↑Intestinum]: zum Darmkanal gehörend, ihn betreffend, von ihm ausgehend; die Eingeweide betreffend; z. B. in der Fügung ↑Glandulae intestinales

Intestinum [aus lat. *intestinum,* Gen.: *intestini* = Darm (zu lat. *intestinus* = inwendig, innerlich)] *s;* -s, ...nen u. (in fachspr. Fügungen nur:) ...na: der Darmkanal in seiner Gesamtheit (zwischen Magenausgang u. After); Eingeweide; in fachspr. Fügungen auch Bezeichnung für die einzelnen Abschnitte des Darmkanals. **Intestinum cae|cum:** ältere anat. Bez. für ↑Zäkum. **Intestinum colon:** ältere anat. Bez. für ↑Kolon. **Intestinum crassum:** »Dickdarm«, der an den Dünndarm angeschlossene kürzere u. dickere Abschnitt des Darmkanals, der sich aus Blinddarm, Grimmdarm u. Mastdarm zusammensetzt. **Intestinum duo|denum:** ältere anat. Bez. für ↑Duodenum. **Intestinum ile|um:** ältere anat. Bez. für ↑Ileum. **Intestinum jejunum:** ältere anat. Bez. für ↑Jejunum. **Intestinum rectum:** ältere anat. Bez. für ↑Rektum. **Intestinum tenue** [- teːnuə]: »Dünndarm«, der sich an den Magenausgang anschließende dünnere, beim erwachsenen Menschen etwa 3–4 m lange Abschnitt des Darmkanals, der sich aus Zwölffinger-, Leer- u. Krummdarm zusammensetzt

Intima *w;* -, ...mä: übliche Kurzbez. für ↑Tunica intima. **intimal:** die innere Schicht der Blutgefäßwand betreffend. **intimus, ...ma, ...mum** [aus lat. *intimus* = innerste]: innerster (innerste, innerstes), am weitesten innen gelegen (Adjektiv, das als Attribut in fachspr. Fügungen die genauere Lage eines Organs od. Körperteils angibt); z. B. ↑Tunica intima

in|tolerant [↑²in... u. ↑tolerant]: ohne Widerstandskraft gegen schädigende äußere Einwirkungen; bestimmte Stoffe (insbes. Nahrungsmittel oder Alkohol) nicht vertragend (vom Organismus). **In|toleranz** *w;* -, -en: mangelnde Widerstandskraft des Organismus gegen schädigende äußere Einwirkungen; auf Unverträglichkeit beruhende Abneigung des Organismus gegen bestimmte Stoffe (bes. Nahrungsmittel od. Alkohol)

In|toxikation [zu ↑¹in... u. gr. *τοξικόν* = Pfeilgift] *w;* -, -en: »Vergiftung«, schädigende Einwirkung von chemischen, tierischen, pflanzlichen, bakteriellen od. sonstigen Giftstoffen auf den Organismus

in|t|ra..., In|t|ra...
‹lat. intra »innerhalb, in ... hinein; binnen, während«› Präfix mit der Bedeutung »innerhalb«: – intraoral – intramuskulär – intravesikal – intravenös

in|tra|ab|dominal u. **in|tra|ab|dominell,** in fachspr. Fügungen: **in|tra|ab|dominalis, ...le** [zu ↑intra... u. ↑Abdomen]: innerhalb des Bauchraumes erfolgend oder gelegen; in den Bauchraum hinein. **in|tra|ab|dominelle Blutung:** Blutung in den Bauchraum hinein

in|tra|alveo|lär [zu ↑intra... u. ↑Alveole]: **a)** innerhalb der Lungenbläschen; **b)** innerhalb der Zahnfächer

in|tra|arteriell [zu ↑intra... u. ↑Arterie]: in einer Arterie befindlich; in eine Arterie hinein; Abk.: i. a.

in|tra|artikulär, in fachspr. Fügungen: **intra|articularis, ...re** [zu ↑intra... u. ↑Articulus]: im Inneren eines Gelenks liegend; z. B. in der Fügung ↑Ligamentum sternocostale intraarticulare

in|tra|atrial [zu ↑intra... u. ↑Atrium]: im Herzvorhof gelegen

intracellular adhesion molecules [ɪntrəˈsɛljʊlə ədˈhiːʒən ˈmɒlɪkjuːlz]: Zelloberflächenmoleküle, z. B. auf antigenpräsentierenden Zellen und Endothelzellen, binden an Integrine auf der Oberfläche von Leukozyten; Abk.: ICAM

intracellularis vgl. intrazellulär

in|tra|dermal [zu ↑intra... u. ↑Derma]: innerhalb der Haut gelegen; in die Haut hinein erfolgend

in|tra|duktal [zu ↑intra... u. ↑Ductus]: im Inneren eines Ductus gelegen

in|tra|dural, in fachspr. Fügungen: **in|tra|duralis, ...le** [zu ↑intra... u. ↑Dura mater encephali]: an der Innenseite der harten Hirnhaut lokalisiert (z. B. von einem Hämatom)

in|tra|glutäal [Kurzbildung zu ↑intra... u. ↑Musculus glutaeus maximus]: innerhalb des großen Gesäßmuskels; in den großen Gesäßmuskel hinein erfolgend (z. B. von Injektionen). **in|tra|glutäa|le Injektion:** Injektion tief in die Gesäßmuskulatur hinein

in|tra|hepatisch [zu ↑intra... u. ↑Hepar]: innerhalb der Leber befindlich (z. B. von den Gallengängen)

in|tra|kanalikulär [zu ↑intra... u. ↑Canaliculus]: im Inneren eines Canaliculus gelegen

in|tra|kardial [zu ↑intra... u. ↑Kardia]: innerhalb des Herzens gelegen; unmittelbar ins Herz hinein erfolgend (z. B. von Injektionen)

in|tra|kavitär [zu ↑intra... u. ↑Kavität]: innerhalb eines Hohlraums gelegen

in|tra|koronar [↑intra... u. ↑koronar]: innerhalb eines Herzkranzgefäßes gelegen; in ein Herzkranzgefäß hinein erfolgend (z. B. von Injektionen)

in|tra|kraniell [zu ↑intra... u. ↑Cranium]: innerhalb des Schädels lokalisiert (z. B. von Tumoren)

in|tra|kutan [zu ↑intra... u. ↑Kutis]: in der Haut gelegen; in die Haut hinein (z. B. von Injektionen)

in|tra|lumbal [zu ↑intra... u. ↑Lumbus]: innerhalb des Lumbalkanals gelegen; unmittelbar in den Lumbalkanal hinein erfolgend (von Injektionen u. Punktionen)

in|tra|luminal [zu ↑intra... u. ↑Lumen]: den Hohlraum eines Gefäßes betreffend, im Inneren eines Gefäßes liegend

in|tra|medullär [zu ↑intra... u. ↑Medulla]: innerhalb des Rückenmarks lokalisiert (z. B. von Tumoren)

in|tra|menst|ruell [zu ↑intra... u. lat. *menstruum* = Monatsfluss, Menstruation]: zwischen dem ersten und vierten Tag der Menstruation liegend oder erfolgend

in|tra|mural [zu ↑intra... u. lat. *murus* = Mauer, Wand]: innerhalb der Wand eines Hohlorgans gelegen

in|tra|mus|kulär [zu ↑intra... u. ↑Muskel]: innerhalb des Muskels gelegen; unmittelbar in den Muskel hinein erfolgend (von Injektionen; Abk.: i. m.)

in|tra|neu|ral [zu ↑intra... u. gr. *νεῦρον* = Sehne; Flechse; Nerv]: in einen Nerv hinein erfolgend (von Injektionen)

in|tra|okular, in fachspr. Fügungen: **in|tra|ocularis, ...re** [zu ↑intra... u. ↑Oculus]: innerhalb des Auges gelegen (z. B. von Tumoren od. Fremdkörpern). **In|tra|okular|linse:** nach Kataraktoperation eingesetzte künstliche Linse

in|tra|operativ [...ti:f; zu ↑intra... u. ↑Operation]: während einer Operation auftretend

in|tra|oral [zu ↑intra... u. ↑[2]Os]: innerhalb der Mundhöhle, in der Mundhöhle lokalisiert (z. B. von krankhaften Prozessen); in die Mundhöhle hinein [erfolgend]

in|tra|ossal u. **in|tra|ossär** [zu ↑intra... u. ↑[1]Os]: innerhalb des Knochens lokalisiert (z. B. von Tumoren)

in|tra|parie|tal, in fachspr. Fügungen: **in|tra|parietalis, ...le** [...rɪ-e...; Kurzbildung zu ↑intra... u. ↑Os parietale]: zwischen den Scheitelbeinen liegend; z. B. ↑Sulcus intraparietalis

in|tra partum [lat. *partus* = Geburt]: während des Geburtsvorgangs, unter der Geburt

in|tra|pelvin, in fachspr. Fügungen: **in|tra|pelvinus, ...na, ...num** [zu ↑intra... u. ↑Pelvis]: innerhalb des Beckens gelegen (bezogen z. B. auf Organe, Fremdkörper, Kindsteile)

in|tra|peri|toneal, in fachspr. Fügungen: **in|tra|peri|tonaealis, ...le,** auch: **in|tra|peri|tonealis, ..le** [zu ↑intra... u. ↑Peritoneum]: innerhalb des Bauchfellraumes gelegen bzw. in diesen hinein erfolgend (z. B. von Tumoren bzw. Injektionen; Abk.: i. p.)

in|tra|pleu|ral [zu ↑intra... u. ↑Pleura]: innerhalb des Brustfellraumes gelegen bzw. erfolgend (z. B. von einem Erguss gesagt)

in|tra|pulmonal [zu ↑intra... u. ↑Pulmo]: in der Lunge, innerhalb des Lungengewebes liegend (z. B. von Fremdkörpern)

in|tra|renal [zu ↑intra... u. ↑Ren]: innerhalb der Niere gelegen

in|tra|sellär [zu ↑intra... u. ↑Sella turcica]: in der Sella turcica gelegen (z. B. von einem Tumor)

in|tra|sphinktär [zu ↑intra... u. ↑Sphinkter]: innerhalb des Sphinkters

in|tra|sternal [zu ↑intra... u. ↑Sternum]: innerhalb des Brustbeins gelegen bzw. lokalisiert (z. B. von Tumoren); in das Brustbein hinein erfolgend (z. B. von einer Punktion); vgl. Sternalpunktion

in|tra|tendinös [zu ↑intra... u. ↑Tendo]: in eine Sehne hinein erfolgend; innerhalb einer Sehne gelegen

in|tra|thekal [zu ↑intra... u. ↑Theca]: innerhalb des Liquorraums gelegen; in den Liquorraum hinein erfolgend (von einer Punktion)

in|tra|thorakal [zu ↑intra... u. ↑Thorax]: innerhalb der Brusthöhle gelegen

in|tra|thyreo|idal [zu ↑intra... u. ↑thyreoideus (in der Fügung ↑Glandula thyreoidea)]: innerhalb der Schilddrüse gelegen

in|tra|tra|cheal [zu ↑intra... u. ↑Trachea]: innerhalb der Luftröhre gelegen od. lokalisiert (z. B. von Fremdkörpern oder Tumoren); in die Luftröhre hinein erfolgend (von der Narkose gesagt)

in|tra|uterin [zu ↑intra... u. ↑Uterus]: innerhalb der Gebärmutter liegend bzw. erfolgend

In|tra|uterin|pessar: mechanisches Empfängnisverhütungsmittel (meist aus gewebefreundlichem Kunststoff), das in die Gebärmutterhöhle eingelegt wird; Abk.: IUP

in|tra|vaginal [zu ↑intra... u. ↑Vagina]: innerhalb der Scheide gelegen

in|tra|vasal [zu ↑intra... u. ↑Vas]: innerhalb eines Blutgefäßes gelegen bzw. befindlich (z. B. von einem Blutgerinnsel)

in|tra|vas|kulär [zu ↑intra... u. ↑Vasculum]: = intravasal

in|tra|venös [zu ↑intra... u. ↑Vene]: innerhalb einer Vene gelegen bzw. vorkommend; unmittelbar in eine Vene hinein erfolgend (bes. von Injektionen; Abk.: i. v.)

in|tra|ven|trikulär [zu ↑intra... u. ↑Ventrikel]: innerhalb der Herzkammer gelegen

in|tra|vesikal [zu ↑intra... u. ↑Vesica (urinaria od. fellea)]: innerhalb der Harnblase oder Gallenblase gelegen oder erfolgend (z. B. intravesikale Therapie); in die Harn- oder Gallenblase hinein

in|tra|vital, als präpositionale Fügung: **in|tra vitam** [zu ↑intra... und lat. *vita* = Leben]: während des Lebens [vorkommend], im Verlauf des Lebens [auftretend]

in|tra|zellular u. **in|tra|zellulär,** in fachspr. Fügungen: **in|tra|cellularis, ...re** [zu ↑intra... u. ↑Cellula]: innerhalb der Zellen od. einer Zelle gelegen.

intra|zelluläre Einschlüsse: Zellbestandteile im Zytoplasma (Sekretkörner, Pigment, Fetttropfen)

in|tra|zervikal [zu ↑intra... u. ↑Cervix (uteri)]: innerhalb des Gebärmutterhalses

In|trinsic Asth|ma [ɪnˈtrɪnsɪk-; ↑intrinsisch u. ↑Asthma]: nicht allergisch bedingtes Bronchialasthma

In|trinsic Factor [ɪnˈtrɪnsɪk ˈfæktər; aus gleichbed. engl. *intrinsic factor* (eigtl. = von innen wirkender Faktor)] *m;* - -[s], - -s: Bezeichnung für ein normalerweise in den Fundusdrüsen des Magens u. im oberen Abschnitt des Zwölffingerdarms produziertes Glykoprotein, das zusammen mit dem ↑Extrinsic Factor den lebenswichtigen Leberwirkstoff (Antiperniziosawirkstoff gegen perniziöse Anämie) bildet

in|trinsisch [nach engl. *intrinsic* von lat. *intrinsecus* = inwendig]: **1)** im Inneren (z. B. einer Zelle) gelegen (Med.). **2)** von innen her, aus eigenem Antrieb durch Interesse an der Sache erfolgend, durch in der Sache liegende Anreize bedingt (Psychol.); Ggs.: ↑extrinsisch

in|trinsische sym|pa|thiko|mimetische Aktivität: Eigenaktivität bestimmter Arzneimittel, die an den Sympathikusendigungen wirken; Abk.: ISA

in|t|ro..., In|t|ro...
⟨lat. intro »hinein«⟩ Präfix mit der Bedeutung »hinein, nach innen«: – introduzieren – Introspektion – introvertiert

In|tro|itis [zu ↑Introitus] *w;* -, ...itiden (in fachspr. Fügungen: ...itides): Entzündung des Scheideneingangs

In|tro|itus [aus lat. *introitus* = Eintritt, Eingang] *m;* -, -: Eingang in ein Hohlorgan des Körpers (Anat.). **In|tro|itus vaginae:** Scheideneingang, Teil des äußeren Genitales der Frau, der von den kleinen Schamlippen u. [den Resten des] ↑Hymen[s] begrenzt wird

Intro|jektion [zu lat. *intro* = hinein; innerlich u. lat. *inicere, iniectum* = hineinwerfen; einflößen] *w;* -, -en: unbewusste Einbeziehung fremder Anschauungen, Motive o. Ä. in das eigene Ich, in den subjektiven Intressenkreis (Psychol.). **intro|jizieren:** fremde Anschauungen, Ideale o. Ä. in die eigenen einbeziehen

In|tron [Analogiebildung nach ↑Codon mit ↑intra...] *s;* -s, -s od. ...onen: nicht kodierender Bereich eines Gens; Gegensatz: ↑Exon

Intro|spektion [zu lat. *introspectare* = hineinsehen] *w;* -, -en: Innenschau, Selbstbetrachtung, Beobachtung der eigenen seelischen Vorgänge zum Zweck psychologischer Selbsterkenntnis

In|tro|version [zu lat. *intro* = hinein; innerlich u. lat. *vertere, versum* = drehen, wenden] *w;* -, -en: nach innen gerichtete Haltung od. Einstellung; Konzentration des Interesses (von der Außenwelt weg) auf innerseelische Vorgänge, meist als Folge von Kontakthemmung od. -scheu (bes. bei schizoid veranlagten Personen; Psychol.); Ggs.: ↑Extraversion. **in|tro|vertiert:** nach innen gekehrt, zur überbetonten Innenverarbeitung von Erlebnissen veranlagt; im Gegensatz zu ↑extravertiert (Psychol.)

In|tubation [zu ↑[1]in... u. ↑Tubus] *w;* -, -en: Einführung einer [Kunststoff]röhre vom Mund aus in den Kehlkopf: **a)** in der Notfallmedizin bei Erstickungsgefahr; **b)** zum Einbringen von Medikamenten in die Luftwege; **c)** zu Narkosezwecken. **endo|bron|chia|le In|tubation:** Einführung eines Tubus in einen Luftröhrenzweig. **endo|tra|chea|le In|tubation:** Einführung eines Tubus in die Luftröhre. **naso|tra|chea|le In|tubation:** Einführung eines Tubus durch die Nase in die Luftröhre. **oro|tra|chea|le In|tubation:** Einführung eines Tubus durch den Mund in die Luftröhre. **In|tubations|narkose:** Form der modernen Inhalationsnarkose, bei der ein Tubus zur ↑Applikation des Narkotikums in die Luftröhre eingeführt wird. **in|tubieren:** einen Tubus einführen; eine Intubation durchführen

In|tumes|zenz [zu lat. *intumescere* = anschwellen] *w;* -, -en, in fachspr. Fügungen: **In|tumes|centia,** *Pl.:* ...iae: Anschwellung, physiologische Verdickung (z. B. eines Organs; Anat.). **In|tumes|centia cervicalis:** Verdickung des Rückenmarks im Bereich der Halswirbel. **In|tumes|centia lumbalis:** veralt. für ↑Intumescentia lumbosacralis. **In|tumes|centia lumbo|sa|cralis:** Verdickung des Rückenmarks im Bereich der Lendenwirbel

In|turges|zenz [zu lat. *inturgescere* = aufschwellen] *w;* -, -en, in fachspr. Fügungen: **In|turges|centia,** *Pl.:* ...iae: starke Anschwellung von Weichteilen od. inneren Organen infolge erheblicher Flüssigkeitsansammlung

Intus|sus|zeption *w;* -, -en, in fachspr. Fügungen: **Intus|sus|ceptio,** *Pl.:* ...io|nes: = Invagination (1). **Intus|sus|zep|tum** [zu lat. *intus* = innen u. lat. *suscipere, susceptum* = aufnehmen] *s;* -s, ...ta: = Invaginat. **Intus|sus|zipiens** [...ɪ-ɛns] *s;* -, ...ientia od. ...ienzien [...ɪən]: = Invaginans

Inulin *s;* -s: aus Pflanzenknollen gewonnenes Kohlehydrat, das als Diätzucker bei Zuckerkrankheit verwendet wird

In|unktion [zu ↑[1]in... u. lat. *unguere, unctum* = salben, bestreichen] *w;* -, -en: Einreibung (Anwendungsform von Arzneimitteln in flüssiger od. Salbenform)

In|vaginans [zu ↑[1]in... u. lat. *vagina* = Scheide] *s;* -, ...nantia od. ...nanzien [...ɪən]: Darmabschnitt, der ein eingestülptes Darmstück einschließt. **In|vaginat** *s;* -[e]s, -e, auch: **In|vaginatum** *s;* -s, ...ta: Darmstück, das in einen anderen Darmabschnitt eingestülpt ist. **In|vagination** *w;* -, -en: **1)** »Einscheidung«, Einstülpung eines Darmabschnittes in einen anderen Darmabschnitt entlang der

Längsachse (häufigste Ursache des ↑Ileus im Kindesalter, sonst bei Tumoren, Polypen). **2)** in der ↑Blastogenese Einstülpungsvorgang mit Ausbildung der ↑ventralen u. ↑dorsalen Urmundlippe

invagi|ni̲ert: eingestülpt

inval̲id, inval̲ide: arbeits-, dienst-, erwerbsunfähig (durch Krankheit, Unfall, Verwundung o. Ä.). **Inval̲ide** *m* u. *w;* -n, -n: arbeits-, dienst-, erwerbsunfähige Person (durch Krankheit, Unfall, Verwundung o. Ä.). **invalidisi̲eren:** zur Arbeits-, Dienst-, Erwerbsunfähigkeit führen. **Invalidit̲ät:** Arbeits-, Dienst-, Erwerbsunfähigkeit (durch Krankheit, Unfall, Verwundung o. Ä.)

In|vasi̲on [zu lat. *invadere, invasum* = eindringen] *w;* -, -en: Eindringen von Krankheitserregern in die Blutbahn. **in|vasiv** [...i:f]: **1)** in das umgebende Bindegewebe wuchernd hineinwachsend (von Krebszellen gesagt). **2)** in ein Organ eingreifend (zu diagnostischen Zwecken)

in|ve̲rs [zu lat. *invertere, inversum* = umkehren, umdrehen]: umkehrbar (bezogen z. B. auf den Ablauf von Reaktionen)

In|versi̲on [zu lat. *invertere, inversum* = umkehren, umwenden] *w;* -, -en, in fachspr. Fügungen: **In|ve̲rsio**, *Pl.:* ...io̲|nes: **1)** veralt. für: ↑Homosexualität. **2)** Umlagerung od. Umstülpung eines Organs (z. B. der Eingeweide od. der Gebärmutter). **3)** Einwärtskantung des Fußes oder der Hand. **4)** vollständige Drehung eines Chromosomenstücks (infolge Schlingenbildung; Biol.). **5)** Umkehrung eines physiologischen Ablaufs. **In|ve̲rsio sexua̲|lis** = Homosexualität. **In|ve̲rsio te̲stis:** Einwärtsdrehung des Hodens um die eigene Achse, derart dass der freie Rand des Hodens nach innen liegt (eine angeborene Anomalie). **In|ve̲rsio u̲teri:** Umstülpung des Gebärmutterkörpers, derart dass sich die Gebärmutterschleimhaut in die Scheide hinein ausstülpt (Vorkommen bes. während der Nachgeburtsperiode). **In|ve̲rsio vi̲s|cerum** [↑Viszera]: spiegelbildliche Umlagerung der Eingeweide im Bauch (sodass z. B. die Leber im linken Oberbauch, die Milz dagegen rechts liegt)

In|versi̲ons|bruch: Knöchelbruch infolge starker Einwärtsdrehung des Fußes

in|visi̲bel [aus lat. *invisibilis* = unsichtbar]: unsichtbar (bezogen z. B. auf Krankheitserreger, die mit den üblichen mikroskopischen Methoden nicht sichtbar zu machen sind)

i̲n vi̲|tro [lat. *vitrum* = Glas]: im Reagenzglas [durchgeführt] (von wissenschaftlichen Versuchen gesagt); im Gegensatz zu ↑in vivo. **In-vi̲-tro-Diagnostikum:** Hilfsmittel für die Diagnose (z. B. einer Erbkrankheit) im Reagenzglas

In-vi̲|tro-Fertilisation [↑in vitro u. ↑Fertilisation] *w;* -, -en: in einem Kulturgefäß herbeigeführte Verschmelzung einer instrumentell entnommenen Eizelle mit einer Samenzelle (wenn eine natürliche Zeugung, z. B. wegen fehlender Eileiter, nicht möglich ist); Abk.: IVF

i̲n vi̲vo [lat. *vivus* = lebendig, lebend]: am lebenden Organismus durchgeführt (von wissenschaftlichen Versuchen); im Gegensatz zu ↑in vitro

In|voluti̲on [zu lat. *involvere, involutum* = einhüllen, einwickeln] *w;* -, -en, in fachspr. Fügungen: **In|volu̲tio**, *Pl.:* ...io̲|nes: normale Rückbildung eines Organs, das nur für einen bestimmten Zeitraum aktiv ist (z. B. der Gebärmutter nach der Entbindung), od. des ganzen Organismus (als Alterungsvorgang)

In|volutio̲ns|psy|chose: psychiatrische Erkrankungen (Schizophrenie, manisch-depressive Erkrankung), die während des Rückbildungsalters auftreten (bei der Frau also in u. nach dem ↑Klimakterium, beim Mann vom 6. Lebensjahrzehnt an)

In|ze̲st [zu lat. *incestus* = unrein; unsittlich; unkeusch; blutschänderisch] *m;* -[e]s, -e: **1)** sexuelle Beziehungen zwischen engsten Blutsverwandten, z. B. zwischen Geschwistern od. zwischen Eltern u. Kindern. **2)** engste Inzucht (Biol.). **in|zes|tuös:** Inzest darstellend; den Inzest betreffend

in|zide̲nt [aus gleichbed. frz. *incident*, zu lat. *incidere* = befallen; treffen; vorfallen]: zufällig, nebenbei entdeckt; z. B. inzidentes Prostatakarzinom. **Inzidentalo̲m** [zu engl. *incidental* = zufällig u. ↑...om] *s;* -s, -e: zufällig entdeckter Tumor, der keine Krankheitssymptome verursacht. **In|zide̲nz** *w;* -, -en: Anzahl der neu auftretenden Erkrankungen innerhalb einer Personengruppe von bestimmter Größe während eines bestimmten Zeitraums. **Inzide̲nz|rate:** auf die [mittlere] Populationsgröße bezogene Inzidenz

in|zidi̲e̲|ren [aus lat. *incidere* = einschneiden, einen Einschnitt machen]: einen operativen Einschnitt (↑Inzision) machen, durch einen operativen Einschnitt eröffnen (z. B. einen Abszess)

in|zipi̲ent, in fachspr. Fügungen: **in|cipiens** [...pɪɛns; zu lat. *incipere* = anfangen, beginnen]: beginnend (z. B. ↑Abortus incipiens)

In|zisi̲on [zu lat. *incidere, incisum* = einschneiden] *w;* -, -en, in fachspr. Fügungen: **In|ci̲sio**, *Pl.:* ...io̲nes: operativer Einschnitt, operative Spaltung, operative Eröffnung (z. B. eines Abszesses)

In|zisiv [...i:f] *m;* -s, -en, auch: **In|zisivus** [...i:v...] *m;* -, ...vi: übl. Kurzbez. für ↑Dens incisivus

In|zisu̲r [zu lat. *incidere, incisum* = einschneiden] *w;* -, -en, in fachspr. Fügungen: **In|cisu̲ra**, *Pl.:* ...rae: Einschnitt, Einbuchtung, Einsenkung an Knochen u. Organen des menschlichen u. tierischen Körpers (Anat.). **In|cisu̲ra aceta̲buli:** Einbuchtung der Hüftgelenkspfanne. **In|cisu̲ra an|gula̲ris:** Einbuchtung an der Nahtstelle zwischen dem größeren oberen Teil und dem kleineren, fußwärts liegenden Teil des Magens. **In|cisu̲ra ante̲rior au̲|riculae:** Vertiefung zwischen Ohrleiste u. Vorsprung vor dem äußeren Gehörgang. **In|cisu̲ra a̲picis co̲rdis** [↑Apex cordis]: Einkerbung an der Spitze des Herzens. **In|cisu̲ra cardia̲|ca pulmo̲nis sini̲st|ri:** Vertiefung, die vom vorderen Rand der linken Lunge gebildet wird u. den Herzbeutel umschließt. **In|cisu̲ra cartila̲ginis mea̲|tus acu̲stici**

[↑Cartilago]: senkrechter Spalt des Knorpels an der unteren Wand des Gehörganges. **In|cisura clavicularis:** Einschnitt am oberen Rand des Brustbeins. **In|cisurae costales** *Pl.:* Einbuchtungen an den Seitenrändern des Brustbeins für die Rippenanlagerung. **In|cisura eth|mo|idalis:** Erhabenheit am Nasenteil des Stirnbeins (umschließt die ↑Lamina cribrosa des Siebbeins). **In|cisura fibularis:** längliche Einbuchtung an der Außenseite des unteren Endstückes der ↑Tibia, in die das Wadenbein hineinragt. **In|cisura inter|arytae|no|idea:** kleiner Spalt am oberen Ende des Gießbeckenknorpels. **In|cisura inter|tragica:** Einbuchtung zwischen ↑Tragus u. ↑Antitragus an der Ohrmuschel. **In|cisura is|chia|dica major:** größere Einbuchtung am Darmbein, unterhalb der ↑Spina iliaca superior. **In|cisura is|chia|dica minor:** kleinere Einbuchtung am Sitzbein (bildet zusammen mit der ↑Incisura ischiadica major u. Bändern das ↑Foramen ischiadicum majus u. minus). **In|cisura jugularis (ossis oc|cipitalis):** Einschnitt am Hinterhauptbein. **In|cisura jugularis (ossis sterni):** kleine Eindellung am oberen Rand des ↑Manubrium sterni. **In|cisura jugularis (ossis temporale):** flache Vertiefung am Schläfenbein. **In|cisura lacrimalis:** Einschnitt am Stirnfortsatz des Oberkiefers. **In|cisura ligamenti teretis:** Einschnitt am unteren Rand der Leber. **In|cisura mandibulae:** tiefe Einbuchtung am oberen Ende des Unterkieferastes. **In|cisura masto|idea:** tiefe Rinne am Schläfenbein. **In|cisura nasalis:** tiefer Einschnitt am Alveolarfortsatz des Oberkiefers. **In|cisura pancrea|tis** [↑Pankreas]: Einkerbung in der Bauchspeicheldrüse. **In|cisura parie|talis** [- ...rı-e...]: Einkerbung am hinteren Ende der Schläfenbeinschuppe. **In|cisura prae|occipitalis:** laterales Ende der Hinterhauptfurche im Großhirn. **In|cisura radia|lis:** Vertiefung an der Elle. **In|cisura scapulae:** Einbuchtung am oberen Rand des Schulterblattes. **In|cisura spheno|palatina:** Einschnitt am Gaumenbein. **In|cisura tentorii** [↑Tentorium]: kleine Öffnung am Dach der Rautengrube im Kleinhirn. **In|cisura terminalis au|ricularis:** tiefer Einschnitt am oberen Rand des Ohrknorpels. **In|cisura thyreo|idea inferior:** Kerbe in der Mitte des unteren Randes des Schildknorpels. **In|cisura thyreo|idea superior:** Kerbe in der Mitte des oberen Randes des Schildknorpels. **In|cisura tympanica:** breiter, tiefer Ausschnitt im fetalen Ring der ↑Pars tympanica des äußeren Gehörgangs. **In|cisura ulnaris:** Vertiefung am oberen Ende der Speiche. **In|cisura verte|bralis inferior:** Einschnitt unter der Wurzel eines Wirbelbogens. **In|cisura verte|bralis superior:** Kerbe über der Wurzel eines Wirbelbogens

Inzucht *w;* -, -en: Fortpflanzung unter nahe verwandten Lebewesen. **Inzuchtstamm:** aus Inzucht hervorgegangene Population [von Versuchstieren] mit weitgehender Gleichheit des Erbmaterials (Med., Biol.)

Iod vgl. Jod

IO-Gerät: Kurzbez. für eine *i*m *O*hr getragene Hörhilfe (vgl. HO-Gerät)

Ion [zu gr. ἰέναι = gehen (eigtl. = wanderndes Teilchen)] *s;* -s, -en: elektrisch geladenes Teilchen, das aus neutralen Atomen od. Molekülen durch Anlagerung od. Abgabe (Entzug) von Elektronen entsteht (Phys.)

Ionen|aus|tauscher *m;* -s, - (meist *Pl.*): hochmolekulare, unlösliche chemische Substanzen, die die angelagerten Ionen gegen anders geladene Moleküle austauschen (z. B. zur Bindung von Gallensäuren)

Ionen|therapie, negative: Behandlung von Krankheiten mit negativ geladenen Luftpartikeln als Heilmethode der Alternativmedizin

Ionisation u. **Ionisie|rung** [zu ↑Ion] *w;* -, -en: Umwandlung von Atomen oder Molekülen in Ionen (Phys.)

Iono|gra|fie [↑Ion u. ↑...grafie] *w;* -, ...ien: Darstellung eines Körperteils mithilfe von ionisierenden Strahlen. **iono|gra|fisch:** mithilfe der Ionografie erfolgend. **Iono|gramm** [↑...gramm] *s;* -s, -e: bei der Ionografie gewonnene Abbildung

Iono|meter [↑Ion u. ↑...meter] *s;* -s, -: Messgerät zur Bestimmung der Strahlungsstärke radioaktiver Substanzen (Phys.). **Iono|me|trie** [↑...metrie] *w;* -, ...ien: Bestimmung der Strahlungsstärke radioaktiver Substanzen mithilfe des Ionometers (Phys.)

Iono|phorese u. **Ionto|phorese** [zu ↑Ion u. gr. φορεῖν = tragen, bringen] *w;* -, -n: Einführung von Ionen mithilfe des galvanischen Stroms durch die Haut in den Körper zu therapeutischen Zwecken (bes. bei Erkrankungen des Bewegungsapparates, ferner bei Haut- u. Schleimhautkrankheiten)

i. p.: Abk. für ↑intraperitoneal

IPD: Abk. für *i*ntermittierende ↑*P*eritoneal*d*ialyse

Ipecac-Sirup ↑Ipecacuanha in Sirup-Form

Ipecacu|anha Brechwurz, als ↑Espektorans und als Sirup bei Vergiftungen als ↑Emetikum verwendet

IPPB: Abk. für *i*ntermittend *p*ositive *p*ressure *b*reathing, ↑IPPV

IPPV: Abk. für *i*ntermittent *p*ositive *p*ressure *v*entilation, intermittierende Hochdruckbeatmung bei der maschinellen Beatmung

IPS: Abk. für *i*nspiratory *p*ressure *s*upport, Hochdruck-Unterstützung beim Einatmen (maschinelle Beatmung)

Ip|sation [zu lat. *ipse* = selbst] *w;* -, -en u. **Ipsismus** *m;* -, ...men: = Onanie

ipsi|lateral [zu lat. *ipse* = selbst u. ↑Latus]: auf die gleiche Seite [bezogen], auf der gleichen Seite befindlich

ipsi|versiv [zu lat. *ipse* = selbst u. lat. *vertere, versum* = drehen, wenden]: zur gleichen Seite hingewendet (z. B. Bewegungen)

IQ: Abk. für ↑Intelligenzquotient

Ir: chem. Zeichen für ↑Iridium

[1]ir..., Ir... vgl. [1]in..., In...

²ir..., Ir... vgl. ²in..., In...

Iracundia [aus gleichbed. lat. *iracundia*] *w;* -: Jähzorn. **Iracundia morbosa:** krankhafte Neigung zu Zornesausbrüchen

Irid|ek|tomie [↑Iris u. ↑Ektomie] *w;* -, ...ien: operative Ausschneidung [eines Teils] der Regenbogenhaut des Auges (z. B. bei Staroperationen)

Irid|en|klei|sis [zu ↑Iris u. gr. *ἐγκλείειν* = einschließen] *w;* -: Methode zur Ableitung des Kammerwassers aus dem Augeninnern unter die Bindehaut bei ↑Glaukomen, wobei ein Stück der Iris, das dochtartig das Wasser nach außen leitet, in einen Schlitz in der Lederhaut geklemmt wird

Irid|eremie [zu ↑Iris u. gr. *ἐρῆμος* = einsam; verlassen, entblößt von] *w;* -, ...ien: seltene Bez. für ↑Aniridie

Iridium [zu gr. *ἶρις*, Gen.: *ἴριδος*= Regenbogen (die Benennung geht von den farbigen Komplexsalzen des Edelmetalls aus)] *s;* -s: chem. Grundstoff, Edelmetall; Zeichen: Ir

Irido|chorio|iditis [zu ↑Iris u. ↑Chorioidea] *w;* -, ...itiden (in fachspr. Fügungen: ...itides): Entzündung der Regenbogen- und der Aderhaut des Auges

irido|cornea|lis, ...le [zu ↑Iris u. ↑Cornea]: zur Regenbogen- und Hornhaut des Auges gehörend; z. B. in der Fügung ↑Angulus iridocornealis

Iridocyclitis vgl. Iridozyklitis

Irido|dia|lyse [zu ↑Iris u. gr. *διαλύειν* = auflösen, trennen] *w;* -, -n, in fachspr. Fügungen: **Irido|dia|lysis**, *Pl.:* ...yses: Abreißen der Regenbogenhaut vom Ziliarkörper bei Einwirkung stumpfer Gewalt auf den Augapfel

Irido|dia|stase [↑Iris u. ↑Diastase] *w;* -, -n: angeborener Spalt zwischen Irisrand und Ziliarkörper des Auges (Fehlbildung der Iris)

Irido|donesis [zu ↑Iris u. gr. *δονεῖν* = hin und her bewegen, schütteln] *w;* -, ...esen: (nach operativer Entfernung oder bei Luxation der Augenlinse auftretendes) Schlottern bzw. Zittern der Iris bei Augenbewegungen

Irido|plegie [zu ↑Iris u. gr. *πληγή* = Schlag, Hieb, Stoß] *w;* -, ...ien: Lähmung der Irismuskeln (↑Musculus sphincter pupillae u. ↑Musculus dilatator pupillae) infolge Verletzungen oder infolge Einwirkung lokal angewandter Gifte (z. B. Atropin)

Irido|schisis [...s-ç...; zu ↑Iris u. gr. *σχίζειν*= spalten] *w;* -, ...isen: angeborene Spaltung der Iris

Irido|tomie [↑Iris und ↑...tomie] *w;* -, ...ien: operatives Durchschneiden der Regenbogenhaut, Einschnitt in die Regenbogenhaut

Irido|zy|klitis [Kurzw. aus ↑Iritis u. ↑Zyklitis] *w;* -, ...itiden, in fachspr. Fügungen: **Irido|cy|clitis**, *Pl.:* ...itides: Entzündung der Regenbogenhaut und des Ziliarkörpers des Auges

Iris [aus gr. *ἶρις*, Gen.: *ἴριδος* = Regenbogen; Regenbogenhaut des Auges] *w;* -, Irides od. Iriden: Regenbogenhaut des Auges, kreisförmige, pigmenthaltige, bindegewebige Membran um die Pupille, die die Pupille mittels zweier ringförmiger glatter Muskeln (↑Musculus sphincter pupillae u. ↑Musculus dilatator pupillae) verengt oder erweitert und somit die Intensität des Lichteinfalls steuert. **Iris bombata** [mlat. *bombatus* = gewölbt], auch: **Iris bombée** [- bõ:'be:; frz. *bombé* = bucklig, gewölbt]: = Napfkucheniris

Iris|dia|gnose = Augendiagnose

Iritis [zu ↑Iris] *w;* -, Iritiden (in fachspr. Fügungen: Iritides): Entzündung der Regenbogenhaut des Auges. **Iritis plastica:** Form der Regenbogenhautentzündung des Auges mit fibrinösen Exsudationen, aus denen sich neue Gewebsauflagerungen bilden

Ir|radia|tion [zu lat. *irradiare, irradiatum* = bestrahlen; strahlen] *w;* -, -en: **1)** Ausbreitung von Erregungen od. von Schmerzen im Bereich peripherer Nerven. **2)** optische Täuschung, durch die ein heller Fleck auf dunklem Grund größer erscheint als ein dunkler Fleck auf hellem Grund

ir|regulär, in fachspr. Fügungen: **ir|regularis, ...re** [↑²in... u. das FW *regulär*]: unregelmäßig (z. B. vom Puls)

ir|reparabel [aus lat. *irreparabilis* = nicht wiederherzustellen; unersetzlich]: nicht heilbar, in der Funktion nicht wiederherstellbar (z. B. von durchtrennten Nervensträngen)

ir|reponibel [↑²in... u. ↑reponibel]: nicht wieder in die normale Lage zurückzubringen (z. B. von luxierten Gelenkköpfen, von eingeklemmten Bruchinhalten o. Ä.)

ir|re|spirabel [zu ↑²in... u. lat. *respirare* = Atem holen, Luft schöpfen]: zum Einatmen untauglich, nicht atembar (z. B. von verschiedenen Gasen gesagt, deren Einatmung sofortigen reflektorischen Stimmritzenverschluss bewirkt)

ir|re|versibel [↑²in... u. ↑reversibel]: nicht umkehrbar, nicht in umgekehrter Richtung ablaufend; nicht rückgängig zu machen (z. B. von bestimmten chemischen oder physikalischen Reaktionen gesagt, von bestimmten biologischen Veränderungen u. a.)

Ir|rigation [zu lat. *irrigare* = Flüssigkeit in etwas leiten] *w;* -, -en: Ausspülung (bes. des Darmes bei Verstopfung), Einlauf. **Ir|rigator** *m;* -s, ...toren: Spülapparat, Gefäß, das z. B. zur Darmspülung verwendet wird

Ir|rigo|skopie [Kurzbildung aus ↑Irrigation u. ↑...skopie] *w;* -, ...ien: röntgenografische Untersuchung des Dickdarms mithilfe eines Kontrastmittels, das durch einen Einlauf eingebracht wurde

ir|ritabel, in fachspr. Fügungen: **ir|ritabilis,...le** [zu lat. *irritare* = reizen]: reizbar, erregbar (z. B. von Nerven oder von der Pupille gesagt; auch von Organen bei ↑Hyperästhesie); z. B. in der Fügung Colon irritabile (↑Kolon). **Ir|ritabilität** *w;* -: Reizbarkeit, Erregbarkeit, Empfindlichkeit (z. B. von Nerven). **Ir|ritans** *s;* -, ...antia u. ...anzien [...iən]: = Rubefaziens. **ir|ritans:** reizend, einen [Juck]reiz ausübend; z. B. in der Fügung ↑Pulex irritans. **Ir|ritation** *w;* -, -en: Reizung, Ausübung eines Reizes (z. B. auf einen Nerv). **ir|ritativ** [...ti:f]: auf dem Wege der Irritation [hervorgerufen]

IRV: 1) Abk. für *i*nverse *r*atio *v*entilation, maschinelles Beatmungsverfahren mit verlängerter Inspirationsdauer. **2)** Abk. für *i*nspiratorisches *R*eserve*vo*lumen

ISA: Abk. für ↑intrinsische sympathikomimetische Aktivität

Isaacs-Syndrom Autoimmunerkrankung mit zirkulierenden Antikörpern gegen axonale Kalium-Kanäle

I|s|ch|ä|mie [ɪs-ç...; zu gr. ἴσχειν = zurückhalten; hemmen u. ↑...ämie] *w;* -, ...ien: örtliche Blutleere, mangelnde Versorgung einzelner Organe mit Blut infolge Verlegung der arteriellen Zufuhrwege (z. B. bei ↑Thrombose, arteriosklerotischen Veränderungen, Abklemmung von Arterien durch Geschwülste u. a.)

I|s|ch|ä|mie|toleranz: Fähigkeit eines Organs oder Gewebes, eine Ischämie ohne irreversible Schädigung zu überstehen

I|s|ch|ä|mie|zeit Zeitdauer einer Ischämie (auch: Dauer einer Ischämie, die von einem Organ oder Gewebe ohne irreversible Schädigung überstanden wird). **i|s|ch|ä|misch:** durch Ischämie hervorgerufen, die Ischämie betreffend; schlecht od. nicht durchblutet

is|chia|dicus, ...ca, ...cum [ɪs-çɪ...; zu ↑Ischium]: zum Gesäß bzw. zur Hüfte gehörend; z. B. in der Fügung ↑Nervus ischiadicus. **Is|chia|dikus** *m;* -, ...izi: übliche Kurzbez. für ↑Nervus ischiadicus

Is|chi|algie [ɪs-çɪ...; ↑Ischium u. ↑...algie] *w;* -, ...ien, in fachspr. Fügungen: **Is|chi|algia**[1], *Pl.:* ...iae: = Ischias

is|chi|algi|form [zu ↑Ischium u. ↑...algie u. lat. *forma* = Gestalt, Form]: einer Ischialgie ähnlich (von Krankheitssymptomen)

Is|chias [ˈɪsçɪas od. ˈɪʃ....; von gr. ἰσχιάς = Hüftschmerz] *w* (ugs. meist: *s* od. *m*); -: volkstüml. Bez. für: **1)** Hüftweh, Hüftschmerzen, anfallsweise auftretende oder längere Zeit bestehende Neuralgie im Bereich des ↑Nervus ischiadicus, oft in eine ↑Neuritis ausartend (als Folge von Reizzuständen, organischen Veränderungen, Infektionen oder Traumen im Ausbreitungsgebiet des Ischiasnervs). **2)** ↑Nervus ischiadicus

Is|chio|pagus [ɪsçɪo...; zu ↑Ischium und gr. πηγνύναι = befestigen] *m;* -, ...gen oder ...gi: Doppelfehlbildung, bei der siamesische Zwillinge mit den Becken zusammengewachsen sind

Is|chio|pubeo|tomie [ɪsçɪo...; ↑Ischium, ↑Pubes und ↑...tomie] *w;* -, ...ien: operative Durchtrennung des seitlichen Beckenrings (als geburtshilfliche Maßnahme bei zu engem Becken)

is|chio|rektal, in fachspr. Fügungen: **is|chio|rectalis, ...le** [ɪsçɪo...; zu ↑Ischium u. ↑Rektum]: zur Hüfte u. zum Mastdarm gehörend; z. B. in der Fügung ↑Fossa ischiorectalis

Is|chio|thorako|pagus [ɪsçɪo...; zu ↑Ischium, ↑Thorax u. gr. πηγνύναι = befestigen] *m;* -, ...gen od. ...gi: Doppelfehlbildung, bei der siamesische Zwillinge vom Brustkorb bis zur Hüfte mit dem Rumpf zusammengewachsen sind

Is|chio|zele [ɪsçɪo...; ↑Ischium u. ↑...zele] *w;* -, -n: = Hernia ischiadica

Is|chium [ˈɪsçɪum; aus gr. ἰσχίον = Hüftgelenk; Hüfte] *s;* -s, Is|chia: Hüfte, Gesäß; auch kurz für: ↑Os ischii

Is|cho|chymie [ɪsço...; zu gr. ἴσχειν = zurückhalten, hemmen u. ↑Chymus] *w;* -, ...ien: verzögerte Weiterleitung des Speisebreis vom Magen in den unteren Verdauungstrakt

Isch|urie [ɪsç...; zu gr. ἴσχειν = zurückhalten, hemmen u. ↑...urie] *w;* -, ...ien, in fachspr. Fügungen: **Isch|uria**[1], *Pl.:* ...iae: Harnverhaltung, Unmöglichkeit, die Harnblase zu entleeren. **Isch|uria paradoxa:** Harnverhaltung, bei der es wegen Überfüllung der Blase zu Harnträufeln kommt. **Isch|uria spastica:** Harnverhaltung bei Schließmuskelkrampf

ISDN: Abk. für *Iso*sorbid*di*n*itrat, ↑Vasodilatator (2)

Ishihara-Tafeln [nach dem japan. Ophthalmologen Shinobu Ishihara, 1879–1963]: Farbtafeln zur Diagnose von Farbfehlsichtigkeit; auf einer bestimmten Anzahl von Farbtafeln erscheint jeweils eine Zahl aus vielen verschiedenen Farbtupfen zusammengesetzt vor einem Hintergrund aus andersfarbigen Farbtupfen

ISMN: Abk. für *Iso*sorbid*mono*n*itrat, ↑Vasodilatator (2)

iso..., Iso...

vor Vokalen meist **is..., Is...**
⟨gr. ἴσος »ähnlich, entsprechend, gleich«⟩
Präfix mit der Bedeutung »gleich«:
- isomer
- Isohydrie
- Isokortex
- isometrisch
- isotonisch

Iso|ag|glutinin [↑iso... u. ↑Agglutinin] *s;* -s, -e: Normalagglutinin; im Blutserum physiologisch vorhandener Antikörper gegen gruppenfremde rote Blutkörperchen des AB0-Systems

Iso|anti|gen [↑iso... u. ↑Antigen] *s;* -s, -e: Stoff, der die Blutgruppenspezifität vermittelt

Iso|anti|körper [↑iso... und ↑Antikörper] *Pl.:* Antikörper, die gegen arteigene, aber körperfremde ↑Antigene (z. B. von anderen Menschen stammende Gewebstransplantate) gerichtet sind

iso|bar [zu ↑iso... u. gr. βάρος = Schwere]: nennt man Flüssigkeiten mit dem gleichen spezifischen Gewicht

iso|chrom [zu ↑iso... u. gr. χρῶμα = Haut; Hautfarbe; Farbe]: gleichmäßig gefärbt, den Farbstoff gleichmäßig annehmend (z. B. von roten Blutkörperchen im mikroskopischen Präparat)

Iso|chromo|som [↑iso... u. ↑Chromosom] *s;* -s, -en (meist *Pl.*): aus zwei homologen Armen bestehendes Chromosom (Genetik)

iso|chron [zu ↑iso... u. gr. *χρόνος* = Zeit]: gleichzeitig; gleich lange Erregungszeiten beanspruchend (von Muskeln oder Nerven gesagt)

Iso|cortex vgl. Isokortex

iso|dens [zu ↑iso... u. lat. *densus* = dicht]: mit gleichmäßiger Dichte (sichtbar); auf bildgebende Verfahren bezogen

iso|dynam [zu ↑iso... u. gr. *δύναμις* = Stärke, Kraft]: gleichwertig, den gleichen Verbrennungswert bzw. Energiegehalt habend (von Nahrungsstoffen). **Isodynamie** *w;* -, ...ien: Gleichwertigkeit des Kaloriengehalts bzw. der Verbrennungsenergie verschiedener Nahrungsmittel

iso|elek|trische Fo|kussierung [↑iso..., zu gr. *ἤλεκτρον* = Bernstein (weil Reibungselektrizität zuerst nur am Bernstein beobachtet wurde), ↑Fokus]: Methode zur Trennung von Proteinen nach ihrer Ladung; Abk.: IEF

Iso|enzym [↑iso... u. ↑Enzym] *s;* -s, -e (meist *Pl.*): mithilfe proteinchemischer Methoden (z. B. der ↑Elektrophorese) voneinander abtrennbare Enzyme, die in den gleichen chem. Reaktionen als Katalysatoren zu wirken vermögen (Biochemie)

iso|gen [↑iso... u. ↑...gen], auch: **iso|log:** von genetisch identischen Individuen (z. B. von eineiigen Zwillingen) stammend

Iso|hämo|lysin [↑iso... u. ↑Hämolysin] *s;* -s, -e: Hämolysin, das gegen rote Blutkörperchen der eigenen Art gerichtet ist

Iso|hy|drämie [↑iso..., ↑hydro... und ↑...ämie] *w;* -, ...ien: der normalerweise gleichbleibende Wassergehalt des Blutes

Iso|hy|drie [zu ↑iso... u. gr. *ὕδωρ* = Wasser] *w;* -, ...ien: gleichbleibende Wasserstoffionenkonzentration im Körper

Iso|ionie [zu ↑iso... u. ↑Ion] *w;* -, ...ien (*Pl.* selten): Konstanz der Elektrolytzusammensetzung im Körper

iso|kalorisch [zu ↑iso... u. ↑kalorisch]: gleicher Kaloriengehalt

Iso|korie [zu ↑iso... u. gr. *κόρη*= Mädchen; Pupille] *w;* -: Pupillengleichheit, gleiche Weite der Pupillen des rechten und linken Auges

Iso|kortex [↑iso... u. ↑Kortex] *m;* -[es], -e u. ...tizes, in der anat. Nomenklatur: **Iso|cortex** *m;* -, ...tices: aus sechs Schichten bestehender Abschnitt der Großhirnrinde (im Bereich des ↑Cortex cerebri), der sich in den letzten Fetalmonaten ausbildet

Isolat [zu ↑isolieren] *s;* -[e]s, -e: aus dem Gewebe oder aus Körperflüssigkeiten isolierte Krankheitserreger

Iso|lation [zu ↑isolieren] *w;* -, -en: das Absondern, Getrennthalten infizierter von nicht infizierten Personen

iso|lieren [zu frz. *isoler*, ital. *isolare* = von allem anderen abtrennen, zu lat. *insula* = Insel]: **1)** Infizierte von Nichtinfizierten trennen, getrennt halten. **2)** Krankheitserreger aus dem Gewebe oder aus Körperflüssigkeiten trennen. **Isolier|station:** von den übrigen Abteilungen völlig abgetrennte Station eines Krankenhauses für Patienten mit übertragbaren Krankheiten

iso|log vgl. isogen

Iso|lysin [zu ↑iso... u. gr. *λύειν* = lösen, auflösen] *s;* -s, -e: = Isohämolysin

iso|mer [zu ↑iso... u. gr. *μέρος* = Teil]: die Eigenschaft der Isomeren aufweisend. **Iso|mer** *s;* -s, -e, auch: **Iso|mere** *s;* -n, -n (meist *Pl.*): chem. Verbindungen, die trotz der gleichen Anzahl gleichartiger Atome im Molekül durch deren verschiedene Anordnung ein unterschiedliches chemisches u. physikalisches Verhalten zeigen. **Iso|merase** [↑...ase] *w;* -, -n: Enzym aus der Hauptklasse der Enzyme, die die reversible Umwandlung eines Substrats in ein Isomer katalysieren. **Iso|merie** *w;* -, ...ien: Vorkommen von Isomeren eines chem. Stoffes

iso|me|trisch [zu ↑iso... u. gr. *μέτρον* = Maß]: die gleiche Längenausdehnung beibehaltend; z. B. in der Fügung: **iso|metrische Mus|kel|kontraktion:** Anspannung eines Muskels ohne Veränderung seiner Länge. **iso|me|trisches Muskel|trai|ning:** rationelle, den Kreislauf nur geringfügig belastende Methode des Krafttrainings, bei der die Muskulatur ohne Änderung der Längenausdehnung angespannt wird (in der Klinik zur ↑Rehabilitation, im Sport als Leistungstraining angewandt)

iso|me|trop [zu ↑iso..., gr. *μέτρον* = Maß u. gr. *ὤψ*, Gen.: *ὠπός* = Auge; Gesicht]: gleichsichtig (vom Sehvermögen gesagt, wenn beide Augen die gleiche Brechkraft haben). **Iso|me|tropie** *w;* -, ...ien: Gleichsichtigkeit, gleiche Brechkraft, Sehkraft beider Augen

iso|morph [zu ↑iso... u. gr. *μορφή* = Gestalt]: gestaltgleich (von ätiologisch unterschiedlichen Krankheitsbildern gesagt). **Iso|mor|phie** *w;* -: morphologisch gleiches Erscheinungsbild ätiologisch unterschiedlicher Krankheitsbilder

Iso|ni|azid [Kurzw. aus ↑Isonikotinsäurehydrazid] *s;* -[e]s: = Isonikotinsäurehydrazid

Iso|nikotin|säure: ↑Isomer der Nikotinsäure, ein schwer lösliches, farbloses, kristallines Pulver (dient zur Synthese von Isonikotinsäurehydrazid). **Iso|nikotin|säure|hy|drazid:** farb- und geschmackloses, kristallines Pulver, in kaltem Wasser schlecht, in warmem Wasser besser löslich (aus ↑Isonikotinsäure synthetisch gewinnbar; als ↑Tuberkulostatikum zur medikamentösen Bekämpfung der Tuberkulose verwendet); Abk.: INH

Iso|pa|thie [↑iso... u. ↑...pathie] *w;* -, ...ien: Behandlung einer Krankheit durch Stoffe, die durch das Krankheitsgeschehen im Organismus gebildet werden (z. B. Antikörper, Vakzine u. a.)

Isopie [↑iso... u. gr. *ὤψ*, Gen.: *ὠπός* = Auge, Gesicht,

Sehkraft] *w;* -, ...ien: Übereinstimmung der Sehschärfe beider Augen

is|osmotisch [↑iso... u. ↑osmotisch]: = isotonisch

Iso|spora ↑Sporozoen-Gattung, Darmparasit

Iso|sthen|urie [↑iso..., gr. *σθένος* = Stärke, Kraft und ↑...urie] *w;* -, ...ien: gleichbleibende Harnkonzentration trotz unterschiedlicher Zufuhr von Flüssigkeit (infolge Niereninsuffizienz)

iso|therm [↑iso... und gr. *θερμός* = warm]: von gleichbleibender Körpertemperatur. **Iso|thermie** *w;* -, ...ien: Konstanz der normalen Körpertemperatur unter dem Einfluss des Wärmezentrums im Gehirn. **iso|thermisch** = isotherm

Iso|tonie [zu ↑iso... u. gr. *τόνος* = Spannung] *w;* -: Konstanz des osmotischen Drucks der Körperflüssigkeiten (z. B. des Blutplasmas) beim Gesunden. **iso|tonisch:** von gleichbleibendem Druck. **isotonische Lösungen:** Lösungen von gleichem osmotischem Druck

iso|top [zu ↑iso... u. gr. *τόπος* = Ort, Stelle]: das ↑Isotop eines chem. Grundstoffes darstellend (von Grundstoffen). **Iso|top** *s;* -s, -e: Bez. für chem. Grundstoffe, die chemisch identisch sind, deren Atome aber (bei gleicher Ordnungszahl) unterschiedliche Atomgewichte haben

Iso|topen|diagnostik [↑Isotop u. ↑Diagnostik] *w;* -: Diagnostik in der Nuklearmedizin, bei der Aktivitätsmengen gegebener Radionuklide gemessen werden, um damit biochemische, physiologische und pathophysiologische Prozesse zu untersuchen. **Iso|topen|therapie** [↑Therapie] *w;* -, ...ien: Verwendung von radioaktiven Isotopen zu therapeutischen Zwecken. **Iso|topie** *w;* -: das Vorkommen von Isotopen bei chem. Elementen. **isotopisch** = isotop

Iso|trans|plantat [↑iso... u. ↑Transplantat] *s;* -[e]s, -e: von einem in Bezug auf den Empfänger isologen Spender stammendes Transplantat

Isotypen [↑iso... u. ↑Typ] *Pl.:* Klassen von Immunglobulinen: IgM, IgG, IgD, IgA, IgE, unterscheiden sich in ihren konstanten Regionen und damit in ihren Effektorfunktionen

Iso|vol|ämie [↑iso... u. ↑Volämie] *w;* -: regelrechte Gesamtblutmenge. **iso|vol|ämisch:** die Isovolämie betreffend

Iso|zytose [zu ↑iso... u. gr. *κύτος*= Höhlung; Wölbung] *w;* -, -n: Vorhandensein von normalen, gleich großen Zellen im Blutbild

isth|micus, ...ca, ...cum: zum ↑Isthmus gehörend, auf ihn bezüglich. **Isth|mus** [von gr. *ἰσθμός* = schmaler Zugang] *m;* -, ...mi (eindeutschend auch: ...men): enger Durchgang, verengte Stelle, schmale Verbindung (zwischen zwei Hohlräumen; Anat.). **Isth|mus aortae:** Aortenverengung am Übergang des Aortenbogens in die Brustaorta. **Isth|mus cartilaginis au|ricularis** [↑Cartilago]: Verbindungsstück zwischen Ohrknorpel u. Gehörgang. **Isthmus fau|cium** [↑Fauces]: »Schlundenge«, Rachenenge, Übergang zwischen Mund- u. Rachenhöhle, der von den Gaumenbögen seitlich begrenzt ist. **Isth|mus glandulae thyreo|ideae:** schmales Verbindungsstück zwischen den beiden Schilddrüsenlappen. **Isth|mus gyri cinguli:** schmalste Stelle zwischen ↑Gyrus cinguli u. ↑Gyrus parahippocampalis. **Isth|mus prostatae:** Mittelstück der Vorsteherdrüse, Teil der Vorsteherdrüse zw. rechtem und linkem Lappen. **Isth|mus rhomb|en|ce|phali:** Einengung im Bereich des ↑Rhombencephalons während der embryonalen Hirnentwicklung. **Isth|mus tubae au|ditivae:** Tubenenge, Abschnitt der Ohrtrompete zwischen deren knöchernem u. knorpeligem Teil. **Isth|mus tubae uterinae:** dünner u. enger Teil des Eileiters. **Isth|mus uteri:** verengte Übergangsstelle zwischen Gebärmutterkörper und -hals

Isth|mus|stenose ↑Aortenisthmusstenose

Itai-Itai-Krankheit [jap. *itai* = schmerzhaft]: chronische Kadmiumvergiftung mit oft letalem Ausgang

Iteration [zu lat. *iterare* = wiederholen] *w;* -, -en: zwangsmäßige Wiederholung von Wörtern, Sätzen od. von einfachen Bewegungen (z. B. als Begleiterscheinung bei ↑Schizophrenie)

iteretur [zu lat. *iterare* = wiederholen; erneuern]: seltener für ↑reiteretur

...itis, *Pl.:* **...itiden,** latinisiert: **...itides:** Endung weiblicher Substantive aus der Medizin zur Bez. von Entzündungskrankheiten; z. B. Bronchitis, Hepatitis

Ito-Zellen [nach dem jap. Pathologen H. Ito, 19./20. Jh.]: ↑Kupffer-Sternzellen, die Fett speichern können

IU: Abk. für *i*nternational *u*nit, Einheit der Enzymaktivitätsbestimmung

IUI: Abk. für *i*ntra*u*terine *I*nsemination bei versagtem Kinderwunsch

IUP: Abk. für ↑Intrauterinpessar

i. v.: Abk. für ↑intravenös

IVF: Abk. für ↑In-vitro-Fertilisation

IVIG-Therapie: Therapie mit *i*ntra*v*enös verabreichten *I*mmunglobulinen

Ix|odes [aus gr. *ἰξώδης* = klebrig, zäh wie Vogelleim, anklebend] *m;* -: Gattung der bei Mensch u. Tier parasitierenden Zecken. **Ix|odes ricinus:** Holzbock, Zecke, weltweit verbreitete Schildzeckenart (Blutsauger), deren Biss zu ↑Enzephalitis führen kann

ixo|thym [zu gr. *ἰξώδης* = klebrig, zäh u. gr. *θυμός* = Leben; Gemüt; Begierde]: von schwerfälligem Temperament, beharrlich (Psychol.). **Ixothymie** *w;* -: schwerfälliges, beharrliches Temperament

IZR: Abk. für ↑*I*ntra*z*ellular*r*aum

J

J: 1) chem. Zeichen für ↑Jod. **2)** Abk. für ↑Joule

Jaboulay-Winkelmann-Operation [ʒabuˈlɛ...; nach dem frz. Chirurgen Mathieu Jaboulay, 1860–1913, u. dem dt. Chirurgen Karl Winkelmann, 1863–1925]: operatives Behandlungsverfahren bei einer ↑Hydrozele (das ↑Stratum reticulare wird gespalten, an die Rückseite des Hodens verlagert und dort vernäht)

Jac|coud-Zeichen [ʒaˈkʊ...; nach dem frz. Arzt Sigismond Jaccoud, 1830–1913]: Einziehung der Haut über dem Herz, vor allem im Bereich der Zwischenrippenräume, während der ↑Systole bei Herzbeutelverwachsungen

Jacket|krone [ˈdʒækɪt...; engl. *jacket* = Jacke; Umhüllung]: Zahnmantelkrone aus Keramik od. Kunstharz

Jackson-Anfall: epileptischer Anfall, der sich von einem Körpersegment ausgehend auf benachbarte Körperregionen ausbreitet, »March of convulsion«

Jackson-Epi|lep|sie [ˈdʒæksən...; nach dem engl. Neurologen John H. Jackson, 1834–1911]: Sonderform der Epilepsie mit (motorischen und sensiblen) fokalen Anfällen infolge umschriebener zerebraler Veränderungen. **Jackson-Lähmung:** Lähmung einer Zungenhälfte u. des Gaumensegels bei Schädigung des verlängerten Marks

Jacobson-Organ [nach dem dän. Chirurgen u. Anatomen L. L. Jacobson, 1783–1843]: = Organum vomeronasale

Jactatio vgl. Jaktation

Jadassohn-Krankheit [nach dem dt. Dermatologen Josef Jadassohn, 1863–1936]: = Granulosis rubra nasi

Jaffé-Lichtenstein-Krankheit [jaˈfe:...; nach den amerik. Pathologen Henry L. Jaffé, 1896–1970, und Louis Lichtenstein, 1906–1977]: = Dysplasia fibrosa

Jaksch-Hayem-An|ämie [...ɛˈjã:...; nach dem österr. Internisten Rudolf von Jaksch, 1855–1947, u. dem frz. Internisten George Hayem, 1841–1933]: schwere ↑Anämie bei Kindern mit Milzschwellung u. Lebervergrößerung

Jaksch-Probe [nach dem österr. Internisten Rudolf von Jaksch, 1855–1947]: Probe zum Nachweis von ↑Melanin bzw. ↑Melanogen im Urin: Urin wird mit verdünnter Schwefelsäure angesäuert u. mit Eisenchlorid od. Kaliumbichromatlösung versetzt; bei Anwesenheit von Melanin entsteht eine dunkle bis schwarze Färbung

Jaktation [zu lat. *iactare* = werfen; schleudern; schütteln] *w;* -, -en, in fachspr. Fügungen: **Jactatio**, *Pl.:* ...io|nes: **1)** unwillkürliches Gliederzucken; insbes. das ruhelose Hin-und-her-Wälzen des Körpers im Bett bei akuten fieberhaften Erkrankungen (vor allem im Fieberdelirium). **2)** plötzlich einsetzende Schleuderbewegung von Körperteilen. **Jactatio capitis nocturna** [↑Caput]: unwillkürliches nächtliches Kopfwackeln u. Kopfzucken (nervöse Störung bes. bei geistig behinderten od. neurotischen Kindern)

Jamais-vu [frz. ʒamɛˈvy: = noch nie gesehen] *s;* -, -: Aura während eines (epileptischen) Anfalls: Entfremdungserlebnis

Jam|shidi-Technik: Knochenmarkpunktion mithilfe einer Stanzbiopsie

Janetta-Operation: vaskuläre Dekompressionsoperation bei Gesichtsneuralgien mit nachgewiesener Gefäßschlinge

Jani|zeps [zum Namen des altitalischen doppelköpfigen Gottes *Janus* u. zu lat. *caput* = Kopf (vgl. lat. *biceps* = doppelköpfig)] *m;* -, ...zipiten, in fachspr. Fügungen: **Janiceps**, *Pl.:* ...cipites, sonst auch: **Janus|kopf** *m;* -[e]s, ...köpfe: Doppelfehlbildung (mit zwei vollständigen Gesichtern), bei der siamesische Zwillinge am Hinterkopf zusammengewachsen sind

Jargon [ʒarˈgõ:] *m;* -s, -s: aphasisches Syndrom: sinnlose und unverständliche Aneinanderreihung von Wörtern und Redefloskeln (= *semantischer J.*) oder von Lauteinheiten (= *phonematischer J.*) bei erhaltenem Sprechvermögen

Jarisch-Herxheimer-Reaktion [nach dem österr. Dermatologen Adolf Jarisch, 1850–1902, u. dem dt. Dermatologen Karl Herxheimer, 1861–1944]: heftige Reaktion des Organismus bei ↑Syphilis auf eine antisyphilitische Behandlung infolge Zerfalls der Spirochäten u. des dadurch bedingten Freiwerdens von Toxinen

Jaworsky-Kerne [nach dem poln. Arzt Valery Jaworsky, 1849–1925]: bei ↑Superacidität im Mageninhalt (im nüchternen Zustand) vorkommende freie Leukozytenkerne, deren ↑Protoplasma durch den Magensaft verdaut wurde

Jecur [aus lat. *iecur*, Gen.: *iecoris* = Leber] *s;* -s, Jecora: seltene Bez. für ↑Hepar

jejunal, in fachspr. Fügungen: **jejunalis, ...le** [zu ↑Jejunum]: das Jejunum betreffend, zu ihm gehörend; z. B. in der Fügung ↑Arteriae jejunales

Jejunalsonde: über Nase, Rachen, Speiseröhre und Magen in das ↑Jejunum eingeführte Sonde, meist verwendet zur kurzfristigen Sondenernährung

Jejunitis [zu ↑Jejunum] *w;* -, ...itiden (in fachspr. Fügungen: ...itides): Entzündung des [zum Dünndarm gehörenden] Leerdarms

Jejuno|ile|itis [zu ↑Jejunum u. ↑Ileum] *w;* -, ...itiden (in fachspr. Fügungen: ...itides): gleichzeitige Entzündung von Leerdarm und Krummdarm

Jejuno|skopie [↑Jejunum u. ↑...skopie] *w;* -, ...ien: direkte Untersuchung des Leerdarms

Jejuno|stomie [↑Jejunum und ↑...stomie] *w;* -, ...ien: operative Herstellung einer künstlichen Verbindung zwischen ↑Jejunum u. der äußeren Bauchdecke (zur künstl. Ernährung)

Jejunum [zu lat. *ieiunus* = nüchtern; leer] *s;* -s, ...na: »Leerdarm«, der vom Zwölffingerdarm bis zum Krummdarm reichende Abschnitt des Dünndarms

Jen|drassik-Handgriff [nach dem ung. Arzt Ernő Jendrassik, 1858–1921]: Hilfsmittel zur besseren Auslösung des ↑Patellarreflexes: Der Patient bzw. die Patientin faltet oder verhakt die Hände ineinander u. versucht, sie auf Kommando auseinanderzuziehen, während im gleichen Moment die untersuchende Person die ↑Patellarsehne beklopft

Jenner-Impfung [ˈdʒɛnər...; nach dem engl. Arzt Edward Jenner, 1749–1823]: = Pockenschutzimpfung

Jervell-Lange-Nielsen-Syndrom [nach den norweg. Internisten Anton Jervell, 1901–1987, u. Fred Lange-Nielsen, 1919–1989]: erbliche Gehörlosigkeit, verbunden mit Neigung zu Kammerarrhythmien, die zum plötzlichen Herztod führen können

Jetlag [ˈdʒɛtlæg; engl. *jet* = Strahlantrieb, Düsenflugzeug u. engl. *lag* = Verzögerung] *m;* -s, -s: Beschwerden im Zusammenhang mit der körperlichen Umstellung auf einen grundlegend anderen Schlaf-Wach-Rhythmus, die nach dem schnellem Überfliegen mehrerer Zeitzonen als Folge der Zeitdifferenz in westöstlicher oder ostwestlicher Richtung auftreten

Jet|ventilation [dʒet-; engl. *jet* = Strahl, Düse u. ↑Ventilation] *w;* -, -en: Beatmungstechnik mit hoher oder niedriger Beatmungsfrequenz

Jitter [engl. ˈdʒɪttə = Zittern] *m;* -s, -: Variabilität der zeitlichen Abstände der Einzelpotenziale zweier benachbarter Muskelfasern einer motorischen Einheit

Jochbein vgl. Os zygomaticum

Jochbogen vgl. Arcus zygomaticus

Jod, in der internat. chem. Nomenklatur: **Iod** [aus gleichbed. frz. iode, einer gelehrten Ableitung von gr. ἰώδης = veilchenfarbig (die Benennung bezieht sich auf den bei Erhitzung von Jod auftretenden veilchenblauen Dampf)] *s;* -[e]s: nichtmetallischer chem. Grundstoff, zu den ↑Halogenen gehörend (Zeichen: J, I); in der Medizin u. a. zur Desinfektion der Haut u. von Wunden verwendet. **Jodat** *s;* -[e]s -e: Salz der Jodsäure. **jodicus, ...ca, ...cum:** durch Jod hervorgerufen (z. B. von Akneausschlägen gesagt). **Jodid** *s;* -[e]s, -e: Salz der Jodwasserstoffsäure. **jodie|ren:** mit Jod bestreichen (z. B. eine Operationsstelle); auch: Jodate, Jodite zusetzen (z. B. zum Speisesalz). **Jodination** *w;* -, -en: Aufnahme des Jods aus dem Blut in das Körpergewebe oder in bestimmte Organe (z. B. in die Schilddrüse). **Jodisation** *w;* -, -en: fermentativer Einbau des resorbierten Jods in das Tyrosin im Follikelepithel der Schilddrüse. **Jodismus** *m;* -, ...men: Jodvergiftung mit Auftreten verschiedener Reizerscheinungen wie Fieber, Bindehautentzündung, Durchfall u. a. (nach längerem Gebrauch von Jod)

Jodo|me|trie [↑Jod und ↑...metrie] *w;* -: maßanalytisches Verfahren zur quantitativen Bestimmung verschiedener Stoffe, die mit Jod reagieren od. Jod aus Verbindungen freisetzen

Jodo|phor: Desinfektionsmittel aus einer Lösung von elementarem Jod in einer starken Mineralsäure (z. B. Schwefelsäure) unter Zusatz eines organischen Lösungsmittels

Joga vgl. Yoga

Johanniskraut: Pflanze, mild antidepressiv wirkend; Öl wirkt bei Verbrennungen und Myalgien lindernd

Johanson-Plastik [nach dem schwed. Chirurgen Bengt Johanson]: Harnröhrenplastik, operative Beseitigung von Harnröhrenstrikturen durch Harnröhrenlängsspaltung (nach Art einer ↑Hypospadie) u. späteren Verschluss der Harnröhre

Joint [ˈdʒɔɪnt] *m;* -s, -s: selbst gedrehte Zigarette, deren Tabak mit Haschisch oder Marihuana vermischt ist, wirkt sedierend bzw. halluzinogen

Jolly-Körper [ʒoˈlɪ...; nach dem frz. Histologen Justin Jolly, 1870–1953] *Pl.:* = Howell-Jolly-Körperchen

Jones-Kriterien [nach dem amerik. Kardiologen Dukett T. Jones, 1899–1954]: Haupt- u. Nebenkriterien der Diagnose des rheumatischen Fiebers

Jones-Proteine vgl. Bence-Jones-Proteine

Joule [nach DIN: dʒuːl, sonst auch: dʒaʊl; nach dem engl. Physiker J. P. Joule, 1818–1889] *s;* -[s], -: Maßeinheit der Arbeit, Energie und Wärmemenge (z. B. für den Energiewert der aufgenommenen Nahrung; dafür bisher ↑Kalorie); Zeichen J (1 cal ≈ 4,18 J)

Jucken vgl. Pruritus

Juck|reiz vgl. Pruritus

Judet-Pro|these [ʒyˈdɛ...; nach dem frz. Orthopäden Robert Judet]: mit einem Zapfen od. Stiel versehene Kunstharzprothese zum Aufsetzen auf den operierten Schenkelhalskopf

Jugend|medizin: Zweig der Medizin, der sich mit den medizinischen, psychischen und sozialen Problemen des zweiten Lebensjahrzehnts beschäftigt

jugular, in fachspr. Fügungen: **jugularis, ...re** [zu ↑Jugulum]: zur Drosselgrube gehörend, sie betreffend; zur Vorderseite des Halses gehörend; z. B. in der Fügung ↑Vena jugularis

Jugular|venen|puls: an der ↑Vena jugularis gemessener Venenpuls

Jugulum [aus lat. *iugulum,* Gen.: *iuguli* = Schlüsselbein; Höhlung über dem Schlüsselbein; Kehle] *s;* -s, ...la: Drosselgrube, natürliche Einsenkung an der Vorderseite des Halses zwischen den Halsmuskeln, der Schultermuskulatur u. dem Schlüsselbein

Jugum [aus lat. *iugum,* Gen.: *iugi* = Joch] *s;* -s, ...ga: Joch, Kamm, Leiste, Erhebung (Anat.). **Juga alveolaria** *Pl.:* die durch die ↑Alveolen bedingten länglichen Erhebungen an der Außenfläche des Unter- u. Oberkiefers. **Juga cere|bralia** *Pl.:* die den Hirnfurchen entsprechenden länglichen Knochenerhebungen an der Hirnfläche des Schädels

Junctura vgl. Junktur

Jungfernhäutchen vgl. Hymen

Jungfernzeugung vgl. Parthenogenese

Jüngling-Krankheit [nach dem dt. Chirurgen Otto Jüngling, 1884–1944]: = Ostitis tuberculosa cystoides multiplex

Junkie [aus ˈdʒaŋkı engl. *junk* = Trödel, Plunder, Schund] *m;* -s, -s: abwertende Bez. für: (verwahrloste/-r) Drogenabhängige/-r

junktio|nal [zu lat. *iunctio* = Verbindung]: an der Verbindungsstelle zweier Gewebsarten liegend

Junktions|nävus [lat. *iunctio* = Verbindung] *m;* -, ...vi: Nävus, dessen Zellen sich an der Verbindungsstelle zwischen Epidermis und Mesenchym bilden

Junktur [aus lat. *iunctura,* Gen.: *iuncturae* = Verbindung; Gelenk] *w;* -, -en, in fachspr. Fügungen: **Junctura,** *Pl.:* ...rae: Sammelbez. für alle Formen einer Verbindung zwischen benachbarten Knochen des Skeletts, nämlich: bindegewebige oder Bänderverbindungen (vgl. Syndesmose), knorpelige Verbindungen (vgl. Synchondrose), knöcherne Verbindungen (vgl. Synostose) u. Gelenke (vgl. Articulatio). **Junctura fi|brosa:** feste Knochenverbindung, Knochenfuge, Verbindung von zwei Knochen durch Knorpel, Bindegewebe oder Knochen. **Junctura sa|cro|coc|cygea:** (häufg echte) Gelenkverbindung zwischen Kreuz- und Steißbein

juvenil, in fachspr. Fügungen: **juvenilis, ...le** [aus lat. *iuvenilis* = jugendlich]: jugendlich, im Jugendalter auftretend; z. B. in der Fügung ↑Acne juvenilis. **Juveni|lismus:** Form seelischer Undifferenziertheit, bei der die seelische Entwicklung auf einer jugendlichen Stufe stehen geblieben ist (Psychol.)

juxta|artikulär [zu lat. *iuxta* = dicht daneben, nahe bei u. ↑Articulus]: neben einem Gelenk liegend

juxta|glomerulärer Apparat [lat. *iuxta* = dicht daneben, nahe bei u. ↑glomerulär]: Nahtstelle zwischen dem Gefäßpol des ↑Glomerulus (2) und dem ↑Tubulus

juxta|medullär [zu lat. *iuxta* = dicht daneben, nahe bei u. ↑Medulla]: neben einer ↑Medulla gelegen

juxta|mural [zu lat. *iuxta* = dicht daneben, nahe bei u. lat. *murus* = Mauer, Wand]: neben der Wand eines Hohlorgans od. Gefäßes gelegen

juxta|pylorisch [zu lat. *iuxta* = dicht daneben, nahe bei u. ↑Pylorus]: neben dem Magenpförtner gelegen, in unmittelbarer Nachbarschaft des Magenausgangs lokalisiert (z. B. von Magengeschwüren gesagt)

K

K: chem. Zeichen für ↑Kalium

KÄ: Abk. für *k*alorisches *Ä*quivalent

Kabatmethode: auf neurophysiologischen Erkenntnissen beruhende krankengymnastische Technik, propriozeptive neuromuskuläre Fazilitation

Kach|ektiker *m;* -s, -, **Kach|ektikerin** *w;* -, -nen [zu ↑kachektisch]: an Kachexie leidende, hinfällige Person

Kach|ektin *s;* -s, -e: veralt. Bez. für: ↑Tumor-Nekrose-Faktor. **kach|ektisch,** in fachspr. Fügungen: **cach|ecticus, ...ca, ...cum** [zu ↑Kachexie]: an Kachexie leidend, hinfällig. **Kach|exie** [von gr. *καχεξία* = schlechter Zustand, bes. des Körpers] *w;* -, ...ien, in fachspr. Fügungen: **Cach|exia**[1], *Pl.:* ...iae: »Abzehrung«, mit allgemeiner Schwäche u. Anämie verbundener starker Kräfteverfall bei schweren chronischen Krankheiten wie Krebs, Tuberkulose u. a. **Cach|exia hypo|physia|lis:** auf Insuffizienz des Hypophysenvorderlappens beruhende Abmagerung. **Cach|exia mercuria|lis:** Kachexie als Folge einer chronischen Quecksilbervergiftung. **Cach|exia ovari|priva:** Kachexie der Frau mit klimakterischen Beschwerden als Folge eines operativen Verlustes der Eierstöcke im geschlechtsfähigen Alter. **Cach|exia thymo|priva:** Kachexie als Folge eines operativen Verlustes der Thymusdrüse. **Cach|exia thyreo|priva:** mit ↑Myxödem verbundene Kachexie als Folge einer Radikaloperation der Schilddrüse

Kader-Fistel [nach dem poln. Chirurgen Bronislaw Kader, 1863–1937]: früher angewandtes Verfahren zur operativen Herstellung einer Magenfistel durch Einnähen eines Gummischlauchs (heute durch ↑PEG ersetzt)

Kadmium, chem. fachspr. **Cadmium** [zu gr. *καδμεία* = Galmei] *s;* -s: metallischer chem. Grundstoff; Zeichen: Cd

Kaffern|pocken *Pl.:* veralt. Bez. für: ↑Alastrim

Kahler-Krankheit [nach dem österr. Internisten Otto Kahler, 1849–1893]: veralt. Bez. für ↑Plasmozytom

Kahnbein vgl. Os naviculare u. Os scaphoideum

Kahn-Flockungs|re|aktion [nach dem amerik. Bakteriologen R. L. Kahn, 19./20. Jh.]: diagnostische Untersuchungsreaktion in der Luesserologie (vorbehandeltes Patientenserum wird mit Lipoidantigene enthaltendem Rinderherzextrakt zur Reaktion gebracht; Auftreten einer Flockung spricht für Lues)

Kahnschädel vgl. Skaphozephalus

Kahr-Plastik [nach dem österr. Gynäkologen Heinrich Kahr, 1888–1948]: gynäkologisches Operationsverfahren (bei Scheidenvorfall) in Form einer Verengerung des Scheideneingangs und Bildung eines sogenannten hohen Dammes

Kaiserling-Lösung [nach dem dt. Pathologen Karl Kaiserling, 1869–1942]: Konservierungsmittel für anatomische Präparate (enthält u. a. Formalin und Glyzerin)

Kaiserschnitt vgl. Sectio caesarea

kak..., Kak... vgl. kako..., Kako...

Kak|idrose od. **Kak|idrosis** [zu ↑kako... u. gr. *ἱδρώς* = Schweiß] *w;* -: Absonderung übel riechenden Schweißes

kako..., Kako..., vor Vokalen: **kak..., Kak...** [aus gr. *κακός* = schlecht, übel]: Bestimmungswort von Zus. mit der Bedeutung »schlecht, übel, übel riechend, miss...«; z. B. Kakogeusie

Kako|geu|sie [zu ↑kako... u. gr. *γεῦσις* = Geschmack] *w;* -: übler Geschmack im Munde

Kak|osmie [zu ↑kako... u. gr. *ὀσμή* = Geruch] *w;* -: subjektiv durch Geruchshalluzination (z. B. bei Schizophrenie od. Hysterie) begründete Wahrnehmung eines nicht vorhandenen üblen Geruchs; aber auch im Sinne von: Wahrnehmung eines für andere nicht wahrnehmbaren, aber objektiv begründeten üblen Geruchs (z. B. bei latenter Kieferhöhlenvereiterung)

Kako|stomie [zu ↑kako... u. gr. *στόμα* = Mund] *w;* -: = Foetor ex ore

Kala-Azar [von Hindi *kala-azar* = schwarze Krankheit] *w;* -: schwere tropische Infektionskrankheit mit Fieber, Schwellung von Leber und Milz u. allgemeinem Kräfteverfall; Ursache sind durch Sandmücken übertragene ↑Leishmanien

Kalabar|beule, Calabar|beule [nach der nigerian. Hafenstadt Calabar]: = Loa-Loa

Kalibersprung: 1) im Röntgenthorax erkennbare, abrupte Verengung der Pulmonalgefäße in der Peripherie bei pulmonal-arterieller Hypertonie (z. B. bei Lungenembolie). **2)** radiologisches Anzeichen beim ↑Ileus: proximale Darmschlingen sind erweitert, distale Darmschlingen kollabiert

Kalik|ek|tomie, auch: **Kali|ek|tomie** [↑Calix u. ↑Ektomie] *w;* -, ...ien: operative Entfernung eines krankhaft veränderten oder steintragenden Nierenkelchs

Kaliko|papillitis [zu ↑Calix u. ↑Papille] *w;* -, ...itiden, in fachspr. Fügungen: **Calico|papillitis,** *Pl.:* ...itides: Entzündung der Kelche u. Papillen der Nieren

Kalio|penie [↑Kalium u. gr. *πενία* = Armut, Mangel] *w;* -, ...ien: ↑Hypokaliämie

Kaliper [aus engl. *calipers* = Greif-, Messzirkel] *m;* -s, -: Hautfaltenmesszange zur Quantifizierung der Hautfaltendicke als Maß für die Fettmasse

Kalium [nlat. Rückbildung aus ↑Alkali] *s;* -s: zu den Alkalimetallen gehörendes chem. Element; Zeichen: K

Kali|urese [↑Kalium u. ↑Urese] *w;* -, -n: Ausscheidung von Kalium mit dem Urin

Kalkane|odynie [↑Calcaneus u. ↑...odynie] *w;* -, ...ien: Nervenschmerzen im Fersenbein

Kalkane|us *m;* -, ...nei [...e-ɪ]: eindeutschende Schreibung für ↑Calcaneus

Kalka|ne|us|sporn: Knochenvorsprung an der Unterfläche des Fersenbeins

Kalkari|urie [zu lat. *calcarius* = zum Kalk gehörend, Kalk... u. ↑...urie] *w;* -, ...ien: vermehrte Ausscheidung von Kalksalzen mit dem Urin

Kalkgicht: »Pseudogicht«, degenerative Muskelerkrankung mit Kalkablagerungen in den distalen Partien (vor allem in den Endgliedern der Finger, aber auch in der Hand- und Beinmuskulatur)

Kalk|in|farkt: feinkörnige Kalkablagerung (z. B. in der Niere) mit örtlicher Gewebsdystrophie

Kalkseifenstuhl: Kalkseifen enthaltender, graugelber, trockener, alkalisch-fauliger Stuhl bei Säuglingen infolge Milchnährschadens

Kalkspritzer: auf Röntgenaufnahmen des Abdomens sichtbare Fettgewebsnekrosen im Bereich des ↑Pankreas

Kalli|krein [zu gr. *καλλίκρεας* = Bauchspeicheldrüse; eigtl. = schönes Fleisch] *s;* -s: hormonartiger Wirkstoff der Bauchspeicheldrüse von blutdrucksenkender Wirkung u. Funktion

Kallikrein-Kinin-System [aus ↑Kallikrein u. ↑Kinin]: physiologisches Regelsystem der Freisetzung von ↑Kininen

Kallmann-Syndrom [nach dem Psychiater Franz Kallmann, 1897–1965]: anlagebedingte Gonadotropin-Releasing-Hormon-Sekretionsstörung, Aplasie des Bulbus olfactorius, hypogonadotroper Hypogonadismus

kallös, in fachspr. Fügungen: **callosus, ...osa, ...osum** [zu ↑Kallus]: **1)** von Kallus überzogen. **2)** schwielenförmig; z. B. in der Fügung ↑Corpus callosum. **3)** schwielig, chronisch-entzündlich verändert und verhärtet (von Geweben; z. B. Ulcus callosum)

Kallo|so|tomie [↑Kallus u. ↑...tomie] *w;* -, ...ien: operative Durchtrennung des ↑Corpus callosum (zur Behandlung der Epilepsie)

Kallus [aus lat. *callus* = verhärtete Haut, Schwiele; Verhärtung; Knochengeschwulst] *m;* -, -se, in fachspr. Fügungen: **Callus,** *Pl.:* ...lli: Keimgewebe des Knochens, das sich bei Knochenbrüchen in der Bruchlücke entwickelt; auch: Schwiele. **Callus luxurians:** Kalluswucherung, übermäßige Bildung von Kallusgewebe

Kallus|distraktion [aus ↑Kallus u. ↑Distraktion]: Auseinanderziehen durchtrennter Knochen während der Kallusbildung zur Korrektur von Brüchen oder zur Verlängerung verkürzter Gliedmaßen

Kal|modulin [Kurzbildung zu ↑Kalzium u. lat. *modulari* = abmessen, einrichten] *s;* -s, -e: in den Zellen vorhandenes Enzym, das die Wirkung von Kalzium in der glatten Muskulatur vermittelt

Kalorie [zu lat. *calor*= Wärme, Hitze] *w;* -, ...ien: **1)** kleine Kalorie, physikalische Maßeinheit der Wärmeenergie (Wärmemenge), definiert als die

Wärmemenge, die erforderlich ist, um 1 g Wasser bei einem Druck von 1 atm von 14,5 °C auf 15,5 °C zu erwärmen (Zeichen: cal). **2)** bei Angaben über die dem Körper mit der Nahrung zugeführte Energiemenge: Kurzbez. für ↑Kilokalorie. **große Kalorie** vgl. Kilokalorie. **kleine Kalorie** vgl. Kalorie (1)

Kalori|meter [lat. *calor* = Wärme, Hitze u. ↑...meter] *s;* -s, -: Messinstrument zur Durchführung einer Kalorimetrie. **Kalori|me|trie** [↑...metrie] *w;* -, ...ien: **1)** quantitative Bestimmung der Wärmemenge, die bei einem physikalischen od. biochemischen Prozess (z. B. beim Energieumsatz des Organismus) erzeugt oder verbraucht wird. **2)** Bestimmung der spezifischen Wärme eines Körpers. **kalori|me|trisch:** die Wärmemessung betreffend, auf ihr beruhend

kalorisch [zu lat. *calor* = Wärme, Hitze]: die Wärme bzw. Wärmeenergie betreffend

Kalotte [aus frz. *calotte*= Käppchen; kleine Wölbung; (kleines) Dach] *w;* -, -n: **1)** Schädeldach (ohne Schädelbasis). **2)** Dach des Hüftkopfs

Kaltblüter: Bezeichnung für Tiere, deren Körpertemperatur von der jeweiligen Temperatur ihrer Umgebung abhängig ist (Biol.)

Kälte|an|äs|thesie: Lokalanästhesie durch Anwendung von Kälte (Eiswasser oder Eispackungen, Chloräthylspray)

Kälte-Druck-Test vgl. Cold-Pressure-Test

Kälte|hämo|lyse: Auflösung der roten Blutkörperchen durch Kälte unter Mitwirkung des Kältehämolysins. **Kälte|hämo|lysin:** ↑Hämolysin, das sich in frischem, ungerinnbar gemachtem Venenblut unter dem Einfluss von Kälte (Einbringen in Eiswasser) bildet, ein Antikörper

Kältepunkt: Bezeichnung für physiologisch nachweisbare, scharf umschriebene kleine Hautbezirke, die besonders kälteempfindlich sind

Kalva [aus lat. *calva* = Hirnschale, Schädel] *w;* -, ...ven: Schädeldach (ohne Basis)

Kalvus [aus lat. *calvus* = kahl] *m;* -, ...vi: Kahlkopf

Kalz|ämie [↑Kalzium u. ↑...ämie] *w;* -, ...ien: vermehrtes Auftreten von Kalzium im Blut. **kalz|ämisch:** die Kalzämie betreffend, mit ihr zusammenhängend

Kalzi|fikation [zu lat. *calx*, Gen.: *calcis* = Stein; Kalkstein u. lat. *facere* = machen, tun] *w;* -, -en, in fachspr. Fügungen: **Calci|ficatio,** *Pl.:* ...io|nes: »Verkalkung« (z. B. von Geweben infolge Kalkablagerung)

Kalzinose [zu lat. *calx*, Gen.: *calcis* = Kalkstein] *w;* -, -n, in fachspr. Fügungen: **Calcinosis,** *Pl.:* ...oses: Verkalkung von Gewebe infolge vermehrter Ablagerung von Kalksalzen. **Calcinosis circumscripta:** umschriebene knötchenförmige Kalkablagerung in der Haut und Unterhaut. **Calcinosis generalisata:** degenerative Muskelerkrankung mit Kalkablagerungen zwischen den Muskelfasern. **Calcinosis inter|stitia|lis:** Störung des Kalziumstoffwechsels, charakterisiert durch eine übermäßig gesteigerte Ablagerung von Kalksalzen in den Bindegewebszwischenräumen der Muskeln. **Calcinosis inter|verte|bralis:** vermehrte Ablagerung von Kalksalzen in den Zwischenwirbelscheiben

Kalzi|tonin [zu ↑Kalzium u. gr. τόνος = das Spannen; die Anspannung] *s;* -s, -e: von C-Zellen der Schilddrüse gebildetes Hormon, das den Kalziumspiegel im Blut senkt, ↑Tumormarker bei C-Zelltumoren

Kalzitriol: in der Niere gebildetes Vitamin D

Kalzium, chem. fachspr.: **Calcium** [zu lat. *calx*, Gen.: *calcis* = Kalkstein] *s;* -s: zu den Erdalkalimetallen gehörendes chem. Element (Zeichen: Ca); in ionisierter Form im Blutserum als Faktor IV wichtig für die Blutgerinnung

Kalzium|ant|agonismus: Hemmung der transmembranären Kalziumleitfähigkeit von Herzmuskelfasern, Schrittmacherzentren und glatter Gefäßmuskulatur. **Kalzium|ant|agonisten, Kalziumblocker** und **Kalzium|kanal|blocker** *Pl.:* Substanzen, die einen Kalziumantagonismus bewirken und durch Senkung des Sauerstoffverbrauchs des Herzens als Koronartherapeutika verwendet werden

Kambium|schicht [zu lat. *cambiare* = wechseln, tauschen]: innere, Knochen bildende bzw. das Knochengewebe regenerierende Schicht des ↑Periosts

Kamerun|beule [nach der afrik. Republik Kamerun]: = Loa-Loa

Kamm vgl. Crista

Kammer [aus lat. *camera* = gewölbte Decke, Zimmerwölbung; Kammer] *w;* -, -n, in fachspr. Fügungen: **Camera,** *Pl.:* ...rae: Innenraum, abgeschlossener Teil in einem Hohlorgan (Anat.). **Camera bulbi anterior:** »vordere Augenkammer« (zwischen ↑Cornea, Iris und Linse liegend; enthält das Kammerwasser). **Camera bulbi posterior:** »hintere Augenkammer« (zwischen Irisrückseite, Linse, Glaskörper und ↑Corpus ciliare; enthält das Kammerwasser)

Kammer|au|tomatismus: selbstständige Kontraktionen der Herzkammern nach Ausfall des Reizbildungszentrums, wobei die Kammern unabhängig von den Vorhöfen in ihrem Eigenrhythmus schlagen (mit einer Frequenz von ca. 30 Schlägen pro Minute; Vorkommen beim totalen Herzblock)

Kammerflattern: übermäßige Erregungsausbreitung der Herzkammern, im EKG charakterisiert als regelmäßige haarnadelförmige große Wellen

Kammerflimmern: mit Absinken bzw. Ausfall der Herzleistung verbundene, unregelmäßige, wogende Bewegung der Herzkammern infolge ungeordneter Kontraktion der Muskelfasern

Kammerscheidewand vgl. Septum interventriculare

Kammerwasser vgl. Humor aquosus

Kammerwinkel vgl. Angulus iridocornealis

Kampf|stoff: chemische Substanz und biologischer Stoff oder Krankheitserreger; dient zur Kriegsführung

Kampi|me|trie [lat. *campus* = Fläche, Feld u. ↑...metrie] *w;* -, ...ien: Bestimmung der Größe des blinden Flecks am Augenhintergrund am ↑Bjerrum-Schirm

Kampto|daktylie [zu gr. *κάμπτειν* = krümmen, biegen u. gr. *δάκτυλος* = Finger] *w;* -, ...ien, in fachspr. Fügungen: **Campto|dactylia**[1], *Pl.:* ...iae: angeborene erbliche Fehlbildung der Hand in Form einer bleibenden Beugestellung eines od. mehrerer Finger, speziell des kleinen Fingers

Kampto|kormie [zu gr. *κάμπτειν* = krümmen, biegen u. gr. *κορμός* = Klotz; Rumpf] *w;* -, ...ien: Zwangshaltung des Körpers mit nach vorn gebeugtem Rumpf

Kanal vgl. Canalis

kanalikulär, in fachspr. Fügungen: **canalicularis, ...re** [zu ↑Canaliculus]: einen kleinen Kanal bildend, in einem kleinen Kanal verlaufend

Kanalikulitis: durch Bakterien, seltener durch Viren oder Pilze verursachte Infektion der Tränenkanälchen

Kanalothiasis: Bildung von Konkrementen, die frei in den ↑Bogengängen schweben

Kandidose [zu ↑Candida] *w;* -, -n, in fachspr. Fügungen: **Candidosis,** *Pl.:* ...oses: durch Candidaarten hervorgerufene Pilzerkrankung der [Schleim]häute

Kanikola|fieber vgl. Leptospirosis canicola

Kan|kro|id [lat. *cancer,* Gen.: *cancri* = Krebs u. ↑...id] *s;* -[e]s, -e: veralt. Bez. für: ↑Spinaliom

Kan|kro|phobie [zu lat. *cancer,* Gen.: *cancri* = Krebs u. gr. *φόβος* = Furcht] *w;* -, ...ien: = Karzinophobie

kankrös vgl. kanzerös

Kanner-Syndrom [nach dem amerik. Psychiater Leo Kanner, 1894–1991]: frühkindlicher ↑Autismus

Kan|thariden [von gr. *κανθαρίς* (Name der Spanischen Fliege)] *Pl.,* in der zool. Nomenklatur: **Cantharides** *Pl.:* **1)** Weichkäfer (Käferfamilie). **2)** getrocknete Spanische Fliegen (Lytta vesicatoria), zur Bereitung von Pulvern, Salben, Pflastern verwendet. **Kan|tharidin** *s;* -s: Gift aus dem Blut von Weichkäferarten, hauptsächlich der Spanischen Fliege (Verwendung als Heil- und Anregungsmittel)

Kan|tho|plastik [↑Kanthus und ↑Plastik] *w;* -, -en: operative Erweiterung der Lidspalte durch Spaltung des äußeren Augenwinkels

Kan|thus, latinisiert: **Can|thus** [von gr. *κανθός* = Augenwinkel] *m;* -, ...thi: = Angulus oculi lateralis bzw. medialis

Kanüle [aus gleichbed. frz. *canule* (eigtl. = Röhrchen)] *w;* -, -n: **1)** Hohlnadel an Injektionsspritzen. **2)** Röhrchen zum Einführen od. Ableiten von Luft od. Flüssigkeiten, insbes. Röhrchen zum Einlegen in die Luftröhre nach ↑Tracheotomie. **kanülie|ren:** eine Kanüle einlegen

kanzero|gen [zu ↑Cancer u. ↑...gen]: Krebs erzeugend. **Kanzero|gen** *s;* -s, -e: Krebs erzeugende Substanz, Strahlung o. Ä. **Kanzero|genese** *w;* -: Krebsentstehung. **Kanzero|genität** *w;* -: kanzerogene Eigenschaft von Substanzen

Kanzero|phobie [zu gr. *φόβος* = Furcht] *w;* -, ...ien: [krankhafte] Angst, an Krebs erkrankt zu sein od. zu erkranken

kanzerös, auch **kan|krös,** in fachspr. Fügungen: **cancerosus, ...osa, ...osum** [zu ↑Cancer]: krebsartig. **Kanzerose** *w;* -, -n, in fachspr. Fügungen: **Cancerosis,** *Pl.:* ...oses: allg. Bez. für: Krebserkrankung

Kapazitation [zu lat. *capacitas,* Gen. *capacitatis* = Fähigkeit] *w;* -: Bez. für alle im weiblichen Genitaltrakt ablaufenden physiologischen Vorgänge, die das Spermium befruchtungsfähig machen

Kapazitäts|gefäß [lat. *capacitas,* Gen.: *capacitatis* = Fassungsvermögen; Fähigkeit]: Blutgefäß mit großem Fassungsvermögen

kapillar, in fachspr. Fügungen: **capillaris, ...re** [zu lat. *capillus* = Haupt-, Barthaar]: haarfein (bes. von den feinsten Verzweigungen der Blut- u. Lymphgefäße). **Kapillare** *w;* -, -n: **1)** (meist *Pl.*): »Haargefäß«, feinste Verzweigungen der Blut- und Lymphgefäße (auch: der Gallengänge u. Bronchien; Med.). **2)** »Haarröhrchen«, Röhrchen mit sehr kleinem Innendurchmesser (Phys.)

Kapillar|füllungszeit: Test für die Qualität der peripheren Mikrozirkulation (Zeit bis zum Rosigwerden des Nagelbettes nach Abblassen durch Druck auf Nagel; normal bis zu 2 Sekunden). **Kapillarisierung** *w;* -, -en: die Versorgung eines Organs mit Haargefäßen

Kapillar|leck|syndrom: intensivmedizinisches Syndrom (z. B. nach Transplantationen, Sepsis) mit Flüssigkeitsverlust und Ödemen im Endstromgebiet

Kapillar|mi|kro|skopie, Kapillaro|skopie: mikroskopische Untersuchung der Kapillaren am Nagelfalz (dient u. a. der Feststellung von Störungen der Blutströmung, von Blutungen od. Nierenkrankheiten, die sich auch in der peripheren Durchblutung kundtun)

Kapillaro|pa|thie [↑Kapillare u. ↑...pathie] *w;* -, ...ien: allg. Bez. für: Erkrankung des Kapillarsystems

Kapillaro|skopie vgl. Kapillarmikroskopie

Kapillar|puls: an erweiterten Haargefäßen (bes. am Nagelfalz und an den Lippen) in Form von stoßweise auftretenden Rötungen sichtbarer Puls

Kapillar|punktion: Entleerung eines mit Flüssigkeit gefüllten Hohlkörpers (bes. der gefüllten Harnblase) mittels einer haarfeinen Hohlnadel

Kapillar|toxikose = Purpura anaphylactica

Kapillitium, auch: **Capillitium** [aus gleichbed. lat. *capillitium*] *s;* -s: Gesamtheit der Kopfhaare

Kapnografie [gr. *καπνός* = Rauch, Dampf u. ...↑grafie]: Verfahren, bei dem kontinuierlich der CO_2-Gehalt der Atemluft ermittelt und aufgezeichnet wird. **Kapno|gramm** [↑...gramm] *s;* -s, -e: Aufzeichnung des Kohlensäuregehaltes der ausgeatmeten Luft (als Teil der Lungenfunktionsprüfung).

Kapnometrie: Vorgang der Messung während einer ↑Kapnografie

Kaposi-Sarkom [nach dem österr. Dermatologen Moritz Kaposi, 1837–1902]: häufig HIV-assoziierte, durch das Kaposi-Sarkom-Virus hervorgerufene maligne Systemerkrankung des ↑retikuloendothelialen Systems mit neoplastischer Wucherung des Gefäßretikulums

Kappa|zismus: Form des ↑Psellismus, bei der das K ausgelassen oder durch ein D bzw. T ersetzt wird

Kap|sel vgl. Capsula

Kapsel|endo|skopie [↑Endoskopie] *w;* -, ...ien: endoskopisches Verfahren, bei dem der Patient bzw. die Patientin eine Kapsel mit Minikamera, Lichtquelle u. Batterie schluckt, die Bilder aus dem Magen-Darm-Trakt senden kann

Kapselmuster: Gelenkkapselschmerz bei passiver Bewegung als Hinweis auf eine intraartikuläre Läsion

Kap|sid [Kunstw.] *s;* -s, -e: Proteinmantel des ↑Virions; schützt die Nukleinsäure, wirkt als Antigen und bestimmt das immunologische Geschehen

Kap|so|mer [zu ↑Kapsid u. gr. *μέρος* = Teil] *s;* -s, -e: kleinstes elektronenoptisch nachweisbares Bauelement des Kapsids

kap|sulär, in fachspr. Fügungen: **cap|sularis, ...re** [zu ↑Capsula]: **1)** eine Organ- od. Gelenkkapsel betreffend. **2)** die ↑Capsula interna betreffend

Kap|sul|ek|tomie [↑Capsula u. ↑Ektomie] *w;* -, ...ien: operative Abtragung einer Gelenk- od. Organkapsel

Kap|sulitis [zu ↑Capsula] *w;* -, ...itiden, in fachspr. Fügungen: **Cap|sulitis,** *Pl.:* ...itides: Entzündung einer Gelenk- od. Organkapsel

Kapsulo|rhexis [↑Capsula u. ↑Rhexis] *w;* -, ...rhexes: chirurg. Verfahren der Vorderkapselöffnung der Augenlinse zur Kataraktbehandlung

Kap|sulor|rha|phie [zu ↑Capsula und gr. *ῥαφή* = Naht] *w;* -, ...ien: Naht einer Gelenkkapsel (besonders einer verletzten)

Kapsulo|tomie [↑Capsula u. ↑...tomie] *w;* -, ...ien: **1)** operative Eröffnung einer Gelenkkapsel. **2)** Schaffung einer optischen Lücke im Bereich der Sehachse in der Augenhinterkapsel mithilfe eines Lasers

Karboanhydrase vgl. Carboanhydrase

Karboanhydrasehemmer vgl. Carboanhydrasehemmer

Karbonisation [zu lat. *carbo,* Gen.: *carbonis* = Kohle] *w;* -, -en, in fachspr. Fügungen: **Carbonisatio,** *Pl.:* ...io|nes: »Verkohlung«, stärkster Grad einer Verbrennung (entweder von Teilen des Körpers oder des ganzen Körpers), sog. Verbrennung 4. Grades

Karbunkel [aus lat. *carbunculus* = fressendes Geschwür; eigtl. = Köhlchen] *m;* -s, -, in fachspr. Fügungen: **Carbunculus,** *Pl.:* ...li: Ansammlung mehrerer, dicht beieinanderstehender u. ineinanderfließender ↑Furunkel

Kardia [aus gr. *καρδία* = Herz; oberer Magenmund], latinisiert: **Cardia** *w;* -: **1)** seltene Bez. für: Herz (meist nur als Bestimmungswort von Zus. vorkommend). **2)** andere anatomische Bezeichnung für ↑Ostium cardiacum ventriculi

Kardia|kum [zu ↑Kardia] *s;* -s, ...ka: veralt. Bez. für ein Medikament, das eine (stärkende) Wirkung auf das Herz ausübt

kardial, in fachspr. Fügungen: **cardia|lis, ...le** [zu ↑Kardia]: das Herz betreffend, zum Herz gehörend, vom Herz ausgehend. **kardia|le Ödeme** *Pl.:* Ödeme, die vom Herz ausgehen, d. h. durch eine Herzkrankheit verursacht sind

Kardi|algie [↑Kardia u. ↑...algie] *w;* -, ...ien, in fachspr. Fügungen: **Cardi|algia**[1], *Pl.:* ...iae: **1)** allg. Bez. für Schmerzen im Bereich des Herzens. **2)** = Kardiospasmus

Kardinale [zu lat. *cardinalis* = vorzüglich] *s;* -s, ...lien [...iən] od. ...lia: wirksamer Bestandteil eines Arzneimittels

Kardinal|venen [lat. *cardinalis* = vorzüglich, Haupt... u. ↑Vene] *Pl.:* zwei große Venen des ↑Fetus an der Hinterwand der Bauchhöhle

> **kar|di|o..., Kar|di|o...**
>
> vor Vokalen gelegentlich **kardi..., Kardi...**
> ‹zu gr. kardía »Herz; Seele«›
> Wortbildungselement mit der Bedeutung »Herz«:
> - Kardialgie
> - Kardiogramm
> - kardiologisch

kardio|gen [zu ↑Kardia u. ↑...gen]: vom Herzen ausgehend (z. B. kardiogener Schock)

Kardiograf [↑Kardia u. ↑...graf] *m;* -en, -en: **1)** Gerät zur Durchführung einer ↑Elektrokardiografie. **2)** Aufzeichnung eines grafischen Bildes der Herzstoßkurven. **Kardio|grafie** [↑...grafie] *w;* -, ...ien: **1)** = Elektrokardiografie. **2)** grafische Darstellung der Herzstoßkurven. **Kardio|gramm** [↑...gramm] *s;* -s, -e: **1)** = Elektrokardiogramm. **2)** grafisches Bild der Herzstoßkurven

Kardio|lipin [zu ↑Kardia u. ↑lipo...] *s;* -s: in der Herzmuskulatur vorkommendes ↑Lipid

Kardio|loge *m;* -n, -n, **Kardio|login** *w;* -, -nen [↑Kardia u. ↑...loge]: Arzt, Ärztin mit Spezialkenntnissen auf dem Gebiet der Kardiologie. **Kardio|logie** [↑...logie] *w;* -: Lehre vom Herzen, seiner Funktion u. den Herzkrankheiten (Blutkreislauf eingeschlossen). **kardio|logisch:** die Kardiologie betreffend

Kardio|lyse [zu ↑Kardia u. gr. *λύειν* = lösen, auflösen] *w;* -, -n, in fachspr. Fügungen: **Cardio|lysis,** *Pl.:* ...lyses: operative Ablösung der knöchernen Brustwand bei Herzbeutelverwachsungen; Lösung des Herzens aus Verwachsungen mit benachbarten Strukturen

Kardio|megalie [zu ↑Kardia u. gr. *μέγας* (mit Stammerweiterung: *μεγαλο-*) = groß] *w;* -, ...ien, in fachspr. Fügungen: **Cardio|megalia**[1], *Pl.:* ...iae: Vergrößerung des Herzens mit Fettspeicherung. **Cardio|megalia glyco|genica dif|fusa:** Herzvergrößerung mit Einlagerung von Glykogen im Herzmuskel. **Cardio|megalia lipo|genica:** Herzvergrößerung mit Fetteinlagerung im Herzmuskel

Kardio|myo|pa|thie [↑Kardia, ↑myo... und ↑...pathie] *w;* -, ...ien, in fachspr. Fügungen: **Cardio|myopa|thia**[1], *Pl.:* ...iae: meist chronisch verlaufende Herzerkrankung, charakterisiert durch Herzvergrößerung, Störungen im Erregungsablauf und Herzmuskelschwäche

Kardio|myo|plastie [↑Kardia, ↑myo... u. gr. *πλάσσειν* = bilden, formen] *w;* -, ...ien: chirurgische Ummantelung des krankhaft erweiterten Herzens mit einem Netz aus Kunstfasern (als Ersatz einer Herztransplantation)

Kardio|myo|tomie [↑Kardia, ↑myo... und ↑...tomie] *w;* -, ...ien: operative Eröffnung des Herzmuskels

Kardio|omento|pexie [zu ↑Kardia, ↑Omentum u. gr. *πῆξις* = das Befestigen, das Festmachen] *w;* -, ...ien: operative Befestigung (Annähung) des Netzes am Herzmuskel (Methode zur Verbesserung der Herzmuskeldurchblutung)

Kardio|palmus [↑Kardia u. gr. *παλμός* = das Schwingen, Erschüttern] *m;* -, ...mi: wenig gebräuchliche Bezeichnung für: Herzklopfen, d.h.: subjektiv empfundener Herzschlag (Vorkommen z.B. bei schweren Aufregungen, beim Schreck)

Kardio|pa|thie [↑Kardia u. ↑...pathie] *w;* -, ...ien, in fachspr. Fügungen: **Cardio|pa|thia**[1], *Pl.:* ...iae: allg. Bez. für: Herzleiden, Herzerkrankung

Kardio|plegie [zu ↑Kardia u. gr. *πληγή* = Schlag, Stoß] *w;* -, ...ien: **1)** »Herzschlag«, spontaner Herzstillstand. **2)** künstl. herbeigeführter Herzstillstand (zur Reduktion des Sauerstoffverbrauchs bei Operationen am offenen Herzen). **kardioplegisch:** die Kardioplegie betreffend, zur Kardioplegie führend

Kardio|pneu|mo|pexie [zu ↑Kardia, ↑pneumo... und gr. *πῆξις* = das Befestigen, das Festmachen] *w;* -, ...ien: operative Annähung von Lungenteilen an den Herzmuskel (Methode zur Verbesserung der Herzmuskeldurchblutung)

Kardio|pro|tektion [zu ↑Kardia u. lat. *protegere, protectum* = bedecken, beschützen] *w;* -, -en: Steigerung der Herzleistung durch entsprechende Medikamente. **kardio|pro|tektiv** [...ti:f]: die Herzleistung steigernd (von Medikamenten)

Kardio|ptose [↑Kardia u. gr. *πτῶσις* = das Fallen] *w;* -, -n: »Wanderherz«, Senkung des Herzens ohne krankhaften organischen Befund

kardio|pulmonal [zu ↑Kardia u. ↑Pulmo]: Kreislauf und Atemwege zugleich betreffend (z.B. kardiopulmonale Reanimation)

kardio|re|spiratorisch [zu ↑Kardia u. ↑Respiration]: Herz und Atmung betreffend (z.B. kardiorespiratorische Insuffizienz)

Kardio|sedativum [...i:v...; ↑Kardia u. ↑Sedativum] *s;* -s, ...va: Herzberuhigungsmittel

kardio|selektiv [...ti:f; zu ↑Kardia u. engl. *selective* = zielgerichtet (zu lat. *seligere, selectum* = auslesen, auswählen)]: nennt man herzwirksame Arzneimittel, die lediglich eine ↑Bradykardie und eine Verringerung der Herzkontraktilität bewirken, ohne die Blutgefäße zu beeinflussen. **Kardioselektivität** *w;* -: chemische Zusammensetzung eines herzwirksamen Arzneimittels derart, dass nur die Erkrankung (z.B. Bluthochdruck) beeinflusst wird, jedoch nicht das Gefäßsystem

Kardio|sklerose [↑Kardia u. ↑Sklerose] *w;* -, -n: Verhärtung der Herzkranzgefäße als Folge des natürlichen Alterungsprozesses

Kardio|skopie [zu ↑Kardia u. ↑...skopie] *w;* -, ...ien: direkte Untersuchung des Herzens mit einer bildgebenden Sonde, die durch eine Vene ins Herz eingeführt wird

Kardio|spasmus [↑Kardia u. ↑Spasmus] *m;* -, ...men: Krampf der Mageneingangsmuskulatur

Kardio|sphyg|mo|graf [↑Kardia und ↑Sphygmograf] *m;* -en, -en: Apparat zur Aufzeichnung von Herzpuls und Herzspitzenstoß

Kardio|thymie [zu ↑Kardia u. gr. *θυμός* = Leben; Seele; Gemüt] *w;* -, ...ien: Herzneurose, funktionelle Herzstörung (u.a. mit Schmerzen, Klopfen, Herzangst) ohne organische Veränderung des Herzens

Kardio|toko|graf [↑Kardia, gr. *τόκος* = das Gebären u. ↑...graf] *m;* -en, -en: elektrisches Gerät zur Durchführung der Kardiotokografie. **Kardio|tokogra|fie** [↑...grafie] *w;* -, ...ien: apparative geburtshilfliche Überwachungsmethode, bei der während der Geburt gleichzeitig mütterliche und kindliche Herzfrequenz, Wehentätigkeit und Kindsbewegungen aufgezeichnet werden

Kardio|tomie [↑Kardia u. ↑...tomie] *w;* -, ...ien: operative Spaltung der Wand des Magenmundes

kardio|toxisch [↑Kardia u. ↑toxisch]: herzschädigend. **Kardio|toxizität** *w;* -: herzschädigende Eigenschaft von Stoffen

kardio|trop [↑Kardia u. ↑...trop]: speziell am Herzen wirkend (von Arzneimitteln). **Kardiotropismus** *m;* -: spezielle Wirkung eines Arzneimittels am Herzen

kardio|vas|kulär [zu ↑Kardia u. lat. *vasculum* = kleines Gefäß]: Herz u. Gefäße betreffend

Kardio|version [zu ↑Kardia u. lat. *vertere, versum* = drehen, wenden] *w;* -, -en: Behandlung von Vorhofflimmern und Vorhofflattern durch Elektroschock. **Kardio|verter** *m;* -s, -: Gerät zur Durchführung der Kardioversion

kardio|zere|bral [zu ↑Kardia u. ↑Cerebrum]: vom Herzen und Gehirn ausgehend (z.B. Durchblutungsstörungen)

kardio|zirkulatorisch [zu ↑Kardia u. ↑Zirkulation]: Herz und Kreislauf betreffend

Karditis [zu ↑Kardia] *w;* -, ...itiden, in fachspr. Fügungen: **Carditis**, *Pl.:* ...itides: Entzündung des Herzens. **Carditis rheu|matica:** rheumatische Herzentzündung

Karell-Kur [nach dem russ. Arzt P. J. Karell, 1806–1886]: kochsalzfreie und kaliumreiche Kostform bei Herzinsuffizienz (z. B. Milch, Schleim und Obst)

Karenz [zu lat. *carere* = sich enthalten; entbehren] *w;* -, -en: Enthaltsamkeit, Verzicht (z. B. auf Nahrungsmittel überhaupt od. auf bestimmte Nahrungsmittel)

Karezza [aus ital. *carezza* = Liebkosung] *w;* -: = Coitus reservatus

Karies, in fachsprachlichen Fügungen: **Caries** [...ɪ-es; aus lat. *caries* = Morschsein, Fäulnis] *w;* -: Knochenfraß, destruierende Knochenprozesse mit Einschmelzungen und Sequesterbildungen. **Caries dentium** [↑Dens]: »Zahnkaries«, Zahnfäule, akuter oder chronischer Zerfall der harten Zahnsubstanzen (bewirkt durch die Kalk auflösende Säure, die von Mikroorganismen der Mundflora gebildet wird). **Caries humida:** Verlaufsform der Zahnkaries mit starker Erweichung der Zahnsubstanz und geringer Zahnverfärbung. **Caries lu|ica** = Caries syphilitica. **Caries sic|ca: 1)** Verlaufsform der Zahnkaries mit geringer Erweichung der Zahnsubstanz und starker Verfärbung des Zahnes. **2)** Verlaufsform der Gelenktuberkulose mit Schrumpfungsvorgängen; sogenannter trockener Schwund; meist sind das Schulter- und das Hüftgelenk betroffen. **Caries sy|philitica:** Zahnveränderungen bei angeborener Syphilis mit Störungen der Dentifikation und der Zahnstruktur, vgl. Hutchinson-Zähne

kario|gen [zu ↑Karies u. ↑...gen]: Karies verursachend, Karies hervorrufend

kariös [zu ↑Karies]: von Karies befallen; angefault (vom Knochengewebe od. vom Zahn gesagt)

kar|mina|tiv [zu lat. *carminare* = Wolle krempeln, reinigen]: blähungstreibend. **Kar|mina|tivum** *s;* -s, ...va: [pflanzliches] Mittel gegen Blähungen

Karni|fikation [zu lat. *caro,* Gen.: *carnis* = Fleisch und lat. *facere* = machen, tun; bilden] *w;* -, -en: bindegewebige Umwandlung von entzündlichem Lungengewebe anstelle einer normalerweise erfolgenden Rückbildung des entzündlichen Infiltrats

Karnitin vgl. Carnitin

karni|vor [zu lat. *caro,* Gen.: *carnis* = Fleisch u. lat. *vorare* = verschlingen]: »Fleisch fressend« (von Tieren u. Pflanzen, auch von Menschen gesagt). **Karni|vore** *m* u. *w;* -n, -n (meist *Pl.*): »Fleischfresser« (Tier od. Pflanze, auch Mensch)

Karnofsky-Index [nach dem amerik. Onkologen David A. Karnofsky, 1914–1969]: Bewertungskennzahl des Allgemeinbefindens eines Patienten bzw. einer Patientin, Aktivitätsindex

Karotide vgl. Karotis

Karotid|odynie [↑Karotis u. ↑...odynie] *w;* -, ...ien: im Bereich der Augen, der Wangen u. des Nackens auftretender Gesichtsschmerz bei Druck auf die Kopfschlagader

Karotin, chem. fachspr.: **Carotin** [zu lat. *carota* = Möhre] *s;* -s: in Pflanzen u. Tieren weit verbreiteter gelblicher Farbstoff; wichtiges Provitamin A. **Karotino|id,** chem. fachspr.: **Carotino|id** [↑...id] *s;* -[e]s, -e: dem Karotin ähnliche fettlösliche Substanzen pflanzlicher Herkunft im menschlichen Organismus

Karotis [aus gr. *καρωτίς,* Gen.: *καρωτίδος* = Hauptschlagader] *w;* -, ...rotiden, selten auch: **Karotide** *w;* -, -n: übliche Kurzbez. für ↑Arteria carotis

Karotis|drüse vgl. Glomus caroticum

Karotis|sinus vgl. Sinus caroticus

Karotis|sinus|syn|drom: synkopale Anfälle durch Reduktion der Hirndurchblutung infolge akuten Blutdruckabfalls

Karotis|si|phon: stufenförmig verlaufender Abschnitt des in der Schädelhöhle gelegenen Teils der Kopfschlagader

karpal, in fachspr. Fügungen: **carpalis, ...le** [zu ↑Carpus]: zur Handwurzel gehörend, diese betreffend (Anat.)

Karpal|gelenk vgl. Articulatio mediocarpea

Karpal|tunnel vgl. Canalis carpi

Karpal|tunnel|syn|drom: Schädigung des Endastes des ↑Nervus medianus in Höhe des Karpaltunnels, vor allem durch Druckwirkung, mit anschließendem Schwund der Daumenballenmuskulatur; Abk.: KTS

Karpo|meta|karpal|re|flex [zu ↑Carpus, ↑Metacarpus u. ↑Reflex]: reflektorische Beugung der Finger beim Beklopfen des Handrückens

Karpo|pedal|spasmus [zu ↑Carpus, lat. *pes,* Gen.: *pedis* = Fuß u. ↑Spasmus]: tetanischer Krampf an Händen u. Füßen

Kartagener-Syndrom [nach dem schweiz. Internisten Manes Kartagener, 1897–1975]: ↑Primäre ziliäre Dyskinesie

Kartenherzbecken: verengtes weibliches Becken, bei dem der Beckeneingang etwa die Form des auf Spielkarten abgebildeten stilisierten Herzens hat

kartilaginär [zu ↑Cartilago]: knorpelig

Karunkel [aus lat. *caruncula,* Gen.: *carunculae* = kleines Stück Fleisch] *w;* -, -n, in fachspr. Fügungen: **Caruncula** *w;* -, ...lae: Fleischwärzchen, von der Haut oder der Schleimhaut ausgehendes Wärzchen aus gefäßreichem Bindegewebe. **Carunculae hymenales** *Pl.:* Reste des zerstörten Hymens. **Caruncula lacrimalis:** »Tränenwärzchen«, mit Härchen und Talgdrüsen versehene Erhebung am inneren Augenwinkel. **Caruncula sub|lin|gua|lis:** Fleischwärzchen aus lockerem Bindegewebe und Gefäßen unter der Zunge (neben dem Zungenbändchen), Mündungsstelle der Ausführungsgänge der ↑Glandula sublingualis

karyo..., Karyo..., vor Vokalen auch: **kary..., Kary...** [aus gr. *κάρυον* = Nuss; Fruchtkern]: Bestimmungswort von Zus. mit der Bed. »Zellkern«; z. B.: Karyoklasie

Karyo|gamie [zu ↑karyo... u. gr. *γάμος* = Heirat, Vermählung] *w;* -, ...ien: Verschmelzung der Kerne einer männlichen u. einer weiblichen Geschlechtszelle bei der Befruchtung (Biol.)

Karyo|gramm [↑karyo... u. ↑...gramm] *s;* -s, -e: grafische Darstellung eines vollständigen Chromosomensatzes, bei der die Chromosomen nach der Größe geordnet und fortlaufend nummeriert sind

Karyo|kinese [zu ↑karyo... u. gr. *κινεῖν* = bewegen] *w;* -, -n: = Mitose

Karyo|klasie [zu ↑karyo... u. gr. *κλάσις* = Zerbrechen] *w;* -, ...ien: Auseinanderbrechen des Zellkerns (Biol.)

Karyo|logie [↑karyo... u. ↑...logie] *w;* -: Lehre vom Zellkern und seinen Strukturen

Karyo|lyse [zu ↑karyo... u. gr. *λύειν* = lösen, auflösen] *w;* -, -n: Auflösung des Zellkerns (Biol.)

Karyo|me|trie [↑karyo... u. ↑...metrie] *w;* -, ...ien: histologische Untersuchung von Zellen (mit Messung des Zellkerndurchmessers und Bestimmung des Kernvolumens)

karyo|phag [↑karyo... u. ↑...phag]: den Zellkern zerstörend

Karyo|plasma [↑karyo... u. ↑Plasma] *s;* -s, ...men: »Kernplasma«, der von der Kernmembran umschlossene Zellkerninhalt (Biol.)

Karyo|py|knose [zu ↑karyo... u. gr. *πυκνός* = dicht, fest] *w;* -, -n: Zusammenballung des Chromatins des Zellkerns bei der Zellteilung. **Karyo|py|knoseindex:** Verhältnis der karyopyknotischen zu den normalen Zellkernen (zur Diagnostik von Menstruationsstörungen). **karyo|py|knotisch:** Karyopyknose zeigend, mit Karyopyknose verbunden

Karyor|rhexis [↑karyo... u. gr. *ῥῆξις* = das Reißen, das Durchbrechen] *w;* -: Zerreißung und Auflösung des Zellkerns nach dem Zelltod (Biol.)

Karyo|som [↑karyo... u. ↑...som] *s;* -s, -en: Binnenkörper, im Zellkern (bes. bei Einzellern) gelegener großer ↑Nukleolus

karyo|trop [↑karyo... u. ↑...trop]: gegen den Zellkern gerichtet (z. B. karyotrope Viren)

Karyo|typ [↑karyo... u. gr. *τύπος* = Schlag; Gepräge; Muster, Modell] *m;* -s, -en: Chromosomensatz einer Zelle (Genetik)

> **kar|zi|no..., Kar|zi|no...**
>
> ⟨zu gr. *καρκίνος* »Krebs«⟩
> Wortbildungselement mit der Bedeutung »krebsartig, den Krebs (als Krankheit) betreffend«:
> - karzinogen
> - Karzinologe, Karzinologin
> - Karzinophobie
>
> Die gleiche Bedeutung hat **kanzero..., Kanzero...** (zu *lat.* cancer »Krebs; Krebsgeschwür« [verwandt mit *gr.* karkínos]) in Fremdwörtern wie kanzerogen und Kanzerologie.

karzino|em|bryo|nales Anti|gen [zu gr. *καρκίνος* = Krebs u. ↑Embryo]: Glykoprotein, das im fetalen Gastrointestinaltrakt und Pankreas vorkommt; Tumormarker für verschiedene maligne und benigne Tumoren u. a. in Gastrointestinaltrakt und Pankreas; Abk.: CEA

karzino|gen [↑Karzinom und ↑...gen]: = kanzerogen. **Karzino|gen** *s;* -s, -e: = Kanzerogen. **Karzinogenese** *w;* -, -n: Krebsentstehung. **Karzino|genität** vgl. Kanzerogenität

Karzino|id [gr. *καρκίνος* = Krebs und ↑...id] *s;* -[e]s, -e: **1)** veralt. Bez. für: abortiver Hautkrebs. **2)** neuroendokriner Tumor, der meist im Bereich des Magen-Darm-Traktes auftritt; meist niedrige Malignität. **Karzino|idose** *w;* -, -n: durch Karzinoide bewirktes Krankheitsbild. **Karzinoid|syndrom** = Karzinoidose

Karzino|logie [gr. *καρκίνος* = Krebs u. ↑...logie] *w;* -: Lehre von den Krebskrankheiten, ihrer Entstehung, Bekämpfung u. Behandlung

Karzinom [zu gr. *καρκίνος* = Krebs] *s;* -s, -e, in fachspr. Fügungen: **Carcinoma,** *Pl.:* -ta: Krebsgeschwulst, vom Epithelgewebe ausgehende, zu ↑Metastasen neigender bösartiger Tumor; Abk.: Ca. **Carcinoma adenomatosum:** Krebs, der vom Drüsenepithel ausgeht und aus drüsenartigem Gewebe besteht. **Carcinoma asbolicum** [zu gr. *ἄσβολος* = Ruß]: Schornsteinfegerkrebs, (vorwiegend bei Schornsteinfegern beobachteter) Hautkrebs mit häufiger Lokalisation am Hodensack (als Ursache dieser Krebsform werden Teer- und Pechprodukte angesehen). **Carcinoma baso|cellulare:** Krebs, der von den tiefen Epithelschichten ausgeht. **Carcinoma cau|li|flore** [relatinisiert aus engl. cauliflower = Blumenkohl (aus lat. *caulis* = Kohlstängel, Kohl und lat. *flos* = Blume)]: blumenkohlartig wuchernder Krebs. **Carcinoma cutaneum** = Epithelioma malignum. **Carcinoma cylindromatosum** = Zylindrom. **Carcinoma durum** = Szirrhus. **Carcinoma gelatinosum:** Gallertkrebs, reichlich Schleim absondernder, vom Drüsenepithel ausgehender Tumor (z. B. im Magen-Darm-Trakt). **Carcinoma in situ:** nicht invasives Oberflächenkarzinom, das in seinem Aufbau nicht von einem krebsigen Epithel unterschieden werden kann (beim Mammakarzinom Unterteilung in duktales [DCIS] und lobuläres [LCIS] Carcinoma in situ). **Carcinoma medullare:** »Markschwamm«, medulläres Karzinom, Karzinom ohne Geschwulststroma mit Überwiegen der Krebsstränge. **Carcinoma mucosum:** »Schleimkrebs«, Krebsform mit Schleimbildung (Vorkommen z. B. bei Drüsenzellenkrebs). **Carcinoma ni|grum** = Melanom. **Carcinoma plano|cellulare:** Plattenepithel- oder Pflasterzellenkrebs (Vorkommen an Haut u. Schleimhäuten). **Carcinoma tere|brans:** Krebsform mit kraterförmigen Geschwüren. **Carcinoma uteri:** Gebärmutterkrebs. **Carcinoma villosum:** Zottenkrebs, meist gutartige Geschwulst, die den Hautpapillen ähnlich ist (besteht aus gefäßreichem Bindegewebe; Vorkommen vor allem in der Blase als Blasenpapillom)

karzinomatös [zu ↑Karzinom]: krebsartig, vom

Aussehen eines Krebses (bezogen auf krankhafte Veränderungen der Haut oder von Geweben); von Krebs befallen

Karzino|phobie [zu gr. *καρκίνος* = Krebs u. gr. *φόβος* = Furcht] *w;* -, ...ien: krankhafte Angst, an Krebs zu erkranken bzw. erkrankt zu sein

Karzino|sarkom [Kurzw. aus ↑Karzinom u. ↑Sarkom] *s;* -s, -e: bösartiger Mischtumor aus karzinomatösem u. sarkomatösem Gewebe

Karzinose [zu gr. *καρκίνος* = Krebs] *w;* -, -n, in fachspr. Fügungen: **Carcinosis,** *Pl.:* ...oses: [durch diffuse Metastasierung] über den ganzen Körper verbreitete Ausbildung von Tochtergeschwülsten eines Karzinoms

karzino|statisch [zu gr. *καρκίνος* = Krebs u. gr. *στάσις* = das Stehen]: das Krebswachstum zum Stillstand bringend (von Medikamenten)

Kasabach-Merritt-Syndrom [nach den amerik. Pädiatern Haig H. Kasabach, 1898–1943, u. Katherine K. Merritt, 1886–1996]: v. a. im Säuglingsalter auftretendes Krankheitsbild mit Riesenhämangiomen, Verbrauchskoagulopathie

Kaschin-Beck-Erkrankung [nach den russ. Medizinern Nikolai Kaschin, 1825–1872, u. E. V. Beck, 1865–1915]: in Nordostasien vorkommende Skelettdeformität mit Wachstumsstörungen und schwerer Mobilitätseinschränkung, vermutlich durch Schilddrüsenunterfunktionen und Selenmangel verursacht (Selensubstitution ist jedoch nach Ausbruch der Erkrankung in der Regel wirkungslos)

Kase|in, chem. fachspr.: **Case|in** [zu lat. *caseus* = Käse] *s;* -s: »Käsestoff«, wichtigstes Protein der Milch

Käseschmiere vgl. Vernix caseosa

Käsewäscherlunge: Berufskrankheit, exogen-allergische Alveolitis, persistierende Pneumokoniose durch Allergie gegen Schimmelpilz auf Käselaibern

Kas|kaden|magen: Magenform mit stufenförmigem Übergang zwischen oberem u. unterem Magenabschnitt

Kastenwirbel: pathologischer Wirbelkörper mit begradigter Vorderkontur, die dem Wirbel eine Kastenform verleiht

Kast|rat [zu lat. *castrare, castratum* = verschneiden, entmannen] *m;* -en, -en: Person, der die Keimdrüsen (Hoden bzw. Eierstöcke) entfernt od. ausgeschaltet wurden. **Kast|ration** *w;* -, -en, in fachspr. Fügungen: **Cast|ratio,** *Pl.:* ...io|nes: Entfernung od. Ausschaltung der Keimdrüsen (Hoden bzw. Eierstöcke) bei Menschen (meist aus medizinischen Gründen) u. Tieren (aus züchterischen u. wirtschaftl. Gründen). **kast|rieren:** eine Kastration vornehmen

Kasuis|tik [zu lat. *casus* = Fall] *w;* -: Beschreibung von Krankheitsfällen (eines bestimmten Fachgebietes)

kata..., Kata..., vor Vokalen u. h: **kat..., Kat...** [aus gr. *κατά* = herab; entlang; über – hin; abwärts]: erster Bestandteil von zusammengesetzten Wörtern mit den Bedeutungen »von-herab, abwärts [gerichtet]; gegen; über – hin; gänzlich«; z. B.: katatonisch, Katabolismus

Kata|bio|se [zu ↑kata... u. gr. *βίος* = Leben] *w;* -, -n: Verbrauch lebender Substanz im Rahmen des physiologischen Untergangs der Zellen (Biol.)

kata|bol [zu gr. *καταβολή* = das Niederlegen]: den Abbaustoffwechsel betreffend (Med., Biol.). **Katabolie** *w;* -u. **Kata|bolismus** *m;* -: Abbau der Stoffe im Körper im Rahmen des Stoffwechsels (Med., Biol.); Ggs.: Anabolie

Kata|didymus [↑kata... u. gr. *δίδυμος* = doppelt; Zwilling] *m;* -, ...mi: Doppelfehlbildung mit Verdoppelung des Kopfendes und mit zum Unterkörper hin stetig schwächer werdender Ausprägung der Verdoppelung

Katagen, Katagen|phase: Übergangsphase von der Anagen- zur Telogenphase im ↑Haarzyklus

katagen: eine Übergangsphase des ↑Haarzyklus betreffend

kata|krot [zu ↑kata... u. gr. *κρότος* = Schlagen; Geräusch]; in der Fügung: **kata|kroter Puls:** anomaler zusätzlicher Pulsschlag (↑Extrasystole), Störung während des Abfalls der Pulswelle (die unter optimalen Bedingungen getastet werden kann, aber besser mit dem Pulsschreiber sichtbar zu machen ist). **Kata|krotie** *w;* -, ...ien: auf dem Pulsschreiber sichtbare Erhebungen des absteigenden Schenkels der Pulswelle

Kata|lase [Kurzw. zu gr. *κατάλυσις* = Auflösung, Zerstörung u. ↑...ase] *w;* -, -n: Enzym, das das Zellgift Wasserstoffperoxid (H_2O_2) im Organismus durch Aufspaltung in Sauerstoff u. Wasser unschädlich macht

Kata|lep|sie [zu gr. *κατάληψις* = das Fassen, Ergreifen; Krankheitsanfall] *w;* -, ...ien: »Starrsucht«, Verbleiben in einer starren Körperhaltung mit maximaler Muskelanspannung und Bewegungsunfähigkeit bei verschiedenen dissoziativen Störungen und Psychosen, ↑Schizophrenie, in ↑Hypnose u. bei ↑Katatonie. **kata|lepti|form:** [lat. *forma* = Gestalt, Form]: der Katalepsie ähnlich. **kata|leptisch:** die Katalepsie betreffend, von Muskelverkrampfung befallen. **kata|leptische Totenstarre:** seltene Form einer Totenstarre bereits im Augenblick des Todeseintritts (z. B. bei Stammhirnschädigungen vorkommend)

Kata|lysator [zu gr. *κατάλυσις* = Auflösung] *m;* -s, ...satoren: Stoff, der eine chemische Reaktion, ohne selbst an der Reaktion beteiligt zu sein, beschleunigt, verzögert od. in ihrem Verlauf bestimmt. **Kata|lyse** *w;* -, -n: Herbeiführung, Beschleunigung od. Verlangsamung einer chem. Reaktion durch einen Katalysator. **kata|lysie|ren:** eine Katalyse bewirken. **kata|lytisch:** die Katalyse betreffend

katalytische Antikörper: Antikörper, die wie Enzyme chemische Reaktionen beschleunigen

Kata|menien [...iən; aus gleichbed. gr. *καταμήνια,*

eigtl. = das Monatliche] *Pl.:* seltenere Bez. für ↑Menstruation

Kata|mnese [mit Präfixwechsel (↑kata...) nach ↑Anamnese gebildet] *w;* -, -n: abschließender u. umfassender ärztlicher Krankenbericht. **katamnestisch:** die Katamnese betreffend, mit ihr zusammenhängend

Kata|phasie [zu ↑kata... u. gr. *φάσις* = Sprache; Rede] *w;* -, ...ien: Sprachstörung mit konstantem od. wiederholtem Gebrauch der gleichen Wörter od. Sätze

Kata|phorese [Kurzw. aus ↑kata... und ↑Elektrophorese] *w;* -, -n: Elektrophorese positiv geladener Teilchen in Richtung der Kathode (Phys.)

Kata|phorie [zu ↑kata... u. gr. *φορεῖν* = tragen] *w;* -, ...ien: Form der ↑Heterophorie, bei der beide Augenachsen von der Normallage nach unten abweichen

Kata|plasie [zu ↑kata... u. gr. *πλάσσειν* = bilden, formen] *w;* -, ...ien: Rückbildung unter gleichzeitiger Herabsetzung der Differenzierung, retrograde Metamorphose; Atrophieform, bei der das Gewebe mehr embryonale Züge aufweist

Kata|plasma [von gr. *κατάπλασμα* = Aufgestrichenes; Salbe; Pflaster] *s;* -s, ...men: heißer Breiumschlag zur Schmerzlinderung (insbes. bei Koliken)

kata|plektisch [zu gr. *καταπλήσσειν* = niederschlagen; bestürzt machen]: vor Schreck starr bzw. gelähmt; auf Kataplexie beruhend. **Kata|plexie** *w;* -, ...ien: Schrecklähmung, Schreckstarre, unvermittelt auftretender, bes. durch Augenblicksaffekte (wie freudige Erregung, Schreck) ausgelöster vorübergehender Verlust des normalen Haltungstonus (oft mit körperlichem Zusammensinken verbunden)

Katarakt [von gr. *καταρράκτης* = der Herabstürzende; der Wasserfall] *w;* -, -e, in fachspr. Fügungen: **Cataracta,** *Pl.:* ...tae: grauer Star, Trübung der Augenlinse (verschiedenster Genese). **Cataracta anularis:** »Ringstar«, ringförmige Trübung der Augenlinse. **Cataracta brunescens:** bräunlichschwarze Verfärbung der Augenlinse infolge einer Sklerose. **Cataracta cae|rulea:** Star mit bläulicher Trübung der Augenlinse. **Cataracta calcarea:** durch Kalkablagerungen entstandener Star. **Cataracta cap|sularis:** »Kapselstar«, Katarakt, bei der nur die Linsenkapsel getrübt ist. **Cataracta centralis:** Star mit Trübung des Zentrums der Augenlinse. **Cataracta com|plicata:** Star, der durch andere Augenerkrankungen kompliziert ist. **Cataracta con|genita:** angeborener Star. **Cataracta coralli|formis** [zu lat. *corallium* = Koralle u. lat. *forma* = Gestalt, Form]: korallenförmiger Star. **Cataracta coronaria:** strahlenförmig angeordneter Star. **Cataracta corticalis:** Rindenstar mit Trübung der äußeren Augenlinsenschichten. **Cataracta cunei|formis** [...ne-i...]: Star mit keilförmiger Trübung der Augenlinse. **Cataracta dermatogenes:** im Gefolge von Hautleiden (z. B. einer Neurodermitis) auftretender Star. **Cataracta dia|betica:** im Gefolge von Zuckerkrankheit auftretender Star. **Cataracta elec|trica:** Star, der nach direkter Einwirkung von Elektrizität (z. B. durch Blitzschlag) entsteht. **Cataracta em|bryo|nalis:** auf die embryonalen Augenlinsenenden beschränkter Star. **Cataracta flori|formis** [zu lat. *flos,* Gen. *floris* = Blume, Blüte u. lat. *forma* = Gestalt, Form]: blütenförmig angeordneter Star. **Cataracta fusiformis:** spindelförmig angeordneter Star. **Cataracta glau|comatosa:** Star, der nach einem Glaukomanfall entsteht. **Cataracta im|matura:** »unreifer«, noch nicht operabler Star. **Cataracta in|tumes|cens:** in Quellung befindlicher Star. **Cataracta myo|tonica:** Star, der im Gefolge einer Myotonie auftritt. **Cataracta nu|clea|ris:** »Kernstar« mit Trübung des Augenlinsenkerns. **Cataracta pis|ci|formis** [zu lat. *piscis* = Fisch u. lat. *forma* = Gestalt, Form]: angeborene fischförmige Trübung der Augenlinse. **Cataracta polaris anterior:** Trübung des vorderen Augenlinsenpols. **Cataracta polaris posterior:** Trübung des hinteren Augenlinsenpols. **Cataracta pyramidalis:** pyramidenförmig in die vordere Augenkammer hineinragender Star. **Cataracta secundaria:** Nachstar, nachträglich auftretende Trübung von Resten der Augenlinse, die bei einer Staroperation zurückgeblieben waren. **Cataracta senilis:** »Altersstar«. **Cataracta stellata:** sternförmig ausgebreitete Trübung der Augenlinse. **Cataracta syn|dermatotica** = Cataracta dermatogenes. **Cataracta tetanica:** im Gefolge einer Tetanie nach operativer Entfernung der Nebenschilddrüsen auftretender Star. **Cataracta totalis:** vollkommene Trübung von Augenlinse und Linsenkapsel. **Cataracta trau|matica:** nach gewaltsamer Verletzung der Augenlinse entstehender Star. **Cataracta umbilicata:** nabelförmig eingesenkte Trübung der Augenlinse. **Cataracta viridis:** Star mit grünlicher Trübung der Augenlinse. **Cataracta zonularis:** Schichtstar, bei dem die Trübung zwischen Linsenkern und Linsenrinde liegt

Katarrh, auch: **Katarr** [zu gr. *καταρρεῖν* = herabfließen] *m;* -s, -e, in fachspr. Fügungen: **Catar|rhus** *m;* -, ...r|rhi: Schleimhautentzündung (bes. der Atmungsorgane) mit meist reichlichen Absonderungen (die serös, schleimig, eitrig u. desquamativ sein können). **Catar|rhus bron|chialis:** seltene Bez. für ↑Bronchitis. **Catar|rhus gast|ricus:** seltene Bez. für ↑Gastritis. **Catar|rhus suf|focativus:** Katarrh der oberen Luftwege mit Erstickungszeichen. **Catar|rhus vesicalis:** seltene Bez. für ↑Zystitis. **katar|rhalisch,** in fachspr. Fügungen: **catarrhalis, ...le:** zum Erscheinungsbild eines Katarrhs gehörend; mit einem Katarrh verbunden; z. B. in der Fügung ↑Angina catarrhalis

kata|thym [zu ↑kata... u. gr. *θυμός* = Leben; Gemüt; Begierde]: affektbedingt, wunschbedingt, durch Wahnvorstellungen entstanden (Psychol., Med.). **Katathymie** *w;* -, ...ien (Psychol.): **1)** plötzlicher Stimmungswechsel. **2)** affektbedingte Beinflussung bis Verfälschung von Erinnerungen und Wahrnehmungen

Kata|tonie [zu gr. *κατάτονος* = heruntergespannt, abwärtsgespannt] *w;* -, ...ien: eine Form der ↑Schizophrenie mit Krampfzuständen der Muskulatur und Wahnideen. **Kata|toniker** *m;* -s, -, **Katatonikerin** *w;* -, -nen: Person, die von Katatonie betroffen ist. **kata|tonisch:** die Katatonie betreffend

Katayama-Fieber [nach der japanischen Präfektur *Katayama*]: allergisches Fieber im Anfangsstadium einer ↑Schistosomiasis

Kat|echin [zu gr. *κατέχειν* = aufhalten, zurückhalten] *s;* -s, -e: Stoff, der bestimmte Hormone in ihrer Wirkung hemmt

Katechol|amin [Kunstw.] *s;* -s, -e (meist *Pl.*): stickstoffhaltige Brenzkatechinderivate (z. B. Adrenalin), die hauptsächlich im Nebennierenmark gebildet werden

Katgut [aus gleichbed. engl. *catgut*, eigtl. = Darmsaite] *s;* -s: chirurgischer Nähfaden aus der Serosa des Rindes (ursprünglich aus Katzendarm) od. aus synthetischen Fasern, der sich im Körper durch enzymatischen Abbau mit anschließender Hydrolyse auflöst

Ka|tharsis [aus gr. *κάθαρσις* = Reinigung] *w;* -: das Sichbefreien von seelischen Konflikten und inneren Spannungen durch eine emotionale Abreaktion (Psychoanalyse). **Ka|thartikum** *s;* -s, ...ka: mittelstarkes Abführmittel. **ka|thartisch:** die Katharsis betreffend, mithilfe der Katharsis erfolgend

Kath|ep|sin [zu gr. *καθέψειν* = stark kochen, auskochen] *s;* -s: Enzym, das Proteine spaltet (gehört zu den zelleigenen Enzymen, den Gewebsproteasen; Vorkommen in Lysosomen)

Ka|theter [von gr. *καθετήρ* = Sonde] *m;* -s, -: Röhrchen aus Metall, Glas, Kunststoff od. Latex zur Einführung in Körperorgane (z. B. in die Harnblase) zum Zwecke der Entleerung, Füllung, Spülung od. Untersuchung dieser Organe. **ka|theterisieren:** einen Katheter in Körperorgane einführen. **Ka|theterismus** *m;* -, ...men: ungenaue Bez. für: Einführung eines Katheters

Ka|thode, auch: **Ka|tode** [aus gr. *κάθοδος* = der Weg hinab; die Rückkehr (nlat. etwa im Sinne von »Austrittsstelle der Elektronen aus dem geschlossenen Stromkreis«)] *w;* -, -n: negative ↑Elektrode (Minuspol), die Austrittsstelle der Elektronen in Elektronen-, Röntgenröhren u. a.; vgl. auch: Anode (Phys.)

Kat|ion [↑kata... u. ↑Ion] *s;* -s, -en: durch elektrolytische Dissoziation gebildetes positives ↑Ion, das zur ↑Kathode wandert; vgl. Elektrolyse (Phys.)

Kat|ochus [aus gr. *κάτοχος* = festgehalten; von der Starrsucht befallen; Schlafsucht (mit offenen Augen)] *m;* -: schlafähnlicher Dämmerzustand ohne Lidschluss der Augen

Katode vgl. Kathode

Katzenauge, amau|rotisches vgl. amaurotisches Katzenauge

Katzenkratzkrankheit: seltene bakterielle Infektion (Erreger: ↑Bartonella henselae), die hauptsächlich durch Katzenkratzer od. Katzenbisse auf den Menschen übertragen wird und sich in Fieber, Geschwürbildung und Lymphknotenschwellung äußert

Katzenschnurren: feines Schwirren, das mit der flach aufgelegten Hand über dem Herzen während der Kammersystole zu fühlen ist (bei Mitralstenose)

Katzen|schrei|syn|drom, auch: **Cri-du-chat-Syndrom, Lejeune-Syndrom:** angeborenes Fehlbildungssyndrom, dessen auffälligstes Symptom ein katzenartiges Schreien bei Kleinkindern ist, außerdem zurückgebliebene geistige und körperliche Entwicklung und Herzfehler

Katzenstein-Zeichen [nach dem dt. Chirurgen Moritz Katzenstein, 1872–1932]: Blutdruckanstieg bei Kompression der Oberschenkelarterien (spricht für eine Herzleistungsschwäche)

Katzenzähne: im Fachjargon Bez. für: kleine, entzündete Analpapillen

kau|dal, in fachspr. Fügungen: **cau|dalis, ...le** [zu ↑Cauda]: nach dem unteren Körperende od. nach dem unteren Ende eines Organs zu gelegen (von Organen od. Körperteilen gesagt; in der neueren anat. Nomenklatur meist durch ↑inferior ersetzt); z. B. in der Fügung ↑Retinaculum caudale. **Kauda-Syndrom** [zu ↑Cauda]: schmerzhafte Lähmungserscheinung durch die Schädigung der ↑Cauda equina infolge eines Bandscheibenvorfalls

Kauffmann-Wasserversuch [nach dem dt. Internisten Friedrich Kauffmann, 19./20. Jh.]: Verfahren zur Prüfung der Nierenfunktion. (Dabei muss der Patient bzw. die Patientin stündlich eine bestimmte Menge Flüssigkeit trinken, während gleichzeitig die ausgeschiedene Urinmenge bestimmt wird; nach Hochstellen der Fußenden des Bettes, auf dem die zu untersuchende Person liegt, kommt es bei Vorhandensein latenter Ödeme zu einer überschießenden Urinausscheidung.)

Kauffmann-White-Schema [nach dem Serologen Fritz Kauffmann, 1899–1978, u. dem Mikrobiologen E. B. White, 1891–1949]: nach der stammspezifischen Antigen-Struktur aufgebautes Übersichtsschema der Salmonella-Stämme

kau|sal, in fachspr. Fügungen: **cau|salis, ...le** [zu lat. *causa* = Grund, Ursache]: ursächlich; die Ursache betreffend; z. B. in der Fügung ↑Indicatio causalis

Kaus|algie [gr. *καῦσις* = das Brennen u. ↑...algie] *w;* -, ...ien, in fachspr. Fügungen: **Caus|algia**[1], *Pl.:* ...iae: brennende Schmerzen im Bereich eines peripheren Nervs als Folge einer mechanischen Schädigung (z. B. einer Schussverletzung)

Kau|salität [zu ↑kausal] *w;* -, -en: Ursächlichkeit, ursächlicher Zusammenhang, Zusammenhang von Ursache und Wirkung

Kau|sal|therapie: Behandlung der eigentlichen Ursache einer Krankheit (z. B. antibiotische Behandlung von Infektionskrankheiten) im Gegensatz zur symptomatischen Behandlung

Kaustik vgl. Kauterisation. **Kaus|tikum** [zu gr. *καυστικός* = brennend, sengend, ätzend] *s;* -s, ...ka: Ätzmittel, z. B. Höllenstein (Anwendung bei schlecht heilenden Wunden, Narben usw.). **kaus|tisch,** in fachspr. Fügungen: **caus|ticus, ...ca, ...cum:** beißend, ätzend; z. B. in der Fügung ↑Stylus causticus

Kau|telen [aus lat. *cautela* = Vorsicht, Schutz] *Pl.:* Vorsichtsmaßregeln (bei der Krankheitsbehandlung zur Vermeidung von Gesundheitsschäden)

Kau|ter [von gr. *καυτήρ* = Verbrenner, Brenneisen] *m;* -s, -: »Glühbrenner«, chirurgisches Instrument zum Zerstören von Gewebe, Schneiden von Tumoren u. Stillen von Blutungen; vgl. Elektrokauter; vgl. Cauterium actuale. **Kau|terisation** *w;* -, -en, auch: **Kaus|tik** [zu gr. *καυστικός* = brennend, sengend] *w;* -, -en: operative Gewebszerstörung zur Verschorfung (Blutstillung), Abtötung von Haarwurzeln oder Entfernung kranken Gewebes mittels eines Glühbrenners, eines elektrischen Messers od. durch Brenn- bzw. Ätzmittel. **kau|terisie|ren:** eine Kauterisation durchführen

Kava *w;* -: Kurzbez. für ↑Vena cava. **kaval:** die Vena cava betreffend

Kaverne [aus lat. *caverna*, Gen.: *cavernae* = Höhle, Höhlung] *w;* -, -n, in fachspr. Fügungen: **Caverna,** *Pl.:* ...nae: **1)** durch Gewebseinschmelzung (z. B. infolge eines Abszesses) entstandener Hohlraum im Körpergewebe (bes. in der Lunge bei schwerer Lungentuberkulose). **2)** physiologischer Hohlraum eines Organs

Kavernitis [zu ↑kavernös u. ↑...itis] *w;* -, ...itiden, in fachspr. Fügungen: **Cavernitis,** *Pl.:* ...itides: Entzündung der Schwellkörper des männlichen Gliedes u. der Harnröhre (in der Fügung ↑Corpus cavernosum penis). **Kaverno|gra|fie,** auch: **Kavernoso|grafie** [↑...grafie] *w;* -, ...ien: röntgenografische Darstellung des Corpus cavernosum penis nach Kontrastmittelfüllung. **Kaverno|gramm** [↑...gramm] *s;* -s, -e: Röntgenbild des Corpus cavernosum penis

Kavernom [zu ↑Kaverne] *s;* -s, -e, in fachspr. Fügungen: **Cavernoma,** *Pl.:* -ta: Blutschwamm (besteht aus kavernösem Gewebe mit zahlreichen, untereinander verbundenen blutgefüllten Hohlräumen; vorwiegend am Kopf auftretend)

Kaverno|me|trie, auch: **Kavernoso|me|trie** [zu ↑Kaverne u. ↑...metrie] *w;* -, ...ien: Messung des Blutflusses im ↑Corpus cavernosum penis

kavernös, in fachspr. Fügungen: **cavernosus, ...osa, ...osum** [zu ↑Kaverne]: **1)** Kavernen aufweisend, schwammig (von krankem Gewebe gesagt; Med.). **2)** zu einem Hohlraum gehörend (von Organen u. Gebilden gesagt, die einem Körperhohlraum zugeordnet sind; Anat.)

Kavernosografie vgl. Kavernografie

Kavernosometrie vgl. Kavernometrie

Kaverno|stomie [↑Kaverne u. ↑...stomie] *w;* -, ...ien: operative Spreizung einer Kavernenwand

Kaverno|tomie *w;* -, ...ien: **1)** [↑Kaverne u. ↑...tomie]: operative Eröffnung einer Kaverne. **2)** [zu ↑Kaverne u. ↑...tomie]: operative Spaltung der Penisschwellkörper

kavitär [zu lat. *cavus* = hohl]: eine Körperhöhle betreffend. **Kavität** [zu lat. *cavus* = hohl] *w;* -, -en: **1)** Hohlraum im Zahn (meist kariösen Ursprungs). **2)** in fachspr. Fügungen: **Cavitas,** *Pl.:* ...tates: Höhlung, Hohlraum (Anat.). **Cavitas ab|dominis** [↑Abdomen]: »Bauchhöhle«, vom Bauchfell ausgekleideter Körperhohlraum, der die Baucheingeweide enthält. **Cavitas articularis:** »Gelenkhöhle«, Spaltraum zwischen Gelenkkapsel und den gelenkbildenden Knochenenden. **Cavitas dentis** [↑Dens]: »Zahnhöhle« (enthält die Zahnpulpa mit den Gefäßen u. Nerven des Zahns). **Cavitas gleno|idalis scapulae:** nach innen gewölbte Gelenkfläche eines Knochens. **Cavitas laryn|gis** [↑Larynx]: »Kehlkopfhöhle«, vom Kehlkopfknorpelgerüst umschlossener Hohlraum, der den Stimmapparat enthält. **Cavitas medullaris:** »Markhöhle« (in der Mitte der Röhrenknochen). **Cavitas nasi:** »Nasenhöhle«, das Naseninnere mit den drei Muscheln und den Einmündungsgängen der Nasennebenhöhlen. **Cavitas oris** [↑[2]Os]: »Mundhöhle«. **Cavitas peri|cardia|lis:** »Herzbeutelhöhle« (in die das vom ↑Perikard umschlossene Herz eingebettet liegt). **Cavitas peri|tonea|lis:** Spaltraum zwischen parietalem und viszeralem Blatt des Bauchfells. **Cavitas pharyn|gis** [↑Pharynx]: »Rachen- oder Schlundhöhle«, besteht aus dem Nasenrachenraum (Epipharynx), dem ↑Pars oralis und dem ↑Hypopharynx. **Cavitas pleu|ralis:** Pleuraraum, vom Brustfell und vom Lungenfell gebildeter kapillarer Spaltraum. **Cavitas thoracis** [↑Thorax]: »Brusthöhle«, Hohlraum des Brustkorbs. **Cavitas uteri:** »Gebärmutterhöhle«, Höhlung des Gebärmutterkörpers (dient der Aufnahme und Entwicklung des Fruchtkörpers und seiner Hüllen)

Kavitation [zu lat. *cavus* = hohl]: schallinduzierte Bildung und Aktivität von Hohlräumen und Gasblasen im beschallten Substrat bei der Sonografie

Kavo|gra|fie [zu ↑cavus (in der Fügung ↑Vena cava) u. ↑...grafie] *w;* -, ...ien: röntgenografische Darstellung der Vena cava nach Kontrastmittelinjektion. **Kavo|gramm** [↑...gramm] *s;* -s, -e: Röntgenbild der Vena cava

Kawasaki-Krankheit, auch: **Kawasaki-Syn|drom** [nach der jap. Stadt Kawasaki]: erstmals in Japan beobachtetes Krankheitsbild unbekannter Genese mit Lymphknotenschwellungen, hohem Fieber, Konjunktivitis, Pharyngitis und Exanthemen

Kay|ser-Flei|scher-Ring, **Kay|ser-Flei|scher-Kornealring** [nach den dt. Ophthalmologen Bernhard Kayser, 1869–1954, u. Bruno Fleischer,

1874–1965]: gelblicher bis bräunlich grüner, stets doppelseitiger Ring aus Pigmentablagerungen in den tiefsten Schichten der Hornhaut des Auges, dicht am ↑Limbus, Vorkommen bei Wilson-Krankheit (↑Degeneratio hepatolenticularis)

KBR: Abk. für ↑Komplementbindungsreaktion

kcal: Zeichen für ↑Kilokalorie

Kearns-Sayre-Daroff-Syndrom [nach dem amerik. Ophthalmologen Thomas P. Kearns, 1922, u. dem Pathologen George P. Sayre, 1911]: mitochondriale DNA-Deletion, die zu Ophthalmophlegie führt, kombiniert mit Herzinsuffizienz und Erregungsleitungsstörungen des Herzens

Kehldeckel vgl. Epiglottis

Kehlkopf vgl. Larynx

Kehr-Drai|nage [nach dem dt. Chirurgen Hans Kehr, 1862–1916]: Drainage bei Operationen im Bereich der ableitenden Gallenwege mit Einlegung eines T-förmigen Gummidrains

Kehrer-Zeichen [nach dem dt. Neurologen Ferdinand A. Kehrer, 1883–1966]: umschriebener Druckschmerz an der Austrittsstelle des ↑Nervus occipitalis major am Hinterkopf (spricht für Neuralgie oder Neuritis)

Keilbalg-Spiro|meter: halb offenes ↑Spirometer, bei dem Luft in einem zusammengefalteten Balg ausgeatmet wird

Keilbein: 1) vgl. Os sphenoidale. **2)** vgl. Os cuneiforme

Keilbeinflügel vgl. Ala major u. Ala minor

Keilbeinhöhle vgl. Sinus sphenoidalis

Keil|osteo|tomie: operative Entnahme eines keilförmigen Knochenstücks zur Beseitigung einer Deformierung (z. B. zur Behebung eines ↑Pes varus)

Keilstrang vgl. Fasciculus cuneatus

Keim *m;* -[e]s, -e: **1)** vgl. Embryo. **2)** Krankheitserreger

Keimbahn vgl. Idioplasma

Keimbahn|trans|formation: Einführung fremder Gene in die befruchtete Eizelle (zur Änderung vererbbarer Eigenschaften)

Keimbläschen vgl. Vesicula germinativa

Keimblatt *s;* -[e]s, ...blätter: zusammenfassende Bez. für ↑Ektoderm, ↑Entoderm u. ↑Mesoderm

Keim|dis|lokation: Keimversprengung, Gewebsverlagerung, angeborenes Vorkommen von Körpergewebe an atypischer Stelle (z. B. von Bauchspeicheldrüsengewebe im Darm)

Keimdrüsen vgl. Geschlechtsdrüsen

Keimfleck vgl. Macula germinativa

Keim|plasma vgl. Idioplasma

Keimschicht vgl. Stratum germinativum

Keimzelle vgl. Gamet

Keith-Flack-Knoten [ki:θ ˈflæk...; nach dem engl. Anatomen Arthur Keith, 1866–1955, und dem engl. Physiologen Martin Flack, 1882–1931]: = Nodus sinuatrialis

Keller-Malzsuppe [nach dem dt. Pädiater Arthur Keller, 1868–1935]: Halbmilch mit 5 % Weizenmehl und 10 % Malzextrakt (zur diätetischen Behandlung dystrophischer Säuglinge)

Kelo|id [gr. κήλη = Geschwulst und ↑...id] *s;* -[e]s, -e: strang- od. plattenförmiger Hautwulst, Wulstnarbe. **Kelo|idose** *w;* -, -n: angeborene Neigung des Narbengewebes der Haut zur Bildung von Keloiden

Kelo|tomie [gr. κήλη = Geschwulst; Bruch u. ↑...tomie] *w;* -, ...ien: seltene Bez. für: operative Beseitigung einer ↑Hernie; vgl. Herniotomie

Kempner-Reis|diät [nach dem amerik. Arzt Walter Kempner, 1903–1997]: kochsalzfreie Reisdiät zur Behandlung des Bluthochdrucks (die tägliche Reismenge beträgt dabei ca. 250 g, mit Zusatz von Vitaminen, z. B. in Form von Obst oder Obstsäften)

Kennedy-Syndrom [nach dem amerik. Neurologen Foster Kennedy, 1884–1952]: **1)** erbliche spinobulbäre Form der spinalen Muskelatrophie, verbunden mit Paresen der Gesichts-, Schlund- und Zungenmuskulatur, Faszikulationen sowie Gynäkomastie bzw. Hodenatrophie. **2)** Sehnervatrophie und Stauungspapille bei Raumforderung im vorderen Schädelbereich

Kenn|muskel: Muskel, dessen isolierte Lähmung auf die Schädigung eines spinalen Segments hinweist

Kent-Bündel [nach dem engl. Physiologen A. F. S. Kent, 1863–1958]: Nervenfaserbündel zwischen rechtem Vorhof u. rechter Kammer des Herzens, das der Überleitung von Erregungsreizen dient

kephalo..., Kephalo... vgl. zephalo..., Zephalo...

Kepler-Power-Robinson-Test [...ˈpaʊər...; nach den amerik. Ärzten E. J. Kepler, 1894–1949, M. H. Power, 19./20. Jh., u. F. J. Robinson, 20. Jh.]: Untersuchungsmethode bei der Addison-Krankheit zur Feststellung der Wasserelimination, die bei Addison-Kranken herabgesetzt ist. (Der Test besteht in einem Wasserbelastungsversuch sowie in der Bestimmung des Harnstoffs u. der Chloride aus dem Nachturin.)

Kerasin [Herkunft unsicher] *s;* -s: ↑Zerebrosid aus Galaktose, Lignozerinsäure und Sphingosin (in den ↑Gaucher-Zellen vorkommend)

kerat..., Kerat... vgl. kerato..., Kerato...

Kerat|algie [↑kerato... u. ↑...algie] *w;* -, ...ien: schmerzhafte Erkrankung der Augenhornhaut

Kerat|ek|tasie [↑kerato... u. ↑Ektasie] *w;* -, ...ien: krankhafte Vorwölbung der Augenhornhaut

Keratin [zu gr. κέρας, Gen.: κέρατος = Horn] *s;* -s, -e: »Hornstoff«, Protein, das vor allem in den Hautanhangsgebilden (Haare, Nägel) vorkommt

Keratino|zyt [↑Keratin u. ↑...zyt] *m;* -en, -en: Keratin produzierende Zelle der Haut

Keratitis [zu gr. κέρας, Gen.: κέρατος = Horn] *w;* -, ...titiden (in fachspr. Fügungen: ...titides): Entzündung der Augenhornhaut. **Keratitis den|dritica:** Entzündung u. astförmige Trübung der Augenhornhaut. **Keratitis dis|ci|formis:** Entzündung und scheibenförmige Trübung der Augenhornhaut. **Keratitis e lag|oph|thalmo:** Keratitis mit

K KBR

Bildung von Geschwüren in der unteren Hornhauthälfte infolge erhöhter mechanischer Reizung bei Erkrankungen mit vermindertem od. fehlendem Lidschlussvermögen (z. B. bei Fazialislähmung). **Keratitis fas|cicularis:** Keratitis, verbunden mit bandförmiger Trübung der Hornhaut. **Keratitis neu|ro|para|lytica:** Keratitis als Folge einer operativen od. traumatischen Durchtrennung des Trigeminus. **Keratitis par|en|chymatosa:** endogene Hornhautentzündung des Auges mit Trübungen der Hornhautschichten, Gefäßeinsprossungen und Sehstörungen (Vorkommen v. a. bei angeborener Syphilis). **Keratitis sic|ca:** durch sekretorische Störung der Tränendrüsen hervorgerufene Trockenheit im Bindehautsack, wodurch auch das Epithel der Augenhornhaut austrocknet

kerato..., Kerato..., vor Vokalen meist: **kerat..., Kerat...** [aus gr. *κέρας*, Gen.: *κέρατος* = Horn; hornähnliches od. hornartiges Gebilde]: Bestimmungswort von Zus. mit der Bed. »Hornsubstanz; hornähnliches Gebilde; Hornschicht des Hautgewebes; Hornhaut (des Auges)«; z. B.: Keratalgie, Keratolyse

Kerato|akan|thom [↑ kerato... u. ↑ Akanthom] *s;* -s, -e: Wucherung der Stachelzellen der Haut, in deren Mitte verhornte Zellen eingelagert sind

Keratoconjunctivitis vgl. Keratokonjunktivitis

Kerato|dermatose [↑ kerato... u. ↑ Dermatose] *w;* -, -n: allgemeine, zusammenfassende Bez. für Hauterkrankungen, die durch eine Verhornungsstörung charakterisiert sind bzw. sich im Bereich der Hornschicht der Haut entwickeln

Kerato|globus [↑ kerato... u. lat. *globus* = Kugel] *m;* -, ...bi: kugelige Vorwölbung der Augenhornhaut mit Ausdünnung

Kerato|kon|junktivitis [zu ↑ kerato... und ↑ Konjunktiva] *w;* -, ...itiden, in fachspr. Fügungen: **Kerato|con|junctivitis**, *Pl.:* ...itides: Entzündung der Horn- u. Bindehaut des Auges. **Kerato|con|junctivitis epi|demica:** durch ein ↑ Adenovirus verursachte ansteckende Entzündung der Horn- und Bindehaut des Auges. **Kerato|con|junctivitis sic|ca:** Keratokonjunktivitis mit verminderter Tränensekretion

Kerato|konus [↑ kerato... u. gr. *κῶνος* = Kegel] *m;* -, ...ni: kegelförmige Vorwölbung der Augenhornhaut

Kerato|lyse [zu ↑ kerato... und gr. *λύειν* = lösen, auflösen] *w;* -, -n: Auflösung der Hornschicht der ↑ Epidermis aufgrund meist ↑ exogener toxischer Einwirkungen (insbes. von Chemikalien); auch bei ↑ Epidermolysis bullosa hereditaria vorkommend

Keratolytikum *s;* -s, ...tika: salicylsäure- und milchsäurehaltige Tinkturen, Lösungen, Pasten, Pflaster oder Kollodiumlösungen; bewirken die Auflösung des Hornkegels bzw. Papilloms von Verrucae

Keratom [zu gr. *κέρας*, Gen.: *κέρατος* = Horn] *s;* -s, -e, in fachspr. Fügungen: **Keratoma**, *Pl.:* -ta: geschwulstartiger Auswuchs der Hornschicht der ↑ Epidermis. **Keratoma beni|gnum con|natale:** gutartige Form einer angeborenen Hornhautwucherung der Epidermis (mit mittelstarker Schuppenbildung). **Keratoma mali|gnum con|genitale** = Ichthyose. **Keratoma palmare et plantare hereditarium:** erbliche Verhornungsanomalie der Epidermis mit übermäßiger Hornhautwucherung im Bereich der Fußsohlen u. der Handflächen. **Keratoma senile:** Alterskeratom, im Alter auftretende übermäßige Verhornung der Epidermis an solchen Hautstellen, die über einen längeren Zeitraum hin dem Sonnenlicht ausgesetzt waren (speziell bei Landarbeitern u. Seeleuten)

Kerato|malazie [↑ kerato... u. ↑ Malazie] *w;* -, ...ien, in fachspr. Fügungen: **Kerato|malacia**[1], *Pl.:* ...iae: tief gehende Entzündung der Augenhornhaut mit allmählicher Hornhauterweichung (als Folge einer Avitaminose A)

Kerato|meter [↑ kerato... u. ↑ ...meter] *s;* -s, -: optisches Messinstrument zur exakten Bestimmung des Durchmessers (auch: des Krümmungsgrades) der Augenhornhaut

Kerato|mileu|sis [↑ kerato...; zweiter Wortbestandteil unklar] *w;* -: operatives Verfahren zur Behandlung der Kurzsichtigkeit, bei dem von der Oberfläche der Augenhornhaut eine dünne (unter 50 µm) Gewebeschicht entfernt und diese dadurch abgeflacht wird

Kerato|mykose [↑ kerato... u. ↑ Mykose] *w;* -, -n, in fachspr. Fügungen: **Kerato|mycosis**, *Pl.:* ...oses: Pilzerkrankung der Augenhornhaut

Kerato|nyxis [↑ kerato... u. gr. *νύξις* = das Stechen] *w;* -, ...xen: operativer Eingriff an der Hornhaut des Auges, Punktion der ↑ Cornea

Kerato|plastik [↑ kerato... u. ↑ Plastik] *w;* -, -en: operative Hornhautüberpflanzung zum Ersatz für kranke Hornhaut

Kerato|pro|thetik [↑ kerato... u. ↑ Prothetik] *w;* -, -en: operativer Ersatz des aus dem Auge des Empfängers ausgeschnittenen kranken Hornhautgewebes durch Einpflanzen einer Prothese aus gesunder Hornhaut

keratös, in fachspr. Fügungen: **keratosus, ...osa, ...osum** [zu gr. *κέρας*, Gen.: *κέρατος* = Horn]: aus Hornzellen bestehend, verhornt; z. B. in der Fügung ↑ Pharyngitis keratosa

Keratose [zu gr. *κέρας*, Gen.: *κέρατος* = Horn] *w;* -, -n, in fachspr. Fügungen: **Keratosis**, *Pl.:* ...oses: Verhornung, Verhornungsstörung (insbes. der Haut); häufig für: Hyperkeratose. **Keratosis follicularis con|tagio|sa:** seltenes, mit Verhornung der Haut einhergehendes Leiden (vermutlich ansteckend)

Kerato|skop [↑ kerato... u. ↑ ...skop] *s;* -s, -e: optisches Instrument zur Bestimmung der Krümmung der Augenhornhaut

keratosus vgl. keratös

keratotisch [zu ↑ Keratose]: verhornt (von Zellverbänden)

Kerato|tom [zu ↑ kerato... u. gr. *τομός* = schneidend] *s;* -s, -e: chirurgisches Messer zur operativen

Spaltung der Augenhornhaut. **Kerato|tomie** [↑...tomie] *w;* -, ...ien: operative Spaltung der Augenhornhaut

Kerato|zele [↑kerato... u. ↑...zele] *w;* -, -n: blasenförmige Vorwölbung der ↑Lamina limitans posterior der Augenhornhaut (traumatisch bedingt od. als Folge von Hornhautgeschwüren)

Kerck|ring-Falten [nach dem holl. Arzt u. Anatomen Theodor Kerckring, 1640–1693]: = Plicae circulares

Kerley-[B-]Linien ['kəːlɪ...; nach dem engl. Röntgenologen P. J. Kerley, 1900–1978] *Pl.:* zarte Linien, die auf Röntgenaufnahmen der Lungen im Bereich der Unterfelder sichtbar werden und durch Veränderungen des interstitiellen Lungengewebes bedingt sind

Kern|äquivalent vgl. Nukleoid

Kernig-Zeichen [nach dem russ. Arzt Wladimir Kernig, 1840–1917]: Unvermögen, bei gebeugter Hüfte das Knie zu strecken bzw. bei gestrecktem Knie die Hüfte zu beugen (charakteristisches Zeichen für eine Hirnhautentzündung od. -reizung)

Kern|ikterus: Einlagerung von Bilirubin unter Hyperbilirubinämie bei Neugeborenen, z. B. infolge einer ↑Hämolyse oder Leberschädigung; verursacht eine frühkindliche Hirnschädigung mit gelblicher oder gelbbrauner Verfärbung der Stammganglien

Kernkörperchen vgl. Nukleolus

Kernkugeln: 1) vgl. Howell-Jolly-Körperchen. **2)** bes. von Ganglien-, Leber- und Pankreaszellen ausgestoßene kugelige Zellkernteile

Kernschleife vgl. Chromosom

Kern|spin|angiografie: Darstellung der Blutgefäße mithilfe der ↑Kernspintomografie; Abk.: MRA

Kern|spin|tomo|graf [engl. *spin* = Drall u. ↑Tomografie] *m;* -en, -en: Gerät für eine Kernspintomografie. **Kern|spin|tomo|gra|fie** *w;* -, ...ien [...iən]: die Darstellung von Weichteilstrukturen auf dem Bildschirm ermöglichendes diagnostisches Verfahren, das das Verhalten der Spins (Eigendrall) von Atomkernen in hochfrequenten Magnetfeldern nutzt und die dabei ausgesandte elektromagnetische Hochfrequenzstrahlung digital auswertet

Kernstar vgl. Cataracta nuclearis

Kernteilung vgl. Mitose

Keto|acidose, eindeutschend auch: **Keto|azidose** [↑Keton u. ↑Acidose] *w;* -, -n: Acidose durch vermehrte Bildung von Ketonen. **keto|acidotisch,** eindeutschend auch: **keto|azidotisch:** die Ketoacidose betreffend, mit Ketoacidose verbunden

keto|gen [zu ↑Ketose u. ↑...gen]: eine Ketose (1) erzeugend

Ketolide *Pl.:* Gruppe von Antibiotika mit einer Ketogruppe (zur Behandlung von Atemwegserkrankungen)

Keton [von ↑Aceton hergeleitet] *s;* -s, -e: organische Verbindung mit einer oder mehreren CO-Gruppen, die an Kohlenwasserstoffreste gebunden sind (Chem.)

Keton|ämie [↑Keton u. ↑...ämie] *w;* -, ...ien: = Acetonämie

Keton|körper *Pl.:* Sammelbegriff für Verbindungen, die beim Fettsäureabbau entstehen

Keton|urie [↑Keton u. ↑...urie] *w;* -, ...ien: = Acetonurie

Ketose [zu ↑Keton] *w;* -, -n: **1)** auch: **Ketosis** *w;* -, ...tosen: vermehrte Bildung von Acetonkörpern im Blut (Med.). **2)** einfacher Zucker mit einer CO-Gruppe (Ketogruppe; z. B. Fruchtzucker; Chem.)

Keto|stero|id [↑Keton u. ↑Steroid] *s;* -[e]s, -e: Steroid mit einer Ketogruppe an einem bestimmten Kohlenstoffatom; Abk.: KS

Keuchhusten vgl. Pertussis

Keulen|pessar: Stützapparat mit keulenförmigem Griff gegen Vorfall der Gebärmutter

KG: Abk. für **1)** ↑Körpergewicht. **2)** ↑Krankengymnastik (umgangssprachlich)

KH: Abk. für ↑Kohle[n]hydrat

KHK: Abk. für ↑*k*oronare *H*erz*k*rankheit

kHz = Kilohertz

Kiefer: 1) vgl. Maxilla. **2)** vgl. Mandibula

Kieferhöhle vgl. Sinus maxillaris

Kieferspalte vgl. Gnathoschisis

Kielbrust vgl. Pectus carinatum

Kiel-Klassifikation: an der Universität *Kiel* entwickelte Vorgängerin der heutigen WHO-Klassifikation der primären malignen Tumoren des lymphatischen Gewebes, s. a. ↑REAL-Klassifikation

Kielkopf vgl. Skaphozephalus

Kielland-Zange [nach dem norw. Gynäkologen Christian Kielland, 1871–1941]: geburtshilfliche Metallzange ohne Beckenkrümmung mit lippenförmigem Schloss (ermöglicht die Verschiebung der beiden Zangenblätter gegeneinander), die sich infolgedessen gut an den Kopf anlegt

Kiemenbögen: Vorwölbungen an der Seitenwand der Kopfregion des Embryos, oberhalb des Herzens

Kiemengänge vgl. Kiemenspalten

Kiemengangsfistel: Fistel, die sich aus einem Kiemengangsrest entwickelt und am Hals oberhalb des Schlüsselbein-Brustbein-Gelenks nach außen mündet

Kiemenspalten, auch: **Kiemengänge:** embryonale Öffnungen zwischen den Kiemenbögen, aus denen sich beim Menschen u. bei den Wirbeltieren die Paukenhöhle u. die Ohrtrompete entwickeln

Kienböck-Krankheit [nach dem österr. Röntgenologen Robert Kienböck, 1871–1953]: aseptische Nekrose des Mondbeins (Genese unklar; Vorkommen u. a. bei Arbeitern, die berufsmäßig mit Pressluftbohrern arbeiten)

Kiesselbach-Ort [nach dem dt. Otologen Wilhelm Kiesselbach, 1839–1902]: Locus Kiesselbachi, gefäßreiche und darum blutungsanfällige Stelle am vorderen Teil der Nasenscheidewand

Kilian-Becken [nach dem dt. Gynäkologen H. F. Kilian, 1800–1863]: = Akanthopelvis

Killer|zellen [zu engl. *to kill* = töten] *Pl.:* umgangssprachliche Bezeichnung für ↑zytotoxische T-Zellen und ↑natürliche Killerzellen

Killian-Dreieck [nach dem dt. Otologen Gustav Killian, 1860–1921]: zwischen ↑Pars obliqua und ↑Pars cricopharyngea gelegene Muskelzüge

Kilo|hertz: das Tausendfache der Schwingungseinheit ↑Hertz; Zeichen: kHz

Kilo|kalorie: große Kalorie, das Tausendfache der Energieeinheit ↑Kalorie; Zeichen: kcal

Kimmelstiel-Wilson-Syndrom [nach dem dt. Pathologen Paul Kimmelstiel, 1900–1970, dem engl. Arzt Clifford Wilson, 1906–1997, u. ↑Syndrom]: Nierenerkrankung infolge von ↑Diabetes mellitus

Kinäde [von gr. *κίναιδος* = Mensch, der widernatürliche Unzucht treibt] *m;* -n, -n: veralt., diskriminierende Bez. für einen Mann, der geschlechtlich als Frau empfindet

Kinase [zu gr. *κινεῖν* = bewegen u. ↑...ase] *w;* -, -n: Enzym, das zur Gruppe der Phosphotransferasen gehört und für die Übertragung von Phosphatgruppen auf andere Verbindungen zuständig ist. Letztere werden dadurch in der Regel in einen aktivierten Zustand überführt, in dem sie für Stoffwechselreaktionen bereit sind

Kin|äs|thesie [zu gr. *κινεῖν* = bewegen u. gr. *αἴσθησις* = Empfindung, Sinneswahrnehmung] *w;* -, ...ien: Bewegungsempfindung, Fähigkeit, Bewegungen der Körperteile unbewusst zu kontrollieren u. zu steuern. **Kin|äs|thesio|meter** [↑...meter] *s;* -s, -: Instrument zur Messung der Kinästhesie. **Kin|äs|thetik** *w;* -: Lehre von den Bewegungsempfindungen. **kin|äs|thetisch:** auf den Muskelsinn bezüglich; die Kinästhetik betreffend

Kindbett vgl. Puerperium

Kinderheilkunde vgl. Pädiatrie

Kinderlähmung vgl. Poliomyelitis

Kindslage: Verhältnis zwischen Längsachse der Frucht im Mutterleib und der Körperachse der Mutter, unterschieden nach Gerad- oder Längslagen sowie Quer- und Schieflagen

Kindspech vgl. Mekonium

Kine|plastik [zu gr. *κινεῖν* = bewegen u. ↑Plastik] *w;* -, -en: Weichteilplastik an Amputationsstümpfen, durch die die Kraft des entsprechenden Muskels für eine Prothese genutzt werden kann

Kine|radio|gra|fie [zu gr. *κινεῖν* = bewegen, u. ↑Radiografie] *w;* -, ...ien: veralt. radiologisches Verfahren (Durchleuchtung mit Serienaufnahmetechnik)

Kines|iatrik vgl. Kinesiotherapie

Kinesio|logie [gr. *κίνησις* = Bewegung u. ↑...logie] *w;* -: **1)** Lehre von der Physiologie der Bewegungsabläufe, von der physiologischen Reflexentwicklung u. verwandten Fragen. **2)** naturheilkundliches Verfahren, dessen Untersuchungs- u. Behandlungsgegenstand die Muskulatur ist

Kinesio|taping[gr. *κίνησις* = Bewegung u. aus engl. *tape* = Klebestreifen] *s;* -s, -s: Behandlung von Krankheiten oder Verletzungsfolgen (vor allem des Bewegungsapparates) durch Anlegen eines elastischen Klebestreifens

Kinesio|therapie [gr. *κίνησις* = Bewegung u. ↑Therapie] *w;* -, ...ien, **Kines|iatrik** [zu gr. *ἰατρική (τέχνη)*, vgl. Iatrik] *w;* -: Behandlung von Krankheiten oder Verletzungsfolgen (vor allem des Bewegungsapparates) durch Bewegungen, Übungen und Gymnastik

Kinetose [zu gr. *κινεῖν* = bewegen] *w;* -, -n: allg. Bez. für [durch eine Störung des Gleichgewichtssinns hervorgerufene] Bewegungskrankheiten (z. B. See-, Höhen- und Luftkrankheit), die sich in Kopfschmerzen, Schwindel, Brechreiz, Erbrechen und Übelkeit äußern

Kinin [zu gr. *κινεῖν* = bewegen] *s;* -s, -e (meist *Pl.*): Bez. für Gewebshormone (Polypeptide), die die Fähigkeit haben, die glatte Muskulatur (z. B. Gebärmutter, Darm) zu kontrahieren, Blutgefäße zu erweitern und die Durchlässigkeit der Kapillaren zu erhöhen; sind an Entzündungsreaktionen beteiligt und wirken blutdrucksenkend (z. B. ↑Bradykinin)

Kininogen = Kinin

Kinking [zu engl. *kink* = Schleife; Knick] *s;* -s, -s: Abknickung eines Blutgefäßes, wodurch es zu einer Stenose kommt

Kinky-Hair-Syndrom [engl. ˈkɪŋkɪ ˈheə... verdrehte, wirre Haare]: vgl. Menkes-Syndrom

Kinn vgl. Mentum

Kio|nitis [zu gr. *κίων* = Säule; Zäpfchen] *w;* -, ...itiden (in fachspr. Fügungen: ...itides): Entzündung des Gaumenzäpfchens

Kirschner-Ex|tension [nach dem dt. Chirurgen Martin Kirschner, 1879–1942]: Extension des Oberschenkels bei der Behandlung eines Oberschenkelbruchs unter Anwendung des sog. Kirschner-Drahtes, der operativ in das distale Ende des Oberschenkelknochens eingeführt und mit der Zugvorrichtung verbunden wird

kissing disease [ˈkɪsɪŋ dɪˈziːz zu engl. *to kiss* = küssen u. engl. *disease* = Krankheit]: vgl. Mononucleosis infectiosa

kissing ulcers [ˈkɪsɪŋ ˈalsəs; zu engl. *to kiss* = küssen u. engl. *ulcer* = Geschwür] *Pl.:* Doppelgeschwür an der Vorder- und Hinterwand des Magens

Kitt|niere: Spätform der Nierentuberkulose, verkäste, verkalkte Niere

Kitzler vgl. Klitoris

Kjeldahl-Me|thode [nach dem dän. Chemiker Johan Kjeldahl, 1849–1900]: Verfahren zur Bestimmung des Stickstoffs im Blutplasma (erfolgt durch Überführung des Stickstoffs der organischen Substanzen in Ammoniak, das freigesetzt und durch Titration bestimmt werden kann)

Klappe vgl. Valva u. Valvula

Klapp-Kriechverfahren, Klapp'sches Kriechen [nach dem dt. Arzt Rudolf Klapp, 1873–1949]: heute nicht mehr angewandte Kriechübungen zur Skoliosebehandlung

Klasmato|zyt [gr. *κλάσμα*, Gen.: *κλάσματος* = Bruchstück u. ↑...zyt] *m;* -en, -en (meist *Pl.*): wenig gebräuchliche Bezeichnung für ↑Histiozyt

Klassen|wechsel: Änderung des von den B-Zellen

gebildeten Isotyps der Immunglobuline (und damit der Effektorfunktion) unter Beibehaltung der Antigenspezifität im Laufe der Immunantwort (engl. *class-switch*)

...klast [zu gr. *κλᾶν* = brechen, zerbrechen]: Grundwort zusammengesetzter Substantive mit der Bedeutung »Fresszelle«; z. B. ↑Osteoklast

Klatskin-Tumor [nach dem amerik. Internisten Gerald Klatskin, 1910–1986]: vom Epithel der Gallengänge ausgehendes Karzinom, ein malignes ↑Cholangiom

Klau|dikation [zu lat. *claudicare* = lahmen, humpeln] *w;* -, -en, in fachspr. Fügungen: **Claudicatio,** *Pl.:* ...io|nes: Hinken. **Clau|dicatio intermittens:** zeitweiliges Hinken infolge hypoxämischer Schmerzen, die bei ungenügender Mehrdurchblutung während einer Mehrarbeit der Muskulatur, vor allem der Wadenmuskulatur, auftreten. **Clau|dicatio intestinalis:** anfallsweise auftretende Schmerzattacken im Bereich des Darmtraktes als Folge von Durchblutungsstörungen der Darmarterien bei allgemeiner Arteriosklerose. **Clau|dicatio isch|aemica** [- ɪsç...]: anfallsweise auftretendes Hinken als Folge von Durchblutungsstörungen. **Clau|dicatio masticatoria** [↑mastikatorisch]: anfallsweise auftretende Schmerzen beim Kauen. **Clau|dicatio spontanea:** Hinken bei Ermüdung (bei Kindern Zeichen einer Hüftgelenksschwäche). **Clau|dicatio visualis** [↑visuell]: anfallsweise auftretende Augenschmerzen bei Lagewechsel aus der Horizontalen in die Vertikale

Klauenhohlfuß: Form des Hohlfußes, bei dem die Zehen im Grundgelenk überstreckt, im Mittel- und Endgelenk dagegen gebeugt sind

Klaust|ra|tion [aus lat. *claustrum* = Verschluss; Gewahrsam] *w;* -, -en, **Klaust|ro|philie** [gr. *φίλος* = lieb; Freund] *w;* -, ...ien: krankhafte Neigung, sich einzuschließen u. von der Umwelt abzusondern, Hang zur Einsamkeit. **Klaust|ro|phobie** [zu gr. *φόβος* = Furcht] *w;* -, ...ien: krankhafte Angst vor Aufenthalt in geschlossenen Räumen

Klaus-Zeichen: träge Dorsalflexion der Großzehe als Reflexantwort beim Hochziehen des Knies gegen Widerstand (bei Pyramidenbahnschädigung)

Klaviertastenphänomen: durch Druck ausgelöstes Abweichen des Schlüsselbeins nach oben bei Luxation des Klavikulagelenks

Klavikula *w;* -, ...lä: eindeutschende Schreibung für ↑Clavicula. **klavikular** u. **klavikulär,** in fachspr. Fügungen: **clavicularis, ...re** [zu ↑Clavicula]: die ↑Clavicula betreffend, zu ihr gehörend; z. B. in der Fügung ↑Incisura clavicularis

Klavikulo|tomie [↑Clavicula u. ↑...tomie] *w;* -, ...ien: operative Durchtrennung des Schlüsselbeins

Klavus [aus lat. *clavus,* Gen.: *clavi* = Nagel] *m;* -, ...vi, in fachspr. Fügungen: **Clavus,** *Pl.:* ...vi: **1)** umschriebene Hornzellenwucherung der Haut. **2)** übliche Kurzbez. für: Clavus pedis. **Clavus pedis:** »Hühnerauge«, »Leichdorn«, durch drückendes Schuhwerk hervorgerufener Klavus am Fuß. **Clavus syphiliticus:** hühneraugenartiger Hornzellenauswuchs an der Fußsohle und am Handteller bei Syphilis

Kleb|siella [nlat., nach dem dt. Bakteriologen Edwin Klebs, 1834–1913] *w;* -, (Arten:) ...llae: Gattung gramnegativer, kapselbildender Bakterien (Krankheitserreger beim Menschen). **Kleb|siella pneu|moniae:** Friedländer-Bakterium, kurze, an den Enden leicht abgerundete, oft zu zweit hintereinandergelagerte Stäbchen (Erreger schwerer Lungenentzündung)

Kleidagra vgl. Kleisagra

Kleiderlaus vgl. Pediculus humanus corporis

Klei|do|tomie [gr. *κλείς,* Gen.: *κλειδός* = Schlüssel u. ↑...tomie] *w;* -, ...ien: operative Durchtrennung eines oder beider Schlüsselbeine (Operation zur Verkleinerung des Schultergürtels des Fetus bei übertragenem oder überentwickeltem, abgestorbenem Kind)

Kleienflechte vgl. Pityriasis versicolor

kleine Kinds|teile: geburtshilfliche Bez. für Arme und Beine des ↑Fetus

Kleine-Levin-Syndrom: periodische Hypersomnie, episodenhaft auftretende Phasen exzessiver Schläfrigkeit verbunden mit Hypersexualität und Hyperphagie

Kleinert-Schiene [nach dem amerik. Chirurgen Harold Kleinert]: Unterarmschiene zur Fixierung der Hand- und Fingergrundgelenke in mittlerer Beugungsstellung

Kleinfingerballen vgl. Hypothenar

Kleinhirn vgl. Cerebellum

Kleinhirnbrückenwinkel: nischenartige Vertiefung zwischen Kleinhirn, Brücke u. verlängertem Mark (Anat.). **Kleinhirnrinde** vgl. Cortex cerebelli

Kleinhirnsichel vgl. Falx cerebelli

Kleinhirnwurm vgl. Vermis cerebelli

Klein|wuchs: Stillstand des Längenwachstums unterhalb von etwa 150 cm; ↑Nanismus

Kleis|agra, auch: **Kleid|agra** [gr. *κλείς,* Gen.: *κλειδός* = Schlüssel u. gr. *ἄγρα* = Fang, Fangen; Analogiebildung nach ↑Podagra] *s;* -s: Gicht in den Schlüsselbeingelenken

Klepto|mane *m;* -n, -n, **Klepto|manin** *w;* -, -nen [zu gr. *κλέπτειν* = stehlen u. gr. *μανία* = Tollheit, Wahnsinn]: Person, die an Kleptomanie leidet. **Klepto|manie** *w;* -, ...ien: krankhafter Stehltrieb ohne Bereicherungsabsicht. **klepto|manisch:** die Kleptomanie betreffend

Klick *m;* -s, -s: scharfer, kurzer Extraton beim ↑Herzschlag (1); charakteristisch für Anomalien der Mitralklappe

Klick-Syndrom vgl. Mitralklappenprolapssyndrom

Klima [von gr. *κλίμα* = Neigung, Abhang; Himmelsgegend] *s;* -s, -s u. ...mate: mittlerer Zustand der Witterungserscheinungen eines Ortes oder geografischen Raumes

klimakterisch, in fachspr. Fügungen: **climactericus, ...ca, ...cum** [zu ↑Klimakterium]: das Klimakterium betreffend, durch das Klimakterium bedingt; z. B. in der Fügung ↑Alopecia climacterica

Klimakterium [zu gr. κλιμακτήρ = Stufenleiter; kritischer Zeitpunkt des menschlichen Lebens] *s;* -s, ...rien [...ɪən], in fachspr. Fügungen: **Climacterium,** *Pl.:* ...ria: »Wechseljahre«, Zeitraum im Leben der Frau (etwa um das 47. Lebensjahr), in dem die regelmäßigen Monatsblutungen aufhören u. in dem sich als Folge einer verminderten Eierstocksfunktion bestimmte physische u. psychische Veränderungen (wie Rückbildung der Geschlechtsorgane, Hitzewallungen, Depressionen) einstellen. **Climacterium prae|cox:** »Frühklimakterium« mit Einsetzen der klimakterischen Erscheinungen vor dem 45. Lebensjahr. **Climacterium tardum:** »Spätklimakterium« mit Einsetzen der klimakterischen Erscheinungen erst nach dem 55. Lebensjahr. **Climacterium virile:** Zeitraum im Leben des Mannes (etwa zwischen dem 50. u. 60. Lebensjahr), der durch eine Verminderung der Geschlechtsfunktionen gekennzeichnet ist

Klima|therapie [aus ↑Klima u. ↑Therapie] *w;* -, ...ien: Kurbehandlung, bei der die klimatischen Verhältnisse einer bestimmten Gegend für die Behandlung von Krankheiten eingesetzt werden

Klimax [von gr. κλῖμαξ = Leiter; Steigerung] *w;* -, Klimazes, in fachspr. Fügungen: **Climax,** *Pl.:* Climaces: seltenere Bezeichnung für ↑Klimakterium

Klinefelter-Syn|drom [ˈklaːɪnfeltə...; nach dem amerik. Arzt Harry F. Klinefelter, 1912–1990]: genetisch bedingte Störung der Keimdrüsenentwicklung beim Mann (↑Intersexualität), die durch eine Chromosomenanomalie (zusätzliches X-Chromosom) hervorgerufen wird; führt zu Hodenhypoplasie mit Sterilität, eunuchoiden Gestaltmerkmalen und frühzeitig beginnender Osteoporose

Klinik [aus gr. κλινική (τέχνη) = Heilkunst für bettlägerige Kranke (zu gr. κλίνη = Lager, Bett)] *w;* -, -en: **1)** Krankenhaus mit speziellen Einrichtungen für die stationäre Aufnahme und Behandlung von Kranken (oder Schwangeren zur Entbindung). **2)** nur *Sg.:* ärztlicher Unterricht am Krankenbett. **Kliniker** *m;* -s, -, **Klinikerin** *w;* -, -nen: **1)** in einer Klinik tätiger Arzt, tätige Ärztin. **2)** Medizinstudent/-in in den klinischen Semestern

Klinik||packung: für Kliniken bestimmte Abpackung eines Arzneimittels, die im Unterschied zur in den Apotheken an Privatpersonen verkauften ↑Originalpackung mehr Arzneimittel enthält. **Klinikum** *s;* -s, ...ka u. ...ken: **1)** Hauptteil der praktischen ärztlichen Ausbildung im Krankenhaus. **2)** Sammelbez. für die Kliniken einer Universität. **klinisch,** in fachspr. Fügungen: **clinicus, ...ca, ...cum:** auf die Klinik (1 u. 2) bezogen

Klino|daktylie [zu gr. κλίνειν = biegen, beugen u. gr. δάκτυλος = Finger] *w;* -, ...ien: angeborene radiale Abbiegung des 4. und 5. Fingers

Klino|mobil [Kurzbildung aus ↑*Klin*ik u. Auto*mobil*] *s;* -s, -e: fahrbare ärztliche Untersuchungs- und Behandlungsstation

Klino|ze|phalus [zu gr. κλίνειν = biegen, beugen u. gr. κεφαλή = Kopf] *m;* -, ...li u. ...alen, **Klino|zephal|lie** *w;* -, ...lien: »Sattelkopf«, angeborene Schädeldeformierung mit sattelförmiger, querer Einsenkung bzw. Abflachung des Schädeldaches

Klippel-De|formität [klɪˈpɛl...; nach dem frz. Neurologen Maurice Klippel, 1858–1942]: angeborener Schulterblatthochstand in Verbindung mit anderen Wirbel- u. Rippenanomalien. **Klippel-Feil-Krankheit** [klɪˈpɛl fɛ̃:l...; nach dem frz. Neurologen André Feil, 1884–?]: multiple Fehlbildungen im Bereich der Wirbelsäule mit Kurzhals, eingeschränkter Beweglichkeit, Schulterblatthochstand sowie Block- und Keilwirbelbildung. **Klippel-Trenaunay-(Weber-)Syndrom** [nach dem frz. Neurologen Paul Trenaunay, 1875–1938, u. dem engl. Arzt Frederick P. Weber, 1863–1962]: angiektatischer Gigantismus, embryonale Fehlbildung: übermäßiges Wachstum, Naevus flammeus und Lymphangiome einer Extremität

Klis|tier [von gleichbed. gr. κλυστήριον; eigtl. = Spülung, Reinigung] *s;* -s, -e, seltener auch: **Klysma** [aus gr. κλύσμα = Spülflüssigkeit; Klistier] *s;* -s, ...men: »Einlauf«, Einlaufenlassen od. Einspritzung von größeren Flüssigkeitsmengen (meist warmes Wasser, gelegentlich mit Zusätzen von Nährstoffen, Kochsalz, Seife u. dgl.) in den Mastdarm zur Darmspülung u. Anregung der Darmentleerung bei Verstopfung (auch zur parenteralen Ernährung)

Klitor|ek|tomie oder **Klitorid|ek|tomie** [↑Klitoris und ↑Ektomie] *w;* -, ...ien: operative Entfernung der Klitoris

Klitoris [aus gleichbed. gr. κλειτορίς, Gen.: κλειτορίδος, eigtl. = kleiner Hügel] *w;* -, - u. ...torides, in der anat. Nomenklatur: **Clitoris,** *Pl.:* ...torides: Kitzler, am vorderen Ende der kleinen Schamlippen gelegenes weibliches Geschlechtsorgan (Schwellkörper), das dem ↑Corpus cavernosum penis des Mannes entspricht

Klitorismus [zu ↑Klitoris] *m;* -, ...men: übermäßige Entwicklung der weiblichen Klitoris

Klitoritis [zu ↑Klitoris] *w;* -, ...itiden, in fachspr. Fügungen: **Clitoritis,** *Pl.:* ...itides: Entzündung der Klitoris

Klivus = Clivus

Kloa|ke [aus lat. *cloaca* = Abwasserkanal; Gosse; Kloake] *w;* -, -n, in der fachspr. Terminologie: **Cloaca,** *Pl.:* ...cae: gemeinsamer Ausführungsgang von Enddarm und Urogenitalsystem während der Embryonalentwicklung (Biol.)

Klon [aus gleichbed. engl. *clon*] *m;* -s, -e: durch ungeschlechtliche Fortpflanzung aus einem pflanzlichen od. tierischen Individuum entstandene erbgleiche Nachkommenschaft (Biol.). **klonal:** einen Klon betreffend, mit ihm zusammenhängend

klonale Deletion: Eliminierung unreifer Lymphozyten, die körpereigene Antigene erkennen; bei Störungen kommt es zu ↑Autoimmunkrankheiten

klonale Ex|pansion: Proliferation antigenspezifischer Lymphozyten nach dem Kontakt mit dem Antigen; Folge: rasche Erhöhung der Zellzahl zur wirksamen Bekämpfung eines Krankheitserregers (adaptive Immunantwort)

klonale Selektion: Differenzierung einzelner antigenspezifischer Lymphozyten zu Effektorzellen (z. B. Antikörper produzierende B-Zellen) nach Kontakt mit dem Antigen (adaptive Immunantwort). **klonen:** kurz für ↑klonieren. **klonie|ren:** genetisch einheitliche Zellen durch ungeschlechtliche Vermehrung einer einzigen Zelle erzeugen. **Klonie|rung** *w;* -, -en: künstliche Erzeugung genetisch einheitlicher Zellen (z. B. zur Gewinnung ↑monoklonaler Antikörper oder identischer Individuen)

klonisch [zu ↑Klonus]: nennt man Zuckungen od. Krämpfe, die auf einer schnellen Folge ungeordneter Muskelkontraktionen u. Muskelerschlaffungen beruhen; Ggs.: ↑tonisch. **klonogen** [zu ↑Klon u. ↑...gen]: Bez. für Zellen, die in der Lage sind, sich zu teilen

Klon|or|chia|se [zu ↑Clonorchis] *w;* -, -n, in fachspr. Fügungen: **Clon|or|chia|sis**, *Pl.:* ...ia|ses: in Ostasien vorkommende Wurmerkrankung des Menschen mit Anämie, Ödemen und Kräfteverfall (hervorgerufen durch ↑Clonorchis sinensis)

K
klon

Klonus [aus gr. *κλόνος* = heftige, verworrene Bewegung] *m;* -, ...ni, in fachspr. Fügungen: **Clonus**, *Pl.:* ...ni: Schüttelkrampf, der bedingt ist durch einen raschen Wechsel von Muskelzusammenziehungen u. Muskelerschlaffungen in unregelmäßiger Folge. **Clonus uteri:** Gebärmutterkrampf

Klopf|schall: Eigenschwingung des erschütterten Gewebes bei der ↑Perkussion

Klopf|schmerz: umschriebener Schmerz beim Beklopfen der Dornfortsätze der Wirbelsäule mit dem Reflexhammer durch lokale entzündliche Prozesse

Klump|fuß: veralt. Bez. für: ↑Pes varus

Klump|hand: veralt. Bez. für: ↑Manus vara

Klump|hüfte: veralt. Bez. für: ↑Coxa vara

Klumpke-Lähmung [nach der frz. Neurologin Augusta Klumpke, 1859–1927]: Lähmung des ↑Plexus brachialis mit Schwächung oder Lähmung der Unterarm- und Handmuskeln sowie Sensibilitätsstörungen. (Beeinträchtigt ist dabei vor allem die Beugung der Hand und der Finger.)

Klysma vgl. Klistier

KM: Abk. für ↑Kontrastmittel

Knall|trauma: Verletzung des Hörorgans durch ein kurzes, lautes Geräusch

Knaus-Ogino-(Zeitwahl-)Me|thode [nach dem österr. Gynäkologen Hermann Knaus, 1892–1970, u. dem jap. Gynäkologen Kiusako Ogino, 1882–1975]: »Kalendermethode«, unsichere Methode der Empfängnisverhütung durch Beschränkung des Geschlechtsverkehrs auf die sog. »sicheren Tage«, die durch Berechnung des Eisprungs festgelegt werden (im Schnitt werden die fruchtbaren Tage zwischen dem 9. und 17. Zyklustag angenommen)

Knebel-Me|thode [nach dem dt. Chirurgen u. Geburtshelfer I. G. Knebel, 1772–1809]: geburtshilfliche Methode zur Unterstützung einer Zangenentbindung, wobei die Beine der Gebärenden in der ↑Walcher-Hängelage maximal gestreckt u. geschlossen werden

Kneipp|kur [nach dem dt. Geistlichen und Naturheilkundigen Sebastian Kneipp, 1821–1897]: Heilweise, die sich auf fünf Wirkprinzipien stützt: Hydrotherapie, Bewegungstherapie, Phytotherapie, Diätetik, Ordnungstherapie

Knickbruch vgl. Infraktion

Knickfuß vgl. Pes valgus

Knidose [zu gr. *κνίδη* = Nessel u. ...ose] *w;* -, -n, in fachspr. Fügungen: **Cnidosis**, *Pl.:* ...oses: veralt. Bez. für ↑Urtikaria

Knie vgl. Genu

Knie-Brust-Lage: Untersuchungslage, bei der sich der Patient bzw. die Patientin mit den Knien aufstützt, während seine/ihre Brust und Arme auf dem Untersuchungstisch liegen

Knie-Ellbogen-Lage: charakteristische Untersuchungs- oder Operationslage bei Frauen, die dadurch gekennzeichnet ist, dass die Betreffende sich in Horizontallage mit den Knien und Ellbogen aufstützt (insbes. auch als geburtshilfliche Stellung bei Nabelschnurvorfall angewandt)

Kniegelenk vgl. Articulatio genus

Knie-Hacke-Versuch: Methode zur Feststellung von Störungen der geordneten Muskelkoordination im Bereich der unteren Extremitäten, wobei der Patient mit geschlossenen Augen die Ferse des einen Fußes auf die Kniescheibe des anderen Beines setzen muss

Kniehöcker vgl. Corpus geniculatum

Kniekehle vgl. Poples

Knielage: Kindslage während der Geburt, bei der ein Knie oder beide Knie vorangehen, d. h. als erste Kindsteile sichtbar werden

Kniescheibe vgl. Patella

Knipping-Apparat [nach dem dt. Internisten Wilhelm Knipping, 1895–1984]: Apparat zur Grundumsatzbestimmung (gemessen wird bei diesem Verfahren der Sauerstoffverbrauch und die ausgeatmete Kohlensäure; mithilfe des respiratorischen Quotienten wird die Abweichung des Grundumsatzes in Prozenten von der Norm berechnet)

Knips|biopsie = Konisation

Knisterrasseln vgl. Krepitation

Knöchel vgl. Malleolus

Knochen vgl. [1]Os

Knochenbolzung: Verfahren zur Knochenbruchbehandlung (bei Röhrenknochen), bei dem ein Bolzen in die Markhöhle des gebrochenen Knochens operativ eingeführt wird (der Bolzen kann aus Metall oder aus einem Knochenspan sein)

Knochenbruch vgl. Fraktur

Knochen|dichte|messung vgl. Osteodensitometrie

Knochenentzündug vgl. Ostitis

Knochenerweichung vgl. Osteomalazie

Knochenfenster: Voreinstellung bei der Computertomografie mit Ausblendung bestimmter Hounsfield-Einheiten-Bereiche, sodass ein optimales »Fenster« für die Darstellung von Knochen resultiert

Knochenfraß vgl. Karies

Knochenfuge vgl. Junktur

Knochengeschwulst vgl. Osteom

Knochenhaut vgl. Periost

Knochenkern: Verknöcherungszentrum der Knochen, entsteht im Laufe der Kindheit, dient zur Bestimmung des Knochenalters

Knochenkörperchen vgl. Osteozyt

Knochenleitung: Schallleitung über die Schädelknochen zum Innenohr, wird bei der Diagnose von Schwerhörigkeit genutzt

Knochen|leitungs|hörgerät: perkutanes Hörimplantat, das mittels einer Titaniumschraube fixiert ist

Knochenmark vgl. Medulla ossium flava u. Medulla ossium rubra

Knochennagelung: Verfahren zur Knochenbruchbehandlung, bei dem ein Metallnagel operativ in die Markhöhle getrieben wird (wodurch eine besonders stabile Knochensynthese erreicht wird)

Knochennaht vgl. Sutur

Knochenzelle vgl. Osteozyt

Knochen|zement: schnell härtender Kunststoff, der zur Befestigung von Endoprothesen in den Knochenmarkskanal eingebracht wird

Knock-out [nɔkˈaʊt; engl. *to knock out*, eigtl. bewusstlos schlagen]: Ersatz eines Genes durch ein nicht funktionales Gen. **Knock-out-Mäuse:** Mäuse, die ein bestimmtes Protein nicht mehr exprimieren, dienen als wichtiges Modell zur Erforschung von Erkrankungen, z. B. Mucoviszidose

Knollenblätterpilz vgl. Amanita phalloides

Knollennase vgl. Rhinophym

Knopfloch|deformität: Fingerdeformität, Beugung eines Fingermittelgelenks und Überstreckung des Fingerendgelenks durch eine Ruptur der Streckaponeurose

Knopfloch|phänomen: Phänomen, dass sich bei Neurofibromatose die weichen Tumoren in die Subkutis eindrücken lassen

Knopf|sonde: Sonde mit kugelförmigem Kopf

Knorpel vgl. Cartilago

Knorpelfuge vgl. Synchondrose

Knorpelgeschwulst vgl. Chondrom

Knorpelhaut vgl. Perichondrium

Knorpelleim vgl. Chondrin

Knoten: **1)** vgl. Nodus (Anat.). **2)** durch Festziehen dauerhaft verschlossene Verschlingung von Nahtmaterial, das eine Naht verschließt (Chirurgie). **3)** Verdickung, ↑Tuber (Dermatologie). **4)** knotige, derbe Verdickung oder Verhärtung (Pathol.)

ko..., Ko... vgl. kon..., Kon...

Ko|adaptation [aus ↑Ko... u. lat. *adaptare* = anpassen] *w;* -, -en: **1)** gesteigerte körperliche Anpassung eines Lebewesens an abgeänderte Umweltbedingungen aufgrund einer günstigen Genkombination (Genetik). **2)** Mitveränderung von nicht unmittelbar betroffenen Organen bei der Veränderung von Umweltbedingungen (Biol.)

Koa|gel: Blutgerinnsel, ↑Koagulum

Ko|agulabilität [zu lat. *coagulare* = gerinnen machen] *w;* -: normale Gerinnbarkeit des Blutes. **Ko|agulans** *s;* -, ...lantia od. ... lanzien [...iən] (meist *Pl.*): die Blutgerinnung förderndes od. beschleunigendes Mittel. **Ko|agulase** [↑...ase] *w;* -: Enzym, das die Blutgerinnung beschleunigt. **Ko|agulat** *s;* -[e]s, -e: aus einer kolloidalen Lösung ausgeflockter Stoff (z. B. Proteine; Chem., Med.)

Ko|agulation *w;* -, -en: Ausflockung eines Stoffes aus einer kolloidalen Lösung, Gerinnung (z. B. von Blut od. Proteinen; Chem., Med.). **ko|aguli|e|ren:** ausflocken, gerinnen; gerinnen lassen (z. B. von Blut od. Proteinen)

Ko|agulo|pa|thie [zu ↑Koagulation u. ↑...pathie] *w;* -, ...ien: Störung der Blutgerinnung infolge Mangels an Gerinnungsfaktoren im Blut

Ko|agulum [zu lat. *coagulare* = gerinnen machen] *s;* -s, ...la, in fachspr. Fügungen: **Co|agulum**, *Pl.:* ...la: außerhalb des Gefäßlumens befindliches Blutgerinnsel aus ↑Fibrin u. roten Blutkörperchen

Ko|arktation *w;* -, -en: eindeutschende Kurzbez. für Coarctatio aortae (↑Aortenisthmusstenose)

Kobalamin vgl. Vitamin B_{12}

Kobalt, in der internationalen chem. Nomenklatur: **Cobalt** [scherzhafte Umbildung aus dt. *Kobold*] *s;* -[e]s: metallischer chem. Grundstoff (Spurenelement); Zeichen: Co (von nlat. Cobaltum)

Köbner-Phänomen [nach dem Dermatologen Heinrich Köbner, 1838–1904]: isomorpher Reizeffekt, durch unspezifische (mechanische) Provokation wird eine Läsion ausgelöst, bei ↑Psoriasis, ↑Lichen ruber planus, bei planen Warzen oder beim Ekzem (↑Kogoj-Phänomen)

Kocher-Klemme [nach dem schweiz. Chirurgen Theodor Kocher, 1841–1917]: Metallklemme zur Abklemmung blutender Gefäße (vor allem von Arterien) bei Operationen

Koch|lea: eindeutschend für ↑Cochlea

Koch|lea|ris *w;* -: übliche Kurzbez. für die ↑Pars cochlearis des VIII. Hirnnervs

Koch|lei|tis [zu ↑Cochlea] *w;* -, ...lei|tiden, in fachspr. Fügungen: **Coch|lei|tis**, *Pl.:* ...leitides: Entzündung der Schnecke des Innenohrs

Kochsalz: Natriumchlorid, Speisesalz. **Kochsalzlösung, physiologische:** dem Blutserum entsprechende (isotonische), 0,9 %ige wässrige Natriumchlorid-Lösung

Kode|in, fachspr. meist: **Code|in** [zu gr. *κώδεια* = Mohnkopf; Mohn] *s;* -s: Alkaloid des Opiums, auf das Hustenzentrum wirkendes, hustenstillendes Mittel. **Kode|inismus** [...e-i...] *m;* -: süchtige Gewöhnung an Kodein

Kodon vgl. Codon

Koenen-Tumor [nach dem niederl. Neurologen Joannes Koenen 1893–1956]: fibromatöser Knoten am Nagelfalz bei tuberöser Sklerose

Ko|enzym [↑kon... u. ↑Enzym] *s;* -s, -e: spezifische Wirkungsgruppe eines Enzyms, die zusammen mit dem ↑Apoenzym das vollständige Enzym bildet

KOF: Abk. für *Körperoberfläche*

Ko|ferment [↑kon... u. ↑Ferment] *s;* -[e]s, -e: = Koenzym

Koffe|in, fachspr. meist: **Coffe|in** [zu engl. *coffee* = Kaffee] *s;* -s: in einigen Pflanzen enthaltene Substanz, deren Genuss anregend wirkt und die Blutgefäße erweitert. **Koffe|inismus** *m;* -: bei täglichem Konsum von mehr als 8–10 Tassen koffeinhaltigen Kaffees auftretende Symptome (Gereiztheit, erhöhte Körpertemperatur, Schlaflosigkeit u. a.)

Ko|gnition [aus lat. *cognitio* = das Kennenlernen, Erkennen] *w;* -, -en: Sammelbez. für alle Prozesse, die mit dem Erkennen zusammenhängen (z. B. Vorstellung, Gedächtnis, Lernen, Erinnerung; Psychol.). **ko|gnitiv** [...ti:f]: das Erkennen, die Wahrnehmung betreffend

Kogoj-Phänomen: isomorpher Reizeffekt, durch unspezifische (mechanische) Provokation wird bei Ekzemen eine Läsion ausgelöst, vgl. Köbner-Phänomen

Ko|habitation [zu kirchenlat. *cohabitare* = beisammenwohnen] *w;* -, -en, in fachspr. Fügungen: **Cohabitatio,** *Pl.:* ...io|nes: ungebräuchliche Bezeichnung für ↑Koitus. **ko|habitieren:** ungebräuchlich für ↑koitieren

Kohlen|di|o|xid, auch: **Kohlendi|o|xyd** ↑Oxid, ↑Oxyd] *s;* -[e]s: farb- und geruchloses, leicht in Wasser lösliches Gas, das u. a. bei der Atmung menschlicher, tierischer und pflanzlicher Organismen u. bei der Verbrennung kohlenstoffhaltiger Stoffe entsteht; in hoher Konzentration (> 6 Vol. %) ist das Gas, das schwerer als Luft ist, für den Menschen giftig; Zeichen: CO_2

Kohle[n]|hy|drat [↑Hydrat] *s;* -[e]s, -e (meist *Pl.*): zusammenfassende Bez. für organische Verbindungen aus Kohlenstoff, Wasserstoff u. Sauerstoff, die in großen Mengen von Pflanzen gebildet werden u. für die Ernährung eine wichtige Rolle spielen; Abk.: KH; drei Gruppen: ↑Monosaccharide, ↑Oligosaccharide, ↑Polysaccharide

Kohlen|mo|n|o|xid, auch: **Kohlen|mo|n|o|xyd** ↑Oxid, ↑Oxyd] *s;* -[e]s: farb- und geruchloses, sehr giftiges Gas, das bei der Verbrennung kohlenstoffhaltiger Stoffe entsteht; Zeichen: CO

Kohlenstaublunge vgl. Anthrakose

Kohlenstoff *m;* -[e]s, in der internationalen chem. Nomenklatur: **Carbone|um** [zu lat. *carbo* = Kohle] *s;* -s: nichtmetallisches chem. Element; Zeichen: C

Köhler-Krankheit [nach dem dt. Röntgenologen Alban Köhler, 1874–1947]: aseptische Nekrose des Kahnbeins (Köhler I) bzw. des Köpfchens des zweiten oder dritten Mittelfußknochens (Köhler II)

Kohlrausch-Falte [nach dem dt. Arzt O. L. B. Kohlrausch, 1811–1854]: Schleimhautfalte im Rektum oberhalb der ↑Ampulla recti (hauptsächlich rechtsseitig ausgebildet), die mittlere der ↑Plicae transversales recti

Ko|horte [aus lat. *cohors, cohortis* = Hundertschaft] *w;* -, -n: **1)** eine nach bestimmten Kriterien ausgewählte Personengruppe, deren Entwicklung und Veränderung in einem bestimmten Zeitraum soziologisch untersucht wird. **2)** Gruppe von Individuen mit vergleichbaren Eigenschaften in einer mit statistischen Methoden ausgewerteten medizinischen oder pharmakologischen Studie, z. B. Gruppe von Patienten mit gleicher Diagnose (zur Prüfung der Wirksamkeit von Arzneimitteln)

Koil|ony|chie [zu gr. *κοῖλος* = hohl, ausgehöhlt u. gr. *ὄνυξ*, Gen.: *ὄνυχος* = Klaue, Kralle; Nagel] *w;* -, ...ien, in fachspr. Fügungen: **Coil|ony|chia**[1], *Pl.:* ...iae: »Hohlnagel«, »Löffelnagel«, zentrale Einbuchtung des Nagels, manchmal verbunden mit randständiger Nagelablösung (u. a. bei Ekzem)

Ko|inzidenz [zu ↑kon... u. lat. *incidere* = hineinfallen, wohin geraten] *w;* -, -en: gleichzeitiges Auftreten mehrerer Krankheiten bei einer Person

ko|itie|ren [zu ↑Koitus]: den Beischlaf vollziehen, sich begatten

Ko|itus [zu lat. *coire, coitum* = zusammenkommen, sich vereinigen] *m;* -, -se, in fachspr. Fügungen: **Coitus,** *Pl.:* - ['koɪtu:s]: geschlechtliche, genitale Vereinigung; Geschlechtsakt, Beischlaf, [heterosexueller] Geschlechtsverkehr. **Co|i|tus a Ter|go:** Form des Koitus, bei der die Frau dem Mann den Rücken zuwendet; Geschlechtsverkehr »von hinten«. **Coitus inter|ruptus:** Form der Empfängnisverhütung, bei der das männliche Glied kurz vor dem Samenerguss aus der Scheide herausgezogen wird. **Co|itus per Anum:** Koitus durch Einführen des Penis in den After des Geschlechtspartners. **Co|itus per Os:** Praxis sexueller Befriedigung, bei der der Penis mit Lippen, Zähnen u. Zunge gereizt wird. **Co|i|tus re|ser|va|tus:** Koitus, bei dem der Samenerguss absichtlich über längere Zeit hin od. gänzlich unterdrückt wird. **Co|itus suspectus:** Koitus mit einer vermutlich geschlechtskranken Person

Koka|in, fachspr. meist: **Coca|in** [zu *coca* (indigener Name des in Südamerika beheimateten Kokastrauchs)] *s;* -s: aus den Blättern des Kokastrauchs gewonnenes (auch synthetisch herstellbares) Alkaloid (Mittel zur örtlichen Betäubung und Rauschgift). **Koka|inismus** [...a-ɪ...] *m;* -: süchtige Gewöhnung an Kokain; Vergiftung durch Kokain

Ko|karde: 1) im Ultraschall beurteilbares Phänomen konzentrischer entzündlicher Wandverdickung, die an eine Zielscheibe erinnert, bei Darmentzündungen, insbes. bei Appendizitis. **2)** Erythem in der Form einer konzentrischen, aus zwei oder drei Ringen aufgebauten Läsion mit zentraler Papel oder Blase

Kokardenzellen = Target-Zellen

Ko|karzino|gen [↑kon... u. ↑Karzinogen] *s;* -s, -e: Substanz, die in Verbindung mit einem Karzinogen Krebs hervorruft. **Ko|karzino|genese** *w;* -, -n: = Synkarzinogenese

Kokke [von gr. *κόκκος* = Kern; Beere] *w;* -, -n und Kokkus *m;* -, Kokken, latinisiert: **Coccus,** *Pl.:* ...cci: Kugelbakterie (nicht Sporen bildend). **kokkolid** [↑...id]: von kugelähnlicher Form (von Mikroorganismen). **Kokkus** vgl. Kokke

Kok|zidie [...iə; Verkleinerungsbildung zu gr. *κόκκος* = Kern; Beere] *w;* -, -n, latinisiert: **Coc|cidium** *s;* -s, ...dia (meist *Pl.*): parasitische Sporentierchen (Darmschmarotzer, die eine gutartige Darmerkrankung hervorrufen können)

Kok|zidio|ido|mykose [↑Kokzidie, ↑...id u. ↑Mykose] *w;* -, -n, in fachspr. Fügungen: **Coc|cidio|ido-mycosis,** *Pl.:* ...coses: durch niedere Pilze der Art Coccidioides immitis verursachte Erkrankung der Haut und der Atemwege

Kok|zidio|se [zu ↑Kokzidie] *w;* -, -n, in fachspr. Fügungen: **Coc|cidio|sis,** *Pl.:* ...ioses: gutartige, durch Kokzidien verursachte Darmerkrankung

Kok|zyg|odynie [gr. *κόκκυξ*, Gen.: *κόκκυγος* = Kuckuck; Kuckucksbein, Steißbein u. ↑...odynie] *w;* -, ...ien, in fachspr. Fügungen: **Coc|cyg|odynia**[1], *Pl.:* ...iae: Schmerzen im Bereich des Steißbeins

kol..., Kol... vgl. kon..., Kon...

Kolchizin [zu ↑Colchicum], chem. fachspr.: **Colchicin** *s;* -s: giftiges Alkaloid der Herbstzeitlose (Anwendung bei akutem Gichtanfall, selten noch bei rheumatischen Erkrankungen; wegen seiner die Zellkernteilung hemmenden Wirkung laufen klinische Studien zum Einsatz bei verschiedenen anderen Erkrankungen)

Kol|ek|tomie [↑Kolon und ↑Ektomie] *w;* -, ...ien: operative Entfernung des Grimmdarms

Koleo|ptose [gr. *κολεός* = Scheide u. gr. *πτῶσις*= das Fallen, der Fall] *w;* -, -n: = Prolapsus vaginae

Koleo|zele [gr. *κολεός* = Scheide u. ↑...zele] *w;* -, -n, in fachspr. Fügungen: **Coleo|cele,** *Pl.:* ...lae: seltene Bez. für ↑Kolpozele

Koli|bakterium vgl. Escherichia coli

Koli|dyspepsie [zu ↑Kolon u. ↑Dyspepsie] *w;* -, ...ien, in fachspr. Fügungen: **Kolidys|pep|sia**[1], *Pl.:* ...iae: sehr ansteckende, akute Darmentzündung im Säuglingsalter, die v. a. in Kindereinrichtungen oder auf Säuglingsstationen vorkommt

kolie|ren [aus gleichbed. lat. *colare*]: Flüssigkeiten durchseihen, durch ein Tuch filtrieren

Kolik [auch: ...i:k; von gr. *κωλική (νόσος)* = Darmleiden, Kolik (zu gr. *κῶλον* = Glied; Dickdarmabschnitt)] *w;* -, -en, in fachspr. Fügungen: **Colica,** *Pl.:* ...cae: anfallsweise auftretender krampfartiger Schmerz im Leib und seinen Organen (z. B. als Magenkolik, Darmkolik, Nierenkolik). **Colica flatulenta:** Darmkolik infolge stark vermehrter Gasansammlung im Darm. **Colica gast|rica:** »Magenkolik« (Folge eines Krampfes der Magenmuskulatur). **Colica hepatica:** Gallenkolik, krampfartiger, heftiger und kurzzeitiger Schmerzzustand im Bereich der ableitenden Gallenwege (zumeist Folge einer Einklemmung eines Gallensteins). **Colica mucosa:** funktionelle Störung der Dickdarmschleimhaut mit Entleerung von glasigem Dickdarmschleim unter heftigen, kolikartigen Beschwerden. **Colica renalis:** »Nierenkolik« (zumeist bei Einklemmung eines Steines im Bereich der ableitenden Harnwege). **Colica saturnina:** »Bleikolik«, bei einer Bleivergiftung auftretende heftige Schmerzattacken als Folge von Krampfzuständen des Darmes. **Colica verminosa:** Darmkolik bei starkem Wurmbefall (z. B. bei Askaridiasis)

Kolitis [zu ↑Kolon] *w;* -, ...itiden, in fachspr. Fügungen: **Colitis,** *Pl.:* ...itides: mit Diarrhö einhergehende Entzündung des Dickdarms (meist durch Bakterien verursacht). **Colitis gravis** = Colitis ulcerosa. **Colitis mucosa** und **Colitis pseu|do|membranacea:** = Colica mucosa. **Colitis ulcerosa:** schwerwiegende immunassoziierte, in Schüben chronisch-entzündlich verlaufende Erkrankung des Dickdarms mit Eiterung und Geschwürbildung

Koli|urie [Kurzbildung zu ↑*Escherichia coli* u. ↑...urie] *w;* -, ...ien: Ausscheidung von Kolibakterien im Urin

Kolla[gr. *κόλλα* = Leim] *s;* -: (auf Protein basierender) Leim

kol|labes|zieren [aus lat. *collabescere* = dahinfallen; verfallen]: körperlich verfallen

kol|labie|ren [aus lat. *collabi, collapsum* = zusammensinken; verfallen]: plötzlich schwach werden, verfallen, einen ↑Kollaps erleiden

Kolla|gen [gr. *κόλλα* = Leim und ↑...gen] *s;* -s, -e (meist *Pl.*): »Leimbildner«, stark quellendes ↑Strukturprotein im Bindegewebe, in Sehnen, im Knorpel u. in Knochen. **kolla|gen:** aus Kollagen bestehend, das Kollagen betreffend. **Kolla|genase** [↑...ase] *w;* -, -n: Enzym, das Kollagen auflöst. **Kolla|genose** *w;* -, -n: Bez. für verschiedene mit krankhaften Veränderungen des kollagenhaltigen Gewebes verbundene Erkrankungen (z. B. Rheumatismus, Sklerodermie)

Koll|ämie [gr. *κόλλα* = Leim u. ↑...ämie] *w;* -, ...ien: übermäßige Zähflüssigkeit des Blutes

Kol|laps [auch: 'kɒ...; zu lat. *collabi, collapsum* = zusammensinken, -brechen] *m;* -es, -e, in fachspr. Fügungen: **Col|lapsus,** *Pl.:* - [...'lapsu:s]: **1)** plötzlich auftretendes Kreislaufversagen; periphere Kreislaufschwäche (mit allgemein guter und rascher Rückbildungstendenz), bei der es zu Blutmangel in lebenswichtigen Organen kommt. **2)** plötzliches Zusammenfallen der Hohlraumstruktur eines Organs od. Organteils

kollar [zu ↑Collum]: am Hals befindlich, Hals...

kol|lateral, in fachspr. Fügungen: **col|lateralis, ...le** [zu ↑kon... u. lat. *latus*, Gen.: *lateris* = Seite]: seitlich; auf der gleichen Körperseite befindlich; benachbart; z. B. in der Fügung ↑Arteria collateralis. **Kol|laterale** *w;* -, -n (meist *Pl.*): Kollateralgefäße, im Bereich des Blutgefäßsystems vorkommende Querverbindungen zwischen Hauptgefäßen (physiologisch oder als Umgehungsgefäße bei Infarzierung)

Kol|lateral|kreislauf: Umgehungskreislauf, der bei Ausfall des Hauptkreislaufes diesen ersetzen kann und damit die Blutversorgung aufrechterhält

Koller-Test: veralt. differenzialdiagnostisches Verfahren: Vitamin-K-Gabe i. m. führt zum Anstieg der ↑Prothrombinzeit, außer bei schwerem Leberschaden

Kollikulitis [zu ↑Colliculus seminalis] *w;* -, ...itiden, in fachspr. Fügungen: **Colliculitis,** *Pl.:* ...itides: Entzündung des Samenhügels der männlichen Harnröhre

Kol|liqua|tion [zu ↑kon... u. lat. *liquare, liquatum* = flüssig machen, schmelzen] *w;* -, -en: Einschmelzung, Verflüssigung von Gewebe (bes. des Gehirns) bei Entzündungen u. Nekrosen. **Kolliqua|tions|ne|krose:** Verflüssigung von Zellen und Zwischengewebe mit eitriger Einschmelzung. **kol|liqua|tiv:** übermäßig, reichlich, erschöpfend (z. B. Darmentleerung, Erbrechen)

Kol|lisions|tumoren [lat. *collisio* = das Zusammenstoßen] *Pl.:* das Vorkommen zweier histogenetisch unterschiedlicher Tumoren in einem Organ, die auch räumlich voneinander getrennt sind (z. B. Karzinom neben Sarkom)

K
Koll

Kollodium [zu gr. *κολλώδης* = leimartig, klebrig] *s;* -s: zähflüssige Lösung von Nitrozellulose in Alkohol und Äther (zum Verschluss kleiner Wunden verwendet). **Kollodium|baby:** Neugeborenes, das an einer autosomal-rezessiv vererbten kongenitalen Ichthyose, der ↑Kollodiumhaut, leidet. **Kollodium|haut:** pergamentartige, gelbliche, von Lanugohaaren durchbohrte Hautschicht, die ein Neugeborenes umhüllt und die nach wenigen Tagen abgestoßen wird

Kollo|id [gr. *κόλλα* = Leim u. ↑...id] *s;* -[e]s, -e: **1)** Stoff, der sich in feinster, mikroskopisch nicht mehr erkennbarer Verteilung in einem Lösungsmittel befindet. **2)** gallertartiges Produkt von Zellen (mit durchscheinendem Aussehen; z. B. in der Schilddrüse, in Geschwülsten). **kollo|idal,** auch: **kollo|id:** in einem Lösungsmittel in feinster Verteilung befindlich (von Stoffen gesagt)

Kollo|ido|klasie [zu ↑Kolloid u. gr. *κλάσις* = das Zerbrechen] *w;* -, ...ien: Störung der Stabilität der Blutplasmakolloide

Kollo|id|re|aktion: zur Diagnostik, z. B. von Lueserkrankungen, herbeigeführte chem. Reaktion, die auf dem verschiedenen Verhalten der einzelnen Proteine im Blut und Liquor beruht. (Die Globuline begünstigen eine Verfärbung und Ausfällung kolloidal gelöster Stoffe durch Salze, die Albumine dagegen verhindern sie.)

Kollo|nema [gr. *κόλλα* = Leim u. gr. *νῆμα* = Gesponnenes, Garn; Gewebe] *s;* -s, -ta: weniger gebräuchliche Bezeichnung für ↑Myxom

Kollum: eindeutschende Schreibung für ↑Collum

Kollum|karzinom: Gebärmutterhalskrebs, häufigste Krebsform der Geschlechtsorgane der Frau, die den Hals der Gebärmutter befällt, der dann teilweise in die Scheide hineinragt; Ursache meist Infektion mit dem humanen Papillomavirus (Impfung möglich)

Kolobom [aus gr. *κολόβωμα* = das Verstümmelte] *s;* -s, -e, in fachspr. Fügungen: **Coloboma,** *Pl.:* -ta: angeborene Spaltbildung, speziell im Bereich der Regenbogenhaut des Auges, an den Augenlidern od. im Bereich des Gaumens

Kolon [von gr. *κῶλον* = Glied des Körpers; Darm] *s;* -s, ...la, in der anat. Nomenklatur nur: **Colon,** *Pl.:* Cola: Grimmdarm, Teil des Dickdarms. **Colon ascendens:** aufsteigender Ast des Grimmdarms (liegt im rechten Abdomen, verläuft vom rechten Unterbauch aufsteigend bis unterhalb der Leber u. setzt sich dann im ↑Colon transversum fort). **Colon descendens:** absteigender Teil des Grimmdarms (verläuft vom linken Oberbauch, unterhalb der Milz, bis zum Becken und setzt sich dort im ↑Colon sigmoideum fort). **Colon ir|ritabile:** funktionale Verdauungsbeschwerden, Schmerzen und Motilitäts- oder Sekretionsstörungen im Bereich des Kolons ohne nachweisbares pathologisches Korrelat in Bildgebung, Mikrobiologie oder Laborchemie (eine Ausschlussdiagnose). **Colon sig|mo|ide|um:** s-förmiger Teil des Grimmdarms zwischen Colon descendens u. Rektum. **Colon transversum:** im Oberbauch quer verlaufender Teil des Grimmdarms (zwischen Colon ascendens und Colon descendens)

kolonie|stimulie|render Faktor: Polypeptid, das für Stimulation der Zellproduktion nötig ist; Abk.: CSF (für entsprechend engl. *c*olony-*s*timulating *f*actor)

Kolon|inter|position [↑Kolon, ↑Interposition] *w;* -, -en, auch: **Chilaiditi-Syndrom:** Verlagerung von Teilen des Dickdarms, selten auch des Dünndarms, zwischen Leber und Zwerchfell

Kolonisie|rung [zu frz. *coloniser* = kolonisieren, weiter zu frz. *colonie* = Kolonie (von lat. *colonia* = Ansiedlung, Kolonie)] *w;* -, -en: Besiedlung von Körperstellen mit Krankheitskeimen, die dort normalerweise nicht vorkommen

Kolo|pexie [zu ↑Kolon u. gr. *πῆξις* = Befestigung, Verbindung] *w;* -, ...ien: operative Anheftung des Dickdarms an die Bauchwand (bei Dickdarmsenkung)

Kolo|proktitis [zu ↑Kolon u. gr. *πρωκτός* = After; Mastdarm] *w;* -, ...titiden, in fachspr. Fügungen: **Colo|proctitis,** *Pl.:* ...titides: Entzündung von Dickdarm u. After

Kolo|ptose [↑Kolon u. gr. *πτῶσις* = das Fallen, der Fall] *w;* -, -n: Senkung des Dickdarms infolge Erschlaffung der Haltebänder in der Bauchhöhle

kolo|rektal, in fachspr. Fügungen: **colorectalis, ...le** [zu ↑Kolon und ↑Rektum]: Grimmdarm und Mastdarm betreffend

Kolori|meter [lat. *color* = Farbe u. ↑...meter] *s;* -s, -: Gerät zur Bestimmung von Farbtönen (z. B. zur Messung der Konzentration einer Farblösung). **Kolori|me|trie** [↑...metrie]: Bestimmung der Konzentration einer Lösung durch Messung ihrer

Farbintensität. **kolori|me|trisch:** die Kolorimetrie betreffend

Kolorit [aus ital. *colorito* = Färbung (zu lat. *color* = Farbe)] *s;* -[e]s, -e: Hautfarbe, Hautpigmentierung

Kolo|skop [↑Kolon u. ↑...skop] *s;* -s, -e: Instrument zur endoskopischen Untersuchung von Kolon u. terminalem ↑Ileum. **Kolo|skopie** [↑...skopie] *w;* -, ...ien: endoskopische Untersuchung des Dickdarms

Kolo|stoma [↑Kolon u. ↑...stoma] *s;* -s, -ta: operativ angelegte Grimmdarmfistel zur Stuhlableitung nach außen (v.a. bei Darmkrebs). **Kolo|stomie** [↑...stomie] *w;* -, ...ien: operative Anlegung einer Grimmdarmfistel zur Stuhlableitung und zur künstlichen Ernährung bei inoperablen, stenosierenden Geschwülsten, die im Darm analwärts liegen

Kolost|rum [aus lat. *colostrum* = Biestmilch, erste Milch nach dem Kalben] *s;* -s, in fachspr. Fügungen: **Colost|rum** *s;* - u. **Kolost|ral|milch:** »Hexenmilch«, Vormilch, Sekret der weiblichen Brustdrüse, das schon vor der Entbindung nachweisbar ist u. das sich von der eigentlichen Milch durch den Gehalt an Kolostrumkörperchen unterscheidet

Kolost|rum|körperchen *Pl.:* Leukozyten, die zu Beginn der Laktation aus dem Bindegewebe in die Endstücke der Milchdrüse einwandern, sich dort mit Fetttropfen beladen und sich dadurch beträchtlich vergrößern

Kolo|tomie [↑Kolon u. ↑...tomie] *w;* -, ...ien: operative Eröffnung des Dickdarms im Bereich des Grimmdarms (zur Anlage eines ↑Kolostomas)

Kolo|ty|phus [↑Kolon u. ↑Typhus] *m;* -: Verlaufsform des Typhus, bei der vor allem die Follikel des ↑Kolons ulzerös verändert sind

kolp..., Kolp... vgl. kolpo..., Kolpo...

Kolp|apor|rhexis [↑kolpo... u. gr. *ἀπόρρηξις* = das Zerreißen, Bersten] *w;* -: = Kolporrhexis

Kolpismus [zu gr. *κόλπος* = Busen; busenartige Vertiefung] *m;* -, ...men: = Vaginismus

Kolpitis [zu gr. *κόλπος* = Busen; busenartige Vertiefung] *w;* -, ...itiden, in fachspr. Fügungen: **Colpitis**, *Pl.:* ...itides: Entzündung der weiblichen Scheide. **Colpitis ad|hae|siva:** Kolpitis mit Verklebung der Scheidenwände. **Colpitis em|physematosa:** hauptsächlich im Verlauf einer Schwangerschaft vorkommende Kolpitis, die charakterisiert ist durch das Auftreten kleiner Luftbläschen an der Scheidenschleimhaut. **Colpitis granularis:** Kolpitis mit Auftreten winziger Schleimhautknötchen. **Colpitis mycotica:** Entzündung der Scheidenschleimhaut durch pilzförmige Krankheitserreger. **Colpitis senilis:** auf postmenopausalem Östrogenmangel und daraus resultierender höherer Infektanfälligkeit beruhende Scheidenhautentzündung bei älteren Frauen

kolpo..., Kolpo..., vor Vokalen meist: **kolp..., Kolp...** [aus gr. *κόλπος* = Busen; busenartige Vertiefung]: Bestimmungswort von Zusammensetzungen mit der Bedeutung »Scheide, Vagina«; z.B.: Kolpokleisis

Kolpo|hyper|plasie [↑kolpo... u. ↑Hyperplasie] *w;* -, ...ien, in fachspr. Fügungen: **Colpo|hyper|plasia**[1], *Pl.:* ...iae: Wucherung der Scheidenschleimhaut. **Colpo|hyper|plasia cystica:** Wucherung der Scheidenschleimhaut während der Schwangerschaft mit Auftreten von Zysten in der Schleimhaut

Kolpo|hyster|ek|tomie [↑kolpo... u. ↑Hysterektomie] *w;* -, ...ien: operative Entfernung der Gebärmutter von der Scheide aus

Kolpo|hystero|tomie [↑kolpo... und ↑Hysterotomie] *w;* -, ...ien: Kaiserschnitt von der Scheide aus

Kolpo|keratose [zu ↑kolpo... u. gr. *κέρας*, Gen.: *κέρατος* = Horn] *w;* -, -n: Verhornung des Scheidenepithels

Kolpo|klei|sis [↑kolpo... u. gr. *κλεῖσις*= Verschließung] *w;* -: operativer Verschluss der Scheide (z.B. bei ausgedehntem Scheidenvorfall im hohen Alter)

Kolpo|mi|kro|skopie [↑kolpo... u. ↑Mikroskopie] *w;* -: direkte mikroskopische Untersuchung der Scheidenoberfläche u. der ↑Portio (ohne Gewebsentnahme) mithilfe eines Spezialmikroskops (wichtige Methode zur Früherkennung von Gebärmutterkrebs)

Kolpo|perineor|rha|phie [zu ↑kolpo..., ↑Perineum u. gr. *ῥαφή* = Naht] *w;* -, ...ien: Scheiden-Damm-Naht, plastische Operation bei Scheidensenkung und Gebärmuttervorfall

Kolpor|rha|phie [zu ↑kolpo... u. gr. *ῥαφή*= Naht] *w;* -, ...ien: operative Verengerung der Scheide (durch Vernähung der Scheidenwände) als plastische Operation bei Scheidenvorfall

Kolpor|rhexis [↑kolpo... u. gr. *ῥῆξις*= das Reißen; Durchbrechen] *w;* -: »Scheidenriss«, Zerreißung der Scheide, zumeist mit Abriss von der Gebärmutter

Kolpo|skop [↑kolpo... u. ↑...skop] *s;* -s, -e: vergrößerndes Spiegelgerät zur direkten Untersuchung des Scheideninneren (der Scheide[nschleimhaut]) u. der ↑Portio. **Kolpo|skopie** [↑...skopie] *w;* -, ...ien: direkte Untersuchung der Scheidenschleimhaut und der ↑Portio mithilfe des Kolposkops

Kolpo|sus|pension [↑kolpo... u. ↑Suspension] *w;* -, -en: Operationsverfahren zur Behandlung der Stressinkontinenz bei der Frau, wobei Fäden von der Scheide vor der Blase und hinter dem Schambein nach oben geführt werden, die die Scheide und damit auch Harnröhre und Harnblase anheben

Kolpo|tomie [↑kolpo... u. ↑...tomie] *w;* -, ...ien: »Scheidenschnitt«, operative Öffnung des Bauchraums von der Scheide aus (z.B. zur Ableitung einer Eiteransammlung im Douglas-Raum)

Kolpo|zele [↑kolpo... u. ↑...zele] *w;* -, -n: Senkung und bruchartige Vorstülpung der Scheidenschleimhaut

Kolpo|zölio|tomie [↑kolpo..., gr. *κοιλία*= Bauchhöhle u. ↑...tomie] *w;* -, ...ien: operative Eröffnung der Bauchhöhle von der Scheide aus

Kolpo|zystitis [zu ↑kolpo... u. gr. *κύστις* = Harnblase] *w;* -, ...stitiden, in fachspr. Fügungen: **Colpocystitis,** *Pl.:* ...stitides: gleichzeitige Entzündung der weiblichen Scheide u. der Harnblase

Kolpo|zysto|tomie [↑kolpo... u. ↑Zystotomie] *w;* -, ...ien: operative Eröffnung der Harnblase von der Scheide aus

Kolumella, Columella [aus lat. *columella* = kleine Säule] *w;* -, ...llae: frühere Bez. für ↑Modiolus

kom..., Kom... vgl. kon..., Kon...

Koma [aus gr. *κῶμα*, Gen.: *κώματος* = tiefer Schlaf] *s;* -s, -s u. -ta, in fachspr. Fügungen: **Coma,** *Pl.:* -ta: Zustand tiefer, durch keinen äußeren Reiz zu unterbrechender Bewusstlosigkeit. **Coma apoplecticum:** Koma im Gefolge eines Schlaganfalls. **Coma basedowicum:** schwerste, u.a. mit Bewusstseinstrübung verbundene, prognostisch ungünstige Verlaufsform einer Hyperthyreose. **Coma diabeticum:** durch Zusammenbruch des Stoffwechsels (infolge starken Blutzuckeranstiegs) ausgelöstes, lebensgefährliches Koma bei Zuckerkranken. **Coma hepaticum:** Koma bei Leberinsuffizienz. **Coma hyper|glyc|aemicum** = Coma diabeticum. **Coma hypo|glyc|aemicum:** Koma infolge starker Erniedrigung des Blutzuckergehalts. **Coma pyloricum:** Koma infolge andauernden Erbrechens bei Verengung des Magenpförtners. **Coma ur|aemicum:** Koma bei akuter Niereninsuffizienz (bei Schrumpfniere). **komatös:** im Zustand tiefer Bewusstlosigkeit befindlich

Kom|binations|impfstoff: Impfstoff, mit dem gleichzeitig gegen mehrere Erreger geimpft werden kann

Kom|binations|therapie [spätlat. *combinatio* = Vereinigung] *w;* -, ...ien [...iən]: Behandlung eines Leidens mit mehreren Arzneimitteln gleichzeitig (im Gegensatz zur ↑Monotherapie)

Kom|bustion [zu lat. *comburere, combustum* = völlig verbrennen] *w;* -, -en, in fachspr. Fügungen: **Com|bustio,** *Pl.:* ...io|nes: Verbrennung, thermische Schädigung des Gewebes, vor allem der Haut

Ko|medikation: Verabreichung zusätzlicher Medikamente zur eigentlichen Verordnung

ko|medizieren: zusätzlich verabreichen

Kom|edo [aus lat. *comedo*, Gen.: *comedonis* = Fresser, Schlemmer] *m;* -s, Kom|edonen, in fachspr. Fügungen: **Com|edo,** *Pl.:* Comedones: »Mitesser«, als kleiner dunkler Punkt in der Haut erscheinendes Gebilde aus Talganhäufungen in den Ausführungsgängen einer Talgdrüse (Folgeerscheinung einer übermäßig starken Verhornung des Haartrichterepithels)

Komma|bazillus = Choleravibrio

Kom|mensale [zu ↑kon... u. lat. *mensa* = Tisch, also eigtl. = Tischgenosse] *m;* -n, -n: harmloser Schmarotzer im oder am Körper

Kom|mensalismus *m;* -: Form des Zusammenlebens von Organismen verschiedener Arten, wobei der eine aus dem anderen Nutzen zieht, diesen dabei aber weder schädigt noch ihm Nutzen bringt

Kom|missur [aus lat. *commissura*, Gen.: *commissurae* = Zusammenfügung, Verbindung] *w;* -, -en, in der anat. Nomenklatur: **Com|missura,** *Pl.:* ...rae: **1)** Verbindung zwischen Weichteilen im Bereich der Organe (Anat.). **2)** Querverbindung zwischen symmetrischen Teilen des Zentralnervensystems, bes. zwischen den beiden Hemisphären des Großhirns (Anat.). **Com|missura anterior:** vordere Kommissur, schmales Faserbündel in der Vorderwand des dritten Hirnventrikels (Ergänzung des Balkens, verbindet basale Teile der beiden Schläfenlappen und des Riechhirns miteinander). **Commissura habenularum:** Teil des ↑Epithalamus im Bereich des dritten Hirnventrikels (weißer Faserzug als Verbindung zum Thalamus). **Com|missura labio|rum anterior:** vordere Weichteilverbindung der großen Schamlippen im Bereich des äußeren Genitales der Frau. **Com|missura labio|rum posterior:** hintere Weichteilverbindung der großen Schamlippen (Teil des äußeren Genitales der Frau). **Com|missura lateralis palpe|brarum:** äußere Weichteilverbindung zwischen Ober- und Unterlid des Auges. **Com|missura media|lis palpe|brarum:** innere Weichteilverbindung zwischen Ober- und Unterlid des Auges. **Com|missura posterior:** hintere Kommissur, Faserverbindung zwischen rechter und linker Hirnhälfte unterhalb des ↑Aquädukts. **Com|missurae su|pra|opticae** *Pl.:* Bezeichnung für die Nervenbahnen, die identische Stellen beider Großhirnhälften miteinander verbinden

Kom|missuro|tomie [↑Kommissur und ↑...tomie] *w;* -, ...ien: operative Sprengung bzw. Erweiterung einer Herzklappe, u. zwar instrumentell oder mit dem Finger des Operateurs (vor allem bei Mitralstenose angewandt)

Kom|motio, seltener: **Kom|motion** [zu lat. *commovere, commotum* = bewegen; schütteln, erschüttern] *w;* -, ...io|nen, in fachspr. Fügungen: **Commotio,** *Pl.:* ...io|nes: **1)** Erschütterung, stumpfe Gewalteinwirkung auf Organe (wobei es nicht zu einer äußeren oder inneren Verletzung, sondern nur zu einer vorübergehenden Funktionsstörung kommt). **2)** übliche Kurzbez. für: Commotio cerebri. **Com|motio cere|bri:** leichteres ↑Schädel-Hirn-Trauma. **Com|motio cordis** [↑Cor]: »Herzerschütterung«, funktionelle Herz- u. Kreislaufstörungen als Folge einer stumpfen Einwirkung auf den Brustkorb (ohne organische Veränderungen am Herzen u. ohne Verletzungszeichen). **Commotio medullae spinalis:** »Rückenmarkserschütterung« (infolge stumpfer Gewalteinwirkung auf die Wirbelsäule) mit Schockwirkung und plötzlicher Kreislaufstörung im Rückenmark sowie vorübergehenden Ausfallserscheinungen (wie Lähmung und Sensibilitätsstörungen). **Com|motio retinae:** »Netzhauterschütterung«, ↑Ischämie umschriebener Netzhautbezirke als Folge einer prellungsbedingten Verengerung der Netzhautarterien (vorübergehend trübt sich die Netzhaut mit weißgrauer Verfärbung). **Com|motio thoracis** [↑ Thorax]: »Brustkorberschütterung« infolge stumpfer Gewalteinwirkung auf den Brustkorb mit Auslösung eines Schocks ohne pathologisch-anatomische Veränderungen

Ko|morbidität *w;* -: Auftreten von zwei oder mehreren ursächlich nicht zwingend zusammenhängenden, diagnostisch differenzierbaren Erkrankungen

kom|pakt [von lat. *compactus* = untersetzt, gedrungen, dick], in fachspr. Fügungen **com|pactus, ...ta, ...tum: 1)** untersetzt, gedrungen (vom Körperbau; Anthropol.). **2)** dicht, fest; z. B. in der Fügung ↑ Substantia compacta. **Kom|pakta** *w;* -: übliche Kurzbez. für ↑ Substantia compacta

Kom|part|ment [kom'pa:tment; aus engl. *compartment* = Abteilung, Abschnitt, von gleichbed. italien. *compartimento,* zu italien. compartire = einteilen, weiter zu ↑ kon u. lat. *partire* = teilen] *s;* -s, -s u. **Kom|partiment** [direkt aus dem Ital.] *s;* -[e]s, -e: fiktiver Verteilungsraum für die Wirksamkeit eines Arzneimittels (z. B. Knochenmark)

Kom|part|ment-Syn|drom [kom'pa:tmənt...]: im Gefolge einer Fraktur, Quetschung oder Kompression hervorgerufene Schädigung der Funktion von Nerven und Geweben durch kritische Erhöhung des Gewebedrucks innerhalb geschlossener Körperhöhlen

kom|patibel [zu spätlat. *compati* = mitleiden]: verträglich, miteinander mischbar (von Arzneimitteln od. Blutgruppen); Gegensatz: inkompatibel. **Kom|patibilität** *w;* -: Verträglichkeit verschiedener Arzneimittel od. Blutgruppen im Organismus; Gegensatz: Inkompatibilität

Kom|pensation [zu lat. *compensare, compensatum* = zwei od. mehr Dinge gegen einander abwägen, ausgleichen] *w;* -, -en: Ausgleich einer durch krankhafte Organveränderungen gestörten Funktion eines Organs (durch den Organismus selbst oder durch Anwendung medikamentöser Mittel). **kompensie|ren:** ausgleichen (bezogen auf Funktionsstörungen eines Organs bzw. ihre Folgen)

kompetitiv [...ti:f; zu lat. *competere, competitum* = etwas Zustehendes fordern]: eine notwendige Ergänzung fordernd (z. B. von Reaktionen gesagt, die zu ihrem Ablauf ein drittes Reagens benötigen). **kompetitive Hemmung:** Enzymhemmung, die durch das Konkurrieren eines Agonisten und eines Antagonisten um die Besetzung eines Rezeptors entsteht

Kom|plement [aus lat. *complementum* = Ergänzung(smittel)] *s;* -[e]s, -e: Serumprotein, das die spezifische Wirkung eines ↑ Antikörpers ergänzt bzw. aktiviert; die Komplemente bilden das ↑ Komplementsystem. **kom|plementär** [frz. *complémentaire* = ergänzend, zu lat. *complementum* = Ergänzung(smittel)]: ergänzend

Kom|plementär|luft: diejenige Luftmenge, die bei maximaler Einatmung über das normale Atemvolumen hinaus in die Lungen aufgenommen werden kann

Kom|plemen|tär|medizin: Oberbegriff für Heilverfahren, die sich als Ergänzung oder Alternative zur ↑ Schulmedizin verstehen (z. B. Naturheilkunde, Akupunktur, Homöopathie). **kom|plemen|tärmedizinisch:** die Komplementärmedizin betreffend, zu ihr gehörend

Kom|plementär|raum: Ergänzungsraum, kapillarer Pleuraspaltraum zwischen Mediastinum u. Brustkorbwand sowie zwischen Zwerchfell und lateraler Brustwand, der auch bei maximaler Ausdehnung der Lungen nicht ganz ausgefüllt wird

Kom|plement|bindungs|re|aktion: Reaktion zwischen ↑ Antigen und ↑ Antikörper unter Mitwirkung eines Komplements (zu diagnostischen Zwecken ausgewertet, z. B. bei der ↑ Wassermann-Reaktion); Abk.: KBR

Kom|plement|system: Element des angeborenen Immunsystems, (neben dem humoralen und dem zellulären System) drittes System der Infektabwehr im Organismus und Steuerungszentrale für die Mediatoren der Entzündung; der durch die Wirkung der Komplementfaktoren initiierte Prozess kann Zellen lysieren oder die ↑ Phagozytose aktivieren

kom|plex [zu lat. *complecti, complexum* = umfassen]: auf vielfältigen Ursachen beruhend, vielschichtig (z. B. von Krankheiten). **Kom|plex** *m;* -es, -e: **1)** stark gefühlsgebundene, durch einen Affekt zusammengehaltene Vorstellungsgruppe, die nach Verdrängung aus dem Bewusstsein weiter das Verhalten prägt u. vielfach Zwangsvorstellungen, -handlungen od. einfache Fehlleistungen auslöst; auch: seelisch bedrückende negative Einschätzung der eigenen Person (Psychol.). **2)** = Syndrom (Med.)

kom|plexes regio|nales Schmerz|syndrom: Sammelbez. für: durch traumatische Einflüsse (Knochenbrüche, Quetschungen) hervorgerufene ↑ Dystrophie des Knochen- und Weichteilgewebes aufgrund einer abnormen Reaktion der Gefäßnerven (mit Störungen des vegetativen Nervensystems, der Sensibilität und der Motorik); Abk.: CRPS

Kom|plikation [zu lat. *complicare, complicatum* = zusammenfalten; verwickeln; verwirren] *w;* -, -en: ungüngstige Beeinflussung od. Verschlimmerung eines normalerweise überschaubaren Krankheitszustandes bzw. eines chirurgischen Eingriffs od. eines biologischen Prozesses (z. B. Entbindung) durch einen unvorhergesehenen Umstand (z. B. Fehllage des Kindes bei der Geburt, Lungenentzündung nach einer Operation). **kom|pliziert,** in fachspr. Fügungen: **com|plicatus, ...ta, ...tum:** die Komplikation betreffend, mit Komplikationen verbunden

Kom|posit [zu lat. *componere, compositum* = zusammenstellen] *s;* -s, -s od. -e: zahnfarbenes Füllungsmaterial aus Kunststoff und Glas, das schichtweise aufgetragen wird (Zahnmed.)

Kom|positum [zu lat. *componere, compositum* = zusammenstellen] *s;* -s, ...ta: Arzneimittel, das aus mehreren Bestandteilen zusammengesetzt ist

Kom|presse [zu lat. *comprimere, compressum* = zusammendrücken] *w;* -, -n: feuchter und heißer Umschlag. **Kom|pression** *w;* -, -en, in fachspr. Fügungen: **Com|pressio,** *Pl.:* ...iones: **1)** Quetschung eines Körperorgans od. einer Körperstelle durch mechanische Einwirkung. **2)** mechanische Abdrückung eines blutenden Gefäßes. **Com|pressio cerebri:** »Gehirnquetschung«. **Kom|pressorium** *s;* -s, ...rien [...rɪən]: Gerät zur ↑Kompression (2) eines blutenden Gefäßes. **kom|primie|ren:** blutende Gefäße zusammendrücken (mit den Fingern, einer Klemme oder einem Kompressorium; bei Operationen und Verletzungen)

kon..., Kon...
vor b, m, p angeglichen zu **kom..., Kom...;** vor l zu **kol..., Kol...;** vor r zu **kor..., Kor...;** vor Vokalen und h zu **ko..., Ko...;** fach- und fremdsprachlich auch: **con..., Con... (co..., Co...; col..., Col...; com..., Com...; cor..., Cor...)** ⟨lat. com... → con... »zusammen, mit, völlig«⟩ Präfix mit der Bedeutung »zusammen, mit«: - kohäsiv - Konfusion - konfrontieren - konfluent Von gleicher Herkunft ist auch das Wortbildungselement ko..., Ko... Vermittelt über engl. co..., ist es in der Bedeutung »zusammen mit, gemeinsam, Zweit...« Bestandteil vieler Fremdwörter, wie z. B. in Koordination und Komedikation.

Könästhesie vgl. Zönästhesie. **könästhetisch** vgl. zönästhetisch

Kona|tion [zu lat. *conatum* od. *conatus* = Vorhaben; Wagnis; (An)trieb] *w;* -, -en: zielgerichtete Aktivität, Trieb, Antrieb, Streben (Psychol.)

Kon|cha [von gr. *κόγχη* = Muschel; muschelförmiges Gebilde] *w;* -, ...chen, in fachspr. Fügungen: **Con|cha,** *Pl.:* ...chae: Muschel, muschelförmiger Teil eines Organs (Anat.). **Con|cha au|riculae:** die von ↑Anthelix, ↑Antitragus und ↑Tragus umfasste Höhlung der Ohrmuschel. **Con|cha nasalis inferior:** »untere Nasenmuschel«, Wulstbildung an der seitlichen Nasenwand (grenzt den unteren Nasengang ab). **Con|cha nasalis media:** »mittlere Nasenmuschel«, Wulstbildung an der seitlichen Nasenwand (grenzt den mittleren und oberen Nasengang ab). **Con|cha nasalis superior:** »obere Nasenmuschel«, Wulstbildung an der seitlichen Nasenwand (unterhalb der Muschel liegt der obere Nasengang). **Con|cha nasalis suprema:** rudimentäre oberste Nasenmuschel. **Con|cha sphenoidalis:** kleines, dreiseitiges Knochenstück in der Wand der Keilbeinhöhle

Kon|cho|skop [↑Koncha u. ↑...skop] *s;* -s, -e: »Nasenspiegel«, Spiegelinstrument zur direkten Untersuchung der Nasenmuscheln

Kon|cho|tomie [↑Koncha u. ↑...tomie] *w;* -, ...ien: operative Abtragung einer Nasenmuschel (vorwiegend der unteren Muschel)

Konditio, auch: **Kondition** [aus lat. *conditio* = Übereinkunft; Stellung; Beschaffenheit] *w;* -, ...ionen: allgemeine körperliche Verfassung

konditio|nie|ren [nach engl. *to condition* = bedingen, in den gewünschten Zustand bringen]: bewirken, dass eine Reaktion auch dann eintritt, wenn an die Stelle des ursprünglich auslösenden Reizes ein anderer tritt (Psychol.). **konditio|nie|rt:** bestimmte Reaktionen bedingend (von Reizen)

Konditio|nie|rung [nach engl. *to condition* = bedingen, in den gewünschten Zustand bringen] *w;* -, -en: **1)** (Psychol.) das Ausbilden bedingter Reaktionen bei Mensch od. Tier, wobei eine Reaktion auch dann eintritt, wenn anstelle des ursprünglichen Auslösereizes ein zunächst neutraler Reiz tritt. **2)** Vorbereitung eines Patienten bzw. einer Patientin auf eine schwere Operation (z. B. Transplantation) mit hochwirksamen Arzneimitteln, Bestrahlung u. a.

Konditio|nie|rungs|audio|metrie [↑Konditionierung u. ↑Audiometrie]: subjektive Hörprüfung, bei der vor der eigentlichen Hörprüfung Reaktionen trainiert werden, z. B. in der Form der Spielaudiometrie

Kondom [durch frz. Vermittlung von gleichbed. engl. *condom*] *s* od. *m;* -s, -e (selten: -s): dünne Hülle aus vulkanisiertem Gummi für das männliche Glied zur Empfängnisverhütung sowie zum Schutz gegen Geschlechtskrankheiten u. Aids

Kon|duktion [zu ↑kon... u. lat. *ducere, ductum* = führen, leiten] *w;* -, -en: Wärmeleitung durch das Körpergewebe. **Kon|duktor** *m;* -s, ...oren: selbst gesund bleibender Überträger einer Erbanlage bzw. einer Krankheit, die beim anderen Geschlecht auftritt (z. B. der Bluterkrankheit, an der nur Männer erkranken, während die Frauen als Konduktoren wirken)

Kondylom [zu gr. *κόνδυλος* = Knochengelenk; Verhärtung; Geschwulst] *s;* -s, -e, in fachspr. Fügungen: **Condyloma,** *Pl.:* -ta: Feigwarze, nässende Papel mit zerklüfteter Oberfläche in der Genitalgegend (z. B. bei Syphilis). **Condyloma acuminatum:** »spitze Feigwarze«, Hautpapel, die auf der Unterfläche spitz aufsitzt; Vorkommen bei Infektion mit humanen ↑Papillomaviren, tritt an den äußeren Geschlechtsteilen, aber auch an anderen Körperregionen auf; benigne Papillome, eine maligne Veränderung ist möglich. **Condyloma latum;** »breite Feigwarze«, örtliche Hautpapel, die der Haut breit aufsitzt (Vorkommen bei der Frühsyphilis als häufigste Hauterscheinung; Sitz vor allem an den äußeren Geschlechtsteilen und in ihrer Umgebung)

Kondylus, Kondyle *m;* -, ...li od. ...dylen: eindeutschende Form für ↑Condylus

Kon|fabulation [zu lat. *confabulari* = schwatzen, plaudern] *w;* -, -en: durch Erinnerungstäuschung bedingte Darstellung vermeintlich erlebter, tatsächlich aber frei erfundener Begebenheiten (symptomatisch bei bestimmten Gehirnerkrankungen). **kon|fabulie|ren:** Verb zu ↑Konfabulation

Kon|figuration [zu ↑kon... und lat. *figura* = Gestalt, Figur] *w;* -, -en: **1)** äußere Form, Gestalt od. Aufbau eines Organs od. Körperteils; auch im Sinne von: Verformung (z. B. des kindlichen Schädels bei der Geburt durch Anpassung an die Geburtswege; Anat., Med.). **2)** Anordnung u. wechselseitige Beziehung verschiedener Einzelerlebnisse in einem zusammenhängenden Sachverhalt (Psychol.)

kon|fluent [zu lat. *confluere* = zusammenfließen], auch: **kon|fluie|rend,** in fachspr. Fügungen: **confluens:** zusammenfließend, sich vereinigend (z. B. von Gefäßen). **kon|fluie|ren:** zusammenfließen, sich vereinigen (z. B. von Blutgefäßen)

Kon|fusion [zu lat. *confundere, confusum* = zusammengießen; vermengen; verwirren] *w;* -, -en: übliche Kurzbez. für ↑Confusio mentalis

kon|genital, in fachspr. Fügungen: **con|genitalis, ...le,** dafür auch: **con|genitus, ...ta, ...tum** [zu ↑kon... u. lat. *gignere, genitum* = zeugen; gebären]: angeboren, aufgrund einer Erbanlage bei der Geburt vorhanden (z. B. von körperlichen Fehlbildungen)

Kon|gestion [zu lat. *congerere, congestum* = zusammentragen; anhäufen] *w;* -, -en, in fachspr. Fügungen: **Con|gestio,** *Pl.:* ...iones: ↑Anschoppung, Blutwallung, lokale Blutüberfüllung (z. B. bei entzündlichen Vorgängen). **kon|gestiv** [...ti:f]: auf einer Gefäßerweiterung beruhend, von ihr ausgehend

Kon|glomerat [zu lat. *conglomerare, conglomeratum* = zusammenrollen; zusammenhäufen] *s;* -[e]s, -e: Zusammenballung, Anhäufung (z. B. von Tuberkeln, Darmschlingen, Würmern im Darm usw.)

Kon|glomerat|tumor: Pseudogeschwulst, die durch eine entzündliche Verwachsung von Organen bzw. Organteilen entsteht

Kon|glutination [zu lat. *conglutinare, conglutinatum* = zusammenleimen, -kleben] *w;* -, -en, in fachspr. Fügungen: **Con|glutinatio,** *Pl.:* ...io|nes: Verklebung; insbes. veralt. Bez. für die Verklebung von roten Blutkörperchen, vgl. Agglutination. **Con|glutinatio orificii ex|terni:** krankhafte Verklebung der äußeren Muttermundöffnung, sodass sich der Muttermund bei einer Entbindung nicht öffnen kann; mögliche Ursachen sind operative Eingriffe und angeborene anatomische Besonderheiten. **kon|glutinie|ren:** veralt. Bez. für: agglutinieren. **Kon|glutinin** *s;* -s, -e: veralt. Bez. für: Antikörper, der in Gegenwart eines Komplements rote Blutkörperchen konglutiniert

Kongo|rot: Diazofarbstoff, als Farbindikator bei Magensaftuntersuchungen, bei der ↑Bennhold-Probe u. a. verwendet

Kongressus vgl. Congressus

Kon|gru|enz: Übereinstimmung, Deckungsgleichheit

Koni|in, chem. fachspr.: **Coni|in** [zu ↑Conium] *s;* -s: giftiges Alkaloid aus den unreifen Früchten des gelben Schierlings

Konio|se [zu gr. *κόνις* = Staub] *w;* -, -n: Staubkrankheit, übergeordneter Begriff für die verschiedenen Formen und Grade von Stauberkrankungen (vgl. Pneumokoniose)

Konio|tomie [↑Conus (elasticus) u. ↑...tomie] *w;* -, ...ien: operative Durchtrennung des Bandes zwischen Ring- u. Schildknorpel am Kehlkopf (Notoperation bei Erstickungsgefahr)

Konisation [zu gr. *κῶνος* = Kegel] *w;* -, -en: operative Entnahme eines kegelförmigen Gewebsstücks aus dem Gebärmutterhals (zur histologischen Untersuchung)

konisch, in fachspr. Fügungen: **conicus, ...ca, ...cum** [zu ↑Conus]: kegelig, kegelförmig; z. B. in der Fügung ↑Papillae conicae

kon|jugal, in fachspr. Fügungen: **con|jugalis, ...le** [zu lat. *coniunx,* Gen.: *coniugis* = Ehefrau; Ehemann]: Mann u. Frau betreffend, ehelich

Konjugat|impfstoff [aus lat. *coniugatio* = Verbindung]: gegen mehrere Erreger wirksamer Impfstoff

Kon|jugation [aus lat. *coniugatio* = Verbindung] *w;* -, -en: **1)** Verschmelzung des männlichen Zellkerns mit dem weiblichen bei der Befruchtung (Biol.). **2)** Zusammentreten homologer Geschlechtschromosomen vor der Reduktionsteilung (Biol.). **3)** benachbarte Lage von Doppelbindungen im Molekül (Chem.)

Kon|junktiva *w;* -, ...vä, in fachspr. Fügungen: **Con|junctiva,** *Pl.:* ...vae: übliche Kurzbez. für ↑Tunica conjunctiva

kon|junktival, in fachspr. Fügungen: **conjunctivalis, ...le:** zur Tunica conjunctiva gehörend; z. B. in der Fügung ↑Arteriae conjunctivales anteriores (Anat.)

Kon|junktivitis [zu ↑Konjunktiva] *w;* -, ...vitiden, in fachspr. Fügungen: **Con|junctivitis,** *Pl.:* ...vitides: Entzündung der Bindehaut des Auges. **Con|junctivitis acuta:** akute Augenbindehautentzündung mit Rötung, Lichtscheu und starker Sekretabsonderung. **Con|junctivitis aestivalis:** Sommerbindehautkatarrh. **Con|junctivitis all|ergica:** durch Überempfindlichkeit gegenüber den Pollen von Pflanzen hervorgerufene Augenbindehautentzündung (vgl. Heuschnupfen). **Con|junctivitis ana|phylactica** = Conjunctivitis allergica. **Con|junctivitis blennor|rhoi|ca** = Conjunctivitis gonorrhoica. **Con|junctivitis catar|rhalis** = Conjunctivitis simplex. **Con|junctivitis crou|posa** [- kru...; zu ↑Croup gebildet]: Augenbindehautentzündung mit Bildung weißgrauer Membranen. **Con|junctivitis diphtherica:** durch Diphtheriebakterien hervorgerufene eitrige Augenbindehautentzündung. **Con|junctivitis ec|zematosa** = Conjunctivitis phlyctaenulosa. **Con|junctivitis follicularis:** Augenbindehautentzündung mit Ausbildung kleiner Knötchen aus drüsenähnlichem Gewebe. **Con|junctivitis gonor|rhoi|ca:** »Augentripper«, ↑Gonoblennorrhö, durch Gonokokken hervorgerufene schwere eitrige Augenbindehautentzündung. **Con|junctivitis granulosa** = Trachom. **Con|junctivitis medicamentosa:** durch Arzneimittel hervorgerufene Augenbindehautentzündung. **Con|junctivitis mem|branacea** = Conjunctivitis crouposa. **Con|junctivitis necroticans in|fectio|sa:** infektiöse Augenbindehautentzündung mit Schwellung der Unterzungendrüse und der Ohrspeicheldrüse. **Conjunctivitis nodosa** = Conjunctivitis follicularis. **Con|junctivitis pe|tri|ficans:** Augenbindehautentzündung mit Ablagerung von Kalk. **Conjunctivitis phlyctae|nulosa:** mit Bildung von Phlyktänen einhergehende Augenbindehautentzündung. **Con|junctivitis purulenta:** eitrige Augenbindehautentzündung. **Con|junctivitis scrofulosa:** veralt. Bez. für: ↑Conjunctivitis phlyctaenulosa. **Con|junctivitis sic|ca:** Augenbindehautentzündung mit Schwellung der Schleimhaut, aber ohne Sekretabsonderung. **Con|junctivitis sim|plex:** einfache Augenbindehautentzündung mit Schwellung und Sekretabsonderung. **Conjunctivitis tra|chomatosa** = Trachom. **Conjunctivitis tuberculosa** = tuberkulöse Augenbindehautentzündung. **Con|junctivitis vernalis:** »Frühlingskatarrh«, Augenbindehautentzündung als Folge einer Überempfindlichkeit gegenüber Pollen der im Frühling blühenden Pflanzen

kon|kav [aus gleichbed. lat. *concavus*]: hohl, nach innen gewölbt (z. B. von Linsen oder Brillengläsern)

konkomitierend vgl. comitans

kon|kordant [zu lat. *concordare* = sich im Einklang befinden]: übereinstimmend. **Kon|kordanz** *w;* -, -en: Übereinstimmung (z. B. von Merkmalen bei Zwillingen)

Kon|krement [aus lat. *concrementum* = An-, Zusammenhäufung] *s;* -[e]s, -e, in fachspr. Fügungen: **Con|crementum,** *Pl.:* ...ta: vorwiegend aus Salzen bestehendes, krankhaftes, festes Gebilde, das in Körperhöhlen bzw. ableitenden Systemen entsteht (z. B. Gallen-, Nierenstein)

Kon|kre|tio, auch: Kon|kre|tion [zu lat. *concrescere, concretum* = zusammenwachsen] *w;* -, ...io|nen, in fachspr. Fügungen: **Con|cre|tio,** *Pl.:* ...io|nes: Verwachsung, Verklebung vorwiegend seröser Häute. **Con|cre|tio peri|cardii:** Verwachsung des parietalen und viszeralen Herzbeutelblatts (meist Folge eines entzündlichen Prozesses, z. B. einer Perikarditis). **Con|cre|tio prae|putii:** Verklebung der Vorhaut mit der Eichel des ↑Penis

Kon|kussion [zu lat. *concutere, concussum* = zusammenschütteln; erschüttern] *w;* -, -en, in fachspr. Fügungen: **Con|cussio,** *Pl.:* ...io|nes: Erschütterung eines Organs, heftiger Anstoß (z. B. Rückenmarkserschütterung)

kon|natal, in fachspr. Fügungen: **con|natalis, ...le,** auch: **con|natus, ...ta, ...tum** [zu ↑kon... u. lat. *natus* = Geburt]: nennt man Krankheiten od. Schädigungen, die **a)** im Verlauf der intrauterinen Entwicklung od. unter der Geburt erworben wurden od. die **b)** angeboren sind

Kon|nektiv [zu lat. *conectere* = verknüpfen, verbinden] *s;* -s, -e: Verbindungsglied (z. B. zwischen Nervensträngen)

Kon|nektivitis [nlat. Bildung zu engl. *connective tissue* = Bindegewebe, weiter zu lat. *con(n)ectere* = verknüpfen, verbinden] *w;* -, ...vitiden, in fachspr. Fügungen: **Con|nectivitis,** *Pl.:* ...vitides: Entzündung des Bindegewebes

Kon|nex [zu lat. co[*n*]*nectere*, *co*[*n*]nexum = zusammenknüpfen, verknüpfen] *m;* -es, -e, in fachspr. Fügungen: **Con|nexus,** *Pl.:* - [...'nɛksu:s]: Verbindung, Zusammenhang, bes.: verbindender Organteil (Anat.). **Con|nexus inter|tendine|us:** schräg verlaufende Verbindung zwischen den einzelnen Strecksehnen der Finger

Kon|san|gui|nität [zu lat. *consanguineus* = blutsverwandt] *w;* -: Blutsverwandtschaft

konsekutiv: aufeinanderfolgend

kon|sensuell [zu lat. *consensus* = Übereinstimmung]: übereinstimmend, gleichsinnig, im gleichen Sinne wirkend. **kon|sensuelle Reaktion:** reflektorische Reaktion der Pupille des abgeschirmten Auges bei Belichtung des anderen Auges

kon|servativ [...ti:f; zu lat. *conservare, conservatum* = bewahren, erhalten]: erhaltend, bewahrend (bezogen vor allem auf die Behandlung im Sinne einer Schonung u. Erhaltung, z. B. eines verletzten Organs, im Gegensatz zur operativen Behandlung). **kon|servie|ren: 1)** Körpergewebe (z. B. Knochen od. Blut) und Kleinstlebewesen in Nährböden lebend erhalten. **2)** totes Gewebe bzw. Organe oder Organteile in einer Flüssigkeit, z. B. in Sublimatlösung, aufbewahren. **3)** Lebensmittel durch Sterilisieren, Pasteurisieren, Austrocknung, Tiefgefrierverfahren u. a. haltbar machen

konsilia|risch [zu lat. *consilium* = Rat; Beratung]: beratend. **Konsilia|rius** *m;* -, ...rii, **Konsilia|ria** *w;* -, ...riae: zur Beratung in einem unklaren Krankheitsfall von dem behandelnden Arzt od. der behandelnden Ärztin hinzugezogener Arzt od. hinzugezogene Ärztin. **Konsilium** *s;* -s, ...lien [...iən]: **a)** Beratung mehrerer Ärzte über einen unklaren Krankheitsfall; **b)** beratendes Ärztegremium

Kon|sistenz [zu lat. *consistere* = sich hinstellen; in etwas bestehen; einen festen Stand gewinnen] *w;* -: Festigkeit, Dichte eines Gewebes od. eines Stoffes (z. B. breiige Konsistenz, feste Konsistenz)

Kon|solidie|rung [zu lat. *consolidare* = fest machen] *w;* -, -en, **Kon|soli|dation** *w;* -, -en: **1)** Festigung, Festwerdung (z. B. eines Knochenbruchs durch genügende Kallusbildung). **2)** Abheilung eines krankhaften Prozesses (z. B. einer Lungentuberkulose)

Kon|sonanz [zu lat. *consonare* = zusammentönen, -schallen] *w;* -, -en: Klangeinheit von Tönen mit verschiedenen Schwingungszahlen (die in ganzzahligen Verhältnissen zueinanderstehen; Phys.). **kon|sonierendes Geräusch:** durch Resonanz verstärktes Rasselgeräusch

kon|stant [zu lat. *constare* = still stehen; bestehen]: gleichbleibend. **Kon|stante** *w;* -, -n: feste [physikalische] Größe, die immer oder bei einer bestimmten Versuchsanordnung, einer bestimmten Reaktion o. Ä. denselben Wert hat. **Kon|stanz** *w;* -: Beständigkeit (z. B. eines gleichbleibenden Krankheitsprozesses)

Kon|stipation [zu lat. *constipare, constipatum* = zusammendrängen, zusammenstopfen] *w;* -, -en, in fachspr. Fügungen: **Con|stipatio**, *Pl.:* ...io|nes: Kurzbez. für: Constipatio alvi. **Con|stipatio alvi** [↑ Alvus]: Stuhlverstopfung, verzögerte oder ausbleibende Stuhlentleerung

Kon|stitution [aus lat. *constitutio* = Einrichtung; Verfassung; Zustand] *w;* -, -en: Gesamtverfassung des Individuums aufgrund der angeborenen Faktoren körperlicher und seelischer Art. **kon-stitutionell:** die Gesamtverfassung eines Individuums betreffend, anlagebedingt

Kon|striktion [zu lat. *constringere, constrictum* = zusammenschnüren; zusammenziehen] *w;* -, -en, in fachspr. Fügungen: **Con|strictio**, *Pl.:* ...io|nes: Zusammenziehung, Zusammenschnürung (bezogen auf die Funktion eines Muskels oder eine umschriebene Verengerung eines Kanals oder eines Darmabschnitts als Folge von Narben). **Kon-striktor** *m;* -s, ...oren: übliche Kurzbez. für: zusammenziehender Muskel, ringförmiger Schließmuskel (z. B. ↑ Musculus constrictor pharyngis superior); vgl. constrictor

kon|strin|gie|ren: zusammenziehen, zusammenschnüren (bezogen auf die Tätigkeit entsprechender Muskeln)

Konsultation [zu lat. *consultare* = reiflich begutachten; um Rat fragen] *w;* -, -en: das Zurateziehen eines Arztes od. einer Ärztin; die Beratung eines Patienten od. einer Patientin durch einen Arzt od. eine Ärztin. **konsultie|ren:** einen Arzt od. eine Ärztin zurate ziehen

kon|sumie|rend [zu lat. *consumere, consumptum* = verwenden; verbrauchen; aufzehren]: auszehrend, an der Körperkraft zehrend (von Krankheiten). **Kon|sum[p]|tion** *w;* -, -en, in fachspr. Fügungen: **Con|sum[p]|tio**, *Pl.:* ...io|nes: körperliche Auszehrung, starke Abmagerung (infolge anhaltenden Appetitmangels, z. B. bei starkem Fieber)

Kon|tagion [zum Stamm von lat. *contingere, contactum* = berühren; anstecken] *w;* -, -en: Ansteckung, Infektion des Körpers mit Krankheitserregern. **kon|tagiös,** in fachspr. Fügungen: **con|tagiosus, ...osa, ...osum:** ansteckend; ansteckungsfähig (von Krankheitserregern gesagt bzw. von Material, das Krankheitserreger enthält). **Kon|tagiosität** *w;* -: Ansteckungsfähigkeit (bezogen auf eine Ansteckungsquelle). **Kon|tagium** *s;* -s, ...ien [...iən], in fachspr. Fügungen: **Con|tagium**, *Pl.:* ...ia: **1)** bei der Ansteckung durch Krankheitserreger wirksamer Stoff. **2)** veralt. für: Ansteckung.

Kon|takt *m;* -[e]s, -e, in fachspr. Fügungen: **Contactus**, *Pl.:* - [...'taktu:s]: Berührung; ansteckende Berührung, Ansteckung

Kon|takt|allergie [↑ Allergie] *w;* -, ...ien: durch Berührung bestimmter Substanzen (Allergene) ausgelöste Allergie

Kon|takt|dermatitis [↑ Dermatitis] *w;* ...titiden (in fachspr. Fügungen: ...titides): Hautentzündung durch die Berührung mit Substanzen, die die Haut reizen

Kon|takt|ekzem [↑ Ekzem] *s;* -s, -e: Hautausschlag durch Berührung bestimmter Substanzen

Kon|takt|linse: kleine Schale aus Glas oder Kunststoff, die auf die Augenhornhaut aufgelegt wird und dort haftet; zur Korrektur der Sehkraft

Kon|takt|person: Person, die mit der Quelle einer Infektion oder mit einer infizierten Person direkten oder indirekten Kontakt hat[te] und damit ansteckungsverdächtig ist

Kon|takt|punkt, auch: **Approximal|kon|takt:** punktförmige Berührungsstelle zweier benachbarter Zähne, die sich im Laufe der Jahre zu einer kleinen Kontaktfläche ausweitet, dient dem Schutz der Interdentalpapille und der gegenseitigen Abstützung beim Weiterleiten der Kaukräfte auf die benachbarten Zähne

Kon|tamination [zu lat. *contaminare, contaminatum* = berühren; beflecken] *w;* -, -en: **1)** Verschmutzung, Verunreinigung (z. B. von Lebensmitteln, Gegenständen, Räumen o. Ä. durch Krankheitskeime oder radioaktive Stoffe). **2)** Verschmelzung nicht zusammenpassender sprachlicher Elemente zu sinnlosen Wörtern (z. B. bei Schizophrenen). **kon|taminiert:** verunreinigt, verschmutzt

Kon|tentiv|verband [...ti:f...; zu lat. *continere, contentum* = zusammenhalten]: ruhig stellender, steifer Verband (Gips- od. Kunststoffverband mit Metall- od. Kunststoffschiene; Anwendung bei Knochenbrüchen sowie bei entzündlichen Erkrankungen, z. B. Sehnenscheidenentzündung, Gelenkentzündung)

Kon|tigui|tät [zu lat. *contiguus* = berührend; angrenzend; benachbart] *w;* -, -en, in fachspr. Fügungen: **Con|tigui|tas**, *Pl.:* ...tates: **1)** Berührung; Nachbarschaft (z. B. zwischen Geweben oder Organen; Anat., Med.). **2)** zeitliches Zusammentreffen (z. B. von Reiz u. Reaktion; Psychol.)

kontinent: fähig, Harn oder Stuhl willkürlich zurückzuhalten; Ggs. vgl. inkontinent

Kon|tinenz, in fachspr. Fügungen: **Con|tinentia** [aus lat. *continentia*, Gen.: *continentiae* = Beherrschung; Enthaltsamkeit] *w;* -: **1)** Enthaltsamkeit.

2) Fähigkeit, etwas zurückzuhalten (z. B. die Fähigkeit der Harnblase, den Urin zurückzuhalten)

Kon|ti̲nua *w;* -: übl. Kurzbez. für ↑Febris continua

kon|tinui̲erliche ambula̲nte Peri|tonea̲l|dia|lyse: Stoff- und Volumenaustausch bei Niereninsuffizienz über einen intraabdominell gelegenen Katheter, den der Patient bzw. die Patientin selbstständig durch meist viermaliges Einbringen und Entleeren von je 2 l Dialyseflüssigkeit pro Tag durchführt. Als Dialysemembran dient das Peritoneum; Abk.: CAPD (aus engl. *c*ontinous *a*mbulatory *p*eritoneal *d*ialysis)

Kon|tinui|tä̲t, in fachspr. Fügungen: **Con|tinu̲i|tas** [zu lat. *continuus* = ununterbrochen, fortdauernd] *w;* -: Zusammenhang, Fortsetzung; Beständigkeit; Unversehrtheit (z. B. die Unversehrtheit eines Nervs oder einer Extremität)

Kon|tor|sio̲n [zu lat. *contorquere* = herumdrehen; winden] *w;* -, -en, in fachspr. Fügungen: **Contọrsio,** *Pl.:* ...io̲|nes: Verdrehung eines Gliedes od. eines Gelenkes (z. B. bei einem Unfall od. bei Gewalteinwirkung; führt zu einer Zerrung, Verstauchung od. Verrenkung). **Kon|tor|sio|ni̲st** *m;* -en, -en, **Kon|tor|sio|ni̲stin** *w;* -, -nen: »Schlangenmensch« mit Überbeweglichkeit der Wirbelsäule

K Kont

> **kon|t|ra..., Kon|t|ra...**
>
> ‹lat. contra »gegen; gegenüber; wider; dagegen«›
> Präfix mit der Bedeutung »gegen, entgegengesetzt [wirkend]«:
> - Kontraindikation
> - kontralateral
> - kontraproduktiv
> - Kontrazeption

kon|trahi̲e|ren [aus lat. *contrahere, contractum* = zusammenziehen]: sich zusammenziehen (von Muskeln); das Zusammenziehen von Muskeln bewirken

Kọn|tra|indikation [↑kontra... u. ↑Indikation] *w;* -, -en: Umstand, der die [fortgesetzte] Anwendung einer an sich zweckmäßigen od. notwendigen therapeutischen Maßnahme verbietet. **kọn|tra-indiziert** [↑indiziert]: aus bestimmten Umständen nicht anwendbar (von an sich zweckmäßigen od. notwendigen therapeutischen Maßnahmen gesagt)

kon|trakti̲l, in fachspr. Fügungen: **con|trạc|tilis, ...le** [zu lat. *contrahere, contractum* = zusammenziehen]: zusammenziehbar, fähig, sich zusammenzuziehen (von Geweben, die elastische bzw. muskuläre Elemente enthalten). **Kon|traktilitä̲t** *w;* -: Zusammenziehbarkeit, Verkürzungsfähigkeit (z. B. von Muskeln bzw. Muskelfasern). **Kontraktio̲n** *w;* -, -en, in fachspr. Fügungen: **Contrạctio,** *Pl.:* ...io̲|nes: Zusammenziehung (z. B. eines Muskels oder eines muskulären Hohlorgans). **Kon|traktu̲r** *w;* -, -en, in fachspr. Fügungen: **Contractu̲ra,** *Pl.:* ...rae: **1)** [bleibende] Fehlstellung (unter Verkürzung) eines Gelenks mit Bewegungseinschränkung. **2)** dauernde Verkürzung und Schrumpfung von Weichteilen (z. B. Narbenkontraktur der Haut nach Verbrennungen)

kon|tra|latera̲l, in fachspr. Fügungen: **con|tralatera̲lis, ...le** [zu ↑kontra... u. lat. *latus,* Gen.: *lateris* = Seite] auf die gegenüberliegende Seite [bezogen], auf der gegenüberliegenden Seite befindlich, gekreuzt (im Gegensatz zu ↑kollateral)

kon|tras|ti̲e|ren: mithilfe eines ↑Kontrastmittels darstellen. **Kon|tras|ti̲e|rung** *w;* -, -en: Anwendung eines Kontrastmittels

Kon|trạst|mittel: in den Körper eingeführte Substanz, die für das Medium eines bildgebenden Diagnoseverfahrens (z. B. CT; MRT, Sonografie) nicht durchlässig ist und deshalb zu einer Verschattung führt, dient der Darstellung von Organen, Hohlräumen oder Gefäßen; Abk.: KM

Kon|tra|zeptio̲n [Kurzbildung aus ↑kontra... u. ↑Konzeption] *w;* -, -en, in fachspr. Fügungen: **Contra|cẹptio,** *Pl.:* ...io̲|nes: Empfängnisverhütung, Befruchtungsverhütung. **Kon|tra|zeptio̲n, postkoi|ta̲le** = Morning-after-Pille. **kon|tra|zeptiv** [...ti:f]: empfängnisverhütend (von mechanischen oder chemischen Mitteln). **Kon|tra|zepti̲vum** *s;* -s, ...va: mechanisches oder chemisches Mittel zur Empfängnisverhütung

Kontrollkopf: »Steuerzentrale« von Endoskopen (z. B. Gastroskop, Koloskop) mit Ventilen, Bremsen und Kontrollrädchen, die über im Endoskop verlaufende Drähte eine Kontrolle der Gerätespitze ermöglichen

kon|tundi̲e|ren [aus lat. *contundere, contusum* = zerstoßen; zerquetschen]: quetschen (z. B. Gewebe). **Kon|tusio̲n** *w;* -, -en, in fachspr. Fügungen: **Con|tu̲sio,** *Pl.:* ...io̲|nes: Quetschung, Prellung, stumpfe [Organ]verletzung durch Gewalteinwirkung mit einem stumpfen Gegenstand. **Con|tu̲sio bụlbi:** »Augenquetschung«, stumpfe Verletzung des Augenbulbus. **Con|tu̲sio cẹre|bri:** »Gehirnquetschung«, veralt. Bez. für ein ↑Schädel-Hirn-Trauma zweiten oder dritten Grades. **Con|tu̲sio cọrdis** [↑Cor]: »Herzquetschung« (durch Einwirkung stumpfer Gewalt auf den Brustkorb) mit nachfolgenden Gefäßveränderungen und Herzinsuffizienz. **Con|tu̲sio medụllae spina̲lis:** traumatische Rückenmarksquetschung (kann zu segmentalen Ausfällen, aber auch zu Querschnittslähmung führen). **Con|tu̲sio thora̲cis** [↑Thorax]: »Brustkorbquetschung« infolge Einwirkung stumpfer Gewalt auf den Brustkorb

Kontusio̲ns|psychose: ↑Psychose infolge eines mittelschweren oder schweren Schädel-Hirn-Traumas

Ko̲nus *m;* -, Ko̲ni od. -se: eindeutschende Form für ↑Conus

Ko̲nus|syndrom: neurologische Störungen (Blasenlähmung, Stuhl- und/oder Harninkontinenz, Impotenz, Parästhesien) nach Rückenmarkschädigung im Bereich des ↑Conus medullaris infolge von

Bandscheibenvorfällen, Raumforderungen oder Traumata

konvaleszent usw. vgl. rekonvaleszent usw.

Kon|vektion [aus spätlat. *convectio* = das Zusammenfahren, Zusammenbringen] *w;* -, -en: Wärmeleitung durch den Blut- und Lymphstrom

Kon|vergenz [zu spätlat. *convergere* = sich hinneigen] *w;* -, -en: gleichsinnige Augenbewegung nach innen mit Akkommodation und Pupillenverengung zur Erkennung eines nahe vor dem Auge gelegenen Punktes oder Gegenstandes

Kon|version [zu lat. *convertere, conversum* = umkehren, umwenden] *w;* -, -en: **1)** nach Antigenkontakt auftretendes Umschlagen eines negativen Testergebnisses in ein positives (Med.). **2)** grundlegende Einstellungs- oder Meinungsänderung; Umwandlung unbewältigter starker Erlebnisse in körperliche Symptome (Psychol.)

kon|vex, in fachspr. Fügungen: **con|vexus, ...xa, ...xum** [aus lat. *convexus* = nach oben oder nach unten zusammenstoßend, gewölbt]: erhaben gewölbt, eine Kugelfläche bildend; z. B. in der Fügung ↑Facies convexa cerebri

Kon|volut [zu lat. *convolvere, convolutum* = zusammenrollen, zusammenwickeln] *s;* -[e]s, -e: Knäuel, z. B. von Darmschlingen, auch von Krampfadern oder von übermäßigen Ansammlungen von Askaridenwürmern an umschriebener Stelle im Darm

Kon|vulsion [zu lat. *convellere, convulsum* = losreißen; herumzerren] *w;* -, -en, in fachspr. Fügungen: **Con|vulsio,** *Pl.:* ...io|nes: tonisch-klonischer Krampf mit schüttelnden Bewegungen eines Gliedes od. des ganzen Körpers. **kon|vulsiv** [...si:f], **kon|vulsi|visch,** in fachspr. Fügungen: **convulsivus, ...va, ...vum:** krampfartig zuckend (bezogen auf tonisch-klonische Krämpfe, z. B. bei ↑Epilepsie)

Kon|zeption [zu lat. *concipere, conceptum* = aufnehmen, in sich aufnehmen] *w;* -, -en, in fachspr. Fügungen: **Con|ceptio,** *Pl.:* ...io|nes: Empfängnis, Befruchtung, Vereinigung der Kerne der männlichen Samenzelle und der weiblichen Eizelle (Biologie). **Kon|zeption, ex|tra|korporale:** Befruchtung einer vorher dem weiblichen Körper entnommenen reifen Eizelle außerhalb des Körpers mit anschließender Wiedereinpflanzung (bei Eileiterverschluss). **Kon|zeptions|optimum** [lat. *optimus* = bester] *s;* -s, ...ma: für eine Befruchtung günstigster Zeitpunkt im monatlichen Zyklus der Frau (etwa die Mitte des Zyklus, unmittelbar um die Zeit des Eisprungs). **Kon|zeptions|pessimum** [lat. *pessimus* = schlechtester] *s;* -s, ...ma: ungünstigste Zeit für eine Befruchtung (etwa die Tage unmittelbar vor und nach der Menstruation). **kon|zipieren:** empfangen, schwanger werden

Ko|ordination [zu ↑kon... u. lat. *ordinare* = ordnen] *w;* -, -en: geordnetes, harmonisches Zusammenwirken aller bei einer Bewegung tätig werdenden Muskeln

Kopf vgl. Caput

Kopfgeschwulst vgl. Caput succedaneum

Kopfgrind vgl. Favus

Kopfgrippe vgl. Encephalitis epidemica

Kopflage = Schädellage

Kopflaus vgl. Pediculus humanus capitis

Kopfschmerz vgl. Zephalalgie

Kopfschwarte vgl. Galea

Ko|phosis [zu gr. *κωφός* = stumpf; stumm; taub] *w;* -: [völlige] Unempfindlichkeit gegenüber Sinnesreizen

Kopi|opie [zu gr. *κόπος* = Mühsal; Ermüdung (eigtl. = Schlag) u. gr. *ὤψ*, Gen.: *ὠπός* = Auge; Gesicht] *w;* -, ...ien: Sehschwäche, Erschöpfung der Augen als Folge einer Überanstrengung

kopiös, in fachspr. Fügungen: **copio|sus, ...osa, ...o|sum** [aus gleichbed. lat. *copiosus*]: massenhaft, reichlich

Koplik-Flecken [nach dem amerik. Kinderarzt Henry Koplik, 1858–1927] *Pl.:* weißliche Flecken mit rotem Hof an der Mundschleimhaut (häufig wenige Tage nach Infektion auftretendes Zeichen bei Masern)

Kopplung: enge Verbindung von Genen (gekoppelte Gene), die nahe beieinander auf demselben Chromosom liegen

kopr..., Kopr... vgl. kopro..., Kopro...

Ko|pragogum [zu ↑kopro... u. gr. *ἀγωγός* = führend] *s;* -s, ...goga: stuhltreibendes Mittel, Abführmittel

Ko|prämie [↑kopro... u. ↑...ämie] *w;* -, ...ien: nach lang dauernder Obstipation auftretendes septisches Krankheitsbild infolge einer Darminfektion oder Peritonitis

Ko|premesis [zu ↑kopro... u. gr. *ἐμεῖν* = ausbrechen, sich erbrechen] *w;* -: ↑Miserere, Erbrechen von Kot (bei Darmverschluss)

ko|pro..., Ko|pro..., vor Vokalen: **kopr..., Kopr...** [aus gr. *κόπρος* = Mist, Schmutz, Kot]: Bestimmungswort von Zusammensetzungen mit der Bedeutung »Kot, Stuhl«; z. B.: koprogen

Ko|pro|chrom [zu ↑kopro... u. gr. *χρῶμα* = Haut; Hautfarbe; Farbe] *s;* -s: Kotfarbstoff (chemisch den Gallenfarbstoffen verwandt)

ko|pro|gen [↑kopro... u. ↑...gen]: vom Kot stammend, durch Kot verursacht (z. B. von Infektionen)

Ko|pro|la|gnie [zu ↑kopro... u. gr. *λάγνος* = wollüstig, geil] *w;* -, ...ien: sexuelle Erregung u. Triebbefriedigung durch den Anblick oder die Berührung ekelerregender Dinge, von Exkrementen

Ko|pro|lalie [zu ↑kopro... u. gr. *λαλεῖν* = schwatzen, reden] *w;* -: zwanghafte Neigung zum Aussprechen unanständiger, obszöner Wörter (meist aus dem analen Bereich)

Ko|pro|lith [↑kopro... u. ↑...lith] *m;* -s od. -en, -e[n]: »Kotstein«, ↑Konkrement aus verhärtetem Kot u. Mineralsalzen im unteren Verdauungstrakt

Ko|pro|logie [↑kopro... u. ↑...logie] *w;* -: Lehre vom Kot, vor allem von den krankhaften Störungen und Veränderungen in seiner Zusammensetzung

Ko|prom [zu gr. *κόπρος* = Mist, Schmutz, Kot] *s;* -s, -e:

»Kotgeschwulst«, Scheingeschwulst in Form einer umschriebenen Ansammlung verhärteten Kotes im Darm

ko|pro|phag [↑kopro... u. ↑...phag]: Kot essend. **Ko|pro|phagie** [↑...phagie] *w;* -: das Essen von Kot bei bestimmten psychischen Erkrankungen

Ko|pro|philie [zu ↑kopro... u. gr. *φίλος* = lieb; Freund] *w;* -: krankhaftes Interesse an (den eigenen) Exkrementen. **Ko|pro|phobie** [zu gr. *φόβος* = Furcht] *w;* -: krankhafte Angst vor der Berührung von Fäkalien, oft auch Angst vor Ansteckung

Ko|pro|por|phyrin [↑kopro... u. ↑Porphyrin] *s;* -s, -e: Zwischenprodukt beim Auf- und Abbau des Hämoglobins

Ko|pro|por|phyrin|urie [↑Koproporphyrin u. ↑...urie] *w;* -, ...ien: vermehrte Ausscheidung von Koproporphyrin mit dem Urin

Ko|pro|stase [↑kopro... u. gr. *στάσις* = Stehen, Feststehen] *w;* -, -n: Kotstauung im Darm, Verstopfung (infolge Bildung wasserarmer u. deshalb verhärteter Kotballen im Dickdarm)

Kopulation [zu lat. *copulare* = verknüpfen, zusammenkoppeln] *w;* -, -en, in fachspr. Fügungen: **Copulatio**, *Pl.:* ...io|nes: **1)** völlige Verschmelzung zweier verschiedengeschlechtiger Keimzellen bei der Befruchtung (Biol.). **2)** seltenere Bezeichnung für ↑Koitus (Med.)

kor..., Kor... vgl. kon..., Kon...

Korako|ide|us *m;* -, ...dei [...e-ı]: übliche Kurzbez. für ↑Processus coracoideus. **Korako|iditis** *w;* -, ...iditiden, in fachspr. Fügungen: **Coraco|iditis**, *Pl.:* ...iditides: schmerzhafte Reizung des Rabenschnabelfortsatzes

Kora|zidi|um *s;* -s, ...di|en: Wimpern- oder Flimmerlarve, Larvenstadium von Bandwurmarten

Korbhenkelriss: Längsriss des Kniegelenkmeniskus

Korbzelle: 1) Myoepithelzelle. **2)** Nervenzelle in der Kleinhirnrinde

Kor|ek|tomie [gr. *κόρη* = Mädchen; Pupille u. ↑Ektomie] *w;* -, ...ien: weniger gebräuchliche Bez. für ↑Iridektomie

Kor|ek|topie [gr. *κόρη* = Mädchen; Pupille u. ↑Ektopie] *w;* -, ...ien: Verlagerung der Pupille (angeboren oder als Folge einer Verletzung)

Kore|lyse [zu gr. *κόρη* = Mädchen; Pupille und gr. *λύειν* = lösen, auflösen] *w;* -, -n: operative Durchtrennung von Verwachsungen zwischen Regenbogenhaut u. Linsenkapsel des Auges

Kornea: eindeutschende Schreibung für ↑Cornea

Kornea|bank [zu ↑Cornea]: nichtkommerzielle Organisation zur Verwaltung von zur Transplantation vorgesehenen Spender-Hornhäuten

korneal, in fachspr. Fügungen: **cornea|lis, ...le** [zu ↑Cornea]: die Augenhornhaut betreffend, zu ihr gehörend. **Korneal|re|flex:** reflektorische Schließung des Augenlids bei mechanischer, thermischer od. chemischer Reizung der Augenhornhaut

Kornei|tis [zu ↑Cornea] *w;* -, ...itiden; in fachspr. Fügungen: **Cornei|tis**, *Pl.:* ...itides: Entzündung der Augenhornhaut

Kornzange: scherenförmige chirurgische Fasszange mit stumpfen Enden u. innen eingekerbten u. eingedellten Zangenbacken (speziell zur Spreizung von Wundkanälen)

koronar [zu ↑Corona], in fachspr. Fügungen: **coronarius, ...ia, ...ium:** kranzartig, zu einer ↑Corona gehörend, z. B. in der Fügung ↑Arteria coronaria cordis; zur Kranznaht des Schädels (↑Sutura coronalis) gehörend, auf sie bezogen; im engeren Sinne: zu den Herzkranzgefäßen gehörend, von ihnen ausgehend

Koronar|arterien [...iən] *Pl.:* vgl. Arteria coronaria cordis dextra bzw. sinistra

Koronar|chir|urgie: operative Behandlung krankhafter Störungen und Veränderungen der Herzkranzgefäße

Koronar|di|latator: Arzneimittel zur Erweiterung und Durchblutungsförderung der Herzkranzgefäße

koronare Herzkrankheit: zusammenfassende Bez. für ↑ischämische Krankheiten, die durch eine ↑Koronarsklerose verursacht werden (z. B. ↑Herzinfarkt, ↑Angina pectoris); Abk.: KHK

Koronargefäße: Herzkranzgefäße, das Herz kranzförmig umgebende Blutgefäße, die den Herzmuskel mit Blut versorgen

Koronari|itis *w;* -, ...itiden, in fachspr. Fügungen: **Coronari|itis**, *Pl.:* ...itides: Entzündung der ↑Arteria coronaria

Koronar|in|farkt = Herzinfarkt

Koronar|in|suf|fizienz: Missverhältnis von Durchblutung und Blutbedarf des Herzens, bezogen vor allem auf den Sauerstoffbedarf des Herzmuskels (häufig Folge einer Koronarsklerose)

Koronarismus [zu ↑koronar] *m;* -, ...men: krampfartige Zustände bzw. Attacken der Koronararterien des Herzens

Koronaro|gra|fie [zu ↑koronar u. ↑...grafie] *w;* -, ...ien: röntgenografische Kontrastdarstellung der Herzkranzgefäße. **Koronaro|gramm** [↑...gramm] *s;* -s, -e: Röntgenbild der Herzkranzgefäße

Koronar|sklerose: Verkalkung der den Herzmuskel versorgenden ↑Koronargefäße

Koronar|stenose: Verengung der Koronararterien bzw. ihrer Einmündungen in das Herz infolge organischer Veränderungen in den Arterienwänden

Koronar|therapeu|tikum: Arzneimittel zur Behandlung von Erkrankungen der Herzkranzgefäße

Koronar|thrombose: Thrombose im Bereich der Herzkranzgefäße

koronar|venös: die Venen der Herzwand betreffend (z. B. koronarvenöser Blutfluss)

Koronavirus vgl. Coronavirus

Koro|skopie [gr. *κόρο* = Mädchen, Pupille, ↑...skop] *w;* -, ...ien: Verfahren zur Bestimmung des Fernpunktes des Auges

Korotkow-Geräusch, Korotkow-Ton [...kof; nach dem russ. Chirurgen N. S. Korotkow, 1874–1937]: bei der Blutdruckmessung wahrnehmbares Geräusch in der Arterie an der Grenze zwischen systolischem und diastolischem Blutdruck infolge Einengung der Gefäßlichtung durch die Manschette des Blutdruckmessapparates

Körpermassenindex = Body-Mass-Index

Korpus: eindeutschende Schreibung für ↑Corpus

Korpus|karzinom: Gebärmutterkrebs (mit Befall des ↑Corpus uteri)

Korpuskel [Verkleinerungsbildung zu lat. *corpus* = Körper] *s;* -s, -n (fachspr. häufig: *w;* -, -n): kleines Materieteilchen (Phys.)

korpus|kular, korpus|kulär: aus kleinsten Teilchen bestehend (Phys.)

Korpuskular|strahlen: »Teilchenstrahlen«, Strahlen, die aus bewegten Teilchen bestehen (z. B. Elektronenstrahlen) und in der Medizin u. a. zur Behandlung von Blutgefäßfehlbildungen im Gehirn verwendet werden

Kor|relation [↑kon... u. lat. *relatio* = das Zurücktragen; Beziehung; Verhältnis] *w;* -, -en: Wechselbeziehung funktioneller Art zwischen verschiedenen Organen bzw. Organteilen des Körpers

Kor|rigens [zu lat. *corrigere* = geraderichten; verbessern] *s;* -, ...gentia od. ...genzien [...iən] (meist *Pl.*): geschmacksverbessernde Zusätze zu Medikamenten (Pharm.)

kor|rodie|ren [aus lat. *corrodere, corrosum* = zernagen]: annagen, anätzen, anfressen. **Korrosion** *w;* -, -en: Zerstörung von Körpergewebe durch Entzündungsvorgänge (eitrige Prozesse) od. Ätzmittel

Korsakow-Psychose = Korsakow-Syndrom

Korsakow-Syn|drom [...kof...; nach dem russ. Psychiater S. Korsakow, 1854–1900]: nach Hirnschädigung (infolge Alkoholabhängigkeit, seltener bei Infektionen, Schädel-Hirn-Trauma, Psychosen) auftretende psychische Störung mit Beeinträchtigung der Merkfähigkeit, der Orientierung und der Erinnerung

Kor|sett [frz. *corset,* zu frz. *corps,* lat. *corpus* = Körper] *s;* -s, -s (auch: -e): Stützvorrichtung für die Wirbelsäule

Kortex [aus lat. *cortex,* Gen.: *corticis* = Rinde, Schale, Borke] *m;* -[es], -e u. ...tizes, in der anat. Nomenklatur: **Cortex** *m;* -, ...tices: **1)** »Rinde«, Bezeichnung für die äußere Zellschicht bzw. das äußere Schichtengefüge eines Organs (Anat.). **2)** Kurzbez. für ↑Cortex cerebri (Anat.). **Cortex cerebelli:** »Kleinhirnrinde« (besteht aus grauer Substanz mit drei Schichten). **Cortex cere|bri:** »Großhirnrinde« (besteht aus grauer Substanz mit sechs Schichten). **Cortex glandulae su|pra|renalis:** »Nebennierenrinde« (aus chromaffinem Gewebe mit drei verschiedenen Schichten). **Cortex lentis** [↑Lens]: »Augenlinsenrinde«, Linsenkapsel (homogene, ziemlich dicke Membran). **Cortex nodi lym|phoidei:** »Lymphknotenrinde«, bindegewebige Kapsel an der Oberfläche der Lymphknoten. **Cortex renalis:** [↑Ren]: »Nierenrinde«, Rindensubstanz der Niere (enthält vor allem Blutgefäße und Filterapparate). **Cortex thymi** [↑Thymus]: Rinde des Thymus

kortikal, in fachspr. Fügungen: **corticalis, ...le** [zu ↑Kortex]: **1)** die äußere Zellschicht von Organen betreffend. **2)** rindenwärts [gelegen], zur Rinde gehörend, die [Hirn]rinde betreffend; z. B. in der Fügung ↑Agenesia corticalis. **kortikale Zen|tren** *Pl.:* Zentren in der Hirnrinde (Sehzentrum, Hörzentrum u. a.). **Kortikalis** *w;* -, ...les: Kurzbez. für ↑Substantia corticalis

Kortiko|gra|fie *w;* -: = Elektrokortikografie. **Kortiko|gramm** *s;* -s, -e: = Elektrokortikogramm

Kortiko|id, fachspr. meist: **Cortico|id** [zu ↑Kortex u. ↑...id] *s;* -[e]s, -e (meist *Pl.*): Nebennierenrindenhormone, die den Mineral- u. Kohlenhydratstoffwechsel beeinflussen

Kortiko|stero|id, fachspr. meist: **Corticostero|id** [zu ↑Kortex u. ↑Steroid] *s;* -[e]s, -e (meist *Pl.*): ↑Steroide mit der Wirkung der Nebennierenrindenhormone

Kortiko|steron, fachspr. meist: **Corticosteron** [zu ↑Kortex u. ↑Steroid] *s;* -s, -e: = Kortikoid

kortiko|trop [zu ↑Kortex u. ↑...trop]: auf die Nebennierenrinde einwirkend. **Kortiko|tropin,** auch **kortiko|tropes Hormon:** ACTH, Hormon, das im Vorderlappen der Hirnanhangsdrüse gebildet wird u. die Funktion der Nebennierenrinde reguliert. **Kortiko|tropin-Relea|sing-Hormon** [...rɪ'li:sɪŋ...; zu engl. to *release* = freilassen]: Hormon der Hypophyse, das die Bildung von ↑Kortikotropin steuert; Abk.: CRH

Kortin [zu ↑Kortex] *s;* -s, -e (meist *Pl.*): Bezeichnung für alle in der Nebennierenrinde synthetisierten Hormone

Kortisol, fachspr. meist: **Cortisol** [Kunstbildung zum Wortstamm von ↑Kortison] *s;* -s, -e: = Hydrokortison. **Kortison,** fachspr. meist: **Cortison** [Kunstbildung zu ↑Kortex u. ↑Steroid] *s;* -s, -e: ein Glukokortikoid der Nebennierenrinde, Vorstufe der biologischen Synthese des 5-mal wirksameren Hydrokortisons; auch: Kortison enthaltendes Medikament. **Kortisono|id** [↑...id] *s;* -[e]s, -e: Arzneimittel, das in seiner Wirkung dem Kortison ähnlich ist

Koryne|bakterie [...riə; κορύνη = Keule, Kolben u. ↑Bakterie] *w;* -, ...ien [...iən], latinisiert: **Corynebacterium,** *Pl.:* ...ria: Gattung unbeweglicher stäbchenförmiger Bakterien (von meist keulenförmigem Aussehen). **Coryne|bacterium diph|theriae:** Erreger der Diphtherie

Koryza, in fachspr. Fügungen: **Coryza** [von gr. κόρυζα = Erkältung, Schnupfen] *w;* -; Schnupfen, Nasenschleimhautentzündung; vgl. Rhinitis. **Coryza neo|natorum:** schwere Entzündung der Nasenschleimhaut Neugeborener bei angeborener Syphilis (auch syphilitischer Schnupfen genannt; Auftreten während der ersten 4–8 Lebenswochen mit Schwellung der Schleimhaut, Belägen und serösblutiger Sekretion). **Coryza nervosa** = Rhinitis vasomotorica

kostal, in fachspr. Fügungen: **costalis, ...le** [zu ↑Costa]: zur Rippe bzw. zu den Rippen gehörend, sie betreffend; z. B. in der Fügung ↑Arcus costalis

Kostal|atmung: »Rippenatmung«, Atemtyp, bei dem der Brustkorb bzw. die Zwischenrippenmuskeln zur Ein- und Ausatmung benutzt werden, wobei sich der Brustkorb hebt und senkt

Kostek|tomie vgl. Rippenresektion

Kosto|klavikulär|syn|drom [zu ↑Costa, ↑Clavicula u. ↑Syndrom] *s;* -s, -e: eine neurovaskuläre Störung im Armbereich, ↑Thoracic-Outlet-Syndrom

kosto|phrenisch [zu ↑Costa u. gr. *φρένες*, Pl. von gr. *φρήν*, Gen.: *φρενός* = Zwerchfell]: Rippen und Zwerchfell betreffend

Kosto|tomie [↑Costa u. ↑...tomie] *w;* -, ...ien: Rippenresektion, operative Durchtrennung der Rippen

Kosto|trans|vers|ek|tomie [zu ↑Costa, ↑transversus u. ↑Ektomie] *w;* -, ...ien: operatives Herausschneiden eines Wirbelquerfortsatzes mit Rippenköpfchen

kosto|verte|bral [zu ↑Costa u. ↑vertebral]: im Bereich einer Rippe und eines Wirbels gelegen

Kot vgl. Fäzes

K.-o.-Tropfen [ka'o:...; k. o. ist Abk. für engl. *knockout* = kampfunfähig nach einem Niederschlag (beim Boxen)]: saloppe Bez. für verschiedenste lösliche Rauschmittel, ↑Psychopharmaka oder andere Medikamente, die in krimineller Weise Getränken, seltener Speisen zugesetzt werden, bei den Opfern rasch zu oft stundenlanger Wehr- oder Bewusstlosigkeit sowie zu ↑Amnesie führen; werden zumeist zur Begehung von Eigentums- oder Sexualstraftaten verabreicht

Kotstein vgl. Koprolith

Kotyledone [von gr. *κοτυληδών* = Vertiefung; Becher; Saugnapf] *w;* -, -n, latinisiert: **Cotyledo,** *Pl.:* ...dones: **1)** Zottenbüschel des ↑Chorions. **2)** Lappen, Teil des Mutterkuchens (der sich aus einer Vielzahl solcher Lappen zusammensetzt; bedeutsam für die Überprüfung der Vollständigkeit der Plazenta nach der Geburt)

Ko|varianten|phänomen [zu ↑Ko... u. lat. *variantia* = Vielfalt, Veränderung] *s;* -s, -e: Täuschung in der Wahrnehmung von Raum und Tiefe (Psychol.)

koxal, in fachspr. Fügungen: **coxalis, ...le** [zu ↑Coxa]: von der Hüfte ausgehend, die Hüfte betreffend

Kox|algie [↑Coxa u. ↑...algie] *w;* -, ...ien, in fachspr. Fügungen: **Cox|algia**[1], *Pl.:* ...iae: **1)** »Hüftschmerz«, Schmerzen im Hüftgelenk bzw. im Hüftbereich. **2)** unkorrekte Bez. für ↑Koxitis

Kox|ar|throse [↑Coxa u. ↑Arthrose] *w;* -, -n, in fachspr. Fügungen: **Cox|ar|throsis,** *Pl.:* ...oses: deformierende chronische Erkrankung des Hüftgelenks

Koxitis [zu ↑Coxa] *w;* -, ...itiden, in fachspr. Fügungen: **Coxitis,** *Pl.:* ...itides: Hüftgelenksentzündung, meist auf einer Infektion beruhende Entzündung des Hüftgelenks (insbesondere der Innenauskleidung der Gelenkhöhle)

Koxo|tomie [↑Coxa und ↑...tomie] *w;* -, ...ien: operative Eröffnung des Hüftgelenks

Kr: chem. Zeichen für ↑Krypton

Kraft|grad: Kennzahl zur Bewertung der verbliebenen Muskelkraft nach Lähmung: 0 = keine, 5 = normale Muskelkraft

Krallenhand: fehlende Beugung im Grundgelenk sowie fehlende Streckung im Mittel- und Endgelenk der Finger bei Lähmung des ↑Nervus ulnaris, sodass die befallene Hand krallenförmig erscheint

Krampf vgl. Krampus u. vgl. Konvulsion

Krampfader vgl. Varix

Krampfaderbruch vgl. Varikozele

Krampf|anfall: (epileptischer) Anfall, vgl. Krampus

Krampus, in fachspr. Fügungen: **Crampus** [latinisiert aus dt. *Krampf*] *m;* -, ...pi: »Krampf«, unwillkürliche, schmerzhafte Zusammenziehung eines Muskels oder einer Muskelgruppe. **Crampus uteri:** »Gebärmutterkrampf«, tonischer, sehr schmerzhafter Krampf der Gebärmuttermuskulatur

kranial, in fachspr. Fügungen: **crania|lis, ...le** [zu ↑Cranium]: **1)** zum Kopf gehörend; z. B. in der Fügung ↑Nervi craniales. **2)** kopfwärts [gelegen] (in der neueren anat. Nomenklatur meist durch ↑superior ersetzt)

Krani|ek|tomie [↑Cranium und ↑Ektomie] *w;* -, ...ien: operative Entfernung von Schädelteilen

Kranio|en|ze|phalo|meter [↑Cranium, ↑Encephalon und ↑...meter] *s;* -s, -: Gerät zur Schädelmessung (z. B. vor Operationen, um die Lage eines Herdes oder topografischer Punkte genau zu ermitteln)

kranio|fazial, in fachspr. Fügungen: **cranio|facialis, ...le** [zu ↑Cranium u. ↑Facies]: zum Schädel und zum Gesicht gehörend (Anat.). **kranio|fazia|le Dys|ostose:** angeborene Störung der Verknöcherung im Bereich des Schädels mit Schädelanomalien, Unterentwicklung des Oberkiefers u. a.

Kranio|klast [zu ↑Cranium u. gr. *κλᾶν* = brechen] *m;* -en, -en: zangenartiges Instrument zur Schädelzertrümmerung bei der ↑Embryotomie

Kranio|korporo|gra|fie [↑Cranium, lat. *corpus*, Gen.: *corporis* = Körper u. ↑...grafie] *w;* -, ...ien: Aufzeichnung der Kopf-Körper-Bewegungen (zur Diagnose von Gleichgewichtsstörungen und Schwindel)

Kranio|logie [↑Cranium u. ↑...logie] *w;* -: Lehre vom Schädelbau. **kranio|logisch:** zur Kraniologie gehörend

Kranio|meter [↑Cranium u. ↑...meter] *s;* -s, -: Gerät zur Schädelmessung. **Kranio|metrie** [↑...metrie] *w;* -, ...ien: Schädelmessung, Bestimmung der verschiedenen Schädeldurchmesser mit dem Kraniometer. **kranio|metrisch:** die Kraniometrie betreffend

Kranio|neur|algie [↑Cranium u. ↑Neuralgie] *w;* -, ...ien: Neuralgie im Bereich der Kopfhautnerven

Kranio|pagus [zu ↑Cranium und gr. *πηγνύναι* = befestigen] *m;* -, ...pagen, in fachspr. Fügungen:

Cranio|pagus, *Pl.:* ...gi: Doppelfehlbildung mit zwei Köpfen, die am Schädeldach miteinander verwachsen sind

Kranio|pharyn|geom [zu ↑Cranium und ↑Pharynx] *s;* -s, -e: Hypophysengangtumor, meist zystischer Tumor, der von Epithelresten des embryonalen Hypophysengangs ausgeht und endokrin-vegetative und neurologische Störungen verursacht

Kranio|phor [zu ↑Cranium u. gr. φορός = tragend] *m;* -s, -e: Vorrichtung zum Festhalten des Schädels bei der Schädelmessung

Kranio|rha|chi|schisis [...sç...; ↑Cranium, gr. ῥάχις = Rücken; Rückgrat u. gr. σχίσις = das Spalten] *w;* -: angeborene Spaltbildung am Schädel u. an der Wirbelsäule

Kranio|sa|kral|therapie [zu ↑Cranium, ↑sakral u. ↑Therapie] *w;* -, ...ien: alternativmedizinische Behandlungsmethode bei vielen Beschwerden (z. B. Kopfschmerzen, Unterleibsbeschwerden); von dem Amerikaner William Garner Sutherland (1873–1954) entwickelte Form der ↑Osteopathie, die auf der Vorstellung beruht, dass sich durch bestimmte manuelle Techniken die Schädelknochen gegeneinanderbewegen lassen und dadurch krankheitsverursachende Störungen der Pulsationen des Liquors, durch die Schädel und Kreuzbein in Verbindung stünden, beeinflusst werden könnten; bisher kein wiss. Nachweis der Wirksamkeit

Kranio|sklerose [↑Cranium u. ↑Sklerose] *w;* -, -n, in fachspr. Fügungen: **Cranio|sclerosis,** *Pl.:* ...oses: Form der ↑Leontiasis, Verformung des Schädels durch Verdichtung und Verdickung der Schädelknochen, vor allem der ↑Diploe des Schädeldachs, tritt auf bei ↑Osteodystrophia deformans

Kranio|stenose [zu ↑Cranium u. gr. στενός = eng] *w;* -, -n, in fachspr. Fügungen: **Cranio|stenosis,** *Pl.:* ...oses: Schädeldeformierung infolge vorzeitiger Verknöcherung der Schädelnähte mit nachfolgender Beendigung des Schädelwachstums

Krani|ostose [zu ↑Cranium u. gr. ὀστέον = Knochen] *w;* -, -n, in fachspr. Fügungen: **Crani|ostosis,** *Pl.:* ...oses: vorzeitige Verknöcherung der Schädelnähte (meist angeboren)

Kranio|tabes, in fachspr. Fügungen: **Cranio|tabes** [↑Cranium u. ↑Tabes] *w;* -: Erweichung des Hinterhauptbeins (vor allem im Bereich der Lambdanaht, wobei sich das Hinterhaupt abplattet; frühestes Zeichen der ↑Rachitis)

Kranio|tomie [↑Cranium u. ↑...tomie] *w;* -, ...ien: **1)** operative Eröffnung des Schädels. **2)** Zerschneidung des kindlichen Schädels am toten Kind im Mutterleib (als geburtshilfliche Operation zur Überwindung mechanischer Geburtshindernisse)

Kranium *s;* -s, ...nia u. ...ien [...iən]: eindeutschende Schreibung für ↑Cranium

Krankenhaus|infektion vgl. Nosokomialinfektion

Krankenhaus|keim *(meist Pl.):* Keim, Erreger, mit dem sich ein Patient bzw. eine Patientin im Rahmen einer ↑Nosokomialinfektion infiziert (z. B. MRSA)

Krankheit: an bestimmten Symptomen erkennbare körperliche, geistige oder psychische Störung, deren Ursache medizinisch objektiviert werden kann

Kranz|arterie vgl. Arteria coronaria cordis

Kranznaht vgl. Sutura coronalis

Kratsch|mer-Re|flex [nach dem österr. Physiologen Florin Kratschmer, 1843–1922]: bei Säuglingen nach intranasaler Anwendung von Medikamenten auftretende Herz-, Kreislauf- und Atemdepression, die zu tödlichem Atemstillstand führen kann

Krätze vgl. Skabies

Krau|rose [zu gr. κραῦρος = trocken; spröde, brüchig] *w;* -, -n, in fachspr. Fügungen: **Crau|rosis,** *Pl.:* ...oses: chronische Schrumpfung und Atrophie der Haut oder der Weichteile bei fortschreitendem ↑Lichen sclerosus et atrophicans, eine ↑Präkanzerose. **Crau|rosis penis** = Balanitis xerotica obliterans. **Crau|rosis vulvae:** Atrophie der Vulva mit krankhaften Veränderungen des Unterhautzellgewebes

Krause-Drüsen [nach dem dt. Anatomen K. F. T. Krause, 1797–1868]: = Glandulae conjunctivales

Krause-Endkolben [nach dem dt. Anatomen W. J. F. Krause, 1833–1910] *Pl.:* = Corpuscula bulboidea

Krause-Operation [nach dem dt. Chirurgen Fedor Krause, 1857–1937]: veralt. Verfahren zur Behandlung der ↑Trigeminusneuralgie durch operative Entfernung des ↑Ganglion trigeminale in der mittleren Schädelgrube

Krea|tin [zu gr. κρέας, Gen.: κρέατος = Fleisch] *s;* -s: Stoffwechselprodukt des Aminosäurestoffwechsels des Menschen, das zu ↑Kreatinin abgebaut wird, Synthese erfolgt in Leber u. Niere, kommt v. a. im Muskelgewebe vor

Krea|tin|ämie [↑Kreatin u. ↑...ämie] *w;* -, ...ien: Vermehrung des Kreatins im Blut (Vorkommen bei Niereninsuffizienz)

Krea|tinin [zu ↑Kreatin] *s;* -s: harnpflichtiges Stoffwechselprodukt, das im Muskelgewebe aus Kreatin gebildet wird

Kreatinin|clearance: Maß für die Ausscheidung von Kreatinin durch die Niere

Kreatin|kinase, auch: **Creatin|kinase:** Enzym, das einen Phosphatrest auf Kreatin überträgt; Vorkommen in verschiedenen Isoformen; Abk.: CK. **Kreatin|kinase-MB:** vorwiegend im Myokard vorkommende Isoform der Kreatinkinase; Marker für Herzinfarkte

Krea|tin|urie [↑Kreatin u. ↑...urie] *w;* -, ...ien: Ausscheidung von Kreatin im Harn

Krea|tor|rhö, auch: **Krea|tor|rhöe** [...rø:; zu gr. κρέας, Gen.: κρέατος= Fleisch u. gr. ῥεῖν = fließen] *w;* -, ...rrhöen: Ausscheidung von unverdauten Fleischfasern im Stuhl

Krebs vgl. Karzinom

Krebsmilch: trübe, milchige Flüssigkeit, die bei bestimmten Karzinomarten aus der Schnittfläche der Geschwulst austritt

Krebsnabel: nabelförmige Einsenkung in der Mitte von Krebsknoten

Krebsperlen: zwiebelschalenartige Horngebilde bei verhornendem Hautkrebs

Krebs|register: listenmäßige Erfassung der jährlichen Neuerkrankungen an den einzelnen Krebsarten und der entsprechenden Sterblichkeitsraten

Kreislauf vgl. Blutkreislauf

Kreislauf|kol|laps vgl. Schock

Kreißsaal: Entbindungsraum einer Klinik

Kremaster *m;* -s, -: übliche Kurzbez. für ↑Musculus cremaster. **Kremaster|reflex:** Fremdreflex: Bestreichen der Innenseite des Oberschenkels führt zum Hochsteigen des ipsilateralen Hodens durch Zusammenziehen des ↑Musculus cremaster

Kremer-Test: Kapillartest zur Überprüfung der Penetrationsfähigkeit von Spermien im Zervikalschleim der Partnerin zur Abklärung einer ungewollten Kinderlosigkeit

Kreno|therapie [gr. *κρήνη* = Quelle u. ↑Therapie] *w;* -, ...ien: Krankheitsbehandlung mit Trinkkuren

Krepitation [zu lat. *crepitare* = rasseln, knirschen, klappern] *w;* -, -en, in fachspr. Fügungen: **Crepitatio**, *Pl.:* ...io|nes: **1)** »Knisterrasseln«, besondere Form der Geräusche, die über den Lungen beim Einatmen stethoskopisch zu hören sind (vor allem bei entzündlichen Prozessen und beim Lungenödem vorkommend). **2)** Reiben und Knirschen, das durch das Aneinanderreiben von Knochenbruchenden sowie durch das Aneinanderreiben von Sehnen und Sehnenscheiden bei entzündlichen Veränderungen entsteht. **Crepitatio in|dux:** feines Knisterrasseln im Anschoppungsstadium einer Lungenentzündung (frühdiagnostisches Zeichen). **Crepitatio re|dux:** Knisterrasseln im Stadium der beginnenden Lösung einer Lungenentzündung

Kre|scendo|geräusch [auch: krɛˈʃɛndo...; ital. *crescendo* = zunehmend]: kontinuierlich anschwellendes Herzgeräusch (bei bestimmten Herzerkrankungen)

Kresol [Kunstw.] *s;* -s: ein ↑Phenol, das fäulnis- und gärungshemmend sowie bakterizid wirkt, häufiger Bestandteil von Desinfektionsmitteln

Kretin [kreˈtɛ̃ː; aus frz. *crétin*] *m;* -s, -s: veralt. diskriminierende Bez. für: hochgradig geistig behinderter Mensch. **Kretinismus** *m;* -: nicht mehr verwendete Bez. für: auf einem Versagen der Schilddrüsenfunktion (infolge Jodmangels) beruhende angeborene hochgradige geistige Behinderung, u. a. verbunden mit Kleinwuchs, Kropf u. Gehörlosigkeit. **kretino|id** [zu ↑Kretin u. ↑...id]: veralt. diskriminierende Bez. für: hochgradig geistig behindert

Kreuz|all|ergie [↑Allergie] *w;* -, ...ien: Überempfindlichkeit gegenüber einer Substanz nach Sensibilisierung durch eine andere, die ähnliche allergene Strukturen aufweist

Kreuzband vgl. Ligamentum cruciatum

Kreuzbein vgl. Os sacrum

Kreuzfeuerbestrahlung: fraktionierte Bestrahlung von zwei oder mehreren Stehfeldern aus

Kreuz|immunität [zu ↑immun] *w;* -: erworbene Immunität nicht nur gegenüber dem die Antikörper auslösenden Antigen, sondern auch gegenüber weiteren Antigenen einer verwandten Gruppe

Kreuzprobe: obligate Überprüfung der Verträglichkeit von Spender- und Empfängerblut vor einer Bluttransfusion, derart dass Spendererythrozyten mit Empfängerserum (**Majorprobe, Majortest**) und eventuell zusätzlich Empfängererythrozyten mit Spenderserum (**Minorprobe, Minortest**) zusammengebracht und nach 20 Minuten bei 37 °C auf eventuelle Agglutination betrachtet werden

Kreuz|reaktion: **1)** Immunreaktion spezifischer Antikörper gegen strukturell ähnliche Antigene, Kreuzallergie; mögliche Teilursache der Autoimmunität und daraus resultierender Erkrankungen (Allergologie). **2)** ↑Kreuzreaktivität

Kreuz|reaktivität: Bindung von Antikörpern an verschiedene Antigene mit gleichen oder ähnlichen ↑Epitopen, führt in der Labordiagnostik häufig zu falsch positiven Resultaten (Serologie, Immunologie)

Kreuzresistenz: gleichzeitige Resistenz von Keimen gegen ein Antibiotikum und eine verwandte Substanz

Kreuz|schmerz: allg. für Schmerzen in der Kreuzbein- bzw. Lendenwirbel-Region

Kreuzung vgl. Bastardierung

kri|brös, in fachspr. Fügungen: **cri|brosus, ...osa, ...osum** [zu lat. *cribrum* = Sieb]: »siebähnlich«, durchlöchert (bes. Anat.); z. B. in der Fügung ↑Lamina cribrosa

Kriko|id *s;* -[e]s, -e: Kurzbez. für ↑Cartilago cricoidea

Kriko|tomie [gr. *κρίκος* = Kreis, Ring u. ↑...tomie] *w;* -, ...ien: operative Spaltung des Ringknorpels (bei drohender Erstickung, z. B. bei ↑Diphtherie)

Kriko|tra|cheo|tomie [Kurzw. aus ↑Krikotomie und ↑Tracheotomie] *w;* -, ...ien: operative Spaltung des Ringknorpels u. des ersten bzw. der beiden ersten Trachealringe (bei drohender Erstickung)

kriminell, in fachspr. Fügungen: **criminalis, ...le** [zu lat. *crimen,* Gen.: *criminis* = Beschuldigung; Verbrechen]: verbrecherisch; strafbar; z. B. in der Fügung ↑Abortus criminalis

Krimino|pa|thie [zu lat. *crimen,* Gen.: *criminis* = Verbrechen u. ↑...pathie] *w;* -, ...ien: krankhafte Veranlagung eines Menschen zu Verbrechen

Krippentod vgl. plötzlicher Kindstod

Krise od. **Krisis** [von gr. *κρίσις* = Entscheidung; entscheidende Wendung] *w;* -, ...sen, in fachspr. Fügungen: **Crisis,** *Pl.:* Crises: **1)** mit heftigen Schweißausbrüchen verbundener, plötzlich eintretender schneller Fieberabfall als kritischer Wendepunkt (meist zur Besserung hin) im Verlauf einer [Infektions]krankheit. **2)** (meist *Pl.*): unvermittelt auftretende heftige Schmerzanfälle im Bereich verschiedener Körperorgane od. Körperregionen, bes. bei ↑Tabes dorsalis

Kristeller-Handgriff [nach dem dt. Gynäkologen Samuel Kristeller, 1820–1900]: geburtshilflicher

Handgriff zur Ergänzung der Bauchpresse (wobei mit beiden flach aufgelegten Händen während einer Wehe ein Druck auf den Fundus der Gebärmutter ausgeübt wird). **Kristeller-Pfropf:** Schleimpfropf im Halskanal der Gebärmutter (spielt eine Rolle bei der Konzeption und beim aseptischen Verschluss der Gebärmutterhöhle)

Krogh-Apparat [nach dem dän. Physiologen August Krogh, 1874–1949]: Apparat zur Bestimmung des Grundumsatzes durch Messung des Sauerstoffverbrauchs bei der Atmung

Kromayer-Lampe [nach dem dt. Dermatologen E. L. F. Kromayer, 1862–1933]: wassergekühlte Quarzlampe zur Bestrahlung bei Hautkrankheiten

Kropf vgl. Struma

Krosse, auch: **Crosse** [ˈkrɒsə; aus frz. *crosse* = Bischofsstab, Krummstab] *w;* -, -n: erweiterte Einmündungsstelle der ↑Vena saphena magna in die ↑Vena femoralis

Kross|ektomie [↑Krosse u. ↑Ektomie] *w;* -, ...ien: operative Durchtrennung der Seitenäste der ↑Vena saphena magna

Krozidismus [zu gr. *κροκύς* (in falscher Lesart auch: *κροκίς*) = Flocke], latinisiert: **Crocidismus** *m;* -: = Floccilegium

Krukenberg-Arm [nach dem dt. Chirurgen Hermann Krukenberg, 1863–1935]: inzwischen veralt. Amputationsmethode, die durch Spaltung des Unterarmstumpfs in einen radialen und einen ulnaren Anteil aktive Greifbewegungen ermöglicht

Krukenberg-Tumor [nach dem dt. Pathologen Friedrich Krukenberg, 1871–1946]: am Ovarium lokalisierte ↑Abtropfmetastase bestimmter Magenkarzinome

Krummdarm vgl. Ileum

Krupp, Krupp-Syndrom [von gleichbed. engl. *croup;* eigtl. = heiseres Sprechen oder Schreien] *m;* -s: Kehlkopfsyndrom mit akuter entzündlicher Schwellung der Kehlkopfschleimhaut, heiserem und tonlosem Husten, membranösen Ausschwitzungen und Einengung des Kehlkopflumens (bei Diphtherie). **kruppös,** in fachspr. Fügungen: **crouposus, ...osa, ...osum** [kru...]: den Krupp betreffend, auf Krupp beruhend, kruppartig (von Husten); z. B. in der Fügung ↑Pneumonia crouposa

krural, in fachspr. Fügungen: **cruralis, ...le** [zu lat. *crus,* Gen.: *cruris* = Unterschenkel; Bein]: zu einem anatom. Schenkel gehörend; zum Unterschenkel gehörend; z. B. in der Fügung ↑Ansa cruralis

Kruro|tomie [↑Crus und ↑...tomie] *w;* -, ...ien: operative Durchtrennung eines oder beider Schenkel des Steigbügels im Ohr

Kruste [altes Lehnw. aus lat. *crusta,* Gen.: *crustae* = Rinde, Borke] *w;* -, -n, in fachspr. Fügungen: **Crusta,** *Pl.:* ...stae: **1)** Borke, Schorf, sekundäre Hauteffloreszenz (entsteht durch Eintrocknen körpereigener und körperfremder Stoffe wie Eiter, Exsudat, Blut usw.). **2)** harte Schicht, Deckschicht eines Organs (Anat.). **Crusta inflammatoria** = Crusta phlogistica. **Crusta lactea:** »Milchschorf«, krustiges Gesichtsekzem bei Säuglingen, die ausschließlich mit Milch ernährt werden. **Crusta lamellosa:** »Schuppenkruste«, scheibenförmige Kruste (Mischung zwischen Schuppe und Kruste, sekundäre Hauteffloreszenz). **Crusta pe|trosa:** seltene Bezeichnung für ↑Zement. **Crusta phlogistica:** entzündliche Kruste, krankhafte Blutgerinnung, bei der sich der weiße Anteil des Blutgerinnsels als »Speckhaut« abscheidet

krustös, in fachspr. Fügungen: **crustosus, ...osa, ...osum** [zu ↑Kruste]: verschorft, borkig (von verletztem Gewebe, bes. Haut)

Kry|äs|thesie [zu gr. *κρύος* = Kälte, Frost u. gr. *αἴσθησις* = Sinneswahrnehmung] *w;* -, ...ien: Kälteüberempfindlichkeit der Haut (Vorkommen bei ↑Tabes dorsalis)

kry|o..., Kry|o...
⟨zu gr. *κρύος* »Eiskälte, Frost, Schauder«⟩ Wortbildungselement mit der Bedeutung »Kälte, Frost«: – Kryochirurgie – kryophil – Kryoskopie

K
Kryo

Kryo|ag|glutinin [↑kryo... u. ↑Agglutinin] *s;* -s, -e: bei Kälteeinwirkung ausfallendes ↑Agglutinin

Kryo|chir|urgie [↑kryo... u. ↑Chirurgie] *w;* -: Kältechirurgie, Anwendung der Kältetechnik bei Operationen. **kryo|chir|urgisch:** mithilfe bzw. den Mitteln der Kryochirurgie

Kryo|globulin [↑kryo... u. ↑Globulin] *s;* -s, -e: Serumproteine, die bei Kälte ausfallen, die Folge ist u. a. eine Störung der Mikrozirkulation

Kryo|globulin|ämie [↑Kryoglobulin und ↑...ämie] *w;* -, ...ien: Auftreten und Vermehrung von Kryoglobulin im Blut (Vorkommen u. a. bei ↑Plasmozytom)

Kryo|kauter [↑kryo... u. ↑Kauter] *m;* -s, -: chirurgisches Instrument zur Kaltverschorfung (mithilfe von Kohlensäureschnee u. Aceton) insbesondere von Warzen und gutartigen Neubildungen der Haut

Kryo|kon|servie|rung [↑kryo...] *w;* -, -en: Einfrierung und Lagerung von Teilen des Organismus (z. B. Haut, Sperma)

Kryo|pa|thie [↑kryo... u. ↑...pathie] *w;* -, ...ien, in fachspr. Fügungen: **Cryo|pa|thia**[1], *Pl.:* ...iae: durch Kryoglobuline ausgelöste Erkrankung

Kryo|pexie [↑kryo... u. gr. *πηγνύναι* = festmachen, befestigen] *w;* -, ...ien: operative Wiederanheftung der abgelösten Augennetzhaut mittels einer Kältesonde

kryo|phil [↑kryo... u. gr. *φίλος* = lieb; Freund]: Kälte liebend (von Mikroorganismen gesagt)

Kryo|skalpell [↑kryo... u. ↑Skalpell] *s;* -s, -e: in der ↑Kryochirurgie verwendetes Skalpell

Kryo|skop [↑kryo... u. ↑...skop] *s;* -s, -e: Gerät zur

Bestimmung der Gefrierpunktserniedrigung in Flüssigkeiten (z. B. im Serum oder in defibriniertem Blut). **Kryo|skopie** [↑kryo... u. ↑...skopie] *w;* -, ...ien: Bestimmung der Gefrierpunktserniedrigung in Flüssigkeiten

Kryo|therapie [↑kryo... u. ↑Therapie] *w;* -, ...ien: (lokale oder systemische) therapeutische Anwendung von Kälte

Krypten, in fachspr. Fügungen: **Cryptae** [zu gr. *κρυπτός* = versteckt, verborgen] *Pl.:* Einbuchtungen, Zerklüftungen (physiologisch, z. B. in Form von Schleimhauteinsenkungen, od. krankhaft, z. B. an chronisch-entzündlich veränderten Gaumenmandeln). **Cryptae tonsillares palatini** *Pl.:* von der Oberfläche in die Gaumenmandeln eingesenkte Epitheltaschen. **Cryptae tonsillares pharyngealis** *Pl.:* Epitheltaschen als Fortsetzung der kleinen Einbuchtungen an der Oberfläche der Gaumenmandeln

Kryptitis [zu ↑Krypten] *w;* -, ...titiden, in fachspr. Fügungen: **Cryptitis,** *Pl.:* ...titides: Entzündung von Krypten

K
Kryo

kryp|to..., Kryp|to...

vor Vokalen meist **krypt..., Krypt...**
⟨zu gr. *κρυπτός* »verborgen, heimlich, geheim«⟩
Wortbildungselement mit der Bedeutung »geheim, verborgen«:
- kryptogen
- Kryptorchismus

krypto|gen u. **krypto|genetisch** [zu gr. *κρυπτός* = versteckt, verborgen u. gr. *γένεσις* = Ursprung, Entstehung]: von unbekanntem, verborgenen Ursprung (bezogen auf die Ursache, den Ausgangspunkt einer Krankheit bzw. den Sitz oder Herd eines krankhaften Geschehens)

Krypto|kok|kose [zu ↑Cryptococcus] *w;* -, -n, in fachspr. Fügungen: **Crypto|coc|cosis,** *Pl.:* ...coses: schwere, durch ↑Cryptococcus neoformans verursachte Pilzerkrankung (eine Mykose, die u. a. die Hirnhäute befällt)

Krypton [auch: ...o:n; zu gr. *κρυπτός*= versteckt, verborgen]: zu den Edelgasen gehörender chem. Grundstoff; Zeichen: Kr

Krypt|oph|thalmus [gr. *κρυπτός* = versteckt, verborgen u. gr. *ὀφθαλμός* = Auge] *m;* -, ...mi: angeborene Entwicklungsstörung des Auges mit Fehlen der Lidspalte (bei angelegtem, gelegentlich sogar über Lichtwahrnehmungen verfügenden, von Haut überdeckten ↑Bulbus)

Krypt|or|chismus [zu gr. *κρυπτός* = versteckt, verborgen u. ↑Orchis] *m;* -, ...men: ↑Maldescensus testis, krankhaftes Zurückbleiben eines oder beider Hoden in der Bauchhöhle (»Bauchhoden«) oder im Leistenkanal (»Leistenhoden«), eine angeborene Fehlbildung infolge Ausbleibens der normalen Verlagerung des Hodens in den Hodensack

Krypto|skop [gr. *κρυπτός* = versteckt, verborgen u. ↑...skop] *s;* -s, -e: (heute nicht mehr zugelassenes) tragbares Röntgengerät zur Durchleuchtung des Patienten bzw. der Patientin außerhalb des Röntgenraumes

Krypto|spermie [zu gr. *κρυπτός* = versteckt, verborgen u. ↑Spermium] *w;* -, -ien: das Vorhandensein einer extrem weit unter der Norm liegenden Anzahl von Spermien im Ejakulat

Krypto|sporidio|se [zu ↑Kryptosporidium] *w;* -, -n, in fachspr. Fügungen: **Cryptosporidio|sis,** *Pl.:* ...io|ses: Erkrankung (nicht beeinflussbare Durchfälle) durch Erreger der Gattung Kryptosporidium

Krypto|sporidi|um [zu gr. *κρυπτός* = versteckt, verborgen u. ↑Spore] *s;* -s, (Arten:) ...dien [...diən], biol. fachspr.: **Crypto|sporidi|um** *s;* -s, ...dia: zu den ↑Kokzidien gehörendes ↑Protozoon

Krystallo|konus [gr. *κρύσταλλος* = Eis; Edelstein; Glas u. gr. *κῶνος* = Kegel] *m;* -: angeborene Krümmungsanomalie der vorderen und hinteren Augenlinsenfläche (führt zu Brechungsmyopie)

KS: Abk. für ↑Ketosteroid

kubital, in fachspr. Fügungen: **cubitalis, ...le** [zu ↑Cubitus]: zum Ellbogen gehörend, den Ellbogen betreffend

Kubital|drüsen: Lymphknoten oberhalb des ↑Epicondylus medialis humeri

kubo|id, in fachspr. Fügungen: **cubo|ides,** auch: **cubo|ide|us, ...ea, ...e|um** [lat. *cubus* = Würfel u. ↑...id]: würfelförmig, würfelähnlich; z. B. in der Fügung ↑Os cuboideum. **Kubo|id** *s;* -[e]s, -e: Kurzbez. für ↑Os cuboideum

Kugel|bakterie vgl. Kokke

Kugelgelenk vgl. Diarthrose

Kugelzelle vgl. Sphärozyt

Kuhnt-Bindehautdeckung [nach dem dt. Ophthalmologen Hermann Kuhnt, 1850–1925]: operative Abdeckung von Defekten an der Augenhornhaut oder Augenlederhaut durch Läppchen der Augenbindehaut

Kuldo|skopie [Kurzbildung aus frz. *cul de sac* = Sackgasse u. ↑...skopie] *w;* -, ...ien: direkte Untersuchung des Douglas-Raumes mithilfe eines durch das hintere Scheidengewölbe eingeführten ↑Endoskops

Kulikose [zu ↑Culex] *w;* -, -n, in fachspr. Fügungen: **Culicosis,** *Pl.:* ...oses: Hautaffektion durch Insektenstich (bes. durch den Stich des Weibchens der Stechmücke)

Kulissenschnitt: operative Eröffnung der Bauchhöhle in der Form, dass die durchtrennte Bauchmuskulatur kulissenartig zur Seite gezogen wird

kultivie|ren [zu lat. *colere, cultum* = bebauen, pflegen]: Mikroorganismen oder Gewebszellen auf geeigneten Nährböden anzüchten

Kultur *w;* -, -en: **a)** nur *Sg.:* die Anzucht von Mikroorganismen oder Gewebszellen auf geeigneten Nährböden; **b)** auf geeigneten Nährböden gezüchtete Mikroorganismen oder Gewebszellen

Kumarin vgl. Cumarin

Kümmell-Verneuil-Erkrankung [...vɛrˈnø:j...; nach

dem dt. Chirurgen Hermann Kümmell, 1852–1937, u. dem frz. Chirurgen A. A. Verneuil, 1823–1895]: mit Minderversorgung des Gewebes einhergehende aseptische Nekrose der Wirbelkörper, welche teilweise zusammensintern, brüchig und bereits bei geringfügiger Gewalteinwirkung anfällig für Verletzungen werden; Ursache unbekannt

Kumulation [zu lat. *cumulare* = aufhäufen] *w;* -, -en: Anhäufung von Substanzen im Organismus; zunehmende (unter Umständen vergiftende) Wirkung eines Arzneimittels bei fortgesetzter Verabreichung kleinerer Dosierungen. **kumulativ** [...ti:f]: in der Wirkung zunehmend (bes. von Arzneimitteln)

kumulieren: die Wirkung (von Medikamenten) anhäufen

kuneiform, in fachspr. Fügungen: **cuneiformis, ...me** [...e-ɪ...; zu lat. *cuneus* = Keil u. lat. *forma* = Form, Gestalt]: keilförmig, zugespitzt; z. B. in der Fügung ↑Os cuneiforme

Kuneohysterektomie [lat. *cuneus* = Keil u. ↑Hysterektomie] *w;* -, ...ien: operatives Herausschneiden eines keilförmigen Stückes aus dem Gebärmutterkörper (bei Gebärmuttervorwölbung)

Kunnus vgl. Cunnus

künstliche Niere vgl. extrakorporale Dialyse

künstlicher After vgl. Anus praeternaturalis

kunsttherapeutisch: die Kunsttherapie betreffend, auf Kunsttherapie beruhend

Kunsttherapie: medizinisch-psychosoziale Betreuung chronisch Kranker; Bewältigen des Leidens durch kreatives künstlerisches Gestalten mit Farbe, Holz und anderen Materialien

Küntscher-Nagelung [nach dem dt. Chirurgen Gerhard Küntscher, 1900–1972]: Form der operativen Knochenbruchbehandlung (vor allem bei Röhrenknochenbrüchen), bei der ein Metallnagel in die Markhöhle des gebrochenen Knochens eingeführt wird

Kupfer [frühes Lehnwort aus gleichbed. lat. *cuprum*] *s;* -s, in der internationalen Nomenklatur auch: **Cuprum** *s;* -s: metallisches chem. Element; Zeichen: Cu

Kupferfinne vgl. Rosazea

Kupffer-Sternzellen [nach dem dt. Anatomen K. W. von Kupffer, 1829–1902]: sternförmig verzweigte Endothelzellen der Leberkapillaren, deren Ausläufer untereinander in Verbindung treten (die Sternzellen sind amöboid beweglich, sie können phagozytieren und speichern)

kupieren [aus frz. *couper* = schneiden, abschneiden]: verkürzen, eine Krankheit im Anfangsstadium unterdrücken, sie zum Stillstand bringen, sie aufhalten, sie an ihrem normalen Ablauf hindern

Kuprismus [zu lat. *cuprum* = Kupfer] *m;* -: Kupfervergiftung

Kur [aus lat. *cura* = Sorge, Fürsorge; Pflege] *w;* -, -en: unter ärztlicher Aufsicht u. Betreuung durchgeführtes Heilverfahren, Heilbehandlung

kurabel, in fachspr. Fügungen: **curabilis, ...le** [aus gleichbed. lat. *curabilis*]: heilbar (von Krankheiten gesagt)

Kurand *m;* -en, -en, **Kurandin** *w;* -, -nen [zu lat. *curare* = Sorge tragen; pflegen; heilen]: veralt. für: einem Arzt od. einer Ärztin zur Behandlung anvertraute/-r Patient/-in; Pflegling

Kurare, fachspr. meist: **Curare** [aus einer indigenen südamerik. Sprache] *s;* -[s]: südamerik. Pfeilgift (wässriger Extrakt verschiedener Strychnosarten; lähmt die motorischen Nerven); in der Medizin werden dem Kurare verwandte pharmazeutische Präparate zur Herabsetzung des Muskeltonus (↑Relaxanzien) bei chirurgischen Eingriffen verwendet

kurativ [...ti:f; zu lat. *curare, curatum* = Sorge tragen; pflegen; heilen]: heilend; z. B. in der Fügung: **kurative Behandlung:** ärztliche Maßnahme, die zur Heilung der festgestellten Beschwerden führt

Kürettage [...a:ʒə; zu ↑Kürette] *w;* -, -n: Ausschabung bzw. Auskratzung der Gebärmutterhöhle zu therapeutischen oder diagnostischen Zwecken (z. B. zur histologischen Untersuchung der entnommenen Schleimhautpartikel). **Kürette** [aus gleichbed. frz. *curette*] *w;* -, -n: **1)** Kratzer, Schaber, Instrument zur Ausschabung der Gebärmutter. **2)** Instrument zur Beseitigung hartnäckiger Ablagerungen unter dem Zahnfleischrand. **kürettieren:** ausschaben, auskratzen, eine Kürettage ausführen

Kürschnernaht: fortlaufende Naht, bei der der Faden nicht unterbrochen bzw. abgeschnitten wird (man unterscheidet zwischen einfacher fortlaufender Naht, Tabaksbeutelnaht, Matratzen- oder Zickzacknaht und Einstülpungsnaht)

Kuru [papuanisch *kuru* = zittern] *m* od. *s;* -s: erstmals bei Eingeborenen Papua-Neuguineas beobachtete, durch ein Virus hervorgerufene, tödlich verlaufende Erkrankung des Zentralnervensystems, charakterisiert durch Schüttelbewegungen des ganzen Körpers

Kurvatur [aus lat. *curvatura,* Gen.: *curvaturae* = Krümmung, Wölbung] *w;* -, -en, in der anat. Nomenklatur: **Curvatura,** *Pl.:* ...rae: Krümmung, gekrümmter Teil eines Organs (Anat.). **Curvatura major gastricae:** große Magenkrümmung, der nach links und unten gerichtete konvexe Magenrand. **Curvatura minor gastricae:** kleine Magenkrümmung, der nach rechts und oben gerichtete konkave Magenrand

Kurzdarmsyndrom: Krankheitsbild nach der Resektion längerer Abschnitte des Dünndarms

Kurzrok-Miller-Test [nach den amerik. Ärzten Raphael Kurzrok, 1895–1961, u. Th. G. Miller, 19./20. Jh.]: Methode zur Untersuchung der weiblichen Sterilität: 1 Tropfen Zervixschleim der Frau wird mit 1 Tropfen Sperma eines erwiesenermaßen fruchtbaren Mannes zusammengebracht; erfolgt kein Eindringen der Spermien in den Zervixschleim, so liegt ursächlich eine Störung seitens des Zervixschleimes vor; Abk.: SCMC-Test (*s*perm-*c*ervical *m*ucus *c*ontact)

kurzsichtig vgl. myop. **Kurzsichtigkeit** vgl. Myopie

Kurzwellen: elektromagnetische Wellen von rund 30 bis 100 m Wellenlänge, die therapeutisch zur Bestrahlung angewandt werden

Kurz|zeit|gedächtnis: Fähigkeit, sich einen Sachverhalt während eines Zeitraums von etwa zehn Sekunden Länge zu merken

Kußmaul-Atmung [nach dem dt. Arzt Adolf Kußmaul, 1822–1902]: »große Atmung«, gekennzeichnet durch wenig gesteigerte Atemfrequenz bei stark vergrößertem Atemzugvolumen (Kohlendioxid wird vermehrt abgeatmet, um eine Azidose zu kompensieren; Vorkommen u. a. vor und bei diabetischem Koma, bei Niereninsuffizienz oder Aufenthalt in großen Höhen)

kutan, in fachspr. Fügungen: **cutane|us, ...nea, ...ne|um** [zu lat. *cutis* = Haut]: zur Haut gehörend, die Haut betreffend; z. B. in der Fügung ↑Nervi cutanei

Kutan|re|aktion, auch: **Kutis|re|aktion:** Rötung der Haut (meist mit Quaddelbildung) als Reaktion auf einen künstlichen Reiz (Einreibung od. Einspritzung zu diagnostischen Zwecken, insbes. zur Feststellung einer Tuberkulose)

Kutikula [aus lat. *cuticula*, Verkleinerungsbildung zu lat. *cutis* = Haut] *w;* -, ...lä, in der Nomenklatur der Anatomie: **Cuticula,** *Pl.:* ...lae: Häutchen (Anat.). **Cuticula dentis** [↑Dens]: Schmelzoberhäutchen, dünnes, homogenes, verkalktes Häutchen an der Oberfläche des unversehrten Zahnschmelzes. **Cuticula pili** [↑Pilus]: Haaroberhäutchen, dünne, vollständig verhornte, kernlose, durchsichtige Lage von Zellplättchen

Kutis, in der Nomenklatur der Anatomie: **Cutis** [aus lat. *cutis* = Haut] *w;* -: die äußere Haut des menschlichen Körpers; im engeren Sinne auch Bezeichnung für die Lederhaut. **Cutis anserina** [lat. *anserinus* = zu den Gänsen gehörend]: »Gänsehaut«, Hervortretung der Haarbälge infolge Kontraktion der glatten Haarmuskulatur, die dabei das Haar aufrichtet. **Cutis callosa:** »Schwielenhaut«, Hautveränderung mit umschriebener, flächenhafter Hyperkeratose (z. B. als Berufsschwiele an den Händen von Erdarbeitern, Melkern, Schmieden u. a.). **Cutis elastica** = Cutis laxa. **Cutis hyperelastica** = Cutis laxa. **Cutis laxa:** »Gummihaut«, schlaffe, dehnbare Haut, die sich in großen Falten abheben lässt und wieder zurückschnellt (bei allgemeiner Bindegewebsschwäche). **Cutis marmorata:** bei Kälte auftretende bläuliche, marmorierte Flecken auf der Haut. **Cutis pendulans: 1)** extrem schlaffe Haut. **2)** Haut mit gestielten Hauttumoren. **Cutis rhombo|idalis:** Haut mit betont rautenförmiger Felderung (Vorkommen im Nacken, vor allem bei Männern). **Cutis tensa chronica** = Sklerodermie. **Cutis testacea:** stark schuppende seborrhoische Haut (bei ↑Ichthyose). **Cutis unctuo|sa:** seborrhoische Haut, Haut mit übermäßig starker Talgdrüsenabsonderung. **Cutis vagantium** [zu lat. *vagari* = umherschweifen]: schmutzig braun verfärbte Haut (z. B. bei Verwahrlosten). **Cutis verticis gyrata** [↑Vertex]: Furchen- und Faltenbildung der Haut, wobei die Oberfläche der Haut an die Windungen des Gehirns erinnert (bes. am Hinterkopf bei Männern)

Kutisreaktion vgl. Kutanreaktion

Küvette [aus frz. *cuvette* = Napf, Schale] *w;* -, -n: [genormtes] Glasgefäß mit plan geschliffenen Wänden für chemische u. optische Untersuchungen

Kwaschi|orkor [afrik.] *m;* -[s]: Ernährungsstörung, die bes. in den tropischen und subtropischen Gebieten bei Säuglingen und Kleinkindern auftritt, die proteinarm und kohlenhydratreich ernährt werden: u. a. mit Wachstumshemmung, Anämie, Ödemen

Kyem [aus gr. *κύημα* = das Empfangene, die Frucht im Mutterleib] *s;* -s, -e: Bezeichnung für die befruchtete Eizelle im Gesamtverlauf ihrer Entwicklungsstadien vom Embryo bis zum Fetus

Kye|mato|genese [↑Kyem u. gr. *γένεσις* = Entstehung] *w;* -, -n: zusammenfassende Bez. für ↑Blastogenese, ↑Embryogenese und ↑Fetogenese

Kye|mato|pa|thie [↑Kyem und ↑...pathie] *w;* -, ...ien: = Embryopathie

Kymo|graf [gr. *κῦμα* = Welle, Woge u. ↑...graf] *m;* -en, -en: früher benutzter Apparat zur Durchführung der Kymografie. **Kymo|gra|fie** [↑...grafie] *w;* -, ...ien: nicht mehr angewandtes röntgenografisches Verfahren zur Darstellung von Bewegungsabläufen in einem Organ. **kymo|gra|fieren:** eine Kymografie durchführen (veralt.)

Kymo|skop [gr. *κῦμα* = Welle, Woge u. ↑...skop] *s;* -s, -e: veraltetes, früher verwendetes optisches Instrument zur Sichtbarmachung wellenförmig fortschreitender Organbewegungen

Kyni|klo|kardie [zu gr. *κύνικλος* = Kaninchen und ↑Kardia] *w;* -: Spechtschlagrhythmus (eigtl. »Kaninchenherz«), scheinbares Verschwinden des zweiten Herztones bei sehr lautem ersten Herzton

Kyno|philie [zu gr. *κύων*, Gen.: *κυνός* = Hund u. gr. *φιλεῖν* = lieben] *w;* -: krankhaft gesteigerte Liebe zu Hunden

Kyn|orexie u. **Kyn|orexia** [zu gr. *κύων*, Gen.: *κυνός* = Hund u. gr. *ὄρεξις* = das Streben; das Verlangen; der Appetit] *w;* -: Heißhunger

Ky|phose [zu gr. *κυφός* = gebückt, gekrümmt] *w;* -, -n, in fachspr. Fügungen: **Kyphosis,** *Pl.:* ...oses: Buckel, flachbogige, konvexe Dauerverbiegung eines Wirbelsäulenabschnittes nach hinten

Ky|pho|skolio|se [zu gr. *κυφός* = gebückt, gekrümmt u. gr. *σκολιός* = krumm, gewunden] *w;* -, -n: Verkrümmung der Wirbelsäule nach hinten u. nach der Seite sowie Verdrehung um die Wirbelsäulenachse

ky|photisch [zu ↑Kyphose]: buckelig, im Sinne einer Kyphose verkrümmt (von der Wirbelsäule); an Kyphose leidend

Kystom vgl. Zystadenom

L

l: Abk. für ↑lävogyr

L: **1)** abkürzende Bezeichnung für die fünf Lendenwirbel (L 1, L 2 usw.). **2)** abkürzende Bezeichnung für die Rückenmarkssegmente der Lendenwirbelsäule (L_1, L_2 usw.). **3)** Abk. für ↑Lues. **4)** Kennbuchstabe, der den Namen derjenigen Kohlenhydrate vorangestellt wird, die sich nicht zu der (willkürlich gewählten) Bezugssubstanz Glyzerinaldehyd abbauen lassen (z. B. L-Galaktose)

La: chem. Zeichen für ↑Lanthan

labial, in fachspr. Fügungen: **labia|lis, ...le** [zu ↑Labium]: zu den Lippen gehörend, sie betreffend, lippenwärts; z. B. in der Fügung ↑Glandulae labiales

labil [zu lat. *labi* = gleiten, abgleiten, straucheln]: unbeständig, schwankend; leicht aus dem Gleichgewicht kommend (im Gegensatz zu ↑stabil). **Labilität** *w; -*: Unbeständigkeit (z. B. von Affekten)

labio|dental, in fachspr. Fügungen: **labiodentalis, ...le** [zu ↑Labium u. ↑Dens]: zu den Lippen und den Zähnen gehörend

Labium [aus lat. *labium*, Gen.: *labii* = Lefze, Lippe] *s;* -s, ...bia (eindeutschend: ...bien [...iən]): **1)** Lippe, Randleiste, lippenförmiger Rand (z. B. eines Hohlorgans; Anat.). **2)** übliche Kurzbez. für ↑Labium majus pudendi (bzw. Labium minus pudendi). **Labium anterius ostii uteri:** vordere Lippe des Muttermundes. **Labium ex|ternum cristae iliacae:** äußere Randleiste der ↑Crista iliaca. **Labium inferius:** Unterlippe des Mundes (durch das ↑Frenulum labii inferioris mit dem Zahnfleisch verbunden). **Labium inferius (valvulae coli):** unterer lippenförmiger Rand der ↑Valva ileocaecalis. **Labium internum cristae iliacae:** innere Randleiste der ↑Crista iliaca. **Labium laterale:** äußere Knochenleiste am Körper des Oberschenkelknochens (Ansatzstelle der Oberschenkelmuskulatur). **Labium limbi tympanicum laminae spiralis ossei:** untere, lippenförmige Begrenzung des ↑Sulcus spiralis (setzt sich in der ↑Lamina spiralis ossea fort). **Labium limbi vestibulare laminae spiralis ossei:** obere, lippenförmige Begrenzung des ↑Sulcus spiralis (springt frei in den ↑Ductus cochlearis vor). **Labium majus pudendi:** »große Schamlippe«, Hautfalte mit Fettgewebe am Eingang der Scheide (Teil des äußeren Genitales der Frau). **Labium media|le:** mittlere Knochenleiste am Schaft des Oberschenkelknochens (Ansatzstelle der Oberschenkelmuskulatur). **Labium minus pudendi:** »kleine Schamlippe«, Hautfalte, die die seitliche Begrenzung des Scheidenvorhofs bildet (Teil des äußeren Genitales der Frau). **Labia oris** [↑[2]Os] *Pl.:* die Lippen des Mundes, Sammelbez. für ↑Labium superius u. ↑Labium inferius. **Labium posterius ostii uteri:** hintere Lippe des weiblichen Muttermundes. **Labium superius:** »Oberlippe« (durch das ↑Frenulum labii superioris mit dem Zahnfleisch verbunden)

[1]Labor [aus lat. *labor*, Gen.: *laboris* = Anstrengung, Mühe, Arbeit] *m;* -s, Labores; in den Fügungen: **Labores parturientium** [↑parturiens] *Pl.:* »Geburtswehen«, schmerzhafte Kontraktionen der Gebärmutter, durch die die Frucht und die Nachgeburt ausgetrieben werden. **Labores prae|parantes** *Pl.:* »vorbereitende Wehen«, Eröffnungswehen, Kontraktionen der Gebärmutter während der Eröffnungsperiode. **Labores prae|sagientes** *Pl.:* Vorwehen, leichte Kontraktionen der Gebärmutter zu Beginn der normalen Geburt

[2]Labor *s;* -s, -s (auch: -e): Kurzw. für: Laboratorium

Labor|arzt, Labor|ärztin: Arzt, der / Ärztin, die (mikrobiologische, biologische, chemische o. Ä.) Laboruntersuchungen für Diagnostik und Therapieverlauf u. a. für die Innere Medizin u. Allgemeinmedizin durchführt

Laboratorium [zu lat. *labor* = Anstrengung, Mühe, Arbeit] *s;* -s, ...rien [...iən]: Arbeits- u. Forschungsraum für biolog., physikal., chem., medizin. od. techn. Versuche od. Arbeiten

La|brum [aus lat. *labrum*, Gen.: *labri* = Lefze, Lippe] *s;* -s, La|bra (eindeutschend: Labren): lippenförmiges Gebilde, lippenförmiger Faserrand, z. B. einer Gelenkpfanne (Anat.). **La|brum acetabuli:** faserförmiger Ring zur Erweiterung und Vertiefung der Hüftgelenkpfanne. **La|brum gleno|idale scapulae:** fibröser Ring zur Vergrößerung der Schultergelenkpfanne

Labyrinth [von gr. *λαβύϱινθος* = vielfach verschlungener Irrgang] *s;* -[e]s, -e, in fachspr. Fügungen: **Labyrin|thus** *m;* -, ...thi: Innenohr, das eigentliche Sinnesorgan des Ohres (besteht aus dem knöchernen und häutigen Labyrinth mit Vorhof, Bogengängen und Schnecke; Anat.). **Labyrin|thus coch|lea|ris:** Bez. für den Inhalt der knöchernen Schnecke. **Labyrin|thus eth|mo|idalis:** Labyrinth des Siebbeins, eine blasige, knöcherne Masse, die die Siebbeinzellen enthält. **Labyrin|thus membranace|us:** »häutiges Labyrinth«, bestehend aus ↑Vestibulum, Bogengängen und Schnecke (Teil des Innenohres). **Labyrin|thus osse|us:** »knöchernes Labyrinth« (umschließt das häutige Labyrinth und besteht ebenfalls aus ↑Vestibulum, Bogengängen und Schnecke)

labyrin|thär: vom Innenohr ausgehend

Labyrin|thitis *w;* -, ...thitiden (in fachspr. Fügungen: ...thitides): Entzündung des ↑Labyrinths (im Verlauf einer ↑Otitis oder bei bestimmten Infektionskrankheiten)

Labyrinth|reflex [zu ↑Labyrinth u. ↑Reflex]: **1)** tonischer Lagereflex von Augen-, Hals- u. Skelettmuskulatur je nach Stellung des Kopfes im Raum. **2)** Bewegungsreflex je nach Bewegung des Kopfes

Lac [aus gleichbed. lat. *lac*, Gen.: *lactis*] *s;* -[s]. Milch

lacer, ...ra, ...rum [aus lat. *lacer* = zerfetzt, zerrissen]: zerrissen; z. B. in der Fügung ↑Foramen lacerum

Laceratio vgl. Lazeration

Lacertus [aus lat. *lacertus*, Gen.: *lacerti* = Muskel] *m;* -, ...ti: Muskelzug, Faserzug (Anat.). **Lacertus fi|brosus** = Aponeurosis musculi bicipitis brachii. **Lacertus mus|culi recti lateralis bulbi:** sehniger Faserzug am ↑Musculus rectus lateralis des Augapfels

Lachgas: farbloses, geruchloses und ungiftiges Gas, das in der Zahnmedizin und Geburtshilfe im Gemisch mit Sauerstoff bzw. Halothan als Narkosemittel verwendet wird

Lachkrampf vgl. Gelasma

Lachman-Test: Test auf ↑Schubladensymptom bei Verdacht auf Kreuzbandruptur

Lachschlag vgl. Geloplegie

Lacinia [aus lat. *lacinia*, Gen.: *laciniae* = Fetzen, Zipfel] *w;* -, ...iae: seltene Bez. für: Zipfel, Fimbrie, Franse (z. B. die Fimbrien am Eierstock; Anat.). **lacinia|tus, ...ta, ...tum:** zerrissen, aufgezipfelt

Lack|lippen *Pl.:* hochrot glänzende Lippen v. a. bei Leberzirrhose oder bei Kawasaki-Krankheit

La|crima [aus gleichbed. lat. *lacrima*] *w;* -, ...mae: »Träne«, wässriges Sekret der im äußeren, oberen Teil der Augenhöhle gelegenen Tränendrüse. **lacrimalis, ...le:** auf die Tränen und Tränenorgane bezüglich, zu ihnen gehörend; z. B. in der Fügung ↑Glandula lacrimalis

Lacrimar|rhö auch: **Lakrimar|rhöe** [...rø: zu ↑Lacrima] *w;* -, ...rrhöen: starke Tränenabsonderung

La-Crosse-Virus: Enzephalitis verursachendes Virus

lactans [zu lat. *lactare* = Milch geben, säugen]: stillend, Milch erzeugend (von den Milchdrüsen der Frau)

Lactase vgl. Galaktosidase

Lactat [zu lat. *lac*, Gen.: *lactis* = Milch] *s;* -[e]s, -e: Salz der Milchsäure (Chem.)

Lactatio vgl. Laktation

lacte|us, ...tea, ...te|um [aus lat. *lacteus* = aus Milch, milchig]: milchig, milchweiß; z. B. in der Fügung ↑Crusta lactea

lacti|fer, ...ifera, ...iferum [aus lat. *lactifer* = Milch tragend]: Milch führend; z. B. in der Fügung ↑Ductus lactiferi (Anat.)

Lacto|bacillus acido|philus [↑Lac u. ↑Bazillus; ↑acidophilus] *m;* - -: Milchsäurebakterie, grampositive, unbewegliche Bakterie, die Kohlenhydrate in Milchsäure spaltet (Vorkommen z. B. in der Mund-, Magen- u. Scheidenflora u. im Säuglingsstuhl)

Lacto|bazillus [zu ↑Lac u. ↑Bazillus], *m;* -, ...llen, in fachspr. Fügungen: **Lactobacillus** *m;* -, ...lli: Gattung von Stäbchenbakterien, die aus Glucose Milchsäure produzieren u. zu den Milchsäurebakterien gehören

Lactoflavin vgl. Laktoflavin

Lactose vgl. Laktose

Lacuna vgl. Lakune. **lacunaris** vgl. lakunär

Lacus la|crimalis [lat. *lacus* = See] *m;* - -: »Tränensee«, rundlicher, nasaler Teil der Lidspalte als Auffangteil für die Tränenflüssigkeit (Anat.)

Laennec-Zir|rhose [laɛˈnɛk...; nach dem frz. Arzt R. T. Laennec, 1781–1826]: Form der Leberzirrhose mit Verkleinerung und Verhärtung der Leber sowie höckeriger, granulierter Beschaffenheit der Leberoberfläche (die Leber selbst ist bindegewebig durchwachsen)

Laesio vgl. Läsion

lae|vis, ...ve, genauer: **levis, ...ve** [aus gleichbed. lat. *levis* (Nebenform: *laevis*)]: »glatt«; z. B. in der Fügung ↑Atrophia laevis linguae

Lage|a|n|o|ma|lie: jede Position der Frucht im Uterus, die von der regelrechten Lage abweicht

Lage|empfinden: Wahrnehmungsfähigkeit der Lage der Extremitäten und des Rumpfes im Raum ohne visuelle Kontrolle

Lage|nystagmus [zu ↑Nystagmus]: Augenpendeln in Abhängigkeit von der Kopflage »zum oben liegenden Ohr«

Lagerungs|nystagmus [zu ↑Nystagmus]: benigner paroxysmaler Lagerungsschwindel, Augenpendeln in Abhängigkeit von der Blickrichtung, in die Richtung des betroffenen Bogengangs, oft »zum unten liegenden Ohr«

Lagerungs|schwindel: durch ↑Kanalothiasis verursachter Drehschwindel und Nystagmus

Lage|typ: durch die Stellung der Herzachse bedingter EKG-Typ

Lag|oph|thalmus [gr. λαγώς = Hase u. gr. ὀφθαλμός = Auge] *m;* -, ...mi: »Hasenauge«, unvollständiger Lidschluss, Klaffen der Lidspalte, mit Austrocknung der Hornhaut einhergehend (Folge einer Lähmung des ↑Musculus orbicularis oculi mit Herabsinken des Unterlids)

Lähmung: 1) vgl. Parese. **2)** vgl. Plegie

Lähmungsschielen vgl. Strabismus paralyticus

Lai|mer-Dreieck [nach dem österr. Anatomen Eduard Laimer, 1857–1934]: senkrecht verlaufende Muskelzüge am proximalen Teil des Ösophagus, die in der Mitte dreieckförmig auseinanderweichen und sich dann seitlich am Ringknorpel anheften

Lakt|acid|ämie [↑Lac u. ↑Acidämie] *w;* -, ...ien: Auftreten von Milchsäure im Blut (z. B. bei Lebererkrankungen)

Lakt|acidose, auch: **Lakt|azidose** [Kunstbildung zu ↑Acidum lacticum] *w;* -, -n: aus einem Überschuss an Milchsäure im Blut resultierendes Krankheitsbild

Lakt|agogum [zu ↑Lac u. gr. ἀγωγός = führend] *s;* -s, ...goga: = Galaktagogum

Laktase *w;* -: Enzym, das in der Dünndarmmukosa ↑Disaccharide spaltet

Laktase|mangel: angeborener oder erworbener Enzymmangel der Dünndarmmukosa, führt zu Hy-

L Lac

perosmose im Dünndarm und Gärumg im Dickdarm; erworben durch z. B. Enteritis, Zöliakie, Kuhmilchallergie oder Darmoperationen

Laktat vgl. Lactat

Laktat|dehydrogenase: Enzym mit fünf organspezifisch verteilten Isoformen, veränderte Serumkonzentrationen der Isoformen lassen auf Organerkrankungen schließen; Abk.: LDH

Laktation [zu lat. *lactare, lactatum* = Milch geben, säugen] *w;* -, -en, in fachspr. Fügungen: **Lactatio,** *Pl.:* ...io|nes: **1)** Absonderung von Milch aus den Brustdrüsen. **2)** Stillen, Zeit des Stillens, Ernährung des Säuglings an der Mutterbrust

Laktations|amenorrhö [zu ↑Laktation u. ↑Amenorrhö] *w;* -, ...rrhöen od. ...oeae: Ausbleiben der Menstruation während des Stillens

Laktationsatrophie vgl. Chiari-Frommel-Syndrom

Laktazidose vgl. Laktacidose

laktie|ren [aus lat. *lactare* = Milch geben, säugen]: **1)** Milch absondern (von den Brustdrüsen). **2)** stillen

Lakti|fugum [zu ↑Lac u. lat. *fugare* = vertreiben] *s;* -s, ...ga: Mittel, das die Milchproduktion der Brustdrüsen hemmt

Lakto|bakterien [↑Lac u. ↑Bakterie] *Pl.:* Gattung grampositiver, unbeweglicher Stäbchen, die aus Kohlenhydraten Milchsäure bilden

Lakto|flavin, fachspr. meist: **Lacto|flavin** [zu ↑Lac u. lat. *flavus* = gelb] *s;* -s: = Riboflavin

Lakto-Ovo-Vegetarismus [zu ↑Lac u. ↑ovo]: Form der vegetarischen Ernährungsweise, bei der neben pflanzlichen Lebensmitteln auch Milch- und Eiprodukte verzehrt werden

Laktose, fachspr. meist: **Lactose** [zu ↑Lac] *w;* -: Milchzucker (gehört zur Gruppe der Disaccharide; besteht aus ↑Glucose und ↑Galaktose)

Laktose|in|toleranz: ↑Disaccharidintoleranz

Laktos|urie [↑Laktose u. ↑...urie] *w;* -, ...ien: [nicht krankhafte] Ausscheidung von Laktose im Urin (kommt z. B. vor bei Wöchnerinnen, manchmal auch während der Schwangerschaft sowie nach Aufnahme von Milchzucker)

lakto|trop [zu ↑Lac und ↑...trop]: auf die Milchbildung einwirkend (z. B. von Hormonen gesagt)

lakto|vegetabil [zu ↑Lac u. lat. *vegetare* = in Bewegung setzen; beleben], in den Fügungen: **laktovegetabile Kost, lakto|vegetabile Diät:** aus Milch und Milchprodukten, Gemüse und Obst bestehende, einen Überschuss an basischen Stoffen enthaltende Schonkost

Lakto|vegetarier *m;* -s, -, **Lakto|vegetarierin** *w;* -, -nen [zu ↑Lac u. ↑Vegetarier]: Person, die sich von pflanzlichen Lebensmitteln und Milch bzw. Milchprodukten ernährt, Fleisch, Fleischprodukte, Fisch und Eier ablehnt

Lakto-Vegetarismus [zu ↑Lac]: Form der vegetarischen Ernährungsweise, bei der neben pflanzlichen Lebensmitteln auch Milchprodukte verzehrt werden

lakunär, in fachspr. Fügungen: **lacunaris, ...re** [zu ↑Lakune]: höhlenartig, buchtig; z. B. in der Fügung ↑Angina lacunaris

Lakune [aus lat. *lacuna,* Gen.: *lacunae* = Vertiefung, Höhle, Bucht] *w;* -, -n, in fachspr. Fügungen: **Lacuna,** *Pl.:* ...nae: Bucht, Vertiefung, Krypte (z. B. in der Oberfläche von Organen); Muskel- oder Gefäßlücke (Anat.). **Lacunae laterales** [↑Sinus] *Pl.:* Ausbuchtungen in den Blutleitern der harten Hirnhaut. **Lacuna mus|culorum retroinguinalis** [↑Muskel]: Muskellücke unter dem Leistenband als Durchtrittsstelle für den ↑Musculus iliopsoas und die Femoralnerven. **Lacuna vasorum retroinguinalis** [↑Vas]: Gefäßlücke unter dem Leistenband als Durchtrittsstelle für die Femoralgefäße

Lallen *s;* -s: **1)** vgl. Lallphase. **2)** psychotische oder dementielle Sprechstörung

Lallphase kindliche Entwicklungsphase im Spracherwerb, spielerisches Wiederholen von Lauten und Silben

Lalo|pa|thie [zu gr. λαλεῖν = schwatzen, sprechen u. ↑...pathie] *w;* -, ...ien: Bez. für jede Art von Sprachstörung

Lalo|phobie [zu gr. λαλεῖν = schwatzen, sprechen u. gr. φόβος = Furcht] *w;* -, ...ien: Sprechangst, Scheu vor dem Sprechen (bei Stotterern)

Lamarckismus [nach dem frz. Naturforscher J.-B. de Lamarck, 1744–1829] *m;* -: naturwissenschaftliche Lehre, die die Vererbbarkeit der (durch Anpassung an die Umwelt erworbenen) individuellen Veränderungen behauptet

Lamb|da [gr. λ (λάμβδα) = elfter Buchstabe des gr. Alphabets] *s;* -s, -s: Schnittpunkt von Lambdanaht und Pfeilnaht am Schädel

Lamb|da|naht vgl. Sutura lambdoidea

Lambda-Wellen *Pl.:* steile Wellen im EEG, die bei sakkadischen Augenbewegungen mit offenen Augen auftreten

Lamb|dazismus [zum Namen des gr. Buchstabens λ *(λάμβδα)*] *m;* -, ...men: **1)** fehlerhafte Aussprache des R als L. **2)** falsche Aussprache des L-Lautes (bzw. Unvermögen den L-Laut auszusprechen)

lamb|do|ides [gr. λ *(λάμβδα)* und ↑gr. *-ειδής* = gestaltet, ähnlich], auch: **lamb|do|ide|us, ...dea, ...de|um: 1)** lambdaähnlich, von der Gestalt des gr. Buchstabens Lambda; z. B. in der Fügung ↑Sutura lambdoidea. **2)** zur Lambdanaht des Schädels gehörend (Anat.)

Lambert-Beer-Gesetz [nach dem Physiker Johann H. Lambert, 1728–1777, u. dem Ophthalmologen Georg Beer, 1736–1821]: Formel, die die Lichtdurchlässigkeit einer Lösung beschreibt; Faktoren sind die Licht-Absorptionsfähigkeit der gelösten Substanz u. ihrer Konzentration sowie die vom Licht durch die Lösung zurückgelegte Strecke

Lambert-Eaton-(Rooke-)Syndrom [nach dem amerik. Arzt Edward H. Lambert, 1915–2003, dem Neurologen Lee M. Eaton, 1905–1958, u. dem amerik. Arzt E. D. Rooke, 1912–2001]: durch Antikörper vermitteltes Syndrom, das in Zusammenhang mit Tumorerkrankungen (paraneoplastisch) oder unbekannten Ursachen (idiopathisch) zur geringeren ACh-Konzentrationen im synapt. Spalt führt, wodurch es zu schnellerer muskulärer Ermüdbarkeit kommt

Lam|blia|sis [zu ↑Lamblie] *w;* -, auch: **Lam|blio|se** *w;* -, in fachspr. Fügungen: **Lam|blio|sis:** durch ↑Giardia lamblia hervorgerufene Entzündung der Darmwand, der Gallenblase und der Gallenwege

Lam|blie [...iə; nach dem tschech. Arzt Vilém Dušan Lambl, 1824–1895], *w;* -, -n, in der zool. Nomenklatur: **Lam|blia,** *Pl.:* ...iae (meist *Pl.*): übliche Kurzbez. für: Lamblia intestinalis. **Lam|blia intestinalis:** veralt. für ↑Giardia lamblia

Lamelle [aus lat. *lamella,* Gen.: *lamellae* = Blättchen; Plättchen; Verkleinerungsbildung zu ↑Lamina] *w;* -, -n, in fachspr. Fügungen: **Lamella,** *Pl.:* ...llae: Plättchen (man unterscheidet zwischen Weichteil- und Knochenlamellen; Anat.). **lamellös** in fachspr. Fügungen: **lamellosus, ...osa, ...osum:** [zu ↑Lamelle]: reich an Plättchen (z. B. von der Haut; Anat.)

Lamina [aus lat. *lamina,* Gen. *laminae* = Platte; Blatt] *w;* -, ...nae: Blatt, dünne Platte, Gewebsschicht (z. B. des Knochengewebes; Anat.). **Lamina af|fixa:** dünnes Blättchen nervenfreier Substanz, dorsale Oberfläche des ↑Thalamus. **Lamina arcus verte|brae:** dorsaler, platt gedrückter Abschnitt des Wirbelbogens. **Lamina basalis: 1)** Grenzmembran der Kleinhirnrinde. **2)** elastische Schicht der Aderhaut des Auges. **Lamina basilaris ductus cochlearis:** bindegewebige Membran, die sich vom freien Rand der ↑Lamina spiralis ossea der Knochenachse in der Schnecke bis zur gegenüberliegenden Wand des Knochenkanals spannt. **Lamina choro|ido|capillaris:** dritte Schicht der Aderhaut des Auges, die ein dichtes Netz von Kapillargefäßen enthält. **Lamina cri|brosa:** »Siebplatte«, der zum Hirnschädel gehörende Teil des Siebbeins. **Lamina epi|scleralis:** Außenschicht der Lederhaut des Auges. **Lamina externa calvariae:** äußeres Blatt der Schädelkalotte. **Lamina fus|ca sclerae:** innerste, pigmenthaltige Schicht der Lederhaut des Auges. **Lamina horizontalis ossis palatini:** hinterer Abschnitt des harten Gaumens, Bodenplatte der beiden Nasenhöhlen. **Lamina interna calvariae:** inneres Blatt der Schädelkalotte. **Lamina lateralis processus pterygo|ideus ossis sphenoidalis:** äußeres Blatt des Gaumenflügels des Keilbeins. **Lamina limitans anterior corneae:** vordere Grenzschicht unter dem verhornten Plattenepithel der Hornhaut des Auges (besteht aus feinen, nichtelastischen Fasern). **Lamina limitans posterior corneae:** hintere Grenzschicht in der Hornhaut des Auges (strukturlose Grenzhaut). **Lamina medialis pro|cessi pterygo|ideus ossis sphenoidalis:** inneres Blatt des Gaumenflügels des Keilbeins. **Laminae medullares** *Pl.:* »Markblätter« (die vom Kleinhirn zur Großhirnrinde ziehen). **Lamina mem|branacea tubae auditivae:** bindegewebige Membran der Ohrtrompete. **Lamina modio|li cochleae** [↑Modiolus]: knöcherne Leiste der Schneckenachse im Innenohr (ragt frei in das ↑Lumen des Schneckengangs vor). **Lamina mus|cularis mucosae:** Schicht aus mehreren Lagen glatter Muskulatur in der Schleimhaut der Verdauungsorgane. **Lamina orbitalis ossis ethmoidalis:** papierdünne knöcherne Platte des Siebbeins (bildet den größten Teil der lateralen Wand des Siebbeinlabyrinths und gleichzeitig einen Teil der medialen Begrenzung der Augenhöhlenwandung). **Lamina parie|talis** [- ...ri-e...]: äußeres Blatt der ↑Tunica vaginalis testis. **Lamina perpendicularis ossis:** mediane Platte des Siebbeins, oberer Teil der Nasenscheidewand. **Lamina septi pellucidi:** dünne, senkrechte Platte des ↑Septum pellucidum im Bereich der Hirnseitenventrikel. **Lamina spiralis ossea:** Knochenleiste, die von der Schneckenachse des Innenohrlabyrinths frei in den Schneckengang vorspringt. **Lamina spiralis secundaria:** Knochenplättchen an der äußeren Seite der ↑Lamina spiralis ossea. **Lamina su|pra|chorio|idea:** lockere Bindegewebsschicht der Gefäßhaut des Auges (angrenzend an die Lederhaut des Auges). **Lamina tecti:** übergeordnetes Assoziationsgebiet im Mittelhirn (enthält ein optisches und akustisches Zentrum). **Lamina terminalis:** dünne Platte aus grauer Hirnsubstanz (liegt vor und über der Sehnervenkreuzung im Hypothalamus und bildet die vordere Wand des dritten Hirnventrikels). **Lamina tragi** [↑Tragus]: knorpelige Längsplatte im ↑Tragus der Ohrmuschel (beginnt im knorpeligen Teil des äußeren Gehörgangs). **Lamina vas|culosa:** zweite Schicht der Aderhaut des Auges, die die Blutgefäße enthält. **Lamina visceralis:** viszerales Blatt der ↑Tunica vaginalis testis

Laminar Airflow [ˈlæmɪnər ˈeəfləʊ; engl. = laminare Luftströmung] *m* od. *s;* - -s, - -s: mithilfe von Klimaanlagen geschaffener gleichmäßiger, wirbelfreier und weitgehend keimfreier Luftstrom in Operationssälen, Intensivstationen u. a.

Laminaria [zu lat. *lamina* = Platte; Blatt] *w;* -: Blatttang (dessen getrocknete Stängel bei Berührung mit Feuchtigkeit quellen), Rohmaterial für ↑Stipes laminariae. **Laminaria|stift** vgl. Stipes laminariae

Lamin|ek|tomie [↑Lamina u. ↑Ektomie] *w;* -, ...ien: operative Entfernung des hinteren Teils eines Wirbelbogens (z. B. zur Freilegung des Rückenmarks)

Laminin [zu ↑Lamina] *s;* -s, -e: Glykoprotein des Bindegewebes, das aus drei verschiedenen Proteinketten zusammengesetzt ist, wesentlicher Bestandteil der ↑Basalmembran (15 Isoformen bekannt)

Lancefield-Klassifikation [nach der amerik. Bakteriologin Rebecca C. Lancefield, 1895–1981]: serologische Klassifikation von Streptokokken

Landau-Reaktion [nach Arnold Landau, geb. 1896, gest. nach 1936]: Test zur Prüfung der Lagereflexe beim Säugling: Kind wird unter dem Bauch auf der flachen Hand streng in der horizontalen Lage gehalten, es sollte Heben des Kopfes und Strecken der Beine folgen. **Landau-Reflex** vgl. Landau-Reaktion

Landkartenschädel: osteolytische Defekte der Schädelknochen bei ↑Schüller-Christian-Hand-Krankheit

Landkartenzunge vgl. Lingua geographica

Landolt-Ringe [nach dem schweiz. Ophthalmologen Edmund Landolt, 1876–1926]: Sehzeichen zur Bestimmung der Sehschärfe (bestehen aus Ringen verschiedener Größe und Dicke mit Aussparungen, deren Stelle der Prüfling anzugeben hat)

Landouzy-Déjérine-Muskeldystrophie [lãˈdusi:...; nach dem frz. Arzt L. T. J. Landouzy, 1845–1917, u. dem frz. Arzt Joseph Jules Déjérine, 1849–1917]: autosomal dominant vererbte fazioskapulohumerale Muskeldystrophie mit Gendefekt. **Landouzy-Krankheit** [lãˈdusi:...; nach dem frz. Arzt L. T. J. Landouzy, 1845–1917]: = Leptospirosis icterohaemorrhagica, Weil-Krankheit. **Landouzy-Sepsis** [lãˈdusi:...; nach dem frz. Arzt L. T. J. Landouzy, 1845–1917]: vgl. Typhobazillose

Lan|dry-Para|lyse [ˈlãdri: ...; nach dem frz. Arzt J. B. O. Landry, 1826–1865]: akute aufsteigende Lähmung, Syndrom mit schlaffen Lähmungen der Beine, des Rumpfes und der Arme sowie Atemlähmung (Folge entzündlicher Erkrankungen des Nervensystems, z. B. einer Poliomyelitis od. des ↑Guillain-Barré-Syndroms)

Langenbeck-Haken [nach dem dt. Chirurgen Bernhard von Langenbeck, 1810–1887]: chirurgisches Hilfsinstrument, breiter, langer Haken mit rechtwinkelig abgebogenem Blatt aus Metall

Langerhans-Inseln, auch: **Langerhans'sche Inseln** [nach dem deutschen Pathologen Paul Langerhans, 1847–1888] *(Pl.):* endokriner Teil der Bauchspeicheldrüse, der inselförmig über das ganze Organ verteilt ist; er besteht aus mehreren Tausend 0,2 bis 0,5 mm großen, epitheloiden Zellen, die Insulin, Glukagon, Somatostatin und das pankreatische Polypeptid abgeben

Langerhans-Zellen *Pl.:* dendritische Zellen der suprabasalen Epidermis monozytären Ursprungs; spielen eine wesentliche Rolle bei der Antigenpräsentation zur allergischen Typ-IV-Reaktion

Langhans-Riesenzellen [nach dem dt. Pathologen Theodor Langhans, 1839–1915]: große Zellen mit zahlreichen randständigen Kernen, die vor allem in Tuberkeln vorkommen

Langhans-Struma: rasch wucherndes Schilddrüsenkarzinom mit harten Knoten

Langsam|acetylie|rer *m;* -s, -: Konstitutionstyp, der Medikamente in der Leber langsam ↑acetyliert; Gegensatz: ↑Schnellacetylierer

Längsschnittuntersuchung: Untersuchung einer Bevölkerungsgruppe über einen längeren Zeitraum; vgl. Querschnittsuntersuchung

Langzeit-EEG: ambulante EEG-Aufnahme (↑Elektroenzephalogramm) über einen Zeitraum bis zu 24 Stunden

Langzeit-EKG: mithilfe eines mobilen EKG-Registriergerätes über einen längeren Zeitraum (> 24 Stunden) aufgezeichnetes ↑EKG

Langzeitgedächtnis: Fähigkeit, sich einen Sachverhalt oder Sinneseindruck dauerhaft zu merken und zu speichern

Langzeitinsulin: Insulinpräparat mit verlängerter Wirkungsdauer durch Protamin- oder Zinkzusätze, Verzögerungsinsulin

Langzeitintubation: Intubation bei Intensivpatienten über mehr als 24 Stunden

Langzeit-pH-Metrie: Registrierung des Magen-pH-Wertes über 24 Stunden zum Nachweis einer Reflux-Erkrankung ohne Ösophagitis

Langzeit|therapie: über einen größeren Zeitraum sich erstreckende, meist lebenslange Behandlung eines Leidens

Lang|zyklus: Form der hormonalen Kontrazeption mit mehrwöchiger Einnahme oraler Kontrazeptiva (je nach Schema bis zu 12 Wochen)

Lannois-Bensaude-Syndrom: benigne symmetrische Lipomatose

Lan|than [zu gr. λανθάνειν = verborgen sein] *s;* -s: chem. Grundstoff, seltene Erde; Zeichen: La

Lanugo [aus lat. *lanugo,* Gen.: *lanuginis* = Wolle, Flaum] *w;* -, ...gines: Wollhaar, Flaum; insbes. das Haarkleid des ↑Fetus während der zweiten Hälfte der Schwangerschaft

Lanzette [aus gleichbed. frz. *lancette,* eigtl. = kleine Lanze] *w;* -, -n: kleines zweischneidiges Operationsmesser

lanzinie|ren [aus lat. *lancinare* = zerreißen, zerfleischen], gew. nur im ersten Partizip: **lanzinie|rend:** blitzartig und heftig einschießend, plötzlich auftretend (bezogen auf Schmerzen, z. B. bei ↑Tabes dorsalis)

Lanz-Punkt [nach dem schweiz. Chirurgen Otto Lanz, 1865–1935]: Projektionspunkt des Wurmfortsatzes auf der Bauchwand (entspricht etwa dem Endpunkt des rechten Drittels einer die beiden oberen Darmbeinstacheln verbindenden gedachten Linie)

LAP: Abk. für *l*eft *a*rterial *p*ressure

laparo..., Laparo... [aus gr. λαπάρα = Teil des Leibes zwischen Rippen und Hüften, Flanke]: Bestimmungswort von Zusammensetzungen mit der Bedeutung »Bauch, Bauchhöhle«; z. B.: Laparoskop, Laparotomie

Laparo|entero|tomie [Kurzw. aus ↑Laparotomie u. ↑Enterotomie] *w;* -, ...ien: operative Eröffnung der Bauchwand und des Darms

Laparo|hystero|tomie [Kurzw. aus ↑Laparotomie u. ↑Hysterotomie] *w;* -, ...ien: = Sectio caesarea

Laparo|skop [↑laparo... u. ↑...skop] *s;* -s, -e: Endoskop zur Untersuchung der Bauchhöhle. **Laparoskopie** [↑...skopie] *w;* -, ...ien: Untersuchung der Bauchhöhle mit dem Laparoskop. **laparoskopisch:** mithilfe des Laparoskops erfolgend

Laparo|stomie [↑laparo... u. ↑...stomie] *w;* -, ...ien: nach einer Operation teilweise offen belassenes

Abdomen (z. B. zur Behandlung einer Pankreatitis)

Laparo|tomie [↑laparo... u. ↑...tomie] *w;* -, ...ien: Bauchschnitt, operative Eröffnung der Bauchhöhle. **laparo|tomie|ren:** die Bauchhöhle operativ eröffnen

Laparo|zele [↑laparo... u. ↑...zele] *w;* -, -n: »Bauchbruch«, Hernia ventralis, Austreten von Eingeweideteilen durch Lücken im Bereich der ↑Linea alba oder durch nachgiebige Stellen der Bauchmuskulatur

Lapine [zu frz. *lapin* = Kaninchen] *w;* -, -n: Kaninchenpockenimpfstoff, ursprünglich Kuhpockenimpfstoff (Variolaviren), der durch die ↑Tierpassage über das Kaninchen in seiner humanpathogenen Wirkung (↑Virulenz) abgeschwächt wurde

La|pis [aus gleichbed. lat. *lapis,* Gen.: *lapidis*] *m;* -, ...pides: Stein. **Lapis caus|ticus:** Ätzstift (besteht aus Ätzkali)

Läppchen vgl. Lobulus

Läppchentest: Allergietest mithilfe auf die Haut aufgebrachter Testpflaster, Epikutantest

Lappen vgl. Lobus

laquei|formis, ...me [lak'veːɪ...; zu lat. *laqueus* = Schlinge u. lat. *forma* = Gestalt, Form]: schlingenförmig (z. B. von der Umbiegung der Harnkanälchen in der ↑Henle-Schleife)

L
Lapa

Lärmschwerhörigkeit: lärmbedingter Hörschaden

Larrey-Hernie [la'reː...; nach dem frz. Chirurgen D. J. de Larrey, 1766–1842]: parasternale Zwerchfellhernie. **Larrey-Spalte** = Trigonum sternocostale

Larva mi|grans [lat. *larva* = Maske (nlat. im Sinne von »Larve«); ↑migrans] *w;* - -, Larvae mi|grantes: = Myiasis linearis migrans

larviert, in fachspr. Fügungen: **larvatus, ...ta, ...tum** [zu lat. *larva* = Maske]: versteckt, verborgen (z. B. von Krankheitszeichen); nicht mit den typischen Krankheitszeichen verlaufend; z. B. in der Fügung ↑Malaria larvata

laryn|geal, in fachspr. Fügungen: **laryn|gealis, ...le** [zu ↑Larynx]: den Kehlkopf betreffend, zu ihm gehörend

Laryng|ek|tomie [↑Larynx u. ↑Ektomie] *w;* -, ...ien: operative Entfernung des Kehlkopfs

laryn|ge|us, ...gea, ...ge|um und **laryn|gicus, ...ca, ...cum** [zu ↑Larynx]: zum Kehlkopf gehörend; z. B. in der Fügung ↑Arteria laryngea

Laryn|gismus [zu ↑Larynx] *m;* -, ...men (in fachspr. Fügungen: ...mi): Glottiskrampf, Stimmritzenkrampf (schmerzhafter tonischer Krampf im Bereich der Glottis mit pfeifender Atmung)

Laryn|gitis [zu ↑Larynx] *w;* -, ...itiden (in fachspr. Fügungen: ...itides): Kehlkopfentzündung

Laryn|go|fissur [zu ↑Larynx u. lat. *findere, fissum* = spalten] *w;* -, -en: operative Spaltung des Kehlkopfs, bes. des Schildknorpels

Laryn|go|loge *m;* -n, -n, **Laryn|go|login** *w;* -, -nen [↑Larynx u. ↑...loge]: Facharzt/-ärztin für Kehlkopfleiden. **Laryn|go|logie** [↑...logie] *w;* -: Lehre vom Kehlkopf und seinen Krankheiten. **laryn|go|logisch:** die Laryngologie betreffend

Laryn|go|phonie [↑Larynx u. ↑...phonie] *w;* -, ...ien: im Kehlkopf gebildete und über dem Kehlkopf zu hörende Stimme

Laryn|go|ptose [↑Larynx u. gr. *πτῶσις* = das Fallen, der Fall] *w;* -, -n, in fachspr. Fügungen: **Laryn|go|ptosis,** *Pl.* ...oses: krankhaftes Herabsinken des Kehlkopfes und Unvermögen, ihn beim Schlucken zu heben (Alterserscheinung)

Laryn|gor|rhagie [zu ↑Larynx u. gr. *ῥηγνύναι* = reißen, bersten; Analogiebildung nach ↑Hämorrhagie] *w;* -, ...ien: Kehlkopfblutung

Laryn|go|skop [↑Larynx u. ↑...skop] *s;* -s, -e: **1)** Kehlkopfspiegel, Planspiegel an einem Stiel zur indirekten Betrachtung des Kehlkopfs. **2)** Kehlkopfspatel, röhrenförmiges Instrument mit Lichtquelle zur direkten Betrachtung des Kehlkopfs. **Laryn|go|skopie** [↑...skopie] *w;* -, ...ien: Kehlkopfspiegelung, Untersuchung des Kehlkopfs mit dem Laryngoskop

Laryn|go|spasmus [↑Larynx u. ↑Spasmus] *m;* -, ...men: = Laryngismus

Laryn|go|stenose [↑Larynx u. ↑Stenose] *w;* -, -n: krankhafte Verengerung des Kehlkopfs

Laryn|go|stomie [↑Larynx u. ↑...stomie] *w;* -, ...ien: operative Anlegung einer künstlichen Kehlkopffistel durch Spaltung des Kehlkopfes in der Mittellinie

Laryngo|strobo|skop: [↑Larynx u. ↑Stroboskop] *s;* -s, -e: Stroboskop zur Untersuchung der Stimmlippen

Laryn|go|tomie [↑Larynx u. ↑...tomie] *w;* -, ...ien: Kehlkopfschnitt, operative Eröffnung des Kehlkopfes

Laryn|go|zele [↑Larynx u. ↑...zele] *w;* -, -n: »Blähhals«, meist angeborene, lufthaltige Ausbuchtung der Kehlkopfwandung, vor allem im Bereich der Taschenfalten

Larynx [von gr. *λάρυγξ,* Gen.: *λάρυγγος* = Kehle, Schlund, Speiseröhre] *m;* -, Larynges (eindeutschend: Laryn|gen): Kehlkopf, im kranialen Bereich der Luftröhre befindliches Stimmorgan (besteht aus einem beweglichen Knorpelgerüst u. dem Kehlkopfhohlraum mit dem Stimmapparat)

LAS: Abk. für *L*ymph*a*denopathie-*S*yndrom

Lasègue-Zeichen [la'sɛːg...; nach dem frz. Arzt E. Ch. Lasègue, 1816–1883]: auf ↑Ischias hindeutendes Auftreten von heftigen Schmerzen an der Rückseite des Beines, wenn das im Knie gestreckte Bein in der Hüfte gebeugt wird

Laser ['leɪzər; Abk. für engl. *l*ight *a*mplification by *s*timulated *e*mission of *r*adiation = Lichtverstärkung durch angeregte Strahlungsemission] *m;* -s, -: Gerät zur Erzeugung und Verstärkung von kohärentem Licht einer bestimmten Wellenlänge bzw. zur Erzeugung eines scharf gebündelten Lichtstrahls, mit dem in der operativen Medizin u. a. krankhaftes Gewebe verdampft wird

laser|induzierte inter|stitielle Thermo|therapie

[ˈleɪzər...; ↑Laser u. lat. *inductio* = das Hineinführen, Hineinleiten u. ↑interstitiell u. ↑Thermotherapie]: minimalinvasives Therapieverfahren, bei dem Laserstrahlung exakt in das zu therapierende Tumorgewebe gebracht wird, mit dem Ziel der Zerstörung des Tumors; Abk.: LITT

Laser|ko|agulation [zu ↑Laser u. ↑Koagulabilität] *w;* -, -en: Fotokoagulation, Laserverfahren der Ophthalmologie zur Behandlung von Erkrankungen der Netzhaut (z. B. Netzhautlöcher, Makuladegeneration, Retinopathie), wobei gezielt Bereiche der Netzhaut vernarben und dadurch ein Fortschreiten der Erkrankung verhindert wird

Laser-Li|tho|trip|sie [ˈleɪzər-; ↑Laser u. ↑Lithotripsie]: Zertrümmerung von Steinen in Niere, Blase, Galle oder Speicheldrüse mittels ↑Laser. **lasern** [ˈleɪzərn]: mit Laserstrahl behandeln. **Laserverfahren** [ˈleɪzər-; ↑Laser]: vier Gruppen von medizinischen Verfahren, in denen der Laser eingesetzt wird (Entfernen/Schneiden, Thermotherapie, Signal- und Bildgebung, fotodynamische Therapie)

LASIK®, Lasik: Abk. für *la*serassistierte *i*ntrastromale (In-situ-) ↑*K*eratomileusis (Laser-in-situ-Keratomileusis)

Läsion [zu lat. *laedere, laesum* = verletzen] *w;* -, -en, in fachspr. Fügungen: **Lae|sio,** *Pl.:* ...io|nes: allg. Bez. für: Verletzung oder Störung der Funktion eines Organs oder Körpergliedes

Lassa-Fieber: mit hohem Fieber, Hautblutungen, Gelenkschmerzen, Mund- und Gaumengeschwüren, Lungenentzündung u. a. Symptomen einhergehende sehr ansteckende Viruserkrankung, die erstmals in Lassa (Nigeria) beobachtet wurde und unbehandelt zum Tod führt

Lassitudo [aus gleichbed. lat. *lassitudo*] *w;* -, ...dines: Mattigkeit, Erschöpfung, Ermüdung

latent [zu lat. *latere* = verborgen sein]: verborgen, versteckt (bezogen auf Krankheiten bzw. Krankheitssymptome, die kaum oder nicht in Erscheinung treten und meist nur zufällig entdeckt werden). **Latenz** *w;* -: **1)** unbemerktes Vorhandensein, anfängliches bzw. zeitweiliges Verborgensein einer Krankheit oder von Krankheitszeichen. **2)** kurz für: Latenzzeit

Latenz|zeit = Inkubationszeit

lateral, in fachspr. Fügungen: **lateralis, ...le** [aus gleichbed. lat. *lateralis*]: von der Mittellinie eines Organs abgewandt, an der Seite gelegen, seitlich, seitwärts; z. B. in der Fügung ↑Ramus lateralis

Lateral|in|farkt: Infarkt (unterschiedlicher Größe und Ausdehnung) im Bereich der Vorder- und Hinterwand der linken Kammer des Herzens

Lateralität *w;* -: Bevorzugung einer bestimmten Seite des Körpers oder eines Organs (v. a. von krankhaften Prozessen, aber auch Rechts- oder Linkshändigkeit o. Ä.)

Lateral|sklerose: Sklerose der Rückenmarkseitenstränge

lateritius, ...tia, ...tium [zu lat. *later* = Ziegelstein]: ziegelrot; z. B. in der Fügung ↑Sedimentum lateritium

Latero|flexion [↑Latus u. lat. *flexio* = Biegung] *w;* -, -en, in fachspr. Fügungen: **Latero|flexio,** *Pl.:* ...iones: Seitwärtsbeugung (z. B. des Rumpfes nach rechts oder links)

Latero|position [↑Latus u. ↑Position] *w;* -, -en, in fachspr. Fügungen: **Latero|positio,** *Pl.:* ...io|nes: Seitwärtsverlagerung eines Organs. **Lateropositio uteri:** Seitwärtsverlagerung der Gebärmutter

Latero|pulsion [zu ↑Latus u. lat. *pellere, pulsum* = fortstoßen, treiben] *w;* -, -en, in fachspr. Fügungen: **Latero|pulsio,** *Pl.:* ...io|nes: Fallneigung nach einer Seite, krankhafte Gehstörung bei Erkrankungen des extrapyramidalen motorischen Systems

Latex [von lat. *latex* = Flüssigkeit, Saft] *m,* -, ...tizes: elastisches, sehr dehnbares Material aus dem Milchsaft verschiedener Pflanzen, das zur Herstellung von Gummi (u. a. für Handschuhe) verwendet wird. **Latex|allergie** [zu ↑Latex u. ↑Allergie] *Pl.:* ...iae: bei Verwendung von Produkten aus Latex (z. B. Handschuhe, Schnuller) auftretende allergische Reaktion

La|thyrismus [zu gr. *λάθυρος* = Name einer Schotenpflanze (davon die botanische nlat. Gattungsbezeichnung *Lathyrus* = eine Platterbsengattung)] *m;* -: chronische Vergiftung bei überwiegender Ernährung mit den Samen bestimmter Platterbsen (z. B. Kichererbse) und anderer Leguminosen, bes. in Südostasien und Südeuropa vorkommend; u. a. mit Ödemen, Krämpfen und Lähmungen einhergehend

latissimus, ...ma, ...mum [Superlativ zu ↑latus]: sehr breit; z. B. in der Fügung: Musculus latissimus dorsi

Latitudo [aus gleichbed. lat. *latitudo,* Gen.: *latitudinis*] *w;* -, ...dines: Breite, Ausdehnung, Größe (z. B. eines Organs)

LATS: Abk. für ↑Long-acting-Thyroid-Stimulator

Latus [aus gleichbed. lat. *latus,* Gen.: *lateris*] *s;* -, Latera: Seite, seitliche Hälfte (eines Organs; Anat.)

latus, ...ta, ...tum [aus gleichbed. lat. *latus*]: breit; z. B. ↑Ligamentum latum uteri

lau|dabilis, ...le [aus gleichbed. lat. *laudabilis*]: lobenswert; z. B. in der Fügung ↑Pus bonum et laudabile

Lauenstein-Projektion [nach dem dt. Röntgenologen Carl Lauenstein, 1850–1915]: besondere Stellung des Beins bei der Röntgenaufnahme des Hüftgelenks

Laurence-Moon-Bardet-Biedl-Syndrom [nach den Ophthalmologen John Z. Laurence, 1830–1874, Robert Moon, 1845–1914, dem frz. Arzt Georges Bardet, 1885–1966 od. 1970, u. dem österr. Endokrinologen Arthur Biedl, 1869–1933]: erbliche Pigmentretinopathie, verbunden mit Adipositas, Intelligenzdefekt und sekundärem Hypogonadismus, s. a. ↑Bardet-Biedl-Syndrom

Laus vgl. Pediculus

Lautheit: Maß für die empfundene Intensitätsänderung der Lautstärke, Einheit Sone

Lauth-Ligament [nach dem frz. Physiologen E. A. Lauth, 1803–1837]: = Ligamentum arcuatum pubis

Lavage [laˈvaːʒə; zu frz. *laver* = waschen, abspülen] *w;* -, -n: Spülung, Ausspülung (z. B. des Magens)

Lavi|pedium [zu lat. *lavare* = waschen u. lat. *pes*, Gen.: *pedis* = Fuß] *s;* -s, ...ien [...iən]: Fußbad

Lävo|grafie [zu lat. *laevus* = links u. ↑...grafie] *w;* -, ...ien: röntgenografische Darstellung der linken Herzhälfte u. der Aorta. **Lävo|gramm** [↑...gramm] *s;* -s, -e: Röntgenbild der linken Herzhälfte u. der Aorta

lävo|gyr [zu lat. *laevus* = links u. lat. *gyrare* = in einem Kreise herumdrehen]: die Ebene polarisierten Lichtes nach links drehend (z. B. von Lävulose gesagt; im Gegensatz zu ↑dextrogyr); Abk.: l

Lävo|kardie [zu lat. *laevus* = links u. ↑Kardia] *w;* -, ...ien: Verlagerung des Herzens in die linke Brusthälfte (wobei die Herzspitze nach links zeigt), verbunden mit Transposition der Abdominalorgane (angeborene Anomalie)

Lävulose [zu lat. *laevus* = links] *w;* -: veralt. Bez. für Fruchtzucker

Lävulos|urie [↑Lävulose u. ↑...urie] *w;* -, ...ien: Ausscheidung von Lävulose mit dem Harn

Law|rencium [lɒˈrɛntsɪum; nach dem amerik. Physiker E. O. Lawrence, 1901–1958]: *s;* -s: nur künstlich herstellbares, radioaktives metallisches Element; Zeichen: Lr (früher: Lw)

Laxans [zu lat. *laxare* = schlaff machen, lockern] *s;* -, ...antia u. ...anzien [...iən], auch: **Laxativ** *s;* -s, -e und **Laxativum** *s;* -s, ...va: Abführmittel von verhältnismäßig milder Wirkung. **laxie|ren:** abführen, die Kotentleerung anregen und herbeiführen

laxus, laxa, laxum [aus gleichbed. lat. *laxus*]: locker, schlaff; z. B. in der Fügung ↑Cutis laxa

Lazeration [zu lat. *lacerare* = zerfetzen] *w;* -, -en, in fachspr. Fügungen: **Lacera|tio,** *Pl.:* ...io|nes: Riss, Zerreißung, Einriss (z. B. von Geweben). **Laceratio cervicis** [↑Cervix]: Zerreißen, Einreißen des Gebärmutterhalses

lazerie|ren: reißen, einreißen (z. B. von Geweben)

Lazy-bladder-Syndrom [engl. ˈleɪzɪ ˈblædə ... = faule Blase]: ↑Enuresis

LCAT: Abk. für *L*ecithin-*C*holesterin-*A*cyl*t*ransferase

LCIS: Abk. für *l*obuläres *C*arcinoma *in s*itu (↑Karzinom)

LD: Abk. für ↑Letaldosis

LDL: Abk. für ↑low density lipoproteins

LE: Abk. für ↑Lupus erythematodes

Lebendgeburt: 1) Geburt eines lebenden Kindes. **2)** lebend zur Welt gekommenes Kind

Lebendimpfstoff: Impfstoff aus vermehrungsfähigen, jedoch in ihrer Wirksamkeit abgeschwächten Mikroorganismen zur aktiven Immunisierung; Gegensatz: Totimpfstoff

Lebend|spende: Entnahme eines paarigen Organs (Niere) oder von Teilen unpaarer Organe (Leber, Darm) von einer lebenden Person zum Zwecke der Übertragung auf einen Empfänger bzw. eine Empfängerin

Lebenserwartung: (unter Berücksichtigung der altersspezifischen Mortalität) statistisch ermitteltes Lebensalter, das innerhalb einer bestimmten Personengruppe durchschnittlich erreicht wird

Leber vgl. Hepar

Leber|atro|phie: Schwund der Leber infolge Degeneration der Leberzellen

Leberegel vgl. Fasciola hepatica

Leberentzündung vgl. Hepatitis

Leberfleck vgl. Naevus pigmentosus

Lebergalle vgl. A-Galle

Leber|zir|rhose: chronisches Leiden mit Bindegewebsvermehrung und Schrumpfungserscheinungen in der Leber sowie Degeneration des Leberparenchyms mit Leberfunktionsstörungen und ↑portaler Hypertension

Leck: 1) Stichkanal der Lumbalpunktion. **2)** erhöhte Kapillarpermeabilität bei septischem Schock

lectularius, ...ria, ...rium [zu lat. *lectulus* = kleines Bett]: zum Bett gehörend, Bett...; z. B. in der Fügung ↑Cimex lectularius

Ledderhose-Krankheit [nach dem Chirurgen Georg Ledderhose, 1855–1925]: spindelförmige Geschwulst am hinteren Ende der Metatarsale, häufig durch Plantarfaszien-Zerreißung, Plantarfibromatose

Lederhaut: 1) vgl. Corium. **2)** vgl. Sklera

Leeraufnahme: Röntgenaufnahme von Körperhöhlen ohne Verwendung eines Kontrastmittels

Leerdarm vgl. Jejunum

LeFort-Fraktur [nach dem frz. Chirurgen René Le-Fort, 1869–1951]: Gesichtsschädelfraktur; Einteilung in drei Typen: *I* Fraktur unterhalb des Processus zygomaticus, *II* Fraktur durch Nasenbein und beide Orbitabögen, *III* Abtrennung des Gesichtsschädels vom Hirnschädel

Legal-Probe [nach dem dt. Arzt Emmo Legal, 1859–1922]: Untersuchungsmethode zum Nachweis von Aceton im Urin (Urin wird mit frisch bereiteter Natrium-Nitroprussid-Lösung und Natronlauge versetzt, wonach eine deutliche Rotfärbung des Urins auftritt, die sich nach Zusatz von Essigsäure bei acetonhaltigem Urin noch zu Purpurrot verstärkt)

Leg|asthenie [zu lat. *legere* = lesen und ↑Asthenie] *w;* -, ...ien: Lese-Rechtschreib-Schwäche (Abk.: LRS), angeborene Schwäche, Wörter und zusammenhängende Texte zu lesen und/oder zu schreiben (bei Kindern, deren Intelligenz im Übrigen normal entwickelt ist). **Leg|astheniker** *m;* -s, -, **Leg|asthenikerin** -, -nen: Person, die an Legasthenie leidet. **leg|asthenisch:** an Legasthenie leidend

lege artis [lat. *lex*, Gen.: *legis* = Gesetz; lat. *ars*, Gen.: *artis* = Kunst]: vorschriftsmäßig, nach den Regeln der (medizinischen) Kunst

Legio|närs|krankheit, auch: **Legio|nellose** *w;* -, -n, in fachspr. Fügungen: **Legio|nellosis,** *Pl.:* ...oses: erstmals im Jahre 1976 in Philadelphia anlässlich eines Kriegsveteranentreffens (auf Einladung des Frontkämpferverbandes »American Legion«) endemisch aufgetretene, durch Bakterien der Gattung Legionella verursachte Infektionskrankheit mit ähnlichen Symptomen wie bei einer Lungenentzündung oder einer schweren Grippe

Legio|nella [nlat., nach der von ihnen verursachten Legionärskrankheit] *w;* -, ...lae, auch eingedeutscht: **Legio|nelle,** *Pl.:* -n: Gattung gramnegativer Bakterien, die u. a. zu Lungenerkrankungen führen. **Legio|nella pneu|mo|phila:** Erreger der ↑Legionärskrankheit

Leibeshöhle vgl. Zölom

Leichdorn vgl. Klavus

Leichen|tuberkel vgl. Verruca necrogenica

Leigh-Syndrom [nach dem engl. Neuropathologen Archibald Leigh, 1915–1998]: erbliche subakute nekrotisierende Enzephalomyelopathie

Leihmutter: Frau, die durch künstliche Befruchtung mit dem Sperma eines Bestellvaters ein Kind für eine andere Frau austrägt

Leio|myom [gr. *λεῖος* = glatt u. ↑Myom] *s;* -s, -e, in fachspr. Fügungen: **Leio|myo|ma,** *Pl.:* -ta: gutartige Geschwulst aus glatten Muskelfasern. **Leio|myo|sar|kom:** bösartiger Tumor aus glatten Muskelfasern

Leish|mania [laɪʃ...; nach dem schott. Mediziner Sir W. B. Leishman, 1865–1926] *w;* -, ...ien [...ɪən] (in der biol. Nomenklatur: ...iae): Gattung von in Blutzellen und Gewebszellen von Warmblütern (einschließlich Mensch) parasitierenden Flagellaten. **Leish|manio|se** *w;* -, -n, in fachspr. Fügungen: **Leish|manio|sis,** *Pl.:* ...oses: durch Leishmaniaarten verursachte [vorwiegend tropische] Krankheit (haupts. ↑Kala-Azar und ↑Leishmaniosis furunculosa). **Leish|manio|sis furunculosa:** früher auch: »Aleppobeule«, »Orientbeule«, bes. in den Tropen endemisch vorkommende ansteckende Hautkrankheit mit Knoten- und Geschwürbildung

Leiste vgl. Inguen

Leistenbruch vgl. Hernia inguinalis

Leistenhaut: Haut der Palmae und Plantae mit Papillarleisten

Leistenhernie vgl. Hernia inguinalis

Leistenhoden vgl. Kryptorchismus

Leistenkanal vgl. Canalis inguinalis

Leit|linie: systematisch entwickelte Feststellungen mit dem Ziel, die Entscheidungen von Ärzten und Patienten über eine angemessene Gesundheitsversorgung für spezifische klinische Situationen zu unterstützen

Leitungs|an|äs|thesie: Form der Anästhesie, bei der in unmittelbarer Nähe der Nervenstämme, die ins Operationsgebiet ziehen, das Betäubungsmittel eingespritzt wird, wodurch es zu einer Blockierung der sensorischen und motorischen Leitung kommt

Lejeune-Syndrom vgl. Katzenschreisydrom

Lektin [zu lat. *legere, lectum* = auflesen, sammeln] *s;* -s, -e (meist *Pl.*): in Pflanzen und Tieren vorkommende biosynthetische Schutzstoffe, die normale, aber auch entartete Zellen und Bakterien agglutinieren, sodass mit ihrer Hilfe Krebszellen differenziert werden können

Lembert-Naht [lãˈbɛ̃ːr...; nach dem frz. Chirurgen Antoine Lembert, 1802–1851]: seroseröse (= zwei Serosaanteile miteinander verbindende) chirurgische Naht zum operativen Verschluss von Darm und Magen

Lemmom [zu gr. *λέμμα* = Rinde, Schale, Hülle] *s;* -s, -e: = Neurinom

Lemnis|cus [von gr. *ληµνίσκος* = Band, Schlinge] *m;* -, ...ci: Band aus Nervenfasern des Zentralnervensystems, Nervenbahn (Anat.). **Lemnis|cus lateralis:** »seitliche Schleifenbahn« (enthält vor allem Kochlearisfasern, zieht durch den Hirnstamm und endet als eigentliche Hörbahn im Temporallappen des Großhirns). **Lemnis|cus media|lis:** mediale Schleifenbahn (umfangreiches Feld aufsteigender sensibler Bahnen; zieht zum Thalamus)

Lemon Sign [ˈlemən saɪn; engl. = Zitronenzeichen] *s;* - -s, - -s: pränatale Ultraschallgestützte Diagnose einer Spina bifida, die eine Abweichung von der normalen ovoiden Kopfform im Horizontalschnitt zeigt, wobei der vordere Kopfbereich eingedellt ist und wie eine ausgedrückte Zitronenhälfte aussieht

LEMS: Abk. für *L*ambert-*E*aton *m*yasthenic *s*yndrom, vgl. Lambert-Eaton-(Rooke-)Syndrom

Lende vgl. Lumbus

Lendenbruch vgl. Hernia lumbalis

Lendenwirbelsäule: aus 5 breiten Wirbelknochen (↑Vertebrae lumbales) bestehender Teil der Wirbelsäule; Abk.: LWS

leniens [...ɪ-ɛns; zu lat. *lenire* = sanfter machen, lindern]: mild, lindernd (z. B. von Salben). **Lenitivum** *s;* -s, ...va: mildes Abführmittel

Lennox-Gastaut-Syndrom [nach dem amerik. Neurologen William G. Lennox, 1884–1960]: Anfälle bei kindlicher epileptischer Enzephalopathie, therapieresistente Mischung verschiedener Anfallformen, mentaler Abbau

Lens [aus lat. *lens,* Gen.: *lentis* = Linse] *w;* -, Lentes: Augenlinse, glasklare, bikonvexe Linse von kreisförmigem Umriss (besteht vor allem aus Linsenfasern und ist frei von Gefäßen und Nerven)

lenticularis vgl. lentikular

lenti|formis, ...me [zu lat. *lens,* Gen.: *lentis* = Linse u. lat. *forma* = Gestalt, Form]: linsenförmig; z. B. in der Fügung ↑Nucleus lentiformis

lentiginös: lentigoartig; auf Lentigo beruhend

Lentigo [aus lat. *lentigo,* Gen.: *lentiginis* = linsenförmiger Fleck] *w;* -, ...gines: Linsenmal, kleines, rundliches, braunes bis tiefschwarzes, etwas vorspringendes, pigmenthaltiges Hautgebilde (Muttermal). **Lentigo maligna:** scharf umschriebener wachsender Pigmentfleck, »Melanoma in situ«

Lenti|konus [↑Lens u. gr. *κῶνος* = Kegel] *m;* -, ...ni:

angeborene Krümmungsanomalie der Augenlinse (führt zu Brechungsmyopie)

lentikular, auch: **lentikulär,** in fachspr. Fügungen: **lenticularis, ...re** [zu lat. *lenticula,* Verkleinerungsbildung zu lat. *lens,* Gen.: *lentis* = Linse]: **1)** linsenförmig. **2)** zur Linse des Auges gehörend. **3)** zum ↑Nucleus lentiformis gehörend, ihn betreffend; z. B. in der Fügung ↑Ansa lenticularis

Lenti|virus [↑lentus u. ↑Virus] *s;* -, ...ren (meist *Pl.*): Unterfamilie der ↑Retroviren, zu der auch HIV-1 und HIV-2, die Erreger von Aids, gerechnet werden

Lentodonesis: übermäßige Beweglichkeit des Iris-Linsen-Diaphragmas

lentus, ...ta, ...tum [aus gleichbed. lat. *lentus*]: lange dauernd, lange anhaltend; z. B. in der Fügung ↑Endocarditis lenta

leo|ninus, ...na, ...num, auch: **leontinus, ...na, ...num** [zu lat. *leo,* Gen.: *leonis* bzw. gr. *λέων,* Gen.: *λέοντος* = Löwe]: löwenähnlich, Löwen...; z. B. in der Fügung ↑Facies leon[t]ina

Leontia|sis [zu gr. *λέων,* Gen.: *λέοντος* = Löwe] *w;* -, ...ia|sen (in fachspr. Fügungen:...ia|ses): Erkrankung des Knochensystems mit Wachstumsvermehrung verschiedener Knochen u. a. des Schädels (Ausbildung einer ↑Facies leonina)

leontinus vgl. leoninus

Leopold-Handgriffe [nach dem dt. Gynäkologen Ch. G. Leopold, 1846–1911]: Bez. für vier od. fünf Handgriffe zur Feststellung der Größe der Gebärmutter bei Schwangeren, zur Feststellung der Lage des Fetusrückens, der Lage und Größe des vorliegenden Teils der Frucht (der 5. Handgriff wird auch als Zangemeister-Handgriff bezeichnet)

Le|pra [von gr. *λέπρα* = Aussatz, Krätze, Räude] *w;* -: früher »Aussatz«, chronisch verlaufende, durch Mycobacterium leprae hervorgerufene Infektionskrankheit (mit im Allgemeinen langer Inkubationszeit), die zu schweren entstellenden Veränderungen der Haut und des Körpers, insbes. der Weichteile oder der Akren, führt (man unterscheidet zwischen der Knoten- und Nervenform der Lepra, wobei die ↑Leprome in den Weichteilen im Vordergrund stehen)

Le|pro|loge *m;* -n, -n, **Le|pro|login** *w;* -, -nen [↑Lepra u. ↑...loge]: Lepraspezialist/-in

Le|prom [zu ↑Lepra] *s;* -s, -e, in fachspr. Fügungen: **Le|proma,** *Pl.:* -ta: Knotenbildung bei Lepra (entzündliches Infiltrat im Unterhautzellgewebe von rötlich brauner Farbe)

le|prös, in fachspr. Fügungen: **le|prosus, ...osa, ...osum** [zu ↑Lepra]: an Lepra leidend, aussätzig

Le|prosorium [zu ↑Lepra] *s;* -s, ...rien [...iən]: **a)** Krankenhaus für Leprakranke; **b)** mit speziellen therapeutischen Einrichtungen ausgestattete isolierte Siedlung für Leprakranke

Leptin [↑lepto...] *s;* -s: von den Fettzellen gebildetes Protein, das die Körpertemperatur erhöht, das Hungergefühl reduziert und die Nahrungsaufnahme vermindert (zur Behandlung von Übergewicht), aber auch Blutdruck und Puls beeinflusst

lepto..., Lepto... [aus gr. *λεπτός* = dünn, fein, zart]: Bestimmungswort von Zusammensetzungen mit der Bedeutung »schmal, dünn, klein«; z. B.: leptosom, Leptozephalie

Lepto|menin|gitis [zu ↑Leptomeninx] *w;* -, ...itiden (in fachspr. Fügungen: ...itides): Entzündung der weichen Hirnhaut (und der Spinngewebshaut)

Lepto|meninx [↑lepto... u. ↑Meninx] *w;* -: weiche Hirn- bzw. Rückenmarkshaut (setzt sich zusammen aus der Spinngewebshaut und der Pia mater, gehört zu den bindegewebigen Hüllen des Gehirns und des Rückenmarks)

Lepto|pros|opie [zu ↑lepto... u. gr. *πρόσωπον* = Gesicht] *w;* -, ...ien: (mit Langköpfigkeit verbundene) Schmalgesichtigkeit

lepto|som [↑lepto... u. ↑...som]: schmal-, schlankwüchsig, schmalgesichtig. **Lepto|some** *m* u. *w;* -n, -n: Mensch mit schlankem, hagerem Körperbau, langem Hals, schmalen, längeren, zartknochigen Gliedmaßen und schmalem Rumpf; vgl. Astheniker/-in

Lepto|spire [↑lepto... u. gr. *σπεῖρα* = das Gewundene; die Windung; die Schneckenlinie] *w;* -, -n: Schraubenbakterie, Erreger der Leptospirosen (gehört zur Familie der ↑Spirochäten)

Lepto|spirose [zu ↑Leptospire] *w;* -, -n, in fachspr. Fügungen: **Lepto|spirosis,** *Pl.:* ...oses: durch Leptospiren hervorgerufene Infektionskrankheit (gelbsuchtähnlichen Charakters). **Lepto|spirosis canicola** [lat. *canicula (canicola)* = Hündchen]: Kanikofieber, auf den Menschen übertragbare Infektionskrankheit des Hundes (mit Fieber, Schmerzen, Gelbsucht, Nierenstörungen und Meningitis einhergehend). **Lepto|spirosis ictero|haemorrhagica** meldepflichtige akute Infektionskrankheit, hervorgerufen durch ↑Leptospiren mit Gelbfärbung, Schwellung von Leber und Milz, Weil-Krankheit

lepto|ze|phal [zu ↑lepto... u. gr. *κεφαλή* = Kopf]: = dolichozephal. **Lepto|ze|phale** *m* u. *w;* -n, -n: = Dolichozephale. **Lepto|ze|phalie** *w;* -, ...ien: = Dolichozephalie. **Lepto|ze|phalus** *m;* -, ...phalen u. ...li: = Dolichozephalus

Leriche-Syndrom [lə'riʃ...; nach dem frz. Chirurgen René Leriche, 1879–1955, u. ↑Syndrom], auch: **Aortenbifurkationssyndrom, Bifurkationssyndrom:** Verengung oder Verschluss im Bereich der Aufzweigung der großen Hauptschlagader (Aorta) im Becken, eine Form der AVK

Lermoyez-Phänomen [nach dem frz. Otolaryngologen Marcel Lermoyez, 1858–1929]: Form der ↑Menière-Krankheit ohne bleibenden Hörverlust

Lesch-Nyhan-Syndrom [nach den amerik. Mediziner Michael Lesch, 1939–2008, u. William L. Nyhan, geb. 1926]: X-chromosomal-rezessiv erbliche Störung mit Steigerung der Harnsäuresynthese u. komplettem Fehlen der HGPR-Transferase; verursacht Organschäden (z. B. der Nieren) u. schädigt das ZNS, wodurch Symptome wie geistige Entwicklungsverzögerung, Autoaggression, Nierenversagen auftreten

Lese-Rechtschreib-Störung vgl. Legasthenie
Leseschwäche vgl. Legasthenie
letal, in fachspr. Fügungen: **letalis, ...le** [aus gleichbed. lat. *letalis*]: tödlich, zum Tode führend, todbringend (z. B. von Faktoren, bestimmten Mengen von Giften o. Ä., seltener von Krankheiten). **Letaldosis:** diejenige Menge an schädigenden Substanzen (auch Röntgenstrahlen u. Ä.), die für den Menschen (oder einen bestimmten Prozentsatz von Versuchstieren) tödlich ist; Abk.: LD. **Letal|faktor:** Absterbeanlage, Erbanlage, die Ursache einer Fehlbildung bzw. einer anderen, mit dem Leben unvereinbaren pathologischen Veränderung ist und zum Tod des Embryos (seltener auch des geborenen Kindes oder des Trägers vor Erreichen der Geschlechtsreife) führt. **Letalität** *w;* -: Sterblichkeit, Sterbewahrscheinlichkeit bei einer Krankheit, Verhältnis der Todesfälle zur Zahl der Erkrankten (etwa im Unterschied zur ↑Mortalität)
Le|thargie [zu gr. λήϑαργος = Schlafsucht] *w;* -, ...ien: **1)** Schlafsucht, starkes Schlafbedürfnis mit Bewusstseinsstörungen (Vorkommen bei Vergiftungen, Hirnentzündungen u. a.). **2)** Trägheit; Gleichgültigkeit, Teilnahms-, Interesselosigkeit. **le|thargisch:** schlafsüchtig; teilnahmslos, gleichgültig; unempfindlich
leuc..., Leuc... vgl. leuko..., Leuko...
Leucaemia vgl. Leukämie. **leucaemicus** vgl. leukämisch
Leucencephalitis vgl. Leukoenzephalitis
Leucin|amino|peptidase: Leucinacrylamidase, Enzym des Proteinstoffwechsels, Laborparameter; Abk.: LAP
leuco..., Leuco... vgl. leuko..., Leuko...
Leucocytosis vgl. Leukozytose
Leucoderma vgl. Leukoderma
Leucodystrophia vgl. Leukodystrophie
Leucoencephalitis vgl. Leukoenzephalitis
Leucoencephalopathia vgl. Leukoenzephalopathie
Leucoma vgl. Leukom. **Leucomatosis** vgl. Leukomatose
Leucopathia vgl. Leukopathie
Leucopenia vgl. Leukopenie
leucopoeticus vgl. leukopoetisch
Leucosis vgl. Leukose
Leucotrichosis vgl. Leukotrichose
leuk..., Leuk... vgl. leuko..., Leuko...
Leuk|äm|an|ämie [Kurzw. aus ↑Leukämie u. ↑Anämie] *w;* -, ...ien: Kombination von Leukämie und Anämie
Leuk|ämie [↑leuko... u. ↑...ämie] *w;* -, ...ien, in fachspr. Fügungen: **Leuc|aemia**[1], *Pl.:* ...iae: »Weißblütigkeit«, Blutkrebs, Wucherung des hämopoetischen und lymphatischen Systems mit entsprechender Zellvermehrung im peripheren Blut (wobei zwischen myeloischen und lymphatischen Leukämien unterschieden wird). **akute myeloische Leukämie:** Form der Leukämie, die durch eine [massive] Vermehrung unreifer Vorstufen der ↑Myelopoese gekennzeichnet ist; Abk.: AML. **Leuk|ämie in|hi|bie|render Faktor:** Zellprodukt, das die Wucherung von Leukämiezellen unterdrückt; Abk.: LIF. **Leuk|ämie|stammzellen:** jüngste Vorstufe der weißen Blutkörperchen, schlecht zu differenzierende Blutzellen (sind bei der sogenannten Stammzellenleukämie stark vermehrt). **leuk|ämisch,** in fachspr. Fügungen: **leuc|aemicus, ...ca, ...cum:** die Leukämie betreffend, an Leukämie leidend, zum Krankheitsbild der Leukämie gehörend; z. B. in der Fügung ↑Hiatus leucaemicus
Leuk|aph|ärese [Kurzbildung aus ↑Leukozyt u. gr. ἀφαίρεσις = das Wegnehmen] *w;* -, -n: Entfernung der weißen Blutkörperchen aus dem Blut mit Zellseparatoren (bei Leukämie)
Leukenzephalitis vgl. Leukoenzephalitis
Leukenzephalopathie vgl. Leukoenzephalopathie
Leukin [zu gr. λευκός = hell, glänzend, weiß (in der Zus. ↑Leukozyt)] *s;* -s, -e (meist *Pl.*): thermostabile, lytische, keimtötende Substanzen polymorphkerniger weißer Blutkörperchen, die u. a. anaerobe Krankheitserreger angreifen

leu|ko..., Leu|ko...

vor Vokalen meist **leuk..., Leuk...**
⟨zu gr. λευκός »klar, blank, glänzend; weiß«⟩
Wortbildungselement mit der Bedeutung »weiß, glänzend«:
- Leukämie
- leukoderm
- Leukometer
- Leukozyt

Leu|ko|arai|ose [zu ↑leuko... u. gr. ἀραιός = dünn, eng] *w;* -, -n: Veränderung der Dichte der weißen Hirnsubstanz
Leu|ko|blast [↑leuko... u. ↑...blast] *m;* -en, -en (meist *Pl.*): Vorstufe der ↑Leukozyten
leuko|derm [zu ↑leuko... u. ↑Derma]: pigmentarm (bezogen auf die Haut), hellhäutig. **Leuko|derma** *s;* -s, ...men, in fachspr. Fügungen: **Leu|co|derma,** *Pl.:* -ta: Auftreten von rundlichen bis ovalen, weißen Flecken in der Haut nach Abheilung mancher Hautkrankheiten (z. B. Psoriasis, Syphilis), bedingt durch Pigmentschwund
Leu|ko|dia|pedese [Kurzw. aus ↑Leukozyt u. ↑Diapedese] *w;* -, -n: Austritt der Leukozyten aus den Kapillaren ins Gewebe
Leu|ko|dys|tro|phie [↑leuko... u. ↑Dystrophie] *w;* -, ...ien, in fachspr. Fügungen: **Leu|co|dys|tro|phia**[1], *Pl.:* ...iae: degenerative Veränderung der weißen Hirnsubstanz bzw. der Markscheiden auf der Basis einer endogenen Stoffwechselstörung
Leu|ko|en|ze|phalitis, auch: **Leuk|en|ze|phalitis** [zu ↑leuko... u. ↑Encephalon] *w;* -, ...itiden, in fachspr. Fügungen: **Leu|co|en|ce|phalitis,** auch: **Leuc|en|ce|phalitis,** *Pl.:* ...itides: Entzündung der weißen Hirnsubstanz
Leu|ko|en|ze|phalo|pa|thie, auch: **Leuk|en|ze-phalo|pa|thie** [↑leuko..., ↑Encephalon u. ↑...pa-

L
Leuk

thie] *w;* -, ...ien, in fachspr. Fügungen: **Leuc[o]|en|ce|phalo|pa|thia**[1], *Pl.:* ...iae: pathologische Veränderung der weißen Hirnsubstanz

Leu|ko|kinesin [Kurzbildung zu ↑Leukozyt u. gr. *κίνησις* = Bewegung] *s;* -s, -e (meist *Pl.*): Proteine, die beschleunigend oder bremsend auf die Wanderungsgeschwindigkeit von Leukozyten einwirken

Leu|ko|lyse [zu ↑leuko... u. gr. *λύειν* = lösen, auflösen] *w;* -, -n: Auflösung bzw. Zerfall der weißen Blutkörperchen. **Leu|ko|lysin** *s;* -s, -e (meist *Pl.*): Substanzen, die den Abbau und die Auflösung der weißen Blutkörperchen bewirken

Leu|kom [zu gr. *λευκός* = hell, glänzend, weiß] *s;* -s, -e, in fachspr. Fügungen: **Leu|coma,** *Pl.:* -ta; weißer Fleck, weißlich verfärbte Wucherung; im engeren Sinne: weiße Narbe auf der Augenhornhaut

Leu|komatose [zu ↑Leukom] *w;* -, -n, in fachspr. Fügungen: **Leu|comatosis,** *Pl.:* ...oses: Bildung weißer Flecken auf der Haut

Leu|ko|mel|algie [↑leuko..., gr. *μέλος* = Glied u. ↑...algie] *w;* -, ...ien: Auftreten von anfallsartigen Schmerzen im Bereich der Extremitäten mit blasser Hautverfärbung und Kältegefühl (Folge von Durchblutungsstörungen)

Leu|ko|mito|gen [Kurzbildung zu ↑Leukozyt u. ↑mitogen] *s;* -s, -e (meist *Pl.*): Proteine, die die Vermehrung, Entwicklung und Reifung von Leukozyten im Knochenmark anregen und steuern

Leuk|ony|chie [zu ↑leuko... u. gr. *ὄνυξ*, Gen.: *ὄνυχος* = Nagel] *w;* -, ...ien: teilweise Weißfärbung der Nägel (punkt- und streifenförmig oder total; angeboren oder sekundär, z. B. als Folge einer Arsenvergiftung)

Leu|ko|pa|thie [↑leuko... u. ↑...pathie] *w;* -, ...ien, in fachspr. Fügungen: **Leu|co|pa|thia**[1], *Pl.:* ...iae: = Leukoderma

Leu|ko|penie [Kurzw. aus ↑Leukozytopenie] *w;* -, ...ien, in fachspr. Fügungen: **Leu|co|penia**[1], *Pl.:* ...iae: krankhafte Verminderung der weißen Blutkörperchen (unter 4000 pro mm^3)

Leu|ko|plakie [zu ↑leuko... u. gr. *πλάξ*, Gen.: *πλακός* = Platte, Fläche] *w;* -, ...ien: Auftreten von weißlichen, oberflächlichen Herden an der Zunge (bzw. von herdartigen Verdickungen des Zungenschleimhautepithels), an den Lippen oder an den Genitalien (gilt als ↑Präkanzerose). **leu|ko|plakisch:** mit Leukoplakie verbunden (z. B. leukoplakische Veränderungen)

Leu|ko|poe|se [zu ↑leuko... u. gr. *ποιεῖν* = machen, verfertigen] *w;* -, -n: Bildung der weißen Blutkörperchen im Knochengewebe u. in den ↑lymphopoetischen Organen. **leu|ko|poe|tisch,** in fachspr. Fügungen: **leu|co|poe|ticus, ...ca, ...cum:** die ↑Leukopoese betreffend, weiße Blutkörperchen bildend

Leu|ko|re|krutin [Kurzbildung zu ↑Leukozyt u. dem FW *rekrutieren* (aus frz. *recruter*)] *s;* -s, -e (meist *Pl.*): Proteine, die Leukozyten aus dem Knochenmark in den Blutstrom einschleusen

Leu|kor|rhö, auch: **Leu|kor|rhöe** [...rø:; zu ↑leuko... u. gr. *ῥεῖν* = fließen] *w;* -, ...rrhöen: übermäßige Bildung von weißlichem, nicht entzündlichem Scheidensekret

Leu|kose [zu gr. *λευκός* = hell, glänzend, weiß] *w;* -, -n, in fachspr. Fügungen: **Leu|cosis,** *Pl.:* ...oses: Sammelbez. für die Formen der ↑Leukämie und der ↑Aleukämie

Leu|ko|taxin [Kurzbildung zu ↑Leukozyt u. gr. *τάξις* = Anordnung] *s;* -s, -e (meist *Pl.*): Proteine, die Leukozyten zu zielgerichteter Wanderung veranlassen

Leu|ko|tomie [↑leuko... u. ↑...tomie] *w;* -, ...ien: früher durchgeführter, heute nicht mehr üblicher operativer Eingriff in die weiße Hirnsubstanz bei bestimmten psychiatrischen Krankheiten

Leu|ko|toxin [Kurzw. aus ↑Leukozyt u. ↑Toxin] *s;* -s, -e: Bakteriengift, das die Funktion der Leukozyten hemmt oder aufhebt

Leu|ko|tri|chose [zu ↑leuko... u. gr. *θρίξ*, Gen.: *τριχός* = Haar] *w;* -, -n, in fachspr. Fügungen: **Leu|co|tri|chosis,** *Pl.:* ...oses: Weißwerden der Haare (infolge mangelnder Pigmentbildung oder Eindringens von Luft)

Leu|ko|tri|en [Kurzbildung aus ↑Leukozyt u. ↑Trien] *s;* -s, -e: Hormon, das in Leukozyten synthetisiert wird und eine Triengruppe im Molekül aufweist (es beeinflusst u. a. die Plättchenaggregation und den Tonus der glatten Muskulatur, ist an allergischen und entzündlichen Reaktionen beteiligt, wirkt chemotaktisch auf weiße Blutkörperchen, außerdem bronchokonstriktorisch)

Leuko|zidin [Kurzbildung zu ↑Leukozyt u. lat. *caedere* (in Zus. *-cidere)* = niederhauen, töten] *s;* -s, -e: Bakterientoxine mit einer hohen Spezifität gegenüber weißen Blutkörperchen

Leu|ko|zyt [↑leuko... u. ↑...zyt] *m;* -en, -en (meist *Pl.*): weiße Blutkörperchen, kernhaltige, farblose Blutzellen. **leu|ko|zytär:** durch weiße Blutkörperchen hervorgerufen

Leu|ko|zyto|penie [↑Leukozyt u. gr. *πενία* = Armut, Mangel] *w;* -, ...ien: = Leukopenie

Leu|ko|zytose [zu ↑Leukozyt] *w;* -, -n, in fachspr. Fügungen: **Leu|co|cytosis,** *Pl.:* ...oses: krankhafte Vermehrung der weißen Blutkörperchen (10 000–30 000 pro mm^3 Blut) insbes. bei Infektionen

Leuk|urie [Kurzbildung aus ↑Leukozyt u. ↑...urie] *w;* -, ...ien: Ausscheidung weißer Blutkörperchen mit dem Harn

levator [zu lat. *levare* = heben, aufheben], Gen.: ...toris, *Pl.:* ...tores: erläuternder Bestandteil von fachspr. Fügungen mit der Bedeutung »Heber, Hebemuskel«; z. B. in der Fügung ↑Musculus levator scapulae. **Levator** *m;* -s, ...toren: übliche Kurzbez. für: Musculus levator

Le-Veen-Shunt: Ableitungstechnik bei ↑Aszites in die Jugularvene

[1]**levis** vgl. laevis

[2]**levis, ...ve** [aus gleichbed. lat. *levis*]: leicht, leichten Grades

L
Leuk

Levurose [lev...; zu frz. *levure* = Hefepilz] *w;* -, -n: durch Hefepilze hervorgerufene Erkrankung (z. B. Kandidose)

Lewy-Körperchen [nach dem Neurologen Fritz H. Lewy, 1885–1946]: kugelförmige Proteinablagerungen in degenerierenden Neuronen der Substantia nigra und im Neokortex (bei Parkinsonkrankheit und Demenz). **Lewy-Körperchen-Erkrankung:** Erkrankung mit auftretenden ↑Lewy-Körperchen; möglicherweise enge Verwandtschaft mit idiopathischer Parkinsonerkrankung

Leydig-Zwischenzellen [nach dem dt. Physiologen Franz von Leydig, 1821–1908]: Hodenzwischenzellen, in Gruppen zwischen den ↑Tubuli seminiferi contorti gelagerte Zellen mit endokriner Funktion (auch Speicherorgane für den Samen)

LH: Abk. für ↑luteinisierendes Hormon

Lhermitte-Zeichen [nach dem frz. Neuropathologen Jacques Lhermitte, 1877–1959]: bei Nackenbeugung kribbelnde oder elektrisierende Missempfindungen paravertebral und in die Extremitäten ausstrahlend; tritt eher bei chronischer meningealer Entzündung (typisch bei Multipler Sklerose) oder auch bei spinalen Raumforderungen im HWS-Bereich auf

LH-RH: Abk. für *l*uteinisierendes-*H*ormon-*R*eleasing-*H*ormon

Li: chem. Zeichen für ↑Lithium

Liberin [zu lat. *liber* = frei] *s;* -s, -e (meist *Pl.*): neuere Bez. für ↑Releasing-Hormon

liber, ...ra, ...rum [aus lat. *liber* = frei, unabhängig]: frei, nicht befestigt; z. B. in der Fügung Corpus liberum

Libidinist *m;* -en, -en, **Libidinistin** *w;* -, -nen [zu ↑Libido]: sexuell triebhafter Mensch. **libidinös:** auf die ↑Libido bezogen, die sexuelle Lust betreffend. **Libido** [auch: ...i:do; aus lat. *libido*, Gen.: *libidinis* = Lust, Gelüsten, Trieb] *w;* -: Begierde; Trieb, insbes.: Geschlechtstrieb

Li|chen ['li:çe:n; von gr. *λειχήν* = Flechte, Ausschlag] *m;* -s, -es [li:'çe:nes]: Bezeichnung für verschiedene Krankheitsbilder der Haut, deren Haupteffloreszenz ein kleinpapulöses Knötchen ist. **Li|chen nitidus:** seltene Hautkrankheit mit kleinen, glänzenden, flachen Knötchen, die in der Mitte ein kleines Schüppchen tragen. **Li|chen ruber planus:** papulöse Hautkrankheit mit stecknadelkopfgroßen, abgeschliffenen Papeln von hell- bis dunkelroter Farbe (Vorkommen an Haut und Schleimhäuten). **Li|chen sclerosus et atrophicus:** chronisch-progrediente, lichenoide, scharf begrenzte Papeln der Haut und der Genitalschleimhäute unbekannter Ursache mit Neigung zur Konfluenz u. Atrophie, Weißfleckenkrankheit. **Li|chen simplex:** chronische, in Schüben verlaufende, ekzematöse Hautveränderung mit Juckreiz und Lichenifikation im Kopf-, Nacken-, Genitalbereich und an den Extremitäten. **Li|chen urticatus:** Frühform der Nesselsucht bei Kindern (meist im Anschluss an Verdauungsstörungen) mit stecknadelkopfgroßen Papeln und quälendem Juckreiz; Prurigo simplex acuta

Li|cheni|fikation [zu ↑Lichen u. lat. *facere* (in Zus.: *-ficere*) = machen, tun] *w;* -, -en: Vergröberung und Verdickung der Hautfelderung, Vertiefung der Hautfurchen mit teilweisem Auftreten von flachen Papeln

li|cheno|id [↑Lichen u. ↑...id], in fachspr. Fügungen: **li|cheno|ides:** flechtenartig, flechtenähnlich (bezogen auf Hauteffloreszenzen)

Licht|behandlung, auch: **Lichttherapie:** Behandlung mit natürlichem oder künstlichem Licht

Licht|reaktion: Beleuchtung eines Auges von schräg unten, anschließend des anderen Auges: in gleichem Ausmaß Pupillenverengung auch der jeweils nicht beleuchteten Seite als Norm; Bestandteil jeder augenärztlichen Untersuchung, besonders bei neuroophthalmologischen Fragestellungen

Licht|reflex: 1) Pupillenreflex, Verengung der Pupille bei Lichteinfall (Ophthalmologie). **2)** Reflex auf dem Trommelfell bei der Ohrspiegelung, kann zur Beurteilung von Lage, Form und Zustand des Trommelfells herangezogen werden (Otologie)

Licht|therapie vgl. Lichtbehandlung

Lid vgl. Palpebra

LID: Abk. für *L*eukozyten *i*m *D*ialysat

Lidentzündung vgl. Blepharitis. **Lidfaserplatte, Lidknorpel** vgl. Tarsus (2). **Lidkrampf** vgl. Blepharoklonus. **Lidrandentzündung** vgl. Madarose

Lieberkühn-Krypten [nach dem dt. Arzt J. N. Lieberkühn, 1711–1756] *Pl.:* = Glandulae intestinales

Lien [aus gleichbed. lat. *lien*, Gen.: *lienis*] *m;* -s; Lienes: Milz, Organ von unterschiedlicher Größe, weicher Konsistenz und braunroter Farbe im linken Oberbauch (Blutspeicher- und Abwehrorgan). **Lien ac|cessorius:** Nebenmilz, angeborene kleine Körper aus Milzgewebe in unmittelbarer Nähe der Milz oder als Anhängsel der Milz. **Lien mobilis:** »Wandermilz«, Milz, deren Lage extrem veränderlich ist

lie|nal in fachspr. Fügungen: **lie|nalis, ...le** [zu ↑Lien]: die Milz betreffend; zur Milz gehörend; z. B. in der Fügung ↑Arteria lienalis

Lie|nitis [zu ↑Lien] *w;* -, ...itiden (in fachspr. Fügungen: ...itides): Milzentzündung

Li|enterie [zu gr. *λεῖος* = glatt u. ↑Enteron] *w;* -, ...ien: Durchfall mit Abgang unverdauter Speisereste

LIF: Abk. für ↑Leukämie inhibierender Faktor

Life-Event [engl. 'laɪf ɪvent = Lebensereignis]: außerordentliches, belastendes Ereignis, das psychische Krankheiten auslöst; umstritten ist die Rolle bei der Entstehung von Krebserkrankungen

Life-Island ['laɪf aɪlənd; zu engl. *life* = Leben u. engl. *island* = Insel] *s;* -[s], -s: sterile Umgebung, in der Patienten für einige Zeit untergebracht werden, wenn ihre körpereigenen Abwehrreaktionen nicht mehr funktionieren; Patientenisolator; Sterilbetteinheit

Li-Fraumeni-Syndrom [nach Frederik Li, 1949–2015, u. Joseph F. Fraumeni, geb. 1933]: familiär gehäuftes Auftreten von Karzinomen, vererbt durch den Defekt des Tumorsuppressorgens p53

Lịft|schwindel: Schwindelgefühl, Sehstörungen mit Augenflimmern und «Schwarzwerden vor den Augen« beim Aufstehen aus dem Sitzen, der Hocke oder dem Liegen; häufig mit Kreislaufproblemen verbunden

Lig.: Abk. für ↑Ligamentum

Ligamẹnt [aus lat. *ligamentum*, Gen.: *ligamenti* = Band; Binde] *s;* -[e]s, -e u. (in der anat. Nomenklatur nur:) **Ligamẹntum** *s;* -s, ...ta: festes, sehnenähnliches Band aus Bindegewebe zur Verbindung gegeneinander bewegl. Teile des Körpers (bes. an Gelenken; Anat.); Abk.: Lig. (*Pl.:* Ligg.). **Ligamẹntum acromio|claviculare:** Verstärkungsband in der Kapseloberwand des Schulter-Schlüsselbein-Gelenks. **Ligamẹnta alaria** *Pl.:* »Flügelbänder«, die den Kopf mit dem ersten Halswirbel verbinden und eine stärkere Drehung des Kopfes verhindern. **Ligamẹntum ano|coc|cyge|um:** dünner Sehnenstreifen, mit dem der äußere Afterschließmuskel an der Spitze des Steißbeins befestigt ist. **Ligamẹntum anulare radii:** »Ringband«, Verstärkungsband des Ellbogengelenks (zieht vom ↑Processus coronoideus der Elle zum ↑Olecranon). **Ligamẹntum anulare stapediale** [↑Stapes]: fibröser Rand an der Basis des Steigbügels (zieht mit einigen Fasern zum Schneckenfenster). **Ligamẹnta anularia trachea|les** *Pl.:* bandartige Verbindungen zwischen den Knorpelringen der Luftröhre. **Ligamẹntum apicis dẹntis** [↑Apex, ↑Dens]: Bandverbindung zwischen der Spitze des Zahnes des zweiten Halswirbels u. dem vorderen Rand des großen Hinterhauptlochs. **Ligamẹntum arteriosum:** Bindegewebsstrang an der Verzweigungsstelle der Lungenarterie (Überrest des beim Fetus offenen ↑Ductus arteriosus). **Ligamẹntum atlanto|oc|cipitale laterale:** seitlicher Faserzug, der den Querfortsatz eines Wirbels mit dem ↑Processus jugularis verbindet. **Ligamẹnta au|ricularia** *Pl.:* drei Faserzüge, mit denen der Ohrknorpel am Schläfenbein befestigt ist. **Ligamẹntum bifurcatum:** zweigeteiltes Gewebsband der ↑Articulatio tarsi transversa. **Ligamẹntum calcaneocubo|ide|um:** Verbindungsband zwischen Ferse und Würfelbein. **Ligamẹntum calcaneo|cuboide|um dorsale:** Bandverbindung der ↑Articulatio tarsi transversa am Fußrücken zwischen Fersenbein und Würfelbein. **Ligamẹntum calcaneocubo|ide|um plantare:** Verstärkungsband der Articulatio tarsi transversa in der Fußsohle zwischen Fersenbein und Würfelbein. **Ligamẹntum calcaneo|fibulare:** Verstärkungsband in der lateralen Seite des oberen Sprunggelenks zwischen Außenknöchel und Fersenbein. **Ligamẹntum calcaneo|naviculare:** Verstärkungsband der ↑Articulatio tarsi transversa in der Fußsohle (zieht vom Fersenbein zum Kahnbein). **Ligamẹntum capitis cọstae intra|articulare** [↑Caput]: Bindegewebsband zwischen den Rippenköpfchengelenken. **Ligamẹntum capitis cọstae radia|tum:** strahlenförmiges Faserband, das sich vom Kopf jeder Rippe zum benachbarten Wirbelkörper erstreckt. **Ligamẹntum capitis fẹmoris** [↑Caput femoris]: Band im Hüftgelenk (zieht von der Gelenkpfanne zum Oberschenkelkopf und enthält Gefäße zur Versorgung des Oberschenkelkopfes). **Ligamẹntum capitis fibulae antẹrius** [↑Caput]: Bandverbindung zwischen dem vorderen Anteil des Wadenbeinköpfchens und dem lateralen Schienbeinkopf. **Ligamẹntum capitis fibulae postẹrius:** Bandverbindung zwischen dem Wadenbeinköpfchen und der lateralen Schienbeinkopffläche. **Ligamẹntum cạrpi radia|tum:** Bindegewebsband, das vom ↑Os capitatum der Hand zu den benachbarten Knochen zieht. **Ligamẹnta carpo|metacarpẹa dorsalia** *Pl.:* Bänder zur Verstärkung der straffen Kapsel auf der Dorsalseite der Handwurzel-Mittelhand-Gelenke. **Ligamẹnta carpo|metacarpẹa palmaria** *Pl.:* Bandverbindungen in der Palmarseite der Handwurzel-Mittelhand-Gelenke, zwischen den Handwurzelknochen und dem 2.–5. Mittelhandstrahl. **Ligamẹnta collateralia:** *Pl.:* **1)** seitliche Bänder an den Fingergelenken. **2)** fibröse Verstärkungszüge an den Seiten der Zehengelenke. **3)** ulnare u. radiale Seitenbänder (Verstärkungsbänder) der Mittelhand-Finger-Gelenke für den 2. bis 5. Fingerstrahl. **4)** seitliche Verstärkungsbänder der Mittelfuß-Zehen-Gelenke. **Ligamẹntum col|laterale cạrpi radia|le:** seitliches Gewebsband des Handgelenks zwischen dem ↑Processus styloideus und dem Kahnbein (an der Daumenseite). **Ligamẹntum col|laterale cạrpi ulnare:** seitliches Gewebsband des Handgelenks zwischen dem ↑Processus styloideus und dem Dreiecksbein (an der Kleinfingerseite). **Ligamẹntum col|laterale fibulare:** äußeres Seitenband des Kniegelenks (ein schwacher Strang, der vom ↑Epicondylus lateralis zum ↑Caput fibulae verläuft). **Ligamẹntum collaterale radia|le:** radiales Seitenband des Ellbogengelenks, Verstärkungsband in der Kapsel des Gelenks (streifenförmiges Band; zieht vom ↑Epicondylus lateralis in die Kapsel hinein). **Ligamẹntum col|laterale tibia|le:** inneres Seitenband des Kniegelenks (breites, starkes Band; zieht vom inneren ↑Epicondylus zur medialen Fläche des Schienbeinkopfes und ist außerdem mit dem Innenmeniskus verwachsen). **Ligamẹntum conoide|um:** hinterer, dreieckiger Teil des Gewebsbandes des Schlüsselbein-Schulterblatt-Gelenks. **Ligamẹntum coraco|acromia|le:** dreieckiges Bindegewebsband des Schulterblattes zwischen Rabenschnabelfortsatz und ↑Acromion. **Ligamẹntum coraco|claviculare:** Bindegewebsband zwischen Rabenschnabelfortsatz und Schlüsselbein. **Ligamẹntum coraco|humerale:** breites Bindegewebsband des Schultergelenks zwischen Rabenschnabelfortsatz und Oberarmkopf. **Ligamẹntum coro-**

narium hepatis [↑Hepar]: kranzförmiges Band, mit dem die Leber am Zwerchfell befestigt ist. **Ligamentum costo|claviculare:** Bindegewebsband des Brustbein-Schlüsselbein-Gelenks. **Ligamentum costo|trans|versarium laterale:** äußeres Verstärkungsband der Rippengelenke zwischen Rippenhals und Querfortsatz des Wirbelkörpers. **Ligamentum costo|trans|versarium superius:** oberes Verstärkungsband der Rippengelenke zwischen Rippenhals und Querfortsatz des Wirbels. **Ligamenta costo|xi|pho|idea** *Pl.:* Fortsetzungen der ↑Membrana sterni auf den Schwertfortsatz des Brustbeins, die die Knorpel der 6. und 7. Rippen mit der Vorderfläche des Schwertfortsatzes verbinden. **Ligamentum crico|aryte|no|ide|um:** Verstärkungsband in der Kapsel des Gelenks zwischen Gießbecken- und Ringknorpel im Kehlkopf. **Ligamentum crico|pharyn|ge|um:** Bandverbindung zwischen der ↑Lamina des Ringknorpels und der Mittellinie des ↑Pharynx. **Ligamentum crico-thyreo|ide|um medianum:** starkes, elastisches Band zwischen Schild- und Ringknorpel des Kehlkopfes (stellt den frei sichtbaren Teil des ↑Conus elasticus dar). **Ligamentum crico|trachea|le:** schmales, ringförmiges Band zwischen dem Unterrand des Ringknorpels und dem oberen Rand des ersten Trachealringes. **Ligamenta crucia|ta** *Pl.:* Kreuzbänder innerhalb der Kniegelenkshöhle (schränken die axiale Beweglichkeit des Unterschenkels ein und fixieren Schienbein und Oberschenkelknochen). **Ligamentum crucia|tum anterius:** vorderes Kreuzband im Kniegelenk (zieht von der ↑Area intercondylaris anterior zur medialen Gelenkfläche des Oberschenkelknochens). **Ligamentum crucia|tum posterius:** hinteres Kreuzband im Kniegelenk (zieht von der ↑Area intercondylaris posterior zur lateralen Gelenkfläche des Oberschenkelknochens). **Ligamentum cruciforme atlantis** [↑Atlas]: Kreuzband des Atlas, bestehend aus den Bindegewebszügen der ↑Fasciculi longitudinales und dem sie überkreuzenden ↑Ligamentum transversum atlantis. **Ligamentum cubo|ideo|naviculare dorsale:** Bandverbindung an der Rückseite des Fußes zwischen Würfel- und Kahnbein. **Ligamentum cubo|ideo|naviculare plantare:** Bandverbindung in der Fußsohle zwischen Würfel- und Kahnbein. **Ligamentum cuneo|cubo|ide|um dorsale:** Bandverbindung zwischen der Rückfläche des Würfelbeins und dem lateralen Keilbein. **Ligamentum cuneo-cubo|ide|um inter|osse|um:** Bandverbindung zwischen den benachbarten Knochenflächen des Würfelbeins und des lateralen Keilbeins. **Ligamentum cuneo|cubo|ide|um plantare:** Bandverbindung in der Fußsohle zwischen dem Würfelbein und dem lateralen Keilbein. **Ligamenta cuneo|meta|tarsea inter|ossea** *Pl.:* Bandverbindungen zwischen den benachbarten Knochenoberflächen der Keilbeine und der Mittelfußknochen. **Ligamenta cuneo|navicularia dorsalia** *Pl.:* Bandverbindungen zwischen der Rückfläche des Kahnbeins und den 3 Keilbeinen des Mittelfußes. **Ligamenta cuneo|navicularia plantaria** *Pl.:* Bandverbindungen in der Fußsohle zwischen dem Kahnbein und den 3 Keilbeinen. **Ligamentum delto|ide|um:** Verstärkungsband auf der inneren Seite des oberen Sprunggelenks (mit 3 Teilen). **Ligamentum denticulatum:** zackiges, bandartiges Gebilde in der frontalen Ebene zwischen der weichen Hirnhaut und der Spinngewebshaut. **Ligamentum epi|didymidis inferius** [↑Epididymis]: fibröses Fasergewebe zwischen dem unteren Ende des Nebenhodenkörpers und dem Hoden. **Ligamentum epi|didymidis superius:** fibröses Fasergewebe zwischen dem oberen Ende des Nebenhodenkörpers und dem Hoden. **Ligamentum falci|forme hepatis** [↑Hepar]: Duplikatur des Bauchfells (zieht vom Zwerchfell zum hinteren Leberrand und überkleidet die Oberfläche der Leber, zieht dann bis zum Nabel). **Ligamentum flava:** »gelbes Band« (bestehend aus elastischem Gewebe; füllt die hinteren Partien der Wirbelbögen aus und vervollständigt damit die Hinterwand des Wirbelkanals). **Ligamentum fundi|forme penis:** schleuderähnliches Bindegewebsband im Penis (umgreift das ↑Corpus penis). **Ligamentum gast-ro|colicum:** bandartiger Teil des Magen-Darm-Gekröses (Verbindung zwischen großer Kurvatur des Magens und Querkolon). **Ligamentum gast|ro|lienale** [-...lı-e...]: bandartiger Teil des Magengekröses, Verbindungsblatt zwischen Magen u. Milz. **Ligamentum gast|ro|phrenicum:** bandartiger Teil des Magengekröses, Verbindung zwischen Magen u. Zwerchfell. **Ligamentum genito|ingui|nale:** embryonale Vorstufe des ↑Gubernaculum testis. **Ligamenta gleno|humeralia** *Pl.:* unbedeutende Kapselwandverstärkungen in der Kapsel des Schultergelenks. **Ligamentum hepato|colicum:** Peritonäalfalte zwischen der Leberunterfläche und der rechten Biegung des Kolons. **Ligamentum hepato|duo|denale:** Peritonäalfalte zwischen der ↑Porta hepatis und dem oberen Teil des Zwölffingerdarms. **Ligamentum hepato|gast|ricum:** bandartiger Teil des kleinen Netzes, Verbindung zwischen der kleinen Kurvatur des Magens und der Leber. **Ligamentum hepato|renale:** von der hinteren Oberfläche der Leber zur rechten Niere verlaufende Peritonäalfalte. **Ligamentum hyo-epi|glotticum:** trianguläres, elastisches Band zwischen der Epiglottisoberfläche und dem Unterrand des Zungenbeins. **Ligamentum ilio-femorale:** Verstärkungsband am Hüftgelenk (verläuft vom unteren, vorderen Darmbeinstachel zur ↑Linea intertrochanterica; stärkstes Bindegewebsband des menschlichen Körpers). **Ligamentum ilio|lumbale:** Verstärkungsband im Bereich des Beckens (zieht vom 5. Lendenwirbelkörper zur Crista iliaca und zum Kreuzbein-Darmbein-Gelenk). **Ligamentum incudis posterius** [↑Incus]: Bindegewebsband zwischen dem ↑Crus breve des

Ambosses und der Paukenhöhlenwand. **Ligamẹntum incu̲dis supe̲rius:** fibröses Band zwischen dem Ambosskörper und dem Dach der Paukenhöhle. **Ligamẹntum in|gui|na̲le:** »Leistenband«, sehniger Streifen zwischen dem vorderen unteren Darmbeinstachel und dem Schambeinhöcker. **Ligamẹnta inter|carpa̲lia dorsa̲lia** *Pl.:* mehrere Bänder, die sich über die Rückflächen der Handwurzelknochen erstrecken und die einzelnen Handwurzelknochen miteinander verbinden. **Ligamẹnta inter|carpa̲lia inter|ọssea** *Pl.:* kurze, fibröse Bänder, die die benachbarten Oberflächen der einzelnen Handwurzelknochen miteinander verbinden. **Ligamẹnta inter|carpa̲lia palma̲ria** *Pl.:* an der Hohlhand liegende Bändergruppe zwischen den Handwurzelknochen. **Ligamẹntum inter|clavicula̲re:** fibröses Band zwischen den medialen Enden beider Schlüsselbeine (in der ↑Incisura jugularis des Brustbeins). **Ligamẹnta inter|cunei|fọrmia inter|ọssea** [- ...e-ı... -] *Pl.:* kurze, fibröse Bänder, die die drei Keilbeine des Fußes miteinander verbinden. **Ligamẹnta inter|cunei|fọrmia planta̲ria** *Pl.:* fibröse Bänder, die die drei Keilbeine an der Fußsohlenfläche miteinander verbinden. **Ligamẹntum inter|foveo|la̲re:** bandartige Verdickung der ↑Fascia transversalis auf der inneren Seite des ↑Anulus inguinalis profundus (steht in Verbindung mit dem ↑Musculus transversus abdominis und mit dem Leistenband). **Ligamẹntum inter|spina̲le:** Bindegewebsband zwischen zwei benachbarten Dornfortsätzen der Wirbelkörper. **Ligamẹntum inter|trans|versa̲rium:** Bindegewebsband zwischen zwei benachbarten Querfortsätzen von Wirbelkörpern (kommt meist nur im Brustbereich vor). **Ligamẹntum is|chio|femora̲le:** Verstärkungsband des Hüftgelenks (zieht vom ↑Tuber ischiadicum zur Gelenkkapsel und schränkt vor allem die Einwärtsdrehung des Oberschenkels ein). **Ligamẹntum lacuna̲re:** Teil des Leistenbandes (bildet den Winkel zwischen diesem und dem ↑Pecten ossis pubis). **Ligamẹntum latera̲le (articulatio̲|nis temporo|mandibula̲ris):** wichtigstes, in die Kapselwand eingewobenes Verstärkungsband an der Außenseite des Kiefergelenks. **Ligamẹntum la̲tum u̲teri:** »breites Mutterband«, Duplikatur des Bauchfells, die den Uteruskörper, die Tuben und Ovarien überkleidet. **Ligamẹntum lon|gitudina̲le ante̲rius:** vorderes Längsband der Wirbelsäule (verläuft an der Vorderfläche der Wirbelkörper vom Hinterhauptbein bis zur Mitte des Kreuzbeins). **Ligamẹntum lon|gitudina̲le poste̲rius:** hinteres Längsband der Wirbelsäule (zieht an der hinteren Fläche der Wirbelkörper bis zum Steißbein und steht mit den Rückflächen der Zwischenwirbelscheiben in Verbindung). **Ligamẹntum lumbo|costa̲le:** bogenförmiges Verstärkungsband zwischen den unteren Rippen und den Querfortsätzen der Lendenwirbel. **Ligamẹntum mạllei ante̲rius** [- ...e-ı -]: fibröses Band zwischen dem ↑Processus anterior des Hammers und der vorderen Wand der Paukenhöhle. **Ligamẹntum mạllei latera̲le:** trianguläres Band zwischen dem Kopf des Hammers und der ↑Incisura tympanica im Mittelohr. **Ligamẹntum mạllei supe̲rius:** fibröses Band zwischen dem Kopf des Hammers und dem Dach der Paukenhöhle. **Ligamẹntum media̲|le:** Verstärkungsband der mittleren Kapselwand an der Außenseite des Kiefergelenks. **Ligamẹntum meta|carpa̲|le trans|vẹrsum pro|fụndum:** quer verlaufendes Band an der Palmarseite des 2.–5. Mittelhandknochenköpfchens. **Ligamẹntum meta|carpa̲|le trans|vẹrsum super|ficia̲|le:** quer verlaufende Bandfasern zwischen den divergierenden Längsbändern der Palmaraponeurose. **Ligamẹnta metacarpa̲lia dorsa̲lia** *Pl.:* quer verlaufende Bänder über den Basen des 2.–5. Mittelhandknochens. **Ligamẹnta meta|car|pa̲lia inter|ọssea** *Pl.:* Bindegewebsbänder zwischen den Körpern der Mittelhandknochen. **Ligamẹnta meta|carpa̲lia palma̲ria** *Pl.:* unter der Handinnenfläche liegende Bindegewebsbänder zwischen den Basen der Mittelhandknochen. **Ligamẹntum meta|tar|sa̲|le trans|vẹrsum pro|fụndum:** Bindegewebsband der Mittelfuß-Zehen-Gelenke, das die Köpfchen der Mittelfußknochen zusammenhält. **Ligamẹntum meta|tarsa̲|le transvẹrsum super|ficia̲|le:** fibröses Band in der ↑Fascia superficialis im Bereich der Mittelfußknochenköpfchen. **Ligamẹnta meta|tarsa̲lia dorsa̲lia** *Pl.:* quer verlaufende Bänder an den Rückflächen der Basen des 2.–5. Mittelfußknochens. **Ligamẹnta meta|tarsa̲lia inter|ọssea** *Pl.:* Gewebsbänder zwischen den Körpern der Mittelfußknochen. **Ligamẹnta meta|tarsa̲lia planta̲ria** *Pl.:* unter der Fußsohle liegende Gewebsbänder zwischen den Basen der Mittelfußknochen. **Ligamẹntum nu̲|chae:** dreiseitige Bandplatte, die von den Dornen der Halswirbelkörper zur ↑Protuberantia occipitalis externa ziehen. **Ligamẹnta ossi|culo̲rum au|di̲tus** *Pl.:* Sammelbez. für den Bandapparat der Gehörknöchelchen im Mittelohr. **Ligamẹntum ova̲rii pro̲|prium:** bandartige Verbindung zwischen Ovarium und ↑Fundus uteri (liegt zwischen beiden Blättern des ↑Ligamentum latum uteri). **Ligamẹnta palma̲ria** *Pl.:* derbe Faserknorpel, die mit dem Pfannenrand der Grundphalangen der Finger auf der Volarseite verwachsen sind. **Ligamẹntum palpe|bra̲le latera̲le:** Faserband, das von der Bindegewebsplatte beider Augenlider zum äußeren Rand der knöchernen Augenhöhle zieht. **Ligamẹntum palpe|bra̲le media̲|le:** Faserband, das von der Bindegewebsplatte beider Augenlider zum inneren Rand der knöchernen Augenhöhle zieht. **Ligamẹntum patẹllae:** »Kniescheibenband«, eigentliche Endsehne des ↑Musculus quadriceps femoris (setzt an der ↑Tuberositas tibiae an; die Kniescheibe ist in dieses Band eingelassen). **Ligamẹntum phrenico|co̲licum:** Bauchfellfalte zwischen ↑Colon transversum und der Ursprungsstelle des Zwerchfells. **Ligamẹntum phrenico-**

splenicum: Bauchfellfalte von der Milz zur linken Niere u. zum Zwerchfell. **Ligamentum pisohamatum:** Gewebsbandzug zwischen dem ↑Os pisiforme und dem ↑Hamulus ossis hamati im Handgelenk. **Ligamentum piso|meta|carpa|le:** fibröses Band zwischen dem ↑Os pisiforme und der Basis des 5., gewöhnlich auch der Basis des 4. und manchmal auch des 3. Mittelhandstrahls. **Ligamentum plantare lon|gum:** Verstärkungsband der ↑Articulatio tarsi transversa in der Fußsohle (zieht vom Fersenbein zum Würfelbein und zu den Basen sämtlicher Mittelfußknochen). **Ligamenta plantaria** *Pl.:* Verstärkungszüge auf der Plantarseite der Zehengrundgelenke. **Ligamentum popliteum arcua|tum:** hufeisenförmiger Faserzug in der hinteren Kapselwand des Kniegelenks. **Ligamentum po|pliteum ob|liquum:** in der hinteren Kapselwand des Kniegelenks schräg von unten (medial) nach oben (lateral) verlaufendes Band. **Ligamentum pterygo|spinale:** Bandfaserzug (manchmal Muskelfasern enthaltend), der vom hinteren Rand des Keilbein-Gaumen-Flügels zur ↑Spina ossis sphenoidalis verläuft. **Ligamentum pubicum superius:** Faserschicht zwischen den Schambeinhöckern. **Ligamentum pubofemorale:** Verstärkungsband des Hüftgelenks (geht vom unteren Schambeinast aus und zieht in die Gelenkkapsel, teilweise auch zur ↑Linea intertrochanterica). **Ligamentum pubo|prostaticum:** Verstärkungsband der Faszien des Beckenbindegewebes zwischen Vorsteherdrüse und Schambein. **Ligamentum pulmonale:** ↑Duplikatur der ↑Pleura zwischen Lungenwurzel und Lungenbasis. **Ligamentum qua|dratum:** Faserbündel, das den Speicheneinschnitt der Elle mit dem Hals der Speiche verbindet. **Ligamentum radio|carpa|le dorsale:** schräg verlaufendes Band vom distalen Ende der Speiche zu den Handwurzelknochen (vor allem zum Dreiecksbein und zum Mondbein). **Ligamentum radio|carpa|le palmare:** schräg verlaufendes Band vom ↑Processus styloideus der Speiche zum ↑Os triquetrum, ↑Os lunatum, ↑Os capitatum und ↑Os hamatum. **Ligamentum reflexum:** Teil des Leistenbandes (zieht mit Fasern zur ↑Linea alba, auf dem Band liegt der ↑Funiculus spermaticus). **Ligamentum sa|cro|coc|cyge|um dorsale profundum:** Endstück des hinteren Längsbandes der Wirbelsäule. **Ligamentum sa|cro|coc|cyge|um dorsale super|ficia|le:** Band zwischen Kreuz- und Steißbein, Fortsetzung des ↑Ligamentum supraspinale. **Ligamentum sa|cro|coc|cyge|um laterale:** Bindegewebsband zwischen dem ersten Steißbeinwirbel u. dem unteren Teil des Kreuzbeins (trägt zum Verschluss des Foramens für den fünften Sakralnerv bei). **Ligamentum sa|cro|coccyge|um ven|trale:** fibröses Band, das an der Vorderseite des Kreuzbeins zum Steißbein zieht (vereint mit dem vorderen Längsband der Wirbelsäule). **Ligamentum sa|cro|ilia|cum anterius:** dünne, fibröse Bänder, die von der Vorderfläche des Kreuzbeins zu benachbarten Stellen des Darmbeins verlaufen. **Ligamenta sa|cro|ilia|cum interosseum:** zahlreiche kurze, starke Bänder zwischen den benachbarten Gelenkflächen des Kreuz- und Darmbeins. **Ligamenta sa|cro|ilia|cum posterius:** zahlreiche starke Bänder, die von der ↑Tuberositas iliaca und den hinteren Darmbeinstacheln zur ↑Crista sacralis intermedia verlaufen. **Ligamentum sa|cro|spinale:** trianguläres Band, das von der Spina des Sitzbeins zum lateralen Rand des Kreuzbeins zieht. **Ligamentum sa|cro|tuberale:** breites Gewebsband zwischen der ↑Tuberositas des Sitzbeins und den lateralen Rändern des Kreuz- und Steißbeins sowie dem unteren, hinteren Darmbeinstachel. **Ligamentum sphenomandibulare:** mediales Seitenband des Kiefergelenks (zieht von der ↑Spina ossis sphenoidalis zur ↑Lingula mandibulae). **Ligamentum spirale ductus coch|learis:** fibröses Band zwischen der Knochenhaut des Schneckenkanals und der Basilarmembran der Schnecke. **Ligamentum sternoclaviculare anterius:** vorderes Brustbein-Schlüsselbein-Band (seine Fasern verlaufen fächerförmig vom Handgriff des Brustbeins zum Schlüsselbein). **Ligamentum sterno|claviculare posterius:** hinteres Brustbein-Schlüsselbein-Band. **Ligamentum sternocostale intra|articulare:** Bindegewebsband, das den Gelenkspalt der Brustbein-Rippen-Gelenke unterteilt. **Ligamenta sterno|costalia radia|ta** *Pl.:* strahlenförmige Faserbänder, die die Brustbein-Rippen-Gelenke zusammenhalten. **Ligamenta sterno|peri|cardia|ca** *Pl.:* Faserstränge, die den Herzbeutel mit der Hinterfläche des Brustbeins verbinden. **Ligamentum stylo|hyo|ide|um:** fibröses Band zwischen dem kleinen Zungenbeinhorn und dem ↑Processus styloideus ossis temporalis. **Ligamentum stylo|mandibulare:** Griffel-Kieferwinkel-Band (fächerförmiges Band zwischen dem ↑Processus styloideus und dem ↑Angulus mandibulae). **Ligamentum su|pra|spinale:** von den Spitzen der Dornfortsätze des 7. Halswirbels bis zum Kreuzbein abwärtsziehendes Bindegewebsband. **Ligamentum sus|pensorium clitoridis** [↑Klitoris]: fibröses Band, das von der Symphyse und der Linea alba zur Wurzel der Klitoris zieht. **Ligamentum sus|pensorium ovarii:** Bauchfellfalte zwischen Eierstock und seitlicher Beckenwand. **Ligamentum sus|pensorium penis:** bandartige Verbindung zwischen Penis und Symphyse. **Ligamentum talo|calcane|um inter|osse|um:** wichtigster Bänderapparat des Fußes zwischen Sprung- und Fersenbein (schränkt die Ein- und Auswärtsdrehung des Fußes ein). **Ligamentum talo|calcane|um laterale:** seitliches Verstärkungsband in der Kapsel des unteren Sprunggelenks. **Ligamentum talo|calcane|um media|le:** inneres Verstärkungsband in der Kapsel des unteren Sprunggelenks. **Ligamentum talo|fibulare anterius:** Verstärkungsband an der lateralen Seite des oberen Sprunggelenks (zieht von dem lateralen

↑Malleolus zur lateralen Fläche des ↑Talus). **Ligamentum talo|naviculare:** breites, dünnes Band, das von der lateralen Oberfläche des Sprungbeins zur Oberfläche des Kahnbeins verläuft. **Ligamenta tarsi dorsalia** *Pl.:* Bezeichnung für die dorsalen Fußwurzelbänder. **Ligamenta tarsi inter|ossea** *Pl.:* Bezeichnung für die Bänder zwischen den einzelnen Fußwurzelknochen. **Ligamenta tarsi plantaria** *Pl.:* Bezeichnung für die unteren, zur Fußsohle gehörenden Fußwurzelbänder. **Ligamenta tarso|meta|tarsalia dorsalia** *Pl.:* fibröse Bänder zwischen den dorsalen Oberflächen der Basen der Mittelfußknochen und der dorsalen Oberfläche des Würfelbeins und der drei Keilbeine. **Ligamenta tarso|meta|tarsalia plantaria** *Pl.:* fibröse Bänder zwischen den plantaren Flächen der Basen der Mittelfußknochen und den plantaren Flächen des Würfelbeins und der drei Keilbeine. **Ligamentum teres hepatis** [↑Hepar]: Rest der Nabelvene (zieht im freien Rand des ↑Ligamentum falciforme hepatis zum Nabel). **Ligamentum teres uteri:** »rundes Mutterband« (geht dicht unterhalb der Tubenmündung durch den Leistenkanal zum Bindegewebe der großen Schamlippen). **Ligamentum thyreo|epi|glotticum:** fibröses Band zur Befestigung des Stieles der ↑Epiglottis an der Innenfläche des Schildknorpels. **Ligamentum thyreo|hyo|ideum:** Teil der ↑Membrana thyreohyoidea des Kehlkopfs. **Ligamentum thyreo|hyo|ide|um medianum:** Verstärkungsband des mittleren Teils der ↑Membrana thyreohyoidea. **Ligamentum tibiofibulare anterius:** fibröses Band zwischen der Vorderfläche des Außenknöchels und der ↑Incisura fibularis des Schienbeins. **Ligamentum tibiofibulare posterius:** fibröses Band zwischen der Hinterfläche des Außenknöchels und dem Hinterrand der ↑Incisura fibularis des Schienbeins. **Ligamentum trans|versum acetabuli:** der Teil des ↑Labrum acetabulare, der die ↑Incisura acetabuli überzieht. **Ligamentum trans|versum atlantis** [↑Atlas]: wichtiges Bindegewebsband des unteren Kopfgelenks (ist zwischen der linken und rechten ↑Massa lateralis des ersten Halswirbels ausgespannt). **Ligamentum trans|versum genus:** sehniger Bandstreifen, der an der Vorderseite des Kniegelenks die beiden Menisken verbindet. **Ligamentum trans|versum perinei:** starker, quer verlaufender Faserzug unterhalb der Schambeinfuge. **Ligamentum trans|versum scapulae:** fibröses Band des Schulterblattes zur Überdachung der ↑Incisura scapulae. **Ligamentum trapezo|ide|um:** vorderer, trapezförmiger Teil des ↑Ligamentum coracoclaviculare. **Ligamentum tri|an|gulare dex|trum hepatis:** rechtes, dreieckiges Ende einer schräg gestellten Duplikatur der Serosa zwischen Leber und vorderer Bauchwand. **Ligamentum tri|an|gulare sinist|rum hepatis:** linkes, dreieckiges Ende einer schräg gestellten Duplikatur der Serosa zwischen Leber und vorderer Bauchwand. **Ligamentum ulno|carpa|le palmare:** fibröses Band zwischen Griffelfortsatz der Elle, Mondbein und Dreiecksbein. **Ligamentum umbilicale media|num:** zum Nabel ziehender Strang an der vorderen Bauchwand (enthält Reste des verödeten Allantoisgangs aus der Fetalzeit). **Ligamentum venosum:** fibröser Strang, Überrest des ↑Ductus venosus an der Leberunterfläche. **Ligamentum ves|tibulare:** »Taschenband«, annähernd sagittal verlaufendes Band im Kehlkopf zwischen dem ↑Vestibulum und dem ↑Recessus piriformis. **Ligamentum vocale:** »Stimmband«, elastisches Band zwischen einem der Stellknorpel und der Innenfläche des Schildknorpels am Kehlkopf

Ligamenta: *Pl.* von ↑Ligamentum

Ligamentose [zu ↑Ligament(um)], *w;* -, -n: degenerative Veränderung von Ligamenten

Ligamentosis su|pra|spinalis [zu ↑Ligamentum supraspinale gebildet] *w;* - -, ...oses ...les: Schrumpfung des Ligamentum supraspinale infolge lang dauernder oder unsymmetrischer Überbeanspruchung oder als Folge einer rheumatischen Erkrankung

ligamentosus [zu ↑Ligament(um)]: mit Ligamenten oder Bändern versehen

ligamentosus, ...osa, ...osum [zu ↑Ligament]: bandartig, bänderartig; mit Bändern versehen (z. B. von Gelenken)

Ligamentum vgl. Ligament

Ligandin [zu lat. *ligare* = binden, verbinden] *s;* -s, -e: basisches, lösliches Protein für den Fluss organischer Anionen (z. B. Kontrastmittel, Arzneimittel) vom Plasma in die Hepatozyten

Ligandin|ämie [↑Ligandin u. ↑...ämie] *w;* -, ...ien: Vorkommen von Ligandin im Blut (z. B. bei Leberparenchymschäden)

Ligandin|urie [↑Ligandin u. ↑...urie] *w;* -, ...ien: Ausscheidung von Ligandin im Harn (z. B. bei Tubulusnekrosen)

Ligase [zu lat. *ligare* = binden, verbinden u. ↑...ase] *w;* -, -n: Enzym, durch das zwei Substratmoleküle über eine kovalente Bindung verknüpft werden

Ligatur [zu lat. *ligare, ligatum* = binden, verbinden] *w;* -, -en: Unterbindung insbes. von Blutgefäßen mittels Naht (bes. intraoperativ)

Ligg.: Abk. für ↑Ligamenta

ligieren [aus lat. *ligare* = binden, verbinden]: durch eine Naht unterbinden (von Blutgefäßen)

Li|gnin [zu lat. *lignum* = Holz] *s;* -s, -e: neben Zellulose wichtigster Holzbestandteil, der als unverdaulicher Füllstoff bestimmten Diätnahrungen zugesetzt wird

Likert-Skala [nach dem amerik. Soziologen R. Likert, 1903–1981] *w;* -: Skala zur Messung persönlicher Einstellungen (bes. Psychol.)

limbisches System [zu lat. *limbus* = Saum, Besatz]: zusammenfassende Bez. für ↑Cingulum (2) und ↑Hippocampus, die sich wie ein Gürtel um den Hirnstamm legen und besondere Bedeutung für die Regulation des Hypothalamus haben

Limbus [aus lat. *limbus*, Gen.: *limbi* = Saum, Besatz]

m; -, ...bi: Saum, Rand, Übergangsstelle (eines Organs; Anat.). **Limbus acetabuli:** Begrenzung der Hüftgelenkspfanne durch die ↑Incisura acetabuli. **Limbus corneae:** Stelle des Übergangs der Hornhaut des Auges in die Lederhaut. **Limbus fossae ovalis:** Muskelwulst, der vorn und oben die ↑Fossa ovalis auf der rechten Vorhofseite des Herzens umgibt. **Limbus laminae spiralis ossei:** saumartige Begrenzung der Furche neben der Schneckenspindel des Ohrs

Limen [aus *lat. limen,* Gen.: *liminis* = Schwelle, Türschwelle] *s;* -s, Limina: Schwelle, Rand, Grenzlinie (eines Organs; Anat.). **Limen insulae:** »Inselschwelle«, Teil der ↑Insel zwischen Stirn- und Schläfenlappen des Gehirns. **Limen nasi** [↑Nase]: Grenzlinie zwischen den knöchernen und knorpeligen Teilen der Nasenwand. **liminaris, ...re:** begrenzt, bis zu einer bestimmten Grenze gehend; z. B. in der Fügung ↑Alopecia liminaris frontalis

limitans [zu lat. *limitare* = abgrenzen]: begrenzend, eine Grenzfläche bildend; z. B. in der Fügung ↑Sulcus limitans

Linea [aus lat. *linea,* Gen.: *lineae* = Leine; Strich, Linie] *w;* -, ...eae: Streifen, Kante; insbes.: Knochenleiste (Anat.). **Linea alba:** weißer Sehnenstreifen der Oberflächenmuskulatur in der Mittellinie des Körpers zwischen dem Schwertfortsatz des Brustbeins und der Schambeinfuge. **Linea ano|cutanea** [zu ↑Anus u. Cutis bzw. ↑Kutis]: Afteröffnung, äußeres Ende des ↑Canalis analis. **Linea anorectalis:** oberes (inneres) Ende des ↑Canalis analis. **Linea arcuata:** Knochenleiste an der Innenfläche des Darmbeins. **Linea as|pera:** aufgeraute Längslinie mit zwei lippenförmigen Wülsten an der Hinterfläche des Femurschaftes. **Linea axillaris:** gedachte senkrechte Linie durch die Mitte der Achselhöhle. **Linea epi|physia|lis:** äußerer Rand des Epiphysenknorpels. **Linea glutaea anterior:** raue Knochenleiste bzw. Linie zwischen vorderem und hinterem unterem Darmbeinstachel. **Linea glutaea inferior:** raue Knochenleiste oberhalb des Acetabulums mit bogenförmigem Verlauf. **Linea glutaea posterior:** raue Knochenleiste mit vertikalem Verlauf hinter dem Rand des Acetabulums. **Linea inter|condylaris:** quere Kante des unteren Femurendes. **Linea inter|media cristae iliacae:** mittlere Kante des Hüftbeinkamms. **Linea intertro|chanterica:** schräge, knöcherne Linie zwischen großem und kleinem Rollhügel des Oberschenkelbeins. **Linea mamillaris:** gedachte senkrechte Linie an der Vorderfläche des Körpers, die als Orientierungspunkt die Brustwarze hat. **Linea media|na anterior:** gedachte Mittellinie an der Vorderfläche des Körpers, die diesen in zwei symmetrische Hälften teilt. **Linea media|na posterior:** gedachte Mittellinie an der Rückfläche des Körpers, die diesen in zwei symmetrische Hälften teilt. **Linea mus|culi solei** [- - ...e-ı]: schräge, knöcherne Linie an der Hinterseite des Schienbeins (Ansatzstelle für Fasern des ↑Musculus soleus). **Linea mylo|hyo|idea:** raue Leiste an der hinteren Hälfte des horizontalen Unterkieferastes. **Linea nu|chalis inferior:** knöcherne Leiste an der hinteren Fläche der Schuppe des Hinterhauptbeins. **Linea nu|chalis superior:** knöcherne Leiste an der hinteren Fläche der Hinterhauptschuppe (verläuft bogenförmig von der ↑Protuberanz zum Rand hin). **Linea nu|chalis su|prema:** knöcherne Leiste an der hinteren Fläche der Schuppe des Hinterhauptbeins (ist nicht immer ausgebildet). **Linea ob|liqua: 1)** schräg verlaufende Leiste an der äußeren Fläche des Schildknorpels. **2)** schräge, knöcherne Leiste am Unterkiefer (geht nach oben in den vorderen Rand des Unterkieferastes über). **Linea pectinea femoris:** oberes Ende des ↑Labium mediale am Körper des Oberschenkelbeins. **Linea scapularis:** gedachte senkrechte Orientierungslinie durch den unteren Schulterblattwinkel. **Linea semi|lunaris:** halbmondförmige Linie am Übergang des muskulären Anteils des ↑Musculus transversus abdominis in den aponeurotischen Anteil. **Linea temporalis:** knöcherne Linie an der vorderen Fläche des Stirnbeins (obere Begrenzung des ↑Planum temporale). **Linea temporalis inferior ossis parietalis:** knöcherne Linie an der äußeren Fläche des Scheitelbeins (begrenzt teilweise das ↑Planum temporale). **Linea temporalis superior ossis parietalis:** knöcherne Linie an der äußeren Fläche des Scheitelbeins (begrenzt teilweise das ↑Planum temporale). **Linea terminalis:** Grenzlinie zwischen großem und kleinem Becken. **Lineae trans|versae** *Pl.:* vier parallele Knochenleisten auf der ↑Facies pelvina des Kreuzbeins (zwischen den ↑Foramina sacralia pelvina)

linear, in fachspr. Fügungen: **linea|ris, ...re** [zu lat. *linea* = Leine; Strich, Linie]: linienförmig, zeilenförmig; Linien oder [Schrift]zeilen betreffend; z. B. in der Fügung ↑Alexia linearis

Linear Array [ˈlɪneə əˈrɛɪ] *s;* - -s, - -s: ↑Linearschallkopf

Linear|beschleuniger: 1) Teilchenbeschleuniger, der Elektronen, Positronen oder Ionen in gerader Linie beschleunigt (Phys.). **2)** Gerät zur Erzeugung von Röntgenstrahlung zur medizinischen Strahlentherapie (Med.)

Linear|kon|vektion *w;* -, -en: Empfindung der Eigenbewegung gegenüber der Umweltverschiebung

Linear|scanner [abgeleitet aus engl. *to scan* = absuchen, abtasten] *m;* -s, -: ↑Linearschallkopf

Linear|schallkopf: Schallkopf eines Ultraschallgerätes, bei dem die Abstrahlung des Schalls in parallelen Zeilen erfolgt

Lin|gua [aus gleichbed. lat. *lingua,* Gen.: *linguae*] *w;* -, ...guae: »Zunge«, wichtiges Organ der Mundhöhle (besteht vor allem aus quer gestreifter Muskulatur und enthält an seiner Oberfläche reichlich Geschmacksknospen). **Lin|gua dis|secata:** Zunge mit zahlreichen Einrissen und Zerklüftungen (angeborene Anomalie der Zunge). **Lin|gua geo|gra-**

phica [zu gr. *γεωγραφία* = Erdbeschreibung]: »Landkartenzunge«, Zunge mit harmlosen Veränderungen in Form von unregelmäßigen Epithelverdickungen, die scharf gegen normale Zungenpartien abgesetzt sind. **Lin|gua lobata:** »Lappenzunge«, Zunge, deren Oberfläche narbige Furchen aufweist, die viereckige Felder mit abgerundeten Ecken umgeben (oft Endstadium einer Glossitis bei Spätsyphilis). **Lin|gua ni|gra:** »schwarze Haarzunge«, Zunge mit gelblich brauner bis dunkler Verfärbung der Papillen, meist in der Mittellinie. **Lin|gua plicata:** »Faltenzunge«, Zunge mit angeborener Furchung der Oberfläche. **lin|gual,** in fachspr. Fügungen: **lin|gua|lis, ...le:** die Zunge betreffend; zur Zunge gehörend; z. B. in der Fügung ↑Glandulae linguales

Lin|gu|ist *m;* -en, -en, **Lin|gu|istin** *w;* -, -nen [zu lat. *lingua* = Zunge; Sprache]: in der Medizin Bez. für einen Spezialisten bzw. eine Spezialistin, der/die sich mit [der Behandlung von] Störungen der Sprache befasst

Lin|gula [aus lat. *lingula*, Gen.: *lingulae* (Verkleinerungsbildung zu lat. *lingua*) = kleine Zunge] *w;* -, ...lae: kleine Zunge, Zünglein (als Teil eines Organs; Anat.). **Lin|gula cerebelli:** »Kleinhirnzüngelchen«, Teil des ↑Vermis. **Lin|gula mandibulae:** kleiner, knöcherner Vorsprung an der medialen Fläche des aufsteigenden Unterkieferastes. **Lingula pulmonis sinist|ri** [↑Pulmo]: zungenförmiger unterer Teil des Oberlappens der linken Lunge. **Lin|gula spheno|idalis:** Knochenplättchen an der lateralen Seite des Keilbeins

Liniment [aus lat. *linimentum* = Schmiere] *s;* -[e]s, -e, in fachspr. Fügungen: **Linimentum,** *Pl.:* ...ta: [dick]flüssiges Einreibemittel

Linitis [zu gr. *λίνον* = Flachs; Faden; Netz] *w;* -, ...itiden (in fachspr. Fügungen: ...itides): Entzündung des Magenwandzellgewebes. **Linitis plastica:** chronische karzinomatöse Entzündung aller Magenwandschichten mit Verhärtung und Verdickung der Magenschleimhautfalten

Linkage ['lɪnkɪdʒ; engl., zu *to link* = verbinden] *w;* -: überzufällig häufige Vererbung von zwei oder mehr allelen, genetisch festgelegten Merkmalen auf demselben Chromosom

Links|hyper|tro|phie: Kurzbez. für ↑linksventrikuläre Hypertrophie

Links|in|suf|fizienz: mangelnde Leistungsfähigkeit des linken Herzens (führt zu Blutstauungen im Lungenkreislauf)

Links-rechts-Shunt [...ʃant]: bei angeborenen Herzfehlern (z. B. Septumdefekt, ↑Ductus arteriosus apertus) auftretender ↑Shunt, bei dem sich arterielles Blut aus dem linken Herzen dem venösen Blut im rechten Herzen beimischt; vgl. auch: Rechts-links-Shunt

Links|schenkel|block: intraventrikuläre Störung der Erregungsausbreitung mit einseitiger Blockierung des linken Schenkels des ↑Fasciculus atrioventricularis (die linke Kammer wird von der rechten her aktiviert; im EKG entsteht das Bild einer sehr starken Linksverspätung)

links|ven|trikulär: die linke Herzkammer betreffend; vgl. rechtsventrikulär. **links|ven|trikuläre Hyper|trophie,** Kurzbez.: **Links|hyper|trophie:** Massenzunahme der Muskulatur der linken Herzkammer; Abk.: LVH

Linksverschiebung: Vermehrung der jugendlichen neutrophilen Granulozyten im Differenzialblutbild (das die Blutzellformen in einer Reihe darstellt, bei der die neutrophilen Granulozyten links stehen); vgl. Rechtsverschiebung

Linol|säure [zu lat. *linum* = Leinen u. *oleum* = Öl]: besonders für den Leberstoffwechsel wichtige ungesättigte Fettsäure, die vom Organismus nicht aufgebaut werden kann und deshalb mit der Nahrung zugeführt werden muss; Vorkommen in tierischen und pflanzlichen Fetten und Ölen (v. a. Leinöl)

Linse vgl. Lens. **Linsenkern** vgl. Nucleus lentiformis. **Linsentrübung** vgl. Katarakt

Lio|derma [gr. *λεῖος* = glatt u. ↑Derma] *s;* -s, -ta: »Glanzhaut«, dünne, glänzende, trockene Haut mit gleichzeitigem Schwund des Unterhautgewebes (angeboren oder als Folge anderer Krankheiten)

lip..., Lip... vgl. lipo..., Lipo...

Lip|acid|ämie [↑lipo..., ↑Acidum u. ↑...ämie] *w;* -, ...ien: krankhafte Erhöhung des Fettsäuregehaltes im Blut. **Lip|acid|urie** [↑...urie] *w;* -, ...ien: vermehrte Ausscheidung von Fettsäuren mit dem Harn

Lip|ämie [↑lipo... u. ↑...ämie] *w;* -, ...ien, in fachspr. Fügungen: **Lip|aemia**[1], *Pl.:* ...iae: [krankhafte] Vermehrung des Fettgehaltes im Blut. **lip|ämisch,** in fachspr. Fügungen: **lip|aemicus, ...ca, ...cum:** fettblütig, zu einer Lipämie gehörend; mit Lipämie einhergehend

Lipase [gr. *λίπος* = Fett u. ↑...ase] *w;* -, -n: Fett spaltendes Enzym (zu den ↑Hydrolyse bewirkenden Enzymen gehörend)

Lip|atro|phie [↑lipo... u. ↑Atrophie] *w;* -, ...ien, in fachspr. Fügungen: **Lip|atro|phia**[1], *Pl.:* ...iae: Schwund des Fettgewebes. **Lip|atro|phia circumscripta:** umschriebener Fettschwund an Körperstellen, die häufigem Druck ausgesetzt sind (z. B. am Gesäß)

Lip|ek|tomie [↑lipo... u. ↑Ektomie] *w;* -, ...ien: operative Entfernung von (übermäßigem) Fettgewebe

Lipid [zu gr. *λίπος* = Fett] *s;* -[e]s, -e (meist *Pl.*): Sammelbez. der organ. Chemie für alle Fette und fettähnlichen Stoffe; vgl. Lipoid

Lipidose [zu ↑Lipid] *w;* -, -n: Störung des Fettstoffwechsels

Lipidsenker: Arzneimittel, das den Fettgehalt des Blutes senkt

lipo..., Lipo..., vor Vokalen meist: **lip..., Lip...** [aus gr. *λίπος* = Fett]: Bestimmungswort von Zusammensetzungen mit der Bedeutung »Fett«; z. B. Lipolyse

Lipo|chon|dro|dys|tro|phie [↑lipo..., ↑chondro... und ↑Dystrophie] *w;* -, ...ien: = Dysostosis multiplex

Lipo|chrom [↑lipo... u. gr. χρῶμα = Haut; Hautfarbe; Farbe] *s;* -s, -e (meist *Pl.*): zu den ↑Lipoiden gehörende Farbstoffe (z. B. Karotin)

Lip|ödem: verstärkte Wassereinlagerung in Fettgewebe, auch Fettgewebsvermehrung

Lipo|dys|tro|phie [↑lipo... u. ↑Dystrophie] *w;* -, ...ien, in fachspr. Fügungen: **Lipo|dys|tro|phia**[1], *Pl.:* ...iae: auf einer Störung des Fettstoffwechsels beruhende Abmagerung. **Lipo|dys|tro|phia intestinalis:** krankhafte Fettablagerung in der Darmwand und in den Darmlymphknoten, verbunden mit Verdauungsstörungen, Vitaminmangelerscheinungen und Abzehrung. **Lipo|dys|tro|phia para|doxa** = Lipodystrophia progressiva. **Lipo|dys|tro|phia pro|gressiva:** fortschreitender Fettschwund im Gesicht, an den Armen und am Oberkörper bei gleichzeitiger Fettanhäufung an den Hüften und Beinen

Lipo|fus|zin [↑lipo... u. ↑Fuszin] *s;* -s: braunes Abnutzungspigment, das sich mit zunehmendem Alter besonders in atrophischen Organen ablagert

lipo|gen [↑lipo... und ↑...gen]: durch Fett entstehend; Verfettung bewirkend. **Lipo|genese** [↑Genese] *w;* -, -n: Neubildung von Fett im Fettgewebe und in der Leber durch Aufnahme von Lipoproteinen und Bildung von Triglyceriden

Lipo|hypertrophie: Sonderform des Lipödems, anlagebedingte Fettgewebsvermehrung der Extremitäten; beim Befall der Beine ist häufig das Gesäß mit eingeschlossen; tritt fast ausschließlich bei Frauen auf

lipo|id [↑lipo... u. ↑...id]: fettähnlich (von organ. chem. Substanzen). **Lipo|id** *s;* -[e]s, -e (meist *Pl.*): uneinheitliche Gruppe fettähnlicher Substanzen, die in allen Zellen vorkommen (z. B. Phosphatide, Zerebroside, Sterine; Biochemie)

Lipo|idose [zu ↑Lipoid] *w;* -, -n: Lipoidspeicherungskrankheit, Störung des Fettstoffwechsels, bei der es zur Einlagerung von ↑Lipoiden in die Gewebe kommt

Lipo|kinetikum [zu ↑lipo... u. gr. κινεῖν = bewegen] *s;* -s, ...ka: Arzneimittel, das den Fetttransport im Körper beeinflusst

Lipo|lyse [zu ↑lipo... u. gr. λύειν = lösen, auflösen] *w;* -, -n: Fettspaltung, Aufspaltung der Fette und fetten Öle in freie Fettsäuren und Glycerin, u. a. im menschlichen und tierischen Stoffwechsel (bewirkt durch Lipasen). **lipo|lytisch:** Fett spaltend

Lipom [zu gr. λίπος = Fett] *s;* -s, -e, in fachspr. Fügungen: **Lipoma,** *Pl.:* -ta: »Fettgeschwulst«, gutartige, tumorartige Neubildung aus Fettgewebe. **Lipoma arborescens:** baumförmig in eine Gelenkhöhle vorspringende Wucherung des Fettgewebes (von den Gelenkzotten ausgehend). **Lipoma fibrosum:** Fettgewebsgeschwulst mit einem verstärkten Netz aus Bindegewebe. **Lipoma pendulum:** gestielte Fettgewebsgeschwulst. **Lipoma tele|an|gi|ectodes:** Fettgeschwulst, die in ihrem Inneren erweiterte Blutgefäße enthält

Lipomatose [zu ↑Lipom] *w;* -, -n, in fachspr. Fügungen: **Lipomatosis,** *Pl.:* ...oses: umschriebene, gutartige Fettzellhyperplasie, vor allem im Unterhautfettgewebe. **Lipomatosis cordis** [↑Cor]: ausgedehnte Verfettung des Herzmuskels. **Lipomatosis dolorosa:** Auftreten von schmerzhaften Fettwucherungen im Unterhautgewebe. **Lipomatosis universalis:** allgemeine Fettsucht bzw. Fettleibigkeit

lipo|phil [↑lipo... und gr. φίλος = lieb; Freund]: **1)** Fett anziehend, Fett bindend (von Geweben). **2)** zu übermäßigem Fettansatz neigend. **Lipophilie** *w;* -: **1)** Bindung von Fett in Körpergeweben. **2)** Neigung zu übermäßigem Fettansatz

Lipo|plast [zu ↑lipo... u. gr. πλάσσειν = bilden, formen] *m;* -en, -en (meist *Pl.*): Fettgewebe bildende Zellen

Lipo|poly|sac|charid [↑lipo... u. ↑Polysaccharid] *s;* -[e]s, -e: Moleküle an der Oberfläche gramnegativer Bakterien, die als Lymphozytenstimulator oder als ↑Adjuvans verwendet werden und beim Absterben Fieber auslösen; Abk.: LPS

Lipo|prote|in [↑lipo... u. ↑Protein] *s;* -s, -e: aus einem Protein und einem Fettanteil bestehendes Protein (Vorkommen z. B. im Blut). **Lipo|protein a:** Laborparameter, Indikator für ein erhöhtes Herzinfarkt- und Schlaganfallrisiko

Lipo|prote|in|ämie [↑Lipoprotein und ↑...ämie] *w;* -, ...ien: vermehrtes Vorkommen von Lipoproteinen im Blut

Lipo|sarkom [↑lipo... u. ↑Sarkom] *s;* -s, -e, in fachspr. Fügungen: **Lipo|sarcoma,** *Pl.:* -ta: bösartiger Bindegewebstumor aus fettgewebsähnlichen Zellen

Lipose [zu gr. λίπος = Fett] *w;* -, -n, in fachspr. Fügungen: **Liposis,** *Pl.:* ...oses: = Lipomatose

Lipo|som [↑lipo... u. ↑...som] *s;* -s, -en (meist *Pl.*): Teilchen von lipoidalen Substanzen, die sich in emulgierter Form in den Geweben finden

Lipo|suktion [zu ↑lipo... u. lat. *sugere, suctum* = saugen, aussaugen] *w;* -, -en: Behandlung der Fettsucht durch Absaugen von lokalisiertem Fettgewebe mit einem unterschiedlich dicken Rohr mit seitlicher Öffnung durch Unterdruck von etwa 1 Atmosphäre; mögliche Komplikationen sind infizierte Hämatome und Lymphödeme

lipo|trop [↑lipo... u. ↑...trop]: auf Fettsubstanzen einwirkend; insbes.: Fett abweisend, der Verfettung entgegenwirkend. **lipo|tropes Hormon** vgl. Lipotropin. **lipo|trope Substanzen** *Pl.:* Stoffe, die einer Verfettung der Leber entgegenstehen bzw. sie zu verhindern suchen. **Lipo|tropie** *w;* -: Neigung bestimmter Stoffe, sich an Fett (bes. an die fetthaltige Grenzschicht von Zellen) anzulagern. **Lipo|tropin** *s;* -s, -e: lipotropes Hormon, in der Hypophyse gebildetes Fettstoffwechselhormon

Lip|oxin [zu ↑lipo... u. gr. ὀξύς = scharf, sauer] *s;* -s, -e (meist *Pl.*): neue Reihe von Arachidonsäure-Stoffwechsel-Produkten, die für den Fettstoffwechsel bedeutsam sind

Lipo|zele [↑lipo... u. ↑...zele] *w;* -, -n: »Fettbruch«, Bruch, der Fett oder Fettgewebe enthält (manchmal Vorstadium eines Eingeweidebruches)

Lippe vgl. Labium. **Lippen** vgl. Labia oris

Lippen-Kiefer-Gaumen-Spalte vgl. Cheilognathoschisis

Lippenspalte vgl. Cheiloschisis

Lippes-Schleife [nach dem amerik. Gynäkologen Jack Lippes, geb. 1924]: schleifenförmiges Intrauterinpessar aus gewebefreundlichem Kunststoff

Lippitudo [zu lat. *lippus* = triefend] *w;* -, ...tudines: Triefauge, vermehrte, meist schleimige oder eitrige Absonderung der Augenbindehaut

Lip|urie [↑lipo... u. ↑...urie] *w;* -, ...ien: krankhaftes Auftreten von Fett im Harn

Lique|faktion [zu lat. *liquefacere, liquefactum* = schmelzen, flüssig machen] *w;* -, -en: Verflüssigung, Überführung eines festen Stoffes in flüssige Form (Pharmazie)

liq|uid, liqui|de [aus gleichbed. lat. *liquidus*], in fachspr. Fügungen: **liqui|dus, ...da, ...dum:** flüssig (z. B. von Arzneimittelzubereitungen)

Liquid ventilation [ˈlɪkwɪd ventɪˈleɪʃən] *w;* - -: experimentelle Beatmungsmethode bei Neugeborenen, bei der Perfluocarbon in reiner, nicht emulgierter Form in die Lunge gefüllt wird, die dann mit Sauerstoff beatmet werden kann

Liquor [aus lat. *liquor,* Gen.: *liquoris* = Flüssigkeit] *m;* -s, Liquo|res: **1)** flüssiges Arzneimittel (Pharm.). **2)** seröse Körperflüssigkeit (Anat.). **3)** übliche Kurzbez. für ↑Liquor cerebrospinalis. **Liquor aluminii acetici:** essigsaure Tonerde, entzündungshemmende, zu Umschlägen verwendete Flüssigkeit. **Liquor cere|bro|spinalis:** in den Hirnventrikeln, in den Subarachnoidalräumen und im Rückenmark befindliche klare und farblose Flüssigkeit (von den ↑Plexus chorioidei im Gehirn abgesondert)

Liquor|punktion [↑Liquor u. ↑Punktion] *w;* -, -en, auch: **...punktur** *w;* -, -en: ärztlicher Eingriff zur Gewinnung von Liquor mit einer Hohlnadel aus dem Nervenwasserraum, z. B. für eine Liquoruntersuchung oder zum Einspritzen von Kontrastmitteln oder einem Zytostatikum

Liquor|rhö, auch: **Liquor|rhöe** [...røː; zu ↑Liquor u. gr. ῥεῖν = fließen] *w;* -, ...rrhöen: Ausfluss von ↑Liquor (3) aus Nase oder Ohren bei Schädelverletzungen

Lisch-Knötchen [nach dem Ophthalmologen Karl Lisch, 1907–1999]: pigmentierte hamartomatöse Knötchen an der Iris, Marker für Neurofibromatose-Gen

Lisfranc-Gelenk [lɪsˈfrãː...; nach dem frz. Mediziner Jacques Lisfranc de Saint-Martin, 1790–1847]: = Articulatio tarsometatarsea

Lispeln ↑Sigmatismus

Liss|en|ze|phalie [zu gr. λισσός = glatt u. ↑Encephalon] *w;* -, ...ien: angeborene Windungslosigkeit des Gehirns

Listeria [nlat., nach dem engl. Chirurgen Joseph Lister, 1827–1912] *w;* -, (Arten:) ...riae u. eindeutschend: ...rien [...rɪən]: (weitverbreitete, z. B. in Fäkalien vorkommende) Krankheitserreger aus der Gruppe der Korynebakterien (sporenlose, bewegliche, grampositive Stäbchen). **Listeria monocyto|genes:** Erreger der ↑Listeriose. **Listerio|se** *w;* -, -n, in fachspr. Fügungen **Listerio|sis,** *Pl.:* ...oses: auf den Menschen übertragbare ↑Zoonose (führt zu ↑Monozytose, außerdem Angina, Darmentzündung und Exanthemen)

literalis, ...le [zu lat. lit[*t*]era = Buchstabe; Schrift]: auf [einzelne] Buchstaben bezogen; z. B. in der Fügung ↑Alexia literalis

lith..., Lith... vgl. litho..., Litho...

...lith [aus gr. λίθος = Stein]: Grundwort von substantivischen Zusammensetzungen mit der Bedeutung »Stein; Konkrement (in inneren Organen)«; z. B. Nephrolith

Lith|agogum [↑litho... u. gr. ἀγωγός = führend] *s;* -s, ...ga: steinabführendes Mittel, Mittel, das die Ausschwemmung von Gallen-, Blasen- oder Nierensteinen herbeiführt

Li|thia|se [zu gr. λίθος = Stein] *w;* -, -n, auch: **Lithia|sis** *w;* -, ...ia|sen (in fachspr. Fügungen: ...iases): Steinleiden, Bildung von ↑Konkrementen in inneren Organen (z. B. Niere, Galle oder Blase)

Li|thium [zu gr. λίθος = Stein] *s;* -s: chemischer Grundstoff, Alkalimetall, das in der Medizin zur Behandlung bipolarer affektiver Störungen, manischer Episoden und bei Depressionen verwendet wird; Zeichen: Li

li|tho..., Li|tho...,

vor Vokalen **lith..., Lith...**
⟨zu gr. λίθος »Stein, Felsen«⟩
Wortbildungselement mit der Bedeutung »Stein, Gestein«:
- Lithagogum
- Lithotripsie
- lithogen

...lith
der; -s und -en, -e[n]
⟨zu gr. λίθος »Stein, Felsen«⟩
Wortbildungselement mit der Bedeutung »Stein, Mineral«:
- Cholelith
- Eolith
- Megalith

li|tho|gen [↑litho... u. ↑...gen]: steinbildend, zur Bildung von ↑Konkrementen führend. **Li|tho|genese** *w;* -: Entstehung von Konkrementen im Körper

Li|tho|kely|pho|pädion [↑litho..., gr. κέλυφος = Schale, Hülse u. gr. παιδίον = Knäblein, Kindlein] *s;* -s, ...dia u. ...dien [...ɪən]: = Lithopädion

Li|tho|klast [zu ↑litho... u. gr. *κλᾶν* = brechen, zerbrechen] *m;* -en, -en: Instrument (Sonde) zur Zertrümmerung von Blasensteinen

Li|tho|lapaxie [zu ↑litho... u. gr. *λαπάζειν* = ausleeren, abführen] *w;* -, ...ien: Beseitigung (Absaugung) von Steintrümmern aus der Blase

Li|tho|lyse [zu ↑litho... u. gr. *λύειν* = lösen, auflösen] *w;* -, -n: Auflösung von Nieren-, Gallen- oder Blasensteinen durch Arzneimittel. **li|tho|lytisch:** steinauflösend (von chemischen Substanzen)

Li|tho|pädion [↑litho... u. gr. *παιδίον* = Knäblein, Kindlein] *s;* -s, ...dia u. ...dien [...iən]: »Steinkind«, Verkalkung des abgestorbenen Fötus

Li|tho|tomie [↑litho... u. ↑...tomie] *w;* -, ...ien: »Steinschnitt«, operative Entfernung von Steinen

Li|tho|trip|sie [zu ↑litho... u. gr. *τρίβειν* = reiben, zerreiben] *w;* -, ...ien: Zertrümmerung von Steinen in Hohlorganen (Gallenblase, Nieren, Harnleiter, Blase) durch verschiedene Verfahren (chemisch, endoskopisch, mit Stoßwellen). **Li|tho|trip|tor** *m;* -s, ...toren: **1)** = Lithoklast. **2)** mit Ultraschall arbeitender Apparat zur Steinzertrümmerung

LITT: Abk. für *l*aserinduzierte *i*nterstitielle *T*hermo*t*herapie

Little-Krankheit [ˈlɪtəl...; nach dem engl. Arzt W. J. Little, 1810–1894]: Bez. für die spastische Kinderlähmung (v. a. der Extremitäten), die mit Hypertonie der Muskulatur nach frühkindl. Hirnschädigung einhergeht

Lit|tre-Drüsen [ˈlɪtrə...; nach dem frz. Chirurgen Alexis Littre, 1658–1725]: = Glandulae urethrales. **Lit|tre-Hernie:** Darmwandbruch (Bruch mit kleiner Bruchpforte, in den sich manchmal nur Teile der Darmwand vorwölben). **Lit|trei|tis** *w;* -, ...itiden (in fachspr. Fügungen: ...itides): Entzündung der Schleimdrüsen der Harnröhre (bei Gonorrhö)

Litzmann-Ob|liqui|tät [nach dem dt. Gynäkologen K. K. Th. Litzmann, 1815–1890]: Kindslage, bei der die hintere Schädelhälfte bei der Geburt vorangeht

Livedo [zu lat. *livere* = bleifarbig sein, bläulich sein] *w;* -, ...dines: allg. Bez. für bläulichrote Hautverfärbungen mit mehr oder weniger ausgeprägter netzartiger Hautzeichnung (Folge von Kreislaufstörungen)

livid, in fachspr. Fügungen: **lividus, ...da, ...dum** [aus lat. *lividus* = bleifarben, bläulich, blau]: bläulich, blassblau, fahl (bezogen auf die Färbung von Haut und Schleimhäuten, besonders der Lippen); z. B. in der Fügung ↑Asphyxia livida

Livores [aus lat. *livor* = rotblauer Fleck] *Pl.:* Totenflecke, nach dem Tod einsetzende Verfärbung der Haut infolge Senkung des Blutes nach den tiefer gelegenen Körperstellen

L-Ketten [L ist Abk. für engl. *light* = leicht; mit Bezug auf das geringe Molekulargewicht]: Polypeptidketten der Immunglobuline mit einer relativen Molekülmasse von etwa 22 000

Loa-Loa [afrik.] *w;* -: Wanderfilarie, Augenwurm, eine Filarienart, Schmarotzer, der als Mikrofilarie im Blut u. als Makrofilarie im Unterhautzellgewebe lebt, Schwellungen sowie allergische Erscheinungen verursachen kann u. auch ins Auge eindringt; Vorkommen in Afrika

lobär, in fachspr. Fügungen: **lobaris, ...re** [zu Lobus]: einen Organlappen (z. B. der Lunge) betreffend; z. B. in der Fügung ↑Pneumonia lobaris. **Lobär|pneu|monie** vgl. Pneumonia lobaris. **lobatus, ...ta, ...tum:** gelappt, lappenförmig [verändert]; z. B. in der Fügung ↑Lingua lobata

Lob|ek|tomie [↑Lobus u. ↑Ektomie] *w;* -, ...ien: operative Entfernung eines Organlappens (z. B. eines Lungenlappens)

Lobo|tomie [↑Lobus u. ↑...tomie] *w;* -, ...ien: = Leukotomie

lobulär, in fachspr. Fügungen: **lobularis, ...re** [zu ↑Lobulus]: einzelne Lobuli betreffend; z. B. in der Fügung ↑Pneumonia lobularis

Lobulär|pneu|monie vgl. Pneumonia lobularis

Lobulus [Verkleinerungsbildung zu ↑Lobus] *m;* -, ...li: Läppchen, zumeist Teil eines ↑Lobus (eines Organs oder einer Drüse; Anat.). **Lobulus auriculae:** »Ohrläppchen«, schlaffe, fettreiche Hautfalte als Anhängsel der Ohrmuschel. **Lobulus bi|venter:** zweibäuchiges Läppchen an der Unterfläche der Kleinhirnhemisphäre (neben der Kleinhirntonsille). **Lobulus cen|tralis cerebelli:** Zentrallappen des Kleinhirns, Teil des ↑Vermis zwischen ↑Lingula cerebelli u. ↑Culmen. **Lobuli epi|didymidis** *Pl.:* kegelförmige Körper des Nebenhodens (enthalten Knäuel der ↑Ductuli efferentes testis). **Lobuli glandulae mammariae** *Pl.:* Läppchen der Milchdrüse (bilden die ↑Lobi glandulae mammariae, wobei jedes Läppchen einen Milchgang zur Brustwarze entsendet). **Lobuli glandulae thyreo|ideae** *Pl.:* »Schilddrüsenläppchen« (enthalten dicht gedrängte Follikel, die von einem kolloidalen Sekret ausgefüllt sind). **Lobuli hepatis** [↑Hepar] *Pl.:* »Leberläppchen«, Parenchyminseln (bilden den Parenchymanteil der Leber, das eigentliche, die Leberfunktion ausmachende Gewebe). **Lobulus para|cen|tralis:** Vereinigung der vorderen und hinteren Zentralwindung an der medialen Hemisphärenfläche zu einem Großhirnrindenlappen. **Lobulus parie|talis inferior** [-...rɪ-e...-]: unteres Läppchen an der lateralen Fläche des Scheitellappens des Großhirns. **Lobulus parie|talis superior:** oberes Läppchen an der lateralen Fläche des Scheitellappens des Großhirns. **Lobulus qua|dran|gularis:** Teil der Kleinhirnhemisphäre, anschließend an ↑Culmen und ↑Declive des ↑Vermis. **Lobulus semi|lunaris inferior cerebelli:** Teil der Kleinhirnhemisphäre, der mit dem ↑Tuber vermis zusammenhängt. **Lobulus semi|lunaris superior cerebelli:** Teil der Kleinhirnhemisphäre, der mit dem ↑Folium vermis zusammenhängt. **Lobulus sim|plex cerebelli:** Teil der Kleinhirnhemisphäre, der mit dem ↑Monticulus des ↑Vermis zusammenhängt. **Lobuli testis** *Pl.:* »Hodenläppchen« (enthalten außerordentlich dicht geknäuelte Samenkanälchen). **Lobuli thymi**

[↑Thymus] *Pl.:* »Thymusdrüsenläppchen« (bestehen aus einer Rinden- und einer Marksubstanz)

Lobus [von gr. *λοβός* = Ohrläppchen; Lappen] *m;* -, Lobi: Lappen, lappenförmiger Teil eines Organs oder einer Drüse (Anat.). **Lobus anterior hypophysis:** Hypophysenvorderlappen (Produktionsstätte verschiedener Hormone, vor allem des Wachstumshormons; vgl. Hypophyse). **Lobus cardia|cus:** überzähliger, geschrumpfter Lungenlappen parakardial im rechten medialen Unterfeld der Lunge. **Lobus cau|datus hepatis:** einer der vier Leberlappen (liegt zwischen ↑Vena cava inferior und ↑Ductus venosus). **Lobi cere|bri** *Pl.:* »Hirnlappen«, die vier durch tiefere Fissuren oder Furchen voneinander getrennten Bezirke der Großhirnrinde: Stirn-, Scheitel-, Hinterhaupt- und Schläfenlappen. **Lobus frontalis:** Stirnlappen (einer der fünf Lappen einer Großhirnhemisphäre). **Lobi glandulae mammariae** *Pl.:* »Milchdrüsenlappen«, tubuloalveoläre Einzeldrüsen, aus denen sich die Brustdrüse zusammensetzt. **Lobi hepatis** [↑Hepar] *Pl.:* Gesamtheit der Leberlappen. **Lobus hepatis dexter** [↑Hepar]: »rechter Leberlappen« (lateraler Leberlappen, ist mit dem Zwerchfell verwachsen). **Lobus hepatis sinister:** »linker Leberlappen« (medialer Leberlappen, reicht bis zum Magen bzw. Ösophagus). **Lobus inferior pulmonis:** Unterlappen der rechten bzw. linken Lunge. **Lobus medius pulmonis dex|trae:** Mittellappen der rechten Lunge (liegt zwischen oberem und unterem Lappen). **Lobus nervosus neurohypophysis:** Hinterlappen der Hypophyse. **Lobus oc|cipitalis:** »Hinterhauptlappen«, einer der fünf großen Lappen der Großhirnhemisphäre. **Lobus parie|talis** [- ...rɪ-e...]: »Scheitellappen«, einer der fünf großen Lappen der Großhirnhemisphäre. **Lobus posterior hypophysis:** »Hypophysenhinterlappen«, Teil der Hirnanhangsdrüse (reguliert die Wasserausscheidung u. produziert verschiedene, auf Uterus und Milchdrüsen wirkende Hormone). **Lobus qua|dratus hepatis:** viereckiger Leberlappen, zwischen der ↑Fossa vesicae felleae und dem ↑Ligamentum teres hepatis (der ehemaligen Nabelvene) liegend. **Lobi renales** *Pl.:* »Nierenlappen«, Nierenpyramiden, die die Nierenpapillen und die dazugehörenden Teile der Mark- und Rindensubstanz umfassenden Abschnitte der Niere. **Lobus superior pulmonis:** Oberlappen der rechten bzw. linken Lunge. **Lobus temporalis:** »Schläfenlappen«, einer der fünf großen Lappen der Großhirnhemisphäre

localis vgl. lokal. **localisatus** vgl. lokalisiert

Lo|chien ['lɔxɪən; aus gr. *λοχεῖα* = Reinigung der Wöchnerin nach der Geburt], in fachspr. Fügungen: **Lo|chia** *Pl.:* »Wochenfluss«, Absonderungen der Gebärmutter während der ersten Tage nach einer Entbindung (zuerst von mehr blutiger Beschaffenheit, dann mehr schleimig-wässrig). **Lo|chia alba:** weißer Wochenfluss, Absonderungen aus der Gebärmutter etwa bis zur 6. Woche nach der Entbindung (von heller, weißlicher Beschaffenheit). **Lo|chia cru|enta:** blutiger, roter Wochenfluss. **Lochia serosa:** seröser Wochenfluss, Absonderungen aus der Gebärmutter von seröser, fleischwasserähnlicher Farbe und Beschaffenheit (etwa vom 4. bis 9. Tage nach der Entbindung)

Lo|chio|me|tra [↑Lochien u. gr. *μήτρα* = Gebärmutter] *w;* -, ...tren (in fachspr. Fügungen: ...trae): Stauung der Lochien, des Wochenflusses in der Gebärmutter

Lo|chior|rhö, auch: **Lo|chior|rhöe** [...rø:; zu ↑Lochien u. gr. *ῥεῖν* = fließen] *w;* -, ...rrhöen: verstärkter Wochenfluss nach der Entbindung

Locked-in-Syndrom ['lɔkd ɪn ...]: Unfähigkeit, zu sprechen und sich zu bewegen (außer Augen), meist bei Hirnstamminfarkt; vollständig erhaltenes Bewusstsein

Locus [aus lat. *locus* = Ort, Stelle] *m;* -, Loci: allg. Bez. für: Ort, Stelle; umschriebener Bereich (des Körpers oder eines Organs; Anat.). **Locus caeru|le|us:** durch pigmentierte Nervenzellen bläulich gefärbte Stelle in der Rautengrube. **Locus minoris re|sis|tentiae:** »Ort des geringsten Widerstandes«, Körperstelle, die für krankhafte Störungen oder Veränderungen besonders prädisponiert ist

Löffler-Syndrom [nach dem schweiz. Internisten Wilhelm Löffler, 1887–1972, u. ↑Syndrom]: **1)** örtliche Verdichtungen von Lungengewebe durch die Einwanderung eosinophiler weißer Blutkörperchen, die gleichzeitig auch im Blut deutlich vermehrt nachweisbar sind (Lungenheilkunde). **2)** seltene Form der Endokarditis (Kardiologie)

Löfgren-Syndrom [nach dem schwedischen Arzt Sven H. Löfgren, 1910–1978]: akute Sarkoidose mit bihilärer Lymphadenopthie, Erythema nodosum und beidseitiger Sprunggelenk-Arthritis (bei jüngeren Frauen)

Log|asthenie [gr. *λόγος* = Wort; Rede u. ↑Asthenie] *w;* -, ...ien: Gedächtnisstörung, die sich in Form von Sprachstörungen (Vergessen oder Verlieren von Wörtern) äußert

Loge ['lo:ʒə; aus frz. *loge* = Hütte; Theaterloge; Fach] *w;* -, -n: kleiner, künstlich entstandener Hohlraum im Körpergewebe

Loge-de-Guyon-Syndrom [...gɣɪ'jõ:...; nach dem frz. Urologen Félix Guyon, 1831–1920]: Lähmungserscheinung durch die distale Kompression des N. ulnaris im Bereich des Guyon-Kanals unter dem Lig. carpi ulnare, Schädigungsort: Guyon-Loge

...lo|gie *s. Kasten*

...logisch: Grundwort von adjektivischen Zusammensetzungen mit der Bedeutung »eine (durch das Bestimmungswort bezeichnete) Wissenschaft betreffend«

Logo|klonie [zu gr. *λόγος* = Wort; Rede u. gr. *κλονεῖν* = in heftige Bewegung setzen] *w;* -, ...ien: krankhaftes Wiederholen von Wort- oder Satzenden

Logo|neu|rose [gr. *λόγος* = Wort; Rede u. ↑Neuro-

...lo|gie	
w; -, ...ien (häufig ohne Plural) ⟨zu gr. *λόγος* »Wort, Rede, das Sprechen; wissenschaftliche Untersuchung; Vernunft« → *...λοογια* » Lehre, Kunde, Wissenschaft«⟩ Wortbildungselement mit der Bedeutung »Lehre, Kunde, Wissenschaft«: - Pathologie - Onkologie - Neurologie - Önologie	Wortbildungselement mit der Bedeutung »Kundige/-r, Forscher/-in, Wissenschaftler/-in«: - Pathologe/Pathologin - Neurologe/Neurologin - Psychologe/Psychologin
...loge, ...login *m; -n, -n; w; -, -nen* ⟨zu gr. *λόγος* »Wort, Rede, das Sprechen; wissenschaftliche Untersuchung; Vernunft«⟩	**logo..., Logo...** vor Vokalen auch: log..., Log... ⟨zu gr. *λόγος* »Wort, Rede, das Sprechen; wissenschaftliche Untersuchung; Vernunft«⟩ Wortbildungselement mit der Bedeutung »Wort, Rede, Vernunft«: - Logoklonie - Logopädin - Logotherapie

se] *w; -, -n*: allg. Bez. für Sprachstörungen, deren Ursache im Zentralnervensystem liegt bzw. die neurologisch bedingt sind

Logo|päde *m; -n, -n*, **Logo|pädin** *w; -, -nen* [zu gr. *λόγος* = Wort; Rede u. gr. *παῖς*, Gen.: *παιδός* = Kind; Analogiebildung nach ↑Orthopäde]: Spezialist/-in auf dem Gebiet der Logopädie. **Logo|pädie** [Analogiebildung nach ↑Orthopädie] *w; -*: Sprachheilkunde, Fachgebiet, das sich mit der Prävention, Diagnostik und Therapie von Artikulations- und Schluckstörungen [des Sprechapparates] beschäftigt. **logo|pädisch:** die Logopädie betreffend, auf ihr beruhend

Logo|pa|thie [gr. *λόγος* = Wort; Rede u. ↑...pathie] *w; -, ...ien*: Bezeichnung für alle Sprachstörungen, denen zentralnervöse Veränderungen zugrunde liegen

Logor|rhö, auch: **Logor|rhöe** [...røː; zu gr. *λόγος* = Wort; Rede u. gr. *ῥεῖν* = fließen] *w; -, ...rrhöen*: krankhafte Geschwätzigkeit

Logo|therapeut *m; -en, -en*, **Logo|therapeutin** *w; -, -nen* [gr. *λόγος* = Wort; Rede u. ↑Therapeut]: Psychotherapeut/-in, der/die sich der Logotherapie bedient. **logo|therapeu|tisch:** die Logotherapie betreffend, auf ihr beruhend. **Logo|therapie** [↑Therapie] *w; -, ...ien*: psychotherapeutische Behandlung von Neurosen durch methodische Einbeziehung des Geistigen und Hinführung des Patienten auf sein Selbst

Loia|se [zu ↑Loa-Loa] *w; -, -n*, in fachspr. Fügungen: **Loia|sis**, *Pl.:* ...ases: Augenwurmkrankheit, Entzündung und flächenhafte Schwellung des Bindegewebes u. der Augenbindehaut bei Befall mit Loa-Loa

Loi|mo|logie [gr. *λοιμός* = Pest, Seuche, ansteckende Krankheit u. ↑...logie] *w; -*: = Epidemiologie

lokal, in fachspr. Fügungen: **localis, ...le** [aus lat. *localis* = örtlich]: örtlich, auf bestimmte Körperstellen bezogen

Lokal|an|äs|thesie: örtliche Betäubung. **Lokal|an|äs|thetikum:** Substanz zur örtlichen Betäubung

Lokalisation [zu ↑lokal] *w; -, -en*: **1)** Beschränkung, Fixierung z. B. eines Krankheitsherdes (auf ein bestimmtes Körpergebiet). **2)** Feststellung eines Krankheitsherdes im Inneren des Körpers. **lokalisiert,** in fachspr. Fügungen: **localisatus, ...ta, ...tum:** örtlich begrenzt, auf bestimmte Körperstellen oder -gebiete eingeschränkt; z. B. in der Fügung Albinismus localisatus

Loko|motion [zu lat. *locus* = Ort, Platz u. lat. *movere, motum* = bewegen] *w; -, -en*: der menschliche Gang, die Fortbewegung von einer Stelle zur anderen. **loko|motorisch:** den Gang, die Fortbewegung betreffend

loko|regio|nal und **loko|regio|när** [zu ↑Locus u. ↑Regio]: sowohl eine bestimmte Körperstelle als auch einen Körperbezirk betreffend (z. B. lokoregionäre Metastasen)

Long-acting-Thyroid-Stimulator [lɒŋ ˈæktɪŋ ˈθaɪrɔɪd ˈstɪmjuleɪtər; engl. = lang wirkender Schilddrüsenstimulator] *m; -*: hormonartiger, die Schilddrüse stimulierender Wirkstoff, der bei ↑Hyperthyreose vorkommt; Abk.: LATS

Long|ävität [lat. *longus* = lang u. lat. *aevitas* = Zeitlichkeit; Lebenszeit] *w; -*: Langlebigkeit

Long-COVID-Syn|drom [zu engl. *long* = lang] *s; -s*: = Post-COVID-Syndrom

lon|gissimus, ...ma, ...mum [Superlativ zu ↑longus]: längste (Anat.); z. B. in der Fügung ↑Musculus longissimus

lon|gitudinal, in fachspr. Fügungen: **longitudinalis, ...le** [zu lat. *longitudo* = Länge]: längs gerichtet, in der Längsrichtung verlaufend; z. B. in der Fügung ↑Ligamentum longitudinale anterius

Lon|guette [lõːˈgɛtə; aus frz. *longuette* = länglicher Gegenstand] *w; -, -n* (meist *Pl.*): längliche Streifen aus Verbandsmull, z. B. für Gipsverbände

lon|gus, ...ga, ...gum [aus gleichbed. lat. *longus*]: lang (räumlich gesehen); z. B. in der Fügung ↑Crus longum (Anat.)

Loo|ser-Umbauzonen [nach dem schweiz. Chirurgen Emil Looser, 1877–1936] *Pl.:* bandförmige Entkalkungszonen an bestimmten Stellen des Knochensystems, die quer zur Knochenachse verlaufen (bevorzugte Stellen sind die Oberschenkel-, Unterschenkel- u. Unterarmknochen)

Lo|qua|citas [aus gleichbed. lat. *loquacitas*], auch eingedeutscht: **Loqua|zität** *w; -:* Geschwätzigkeit

Lordose [zu gr. *λορδός* = vorwärtsgekrümmt] *w; -, -n,* in fachspr. Fügungen: **Lordosis**, *Pl.:* ...oses: [physiologische] Krümmung der Wirbelsäule nach vorn. **lordotisch,** in fachspr. Fügungen: **lordoticus, ...ca, ...cum:** zur Lordose gehörend; mit Lordose einhergehend. **lordotische Albu|minurie** vgl. Adoleszentenalbuminurie

Lorenz-Stellung [nach dem österr. Orthopäden Adolf Lorenz, 1854–1946]: Einstellung der Beine nach Einrenkung einer angeborenen Hüftgelenksluxation bei kleinen Kindern (wobei die Beine im Hüftgelenk um 90° gebeugt und gleichzeitig maximal abgespreizt werden)

Lotio [von lat. *lotio* = das Waschen, Baden, Schwemmen] *w; -, ...io|nes:* = Mixtura agitanda

Louis-Bar-Syndrom [nach der belgischen Neuropathologin Denise Louis-Bar, 1914] vgl. Ataxia teleangiectatica

Lou|ping Ill [ˈlaʊpɪŋ ˈɪl; engl.] *s; - -:* in Schottland vorkommende Drehkrankheit der Schafe, die auf den Menschen übertragbar ist und das Bild einer Enzephalitis hervorrufen kann (eine Virusinfektion)

low density lipo|proteins [ləʊ ˈdɛnsɪtɪ lɪpoprəʊtɪnz; engl. *low* = niedrig, engl. *density* = Dichte u. engl. *lipoproteins* = Lipoproteine] *Pl.:* Plasmalipoproteine im Dichtebereich von 1,006 bis 1,063 g/ml; Abk.: LDL

Low-Dose-Therapie [ləʊ dəʊz...; engl. *low* = niedrig u. engl. *dose* = Dosis] *w; -, ...ien:* Langzeitbehandlung einer Krankheit mit der kleinsten für den Patienten bzw. die Patientin wirksamen Dosis

Lox|oph|thalmus [gr. *λοξός* = schief, schräg u. gr. *ὀφθαλμός* = Auge] *m; -:* wenig gebräuchliche Bez. für ↑Strabismus

LP: Abk. für ↑Lumbalpunktion

LPS: Abk. für ↑*Lipopolysaccharid*

Lr: chem. Zeichen für ↑Lawrencium

LRS: Abk. für *Lese-Rechtschreib-Schwäche*, ↑Legasthenie

LSD: Abk. für ↑Lysergsäurediethylamid

LTH: Abk. für ↑luteotropes Hormon

Lu: chem. Zeichen für ↑Lutetium

Lu|brikation [zu lat. *lubricus* = schlüpfrig] *w; -:* die bei sexueller Erregung durch Sekrete bewirkte Gleitfähigkeit der weiblichen Scheide

lucidus vgl. luzid

Lucke-Kader-Gast|ro|stomie [nach dem dt. Pathologen Balduin Lucke, 1889–1954, u. dem poln. Chirurgen Bronislav Kader, 1863–1937]: operatives Anlegen einer Bauchdecken-Magen-Fistel zur künstlichen Ernährung bei schweren Stenosen im Bereich der Speiseröhre und des Mageneingangs

Lues [aus lat. *lues* = Seuche, Pest, ansteckende Krankheit] *w; -:* veralt. Bez. für ↑Syphilis; Abk.: L. **luetisch** = syphilitisch

Luft|em|bolie: durch Eindringen von Luft bzw. Gasen in den Kreislauf verursachte Embolie, vor allem im Kapillarbereich (bei Operationen, schweren Verletzungen, kriminellen Aborten, Injektionen u. a.)

Luft|impuls|tonometer [↑Impuls u. ↑Tonometer]: Gerät zur Ermittlung des Augeninnendrucks, bei dem die Zeit gemessen wird, die zwischen einem auf die Hornhaut abgegebenen Luftstoß und der nachfolgenden Verformung der Hornhaut vergeht

Luftröhre vgl. Trachea

Luftröhrenschnitt vgl. Tracheotomie

Luft- und Raumfahrt|medizin: Spezialgebiet der Medizin, das sich mit der Untersuchung und Überwachung der Gesundheit von Nutzern und Nutzerinnen von Flugzeugen und Raumschiffen vor, während und nach dem Flug befasst

luicus vgl. luisch. **Lui|ker** *m; -s, -,* **Lui|kerin** *w; -, -nen* [zu ↑Lues]: veralt. Bez. für: an Syphilis erkrankte Person

Lui|phobie [zu ↑Lues u. gr. *φόβος* = Furcht] *w; -, ...ien:* krankhafte Angst vor Lues, krankhafte Gemütslage, die auf der Befürchtung, sich mit Lues angesteckt zu haben, beruht

luisch, in fachspr. Fügungen: **lui|cus, ...ca, ...cum** [zu ↑Lues]: = syphilitisch; z. B. in der Fügung Alopecia luica (↑Alopezie)

Lumbago [aus lat. *lumbago* = Lendenlähmung] *w; -:* »Hexenschuss«, allg. Bez. für Schmerzen im Bereich der Lendenwirbelsäule und der angrenzenden Körperteile (v. a. bei degenerativen Lendenwirbelsäulenerkrankungen)

lumbal, in fachspr. Fügungen: **lumbalis, ...le** [zu ↑Lumbus]: zu den Lenden gehörend, die Lenden betreffend; z. B. in der Fügung ↑Arteriae lumbales

Lumbal|an|äs|thesie: Form der örtlichen Betäubung, bei der das Betäubungsmittel in den Liquor des Lendenbereichs des Rückenmarks injiziert wird

Lumb|algie [↑Lumbus u. ↑...algie] *w; -, ...ien:* Lendenschmerz, Rückenschmerzen im Bereich der Lendenwirbelsäule. **lumb|algi|form** [lat. *forma* = Gestalt, Form]: in Form von Lendenschmerzen auftretend

Lumbalisation [zu ↑Lumbus] *w; -, -en:* Entwicklungsanomalie der Lendenwirbelsäule und des Kreuzbeins (wobei der erste Kreuzbeinwirbel ganz oder teilweise als Lendenwirbel ausgebildet ist)

Lumbal|punktion: Lendenstich, Punktion des Wirbelkanals bzw. des Liquorraumes zur Entnahme von Rückenmarksflüssigkeit, zur Einspritzung von Medikamenten oder eines Betäubungsmittels; Abk.: LP

Lumbalsyndrom vgl. Lumbalgie

lumbo|kostal, in fachspr. Fügungen: **lumbocostalis, ...le** [zu ↑Lumbus und ↑Costa]: zur Lendengegend und zu den Rippen gehörend; z. B. in der Fügung ↑Arcus lumbocostalis lateralis

lumbo|sa|kral, in fachspr. Fügungen: **lumbo|sacralis, ...le** [zu Lumbus u. ↑Os sacrum]: die Lendengegend und das Kreuzbein betreffend

lum|bricalis, ...le [zu lat. *lumbricus* = Eingeweidewurm; Regenwurm]: regenwurmähnlich; z. B. in der Fügung ↑Musculi lumbricales

lum|brico|ides [zu lat. *lumbricus* = Eingeweidewurm; Regenwurm und ↑...id]: [regen]wurmähnlich; z. B. in der Fügung ↑Ascaris lumbricoides

Lumbus [aus gleichbed. lat. *lumbus*, Gen.: *lumbi*] *m;* -, ...bi: »Lende«, Abschnitt der seitlichen Bauchwand zwischen Darmbeinkamm und der 11. bzw. 12. Rippe

Lumen [aus lat. *lumen*, Gen.: *luminis* = Licht; lichte Weite] *s;* -s, ...mina: Hohlraum eines röhrenförmigen Hohlorgans; Innendurchmesser, lichte Weite eines röhrenförmigen Hohlorgans (z. B. einer Arterie oder des Darms; Anat.)

luminal: ein Lumen betreffend

Lumines|zenz [zu lat. *lumen*, Gen.: *luminis* = Licht] *w;* -, -en: kaltes Leuchten, Aufleuchten eines Stoffes ohne gleichzeitige Temperaturerhöhung der Substanz (z. B. das Leuchten von Phosphor im Dunkeln)

Lump|ek|tomie [lamp...; engl. *lump* = Klumpen u. ↑Ektomie] *w;* -, ...ien: operative Entfernung bösartiger Zellanhäufungen

Lunar|monat [lat. *lunaris* = zum Mond gehörend]: Zeitraum von 28 Tagen (entsprechend dem Phasenwechsel des Mondes), Zeitmaß zur Berechnung der Schwangerschaftsdauer

Lunatiker *m;* -s, -, **Lunatikerin** *w;* -, -nen [zu lat. *luna* = Mond]: mondsüchtige Person. **lunatisch** = somnambul. **Lunatismus** *m;* -: = Somnambulismus

Lunatum *s;* -s: übliche Kurzbez. für ↑Os lunatum. **Lunatum|malazie** = Kienböck-Krankheit

lunatus, ...ta, ...tum [zu lat. *luna* = Mond]: [halb]mondförmig; z. B. in der Fügung ↑Os lunatum (Anat.)

Lunge vgl. Pulmo

Lungen|abs|zess: scharf begrenzte Eiterhöhle im Lungengewebe

Lungenblähung vgl. Emphysema pulmonum

Lungen|em|bolie: Verstopfung einer Lungenarterie durch einen Embolus als Folge einer Thrombose

Lungen|em|physem vgl. Emphysema pulmonum

Lungenentzündung vgl. Pneumonie

Lungen|facharzt, Lungen|fachärztin vgl. Pneumologe, Pneumologin

Lungenfell vgl. Pleura pulmonalis

Lungen|krebs: Erkrankung durch ein oder mehrere ↑Karzinome in der Lunge, bes. bei starken Rauchern bzw. Raucherinnen auftretend

Lungentuberkulose vgl. Tuberkulose

Lunula [aus lat. *lunula*, Gen.: *lunulae* = kleiner Halbmond] *w;* -, ...lae (eindeutschend auch: Lunulen): **1)** kleines mondförmiges Gebilde (Anat.). **2)** Bez. für das halbmondförmige weißliche Feld am hinteren Nagelwall. **Lunulae valvularum semi|lunarium** *Pl.:* kleine, dünne, halbmondförmige Bereiche an den Zipfeln der Semilunarklappen des Herzens

lupo|id [↑Lupus u. ↑...id]: lupusähnlich, lupusartig (von Hautveränderungen)

lupös, in fachspr. Fügungen: **luposus, ...osa, ...osum** [zu ↑Lupus]: zum Lupus gehörend; durch Lupus bedingt; an Lupus erkrankt, leidend; z. B. in der Fügung Tuberculosis cutis luposa (↑Tuberkulose). **Lupus** [aus lat. *lupus*, Gen.: *lupi* = Wolf] *m;* -, Lupi (eindeutschend auch: Lupusse): übliche Kurzbez. für: Lupus vulgaris. **Lupus erythematodes:** Bez. für ↑Erythematodes; Abk.: LE. **Lupus per|nio:** Symptom der chronischen Sarkoidose mit rötlichen Infiltraten v. a. an Wangen und Nase. **Lupus vulgaris:** Zehrflechte, häufigste tuberkulöse Erkrankung der Haut, charakterisiert durch das Auftreten von Hautknötchen, die in Geschwüre übergehen und unter [entstellender] Narbenbildung abheilen können. **Lupus|antikoagulans:** Antikörper, die häufig im Zusammenhang mit Lupus erythematodes auftreten und eine Blutgerinnungsstörung verursachen

Lüscher-Test [nach dem schweiz. Ohrenarzt Erhard Lüscher]: audiometrisches Testverfahren, mit dem der Grad des ↑Recruitments festgestellt wird

lusorius, ...ria, ...rium [zu lat. *ludere, lusum* = spielen, scherzen]: nicht regelmäßig vorhanden; z. B. in der Fügung ↑Arteria lusoria

lutei|nisie|rendes Hormon [zu ↑luteus (in der Fügung ↑Corpus luteum)]: Hormon, das bei der Frau den Follikelsprung und beim Mann die Leydig-Zellen für die Androgensynthese stimuliert; ↑interstitialzellenstimulierendes Hormon; Abk.: LH

Lutembacher-Syn|drom [nach dem frz. Arzt René Lutembacher, 1884–1968]: Herzfehlbildung, bei der ein Vorhofseptumdefekt mit einer Mitralstenose kombiniert ist

Luteom, auch: **Lutei|nom** [...e-ı...; zu ↑luteus (in der Fügung ↑Corpus luteum)] *s;* -s, -e, in fachspr. Fügungen: **Luteo|ma, Lutei|noma,** *Pl.:* -ta: hormonproduzierender gutartiger Tumor am Eierstock

Luteo|trop [zu ↑luteus (in der Fügung ↑Corpus luteum) u. ↑...trop]; in der Fügung: **luteotropes Hormon:** Hormon des Vorderlappens der Hypophyse (vollendet die Reifung des Follikels in den Eierstöcken und sorgt für dessen Umwandlung zum Gelbkörper, indem es die Bildung des Progesterons auslöst); Abk.: LTH

Lutetium [zu *Lutetia*, dem lat. Namen des heutigen Paris] *s;* -s: metallisches chem. Element (älter: Cassiopeium); Zeichen: Lu

lute|us, lutea, lute|um [aus lat. *luteus* = goldgelb, safrangelb]: gelb; z. B. in der Fügung ↑Corpus luteum

Luxation [zu lat. *luxare, luxatum* = verrenken] *w;* -, -en, in fachspr. Fügungen: **Luxatio,** *Pl.:* ...io|nes: Verrenkung, Ausrenkung eines Gelenks (meist infolge Gewalteinwirkung). **Luxatio coxae congenita:** »angeborene Hüftgelenksverrenkung«, wobei der Gelenkkopf aus der Pfanne nach oben gewandert ist und der Darmbeinschaufel gegenübersteht (Vorkommen einseitig und doppelseitig, beim weiblichen Geschlecht häufiger als beim männlichen). **lux|ie|ren:** verrenken, ausrenken (z. B. ein Gelenk)

luxu|ri|ans [zu lat. *luxuriare* = üppig sein]: wuchernd; z. B. in der Fügung ↑Callus luxurians

lu|zid, in fachspr. Fügungen; **lucidus, ...da, ...dum** [aus lat. *lucidus* = hell, leuchtend]: **1)** hell, durchscheinend; z. B. in der Fügung ↑Stratum lucidum. **2)** bei klarem Bewusstsein. **Luzi|di|tät:** hoher Grad der Wachheit; Klarheit des Bewusstseins (Psychol.)

LVEDP: Abk. für *l*eft *v*entricular *e*nddiastolic *p*ressure, linksventrikulärer enddiastolischer Druck

LVEF: Abk. für *l*eft *v*entricular *e*jection *f*raction, linksventrikuläre Auswurffraktion

LVH: Abk. für ↑linksventrikuläre Hypertrophie

Lw: älteres chem. Zeichen für ↑Lawrencium

LWS: Abk. für ↑Lendenwirbelsäule

Lyase [aus griech. λυειν = (auf)lösen u. ↑...ase] *w;* -, -n: Enzym, das den Abbau des Kohlenstoffgerüsts (Spaltung von C-C-Verbindungen) bewirkt

Lyell-Syndrom [nach dem schottischen Dermatologen Alan Lyell, 1917–2007]: Syndrom der verbrühten Haut mit subepidermaler Blasenbildung (auch Schleimhaut) und Konjunktivitis; vgl. auch ↑Stevens-Johnson-Syndrom; bei starker Ausprägung auch: toxische epidermale Nekrolyse

Lyk|orexie [zu gr. *λύκος* = Wolf u. gr. *ὄρεξις* = Streben, Begierde] *w;* -, ...ien: = [2]Akorie

Lyme-Borreliose auch: **Lyme-Arthritis** ↑Lyme-Krankheit

Lyme-Krankheit [laːɪm...; nach dem Ort *Lyme* in Connecticut, USA, wo die Krankheit zuerst diagnostiziert wurde]: durch Zecken der Gattung Ixodes übertragene Erkrankung mit vorwiegendem Befall der großen Gelenke, insbes. des Kniegelenks; Auslöser von ↑Arthritis, unbehandelt können außerdem auch die Lyme-Karditis, Neuroborreliose mit Meningitis oder diverse Hauterkrankungen (z. B. ↑Acrodermatitis chronica atrophicans) ausgelöst werden

Lympha vgl. Lymphe

lym|phace|us, ...cea, ...ce|um [zu ↑Lymphe]: zur Lymphe gehörend

Lymph|aden|ek|tomie [↑Lymphadenie und ↑Ektomie] *w;* -, ...ien: operative Entfernung von Lymphknoten

Lymph|adenie [zu ↑Lymphe u. gr. *ἀδήν*, Gen. *ἀδένος* = Drüse] *w;* -, ...ien, in fachspr. Fügungen: **Lymph|adenia**[1], *Pl.:* ...iae: veralt. für: **1)** Lymphknotenwucherung, Wucherung des lymphatischen Gewebes. **2)** chronisch lymphatische Leukämie. **Lymph|adenitis** *w;* -, ...itiden (in fachspr. Fügungen: ...itides): Lymphknotenentzündung, entzündliche Schwellung von Lymphknoten (z. B. bei der Abwehr von Infekten). **Lymph|adenom** *s;* -s, -e, in fachspr. Fügungen: **Lymph|adenoma,** *Pl.:* -ta: Lymphknotengeschwulst, durch unterschiedliche Ursachen bedingte tumorartige Vergrößerung der Lymphknoten. **Lymph|adeno|pathie** [↑...pathie] *w;* -, ...ien, in fachspr. Fügungen: **Lymph|adenopathia**[1], *Pl.:* ...iae: Erkrankung infolge Wucherung des lymphatischen Gewebes. **Lymph|adeno|pathia toxo|plasmotica:** im Verlauf einer Toxoplasmose auftretende Lymphadenopathie. **Lymphadenose** *w;* -, -n, in fachspr. Fügungen: **Lymphadenosis,** *Pl.:* ...oses: **1)** lymphatische Form der ↑Leukämie. **2)** Lymphknotenschwellung, -wucherung. **Lymph|adenosis cutis beni|gna:** Auftreten von gutartigen tumorartigen Wucherungen von lymphatischem Gewebe in der Haut

Lymph|agogum [zu ↑Lymphe u. gr. *ἀγωγός* = führend] *s;* -s, ...ga: die Bildung von Lymphe förderndes Mittel

Lymph|an|gi|ek|tasie [↑Lymphe, ↑angio... u. ↑Ektasie] *w;* -, ...ien: krankhafte Erweiterung von Lymphgefäßen

Lymph|an|gio|gra|fie [↑Lymphe, ↑angio... u. ↑...grafie] *w;* -, ...ien: röntgenografische Darstellung der Lymphgefäße nach Verabreichung eines Kontrastmittels. **Lymph|an|gio|gramm** [↑...gramm] *s;* -s, -e: Röntgenbild der Lymphgefäße

Lymph|an|gio|m [zu ↑Lymphe u. gr. *ἀγγεῖον* = Gefäß] *s;* -s, -e, in fachspr. Fügungen: **Lymph|an|gioma,** *Pl.:* -ta: [selten vorkommender] gutartiger Tumor der Lymphgefäße. **Lymph|an|gio|se** *w;* -, -n: allg. Bez. für: Erkrankung der Lymphgefäße. **Lymph|an|gitis** *w;* -, ...itiden (in fachspr. Fügungen: ...itides): Lymphgefäßentzündung

Lymph|aph|ärese [Kurzbildung zu ↑Lymphozyt u. gr. *ἀφαίρεσις* = das Wegnehmen] *w;* -, -n: Entfernung von Lymphozyten aus dem Blut mit Zellseparatoren (z. B. bei ↑Autoimmunkrankheiten)

lym|phatisch, in fachspr. Fügungen: **lymphaticus, ...ca, ...cum** [zu ↑Lymphe]: die Lymphe oder die Lymphknoten betreffend, auf sie bezogen; z. B. in der Fügung ↑Folliculi lymphatici. **lym|phatischer Rachenring:** lymphozytenreiches Gewebe im Bereich der Mundhöhle und des Schlundes; umfasst die Zungengrundbälge sowie die Gaumen- und Rachenmandeln. **lym|phatisches System:** Gesamtheit der Lymphknoten und des adenoiden Gewebes

Lym|phatismus [zu ↑Lymphe] *m;* -, ...men: lymphatische Diathese, auf bes. ausgeprägter Reaktionsbereitschaft des lymphatischen Systems beruhender krankhafter Zustand mit blassem Aussehen, träger Atmung, Neigung zu Schleimhautkatarrhen, chronischen Schwellungen der lymphatischen Organe des Rachenringes, Neigung zu Milzschwellung und Mikropolyadenie

Lymph|drai|nage [...drɛnaʒə], auch: **Lymphdränage:** Form der klassischen Massage, bei der mit einer speziellen Grifftechnik krankhaft gestaute Lymphgefäße ausgestrichen werden

Lymph|drüse: veralt. Bez. für ↑Nodus lymphaticus

Lym|phe [aus lat. *lympha* = Quell-, Flusswasser] *w;* -, -n: **1)** Kurzbez. für Pockenlymphe. **2)** in der anat. Nomenklatur: **Lym|pha** *w;* -, ...phae: Flüssigkeit der Lymphgefäße (hat große Ähnlichkeit mit dem Blutplasma, dem sie entstammt; enthält Proteine und Lymphozyten; die Lymphe ist für den Stoffaustausch der Gewebe sehr wichtig, außerdem hat sie eine Schutzfunktion)

Lymph|gefäß vgl. Vas lymphaticum

Lymph|knoten vgl. Nodus lymphaticus

Lym|pho|blast [↑Lymphe u. ↑...blast] *m;* -en, -en (meist *Pl.*): Jugendform der ↑Lymphozyten. **lym|pho|blastisch:** die Lymphoblasten betreffend, aus Lymphoblasten bestehend; z.B. lymphoblastisches Lymphom. **Lym|pho|blastom** *s;* -s, -en, in fachspr. Fügungen: **Lym|pho|blastoma,** *Pl.:* -ta: Geschwulst aus Lymphoblasten

Lymphocytoma vgl. Lymphozytom

Lymphocytosis vgl. Lymphozytose

Lymph|ödem [↑Lymphe und ↑Ödem] *s;* -s, -e, in fachspr. Fügungen: **Lymph|oe|dema,** *Pl.:* -ta: Verdickung der Haut und des Unterhautzellgewebes infolge Lymphstauung. **Lymph|oe|dema congenitum:** angeborene, dominant vererbte sack- oder lappenförmige Verdickung der Haut im Bereich der unteren Extremitäten

lym|pho|gen [↑Lymphe u. ↑...gen]: auf dem Lymphwege entstanden (z.B. von Infektionen)

Lym|pho|glandula [↑Lymphe u. ↑Glandula] *w;* -, ...lae: veralt. Bez. für ↑Nodus lymphaticus

Lym|pho|gra|fie [↑Lymphe u. ↑...grafie] *w;* -, ...ien: röntgenografische Darstellung von Lymphgefäßen oder Lymphknoten nach Kontrastmittelinjektion. **Lym|pho|gramm** [↑...gramm] *s;* -s, -e: Röntgenbild eines Lymphgefäßes

Lym|pho|granulom [↑Lymphe u. ↑Granulom] *s;* -s, -e, in fachspr. Fügungen: **Lym|pho|granuloma,** *Pl.:* -ta: granulomatöse Wucherung des lymphatischen Gewebes. **Lympho|granuloma in|gui|nale:** durch ↑Chlamydien hervorgerufene Geschlechtskrankheit (führt zur Ausbildung granulomatösen Gewebes mit nicht zusammenfließenden Abszessen und Elefantiasis der äußeren Geschlechtsteile als Späterscheinung; Sitz der Hauterscheinungen ist vorwiegend das Genitale)

Lym|pho|granulomatose [zu ↑Lymphogranulom] *w;* -, -n, in fachspr. Fügungen: **Lym|pho|granulomatosis,** *Pl.:* ...oses, **Hodgkin-Krankheit:** Auftreten maligner Granulome des lymphatischen Gewebes (vermutlich auf infektiöser Grundlage)

lym|pho|id [↑Lymphe u. ↑...id]: lymphähnlich, lymphartig (bezogen auf die Beschaffenheit von Zellen und Flüssigkeiten)

Lym|pho|ido|zyt [↑lymphoid u. ↑...zyt] *m;* -en, -en (meist *Pl.*): weiße Blutkörperchen, die den Lymphozyten ähnlich sind, jedoch eigentlich unausgereifte Knochenmarkzellen darstellen (Vorkommen z.B. bei Leukämie)

Lym|pho|kin [Kurzbildung zu ↑Lymphozyt u. gr. *κίνησις* = Bewegung] *s;* -s, -e (meist *Pl.*): von Zellen vermittelte, spezifische Immunreaktionen auslösende, nicht zu den Immunglobulinen zählende Stoffe, deren Bildung von Lymphozyten ausgeht

Lym|pho|kinese [↑Lymphe u. gr. *κίνησις* = Bewegung] *w;* -, -n: Strömung der ↑Endolymphe in den häutigen Bogengängen des Innenohrs

Lym|pho|loge *m;* -n, -n, **Lym|pho|login** *w;* -, -nen [↑Lymphe u. ↑...loge]: Arzt, Ärztin mit Spezialkenntnissen auf dem Gebiet der Lymphologie. **Lym|pho|logie** [↑...logie] *w;* -: Teilgebiet der Medizin, das sich mit der normalen und mit der krankhaft gestörten Funktion der Lymphgefäße befasst. **lym|pho|logisch:** die Lymphologie betreffend

Lym|phom [zu ↑Lymphe] *s;* -s, -e, in fachspr. Fügungen: **Lym|phoma,** *Pl.:* -ta: Bezeichnung für eine (sowohl gut- wie bösartige) Lymphknotenvergrößerung, vgl. Lymphadenom

Lym|pho|nod|ek|tomie [↑Lymphonodus u. ↑Ektomie] *w;* -, ...ien: = Lymphadenektomie

Lym|pho|nodus [↑Lymphe u. ↑Nodus] *m;* -, ...di: = Nodus lymphaticus

Lym|pho|penie [zu ↑Lymphe u. gr. *πένης* = arm] *w;* -, ...ien: krankhafte Verminderung der Zahl der Lymphozyten im Blut

lym|pho|plasmo|zyto|id [↑Lymphe, ↑Plasma, ↑zyto... u. ↑...id]: einer Lymphplasmazelle ähnlich

Lym|pho|poe|se [zu ↑Lymphe u. gr. *ποιεῖν* = machen, verfertigen] *w;* -: **1)** Bildung der zellarmen, serösen Lymphe in den Gewebsspalten. **2)** Ausbildung und Entwicklung der Lymphozyten im lymphatischen Gewebe der Lymphknoten, der Tonsillen und der Milz. **lym|pho|poe|tisch:** die Lymphopoese betreffend, Lymphe oder Lymphozyten bildend

lym|pho|pro|liferativ [...ti:f; ↑Lymphe und ↑proliferativ]: mit einer Wucherung des Lymphsystems verbunden

Lym|phor|rhagie [zu ↑Lymphe u. gr. *ῥηγνύναι* = reißen, zerreißen] *w;* -, ...ien: = Lymphorrhö

Lym|phor|rhö, auch: **Lym|phor|rhöe** [...rø:; zu ↑Lymphe u. gr. *ῥεῖν* = fließen] *w;* -, ...rrhöen: Ausfluss von Lymphe aus verletzten od. krankhaft veränderten Lymphgefäßen

Lym|pho|sarkom [↑Lymphe u. ↑Sarkom] *s;* -s, -e: bösartige, von ↑Lymphozyten ausgehende Geschwulst

Lym|pho|sarkomatose [zu ↑Lymphosarkom] *w;* -, -n: über den ganzen Körper ausgebreitete Bildung von Lymphosarkomen

Lym|pho|stase [↑Lymphe u. gr. *στάσις* = das Stehen] *w;* -, -n: Lymphstauung im Bereich der abführenden Lymphwege (vor allem der unteren Extremitäten)

Lym|pho|toxin [↑Lymphe u. ↑Toxin] *s;* -s, -e: von Lymphozyten gebildete Substanz, die Geschwulstzellen schädigt

lym|pho|trop [↑Lymphe u. ↑...trop]: auf die Lymphbahnen einwirkend, von spezifischer Wirkung auf die Lymphbahnen

Lym|pho|zyt [↑Lymphe u. ↑...zyt] *m;* -en, -en (meist *Pl.*): im lymphatischen Gewebe entstehende, in Blut, Lymphe und Knochenmark vorkommende weiße Blutkörperchen mit körnigem Zytoplasma, die Antigenrezeptoren auf ihrer Oberfläche tragen und die Grundlage der adaptiven Immunantwort bilden; zu ihnen gehören die T-Zellen und B-Zellen. **lym|pho|zy|tär** [zu ↑Lymphozyt]: die Lymphozyten betreffend. **Lym|pho|zy|tom** *s;* -s, -e, in fachspr. Fügungen: **Lym|pho|cy|toma,** *Pl.:* -ta: tumorartige Wucherung aus Lymphozyten

Lym|pho|zy|to|poe|se [zu ↑Lymphozyt u. gr. ποιεῖν = machen, verfertigen] *w;* -: = Lymphopoese (2)

Lym|pho|zy|to|se [zu ↑Lymphozyt] *w;* -, -n, in fachspr. Fügungen: **Lym|pho|cy|to|sis,** *Pl.:* ...oses: [krankhafte] Vermehrung der Lymphozyten im Blut

lyo|phil [zu gr. λύειν = lösen, auflösen u. gr. φίλος = lieb; Freund]: Lösungsmittel aufnehmend (von Stoffen, insbes. Kolloiden; Chem.). **lyo|phi|li|sie|ren:** gefriertrocknen (von Geweben). **Lyo|phi|li|sie|rung** *w;* -, -en: Herstellung lyophiler Konserven von Organpräparaten, Blutplasma u. a. (z. B. durch Gefriertrocknung), die durch Ersatz des entzogenen Wassers wieder in den ursprünglichen Zustand zurückversetzt werden können

lyo|phob [zu gr. λύειν = lösen, auflösen u. gr. φόβος = Furcht]: kein Lösungsmittel aufnehmend, nicht löslich (z. B. von Kolloiden, die ihre Stabilität im flüssigen Medium durch Ionisation oder durch Anlagerung von lyophilen Schutzkolloiden erreichen; Chem.)

Lype|ma|nie [zu gr. λύπη = Trauer, Leid u. ↑...manie] *w;* -, ...ien: meist auf neurotischen Störungen beruhende übermäßige Traurigkeit; Melancholie

Ly|se [zu gr. λύειν = lösen, auflösen] *w;* -, -n, in fachspr. Fügungen: **Ly|sis,** *Pl.:* Lyses: **1)** »Lösung« des Fiebers, langsamer, kontinuierlicher Fieberabfall. **2)** Auflösung von Zellen (z. B. von Bakterien, Blutkörperchen u. a.) oder von Abflusshindernissen (z. B. ↑Thrombolyse)

> **...ly|se**
>
> *w; -, -n (teilweise ohne Plural)*
> ⟨zu gr. λύειν »(auf)lösen; trennen« → λύσις »das (Auf)lösen«⟩
> Wortbildungselement mit der Bedeutung »Lösung, Auflösung«:
> - Analyse
> - Dialyse
> - Hydrolyse

Lys|erg|säu|re|di|ethyl|amid [Kunstw.]: ein Indolderivat, das bereits in einer Dosis von 0,001 mg/kg beim Menschen meskalinähnliche Symptome (mit psychoseähnlichen Zuständen, Entfremdungserlebnissen und Halluzinationen) bewirkt; Abk.: LSD

lysie|ren [zu ↑Lyse]: Zellen medikamentös auflösen

Ly|sin *s;* -s: für die Proteinsynthese (und damit für viele Körperfunktionen und das Immunsystem) bedeutende essenzielle Aminosäure

Ly|sine *Pl.:* Antikörper, die fremde Zellen und Krankheitserreger, die in den menschlichen Organismus eingedrungen sind, aufzulösen vermögen

lyso|gen [zu gr. λύειν = lösen, auflösen u. ↑...gen]: die Lysogenie betreffend; die Fähigkeit zur Lysogenie besitzend. **Lyso|ge|nie** *w;* -: **1)** Fähigkeit von Bakterien, Phagenteilchen zu produzieren. **2)** vererbbare Eigenschaft von Bakterien, gegen Phagenteilchen immun zu sein (unter bestimmten Bedingungen mit ihnen zusammenzuleben, ohne geschädigt zu werden)

Lyso|som [zu gr. λύειν = lösen, auflösen u. ↑...som] *s;* -s, -en (meist *Pl.*): durch Abschnürung vom Golgi-Apparat entstandene Zellorganellen von der Größe der Mikrosomen mit Enzymen für den Abbau von Zellmaterial durch ↑Hydrolyse. **lyso|so|mal:** ein Lysosom betreffend, von ihm ausgehend (z. B. lysosomale Enzyme)

Lyso|typ [zu gr. λύειν = lösen, auflösen u. gr. τύπος = Abdruck, Muster] *m;* -s, -en: Bakterienstamm, der sich durch seine Reaktion auf bestimmte Bakteriophagen von anderen (des gleichen serologischen Typs) unterscheiden lässt. **Lyso|ty|pie** *w;* -, ...ien: Testverfahren, Bakterienstämme in Lysotypen zu differenzieren, indem man ihr Verhalten gegenüber spezifischen Bakteriophagen bestimmt

Lyso|zym [zu gr. λύειν = lösen, auflösen u. ↑Enzym] *s;* -s, -e: in Drüsenabsonderungen (z. B. in Tränen, im Speichel u. a.) vorkommendes Enzym mit bakteriolytischer Wirkung

Lys|sa [aus gr. λύσσα = Wut; Tollwut] *w;* -: Tollwut, auf den Menschen übertragbare Viruskrankheit bei Tieren

Lysso|pho|bie [zu ↑Lyssa u. gr. φόβος = Furcht] *w;* -, ...ien: krankhafte Angst, an Tollwut zu erkranken bzw. erkrankt zu sein

ly|tisch [zu ↑Lyse]: **1)** allmählich sinkend, abfallend (vom Fieber). **2)** zersetzend, auflösend. **lytischer Cocktail:** Mischung verschiedener Analgetika und Neuroleptika zur Fiebersenkung

M

m = Milli...
M.: 1) Abk. für Musculus (↑Muskel). **2)** Abk. für ↑Morbus
M: 1) = Mega... **2)** = Morgan
µ: 1) = Mikro... **2)** = Mikron
Mä|ander|phänomen [nach dem antiken Namen (Mäander) des westanatolischen Flusses Büyük Menderes nehri, der zahlreiche Flussschleifen aufweist]: regelmäßige Schlängelung oberflächlicher Varizen (indirektes Zeichen einer tiefen Venenthrombose)
MAC: Abk. für *m*inimale *a*lveoläre [*C*]Konzentration
Machado-Joseph-Krankheit, Machado-Joseph-Disease [nach den beiden Familien auf den Azoren, bei denen die Krankheit zuerst beschrieben wurde]: autosomal-dominant vererbte zerebelläre Ataxie; Abk.: MJD
Machupo|virus: Virus, das ein in Bolivien endemisches hämorrhagisches Fieber verursacht
Macies vgl. Mazies
Mackenzie-Zonen [mə'kɛnzɪ...; nach dem schott. Chirurgen Sir Stephen Mackenzie, 1844–1909]: Bezirk in einem Muskel, einer Faszie oder einer anderen tiefer gelegenen Struktur, in der ein an anderer Stelle lokalisierter Eingeweideschmerz empfunden wird
macr[o]..., Macr[o]... vgl. makro..., Makro...
Macula [aus lat. *macula*, Gen.: *maculae* = Fleck, Mal] *w;* -, ...lae: **1)** Fleck, umschriebene Verfärbung, fleckenartige Veränderung der Haut, der Schleimhäute u. Ä. (Med.). **2)** fleckförmiger Bezirk an einem Organ (Anat.). **3)** nur *Pl.:* zusammenfassende Bez. für ↑Macula sacculi und ↑Macula utriculi. **Macula cae|rulea:** graublauer bis graurötlicher, linsengroßer, vereinzelt stehender Fleck im Bereich der Bauch- und Lendenhaut sowie am Oberschenkel (durch den Stich der Filzlaus hervorgerufen). **Macula corneae:** umschriebene Hornhauttrübung (als Folge von Erkrankungen der Hornhaut oder von Fremdkörperverletzungen). **Maculae cri|briformes** *Pl.:* feine siebartige Öffnungen an der Innenfläche des Vorhofs der Nasenhöhle. **Macula densa:** zellkernreiche Zone in der Niere, Entstehungsort von Renin. **Macula germinativa:** »Keimfleck«, Bezeichnung für den im Kern der Eizelle eingeschlossenen Nukleolus. **Macula lutea:** »gelber Fleck« in der Netzhaut des Auges (derjenige Punkt, an dem die Augenachse die Netzhaut trifft, Stelle des schärfsten Sehens). **Macula sac|culi:** verdickte Stelle in der Wand des Vorhofsäckchens im häutigen Labyrinth des Innenohrs (enthält Sinnesepithelzellen des Gleichgewichtsorgans). **Maculae tendineae** *Pl.:* weißliche Flecken, die nach dem Tode manchmal am Bauchfell beobachtet werden (meist Relikte ausgeheilter Entzündungen). **Macula utriculi:** verdickte Stelle in der Wand des ↑Utriculus im häutigen Labyrinth des Innenohrs (enthält Sinnesepithelzellen für die Gleichgewichtsempfindung). **macularis** vgl. makulär
maculopapulosus vgl. makulopapulös
maculosus vgl. makulös
MAC-Wert: Wert der *m*inimalen *a*lveolären [*C*]Konzentration eines Anästhetikums
Madarose [aus gr. *μαδάρωσις* = Ausfallen der Haare, bes. der Augenbrauen] *w;* -, -n, in fachspr. Fügungen: **Madarosis,** *Pl.:* ...oses: chronische Entzündung des Lidrandes mit Verlust der Wimpern
Mädchen|fänger: Extensionshülse für Finger, die zur geschlossenen Reposition bei distaler Radiusfraktur verwendet wird; dabei wird die Hand in Rückenlage an einem Galgen an den Fingern aufgehängt und Gewichte werden am Arm befestigt; anschließend ist eine Reposition von außen möglich, da sich die Frakturfragmente weit genug voneinander entfernt haben
Maddox-Kreuz ['mædoks...; nach dem engl. Augenarzt Ernest E. Maddox, 1860–1933]: Messgerät zur Bestimmung des Schielwinkels in Form einer Tangentenskala, die in der Mitte mit einem Lämpchen versehen ist (der Schielwinkel ist gleich der Abweichung des Reflexbildes dieses Lämpchens vom Hornhautscheitel des schielenden Auges)
Madelung-De|formität [nach dem dt. Chirurgen O. W. Madelung, 1846–1926]: Wachstumsanomalie der Hand (infolge Speichenverkrümmung ist die Hand nach der Unterseite des Vorderarms hin verschoben). **Madelung-Fetthals:** symmetrisch auftretende ↑Lipomatose an Hals und Rücken
Maden|therapie: Larventherapie, vgl. Biochirurgie
Maden|wurm vgl. Oxyuridae
mades|zent, in fachspr. Fügungen: **madescens** [zu lat. *madescere* = nass werden]: nässend (z. B. von Geschwüren)
madidans [zu lat. *madidare* = feucht machen, benetzen]: = madeszent
Madlener-Operation [nach dem dt. Chirurgen Max Madlener, 1868–1951]: Teilresektion des Magens in der Umgebung von hoch sitzenden Geschwüren am Mageneingang, die selbst nicht entfernt werden können (durch den Wegfall der Magensäurewirkung soll die Abheilung der Geschwüre gefördert werden)
Madonnen|finger: Stadium der Akrosklerodermie: Stadium sclerosum; an den Fingern kommt es zu verhärteter, geschrumpfter Haut mit Nekrosen u. Beugekontrakturen
Madura|fuß [nach der ind. Stadt Madura, jetzt Madurai]: in Indien und im Orient (bei Barfußgehern) auftretende Infektionskrankheit mit Knotenbildungen und chronischen Geschwüren, vor allem an Fuß und Unterschenkel (Erreger ist eine Nocardiaart). **Madura|mykose:** Myzetom, chronische granulomatöse Infektion des Subkutangewebes u.

des angrenzenden Knochens durch Pilze nach Hautverletzung

Magen vgl. Ventriculus

Magen-Darm-Grippe: »Brechdurchfall«, durch Viren verursachte hochinfektiöse ↑Gastroenteritis mit Fieber, Erbrechen und wässrigem Durchfall

Magen-Darm-Katarrh vgl. Gastroenteritis

Magengeschwür vgl. Ulcus ventriculi

Magengrund vgl. Fundus ventriculi

Magenkatarrh vgl. Gastritis

Magenmund vgl. Ostium cardiacum ventriculi

Magenschleimhautentzündung vgl. Gastritis

Magen|sekretions|analyse: Test zur Bestimmung der Säuresekretion des Magens; man unterscheidet die Basalsekretion (BAO, engl. *b*asic *a*cid *o*utput) und die Sekretion nach Pentagastringabe (MAO, PAO; engl. *m*aximum *a*cid *o*utput, *p*eak *a*cid *o*utput)

Magensenkung vgl. Gastroptose

Magen|sonde: dünner flexibler Schlauch zum Entleeren oder Spülen des Magens bzw. zur künstlichen Ernährung

Magersucht vgl. Anorexia nervosa

Magill-Tubus [nach dem brit. Anästhesisten Sir Ivan Whiteside Magill, 1888–1986]: Luftröhrentubus

Mag|ma [von gr. *μάγμα*, Gen.: *μάγματος* = geknetete Masse; Salbe] *s;* -s, ...men (in fachspr. Fügungen: *s;* -, -ta): homogene [halbflüssige] Masse, Brei. **Mag|ma reticulare:** dünnflüssige Gallerte zwischen den beiden Mesenchymbezirken der embryonalen Keimscheibe

Ma|gnesium [nlat., zu lat. *Magnes (lapis)* = Braunstein] *s;* -s: chem. Element, Metall (dient in der Medizin u.a. zur Behandlung nächtlicher Wadenkrämpfe); Zeichen: Mg

Ma|gnet|en|ze|phalo|grafie [zu lat. *magnes*, Gen.: *magnetis* = Magnet (von gleichbedeutend gr. *λίθος μαγνήτης* eigtl. = Stein aus der Stadt Magnesia), ↑Encephalon u. ↑...grafie] *w;* -, ...ien: Enzephalografie unter Verwendung magnetischer Impulse; Abk.: MEG

Ma|gneto|pa|thie [zu lat. *magnes*, Gen.: *magnetis* = Magnet (von gleichbedeutend gr. *λίθος μαγνήτης*, eigtl. = Stein aus der Stadt Magnesia) u. ↑...pathie] *w;* -, ...ien: Heilbehandlung durch magnetische Kräfte (Methode der Alternativmedizin)

Magnet|phänomen: Nachgreifen; bei neurologischer Befunderhebung folgt die Hand einer Person mit diffuser Hirnschädigung einem vorgehaltenen Gegenstand

Ma|gnet|re|sonanz|angio|grafie [zu lat. *magnes*, Gen.: *magnetis* = Magnet (von gleichbedeutend gr. *λίθος μαγνήτης*, eigtl. = Stein aus der Stadt Magnesia), ↑Resonanz u. ↑Angiografie] *w;* -, ...ien: Darstellung von Blutgefäßen unter Verwendung magnetischer Impulse, deren Schwingung aufgezeichnet wird; Abk.: MRA

Magnetresonanz-Cholangio-Pankreatikografie [aus ↑Chol... u. ↑Pankreas]: ↑Magnetresonanzangiografie der Gallen- u. Pankreasgänge

Ma|gnet|re|sonanz|tomo|graf [lat. *magnes*, Gen.: *magnetis* = Magnet (von gleichbed. gr. *λίθος μαγνήτης*, eigtl. = Stein aus der Stadt Magnesia), ↑Resonanz u. ↑Tomografie] *m;* -en, -en: Gerät für eine Kernspintomografie. **Ma|gnet|re|sonanz-tomo|gra|fie** *w;* -, ...ien: = Kernspintomografie; Abk.: MRT

Magnet|stimulation: magnetisch induzierte Reizstimulation von Nervenfasern

ma|gnus, ...na, ...num [aus gleichbed. lat. *magnus*]: groß; z. B. in der Fügung ↑Vena saphena magna

Ma|haim-Bündel: Nervenfaserbündel im Herzen zwischen HIS- u. Tawara-Bündel

Maiglöckchen vgl. Convallaria majalis

Mainz-Pouch [...paʊtʃ, Kurzw. aus *m*ixed *a*ugmentation *i*leum a*n*d *z*ecum u. ↑Pouch] *m;* -es, -es: **1)** Verfahren der ↑Urostomie, bei dem aus Teilen des Kolons und des Ileums eine Ersatzblase geschaffen wird. **2) Mainz-Pouch II:** Verfahren der ↑Urostomie, bei dem die Harnblase entfernt wird und die Harnableitung in den Enddarm erfolgt

Maisonneuve-Fraktur [nach dem frz. Chirurgen Jacques Maisonneuve, 1809–1897]: hohe Fraktur der Fibula, Zerreißung der Syndesmose und Membrana interossea, ggf. auch Innenknöchelfraktur

major, majus [lat., Komparativ zu ↑magnus]: größer; z. B. in der Fügung ↑Ala major

Major Histo|com|patibility Com|plex [ˈmeɪdʒər hɪstokəmpætəˈbɪlɪtɪ ˈkɒmpleks; engl. = Haupthistokompatibilitätskomplex] *m;* - - -: Gruppe von Genen, die für Glykoproteine auf der Zelloberfläche codieren; Funktion: Antigenpräsentation; MHC-Klasse-I-Proteine befinden sich auf allen Körperzellen, an MHC-Klasse-I-Proteinen gebundene Antigenfragmente werden von zytotoxischen T-Zellen erkannt; MHC-Klasse-II-Proteine befinden sich auf antigenpräsentierenden Zellen, an MHC-Klasse-II-Proteinen gebundene Antigenfragmente werden von T-Helferzellen erkannt; Abk.: MHC

Major|probe, Major|test vgl. Kreuzprobe

MAK: 1) Abk. für ↑*m*aximale *A*rbeitsplatz*k*onzentration. **2)** Abk. für *m*ikrosomale *A*nti*k*örper

ma|k|ro..., Ma|k|ro...

vor Vokalen auch: **makr..., Makr...** latinisiert: **ma|cr[o]..., Ma|cr[o]...**

⟨gr. *μακρός* »groß, hoch, tief, fern, lange dauernd, weit«⟩

Wortbildungselement mit den Bedeutungen:

a) »lang, groß, im Großen«:
- Makroklima
- Makrokosmos
- makroökonomisch
- Makrostruktur

b) »groß, größer als normal«:
- Makrenzephalie
- Makrocheirie
- Makroglossie
- makrozephal

Ma|kro|an|gio|pa|thie [↑makro... u. ↑Angiopathie] *w;* -, ...ien: krankhafte Veränderung der mittelgroßen und großen Arterien

Ma|kro|äs|the|sie [zu ↑makro... u. gr. *αἴσθησις* = Wahrnehmung, Empfindung] *w;* -, ...ien: Empfindungsstörung, Gefühlstäuschung, bei der Gegenstände als größer empfunden werden, als sie wirklich sind

Ma|kro|bio|se [zu ↑makro... u. gr. *βίος* = Leben] *w;* -: = Longävität

Ma|kro|bio|tik *w;* -: **1)** Kunst, das Leben zu verlängern (z. B. durch Anwendung verschiedener Medikamente, Hormone, aber auch durch geeignete Lebensführung). **2)** spezielle, hauptsächlich auf Getreide u. Gemüse basierende Ernährungsweise

Ma|kro|blast [↑makro... u. ↑...blast] *m;* -en, -en (meist *Pl.*): kernhaltige, größere Vorstufe der roten Blutkörperchen

Ma|kro|chei|lie [zu ↑makro... u. gr. *χεῖλος* = Lippe] *w;* -, ...ien: übermäßige Verdickung der Lippen (meist infolge krankhafter Erweiterung der Lymphgefäße oder durch ↑Hämangiome verursacht)

Ma|kro|chei|rie [zu ↑makro... u. gr. *χείρ* = Hand] *w;* -, ...ien: angeborene übermäßige Größe der Hände

Ma|kro|dak|ty|lie [zu ↑makro... u. gr. *δάκτυλος* = Finger; Zehe] *w;* -, ...ien: übermäßige Größe und Dicke der Finger und Zehen; vgl. Arachnodaktylie

Ma|kro|ga|met [↑makro... u. ↑Gamet] *m;* -en, -en, auch: **Ma|kro|ga|meto|zyt** [↑...zyt] *m;* -en, -en: größere u. unbewegliche weibliche Geschlechtszelle niederer Lebewesen, speziell der Malariaerreger (Biol.)

Ma|kro|geni|to|so|mie [zu ↑makro..., ↑Genitale u. ↑...somie] *w;* -, ...ien, in fachspr. Fügungen: **Ma|cro|geni|to|so|mia**[1], *Pl.:* ...iae: körperliche und sexuelle Überentwicklung. **Ma|cro|geni|to|so|mia prae|cox** = Pubertas praecox

Ma|kro|glo|bu|lin [↑makro... u. ↑Globulin] *s;* -s, -e: bei krankhaften Veränderungen des Eiweißstoffwechsels entstehendes Protein von hohem Molekulargewicht aus der Gruppe der ↑Globuline

Ma|kro|glo|bu|lin|ämie [↑Makroglobulin u. ↑...ämie] *w;* -, ...ien: Waldenström-Krankheit, B-Zell-Lymphom, gekennzeichnet durch Auftreten von ↑Makroglobulinen (monoklonale IgM-Antikörper) im Blut

Ma|kro|glos|sie [zu ↑makro... u. ↑Glossa] *w;* -, ...ien: übermäßige Größe der Zunge (bei Lymphangiektasie; auch angeboren)

Ma|kro|gy|rie [zu ↑makro... u. ↑Gyrus] *w;* -, ...ien: übermäßige Größe der Hirnwindungen (Entwicklungsstörung)

Ma|kro|hämat|urie [↑makro... u. ↑Hämaturie] *w;* -, ...ien: starkes Blutharnen, Beimengung größerer Mengen Blut zum Harn (der dadurch ein rotes bzw. fleischwasserfarbenes Aussehen bekommt)

Ma|kro|lid|anti|bio|tika *Pl.:* Sammelbez. für Antibiotika mit einem vielgliedrigen Lactonring (Makrolide), z. B. Erythromyzin, Oleandomyzin

Makro|mas|tie [aus ↑Makro... u. gr. *μαστός* = Brust, Mutterbrust]: ein- oder doppelseitige Hypertrophie der weiblichen Brust

Ma|kro|me|lie [zu ↑makro... u. gr. *μέλος* = Glied] *w;* -, ...ien: Form des ↑Gigantismus mit Vergrößerung bzw. Verlängerung vor allem der Gliedmaßen

Ma|kro|pha|ge [↑makro... u. ↑...phage] *m;* -n, -n: großer ↑Phagozyt

Ma|kro|pla|sie [zu ↑makro... u. gr. *πλάσσειν* = bilden, formen] *w;* -, ...ien: übermäßige Entwicklung von einzelnen Körperteilen oder Geweben

Ma|kro|po|die [zu ↑makro... u. gr. *πούς*, Gen.: *ποδός* = Fuß] *w;* -, ...ien: übermäßiges Wachstum der Füße

Ma|krop|sie [zu ↑makro... u. gr. *ὄψις* = das Sehen; der Anblick] *w;* -, ...ien: Sehstörung, die wahrgenommene Gegenstände größer erscheinen lässt, als sie sind (durch organische Veränderungen im Auge, Störung der ↑Akkommodation oder nervöse Ursachen)

Ma|kror|chie [zu ↑makro... u. gr. *ὄρχις* = Hoden] *w;* -, ...ien: übermäßige Vergrößerung der Hoden

ma|kro|sko|pisch [zu ↑makro... u. gr. *σκοπεῖν* = beobachten, untersuchen]: mit unbewaffnetem Auge sichtbar; Gegensatz: ↑mikroskopisch

Ma|kro|so|mie [↑makro... u. ↑...somie] *w;* -, ...ien: = Gigantismus. **fe|tale Ma|kro|so|mie:** zu hohes Gewicht bzw. unverhältnismäßige Größe bei einem Neugeborenen (über dem 95. ↑Perzentil)

Ma|kro|sto|ma [↑makro... u. gr. *στόμα*, Gen.: *στόματος* = Mund] *s;* -[s], -ta: angeborene Fehlbildung mit seitlicher Erweiterung der Mundspalte

Makro|sto|mie [aus ↑Makro... u. ↑Stoma]: übermäßige Breite der Mundspalte

Ma|kro|tie [zu ↑makro... u. gr. *οὖς*, Gen.: *ὠτός* = Ohr] *w;* -, ...ien: übermäßige Größe der Ohren

ma|kro|ze|phal [zu ↑makro... u. gr. *κεφαλή* = Kopf]: großköpfig. **Ma|kro|ze|pha|le** *m* u. *w;* -n, -n: »Großköpfige[r]«, die Merkmale der ↑Makrozephalie zeigende Person. **Ma|kro|ze|pha|lie** *w;* -, ...ien: anomale Vergrößerung des Kopfes. **Ma|kro|ze|pha|lus** *m;* -, ...li: übermäßig vergrößerter Kopf

Ma|kro|zir|ku|la|tion [↑makro... u. ↑Zirkulation] *w;* -, -en: der Blutkreislauf in den großen Blutgefäßen; im Ggs. zur ↑Mikrozirkulation. **ma|kro|zir|ku|la|to|risch:** die Makrozirkulation betreffend

Ma|kro|zyt [↑makro... u. ↑...zyt] *m;* -en, -en (meist *Pl.*): junge, früh entkernte, große rote Blutkörperchen; vgl. Makroblast. **ma|kro|zy|tär:** die Makrozyten betreffend; z. B. makrozytäre Anämie

Ma|kru|lie [zu ↑makro... und gr. *οὖλον* = Zahnfleisch] *w;* -, ...ien: Wucherung des Zahnfleischs

Ma|ku|la *w;* -, ...lä: eindeutschende Form für ↑Macula; insbesondere: Kurzbez. für ↑Macula lutea. **Ma|ku|la|de|ge|ne|ra|tion:** Netzhautschädigung im Bereich des gelben Flecks mit zentralen Sehstörungen

Ma|ku|la|ödem [aus ↑Makula u. ↑Ödem]: Verdickung, Schwellung der zentralen Netzhaut mit Verschwommensehen

makulär, in fachspr. Fügungen: **macularis, ...re** [zu ↑Macula]: zu einer ↑Macula (z. B. zum gelben Fleck des Auges) gehörend

Makula|reflex [aus ↑Makula u. ↑Reflex]: sichelförmiger Lichtreflex im Bereich der Makula bei der Augenuntersuchung

makulo|papulös, in fachspr. Fügungen: **maculopapulosus, ...osa, ...osum** [zu ↑Macula u. Papula (↑Papel)]: in Gestalt von Hautflecken und Papeln (z. B. von Exanthemen)

Makulo|pathie [aus ↑Makula u. ↑pathie]: Oberbegriff für degenerative Veränderungen der Makula

makulös, in fachspr. Fügungen: **maculosus, ...osa, ...osum** [zu ↑Macula]: fleckenreich; mit der Bildung zahlreicher [Haut]flecken einhergehend; z. B. in der Fügung ↑Morbus maculosus haemorrhagicus

Mal vgl. Nävus

Mala [aus lat. *mala*, Gen.: *malae* = Kinnbacke, Kinnlade] *w;* -, ...lae: = Bucca

Mal|ab|sorption [aus gleichbed. engl. *malabsorption* (eigtl. = schlechte Absorption)] *w;* -, -en: Störung der Resorption von Nahrungsstoffen im Darm, vor allem bei Vitaminmangelzuständen

Malacia vgl. Malazie

Malako|plakie [zu gr. *μαλακός* = weich, zart und gr. *πλάξ*, Gen.: *πλακός* = Fläche; Fleck] *w;* -, ...ien, in fachspr. Fügungen: **Malaco|placia**[1], *Pl.:* ...iae: Auftreten von gelblichen, pilzartigen Wucherungen an der Blasenschleimhaut

Malaria [aus gleichbed. it. *malaria*, eigtl. = schlechte Luft] *w;* -: Sumpffieber, Wechselfieber, fieberhafte Infektionskrankheit tropischer oder subtropischer Gegenden mit typischen periodischen Fieberanfällen (Erreger sind verschiedene Plasmodienarten). **Malaria larvata:** kaum gebräuchlicher Begriff für Symptome (schwere Kopfschmerzen, Neuritis, Neuralgie, Verdauungsstörungen, asthmatische Zustände), die auf eine nicht ausgeheilte Malaria hinweisen. **Malaria quartana:** seltenste Malariaform mit Anfällen, die nach einem dreitägigen, fieberfreien Intervall erfolgen (Erreger ist das ↑Plasmodium malariae). **Malaria quotidiana:** Malariaform mit täglichen Fieberschüben und der Gefahr von schweren Verläufen insbes. mit Organkomplikationen (Erreger ist das ↑Plasmodium knowlesi). **Malaria tertia|na:** häufigste Malariaform mit Fieberanfällen, die jeden dritten Tag wiederkehren (Erreger sind ↑Plasmodium vivax od. Plasmodium ovale). **Malaria tropica:** »Tropenfieber«, Malariaform mit atypischem Fieberverlauf, schwerem Krankheitsbild und Neigung zu Komplikationen (u. a. Erblindung; Erreger ist das ↑Plasmodium falciparum)

malaris, ...re [zu ↑Mala]: zur Wange gehörend (Anat.)

Malas|se|zia fur|fur: Pilzart, die in ihrer parasitären Form die Kleienflechte hervorruft

Mal|assimilation [frz.-engl. *mal* = Krankheit, Übel u. ↑Assimilation] *w;* -: ungenügende Verwertung der aufgenommenen Nahrung

Malazie [zu gr. *μαλακός* = weich, zart] *w;* -, ...ien, in fachspr. Fügungen: **Malacia**[1], *Pl.:* ...iae: Erweichung, Auflösung der Struktur eines Organs oder Gewebes; meist in Zus. wie ↑Gastromalazie

Mal de Pinto [aus mexikan. *mal de pinto* = Fleckenkrankheit] *s;* - - -: = Pinta

Mal|de|scensus [frz.-engl. *mal* = Krankheit, Übel u. ↑Deszensus] *m;* -, -, in der Fügung: **Mal|de|scensus testis:** zusammenfassende Bez. für alle Störungen des normalen ↑Descensus testis (z. B. Retention, Ektopie)

MALDI: Abk. für: *m*atrix-*a*ssisted *l*aser-*d*esorption/*i*onization, ↑matrixunterstützte Laser-Desorption/Ionisation

Mal|di|gestion [frz.-engl. *mal* = Krankheit, Übel u. ↑Digestion] *w;* -: Sammelbez. für alle Störungen des Verdauungsmechanismus

mali|gne, in fachspr. Fügungen: **mali|gnus, ...na, ...num** [aus lat. *malignus* = bösartig, missgünstig]: bösartig, gefährlich (von Gewebsveränderungen, haupts. Tumoren, u. Krankheiten); z. B. in der Fügung ↑Adenoma malignum. **mali|gnes Ödem** = Gangraena emphysematosa. **Mali|gnität** *w;* -: Bösartigkeit (z. B. einer Geschwulst)

Mali|gno|lipin [zu lat. *malignus* = bösartig u. gr. *λίπος* = Fett] *s;* -s, -e: im Blut von Krebskranken und im Geschwulstgewebe vorkommendes Phospholipid

Mali|gnom [zu ↑maligne] *s;* -s, -e: ungenaue Bez. für eine bösartige Geschwulst

mallea|ris, ...re [zu ↑[1]Malleus]: zum Hammer (des Innenohrs) gehörend (Anat.)

malleo|lar, in fachspr. Fügungen: **malleo|laris, ...re** [zu ↑Malleolus]: zum Knöchel gehörend; z. B. in der Fügung ↑Arteria malleolaris anterior lateralis (Anat.)

Malleo|lar|fraktur [zu ↑Malleolus u. ↑Fraktur] *w;* -, -en: Knöchelbruch

Malleo|lus [Verkleinerungsbildung zu lat. *malleus* = Hammer] *m;* -, ...li: Knöchel des Fußes (Anat.). **Malleo|lus lateralis:** äußerer Fußknöchel, das untere Ende des Wadenbeins. **Malleo|lus media|lis:** innerer Fußknöchel, das untere Ende des Schienbeins

[1]**Malle|us** [aus lat. *malleus*, Gen.: *mallei* = Hammer] *m;* -, ...lei [...e-ɪ]: »Hammer«, eines der drei Gehörknöchelchen im Mittelohr (Anat.)

[2]**Malle|us** [aus gleichbed. lat. *malleus*] *m;* -: »Rotz«, schwere, auf den Menschen übertragbare ↑Zoonose, die mit Pusteln, Abszessen, Gelenkschwellungen und Fieber einhergeht. **Malle|us farciminosus** [zu lat. *farciminum* = Name einer Pferde- und Rinderkrankheit]: »Hautrotz«, mit Knoten- und Abszessbildungen in der Haut einhergehender Malleus

Mallorca-Akne [nach der Baleareninsel *Mallorca*]: Entstehung von Papeln an stark UV-exponierten Hautstellen

Mallory-Weiss-Syndrom [nach dem amerik. Pathologen Kenneth Mallory, 1900–1986, u. dem ungarischen Arzt Soma Weiss, 1898–1942]: Schleimhauteinrisse in der unteren Speiseröhre nach sehr starkem Erbrechen

Mal|nu|tri|tion [frz.-engl. *mal* = Krankheit, Übel u. ↑Nutrition] *w; -*: falsche Ernährung (insbesondere des Säuglings), die zu charakteristischen Krankheitsbildern führt (z. B. Milchnährschaden); Mangelernährung

Mal per|forant [- ...fo'rã:; frz.] *s; - -*, maux -s [mo: ...fo'rã:]: kreisförmiges, scharf von der Umgebung abgesetztes Geschwür (z. B. an der Fußsohle bei ↑Tabes dorsalis; vgl. Malum perforans pedis)

Mal|pighi-Körperchen [nach dem ital. Anatomen Marcello Malpighi, 1627 od. 1628–1694] *Pl.*: **1)** = Corpuscula renis. **2)** = Folliculi lymphatici lienales

Mal|rotation [aus frz.-engl. *mal* = Krankheit, Übel u. ↑Rotation]: Lagestörung des Darmtraktes als Folge einer embryonalen Fehlentwicklung

MALT: Abk. für *m*ukosa *a*ssociated *l*ymphoid *t*issue; Schleimhautbereiche, in denen Lymphozyten gegen Antigene sensibilisiert werden

Maltafieber vgl. Febris melitensis

Maltase: Disaccharidase

Malteser Kreuze: degenerierte tubuläre Epithelzellen bei Patienten mit nephrotischem Syndrom

Mal|tose: Malzzucker, Disaccharid, aufgebaut aus zwei Molekülen Glucose

Maltose|intoleranz: ↑Disaccharidintoleranz

Malto|triose: Trisaccharid, aufgebaut aus drei Molekülen Glucose

Malum [aus gleichbed. lat. *malum*, Gen.: *mali*] *s; -s*, Mala: chron. Krankheit, Gebrechen, Übel. **Malum coxae juvenile** = Osteochondropathia deformans coxae juvenilis. **Malum coxae senile** = Arthrosis deformans. **Malum per|forans pedis** [↑Pes]: Bildung nekrotischer Geschwüre an der Fußsohle (bei Nervenerkrankungen, Tabes u. a.). **Malum Potti** [Percival Pott, engl. Chirurg, 1714–1788]: Spitzbuckel, spitzwinkliger Buckel (durch Abknickung der Wirbelsäule infolge Zerstörung eines Wirbels entstehend). **Malum sub|oc|cipitale rheu|maticum:** rheumatische Erkrankung der Halswirbelsäule. **Malum sub|oc|cipitale vertebrale:** Tuberkulose der beiden obersten Halswirbel und ihrer Gelenke

MAMC: Abk. für *m*id *a*rm *m*uscle *c*ircumference, mittlerer Armmuskelumfang

Mamilla [aus lat. *mamilla*, Gen.: *mamillae* = Brustwarze; Brust] *w; -, ...llae*, eindeutschend auch: **Mamille** *w; -, -n*: = Papilla mammae

mamillar, in fachspr. Fügungen: **mamillaris, ...re** [zu ↑Mamilla]: zur Brustwarze gehörend, die Brustwarze betreffend; brustwarzenähnlich; z. B. in der Fügung ↑Corpus mamillare

Mamillar|linie vgl. Linea mamillaris

mamillo|thalamicus, ...ca, ...cum [zu ↑mamillar (in der Fügung ↑Corpus mamillare) u. ↑Thalamus]: zum Corpus mamillare und zum ↑Thalamus gehörend; z. B. in der Fügung ↑Fasciculus mamillothalamicus

Mamma [aus gleichbed. lat. *mamma*, Gen.: *mammae*] *w; -, ...mae*: weibliche Brust, Brustdrüse, Milchdrüse (besteht aus dem Milchdrüsenkörper, Binde- und Fettgewebe). **Mammae ac|cessoriae** *Pl.*: überzählige Brustdrüsen, die gelegentlich im Bereich der Achsel- u. Leistengegend, in der sog. »Milchleiste« (bei Frauen u. Männern) vorkommen. **Mamma mas|culina:** rudimentäre Milchdrüse in der männl. Brust. **Mamma pendulans:** »Hängebrust«, schlaffe, meist stark entwickelte weibliche Brust, die infolge Bindegewebsschwäche herabhängt

Mamma|hormon = luteotropes Hormon

Mamma|karzinom: Brustkrebs, Tumor der Brustdrüse, häufigster maligner Tumor bei Frauen

mammalis, ...le [zu ↑Mamma]: zur Brustdrüse gehörend; die Brustdrüse betreffend

Mammo|gra|fie [↑Mamma u. ↑...grafie] *w; -, ...ien*: röntgendiagnostische [Methode zur] Untersuchung der [weiblichen] Brust (mit weichen Röntgenstrahlen). **mammo|gra|fie|ren:** eine Mammografie durchführen

mammo|trop [↑Mamma u. ↑...trop]: auf die Brustdrüse wirkend (z. B. von Medikamenten)

MAMU: Abk. für *m*ittlerer *A*rm*m*uskel*u*mfang

Manager|krankheit ['mænədʒər...]: veralt. Bez. für eine Erkrankung des Herz-Kreislauf-Systems infolge dauernder körperlicher u. seelischer Überbeanspruchung und dadurch verursachter vegetativer Störungen (bes. bei Menschen in verantwortlicher Lebensstellung; medizinisch kein eindeutig definiertes Krankheitsbild)

Mandatory Minute Ventilation ['mændətərı maı'nju:t ventı'leıʃən] *w; - - -*: volumenorientierte maschinelle Beatmungshilfe; nur dann, wenn zur Aufrechterhaltung einer eingestellten Mindestventilation erforderlich, wird ein maschineller Hub ausgelöst; Abk.: MMV

Mandel vgl. Tonsille

Mandelentfernung vgl. Tonsillektomie

Mandelentzündung vgl. Tonsillitis

Mandelkern, Mandelkörper: vgl. Corpus amygdaloideum

Mandibula [aus lat. *mandibula*, Gen.: *mandibulae* = Kinnbacken] *w; -, ...lae*: Unterkiefer (gehört zu den Schädelknochen und besteht aus dem hufeisenförmigen Mittelstück und den beiden nach oben ragenden Ästen; Anat.). **mandibular** und **mandibulär,** in fachspr. Fügungen: **mandibularis, ...re:** zum Unterkiefer gehörend (Anat.)

Man|drin [mã'drɛ̃:; aus gleichbed. frz. *mandrin*] *m; -s, -s*: **1)** Einlagestab oder -draht in Kanülen (zur Verhinderung von Verstopfungen). **2)** Führungsstab für weiche Katheter

Man|gan [aus mlat. *Manganesium*, einer verderbten Form von ↑Magnesium] *s; -s*: chem. Grundstoff, Metall; Zeichen: Mn

Mangel|ernährung vgl. Malnutrition

...ma|nie	
w; -, ...ien (häufig ohne Plural) ⟨zu gr. *μαίνεσται* »rasen, toben« u. ...*μανία* »Raserei, Wahnsinn, Begeisterung« → spätlat. ...mania⟩ Wortbildungselement mit den Bedeutungen: a) »Sucht; krankhafte Leidenschaft«: – Kleptomanie – Nymphomanie b) »übertriebene Vorliebe für etwas«: – Frankomanie – Gräkomanie **...man** ⟨zu gr. *μανικός* »rasend, wahnsinnig, überspannt«⟩ Wortbildungselement mit den Bedeutungen: a) »süchtig; eine krankhafte Leidenschaft besitzend«: – egoman – nymphoman b) »übertrieben nachahmend«: – frankoman	**...mane; ...manin** *der; -n, -n; die; -, -nen* ⟨zu gr. *μανικός* »rasend, wahnsinnig, überspannt«⟩ Wortbildungselement mit den Bedeutungen: a) »Süchtige[r], (psychisch) krankhaft Veranlagte[r]«: – Bibliomane, Bibliomanin – Pyromane, Pyromanin b) »übertrieben Nachahmende[r]«: – Gräkomane, Gräkomanin Die weibliche Form des Wortbildungselementes ist in einigen Fällen ebenfalls ...mane, wie z. B. in Dipsomane.

Mangel|geburt: veralt. für ein Neugeborenes, das als ↑»small for gestational age« od. ↑»small for date« bezeichnet wird

Mangel|krankheit: Krankheit aufgrund mangelhafter oder einseitiger Ernährung

mania|cus, ...ca, ...cum [zu ↑Manie]: = manisch

Manie [von gr. *μανία* = Raserei, Wahnsinn] *w; -, ...ien:* **1)** Besessenheit; Sucht, krankhafte Leidenschaft (häufig in Zusammensetzungen, z. B.: Nymphomanie, Dipsomanie; Psychol.). **2)** Phase der manisch-depressiven Erkrankung, übermäßig heiterer und erregter Gemütszustand, durch Enthemmung, Triebsteigerung und Selbstüberschätzung gekennzeichnet

...ma|nie *s. Kasten*

Ma|nie|ris|mus *m; -, -men:* gezierte, gekünstelte Gestik, Mimik, geziertes, gekünsteltes Verhalten (Psychol.)

manifest, in fachspr. Fügungen: **manifestus, ...ta, ...tum** [aus lat. *manifestus* = offenbar, augenscheinlich]: deutlich erkennbar, zutage getreten (von Krankheitsvorgängen); Gegensatz: ↑inapparent. **Manifestation** *w; -, -en:* das Zutagetreten, Erkennbarwerden (z. B. von Krankheiten)

Manipulation [zu lat. *manipulus* = eine Hand voll] *w; -, -en:* bestimmter Handgriff, bestimmte Hantierung (z. B. zur Einrenkung von Gelenken u. a.)

Manipulativ|therapie [...ti:f...; zu frz. *manipuler* = handhaben (daraus unser FW *manipulieren*)] *w; -, -n* [...iən]: Behandlung bes. von Wirbelsäulenerkrankungen mit bestimmten gelenküberdehnenden Handgriffen

manisch [zu ↑Manie]: zum Symptomenkomplex einer Manie gehörend; krankhaft heiter, erregt, besessen, tobsüchtig. **manisch-de|pressiv:** abwechselnd krankhaft heiter und schwermütig. **manisch-de|pressive Erkrankung** oder **bipolare Störung:** periodisch auftretende psychische Erkrankung, charakterisiert durch manische und depressive Phasen, die einander in mehr oder weniger raschem Wechsel ablösen

Man|nit, *s; -s:* Hexitzucker, verwendet als Diabetikerzucker u. als Diuretikum

Man|ni|tol *s; -s:* vgl. Mannit

Mantelkanten|syndrom: Bewegungs- u. Sensibilitätsstörung der Beine durch Hirnschädigung

Mantelpneumothorax, Mantelpneu: Pneumothorax, der die Lunge mantelförmig umschließt

Mantel|zell|lym|phom [↑Lymphom] *s; -s, -e:* bösartiges Lymphom, das zu den ↑Non-Hodgkin-Lymphomen zählt und von den ↑B-Zellen ausgeht

Manu|brium [aus lat. *manubrium,* Gen.: *manubrii* = Handhabe, Griff] *s; -s, ...ria:* »Handgriff«, handgriffartig geformter Teil eines Knochens (Anat.). **Manu|brium mallei** [...e-ı; ↑[1]Malleus]: Knochenvorsprung des Hammers, mit dem dieser dem Trommelfell aufsitzt. **Manu|brium sterni** [↑Sternum]: oberster Teil des Brustbeins

manu|ell [zu ↑Manus]: mit der Hand, Hand...

manu|elle Therapie, manu|elle Medizin, auch: **Manu|al|medizin** ↑Chirotherapie

Manus [aus gleichbed. lat. *manus*] *w; -, -* [ˈmaːnuːs]: Hand, Endabschnitt der oberen Extremitäten, bestehend aus ↑Carpus, ↑Metacarpus und aus den ↑Phalangen. **Manus valga** = Madelung-Deformität. **Manus vara:** veralt. »Klumphand«, angeborene Fehlbildung der Hand mit Deviation nach der radialen Seite (infolge eines Defektes der Speiche, die verbogen, verkürzt und verdickt ist)

MAOH: Abk. für ↑Monoaminoxidasehemmer

MAO-Hemmer: Abk. für ↑Monoaminoxidasehemmer

MAP: Abk. für *m*ean *a*rterial *p*ressure, mittlerer arterieller Blutdruck

Mapping ['mæpɪŋ; aus engl. *mapping* = Kartenzeichnen, Kartografie] *s;* -s, -s: EKG-Technik mit Mikroelektroden, die an vielen Stellen des Epi- und Endokards aufgesetzt werden, sodass ein landkartenartiges EKG entsteht

marantisch [zu gr. *μαραίνειν* = ausdörren, abzehren]: verfallend, schwindend (von körperlichen u. geistigen Kräften)

Marasmus [aus gr. *μαρασμός* = Schwachwerden, Abnehmen der Lebenskraft] *m;* -, ...men (in fachspr. Fügungen: ...mi): allgemeiner geistig-körperlicher Kräfteverfall (basierend auf einem durch Mangelernährung bedingten Abbau von Körperfett und Muskulatur); häufige Erkrankung in Entwicklungsländern, in Industrieländern auch durch Essstörungen. **Marasmus senilis:** Kräfteverfall im [hohen] Alter; »Altersschwäche«. **marastisch** = marantisch

Marburg-Viruskrankheit: [nach der Stadt *Marburg (Lahn)* (dort erstmals 1967 bei Tierpflegern festgestellt)]: durch Viren hervorgerufenes hämorrhagisches Fieber mit hoher Letalität

Marchiafava-An|ä|mie [markja'fa:va...; nach dem ital. Pathologen Ettore Marchiafava, 1847–1935]: = paroxysmale nächtliche Hämoglobinurie

Marchiafava-Bignami-Syndrom [nach den ital. Pathologen Ettore Marchiafava, 1847–1935 u. Amico Bignami, 1862–1929]: progressive Demenz als Folgeerkrankung langer Alkoholabhängigkeit

March of convulsion [engl. mɑ:tʃ əv kən'vʌlʃən = Fortschreiten von Krämpfen]: motorische Symptome breiten sich vom Ausgangsort auf benachbarte Körperregionen aus, Phänomen bei epileptischen Anfällen

Marcus-Gunn-Syndrom [nach dem engl. Ophthalmologen Robert Marcus Gunn, 1850–1909]: mandibulopalpebrale Synkinesie, einseitige Hebung des ptotischen Lides bei Mundöffnen und Verschieben des Unterkiefers zur Gegenseite

Marfan-Syn|drom [mar'fã:...; nach dem frz. Pädiater J. B. A. Marfan, 1858–1942]: erblich auftretende Veränderungen des Knochenbaus und der Muskulatur mit ↑Arachnodaktylie, übermäßigem Längenwachstum der Extremitäten, Zahnanomalien (auch Augenfehler und Defekte am Herzen)

Margaritom [zu gr. *μαργαρίτης* = Perle] *s;* -s, -e: = Cholesteatom

marginal, in fachspr. Fügungen: **marginalis, ...le** [zu ↑Margo]: **1)** zu einem ↑Margo gehörend, randständig (Anat.). **2)** einen Randbezirk betreffend; z. B. in der Fügung ↑Alopecia marginalis traumatica (Med.). **marginatus, ...ta, ...tum:** gerändert, mit einem Rand bzw. einer Randschicht versehen; z. B. in der Fügung ↑Placenta marginata

Margo [aus lat. *margo*, Gen.: *marginis* = Rand, Grenze] *m* od. *w;* -[s], ...gines: Rand, Begrenzung, Randleiste (z. B. eines Organs; Anat.). **Margo anterior: 1)** vorderer Rand der Bauchspeicheldrüse. **2)** vorderer, dünner, eingekerbter Rand der Lunge. **3)** Vorderrand der Speiche. **4)** vorderer, breiter Rand des Hodens. **5)** Vorderrand der Elle. **Margo cilia|ris iridis:** äußerer Rand der Regenbogenhaut. **Margo dexter (cordis)** [↑Cor]: rechter Herzrand. **Margo falci|formis:** sichelförmiger Vorsprung der ↑Fascia lata am ↑Hiatus saphenus. **Margo frontalis: 1)** oberer, sehr breiter, dreiseitig gezackter Rand des großen Keilbeinflügels. **2)** vorderer gezackter Rand des Schädelbeins. **Margo gin|givalis:** Rand des Zahnfleisches. **Margo inferior: 1)** vorderer unterer Rand der Leber mit der ↑Incisura ligamenti teretis. **2)** hinterer, stumpfer Rand der Milz. **3)** hinterer Rand der Bauchspeicheldrüse. **4)** hinterer Rand der Lunge. **Margo in|fra|orbitalis:** der von Oberkiefer und Jochbein gebildete Rand der Augenhöhle. **Margo la|crimalis:** hinterer Rand des ↑Processus frontalis des Oberkiefers, der an das Tränenbein grenzt. **Margo lamb|do|ide|us ossis occipitalis:** unregelmäßig geschweifter und gezackter Rand des oberen und hinteren Teils der Hinterhauptschuppe. **Margo lateralis (fibularis):** Fußrand auf der Seite des Wadenbeins. **Margo lateralis (radia|lis):** seitlicher, durch die Speiche gebildeter Rand des Unterarms. **Margo lateralis: 1)** vorderer seitlicher Rand des Oberarmknochens. **2)** seitlicher Rand der Niere. **3)** seitlicher Rand des Schulterblatts. **4)** seitlicher Rand der Finger- und Zehennägel. **Margines laterales** *Pl.:* seitliche Ränder der Zehen. **Margo liber: 1)** breiter, nicht befestigter Rand des Eierstocks, dem ↑Margo mesovaricus gegenüberliegend. **2)** freier, vorderer Rand der Finger- und Zehennägel. **Margo lin|guae:** seitlicher Rand der Zunge. **Margo masto|ide|us ossis occipitalis:** hinterer, gezackter Rand des Hinterhauptbeins. **Margo media|lis: 1)** medialer Rand der Nebenniere. **2)** der Elle zugekehrte Seite des Oberarmknochens. **3)** medialer Rand der Niere mit dem ↑Hilus renalis. **4)** der Körpermitte zugekehrter Rand des Schulterblattes. **5)** die abgerundete mediale Kante des Schienbeins. **Margines mediales** *Pl.:* die der Körpermitte zugekehrten Ränder der Zehen. **Margo media|lis (tibia|lis):** zur Körpermitte hin, auf der Seite des Schienbeins liegender Fußrand. **Margo media|lis (ulnaris):** mittlerer Rand der Elle. **Margo mes|ovaricus ovarii:** Rand des Eierstocks, mit dem dieser am Aufhängeband befestigt ist. **Margo nasalis ossis frontalis:** dem Nasenbein zugekehrter Rand des Stirnbeins. **Margo oc|cipitalis ossis: 1)** an das Hinterhauptbein stoßender Rand des Scheitelbeins. **2)** an das Hinterhauptbein stoßender Rand des Schläfenbeins. **Margo oc|cultus unguis:** durch die Nagelhaut verdeckter hinterer Rand der Finger- und Zehennägel. **Margo orbitalis:** Rand der Augenhöhle. **Margo parie|talis** [- ...rɪ-e...]: **1)** an das Scheitelbein stoßender Rand des Stirnbeins. **2)** an das Scheitelbein stoßender Rand des Schläfenbeins. **Margo posterior: 1)** dorsaler Rand der Speiche. **2)** hinterer Rand des Hodens. **3)** hinterer, abgerundeter Rand der Elle. **Margo pupillaris iridis:** innerer Rand der Regenbogenhaut, der die Pupille umgibt. **Margo sagittalis ossis parietalis:** oberer, an der Pfeilnaht liegender Rand des Scheitelbeins. **Margo sphenoidalis:** an das Keilbein stoßender Rand des Stirnbeins. **Margo superior: 1)** oberer Rand der Nebenniere. **2)** vorderer, eingekerbter Rand der Milz. **3)** oberer Rand der Bauchspeicheldrüse. **4)** oberer Rand des Schulterblatts. **5)** obere Kante des Felsenbeins. **Margo supra|orbitalis:** den oberen Teil der Augenhöhle abschließender Rand des Stirnbeins. **Margo squa|mosus: 1)** an die Schläfenbeinschuppe stoßender Rand des großen Keilbeinflügels. **2)** an die Schläfenbeinschuppe stoßender Rand des Scheitelbeins. **Margo zygomaticus:** an das Jochbein stoßender Rand des großen Keilbeinflügels

Margulies-Spirale [ˈmɑːguːlis...; nach dem zeitgen. amerik. Gynäkologen Lazar C. Margulies, 1895–1982]: spiralförmiges Intrauterinpessar aus gewebsfreundlichem Kunststoff

Marie-Bamberger-Krankheit [nach dem frz. Arzt Pierre Marie, 1853–1940, u. dem österr. Arzt Eugen Bamberger, 1858–1921]: = Osteopathia hypertrophicans toxica

Marihua|na [aus span. *marihuana*, dies wohl zusammengesetzt aus den span. weiblichen Vornamen María u. Juana] *s;* -s: getrocknetes Kraut der weiblichen Hanfpflanze, das einen psychotropen Wirkstoff enthält und als Rauschgift geraucht wird

Marine-Lenhart-Syndrom: kombinierte Form der Hyperthyreose

Maris|ke [aus frz. *marisque* = große Feige; Feigwarze] *w;* -, -n (meist *Pl.*): um den After herum gelegene zottige Hautlappen, die nach Resorption eines perianalen Hämatoms entstehen

Maritus [aus gleichbed. lat. *maritus*] *m;* -, ...iti: Gatte, Ehemann

Marker [engl. = Kenn-, Merkzeichen] *m;* -s, -: Substanz, deren Nachweis im Körper spezifisch für eine Erkrankung ist (vgl. Tumormarker)

Markhirn vgl. Myelencephalon

Mark|nagel: Metallstift zur innenliegenden Stützung von Röhrenknochenfrakturen

Markschwammniere: angeborene Dysplasie der Niere mit Zysten in den Nierenpyramiden und Erweiterungen der Sammelröhrchen (die sich wie ein Schwamm füllen und entleeren)

Marmorknochenkrankheit = Osteopetrose

Marsch|fraktur: Querbruch des zweiten oder dritten Mittelfußknochens infolge übermäßiger Beanspruchung (z. B. bei Gewaltmärschen)

Marsch|hämo|globin|urie: vor allem bei Jugendlichen unter starker körperlicher Belastung intermittierend auftretende Rotfärbung des Harns (durch Muskelhämoglobin)

Marsupia|lisation [zu lat. *marsupium* = Geldsäckchen, Beutel] *w;* -, -en: Einnähung von Retentions- und Pseudozysten (z. B. an den Eierstöcken oder an der Bauchspeicheldrüse) in die Bauchwand (gängige Methode zur Behandlung von Bartholindrüsenabszessen, veralt. Behandlungsmethode bei Zysten, die sich operativ nicht exzidieren lassen)

MAR-Test: Abk. für *M*ixed *a*ntiglobulin *r*eaction test

Martin-Bell-Syndrom [nach dem brit. Arzt James P. Martin, 1893–1984, u. der brit. Humangenetikerin Julia Bell, 1879–1979]: vererbte Makrogenitosomie mit geistiger Beeinträchtigung durch Brüchigkeit des X-Chromosoms

Martin-Gruber-Anastomose [nach dem dt. Geburtshelfer August Eduard Martin, 1847–1933, u. dem dt. Arzt Georg Benno Gruber, 1884–1977]: Innervationsanomalie im Bereich der Armvenen mit Austausch von Nervenfasern zwischen N. ulnaris u. N. medianus

Masern vgl. Morbilli

Maske [französisch *masque* < italienisch *maschera*, älter: *mascara*, wohl zu arabisch *masharah* = Verspottung; Possenreißer; drollig] *w;* -, -n: (bes. bei einer Narkose) Mund und Nase bedeckendes Gerät, mit dem Gase (z. B. Sauerstoff) eingeatmet werden

maskiert: verschleiert (von Krankheitszeichen)

Mas|kie|rung [zu frz. *masque* = Maske] *w;* -, -en: Verschleierung typischer Krankheitssymptome (durch Verabreichung bestimmter Arzneimittel)

Masking-Gerät [mɑːskɪŋ...; engl. *masking*, zu *to mask* = maskieren, verschleiern], **Masker** *m;* -s, -: Hörgerät, das in der Tinnitustherapie eingesetzt wird; erzeugt ein gleichmäßiges Rauschen, das die störenden Ohrgeräusche überdeckt, sodass diese nicht oder vermindert wahrgenommen werden

mas|kulin [auch: ˈma...; aus gleichbed. lat. *masculinus*], in fachspr. Fügungen: **mas|culinus, ...na, ...num:** männlich, das männliche Geschlecht betreffend bzw. zu ihm gehörend

Mas|kulinisie|rung *w;* -, -en: = Virilismus (1). **Maskulinismus** *m;* -, ...men: = Androgynie

Maso|chismus [...ˈxɪs..., auch: ...ˈçɪs...; nach dem österr. Schriftsteller Leopold von Sacher-Masoch, 1836–1895] *m;* -: geschlechtliche Erregung beim Erdulden von Misshandlung oder Erniedrigung im Gegensatz zum ↑Sadismus. **Maso|chist** *m;* -en, -en, **Maso|chistin** *w;* -, -nen: Person, die bei Misshandlung oder Erniedrigung (v. a. durch einen Geschlechtspartner bzw. eine Geschlechtspartnerin) sexuelle Erregung empfindet. **maso|chistisch:** den Masochismus oder den Masochisten/die Masochistin betreffend

Massa [aus lat. *massa*, Gen.: *massae* = geknetete Masse, Klumpen] *w;* -, Massae: **1)** vgl. Masse. **2)** in der Fügung: **Massa lateralis:** seitliche Verdickung des ersten Halswirbels (trägt die Gelenkfläche für den Condylus des Hinterhauptes)

Massage [...aːʒə; aus gleichbed. frz. *massage*] *w;* -, -n: kräftigende Behandlung des Körpers oder eines Körperteils durch bestimmte Handgriffe wie Kneten, Streichen, Klopfen u. Ä. oder durch mechanische, von entsprechenden Apparaten erzeugte Reize (hauptsächlich Vibrationen)

Masse [aus lat. *massa* = geknetete Masse, Klumpen] *w;* -, -n, relatinisiert: **Massa**, *Pl.:* Massae: Füllstoff, Trägersubstanz (in festen Arzneimitteln)

Massen|blutung: akute interzerebrale Blutung mit Bewusstseinsstörung bis hin zum Koma

Massen|spek|tro|metrie: analytisches Verfahren zur Identifizierung und Quantifizierung von u. a. Hormonen, Vitaminen und Pharmaka aus Körperflüssigkeiten

Massen|transfusion, Massiv|transfusion: Bluttransfusion, bei der die Transfusionsmenge einem Drittel bis der Hälfte des Blutvolumens der empfangenden Person entspricht

masseter [aus gr. μασ[σ]ητήρ = der Kauende], Gen.: ...teris, *Pl.:* ...teres: erläuternder Bestandteil in fachspr. Fügungen mit der Bedeutung »Kauender« (z. B. in der Fügung ↑Musculus masseter). **Masseter** *m;* -s, -: übliche Kurzbez. für ↑Musculus masseter. **massetericus, ...ca, ...cum:** zum Musculus masseter gehörend; z. B. in der Fügung ↑Arteria masseterica. **Masseter|re|flex:** reflektorische Zusammenziehung des ↑Musculus masseter beim Beklopfen des Unterkiefers

Masseur [...søːr] *m;* -s, -e, **Masseu|rin** [...søːrɪn] *w;* -, -nen [zu frz. *masser* = kneten; massieren]: ausgebildete Fachkraft, die berufsmäßig die Massage ausübt. **massie|ren:** mittels Massage behandeln, durchkneten

mast..., Mast... vgl. masto..., Masto...

Mast|algie [↑masto... u. ↑...algie] *w;* -, ...ien: = Mastodynie

Mastdarm vgl. Rektum

Mast|ek|tomie [↑masto... u. ↑Ektomie] *w;* -, ...ien: = Ablatio mammae

mastikatorisch, in fachspr. Fügungen: **masticatorius, ...ria, ...rium** [zu lat. *masticare, masticatum* = kauen]: den Kauakt betreffend; z. B. in der Fügung ↑Facies masticatoria

Mastitis [zu gr. *μαστός* = Brust, Mutterbrust] *w;* -, ...itiden (in fachspr. Fügungen: ...itides): Brustdrüsenentzündung. **Mastitis puer|peralis:** Brustdrüsenentzündung während der Stillzeit, hervorgerufen durch in Schrunden der Brustwarze eindringende Erreger

masto..., Masto..., vor Vokalen meist: **mast..., Mast...** [aus gr. *μαστός* = Brust, Mutterbrust]: Bestimmungswort von Zusammensetzungen mit der Bedeutung »Brust, Mutterbrust«; z. B.: Mastodynie

Mast|odynie [↑masto... u. ↑...odynie] *w;* -, ...ien: Schwellung und Schmerzhaftigkeit der weiblichen Brüste vor der Monatsblutung

masto|id, in fachspr. Fügungen: **masto|ide|us, ...dea, ...de|um** [↑masto... u. ↑...id]: brustwarzenförmig, warzenähnlich (z. B. in der Fügung ↑Processus mastoideus); zum Warzenfortsatz des Schläfenbeins gehörend (z. B. in der Fügung ↑Angulus mastoideus). **Masto|id** *s;* -[e]s, -e: übliche Kurzbez. für ↑Processus mastoideus

Masto|iditis [zu ↑Mastoid] *w;* -, ...itiden (in fachspr. Fügungen: ...itides): Entzündung der Schleimhäute des Warzenfortsatzes des Schläfenbeins

Masto|menie [zu ↑masto... u. gr. *μήν* = Monat] *w;* -, ...ien: unregelmäßiger tropfenweiser Abgang von Blut bzw. blutigem Sekret aus den weiblichen Brustwarzen (u. a. bei Brustgeschwülsten, auch beim Stillen vorkommend)

Masto|pa|thie [↑masto... u. ↑...pathie] *w;* -, ...ien, in fachspr. Fügungen: **Masto|pa|thia**[1], *Pl.:* ...iae: allg. Bez. für Erkrankungen der Brustdrüse. **Masto|pathia fi|brosa cystica:** hormonal bedingte Erkrankung der Brust mit Ausbildung von Zysten und Bindegewebswucherungen

Masto|pexie [zu ↑masto... u. gr. *πῆξις* = das Befestigen] *w;* -, ...ien: operative Hebung und Straffung einer ↑Mamma pendulans

Masto|ptose [↑masto... u. gr. *πτῶσις* = das Fallen, der Fall] *w;* -, -n: »Brustsenkung«, Auftreten einer ↑Mamma pendulans

Masto|tomie [zu ↑Mastoid u. ↑...tomie] *w;* -, ...ien: = Antrotomie. **Masto|zytose** *w;* -, -n: Mastzellenkrankheit; Krankheitsbild mit Manifestationen an der Haut und am Knochensystem

Masturbation [zu lat. *masturbari, masturbatum* = Onanie treiben] *w;* -, -en: = Onanie. **masturbatorisch:** die Onanie betreffend. **masturbie|ren:** Onanie treiben

Mastzellen *Pl.:* Zellen, die Granula mit Histamin enthalten und über Fc-Rezeptoren IgE-Moleküle binden, was zur Aktivierung und Degranulierung der Zellen führt

MAT: Abk. für *m*aschinelle *A*uto*t*ransfusion

matern, in fachspr. Fügungen: **maternus, ...na, ...num** [aus gleichbed. lat. *maternus*]: mütterlich; zur Mutter gehörend. **Maternal Di|stress** [məˈtəːnəl dɪsˈtrɛs; engl. = mütterliche Not] *s;* - -: zusammenfassende Bez. für die Gefährdungen, die der Mutter während einer Geburt drohen; vgl. Fetal Distress. **Maternität** *w;* -: Mutterschaft

Maternity-Blues [məˈtəːnɪtɪbluːz] *m;* -, -: »Baby-Blues«, postpartale Dysphorie, zumeist zwischen dem 2. und 4. Tag post partum, durch eine Affektlabilität mit Stimmungsschwankungen, erhöhter Reizbarkeit, Ängstlichkeit und Konzentrationsstörungen gekennzeichnet

materno|fetal: Mutter und ungeborenes Kind betreffend

Matratzennaht: fortlaufende chirurgische Naht, bei der der Faden unter den Wundrändern verläuft

Ma|trimonium [aus gleichbed. lat. *matrimonium*] *s;* -s: Ehe

Ma|trix [aus lat. *matrix*, Gen.: *matricis* = Mutter, Erzeugerin; Stamm] *w;* -, Ma|trices: Keimschicht, Bildungsschicht (eines Organs; Biol.). **Matrix unguis:** »Nagelbett«, Weichteilschicht unter dem Nagel

matrixunterstützte Laser-Desorption/Ionisation

[zu engl. *matrix* = Matrix, ↑Laser, ↑Desorption u. ↑Ionisation]: Methode zur Ionisierung von Proteinen, die dann in einem Flugzeitmassenspektrometer (Abk.: TOF, von engl. time of flight) analysiert werden; Verwendung: Analyse der durch zweidimensionale Gelelektrophorese aufgetrennten Proteine; Abk.: MALDI (von engl. *m*atrix-*a*ssisted *l*aser-*d*esorption/*i*onization)

Maturitas prae|cox [lat. *maturitas* = Reife] *w;* - -: = Pubertas praecox

Maturität [aus lat. *maturitas* = Reife] *w;* -: Reifezustand des Neugeborenen, der durch das Vorhandensein der ↑Reifezeichen charakterisiert ist; vgl. Dysmaturität

matutinus, ...na, ...num [aus gleichbed. lat. *matutinus*]: morgendlich, am Morgen [auftretend]; z. B. in der Fügung ↑Vomitus matutinus

Maul- und Klauenseuche: fieberhafte Viruserkrankung verschiedener Tiere, bes. der Paarhufer, mit Ausschlägen an Maul, Euter und in den Klauenspalten (auf den Menschen übertragbar und zu Entzündung der Mundschleimhaut, Ausschlägen, Gliederschmerzen und Fieber führend); Abk.: MKS

Mau|rer-Fleckung [nach dem dt. Tropenarzt Georg Maurer, 19./20. Jh.]: durch Färbung sichtbar werdende Flecken in den roten Blutkörperchen bei Malaria tropica

Mauriac-Syndrom [nach dem frz. Internisten Pierre Mauriac, 1882–1963]: Spätfolgen bei schlechter Einstellung eines kindlichen Diabetes mellitus Typ 1 mit Adipositas, Wachstumsverzögerung u. Hepatomegalie

Maus: freier Gelenkknorpel (z. B. nach Osteochondrosis dissecans)

Maus|bett: Knorpeldefekt nach Osteochondrosis dissecans

Maxilla [aus lat. *maxilla*, Gen.: *maxillae* = Kinnbacken, Kinnlade] *w;* -, ...llae: Oberkieferbein, aus einem Mittelstück und vier Fortsätzen (dem Stirnfortsatz, dem Jochfortsatz, dem Zahnfortsatz und dem Gaumenfortsatz) bestehender Teil des knöchernen Schädels. **maxillar,** in fachspr. Fügungen: **maxillaris, ...re:** zum Oberkiefer gehörend; den Oberkiefer betreffend; z. B. ↑Arteria maxillaris

maximale Arbeitsplatzkon|zen|tration: diejenige Menge an Gasen und Dämpfen, denen ein Mensch im geschlossenen Raum täglich während einer achtstündigen Arbeitszeit ausgesetzt werden darf, ohne dass mit Gesundheitsschäden zu rechnen ist (beträgt z. B. für Kohlenmonoxid 35 mg/m³ Luft); Abk.: MAK

maximale Einzeldosis: diejenige Menge eines Arzneimittels, die auf einmal höchstens verabreicht werden darf, ohne dass eine toxische Wirkung zu verzeichnen wäre; Abk.: MED

maximale Im|missionskon|zen|tration: diejenige Menge an luftverunreinigenden Stoffen, denen ein Mensch im Freien täglich während einer achtstündigen Arbeitszeit ausgesetzt werden darf, ohne dass mit Gesundheitsschäden zu rechnen ist; Abk.: MIK

maximale Tagesdosis: diejenige Menge eines Arzneimittels, die innerhalb von 24 Stunden maximal verabreicht werden darf, ohne toxisch zu wirken; Abk.: MTD

maximus, ...ma, ...mum [lat., Superlativ zu ↑magnus]: größte[r]

Mayer-Fingergrundgelenkreflex [nach dem österr. Neurologen Carl Mayer, 1862–1932]: Fremdreflex bei der neurologischen Befunderhebung; kräftige passive Beugung des Grundgelenks von Mittel- u. Ringfinger führt zu Adduktions- u. Oppositionsbewegung des Daumens

Mayer-Rokitansky-Küster-Hauser-Syndrom [nach dem dt. Anatom u. Physiologen August F. J. K. Mayer, 1787–1865, dem österr. Pathologen Karl Freiherr von Rokitansky, 1804–1878, dem dt. Gynäkologen Hermann Küster, 1897–1964, u. dem schweiz. Endokrinologen Georges André Hauser, 1921–2009]: angeborene Fehlbildung der ↑Müller-Gänge mit Vaginaaplasie, rudimentärem Uterus, aber unauffälligen und richtig angelegten Ovarien

May-Grünwald-Färbung [nach den dt. Ärzten Richard May, 1863–1936, u. Ludwig Grünwald, 1863–1927]: Färbemethode zur besseren Sichtbarmachung der Blutkörperchen, vor allem der Kerne der weißen Blutkörperchen, mittels einer alkoholischen Methylenblau-Eosin-Lösung

Mayo-Di|ät [ˈmaːjo...] *w;* -: ursprünglich von der amerik. Mayo-Klinik in Rochester entwickelte fettarme, aber proteinreiche Reduktionsdiät

Mayo-Tubus [ˈmeɪoʊ...; nach den amerik. Chirurgen W. J. Mayo, 1861–1939, u. Ch. H. Mayo, 1865–1939]: röhrenförmiges Instrument zum Offenhalten der oberen Luftwege u. zum Einbringen des Narkotikums bei der Vollnarkose

Mayr-Kur [nach dem österr. Arzt Franz Xaver Mayr, 1875–1965]: Fastenkur zur Entschlackung des Darms

May-Venensporn [nach dem österr. Arzt R. May, 1914–1985]: in der Vena iliaca gelegener Sporn, der den Blutrückfluss beeinträchtigt

Mazeration [zu lat. *macerare, maceratum* = mürbe machen, einweichen] *w;* -, -en: **1)** Gewinnung von Drogenextrakt auf kaltem Wege (indem man die Pflanzenteile bei normaler Temperatur in Wasser oder Alkohol ziehen lässt). **2)** Entfernung der organischen Bestandteile eines Knochenpräparats mittels zersetzender und Fäulnis bewirkender Lösungen o. Ä.

mazerie|ren: 1) eine Mazeration (1) vornehmen. **2)** abgestorbene Gewebeteile durch Fäulnis zum Zerfall bringen (z. B. vom Fruchtwasser bei der ↑Autolyse des Fetus)

Mazies, in fachspr. Fügungen: **Macies** [...ɪ-es; aus lat. *macies* = Magerkeit, Dürre] *w;* -: seltene Bez. für: Magerkeit

Mazotti-Test [nach dem mexikanischen Arzt Luigi Mazotti]: selten angewandter Test zur Provokation einer allergischen Hautreaktion durch die Gabe von Diethylcarbamazin

MBD: Abk. für ↑Minimal Brain Damage

MBK: Abk. für ↑minimale bakterizide Konzentration

McArdle-Krankheit [nach dem brit. Neurologen Brian McArdle, 1911–2002]: autosomal-rezessiv vererbte Glykogenose mit Muskelschwäche, Krämpfen, Muskelschmerzen und Steifheit

McBurney-Punkt [mæk'bəːnɪ...; nach dem amerik. Chirurgen Charles McBurney, 1845–1913]: zwischen dem Nabel und dem rechten vorderen oberen Darmbeinstachel liegender Punkt, der bei Wurmfortsatzentzündung schmerzempfindlich auf mechanischen Druck ist

McCune-Albright-Syndrom [mɛk'kjuːnʔɔːlbrait...; nach dem amerik. Pädiater Donovan McCune, 1902–1976, u. dem amerik. Arzt Fuller Albright, 1900–1969]: genetisch bedingte, nicht erbliche Fibroplastie, Pigmentstörung u. endokrine Überfunktion

MCD: Abk. für ↑Minimal cerebral Dysfunction

MCH: Abk. für *m*ean *c*orpuscular *h*emoglobin, mittlerer Hämoglobingehalt eines einzelnen Erythrozyten

MCHC: Abk. für *m*ean *c*orpuscular *h*emoglobin *c*oncentration, Hämoglobinanteil am Gesamtvolumen der Erythrozyten

MCS: Abk. für ↑*m*ultiple *c*hemical *s*ensitivity

MCV: Abk. für *m*ean *c*orpuscular *v*olume, mittleres Erythrozytenvolumen

Md: chem. Zeichen für ↑Mendelevium

MdE: Abk. für *M*inderung *d*er *E*rwerbsfähigkeit

MDF: Abk. für ↑Myocardial depressant Factor

MDMA: Abk. für *M*ethylen*d*ioxy-*M*ethamphet*a*min, ↑Ecstasy

MDP: Abk. für *M*agen-*D*arm-*P*assage

M. E.: Abk. für ↑Montevideo-Einheit

MEA: Abk. für *m*ultiple *e*ndokrine *A*denomatose

mea|tal [zu ↑Meatus]: einen Verbindungsgang betreffend

Mea|to|tomie [↑Meatus u. ↑...tomie] *w;* -, ...ien: operative Erweiterung eines Körperkanals oder Körpergangs (z. B. der Urethramündung)

Mea|tus [aus lat. *meatus* = Gang, Weg] *m;* -, - [...'aːtuːs]: Verbindungsgang, Ausführungsgang, Körperkanal (Anat.). **Mea|tus acusticus ex|ternus:** »äußerer Gehörgang«, kurzer, knöcherner Gang des Schläfenbeins, der vom Trommelfell zur Ohrmuschel führt. **Mea|tus acusticus ex|ternus cartilagine|us:** knorpeliger Teil des äußeren Gehörgangs (unmittelbar hinter der Ohrmuschel liegend). **Mea|tus acusticus in|ternus:** »innerer Gehörgang«, von der Spitze der Schläfenbeinpyramide zum Innenohr verlaufender Kanal, der den Hörnerv aufnimmt. **Mea|tus nasi inferior** bzw. **medius** bzw. **superior:** unterer bzw. mittlerer bzw. oberer Nasengang, zwischen den Konchen der Nasenhöhle liegende Verbindungsgänge zwischen Nasenvorhof und Rachenraum. **Mea|tus naso-pharyn|geus:** »Nasen-Rachen-Gang«, hinterster Teil der Nasenhöhle

mechanicus, ...ca, ...cum [latinisiert aus dem FW *mechanisch*]: auf mechanischer Einwirkung beruhend; z. B. in der Fügung ↑Alopecia mechanica

Mechano|kardio|gra|fie [zum FW *mechanisch* u. zu ↑Kardiografie] *w;* -, ...ien: zusammenfassende Bez. für alle apparativen Methoden zur Untersuchung der Herzfunktion (z. B. EKG, Herzschall)

Mechano|therapie [auch: ...'piː; zum FW *mechanisch*] *w;* -, -ien: Therapie mithilfe mechanischer Einwirkung auf den Körper (bes. Massage, Krankengymnastik o. Ä.)

Meckel-Divertikel [nach dem dt. Anatomen J. Fr. Meckel (d. J.), 1781–1833]: selten vorkommende Ausstülpung im unteren Abschnitt des Krummdarms, Rudiment des ↑Ductus omphaloentericus

MED: Abk. für ↑maximale Einzeldosis

MEDAC: Abk. für *m*ultiple *e*ndocrine *d*eficiency *a*utoimmune *c*andidiasis, vgl. MEDAC-Syndrom

MEDAC-Syndrom [zu ↑MEDAC]: Kombination von Hpothyreose, Vitiligo, perniziöser Anämie, Alopezie u. Morbus Addison

Media *w;* -, ...diä u. ...dien: übliche Kurzbez. für ↑Tunica media

medial, in fachspr. Fügungen: **medialis, ...le** [aus lat. *medialis* = mitten]: mittlerer, in der Mitte liegend (im Gegensatz zu ↑lateral; vgl. medius); z. B. in der Fügung ↑Gyrus occipitotemporalis medialis. **medialisieren:** zur Körpermitte hin verlagern

median, in fachspr. Fügungen: **media|nus, ...na, ...num** [aus lat. *medianus* = in der Mitte befindlich, mittlerer]: auf die Mittellinie (des Körpers, eines Organs) bezogen, durch die Mittellinie gehend; z. B. in der Fügung ↑Apertura mediana ventriculi quarti. **Median|schnitt:** Schnitt entlang der Mittellinie, der den anatomischen Bau, z. B. eines Organs, aufzeigt. **Media|nus** *m;* -, ...ni: übl. Kurzbez. für ↑Nervus medianus

Median|wert: »Zentralwert«, Wert in einer geordneten Zahlenreihe von Urwerten, der genau in der Mitte liegt (als statistisches Lagemaß)

media|stinal, in fachspr. Fügungen: **mediastinalis, ...le** [zu ↑Mediastinum]: zum Mediastinum gehörend; z. B. in der Fügung ↑Pleura mediastinalis (Anat.). **Media|stinitis** *w;* -, ...itiden (in fachspr. Fügungen: ...itides): Entzündung des Mittelfells

Media|stino|skop [↑Mediastinum und ↑...skop] *s;* -s, -e: Endoskop zur direkten Untersuchung des Mediastinums. **Media|stino|skopie** [↑...skopie] *w;* -, ...ien: Untersuchung des Mediastinums mithilfe des Mediastinoskops

Media|stino|tomie [↑Mediastinum und ↑...tomie] *w;* -, ...ien: operative Öffnung des Mittelfells (z. B. bei Herzoperationen)

Media|stinum [nlat. Bildung zu lat. *medius* = mittlerer] *s;* -s, ...na: **1)** »Mittelfell«, Mittelteil des Thoraxinnenraumes, der zwischen den beiden Pleurasäcken liegt und das Herz, die großen Gefäße, die

Luftröhre und die Speiseröhre enthält. **2)** in der Mittellinie eines Organs liegende Scheidewand. **Media|stinum anterius:** der zwischen Herzbeutel und Brustbein gelegene Raum. **Media|stinum inferius:** gemeinsame Bez. für Mediastinum anterius, medium und posterius. **Media|stinum medium:** der das Herz, den Herzbeutel, die Zwerchfellnerven und die Blutgefäße dieser Region umfassende Raum. **Media|stinum posterius:** hinterer, zur Wirbelsäule hin gelegener Teil des ↑Mediastinums (1). **Media|stinum superius:** der oberhalb des Herzens gelegene Raum, unten durch die Hauptschlagader, seitwärts durch die Lunge, oben durch die Zwerchfellkuppel begrenzt. **Mediastinum testis:** derbe Bindegewebsmasse im Hoden

Mediator [zu lat. *mediatus* = dazwischentretend] *m;* -s, ...toren: Überträgerstoff, gewebseigener Wirkstoff, der einen Gewebsreiz in das funktionell oder morphologisch fassbare Symptom überträgt

medicamentosus vgl. medikamentös

medicinalis vgl. medizinal

Medikament [aus gleichbed. lat. *medicamentum*] *s;* -[e]s, -e: Arznei-, Heilmittel, Substanz natürlicher oder synthetischer Herkunft zur Behandlung von Krankheiten. **medikamentös,** in fachspr. Fügungen: **medicamentosus, ...osa, ...osum: 1)** unter Verwendung von Medikamenten erfolgend (z. B. von Behandlungen, therapeutischen Maßnahmen). **2)** durch Medikamente bewirkt, hervorgerufen; z. B. in der Fügung ↑Acne medicamentosa

Medikation [zu lat. *medicare, medicatum* = heilen] *w;* -, -en: Verordnung von Arzneimitteln; Art und Charakter der in einem bestimmten Krankheitsfall verordneten Arzneimittel

Medina|wurm vgl. Dracunculus medinensis

medio|carpe|us, ...ea, ...e|um [zu ↑medius u. ↑Carpus]: im Innern der Handwurzel befindlich, zwischen den beiden Reihen der Handwurzelknochen liegend; z. B. in der Fügung ↑Articulatio mediocarpea

Medio|klavikular|linie [zu ↑medius und ↑Clavicula]: gedachte vertikale Linie durch die Mitte des Schlüsselbeins

Meditation [zu lat. *meditari* = über etwas nachdenken, nachsinnen] *w;* -, -en: aus religiösen Riten in die Medizin übernommene Technik der Selbstversenkung, z. B. im autogenen Training

medi|terran, in fachspr. Fügungen: **medi|terraneus, ...ea, ...e|um** [aus lat. *mediterraneus* = mittelländisch, binnenländisch]: zu den Mittelmeerländern gehörend, im Mittelmeergebiet vorkommend

Medium [aus lat. *medium* = die Mitte; das Vermittelnde] *s;* -s, ...ien [...iən]: **1)** [homogene] Substanz als Träger physikalischer Vorgänge (z. B. Luft als Träger von Schallwellen), als in bestimmter Weise (z. B. als flüssig, gasförmig, sauer, alkalisch) charakterisiertes Milieu, in dem sich chemische oder physiologische Prozesse abspielen o. Ä. **2)** Patient/-in oder Versuchsperson bei Hypnoseversuchen

medius, ...ia, ...ium [aus lat. *medius* = mittlerer]: mittlerer, in der Mitte liegend (Bez. für die Lage des mittleren von zusammengehörenden Organen, deren Lageverhältnis mit anterior – posterior oder mit inferior – superior angegeben wird; vgl. medial)

Medizin [aus lat. *medicina* = Arzneikunst, Heilkunst]: **1)** *w;* -: Heilkunde, Lehre vom gesunden und kranken Organismus (speziell des Menschen), Wissenschaft von den Ursachen, der Heilung und Vorbeugung von Krankheiten. **2)** *w;* -, -en: = Medikament. **medizinal,** in fachspr. Fügungen: **medicinalis, ...le:** zur Medizin gehörend, die Medizin betreffend; medizinisch verwendet; z. B. in der Fügung ↑Hirudo medicinalis. **Mediziner** *m;* -s, -, **Medizinerin** *w;* -, -nen: Arzt, Ärztin; Person, die Medizin studiert oder lehrt

Medizin|ethik: Fachgebiet, das sich mit ethischen Fragen in der Medizin befasst. **Medizin|ethiker** *m;* -s, -, **Medizin|ethikerin** *w;* -, -nen: Fachmann bzw. Fachfrau auf dem Gebiet der Medizinethik. **medizin|ethisch:** die Medizinethik betreffend, zu ihr gehörend. **medizinisch:** die Medizin betreffend, zu ihr gehörend

medizinisch-technischer Assis|tent, medizinisch-technische Assis|tentin: Heilhilfsberuf zur Unterstützung des Arztes, der Ärztin bei diagnostischen und therapeutischen Maßnahmen; Abk.: MTA

medizinisch-technischer Assistent für Funktionsdia|gnostik, medizinisch-technische Assistentin für Funktions|dia|gnostik: medizinisch-technischer Assistenzberuf, unterstützt den Arzt, die Ärztin bei der Diagnostik durch Messen und Prüfen z. B. des Blutdrucks, der Lungen-, Herzfunktion oder der Hirnströme von Patienten; Abk.: MTAF

medizinisch-technischer Laboratoriums|assistent, medizinisch-technische Laboratoriumsassis|tentin: medizinisch-technischer Assistenzberuf, unterstützt den Arzt, die Ärztin bei Laboruntersuchungen (Blut, Harn, Gewebe); Abk.: MTLA

medizinisch-technischer Radiologie|assis|tent, medizinisch-technische Radiologie|assis|tentin: medizinisch-technischer Assistenzberuf, unterstützt den Arzt, die Ärztin v. a. bei Röntgendiagnostik und -therapie (unter ärztlicher Anweisung); Abk.: MTRA

Medizin|produkte|gesetz: Gesetz, das insbes. Vorschriften über die Herstellung, das Inverkehrbringen und die Verwendung von Medizinprodukten und deren Zubehör enthält; Abk.: MPG

Medulla [aus lat. *medulla*, Gen.: *medullae* = [Knochen]mark] *w;* -, ...llae: »Mark« (z. B. Knochenmark; Anat.). **Medulla ob|lon|gata:** »verlängertes Rückenmark« (Abschnitt des Zentralnervensystems zwischen ↑Medulla spinalis und Gehirn). **Medulla ossium flava** [↑[1]Os]: »gelbes Knochenmark«, Fettmark (findet sich vor allem im Hohlraum der Diaphyse langer Röhrenknochen). **Me-**

me|ga..., Me|ga...	
vor Vokalen auch: **meg..., Meg...**, sonst auch: **megalo..., Megalo...**, vor Vokalen auch: **megal..., Megal...** ⟨zu gr. *μέγας* (mit Stammerweiterung: *μεγαλο-*) »groß«⟩ Wortbildungselement mit der Bedeutung »groß, lang, mächtig, bedeutend«: - Megakolon - Megaloblast - Meganthropus	Mega... 1. Vorsatz vor naturwissenschaftlich-technischen Einheiten mit der Bedeutung »das Millionenfache der genannten Einheit« (Zeichen: M): - Megahertz - Megawatt 2. Vorsatz vor binären Einheiten in der Datenverarbeitung mit der Bedeutung »das 2^{20}-Fache [= 1 048 576] der genannten Einheit« (Zeichen: M): - Megabit - Megabyte

dulla ossium rubra: »rotes Knochenmark« (besteht aus gefäßreichem lymphoretikulärem Gewebe und findet sich in den Hohlräumen spongiöser Knochen). **Medulla spinalis:** »Rückenmark«, kleinfingerdicker Strang, der im Wirbelkanal vom Atlas bis zum zweiten Lendenwirbel reicht und wichtige motorische und sensible Nervenbahnen enthält. **Medulla thymi:** Mark des Thymus. **medullär** u. **medullar,** in fachspr. Fügungen: **medullaris, ...re:** zur ↑Medulla (insbes. zur ↑Medulla oblongata) gehörend, diese betreffend

Medullo|blastom [↑Medulla u. ↑Blastom] *s;* -s, -e, in fachspr. Fügungen: **Medullo|blastoma,** *Pl.:* -ta: bösartiger Kleinhirntumor aus Glia- und Nervenzellengewebe (in der Struktur dem embryonalen Medullargewebe ähnlich; Vorkommen vor allem bei Kindern)

Medusen|haupt vgl. Caput medusae

Mees-Streifen [nach dem niederl. Neurologen R. A. Mees, 19./20. Jh.] *Pl.:* weiße Querstreifen in den Fingernägeln bei chronischen Arsen- und Thalliumvergiftungen

MEG: Abk. für ↑Magnetenzephalografie

me|ga..., Me|ga... *s. Kasten*

Mega|cystis, auch eindeutschend: **Megazystis** [↑mega... u. ↑Cystis] *w;* -: stark erweiterte Harnblase

Mega|hertz [auch: ...'hɛrts; ↑Mega... u. ↑Hertz] *s;* -: eine Million ↑Hertz (physikal. Maßeinheit; Zeichen: MHz)

Mega|kalikose: Erweiterung der Nierenkelche durch Papillenfehlbildung

Mega|karyo|blast [aus ↑Mega..., ↑karyo... u. ↑...blast] *m;* -en, -en (meist Pl.): junge, einkernige Knochenmarkzelle

Mega|karyo|zyt [↑mega..., ↑karyo... und ↑...zyt] *m;* -en, -en (meist *Pl.*): Knochenmarksriesenzellen

Mega|kolon [↑mega... u. ↑Kolon] *s;* -s, in fachspr. Fügungen: **Mega|colon** *s;* -: krankhaft erweiterter Grimmdarm[abschnitt] (mit verdickten Wänden; meist als Folge einer Durchgangsbehinderung in unteren Darmabschnitten). **Mega|colon congenitum:** durch das angeborene Fehlen von Ganglienzellen im ↑Colon sigmoideum und dadurch bedingte Stenose hervorgerufene Grimmdarmerweiterung

megal..., Megal... vgl. mega..., Mega...

Megal|en|ze|phalie [zu ↑mega... und ↑Encephalon] *w;* -, ...ien: übermäßige Vergrößerung des Gehirns (infolge Wucherung des Gliagewebes, mit ↑Makrozephalie einhergehend)

megalo..., Megalo... vgl. mega..., Mega...

Megalo|blast [↑mega... u. ↑...blast] *m;* -en, -en (meist *Pl.*): übermäßig große, kernhaltige Vorstufe der roten Blutkörperchen. **megalo|blastisch:** die Megaloblasten betreffend, von ihnen ausgehend. **Megalo|blastose** *w;* -, -n: vermehrtes Auftreten von Megaloblasten im Knochenmark

Megalo|gra|fie [↑mega... u. ↑...grafie] *w;* -, ...ien: krankhafte Neigung, in besonders großen Buchstaben zu schreiben (charakteristisch bei Kleinhirnprozessen)

megalo|man u. **megalo|manisch:** an ↑Megalomanie leidend; größenwahnsinnig. **Megalo|manie** [↑mega... u. ↑Manie] *w;* -, ...ien: »Größenwahn«, übertriebene Einschätzung der eigenen Person (bei der manischen Form der Paralyse)

megalo|ze|phal [zu ↑mega... u. gr. *κεφαλή* = Kopf]: = makrozephal. **Megalo|ze|phale** *m* u. *w;* -n, -n: = Makrozephale. **Megalo|ze|phalie** = Makrozephalie. **Megalo|zephalus** *m;* -, ...li: = Makrozephalus

Megalo|zyt [↑mega... u. ↑...zyt] *m;* -en, -en, auch: **Megalo|zyte** *w;* -, -n (meist *Pl.*): extrem großes rotes Blutkörperchen

Mega|ureter [↑mega... u. ↑Ureter] *m;* -s, -: stark erweiterter Harnleiter

Mega|vit|amin|therapie [↑mega..., ↑Vitamin u. ↑Therapie] *w;* -, -n [...ıən]: Zufuhr von hohen Vitamindosen zur Vorbeugung und Heilung von Krankheiten (Methode der Alternativmedizin)

Mega|volt|therapie [↑mega..., ↑Volt und ↑Therapie] *w;* -, ...ien [...ıən]: = Supervolttherapie

Megazystis vgl. Megacystis

Mehrlinge: zusammenfassende Bez. für Zwillinge, Drillinge, Vierlinge usw.

Meibom-Drüsen [nach dem dt. Arzt u. Anatomen Heinrich Meibom, 1638–1700]: = Glandulae tarsales

Meigs-Syndrom [nach dem amerik. Gynäkologen Joe V. Meigs, 1892–1963]: benigne Ovarialtumoren mit Aszites u. einseitigem Hydrothorax

Meinicke-Re|aktion [nach dem dt. Bakteriologen Ernst Meinicke, 1878–1945]: Antikörperreaktion des Blutserums mit einem Extrakt aus dem Pferdeherzen, deren positiver Ausfall (in Form von Ausflockungen) auf Syphilis hindeutet

Meio|se [aus gr. *μείωσις* = das Verringern, Verkleinern] *w;* -, -n, in fachspr. Fügungen: **Meio|sis,** *Pl.:* ...oses: = Reduktionsteilung

Meißner-Plexus [nach dem dt. Physiologen Georg Meißner, 1829–1905]: = Plexus submucosus. **Meißner-Tastkörperchen** *Pl.:* = Corpuscula tactus

Mekonium [von gleichbed. gr. *μηκώνιον*, eigtl. = Mohnsaft] *s;* -s: »Kindspech«, erste Darmentleerungen des Neugeborenen, die dunkel, fast pechschwarz aussehen und aus Darmschleim, Darmepithelien und Darmsekreten bestehen

melan..., Melan... vgl. melano..., Melano...

Meläna, in fachspr. Fügungen: **Melae|na** [zu gr. *μέλας* (weibliche Form: *μέλαινα*) = schwarz] *w;* -: Blutstuhl, Ausscheidung von Blut aus dem Darm bzw. Ausscheidung von infolge Blutbeimischung schwarz gefärbtem Stuhl. **Melae|na neonatorum vera:** auf Vitamin-K-Mangel beruhende echte Blutung aus dem Magen-Darm-Trakt des Neugeborenen während der ersten Tage nach der Geburt. **Melae|na neo|natorum spuria:** unechte Darmblutung des Neugeborenen, Ausscheidung des beim Saugen verschluckten (aus Brustwarzenschrunden stammenden) mütterlichen Blutes mit dem Kot

Melan|ämie [↑melano... u. ↑...ämie] *w;* -, ...ien: Auftreten von dunklen Pigmentkörperchen im peripheren Blut, häufig mit Ablagerung in Leber, Milz, Nieren, Knochenmark und Hirnrinde (z. B. bei der ↑perniziösen Anämie)

Melan|cholie [von gr. *μελαγχολία* = Schwarzgalligkeit; Melancholie] *w;* -, ...ien: Schwermut, Trübsinn, Niedergeschlagenheit ohne objektive Ursache, verbunden mit Antriebsarmut, Willens- und Denkhemmung, oft mit Wahnideen (Psychol., Med.). **Melan|choliker** *m;* -s, -, **Melan|cholikerin** *w;* -, -nen: melancholischer Mensch. **melancholisch:** auf Melancholie beruhend; trübsinnig, schwermütig

Melan|[h]idrose [zu ↑melano... u. gr. *ἱδρώς* = Schweiß] *w;* -, -n, in fachspr. Fügungen: **Melan[h]idrosis,** *Pl.:* ...oses: Absonderung eines dunkel gefärbten Schweißes

Melanin [zu gr. *μέλας* (weibliche Form: *μέλαινα*) = schwarz] *s;* -s, -e: dunkler Farbstoff, der in der Haut bei intensiver Bestrahlung gebildet wird, offenbar einen Strahlenschutz darstellt und von Enzymen katalysiert wird. **Melanismus** *m;* -, ...men: = Melanose

melano..., Melano..., vor Vokalen: **melan..., Melan...** [aus gr. *μέλας* (weibl. Form: *μέλαινα*) = schwarz]: Bestimmungswort von Zusammensetzungen mit der Bedeutung »dunkel, schwarz, pigmenthaltig«; z. B.: Melanoblast, Melanidrose

melano|derm [zu ↑melano... u. ↑Derma]: »dunkelhäutig«, dunkle Flecken bildend (von Hautveränderungen). **Melano|dermie** *w;* -, ...ien, in fachspr. Fügungen: **Melano|dermia**[1], *Pl.:* ...iae: Dunkelfärbung der Haut, Bildung dunkler Flecken in der Haut infolge Einlagerung von Pigmenten bei bestimmten Hautkrankheiten; vgl. Melanose

Melano|gen [↑melano... u. ↑...gen] *s;* -s, -e: Körperfarbstoff, Vorstufe des Melanins (tritt im Urin bei gewissen Krankheiten, z. B. beim Melanozytoblastom, auf)

Melano|glossie [zu ↑melano... u. ↑Glossa] *w;* -, ...ien: Auftreten einer ↑Lingua nigra

Melanom [zu gr. *μέλας* (weibliche Form: *μέλαινα*) = schwarz] *s;* -s, -e, in fachspr. Fügungen: **Melanoma,** *Pl.:* -ta: auf der Haut, selten der Schleimhaut wachsende Geschwulst aus Melanin produzierenden Zellen. **malignes Melanom:** bösartige braune bis schwärzliche, an Haut und Schleimhäuten auftretende Geschwulst mit raschem Wachstum. **benignes juveniles Melanom:** gutartiger Hauttumor (vorwiegend bei Kindern und Jugendlichen)

Melano|phagen [aus ↑Melano... u. ↑...phage] *Pl.:* Entzündungszellen, die Melanin aufgenommen haben

Melanose *w;* -, -n, in fachspr. Fügungen: **Melanosis,** *Pl.:* ...oses: an Haut oder Schleimhäuten primär oder im Zusammenhang mit inneren Erkrankungen, Gravidität u. a. auftretende Form der ↑Melanodermie

Melano|som [↑melano... u. ↑...som] *s;* -s, -en (meist *Pl.*): Vorstufe der pigmentierten Hautzellen

Melano|tropin [zu ↑melano... u. gr. *τρέπειν* = drehen, wenden] *s;* -s, -e: Pigmenthormon, Hormon des Hypophysenzwischenlappens, das die Bildung von ↑Melanin anregt

Melano|tropin in|hibie|rendes Hormon [zu ↑Melanotropin u. ↑inhibieren]: Hormon der Hypophyse, das die Bildung von Melanotropin steuert; Abk.: MIH

Melano|zyt [↑melano... u. ↑...zyt] *m;* -en, -en (meist *Pl.*): Zelle, in der ↑Melanin gebildet wird. **melanozytär:** durch ↑Melanozyten hervorgerufen, sie betreffend. **Melano|zytom** *s;* -, -e: grau-schwarz gefärbter, seltener und meist gutartiger Tumor, besonders im Bereich der Hirnhäute, des Auges oder der Haut

Melan|urie [↑melano... u. ↑...urie] *w;* -, ...ien: Ausscheidung melanogenhaltigen Harns (der sich an der Luft als Folge der Oxidation des Melanogens zu Melanin schwarz färbt; bei Melanomen auftretend)

Melas|ikterus [gr. *μέλας* = schwarz u. ↑Ikterus] *m;* -: veralt. Bez. für eine schmutzig grüne Verfärbung der Haut bei lange Zeit bestehendem Verschluss der äußeren Gallengänge

Melasma [aus gr. *μέλασμα* = schwarzer Fleck] *s;* -s, ...men (in fachspr. Fügungen: -ta): Sammelbez. für die durch Überpigmentierung bzw. Dunkelfärbung charakterisierten Hautveränderungen wie ↑Melanodermie, ↑Melanose u. a.

MELAS-Syndrom: erbliche Kombination aus *m*itochondriale Myopathie, *E*nzephalopathie, *L*aktat-*A*zidose u. *s*chlaganfallähnlichen Episoden

Mela|tonin [zu gr. *μέλας* = schwarz u. gr. *τόνος* = das Spannen, die Anspannung] *s;* -s: Hormon der Zirbeldrüse, das als Gegenspieler des ↑Intermedins die Pigmentierung hemmt

Melio|idose [zu gr. *μηλίς* = Rotz (eine Pferdekrankheit) u. ↑...id] *w;* -, -n: Pseudorotz; bakterielle, rotzähnliche Erkrankung von Nagern und Haussäugetieren in den Tropen (Übertragung auf den Menschen selten)

Melit|urie, auch: **Mellit|urie** [gr. *μέλι*, Gen.: *μέλιτος* = Honig u. ↑...urie] *w;* -, ...ien: Ausscheidung von Zucker mit dem Harn; auch im speziellen Sinne von ↑Glukosurie

Melker|knoten: durch Viren hervorgerufene Vakzinepocken an den Händen von Kuhmelkern; Melkerpocken

Melker|pocken vgl. Melkerknoten

Melkersson-Rosenthal-Syndrom [nach dem schwedischen Arzt Ernst Gustaf Melkersson, 1898–1932, u. dem dt. Neurologen Curt Rosenthal, 1892–1937]: Symptomenkomplex unklarer Genese, Lingua plicata, rezidivierende periphere Fazialisparesen u. Cheilitis granulomatosa

mellitus, ...ta, ...tum [aus lat. *mellitus* = aus Honig, honigsüß]: süß [schmeckend]; Zucker enthaltend bzw. mit der Ausscheidung von Zucker im Harn einhergehend; z. B. in der Fügung ↑Diabetes mellitus

Melo|rhe|ostose [zu gr. *μέλος* = Glied, gr. *ῥεῖν* = fließen u. gr. *ὀστέον* = Knochen] *w;* -, -n: Knochenerkrankung, charakterisiert durch unregelmäßige, in Längsrichtung des Knochens verlaufende sklerotische Streifen

Melo|schise, auch in der Form: **Melo|schisis** [...sç...; zu gr. *μῆλον* = Apfel (*Pl.: μῆλα* auch: = Wangen) u. gr. *σχίζειν* = spalten] *w;* -, ...isen: »Wangenspalte«, schräge Gesichtsspalte, angeborene Gesichtsfehlbildung (Folge einer Verknöcherungsstörung im Bereich der Gesichtsknochen)

Mel|otie [zu gr. *μῆλον* = Apfel (*Pl.: μῆλα* auch: = Wangen) u. gr. *οὖς*, Gen.: *ὠτός* = Ohr] *w;* -, ...ien: Gesichtsfehlbildung, bei der die Ohrmuschel zur Wange hin verlagert ist

Memantin: Amantadinderivat, das als Antiparkinsonmittel und Myotonolytikum eingesetzt wird; Vertreter der ↑Glutamatrezeptor-Inhibitoren

Mem|bran [aus lat. *membrana*, Gen.: *membranae* = zarte, dünne Haut] *w;* -, -en, auch: **Mem|brane** *w;* -, -n, in fachspr. Fügungen: **Mem|brana,** *Pl.:* ...nae: dünne Haut im menschlichen und tierischen Körper (z. B. als Grenzfläche von Organen; Anat.). **Mem|brana atlanto|oc|cipitalis anterior** bzw. **posterior:** vordere bzw. hintere Membran des Hinterhauptgelenks zwischen Hinterhauptbein und Atlasbogen. **Mem|brana basalis ductus semicircularis:** unter der Epithelschicht der ↑Ductus semicirculares des häutigen Labyrinths liegende Membran. **Mem|branae deciduae** *Pl.:* Bez. für die einzelnen Schichten der ↑Decidua. **Mem|brana fibro|elastica laryn|gis** [↑Larynx]: unter dem Schleimhautgewebe des Kehlkopfes liegende elastische Membran. **Mem|brana inter|ossea ante|bra|chii:** perforierte Bindegewebsmembran, die zwischen Elle und Speiche ausgespannt ist. **Membrana inter|ossea cruris** [↑Crus]: Bindegewebsmembran, die zwischen Schienbein und Wadenbein ausgespannt ist und die vorderen von den hinteren Unterschenkelmuskeln trennt. **Mem|brana mucosa nasi** [↑Nase]: »Nasenschleimhaut«, die die Wände der Nasenhöhle, der hinteren Nasenhöhle und des Rachens überziehende Schleimhaut. **Mem|brana ob|turatoria:** das Hüftbeinloch ganz oder teilweise verschließende Membran. **Membrana pro|pria ductus semi|circularis:** zwischen Basalmembran und Epithelschicht der Bogengänge des häutigen Labyrinths im Innenohr liegende Membran. **Mem|brana pupillaris:** gefäßreiche Membran, die beim Fetus die Pupille bedeckt. **Mem|brana reticularis (ductus coch|lea|ris):** netzförmige Membran, die das Spiralorgan des Innenohrs überzieht und deren Öffnungen die Hörzellen aufnehmen. **Mem|brana spiralis** = Paries tympanicus ductus cochlearis. **Mem|brana stapedialis** [↑Stapes]: zwischen den Schenkeln des Steigbügels im Innenohr ausgespannte Membran. **Mem|brana sterni** [↑Sternum]: elastische Hülle um das Brustbein. **Mem|brana syn|ovia|lis:** Bezeichnung für die die Gelenkinnenflächen überziehenden Membranen, die die Gelenkschmiere absondern. **Mem|brana syn|ovia|lis inferior:** Auskleidung der unteren Kiefergelenkhöhle mit ↑Synovia. **Mem|brana syn|ovia|lis superior:** Auskleidung der oberen Kiefergelenkhöhle mit ↑Synovia. **Mem|brana tectoria:** starkes Bindegewebsband, das von hinten das ↑Ligamentum cruciforme atlantis und den Zahnfortsatz des zweiten Halswirbels bedeckt. **Mem|brana tectoria (ductus cochlea|ris):** feine, das Spiralorgan im Innenohr überdeckende Membran, die von den Haaren der Haarzellen berührt wird. **Mem|brana thyreo|hyo|idea:** schlaffe, elastische Bindegewebsmembran, die zwischen dem Zungenbein und den oberen Rändern der Seitenplatten des Schildknorpels ausgespannt ist. **Mem|brana tympanica:** »Trommelfell«, elastische Membran, die die Paukenhöhle zum äußeren Gehörgang hin abschließt. **Membrana tympanica secundaria:** dünne Bindegewebsmembran, die das ovale Fenster des Labyrinthvorhofs im Innenohr verschließt. **Mem|brana vestibularis** = Paries vestibularis ductus cochlearis. **Mem|brana vi|trea:** die den Glaskörper des Auges umgebende durchsichtige Membran

mem|branace|us, ...ea, ...e|um [zu ↑Membran]: membranartig; häutig; z. B. in der Fügung ↑Labyrinthus membranaceus

Membrane vgl. Membran

mem|branös, in fachspr. Fügungen: **membranosus, ...osa, ...osum** [zu ↑Membran]: membranreich, mit Membranbildung einhergehend

Mem|brano|tomie [↑Membran u. ↑...tomie] *w;* -, ...ien: Sprengung einer Membran (mit dem Finger oder mit einem Dilatator)

Mem|brum [aus gleichbed. lat. *membrum,* Gen.: *membri*] *s;* -s, ...bra: Glied, Körperglied, Extremität (Anat.). **Mem|brum inferius:** untere Extremität. **Mem|brum superius:** obere Extremität. **Membrum virile** = Penis

Memory|zellen [ˈmɛmorɪ...; engl. *memory* = Gedächtnis]: = Gedächtniszellen

Memo-Test: veralt. neurologisches Screeningverfahren zu Erfassung der Gedächtnisleistung, insbesondere verbaler mnestischer Einbußen

MEN: Abk. für *m*ultiples *e*ndokrines *N*eoplasiesyndrom

Men|agogum [zu gr. *μήν* = Monat u. gr. *ἀγωγός* = führend, treibend] *s;* -s, ...oga: = Emmenagogum

Men|ar|che [gr. *μήν* = Monat u. gr. *ἀρχή* = Anfang] *w;* -, -n: Zeitraum des ersten Eintritts der Monatsblutung (im Gegensatz zur ↑Menopause)

Mendelevium [nach dem russ. Chemiker D. I. Mendelejew, 1834–1907] *s;* -s: chem. Element, Transuran; Zeichen: Md

Mendelismus [nach dem österr. Augustinerabt und Vererbungsforscher Gregor Mendel, 1822–1884] *m;* -: Bezeichnung für die Richtung der Vererbungslehre, die sich auf die von Mendel entdeckten genetischen Gesetze beruft (Biol.)

Mendel-Mantoux-Probe [ˈmɛndəl mãˈtu:...; nach dem dt. Arzt Felix Mendel, 1862–1925, und dem frz. Arzt Charles Mantoux, 1877–1945]: diagnostische Impfung mit Tuberkulin (zur Erkennung einer Tuberkulose)

Mendelson-Syndrom [nach dem amerik. Anästhesisten Curtis L. Mendelson, 1913]: akute Aspirationspneumonie durch das Einatmen von Mageninhalt während Bewusstlosigkeit od. Schlaf

Mende-Syndrom [nach der dt. Ärztin Irmgard Mende]: Dysmorphiesyndrom mit Taubheit, Lippenspalte, Minderwuchs, partiellem Albinismus der Haare und persistierender Lanugobehaarung

Méné|trier-Krankheit [meneˈtrɪe:...; nach dem frz. Arzt P. E. Ménétrier, 1859–1935]: polypoide Gastritis; Drüsenhyperplasie mit polypöser Wucherung im Bereich der Magenschleimhaut

Menge-Pessar [nach dem dt. Gynäkologen Karl Menge, 1864–1945]: = Keulenpessar

Men|ghini-Nadel [nach dem ital. Internisten G. Menghini, 1916–1983]: Nadel zur Blindpunktion der Leber, bestehend aus einer leicht abgeschrägten, scharf geschliffenen Punktionskanüle ohne Mandrin, die einer Saugspritze aufgesetzt wird

Men|[h]idrose [zu gr. *μήν* = Monat u. gr. *ἱδρώς* = Schweiß] *w;* -, -n, in fachspr. Fügungen: **Men[h]idrosis,** *Pl.:* ...oses: periodisch auftretende Schweißausbrüche während oder anstelle der Monatsblutungen

Meniè|re-Krankheit [menɪˈɛ:r...; nach dem frz. Arzt Prosper Menière, 1799–1862]: bei einigen Innenohrerkrankungen auftretende Anfälle von Drehschwindel, verbunden mit Erbrechen, Ohrensausen und Augenzittern

menin|geal, in fachspr. Fügungen: **menin|gea|lis, ...le** [zu ↑Meninx]: die Hirnhäute betreffend

Meninge|osis neo|plastica: leptomeningeale Metastasen, diffuse meningeale Infiltration bei Hirntumoren u. systemischen Tumoren. **Menin|ges:** *Pl.* von ↑Meninx. **menin|ge|us, ...ea, ...e|um,** auch: **menin|gicus, ...ca, ...cum:** zu den Hirnhäuten gehörend; z. B. in der Fügung ↑Arteria meningea anterior. **Menin|giom,** auch: **Menin|geom** *s;* -s, -e, in fachspr. Fügungen: **Menin|gio|ma, Menin|geoma,** *Pl.:* -ta: langsam wachsende, weiche oder knollige Geschwulst der Hirnhäute (wahrscheinlich von der ↑Arachnoidea ausgehend). **Menin|gismus** *m;* -, ...men: Reizzustände der Hirnhäute im Anfangsstadium von akuten Infektionen, auch bei Allgemeinkrankheiten, Vergiftungen o. Ä. mit meningitisähnlichen Symptomen. **Menin|gitis** *w;* -, ...itiden (in fachspr. Fügungen: ...itides): Hirnhautentzündung, (z. B. durch ↑Meningokokken hervorgerufene) Entzündung der Hirn- und Rückenmarkshäute. **Menin|gitis cere|bro|spinalis epi|demica:** epidemische Genickstarre, mit schmerzhafter Nackensteifigkeit, Fieber, Erbrechen, Flexionskontraktur der unteren Extremitäten und Muskelzittern einhergehende infektiöse Entzündung der Hirn- und Rückenmarkshäute. **Menin|gitis tuberculosa:** tuberkulöse Hirnhautentzündung, metastatisch von einem Tuberkuloseherd im Körper (z. B. bei Lungen- oder Knochentuberkulose) ausgehende Entzündung vor allem der Häute an der Hirnbasis

Menin|go|en|ze|phalitis [Kurzw. aus ↑Meningitis und ↑Enzephalitis] *w;* -, ...itiden, in fachspr. Fügungen: **Menin|go|en|ce|phalitis,** *Pl.:* ...itides: Entzündung der Hirnhäute und des Gehirn (eine Form der ↑Meningitis)

Meningo|enzephalozele vgl. Enzephalomeningozele

Menin|go|kokke [↑Meninx u. ↑Kokke] *w;* -, -n und **Menin|go|kokkus** *m;* -, ...kken, latinisiert: **Menin|go|coccus,** *Pl.:* ...cci (meist *Pl.*): gramnegative, unbewegliche Diplokokken, Erreger der ↑Meningitis cerebrospinalis epidemica; Neisseria meningitidis

Menin|go|mye|litis [Kurzw. aus ↑Meningitis u. ↑Myelitis] *w;* -, ...itiden (in fachspr. Fügungen: ...itides): Entzündung des Rückenmarks und seiner Häute; auf das Rückenmark übergreifende ↑Meningitis

Menin|go|mye|lo|zele [Kurzw. aus ↑Meningozele u. ↑Myelozele] *w;* -, -n: bruchartiger Vorfall von Rückenmark und Rückenmarkshäuten bei ↑Spina bifida (angeborene Fehlbildung)

Menin|go|zele [↑Meninx u. ↑...zele] *w;* -, -n, in fachspr. Fügungen: **Menin|go|cele,** *Pl.:* ...lae: »Hirnhautbruch« bzw. Vorfall der Rückenmarkshäute mit Flüssigkeitsansammlung (Vorkommen im Bereich eines Defektes der Wirbelbögen oder des knöchernen Schädels)

Meninx [von gr. *μῆνιγξ*, Gen.: *μήνιγγος* = Haut; Hirnhaut] *w;* -, ...nin|gen (in der anat. Nomenklatur: ...nin|ges): Hirn- und Rückenmarkshaut, Sammelbez. für ↑Dura mater, ↑Pia mater und ↑Arachnoidea des Hirns bzw. des Rückenmarks

Menisk|ektomie [aus ↑Meniskus u. ↑Ektomie]: operative Entfernung eines Meniskus

Menis|kus [aus gr. *μηνίσκος* = mondförmiger Körper] *m;* -, ...ken, in der Nomenklatur der Anatomie: **Menis|cus,** *Pl.:* ...ci: **1)** [halb]mond-, scheibenförmiges Gebilde (Anat.). **2)** Kurzbez. für: Meniscus lateralis bzw. medialis. **Menis|cus articularis:** Gelenkmeniskus, in verschiedenen Gelenken vorkommende Faserknorpelscheibe. **Menis|cus lateralis:** nahezu ringförmige knorpelige Gelenkscheibe im Kniegelenk auf dem lateralen Kondylus des Schienbeins. **Menis|cus medialis:** dem ↑Meniscus lateralis entsprechende Faserknorpelscheibe auf dem medialen Kondylus des Schienbeins. **Menis|ci tactus (corii)** *Pl.:* flache Gruppen heller Zellen im Epithel mit intrazellulären Nervengeflechten, die Tastreize vermitteln

Menkes-Syndrom [nach dem amerik. Pädiater John H. Menkes, 1928–2008]: autosomal rezessiv vererbter Defekt der intestinalen Kupferresorption mit multiplen Anomalien, Pili torti und geistiger Retardierung, Kinky-Hair-Syndrom

Mennell-Zeichen [nach dem engl. Orthopäden J. B. Mennell, 1880–1957]: Schmerzauslösung bei passiver Überstreckung der Hüfte (bei Erkrankung des Lumbosakralgelenks)

Meno|lyse [gr. *μήν*, Gen.: *μηνός* = Monat u. ↑...lyse] *w;* -, -n: Ausschaltung der Eierstockfunktion und damit der monatlichen Regelblutung

Meno|me|tror|rhagie [Kurzbildung aus ↑Menorrhagie u. ↑Metrorrhagie] *w;* -, ...ien: über die Phase der Menstruation hinaus anhaltende, übermäßig starke Monatsblutung, oft mit azyklischen Blutungen aus der Gebärmutter

meno|pau|sal [zu gr. *μήν*, Gen.: *μηνός* = Monat u. gr. *παύειν* = aufhören machen, beendigen]: die Menopause betreffend, in der Menopause auftretend. **Meno|pau|se** *w;* -, -n: Aufhören der Regelblutungen in den Wechseljahren der Frau; Gegensatz: ↑Menarche (bezeichnet den Zeitpunkt der letzten Menstruation, wenn danach 12 Monate lang keine Menstruation einsetzt)

Menor|rhagie [zu gr. *μήν*, Gen.: *μηνός* = Monat u. gr. *ῥηγνύναι* = reißen, brechen (Analogiebildung zu ↑Hämorrhagie)] *w;* -, ...ien: übermäßig starke und lange anhaltende Monatsblutung; vgl. Hypermenorrhö

Menor|rhö, auch: **Menor|rhöe** [...rø:; zu gr. *μήν*, Gen.: *μηνός* = Monat u. gr. *ῥεῖν* = fließen] *w;* -, ...rrhöen: = Menstruation. **menor|rhöisch:** die Menstruation betreffend

Meno|stase [gr. *μήν*, Gen.: *μηνός* = Monat u. gr. *στάσις* = Stehen, Stillstand] *w;* -, -n: = sekundäre Amenorrhö

Menses [aus lat. *menses* = Monate; Menstruation] *Pl.:* = Menstruation

Mensinga-Pessar [nach dem niederl.-dt. Gynäkologen Wilhelm Mensinga, 1836–1910]: Scheidenpessar zur Empfängnisverhütung (Gummikalotte mit Stahlring)

menst|rual, menst|ruell, in fachspr. Fügungen: **menst|rua|lis, ...le** [zu lat. *menstruum* = monatliche Regel, Monatsfluss]: die Menstruation betreffend. **Menst|rua|tion** *w;* -, -en, in fachspr. Fügungen: **Menst|rua|tio,** *Pl.:* ...io|nes: periodisch auftretende Blutung aus der Gebärmutter (der geschlechtsreifen Frau, auch der Weibchen höherer Tiere) infolge Abstoßung der Gebärmutterschleimhaut, wenn keine Eibefruchtung stattgefunden hat

Menst|ruations|störungen, *Pl.,* auch: **Zyklusstörungen:** Abweichungen der Regelblutung hinsichtlich Stärke, Regelmäßigkeit und Dauer. **menst|ruie|ren:** die Monatsblutung haben. **menst|ru|us, ...ua, ...u|um:** monatlich; auf die Menstruation bezüglich

Ment|agra [auch: ...a:gra; aus gleichbed. lat. *mentagra*] *s;* -s: Kinn-, Bartflechte (auch als erläuternder appositioneller Bestandteil in der Fügung Acne mentagra, ↑Akne)

¹mental, in fachspr. Fügungen: **mentalis, ...le** [zu ↑Mentum]: zum Kinn gehörend; z. B. in der Fügung ↑Nervus mentalis (Anat.)

²mental, in fachspr. Fügungen: **mentalis, ...le** [zu lat. *mens*, Gen.: *mentis* = Inneres; Gemüt; Denkvermögen]: die Geistesart, die Psyche oder das Denkvermögen betreffend; z. B. in der Fügung ↑Alalia mentalis

mento|anterior [zu ↑Mentum u. ↑anterior]: mit dem Kinn nach vorn liegend (bezogen auf die Lage des Fetus bei der Geburt in Gesichtslage)

mento|ok|zipital, in fachspr. Fügungen: **mento|occipitalis, ...le** [zu ↑Mentum und ↑okzipital (in der Fügung ↑Os occipitale)]: zu Kinn und Hinterhaupt[bein] gehörend; vom Kinn zum Hinterhaupt verlaufend (Anat.)

mento|posterior [zu ↑Mentum u. ↑posterior]: mit dem Kinn nach hinten liegend (bezogen auf die Lage des Fetus bei der Geburt in Gesichtslage)

Mentum [aus gleichbed. lat. *mentum*, Gen.: *menti*] *s;* -s, ...ta: »Kinn«, der durch die ↑Protuberantia mentalis des Unterkieferknochens gebildete Teil des Gesichts

MEP: Abk. für *m*otorisch *e*vozierte *P*otenziale

Mer|algia par|aes|thetica [gr. *μηρός* = Oberschenkel u. ↑...algie; ↑parästhetisch] *w;* - -: Neuritis des Nervus cutaneus femoris lateralis (↑Nerv) mit schmerzhaften Gefühlsstörungen und Hypästhesie an der Außenseite des Oberschenkels

Mercier-Ka|theter [mɛrsˈje:...; nach dem frz. Urologen L. A. Mercier, 1811–1882]: Metall- oder Seidengewebskatheter mit winklig abgebogenem Schnabel

mercuria|lis, ...le [zu *Mercurium,* der alchemistischen Bez. für: Quecksilber]: Quecksilber betreffend; aus Quecksilber bestehend (Chem.)

Meridian [aus lat. *(circulus) meridianus* = Mittagskreis, Mittagslinie] *m;* -s, -e, in der Nomenklatur der Anatomie: **Meridia|nus** *m;* -, ...ni *(*meist *Pl.*): Längenkreis, gedachte Orientierungslinie an kugelförmigen Organen (z. B. am Augapfel) in Form eines durch die beiden Pole gehenden größten Kreises (Anat.). **meridio|nal,** in fachspr. Fügungen: **meridio|nalis, ...le:** zu einem Meridian gehörend, auf einem Meridian (z. B. des Auges) liegend (Anat.)

Meristom [zu gr. μερίζειν = teilen] *s;* -s, -e: veralt. Bez. für einen malignen Tumor aus unreifen Zellen, bei dem es sich histologisch weder um ein Karzinom noch um ein Sarkom handelt

Merkel-Sporn [nach dem dt. Anatomen F. S. Merkel, 1845–1919]: = Calcar femorale. **Merkel-Tastscheiben** = Menisci tactus (corii)

Merkuria|lismus [zu *Mercurium,* der alchimistischen Bez. für Quecksilber] *m;* -: Quecksilbervergiftung

mero..., Mero... [aus gr. μέρος = Teil]: Bestimmungswort von Zusammensetzungen mit der Bedeutung »Teil; teilweise«; z. B.: merokrin

mero|krin [zu ↑mero... und gr. κρίνειν = scheiden, ausscheiden]: teilsezernierend (von Drüsenzellen, die einen Teil des Zellinhaltes als Sekret abgeben; im Gegensatz zu ↑holokrin)

Mero|r[h]a|chi|schisis [...sç...; ↑mero... u. ↑Rhachischisis] *w;* -, ...isen (in fachspr. Fügungen: ...ises): angeborene Spaltbildung der Wirbelsäule (Rückgrat mit teilweise offenem Wirbelkanal)

Mero|zele [gr. μηρός = Oberschenkel und ↑...zele] *w;* -, -n: seltene Bez. für ↑Hernia femoralis; Schenkelhernie

Mero|zo|it [zu ↑mero... und gr. ζῷον = Lebewesen] *m;* -en, -en: agametische Zwischenform im Entwicklungsgang der Malariaplasmodien (entstehen aus den ↑Schizonten und dringen in die roten Blutkörperchen ein)

MERRF-Syndrom [Kurzw. aus *M*yoklonus*e*pilepsie mit »*r*agged-*r*ed-*F*asern«]: Krankheitsbild mit Myoklonien, generalisierten Anfällen, zerebellärer Ataxie; in der Muskelbiopsie finden sich »ragged-red-Fasern«

MERS: Abk. für (engl.) *m*iddle *e*ast *r*espiratory *s*yndrome, auf der arabischen Halbinsel auftretende, durch ein Virus ausgelöste schwere Atemwegserkrankung

Merseburger Trias [zu der dt. Stadt Merseburg, dem Wirkungsort des dt. Mediziners Karl von Basedow, 1799–1854, u. gr. τριάς = die Drei, die Dreizahl] *w;* --: die drei Hauptsymptome der ↑Basedow-Krankheit: Struma, Tachykardie und Exophthalmus

MERS-Virus: Virus, das die Atemwegserkrankung ↑MERS auslöst

Meryzismus [zu gr. μηρυκίζειν = wiederkäuen] *m;* -, ...men: »Wiederkäuen«, erneutes Verschlucken von Speisen, die sich bereits im Magen befanden und infolge einer Magenfunktionsstörung durch die Speiseröhre in den Mund zurückbefördert wurden (häufig bei Säuglingen)

mes..., Mes... vgl. meso..., Meso...

MESA: Abk. für *m*ikrochirurgische *e*pididymale *S*permien*a*spiration, Samengewinnung durch Hodenbiopsie

mes|an|gi|al: das Mesangium betreffend

Mes|an|gio|se [zu ↑Mesangium] *w;* -, -n, in fachspr. Fügungen: **Mes|an|gio|sis,** *Pl.:* ...io|ses: Wucherung von Mesangiumzellen. **Mes|an|gium** [↑meso... und gr. ἀγγεῖον = Gefäß; Blutgefäß] *s;* -s, ...gien [...iən]: Gesamtheit der zwischen den Kapillarschlingen im Glomerulus (2) gelegenen Zellen

Mes|aortitis [zu ↑meso... u. ↑Aorta] *w;* -, ...titiden (in fachspr. Fügungen: ...titides): Entzündung der mittleren Gefäßwandschicht der Aorta. **Mesaortitis lui|ca:** als Spätfolge der Syphilis eintretende Mesaortitis

mes|arai|cus, ...ca, ...cum [zu gr. μεσάραιον = das Gekröse]: = mesentericus

Mes|arteri|itis [zu ↑meso... u. ↑Arterie] *w;* -, ...i-itiden (in fachspr. Fügungen: ...i|itides): Entzündung der mittleren Gefäßwandschicht der Arterien

Mescalin vgl. Meskalin

mesencephalicus vgl. mesenzephal. **Mes|en|cephalon** vgl. Mesenzephalon

Mes|en|chym [↑meso... u. gr. ἔγχυμα = das Eingegossene] *s;* -s, -e: rein zelliges Gewebe, aus dem sich die Formen des Stützgewebes entwickeln (auch embryonales Bindegewebe genannt). **mes|en|chymal:** zum Mesenchym gehörend, es betreffend. **Mes|enchymom** *s;* -s, -e, in fachspr. Fügungen: **Mes|enchymoma,** *Pl.:* -ta: vom Mesenchym ausgehender Tumor

mes|enterial, in fachspr. Fügungen: **mes|enteria|lis, ...le,** auch: **mes|entericus, ...ca, ...cum** [zu ↑Mesenterium]: zum ↑Mesenterium gehörend; z. B. in der Fügung ↑Arteria mesenterica (Anat.)

mes|enteriko|portal, in fachspr. Fügungen: **mesenterico|portalis, ...le** [zu ↑Mesenterium u. ↑Porta (in der Fügung ↑Vena portae)]: vom ↑Mesenterium zur Pfortader verlaufend (von Gefäßen)

Mes|enterio|lum ap|pendicis vermi|formis [Verkleinerungsbildung zu ↑Mesenterium; ↑Appendix vermiformis] *s;* - - -: kleines ↑Mesenterium (Bauchfellduplikatur) des Wurmfortsatzes

Mes|enterium [aus gr. μεσεντέριον = Gekröse zwischen den Därmen] *s;* -s, ...ria: Gekröse des Dünndarms (besteht aus einer Bauchfellduplikatur und enthält die Nerven und Gefäße für den Dünndarm). **Mes|enterium dorsale commune:** dorsales Mesenterium, Aufhängevorrichtung für ↑Jejunum und ↑Ileum (enthält Gefäße und Nerven für diese Darmabschnitte)

mes|en|ze|phal, in fachspr. Fügungen: **mes|en|ce-phalicus, ...ca, ...cum** [zu ↑Mesencephalon]: zum Mittelhirn gehörend, es betreffend. **Mes|en|ze-phalitis** *w;* -, ...litiden, in fachspr. Fügungen: **Mes-en|ce|phalitis,** *Pl.:* ...litides: Entzündung des Mittelhirns. **Mes|en|ze|phalon,** in fachspr. Fügungen: **Mes|en|ce|phalon** [↑meso... u. ↑Encephalon] *s;* -s, ...la: »Mittelhirn«, Hirnabschnitt zwischen Hinterhirn und Zwischenhirn (besteht aus drei Teilen und enthält als Ventrikelabschnitt den ↑Aquaeductus cerebri)

Mesh|graft, Mesh graft [ˈmeʃgraːft; aus gleichbed. amerik. *meshgraft,* zu engl. *mesh* = Masche (*Pl.* = Netzwerk) u. engl. *graft* = Transplantat] *s;* -s, -s: Transplantat aus netzförmig aufgefächerten oberen Hautschichten zur Abdeckung großflächiger Verbrennungen

mesial, in fachspr. Fügungen: **mesia|lis, ...le** [zu gr. *μέσος* = Mitte]: nach der Mitte (der Zahnreihe) zu gelegen od. gerichtet (von den Seitenflächen der Zähne gesagt)

Mes|kalin, chem. fachspr.: **Mes|calin** [zu span. *mescal* = ein Getränk (indigenen amerik. Ursprungs)] *s;* -s, -e: biogenes Amin, das als Rauschgift injiziert wird

Mesmerismus [nach dem dt. Arzt und Theologen F. A. Mesmer, 1734–1815]: Lehre von der Heilkraft des »animalischen Magnetismus« (wissenschaftl. überholte Anschauung von den Erscheinungen der ↑Hypnose u. der ↑Suggestion)

me|so..., Me|so...

vor Vokalen auch: **mes..., Mes...**
⟨zu gr. *μέσος* »mitten; Mitte«⟩
Wortbildungselement mit der Bedeutung »mittlere(r), in der Mitte zwischen mehreren Dingen befindlich«:
- Mesokolon
- Mesoderm
- Mesencephalon
- Mesenchym

Mesocolon vgl. Mesokolon

Meso|derm [↑meso... u. gr. *δέρμα* = Haut] *s;* -s, -e: mittleres Keimblatt der ↑Gastrula, aus dem der überwiegende Teil der Körpermasse hervorgeht, z. B. das Bindegewebe, die quer gestreifte Muskulatur, das Skelett und die Epithelgewebe vieler innerer Organe hervorgehen (Biol.). **meso|dermal:** das Mesoderm betreffend; aus dem Mesoderm hervorgehend (z. B. von Organen und Geweben gesagt)

Meso|gast|ralgie [↑Mesogastrium u. ↑...algie] *w;* -, ...ien: Schmerz im mittleren Oberbauchdrittel (Vorkommen vor allem bei arteriosklerotischen Durchblutungsstörungen der Gefäße des Magen-Darm-Traktes)

Meso|gast|rium [zu ↑meso... u. gr. *γαστήρ,* Gen.: *γαστρός* = Bauch; Magen] *s;* -s, ...ria: **1)** Mittelbauchbereich (liegt zwischen dem Epigastrium und dem Hypogastrium). **2)** Magengekröse, Bauchfellduplikatur als Aufhängevorrichtung für den Magen (enthält außerdem Gefäße)

Meso|kard, auch: **Meso|kardium** [zu ↑meso... u. ↑Kardia] *s;* -s, ...dien [...iən]: Herzgekröse, Teil des Herzschlauches während der embryonalen Herzentwicklung

Meso|kolon [↑meso... u. ↑Kolon] *s;* -s, ...la, in der anat. Nomenklatur nur: **Meso|colon,** *Pl.:* ...la: Dickdarmgekröse, als Aufhängevorrichtung für den Dickdarm dienende Bauchfellduplikatur (führt dem Dickdarm außerdem Gefäße zu; Anat.). **Meso-colon as|cendens:** Gekröse des aufsteigenden Dickdarmteils. **Meso|colon de|scendens:** Gekröse des absteigenden Dickdarmteils. **Meso|colon sig|mo-ide|um:** Gekröse des ↑Colon sigmoideum. **Meso-colon trans|versum:** Gekröse des quer verlaufenden Teils des Dickdarms

Meso|me|trium [zu ↑meso... u. gr. *μήτρα* = Gebärmutter] *s;* -s, ...tria: **1)** Teil des ↑Ligamentum latum uteri beiderseits der Gebärmutter. **2)** seltene Bez. für die mittlere muskuläre Wandschicht der Gebärmutter; ↑Myometrium

meso|ne|phricus, ...ca, ...cum: zum ↑Mesonephros gehörend; z. B. Ductus mesonephricus. **Meso|ne-phros** [↑meso... u. gr. *νεφρός* = Niere] *m;* -: Urniere, embryologisches Entwicklungsstadium des Harnapparates (an zweiter Stelle, zwischen Vorniere und Nachniere, gebildetes Nierenorgan)

Meso|pharynx [↑meso... u. ↑Pharynx] *m;* -, ...ryngen: = Pars oralis

Meso|phlebitis [zu ↑meso... u. gr. *φλέψ,* Gen.: *φλεβός* = Blutader] *w;* -, ...bitiden (in fachspr. Fügungen: ...bitides): Entzündung der mittleren Gefäßwandschicht von Venen

Mes|ophryon [zu ↑meso... u. gr. *ὀφρύς* = Augenbraue] *s;* -s: = Glabella

Mes|opto|meter [↑meso... u. ↑Optometer] *s;* -s, -: Apparat zur Prüfung der Leistung des Sehorgans zwischen Tagessehen und völliger Dunkelanpassung

Mes|or|chium [zu ↑meso... u. ↑Orchis] *s;* -s: aus dem embryonalen Bauchfellüberzug des Hodens entstandener Teil der inneren Hülle des Hodens

Meso|salpinx [↑meso... u. ↑Salpinx] *w;* -, ...in|ges (eingedeutscht: ...in|gen): Gekröse des Eileiters, eine Bauchfellduplikatur

meso|som [↑meso... u. ↑...som]: = athletisch

Meso|stenium [zu ↑meso... u. gr. *στενός* = eng] *s;* -s: ältere Bez. für ↑Mesenterium

Meso|tendine|um [zu ↑meso... u. ↑Tendo] *s;* -s: Bindegewebe zwischen dem parietalen u. dem viszeralen Blatt einer Sehnenscheide

Meso|tenon [↑meso... u. gr. *τένων* = Band, Sehne] *m;* -[s]: = Mesotendineum

Meso|thel [zu ↑meso... u. gr. *θηλή* = Mutterbrust; Brustwarze (nlat. übertragen gebraucht im Sinne von »Hautpapille; papillenreiche Zellschicht«)] *s;* -s, -e u. ...lien [...iən], in der anat. Nomenklatur: **Meso|thelium** *s;* -s, ...lia: dem ↑Mesenchym entstammende Deckzellenschicht der serösen Häute, die die Bauch- und Brusthöhle, das Perikard u. a. auskleiden (Anat.). **Meso|theliom** *s;* -s, -e: aus Mesothelien entstandene Geschwulst der serösen Häute in Körperhöhlen. **Mesothelium** vgl. Mesothel

meso|trop [Kurzbildung aus ↑Mesenchym u. ↑...trop]: auf das Mesenchym einwirkend; z. B. mesotroper Gewebeparasit

mes|ovaricus, ...ca, ...cum: zum ↑Mesovarium gehörend; z. B. in der Fügung ↑Margo mesovaricus. **Mes|ovarium** [↑meso... und ↑Ovarium] *s;* -s, ...ria (eindeutschend: ...rien [...ɪən]): Eierstockgekröse, eine Bauchfellduplikatur, die vom ↑Ligamentum latum uteri zum Ovarium zieht

meso|ze|phal [zu ↑meso... u. gr. *κεφαλή* = Kopf]: »mittelköpfig«, eine Kopfform besitzend, die zwischen dem sogenannten Kurzkopf und dem Langkopf steht. **Meso|ze|phale** *m* u. *w;* -n, -n: veralt. Bez. für eine Person mit mittelbreiter und mittelhoher Kopfform. **Meso|ze|phalie** *w;* -, ...ien: »Mittelköpfigkeit«, mittelbreite und mittelhohe Kopfform. **Meso|ze|phalus** *m;* -, ...li: »Mittelkopf«

Messenger-Ribo|nu|kle|insäure [ˈmɛsəndʒər...; engl. *messenger* = Bote]: durch Transkription eines Abschnitts der ↑Desoxyribonukleinsäure gebildete Ribonukleinsäure, die im Verlauf der Proteinbiosynthese die Information für die Aneinanderreihung der Aminosäuren nach den Regeln des genetischen Codes liefert; Abk.: mRNS, (international:) mRNA

me|ta..., Me|ta...

vor Vokalen und h **met..., Met...**
⟨gr. *μετά* »inmitten, zwischen, hinter, nach«⟩
Präfix mit den Bedeutungen:
1. »zwischen, inmitten, nach, nachher, später, ver... (im Sinne der Umwandlung, des Wechsels)«:
- Metamorphose
- Metacarpus
- Methämoglobin
- Metencephalon
2. »auf einer höheren Stufe, Ebene befindlich; übergeordnet, hinter etwas stehend«:
- Metakommunikation
- metasprachlich

meta|bol [zu gr. *μεταβολή* = das Umwerfen, die Veränderung]: den Stoffwechsel betreffend, aus dem Stoffwechsel entstanden. **Meta|bolie** *w;* -, ...ien: Stoffwechsel, Gesamtheit aller Vorgänge, die die Aufnahme und den Einbau der Nahrungsstoffe in den Organismus sowie den Abbau, die Verbrennung oder Ausscheidung dieser Substanzen betreffen. **meta|bolisieren:** verstoffwechseln. **Meta|bolisierung** *w;* -, -en: Verstoffwechselung, Gesamtheit von Einbau und Abbau der Nahrung im Körper. **Meta|bolismus** *m;* -, ...men: = Metabolie. **Meta|bolit** *m;* -en, -en: stoffwechselwirksame Substanz, deren Anwesenheit für den normalen Ablauf der Stoffwechselprozesse unentbehrlich ist (z. B. Enzyme, Vitamine und Hormone)

metacarpalis vgl. metakarpal. **meta|carpe|us, ...ea, ...e|um** u. **meta|carpicus, ...ca, ...cum** [zu ↑Metacarpus]: zur Mittelhand gehörend; z. B. ↑Ligamentum metacarpeum

meta|carpo|phalan|ge|us, ...gea, ...ge|um [zu ↑Metacarpus u. ↑Phalanx]: zur Mittelhand und zu den Fingergrundgliedern gehörend; z. B. in der Fügung ↑Articulationes metacarpophalangeae

Meta|carpus [↑meta... u. ↑Carpus] *m;* -, ...pi: »Mittelhand«, zwischen Handgelenk und den Fingergrundgelenken liegender Abschnitt der Hand (besteht aus 5 Röhrenknochen und dazwischenliegenden kleinen Muskeln; Anat.)

Meta|chromasie [zu ↑meta... u. gr. *χρῶμα* = Haut; Hautfarbe; Farbe] *w;* -, ...ien: unterschiedliche Färbung verschiedener Gewebe durch den gleichen Farbstoff

meta|chron [...kroːn; zu ↑meta... u. gr. *χρόνος* = Zeit]: zu verschiedenen Zeiten auftretend (z. B. Metastasen)

meta|gam [zu ↑meta... u. gr. *γαμεῖν* = heiraten]: nach der Befruchtung erfolgend (z. B. von der Festlegung des Geschlechts; Biol.)

Meta|genese [↑meta... u. gr. *γένεσις* = Entstehung] *w;* -, -n: = Generationswechsel (Biol.)

Meta|gonimia|sis [zu ↑meta... u. gr. *γόνιμος* = zeugungskräftig] *w;* -, ...mia|sen (in fachspr. Fügungen: ...mia|ses): Darmerkrankung durch Verzehr roher Fische, die von Saugwürmern der Gattung Metagonimus befallen sind. **Meta|gonimus** *m;* -: Gattung von Saugwürmern, die in tropischen Fischen schmarotzen

meta|karpal, in fachspr. Fügungen: **metacarpalis, ...le** [zu ↑Metacarpus]: zur Mittelhand gehörend; z. B. in der Fügung ↑Os metacarpale (Anat.)

Metalldampffieber: Gießerfieber, beim Einatmen von Metalldämpfen auftretendes Fieber (als allergische Reaktion; hauptsächlich bei Gießereiarbeitern)

Metallose [zu gr. *μέταλλον* = Mine, Erzader; Mineral, Metall] *w;* -, -n, in fachspr. Fügungen: **Metallosis,** *Pl.:* ...oses: durch örtliche oder allgemeine Einwirkung von Metall (Fremdkörper oder Metallstaub) hervorgerufene Erkrankung

Meta|lues [↑meta... u. ↑Lues] *w;* -: veralt. Bez. für: ↑Metasyphilis. **meta|luisch** veralt. Bez. für: metasyphilitisch

meta|mer [zu ↑meta... u. gr. *μέρος* = Teil]: in hintereinanderliegende Abschnitte gegliedert; die ↑Metamerie betreffend (Biol.). **Meta|merie** *w;* -, ...ien: Gliederung des Organismus in hintereinanderliegende, gleich gebaute Segmente (z. B. bei niederen Tieren, auch in der menschl. Embryonalentwicklung; z. T. noch erhalten in der Gliederung der Rumpfmuskulatur und im Schema der Verzweigung der Nerven aus dem Rückenmark; Biol.)

Meta|morph|op|sie [zu gr. *μεταμόρφωσις* = Umgestaltung, Verwandlung u. gr. ὄψις = Sehen; Anblick] *w;* -, ...i̱en: Sehstörung, bei der die Gegenstände verzerrt gesehen werden (z. B. bei krankhaften Veränderungen der Netzhaut)

Meta|mor|pho̱se [von gr. μεταμόρφωσις = Umgestaltung, Verwandlung] *w;* -, -n: strukturelle Veränderung, Umgestaltung (z. B. von Zellen oder Geweben bei degenerativen Vorgängen)

Meta|neo|plasi̱e [↑meta... u. ↑Neoplasie] *w;* -, ...i̱en: Geschwulst mit unterschiedlichem Gewebeaufbau

Meta|ne̱|phros [↑meta... u. gr. νεφρός = Niere] *m;* -: Dauer- oder Nachniere (entsteht aus dem ↑Mesonephros), dritte und letzte Stufe im Entwicklungsgang des Harnapparates

Meta|pha̱se [↑meta... u. ↑Phase] *w;* -, -n: mittlere oder zweite Phase der Kernteilung, in der sich die Chromosomen in der Mitte der Zentralspindel zur Äquatorialplatte anordnen (Biol.)

Meta|phyla̱xe [↑meta... u. gr. φύλαξις = Bewachung, Beschützung; Analogiebildung zu ↑Prophylaxe] *w;* -: »Nachsorge«, Nachbehandlung eines Patienten nach überstandener Krankheit als vorbeugende Maßnahme gegen mögliche Rückfallerkrankungen der gleichen Art

meta|physä̱r, in fachspr. Fügungen: **metaphysa̱rius, ...ria, ...rium:** die Metaphyse betreffend. **Metaphy̱se** [zu gr. μεταφύειν = nachher wachsen; sich umgestalten] *w;* -, -n: Teil der Röhrenknochen zwischen der ↑Epiphyse (1) und der ↑Diaphyse (stellt die Wachstumszone des Knochens dar)

Meta|plasi̱e [zu ↑meta... u. gr. πλάσσειν = bilden, formen] *w;* -, ...i̱en: Gewebsumwandlung, Umgestaltung einer Gewebsart in eine andere, nah verwandte (durch Differenzierung oder durch degenerative Prozesse, z. B. Verkalkung)

Meta|sta̱se [aus gr. μετάστασις = das Umstellen, Versetzen; die Wanderung] *w;* -, -n: Tochtergeschwulst, durch Verschleppung von Tumorzellen (auf dem Lymph- oder Blutweg) an vom Ursprungsort (Primärtumor) entfernt gelegenen Körperstellen entstandener Tumor. **meta|stasi̱e|ren:** Tochtergeschwülste bilden. **Meta|stasi̱e|rung** *w;* -, -en: das Auftreten von Metastasen. **meta|sta̱tisch,** in fachsprachlichen Fügungen: **meta|sta̱ticus, ...ca, ...cum:** über die Blutbahn oder die Lymphgefäße an eine andere Körperstelle verschleppt, die Metastase eines Primärtumors darstellend

Meta|sy̱|philis [↑meta... u. ↑Syphilis] *w;* -: auch Parasyphilis, Paralues, ältere zusammenfassende Bez. für ↑Tabes dorsalis und ↑Paralysis progressiva als zerebrospinale Spätformen einer ↑Syphilis (IV. Stadium). **meta|sy|phili̱tisch:** die Metasyphilis betreffend

meta|tarsa̱l, in fachspr. Fügungen: **meta|tarsa̱lis, ...le** [zu ↑Metatarsus]: zum Mittelfuß od. den Mittelfußknochen gehörend; z. B. in der Fügung ↑Os metatarsale (Anat.)

Meta|tars|algi̱e [↑Metatarsus u. ↑...algie] *w;* -, ...i̱en: im Bereich der Mittelfußknochen auftretender Schmerz bei Spreizfuß

meta|tarse̱|us, ...se̱a, ...se̱|um [zu ↑Metatarsus]: = metatarsal; z. B. in der Fügung ↑Ligamentum metatarseum (Anat.)

meta|tarso|phalan|ge̱|us, ...ge̱a, ...ge̱|um [zu ↑Metatarsus u. ↑Phalanx]: zum Mittelfuß und zu den Zehengrundgliedern gehörend; z. B. in der Fügung ↑Articulationes metatarsophalangeae (Anat.)

Meta|tạrsus [↑meta... u. ↑Tarsus] *m;* -, ...si: Mittelfuß, Teil des Fußes zwischen den Zehen und der Fußwurzel (besteht aus den fünf Mittelfußknochen; Anat.)

Meta|tha̱lamus [↑meta... u. ↑Thalamus] *m;* -, ...mi: Abschnitt des Gehirns, der hinter dem Sehhügel liegt (Anat.)

Meta|tropịsmus [zu ↑meta u. gr. τρόπος bzw. τροπή, eigentlich = (Hin)wendung, Richtung, zu τρέπειν = drehen, wenden] *m;* -: geschlechtliches Empfinden oder Gefühlsleben, das durch eine Verschiebung oder Vertauschung der Rollen von Mann und Frau gekennzeichnet ist (Psychol.)

Meta|zerka̱rie [...iə; ↑meta... u. ↑Zerkarie] *w;* -, -n: Larve von Saugwürmern, die durch Einkapselung auf Pflanzen entsteht; Verzehr von befallenem rohem Gemüse führt zu Magen-Darm-Erkrankungen

Met|en|ce̱|phalon [↑meta... u. ↑Encephalon] *s;* -s, ...la: »Hinterhirn«, aus dem Kleinhirn und der Brücke bestehender, zum ↑Rhombencephalon gehörender Hirnabschnitt (Anat.)

Meteo|ri̱smus [zu gr. μετέωρος = in die Höhe gehoben, in der Luft schwebend] *m;* -, ...men: Blähsucht, übermäßige Gasansammlung im Magen-Darm-Trakt (Vorkommen bei Verdauungsstörungen, Lebererkrankungen u. a.)

Meteo|ro|pathi̱e [gr. μετέωρον = Himmels-, Lufterscheinung u. ↑...pathie] *w;* -, -en: übermäßige Abhängigkeit des körperliches Befindens von Witterungseinflüssen, Wetterfühligkeit; vgl. Zyklonose. **Meteo|ro|pa|thologi̱e** [↑patho..., ↑...logie] *w;* -: medizinische Arbeitsrichtung, die sich mit der Entstehung und mit der Ursache der durch bestimmte Wetterlagen ausgelösten oder verstärkten Krankheiten befasst

meteo|ro|tro̱p [gr. μετέωρον = Himmels-, Lufterscheinung u. ↑...trop]: durch das Wetter oder Klima bedingt, hervorgerufen (von Krankheiten, Anfällen u. Ä.). **Meteo|ro|tropịsmus** *m;* -, ...men: durch die Witterung bedingter krankhafter Zustand bzw. Auslösung von Krankheiten durch Wettervorgänge (z. B. Auftreten von Embolien, Schlaganfällen bei extremen Luftdruckveränderungen mit entsprechendem Witterungsablauf)

...meter

⟨von gr. μέτρον = Maß«⟩
Suffix von sächlichen substantivischen Zusammensetzungen mit der Bedeutung »...messer, Messgerät«:
– Kraniometer

...me|t|rie	
w; -, ...ien (häufig ohne Plural) ⟨zu gr. *μέτρον* »messen, ausmessen; bemessen; prüfen«⟩ Wortbildungselement mit der Bedeutung »[Ver]messung«: - Audiometrie - Chronometrie - Kavernometrie - Pneumometrie	**...me|trisch** Grundwort von adjektivischen Zusammensetzungen mit der Bedeutung »eine Messung, ein Messverfahren betreffend« - isometrisch - kalorimetrisch - spirometrisch

Me|thadon [Kunstw.] *s; -s, -e*: schmerzstillende Substanz, die von Drogenabhängigen (insbes. Opiatabhängigen) als Betäubungsmittel verwendet wird; wird in manchen Therapieangeboten zur Substitution von Heroin verwendet

Met|hämo|globin [↑meta... u. ↑Hämoglobin] *s; -s*: Oxidationsform des roten Blutfarbstoffs (enthält dreiwertiges Eisen, während das normale Hämoglobin zweiwertiges Eisen enthält, und bindet an dieses den Sauerstoff, statt ihn an die Körperzellen abzugeben). **Met|hämo|globin|ämie** [↑...ämie] *w; -, -ien*: erhöhte Konzentration von ↑Methämoglobin im Blut, die zu Sauerstoffmangel sowie innerem Ersticken [und unbehandelt damit zum Tod] führen kann

Met-Hb: Abk. für Methämoglobin

Me|thionin [Kunstw.] *s; -s*: schwefelhaltige Aminosäure, die als Überträgerin von ↑Methyl im Zellstoffwechsel wichtig ist (Biochemie)

Metho|manie [gr. *μέθη* = Trunkenheit u. ↑Manie] *w; -, ...ien*: veralt. Bez. für: ↑Delirium tremens

Me|thyl [zu gr. *μέθυ* = Wein u. gr. *ὕλη* = Holz; Stoff] *s; -s*: einwertiges ↑Radikal aus einem Kohlenstoffatom und drei Wasserstoffatomen, das Baustein sehr vieler (natürlicher und synthetischer) organischer chemischer Verbindungen ist. **Me|thylalkohol:** zu den Alkoholen gehörende, angenehm riechende, brennend schmeckende, giftige Flüssigkeit, die in Chemie und Technik vielfältig verwendet wird (Verwechslung mit Trinkalkohol führt zu schweren Vergiftungen mit Erblindung bzw. zum Tode)

Me-too-Prä|parate [mi: tu:...; engl. (ugs.) *me too* = ich auch] *Pl.*: (preiswertere) Substanzen einer pharmakologischen Wirkstoffklasse

Met|opion [zu gr. *μέτωπον* = Stirn] *s; -s, ...pia* und ...pien [...iən]: = Glabella

Met|opo|page [zu gr. *μέτωπον* = Stirn u. gr. *πηγνύναι* = befestigen] *m; -n, -n*, auch: **Met|opo|pagus** *m; -, ...gi*: Doppelfehlbildung, bei der die Köpfe an den Stirnen zusammengewachsen sind

metr..., Metr... vgl. metro..., Metro...

Mé|tras-Ka|theter [me'tra...; nach dem frz. Chirurgen Henri Métras, 1918–1958]: Spezialkatheter zur Untersuchung der Bronchien (aus Gummi mit einer Spitze aus Röntgenschatten gebendem Material und Krümmungen, die den Hauptästen des Bronchialbaumes angepasst sind)

Me|treu|rynter [zu ↑metro... und gr. *εὐρύνειν* = breit machen, erweitern] *m; -s, -*: früher zur Erweiterung des Gebärmutterhalskanals genutzter zugfester, unelastischer, kegelförmiger Gummiballon. **Me|treu|ryse** *w; -, -n*: früher zur stumpfen Erweiterung des Halskanals der Gebärmutter angewandtes Einlegen eines Metreurynters in die Gebärmutter

...me|t|rie s. *Kasten*

Me|tritis [zu gr. *μήτρα* = Gebärmutter] *w; -, ...itiden* (in fachspr. Fügungen: ...itides): Entzündung der Muskulatur der Gebärmutter

me|tro..., Me|tro...,
vor Vokalen meist **me|tr..., Me|tr...** ⟨gr. *μήτρα* »Gebärmutter«⟩ Präfix mit der Bedeutung »Gebärmutter«: - Metromanie - Metropathie

Me|tro|manie [↑metro... u. ↑Manie] *w; -, ...ien*: seltenere Bez. für ↑Nymphomanie

Me|tro|pa|thie [↑metro... u. ↑...pathie] *w; -, ...ien*, in fachspr. Fügungen: **Me|tro|pa|thia**[1], *Pl.:* ...iae: allg. Bez. für Krankheiten oder krankhafte Störungen der Gebärmutter

Me|tro|ptose [↑metro... und gr. *πτῶσις* = das Fallen, der Fall] *w; -, -n*: = Hysteroptose

Me|tror|rhagie [zu ↑metro... und gr. *ῥηγνύναι* = reißen, brechen (Analogiebildung nach ↑Hämorrhagie)] *w; -, ...ien*: nichtmenstruelle Blutung aus der Gebärmutter

Meu|lengracht-Diät [...grakt...; nach dem dän. Internisten Einar Meulengracht, 1887–1976]: früher angewandte, aus Breivollkost und Milch bestehende Magenschonkost (vor allem bei Magenblutungen)

Meulengracht-Syndrom vgl. Gilbert-Meulengracht-Krankheit

Meyer-Weigert-Regel [nach dem dt. Pathologen Karl Weigert, 1845–1904]: bei vollständiger Doppelfehlbildung von Harnleiter u. Niere gehört die in der Blase tiefer liegende Uretermündung zum oberen Nierenbecken

Mey|nert-Bündel [nach dem österr. Neurologen Th. H. Meynert, 1833–1892]: = Fasciculus retroflexus

mg = Milligramm
Mg: chem. Zeichen für ↑Magnesium
M-Gradient, Myelom-Gradient: Indikator für monoklonale Immunglobuline in der Elektrophorese
MH: Abk. für *m*aligne *H*yperthermie
MHC: Abk. für ↑Major Histocompatibility Complex
MHK: Abk. für ↑minimale Hemmkonzentration
MHz: Abk. für ↑Megahertz
Miasma [zu gr. *μιαίνειν* = besudeln, beflecken] *s;* -s, ...men: Bezeichnung für einen früher angenommenen krankheitsauslösenden Stoff in der Atmosphäre bzw. in den Ausdünstungen des Bodens. **mias|matisch:** giftig, ansteckend, krankheitsauslösend (von hypothetischen atmosphärischen Stoffen)
Mibelli-Krankheit [nach dem ital. Dermatologen Vittorio Mibelli, 1860–1910]: = Porokeratose
MIC: 1) Abk. für ↑*m*inimal*i*nvasive *C*hirurgie. **2)** Abk. für *m*inimal *i*nhibitory *c*oncentration, ↑MHK
Michae|lis-Raute [nach dem dt. Gynäkologen G. A. Michaelis, 1798–1848]: rautenförmige Region an Rücken und Kreuz, deren Eckpunkte der Dornfortsatz des fünften Lendenwirbels, die beiden hinteren, oberen Darmbeinstacheln und die Spitze der Afterfurche sind (unregelmäßige Gestalt der Raute deutet auf eine Beckenanomalie hin)
Michel-Klammer [mɪˈʃɛl...; nach dem frz. Chirurgen Gaston Michel, 1875–1937]: Metallklammer, die anstelle einer Wundnaht zum Verschluss von Hautwunden verwendet wird
micr[o]..., Micr[o]... vgl. mikro..., Mikro...
Micro|array vgl. DNA-Chip
Micrococcus vgl. Mikrokokke
Microfilaria vgl. Mikrofilarie
Mictio vgl. Miktion
Middeldorpf-Tri|an|gel [nach dem dt. Chirurgen A. Th. Middeldorpf, 1824–1868]: früher verwendete dreieckige Abart der ↑Cramer-Schiene (zur Lagerung des Oberarms in abgespreizter Stellung bei Oberarmbrüchen)
Mifepriston, Progesteron-Rezeptor-Antagonist, der in Kombination mit einem Prostaglandin zum Abbruch einer Schwangerschaft führt und in der sog. Abtreibungspille (RU-486) enthalten ist
Mi|graine ac|com|pa|gnée [mɪˈgrɛ̃ːn akõpanˈjeː; zu frz. *migraine* = Migräne u. frz. *accompagner* = begleiten] *w;* - -, -s -s [mɪˈgrɛ̃ːn akõːpanˈjeː]: Migräneattacken, die mit ausgeprägten Sensibilitätsstörungen, Sprechstörungen, Schwindel oder Psychosen einhergehen
Migraine ophthalmique [mɪˈgrɛ̃ːn ɔftalˈmɪk], **ophthalmoplegische Migräne,** Symptomenkomplex im Zusammenhang mit äußerer u. innerer Okulomotoriusparese bei Kindern; anfallartiges zyklisches Erbrechen, Schwindel, Fotophobie, Kopfschmerzen
Mi|gräne [aus gleichbed. frz. *migraine* (gleichen Ursprungs wie ↑Hemikranie)] *w;* -, -n: anfallweise auftretender, meist einseitiger (u. a. mit Sehstörungen und Erbrechen verbundener) heftiger Kopfschmerz. **mi|gränoid** [↑...id]: migräneähnlich (von Schmerzen)
mi|grans [zu lat. *migrare* = ausziehen, wandern]: wandernd, auf andere Organe oder Organteile übergreifend, nacheinander mehrere Organe befallend (bes. von Krankheiten); z. B. in der Fügung ↑Pneumonia migrans. **Mi|gration** *w;* -, -en: physiologische Wanderung von Zellen oder Zellbestandteilen durch die Gefäßwand
MIH: Abk. für ↑Melanotropin inhibierendes Hormon
MIK: Abk. für ↑maximale Immissionskonzentration
mikr..., Mikr... vgl. mikro..., Mikro...
Mi|kren|ze|phalie [zu ↑mikro... u. ↑Encephalon] *w;* -, ...ien: extreme Kleinheit des Gehirns

mi|k|ro..., Mi|k|ro...

vor Vokalen meist **mikr..., Mikr...;** bes. fachspr. auch: **micro..., Micro...**
⟨gr. *μικρός* »klein, kurz, schwächlich, gering«⟩
Wortbildungselement mit den Bedeutungen:
a) »klein, fein, gering«:
- Mikrofaser
- Mikroklima
- Mikrokosmos
- mikroskopisch
b) »klein, kleiner als normal, sehr klein«:
- Mikroblast
- Mikrenzephalie
- mikrosoziologisch

Mikro...
Vorsatz vor naturwissenschaftlich-technischen Einheiten mit der Bedeutung »ein Millionstel der genannten Einheit« (Zeichen: μ):
- Mikrofarad
- Mikrometer

Mi|kro|aggression [↑mikro... u. ↑Aggression] *w;* -, -en: kaum wahrnehmbares aggressives, diskriminierendes o. ä. Verhalten (Psychol.)
Mi|kro|an|gio|pa|thie [↑mikro... u. ↑Angiopathie] *w;* -, ...ien: krankhafte Veränderung der kleinen und kleinsten Arterien
Mi|krobe [aus gleichbed. frz. *microbe* (zu ↑mikro... u. gr. *βίος* = Leben)] *w;* -, -n (meist *Pl.*): = Mikroorganismus. **Mi|krobid** [↑...id] *s;* -[e]s, -e: durch Mikroben ausgelöstes Ekzem allergischer Natur. **mi|krobiell:** durch Mikroben hervorgerufen (von Erkrankungen)
Mi|kro|bio|loge *m;* -n, -n, **Mi|kro|bio|login** *w;* -, -nen [↑mikro... u. ↑Biologe]: Wissenschaftler/-in auf dem Gebiet der Mikrobiologie. **Mi|kro|bio|logie** [↑Biologie] *w;* -: Biologie der Mikroorganismen. **mi|kro|bio|logisch:** die Mikrobiologie betreffend
mi|krobi|zid [zu ↑Mikrobe u. lat. *caedere* (in Zus. *-cidere*) = niederhauen, töten]: Mikroben abtö-

tend (von chemischen oder anderen Mitteln). **Mi|kro|bi|zid** *s;* -[e]s, -e: Arzneimittel zum Abtöten von Mikroorganismen

Mi|kro|blast [↑mikro... u. ↑...blast] *m;* -en, -en (meist *Pl.*): kernhaltige Vorstufe des ↑Mikrozyten

Mi|kro|ble|pha|rie [zu ↑mikro... u. gr. *βλέφαρον* = Augenlid] *w;* -, ...ien: angeborene extreme Kleinheit der Augenlider

Mi|kro|bra|chius [zu ↑mikro... u. gr. *βραχίων* = Arm] *m;* -, ...chien [...iən] u. ...chii: fehlgebildete Frucht mit extrem kurzen Armen

Mi|kro|chei|lie [zu ↑mikro... u. gr. *χεῖλος* = Lippe] *w;* -, ...ien: extreme Kleinheit der Lippen (Fehlbildung)

Mi|kro|chir|ur|gie [↑mikro... u. ↑Chirurgie] *w;* -: Spezialgebiet der Chirurgie, das sich mit Operationen (z. B. am Auge) unter dem Mikroskop befasst

Mi|kro|dak|ty|lie [zu ↑mikro... und gr. *δάκτυλος* = Finger; Zehe] *w;* -, ...ien: extreme Kleinheit der Finger und Zehen (angeborene Fehlbildung)

Mikro|fi|bril|le [aus ↑Mikro... u. ↑Fibrille]: dermale feine Kollagenfaser

Mi|kro|fi|la|rie [...riə; ↑mikro... u. ↑Filarie] *w;* -, -n, latinisiert: **Mi|cro|fi|la|ria**, *Pl.:* ...iae: Embryonalstadium (Larve) der ↑Filarie (findet sich vor allem im Blut und verursacht beim Menschen ↑Hämaturie, ↑Chylurie, Lymphödeme u. Ä.)

Mi|kro|ga|met [↑mikro... u. ↑Gamet] *m;* -en, -en (meist *Pl.*): kleinere, bewegliche männliche Form der ↑Gametozyten der Malariaplasmodien (Biol.)

Mi|kro|gas|trie [zu ↑mikro... u. gr. *γαστήρ*, Gen.: *γαστρός* = Magen; Bauch] *w;* -, ...ien: angeborene Kleinheit des Magens

Mi|kro|ge|nie [zu ↑mikro... u. gr. *γένειον* = Kinn] *w;* -, ...ien: = Brachygnathie

Mi|kro|glia [↑mikro... u. ↑Glia] *w;* -: aus den ↑Hortega-Zellen bestehender Teil des Gliagewebes im Zentralnervensystem

Mi|kro|glos|sie [zu ↑mikro... u. ↑Glossa] *w;* -, ...ien: angeborene extreme Kleinheit der Zunge

Mi|kro|gna|thie [zu ↑mikro... und gr. *γνάθος* = Kinnbacken] *w;* -, ...ien: = Brachygnathie

Mi|kro|gra|fie [zu ↑mikro... u. gr. *γράφειν* = schreiben] *w;* -: Auftreten von extrem kleinen Schriftzügen (bei bestimmten Gehirnerkrankungen)

Mi|kro|gy|rie [zu ↑mikro... u. ↑Gyrus] *w;* -, ...ien: bei angeborener Entwicklungsstörung des Gehirns vorliegende extreme Kleinheit (und irreguläre Anordnung) der Hirnwindungen

Mikro|kalk [aus ↑Mikro... u. Kalk]: mikroskopisch kleine Kalkablagerungen in der Mamma, krebsverdächtig

Mi|kro|kok|ke [↑mikro... u. ↑Kokke] *w;* -, **-n**, auch: **Mi|kro|kok|kus** *m;* -, ...kken, latinisiert: **Mi|cro|coc|cus**, *Pl.:* ...cci (meist *Pl.*): kugelförmige, vorwiegend grampositive Bakterien (paarweise, in Trauben oder in Ketten angeordnet)

Mi|kro|ko|rie [zu ↑mikro... und gr. *κόρη* = Mädchen; Pupille] *w;* -, ...ien: extreme Kleinheit der Pupille (angeborene Fehlbildung)

Mi|kro|ma|nie [↑mikro... u. ↑Manie] *w;* -, ...ien: »Kleinheitswahn«, Form des Minderwertigkeitskomplexes, bei der die eigene Körpergröße, Leistungsfähigkeit u. Ä. krankhaft unterschätzt wird

Mi|kro|me|lie [zu ↑mikro... und gr. *μέλος* = Glied] *w;* -, ...ien: extreme Kleinheit der Extremitäten als Folge einer Entwicklungsstörung

Mikro|me|ter [↑mikro... u. ↑...meter] *m* od. *s;* -s, -: der millionste Teil eines Meters; Zeichen: µm

Mi|kro|me|thode *w;* -, -n: laborchemische Untersuchungsmethode, bei der sehr kleine Stoffmengen benutzt werden (z. B. im Titrationsverfahren)

Mi|kro|mye|lie [zu ↑mikro... u. gr. *μυελός* = Mark] *w;* -, ...ien: ↑Hypoplasie des Rückenmarks (angeborene Fehlbildung)

Mi|kron [zu gr. *μικρός* = klein] *s;* -s, -: nicht mehr verwendete Bez. für ↑Mikrometer; Zeichen: µ; Kurzform: My (Phys.)

Mi|kro|or|ga|nis|mus [↑mikro... und ↑Organismus] *m;* -, ...men (meist *Pl.*): pflanzliche und tierische Organismen, die nur mikroskopisch sichtbar sind (Biol.)

Mi|kro|pha|ge [↑mikro... u. ↑...phage] *m;* -n, -n (meist *Pl.*): neutrophile und eosinophile Leukozyten, die die Funktion der Phagozyten haben

Mi|kro|pha|kie [zu ↑mikro... und gr. *φακός* = Linse] *w;* -, ...ien: angeborene extreme Kleinheit der Augenlinse

Mi|kroph|thal|mie [zu ↑mikro... und gr. *ὀφθαλμός* = Auge] *w;* -, ...ien, auch: **Mi|kroph|thal|mus** *m;* -, ...mi: extreme Kleinheit der Augen (angeborene Fehlbildung)

Mi|kro|phyt [↑mikro... u. ↑...phyt] *m;* -en, -en (meist *Pl.*): weniger gebräuchliche Bezeichnung für Bakterien bzw. pflanzliche Mikroorganismen (Biol.)

Mi|kro|pil|le [↑mikro...] *w;* -, -n: ↑Antibabypille, die einen reduzierten Anteil der Wirksubstanzen Östrogen und Gestagen der üblichen »Pille« enthält

Mi|krop|sie [zu ↑mikro... und gr. *ὄψις* = Sehen; Anblick] *w;* -, ...ien: Sehstörung, bei der Gegenstände kleiner gesehen werden, als sie wirklich sind (Akkomodationsstörung des Auges)

Mi|kro|py|le [↑mikro... u. gr. *πύλη* = Tür, Tor] *w;* -, -n: kleine Öffnung in der Eihülle, durch die bei der Befruchtung das Spermium eindringt (Biol.)

Mi|kror|chie [zu ↑mikro... und gr. *ὄρχις* = Hoden] *w;* -, ...ien: extreme Kleinheit des Hodens (Entwicklungsstörung, die einen oder auch beide Hoden betreffen kann)

Mi|kro|rönt|geno|gra|fie [↑mikro... und ↑Röntgenografie] *w;* -, ...ien: Röntgenfotografie sehr kleiner bzw. dünner Objekte unter Verwendung feinkörnigen Aufnahmematerials, das es gestattet, die Aufnahmen unter dem Mikroskop auszuwerten; vgl. Historadiografie

Mi|kro|skop [↑mikro... u. ↑...skop] *s;* -s, -e: optisches Gerät zur Betrachtung sehr kleiner Gegenstände unter starker Vergrößerung. **Mi|kro|sko|pie** [↑...skopie] *w;* -, ...ien: Untersuchung kleiner Gegenstände unter dem Mikroskop; Technik u. Methoden der Präparatherstellung und des Mikroskopierens. **mi|kro|skopie|ren:** mit dem Mikroskop arbeiten

mi|kro|skopisch: **1)** die Mikroskopie betreffend. **2)** nur mithilfe des Mikroskops wahrnehmbar; auch übertragen: sehr klein

Mi|kro|som [↑mikro... u. ↑...som] *s;* -s, -en (meist *Pl.*): kleinste Bestandteile des Protoplasmas der Zelle (lichtbrechend und von körniger Beschaffenheit; Biol.)

Mi|kro|somie [↑mikro... u. ↑...somie] *w;* -: Kleinwuchs, Zurückbleiben des Wachstums hinter dem Normalmaß (z. B. infolge Unterfunktion der Hypophyse)

Mi|kro|spermie [zu ↑mikro... u. ↑Spermium] *w;* -, ...ien: Vorkommen extrem kleiner ↑Spermien in der Samenflüssigkeit. **Mi|kro|spermium** *s;* -s, ...mien [...iən]: extrem kleines ↑Spermium

Mi|kro|splanchnie [zu ↑mikro... u. gr. *σπλάγχνον* = Eingeweide] *w;* -, ...nien: angeborene Kleinheit der Eingeweide

Mi|kro|sporie [zu ↑mikro... u. ↑Spore] *w;* -, ...ien: Kopfhautflechte, durch Fadenpilze hervorgerufene Pilzerkrankung der Kopfbehaarung (insbes. bei Kindern), bei der die Haare dicht über der Kopfhaut abbrechen (führt zur Bildung tonsurartig gelichteter Stellen)

Mi|kro|stomie [zu ↑mikro... u. gr. *στόμα* = Mund] *w;* -, ...ien: angeborene Kleinheit des Mundes

Mikro|therapie [↑mikro... u. ↑Therapie] *w;* -, ien: lokal stark eingegrenzte Behandlung oder Operation

Mi|krotie [zu ↑mikro... und gr. *οὖς*, Gen.: *ὠτός* = Ohr] *w;* -, ...ien: extreme Kleinheit der Ohrmuschel (angeborene Fehlbildung)

Mi|kro|tom [zu ↑mikro... u. gr. *τέμνειν* = schneiden (bzw. *τομή* = Schnitt)] *s;* -s, -e: Instrument zur Herstellung feinster Schnitte (z. B. von Geweben) für mikroskopische Präparate

Mi|kro|ven|trikulie [zu ↑mikro... u. ↑Ventrikel] *w;* -, ...ien: extreme Kleinheit der Hirnventrikel

Mikro|verkalkung [aus ↑Mikro... u. Verkalkung]: ↑Mikrokalk

Mi|kro|villus [↑mikro... u. ↑Villus] *m;* -, ...lli (meist *Pl.*): kleine, der ↑Resorption dienende Zytoplasmafortsätze an der Oberfläche von Zellen (Biol.)

Mi|kro|wellen: elektromagnetische Wellen mit Wellenlängen unter 10 cm (in der Art der Kurzwellenbestrahlung therapeutisch angewandt)

mi|kro|ze|phal [zu ↑mikro... und gr. *κεφαλή* = Kopf]: kleinköpfig, einen kleinen Gehirnschädel besitzend. **Mi|kro|ze|phale** *m* u. *w;* -n, -n: die Merkmale der ↑Mikrozephalie zeigende Person. **Mi|kro|ze|phalie** *w;* -, ...ien: extreme Kleinheit des Schädels (Abflachung des Hinterschädels und fliehende Stirn, meist verbunden mit ↑Brachygnathie)

Mi|kro|zirkulation [↑mikro... u. ↑Zirkulation] *w;* -, -en: Blutkreislauf in den ↑Kapillaren; im Ggs. zur Makrozirkulation. **mi|kro|zirkulatorisch:** die Mikrozirkulation betreffend

Mi|kro|zyt [Kurzw. aus ↑mikro... u. ↑Erythrozyt] *m;* -en, -en (meist *Pl.*): extrem kleine rote Blutkörperchen (Vorkommen bei verschiedenen Anämien). **mi|kro|zytär:** die Mikrozyten betreffend; z. B. mikrozytäre Anämie. **Mikro|zytose:** vermehrtes Vorkommen von Mikrozyten im Blut

Miktion [zu lat. mingere, mi[*n*]ctum = harnen] *w;* -, -en, in fachspr. Fügungen: **Mictio,** *Pl.:* ...io|nes: Harnlassen. **Mictio involuntaria** = Enurese

Miktions|zysto|ure|thro|grafie [↑Miktion, ↑Cystis u. ↑Urethrografie] *w;* -, ...ien: Untersuchungsmethode bei Störungen des Harnabflusses durch Röntgen der mit einem wasserlöslichen Kontrastmittel gefüllten Blase

Mikulicz-Klemme [...lıtʃ...; nach dem dt. Chirurgen Johann von Mikulicz-Radecki, 1850–1905]: gebogenes chirurgisches Instrument zum Festklemmen des geöffneten Bauchfells bei Operationen. **Mikulicz-Linie:** ideale mechanische Beinachse (Orthopädie). **Mikulicz-Naht:** Dreifachoperationsnaht bei der Darmanastomosierung. **Mikulicz-Syndrom:** **1)** Knochenzyste. **2)** Schwellung von Tränen- und Mundspeicheldrüsen als Begleiterscheinung bei Sialose bzw. malignem Lymphom. **3)** chronisch rezidivierende Aphthen. **Mikulicz-Zelle:** entartete Zelle mit chromatinreichem Kern und Vakuolen im Zytoplasma (Vorkommen beim ↑Rhinosklerom)

Milch-Alkali-Syndrom: Kalkstoffwechselstörung infolge Alkaliüberangebot

Milchbrustgang vgl. Ductus thoracicus

Milchdrüse vgl. Mamma

Milchfluss vgl. Galaktorrhö

Milchgänge vgl. Ductus lactiferi

Milchgang|spiegelung vgl. Duktoskopie

Milchgebiss vgl. Dentes decidui

Milch|leiste: Leiste, aus der die Brustdrüsen entstehen (in einem embryonalen Entwicklungsstadium)

Milchsäckchen vgl. Sinus lactiferi

Milchsaft vgl. Chylus

Milchsäure: organische Hydroxysäure, die bei der Kohlenhydratspaltung (z. B. durch Milchsäurebakterien), im menschlichen Organismus auch beim Muskelstoffwechsel, entsteht (Biochemie)

Milchschorf vgl. Crusta lactea

Milchzähne vgl. Dentes decidui

Milchzucker vgl. Laktose

miliar, in fachspr. Fügungen: **milia|ris, ...re** [zu ↑Milium]: hirsekornartig, hirsekorngroß (z. B. von Tuberkelknötchen). **Milia|ria** *Pl.:* Schweißfrieseln, hirsekorngroße, mit Flüssigkeit gefüllte Hautbläschen, die bei starkem Schwitzen im Gefolge von fieberhaften Erkrankungen auftreten. **Miliartuberkulose:** auf dem Blutweg über den ganzen Körper verbreitete Tuberkulose, bei der in allen Organen hirsekorngroße Tuberkelknötchen auftreten

Milieu|therapie: Änderung der Lebensumstände einer Person zur Behandlung v. a. von Psychosen

Milium [aus lat. *milium* = Hirse] *s;* -s, ...lien [...iən] (in fachspr. Fügungen: ...lia), auch: **Milie** [...liə] *w;* -, -n (meist *Pl.*): Hautgrieß, Hirsekorn, stecknadelkopfgroße weiße Hautknötchen hauptsächlich im Gesicht und an den Genitalien (gutartige epitheliale Geschwülste)

Milkman-Syndrom [nach dem amerik. Röntgenologen Louis A. Milkman, 1895–1951]: spontane Ermüdungsbrüche infolge von Dekalzifizierung

Millard-Gubler-Syndrom [nach den frz. Ärzten Auguste L. Millard, 1830–1915, u. Adolphe M. Gubler, 1821–1897]: Syndrom der kaudalen Rückenhaube; ipsilaterale VIII-Parese u. kontralaterale Hemiparese mit dissoziierter Hemihypästhesie

Miller-Fisher-Syndrom [nach dem kanad. Neurologen Miller Fisher, 1913]: Sonderform des Guillain-Barré-Syndroms: beidseitige totale Ophthalmoplegie, zerebelläre Ataxie, Areflexie

Milli... [zu lat. *mille* = tausend]: Bestimmungswort von Zusammensetzungen aus dem Gebiet der Physik mit der Bedeutung »ein Tausendstel« (der betr. Maßeinheit); z. B.: Milliampere, Milligramm (Zeichen: m). **Milliliter:** in der Medizin statt Kubikzentimeter (ccm, cm^3) übliche Bez. für den tausendsten Teil eines Liters; Abk.: ml

Milz vgl. Lien u. Splen

Milzbälkchen vgl. Trabeculae lienis

Milzbrand: auf den Menschen übertragbare Infektionskrankheit Pflanzen fressender Tiere, die beim Menschen je nach der Ansteckungsart Haut, Lunge oder Darm befallen kann und bei der es zu brandigen Veränderungen der Milz kommt (durch den Milzbrandbazillus hervorgerufen), Anthrax

MIM-Code: Abk. für *M*endelian *I*nheritance in *M*an; international einheitliche Kodifizierung für alle Erbkrankheiten

Mimik [zu gr. *μιμικός* = den Schauspieler, die Nachahmung betreffend] *w;* -: Gesichtsausdruck, Gebärdenspiel. **mimisch:** den Gesichtsausdruck, die Gebärden betreffend

Minder|per|fusion *w;* -, -en: verminderte Durchblutung

Minder|wuchs = Kleinwuchs

Mineral [von mlat. *(aes) minerale* = Grubenerz, Erzgestein] *s;* -s, -e u. ...lien [...iən]: anorganische, chemisch einheitliche, natürlich gebildete Substanz (der Erdkruste); im engeren Sinne: nicht organischer, am Stoffwechsel bzw. am Aufbau des Organismus beteiligter Stoff (z. B. Eisen, Phosphate, Salze u. a.). **mineralisch:** die Minerale betreffend, aus Mineralstoffen bestehend

Mineralo|kortiko|id, auch: **Mineral|kortiko|id,** chem. fachspr.: **Mineralo|cortico|id** [↑Mineral und ↑Kortikoid] *s;* -[e]s, -e: Hormon der Nebennierenrinde, das besonders auf den Mineralstoffwechsel einwirkt. **mineralotrop** [↑...trop]: auf den Mineralstoffwechsel einwirkend. **Mineralstoffwechsel:** Anteil der Mineralsalze am Stoffwechsel

Minimal Brain-Damage [ˈmɪnɪməl breɪn ˈdɛmɪdʒ; engl. = minimaler Hirnschaden] *m;* - - -, - - -s [- - ...dʒɪz]: psychoneurologische Lernstörung; Abk.: MBD

Minimal cere|bral Dys|function [ˈmɪnɪməl ˈserɪbrəl dɪsˈfaŋkʃən; engl. = minimale zerebrale Dysfunktion] *w;* - - -, - - -s: frühkindlicher Hirnschaden ohne äußerlich erkennbare Veränderungen; Abk.: MCD

minimale bakteri|zide Kon|zen|tration [zu lat. *minimus* = kleinster]: niedrigste Antibiotikakonzentration, bei der in den Subkulturen nicht mehr als drei Bakterienkolonien nachweisbar sind; Abk.: MBK

minimale Hemm|kon|zen|tration [zu lat. *minimus* = kleinster]: kleinste Konzentration einer antimikrobiell wirksamen Substanz, die erforderlich ist, um die Vermehrung von Keimen zu hemmen; Abk.: MHK

minimale Letal|konzentration vgl. minimale Hemmkonzentration

minimal|in|vasiv [zu ↑minimus u. ↑invasiv]: mit kleinstmöglichem Aufwand eingreifend. **minimal-in|vasive Chir|urgie,** auch: **endo|skopische Chirurgie:** Durchführung operativer Eingriffe (z. B. in der Bauchhöhle und in Gelenken) durch Einsatz von Endoskopen und miniaturisierten Instrumenten, wodurch auf eine großflächige Durchtrennung von Gewebe und breite Eröffnung verzichtet werden kann; Abk.: MIC

Minimal|luft [zu lat. *minimus* = kleinster]: diejenige Menge an ↑Residualluft, die auch bei der operativen Eröffnung des Brustkorbs (Pneumothorax) in der Lunge verbleibt

Mini-Mental-Status-Test: neurologisches Screening-Instrument zur Erfassung kognitiver Defizite; Abk.: MMST

minimus, ...ma, ...mum [aus gleichbed. lat. *minimus*]: kleinste[r], kleinstes (bes. Anat.); z. B. in der Fügung ↑Digitus minimus

Mini|pille [engl. *mini,* Kurzform von engl. *miniature* = im Kleinen] *w;* -, -n: ↑Antibabypille, die nur einen Bruchteil ($^1/_3$ bis $^1/_7$) der Wirksubstanz Gestagen der üblichen »Pille« und kein Östrogen enthält

minor, minus [aus gleichbed. lat. *minor*]: kleiner (bes. Anat.); z. B. in der Fügung ↑Ala minor

Minor|probe, Minor|test vgl. Kreuzprobe

minor stroke [ˈmaɪnə strəʊk; engl. = leichter Schlag(anfall)] *m;* - -s, - -s: Schlaganfall mit geringer Restsymptomatik

Minus|gläser: konkave Linsen zur Behebung der Kurzsichtigkeit

Minus|symptomatik [aus lat. *minus* = weniger u. ↑Symptom]: Rückgang od. Störung früher vorhandener kognitiver, affektiver od. vegetativer Fähigkeiten (Psychol.)

Minus|variante [lat. *minus* = weniger] *w;* -, -n: vom

Mittelwert nachteilige Abweichung eines Individuums in Bezug auf das genetische Material

Minutenvolumen: diejenige Blutmenge, die das Herz in einer Minute fördert

Miose, auch: Miosis [aus gr. *μείωσις* = das Verringern, Verkleinern] *w;* -, ...sen, in fachspr. Fügungen: Miosis, *Pl.:* ...oses: [extreme] Verengung der Pupille (z. B. unter medikamentösem Einfluss oder bei Lähmung des ↑Musculus dilatator pupillae). **Miotikum** *s;* -s, ...ka: pupillenverengendes Mittel (z. B. bei der Behandlung von Glaukomen verwendet). **miotisch:** pupillenverengend; die Miose betreffend

Mirizzi-Stein [nach dem argentinischen Chirurgen Pablo L. Mirizzi, 1893–1964]: Zystikusstein bei Mirizzi-Syndrom. **Mirizzi-Syndrom:** Stenose des Ductus cysticus bei Formvariante mit tiefer Mündung u. parallelem Verlauf zum Ductus hepaticus

Misandrie [aus gr. *μισανδρία* = Männerhass] *w;* -: krankhafte Abneigung bei Frauen gegenüber Männern, Männerhass (Psychol., Med.)

Misanthrop *m;* -en, -en, **Misanthropin** *w;* -, -nen [aus gr. *μισάνθρωπος* = den Menschen hassend; Menschenfeind]: Menschenhasser/-in. **Misanthropie** *w;* -: Menschenhass, krankhafte Abneigung gegen andere Menschen. **misanthropisch:** menschenfeindlich, menschenscheu (Psychol.)

MIS-C [Abk. für engl. *M*ultisystem *I*nflammatory *S*yndrome in *C*hildren]: = PIMS

mischerbig vgl. heterozygot

Mischgeschwulst vgl. Mischtumor

Mischinfektion: Infektion, bei der außer dem Erreger der betreffenden Infektionskrankheit noch andere pathogene Keime im Organismus wirksam sind

Mischkollagenose [zu ↑Kollagenose]: Erkrankungsbild mit Symptomen verschiedener Kollagenosen, die eine eindeutige Diagnose erschweren

Mischtumor: Tumor, der aus verschiedenen Geweben besteht

Miserere [zu lat. *misereri* = sich erbarmen] *s;* -s: Koterbrechen, Erbrechen von kotigem Darminhalt (z. B. bei Darmverschluss)

Misgav-Ladach-Technik [nach dem israelischen Misgav-Ladach-Krankenhaus, an dem diese Technik entwickelt wurde]: besonders schonendes Schnittentbindungsverfahren

Misogamie [zu gr. *μισόγαμος* = die Ehe hassend] *w;* -: krankhafte Ehescheu (bei Männern und Frauen; Psychol., Med.)

Misogyn [zu gr. *μισογυνεῖν* = die Frauen hassen] *m;* -s u. -en, -e[n]: Frauenfeind, Frauenhasser (von Männern; Psychol., Med.). **Misogynie** *w;* -: krankhafte Abneigung gegen Frauen (bei Männern; Psychol., Med.)

Misopädie [zu gr. *μισόπαις* = Kinder hassend] *w;* -: krankhafter Hass gegen [die eigenen] Kinder (Psychol., Med.)

Missbildung: veralt., abwertende Bez. für: ↑Fehlbildung

missed abortion [mɪsd əˈbɔːʃən; aus engl. *missed abortion* = ausbleibender Abort] *w;* - -, - -s: Verbleiben einer toten, unreifen Frucht über längere Zeit in der Gebärmutter

missed labour [mɪsd ˈleɪbə; aus gleichbed. engl. *missed labour*] *w;* - -, - -s: erfolglose Wehentätigkeit bei abgestorbener reifer Frucht, durch die die Frucht nicht ausgetrieben werden kann

mite [lat. *mitis, mite* = mild, gelinde]: Zusatzbez. zu Arzneimitteln, die Wirkstoffe in reduzierter Konzentration enthalten

Mitella [aus lat. *mitella* (Verkleinerungsbildung zu *mitra*) = Kopfbinde] *w;* -, ...llen: Dreiecktuch, dreieckiges, um den Nacken geschlungenes Tragetuch für den Arm zur Ruhigstellung des Arms bei Unterarm- bzw. Handverletzungen

Mitesser vgl. Komedo

Mithridatismus [nach dem König Mithridates VI., um 132–63 v. Chr.] *m;* -, ...men: durch Gewöhnung erworbene Immunität gegen die Wirkung von Giften

Mitigans [zu lat. *mitigare* = mild, gelinde machen] *s;* -, ...anzien [...iən] u. ...antia: Linderungs-, Beruhigungsmittel. **Mitigation,** auch: **Mitigierung** *w;* -, -en: Abschwächung, Milderung (z. B. der Wirkung ätzender Stoffe durch Zusätze). **mitigatus** vgl. mitigiert. **mitigiert,** in fachspr. Fügungen: **mitigatus, ...ta, ...tum:** (im Verlauf) abgeschwächt, gemildert (z. B. von Krankheiten)

mitis, mite [aus lat. *mitis* = mild, gelinde]: leicht, mild verlaufend (von Krankheiten)

mitochondrial: die Mitochondrien betreffend. **Mitochondrium** [zu gr. *μίτος* = Faden u. gr. *χόνδρος* = Korn; Knorpel] *s;* -s, ...rien [...iən] (meist *Pl.*): im Zytoplasma liegende ovale Zellorganellen (oft stäbchen- oder fadenförmig aneinanderliegend) mit eigener Erbsubstanz, die für die Atmung und den Stoffwechsel der Zellen von Bedeutung sind

mitogen [zu ↑Mitose u. ↑...gen]: eine Mitose hervorrufend (von Substanzen)

Mitose [zu gr. *μίτος* = Faden] *w;* -, -n: indirekte Zellkernteilung, bei der im Gegensatz zur ↑Reduktionsteilung jede Tochterzelle (infolge Längsspaltung der Chromosomen) den vollständigen Chromosomensatz erhält. (Die Mitose liegt der Bildung von Körperzellen, im Gegensatz zur Entstehung von Geschlechtszellen, zugrunde; Biol.)

Mitra [von gr. *μίτρα* = Hauptbinde, Haube] *w;* -, ...tren: haubenartiger Kopfverband

mitral, in fachspr. Fügungen: **mitralis, ...le** [zu gr. *μίτρα* = Hauptbinde, Haube]: **1)** von haubenförmiger, mitraähnlicher (zweizipfeliger) Gestalt (z. B. in der Zusammensetzung Mitralklappe, Valva atrioventricularis sinistra, ↑Valva). **2)** die ↑Mitralklappe betreffend. **Mitralinsuffizienz:** ungenügende Schließfähigkeit der Mitralklappe (selten angeborener, meist erworbener Herzfehler). **Mitralis** *w;* -, ...les: übliche Kurzbez. für: Valva mitralis (ältere Bez. für ↑Valva atrioventricularis sinistra). **Mi|tral|klappe** vgl. Valva atrioventricularis sinistra

Mitral|klappen|pro|laps|syndrom [↑mitral, ↑Prolaps u. ↑Syndrom], auch: **Klick-Syndrom:** Herzfehler, bei dem sich ein oder beide Segel der Mitralklappe während der Kammersystole in den linken Vorhof vorwölben. **Mi|tral|stenose:** Verengerung der Mitralklappenlichtung, bes. infolge narbiger Verwachsungen (meist nach ↑Endokarditis) oder Verkalkung der Mitralklappe bzw. des Klappenansatzrings

Mittelecho: bei der ↑Echoenzephalografie die zwischen Initial- und Endecho entstehenden Schallwellen

Mittelfell vgl. Mediastinum

Mittelfinger vgl. Digitus medius

Mittel|fleisch: veralt. Bez. für: ↑Perineum

Mittelfuß vgl. Metatarsus

Mittelfußknochen vgl. Ossa metatarsalia

Mittelhand vgl. Metacarpus

Mittelhandknochen vgl. Ossa metacarpalia

Mittelhirn vgl. Mesencephalon

Mittellappensyndrom: Schrumpfung des Lungenmittellappens bei Bronchialkarzinom od. Tuberkulose

Mittelmeeranämie vgl. Thalassämie

Mittelmeerfieber vgl. Febris melitensis

Mittelohr vgl. Auris media. **Mittelohrentzündung** vgl. Otitis media

Mittelschmerz: Unterleibsschmerz bei Frauen zum Zeitpunkt des Follikelsprungs (zwischen den Monatsblutungen)

Mittelstrahlurin: steril aufgefangener Harn aus dem mittleren Teil der Harnentleerung

Mittel|wert: »Durchschnitt«, mit einer bestimmten Rechenvorschrift aus einer Menge von Zahlen ermittelte weitere charakteristische Zahl, bes. in der med. Statistik (z. B. das arithmetische Mittel)

mixed connective tissue disease [engl. mɪksd kəˈnektɪv ˈtɪʃjuː diˈziːz; = gemischte Bindegewebekrankheit]: vgl. Sharp-Syndrom

Mixtur [zu lat. *miscere, mixtum* = mischen, vermischen] *w;* -, -en, latinisiert: **Mixtura,** *Pl.:* ...rae: flüssige Arzneimischung. **Mixtura agitanda:** »Schüttelmixtur«, Mixtur, die vor Gebrauch geschüttelt werden muss

Mi|zelle: Aggregate in kolloidalen Lösungen

MJD: Abk. für ↑*M*achado-*J*oseph-*D*isease

MKS: Abk. für ↑Maul- und Klauenseuche

ml = Milliliter

MM: Abk. für Muttermund (vgl. Ostium uteri)

Mm.: Abk. für Musculi (*Pl.* von Musculus, ↑Muskel)

µm = Mikrometer

MMN: Abk. für *m*ultifokale *m*otorische *N*europathie

MMST: Abk. für ↑*M*ini-*M*ental-*S*tatus-*T*est

MMV: Abk. für ↑*M*andatory *M*inute *V*entilation

Mn: chem. Zeichen für ↑Mangan

Mneme [aus gr. *μνήμη* = Gedächtnis] *w;* -: Gedächtnis, Erinnerung; allg. Bez. für die Fähigkeit lebender Substanz (bes. der Ganglienzellen der Hirnrinde), für die Lebensvorgänge wichtige Informationen in der Form physiologischer ↑Engramme zu speichern (z. B. Wahrnehmungen, Reize u. a.). **Mnestik:** Gedächtnisleistung, Erinnerungsleistung. **mnestisch:** das Gedächtnis betreffend

MNS: Abk. für *m*alignes *n*euroleptisches *S*yndrom

Mo: chem. Zeichen für ↑Molybdän

Mobilisation *w;* -, -en: **1)** Maßnahmen zur Förderung und Erhaltung der körperlichen Aktivität, z. B. nach Operationen oder bei pflegebedürftigen Patienten. **2)** operativer Eingriff, mit dem festsitzende oder unbeweglich gewordene Organe (z. B. Darmabschnitte bzw. versteifte Gelenke) frei beweglich gemacht werden. **mobilisie|ren: 1)** ein Gelenk, ein Organ, einen Körperteil durch [Bewegungs]therapie o. Ä. [wieder] beweglich machen; eine Mobilisation (1) durchführen. **2)** auf operativem Wege ein Organ [wieder] beweglich machen

mobilis, ...le [aus lat. *mobilis* = beweglich, leicht zu bewegen]: beweglich, Wander... (von Organen, deren Lage sehr stark verändert ist; z. B. in der Fügung ↑Cor mobile)

Möbius-Syndrom [nach dem dt. Neurologen Paul J. Möbius, 1853–1907]: angeborene (periphere) Paresen der Hirnnerven VI u. VII mit Abduzens- und Fazialislähmungen

Möbius-Zeichen [nach dem dt. Neurologen Paul J. Möbius, 1853–1907]: Konvergenzschwäche der Augenbulbi infolge Lähmung des ↑Musculus rectus inferior (als Symptom für ↑Basedow-Krankheit)

MoCA-Test: Abk. für: *Mo*ntreal *C*ognitive *A*ssessment Test; ein Test auf Gedächtnisstörungen

Modell|psy|chose: Bezeichnung für eine durch bestimmte Substanzen (z. B. LSD) künstlich erzeugte Psychose von kurzer Dauer (mit Halluzinationen)

Modio|lus [aus lat. *modiolus,* Gen.: *modioli* = Radnabe] *m;* -, ...li: Schneckenachse, konisches Knöchelchen, das die Achse der Schnecke des Innenohrs bildet (Anat.)

MODS: Abk. für *m*ultiple *o*rgan *d*ysfunction *s*yndrome, multiples Organversagen

MODY: Abk. für *m*aturity-*o*nset *d*iabetes in *y*oung people, autosomal-dominant vererbte Typ-II-Diabetes, nicht insulinbedürftig, Fehlen ketoazidotischer Entgleisung, Manifestation vor dem 25. Lebensjahr

Moeller-Barlow-Krankheit [mœ...ˈbɑːləʊ...; nach dem dt. Chirurgen J. O. L. Moeller, 1819–1887, u. dem engl. Mediziner Sir Thomas Barlow, 1845–1945]: skorbutähnliche Vitamin-C-Mangelkrankheit bei Säuglingen

Moeller-Hunter-Glossitis [mœ...ˈhantər...; William Hunter, engl. Arzt, 1861–1937]: = Glossitis Hunteri

MOF: Abk. für *m*ultiple *o*rgan *f*ailure, multiples Organversagen

Mogi|gra|fie [zu gr. *μόγις* = mit Anstrengung u. gr. *γράφειν* = schreiben] *w;* -, ...ien: = Graphospasmus

Mogi|lalie [zu gr. *μόγις* = mit Anstrengung u. gr. *λαλεῖν* = schwatzen] *w;* -, ...ien: Ausspracheerschwerung, erschwerte Aussprache bestimmter Laute

Mogi|phonie [zu gr. *μόγις* = mit Anstrengung u. ↑...phonie] *w;* -, ...ien: Schwäche bzw. Versagen der Stimme bei gewohnheitsmäßiger (beruflicher) Überanstrengung

Mol [Kurzw. aus ↑Molekül] *s;* -[e]s, -e: so viele Gramm einer chem. Verbindung, wie deren Molekulargewicht angibt (Chem.)

Mola vgl. Mole

molal [zu ↑Mol]: auf das Kilogramm Lösungsmittel bezogen (von Konzentrationen chem. Verbindungen in Lösungen). **Molalität** *w;* -, -en: die auf 1 kg Lösungsmittel entfallende, in Mol angegebene gelöste Menge eines Stoffes; vgl. Molarität (Chem.)

¹molar [zu ↑Mol]: auf den Liter Lösungsmittel bezogen (von Konzentrationen chem. Verbindungen in Lösungen; Chem.)

²molar, in fachspr. Fügungen: **molaris, ...re** [aus lat. *molaris* = zum Mühlstein gehörend]: **1)** mahlend, zum Zermahlen dienend (von Zähnen); in der Fügung ↑Dens molaris. **2)** zum Backenzahn gehörend

Molar *m;* -en, -en: übliche Kurzbez. für ↑Dens molaris

Molarität [zu ↑¹molar] *w;* -, -en: der in Mol angegebene Gehalt eines Liters einer Lösung an gelöster Substanz; vgl. Molalität (Chem.)

Mole [aus lat. *mola* = verunstalteter Embryo, Mondkalb] *w;* -, -n, in fachspr. Fügungen: **Mola,** *Pl.:* Molae: Störung der Embryonalentwicklung, wodurch der Embryo bereits im Laufe der ersten Schwangerschaftswochen abstirbt oder verkümmert; **Mola hydatidosa:** Blasen- oder Traubenmole, Wucherung der Eihautzotten, die sich mit Flüssigkeit füllen

Molekül [durch frz. Vermittlung entstandene Verkleinerungsbildung zu lat. *moles* = Last, schwere Masse] *s;* -s, -e, auch: **Molekel** *w;* -, -n: Baustein der Materie, aus zwei oder mehreren Atomen bestehender kleinster selbstständiger Teil einer chemisch einheitlichen Substanz. **molekular,** in fachspr. Fügungen: **molecularis, ...re:** die Moleküle betreffend

Molekular|bio|logie: Wissenschaftszweig, der sich mit der molekularen Struktur und Funktion der Nukleinsäuren und ihrer Wechselwirkungen untereinander und mit Proteinen befasst

Molekular|genetik: Wissenschaftszweig, der sich mit den Zusammenhängen zwischen der Vererbung und den chemisch-physikalischen Eigenschaften der Gene beschäftigt

Molekular|krankheit: Bez. für eine auf eine Chromosomenmutation zurückzuführende Erbkrankheit (bei der die Umlagerung eines einzigen Moleküls innerhalb eines Chromosoms die Ursache der Mutation ist)

Molimen [aus lat. *molimen,* Gen.: *moliminis* = anstrengende Bemühung, gewaltige Anstrengung] *s;* -s, ...mina (meist *Pl.*): allg. Bez. für: Schmerzen, Beschwerden. **Molimina menst|rua|lia** *Pl.:* während der Menstruation auftretende Beschwerden; vgl. Dysmenorrhö

Molisch-Re|aktion [nach dem österr. Botaniker Hans Molisch, 1856–1937]: zum Nachweis von Kohlenhydraten oder Zucker in Lösungen (z. B. im Urin) verwendete Farbreaktion der Kohlenhydrate mit Naphthol und konzentrierter Schwefelsäure

Moll-Drüsen [nach dem niederl. Ophthalmologen J. A. Moll, 1832–1914] *Pl.:* = Glandulae ciliares

mollis, molle [aus gleichbed. lat. *mollis*]: weich; z. B. in der Fügung ↑Ulcus molle

Mollities [...tsı-es; aus lat. *mollities* = Weichheit, Zartheit] *w;* -, -: weniger gebräuchliche Bezeichnung für ↑Malazie

Mollus|cum [zu lat. *molluscus* = weich, schwammartig] *s;* -s, ...s|ca: weiche Geschwulst der Haut bzw. mit der Bildung von epithelialen Geschwülsten einhergehende Hautkrankheit. **Mollus|cum con|tagio|sum** = Epithelioma contagiosum. **Mollus|cum sebace|um** = Keratoakanthom

mollus|cus, ...s|ca, ...s|cum [aus gleichbed. lat. *molluscus*]: weich, schwammartig; z. B. in der Fügung ↑Fibroma molluscum

Molybdän [zu gr. *μόλυβδος* = Blei] *s;* -s: chem. Grundstoff, Metall (wichtiges Spurenelement); Zeichen: Mo

mon..., Mon... vgl. mono..., Mono...

Monakow-Bündel [nach dem russ.-schweiz. Neurologen C. von Monakow, 1853–1930]: = Tractus rubrospinalis

Monaldi-Saug|drai|nage [...aʒə; nach dem ital. Arzt Vizenzo Monaldi, 1899–1969]: ↑Thoraxdrainage, die z. B. zur Entlastung eines Spannungspneumothorax gelegt wird, v. a. in Notfallsituationen

Mon|ar|thritis [zu ↑mono... u. gr. *ἄρθρον* = Gelenk] *w;* -, ...itiden (in fachspr. Fügungen: ...itides): auf ein einzelnes Gelenk beschränkte ↑Arthritis im Gegensatz zur ↑Polyarthritis

mon|artikulär vgl. monoartikulär

Mon|aster [↑mono... u. gr. *ἀστήρ* = Stern] *m;* -s: »Einzelstern«, sternförmige Anordnung der Chromosomen vor der Chromosomenspaltung in einer bestimmten Phase der ↑Mitose (Biol.)

mon|au|ral, in fachspr. Fügungen: **mon|au|ralis, ...le** [zu ↑mono... u. ↑Auris]: ein Ohr bzw. das Gehör auf einer Seite betreffend

Mön|cke|berg-Sklerose [nach dem dt. Pathologen J. G. Mönckeberg, 1877–1925]: Verkalkung der mittleren Schicht der Arterienwand ohne gleichzeitige Einengung der Lichtung

Mondbein vgl. Os lunatum

Mondor-Krankheit [nach dem frz. Chirurgen Henri Mondor, 1885–1962]: Sonderform der oberflächlichen ↑Thrombophlebitis, bei der die seitlichen Thoraxvenen betroffen sind

Mondor-Phlebitis vgl. Mondor-Krankheit

Mongolenfalte: veralt., heute diskriminierend für: Plica palpebronasalis, Hautfalte bes. bei asiatischen Völkern, die den inneren Augenwinkel vom Oberlid her überlagert

Mongolen|fleck: veralt., heute diskrimierend für: unscharf begrenzte, graublaue Hautverfärbung im Bereich von Kreuzbein, Gesäß und Rücken, die sich bis zur Pubertät zurückbildet

Mon|golismus *m;* -: veralt., heute diskriminierend für ↑Down-Syndrom

mongolo|id [↑...id]: veraltete, heute diskriminierende Bez. für: die Merkmale des ↑Down-Syndroms aufweisend

monile|formis, ...me [zu lat. *monile* = Halsband u. lat. *forma* = Gestalt, Form]: spindelförmig; z. B. in der Fügung ↑Pili monileformes

Monile|thrix [lat. *monile* = Halsband u. gr. *ϑρίξ* = Haar] *w;* -: »Spindelhaar«, erblich bedingte Veränderung des Haarschaftes mit regelmäßig abwechselnden stark verdickten und verdünnten Anteilen, an denen die Haare leicht abbrechen und sich aufspalten können

Monilia|sis [zur mykolog. Gattungsbez. *Monilia* (zu lat. *monile* = Halsband)] *w;* -, ...ia|sen(in fachspr. Fügungen: ...ia|ses): veralt. Bez. für ↑Soor

Monitoring [ˈmɔnɪtərɪŋ; engl. *to monitor* = überprüfen] *s;* -s: apparative Überwachung der Organ- und Vitalfunktionen

mo|no..., Mo|no...

vor Vokalen meist **mon..., Mon...**
⟨gr. *μόνος* »allein, einzeln, einzig«⟩
Präfix mit der Bedeutung »allein, einzeln, einmalig«:
- Monobrachie
- monaural
- monochromatisch
- Monogamie
- monokausal
- Monolayer

Mono|amin|oxidase|hemmer [↑mono..., ↑Amin u. ↑Oxidase]: Bez. für Substanzen, die den Abbau des Enzyms Monoaminoxidase hemmen (bewirken Aufhellung bei Depressionszuständen, steigern Appetit und Aktivität; Abk.: MAOH)

mono|amnial, auch: **mono|amniot:** von einer gemeinsamen Eihaut umgeben (von Mehrlingen). **Mono|amnio|ten** [zu ↑mono... u. ↑Amnion] *Pl.:* ↑monoamniote Zwillinge

mono|artikulär, auch: **mon|artikulär** [zu ↑mono... u. ↑Articulus]: nur ein Gelenk betreffend (z. B. von Entzündungen)

Mono|bra|chie [zu ↑mono... u. ↑Brachium] *w;* -, ...ien: angeborene Einarmigkeit

Mono|choria|ten [zu ↑mono... und ↑Chorion] *Pl.:* Zwillinge mit gemeinsamer Zottenhaut

Mono|chromasie [zu ↑mono... u. gr. *χρῶμα* = Haut; Hautfarbe; Farbe] *w;* -, ...ien: angeborener Defekt des Farbensehvermögens, bei dem nur eine der drei Farbkomponenten wahrgenommen wird (gleichbedeutend mit völliger Farbenblindheit; vgl. Achromasie). **Mono|chromat** *m;* -en, -en: Einfarbenseher/-in, Person, die zwei der drei Farbkomponenten nicht sehen kann, vollkommen farbenblinde Person

monocularis vgl. monokular

monocytogenes vgl. monozytogen

mono|gen [↑mono... u. ↑...gen]: durch ein einzelnes ↑Gen bedingt (von einem Erbvorgang). **Monogenie** *w;* -, ...ien: Abhängigkeit eines Erbmerkmals von einem einzelnen ↑Gen

Monokel|hämatom: einseitiges ↑Brillenhämatom

Mono|kin [Kurzbildung aus ↑mono... und ↑Lymphokin] *s;* -s, -e (meist *Pl.*): Produkte aus ↑Makrophagen, die die biologische Aktivität von B-Zellen und T-Zellen modulieren

mono|klonal [zu ↑mono... u. ↑klonal]: (von Zellen) auf nur einen ↑Klon zurückgehend und deshalb identisch aufgebaut (Biol., Med.). **mono|klonale Anti|körper** *Pl.:* ↑Immunglobuline, die aus einem einzigen Zellklon gebildet und zur Diagnose und Therapie verschiedener Krankheiten verwendet werden

mono|krot [zu ↑mono... u. gr. *κροτεῖν* = klopfen, schlagen]: »eingipfelig«, einmal schlagend (vom normalen Puls, der in seinem Kurvenverlauf pro Herzsystole nur eine Druckwelle zeigt)

mon|okular, in fachspr. Fügungen: **mon|ocularis, ...re** [zu ↑mono... u. lat. *oculus* = Auge]: nur ein Auge betreffend. **Mon|okulus** *m;* -, ...li: Schutzverband für ein Auge

mono|lateral [zu mono... u. ↑Latus]: einseitig, nur eine Körperseite betreffend

Mono|layer [...leər; auch: ...lɛər; aus gleichbed. engl. *monolayer,* zu ↑mono... u. engl. *layer* = Schicht] *m;* -s, -: einschichtiger Zellrasen normaler diploider Zellen auf dem Boden eines Zellkulturgefäßes

mono|man [zu ↑mono... u. gr. *μανία* = Raserei, Wahnsinn]: von einer einzigen Idee oder Zwangsneigung besessen (Psychol.). **Mono|mane** *m;* -n, -n, **Mono|manin** *w;* -, -nen: Person, die an Monomanie leidet. **Mono|manie** *w;* -, ...ien: Zustand des Besessenseins von einer einzigen Idee oder Zwangsneigung, in einer bestimmten Richtung fixierte und isolierte Triebhaftigkeit, die zu Triebhandlungen u. Ä. führt (z. B. Pyromanie). **mono|manisch** = monoman

Mono|morphie: Eingestaltigkeit

Mon|om|phalus [↑mono... u. ↑Omphalos] *m;* -, ...li: Doppelfehlbildung, bei der siamesische Zwillinge einen gemeinsamen Nabel haben (also im Nabelbereich verwachsen sind)

Mono|myo|sitis [↑mono... u. ↑Myositis] *w;* -, ...itiden (in fachspr. Fügungen: ...itides). Entzündung eines einzelnen Muskels

Mono|neu|ritis multi|plex [↑mono... u. ↑Neuritis] *w;* -, ...itiden (in fachspr. Fügungen: ...itides): Entzündung eines einzelnen Nervs; Gegensatz: ↑Polyneuritis

mono|nu|kleär [zu ↑mono... u. ↑Nukleus]: einen einfachen (nicht gelappten oder geteilten) Zellkern besitzend (von Zellen; Biol.). **Mono|nu|kleo|se** *w;* -, -n, in fachspr. Fügungen: **Mono|nu|cleo|sis,** *Pl.:* ...oses: Überwiegen der einfachkernigen Zellen im Blut bzw. auf der Vermehrung der mononukleären Zellen im Blut beruhende Erkrankung. **Mono|nu|cleo|sis in|fectio|sa:** Pfeiffer-Drüsenfieber, anginaartige Viruserkrankung, die unter verschiedenen Symptomen auftritt und für die das Überwiegen mononukleärer Zellformen im Blutbild charakteristisch ist

Mono|pharmakon [↑mono... u. ↑Pharmakon] *s;* -s, ...ka: aus einem einzigen Wirkstoff hergestelltes Arzneimittel

Mono|phasie [zu ↑mono... und gr. *φάσις* = Sprache, Rede] *w;* -, ...ien: zu den ↑Aphasien gehörende Sprachstörung mit Beschränkung des Wortschatzes auf einen Satz oder ein einzelnes Wort (auch bei Schizophrenie vorkommend; Psychol., Med.). **mono|phasisch:** die ↑Monophasie betreffend

Mono|phobie [↑mono... u. ↑Phobie] *w;* -, ...ien: krankhafte Angst vor dem Alleinsein, der Einsamkeit (Psychol.)

Mon|oph|thalmie [zu ↑mono... und gr. *ὀφθαλμός* = Auge] *w;* -, ...ien: angeborene oder erworbene Einäugigkeit; vgl. Zyklopie

Mono|phy|odontie [zu ↑mono..., gr. *φύειν* = hervorbringen, wachsen lassen u. gr. *ὀδούς*, Gen.: *ὀδόντος* = Zahn] *w;* -: einmalige Zahnung

Mono|plegie [zu ↑mono... u. gr. *πληγή* = Schlag, Hieb, Stoß] *w;* -, ...ien: kontralateral auftretende Lähmung eines einzelnen Gliedes bzw. einer bestimmten Muskelgruppe bei einer Hirnschädigung im Bereich der motorischen Zentren

Mono|podie [zu ↑mono... u. gr. *πούς*, Gen.: *ποδός* = Fuß] *w;* -, ...ien: angeborene Einfüßigkeit

Mon|or|chie [zu ↑mono... u. gr. *ὄρχις* = Hoden] *w;* -, ...ien: Vorhandensein nur eines Hodens

Mono|rezidiv [...i:f; ↑mono... u. ↑Rezidiv] *s;* -s, -e: Rückfall bei einer nicht völlig ausgeheilten Krankheit (z. B. Syphilis), von dem nur ein einzelnes Organ betroffen wird

Mono|sac|cha|rid, auch: **Mono|sa|charid** [zu ↑mono... u. gr. *σάκχαρ* = Zucker] *s;* -[e]s, -e: Einfachzucker, einfaches Kohlenhydrat (z. B. ↑Glucose; Chem.)

Monose [zu gr. *μόνος* = allein, einzig] *w;* -, -n: = Monosaccharid

Mono|somie [Kurzbildung zu ↑mono... u. ↑Chromosom] *w;* -, ...ien: Vorkommen eines unpaarigen Chromosoms im ↑diploiden Chromosomensatz des Zellkerns (Biol.)

mon|ostisch [zu ↑mono... u. gr. *ὀστέον* = Knochen]: nur einen Knochen befallend (von Krankheiten)

Mono|sub|stanz [↑mono... u. ↑Substanz] *w;* -, -en: Arzneimittel, das aus einem einzigen Wirkstoff besteht

mono|sym|ptomatisch [zu ↑mono... und ↑Symptom]: nur ein einziges charakteristisches Symptom zeigend (von Krankheiten)

Mono|therapie [↑mono... u. ↑Therapie] *w;* -, ...ien [...iən]: Behandlung einer Krankheit mit einem einzigen Arzneimittel (im Gegensatz zur ↑Kombinationstherapie)

mono|top [zu ↑mono... u. gr. *τόπος* = Ort, Stelle; Platz]: auf ein Organ beschränkt

mono|trich [zu ↑mono... u. gr. *θρίξ*, Gen.: *τριχός* = Haar]: eingeißelig (von einzelligen Lebewesen, die nur eine einzige Geißel besitzen; Zool.)

mono|valent [zu ↑mono... u. lat. *valere* = Kraft, Wirkung haben]: mit nur einer Bindung (von chem. Substanzen)

Mono|ze|phalie [zu ↑mono... u. gr. *κεφαλή* = Kopf] *w;* -, ...ien: Auftreten einer Zwillingsfehlbildung mit nur einem Kopf

mono|zygot [zu ↑mono... u. ↑Zygote]: eineiig, von einer einzigen befruchteten Eizelle (Zygote) herkommend (von Mehrlingen)

Mono|zyt [↑mono... u. ↑...zyt] *m;* -en, -en (meist *Pl.*): großer ↑mononukleärer Leukozyt mit einem leicht eingebuchteten Kern (größtes Blutkörperchen im peripheren Blut). **mono|zytär:** die Monozyten betreffend, auf Monozyten zurückgehend. **mono|zytäre Abwehrphase:** Teil der angeborenen Immunantwort, der auf die Aktivitäten der Monozyten zurückgeht

Monozyten|angina vgl. Mononucleosis infectiosa

mono|zyto|gen, in fachspr. Fügungen: **mono|cyto|genes** [zu ↑Monozyt und ↑...gen]: durch ↑Monozyten hervorgerufen; Monozyten erzeugend; z. B. in der Fügung ↑Listeria monocytogenes

Mono|zytose [zu ↑Monozyt] *w;* -, -n: Vermehrung der Monozyten im peripheren Blut über den normalen Anteil von 4 bis 8 % der weißen Blutkörperchen hinaus (Vorkommen u. a. bei der infektiösen Mononukleose)

Mons [aus lat. *mons*, Gen.: *montis* = Berg] *m;* -, Montes: anat. Bez. für: Erhebung, Vorwölbung. **Mons pubis:** »Schamberg«, oberhalb des Penis (beim Mann) bzw. der ↑Commissura labiorum anterior (bei der Frau) liegende Erhebung (Fettpolster), die (nach der Geschlechtsreife) mit den Schamhaaren bedeckt ist. **Mons veneris** [zum Namen der röm. Liebesgöttin Venus]: Bez. für den weiblichen Schamberg (Mons pubis; Anat.)

Monst|rositas *Pl.:* ...tates in fachspr. Fügungen: fehlgebildeter Fetus. **Monst|rositas per de|fectum** [↑per, ↑Defekt]: Fetus, dem ein Körperteil fehlt. **Monst|rositas per excessum** [lat. *excessus* = das Herausgehen; die Ausschreitung]: durch überzählige oder übergroße Körperteile gekennzeichneter fehlgebildeter Fetus. **Monst|rositas per fa|bricam alie|nam** [lat. *fabrica* = die Kunst; (Art und Weise der) Bildung; Bau; ↑alienus]: Fetus mit örtlichen Fehlbildungen. **Monst|rositas tri|gemina:** fehlgebildete Drillingsgeburt

Monteggia-Fraktur [mon'tɛdʒa...; nach dem ital.

Chirurgen G. B. Monteggia, 1762–1815]: Bruch der Elle im oberen Drittel (wobei gleichzeitig das Speichenköpfchen proximal ausgerenkt ist)

Montenegro-Test: Intrakutantestung auf Leishmaniosen

Montevideo-Einheit [nach der uruguayischen Stadt Montevideo, der Wirkungsstätte des uruguayischen Gynäkologen Caldeyro-Barcia, 1921–1996]: Maß für die Intensität der Gebärmutterkontraktionen während der Geburt; Abk.: ME oder M. E. (1 ME = Wehenamplitude × Wehenfrequenz in 10 min); die Wehenamplitude ergibt sich aus der Differenz zwischen dem Fruchtwasserdruck auf dem Höhepunkt einer Wehe und der vorausgegangenen Wehenpause, gemessen in mm Hg

Mont|gomery-Drüsen [mənt'gamerı...; nach dem irischen Gynäkologen W. F. Montgomery, 1797–1859]: = Glandulae areolares

Mont|gomery-Stent: T-förmiger Stent aus Silikon zur Behandlung von Larynx- u. Tracheal-Stenosen

Monticulus [Verkleinerungsbildung zu lat. *mons*, Gen.: *montis* = Berg] *m;* -, ...li: Bezeichnung für den größten Abschnitt des oberen Teils des Kleinhirnwurms (Anat.)

Moral Insanity ['mɒrəl ın'sænıtı; engl.] *w;* - -: tief greifender Defekt im moralischen Fühlen u. Verhalten, oft bei sonst normaler Intelligenz

Moraxella [nlat., nach dem frz. Ophthalmologen Victor Morax, 1866–1935] *w;* -, ...llae: Gattung gramnegativer, nicht beweglicher, kurzer Stäbchen aus der Familie der Brucellaceae (u. a. Erreger von Bindehautentzündungen)

morbid [aus lat. *morbidus* = krank, siech]: krank, kränklich. **Morbidität** *w;* -: **1)** Krankenstand, zahlenmäßiges Verhältnis zwischen erkrankten und gesunden Personen einer Bevölkerung (z. B. bei Epidemien, während eines bestimmten Zeitabschnittes). **2)** das Vorliegen einer Erkrankung

Morbilli [zu mlat. *morbillus*, Verkleinerungsbildung zu lat. *morbus* = Krankheit] *Pl.:* Masern, von Fieber, katarrhalischen Erscheinungen und Bindehautentzündung begleitete Viruskrankheit bes. des Kindesalters, verbunden mit charakteristischen rötlichen Ausschlägen, zunächst an Schleimhäuten (vgl. Koplik-Flecke), dann als Hautexanthem über den ganzen Körper verbreitet (die überstandene Infektion hinterlässt dauernde Immunität)

morbilli|form [zu ↑Morbilli u. lat. *forma* = Gestalt, Form]: masernähnlich (z. B. von Arzneimittelexanthemen)

morbi|phor [zu ↑Morbus u. gr. *φορός* = tragend, bringend]: ansteckend, Krankheiten übertragend

Morbosität [zu lat. *morbosus* = mit Krankheit behaftet] *w;* -: Kränklichkeit, Siechtum

morbosus, ...osa, ...osum: krankhaft, eine Krankheit darstellend oder im Zusammenhang mit einer Krankheit stehend; z. B. ↑Iracundia morbosa

Morbus

⟨aus gleichbed. lat. *morbus*, Gen.: *morbi* »Krankheit«⟩ m: -, ...bi:
allgemeine Bez., gebraucht z. B. für singuläre Krankheitsbilder wie Morbus haemolyticus neonatorum oder anstelle der entsprechenden fachspr. Fügung in Verbindung mit dem Namen des Erforschers bzw. Entdeckers der Krankheit; Abk.: M:
- Morbus Basedow = Basedow-Krankheit
- Morbus Bechterew = Bechterew-Krankheit
- Morbus an|glicus = Rachitis
- Morbus attonitus = Katalepsie
- Morbus caerule|us: hochgradige ↑Zyanose bei angeborenem Herzfehler
- Morbus haemo|lyticus neonatorum: hämolytische Anämie des Neugeborenen, bedingt durch die Unverträglichkeit der mütterlichen und kindlichen Blutgruppenfaktoren
- Morbus maculosus haemor|rhagicus = Purpura thrombopenica
- Morbus sacer = Epilepsie

Morcellement [morsɛlə'mã:; aus gleichbed. frz. *morcellement*] *s;* -s, -s: »Zerstückelung«, operative Zerstückelung sehr großer Tumoren zur besseren Entfernung (z. B. bei einer vaginalen Hysterektomie)

Morga|gni-Hernie: parasternale Zwerchfellhernie

Morga|gni-Hydatide [...'ganjı...; nach dem ital. Anatomen G. B. Morgagni, 1682–1771]: = Appendix testis. **Morga|gni-Säulen** = Columnae anales

Morgan ['mɔ:gən; nach dem amerik. Biologen Th. H. Morgan, 1866–1945] *s;* -[s]: Längeneinheit auf der Genkarte; Abk.: M; 1 M = eine Rekombinationsfrequenz

Morganella [nlat., nach dem engl. Arzt H. de Reimer Morgan, gest. 1931]: im Verdauungstrakt vorkommender Bazillus, Erreger der Sommerdiarrhö der Kleinkinder

Morgen|steifigkeit: Steifheit von Gelenken nach dem Erwachen, Kriterium bei der Diagnose der chronischen Polyarthritis

Moria [aus gr. *μωρία* = Torheit, Dummheit] *w;* -: krankhafte Geschwätzigkeit und Albernheit bei euphorischer Grundstimmung, Witzelsucht (galt früher als Symptom für organische Stirnhirnerkrankungen)

moribund, in fachspr. Fügungen: **moribundus, ...da, ...dum** [aus gleichbed. lat. *moribundus*]: im Sterben liegend; sterbend

Morning-after-Pille ['mɔ:nıŋ 'æftər...; engl. *morning* = Morgen, engl. *after* = nach, danach] *w;* -, -n: »Pille danach«, postkoitale Kontrazeption, d. h. Verhütung einer Schwangerschaft durch Einnahme eines speziellen Kontrazeptivums bis zu 120 Stunden nach einem Koitus

Moro-Brei [nach dem dt. Pädiater Ernst Moro,

1874–1951]: Butter-Mehl-Brei für Säuglinge. **Moro-Re|aktion:** bei Tuberkulose und nach Tuberkuloseinfektion positiv ausfallende Reaktion der Haut auf das Einreiben mit Tuberkulinsalbe (Rötung, Pustelbildung). **Moro-Re|flex:** Umklammerungsreflex, Neugeborenen und Säuglingen bis zum vierten Lebensmonat eigentümliche Reflexbewegung des Umklammerns mit den Armen bei Erschrecken, plötzlicher Lageveränderung u. Ä.

Mor|phaea [zu gr. *μορφή* = Gestalt] *w;* -, ...aeae: **1)** = Sclerodermia circumscripta. **2)** Bez. für verschiedene Formen der Fleckenbildung in der Haut bei Lepra

Mor|phin [nach dem gr. Gott Morpheus] *s;* -s: Hauptalkaloid des Opiums (Betäubungs- und Schmerzlinderungsmittel, führt bei Gewöhnung zu Süchtigkeit). **Mor|phinismus** *m;* -, ...men: chronische Morphinvergiftung (bei Morphinsüchtigkeit) mit bald einsetzendem allgemeinem körperlichem Verfall und seelischer Zerrüttung. **Morphinist** *m;* -en, -en, **Mor|phinistin** *w;* -, -nen: Person, die morphiumsüchtig ist. **Mor|phium** *s;* -s: gemeinsprachlich für: Morphin

Mor|pho|genese [gr. *μορφή* = Gestalt u. gr. *γένεσις* = Entstehung] *w;* -, auch: **Morpho|genie** *w;* -: die Entwicklung der Gestalt von Organismen und ihrer Organe (Biol.). **mor|pho|genetisch:** die Morphogenese betreffend. **Morphogenie** vgl. Morphogenese

Mor|pho|logie [gr. *μορφή* = Gestalt u. ↑...logie] *w;* -: Lehre von der Gestalt und dem Bau der Organismen und ihrer Organe (Anat., Biol.). **mor|pho|logisch:** die Morphologie oder die Gestalt und den Aufbau eines Organismus betreffend (Anat., Biol.)

Mor|pho|me|trie [gr. *μορφή* = Gestalt u. ↑...metrie] *w;* -, ...ien: Messung der Leistungsfähigkeit von Organsystemen

Morrison-Pouch [ˈmɔrɪzənpautʃ]: Raum zwischen Leber und Niere

Mors [aus gleichbed. lat. *mors*, Gen.: *mortis*] *w;* -, Mortes: Tod

Morsus [zu lat. *mordere, morsum* = beißen] *m;* -, -: Biss, Bisswunde

Mortalität, Mortalitäts|rate [aus lat. *mortalitas* = das Sterben; die Sterbefälle] *w;* -: Verhältnis der Zahl der Todesfälle (bei einer bestimmten Krankheit, während eines bestimmten Zeitabschnitts) zur Gesamtzahl der statistisch berücksichtigten (erkrankten und gesunden) Personen, z. B. zur Zahl der Gesamtbevölkerung; vgl. Letalität und Morbidität

Morti|fikation [zu lat. *mortificare, mortificatum* = töten] *w;* -, -en, in fachspr. Fügungen: **Mortificatio**, *Pl.:* ...io|nes: veralt. Bez. für ↑Nekrose

Morton-Interdigital|neuralgie vgl. Morton-Metatarsalgie

Morton-Metatarsalgie [nach dem amerik. Chirurgen Thomas G. Morton, 1835–1903]: Schmerzsyndrom der Fußsohle durch Druckschädigung bzw. Neurombildung

mortu|us, ...tua, ...tu|um [zu lat. *moriri, mortuum* = sterben]: tot; abgestorben; z. B. in der Fügung ↑Digitus mortuus

Morula [Verkleinerungsbildung zu lat. *morum* = Maulbeere] *w;* -, ...lae: **1)** »Maulbeerkeim«, kugeliger, durch Furchungsteilung des befruchteten Eies entstandener Zellhaufen im Frühstadium der embryonalen Entwicklung (Biol.). **2)** fertige Teilungsform der Malariaplasmodien

Mosaik [aus frz. *mosaïque* = Mosaik, von gleichbed. ital. *mosaico, musaico*, letztlich zu gr. *μοῦσα* = Muse; Kunst] *s;* -s, -e: Individuum, dessen Organismus sich aus Zellgruppen mit unterschiedlichem Genotyp zusammensetzt (Genetik)

Mosaik|warzen *Pl.:* Plantarwarzen in beetartiger Ausdehnung an Fußsohlen oder Zehenballen

Mosai|zismus [zu frz. *mosaïque* = Mosaik; buntes Allerlei] *m;* -: Vorhandensein von zwei verschiedenen Blutgruppen bzw. genetisch unterschiedlichen Zellarten in einem Individuum als Folge einer genetischen Fehlbildung

mos|chati|formis, ...me [zu gr. *μόσχος* = Moschus (bzw. dem darauf beruhenden mlat. *muscata* = Muskatnuss) u. lat. *forma* = Gestalt, Form]: muskatnussähnlich (im Aussehen); z. B. ↑Hepar moschatiforme

Moschcowitz-Syndrom [nach der amerik. Ärztin Eli Moschcowitz, 1879–1964], auch: **thrombotisch-thrombozytopenische Purpura:** Krankheitsbild unklarer Ursache mit Schädigung der Haargefäße (Kapillaren) und Auflösung der roten Blutkörperchen, mit Gerinnungsstörungen bzw. dem Verbrauch von Gerinnungsfaktoren und Blutplättchen sowie neurologischen Ausfällen; Abk.: TTP

Motilin [zu lat. *movere, motum* = bewegen] *s;* -s, -e: Gewebshormon, das die Magen-Darm-Motorik anregt. **Motilität** *w;* -: Bez. für die Gesamtheit der unwillkürlichen (reflektorischen, vegetativ gesteuerten) Muskelbewegungen (im Gegensatz zur ↑Motorik). **Motilitäts|hemmer:** Arzneimittel, die die Motilität des Darms hemmen (zur Behandlung der Diarrhö)

motivational [zu mittellat. *motivum*, spätlat. *motivus* = bewegend, antreibend, dies zu lat. *motum*, 2. Partizip von *movere* = bewegen, u. ↑...al]: die Handlungsbereitschaft, den Antrieb, die Motivation betreffend (Psychol.)

Moto|loge *m;* -n, -n, **Moto|login** *w;* -, -nen [lat. *motus* = Bewegung u. ↑...loge]: Person mit Fachkenntnissen auf dem Gebiet der Motologie. **Moto|logie** [↑...logie] *w;* -: Lehre von der menschlichen Motorik und deren Anwendung in Erziehung und Therapie. **moto|logisch:** die Motologie betreffend

Moto|neu|ron [Kurzbildung aus ↑motorisch u. ↑Neuron] *s;* -s, ...ronen u. ...ren: Neuron, das die quer gestreifte Muskulatur versorgt

Moto|päd|agogik [lat. *motus* = Bewegung u. das FW *Pädagogik* (von gr. *παιδαγωγική* = Erziehungskunst)] *w;* -: Sonderform der Pädagogik, die sich mit der Persönlichkeitsbildung von Kindern mit Hirnfunktionsstörungen durch bewegungsorientierte Verfahren befasst

Moto|pädie [zu lat. *motus* = Bewegung u. Analogiebildung zu ↑Orthopädie] *w;* -: Zweig der ↑Krankengymnastik, der sich mit dem Training nicht befallener Muskeln bei Lähmungen mit Muskelschwund befasst

Motor|cortex vgl. Motorkortex

Motorik [zu lat. *motor* = der Beweger] *w;* -: Bez. für die Gesamtheit der willkürlichen, aktiven (durch die Hirnrinde gesteuerten) Muskelbewegungen (im Gegensatz zur ↑Motilität). **motorisch:** die Motorik betreffend, mit der nervlichen Steuerung der aktiven Muskelbewegungen zusammenhängend. **motorische Aphasie:** durch Fehlkoordination der Sprechmuskelbewegungen bedingte Sprachstörung bzw. Wortstummheit. **motorische Bahn:** Nervenbahn, die dem Muskel die Bewegungsimpulse zuführt. **motorius, ...ia, ...ium:** der Bewegung dienend; z. B. in der Fügung ↑Nucleus motorius

Motor|kortex [zu lat. *motor* = der Beweger u. ↑Kortex] *m;* -[es], -e u. ...tizes, in der anat. Nomenklatur: **Motor|cortex** *m;* -, ...tices: Bereich der Hirnrinde, der Bewegungen steuert

Moto|therapie [lat. *motus* = Bewegung u. ↑Therapie] *w;* -, ...ien: Sammelbez. für bewegungsorientierte Verfahren zur Behandlung von frühkindlichen Hirnfunktionsstörungen

MOTT: Abk. für *m*ycobacteria *o*ther *t*han *t*ubercle bacilli, Mykobakterien, die keine Tuberkulose u. keine Lepra erzeugen

Mou|ches volantes [mʊʃ voˈlãːt; aus gleichbed. frz. *mouches volantes*] *Pl.:* »fliegende Mücken«, gegen einen hellen Hintergrund zu sehende kleine, schwarze Flecken im Gesichtsfeld, hervorgerufen durch Einlagerungen im Glaskörper, degenerative Glaskörperveränderungen (beides ohne Krankheitswert) oder Glaskörperabhebung (Gefahr von Netzhauteinrissen)

Mou|lage [muˈlaːʒə; aus frz. *moulage* = Abguss, Abdruck] *m;* -, -s (auch: *w;* -, -n): aus Wachs, Gips o. Ä. hergestelltes farbiges Modell eines Organs oder Körperteils

Mounier-Kuhn-Syndrom [nach dem frz. HNO-Arzt P. Mounier-Kuhn]: angeborene Trachea- u. Bronchien-Erweiterung

Moxi|bustion, auch: **Moxa|bustion** [zu nlat. *moxa* (aus jap. *mogusa*) = Kegel aus getrocknetem Beifuß u. lat. *comburere, combustum* = verbrennen] *w;* -, -en: aus der ostasiatischen Medizin übernommene Methode der Alternativmedizin, bei der durch Abbrennen kleiner Brennkegel aus getrockneten Beifußblättern über bestimmten Hautarealen ein die körpereigene Abwehr verstärkender Reiz ausgeübt werden soll; in der Schwangerschaft eingesetzt, um das Drehen des Kindes aus Beckenendlage in Schädellage zu bewirken

Moya-Moya-Syndrom [jap. *moyamoya* = nebelhaft]: progrediente Stenose des Circulus Willisii mit funktionslosem arteriellem Netzwerk der A. cerebri media; verbunden mit zerebralen Mikroaneurysmen durch fragile Gefäßwände

MPA: Abk. für *M*edroxy-*P*rogesteron-*A*zetat, Hormon, exogenes Gestagen

MPG: Abk. für ↑*M*edizin*p*rodukte*g*esetz

MRA: Abk. für ↑*M*agnet*r*esonanz*a*ngiografie

MRCP: Abk. für ↑*M*agnet*r*esonanz-*C*holangio-*P*ankreatikografie

MRD: Abk. für *m*inimal *r*esidual *d*isease, minimale Resterkrankung

MRDM: Abk. für *m*alnutrition-*r*elated *d*iabetes *m*ellitus, Diabetes mellitus durch Mangelernährung

MRI: Abk. für *m*agnetic *r*esonance *i*maging, ↑Kernspintomografie

mRNA, mRNS: Abk. für ↑Messenger-Ribonukleinsäure

mRNA-Impfstoff, mRNS-Impfstoff [↑Messenger-Ribonukleinsäure] *m;* -s, -: genbasierte Vakzine, die Informationen aus der mRNA (z. B. den Code) eines Virus enthält, die sie an das Immunsystem übermittelt, das mit der Bildung von Antikörpern reagiert

MRP: Abk. für *m*ultidrug *r*esistance associated *p*rotein, ↑Multiple-Medikamentenresistenz-Proteine

MRSA: Abk. für *M*ethicillin-*r*esistenter *S*taphylococcus *a*ureus (ein multiresistener Erreger)

MRT: Abk. für ↑*M*agnet*r*esonanz*t*omografie

MS: Abk. für ↑Multiple Sklerose

MSA: Abk. für ↑*M*ulti*s*ystem*a*trophie

MSA-OPCA: Abk. für ↑*M*ulti*s*ystem*a*trophie-↑*o*livo*p*onto[*c*]zerebelläre *A*tropie

MSAP: Abk. für *M*uskel*s*ummen*a*ktions*p*otenzial

MTA: Abk. für ↑medizinisch-technischer Assistent, medizinisch-technische Assistentin

MTD: Abk. für ↑maximale Tagesdosis

MTLA: Abk. für ↑medizinisch-technischer Laboratoriumsassistent, medizinisch-technische Laboratoriumsassistentin

MTRA: Abk. für ↑medizinisch-technischer Radiologieassistent, medizinisch-technische Radiologieassistentin

Mucilago vgl. Muzilago

mucino|fi|brinosus, ...osa, ...osum [zu ↑Mucus u. ↑Fibrin]: schleim- und fibrinhaltig (von gutartigen Mischgeschwülsten)

Muckle-Wells-Syndrom [nach dem brit. Pädiater Thomas J. Muckle u. dem brit. Arzt Michael V. Wells]: autosomal-dominant vererbte urtikarielle Exantheme mit Taubheit u. Amyloidose

Mucochalasis vgl. Mukochalase

Mucor|mykose, auch eingedeutscht: **Mukormykose** *w;* -, -n: Erkrankung einzelner Organe durch Kleinpilze der Gattung Mucor

Mucositis vgl. Mukositis. **mucosus** vgl. mukös

Mucoviscidosis vgl. Mukoviszidose

Mucus [aus lat. *mucus* = Schleim] *m;* -, Muci:

»Schleim«, Sekret der Schleimdrüsen (enthält u. a. ↑Muzine, verschiedene anorganische Salze, Leukozyten und ↑desquamative Zellen)

Müdigkeit vgl. Fatigatio

MUFA: Abk. für *mono*u*n*satured *f*atty *a*cids, einfach ungesättigte Fettsäuren

Muko|chalase [↑Mucus und gr. *χάλασις* = Nachlassen, Erschlaffen] *w;* -, -n, in fachspr. Fügungen: **Muco|chalasis,** *Pl.:* ...allases: Schlaffheit der Mund- und Gaumenschleimhaut

Muko|epider|moid|tumor [aus ↑Muko..., ↑Epidermoid u. ↑Tumor]: Speicheldrüsentumor

muko|id [↑Mucus und ↑...id]: schleimähnlich (z. B. von Sekreten). **Muko|id** *s;* -[e]s, -e (meist *Pl.*): den ↑Muzinen ähnliche Schleimstoffe (↑Glykoproteine) in Gelenkkapseln und Schleimbeuteln

Muko|klase [↑Mucus u. gr. *κλάσις* = das Zerbrechen] *w;* -, -n: früher angewendete Zerstörung der Gallenblasenschleimhaut mit Hochfrequenzstrom (zur Heilung von Gallenblasenentzündungen)

Muko|lyse [↑Mucus u. ↑...lyse] *w;* -, -n: Lösung des in den Atemwegen befindlichen Schleims. **Mukolytikum** *s;* -s, ...ka: schleimlösendes Arzneimittel

Muko|poly|sa[c]charid [↑Mucus u. ↑Polysa[c]charid] *s;* -[e]s, -e (meist *Pl.*): aus Sacchariden und Proteinen aufgebaute Gerüstsubstanzen des Schleim- und Bindegewebes (Biochemie). **Muko|polysa[c]charidose** *w;* -, -n: Sammelbez. für eine Gruppe erblich bedingter Stoffwechselstörungen (Speicherkrankheiten), bei denen aufgrund eines Enzymdefekts der Abbau der Mukopolysaccharide gestört ist, deren Ablagerung im Körper zu Skelettanomalien (z. B. ↑Dysostosis multiplex) und anderen Fehlbildungen führt

Muko|prote|id [↑Mucus u. ↑Proteid] *s;* -[e]s, -e: = Muzin

muko|purulent [zu ↑Mucus u. ↑Pus]: schleimig-eitrig (bezogen auf die Beschaffenheit eines Sekrets)

Mukormykose vgl. Mucormykose

mukös, in fachspr. Fügungen: **mucosus, ...osa, ...osum** [zu ↑Mucus]: schleimig, von schleimartiger Beschaffenheit; Schleim absondernd, z. B. in der Fügung Colitis mucosa, ↑Kolitis. **muköse Drüse** = Glandula mucosa. **Mukosa** *w;* -, ...sen od. ...sä: übliche Kurzbez. für ↑Tunica mucosa. **Mukositis** *w;* -, ...itiden, in fachspr. Fügungen: **Mucositis,** *Pl.:* ...itides: seltene allg. Bez. für: Schleimhautentzündung (dafür häufiger die genaueren Bezeichnungen ↑Gastritis, ↑Zystitis usw.)

Muko|stase [↑Mucus u. gr. *στάσις* = Stehen, Stillstand] *w;* -, -n: Schleimstauung (z. B. in den Bronchien)

Muko|vis|zidose [zu ↑Mucus u. lat. *viscidus* = zähflüssig, klebrig] *w;* -, -n, in fachspr. Fügungen: **Muco|vis|cidosis,** *Pl.:* ...oses: zystische Fibrose, autosomal-rezessiv erbliche Stoffwechselstörung mit einer Dysfunktion aller Schleim sezernierenden Drüsen (besonders der Bronchialdrüsen) und Veränderungen des Pankreas

Muko|zele [↑Mucus u. ↑...zele] *w;* -, -n: Ansammlung von Schleim in einer Zyste oder einem Hohlraum

Mukus *m;* -, Muzi: eindeutschende Schreibung für ↑Mucus

mulie|bris, ...bre [zu lat. *mulier* = Frau]: weiblich, die Frauen betreffend. **Mulier** [...ɪ-ɛr] *w;* -, Mulieres: Frau

Müller-Gang [nach dem dt. Physiologen Johannes Müller, 1801–1858]: = Ductus paramesonephricus

Müller-Handgriff [nach dem dt. Gynäkologen Arthur Müller, 1863–1926]: Manualhilfe bei Beckenendlage zur Lösung und Entwicklung der kindlichen Schultern und Arme

mult|an|gulus, ...la, ...lum [aus gleichbed. lat. *multangulus*]: vielwinklig, vieleckig; z. B. in der Fügung ↑Os multangulum majus (ältere Bez. für ↑Os trapezium)

mul|ti..., Mul|ti...

⟨lat. multus »viel, zahlreich, reichlich, groß«⟩ Präfix mit der Bedeutung »viel, vielfach, mehrfach«:
- multifaktoriell
- multifunktional
- multilobulär
- multizellulär
- Multigravida

multi|fidus, ...da, ...dum [aus lat. *multifidus* = in viele Teile gespalten]: vielfach aufgespalten (von Muskeln mit mehreren Sehnenansätzen; z. B. in der Fügung ↑Musculus multifidus)

multi|formis, ...me [aus lat. *multiformis* = vielgestaltig]: vielgestaltig, vielförmig, in vielerlei Erscheinungsformen auftretend

Multi|gravida [↑multi... u. ↑Gravida] *w;* -, ...dae: = Plurigravida

multi|lobulär, in fachspr. Fügungen: **multilobularis, ...re** [zu ↑multi... u. ↑Lobulus]: viellappig, aus vielen ↑Lobuli bestehend (z. B. von Drüsen). **multilobulatus, ...ta, ...tum:** gelappt, aus zahlreichen Lappen bestehend; z. B. in der Fügung ↑Placenta multilobulata

multi|lokulär, in fachspr. Fügungen: **multilocularis, ...re** [zu ↑multi... u. ↑Locus]: **1)** an vielen Stellen auftretend. **2)** vielkammerig, aus vielen Kammern bestehend (z. B. in der Fügung ↑Echinococcus multilocularis)

multi|modale Therapie [↑multi..., lat. *modus* = Art und Weise, ↑Therapie]: Kombination verschiedener Therapieansätze, z. B. Bewegungstherapie, Psychotherapie und medikamentöse Therapie

multi|morbid [zu ↑multi... u. ↑Morbidität]: an mehreren Krankheiten zugleich leidend. **Multimorbidität** *w;* -: das gleichzeitige Bestehen mehrerer Krankheiten bei einem Patienten, einer Patientin

multi|nu|kleär, in fachspr. Fügungen: **multinu-**

clea|ris, ...re [zu ↑multi... u. ↑Nukleus]: vielkernig, viele Kerne enthaltend (z. B. von Zellen; Biol.)

Multi|organ|versagen [aus ↑Multi... u. ↑Organ]: gleichzeitiges od. sehr kurz aufeinanderfolgendes Versagen der Funktionen mehrerer lebenswichtiger Organe; Abk.: MOV

Multi|organ|virus [aus ↑Multi..., ↑Organ u. ↑Virus]: Virus, das mehrere Organe gleichzeitig befällt

Multi|para [zu ↑multi... u. lat. *parere* = gebären] *w;* -, ...paren: = Pluripara

multipel [aus lat. *multiplus* = vielfach]: vielfach, an vielen Stellen auftretend (z. B. von Hauteffloreszenzen)

multiple chemical sensitivity [ˈmaltɪpl ˈkemɪkl sensɪˈtɪvɪtɪ; engl. = vielfache Chemikalienempfindlichkeit] *w;* - - -, - - -ies, auch: **multiple Chemikalien|sensibilität** *w;* -n -: Syndrom mit v. a. neurologischen Manifestationen (Schwindel, Kopfschmerzen, Übelkeit, Müdigkeit) ohne pathologischen Befund, das bei Einzelpersonen durch Kontakt mit Umweltschadstoffen hervorgerufen wird, deren Konzentration in der Allgemeinbevölkerung keine Reaktion bewirkt; Abk.: MCS

Multiple-Medikamentenresistenz-Proteine [aus lat. *multiplus* = vielfach, ↑Medikament, ↑Resistenz u. ↑Protein] *Pl.:* Transportproteine, die aktiv Zytostatika aus der Zelle transportieren und möglicherweise zum Schutz gesunder Zellen bei der Chemotherapie beitragen können

multi|ple Sklerose: Erkrankung des Gehirns und des Rückenmarks mit Bildung zahlreicher (später sklerotischer) Entmarkungsherde (Abk.: MS); auch: Encephalitis disseminata od. Encephalomyelitis disseminata

multi|plex [aus lat. *multiplex* = vielfach, mannigfaltig]: = multipel

multi|resistent [↑multi... u. ↑resistent]: gegenüber einer Vielzahl von Stoffen widerstandsfähig

Multi|semie [zu ↑multi... u. ↑Semen] *w;* -: Ausstoßung eines überreichlichen Samenvolumens (über 6 ml pro Ejakulation); Gegensatz: Parvisemie

Multi|system|atrophie [aus ↑Multi..., ↑System u. ↑Atrophie]: Symptomenkomplex aus autonomen Störungen, progressiver zerebellärer Ataxie u. Parkinsonsyndrom; Abk.: MSA

multi|valent: 1) mit mehreren Bindungen (von chem. Substanzen). **2)** (von psychischen Eigenschaften, Tests o. Ä.) mehrwertig, vielwertig, mehrere Deutungen bzw. Lösungen zulassend (Psychol.). **Multi|valenz** *w;* -, -en: Eigenschaft, ↑multivalent zu sein

multi|vis|zeral [zu ↑multi... u. ↑Viszera]: mehrere Organe betreffend; z. B. multiviszerale Transplantation

multi|zellulär, in fachspr. Fügungen: **multicellularis, ...re** [zu ↑multi... u. ↑Cellula]: vielzellig, aus vielen Zellen bestehend (Biol.)

Mumi|fikation [zum FW *Mumie* u. lat. *facere* (in Zus. *-ficere*) = machen] *w;* -, -en, in fachspr. Fügungen: **Mumi|ficatio,** *Pl.:* ...io|nes: Austrocknung nekrotischer Gewebeteile an der freien Luft. **mumifizie|ren:** eintrocknen, absterben lassen (Gewebe)

Mumps vgl. Parotitis epidemica

Münchhausen-by-Proxy-Syndrom, Münchhausen-Stellvertreter-Syndrom [nach dem »Lügenbaron« Karl F. H. Freiherr von Münchhausen, 1720–1797]: Vortäuschung von Symptomen einer in Wahrheit nicht vorhandenen Krankheit bei einem Kind oder einer anvertrauten abhängigen Person zur Erlangung von Zuwendung. **Münchhausen-Syndrom:** Vortäuschung von Symptomen einer in Wahrheit nicht vorhandenen Krankheit zur Erlangung von Zuwendung

Mund vgl. ²Os

Mundfäule vgl. Stomatitis ulcerosa

Mundgeruch vgl. Foetor ex ore

Mundhöhle vgl. Cavum oris

Mund-Nase[n]-Schutz *m;* -es, -e: Mund und Nase bedeckende Maske (aus Vlies o. Ä.), die eine Verbreitung von Erregern verhindern und so das Infektionsrisiko verringern soll

murin [zu lat. *mus,* Gen.: *muris* = Maus]: von der Maus abstammend (z. B. murine Leukämiezellen)

Murphy-Zeichen [məːfɪ...; nach dem amerik. Arzt. J. B. Murphy, 1857–1916]: Druckschmerzhaftigkeit der Gallenblase bei Palpation in tiefer Einatmung (beweisend für Cholelithiasis)

Mus articularis [lat. *mus* = Maus; ↑artikulär] *m;* - -: »Gelenkmaus« (vgl. Arthrolith)

Muscarin vgl. Muskarin

muscularis vgl. muskulär

mus|culo|cutane|us, ...nea, ...ne|um [zu Musculus (↑Muskel) u. ↑Kutis]: zur Haut und zu bestimmten Muskeln gehörend; z. B. in der Fügung ↑Nervus musculocutaneus (Anat.)

mus|culo|phrenicus, ...ca, ...cum [zu Musculus (↑Muskel) u. gr. *φρήν* = Zwerchfell]: zur Bauchwand- und Brustmuskulatur und zum Zwerchfell gehörend; z. B. in der Fügung ↑Arteria musculophrenica (Anat.)

mus|culo|tubarius, ...ria, ...rium [zu ↑Muskel u. ↑Tube]: zum Trommelfell und zur Ohrtrompete gehörend; z. B. in der Fügung ↑Canalis musculotubarius (Anat.)

Musculus vgl. Muskel

Musik|therapeut *m;* -, -en, **Musik|therapeutin** *w;* -, -nen: Psychologe/-in mit Spezialkenntnissen auf dem Gebiet der Musiktherapie. **musik|therapeutisch:** die Musiktherapie betreffend, mit den Mitteln der Musiktherapie. **Musik|therapie:** Anwendung von musikalischen Darbietungen oder Musikausübung zur Lockerung, Entspannung oder Entkrampfung bei psychischen Krankheiten (Form der Psychotherapie)

Mus|karin, chem.-fachspr.: **Mus|carin** [zu *muscarius* (in der Fügung ↑Amanita muscaria)] *s;* -s: stark giftiges Alkaloid des Fliegenpilzes (wirkt pupillenverengend, gefäßerweiternd und blutdrucksenkend; Gegenspieler des ↑Atropins)

Muskatnussleber vgl. Hepar moschatiforme

Mus|kel [aus lat. *musculus,* Gen.: *musculi* (Verkleinerungsbildung zu lat. *mus* = Maus) = Mäuschen; Muskel] *m;* -s, -n, in fachspr. Fügungen: **Mus|culus** *m;* -, ...li: aus kontraktilen Faserbündeln bestehendes Gewebsorgan mit der Fähigkeit, bei Verkürzung Zugkräfte auszuüben und dadurch Bewegungen verschiedenster Art (des Körpers bzw. seiner Teile) zu bewirken; Abk.: M. (*Pl.:* Mm.). **Mus|culi ab|dominis** *Pl.:* Gesamtheit der Bauchmuskeln, die Muskelplatten der vorderen und seitlichen Bauchwand zwischen dem unteren Rand des Brustkorbs und dem Becken. **Mus|culus abductor digiti minimi:** ↑Abduktor des Kleinfingers bzw. der Kleinzehe, vom Hand- bzw. Fußgelenkbereich zum Grundglied ziehend. **Mus|culus abductor hallucis** [↑Hallux]: ↑Abduktor, der die Großzehe im Grundgelenk streckt (zieht vom Metatarsalbereich des Fußes zum Zehengrundglied). **Mus|culus ab|ductor pollicis brevis** bzw. **lon|gus** [↑Pollex]: »kurzer bzw. langer Daumenabzieher« (Muskeln des Handgelenkbereichs, die den Daumen abspreizen). **Mus|culus ad|ductor brevis:** kurzer Schenkelanzieher, einer der Hüftmuskeln, die den Oberschenkel zur Körpermitte hin anziehen. **Mus|culus ad|ductor hallucis** [↑Hallux]: »Großzehenanzieher«, Muskel des Mittelfußes, der die Anziehung der Großzehe zur Fußmitte hin bewirkt. **Mus|culus ad|ductor lon|gus:** langer Schenkelanzieher, einer der Hüftmuskeln, die die Anziehung des Oberschenkels zur Medianebene hin bewirken. **Mus|culus ad|ductor ma|gnus:** großer Schenkelanzieher, einer der Hüftmuskeln, die die Anziehung des Oberschenkels zur Körpermitte hin bewirken. **Mus|culus ad|ductor pollicis** [↑Pollex]: »Daumenanzieher«, Muskel der Mittelhand, der die Anziehung des Daumens zur Handmitte hin bewirkt. **Mus|culus anconaeus:** kleiner, dreieckiger, mit der hinteren Wand der Kapsel des Ellbogengelenks verwachsener Muskel, der den Vorderarm streckt u. die Ellbogengelenkkapsel strafft. **Mus|culus anti|tragicus:** Antitragusmuskel, kurzes Muskelfaserbündel an der äußeren Oberfläche des ↑Antitragus der Ohrmuschel. **Mus|culi arrectores pilorum** [↑Pilus] *Pl.:* Haarbalgmuskeln, an den Haarfollikeln angreifende glatte Muskeln der Haut, die die Haare aufrichten. **Mus|culus articularis:** Bez. für die Muskeln, die mit Gelenkkapseln verwachsen sind und diese (bei der Flexion) anspannen. **Mus|culus articularis cubiti:** Spannmuskel der Ellbogengelenkkapsel. **Mus|culus articularis genus:** Spannmuskel der Kniegelenkkapsel. **Mus|culus ary|epi|glotticus:** Muskel, der den Kehlkopfeingang verengert (Faszie des ↑Musculus arytaenoideus obliquus). **Mus|culus aryte|no|ideus ob|liquus:** Muskel, der den Kehlkopfvorhof verengert. **Mus|culus aryte|no|ide|us trans|versus:** quer liegender Gießbeckenmuskel, Muskel, der die beiden Gießbeckenknorpel des Kehlkopfs einander nähert. **Mus|culus au|ricularis anterior** bzw. **posterior:** vorderer bzw. hinterer Ohrmuskel (sehr schwache Muskeln, spielen bei den mimischen Ausdrucksbewegungen so gut wie keine Rolle). **Mus|culus au|ricularis superior:** oberer Ohrmuschelmuskel, rudimentärer, zum oberen Teil der Ohrmuschel ziehender Muskel. **Mus|culus bi|ceps bra|chii:** zweiköpfiger Oberarmmuskel, der den Arm im Ellbogengelenk beugt. **Mus|culus bi|ceps femoris** [↑Femur]: zweiköpfiger Schenkelmuskel, der das Bein im Kniegelenk beugt. **Mus|culus bipennatus:** »doppelt gefiederter Muskel«, Bez. für Muskeln, deren Fasern auf zwei Seiten an einer Sehne (wie die Strahlen einer Vogelfeder am Schaft) ansetzen. **Mus|culus bra|chia|lis:** unter dem ↑Musculus biceps brachii liegender zweigefiederter Muskel, der den Unterarm im Ellbogengelenk beugt. **Mus|culus bra|chio|radialis:** Oberarm-Speichen-Muskel (beugt den Unterarm im Ellbogengelenk). **Mus|culus bron|cho|oesophageus:** dünne, dreieckige Muskelplatte, die vom linken Hauptast der Luftröhre zur Speiseröhre zieht. **Mus|culus buc|cinator:** Wangenmuskel, mimischer Gesichtsmuskel (zieht die Mundwinkel nach der Seite und strafft die Wangen). **Mus|culi bulbi** *Pl.:* Gesamtheit der äußeren (den Augapfel bewegenden) Augenmuskeln. **Mus|culus bulbocavernosus,** dafür in der neusten Nomenklatur: **Mus|culus bulbo|spon|gio|sus:** Muskel, der den Harnröhrenschwellkörper bzw. den Scheidenvorhof konstringiert. **Musculi capitis** [↑Caput] *Pl.:* Gesamtheit der Kopfmuskeln. **Mus|culus ceratocrico|ide|us:** Muskelbündel zwischen Schildknorpel und Ringknorpel des Kehlkopfs. **Mus|culus chondro|glossus:** Knorpel-Zungen-Muskel (erstreckt sich vom Zungenbein zum Zungenkörper und zieht die Zunge zurück). **Mus|culus chon|dropharyn|ge|us:** ältere Bez. für ↑Pars chondropharyngea. **Mus|culus cilia|ris:** Ziliarmuskel des Auges, Akkommodationsmuskel, glatter Muskel des Ziliarrings, der die ↑Akkommodation der Linse bewirkt (aus radialen, zirkularen und meridionalen Fasern bestehend). **Mus|culus coc|cyge|us:** »Steißbeinmuskel«, am Steißbein ansetzender Muskel. **Mus|culi coc|cygei** [- ...e-ı] *Pl.:* die zum Steißbein gehörenden Muskeln. **Mus|culi colli** *Pl.:* Gesamtheit der Halsmuskeln. **Mus|culus compressor naris** [lat. *naris* = Nasenloch]: das Nasenloch verengender, den Nasenflügel abwärtsziehender Muskel. **Mus|culus con|strictor pharyn|gis inferior** bzw. **medius** bzw. **superior** [↑Pharynx]: unterer bzw. mittlerer bzw. oberer Schlundmuskel (verengern den Rachen). **Mus|culus coraco|brachialis:** Hakenarmmuskel, vom Rabenschnabelfortsatz ausgehender Muskel, der am Heben des Armes beteiligt ist. **Mus|culus cor|rugator supercilii:** unter der Augenbraue liegender mimischer Gesichtsmuskel (zieht die Stirnhaut zusammen und bewirkt die senkrechten Falten zwischen Nasenwurzel und Augenbraue). **Mus|culus cremaster:** Hodenheber, die Hodenhüllen umgreifender Muskel (Teil des ↑Musculus transversus abdominis und des ↑Musculus obliquus internus abdominis). **Mụs|culus crico|aryte|no|ide|us lateralis:** seitlicher Kehlkopfmuskel (erweitert den Kehlkopf). **Mụs|culus crico|aryte|no|ide|us posterior:** dorsal liegender Kehlkopfmuskel (erweitert die Stimmritze). **Mụs|culus crico|pharynge|us:** ältere Bez. für: Pars cricopharyngea. **Mụs|culus crico|thyreo|ide|us:** Kehlkopfmuskel, der Schild- und Ringknorpel einander nähert und damit am Spannen der Stimmbänder beteiligt ist. **Mụs|culus cutane|us:** allg. Bez. für einen nicht vom Knochen ausgehenden, sondern mit beiden Enden an der Haut ansetzenden Muskel. **Mụs|culus delto|ide|us:** dreieckiger Schultermuskel, der den Oberarm nach der Seite hebt. **Mụs|culus de|prẹssor anguli oris** [↑²Os]: dreieckiger Muskel, der den Mundwinkel herabzieht. **Mụs|culus de|prẹssor labii inferio|ris:** viereckiger Muskel, der die Unterlippe herabzieht. **Mụs|culus de|prẹssor sẹpti:** die Nasenspitze und die Nasenscheidewand nach unten ziehender Muskel. **Mụs|culus de|prẹssor super|cilii:** die Augenbraue nach unten ziehender mimischer Gesichtsmuskel. **Mụs|culus de|trusor vesicae:** Muskulatur der Harnblasenwand. **Mụs|culus di|gạst|ricus:** doppelbauchiger Unterkiefermuskel (hebt das Zungenbein und zieht den Unterkiefer nach unten). **Mụs|culus dilatator naris** [lat. *naris* = Nasenloch]: das Nasenloch erweiternder Muskel. **Mụs|culus dilatator pupillae:** die Pupille erweiternder ringförmiger Irismuskel. **Mụs|culi dọrsi** *Pl.:* »Rückenmuskeln«, breite, flächenhafte Muskeln, deren verschiedene Schichten zu den oberen Gliedmaßen, zu den Rippen und zum Hals ziehen. **Mụs|culus epi|cranius:** Muskel des Schädeldachs, Sammelbez. für ↑Venter frontalis und ↑Venter occipitalis (musculi occipitofrontalis) und für den ↑Musculus temporoparietalis. **Mụs|culus erẹctor spinae:** Bez. für die Gesamtheit der das Rückgrat streckenden Muskelbündel (↑Musculus iliocostalis u. ↑Musculus longissimus). **Mụs|culus ex|tẹnsor cạrpi radia|lis brevis** bzw. **lọn|gus:** kurzer bzw. langer Handstrecker des Unterarms, die die Hand im Handgelenk zur Speichenseite hin strecken. **Mụs|culus ex|tẹnsor cạrpi ulnaris:** ulnarer Handstrecker, Muskel des Unterarms, der die Ulnarabduktion und die Dorsalflexion im Handgelenk bewirkt. **Mụs|culus ex|tẹnsor digiti minimi:** Muskel des Unterarms, der den Kleinfinger streckt. **Mụs|culus ex|tẹnsor digitorum:** Muskel des Unterarms, der den 2.–5. Finger streckt. **Mụs|culus ex|tẹnsor digitorum brevis** bzw. **lọn|gus:** kurzer bzw. langer Zehenstrecker, Unterschenkelmuskeln, die die 2.–4. Zehe strecken. **Mụs|culus ex|tẹnsor hallucis brevis** bzw. **lọn|gus** [↑Hallux]: kurzer bzw. langer Großzehenstrecker, Muskel des Unterschenkels, die das Grundglied bzw. Endglied der Großzehe im Gelenk strecken. **Mụs|culus ex|tẹnsor indicis** [↑Index]: Muskel des Unterarms, der den Zeigefinger streckt. **Mụs|culus ex|tẹnsor pọllicis brevis** bzw. **lọn|gus** [↑Pollex]: kurzer bzw. langer Daumenstrecker, Unterarmmuskeln, die das Grundglied bzw. Endglied des Daumens im Gelenk strecken. **Mụsculi facia|les et masticatores** [zu lat. *masticare* = kauen] *Pl.:* Gesamtheit der Gesichts- und Kaumuskeln. **Mụs|culus fibularis** = Musculus peronaeus. **Mụs|culus flẹxor accessorius** = Musculus quadratus plantae. **Mụs|culus flẹxor cạrpi radia|lis:** Muskel des Unterarms, der die Hand nach der Speichenseite zu beugt. **Mụs|culus flẹxor cạrpi ulnaris:** Muskel des Unterarms, der die Hand nach der Ellenseite hin beugt. **Mụs|culus flẹxor digiti minimi brevis:** Muskel des Unterarms bzw. Unterschenkels, der den Kleinfinger bzw. die Kleinzehe beugt. **Mụs|culus flẹxor digitorum brevis** bzw. **lọn|gus:** kurzer bzw. langer Zehenbeuger, Muskeln des Unterschenkels, die die Zehen im Grundgelenk bzw. Endgelenk beugen. **Mụs|culus flẹxor digitorum pro|fundus:** tief liegender Muskel des Unterarms, der die Finger in den Endgelenken beugt. **Mụs|culus flẹxor digitorum super|ficia|lis:** oberflächlicher Fingerbeuger, Muskel, der die Finger im Mittel- und Grundgelenk beugt. **Mụs|culus flẹxor hallucis brevis** bzw. **lọn|gus** [↑Hallux]: kurzer bzw. langer Großzehenbeuger, Muskeln des Unterschenkels, die die Großzehe im Basisgelenk bzw. im Endgelenk beugen. **Mụs|culus flẹxor pọllicis brevis** bzw. **lọn|gus** [↑Pollex]: kurzer bzw. langer Daumenbeuger, Muskeln des Unterarms, die den Daumen im Grundgelenk bzw. Endgelenk beugen. **Mụs|culus frontalis:** ältere Bez. für ↑Venter frontalis (musculi occipitofrontalis). **Mụs|culus fusiformis:** allg. Bez. für einen einfachen spindelförmigen Längsmuskel. **Mụs|culus gast|rocnemius:** Wadenmuskel, zweiköpfiger Muskel, der die Plantarflexion des Fußes bewirkt. **Mụs|culus gemẹllus inferior** bzw. **superior:** unterer bzw. oberer Zwillingsmuskel der hinteren Hüftmuskulatur (setzen am großen Rollhügel an und bewirken Drehbewegungen des Oberschenkels im Hüftgelenk). **Mụs|culus genio|glossus:** »Kinn-Zungen-Muskel« (zieht die Zunge nach vorn und abwärts). **Mụs|culus genio|hyo|ide|us:** Muskelzug zwischen Kinn und Zungenbein (zieht das Zungenbein nach vorn und aufwärts). **Mụs|culus glosso|pharynge|us:** ältere Bez. für ↑Pars glossopharyngea. **Mụs|culus glutae|us mạximus:** der größte der Gesäßmuskeln (bewirkt die ↑Retroversion des Oberschenkels und streckt das Hüftgelenk). **Mụs|culus glutae|us medius** bzw. **minimus:** mittlerer bzw. kleinster Gesäßmuskel (spreizen das Bein im Hüftgelenk ab oder neigen das Becken seitwärts). **Mụs|culus gracilis:** »schlanker Muskel«, länglicher Muskel an der Innenseite des Oberschenkels, der den Oberschenkel im Hüftgelenk adduziert und auf das Kniegelenk als Flexor wirkt. **Mụs|culus helicis major** bzw. **minor** [↑Helix]: großer bzw. kleiner Muskel in der Ohrleiste. **Mụs|culus hyoglossus:** Muskel, der vom Zungenbein zu den lateralen Rändern der Zunge zieht. **Mụs|culus ilia|cus:**

»Darmbeinmuskel«, Teil des ↑Musculus iliopsoas (gehört zur Gruppe der vorderen Hüftmuskeln, beugt das Hüftgelenk nach vorn und bewirkt die Kreisbewegung des Oberschenkels nach außen). **Mus|culus iliococ|cyge|us:** vom Sehnenbogen des ↑Musculus levator ani zum Steißbein verlaufender Muskel. **Mus|culus ilio|costalis:** Darmbein-Rippen-Muskel, allg. Bez. für den lateralen Teil des ↑Musculus erector spinae. **Mus|culus ilio|costalis cervicis** [↑Cervix]: Teil des Musculus iliocostalis im Halsbereich (bewirkt die Streckung oder Lateralflexion der Halswirbelsäule). **Mus|culus iliocostalis lumborum:** Teil des Darmbein-Rippen-Muskels, der die Streckung oder Lateralflexion der Lendenwirbelsäule bewirkt. **Mus|culus iliocostalis thoracis** [↑Thorax]: Brustanteil des Musculus iliocostalis (streckt die Brustwirbelsäule). **Mus|culus ilio|psoas:** Hüft-Lenden-Muskel, zusammenfassende Bez. für den ↑Musculus iliacus und den ↑Musculus psoas major. **Mus|culus incisurae helicis** [↑Helix]: gelegentlich am Ohrleisteneinschnitt verlaufende Muskelfasern. **Mus|culi infra|hyo|idei** [- ...e-ı] *Pl.:* Sammelbez. für die unter dem Zungenbein liegenden, das Zungenbein mit Hals und Brust verbindenden Muskeln. **Mus|culus in|fra|spinatus:** Untergrätenmuskel (gehört zu den Schultermuskeln und rollt den Arm auswärts). **Mus|culi inter|costales ex|terni** *Pl.:* äußere Zwischenrippenmuskeln. **Mus|culi inter|costales interni** *Pl.:* innere (an den Innenkanten der Rippenbögen ansetzende) Zwischenrippenmuskeln. **Mus|culi inter|costales intimi** *Pl.:* innerste, durch die Interkostalnerven von den Musculi intercostales interni getrennte Schicht der Zwischenrippenmuskeln. **Mus|culi inter|ossei dorsales** [- ...e-ı -] *Pl.:* unter dem Hand- bzw. Fußrücken liegende Zwischenknochenmuskeln (spreizen die Finger bzw. Zehen). **Mus|culi inter|ossei palmares** [- ...e-ı -] *Pl.:* zur Handinnenfläche hin liegende Zwischenknochenmuskeln (bewirken die ↑Palmarflexion der Finger). **Mus|culi inter|ossei plantares** [- ...e-ı -] *Pl.:* zur Fußsohle hin liegende Zwischenknochenmuskeln des Fußes (bewirken die ↑Plantarflexion der Zehen). **Mus|culi interspinales cervicis** [↑Cervix] *Pl.:* paarige Muskelfaserbündel zwischen den Dornfortsätzen der Halswirbel (strecken die Halswirbelsäule). **Mus|culi inter|spinales lumborum** [↑Lumbus] *Pl.:* paarige Muskelfaserbündel zwischen den Dornfortsätzen der Lendenwirbel (strecken die Lendenwirbelsäule). **Mus|culi inter|spinales thoracis** [↑Thorax] *Pl.:* paarige Muskelfaserbündel zwischen den Dornfortsätzen der Brustwirbel (strecken die Brustwirbelsäule). **Mus|culi inter|trans|versarii anteriores cervicis** [↑Cervix] *Pl.:* Muskeln zwischen den vorderen Teilen der Querfortsätze der Halswirbel (unterstützen die Seitwärtsbeugung in der Halswirbelsäule). **Mus|culi inter|transversarii cervicis** *Pl.:* Muskeln zwischen den Querfortsätzen der Halswirbel (unterstützen die Seitwärtsbewegung der Halswirbelsäule). **Mus|culi inter|trans|versarii laterales lumborum** [↑Lumbus] *Pl.:* seitlich außen ansetzende Muskeln zwischen den Querfortsätzen der Lendenwirbel (unterstützen die Seitwärtsbewegung der Lendenwirbelsäule). **Mus|culi inter|trans|versarii lumborum** *Pl.:* Muskeln zwischen den Querfortsätzen der Lendenwirbelkörper (unterstützen die Seitwärtsbewegung im Bereich der Lendenwirbelsäule). **Mus|culi inter|trans|versarii media|les lumborum** *Pl.:* die inneren Muskeln der Querfortsätze der Lendenwirbel (unterstützen die Seitwärtsbewegung der Lendenwirbelsäule). **Mus|culi intertrans|versarii posterio|res cervicis** [↑Cervix] *Pl.:* Muskeln zwischen den hinteren Teilen der Halswirbelquerfortsätze (unterstützen die Seitwärtsbewegung der Halswirbelsäule). **Mus|culi intertrans|versarii thoracis** [↑Thorax] *Pl.:* Muskeln zwischen den Querfortsätzen der Brustwirbel (unterstützen die Seitwärtsbewegung der Brustwirbelsäule). **Mus|culus is|chio|cavernosus:** Muskel, der vom Beckenausgang zum Schwellkörper des Penis bzw. der Klitoris zieht (unterstützt die Erektion durch Abschnürung der aus den Schwellkörperwurzeln austretenden Venen). **Mus|culi laryn|gis** [↑Larynx] *Pl.:* die Kehlkopfmuskeln. **Mus|culus latissimus dorsi** [↑Dorsum]: breiter Rückenmuskel, von den unteren Brust- und den Lendenwirbeln zum Oberarmbein ziehende Muskelplatte (zieht den erhobenen Arm unter leichter Einwärtsdrehung nach unten bzw. den hängenden Arm nach hinten). **Mus|culus levator an|guli oris** [↑²Os]: der zu den mimischen Gesichtsmuskeln gehörende Mundwinkelheber (zieht die Mundwinkel nach oben). **Mus|culus levator ani:** aus mehreren Muskelzügen bestehender, am Rektum und Steißbein bzw. am ↑Ligamentum anococcygeum ansetzender Muskel, der die Beckeneingeweide trägt und den Beckenboden hebt. **Mus|culi levatores costarum breves** bzw. **longi** *Pl.:* kurze bzw. lange Rippenhebemuskeln (erweitern den Brustkorb bei der Einatmung). **Mus|culus levator glandulae thyreo|ideae:** gelegentlich vorkommender, vom Schilddrüsenisthmus zum Zungenbein ziehender Muskel. **Mus|culus levator labii superio|ris:** die seitliche Oberlippe hebender Muskel. **Mus|culus levator labii superio|ris alae|que nasi** [↑Ala nasi; angehängtes lat. *-que* = und]: die mittlere Oberlippe und den Nasenflügel hebender Muskel (erweitert das Nasenloch). **Mus|culus levator palpebrae superio|ris:** Muskel, der das obere Augenlid hebt. **Mus|culus levator scapulae:** »Schulterblattheber«, von den Querfortsätzen des 1.–4. Halswirbels zum ↑Angulus superior scapulae ziehender Muskel, der das Schulterblatt anhebt. **Mus|culus levator veli palatini:** »Gaumensegelheber«, vom Felsenbein zum weichen Gaumen ziehender Muskel, der das ↑Velum palatinum anhebt. **Mus|culi lin|guae** *Pl.:* Sammelbez. für die Zungenmuskeln. **Mus|culus lon|gissimus:** langer Rückenmuskel,

Teil des ↑Musculus erector spinae (gehört zur Oberflächenmuskulatur des Rückens, beteiligt sich an der Aufrechthaltung des Körpers). **Mus|culus lon|gissimus capitis** [↑Caput]: Teil des ↑Musculus longissimus im Hinterhauptbereich (zwischen den Querfortsätzen der oberen Brustwirbelkörper und dem Mastoidfortsatz; zieht den Kopf nach hinten und dreht ihn). **Mus|culus longissimus cervicis** [↑Cervix]: Teil des Musculus longissimus im Bereich der Halswirbelsäule (zwischen den Querfortsätzen der oberen Brustwirbel und den Querfortsätzen der Halswirbel; streckt die Halswirbelsäule). **Mus|culus lon|gissimus thoracis** [↑Thorax]: Teil des Musculus longissimus im Bereich der Brustwirbelsäule (zwischen den Querfortsätzen der Lenden- und Brustwirbel; streckt die Brustwirbelsäule). **Mus|culus lon|gitudinalis inferior** bzw. **superior:** unterer bzw. oberer Längsmuskel der Zunge (verkürzt die Zunge bzw. wölbt sie nach oben). **Mus|culus lon|gus capitis** [↑Caput]: langer Kopfmuskel (von den Querfortsätzen des 3.–6. Halswirbels zum Hinterhauptbein ziehender Muskel, der den Kopf nach vorn beugt und zur Seite dreht). **Mus|culus lon|gus colli:** »langer Halsmuskel«, ventral zur Halswirbelsäule liegender Muskelzug zwischen den Brust- und Halswirbeln (beugt die Halswirbelsäule nach vorn und seitwärts). **Mus|culi lum|bricales** *Pl.:* »Regenwurmmuskeln« der Hohlhand bzw. der Fußsohle (bewirken u.a. die Beugung der Finger bzw. Zehen). **Mus|culus masseter:** »Kaumuskel«, Muskelplatte zwischen dem unteren Rand des Jochbeins u. dem Kieferwinkel (zieht den Unterkiefer aufwärts und nach vorn und unterstützt den Kauakt). **Mus|culi mem|bri inferioris** bzw. **superio|ris** *Pl.:* Sammelbez. für die Muskeln der unteren bzw. oberen Extremität. **Mus|culus mentalis:** »Kinnmuskel«, mimischer Muskel, der in die Haut des Kinns ausstrahlt und diese zusammenzieht. **Mus|culus multi|fidus:** die Wirbelfortsätze (bes. im Bereich der Lendenwirbelsäule) verbindender, vielfach gespaltener Muskel, der Dreh- und Seitwärtsbewegungen der Wirbelsäule bewirkt und die ↑Lordose im Lendenteil aufrechterhält. **Mus|culus mylohyo|ide|us:** Unterkiefer und Zungenbein verbindender Muskel (hebt das Zungenbein an bzw. zieht den Unterkiefer nach unten). **Mus|culus mylopharynge|us:** ältere Bez. für ↑Pars mylopharyngea. **Mus|culus nasalis:** zusammenfassende Bez. für ↑Musculus compressor naris und ↑Musculus dilatator naris. **Mus|culus ob|li|qu|us au|riculae:** schräger Muskel der Ohrmuschel, rudimentärer Muskel im Bereich der oberen Hälfte der Ohrmuschel. **Mus|culus ob|li|qu|us capitis inferior** [↑Caput]: unterer schräger Kopfmuskel (vom Axisdornfortsatz zum Querfortsatz des Atlas ziehender Muskel, der an der Drehbewegung von Atlas und Kopf beteiligt ist). **Mus|culus ob|li|qu|us capitis superior:** oberer schräger Kopfmuskel (vom Atlasquerfortsatz zum Hinterhauptbein ziehender Muskel, der das Hinterhaupt nach hinten zieht und den Kopf seitlich dreht). **Mus|culus ob|li|qu|us ex|ternus ab|dominis:** äußerer schräger Bauchmuskel, größter Bauchmuskel (von den unteren Rippen zum Darmbeinkamm ziehend; übt einen Druck auf die Bauchhöhle aus und ist an der Seitwärtsbeugung u. an der axialen Drehung der Wirbelsäule beteiligt). **Mus|culus ob|li|qu|us inferior:** unterer schräger Augenmuskel, an der Schläfenseite des Augapfels ansetzender Muskel der unteren Augenhöhle, der das Auge nach oben und seitwärts dreht. **Mus|culus ob|li|qu|us internus ab|dominis:** innerer schräger Bauchmuskel (zieht von der ↑Fascia thoracolumbalis zur ↑Linea intermedia des Darmbeinkamms und arbeitet mit dem kontralateralen äußeren schrägen Bauchmuskel bei Dreh- und Seitwärtsbewegungen der Wirbelsäule zusammen). **Mus|culus ob|li|qu|us superior:** oberer schräger Augenmuskel, von der Augenhöhle oberhalb des Schlochs ausgehender, an der Sklera ansetzender Muskel, der das Auge nach unten und seitwärts dreht. **Mus|culus obturatorius ex|ternus:** »äußerer Hüftlochmuskel« (gehört zur Gruppe der ↑Adduktoren des Oberschenkels, zieht von der Außenseite des ↑Angulus subpubicus u. der ↑Membrana obturatoria zum großen Rollhügel und dreht das Bein nach außen). **Mus|culus ob|turatorius internus:** »innerer Hüftlochmuskel« (gehört zur Gruppe der hinteren Hüftmuskeln, zieht vom Rand des Hüftlochs und der Hüftlochmembran zum großen Rollhügel und dreht den Oberschenkel nach außen). **Mus|culus oc|cipito|frontalis:** in den das Hinterhaupt und Stirnbein bedeckenden Teil der Kopfschwarte einstrahlender Muskel. **Mus|culus omo|hyo|ide|us:** Muskel zwischen dem Oberrand des Schulterblatts und dem äußeren Rand des Zungenbeins (zieht das Zungenbein nach unten). **Mus|culus opponens digiti minimi:** Muskel, der den Kleinfinger dem Daumen opponiert (vom ↑Hamulus ossis hamati zum 5. Mittelhandknochen ziehend). **Musculus op|ponens pollicis** [↑Pollex]: Muskel des Daumenballens, der den Daumen der Handfläche opponiert (in Greifstellung bringt). **Mus|culus orbicularis:** allg. Bez. für: ringförmiger Muskel (z. B. Schließ- oder Gefäßwandmuskel). **Mus|culus orbicularis oculi:** »Augenringmuskel«, Muskel des oberen und unteren Augenlids (schließt das Lid und sorgt für die Benetzung des Auges mit Tränenflüssigkeit durch Druck auf den Tränensack). **Musculus orbicularis oris** [↑[2]Os]: Ringmuskel des Mundes, den Lippenwulst bildender Muskel, der den Mund schließt, zuspitzt und der an den mimischen Bewegungen des Mundes beteiligt ist. **Musculus orbitalis:** »Augenhöhlenmuskel« (schiebt den Augenbulbus etwas nach vorn). **Mus|culi ossiculorum au|ditus** [- - au'dɪtu:s] *Pl.:* Sammelbez. für den ↑Musculus tensor tympani und den ↑Musculus stapedius im Mittelohr. **Mus|culi palati et faucium** [↑Fauces] *Pl.:* die Muskeln des weichen

Gaumens und der Rachenenge. **Mus|culus palatoglossus:** Gaumen-Zungen-Muskel (vom Gaumenbogen ausgehend, hebt die Zunge und verengt den Gaumen). **Mus|culus palato|pharyn|ge|us:** Muskel des hinteren Gaumenbogens (wirkt beim Schluckakt mit). **Mus|culus palmaris brevis:** »kurzer Hohlhandmuskel«, von der Palmaraponeurose zur äußeren Handkante ziehender Hautmuskel. **Mus|culus palmaris lon|gus:** »langer Hohlhandmuskel«, Muskel des Unterarms, der die Hand im Handwurzelgelenk beugt. **Mus|culi papillares** *Pl.:* »Papillarmuskeln«, Sammelbez. für die kegelförmigen Muskelvorsprünge an den inneren Wänden der beiden Herzkammern. **Mus|culus papillaris anterior** bzw. **posterior:** vorderer bzw. hinterer Papillarmuskel im Herzen. **Mus|culi pectinati** *Pl.:* kammartige Muskelvorsprünge in der Wand des rechten Herzvorhofs. **Mus|culus pectine|us:** Kammmuskel des Oberschenkels, vom Schambeinkamm zum kleinen Rollhügel ziehender ↑Adduktor des Oberschenkels. **Mus|culus pectoralis major:** »großer Brustmuskel«, vom Schlüsselbein, vom Brustbein u. von der Bauchfaszie zum Oberarm ziehender Muskel (adduziert den Oberarm u. dreht ihn einwärts). **Mus|culus pectoralis minor:** »kleiner Brustmuskel«, von der 3. u. 4. Rippe zum Rabenschnabelfortsatz des Schulterblatts ziehender Muskel, der den Schultergürtel nach vorn zieht und zusammen mit dem großen Brustmuskel die Rippen bei der Einatmung hebt. **Mus|culi perinei** *Pl.:* Sammelbez. für die Muskeln des Damms. **Mus|culus peronae|us brevis:** »kurzer Wadenbeinmuskel«, unter dem ↑Musculus peronaeus longus liegender, über das Fersenbein hinweg zum lateralen Fußrand ziehender Muskel, der den Fußrand hebt und an der Plantarflexion des Fußes beteiligt ist; auch: Musculus fibularis brevis. **Mus|culus peronae|us lon|gus:** »langer Wadenbeinmuskel«, doppelt gefiederter Muskel, der über das Fersenbein zum ersten Keilbein und zu den beiden ersten Mittelfußknochen zieht, den lateralen Fußrand hebt und an der Plantarflexion der Fußsohle beteiligt ist; auch: Muskulus fibularis longus. **Mus|culus peronae|us tertius:** »dritter Wadenbeinmuskel«, die Dorsalflexion des Fußes bewirkender lateraler Teil des ↑Musculus extensor digitorum longus. **Mus|culus piriformis:** birnenförmiger Hüftmuskel oberhalb des ↑Musculus gemellus superior (abduziert den Oberschenkel und dreht ihn nach außen). **Mus|culus plantaris:** Sohlenspanner, Wadenmuskel, dessen Sehne sich mit dem medialen Rand der Achillessehne vereinigt (ist an der Plantarflexion des Fußes beteiligt). **Mus|culus pleu|ro|oeso|phage|us:** Bündel glatter Muskulatur, das die Speiseröhre mit der linken mediastinalen Pleura verbindet. **Mus|culus popliteus:** »Kniekehlenmuskel«, dreieckiger, in der Kniekehle liegender Muskel, der bei der Beugung des Unterschenkels im Kniegelenk mitwirkt und die Kniegelenkkapsel spannt. **Mus|culus pro|cerus:** vom Nasenrücken ausgehender fächerförmiger Stirnhautmuskel, der die Stirnhaut nach unten zieht und die tiefe Querfalte an der Nasenwurzel hervorruft. **Mus|culus pro|nator qua|dratus:** viereckiger Einwärtsdreher, kurzer viereckiger Muskel am distalen Ende des Unterarms, der den Unterarm u. die Hand einwärtsdreht. **Mus|culus pro|nator teres:** runder Einwärtsdreher, zur Gruppe der oberflächlichen Armbeugemuskeln gehörender, den ↑Musculus pronator quadratus bei der Einwärtsdrehung des Unterarms unterstützender Muskel. **Mus|culus psoas major:** »großer Lendenmuskel«, von den Lendenwirbeln ausgehender, im sehnigen Teil mit dem ↑Musculus iliacus verschmelzender innerer Hüftmuskel, der den Oberschenkel im Hüftgelenk beugt und nach außen dreht bzw. den Unterkörper nach vorn beugt. **Musculus psoas minor:** kleiner Lendenmuskel (liegt dem ↑Musculus psoas major auf und biegt die Lendenwirbelsäule seitwärts). **Mus|culus pterygoide|us lateralis:** äußerer Flügelmuskel, vom Keilbein zum Gelenk und zum Gelenkfortsatz des Unterkiefers ziehender Muskel, der den Unterkiefer nach vorn und seitwärts bewegt und am Kauakt beteiligt ist. **Mus|culus pterygo|ide|us medialis:** innerer Flügelmuskel, vom Keilbein zur Innenseite des Unterkieferastes ziehender Kaumuskel. **Musculus pubo|coc|cyge|us:** vom Schambein zum Steißbein ziehender Muskel. **Mus|culus pubo|pro|staticus:** parallel zum ↑Ligamentum puboprostaticum verlaufender Muskel zwischen ↑Prostata und Schambein. **Mus|culus pubo|rectalis:** vom Schambein schlingenförmig zum Rektum ziehender Muskel. **Mus|culus pubo|vesicalis:** vom Schambein zur Harnblase ziehender Muskel. **Musculus pyramidalis:** »Pyramidenmuskel«, in die Rektusscheide eingebetteter, pyramidenförmiger, inkonstanter Muskel, der vom Schambein zur ↑Linea alba zieht und an der Spannung der Bauchwand beteiligt ist. **Mus|culus pyramidalis auriculae:** Pyramidenmuskel der Ohrmuschel, muskuläre Fasern zwischen dem ↑Tragus und der ↑Spina helicis der Ohrmuschel. **Mus|culus qua|dratus femoris** [↑Femur]: vierseitiger Schenkelmuskel, vom Sitzbeinhöcker zum großen Rollhügel ziehender äußerer Hüftmuskel, der das Bein nach außen dreht. **Mus|culus qua|dratus lumborum** [↑Lumbus]: viereckiger Lendenmuskel (erstreckt sich beiderseits der Wirbelsäule zwischen der 12. Rippe und dem Darmbeinkamm und zieht die letzte Rippe nach unten bzw. beugt die Lendenwirbelsäule seitwärts). **Mus|culus qua|dratus plantae:** viereckiger Muskel der Fußsohle (unterstützt den ↑Musculus flexor digitorum longus bei der Beugung der Zehen). **Mus|culus qua|dri|ceps femoris** [↑Femur]: vierköpfiger Schenkelstrecker, größter Körpermuskel, besteht aus dem ↑Musculus rectus femoris, dem ↑Musculus vastus medialis, dem ↑Musculus vastus lateralis und dem ↑Musculus vastus intermedius (bewirkt hauptsächlich die

Streckung des Unterschenkels im Kniegelenk). **Mus|culus recto|coc|cyge|us:** vom 2. u. 3. Steißwirbel zum untersten Teil des Dickdarms ziehender schmaler Muskel. **Mus|culus recto|urethralis:** vom Rektum zur Harnröhre ziehendes Muskelbündel. **Mus|culus recto|uterinus:** von der äußeren Muskelschicht der Gebärmutter zum Mastdarm ziehendes Bündel von Muskelfasern. **Mus|culus recto|vesicalis:** die oberflächliche Muskelschicht der Harnblase mit der Längsmuskelschicht des Rektums verbindendes Muskelbündel. **Mus|culus rectus ab|dominis** [↑Abdomen]: »gerader Bauchmuskel«, vom Brustbein u. von den Knorpeln der 5.–7. Rippe beiderseits der Medianlinie des Körpers zum oberen Symphysenrand ziehender flacher Muskel (bewirkt die Beugung des Rumpfes nach vorn). **Mus|culus rectus capitis anterior** [↑Caput]: vorderer, gerader Kopfmuskel, vom Querfortsatz des Atlas zum Basilarfortsatz des Hinterhauptbeins ziehender kräftiger Muskel, der den Kopf nach vorn beugt. **Mus|culus rectus capitis lateralis:** seitlicher gerader Kopfmuskel zwischen dem Querfortsatz des Atlas und dem Jugularfortsatz des Hinterhauptbeins (beugt den Kopf seitwärts). **Mus|culus rectus capitis posterior major:** großer, hinterer, gerader Kopfmuskel zwischen dem Dornfortsatz des Axis und dem Hinterhauptbein (streckt den Kopf und zieht ihn nach hinten). **Musculus rectus capitis posterior minor:** kleiner, hinterer, gerader Kopfmuskel (erstreckt sich zwischen dem dorsalen Atlasbogen und dem Hinterhauptbein und zieht den Kopf nach hinten). **Mus|culus rectus femoris** [↑Femur]: »gerader Schenkelmuskel«, von der ↑Spina iliaca anterior inferior zur Kniescheibe ziehender Teil des ↑Musculus quadriceps femoris. **Mus|culus rectus inferior:** unterer, gerader Augenmuskel, vom ↑Anulus tendineus communis am Eingang des Sehnervenkanals unterhalb des Auges zur Lederhaut ziehender Muskel, der den Augapfel nach unten zieht. **Mus|culus rectus lateralis:** temporaler, gerader Augenmuskel, vom Sehnenring am Eingang des Sehnervenkanals schläfenseitig zur Lederhaut ziehender Muskel, der den Augapfel seitwärts lenkt. **Mus|culus rectus media|lis:** innerer, gerader Augenmuskel (vom ↑Anulus tendineus communis nasal zur Lederhaut ziehend; lenkt das Auge zur Gesichtsmitte hin). **Mus|culus rectus superior:** oberer gerader Augenmuskel (vom Sehnenring über den Augapfel hinweg zur Sklera ziehend; lenkt den Blick nach oben). **Mus|culus rhombo|ide|us major** bzw. **minor:** großer bzw. kleiner Rautenmuskel, sich zwischen Halswirbelsäule und innerem Schulterblattrand erstreckende Rückenmuskeln in Form eines das Schulterblatt gegen die Wirbelsäule ziehenden Parallelogramms. **Musculus risorius:** »Lachmuskel« (gehört zur mimischen Muskulatur, strahlt in den Mundwinkel ein und verbreitert die Mundspalte). **Mus|culi rotatores** *Pl.:* Sammelbez. für die Drehmuskeln des Halses, der Brust und der Lenden (sie beteiligen sich an der Aufrechthaltung des Körpers, sichern die Wirbelsäulenkrümmungen, drehen den Kopf und ziehen ihn nackenwärts). **Mus|culus sacro|coc|cyge|us dorsalis:** von der Hinterfläche des Kreuzbeins zum Steißbein ziehender inkonstanter Muskel. **Mus|culus sa|cro|coc|cygeus ven|tralis:** inkonstanter Muskel mit sehnigen Anteilen, der sich zwischen der seitlichen Vorderfläche des unteren Kreuzbeins und dem Steißbein erstreckt. **Musculus sa|cro|spinalis:** ältere Bez. für ↑Musculus erector spinae. **Mus|culus salpin|go|pharyn|geus:** sich zwischen Ohrtrompete und seitlicher Pharynxwand erstreckender Teil des oberen Schlundmuskels. **Mus|culus sartorius** [zu lat. *sartor* = Schneider]: »Schneidermuskel«, vom vorderen, oberen Darmbeinstachel zum Schienbein ziehender Oberschenkelflexor, der das Bein im Hüft- und im Kniegelenk beugt (wurde als der Muskel angesehen, der das Bein in die zum sog. Schneidersitz gehörende Stellung bringt, was jedoch durch die oberen Oberschenkeladduktoren bewirkt wird). **Mus|culus scalenus anterior** bzw. **medius** bzw. **posterior:** vorderer bzw. mittlerer bzw. hinterer Rippenhalter, von den Querfortsätzen der Halswirbel zur 1. u. 2. Rippe ziehende Halsmuskeln, die die Rippen heben und die Halswirbelsäule nach vorn und seitwärts beugen. **Mus|culus semi|membranosus:** Plattensehnenmuskel, vom Sitzbeinhöcker zur Kniekehle und zum Schienbein ziehender Oberschenkelflexor (beugt das Bein im Kniegelenk). **Mus|culus semi|spinalis:** »Halbdornmuskel«, von den Querfortsätzen der unteren Brustwirbel zu den Dornfortsätzen der oberen Brust- und der Halswirbel bzw. zum Hinterhauptbein aufsteigender Rückenmuskel, der sich in den ↑Musculus semispinalis capitis, den ↑Musculus semispinalis cervicis und den ↑Musculus semispinalis thoracis gliedert. **Mus|culus semi|spinalis capitis** [↑Caput]: Halbdornmuskel des Kopfes zwischen den Querfortsätzen des 5. u. 6. Rippenwirbels und dem Hinterhauptbein (zieht den Kopf nach hinten und ist an der Aufrechthaltung der Wirbelsäule beteiligt). **Mus|culus semi|spinalis cervicis** [↑Cervix]: Halbdornmuskel des Halses (verläuft zwischen den Querfortsätzen der oberen Brustwirbelkörper und den Dornfortsätzen der Halswirbelkörper; streckt die Halswirbelsäule und dreht sie seitwärts). **Mus|culus semi|spinalis thoracis** [↑Thorax]: Halbdornmuskel der Brustwirbelsäule (verläuft zwischen den Querfortsätzen der unteren Brustwirbelkörper und den Dornfortsätzen der unteren Halswirbelkörper; streckt die Wirbelsäule und dreht sie seitwärts). **Mus|culus semi|tendinosus:** »Halbsehnenmuskel«, vom Sitzbeinhöcker zum Schienbein ziehender Ober- schenkel- und Unterschenkelflexor. **Mus|culus serratus anterior:** »vorderer Sägemuskel«, sägezahnartig gefiederter, von der 1.–9. Rippe zum inneren Schulterblattrand ziehender Rückenmuskel, der die Rippen hebt und damit die Einatmung unterstützt. **Mus|culus serratus posterior inferior:** »hinterer, unterer Sägemuskel«, von der Lendenwirbelsäule zu den vier letzten Rippen ziehender, sägezahnartig gezackter Muskel, der die Rippen senkt und die Ausatmung unterstützt. **Mus|culus serratus posterior superior:** »hinterer, oberer Sägemuskel«, von den Dornfortsätzen der unteren Hals- und oberen Brustwirbel zur 2.–5. Rippe ziehender Muskel, der die Rippen hebt und die Einatmung unterstützt. **Mus|culus skeleti:** allg. Bez. für einen zur Skelettmuskulatur gehörenden quer gestreiften Muskel. **Mus|culus sole|us:** »Schollenmuskel«, Unterschenkelmuskel, dessen Sehne sich mit der des ↑Musculus gastrocnemius zur Achillessehne vereinigt und der an der Plantarflexion des Fußes beteiligt ist. **Mus|culus sphincter:** allg. Bez. für: ringförmiger Schließmuskel (z. B. an der Mündung eines natürlichen Ausführungsgangs). **Mus|culus sphincter ampullae hepato|pan|creaticae:** ringförmiger Schließmuskel unmittelbar hinter der Einmündung des Ausführungsganges der Bauchspeicheldrüse in den Gallengang. **Musculus sphincter ani ex|ternus:** »äußerer Afterschließmuskel« (aus quer gestreiften Muskelfasern bestehend; bewirkt den willkürlichen Verschluss der Afteröffnung). **Mus|culus sphincter ani internus:** »innerer Afterschließmuskel«, ringförmiger Wulst in der glatten peristaltischen Mastdarmmuskulatur am kaudalen Rektumende. **Mus|culus sphincter ductus chole|do|chi:** ringförmiger Schließmuskel an der Mündung des Gallengangs. **Mus|culus sphincter pupillae:** ringförmiger Irismuskel, der die Pupille verengt. **Mus|culus sphincter pylori:** Schließmuskel des Magenpförtners, Verdickung der zirkulären glatten Muskelfasern der ↑Tunica muscularis des Magens am Magenausgang (öffnet u. schließt den Magen in periodischen Abständen zum Darmtrakt hin). **Mus|culus sphincter ure|thrae:** Schließmuskel der Harnröhre, Teil des ↑Musculus transversus perinei profundus (aus quer gestreiften Muskelfasern bestehend; verschließt willkürlich die Harnröhre). **Mus|culus sphincter vesicae:** Schließmuskel der Harnblase, am Harnblasenausgang sitzender glatter Ringmuskel. **Mus|culus spinalis:** »Dornmuskel«, Bez. für die medialen Faserzüge des ↑Musculus erector spinae, die sich in den ↑Musculus spinalis capitis, den ↑Musculus spinalis cervicis und den ↑Musculus spinalis thoracis gliedern. **Mus|culus spinalis capitis** [↑Caput]: Dornmuskel des Kopfes, von den Dornfortsätzen der oberen Brust- und der unteren Halswirbel zum Hinterhauptbein aufsteigender Teil des ↑Musculus erector spinae (streckt den Kopf). **Mus|culus spinalis cervicis** [↑Cervix]: Dornmuskel der Halswirbelsäule zwischen den Dornfortsätzen der unteren Hals- bzw. oberen Brustwirbel und dem Axisdornfortsatz (streckt die Wirbelsäule). **Mus|culus spinalis thoracis** [↑Thorax]: Dornmuskel des Brustkorbs, der von den Dornfortsätzen der oberen Lenden- bzw. unteren Brustwirbel zu den oberen Brustwirbeldornfortsätzen aufsteigt und die Brustwirbelsäule streckt. **Mus|culus splenius capitis** [↑Caput]: »Riemenmuskel des Kopfes«, breites, von den Dornfortsätzen des 7. Hals- und der 3 oberen Brustwirbel zum Hinterhauptbein aufsteigendes Muskelband, das den Kopf streckt und zur Seite dreht. **Mus|culus splenius cervicis** [↑Cervix]: Riemenmuskel der Halswirbelsäule, von den Dornfortsätzen des 3.–6. Brustwirbels zu den Querfortsätzen der oberen Halswirbel aufsteigender breiter Muskel, der Kopf und Hals streckt und seitwärts dreht. **Mus|culus stapedius:** »Steigbügelmuskel«, Muskel in der Paukenhöhle des Mittelohrs (setzt am Köpfchen des Steigbügels an und dämpft dessen Schwingungen). **Mus|culus sternalis:** »Brustbeinmuskel«, gelegentlich auftretender, zum Brustbein parallel laufender Muskelzug zwischen dem Ansatz der 5. od. 6. Rippe und dem ↑Manubrium sterni. **Mus|culus sterno|cleidomasto|ide|us:** Kopfwender, vom Brustbein und Schlüsselbein zum ↑Processus mastoideus und zum Hinterhauptbein ziehender Halsmuskel, der den Kopf seitwärts neigt, kontralateral wendet und nackenwärts hebt. **Mus|culus sterno|hyo|ide|us:** das Brustbein und das Zungenbein verbindender Halsmuskel, der das Zungenbein nach unten zieht. **Mus|culus sterno|thyreo|ide|us:** zu den ↑Musculi infrahyoidei gehörender Muskel, der Brustbein und Schildknorpel verbindet und den Kehlkopf nach unten zieht. **Mus|culus stylo|glossus:** vom Griffelfortsatz des Schläfenbeins zum seitlichen Zungenrand ziehender Muskel, der die Zungenwurzel nach hinten und oben hebt. **Mus|culus stylo|hyo|ide|us:** vom Griffelfortsatz zum Zungenbein ziehender Muskel (er zieht das Zungenbein nach hinten oben). **Mus|culus stylo|pharynge|us:** vom Griffelfortsatz des Schläfenbeins zur Schlundwand u. zum Kehlkopf ziehender Rachenmuskel, der den Schlund erweitert. **Mus|culus sub|clavius:** »Unterschlüsselbeinmuskel«, vom Knorpel u. Knochen der ersten Rippe zum äußeren Schlüsselbein ziehender Muskel, der die Bewegung des Schlüsselbeins im Sternoklavikulargelenk einschränkt und die übermäßige Abduktion des Oberarms verhindert. **Mus|culi sub|costales** *Pl.:* »Unterrippenmuskeln«, Fortsetzungen der ↑Musculi intercostales interni (liegen nur dorsal und überspringen meist 1–2 Rippen; dienen der Ausatmung). **Mus|culi sub|oc|cipitales** *Pl.:* Gesamtheit der unterhalb des Hinterhauptbeins gelegenen Muskeln. **Mus|culus sub|scapularis:** »Unterschulterblattmuskel«, unter dem Schulterblatt liegender, am kleinen Oberarmbeinhöcker ansetzender Muskel, der den Arm einwärtsrollt und die Schultergelenkkapsel spannt. **Mus|culus supinator:** trapezförmiger, das obere Ende der Speiche umgreifender Muskel, der durch Auswärtsdrehung des Unterarms die Handfläche nach oben richtet.

Mus|culi su|pra|hyo|idei [- ...e-ı] *Pl.:* die oberhalb des Zungenbeins liegenden Muskeln, die das Zungenbein mit dem Kiefer- und Schädelbereich verbinden. **Mus|culus su|pra|spinatus:** von der ↑Fossa supraspinata des Schulterblatts zum großen Oberarmbeinhöcker ziehender Schultermuskel, der den Oberarm abduziert und die Schultergelenkkapsel spannt. **Mus|culus sus|pensorius duodeni:** Aufhängemuskel des Zwölffingerdarms, von den medialen Zwerchfellschenkeln ausgehender Muskel, der die ↑Flexura duodenojejunalis in ihrer Lage fixiert. **Mus|culus tarsalis inferior** bzw. **superior:** unterer bzw. oberer Augenlidmuskel, zum Lidknorpel der Augenlider ziehende Muskeln, die die Lidspalte erweitern. **Mus|culus temporalis:** »Schläfenmuskel«, von der Schläfengrube zum Muskelfortsatz des Unterkiefers ziehender Muskel, der wesentlichen Anteil am Kauakt hat. **Musculus temporo|parie|talis** [- ...rı-e...]: »Schläfen-Scheitel-Muskel«, zum ↑Musculus epicranius gehörender, von der ↑Fascia temporalis zur ↑Galea aponeurotica ziehender Muskel, der die Kopfhaut spannt. **Mus|culus tensor fasciae latae:** »Schenkelbindenspanner«, vom vorderen, oberen Darmbeinstachel zur ↑Fascia lata ziehender Hüftmuskel, der die Faszie spannt und bei der Hebung des Oberschenkels nach vorn bzw. bei der Neigung des Beckens nach vorn mitwirkt. **Mus|culus tensor tympani:** »Trommelfellspanner«, Muskel der Paukenhöhle im Mittelohr (setzt am Handgriff des Hammers an und spannt durch Anziehen des Hammers das Trommelfell). **Musculus tensor veli palatini:** »Gaumensegelspanner«, vom Keilbein und von der lateralen Wand der Eustachi-Röhre zum Gaumensegel ziehender Spannmuskel. **Musculus teres major:** großer Rundmuskel, von der unteren Schulterblattspitze zur ↑Crista tuberculi minoris des Oberarmbeins ziehender Schultermuskel, der den Arm adduziert und einwärtsdreht. **Mus|culus teres minor:** kleiner Rundmuskel, vom seitlichen Schulterblattrand zum großen Oberarmbeinhöcker ziehender Schultermuskel (dreht den Oberarm nach außen). **Mus|culi thoracis** [↑Thorax] *Pl.:* Sammelbez. für die Brustmuskeln. **Mus|culus thyro|ary|te|no|ide|us:** den Schildknorpel mit dem Gießbeckenknorpel verbindender Muskel, der die Stimmritze verengert. **Musculus thyro|epi|glotticus:** vom Schildknorpel zum Seitenrand der Epiglottis ziehender schwacher Muskel, der den Kehldeckel nach unten zieht. **Mus|culus thyro|hyo|ide|us:** den Schildknorpel mit dem Zungenbein verbindender Muskel, der das Zungenbein nach unten zieht bzw. den Kehlkopf hebt. **Mus|culus tibia|lis anterior** bzw. **posterior:** vorderer bzw. hinterer Schienbeinmuskel, vom Schienbein bzw. von der ↑Membrana interossea cruris zum medialen Fußrand ziehende Muskeln, die die Dorsalflexion des Fußes bewirken. **Mus|culus trachea|lis:** »Luftröhrenmuskel«, glatte Muskelschicht in der hinteren Wand der Luftröhre (verengert die Luftröhre). **Mus|culus tragicus:** »Tragusmuskel«, kurzes Muskelfaserbündel an der äußeren Oberfläche des Tragus der Ohrmuschel. **Mus|culus trans|verso|spinalis:** zusammenfassende Bez. für den ↑Musculus semispinalis, den ↑Musculus multifidus und die ↑Musculi rotatores. **Mus|culus trans|versus ab|dominis** [↑Abdomen]: »querer Bauchmuskel«, von den unteren Rippen, von der ↑Aponeurosis lumbalis u. den Beckenkämmen zur ↑Linea alba ziehender trapezförmiger Muskel, der die unteren Rippen nach unten zieht und einen Druck auf die Bauchhöhle (Bauchpresse) ausübt. **Mus|culus trans|versus auriculae:** in der Ohrmuschel liegender Quermuskel. **Mus|culus trans|versus lin|guae:** Quermuskel der Zunge, die Zunge nach oben wölbender, im Zungenkörper quer verlaufender Muskel. **Mus|culus trans|versus menti** [↑Mentum]: Quermuskel des Kinns, oberflächlicher, quer über das Kinn verlaufender Muskel. **Mus|culus trans|versus nu|chae:** Nackenquermuskel, den ↑Musculus auricularis posterior fortsetzender rudimentärer Muskel. **Mus|culus trans|versus perinei pro|fundus:** tief liegender, querer Dammmuskel, vom inneren Sitzbeinast zum Damm verlaufender Muskel, der den Damm nach hinten zieht. **Mus|culus trans|versus perinei super|ficia|lis:** oberflächlicher, querer Dammmuskel, vom Sitzbeinhöcker zum Damm ziehender Muskel, der zur Muskulatur des Beckenausgangs gehört und nur aus wenigen Faserbündeln besteht. **Mus|culus trans|versus thoracis** [↑Thorax]: »querer Brustmuskel«, vom unteren Brustbein und vom Schwertfortsatz zum unteren Rand des 2.–6. Rippenknorpels ziehender dünner Muskel, der die Rippen bei der Ausatmung nach unten zieht und den Brustkorb verengert. **Musculus trapezius:** Kappenmuskel, Trapezmuskel, trapezförmiger, flächiger Rückenmuskel beiderseits der Wirbelsäule unterhalb des Nackens, der am äußeren Schlüsselbein, am ↑Acromion und an der Schulterblattgräte ansetzt und das Schulterblatt nach hinten bzw. zur Mittellinie des Körpers hin zieht. **Mus|culus tri|ceps brachii:** Armstrecker, dreiköpfiger Muskel des Oberarms, der den Unterarm im Ellbogengelenk streckt. **Mus|culus tri|ceps surae:** dreiköpfiger Wadenmuskel, zusammenfassende Bez. für den ↑Musculus gastrocnemius und den ↑Musculus soleus. **Mus|culus uni|pennatus:** gefiederter Muskel, Bezeichnung für eine Muskelform, bei der die Muskelfasern an einer Seite fast bis zur Insertionsstelle der Muskelsehne am Knochen heranreichen. **Mus|culus uvulae:** »Zäpfchenmuskel«, von der Aponeurose des weichen Gaumens ausgehender schwacher Muskel, der das Gaumenzäpfchen anhebt. **Mus|culus vastus inter|medius:** mittlerer Schenkelmuskel, vom mittleren Oberschenkelbein zur Kniescheibe ziehender Teil des ↑Musculus quadriceps femoris, der teils in die gemeinsame Endsehne mündet, teils an der Kniegelenkkapsel ansetzt u. die Gelenkkapsel spannt. **Mus|culus vastus lateralis:** äußerer Schenkelmuskel, von der Hinterfläche des Oberschenkelbeins zur Kniescheibe ziehender, den ↑Musculus vastus intermedius einhüllender u. in der gemeinsamen Endsehne mündender Teil des ↑Musculus quadriceps femoris. **Mus|culus vastus medialis:** innerer Schenkelmuskel, Teil des ↑Musculus quadriceps femoris, der vom mittleren Oberschenkelbein zur Kniescheibe zieht und in der gemeinsamen Endsehne mündet. **Mus|culus verticalis lin|guae:** von der Zungenoberfläche vertikal zur Zungenbasis ziehender Muskel im Zungenkörper, der an den ↑mastikatorischen und artikulatorischen Bewegungen der Zunge beteiligt ist. **Musculus vocalis:** »Stimmbandmuskel«, eigentlich ein Teil des ↑Musculus thyreoarytaenoideus (verengt die Stimmritze und bewirkt die Erschlaffung der Stimmbänder). **Mus|culus zygomaticus major:** »großer Jochbeinmuskel«, vom Jochbein zum Mundwinkel ziehender mimischer Gesichtsmuskel, der den Mundwinkel nach oben und seitwärts zieht. **Mus|culus zygomaticus minor:** »kleiner Jochbeinmuskel«, vom Jochbein ausgehender Teil des ↑Musculus levator labii superioris, der die Oberlippe nach oben zieht

Muskelatrophie vgl. Atrophia musculorum progressiva

Muskelbinde vgl. Faszie

Muskeldystrophie vgl. Dystrophia musculorum progressiva

Muskelentzündung vgl. Myositis

Muskelhärte vgl. Myogelose

Muskelschmerz vgl. Myalgie

Muskelschwund vgl. Myatrophie

Muskelsteifigkeit vgl. Rigidität

muskulär, in fachspr. Fügungen: **muscularis, ...re** [zu ↑Muskel]: zu den Muskeln gehörend, die Muskulatur betreffend. **muskuläre Ataxie:** ungeordnete, unwillkürliche Bewegungen einzelner Muskeln oder Muskelgruppen. **Mus|kularis** *w;* -, ...res: übliche Kurzbez. für ↑Tunica muscularis

Mus|kulatur [zu ↑Muskel] *w;* -, -en: Muskelgefüge, Gesamtheit der Muskeln eines Körpers oder Organs

mus|kulös [aus gleichbed. lat. *musculosus*]: muskelreich, kräftig, mit starken Muskeln versehen (z. B. vom Körperbau)

mus|kulo|trop [zu ↑Muskulatur u. ↑...trop]: auf die Muskulatur einwirkend (von Arzneimitteln)

Musset-Zeichen [mʏˈse:...; nach dem frz. Dichter Alfred de Musset, 1810–1857, der an Aorteninsuffizienz litt]: auf Aorteninsuffizienz hindeutende subjektive Wahrnehmung des Pulses im Kopf, wobei die einzelnen Pulsschläge mit dem arteriellen Puls synchron sind

Mussitation [zu lat. *mussitare, mussitatum* = leise vor sich hin sprechen, murmeln] *w;* -, -en, in fachspr. Fügungen: **Mussitatio,** *Pl.:* ...io|nes: leises Gemurmel, leises unverständliches Vor-sich-hin-Sprechen bei Schizophrenen

muta|gen [Kurzbildung aus ↑Mutation und ↑...gen]: Erbänderungen verursachend (z. B. von chemischen Mitteln, Strahlen u. a.). **Muta|gen** *s;* -s, -e: chem. oder physikalischer Faktor (z. B. ein chem. Stoff), der eine ↑Mutation auslöst. **Mutagenese** [↑Genese] *w;* -, -n: Entstehung einer Erbänderung. **Muta|genität** *w;* -: Auftreten von Erbänderungen (z. B. durch Zytostatika)

Mutant [zu lat. *mutare* = verändern] *m;* -en, -en, auch: **Mutante** *w;* -, -n: **1)** durch Mutation in bestimmten körperlichen Merkmalen verändertes Individuum (Biol.). **2)** durch Mutation veränderter resistenter Erreger. **Mutation** *w;* -, -en: **1)** Erbänderung, plötzlich eintretende unplanmäßige Änderung im Erbgut eines Lebewesens oder einer Zelle (oft unter dem Einfluss von ↑Mutagenen; Biol.). **2)** Stimmbruch, in der Pubertät beim männl. Geschlecht auftretendes Umschlagen der Stimme in eine tiefere Tonlage, bedingt durch das Längenwachstum der Stimmbänder (Med.). **mutie|ren:** **1)** sich spontan im Erbgut ändern (Biol.). **2)** sich im Stimmbruch befinden (Med.)

mutilans [zu lat. *mutilare* = verstümmeln]: zur Verstümmelung (z. B. an den Extremitäten), zum Absterben einzelner Körperteile oder -glieder führend; z. B. in der Fügung ↑Arthritis mutilans. **Mutilation** *w;* -, -en, in fachspr. Fügungen: **Mutilatio,** *Pl.:* ...io|nes: Verstümmelung, nekrotisches Absterben von Geweben und Körperteilen bes. im Bereich der Extremitäten (als Folge krankhafter Prozesse). **mutilie|ren:** Körperteile zum Absterben bringen (von Krankheiten wie Lepra)

Mutismus [zu lat. *mutus* = stumm] *m;* -, ...men: Verstummen aufgrund von psychischen oder organischen Störungen. **mutistisch:** den ↑Mutismus betreffend, von ihm betroffen. **Mutität,** in fachspr. Fügungen: **Mutitas** *w;* -: allg. Bez. für: Fehlen der artikulierten Lautbildung

Mutterband vgl. Ligamentum latum uteri

Mutterkorn vgl. Secale cornutum

Mutter|korn|alkaloide [↑Alkaloid] *Pl.*, auch: **Sekalealkaloide, Ergotalkaloide:** Wirkstoffe des Mutterkornpilzes (Claviceps purpurea) und ihre Abwandlungen, übermäßiger Gebrauch von Mutterkornalkaloide enthaltenden Medikamenten kann zu Vergiftungserscheinungen führen. **Mutterkornvergiftung** vgl. Ergotismus

Mutterkuchen vgl. Plazenta

Muttermal vgl. Nävus

Muttermund vgl. Ostium uteri

Muzilago, in fachspr. Fügungen: **Mucilago** [aus lat. *mucilago* = schleimiger Saft] *w;* -, ...agines: Pflanzenschleim, aus Pflanzenstoffen gewonnenes dickflüssiges Arzneimittel

Muzin [zu ↑Mucus] *s;* -s, -e (meist *Pl.*): Schleimstoffe, die von Schleimhäuten oder Hautdrüsen abgesondert werden (als Schutzsubstanzen dienende Glykoproteine)

my..., My... vgl. myo..., Myo...

My|algie [↑myo... u. ↑...algie] *w;* -, ...ien, in fachspr.

mye|lo..., Mye|lo..., vor Vokalen auch **myel..., Myel...**	
⟨aus gr. *μυελός* »Mark«⟩ Bestimmungswort von Zusammensetzungen mit den Bedeutungen: a) »das Knochenmark betreffend, Knochenmark...«: – Myeloblastom	b) »das Nerven-, insbes. das Rückenmark betreffend, Nervenmark..., Rückenmark...«: – Myelencephalon – Myelomeningitis

Fügungen: **My|algia**[1], *Pl.:* ...iae: allg. Bez. für: Muskelschmerz; im engeren Sinne auch: Schmerzzustände bei Muskelrheumatismus

My|astasie [↑myo... u. ↑Astasie] *w;* -, ...ien: = amyostatischer Symptomenkomplex

My|asthenie [↑myo... u. ↑Asthenie] *w;* -, ...ien, in fachspr. Fügungen: **My|asthenia**[1], *Pl.:* ...iae: **1)** krankhaft gesteigerte Ermüdbarkeit bestimmter Muskelgruppen. **2)** Kurzbez. für: Myasthenia gravis pseudoparalytica. **My|asthenia gravis pseu|do|para|lytica:** seltener: Erb-Goldflam-Krankheit, Erkrankung, bei der die synaptische Übertragung zwischen Muskel und Nerv beeinträchtigt ist, da durch Autoantikörper die Acetylcholin-Rezeptoren zerstört werden; dies führt zu erhöhter, eventuell zu vorübergehenden Lähmungen führender Ermüdbarkeit beanspruchter Muskelgruppen. **my|asthenisch:** die Myasthenie betreffend

My|atonie [↑myo... u. ↑Atonie] *w;* -, ...ien, in fachspr. Fügungen: **My|atonia**[1], *Pl.:* ...iae: Fehlen oder krankhafte Verminderung des normalen Muskeltonus, Muskelerschlaffung. **My|atonia con|genita:** angeborene Muskelschlaffheit bes. der unteren Extremitäten (auf erblichen Entwicklungsstörungen im Rückenmark beruhend oder auf traumatische Einflüsse während des Geburtsvorgangs zurückzuführen)

My|atro|phie [↑myo... u. ↑Atrophie] *w;* -, ...ien: Muskelatrophie, Muskelschwund, Verkümmerung der Muskulatur infolge langen Nichtgebrauchs oder degenerativer Veränderungen der erregungsleitenden Bahnen. **my|atro|phisch:** mit Myatrophie einhergehend, auf Myatrophie beruhend

Mycelium vgl. Myzel

Mycetoma vgl. Myzetom

myc[o]..., Myc[o]... vgl. myko..., Myko...

Mycobacterium vgl. Mykobakterie

Mycoplasma vgl. Mykoplasma. **Mycoplasmosis** vgl. Mykoplasmose

Mycosis vgl. Mykose

My|dria|se [aus gr. *μυδρίασις* = eine Krankheit der Pupillen] *w;* -, -n, in fachspr. Fügungen: **My|driasis**, *Pl.:* ...ia|ses: [krankhafte] Erweiterung der Pupille (z. B. bei Lähmung oder Krampf der Pupillenmuskeln, bei Anwendung von Mydriatika). **My|dria|tikum** *s;* -s, ...ka: pupillenerweiterndes Mittel (z. B. Atropin)

My|ektomie [aus ↑Myo... u. ↑Ektomie] *w;* -, -n: operative Entfernung eines Muskels oder Muskelteils

myel..., Myel... vgl. myelo..., Myelo...

Myel|en|ce|phalon [↑myelo... u. ↑Encephalon], eindeutschend auch: **Myel|en|ze|phalon** *s;* -s, ...la: Nachhirn, »Markhirn«, der die ↑Medulla oblongata, ↑Pyramis, ↑Olive und den ↑Pedunculus cerebellaris inferior umfassende Teil des ↑Rhombencephalons (Anat.)

Myel|en|ze|phalitis [zu ↑myelo... und ↑Encephalon] *w;* -, ...itiden: = Enzephalomyelitis

Mye|lin [zu gr. *μυελός* = Mark] *s;* -s: aus Lipiden und Proteinen bestehende Schicht (Myelinscheide) der markhaltigen Nervenfasern, umhüllt die Axone und bildet eine elektrische Isolierung

Mye|lino|lyse [zu ↑Myelin u. gr. *λύειν* = lösen, auflösen] *w;* -, -n: Entmarkung, Zerfall der Markscheiden (z. B. bei multipler Sklerose)

Mye|litis [zu gr. *μυελός* = Mark] *w;* -, ...itiden (in fachspr. Fügungen: ...itides): »Rückenmarksentzündung«, durch verschiedene Erreger hervorgerufene Entzündung kleinerer oder größerer Rückenmarksabschnitte mit je nach Lokalisation und Ausdehnung unterschiedlichem Krankheitsbild

mye|lo..., Mye|lo..., vor Vokalen auch **myel..., Myel...** *s. Kasten*

Mye|lo|ar|chi|tektonik [↑myelo... und ↑Architektonik] *w;* -: räumliche Gliederung und Anordnung der markhaltigen, zur weißen Nervensubstanz gehörenden Fasern in der Großhirnrinde

Mye|lo|blast [↑myelo... u. ↑...blast] *m;* -en, -en (meist *Pl.*): Keimzellen des Knochenmarks, Vorstufe der ↑Myelozyten

Mye|lo|blastom [zu ↑Myeloblast] *s;* -s, -e, in fachspr. Fügungen: **Mye|lo|blastoma**, *Pl.:* -ta: bösartige Geschwulst aus ↑Myeloblasten, bei den myeloischen Formen der ↑Leukämie auftretend

Mye|lo|de|generatio [↑myelo... und ↑Degeneration] *w;* -, ...io|nes: in der Fügung: **Mye|lo|degeneratio carcino|tox|aemica:** Rückenmarksschädigung durch Krebsmetastasen

Mye|lo|delese [zu ↑myelo... u. gr. *δηλεῖσθαι* = zerstören, beschädigen] *w;* -, -n: Zerstörung der Rückenmarksubstanz mit Höhlenbildung (nach Verletzungen)

Mye|lo|dys|plasie [↑myelo... u. ↑Dysplasie] *w;* -, ...ien: rudimentäre Form einer ↑Spina bifida occulta

Mye|lo|en|ze|phalitis [↑myelo... u. ↑Enzephalitis] *w;* -, ...itiden, in fachspr. Fügungen: **Mye|lo|en|ce|phalitis**, *Pl.:* ...itides: = Enzephalomyelitis

Mye|lo|fi|brose [zu ↑myelo... u. ↑Fibra] *w;* -, -n: Fibrose des Knochenmarks und Anämie (eine Form der Leukämie)

mye|lo|gen [↑myelo... u. ↑...gen], in fachspr. Fügungen: **mye|lo|genes:** vom Mark, besonders vom Knochenmark, ausgehend; z. B. in der Fügung ↑Osteopathia myelogenes

Mye|lo|gra|fie [↑myelo... u. ↑...grafie] *w;* -, ...ien: röntgenografische Darstellung des Rückenmarks bzw. des Wirbelkanals mithilfe von Kontrastmitteln. **Mye|lo|gramm** [↑...gramm] *s;* -s, -e: das bei der Myelografie gewonnene Röntgenbild des Wirbelkanals und des Rückenmarks

mye|lo|id [↑myelo... u. ↑...id]: knochenmarkähnlich. **mye|lo|ide Zellen** [↑myeloid], auch: **myeloide Vorläuferzellen:** Zellen des Knochenmarks aus denen die Granulozyten und Monozyten hervorgehen

mye|lo|isch [zu gr. *μυελός* = Mark]: das Knochenmark betreffend, von ihm ausgehend (z. B. von Formen der Leukämie). **mye|loi|sche Leukämie** = Myelose

Mye|lom [zu gr. *μυελός* = Mark] *s;* -s, -e, in fachspr. Fügungen: **Mye|loma,** *Pl.:* -ta: vom Knochenmark ausgehende Geschwulst (z. B. ein ↑Plasmozytom)

Mye|lo|malazie [↑myelo... u. ↑Malazie] *w;* -, ...ien, in fachspr. Fügungen: **Mye|lo|malacia**[1], *Pl.:* ...iae: »Rückenmarkserweichung«, degenerative Veränderung des Rückenmarks als Folge von Durchblutungsstörungen, Entzündungen oder mechanischen Einwirkungen

Mye|lo|matose [zu ↑Myelom] *w;* -, -n, in fachspr. Fügungen: **Mye|lo|matosis,** *Pl.:* ...oses: Bildung zahlreicher maligner ↑Myelome

Mye|lo|menin|gitis [Kurzw. aus ↑Myelitis und ↑Meningitis] *w;* -, ...itiden (in fachspr. Fügungen: ...itides): Entzündung des Rückenmarks und der Rückenmarkshäute; vgl. Meningomyelitis

Mye|lo|menin|go|zele [Kurzw. aus ↑Myelozele u. ↑Meningozele] *w;* -, -n: = Meningomyelozele

Mye|lon [aus gr. *μυελός* (Nf.: *μυελόν*) = Mark] *s;* -s: = Medulla spinalis

Mye|lo|pa|thie [↑myelo... u. ↑...pathie] *w;* -, ...ien, in fachspr. Fügungen: **Mye|lo|pa|thia**[1], *Pl.:* ...iae: **1)** allg. Bez. für: Erkrankung des Rückenmarks, Rückenmarksleiden. **2)** allg. Bez. für: Krankheit des Knochenmarks. **Mye|lo|pa|thia osteo|genes:** von krankhaften Veränderungen des Knochengewebes ausgehende Knochenmarkserkrankung. **mye|lo|pa|thisch:** die Myelopathie betreffend, auf Myelopathie beruhend

Mye|lo|poe|se [↑myelo... u. gr. *ποίησις* = das Machen, Hervorbringen] *w;* -: Zweig der ↑Hämatopoese; ausgehend von einer myeloiden Stammzelle entwickeln sich Erythrozyten, Thrombozyten, Granulozyten und Mastzellen

mye|lo|pro|liferativ [...ti:f; ↑myelo... u. ↑proliferativ]: vermehrt Knochenmarkzellen bildend

Mye|lose [zu gr. *μυελός* = Mark] *w;* -, -n, in fachspr. Fügungen: **Mye|losis,** *Pl.:* ...oses: **1)** allg. Bez. für: myeloische (akute und chronische) Leukämie. **2)** ↑funikuläre Myelose

Mye|lo|sup|pression [↑myelo... u. ↑Suppression] *w;* -, -en: Hemmung der Neubildung von Knochenmarkszellen

Mye|lo|szinti|gra|fie [↑myelo... u. ↑Szintigrafie] *w;* -, ...ien: Erstellung eines Szintigramms der Liquorräume des Rückenmarks

Mye|lo|tomie [↑myelo... u. ↑...tomie] *w;* -, ...ien: operativer Einschnitt in das Rückenmark (z. B. bei Rückenmarkstumoren, ↑Syringomyelie)

mye|lo|toxisch [↑myelo... u. ↑toxisch]: knochenmarksschädigend. **Mye|lo|toxizität** *w;* -: Schädlichkeit für das Knochenmark (von Substanzen)

Mye|lo|zele [↑myelo... u. ↑...zele] *w;* -, -n: »Rückenmarksbruch«, Hervortreten von Rückenmarkssubstanz aus dem Wirbelkanal (bei ↑Spina bifida)

Mye|lo|zysto|menin|go|zele [↑myelo..., ↑Zyste, ↑Meninx u. ↑...zele] *w;* -, -n: bruchartiges Hervortreten des Rückenmarks und der weichen Rückenmarkshaut aus dem Wirbelkanal (bei ↑Spina bifida) unter Bildung einer flüssigkeitsgefüllten Zyste innerhalb des Rückenmarks

Mye|lo|zyt [↑myelo... u. ↑...zyt] *m;* -en, -en (meist *Pl.*): **1)** Knochenmarkszelle, Bez. für alle im Knochenmark gebildeten Zellen. **2)** kernhaltige Vorstufe der ↑Granulozyten. **mye|lo|zytär:** Myelozyten betreffend, von Myelozyten ausgehend

my|enterisch, in fachspr. Fügungen: **my|entericus, ...ca, ...cum** [zu ↑myo... u. ↑Enteron]: zur Eingeweidemuskulatur (Darmmuskulatur) gehörend; z. B. in der Fügung ↑Plexus myentericus

Myia|se [zu gr. *μυῖα* = Fliege] *w;* -, -n, in fachspr. Fügungen: **Myia|sis,** *Pl.:* ...a|ses: »Madenkrankheit«, Madenfraß, durch die Maden verschiedener Fliegenarten (die ihre Eier in Wunden oder Körperhöhlen ablegen) verursachte Krankheit. **Myia|sis linea|ris migrans:** Hautmaulwurf, durch die Larven von ↑Gasterophilus (die linear unter der Haut wandern und stellenweise Eruptionen hervorrufen) verursachte Myiase

Myi|odes|op|sie, auch: **My|odes|op|sie** [zu gr. *μυιοειδής* (*μυιώδης*) = fliegenartig u. gr. *ὄψις* = das Sehen] *w;* -: = Mouches volantes

myk..., Myk... vgl. myko..., Myko...

Mykid [zu gr. *μύκης* = Pilz] *s;* -[e]s, -e: scharlachähnlicher, makulopapulöser, lichenoider, knotenförmiger Hautausschlag an Rumpf u. Gliedmaßen bei verschiedenen Pilzkrankheiten, z. B. ↑Trichophytose

my|ko..., My|ko...

vor Vokalen meist **myk..., Myk...,** latinisiert: **myc[o]..., Myc[o]...**
⟨aus gr. *μύκης* »Pilz«⟩
Bestimmungswort von Zusammensetzungen mit der Bedeutung »niedere Pilze betreffend, Pilz...«:
- Mykologie
- Mykobakterie
- mykogen
- Mycosis

Myko|all|ergie [↑myko... u. ↑Allergie] *w;* -, ...ien: allergische Erkrankung durch Einatmung von Pilzsporen

Myko|bakterie [...rıə; ↑myko... u. ↑Bakterie] *w;* -, -n, auch: **Myko|bakterium** *s;* -s, ...rien[...rıən], latinisiert: **Myco|bacterium** *s;* -, ...ria: Gattung grampositiver, unbeweglicher Bakterien, die mit einer säurefesten Wachshülle umgeben sind. **Myco|bacterium le|prae:** Erreger der Lepra. **Myco|bacterium tuberculosis:** Tuberkelbakterie, Erreger der Tuberkulose. **Myko|bakterio|se** *w;* -, -n, in fachspr. Fügungen: **Myco|bacterio|sis,** *Pl.:* ...io|ses: Erkrankung durch Erreger der Gattung Mykobakterium. **Mykobakterium** vgl. Mykobakterie

myko|gen [↑myko... u. ↑...gen]: durch niedere Pilze hervorgerufen (von Krankheiten)

Myko|loge *m;* -n, -n, **Myko|login** *w;* -, -nen [↑myko... u. ↑...loge]: Person mit Fachkenntnissen auf dem Gebiet der Mykologie. **Myko|logie** [↑...logie] *w;* -: Lehre von den niederen [↑pathogenen] Pilzen und den auf Pilzbefall beruhenden Krankheiten. **mykologisch:** die Mykologie oder die Pilzkrankheiten betreffend

Myko|plasma [↑myko... u. gr. *πλάσμα* = das Gebildete, Geformte] *s;* -s, ...men, als systematische Gattungsbez.: **Myco|plasma** *s;* -: kleinste frei lebende Bakterien ohne Zellwand und ohne feste Gestalt, darunter einige pathogene Arten. **Mycoplasma pneu|moniae:** der Erreger der primären atypischen Pneumonie. **Myko|plasmose** *w;* -, -n, in fachspr. Fügungen: **Myco|plasmosis,** *Pl.:* ...oses: durch Mykoplasmen hervorgerufene Lungenentzündung

Mykose [zu gr. *μύκης* = Pilz] *w;* -, -n, in fachspr. Fügungen: **Mycosis,** *Pl.:* ...oses: »Pilzerkrankung«, allg. Bez. für eine durch niedere Pilze hervorgerufene Krankheit (z. B. ↑Dermatomykose). **Mycosis fun|go|ides:** schwere Allgemeinkrankheit mit Exanthem, Pyodermien, Infiltratbildungen in der Haut und tumorartigen Wucherungen (gehört zu den Retikulogranulomatosen)

myko|statisch [zu ↑myko... u. gr. *στάσις* = das Stehen]: das Pilzwachstum hemmend (von Arzneimitteln)

mykotisch: auf einer Mykose beruhend, mit Mykose verbunden (von Krankheiten)

Myko|toxikose [↑myko... u. ↑Toxikose] *w;* -, -n: durch Mykotoxine hervorgerufene Erkrankungserscheinungen (z. B. Ergotismus)

Myko|toxin [↑myko... u. ↑Toxin] *s;* -s, -e: giftiges Stoffwechselprodukt einiger niederer Pilze (z. B. Mutterkornpilz)

mylo|hyo|ide|us, ...dea, ...de|um [zu gr. *μύλαι* = die Backenzähne u. ↑hyoideus (in der Fügung ↑Os hyoideum)]: zu Unterkiefer und Zungenbein gehörend; z. B. in der Fügung ↑Linea mylohyoidea (Anat.)

mylo|pharyn|ge|us, ...gea, ...ge|um [zu gr. *μύλαι* = die Backenzähne u. ↑Pharynx]: zu Unterkiefer und ↑Pharynx gehörend; z. B. in der Fügung ↑Pars mylopharyngea

my|o..., My|o...

vor Vokalen meist **my..., My...**
⟨gr. *μῦς*, Gen.: *μυός* »Maus; Muskel«⟩
Wortbildungselement mit der Bedeutung »Muskel«:
- Myalgie
- Myoblast
- Myodynie
- Myokardinfarkt
- myomorph

Myo|blast [↑myo... u. ↑...blast] *m;* -en, -en (meist *Pl.*): Bildungszellen der Muskelfasern

myo|cardial de|pressant factor [maıəʊˈkɑːdıəl dıˈprɛsənt ˈfæktər; engl. *myocardial* = das Myokard betreffend, engl. *depressant* = hemmend, schwächend u. engl. *factor* = Faktor] *m;* - - -[s], - - -s: Polypeptid mit einer relativen Molekularmasse von 500 bis 1000, das die Papillarmuskelspannung und Herzauswurfleistung verringert und zu Blutdruckabfall und Minderdurchblutung der Organe führt; Abk.: MDF

Myocarditis vgl. Myokarditis. **Myocardium** vgl. Myokard

Myo|de|generation [↑myo... u. ↑Degeneration] *w;* -, -en, in fachspr. Fügungen: **Myo|de|generatio,** *Pl.:* ...io|nes: »Muskelentartung«, degenerative Muskelerkrankung mit Infiltrationen und fettigen Gewebsveränderungen (Alterserkrankung, auch Folge von Entzündungen). **Myode|generatio cordis** [↑Cor]: Entartung des Herzmuskels als Folge einer Entzündung des Herzmuskels, aber auch von Ernährungsstörungen (z. B. bei Arteriosklerose der Herzkranzgefäße)

My|ödem [↑myo... u. ↑Ödem] *s;* -s, -e: nur langsam zurückgehende Wulstbildung beim Beklopfen eines Muskels (bei Hypothyreose)

My|odynie [↑myo... u. ↑...odynie] *w;* -, ...ien: = Myalgie

myo|fazial [zu ↑myo... u. lat. *facies* = Gesicht]: die Gesichtsmuskeln betreffend

Myo|fi|brille [↑myo... u. ↑Fibrille] *w;* -, -n: eigentliches, kontraktiles Element der Muskelzelle, das den Zellleib in der Längsrichtung durchzieht

Myo|filament [aus ↑myo... u. Filament, spätlat. filamentum = Fadenwerk] *s;* -s, -e: fadenförmiges Protein, das den Hauptbestandteil einer Muskelzelle ausmacht und hauptsächlich aus ↑Aktin und ↑Myosin besteht

Myo|gelose [zu ↑myo... u. lat. *gelare* = gefrieren machen] *w;* -, -n: Auftreten umschriebener, schmerzhafter Knötchen od. Verhärtungen in der Muskulatur (z. B. bei rheumatisch bedingten Muskelerkrankungen)

myo|gen [↑myo... u. ↑...gen]: von Muskeln ausgehend, auf primären Prozessen in der Muskulatur beruhend (z. B. von Krankheiten); in der Muskulatur entstehend (z. B. von Stoffwechselprodukten o. Ä.)

Myo|globin [↑myo... u. ↑Globin] *s; -s*: roter Muskelfarbstoff, dem Hämoglobin ähnliches Protein, das Sauerstoff aufnimmt und abgibt; sensitiver Marker für Herzinfarkte

Myo|globin|urie [↑Myoglobin u. ↑...urie] *w; -, ...ien*: Rotfärbung des Harns durch Beimengung von Myoglobin

Myograf [↑myo... u. ↑...graf] *m; -en, -en*: Gerät, das die Zuckungen eines Muskels in Kurvenform aufzeichnet. **Myo|gra|fie** [↑...grafie] *w; -, ...ien*: grafische Darstellung der Muskelzuckungen mithilfe des Myografen. **Myo|gramm** [↑...gramm] *s; -s, -e*: mithilfe des Myografen aufgezeichnetes Kurvenbild der Muskelzuckungen

myo|id [↑myo... u. ↑...id], in fachspr. Fügungen: **myo|ides**: »muskelähnlich« (vom Aussehen und von der Beschaffenheit eines Gewebes)

Myo|kard [zu ↑myo... u. ↑Kardia] *s; -[e]s, -e*, in der Nomenklatur der Anatomie: **Myo|cardium**, *Pl.:* ...dia: Muskelschicht, mittlere Wandschicht des Herzens, Herzmuskel. **myo|kardial:** den Herzmuskel betreffend

Myo|kardie [zu ↑Myokard] *w; -, ...ien*: veralt Bez. für: ↑Myokardose

Myo|kard|infarkt = Herzinfarkt

Myo|kardio|lyse [zu ↑Myokard u. gr. λύειν = lösen, auflösen] *w; -, -n*: Abbau der Herzmuskulatur (z. B. durch proteinarme Ernährung)

Myo|kardio|pa|thie [↑Myokard u. ↑...pathie] *w; -, ...ien*: Sammelbez. für alle Erkrankungen des Myokards

Myo|kardio|pexie [zu ↑Myokard u. gr. πῆξις = das Befestigen] *w; -, ...ien*: operative Anheftung des Herzmuskels an den großen Brustmuskel (soll durch Gefäßanastomose die Durchblutung des Herzmuskels verbessern)

Myo|karditis [zu ↑Myokard] *w; -, ...itiden*, in fachspr. Fügungen: **Myo|carditis**, *Pl.:* ...itides: Entzündung des Herzmuskels

Myo|kardose [zu ↑Myokard] *w; -, -n*: Bez. für eine nicht entzündliche Erkrankung des Herzmuskels; auch: primäre Herzinsuffizienz

Myo|klonie [zu ↑myo... u. ↑Klonus] *w; -, ...ien*: Schüttelkrampf, anfallsweise auftretende, kurze, blitzartige Zuckungen von Muskeln (Vorkommen bei Erkrankungen des Zentralnervensystems)

Myo|klonus|epi|lep|sie [↑myo..., ↑Klonus u. ↑Epilepsie] *w; -, ...ien* [...iən]: erbliche Sonderform der Epilepsie mit chronischen Krämpfen eines Muskels oder einer Muskelgruppe

Myo|kymie [zu ↑myo... u. gr. κῦμα = Welle, Woge] *w; -, ...ien*: »Muskelwogen«, langsam ablaufende Muskelkontraktionen oder Muskelzuckungen

Myo|lemm [↑myo... u. gr. λέμμα = Rinde, Schale] *s; -s, -en*, latinisiert: **Myo|lemma**, *Pl.:* -ta: = Sarkolemm

Myo|logie [↑myo... u. ↑...logie] *w; -*: **1)** »Muskellehre«, Wissenschaft von den Muskeln, ihren Krankheiten und deren Behandlung. **2)** in der anat. Fachsprache meist: **Myo|logia**[1] *w; -*: in der anat. Nomenklatur Bezeichnung für die Gesamtheit der Muskeln und der zur Muskulatur gehörenden Faszien, Sehnen, Sehnenscheiden und Schleimbeutel

Myo|lyse [zu ↑myo... u. gr. λύειν = lösen, auflösen] *w; -, -n*, in fachspr. Fügungen: **Myo|lysis**, *Pl.:* ...yses: degenerativer Abbau von Muskelgewebe. **Myo|lysis cordis toxica** [↑Cor]: auf toxische Einwirkungen (z. B. Bakteriengift) zurückzuführende Auflösung von Herzmuskelgewebe

Myom [zu gr. μῦς, Gen.: μυός = Maus; Muskel] *s; -s, -e*, in fachspr. Fügungen: **Myoma**, *Pl.:* -ta: gutartige Geschwulst des Muskelgewebes. **Myo|ma uteri:** Myom der glatten Gebärmuttermuskulatur

Myo|malazie [↑myo... u. ↑Malazie] *w; -, ...ien*, in fachspr. Fügungen: **Myo|malacia**[1], *Pl.:* ...iae: degenerative Erweichung des Muskelgewebes (z. B. durch toxische Schädigungen)

myo|matös, in fachspr. Fügungen: **myo|matosus, ...osa, ...osum** [zu ↑Myom]: mit Myomen behaftet (von Organen gesagt); z. B. in der Fügung ↑Uterus myomatosus

Myom|ek|tomie [↑Myom u. ↑Ektomie] *w; -, ...ien*: operative Entfernung eines Gebärmuttermyoms

Myo|mere [zu ↑myo... u. gr. μέρος = Teil] *w; -, -n*: = Myotom

myo|me|trial [zu ↑Myometrium]: das Myometrium betreffend, von diesem ausgehend

Myo|me|tritis [zu ↑Myometrium] *w; -, ...itiden* (in fachspr. Fügungen: ...itides): Entzündung der Gebärmuttermuskulatur

Myo|me|trium [zu ↑myo... u. gr. μήτρα = Gebärmutter] *s; -s*: mittlere Muskelschicht der Gebärmutterwand

my|op, auch: **my|opisch** [von gr. μύωψ = kurzsichtig]: kurzsichtig, mit ↑Myopie behaftet

Myo|para|lyse [↑myo... u. ↑Paralyse] *w; -, -n*: allg. Bez. für: Muskellähmung

myopathicus vgl. myopathisch. **Myo|pathie** [↑myo... und ↑...pathie] *w; -, ...ien*, in fachspr. Fügungen: **Myo|pa|thia**[1], *Pl.:* ...iae: allg. Bez. für: Muskelerkrankung, Oberbegriff für ↑Myatonie, ↑Myasthenie, Muskeldystrophie u. a. **myo|pa|thisch**, in fachspr. Fügungen: **myo|pa|thicus, ...ca, ...cum**: eine Muskelerkrankung betreffend; mit einer Myopathie einhergehend; z. B. in der Fügung ↑Facies myopathica

My|ope [zu ↑myop] *m* u. *w; -n, -n*: Kurzsichtige[r]. **My|opie** *w; -, ...ien*, in fachspr. Fügungen: **My|opia**[1], *Pl.:* ...iae: Kurzsichtigkeit, durch zu starke Brechkraft von Hornhaut und Augenlinse oder durch zu lange Augenachse bedingte Fehlsichtigkeit, bei der sich die Lichtstrahlen bereits vor der Netzhaut zu einem Bild vereinigen. **my|opisch** vgl. myop

Myo|plasma [↑myo... u. ↑Plasma] *s;* -s, ...men: = Sarkoplasma

Myo|plastik [↑myo... u. ↑Plastik] *w;* -, -en: operatives Einsetzen eines Muskels zur Schließung von Muskeldefekten. **myo|plastisch:** einen Muskeldefekt behebend

Myo|plegie [zu ↑myo... u. gr. πληγή = Schlag, Hieb, Stoß] *w;* -, ...ien, in fachspr. Fügungen: **Myoplegia**[1], *Pl.:* ...iae: allg. Bez. für: Muskellähmung

Myo|re|laxans [↑myo... u. ↑Relaxans] *s;* -, ...antia od. ...anzien [...iən]: Arzneimittel zur Entspannung verkrampfter Muskeln

Myor|rhexis [↑myo... u. gr. ῥῆξις = das Reißen, Brechen] *w;* -: »Muskelzerreißung« (kann spontan bei starker Anspannung erfolgen od. als Folge einer Verletzung)

Myor|rhyth|mie [zu ↑myo... u. gr. ῥυθμός = Rhythmus] *w;* -, ...ien: Auftreten von rhythmischen Muskelzuckungen (z. B. ↑Nystagmus)

Myo|siderin [zu ↑myo... u. gr. σίδηρος = Eisen] *s;* -s: eisenhaltiger Muskelfarbstoff (entsteht beim Zerfall des Myoglobins)

Myo|sin [zu gr. μῦς, Gen.: μυός = Maus; Muskel] *s;* -s: zu den ↑Proteinen gehörender Baustein der Muskelfibrillen

Myo|sitis [zu gr. μῦς, Gen.: μυός = Maus; Muskel] *w;* -, ...itiden (in fachspr. Fügungen: ...itides): »Muskelentzündung«, entzündliche Erkrankung des Gewebes eines bestimmten Muskels bzw. einer Muskelgruppe. **Myo|sitis fi|brosa:** Entzündung des Muskelbindegewebes. **Myo|sitis ossi|ficans:** Muskelentzündung mit Einlagerung von Kalk in umschriebenen Muskelbezirken. **Myo|sitis typhosa:** Muskelentzündung als Begleiterscheinung von ↑Typhus

Myo|sklerose [↑myo... u. ↑Sklerose] *w;* -, -n: allgemeine Verhärtung der Muskulatur als Folge degenerativer Muskelerkrankungen

Myo|spasmus [↑myo... u. ↑Spasmus] *m;* -, ...men (in fachspr. Fügungen: ...mi): »Muskelkrampf«, Verkrampfung eines bestimmten Muskels bzw. einer ganzen Muskelgruppe

Myo|statik [zu ↑myo... u. gr. στατικός = stellend, zum Stillstehen bringend] *w;* -: Bezeichnung für das unbewusste, automatische Zusammenwirken der quer gestreiften Muskulatur zur Aufrechterhaltung des Körpers. **myo|statisch:** das koordinierte Zusammenwirken von Muskeln (bei Körperhaltung und -bewegung) betreffend; koordiniert zusammenwirkend (von Muskelgruppen)

Myo|tom [zu ↑myo... u. gr. τέμνειν = schneiden, abschneiden] *s;* -s, -e: Muskelsegment, einzelner Abschnitt der ↑metameren Gliederung der quer gestreiften Rumpfmuskulatur im embryonalen Stadium der Blastogenese, der auch im späteren Leben hinsichtlich seiner Sensibilität erhalten bleibt (Biol.)

Myo|tomie [↑myo... u. ↑...tomie] *w;* -, ...ien: operative Durchtrennung eines Muskels (z. B. von Augenmuskeln bei Schieloperationen od. von Halsmuskeln bei Schiefhalsoperationen)

Myo|tonie [zu ↑myo... u. ↑Tonus] *w;* -, ...ien, in fachspr. Fügungen: **Myo|tonia**[1], *Pl.:* ...iae: ständige Erhöhung des Muskeltonus, Muskelkrampf (als z. T. erbliches, eventuell auf Störungen des neuromuskulären Übertragungsmechanismus zurückzuführendes Leiden). **myo|tonisch:** die Myotonie betreffend

Myo|tono|lytikum [zu ↑myo..., ↑Tonus u. gr. λύειν = lösen, auflösen] *s;* -s, ...ka: Arzneimittel zur Behandlung des muskulär bedingten Spasmus

myo|toxisch [↑myo... u. ↑toxisch]: muskelschädigend (z. B. von Arzneimitteln)

myo|trop [↑myo... u. ↑...trop]: auf den Muskel, auf die Muskulatur einwirkend

Myo|zyt [↑myo... u. ↑...zyt] *m;* -en, -en: Muskelfaserzelle

Myring|ek|tomie [↑Myrinx u. ↑Ektomie] *w;* -, ...ien: teilweise oder vollständige operative Entfernung des Trommelfells

Myrin|gitis [zu ↑Myrinx] *w;* -, ...itiden (in fachspr. Fügungen: ...itides): Trommelfellentzündung

Myrin|go|mykose [↑Myrinx u. ↑Mykose] *w;* -, -n: Pilzbefall des Trommelfells

Myrin|go|plastik [↑Myrinx u. ↑Plastik] *w;* -, -en: operative Wiederherstellung eines [teilweise] zerstörten Trommelfells durch ↑Transplantation von Hautteilen auf die defekten Trommelfellstellen

Myrin|go|tomie [↑Myrinx u. ↑...tomie] *w;* -, ...ien: = Parazentese

Myrinx [zu mlat. *myringa* = Hirnhaut; Trommelfell] *w;* -, Myrin|gen (latinisiert: Myringes): seltene Bez. für: Trommelfell (↑Membrana tympani)

Myrmekia [aus gr. μυρμήκια = (ameisenähnliche) Warzen an der flachen Hand oder Fußsohle] *Pl.:* meist schmerzhaft-entzündliche Warzen an Handflächen und Fußsohlen, die eosinophile Einschlusskörperchen enthalten

Myso|phobie [zu gr. μύσος = Ekel und Abscheu Verursachendes u. ↑Phobie] *w;* -, -ien: **1)** krankhafte Angst vor Beschmutzung bzw. vor Berührung mit vermeintlich beschmutzenden Gegenständen. **2)** krankhafte Angst, sich durch Bakterien, Viren o. Ä. anzustecken

My|tho|manie [gr. μῦθος = Wort; Rede; Erzählung, Fabel u. ↑Manie] *w;* -, ...ien: krankhafte Lügensucht (bei Menschen mit schweren Persönlichkeitsstörungen)

myx..., Myx... vgl. myxo..., Myxo...

Myx|adenitis [zu ↑myxo... u. gr. ἀδήν, Gen.: ἀδένος = Drüse] *w;* -, ...itiden (in fachspr. Fügungen: ...itides): Entzündung einer Schleimdrüse. **Myxadenitis labia|lis** = Cheilitis glandularis

Myx|adenom [zu ↑myxo... u. gr. ἀδήν, Gen.: ἀδένος = Drüse] *s;* -s, -e, in fachspr. Fügungen: **Myxadenoma,** *Pl.:* -ta: vom Schleim absondernden Epithel einer mukösen Drüse ausgehende gutartige Geschwulst

my|xo..., My|xo...

vor Vokalen meist **myx..., Myx...**
⟨aus gr. *μύξα* »Schleim«⟩
Bestimmungswort von Zusammensetzungen mit der Bedeutung »Schleim, Schleimgewebe«:
- Myxolipom
- Myxadenitis

Myxo|chon|drom [Kurzbildung aus ↑Myxom u. ↑Chondrom] *s;* -s, -e, in fachspr. Fügungen: **Myxo|chon|droma,** *Pl.:* -ta: Tumor aus mit Schleim gemischtem Knorpelgewebe

Myx|ödem [↑myxo... u. ↑Ödem] *s;* -s, -e, in fachspr. Fügungen: **Myx|oedema,** *Pl.:* -ta: auf Unterfunktion der Schilddrüse beruhendes Krankheitsbild, das angeboren (vgl. Kretinismus) od. erworben sein kann u. das durch Weichteilschwellungen im Gesicht und an den Händen und durch eine Verlangsamung der geistigen u. körperlichen Funktionsabläufe gekennzeichnet ist. **Myx|oedema circumscriptum:** ringförmige myxödematöse Wucherung bzw. Verdickung der Haut an beiden Unterschenkeln. **myx|ödematös,** in fachspr. Fügungen: **myx|oedematosus, ...osa, ...osum:** ein Myxödem betreffend, mit Myxödem verbunden

Myxo|fi|brom [Kurzbildung aus ↑Myxom u. ↑Fibrom] *s;* -s, -e, in fachspr. Fügungen: **Myxo|fibroma,** *Pl.:* -ta: Tumor aus mit Schleim gemischtem Bindegewebe

myxo|id [↑myxo... u. ↑...id]: schleimähnlich (z. B. von Geschwülsten)

Myxo|lipom [Kurzbildung aus ↑Myxom u. ↑Lipom] *s;* -s, -e, in fachspr. Fügungen: **Myxo|lipoma,** *Pl.:* -ta: Tumor aus mit Schleim gemischtem Fettgewebe

Myxom [zu gr. *μύξα* = Schleim] *s;* -s, -e, in fachspr. Fügungen: **Myxoma,** *Pl.:* -ta: gutartige Geschwulst aus Schleimgewebe. **myxomatös,** in fachspr. Fügungen: **myxomatosus, ...osa, ...osum:** mit der Bildung von Myxomen einhergehend; myxomartig

Myxo|sarkom [↑myxo... u. ↑Sarkom] *s;* -s, -e, in fachspr. Fügungen: **Myxo|sarcoma,** *Pl.:* -ta: gefäßreicher maligner, gallertartiger Tumor

Myxo|virus [↑myxo... u. ↑Virus] *s;* -, ...viren (meist *Pl.*): Gruppe von Viren, die vorwiegend die Schleimhäute befallen und charakteristische Krankheitsbilder hervorrufen (z. B. Grippe, Masern)

Myzel [zu gr. *μύκης* = Pilz u. gr. *ἧλος* = Nagel] *s;* -s, ...lien [...iən], sonst auch: **Myzelium** *s;* -s, ...lien [...iən], latinisiert: **Mycelium,** *Pl.:* ...lia: Bez. für das aus den ↑Hyphen bestehende Pilzgeflecht bei bestimmten Pilzarten (Bot.)

Myzetismus [zu gr. *μύκης* = Pilz] *m;* -, ...men: Pilzvergiftung, durch den Genuss giftiger Pilze hervorgerufene Erkrankung

Myzetom [zu gr. *μύκης* = Pilz] *s;* -s, -e, in fachspr. Fügungen: **Mycetoma,** *Pl.:* -ta: **1)** Geschwulst, die aus einem Knäuel von Pilzfäden besteht. **2)** = Madurafuß

N

n = Neutron

N.: Abk. für ↑Nerv

N: 1) chem. Zeichen für ↑Stickstoff (Nitrogenium). **2)** physikal. Zeichen für ↑Newton. **3)** biochem. Zeichen für ↑Neuraminidase (↑Influenzavirus)

Na: chem. Zeichen für ↑Natrium

Nabel vgl. Umbilicus

Nabelbruch vgl. Hernia umbilicalis (↑Hernie)

Nabel|koliken *Pl.:* Bauchschmerzen unklarer Genese beim Säugling

Nabelschnur vgl. Funiculus umbilicalis

Nabel|vene: Vene in der Nabelschnur, Vena umbilicalis

Nachgeburt vgl. Plazenta

Nachgeburts|periode: Zeitraum zwischen der Geburt und der Abstoßung der Plazenta

Nach|greifen vgl. Magnetphänomen

Nachhirn vgl. Myelencephalon

Nachlast *w;* -, -en: vgl. Afterload

Nach|niere: embryonale Nierenanlage

Nach|sorge: Betreuung nach einer Tumorbehandlung zur Früherkennung von Rezidiven u. Komplikationen

Nach|star [Cataracta secundaria]: nach einer extrakapsulären Kataraktoperation auftretende Trübung von Hinterkapsel- und Vorderkaspel-Anteilen

Nachtangst vgl. Pavor nocturnus

Nachtblindheit vgl. Hemeralopie

Nachtklinik: Krankenhaus, in dem vor allem psychisch Kranke, die tagsüber berufstätig sind, übernachten; Behandlung erfolgt morgens und abends; therapeutischer Schwerpunkt ist das beschützte Wohnen; heute weitgehend durch betreutes Wohnen ersetzt

Nacht|schweiß: nächtliche übermäßige Schweißbildung, sodass man nachts aufstehen muss, um seine Kleidung bzw. die Bettwäsche zu wechseln (häufig Indikator bei Lungentuberkulose, Leukämie, Hodgkin-Syndrom u. Aids)

Nachtsichtigkeit vgl. Nyktalopie

Nachtwandeln vgl. Somnambulismus

NaCl: Abk. für *N*atrium*c*h*l*orid, Kochsalz

Nacken|steifigkeit ↑Meningismus

Nacken|trans|parenz [zu mlat. *transparere* = durchscheinen]: vorübergehend auftretende Flüssigkeitsansammlung im Nackenbereich eines Fetus (11.–14. Schwangerschaftswoche), bei Vergrößerung Hinweis auf Fehlbildung (NT-Screening, Nackentransparenz-Screening)

Nadel|biopsie [zu ↑Biopsie] *w;* -, -n: ↑Stanzbiopsie mit einer Hohlnadel

Nadel|elektrode: Elektrode zum Einstechen in die zu untersuchenden Muskeln bei der ↑Elektromyografie

NADH: Abk. für *N*icotinamid-*A*denin-*D*inucleotid (reduzierte Form), verwandt mit Niacin (Vitamin B_3); wird auch als Koenzym 1 bezeichnet

Nae|gele-Becken [nach dem dt. Gynäkologen F. K. Naegele, 1777–1851]: weibliche Beckenform, die durch das Fehlen eines Kreuzbeinflügels und dadurch bedingte schräge Verengung des Beckens charakterisiert ist (geburtserschwerend). **Naegele-Ob|liqui|tät** = Asynklitismus. **Naegele-Regel:** Formel zur Bestimmung des voraussichtlichen Geburtstermins (erster Tag der letzten Regelblutung + 7 Tage − 3 Monate + 1 Jahr)

Naegeli-Franceschetti-Jadassohn-Syndrom [nach dem schweiz. Dermatologen Oskar Naegeli, 1885–1959, dem schweiz. Ophthalmologen Adolphe Franceschetti, 1896–1968, u. dem schweiz. Dermatologen Josef Jadassohn, 1863–1936]: autosomal-dominant vererbte frühkindliche ausgedehnte regelmäßige retikuläre Hyperpigmentierung, in Verbindung mit Hypohidrosis u. Zahnanomalien

Naegleria fowleri: pathogene freilebende Amöbe, Erreger der primären Amöben-Meningoenzephalitis

nae|vi|formis, ...me [zu ↑Nävus u. lat. *forma* = Gestalt, Form]: die Form eines Muttermals aufweisend; z. B. in der Fügung ↑Angiokeratoma corporis naeviforme

Naevus vgl. Nävus

Nagel vgl. Unguis

Nagelbett vgl. Matrix unguis

Nagelfalz vgl. Sulcus matricis unguis

Nagel|häutchen: ↑Kutikula

Nagel-Patella-Syndrom [zu ↑Patella u. ↑Syndrom]: multiple Fehlbildung, Aplasie bzw. Hypoplasie von Nägeln u. Patella

Nagelung: ↑Osteosynthese mittels ↑Marknagel

Nagelwall vgl. Vallum unguis

Nagelwurzel vgl. Radix unguis

Nah|einstellungs|reaktion: ↑Konvergenz

Nah|lappen|plastik: chirurgisches Verfahren der Wundabdeckung mittels eines Hautlappen-Transplantats aus der unmittelbaren Wundumgebung

Nährboden: flüssige oder feste Substanz zur Züchtung von Mikroorganismen

Nähr|stoff: chem. Verbindung, die dem menschlichen Organismus zum Aufbau u. Erhalt körpereigener Substanz dient, Nahrungsbestandteil

Nah|rung, Nah|rungs|mittel: Gesamtheit der natürlichen u. künstlich hergestellten Produkte pflanzlicher u. tierischer Herkunft, die der Ernährung des menschlichen Organismus dienen

Nahrungs|fasern vgl. Ballaststoffe

Nahrungs|karenz [zu ↑Karenz]: Zeitraum, in dem dem Körper keine Nahrung zugeführt wird, Nüchternheit

Naht: 1) vgl. Sutura. **2)** Vereinigung durchtrennten Gewebes mit Fäden

Nail-patella-syndrome [nɛıl ...] vgl. Nagel-Patella-Syndrom

Nairo|virus: durch Zecken übertragener Erreger des Krim-Kongo-hämorrhagischen Fiebers

naive Lym|pho|zyten [↑Lymphozyten] *Pl.:* Lymphozyten, die noch keinen Kontakt zu ihrem Antigen hatten

Nalanane [afrik.] *w; -:* = Trypanosomiasis

Namenszwang vgl. Onomatomanie

NAME-Syndrom: Syndrom mit Lentigines, Abk. für *N*ävi, *a*triale Myxome, *m*yxomatöse Tumoren der Haut, *E*pheliden und endokrine Tumoren

Nandrolon: orales ↑Anabolikum, Aufbaustoff für die Muskulatur

Nanismus [zu gr. νᾶνος = Zwerg] *m; -:* Kleinwuchs. **Nanismus pitui|tarius:** Kleinwuchs infolge Erkrankung des Hypophysenvorderlappens während der Wachstumsperiode. **Nanismus primordia|lis:** »ursprünglicher Kleinwuchs« ohne erkennbare krankhafte Ursache

Na|niz|zia: Gattungsname der perfekten Form der Mikrosporum-Dermatophyten

Nano|somie [gr. νᾶνος = Zwerg u. ↑...somie] *w; -:* = Nanismus

Nano|tech|no|logie [Kunstw., ↑nanus] *w; -:* Gebiet naturwissenschaftlicher Forschung und Technologieentwicklung an der Schnittstelle zwischen Physik, Chemie, Materialwissenschaften und Molekularbiologie, das sich mit der Erforschung und der Manipulation (dem »Maßschneidern«) von Eigenschaften und Funktionen von Materie im Nanometerbereich befasst

Nano|ze|phalus [zu gr. νᾶνος = Zwerg u. gr. κεφαλή = Kopf] *m; -, ...li:* in allen Dimensionen verkleinerter Kopf bei Kleinwuchs

nanus, nana, nanum [zu gr. νᾶνος = Zwerg]: kleinwüchsig, von winziger Körpergröße

Napfkuchen|iris: napfkuchenförmige Vorwölbung der ↑Iris in Richtung der Hornhaut infolge ↑Synechie und Behinderung des Kammerwasserabflusses in die hintere Augenkammer

Napoleons|hut: die Spondyloptose (völliges Abkippen eines Wirbels) stellt sich durch Projektion des 5. LWK auf das Os sacrum im Röntgenbild als umgekehrter Napoleonshut dar

nappes claires [nap ˈklɛːr] *Pl.:* Inseln gesunder Haut in den Lymphom-Herden bei Mycosis fungoides

Narbe vgl. Zikatrix

NARI: Abk. für *nor*adrenalin *r*euptake *i*nhibitor; Gruppe von Antidepressiva, die selektiv die Wiederaufnahme des Noradrenalins hemmen; vgl. SNRI

Naris [aus gleichbed. lat. *naris*] *w; -,* Nares (meist *Pl.*): »Nasenloch«, anat. Bez. für die beiden länglichen Nasenöffnungen, die den Eingang zur Nasenhöhle bilden

Narko|ana|lyse [Kurzw. aus ↑Narkose u. ↑Psychoanalyse] *w;* -, -n: besondere Form der psychiatrischen Exploration, bei der der Patient bzw. die Patientin vor der Befragung unter den enthemmenden Einfluss eines ↑Narkotikums gesetzt wird

Narko|lep|sie [zu gr. *νάρκη* = Krampf; Lähmung; Erstarrung u. gr. *λῆψις* = das Empfangen; das Fangen; der Anfall] *w;* -, ...ien: unvermittelt und anfallartig auftretender unwiderstehlicher Schlafdrang (meist von kurzer Dauer), verbunden mit einem vorübergehenden Verlust des Haltungstonus (als selbstständiges Krankheitsbild, häufig erblich bedingt, aber auch als Begleiterscheinung bei bestimmten Krankheiten oder Verletzungen, speziell im Bereich des Zentralnervensystems)

Narko|logie [gr. *νάρκη* = Krampf; Lähmung; Erstarrung u. ↑...logie] *w;* -: veralt. für: Lehre von der Schmerzbetäubung, ↑Anästhesiologie

Narko|mane *m;* -n, -n, **Narko|manin** *w;* -, -nen [zu gr. *νάρκη* = Krampf; Lähmung; Erstarrung u. gr. *μανία* = Raserei, Wahnsinn]: rauschgiftsüchtige Person. **Narko|manie** *w;* -, ...ien: »Rauschgiftsucht«, krankhaftes Verlangen nach Schlaf- oder Betäubungsmitteln

Narkose [zu gr. *νάρκη* = Krampf; Lähmung; Erstarrung] *w;* -, -n: allgemeine Betäubung des Organismus mit zentraler Schmerz- und Bewusstseinsausschaltung durch Zufuhr von Betäubungsmitteln. **Narkotikum** *s;* -s, ...ka: Betäubungs-, Rauschmittel, Bezeichnung für verschiedene chemische Stoffe oder Drogen, die eine vorübergehende Lähmung der Ganglienzellen des Zentralnervensystems bewirken und dadurch eine allgemeine Betäubung oder einen schlafartigen Zustand des Organismus (mit Lösung der Muskelspannung und Ausschaltung der Schmerzempfindung) bewirken. **narkotisch:** betäubend, berauschend (von chem. Stoffen oder Drogen). **Narkotiseur** *m;* -s, -e, **Narkotiseurin** *w;* -, -nen [...zøːr(ɪn); französierende Ableitung von ↑narkotisieren]: veralt. Bez. für: ↑Anästhesist, Anästhesistin. **narkotisie|ren:** betäuben, unter Narkose setzen

NARP: Abk. für *N*europathie, *A*taxie, *R*etinitis *p*igmentosa; mitochondriale Enzephalomyopathie

Narzissmus [zum Namen des schönen Jünglings der griechischen Mythologie, Narziss (gr. *Νάρκισσος*), der sich beim Anblick seines Spiegelbildes in einer Quelle in sich selbst verliebte] *m;* -: aus der Psychoanalyse stammender Begriff zur Bezeichnung der erotischen Hinwendung zum eigenen Körper als »Sexualobjekt« (nach S. Freud); übertriebene Selbstbewunderung als Persönlichkeitsmerkmal

nasal, in fachspr. Fügungen: **nasalis, ...le** [zu ↑Nase]: zur Nase gehörend, die Nase betreffend

nascens vgl. naszierend

NASCIS-Schema: Schema der Kortisongabe bei akutem spinalem Trauma; Abk.: für The Third *N*ational *A*cute *S*pinal *C*ord *I*njury *S*tudy

Nase [germ. Stammwort] *w;* -, -n, in der anatomischen Nomenklatur: **Nasus** [aus gleichbed. lat. *nasus,* Gen.: *nasi*] *m;* -, Nasi: das in der Mittellinie des Gesichts gelegene Riech- und Atmungsorgan der Wirbeltiere und des Menschen (Anat.). **Nasus ex|ternus:** die aus Nasenwurzel, Nasenrücken, Nasenspitze und Nasenflügeln bestehende äußere Nase

Nasenbluten vgl. Epistaxis

Nasenflügel vgl. Ala nasi

Nasenhöhle vgl. Cavum nasi

Nasen|katarrh vgl. Rhinitis

Nasen|muschel vgl. Concha nasalis (inferior, media u. superior)

Nasennebenhöhlen vgl. Sinus paranasales

Nasen|neben|höhlen|entzündung vgl. Sinusitis

Nasenrachenraum vgl. Epipharynx

Nasen-Rachen-Raum: Bez. für die Nasenhöhlen und den Rachen zusammen

Nasenscheidewand vgl. Septum nasi

Nasenschleimhautentzündung vgl. Rhinitis

Nasenwurzel vgl. Radix nasi

Nasion [zu lat. *nasus* = Nase] *s;* -s: Bezeichnung für den Schnittpunkt zwischen der ↑Sutura frontonasalis u. der gedachten Medianlinie des Körpers (dient als anthropologischer Messpunkt)

naso|bili|är [zu ↑Nase u. ↑Bilis]: von der Nase zur Gallenblase verlaufend (z. B. von einer Sonde gesagt)

naso|cilia|ris, ...re [zu ↑Nase u. ↑Cilium]: den Bereich der Nasenhöhle u. der Augenlider betreffend; z. B. in der Fügung ↑Nervus nasociliaris (Anat.)

naso|duodenal [zu lat. *nasus* = Nase u. ↑Duodenum]: von der Nase zum Zwölffingerdarm verlaufend (von einer Ernährungssonde gesagt)

naso|labial, in fachspr. Fügungen: **naso|labia|lis, ...le** [zu ↑Nase u. ↑Labium]: von der Nase zur Lippe verlaufend; z. B. in der Fügung ↑Sulcus nasolabialis. **Naso|labial|falte** vgl. Sulcus nasolabialis

naso|la|crimalis, ...le [zu ↑Nase u. lat. *lacrima* = Träne]: die Nase u. die Tränenorgane betreffend; z. B. ↑Canalis nasolacrimalis

naso|palatinus [zu ↑Nase u. ↑Palatum]: die Nase u. den Gaumen betreffend; z. B. in der Fügung ↑Nervus nasopalatinus (Anat.)

Naso|pharyn|gi|tis [zu lat. *nasus* = Nase u. ↑Pharynx]: Kurzw. für **1)** ↑Epipharyngitis, **2)** ↑Rhinopharyngitis

Naso|pharynx [↑Nase u. ↑Pharynx] *m;* -: = Epipharynx

naso|tra|cheal [zu ↑Nase und ↑Trachea]: durch die Nasenhöhle in die Luftröhre hinein erfolgend (von der Einführung eines Tubus gesagt; vgl. Intubation)

näs|sen: Gewebsflüssigkeit absondern

Näs|sen: Absonderung von Gewebsflüssigkeit aus Wunden oder Hautveränderungen

Nasus vgl. Nase

nas|zie|rend, in fachspr. Fügungen: **nas|cens** [zu

lat. *nasci* = geboren werden; entstehen]: im Entstehen begriffen, frei werdend (bes. von chem. Stoffen gesagt)

Natalität [zu lat. *natalis* = zur Geburt gehörend, Geburts...] *w;* -: Geburtenhäufigkeit (Zahl der lebend Geborenen auf je 1000 Einwohner im Jahr)

nati|formis [zu ↑Natis und lat. *forma* = Gestalt, Form]: gesäßbackenförmig

Natis [aus gleichbed. lat. *natis*] *w;* -: Gesäßbacke (Anat.), Clunis; *Pl.:* **Nates:** Gesäßbacken, Gesäß (Anat.)

nativ, in fachspr. Fügungen: **nativus** [aus lat. *nativus* = durch die Geburt entstanden; angeboren, natürlich]: natürlich, im natürlichen Zustand befindlich, unverändert (gegenüber dem ursprünglichen Zustand; z. B. von Proteinen gesagt); angeboren

Nativ|aufnahme [↑nativ]: Röntgenaufnahme ohne Verwendung von Kontrastmitteln. **Nativ|blut** = Frischblut. **Nativ|prä|parat:** frisches, noch ungefärbtes histologisches Präparat

Nati|ze|phalie [zu lat. *natis* = Gesäßbacke u. gr. *κεφαλή* = Kopf] *w;* -, ...ien: gesäßbackenartige Ausbildung des Kopfes mit einer charakteristischen Furchung zwischen den Scheitelbeinhöckern (z. B. bei angeborener Syphilis)

NATO-Lage: bei den Streitkräften der NATO zuerst erprobte Seitenlagerung (sog. »stabile Seitenlagerung«) von bewusstlosen Personen, und zwar derart, dass deren ganzer Körper, insbes. das Gesicht, etwa 45 Grad zur Erde geneigt ist; dabei wird zur Stabilisierung das unten liegende Bein des/der Bewusstlosen gebeugt, der unten liegende Arm dagegen entlang dem Rücken ausgestreckt

Na|tri|ämie, auch: **Na|trä|mie** [↑Natrium und ↑...ämie] *w;* -, ...ien: vermehrter Natriumgehalt des Blutes

Na|trium [nlat. Bildung zum FW *Natron* (= doppelkohlensaures Natrium), das selbst ägyptischen Ursprungs ist] *s;* -s: zu den Alkalimetallen gehörendes chem. Element; Zeichen: Na

Natrium|load [...ləʊd] *m;* -s: die über den Harn ausgeschiedene Natriummenge

Na|tri|urese [↑Natrium u. ↑Urese] *w;* -, -n: Ausscheidung von Natrium mit dem Harn. **na|tri|uretisch:** die Natriurese betreffend

Na|tri|urie [↑Natrium u. ↑...urie] *w;* -, ...ien: vermehrte Ausscheidung von Natrium mit dem Harn

naturalis, ...le [zu lat. *natura* = Natur; natürliche Beschaffenheit]: natürlich, physiologisch im Körper vorhanden, nicht künstlich gebildet, nicht krankhaft; z. B. in der Fügung ↑Anus naturalis

Natur|heilkunde: Lehre von der Vorbeugung und Heilung von Krankheiten mit natürlichen Heilmitteln, z. B. physikalischen Reizen (Wärme, Kälte, Luft, Licht), pflanzlichen Arzneistoffen oder auch psychosozialer Beratung

Natur|heilmittel: Medikamente, die aus Naturstoffen (z. B. Pflanzen) hergestellt werden

natürliche Killer|zellen [zu engl. *to kill* = töten]: Lymphozyten mit großen Granula, die Zellen töten; wichtige Rolle bei der Abwehr von Viren u. a. intrazellulären Krankheitserregern; anders als zytotoxische T-Zellen besitzen natürliche Killerzellen keine Antigenrezeptoren (↑antikörperabhängige zellvermittelte Zytotoxizität); Abk.: NK cells für engl. *n*atural *k*iller cells

Nau|sea, in fachspr. Fügungen: **Nau|sea** [von gr. *ναυσία* = Seekrankheit] *w;* -: Übelkeit, Brechreiz (vor allem im Zusammenhang mit einer ↑Kinetose). **Nau|seo|sum** *s;* -s, ...osa: Arzneimittel, das [als Begleiterscheinungen] Übelkeit und Brechreiz hervorruft

navikular, in fachspr. Fügungen: **navicularis, ...re** [zu lat. *navicula* = kleines Schiff; Kahn]: kahnförmig; z. B. in der Fügung ↑Os naviculare

nävo|id [↑Nävus u. ↑...id]: nävusähnlich

Nävus [aus lat. *naevus*, Gen.: *naevi* = Mal, Muttermal] *m;* -, ...vi, in fachspr. Fügungen: **Nae|vus,** *Pl.:* ...vi: Muttermal, zusammenfassende Bez. für die verschiedenen Formen einer angeborenen, meist gutartigen, fleckförmigen, umschriebenen Fehlbildung der Haut von teils dunklem (infolge starker Pigmenteinlagerung), teils bläulich rotem, zuweilen behaartem Erscheinungsbild (gelegentlich auch die übrige Haut tumorartig überragend). **Nae|vus albus:** weißes, pigmentloses Muttermal. **Nae|vus arane|us** [zu lat. *araneus* = Spinne]: Gefäßspinne; Muttermal von spinngewebsförmiger Struktur (mit strahlenförmig von einem Zentralpunkt ausgehenden feinsten Hautgefäßerweiterungen). **Nae|vus flamme|us** [zu lat. *flamma* = lodernde Flamme; helles Feuer]: »Feuermal«, vorzugsweise am Gesicht vorkommendes, diffuses und meist großflächiges Gefäßmal von roter oder blauroter Farbe (gehört zu den ↑Hämangiomen). **Nae|vus pig|mentosus:** »Pigmentmal«, Leberfleck, angeborenes od. anlagebedingtes, bräunliches bis schwarzbraunes Hautmal infolge fleckenförmiger Anhäufung des physiologischen Hautfarbstoffs. **Nae|vus pilosus:** »behaartes Muttermal«. **Nae|vus vas|culosus** = Naevus flammeus

Nävus|dysplasie|syndrom [zu ↑Nävus u. ↑Dysplasie]: melanozytäre Nävi mit Zellatypien, unregelmäßiger Begrenzung u. überdurchschnittlicher Größe; erhöhtes Risiko, an Melanom zu erkranken

Nävus|zell|nävus: gutartiger melanozytärer Tumor (aus Nävuszellen bestehender Nävus)

Nb: chem. Zeichen für ↑Niob

NBG-Code: Abk. für »*N*orth American Society of Pacing and Electrophysiology/*B*ritish Pacing and Electrophysiology Group *G*eneric Pacemaker Code«; Verschlüsselung der Arbeitsweise eines Schrittmachers: mit den ersten drei Buchstaben wird der Ort der Stimulation und der Wahrnehmung sowie die Betriebsart codiert, der vierte

Buchstabe beschreibt die Existenz eines Frequenzadaptationssystems

NBT-Test: Abk. für ↑*N*itro*b*lau*t*etrazoliumtest

NCAM: Abk. für *n*eural *c*ell *a*dhesion *m*olecule, neurales Zelladhäsionsmolekül

NCI: Abk. für *N*ational *C*ancer *I*nstitute. **NCI-Kriterien:** Richtlinien des National Cancer Institute (Bethesda, Maryland) zur Beurteilung des Therapieverlaufs bzw. -ansprechens

Nd: chem. Zeichen für ↑Neodym

Nd:YAG-Laser: Abk. für *N*eodym-*Y*ttrium-*A*luminium-*G*ranat-Laser, vgl. Neodym-YAG-Laser

ne..., Ne... vgl. neo..., Neo...

Ne: chem. Zeichen für ↑Neon

Ne|ar|throse [zu ↑neo... u. gr. *ἄρθρον* = Glied; Gelenk] *w;* -, -n: **1)** krankhafte Neubildung einer gelenkartigen Verbindung zwischen zwei Knochen oder Knochenstücken (z. B. zwischen den Bruchenden bei einer Fraktur; Scheingelenk), ↑Pseudarthrose. **2)** operative Neubildung eines künstlichen Gelenks (z. B. bei einer ↑Ankylose)

NEAT: Abk. für *n*on-exercise-*a*ssociated *t*hermogenesis

Nebeneierstock vgl. Epoophoron

Nebenhoden vgl. Epididymis

Nebenhöhlen: übl. Kurzbez. für: Nasennebenhöhlen (vgl. Sinus paranasales)

Nebenmilz vgl. Lien accessorius

Nebenniere vgl. Glandula suprarenalis

Nebennierenmark: das unter der Rindenschicht der Nebenniere gelegene, aus chromaffinen Zellen bestehende, sympathische Ganglienzellen enthaltende Mark, in dem ↑Katecholamine wie Dopamin, Noradrenalin und Adrenalin gebildet werden; Abk.: NNM

Nebennierenrinde: Rindenschicht der Nebenniere, in der Mineralcorticoide, ↑Glucocorticoide und Androgene gebildet werden; Abk.: NNR

Nebenschilddrüse vgl. Glandula parathyreoidea

Nebenwirkung: therapeutisch unerwünschte Wirkung eines Arzneimittels, wie sie trotz regelrechter Dosierung und Anwendung bei einem Teil der Patienten auftritt

Nebenzellen: schleimbildende Zellen der Magenschleimhaut

NEC: Abk. für *n*ekrotisierende *E*ntero[*c*]kolitis

Necator [zu lat. *necare* = töten] *m;* -s: Gattung parasitierender Nematoden. **Necator americanus** = Ancylostoma duodenale

neck dis|section [nɛk dɪˈsɛkʃən; engl. *neck* = Hals u. engl. *dissection* = Zerschneidung] *w;* -, -s: operative Halsausräumung mit Entfernen der Lymphknoten bei malignen Tumoren im Hals-Kopf-Bereich

Necker-Würfel: Vexierbild, Beispiel für eine kognitive Täuschung, bei der Vorder- und Rückseite eines Würfels in der Wahrnehmung irrtümlich ausgetauscht werden

ne|cr[o]..., Ne|cr[o]... vgl. nekro..., Nekro...

Necrobiosis vgl. Nekrobiose

Necrosis vgl. Nekrose

ne|croticans [zu ↑nekrotisch]: zu einer Nekrose führend, mit einer Nekrose verbunden; z. B. in der Fügung ↑Angina necroticans

Need [niːd; engl. *need* = Bedürfnis, Notwendigkeit] *s;* -s: Gesamtheit der auf die Umwelt bezogenen inneren Spannungslagen von Bedürfnissen, Antrieben, subjektiven Wünschen und Haltungen (Psychol.)

negativ [auch: ...tiːf; zu lat. *negare* = Nein sagen; verneinen]: **1)** nicht für das Bestehen einer Krankheit sprechend (von Befunden, Reaktionen u. a.; Med.). **2)** den dem positiven Pol entgegengesetzten Elektrizitätspol betreffend (von elektr. Ladungen; Phys.). **3)** die natürlichen Helligkeitsverhältnisse Schatten gebender Organe in umgekehrter Qualität wiedergebend, d. h. Knochen hell, Weichteile hingegen dunkel abbildend (vom Röntgenbild). **Negativismus** *m;* -: Neigung zu sinn- und antriebswidrigem Verhalten mit Reaktionen, die dem auslösenden Motiv (z. B.: Aufforderung, etwas Bestimmtes zu tun) genau entgegengerichtet sind, und zwar: **a)** im Sinne eines Trotzverhaltens als Entwicklungsphase bei Jugendlichen; **b)** (bei gleichzeitiger innerer Gleichgültigkeit) als echte Antriebsanomalie bei Psychosen (z. B. bei Schizophrenie)

Negativ|liste: Verzeichnis von Arznei-, Heil- und Hilfsmitteln, die von der Bezahlung durch die gesetzlichen Krankenkassen ausgeschlossen sind und nicht auf Kassenrezept verordnet werden dürfen; vgl. Positivliste

Negativ|symptomatik vgl. Minussymptomatik

Ne|glect, Ne|glekt [engl. nɪˈglekt; = vernachlässigen] *s;* -[e]s, -e: Nichtbeachtung von visuellen, taktilen oder akustischen Reizen nach Hirninfarkt; ignoriert wird die der Läsion gegenüberliegende Seite

Ne|gri-Körperchen [nach dem ital. Pathologen Adelchi Negri, 1876–1912] *Pl.:* charakteristische Einschlusskörperchen in den Ganglienzellen des Zentralnervensystems bei Menschen oder Tieren, die an Tollwut erkrankt sind

Nehb-Ableitungen ↑Nehb-Dreieck

Nehb-Dreieck: Sonderform der Brustwandableitung des Elektrokardiogramms vom »kleinen Brustwanddreieck« (dieses wird vom Ansatz der zweiten rechten Rippe am Brustbein, von der Projektionsstelle des Herzspitzenstoßes auf die hintere Axillarlinie und von der Herzspitze gebildet)

Neisser-Färbung: Differenzialfärbung von Bakterien in der Mikroskopie

Neisseria [nlat., nach dem dt. Dermatologen Albert Neisser, 1855–1916] *w;* -, (Arten:) ...riae: Gattung gramnegativer, meist pathogener Diplokokken. **Neisseria gonor|rhoeae:** eine Neisseriaart, deren Vertreter als Erreger der ↑Gonorrhö bekannt sind. **Neisseria meningitidis:** Meningokokke, Erreger der eitrigen Meningitis

ne|kro..., Ne|kro...,

vor Vokalen **ne|kr..., Ne|kr...,** latinisiert: **necr[o]..., Ne|cr[o]...**
⟨aus gr. *νεκρός* »Leichnam«⟩
Bestimmungswort von Zusammensetzungen mit der Bedeutung »Leichnam, Tote/-r; Vorgang des Absterbens organischer Gewebe; abgestorbenes Gewebe«:
- Nekrose
- Nekropsie

Ne|kro|biont [zu ↑nekro... u. gr. *βιοῦν* = leben (zu gr. *βίος* = Leben)] *m;* -en, -en: Bezeichnung für ↑Saprophyten, die auf abgestorbenen Teilen eines noch lebenden Organismus schmarotzen (Biol.)

Ne|kro|bio|se [zu ↑nekro... u. gr. *βίος* = Leben] *w;* -, -n, in fachspr. Fügungen: **Ne|cro|bio|sis,** *Pl.:* ...oses: Gewebstod, allmähliches Absterben von Zellen im Organismus (als physiologischer od. pathologischer Vorgang). **Ne|cro|bio|sis lipo|idica dia|beticorum:** bei Zuckerkranken besonders an den Unterschenkeln auftretende ↑Dermatose mit Lipoideinlagerungen im Gewebe, degenerativen Gewebsveränderungen, Gewebsuntergang und Gewebsverhärtung

Ne|kro|logie [↑nekro... u ↑...logie] *w;* -: Lehre und statistische Erfassung der Todesursachen, Sterblichkeitsstatistik

Nekrolyse, toxische epidermale vgl. Lyell-Syndrom

Ne|kro|manie [↑nekro... und ↑Manie] *w;* -, ...ien: seltene Bez. für ↑Nekrophilie

Ne|kro|phanerose [zu ↑nekro... u. gr. *φανερός* = sichtbar, offenbar] *w;* -, -n: Bezeichnung für die bei einem umschriebenen Gewebstod morphologisch sichtbaren Gewebsveränderungen

Ne|kro|philie [zu ↑nekro... u. gr. *φίλος* = lieb; Freund] *w;* -, ...ien: auf Leichen gerichtetes sexuelles Triebverlangen; sexuelle Leichenschändung (Psychol., Med.)

Ne|kro|phobie [zu ↑nekro... u. gr. *φόβος* = Furcht] *w;* -: krankhafte Angst vor dem Tod oder vor Toten (Psychol., Med.)

Ne|krop|sie [zu ↑nekro... u. gr. *ὄψις* = das Sehen, der Anblick] *w;* -, ...ien: Totenschau, Leichenschau, medizinische Untersuchung eines toten Körpers im Zusammenhang mit einer ↑Sektion

Ne|krose [aus gr. *νέκρωσις* = das Töten; das Absterben (zu gr. *νεκρός* = Leichnam)] *w;* -, -n, in fachspr. Fügungen: **Ne|crosis,** *Pl.:* ...oses: örtlicher Gewebstod, Absterben von Zellen, Zellverbänden, Gewebs- oder Organbezirken an umschriebener Stelle im lebenden Organismus als pathologische Reaktion (im Gegensatz zur ↑Apoptose) auf bestimmte (mechanische, thermische, chemische u.a.) Einwirkungen

Ne|kros|ek|tomie [↑Nekrose u. ↑Ektomie] *w;* -, ...ien: operative Entfernung abgestorbenen Gewebes

Ne|kro|spermie [zu ↑nekro... u. ↑Sperma] *w;* -, ...ien]: vgl. Nekrozoospermie

ne|krotisch [zu ↑Nekrose]: abgestorben, brandig (von Zellen, Gewebsbezirken oder Organteilen gesagt). **ne|krotisie|ren:** absterben, nekrotisch werden (von Gewebe)

Ne|kro|tomie [↑nekro... und ↑...tomie] *w;* -, ...ien: = Sequestrotomie

Nekro|zoo|spermie [zu ↑nekro... u. ↑Sperma] *w;* -, ...ien: keine vitalen Spermatozoen im Ejakulat

Nélaton-Ka|theter [nela'tõ...; nach dem frz. Chirurgen Auguste Nélaton, 1807–1873]: gerader, weicher Harnröhrenkatheter aus Gummi (mit einer seitlichen Öffnung an der Spitze)

Nelson-Im|mobilisations|test ['nɛlsən...; nach dem amerik. Serologen R.A. Nelson, geb. 1922]: Serumtest zum Nachweis einer Syphilisinfektion (das Serum eines/einer Lueskranken vermag die Beweglichkeit lebender Lueserreger zu lähmen). **Nelson-Syndrom:** nach totaler Adrenalektomie auftretender, ACTH bildender Hyperphysentumor. **Nelson-Test** vgl. Nelson-Immobilisationstest. **Nelson-Tumor** vgl. Nelson-Syndrom

Nematoden, in der zoologischen Nomenklatur: **Nematoda** od. **Nematodes** [zu gr. *νῆμα*, Gen.: *νήματος* = Gespinst; Faden u. gr. *-ειδής* = gestaltet, ähnlich] *Pl.:* »Fadenwürmer«, Klasse der Schlauchwürmer mit etwa 5000 Arten, darunter zahlreiche Formen, die im menschlichen u. tierischen Organismus schmarotzen

Nemato|zid [zu ↑Nematoden u. lat. *caedere* (in Zus.: *-cidere*) = niederhauen, töten] *s;* -[e]s, -e: chemisches Mittel zur Bekämpfung von Eingeweidewürmern

neo|ad|juvant [↑neo... u. ↑adjuvant]: präoperativ unterstützend (von Medikamenten); z.B. neoadjuvante Chemotherapie

ne|o..., Ne|o...,

vor Vokalen meist **ne..., Ne...**
⟨gr. *νέος* »neu, frisch, zart, jung«⟩
Wortbildungselement mit den Bedeutungen:
a) »neu, erneuert; neu gebildet; jung«:
- Neolithikum
- Neologismus

b) »entwicklungsgeschichtlich später«:
- Neoplasma

Neo|blase [zu ↑neo...]: meist aus körpereigenem Gewebe operativ geschaffene Ersatzblase bei Blasentumoren

Neo|cerebellum [↑neo... u. ↑Cerebellum], eindeutschend auch: **Neo|zerebellum** *s;* -s, ...lla: Bezeichnung für die entwicklungsgeschichtlich jüngeren Anteile des Kleinhirns (Anat.)

Neocortex vgl. Neokortex

Neo|dym [Kunstwort aus ↑neo... u. gr. *δίδυμος* = doppelt] *s;* -s: zu den seltenen Erden gehörender metallischer chem. Grundstoff; Zeichen: Nd

Neodym-YAG-Laser: Abk. für Neodym-*Y*ttrium-*A*luminium-*G*ranat-Laser, der in der Chirurgie zum Koagulieren u. Schneiden verwendet wird

Neo|genese [↑neo... u. ↑Genese] *w;* -, -n: Neubildung, v. a. von Körpersubstanzen

Neo|glottis [↑neo... u. ↑Glottis] *w;* -, ...iden od. ...ides: operativ neu gebildeter Stimmapparat

Neo|intima [↑neo... u. ↑Intima] *w;* -, ...mä: krankhafte Zunahme der Dicke der ↑Tunica intima

Neo|kortex [↑neo... u. ↑Kortex] *m;* -[es], -e u. ...tizes, in der anat. Nomenklatur: **Neo|cortex** *m;* -, ...cortices: stammesgeschichtlich junger Teil der Großhirnrinde

Neo|lo|gis|mus [zu ↑neo... u. zu gr. *λόγος* = Wort; Rede] *m;* -, ...gis|men: **1)** (Linguistik) [in den allgemeinen Sprachgebrauch übergegangene] sprachliche Neubildung. **2)** (Neurologie) Neubildung von Wörtern, die im Wortschatz der betreffenden Sprache nicht vorkommen; bei Störungen des Sprachzentrums

Neon [zu gr. *νέος* = neu] *s;* -s: zu den Edelgasen gehörender chem. Grundstoff; Zeichen: Ne

neo|natal [zu ↑Neonatus]: das Neugeborene betreffend

Neo|nato|loge *m;* -n, -n, **Neo|nato|login** *w;* -, -nen [↑Neonatus u. ↑...loge]: Kinderarzt/-ärztin mit speziellen Kenntnissen auf dem Gebiet der Neonatologie. **Neo|nato|logie** [↑...logie] *w;* -: Wissenschaft und Lehre von der Erkennung und Behandlung von Neugeborenenkrankheiten. **neo|nato|logisch:** die Neonatologie betreffend

neo|natus [zu ↑neo... u. lat. *nasci, natum* = geboren werden]: neugeboren. **Neo|natus** *m;* -, ...ti: das Neugeborene (Kind), der Säugling in den ersten Lebenstagen

Neo|ni|grum [zu ↑neo... u. ↑niger] *s;* -s, ...gra: entwicklungsgeschichtlich jüngerer Anteil der ↑Substantia nigra

Neo|plasie [zu ↑neo... u. gr. *πλάσσειν* = bilden, gestalten] *w;* -, ...ien u. **Neo|plasma** *s;* -s, ...men: echte Gewebsneubildung; meist im Sinne von: bösartige Geschwulst

Neo|ru|brum [zu ↑neo... u. ↑ruber] *s;* -s, ...bra: entwicklungsgeschichtlich jüngerer Anteil des ↑Nucleus ruber

Neo|stomie [↑neo... u. ↑...stomie] *w;* -, ...ien: operative Herstellung einer künstlichen Verbindung zwischen zwei Organen oder zwischen einem Organ und der Körperoberfläche

Neo|stria|tum [↑neo... u. ↑Striatum] *s;* -s, ...ta: Bezeichnung für die entwicklungsgeschichtlich jüngeren Anteile des ↑Corpus striatum

Neo|tenie [zu ↑neo... und gr. *τείνειν* = spannen, ausdehnen] *w;* -: unvollkommener Entwicklungszustand eines Organs

Neo|trom|bi|cu|la autum|na|lis: Herbstgrasmilbe, wichtigste mitteleuropäische Art der Trombiculidae (Erntemilben), Verursacher einer urtikariellen Dermatitis

Neo|vaskularisation [zu ↑neo... u. ↑Vaskularisation] *w;* -, -en: pathologische Neubildung von Blutgefäßen

Neozerebellum vgl. Neocerebellum

Ne|phelo|me|trie [gr. *νεφέλη* = Wolke; Nebel u. ↑...metrie] *w;* -, ...ien: Messung des Trübungsgrades einer Flüssigkeit (z. B. zur Bestimmung der Plasmaproteine)

Ne|phel|op|sie [zu gr. *νεφέλη* = Wolke; Nebel u. gr. *ὄψις* = das Sehen; der Anblick] *w;* -: »Nebelsehen«, Sehstörung mit Wahrnehmung verschwommener, nebliger Bilder infolge Trübung der Hornhaut, der Linse oder des Glaskörpers des Auges

nephr..., Nephr... vgl. nephro..., Nephro...

Ne|phralgie [↑nephro... und ↑...algie] *w;* -, ...ien: Nierenschmerz

Ne|phrek|tomie [↑nephro... u. ↑Ektomie] *w;* -, ...ien: operative Entfernung einer Niere. **ne|phrek|tomie|ren:** eine Nephrektomie durchführen

Ne|phritis [zu gr. *νεφρός* = Niere] *w;* -, ...itiden (in fachspr. Fügungen: ...itides): Nierenentzündung

> **ne|phro..., Ne|phro...**
>
> vor Vokalen meist **ne|phr..., Ne|phr...**
> ⟨aus gr. *νεφρός* »Niere«⟩
> Bestimmungswort von Zusammensetzungen mit der Bedeutung »Niere, Nieren...«:
> – nephrogen
> – Nephrektomie

Ne|phro|blastom [↑nephro... u. ↑Blastom] *s;* -s, -e, in fachspr. Fügungen: **Ne|phro|blastoma**, *Pl.:* -ta: = Wilms-Tumor

Nephrocalcinosis vgl. Nephrokalzinose

ne|phro|gen [↑nephro... u. ↑...gen]: von den Nieren ausgehend (z. B. von Erkrankungen gesagt)

Nephro|grafie [zu ↑Nephro... u. ↑...grafie]: röntgenologische Darstellung eines Nierenparenchyms mittels Kontrastmitteln

Nephro|gramm [zu ↑Nephro...]: röntgenologische Darstellung von Abflussstauungen mittels Kontrastmitteln; ↑Urogramm

Ne|phro|hy|drose [zu ↑nephro... u. gr. *ὕδωρ* = Wasser] *w;* -, -n: Harnstauung in den Nierenkanälchen; vgl. Hydronephrose

Ne|phro|kalzinose [↑nephro... u. ↑Kalzinose] *w;* -, -n, in fachspr. Fügungen: **Ne|phro|calcinosis**, *Pl.:* ...oses: Ablagerung von Kalksalzen in den Nierenkanälchen und im Nierenzwischengewebe

Ne|phro|lith [↑nephro... u. ↑...lith] *m;* -s od. -en, -e[n]: »Nierenstein«, ↑Konkrement besonders aus Mineralsalzen in den Nieren. **Ne|phro|li|thia|se** u. **Ne|phro|li|thia|sis** *w;* -, ...ia|sen: Nierensteinleiden, vermehrte Bildung von Nierensteinen u. Nierengrieß sowie dadurch verursachte Erkrankungen

Ne|phro|li|tho|tomie [↑Nephrolith u. ↑...tomie] *w;* -, ...ien: operative Entfernung von Nierensteinen

Ne|phro|loge *m;* -n, -n, **Ne|phro|login** *w;* -, -nen [↑nephro... u. ↑...loge]: Arzt, Ärztin mit speziellen Kenntnissen auf dem Gebiet der Nierenkrankheiten. **Ne|phro|logie** [↑...logie] *w;* -: Wissenschaft und Lehre von den Nierenkrankheiten. **ne|phro-logisch:** die Nierenkrankheiten betreffend, für sie charakteristisch

Ne|phro|lyse [zu ↑nephro... u. gr. *λύειν* = lösen, auflösen] *w;* -, -n: operative Herauslösung der Niere aus perinephritischen Verwachsungen

Ne|phrom [zu gr. *νεφρός* = Niere] *s;* -s, -e: veralt. für: bösartige Geschwulst der Niere

Ne|phron [zu gr. *νεφρός* = Niere] *s;* -s, ...ra: aus Nierenkörperchen u. Nierenkanälchen bestehendes funktionelles Hauptstück der Niere, das insbes. der Harnbildung u. -ausscheidung dient

Nephro|no|phthise [zu ↑Nephro... u. ↑Phthise]: familiäre juvenile zystische Veränderung des Nierenmarkes

Ne|phro|pa|thie [↑nephro... u. ↑...pathie] *w;* -, ...ien: allg. Bez. für: Nierenerkrankung

Ne|phro|pexie [zu ↑nephro... u. gr. *πηγνύναι* = festmachen, befestigen] *w;* -, ...ien: operative Befestigung der Niere (z.B. bei Nephroptose), meist zwischen der Capsula fibrosa der Nierenhinterwand und der Muskulatur des Nierenlagers

Ne|phro|phthise u. **Ne|phro|phthisis** [↑nephro... u. ↑Phthise] *w;* -, ...sen: veralt. für: Nierentuberkulose

Ne|phro|pro|tektion [zu ↑nephro... u. lat. *protegere, protectum* = bedecken, beschützen] *w;* -: Steigerung der Nierenleistung durch entsprechende Medikamente. **ne|phro|protektiv** [...ti:f]: die Nierenleistung steigernd (von Medikamenten)

Ne|phro|ptose [↑nephro... u. gr. *πτῶσις* = das Fallen, der Fall] *w;* -, -n: Nierensenkung, Senkniere, Wanderniere, übermäßige Beweglichkeit und Abwärtsverlagerung der Nieren bei allgemeiner ↑Enteroptose oder bei Schwäche des Nierenhalteapparates

Ne|phro|pye|litis [zu ↑nephro... u. gr. *πύελος* = Trog, Wanne; Becken] *w;* -, ...itiden (in fachspr. Fügungen: ...itides): Entzündung des Nierenparenchyms und des Nierenbeckens; ↑Pyelonephritis

Ne|phror|rhagie [zu ↑nephro... u. gr. *ῥαγή* = Riss] *w;* -, ...ien: Nierenblutung, Blutung in der Niere

Ne|phror|rha|phie [zu ↑nephro... und gr. *ῥαφή* = Naht] *w;* -, ...ien: operative Anheftung bzw. Befestigung der Niere an der 12. Rippe, z.B. bei Senkniere (früher angewandtes, heute veralt. Verfahren)

Nephrosclerosis vgl. Nephrosklerose

Ne|phrose [zu gr. *νεφρός* = Niere] *w;* -, -n, in fachspr. Fügungen: **Ne|phrosis,** *Pl.:* ...oses: chronische, degenerative Erkrankung der Nieren, vor allem des tubulären Systems (u.a. gekennzeichnet durch Ödeme, starke Proteinausscheidung im Urin und Verminderung des Serumalbumins), besondere Verlaufsform der ↑Glomerulonephritis

Ne|phro|sklerose [↑nephro... u. ↑Sklerose] *w;* -, -n, in fachspr. Fügungen: **Ne|phro|sclerosis,** *Pl.:* ...oses: »Schrumpfniere«, Nierenschrumpfung, von den kleinen Nierengefäßen ausgehende degenerative Erkrankung der Nieren mit nachfolgender Verhärtung und Schrumpfung des Nierengewebes (häufig verbunden mit Bluthochdruck, Augenhintergrundveränderungen, Urinsymptomen)

Ne|phro|stomie [↑nephro... u. ↑...stomie] *w;* -, ...ien: operative Anlage einer künstlichen Nieren- bzw. Nierenbeckenfistel zur Ableitung des Urins nach außen (z.B. bei schweren Erkrankungen mit Abflussbehinderung im Bereich der ableitenden Harnwege)

ne|phrotisch [zu ↑Nephrose]: die Nephrose betreffend, auf Nephrose beruhend. **Ne|phrotisches Syn|drom:** Symptomenkomplex von Proteinurie, Hyperproteinämie, Ödem und Hypercholesterinämie

Ne|phro|tomie [↑nephro... u. ↑...tomie] *w;* -, ...ien: operative Eröffnung der Niere

ne|phro|toxisch [↑nephro... und ↑toxisch]: nierenschädigend (z.B. von Arzneimitteln). **Ne|phro-toxizität** *w;* -: nierenschädigende Eigenschaft von Substanzen

ne|phro|trop [↑nephro... u. ↑...trop]: auf die Nieren einwirkend, nierenwirksam (z.B. von Arzneimitteln)

Ne|phro|ureter|ek|tomie [↑nephro..., ↑Ureter und ↑Ektomie] *w;* -, ...ien: gleichzeitige operative Entfernung von Niere und Harnleiter

Neptunium [nlat., zum Namen des Planeten *Neptun*] *s;* -s: zu den Transuranen gehörendes chem. Element; Zeichen: Np

Nernst-Gleichung [nach dem dt. Chemiker Walter Nernst, 1864–1941]: Gleichung, die das elektrochemische Gleichgewichtspotenzial eines Ions an einer Membran beschreibt

Nerv [von lat. *nervus*, Gen.: *nervi* = Sehne, Flechse; Band; Muskelband] *m;* -s, -en, in der anatomischen Nomenklatur: **Nervus,** *Pl.:* Nervi: aus parallel angeordneten Nervenfasern bestehender, in einer Bindegewebshülle liegender Strang, der der Reizleitung zwischen dem Zentralnervensystem u. einem Körperorgan od. -teil dient (Abk. für den wiss. Namen: N., *Pl.:* Nn.). **Nervus ab|ducens:** der VI. Gehirnnerv, motorischer Nerv, der den ↑Musculus rectus lateralis des Auges versorgt. **Nervus accelerans:** allg. Bez. für sympathische Fasern führende Herznerven, die die Herztätigkeit zu beschleunigen vermögen. **Nervus ac|cessorius:** der XI. Gehirnnerv, motorischer Nerv, der den ↑Musculus sternocleidomastoideus und den ↑Musculus trapezius versorgt. **Nervus acusticus:** ältere Bez. für ↑Nervus vestibulocochlearis. **Nervus alveolaris inferior:** Ast des ↑Nervus mandibularis, der die Zähne des Unterkiefers, das Kinn und die Unterlippe versorgt. **Nervi alveo|lares superio|res** *Pl.:* Äste des ↑Nervus infraorbitalis (versorgen die Oberkieferzähne und das Zahnfleisch). **Nervus ampullaris anterior** (bzw. **lateralis** bzw. **poste-**

rior): vorderer bzw. seitlicher bzw. hinterer Sinnesnerv der Ampulle des Gehörlabyrinths. **Nervi anococ|cygei** [- ...e-ı] *Pl.:* After-Steißbein-Nerven, sensible Nerven, die dem Steißbeingeflecht entstammen und die Haut im Bereich des Afters und des Steißbeins versorgen. **Nervus articularis:** »Gelenknerv«, allgemeine Bezeichnung für die die Gelenke versorgenden sensiblen Nerven. **Nervi auriculares anterio|res** *Pl.:* sensible Nervenäste des ↑Nervus auriculotemporalis, die die Haut der Ohrmuschel versorgen. **Nervus au|ricularis ma|gnus:** sensibler Nervenast aus dem ↑Plexus cervicalis (versorgt die Haut des äußeren Ohres). **Nervus auricularis posterior:** motorischer Nervenast des ↑Nervus facialis (zieht zum Ohr, zum ↑Processus mastoideus und zu den retroaurikulären Muskeln). **Nervus au|riculo|temperalis:** »Ohr-Schläfen-Nerv«, sensibler parasympathischer Ast des ↑Nervus mandibularis (versorgt die Haut der Schläfe und der Ohrregion). **Nervus axillaris:** »Achselnerv«, motorischer u. sensibler Nervenast aus dem ↑Plexus brachialis (versorgt die Achselhöhle und die Haut an der radialen Seite des Oberarms sowie den Deltamuskel und den ↑Musculus teres minor). **Nervus buc|calis:** »Backennerv«, sensibler Nervenast des ↑Nervus mandibularis (versorgt die äußere Wangenhaut und die Mundschleimhaut). **Nervus canalis pterygo|idei** [- - ...eʔı]: durch den ↑Canalis pterygoideus zum ↑Ganglion pterygopalatinum ziehender motorischer u. sympathischer Nerv. **Nervus cardiacus cervicalis inferior:** Nerv aus dem ↑Ganglion cervicothoracicum (versorgt das Herz mit Fasern des sympathischen Nervensystems). **Nervus cardiacus cervicalis medius:** Nerv aus dem ↑Ganglion cervicale medium (versorgt das Herz mit Fasern des sympathischen Nervensystems). **Nervus cardia|cus cervicalis superior:** Nerv aus dem ↑Ganglion cervicale superius (versorgt das Herz mit Fasern des sympathischen Nervensystems). **Nervi cardiaci thoracici** *Pl.:* zum Herznervengeflecht ziehende Nervenfasern, die dem 2. bis 4. Brustnervenknoten entspringen. **Nervi carotici ex|terni** *Pl.:* Nerven aus dem ↑Ganglion cervicale superius (versorgen die ↑Arteria carotis externa mit sympathischen Nervenfasern). **Nervus caroticus internus:** Nerv aus dem ↑Ganglion cervicale superius (versorgt die ↑Arteria carotis interna mit sympathischen Nervenfasern). **Nervi caroticotympanici** *Pl.:* in die Paukenhöhle mündende sympathische Nerven des ↑Plexus tympanicus. **Nervi cavernosi clitoridis** [↑Klitoris] *Pl.:* kleine Schwellkörpernerven der ↑Klitoris. **Nervi cavernosi penis** *Pl.:* kleine Schwellkörpernerven des männlichen Gliedes. **Nervi cervicales** *Pl.:* Sammelbez. für die acht Paare motorischer und sensibler Halsnerven, die zu den Rückenmarksnerven gehören. **Nervi cilia|res breves** *Pl.:* die zum Augapfel führenden kurzen (motorischen, sensiblen und parasympathischen) Nerven aus dem ↑Ganglion ciliare. **Nervi cilia|res lon|gi** *Pl.:* »lange Ziliarnerven«, zum Augapfel führende sensible Nervenäste des ↑Nervus nasociliaris. **Nervi clunium inferio|res** (bzw. **medii** bzw. **superio|res**) *Pl.:* die unteren bzw. mittleren bzw. oberen sensiblen Hautnerven des Gesäßes. **Nervus coc|cyge|us:** Steißbeinnerv, der unterste motorische u. sensible Nerv der 31 Rückenmarksnerven, der die Haut im Bereich des Steißbeins versorgt. **Nervi craniales** *Pl.:* Hirnnerven, Sammelbez. für die 12 Hauptnervenpaare, die unmittelbar vom Gehirn ausgehen (sie werden üblicherweise mit röm. Zahlen bezeichnet; z. B.: VII. Hirnnerv). **Nervi cutanei** [- ...e-ı] *Pl.:* »Hautnerven«, Sammelbez. für die die einzelnen Hautbezirke des Körpers versorgenden sensiblen Nerven. **Nervus cutaneus femoris lateralis** bzw. **posterior:** Hautnerv, der die seitliche Oberschenkelhaut bzw. die Haut an der Rückseite des Oberschenkels versorgt. **Nervi digitales** *Pl.:* Finger-, Zehennerven, Sammelbez. für alle sensiblen und motorischen Nerven, die Haut und Muskeln der einzelnen Finger und Zehen versorgen. **Nervus dorsalis clitoridis** [↑Klitoris]: zur Dorsalseite der Klitoris ziehender motorischer und sensibler Endast des ↑Nervus pudendus. **Nervus dorsalis penis:** zur Rückseite des männlichen Gliedes ziehender motorischer und sensibler Endast des ↑Nervus pudendus, der die Haut an der Oberseite des Penis, dessen Schwellkörper u. die Eichel versorgt. **Nervus dorsalis scapulae:** motorischer Nervenast aus dem ↑Plexus brachialis (versorgt die ↑Musculi rhomboidei major und minor und den ↑Musculus levator scapulae). **Nervi erigentes** *Pl.:* Nerven, die die Erektion von Penis und Klitoris steuern. **Nervus eth|mo|idalis anterior:** sensibler Nervenast des ↑Nervus nasociliaris (versorgt die vorderen Siebbeinzellen, den Nasenrücken bis zur Spitze und die Schleimhaut der vorderen Nasenhälfte). **Nervus eth|mo|idalis posterior:** sensibler Nervenast des ↑Nervus nasociliaris (versorgt die hinteren Siebbeinzellen und die Keilbeinhöhle). **Nervus facia|lis:** »Gesichtsnerv«, VII. Hirnnerv, in der Brücke des Rautenhirns entspringender starker motorischer, sensibler u. parasympathischer Nervenstrang, der mit zahlreichen Verästelungen u. a. die Gesichtsmuskeln, die Haut im Bereich der Ohrmuschel und verschiedene exokrine Drüsen im Bereich des Kopfes versorgt. **Nervus femoralis:** »Schenkelnerv«, stärkster motorischer u. sensibler Nervenast des ↑Plexus lumbalis (teilt sich in Zweige, die den ↑Musculus psoas und ↑Musculus iliacus versorgen sowie die Strecker am Oberschenkel; sensible Zweige versorgen außerdem die Haut an der vorderen und inneren Fläche des Oberschenkels und an der Innenseite des Unterschenkels bis zum Fuß). **Nervus fibularis:** ältere Bez. für: Nervus peronaeus communis. **Nervus frontalis:** »Stirnnerv«, starker sensibler Nervenast des ↑Nervus ophthalmicus, der im Wesentlichen die Haut der Stirngegend (bis zur Schläfe und zur Nasenwurzel) versorgt. **Nẹrvus genito|femoralis:** Scham-Schenkel-Nerv, aus dem ↑Plexus lumbalis hervorgehender motorischer u. sensibler Nervenast, der im Wesentlichen das ↑Skrotum, Teile der Vorderfläche des Oberschenkels u. den ↑Musculus cremaster versorgt. **Nẹrvus glosso|pharyn|ge|us:** IX. Hirnnerv, aus der ↑Medulla oblongata kommender motorischer, sensibler u. parasympathischer Nervenast, der mit seinen Verzweigungen die Zunge, die Rachenmuskulatur, die Paukenhöhle, die hintere Rachenschleimhaut und die Ohrspeicheldrüse versorgt. **Nẹrvus glutae|us inferior:** »unterer Gesäßnerv«, motorischer Nerv aus dem ↑Plexus sacralis, der den ↑Musculus glutaeus maximus u. die Hüftgelenkkapsel versorgt. **Nẹrvus glutae|us superior:** »oberer Gesäßnerv«, motorischer Nerv aus dem ↑Plexus sacralis, der den ↑Musculus glutaeus medius (u. minimus) sowie den ↑Musculus tensor fasciae latae versorgt. **Nẹrvi hypo|gạst|rici** *Pl.:* sympathische u. parasympathische Nervenäste aus dem ↑Plexus hypogastricus superior (versorgen Teile des Mastdarms, des Gebärmutterhalses und der Harnblase). **Nẹrvus hypo|glọssus:** XII. Hirnnerv, aus der ↑Medulla oblongata kommender motorischer Nerv, der die zungeneigene Muskulatur versorgt. **Nẹrvus iliohypo|gạst|ricus:** Hüft-Becken-Nerv, motorischer u. sensibler Nervenast aus dem ↑Plexus lumbalis (versorgt die Haut über der Hüfte und des Leistenringes sowie die queren Bauchmuskeln). **Nẹrvus ilio|in|gui|nalis:** »Hüft-Leisten-Nerv«, motorischer u. sensibler Nervenast aus dem ↑Plexus lumbalis (versorgt die Leisten- und Schamgegend und den ↑Funiculus spermaticus). **Nẹrvus in|fraorbitalis:** sensibler Ast des ↑Nervus maxillaris (versorgt u. a. die Schleimhaut der Oberkieferregion, die Oberkieferzähne, Teile der Nase sowie Oberlippe und unteres Augenlid). **Nẹrvus in|fratroch|lea|ris:** sensibler Nervenast des ↑Nervus nasociliaris (versorgt u. a. die Haut der Augenlider u. den Tränensack). **Nẹrvus inter|costo|bra|chialis:** »Zwischenrippen-Oberarm-Nerv«, aus dem 2. Brustnerv (vgl. Nervi thoracici) hervorgehender sensibler Nervenast (versorgt die Haut der Achselhöhle u. der ulnaren Seite des Oberarms). **Nẹrvus inter|medius:** Teil des ↑Nervus facialis mit sekretorischen und sensorischen Faseranteilen, die gegenüber dem motorischen Hauptteil abgrenzbar sind. **Nẹrvus inter|ọsse|us anterior:** vorderer Zwischenknochennerv des Vorderarms, motorischer Ast des ↑Nervus medianus (versorgt u. a. die ↑Membrana interossea antebrachii u. den ↑Musculus pronator quadratus). **Nẹrvus inter|ọsse|us cruris** [↑Crus]: Zwischenknochennerv des Unterschenkels, sensibler Ast des ↑Nervus tibialis (versorgt u. a. die ↑Membrana interossea cruris u. die Knochenhaut des Schienbeins). **Nẹrvus interọsse|us posterior:** hinterer Zwischenknochennerv des Vorderarms, motorischer Ast des ↑Nervus radialis (versorgt u. a. die ↑Membrana interossea antebrachii u. die Streckmuskeln am Vorderarm). **Nẹrvus is|chia|dicus:** »Hüftnerv«, sowohl motorische als auch sensible Fasern führender größter Nervenstrang des Körpers, der sich aus dem ↑Plexus sacralis aufbaut und mit seinen Verästelungen und Verzweigungen insbesondere die Beugemuskeln des Oberschenkels, die gesamten Muskeln im Bereich des Unterschenkels u. Fußes, die Hüftgelenkkapsel und einen Großteil der Haut des Unterschenkels versorgt. **Nẹrvus jugularis:** »Jochbeinnerv«, sympathische Nervenfasern führender Verbindungsnerv zwischen ↑Ganglion cervicale superius und ↑Ganglion superius bzw. Ganglion inferius. **Nẹrvi labia|les anteriores** *Pl.:* »vordere Schamlippennerven«, sensible Nervenzweige des ↑Nervus ilioinguinalis, die die Haut der großen Schamlippen versorgen. **Nẹrvi labia|les posteriores** *Pl.:* »hintere Schamlippennerven«, sensible Nervenzweige der ↑Nervi perinei (versorgen die Haut der großen Schamlippen). **Nẹrvus lacrimalis:** »Tränennerv«, sensibler u. sekretorischer Nervenast des ↑Nervus ophthalmicus (versorgt die Haut am lateralen Augenwinkel und die Augenbindehaut sowie die Tränendrüse). **Nẹrvus laryn|geus inferior:** »unterer Kehlkopfnerv«, motorischer u. sensibler Nervenast des ↑Nervus laryngeus recurrens (versorgt u. a. fast alle Kehlkopfmuskeln). **Nẹrvus laryn|ge|us re|cụrrens:** motorischer und sensibler Ast des ↑Nervus vagus (versorgt u. a. die inneren Kehlkopfmuskeln, Luft- u. Speiseröhre u. die hintere Kehlkopfschleimhaut). **Nẹrvus larynge|us superior:** »oberer Kehlkopfnerv«, aus dem ↑Nervus vagus hervorgehender motorischer, sensibler u. parasympathischer Nervenast, der insbes. den ↑Musculus cricothyreoideus, die Schilddrüse und die Schleimhaut am Kehlkopf u. Rachen versorgt. **Nẹrvus Latarjet** [- latar'ʒeː; nach dem frz. Anatomen A. Latarjet, 19./20. Jh.]: entlang der kleinen Magenkurvatur verlaufender Stamm des ↑Nervus vagus. **Nẹrvus lin|gua|lis:** »Zungennerv«, sensibler u. sekretorischer Nervenast des ↑Nervus mandibularis (versorgt bes. die vordere Zunge u. die Unterzungendrüse). **Nẹrvi lumbales** *Pl.:* Spinalnerven des Lendenmarks, die die Muskeln und die Haut der Lendenregion und der oberen Gesäßgegend versorgen. **Nẹrvus mandibularis:** »Unterkiefernerv«, motorischer u. sensibler Nervenast des ↑Nervus trigeminus (versorgt u. a. die Kaumuskulatur, die Zunge, den Mundhöhlenboden sowie die Haut über dem Unterkiefer). **Nẹrvus masseterricus:** »Kaumuskelnerv«, motorischer Ast des ↑Nervus mandibularis, der insbes. den ↑Musculus masseter versorgt. **Nẹrvus maxillaris:** »Oberkiefernerv«, starker motorischer und sensibler Nervenast des ↑Nervus trigeminus, der mit seinen Verzweigungen insbes. die Oberkieferregion, die Oberkieferzähne, den Gaumen, die Tonsillen u. Teile der Gesichtshaut versorgt. **Nẹrvus mea|tus acụstici ex|tẹrni:** »äußerer Gehörgangsnerv«, sensibler Nervenast des ↑Nervus auriculotemporalis (versorgt die Haut des äußeren Gehörgangs und das Trommelfell). **Nervus media|nus:** »Mittelarmnerv«, motorischer u. sensibler Nervenast aus dem ↑Plexus brachialis (versorgt u. a. die Flexoren am Vorderarm, Daumenballen und Hohlhand). **Nervus mentalis:** »Kinnnerv«, sensibler Ast des ↑Nervus alveolaris inferior (versorgt die Haut bzw. Schleimhaut am Kinn u. an der Unterlippe). **Nervus mus|culo|cutane|us:** motorischer u. sensibler Nervenast aus dem ↑Plexus brachialis (versorgt u. a. die Haut der Radialseite des Vorderarms und sämtliche Beugemuskeln am Oberarm). **Nervus mylo|hyo|ide|us:** Zungenbein-Kiefer-Nerv, motorischer u. sensibler Nervenast des ↑Nervus alveolaris inferior (versorgt u. a. den ↑Musculus mylohyoideus, den ↑Venter anterior u. die Haut im Bereich des Kinns). **Nervus naso|cilia|ris:** sensibler Ast des ↑Nervus ophthalmicus (versorgt die mediale Wand der Augenhöhle, vordere und hintere Siebbeinzellen, Keilbeinhöhle, Teile der Nase und die Haut der Augenlider). **Nervus naso|palatinus:** »Nasen-Gaumen-Nerv«, sensibler Endast des ↑Nervus maxillaris (versorgt bes. die Schleimhaut des vorderen Gaumens). **Nervus ob|turatorius:** Hüftlochnerv, motorischer und sensibler Ast des ↑Plexus lumbalis (versorgt die Adduktorengruppe am Oberschenkel, ferner die Haut am vorderen Oberschenkel). **Nervus oc|cipitalis major:** »großer Hinterhauptnerv«, dem 2. Halsnerv entstammender sensibler Nervenast, der mit seinen Verzweigungen die Haut des Hinterkopfes versorgt. **Nervus oc|cipitalis minor:** »kleiner Hinterhauptnerv«, sensibler Nervenast aus dem ↑Plexus cervicalis (versorgt die Haut hinter dem Ohr bis zum Hinterhaupt). **Nervus occipitalis tertius:** »dritter Hinterhauptnerv«, dem 3. Halsnerv entstammender sensibler Nervenast (versorgt die Haut am Hinterhaupthöcker). **Nervus octavus** = Nervus vestibulocochlearis. **Nervus oculo|motorius:** III. Hirnnerv, aus dem Mittelhirn kommender motorischer u. parasympathischer Nerv (versorgt bes. die Augenmuskeln). **Nervus olfactorius:** »Riechnerv«, Faserbündel sensor. Hirnnerven, die in den ↑Bulbus olfactorius münden und dem Riechepithel der Nasenschleimhaut entstammen (üblicherweise auch als I. Hirnnerv bezeichnet). **Nervus ophthalmicus:** »Augennerv«, sensibler Ast des ↑Nervus trigeminus (versorgt Stirn, Tränendrüse, Augenbindehaut, Augenwinkel, Siebbein und Teile der Nase). **Nervus opticus:** »Sehnerv«, II. Hirnnerv, paarig angelegte, dem Vorderhirn entstammende, zentrale sensorische Faserbahn, die mit ihren Endverzweigungen die Netzhaut des Auges versorgt. **Nervus palatinus anterior** (bzw. **medius** bzw. **posterior**): vorderer bzw. mittlerer bzw. hinterer Gaumennerv, drei sensible Nervenäste aus dem ↑Ganglion pterygopalatinum, die insbes. das Zahnfleisch, die Schleimhäute des harten und weichen Gaumens und die untere Nasenmuschel versorgen. **Nervus pectoralis lateralis** bzw. **medialis:** aus dem Halsteil bzw. Brustteil der Wirbelsäule kommende Nerven für die Brustmuskeln. **Nervi perinei** *Pl.:* »Dammnerven«, motorische und sensible Äste des ↑Nervus pudendus (versorgen die Haut des Analbereichs und den äußeren Afterschließmuskel). **Nervus peronae|us communis:** »gemeinsamer Wadenbeinnerv«, motorischer u. sensibler Ast des ↑Nervus ischiadicus (versorgt vor allem die Extensoren am Unterschenkel u. die Haut der Kniekehle). **Nervus peronae|us profundus:** »tiefer Wadenbeinnerv«, motorischer u. sensibler Ast des ↑Nervus peronaeus communis (versorgt u. a. die Extensoren am Unterschenkel und Fuß und die Haut im Bereich der 1. und 2. Zehe). **Nervus peronae|us super|ficia|lis:** »oberflächlicher Wadenbeinnerv«, motorischer u. sensibler Ast des ↑Nervus peronaeus communis (versorgt u. a. den ↑Musculus peronaeus longus und brevis sowie die Haut im Bereich der Großzehe). **Nervus pe|trosus major:** »großer Felsenbeinnerv«, parasympathischer Nervenast aus dem ↑Ganglion geniculi (versorgt u. a. die Tränendrüse u. die Nasen- und Rachenschleimhautdrüsen). **Nervus pe|trosus minor:** »kleiner Felsenbeinnerv«, sensibler u. parasympathischer Ast des ↑Nervus tympanicus (versorgt u. a. die Ohrspeicheldrüse). **Nervus pe|trosus pro|fundus:** »tiefer Felsenbeinnerv«, sympathischer Nervenast des ↑Nervus caroticus internus (versorgt u. a. die Tränendrüse und die Gaumenmandeln). **Nervus pharyn|geus:** »Schlundkopfnerv«, sensibler Ast des ↑Nervus maxillaris (versorgt die Schleimhaut des Rachens u. der Nasenhöhle). **Nervus phrenicus:** »Zwerchfellnerv«, motorischer u. sensibler Nervenast aus dem ↑Plexus cervicalis (versorgt insbes. die Muskeln des Zwerchfells u. die Brusthöhle). **Nervus plantaris lateralis** (bzw. **medialis**): äußerer bzw. innerer Fußsohlennerv, zwei motorische u. sensible Endäste des ↑Nervus tibialis (versorgen einen Teil der Fußsohlenmuskeln sowie Teile der Haut der Fußsohle und der 4. und 5. Zehe). **Nervus ptery|go|ide|us lateralis** (bzw. **medialis**): zwei motorische Nervenäste des ↑Nervus mandibularis (versorgen den ↑Musculus pterygoideus lateralis bzw. medialis). **Nervi ptery|gopalatini** *Pl.:* sensible Äste des ↑Nervus maxillaris (versorgen die hinteren Oberkieferzähne, außerdem die Schleimhaut des Gaumens und Rachens). **Nervus pudendus:** »Schamnerv«, zu den unteren Rückenmarksnerven gehörender motorischer u. sensibler Nervenstrang, der mit seinen Verästelungen die äußeren Geschlechtsteile, den After und den Damm versorgt. **Nervus radia|lis:** »Speichennerv«, starker motorischer und sensibler Nervenstrang aus dem ↑Plexus brachialis, der mit seinen Verästelungen u. a. die Streckmuskeln des Ober- u. Unterarms, den Dorsalbereich der Haut am Ober- und Unterarm u. Teile der Finger versorgt. **Nervi rectales inferio|res** *Pl.:* »untere Mastdarmnerven«, motorische u. sensible Äste des ↑Nervus pudendus (versorgen den äußeren Afterschließmuskel und die Haut im Bereich des Afters). **Nervus sac|cularis:** »Säckchennerv«, Ast des ↑Nervus vestibulocochlearis (versorgt den ↑Sacculus im Innenohr). **Nervi sa|crales** *Pl.:* Sammelbez. für die fünf motorischen u. sensiblen Kreuznerven des Rückenmarks (vgl. Nervi spinales). **Nervus saphenus:** großer Rosennerv, der längste sensible Ast des ↑Nervus femoralis (versorgt u. a. die Haut an der Vorderseite des Unterschenkels und am medialen Fußrand). **Nervi scrotales anterio|res** *Pl.:* sensible Äste des ↑Nervus ilioinguinalis (versorgen den vorderen Hodensackbereich). **Nervi scrotales posterio|res** *Pl.:* sensible Äste der ↑Nervi perinei (versorgen den hinteren Hodensackbereich). **Nervi spinales** *Pl.:* »Rückenmarksnerven«, Sammelbez. für die 31 dem Rückenmark entstammenden Nervenpaare, die sich aus den ↑Nervi cervicales, den ↑Nervi thoracici, den ↑Nervi lumbales, den ↑Nervi sacrales und dem ↑Nervus coccygeus zusammensetzen. **Nervus splanchnicusimus:** »unterster Eingeweidenerv«, sympathischer, vom letzten Ganglion des ↑Truncus sympathicus ausgehender Nervenzweig (versorgt den ↑Plexus renalis). **Nervus splanchnicus major:** »großer Eingeweidenerv«, den Brustganglien des ↑Truncus sympathicus entstammender sympathischer Nervenast (versorgt u. a. das Brustfell, den Darm und die Darmgefäße). **Nervus splanch|nicus minor:** »kleiner Eingeweidenerv«, den Brustganglien des ↑Truncus sympathicus entstammender sympathischer Nervenast (versorgt den Darm und die Nieren). **Nervus stapedius:** »Steigbügelnerv«, motorischer Ast des ↑Nervus facialis (versorgt den ↑Musculus stapedius). **Nervus stato|acusticus** = Nervus vestibulocochlearis. **Nervus sub|clavius:** motorischer Nervenast aus dem ↑Plexus brachialis (versorgt den ↑Musculus subclavius). **Nervus sub|lin|gua|lis:** »Unterzungennerv«, sekretorischer u. sensibler Ast des ↑Nervus lingualis (versorgt u. a. die ↑Glandula sublingualis u. die Schleimhaut des Mundbodens). **Nervus sub|oc|cipitalis:** motorischer Ast des 1. Halsnervs (vgl. Nervi cervicales), der die tiefen Nackenmuskeln versorgt. **Nervus sub|scapularis:** motorischer Nervenast aus dem ↑Plexus brachialis (versorgt u. a. den ↑Musculus subscapularis und den ↑Musculus teres major). **Nervi su|pra|claviculares inter|medii** (bzw. **laterales** bzw. **mediales**) *Pl.:* drei sensible Äste aus dem ↑Plexus cervicalis (versorgen insbesondere die Haut der oberen Brust- u. Schulterregion). **Nervus su|pra|orbitalis:** sensibler Ast des ↑Nervus frontalis (versorgt u. a. die Stirnhaut oberhalb der Augenhöhle u. die Haut des oberen Augenlids). **Nervus su|pra|scapularis:** motorischer Nervenast aus dem ↑Plexus brachialis (versorgt u. a. den ↑Musculus infraspinatus und den ↑Musculus supraspinatus). **Nervus su|pra|troch|lea|ris:** sensibler Ast des ↑Nervus frontalis (versorgt u. a. die Haut des inneren Augenwinkels und des oberen Augenlids). **Nervus suralis:** »Wadennerv«, sensibler Ast des ↑Nervus tibialis (versorgt u. a. die Haut des lateralen Fußrandes u. der seitlichen Knöchelgegend). **Nervi temporales pro|fundi** *Pl.:* »tiefe Schläfennerven«, motorische Äste des ↑Nervus mandibularis, die bes. die Schläfenmuskeln versorgen. **Nervus tensoris tympani:** vom ↑Ganglion oticum ausgehender motorischer Nervenast (versorgt den ↑Musculus tensor tympani). **Nervus tensoris veli palatini:** vom ↑Ganglion oticum ausgehender motorischer Nervenast (versorgt den ↑Musculus tensor veli palatini). **Nervi terminales** *Pl.:* aus dem Riechfeld der Nase kommende und im Riechdreieck des Stirnhirns endende feine Nerven (Funktion unbekannt). **Nervi thoracici** *Pl.:* Sammelbez. für die zwölf motorischen u. sensiblen Brustnervenpaare des Rückenmarks (vgl. Nervi spinales). **Nervus thoracicus lon|gus:** »langer Brustkorbnerv«, motorischer Nervenast aus dem ↑Plexus brachialis (versorgt den ↑Musculus serratus anterior). **Nervus thoraco|dorsalis:** motorischer Nervenast aus dem ↑Plexus brachialis, der den breiten Rückenmuskel (↑Musculus latissimus dorsi) versorgt. **Nervus tibia|lis:** »Schienbeinnerv«, motorischer u. sensibler Ast des ↑Nervus ischiadicus (versorgt u. a. die Beugemuskeln am Ober- u. Unterschenkel, zahlreiche Fußmuskeln u. verschiedene Hautregionen des Fußes). **Nervus trans|versus colli:** sensibler Nervenast aus dem ↑Plexus cervicalis (versorgt die Haut an der Vorderseite des Halses). **Nervus tri|geminus** [lat. *trigeminus* = dreifach]: »dreigeteilter Nerv«, Bez. für den V. Hirnnerv, im Mittelhirn entspringender motorischer und sensibler Nervenstrang, der sich in drei Hauptäste, den ↑Nervus ophthalmicus, den ↑Nervus maxillaris und den ↑Nervus mandibularis, gabelt. **Nervus troch|lea|ris:** IV. Hirnnerv, an der Dorsalseite des Mittelhirns entspringender motorischer Nerv, der den ↑Musculus obliquus superior des Augapfels versorgt. **Nervus tympanicus:** »Paukenhöhlennerv«, sensibler u. parasympathischer Ast des ↑Nervus glossopharyngeus (versorgt die Paukenhöhle, das Trommelfell, die Mastoidzellen und die Ohrtrompete). **Nervus ulnaris:** »Ellennerv«, motorischer u. sensibler Nervenast aus dem ↑Plexus brachialis (versorgt u. a. den ↑Musculus flexor carpi ulnaris, Teile der ulnaren Fingermuskeln sowie verschiedene Hautbezirke im Bereich des Unterarms u. der Finger). **Nervus utricularis:** vom Gehörnerv abzweigender Nervenast, der die ↑Macula utriculi versorgt. **Nervus utriculo|ampullaris:** sensorischer Nervenzweig der ↑Pars vestibularis (des ↑Nervus vestibulocochlearis), der die oberen und seitlichen Anteile der ↑Ampulle des Innenohrs und des ↑Utriculus versorgt. **Nervi vaginales** *Pl.:* »Scheidennerven«, sensible Nervenäste aus dem ↑Plexus uterovaginalis, die die Schleimhaut der Vagina versorgen. **Nervus vagus** [lat. *vagus* = umherschweifend, unstet]: in der ↑Medulla oblongata entspringender, motorische und sensible Fasern führender X. Hirnnerv, der sich vom Hals bis zum Magen-Darm-Trakt erstreckt und in seinem Verlaufsbereich u. a. zahlreiche Muskeln (z. B. des Rachens, des Kehlkopfs, der Speiseröhre, auch die glatte Muskulatur der Atemwege u. des Darmkanals), Drüsen u. Drüsenorgane (bes. der Bauchhöhle) u. den Gehörgang innerviert. **Nervi vas|culares** *Pl.:* »Gefäßnerven«, allg. Bez. für solche Nerven, die die ↑Tunica adventitia der Blutgefäße mit sympathischen oder parasympathischen Fasern innervieren und dementsprechend die Gefäßverengung bzw. -erweiterung steuern. **Nervus verte|bralis:** »Wirbelnerv«, Nervenast aus dem ↑Ganglion cervicothoracicum (versorgt die hintere Schädelgrube mit sympathischen Fasern). **Nervus vestibulo|coch|lea|ris:** Nervus statoacusticus, VIII. Hirnnerv, in der Brücke (↑Pons) des Gehirns entspringender sensorischer Nerv, der zum Innenohr zieht u. der Fortleitung der Gehörempfindungen dient. **Nervus zygomaticus:** »Jochbeinnerv«, sensibler Ast des ↑Nervus maxillaris (versorgt u. a. die Haut über dem Jochbein u. einen Hautbezirk an der Schläfe)

nerval [zu ↑Nerv]: die Nerventätigkeit betreffend, durch die Nervenfunktion bewirkt, nervlich

Nerven|arzt, Nerven|ärztin vgl. Neurologe, Neurologin

Nerven|blockade: Unterbrechung einer Nervenleitung

Nerven|dehnungs|zeichen: Schmerzen bei Dehnung von gereizten Nervenstämmen

Nervenentzündung vgl. Neuritis

Nerven|faser: Erregungsleitung einer Nervenzelle

Nerven|geflecht *s;* -[e]s, -e: netzartige Verknüpfung von Nerven (Anat.); vgl. Plexus

Nerven|geschwulst vgl. Neurom

Nervenheilkunde vgl. Neurologie

Nervenkern vgl. Nukleus

Nervenknoten vgl. Ganglion

Nerven|leit|geschwindigkeit: Geschwindigkeit, mit der ein Reiz entlang einer Nervenfaser weitergeleitet wird

Nervensystem vgl. Systema nervosum

Nerven|wurzel: Verbindungsstelle der peripheren Nerven mit dem Rückenmark

Nervinum [zu ↑Nerv] *s;* -s, ...na: Arzneimittel, das auf das Nervensystem einwirkt

nervös, in fachspr. Fügungen: **nervosus, ...osa, ...osum** [von lat. *nervosus* = sehnig; nervig]: **1)** übererregt; flatterig; nervenschwach; überreizt; unbeherrscht. **2)** seltener für: nerval. **Nervosität** *w;* -: Übererregtheit; Flatterigkeit; Nervenschwäche; Reizbarkeit

Nervus vgl. Nerv

Nesbit-Operation: chirurgische Begradigung des verkrümmten Penisschafts

Nesidio|blast [gr. *νησίδιον* = Inselchen u. ↑...blast] *m;* -en, -en (meist *Pl.*): die Inselzellen der Bauchspeicheldrüse. **Nesidio|blastose** *w;* -, -n: diffuse Wucherung dieser Inselzellen

NESP: Abk. für *N*ovel *E*rythropoiesis *S*timulating *P*rotein; neuartiges, gentechnisch aus Zellkulturen hergestelltes Protein, das die Bildung von Erythrozyten stimuliert; Anwendung bei renaler Anämie

Nesselsucht vgl. Urtikaria

Nest|schutz: Schutz von Säuglingen vor Infektionskrankheiten durch mütterliche Antikörper, die vor der Geburt oder durch die Muttermilch auf das Kind übertragen werden

Netherton-Syndrom [nach dem amerik. Dermatologen Earl W. Netherton, 1893]: autosomal-rezessiv vererbte ichthyosiforme Hautveränderung mit Bambushaaren u. atopischer Dermatitis

Netz vgl. Omentum

Netzbruch vgl. Epiplozele

Netzhaut vgl. Retina

Netzhautablösung vgl. Ablatio retinae

Netzhautentzündung vgl. Retinitis

Neubauer-Kammer [nach dem dt. Arzt Otto Neubauer, 1874–1957]: Art der Zählkammer zum Zählen von Zellen oder anderen Teilchen in Suspensionen unter dem Mikroskop

Neue Grippe: veralt. Bez. der Grippe, die durch das ↑Influenzavirus H1N1 hervorgerufen wird

Neugeborenen|scree|ning [ˈskriːnɪŋ...; zu ↑Screening] *s;* -s: Reihenuntersuchung auf angeborene Stoffwechselerkrankungen an Neugeborenen (z. B. auf Phenylketonurie)

Neuner-Regel: Faustregel, nach der der Flächenanteil der betroffenen Haut bei Verbrennungen berechnet wird

neur..., Neur... vgl. neuro..., Neuro...

neu|ral, in fachspr. Fügungen: **neu|ralis, ...le** [zu gr. *νεῦρον* = Sehne; Flechse; Nerv]: auf einen Nerv bezüglich, einen Nerv, die Nerven betreffend, vom Nervensystem ausgehend

Neur|algie [↑neuro... u. ↑...algie] *w;* -, ...ien, in fachspr. Fügungen: **Neur|algia**[1], *Pl.:* ...iae: »Nervenschmerz«, anfallweise auftretende Schmerzen im Ausbreitungsgebiet eines sensiblen od. gemischten Nervs ohne nachweisbare Sensibilitätsstörungen oder entzündliche Veränderungen

neur|algi|form, in fachspr. Fügungen: **neur|algiformis, ...me** [zu ↑Neuralgie u. lat. *forma* = Gestalt, Form]: einer Neuralgie ähnlich (von Krankheitszeichen od. Krankheiten)

Neur|algiker *m;* -s, -, **Neur|algikerin** *w;* -, -nen [zu ↑Neuralgie]: an Neuralgie leidende Person. **neur|algisch:** auf Neuralgie beruhend, für eine Neuralgie charakteristisch

Neu|ral|pa|tho|logie: Theorie der Pathologie, nach der die krankhaften Veränderungen im Organismus vom Nervensystem ausgehen

Neu|ral|therapie: [wissenschaftlich nicht anerkannte] Heilmethode auf der Basis der ↑Neuralpathologie, bei der durch gezielte lokale Applikation eines Anästhetikums in sog. Störfelder eine neurale Beeinflussung von Krankheiten angestrebt wird

Neuraminidasen: Hydrolasen, die Neuraminsäurereste abspalten, kommen in krankheitserregenden Bakterien und Viren vor; durch Hemmung der N. kann die Vermehrung von Influenzaviren unterbrochen werden; Abk.: N

Neur|apraxie [↑neuro... u. gr. ἀπραξία = Untätigkeit] *w;* -, ...ien: leichtere Nervenverletzung od. -schädigung mit vorübergehenden, kurz dauernden [peripheren] Ausfallserscheinungen, jedoch ohne degenerative Gewebsveränderungen

Neur|asthenie [zu ↑neuro... u. gr. ἀσθενής = schwach, kraftlos] *w;* -, ...ien, in fachspr. Fügungen: **Neur|asthenia**[1], *Pl.:* ...iae: veralt. für: **1)** nervöse Erschöpfung. **2)** *ohne Plural* Nervenschwäche, leichte Erregbarkeit infolge Überforderung. (Neurasthenie ist im DSM nicht verzeichnet, sondern wird als atypische depressive Symptomatik verstanden.)**Neur|asthenia sexualis:** Erschöpfung der geschlechtlichen Erregbarkeit. **Neurastheniker** *m;* -s, -, **Neur|asthenikerin** *w;* -, -nen: veralt. für: an Neurasthenie leidende Person. **neurasthenisch:** veralt. für: nervenschwach, an Neurasthenie leidend, diese betreffend

Neur|ek|tomie [↑neuro... u. ↑Ektomie] *w;* -, ...ien: operatives Herausschneiden eines Nervenstücks oder eines Nervs

Neur|ex|hä|rese, Neur|ex|[h]ai|rese [↑neuro... u. ↑Exhärese] *w;* -, -n: früher angewandtes operatives Herausreißen od. Herausdrehen eines erkrankten, schmerzüberempfindlichen Nervs

neuri..., Neuri... vgl. neuro..., Neuro...

Neu|ri|lemm [↑neuro... u. gr. λέμμα = Rinde, Schale] *s;* -s, -en, auch latinisiert: **Neu|ri|lemma,** *Pl.:* -ta: Nervenscheide, aus röhrenformig hintereinanderliegenden Hüllzellen mit Kern bestehendes homogenes Hüllhäutchen der Nervenfasern

Neu|ri|lemmom [zu ↑Neurilemm] *s;* -s, -e, in fachspr. Fügungen: **Neu|ri|lemmoma,** *Pl.:* -ta: = Neurinom

Neur|inom [zu ↑neuro... u. gr. ἴς, Gen.: ἰνός = Muskel; Sehne; Gewebefaser] *s;* -s, -e: von den Zellen des ↑Neurilemms ausgehender, meist gutartiger Tumor (im Rückenmarkskanal u. im Bereich des gesamten peripheren Nervensystems vorkommend)

Neu|rit [zu gr. νεῦρον = Sehne; Flechse; Nerv] *m;* -en, -en: oft lang ausgezogener, der efferenten Reizleitung dienender Fortsatz des Achsenzylinders der Nervenzelle (Bauelement der Nervenstränge)

Neu|ritis [zu gr. νεῦρον = Sehne, Flechse; Nerv] *w;* -, ...itiden (in fachspr. Fügungen: ...itides): Nervenentzündung, akute oder chronische Erkrankung der peripheren Nerven mit entzündlichen Veränderungen, häufig auch mit degenerativen Veränderungen des betroffenen Gewebes und mit Ausfallserscheinungen (wie partiellen Lähmungen). **Neuritis multi|plex** = Polyneuritis. **Neu|ritis optica:** Entzündung des Sehnervs

neu|ritisch [zu ↑Neuritis]: auf einer Neuritis beruhend, das Krankheitsbild einer Neuritis zeigend

neu|ro..., Neu|ro...

selten **neuri..., Neuri...;** vor Vokalen auch: **neur..., Neur...**
⟨gr. νεῦρον »Sehne, Faser, Nerv«⟩
Wortbildungselement mit der Bedeutung »Nerv; Nervengewebe; Nervensystem«:
- neuralgisch
- Neurinom
- Neuroblast
- Neuralgie

Neuro|akan|tho|zytose [zu ↑Neuro...]: hereditäre Erkrankung mit Chorea-Huntington-ähnlicher Symptomatik

Neu|ro|anatomie [↑neuro... u. ↑Anatomie] *w;* -: Anatomie der Nerven bzw. des Nervensystems

Neu|ro|blast [↑neuro... u. ↑...blast] *m;* -en, -en (meist *Pl.*): unausgereifte Nervenzellen, Vorstufen der Ganglienzellen

Neu|ro|blastom [zu ↑Neuroblast] *s;* -s, -e, in fachspr. Fügungen: **Neu|ro|blastoma,** *Pl.:* -ta: **1)** Geschwulst aus Neuroblasten (bes. am ↑Truncus sympathicus). **2)** = Neurom

Neuro|borreliose [zu ↑Neuro... u. ↑Borreliose]: Manifestation der Lyme-Borreliose mit aseptischer Meningitis, Fazialisparese, zerebellärer Ataxie, Myelitis, Enzephalitis oder Chorea

Neu|ro|chemie [↑neuro... u. ↑Chemie] *w;* -: Wissenschaft von den chem. Vorgängen, die in Nervenzellen ablaufen und die Erregungsleitung auslösen

Neu|ro|chir|urg *m;* -en, -en, **Neu|ro|chir|urgin** *w;* -, -nen [↑neuro... u. ↑Chirurg]: Facharzt/-ärztin auf dem Gebiet der Neurochirurgie. **Neu|ro|chir|urgie** [↑Chirurgie] *w;* -: Spezialgebiet der Chirurgie, das alle operativen Eingriffe am Zentralnervensystem umfasst. **neu|ro|chir|urgisch:** die Neurochirurgie betreffend, mit den Mitteln der Neurochirurgie

Neurocranium vgl. Neurokranium

Neurocytoma vgl. Neurom

Neu|ro|dermatose [↑neuro... u. ↑Dermatose] *w;* -, -n: durch eine Störung des Nervensystems bedingte Hauterkrankung

Neu|ro|dermitis [zu ↑neuro... und ↑Derma] *w;* -, ...itiden (in fachspr. Fügungen: ...itides): Juckflechte, zu den ↑Ekzemen zählende chronische, entzündliche Hauterkrankung auf der Basis neurovegetativer und immunologischer Störungen mit Bläschenbildung u. Lichenifikation (meist im Bereich des Nackens u. Halses, am Mund, in den Ellenbeugen, an den Händen od. in den Kniekehlen lokalisiert)

neu|ro|endo|krin, in fachspr. Fügungen: **neu|ro|endo|crinus, ...na, ...num** [↑neuro... und ↑endokrin]: die Sekretion von Botenstoffen (Hormonen) aus dem Nervengewebe betreffend; durch nervale und endokrine Störungen bedingt; z. B. in der Fügung ↑Osteopathia neuroendocrina familiaris

Neu|ro|endo|krino|pa|thie [↑neuro..., ↑endokrin u. ↑...pathie] *w;* -, ...ien: Krankheit, die durch nervale und endokrine Störungen bedingt ist

Neu|ro|epi|thel [↑neuro... u. ↑Epithel] *s;* -s, -e u. ...lien [...iən], auch latinisiert: **Neu|ro|epi|thelium** *s;* -s, ...lia u. eindeutschend: ...lien [...iən]: epithelialer Zellverband aus Sinnes- u. Stützzellen in Sinnesorganen. **Neu|ro|epi|thelium cristae ampullae:** Sinnesepithel der Bogengangsampulle im Innenohr. **Neu|ro|epi|thelium maculae:** Epithel der Sinnesfelder im Labyrinth für die Wahrnehmung der Lage des Kopfes im Raum

Neu|ro|epi|theliom [zu ↑Neuroepithel] *s;* -s, -e: meist bösartige Geschwulst aus Neuroepithel (bes. an der Netzhaut des Auges oder im Gehirn)

Neu|ro|fi|brille [↑neuro... u. ↑Fibrille] *w;* -, -n (meist *Pl.*): feinste Fäserchen, die den Leib der Nervenzelle in allen Richtungen geflechtartig durchziehen und in die Nervenfortsätze eintreten

Neu|ro|fi|brom [↑neuro... u. ↑Fibrom] *s;* -s, -e: gutartige Geschwulst im Bereich peripherer Nerven, die sich aus bindegewebigen Anteilen des Nervengewebes aufbaut

Neu|ro|fi|bromatose [zu ↑Neurofibrom] *w;* -, -n, dafür häufig die fachspr. Fügung: **Neu|ro|fibromatosis generalisata,** *Pl.:* ...oses ...tae: erbliche Krankheit, die insbesondere durch die Ausbildung zahlreicher, über den ganzen Körper verteilter Neurofibrome, Pigmentationsstörung der Haut mit Auftreten brauner Hautflecken u. umschriebene Veränderungen im Zentralnervensystem charakterisiert ist

Neuro|filament vgl. Neurofibrille

neu|ro|gen [↑neuro... u. ↑...gen]: vom Nervensystem ausgehend, nervös bedingt

Neuro|ger|ia|trie [↑neuro... u. ↑Geriatrie] *w;* -: interdisziplinäres Teilgebiet der Medizin, das Kompetenzen aus Neurologie und Geriatrie bündelt. **neuro|ger|ia|trisch:** die Neurogeriatrie betreffend, zu ihr gehörend

Neu|ro|glia [↑neuro... und gr. γλία = Leim], dafür häufig die Kurzbez.: **Glia** *w;* -: bindegewebige Stützsubstanz des Zentralnervensystems

Neu|ro|gliom [zu ↑Neuroglia] *s;* -s, -e, in fachspr. Fügungen: **Neu|ro|glio|ma,** *Pl.:* -ta: vom Neurogliagewebe ausgehende gutartige Geschwulst

Neu|ro|gluko|penie [zu ↑neuro..., gr. γλυκύς = süß u. gr. πένης = arm] *w;* -, ...ien: bei ↑Hypoglykämie auftretende anomale Funktion des Zentralnervensystems (Koordinationsstörungen u. a.)

Neu|ro|gra|fie [↑neuro... u. ↑...grafie] *w;* -, ...ien: Verfahren zur Aufzeichnung der Nervenleitgeschwindigkeit

Neu|ro|hormon [↑neuro... u. ↑Hormon] *s;* -s, -e: hormonartiger körpereigener Wirkstoff (Gewebshormon) des vegetativen Nervensystems, der bei der Nervenerregung an den Nervenendigungen freigesetzt wird u. der die Reizweiterleitung auf die Erfolgsorgane steuert (z. B. Adrenalin)

Neu|ro|hypo|physe [↑neuro... u. ↑Hypophyse] *w;* -, -n: der aus Gliagewebe bestehende Hinterlappen der Hypophyse

Neu|ro|immuno|loge *m;* -n, -n, **Neu|ro|immunologin** *w;* -, -nen [↑neuro..., ↑immun u. ↑...loge]: Arzt, Ärztin mit speziellen Kenntnissen auf dem Gebiet der Neuroimmunologie. **Neu|ro|immunologie** [↑...logie] *w;* -: Zweig der Medizin, der sich mit den Mechanismen der Immunregelung im Zentralnervensystem befasst. **neu|ro|immunologisch:** die Neuroimmunologie betreffend

neuro|kardiogen [zu ↑neuro... u. ↑kardiogen]: von den Herznerven ausgehend

Neu|ro|keratin [↑neuro... u. ↑Keratin] *s;* -s, -e: Hornsubstanz, die die Markscheiden u. Achsenzylinder der Nerven überzieht

Neu|ro|kranium [↑neuro... u. ↑Cranium], auch latinisiert: **Neu|ro|cranium** *s;* -s, ...ia od. ...ien [...iən]: der Teil des Hirnschädels, der das Gehirn umschließt

Neu|ro|krinie [zu ↑neuro... u. gr. κρίνειν = scheiden, sondern] *w;* -, ...ien: Absonderung hormonaler Stoffe aus drüsenartig veränderten Nervenzellen des ZNS

Neu|ro|lemm *s;* -s, -en, auch latinisiert: **Neu|ro|lemma,** *Pl.:* -ta: = Neurilemm

Neu|ro|lep|sie [zu ↑neuro... u. gr. λῆψις = Anfall] *w;* -, ...ien: Verminderung der psychischen Spannung durch Verabreichung eines Neuroleptikums

Neu|ro|lept|an|algesie [Kurzbildung aus ↑Neuroleptikum u. ↑Analgesie] *w;* -, ...ien: Form der Narkose, bei der der Patient bzw. die Patientin außer Lachgas ein Neuroleptikum und ein Analgetikum erhält

Neu|ro|lept|an|xio|lyse [Kurzbildung aus ↑Neuroleptikum u. ↑Anxiolyse] *w;* -, -n (*Pl.* selten): Beseitigung von Angst oder nervöser Unruhe durch Gabe eines Neuroleptikums

Neu|ro|leptikum [zu ↑neuro... u. gr. λαμβάνειν = nehmen; fassen; ergreifen] *s;* -s, ...ka (meist *Pl.*): zur Behandlung von Psychosen angewandtes Arzneimittel, das den zentralnervösen Grundtonus herabsetzt, die motorische Aktivität hemmt, bedingte Reflexe, Erregung und Aggressivität abschwächt u. das vegetative Nervensystem beeinflusst. **neu|ro|leptisch:** erregungshemmend (von Arzneimitteln)

Neu|ro|lin|gu|ist *m;* -en, -en, **Neu|ro|lin|gu|istin** *w;* -, -nen [zu ↑neuro... u. lat. *lingua* = Zunge; Sprache]: Spezialist/-in, der/die sich mit den biologisch-neurologischen Grundlagen der Sprachfähigkeit sowie deren Störungen und Behandlung befasst. **Neu|ro|lin|gu|istik** *w;* -: das Fachgebiet des Neurolinguisten, der Neurolinguistin. **neu|ro|lin|gu|istisch:** die Neurolinguistik betreffend

Neu|ro|lin|gu|päde *m;* -n, -n, **Neu|ro|lin|gu|pädin** *w;* -, -nen [zu ↑neuro..., lat. *lingua* = Zunge; Sprache u. gr. παῖς, Gen.: παιδός = Kind; Analogiebildung zu ↑Orthopäde]: Spezialist/-in für die frühe Sprachförderung hörgeschädigter Kinder. **Neu|ro|lin|gu|pädie** *w;* -: das Fachgebiet des Neurolingupäden, der Neurolingupädin. **neu|ro|lin|gu|pädisch:** die Neurolingupädie betreffend

Neu|ro|lipomatosis dolorosa [↑neuro... u. ↑Lipomatose; ↑dolorosus] *w;* - -, ...oses ...sae: = Adipositas dolorosa

Neu|ro|loge *m;* -n, -n, **Neu|ro|login** *w;* -, -nen [↑neuro... u. ↑...loge]: »Nervenarzt/-ärztin«, Facharzt/-ärztin auf dem Gebiet der Neurologie (2). **Neu|ro|logie** [↑...logie] *w;* -: **1)** Lehre vom Aufbau u. von der Funktion des Nervensystems. **2)** »Nervenheilkunde«, Lehre von den Nervenkrankheiten, ihrer Entstehung u. Behandlung. **neu|ro|logisch:** die Neurologie betreffend, mithilfe der Neurologie erfolgend

Neu|ro|lues [↑neuro... u. ↑Lues] *w;* -: = Neurosyphilis

Neu|ro|lyse [zu ↑neuro... u. gr. *λύειν* = lösen, auflösen] *w;* -, -n: operative Herauslösung von Nerven aus Narbengewebe (auch aus Kallusgewebe)

Neu|rom [zu gr. *νεῦρον* = Sehne; Flechse; Nerv] *s;* -s, -e, in fachspr. Fügungen: **Neuroma, Neurozytom, Neurocytoma,** *Pl.:* -ta: »Nervengeschwulst«, Tumor aus Nervenfasern u. Nervenzellen

Neuro|modulation: Begriff aus der Schmerzbehandlung, nicht exakt definierbar; ursprünglich wurde mit dem Begriff die Veränderung der synaptischen Übertragung bezeichnet; heute werden damit überwiegend Verfahren bezeichnet, die nur sehr indirekt die synaptische Übertragung beeinflussen und eher aus der Alternativmedizin (z. B. Akupunktur) stammen

Neu|ro|modulator [zu ↑neuro... u. lat. *modulari* = einrichten, nach dem Takt abmessen] *m;* -s, ...toren: körpereigene oder extern zugeführte Substanz (z. B. Medikament, Droge), die die Erregungsbereitschaft der Neuronen erhöhen oder herabsetzen kann

neu|ro|mus|kulär [zu ↑neuro... u. ↑Muskel]: Nerven und Muskeln betreffend, von Nerven und Muskeln ausgehend

Neu|ro|mye|litis [zu ↑neuro... u. gr. *μυελός* = Mark] *w;* -, ...itiden (in fachspr. Fügungen: ...itides); in der Fügung: **Neu|ro|mye|litis optica:** Sonderform der multiplen Sklerose, die vor allem den Sehnerv und das Rückenmark betrifft

Neu|ro|myo|sitis [Kurzbildung aus ↑Neuritis und ↑Myositis] *w;* -, ...itiden (in fachspr. Fügungen: ...itides): akute Nerven- u. Muskelentzündung

Neuro|myotonie [zu ↑Neuro... u. ↑Myotonie]: Muskelsteifigkeit, Autoimmunerkrankung mit zirkulierenden Antikörpern

Neu|ron [aus gr. *νεῦρον* = Sehne; Flechse; Nerv] *s;* -s, Neu|rone u. Neu|ronen: Bez. für die ein Reizleitungsglied darstellende strukturelle Einheit aus Nervenzellen u. deren Fortsätzen, den ↑Dendriten und ↑Neuriten. **neu|ronal:** ein Neuron betreffend, von einem Neuron ausgehend

Neuro|navigation: Verfahren, mithilfe hochauflösender computergestützer bildgebender Verfahren eine Operationsplanung und eine dreidimensionale Lagekontrolle bei neurochirurgischen Eingriffen zu ermöglichen

Neu|ronen|hemmer: Medikament, das die Funktion der Neuronen hemmt

Neu|ronitis [zu ↑Neuron] *w;* -, ...itiden (in fachspr. Fügungen: ...itides): Entzündung eines Neurons. **Neu|ronitis vestibularis** [↑vestibular]: Entzündung der ↑Pars vestibularis (nervi octavi) mit Schwindel, Augenzittern und Erbrechen, jedoch ohne Hörstörung

Neu|rono|phagie [↑Neuron und ↑...phagie], auch: **Neu|ro|phagie** [↑neuro...] *w;* -, ...ien: Beseitigung verletzter oder zugrunde gegangener Nervenzellen durch ↑Phagozytose seitens junger Neurogliazellen

Neu|ro|oph|thalmo|logie [↑neuro... u. ↑Ophthalmologie] *w;* -: Zweig der Medizin, der sich mit den normalen und krankhaften Vorgängen der nervösen Versorgung des Auges befasst. **neu|ro|oph|thalmo|logisch:** die Neuroophthalmologie betreffend

Neu|ro|oto|loge *m;* -n, -n, **Neu|ro|oto|login** *w;* -, -nen [↑neuro... u. ↑Otologe]: Arzt, Ärztin mit Spezialkenntnissen auf dem Gebiet der Neurootologie. **Neu|ro|oto|logie** [↑...logie] *w;* -: Zweig der Medizin, der sich mit den Zusammenhängen zwischen Nervensystem und Gehör befasst. **neu|ro|oto|logisch:** die Neurootologie betreffend

Neu|ro|päd|ia|trie [↑neuro... u. ↑Pädiatrie] *w;* -: Spezialgebiet der Medizin, das sich mit der normalen und der gestörten Funktion des Nervensystems im Kindesalter befasst. **neu|ro|päd|ia|trisch:** die Neuropädiatrie betreffend

Neu|ro|papillitis [zu ↑neuro... und ↑Papille (in der Fügung ↑Papilla nervi optici)] *w;* -, ...itiden (in fachspr. Fügungen: ...itides): Entzündung des Sehnervs und der Sehnervenpapille

Neu|ro|para|lyse [↑neuro... u. ↑Paralyse] *w;* -, -n: Lähmung (z. B. der Muskulatur), die von einer genuinen Erkrankung des Nervensystems ausgeht. **neu|ro|para|lytisch,** in fachspr. Fügungen: **neu|ro|para|lyticus, ...ca, ...cum:** die Neuroparalyse betreffend, auf Neuroparalyse beruhend

Neu|ro|path *m;* -en, -en, **Neu|ro|pathin** *w;* -, -nen [↑neuro... u. ↑...path]: Person, die an einer Neuropathie leidet

Neu|ro|pa|thie [↑...pathie] *w;* -, ...ien: Nervenleiden, -krankheit; insbesondere Bezeichnung für eine anlagebedingte, konstitutionelle Anfälligkeit des Organismus für Störungen im Bereich des vegetativen Nervensystems (u. a. mit Erschöpfungszuständen, schneller Ermüdbarkeit, peripheren Durchblutungsstörungen, funktionellen Störungen im Verdauungsapparat, Übererregbarkeit). **neu|ro|pathisch,** in fachspr. Fügungen: **neu|ro|pathicus, ...ca, ...cum:** die Neuropathie betreffend, auf Neuropathie beruhend, nervenkrank im Sinne einer Neuropathie; z. B. in der Fügung ↑Arthropathia neuropathica

Neu|ro|pa|tho|loge *m;* -n, -n, **Neu|ro|pa|tho|login**

w; -, -nen [↑neuro... u. ↑Pathologe]: Arzt, Ärztin mit Spezialkenntnissen auf dem Gebiet der Neuropathologie. **Neu|ro|pa|tho|lo̲gie** [↑Pathologie] *w;* -: Teilgebiet der Pathologie, das sich mit den krankhaften Vorgängen u. Veränderungen des Nervensystems u. mit den Nervenkrankheiten beschäftigt; vgl. Neurologie (2). **neu|ro|pa|tho|lo̲gisch:** die Neuropathologie betreffend

Neu|ro|pepti̲d [↑neuro... u. ↑Peptid] *s;* -[e]s, -e: im Nervengewebe vorkommendes Peptid

Neurophagie vgl. Neuronophagie

Neu|ro|pharmako|lo̲gie [↑neuro... u. ↑Pharmakologie] *w;* -: Zweig der Pharmakologie, der sich mit der Wirkung von Substanzen auf das Nervensystem befasst. **neu|ro|pharmako|lo̲gisch:** die Neuropharmakologie betreffend

Neu|ro|pha̲rmakon [↑neuro... u. ↑Pharmakon] *s;* -s, ...ka: Arzneimittel, welches das Nervensystem beeinflusst

Neu|ro|physio|lo̲ge *m;* -n, -n, **Neu|ro|physio|lo̲gin** *w;* -, -nen [↑neuro... u. ↑Physiologe]: Arzt, Ärztin mit Spezialkenntnissen auf dem Gebiet der Neurophysiologie. **Neu|ro|physio|lo̲gie** *w;* -: Zweig der Medizin, der sich mit den normalen Vorgängen im Nervensystem befasst. **neu|ro|physio|lo̲gisch:** die Neurophysiologie betreffend

Neu|ro|ple̲gikum [zu ↑neuro... u. gr. *πληγή* = Schlag] *s;* -s, ...ka (meist *Pl.*): veralt. Bez. für ↑Neuroleptikum

ne̲u̲|ro|psy|chisch [↑neuro... u. ↑psychisch]: den Zusammenhang zwischen nervalen und psychischen Vorgängen betreffend; für seelisch gehalten (von nervalen Vorgängen). **Neu|ro|psy|cho|lo̲ge** *m;* -n, -n, **Neu|ro|psy|cho|lo̲gin** *w;* -, -nen [↑neuro..., ↑psycho... u. ↑...loge]: Arzt, Ärztin mit speziellen Kenntnissen auf dem Gebiet der Neuropsychologie. **Neu|ro|psy|cho|lo̲gie** [↑...logie] *w;* -: Zweig der Medizin, der sich mit den Zusammenhängen zwischen Verhaltensweisen und Gehirnfunktion befasst. **neu|ro|psy|cho|lo̲gisch:** die Neuropsychologie betreffend

Neu|ro|retini̲tis [Kurzbildung aus ↑Neuritis optica und ↑Retinitis] *w;* -, ...iti̲den (in fachspr. Fügungen: ...i̲tides): Entzündung der Sehnervenpapille u. der Netzhaut des Auges

Neuro|sarkoido̲se vgl. Boeck-Krankheit

Neu|ro̲se [zu gr. *νεῦρον* = Sehne; Flechse; Nerv] *w;* -, -n, in fachspr. Fügungen: **Neuro̲sis**, *Pl.:* ...o̲ses: auf der Basis gestörter Erlebnisverarbeitung im seelischen Spannungsraum zwischen Ich und Umwelt entstehende krankhafte, aber reversible Verhaltensanomalie mit seelischen Ausnahmezuständen u. verschiedenen körperlichen Funktionsstörungen ohne organ. Ursache

Neu|ro|se|kre̲t [↑neuro... u. ↑Sekret] *s;* -[e]s, -e: zusammenfassende Bez. für ↑Neurohormone und neurogen gebildete Überträgersubstanzen (↑Neurotransmitter) wie Acetylcholin, Adrenalin und Noradrenalin. **Neu|ro|se|kretio̲n** [↑Sekretion] *w;* -, -en: Ausscheidung von Neurosekreten

Neuro|stimulatio̲n [↑neuro... u. ↑Stimulation] *w;* -, -en, auch: **Elektrostimulationsanalgesie:** im Rahmen der Schmerztherapie Hemmung der Schmerzleitung durch Reizung von Nervenfasern mit elektrischem Strom, ↑transkutane elektrische Nervenstimulation

Neu|ro|sy̲|philis [↑neuro... u. ↑Syphilis] *w;* -: allg. Bez. für syphilitische Prozesse im Nervensystem

Neu|ro|ta̲bes [↑neuro... u. ↑Tabes] *w;* -: = Pseudotabes

Neu|ro|tensi̲n [zu ↑neuro... u. lat. *tendere, tensum* = spannen, ausdehnen] *s;* -s, -e: Gewebshormon, das u.a. die Magensäurebildung hemmt und die Darmbewegungen anregt

Neu|ro|tensino̲m [↑Neurotensin u. ↑...om] *s;* -s, -e, in fachspr. Fügungen: **Neu|rotensino̲ma**, *Pl.:* -ta: Neurotensin produzierender Tumor im Verdauungstrakt

Neu|ro|thymo|le̲ptikum [Kurzbildung aus ↑Neuroleptikum u. ↑Thymoleptikum] *s;* -s, ...ka: Arzneimittel, das Antrieb, Affektivität und psychomotorische Funktionen dämpft, die Gemütsverfassung aber hebt

Neu|ro̲tiker *m;* -s, -, **Neu|ro̲tikerin** *w;* -, -nen [zu ↑Neurose]: Person, die an einer Neurose leidet, eine neurotische Fehlhaltung zeigt

Neu|rotisatio̲n [zu gr. *νεῦρον* = Sehne; Flechse; Nerv] *w;* -, -en: **1)** operative Einpflanzung eines Nervs in einen gelähmten Muskel. **2)** Regeneration, Neubildung eines durchtrennten Nervs

neu|ro̲tisch [zu ↑Neurose]: im Zusammenhang mit einer Neurose stehend; unter einer Neurose leidend. **Neu|rotizi̲smus** *m;* -: Gesamtverfassung, die durch emotionale Labilität, Schüchternheit und Gehemmtheit charakterisiert ist

Neu|ro|tme̲sis [↑neuro... u. gr. *τμῆσις* = das Schneiden, der Schnitt] *w;* -, ...tme̲sen: vollständige Durchtrennung eines Nervs durch eine Verletzung od. bei einer Operation

Neu|ro|tomi̲e [↑neuro... u. ↑...tomie] *w;* -, ...i̲en: operative Nervendurchtrennung (zur Schmerzausschaltung, bes. bei einer ↑Neuralgie)

Neu|ro|toni̲e [zu ↑neuro... u. gr. *τόνος* = das Spannen] *w;* -, ...i̲en: »Nervendehnung«, therapeutische Streckung u. Lockerung eines Nervs (bes. zur Schmerzlinderung, z. B. bei Ischias)

Neu|ro|toxiko|lo̲gie [↑neuro... u. ↑Toxikologie] *w;* -: Zweig der Medizin, der sich mit den schädlichen Einflüssen von Giftstoffen auf das Nervensystem beschäftigt. **neu|ro|toxiko|lo̲gisch:** die Neurotoxikologie betreffend

Neu|ro|toxiko̲se [↑neuro... u. ↑Toxikose] *w;* -, -n: auf Einwirkung exogener od. endogener Giftstoffe beruhende Schädigung des Nervensystems. **Neu|ro|toxi̲n** [↑Toxin] *s;* -s, -e: »Nervengift«, Bezeichnung für Stoffe (z. B. Bakteriengifte), die eine schädigende Wirkung auf das Nervensystem ausüben. **neu|roto̲xisch** [↑toxisch]: das Nervensystem schädigend (von bestimmten Stoffen gesagt). **Neuro-**

toxizität *w;* -: das Nervensystem schädigende Eigenschaft von Substanzen

Neuro|transmission [zu ↑ Neuro... u. lat. *transmissio* = Übersendung, Übertragung] *w;* -, -en: Erregungsübertragung durch Neurotransmitter. **Neuro|trans|mitter** *m;* -s, -: neurogen gebildete Substanzen, die bei der Erregungsübertragung in den synaptischen Spalt freigesetzt werden und die Erregungsweiterleitung bewirken (z. B. Acetylcholin, Adrenalin und Noradrenalin; vgl. Transmitter)

Neu|ro|trip|sie [zu ↑ neuro... u. gr. *τρῖψις* = das Reiben, die Reibung] *w;* -, ...ien: Nervenquetschung, Druckschädigung eines peripheren Nervs durch Unfall, falsche Lagerung in der Narkose, Prothesen u. a.

neu|ro|trop [↑ neuro... u. ↑ ...trop]: **1)** auf das Nervensystem einwirkend, das Nervensystem beeinflussend (z. B. von chem. Substanzen gesagt). **2)** eine besondere Affinität zum Nervengewebe besitzend (von chem. Stoffen oder Mikroorganismen gesagt). **Neuro|trophin:** in den verschiedenen Zellen gebildete Substanz, die Nervenstrukturen aktiviert und entzündungsfördernd wirkt. **Neurotropismus:** Einwirkung auf das Nervensystem

neu|ro|vas|kulär, in fachspr. Fügungen: **neu|rovas|cularis, ...re** [zu ↑ neuro... und ↑ Vasculum]: das Nervensystem und das Gefäßsystem betreffend

neu|ro|zirkulatorisch [zu ↑ neuro... u. ↑ Zirkulation]: das Nervensystem und den Kreislauf betreffend, vom Nervensystem und vom Kreislauf ausgehend

N

Neur

Neu|ro|zyt [↑ neuro... u. ↑ ...zyt] *m;* -en, -en (meist *Pl.*): »Nervenzelle«, Zellelement des Nervengewebes, bestehend aus dem (meist im Zentralnervensystem lokalisierten) Zellkörper sowie aus afferenten u. efferenten Fortsätzen (den ↑ Dendriten u. ↑ Neuriten)

Neu|ro|zytom [zu ↑ Neurozyt] *s;* -s, -e, in fachspr. Fügungen: **Neu|ro|cytoma**, *Pl.*:-ta: = Neurom

neu|tral [zu lat. *neuter (neutrum)* = keiner (keines) von beiden; neutral]: weder sauer noch alkalisch reagierend (von Lösungen gesagt; Chem.)

Neu|tral|fette: zusammenfassende Bez. für natürliche, aus Triglyceridgemischen bestehende Fette, die chemisch neutral reagieren

Neu|tralisation [zu ↑ neutral] *w;* -, -en: Aufhebung der Säurewirkung einer Lösung durch Zugabe von Basen u. umgekehrt (Chem.). **neu|tralisie|ren:** eine Lösung durch fortgesetzten Zusatz von sauren od. basischen Stoffen neutral machen (Chem.)

Neutral-Null-Methode: orthopädische Messmethode, bei der alle Gelenkbewegungen von einer neutralen Ausgangsstellung aus gemessen werden

Neu|trino [zu lat. *neuter (neutrum)* = keiner (keines) von beiden; neutral] *s;* -s, -s: Elementarteilchen ohne elektrische Ladung und mit einer extrem kleinen Masse (Phys.). **Neu|tron** *s;* -s, ...onen: ladungsfreies Elementarteilchen mit der Masse des Wasserstoffkerns, das einen der Bausteine des Atomkerns darstellt; Abk.: n (Phys.)

Neu|tro|penie [Kurzbildung zu ↑ neutrophil u. gr. *πένης* = arm] *w;* -, ...ien: extreme Verminderung der neutrophilen weißen Blutkörperchen. **neu|tropenisch:** mit Neutropenie einhergehend

neu|tro|phil [zu lat. *neuter (neutrum)* = keiner (keines) von beiden; neutral u. gr. *φίλος* = lieb; Freund]: eine Affinität zu chemisch neutralen Farbstoffen habend, mit neutralen Farbstoffen leicht färbbar (von Granulozyten, insbes. Leukozyten, gesagt). **Neu|tro|phile** *m;* -n, -n (meist *Pl.*): neutrophile Granulozyten. **Neu|tro|philie** *w;* -, ...ien: übermäßige Vermehrung der neutrophilen weißen Blutkörperchen

Newcastle-Disease-Virus [ˈnju:kɑ:sl dɪˈzi:z ...]: Erreger der Geflügelpest, der beim Menschen die follikuläre Konjunktivitis auslöst

Newton [ˈnju:tən; nach dem brit. Physiker Sir Isaac Newton, 1643–1727] *s;* -, -: physikalische Krafteinheit, SI-Einheit, Zeichen: N

Nexus [aus gleichbed. lat. *nexus*] *m;* -, Nexus: Zusammenhang, Verbindung, Verflechtung, Band

NGF: Abk. für *n*erve *g*rowth *f*actor, Nervenwachstumsfaktor

NGU: Abk. für *n*icht *g*onorrhoische *U*rethritis

NHL: Abk. für *N*on-*H*odgkin-*L*ymphom

Ni: chem. Zeichen für ↑ Nickel

Nia|cin *s;* -s, -e: Sammelbegriff für Nicotinsäure u. Nicotinamid, wasserlösliche Vitamine

NiBD: Abk. für *n*icht *i*nvasive *B*lut*d*ruckmessung

nicht stero|idale Anti|phlogistika ↑ Prostaglandinsynthesehemmer

nicht stero|idale Anti|rheu|matika vgl. Prostaglandinsynthesehemmer

Nickel [aus schwed. *nickel* (gekürzt aus *kopparnickel* = Rotnickelkies)] *s;* -s: metallisches chem. Element; Zeichen: Ni

Nickkrampf vgl. Epilepsia nutans

Nicoladoni-Operation [nach dem österr. Chirurgen Karl Nicoladoni, 1847–1902]: **1)** operativer Ersatz eines Fingers durch eine Zehe oder durch einen transplantierten Brusthautlappen mit Knochenspan. **2)** operativer Ersatz einer geschädigten Sehne durch eine transplantierte gesunde Sehne

Nicola-Operation [nach dem amerik. Chirurgen T. Nicola, 19./20. Jh.]: operatives Behandlungsverfahren bei der habituellen Schultergelenksverrenkung (dabei wird die lange Bizepssehne durchtrennt, durch einen neu angelegten Bohrkanal im Kopf des Humerus gezogen und wieder vernäht)

Nicolas-Durand-Favre-Krankheit [nɪkoˈla dʏˈrã: ˈfa:vrə...; nach den frz. Hautärzten J. Nicolas, 1868–1960, J. Durand, geb. 1876, u. M. Favre, 1876–1954]: = Lymphogranuloma inguinale

Nictatio, Nictitatio vgl. Niktation

Nidation [zu lat. *nidus* = Nest] *w;* -, -en: Einnistung des befruchteten Eies in der Gebärmutterschleimhaut (7.–12. Tag nach der Ovulation)

Nidations|hemmer: Empfängnisverhütungsmittel,

das nach der Befruchtung der Eizelle deren ↑Nidation verhindert, sodass es zu keiner Schwangerschaft kommt

NIDDM: Abk. für *n*on *i*nsulin *d*ependency *d*iabetes *m*ellitus, nicht insulinabhängiger ↑Diabetes mellitus

Nido|gen [lat. *nidus* = Nest (mit Bezug auf die nestartige Struktur des Stoffs) u. ↑...gen] *s;* -s, -e: Protein des Bindegewebes

Ni|dus [lat. *nidus* = Nest] *m;* -, -: zentrale Osteolyse (kleiner, von Knochenverdickungen umgebener Hohlraum) eines Osteoidosteoms

nieder|potent [zu lat. *potens* = einer Sache mächtig]: schwach wirksam (von Medikamenten)

Nieder|voltage [...voʊltɪdʒ; engl. *voltage* = Spannung] *s;* -[s], -s: extreme Kleinheit der Amplituden beim EKG

Niemann-Pick-Krankheit [nach den dt. Ärzten Albert Niemann, 1880–1921, u. Ludwick Pick, 1868–1944]: krankhafte Anhäufung von Phosphatiden im Organismus

Niere vgl. Ren

Niere, künstliche vgl. extrakorporale Dialyse

Nieren|asth|ma vgl. Urina spastica

Nierenbecken vgl. Pelvis renalis. **Nierenbeckenentzündung** vgl. Pyelitis

Nierenentzündung vgl. Nephritis

Nieren|erkrankung vgl. Nephropathie

Nieren|insuffizienz: unzureichende Funktion der Nieren, harnpflichtige Stoffwechselprodukte auszuscheiden

Nierenkelch vgl. Calix renalis

Nierenkörperchen vgl. Corpuscula renis

Nieren|krise: anfallartige Störung der Nierenfunktion

Nierenlappen vgl. Lobi renales

Nierenlebendspende: Entnahme einer Niere von einer lebenden Person zum Zwecke der Transplantation

Nierenpapillen vgl. Papillae renales

Nierenpol, oberer vgl. Extremitas superior renis. **Nierenpol, unterer** vgl. Extremitas inferior renis

Nierenschrumpfung vgl. Nephrosklerose

Nierensenkung vgl. Nephroptose

Nierenstarter: hypertone Lösung, die bei drohendem Nierenversagen zur Wiederingangsetzung der Nierenfunktion infundiert wird

Nierenstein vgl. Nephrolith

Nierenstiel vgl. Hilum renale

niger, ni|gra, ni|grum [aus gleichbed. lat. *niger*]: schwarz; z. B. in der Fügung ↑Substantia nigra

ni|gricans [zu lat. *nigricare* = schwärzlich sein]: schwärzliche Färbung aufweisend; z. B. in der Fügung ↑Acanthosis nigricans

Ni|grities cutis [...i:tsı-es -; lat. *nigrities* = Schwärze] *w;* - -, - -: = Melasma. **Ni|grities lin|guae** *w;* - -, - -: = Lingua nigra

Nikolski-Zeichen [nach dem russ. Dermatologen P. W. Nikolski, 1858–1940]: charakteristische Veränderungen der Epithelschichten der Haut, die zu diagnostischen Zwecken genutzt werden. **Nikolski-Z. 1:** Entstehung von Blasen durch seitlichen Druck auf scheinbar unveränderte Haut, z. B. bei ↑Pemphigus vulgaris. **Nikolski-Z. 2:** seitliche Verschiebbarkeit vorhandener Blasen, z. B. beim ↑Lyell-Syndrom od. Pemphigus vulgaris

Nikotin [zum Namen des frz. Diplomaten u. Gelehrten Jean Nicot (um 1530–1600), der den Tabak in Europa eingeführt haben soll] *s;* -s: stark giftiges Hauptalkaloid der Tabakpflanze (und anderer Nachtschattengewächse), das auf die vegetativen Ganglien zunächst anregend, später lähmend wirkt. **Nikotinsäure:** beim Nikotinabbau im Körper entstehendes Vitamin des Vitamin-B-Komplexes, das gefäßerweiternd wirkt. **Nikotinsäureamid:** im Muskelfleisch, im Herzmuskel, in Leber, Niere, Hefe u. manchen Gemüse- und Getreidearten vorkommender Stoff mit Vitaminwirkung (er erfüllt zusammen mit ↑Vitamin B_2 wichtige Funktionen im Zellstoffwechsel; Mangel führt zu ↑Pellagra)

Niktation, auch: **Niktitation** [zu lat. *nictare* = zwinkern, blinzeln] *w;* -, -en, in fachspr. Fügungen: **Nic[ti]tatio,** *Pl.:* ...io|nes: »Blinzeln«, durch eine schnelle Folge von Zuckungen gekennzeichneter Krampf im Augenlid, klonischer Lidkrampf

Niob, auch: **Nio|bium** [nlat. Fantasiebildung zum Namen der altgr. weibl. Sagengestalt Niobe (gr. *Νιόβη*)] *s;* -s: metallisches chem. Element; Zeichen: Nb

NIPD: Abk. für *n*ächtliche *i*ntermittierende *P*eritoneal*d*ialyse

Niph|ablep|sie [gr. *νίφα* (Akk.) = Schnee u. ↑Ablepsie] *w;* -, ...ien: »Schneeblindheit«, akute, nicht infektiöse Bindehautentzündung infolge übermäßiger Einwirkung ultravioletter Strahlen auf die Augen (bes. in Gletschergebieten im Hochgebirge)

NIPPV: Abk. für *n*asal *i*ntermittent *p*ositive *p*ressure *v*entilation, nasale Ventilation mittels intermittierender positiver Druckbeatmung, Beatmungstechnik bei Schlafapnoe

Nischenzellen: kleine Epithelzellen der Lungenbläschen, die die Eigenschaft haben, eingedrungene Staubteilchen, Mikroorganismen u. a. durch ↑Phagozytose zu vernichten

Nisse *w;* -, -n (meist *Pl.*): fest in den Haaren oder in den Nähten der Kleidung sitzendes Ei der Läuse

Nissl-Körperchen, auch: **Nissl-Schollen** [nach dem dt. Psychiater u. Neurologen Franz Nissl, 1860–1919] *Pl.:* chromatophile Einlagerungen mit hohem Ribonukleinsäuregehalt im Neuroplasma der Nervenzellen, die den Zellen ein geflecktes Aussehen verleihen können

Nisus [aus lat. *nisus* = Schwung; Anstrengung] *m;* -, - [ˈni:zu:s]: Trieb. **Nisus sexua|lis:** »Geschlechtstrieb«

nitidus, ...da, ...dum [aus lat. *nitidus* = hell, glänzend]: glänzend, schimmernd; z. B. in der Fügung ↑Ichthyosis nitida

Niton [zu lat. *nitere* = glänzen (nach den phosphoreszierenden Eigenschaften)] *s;* -s: ältere Bez. für ↑Radon; Zeichen: No

Ni|trat [zu lat. *nitrum* (von gr. *νίτρον*) = Laugensalz, Soda; ägypt. Ursprungs] *s;* -[e]s, -e (meist *Pl.*): Gruppe von Stickstoffverbindungen zur Behandlung der ↑koronaren Herzkrankheit durch Erschlaffung der Gefäßmuskulatur

Nitro|blau|tetra|zolium-Test: Test auf septische Granulomatose; Abk.: NBT-Test

Nitros|amin [Kunstw.] *s;* -s, -e (meist *Pl.*): in manchen Nahrungsmitteln (z. B. nitritbehandelten Fleischwaren) in geringen Mengen enthaltene Stickstoffverbindungen, die Krebs erzeugen können

Niveau|dia|gnose [nɪˈvoː...]: »Höhendiagnose«, Feststellung des Sitzes eines Krankheitsherdes aufgrund der neurologischen Ausfallserscheinungen

NK: Abk. für engl. *n*atural *k*iller cells, ↑natürliche Killerzellen

NMDA-Antagonist [Abk. für *N-M*ethyl-*D-A*spartat-Antagonist]: Neuroleptikum, Antikonvulsivum

NMR: Abk. für *n*uclear *m*agnetic *r*esonance, Kernspinresonanz; = Kernspintomografie

NMU: Abk. für *N*ahrungs*m*ittel*u*nverträglichkeit

Nn.: Abk. für Nervi (vgl. Nerv)

NNH: Abk. für *N*asen*n*eben*h*öhle

NNM: Abk. für ↑Nebennierenmark

NNR: Abk. für ↑Nebennierenrinde

NNRTI: Abk. für *N*icht-*N*ukleosid-*R*everse-*T*ranskriptase-*I*nhibitor

No: 1) chem. Zeichen für ↑Nobelium. **2)** chem. Zeichen für ↑Niton

NO: Abk. für *n*itric *o*xide, Abk. für ↑Stickstoffmonoxid

Nobelium [nlat., nach dem schwed. Chemiker Alfred Nobel, 1833–1896] *s;* -s: zu den Transuranen gehörendes chem. Element; Zeichen: No

No|ble-Zeichen [ˈnəʊbəl...; nach dem amerik. Gynäkologen Ch. P. Noble, 1863–1935]: Schwangerschaftszeichen, das sich darin manifestiert, dass das seitliche Scheidengewölbe ab 3. Schwangerschaftsmonat als ausgefüllter Raum getastet werden kann

Nocardia [nlat., nach dem frz. Tierarzt E. J. É. Nocard, 1850–1903] *w;* -, (Arten:) ...diae: Gattung grampositiver, unbeweglicher, aerober, pilzähnlicher Mikroben (Krankheitserreger). **Nocardio|se** *w;* -, -n, in fachspr. Fügungen: **Nocardio|sis**, *Pl.:* ...oses: durch eine Art der Gattung ↑Nocardia hervorgerufene Erkrankung z. B. der Haut od. der Lungen

Nocebo-Effekt [lat. *nocebo* = ich werde schaden]: negative Reaktion auf ein Scheinmedikament ohne spezifische Wirkung

nocturnus, ...na, ...num [aus lat. *nocturnus* = nächtlich]: nächtlich, nachts auftretend (bes. von Schmerzen u. Krankheitserscheinungen gesagt); z. B. in der Fügung ↑Pavor nocturnus

nodös, in fachspr. Fügungen: **nodosus, ...osa, ...osum** [zu ↑Nodus]: knotig, mit Knötchenbildung [einhergehend], knotenförmig (z. B. auf Hauteffloreszenzen bezogen). **Nodositas** *w;* -: knotige Beschaffenheit (bes. der Haare). **Nodositas crinium** [↑Crinis]: = Trichorrhexis nodosa. **nodosus** vgl. nodös

nodu|lär, in fachspr. Fügungen: **nodularis, ...re** [zu ↑Nodulus]: knötchenförmig; mit Knötchen versehen, Knötchen aufweisend. **Nodu|lation:** Knötchenbildung

Nodulus [Verkleinerungsbildung zu lat. *nodus* = Knoten] *m;* -, ...li; »Knötchen«: **a)** knötchenförmiges, physiologisches Gebilde im Körper (Anat.); **b)** krankhafte knötchenförmige u. als solche tastbare Gewebsverdickung von fester Konsistenz. **Noduli cutanei** [-...e-ɪ] *Pl.:* gutartige »Hautknötchen« aus fibrösem Bindegewebe. **Nodulus lymphaticus** = Folliculus lymphaticus. **Noduli valvularum semilunarium** *Pl.:* kleine knötchenförmige Verdickungen in der Mitte der Semilunarklappen (ihre Funktion ist die Gewährleistung richtigen Herzklappenverschlusses). **Nodulus (vermis):** in der Mitte der Kleinhirnhälften gelegener Höcker des Kleinhirnwurms. **Nodulus vitalis:** »Lebensknötchen«, Bezeichnung für das ↑Atemzentrum. **Noduli vocales** *Pl.:* »Sängerknötchen«, »Schreiknötchen«, knotige Wucherungen auf den Stimmbändern infolge Überanstrengung beim Singen od. Schreien (bes. bei Sängern bzw. Sängerinnen, auch bei Säuglingen vorkommend)

Nodus [aus lat. *nodus,* Gen.: *nodi* = Knoten] *m;* -, ...di: »Knoten«: a) knotenförmiges, physiologisches Gebilde im menschlichen Körper (Anat.); b) krankhafte knotenförmige u. als solche tastbare Gewebsverdickung von fester Konsistenz (z. B. Gichtknoten). **Nodus ar|thriticus** = Tophus arthriticus. **Nodus atrio|ven|tricularis:** knotenförmige Anhäufung besonderen Muskelgewebes in der Scheidewand der Herzvorhöfe, das der Reizübermittlung (und bei Ausfall des ↑Nodus sinuatrialis auch der Reizbildung) für die Steuerung des Schlagrhythmus des Herzens dient. **Nodus lym|phaticus:** »Lymphknoten«, Bezeichnung für die zahlreichen in das Lymphgefäßsystem eingeschalteten, bis etwa 3 cm großen, rundlichen, drüsenähnlichen, von Bindegewebshüllen umschlossenen Organe, die die Lymphozyten bilden und die gleichzeitig als Filterstationen gegenüber Krankheitserregern fungieren (fälschlich auch als »Lymphdrüsen« bezeichnet). **Nodus rheu|maticus:** Rheumaknoten, bei chronischer Polyarthritis auftretende subkutane Knoten. **Nodus sinuatrialis:** eine knotenförmige Verdickung aufweisendes Bündel besonderer Muskelfasern vor der Einmündung der oberen Hohlvene in die Wand des rechten Herzvorhofs, die zur Reizbildung für die Steuerung des Schlagrhythmus des Herzens befähigt sind

Noiser [von engl. *noise* = Geräusch, Lärm] vgl. Masking-Gerät

Nokardiose vgl. Nocardiose

Nokt|ambulismus [zu lat. *nox*, Gen.: *noctis* = Nacht u. lat. *ambulare* = herumgehen] *m; -:* = Somnambulismus

Noma [von gr. *νομή* = um sich fressendes Geschwür (eigtl. = Weideplatz, Weide)] *w; -*, Nomae (fälschlich meist: *s; -s, -s*): Gesichtsbrand, Wangenbrand, »Wasserkrebs«, ulzerierende oder gangränöse Entzündung von Mundschleimhaut u. Wangen bei unterernährten oder durch Krankheit geschwächten Kindern

Nomen|klatur [aus lat. *nomenclatura* = Namensverzeichnis] *w; -, -en:* die wissenschaftliche Namensgebung; die Zusammenstellung von Sach- oder Fachbezeichnungen in Naturwissenschaft u. Technik nach international vereinbarten und für die jeweilige Fachsprache verbindlichen Regeln

...no|mie

w; -, ...ien (häufig ohne Plural)
⟨zu gr. *νέμειν* »teilen, zuteilen; verwalten« → ...*νόμος* »verwaltend« → ...*νομία*⟩
Wortbildungselement mit der Bedeutung »Lehre von ...; Gesetz, Gesetzlichkeit«:
- Ergonomie
- Heteronomie
- Taxonomie

Nomo|gramm [gr. *νόμος* = Brauch; Gesetz u. ↑...gramm] *s; -s, -e:* grafisches Schaubild von den funktionalen Zusammenhängen zwischen mehreren veränderlichen Größen (z. B. zwischen Körpergewicht und Lebensalter)

nomo|top [zu gr. *νόμος* = Brauch; Gesetz u. gr. *τόπος* = Ort, Platz]: an der physiologisch regelrechten Stelle im Körper vorkommend od. entstehend (insbes. von den im Sinusknoten des Herzens ausgelösten Herzerregungen gesagt)

Non-A-non-B-Hepatitis [lat. *non* = nicht]: frühere Bez. für die ↑Hepatitis C

Non-Com|pliance [nɒn kəmˈplaɪəns; aus engl. *noncompliance* = Nichtbefolgung] *w; -:* Nichteinhaltung ärztlicher Ratschläge seitens des Patienten bzw. der Patientin; vgl. Compliance (2)

Non-Dis|junc|tion [nɒn dɪsˈdʒaŋkʃən; engl.] *w; -:* unregelmäßiges Verhalten von Chromosomen bei der Reifeteilung, derart dass ein Chromosomenpaar ungeteilt in eine Tochterzelle übergeht, sodass ein bestimmtes Chromosom in einer Zelle überhaupt nicht, in einer anderen dagegen doppelt vorkommt (Biol.)

Non-Hodg|kin-Lym|phom [nɒn ˈhɒdʒkɪn...] *s; -s, -e:* Bez. für alle malignen Erkrankungen mit Lymphknotenschwellungen, die nicht zur ↑Hodgkin-Krankheit gehören

Nonne-Apelt-Schumm-Re|aktion [nach den dt. Ärzten Max Nonne, 1861–1959, u. Friedrich Apelt, 1877–1911, u. dem dt. Chemiker Otto Schumm, 1874–1958]: Reaktion zum Nachweis von Proteinen in der Rückenmarksflüssigkeit (Liquor wird mit einigen Millilitern gesättigter Ammonsulfatlösung versetzt; bei Globulinvermehrung tritt nach 2–3 Minuten eine Trübung auf)

Nonne-Milroy-Lymphödem [nach dem dt. Neurologen Max Nonne, 1861–1959, u. dem amerik. Internisten William F. Milroy, 1855–1942]: autosomal-dominant vererbtes, bei der Geburt vorhandenes oder in den ersten Lebensjahren auftretendes Lymphödem, das meist die Beine betrifft

Nonnengeräusch, Nonnensausen [von *Nonne* im techn. Sinne von = Hohlkreisel]: Venengeräusch (ohne pathologische Bedeutung), das am besten über den Halsgefäßen auszukultieren ist (vor allem im Kindesalter)

Non-REM-Schlaf [Non-REM ist Abk. für engl. non *r*apid *e*ye *m*ovements = ohne schnelle Augenbewegungen]: Schlaf-Phase ohne rasche Augenbewegungen

Non|re|sponder *m; -s, -*, **Non|re|sponderin** *w; -, -nen* [...rɪ...; engl. = jemand, der nicht anspricht]: Patient bzw. Patientin, bei dem/der eine therapeutisch angewandte Substanz keine Wirkung zeigt; Ggs. ↑Responder/-in

Non|stero|idal anti|in|flammatory Drugs [nɒn ˈsterɔɪdəl ˈæntɪɪnˈflæmətərɪ ˈdrags; engl. = nicht steroidale entzündungshemmende Arzneimittel] *Pl.:* vor allem zur Behandlung rheumatischer Erkrankungen angewandte Arzneimittel, deren Wirksubstanz keine Steroide (wegen deren Nebenwirkungen) sind; Abk.: NSAID

Noo|leptikum [zu gr. *νόος* = Sinn, Verstand u. gr. *λαμβάνειν* = nehmen; fassen, ergreifen] *s; -s, ...ka:* Substanz (bes. Arzneimittel), die die intellektuelle Wachheit herabsetzt

Noonan-Syndrom [nach der amerik. Kardiologin Jacqueline Anne Noonan, 1928–2020]: Fehlbildungssyndrom ähnlich dem ↑Turner-Syndrom, jedoch bei beiden Geschlechtern vorkommend

Noon-Einheit: entspricht dem Extrakt aus 1 *μ*g Allergen

Noo|psyche [gr. *νόος* = Sinn, Verstand u. ↑Psyche] *w; -:* intellektuelle Seite des Seelenlebens (Psychol.; Gegensatz: Thymopsyche)

noo|trop [gr. *νόος* = Sinn, Verstand u. ↑...trop]: die intellektuellen Fähigkeiten beeinflussend (von Medikamenten). **Noo|tropikum** *s; -s, ...ka:* Arzneimittel, das die intellektuellen Fähigkeiten (Merkfähigkeit, Gedächtnis, Sprache und Bewusstsein) beeinflusst

nor..., Nor...: Vorsilbe für *nor*male (unverzweigte) Ketten, die kürzer sind als entsprechende Vergleichssubstanzen, wie Noradrenalin und Adrenalin (Chem.)

Nor|ad|renalin [Kunstw.] *s; -s:* Hormon des Nebennierenmarks, das zusammen mit ↑Adrenalin den natürlichen Reizübermittler des vegetativen Nervensystems darstellt

nor|ad|ren|erg [Kurzbildung zu ↑Noradrenalin u.

gr. ἔϱγον = Werk; Tätigkeit]: durch Noradrenalin bewirkt; auf Noradrenalin ansprechend

Nordic Walking ['nɔ:dɪk 'wɔ:kɪŋ; engl. = nordisches Wandern] *s;* -, -s: sportliches, intensives Gehen mit Stöcken, z. B. Fiberglasstöcken (Länge etwa 70 % der Körpergröße), die mit speziellen Griffschlaufen versehen sind

norm..., Norm... vgl. normo..., Normo...

Norma [aus lat. *norma* = Winkelmaß; Richtschnur; Regel] *w;* -: genormte Schädeleinstellung (Anat.). **Norma basilaris:** Ansicht des Schädels von unten. **Norma facialis:** Ansicht des Schädels von vorn. **Norma lateralis:** Seitenansicht des Schädels. **Norma oc|cipitalis:** Ansicht des Schädels von hinten. **Norma verticalis:** neuere Bez. für ↑Calvaria

norm|acid [zu ↑normo... u. ↑Acidum]: einen normalen Säurewert aufweisend (bes. vom Magensaft gesagt). **Norm|acidität** *w;* -: normaler Säurewert einer Lösung (insbes. des Magensaftes)

Normaldruck|hydrozephalus: Hydrozephalus durch zerebrale Liquor-Abflussstörung ohne dauernd erhöhten intrakraniellen Überdruck; Abk.: NPH

Normal|gewicht: ↑Body-Mass-Index zwischen 19,5 und 24,9

Normali|tät: Konzentration einer ↑Normallösung

Normal|kost vgl. Vollkost

Normallösung: (meist wässrige) Lösung, die in einem Liter so viel Gramm einer chem. Substanz enthält, dass diese Menge einem Grammatom Wasserstoff äquivalent ist

Normal|serum: Blutserum eines gesunden Menschen

normazid vgl. normacid. **Normazidität** vgl. Normacidität

Norm|ergie [zu ↑normo... u. gr. ἔϱγον = Werk; Tätigkeit; Analogiebildung nach ↑Allergie] *w;* -, ...ien: normale Reaktion des Organismus auf einen Reiz im Gegensatz zur ↑Allergie u. ↑Hyperergie

Norm|insulin [zu ↑normo..., Normo... u. ↑Insulin]: gelegentlich verwendeter Begriff für kurz wirkendes Insulin (»Altinsulin«)

nor|mo..., Nor|mo...

vor Vokalen meist **norm..., Norm...**
⟨aus lat. *norma* »Winkelmaß; Richtschnur; Regel«⟩
Bestimmungswort von Zusammensetzungen mit der Bedeutung »der Norm entsprechend, normal«:
- Normoblast
- normacid

Normo|blast [↑normo... u. ↑...blast] *m;* -en, -en (meist *Pl.*): kernhaltige Vorstufen der roten Blutkörperchen von der ungefähren Größe u. Reife normaler Erythrozyten (vgl. Normozyt)

Normo|glykämie [zu ↑Normo... u. ↑Glykämie]: im Normbereich liegende Blutzuckerwerte (als Therapieziel bei Diabetes mellitus)

normo|som [↑normo... u. ↑...som]: von normalem Körperwuchs. **Normo|somie** [↑...somie] *w;* -: Normalwuchs des Körpers

Normo|spermie [zu ↑normo... u. ↑Sperma] *w;* -: normaler Gehalt der Samenflüssigkeit an funktionstüchtigen Spermien (etwa 60–120 Millionen pro ml)

normo|tensiv [...i:f; zu ↑normo... u. lat. *tendere* = spannen, anspannen]: = normotonisch

normoton vgl. normo|tonisch. **Normo|tonie** [zu ↑normo... u. ↑Tonus] *w;* -: regelrechter Blutdruck (etwa 140/90 mm Hg). **Normo|toniker** *m;* -s, -, **Normo|tonikerin** *w;* -, -nen: Person, die einen normalen Blutdruck hat. **normo|tonisch,** auch: **normo|ton:** einen normalen Blutdruck aufweisend. **Normo|tonus** *m;* -: normaler Spannungszustand von Muskeln, Gefäßen oder Nerven

Normo|ventilation [zu ↑Norm... u. ↑Ventilation]: normale Atmung mit einem CO_2-Partialdruck von ca. 40 mm Hg

Normo|vol|ämie [↑normo... u. ↑Volämie] *w;* -: regelrechte Blutmenge des Körpers. **normo|vol|ämisch:** eine regelrechte Körperblutmenge aufweisend

Normo|zoo|spermie [zu ↑Normo... u. ↑Sperma] *w;* -: normale Spermatozoen-Dichte im Ejakulat

Normo|zyt [↑normo... u. ↑...zyt] *m;* -en, -en (meist *Pl.*): hinsichtlich Gestalt, Größe u. Farbe normales rotes Blutkörperchen (im Gegensatz etwa zu den ↑Mikrozyten od. ↑Makrozyten)

Norm|wert, Normal|wert, [zu ↑Norm...] *m;* -[e]s, -e: Richtwert, Richtgröße zur Beurteilung von Messwerten, durchschnittlicher Wert oder Wertebereich ohne Beeinflussung durch pathologische Abweichung

Noro|virus [benannt nach Norwalk, Ohio, dem Ort der ersten Charakterisierung]: Virus, das Durchfallerkrankungen hervorruft

Norwalk-Virus ['nɔ:vɔ:k...; nach der amerik. Stadt Norwalk (Ohio), in der die erste Epidemie ausbrach] *s;* -, ...ren: Gruppe von Viren, die vor allem bei Schulkindern und Jugendlichen Gastroenteritiden hervorrufen

Norwood-Operation [nach dem amerik. Kardiologen William Norwood]: Herzoperation vor allem im Neugeborenenalter bei hypoplastischem Linksherzsyndrom, Mitralatresie

no|so..., No|so...

vor Vokalen auch **nos..., Nos...**
⟨aus gr. νόσος »Krankheit«⟩
Bestimmungswort von Zusammensetzungen mit der Bedeutung »Krankheit, krankhafte Veränderung im Organismus«:
- Nosologie
- Nosogenie

Noso|agnosie [zu ↑noso..., ↑ [1]a... und gr. *γνῶσις* = Erkennen] *w;* -: Störung der Sinneswahrnehmung in Form einer Unfähigkeit, krankhafte Veränderungen oder Störungen am eigenen Körper zu erkennen (Vorkommen bei verschiedenen zerebralen Krankheiten)

Nosode [zu gr. *νόσος* = Krankheit] *w;* -, -n: aus krankhaften Körpermaterialien hergestelltes Arzneimittel zur Behandlung entsprechender Erkrankungen (Homöopathie)

Noso|genie [zu ↑noso... u. gr. *γίγνεσθαι (γενέσθαι)* = werden, entstehen] *w;* -, ...ien: = Pathogenese

Noso|gra|fie [↑noso... u. ↑...grafie] *w;* -, ...ien: Krankheitsbeschreibung

noso|komial [zu gr. *νοσοκομεῖον* = Krankenhaus]: zu einem Krankenhaus gehörend, Krankenhaus..., in einem Krankenhaus erfolgend. **Noso|komial-infektion:** Krankenhausinfektion, Infektion, die im zeitlichen Zusammenhang mit einem Aufenthalt in einem Krankenhaus steht

Noso|logie [↑noso... und ↑...logie] *w;* -: »Krankheitslehre«, systematische Einordnung und Beschreibung der Krankheiten. **noso|logisch:** die Nosologie betreffend; Krankheiten systematisch beschreibend

Noso|manie [↑noso... u. ↑Manie] *w;* -, ...ien: wahnhafte Einbildung, an einer Krankheit zu leiden

Noso|phobie [zu ↑noso... u. gr. *φόβος* = Furcht] *w;* -, ...ien: krankhafte Angst, krank zu sein od. krank zu werden

noso|trop [↑noso... u. ↑...trop]: gegen einen Krankheitsprozess gerichtet (z. B. von den natürlichen Abwehrstoffen des Körpers gesagt)

Nost|algie [zu gr. *νοστεῖν* = heimkehren u. ↑...algie] *w;* -: veralt. für: [krank machendes] Heimweh. **nost|algisch:** veralt. für: heimwehkrank

Nosto|zytose [zu gr. *νοστεῖν* = heimkehren u. ↑...zyt] *w;* -, -n: Tropismus bestimmter Zellen für spezielle Körpergewebe

nost|ras [aus gleichbed. lat. *nostras*]: inländisch, einheimisch, endemisch (z. B. von Krankheiten); z. B. in der Fügung ↑Cholera nostras

not..., Not... vgl. noto..., Noto...

Not|algie [↑noto... u. ↑...algie] *w;* -, ...ien: »Rückenschmerz«, Schmerzen im Bereich des Rückens

Not|en|ze|phalus [zu ↑noto... u. ↑Encephalon] *m;* -, ...phali od. ...phalen: fehlgebildeter Fetus mit frei liegendem, dem Rücken aufliegendem Gehirn

Not|fall: 1) a) schwere Verletzung od. Vergiftung (Rettungswesen); b) akute schwere Erkrankung. **2)** Einsatz, Behandlung im Rahmen des ärztlichen Bereitschaftsdienstes. **Notfall|patient, Notfall-patientin:** erkrankte Person, die einen medizinischen Notfall darstellt bzw. im Rahmen eines Notfalls behandelt wird

Nothnagel-Syndrom [nach dem dt. Neurologen Karl Wilhelm Nothnagel, 1841–1905]: Symptomenkomplex bei Hirnstamminfarkt, ipsilateraler III-Parese u. kontralateraler Hemitaxie

no|thus, ...tha, ...thum [von gr. *νόθος* = unehelich]: **1)** unehelich. **2)** unecht, verfälscht

noto..., Noto..., vor Vokalen meist: **not..., Not...** [aus gr. *νῶτος* = Rücken]: Bestimmungswort von Zus. mit der Bed. »Rücken«; z. B.: Notalgie

Novel Food, Novelfood ['nɔvl fu:d] *s;* -[s]: anglisierende Bez. für Lebensmittel, die aus gentechnisch veränderten Organismen bestehen od. gentechnisch hergestellte Zusätze enthalten

Noxe [aus lat. *noxa,* Gen.: *noxae* = Schaden] *w;* -, -n, in fachspr. Fügungen: **Noxa,** *Pl.:* Noxae: Krankheitsursache; Stoff oder Umstand, der eine schädigende, pathogene Wirkung auf den Organismus ausübt

Noxin [Kunstwort aus ↑Noxe u. ↑Toxin] *s;* -s, -e (meist *Pl.*): bei Schädigung von Zellen umgewandelte körpereigene Proteine od. deren Abbauprodukte, die eine starke Toxizität entwickeln

Nozi|zeption [zu lat. *nocere* = schaden u. lat. *capere, captum* (in Zus. *-cipere, -ceptum*) = nehmen, fassen] *w;* -, -en: Wahrnehmung von Schmerzreizen. **nozi|zeptiv** [...ti:f]: Schmerzempfindungen vermittelnd (von bestimmten sensiblen Neuronen gesagt). **Nozi|zeptor** [in Analogie zu ↑Rezeptor gebildet] *m;* -s, ...toren: »Schmerzrezeptor«, Rezeptor, der auf thermische, mechanische oder chemische Reize reagiert und die Schmerzempfindung vermittelt

Np: chem. Zeichen für ↑Neptunium

NPCR: Abk. für *n*ormalized *p*rotein *c*atabolic *r*ate

NPH: 1) Abk. für *n*eutrales *P*rotamin *H*agedorn. **2)** Abk. für *n*ormal *p*ressure *h*ydrocephalus, Normaldruckhydrozephalus

NPT: Abk. für *n*ächtliche *p*enile *T*umeszenz

NREM-Phasen [NREM ist Abk. für engl. *n*on *r*apid *e*ye *m*ovements = ohne schnelle Augenbewegungen]: Schlafphasen, die nicht durch rasche Augenbewegungen gekennzeichnet sind, vgl. Non-REM-Schlaf

NRI: Abk. für *n*utritional *r*isk *i*ndex

NRTI: Abk. für *N*ukleosid-*R*everse-*T*ranskriptase-*I*nhibitor

NSA: Abk. für ↑nicht steroidales Antiphlogistikum

NSAID: Abk. für *n*on*s*teroidal *a*nti*i*nflammatory *d*rugs, nicht steroidale entzündungshemmende Medikamente (Antiphlogistika)

NSAR: Abk. für ↑*n*icht *s*teroidales *A*nti*r*heumatikum

NSCLC: Abk. für *n*on *s*mall *c*ell *l*ung *c*ancer, nicht kleinzelliges Bronchialkarzinom

NSE: Abk. für *n*euronspezifische *E*nolase, ↑Tumormarker z. B. für (kleinzelliges) Bronchialkarzinom, Neuroblastom und neuroendokrine Tumore

NSP: Abk. für *N*icht-*S*tärke-*P*olysaccharide

NTI: Abk. für *n*on *t*hyroidal *i*llness, Niedrig-T_3-Syndrom

NTP: Abk. für *n*icht invasives *t*ransthorakales *Pa*cing

NT-Screelning: Abk. für *N*acken*t*ransparenz-Screening (↑Nackentransparenz)
Nubekula [aus lat. *nubecula* = kleine Wolke] *w;* -, ...lä: **1)** leichte Hornhauttrübung. **2)** wolkige, zu Boden sinkende Trübung im stehen gebliebenen Harn
Nulcha [aus gleichbed. mlat. *nucha* (von arab. *nucha* = Rückenmark)] *w;* -, ...chae: Nacken, hintere gewölbte Seite des Halses (Anat.). **nuchal,** in fachspr. Fügungen: **nulchalis, ...le:** zum Nacken gehörend, im Bereich des Nackens liegend
Nucleolus vgl. Nukleolus
Nucleus vgl. Nukleus
Nulcleus-pulposus-Hernie: Bandscheibenvorfall, Vorfall einer Zwischenwirbelscheibe in den Wirbelkanal
NUD: Abk. für *n*icht *u*lzeröse *D*yspepsie
nulklear [zu lat. *nucleus* = Kern]: **1)** den Atomkern betreffend; mit Kernspaltung zusammenhängend, durch Kernenergie erfolgend. **2)** selten für: nukleär. **3)** den Zellkern betreffend (Biol.)
Nulklearlmedizin: »Kernmedizin«, Zweig der medizinischen Wissenschaft, der sich mit der Anwendung von radioaktiven ↑Isotopen und ionisierender Strahlung für die Erkennung und Behandlung von Krankheiten befasst
Nulkleälse [↑Nukleus u. ↑...ase] *w;* -, -n: Enzyme, die Nukleinsäuren spalten
Nulklealtion [zu ↑Nukleus] *w;* -, -en: Veränderung lebenden Gewebes durch Einfrieren, wodurch sich je nach Kältegrad um die Zellkerne bzw. in den Zellkernen Eiskristalle bilden
Nulkleinlsäure [zu ↑Nukleus gebildet] *w;* -, -n (meist *Pl.*): hochmolekulare Verbindungen, die aus einer Kette aus ↑Nukleotiden bestehen, die über Phosphordiesterbindungen verknüpft sind; u. a. Bestandteile des Zellkerns u. von besonderer Bedeutung für die Proteinsynthese in der Zelle
Nulkleolgralfie [↑Nukleus (in der Fügung ↑Nucleus pulposus) u. ↑...grafie] *w;* -, ...ien: röntgenografische Darstellung einer Zwischenwirbelscheibe mithilfe eines injizierten Kontrastmittels. **Nukleolgramm** [↑...gramm] *s;* -s, -e: Röntgenbild einer Zwischenwirbelscheibe
Nulkleolid [↑Nukleus u. ↑...id] *s;* -[e]s, -e: nicht von einer Membran umhüllter Bereich einer Prokaryotenzelle, in dem sich das Genom befindet; funktionell analog dem Zellkern der Eukaryoten
Nulkleolkaplsid [zu ↑Nukleinsäure und ↑Kapsid] *s;* -[e]s, -e: Nukleinsäure-Protein-Komplex des ↑Virions
Nulkleollus [Verkleinerungsbildung zu lat. *nucleus* = Kern] *m;* -, ...eolli u. ...eollen: Kernkörperchen, innerhalb des Zellkerns vorkommendes, kleines, abgerundetes, stark anfärbbares Körperchen, das vorwiegend ↑Ribonukleinsäure enthält, an der Bildung der Ribosomen beteiligt ist u. sich bei der Zellteilung auflöst (Biol.)
Nulkleollyse [zu ↑Nukleus u. gr. λύειν = lösen, auflösen] *w;* -, -n: medikamentöse Auflösung des Nucleus pulposus bei ↑Nucleus-pulposus-Hernie (bei Bandscheibenvorfall)
Nukleon [zu lat. *nucleus* = Kern]: Sammelbez. für ↑Proton und ↑Neutron
Nulkleolprotelin [↑Nukleus u. ↑Protein] *s;* -[e]s, -e: im Zellkern enthaltene Komplexe aus Proteinen und Nukleinsäuren
Nulkleolsid [zu ↑Nukleus] *s;* -[e]s, -e: Abbauprodukt des ↑Nukleotids
Nukleoltid [zu ↑Nukleus] *s;* -[e]s, -e: Baustein der Nukleinsäuren, bestehend aus einer organischen Base (Adenin, Cytosin, Guanin, Thymin bzw. Uracil), einer Pentose und einem oder mehreren Phosphatresten
Nukleoltidlanaloga [zu ↑Nukleus u. ↑analog], *Sg.* **Nukleoltidlanalogon** *s;* -s: Hemmstoffe der reversen Transkriptase, die anstelle der korrekten Nukleotide in die DNS eingebaut werden und zum Kettenabbruch führen; Verwendung als Aidstherapeutikum (Azidothymidin)
Nulkleoltomie [↑Nukleus u. ↑...tomie] *w;* -, ...ien: operative Eröffnung des krankhaft veränderten Nucleus pulposus
Nulklelus [aus lat. *nucleus,* Gen.: *nuclei* = Kern] *m;* -, ...lei [...le-i:], in fachspr. Fügungen der anatomischen Nomenklatur: **Nulclelus,** *Pl.:* ...lei [...le-i:]: **1)** Zellkern (Biol.). **2)** Nervenkern, Anhäufung von Nervenzellen bestimmter Funktion im Zentralnervensystem (Anat.). **3)** Kurzbez. für: Nucleus pulposus. **Nulclelus ambigulus:** motorischer Ursprungskern des X. Hirnnervs für die Larynxmuskeln. **Nulclelus anterior thalami:** der vordere der drei grauen Nervenkerne des Sehhügels. **Nuclei arcualti** *Pl.:* kleine Kerne aus grauer Hirnsubstanz im Bereich der Pyramidenbahnen in der ↑Medulla oblongata. **Nulclelus caudatus:** »Schwanzkern«, Basalganglion, Zellkomplex des extrapyramidal-motorischen Systems des Großhirns. **Nulclelus cenltralis thalami:** Zentralkern des Thalamus, Ansammlung von Nervenzellen in der Wandung des dritten Hirnventrikels. **Nulclei cerebelli** *Pl.:* gemeinsame Bez. für die Kleinhirnkerne. **Nulclei cochllealres** *Pl.:* Hirnnervenkerne der ↑Pars cochlearis. **Nulclelus colliculi inferioris:** Gruppe von Nervenzellen, die den Hauptteil des ↑Colliculus inferior im Bereich des Tectums des Mesencephalons bilden. **Nulclelus corporis geniculati lateralis:** Nervenkern des lateralen Kniehöckers, Gruppe von Nervenzellen innerhalb des ↑Corpus geniculatum laterale. **Nulclelus corporis geniculati medialis:** Nervenkern des medialen Kniehöckers, Gruppe von Nervenzellen innerhalb des ↑Corpus geniculatum mediale. **Nulclei corporis mamillaris** *Pl.:* Nervenzellkerne im Mamillarkörper an der Hirnbasis. **Nulclelus cunealtus:** Nervenkern in der ↑Medulla oblongata im rostralen Ende des Fasciculus cuneatus. **Nulclelus cunealtus aclcessorius:** Nervenzellgruppe in der ↑Medulla oblongata, la-

teral vom ↑Nucleus cuneatus. **Nu|cle|us dentatus:** länglich plattrunder, gezackter Kern im mittleren, vorderen Teil der Marksubstanz des Kleinhirns. **Nu|cle|us dorsalis:** Gruppe von Nervenzellen am Hinterhorn des Rückenmarks. **Nu|cle|us dorsalis nervi vagi:** Nervenkern an der dorsalen Seite des verlängerten Marks. **Nu|cle|us dorso|media|lis (hypo|thalami):** hinter dem ↑Nucleus paraventricularis (hypothalami) gelegener Nervenkern. **Nu|cle|us em|boli|formis:** kleiner Nervenkern im Kleinhirn zwischen dem ↑Nucleus dentatus und dem ↑Nucleus globosus. **Nu|cleus fastigii:** Nervenkern aus grauer Hirnsubstanz im Kleinhirn über dem Dach des vierten Ventrikels (medial vom ↑Nucleus globosus). **Nu|cle|us globosus:** Nervenkern aus grauen Zellmassen im Kleinhirn zwischen dem ↑Nucleus emboliformis u. dem ↑Nucleus fastigii. **Nu|cle|us gracilis:** Nervenkern in der ↑Medulla oblongata am rostralen Ende des ↑Fasciculus gracilis. **Nu|cle|us habenulae:** Nervenzellgruppe in der ↑Habenula. **Nu|cle|us inter|calatus (medullae ob|lon|gatae):** Kerngruppe zwischen ↑Nucleus nervi hypoglossi und ↑Nucleus dorsalis nervi vagi. **Nu|cle|us lateralis thalami:** seitlicher Thalamuskern, Nervenkern im Thalamus zwischen der inneren Kapsel und der ↑Lamina medullaris des Thalamus. **Nu|cle|us lemnis|ci lateralis:** Nervenkern im rostralen Anteil des ↑Lemniscus lateralis. **Nu|cle|us lenti|formis:** linsenförmiger Kern, Nervenkernmasse zwischen ↑Putamen und ↑Globus pallidus innerhalb des ↑Corpus striatum im Bereich der Basalganglien. **Nu|cle|us lentis** [↑Lens]: Augenlinsenkern (besteht aus Linsenfasern, die sich im Laufe des Lebens zum sogenannten Alterskern verdichten). **Nu|cle|us media|lis thalami:** medialer Thalamuskern, Nervenkern im Thalamus zwischen der Mittellinie des Thalamus und der ↑Lamina medullaris. **Nu|cle|us motorius nervi tri|gemini:** motorischer Ursprungskern des ↑Nervus trigeminus, Nervenkern in der Mitte der Brücke (↑Pons). **Nu|cle|us nervi ab|ducentis:** motorischer Ursprungskern des ↑Nervus abducens, Nervenkernmasse innerhalb des kaudalen Teils der Brücke. **Nu|cle|us nervi facia|lis:** motorischer Ursprungskern des ↑Nervus facialis, Nervenkern in der Brücke (↑Pons). **Nu|cle|us nervi hypo|glossi:** motorischer Ursprungskern des ↑Nervus hypoglossus, Nervenkern in der ↑Medulla oblongata unterhalb des vierten Ventrikels (vor dem Zentralkanal). **Nu|cle|us nervi oculomotorii:** motorischer Ursprungskern des ↑Nervus oculomotorius, Nervenkern im Tegmentum des Mesencephalons. **Nu|cle|us nervi troch|learis:** motorischer Ursprungskern des ↑Nervus trochlearis, Nervenkern im Mesencephalon an der dorsalen Seite des medialen ↑Fasciculus longitudinalis. **Nu|clei nervi vestibulo|coch|lea|ris** *Pl.:* sensorische Endkerne des ↑Nervus vestibulocochlearis im Bereich der Brücke. **Nu|clei nervorum cranialium** *Pl.:* Nervenkerne der Hirnnerven im Zentralnervensystem (motorische Ursprungskerne). **Nu|cle|us olivaris:** »Olivenkern« (besteht aus grauer Hirnsubstanz und wird von der Olive der ↑Medulla oblongata umschlossen). **Nu|cle|us olivaris ac|cessorius dorsalis:** kleiner Kern aus grauer Hirnsubstanz dorsal vom eigentlichen Nucleus olivaris. **Nu|cle|us olivaris ac|cessorius media|lis:** kleiner Kern aus grauer Hirnsubstanz medial vom eigentlichen Nucleus olivaris. **Nu|clei originis** [lat. *origo,* Gen. *originis* = Ursprung] *Pl.:* allg. Bez. für die motorischen Ursprungskerne der Hirnnerven. **Nu|cle|us paraventricularis (hypo|thalami):** vegetativer Nervenkern über dem ↑Nucleus supraopticus. **Nu|cle|us pontinus nervi tri|gemini:** neuere Bez. für ↑Nucleus sensorius nervi trigemini. **Nu|clei pontis** [↑Pons] *Pl.:* »Brückenkerne«, Gruppen von Nervenzellen in der Basis der Brücke (stellen Schaltstellen der langen Nervenbahnen bzw. Neuronen zwischen Großhirn, Brücke und Rückenmark bzw. peripheren Nerven dar). **Nu|cle|us posterior (hypo|thalami):** hinter den ↑Corpora mamillaria gelegener Nervenkern mit Sympathikuswirkung. **Nu|cle|us pulposus:** Gallertkern, zentraler Teil der Zwischenwirbelscheiben, der die Knorpelzellen enthält. **Nu|cle|us ruber:** rotgelblicher Kern in der Mittelhirnhaube (sammelt die Faserbahnen, die aus dem Kleinhirn und den übergeordneten Zentren zusammenströmen). **Nu|cleus sensorius superior nervi tri|gemini:** oberer sensorischer Endkern des ↑Nervus trigeminus (Nervenkern in der Mitte der Brücke). **Nu|cle|us solitari|us** [↑solitär]: neuere Bez. für ↑Nucleus tractus solitarii. **Nu|cle|us sub|thalamicus:** Nervenkern aus grauer Hirnsubstanz, an der medialen Seite der Vereinigung der inneren Kapsel und der ↑Pedunculi gelegen. **Nu|cle|us su|pra|opticus hypo|thalami:** Nervenkern im Bereich des Hypothalamus (Schaltstelle der Sehbahn). **Nu|clei tegmenti** *Pl.:* Nervenkerne im Bereich des Daches des vierten Ventrikels (dazu gehören der ↑Nucleus fastigii sowie verschiedene Gruppen von Nervenzellen innerhalb des Tegmentums im Bereich der Brücke und des Mesencephalons). **Nu|clei terminatio|nis** [lat. *terminatio* = Begrenzung; Ende] *Pl.:* allg. Bez. für die Endkerne sensibler Hirnnerven. **Nu|cle|us tractus mes|en|cephalici nervi tri|gemini:** sensibler Endkern des Mandibularastes des ↑Nervus trigeminus (empfängt Fasern aus den Kopfmuskeln). **Nu|cle|us tractus solitarii:** Endkern der viszeralen, afferenten Fasern des ↑Nervus facialis, ↑Nervus glossopharyngeus und des ↑Nervus vagus. **Nu|cle|us tractus spinalis nervi tri|gemini:** sensibler Endkern des ↑Nervus trigeminus (empfängt Fasern aus der Kopfhaut und aus dem äußeren Gehörgang)

Nu|kli̱d [zu lat. *nucleus* = Kern] *s;* -[e]s, -e (meist *Pl.*): Atomart, die durch Protonenzahl und Neutronenzahl beschrieben wird (die meisten chemischen Elemente bestehen aus mehreren Nukliden; Phys.)

Nụll|diät: Fasten, bei dem nur Wasser, Mineralstoffe und Vitamine verabreicht werden, um abzunehmen

Nulli̱|para [zu lat. *nullus* = keiner u. lat. *parere* = gebären] *w;* -, ...pa̱ren: Frau, die noch kein Kind geboren hat

Null-Linien-EEG: Elektroenzephalogramm ohne Aktivität bei Hirntod

nummula̱r, in fachspr. Fügungen: **nummularis, ...re** [zu lat. *nummus* = Münze]: münzenförmig umschrieben; z. B. in der Fügung ↑Psoriasis nummularis

nurse elbow [nəːs ˈelbəʊ; engl. = Kindermädchen-Ellbogen *m;* - -s, - -s]: Radiusköpfchensubluxation durch Zug oder Zerrung am Unterarm im Kleinkindesalter

Nursing-Bottle-Syndrom [nəːsɪŋ ˈbɔtl...; engl. *nursing bottle* = Säuglingsflasche, u. ↑Syndrom]: Zerstörung der Milchzähne durch ↑Karies infolge ständigen Nuckelns an einer Flasche mit zuckerhaltigen Getränken

Nụss|knacker|ösophagus: primäre Motilitätsstörung der Speiseröhre

Nutra|ceutical, Nutri|ceutical [Kunstwort aus engl. *nutrition* = Ernährung und *pharmaceutical* = pharmazeutisch] *s;* -s, -s: neuartige Lebensmittel u. Nahrungsergänzungsmittel in Form von Kapseln, Tabletten oder Dragees, deren Zusatzstoffe pharmakologisch wirken sollen

nu|tri̱cius, ...cia, ...cium, auch: **nu|tri̱tius, ...tia, ...tium** [zu lat. *nutrire* = nähren]: ernährend, versorgend; z. B. in der Fügung ↑Arteria nutricia... **Nu|trime̱nt** *s;* -[e]s, -e, auch: **Nutrime̱ntum** *s;* -s, ...ta: Nahrungsmittel; Nährstoff. **Nu|tritio̱n** *w;* -: Ernährung. **Nutritio̱ns|re|flex:** reflektorische Gefäßerweiterung bei gestörter Durchblutung. **nutritius** vgl. nutricius. **nu|tri|tiv** [...tiːf]: der Ernährung dienend; nährend; nahrhaft. **Nu̱|trix** [eigtl. = Säugerin, Nährerin] *w;* -, ...tri̱zes: veralt. für: Amme

NY̱HA-Klassi|fikation: von der *N*ew *Y*ork *H*eart *A*ssociation herausgegebene und allgemein anerkannte Einteilung der Schweregrade der Herzinsuffizienz (I–IV)

nykt..., Nykt... vgl. nykto..., Nykto...

Nykt|algi̱e [↑nykto... u. ↑...algie] *w;* -, ...i̱en: »Nachtschmerz«, körperlicher Schmerz, der nur zur Nachtzeit auftritt

Nykt|al|opi̱e [zu ↑nykto..., gr. *ἀλαός* = blind u. gr. *ὤψ*, Gen.: *ὠπός* = Auge; Gesicht] *w;* -: **1)** fälschl., aber allg. übl. Bez. für »Nachtsichtigkeit, Tagblindheit«, d. h. für die angeborene od. erworbene Sehschwäche der Augen bei hellem Tageslicht. **2)** eigentliche, aber unübliche Bez. für »Nachtblindheit« (vgl. Hemeralopie)

nyk|to..., Nyk|to...
vor Vokalen **nykt..., Nykt...** ⟨aus gr. *νύξ*, Gen.: *νυκτός* »Nacht«⟩ Bestimmungswort von Zusammensetzungen mit der Bedeutung »Nacht, Nachtzeit; Dunkelheit«: – Nyktophobie – Nyktalgie

Nykto|me̱ter [↑nykto... u. ↑...meter] *s;* -s, -: Sonderform eines ↑Adaptometers zur Messung der Anpassungsfähigkeit des Auges an die Dunkelheit bei bestehender Nachtblindheit

Nykto|phobi̱e [zu ↑nykto... u. gr. *φόβος* = Furcht] *w;* -, ...i̱en: »Nachtangst«, krankhafte Angst vor der Dunkelheit

Nykt|uri̱e [↑nykto... u. ↑...urie] *w;* -, ...i̱en: vermehrte, mehrfache nächtliche Harnausscheidung (bei bestimmten Krankheiten, z. B. bei ↑Diabetes mellitus)

Ny̱lander-Probe [nach dem schwed. Chemiker C. W. G. Nylander, 1835–1907]: Probe zum Nachweis von Zucker in der Harnflüssigkeit: Eine Lösung aus 2 g basischem Wismutnitrat u. 4 g Natriumkaliumtartrat in 100 g 8- bis 10 %iger Natronlauge wird mit 10 ml Harnflüssigkeit gemischt; bei Anwesenheit von Harnzucker bildet sich nach Erhitzen des Gemisches [bis zum Sieden] metallischer Wismut in Form eines schwarzen Niederschlags

nym|pho|ma̱n [zu gr. *νύμφη* = Braut, jungvermählte Frau (verhüllend: Klitoris) u. gr. *μανία* = Tollheit, Wahnsinn]: an Nymphomanie leidend. **Nym|pho|mani̱e** *w;* -, ...ien: krankhaft gesteigerter Wunsch nach Sexualität bei Frauen. **Nym|pho|ma̱nin** *w;* -, -nen, auch: **Nym|pho|ma̱ne** *w;* -n, -n: nymphomane Frau

Nym|pho|tomi̱e [zu gr. *νύμφη* = Braut, jungvermählte Frau (verhüllend: Klitoris) u.↑...tomie] *w;* -, ...i̱en: veralt. Bez. für: **1)** operativer Einschnitt in die kleinen Schamlippen. **2)** operative Entfernung der kleinen Schamlippen

Nystag|mo|gra|fi̱e [↑Nystagmus und ↑...grafie] *w;* -, ...i̱en: elektrische oder optische Registrierung der Augenbewegungen zur Bestimmung des Nystagmus

Nysta̱g|mus [zu gr. *νυστάζειν* = nicken] *m;* -: Augenzittern, angeborenes od. (als Begleitsymptom bei bestimmten Krankheiten) erworbenes unwillkürliches Zittern des Augapfels in Form von rasch aufeinanderfolgenden horizontalen, vertikalen oder kreisenden Bewegungen

O

O: chem. Zeichen für ↑Sauerstoff
Ω = Ohm
OAF: Abk. für *o*steoclast *a*ctivating *f*actor
Oat-Cell-Karzinom [əʊt sɛl...; engl. oat = Hafer, engl. *cell* = Zelle] *s;* -s, -e: »Haferzellkarzinom«, kleinzelliges Bronchialkarzinom, bes. bösartig und schnell wachsend durch Entdifferenzierung der haferkornähnlichen Zellen
OAT-Syndrom [Kurzw. aus *O*ligo-*A*steno-*T*eratozoospermie-Syndrom]: Fertilitätsstörung des Mannes durch verminderte Spermienproduktion

ob..., Ob...

vor c, k u. z angeglichen zu: **oc...,** meist eingedeutscht: **ok...,** vor f zu: **of...,** vor p zu: **op...** ⟨aus lat. *ob* »gegen–hin, nach–hin; entgegen«⟩ Präfix mit der Bedeutung »gegenüber; [ent]gegen; verändert (im Sinne einer Zustandsänderung)«:
- Obduration

o. B.: Abk. für ohne (krankhaften) Befund (nach erfolgter Untersuchung des Gesamtorganismus od. einzelner Organe)
Ob|dormition, in fachspr. Fügungen: **Obdormitio** [aus lat. *obdormitio* = Einschlafen] *w;* -: Gefühllosigkeit (sog. »Einschlafen«) eines Körperteils, insbesondere der Gliedmaßen, vgl. auch Parästhesie
Ob|duktion [zu lat. *obducere, obductum* = etwas über etwas ziehen] *w;* -, -en: [gerichtlich angeordnete] Leichenöffnung (dient zumeist der exakten Klärung der Todesursache, erfolgt außerdem zu Lehrzwecken)
Ob|duration [zu lat. *obdurare, obduratum* = hart machen, verhärten] *w;* -, -en: Verhärtung von Körpergeweben (meist als Folge einer bindegewebigen Umwandlung bzw. Durchwachsung anderer, parenchymatöser Gewebe). **ob|durie|ren:** [sich] verhärten (vom Gewebe gesagt)
Ob|duzent *m;* -en, -en, **Ob|duzentin** *w;* -, -nen [zu lat. *obducere* = etwas über etwas ziehen]: Arzt oder Ärztin, der/die eine Leichenöffnung vornimmt. **ob|duzie|ren:** eine ↑Obduktion ausführen
O-Bein vgl. Genu varum
Obelion [zu gr. ὀβελός = Spieß] *s;* -s: anthropologische Bezeichnung für den Schnittpunkt, an dem sich ↑Sutura sagittalis u. die Verbindungslinie der Foramina parietalia kreuzen
Oberarm vgl. Brachium
Oberarmbein vgl. Humerus
Oberbauch vgl. Epigastrium
Oberflächen|an|ästhesie: oberflächliche, lokale Schmerzunterdrückung mittels Lokalanästhetika
Oberflächendosis: wirksame Dosis an Röntgenstrahlen, die die Oberfläche des bestrahlten Objekts trifft; Abk.: OD
Oberhaut vgl. Epidermis
Oberkiefer vgl. Maxilla
Oberkieferhöhle vgl. Sinus maxillaris
Ober|lid vgl. Palpebra superior
Oberlippe vgl. Labium superius
Oberschenkel vgl. Femur
Oberst-An|äs|thesie [nach dem dt. Chirurgen Maximilian Oberst, 1849–1925]: Form der Leitungsanästhesie, die vor allem an den Fingern angewandt wird (dabei wird die Leitfähigkeit der sensiblen Fingernerven durch die Einwirkung des örtlichen Betäubungsmittels unterbrochen)
Ober|ton: Ton, dessen Frequenz ein ganzzahliges Vielfaches der Frequenz des Grundtones ausmacht. **Obesitas-Hypo|ventilations|syndrom:** alveolärer Hypoventilationszustand, führt zum Cor pulmonale chronicum
Ob|esität, in fachspr. Fügungen: **Ob|esitas** [aus lat. *obesitas* = Fettigkeit, Feistigkeit] *w;* -: Fettleibigkeit (überreichlicher Fettansatz, z. B. als Folge übermäßiger Nahrungszufuhr). **Ob|esitas cordis** [↑Cor]: Fettherz, Herzverfettung
Obex [aus lat. *obiex* (Nebenform: *obex*), Gen.: *obicis* = Querbalken, Riegel] *m* od. *w;* -, Obices: »Riegel«, riegelartige Verdickung am Ende des ↑Sulcus medianus posterior über dem unteren Teil der ↑Medulla oblongata (Anat.)
Objekt|agnosie: Unfähigkeit, Gegenstände zu erkennen (bei Hirnschädigung)
Objek|tion *w;* -, -en: Übertragung einer seelischen Erlebnisqualität auf einen Gegenstand, Vorstellungsinhalt oder auf Sachverhalte (Psychol.)
Objektivität: verbindliches Kriterium für die intersubjektive Geltung von Aussagen und Verfahren; erweist sich an deren allgemeiner Überprüfbarkeit
Ob|jekt|träger: dünne, kleine, rechteckige Glasplatte, auf die bakterielle Ausstrichpräparate, Blutausstrichpräparate od. histologische Schnitte zur mikroskopischen Untersuchung aufgetragen werden
Ob|liqui|tät [zu lat. *obliquus* = schräg, schief] *w;* -: = Asynklitismus. **ob|liqu|us, ...qua, ...qu|um:** schräg, schief verlaufend (von Muskeln gesagt); z. B. in der Fügung ↑Musculus arytaenoideus obliquus
ob|literans [zu lat. *oblinere, oblitum* = beschmieren; zuschmieren, verstopfen]: mit einer Obliteration verbunden, zu einer Obliteration führend. **Obliteration** *w;* -, -en, in fachspr. Fügungen: **Obliteratio,** *Mehrz:* ...iones: Verstopfung, Verödung von Hohlräumen, Kanälen od. Gefäßen des Körpers (z. B. durch entzündliche Veränderungen, Thromben). **ob|literie|ren:** verstopfen, veröden (bezogen auf Gefäße, Körperhohlräume u. Körperkanäle)

Ob|lon|gata *w;* -: Kurzbez. für: Medulla oblongata. **ob|longatus, ...ta, ...tum** [zu ↑ob... u. lat. *longus* = lang]: verlängert, in der Fügung ↑Medulla oblongata

ob|longus, ...ga, ...gum [aus lat. *oblongus* = länglich]: länglich; z. B. in der Fügung ↑Fovea oblonga

Ob|session [aus lat. *obsessio* = Besetztsein] *w;* -, -en: Zwangsvorstellung, Vorstellung, die unter einem Gefühlszwang entsteht u. sich nicht willkürlich verscheuchen lässt (dazu gehören: Platzangst, Waschzwang, Zählzwang, Lesezwang). **ob|sessiv:** in der Art einer Zwangsvorstellung, eine Obsession betreffend, von ihr ausgehend

ob|solet [aus lat. *obsoletus* = abgetragen, alt]: veralt., nicht mehr gebräuchlich, ungebräuchlich; alt

ob|ste|tricius, ...cia, ...cium [zu lat. *obstetrix*, Gen.: *obstetricis* = Hebamme]: geburtshilflich, mit der Geburtshilfe zusammenhängend. **Ob|ste|trik** *w;* -: Lehre von der Geburtshilfe

Ob|ste|trix *w;* -, ...trices: Hebamme, Geburtshelferin, die u. a. auch die werdenden Mütter berät u. die Pflege von Wöchnerin u. Kind übernimmt

Ob|stipation [zu ↑ob... u. lat. *stipare* = dicht zusammendrängen, voll stopfen] *w;* -, -en, in fachspr. Fügungen: **Ob|stipatio**, *Pl.:* ...io|nes: Stuhlverstopfung, erschwerte Kotentleerung infolge Erschlaffung der Darmwand od. Krampf der Darmmuskulatur. **ob|stipieren:** zu Stuhlverstopfung führen, an ihr leiden

ob|stipus, ...pa, ...pum [aus lat. *obstipus* = nach einer Seite geneigt]: seitwärts geneigt, schief; z. B. in der Fügung ↑Caput obstipum

Obstructio vgl. Obstruktion. **ob|stru|ieren** [zu lat. *obstruere, obstructum* = verbauen, verstopfen]: verstopfen (z. B. einen Kanal durch entzündliche Veränderungen). **Ob|struktion** *w;* -, -en, in fachspr. Fügungen: **Ob|structio**, *Pl.:* ...io|nes: Verstopfung, Verlegung, Verbauung (z. B. von Körperkanälen u. a. durch entzündliche Prozesse). **Ob|structio alvi** [↑Alvus]: = Obstipation. **Ob|structio canaliculi la|crimalis:** Verstopfung des Tränenkanals am inneren Augenwinkel (z. B. durch eine Entzündung). **ob|struktiv** [...ti:f]: Gefäße od. Körperkanäle verstopfend (z. B. von entzündlichen Prozessen)

OBT: Abk. für ↑*O*xytozin-*B*elastungs*t*est

Ob|turation [zu lat. *obturare, obturatum* = verstopfen] *w;* -, -en, in fachspr. Fügungen: **Ob|turatio**, *Pl.:* ...io|nes: Verlegung, Verstopfung von Hohlräumen u. Gefäßen, z. B. durch einen ↑Embolus. **Ob|turations|ile|us:** meist mechanisch bedingter Darmverschluss, hervorgerufen z. B. durch verschluckte Fremdkörper, Abknickung des Darms od. Drehung eines Darmabschnittes (auch durch Eingeweidewürmer). **Ob|turator** *m;* -s, ...toren: Vorrichtung zum Verschließen von Körperöffnungen; insbesondere: Verschlussplatte, die dem Verschließen angeborener Gaumenspalten dient (um dadurch die Funktion des Gaumensegels zu verbessern u. eine natürliche Sprache zu ermöglichen). **ob|turatorius, ...ria, ...rium:** ein Loch, eine Lücke od. Öffnung verstopfend, durch sie hindurchtretend; z. B. in der Fügung ↑Hernia obturatoria. **ob|turatus, ...ta, ...tum:** verlegt, verstopft (z. B.: Foramen obturatum). **ob|turie|ren:** Körperlücken verschließen (u. a. von Muskeln, Nerven u. Venen gesagt, die durch Öffnungen von Knochen hindurchtreten)

oc..., Oc... vgl. ob..., Ob...

occipitalis vgl. okzipital

occipitofrontalis vgl. okzipitofrontal

occipitomentalis vgl. okzipitomental

occipitotemporalis vgl. okzipitotemporal

Occiput vgl. Okziput

occlusalis, occlusivus vgl. okklusiv. **Occlusio** vgl. Okklusion. **oc|clusus, ...sa, ...sum** [aus lat. *occlusus* = verschlossen]: sich auf einen Verschluss beziehend, durch ihn verursacht; z. B. in der Fügung ↑Hydrocephalus occlusus

occultus vgl. okkult

Och|lo|phobie [ox...; gr. ὄχλος = Menschenmasse u. ↑Phobie] *w;* -, ...ien: krankhafte Angst vor Menschenansammlungen

Och|ro|nose [gr. ὠχρός = gelblich, blass u. gr. νόσος = Krankheit] *w;* -, -n: braunschwarze Einlagerungen in Haut, Knorpelgewebe (Ohrknorpel) u. Sehnen bei chronischer Karbolvergiftung od. angeborener Proteinstoffwechselstörung (Alkaptonurie)

Ochropyra vgl. Gelbfieber

octavus, ...va, ...vum [aus lat. *octavus* = der Achte]: der Achte; z. B. in der Fügung Nervus octavus (veralt. Bez. für ↑Nervus vestibulocochlearis)

ocularis vgl. okular

oculo|motorius, ...ria, ...rium [zu lat. *oculus* = Auge u. lat. *motor* = Beweger]: in der Augenhöhle verlaufend, die Augenmuskeln versorgend (vom ↑Nervus oculomotorius)

Oculus [aus gleichbed. lat. *oculus*, Gen.: *oculi*] *m;* -, ...li: anat. Bez. für: Auge

Ocy|tocin [zu gr. ὠχύς = schnell u. gr. τόκος = das Gebären] *s;* -s: = Oxytozin

OD: Abk. für ↑Oberflächendosis

ODC: Abk. für ↑*o*ptimal *d*iagnostic *c*oncentration

Oddi-Sphinkter [nach dem ital. Arzt Ruggero Oddi, 1864–1913]: = Musculus sphincter ampullae hepatopancreaticae

Ödem [aus gr. οἴδημα, Gen.: οἰδήματος = Geschwulst] *s;* -s, -e, in fachspr. Fügungen: **Oe|dema**, *Pl.:* -ta: Gewebewassersucht, krankhafte Ansammlung seröser Flüssigkeit in den Interzellularräumen nach Austritt aus den Lymphgefäßen u. Blutkapillaren infolge von Durchblutungsstörungen, Proteinmangel u. a. **ödematös**, in fachspr. Fügungen: **oedematosus, ...osa, ...osum:** ödemartig verändert, Ödeme aufweisend (vom Gewebe gesagt)

Ödem|pro|tektion: medikamentöser Schutz des Gewebes vor Ödemen. **ödem|pro|tektiv:** Gewebe vor Ödemen schützend (von Substanzen). **Ödem-pro|tektivum** *s;* -s, ...va: Arzneimittel, das ödemprotektiv wirkt

Ödipus|kom|plex [nach dem thebanischen König

O
Oblo

Ödipus, der nach der gr. Mythologie wider Wissen und Willen seinen Vater Laios erschlagen u. seine Mutter Iokaste geheiratet hatte]: psychoanalytische Bezeichnung für die Liebe zum gegengeschlechtlichen Elternteil, bes. des Sohnes zur Mutter, bei gleichzeitiger Ablehnung des gleichgeschlechtlichen Elternteils

odont..., Odont... vgl. odonto..., Odonto...

Odont|algie [↑odonto... u. ↑...algie] *w;* -, ...ien: Zahnschmerz

Odont|ia|trie [↑odonto... u. ↑...iatrie] *w;* -: = Odontologie

Odontitis [zu gr. *ὀδούς*, Gen.: *ὀδόντος* = Zahn] *w;* -, ...itiden (in fachspr. Fügungen: ...itides): seltene zusammenfassende Bez. für verschiedene Entzündungen des Zahns (im Bereich der Pulpa, der Zahnwurzeln oder des Zahnfleischsaums)

odonto..., Odonto..., vor Vokalen: **odont..., Odont...** [aus gr. *ὀδούς*, Gen.: *ὀδόντος* = Zahn]: Bestimmungswort von Zusammensetzungen mit der Bedeutung »Zahn«; z. B.: Odontiatrie

Odonto|blast [↑odonto... u. ...blast] *m;* -en, -en (meist *Pl.*): »Zahnbeinbildner«, Zellen des Pulpamesenchyms, die der Oberfläche der Zahnpulpa epithelartig aufliegen

odonto|gen [↑odonto... u. ↑...gen]: von den Zähnen ausgehend (von Krankheiten gesagt)

Odonto|loge *m;* -n, -n, **Odonto|login** *w;* -, -nen [↑odonto... u. ↑...loge]: Zahnarzt, Zahnärztin. **Odonto|logie** [↑...logie] *w;* -: Lehre von den Zähnen, Zahnkunde, Gebisskunde; Zahnheilkunde. **odonto|logisch:** die Odontologie betreffend

Odontom [zu gr. *ὀδούς*, Gen.: *ὀδόντος* = Zahn] *s;* -s, -e: Geschwulst, die von den Muttergeweben des Zahns (Zahnkeim) ausgeht, meist am Unterkiefer auftritt u. knochen- od. zahnbeinähnliches Gewebe bilden kann

Odor [aus lat. *odor*, Gen.: *odoris* = Geruch; Gestank] *m;* -s, Odores: Geruch, Duft. **Odor hircinus:** »Bocksgeruch«, der für die Achselhöhle typische Schweißgeruch

Odo|ri|me|trie [↑Odor u. ↑...metrie] *w;* -, ...ien: Messung des Geruchssinns mit einem Olfaktometer

...odynie [zu gr. *ὀδύνη* = Schmerz, Qual]: Nachsilbe weiblicher Substantive mit der Bedeutung »Schmerz«; z. B.: Achillodynie, Ösophagodynie

Odyno|phagie [zu gr. *ὀδύνη* = Schmerz u. gr. *φαγεῖν* = essen] *w;* -: schmerzhaftes Schlucken, Schluckbeschwerden beim Essen

OE oder **O. E.:** Abk. für ↑Oxford-Einheit

OEM-Produkt: technisch identische Produkte, die von kooperierenden medizintechnischen Herstellern unter verschiedenen Markennamen und zu unterschiedlichen Preisen angeboten werden (OEM steht für engl. *o*riginal *e*quipment *m*anufacturing)

Oer|skovia: Gattung grampositiver, nicht sporenbildender Stäbchenbakterien, Auslöser von Lungeninfektionen, septischen Prozessen u. Abszessbildungen

Oertel-Terrainkur vgl. Terrainkur

oesophageus vgl. ösophagisch. **oesophagicus** vgl. ösophagisch. **Oesophagitis** vgl. Ösophagitis. **Oesophagus** vgl. Ösophagus

Offenwinkel|glau|kom = Weitwinkelglaukom

Offizin [aus lat. *officina* = Werkstatt] *w;* -, -en: Verkaufs-, Abfertigungsraum einer Apotheke; auch Bezeichnung für die Apotheke insgesamt. **offizinal** u. **offizinell,** in fachspr. Fügungen: **officinalis, ...le:** arzneilich; in das amtliche Arzneibuch aufgenommen, nach gesetzlichen Anweisungen in allen Apotheken vorrätig (von Medikamenten)

off label use [ɔf leɪbl ˈjuːs; engl. = Verwendung außerhalb der Spezifikation]: Verwendung eines Arzneimittels außerhalb seines offiziell zugelassenen Indikationsbereiches

Ogilvie-Syndrom [nach dem brit. Chirurgen William H. Ogilvie, 1887–1971]: akute Pseudoobstruktion des Colons bes. bei älteren Patienten, z. B. nach schweren Krankheiten oder chirurgischen Eingriffen

Ogston-Operation [ˈɒgstən...; nach dem schott. Chirurgen Sir Alexander Ogston, 1844–1929]: Plattfußoperation (Ausschneidung eines Keils aus Sprung- u. Kahnbein u. umgekehrte Einpflanzung des Keils)

oGTT: Abk. für *o*raler *G*lukose*t*oleranz*t*est

Ohm [nach dem dt. Physiker G. S. Ohm, 1787–1854] *s;* -[s], -: Einheit des elektrischen Widerstandes; physikal. Zeichen: Ω

Ohnmacht vgl. Synkope

Ohr vgl. Auris

Ohr|aku|punktur vgl. Aurikulotherapie

Ohrenfluss vgl. Otorrhö

Ohrensausen vgl. Tinnitus aurium

Ohrenschmalz vgl. Zerumen. **Ohrenschmalzdrüsen** vgl. Glandulae ceruminosae

Ohrenspiegel vgl. Otoskop. **Ohrenspiegelung** vgl. Otoskopie

Ohrgeschwulst vgl. Othämatom

Ohrknorpel vgl. Cartilago auriculae

Ohrknötchen vgl. Chondrodermatitis nodularis chronica helicis

Ohrläppchen vgl. Lobulus auriculae

Ohrmuschel vgl. Concha auriculae

Ohrpass|stück: Teil eines Hörgerätes, das der Ohrmuschel des Trägers individuell angepasst ist, Otoplastik

Ohrspeicheldrüse vgl. Glandula parotis

Ohrtrompete vgl. Tuba auditiva

ok..., Ok... vgl. ob..., Ob...

okklu|dieren [zu lat. *occludere, occlusum* = verschließen]: verschließen

Ok|klusion [zu lat. *occludere, occlusum* = verschließen] *w;* -, -en, in fachspr. Fügungen: **Oc|clusio,** *Pl.:* ...io|nes: Verschließung; Verschluss. **Oc|clusio dentium** [↑Dens]: normale Schlussbissstellung der Zähne. **Oc|clusio intestinorum:** durch mechanische Ursachen (z. B. eingedrungene Fremdkörper), Abknickung oder eine Geschwulst ausgelöster

Darmverschluss. **Oc|clusio pupillae:** Verschluss der Pupille nach intraokularen Entzündungen durch eine häutchenartige Auflagerung od. durch hintere ↑Synechien. **ok|klusiv** [...si:f], in fachspr. Fügungen: **oc|clusivus, ...va, ...vum** [...i:v...], auch: **oc|clusalis, ...le:** die ↑Okklusion betreffend; zum Verschließen geeignet, einen Verschluss bildend; z. B. in der Fügung ↑Facies occlusalis

Ok|klusiv|pessar [...si:f...]: hütchenförmiges ↑Pessar, das über die ↑Portio vaginalis gestülpt wird, um durch Verschluss des Muttermundes eine Empfängnis zu verhüten

Ok|klusiv|verband [...si:f...]: Verband aus Gips- oder Stärkebinden, durch den eine Wunde von der Umgebung völlig abgeschlossen wird

ok|kult, in fachspr. Fügungen: **oc|cultus, ...ta, ...tum** [aus lat. *occultus* = verborgen]: verborgen (z. B. von einer Blutung im Verdauungskanal gesagt, deren Ausgangspunkt unbekannt ist)

Ok|kultismus [zu lat. *occultus* = verborgen] *m;* -: wissenschaftlich nicht fundierte Lehre von übersinnlichen Kräften und Dingen (z. B. Handauflegen zur Heilung von Krankheiten)

okno|phil [aus gr. *ὄκνος* = Zögern, Angst u. ↑...phil]: **1)** aus Angst, verlassen zu werden, jemanden mit seiner Liebe erdrückend. **2)** in einer Gefahrensituation zum Festklammern drängend; Gegensatz: philobat (Psychol.)

öko..., Öko...

⟨zu gr. *οἶκος* »Haus; Haushaltung; Heimat«⟩
Wortbildungselement mit den Bedeutungen:
1. »Lebensraum, Umwelt«:
- ökologisch
- Ökosystem
- Ökozid

Verkürzt aus ökologisch, ist **öko..., Öko...** in der Bedeutung »auf naturnahe Art und Weise erfolgend; der natürlichen Umwelt gerecht werdend; mit Umweltproblemen in Beziehung stehend« Bestandteil vieler Fremdwörter, wie z. B. in Ökobauer, Ökoprodukt und Ökosteuer.
2. »den Haushalt, die Wirtschaft betreffend«:
- ökonomisch
- Ökotrophologie

Öko|genetik [Kurzbildung aus ↑Ökologie u. ↑Genetik] *w;* -: Lehre von den genetisch bedingten Reaktionen des Organismus als Reaktion auf Umweltfaktoren physikalischer, chemischer oder biologischer Art

Öko|logie [zu ↑Öko... u. ↑...logie] *w;* -: Lehre von den Beziehungen der Lebewesen untereinander u. zu ihrer Umwelt (Biol.). **öko|logisch:** die ↑Ökologie betreffend

Öko|tro|pho|loge *m;* -n, -n, **Öko|tro|pho|login** *w;* -, -nen [zu gr. *οἶκος* = Haus, ↑tropho... u. ↑...logie]: Spezialist/-in auf dem Gebiet der Ökotrophologie. **Öko|tro|pho|logie** *w;* -: Wissenschaft und Lehre von der richtigen Zusammensetzung der Nahrung (Haushalts- und Ernährungswissenschaft). **öko|tro|pho|logisch:** die Ökotrophologie betreffend

Ok|tana [zu lat. *octo* = acht] *w;* -: Fieberanfall, der im Abstand von acht Tagen wiederkehrt

okular u. **okulär,** in fachspr. Fügungen: **ocularis, ...re** [aus lat. *ocularis* = zu den Augen gehörend]: die Augen betreffend, zu ihnen gehörend. **Okular** *s;* -s, -e: das dem Auge zugekehrte Linsensystem bei optischen Instrumenten (Phys.). **Okular|inspektion:** Besichtigung, Betrachtung mit bloßem Auge (Med.)

Okulo|elek|tro|myo|gra|fie [zu lat. *oculus* = Auge u. ↑Elektromyografie]: ↑Elektromyografie der äußeren Augenmuskeln

okulo|gyre Krise [zu lat. *oculus* = Auge u. gr. *γῦρος* = Kreis]: unwillentliche Drehung der Augen seitwärts und nach oben (bei bestimmten Krankheiten)

Okulo|motorik [zu lat. *oculus* = Auge u. ↑Motorik] *w;* -: willkürliche u. unwillkürliche Augenbewegungen

Okulo|motorius *m;* -, ...rii od. ...rien [...iən]: übliche Kurzbez. für ↑Nervus oculomotorius

okulo|toxisch [zu lat. *oculus* = Auge u. ↑toxisch]: das Auge schädigend (von Medikamenten). **Okulo|toxizität** *w;* -: okulotoxische Eigenschaft von Medikamenten

Okulo|zephal|reflex [zu lat. *oculus* = Auge, ↑zephal... u. ↑Reflex]: unwillkürliche Augenbewegung bei passiver, rascher Kopfwendung

ok|zipital, in fachspr. Fügungen: **oc|cipitalis, ...le** [zu ↑Okziput]: zum Hinterhaupt gehörend, es betreffend; z. B. in der Fügung ↑Nervus occipitalis

Ok|zipitalis|neuralgie [↑okzipital u. ↑Neuralgie]: meist anfallsweise auftretende Schmerzen im Hinterkopfbereich infolge von Muskelverspannungen, Infektionen, degenerativen Wirbelsäulenveränderungen, Hirntumoren oder Halsmarktumoren. **Ok|zipital|punktion** = Subokzipitalpunktion

ok|zipito|frontal, in fachspr. Fügungen: **oc|cipito|frontalis, ...le** [zu ↑Okziput u. lat. *frons,* Gen.: *frontis* = Stirn]: die Richtung Hinterhaupt–Stirn betreffend; z. B. in der Fügung ↑Musculus occipitofrontalis (Anat.)

ok|zipito|mental, in fachspr. Fügungen: **oc|cipito|mentalis, ...le** [zu ↑Okziput und ↑Mentum]: die Richtung Hinterhaupt–Kinn betreffend (Anat.)

ok|zipito|temporal, in fachspr. Fügungen: **oc|cipito|temporalis, ...le** [zu ↑Okziput und ↑Tempora]: den Hinterkopf u. die Schläfen betreffend; z. B. in der Fügung ↑Gyrus occipitotemporalis (Anat.)

Ok|ziput [aus lat. *occiput,* Gen.: *occipitis* = Hinterkopf] *s;* -s, ...pita, in der anat. Nomenklatur nur: **Oc|ciput,** *Pl.:* ...pita: Hinterhaupt, Hinterkopf (Anat.)

Ole|cranon [aus gr. *ὠλέκρανον* = Ellbogen] *s;* -s, ...crana, eindeutschend auch: **Ole|kranon,** *Pl.:* ...na: Ellbogen, Ellbogenhöcker, körpernahes Ende der Elle (bildet die Ellbogenspitze, die bei Beugung des Ellbogengelenks gut sicht- u. tastbar ist; Anat.)

Oleom [zu lat. *oleum* = Öl] *s;* -s, -e: = Oleosklerom

Oleo|sklerom [zu lat. *oleum* = Öl u. gr. *σκληρός* = hart] *s;* -s, -e: Öltumor, Geschwulst in der Haut infolge Bindegewebsreizung nach Einspritzung ölhaltiger Arzneimittel

Oleo|sum [zu lat. *oleum* = Öl] *s;* -s, ...sa (meist *Pl.*): ölige Arzneimittel. **oleo|sus, ...osa, ...osum:** ölig, mit fettig-öligen Auflagerungen verbunden; z. B. in der Fügung ↑ Seborrhoea oleosa

olfactorius vgl. olfaktorisch

Olfakto|meter [↑ Olfaktus u. ↑ ...meter] *s;* -s, -: Gerät zur quantitativen Prüfung des Geruchssinns. **Olfakto|me|trie** [↑ ...metrie] *w;* -, ...ien: apparative Prüfung der Fähigkeit zur Erkennung und Unterscheidung verschiedenartiger Riechstoffe

olfaktorisch, in fachspr. Fügungen: **olfactorius, ...ria, ...rium** [zu lat. *olfacere, olfactum* = riechen]: den Geruchssinn oder den Riechnerv betreffend, der Geruchsempfindung dienend; bes. in der Fügung ↑ Nervus olfactorius. **Olfaktorium** *s;* -s, ...ria od. ...rien [...iən]: Riechmittel. **Olfaktorius** *m;* -, ...rii od. ...rien [...iən]: übliche Kurzbez. für: Nervus olfactorius

Ol|faktus [zu lat. *olfacere, olfactum* = riechen] *m;* -: Geruchssinn

olig..., Olig... vgl. oligo..., Oligo...

Oligakis|urie [gr. *ὀλιγάκις* = selten u. ↑ ...urie] *w;* -: seltenes Harnlassen

Olig|ämie [↑ oligo... u. ↑ ...ämie] *w;* -, ...ien: akute Anämie, Verminderung der gesamten Blutmenge nach Blut- od. Wasserverlust (z. B. nach Blutungen oder bei ↑ Cholera)

Olig|ar|thritis [zu ↑ oligo... u. gr. *ἄρθρον* = Glied; Gelenk] *w;* -, ...itiden (in fachspr. Fügungen: ...itides): nur wenige Gelenke befallende Arthritis (im Gegensatz zur ↑ Monarthritis und ↑ Polyarthritis)

oli|go..., Oli|go...

vor Vokalen meist **olig..., Olig...**
⟨gr. *ὀλίγος* »wenig, gering, klein«⟩
Wortbildungselement mit der Bedeutung »wenig, gering, arm an ...«:
- Oligämie
- Oligodontie
- Oligophrenie

oligo|artikulär [zu ↑ oligo... u. ↑ Articulus]: nur wenige Gelenke betreffend, nur in wenigen Gelenken auftretend

Oligo|cholie [zu ↑ oligo... u. gr. *χολή* = Galle] *w;* -, ...ien: Gallenmangel (z. B. bei Leber- u. Gallenblasenkrankheiten)

Oligo|chrom|ämie [↑ oligo..., ↑ chromo... u. ↑ ...ämie] *w;* -, ...ien: »Bleichsucht«, veralt. für: [früher noch nicht mit Eisenpräparaten behandelbare] Eisenmangelanämie bei jungen Frauen

Oligo|daktylie [zu ↑ oligo... u. gr. *δάκτυλος* = Finger; Zehe] *w;* -, ...ien: = Ektrodaktylie

Oligo|den|dro|glia [Kurzbildung aus ↑ oligo..., gr. *δένδρον* = Baum u. ↑ Neuroglia] *w;* -: Stützgerüst des Zentralnervensystems aus kleinen Gliazellen mit einer nur geringen Anzahl von Ausläufern

Oligo|den|dro|gliom [zu ↑ Oligodendroglia] *s;* -s, -e: Hirntumor aus Oligodendrogliazellen

Oligo|dip|sie [zu ↑ oligo... u. gr. *δίψα* = Durst] *w;* -: krankhaft herabgesetztes Durstgefühl (im Gegensatz zur ↑ Polydipsie)

Olig|odontie [zu ↑ oligo... u. gr. *ὀδούς*, Gen.: *ὀδόντος* = Zahn] *w;* -, ...ien: angeborene Fehlentwicklung des Gebisses, bei der weit weniger als (normalerweise) 32 Zähne ausgebildet werden

Oligo|hy|drämie [↑ oligo..., ↑ hydro... und ↑ ...ämie] *w;* -, ...ien: Verminderung des Wassergehalts im Blut (z. B. bei Durchfällen, Erbrechen)

Oligo|hy|dramnie, Oligo|hy|dramnion [zu ↑ oligo..., ↑ hydro... u. ↑ Amnion] *w;* -, ...ien: Fruchtwassermangel, Verminderung der Fruchtwassermenge

oligo|klonal: [zu ↑ oligo... u. ↑ Klon]: wenige ↑ Klone betreffend

Oligo|menor|rhö, auch: **Oligo|menor|rhöe** [...røː; ↑ oligo... u. ↑ Menorrhö] *w;* -, ...rrhöen: zu seltene Regelblutung

oligo|phren [zu ↑ oligo... u. gr. *φρήν*, Gen.: *φρενός* = Zwerchfell; Geist; Gemüt]: veralt. für »geistig behindert«. **Oligo|phrenie** *w;* -, ...ien, in fachspr. Fügungen: **Oligo|phrenia**[1], *Pl.:* ...iae: veralt. Sammelbez. für verschiedene Formen und Ausprägungen von angeborenen oder im frühen Kindesalter erworbenen Intelligenzdefekten. **Oligo|phrenia phenyl|pyruvica** = Fölling-Krankheit

Oligo|pnoe [...pnoːe; ↑ oligo... u. gr. *πνοή* = Wehen, Hauchen; Atem] *w;* -: herabgesetzte Atemfrequenz

Oligo|sac|charid, auch: **Oligo|sa|charid** [zu ↑ oligo... u. gr. *σάκχαρ* = Zucker] *s;* - [e]s, -e: aus wenigen ↑ Monosacchariden zusammengesetztes Kohlenhydrat (z. B. Rohrzucker)

Oligo|sia|lie [zu ↑ oligo... u. gr. *σίαλον* = Speichel] *w;* -, ...ien: verminderte Speichelsekretion

Oligo|spermie [zu ↑ oligo... u. ↑ Sperma] *w;* -, ...ien: starke Verminderung der ↑ Spermien im ↑ Ejakulat (auf rund 10–20 Millionen pro ml)

olig|ostisch [zu ↑ oligo... u. gr. *ὀστέον* = Knochen]: nur wenige Knochen befallend (von Krankheiten gesagt)

oligo|sym|ptomatisch [↑ oligo... und ↑ symptomatisch]: nur mit einigen wenigen der typischen Krankheitszeichen verlaufend (von Krankheiten gesagt)

Oligo|tri|chie [zu ↑ oligo... u. gr. *θρίξ*, Gen.: *τριχός* = Haar] *w;* -, ...ien: angeborener verminderter Haarwuchs

Oligo|zyt|hämie [↑ oligo..., ↑ ...zyt u. ↑ ...ämie] *w;* -, ...ien: starke Verminderung der ↑ Erythrozyten im Blut

Olig|urie [↑ oligo... u. ↑ ...urie] *w;* -, ...ien: mengenmäßig stark verminderte Harnausscheidung (unter 500 ml in 24 Stunden)

Öl|im|mersion: Verfahren in der Mikroskopie, bei dem der Raum zwischen Präparat u. Objektiv des Mikroskops mit Öl (meist Zedernöl) ausgefüllt wird, um eine optische Verzerrung durch den Wechsel der Brechungsindices zu vermeiden

Oliva vgl. Olive. **olivaris, ...re** [zu ↑Olive]: zur ↑Olive gehörend. **Olive** [...və; aus lat. *oliva* = Olive] *w;* -, -n: **1)** in fachspr. Fügungen: **Oliva,** *Pl.:* ...vae: olivenförmige Erhabenheit im verlängerten Mark (umschließt den ↑Nucleus olivaris; Anat.). **2)** olivenförmiges Endstück verschiedener ärztlicher Instrumente oder Laborgeräte (z. B. an Katheter od. Stethoskop; Med.)

Oliver-Cardarelli-Zeichen [ˈɒlɪvə...; nach dem engl. Militärarzt W. S. Oliver, 1836–1908, u. dem ital. Arzt Antonio Cardarelli, 1831–1926]: für ein ↑Aneurysma des Aortenbogens charakteristische Erscheinung, dass Kehlkopf und Luftröhre bei jedem Herzschlag nach unten gezogen werden (was sich durch Betasten feststellen lässt)

olivo|ponto|zerebellar [zu ↑Olive, ↑Pons u. ↑Cerebellum]: in der Fügung: **olivo|ponto|zerebellare Atro|phie:** Multisystematrophie (Abk.: MSA), fortschreitende Erkrankung des höheren Lebensalters mit Gangstörungen und idiopathischer zerebellärer Ataxie bei Atrophie des Kleinhirns, der Brücke und des verlängerten Marks; Abk.: OPCA

Ollier-Syndrom [nach dem frz. Chirurgen Louis Ollier, 1830–1900]: multiple Enchondromatose, Dysplasie der Röhrenknochen

Ollier-Wachstumsstörung [olɪe:...; nach dem frz. Chirurgen L. X. Ollier, 1830–1900]: angeborene Fehlbildung mit Auftreten von multiplen Knorpelgeschwülsten (vorwiegend auf einer Körperseite) und mit meist einseitiger Verkürzung der Extremitäten

Öl|plombe: Füllung eines operativ geschaffenen Hohlraumes im Bereich der ↑Pleura mit Öl, vor allem in Höhe des Lungenobergeschosses (therapeutische Maßnahme bei Lungentuberkulose)

Ölstuhl: veralt. für: ↑Fettstuhl, vgl. auch Stearrhö

Öl|zyste: mit Fett gefüllter Hohlraum im Gewebe

...om, latinisiert: **...oma**

⟨aus dem Griech. übernommene Endung⟩
Suffix sächlicher Substantive aus der Medizin mit der Bedeutung »Geschwulst«:
- Karzinom
- Lipom

Om|agra [auch: ...a:gra; gr. ὦμος = Schulter u. gr. ἄγρα = das Fangen; (in Zus. auch:) Zange; Gicht] *s;* -s: Gichterkrankung eines od. beider Schultergelenke mit Auftreten von Gichtknoten

Om|algie [gr. ὦμος = Schulter u. ↑...algie] *w;* -, ...ien, in fachspr. Fügungen: **Om|algia**[1], *Pl.:* ...iae: Schulterschmerz. **Om|algia rheu|matica:** Rheumatismus der Schultermuskulatur, rheumatischer Schulterschmerz

Om|ar|thritis [zu gr. ὦμος = Schulter u. gr. ἄρθρον = Glied; Gelenk] *w;* -, ...itiden (in fachspr. Fügungen: ...itides): Entzündung des Schultergelenks. **Om|ar|throse** *w;* -, -n: nicht entzündliche, degenerative Erkrankung des Schultergelenks

Ombrédanne-Linie [nach dem frz. Chirurgen Louis Ombrédanne, 1871–1956]: gedachte Hilfslinie zur Beurteilung des Pfannendaches u. der Stellung des proximalen Femurendes, Senkrechte durch den Pfannenrand

Omega-3-Fettsäure [gr. ὦμέγα = letzter Buchstabe des gr. Alphabets]: hochgesättigte langkettige Fettsäure, die insbesondere in Kaltwasserfischen vorkommt. **Omega-6-Fettsäure:** mehrfach ungesättigte Fettsäure, die ausschließlich in Pflanzen vorkommt

omental, in fachspr. Fügungen: **omentalis, ...le** [zu ↑Omentum]: zum ↑Omentum gehörend; z. B. in der Fügung ↑Taenia omentalis

Omento|kardio|pexie [zu ↑Omentum, ↑Kardia u. gr. πῆξις = das Befestigen] *w;* -, ...ien: veralt. Bez. für: Vernähung eines Teils des ↑Omentums, der durch einen Schlitz im Zwerchfell in die Brusthöhle geführt wird, mit dem Herzen (seltene operative Maßnahme zur Verbesserung der Herzdurchblutung bei ↑Angina pectoris)

Omento|pexie [zu ↑Omentum u. gr. πῆξις = das Befestigen] *w;* -, ...ien: operative Anheftung des ↑Omentum majus an die vordere Bauchwand zur Schaffung von Abflusswegen für das Pfortaderblut (bzw. die seröse Flüssigkeit in der Bauchhöhle) bei ↑Aszites

Omento|sterno|pexie [zu ↑Omentum, ↑Sternum u. gr. πῆξις = das Befestigen] *w;* -, ...ien: veralt. Bez. für: operative Anheftung des Netzes am Brustbein

Omentum [aus lat. *omentum* , Gen.: *omenti* = Fetthaut; Eingeweidehaut] *s;* -s, ...ta; in den Fügungen: **Omentum majus:** »großes Netz«, schürzenartig vor dem Darm hängende Bauchfellduplikatur. **Omentum minus:** »kleines Netz«, von der Leberoberfläche zur kleinen Kurvatur des Magens u. zum Zwölffingerdarm ziehende Bauchfellduplikatur

Ommaya-Reservoir: im Ventrikelsystem implantiertes Kathetersystem mit subkutanem Zugang an der Kopfhaut, über das Zysten punktiert werden bzw. Wirkstoffe (insbesondere Zytostatika) verabreicht werden

omni|potent [aus lat. *omnipotens,* Gen.: *omnipotentis* = allmächtig]: hinsichtlich Differenzierung und Entwicklung nicht festgelegt (von Körperzellen bzw. Körpergewebe gesagt). **Omni|potenz** *w;* -: die omnipotente Eigenschaft von Körperzellen bzw. Körpergewebe

Om|odynie [gr. ὦμος = Schulter u. ↑...odynie] *w;* -, ...ien: = Omalgie

omo|hyo|ide|us, ...idea, ...ide|um [zu gr. ὦμος =

Schulter u. ↑hyoideus (in der Fügung ↑Os hyoideum)]: das Schulterblatt und das Zungenbein betreffend; z. B. in der Fügung ↑Musculus omohyoideus

Om|phali̲tis [zu ↑Omphalos] *w;* -, ...iti̲den (in fachspr. Fügungen: ...iti̲des): Nabelentzündung [bei Neugeborenen]

om|phalo|ente̲ricus, ...ca, ...cum [zu ↑Omphalos u. ↑Enteron]: zu Nabel u. Darm gehörend; z. B. in der Fügung ↑Ductus omphaloentericus (Anat.)

Om|phalo|pa̲gus [zu ↑Omphalos u. gr. *πηγνύναι* = festmachen, zusammenfügen] *m;* -, ...pa̲gi od. ...pa̲gen: Doppelfehlbildung, bei der siamesische Zwillinge im Bereich des Nabels zusammengewachsen sind

Om|phalo|phlebi̲tis [zu ↑Omphalos u. gr. *φλέψ*, Gen.: *φλεβός* = Blutader] *w;* -, ...iti̲den (in fachspr. Fügungen: ...i̲tides): Nabelvenenentzündung

Om|phalo|pro|pto̲se [↑Omphalos, ↑pro... u. gr. *πτῶσις* = das Fallen, der Fall] *w;* -, -n: Vorfall der Nabelschnur bei der Geburt

Om|phalor|rhagi̲e [zu ↑Omphalos u. gr. *ῥηγνύναι* = zerbrechen, zerreißen; bersten] *w;* -, ...i̲en: Bluten des Nabels bei Neugeborenen

O̩m|phalos [aus gr. *ὀμφαλός* = Nabel] *m;* -, ...li: = Umbilicus

Om|phalo|ze̲le [↑Omphalos u. ↑...zele] *w;* -, -n: »Nabelbruch«, meist angeborene Vorwölbung von Intestinalorganen im Bereich eines mehr oder weniger großen Defektes in der Nabelregion

Onani̲e [aus älter engl. *onania* (dafür heute engl. *onanism* = Selbstbefleckung), einer Neubildung zum Namen der biblischen Gestalt Onan] *w;* -: geschlechtliche Selbstbefriedigung. **onani̲e̲ren:** geschlechtliche Selbstbefriedigung betreiben

On|cho|ce̩rca [zu gr. *ὄγκος* = Krümmung; Widerhaken u. gr. *κέρκος* = Schwanz] *w;* -, (Arten:) ...rcae: Gattung fadenförmiger Rundwürmer, deren Vertreter im menschlichen Organismus als Schmarotzer vorkommen

Onchocercoma vgl. Onchozerkom

On|cho|zerko̲m [zu ↑Onchocerca] *s;* -s, -e, in fachspr. Fügungen: **On|cho|cerco̲ma**, *Pl.:* -ta: aus Würmern der Gattung Onchocerca bestehender Tumor

On|cho|zerko̲se [zu ↑Onchocerca] *w;* -, -n: Flussblindheit, durch ↑Onchocerca ausgelöste und durch den Stich einer infizierten afrikanischen Kriebelmücke übertragene Krankheit, die zur Erblindung und später meist zum Tode führt

Oncosphaera vgl. Onkosphäre

Onei|ri̲s|mus [zu gr. *ὄνειρος* = Traum] *m;* -: als real empfundene traumähnliche Halluzinationen bei Vergiftungen, Infektionskrankheiten und nach seelischen Erschütterungen

Oneir|odyni̲e [gr. *ὄνειρος* = Traum und ↑...odynie] *w;* -, ...i̲en, in fachspr. Fügungen: **Oneir|ody̲nia**[1], *Pl.:* ...iae: bedrückendes Träumen, nächtliche Unruhe. **Oneir|ody̲nia acti̲va:** bedrückendes Träumen, verbunden mit ↑Somnambulismus. **Oneir|ody̲nia passi̲va:** bedrückendes Träumen mit Atembeklemmungen und Angstzuständen während des Schlafes

onei|ro|i̲d [gr. *ὄνειρος* = Traum u. ↑...id]: traumartig (bezogen auf die Erlebnisform bei psychisch Kranken)

Onei|ro|logi̲e [gr. *ὄνειρος* = Traum und ↑...logie] *w;* -: Lehre von der (psychoanalytischen) Traumdeutung

Onio|mani̲e [zu gr. *ὠνεῖσθαι* = kaufen u. ↑Manie] *w;* -: krankhafter Kauftrieb

> **on|ko..., On|ko...**
>
> ⟨zu gr. *ὄγκος* »groß an Umfang, geschwollen«⟩ Wortbildungselement mit der Bedeutung »Geschwulst, Tumor«:
> - onkogen
> - Onkogenese
> - Onkologie

onko|feta̲l [zu ↑onko... u. ↑Fetus]: beim Fetus Tumoren hervorrufend

onko|ge̲n [↑onko... u. ↑...gen]: einen (bes. bösartigen) Tumor erzeugend (von Substanzen). **Onko|ge̲n** *s;* -s, -e: zelluläres, durch Mutation verändertes ↑Protoonkogen , das zur Entstehung eines bösartigen Tumors führen kann. **Onko|gene̲se** *w;* -, -n: die Entstehung von Tumoren (bes. bösartigen). **Onko|genitä̲t** *w;* -: onkogene Eigenschaft von Viren

Onko|lo̲ge *m;* -, -n, **Onko|lo̲gin** *w;* -, -nen [↑onko... und ↑...loge]: Spezialist/-in auf dem Gebiet der Onkologie. **Onko|logi̲e** [↑...logie] *w;* -: Lehre von der Entstehung und der Behandlung von Tumoren und tumorbedingten Krankheiten. **onko|lo̲gisch:** die Onkologie betreffend

Onko|ly̲se [↑onko... u. ↑...lyse] *w;* -, -n: Auflösung von Tumorzellen (durch Injektionen spezifischer Substanzen)

Onko|sphä̲re [gr. *ὄγκος* = Krümmung; Haken u. gr. *σφαῖρα* = Kugel] *w;* -, -n, in der zoolog. Nomenklatur: **Onco|spha̲e|ra**, *Pl.:* ...rae: kugelförmige Hakenlarve des Bandwurms, aus der die Finne entsteht

Onko|therapi̲e [zu onkotisch in der Fügung ↑onkotischer Druck u. ↑Therapie] *w;* -, ...i̲en: Behandlung bestimmter Krankheiten durch Erhöhung des onkotischen Drucks

onko̲tischer Dru̩ck [zu gr. *ὄγκος* = groß an Umfang, aufgeschwollen]: der osmotische Druck, der durch die in den Körperflüssigkeiten (Blut, Flüssigkeit im Interstitium) gelösten Proteine hervorgerufen wird

Onko̩|virus [Kurzbildung aus ↑onko... u. ↑Virus] *s;* -, ...ren (meist *Pl.*): Viren, die eine gesunde Zelle in eine Tumorzelle umwandeln können, tumorauslösende Viren, z. B. Papillomavirus, Epstein-Barr-Virus

Onko|zy̲t [↑onko... u. ↑...zyt] *m;* -en, -en (meist *Pl.*):

große Zelle, die in Drüsen vorkommt u. für die eosinophiles Zytoplasma u. chromatinloser Kern charakteristisch sind

Onko|zytom [zu ↑Onkozyt] *s;* -s, -e: gutartiger Tumor aus ↑Onkozyten

Onomato|manie [gr. ὄνομα, Gen.: ὀνόματος = Name u. ↑Manie] *w;* -, ...ien: **1)** »Namenszwang«, krankhafter Zwang zur Erinnerung an bestimmte Wörter oder Begriffe. **2)** krankhafter Zwang, bestimmte (insbes. unanständige) Wörter auszusprechen

Onto|genese [gr. ὄν, Gen.: ὄντος = Wesen u. gr. γένεσις = Geburt, Werden, Entstehung] *w;* -: Entwicklung des einzelnen Lebewesens vom Keim zum geschlechtsreifen Individuum (Biol.). **ontogenetisch:** die Ontogenese betreffend

Onto|genie [zu gr. ὄν, Gen.: ὄντος = Wesen u. gr. γίγνεσθαι = werden, entstehen] *w;* -: = Ontogenese

onych..., Onych... vgl. onycho..., Onycho...

Onych|algie [↑onycho... u. ↑...algie] *w;* -, ...ien: Überempfindlichkeit der Nägel

Onych|atro|phie [↑onycho... u. ↑Atrophie] *w;* -: Verkümmerung der Nägel

Onych|au|xis [↑onycho... u. gr. αὔξις = Zunahme, Vermehrung; Wachstum] *w;* -: verstärktes Wachstum der Finger- und Zehennägel

Ony|chie [zu gr. ὄνυξ, Gen.: ὄνυχος = Nagel] *w;* -, ...ien, in fachspr. Fügungen: **Ony|chia**[1], *Pl.:* ...iae: Nagelbettentzündung. **Ony|chia peri|un|gua|lis:** Entzündung der Nagelhautränder. **Ony|chia punc|ta|ta:** »Tüpfelnagel«, bei bestimmten Krankheiten (z. B. Psoriasis vulgaris) auftretende Grübchen in der Nagelplatte, die dieser ein getüpfeltes Aussehen geben

ony|cho..., Ony|cho...

vor Vokalen: **onych..., Onych...**
⟨aus gr. ὄνυξ, Gen.: ὄνυχος »Nagel«⟩
Bestimmungswort von Zusammensetzungen mit der Bedeutung »Finger- oder Zehennagel«:
- Onychalgie
- Onycholyse

Ony|cho|dys|tro|phie [↑onycho... und ↑Dystrophie] *w;* -, ...ien: Störung des Nagelwachstums infolge von Zystinmangel oder chronischer ↑Onychomykose

Ony|cho|grypose [zu ↑onycho... u. gr. γρυπός = gekrümmt] *w;* -, -n: krallenartige Verbildung der Nägel

Ony|cho|lyse [zu ↑onycho... u. gr. λύειν = lösen, auflösen] *w;* -: Ablösung des Nagels vom Nagelbett

Ony|cho|madese [zu ↑onycho... und gr. μάδησις = Ausfall] *w;* -: Ausfall aller Nägel

Ony|cho|mykose [↑onycho... u. ↑Mykose] *w;* -, -n: Pilzerkrankung der Nägel

Ony|cho|phagie [zu ↑onycho... u. gr. φαγεῖν = essen] *w;* -, ...ien: krankhafte Angewohnheit, auf den Fingernägeln zu kauen oder diese abzubeißen

Ony|cho|phym [↑onycho... u. gr. φῦμα = Gewächs, Auswuchs] *s;* -s, -e: krankhafte Dickenzunahme bzw. Dickenwachstum und Verbreiterung eines oder mehrerer Finger- oder Zehennägel, vor allem des Großzehennagels

Ony|chor|rhexis [↑onycho... u. gr. ῥῆξις = das Durchbrechen, das Reißen] *w;* -: Brüchigkeit der Nägel (konstitutionell bedingt, aber auch sekundär, z. B. bei Stoffwechselstörungen)

Ony|cho|schisis [...s-çı...; ↑onycho... u. gr. σχίσις = das Spalten] *w;* -, ...schisen: »Nagelspaltung«, krankhafte Spaltung des Nagels in zwei übereinanderliegende Hornlamellen

Ony|chose [zu gr. ὄνυξ, Gen.: ὄνυχος = Nagel] *w;* -, -n: allgemeine Bezeichnung für: Nagelkrankheit oder Nageldeformierung

Ony|cho|tillo|manie [zu ↑onycho..., gr. τίλλειν = rupfen, zupfen u. ↑Manie] *w;* -, ...ien: krankhafte Sucht zum Herausreißen bzw. zur Verstümmelung der eigenen Fingernägel (als Zwangshandlung bei Neurosen)

Onyx [aus gr. ὄνυξ = Nagel] *m;* -[es], -e: Hornhautabszess von der Form eines [Finger]nagels

oo..., Oo... [o-o...; aus gr. ᾠόν = Ei]: Bestimmungswort von Zusammensetzungen mit der Bedeutung »Ei«; z. B.: Oogenese

Oo|gamie [zu ↑oo... u. gr. γαμεῖν = heiraten] *w;* -: Befruchtung des Eies durch eine männliche Keimzelle (Biol.)

Oo|genese [↑oo... u. gr. γένεσις = Werden, Entstehung] *w;* -, -n: Entwicklung des Eies vom Keimepithel bis zum reifen Ei (Biol.)

Oo|gonium [zu ↑oo... u. gr. γονή = Erzeugung; Geburt] *s;* -s, ...nien [...ıən]: Urei im Keimepithel des weiblichen Eierstocks (Biol.)

Oo|kinet [zu ↑oo... u. gr. κινεῖν = bewegen] *m;* -en, -en: bewegliches, wurmförmiges Zygotenstadium (befruchtete Eizelle) bei Sporentierchen (z. B. Malariaerregern; Biol.)

Oo|lemma [↑oo... u. gr. λέμμα, Gen.: λέμματος = Rinde, Schale] *s;* -s, ...mmen od. -ta: die Eizelle umhüllende Zellmembran (Biol.)

Oo|phor|ek|tomie [↑Oophoron und ↑Ektomie] *w;* -, ...ien: = Ovar[i]ektomie, vgl. auch ↑Adnexektomie

Oo|phoritis [zu ↑Oophoron] *w;* -, ...itiden (in fachspr. Fügungen: ...itides): Eierstockentzündung

oo|phoro|gen [↑Oophoron u. ↑...gen]: von den Eierstöcken ausgehend (z. B. von Unterleibserkrankungen)

Oo|phoron [zu gr. ᾠοφόρος = Eier tragend] *s;* -s, ...ra: = Ovarium

Oo|phoro|salping|ek|tomie [↑Oophoron, ↑Salpinx u. ↑Ektomie] *w;* -, ...ien: operative Entfernung der Eierstöcke u. der Eileiter

Oo|phoro|salpin|gitis [zu ↑Oophoron u. ↑Salpinx] *w;* -, ...itiden (in fachspr. Fügungen: ...itides): Entzündung des Eierstocks u. des Eileiters (bei Fehlgeburten, ↑Tuberkulose u. a.)

oo|phorus, ...ra, ...rum [aus gr. ᾠοφόρος = Eier tragend]: eitragend; z. B. in der Fügung ↑Cumulus oophorus

Oo|zyste [zu ↑oo... u. gr. κύστις = Harnblase; Beutel] *w;* -, -n: die mit einer meist dauerhaften, der Verbreitung (bzw. Infektion) dienenden Hülle versehene, Sporen ausbildende Zygote im Entwicklungsstadium von Sporentierchen (z. B. bei Malariaerregern; Biol.)

Oo|zyt [↑oo... u. ↑...zyt] *m;* -en, -en u. **Oo|zyte** *w;* -, -n: unreife ↑Eizelle (Biol.)

op..., Op... vgl. ob..., Ob...

OP: 1) Abk. für Operationssaal. **2)** Abk. für Originalpackung

opak [aus lat. *opacus* = beschattet]: dunkel, undurchsichtig (bezogen z. B. auf eine Körperausscheidung oder Körperflüssigkeit)

opales|zent [zum Halbedelsteinnamen *Opal* gebildet]: halbdurchsichtig, schimmernd (bezogen z. B. auf die Beschaffenheit des Urins oder des ↑Liquors). **Opales|zenz** *w;* -: perlmuttartiges Schimmern, z. B. von Körperflüssigkeiten. **opales|zieren:** perlmutterartig schimmern (bezogen z. B. auf Körperflüssigkeiten)

Opazität [zu lat. *opacus* = beschattet] *w;* -: undurchsichtige, dunkle Beschaffenheit von Körperausscheidungen, Körperflüssigkeiten u. dgl.

OPCA: Abk. für ↑*o*livo*p*onto[*c*]zerebelläre *A*trophie

Open-book-Verletzung [engl. ˈəupən bʊk ...; = offenes Buch]: Fraktur des Beckenrings; Rotationsinstabilität bei erhaltener vertikaler Stabilität, hintere ligamentäre Strukturen des Beckens bleiben intakt

operabel, in fachspr. Fügungen: **operabilis, ...le** [zu lat. *operari, operatum* = werktätig sein, arbeiten; sich abmühen bzw. darauf beruhendem frz. *opérer* = bewirken, hervorbringen; operieren]: operierbar, Aussicht auf Heilung od. Besserung durch eine Operation bietend (z. B. von Tumoren); Gegensatz ↑inoperabel. **Operabilität** *w;* -: Operierbarkeit eines Patienten, einer Patientin

operant [zu lat. *operans,* Gen.: *operantis,* 1. Partizip von: *operari,* ↑operieren]: eine bestimmte Wirkungsweise in sich habend. **operante Konditionierung:** Veränderung bestimmter Verhaltensweisen durch Verknüpfung von Situationsgegebenheiten mit Verhaltensweisen, die Belohnungen oder Bestrafungen nach sich ziehen (Psychol.). **operantes Verhalten:** Reaktion, die nicht von einem auslösenden Reiz abhängt, sondern von den Auswirkungen dieser Reaktion (Psychol.)

Operateur [...tøːr] *m;* -s, -e, **Operateurin** *w;* -, -nen: Arzt/Ärztin, der/die eine Operation vornimmt. **Operation** *w;* -, -en: chirurgischer Eingriff

Operations|saal: mit geeigneten Apparaten, Vorrichtungen u. a. ausgestatteter, nach streng hygienischen Vorschriften hergerichteter Raum zur Vornahme von Operationen; Abk.: OP. **operativ** [...tiːf]: die Operation betreffend, chirurgisch eingreifend; mit einer Operation [zu beheben oder zu heilen]. **Operator** *m;* -s, ...toren: Erkennungsstelle im ↑Operon für die negative Kontrolle der genetischen Transkription (Genetik)

opercularis, ...re [zu lat. *operculum* = Deckel]: zu einem ↑Operculum gehörend; z. B. in der Fügung ↑Pars opercularis (Anat.). **Operculum** *s;* -s, ...la: »Deckel«, deckelartiger Teil eines Organs (Anat.). **Operculum frontale:** der die ↑Insel bedeckende Teil des Stirnlappens des Gehirns. **Operculum fronto|parie|tale** [- ...rɪ-e...]: der die ↑Insel bedeckende Teil des Stirn- und Scheitellappens des Großhirns. **Operculum temporale:** der die ↑Insel bedeckende Teil des Schläfenlappens des Großhirns

operie|ren [zu lat. *operari* = werktätig sein, arbeiten; sich abmühen bzw. darauf beruhendem frz. *opérer* = bewirken, hervorbringen; operieren]: einen chirurgischen Eingriff vornehmen

Operon [zu lat. *operari, operatum* = werktätig sein, arbeiten; sich abmühen] *s;* -s, -s u. ...ronen: Gruppe funktionell und strukturell zusammenhängender Gene für die Regulation der genetischen Transkription (Genetik)

Ophia|se, Ophia|sis [aus gleichbed. gr. ὀφίασις] *w;* -, -n: Haarausfall, der am Hinterkopf beginnt u. sich bandförmig bis zur Stirn fortsetzt

Ophryon [zu gr. ὀφρῦς = Augenbraue] *s;* -s: Mittelpunkt der ↑Glabella

ophthalm..., Ophthalm... vgl. ophthalmo..., Ophthalmo...

Ophthalmia vgl. Ophthalmie

Oph|thalm|ia|trie und **Oph|thalm|ia|trik** [↑ophthalmo... u. ↑...iatrie bzw. ↑Iatrik] *w;* -: = Ophthalmologie, Augenheilkunde

ophthalmicus vgl. ophthalmisch

Oph|thalmie [aus gr. ὀφθαλμία = Augenkrankheit] *w;* -, ...ien, in fachspr. Fügungen: **Oph|thalmia**[1], *Pl.:* ...iae: veralt. Bez. für: Augenentzündung, vgl. Konjunktivitis. **Oph|thalmia ae|gyptica** = Trachom. **Oph|thalmia gonor|rhoi|ca** = Gonoblennorrhö. **Oph|thalmia sym|pa|thica:** infektiöse Augenentzündung, die von einem Auge auf das andere übergreift

Oph|thalmikum [zum Stamm von ↑ophthalmisch] *s;* -s, ...ka (meist *Pl.*): therapeutische Mittel zur Heilung von Augenkrankheiten

oph|thalmisch, in fachspr. Fügungen: **ophthalmicus, ...ca, ...cum** [zu gr. ὀφθαλμός = Auge]: zum Auge gehörend, es betreffend; z. B. in der Fügung ↑Nervus ophthalmicus

oph|thalmo..., Oph|thalmo...
vor Vokalen meist: **oph|thalm..., Oph|thalm...** ⟨aus gr. ὀφθαλμός »Auge«⟩ Bestimmungswort von Zusammensetzungen mit der Bedeutung »Auge«: – Ophthalmiatrik – Ophthalmologe, Ophthalmologin

Oph|thalmo|blennor|rhö, auch: **Oph|thalmo|blennor|rhöe** [...rø:; ↑ophthalmo... u. ↑Blennorrhö] *w;* -, ...rrhöen: veraltend für: Augentripper, akute eitrige Augenbindehautentzündung als Folge einer Gonokokkeninfektion; Gonokokkenkonjunktivitis

Oph|thalmo|dia|gnos|tik [↑ophthalmo... u. ↑Diagnostik] *w;* -: diagnostisches Verfahren zur Feststellung mancher Krankheiten an Veränderungen der Augenbindehaut

Oph|thalmo|dynamo|gra|fie [↑ophthalmo..., gr. *δύναμις* = Kraft u. ↑...grafie] *w;* -, ...ien: apparative Aufzeichnung des Drucks in den Netzhautarterien

Oph|thalmo|dynamo|meter [↑ophthalmo..., gr. *δύναμις* = Kraft u. ↑...meter] *s;* -s, -: Apparat zur Messung des Druckes in den Netzhautarterien. **Oph|thalmo|dynamo|me|trie** [↑...metrie] *w;* -, ...ien: apparative Messung des Drucks in den Netzhautarterien

Oph|thalmo|gramm [↑ophthalmo... und ↑...gramm] *s;* -s, -e: apparative Aufzeichnung der Augenbewegungen

Oph|thalmo|loge *m;* -n, -n, **Oph|thalmo|login** *w;* -, -nen [↑ophthalmo... und ↑...loge]: Augenarzt, Augenärztin. **Oph|thalmo|logie** [↑...logie] *w;* -: Augenheilkunde. **oph|thalmo|logisch:** die Augenheilkunde betreffend

Oph|thalmo|meter [↑ophthalmo... und ↑...meter] *s;* -s, -: Apparat zur Bestimmung der Krümmungsradien der Augenhornhaut

Oph|thalmo|myia|se [↑ophthalmo... und ↑Myiase] *w;* -, -n: durch Fliegenlarven verursachte Madeninfektion des Auges

Oph|thalmo|pa|thie [↑ophthalmo... und ↑...pathie] *w;* -, ...ien, in fachspr. Fügungen: **Oph|thalmo|pa|thia**[1], *Pl.:* ...iae: allg. Bez. für: Augenleiden. **endokrine Ophthalmopathie:** Autoimmunkrankheit der Augenmuskeln und des orbitalen Bindegewebes bei Morbus Basedow

Oph|thalmo|phthise oder **Oph|thalmo|phthisis** *w;* -, ...phthisen: = Phthisis bulbi

Oph|thalmo|plegie [↑ophthalmo... u. ↑Plegie] *w;* -, ...ien, in fachspr. Fügungen: **Oph|thalmo|plegia**[1], *Pl.:* ...iae: Augenmuskellähmung. **Oph|thalmo|plegia chronica pro|gressiva:** fortschreitende atrophische Lähmung der Augenmuskeln bei bestimmten Krankheiten

Oph|thalmor|rhagie [zu ↑ophthalmo... u. gr. *ῥηγνύναι* = zerreißen, bersten] *w,* -, ...ien: = Hämophthalmus

Oph|thalmor|rhexis [↑ophthalmo... u. gr. *ῥῆξις* = das Durchbrechen, das Reißen] *w;* -, ...xen: Zerreißung des Augapfels (z. B. als Unfallfolge)

Oph|thalmo|skop [↑ophthalmo... und ↑...skop] *s;* -s, -e: Augenspiegel, Instrument zur Untersuchung des Augeninneren, insbesondere des Augenhintergrundes. **Oph|thalmo|skopie** [↑...skopie] *w;* -, ...ien: Untersuchung des Auges mithilfe des ↑Ophthalmoskops. **oph|thalmo|skopisch:** die Ophthalmoskopie betreffend, unter Anwendung des Augenspiegels

Opiat [zu ↑Opium] *s;* -[e]s, -e (meist *Pl.*): opiumhaltiges Präparat in der Pharmakologie; auch allgemein: Betäubungsmittel

Opio|id [↑Opium u. ↑...id] *s;* -[e]s, -e: im Körper gebildetes ↑Peptid, das eine opiumähnliche Wirkung hat

Opi|sthion [zu gr. *ὀπίσθιος* = hinten] *s;* -s: hinterer Mittelpunkt des großen Hinterhauptlochs (↑Foramen magnum; Anat.)

Opi|stho|gna|thie [zu gr. *ὄπισθεν* = hinten u. gr. *γνάθος* = Kinnbacken] *w;* -, ...ien: angeborenes Zurücktreten des Unterkiefers (mit Ausbildung eines sogenannten »Vogelgesichts«); im Allg. synonym mit ↑Brachygnathie

Opisth|or|chia|sis *w;* -, ...ia|sen (in fachspr. Fügungen: ...iases): Erkrankung der Gallengänge durch Verzehr roher Fische, die von Saugwürmern der Gattung Opisthorchis befallen sind

Opisth|or|chis [gr. *ὄπισθεν* = hinten u. ↑Orchis] *m;* -: Gattung von Saugwürmern, die vor allem in tropischen Fischen schmarotzen

Opi|stho|tonus [gr. *ὄπισθεν* = hinten und ↑Tonus] *m;* -: Starrkrampf im Bereich der Rückenmuskulatur, wobei der Rumpf bogenförmig nach hinten überstreckt ist

Opium [von gr. *ὄπιον* = Mohnsaft] *s;* -s: aus dem Milchsaft des Schlafmohns gewonnenes Rauschgift u. Betäubungsmittel

OP-Maske [↑OP]: bes. bei der Arbeit im Operationssaal getragener Mund-Nasen-Schutz

Oppenheim-Re|flex, Oppenheim-Zeichen [nach dem dt. Neurologen Hermann Oppenheim, 1858–1919]: reflektorische dorsale Beugung der Großzehe bei Bestreichen der Innenseite des Unterschenkels mit Daumen u. Zeigefinger (Symptom bei Pyramidenbahnschädigung)

op|ponens [zu lat. *opponere, oppositum* = entgegenstellen]: entgegenstellend, gegenüberstellend; z. B. in der Fügung ↑Musculus opponens pollicis. **op|ponie|ren:** gegenüberstellen, insbes. den Daumen durch eine Einwärtsbewegung in Gegenstellung zu den übrigen Fingern bringen

Op|portunist [zu lat. *opportunus* = bequem, günstig] *m;* -en, -en: dafür meist die Fügung: **opportunistischer Erreger:** im Organismus vorhandener apathogener Erreger, der bei geschwächter Abwehrkraft pathogen wird

Op|position [zu lat. *opponere, oppositum* = entgegenstellen] *w;* -, -en: Gegenstellung des Daumens zu den anderen Fingern

Op|pression [zu lat. *opprimere, oppressum* = niederdrücken; ersticken] *w;* -, -en: Beklemmung, Gefühl der Einengung bzw. Einschnürung, vor allem in der Brust (Vorkommen u. a. bei Herzleiden)

OPSI-Syndrom [Kurzw. für *o*verwhelming *p*ostsplenectomy *i*nfection]: nach einer ↑Splenektomie auftretende schwere bakterielle Infektion mit oft tödlichem Verlauf

Opso|klonus: bei Kleinhirnerkrankungen vorkommende schnelle Augenbewegungen. **Opso|klonus-Myo|klonus-Syndrom:** paraneoplastisches Syndrom: Opsoklonus, Ataxie u. Myoklonus

Op|sonin [zu gr. ὄψον = Speise, Zukost] *s;* -s, -e (meist *Pl.*): Stoffe im Blutserum, die eingedrungene Bakterien so verändern, dass die Leukozyten sie aufnehmen (phagozytieren) können. **Opsonisation** *w;* -, -en: Anlagerung von Opsoninen an Keime

optico|chiasmaticus, ...ca, ...cum [Kurzbildung aus ↑Nervus opticus u. ↑Chiasma opticum]: den Sehnerv u. die Sehnervenkreuzung betreffend; z. B. in der Fügung ↑Arachnitis opticochiasmatica

opticus vgl. optisch

Optik: 1) Lehre vom Licht, seiner Entstehung, Ausbreitung u. seiner Wahrnehmung. **2)** optisches System, hier bes. das Auge u. seine Bestandteile. **3)** allgemeinsprachlich: das Aussehen, die optische Wirkung

Optiker *m;* -s, -, **Optikerin** *w;* -, -nen: auch: Augenoptiker/-in, ausgebildete Fachkraft für das Herstellen, Anpassen und Reparieren von Sehhilfen

Optikus *m;* -, ...tizi: übliche Kurzbez. für ↑Nervus opticus

Optimal Diagnostic Concentration [ˈɔptɪməl daɪəgnɔstɪk kɔnsənˈtreɪʃən]: optimale diagnostische Konzentration einer Testsubstanz; Abk.: ODC

optisch, in fachspr. Fügungen: **opticus, ...ca, ...cum** [aus gr. ὀπτικός = das Sehen betreffend]: zum Sehen gehörend, das Sehen betreffend; z. B. in der Fügung ↑Nervus opticus

Opto|meter [zum Stamm von ↑optisch u. ↑...meter] *s;* -s, -: Instrument zur Bestimmung des Fern- u. Nahpunktes des Auges. **Opto|me|trie** [↑...metrie] *w;* -, ...ien: Sehkraftbestimmung

¹Ora [aus lat. *ora,* Gen.: *orae* = Rand, Saum] *w;* -, Orae: Rand, Saum, Grenze (z. B. eines Organs oder Organteils; Anat.). **Ora serrata:** gezackte Linie zwischen ↑Pars ciliaris und ↑Pars optica der Netzhaut des Auges

²Ora: *Pl.* von ↑²Os

oral [zu lat. *os,* Gen.: *oris* = Mund]: **1)** durch den Mund [zu applizieren] (z. B. von Medikamenten). **2)** in fachspr. Fügungen: **oralis, ...le:** zum Mund gehörend, den Mund betreffend; z. B. in der Fügung ↑Pars oralis (Anat.)

Oral|chir|urg *m;* -en, -en, **Oral|chir|urgin** *w;* -, -nen [↑oral u. ↑Chirurg]: Zahnarzt/-ärztin mit besonderen Kenntnissen auf dem Gebiet der Oralchirurgie. **Oral|chir|urgie** *w;* -: Teilgebiet der Zahnmedizin, das sich mit der operativen Behandlung von Zahn-, Mund- und Kieferkrankheiten befasst. **oral|chir|urgisch:** die Oralchirurgie betreffend, mithilfe der Oralchirurgie

Oral|erotik [↑oral u. gr. ἔρως, Gen.: ἔρωτος = Liebe, Liebesverlangen] *w;* -: [frühkindliche] Lustgewinnung im Bereich der Mundzone (Psychol.)

Orangen|haut ↑Apfelsinenhaut, ↑Peau d'orange

orbicularis vgl. orbikular. **Orbiculus** [Verkleinerungsbildung zu lat. *orbis* = Kreis, Scheibe] *m;* -, ...li: »kleiner Kreis«, kreis- oder ringförmiger Teil eines Organs (Anat.). **Orbiculus cilia|ris:** »Strahlenband«, der ringförmige Teil der ↑Pars ciliaris der Netzhaut des Auges. **orbikular,** in fachspr. Fügungen: **orbicularis, ...re:** kreisrund, kreisförmig; z. B. in der Fügung ↑Musculus orbicularis (Anat.)

Orbita [aus lat. *orbita,* Gen.: *orbitae* = Wagengeleise; Kreislauf, Kreisbahn] *w;* -, ...tae: Augenhöhle, den Augapfel aufnehmende Höhlung des Gesichtsschädels, die von Stirnbein, Jochbein und Oberkieferknochen gebildet wird (Anat.). **orbital,** in fachspr. Fügungen: **orbitalis, ...le:** zur Augenhöhle gehörend; z. B. in der Fügung ↑Musculus orbitalis (Anat.). **Orbital|phlegmone:** infektiöse eitrige Entzündung der Augenhöhle mit Schwellung von Bindehaut und Lidern, Schmerzen und Fieber

Orbita|spitzen-Syndrom [zu ↑Orbita]: multiple Hirnnervenläsion: komplette Ophthalmophlegie mit Ptosis, weiter lichtstarrer Pupille, Sensibilitätsstörungen im 1. Trigeminus-Ast, Optikusläsion

Orbito|gra|fie [↑Orbita u. ↑...grafie] *w;* -, ...ien: röntgenografische Darstellung der Augenhöhlen. **Orbito|gramm** [↑...gramm] *s;* -s, -e: Röntgenbild der Augenhöhlen

Orbito|pathie [zu ↑Orbita u. ↑...pathie]: ↑endokrine Ophthalmopathie

Orbito|tomie [↑Orbita u. ↑...tomie] *w;* -, ...ien: operative Öffnung der Augenhöhle

Orbi|virus: zur Gattung der Reoviridae gehörende menschenpathogene Virusart, wird durch Zecken u. Stechmücken übertragen

Orchi|algie [↑Orchis u. ↑...algie] *w;* -, ...ien: Hodenschmerz

Orchid|ek|tomie u. **Orchi|ek|tomie** [↑Orchis u. ↑Ektomie] *w;* -, ...ien: operative Entfernung der Hoden

Orchido|meter [↑Orchis u. ↑...meter] *s;* -s, -: Schablone zur Bestimmung des Hodenvolumens

Orchi|pexie [zu ↑Orchis u. gr. πῆξις = das Befestigen] *w;* -, ...ien: Behandlung des Hodenhochstandes durch operative Fixierung des Hodens am tiefsten Punkt des Skrotums

Orchis [aus gr. ὄρχις, Gen.: ὄρχιος = Hoden] *m;* -, Orches: = Testis

Orchitis [zu ↑Orchis] *w;* -, ...itiden (in fachspr. Fügungen: ...itides): Entzündung eines od. beider Hoden, meist im Anschluss an eine Infektionskrankheit (z. B. Mumps) auftretend

Orchi|tomie [↑Orchis u. ↑...tomie] *w;* -, ...ien: »Hodenschnitt«, operative Freilegung (auch: Entfernung) des Hodens

Ordination [zu lat. *ordinare, ordinatum* = ordnen; anordnen] *w;* -, -en: **a)** ärztliche Verordnung; **b)** ärztliche Sprechstunde. **ordinie|ren:** [eine Arznei] verordnen (von einem Arzt, einer Ärztin gesagt); Sprechstunde abhalten (von einem Arzt, einer Ärztin gesagt)

Ordnungs|therapie: besondere Form der Psychotherapie, die durch Zurückführung des Menschen auf sich selbst Zerrissenheit, Spannung und Ängste abbaut und dadurch ein körperliches, seelisches und geistiges Gleichgewicht schafft

Orf|virus: zur Gattung der Parapoxviren gehörendes Virus, das den Melkerknoten ähnelnde Symptome erzeugt u. durch Schafe u. Ziegen übertragen wird

Organ [von gr. ὄργανον = Werkzeug] *s;* -s, -e, in fachspr. Fügungen: **Organum,** *Pl.:* ...na: Körperteil eines mehrzelligen Lebewesens, der eine einheitliche Funktion hat u. entsprechend gebaut ist (z. B.: Lunge, Niere, Auge). **Organa genitalia feminina** *Pl.:* die weiblichen Geschlechtsorgane, die aus Scheide, Gebärmutter, Eileiter, Eierstöcken, ↑Epoophoron, ↑Paroophoron u. Brustdrüsen bestehen. **Organa genitalia masculina** *Pl.:* die männlichen Geschlechtsorgane, die aus Hoden, Nebenhoden, Samenleiter, Samenblasen, Harnröhre u. Glied bestehen. **Organum gustus** [- ˈgʊstuːs]: »Geschmacksorgan« (aus Zunge u. Geschmackspapillen bestehend). **Organa oculi ac|cessoria** *Pl.:* Hilfsorgane des Auges, die aus Augenmuskeln, Bindegewebshüllen, Augenhöhlen, Augenbrauen, Augenlidern, Augenbindehaut und Tränenapparat bestehen. **Organum ol|factus** [- olˈfaktuːs]: »Geruchsorgan« (aus äußerer Nase, Nasenhöhle und Nasennebenhöhlen bestehend). **Organum re|tro|peri|tonea|le:** Inhalt des ↑Spatium retroperitoneale. **Organa sensu|um** [↑Sensus] *Pl.:* »Sinnesorgane« (z. B. Gesichtsorgan, Gehörorgan u. a.). **Organum spirale:** Organ der Gehörempfindung in der Ohrschnecke. **Organum stato|acusticum** = Organum vestibulocochleare. **Organa urinaria** *Pl.:* neuere Bez. für ↑Organa uropoetica. **Organa uro|poe|tica** *Pl.:* Harnorgane, zusammenfassende Bez. für: Nieren, Nierenbecken, Harnleiter u. Harnblase. **Organum vestibulococh|lea|re:** Gehör- und Gleichgewichtsorgan (besteht aus Innenohr mit Paukenhöhle u. Ohrtrompete, äußerem Gehörgang u. Ohrmuschel). **Organum visus:** »Sehorgan« (aus Sehnerv u. Auge bestehend). **Organum vomero|nasale:** Organ in der Nasenhöhle, das mit Riechepithel ausgekleidet u. beim Menschen nur verkümmert ausgebildet ist

Organell [Verkleinerungsbildung zu ↑Organ] *s;* -s, -en und **Organelle** *w;* -, -n: **1)** charakteristisch gebauter Teil des Zellkörpers von Einzellern, der in seiner Funktion dem Organ der Vielzeller entspricht (z. B. Augenfleck, Geißel; Biol.). **2)** allg. Bez. für Feinstrukturen der tierischen u. pflanzlichen Zelle (Zellkern, Golgi-Apparat; Biol.)

Organisation [zu frz. *organiser* = einrichten, ordnen, gestalten (zum Stamm von ↑Organ)] *w;* -, -en: Umwandlung abgestorbenen Gewebes unter Resorption in Granulationsgewebe

organisch [zu ↑Organ]: **1)** belebt, lebendig; auf ein Organ oder auf den Organismus bezogen, zu ihm gehörend; mit Organen versehen, in ihnen vorkommend; Gegensatz: funktionell. **2)** in der Fügung: **organische Chemie:** Chemie der Kohlenstoffverbindungen; Gegensatz: anorganische Chemie

organisie|ren [aus frz. *organiser* = einrichten, ordnen, gestalten (zum Stamm von ↑Organ)]: nekrotisches Körpergewebe unter Resorption in Granulationsgewebe umwandeln (als Eigenleistung des Organismus)

Organismus [aus gleichbed. frz. *organisme* (zum Stamm von ↑Organ)] *m;* -, ...men: **1)** Bezeichnung für das Gesamtsystem der Organe des lebenden Körpers (vielzelliger Lebewesen), das sich aus verschiedenen, der Entwicklung, Erhaltung u. Vermehrung des Lebens dienenden funktionellen Einheiten aufbaut. **2)** meist *Pl.:* tierische oder pflanzliche Lebewesen

Organo|genese [↑Organ u. ↑Genese] *w;* -, -n: Organbildung, Vorgang der Entstehung der Organe aus den Organanlagen während der Keimesentwicklung (Biol.)

Organo|grafie [↑Organ u. ↑...grafie] *w;* -, ...ien: Beschreibung des Aufbaus und der Lage der Organe des menschlichen Körpers. **organo|grafisch:** die Organografie betreffend, Lage und Aufbau der Organe beschreibend

organo|id [↑Organ u. ↑...id]: organähnlich (bezogen auf die Beschaffenheit vor allem von Gewebsneubildungen und ihrer Ähnlichkeit mit bestimmten Gewebsarten). **Organo|id** *s;* -[e]s, -e: künstlich geschaffene, einem Organ ähnelnde Zellstruktur von geringer Größe (Biol., Med.)

Organo|logie [↑Organ u. ↑...logie] *w;* -: veralt. für: Lehre, Wissenschaft von den Organen des [menschlichen] Körpers

Organo|therapie [↑Organ u. ↑Therapie] *w;* -, ...ien: = Organtherapie

organo|trop [↑Organ u. ↑...trop]: auf bestimmte Organe des Körpers gerichtet, auf sie wirkend, eine Affinität zu bestimmten Organen habend (bes. von Mikroorganismen gesagt). **Organo|tropie** *w;* -, ...ien: Affinität von Substanzen zu bestimmten Organen des Körpers

organ|spezifisch: auf bestimmte Organe gerichtet, auf bestimmte Organe einwirkend (z. B. von Giftstoffen, Medikamenten)

Organ|therapie: Behandlung von Krankheiten mit Arzneimitteln, die aus tierischen Organen od. Sekreten gewonnen werden; vgl. Frischzellentherapie

Organ|transplantation vgl. Transplantation (b)

Organum vgl. Organ

Orgasmus [zu gr. ὀργᾶν = von Kraft u. Saft strotzen; schwellen] *m;* -, ...men: Höhepunkt der Lustempfindung beim ↑Koitus (hierbei entleert sich bei der Frau Schleim aus den ↑Bartholin-Drüsen, während es beim Mann zur ↑Ejakulation kommt)

Orient|beule vgl. Leishmaniosis furunculosa

Orien|tierung: Fähigkeit, Ort, Zeit, Situation u. die eigene Persönlichkeit in diesem Kontext korrekt einschätzen zu können

Ori|fi̱cium [aus lat. *orificium*, Gen.: *orificii* = Mündung] *s;* -s, ...cia: im Wesentlichen durch ↑Ostium ersetzte anat. Bez. für: Einmündungsstelle in ein Hohlorgan oder in einen Körperhohlraum (Anat.). **Ori|fi̱cium ex|te̱rnum cana̱lis i̱sth|mi:** äußere, zur Scheide hin gelegene Öffnung des Gebärmutterhalskanals. **Ori|fi̱cium inte̱rnum cana̱lis i̱sth|mi:** innere, zur Gebärmutterhöhle hin gelegene Öffnung des Gebärmutterhalskanals

Origina̱l|packung: die vom Hersteller vorgesehene u. vorgeschriebene Verpackung eines Arzneimittels; Abk.: OP

origin<u>ä</u>r [aus frz. *originaire* = ursprünglich]: angeboren, ursprünglich vorhanden, in der Anlage bereits vorhanden (z. B. von bestimmten Merkmalen gesagt; Biol.)

Ori̱go [aus lat. *origo*, Gen.: *originis* = Ursprung] *w;* -, ...gines: Ursprungsstelle eines Organs oder Körperteils, insbes. eines Muskels oder Nervs (Anat.)

Ormond-Syndrom [nach dem amerik. Urologen John K. Ormond, 1886–1978]: retroperitoneale Fibrose mit Harnobstruktion

Orni|thi̱n [zu gr. *ὄρνις*, Gen.: *ὄρνιθος* = Vogel] *s;* -s: zuerst in Exkrementen von Vögeln nachgewiesene Aminosäure, die u. a. eine Rolle bei den Entgiftungsprozessen im Organismus spielt

Orni|tho̱se [zu gr. *ὄρνις*, Gen.: *ὄρνιθος* = Vogel] *w;* -, -n: bakterielle Infektionskrankheit, die von Vögeln auf den Menschen übertragen werden kann

oro|ana̱l [zu ↑²Os u. ↑anal]: Mund und After betreffend

oro|pharyn|gea̱l [zu ↑²Os u. ↑Pharynx]: Mund u. Rachen betreffend; den Oropharynx betreffend. **Oro|pharyn|geal|tu̱bus** vgl. Guedel-Tubus. **Oro|pha̱rynx** *m;* -, ...ryn|gen: = Pars oralis

oro|tra|chea̱l [zu ↑²Os u. ↑Trachea]: Mund und Luftröhre betreffend; durch den Mund in die Luftröhre [eingeführt] (z. B. von einer ↑Intubation)

Oro̱tsäure [zu gr. *ὀρός* = Molke (da zuerst aus Molke isoliert)]: »Molkensäure«, im Organismus gebildete Verbindung, deren Mangel u. a. zu geistiger Leistungsschwäche führt

Oro̱ya|fieber [nach der peruan. Stadt La Oroya]: besonders in Südamerika auftretende, zu den ↑Bartonellosen gehörende Infektionskrankheit (u. a. mit Fieber, anämischen Erscheinungen, später mit Ausbildung warziger Hautknoten im Gesicht u. an den Extremitäten)

Orphan Drug [ˈɔːfən drʌg; engl. *orphan* = Waisenkind u. *drug* = Droge, Medikament] *w;* - -, - -s: Bezeichnung eines Medikaments zur Behandlung von Patienten mit seltenen Erkrankungen; als selten gilt, wenn von einer Krankheit ≤ 5 von 10 000 Personen betroffen sind. **Orphan-Krankheit** [ˈɔːfən...]: Bez. für extrem seltene Krankheiten (≤ 5 von 10 000 Personen), für die es deshalb auch keine oder nur selten spezifische Arzneimittel gibt

Or|the̱se [Kurzw. aus ↑*or*thopädisch und ↑Pro*these*] *w;* -, -n: stützendes und entlastendes Gerät zur Behandlung funktioneller Störungen v. a. im Bereich der Wirbelsäule und der Gelenke. **Or|the̱tik** *w;* -: Wissenschaft und Lehre, die sich mit der Konstruktion, Herstellung und Anpassung von Orthesen beschäftigt. **orthe̱tisch:** die Orthetik betreffend

> **or|tho..., Or|tho...**
>
> vor Vokalen auch: **orth..., Orth...**
> ⟨gr. *ὀρθός* »aufrecht, gerade, richtig, gerecht, wahr«⟩
> Wortbildungselement mit der Bedeutung »gerade, aufrecht; richtig, recht«:
> - Orthopädie
> - orthognath
> - Orthoptik

Or|tho|chromasi̱e [zu ↑ortho... u. gr. *χρῶμα* = Haut; Hautfarbe; Farbe] *w;* -, ...i̱en: Färbung eines histologischen Präparates in der Eigenfarbe des angewandten Farbstoffes. **or|tho|chroma̱tisch:** die Orthochromasie betreffend

Or|tho|dia|grafi̱e [↑ortho..., ↑dia... u. ↑...grafie] *w;* -, ...i̱en: röntgenografische Darstellung der Körperorgane in ihrer natürlichen Größe. **Or|tho|dia|gra̱mm** [↑...gramm] *s;* -s, -e: bei der Orthodiagrafie gewonnenes Röntgenbild

Or|tho|dia|me|tri̱e [zu ↑ortho... u. gr. *διάμετρος* = Durchmesser] *w;* -, ...i̱en: direkte Messung der auf dem Röntgenschirm abgebildeten Körperorgane

Orth|odonti̱e [zu ↑ortho... u. gr. *ὀδούς*, Gen.: *ὀδόντος* = Zahn] *w;* -, ...i̱en: Behandlung angeborener Gebissanomalien durch kieferorthopädische Maßnahmen (z. B. Beseitigung von Zahnfehlstellungen)

or|tho|dro̱m [zu ↑ortho... u. gr. *δρόμος* = Lauf]: in normaler Richtung verlaufend (von der Nervenreizleitung gesagt)

or|tho|gna̱th [zu ↑ortho... u. gr. *γνάθος* = Kinnbacken]: einen normalen Biss bei gerader Stellung beider Kiefer aufweisend. **Or|tho|gna|thi̱e** *w;* -: gerade Kieferstellung mit normalem Scherenbiss

Ortho|hepa̱dna|virus: [zu ↑Ortho... u. ↑Hepadnavirus]: Hepatitis-B-Virus, das akute und chronische Hepatitiden verursacht und ursächlich zur Entstehung hepatozellulärer Karzinome beiträgt

Ortho|kerato̱se [zu ↑Ortho... u. ↑Keratose]: Verhornung, bei der ein hornloses Stratum corneum entsteht

Or|tho|logi̱e [↑ortho... u. ↑...logie] *w;* -: Lehre vom Normalzustand u. von der normalen Funktion des Organismus od. von Teilen desselben

Or|tho|molekula̱r|medizin [↑ortho... und ↑molekular] *w;* -: Zweig der Alternativmedizin, der sich mit dem Biochemiehaushalt des Menschen beschäftigt und Mangel oder Überproduktion mit bestimmten Nährstoffen behandelt

Ortho|my̱xoviridae [zu ↑Ortho... u. ↑Myxovirus] *Pl.*: Familie der Influenzaviren

Or|tho|pä̱de *m;* -n, -n, **Or|tho|pä̱din** *w;* -, -nen [zu

↑ortho... u. gr. παῖς, Gen.: παιδός = Kind]: Facharzt für Orthopädie. **Or|tho|pädie** *w;* -: Lehre von der Erkennung u. Behandlung der angeborenen od. erworbenen Fehler der Haltungs- u. Bewegungsorgane

Or|tho|pädie|technik-Mechaniker, Or|tho|pädietechnik-Mechanikerin: Fachkraft, die Patientinnen und Patienten mit orthopädietechnischen Hilfsmitteln versorgt (z. B. künstlichen Gliedmaßen, Schienen, Bandagen, Gehhilfen oder Rollstühlen). **or|tho|pädisch:** auf die Orthopädie bezüglich

Or|tho|phonist *m;* -en, -en, **Or|tho|phonistin** *w;* -, -nen [zu ↑ortho... u. gr. φωνή = Laut; Ton; Stimme]: Spezialist/-in für die Behandlung von Sprechstörungen

Ortho|phorie [zu ↑Ortho... u. gr. φορεῖν = tragen, bringen]: Störung der Augenmotorik: bei Unterbrechung der Fusion (wechselseitige Abdeckung der Augen) bleiben die Gesichtslinien beider Augen auf das Fixierobjekt gerichtet

Or|tho|pnoe [...pno:e; ↑ortho... u. gr. πνοή = Wehen, Hauchen; Atem] *w;* -: Zustand höchster Atemnot, in dem nur bei aufgerichtetem Oberkörper genügend Atemluft in die Lunge gelangt

Ortho|pox|virus: Pockenerreger

Or|tho|psych|ia|trie [↑ortho... u. ↑Psychiatrie] *w;* -: Zweig der Psychiatrie, der sich mit Zuständen an der Grenze zwischen psychischer Krankheit und physischer Gesundheit befasst

Orth|optik [zu ↑ortho... u. gr. ὀπτικός = zum Sehen gehörend, es betreffend] *w;* -: Behandlung des anomalen Binokularsehens durch Training der Augenmuskeln. **Orth|optist** *m;* -en, -en, **Orth|optistin** *w;* -, -nen: Helfer, Helferin des Augenarztes, Person, die Sehprüfungen, Schielwinkelmessungen u. Ä. selbstständig vornimmt

O
Orth

Or|tho|stase [↑ortho... u. gr. στάσις = Stehen; Stellung] *w;* -, -n: **1)** aufrechte Körperhaltung. **2)** Kurzbez. für ↑Orthostasesyndrom

Orthostase|syndrom: Organminderdurchblutung durch Kreislaufdysregulierung bei Lageveränderungen (z. B. vom Hocken oder Liegen in die aufrechte Körperhaltung). **or|tho|statisch:** das Aufrechtstehen betreffend

orthostatische Albuminurie vgl. Adoleszentenalbuminurie

Or|tho|sym|pa|thikus [↑ortho... und ↑Sympathikus] *m;* -, ...thizi: = Sympathikus

Or|tho|tonus [↑ortho... u. ↑Tonus] *m;* -, ...ni: tetanische Verkrampfung des Kopfes u. Rumpfes in Streckstellung

or|tho|top [zu ↑ortho... u. gr. τόπος = Platz, Stelle]: regelrecht liegend (von Organen)

Or|tho|volt|therapie [↑ortho..., ↑Volt u. ↑Therapie] *w;* -, ...ien [...iən]: konventionelle Röntgentiefentherapie mit einer Gleichspannung von 200 kV

or|tho|ze|phal [zu ↑ortho... und gr. κεφαλή = Kopf]: »rechtköpfig«, eine mittelhohe Kopfform mit normaler Größe und Konfiguration des Kopfes habend. **Or|tho|ze|phale** *m* u. *w;* -n, -n: Mensch mit normal großem (mittelhohem) und normal konfiguriertem Kopf. **Or|tho|ze|phalie** *w;* -: normale, mittelhohe Kopfform mit normaler Konfiguration des Kopfes

Ortner-Zeichen [nach dem österr. Internisten Norbert Ortner, 1865–1935]: für Mitralklappenfehler charakteristische Lähmung des linken Stimmbandes (hervorgerufen durch Druck des erweiterten Herzvorhofes auf den ↑Nervus laryngeus recurrens)

oryzo|id, in fachspr. Fügungen: **oryzo|ides** oder **oryzo|ide|us, ...dea, ...de|um** [gr. ὄρυζα = Reis u. ↑...id]: reiskornähnlich (von Gebilden im Organismus); z. B. in der Fügung ↑Corpora oryzoidea

²Os [aus lat. *os,* Gen.: *oris* = Gesicht; Mund] *s;* -, Ora: **1)** Mund (Anat.). **2)** veralt. anat. Bez. für: Öffnung eines Organs (vgl. Ostium). **Os breve:** Sammelbez. für die kurzen Knochen. **Os capitatum:** »Kopfbein«, größter der Handwurzelknochen. **Ossa carpi** [↑Carpus] *Pl.:* Sammelbez. für die 8 Handwurzelknochen. **Os coc|cygis** [gr. κόκκυξ, Gen.: κόκκυγος = Kuckuck; Kuckucksbein, Steißbein]: »Steißbein«, der unterste und kleinste Knochen der Wirbelsäule. **Os costale:** die knöcherne Rippe. **Os coxae:** »Hüftbein« (bestehend aus Darmbein, Sitzbein und Schambein). **Ossa cranii** [↑Cranium] *Pl.:* Sammelbez. für die acht Schädelknochen. **Os cubo|ide|um:** »Würfelbein«, der siebte Fußwurzelknochen. **Os cunei|forme intermedium** [- ...ne-ɪf... -]: mittleres Keilbein zwischen Kahnbein und zweitem Mittelfußknochen. **Os cunei|forme laterale:** äußeres Keilbein zwischen Kahnbein und drittem Mittelfußknochen. **Os cunei|forme media|le:** inneres Keilbein zwischen Kahnbein und erstem Mittelfußknochen. **Ossa digiti** *Pl.:* neuere zusammenfassende Bez. für ↑Ossa digitorum manus und ↑Ossa digitorum pedis. **Ossa digitorum manus** *Pl.:* Sammelbez. für die Fingerknochen. **Ossa digitorum pedis** [↑Pes] *Pl.:* Sammelbez. für die Zehenknochen. **Os ethmo|idale:** das mit vielen Höhlungen versehene Siebbein, das in der Mitte der Schädelbasis liegt und tief zwischen die Gesichtsknochen herabragt. **Ossa faciei** [↑Facies] *Pl.:* Sammelbez. für die 14 Gesichtsknochen. **Os femoris:** neuere Bez. für ↑Femur. **Os frontale:** Stirnbein. **Os hamatum:** »Hakenbein«, ein Handwurzelknochen. **Os hyoide|um:** »Zungenbein« (bestehend aus fünf einzelnen, beweglich verbundenen Teilen). **Os ilium** [↑Ile]: »Darmbein«, der obere Teil des Hüftbeins. **Os in|cisivum:** der Zwischenkieferknochen (von Goethe entdeckt), in dem die Schneidezähne stecken. **Os interparie|tale** [- ...rɪ-e...]: Bezeichnung für Schaltknochen am hinteren Ende der Pfeilnaht zwischen den Scheitelbeinen. **Os is|chii** [- ˈɪs-çɪ-ɪ; ↑Ischium]: »Sitzbein«, der untere Teil des Hüftbeins. **Os la|crimale:** das »Tränenbein« am medialen Augenwinkel. **Os lon|gum:** Sammelbez. für die langen, hohlen, mit Knochenmark gefüllten Röhrenknochen. **Os lunatum:** »Mondbein«, ein Handwurzelknochen. **Ossa mem|bri inferio|ris** *Pl.:* Sammelbez. für die Knochen der unteren Extremität. **Ossa mem|bri superio|ris** *Pl.:* Sammelbez. für die Knochen der oberen Extremität. **Ossa meta|carpalia** *Pl.:* Sammelbez. für die Mittelhandknochen (I–V). **Ossa meta|tarsalia** *Pl.:* Sammelbez. für die Mittelfußknochen (I–V). **Os nasale:** »Nasenbein« (bildet den obersten Teil des Nasenrückens). **Os naviculare:** das »Kahnbein« der Fußwurzel. **Os oc|cipitale:** »Hinterhauptbein«, ein schalenförmiger Knochen in der Schädelbasis und am Schädeldach. **Os palatinum:** »Gaumenbein« (liegt hinter den Oberkieferbeinen und vor dem Keilbein). **Os parie|tale** [-...rı-e...]: »Scheitelbein« (bildet den Scheitel und teilweise die Seitenwand des Schädels). **Os pisiforme:** »Erbsenbein«, ein Handwurzelknochen. **Os planum:** Sammelbez. für platte Knochen. **Os pneu|maticum:** Sammelbez. für Knochen mit lufthaltigen Höhlen. **Os pubis:** »Schambein«, vorderer Teil des Hüftbeins. **Os sa|crum:** »Kreuzbein«, Teil der Wirbelsäule (gebildet aus fünf miteinander verschmolzenen Wirbeln). **Os scaphoide|um:** das »Kahnbein« der Handwurzel. **Ossa sesamo|idea** *Pl.:* Sammelbez. für die Sesambeine der Hand, kleine plattrunde Knöchelchen in der Gelenkkapsel. **Os spheno|idale:** »Keilbein«, ein Knochen der Schädelbasis. **Ossa tarsi** [↑Tarsus] *Pl.:* Sammelbez. für die sieben Fußwurzelknochen. **Os temporale:** »Schläfenbein« (bildet einen Teil der Grundfläche und der Seitenwände des Schädels). **Os trapezium:** »großes Vieleckbein«, trapezförmiger Handwurzelknochen zwischen Daumengrundgelenk und Kahnbein. **Os trapezo|ideum:** »kleines Vieleckbein«, trapezähnlicher Handwurzelknochen zwischen dem Grundgelenk des Zeigefingers, dem ↑Os capitatum, dem ↑Os scaphoideum und ↑Os trapezium. **Os tri|gonum:** »Dreiecksbein«, zarter Höcker am hinteren Rand des Sprungbeins, der den Zusammenhalt mit diesem verloren hat und gelegentlich als selbstständiger Knochen auftritt. **Os tri|que|trum:** der dreiseitige Handwurzelknochen. **Os zygomaticum:** »Jochbein«, der Backenknochen des Gesichts

²Os [aus lat. *os*, Gen.: *ossis* = Gebein, Knochen] *s;* -, Ossa: Knochen (Anat.)

³Os: chem. Zeichen für ↑Osmium

Os|cedo, eindeutschend: **Os|zedo** [aus lat. *oscedo*, Gen.: *oscedinis* = Neigung zum Gähnen] *w;* -: Gähnkrampf

Os|cheo|zele [os-ç...; gr. ὄσχεον = Hodensack u. ↑...zele] *w;* -, -n: veralt. für ↑Hernia scrotalis; Skrotalhernie

Os|citatio [zu lat. *oscitare, oscitatum* = den Mund aufsperren, gähnen] *w;* -, ...io|nes: = Oscedo

...ose vgl. ...osis

Oseltamivir: Wirkstoff aus der Gruppe der Neuraminidase-Hemmer, der für die Therapie der Virusgrippe (Influenza) zugelassen ist

Osgood-Schlatter-Krankheit vgl. Schlatter-Krankheit

Osiander-Zeichen [nach dem dt. Gynäkologen J. F. Osiander, 1787–1855]: deutliche Tastbarkeit des Pulses der ↑Arteria uterina als charakteristisches Zeichen für eine bestehende Schwangerschaft

...osis

auch: **...ose**
⟨aus dem Griechischen übernommenes Suffix⟩
Wortbildungselement mit der Bedeutung »Krankheit«:
- Osteofibrosis
- Fibrose

Osler-Knötchen [nach dem kanad. Pathologen Sir William Osler, 1849–1919] *Pl.:* linsengroße, schmerzhafte Schwellungen im Bereich der Fingerbeeren, Handballen, Fußsohlen oder Zehen (bei bakterieller Endokarditis). **Osler-Krankheit:** erbliche Anomalie (↑Teleangiektasie) der Haut- u. Schleimhautkapillaren, die Ursache starker Hämorrhagien sein kann

Osmi|drose [zu gr. ὀσμή = Geruch, Duft u. gr. ἱδρώς = Schweiß] *w;* -, -n: Absonderung stark riechenden Schweißes

Osmium [zu gr. ὀσμή = Geruch, Duft] *s;* -s: chem. Element, graublaues Metall; Zeichen: Os

Osmolalität [Kurzbildung zu ↑Osmose u. ↑Molekül] *w;* -: Molkonzentration aller in einer Lösung osmotisch wirksamen Moleküle, ausgedrückt in Gewichtseinheiten

Osmolarität *w;* -: Molkonzentration aller in einer Lösung osmotisch wirksamen Moleküle, ausgedrückt in Volumeneinheiten

Osmo|logie [gr. ὀσμή = Geruch, Duft u. ↑...logie] *w;* -: = Osphresiologie

¹Osmo|meter [gr. ὀσμή = Geruch, Duft u. ↑...meter] *s;* -s, -: = Olfaktometer

²Osmo|meter [Kurzbildung aus ↑Osmose u. ↑...meter] *s;* -s, -: Apparat zur Messung des osmotischen Druckes

Osmose [zu gr. ὠσμός = das Stoßen, der Stoß] *w;* -, -n: Übergang des Lösungsmittels (z. B. Wasser) einer Lösung in eine stärker konzentrierte Lösung durch eine feinporige (↑semipermeable) Scheidewand, die zwar für das Lösungsmittel selbst, nicht aber für den gelösten Stoff durchlässig ist (Chem.)

Osmo|therapie [Kurzbildung aus ↑Osmose u. ↑Therapie] *w;* -, ...ien: therapeutisches Verfahren zur günstigen Beeinflussung gewisser Krankheiten durch Erhöhung des osmotischen Druckes des Blutes (durch Einspritzung hoch konzentrierter Salz- und Zuckerlösungen ins Blut)

osmotisch [zu ↑Osmose]: auf Osmose beruhend; mithilfe der Osmose

Öso|phag|ek|tomie [↑Ösophagus u. ↑Ektomie] *w;* -, ...ien: operative Entfernung der Speiseröhre

öso|phagisch, in fachspr. Fügungen: **oe|so|phageus, ...gea, ...ge|um** u. **oe|so|phagicus, ...ca, ...cum** [zu ↑Ösophagus]: zur Speiseröhre gehörend, sie betreffend; z. B. in der Fügung ↑Ramus oesophageus

Öso|phagismus [zu ↑Ösophagus] *m;* -, ...men: = Ösophagospasmus

Öso|phagitis [zu ↑Ösophagus] *w;* -, ...itiden, in fachspr. Fügungen: **Oe|so|phagitis,** *Pl.:* ...itides: Entzündung der Speiseröhre

Öso|phago|duo|deno|stomie [↑Ösophagus, ↑Duodenum u. ↑...stomie] *w;* -, ...ien: operative Vereinigung von Speiseröhre u. Zwölffingerdarm (nach ↑Exstirpation des Magens)

Öso|phag|odynie [↑Ösophagus und ↑...odynie] *w;* -, ...ien: Schmerzen in der Speiseröhre (bes. beim Schlucken)

Öso|phago|entero|stomie [↑Ösophagus, ↑Enteron u. ↑...stomie] *w;* -, ...ien: operative Herstellung einer künstlichen Verbindung zwischen Speiseröhre u. Dünndarm (nach ↑Exstirpation des Magens)

öso|phago|gast|risch [zu ↑Ösophagus u. gr. *γαστήϱ,* Gen.: *γαστϱός* = Bauch; Magen]: Speiseröhre und Magen betreffend

Öso|phago|gast|ro|stomie [↑Ösophagus, ↑gastro... u. ↑...stomie] *w;* -, ...ien: operative Herstellung einer Anastomose zwischen Speiseröhre und Magen

Öso|phago|gra|fie [↑Ösophagus und ↑...grafie] *w;* -, ...ien: röntgenografische Darstellung der Speiseröhre mithilfe von Kontrastmitteln

Öso|phago|jejuno|stomie [↑Ösophagus, ↑Jejunum u. ↑...stomie] *w;* -, ...ien: operative Herstellung einer künstlichen Verbindung zwischen Speiseröhre u. Leerdarm (nach Totalresektion des Magens)

Öso|phago|skop [↑Ösophagus und ↑...skop] *s;* -s, -e: spezielles Endoskop zur Untersuchung der Speiseröhre. **Öso|phago|skopie** [↑...skopie] *w;* -, ...ien: direkte Untersuchung der Speiseröhre mit dem ↑Ösophagoskop

Öso|phago|spasmus [↑Ösophagus und ↑Spasmus] *m;* -, ...men: Speiseröhrenkrampf, krampfartiges Zusammenziehen der Muskulatur des Ösophagus

Öso|phago|stoma [↑Ösophagus u. gr. *στόμα,* Gen.: *στόματος* = Mund] *s;* -[s], -ta: künstliche Speiseröhrenfistel. **Öso|phago|stomie** *w;* -, ...ien: operative Herstellung einer künstlichen Speiseröhrenfistel

Öso|phago|tomie [↑Ösophagus und ↑...tomie] *w;* -, ...ien: Speiseröhrenschnitt, operative Eröffnung der Speiseröhre

Öso|phago|tra|cheal|fistel [zu ↑Ösophagus, ↑Trachea u. ↑Fistel] *w;* -, -n: anomaler Verbindungsgang zwischen Speiseröhre u. Luftröhre (als angeborene Fehlbildung oder als krankhafte Veränderung der Speiseröhrenwand bei Ösophaguskarzinom)

Öso|phagus [zu gr. *οἴσειν* = tragen, bringen u. gr. *φάγημα* = das Essen, die Speise] *m;* -, ...gi, in der anat. Nomenklatur: **Oe|so|phagus,** *Pl.:* ...gi: Speiseröhre, etwa 24 cm langer Verbindungskanal zwischen Rachen und Magen (liegt dicht hinter der Luftröhre, unmittelbar vor der Wirbelsäule, besteht aus Schleimhaut, Unterschleimhaut und Muskulatur). **Ösophagus|mund:** erste physiologische Enge der Speiseröhre. **Ö|sophagus|varizen:** erweiterte Venen der Speiseröhre, Blutungen sind ein lebensbedrohlicher Notfall

Os|phresio|logie [gr. *ὄσφϱησις* = Geruch; Geruchssinn u. ↑...logie] *w;* -: Lehre vom Geruchssinn

ossal u. **ossär** [zu ↑[1]Os]: die Knochen betreffend

Ossermann-Klassifikation: Schweregradeinteilung der Myasthenia gravis

osse|us, ...ea, ...e|um: knöchern, aus Knochen bestehend; z. B. in der Fügung ↑Labyrinthus osseus (Anat.)

Ossiculum [aus lat. *ossiculum,* Gen.: *ossiculi* = Knöchlein] *s;* -s, ...la: Knöchelchen (Anat.). **Ossicula au|ditus** *Pl.:* die drei Gehörknöchelchen, Hammer, Amboss und Steigbügel, die der Übertragung des Schalls vom Trommelfell auf das Innenohr dienen

ossi|ficans [zu ↑[1]Os u. lat. *facere* (in Zus.: *-ficere*) = machen, tun]: zur Verknöcherung führend; z. B. in der Fügung ↑Myositis ossificans. **Ossi|fikation** *w;* -, -en: »Knochenbildung«, u. zwar: **a)** normale Knochenbildung, Entstehung von Knochengewebe im Laufe der Entwicklung des Organismus od. bei der Ausheilung von Knochenbrüchen; **b)** krankhafte Knochenbildung in Form einer Verknöcherung von Knorpelgewebe. **ossi|fizie|ren:** knöchern verheilen; verknöchern, Knorpelgewebe in Knochen umwandeln

Ossikul|ek|tomie [↑Ossiculum und ↑Ektomie] *w;* -, ...ien: operative Entfernung der Gehörknöchelchen

Ossikulo|plastik [↑Ossiculum und ↑Plastik]: mikrochirurgische Nachbildung des Ossikulums

Osso|veno|gra|fie [[1]Os u. ↑Venografie] *w;* -, ...ien: veralt. für: röntgenografische Darstellung der Venen nach Injektion eines Kontrastmittels in den Markraum eines Knochens; heute meist ↑CT. **Osso|veno|gramm** [↑Venogramm] *s;* -s, -e: veralt. für: bei der Ossovenografie gewonnenes Röntgenbild

oste..., Oste... vgl. osteo..., Osteo...

Oste|algie [↑osteo... u. ↑...algie] *w;* -, ...ien: Knochenschmerz

Ostei|tis vgl. Ostitis

os|te|o..., Os|te|o...

vor Vokalen auch: **oste..., Oste...**
⟨gr. *ὀστέον* »Knochen, Bein«⟩
Präfix mit der Bedeutung »Knochen«:
- Ostealgie
- Osteologie
- osteoplastisch
- Osteoporose

Osteo|akusis [zu ↑osteo... u. gr. ἀκούειν = hören] *w;* -: Leitung der Schallwellen in den Knochen des Kopfes zum Gehör

Osteo|anabolikum [zu ↑Osteo... u. ↑Anabolikum]: Medikament, das den Knochenaufbau günstig beeinflusst

Osteo|ar|thritis [zu ↑osteo... u. gr. ἄρθρον = Glied; Gelenk] *w;* -, ...itiden (in fachspr. Fügungen: ...itides): Knochen- u. Gelenkentzündung

Osteo|ar|thro|pa|thie [↑osteo..., ↑arthro... u. ↑...pathie] *w;* -, ...ien, in fachspr. Fügungen: **Osteo-ar|thro|pa|thia**[1], *Pl.:* ...iae: Erkrankung eines Gelenks u. der angrenzenden Knochen. **Osteo|ar-thro|pa|thia hyper|tro|phicans:** Auftreibung der peripheren Knochen und Gelenke, insbesondere der Finger, bei bestimmten Herz- und Lungenerkrankungen

Osteo|arthrosis [zu ↑Osteo... u. ↑Arthrosis]: ↑Arthrosis deformans

Osteo|blast [↑osteo... u. ↑...blast] *m;* -en, -en (meist *Pl.*): Bezeichnung für die aus Bindegewebszellen hervorgehenden »Knochenbildungszellen« (sie scheiden die Knochengrundsubstanz aus, wandeln sich später in Osteozyten um und werden in die Grundsubstanz eingeschlossen)

Osteo|blastom [zu ↑Osteoblast] *s;* -s, -e: gutartiger Knochentumor

Osteo|calcin [zu gr. ὀστέον »Knochen, Bein« u. zu lat. *calx*, Gen.: *calcis* = Kalkstein], engl. *bone γ-carboxylglutamic acid-containing protein:* im Knochen vorkommendes Protein, bindet Kalzium und Hydroxylapatit, Labormarker für die Knochenneubildung; Abk.: BGP

Osteo|chon|dritis [zu ↑osteo... u. gr. χόνδρος = Korn; Knorpel] *w;* -, ...itiden (in fachspr. Fügungen: ...itides): Knochen- u. Knorpelentzündung. **Osteo-chon|dritis deformans juvenilis** = Scheuermann-Krankheit. **Osteo|chon|dritis dis|secans:** Knochen- u. Knorpelentzündung mit Ablösung von Knochen- u. Knorpelteilchen des Gelenks

Osteo|chon|dro|lyse [zu ↑osteo..., ↑chondro... u. gr. λύειν = lösen, auflösen] *w;* -, -n: Absprengung von Knochenknorpelstückchen innerhalb eines Gelenks (z. B. als Folge einer Entzündung)

Osteo|chon|drom [zu ↑osteo... und gr. χόνδρος = Korn; Knorpel] *s;* -s, -e: Geschwulst aus Knochen- u. Knorpelgewebe

Osteo|chon|dro|pa|thie [↑osteo..., ↑chondro... u. ↑...pathie] *w;* -, ...ien, in fachspr. Fügungen: **Osteo-chon|dro|pa|thia**[1], *Pl.:* ...iae: allg. Bez. für jede Erkrankung, die sowohl Knochen als auch Knorpel erfasst. **Osteo|chon|dro|pa|thia de|formans coxae juvenilis:** Erkrankung des Hüftgelenks im Wachstumsalter mit Gelenkknorpelnekrose u. Verformung der Gelenkpfanne u. des Gelenkkopfes

Osteo|chon|dro|sarkom [↑osteo..., ↑chondro... u. ↑Sarkom] *s;* -s, -e: bösartige Geschwulst aus Knochen- u. Knorpelgewebe

Osteo|chon|drose [zu ↑osteo... u. gr. χόνδρος = Korn; Knorpel] *w;* -, -n: degenerativer, nicht entzündlicher Prozess des Knorpel-Knochen-Gewebes (z. B. im Bereich der Wirbelsäule)

Osteo|densitometrie [zu ↑Osteo... u. Densitometrie (↑Densometrie)]: Knochendichtemessung

Oste|odynie [↑osteo... u. ↑...odynie] *w;* -, ...ien: = Ostealgie

Osteo|dys|tro|phie [↑osteo... u. ↑Dystrophie] *w;* -, ...ien, in fachspr. Fügungen: **Osteo|dys|tro|phia**[1], *Pl.:* ...iae: Knochenerkrankung mit Störung der Knochenbildung u. des Knochenabbaus, die eine Knochendeformierung zur Folge hat. **Osteo|dys-tro|phia de|formans:** Paget-Krankheit, Knochenkrankheit mit Störung bei der Bildung u. beim Abbau von Knochen, die zu Fehlbildungen in Form von Verdickung, Verkürzung u. Verkrümmung besonders der Ober- u. Unterschenkelknochen führt. **Osteo|dys|tro|phia fi|brosa generalisata:** Knochenkrankheit infolge Störung des Mineralstoffwechsels, die durch Knochenentkalkung bei gleichzeitiger Neubildung von Knochen u. einer Wucherung der Epithelkörperchen charakterisiert ist

Osteo|ek|tomie [↑osteo... u. ↑Ektomie] *w;* -, ...ien: operative Ausmeißelung eines Knochenstücks

Osteo|fi|brom [zu ↑osteo... u. ↑Fibra] *s;* -s, -e: gutartige Geschwulst aus Knochen- und Bindegewebe. **Osteo|fi|brose** *w;* -, -n, in fachspr. Fügungen: **Osteo|fi|brosis**, *Pl.:* ...oses: bindegewebige Knochenveränderung infolge Zunahme der faserigen Zwischensubstanz vor allem im Knochenmark. **Osteo|fibrosis de|formans juvenilis:** im Kindes- u. Jugendalter auftretende angeborene Krankheit des Knochensystems mit Ersatz des Knochenmarks durch faserreiches Bindegewebe, Atrophie der Knochenrinde und Ausweitung der Markräume in der Diaphyse und in den ↑Epiphysen (1) der Röhrenknochen

osteo|gen [↑osteo... u. ↑...gen]: **1)** Knochen bildend (von Geweben). **2)** aus Knochen[gewebe] entstanden, vom Knochen ausgehend (z. B. von Krankheiten). **Osteo|genese,** in fachspr. Fügungen: **Osteo-genesis** [gr. γένεσις = Geburt, Ursprung, Entstehung] *w;* -: Knochenbildung durch Ausscheidung von Knochengrundsubstanz durch die Knochenbildungszellen. **Osteo|genesis im|per|fecta** [lat. *imperfectus* = unvollendet, unvollkommen]: erblich bedingte Störung der Kollagensynthese bei der Knochenbildung (Ursache für Knochenbrüche und Knochendeformierungen); Glasknochenkrankheit

osteo|id [↑osteo... u. ↑...id]: knochenähnlich, knochenartig (z. B. von neu gebildetem, noch nicht verkalktem Knochengewebe gesagt). **Osteo|id** *s;* -[e]s, -e: proteinreiche, von Osteoblasten gebildete Grundsubstanz des Knochens, ohne mineralische Einlagerungen

Osteoi|dose [zu ↑Osteo... u. ↑...ose]: histologisches Erscheinungsbild der ↑Osteomalazie

Osteo|id|osteom *s;* -s, -e: kreisrunde, strukturlose Knochenverdichtung von Osteoidgewebe

Osteo|klasie [zu ↑osteo... u. gr. *κλάσις* = Zerbrechen; Bruch] *w;* -, ...ien: **1)** Abbau der Knochensubstanz durch vermehrte Aktivität der ↑Osteoklasten (1). **2)** operatives Brechen verkrümmter Knochen, die gerade gerichtet werden sollen

Osteo|klast [zu ↑osteo... u. gr. *κλᾶν* = brechen, zerbrechen] *m;* -en, -en: **1)** meist *Pl.:* »Knochenfresszellen«, Riesenzellen mit vielen Kernen, die die Fähigkeit haben, Knochengrundsubstanz aufzulösen. **2)** chirurgisches Instrument zur Vornahme einer ↑Osteoklasie (2)

Osteo|kopie [zu ↑osteo... u. gr. *κόπος* = das Schlagen; die Ermüdung, die Mattigkeit] *w;* -, ...ien: heftiger Knochenschmerz, besonders am Schienbein (Vorkommen bei syphilitischen Knochenveränderungen); vgl. auch ↑Dolores osteocopi

Osteo|loge *m;* -n, -n, **Osteo|login** *w;* -, -nen [↑osteo... u. ↑...loge]: Fachanatom/-in der ↑Osteologie. **Osteo|logie** [↑...logie] *w;* -: Wissenschaft, Lehre vom Bau und den Krankheiten der Knochen und des Skeletts. **osteo|logisch:** die ↑Osteologie betreffend

Osteo|lyse [zu ↑osteo... u. gr. *λύειν* = lösen, auflösen] *w;* -, -n: Auflösung von Knochengewebe. **osteo|lytisch:** Knochen auflösend

Osteom [zu gr. *ὀστέον* = Knochen] *s;* -s, -e, in fachspr. Fügungen: **Osteo|ma,** *Pl.:* -ta: gutartiger Knochentumor. **Osteo|ma ebur|ne|um:** gutartige Geschwulst aus hartem Knochengewebe nach dem Typus des kompakten Knochens. **Osteo|ma medullosum:** gutartiger Knochentumor mit knochenmarkhaltigen Hohlräumen

Osteomalacia vgl. Osteomalazie. **osteomalacicus** vgl. osteomalazisch. **Osteo|malazie** [↑osteo... u. ↑Malazie] *w;* -, ...ien, in fachspr. Fügungen: **Osteo|malacia**[1], *Pl.:* ...iae: »Knochenerweichung«, Abnahme der Knochenhärte und -festigkeit infolge mangelhafter Mineralieneinlagerung in der Knochensubstanz aufgrund eines Vitamin-D-Mangels. **osteo|malazisch,** in fachspr. Fügungen: **osteo|malacicus, ...ca, ...cum:** die Osteomalazie betreffend, durch eine Osteomalazie bedingt; z. B. in der Fügung ↑Pelvis osteomalacica

Osteo|mye|litis [zu ↑osteo... u. gr. *μυελός* = Mark] *w;* -, ...itiden (in fachspr. Fügungen: ...itides): Knochenmarkentzündung

Osteo|myelo|fibrose [↑osteo..., ↑myelo... u. ↑Fibrose] *w;* -, -n: ↑Osteomyelosklerose

Osteo|mye|lo|sklerose [↑osteo..., ↑myelo... u. ↑Sklerose] *w;* -, -n: Knochenkrankheit, die durch Verdünnung der Knochenschale u. Verdichtung der Knochenstruktur und durch Knochenmarks- und Blutveränderungen gekennzeichnet ist

Osteon [zu gr. *ὀστέον* = Knochen] *s;* -s: Baustein des Knochengewebes, der die um einen ↑Havers-Kanal angeordneten Knochenblättchen umfasst

Osteo|ne|krose [↑osteo... u. ↑Nekrose] *w;* -, -n: Absterben von Knochengewebe (bes. durch entzündliche oder degenerative Gefäßveränderungen bedingt)

Osteo|pädion [↑osteo... u. gr. *παιδίον* = Knäblein] *s;* -s, ...ia u. ...ien [...iən]: = Lithokelyphopädion

Osteo|path *m;* -en, -en, **Osteo|pathin** *w;* -, -nen [↑osteo... u. ↑...path]: Person, die die Osteopathie (2) anwendet. **Osteo|pa|thie** *w;* -, ...ien: **1)** in fachspr. Fügungen: **Osteo|pa|thia**[1], *Pl.:* ...iae: allg. Bezeichnung für: Knochenleiden, Knochenkrankheit. **2)** diagnostischer und manualtherapeutischer Ansatz zur Behandlung von Gelenk- und Gewebeerkrankungen sowie von gestörten inneren Organen unter Stärkung der individuellen Selbstheilungskräfte; Verfahren der Alternativmedizin. **Osteo|pa|thia hae|mor|rhagica infantium** [↑Infans]: = Moeller-Barlow-Krankheit. **Osteo|pa|thia hyper|ostotica multi|plex:** erbliche Knochenkrankheit mit Sklerosierung des Mittelstücks der langen Röhrenknochen. **Osteo|pa|thia hyper|trophicans toxica:** symmetrische Verdickung der Röhrenknochen, die durch das Vorhandensein toxischer Stoffwechselprodukte verursacht wird. **Osteo|pa|thia mye|lo|genes:** primäre Erkrankung des Knochenmarks mit sekundären Veränderungen des Knochengewebes. **Osteo|pa|thia neu|roendo|crina familiaris:** familiär auftretende Knochenerkrankung, die durch Störungen im Zwischenhirn u. im extrapyramidalen System ausgelöst wird

Osteo|penie [↑osteo... u. gr. *πενία* = Armut] *w;* -, ...ien: Knochenschwund durch verminderten Knochenanbau und erhöhten Knochenabbau (im Alter). **osteo|penisch:** ↑Osteopenie betreffend, mit ihr einhergehend

Osteo|peri|ostitis [zu ↑osteo... und ↑Periost] *w;* -, ...itiden (in fachspr. Fügungen: ...itides): Knochenentzündung mit gleichzeitiger Entzündung der Knochenhaut

Osteo|pe|trose [zu ↑osteo... u. gr. *πέτρα* = Fels; Stein] *w;* -, -n, in fachspr. Fügungen: **Osteo|petrosis,** *Pl.:* ...oses: allgemeine ↑Osteosklerose mit hochgradiger Verdichtung des Knochengewebes sowie Verdickung des Knochens

Osteo|phage [↑osteo... u. ↑...phage] *m;* -n, -n: = Osteoklast (1)

Osteo|phyt [↑osteo... u. ↑...phyt] *m;* -en, -en: kleine Auflagerung von Knochengewebe auf Knochen im Gefolge von Entzündungen

Osteo|plastik [↑osteo... u. ↑Plastik] *w;* -, -en: operatives Einsetzen eines Knochens zur Schließung von Knochenlücken. **osteoplastisch:** Knochenlücken schließend, einen Knochendefekt behebend

Osteo|poi|kilie, Osteo|poiki|lose [zu ↑osteo... u. gr. *ποικίλος* = bunt, gesprenkelt] *w;* -, ...ien: Knochenkrankheit mit insel-, flecken- oder streifenförmigen Verdichtungen in der ↑Epiphyse (1) und ↑Metaphyse der langen Röhrenknochen

Osteo|porose [zu ↑osteo... u. gr. *πόρος* = Durchgang; Öffnung; Pore] *w;* -, -n: Abnahme der Knochendichte durch Abbau der festen Knochensubstanz und Verminderung der Knochenmikroarchitektur bei Zunahme der Markräume (z. B. im Alter oder bei ↑Osteomalazie). **osteo|porotisch:** die Osteoporose betreffend; mit Osteoporose einhergehend

Osteo|psa|thyrose [zu ↑osteo... u. gr. ψαθυρός = zerbrechlich], auch als Kurzbez.: **Psa|thyrose** *w; -, -n:* angeborene Knochenbrüchigkeit

Osteo|sarkom [↑osteo... u. ↑Sarkom] *s; -s, -e:* bösartiger Knochentumor

Osteo|sklerose [↑osteo... u. ↑Sklerose] *w; -, -n:* Verdichtung und Verhärtung der Knochensubstanz infolge vermehrten Knochenanbaus oder verminderten Knochenabbaus. **osteo|sklerotisch:** die Osteosklerose betreffend; mit Osteosklerose einhergehend

Osteo|syn|these [↑osteo... u. gr. σύνθεσις = das Zusammenlegen, die Zusammensetzung] *w; -, -n:* operative Vereinigung der Knochenbruchenden durch mechanische Hilfsmittel (z. B. Marknagel)

Osteo|taxis [↑osteo... u. gr. τάξις = Ordnung, Aufstellung] *w; -, ...xen:* ↑Reposition, Einrenkung von Knochenbrüchen

Osteo|tomie [↑osteo... u. ↑...tomie] *w; -, ...ien:* operative Durchtrennung eines Knochens od. Ausschneidung eines Knochenstücks

Osteo|zyt [↑osteo... u. ↑...zyt] *m; -en, -en* (meist *Pl.*): in den Knochenzellen liegende platt gedrückte, ovoide Zellen mit sehr vielen Ausläufern

Ostitis [zu gr. ὀστέον = Knochen] *w; -, ...itiden* (in fachspr. Fügungen: ...itides): allg. Bez. für: Knochenentzündung. **Ostitis de|formans** = Osteodystrophia deformans. **Ostitis fi|brosa generalisata** = Osteodystrophia fibrosa generalisata. **Ostitis multi|plex cysto|ides Jüngling:** meist gutartige Knochentuberkulose mit Zystenbildung in den Röhrenknochen (bei chronischer Sarkoidose). **Ostitis tuberculosa:** Knochenentzündung, die durch Tuberkelbakterien hervorgerufen wird; Knochentuberkulose. **Ostitis ty|phosa:** Knochenentzündung bei Unterleibstyphus (hervorgerufen durch Erreger, die auf dem Blutweg verschleppt wurden)

Ostium [aus lat. *ostium,* Gen.: *ostii* = Eingang] *s; -s, ...tia* (eindeutschend auch: ...ien [...iən]): Öffnung, Eingang, Mündung, Einmündungsstelle an einem Hohlorgan oder Körperhohlraum (Anat.). **Ostium aorticum:** neuere Bez. für ↑Ostium aortae. **Ostium ab|dominale tubae uterinae:** rundliche enge Öffnung des freien Tubenendes an der inneren Beckenwand. **Ostium aortae:** Öffnung der linken Herzkammer in die Aorta. **Ostium atrio|ventriculare dex|trum** (bzw. **sinist|rum**): Eingang zum Vorhof der rechten bzw. linken Herzkammer. **Ostium cardia|cum ven|triculi:** Einmündungsstelle der Speiseröhre im Magen. **Ostium ilio|caecale:** Darmöffnung zwischen Krummdarm und Blinddarm. **Ostium pharyn|ge|um tubae auditivae:** Einmündung der Ohrtrompete am oberen Teil der Seitenwand des Rachens. **Ostium primum:** Öffnung zwischen den beiden Herzvorhöfen des Embryos, die besteht, solange das sich bildende ↑Septum primum das Endokard noch nicht erreicht hat. **Ostium pyloricum:** Öffnung des Magenpförtners in den Zwölffingerdarm. **Ostium secundum:** Öffnung, die in der Embryonalzeit nachträglich im ↑Septum primum entsteht und später durch das ↑Septum secundum verschlossen wird. **Ostium trunci pulmonalis:** Öffnung der rechten Herzkammer in die Lungenarterie. **Ostium tympanicum tubae auditivae:** Paukenhöhlenmündung der Ohrtrompete. **Ostium ureteris** [↑Ureter]: Mündungsstelle der Harnleiter in der Harnblase. **Ostium ure|thrae ex|ternum:** »äußere Harnröhrenmündung«, Mündungsstelle der Harnröhre nach außen an der Spitze der Eichel des Penis beim Mann bzw. oberhalb des Scheideneingangs bei der Frau. **Ostium ure|thrae internum:** »innere Harnröhrenmündung«, Öffnung der Harnröhre in die Blase. **Ostium uteri ex|ternum:** »äußerer Muttermund«, die äußere Öffnung des Gebärmutterhalskanals zur Scheide hin. **Ostium uteri internum:** »innerer Muttermund«, innere Öffnung des Gebärmutterhalskanals in die Gebärmutterhöhle. **Ostium uterinum tubae:** Stelle, an der der Eileiter in die Gebärmutterhöhle mündet. **Ostium vaginae:** Scheideneingang

Östra|diol vgl. Estradiol

Östriol vgl. Estriol

Östro|gene [↑Östrus u. ↑...gen] *s; -s, -e:* weibliche Sexualhormone; wichtigste Vetreter sind Estradiol, Estriol und Estron

Östron vgl. Estron

Östrus [von gr. οἶστρος = Pferdebremse; Stachel; Leidenschaft] *m; -:* »Brunst«, Zustand gesteigerter geschlechtlicher Erregung mit erhöhter Paarungsbereitschaft (insbesondere bei Tieren; Biol.)

Oszedo vgl. Oscedo

Oszillation Fluktuieren, Schwanken der Herzschlagfrequenz des Kindes (während der Geburt gemessen)

Os|zillo|graf [zu lat. *oscillare* = sich schaukeln u. ↑...graf] *m; -en, -en:* Gerät zur Vornahme einer Oszillografie. **Os|zillo|gra|fie** [↑...grafie] *w; -, ...ien:* grafische Darstellung der Pulsschwingungen, die in den peripheren Gefäßen (an Armen u. Beinen) beim Durchtritt der Pulswelle entstehen. **os|zillo|gra|fisch:** mithilfe der Oszillografie erfolgend. **Os|zillo|gramm** [↑...gramm] *s; -s, -e:* grafisches Bild der bei der Oszillografie aufgezeichneten Pulskurve

Os|zillo|meter [zu lat. *oscillare* = sich schaukeln u. ↑...meter] *s; -s, -:* Gerät für die Durchführung der Oszillometrie. **Os|zillo|me|trie** [↑...metrie] *w; -, ...ien:* Bestimmung des Blutdrucks durch Messung der Schwingungen des arteriellen Blutflusses. **os|zillo|me|trisch:** mithilfe der Oszillometrie erfolgend

Os|zill|op|sie [zu lat. *oscillare* = sich schaukeln u. gr. ὄψις = das Sehen; der Anblick] *w; -, ...ien:* scheinbares Zittern und Schwanken eines fixierten Gegenstandes (eine erworbene Augenbewegungsstörung oder Wahrnehmungsveränderung)

Os|zillo|skop [zu lat. *oscillare* = sich schaukeln u. ↑...skop] *s;* -s, -e: Apparat, auf dem Messwerte (z. B. EKG) direkt betrachtet werden können

ot..., Ot... vgl. oto..., Oto...

Ot|agra [auch: ...a:gra; ↑oto... u. gr. ἄγρα = das Fangen; (in Zus. auch:) Zange; Gicht] *s;* -s u. **Ot-algie** [↑...algie] *w;* -, ...ien: Ohrenschmerz

Ot|algikum [zu ↑oto... und gr. ἄλγος = Schmerz] *s;* -s, ...ka: Mittel zur Behandlung von Ohrenschmerzen

Ota-Ring [nach dem jap. Gynäkologen T. A. Ota, 20. Jh.]: mit Verstrebungen versehener Silberring (Pessar), der zur Schwangerschaftsverhütung in die Gebärmutterhöhle eingelegt wird

OTC-Präparat [OTC ist Abk. für engl. *o*ver *t*he *c*ounter = über den Ladentisch] *s;* -[e]s, -e: frei verkäufl. (rezeptfreies) Arzneimittel

Ot|hämatom [↑oto... u. ↑Hämatom] *s;* -s, -e: traumatisch bedingter Bluterguss zwischen Knorpelhaut und Knorpel der Ohrmuschel (speziell bei Ringern)

Ot|iater *m;* -s, -, **Ot|iaterin** *w;* -, -nen [↑oto... u. ↑...iater]: = Otologe, Otologin. **Ot|ia|trie** [↑...iatrie] *w;* -: = Otologie. **ot|ia|trisch** = otologisch

oticus, ...ca, ...cum [von gleichbed. gr. ὠτικός]: zum Ohr gehörend

Otitis [zu gr. οὖς, Gen.: ὠτός = Ohr] *w;* -, ...itiden (in fachspr. Fügungen: ...itides): »Ohrentzündung«, mit Schmerzen, Fieber, Schwindelerscheinungen und Verminderung des Hörvermögens verbundene Entzündung des Gehörgangs. **Otitis ex|terna:** Entzündung des äußeren Gehörgangs. **Otitis media:** »Mittelohrentzündung«, durch verschiedene Krankheitserreger verursachte Entzündung der Schleimhaut des Mittelohrs

oto..., Oto...
vor Vokalen u. vor h: **ot..., Ot...** ⟨aus gr. οὖς, Gen.: ὠτός »Ohr«⟩ Bestimmungswort von Zus. mit der Bed. »Ohr«: – Otosklerose – Otalgie – Othämatom

oto|basal [zu ↑oto... u. ↑Basis (in der Fügung ↑Basis cranii)]: vom Ohr zur Schädelbasis verlaufend

Oto|basis [zu ↑Oto... u. ↑Basis]: vgl. Basis cranii

Oto|blennor|rhö, auch: **Oto|blennor|rhöe** [...rø:; ↑oto... u. ↑Blennorrhö] *w;* -, ...rrhöen: eitriger Ausfluss aus dem Ohr

Ot|odynie [↑oto... u. ↑...odynie] *w;* -, ...ien: = Otagra

oto|gen [↑oto... u. ↑...gen]: vom Ohr ausgehend (von Krankheiten); von einer Ohrenkrankheit ausgehend (z. B. von Schwindelanfällen gesagt)

Oto|klise [zu ↑oto... u. gr. κλίνειν = biegen, beugen] *w;* -, -n: = Otopexie

Oto|konie [...koˈnɪə; ↑oto... u. gr. κονία = Staub; Sand] *w;* -, -n (meist *Pl.*): = Statokonie

Oto|lith [↑oto... und ↑...lith] *m;* -s oder -en, -e[n] (meist *Pl.*): = Statokonie

Oto|loge *m;* -n, -n, **Oto|login** *w;* -, -nen [↑oto... u. ↑...loge]: Spezialist/-in (Arzt, Ärztin) für Ohrenkrankheiten. **Oto|logie** [↑...logie] *w;* -: Lehre von den Krankheiten des Ohres und deren Behandlung. **Oto|logikum** *s;* -s, ...ka: Arzneimittel zur Behandlung von Ohrenleiden. **oto|logisch:** die Otologie betreffend

Oto|mastoiditis [zu ↑Oto... u. ↑Mastoiditis]: Entzündung von Mittelohr und Warzenfortsatz des Schläfenbeins

Oto|myia|se [↑oto... u. ↑Myiase] *w;* -, -n: Ohrmadenkrankheit, Mittelohreiterung, die durch Fliegenlarven hervorgerufen wird, die sich in Wunden des Gehörgangs ansiedeln

Oto|mykose [↑oto... u. ↑Mykose] *w;* -, -n: Pilzerkrankung des äußeren Gehörgangs mit Ausbildung eines Pilzrasens

Oto|pexie [zu ↑oto... u. gr. πῆξις = Befestigen, Verbinden] *w;* -, ...ien: operative Korrektur abstehender Ohrmuscheln

Oto|plastik [zu ↑Oto... u. ↑Plastik]: vgl. Ohrpassstück

Oto|rhino|laryn|go|loge *m;* -n, -n, **Oto|rhino|laryn-go|login** *w;* -, -nen [↑oto..., ↑rhino..., ↑Larynx u. ↑...loge]: Facharzt/-ärztin für Hals-Nasen-Ohren-Heilkunde. **Oto|rhino|laryn|go|logie** [↑...logie] *w;* -: Hals-Nasen-Ohren-Heilkunde (als medizin. Spezialgebiet)

Otor|rhagie [zu ↑oto... u. gr. ῥηγνύναι = reißen, sprengen] *w;* -, ...ien: Ohrblutung, Blutung aus dem Gehörgang (z. B. bei Verletzungen od. bei Mittelohrentzündung)

Otor|rhö, auch: **Otor|rhöe** [...rø:; zu ↑oto... u. gr. ῥεῖν = fließen] *w;* -, ...rrhöen: »Ohrenfluss«, Absonderung eines eitrigen Sekrets aus dem Ohr

Oto|sklerose [↑oto... u. ↑Sklerose] *w;* -, -n: zu fortschreitender Schwerhörigkeit führende Erkrankung (Verknöcherung) des Mittelohrs. **oto-sklerotisch:** die Otosklerose betreffend, zum Erscheinungsbild der Otosklerose gehörend

Oto|skop [↑oto... u. ↑...skop] *s;* -s, -e: Ohrenspiegel, mit einer Lichtquelle versehenes, trichterförmiges optisches Instrument zur direkten Inspektion des Gehörgangs und des Trommelfells. **Oto|skopie** [↑...skopie] *w;* -, ...ien: Ohrenspiegelung mithilfe des Otoskops

Oto|strobo|skop [↑oto..., gr. στρόβος = Wirbel u. ↑...skop] *s;* -s, -e: mit einer Lichtquelle gekoppeltes optisches Instrument, das die unmittelbare Erkennung der Schwingungen des Trommelfells ermöglicht

oto|toxisch [↑oto... und ↑toxisch]: das Ohr schädigend (von Substanzen). **Oto|toxizität** *w;* -: die ohrschädigende Eigenschaft von Substanzen

Ot|serom [zu ↑Oto... u. ↑Serom]: Ansammlung seröser Flüssigkeit im Bereich der Ohrmuschel infolge stumpfer Gewalteinwirkung

Ott-Zeichen [nach dem dt. Rheumatologen Victor

Rudolf Ott, 1914–1986]: Zeichen für die Beweglichkeit der Brustwirbelsäule

Ouchterlony-Test [oktər'lo:ny...; nach dem schwed. Mikrobiologen Örjan Ouchterlony, 1914–2004]: Methode zum Nachweis von Bakterienexotoxinen mittels Präzipitation im Kulturverfahren

out..., Out...

[aʊt]
⟨engl. out »weg, aus ... hinaus, heraus, draußen«⟩
Präfix mit der Bedeutung »aus, (nach) außen«:
- Outcome
- Outlet
- Output

Out|come ['aʊtkʌm; engl. *outcome* = Ergebnis, Resultat, Folge] *s;* -s: Begriff aus der Gesundheitsökonomie: die Bestimmung eines Gesundheitszustandes von Patienten als Ergebnis einer medizinischen Intervention; relevante Faktoren sind Mortalität und Morbidität/Multimorbidität und Lebensqualität

Out|door-Allergen ['aʊtdɔ:; engl. *outdoor* = draußen u. ↑Allergen]: Stoffe, auf die man vorwiegend im Freien trifft und die eine ↑Allergie hervorrufen (z. B. Blütenpollen)

Outlet 'aʊtlət; engl. *outlet* = Auslass, Durchlass, Ventil] *s;* -s, -s: Ursprung, Auslass von Blutgefäßen

Out|put ['aʊtpʊt; engl. *output* = Arbeitsleistung, Ertrag, Fördermenge] *m;* -s: **1)** Herzminutenvolumen. **2)** Auswurf (eines Volumens). **3)** Reizintensität bei Herzschrittmachern

ov..., Ov... vgl. ovo..., Ovo...

oval, in fachspr. Fügungen: **ovalis, ...le** [aus spätlat. *ovalis* = eiförmig (zu lat. *ovum* = Ei)]: eiförmig, länglich rund; z. B. in den Fügungen ↑Foramen ovale, ↑Fossa ovalis

Ovalär|schnitt [zu ↑oval]: ovale Schnittführung bei chirurgischen Eingriffen an der Haut, z. B. bei Hauttransplantationen

ovales Fenster vgl. Fenestra vestibuli

Ovalo|zyt [↑oval und ↑...zyt] *m;* -en, -en (meist *Pl.*): ovale rote Blutkörperchen (Vorkommen bei hämolytischen Anämien)

Ovar *s;* -s, -e u. ...rien [...iən]: eindeutschende Kurzform für ↑Ovarium

ovarial u. **ovariell,** in fachspr. Fügungen: **ovarialis, ...le** u. **ovaricus, ...ca, ...cum** [↑zu Ovarium]: zum Eierstock gehörend; z. B. in der Fügung ↑Ramus ovaricus

Ovarial|gravidität = Graviditas ovarica

Ovarial|hormon [↑ovarial u. ↑Hormon] *s;* -s, -e: im Eierstock gebildetes Geschlechtshormon

ovaricus vgl. ovarial

Ovar[i]|ek|tomie [↑Ovarium u. ↑Ektomie] *w;* -, ...ien: operative Entfernung eines Eierstocks

ovariell vgl. ovarial

Ovario|pexie [zu ↑Ovarium u. gr. *πῆξις* = das Befestigen, das Festmachen] *w;* -, ...ien: operative Befestigung des Eierstocks am Bauchfell des Beckenraumes (z. B. bei extremer, Beschwerden verursachender Beweglichkeit des Eierstocks)

Ovario|tomie [↑Ovarium u. ↑...tomie] *w;* -, ...ien: »Eierstocksschnitt«, operativer Einschnitt am Eierstock

Ovario|zele [↑Ovarium u. ↑...zele] *w;* -, -n: bei Frauen vorkommende Senkung u. Ausstülpung des Eierstocks in den Bruchsack eines Leistenbruchs

ovari|priv, in fachspr. Fügungen: **ovari|privus, ...va, ...vum** [zu ↑Ovarium und lat. *privare* = berauben]: durch das Fehlen od. den Verlust der Eierstöcke verursacht; z. B. in der Fügung ↑Arthropathia ovaripriva

Ovarium [zu lat. *ovum* = Ei] *s;* -s, ...ria (eindeutschend: ...rien [...iən]): »Eierstock«, paarig angelegtes weibliches Geschlechtsorgan, Bildungsstätte der weiblichen Keimzellen und der weiblichen Geschlechtshormone

Over|drive-Stimulation ['əʊvədraɪv ...; engl. *overdrive* = Schnellgang, Schongang u. ↑Stimulation]: elektrische Vorhofstimulation z. B. bei Vorhofflattern

Over|lap-Syndrom ['əʊvəlæp ...; engl. *overlap* = übergreifen, überschneiden u. ↑Syndrom]: Krankheitsbild mit Symptomen, die nicht eindeutig einer Krankheit zugeordnet werden können

Over|pacing ['əʊvəpeɪsɪŋ; Kunstwort aus engl. *over* = über u. *pace* = Gangart, Tempo] *s;* -s: Elektrostimulation, Akut-Therapie bei Kammertachykardie

ovi..., Ovi... vgl. ovo..., Ovo...

Ovi|dukt [zu ↑ovo... u. lat. *ducere, ductum* = ziehen; führen, leiten] *m;* -[e]s, -e: veralt. für: ↑Tuba uterina

ovi|ger, ovi|gera, ovi|gerum [zu lat. *ovum* = Ei u. lat. *gerere* = tragen]: = oophorus

ovo..., Ovo...

auch: **ovi..., Ovi...,** vor Vokalen: **ov..., Ov...**
⟨aus lat. *ovum* »Ei«⟩
Bestimmungswort von Zusammensetzungen mit der Bedeutung »Ei«:
- Ovotestis
- Ovidukt

Ovo|gonium [zu ↑ovo... u. gr. *γονή* = Erzeugung; Geburt] *s;* -s, ...nien [...iən]: = Oogonium

ovo|id [↑ovo... u. ↑...id]: von eiähnlicher Gestalt (z. B. von Zellen)

Ovo|lakto|vegetarier *m;* -s, -, **Ovo|lakto-vegetarierin** *w;* -, -nen [zu ↑ovo..., ↑Lac u. ↑Vegetarier]: Person, die sich von pflanzlichen Lebensmitteln, Eiern und Milchprodukten ernährt, Fleisch, Fleischprodukte und Fisch aber ablehnt

Ovo|testis [↑ovo... u. ↑Testis] *m;* -, ...stes: durch sexuelle Differenzierungsstörung entstandene Anlage einer Gonade mit unreifen männlichen und weiblichen Geschlechtszellen

Ovo-Vegetarismus: Ernährung mit Eier- und Pflanzenprodukten bei Ablehnung von Fleisch, Fisch, Fleisch- und Milchprodukten

Ovo|zyt [↑ovo... u. ↑...zyt] *m;* -en, -en: = Oozyt

Ovula Nabothi [nach dem dt. Anatomen Martin Naboth, 1675–1721]: Retentionszysten an der Portio-Oberfläche

ovulär [zu ↑Ovulum]: die Eizelle betreffend (Biol., Med.)

Ovulation [zu ↑Ovulum] *w;* -, -en: Eisprung, Follikelsprung, Freiwerden der reifen Eizelle aus den Graaf-Follikeln

Ovulations|hemmer *m;* -s, -: Arzneimittel (auf hormonaler Basis) zur Unterdrückung der Reifung eines befruchtungsfähigen Eies bei der Frau (zurzeit sicherste Methode der medikamentösen, steuerbaren Empfängnisverhütung), ↑Kontrazeptiva

ovulatorisch, in fachspr. Fügungen: **ovulatori|us, ...ria, ...ri|um** [zu ↑Ovulation]: mit der Ovulation zusammenhängend, mit einer Ovulation verbunden; Gegensatz: ↑anovulatorisch

Ovulum [Verkleinerungsbildung zu lat. *ovum* = Ei] *s;* -s, ...la: **1)** = Ovum. **2)** seltene Bez. für ↑Suppositorium

Ovum [aus lat. *ovum,* Gen.: *ovi* = Ei] *s;* -s, Ova: »Ei«, allgemeine Bezeichnung für die befruchtungsfähige weibliche ↑Eizelle (Biol.)

Oxal|ämie [Kurzbildung aus ↑Oxalsäure u. ↑...ämie] *w;* -, ...ien: vermehrter Oxalsäuregehalt des Blutes

Oxalat [zu ↑Oxalsäure] *s;* -[e]s, -e: Salz der Oxalsäure

Oxalat|stein: Nierenstein aus oxalsaurem Kalk (häufigster Nierenstein)

Oxalose [zu ↑Oxalsäure] *w;* -, -n: Ablagerung von Oxalatkristallen im Gewebe

Oxal|säure [zu gr. *ὀξαλίς* = Sauerampfer]: Kleesäure, giftige, organische Säure, die u. a. im Harn vorkommt (Chem.)

Oxal|urie [Kurzbildung aus ↑Oxalsäure u. ↑...urie] *w;* -, ...ien: vermehrte Ausscheidung von ↑Oxalsäure im Harn als Folge eines Enzymdefekts (primäre Oxalurie) oder einer anderen Erkrankung (sekundäre Oxalurie)

Oxford-Einheit [nach der gleichnamigen engl. Stadt]: frühere internationale biologische Maßeinheit für wirksame Penicillinmengen (eine Oxford-Einheit ist diejenige Menge Penicillin, die das Wachstum von Staphylokokken in 50 ml Bouillonnährlösung gerade noch zu hemmen vermag); Abk.: OE oder O. E.

Oxid, nicht fachspr. auch: **Oxyd** [aus gleichbed. frz. *oxyde* bzw. *oxide* (zu gr. *ὀξύς* = scharf; sauer)] *s;* -[e]s, -e: jede Verbindung eines chemischen Elementes mit Sauerstoff (Chem.)

Oxidase, nicht fachspr. auch: **Oxydase** [Kurzw. aus ↑Oxidation u. ↑...ase] *w;* -, -n: Enzym, das in der tierischen u. pflanzlichen Zelle als Katalysator an Oxidationsvorgängen beteiligt ist u. die biologische Oxidation im Organismus ermöglicht

Oxidation, nicht fachspr. auch: **Oxydation** [aus gleichbed. frz. *oxydation* (zu ↑Oxid)] *w;* -, -en: chem. Vorgang, bei dem Elektronen von einem Stoff auf einen anderen übertragen und von diesem abgegeben werden (stets im Zusammenhang mit einer gleichzeitig stattfindenden ↑Reduktion); im engeren Sinne: Aufnahme von Sauerstoff in eine chem. Verbindung bzw. Abgabe von Wasserstoff aus einer chem. Verbindung. **oxidie|ren,** nicht fachspr. auch **oxydie|ren:** Elektronen abgeben, Wasserstoff abgeben, sich mit Sauerstoff verbinden, verbrennen (von [chem.] Stoffen gesagt)

oxy..., Oxy...

⟨aus gr. *ὀξύς* »scharf; spitz«⟩
Wortbildungselement mit den Bedeutungen:
1. »scharf, spitz, herb, sauer«:
– oxyphil
2. »Sauerstoff enthaltend, Sauerstoff brauchend«:
– Oxyhämoglobin

Oxyd vgl. Oxid. **Oxydase** vgl. Oxidase. **Oxydation** vgl. Oxidation. **oxydieren** vgl. oxidieren

Oxygen, Oxygenium vgl. Sauerstoff

Oxy|genation, Oxy|genierung [zu Oxygenium (↑Sauerstoff)] *w;* -, -en: Sättigung des Gewebes mit Sauerstoff

Oxy|hämo|globin [↑oxy... u. ↑Hämoglobin] *s;* -s, -e: oxidiertes Hämoglobin (trägt am zentralen Eisenatom in loser Bindung ein Sauerstoffmolekül, das in sauerstoffarmem Gewebe gegen ein Kohlendioxidmolekül ausgetauscht wird, wodurch die Zellatmung ermöglicht wird)

Oxy|meter [Kurzbildung aus Oxygenium u. ↑...meter] *s;* -s, -: Gerät zur Bestimmung des Sauerstoffgehaltes im Blut. **Oxy|me|trie** [↑...metrie] *w;* -, ...ien: Messung des Blutsauerstoffgehaltes mithilfe eines ↑Oxymeters

oxy|phil [↑oxy... u. gr. *φίλος* = lieb; Freund]: = acidophil

Oxy|tozin, seltener **Ocy|tocin,** fachspr. meist: **Oxytocin** [zu ↑oxy... u. gr. *τόκος* = das Gebären] *s;* -s: Hormon, das im Hypophysenhinterlappen gebildet wird u. die Uterusmuskulatur bei einer Geburt zu Kontraktionen anregt. **Oxytozin-Belastungstest:** heute nicht mehr durchgeführter Test in der Spätschwangerschaft, um die Funktion der Plazenta zu überprüfen; Abk.: OBT

Oxy|ure [zu ↑oxy... u. gr. *οὐρά* = Schwanz] *w;* -, -n, in der zool. Nomenklatur: **Oxy|uris,** *Pl.:* ...rides: = Enterobius. **Oxy|uris vermicularis** = Enterobius vermicularis. **Oxy|uria|sis** *w;* -, ...ia|ses (eindeutschend auch: ...ria|sen): Wurmkrankheit, die durch Befall mit Enterobien hervorgerufen wird. **oxyuricus, ...ca, ...cum:** Madenwürmer der Gattung Enterobius betreffend, durch sie verursacht; z. B. ↑Appendicopathia oxyurica

Oxy|uridae: Nematodenart mit Darminfestationen, Madenwürmer

oxy|ze|phal [zu ↑oxy... u. gr. κεφαλή = Kopf]: = akrozephal. **Oxy|ze|phale** *m* u. *w;* -n, -n: = Akrozephale. **Oxy|ze|phalie** *w;* -, ...ien, in fachspr. Fügungen: **Oxy|ce|phalia**[1], *Pl.:* ...iae: = Akrozephalie. **Oxy|ze|phalus** *m;* -, ...li: = Akrozephalus

Ozäna [von gr. ὄξαινα = übel riechender Nasenpolyp] *w;* -, ...nen, fachspr. latinisiert: **Ozae|na**, *Pl.:* ...nae: »Stinknase«, mit Absonderung eines übel riechenden Sekrets einhergehende chronische Erkrankung der Nasenschleimhaut

Ozon [zu gr. ὄζειν = riechen, duften] *s* (ugs. auch: *m*); -s: besondere Form des Sauerstoffs (O_3), starkes Oxidations-, Desinfektions- u. Bleichmittel, führt bei zu hoher Konzentration in der Atemluft zu Reizungen der Atemwege (Chem.)

Ozon|therapie: therapeutische Anwendung eines Ozon-Sauerstoff-Gemischs (u. a. bei Durchblutungsstörungen)

P

p = Pico...

P: chem. Zeichen für ↑Phosphor

P_1, P_2 usw.: Abk. für ↑Parentalgeneration

p53: Tumorsuppressorgen, dessen Genprodukt die Vermehrung von Zellen bei DNS-Schäden stoppt und deren Apoptose einleitet

Pa: 1) chem. Zeichen für ↑Protactinium. **2)** = Pascal

p.–a. = posterior–anterior

Paar|therapie: psychotherapeutische Maßnahme, bei der Partner od. Eltern gemeinsam therapiert werden

Pac|chio|ni-Granulatio|nen [pak'jo:...; nach dem ital. Anatomen Antonio Pacchioni, 1665–1726] *Pl.:* = Granulationes arachnoidales. **Pac|chio|ni-Grübchen** *Pl.:* = Foveolae granulares

Pace|maker ['peɪsmeɪkər; aus engl. *pace-maker* = Schrittmacher] *m;* -s, -: **1)** eine der Schrittmacherzellen der glatten Muskulatur, die Aktionsströme zu erzeugen und weiterzuleiten vermögen (sie kommen gehäuft in den Erregungszentren der Herzmuskulatur, vgl. Nodus sinuatrialis, vereinzelt in der Gebärmuttermuskulatur vor). **2)** = Schrittmacher

Pacho|metrie [↑pachy... u. ↑...metrie] *w;* -: Vermessung der Hornhautdicke mit einem Pachometer

pa|chy..., Pa|chy...

⟨aus gr. παχύς »dick«⟩
Wortbildungselement mit der Bedeutung »dick, verdickt«:
- Pachycheilie
- Pachydermie

Pa|chy|akrie [zu ↑pachy u. ↑Akren] *w;* -, ...ien: **1)** krankhafte Verdickung der Finger oder Zehen. **2)** seltene Bez. für ↑Akromegalie

Pa|chy|chei|lie [↑pachy... u. gr. χεῖλος = Lippe] *w;* -, ...ien: = Makrocheilie

Pa|chy|daktylie [zu ↑pachy... u. gr. δάκτυλος = Finger; Zehe] *w;* -, ...ien: = Pachyakrie

Pa|chy|dermie [zu ↑pachy... u. ↑Derma] *w;* -, ...ien, in fachspr. Fügungen: **Pa|chy|dermia**[1], *Pl.:* ...iae: [angeborene] Verdickung der Haut, bes. der Unterhaut (infolge Hypertrophie des Bindegewebes)

Pa|chy|glossie [zu ↑pachy... u. ↑Glossa] *w;* -, ...ien: = Makroglossie

Pa|chy|menin|gitis [zu ↑Pachymeninx] *w;* -, ...itiden (in fachspr. Fügungen: ...itides): Entzündung der harten Hirn- und Rückenmarkshaut

Pa|chy|menin|gose [zu ↑Pachymeninx] *w;* -, -n, in fachspr. Fügungen: **Pa|chy|menin|gosis**, *Pl.:*

...oses: nicht entzündliche Erkrankung der harten Hirnhaut. **Pa|chy|menin|gosis hae|mor|rhagica interna:** Krankheitsbild, das z. B. im Gefolge von Alkoholismus oder Intoxikationen auftritt und durch flächenhafte, gefäßreiche Auflagerungen an der Innenseite der harten Hirnhaut gekennzeichnet ist, die leicht bluten

Pa|chy|meninx [↑pachy... u. ↑Meninx] *w;* -, ...menin|gen (latinisiert: ...menin|ges): = Dura mater encephali (bzw. spinalis)

Pachyonychia-congenita-Syndrom [zu ↑Pachyonychie]: autosomal-dominant vererbte Verhornungsstörung mit massiver Nagelverdickung, Palmoplantarkeratosen, follikulären Keratosen u. Leukokeratosen

Pa|chy|ony|chie [zu ↑pachy... u. gr. *ὄνυξ*, Gen.: *ὄνυχος* = Nagel] *w;* -, ...ien: Verdickung der Nagelplatten an Fingern und Zehen

Pa|chy|ze|phale [zu ↑pachy... u. gr. *κεφαλή* = Kopf] *m* u. *w;* -n, -n: Person, deren Schädel die Merkmale der Pachyzephalie aufweist. **Pa|chy|ze|phalie** *w;* -, ...ien: verkürzte Form des Schädels mit gleichzeitiger übermäßiger Verdickung der Schädelknochen (infolge vorzeitiger Verknöcherung der Schädelnähte). **Pa|chy|ze|phalus** *m;* -, ...li od. ...phalen: **1)** = Pachyzephale. **2)** Schädel, der die Merkmale der Pachyzephalie aufweist

Pacing-Elektroden [ˈpeɪsɪŋ; aus engl. *pace* = Schritt, Gangart, Geschwindigkeit] *meist Pl.*: Elektroden eines Herzschrittmachers, welche die Impulse an den Körper weitergeben

Pacini-Körperchen vgl. Vater-Pacini-Körperchen

Päckchenjahre vgl. Pack years

Packung *w;* -, -en: Umschlag mit kalten oder warmen, trockenen oder feuchten Tüchern oder mit einem breiförmigen Wärmeträger (z. B. Lehm)

Pack years [ˈpæk jɪəz] *Pl.*: Begriff aus der Raucheranamnese: Zigarettenpäckchen pro Tag mal Anzahl der Jahre, Päckchenjahre

päd..., Päd... vgl. pädo..., Pädo...

Päd|atro|phie [↑pädo... u. ↑Atrophie] *w;* -, ...ien: schwerster Grad der Ernährungsstörung beim Kleinkind mit Substanzverlust, Abwehrschwäche und Verringerung aller Lebensfunktionen

Päd|au|dio|loge *m;* -n, -n, **Päd|au|dio|login** *w;* -, -nen [zu ↑pädo..., lat. *audire* = hören u. ↑...loge]: Spezialist/-in auf dem Gebiet der Pädaudiologie. **Päd|au|dio|logie** [↑...logie] *w;* -: **1)** Wissenschaft vom Hören und von den Hörstörungen im Kindesalter. **2)** Hörerziehung des Kindes. **päd|au|dio|logisch:** die Pädaudiologie betreffend, auf ihr beruhend

Päd|erast [aus gr. *παιδεραστής* = Knabenliebhaber] *m;* -en, -en: abwertende, heute veralt. Bez. für pädophiler Homosexueller. **Päd|erastie** *w;* -: veralt. für: homosexuelle Pädophilie

Päd|iater *m;* -s, -, **Päd|iaterin** *w;* -, -nen [↑pädo... u. ↑...iater]: »Kinderarzt/-ärztin«, Facharzt/-ärztin für Krankheiten des Säuglings- und Kindesalters. **Päd|ia|trie** *w;* -: »Kinderheilkunde«, Teilgebiet der Medizin, das sich mit den Krankheiten des Säuglings- und Kindesalters beschäftigt. **päd|ia|trisch:** die Pädiatrie betreffend

pä|do..., Pä|do...

vor Vokalen meist: **päd..., Päd...**
⟨zu gr. *παῖς*, Gen.: *παιδός* »Kind, Knabe«⟩
Wortbildungselement mit der Bedeutung »das Kind bzw. das Kindesalter betreffend«:
- Pädatrophie
- Päderast
- Pädiater/Pädiaterin
- Pädologie
- pädophil

Päd|odontie [zu ↑pädo... u. gr. *ὀδούς*, Gen.: *ὀδόντος* = Zahn] *w;* -: Kinderzahnheilkunde

Pädo|logie [↑pädo... u. ↑...logie] *w;* -: Wissenschaft vom gesunden Kind unter besonderer Berücksichtigung von Wachstum und Entwicklung

Pädo|pa|tho|logie [↑pädo... u. ↑Pathologie] *w;* -: Lehre von den im Kindesalter auftretenden Krankheiten

pädo|phil: auf Pädophilie beruhend

Pädo|philie [zu ↑pädo... u. gr. *φιλεῖν* = lieben] *w;* -: erotische bzw. sexuelle Zuneigung zu Kindern oder Jugendlichen beiderlei Geschlechts

Pad-Test [pæd ...]: Test bei der Therapie von Harninkontinenz: das Gewicht von Einlagen wird über den Tag hinweg gemessen, um den Therapieerfolg beurteilen zu können

PAF: Abk. für ↑plättchenaktivierender Faktor

Paget-Krankheit [ˈpɛdʒɪt...; nach dem engl. Chirurgen Sir James Paget, 1814–1899]: **1)** = Osteodystrophia deformans. **2)** karzinomatöses Ekzem der Brust und der Brustwarze bei Frauen

Paget-Krebs vgl. Paget-Krankheit (2)

Paget-Syndrom vgl. Osteodystrophia deformans.

Paget-von-Schroetter-Syndrom [nach dem österr. Internisten u. Laryngologen Leopold Ritter von Schroetter, 1837–1908]: spontane Thrombose im Bereich der Achselvene

PAH: Abk. für *Paraaminohippursäure*

PAI: Abk. für ↑*Plasminogenaktivatorinhibitoren*; ↑Proteolysefaktoren

Palaeo|cerebellum, eindeutschend auch: **Paläozerebellum** [gr. *παλαιός* = alt und ↑Cerebellum] *s;* -s, ...lla: Bezeichnung für die entwicklungsgeschichtlich älteren Teile des Kleinhirns (Anat.)

Paläo|kortex [gr. *παλαιός* = alt u. ↑Kortex] *m;* -[es], -e u. ...tizes, in der anat. Nomenklatur auch: **Palaeo|cortex** *m;* -, ...tices: stammesgeschichtlich ältester Hirnrindenabschnitt

Paläo|pa|tho|logie [zu gr. *παλαιός* = alt u. ↑Pathologie] *w;* -, -: Spezialgebiet der Pathologie, das durch Untersuchung von Relikten geschichtlicher und vorgeschichtlicher Menschen (Skelettfunde, konservierte Leichen, Fossilien) die gesundheitliche Situation früherer Populationen erforscht

palatinus, ...na, ...num in fachspr. Fügungen: **palatal** [zu ↑Palatum]: zum Gaumen gehörend; z. B. in den Fügungen ↑Arteria palatina major, ↑Velum palatinum

Palat|odynie [↑Palatum u. ↑...odynie] *w;* -, ...ien: (bei Trigeminusneuralgie auftretende) Schmerzen im Bereich des Gaumens

palato|eth|mo|idalis, ...le [zu ↑Palatum u. ↑ethmoidalis (in der Fügung ↑Os ethmoidale)]: zum Gaumen u. zum Siebbein gehörend; z. B. in der Fügung ↑Sutura ethmoidalis

palato|glossus, ...ssa, ...ssum [zu ↑Palatum u. ↑Glossa]: zu Gaumen und Zunge gehörend; z. B. ↑Arcus palatoglossus (Anat.)

Palato|grafie [↑Palatum u. ↑...grafie] *w;* -: Aufzeichnung der Gaumenbewegungen beim Schlucken oder Sprechen

palato|pharyn|ge|us, ...gea, ...ge|um [zu ↑Palatum u. ↑Pharynx]: zu Gaumen und Schlund gehörend; z. B. in der Fügung ↑Arcus palatopharyngeus (Anat.)

Palato|plastik [↑Palatum u. ↑Plastik] *w;* -, -en: plastische Operation von Gaumendefekten

Palato|schisis [...s-ç...; zu ↑Palatum u. gr. *σχίζειν* = spalten] *w;* -, ...isen: »Gaumenspalte«, angeborene Spaltung des harten Gaumens

Palatum [aus gleichbed. lat. *palatum*, Gen.: *palati*] *s;* -s, ...ta: Gaumen, obere Wölbung der Mundhöhle (Anat.). **Palatum durum:** »harter Gaumen«, der vordere, den knöchernen Gaumen auskleidende muskulöse Teil des Gaumens. **Palatum fissum:** mit ↑Palatoschisis behafteter Gaumen. **Palatum molle:** »weicher Gaumen«, Gaumensegel, Fortsetzung des harten Gaumens nach hinten in Form einer beweglichen, mit Schleimhaut ausgekleideten Platte, die Muskeln, Sehnenfasern u. Drüsen einschließt (stellt die Grenzwand zwischen Mund- u. Rachenhöhle dar). **Palatum osse|um:** »knöcherner Gaumen«, durch den Gaumenfortsatz des Oberkiefers und das Gaumenbein gebildetes knöchernes Dach der Mundhöhle

Pali|lalie [zu gr. *πάλιν* = wieder u. gr. *λαλεῖν* = viel reden, schwatzen] *w;* -, ...ien: krankhafte Wiederholung desselben Wortes oder Satzes (bei extrapyramidalen Erkrankungen)

Pali|mnese [gr. *πάλιν* = wieder, zurück u. gr. *μνῆσις* = das Erinnern] *w;* -, -n: Wiedererinnerung, Erinnerung an etwas, was dem Gedächtnis entfallen war (Psychol.)

palin|drom [aus gr. *παλίνδρομος* = zurücklaufend, zurückkehrend], in der Fügung: **palindromer Rheu|matismus:** rezidivierende schmerzhafte Schwellungen meist im Bereich eines einzelnen Gelenks von wechselnder Lokalisation (mit spontanem Nachlassen der Krankheitserscheinungen)

Pal-Krisen [nach dem österr. Internisten Jakob Pal, 1863–1936] *Pl.:* anfallweise auftretende spastische Gefäßkrisen (starke Blutdrucksteigerung; z. B. bei ↑Tabes dorsalis, ↑Arteriosklerose)

Palladium [nach dem Planetoiden Pallas] *s;* -s: chem. Element, Edelmetall; Zeichen: Pd

Pall|an|äs|thesie [zu gr. *πάλλειν* = schwingen u. ↑Anästhesie] *w;* -, ...ien: Fehlen der ↑Pallästhesie, mangelndes Empfindungsvermögen für Vibrationsreize

Pall|äs|thesie [zu gr. *πάλλειν* = schwingen u. gr. *αἴσθησις* = Sinneswahrnehmung] *w;* -, ...ien: »Vibrationsempfindung«, Vermögen, Vibrationen (z. B. einer an Knochen angesetzten Stimmgabel) mit dem Tastsinn wahrzunehmen (fehlt bei Tabes und Multipler Sklerose)

Pall|hyp|äs|thesie [zu gr. *πάλλειν* = schwingen u. ↑Hypästhesie] *w;* -, ...ien: herabgesetztes Vermögen, Vibrationsreize zu empfinden, leichterer Grad der ↑Pallanästhesie

Pallia|tion [zu lat. *palliare* = mit einem Mantel bedecken] *w;* -, -en: Linderung von Krankheitsbeschwerden (z. B. durch Medikamente)

pallia|tiv [...'ti:f]: die Beschwerden einer Krankheit lindernd, nicht die Ursachen bekämpfend (von Behandlungsweisen od. Medikamenten); schmerzlindernd. **Pallia|tiv|medizin** [...'ti:f...] *s;* -: Spezialgebiet der Medizin, das sich mit der palliativen Behandlung unheilbar kranker Patienten befasst. **Pallia|tiv|operation** [...'ti:f...]: operativer Eingriff (z. B. bei unheilbaren Krankheiten), der Linderung von einzelnen Beschwerden schafft, ohne das Grundleiden zu beseitigen. **Pallia|tivum** [...'ti:v...] *s;* -s, ...va: die Krankheitsbeschwerden linderndes, nicht die Krankheit selbst beseitigendes Arzneimittel (z. B. schmerzstillendes Mittel)

pallido|fugal [zu ↑Pallidum u. lat. *fugere* = fliehen]: vom Pallidum wegziehend (z. B. von Nervenbahnen gesagt)

Pallido|tomie [Kurzw. aus ↑Pallidum u. ↑Ektomie]: operative Eröffnung des ↑Globus pallidus

Pallidum *s;* -s: in der med. Umgangssprache übliche Bez. für ↑Globus pallidus

pallidus, ...da, ...dum [aus lat. *pallidus* = blass, bleich]: blass; mit Blässe der Haut einhergehend; z. B. in der Fügung ↑Asphyxia pallida

Pallium [aus lat. *pallium* = Oberkleid, Mantel] *s;* -s, Pallia: »Gehirnmantel« (= Cortex cerebri)

Pallor [aus gleichbed. lat. *pallor*] *m;* -s, ...ores: Blässe, bleiche Farbe (der Haut)

Palma [aus lat. *palma*, Gen.: *palmae* = flache Hand, Hohlhand] *w;* -, ...mae; in der Fügung: **Palma manus** [- 'manu:s]: Hohlhand, Handteller (Anat.)

palmar, in fachspr. Fügungen: **palmaris, ...re** [zu ↑Palma]: zur Hohlhand gehörend; z. B. in der Fügung ↑Aponeurosis palmaris

Palmar|erythem: Rötung der Handinnenseiten, Vorkommen bei Lebererkrankungen, rheumatoider Arthritis, Hyperthyreose, Schwangerschaft

Palmar|flexion: Beugung der Finger zur Handfläche hin bzw. der Hand nach unten

palmatus, ...ta, ...tum [zu lat. *palma* = Palme]: palmenförmig, fächerförmig angeordnet; z. B. in der Fügung ↑Plicae palmatae

pal|mie|ren [zu lat. *palma* = flache Hand, Hohlhand]: beide Augen mit den Handflächen bedecken

Palmitin|säure: gesättige Fettsäure (in Lebensmitteln)

Palmomental|reflex: pathologischer Reflex; durch kräftiges Bestreichen der Hohlhand wird eine homolaterale Kontraktion der Kinnmuskulatur ausgelöst; weist auf diffuse Hirnschädigung hin

palmo|plantar, in fachspr. Fügungen: **palmoplantaris, ...re** [zu ↑Palma (manus) u. ↑Planta (pedis)]: Handfläche und Fußsohle betreffend

Palmure [pal'my:rə; aus frz. *palmure* = Schwimmhaut] *w;* -, -n: flügelartig bis zur Penisspitze reichende Skrotalhaut, eine angeborene Fehlbildung

palpabel, in fachspr. Fügungen: **palpabilis, ...le** [zu lat. *palpare* = sanft klopfen, streicheln]: greifbar, tastbar (z.B. vom Puls); unter der Haut fühlbar (z.B. von Organen)

palpalis, ...le [zu nlat. *palpus* = Fühler (der Gliedertiere); weiter zu lat. *palpare* = sanft klopfen, streicheln]: mit Fühlern versehen, durch Fühler gekennzeichnet (von Insekten; z.B. in der Fügung ↑Glossina palpalis; Biol.)

Palpation [zu lat. *palpare* = sanft klopfen, streicheln] *w;* -, -en: Abtasten, Untersuchung von dicht unter der Körperoberfläche liegenden inneren Organen durch Betasten. **palpatorisch:** durch Abtasten, Befühlen [zu diagnostizieren], abtastend, befühlend

Palpe|bra [aus gleichbed. lat. *palpebra*, Gen.: *palpebrae*] *w;* -, ...brae (meist *Pl.*): Augenlid, vor dem Augenbulbus am unteren und oberen Rand der Augenhöhle ausgespannte, mit der ↑Konjunktiva ausgekleidete Hautfalte, die das Auge verschließen kann und es durch die ständige Benetzung mit dem Sekret der Tränendrüse vor Austrocknung bewahrt (Anat.). **Palpe|bra in|ferior:** unteres Augenlid. **Palpe|bra superior:** oberes Augenlid

palpe|bral, in fachspr. Fügungen: **palpe|bralis, ...le** [zu ↑Palpebra]: zum Augenlid gehörend; z.B. in der Fügung ↑Arteriae palpebrales mediales (Anat.)

palpe|bro|nasalis, ...le [zu ↑Palpebra u. ↑Nase]: zu Augenlid und Nase gehörend; z.B. in der Fügung Plica palpebronasalis (Anat.) (↑Mongolenfalte)

palpie|ren [aus lat. *palpare* = sanft klopfen, streicheln]: abtasten, befühlen (z.B. dicht unter der Körperoberfläche liegende innere Organe)

Palpitation [zu lat. *palpitare* = zucken; klopfen] *w;* -, -en: übliche Kurzbez. für: Palpitatio cordis. **Palpitatio cordis** [↑Cor] *w;* - -, ...io|nes -: »Herzklopfen«, subjektive Empfindung des (bei Erregung, im Schock) verstärkten und beschleunigten Pulses. **palpitie|ren:** [verstärkt und beschleunigt] schlagen, klopfen (vom Herzen oder vom Puls)

Paltauf-Sternberg-Riesenzellen [nach den österr. Pathologen Richard Paltauf, 1858–1924, u. Karl Sternberg, 1872–1935]: bei ↑Lymphogranulomatose auftretende Riesenzellen (Retikulozyten) mit gelappten Kernen

pampini|formis, ...me [zu lat. *pampinus* = Weinranke u. lat. *forma* = Form, Gestalt]: rankenförmig; z.B. in der Fügung ↑Plexus pampiniformis (Anat.)

pan..., Pan...

⟨gr. πᾶς, Neutrum: πᾶν »jeder, alles, ganz«⟩
Präfix mit der Bedeutung »ganz, gesamt, umfassend, völlig«:
- Panarthritis
- Panotitis
- Pandemie

Pan|ag|glutination [↑pan... u. ↑Agglutination] *w;* -, -en: Agglutinationserscheinungen bei Blutproben, die unabhängig von den zu untersuchenden Blutgruppen sind und auf Verunreinigungen (mit Bakterien) beruhen (führen zu Fehlergebnissen bei der Blutgruppenbestimmung)

Panaritium [aus lat. *panaricium* = eine Krankheit an den Nägeln] *s;* -s, ...ien [...iən] (in fachspr. Fügungen: ...ia): »Umlauf«, Nagelgeschwür, Sammelbez. für eitrige Entzündungen an den Fingern (meist als Folge von Wundinfektionen auftretend). **Panaritium articulare:** eitrige Entzündung eines Fingergelenks. **Panaritium cutane|um:** eitrige Hautentzündung im Bereich der Finger. **Panaritium ossale:** eitrige Entzündung an den Fingerknochen. **Panaritium par|un|gua|le:** eitrige Entzündung des Nagelbetts. **Panaritium sub|cutane|um:** eitrige Entzündung des Unterhautgewebes der Finger. **Panaritium sub|un|gua|le:** eitrige Entzündung der Haut unter dem Fingernagel. **Panaritium tendinosum:** eitrige Entzündung der Sehnenscheiden der Finger

Pan|arteri|itis [↑pan... u. ↑Arteriitis] *w;* -, ...iitiden (in fachspr. Fügungen: ...i|itides): Entzündung aller drei Wandschichten einer Arterie. **Pan|arteri|itis nodosa:** nekrotische Arterien-Entzündung

Pan|ar|thritis [↑pan... u. ↑Arthritis] *w;* -, ...itiden (in fachspr. Fügungen: ...itides): Gelenkentzündung, die alle Teile eines Gelenks einschließlich der umgebenden Gewebe erfasst

Pan|bronchiolitis: chronisch progredientes sinubronchiales Syndrom unklarer Ätiologie, bes. in asiatischen Ländern; betroffen sind meist Nichtraucher mit chronischer Sinusitis

Pan|coast-Syn|drom ['pæŋkoʊst...; nach dem amerik. Röntgenologen Henry Pancoast, 1875–1939]: bes. Form des Lungenkarzinoms mit Lungenspitzenverschattung, Knochendestruktion im Bereich der oberen Rippen oder einzelner Brustwirbel, Brachialgie und ↑Horner-Symptomenkomplex. **Pancoast-Tumor:** das umgebende Knochen- und Weichteilgewebe in Mitleidenschaft ziehender expansiver Krebs der Lunge oder der Bronchien im Bereich der Lungenspitze (sog. »Ausbrecherkrebs«)

Pancreas vgl. Pankreas

pan|crea|tico|duo|denalis, ...le [zu ↑Pankreas u. ↑Duodenum]: zu Bauchspeicheldrüse und Zwölffingerdarm gehörend; z. B. in der Fügung ↑Arteria pancreaticoduodenalis inferior (Anat.)

pan|crea|ticus, ...ca, ...cum [zu ↑Pankreas]: zur Bauchspeicheldrüse gehörend, die Bauchspeicheldrüse betreffend; z. B. in der Fügung ↑Achylia pancreatica

Pan|demie [zu ↑pan... u. gr. *δῆμος* = Volk] *w;* -, ...ien: sich weit verbreitende (ganze Länder oder Landstriche erfassende, auch weltweite) Seuche. **pan|demisch:** sich weltweit oder über mehrere Länder ausbreitend (von Seuchen)

Pándy-Re|aktion [ˈpa...; nach dem ungar. Psychiater Kálmán Pándy, 1868–1944]: Trübungsreaktion des ↑Liquor cerebrospinalis mit Pándy-Reagenz (wässrige Phenolsäure), die auf eine Vermehrung des Proteingehaltes im Liquor (bei ↑Meningitis u. a. organischen Hirnerkrankungen) hinweist

Pandys|autonomie: Sonderform des ↑Guillain-Barré-Syndroms, bei dem nur das autonome Nervensystem betroffen ist, daher auch Störung der Pupillomotorik, Speichel-, Tränen- und Schweißsekretion, Miktions-, Darmfunktionsstörungen und Herzrhythmusstörungen

Pan|en|ze|phalitis [↑pan... u. ↑Enzephalitis] *w;* -, ...itiden, in fachspr. Fügungen: **Pan|en|ce|phalitis,** *Pl.:* ...itides: Sammelbez. für verschiedene Formen der Hirnentzündung, bei denen das ganze Zentralnervensystem in Mitleidenschaft gezogen ist

Paneth-Körnerzellen [nach dem österr. Physiologen J. Paneth, 1857–1890]: Drüsenzellen mit acidophilen Granulationen in den ↑Glandulae intestinales

Pan|hämo|zyto|penie [↑pan... u. ↑Hämozytopenie] *w;* -, ...ien: Mangel an Leukozyten, Erythrozyten u. Thrombozyten im Blut (bei Knochenmarkerkrankungen)

Pan|hypo|pitui|tarismus [↑pan... u. ↑Hypopituitarismus] *m;* -, ...men: Mangel an sämtlichen Hypophysenhormonen, bes. an denen des Hypophysenvorderlappens

Panik [nach dem altgriech. Hirtengott Pan] *w;* -, -en: durch heftiges Erschrecken hervorgerufene Angst mit unkontrollierbaren Abwehrmaßnahmen. **Panik|attacke:** plötzlich einsetzendes intensives Gefühl der Bedrohung (Vernichtungsgefühl)

Panik|störung: mit Panikattacken (und der Furcht vor diesen) einhergehende ↑Angststörung

PanIN: Abk. für *Pan*creatic *i*ntraepithelial *N*eoplasia, Pankreasganglasion als Vorläufer des Pankreaskarzinoms

panisch: von Panik bestimmt

pan|kardial [zu ↑pan... u. ↑Kardia]: das ganze Herz betreffend

Pan|karditis [↑pan... u. ↑Karditis] *w;* -, ...itiden: Entzündung aller drei Schichten der Herzwand

Pan|kreas [aus gr. *πάγκρεας*, Gen.: *παγκρέατος* = Gekrösedrüse] *s;* -, in der anatomischen Nomenklatur: **Pan|creas** *s;* -: Bauchspeicheldrüse, im Oberbauch, quer in Höhe des ersten Lendenwirbels liegende Drüse mit äußerer, exokriner (Verdauungsenzyme) und innerer, endokriner (Insulin) Sekretion. **Pan|creas accessorium:** »Nebenbauchspeicheldrüse«, Gebilde aus Bauchspeicheldrüsengewebe (eine Art Fehlbildung), das an atypischer Stelle (z. B. in der Darmwand) lokalisiert ist. **Pan|creas anulare:** den absteigenden Zwölffingerdarm ringförmig umgebende Bauchspeicheldrüse (angeborene Fehlbildung)

Pankreas|inseln vgl. Langerhans-Inseln

Pankreas|insuffizienz: verminderte od. mangelhafte endokrine Pankreasfunktion

Pankreas|karzinom: ↑Karzinom der Bauchspeicheldrüse

Pan|kreat|ek|tomie [↑Pankreas u. ↑Ektomie] *w;* -, ...ien: operative Entfernung der Bauchspeicheldrüse. **pan|kreat|ek|tomieren:** eine Pankreatektomie durchführen

Pan|kreatin [zu ↑Pankreas] *s;* -s: Enzym der Bauchspeicheldrüse, das die Verdauungsvorgänge unterstützt

Pan|krea|titis [zu ↑Pankreas] *w;* -, ...itiden, in fachspr. Fügungen: **Pan|crea|titis,** *Pl.:* ...itides: Entzündung der Bauchspeicheldrüse

pan|krea|to|gen, auch: **pan|kreo|gen** [↑Pankreas u. ↑...gen]: von der Bauchspeicheldrüse ausgehend (z. B. von Erkrankungen)

Pan|krea|to|gra|fie [↑Pankreas u. ↑...grafie] *w;* -, ...ien: röntgenografische Kontrastdarstellung der Bauchspeicheldrüse. **Pan|krea|to|gramm** [↑...gramm] *s;* -s, -e: Röntgenbild der Bauchspeicheldrüse

pankreato|priv: ohne Bauchspeicheldrüse

Pankreatoskopie vgl. Pankreoskopie

pankreogen vgl. pankreatogen

Pankreolauryl|test: nicht mehr angewandter Test der endokrinen Pankreasfunktion

Pan|kreo|pa|thie [↑Pankreas u. ↑...pathie] *w;* -, ...ien: allg. Bez. für eine chronisch entzündliche Pankreaserkrankung

Pan|kreo|skopie, auch: **Pan|krea|to|skopie** [↑Pankreas u. ↑...skopie] *w;* -, ...ien: laparoskopische Inspektion der Bauchspeicheldrüse

Pan|kreo|zymin [Kurzbildung zu ↑Pankreas u. ↑Enzym] *s;* -s, -e: Gewebshormon aus der Zwölffingerdarmschleimhaut, das die Sekretion von Bauchspeichel und Bauchspeichelenzymen aktiviert

Pan|mye|lo|pa|thie [↑pan..., ↑myelo... u. ↑...pathie] *w;* -, ...ien: = Panmyelophthise

Pan|mye|lo|phthise [↑pan..., ↑myelo... u. ↑Phthise] *w;* -, -n, in fachspr. Fügungen: **Pan|mye|lo|phthisis,** *Pl.:* ...thises: völliger Schwund bzw. Versagen aller blutbildenden Zellen des Knochenmarks

Panner-Krankheit: [nach dem dän. Radiologen Hans J. P. Panner, 1871–1930]: juvenile Osteochondrosis des Radiuskopfes

Panniculus adiposus [lat. *panniculus* = Läppchen, Fetzen; zu ↑adipös] *m;* - -: Unterhautfettgewebe, in

Fettzellen umgewandelte untere Bindegewebsschicht der Haut

Pannikulitis [zu ↑Panniculus adiposus] *w;* -, ...itiden, in fachspr. Fügungen: **Panniculitis,** *Pl.:* ...itides: örtlich begrenzte Entzündung des Unterhautfettgewebes. **Pannikulose** *w;* -, -n: = Zellulitis

Panning [ˈpænɪŋ; engl. *panning* = Schwenken] *s;* -(s), -s: Isolierung von Lymphozytensubpopulationen mithilfe von Petrischalen, die mit monoklonalen Antikörpern gegen Oberflächenmarker beschichtet wurden

Pannus [aus lat. *pannus* = Stück Tuch, Lappen] *m;* -, Panni: **1)** in die Hornhaut einwachsendes (gefäßhaltiges) Bindehautgewebe oder Ziliarkörpergewebe (als Folge von chronischen Binde- oder Hornhautentzündungen). **2)** infolge chronischer Entzündung in den Gelenken wucherndes und Knorpel angreifendes Bindegewebe

Pan|oph|thalmie [↑pan... u. ↑Ophthalmie] *w;* -, ...ien: eitrige Entzündung des Innenauges, die sich auf den ganzen Augapfel erstreckt

Panorama-Aufnahme: Röntgenaufnahme des gesamten Kieferbogens

Panorama|sehen: veralt. für: bei manifestem Außenschielen (Schielwinkel >25°) die Eingliederung des Gesichtsfeldes des abweichenden Auges in einen gemeinsamen Sehraum

Pan|ostitis [↑pan... u. ↑Ostitis] *w;* -, ...itiden (in fachspr. Fügungen: ...itides): Entzündung aller Gewebe eines Knochens (einschließlich Knochenhaut und Knochenmark)

Pan|otitis [↑pan... u. ↑Otitis] *w;* -, ...itiden (in fachspr. Fügungen: ...itides): das gesamte Mittel- und Innenohr in Mitleidenschaft ziehende ↑Otitis

Pan|phlebitis [↑pan... u. ↑Phlebitis] *w;* -, ...itiden (in fachspr. Fügungen: ...itides): Entzündung aller drei Wandschichten einer Vene

Pan|phobie [↑pan... u. ↑Phobie] *w;* -, ...ien: krankhafte Angst vor allen Vorgängen der Außenwelt (Psychol.)

Pan|plegie [↑pan... u. ↑Plegie] *w;* -, ...ien: allgemeine, vollständige Lähmung der Muskulatur

Pan|sinusitis [↑pan... u. ↑Sinusitis] *w;* -, ...itiden (in fachspr. Fügungen: ...itides): Entzündung aller Nasennebenhöhlen

Panto|mimik [zu gr. *παντόμιμος* = alles nachahmend; Pantomime (Person)] *w;* -: Gesamtheit der Ausdrucksbewegungen des Körpers; Gebärdenspiel, Körperhaltung und Gang (Psychol.). **pantomimisch:** die Ausdrucksbewegungen des Körpers betreffend (Psychol.)

Panto|then|säure [gr. *πάντοθεν* = von allen Seiten her]: zum Vitamin-B-Komplex gehörendes Vitamin, das in Hefe, Getreidekleie, tierischer Leber u. a. vorkommt und für die Gewebsbildung und für die Stoffwechselvorgänge in Geweben (bes. der Haut) notwendig ist

Pän|umbra [lat. *paene* = beinahe u. lat. *umbra* = Schatten] *w;* -, -s: »Halbschatten«, Bereich um den Kern eines apoplektischen Herdes im Gehirn, der von Kollateralen aus der Umgebung versorgt wird, sodass zwar die Funktion der betroffenen Hirnzellen erlischt, die Struktur jedoch intakt bleibt

Panzerherz vgl. Pericarditis calculosa

Panzer|pleura vgl. Pleuritis calcificata

Pan|zyto|penie [↑pan... u. ↑Zytopenie] *w;* -, ...ien: durch ↑Panmyelophthise bedingter Schwund von Blutzellen aller Art

Pap: Kurzw. für ↑Papanicolaou-Karzinomdiagnostik

PAP: Abk. für *p*ulmonal *a*rterial *p*ressure

Papageienkrankheit vgl. Psittakose

Papanicolaou-Karzinom|dia|gnostik [...la:-u...; nach dem griech.-amerik. Mediziner G. N. Papanicolaou, 1883–1962]: Frühdiagnostik von Tumoren in Hohlorganen (bes. im Uterus, Gebärmutterhals) durch die Untersuchung von Schleimhautabstrichen auf typische Karzinomzellen hin

Papel [aus lat. *papula*, Gen.: *papulae* = Blätter, Bläschen] *w;* -, -n, in fachspr. Fügungen: **Papula,** *Pl.:* ...lae: flaches Hautknötchen, kleine, bis linsengroße Hauterhebung (z. B. bei Syphilis)

Papilla vgl. Papille. **papillar,** in fachspr. Fügungen: **papillaris, ...re** [zu ↑Papille]: warzenartig, warzenförmig; z. B. in der Fügung ↑Musculi papillares

Papillar|körper: die zapfenartigen, ineinander verzahnten Erhebungen der Lederhaut und der Keimschicht der Oberhaut in ihrer Gesamtheit; vgl. Corpus papillare

Papillar|leisten vgl. Cristae cutis

Papillar|muskeln vgl. Musculi papillares

Papillar|schicht: die mit Papillen versehene obere Schicht der Lederhaut; vgl. Stratum papillare (corii)

Papille [aus lat. *papilla*, Gen.: *papillae* = Brustwarze, Zitze] *w;* -, -n, in fachspr. Fügungen: **Papilla,** *Pl.:* ...llae: **1)** Warze, warzenartige Erhebung an der Oberfläche von Organen (Anat.). **2)** übliche Kurzbez. für ↑Papilla mammae od. ↑Papilla nervi optici (im *Pl.* auch für ↑Papillae renales). **Papillae** *Pl.:* kleine, konische Vorwölbungen der Lederhaut in die darüber liegende Epidermis (Teil des ↑Papillarkörpers). **Papillae conicae** *Pl.:* die kegelförmigen Papillen in der Mitte des Zungenrückens. **Papilla dentis** [↑Dens]: »Zahnpapille«, Wucherung des Mesenchymgewebes während der Zahnentwicklung (mit Einstülpung des Zahnkolbens). **Papilla duo|deni major:** warzenartige, ringförmige Erhebung der Duodenumschleimhaut um die Einmündung des ↑Ductus choledochus und des ↑Ductus pancreaticus (enthält einen Schließmuskel für die Mündung der Gallengänge). **Papilla duo|deni minor:** ringförmige Erhebung der Schleimhaut an der Mündung des ↑Ductus pancreaticus accessorius in das Duodenum. **Papillae fili|formes** *Pl.:* fadenförmige Zungenpapillen auf dem vorderen Teil des Zungenrückens und an den Zungenrändern. **Papillae folia|tae** *Pl.:* blattförmige, zu Schleimhautfalten zusammengewachsene Papillen an den hinteren Seitenrändern der Zunge, die Geschmacksknospen enthalten. **Papillae fun|giformes** *Pl.:* pilzförmige Zungenpapillen, Papillen auf der vorderen Zungenoberfläche, die Gefäßschlingen und Geschmacksknospen enthalten. **Papilla gin|givalis:** Vorwölbung am Zahnfleisch für den Zahnhals. **Papilla incisiva:** umschriebene Vorwölbung am Ende der Naht des weichen Gaumens zwischen den beiden mittleren, oberen Schneidezähnen. **Papillae la|crimales** *Pl.:* Tränenpapillen im nasalen Lidwinkel, an deren Spitze das ↑Punctum lacrimale liegt. **Papillae lentiformes:** die kurzen, linsenförmigen Zungenpapillen. **Papillae lingua|les** *Pl.:* zusammenfassende Bez. für die verschiedenen Zungenpapillen. **Papilla mammae:** »Brustwarze«, dunkel pigmentierte warzenförmige Erhebung in der Mitte des Brustdrüsenkörpers, an deren Spitze bei der Frau die Ausführungsgänge der Milchdrüsen (↑Ductus lactiferi) enden. **Papilla nervi optici:** »Sehnervenpapille«, hügelförmige Eintrittsstelle des Sehnervs in der Netzhaut. **Papilla parotidea:** kleine Erhebung in der Wangenschleimhaut an der Einmündung des Ohrspeicheldrüsengangs. **Papilla pili:** »Haarpapille«, vom ↑Bulbus pili umfasste konische Papille der Lederhaut am Grund des Haarbalgs, die eine Gefäßschlinge enthält und die Haarzwiebel ernährt. **Papillae renales** *Pl.:* »Nierenpapillen«, die in das Nierenbecken ragenden Spitzen der Nierenpyramiden. **Papillae vallatae** *Pl.:* runde, von einem Schleimhautwall umgebene Papillen an der Zungenbasis, die die wichtigsten Träger der Geschmacksknospen sind. **Papilla Vateri** [nach dem dt. Anatomen, A. Vater, 1684–1751]: = Papilla duodeni major

Papillen|nekrose: Nekrose der Nierenpapillen

Papillitis [zu ↑Papille] *w;* -, ...itiden (in fachspr. Fügungen: ...itides): Entzündung einer oder mehrerer Papillen

Papillom [zu ↑Papille] *s;* -s, -e, in fachspr. Fügungen: **Papilloma,** *Pl.:* -ta: gutartiger, vom ↑Plattenepithel ausgehender und über die Oberfläche der Haut hinaus wachsender Hauttumor (Warzen-, Zottengeschwulst) aus gefäßhaltigem Bindegewebe. **Papilloma vesicae:** warziger Bindegewebs- und Schleimhauttumor der Harnblase

papillo|makulär [zu ↑Papille u. ↑Macula]: zu Sehnervenpapille und ↑Macula gehörend. **papillomakuläres Bündel:** Bündel von Sehnervenfasern, das von der Sehnervenpapille zum gelben Fleck zieht

papillomatös, in fachspr. Fügungen: **papillomatosus, ...osa, ...osum** [zu ↑Papillomatose]: die Papillomatose betreffend, mit der Bildung von ↑Papillomen einhergehend

Papillomatose [zu ↑Papillom] *w;* -, -n, in fachspr. Fügungen: **Papillomatosis,** *Pl.:* ...oses: Bildung zahlreicher Papillome. **Papillomatosis cutis carcino|ides:** Auftreten von krebsähnlich aussehenden, erhabenen Hautwucherungen, die von Narben, Ekzemen o. Ä. ausgehen. **papillomatosus** vgl. papillomatös

Papilloma|virus [zu ↑Papillom u. ↑Virus] *s;* -, ...ren: Gattung von DNA-Tumorviren mit mehr als 100 Typen, von denen einige sogenannte humane Papillomaviren (Abk.: HPV) beim Menschen u. a. Warzen und Karzinome (Kollumkarzinom) hervorrufen

Papillon-Lefèvre-Syndrom [nach den frz. Dermatologen M. M. Papillon u. Paul Lefèvre]: (1924 zuerst beschriebene) seltene, autosomal-rezessiv vererbte Palmoplantarkeratose mit sehr früh einsetzendem Zahnverlust

Papillo|tomie [↑Papille u. ↑...tomie] *w;* -, ...ien: operative Eröffnung einer Papille (1), insbesondere der ↑Papilla duodeni

Papova|virus [Kunstw.] *s;* -, ...ren (meist *Pl.*): Gruppe von Viren, die Wucherungen (z. B. Warzen) erzeugen können

PAPP-A: Abk. für *p*regnancy *a*ssociated *p*lasma *p*rotein; Protein, das im Rahmen einer Schwangerschaft beim ↑Ersttrimester-Test bestimmt wird

Pappataci|fieber [...ta:tʃi...; ital. pappataci = Moskito, Stechmücke]: durch Phlebotomusarten übertragene fieberhafte Viruserkrankung mit grippeartigen Symptomen (in den Tropen und in Südeuropa auftretend)

Papula vgl. Papel. **papulatus, ...ta, ...tum** [aus lat. *papula,* ↑Papel]: in Form von Papeln auftretend, Papeln bildend. **papulös,** in fachspr. Fügungen: **papulosus, ...osa, ...osum:** knötchenförmig, mit der Bildung von [zahlreichen] Papeln einhergehend; z. B. ↑Acne papulosa

Papulose: Infektion der Anogenitalregion mit Papillomaviren

Papulo|vesikel: aufschießende Hauteffloreszenz, die rasch erodieren u. großflächig nässen

papyrace|us, ...cea, ...ce|um [zu gr. *πάπυρος* = Papierstaude, Papier]: papierartig, papierdünn; z. B. in den Fügungen Lamina papyracea (ältere Bez. für ↑Lamina orbitalis) u. ↑Fetus papyraceus

Para [zu lat. *parere* = gebären] *w;* -, Paren: in der med. Umgangsspr. übliche Bez. für Frauen hinsichtlich der Zahl der von ihnen lebend geborenen Kinder (üblicherweise in Verbindung mit einer [römischen] Ziffer: 0-Para, I-Para usw.; vgl. Nullipara, vgl. Primipara, vgl. Sekundipara, vgl. Pluripara)

pa|ra..., Pa|ra...

vor Vokalen meist: **par..., Par...**
⟨gr. *παρά* »entlang; neben, bei; über ... hinaus; gegen«⟩
Präfix mit der Bedeutung »bei, neben, entlang; über ... hinaus; gegen, abweichend«:
- Paraganglion
- Parästhesie
- Parodontose

Para|amino|salizyl|säure, in fachspr. Schreibung: **Para|amino|salicyl|säure** [↑para..., ↑Amin u. ↑Salizylsäure]: Wirkstoff, der nur selten und meist nur zusammen mit anderen Wirkstoffen bei der Behandlung multiresistenter Tuberkulose (↑Tuberkulostatikum) verwendet wird; Abk.: PAS

Para|ballismus [↑para... u. ↑Ballismus] *m;* -, ...men: heftige, sich wiederholende unwillkürliche Schleuderbewegungen der Extremitäten beider Körperseiten (Vorkommen bei Erkrankungen des ↑Nucleus subthalamicus)

Para|bio|se [zu ↑para... u. gr. *βίος* = Leben] *w;* -, -n: **1)** das Zusammenleben zweier miteinander verwachsener Organismen (auch im Sinne einer Fehlbildung). **2)** künstliche operative Vereinigung zweier Organismen durch Gefäßanastomosen

Para|bulie [zu ↑para... u. gr. *βουλή* = Wille] *w;* -, ...ien: aus ausgeprägter ↑Ambitendenz resultierende krankhafte Willensschwäche (Vorkommen bei Menschen mit schweren Persönlichkeitsstörungen und Schizophrenen)

paracardialis vgl. parakardial

paracentralis vgl. parazentral

Para|cervix [↑para... u. ↑Cervix] *w;* -, ...vices: Fortsetzung des Parametriums in den Gebärmutterhalsbereich

Para|cholie [zu ↑para... u. gr. *χόλος* = Galle] *w;* -, ...ien: direkter Übertritt von Gallenbestandteilen ins Blut bei Schädigung der Leberzellen (führt zum hepatozellulären Ikterus)

paracolicus vgl. parakolisch

Para|colpium, eindeutschend auch: **Para|kolpium** [zu ↑para... u. gr. *κόλπος* = Busen; busenartige Vertiefung] *s;* -s: das die Scheide umgebende Bindegewebe (Anat.)

Paracusis vgl. Parakusie

Para|cystium, eindeutschend auch: **Para|zystium** [zu ↑para... u. ↑Cystis] *s;* -s: Bindegewebe, das die Harnblase umgibt (Anat.)

Para|didymis [zu ↑para... u. ↑Didymus] *w;* -: »Beihoden«, zwischen Nebenhodenkopf und Samenleiter liegender Rest der Urniere, der aus knäuelförmig gewundenen, blind endigenden Drüsenschläuchen besteht

para|dox, in fachspr. Fügungen: **para|doxus, ...xa, ...xum** [von gr. *παράδοξος* = wider Erwarten, unglaublich]: ungewöhnlich, widersinnig, einander widersprechende Symptome zeigend; z. B. in der Fügung ↑Ischuria paradoxa

paraestheticus vgl. parästhetisch

Par|affin [zu lat. *parum* = zu wenig u. lat. *affinis* = angrenzend; verwandt] *s;* -s, -e: **1)** festes, wachsähnliches oder flüssiges Gemisch wasserunlöslicher gesättigter Kohlenwasserstoffe (Chem.). **2)** nur *Pl.:* Sammelbez. für die gesättigten aliphatischen Kohlenwasserstoffe (z. B. Methan, Butan; Chem.)

Par|affinom [zu ↑Paraffin] *s;* -s, -e: Bindegewebsgeschwulst, die infolge Bindegewebswucherung nach Einspritzung von Paraffin (z. B. zu kosmetischen Zwecken) entstehen kann

Para|gammazismus [↑para... u. ↑Gammazismus] *m;* -, ...men: Abart des ↑Gammazismus, bei der statt g u. k die Laute d u. t gesprochen werden

Para|gan|gliom [zu ↑Paraganglion] *s;* -s, -e, in fachspr. Fügungen: **Para|gan|glioma,** *Pl.:* -ta: vom Paragangliengewebe ausgehende [gutartige] Geschwulst

Para|gan|glion [↑para... u. ↑Ganglion] *s;* -s, ...glien [...iən] (in fachspr. Fügungen: ...glia): mit einem ↑Ganglion des sympathischen Nervensystems in Verbindung stehende Zellgruppe aus ↑chromaffinem Gewebe, die in den meisten Fällen ↑Adrenalin absondert (z. B. das Nebennierenmark, das ↑Glomus caroticum)

para|gast|ral [zu ↑para... u. gr. *γαστήρ*, Gen.: *γαστρός* = Bauch; Magen]: neben dem Magen lokalisiert

Para|geu|sie [zu ↑para... u. gr. *γεῦσις* = Geschmack] *w;* -, ...ien: außergewöhnliche Geschmacksempfindung; schlechter Geschmack im Mund

Par|ag|glutination [↑para... u. ↑Agglutination] *w;* -, -en: Agglutination bestimmter Bakterienstämme (z. B. Escherichia coli) durch spezifische Seren anderer Bakterienstämme (z. B. Salmonellen)

Para|gnosie [↑para... u. gr. *γνῶσις* = Erkennen] *w;* -, ...ien, in fachspr. Fügungen: **Para|gnosia**[1], *Pl.:* ...iae: außersinnliche Wahrnehmung (Psychol.)

Para|gonimia|se [zu ↑Paragonimus] *w;* -, -n: durch den Lungenegel, eine Paragonimusart, hervorgerufene Erkrankung

Para|gonimus [↑para... u. gr. *γόνιμος* = zeugungskräftig] *m;* -, ...mi: Gattung von Saugwürmern, Tierparasiten (mit seitlich liegender Geschlechtsöffnung), von denen eine Art, der ostasiatische Lungenegel, auch in der menschlichen Lunge (seltener in anderen Organen, z. B. im Gehirn) schmarotzt

Paragonimus westermani: vor allem für den Menschen pathogene Art der ↑Troglotrematidae, die alle inneren Organe, vor allem die Lunge, befallen können

Para|gra|fie [zu ↑para... u. gr. *γράφειν* = schreiben] *w;* -, ...ien: Form der ↑Agrafie bzw. ↑Aphasie, bei der beim Schreiben Buchstaben, Silben oder Wörter vertauscht werden

Para|grammatismus: krankhafte Störung des Satzbaus, v. a. bei Aphasie, Schizophrenie

Para|hämo|philie [↑para... u. ↑Hämophilie] *w;* -, ...ien: durch Fehlen von ↑Proakzelerin charakterisierte Form der ↑Hämophilie

Para|hi|drose, auch: **Para|hi|drosis** [zu ↑para... u. gr. *ἱδρώς* = Schweiß] *w;* -, ...osen: Absonderung eines nicht normal beschaffenen Schweißes (Sammelbez. für ↑Bromidrosis, Häm[h]idrosis u. a.)

para|hippo|campalis, ...le [zu ↑para... u. ↑Hippocampus]: neben dem ↑Hippocampus liegend; z. B. in der Fügung ↑Gyrus parahippocampalis (Anat.)

Para|in|flu|enza [↑para... u. ↑Influenza] *w;* -: durch Viren hervorgerufene Atemwegskrankheit insbes. von Säuglingen und Kleinkindern (Pseudokrupp)

para|kardial, in fachspr. Fügungen: **para|cardia|lis, ...le** [zu ↑para... u. ↑Kardia]: neben dem Herzen liegend

Para|keratose [↑para... u. ↑Keratose] *w;* -, -n, auch: **Para|keratosis,** *Pl.:* ...osen (in fachsprachlichen Fügungen: ...oses): Form der [Hyper]keratose, bei der es zu Schuppenbildung kommt

Para|kinese [↑para... u. gr. κίνησις = Bewegung] *w;* -, -n, auch: **Para|kinesis,** *Pl.:* ...nesen (in fachspr. Fügungen: ...kineses): Störung in der Muskelkoordination, die zu irregulären Bewegungsabläufen führt

para|klinisch [zu ↑para... u. ↑Klinik]: über die üblichen klinischen Maßnahmen hinausgehend (z.B. paraklinische Diagnostik)

Para|kokzidioido|mykose: Südamerik. Blastomykose, chronische Lungenerkrankung mit Husten, Gewichtsverlust, Luftnot u. fibrotischen Infiltraten

pa|ra|kolisch, in fachspr. Fügungen: **paracolicus, ...ca, ...cum** [zu ↑para... u. ↑Kolon]: neben dem ↑Kolon liegend

Para|kolpitis [zu ↑Paracolpium] *w;* -, ...itiden: Entzündung des die Scheide umgebenden Bindegewebes

Parakolpium vgl. Paracolpium

para|krin [zu ↑para... u. gr. κρίνειν = scheiden, sondern, trennen]: eine direkte (nicht über den Blutkreislauf führende) Wirkung zeigend (von Hormonen gesagt); z.B. parakrines Reninsystem

Par|akusie [zu ↑para... u. gr. ἀκούειν = hören] *w;* -, ...ien, in fachspr. Fügungen: **Par|acusis,** *Pl.:* ...uses: Störung der akustischen Wahrnehmung, falsches Hören (bei organischen Veränderungen des Mittel- und Innenohrs). **Par|acusis du|plicata** = Diplacusis binauralis. **Par|acusis loci:** bei einseitiger bzw. auf beiden Seiten ungleichmäßig ausgebildeter Schwerhörigkeit auftretende Erscheinung, dass die Schallrichtung nicht lokalisiert werden kann oder falsch lokalisiert wird. **Par|acusis Willisiana** [nach dem engl. Mediziner Thomas Willis, 1621–1675]: scheinbare Verbesserung der Hörfähigkeit Schwerhöriger bei starkem Lärm: der Gesprächspartner spricht lauter, das Verhältnis Signal/Rauschen wird günstiger

Para|lalie [zu ↑para... u. gr. λαλεῖν = viel reden, schwatzen] *w;* -, ...ien: Form der ↑Paraphasie, bei der es zu Lautverwechslungen und -entstellungen kommt

Para|lambdazismus [↑para... u. ↑Lambdazismus] *m;* -, ...men: Sprachstörung, bei der anstatt des l-Lautes ein anderer Laut (z.B. n od. t) gesprochen wird

Para|leu|ko|blast [↑para... u. ↑Leukoblast] *m;* -en, -en (meist *Pl.*): entartete, missgestaltete Vorformen der (myeloischen) weißen Blutkörperchen. **Para|leu|ko|blastose** *w;* -, -n: Form der Leukämie, bei der die Paraleukoblasten im Blut und Knochenmark vermehrt sind

Para|lexie [zu ↑para... u. gr. λέξις = Sprechen; Rede; Wort] *w;* -, ...ien: Form der ↑Aphasie bzw. ↑Alexie, bei der die gelesenen Wörter mit anderen verwechselt werden

Par|algesie [↑para... u. ↑Algesie] *w;* -, ...ien, **Par|algie** *w;* -, ...ien: Störung der Schmerzempfindung, bei der Schmerzreize als angenehm empfunden werden

Para|lipo|phobie [zu. gr. παραλειπόμενον = Ausgelassenes u. ↑Phobie] *w;* -, ...ien: Zwangsvorstellung, dass die Unterlassung bestimmter Handlungen Unheil bringe (Psychol.)

Par|all|ergie [↑para... u. ↑Allergie] *w;* -, ...ien: allergische Reaktion, die zwischen Antigenen und Antikörpern zustande kommt, die nicht einander spezifisch zugeordnet sind

Para|logie [zu ↑para... u. gr. λόγος = Wort; Rede] *w;* -, ...ien: phrasenhaftes Vorbeireden an einer Sache aus Konzentrationsschwäche (z.B. bei organischen Hirnschädigungen)

Para|lym|pho|blast [↑para... u. ↑Lymphoblast] *m;* -en, -en (meist *Pl.*): entartete bzw. mangelhaft ausgebildete ↑Lymphoblasten (bei lymphatischer Leukämie auftretend)

Para|lyse [von gr. παράλυσις = Lähmung der Glieder an einer Seite des Körpers, Schlagfluss] *w;* -, -n, in fachspr. Fügungen: **Para|lysis,** *Pl.:* ...yses: **1)** vollständige Lähmung der ↑motorischen Nerven [eines Körperteils]. **2)** degenerative, entzündliche Atrophie (»Erweichung«, z.B. des Gehirns; vgl. Paralysis progressiva). **Para|lysis agitans:** »Schüttellähmung«, veralt. für: Parkinsonkrankheit, Erkrankung des extrapyramidalen Systems mit ↑amyostatischen Symptomen (Zittererscheinungen bei Bewegungsarmut und Muskelstarre u.a.). **Para|lysis progressiva:** fortschreitende Gehirnerweichung, chronische Entzündung u. Atrophie vorwiegend der grauen Substanz des Gehirns als Spätfolge der Syphilis (führt zu ↑Demenz und körperlichem Verfall)

Paralysie des Amants [- - a'mã:; frz. = Lähmung der Liebenden] *w;* - - -: durch Läsion des N. medianus im Oberarm hervorgerufene Lähmung

para|lysie|ren: lähmen, schwächen (z.B. einen Muskel); zu ↑Paralyse (1) führen (z.B. von Drogen). **Para|lytiker** *m;* -s, -, **Para|lytikerin** *w;* -, -nen: **1)** Person, die an einer Kinderlähmung oder an einer Halbseitenlähmung leidet. **2)** Person, die an einer Gehirnparalyse leidet. **para|lytisch,** in fachspr. Fügungen: **para|lyticus, ...ca, ...cum:** die Paralyse betreffend; gelähmt; an Gehirnparalyse leidend; z.B. in der Fügung ↑Abasia paralytica. **paralytischer Ile|us:** Darmverschluss infolge Lähmung der Darmmuskulatur

para|masto|ide|us, ...dea, ...de|um [↑para... u. ↑mastoideus (in der Fügung ↑Processus paramastoideus)]: neben dem Warzenfortsatz des Schläfenbeins gelegen (Anat.)

Para|medizin [↑para... u. ↑Medizin] *w;* -: Sammelbez. für alle von der medizinischen Lehre (»Schulmedizin«) abweichenden Auffassungen in Bezug auf Erkennung und Behandlung von Krankheiten (z. B. Feststellung einer Krankheit aus dem Aussehen der ↑Iris)

para|meso|ne|phricus, ...ca, ...cum [zu ↑para... u. ↑Mesonephros]: im Bereich der Urniere liegend; z. B. in der Fügung ↑Ductus paramesonephricus (Anat.)

para|me|tran [zu ↑Parametrium]: im ↑Parametrium [befindlich] (z. B. von einem Abszess); in das Parametrium hinein erfolgend (z. B. von Injektionen)

Para|me|tritis [zu ↑Parametrium] *w;* -, ...itiden (in fachspr. Fügungen: ...itides): seltene, meist einseitig auftretende Entzündung des Beckenbindegewebes

Para|me|trium [zu ↑para... u. gr. *μήτρα* = Gebärmutter] *s;* -s, ...tria (eindeutschend: ...trien [...iən]): die Gebärmutter stützende Bindegewebsstränge im weiblichen Becken; vgl. Ligamentum latum uteri (Anat.)

Para|me|tro|pa|thia spastica [zu ↑Parametrium u. ↑...pathie; zu spasticus (↑spastisch)] *w;* - -, ...iae ...cae: vegetativ dystonische Krämpfe im Bereich der hinteren Teile des ↑Parametriums

Para|mimie [zu ↑para... u. gr. *μιμεῖσθαι* = nachahmen] *w;* -, ...ien: unangemessener mimischer Ausdruck von Emotionen, Missverhältnis zwischen Mienenspiel und den tatsächlich vorhandenen Affekten (Psychol., Med.)

Para|mnesie [zu ↑para... u. gr. *μνῆσις* = Erinnerung] *w;* -, ...ien: Erinnerungsfälschung, Gedächtnisstörung, bei der der Patient, die Patientin glaubt, sich an Ereignisse zu erinnern, die überhaupt nicht stattfanden (Psychol., Med.)

Para|mye|lo|blast [↑para... u. ↑Myeloblast] *m;* -en, -en (meist *Pl.*): entartete bzw. mangelhaft ausgebildete ↑Myeloblasten

Par|amylo|idose [↑para... u. ↑Amyloidose] *w;* -, -n: Abart der ↑Amyloidose, bei der es zur Ablagerung von ↑Amyloid an atypischen Stellen (in Geweben, die normalerweise nicht in Mitleidenschaft gezogen werden) kommt

Para|myo|clonus multi|plex [↑para..., ↑myo... u. ↑Klonus; ↑multiplex] *m;* - -: anfallweise auftretende ↑Myoklonie in verschiedenen Körperteilen, die erst bei aktiver Bewegung der betroffenen Muskeln abklingt

Para|myo|tonie [↑para... u. ↑Myotonie] *w;* -, ...ien, in fachspr. Fügungen: **Para|myotonia congenita**[1], *Pl.:* ...iae: bei Kälte auftretende Muskelstarre in einzelnen Körperteilen, zum Komplex der erblichen ↑Myotonien gehörend

Para|myxo|virus [↑para... u. ↑Myxovirus] *s;* -, ...ren (meist *Pl.*): Gruppe von Viren, zu denen z. B. die Erreger von Masern und Mumps gehören; sie ähneln den Myxoviren

para|nasal, in fachspr. Fügungen: **para|nasalis, ...le** [zu ↑para... u. ↑Nase]: neben der Nasenhöhle liegend

Para|neo|plasie [↑para... u. ↑Neoplasie] *w;* -, ...ien: Gewebsneubildung, die sich in Struktur und Funktion von einem (bösartigen) Tumor unterscheidet. **para|neo|plastisch:** als Begleiterscheinung eines Tumors auftretend (von Symptomen)

Para|ne|phritis [zu ↑para... u. gr. *νεφρός* = Niere] *w;* -, ...itiden (in fachspr. Fügungen: ...itides): Entzündung der Fettkapsel der Niere und des umgebenden Bindegewebes. **para|ne|phritisch:** die Paranephritis betreffend, von entzündlichen Vorgängen in der Fett- und Bindegewebskapsel der Niere ausgehend (z. B. von einem Abszess gesagt)

para|neu|ral, in fachspr. Fügungen: **para|neu|ralis, ...le** [zu ↑para... u. gr. *νεῦρον* = Sehne, Flechse; Nerv]: neben einem Nerv liegend bzw. verlaufend. **para|neu|rale Naht:** in der Bindegewebshülle eines durchtrennten Nervs angelegte Naht, mit der die Nervenenden wieder zusammengefügt werden

Para|noia [...'nɔia; aus gr. *παράνοια* = Torheit, Wahnsinn] *w;* -: psychische Erkrankung, bei der sich z. B. Ängste, Misstrauen zu einem dauerhaften Wahnsystem entwickeln

para|no|id [↑Paranoia und ↑...id]: an Paranoia leidend; der Paranoia ähnlich (z. B. von Formen der Schizophrenie, bei denen Wahnideen vorherrschen)

Para|noi|ker *m;* -s, -, **Para|noi|kerin** *w;* -, -nen [zu ↑Paranoia]: Person, die an Paranoia leidet. **para|noisch:** die Paranoia betreffend, zu ihrem Erscheinungsbild gehörend; veralt. für: psychisch krank, verwirrt

para|öso|phageal, in fachspr. Fügungen: **para|oeso|phagea|lis, ...le** [zu ↑para... und ↑Ösophagus]: neben der Speiseröhre liegend

Paraoxonase: Enzym, das sich in den Partikeln der ↑high density lipoproteins befindet und für deren antioxidative Wirkung verantwortlich ist

Para|parese [↑para... u. ↑Parese] *w;* -, -n: auf beiden Körperhälften gleichmäßig auftretende unvollständige Lähmung der Extremitäten (im Gegensatz zur ↑Hemiparese)

Para|pedese [zu ↑para... u. gr. *πηδᾶν* = springen, hüpfen] *w;* -, -n: = Paracholie

Para|phasie [zu ↑para... und gr. *φάσις* = Sprechen, Sprache] *w;* -, ...ien: Form der ↑Aphasie, bei der es zum Versprechen von Wörtern, zur Vertauschung von Wörtern und Lauten oder zur Verstümmelung von Wörtern kommt

para|phil [zu ↑para... u. gr. *φιλεῖν* = lieben]: an Paraphilie leidend. **Para|phile** *m* u. *w;* -n, -n: Person, die an Paraphilie leidet. **Para|philie** *w;* -, ...ien: Störung der Sexualpräferenz, verbunden mit bestimmten (und als von der Norm abweichend betrachteten) sexuellen Bedürfnissen oder Phantasien

Para|phimose [↑para... u. ↑Phimose] *w;* -, -n: »spanischer Kragen«, Einklemmung der [verengerten]

P
Para

zurückgestreiften Vorhaut in der Eichelkranzfurche (infolge Blutstauung in der abgeschnürten Eichel; urologischer Notfall mit der Gefahr einer Durchblutungsstörung der Eichel)

Para|phonie [↑para... u. ↑...phonie] *w;* -, ...ien, in fachspr. Fügungen: **Para|phonia**[1], *Pl.:* ...iae: [krankhafte] Veränderung des Stimmklangs (z. B. durch Nebengeräusche). **Para|phonia puberum** [lat. *pubes*, Gen.: *puberis* = mannbar, männlich]: »Überschnappen« der Stimme (in eine höhere Tonlage) beim Stimmbruch

Para|phrasie [zu ↑para... u. gr. *φράσις* = Reden; Ausdruck; Ausdrucksweise] *w;* -, ...ien: Sprachstörung, die sich hauptsächlich in der Abwandlung und Neubildung von Wörtern äußert

Para|phrenie [zu ↑para... u. gr. *φρήν*, Gen.: *φρενός* = Zwerchfell; Geist; Gemüt] *w;* -, ...ien: leichtere Form der ↑Schizophrenie, die weniger durch Persönlichkeitsspaltung als durch das Auftreten von paranoiden Wahnvorstellungen gekennzeichnet ist

Para|phrenitis [zu ↑para... u. gr. *φρήν*, Gen.: *φρενός* = Zwerchfell] *w;* -, ...itiden (in fachspr. Fügungen: ...itides): Entzündung des Zwerchfellanteils der ↑Pleura oder des ↑Peritoneums (von einer Brustfell- oder Bauchfellentzündung ausgehend)

Para|phrosyne [aus gr. *παραφροσύνη* = Verwirrtheit, Wahnsinn] *w;* -: veralt. Bez. für: geistige Verwirrtheit im Fieber

Para|plasie [zu ↑para... u. gr. *πλάσσειν* = bilden, formen] *w;* -, ...ien: allg. Bez. für: [angeborene] Fehlbildung, krankhafte Bildung

Para|plasma [↑para... und ↑Plasma] *s;* -s, ...men: im Protoplasma der Zellen oder zwischen den Zellen abgelagerte [pathologische] Substanzen (z. B. Pigmente, Lipoide, auch Reservestoffe wie Glykogen u. a.)

Para|plegie [↑para... u. ↑Plegie] *w;* -, ...ien, in fachspr. Fügungen: **Para|plegia**[1], *Pl.:* ...iae: doppelseitige Lähmung, auf beiden Körperseiten gleichmäßig auftretende Lähmung der oberen oder unteren Extremitäten (bei organischen Veränderungen in den den Extremitäten zugeordneten Rückenmarksabschnitten). **Para|plegia dolorosa:** mit Schmerzzuständen einhergehende doppelseitige Lähmung (bei Rückenmarksgeschwülsten). **Para|plegia urinaria:** doppelseitige Lähmung bei Erkrankungen der Harnorgane, die eine Rückenmarksentzündung zur Folge haben. **Para|plegiker** *m;* -s, -, **Para|plegikerin** *w;* -, -nen: Person, die an Paraplegie leidet. **para|plegisch:** an Paraplegie leidend, auf Paraplegie beruhend, mit einer Paraplegie zusammenhängend

para|pneu|monisch [zu ↑para... u. ↑Pneumonie]: im Zusammenhang mit einer Lungenentzündung als Begleitkrankheit auftretend (z. B. von einer Rippenfellentzündung)

para|portal [zu ↑para... u. ↑Porta (in der Fügung ↑Porta hepatis]: unter Umgehung der Leber [in die Blutbahn gelangend], unter Ausschaltung der Leber (von der Resorption des Darminhalts bei anatomischen Anomalien der Darmvenen)

Para|praxie [aus ↑Para... u. ↑Apraxie]: Form der Apraxie, bei der zielgerichtete Bewegungsabläufe nur fragmentarisch ausgeführt od. durch fehlerhafte ersetzt werden

Para|proctium, eindeutschend auch: **Paraproktium** [zu ↑para... u. ↑Proktos] *s;* -s: das den Mastdarm umgebende Bindegewebe (Anat.)

Para|proktitis [zu ↑Paraproctium] *w;* -, ...itiden: = Periproktitis

Para|pros|opie [zu ↑para... u. gr. *πρόσωπον* = Gesicht] *w;* -, ...ien: krankhaftes Verkennen der Gesichtszüge anderer (bei Schizophrenie)

Para|prote|in [↑para... u. ↑Protein] *s;* -s, -e (meist *Pl.*): funktionslose monoklonale Antikörper im Blut, Vorkommen bei bestimmten Blutkrankheiten (z. B. multiple Myelome, maligne Lymphome)

Para|protein|ämie [...te-ɪn...; ↑Paraprotein u. ↑...ämie] *w;* -, ...ien: Auftreten von ↑Paraproteinen im Blutplasma

Para|prote|in|urie [...te-ɪn...; ↑Paraprotein u. ↑...urie] *w;* -, ...ien: Ausscheidung von ↑Paraproteinen mit dem Harn

Par|ap|sis [↑para... u. gr. *ἅψις* = das Berühren] *w;* -: Tastsinnstörung, Unvermögen, Gegenstände durch Betasten zu erkennen (bei organischen Gehirnerkrankungen)

Para|psoria|sis [↑para... u. ↑Psoriasis] *w;* -, ...ia|sen (in fachspr. Fügungen: ...ia|ses): Sammelbez. für verschiedene Hautkrankheiten, deren Symptome denen der ↑Psoriasis ähnlich sind

para|psychisch [↑para... u. ↑psychisch]: übersinnlich, zu den von der ↑Parapsychologie erforschten Phänomenen gehörend. **Para|psy|cho|logie** [↑para... u. ↑Psychologie] *w;* -: Teilgebiet der Psychologie, das die sog. übersinnlichen, außerhalb des normalen Wachbewusstseins liegenden und auch als okkult bezeichneten Bereiche des Seelenlebens erforscht. **para|psy|cho|logisch:** die Parapsychologie betreffend

para|pylorisch, in fachspr. Fügungen: **para|pyloricus, ...ca, ...cum** [zu ↑para... u. ↑Pylorus]: neben dem Magenpförtner bzw. in seiner Umgebung liegend

Para|rausch|brand [↑para... und ↑Rauschbrand]: durch eine Clostridiumart hervorgerufenes, rauschbrandähnliches Gasödem

para|rektal, in fachspr. Fügungen: **para|rectalis, ...le** [zu ↑para... u. ↑rectus (in der Fügung ↑Musculus rectus abdominis)]: **1)** seitlich des geraden Bauchmuskels [liegend]. **2)** neben dem Rektum befindlich

Para|rektalschnitt: in Längsrichtung seitlich des geraden Bauchmuskels geführter Schnitt in die Bauchdecke (zur Öffnung der Bauchhöhle)

para|renal, in fachspr. Fügungen: **para|renalis, ...le** [zu ↑para... u. ↑Ren]: neben bzw. in der Umgebung der Niere liegend (z. B. von Geschwülsten)

Para|rhotazismus [↑para... u. ↑Rhotazismus] *m;* -, ...men: Abart des ↑Rhotazismus, bei der statt r ein anderer Laut (meist l) gesprochen wird

Par|ar|rhyth|mie [↑para... u. ↑Arrhythmie] *w;* -, ...ien: pathologische Bildung von ↑Systolen als Folge der Wechselwirkung zweier Zentren, die unabhängig voneinander Reize verschiedener Frequenz bilden; ein Reizbildner ist der Sinusknoten (↑Nodus sinuatrialis), der andere ist für einen unabhängigen Rhythmus verantwortlich, der Seite an Seite mit dem Sinusrhythmus besteht

Par|ar|thrie [zu ↑para... u. gr. ἀϱϑϱοῦν = gliedern; artikulierte Laute hervorbringen] *w;* -, ...ien, in fachspr. Fügungen: **Par|ar|thria**[1], *Pl.:* ...iae: durch fehlerhafte Artikulation der Laute und Silben gekennzeichnete Sprachstörung; vgl. Anarthrie

para|sa|kral, in fachspr. Fügungen: **para|sa|cralis, ...le** [↑para... u. ↑sakral]: neben bzw. in der Umgebung des Kreuzbeins befindlich. **Para|sa|kral|an|äs|thesie:** Anästhesie durch Einspritzung des Anästhetikums in die Kreuzbeingegend

Para|sigmatismus [↑para... u. ↑Sigmatismus] *m;* -, ...men: Form des ↑Sigmatismus, bei der die Zischlaute durch andere Laute (z. B. d, t, w) ersetzt werden

Para|sit [von gr. παϱάσιτος = bei einem anderen essend; Schmarotzer] *m;* -en, -en: **1)** tierischer oder pflanzlicher Schmarotzer, Lebewesen, das den Organismus eines anderen Lebewesens befällt und sich von dessen Körpersubstanz oder -säften ernährt; Sammelbez. für Krankheitserreger und alle nicht symbiontisch lebenden Fremdorganismen des Körpers bzw. einzelner Organe (Biol.). **2)** Bez. für den weniger ausgebildeten, verwachsenen Paarling einer fehlgebildeten Zwillingsgeburt; vgl. Autosit

Para|sit|ämie [↑Parasit u. ↑...ämie] *w;* -, ...ien: Vorkommen von Parasiten im Blut, Verbreitung von Parasiten über den Körper auf dem Blutwege (z. B. bei Malaria)

para|sitär [zu ↑Parasit]: Parasiten betreffend; durch Parasiten hervorgerufen

Para|sito|loge *m;* -n, -n, **Para|sito|login** *w;* -, -nen [↑Parasit u. ↑...loge]: Wissenschaftler/-in auf dem Gebiet der Parasitologie. **Para|sito|logie** [↑...logie] *w;* -: Wissenschaft von den pflanzlichen und (im engeren Sinne:) tierischen Schmarotzern bei Mensch, Tier od. Pflanze. **para|sito|logisch:** die Parasitologie betreffend

Para|sito|phobie [↑Parasit u. ↑Phobie] *w;* -, ...ien: krankhafte Furcht, von Schmarotzern befallen zu sein oder zu werden

Para|sitose [zu ↑Parasit] *w;* -, -n: durch Parasiten hervorgerufene Erkrankung

para|sito|trop [↑Parasit u. ↑...trop]: gegen Parasiten wirkend (z. B. von Arzneimitteln)

Para|somnie [zu ↑para... u. lat. *somnus* = Schlaf] *w;* -, ...ien, in fachspr. Fügungen: **Parasomnia**[1], *Pl.:* ...iae: krankhaftes Schlafverhalten, Störung der Schlafqualität (z. B. Albtraum)

Para|spadie [zu ↑para... u. gr. σπαδών = Riss, Spalte] *w;* -, ...ien: Harnröhrenfehlbildung, bei der die Harnröhre seitlich am Penis (zumeist als Spalt) ausmündet

Para|spasmus [↑para... u. ↑Spasmus] *m;* -, ...men: in korrespondierenden Muskeln oder Muskelgruppen beider Körperhälften gleichzeitig auftretender ↑Spasmus

para|spinal, in fachspr. Fügungen: **para|spinalis, ...le** [zu ↑para... u. ↑Spina]: neben dem Rückgrat lokalisiert

para|sternal, in fachspr. Fügungen: **para|sternalis, ...le** [zu ↑para... u. ↑Sternum]: neben dem Brustbein liegend. **Para|sternal|linie:** anatomische Bezugslinie, die senkrecht in der Mitte zwischen Brustbeinrand und Brustwarze verläuft

Par|äs|thesie [zu ↑para... u. gr. αἴσϑησις = Sinneswahrnehmung] *w;* -, ...ien: anormale Körperempfindung (z. B. Kribbeln, Einschlafen der Glieder). **par|äs|thetisch,** in fachspr. Fügungen: **par|aes|theticus, ...ca, ...cum:** die Parästhesie betreffend; von anomalen subjektiven Gefühlswahrnehmungen begleitet; z. B. in der Fügung ↑Acroerythrosis paraesthetica

Para|struma [↑para... u. ↑Struma] *w;* -, ...men: Geschwulst der Nebenschilddrüse

Para|suizid [aus ↑Para... u. ↑Suizid]: Selbstmordversuch

Para|sym|pa|thiko|lytikum, auch: **Para|sym|pa|tho|lytikum** [zu ↑Parasympathikus u. gr. λύειν = lösen, auflösen] *s;* -s, ...ka: Arzneimittel, das die Wirkung des Parasympathikus hemmt und z. B. Herzfrequenz und die Geschwindigkeit der atrioventrikulären Überleitung steigert

Para|sym|pa|thiko|mimetikum, auch: **Para|sym|pa|tho|mimetikum** [zu ↑Parasympathikus u. gr. μιμεῖσϑαι = nachahmen] *s;* -s, ...ka: Arzneimittel, das eine ähnliche Wirkung auf den Organismus hat, wie sie durch Reizung des ↑Parasympathikus entsteht

Para|sym|pa|thikus [↑para... u. ↑Sympathikus] *m;* -, ...thizi: der dem ↑Sympathikus entgegengesetzt wirkende Teil des ↑vegetativen Nervensystems. **para|sym|pa|thisch:** den Parasympathikus betreffend, durch ihn bedingt. **para|sym|pa|thisches Sys|tem** = Parasympathikus

Parasympatholytikum vgl. Parasympathikolytikum

Parasympathomimetikum vgl. Parasympathikomimetikum

Para|sy|stolie [zu ↑para... u. ↑Systole] *w;* -, ...ien: = Pararrhythmie

Para|taxie [↑para... u. gr. τάξις = das Ordnen; Anordnung] *w;* -, ...ien: **1)** Störung sozialer Beziehungen durch Übertragung falscher subjektiver Vorstellungen und Wertungen auf den Partner (nach Sullivan; Psychol.). **2)** nicht perspektivische Wiedergabe (z. B. in Kinderzeichnungen)

Para|tendinitis [zu ↑para... u. ↑Tendo] *w;* -, ...itiden (in fachspr. Fügungen: ...itides): Entzündung des

P Para

eine Sehne bzw. Sehnenscheide umhüllenden Bindegewebes

para|terminal, in fachspr. Fügungen: **para-terminalis, ...le** [zu ↑para... u. lat. *terminus* = Grenzzeichen; Grenze; Ende]: neben dem Ende (eines Organs) liegend; z. B. in der Fügung ↑Gyrus paraterminalis

Parat|hormon [Kunstw. aus ↑Parathyreoidea u. ↑Hormon] *s;* -s: Hormon der Nebenschilddrüse, das den Kalzium- und Phosphatspiegel im Blutserum auf normale Werte einstellt

Para|thymie [zu ↑para... u. gr. *θυμός* = Leben; Empfindung; Gemüt] *w;* -, ...ien: Gefühlsverkehrung, unangemessene oder zur Handlung in Widerspruch stehende Affektbetontheit von Willens- oder Denkhandlungen (z. B. Unlustgefühle bei normalerweise lustbetonten Handlungen) bei Schizophrenen

para|thyreo|gen [zu ↑Parathyreoidea u. ↑...gen]: von der Nebenschilddrüse ausgehend

Para|thyreo|idea *w;* -: übliche Kurzbez. für ↑Glandula parathyreoidea

Para|thyreo|id|ek|tomie [↑Parathyreoidea u. ↑Ektomie] *w;* -, ...ien: operative Entfernung der Nebenschilddrüsen. **para|thyreo|ide|us, ...ea, ...e|um** [↑para... und ↑thyreoideus (in der Fügung ↑Glandula thyreoidea)]: neben der Schilddrüse befindlich; die Nebenschilddrüse betreffend oder zu ihr gehörend

Parat|hyroidea vgl. Epithelkörperchen

para|tonsillär [zu ↑para... u. ↑Tonsille]: in der Umgebung der Rachenmandeln befindlich (z. B. von Abszessen). **Para|tonsillitis** *w;* -, ...itiden (in fachspr. Fügungen: ...itides): = Peritonsillitis

Para|tra|chom [↑para... u. ↑Trachom] *s;* -s, -e: Bez. für eine trachomähnliche, jedoch durch andere Erreger verursachte Augenkrankheit, die im Gegensatz zum echten Trachom keine Narben hinterlässt und selten zu Komplikationen führt; Schwimmbadkonjunktivitis

Para|ty|phlitis [zu ↑para... u. gr. *τυφλός* = blind] *w;* -, ...itiden (in fachspr. Fügungen: ...itides): Entzündung des hinter dem Blinddarm liegenden Bindegewebes

Para|typhus [↑para... u. ↑Typhus] *m;* -: dem ↑Typhus ähnliche, jedoch leichter verlaufende und von anderen Erregern verursachte Infektionskrankheit des Darms

para|typisch [↑para... u. ↑Typ]: nicht erblich

para|ure|thral, in fachspr. Fügungen: **para|ure-thralis, ...le** [zu ↑para... u. ↑Urethra]: = periurethral. **Para|ure|thritis** *w;* -, ...itiden (in fachspr. Fügungen: ...itides): = Periurethritis

para|vak|zinal [zu ↑para... u. ↑Vakzine]: als Nebenwirkung nach einer Impfung auftretend (z. B. von Hautveränderungen oder Entzündungen der Rückenmarkshäute)

para|vasal, in fachspr. Fügungen: **para|vasalis, ...le** [zu ↑para... u. ↑Vas]: neben einem Blutgefäß lokalisiert oder befindlich. **Para|vasat** *s;* -[e]s, -e: die neben ein Blutgefäß gelangte Injektionsflüssigkeit

para|venös [zu ↑para... u. ↑Vene]: neben eine Vene, in die Umgebung einer Vene (z. B. von Injektionen; vgl. intravenös)

para|verte|bral [zu ↑para... u. ↑Vertebra]: neben einem Wirbel, neben der Wirbelsäule liegend (z. B. von Abszessen); neben einen Wirbel, in die Umgebung eines Wirbels (z. B. von Injektionen)

Para|verte|bral|an|äs|thesie: örtliche Betäubung durch Injektion des Anästhetikums ummittelbar neben dem entsprechenden Wirbel in die Umgebung der Austrittsstelle der Spinalnerven

Para|zentese [zu gr. *παρακεντεῖν* = daneben oder an der Seite durchstechen] *w;* -, -n: **1)** Durchstechen des Trommelfells bei Mittelohrvereiterungen (um eine Abflussmöglichkeit für den Eiter zu schaffen). **2)** Inzision eines Organs für den Abfluss gestauter Flüssigkeit

para|zen|tral, in fachspr. Fügungen: **para|cen-tralis, ...le** [↑para... u. ↑zentral]: neben den Zentralwindungen des Gehirns liegend; z. B. in der Fügung ↑Gyrus paracentralis (Anat.)

Para|zystitis [zu ↑Paracystium] *w;* -, ...itiden: Entzündung des die Harnblase umgebenden Bindegewebes

Pärchenzwilling: einer von zwei verschiedengeschlechtigen Zwillingen; Abk.: PZ (Genetik)

Pardee-Q-Zacke [nach dem amerik. Kardiologen Harold E. P. Pardee, 1886–1972]: im EKG tiefes Q_{III} als Indikator für abgelaufenen Hinterwandinfarkt

Par|eidolie [zu ↑para... u. gr. *εἴδωλον* = Bild, Trugbild] *w;* -, ...ien (meist *Pl.*): optische Sinnestäuschungen, bei denen die wahrgenommenen Gegenstände zu phantastischen Erscheinungen umgedeutet werden

Pareii|itis [zu gr. *παρειά* = Wange] *w;* -, ...eiitiden (in fachspr. Fügungen: ...eiitides): Wangenentzündung. **Pareiitis granulomatosa:** entzündliche Schwellung der Wange mit Bildung von knötchenförmigen Infiltraten

Par|en|chym [↑para... u. gr. *ἔγχυμα* = das Eingegossene; der Aufguss] *s;* -s, -e, in fachspr. Fügungen: **Par|en|chyma,** *Pl.:* Par|en|chymata: das eigentliche, der spezifischen Funktion des Organs dienende Organgewebe zum Unterschied vom Binde- und Stützgewebe. **Par|en|chyma glandulare:** neuere Bez. für ↑Substantia glandularis. **Par|en|chyma testis:** das aus den Hodenkanälchen bestehende Hodengewebe. **par|en|chymatös,** in fachspr. Fügungen: **par|en|chymatosus, ...osa, ...osum:** reich an Parenchym; zum Parenchym gehörend; das Parenchym betreffend; z. B. in der Fügung ↑Hepatitis parenchymatosa

Parental|generation [lat. *parentalis* = elterlich u. ↑Generation] *w;* -, -en: Elterngeneration, Individuenpaar (mit unterschiedlichen Erbeigenschaften), von dem eine biologische Kreuzungsreihe ihren Ausgang nimmt; Abk.: P_1, P_2, P_3 usw.; vgl. Filialgeneration (Biol.)

par|enteral [zu ↑para... u. ↑Enteron]: unter Umgehung des Magen-Darm-Kanals [zu applizieren] (z.B. von Medikamenten, die injiziert und nicht ↑oral verabreicht werden)

Par|enteralium *s;* -s, ...lia u. ...lien [...lɪən]: Arzneimittel, das unter Umgehung des Verdauungstrakts durch Injektion oder Infusion direkt in das Körpergewebe oder in die Blutbahn gelangt

Par|ergasie [zu ↑para... u. gr. *ἐργασία* = das Arbeiten] *w;* -, ...ien: Falschlenkung von Impulsen bei Geisteskrankheiten und Psychosen (z.B. Augenschließen statt Mundöffnen; Psychol.)

Parese [aus gr. *πάρεσις* = Erschlaffung] *w;* -, -n: leichte, unvollständige Lähmung oder Schwäche eines Muskels, einer Muskelgruppe oder einer Extremität. **paretisch:** teilweise gelähmt, geschwächt (bezogen auf einen Muskel oder eine Muskelgruppe)

Par|eu|rhyth|mie [↑para... u. ↑Eurhythmie] *w;* -, ...ien: Auftreten monophasischer Wellenformationen im EKG

Parier|fraktur [zum FW *parieren* = abwehren] *w;* -, -en: typische Form des Ellenbruchs, die entsteht, wenn ein gegen Kopf oder Oberkörper gerichteter Schlag oder Stoß mit dem erhobenen Unterarm abgefangen wird

Paries [...ɪ-es; aus lat. *paries*, Gen.: *parietis* = Wand] *m;* -, Parie|tes: Wand, Wandschicht eines Organs oder einer Körperhöhle (Anat.). **Paries anterior vaginae:** die vordere Wand der Scheide. **Paries anterior ven|triculi:** die vordere Fläche des Magens. **Paries caroticus:** die vordere, teils vom Kanal der ↑Arteria carotis, teils von der Tubenmündung gebildete Wand der Paukenhöhle. **Paries ex|ternus ductus coch|lea|ris** [- - 'dʊktuːs -]: die seitliche Wand des Schneckenganges im Ohr. **Paries inferior:** der Boden der Augenhöhle. **Paries jugularis:** die untere, der ↑Fossa jugularis zugekehrte Wand der Paukenhöhle. **Paries labyrinthicus:** die mittlere Wand der Paukenhöhle. **Paries lateralis:** seitliche Wand der Augenhöhle. **Paries masto|ide|us:** die hintere, dem ↑Processus mastoideus zugekehrte Wand der Paukenhöhle. **Paries media|lis:** die mittlere Wand der Augenhöhle. **Paries mem|brana|ce|us au|ris:** die zum größten Teil vom Trommelfell gebildete seitliche Wand der Paukenhöhle. **Paries mem|brana|ce|us tra|cheae et bronchi:** die häutige Rückwand der Luftröhre und der Bronchien. **Paries posterior vaginae:** die hintere Wand der Scheide. **Paries posterior ventriculi:** die Rückfläche des Magens. **Paries superior:** obere Wand, Dach der Augenhöhle. **Paries teg|mentalis:** das dünne Dach der Paukenhöhle. **Paries tympanicus ductus coch|lea|ris** [- - 'dʊktuːs -]: die untere Wand des Schneckenganges im Ohr. **Paries vestibularis ductus coch|lea|ris** [- - 'dʊktuːs -]: die obere Wand des Schneckenganges im Ohr

parie|tal, in fachspr. Fügungen: **parie|talis, ...le** [parɪ-e...; zu ↑Paries]: **1)** seitlich, zur Wand (eines Organs, einer Körperhöhle) gehörend, wandständig, seitlich; eine Wand bildend; z.B. ↑Os parietale (Anat.). **2)** zum Scheitelbein (↑Os parietale) gehörend; z.B. ↑Incisura parietalis (Anat.)

Parietal|lappen vgl. Lobus parietalis

Parie|tal|zellen [parɪ-e...]: = Belegzellen. **Parie|to|gra|fie** [parɪ-e...; ↑Paries u. ↑...grafie] *w;* -, ...ien: veralt. für: röntgenografische Darstellung der Wandschichten von Teilen des Verdauungstraktes durch gleichzeitige Luft- bzw. Gasfüllung des Peritonäalraums und des Lumens des betreffenden Organs. **Parie|to|gramm** [↑...gramm] *s;* -s, -e: das bei einer Parietografie gewonnene Röntgenbild

parie|to|mental [parɪ-e...; zu parietalis (in der Fügung ↑Os parietale) u. ↑Mentum]: vom Kinn zum Scheitel verlaufend (z.B. als gedachte Verbindungslinie; Anat.)

Parinaud-Kon|junktivitis [parɪ'noː...; nach dem frz. Ophthalmologen Henri Parinaud, 1844–1905]: infektiöse Augenbindehautentzündung (mit Drüsenschwellungen, Wucherungen, Granulomen und Geschwüren), die durch verschiedene Erreger hervorgerufen werden kann

Parkbanklähmung: durch Läsion des N. radialis im Oberarm hervorgerufene Lähmung

Parkes-Weber-Krankheit [pɑːks...; nach dem brit. Arzt Parkes Weber, 1863–1962]: = Haemangiectasia hypertrophicans

Parkinson ['pɑːk...]: ugs. Bez. für: ↑Paralysis agitans. **Parkinso|nismus** [nach dem engl. Arzt James Parkinson, 1755–1824] *m;* -, ...men: veralt. für: ↑Parkinsonsyndrom. **Parkinson|krankheit** ['pɑːk...]: = Paralysis agitans. **Parkinsono|id** [↑...id] *s;* -[e]s, -e: durch Medikamente (z.B. Neuroleptika) ausgelöster Parkinsonismus. **Parkinson|syndrom** ['pɑːk...]: zusammenfassende Bez. für die Symptomatik der ↑Parkinsonkrankheit, u.a. bei Zerebralsklerose, Syphilis, Trauma, Intoxikation, Infektionskrankheiten; auch für die Parkinsonkrankheit selbst

Parkland-Formel Formel für den Bedarf an Elektrolyten u. Flüssigkeit nach Hautverbrennungen

Par|odontitis [zu ↑Parodontium] *w;* -, ...itiden (in fachspr. Fügungen: ...itides): Entzündung des Zahnfleischsaumes mit Ablagerung von Zahnstein, Bildung eitriger Zahnfleischtaschen und Lockerung der Zähne

Par|odontium [zu ↑para... u. gr. *ὀδούς*, Gen.: *ὀδόντος* = Zahn] *s;* -s, ...tia: »Zahnbett«, zusammenfassende Bez. für den die Zahnwurzel und den Zahnhals umgebenden Befestigungsapparat der Zähne (aus knöcherner Alveole, Zahnwurzelhaut, Wurzelzement und Zahnfleischrand bestehend)

Par|odonto|lo|gie [↑Parodontium und ↑...logie] *w;* -: medizinische Lehre vom Parodontium und seiner Behandlung

Par|odonto|pa|thie [↑Parodontium und ↑...pathie] *w;* -, ...ien, in fachspr. Fügungen: **Par|odonto|pathia**[1], *Pl.:* ...iae: Sammelbez. für die Erkrankungen des ↑Parodontiums

P pare

Par|odontose [zu ↑Parodontium] *w;* -, -n: Zahnfleischschwund, nicht entzündliche Erkrankung (Dystrophie) des Zahnbetts mit Lockerung der Zähne

Par|ony|chie [zu ↑para... u. gr. ὄνυξ, Gen.: ὄνυχος = Nagel]: = Panaritium parunguale

Par|oo|phoron [↑para... u. ↑Oophoron] *s;* -s, ...ra: Rudiment der Urniere in der ↑Mesosalpinx des Eierstocks (in Herkunft und Bau der rudimentären ↑Paradidymis des Mannes ähnlich)

Par|orexie [zu ↑para... u. gr. ὄρεξις = Streben, Verlangen] *w;* -, ...ien: Verlangen nach ungewöhnlichem, auch unverdaulichem Essen, auch Heißhunger auf Lebensmittel in ungewöhnlicher Kombination (z.B. in der Schwangerschaft oder bei Hysterie)

Par|osmie [zu ↑para... u. gr. ὀσμή = Geruch] *w;* -, ...ien: = Parosphresie

Par|os|phresie [zu ↑para... u. gr. ὄσφρησις = das Riechen, der Geruchssinn] *w;* -, ...ien: Geruchstäuschung, Störung der Geruchswahrnehmung (z.B. in der Schwangerschaft)

Par|ostose [zu ↑para... u. gr. ὀστέον = Knochen] *w;* -, -n, in fachspr. Fügungen: **Par|ostosis**, *Pl.:* ...toses: Neubildung von Knochengewebe an ungewöhnlicher Stelle (z.B. im Muskel- oder Bindegewebe)

Par|otid|ek|tomie [↑Parotis u. ↑Ektomie] *w;* -, ...ien: operative Entfernung der Ohrspeicheldrüse

par|otideo|massetericus, ...ca, ...cum [zu ↑Parotis u. ↑Masseter]: zur Ohrspeicheldrüse und zum Kaumuskel gehörend; z.B. in der Fügung ↑Regio parotideomasseterica (Anat.)

par|otide|us, ...ea, ...e|um, auch: **par|otidicus, ...ca, ...cum** [zu ↑Parotis]: zur Ohrspeicheldrüse gehörend, diese betreffend (Anat.)

Par|otis *w;* -, ...tiden: übliche Kurzbez. für ↑Glandula parotis

Par|otitis [zu ↑Parotis] *w;* -, ...itiden (in fachspr. Fügungen: ...itides): Entzündung der Ohrspeicheldrüse. **Par|otitis epi|demica:** »Mumps«, »Ziegenpeter«, durch ein Virus hervorgerufene Entzündung der Ohrspeicheldrüse mit schmerzhaften Schwellungen

par|ovarial [zu ↑Parovarium]: den Nebeneierstock betreffend

Par|ovarial|zyste: vom Nebeneierstock ausgehende zystische Geschwulst

Par|ovarium [↑para... und ↑Ovarium] *s;* -s, ...ria u. (eindeutschend:) ...rien [...rɪən]: = Epoophoron

par|oxysmal [zu gr. παροξυσμός = Anreizung; Fieberanfall]: anfallweise auftretend, sich in der Art eines Anfalls steigernd (von Krankheiten, z.B. ↑Tachykardien). **par|oxysmale nächtliche Hämo|globin|urie:** erworbene, chronische, hämolytische Anämie, bei der hämolytische Erscheinungen und Hämoglobinurie in Abhängigkeit vom Säure-Basen-Gleichgewicht des Blutes (vor allem zur Nachtzeit) auftreten; Marchiafava-Anämie. **Par|oxysmus** *m;* -, ...men: anfallartiges Auftreten einer Krankheitserscheinung, anfallartige starke Steigerung von Beschwerden

Parrot-Furchen [nach dem frz. Pädiater Joseph M. Parrot, 1839–1883] *Pl.:* poriorale Narben, sicheres Erkennungszeichen für angeborene Lues

Parry-Romberg-Syndrom [nach dem brit. Arzt Chaleb Hillier Parry, 1755–1822, u. dem dt. Neurologen Moritz Heinrich Romberg, 1795–1873]: vgl. Hemiatrophia faciei progressiva

Pars [aus lat. *pars*, Gen.: *partis* = Teil, Abschnitt] *w;* -, Partes: relativ selbstständiger Abschnitt eines größeren oder zusammengesetzten Organs (Anat.). **Pars ab|dominalis aortae:** neuere Bez. für ↑Aorta abdominalis. **Pars ab|dominalis mus|culi pectoralis majoris:** der untere Teil des großen Brustmuskels. **Pars ab|dominalis oe|so|phagi:** der untere, kurze Abschnitt der Speiseröhre in der Bauchhöhle. **Pars ab|dominalis ureteris** [↑Ureter]: der in der Bauchhöhle gelegene Teil des Harnleiters. **Pars ab|dominalis et pelvina systematis au|to|nomici:** der vor dem Zwerchfell gelegene Anteil des vegetativen Nervensystems. **Pars acetabularis rami ossis pubis** = Ramus superior (3). **Pars alaris:** der Flügelteil des Nasenmuskels, der die Nasenflügel herabzieht u. das Nasenloch in querer Richtung verengert. **Pars alveo|laris:** kammartiger Fortsatz des Unterkiefers, der die 16 Zahnfächer enthält. **Pars analis recti** = Canalis analis. **Pars anterior hepatis:** nach vorn gelegener Abschnitt der dem Zwerchfell zugekehrten Leberfläche. **Pars anterior tel|en|ce|phali:** vorderer Teil des Riechhirns. **Pars anterior vaginae:** vorderer Teil des Scheidengewölbes. **Pars anularis vaginae fi|brosae manus** bzw. **pedis:** derbe Ringzüge an den bindegewebigen Sehnentunneln für die Beugesehnen der Finger bzw. Zehen. **Pars ascendens:** der vom Pankreaskopf zur ↑Flexura duodenojejunalis aufsteigende Teil des Zwölffingerdarms. **Pars ascendens aortae:** neuere Bez. für ↑Aorta ascendens. **Pars basalis arteriae pulmonalis dex|trae** bzw. **sinist|rae:** von der rechten bzw. linken Lungenschlagader abgehende Äste für die Versorgung der Basalsegmente des Lungenunterlappens. **Pars basilaris:** aus fünf Flächen bestehender Grundteil des Hinterhauptbeins, der vor dem großen Hinterhauptloch liegt. **Pars basilaris pontis** [↑Pons]: der aus Fasern der Großhirn-, Brücken- und Kleinhirnbahn bestehende vordere Teil der Brücke im Gehirn. **Pars buc|co|pharyn|gea:** derjenige Teil des ↑Musculus constrictor pharyngis superior, der von der ↑Raphe pterygomandibularis ausgeht. **Pars calcaneo|cubo|idea** = Ligamentum calcaneocuboideum. **Pars calcaneo|navicularis** = Ligamentum calcaneonaviculare. **Pars cardia|ca:** der an den Magenmund grenzende Teil des Magens. **Pars cartilaginea:** der knorpelige Teil der Nasenscheidewand. **Pars cartilaginea tubae au|ditivae:** der knorpelige Teil der Ohrtrompete. **Pars cartilaginea tubae pharyn|go|tympanicae** = Pars cartilaginea tubae auditivae. **Pars cavernosa** = Pars spongiosa. **Pars cen|tralis:** der mittlere Teil der Seitenkammer des Großhirns. **Pars ce|phalica et cervicalis systematis au|to|nomici:** der im Kopf- und Halsbereich gelegene Anteil des vegetativen Nervensystems. **Pars ceratopharyn|gea:** der am großen Zungenbeinhorn entspringende Teil des ↑Musculus constrictor pharyngis medius. **Pars cervicalis medullae spinalis:** der Halsteil des Rückenmarks. **Pars cervicalis oe|sophagi:** der Halsteil der Speiseröhre. **Pars chon|dro|pharyn|gea:** am kleineren Zungenbeinhorn entspringender Teil des ↑Musculus constrictor pharyngis medius. **Pars chordae ductus venosi** [- - ˈdʊktuːs -]: = Fossa ductus venosi. **Pars chordae venae umbilicalis** = Sulcus venae umbilicalis. **Pars cilia|ris retinae:** lichtunempfindlicher hinterer Teil der Netzhaut des Auges. **Pars clavicularis:** oberer Teil des großen Brustmuskels. **Pars coch|learis nervi octavi:** der zum Spiralorgan der ↑Cochlea gehörende Teil des VIII. Gehirnnervs. **Pars cono|ides** = Ligamentum conoideum. **Pars con|voluta:** Rindenbezirk der Niere, der aus Sammelröhrchen u. Kapillarknäueln besteht. **Partes corporis humani** *Pl.:* Sammelbez. für die Körperteile. **Pars costalis:** der an der 7. bis 12. Rippe entspringende Teil des Zwerchfells. **Pars costo|verte|bralis** = Pleura costalis. **Pars crico|pharyngea:** das untere Bündel des ↑Musculus constrictor pharyngis inferior, das vom Ringknorpel ausgeht. **Pars cruci|formis vaginae fi|brosae manus** bzw. **pedis**: kreuzförmiger Teil (sich überkreuzende Verstärkungsbänder) der Sehnenscheiden der Finger bzw. Zehen, dorsal über dem distalen Teil des Grundgliedes liegend. **Pars cupularis:** oberes kuppelförmiges Ende des aufsteigenden Teils der Paukenhöhle. **Pars cutanea septi nasi** = Pars mobilis septi nasi. **Pars descendens:** absteigender Teil des Zwölffingerdarms. **Pars de|scendens aortae:** neuere Bez. für ↑Aorta descendens. **Pars dex|tra:** der nach rechts gerichtete Abschnitt der dem Zwerchfell zugekehrten Leberfläche. **Pars dia|phragmatica** = Pars membranacea (urethrae). **Pars di|stalis:** vorderer, größter Abschnitt des Hypophysenvorderlappens. **Pars dorsalis media|stini** = Mediastinum posterius. **Pars dorsalis pontis** [↑Pons]: hinterer Teil der Brücke im Gehirn. **Pars endo|crina pan|crea|tis** [zu ↑endokrin; ↑Pankreas]: andere Bez. für die ↑Langerhans-Inseln. **Pars exo|crina pan|crea|tica** [zu ↑exokrin; ↑Pankreas]: Teil der Bauchspeicheldrüse, der den Pankreassaft produziert. **Pars fetalis:** aus ↑Chorion u. ↑Amnion bestehender kindlicher Teil der ↑Plazenta. **Pars flaccida:** der kleine, obere, schlaffe Teil des Trommelfells. **Pars gast|ro|meso|colica** = Ligamentum gastrocolicum. **Pars gast|ro|lie|nalis** [- ...lɪ-e...]: = Ligamentum gastrolienale. **Partes genitales femininae ex|ternae** *Pl.:* die äußeren weiblichen Geschlechtsorgane, bestehend aus den großen und kleinen Schamlippen, dem Scheidenvorhof und der Klitoris. **Partes genitales masculinae** *Pl.:* die äußeren männlichen Geschlechtsteile, bestehend aus männlichem Glied, Hodensack, Schwellkörpern, Vorhautdrüsen u. Harnröhre. **Pars glosso|pharyn|gea:** von der Zunge kommender Teil des oberen Schlundschnürers. **Pars hepato|gast|rica** = Ligamentum hepatogastricum. **Pars horizontalis inferior:** horizontal verlaufender unterer Teil des Zwölffingerdarms. **Pars humero|radia|lis** = Articulatio humeroradialis. **Pars inferior nervi vestibulo|coch|lea|ris:** unterer Abschnitt des ↑Nervus vestibulocochlearis. **Pars inferior venae pulmonalis sinist|rae:** Zweig der linken Lungenvene für das untere Segment der ↑Lingula. **Pars infra|clavicularis:** unterer Abschnitt des Armnervengeflechts, der am Oberrand des Schlüsselbeins beginnt. **Pars in|fra|lobaris:** der in das Dorsalsegment des rechten Lungenoberlappens eindringende Ast der rechten oberen Lungenvene. **Pars infra|segmentalis:** der zwischen Vordersegment des rechten Lungenoberlappens und Seitensegment des Mittellappens liegende Ast der rechten, oberen Lungenvene. **Pars infundibularis:** Abschnitt der Hypophyse, der ihren Stiel bedeckt. **Pars intercartilaginea:** die Atmungsstimmritze, zwischen den Gießbeckenknorpeln liegender Abschnitt der Stimmritze. **Pars inter|media:** Mittellappen der Hypophyse. **Pars inter|mem|brana|cea:** zwischen den Stimmbändern liegender Abschnitt der Stimmritze. **Pars inter|stitia|lis** = Pars uterina (placentae). **Pars in|tra|lobaris:** zwischen dem Dorsalsegment des rechten Lungenoberlappens und dem Spitzensegment des Oberlappens liegender Ast der rechten oberen Lungenvene. **Pars intra|segmentalis:** der in das Vordersegment des rechten Lungenoberlappens führende Zweig der rechten oberen Lungenvene. **Pars iridica retinae:** lichtunempfindliche hintere Epithelschicht der Regenbogenhaut des Auges. **Pars labia|lis:** Hauptteil des ringförmigen Mundmuskels an den Lippen. **Pars la|crimalis:** Teil des ringförmigen Augenschließmuskels, der die Lider schließt und den Tränensack erweitert. **Pars laryn|gea:** hinter dem Kehlkopf gelegener Abschnitt der Schlundhöhle. **Partes laterales** *Pl.:* = Lobus (dexter et sinister). **Pars lateralis fasciculi dorsalis** = Fasciculus cuneatus. **Pars lateralis vaginae:** seitliche Verbindung zwischen vorderem und hinterem Scheidengewölbe. **Pars lumbalis dia|phrag|matis:** Lendenteil des Zwerchfells. **Pars lumbalis medullae spinalis:** Lendenteil des Rückenmarks. **Pars marginalis:** unter dem Lippenrot gelegener Teil des Mundmuskels. **Pars media|lis fas|ciculi dorsalis** = Fasciculus gracilis. **Pars media|stinalis:** die das Zwerchfell berührende Lungenfläche. **Pars membrana|cea cordis** [↑Cor]: der dünne, häutige Anteil der Herzkammerscheidewand. **Pars mem|branacea septi nasi:** bindegewebiger Teil der Nasenscheidewand an der Nasenspitze. **Pars membrana|cea ure|thrae:** mittlerer, bindegewebiger Teil der Harnröhre. **Pars mobilis septi nasi:** der

P
Pars

vordere, bewegliche Teil der Nasenscheidewand. **Pars mus|cularis:** der muskulöse Teil der Herzkammerscheidewand. **Pars mylo|pharyn|gea:** Teil des ↑Musculus constrictor pharyngis superior, der an der ↑Linea mylohyoidea des Unterkiefers entspringt. **Pars nasalis ossis frontalis:** Mittelstück zwischen den das Dach der Augenhöhle bildenden Teilen des Stirnbeins. **Pars nasalis pharyn|gis** [↑Pharynx]: hinter den Nasengängen gelegener Abschnitt der Schlundhöhle. **Pars ob|liqua:** die flach verlaufenden Fasern des Ringschildmuskels. **Pars ob|liqua mus|culi arytae|no|idei** [- - - ...de-ɪ]: = Musculus arytaenoideus obliquus. **Pars occipito|temporalis** = Tractus temporopontinus. **Pars opercularis:** der die Insel bedeckende Teil der unteren Stirnwindung. **Pars optica retinae:** Hauptteil der Netzhaut des Auges, der zwischen der inneren Seite der Pigmentschicht und der Oberfläche des Glaskörpers liegt. **Pars oralis:** zwischen weichem Gaumen und Kehlkopfeingang liegender Teil des ↑Pharynx. **Pars orbitalis glandulae la|crimalis:** der größere, über der Sehne des ↑Musculus levator palpebrae gelegene Teil der Tränendrüse. **Pars orbitalis gyri frontalis:** Teil der unteren Stirnlappenwindung. **Pars orbitalis musculi orbicularis:** ringförmig um den Augenhöhlenrand laufender Teil des Augenringmuskels (schließt die Lider und runzelt Augenbrauen und Stirn). **Pars orbitalis ossis frontalis:** einer der paarigen Augenteile des Stirnbeins (vierseitige Knochenplatten, die beiderseits horizontal im vorderen Teil der Schädelbasis liegen und mit der Schläfenbeinschuppe verbunden sind). **Pars ossea:** der knöcherne Abschnitt der Nasenscheidewand. **Pars ossea tubae au|ditivae:** der knöcherne Teil der Ohrtrompete. **Pars pallida nu|clei lenti|formis** [- - ...le-ɪ -]: = Globus pallidus. **Pars palpe|bralis glandulae la|crimalis:** kleinerer, unter der Sehne des ↑Musculus levator palpebrae gelegener Teil der Tränendrüse. **Pars palpe|bralis mus|culi orbicularis:** in den Lidern gelegener Teil des ringförmigen Augenschließmuskels. **Pars para|sym|pathica:** parasympathischer Anteil des vegetativen Nervensystems (verlangsamt den Herzschlag, regt die Darm- und Sexualtätigkeit an). **Pars parie|talis mus|culi epi|cranii temporo|parie|talis** [- ...rɪ-e... - - ...rɪ-e...]: = Musculus auricularis superior. **Pars pelvina:** Beckenteil des Harnleiters. **Pars petrosa:** »Felsenteil« des Schläfenbeins, der das Gehör- und Gleichgewichtsorgan beherbergt. **Pars posterior com|missurae anterio|ris:** hinterer Teil der bogenförmig nach lateral ziehenden vorderen Kommissur. **Pars posterior hepatis** [↑Hepar]: nach hinten gerichteter Teil der dem Zwerchfell zugekehrten Leberfläche. **Pars posterior vaginae:** hinterer Teil des Scheidengewölbes. **Pars profunda glandulae parotis:** tieferer, unter den Ästen des ↑Nervus facialis gelegener Lappen der Ohrspeicheldrüse. **Pars pro|funda mus|culi masseteris:** hinterer Teil des äußeren Kaumuskels. **Pars pro|funda mus|culi sphinc|teris ani ex|terni:** tiefer, ringförmiger Abschnitt des äußeren Afterschließmuskels. **Pars pro|statica:** durch die Vorsteherdrüse ziehender Teil der männlichen Harnröhre. **Pars pterygo|pharyn|gea:** Teil des ↑Musculus constrictor pharyngis superior, der aus der Platte des ↑Processus pterygoideus entspringt. **Pars pylorica:** an den Magenpförtner angrenzender Teil des Magens. **Pars qua|drata:** der zum viereckigen Leberlappen (↑Lobus quadratus) gehörende viereckige Teil des mittleren Lebersegmentes. **Pars radia|ta:** Teil der Nierenrinde, der die radiär verlaufenden Sammelröhren enthält. **Pars radioulnaris articuli cubiti** = Articulatio radioulnaris proximalis. **Pars recta:** die senkrecht verlaufenden Fasern des Ringschildmuskels. **Pars re|tro|lentiformis cap|sulae internae:** hinter dem Linsenkern gelegener Teil der ↑Capsula interna. **Pars spon|giosa:** von Schwellkörpern umgebener Abschnitt der Harnröhre. **Pars squa|mosa:** die zwischen Keilbein, Scheitelbein und Hinterhauptbein gelegene Schläfenbeinschuppe. **Pars sternalis:** Teil des Zwerchfells, der am Brustbein entspringt. **Pars sterno|costalis:** Teil des großen Brustmuskels, der am Brustbein und an den Rippen entspringt. **Pars sub|cutanea:** oberflächlich gelegener Teil des Afterschließmuskels. **Pars sub|lentiformis cap|sulae internae:** zum Stirnlappen unter dem Linsenkern ziehender Teil des hinteren Kapselschenkels. **Pars super|ficia|lis glandulae parotis:** oberflächlicher Lappen der Ohrspeicheldrüse, der die Äste des ↑Nervus facialis bedeckt. **Pars super|ficia|lis mus|culi masseteris:** vorn gelegener Teil des Jochbogens, der zusammen mit der ↑Pars profunda (musculi masseteris) den äußeren Kaumuskel bildet. **Pars super|ficia|lis mus|culi sphincteris ani ex|terni:** oberflächlich gelegene Muskelfasern des äußeren Afterschließmuskels. **Pars superior duo|deni:** der horizontale Anfangsteil des Zwölffingerdarms. **Pars superior hepatis** [↑Hepar]: kranial gelegener Teil der dem Zwerchfell zugekehrten Leberfläche. **Pars superior nervi vestibulo|coch|lea|ris:** oberer Abschnitt des ↑Nervus vestibulocochlearis. **Pars superior venae pulmonalis sinist|rae:** Zweig der linken Lungenvene für das obere Segment der ↑Lingula. **Pars supra|clavicularis:** bis zum Oberrand des Schlüsselbeins reichender Teil des Armnervengeflechts. **Pars sym|pa|thica:** im Grenzstrang liegender Teil des autonomen Nervensystems (wirkt anregend auf den Kreislauf, aber hemmend auf den Verdauungstrakt). **Pars sym|physica rami ossis pubis** = Ramus inferior (1). **Pars tensa:** der untere, größere Teil des Trommelfells. **Pars thoracica:** neuere Bez. für ↑Aorta thoracica. **Pars thoracica medullae spinalis:** vom 1. bis zum 12. Brustsegment reichender Abschnitt des Rückenmarks. **Pars thoracica oe|so|phagi:** Brustabschnitt der Speiseröhre zwischen dem ersten Brustwirbel u. der Stelle ihres Durchtritts durch das Zwerchfell. **Pars thoracica** systematis au|to|nomici: Brustabschnitt des vegetativen Nervensystems (besteht aus den vom ↑Nervus vagus stammenden parasympathischen Anteilen und aus dem Grenzstrang). **Pars thyreopharyn|gea:** Teil des ↑Musculus constrictor pharyngis inferior, der am Schildknorpel entspringt. **Pars tibio|calcanea:** Teil des ↑Ligamentum deltoideum, der vom medialen Knöchel zum ↑Sustentaculum talare zieht. **Pars tibio|navicularis:** die äußeren Fasern des ↑Ligamentum deltoideum, die zum ↑Os naviculare ziehen. **Pars tibio|talaris anterior** bzw. **posterior:** vorderes bzw. hinteres, vom Fußknöchel zum Sprungbein ziehendes Band. **Pars trans|versa mus|culi arytae|no|idei** [- - - ...de-ɪ]: = Musculus arytaenoideus transversus. **Pars trans|versa mus|culi nasalis:** quer verlaufender Teil des Nasenmuskels, der das Nasenloch verengt. **Pars trapezo|ides ligamenti coracoclavicularis** = Ligamentum trapezoideum. **Pars tri|an|gularis:** dreieckiger Teil der unteren Stirnwindung. **Pars tuberalis:** am Hypophysenstiel gelegener Abschnitt der Hirnanhangsdrüse. **Pars tympanica:** »Paukenteil« des Schläfenbeins, der die Boden- u. Seitenwände der Paukenhöhle bildet. **Pars umbilicalis:** nabelwärts ziehender Teil des linken Astes der Pfortader. **Pars uterina placentae:** der Gebärmutterwand zugekehrter Teil der Plazenta. **Pars uterina tubae uterinae:** das in der Gebärmutter gelegene Stück des Eileiters. **Pars ven|tralis media|stini** = Mediastinum anterius. **Pars verte|bralis:** Teil der dem Zwerchfell zugewandten Lungenoberfläche, der die Wirbelsäule berührt. **Pars vestibularis nervi octavi:** der zum Vorhof des knöchernen Labyrinths ziehende Teil des ↑Nervus vestibulocochlearis. **Pars vocalis** = Musculus vocalis

P
Part

Par|theno|genese [gr. παρθένος = Jungfrau u. gr. γένεσις = Ursprung, Entstehung] *w;* -: »Jungfernzeugung«, Fortpflanzung aus unbefruchteten tierischen bzw. pflanzlichen Eizellen (Biol.)

partial [zu lat. *pars*, Gen.: *partis* = Teil], auch mit frz. Endung: **partiell**, in fachspr. Fügungen: **partia|lis, ...le:** anteilig; teilweise, nicht überall auftretend; z. B. in der Fügung ↑Albinismus partialis

Partikel|deposition: oropharyngeale Ablagerung von Partikeln bei der Inhalationstherapie

Parto|gramm [↑Partus u. ↑...gramm] *s;* -s, -e: grafische Aufzeichnung aller Befunde, die vom Beginn bis zum Ende der Geburt bei Mutter und Kind festgestellt werden

parts per billion [pɑːts pə ˈbɪljən; engl.-amerik. = Teile auf eine Milliarde] *Pl.:* bei Konzentrationsangaben übl. Bez., die besagt, dass eine Substanz in einer Grund- oder Gesamtsubstanz in einer Konzentration von 1 Milligramm pro Tonne vorliegt; Zeichen: ppb

parts per million [pɑːts pə ˈmɪljən; engl. = Teile auf eine Million] *Pl.:* bei Konzentrationsangaben (z. B. Schadstoffe in der Luft) übliche Bez., die besagt, dass eine Substanz in einer Grund- oder Gesamtsubstanz in einer Konzentration von $^{1}/_{1\,000\,000}$ enthalten ist; Zeichen: ppm (1 ppm entspricht einer Konzentration von 1 Gramm pro Tonne)

parts per trillion [pɑːts pə ˈtrɪljən; engl.-amerik. = Teile auf eine Billion] *Pl.:* bei Konzentrationsangaben übliche Bez., die besagt, dass eine Substanz in einer Grund- oder Gesamtsubstanz in einer Konzentration von $^{1}/_{1000}$ Milligramm pro Tonne vorliegt; Zeichen: ppt

Parturiens [...ɪ-ɛns; zu lat. *parturire* = gebären wollen, kreißen] *w;* -, ...ientes: veralt. Bez. für: Kreißende, Schwangere während der Entbindung. **Parturitio** *w;* -, ...io|nes: veraltende Bez. für den gesamten Ablauf einer Entbindung bzw. Geburt (samt Wehen und Nachgeburtsperiode)

Partus [zu lat. *parere, partum* = gebären] *m;* -, Partus [ˈpartuːs]: Entbindung, Geburt, natürlicher Vorgang der Ausstoßung des Kindes aus dem Mutterleib (nach Abschluss der fetalen Entwicklung). **Partus im|maturus** = Abort. **Partus praecipitatus:** »überstürzte Geburt«, sehr rasch und ohne Komplikationen verlaufende Geburt (meist bei Mehrgebärenden). **Partus prae|maturus:** »Frühgeburt«, Entbindung eines Kindes vor der 37. Schwangerschaftswoche. **Partus serotinus:** »Spätgeburt«, Entbindung, die später als 2 Wochen nach dem errechneten Geburtstermin erfolgt

Par|ulis [aus gr. παρουλίς, Gen.: παρουλίδος = Geschwür am Zahnfleisch] *w;* -, ...ulides u. (eindeutschend:) ...uliden: Zahnfleischabszess, von einer ↑Parodontitis ausgehender, zu Weichteilschwellungen im Kieferbereich führender Abszess an der Zahnwurzel

par|umbilikal, in fachspr. Fügungen: **par|umbilicalis, ...le** [zu ↑para... u. ↑Umbilicus]: neben dem Nabel, in der Umgebung des Nabels [liegend]; z. B. ↑Hernia parumbilicalis

par|un|gual, in fachspr. Fügungen: **par|un|gua|lis, ...le** [zu ↑para... und ↑Unguis]: in der Umgebung des [Finger]nagels befindlich; z. B. in der Fügung ↑Panaritium parunguale

par|uretericus, ...ca, ...cum [zu ↑para... u. ↑Ureter]: neben dem Ureter liegend

par|ure|thral, in fachspr. Fügungen: **par|urethralis, ...le** [zu ↑para... und ↑Urethra]: neben der Harnröhre liegend (z. B. von Drüsen)

parvi|maculatus, ...ta, ...tum [zu ↑parvus u. ↑Macula]: kleinfleckig, mit der Bildung kleiner Flecke (z. B. Kahlstellen) einhergehend; z. B. ↑Alopecia parvimaculata

Parvi|semie [zu ↑parvus u. ↑Semen (1)] *w;* -: krankhafte Verminderung der Samenflüssigkeit (unter 1,5 ml pro Ejakulation)

Parvo|virus [↑parvus u. ↑Virus] *s;* -, ...ren (meist *Pl.*): Virusgattung, deren Vertreter u. a. Erythema infectiosum od. Brechdurchfall (sowie verschiedene Erkrankungen bei Katzen) verursachen

parvus, ...va, ...vum [aus gleichbed. lat. *parvus*]: klein; z. B. in der Fügung ↑Pulsus parvus

PAS: Abk. für ↑Paraaminosalizylsäure

Pas|cal [...'kal; nach dem frz. Philosophen, Mathematiker und Physiker Blaise Pascal, 1623–1662] *s;* -[s], -: Einheit des Drucks (z. B. des Blutdrucks) und der mechanischen Spannung; Zeichen: Pa (1 mm Hg = 0,1333 kPa)

Passage [...a:ʒə; zu frz. *passer* = überschreiten] *w;* -, -n: Übertragung einer Bakterienkultur von einem Nährboden auf den anderen, bzw. im Tierversuch von einem Wirtstier auf das andere (z. B. zur Inaktivierung von Erregern)

passager [pasa'ʒe:r; aus gleichbed. frz. *passager*]: nur vorübergehend auftretend (von Krankheitszeichen, Krankheiten u. dgl.)

Passagier-Des|oxy|ribo|nu|klein|säure [...aʒ...]: veraltend für: Stück der ↑Desoxyribonukleinsäure, das mittels eines ↑Vektors (1) in eine Wirtszelle eingeführt und dort vermehrt wird

passagie|ren [...aʒ...; zu ↑Passage]: eine Passage durchführen

passiv [...ɪf; zu lat. *pati, passum* = dulden, erdulden]: untätig, nicht selbsttätig wirkend (z. B. von den knöchernen Teilen des Bewegungsapparates). **passive Immunität:** durch Injektion von zellfreiem, antikörperhaltigem Serum erzeugte Immunität

Paste [aus mlat. *pasta* = Teig] *w;* -, -n, in fachspr. Fügungen: **Pasta,** *Pl.:* Pastae: teigartige, streichbare Masse zur Zubereitung von äußerlich anzuwendenden Arzneimitteln (aus Fetten und den pulverisierten Heilstoffen bestehend)

Pasteu|rella [...ø'rɛla; nach dem frz. Chemiker und Mikrobiologen Louis Pasteur, 1822–1895] *w;* -, (Arten:) ...llae: Gattung gramnegativer, unbeweglicher, elliptischer Bakterien (gefährliche Krankheitserreger)

Pasteu|risation u. **Pasteu|risie|rung** [...tør...; nach dem frz. Chemiker und Mikrobiologen Louis Pasteur, 1822–1895] *w;* -, -en: Verfahren zur kurzzeitigen Haltbarmachung hitzeempfindlicher Flüssigkeiten, insbes. Nahrungsmittel wie z. B. Milch (durch schonendes Erhitzen auf Temperaturen von 60 bis 90 °C und anschließende rasche Abkühlung, wodurch die meisten Mikroorganismen, wie Tuberkelbakterien, Salmonellen, Brucellaarten und Eiterkokken, jedoch nicht deren Sporen, abgetötet werden). **pasteu|risie|ren:** Flüssigkeiten nach dem Pasteur-Verfahren entkeimen und dadurch länger haltbar machen

Pastia-Zeichen [nach dem rumän. Mediziner C. Pastia, 1883–1926]: Auftreten von feinen Hautblutungen in der Ellenbeuge als Vorzeichen des Scharlachausschlags

Pastille [aus gleichbed. lat. *pastillus*] *w;* -, -n, in fachspr. Fügungen: **Pastillus** *m;* -, ...lli (meist *Pl.*): Arzneiplätzchen, Bez. für Pulver oder Pulvermischungen, die mit Flüssigkeiten (als Bindemittel) zu einem Teig verarbeitet, in Scheibchen oder Täfelchen abgeteilt und dann getrocknet werden

pastös, in fachspr. Fügungen: **pastosus, ...osa, ...osum** [zu mlat. *pasta* = Teig]: teigig, gedunsen, aufgeschwemmt (als Folge von Ödemen und leichter Anämie; von der Haut bes. bei Nierenerkrankungen gesagt)

Pätau-Syndrom vgl. Trisomie 13

Patch ['pætʃ; aus engl. *patch* = Fleck, Flicken] *s;* -[s], -s: Gewebe- oder Kunststoffstück, das als Transplantat bzw. Implantat zur Deckung von Weichteil- oder Blutgefäßdefekten dient. **Patchplastik** ['pætʃ...] *w;* -: Einnähen eines streifenförmigen Gefäßimplantates oder eines Venenwandstücks in ein eröffnetes Blutgefäß (z. B. zur Abdeckung von Defekten)

Patch-Test vgl. Epikutantest

Patella [aus lat. *patella,* Gen.: *patellae* = Schüssel; Platte] *w;* -, ...llae (eingedeutscht: ...llen): Kniescheibe, rundlicher, platter Knochen vor dem Kniegelenk, der in die Sehne des ↑Musculus quadriceps femoris eingelassen ist (Anat.). **Patella alta:** Hochstand der Kniescheibe. **Patella bi|partita:** »zweigeteilte Kniescheibe«, angeborene Fehlbildung, bei der die Patella aus zwei getrennt verknöcherten Teilen besteht. **Patella pro|funda:** extremer Tiefstand der Kniescheibe. **patellar,** in fachspr. Fügungen: **patellaris, ...re:** zur Kniescheibe gehörend; z. B. in der Fügung ↑Facies patellaris (Anat., Med.)

Patellar|klonus: rhythmische Zuckung der nach unten geschobenen und dort mit der Hand festgehaltenen Kniescheibe bei Erkrankungen der Pyramidenbahn

Patellar|sehne: Sehne des ↑Musculus quadriceps femoris. **Patellar|sehnen|re|flex:** reflektorische Streckbewegung des Unterschenkels, wenn bei entspannter Haltung des Beins ein Schlag mit dem Reflexhammer gegen die Patellarsehne des ↑Musculus quadriceps femoris geführt wird (fehlt z. B. bei ↑Tabes dorsalis und Neuritiden, übernormal ausgeprägt bei Pyramidenbahnerkrankung); Abk.: PSR

Patella|spitzen|syndrom: Knieschmerzen infolge permanenter Reizung der Patellarsehne

Patell|ektomie: operative Entfernung der Kniescheibe

path..., Path... vgl. patho..., Patho...

> **...path**
>
> ‹zu gr. *πάθος* »Leiden; Schmerz; Krankheit«›
> Suffix mit folgenden Bedeutungen:
> 1. »an einer [psychischen] Krankheit leidende Person«:
> – Psychopath/Psychopathin (veralt.)
> 2. »Facharzt/-ärztin, Vertreter/-in einer medizinischen Schule oder Krankheitslehre«:
> – Homöopath/Homöopathin

Path|ergie [zu ↑patho... u. gr. *ἔργον* = Werk; Tätigkeit] *w;* -, ...ien: Gesamtheit aller krankhaften Gewebsreaktionen (z. B. Entzündung, Allergie). **path|ergisch:** die Pathergie betreffend

pa|tho..., Pa|tho...

vor Vokalen meist: **path..., Path...**
⟨zu gr. *πάθος* »Kummer; Leiden; Schmerz; Krankheit«⟩
Wortbildungselement mit der Bedeutung »Leiden, Krankheit«:
- Pathergie
- pathogen
- Pathologe/Pathologin
- Pathopsychologie

...pathie
die; -, ...ien (teilweise ohne Plural)
⟨zu gr. *πάθος* »Kummer; Leiden; Schmerz; Krankheit« u. *...patheia* → lat. *...pathia*⟩
Wortbildungselement mit den Bedeutungen:
1. »Krankheit; Erkrankung«:
- Gastropathie
- Neuropathie

2. »Krankheitslehre; Heilmethode«:
- Allopathie
- Magnetopathie

3. »Gefühl, Neigung«:
- Antipathie
- Empathie
- Sympathie

...pa|thisch
Wortbildungselement mit den Bedeutungen:
1. »eine [psychische] Erkrankung betreffend«:
- psychopathisch

2. »eine Krankheitslehre betreffend«:
- allopathisch
- homöopathisch

pa|tho..., Pa|tho... *s. Kasten*

Pa|tho|bio|che|mie *w; -*: Wissenschaft von den gestörten Stoffwechselvorgängen im Organismus

pa|tho|gen [↑patho... u. ↑...gen]: Krankheiten erregend oder verursachend, krank machend (z. B. von Bakterien, chem. Stoffen u. a.; Gegensatz: apathogen). **Pathogen** *s; -s, -e*: Krankheitserreger. **Pa|tho|ge|ne|se** *w; -, -n*: Gesamtheit der an der Entstehung und Entwicklung einer Krankheit beteiligten Faktoren; vgl. Ätiologie (2). **pa|tho|ge|ne|tisch:** die Pathogenese betreffend. **Pa|tho|ge|ni|tät** *w; -*: Eigenschaft bzw. Fähigkeit bestimmter Substanzen und Organismen, krankhafte Veränderungen im Organismus hervorzurufen

pa|tho|gno|mo|nisch [↑patho... u. gr. *γνωμονικός* = urteilsfähig, einsichtsvoll]: für eine Krankheit bzw. ein Krankheitsbild charakteristisch, kennzeichnend

Pa|tho|gnos|tik [zu ↑patho... u. gr. *γνωστικός* = das Erkennen, Einsehen betreffend] *w; -*: **1)** Erkennung einer Krankheit aus charakteristischen Symptomen; auch: Lehre von der Krankheitserkennung. **2)** philosophische Erkenntnis durch Krankheit (Psychol.). **pa|tho|gnos|tisch** = pathognomonisch

Pa|tho|gra|fie [↑patho... u. ↑...grafie] *w; -, ...ien*: biografische Darstellung eines Lebenslaufs mit besonderer Berücksichtigung der aufgetretenen Krankheiten und ihrer Einflüsse auf die Entwicklung und Leistung des betreffenden Menschen

Pa|tho|kli|se [zu ↑patho... u. gr. *κλίνειν* = beugen, neigen] *w; -, -n*: Theorie einer Disposition bestimmter Teile eines Organs zu spezifischen Erkrankungen, z. B. Anfälligkeit bestimmter Gehirnteile für Schädigungen durch toxische Einflüsse oder Sauerstoffmangel

Pa|tho|lin|gu|ist *m; -en, -en*, **Pa|tho|lin|gu|is|tin** *w; -, -nen* [zu ↑patho... u. lat. *lingua* = Zunge; Sprache]: Spezialist/-in, der/die sich mit den Sprachstörungen bezüglich linguistischer Einheiten (z. B. Laut, Silbe, Wort, Satz) befasst sowie mit den psychologischen Mechanismen und Prozessen, die diesen Störungen zugrunde liegen. **Pa|tho|lin|gu|is|tik** *w; -*: Wissenschafts- und Tätigkeitsbereich des Patholinguisten, der Patholinguistin. **pa|tho|lin|gu|is|tisch:** die Patholinguistik betreffend

Pa|tho|lo|ge *m; -n, -n*, **Pa|tho|lo|gin** *w; -, -nen* [↑patho... u. ↑...loge]: Person, die auf dem Gebiet der Pathologie arbeitet, forscht, lehrt

Pa|tho|lo|gie [↑...logie] *w; -*: **1)** Lehre von den Krankheiten, insbesondere ihrer Entstehung und den durch sie hervorgerufenen organisch-anatomischen Veränderungen. **2)** pathologische Abteilung (eines Krankenhauses), pathologisches Institut. **3)** Medizinerjargon u. umgangssprachlich für: Institut od. Abteilung eines Krankenhauses, in dem ↑Präparate (2) untersucht werden. **pa|tho|lo|gisch:** **1)** die Pathologie betreffend. **2)** krankhaft [verändert] (von Organen). **pa|tho|lo|gi|sie|ren:** [eine Verhaltensweise, eine Empfindung o. Ä.] als krankhaft bewerten, für krankhaft halten (Med., Psychol.)

Pa|tho|mor|pho|lo|gie [↑patho... u. ↑Morphologie] *w; -*: Lehre vom krankhaft veränderten Bau der Organe

Pa|tho|mor|pho|se [Kurzbildung aus ↑patho... u. ↑Metamorphose] *w; -, -n*: Wandlung eines Krankheitsbildes durch Medikamente und andere Behandlungsmaßnahmen

Pa|tho|mor|pho|sper|mie [zu ↑patho..., gr. *μορφή* = Gestalt u. ↑Spermium] *w; -, ...ien*: Ausscheidung von mehr als 20 % gestaltlich krankhaft veränderter Spermien

Pa|tho|pho|bie [↑patho... u. ↑Phobie] *w; -, ...ien*: = Nosophobie

Pa|tho|physio|lo|ge *m; -n, -n*, **Pa|tho|physio|lo|gin** *w; -, -nen* [↑patho... u. ↑Physiologe]: Wissenschaftler/-in auf dem Gebiet der Pathophysiologie. **Pa|tho|physio|lo|gie** [↑Physiologie] *w; -*: Lehre von den krankhaften Lebensvorgängen und Funktionsstörungen im menschlichen Organismus. **pa-**

tho|physio|logisch: die Pathophysiologie betreffend

Pa|tho|thesau|rose [zu ↑patho... u. gr. *θησαυρός* = Vorrats-, Schatzkammer; Vorrat, Schatz] *w;* -, -n: veralt. für: Speicherkrankheit, Stapelungsdystrophie, krankhafte Ablagerung bzw. Speicherung von Stoffwechselprodukten in Zellen und Geweben als Folge von Störungen des Zellstoffwechsels; vgl. Thesauropathie

Pati|ent *m;* -en, -en, **Pati|entin** *w;* -, -nen [patsɪˈɛnt(ɪn); aus lat. *patiens* = erduldend, leidend]: erkrankte Person [in ärztlicher Behandlung]. **Patiententestament, Patientenverfügung, Patientenwille:** schriftliche Erklärung des Patienten, der Patientin mit Anweisungen, wie nach dem Verlust seines, ihres freien Willens im Verlauf einer Behandlung zu verfahren sei

Paton-Falten: konzentrische peripapilläre retinale Mikrofalten bei Stauungspapille

Paukenhöhle vgl. Cavum tympani

Paul-Bunnell-Re|aktion [po:l ˈbanəl...; nach den amerik. Ärzten J. R. Paul, 1893–1971, u. W. W. Bunnell, 1902–1966]: = Hanganutziu-Deicher-Reaktion

PAV: Abk. für *p*roportional *a*ssist *v*entilation

Pavillon [ˈpavɪljõ; mit Bedeutungsübertragung aus dem FW Pavillon] *m;* -s, -s: hinteres Ende, Handgriff des Harnröhrenkatheters

PAVK: Abk. für *p*eriphere *a*rterielle *V*erschluss*k*rankheit, krankhafte Einengung der Gefäßweite der peripheren Arterien, die zu deren Verschluss führt

Pavlik-Bandage: Bandage mit Schultergurt zur konservativen Behandlung der angeborenen Hüftgelenkdysplasie und -luxation

Pavor [aus gleichbed. lat. *pavor*] *m;* -s, ...ores: [Anfall von] Angst, Schreck. **Pavor nocturnus:** Nachtangst, während des Nachtschlafs plötzlich auftretender Angstanfall, der zum Aufwachen unter lautem Schreien führt (öfter bei Kindern)

Payr-Darm|kom|pressorium [paɪər...; nach dem dt. Chirurgen Erwin Payr, 1871–1946]: Darmklemme mit stoffüberzogenen Branchen zum Fassen des Darms bei Operationen. **Payr-Knie|gelenkeröffnung:** operative Öffnung des Kniegelenks durch einen S-förmigen Schnitt medial von der Patella, der das ganze vordere Kniegelenk zugänglich macht. **Payr-Spritzversuch:** Prüfung der Gallenwege auf Durchgängigkeit (nach operativer Entfernung der Gallenblase) durch Einspritzen physiologischer Kochsalzlösung in den Stumpf des Gallengangs

Payr-Zeichen [nach dem dt. Chirurgen Erwin Payr, 1871–1946]: **1)** Schmerzen im Knie bei Schneidersitz als Indikation für Innenmeniskusverletzung. **2)** Schmerzen bei Druck auf die Fußsohleninnenseite als Indikation für tiefe Beinvenenthrombose bzw. -phlebitis

Pb: chem. Zeichen für ↑Blei

PBC: Abk. für *p*rimäre *b*iliäre [*C*]Zirrhose

PBG: Abk. für *P*orpho*b*ilinogen

PBP: Abk. für *P*enicillin*b*inde*p*roteine

PBZ: Abk. für *P*yramiden*b*ahn*z*eichen

PCA: Abk. für *p*atienten*k*ontrollierte *A*nalgesie

PC-CMV: Abk. für *p*ressure *c*ontrolled *c*ontinuous *m*andatory *v*entilation

PCD: Abk. für: ↑Primäre (c)ziliäre Dyskinesie

PCEA: Abk. für *p*atienten[*c*]kontrollierte *E*pidural*a*nalgesie

PCN: Abk. für *p*er[*c*]kutane *N*ephrostomie

PCO: Abk. für *p*oly[*c*]zystisches *O*var

pCO_2: Abk. für Kohlendioxidpartialdruck, Messwert bei der Blutgasanalyse

PCOS: Abkürzung für *p*oly*c*ystic *o*vary *s*yndrome; ↑polyzystisches Ovarialsyndrom

pcP: Abk. für ↑progressiv-chronische Polyarthritis

PCR: Abk. für **a)** *P*olymerase-Ketten-(*c*hain-)*R*eaktion, **b)** Abk. für *p*rotein *c*atabolic *r*ate. **PCR-Test** *m;* -s, -s: Untersuchungsverfahren zur Feststellung einer Infektion, Erbkrankheit oder Vaterschaft mittels Abstrich vor allem aus Mund-, Nasen- und Rachenraum

PCT: 1) Abk. für *P*orphyria *c*utanea *t*arda. **2)** Abk. für *P*ro*c*alci*t*onin

PCV-Therapie: Chemotherapie beim anaplastischen Astrozytom mit *P*rocarbazin, *C*CNU u. *V*incristin

PCW: Abk. für *p*ulmonary *c*apillary *w*edge pressure

Pd: chem. Zeichen für ↑Palladium

PDA: Abk. für *P*eri*d*ural*a*nästhesie

PDE-Hemmer: Abk. für *P*hospho*d*i*e*sterase-Hemmer

PEA: Abk. für *p*ulslose *e*lektrische *A*ktivität

Peak-Flow [pi:k fləʊ; engl. *peak* = Gipfel, Maximum u. engl. *flow* = Fluss] *m;* - -s, - -s: maximale Atemstromstärke bei forcierter Ausatmung (Norm: etwa 7 bis 8 Liter pro Sekunde); Abk.: PF

Peak-Schneideverfahren [pi:k; engl. *peak* = Gipfel, Maximum] Schneideprinzip der Augenchirurgie, das auf der Erzeugung eines mikroskopisch kleinen Plasmas an einer Sondenspitze durch ein elektrisches Feld basiert

Péan-Klemme [peã:...; nach dem frz. Chirurgen Jules Péan, 1830–1898]: stumpfe Klemme zum Fassen und Abklemmen von Gefäßen bei Operationen

Pearl-Index [pə:l...; nach dem amerik. Biologen Raymond Pearl, 1879–1940]: Anzahl der Schwangerschaften pro hundert Anwendungsjahre von empfängnisverhütenden Methoden

Pearson-Syndrom: angeborene Pankreas- u. Leberinsuffizienz

Peau d'Orange [po: dorã:ʒ; aus gleichbed. frz. *peau d'orange*] *w;* - -, -x - [po: -]: »Apfelsinenschalenhaut«, runzlig eingezogene Haut im Bereich der weiblichen Brust bei Brustdrüsenkrebs

pectanginosus vgl. pektanginös

Pecten [lat. *pecten*, Gen.: *pectinis* = Kamm] *m;* -, Pectines: kammartiges Gebilde (Anat.). **Pecten analis:** zwischen ↑Valvulae anales und ↑Linea anocutanea verlaufender Gewebsstreifen. **Pecten**

ossis pubis [↑Os pubis] *m;* - - -: oberer Schambeinkamm, obere Kante des oberen Schambeinastes, die in das ↑Tuberculum pubicum ausläuft (Anat.)

pectinatus, ...ta, ...tum [zu lat. *pecten,* Gen.: *pectinis* = Kamm]: kammähnlich, leistenähnlich; z. B. in den Fügungen ↑Ligamentum pectinatum anguli iridocornealis u. ↑Musculi pectinati (Anat.)

pectinea|lis, ...le, auch: **pectine|us, ...nea, ...neum** [zu ↑Pecten ossis pubis]: zum oberen Schambeinkamm gehörend; z. B. in der Fügung ↑Ligamentum pectineale

pectoralis vgl. pektoral

Pectus [aus gleichbed. lat. *pectus,* Gen.: *pectoris*] *s;* -, Pectora: mit ↑Thorax konkurrierende Bezeichnung für: Brust, Brustkorb. **Pectus carinatum:** »Kielbrust«, Hühnerbrust, durch ↑Rachitis deformierter Brustkorb, bei dem das Brustbein kielartig vorspringt. **Pectus excavatum:** angeborene trichter- od. muldenförmige Einsenkung des Brustbeins (sog. »Trichterbrust«)

Pedi|catio [aus lat. *paedicare* = (einen Knaben) vergewaltigen, schänden; Unzucht treiben, dies zu gr. *παῖς,* Gen.: *παιδός* = Kind, Knabe] *w;* -, ...iones: Analverkehr

pediculatus, ...ta, ...tum [zu lat. *pediculus* = Füßchen]: gestielt, mit einem Füßchen versehen; z. B. in der Fügung ↑Granuloma pediculatum

Pediculo|ides [↑[1]Pediculus u. gr. *-ειδής* = gestaltet, ähnlich] *m;* -: Gattung der Milben. **Pediculo|ides ven|tricosus:** Laufmilbe, Getreidemilbe, die beim Menschen einen papulösen Ausschlag hervorrufen kann

Pediculosis vgl. Pedikulose

[1]**Pediculus** [aus lat. *pediculus* = kleine Laus] *m;* -, ...li: Laus, Gattung der Menschenläuse, flügellose, 1–3 mm lange, auf Menschen und Menschenaffen schmarotzende, Blut saugende Insekten (Überträger von Krankheiten)

[2]**Pediculus** [aus lat. *pediculus* = Füßchen] *m;* -, ...li; in der Fügung: **Pediculus humanus capitis** [↑Caput]: »Kopflaus«, in der Kopfbehaarung schmarotzende Läuseart, die die ↑Pediculosis capitis hervorrufen kann. **Pediculus humanus corporis** [↑Corpus]: Kleiderlaus, in Kleidern, bes. in der Leibwäsche, lebende Läuseart, deren Stich Quaddeln und Juckreiz hervorruft und die Erreger verschiedener Typhusarten, des Rückfallfiebers u. a. übertragen kann. **Pediculus pubis:** veralt. Bez. für ↑Phthirus pubis. **Pediculus arcus vertebrae:** der zwischen dem oberen und unteren Einschnitt am Wirbelkörper gelegene Fuß des Wirbelbogens (Anat.)

Pedikulose [zu ↑[1]Pediculus] *w;* -, -n, in fachspr. Fügungen: **Pediculosis,** *Pl.:* ...oses: Läusebefall (und die damit zusammenhängenden krankhaften Erscheinungen). **Pediculosis capitis** [↑Caput]: durch den Befall mit Kopfläusen bedingte Erkrankung der Kopfhaut (Bildung eitriger Ekzeme)

peduncularis, ...re [zu ↑Pedunculus]: zum Stiel (eines Organs) gehörend; z. B. in der Fügung Ansa peduncularis (Anat.)

pedunculo|mamillaris, ...re [zu ↑Pedunculus u. ↑mamillaris (in der Fügung ↑Corpus mamillare)]: zum ↑Pedunculus corporis mamillaris gehörend (Anat.)

Pedunculus [Verkleinerungsbildung zu lat. *pes,* Gen.: *pedis* = Fuß] *m;* -, ...li: Füßchen, Stiel, stielartige Basis eines Organs (bes. die zum Mittelhirn gehörenden Nervenfaserbündel, die die Verbindung zwischen den Teilen des Gehirns herstellen; Anat.). **Pedunculus cerebellaris inferior:** »unterer Kleinhirnstiel«, Faserbündel, das die ↑Medulla oblongata mit dem Kleinhirn verbindet. **Pedunculus cerebellaris medius:** »mittlerer Kleinhirnstiel«, Kleinhirnschenkel, Nervenfaserbündel zwischen einem ↑Nucleus pontis und dem Kleinhirn. **Pedunculus cerebellaris superior:** »oberer Kleinhirnstiel«, Faserbündel, das das Kleinhirn mit dem Hirnstamm verbindet. **Pedunculi cerebelli** *Pl.:* gemeinsame Bez. für die Kleinhirnstiele. **Pedunculus cere|bri:** »Großhirnstiel«, zusammenfassende Bez. für ↑Crus cerebri, ↑Substantia nigra und ↑Tegmentum. **Pedunculus corporis mamillaris** [↑Corpus]: Stiel des Corpus mamillare (bzw. dessen Verbindung mit der Hirnbasis). **Pedunculus flocculi:** Stiel des ↑Flocculus (bzw. dessen Verbindung mit dem ↑Velum medullare inferius). **Pedunculus thalami inferior:** unterer Stiel des ↑Thalamus, Nervenfaserbündel, das vom Thalamus zum ↑Globus pallidus verläuft

Peeling [ˈpiːlɪŋ; von engl. *to peel* = schälen, abstreifen]: das Entfernen der obersten Hautschicht mit chemischen Mitteln oder UV-Bestrahlung

PEEP: Abk. für *p*ositiver *e*nd*e*xspiratorischer Druck (*p*ressure)

Peer|group [ˈpiːəgruːp; engl. *peer group* = Gruppe Gleichrangiger] *w;* -, -s: Gruppe etwa gleichaltriger Jugendlicher, die als Orientierung für den Übergang von familienbezogener Kindheit zum Erwachsenendasein fungiert; Gruppe von Gleichgestellten oder Personen mit gleichen oder ähnlichen Interessen (Psychol.; Soziologie)

PEF: Abk. für *p*eak *e*xspiratory *f*low, maximaler exspiratorischer Fluss

PEG: Abk. für *p*erkutane *e*ndoskopische *G*astrostomie

Peitschenwurm vgl. Trichuris trichiura. **Peitschenwurm|krankheit** vgl. Trichuriasis

pekt|an|ginös, in fachspr. Fügungen: **pectanginosus, ...osa, ...osum** [mit Wortumstellung zu ↑Angina pectoris gebildet]: die Angina pectoris betreffend; der Angina pectoris ähnlich, mit Brust- und Herzbeklemmung einhergehend

Pekten|abschnitt [zu ↑Pecten (ossis pubis)]: haarloser und glänzender Anteil des Analkanals zwischen dem submukösen und subkutanen ↑Plexus venosus rectalis. **Pektenose** *w;* -, -n: Bindegewebsbildung im Pektenabschnitt

Pektin [zu gr. πηκτός = fest geworden, geronnen] *s;* -s, -e (meist *Pl.*): gelierendes Polysaccharid in Früchten, Wurzeln und Blättern (als Zusatz zu Arzneimitteln, in Überzugsmassen für Dragees u. a. verwendet; Pharm.)
pektoral, in fachspr. Fügungen: **pectoralis, ...le** [zu ↑Pectus]: zur Brust gehörend, die Brust betreffend
Pektoralfremitus vgl. Fremitus pectoralis
Pelade [aus gleichbed. frz. *pelade*] *w;* -, -n: = Alopezie
Pel-Ebstein-Fieber|typ [nach dem niederl. Internisten P. K. Pel, 1852–1919, u. dem dt. Internisten Wilhelm Ebstein, 1836–1912]: wenig gebräuchliche Bez. für ein selten auftretendes periodisches Schwanken der Körpertemperatur insbes. bei ↑Lymphogranulomatose, das der Fieberkurve einen charakteristischen wellenförmigen Verlauf gibt
Pelger-Kern|an|omalie [nach dem niederl. Mediziner Karl Pelger, 1885–1931]: erbliche Anomalie der Zellkerne (brillenförmiges Aussehen) von myeloischen weißen Blutkörperchen (Neutrophilen, Eosinophilen und Monozyten) als Folge von Reifungshemmungen
Peliko|logie [gr. πέλιξ, Gen.: πέλικος = Becken u. ↑...logie] *w;* -: Lehre vom Becken, seinen Erkrankungen und deren Behandlung
Pelio|sis [aus gr. πελίωσις = das Unterlaufen mit Blut, blauer Fleck] *w;* -, ...io|sen (in fachspr. Fügungen: ...io|ses): = Purpura. **Pelio|sis rheu|matica** = Purpura anaphylactica
Peli|pa|thia vegetativa [gr. πέλις = Becken u. ↑...pathie; ↑vegetativus] *w;* - -, ...ae ...ae: Sammelbez. für Unterleibsbeschwerden der Frau auf vegetativer Grundlage (z. B. ↑Parametropathia spastica)
Pelizaeus-Merzbacher-Krankheit [nach dem dt. Neurologen Friedrich Pelizaeus, 1850–1917, u. dem dt.-argentin. Mediziner Ludwig Merzbacher 1875–1942]: seltene erbliche Erkrankung des Großhirns (Degeneration des Hirnmarks), begleitet von geistiger Behinderung, Sprachstörungen, spastischen Lähmungen und Nystagmus
Pella [aus gr. πέλλα = Haut; Leder; Pelz] *w;* -, ...llae, auch: **Pellis** [aus lat. *pellis* = Fell; Pelz; Haut] *w;* -, ...lles: = Kutis
Pell|agra [auch: ...a:gra; ↑Pella u. gr. ἄγρα = das Fangen; (in Zus. auch:) Zange; Gicht] *s;* -s: vor allem [in südlichen Ländern] bei einseitiger Ernährung mit unbehandelten Mais- u. Hirseprodukten auftretende Vitaminmangelkrankheit (bei Fehlen von Nikotinsäureamid u. Vitamin B_2 im Körper), die sich hauptsächlich in Haut- u. Schleimhautveränderungen (Entzündungen, Rötung, Hyperkeratosen), in Psychosen, Demenz u. Durchfällen äußert
Pellet ['pɛlɪt; aus engl. *pellet* = Kügelchen] *s;* -s, -s (meist *Pl.*): Arzneimittelzubereitung in Form kleinster Kügelchen
Pellicula [aus lat. *pellicula* = kleines Fell, kleine Haut] *w;* -, ...lae: Plasmahäutchen der Einzeller, das die Bewegungsorganellen trägt (Zool.)
Pellis vgl. Pella
pellucidus, ...da, ...dum [aus gleichbed. lat. *pellucidus* (Nebenform zu *perlucidus*)]: durchsichtig, durchscheinend; z. B. in der Fügung ↑Septum pellucidum
Pelo|id [gr. πηλός = Ton, Lehm; Schlamm u. ↑...id] *s;* -[e]s, -e (meist *Pl.*): Sammelbez. für [organische] Substanzen, die als Aufschwemmungen mit Wasser zu medizinischen Bädern (z. B. Moorbädern, Schlammbädern) verwendet werden
Pelose [zu gr. πηλός = Ton, Lehm; Schlamm] *w;* -, -n: in Moorgebieten gewonnener Faulschlamm, Naturheilschlamm (zu Moorbädern u. für Packungen verwendet)
Pelotte [aus frz. *pelote* = Ball; Ballen] *w;* -, -n: ballenförmiges Druckpolster (z. B. am Bruchband zum Zurückdrängen des Bruchs oder im Schuh bei Spreizfuß)
Pelveoperitonitis vgl. Pelviperitonitis
pelvicus, ...ca, ...cum, auch: **pelvinus, ...na, ...num** [zu ↑Pelvis]: zum Becken gehörend; z. B. in der Fügung ↑Facies pelvina
Pelvi|me|trie [gr. πέλις = Becken und ↑...metrie] *w;* -, ...ien: Messung des Beckens (insbes. des weiblichen) mithilfe bildgebender Verfahren (Röntgen, Magnetresonanztomografie); bei Frauen vor allem, um festzustellen, ob eine zu erwartende Geburt normal oder kompliziert verlaufen wird
pelvinus vgl. pelvicus
Pelvio|tomie [↑Pelvis u. ↑...tomie] *w;* -, ...ien: **1)** = Pubeotomie. **2)** operative Eröffnung der ↑Pelvis renalis
Pelvi|pathie [zu ↑Pelvis u. ↑...pathie]: schmerzhafte Krampfzustände psychovegetativen Ursprungs im kleinen Becken der Frau
Pelvi|peri|tonitis [zu ↑Pelvis u. ↑Peritonaeum] *w;* -, ...itiden (in fachspr. Fügungen: ...itides): Entzündung des Bauchfells im Beckenraum (Vorkommen u. a. bei Entzündungen der inneren weiblichen Geschlechtsorgane)
pelvi|rektal, in fachspr. Fügungen: **pelvirectalis, ...le** [zu ↑Pelvis u. ↑Rektum]: zum Becken und Rektum gehörend, im Bereich des Beckens und des Mastdarms liegend (z. B. von Abszessen)
Pelvis [aus lat. *pelvis* = Schüssel; Becken] *w;* -, Pelves: **1)** »Becken«, beckenförmiges Organ (z. B. das Nierenbecken; Anat.). **2)** das knöcherne Becken, ein Knochengürtel, der im Wesentlichen aus den beiden Hüftbeinen und dem Kreuzbein gebildet wird und die Baucheingeweide trägt (Anat., Med.). **Pelvis angusta:** verengtes, unterentwickeltes Becken. **Pelvis major:** »großes Becken«, oberer Teil der Beckenhöhle, der von den Darm- und Schambeinknochen gebildete Beckengürtel. **Pelvis minor:** »kleines Becken«, die untere, vom Kreuz- u. Steißbein, von den Scham- und Sitzbeinen gebildete Beckenhöhle, die gegen das große Becken durch die ringförmige ↑Linea terminalis abgegrenzt

wird. **Pelvis nana:** »Zwergbecken«, extrem kleines und enges Becken. **Pelvis ob|tecta:** durch hochgradige Lordose der Lendenwirbelsäule im hinteren Teil des ↑Aditus pelvis überdecktes, verengertes Becken. **Pelvis osteo|malacica:** anomales (kleeblattartig verformtes) Becken bei ↑Osteomalazie. **Pelvis plana:** extrem flaches u. plattes Becken, das vor allem im geraden Durchmesser des Beckeneingangs verengt ist (häufig als Folge einer ↑Rachitis im Jugendalter). **Pelvis rachitica:** rachitisch verformtes, zu einem nierenförmigen Querschnitt zusammengedrücktes Becken. **Pelvis renalis:** »Nierenbecken«, Sammelbecken für den Urin im Innern der Niere, von dem die Harnleiter ausgehen. **Pelvis spinosa** = Akanthopelvis. **Pelvis spondylolisthetica:** infolge von ↑Spondylolisthesis (Ventralverschiebungen vorwiegend des fünften Lendenwirbelkörpers) verengerte Beckenhöhle

Pelvi|skopie [↑Pelvis u. ↑...skopie] *w;* -, ...ien: direkte Untersuchung der im Becken gelegenen Organe

Pelvi|veno|gra|fie [↑Pelvis, ↑Vene und ↑...grafie] *w;* -, ...ien: röntgenografische Untersuchung und Darstellung der Venen im Bereich des Beckens (mithilfe von Kontrastmitteln)

PEM: Abk. für *P*rotein-*E*nergie-*M*alnutrition

Pem|phigo|id [↑Pemphigus u. ↑...id] *s;* -[e]s, -e: Bez. für eine Gruppe von Hautkrankheiten mit ähnlichem Erscheinungsbild wie beim Pemphigus

Pem|phigus [zu gr. *πέμφιξ* = Hauch, Odem; Blase auf der Haut; Brandblase] *m;* -: Schälblattern, Blasensucht der Haut und der Schleimhäute, Autoimmundermatose (z.T. auf infektiöser Grundlage), bei der von der Stachelzellenschicht der Haut ausgehende größere oder kleinere, mit seröser Flüssigkeit gefüllte Blasen auftreten

Pendelbestrahlung: Form der Bewegungsbestrahlung, bei der sich Strahlenquelle und Patient/-in aufeinander zubewegen

Pendelhoden: Anomalie, bei der der sonst normal entwickelte Hoden bei Kontraktionen des Kremasters vorübergehend aus dem Hodensack zum äußeren Leistenring hinaus- oder in den Leistenkanal hineingezogen wird

Pendel|test: neurologischer Test zur Beurteilung von Tonusunterschieden im Seitenvergleich bei baumelnden Extremitäten

Pendred-Syndrom [nach dem brit. Arzt Vaughan Pendred, 1869–1946]: autosomal-rezessiv vererbte Innenohrschwerhörigkeit in Kombination mit Struma u. gestörter Schilddrüsenfunktion

pendulans [zu lat. *pendere* = hängen, schweben]: herabhängend, pendelnd; z.B. in der Fügung ↑Mamma pendulans. **pendulus, ...la, ...lum:** herabhängend, pendelnd, extrem verschiebbar; z.B. in der Fügung ↑Cor pendulum

pene|trant [zu lat. *penetrare* = hineindringen, durchdringen]: **1)** durchdringend (z.B. von Gerüchen). **2)** = penetrierend. **Pene|tranz** *w;* -, -en: Manifestationsvermögen einer Erbanlage, Wahrscheinlichkeit, mit der ein bestimmter Erbfaktor im Phänotyp der Filialgenerationen in Erscheinung tritt (Biol.). **Pene|tration** *w;* -, -en, in fachspr. Fügungen: **Pene|tratio,** *Pl.:* ...io|nes: **1)** Durchbruch (z.B. Durchbruch eines Geschwürs in angrenzende Gewebsgebiete; vgl. Perforation). **2)** Eindringen des Penis beim Geschlechtsverkehr. **penetrie|ren: 1)** durchbrechen, auf benachbarte Gewebe oder Organe übergreifen (z.B. von Geschwüren). **2)** eindringen (Penis beim Geschlechtsverkehr)

Penicilli [Verkleinerungsbildung zu lat. *peniculus* = Pinsel] *Pl.:* veralt. für: Pinselarterien, die büschelförmigen Endverzweigungen der Milzarterie (Anat.)

Penicillin, eingedeutscht: **Penizillin** [zu ↑Penicillium] *s;* -s, -e: besonders gegen grampositive Bakterien u. Kokken wirksames ↑Antibiotikum, Stoffwechselprodukt verschiedener Penicilliumarten

Penicilliosis vgl. Penizilliose

Penicillium [zu lat. *peniculus* = Pinsel] *s;* -s: »Pinselschimmel«, Gattung von ↑Askomyzeten mit büschelförmig angeordneten ↑Exosporen, zu der die ↑Penicillin liefernden Schimmelpilze gehören

penil [zu lat. *penis* = Schwanz; männliches Glied]: den Penis betreffend, von ihm ausgehend (z.B. peniler Gefäßverschluss)

Penis [aus lat. *penis* = Schwanz; männliches Glied] *m;* -, Penes (eindeutschend auch: -se): das männliche Glied, Teil der äußeren Genitalien des Mannes (die Harnröhre enthaltendes, mit Schwellkörpern versehenes erektiles Organ)

Penizillin vgl. Penicillin

Penizillio|se [zu ↑Penicillium] *w;* -, -n, in fachspr. Fügungen: **Penicillio|sis,** *Pl.:* ...io|ses: durch Kleinpilze der Gattung Penicillium hervorgerufene Erkrankung einzelner Organe

pennatus, ...ta, ...tum [zu lat. *penna* = Schwinge, Flügel, Feder]: gefiedert, federartig an der Sehne ansetzend (von Muskeln; Anat.)

Penrose-Drain ['pɛnroʊz...; nach dem amerik. Arzt Ch. B. Penrose, 1862–1925], auch: **Penrose-Drän:** »Zigarettendrain«, Drain zur Wunddrainage aus zusammengerollter Gaze, die mit einem wasserdichten Material überzogen ist

Pentose [zu gr. *πέντε* = fünf] *w;* -, -n: Monosaccharid mit einem Kohlenstoffgrundgerüst aus fünf Kohlenstoffatomen, das u.a. in den ↑Nukleinsäuren enthalten ist

Pentos|urie [↑Pentose u. ↑...urie] *w;* -, ...ien: Auftreten von Pentosen im Harn (nach Verzehr von reichlich Obst)

Pepper-Sym|pa|tho|goniom [nach dem amerik. Arzt William Pepper, 1874–1947]: Sympathogoniom, das in die Leber metastasiert

Pep|sin [zu gr. *πέψις* = das Kochen; das Verdauen] *s;* -s, -e: Protein spaltendes Enzym des Magensaftes

Peptid [zu gr. *πεπτός* = gekocht; verdaut; verdaulich] *s;* -[e]s, -e: aus Aminosäuren (zwei- oder mehrere, Dipeptid, Tripeptid, Oligopeptid, Polypeptid) bestehende Moleküle, die über Peptidbindungen zu Ketten verknüpft sind. Ketten ungefähr ab 100 Aminosäuren werden als ↑Proteine bezeichnet

Peptidase [↑Peptid u. ↑...ase] *w;* -, -n: vgl. Protease (Biochemie)

Peptid|hormon [zu ↑Peptid u. ↑Hormon]: Peptid mit hormoneller Wirkung

peptisch, in fachspr. Fügungen: **pepticus, ...ca, ...cum** [zu gr. *πεπτός* = gekocht; verdaut; verdaulich]: zur Verdauung gehörend; durch Verdauung entstanden; die Verdauung fördernd

Pepto|kok|ke [↑peptisch u. ↑Kokke] *w;* -, ...kokken, auch: **Pepto|kok|kus** *m;* -, ...k|ken, latinisiert: **Pepto|coc|cus,** *Pl.:* ...c|ci: Gruppe grampositiver, anaerober Kokken; normal im Verdauungstrakt, in den Tonsillen und im weiblichen Genitaltrakt; verursachen gelegentlich Puerperalfieber und Appendizitis

Pepton [zu gr. *πεπτός* = gekocht; verdaut; verdaulich] *s;* -s, -e: veralt. Bez. für: unter der Einwirkung von ↑Pepsin entstehendes Gemisch von Polypeptiden (Biochemie)

Pepton|urie [↑Pepton u. ↑...urie] *w;* -, ...ien: Ausscheidung von Peptonen mit dem Harn

Pepto|strepto|kok|ke [↑peptisch, ↑strepto... u. ↑Kokke] *w;* -, ...kok|ken, auch: **Pepto|strepto|kokkus** *m;* -, ...k|ken, latinisiert: **Pepto|strepto|coccus,** *Pl.:* ...c|ci: Gattung grampositiver, anaerober Kokken; normal im Verdauungstrakt; pathogene Erreger eitriger Prozesse u. a. im Mittelohr und an den Schleimhäuten

per [aus gleichbed. lat. *per*]: Verhältniswort mit der Bedeutung »durch, mit, gegen, für, bei, in, zu«; z. B. in der Fügung ↑Monstrositas per defectum

per..., Per...: Vorsilbe mit der Bedeutung »durch, hindurch, während, völlig«; z. B.: perkutan, Perforation

per|akut, in fachspr. Fügungen: **per|acutus, ...ta, ...tum** [↑per... u. ↑akut]: sehr heftig einsetzend (von Krankheiten gesagt)

per anum [↑per; ↑Anus]: rektal, durch den After, durch den Mastdarm (z. B. von der Applikation eines Arzneimittels)

per con|tigui|tatem [↑per; zu lat. *contiguus* = berührend, angrenzend]: durch das Übergreifen auf Nachbargewebe entstehend (z. B. von Abszessen)

per con|tinui|tatem [↑per; lat. *continuitas,* Gen.: *continuitatis* = ununterbrochene Fortdauer]: fortschreitend, sich kontinuierlich ausbreitend (z. B. von Krebsgeschwülsten)

per ex|clusio|nem [lat. = durch Ausschließung]: durch systematischen Ausschluss aller Alternativmöglichkeiten (eine Diagnose stellen)

per|fekt, in fachspr. Fügungen: **per|fectus, ...ta, ...tum** [zu lat. *perficere, perfectum* = fertig machen, vollenden]: vollkommen, abgeschlossen; Gegensatz: imperfekt

Per|flation [zu lat. *perflare, perflatum* = durchblasen] *w;* -, -en: veraltet für: Pertubation

perforans vgl. perforierend. **Per|foration** [zu lat. *perforare, perforatum* = durchlöchern, durchbohren] *w;* -, -en, in fachspr. Fügungen: **Per|foratio,** *Pl.:* ...io|nes: **1)** [unbeabsichtigte] Durchstoßung der Wand eines Organs (als Kunstfehler während eines operativen Eingriffs), bes. der Gebärmutterwand bei der Kürettage. **2)** Durchbruch eines Abszesses oder Geschwürs durch die Hautoberfläche bzw. in eine Körperhöhle (z. B. Durchbruch eines Magengeschwürs in die freie Bauchhöhle). **3)** (historisch): operative Öffnung bzw. Zerstückelung des Kopfes einer abgestorbenen Frucht, wenn der Kopf ein unüberwindliches Geburtshindernis darstellt **perforatus** vgl. perforiert. **per|forie|ren: 1)** nach außen bzw. in eine Körperhöhle durchbrechen (von Geschwüren oder Abszessen, bes. an inneren Organen). **2)** bei einer Operation [unbeabsichtigt] die Wand eines Organs o. Ä. durchstoßen. **per|forie|rend,** in fachspr. Fügungen: **per|forans: 1)** [ein Gewebe] durchdringend, durchbohrend; z. B. in der Fügung ↑Arteriae perforantes. **2)** nach außen bzw. in eine Körperhöhle durchbrechend (von Geschwüren oder Abszessen; z. B. in der Fügung ↑Malum perforans pedis). **per|foriert,** in fachspr. Fügungen: **per|foratus, ...ta, ...tum:** durchgebrochen (z. B. von Abszessen oder Geschwüren); durchbohrt, durchstoßen (z. B. von der Gebärmutterwand nach einem gynäkologischen Eingriff)

Per|fo|rin [Kunstw., von lat. *perforare* = durchlöchern] *s;* -s: Protein der zytotoxischen T-Zellen, das nach Kontakt mit dem Antigen sezerniert wird und Zielzellen durch Porenbildung in der Membran abtötet

per|fundie|ren [aus lat. *perfundere, perfusum* = überschütten; durch und durch bespülen]: eine Perfusion durchführen. **Per|fusat** *s;* -[e]s, -e: Flüssigkeit für die künstliche Durchströmung von Organen. **Per|fusion** *w;* -, -en: der Ernährung und Reinigung des Gewebes dienende [künstliche] Durchströmung von Geweben und Organen mit Flüssigkeiten; häufig auch synonym zu Durchblutung (Hämoperfusion) verwendet

pe|ri..., Pe|ri...

⟨gr. *περί* »ringsum; um ... herum; in der Nähe, bei; ungefähr«⟩
Präfix mit der Bedeutung »um ... herum, umher, über ... hinaus«:
- Perikard
- perinatal
- periurethral

Peri|adenitis [zu ↑peri... u. gr. *ἀδήν,* Gen.: *ἀδένος* = Drüse] *w;* -, ...itiden (in fachspr. Fügungen: ...itides): Entzündung des eine Drüse umgebenden Gewebes

peri|anal [zu ↑peri... u. ↑Anus]: um den After herum, in der Umgebung des Afters gelegen (z. B. von Ekzemen, Abszessen u. a.)

peri|apikal [zu ↑peri... u. ↑Apex]: in der Umgebung, im Bereich der Zahnwurzelspitze gelegen. **periapikales Granulom:** Geschwür im Bereich der Zahnwurzelspitze

peri|arteriell, in fachspr. Fügungen: **peri|arterialis, ...le** [zu ↑peri... und ↑Arterie]: um eine Arterie herum [liegend]; z. B. in der Fügung ↑Plexus periarterialis

Peri|arteri|itis [zu ↑peri... u. ↑Arterie] *w;* -, ...iitiden (in fachspr. Fügungen: ...i|itides): Entzündung der äußeren Gefäßwandschicht einer Arterie. **Peri|arteri|itis nodosa:** Entzündung der Wandschichten kleinerer Arterien mit knötchenförmigen Wucherungen der ↑Tunica adventitia

Peri|ar|thritis [zu ↑peri... u. gr. *ἄρθρον* = Glied; Gelenk] *w;* -, ...itiden (in fachspr. Fügungen: ...itides): Entzündung der Weichteile in der Umgebung eines Gelenks. **Peri|ar|thritis humero|scapularis:** schmerzhafte Entzündung der Umgebung des Schultergelenks, unter Umständen mit einer Schulterversteifung verbunden

peri|artikulär, in fachspr. Fügungen: **periarticularis, ...re** [zu ↑peri... u. ↑Articulus]: um ein Gelenk herum, in der Umgebung eines Gelenks [liegend]

Peri|bron|chitis [zu ↑peri... u. ↑Bronchus] *w;* -, ...itiden (in fachspr. Fügungen: ...itides): Entzündung des Gewebes in der Umgebung der Luftröhrenhauptäste

peri|cardia|co|phrenicus, ...ca, ...cum [zu Pericardium (↑Perikard) u. ↑Phrenes]: zum ↑Perikard u. zum Zwerchfell gehörend; z. B. in der Fügung ↑Arteria pericardiacophrenica

peri|cardia|cus, ...ca, ...cum [zu Pericardium (↑Perikard)]: = perikardial. **pericardialis** vgl. perikardial

Pericarditis vgl. Perikarditis

Pericardium vgl. Perikard

pericervicalis vgl. perizervikal

Peri|chol|an|gitis [zu ↑peri..., ↑chole... u. gr. *ἀγγεῖον* = Gefäß] *w;* -, ...itiden (in fachspr. Fügungen: ...itides): Entzündung des die Gallengänge umgebenden Gewebes

peri|chole|zystisch, auch: **peri|chole|zystitisch:** um die Gallenblase herum, in der Umgebung der Gallenblase liegend (z. B. von Abszessen)

Peri|chole|zystitis [zu ↑peri..., ↑chole... u. gr. *κύστις* = Harnblase; Beutel; Blase] *w;* -, ...itiden, in fachspr. Fügungen: **Peri|chole|cystitis,** *Pl.:* ...itides: Entzündung des die Gallenblase umgebenden Gewebes

Peri|chon|dritis [zu ↑Perichondrium] *w;* -, ...itiden (in fachspr. Fügungen: ...itides): Knorpelhautentzündung

Peri|chon|drium [zu ↑peri... u. gr. *χόνδρος* = Korn; Knorpel] *s;* -s, ...dria u. eindeutschend: ...drien [...iən]: Knorpelhaut, den Knorpel umgebendes, aufbauendes und ernährendes Bindegewebe

Pericolitis vgl. Perikolitis

pericornealis vgl. perikorneal

Peri|cranium [↑peri... u. ↑Cranium] *s;* -s, ...nia: die äußere Knochenhaut des Schädeldaches (Anat.); eindeutschend auch: Perikranium

Pericytoma vgl. Perizytom

Peri|de|ferentitis [zu ↑peri... u. ↑deferens (in der Fügung ↑Ductus deferens)] *w;* -, ...itiden (in fachspr. Fügungen: ...itides): Entzündung des den Samenstrang umgebenden Gewebes

Peridektomie vgl. Periektomie

Peri|dural|an|äs|thesie [zu ↑peri..., ↑dural u. ↑Anästhesie] *w;* -, ...ien: = Epiduralanästhesie

Peri|duro|gra|fie [↑peri..., ↑dural und ↑...grafie] *w;* -, ...ien: veralt. für: röntgenografische Untersuchung bzw. Darstellung des ↑Epiduralraums (mithilfe von Kontrastmitteln)

Peri|ek|tomie, auch: **Perid|ek|tomie** [↑peri... u. ↑Ektomie] *w;* -, ...ien: operative Entfernung eines Bindegewebsstreifens rings um die Augenhornhaut

Peri|en|ze|phalitis [zu ↑peri... u. ↑Encephalon] *w;* -, ...itiden, in fachspr. Fügungen: **Peri|en|ce|phalitis,** *Pl.:* ...itides: seltener für: Hirnhautentzündung, ↑Meningitis

peri|fokal [zu ↑peri... u. ↑Fokus]: in der Umgebung eines Krankheitsherdes [liegend]

Peri|follikulitis [zu ↑peri... u. ↑Follikel] *w;* -, ...itiden, in fachspr. Fügungen: **Peri|folliculitis,** *Pl.:* ...itides: Entzündung des die Talgdrüsen der Haut umgebenden Gewebes (bes. im Bereich der behaarten Kopfhaut)

Peri|gast|ritis [zu ↑peri... und gr. *γαστήρ*, Gen.: *γαστρός* = Bauch; Magen] *w;* -, ...itiden (in fachspr. Fügungen: ...itides): Entzündung der Bauchfelldecke des Magens

peri|glandulär, in fachspr. Fügungen: **periglandularis, ...re** [zu ↑peri... und ↑Glandula]: in der Umgebung einer Drüse [liegend]

Peri|hepatitis [zu ↑peri... u. ↑Hepar] *w;* -, ...itiden (in fachspr. Fügungen: ...itides): Entzündung der peritonealen Leberkapsel

Peri|kard [zu ↑peri... u. gr. *καρδία* = Herz] *s;* -[e]s, -e, in der Nomenklatur der Anatomie: **Pericardium** *s;* -s, ...dia: Herzbeutel, aus zwei epithelialen Schichten, einer äußeren (Pericardium fibrosum) und einer inneren (Pericardium serosum, ebenfalls zweischichtig), bestehende äußerste Umhüllung des Herzens (die zwischen ihren beiden Blättern den mit seröser Flüssigkeit gefüllten Perikardialraum einschließt)

Peri|kard|ek|tomie [↑Perikard u. ↑Ektomie] *w;* -, ...ien: operative Entfernung des Herzbeutels (wenn dieser infolge Schwielenbildung oder Kalkeinlagerung die Herztätigkeit behindert)

peri|kardial, in fachspr. Fügungen: **peri|cardia|lis, ...le** [zu ↑Perikard]: zum Herzbeutel gehörend, ihn betreffend

Peri|kardio|tomie [↑Perikard u. ↑...tomie] *w;* -, ...ien: operative Öffnung des Herzbeutels

Peri|karditis [zu ↑Perikard] *w;* -, ...itiden, in fachspr. Fügungen: **Peri|carditis,** *Pl.:* ...itides: Herzbeutelentzündung. **Peri|carditis ad|hae|siva:** Herzbeutelentzündung mit bindegewebiger Verwachsung der beiden Herzbeutelblätter. **Peri|carditis calculosa:** mit Einlagerung von Kalk in die Herzbeutelblätter einhergehende Herzbeutelentzündung. **Peri|carditis con|strictiva:** »Panzerherz«, Form der Perikarditis, bei der die Herzvenen eingeengt werden und die Blutzufuhr zum Herzen gedrosselt wird. **Peri|carditis epi|steno|cardia|ca:** abakterielle Entzündung des Herzbeutels, besonders des viszeralen Blattes (Vorkommen im Bereich eines Herzmuskelinfarktes). **Peri|carditis ex|sudativa:** Herzbeutelentzündung mit Exsudatbildung bzw. Vermehrung der serösen Flüssigkeit in der Perikardhöhle. **Peri|carditis sic|ca:** »trockene Herzbeutelentzündung«, durch das Fehlen des Exsudats und Fibrinablagerung auf den Perikardblättern charakterisierte Perikarditis (sehr schmerzhaft, mit typischen Reibegeräuschen)

Peri|karyon [↑peri... u. gr. *κάρυον* = Nuss; Fruchtkern] *s;* -s, ...rya: der den Zellkern umgebende Zellkörper

Peri|kolitis [zu ↑peri... u. ↑Kolon] *w;* -, ...itiden, in fachspr. Fügungen: **Peri|colitis,** *Pl.:* ...itides: Entzündung des den Dickdarm umgebenden Gewebes

peri|korneal, in fachspr. Fügungen: **peri|cornealis, ...le** [zu ↑peri... u. ↑Cornea]: im Bereich der Hornhaut des Auges, um die Hornhaut herum [liegend]; in die Hornhautumgebung (z. B. von Injektionen)

Perikranium vgl. Pericranium

peri|lunär, in fachspr. Fügungen: **peri|lunaris, ...re** [zu ↑peri... u. ↑Lunatum]: um das Mondbein herum lokalisiert

Peri|lymph|adenitis [zu ↑peri..., ↑Lymphe u. gr. *ἀδήν*, Gen.: *ἀδένος* = Drüse] *w;* -, ...itiden (in fachspr. Fügungen: ...itides): Entzündung des die Lymphknoten umgebenden Gewebes

Peri|lymph|an|gitis [zu ↑peri..., ↑Lymphe u. gr. *ἀγγεῖον* = Gefäß] *w;* -, ...itiden (in fachspr. Fügungen: ...itides): Entzündung des die Lymphgefäße umgebenden Gewebes

peri|lym|phatisch, in fachspr. Fügungen: **peri|lymphaticus, ...ca, ...cum** [zu ↑Perilymphe]: die Perilymphe betreffend, zu ihr gehörend; z. B. ↑Ductus perilymphatici

Peri|lym|phe, in der Nomenklatur der Anatomie: **Peri|lym|pha** [↑peri... und ↑Lymphe] *w;* -: klare Flüssigkeit, die den Raum zwischen häutigem und knöchernem Labyrinth des Innenohres ausfüllt (Anat.)

Peri|meno|pau|se [↑peri... u. ↑Menopause] *w;* -, -n: Zeitabschnitt um den Eintritt der Menopause herum

peri|menst|ru|ell [zu ↑peri... u. ↑Menstruation]: um den Zeitpunkt der Menstruation herum

Peri|meter [↑peri... u. ↑...meter] *s;* -s, -: Gerät zur Messung des Gesichtsfeldumfangs. **Peri|me|trie** [↑...metrie] *w;* -, ...ien: Bestimmung der Grenzen des Gesichtsfeldes (des dem Winkel, innerhalb dessen das unbewegte Auge noch Gegenstände erkennen kann, entsprechenden Sehbereichs). **peri|me|trie|ren:** das Gesichtsfeld ausmessen, bestimmen. **peri|me|trisch:** die Perimetrie betreffend; den Umfang des Gesichtsfeldes betreffend

Peri|me|tritis [zu ↑Perimetrium] *w;* -, ...itiden (in fachspr. Fügungen: ...itides): Entzündung des ↑Perimetriums

Peri|me|trium [zu ↑peri... u. gr. *μήτρα* = Gebärmutter] *s;* -s, ...tria u. eindeutschend: ...trien [...iən]: Bauchfellüberzug der Gebärmutter (Anat.)

Peri|mysium [zu ↑peri... u. gr. *μῦς* = Maus; Muskel] *s;* -s, ...sia u. eindeutschend: ...sien [...iən]: das die einzelnen Muskelfasern und den ganzen Muskel umgebende Bindegewebe (Anat.)

peri|natal, in fachspr. Fügungen: **peri|natalis, ...le** [zu ↑peri... u. lat. *natus* = Geburt]: den Zeitraum zwischen der 28. Schwangerschaftswoche und dem 10. Lebenstag des Neugeborenen betreffend

Peri|nato|logie [↑peri..., lat. *natus* = Geburt u. ↑...logie] *w;* -: Wissenschaft und Lehre von Biologie und Pathologie der Mutter und des Fetus bzw. Kindes während der letzten Schwangerschaftswochen und der ersten Lebenstage des Neugeborenen

perineal, in fachspr. Fügungen: **perinea|lis, ...le** [zu ↑Perineum]: zum Damm gehörend, den Damm betreffend; z. B. in den Fügungen ↑Arteria perinealis, ↑Hernia perinealis

Perineo|plastik [↑Perineum u. ↑Plastik] *w;* -, -en: Dammplastik, operative Behandlung von Verletzungen des Dammes (z. B. von bei der Entbindung eintretenden Rupturen)

Peri|ne|phritis [zu ↑peri... u. gr. *νεφρός* = Niere] *w;* -, ...itiden (in fachspr. Fügungen: ...itides): Entzündung der peritonealen Nierenkapsel. **peri|nephritisch:** die peritoneale Nierenkapsel, das umgebende Bindegewebe der Niere betreffend. **perinephritischer Abszess** vgl. Abszess

Perine|um [von gr. *περίνεον* = Raum zwischen After u. Wurzel des männl. Gliedes] *s;* -s, ...nea (eindeutschend auch: ...neen): »Mittelfleisch«, Damm, Weichteilbrücke zwischen After und hinterer Kommissur der Scheide bzw. hinterem Ansatz des Hodensackes (Anat.)

Peri|neu|ritis [zu ↑Perineurium] *w;* -, ...itiden (in fachspr. Fügungen: ...itides): Entzündung des die Nerven umgebenden Bindegewebes

Peri|neu|rium [zu ↑peri... u. gr. *νεῦρον* = Sehne, Flechse; Nerv] *s;* -s, ...ria u. eindeutschend: ...rien [...iən]: Nervenscheide, Nervenhülle, die Nervenfaserbündel umgebendes Bindegewebe (Anat.)

peri|nu|kleär [zu ↑peri... u. ↑Nukleus]: den Zellkern umgebend, um den Zellkern herum liegend (z. B. von Plasmaschichten; Biol.)

Peri|ode [von gr. *περίοδος* = Umgang, Umlauf, Kreislauf] *w;* -, -n: **1)** Zeitraum, -abschnitt [in dem etwas regelmäßig wiederkehrt]. **2)** Monatsblutung, Wiederkehr der ↑Menstruation

Perioden|prä|valenz: ↑Prävalenz über eine bestimmte Zeitspanne; Streckenprävalenz

Periodik: regelmäßige Wiederkehr. **peri|odisch:** regelmäßig wiederkehrend. **peri|odische Ex|tremitäten|lähmung:** zu den ↑Myopathien zählende periodisch auftretende ↑Parese der Extremitäten (mitunter auch der Rumpfmuskulatur; vgl. Adynamia episodica hereditaria)

Periodont vgl. Periodontium

Peri|odontitis [zu ↑Periodontium] *w;* -, ...itiden (in fachspr. Fügungen: ...itides): Entzündung der Zahnwurzelhaut

Peri|odontium [zu ↑peri... und gr. ὀδούς, Gen.: ὀδόντος = Zahn] *s;* -s, ...tia (eindeutschend auch: ...tien [...iən]), auch eindeutschend: **Peri|odont,** *Pl.:* -ien [...iən]: Zahnwurzelhaut, Wurzelhaut, das die Zahnwurzel innerhalb der Alveole umgebende ↑Periost. **Peri|odontium in|sertio|nis** [↑Insertion]: Teil der Zahnwurzelhaut, der den Zahn berührt. **Peri|odontium pro|tectoris** [lat. *protector* = Bedecker]: äußerer Teil der Zahnwurzelhaut

Peri|onyx [↑peri... u. gr. ὄνυξ = Nagel] *m;* -[es], -e: die das halbmondförmige Feld am hinteren Nagelwall bedeckende Nagelhaut

Peri|oo|phoritis [zu ↑peri... u. ↑Oophoron] *w;* -, ...itiden (in fachspr. Fügungen: ...itides): Entzündung des den Eierstock umgebenden Gewebes

peri|operativ [...ti:f; zu ↑peri... u. ↑Operation]: um den Zeitpunkt einer Operation herum; z. B. perioperative Therapie

peri|oral [zu ↑peri... u. ↑²Os]: um den Mund herum [liegend]. **peri|orale Blässe:** Hautblässe um den Mund herum (bei Scharlach auftretend). **peri|orale Dermatitis:** entzündliche, im zentralen Gesicht auftretende Dermatitis mit Papeln u. Pusteln auf geröteter Haut, ein schmaler Bereich um die Lippen bleibt frei

Peri|orbita [↑peri... u. ↑Orbita] *w;* -, ...tae: die die Augenhöhle auskleidende Knochenhaut (Anat.). **peri|orbital,** in fachspr. Fügungen: **peri|orbitalis, ...le:** in der Umgebung der Augenhöhle lokalisiert oder befindlich

Peri|or|chitis [zu ↑peri... u. ↑Orchis] *w;* -, ...itiden (in fachspr. Fügungen: ...itides): Entzündung der Hodenscheide (z. B. im Gefolge einer ↑Orchitis)

Peri|or|chium [zu ↑peri... u. ↑Orchis] *s;* -s, ...ia u. eindeutschend: ...ien [...iən]: = Lamina parietalis

peri|ori|fizi|ell [zu ↑peri... u. ↑Orificium]: um die Einmündung in ein Hohlorgan herum

Peri|ost [zu ↑peri... u. gr. ὀστέον = Knochen] *s;* -[e]s, -e, in der Nomenklatur der Anatomie: **Peri|oste|um** *s;* -, ...stea: »Beinhaut«, Knochenhaut, fibröse Haut, die den Knochen außen umschließt und für seinen Aufbau (Wachstum und Regeneration) und seine Ernährung sorgt (Anat.)

peri|ostal [zu ↑Periost]: die Knochenhaut betreffend

Peri|ost|behandlung: die punktförmige Druckbehandlung der Knochenhaut zur reflektorischen Beeinflussung von Erkrankungen insbesondere der Eingeweide

Peri|ostitis [zu ↑Periost] *w;* -, ...itiden (in fachspr. Fügungen: ...itides): Knochenhautentzündung

Peri|pa|chy|menin|gitis [zu ↑peri... u. ↑Pachymeninx] *w;* -, ...itiden (in fachspr. Fügungen: ...itides): Entzündung der Oberfläche der harten Hirnhaut

Peri|pan|krea|titis [zu ↑peri... u. ↑Pankreas] *w;* -, ...itiden, in fachspr. Fügungen: **Peri|pan|crea|titis,** *Pl.:* ...itides: Entzündung des die Bauchspeicheldrüse umgebenden Gewebes

peri|partual [zu ↑peri... u. ↑Partus]: um den Geburtstermin herum

peri|pher, in fachspr. Fügungen: **peri|phericus, ...ca, ...cum** [zu gr. περιφέρειν = herumtragen]: außen liegend, zu den Randgebieten des Körpers (z. B. den Extremitäten) gehörend, Rand...; Gegensatz: zentral

Peri|phlebitis [zu ↑peri... u. gr. φλέψ, Gen.: φλεβός = Blutader] *w;* -, ...itiden (in fachspr. Fügungen: ...itides): Entzündung der äußeren Venenhaut

Peri|pleu|ritis [zu ↑peri... u. ↑Pleura] *w;* -, ...itiden (in fachspr. Fügungen: ...itides): Entzündung des zwischen Rippenfell und Brustwand liegenden Bindegewebes

Peri|poritis [zu ↑peri... u. ↑Pore] *w;* -, ...itiden (in fachspr. Fügungen: ...itides): »Porenschwären«, Staphylokokkeninfektion der Ausführungsgänge der Talgdrüsen, die sich auf den epidermalen Teil der Ausführungsgänge beschränkt (bei Säuglingen)

peri|portal [zu ↑peri... u. ↑Porta (in der Fügung ↑Vena portae)]: in der Umgebung der Pfortader gelegen. **Peri|portal|feld:** Bezirk der Leber, der um die Pfortader liegt

Peri|proktitis [zu ↑peri... u. ↑Proktos] *w;* -, ...itiden, in fachspr. Fügungen: **Peri|proctitis,** *Pl.:* ...itides: Entzündung des den After und den Mastdarm umgebenden Bindegewebes

Peri|pyle|phlebitis [zu ↑peri..., gr. πύλη = Tür, Tor u. gr. φλέψ, Gen.: φλεβός = Blutader] *w;* -, ...itiden (in fachspr. Fügungen: ...itides): Entzündung des die Pfortader umgebenden Gewebes

peri|rektal, in fachspr. Fügungen: **peri|rectalis, ...le** [zu ↑peri... u. ↑Rektum]: in der Umgebung des Rektums; z. B. perirektale Lymphknoten

peri|renal, in fachspr. Fügungen: **peri|renalis, ...le** [zu ↑peri... u. ↑Ren]: in der Umgebung der Nieren [liegend], die Umgebung der Nieren betreffend

Peri|salpin|gitis [zu ↑peri... u. ↑Salpinx] *w;* -, ...itiden (in fachspr. Fügungen: ...itides): Entzündung des Bauchfellüberzugs der Eileiter. **peri|salpingitisch:** die Perisalpingitis betreffend, von ihr ausgehend (z. B. von Abszessen)

Peri|sig|mo|iditis [zu ↑peri... u. ↑Sigmoid] *w;* -, ...itiden (in fachspr. Fügungen: ...itides): Entzündung des Bauchfellüberzugs des ↑Sigmoids

Peri|spermatitis [zu ↑peri... u. ↑Sperma] *w;* -, ...itiden (in fachspr. Fügungen: ...itides): Entzündung der Hüllen des ↑Funiculus spermaticus

Peri|spermato|zystitis [zu ↑peri..., ↑Sperma u. ↑Cystis] *w;* -, ...itiden, in fachspr. Fügungen: **Peri-**

spermato|cystitis, *Pl.:* ...itides: Entzündung des die Samenblasen umgebenden Gewebes
peri|sphinktär [zu ↑peri... u. ↑Sphinkter]: in der Umgebung des Sphinkters gelegen
Peri|splenitis [zu ↑peri... und ↑Splen] *w;* -, ...itiden (in fachspr. Fügungen: ...itides): Entzündung des peritonealen Überzuges der Milz (führt oft zu Verwachsungen mit dem Zwerchfell)
Peri|staltik [zu gr. *περισταλτικός* = umfassend und zusammendrückend (von den Verdauungsorganen)] *w;* -, -en: von den Wänden der muskulösen Hohlorgane (z.B. Speiseröhre, Magen, Darm, Harnleiter, Eileiter) ausgeführte Bewegung, bei der sich die einzelnen Organabschnitte nacheinander zusammenziehen und so den Inhalt des Hohlorgans transportieren. **peri|staltisch:** die Peristaltik betreffend
Peri|stase [aus gr. *περίστασις* = Umgebung] *w;* -: die neben den Genen auf die Entwicklung des Organismus einwirkende Umwelt. **peri|statisch:** auf Peristase zurückzuführen
Peri|tendine|um [zu ↑peri... u. ↑Tendo] *s;* -s, ...nea: Bezeichnung für das die Sehnen einhüllende Bindegewebe (Anat.)
Peri|tendinitis [zu ↑peri... u. ↑Tendo] *w;* -, ...itiden (in fachspr. Fügungen: ...itides): Entzündung des die Sehnen (ohne Sehnenscheide) umgebenden Gewebes
Peri|thel u. **Peri|thelium** [zu peri... u. gr. *ϑηλή* = Mutterbrust, Brustwarze (nlat. übertragen gebraucht im Sinne von »Hautpapille; papillenreiche Zellschicht«)] *s;* -s, ...lien [...iən]: die Kapillaren und die kleinen Blutgefäße umgebende Gewebsschicht
Peri|theliom [zu ↑Perithel] *s;* -s, -e, in fachspr. Fügungen: **Peri|thelio|ma,** *Pl.:* -ta: Geschwulst aus Perithelzellen
Perithelium vgl. Perithel
peri|toneal, auch: **peri|tonäal,** in fachspr. Fügungen: **peri|tonealis, ...le** und **peri|tonaealis, ...le** [zu ↑Peritoneum]: zum Bauchfell gehörend, das Bauchfell betreffend (Anat.). **Peri|toneal|dialyse,** auch: **Peritonäal|dia|lyse:** Reinigung der Bauchfellflüssigkeit von harnpflichtigen Substanzen (bei Nierenversagen). **peri|toneal|lisie|ren,** auch: **peri|tonäa|lisie|ren:** Operationswunden der Bauchhöhle mit dem Bauchfell überziehen (um Verwachsungen der Wundflächen mit inneren Organen vorzubeugen)
Peri|tone|um [von gleichbed. gr. *περιτόναιον*] *s;* -s, ...nea und eindeutschend: ...neen, auch: **Peritonae|um,** *Pl.:* ...naea, eindeutschend auch: **Peritonä|um,** *Pl.:* ...näen: Bauchfell, die Bauchhöhle auskleidende seröse Haut, die die Aufhängevorrichtungen für die Bauchorgane bzw. das Darmgekröse bildet (Anat.). **Peri|tone|um parie|tale** [- ...ri-e...]: der Bauchwand zugekehrte Schicht (parietales Blatt) des Bauchfells. **Peri|tone|um parie|tale anterius:** vorderes Bauchfell. **Peri|tone|um uro|genitale:** Bauchfell der Fortpflanzungsorgane. **Peri|tone|um vis|cerale:** viszerales Blatt des Bauchfells, das auf die Eingeweide übergeht und sie teilweise umhüllt
Peri|tonitis [zu ↑Peritonaeum] *w;* -, ...itiden (in fachspr. Fügungen: ...itides): Bauchfellentzündung
peri|tonsillär, in fachspr. Fügungen: **peri|tonsillaris, ...re** [zu peri... u. ↑Tonsille]: im Bereich der Mandeln [liegend], um die Mandeln herum; z. B. ↑Angina phlegmonosa
Peri|tonsillitis [zu ↑peri... u. ↑Tonsille] *w;* -, ...itiden (in fachspr. Fügungen: ...itides): Entzündung der Weichteile, die die Mandeln, vor allem die Gaumenmandeln, umgeben
peri|trich [zu ↑peri... u. gr. *ϑρίξ*, Gen.: *τριχός* = Haar]: allseitig mit Geißeln versehen (von Mikroorganismen, z. B. Typhusbakterien)
peri|tubar [zu ↑peri... u. ↑Tube]: in der Umgebung der Tube [liegend]
peri|tumoral [zu ↑peri... u. ↑Tumor]: in der Umgebung einer Geschwulst [liegend]; z. B. peritumorales Gewebe
Peri|ty|phlitis [zu ↑peri... u. gr. *τυφλός* = blind] *w;* -, ...itiden (in fachspr. Fügungen: ...itides): Entzündung der Umgebung des Blinddarms und des Wurmfortsatzes (vor allem des Bauchfellüberzuges dieser Organe). **peri|ty|phlitisch:** die Perityphlitis betreffend, von einer Perityphlitis ausgehend (z. B. von Abszessen)
peri|umbilikal, in fachspr. Fügungen: **peri|umbilicalis, ...le** [zu ↑peri... u. ↑Umbilicus]: in der Umgebung des Nabels
peri|un|gual, in fachspr. Fügungen: **peri|ungua|lis, ...le** [zu ↑peri... u. ↑Unguis]: um den Nagel herum [liegend]; z. B. in der Fügung ↑Onychia periungualis
Peri|ureteritis [zu ↑peri... u. ↑Ureter] *w;* -, ...itiden (in fachspr. Fügungen: ...itides): Entzündung der den Harnleiter umgebenden Weichteile
peri|ure|thral, in fachspr. Fügungen: **peri|ure|thralis, ...le** [zu ↑peri... u. ↑Urethra]: um die Harnröhre herum, in der Umgebung der Harnröhre [liegend] (z. B. von Abszessen, Drüsen u. a.)
Peri|ure|thritis [zu ↑peri... u. ↑Urethra] *w;* -, ...itiden (in fachspr. Fügungen: ...itides): Entzündung der Harnröhrenumgebung
peri|vas|kulär, in fachspr. Fügungen: **peri|vas|cularis, ...re** [zu peri... u. ↑Vasculum]: in der Umgebung der Blutgefäße, um die Blutgefäße herum [liegend]
Peri|vas|kulitis [zu ↑peri... u. ↑Vasculum] *w;* -, ...itiden, in fachspr. Fügungen: **Peri|vas|culitis,** *Pl.:* ...itides: Entzündung der bindegewebigen Weichteile, die die Gefäße (Arterien und Venen) umgeben
peri|venös, in fachspr. Fügungen: **peri|venosus, ...osa, ...osum** [zu ↑peri... u. ↑Vene]: in der Umgebung einer Vene lokalisiert
Peri|xenitis [zu ↑peri... u. gr. *ξένος* = fremd] *w;* -, ...itiden, in fachspr. Fügungen: ...itides: veralt. für: entzündliche Gewebsreaktionen in der unmittel-

P
Peri

baren Umgebung eines in den Organismus eingedrungenen Fremdkörpers

Peri|zentese [zu gr. *περικεντεῖν* = ringsumher stechen, umstechen] *w;* -, -n: Umstechung, Abbinden eines Blutgefäßstumpfs mit einer mehrmals durch das umgebende Gewebe geführten und anschließend straff gezogenen Naht (zur Blutstillung)

peri|zervikal, in fachspr. Fügungen: **peri|cervicalis, ...le** [zu ↑peri... u. ↑Cervix (uteri)]: um den Gebärmutterhals herum

Peri|zyt [↑peri... u. ↑...zyt] *m;* -en, -en (meist *Pl.*): = Adventitiazellen. **Peri|zytom** *s;* -s, -e, in fachspr. Fügungen: **Peri|cytoma,** *Pl.:* -ta: aus Perizyten bestehende Geschwulst

Per|kolat [zu lat. *percolare* = durchseihen] *s;* -[e]s, -e: durch Perkolation gewonnener Pflanzenauszug. **Per|kolation** *w;* -, -en: Verfahren zur Gewinnung von flüssigen Drogenextrakten, bei dem die pulverisierten Drogenstoffe durch ein hindurchtropfendes Lösungsmittel ausgelaugt werden. **perkolieren:** Drogenextrakte mittels Perkolation gewinnen

Per|kussion [zu lat. *percutere, percussum* = heftig schlagen, erschüttern] *w;* -, -en: Organuntersuchung durch Beklopfen der Körperoberfläche und Deutung des Klopfschalles. **per|kussorisch,** auch **per|kutorisch:** die Perkussion betreffend, durch Perkussion festzustellen, nachzuweisen (von Krankheitssymptomen)

per|kutan [zu ↑per... u. ↑Kutis]: durch die Haut hindurch (bezogen z. B. auf die Applikation von Salben)

per|kutane trans|hepatische Chol|angio|gra|fie: Methode zur Darstellung des Gallengangsystems durch transperitoneale Punktion und anschließende Injektion eines Kontrastmittels; Abk.: PTC

per|kutane trans|luminale Koronar|angio-plastie: Aufdehnung krankhafter Verengungen der Herzkranzgefäße mittels eines Ballonkatheters, der durch die Haut in ein Blutgefäß eingeführt und bis zur Engstelle vorgeschoben wird; Abk.: PTCA

per|kutie|ren [zu lat. *percutere* = heftig schlagen, erschüttern]: eine ↑Perkussion durchführen, Körperhohlräume (insbes. den Thorax) abklopfen, um die entstehenden Schallgeräusche diagnostisch auszuwerten. **perkutorisch** vgl. perkussorisch

Perlèche [pɛrˈlɛːʃ; aus gleichbed. frz. *perlèche* (Dialektform von *pourlèche*), zu frz. *pourlècher* = ringsherum belecken] *w;* -, -s: = Angulus infectiosus oris

Perlgeschwulst vgl. Cholesteatom

Perlsucht: auf den Menschen übertragbare Tuberkulose der Rinder, gekennzeichnet durch die perlartige Anordnung der Tuberkelknötchen an den serösen Häuten

permagnus, -a, -um: sehr groß, sehr viel, z. B. in der Fügung Adipositas permagna

per|manent, in fachspr. Fügungen: **per|manens** [zu lat. *permanere* = verbleiben, ausharren]: dauernd bleibend, fortdauernd; z. B. in der Fügung ↑Dens permanens

per|mea|bel, in fachspr. Fügungen: **per|mea|bilis, ...le** [zu lat. *permeare* = durchgehen, durchdringen]: [für Flüssigkeiten] durchlässig, durchgängig (z. B. von Membranen). **Per|mea|bilität** *w;* -: Eigenschaft (von Membranen), für Flüssigkeiten durchlässig zu sein

Per|mease *w;* -, -n: (Humangenetik) Protein, das die Aufnahme von Laktose in die Zelle erleichtert

Per|meation: Bewegung eines Stoffes durch eine Membran hindurch. **per|me|ie|ren:** durchgehen, durchdringen (von Flüssigkeiten gesagt)

per|nasal [zu ↑per... u. ↑Nase]: durch die Nase (z. B. von der Applikation von Arzneimitteln, von künstlicher Ernährung u. a.)

perniciosus vgl. perniziös

Pernio [aus gleichbed. lat. *pernio,* Gen.: *pernionis*] *m;* -, Pernio|nes u. eindeutschend: Pernio|nen (meist *Pl.*): Frostbeulen, schmerzhafte umschriebene Hautrötungen und -schwellungen, bes. an den Akren, durch die Einwirkung von Kälte und Feuchtigkeit entstehend

Pernio|se [zu ↑Pernio] *w;* -, -n, in fachspr. Fügungen: **Pernio|sis,** *Pl.:* ...oses: **1)** Auftreten von Frostbeulen. **2)** Sammelbez. für verschiedene, auf Gewebsschädigung durch Kälte beruhende Hautkrankheiten

perniziös, in fachspr. Fügungen: **pernicio|sus, ...osa, ...osum** [zu lat. *pernicies* = Verderben, Untergang]: bösartig, verderblich, unheilbar; z. B. in der Fügung ↑Anaemia perniciosa. **perniziö|se An|ämie** = Anaemia perniciosa. **Pernizio|sa** *w;* -, ...sen: übliche Kurzbez. für ↑Anaemia perniciosa

Pero|bra|chie [zu gr. *πηρός* = an einem Glied gelähmt, verstümmelt u. ↑Brachium] *w;* -, ...ien: veraltend für: angeborene stummelartige Verkürzung der oberen Extremitäten. **Pero|bra|chius** *m;* -, ...chien [...iən]: veraltend für: fehlgebildeter Fetus mit stummelartigen Armen

Pero|chirie [zu gr. *πηρός* = an einem Glied gelähmt, verstümmelt u. gr. *χείρ* = Hand] *w;* -, ...ien: veraltend für: angeborene stummelartige Ausbildung der Hände. **Pero|chirus** *m;* -, ...ren: veraltend für: fehlgebildeter Fetus mit stummelartigen Händen

Pero|daktylie: veraltend für: angeborene Fehlbildung an Fingern oder Zehen

Pero|melie [zu gr. *πηρός* = an einem Glied gelähmt, verstümmelt u. gr. *μέλος* = Glied] *w;* -, ...ien: veraltend für: angeborene stummelartige Verkürzung der Gliedmaßen; vgl. ↑Dysmelie. **Pero|melus** *m;* -, ...len: veraltend für: Fehlbildung mit stummelartigen Extremitäten

peronäal [zu ↑peronaeus]: den Nervus peronaeus communis betreffend

peronae|us, ...naea, ...nae|um, auch: **perone|us, ...nea, ...ne|um** [zu gr. *περόνη* = Stachel; Spange; Speiche; Wadenbein]: zum Wadenbein gehö-

P
Peri

rend; z.B. in den Fügungen ↑Nervus peronaeus communis, ↑Arteria peronaea. **Peronäus** *m;* -, ...näen: übliche Kurzbez. für ↑Nervus peronaeus communis

Pero|pus [gr. *πηρός* = an einem Glied gelähmt, verstümmelt u. gr. *πούς* = Fuß] *m;* -, ...pen: veraltend für: Fehlbildung mit stummelartig ausgebildeten Beinen oder Füßen

per|oral, dafür als Umstandsbestimmung meist die Fügung: **per os** [zu ↑per... u. ↑²Os]: durch den Mund, über den Verdauungsweg (bes. von der Applikation von Medikamenten); Abk.: p. o.

Per|oxi|som [Kurzbildung aus der Verbindungsgruppe *peroxi...* u. ↑...som] *s;* -s, -en (meist *Pl.*): Zellorganellen, die vor allem in Leberzellen und Zellen des Nierenepithels vorhanden sind und an Entgiftungsreaktionen beteiligt sind

per|palpe|bral [zu ↑per... und ↑Palpebra]: durch das Augenlid hindurch

per|pendikular, in fachspr. Fügungen: **perpendicularis, ...re** [zu lat. *perpendiculum* = Senkblei, Lot]: senkrecht; Gegensatz: horizontal; z. B. in der Fügung ↑Lamina perpendicularis

per|petu|us, ...tua, ...tu|um [aus gleichbed. lat. *perpetuus*]: andauernd, fortdauernd; z. B. in der Fügung ↑Pulsus irregularis perpetuus

per primam (in|tentio|nem) [↑per; ↑primus; ↑Intention]: primär einsetzend, unkompliziert, störungsfrei, glatt verlaufend (von Wundheilungen, bes. von der Abheilung von Operationswunden; vgl. Primärheilung); Abk.: p. p.

per rectum [↑per; ↑Rektum]: durch den Mastdarm (von der Applikation von Medikamenten, z. B. Zäpfchen)

per rhe|xin [↑per u. Akk. von gr. *ῥῆξις* = das Reißen, der Riss]: durch Zerreißung von Gefäßen bedingt (auf Blutungen bezogen)

per secundam (in|tentio|nem) [↑per; ↑secundus; ↑Intention]: sekundär einsetzend, unter Komplikationen (Entzündungen, Eiterung) verlaufend, verzögert (von der Wundheilung; vgl. Sekundärheilung)

Per|sekutions|de|lirium [lat. *persecutio* = Verfolgung] *s;* -s, ...rien [...iən]: »Verfolgungswahn«, wahnhafte Idee, von aller Welt beobachtet und verfolgt zu werden (Vorkommen u. a. bei der Alkoholhalluzinose)

Per|severation [zu lat. *perseverare, perseveratum* = verharren, standhaft bleiben] *w;* -, -en: **1)** krankhaftes Verweilen bei ein und demselben Denkinhalt (z. B. einem Gesprächspunkt oder Argument ohne Rücksicht auf den Fortgang des Gesprächs), einem bestimmten Wort oder einer bestimmten Handlung (Psychol., Med.). **2)** Tendenz seelischer Erlebnisse und Inhalte, im Bewusstsein zu verharren (Psychol.)

per|sistent, in fachspr. Fügungen: **per|sistens** [zu lat. *persistere* = stehen bleiben, verharren]: anhaltend, dauernd bestehen bleibend; z. B. in der Fügung ↑Ductus arteriosus persistens. **Per|sistenz** *w;* -: Bestehenbleiben eines Zustandes über längere Zeiträume. **per|sistie|ren:** bestehen bleiben, fortdauern (von krankhaften Zuständen)

Personen|dosi|meter: ↑Dosimeter zur Erfassung der Personendosis

Personen|dosis: die bei einer beruflich strahlenexponierten Person an einer als repräsentativ geltenden Stelle der Körperoberfläche gemessene Energiedosis (für die Weichteilgewebe) oder Standard-Gleichgewicht-Ionendosis

Per|sorption [zu lat. *persorbere, persorptum* = einschlürfen] *w;* -, -en: die Aufnahme unverdauter, ungelöster kleinster [Nahrungs]partikel durch die Darmepithelzellschicht (im Gegensatz zur ↑Resorption)

Per|spiration [zu ↑per... u. lat. *spirare, spiratum* = blasen, wehen; atmen] *w;* -, -en, in fachspr. Fügungen: **Per|spiratio,** *Pl.:* ...iones: Atmung durch die Haut, Austausch von gasförmigen Stoffen (Sauerstoff, Kohlendioxid, Wasserdampf) durch die Haut. **Per|spiratio in|sensibilis:** »unsichtbare Hautatmung«, normale Ausscheidung des bei der Atmung (Oxidation) entstehenden Wassers durch die Haut in Form von Wasserdampf. **Per|spiratio sensibilis** = Transpiration. **per|spiratorisch:** die Perspiration betreffend, auf dem Wege der Hautatmung [abgesondert]

Per|suasions|therapie [zu lat. *persuadere* = überzeugen, überreden u. ↑Therapie] *w;* -, ...ien: Belehrung des Patienten über die ursächlichen Zusammenhänge seines Leidens und Zureden zur eigenen Mithilfe bei der Heilung als Aspekt der Psychotherapie

Per|technetat [zu ↑per... u. ↑Technetium] *s;* -[e]s, -e: Salz der Technetiumsäure

Per|thes-Krankheit [nach dem dt. Chirurgen Georg Perthes, 1869–1927]: = Osteochondropathia deformans coxae juvenilis. **Per|thes-Versuch, Perthes-Test:** vor der Verödung von Krampfadern vorgenommener Versuch zur Prüfung der tiefer liegenden Beinvenen auf ihre Wegsamkeit: Entleeren sich die Krampfadern trotz angelegter Staubinde beim Umhergehen, ist eine ausreichende Venenverbindung erwiesen

per|tro|chantär [zu ↑per... u. ↑Trochanter]: durch den Rollhügel hindurchgehend (z. B. von Frakturen des Oberschenkelknochens)

Per|tubation [zu ↑per... u. ↑Tube] *w;* -, -en: Durchspülung der Eileiter mit Flüssigkeit, z. B. um Verklebungen im Eileiter zu beseitigen bzw. die Eileiter auf ihre Durchgängigkeit zu prüfen (vor allem bei kinderlosen, sterilen Frauen angewandt, um eine Befruchtung zu ermöglichen)

per|tussicus, ...ca, ...cum [zu ↑Pertussis]: den Keuchhusten betreffend, zu seinem Krankheitsbild gehörend

Per|tussis [↑per... u. ↑Tussis] *w;* -, ...sses: Keuchhusten, Infektionskrankheit mit starken, anhaltenden Hustenanfällen, ↑Zyanose und ↑Apnoe, gelegentlich mit Schleimhautblutungen

per|tusso|id [↑ Pertussis u. ↑ ...id]: keuchhustenähnlich (vom Husten)

Peruwarze vgl. Verruca peruviana

per|vers [zu lat. *pervertere, perversum* = um- und umkehren; verderben]: abwertende, heute diskriminierende Bez. für: (psychisch) abwegig, krankhaft (veranlagt oder empfindend; Psychol.). **Perversion** *w;* -, -en: Verkehrung des Empfindens (bes. auf dem Gebiet der Sexualität) ins Krankhafte (Psychol.)

per vias naturales [↑ per; lat. *via* = Weg; ↑ naturalis]: »auf natürlichem Wege« (z. B. vom Abgang verschluckter Fremdkörper mit dem Stuhl)

Per|vigilium [aus lat. *pervigilium* = nächtliches Wachbleiben] *s;* -s, ...lia u. ...lien [...iən]: allg. Bez. für: Schlaflosigkeit

Per|zen|til [ital. *per* = auf, von, lat. *centum* = hundert] *s;* -s, -e: statistische Größe, die die Position eines Wertes innerhalb der Werte eines Kollektivs beschreibt, die in aufsteigender Reihe sortiert sind, Prozentrang

Per|zeption [zu lat. *percipere, perceptum* = einnehmen, empfangen; wahrnehmen] *w;* -, -en: **1)** [Vorgang der] Reizaufnahme durch die Sinnesorgane. **2)** sinnliches Wahrnehmen eines Gegenstandes ohne bewusstes Erfassen und Identifizieren des Wahrgenommenen (z. B. bei flüchtigem Hinschauen; erste Stufe der Erkenntnis im Unterschied zur ↑ Apperzeption)

per|zi|pieren [zu lat. *percipere* = wahrnehmen]: durch Sinneszellen oder -organe Reize aufnehmen

Pes [aus gleichbed. lat. *pes,* Gen.: *pedis*] *m;* -, Pedes: Fuß; fußartiges Gebilde, Ansatzstelle eines Organs (Anat.). **Pes ab|ductus** = Pes valgus. **Pes ad|ductus:** Sichelfuß, eine angeborene Fußdeformität. **Pes calcane|us:** »Hackenfuß«, angeborene oder (z. B. durch Achillessehnenruptur) erworbene Deformierung des Fußes, bei der der Vorfuß in ↑ Dorsalflexion verharrt und die ↑ Plantarflexion nicht möglich ist. **Pes equi|no|varus:** Spitz-Klump-Fuß, meist angeborene Fußdeformierung mit Spitzfußbildung, Vorfußadduktion und Supinationsstellung. **Pes equi|nus:** »Pferdefuß«, Spitzfuß, mehr oder weniger plantar gebeugter und in dieser Lage fixierter Fuß, bei dem die ↑ Dorsalflexion nicht möglich ist. **Pes ex|cavatus:** »Hohlfuß«, Fußdeformierung, bei der Vor- und Rückfuß stark gegeneinander abgeknickt sind. **Pes hippo|campi:** bogenförmiger Vorsprung im Schläfenteil des Seitenventrikels im Gehirn (Anat.). **Pes planus:** »Plattfuß«, erworbene Fußdeformierung, bei der das Längs- und meist auch das Quergewölbe des Fußes stark abgeflacht sind. **Pes trans|verso|planus:** Platt-Spreiz-Fuß, Fußdeformierung mit Verbreiterung des Vorfußes und Abflachung des Quer- und Längsgewölbes des Fußes. **Pes valgus:** »Knickfuß«, erworbene Abknickung der Ferse nach außen. **Pes varus:** »Klumpfuß«, angeborene Anomalie des Fußes, bei der die Fußsohle nach innen gedreht, der Mittelteil des Fußes plantar gebeugt und der Vorfuß adduziert ist

Pessar [zu gr. *πεσσός* = länglich runder Körper, der in den After od. andere Leibeshöhlen gesteckt wird] *s;* -s, -eu. **Pessarium** *s;* -s, ...ria u. ...rien [...iən]: »Mutterring«, länglich runder, ring- oder schalenförmiger Körper aus Kunststoff od. Metall, der um den äußeren Muttermund gelegt wird u. als Stützvorrichtung bei Lageanomalien des Uterus (Prolaps) bzw. als mechanisches Mittel zur Verhütung einer Schwangerschaft dient; vgl. auch: Intrauterinpessar u. Okklusivpessar

Pest, in fachspr. Fügungen: **Pestis** [aus lat. *pestis* = ansteckende Krankheit, Seuche; Pest] *w;* -: früher pandemisch aufgetretene bakterielle Infektionskrankheit, die die Lymphknoten (vgl. Drüsenpest), die Lunge oder auf dem Blutweg den Gesamtorganismus befällt (Pestsepsis) und von Nagetieren (bes. Ratten) und den auf ihnen schmarotzenden Flöhen übertragen wird

Pesti|zid [zu lat. *pestis* = ansteckende Krankheit, Seuche u. lat. *caedere* (in Zus. *-cidere*) = niederhauen, töten] *s;* -[e]s, -e: allg. Bez. für: chem. Mittel zur Vernichtung von pflanzlichen und tierischen Schädlingen

PET: Abk. für ↑ Positronenemissionstomografie

pete|chial [zu ↑ Petechien]: mit der Bildung von ↑ Petechien einhergehend (von bestimmten Krankheiten, wie z. B. Typhus)

Pete|chien [...iən; aus gleichbed. ital. *petecchie*] *Pl.:* punktförmige Blutungen aus den Kapillaren

Petio|lus epi|glottidis [lat. *petiolus* = Füßchen; Stiel; ↑ Epiglottis] *m;* - -, ...li -: »Epiglottisstiel«, Teil des Kehldeckels, mit dem dieser an der Rückseite des Schildknorpels ansetzt (Anat.)

Petit-Dreieck [pəˈtɪ...; nach dem frz. Chirurgen J. L. Petit, 1674–1760]: = Trigonum lumbale

Petit Mal [pəˈtɪ -; aus gleichbed. frz. *petit mal* (eigtl. = kleines Übel)] *s;* - -: veralt. Bez. für leichtere epileptische Anfälle bzw. verschiedene Arten epileptischer Anfälle

Pe|tri|fikation [zu gr. *πέτρος* = Fels; Stein u. lat. *facere* (in Zus. *-ficere*) = machen, hervorbringen] *w;* -, -en: »Versteinerung« eines Gewebes durch eingelagerten Kalk. **pe|tri|fiziert:** versteinert (von Gewebe gesagt)

Pe|tri-Schale [nach dem dt. Bakteriologen R. J. Petri, 1852–1921]: flache Glasschale mit übergestülptem Deckel zur Züchtung von Bakterienkulturen

Pé|trissage [petrɪˈsaːʒə; zu frz. *pétrir* = kneten] *w;* -, -n: Massage in Form von Knetungen und Walkungen mit den Händen

pe|tro|oc|cipitalis, ...**le** [zu ↑ petrosus (in der Fügung ↑ Pars petrosa) u. Occiput (↑ Okziput)]: zum Felsenbein und Hinterhauptbein gehörend; z. B. ↑ Fissura petrooccipitalis (Anat.)

pe|tro|squa|mosus, ...**osa,** ...**osum** [zu ↑ petrosus (in der Fügung ↑ Pars petrosa) u. ↑ Squama]: zum Felsenbein u. zur Schläfenbeinschuppe gehörend;

z. B. in der Fügung ↑Fissura petrosquamosa (Anat.)

pe|trosus, ...osa, ...osum [zu gr. πέτρος = Fels; Stein]: »felsig, felsenähnlich«; zum Felsenbein (Felsenteil des Schläfenbeins) gehörend; z. B. in den Fügungen ↑Pars petrosa, ↑Nervus petrosus (Anat.)

pe|tro|tympanicus, ...ca, ...cum [↑petrosus (in der Fügung ↑Pars petrosa) und ↑tympanicus (in der Fügung ↑Pars tympanica)]: zum Felsenbein und zur Schläfenbeinpyramide gehörend; z. B. in der Fügung ↑Fissura petrotympanica (Anat.)

Pe|truschky-Probe [nach dem dt. Bakteriologen Johannes Petruschky, 1863–1942]: heute nicht mehr übliche auf der angeritzten Haut des Oberarms ausgeführte Tuberkulinprobe

Petrussa-Index: Bewertungsschema der Reife von Neugeborenen

Petting [aus gleichbed. engl.-amerik. *petting*, zu engl. *to pet* = knutschen] *s;* -s, -s: Form des erotisch-sexuellen Kontaktes (ohne Ausübung des eigentlichen Geschlechtsverkehrs), bei der es vorwiegend durch wechselseitige manuelle Reizung der Geschlechtsteile zum sexuellen Erlebnis kommt

Peutz-Jeghers-Syndrom [nach dem niederl. Internisten Johannes Peutz, 1886–1957, u. dem amerik. Internisten Harold Jeghers, 1904–1990]: autosomal-dominant vererbte oder durch Mutationen verursachte gastrointestinale Polyposis, verbunden mit verstärkter perioraler Pigmentbildung und erhöhtem Risiko für bestimmte Krebserkrankungen

Pey|er-Plaques [...plak; nach dem schweiz. Anatomen J. C. Peyer, 1653–1712; ↑Plaque] *Pl.:* plattenförmig zusammenwachsende Gruppen von Lymphknoten, hauptsächlich in der ↑Tunica submucosa des ↑Ileums, die bei Typhus geschwürig anschwellen und Typhusbakterien enthalten

Pey|ronie-Krankheit [pɛro'ni:...; nach dem frz. Chirurgen François de la Peyronie, 1678–1747]: = Induratio penis plastica

Pezzer-Ka|theter [nach dem frz. Urologen O. de Pezzer, 1853–1917]: Dauerkatheter, der in die Harnblase eingeführt wird (nach Entfernung des ↑Mandrins spreizt sich der an der Katheterspitze befindliche »Schnabel«, sodass das Instrument nicht aus der Harnblase herausrutschen kann)

PF: Abk. für ↑Peak-Flow

Pfählungs|verletzung: Weichteilverletzung im Genital- bzw. Dammbereich durch Aufspießung (Roller-, Fahrradverletzungen)

Pfannendach|plastik: operative Behandlungsmethode der Hüftpfannendysplasie

Pfannenstiel-Schnitt [nach dem dt. Gynäkologen Johann Pfannenstiel, 1862–1909]: quer durch die Bauchdecken oberhalb der Schambeinfuge geführter Schnitt bei gynäkologischen Operationen

Pfaundler-Hurler-Krankheit [nach den dt. Pädiatern Meinhard von Pfaundler, 1872–1947, u. Gertrud Hurler, 1889–1965]: = Dysostosis multiplex

Pfeifer-Weber-Christian-Syndrom [nach dem dt. Arzt Victor Pfeifer, 1846–1921, dem brit. Arzt Frederick P. Weber, 1863–1962, u. dem amerik. Internisten Henry Christian, 1876–1951]: systemische ↑Pannikulitis, subkutane Fettgewebsnekrosen, kombiniert mit Pankreaserkrankungen

Pfeiffer-Drüsenfieber [nach dem dt. Internisten Emil Pfeiffer, 1846–1921]: = Mononucleosis infectiosa

Pfeilernaht: Nahtform bei Leistenbruchoperationen, die zwei als Leistenpfeiler bezeichnete Faserzüge, die den äußeren Leistenring umgeben, vereinigt

Pfeiler|re|sektion: heute nicht mehr übliches operatives Behandlungsverfahren (z. B. bei der Lungentuberkulose), bei dem das Brustkorbvolumen durch Resektion mehrerer Rippen verkleinert wird

Pfeilnaht vgl. Sutura sagittalis

Pflaster [altes Lehnwort aus lat. [*em*]plastrum = Wundpflaster (von gr. ἔμπλαστ[ρ]ον = das Aufgeschmierte, Salbe zum Aufschmieren)]: Salbenverband, auf Wunden, Hautgeschwüre u. Ä. aufgelegter steriler oder mit Arzneistoffen (in Salbenform) bestrichener selbstklebender Verbandsstreifen

Pflaster|epithel: Oberflächengewebe aus pflastersteinartig zusammenliegenden Zellen

Pflaumer-Ka|theter [nach dem dt. Urologen Eduard Pflaumer, 1872–1957]: (heute nicht mehr verwendeter) weicher Harnleiterkatheter für die Schienung des Harnleiters nach Operationen

Pflugscharbein vgl. Vomer

Pflugscharbeinflügel vgl. Ala vomeris

Pfortader vgl. Vena portae

Pfortaderentzündung vgl. Pylephlebitis

Pfortaderhochdruck vgl. portale Hypertension

Pförtner vgl. Pylorus

Pfötchenstellung: für Tetanie typische Stellung der Hände (Beugung der Hand im Handgelenk, Adduktion der Finger und Opposition des Daumens)

Pfropf|gestose: Gestose, die sich auf eine bereits vor der Schwangerschaft bestehende chronische Erkrankung (hauptsächlich Hypertonie) »aufpfropft«

Pfropfung *w;* -, -en: Verfahren der Hauttransplantation, bei dem kleine Hautteilchen in den Hautdefekt eingepflanzt werden

Pfundnase vgl. Rhinophym

pH [Abk. für *p*otentia *h*ydrogenii = Stärke (Konzentration) des Wasserstoffs]: Maßeinheit für die Konzentration von Wasserstoffionen in wässrigen Lösungen, die den Säure- oder Laugengehalt der Lösung bestimmt (negativer Logarithmus der in Mol gemessenen Ionenmenge pro l Lösung)

...phag [zu gr. φαγεῖν = essen]: Grundwort von adjektivischen Zusammensetzungen mit der Bedeutung »[Mikroorganismen, Zellen] vertilgend«; z. B.: bakteriophag

...phage: Grundwort von substantivischen Zusammensetzungen mit der Bedeutung »[Mikroorganismen, Zellen] vertilgendes, durch Enzyme auflösendes Kleinstlebewesen«. **Phage** *m;* -n, -n (meist *Pl.*): = Bakteriophage

Phagedäna [von gr. φαγέδαινα = um sich fressendes, krebsartiges Geschwür) *w;* -, ...nen, in fachspr. Fügungen: **Phagedae|na,** *Pl.:* ...nae: veralt. für: fortschreitendes penetrierendes Geschwür; vgl. Ulcus tropicum. **Phagedänismus** *m;* -, ...men: veralt. für: Auftreten von fressenden Geschwüren (z. B. bei ↑Leishmaniosis furunculosa)

Phage-Display [...dɪsˈpleɪ; ↑...phage, engl. *to display* = anzeigen] *s;* -s, -s: Methode zur Herstellung von Antikörpersammlungen (bis zu einer Million verschiedener Antigenspezifitäten möglich); Phagen tragen die Antikörper auf ihrer Oberfläche, sodass der Phage mit dem Antikörper mit der gewünschten Antigenspezifität leicht selektiert und vermehrt werden kann

...phagie [zu gr. φαγεῖν = essen]: Grundwort von substantivischen Zus. mit der Bedeutung »Vertilgung, Auflösung (z. B. von Mikroorganismen) durch Phagozyten«

Phago|lysosom [aus ↑Phagozyt u. ↑Lysosom]: *s;* -s, -en (meist *Pl.*): durch Verschmelzung eines ↑Phagosoms, das große Partikel (Bakterien oder ganze andere Zellen) enthält, mit einem ↑Lysosom entstandene Zelle mit mehreren μm Durchmesser; geschieht z. B. beim Abbau von roten Blutkörperchen durch Makrophagen

Phago|som [zu gr. φαγεῖν = essen] *s;* -s, -en (meist *Pl.*): Organell mit phagozytärer Funktion

Phago|zyt [zu gr. φαγεῖν = essen u. ↑...zyt] *m;* -en, -en (meist *Pl.*): »Fresszellen«, frei bewegliche oder fest sitzende Zellen in der Blutflüssigkeit bzw. in Geweben, die (in den Organismus) eingedrungene Fremdstoffe, bes. Bakterien, abgestorbene Gewebeteilchen u. dgl., aufnehmen, durch Enzyme auflösen und unschädlich machen (z. B. ↑Monozyten, ↑Histiozyten). **phago|zytie|ren:** Fremdstoffe, Mikroorganismen, Gewebetrümmer u. a. aufnehmen u. durch Enzyme auflösen (von Fresszellen gesagt). **Phago|zytose** *w;* -, -n: die durch Phagozyten bewirkte Auflösung und Unschädlichmachung von Fremdstoffen im Organismus

Phako|emulsi|fikation [zu gr. φακός = Linse, Linsenfrucht, lat. *emulgere, emulsum* = ausmelken, abmelken u. lat. *facere* (in Zus.: *-ficere*) = machen, bewirken] *w;* -, -en: Zertrümmerung des erkrankten Augenlinsenkerns mittels Ultraschall und anschließendes Absaugen durch eine operative Öffnung (bei Katarakt)

Phakom [zu gr. φακός = Linse, Linsenfrucht] *s;* -s, -e: Tumor der Augenlinse

Phako|matose [zu gr. φακός = Linse, Linsenfrucht] *w;* -, -n: zusammenfassende Bez. für verschiedene angeborene Krankheiten, die mit Fehlbildungen am Gehirn, an den Augen und an der Haut einhergehen (z. B. ↑Neurofibromatose, ↑Angiomatosis retinae u. a.)

Phako|sklerose [gr. φακός = Linse, Linsenfrucht u. ↑Sklerose] *w;* -, -n: = Cataracta senilis

Phako|zele [gr. φακός = Linse, Linsenfrucht u. ↑...zele] *w;* -, -n: »Linsenvorfall«, Vorverlagerung der Augenlinse (als Folge von Verletzungen des Auges)

phalan|ge|us, ...gea, ...ge|um u. **phalan|gicus, ...ca, ...cum** [zu ↑Phalanx]: zu einem Finger- oder Zehenglied gehörend

Phalanx [von gr. φάλαγξ, Gen.: φάλαγγος = Schlachtreihe; Glied od. Gelenk an Händen u. Füßen] *w;* -, ...an|gen (in fachspr. Fügungen: ...an|ges; meist *Pl.*): Zehen- oder Fingerglied, von Gelenk zu Gelenk reichender Teil des Fingers oder der Zehe (Anat.). **Phalanx di|stalis:** äußeres Zehen- oder Fingerglied. **Phalanx media:** mittleres Zehen- oder Fingerglied des zweiten bis fünften Fingers bzw. der zweiten bis fünften Zehe. **Phalanx proximalis:** Finger- bzw. Zehengrundglied, erstes, an der Mittelhand bzw. am Mittelfuß ansetzendes Glied

Phalen-Test: Schmerz u. Parästhesien bei Dorsalhyperextension der Hand für 30–60 Sekunden bei Karpaltunnelsyndrom

phallo|ides [zu gr. φαλλός = männliches Glied und gr. -ειδής = gestaltet, ähnlich]: phallusähnlich; z. B. in der Fügung ↑Amanita phalloides

Phallo|plastik [↑Phallus u. ↑Plastik] *w;* -, -en: operativer Ersatz des Penis durch Bauchhaut mit eingelegtem Rippenknorpelstück

Phallus [von gr. φαλλός = männliches Glied] *m;* -, ...lli u. eindeutschend: ...llen: = Penis

Phän [zu gr. φαίνεσθαι = erscheinen] *s;* -s, -e: Bezeichnung für diejenigen (verschiedenen) Erbmerkmale eines Lebewesens, die zusammen den ↑Phänotyp ausbilden (Genetik)

Phanerose [von gr. φανέρωσις = das Sichtbar-, Offenbarmachen] *w;* -, -n: veralt. für: Sichtbarwerden, Sichtbarmachung von sonst nicht erkennbaren Einzelheiten, krankhaften Veränderungen, Ablagerungen (z. B. von Fett; vgl. Fettphanerose) mithilfe besonderer Techniken (Lupenbetrachtung, histologische Färbemethoden u. a.)

Phanero|skopie [gr. φανερός = offenbar, sichtbar u. ↑...skopie] *w;* -, ...ien: Untersuchung von Hautveränderungen unter der Lupe bei gebündeltem Licht

Phäno|kopie [zu gr. φαίνεσθαι = erscheinen u. dem FW *Kopie*] *w;* -, ...ien: Auftreten von Veränderungen im Erscheinungsbild eines Individuums, die bestimmten Erbänderungen gleichen, aber durch äußere Faktoren bedingt und nicht erblich sind (Biol.)

Phäno|typ [zu gr. φαίνεσθαι = erscheinen u. gr. τύπος = Schlag; Gepräge; Muster, Modell] *m;* -s, -en und **Phäno|typus** *m;* -, ...pen: »Erscheinungsbild« eines Individuums bzw. einer Art, die durch die Umweltfaktoren bestimmte besondere Ausprägung bzw. Modifikation der Erbanlagen im Gegensatz zum ↑Genotyp (Biol.). **phäno|typisch:** das Erscheinungsbild eines Organismus betreffend (Biol.)

Phantasie, eindeutschend **Fantasie** [von gr. *φαντασία* = das Sichtbarmachen; Vorstellungs-, Einbildungskraft] *w;* -, ...ien: **1)** nur *Sg.:* Vorstellungskraft, Einbildungskraft, Vermögen, Bewusstseinsinhalte in freien, nicht durch Erfahrung vorgegebenen [sinnvollen] Kombinationen zu verknüpfen (Psychol.). **2)** nur *Pl.:* »Fieberträume«, bei Bewusstseinstrübungen (z. B. im Fieber) wahrgenommene Trugbilder bzw. die Reaktion des/der Kranken auf die Trugwahrnehmungen (Affektäußerungen). **phantasie|ren:** im Zusammenhang mit Fieber wirr reden

Phantas|ma [von gr. *φάντασμα* = Erscheinung; Gespenst] *s;* -s, -ta u. ...men: Trugwahrnehmung, Sinnestäuschung

Phantastikum [zu gr. *φαντασία* = das Sichtbarmachen; Vorstellungs-, Einbildungskraft] *s;* -s, ...ka: selten für: Substanz, die erregend auf die Psyche wirkt und Halluzinationen auslöst; vgl. Halluzinogen

Phanto|geu|sie [zum Stamm von ↑Phantasma u. zu gr. *γεῦσις* = Kostenlassen; Geschmack] *w;* -, ...ien: Geschmackshalluzination

Phantom [aus gleichbed. frz. *fantôme*] *s;* -s, -e: **1)** Trugbild, auf Sinnestäuschung (bes. auf Täuschung des Körpergefühls) beruhende Wahrnehmung (z. B. Wahrnehmen eines amputierten Gliedes als noch vorhanden und zur Leibsphäre gehörend). **2)** Nachbildung von Körperteilen u. Organen für Unterrichtszwecke

Phantom|schmerz: Schmerz, der in einem nicht mehr vorhandenen, amputierten Körperglied empfunden wird (bei Reizzuständen der noch intakten Erregungsleitungen)

Phant|osmie [zum Stamm von ↑Phantasma u. zu gr. *ὀσμή* = Geruch] *w;* -, ...ien: Geruchshalluzination

Phäo|chromo|zytom [zu gr. *φαιός* = schwärzlich, grau, ↑chromo... u. gr. *κύτος* = Höhlung; Wölbung; Zelle] *s;* -s, -e: Adrenalin produzierendes ↑Paragangliom des Nebennierenmarks, das histologisch mit Chromsalzen färbbar ist

Phäo|derm [zu gr. *φαιός* = schwärzlich, grau u. ↑Derma] *s;* -s: durch Austrocknung entstehende graubraune bis schwärzliche Hornschicht der Haut

phar|ma|ko..., Phar|ma|ko...

⟨aus gr. *φάρμακον* »Heilmittel; Gift«⟩
Wortbildungselement mit der Bedeutung »Heilmittel, Arzneimittel«:
- pharmakologisch
- Pharmakognosie

Pharmako|dynamik [zu ↑pharmako... u. gr. *δύναμις* = Vermögen, Kraft] *w;* -: Lehre von der Wirkungsweise (den Wirkungsmechanismen) der Arzneimittel [und Gifte] im Organismus. **pharmakodynamisch:** die Pharmakodynamik betreffend

pharmako|gen [↑Pharmakon und ↑...gen]: durch Arzneimittel verursacht (von Krankheiten oder Krankheitserscheinungen gesagt). **Pharmakogenetik** [gr. *γένεσις* = Entstehung] *w;* -: Lehre vom möglichen Einfluss der Erbanlagen des Menschen (↑Genom) auf die Wirkung von Arzneimitteln

Pharmako|gnosie [zu ↑pharmako... u. gr. *γνῶσις* = das Erkennen] *w;* -: Lehre von der Bestimmung und Identifizierung der Arzneidrogen (Teilgebiet der pharmazeutischen Biologie). **pharmakognostisch:** die Pharmakognosie betreffend

Pharmako|kinetik [zu ↑pharmako... u. gr. *κινεῖν* = bewegen] *w;* -: quantitative Untersuchung der Resorption, Verteilung, Biotransformation und Exkretion von Arzneimitteln im Organismus

Pharmako|loge *m;* -n, -n, **Pharmako|login** *w;* -, -nen [↑pharmako... u. ↑...logie]: Spezialist/-in auf dem Gebiet der Arzneimittelkunde. **Pharmakologie** [↑...logie] *w;* -: Arzneimittellehre, Lehre von Art u. Aufbau der Heilmittel, ihren Wirkungen und ihren Anwendungsgebieten. **pharmako|logisch:** Arzneimittel betreffend; die Pharmakologie betreffend

Pharmakon [aus gr. *φάρμακον* = Heilmittel; Gift] *s;* -s, ...ka: Arzneimittel

Pharmako|phor [zu ↑pharmako... u. gr. *φορός* = tragend] *s;* -s, -en (meist *Pl.*): die für die eigtl. pharmakologische Wirkung verantwortlichen chemischen Gruppierungen im Arzneimolekül

Pharmako|pöe [...pø:, selten: ...pøə; zu ↑pharmako... u. gr. *ποιεῖν* = machen, hervorbringen] *w;* -, -n [...pø:ən]: amtliches Arzneibuch, Verzeichnis der ↑offizinellen Arzneimittel mit Vorschriften über ihre Zubereitung, Beschaffenheit, Aufbewahrung, Anwendung u. a.

Pharmako|psych|ia|trie [↑pharmako... u. ↑Psychiatrie] *w;* -: Teilgebiet der Psychatrie, Lehre von der Behandlung psychischer Störungen mit ↑Psychopharmaka

Pharmako|psy|cho|logie [↑pharmako... u. ↑Psychologie] *w;* -: Lehre von den Wirkungen der Arzneimittel auf die psychischen Funktionen des Organismus

Pharmako|radio|gra|fie [↑pharmako... u. ↑Radiografie] *w;* -, ...ien: röntgenografische Untersuchung, bei der die Wirkung von Arzneimitteln am Röntgenschirm bzw. auf dem Röntgenbild beobachtet wird

pharmako|therapeu|tisch [zu ↑pharmako... u. ↑Therapie]: die Behandlung mit Arzneimitteln betreffend, mittels Pharmakotherapie. **Pharmakotherapie** *w;* -, ...ien: [Lehre von der] medikamentöse[n] Behandlung von Krankheiten

Pharmazeut *m;* -en, -en, **Pharmazeutin** *w;* -, -nen [zu gr. *φαρμακεύειν* = Heilmittel anwenden; Giftmischerei treiben]: Fachmann/-frau auf dem Gebiet der Pharmazie, Arzneimittelhersteller/-in (z. B. Apotheker/-in). **Pharmazeu|tik** *w;* -: Arzneimittelkunde. **Pharmazeu|tikum** *s;* -s, ...ka: Arzneimittel. **pharmazeu|tisch:** die Herstellung von Arzneimitteln betreffend

pharmazeu|tisch-technischer Assis|tent, pharmazeu|tisch-technische Assis|tentin: pharmazeutischer Assistenzberuf, unterstützt den Apotheker, die Apothekerin bei Herstellung, Verkauf und Abrechnung von Arzneimitteln, führt Laboruntersuchungen durch; Abk.: PTA

Pharmazie [von gr. *φαρμακεία* = Gebrauch einer Arznei oder eines Giftes; Arznei] *w;* -: [Wissenschaft von der] Arzneimittelentwicklung u. -herstellung

pharyn|ge|us, ...gea, ...ge|um, auch: **pharyn|gicus, ...ca, ...cum** [zu ↑Pharynx]: zum Schlund gehörend; z. B. in der Fügung ↑Arteria pharyngea ascendens

Pharyn|gismus [zu ↑Pharynx] *m;* -, ...men: »Schlundkrampf«, Spasmus der Schlundmuskulatur (bei örtlichen Erkrankungen, organischen Nervenleiden u. a.)

Pharyn|gitis [zu ↑Pharynx] *w;* -, ...itiden (in fachspr. Fügungen: ...itides): Rachenentzündung, Rachenkatarrh (ohne Entzündung der Tonsillen). **Pharyngitis acuta:** akute Entzündung des Nasenrachenraums. **Pharyn|gitis keratosa:** Rachenentzündung mit Verhornung des Schleimhautepithels an den Tonsillen, im hinteren Zungenabschnitt und im Rachen (mit Bildung weißlicher, harter Auflagerungen)

pharyn|go|basilaris, ...re [zu ↑Pharynx u. ↑Basis]: zu Schlund und Schädelbasis gehörend; z. B. in der Fügung ↑Fascia pharyngobasilaris (Anat.)

Pharyn|go|logie [↑Pharynx u. ↑...logie] *w;* -: Lehre von den Krankheiten des Rachens. **pharyn|go-logisch:** die Pharyngologie bzw. die Rachenkrankheiten betreffend

Pharyn|go|mykose [↑Pharynx u. ↑Mykose] *w;* -, -n, in fachspr. Fügungen: **Pharyn|go|mycosis,** *Pl.:* ...oses: Pilzerkrankung der Rachenschleimhaut

Pharyn|go|plastik [↑Pharynx u. ↑Plastik] *w;* -, -en: operative Behebung von [angeborenen] Defekten des Rachens (z. B. von Rachenspalten)

Pharyn|go|skop [↑Pharynx u. ↑...skop] *s;* -s, -e: Rachenspiegel, Instrument zur Untersuchung des Rachens. **Pharyn|go|skopie** [↑...skopie] *w;* -, ...ien: Rachenspiegelung, Untersuchung des Rachens mithilfe des Pharyngoskops. **pharyn|go|skopisch:** die Pharyngoskopie betreffend; unter Anwendung des Pharyngoskops

Pharyn|go|spas|mus [↑Pharynx und ↑Spasmus] *m;* -, ...men: = Pharyngismus

Pharyn|go|tomie [↑Pharynx u. ↑...tomie] *w;* -, ...ien: »Rachenschnitt«, operative Öffnung des Rachens vom Halse (vom Gebiet des Zungenbeins) aus

pharyn|go|tubalis, ...le [zu ↑Pharynx u. ↑Tube]: zu Schlund und Ohrtrompete gehörend; z. B. in der Fügung Plica pharyngotubalis (↑Plica salpingopharyngea)

Pharyn|go|zele [↑Pharynx u. ↑...zele] *w;* -, -n: bruchsackartige Ausstülpung an der hinteren Rachenwand

Pharynx [aus gleichbed. gr. *φάρυγξ*, Gen.: *φάρυγγος*] *m;* -, ...ryn|ges u. eindeutschend: ...ryn|gen: Rachen, Schlund, zwischen Speiseröhre und Mund- bzw. Nasenhöhle liegender Abschnitt der oberen Luftwege

Phase [von gr. *φάσις* = Erscheinung] *w;* -, -n **1)** Abschnitt einer [stetigen] Entwicklung; zeitweiliger einheitlicher Zustand, der sich durch bestimmte Merkmale von anderen möglichen Zuständen unterscheidet (z. B. bei der Zellteilung, auch bei Krankheiten; Biol., Med.). **2)** Schwingungszustand einer Wellenbewegung, Größe, die den Schwingungszustand einer Welle, bezogen auf den Anfangszustand, charakterisiert (Phys.). **3)** Aggregatzustand eines chem. Stoffes

Phasen|kon|trast|verfahren: besonderes Verfahren der Mikroskopie, bei dem die Phasenverschiebung (vgl. Phase 2), die das Licht beim Durchgang durch transparente Medien infolge der Beugung erleidet, optisch in eine Amplitudendifferenz (wie bei der normalen mikroskopischen Abbildung) umgewandelt wird, wodurch auch kontrastlose, dünne, ungefärbte Präparate (z. B. bei der Lebendbeobachtung von Bakterien- und Gewebekulturen) kontrastreich dargestellt werden können

Phaso|phrenie [Kurzbildung aus ↑Phase u. ↑Schizophrenie] *w;* -, ...ien: Bezeichnung für eine in Phasen verlaufende Psychose

Phelps-Gocht-Apparat [nach den dt. Orthopäden Abel Phelps, 1851–1902, u. Hermann Gocht, 1869–1938]: heute nicht mehr verwendetes Instrument zum gewaltsamen Zerbrechen verkrümmter Knochen (vor allem zur Einrichtung von Fersenbeinbrüchen). **Phelps-Operation:** heute nicht mehr übliche Klumpfußoperation, bei der die Sehnen und Gelenkbänder (in der Nähe des inneren Knöchels), die die normale Fußstellung verhindern, durchtrennt und plastisch verlängert werden. **Phelps-Stehbett:** heute bei der Behandlung der Wirbeltuberkulose nicht mehr verwendete Bettform, die die Ruhigstellung der Wirbelsäule in Reklinationslage ermöglicht

Phemister-Span [nach dem amerik. Orthopäden D. B. Phemister, 1882–1951]: Knochenspan ohne Knochenhaut zur Deckung schlecht heilender Knochenbrüche

Phenol [Kunstwort] *s;* -s: Karbolsäure, eine aus dem Steinkohlenteer gewonnene organ. Verbindung (mit Ätzwirkung; einfachster aromatischer Alkohol; z. B. für mikroskopische Färbungen verwendet; Chem.)

phenolatus, ...ta, ...tum [zu ↑Phenol]: Phenol enthaltend; z. B. in der Fügung ↑Aqua phenolata

Phenyl|alanin [Kunstw.] *s;* -s: essenzielle Aminosäure, die für das Wachstum des kindlichen Organismus und für das Stickstoffgleichgewicht des Erwachsenen notwendig ist

Phenyl|keton|urie [Kunstw.] *w;* -, ...ien: Fölling-

Krankheit: Störung des Aminosäurestoffwechsels mit dem charakteristischen Krankheitsbild von hochgradiger geistiger Behinderung, Minderwuchs, Stehenbleiben auf kindlicher Entwicklungsstufe (Abk.: PKU)

Pherolgramm [zu gr. *φέρειν* = tragen u. ↑...gramm] *s;* -s, -e: das bei der ↑Elektrophorese gewonnene Ergebnis

Pheromone [aus lat. *monere* = erinnern] *Pl.:* körpereigene Botenstoffe einer biol. Art, die nach außen abgegeben werden und das Verhalten anderer Individuen der gleichen Art beeinflussen (z. B. Sexuallockstoffe)

Phialokonidien: asexuell gebildete Fortpflanzungssporen der Pilze

...phil

⟨zu gr. *φιλος* »liebend, freundlich; lieb, wert, teuer; Freund«⟩
Wortbildungselement mit der Bedeutung »eine Vorliebe für etwas oder jemanden habend; etwas oder jemanden sehr schätzend«:
- bibliophil
- frankophil
- pädophil

...philie
w; -, *...ien* (meist ohne Plural)
⟨gr. philía »Liebe, Freundschaft, Wohlwollen«⟩
Wortbildungselement mit der Bedeutung »Vorliebe, Liebhaberei, Neigung (zu etwas)«:
- Bibliophilie
- Hämophilie
- Nekrophilie

Phil|adel|phia-Chromo|som: erstmals in Philadelphia (USA) beschriebene Aberration im Bereich des langen Arms von Chromosom 22 (kommt insbesondere bei chronisch-myeloischer Leukämie vor)

philo|bat [aus gr. *φιλος* = liebend u. gr. *βαθύς* = weit (ausgedehnt)] enge Bindungen meidend, Distanz liebend; Gegensatz: oknophil (Psychol.)

Phil|trum [aus gleichbed. gr. *φίλτρον* (eigtl. = Liebeszauber)] *s;* -s, ...tra u. eindeutschend: ...tren: anat. Bez. für die Einbuchtung in der Mitte der Oberlippe

Phimose [aus gr. *φίμωσις* = das Verschließen, Verengen (bes. einer Öffnung des menschl. Leibes)] *w;* -, -n: angeborene (auch durch Geschlechtskrankheiten oder ↑Balanitis erworbene) Verengung der Vorhaut des Penis, sodass sich diese nicht über die Eichel zurückstreifen lässt

phleb..., Phleb... vgl. phlebo..., Phlebo...

Phleb|algia is|chia|dica [↑phlebo... und ↑...algie] *w;* - -: durch den Druck gestauter Venen auf den ↑Nervus ischiadicus hervorgerufener Ischiasschmerz

Phleb|ek|tasie [↑phlebo... u. ↑Ektasie] *w;* -, ...ien, in fachspr. Fügungen: **Phleb|ec|tasia**[1], *Pl.:* ...iae: »Venenerweiterung«, durch Degeneration der ↑Tunica media oder allgemeine Bindegewebsschäden bedingte Bildung von Ausbuchtungen (Varizen) in der Venenwand

Phleb|ek|tomie [↑phlebo... u. ↑Ektomie] *w;* -, ...ien: operative Entfernung einer Vene bzw. eines Venenteils (insbes. bei Krampfadern)

Phlebitis [zu gr. *φλέψ*, Gen.: *φλεβός* = Blutader] *w;* -, ...itiden (in fachspr. Fügungen: ...itides): »Venenentzündung«, häufig zu einer ↑Thrombophlebitis führende Entzündung der Venenwände. **Phlebitis mi|grans:** kleinflächige, begrenzte Rötungen über subkutanen Venen, die bei Thrombophlebitis gleichzeitig oder nacheinander an verschiedenen Körperstellen auftreten

phlebo..., Phlebo..., vor Vokalen: **phleb..., Phleb...** [aus gr. *φλέψ*, Gen.: *φλεβός* = Blutader]: Bestimmungswort von Zusammensetzungen mit der Bedeutung »Vene, Venen...«, z. B.: Phlebologie, Phlebektasie

Phlebo|dynamo|me|trie [↑phlebo..., gr. *δύναμις* = Kraft u. ↑...metrie] *w;* -, ...ien: apparative Messung des Drucks in den Venen

phlebo|gen [↑phlebo... u. ↑...gen]: von den Venen ausgehend (z. B. von krankhaften Veränderungen)

Phlebo|gra|fie [↑phlebo... u. ↑...grafie] *w;* -, ...ien: röntgenografische Darstellung bestimmter Venen mithilfe von Kontrastmitteln. **Phlebo|gramm** [↑...gramm] *s;* -s, -e: Röntgenbild kontrastmittelgefüllter Venen

Phlebo|lith [↑phlebo... u. ↑...lith] *m;* -s u. -en, -e[n]: »Venenstein«, verkalkter ↑Thrombus in einer Vene

Phlebo|loge *m;* -n, -n, **Phlebo|login** *w;* -, -nen [↑phlebo... u. ↑...loge]: Arzt, Ärztin mit Spezialkenntnissen auf dem Gebiet der Venenerkrankungen. **Phlebo|logie** [↑...logie] *w;* -: Lehre von den Venen und ihren Erkrankungen

Phlebo|sklerose [↑phlebo... u. ↑Sklerose] *w;* -, -n: bindegewebige Verhärtung der Venen. **phlebo-sklerotisch:** mit Phlebosklerose verbunden

Phlebo|skopie [↑phlebo... u. ↑...skopie] *w;* -, ...ien: veralt. für: Beobachtung der Venenfunktion am Durchleuchtungsapparat nach Verabreichung eines Kontrastmittels

Phlebo|thrombose [↑phlebo... u. ↑Thrombose] *w;* -, -n: nicht infektiöse Venenthrombose

Phlebo|tomie [↑phlebo... u. ↑...tomie] *w;* -, ...ien: = Venae sectio

Phlebo|tomus [↑phlebo... u. gr. *τομός* = schneidend] *m;* -, (Arten:) ...mi: Gattung von Sandmücken, die gefährliche Infektionskrankheiten (z. B. ↑Kala-Azar, ↑Oroyafieber) auf den Menschen übertragen können (Zool.)

Phlebo|virus [aus ↑Phlebotomus u. ↑Virus]: durch Sandmücken übertragener Virus

Phleg|ma [von gr. *φλέγμα*, Gen.: *φλέγματος* = Brand, Flamme, Hitze; kalter u. zähflüssiger Körperschleim] *s;* -s: **a)** [Geistes]trägheit, Schwerfälligkeit; **b)** Gleichgültigkeit; Dickfelligkeit

Phleg|masie [aus gr. *φλεγμασία* = Entzündung] *w;*

-, ...ien, in fachspr. Fügungen: **Phlegmasia**[1], *Pl.:* ...iae: allg. Bez. für: Entzündung. **Phleg|masia alba dolens** [lat. *dolere* = Schmerz empfinden]: bei ↑Thrombophlebitis der Oberschenkel- und Beckenvenen (im Wochenbett) auftretende ödematöse schmerzhafte Schwellung des Oberschenkels mit charakteristischer Hautblässe. **Phleg|masia coe|rulea dolens:** blauschwarze Verfärbung der Haut, verbunden mit schmerzhafter Schwellung der Haut bei Thrombophlebitis

Phleg|matiker *m;* -s, -, **Phleg|matikerin** *w;* -, -nen [zu ↑Phlegma]: phlegmatische Person. **phlegmatisch:** von ruhiger, etwas schwerfälliger Gemütsart

Phleg|mone [von gr. φλεγμονή = Entzündung der Teile unter der Haut; Geschwulst] *w;* -, -n: eitrige, meist bakterielle Zellgewebsentzündung mit Neigung zu [flächenhafter] Ausbreitung. **phlegmonös,** in fachspr. Fügungen: **phleg|monosus, ...osa, ...osum:** mit ↑Phlegmone einhergehend; z. B. in der Fügung ↑Appendicitis phlegmonosa

phlogistisch, in fachspr. Fügungen: **phlogisticus, ...ca, ...cum** [zu gr. φλογίζειν = in Brand setzen, verbrennen]: eine Entzündung betreffend, zu ihr gehörend; z. B. in der Fügung ↑Crusta phlogistica

phlogo|gen [zu ↑Phlogose u. ↑...gen]: Entzündungen erregend

Phlogose [aus gr. φλόγωσις = Brand, Hitze; Entzündung] *w;* -, -n u. **Phlogosis,** *Pl.:* ...osen (in fachspr. Fügungen: ...oses): veralt. Bez. für ↑Phlegmasie

Phlyktäne [aus gr. φλύκταινα = Blase, Blätter auf der Haut] *w;* -, -n, in fachspr. Fügungen: **Phlyctaena,** *Pl.:* ...nae: bei ↑Keratokonjunktivitiden auftretendes allergenes Bläschen an der Augenbindehaut

pH-Me|trie: Messung des pH-Werts

...phob
⟨zu gr. φόβος »Furcht; Schrecken«⟩ Wortbildungselement mit der Bedeutung »eine Abneigung gegen etwas habend; etwas meidend«: – gamophob – fotophob
...phobie *w;* -, *...ien* (teilweise ohne Plural) ⟨zu gr. φόβος »Furcht; Schrecken«⟩ Wortbildungselement mit den Bedeutungen: a) »[zwanghafte] Angst vor etwas oder jemandem habend, Abneigung gegen etwas«: – Agoraphobie – Arachnophobie – Klaustrophobie b) »überempfindlich gegen etwas sein, etwas meiden«: – Fotophobie

Phobie [zu gr. φόβος = Furcht] *w;* -, ...ien: krankhafte Angst (z. B. vor bestimmten Gegenständen, Situationen, Krankheiten u. a.) als Form der ↑Psychose. **Phobiker** *m;* -s, -, **Phobikerin** *w;* -, -nen: Person, die an einer Phobie leidet. **phobisch:** auf einer Phobie beruhend, mit einer Phobie zusammenhängend; in der Art einer Phobie. **Phobo|phobie** *w;* -, ...ien: krankhafte Angst vor Angstanfällen

Phoko|melie [zu gr. φώκη = Robbe, Seehund u. gr. μέλος = Glied] *w;* -, ...ien: »Robbengliedrigkeit«, angeborene Fehlbildung der Extremitäten, bei der die Hände oder Füße unmittelbar am Rumpf ansetzen. **Phoko|melus** *m;* -, ...len: Individuum, das die Merkmale der Phokomelie zeigt

Phon [zu gr. φωνή = Laut; Ton] *s;* -s, -s (50 -): Maß der Lautstärke bzw. des Schalldrucks von Geräuschen; Zeichen: phon

phon..., Phon... vgl. phono..., Phono...

Phon|asthenie [↑phono... u. ↑Asthenie] *w;* -, ...ien: Versagen der Stimme, Stimmschwäche als Folge einer fehlerhaften Sprach- und Stimmtechnik (Vorkommen bei Neurasthenie oder Überbeanspruchung)

Phonation [zu gr. φωνή = Laut; Ton; Stimme] *w;* -, -en: Stimm- und Lautbildung, Art und Weise der Entstehung von Stimmlauten durch die Aktion des Kehlkopfs und der Artikulationswerkzeuge des Mundes

phonematisch: die Phoneme betreffend

Phoneme [zu gr. φώνημα = Laut; Ton; Stimme] *Pl.:* Gehörhalluzinationen in Form von Stimmen (z. B. bei Schizophrenie)

Phon|endo|skop [↑phono..., ↑endo... und ↑...skop] *s;* -s, -e: veralt. Bez. für: ↑Stethoskop, das den Schall über eine Membran und einen veränderlichen Resonanzraum weiterleitet; binaurales Stethoskop

Phon|ent|allaxis [zu ↑phono..., ↑ento... u. gr. ἀλλάττειν = verändern, vertauschen] *w;* -, ...xen: Vertauschung von Vokalen und Diphthongen

Phonetik [zu gr. φωνή = Laut; Ton; Stimme] *w;* -: Lehre, die die physiologischen Vorgänge beim Sprechen untersucht; Lautlehre; Stimmbildungslehre

Phon|ia|ter *m;* -s, -, **Phon|ia|terin** *w;* -, -nen [↑phono... u. ↑...iater]: Arzt, Ärztin mit Spezialkenntnissen auf dem Gebiet der Stimm- und Sprechstörungen. **Phon|ia|trie** [↑...iatrie] *w;* -: Teilgebiet der Medizin, das sich mit den krankhaften Erscheinungen bei der Sprach- und Stimmbildung (z. B. Sprachfehlern) beschäftigt

...phonie [zu gr. φωνή = Laut; Ton; Stimme]: Grundwort von substantivischen Zusammensetzungen mit der Bedeutung »Stimme, Stimmklang«; z. B.: ↑Ägophonie, ↑Bronchophonie

phonie|ren [zu gr. φωνή = Laut; Ton; Stimme]: den Stimmklang (in hoher Tonlage) einsetzen lassen. **phonisch:** die Stimme bzw. die Stimmbildung betreffend. **Phonismus** *m;* -, ...men (meist *Pl.*): Tonempfindungen, die nicht auf Gehörwahrnehmungen beruhen (sondern z.B. bei Reizung der optischen Zentren auftreten; eine Form der ↑Synästhesie)

pho|no..., Pho|no...

auch: **fono..., Fono...**
vor Vokalen meist: **phon..., Phon...**, auch: **fon..., Fon...**
⟨zu gr. *φωνή* »Laut, Ton; Stimme«⟩
Wortbildungselement mit der Bedeutung »Laut, Ton, Schall; Stimme«:
- Phonometer
- Phonasthenie

Phono|graph [↑phono... u. ↑...graf] *m;* -en, -en: Gerät zur Aufzeichnung der akustischen Schwingungen der Stimme bzw. Sprache

Phono|gra|phismus [zu ↑Phonograph] *m;* -, ...men: Sprachauffälligkeit im Kindesalter, bei der Gehörtes oder Gesehenes erfasst, aber nicht verarbeitet wird und deshalb erst später gleichsam mechanisch (wie von einer Schallplatte) wiedergegeben wird

Phono|kardio|gra|fie [↑phono... u. ↑Kardiografie] *w;* -, ...ien: Registrierung der Herztöne auf elektroakustischem Wege (mittels Mikrofon u. Verstärker)

Phono|kardio|toko|gra|fie [↑phono..., ↑Kardia, gr. *τόκος* = das Gebären u. ↑...grafie] *w;* -, ...ien: Aufnahme und Registrierung der kindlichen Herztöne im Mutterleib (das Mikrofon wird auf dem Bauch der Mutter angebracht)

Phono|manie [gr. *φόνος* = Mord, Totschlag u. ↑Manie] *w;* -, ...ien: Mordsucht

Phono|meter [↑phono... u. ↑...meter] *s;* -s, -: Gerät zur Messung der Lautstärke der Flüstersprache bei der Hörprüfung

Phono|neu|rose [↑phono... u. ↑Neurose] *w;* -, -n: psychisch bedingte Stimmstörung

Phono|phobie [↑phono... u. ↑Phobie] *w;* -, ...ien: **1)** Sprechangst, krankhafte Angst vor dem Sprechen (bei Stotternden). **2)** krankhafte Angst vor Geräuschen oder lauter Sprache

Phono|ponose [zu ↑phono... u. gr. *πόνος* = Arbeit, Mühe; Leiden] *w;* -, -n: mechanisch bedingte Stimmstörung

Phono|skop [↑phono... u. ↑...skop] *s;* -s, -e: ↑Stethoskop mit Verstärkungsanlage zur Wiedergabe der Herztöne bzw. Herzgeräusche mit dem Lautsprecher (zu Lehrzwecken)

Phor|opter [zu gr. *φορεῖν* = tragen u. dem Wortstamm von ↑optisch] *m;* -s, -: ophthalmologisches Untersuchungsgerät in Form einer Probierbrille (mit vorschaltbaren Prismen, Linsen und Filtern) zur Ermittlung der Brechkraft, der Akkommodationsbreite und der Achsenparallelität der Augen

Phos|phat [zu ↑Phosphor] *s;* -[e]s, -e: Salz der Phosphorsäure

Phos|phatase [↑Phosphat u. ↑...ase] *w;* -, -n: Enzyme, die Phosphorsäureester spalten, Einteilung nach dem pH-Wert (bei dem die Enzyme optimal arbeiten) in saure und alkalische Phosphatasen

Phosphat|diabetes: angeborene Tubolopathie des proximalen Tubulus, Vitamin-D-resistente Spätrachitis mit Verbiegung der Beinknochen bei Belastung

Phos|phatid [zu ↑Phosphat] *s;* -[e]s, -e: zu den ↑Lipoiden gehörende organ. chem. Verbindung

Phosphat|urie: Ausscheidung von Phosphat im Harn, auch pathologisch

Phos|phen [Kunstbildung zu gr. *φῶς* = Licht u. gr. *φαίνεσθαι* = erscheinen] *s;* -s, -e: subjektiv wahrgenommene Lichterscheinung, die bei der ↑Fotopsie auftritt

Phos|pho|di|ester [↑Phosphor, ↑[1]di... und ↑Ester] *m;* -s, -: esterartige chemische Verbindung von Phosphorsäure mit zwei alkoholischen Resten

Phos|pho|di|esterase [↑Phosphodiester u. ↑...ase] *w;* -, -n: Enzym, das Phosphodiester spaltet

Phos|pho|di|esterase|hemmer: Medikament, das die Spaltung der Phosphodiesterase hemmt oder verhindert

Phos|pho|kinase [zu ↑Phosphor, gr. *κινεῖν* = bewegen u. ↑...ase] *w;* -, -n: Enzym, das an der Regulation der Zellvermehrung beteiligt ist

Phospholi|pase: Enzym, das ↑Phospholipid spaltet und stark ↑hämolytisch wirkt

Phos|pho|lipid [↑Phosphor und ↑Lipid] *s;* -[e]s, -e (meist *Pl.*): Glyzerinester mit zwei Fettsäureresten und einem substituierten Phosphorsäurerest (z.B. Lezithin). Phospholipide sind u.a. für den Aufbau und die Funktion der Leberzellen unentbehrlich

Phos|phor [gr. *φῶς* = Licht u. gr. *φορός* = tragend, bringend] *m;* -s: chem. Element, Nichtmetall; Zeichen: P

Phos|phores|zenz [zu ↑Phosphor] *w;* -: Eigenschaft bestimmter Stoffe, nach dem Bestrahlen mit Licht einige Zeit lang eine schwache, nach und nach abklingende Eigenstrahlung auszusenden, die als Leuchten wahrnehmbar ist; vgl. Fluoreszenz. **phos|phores|zie|ren:** nach vorheriger Bestrahlung nachleuchten. **phosphory|lieren:** eine Phosphorylierung vornehmen. **Phosphory|lierung:** Übertragung eines Phosphatrestes

Photismus [zu gr. *φῶς*, Gen.: *φωτός* = Licht] *m;* -, ...men (meist *Pl.*): subjektive optische Wahrnehmungen (z.B. Lichtblitze, Funken) bei Reizung z.B. der Gehör- oder Tastnerven (eine Form der ↑Synästhesie)

photo..., Photo..., vor Vokalen gelegentlich: **phot..., Phot...**, vgl. foto..., Foto...

pHPT: Abk. für *p*rimärer *H*yper*p*ara*t*hyreoidismus

Phren|algie [↑Phrenes u. ↑...algie] *w;* -, ...ien: Zwerchfellschmerz

Phrenes [aus gr. *φρένες*, Pl. von gr. *φρήν*, Gen.: *φρενός* = Zwerchfell] *Pl.:* = Diaphragma

Phrene|sie [zu gr. *φρήν*, Gen.: *φρενός* = Zwerchfell;

Geist; Gemüt] *w;* -, ...i̱en: nicht mehr übliche Bez. für: Wahnsinn; Besessensein von Wahnvorstellungen. **phrene̱|tisch:** psychotisch (aber: frenetisch = stürmisch, rasend, tobend)

phrenico|co̱licus, ...ca, ...cum [zu ↑Phrenes u. ↑Kolon]: zum Zwerchfell und Grimmdarm gehörend; z. B. in der Fügung ↑Ligamentum phrenicocolicum (Anat.)

phrenicocostalis vgl. phrenikokostal

phrenico|lie|na̱lis, ...le [...lɪ-e...; zu ↑Phrenes u. ↑Lien]: zum Zwerchfell u. zur Milz gehörend

phre̱nicus, ...ca, ...cum [zu ↑Phrenes]: zum Zwerchfell gehörend; z. B. in der Fügung ↑Nervus phrenicus (Anat.)

phreniko|kosta̱l, in fachspr. Fügungen: **phrenicocosta̱lis, ...le** [zu ↑Phrenes u. ↑Costa]: Zwerchfell und Rippen betreffend

Phreniko|tomi̱e [↑Phrenikus u. ↑...tomie] *w;* -, ...i̱en: veralt. für: operative Durchtrennung des Nervus phrenicus (↑Nerv) zur Ruhigstellung des Zwerchfells

Phre̱nikus *m;* -, ...nizi: übliche Kurzbez. für ↑Nervus phrenicus

Phre̱nikus|ex|[h]ai|rese: veralt. für: operatives Herausschneiden eines Teils des ↑Nervus phrenicus, um durch die künstliche Lähmung eines Zwerchfellabschnitts die Lunge ruhig zu stellen (bei Tuberkulose)

Phre̱nikus|parese [aus ↑Phrenikus u. ↑Parese]: Zwerchfelllähmung durch Schädigung des Nervus phrenicus

Phreni̱|tis [gr. *φρήν* = Zwerchfell u. ↑...itis] *w;* -, ...iti̱den: Zwerchfellentzündung

Phreno|kardi̱e [zu gr. *φρήν*, Gen.: *φρενός* = Zwerchfell; Geist; Gemüt u. gr. *καρδία* = Herz] *w;* -, ...i̱en: neurotisch bedingte funktionelle Herzbeschwerden mit Herzklopfen, Herzstichen, Atemnot; ↑Da-Costa-Syndrom

Phreno|lepsi̱e [gr. *φρήν*, Gen.: *φρενός* = Zwerchfell; Geist; Gemüt u. gr. *λῆψις* = Anfall] *w;* -, ...i̱en: Zwangsvorstellung, -zustand

Phreno|logi̱e [gr. *φρήν*, Gen.: *φρενός* = Zwerchfell; Geist; Gemüt u. ↑...logie] *w;* -: (historisch) als irrig erwiesene Lehre, dass aus den Schädelformen auf bestimmte geistig-seelische Veranlagungen zu schließen sei

Phreno|spa̱smus [zu gr. *φρήν*, Gen.: *φρενός* = Zwerchfell, Geist, Gemüt, u. ↑Spasmus] *m;* -, ...men (in fachspr. Fügungen: ...mi): unwillkürliches, unkoordiniertes Zusammenziehen des Zwerchfells, das nicht zum Lufteinstrom in die Lunge führt

Phthala̱t: chemische Substanz; Verwendung u. a. als Weichmacher für Kunststoffe (z. B. Katheter)

Phthiria̱|se [zu ↑Phthirus] *w;* -, -n u. **Phthiria̱|sis,** *Pl.* ...ia̱|sen (in fachspr. Fügungen: ...ia̱|ses): Läuse-, insbes. Filzlausbefall. **Phthiria̱|sis palpe|bra̱rum:** Blepharitis durch Nissen bzw. Filzlaus an der Wimpernbasis

Phthi̱rus, älter auch: **Phthi̱rius** [zu gr. *φθείρ* = Laus] *m;* -: Gattung der Läuse (Anoplura). **Phthi̱rus pu̱bis:** Filzlaus, vorwiegend in der Schambehaarung des Menschen schmarotzende Läuseart

Phthi̱se [von gr. *φθίσις* = Auszehrung, Schwindsucht] *w;* -, -n u. **Phthi̱sis,** *Pl.:* ...i̱sen (in fachspr. Fügungen: ...i̱ses): **1)** allgemeiner Verfall des Körpers oder einzelner Organe. **2)** »Schwindsucht«, veralt. Bez. für ↑Tuberkulose. **Phthi̱sis bu̱lbi:** allgemeine Schrumpfung des Augenbulbus (Folge von Verletzungen u. anderen Augenkrankheiten, die lokale Ernährungsstörungen verursachen). **Phthi̱sis flo̱rida:** »galoppierende Schwindsucht«, veralt. Bez. für ↑Tuberkulose

Phthiseo|phobi̱e [zu ↑Phthise u. ↑Phobie] *w;* -, ...i̱en: veralt. für: krankhafte Angst vor der Ansteckung mit Lungentuberkulose

Phthi̱siker *m;* -s, -, **Phthi̱sikerin** *w;* -, -nen [zu ↑Phthise]: veralt. für: an Lungentuberkulose erkrankte Person. **phthi̱sisch,** auch: **phthi̱tisch:** veralt. für: von Lungentuberkulose betroffen; die [Lungen]tuberkulose betreffend

Phyko|myko̱se [zum Namen der veralt. Algenpilzklasse *Phykomyzeten* (zu gr. *φῦκος* = Meertang, Seegras u. gr. *μύκης* = Pilz)] *w;* -, -n, in fachspr. Fügungen: **Phyco|myco̱sis,** *Pl.:* ...o̱ses: Erkrankung durch Algenpilze der Klasse Phykomyzeten mit Manifestation bes. im Bereich der Haut, der Verdauungs- und der Atmungsorgane

Phyllochino̱n: Vitamin K

Phylo|gene̱se [gr. *φῦλον* = Stamm; Geschlecht u. gr. *γένεσις* = Entstehung] *w;* -, -n: = Phylogenie. **phylo|gene̱tisch:** die Stammesgeschichte der Lebewesen betreffend. **Phylo|geni̱e** *w;* -, ...i̱en: Stammesgeschichte der Lebewesen (Biol.)

Phy̱ma [von gr. *φύμα* = Gewächs, Auswuchs; Geschwulst] *s;* -s, -ta: Auswuchs, knollige Verdickung (infolge Zellgewebswucherung) besonders der Nase; vgl. Rhinophym

Physali̱de [aus gr. *φυσαλίς*, Gen.: *φυσαλίδος* = Blase, Wasserblase] *w;* -, -n: veralt. für: große, unreife Zelle mit flüssigkeitsgefülltem Hohlraum (bei bösartigen Geschwulstbildungen, z. B. Sarkom und Chordom, vorkommend)

Phys|ia̱|ter *m;* -s, -, **Phys|ia̱|terin** *w;* -, -nen [gr. *φύσις* = Natur u. ↑...iater]: Naturheilkundiger, Naturheilkundige. **Phys|ia|tri̱e** [↑...iatrie] u. **Phys|ia̱|trik** *w;* -: = Physiotherapie

Physi̱k [von gr. *φυσική* = Naturforschung, Naturlehre] *w;* -: Lehre über die Naturvorgänge, die experimenteller Erforschung und quantitativer Erfassung zugänglich sind, allgemeinen Gesetzen unterliegen und mathematisch darstellbar sind (z. B. Energie, Licht). **physika̱lisch:** die Physik betreffend; mit den Methoden der Physik [arbeitend]. **Phy̱siker** *m;* -s, -, **Phy̱sikerin** *w;* -, -nen: Wissenschaftler/-in auf dem Gebiet der Physik

physiko|che̱misch [zu ↑Physik und ↑Chemie]: sowohl physikalisch als auch chemisch

Phy̱sikum [zu gr. *φύσις* = Natur, Naturordnung] *s;* -s, ...ka: ärztliches Vorexamen (mit Prüfung der

Kenntnisse auf dem Gebiet der allgemeinen naturwissenschaftlichen u. anatomischen Grundlagen der Medizin)

phy|si|o..., Phy|si|o...

auch: **physi..., Physi...,** vor Vokalen meist: **phys..., Phys...**
⟨zu gr. *φύσις* »Natur, natürliche Beschaffenheit; Wuchs«⟩
Wortbildungselement mit der Bedeutung »Natur; natürliche Beschaffenheit; Leben«:
- physiologisch
- Physiosklerose
- Physiologie
- Physiotherapeut, Physiotherapeutin

physio|gen [↑physio... u. ↑...gen]: körperlich bedingt, verursacht
Physio|gnomie [zu gr. *φυσιογνωμονεῖν* = die Natur, nach der Natur beurteilen] *w;* -, ...ien: äußere Erscheinung eines Lebewesens, beim Menschen Bewegung und Haltung, auch Form und Ausdruck bes. des Gesichts
Physio|loge *m;* -n, -n, **Physio|login** *w;* -, -nen [↑physio... u. ↑...loge]: Wissenschaftler/-in auf dem Gebiet der Physiologie. **Physio|logie** [↑...logie] *w;* -: Lehre von normalen Lebensvorgängen und (physikalischen und biochemischen) Funktionen des menschlichen Organismus. **physio|logisch:** die Physiologie betreffend; die natürlichen Lebensvorgänge betreffend
Physio|sklerose [↑physio... u. ↑Sklerose] *w;* -, -n: natürliche, mit dem Lebensalter fortschreitende Sklerose der Blutgefäße; vgl. auch Arteriosklerose
Physio|therapeut *m;* -en, -en, **Physio|therapeutin** *w;* -, -nen [↑physio... u. ↑Therapeut]: **1)** Spezialist/-in für physikalische Therapie. **2)** Krankengymnast/-in, Masseur/-in. **physio|therapeu|tisch:** die Physiotherapie betreffend, mit den Mitteln der Physiotherapie erfolgend. **Physio|therapie** [↑Therapie] *w;* -: Naturheilbehandlung, Behandlung von Krankheiten mit naturgegebenen Mitteln (Wasser, Wärme, Licht, Luft)
physisch [zu gr. *φύσις* = Natur (eines Menschen)]: körperlich, die Körpersphäre des Menschen betreffend
Physo|metra [zu gr. *φυσώδης* = windig; (auf)gebläht u. gr. *μήτρα* = Gebärmutter] *w;* -: Gasbildung in der Gebärmutter (als Folge von Zersetzungsprozessen nach der Entbindung)
phyt..., Phyt... vgl. phyto..., Phyto...
...phyt [aus gr. *φυτόν* = das Gewachsene, das Gewächs]: Grundwort von Zusammensetzungen mit der Bedeutung »pflanzlicher Organismus; Pilz«; z. B.: Dermatophyt
Phyt|ag|glutinin [↑phyto... u. ↑Agglutinin] *s;* -s, -e (meist *Pl.*): aus Pflanzen gewinnbare Substanz, die rote Blutkörperchen bestimmter Blutgruppen agglutiniert

phy|to..., Phy|to...

vor Vokalen auch: **phyt..., Phyt...**
⟨zu gr. *φυτόν* »das Gewachsene; Pflanze«⟩
Wortbildungselement mit der Bedeutung »Pflanze«:
- phytogen
- Phytobezoar
- Phytagglutinin

Phyto|bezoar [↑phyto... u. ↑Bezoar] *m;* -s, -e: Konkrement aus Pflanzenfasern, die mit der Nahrung aufgenommen wurden, im Magen
phyto|gen [↑phyto... u. ↑...gen]: durch Pflanzen oder pflanzliche Stoffe verursacht (z. B. von Hautkrankheiten)
Phyto|häm|ag|glutinin [↑phyto... u. ↑Hämagglutinin] *s;* -s, -e: in Pflanzen vorkommende Substanz, die die Trennung roter und weißer Blutzellen beschleunigt
Phyto|hypnotikum [aus ↑Phyto... u. ↑Hypnotikum]: pflanzliches Schlafmittel
Phyto|medizin [↑phyto... u. ↑Medizin] *w;* -: Wissenschaft und Lehre von der Krankheitsheilung und Krankheitsprophylaxe durch pflanzliche Arzneimittel
Phyto|nose [↑phyto... u. gr. *νόσος* = Krankheit] *w;* -, -n: durch Pflanzengiftstoffe verursachte Hautkrankheit
Phyto|parasit [↑phyto... u. ↑Parasit] *m;* -en, -en: **1)** auf Pflanzen schmarotzender tierischer Parasit. **2)** pflanzlicher Parasit bei Tieren und beim Menschen
Phyto|pharmako|logie [↑phyto... u. ↑Pharmakologie] *w;* -: Wissenschaft und Lehre von den zu Heilzwecken verwendeten Pflanzen und ihrer Anwendung
Phyto|pharmakon [↑phyto... u. ↑Pharmakon] *s;* -s, ...ka: aus einer Heilpflanze mit definierbarem Wirkstoffgehalt (z. B. Fingerhut, Tollkirsche) hergestellte Arzneimittelsubstanz
Phyto|sedativum [aus ↑Phyto... u. ↑Sedativum]: pflanzliches Beruhigungsmittel
Phyto|sterin [↑phyto... u. ↑Sterin] *s;* -s, -e: in Pflanzen (z. B. Pinie, Sojabohne) vorkommendes Sterin, das u. a. zur Behandlung der ↑Hypercholesterinämie verwendet wird
Phyto|steroid [aus ↑Phyto... u. ↑Steroid]: pflanzliches ↑Steroid
Phyto|therapeu|tikum [zu ↑phyto... u. gr. *θεραπεύειν* = dienen; bedienen; pflegen; heilen] *s;* -s, ...ka: aus einer Heilpflanze mit definiertem Wirkstoffgehalt (z. B. Arnika, Rosskastanie) hergestellte Arzneisubstanz. **Phyto|therapie** *w;* -, ...ien: »Pflanzenheilkunde«, die Lehre von der medizinischen Anwendung von Heilpflanzen (oder Teilen davon) in getrocknetem oder aufbereitetem Zustand (Extrakte, Aufgüsse u. dgl.) od. in Form von isolierten pflanzlichen Inhaltsstoffen

PI: Abk. für *P*ulsatility *I*ndex; ↑Pulsatilität

p. i.: Abk. für ↑post injectionem

Pia mater [aus gleichbed. mlat. *pia mater*, eigtl. = fromme Mutter (die Benennung bezieht sich vermutlich darauf, dass die Hirnhaut das Gehirn wie eine Mutter ihr Kind mit den Armen umschließt)] *w; - -*: übliche Kurzbez. für ↑Pia mater encephali bzw. spinalis: **Pia mater en|ce|phali:** weiche Hirnhaut, die innere, der Hirnoberfläche unmittelbar aufliegende ↑Meninx, die dem Gehirn die Blutgefäße zuführt. **Pia mater spinalis:** weiche Rückenmarkshaut, die als Fortsetzung der weichen Hirnhaut das Rückenmark umkleidet

Pian [pıã:; aus frz. *pian* = Frambösie] *m; -s:* = Frambösie

Pica: Essstörung, bei der eigentlich ungenießbare Stoffe (z. B. Mörtel, Sand, Papier, Exkremente) verzehrt werden (↑Pikazismus)

pice|us, ...cea, ...ce|um [aus lat. *piceus* = aus Pech bestehend, Pech...]: durch Einwirkung von teerhaltigen Stoffen verursacht; z. B. in der Fügung ↑Acne picea

Pick-Krankheit [nach dem österr. Psychiater Arnold Pick, 1851–1924]: seltene, möglicherweise erblich bedingte, umschriebene Schrumpfung (Atrophie) entwicklungsgeschichtlich junger Rindengebiete des Stirn- oder Schläfenlappens mit Persönlichkeitsveränderungen und Demenz

Pickwick-Syn|drom, auch: **Pickwickier-Syn|drom** [nach der beleibten Titelfigur (Mr. Pickwick) in dem Roman »Die Pickwickier« von Charles Dickens]: kardiopulmonales Syndrom der Fettleibigen, charakterisiert durch Adipositas, Zyanose, flache Atmung, Hypertrophie des rechten Herzens mit Insuffizienz und sekundärer Polyzythämie, Somnolenz und Muskelzuckungen

Pico..., Piko... [aus ital. *pico* = klein]: Bestimmungswort von Zusammensetzungen aus der Physik mit der Bedeutung »ein Billionstel« der im Grundwort genannten Maßeinheit (= 10^{-12}); Zeichen: p; auch allg. im Sinne von »sehr klein« gebräuchlich

Picorna|virus [aus engl. *picornavirus*, Kunstw. aus *pico...* (vgl. Pico...), *r*ib*o*nucleic*a*cid = Ribonukleinsäure und Virus] *s; -, ...ren* (meist *Pl.*): extrem kleine Ribonukleinsäureviren (z. B. Enteroviren)

PID: Abk. für *P*rä*i*mplantations*d*iagnostik

Piebaldismus [aus engl. *piebald* = scheckig, bunt]: vgl. Albinismus circumscriptus

Piecemeal-Ne|krose ['pi:smi:l...; engl. *piece-meal* = stückweise] *w; -, -n:* »Mottenfraßnekrose«, für bestimmte Lebererkrankungen charakteristisches Bild einer wie von Motten zerfressenen Leber

Pie|dra [aus span. *piedra* = Stein] *w; -:* Form der ↑Trichosporie, bei der sich harte Knötchen an den Haaren und in der Kopfhaut bilden (in den Tropen heimische Haarpilzerkrankung)

piercen [pı:əsən]: ein ↑Piercing vornehmen

Piercing [pı:əsıŋ; von engl. *to pierce* = durchbohren]: Körperkunst, Durchstechen od. Durchbohren von Gewebe zum Einsetzen von Schmuckringen u. Schmuckstiften

Pierre-Marie-Bamberger-Syndrom [nach dem frz. Neurologen Pierre Marie, 1853–1940, u. dem dt. Arzt Eugen von Bamberger, 1958–1921]: hypertrophierende Osteoarthropathie mit subperiostalen Knochenappositionen u. häufiger Bildung von Trommelschlegelfingern

Pierre-Robin-Syndrom [nach dem frz. Kieferchirurgen Pierre Robin, 1867–1950]: multiples Fehlbildungssyndrom: hochgradige Mikrognathie, Glossoptose mit Stridor, Atemnot u. thorakalen Einziehungen, Gaumenspalte

Pig|ment [aus lat. *pigmentum* = Färbestoff; Farbe] *s; -[e]s, -e:* Körperfarbstoff, in Form von Körnern in den Zellen, bes. der Haut, eingelagerter, die Färbung der Gewebe bestimmender Farbstoff, entweder vom Körper selbst erzeugt (»endogenes Pigment«, aus einem ungefärbten Protein und dem enzymatisch färbbaren ↑Chromogen bestehend) oder von außen in die Haut eingedrungen (»exogenes Pigment«). **Pig|mentation** *w; -, -en:* Einlagerung von Pigment (in die Basalschicht der Haut)

Pig|ment|de|generation: 1) Pigmententartung, Umwandlung des eingelagerten Pigments in maligne Formen (z. B. Melanin). **2)** krankhafte Pigmenteinlagerung im Zusammenhang mit degenerativen Vorgängen an Organen

pig|mentiert [zu ↑Pigment]: mit Pigmenten versehen. **Pig|mentie|rung** *w; -, -en:* = Pigmentation

Pig|ment|in|duration: mit vermehrter Pigmenteinlagerung einhergehende bindegewebige Wucherung (vgl. Induration) bes. der Lunge

Pig|ment|mal vgl. Naevus pigmentosus

Pig|mento|phage [↑Pigment u. ↑...phage] *m; -n, -n* (meist *Pl.*): Pigment aufnehmende, Pigment fressende ↑Phagozyten

pig|mentosus, ...osa, ...osum [zu ↑Pigment]: Pigment enthaltend; mit der Ablagerung von Pigment einhergehend; z. B. in der Fügung ↑Xeroderma pigmentosum

Pig|ment|stein: aus ↑Bilirubin bestehender Gallenstein

Pigtail-Katheter [aus engl. *pig tail* = Schweineschwanz]: röntgendichter Kunststoffkatheter zur Abszess-Ableitung

Pikazismus [zu lat. *pica* = Elster] *m; -, ...men:* **1)** ↑Pica. **2)** veralt. für: krankhaftes Verlangen nach ungenießbaren Stoffen (bei Schwangeren)

Piko... vgl. Pico...

Pi|krin|säure [zu gr. πικρός = spitz, scharf; herb, bitter]: Trinitrophenol, bitter schmeckende, saure organische Verbindung, die giftig und hochexplosiv ist (u. a. zur Färbung mikroskopischer Präparate verwendet)

Pi|kro|geu|sie [zu gr. πικρός = spitz, scharf; herb, bitter u. gr. γεῦσις = Geschmack] *w; -, ...ien:* krankhaft bittere Geschmacksempfindung

Pil.: nicht mehr gebräuchliche Abk. für: Pilula, Pilulae

pilaris, ...re [zu ↑Pilus]: zu den Haaren gehörend, die Haare betreffend; z. B. in der Fügung ↑Agenesia pilaris. **Pilar|tumor:** proliferierende Trichilemmalzyste

Pilates-Methode [nach dem dt. Körpertrainer Josef Hubert Pilates, 1880–1967]: Körpertrainingsprogramm, das östliche und westliche Übungssysteme wie Yoga, Physiotherapie und Gymnastik verbindet, wobei die Übungen auf einer Matte oder eigens dafür entwickelten Trainingsgeräten ausgeführt werden

Pili: *Pl.* von ↑Pilus

Pille: 1) vgl. Pilula. **2)** ugs. Kurzbez. für ↑Antibabypille

Pille danach: ugs. für ↑Morning-after-Pille

Pillendrehen: drehende Bewegung (Tremor) von Daumen und Zeigefinger bei ↑Parkinsonismus

Pillen|last: selten für: Belastung des Organismus durch mehrere gleichzeitig verabreichte Medikamente (z. B. bei Multimorbidität); vgl. Polypharmazie

Pilo|ar|rektion [zu ↑Pilus u. lat. *arrigere, arrectum* = aufrichten] *w;* -: das Sichaufrichten der kleinen Hauthaare bei Kälte oder Berührung (Gänsehaut); vgl. Horripilatio. **Pilo|ar|rektor** *m;* -s, ...toren (meist *Pl.*): = Musculi arrectores pilorum

Pilo|ma|trixom [↑Pilus, ↑Matrix u. ↑...om] *s;* -s, -e: aus Haarzellen bestehendes ↑Epitheliom

Pilo|motor [↑Pilus und lat. *motor* = Beweger] *m;* -s, ...oren: das Aufrichten des Haars steuernder Nerv eines der ↑Musculi arrectores pilorum. **Pilomotorik** *w;* -: das unwillkürliche Sichaufrichten der Haare durch bestimmte Muskeln (z. B. bei Erregung)

Pilon-Fraktur [von frz. *pilon* = Stampfer]: intraartikulärer Stauchungsbruch der distalen Tibia, typische Skiverletzung

Pilonidal|sinus [aus ↑Pilus, lat. *nidus* = Nest u. ↑Sinus]: Steißbeinfistel

Pilose u. **Pilosis** [zu ↑Pilus] *w;* -, ...osen: übermäßiger Haarwuchs

pilosus, ...osa, ...osum [zu ↑Pilus]: behaart, mit Haaren bewachsen; z. B. in der Fügung ↑Naevus pilosus

Pilula [aus lat. *pilula* = kleiner Ball; Pille] *w;* -, ...lae: veralt. für: »Pille«, Arzneikügelchen, aus festen Stoffen bestehendes Arzneimittel in Kugelform zur ↑peroralen Applikation; Abk.: (für *Sg.* u. *Pl.*): Pil. (nicht mehr gebräuchlich)

Pilus [aus gleichbed. lat. *pilus,* Gen.: *pili*] *m;* -, Pili (meist *Pl.*): »Haar«, zelliges, rein epidermales, fadenförmiges, pigmentiertes Gebilde der Körperoberfläche bei Menschen und Säugetieren. **Pili anulati** *Pl.:* »Ringelhaare«, durch Lufteinschlüsse abwechselnd hell und dunkel gefärbte und geringelte Haare (als familiär erbliche Anomalie). **Pili moniliformes** *Pl.:* »Spindelhaare«, Haare, deren Haarschaft abwechselnd eingeschnürt und verdickt ist und die an den dünnen Stellen leicht abbrechen (familiär erbliche Anomalie). **Pili torti** *Pl.:* Haarschaftanomalie: gedrehte Haare

Pilzerkrankung vgl. Mykose

PIMS [Abk. für engl. *p*aediatric *i*nflammatory *m*ultisystem *s*yndrome]: (als Spätfolge einer Infektion mit ↑SARS-CoV-2 vor allem bei Kindern und Jugendlichen) schwere entzündliche Multisystemerkrankung mit ähnlichen Symptomen wie bei der ↑Kawasaki-Krankheit

Pin [engl. = Nadel, Stift] *m;* -s, -s: chirurgischer Nagel zur Fixierung gebrochener Röhrenknochen

Pinard-Handgriff [pɪˈnaːr...; nach dem frz. Gynäkologen Adolphe Pinard, 1844–1934]: geburtshilflicher Handgriff, der bei Beckenendlagen angewandt wird (das kindliche Knie wird mit dem in die Kniekehle gelegten Zeigefinger gegen die Bauchwand gedrückt, wodurch der Fuß frei wird und in den Geburtskanal rutscht)

Pinea [aus lat. *pinea* = Fichtenkern] *w;* -, Pineae: = Corpus pineale. **Pinea|lis** *w;* -, ...les: ältere Bez. für: Corpus pineale. **pinea|lis, ...le:** zur Zirbeldrüse gehörend; z. B. in der Fügung ↑Corpus pineale

Pinea|lo|blastom [zu ↑pinealis (in der Fügung ↑Corpus pineale) u. ↑Blastom] *s;* -s, -e, in fachspr. Fügungen: **Pinea|lo|blastoma,** *Pl.:* -ta: bösartige Geschwulst der Zirbeldrüse

Pinea|lom [zu ↑pinealis (in der Fügung ↑Corpus pineale)] *s;* -s, -e, in fachspr. Fügungen: **Pinea|loma,** *Pl.:* -ta: gutartige Geschwulst der Zirbeldrüse

Pin|gue|cula, auch: **Pin|gui|cula** [zu lat. *pinguis* = fett, feist, dick] *w;* -, ...lä: Lidspaltenfleck, aus degenerierten Fasern bestehende graugelbe Erhabenheit nahe der Augenhornhaut im Bereich der Lidspalte

Pink Puffer [pɪŋk ˈpʌfə; engl. *pink* = rosa u. *to puff* = pusten, schnaufen]: deutlich an Lungenemphysem leidende Person, s. a. ↑Blue Bloater

Pinkus-Tumor [nach dem amerik. Dermatologen Hermann Pinkus, 1905–1985]: fibroepitheliomatöser Tumor, nicht invasive Basaliomvariante

Pino|zytose [zu gr. πίνειν = trinken u. gr. κύτος = Höhlung; Wölbung; Zelle] *w;* -, -n: Aufnahme von Flüssigkeit in Zellen (bes. in Leukozyten) durch Bildung von Einstülpungen in der Zellmembran, die sich zu flüssigkeitsgefüllten Bläschen schließen

Pinta [aus gleichbed. span. *pinta,* eigtl. = Fleck] *w;* -: tropische, durch Spirochäten hervorgerufene Hautkrankheit mit charakteristischen rötlichen, juckenden Flecken auf der Haut

Pinzette [aus gleichbed. frz. *pincette*] *w;* -, -n: kleine Fasszange (zum Ergreifen und Festhalten kleiner Körper bzw. Gewebeteile) mit am hinteren Ende zusammengelöteten federnden Branchen, deren Vorderenden je nach dem Verwendungszweck glatt, gezähnt oder spitz sind

Pio|trowski-Re|flex [nach dem poln. Neurologen Aleksandr Piotrowski, 1878–1933]: auf Pyramidenbahnläsionen hindeutende reflektorische ↑Plantarflexion des Fußes beim Beklopfen des

Muskelbauchs des vorderen Schienbeinmuskels (unsicheres Pyramidenbahnzeichen)

Pipette [aus gleichbed. frz. *pipette*] *w;* -, -n: Glasröhrchen mit [bauchigem Hohlraum u.] Gradeinteilung zum Abmessen kleiner Flüssigkeitsmengen (die man ansaugt oder austropfen lässt)

Piqûre [pɪˈkyːr; aus frz. *piqûre* = Stich, Nadelstich] *w;* -: »Zuckerstich«, zu ↑Hyperglykämie führender Einstich mit der Nadel in die Basis des 4. Gehirnventrikels (regt die Adrenalinausschüttung des Nebennierenmarks an und verursacht dadurch Glykogenabbau)

Pirie-Knochen [ˈpiːrɪ...; nach dem schott. Röntgenologen G. A. Pirie, 1864–1929]: akzessorisches Knöchelchen an der Oberkante des Sprungbeins

piri|formis, ...me [zu lat. *pirum* = Birne u. lat. *forma* = Form, Gestalt]: »birnenförmig«; z. B. in den Fügungen ↑Musculus piriformis, ↑Apertura piriformis

Piri|formitis [zu ↑piriformis (in der Fügung ↑Musculus piriformis)] *w;* -, ...itiden: Entzündung des ↑Musculus piriformis

Pirogow-Operation [pɪraˈgɒf...; nach dem russ. Chirurgen N. I. Pirogow, 1810–1881]: Amputation des Fußes dicht am bzw. einige cm über dem oberen Sprunggelenk, wobei die Sägefläche an den Unterschenkelknochen mit dem durch einen senkrechten Schnitt abgetrennten hinteren Teil des Fersenbeins abgedeckt wird

Piro|plasma [zu lat. *pirum* = Birne und gr. *πλάσσειν* = bilden, formen] *s;* -s, -ta und eindeutschend: ...men: Gattungsbezeichnung für birnenförmige Einzeller, die in den roten Blutkörperchen schmarotzen (sie rufen eine seuchenhafte Blutinfektion bei Tieren hervor; vgl. Piroplasmose)

Piro|plasmose [zu ↑Piroplasma] *w;* -, -n: durch Arten von ↑Piroplasma hervorgerufene seuchenhafte Blutinfektion bei Tieren

Pirquet-Re|aktion [pɪrˈkɛ...; nach dem österr. Mediziner Clemens von Pirquet, 1874–1929]: veraltend für: ↑Tuberkulinreaktion nach dem Einbringen von Alttuberkulin in die Haut (mithilfe eines speziellen Bohrers)

pisi|formis, ...me [zu lat. *pisum* = Erbse u. lat. *forma* = Form, Gestalt]: »erbsenförmig«; z. B. in der Fügung ↑Os pisiforme (Anat.)

Piskaček-Zeichen [...tʃɛk...; nach dem österr. Gynäkologen Ludwig Piskaček, 1854–1932]: heute kaum noch von Bedeutung: tastbare Ausbuchtung der Gebärmutter (durch lokale Hyperämie bedingt) an der Stelle, an der sich das Ei eingenistet hat (unsicheres Schwangerschaftszeichen)

piso|hamatus, ...ta, ...tum [zu ↑pisiformis (in der Fügung ↑Os pisiforme) und ↑hamatus (in der Fügung ↑Os hamatum)]: zum Erbsenbein und Hakenbein gehörend; z. B. in der Fügung ↑Ligamentum pisohamatum (Anat.)

Pith|ia|tismus [zu gr. *πείθειν* = überreden u. gr. *ἰατός* = heilbar] *m;* -, ...men: veraltende Bez. für: eine für ↑Hysterie charakteristische Erscheinung, dass die angeblichen Krankheitssymptome durch bloße Überredung und verbale suggestive Beeinflussung seitens Dritter hervorgerufen oder beseitigt werden können

Pittsburgh-Pneumonie [nach der amerik. Stadt Pittsburgh, in der die Krankheit zuerst diagnostiziert wurde]: atypische Pneumonie, Verlauf wie bei der ↑Legionärs-Krankheit, betroffen sind vor allem abwehrgeschwächte Patienten unter Kortikoidtherapie

Pitui|tarismus [zu ↑pituitarius (in der Fügung ↑Glandula pituitaria)] *m;* -, ...men: mit Überproduktion von Hormonen bes. der basophilen Zellen einhergehende Erkrankung des Hypophysenvorderlappens

pitui|tarius, ...ria, ...rium [zu lat. *pituita* = zähe Flüssigkeit, Schleim]: schleimig, schleimige Stoffe absondernd; z. B. in der Fügung ↑Glandula pituitaria (Anat.)

Pitui|zyt [zu ↑pituitarius (in der Fügung ↑Glandula pituitaria) u. ↑...zyt] *m;* -en, -en (meist *Pl.*): die fusiformen Gliazellen des Hypophysenhinterlappens

Pityria|sis [zu gr. *πίτυρον* = Kleie] *w;* -, ...iasen (in fachspr. Fügungen: ...ia|ses): zu den ↑Seborrhöen gehörende Hautkrankheit, die zur Bildung kleieförmiger Schuppen führt. **Pityria|sis capitis** [↑Caput]: Erkrankung der Kopfhaut, die zu kleieartiger Abschuppung führt und in ↑Alopecia pityroides übergehen kann. **Pityria|sis circinata:** Hautkrankheit mit ringförmig angeordneten, runden bis ovalen Schuppenherden. **Pityria|sis li|cheno|ides chronica:** Hautkrankheit, die eine schwache Ähnlichkeit mit der Schuppenflechte hat und sich in einer exanthematösen Aussaat von reiskorngroßen, hellroten, meist ovalären Knötchen äußert. **Pityria|sis ni|gra:** oberflächliche, nicht ansteckende Infektion der Epidermis (vorwiegend an den Innenflächen der Hände), die sich in schwarzen Hautflecken äußert. **Pityria|sis rosea:** Hautkrankheit mit rundlichen, leicht erhabenen, rosafarbenen, später verhornenden Schuppenherden. **Pityria|sis ru|bra pilaris:** Pityriasis mit spitzen, kegelförmigen Knötchen, Ausfallen der Haare und Nagelveränderungen. **Pityria|sis ru|bra universalis:** Allgemeinerkrankung unter dem Bild einer Erythrodermie mit roter bis lividroter, dünner und glänzender Haut, Schleimhauteinrissen und Schädigung der Nägel und Haare sowie Lymphknotenschwellungen. **Pityria|sis versi|color:** durch Mikrosporen hervorgerufene Hautkrankheit mit gelb- oder schmutzig braunen, rötlich gelben Flecken (wobei die Farbtöne der Hauteffloreszenzen wechseln können). **Pityria|sis vulgaris** = Seborrhö

pityro|ides [gr. *πίτυρον* = Kleie u. gr. *-ειδής* = gestaltet, ähnlich]: mit Bildung kleieartiger Schuppen einhergehend; von Hautschuppen ausgehend; z. B. in der Fügung ↑Alopecia pityroides

Pivot-shift-Phänomen [ˈpɪvət ʃift; engl. *pivot* = Drehpunkt u. *to shift* = den Platz wechseln, sich verlagern]: Zeichen bei vorderem Kreuzbandriss, vorderes Tibiaplateau rutscht bei kniewärts gerichtetem Druck spürbar u. schmerzhaft nach dorsal

PKU: Abk. für ↑*P*henyl*k*eton*u*rie

Placebo [lat. *placebo* = ich werde gefallen] *s;* -s, -s: Scheinmedikament, das in Aussehen, Geschmack usw. einem echten Arzneimittel gleicht (z. B. als Kontrollmittel gegeben, um die echte Arzneiwirkung von den psychischen Wirkungen einer Heilmittelgabe auf den Patienten, die Patientin unterscheiden zu können); eindeutschend auch Plazebo. **Placebo-Effekt:** positive Reaktion auf eine Scheinbehandlung (z. B. auf ein Scheinmedikament)

Placenta vgl. Plazenta

Placido|scheibe vgl. Keratoskop

plagio|ze|phal [zu gr. πλάγιος = quer, schief, schräg u. gr. κεφαλή = Kopf]: schiefköpfig. **Plagio|ze|phalie** *w;* -, ...ien: Schiefköpfigkeit, angeborene Schädelfehlbildung, bei der der Schädel infolge einseitiger Verknöcherung der Kranznaht eine unsymmetrische Form hat. **Plagio|ze|phalus** *m;* -, ...li u. ...phalen: »Schiefkopf«, unsymmetrisch ausgebildeter Schädel

Plankton [zu gr. πλαγκτός = irrend, umherschweifend] *s;* -s: Gesamtheit der im Wasser schwebenden Lebewesen mit geringer Eigenbewegung (Biol.)

Plano|zyt [lat. *planus* = flach, eben und ↑...zyt] *m;* -en, -en (meist *Pl.*): flache, hämoglobinarme Erythrozyten (bei verschiedenen Anämien auftretende Degenerationsformen)

Planta pedis [lat. *planta* = Fußsohle; ↑Pes] *w;* - -, ...tae -: Fußsohle, die gewölbte untere Fläche des Fußes (Anat.)

plantar, in fachspr. Fügungen: **plantaris, ...re** [zu ↑Planta pedis]: zur Fußsohle gehörend, die Fußsohle betreffend; z. B. in den Fügungen ↑Aponeurosis plantaris, ↑Arteria plantaris lateralis, ↑Nervus plantaris lateralis (Anat., Med.)

Plantar|flexion: Beugung des Fußes zur Fußsohle hin

Plantar|punkt: ein schmerzempfindlicher Punkt in der Mitte der Fußsohle, bei Thrombophlebitis der tiefen Unterschenkelvenen

Plantar|re|flex: reflektorische Plantarflexion der Zehen bei Bestreichen der Fußsohle (fehlt z. B. bei Pyramidenbahnläsionen)

Planum [zu lat. *planus* = flach, eben] *s;* -s, ...na: **1)** Ebene, Fläche, insbes. anatomische Bezugsebene (gedachte, durch verschiedene Teile des Körpers gehende Schnittebene). **2)** flache Oberfläche (z. B. eines Knochens). **3)** Durchtrittsebene, größter Querschnitt des Fetus bzw. des kindlichen Kopfes beim Passieren der Geburtswege. **Planum temporale:** ältere Bez. für die abgeplattete Zone des Schläfenbeins unterhalb der ↑Linea temporalis inferior

planus, ...na, ...num [aus gleichbed. lat. *planus*]: flach, eben, eingesenkt; z. B. in der Fügung ↑Pes planus

Plaque [pla:k; aus frz. *plaque* = Platte; Fleck] *w;* -, -s [pla:k]: **1)** umschriebener, etwas erhöhter Hautfleck. **2)** Zahnbelag (Zahnmed.). **Plaques mu|queu|ses** [pla:k mʏˈkø:z; frz. muqueux = schleimig] *Pl.:* grauweiße Papeln auf der Mundschleimhaut im zweiten Stadium der Syphilis

Plaque|indikator: Färbemittel zum Sichtbarmachen von Zahnbelägen

Plasma [von gr. πλάσμα = das Gebildete, Geformte] *s;* -s, ...men: **1)** = Protoplasma. **2)** = Blutplasma. **3)** »gasförmiges« Gemisch aus Elektronen und Ionen (Phys.)

Plasma|expander [zu ↑Plasma u. lat. *expandere* = ausdehnen] *m;* -s, -: Sammelbez. für alle kolloidalen Infusionslösungen (zum Ausgleich größerer Blutverluste)

Plasma|kinin [↑Plasma u. ↑Kinin] *s;* -s, -e (meist *Pl.*): im Plasma vorhandene Kinine

Plasma|pherese [aus ↑Plasma u. gr. φέρεσθαι = sich fortbewegen] *w;* -, -n: Gewinnung von Blutplasma mit Wiederzuführung der roten [und weißen] Blutkörperchen an den Blutspender oder therapeutisch zum Plasmaaustausch

plasma thromboplastin antecedent [- - ɛntəˈsi:dənt; engl. antecedent = Vorläufer] *m;* - - -s, - - -s: Faktor XI der Blutgerinnung; ein Mangel führt zu ↑Hämophilie; Abk.: PTA

plasmatisch [zu ↑Plasma]: das Protoplasma betreffend

plasmato|id [↑plasmatisch u. ↑...id]: einer Plasmazelle ähnlich

Plasma|zellen [↑Plasma] *Pl.:* Zellen mit radspeichenähnlichem Kern und sich (bei der ↑Giemsa-Färbung) blau färbendem Protoplasma; ausdifferenzierte, Antikörper produzierende B-Zellen. **plasma|zellulär:** Plasmazellen betreffend, zu ihnen gehörend; aus Plasmazellen gebildet

Plasmid [↑Plasma u. ↑...id] *s;* -[e]s, -e: ↑Nukleinsäure in Bakterien, die außerhalb des Chromosoms liegt und zusätzliche (nicht lebensnotwendige) Erbanlagen überträgt

Plasmin [zu ↑Plasma] *s;* -s, -e: = Fibrinolysin

Plasmino|gen [↑Plasma u. ↑...gen] *s;* -s, -e: = Profibrinolysin. **Plasmino|gen|aktivatoren:** proteolytische Enzyme, die Plasminogen in Plasmin umwandeln. **Plasmino|gen|aktivator|inhibitoren:** Hemmstoffe der Plasminogenaktivatoren; Abk.: PAI (z. B. PAI-1)

Plasmocytoma vgl. Plasmozytom. **Plasmocytosis** vgl. Plasmozytose

Plasmo|desmus [↑Plasma u. gr. δεσμός = Band, Fessel] *m;* -, ...men (meist *Pl.*): feine Protoplasmabrücken zwischen den Zellen (Biol.)

Plasmodium [zu ↑Plasma u. gr. -ειδής = gestaltet, ähnlich] *s;* -s, ...dia und eindeutschend: ...dien [...iən]: **1)** = Symplasma. **2)** Gattung von Einzellern, die im Blut des Menschen schmarotzen und Krankheiten (z. B. Malaria) hervorrufen. **Plas-**

modium falci|parum: Plasmodium immaculatum, Erreger der ↑Malaria tropica. **Plasmodium immaculatum:** ↑Plasmodium falciparum. **Plasmodium knowlesi:** Erreger der ↑Malaria quotidiana in Südostasien, der ursprünglich auf Affen beschränkt war, sich aber zunehmend als humanpathogen erweist. **Plasmodium malariae:** vor allem im Mittelmeerraum vorkommender Erreger der ↑Malaria quartana. **Plasmodium ovale:** Erreger der ↑Malaria tertiana. **Plasmodium vivax:** Erreger der ↑Malaria tertiana

Plasmo|gamie [zu ↑Plasma u. gr. γαμεῖν = heiraten] *w;* -, ...ien: Verschmelzung des Protoplasmas mehrerer Zellen (Biol.)

Plasmon [zu ↑Plasma (in der Zus. ↑Zytoplasma)] *s;* -s, -e: der vom Zytoplasma übertragene Anteil am Erbgut

Plasmo|schise [...s-ç...; zu ↑Plasma u. gr. σχίζειν = spalten] *w;* -, -n: Zersetzung, Zerstörung des Blutplasmas

Plasmo|zym [Kurzw. aus ↑Plasma und ↑Enzym] *s;* -s: veralt. Bez. für: ↑Prothrombin

Plasmo|zyt [↑Plasma u. ↑...zyt] *m;* -en, -en (meist *Pl.*): = Plasmazelle. **plasmo|zytisch:** die Plasmazellen betreffend

Plasmo|zytom [zu ↑Plasmozyt] *s;* -s, -e, in fachspr. Fügungen: **plasmo|cytoma,** *Pl.:* -ta: Geschwulst der Plasmazellen des Knochenmarks; vgl. Myelom

Plasmo|zytose [zu ↑Plasmozyt] *w;* -, -n, in fachspr. Fügungen: **Plasmo|cytosis,** *Pl.:* ...oses: krankhafte Vermehrung der Plasmazellen im Blut (bei Leukämie). **Plasmo|cytosis mucosae:** Krankheitsbild, das durch umschriebene bräunlich rote, lackartig glänzende, chronisch-entzündliche Schleimhautherde charakterisiert ist

Plastik [zu gr. πλάσσειν = bilden, formen] *w;* -, -en: operative Formung, Wiederherstellung von Organen und Gewebeteilen (z. B. bei Verletzungen oder Fehlbildungen), oft durch ↑Transplantation von Haut-, Schleimhaut-, Nerven- oder Knochenteilen. **plastisch: 1)** die operative Plastik betreffend. **2)** in fachspr. Fügungen: **plasticus, ...ca, ...cum:** verformbar, beweglich, verschieblich; z. B. in der Fügung ↑Induratio penis plastica

Plastizität: Verformbarkeit (eines Materials)

plat..., Plat... vgl. platy..., Platy...

Plat|helmin|then [↑platy... u. gr. ἕλμινθες = Würmer] *Pl.:* »Plattwürmer«, Würmer mit abgeplatteter Leibeshöhle, zu denen u. a. die Bandwürmer und Saugwürmer gehören

Platin [selten: ...ti:n; aus span. *platina* (ältere Form von *platino*) = kleines Silberkörnchen, Platin] *s;* -s: chem. Element, Edelmetall; Zeichen: Pt

Platin|ek|tomie [frz. *platine* = dünne Platte u. ↑Ektomie] *w;* -, ...ien: veraltend für: operative Entfernung der Fußplatte des Steigbügels aus dem ovalen Fenster des Innenohrs (nebst operativem Verschluss des ovalen Fensters durch ein anderes Gewebe); vgl. Stapedektomie

Platino|fissur [frz. *platine* = dünne Platte u. ↑Fissur] *w;* -, -en: veralt. für: operative Spaltung der Steigbügelplatte im Innenohr

Plat|ony|chie [zu ↑platy... u. gr. ὄνυξ, Gen.: ὄνυχος = Nagel] *w;* -, ...ien: krankhafte, extreme Abflachung der Nägel (Vorstufe der sogenannten Löffelnägel)

plättchen|aktivierender Faktor: körpereigenes Phospholipid, das bei allergischen Reaktionen freigesetzt wird und die Bildung von Blutplättchen erhöht; Abk.: PAF

Plättchenfaktor, platelet derived growth factor: gerinnungsaktive Substanzen, die bei der Thrombozytenaggregation freigesetzt werden

Plättchenhemmer vgl. Thrombozytenaggregationshemmer

Plättchen|thrombus: aus Blutplättchen gebildeter Blutpfropf

Platten|epi|thel: aus niedrigen und breiten Zellen bestehendes ↑Epithel, das einfach oder in mehreren Schichten als Deckepithel der Haut, als Korneaendothel und als Pleura- und Peritonaealepithel vorkommt. **Plattenepithel|karzinom:** Stachelzellenkrebs, maligner Haut- u. Schleimhauttumor

Plattfuß vgl. Pes planus

pla|ty..., Pla|ty...
vor Vokalen meist: **plat..., Plat...** ⟨aus gr. πλατύς »platt; breit«⟩ Wortbildungselement mit der Bedeutung »platt; breit; flach«: – Platyzephalus – Platonychie – Platyspondylie

Platy|basie [zu ↑platy... u. ↑Basis] *w;* -, ...ien: Abflachung, Abplattung der Schädelbasis

Platy|knemie [zu ↑platy... u. gr. κνήμη = Unterschenkel] *w;* -, ...ien: seitliche Abplattung des Schienbeins

Platy|mor|phie [zu ↑platy... u. gr. μορφή = Gestalt] *w;* -, ...ien: Flachbau des Augapfels mit Verkürzung der optischen Achse des Auges (Weitsichtigkeit)

Platy|pnoe [aus ↑Platy... u. ↑Dyspnoe]: Dyspnoe mit Zunahme bei körperlicher Belastung, bei aufrechter Körperhaltung und Besserung im Liegen u. bei Seitenlagerung auf die betroffene Seite

Platy|podie [zu ↑platy... u. gr. πούς, Gen.: ποδός = Fuß] *w;* -, ...ien: »Plattfüßigkeit«, Auftreten des ↑Pes planus

Platysma [aus gr. πλάτυσμα = Platte] *s;* -s, -ta: der platte Hautmuskel des Halses (zwischen dem Unterkiefer und der zweiten Rippe; spannt die Halshaut)

Platy|spondylie [zu ↑platy... u. ↑Spondylus] *w;* -, ...ien: krankhafte Abflachung der Wirbel

platy|ze|phal [zu ↑platy... u. gr. κεφαλή = Kopf]: flachköpfig. **Platy|ze|phalie** *w;* -, ...ien: »Flachköpfigkeit«, flacher, niedriger Bau des Schädels ohne Scheitelwölbung. **Platy|ze|phalus** *m;* -, ...li und ...phalen: Flachkopf, niedriger Schädel

Platzangst vgl. Agoraphobie

Platzbauch: Aufplatzen einer Operationswunde in der Bauchdecke bei ausgebliebener Wundheilung, nachdem die Fäden entfernt wurden

Plaut-Vincent-Angina [korrekt eigentlich: ...vɛ̃:-sã:...]: = Angina Plaut-Vincenti

Playfair-Sonde [pleɪˈfɛər...; nach dem engl. Gynäkologen W. S. Playfair, 1835–1903]: veraltend für: Uterussonde mit geriffeltem Vorderteil zum Befestigen von Watte (zum Ätzen der Gebärmutter)

Plazebo: eindeutschende Schreibung für ↑Placebo

Plazenta [aus lat. *placenta,* Gen.: *placentae* = Kuchen] *w;* -, -s u. ...ten, in fachspr. Fügungen: **Placenta,** *Pl.:* ...tae: »Mutterkuchen«, Nachgeburt, den Stoffaustausch zwischen Mutter und ↑Fetus vermittelndes schwammiges Organ, an dem der Nabelstrang des Fetus ansetzt und das nach der Geburt ausgestoßen wird. **Placenta ac|creta:** an der Gebärmutterwand angewachsene Plazenta bei teilweisem oder völligem Fehlen der ↑Decidua basalis. **Placenta circum|vallata:** Anomalie der Plazenta, bei der das ↑Chorion (allein oder zusammen) mit dem ↑Amnion zentralwärts gefaltet ist, wobei der Rand der Plazenta mehr oder weniger deutlich aufgeworfen ist. **Placenta hae|mochoria|lis:** Plazenta, bei der der mütterliche und der kindliche Kreislauf nur durch eine Membran getrennt sind. **Placenta marginata:** Anomalie der Plazenta, bei der die Eihäute nicht vom Rand der Plazenta abgehen, sondern einen mehr oder weniger großen Randbezirk freilassen (am Rand der Chorionplatte findet sich dann nur ein schmaler Fibrinstreifen). **Placenta mem|branacea:** breite, flache und dünne Plazenta. **Placenta multilobulata:** Plazenta mit stark gelapptem Rand. **Placenta prae|via:** vor den inneren Muttermund verlagerte Plazenta, die eine normale Geburt unmöglich macht. **Placenta suc|centuria|ta:** Nebenplazenta, akzessorischer, abgezweigter Teil der Plazenta

plazentar [zu ↑Plazenta]: die Plazenta betreffend, zu ihr gehörend

Plazentation [zu ↑Plazenta] *w;* -, -en: Bildung der Plazenta während der Embryonalentwicklung

Plazentitis [zu ↑Plazenta] *w;* -, ...itiden: Entzündung der Plazenta

Plazento|gra|fie [↑Plazenta und ↑...grafie] *w;* -, ...ien: heute nicht mehr angewandte röntgenografische Untersuchung und Darstellung der Plazenta

Plegie [aus gr. πληγή = Schlag, Hieb, Stoß] *w;* -, ...ien: motorische Lähmung eines Muskels, einer Extremität oder eines größeren Körperabschnittes; meist in Zusammensetzungen wie ↑Hemiplegie, ↑Paraplegie u. a.

plegisch: mit Plegie verbunden, mit Plegie zusammenhängend

pleio..., Pleio... vgl. pleo..., Pleo...

Pleio|chromie [zu ↑pleo... u. gr. χρῶμα = Haut; Hautfarbe; Farbe] *w;* -, ...ien: vermehrte Sekretion von Gallenfarbstoff

pleo..., Pleo... und **pleio..., Pleio...**
‹aus gr. πλέων bzw. πλείων »mehr«› Wortbildungselement mit der Bedeutung »mehr, verstärkt, gesteigert, vermehrt«: – Pleophysie – Pleiochromie

Pleo|chro|mismus [zu ↑pleo... u. gr. χροιά = Haut; Hautfarbe; Farbe] *m;* -, ...men: Mehrfarbigkeit, je nach der Einfallrichtung des Lichtes unterschiedliche Färbung (z. B. von [doppelt brechenden] Kristallen u. a. optischen Medien; Phys.)

pleo|morph [zu ↑pleo... u. gr. μορφή = Gestalt]: = polymorph

Pleon|ämie [zu gr. πλέων (Nf. von πλείων) = mehr u. ↑...ämie] *w;* -, ...ien: kompensatorische Mehrdurchblutung eines Organs

Pleo|nexie [gr. πλεωνεξία = Überlegenheit; Anmaßung] *w;* -: Drang, trotz mangelnder Sachkenntnis überall mitzureden (Psychol.)

Pleo|phagie [zu ↑pleo... u. gr. φαγεῖν = essen] *w;* -, ...ien: Fähigkeit eines Organismus zur Verwertung verschiedenartiger Nahrungsstoffe (Biol.)

Pleo|physie [zu ↑pleo... u. gr. φύσις = Natur] *w;* -, ...ien: Vorkommen verschiedenartiger Typen innerhalb ein und desselben Bakterienstammes (Bakterienart), die durch physiologische, nicht morphologische Unterschiede gekennzeichnet sind (Biol.)

Ple|optik [↑pleo... und ↑Optik] *w;* -: Behandlung der Schwachsichtigkeit durch spezielle Übungsbehandlung des schwachsichtigen Auges an besonderen Geräten. **ple|optisch:** die Pleoptik betreffend

Ple|opto|phor [zu ↑Pleoptik u. gr. φορεῖν = tragen] *m;* -s, -e: zweiäugiges Übungsgerät zur Verbesserung der Sehschärfe des Einzelauges

Ple|orth|optik [↑pleo... u. ↑Orthoptik] *w;* -: eine spezielle Übungsbehandlung des beidäugigen Schielens mit besonderen optischen Geräten, um normales, beidäugiges Sehen mit ↑Stereopsie zu ermöglichen

Pleo|zytose [zu ↑pleo... u. gr. κύτος = Höhlung; Wölbung; Zelle] *w;* -, -n: Zellvermehrung, vor allem in der Rückenmarksflüssigkeit, in der normalerweise nur ganz wenige Blutzellen vorhanden sind (bei entzündlichen Prozessen, z. B. ↑Meningitis)

Plesi|opie [zu gr. πλησίος = nahe u. gr. ὤψ, Gen.: ὠπός = Auge; Gesicht] *w;* -, ...ien: veralt. Bez. für ↑Pseudomyopie

Plessi|meter [zu gr. πλήσσειν = schlagen u. ↑...meter] *s;* -s, -: Klopfplättchen aus Kunststoff, Hartgummi, Holz u. a., das als Perkussionsunterlage dient

Ple|tho̱ra [aus gr. πληθώϱη = Fülle, Anfüllung] *w;* -, ...ren (in fachspr. Fügungen: ...rae): veralt. für: allgemeine oder lokale Vermehrung der normalen Blutmenge (als Folge einer ↑Polyzythämie oder als Stauungserscheinung)

Ple|thysmo|gra̱f [gr. πληθυσμός = Vermehrung, Vergrößerung u. ↑...graf] *m;* -en, -en: Apparat zur Messung von Umfangsveränderungen (z.B. beim Durchlaufen einer Pulswelle) an den Extremitäten u.a. Organen. **Ple|thysmo|gra|fie̱** [↑...grafie] *w;* -, ...i̱en: grafische Aufzeichnung und Darstellung von Umfangsveränderungen an den Extremitäten u. an Organen (z.B. beim Durchlaufen einer Pulswelle). **ple|thysmo|gra̱|fisch:** mithilfe der Plethysmografie erfolgend. **Ple|thysmo|gra̱mm** [↑...gramm] *s;* -s, -e: Bezeichnung für das Schaubild, in das die mit dem ↑Plethysmografen gemessenen Werte eingezeichnet sind

Ple̱u̱|ra [aus gr. πλευϱά = Seite des Leibes, die Rippen] *w;* -, ...ren (in fachspr. Fügungen: ...rae): Brustfell, die inneren Wände des Brustkorbs auskleidende seröse Haut (Anat.). **Ple̱u̱ra costa̱lis:** »Rippenfell«, Teil der Pleura parietalis, der die seitlichen Brustwandteile von innen auskleidet. **Ple̱u̱ra dia|phrag|ma̱tica:** Teil der Pleura parietalis, der das Zwerchfell von oben auskleidet. **Ple̱u̱|ra media|stina̱lis:** Teil der Pleura parietalis, der das Mediastinum bedeckt. **Ple̱u̱|ra parie|ta̱lis** [- ...ri-e...]: Rippenfell, das die Brustwand, das Zwerchfell und das Mittelfell überziehende Brustfell (umfasst alle Teile der Pleura außer dem Lungenfell). **Ple̱u̱|ra pulmona̱lis:** »Lungenfell«, der die Lungen außen überziehende Teil der Pleura. **Ple̱u̱ra vis|cera̱lis** = Pleura pulmonalis

Ple̱u̱|ra|endo|theliom: vom ↑Endothel der Pleura ausgehende, im Allgemeinen nicht metastasierende Geschwulst

Ple̱u̱|ra|erguss: Flüssigkeitsansammlung im Brustfellraum

Ple̱u̱|ra|höhle: spaltförmiger Raum zwischen ↑Pleura pulmonalis und ↑Pleura parietalis

pleu|ra̱l, in fachspr. Fügungen: **pleu|ra̱lis, ...le** [zu ↑Pleura]: zur Pleura gehörend, die Pleura betreffend

Pleur|algie̱ [↑Pleura u. ↑...algie] *w;* -, ...i̱en: Brustfellschmerz

Ple̱u̱|ra|meso|thelio̱m [↑Pleura u. ↑Mesotheliom] *s;* -s, -e: Tumor der Mesothelzellen der Pleura, ↑Mesothel

Ple̱u̱|ra|schwarte: bindegewebige Brustfellverdickung, meist mit Verwachsung der ↑Pleura parietalis und der ↑Pleura pulmonalis einhergehend

Pleu|ri̱tis [zu ↑Pleura] *w;* -, ...iti̱den (in fachspr. Fügungen: ...i̱tides): Entzündung des Brustfells, meist als Folge entzündlicher Erkrankungen der Brustorgane (Perikard, Lunge). **Pleu|ri̱tis calcifica̱ta:** »Panzerpleura«, mit Ablagerung von Kalk (zwischen den Pleurablättern) einhergehende Pleuritis. **Pleu|ri̱tis dia|phrag|ma̱tica:** Pleuritis, bei der auch das Zwerchfell in Mitleidenschaft gezogen ist (die Schmerzen strahlen ins Zwerchfell aus). **Pleuri̱tis ex|sudati̱va:** »feuchte Rippenfellentzündung«, meist tuberkulöse Pleuritis mit Ausbildung eines Exsudats im Pleuraraum. **Pleu|ri̱tis si̱c|ca:** »trockene Rippenfellentzündung«, durch Staphylokokken oder Streptokokken hervorgerufene, meist sehr schmerzhafte Pleuritis ohne Bildung eines Exsudats

Pleu|ro|de̱se [zu ↑Pleura u. gr. δεῖν = binden] *w;* -, -n: Verödung des Pleuraspaltes (z.B. mit Fibrinkleber)

Pleur|odynie̱ [↑Pleura u. ↑...odynie] *w;* -, ...i̱en: »Seitenstechen«, seitlicher Brust- und Rippenfellschmerz (Vorkommen u.a. bei der Bornholmer Krankheit)

Pleu|ro|ly̱se [zu ↑Pleura u. gr. λύειν = lösen, auflösen] *w;* -, -n: operative Lösung (Durchtrennung) von Pleuraverwachsungen

pleuro|oeso|phage̱|us, ...ge̱a, ...ge̱|um [zu ↑Pleura u. ↑Ösophagus]: zu Pleura und Speiseröhre gehörend; z.B. in der Fügung ↑Musculus pleurooesophageus

Pleu|ro|peri|kardi̱tis [zu ↑Pleura und ↑Perikard] *w;* -, ...iti̱den, in fachspr. Fügungen: **Pleu|ro|peri|cardi̱tis,** *Pl.:* ...i̱tides: Entzündung des Brustfells und des Herzbeutels

Pleuro|pneum|ek|tomie̱ [↑Pleura, ↑pneumo... u. ↑Ektomie] *w;* -, ...i̱en: operative Entfernung eines Lungenflügels zusammen mit einem (mit der Lunge verwachsenen) Pleuraabschnitt

Pleu|ro|pneu|monie̱ [zu ↑Pleura und gr. πνεύμων = Lunge] *w;* -, ...i̱en, in fachspr. Fügungen: **Pleu|ro-pneu|mo̱nia**[1], *Pl.:* ...iae: kombinierte Rippenfell- und Lungenentzündung

Pleu|ror|rhö̱, auch: **Pleu|ror|rhöe** [...rø:; zu ↑Pleura u. gr. ῥεῖν = fließen] *w;* -, ...rrhö̱en: veralt. für: Pleuraerguss

Pleu|ro|sto̱ma [↑Pleura und gr. στόμα = Mund] *s;* -[s], -ta: offene Verbindung zwischen Lunge und Pleuraraum

plexi|fo̱rm, in fachspr. Fügungen: **plexi|fo̱rmis, ...me** [zu ↑Plexus u. lat. *forma* = Gestalt, Form]: geflechtartig (bezogen auf die Anordnung von Nerven und Gefäßen)

Ple̱xus [zu lat. *plectere, plexum* = flechten] *m;* -, - ['plɛ:ksu:s]: »Geflecht«, netzartige Verknüpfung von Nerven oder Blutgefäßen (Anat.). **Ple̱xus aoṟticus ab|domina̱lis** bzw. **thora̱cicus:** unpaares Nervengeflecht um den Bauchteil bzw. Brustteil der ↑Aorta. **Ple̱xus au|to|no̱mici** *Pl.:* Sammelbez. für die autonomen (sympathischen und parasympathischen) Nervengeflechte des Kopfes, des Halses, der Brust- und der Bauchhöhle. **Ple̱xus basila̱ris:** Grundvenengeflecht der harten Hirnhaut. **Ple̱xus brachia̱|lis:** Nervengeflecht am Schlüsselbein (die Vereinigung der Äste des 5.–8. Halsnervs und des 1. Brustnervs), von dem u.a. die Armnerven ausgehen. **Ple̱xus cardi̱acus:** »Herzgeflecht« (wird von den Herznerven und dem ↑Nervus vagus gebildet). **Ple̱xus caro̱ticus commu̱nis** bzw. **ex-**

ternus bzw. internus: Nervengeflechte in der äußeren Wandschicht der ↑Arteria carotis communis, der ↑Arteria carotis externa und der ↑Arteria carotis interna. **Plexus cavernosi con|charum** *Pl.:* Venengeflechte in der Schleimhaut der mittleren und unteren Nasenmuschel. **Plexus cervicalis:** Halsnervengeflecht seitlich des entsprechenden Halswirbelquerfortsatzes. **Plexus chorio|ide|us ven|triculi lateralis:** Gefäßzottenwulst der Seitenventrikel des Endhirns. **Plexus chorio|ide|us ven|triculi quarti** bzw. **tertii:** Gefäßzottenwulst des 4. bzw. 3. Gehirnventrikels. **Plexus coc|cygeus:** aus kleinen, sehr dünnen Ästen der Sakralnerven und des ↑Nervus coccygeus gebildetes Steißgeflecht. **Plexus coe|lia|cus:** »Sonnengeflecht«, Abdominalganglien, Bauchhöhlengeflecht beiderseits der mittleren Brustwirbelsäule, das stärkste Gangliengeflecht des vegetativen Nervensystems. **Plexus de|ferentia|lis:** das die Samenbläschen und den Samenleiter umgebende Nervengeflecht. **Plexus dentalis inferior:** Nervengeflecht aus dem ↑Nervus alveolaris inferior (umgibt die Wurzeln der unteren Zähne). **Plexus dentalis superior:** Nervengeflecht der ↑Nervi alveolares superiores (umgibt die Wurzeln der oberen Zähne). **Plexus entericus:** »Eingeweidegeflecht«, zusammenfassende Bez. für ↑Plexus myentericus, ↑Plexus submucosus u. ↑Plexus subserosus. **Plexus femoralis:** Nervengeflecht des Oberschenkels aus dem Bauchteil des Sympathikus (verläuft entlang der ↑Arteria femoralis). **Plexus gast|rici** *Pl.:* Nervengeflechte des Bauchteils des Sympathikus, die den Magen mit sympathischen Nervenfasern versorgen. **Plexus hepaticus:** Nervengeflecht der Leber aus dem Bauchteil des Sympathikus. **Plexus hypogast|ricus inferior:** unterer Anteil des Beckennervengeflechts (versorgt die tiefen Beckeneingeweide mit sympathischen Nervenfasern). **Plexus hypo|gast|ricus superior:** oberer Teil des Beckennervengeflechts (versorgt die Beckenorgane mit sympathischen Nervenfasern). **Plexus ilia|ci** *Pl.:* Nervengeflechte aus dem Bauchteil des Sympathikus, die die ↑Arteria iliaca communis begleiten. **Plexus inter|mes|entericus (sys|tematis au|tonomici):** Nervengeflecht zwischen den beiden Blättern des Dünndarmgekröses. **Plexus lienalis** [- li-e...]: Nervengeflecht aus dem Bauchteil des Sympathikus (versorgt die Milz mit sympathischen Nervenfasern). **Plexus lumbalis:** zwischen der vorderen und der hinteren Schicht des großen Lendenmuskels liegendes Geflecht der vier oberen Lumbalnerven, von dem aus motorische und sensible Fasern in den Oberschenkel ziehen. **Plexus lumbo|sa|cralis:** zusammenfassende Bez. für ↑Plexus lumbalis, ↑Plexus sacralis, ↑Nervus pudendus und ↑Plexus coccygeus. **Plexus lymphaticus:** »Lymphgefäßgeflecht«, gruppenweise angeordnete Lymphknoten, die durch stärkere Gefäße miteinander verbunden sind. **Plexus mes|entericus inferior:** Nervengeflecht aus dem Bauchteil des Sympathikus (umgibt die ↑Arteria mesenterica inferior). **Plexus mes|entericus superior:** Nervengeflecht aus dem Bauchteil des Sympathikus (umgibt die ↑Arteria mesenterica superior). **Plexus my|entericus (Auerbach):** Nervengeflecht mit sympathischen und parasympathischen Elementen zwischen der Longitudinal- und Zirkulärschicht der Darmwand (innerviert beide Muskelschichten der Darmwand). **Plexus nervorum spinalium** *Pl.:* große Nervengeflechte der vorderen Äste der Rückenmarksnerven. **Plexus oeso|phage|us:** Nervengeflecht der Speiseröhre (vom rechten und linken ↑Nervus vagus ausgehend). **Plexus ovaricus:** die ↑Arteria ovarica umgebendes Nervengeflecht zur Innervierung der Gebärmutter, der Eileiter und der Eierstöcke. **Plexus pampini|formis:** rankenförmiges venöses Gefäßgeflecht im Bereich des Samenleiters um den Samenstrang herum. **Plexus pan|crea|ticus (sys|tematis au|to|nomici):** autonomes Nervengeflecht der Bauchspeicheldrüse. **Plexus par|otide|us:** weitmaschiges Nervengeflecht des ↑Nervus facialis innerhalb der Ohrspeicheldrüse. **Plexus peri|arteria|lis (systematis au|to|nomici):** autonomes Nervengeflecht, das eine Arterie umgibt. **Plexus pharyn|ge|us:** »Rachengeflecht«, sensibles und motorisches Nervengeflecht an der Seitenwand des Rachens aus Ästen des ↑Nervus vagus, des ↑Sympathikus und des ↑Nervus glossopharyngeus. **Plexus phrenicus:** Nervengeflecht aus Ästen des ↑Sympathikus und des ↑Nervus phrenicus an der Unterseite des Zwerchfells. **Plexus prostaticus:** Nervengeflecht aus dem ↑Plexus hypogastricus inferior zur Versorgung der Vorsteherdrüse. **Plexus pterygo|ide|us:** Venengeflecht in der Kiefer-Keilbein-Grube zwischen den Kaumuskeln. **Plexus pulmonalis:** Nervengeflecht der Lunge aus Ästen des ↑Sympathikus und des ↑Nervus vagus. **Plexus rectales medii** *Pl.:* Nervengeflechte aus dem ↑Plexus hypogastricus inferior (versorgen das Rektum mit sympathischen Nervenfasern). **Plexus rectalis superior:** Nervengeflecht aus dem Bauchteil des Sympathikus (versorgt den oberen Teil des Rektums mit sympathischen Nervenfasern). **Plexus renalis:** Nervengeflecht der Niere aus Sympathikusästen. **Plexus sa|cralis:** Hüftgeflecht, Nervengeflecht um das Kreuzbein, aus Ästen des 4. u. 5. Lumbalnervs u. des 1.–4. Sakralnervs gebildet. **Plexus Santorini** [nach dem ital. Anatomen G. D. Santorini, 1681–1737]: = Plexus venosus prostaticus. **Plexus solaris** [lat. *solaris* = zur Sonne gehörend]: = Plexus coeliacus. **Plexus sub|clavius:** Geflecht aus sympathischen Nervenfasern im Bereich der ↑Arteria subclavia; entstammt dem ↑Ganglion cervicothoracicum (stellatum). **Plexus sub|mucosus (Meissner):** Nervengeflecht in der ↑Submukosa der Darmwand mit sympathischen und parasympathischen Elementen. **Plexus sub|serosus:** Nervengeflecht des autonomen Nervensystems unter dem Bauchfellüberzug von Magen und Darm. **Plexus su|pra|renalis:** Nervengeflecht aus dem Bauchteil des Sympathikus (versorgt die Nebenniere mit sympathischen Fasern). **Plexus testicularis:** Nervengeflecht aus dem Bauchteil des Sympathikus (versorgt den Hoden mit sympathischen Fasern). **Plexus thyreo|ide|us im|par:** unpaariges Venengeflecht der Schilddrüse aus der ↑Vena thyreoidea inferior und der ↑Vena laryngea inferior beider Körperseiten. **Plexus tympanicus:** Nervengeflecht in der mittleren Wand der Paukenhöhle. **Plexus uretericus (systematis au|to|nomici):** autonomes Nervengeflecht um den Harnleiter. **Plexus utero|vaginalis:** Nervengeflecht aus dem Plexus hypogastricus superior (versorgt die Gebärmutter und die Scheide mit sympathischen Nervenfasern). **Plexus vas|culosus:** Geflecht autonomer Nerven zur Versorgung der Blutgefäße. **Plexus venosi verte|brales ex|terni** bzw. **interni** *Pl.:* äußere bzw. innere Venengeflechte der Wirbelsäule, die im Wirbelkanal und zwischen den beiden Schichten der harten Rückenmarkshaut liegen. **Plexus venosus:** allgemeine Bezeichnung für die Venengeflechte. **Plexus venosus areolaris:** venöser Gefäßkranz um die Basis der weiblichen Brustwarze. **Plexus venosus canalis hypoglossi:** den ↑Nervus hypoglossus innerhalb des ↑Canalis hypoglossi umgebendes Venengeflecht. **Plexus venosus caroticus internus:** Venengeflecht im Bereich des Durchtritts der ↑Arteria carotis interna durch die Felsenbeinpyramide (stellt eine Verbindung zwischen den venösen Sinus des Hinterhaupts und den venösen Sinus der oberen Wirbelsäule dar). **Plexus venosus foraminis ovalis:** im ↑Foramen ovale des Keilbeinflügels gelegenes Venengeflecht der Augenvene. **Plexus venosus pro|staticus:** venöses Geflecht um die Vorsteherdrüse. **Plexus venosus rectalis:** Venengeflecht um den Mastdarm. **Plexus venosus sa|cralis:** Venengeflecht an der Vorderfläche des Kreuzbeins. **Plexus venosus sub|oc|cipitalis:** Venengeflecht im Bereich des großen Hinterhauptlochs. **Plexus venosus uterinus:** Venengeflecht um die Gebärmutter. **Plexus venosus vaginalis:** Venengeflecht um die Scheide. **Plexus venosus vesicalis:** Venengeflecht an den Wänden der Harnblase. **Plexus verte|bralis:** Nervengeflecht im Bereich der ↑Arteria vertebralis (versorgt die hintere Schädelgrube mit sympathischen Nervenfasern). **Plexus vesicalis:** Nervengeflecht aus dem Beckengeflecht des Sympathikus (versorgt die Harnblase mit sympathischen Nervenfasern)

Plexus|an|äs|thesie: ↑Anästhesie bestimmter Körperabschnitte durch Einspritzen des Betäubungsmittels in die den betreffenden Abschnitt versorgenden Nervengeflechte

Plexuslähmung: Lähmungserscheinungen bes. an den Extremitäten bei Verletzung oder Schädigung des zugehörigen Nervengeflechts

Plica [aus lat. *plica,* Gen.: *plicae* = Falte] *w;* -, Plicae: Falte (bes. der Haut oder der Schleimhäute; Anat.). **Plicae alares** *Pl.:* paarig angelegte, halbmondförmige Fettwülste zur Ausfüllung des vorderen Kniegelenkspaltes. **Plica ary|epi|glottica:** Falte der Kehlkopfschleimhaut, die von der Spitze des Stellknorpels zum seitlichen Kehldeckelrand zieht. **Plica axillaris anterior** bzw. **posterior:** Achselfalten, vordere bzw. hintere Falte der Achselhöhle. **Plicae cae|cales** *Pl.:* Bauchfellfalten an der Außenseite des Blinddarms. **Plica cae|calis vas|cularis:** Bauchfellfalte im Blinddarm, in der ein Ast der Krummdarm-Blinddarm-Arterie verläuft. **Plica capitis epi|didymidis** [↑Caput epididymidis]: = Ligamentum epididymidis superius. **Plica cau|dae epi|didymidis** [↑Epididymis]: = Ligamentum epididymidis inferius. **Plica chordae tympani:** Falte zwischen Stiel und Hals des Hammers im Ohr. **Plicae ciliares** *Pl.:* Falten, die die Zwischenräume zwischen den Ziliarfortsätzen ausfüllen. **Plicae circulares** *Pl.:* halbmondförmige, quer zur Darmachse stehende Falten im Dünndarm. **Plica ductus naso|la|crimalis** [- ˈdʊktuːs -]: = Plica lacrimalis. **Plica duo|denalis inferior** bzw. **superior:** Bauchfellfalte unterhalb bzw. oberhalb der Biegung zwischen Zwölffingerdarm und Leerdarm. **Plica epi|gast|rica** = Plica umbilicalis lateralis. **Plica fim|bria|ta:** gezackte Schleimhautfalte auf der unteren Zungenfläche. **Plica fossae navicularis** = Valvula fossae navicularis. **Plicae gast|ricae** *Pl.:* hauptsächlich in Längsrichtung verlaufende Schleimhautfalten im Magen. **Plicae gast|ro|pan|crea|ticae** *Pl.:* sichelförmig vorspringende Falten im Netzsack, in die die ↑Arteria gastrica sinistra und die ↑Arteria hepatica communis eingebettet sind. **Plica glosso|epi|glottica lateralis:** seitliche Schleimhautfalte zwischen Zunge und Kehldeckel. **Plica glosso|epi|glottica mediana:** Schleimhautfalte zwischen Zungengrund und Kehldeckel. **Plica ileo|cae|calis:** Bauchfellfalte zwischen Krummdarm und Blinddarm. **Plica incudis** [↑Incus]: Falte des Ambosses im Ohr. **Plica inter|ureterica:** eine quer verlaufende Schleimhautfalte zwischen den Mündungen der beiden Harnleiter. **Plicae iridis** [↑Iris] *Pl.:* kleine Falten auf der Hinterfläche der Regenbogenhaut des Auges. **Plica la|crimalis:** Schleimhautfalte an der Mündung des Tränen-Nasen-Gangs. **Plica lata uteri** = Ligamentum latum uteri. **Plica longitudinalis duo|deni:** längs verlaufende Falte in der Rückwand des Zwölffingerdarms. **Plica mallea|ris anterior** bzw. **posterior:** an der Innenseite des Trommelfells vor bzw. hinter dem Hammer gelegene Falte. **Plica media|stino|pulmonalis** = Ligamentum pulmonale. **Plicae nervi laryngei** *Pl.:* Schleimhautfalten in der Gegend des großen Zungenbeinhorns (bedingt durch den Verlauf des ↑Nervus laryngeus). **Plicae palatinae trans|versae** *Pl.:* mit Tastkörperchen versehene quer verlaufende Falten im vorderen Teil des harten Gaumens. **Plica palato|tubalis** =

Ligamentum salpingopalatina. **Plicae palmatae** *Pl.:* palmenförmige Falten der Gebärmutterschleimhaut. **Plica palpe|bro|nasalis** = Mongolenfalte. **Plica para|duo|denalis:** neben dem Zwölffingerdarm gelegene Bauchfellfalte, in der die ↑Vena mesenterica inferior verläuft. **Plica pharyngo|tubalis** = Plica salpingopharyngea. **Plica phrenico|colica** = Ligamentum phrenicocolicum. **Plicae phrenico|lie|nales** [- ...lı-e...] *Pl.:* = Ligamentum phrenicolienale. **Plica polonica:** »Weichselzopf«, im 18. Jahrhundert eine verbreitete Krankheit, sowohl durch Verlausung als auch durch mangelhafte Hygiene entstehende Borke auf der Kopfhaut, die sich mit den wachsenden Haaren von der Unterlage abhebt; wurde mit Quecksilber behandelt; ähnliche dermatologische Phänomene sind in der neueren Zeit durch die Haarmode der Dreadlocks bekannt. **Plica recto|uterina:** halbmondförmige Bauchfellfalte zwischen Kreuzbein und Gebärmutter. **Plicae reticulares tunicae mucosae** *Pl.:* = Plicae tunicae mucosae vesicae felleae. **Plica salpin|go|palatina:** Schleimhautfalte, die von der Ohrtrompete zum Gaumensegel zieht. **Plicae salpin|go|pharyn|gea:** flache Schleimhautfalte, die vom Oberrand der Schlundkopfmündung zum hinteren Gaumenbogen verläuft. **Plica semi|lunaris:** bogenförmige Schleimhautfalte, die die Gaumenmandelnische nach oben begrenzt. **Plicae semi|lunares coli** *Pl.:* halbmondförmige Querfalten der Dickdarmschleimhaut. **Plica semi|lunaris con|junctivae:** kurze, halbmondförmige, von oben nach unten verlaufende Falte in der Augenbindehaut. **Plica spiralis:** schraubenartig gewundene Falte im Gallenblasenhals und im Ausführungsgang der Gallenblase. **Plica stapedis** [↑Stapes]: Schleimhautfalte, die von der hinteren Paukenhöhlenwand zum Steigbügel verläuft. **Plica sub|lin|gualis:** Schleimhautfalte am Boden der Mundhöhle. **Plica syn|ovia|lis:** Falte in der Innenschicht der Gelenkkapsel, die Blutgefäße enthält. **Plica syn|ovia|lis in|fra|patellaris:** zipfelförmiger Fortsatz der Synovialmembran des Kniegelenks. **Plicae transversales recti** *Pl.:* quere Schleimhautfalten im ↑Rektum oberhalb des Afters. **Plica tri|angularis:** dreieckige Falte vor der Gaumenmandel. **Plicae tubariae** *Pl.:* Längsfalten der Eileiterschleimhaut. **Plicae tunicae mucosae vesicae felleae** *Pl.:* zahlreiche, unregelmäßig durchkreuzte Fältchen der Gallenblasenschleimhaut. **Plica umbilicalis lateralis:** Bauchfellfalte, in der die ↑Arteria epigastrica inferior verläuft. **Plica umbilicalis media|lis:** die ↑Arteria umbilicalis bedeckende Falte in der vorderen Bauchwand. **Plica umbilicalis media|na:** Falte des Peritonaeums, die von der Harnblasenspitze zum Nabel verläuft. **Plica uretericа** = Plica interureterica. **Plica venae cavae sinist|rae:** Falte an der Hinterwand des Herzbeutels, die zwischen linker Hohlvene und Herzohr zur Hinterwand des linken Herzventrikels zieht. **Plica ven|tricularis** = Plica vestibularis. **Plica vesicalis trans|versa:** quer über die Harnblase ziehende Bauchfellfalte. **Plica vestibularis:** Taschenband, Falte im Oberteil des Kehlkopfinnenraumes. **Plicae villosae** *Pl.:* Zottenfalten der Magenschleimhaut. **Plica vocalis:** Stimmfalte der Kehlkopfschleimhaut (enthält das ↑Ligamentum vocale)

plicatus, ...ta, ...tum [zu ↑Plica]: gefaltet

Plikation [zu lat. *plicare* = falten, zusammenlegen] *w;* -, -en: operative Aneinanderheftung z. B. einzelner Darmschlingen

Plombe [aus ↑plombieren rückgebildet] *w;* -, -n: **1)** veraltende Bez. für: Zahnfüllung, erhärtende Masse, mit der eine Zahnkavität ausgefüllt wird. **2)** Füllstoff wie Öl od. dgl., der in eine operativ geschaffene Pleurahöhle (z. B. zur Ruhigstellung der Lunge) eingebracht wird

plombie|ren [aus frz. *plomber* = mit einer Metallfüllung versehen]: **1)** fachspr. veraltende Bez. für: Zahnkavitäten in defekten Zähnen mit einer Füllmasse ausfüllen. **2)** einen operativ geschaffenen Pleuraraum mit einem gewebsneutralen Füllstoff ausfüllen (z. B. zur Ruhigstellung der Lunge bei Tuberkulose)

plötzlicher Kindstod, (veraltend auch:) **Krippentod,** engl.: *sudden infant death syndrome* [= Syndrom des plötzlichen Kindstodes; Abk.: SIDS] *s;* - - - -s, - - - -s: unerwarteter, plötzlicher Eintritt des Todes bei Säuglingen, meist ohne erkennbare Ursache, möglicherweise durch Störung der zentralen Atemregulation mit Atemstillstand im Schlaf (Schlafapnoe) bedingt

Plum|bismus [aus lat. *plumbum* = Blei]: Hyperpigmentierung durch das Metall Blei

Plumbum vgl. Blei

Plummer-Jodbehandlung ['plamər...; nach dem amerik. Internisten H. S. Plummer, 1874–1937], auch: **Plummerung** ['pla...] *w;* -, -en: der Basedow-Operation vorhergehende Behandlung mit Jod (in kleinen, peroral gegebenen Dosen), um postoperativen Komplikationen vorzubeugen; Schilddrüsenblockade. **plummern:** in der med. Umgangssprache für: mit Jod vorbehandeln (z. B. einen Kropf)

Plummer-Vinson-Syndrom [nach dem amerik. Endokrinologen Henry Plummer, 1874–1937, u. dem amerik. Chirurgen Porter Vinson, 1890–1959]: Schluckbeschwerden durch Schleimhautatrophie im Mund-, Rachen- u. Ösophagusbereich bei Eisenmangel

pluri..., Pluri...

⟨aus lat. *plus,* Gen.: *pluris* »mehr, größer, zahlreicher«⟩
Wortbildungselement mit der Bedeutung »mehr, mehrfach«:
- pluriglandulär
- Pluripara

pluri|glandulär, in fachspr. Fügungen: **pluriglandularis, ...re** [zu ↑pluri... u. ↑Glandula]: mehrere Drüsen betreffend

Pluri|gravida [↑pluri... u. ↑Gravida] *w;* -, ...dae: Frau, die mehrere Schwangerschaften gehabt hat

pluri|ori|fiziell, in fachspr. Fügungen: **pluri|orificia|lis, ...le** [zu ↑pluri..., lat. *os,* Gen.: *oris* = Gesicht; Mund u. lat. *facere* (in Zus. *-ficere*) = machen, tun]: an mehreren Körperöffnungen (z. B. Mund und Scheide) zugleich auftretend (von Krankheitszeichen gesagt)

Pluri|para [zu ↑pluri... u. lat. *parere* = gebären] *w;* -, ...paren: Frau, die mehrmals geboren hat

pluri|potent [↑pluri... u. lat. *potens,* Gen.: *potentis* = einer Sache mächtig, fähig; Analogiebildung zu ↑omnipotent]: hinsichtlich Differenzierung und Entwicklung mehrere Möglichkeiten aufweisend (von Körperzellen bzw. Körpergewebe gesagt). **Pluri|potenz** *w;* -: die pluripotente Eigenschaft von Körperzellen bzw. Körpergewebe

Plus|gläser: konvexe Linsen zur Behebung der Übersichtigkeit

Plus|vari|ante [lat. *plus* = mehr] *w;* -, -n: vom Mittelwert vorteilhafte Abweichung eines Individuums in Bezug auf das genetische Material

Plutonium [nlat. Bildung zum Namen des Planeten *Pluto*] *s;* -s: chem. Element, radioaktives Transuran; Zeichen: Pu

PLV: Abk. für *P*ressure *L*imited *V*entilation

Pm: chem. Zeichen für ↑Promethium

PMS: Abk. für ↑prämenstruelles Syndrom

Pneo|päde *m;* -n, -n, **Pneo|pädin** *w;* -, -nen [zu gr. *πνεῖν* = wehen; atmen u. gr. *παῖς,* Gen.: *παιδός* = Kind]: Atemtherapeut/-in, Spezialist/-in für die Behandlung von Atemstörungen

PNET: Abk. für *p*rimitive *n*euroektodermale *T*umoren

Pneu *m;* -s, -s: im Medizinerjargon übl. Kurzbez. für ↑Pneumothorax

pneum..., Pneum... vgl. pneumo..., Pneumo...

Pneum|ab|domen [↑pneumo... u. ↑Abdomen] *s;* -s, - u. ...mina: »Luftbauch«, zu diagnostischen Zwecken künstlich mit Luft gefülltes ↑Abdomen; vgl. Pneumoperitonäum

Pneum|all|ergen [↑pneumo... u. ↑Allergen] *s;* -s, -e (meist *Pl.*): Allergene, die mit der Atemluft in den Respirationstrakt gelangen (z. B. Hausstaub, Blütenstaub)

Pneum|ar|throse [zu ↑pneumo... u. gr. *ἄρθρον* = Gelenk] *w;* -, -n: **1)** Anwesenheit von Luft in einem Gelenk, z. B. als Folge einer Verletzung. **2)** Füllung des Gelenkinnern mit künstlich eingeblasener Luft (als Kontrastmittel bei Röntgenuntersuchungen)

pneumat..., Pneumat... vgl. pneumato..., Pneumato...

Pneumat|hämie [↑pneumato... u. ↑...ämie] *w;* -, ...ien: Vorhandensein von Luft oder Gas im Blutgefäßsystem, z. B. bei Verletzungen (Luftembolie) oder bei Durchblasung des arteriellen Systems mit (geringen Mengen) Sauerstoff zur Behebung von Durchblutungsstörungen

Pneu|matisation [zu gr. *πνεῦμα,* Gen.: *πνεύματος* = Hauch, Luft] *w;* -, -en: Ausbildung von lufthaltigen Zellen oder Hohlräumen in Geweben, vor allem in Knochen (z. B. die Bildung der Nasennebenhöhlen in den Schädelknochen)

pneu|matisch, in fachspr. Fügungen: **pneumaticus, ...ca, ...cum** [zu gr. *πνεῦμα,* Gen.: *πνεύματος* = Hauch, Luft; Lebensatem]: die Luft, das Atmen betreffend

pneu|ma|to..., Pneu|ma|to...
vor Vokalen und vor h meist **pneu|mat..., Pneumat...** ⟨zu gr. *πνεῦμα,* Gen.: *πνεύματος* »Luft, Hauch, Atem, Geist«⟩ Wortbildungselement mit der Bedeutung »Luft, Gas; Atem«: – Pneumatometer – Pneumaturie – Pneumathämie

Pneu|mato|meter [↑pneumato... u. ↑...meter] *s;* -s, -: Gerät zur Messung des Luftdrucks, der beim Ein- und Ausatmen erzeugt wird. **Pneu|mato|metrie** [↑...metrie] *w;* -, ...ien: Messung des Luftdrucks beim Aus- und Einatmen mithilfe des Pneumatometers

Pneu|matose [zu gr. *πνεῦμα,* Gen.: *πνεύματος* = Hauch, Luft] *w;* -, -n, in fachspr. Fügungen: **Pneumatosis,** *Pl.:* ...oses: Anwesenheit, Bildung von Luft oder Gasen im menschlichen Organismus unter krankhaften Bedingungen. **Pneu|matosis cysto|ides:** Auftreten von gashaltigen Zysten in der Wand des unteren Dünndarms (durch Gas bildende Bakterien verursacht)

Pneu|mato|zele [↑pneumato... u. ↑...zele] *w;* -, -n, **Pneu|mo|zele,** *w;* -, -n: **1)** »Lungenvorfall«, bruchartige Vorwölbung oder Ausbuchtung von Lungengewebe durch einen Defekt in der Brustkorbwand. **2)** krankhafte Ansammlung von Luft in Geweben (z. B. in zystenartigen Hohlräumen der Lunge nach einer Lungenentzündung)

Pneu|mato|ze|phalus [zu ↑pneumato... u. gr. *κεφαλή* = Kopf] *m;* -, ...phalen od. ...phali: spontane Ansammlung von Luft in den Hirninnenräumen nach einem Schädelbasisbruch

Pneu|mat|urie [↑pneumato... u. ↑...urie] *w;* -, ...ien: Ausscheidung von gashaltigem Urin. (Die Gase werden bei Gärungsprozessen im Urin frei.)

Pneum|ek|tomie [↑pneumo... u. ↑Ektomie] *w;* -, ...ien: = Pneumonektomie

Pneum|en|ze|phalo|gra|fie [↑pneumo... u. ↑Enzephalografie] *w;* -, ...ien: heute nur noch selten angewandte röntgenografische Untersuchung und Darstellung des Schädels nach Füllung der Hirnkammern mit Luft (als Kontrastmittel). **Pneumen|ze|phalo|gramm** [↑Enzephalogramm] *s;* -s, -e:

veralt. für: Röntgenbild des Schädels nach Füllung der Hirnkammern mit Luft

Pneum|enzephalon [aus ↑Pneum... u. ↑Encephalon]: intrakranielle Luftansammlung nach Schädelfraktur

pneu|mo..., Pneu|mo...

u. **pneu|mono..., Pneu|mono...,** vor Vokalen meist: **pneum..., Pneum...** oder **pneu|mon..., Pneu|mon...**
⟨aus gr. πνεῦμα »Hauch, Luft; Lebensatem« bzw. gr. πνεύμων »Lunge«⟩
Präfix mit den Bedeutungen:
1. »Luft, Gas«
2. »Atem[luft]«
3. »Lunge«
4. »Pneumonie, Lungenentzündung«:
- Pneumokokkus
- Pneumektomie
- Pneumonektomie

Pneu|mo|atmose [zu ↑pneumo... u. gr. ἀτμός = Dampf] *w;* -, -n, in fachspr. Fügungen: **Pneu|mo-atmosis,** *Pl.:* ...oses: Lungenerkrankung durch Einatmung von Giftgasen (kann zu Lungenödem und zu Lungenentzündung führen)

Pneu|mococcus vgl. Pneumokokkus

Pneumoconiosis vgl. Pneumokoniose

Pneu|mo|cystis [↑pneumo... u. ↑Cystis] *w;* -: Gattung länglicher Kleinpilze. **Pneumo|cystis carinii:** in der Lunge parasitierender Kleinpilz; Erreger der ↑Pneumozytose

Pneu|mo|graf [↑pneumo... u. ↑...graf] *m;* -en, -en: früher ein Gerät zur Aufzeichnung der Pneumografie. **Pneu|mo|gra|fie** [↑...grafie] *w;* -, ...ien: veralt. für: Darstellung von zuvor mit Kontrastmittel gefüllten Körperhöhlen mit dem Pneumografen. **Pneu|mo|gramm** [↑...gramm] *s;* -s, -e: mit dem ↑Pneumografen gewonnenes Kurvenbild

Pneu|mo|kardio|pexie [zu ↑pneumo..., ↑Kardia u. gr. πῆξις = das Befestigen] *w;* -, ...ien: veralt. für: operative Anheftung des linken Unterlappens der Lunge an der vorderen Herzmuskelfläche (seltene Maßnahme zur besseren Blutversorgung des Herzmuskels)

Pneu|mo|kok|kus [↑pneumo... u. ↑Kokkus] *m;* -, ...kok|ken, latinisiert: **Pneu|mo|coc|cus,** *Pl.:* ...coc|ci (meist *Pl.*): zur Gattung ↑Streptokokkus gehörende Erreger der Lungenentzündung u.a. Krankheiten

Pneu|mo|konio|se [↑pneumo... u. ↑Koniose] *w;* -, -n, in fachspr. Fügungen: **Pneu|mo|conio|sis,** *Pl.:* ...oses: »Staublunge«, durch Einatmung von Staub (z.B. Kohlenstaub, Steinstaub) hervorgerufene Lungenkrankheit

Pneu|mo|lith [↑pneumo... u. ↑...lith] *m;* -s u. -en, -e[n]: »Lungenstein«, Kalkkonkrement in der Lunge

Pneu|mo|loge *m;* -n, -n, **Pneu|mo|login** *w;* -, -nen [↑pneumo... u. ↑...loge]: Arzt, Ärztin mit speziellen Kenntnissen auf dem Gebiet der Lungenkrankheiten. **Pneu|mo|logie** [↑...logie] *w;* -: Wissenschaft und Lehre von den Erkrankungen der Lunge. **pneu|mo|logisch:** die Pneumologie betreffend

Pneu|mo|lyse [zu ↑pneumo... u. gr. λύειν = lösen, auflösen] *w;* -, -n: operative Lösung der Lunge von der Brustwand (zur Ruhigstellung eines Lungenflügels bei Tuberkulose)

Pneu|mo|malazie [↑pneumo... u. ↑Malazie] *w;* -, ...ien, in fachspr. Fügungen: **Pneu|mo|malacia**[1], *Pl.:* ...iae: [postmortale] Erweichung, Auflösung des Lungengewebes

Pneu|mo|massage [...a:ʒə; ↑pneumo... und ↑Massage] *w;* -, -n: Massage des Trommelfells mit vibrierender Luft bzw. im Gehörgang erzeugten Luftdruckschwankungen (zur Lösung von Verwachsungen des Trommelfells oder der Gehörknöchelchen)

Pneu|mo|media|stinum [↑pneumo... und ↑Mediastinum] *s;* -s, ...na: Anwesenheit von Luft oder Gas im Bindegewebe des Mittelfells (z.B. als Kontrastmittel bei Röntgenuntersuchungen oder nach Verletzungen)

Pneu|mo|melanose [↑pneumo... und ↑Melanose] *w;* -, -n: Dunkel- bzw. Schwarzfärbung der Lunge infolge Einlagerung von eingeatmeten Kohlenstaubpartikeln

Pneu|mo|meter [↑pneumo... u. ↑...meter] *s;* -s, -: veralt. für: Gerät zur Messung der Strömungsgeschwindigkeit der Atemluft. **Pneu|mo|me|trie** [↑...metrie] *w;* -, ...ien: veralt. für: apparative Messung der Strömgeschwindigkeit der Atemluft während eines forcierten Atemstoßes; vgl. Spirometrie

Pneu|mo|mykose, auch: **Pneu|mono|mykose** [↑pneumo... u. ↑Mykose] *w;* -, -n: auf dem Befall der Lunge mit pathogenen niederen Pilzen beruhende Erkrankung

pneumon..., Pneumon... vgl. pneumo..., Pneumo...

Pneu|mon|ek|tomie [↑pneumo... u. ↑Ektomie] *w;* -, ...ien: operative Entfernung eines Lungenflügels

Pneu|mo|ne|phelose [zu ↑pneumo... u. gr. νεφέλη = Wolke; Nebel] *w;* -, -n: durch eingeatmete giftige Dämpfe verursachte Erkrankung der unteren Luftwege

Pneu|monie [aus gr. πνευμονία = Lungensucht] *w;* -, ...ien, in fachspr. Fügungen: **Pneumonia**[1], *Pl.:* ...iae: »Lungenentzündung«, Bezeichnung für alle durch Bakterien, Viren und Pilze verursachten herdförmigen und diffusen Entzündungen in der Lunge. **Pneu|moniaalba:** ↑Pneumonia interstitialis bei schwächlichen (bes. syphilitischen) Neugeborenen mit weißlicher Verfärbung des Lungengewebes. **Pneu|monia caseo|sa:** »käsige Lungenentzündung«, Verlaufsform der Lungentuberkulose, bei der das Gewebe der Entzündungsherde zu käsigen Massen zerfällt. **Pneu|monia crou|posa** [- kru...] und **Pneu|monia fi|brinosa:** Lungenentzündung mit Ausscheidung eines fibrinösen Exsudates. **Pneu|monia inter|stitia|lis:** Entzündung des ↑interstitiellen Bindegewebes der Lunge. **Pneu|monia lobaris:** fibrinöse Entzündung eines Lungenlappens. **Pneu|monia lobularis:** Entzündung eines Lungenläppchens. **Pneu|monia migrans:** »Wanderpneumonie«, Lungenentzündung, die nacheinander mehrere Lungenlappen befällt

pneu|monisch [zu ↑Pneumonie]: die Lungenentzündung betreffend, zum Krankheitsbild der Lungenentzündung gehörend, durch Lungenentzündung bedingt

Pneu|monitis [zu gr. πνεύμων = Lunge] *w;* -, ...itiden (in fachspr. Fügungen: ...itides): Sammelbez. für diejenigen Formen der Lungenentzündung, die nicht durch Erreger verursacht werden, sondern z. B. durch Bestrahlung oder Medikamente

pneumono..., Pneumono... vgl. pneumo..., Pneumo...

Pneumonomykose vgl. Pneumomykose

Pneu|monose [zu gr. πνεύμων = Lunge] *w;* -, -n: auf Verminderung des Gasaustauschs in den Lungenbläschen (z. B. bei krankhafter Verdickung der Alveolenwände) beruhende Erkrankung

Pneumo|parotis [aus ↑Pneumo... u. ↑Parotis]: mit Luft gefüllte Ohrspeicheldrüse

Pneu|mo|pa|thie [↑pneumo... u. ↑...pathie] *w;* -, ...ien: allg. Bez. für Lungenerkrankungen aller Art

Pneu|mo|pelvi|gra|fie [↑pneumo..., ↑Pelvis u. ↑...grafie] *w;* -, ...ien: heute nicht mehr übliche röntgenografische Darstellung des Beckeninnenraums nach Lufteinblasung. **Pneu|mo|pelvi|gramm** [↑...gramm] *s;* -s, -e: früher: bei der Pneumopelvigrafie gewonnenes Röntgenbild

Pneu|mo|perikard [↑pneumo... und ↑Perikard] *s;* -[e]s: Ansammlung von Luft im Herzbeutel (die z. B. nach Verletzungen von der Lunge aus eindringt)

Pneu|mo|peritone|um, auch: **Pneu|mo|peritonä|um** [↑pneumo... und ↑Peritoneum] *s;* -s, ...neen: Anwesenheit von Luft in der Bauchhöhle (z. B. nach Verletzungen); zur Anhebung des Zwerchfells und Ruhigstellung der Lunge oder als Kontrastmittel für die Untersuchung der Bauchorgane mit dem ↑Laparoskop in die Bauchhöhle eingeblasene Luft

Pneu|mo|pexie [zu ↑pneumo... u. gr. πῆξις = das Befestigen] *w;* -, ...ien: operative Anheftung der Lunge an die ↑Pleura parietalis

Pneu|mo|pleu|ritis [zu ↑pneumo... u. ↑Pleura] *w;* -, ...itiden (in fachspr. Fügungen: ...itides): [leichtere] Lungenentzündung mit begleitender ↑Pleuritis

Pneu|mo|prä|peritone|um, auch: **Pneu|mo|prä|peritonä|um** [↑pneumo..., ↑prä... und ↑Peritoneum] *s;* -s, ...neen: Luft- oder Gasfüllung im Raum zwischen Bauchfell und ↑Fascia transversalis als Kontrastmittel für die röntgenografische Untersuchung der Bauchorgane

Pneu|mo|pye|lo|gramm [↑pneumo... und ↑Pyelogramm] *s;* -s, -e: früher für: Röntgenbild des mit Luft als Kontrastmittel gefüllten Nierenbeckens

Pneu|mo|re|tro|peritone|um, auch: **Pneu|mo|re|tro|peritonä|um** [↑pneumo..., ↑retro... und ↑Peritoneum] *s;* -s, ...neen: früher: in den Retroperitonealraum eingeblasene Luftmenge als Kontrastmittel für die röntgenografische Untersuchung von Nieren, Nebennieren und Bauchspeicheldrüse

Pneu|mo|rönt|geno|gra|fie [↑pneumo... u. ↑Röntgenografie] *w;* -, ...ien: heute nicht mehr übliches Röntgenverfahren, bei dem Luft oder ein Gas als Kontrastmittel in Körperhöhlen eingeblasen wird

Pneu|mo|sep|sis [↑pneumo... u. ↑Sepsis] *w;* -, ...sepsen: schwere Allgemeinerkrankung durch Infektion mit Pneumokokken (↑Pneumokokkus)

Pneu|mo|strati|pan|krea|to|gra|fie [↑pneumo..., ↑Stratum, ↑Pankreas u. ↑...grafie] *w;* -, ...ien: früher für_ Röntgenschichtaufnahme des ↑Pankreas nach Anlegen eines ↑Pneumoretroperitonäums

Pneu|mo|ta|cho|graf [↑pneumo... u. ↑Tachograf] *m;* -en, -en: Gerät zur Bestimmung der Strömungsgeschwindigkeit der Atemluft. **Pneu|mo|ta|cho|gra|fie** [↑...grafie] *w;* -, ...ien: Messung der Strömungsgeschwindigkeit der Atemluft mithilfe des Pneumotachografen. **Pneumo|tachogramm:** mithilfe einer Pneumotachografie erzeugte Aufzeichnung

Pneu|mo|thorax [↑pneumo... u. ↑Thorax] *m;* -[es], -e: »Gasbrust«, **a)** Luftansammlung im Pleuraraum, z. B. nach Verletzungen im Bereich des Brustkorbs, nach Platzen von Lungenbläschen und Durchbruch des Lungenfells; **b)** therapeutisch geschaffene Luftansammlung im Pleuraraum zur Behandlung kavernöser, tuberkulöser Lungenprozesse (wobei die Luft künstlich in den Pleuraraum eingeblasen wird)

Pneu|mo|tomie [↑pneumo... u. ↑...tomie] *w;* -, ...ien: »Lungenschnitt«, operativer Einschnitt in das Lungengewebe

pneu|mo|trop [↑pneumo... u. ↑...trop]: auf die Lunge einwirkend, vorwiegend die Lunge befallend (z. B. von Krankheitserregern)

Pneu|mo|ty|phus [↑Pneumo... u. ↑Typhus] *m;* -: mit Lungenentzündung einhergehender Typhus

Pneumo|virus [aus ↑Pneumo... u. ↑Virus]: Virus, das epidemische Atemwegsinfektionen bei Säuglingen u. Kleinkindern verursacht

Pneu|mo|zele [↑pneumo... u. ↑...zele] *w;* -, -n: = Pneumatozele

Pneu|mo|ze|phalus [zu ↑pneumo... u. gr. κεφαλή = Kopf] *m;* -, ...phalen u. ...li: früher für: künstlich geschaffene Luftansammlung in den Hirnkammern als Kontrastmittel für die röntgenografische Untersuchung des Gehirns

Pneu|mo|zysto|gra|fie [↑pneumo... und ↑Zystografie] *w;* -, ...ien: heute nicht mehr angewandte Röntgenuntersuchung der Harnblase nach vorheriger Einblasung von Luft als Kontrastmittel durch die Harnröhre

Pneu|mo|zystose [zu ↑Pneumocystis] *w;* -, -n: durch ↑Pneumocystis carinii hervorgerufene Lungenentzündung bei Säuglingen oder Immundefekten (Aids)

PNF: Abk. für *p*ropriozeptive *n*euromuskuläre *F*azilitation

Pnigo|phobie [zu gr. πνῖγος = Erstickung u. gr. φόβος = Furcht] *w;* -, ...ien: krankhafte Angst zu ersticken

Po: chem. Zeichen für ↑Polonium

pO$_2$: Abk. für Sauerstoffpartialdruck, Messwert bei der Blutgasanalyse

Pocken vgl. Variola. **Pocken|schutz|impfung:** (historisch) heute nicht mehr durchgeführte vorbeugende Immunisierung gegen Pockenerkrankung mit eingeimpfter Kuhpockenlymphe

Pocken|virus vgl. Orthopoxvirus

Pocketing [pɔkɪtɪŋ; von engl. *pocket* = Tasche]: Körperkunst, bei der die Enden von Schmuckstäben unter der Haut verankert werden

Pod|agra [auch: ...a:gra; zu gr. πούς, Gen.: ποδός = Fuß u. gr. ἄγρα = das Fangen; (in Zus. auch:) Zange; Gicht] *s;* -s: Fußgicht, Großzehengicht, ↑Arthritis urica des Grundgelenks der Großzehe. **pod|agrisch:** an Podagra leidend, mit Podagra behaftet

Pod|algie [gr. πούς, Gen.: ποδός = Fuß u. ↑...algie] *w;* -, ...ien: Fußschmerz

Podo|zyt [gr. πούς, Gen.: ποδός = Fuß u. ↑...zyt] *m;* -en, -en (meist *Pl.*): Glomerulusdeckzelle mit füßchenförmigen Fortsätzen

Poi|kilo|dermie [zu gr. ποικίλος = bunt, gesprenkelt u. ↑Derma] *w;* -, ...ien, in fachspr. Fügungen: **Poi|kilo|dermia**[1], *Pl.:* ...iae: Bezeichnung für verschiedene Hautkrankheiten (z. B. Melanosen, Sklerodermie, Psoriasis), bei denen es zu ungleichmäßigen Ablagerungen von Pigment o. Ä. und einer buntscheckigen Fleckung der Haut kommt

Poi|kilo|pi|krie [zu gr. ποικίλος = bunt; verschiedenartig, mannigfaltig u. gr. πικρός = spitz, scharf] *w;* -, ...ien: Inkonstanz, gestörte Regulation des Säure-Basen-Gleichgewichts im Organismus (bei bestimmten Nierenerkrankungen)

Poi|kilo|thermie [zu gr. ποικίλος = bunt; verschiedenartig, mannigfaltig u. gr. θέρμη = Wärme, Hitze] *w;* -, ...ien: **1)** Abhängigkeit der Blut- und Körpertemperatur von der Umgebungstemperatur, Wechselwärme (Biol.). **2)** Inkonstanz der Körpertemperatur infolge mangelhafter Wärmeregulation des Organismus (z. B. bei Frühgeburten; Med.)

Poi|kilo|zytose [zu gr. ποικίλος = bunt; verschiedenartig, mannigfaltig u. gr. κύτος = Höhlung; Wölbung; Zelle] *w;* -, -n: Auftreten von mehr oder weniger stark entrundeten Formen der Erythrozyten bei Störungen der Blutbildung

Poland-Syndrom [nach dem brit. Chirurgen Alfred Poland, 1874–1937]: einseitige Hypoplasie oder Aplasie des M. pectoralis major, die häufig mit Fehlbildungen des Unterarms u. der Hand verbunden sind

Polari|meter [Kurzw. aus ↑Polarisation u. ↑...meter] *s;* -s, -: optisches Gerät, das polarisiertes Licht erzeugt und mit dem die Drehung der Polarisationsebene des Lichtes in optisch aktiven Flüssigkeiten und Lösungen bestimmt wird (z. B. zur Harnzuckerbestimmung)

Polarisation [zu gr. πόλος = Drehpunkt, Achse] *w;* -, -en: Herstellen bzw. Ausfiltern einer festen Schwingungsrichtung aus den sonst regellosen Schwingungen des natürlichen Lichts (Phys.). **Polarisations|mi|kro|skop:** Mikroskop, mit dem Objekte in polarisiertem Licht betrachtet werden können (Phys.). **polarisie|ren:** Licht von nur einer Schwingungsrichtung erzeugen bzw. aus dem natürlichen Licht ausfiltern (Phys.)

Poli|en|ze|phalitis ↑Polioenzephalitis

Poli|klinik [auch: ˈpɒ...; gr. πόλις = Stadt u. ↑Klinik] *w;* -, -en: (bes. in der DDR) Krankenhaus, -abteilung für (zumeist) ambulante Krankenbehandlung. **Poli|kliniker** *m;* -s, -, **Poli|klinikerin** *w;* -, -nen: in der Poliklinik tätiger Arzt, tätige Ärztin. **poli|klinisch:** die Poliklinik betreffend; in der Poliklinik erfolgend (z. B. von Behandlungen)

Polio [auch: ˈpɒ...] *w;* -: Kurzbez. für ↑Poliomyelitis

polio..., Polio...

⟨aus gr. πολιός »grau, weißlich«⟩
Wortbildungselement mit der Bedeutung »die graue Nerven-, Hirn- oder Rückenmarksubstanz betreffend«:
- Poliomyelitis
- Polioenzephalitis

Polio|en|ze|phalitis [zu ↑polio... u. ↑Encephalon] *w;* -, ...itiden, in fachspr. Fügungen: **Polio|en|cephalitis**, *Pl.:* ...itides: Entzündung der grauen Hirnsubstanz

Polio|mye|litis [zu ↑polio... u. gr. μυελός = Mark] *w;* -, ...itiden (in fachspr. Fügungen: ...itides): Entzündung der grauen Rückenmarksubstanz. **Polio|mye|litis anterior acuta** = Poliomyelitis epidemica. **Polio|mye|litis epi|demica:** »spinale Kinderlähmung«, (meist epidemisch) im frühen Lebensalter auftretende, durch Polioviren hervorgerufene Entzündung der grauen Rückenmarksubstanz (bes. der motorischen Ganglienzellen), die mit Lähmung und Atrophie bestimmter Muskeln verbunden ist

Polio|sis [zu gr. πολιός = grau, weißlich] *w;* -, ...osen: das Ergrauen der Haare, vgl. Canities

Polio|virus [zu ↑polio... u. ↑Virus]: zu den ↑Enteroviren gehörendes Virus; Erreger der ↑Poliomyelitis

Politzer-Verfahren [nach dem österr. Otologen Adam Politzer, 1835–1920]: Durchblasung der Ohrtrompete mit Luft von der Nase her (zur Prüfung ihrer Durchgängigkeit)

Polkörnchen vgl. Babes-Ernst-Polkörnchen

Pol|körperchen: zwei im Verlauf des Reifungsprozesses der menschlichen Eizelle durch Abschnürung entstehende Körperchen mit einem halben (mütterlichen) Chromosomensatz, die in der Regel degenerieren. **Pol|körperchen|dia|gnostik:** Untersuchungsmethode der pränatalen Diagnostik, bei der vor der künstlichen Befruchtung einer Eizelle die dazugehörenden Polkörperchen auf genetische Besonderheiten untersucht werden

Pollakis|urie [gr. *πολλάκις* = oft u. ↑...urie] *w;* -, ...ien: häufiger Harndrang (wobei jedes Mal nur kleine Mengen Harn gelassen werden; vgl. Polyurie)

Pollen|einheit: die aus $1 \cdot 10^{-6}$ g Pollen gewonnene Menge löslichen Proteins

Pollex [aus gleichbed. lat. *pollex*, Gen.: *pollicis*] *m;* -, ...llices: Daumen (Anat.)

Pollinose [zu lat. *pollen*, Gen.: *pollinis* = sehr feines Mehl, Mehlstaub; Staub] *w;* -, -n: durch Blütenstaub hervorgerufene ↑Allergie, Heuschnupfen

Pollution [zu lat. *polluere, pollutum* = besudeln, verunreinigen] *w;* -, -en: unwillkürlicher Samenerguss im Schlaf (z. B. in der Pubertät)

Polonium [nlat., zum lat. Namen *Polonia* des Geburtslandes Polen der Entdeckerin Marie Curie, 1867–1934] *s;* -s: radioaktiver chemischer Grundstoff; Zeichen: Po

Polo|zyt [gr. *πόλος* = Drehpunkt, Achse u. ↑...zyt] *m;* -en, -en: »Polzelle«, einzelliges Anhangsgebilde am Pol der reifen Eizelle, entstanden aus den drei Teilzellen, die bei der vierfachen Reduktionsteilung des Eies nicht zu selbstständigen befruchtungsfähigen Eizellen ausgebildet werden (Biol.)

Polstar: Cataracta polaris anterior bzw. posterior

Polster|arterie: Arterie, deren Intima nach innen Längsmuskelbündel aufgelagert sind, die wulstförmig gegen die Lichtung vorspringen und durch Kontraktion den Blutdurchfluss regulieren (bes. in Schwellkörpern vorkommend)

Poltern vgl. Battarismus

Polus [von gr. *πόλος* = Drehpunkt, Achse] *m;* -, Poli: »Pol«, Zentrum bzw. Gipfelpunkt eines erhaben gewölbten Organs oder Organteils (Anat.). **Polus anterior:** vorderer Pol des Augapfels, vorderer Pol der Sehachse. **Polus anterior lentis** [↑Lens]: vorderer Pol der Augenlinse, Zentrum der vorderen Linsenoberfläche. **Polus frontalis:** vorderer Pol (Wölbungsmittelpunkt) der Stirnlappen beider Großhirnhemisphären. **Polus oc|cipitalis:** hinterer Pol (Wölbungsmittelpunkt) der Hinterhauptlappen beider Großhirnhemisphären. **Polus posterior:** hinterer Pol des Augapfels bzw. der Sehachse. **Polus posterior lentis** [↑Lens]: hinterer Pol der Augenlinse, Zentrum der hinteren Linsenoberfläche. **Polus temporalis:** vorderer Pol (Wölbungsmittelpunkt) des Schläfenlappens des Großhirns

poly..., Poly...

⟨gr. *πολύς* »viel, vielfach, oft«⟩
Wortbildungselement mit der Bedeutung »viel, mehr, verschieden, oft, zahlreich«:
- Polyarthritis
- polymetamorph
- Polychemotherapie

Poly|adenitis [zu ↑poly... u. gr. *ἀδήν*, Gen.: *ἀδένος* = Drüse] *w;* -, ...itiden (in fachspr. Fügungen: ...itides): Entzündung zahlreicher Lymphknoten

Poly|ämie [↑poly... u. ↑...ämie] *w;* -, ...ien: veralt. für: »Vollblütigkeit«, krankhafte Vermehrung der zirkulierenden Blutmenge

Polyangiitis-Überlappungssyndrom: systemische Vaskulitiden, die sowohl Symptome der klassischen ↑Polyarteriitis nodosa als auch des ↑Churg-Strauss-Syndroms aufweisen

Polya-Reichel-Operation [nach dem ung. Chirurgen Jenő Polya, 1876–1944, u. dem dt. Chirurgen Paul Reichel, 1858–1948]: Operationsmethode zur teilweisen Entfernung des Magens, wobei der Magenstumpf mit der oberen Dünndarmschlinge vereinigt wird

Poly|arteriitis nodosa:[aus ↑Poly... u. ↑Arteriitis]: systemische Vaskulitis der mittelgroßen Arterien, meist der Koronararterien, ohne granulomatöse Entzündungsreaktion

Poly|ar|thritis [zu ↑poly... u. gr. *ἄρθρον* = Glied; Gelenk] *w;* -, ...itiden (in fachspr. Fügungen: ...itides): an mehreren Gelenken gleichzeitig auftretende ↑Arthritis. **Poly|ar|thritis chronica infantilis** od. **infantis** [↑Infans]: chronische Gelenkentzündung (Gelenkrheumatismus) im Kindesalter, die zu Gelenkdeformationen führt (Ursache noch ungeklärt). **Poly|ar|thritis chronica fusi|formis:** chronisch deformierende Entzündung vieler Gelenke mit spindelartiger Anschwellung der Fingergelenke. **Poly|ar|thritis rheu|matica acuta:** akute rheumatische Gelenkentzündung mit hohem Fieber, Schwellungen vieler Gelenke, Rheumaknötchen nach Streptokokkeninfektion der Rachenorgane, Herzentzündung u. anderen Komplikationen. **Poly|ar|thritis rheu|matica chronica:** in Schüben verlaufende, primäre, chronisch-rheumatische Gelenkerkrankung

poly|artikulär [zu ↑poly... u. ↑Articulus]: viele Gelenke betreffend, in vielen Gelenken auftretend (z. B. von krankhaften Veränderungen)

Poly|äs|thesie [↑poly... u. gr. *αἴσθησις* = Sinneswahrnehmung] *w;* -, ...ien: subjektive Wahrnehmung einer Hautreizung an mehreren Hautstellen

Poly|chemo|therapie [↑poly... u. ↑Chemotherapie] *w;* -: Behandlung einer Krankheit mit einer Chemotherapeutika-Kombination (zur Erhöhung der Wirkung)

Poly|chon|dritis [zu ↑poly... u. gr. *χόνδρος* = Korn; Knorpel] *w;* -, ...itiden (in fachspr. Fügungen: ...itides): das Auftreten zahlreicher Knorpelerweichungsherde

Poly|chromasie [zu ↑poly... u. gr. *χρῶμα* = Haut; Hautfarbe; Farbe] *w;* -, ...ien: Eigenschaft von Geweben (bes. von Blutkörperchen), sich mit verschiedenen Farbstoffen anfärben zu lassen

Polycythaemia vgl. Polyzythämie

Poly|daktylie [zu ↑poly... u. gr. *δάκτυλος* = Finger; Zehe] *w;* -, ...ien: angeborene Fehlbildung der Hand bzw. des Fußes mit Bildung überzähliger Finger oder Zehen

Poly|dip|sie [zu ↑poly... u. gr. *δίψα* = Durst] *w;* -, ...ien: krankhaft gesteigerter Durst (z. B. bei ↑Diabetes insipidus)

Poly|galaktie [zu ↑poly... u. gr. *γάλα*, Gen.: *γάλακτος* = Milch] *w;* -, ...ien: übermäßige Milchabsonderung während des Stillens

poly|gen [zu ↑poly... u. ↑...gen]: durch mehrere ↑Gene bedingt (von einem Erbvorgang). **poly|genetisch:** die Polygenie betreffend, auf mehreren genetischen Faktoren beruhend. **Poly|genie** *w;* -, ...ien: Abhängigkeit eines Erbmerkmals von mehreren Genen (Genetik)

poly|glandulär [zu ↑poly... u. ↑Glandula]: = pluriglandulär

Poly|globulie [zu ↑poly... u. lat. *globulus* = Kügelchen] *w;* -, ...ien: **1)** krankhafte Vermehrung der roten Blutkörperchen (z. B. bei längerem Aufenthalt in Höhenluft), ↑Erythrozytose. **2)** = Polyzythämie

Poly|gra|fie [↑poly... u. ↑...grafie] *w;* -, ...ien: veraltend für: gleichzeitige grafische Darstellung mehrerer Organbewegungen. **Poly|gramm** [↑...gramm] *s;* -s, -e: veraltend für: durch ↑Polygrafie entstandene Darstellung

poly|kary|otisch [zu ↑poly... u. ↑karyo...]: mit mehreren Zellkernen versehen

Poly|karyo|zyt [↑poly..., ↑karyo... u. ↑...zyt] *m;* -en, -en (meist *Pl.*): mehrkernige Riesenzellen (Osteoklasten) des Knochenmarks

poly|klonal [zu ↑poly... u. ↑Klon]: aus vielen Zellklonen gebildet

Poly|klonie [zu ↑poly... und ↑Klonus] *w;* -, ...ien: = Paramyoclonus multiplex

Poly|korie [zu ↑poly... u. gr. *κόρη* = Mädchen; Pupille] *w;* -, ...ien: Vorhandensein mehrerer Pupillen in einem Auge (angeborene Fehlbildung)

poly|krot [zu ↑poly... u. gr. *κρότος* = das Schlagen, Klatschen]: mehrgipfelig (z. B. von der Pulswelle). **Poly|krotie** *w;* -, ...ien: Mehrgipfeligkeit der Pulswelle

Poly|mastie [zu ↑poly... u. gr. *μαστός* = Brust, Mutterbrust] *w;* -, ...ien: Ausbildung überzähliger Brustdrüsen bei Frauen längs der sog. »Milchleiste« (atavistische Fehlbildung), vgl. Hyperthelie

Poly|melie [zu ↑poly... u. gr. *μέλος* = Glied] *w;* -, ...ien: angeborene Fehlbildung, bei der überzählige Gliedmaßen ausgebildet sind

Poly|menor|rhö, auch: **Poly|menor|rhöe** [...rø:; ↑poly... u. ↑Menorrhö] *w;* -, ...rrhöen: zu häufige, nach zu kurzen Abständen eintretende Regelblutung

poly|mer [zu ↑poly... u. gr. *μέρος* = Teil]: die Eigenschaft der Polymere aufweisend. **Polymer** *s;* -s, -e, auch: **Poly|mere** *s;* -n, -n (meist *Pl.*): chemische Verbindung (Makromolekül), die sich aus vielen einheitlichen Molekülen zusammensetzt. **Poly|merase** [↑...ase] *w;* -, -n: Enzym, das Polymere spaltet. **Polymerase-Kettenreaktion:** molekularbiologisches Diagnoseverfahren, bei dem durch die Vervielfältigung von DNA-Sequenzen die Nachweisempfindlichkeit von Erbmaterial, Virenstämmen oder Mykobakterien gesteigert wird; Abk.: PCR

Poly|merie [aus ↑Poly...]: **1)** Zusammenwirken mehrerer gleichartiger Erbfaktoren bei der Ausbildung eines Merkmals. **2)** Bez. für besondere Eigenschaften polymerer Verbindung. **Poly|merisat** [zu ↑Polymer]: durch Polymerisation entstandener neuer Stoff. **Poly|merisation:** Herstellung künstlicher Stoffe durch ↑Polymerie (2). **poly|merisieren:** künstliche Stoffe durch ↑Polymerie (2) herstellen. **Poly|merisierung:** Herstellung künstlicher Stoffe durch ↑Polymerie (2)

Poly|morbidität [↑poly... u. ↑Morbidität] *w;* -: = Multimorbidität

poly|morph [zu ↑poly... u. gr. *μορφή* = Gestalt]: vielgestaltig, in verschiedenartigen Formen auftretend (z. B. von Zellen, Zellkernen; auch von Hauteffloreszenzen). **Poly|morphismus:** Vielgestaltigkeit (z. B. von Zellen, Zellkernen; auch von Hauteffloreszenzen). **genetischer Poly|morphismus:** Vorkommen eines Gens in mehreren Ausprägungen (↑Allel)

Poly|my|algie [↑poly..., ↑myo... u. ↑...algie] *w;* -, ...ien, in fachspr. Fügungen: **Poly|my|algia**[1], *Pl.:* ...iae: an vielen Körperstellen gleichzeitig auftretende Muskelschmerzen. **Poly|my|algia rheumatica:** durch multiple Muskelschmerzen charakterisierte rheumatische Erkrankung

Poly|myo|sitis acuta [zu ↑poly... u. gr. *μῦς*, Gen.: *μυός* = Maus; Muskel; ↑acutus] *w;* - -: Autoimmunkrankheit mit akuter Entzündung mehrerer Muskeln mit wanderndem Befall verschiedener Muskelgruppen und hohem Fieber

Poly|nesie [zu ↑poly... u. gr. *νῆσος* = Insel] *w;* -, ...ien: Wucherung der Langerhans-Inselzellen der Bauchspeicheldrüse

Poly|neu|ritis [zu ↑poly... u. gr. *νεῦρον* = Sehne, Flechse; Nerv] *w;* -, ...itiden (in fachspr. Fügungen: ...itides): in mehreren Nervengebieten gleichzeitig auftretende, auf größere Abschnitte des peripheren Nervensystems ausgedehnte ↑Neuritis

Poly|neu|ro|pa|thie [↑poly..., ↑neuro... und ↑...pathie] *w;* -, ...ien: nicht entzündliche chronische Erkrankung mehrerer peripherer Nerven

poly|nu|kleär [zu ↑poly... u. lat. *nucleus* = Kern]: vielkernig (z. B. von Zellen); fälschlich auch für: segmentkernig (z. B. von Leukozyten mit unterteilten Kernen)

Polyo|ma|viren [Kunstw.] *s;* -, ...ren (meist *Pl.*): Virenfamilie, deren Vertreter in verschiedenen Organen und Geweben inapparente, persistierende Infektionen verursachen und im Verdacht stehen, bösartige Tumoren bes. im Darm hervorzurufen

Poly|opie [zu ↑poly... u. gr. *ὤψ*, Gen.: *ὠπός* = Auge; Gesicht] *w;* -, ...ien: »Vielfachsehen«, Sehstörung, bei der ein Gegenstand mehrfach (z. B. doppelt) gesehen wird

Poly|or|chidie [zu ↑poly... u. gr. *ὄρχις* = Hoden] *w;* -,

...ien: Vorhandensein von mehr als zwei Hoden (angeborene Fehlbildung)

poly|ostisch [zu ↑poly... u. gr. *ὀστέον* = Knochen]: viele Knochen befallend (von Krankheiten gesagt)

Poly|otie [zu ↑poly... u. gr. *οὖς*, Gen.: *ὠτός* = Ohr] *w;* -, ...ien: Vorhandensein von mehr als zwei Ohrmuscheln bzw. Ohren (angeborene Fehlbildung)

Polyp [von gr. *πολύπους* = vielfüßig; Meerpolyp; Auswuchs in der Nase] *m;* -en, -en: **1)** gutartige Geschwulst der Schleimhäute, oft gestielt vorkommend (z. B. an der Nasenschleimhaut, im Darm, in der Harnblase). **2)** ugs. für: Wucherung der Rachenmandel

Poly|pa|thie [↑poly... u. ↑...pathie] *w;* -: = Multimorbidität

Polyp|ek|tomie [↑Polyp u. ↑Ektomie] *w;* -, ...ien: operative Entfernung von Polypen

Poly|peptid [↑poly... u. ↑Peptid] *s;* -[e]s, -e: aus mehreren ↑Aminosäuren bestehende Verbindung, die auch als Spaltprodukt des enzymatischen Abbaus der Proteine vorkommt (geht bei weiterer enzymatischer Spaltung in Aminosäuren über)

Poly|phagie [zu ↑poly... u. gr. *φαγεῖν* = essen] *w;* -, ...ien: **1)** = [2]Akorie. **2)** polyphage Ernährungsweise von Tieren bzw. von Parasiten, die auf vielen verschiedenen Wirtsorganismen schmarotzen

Poly|pharmazie [zu ↑Poly... u. ↑Pharmazie]: gleichzeitige Einnahme von mehreren (mindestens fünf) niedrig dosierten Medikamenten, um die Nebenwirkungen der einzelnen Substanzen zu minimieren (insbes. bei Multimorbidität)

Poly|phrasie [zu ↑poly... u. gr. *φράσις* = Reden] *w;* -, ...ien: krankhafte Geschwätzigkeit

Poly|plasmie [zu ↑poly... u. ↑Plasma] *w;* -, ...ien: krankhafte Vermehrung des Blutplasmas; vgl. Plethora

poly|plo|id [Kurzw. aus ↑poly... u. ↑haploid]: nennt man Zellen oder Organismen mit mehrfachem Chromosomensatz (Biol.). **Poly|plo|idie** *w;* -, ...ien: Vervielfachung des Chromosomensatzes, Vorhandensein von mehr als zwei vollen Sätzen homologer Chromosomen in Zellen (Biol.)

Poly|pnoe [↑poly... u. gr. *πνοή* = das Wehen; Blasen; Hauchen] *w;* -: = Tachypnoe

polypo|id [↑Polyp u. ↑...id]: polypenähnlich (z. B. von Schleimhautwucherungen)

polypös, in fachspr. Fügungen: **polyposus, ...osa, ...osum** [zu ↑Polyp]: polypenartig, mit Polypenbildung einhergehend; z. B. in der Fügung ↑Adenoma polyposum

Polypose [zu ↑Polyp] *w;* -, -n, in fachspr. Fügungen: **Polyposis**, *Pl.:* ...oses: ausgebreitete Polypenbildung, Auftreten zahlreicher Polypen (mit Neigung zu maligner Entartung). **Polyposis coli:** Adenomatosis poli, familiäre adenomatöse Polypose, erblich bedingtes Krankheitsbild mit multiplen Adenomen der Dickdarmschleimhaut, die fast immer entarten. **Polyposis intestinalis:** erblich bedingtes Auftreten von Polypen im Darmtrakt, die häufig maligne entarten. **Polyposis ven|triculi:** Auftreten zahlreicher Polypen an der Magenschleimhaut (mit Entartungsneigung)

Poly|prag|masie [zu ↑poly... u. gr. *πρᾶγμα* = Tat, Handlung] *w;* -, ...ien: Behandlung einer Krankheit durch Ausprobieren zahlreicher verschiedener Mittel und Methoden

Poly|radikulitis [↑poly... u. ↑Radikulitis] *w;* -, ...itiden, in fachspr. Fügungen: **Poly|radiculitis,** *Pl.:* ...itides: entzündliche Erkrankung des peripheren Nervensystems mit Schwund der Markscheiden

Poly|radikulo|neu|ritis [zu ↑poly..., lat. *radicula* = Würzelchen u. gr. *νεῦρον* = Sehne, Flechse; Nerv] *w;* -, ...itiden: Entzündung mehrerer Nervengebiete mit Beteiligung der Nervenwurzeln

Poly|ribo|som [zu ↑poly u. ↑Ribosom] *s;* -s, -en (meist *Pl.*): Polysom, Aufreihung mehrerer Ribosomen bei der Proteinbiosynthese

Poly|sac|cha|rid, auch: **Poly|sa|charid** [zu ↑poly... u. gr. *σάκχαρ* = Zucker] *s;* -[e]s, -e: »Mehrfachzucker«, aus zahlreichen ↑Monosacchariden unter Wasseraustritt entstehendes Kohlenhydrat (z. B. Stärke; Chem.)

Poly|serositis [zu ↑poly... u. ↑Serosa] *w;* -, ...itiden (in fachspr. Fügungen: ...itides): gleichzeitige Entzündung der serösen Häute mehrerer Körperhöhlen (z. B. Kombination von ↑Pleuritis, ↑Peritonitis und ↑Perikarditis)

Poly|sia|lie [zu ↑poly... u. gr. *σίαλον* = Speichel] *w;* -: = Ptyalismus

Poly|skler|adenitis [zu ↑poly..., gr. *σκληρός* = hart u. gr. *ἀδήν*, Gen.: *ἀδένος* = Drüse] *w;* -, ...itiden: Verhärtung und Entzündung vieler Lymphknoten im menschlichen Körper (Vorkommen bei Lues)

Poly|sklerose [↑poly... u. ↑Sklerose] *w;* -, -n: = Multiple Sklerose

Poly|somie [Kurzw. aus ↑Poly... u. ↑Chromosom]: mehrfaches Auftreten eines homologen Chromosoms, z. B. beim Down-Syndrom, wobei das Chromosom 21 dreimal statt nur doppelt in jeder Zelle vorliegt

Poly|stichia|sis [zu ↑poly... u. gr. *στίχος* = Reihe] *w;* -, ...ia|sen: angeborene Lidanomalie, bei der mehrere überzählige Reihen von Augenwimpern auftreten

Poly|thelie [zu ↑poly... u. gr. *θηλή* = Mutterbrust; Brustwarze] *w;* -, ...ien: = Polymastie

poly|top [zu ↑poly... u. gr. *τόπος* = Platz, Stelle]: von vielen Abschnitten (eines Organs) ausgehend; an mehreren Stellen auftretend (von Krankheitserscheinungen gesagt)

poly|toxiko|man [zu ↑poly..., ↑toxiko... u. gr. *μανία* = Tollheit, Wahnsinn]: von mehreren Drogen abhängig. **Poly|toxiko|manie** *w;* -, ...ien: Abhängigkeit von mehreren süchtig machenden Drogen, meist in Verbindung mit Alkoholismus

Poly|trau|ma [↑poly... u. ↑Trauma] *s;* -s, ...men u. -ta: Verletzung von zwei oder mehreren Körperregionen bzw. Organsystemen, wobei jede einzelne Verletzung für sich eine Lebensbedrohung darstellt

Poly|tri|chie [zu ↑poly... u. gr. *θρίξ*, Gen.: *τριχός* = Haar] *w;* -, ...ien: extrem starke Körperbehaarung

Poly|urie [↑poly... und ↑...urie] *w;* -, ...ien: krankhaft vermehrte Harnausscheidung (z. B. bei ↑Diabetes mellitus). **poly|urisch:** die Polyurie betreffend, mit Polyurie verbunden

poly|valent [zu ↑poly... u. lat. *valere* = Kraft, Wirkung haben]: in mehrfacher Beziehung wirksam, gegen verschiedene Erreger od. Giftstoffe gerichtet (z. B. von Seren od. Impfstoffen gesagt)

poly|zystisches Ovarial|syndrom: eine Kombination aus übermäßiger Androgenempfindlichkeit in der Peripherie bzw. erhöhtem Androgenspiegel in der Zirkulation und einer ovariellen Dysfunktion, meist in Verbindung mit Insulinresistenz, Adipositas, Neigung zu Depressionen und primärer Sterilität; eine Diagnose erfolgt anhand zweier der drei Rotterdamkriterien Oligo- oder Anovulationen, Zysten im Ovar, Virilisierung; Abk.: PCOS

Poly|zyth|ämie [↑poly..., ↑zyto... und ↑...ämie] *w;* -, ...ien, in fachspr. Fügungen: **Poly|cyth|aemia**[1], *Pl.:* ...iae: »Rotblütigkeit«, übermäßige Vermehrung der Erythrozyten, Leukozyten u. Thrombozyten u. das damit zusammenhängende Krankheitsbild (Überfüllung der blutbildenden Gewebe, Leber- und Milzschwellungen u. a.). **Poly|cyth|aemia rubra hyper|tonica:** mit Bluthochdruck einhergehende Polyzythämie. **Poly|cyth|aemia ru|bra vera:** mit starker Erhöhung der Erythrozytenzahl und des Hämoglobingehalts verbundene Polyzythämie. **Poly|cyth|aemia sym|ptomatica:** durch Bluteindickung oder durch Vermehrung der Erythrozyten infolge äußeren oder inneren Sauerstoffmangels entstandene Polyzythämie

POM: Abk. für ↑*Pulsoxymetrie*

Pom|pholyx [von gr. *πομφόλυξ* = Blase, Wasserblase] *w;* -: auf ↑Dyshidrose beruhendes Auftreten flüssigkeitsgefüllter Hautblasen, bes. an Händen und Füßen

Pomum Adami [lat. *pomum* = Apfel; nach Adam, dem nach volkstüml. Vorstellung ein Stück des verbotenen Apfels im Halse stecken geblieben war] *s;* -, -: = Prominentia laryngea

Poncet-Krankheit [pō'sɛ...; nach dem frz. Chirurgen Antonin Poncet, 1849–1913]: im Zusammenhang mit Tuberkulose auftretende ↑Polyarthritis

Ponfick-Schatten [nach dem dt. Pathologen Emil Ponfick, 1844–1913]: veralt. für: farblose Überreste (»Schatten«) der roten Blutkörperchen bei intravasaler Hämolyse

Pons [aus lat. *pons*, Gen.: *pontis* = Brücke] *m;* -, Pontes: »Brücke«, zwischen ↑Medulla oblongata und ↑Mesencephalon an der Hirnbasis liegender Hirnabschnitt (als Verbindung zwischen Groß- und Kleinhirn; Anat.)

Pontiac-Fieber [nach der amerik. Stadt Pontiac, in der die Krankheit zuerst diagnostiziert wurde]: Krankheitsverlauf wie bei der ↑Legionärs-Krankheit, jedoch ohne Pneumonie

Ponticelli-Schema immunmodulierendes Therapieschema bei membranöser Glomerulonephritis, bei dem im Wechsel Steroide u. Chlorambucil verabreicht werden

pontin, in fachspr. Fügungen: **pontinus, ...na, ...num:** zum ↑Pons gehörend (Anat.)

Pool-Schlesinger-Zeichen [pu:l...; nach dem amerik. Chirurgen E. H. Pool, 1874–1949, u. dem österr. Arzt Hermann Schlesinger, 1868–1934]: veralt. für: auf ↑Tetanie hinweisender Streckkrampf im Knie, verbunden mit einem tonischen Krampf im Sprunggelenk bei starker Hüftbeugung des gestreckten Beines

Po|ples [aus gleichbed. lat. *poples*, Gen.: *poplitis*] *m;* -, Po|plites: Kniekehle, Kniebeuge (Anat.). **Po|plitea** *w;* -: Kurzbez. für ↑Arteria poplitea. **Po|plitea|kom|pressions|syn|drom:** angeborene atypische Verlagerung der Arteria poplitea am Übergang vom proximalen zum mittleren Segment. Die Kompression erfolgt durch den medialen oder lateralen Kopf des ↑Musculus gastrocnemius und führt zu Gehbeschwerden und ischämischen Symptomen. **po|plite|us, ...tea, ...te|um:** zur Kniekehle gehörend; z. B. in der Fügung ↑Ligamentum popliteum arcuatum

Poppers ['pɔpɐs; engl. *to pop* = knallen] *w; Pl.*): Gruppe kurzfristiger illegaler Drogen, die meist ↑Amylnitrit enthalten

Population [aus lat. *populus* = Volk]: Gruppe von Individuen mit bestimmten gemeinsamen Merkmalen (Statistik)

Pore [von gr. *πόρος* = Durchgang; Ausgang; Öffnung] *w;* -, -n, in fachspr. Fügungen: **Porus** *m;* -, Pori: feine [Haut]öffnung. **Porus gustatorius:** »Geschmackspore«, feine Öffnung im Schleimhautepithel bes. der Zunge über einer Geschmacksknospe. **Porus sudori|ferus:** »Schweißpore«, Ausführungsöffnung einer Schweißdrüse in der Haut; vgl. Porus

Por|en|ze|phalie [zu ↑Pore u. ↑Encephalon] *w;* -, ...ien: meist mit geistiger Behinderung verbundene (pränatal erworbene) Lückenbildung in der Hirnsubstanz

Porio|manie [gr. *πορεία* = Gehen, Gang; Reise und ↑Manie] *w;* -, ...ien: »Wanderdrang«, impulshaftes, unvermitteltes Weglaufen und Umherirren, krankhafter Reise- und Wandertrieb

Poro|keratose [↑Pore und ↑Keratose] *w;* -, -n, in fachspr. Fügungen: **Poro|keratosis**, *Pl.:* ...oses: Form der ↑Parakeratose, bei der sich in der Umgebung der Hautporen unregelmäßig verbreitete Effloreszenzen mit ringförmigem Hornwall ausbilden (seltenes, erbliches Hautleiden)

Poro|kranie [zu ↑Porus u. ↑Cranium] *w;* -, ...ien: durch Substanzverlust bedingte Lückenbildung im knöchernen Schädel

porös, in fachspr. Fügungen: **porosus, ...osa, ...osum** [zu ↑Pore]: löcherig, mit feinen Öffnungen durchsetzt, durchlässig (bezogen z. B. auf die Beschaffenheit von Knochen). **Porosität** *w;* -: Löcherigkeit, Durchlässigkeit (z. B. der Knochen)

Por|phin [zu gr. πορφύρα = Purpurschnecke; Purpur] *s;* -s, -e: Grundsubstanz der ↑Porphyrine, eine aus vier Pyrrolringen aufgebaute organische Verbindung (Chem.)

Porphobilinogen [zu gr. πορφύρα = Purpurschnecke; Purpur] *s;* -s, -e: Vorstufe bei der ↑Biosynthese (1) der Porphyrine

Por|phyrie [zu ↑Porphyrin] *w;* -, ...ien, in fachspr. Fügungen: **Por|phyria**[1], *Pl.:* ...iae: vermehrte Bildung und Ausscheidung von ↑Porphyrinen (mit dem Urin; Stoffwechselanomalie). **Por|phyria cutanea tarda:** mit Blasenbildung der Haut infolge Lichteinwirkung verbundene, langsam fortschreitende Porphyrie (häufige Form der ↑Porphyria hepatica). **Por|phyria ery|thro|poe|tica:** seltene angeborene Stoffwechselstörung, bei der es zu krankhaft gesteigerter Porphyrinbildung im blutbildenden Knochenmark kommt (mit hämolytischer Anämie, Fotodermatosen sowie Haut- u. Schleimhautveränderungen einhergehend). **Porphyria hepatica:** Form der Porphyrie mit gestörtem Porphyrinstoffwechsel in der Leber (zu Leberparenchymschädigungen, Zirrhosen u. a. führend)

Por|phyrin [zu gr. πορφύρα = Purpurschnecke; Purpur] *s;* -s, -e (meist *Pl.*): biologisch wichtige eisenfreie Abbauprodukte der Blut- und Blattfarbstoffe, die eine ↑Fotosensibilisierung des Organismus bewirken

Por|phyrin|urie [↑Porphyrin u. ↑...urie] *w;* -, ...ien: Ausscheidung von ↑Porphyrinen im Harn (bei Porphyrie)

Por|phyr|milz: charakteristisch veränderte Milz von porphyrartigem Aussehen bei ↑Lymphogranulomatose

Porro-Operation [nach dem ital. Gynäkologen Edoardo Porro, 1842–1902]: heute nur noch selten durchgeführte Kaiserschnittoperation, bei der die Gebärmutter oberhalb der Vagina (unter Zurücklassung der Adnexe) amputiert wird (bei Gefahr postoperativer letaler Komplikationen und zur Sterilisation angewandt)

Porr|op|sie [zu gr. πόρρω = vorwärts; fern; weiter in die Ferne u. gr. ὄψις = Sehen; Anblick] *w;* -, ...ien: optische Sinnestäuschung, bei der alle Gegenstände in die Ferne gerückt erscheinen (Form der im schizophrenen Prozess erlebten Veränderung der Umwelt)

Port *m;* -s, -s: implantierbare Kammer mit Venenkatheter für die Langzeitzufuhr von Opiaten oder Zytostatika

Porta [aus lat. *porta,* Gen.: *portae* = Tor, Eingang] *w;* -, Portae: Pforte, Zugang, Stelle der Einmündung oder des Eintretens bes. von Gefäßen in ein Organ (Anat.). **Porta hepatis** [↑Hepar]: »Leberpforte«, quere Furche in der Mitte der oberen Leberfläche, bei der die meisten Blutgefäße und Nerven der Leber in das Organ eintreten. **portal,** in fachspr. Fügungen: **portalis, ...le:** die ↑Porta hepatis bzw. die ↑Vena portae betreffend, durch sie bewirkt (Anat.). **portale Hyper|tension:** »Pfortaderhochdruck«, Bluthochdruck, der entsteht, wenn das Pfortaderblut am normalen Abfluss in die untere Hohlvene gehindert wird (z. B. durch einen Thrombus)

Portal|feld: Bezirk der Leber, der der Bauchwand unmittelbar anliegt

Portio [aus lat. *portio,* Gen.: *portionis* = Abteilung; Teil, Anteil] *w;* -, ...io|nes: [abgegrenzter] Teil eines Organs (Anat.). **Portio su|pra|vaginalis:** der Teil des Gebärmutterhalses, der nicht in die Scheide hineinragt. **Portio vaginalis:** Teil des Gebärmutterhalses, der in die Scheide hineinragt

Portio|kappe: aus Kunststoff hergestellte Kappe, die als mechanisches Empfängnisverhütungsmittel dem in die Scheide ragenden Teil der Gebärmutter aufgestülpt wird

Porto|gra|fie [↑Porta (in der Fügung ↑Vena portae) u. ↑...grafie] *w;* -, ...ien: heute nur noch selten durchgeführte röntgenografische Untersuchung und Darstellung des Pfortadersystems (mithilfe von Kontrastmitteln)

porto|kaval [zu ↑Porta (in der Fügung ↑Vena portae) u. ↑cavus (in der Fügung ↑Vena cava inferior)]: in der Fügung: **porto|kavale Anastomose:** angeborene oder operativ hergestellte Anastomose zwischen der Pfortader und der Vena cava inferior

Porus [von gr. πόρος = Durchgang, Ausgang; Öffnung] *m;* -, Pori: **1)** Körperöffnung, Ausgang eines Körperkanals (Anat.). **2)** vgl. Pore. **Porus acusticus ex|ternus** bzw. **internus:** äußere bzw. innere Öffnung des knöchernen Gehörgangs

Porzellangallenblase: schwielige Verdickung der Gallenblasenwand (als Folge chronischer Gallenblasenentzündungen), die dadurch ein porzellanähnliches Aussehen erhält

Posada-Krankheit vgl. Kokzidioidomykose

Position [zu lat. *ponere, positum* = legen, setzen, stellen], in fachspr. Fügungen: **Positio,** *Pl.:* ...iones: Stellung, besondere Lage eines Organs im Verhältnis zu anderen. **Positio uteri:** die (normale oder anomale) Lage der Gebärmutter im kleinen Becken

positiv [auch: ...tıf; aus lat. *positivus* = gesetzt, gegeben]: **1)** für das Bestehen einer Krankheit sprechend (z. B. Befunde, Reaktionen; Med.). **2)** den dem negativen Pol entgegengesetzten Elektrizitätspol betreffend (von elektr. Ladungen; Phys.). **3)** die Helligkeitskontraste des Objekts tonwertrichtig wiedergebend (von Röntgenbildern, die Schatten gebende Organe, z. B. Knochen, dunkel und die strahlendurchlässige Weichteilumgebung hell wiedergeben)

Positiv|liste [...tıf...]: bewertende Arzneimittelklassifikation, die zu einer Beschränkung der dem Arzt zur Verfügung stehenden Medikamente führt; vgl. Negativliste

Posi|tron [Kurzw. aus ↑*posi*tiv u. ↑Elek*tron*] *s;* -s, ...onen: positiv geladenes Elementarteilchen, dessen Masse gleich der Elektronenmasse ist (Phys.)

Posi|tronen|emissions|tomo|gra|fie: bildhafte Darstellung und quantitative Erfassung des Stoffwechsels und des Funktionszustandes von Organen (z. B. des Gehirns) unter Verwendung Positronen emittierender Radionuklide; Abk.: PET

Poso|logie [gr. πόσος = wie groß?, wie viel? u. ↑...logie] *w;* -: Lehre von der Dosierung der Arzneimittel

Possinger-Score: veralt. für: klinisches Risikoprofil bei metastasiertem Mammakarzinom

post [aus lat. *post* = hinten; nach, hinter]: Verhältniswort mit der Bedeutung »nach, hinter«; z. B. ↑post partum

> **post..., Post...**
>
> ‹lat. post »hinter, nach«›
> Präfix mit der Bedeutung »nach (zeitlich und örtlich), hinter«:
> - postembryonal
> - postmortal
> - Postmolar
> - posttraumatisch

Post|aggressions|syndrom [aus ↑Post..., ↑Aggression u. ↑Syndrom]: Stoffwechselveränderung nach Körpergewebeschädigung durch äußere Gewalteinwirkung (auch Operation)

post|akut [↑post... u. ↑akut]: im Anschluss an das akute Stadium einer Krankheit (auftretend)

Post-COVID-Syn|drom [aus ↑Post..., ↑COVID-19 u. ↑Syndrom] *s;* -s: nach einer Infektion mit ↑SARS-CoV-2 auftretendes Krankheitsbild mit anhaltender Atemnot und allgemeiner Schwäche aufgrund einer Schädigungen von Herz, Lunge, Hirn, Nerven und Stoffwechsel

Post|dilution [aus ↑Post... u. ↑Dilution]: durch die hydrostatische Druckdifferenz bei der Hämofiltration wird Ultrafiltrat abgepresst; als Ersatz dient steriles Infusat, das hinter dem Filter verabreicht wird

Post|disko|tomie|syndrom [aus ↑Post..., ↑Diskus, ↑...tomie u. ↑Syndrom]: Gesamtheit der erneut auftretenden Beschwerden nach einer Bandscheibenoperation

Post|embolisations|syndrom [aus ↑Post..., ↑Embolie u. ↑Syndrom]: Komplikationen (Fieber, Subileus, Seitenschmerzen, Blutdruckanstieg) nach Nierennekrose

post|em|bryo|nal: nach der Embryonalzeit, nach Abschluss der Embryonalentwicklung [erfolgend]

posterior-anterior: von hinten nach vorn (Bez. der Richtung des Strahlenganges bei Röntgendurchleuchtungen); Abk.: p.–a.

posterior, ...rius [aus lat. *posterior* = letzterer, hinterer]: hinterer, am weitesten dorsal liegend (von Organen gleichen Namens); z. B. in der Fügung ↑Arteria meningea posterior (Anat.)

postero|lateral, in fachspr. Fügungen: **postero|lateralis, ...le** [lat. *posterus* = nachfolgend, kommend u. ↑lateral]: hinten und seitlich gelegen; die Seiten- und Hinterwand eines Organs (z. B. des Herzens) betreffend

post|gan|glio|när [zu ↑post... u. ↑Ganglion]: nach einem Ganglion beginnend oder endend

Post|gast|rek|tomie|syn|drom: nach Magenresektion auftretendes Krankheitsbild mit Blutungen, Erbrechen und Sekretstauung

post|hemi|plegisch, in fachspr. Fügungen: **post|hemi|plegicus, ...ca, ...cum** [zu ↑post... u. ↑Hemiplegie]: nach einer ↑Hemiplegie auftretend; z. B. in der Fügung ↑Chorea posthemiplegica

post|hepatisch [zu ↑post... u. ↑Hepar]: nach der Leber, hinter der Leber

Pos|thio|plastik [gr. πόσθιον = Vorhaut u. ↑Plastik] *w;* -, -en: plastische Operation an der Vorhaut (bei Phimose oder Verklebung der Vorhaut mit der Eichel)

Pos|thitis [zu gr. πόσθιον = Vorhaut] *w;* -, ...itiden (in fachspr. Fügungen: ...itides): Vorhautentzündung

Pos|tho|lith [zu gr. πόσθιον = Vorhaut u. ↑...lith] *m;* -s u. -en, -e[n]: »Vorhautstein«, bei ↑Phimose auftretendes, aus ↑Smegma und Harnsalzen bestehendes Konkrement unter der Vorhaut

posticus, ...ca, ...cum [aus lat. *posticus* = hinten befindlich, hinterer]: älter für: posterior

post|iktal [zu ↑post... u. ↑Iktus]: nach einem (epileptischen) Anfall auftretend

Postikus *m;* -, Postizi: übliche Bez. für ↑Musculus cricoarytaenoideus posterior

Post|in|farkt|syn|drom: nach Herzinfarkt auftretender Symptomenkomplex mit Pleuritis, Perikarditis und Pneumonie

post in|jectio|nem [↑post u. ↑Injektion] nach einer Injektion (auftretend); Abk.: p. i.

post|isch|ämisch [...ıs-ç...; zu ↑post... u. ↑Ischämie]: nach einer Ischämie (auftretend)

Post|kardio|tomie|syn|drom: entzündliche Komplikationen, die im zeitlichen Intervall nach herzchirurgischen Eingriffen auftreten

post|ko|ital [zu ↑post... u. ↑Koitus]: nach dem Geschlechtsverkehr (auftretend)

post|kom|motio|nelles Syn|drom [zu ↑post... u. ↑Kommotio]: nach einer Gehirnerschütterung auftretender Symptomenkomplex mit Schwindel und nervöser Instabilität

post|konzeptio|nell [zu ↑post... u. ↑Konzeption]: nach der Befruchtung (auftretend)

post|matur [↑post... u. lat. *maturus* = reif]: nennt man ein »übertragenes«, erheblich später als zum errechneten Geburtstermin geborenes Kind

post|meno|pau|sal [zu ↑post... u. ↑Menopause]: den Zeitabschnitt nach Beginn der Menopause betreffend, nach der Menopause auftretend. **Post|meno|pau|se** *w;* -, -n: bei Frauen die Zeit ab dem Eintritt der ↑Menopause

Post|molar [↑post... u. ↑Molar] *m;* -en, -en: hinterer Backenzahn, Mahlzahn

post|mortal [zu ↑post... u. ↑Mors]: nach dem Tode

[auftretend] (z. B. von Organveränderungen, Malazien)

post|natal [zu ↑post... u. lat. *natus* = Geburt]: nach der Geburt bzw. Entbindung [auftretend] (z. B. von Schädigungen des Kindes)

post|ne|krotisch [zu ↑post... u. ↑Nekrose]: im Gefolge einer Nekrose auftretend

post|operativ [zu ↑post... u. ↑Operation]: nach einer Operation auftretend, einer Operation folgend (z. B. von Blutungen)

post partum [↑post; ↑Partus]: nach der Geburt bzw. Entbindung [auftretend] (z. B. von Endometritiden)

post|pneu|monisch [zu ↑post... u. ↑Pneumonie]: nach einer Lungenentzündung [auftretend]

Post-Polio-Syndrom [aus ↑Post..., ↑Polio u. ↑Syndrom]: spinale Muskelatrophie mindestens 15 Jahre nach überstandener Poliomyelitis

post|ponie|rend [zu lat. *postponere, postpositum* = nachsetzen]: verspätet eintretend (z. B. von Krankheitssymptomen). **Post|position** *w;* -, -en: **1)** verspätetes Auftreten (z. B. von Krankheitssymptomen). **2)** Verlagerung (eines Organs) nach hinten; Gegensatz: Anteposition

post|prandial [zu ↑post... u. lat. *prandium* = Vormahlzeit, Mahlzeit]: nach dem Essen auftretend (z. B. von Schmerzen)

post|puberal [zu ↑post... und lat. *pubes* = mannbar, erwachsen]: nach der Pubertät

post|pylorisch [zu ↑post... u. ↑Pylorus]: im Anschluss an den Magenpförtner lokalisiert (z. B. von Tumoren)

post radia|tio|nem [↑post; zu lat. *radiare* = strahlen]: nach einer [Röntgen]bestrahlung auftretend (z. B. von Hautveränderungen); Abk.: p. r.

post|renal [zu ↑post... u. ↑Ren]: funktionell nach Passieren der Niere auftretend

Post|rhino|skopie [↑post..., ↑rhino... und ↑...skopie] *w;* -, ...ien: Untersuchung der Nasenhöhlen vom Nasen-Rachen-Raum aus

post|sinuso|idal [zu ↑post... u. ↑Sinusoid]: nach, hinter einem Sinusoid gelegen

post|syn|aptisch [zu ↑post... u. ↑Synapse]: nach, hinter einer Synapse (gelegen); z. B. postsynaptische Rezeptoren

Post|ta|chy|kardie|syn|drom: nach länger dauernder Tachykardie auftretende Endteilveränderungen im EKG (als Ausdruck einer relativen Ischämie des Herzens)

post|thrombo|tisches Syn|drom: Defektheilung einer Thrombophlebitis der tiefen Beinvenen mit Störung des venösen Rückflusses

Post|trans|fusions|hepatitis: im Anschluss an eine Bluttransfusion auftretende Hepatitis

post|trau|matisch [zu ↑post... u. ↑Trauma]: nach, infolge einer Verletzung [auftretend, vor sich gehend] (z. B. von Folgeerkrankungen). **posttraumatische Belastungs|störung:** psychische Erkrankung infolge erlittener (oft lange zurückliegender) Traumata [mit verschiedenen psychischen und psychosomatischen Symptomen]; Abk.: PTBS

postu|ral: die Körperhaltung betreffend

post vac|cinatio|nem [↑post... u. ↑Vakzination]: im Anschluss an eine Impfung; Abk.: p. v. **postvakzinal:** nach einer Impfung auftretend

Post|vention [Gegenbildung mit dem Präfix ↑post... zu ↑Prävention] *w;* -, -en: selten für: [ärztliche] Betreuung eines Patienten nach einer Krankheit, einer Operation; Nachsorge; vgl. Tertiärprävention

Post-Zoster-Neuralgie [aus ↑Post..., ↑Herpes zoster u. ↑Neuralgie]: hämorrhagische Entzündung der Hinterwurzelganglienzellen, Hypästesie u. Allodynie als Komplikation eines Herpes zoster

Potator *m;* -, ...toren, **Potatorin** *w;* -, -nen [zu lat. *potare, potatum* = trinken]: Alkoholabhängige/-r, an ↑Dipsomanie leidende Person. **Potatorium** *s;* -s, ...rien [...ɪən]: = Dipsomanie

potent [aus lat. *potens* = einer Sache mächtig, etwas vermögend, könnend]: **1)** zum Geschlechtsverkehr fähig; zeugungsfähig (vom Mann). **2)** wirksam (von Arzneimitteln)

Potenz [aus lat. *potentia* = Vermögen, Kraft] *w;* -, -en, in fachspr. Fügungen: **Potentia**, *Pl.:* ...iae: **1)** [Leistungs]fähigkeit. **2)** übliche Kurzbez. für ↑Potentia coeundi. **3)** Wirksamkeit von Arzneimitteln. **4)** Grad der Verdünnung eines homöopathischen Arzneimittels. **Potentia co|eundi** [lat. *coire* = zusammengehen, -treffen]: Beischlafsfähigkeit (und Zeugungsfähigkeit) des Mannes, Fähigkeit, den ↑Koitus auszuführen. **Potentia con|cipiendi** [lat. *concipere* = aufnehmen, empfangen]: Empfängnisfähigkeit der Frau, Befähigung zur Schwangerschaft. **Potentia generandi** [lat. *generare* = zeugen, hervorbringen]: Zeugungsfähigkeit des Mannes, Vermögen, befruchtungsfähiges Sperma hervorzubringen

Potenzial, auch: **Potential** [zu lat. *potentia* = Fähigkeit] *s;* -s, -e, in der Fügung: **evoziertes Potenzial:** registrierbare Energie, die z. B. an der Großhirnrinde durch akustische, visuelle oder somatosensorische Reizung eines Sinnesorgans erzeugt werden kann

potenziell, auch: **potentiell** [zu ↑Potenz]: möglich; (unter bestimmten Bedingungen) eintreten könnend, sich verwirklichen könnend; Gegensatz: aktuell

potenzie|ren [zu ↑Potenz]: **1)** die Wirkung eines Arznei- oder Narkosemittels verstärken (z. B. von ↑Adjuvanzien od. zusätzlichen Arznei- od. Narkosemitteln gesagt). **2)** eine Arznei homöopathisch verdünnen

Poto|manie [lat. *potus* = das Trinken; der Trank u. ↑Manie] *w;* -, ...ien: = Dipsomanie

Pott-Buckel [nach dem engl. Chirurgen Percival Pott, 1714–1788]: = Gibbus

Potter-Syndrom [nach der amerik. Gynäkologin Edith Potter, 1901–1993]: **1)** Krankheitsbild aufgrund des Fehlens oder der Fehlbildung der Nieren von Neugeborenen. **2)** angeborene reno-faziale Dysplasie

Pott-Fraktur: Knöchelbruch, bei dem das untere Ende des Wadenbeins und der ↑Malleolus medialis gebrochen sind. **Pott-Krankheit** = Spondylitis tuberculosa. **Pott-Operation:** veralt. für: Herzoperation bei ↑Fallot-Tetralogie in Form einer operativen Herstellung einer ↑Anastomose zwischen dem ↑Truncus pulmonalis und der Aorta. **Pott-Trias:** drei Spätfolgen der Spondylitis tuberculosa: Buckel, paravertebraler Senkungsabszess, Querschnittslähmung

Potus [aus lat. *potus* = das Trinken; der Trank] *m;* -, Potus [ˈpoːtuːs]: Trank, Heiltrank, flüssiges Arzneimittel (das in größerer Menge eingenommen wird)

Pouch [paʊtʃ; aus engl. *pouch* = Beutel] *m;* -es, -es: künstliches beutelförmiges Reservoir als Ersatz für ein natürliches Hohlorgan (z. B. Harnblase)

Poupart-Band [puˈpaːr...; nach dem frz. Anatomen u. Chirurgen François Poupart, 1616–1708]: = Ligamentum inguinale

Power-Mode [ˈpaʊə məʊd; aus engl. *power* = Energie u. *mode* = Modus] *m;* -s, -s: Verfahren bei der Farbduplex-Sonografie, bei dem die Farbcodierung der Signalintensität u. nicht der Flussgeschwindigkeit entspricht

Pox|viridae [aus engl. *pox* = Pocken] *Pl.*: Viren-Familie, die auch die humapathogenen Pockenviren umfasst

PP: Abk. für *p*ankreatisches *P*olypeptid

p. p.: Abk. für ↑per primam (intentionem)

ppb = parts per billion

PPG: Abk. für [*Ph*]Foto*p*letysmografie

PPI: Abk. für *P*rotonen*p*umpen*in*hibitor, Protonenpumpenhemmer

PPL: Abk. für *P*lasma*p*rotein*l*ösung

ppm = parts per million

PPROM: Abk. für *p*reterm *p*remature *r*upture *o*f *m*embranes, vorzeitiger Blasensprung (während einer Schwangerschaft)

PPS: Abk. für *P*roportional *P*ressure *S*upport

PPSB: Abk. für *P*rothrombin, *P*rokonvertin, *S*tuart-Prower-Faktor, antihämophiles Globulin *B*, Prothrombinkomplex

ppt = parts per trillion

P-pulmonale: P-Zacke im EKG

Pr: chem. Zeichen für ↑Praseodym

p. r.: Abk. für ↑post radiationem

> **prä..., Prä...**
>
> in fachspr. Fügungen: **prae..., Prae...**, in der neusten anat. Nomenklatur: **pre..., Pre...** ⟨lat. prae »vor, vorher«⟩
> Präfix mit der Bedeutung »vor, voran, voraus«:
> - Prädisposition
> - präoperativ
> - Prämolar
> - pränatal

Prä|albumin: Transthryretin, Protein, das in der Serumelektrophorese vor der Albuminfraktion wandert, Laborparameter der Liquordiagnostik

prä|au|rikulär [zu ↑prä... u. ↑Auricula]: vor dem Ohr (gelegen)

prä|biotisch vgl. probiotisch

Prä|delir [aus ↑Prä... u. ↑Delir]: beginnendes Stadium des Deliriums; der Übergang in ein Delirium ist jedoch nicht zwingend

Prader-Labhart-Willi-Syndrom [nach dem schweiz. Endokrinologen Andrea Prader, 1919–2001, dem schweiz. Internisten Alexis Labhart, geb. 1916, u. dem schweiz. Pädiater Heinrich Willi, 1900–1971]: sekundärer Hypogonadismus mit Kleinwuchs, Intelligenzdefekt, Adipositas, Diabetes mellitus Typ II ab 20. Lebensjahr aufgrund struktureller Chromosomenaberration

Prä|dia|betes [↑prä... u. ↑Diabetes] *m;* -: Vorstadium eines Diabetes bei Personen, bei denen man aufgrund gewisser Vorbedingungen (z. B. familiäre Prädisposition) annehmen muss, dass sie an Diabetes erkranken werden

Prä|di|lektions|stelle [zu ↑prä... u. lat. *diligere, dilectum* = schätzen, lieben]: bevorzugte Stelle (z. B. ein bestimmtes Organ) für das Auftreten einer Krankheit, Angriffsstelle einer Krankheit

Prä|dilution [aus ↑Prä... u. ↑Dilution]: durch die hydrostatische Druckdifferenz bei der Hämofiltration wird Ultrafiltrat abgepresst; als Ersatz dient steriles Infusat, das vor dem Filter verabreicht wird

prä|dis|ponieren [↑prä... u. lat. *disponere* = einteilen; anordnen]: empfänglich machen (z. B. für eine Krankheit). **Prä|dis|position** [↑prä... u. ↑Disposition] *w;* -, -en: spezifische ↑Disposition, besonders ausgeprägte Anfälligkeit für bestimmte Krankheiten

prae..., Prae... vgl. prä..., Prä...

praecancerosus vgl. präkanzerös

praecentralis vgl. präzentral

prae|cox [aus gleichbed. lat. *praecox*]: vorzeitig, frühzeitig, zu früh auftretend; z. B. in der Fügung ↑Dementia praecox

Prae|cune|us [↑prä... u. ↑Cuneus] *m;* -, ...cunei [...e-ɪ]: »Vorkeil, Vorzwickel«, dem ↑Cuneus im Großhirn vorgelagertes viereckiges Rindenfeld (Anat.)

prae|hemi|plegicus, ...ca, ...cum [zu ↑prä... u. ↑Hemiplegie]: einer ↑Hemiplegie vorausgehend; z. B. in der Fügung ↑Chorea praehemiplegica

Prä|ek|lamp|sie [↑prä... u. ↑Eklampsie] *w;* -, ...ien: veralt. Bez. für ↑EPH-Gestose

praematurus vgl. prämatur

prae|oc|cipitalis, ...le [zu ↑prä... u. Occiput (↑Okziput)]: vor dem Hinterhauptbein liegend; z. B. in der Fügung ↑Incisura praeoccipitalis

prae|parans [zu lat. *praeparare* = vorbereiten]: vorbereitend; z. B. in der Fügung ↑Labores praeparantes

praepatellaris vgl. präpatellar
praeperitonaealis vgl. präperitoneal
praeputialis vgl. präputial. **Praeputium** vgl. Präputium
prae|sagiens [...gıɛns; zu lat. *praesagire* = vorausempfinden, ahnen]: ankündigend, vorausgehend; z. B. in der Fügung ↑Labores praesagientes
prae|ter|naturalis, ...le [zu lat. *praeter* = vor etwas hin, vorbei, an – vorbei u. lat. *natura* = Natur]: nicht natürlich, künstlich [gebildet]; z. B. in der Fügung ↑Anus praeternaturalis
praevertebralis vgl. prävertebral
prae|vius, ...via, ...vium [aus lat. *praevius* = vorausgehend]: vorausgehend; den Weg versperrend, vor dem Ausgang liegend; z. B. in der Fügung ↑Placenta praevia
Prä|ex|zitation [↑prä... u. ↑Exzitation] *w;* -, -en: andere Bez. für ↑Antesystolie
prä|final [zu ↑prä... u. lat. *finis* = Grenze; Ende]: vor dem Ende (des Lebens) auftretend
prä|gan|glio|när [zu ↑prä... u. ↑Ganglion]: vor einem Ganglion beginnend oder endend
prä|genital [zu ↑prä... u. ↑genital]: die noch nicht im Bereich der Genitalien, sondern im Bereich des Afters und des Mundes erfolgende Lustgewinnung betreffend (von frühkindlichen Entwicklungsphasen des Sexuallebens; Psychol.)
Prager Handgriff [nach der Stadt Prag, dem Wirkungsort der Geburtshelfer Kiwisch u. Scanzoni, 19. Jh.]: geburtshilflicher Handgriff bei Beckenendlagen (die Hände des Geburtshelfers, der Geburtshelferin, von denen die eine von oben gabelförmig die Schultern des Kindes, die andere dagegen dessen Knöchel umfasst, vollenden durch Zug die Entbindung). **umgekehrter Prager Handgriff:** Variante des Prager Handgriffs, bei der eine Hand des Geburtshelfers, der Geburtshelferin die Schultern des Kindes gabelförmig von unten umfasst
Prä|hämo|globin: embryonales Hämoglobin
prä|hepatisch [zu ↑prä... u. ↑Hepar]: vor der Leber (befindlich)
Prä|implantations|diagnostik [aus ↑Prä..., ↑Implantation u. ↑Diagnostik]: Untersuchung von Zellen von Embryonen, die mittels In-vitro-Fertilisation entstanden sind, auf genetische Defekte; die Untersuchung findet vor der Implantation in die Gebärmutter statt (in Deutschland nur in wenigen Ausnahmefällen erlaubt; Abk.: PID)
prä|kanzerös, in fachspr. Fügungen: **prae-cancerosus, ...osa, ...osum** [zu ↑prä... u. ↑Cancer]: = präkarzinomatös. **Prä|kanzerose** *w;* -, -n: Gewebsveränderung, die zu kanzeröser Entartung neigt bzw. als Vorstadium eines Krebses aufzufassen ist (z. B. die ↑Leukoplakie)
Prä|kapillare [↑prä... u. ↑Kapillare] *w;* -, -n: = Arteriole
prä|kardial [zu ↑prä... u. ↑Kardia]: vor dem Herzen liegend; die vor dem Herzen liegende Brustwand betreffend
Prä|kardi|algie [↑prä..., ↑Kardia u. ↑...algie] *w;* -, ...ien: Auftreten von Schmerzen in der herzseitigen Brustwand (die vom Herzen herrühren oder extrakardial bedingt sein können)
Prä|kardium [zu ↑prä... u. ↑Kardia] *s;* -s: vor dem Herzen gelegener Abschnitt
prä|karzinomatös [zu ↑prä... und ↑Karzinom]: die ↑Präkanzerose betreffend; die Entstehung eines Krebses vorbereitend oder begünstigend (von Gewebsveränderungen)
Prä|klimakterium [↑prä... und ↑Klimakterium] *s;* -s, ...rien [...ıən]: Zeitraum vor dem Klimakterium, in dem sich die ersten Anzeichen der bevorstehenden ↑Menopause bemerkbar machen
prä|klinisch [zu ↑prä... u. ↑Klinik]: **1)** vor Anwendung in der Klinik (von Arzneimitteln gesagt). **2)** ohne typische Krankheitssymptome
Prä|koma [↑prä... u. ↑Koma] *s;* -s, -s u. -ta: Vorstadium eines Komas, gekennzeichnet durch leichte Bewusstseinsstörung u. stärkere blutchemische Veränderungen (z. B. beim diabetischen und urämischen Koma). **prä|komatös:** das Präkoma betreffend, im Präkoma befindlich
prä|kon|zeptio|nell [zu ↑prä... u. ↑Konzeption]: vor der Befruchtung bereits vorhanden
prä|kordial [zu ↑prä... u. ↑Cor]: = präkardial. **Prä-kordial|angst:** veralt. für: mit Angstgefühl verbundene Beklemmung in dem vor dem Herzen liegenden Brustbereich; vgl. Angina pectoris
Praktiker *m;* -s, -, **Praktikerin** *w;* -, -nen [zu ↑praktisch]: übl. Bez. für ↑Allgemeinmediziner, Allgemeinmedizinerin. **praktisch** [aus gr. *πρακτικός* = tätig; auf das Handeln gerichtet], in der Fügung: **praktischer Arzt, praktische Ärztin:** ältere Bez. für den Arzt, die Ärztin für Allgemeinmedizin
Prä|kursor [von lat. *praecursor* = Vorläufer] *m;* -s, ...soren: relatinisierte Form für ↑Precursor
prä|liminar [zu ↑prä... u. lat. *limen*, Gen.: *liminis* = Schwelle; Anfang]: einleitend, vorhergehend, vorausgehend (z. B. von Wehen, die die Geburt einleiten)
prä|mali|gne [↑prä... u. ↑maligne]: noch nicht bösartig (von Geschwülsten und Krankheiten); semimaligne
prä|matur, in fachspr. Fügungen: **prae|maturus, ...ra, ...rum** [↑prä... u. lat. *maturus* = reif]: vorzeitig (z. B. vom Einsetzen der Geschlechtsreife); frühzeitig, verfrüht auftretend; z. B. in den Fügungen ↑Alopecia praematura, ↑Partus praematurus. **Prä|maturität** *w;* -: Frühreife, vorzeitige Pubertät, Beginn der Geschlechtsreife vor dem normalen Zeitpunkt
Prä|medikation [↑prä... u. ↑Medikation] *w;* -, -en: medikamentöse Vorbereitung eines Patienten, einer Patientin für einen größeren Eingriff (z. B. Operation)
prä|meno|pau|sal [zu ↑prä... u. ↑Menopause]: vor der Menopause auftretend. **Prä|meno|pau|se** *w;* -, -n: Zeitabschnitt vor Eintritt der Menopause

prä|menst|ruell [zu ↑ prä... u. lat. *menstruum* = monatliche Regel, Monatsfluss]: vor Beginn der Regelblutung (erfolgend). **prä|menst|ruelles Syn|drom:** der Menstruation vorausgehende körperliche und psychische Beeinträchtigungen wie Kopfschmerzen, Völlegefühl, Brustschmerzen, depressive Verstimmung; Abk.: PMS. **Prä|menst|ru|um** *s;* -s, ...strua u. ...struen: Zeitabschnitt vor dem Beginn der Monatsblutung

Prä|molar [↑ prä... u. ↑ Molar] *m;* -en, -en: vorderer, zweihöckeriger Backenzahn

prä|monitorisch [zu lat. *praemonere, praemonitum* = vorher erinnern; vorherwarnen]: vorherwarnend (von Symptomen, die eine Krankheit ankündigen)

prä|morbid [↑ prä... u. lat. *morbidus* = krank]: vor dem Ausbruch einer Krankheit auftretend, die Prämorbidität betreffend, zu ihr gehörend. **Prämorbidität** *w;* -: Gesamtheit der Krankheitserscheinungen, die sich bereits vor dem eigtl. Ausbruch einer Krankheit manifestieren

prä|mortal [zu ↑ prä... u. ↑ Mors]: vor dem Tode [auftretend], dem Tode vorausgehend

prä|motorisch [zu ↑ prä... und ↑ motorisch]: im Gehirn für die Vorbereitung von Bewegungen verantwortlich

Prä|munisie|rung [Kurzbildung zu ↑ prä... u. ↑ Immunisierung] *w;* -, -en: durch Impfungen bewirkter Schutz des Organismus gegenüber einer Vielzahl unterschiedlicher Infektionskrankheiten. **Prämunität** [↑ Immunität] *w;* -: Summe der durch Schutzimpfungen bewirkten Resistenzsteigerungen

prä|natal [zu ↑ prä... u. lat. *natus* = Geburt]: vor der Geburt, der Geburt vorausgehend (auf die Zeit von der 28. Schwangerschaftswoche bis zur Geburt bezogen)

prandial [zu lat. *prandium* = Vormahlzeit, Mahlzeit]: während des Essens auftretend (z. B. von Schmerzen)

prä|okkupiert [zu ↑ prä... u. lat. *occupare* = einnehmen, besetzen]: negative Erlebnisse der eigenen Kindheit auf den Umgang mit dem eigenen Kind übertragend, in ihnen befangen (Psychol.)

prä|operativ [...ti:f; zu ↑ prä... u. ↑ Operation]: vor einer Operation [stattfindend] (z. B. von Behandlungen)

Prä|parat [zu lat. *praeparare, praeparatum* = im Voraus zubereiten, vorbereiten] *s;* -[e]s, -e: **1)** industriell hergestelltes Arzneimittel. **2)** aus organischem Material hergestelltes biologisches oder medizinisches Demonstrationsobjekt, das nach Entnahme aus dem Organismus entweder in frisch präpariertem Zustand oder in konservierter Form verwendet wird. **Prä|paration** *w;* -, -en: die Herstellung eines ↑ Präparats (1 u. 2). **prä|parie|ren: 1)** eine Leiche zu anatomischen Studienzwecken kunstgerecht zerlegen. **2)** die einzelnen Schichten eines Gewebes bei einer Operation durchtrennen. **3)** ein ↑ Präparat (2) herstellen bzw. mit chemischen Mitteln haltbar machen

Prä|parier|saal: Raum in einem anatomischen Institut, in dem Leichen zu Lehrzwecken präpariert werden

prä|partal [zu ↑ prä... u. ↑ Partus]: vor der Geburt bzw. Entbindung (auftretend)

prä|patellar, in fachspr. Fügungen: **prae|patellaris, ...re** [zu ↑ prä... u. ↑ Patella]: vor der Kniescheibe befindlich, vor der Kniescheibe liegend

prä|peritoneal und **prä|peritonäal,** in fachspr. Fügungen: **prae|peritonaea|lis, ...le** od. **prae|peritonea|lis, ...le** [zu ↑ prä... u. ↑ Peritoneum]: vor dem Bauchfell liegend (von Organen bzw. Gewebeteilen)

prä|prandial [zu ↑ prä... u. lat. *prandium* = Vormahlzeit, Mahlzeit]: vor dem Essen auftretend (z. B. von Schmerzen)

prä|puberal [zu ↑ prä... u. lat. *pubes* = mannbar, erwachsen]: vor der Pubertät (auftretend)

prä|putial, in fachspr. Fügungen: **prae|putialis, ...le** [zu ↑ Präputium]: zur Vorhaut gehörend; z. B. in der Fügung ↑ Glandulae praeputiales

Prä|putial|stein = Postholith

Prä|putium [aus gleichbed. lat. *praeputium,* Gen.: *praeputii*] *s;* -s, ...ien [...iən], in der Nomenklatur der Anatomie nur: **Prae|putium,** *Pl.:* ...ia: »Vorhaut«, verschiebbare Hautduplikatur, die die Eichel des Penis (im weiteren Sinne auch der Klitoris) umgibt. **Prae|putium clitoridis** [↑ Klitoris]: Vorhaut der Klitoris, die die ↑ Glans clitoridis halbringförmig umgibt

prä|pylorisch [zu ↑ prä... u. ↑ Pylorus]: vor dem Magenpförtner lokalisiert

prä|senil [zu ↑ Präsenium]: zum ↑ Präsenium gehörend, den Zeitabschnitt vor Erreichung des Greisenalters betreffend. **Prä|senium** [↑ prä... u. ↑ Senium] *s;* -s, ...nien [...iən]: Zeitabschnitt unmittelbar vor Beginn des Greisenalters

Präsentations|zeit [lat. *praesentare, praesentatum* = gegenwärtig machen; zeigen]: Mindestzeit, die ein Reiz auf einen Nerv einwirken muss, um eine Reaktion hervorzurufen

Praseo|dym [Kunstw. aus gr. *πρασεῖος* (Nebenform von *πράσινος*) = lauchgrün u. gr. *δίδυμος* = doppelt] *s;* -s: zu den seltenen Erden gehörender chemischer Grundstoff, Metall; Zeichen: Pr

prä|servativ [...ti:f; zu ↑ prä... u. lat. *servare, servatum* = erretten, erhalten]: vorbeugend; verhütend (z. B. eine Krankheit oder eine Schwangerschaft). **Prä|servativ** [...ti:f] *s;* -s, -e: Schutzmittel, Mittel zur Verhütung einer Schwangerschaft oder der Ansteckung mit Geschlechtskrankheiten (z. B. ↑ Kondom)

prä|sinuso|idal [zu ↑ prä... u. Sinusoid]: vor einem Sinusoid gelegen

Prä|sklerose [↑ prä... u. ↑ Sklerose] *w;* -, -n: **1)** Vorstadium der Arteriosklerose, in dem sich (außer eventueller Blutdrucksteigerung) noch keine krankhaften Veränderungen bemerkbar machen. **2)** zu früh (im Verhältnis zum Lebensalter) einsetzende Arteriosklerose. **prä|sklerotisch:** die Präsklerose betreffend, charakteristische Zeichen der Präsklerose zeigend

Prä|stase [↑prä... u. ↑Stase] *w;* -, -n: der ↑Stase unmittelbar vorhergehendes Stadium, in dem die Strömung des Blutes infolge Bluteindickung stark verringert, wenn auch noch nicht zum Stillstand gekommen ist

prä|symp|tomatisch [zu prä... u. ↑Symptom]: den Zustand vor dem Auftreten eines Symptoms, von Symptomen betreffend

prä|syn|aptisch [zu prä... u. ↑Synapse]: vor einer Synapse (gelegen); z. B. Rezeptoren

Prä|sy|stole [seltener auch: ...'zʏstole; ↑prä... und ↑Systole] *w;* -, ...len: der ↑Systole unmittelbar vorausgehender Zeitabschnitt. **prä|sy|stolisch:** die ↑Präsystole betreffend, der ↑Systole unmittelbar vorausgehend (z. B. von bestimmten Herzgeräuschen)

Prä|tektal|syndrom dorsales Mittelhirnsyndrom mit Blickparese, eingeschränkter Akkomodation, fehlender Lichtreaktion u. pathologischer Lidretraktion

pratensis, ...se [zu lat. *pratum* = Wiese]: die Wiese betreffend, Wiesen...; z. B. in der Fügung ↑Dermatitis bullosa pratensis

prä|terminal [zu ↑prä... u. lat. *terminus* = Grenze; Ende]: vor dem Ende (des Lebens); z. B. präterminale Niereninsuffizienz

prä|therapeu|tisch [↑prä... u. ↑therapeutisch]: vor einer Behandlung stattfindend, einer Behandlung vorausgehend

Pratt-Kriterien [nach dem amerik. Chirurgen Gerald H. Pratt]: Zeichen eines akuten arteriellen Verschlusses: Schmerz, Blässe, Pulslosigkeit, Bewegungsunfähigkeit, Gefühlsstörung, Schock

Prä|ur|ämie [↑prä... u. ↑Urämie] *w;* -, ...ien: Vorstadium der ↑Urämie, noch nicht voll ausgebildete Urämie. **prä|ur|ämisch:** der ↑Urämie vorangehend (von Krankheitssymptomen)

Prausnitz-Küstner-Versuch [nach dem dt. Hygieniker Carl Prausnitz, 1876–1963, u. dem dt. Gynäkologen Heinz Küstner, 1897–1966]: wegen möglicher Infektionen heute nicht mehr angewandte Methode zum Nachweis einer Allergie. (Serum der zu untersuchenden Person wird einer gesunden Person eingespritzt; 24 Stunden später wird das vermutliche Allergen an derselben Stelle injiziert; wenn Rötung oder Quaddelbildung auftritt, ist die Allergie bewiesen.)

prä|vak|zinal [zu ↑prä... und ↑Vakzination]: vor einer Impfung (auftretend, erfolgend)

Prä|valenz [zu lat. *praevalere* = überwiegen] *w;* -, -en: die zu einem gegebenen Zeitpunkt oder einem definitiven Zeitraum bestehende Häufigkeitsrate einer Krankheit, die den Anteil der erkrankten Individuen an einer Population zur Beschreibung eines epidemischen Krankheitsgeschehens ausdrückt

Pravaz-Spritze [pra'va:z...; nach dem frz. Orthopäden Ch. G. Pravaz, 1791–1853]: übliche Form der auseinanderzunehmenden Injektionsspritze mit Metallkolben und Bajonettverschluss

Prä|vention [zu lat. *praevenire, praeventum* = zuvorkommen] *w;* -, -en: zusammenfassende Bez. für vorbeugende Maßnahmen zur Verhütung oder Früherkennung von Krankheiten durch Ausschaltung schädlicher Faktoren oder durch eine möglichst frühzeitige Behandlung einer Erkrankung. **prä|ventiv** [...ti:f]: vorbeugend, verhütend, die Entstehung oder Ausbreitung von Krankheiten verhindernd (z. B. von Behandlungen, therapeutischen Maßnahmen, Arzneimittelwirkungen u. a.). **Prä|ventiv|medizin:** Sondergebiet der medizinischen Wissenschaft, das sich mit allen Fragen der vorbeugenden Gesundheitsfürsorge befasst. **prä|ventiv|medizinisch:** Krankheiten vorbeugend. **Prä|ventiv|mittel: 1)** zur Vorbeugung gegen eine Erkrankung angewandtes Mittel. **2)** = Präservativ. **Prä|ventiv|verkehr:** Geschlechtsverkehr mit Anwendung empfängnisverhütender Mittel

prä|verte|bral, in fachspr. Fügungen: **prae|vertebralis, ...le** [zu ↑prä... u. ↑Vertebra]: vor der Wirbelsäule befindlich, vor der Wirbelsäule liegend (z. B. von Ganglien)

Praxis [von gr. πρᾶξις = Tätigkeit; Handlungsweise; Geschäft] *w;* -, ...xen: Tätigkeitsbereich eines Arztes / einer Ärztin; insbes. auch: Raum, in dem der Arzt / die Ärztin die beratende und behandelnde Tätigkeit ausübt

Praxis|hochdruck: Phänomen, dass der Blutdruck bei Messung in der ärztlichen Praxis anzusteigen pflegt (»Weißkittelhypertonie«)

prä|zen|tral, in fachspr. Fügungen: **prae|cen|tralis, ...le** [zu ↑prä... u. ↑Zentrum]: vor dem Zentrum, vor der Zentralwindung des Gehirns liegend; z. B. in der Fügung ↑Gyrus praecentralis

Prä|zipitat [zu lat. *praecipitare, praecipitatum* = jählings herabstürzen] *s;* -[e]s, -e: **1)** Niederschlag, Produkt einer Ausfällung oder Ausflockung (Koagulation) vor allem von Proteinen aus dem Blutserum. **2)** kleine, hellgrüne od. bräunliche Pünktchen an der Hinterfläche der Augenhornhaut (Riesenzellen u. Pigmentkörnchen). **Prä|zipitation** *w;* -, -en: Ausflockung oder Ausfällung (z. B. von Proteinen) bei Koagulationsvorgängen. **Prä|zipitin** *s;* -s, -e: Antikörper, der das entsprechende Antigen unter Bildung eines Niederschlages ausfällt

pre..., Pre... vgl. prä..., Prä...

Pre|cursor [prɪ'kə:sər; aus gleichbed. engl. *precursor*] *m;* -s, -: Vorstufe, Ausgangsstufe beim Aufbau einer komplizierteren organischen Verbindung, bes. bei im Organismus stattfindenden chem. Prozessen

Prehn-Zeichen [nach dem amerik. Urologen D. T.

Prehn, 20. Jh.]: Anheben des geschwollenen Hodens bewirkt bei Bestehen einer Epididymitis ein Nachlassen der Schmerzen, nicht dagegen bei Hodentorsion

Prellung vgl. Kontusion

Preload ['pri:ləʊd; aus engl. *preload* = Vorspannung, Vorbelastung] *s;* -s, -s: »Vorlast«, Vordehnung der Skelett- und Herzmuskulatur, die einer Kontraktion vorausgeht

Preputium = Präputium

Pres|by|akusis [zu gr. *πρέσβυς* = alt und gr. *ἀκούειν* = hören] *w;* -: »Altersschwerhörigkeit« (als Folge der altersbedingten physiologischen Veränderungen im Innenohr)

Pres|byo|phrenie [zu gr. *πρέσβυς* = alt u. gr. *φρήν*, Gen.: *φρενός* = Zwerchfell; Geist; Gemüt] *w;* -, ...ien: leichtere Form der ↑Dementia senilis mit Auftreten von Amnesien

Pres|by|opie [zu gr. *πρέσβυς* = alt u. gr. *ὤψ*, Gen.: *ὠπός* = Auge; Gesicht] *w;* -, ...ien: Alters[fehl]sichtigkeit (infolge physiologisch bedingten Verlusts der Akkommodationsfähigkeit)

Pres|by|vertigo [gr. *πρέσβυς* = alt u. ↑Vertigo] *w;* -: »Altersschwindel«, Schwindelerscheinungen als Folge altersbedingter degenerativer Prozesse im Gehirn

Presso|re|zeptor [zu lat. *premere, pressum* = drücken u. ↑Rezeptor] *m;* -s, ...toren (meist *Pl.*): Rezeptoren in den Arterienwänden, die auf Blutdruckschwankungen reagieren und die Herztätigkeit dementsprechend regulieren

presso|sensibel [zu lat. *premere, pressum* = drücken u. ↑sensibel]: druckempfindlich

Press|wehe: den Eröffnungswehen folgende Form der Wehe, bei der der ↑Fetus durch Uteruskontraktionen ausgetrieben wird und die Gebärende durch Anspannung der Bauchmuskulatur die Austreibung unterstützen kann

PRF: Abk. für *P*ulse *r*epetition *f*requency

PRH: Abk. für ↑Prolaktin-Releasing-Hormon

Pria|pismus [zu gr. *πρίαπος* = Name des altgr. Fruchtbarkeitsgottes; auch = männliches Glied] *m;* -, ...men: krankhaft anhaltende, schmerzhafte Erektion des Penis (z. B. als Folge einer Thrombose nach Operationen)

Price-Jones-Kurve [praɪs dʒəʊnz...; nach dem engl. Arzt Cecil Price-Jones, 1863–1943]: kurvenmäßige Darstellung der Schwankungsbreite der Durchmesser von roten Blutkörperchen

Prick-Test [aus engl. *prick* = Stechen]: standardisierter Hauttest zur Feststellung einer Allergie: Allergene werden auf die Haut aufgetragen, die an diesen Stellen leicht eingeritzt wird; die Reaktion kann anschließend am Grad der Hautrötung abgelesen werden, s. a. ↑Scratch-Test

Prießnitz-Umschlag [nach dem dt. Naturheilkundigen Vincenz Prießnitz, 1799–1851]: Umschlag aus Lagen kalter, feuchter Leinwandtücher, die sich, von trockenen Woll- oder Flanelltüchern umhüllt, langsam erwärmen und nach anfänglichem Kältereiz einen ansteigenden Wärmereiz auf den behandelten Körperteil ausüben

pri|mär..., Pri|mär...

⟨lat. *primarius* »Erster« → frz. *primaire* »Elementar..., Anfangs...«⟩
Wortbildungselement mit der Bedeutung »die Grundlage bildend; zuerst auftretend, ursprünglich (von Symptomen und Manifestationen einer Krankheit; Gegensatz: sekundär)«:
- Primäraffekt
- Primärtumor

Primär|affekt: erstes Zeichen od. Stadium einer Infektionskrankheit, insbes. der Syphilis

Primär|arzt, Primär|ärztin: 1) Arzt, Ärztin für Erstkontakt bzw. Erstversorgung eines Patienten, einer Patientin (z. B. Hausarzt/-ärztin, Notfallarzt/-ärztin). **2)** österr. für: leitender Arzt, leitende Ärztin eines Krankenhauses; Chefarzt/-ärztin, Oberarzt/-ärztin

Primäre ziliäre Dys|kinesie [zu lat. *primarius* »Erster«, ↑Zilie, ↑dys... u. gr. *κίνησις* = Bewegung] *w;* -n -n -, -n -n ...ien: erblicher Fehlbildungskomplex durch Störung des mukoziliären Transports bei immotilen ↑Zilien der Bronchien, äußert sich v. a. in (chronischen) Entzündungen der Atemwege; Abk.: PCD

Primär|follikel = Primordialfollikel

Primär|harn: der sich in den ↑Glomeruli der Niere sammelnde, noch nicht konzentrierte Harn

Primär|heilung: Heilung einer Wunde ↑per primam (intentionem)

Primär|kom|plex: ↑Primäraffekt mit gleichzeitiger Schwellung der regionären Lymphknoten

Primär|prä|vention: ärztliche Maßnahmen zur Ausschaltung gesundheitsschädlicher Faktoren, bevor diese zu einer Krankheit führen

Primär|reaktion: Fähigkeit zur Ausbildung von Antikörpern nach erstmaliger Infektion durch Antigene

pri|mär systemische Therapie [↑primär, ↑systemisch u. ↑Therapie]: medikamentöse Therapieform, die nach der histologischen Diagnose eines Mammakarzinoms und vor der Durchführung der operativen Maßnahmen durchgeführt wird; Abk.: PST

Primär|therapie: 1) Bekämpfung eines Primärtumors (Med.). **2)** Form der Psychotherapie, bei der belastende Kindheitserlebnisse durch intensives Nacherleben bewältigt werden sollen (Psychol.)

Primär|tumor: Primarius, ursprünglicher Tumor, von dem ↑Metastasen ausgehen

Primat [aus lat. *primas*, Gen.: *primatis* = einer der Ersten u. Vornehmsten] *m;* -en, -en (meist *Pl.*): »Herrentiere«, Ordnung der Säugetiere, zu denen der Mensch, die Halbaffen und Affen gehören (Biol.)

prima vista [aus ital. *a prima vista* = auf den ersten

Blick]: ohne vorausgehende Untersuchung auf einen spontanen ersten Eindruck hin (von einer Diagnose gesagt)

Primer [ˈpraɪmə; aus engl. *primer* = Zündvorrichtung] *m;* -s, -: (Humangenetik) Startermolekül der DNA-Replikation; im Gegensatz zur RNA-Polymerase kann das Enzym DNA-Polymerase mit der Verdoppelung der DNA nur beginnen, wenn bereits ein kurzer, doppelsträngiger RNA-Abschnitt vorhanden ist; dieser lagert sich an ein einzelsträngiges DNA-Molekül an und bildet als Primer den erforderlichen Startpunkt für die DNA-Replikation

Priming [ˈpraɪmɪŋ; aus engl. *priming* = Instruktion, Vorbereitung] *s;* -s, -s: Einleitung einer ärztlichen Behandlung

Primi|para [zu ↑primus u. lat. *parere* = gebären] *w;* -, ...rae u. ...paren: »Erstgebärende«, Frau, die ein Kind geboren hat bzw. ihr erstes Kind gebiert (in der med. Umgangssprache auch: I-Para)

primitiv [...ti:f], in fachspr. Fügungen: **primitivus, ...va, ...vum** [...i:v...; aus lat. *primitivus* = der Erste in seiner Art]: **1)** anfänglich, urtümlich, ursprünglich; nur im Embryonalstadium vorhanden (Biol., Med.). **2)** die Tiefenregion des Unterbewusstseins, die Triebregion der Psyche betreffend (Psychol.)

Primitiv|re|aktion [...ti:f...]: unüberlegte Sofort- bzw. Affektreaktion (z. B. Wutanfall) in Reiz- oder Konfliktsituationen, bes. bei Jugendlichen, Minderbegabten und mental Retardierten, auch bei Epileptikern und Hirngeschädigten (Psychol., Med.)

Primitiv|streifen [...ti:f...]: streifenförmige Zellmasse hinter dem Urmundteil des Keimlings als erstes sichtbares Anzeichen der Embryonalentwicklung bei Vögeln und Säugern (auch beim Menschen)

prim|ordial, in fachspr. Fügungen: **prim|ordialis, ...le** [zu lat. *primordium* = erster Anfang, Uranfang]: ursprünglich, uranfänglich, die ersten Anfänge der Embryonalentwicklung betreffend (Biol., Med.)

Prim|ordial|follikel: anfängliche Form der unentwickelten Eizelle in der Keimschicht des Eierstocks (Biol.)

Prim|ordial|kranium: erste knorpelige Anlage des ↑Craniums in der Embryonalentwicklung

primus, ...ma, ...mum [aus gleichbed. lat. *primus*]: erster, erste, erstes; z. B. in der Fügung ↑per primam (intentionem)

princeps [aus gleichbed. lat. *princeps*]: erster; wichtigster; z. B. ↑Arteria princeps pollicis

PRIND [Abk. für engl. *p*rogressive *r*eversible *i*schemic *n*eurological *d*efect = durch Ischämie bedingter, fortschreitender, reversibler neurologischer Defekt]: veralt. Bez. für: langsam entstehende zerebrale Ischämie, die sich innerhalb weniger Tage wieder zurückbildet; vgl. TIA

Pringle-Krankheit [ˈprɪŋəl...; nach dem engl. Dermatologen J. J. Pringle, 1855–1922]: erblich bedingte gutartige Talgdrüsenerkrankung im Bereich der Nase (vgl. Adenoma sebaceum), die mit Geschwülsten der Mundschleimhaut, Hautnävi und oft mit Sklerose und geistiger Behinderung einhergeht. **Pringle-Manöver:** chirurgisches Verfahren zum Unterbinden der Blutzufuhr der Leber

Prinzmetal-Angina [ˈprɪntsmɛtəl...; nach dem amerik. Arzt M. Prinzmetal, 1908–1987]: Form der ↑Angina pectoris mit retrosternalen Schmerzen, die nachts im Liegen auftreten und zu vorübergehenden EKG-Veränderungen führen

Prion [Kurzbildung aus *Pro*tein u. *in*fektiös in Analogie zu ↑Virion] *s;* -s, Prio|nen: fehlgefaltete Form eines zellulären Proteins mit infektiösen Eigenschaften (relative Molekularmasse 50 000); Erreger von chronisch-degenerativen Erkrankungen des Nervensystems bei Tier und Mensch wie ↑bovine spongioforme Enzephalopathie und ↑Creutzfeldt-Jakob-Krankheit

Prisma [von gr. *πρίσμα* = dreiseitige Säule, Prisma (eigtl. = das Zersägte, Zerschnittene)]: **1)** *s;* -s, ...men: durchsichtiger Körper mit zwei keilförmig zueinander geneigten, ebenen Flächen (die durchtretendes weißes Licht in ein farbiges Band zerlegen; Optik). **2)** *s;* -s, -ta: prismenförmiges Gebilde (bes. des ↑Enamelums; Anat.). **Prismata adamantina** *Pl.:* Schmelzprismen des Zahns, die kleinen, dicht gedrängten u. zur Zahnoberfläche senkrecht stehenden Fasern des Zahnschmelzes

pro [aus lat. *pro* = vor; für]: für, je, zum Zwecke von; z. B. in der Fügung ↑Aether pro narcosi

pro..., Pro...

⟨aus lat. *pro* bzw. gr. *πρό* »vor, für, anstatt«⟩
Präfix mit folgenden Bedeutungen:
1. »vor, vorher, Vorstadium; vor, hervor (zeitlich u. räumlich)«:
- Proakzelerin
- Prophylaxe

2. »für, zugunsten oder zur Unterstützung von«:
- Prolaktin

Pro|ak|zelerin [↑pro... u. Akzelerin] *s;* -s: in der Leber gebildeter Blutgerinnungsfaktor (Faktor V), der Spuren von Gewebsthrombokinase in Akzelerin überführt bzw. aktiviert

pro|ar|rhyth|misch [zu ↑pro... u. ↑Arrhythmie]: Herzrhythmusstörungen auslösend

Proband *m;* -en, -en, **Probandin** *w;* -, -nen [zu lat. *probare* = erproben; prüfen; untersuchen]: **1)** Versuchs-, Testperson (z. B. bei psychologischen Untersuchungen bzw. Tests; auch: jmd., an dem neue Arzneimittel getestet werden). **2)** Ausgangsperson bei erbbiologischen Forschungen innerhalb eines größeren verwandtschaftlichen Personenkreises. **probatorisch:** zur Klärung einer Diagnose versuchsweise durchgeführt oder angewandt

Pro̩be|ab|rasion: Ausschabung der Gebärmutter zu diagnostischen Zwecken

Pro̩be|ex|zision: Entnahme eines Gewebestückes zur histologischen Untersuchung

Pro̩befrühstück: zur Untersuchung der Verdauungstätigkeit des Magens, insbes. der Magensaftabsonderung, verabreichte Normmahlzeit (z. B. 35 g Weißbrot und 400 ml Tee), deren Verarbeitung im Magen mittels Magenausheberung (nach einer Stunde) festgestellt wird. **Pro̩bemahlzeit:** den gleichen Zwecken wie das Probefrühstück dienende Mahlzeit genormter Zusammensetzung

Pro|bio̩|tikum [zu ↑pro u. gr. *βίος* = Leben] *s;* -s, ...ka: Bez. für Sauermilchprodukte, die durch ihren Gehalt an lebenden Mikroorganismen gesundheitsförderlich sein sollen. **pro̩|biotisch:** ein Probiotikum betreffend

Pro|ble̩m|keime: Bakterien, die nur schwer auf die derzeit bekannten Antibiotika ansprechen

pro|ce̩rus, ...ra, ...rum [aus gleichbed. lat. *procerus*] lang, schlank, dünn; z. B. in der Fügung ↑Musculus procerus

Pro|ce̩ssus [zu lat. *procedere, processum* = vorgehen, fortschreiten; hervorsprießen] *m;* -, - [proˈtsɛːsuːs]: Vorsprung, Fortsatz, kleiner hervorragender Teil eines Knochens od. Knorpels (Anat.). **Pro|ce̩ssus ac|cesso̩rius vertebra̩rum lumba̩lium:** kurze, raue Zacke an der Rückseite der Wurzel jedes Querfortsatzes der Lendenwirbel (Ansatzstelle für Muskeln). **Pro|ce̩ssus a̩lae pa̩rvae** = Processus clinoideus anterior. **Pro|ce̩ssus ala̩ris** = Ala cristae galli. **Pro|ce̩ssus ala̩ris cru̩ris latera̩lis cartila̩ginis a̩picis na̩si** [↑Crus; ↑Cartilago; ↑Apex] *Pl.:* = Cartilagines alares minores. **Pro|ce̩ssus alveo|la̩ris:** Alveolarfortsatz, bogenförmiger Fortsatz des Ober- und Unterkiefers zur Aufnahme der Zähne. **Pro|ce̩ssus ante̩rior:** vorderer Fortsatz des Hammers im Ohr. **Pro|ce̩ssus articula̩ris** = Processus condylaris. **Pro|ce̩ssus articula̩ris infe̩rior:** nach unten gerichteter Gelenkfortsatz des Wirbelbogens. **Pro|ce̩ssus articula̩ris supe̩rior colu̩mnae vertebra̩lis:** nach oben gerichteter Gelenkfortsatz auf dem Wirbelbogen. **Pro|ce̩ssus articula̩ris supe̩rior o̩ssis sa̩|cri:** oberer Gelenkfortsatz des Kreuzbeins. **Pro|ce̩ssus bre̩vis** = Processus lateralis. **Pro|ce̩ssus calca̩ne|us:** Fortsatz des Würfelbeins, der das Fersenbein stützt. **Pro|ce̩ssus cau|da̩tus:** länglicher Wulst in der Leber, der ↑Lobus caudatus u. ↑Lobus dexter miteinander verbindet. **Pro|ce̩ssus cilia̩|res** *Pl.:* radiär gestellte Ziliarfortsätze, die den Rand der Augenlinse umgeben und äußerst gefäßreich sind. **Pro|ce̩ssus cilia̩res majo̩res** *Pl.:* = Processus ciliares. **Pro|ce̩ssus cilia̩|res mino̩res** *Pl.:* = Plicae ciliares. **Pro|ce̩ssus clino|i̩de|us ante̩rior** bzw. **me̩dius** bzw. **poste̩rior:** vorderer bzw. mittlerer bzw. hinterer Fortsatz am Keilbeinkörper. **Pro|ce̩ssus coch|lea̩|ri|fo̩rmis:** Vorsprung am vorderen Ende der medialen Wand der Paukenhöhle. **Pro|ce̩ssus condyla̩ris:** allg. Bez. für: Gelenkfortsatz. **Pro|ce̩ssus coraco|i̩de|us:** »Rabenschnabelfortsatz«, hakenförmiger, einem Rabenschnabel ähnlicher Fortsatz am Schulterblatt, an dem einige Muskeln befestigt sind. **Pro|ce̩ssus corono|i̩de|us mandi̩bulae:** der vordere Fortsatz des Unterkieferastes. **Pro|ce̩ssus corono|i̩de|us u̩lnae:** vorderer der beiden Vorsprünge der Elle unterhalb des Ellbogens. **Pro|ce̩ssus costa̩lis:** neuere Bez. für ↑Processus costarius. **Pro|ce̩ssus costa̩rius:** Querfortsatz der Lendenwirbel. **Pro|ce̩ssus do̩rsi se̩llae** = Processus clinoideus posterior. **Pro|ce̩ssus ensi|fo̩rmis** = Processus xiphoideus. **Pro|ce̩ssus eth|mo|ida̩lis:** Knochenfortsatz, der mit dem hakenförmigen Fortsatz des Siebbeins verbunden ist. **Pro|ce̩ssus falci|fo̩rmis:** sichelförmiger Fortsatz des ↑Ligamentum sacrotuberale. **Pro|ce̩ssus fronta̩lis maxi̩llae:** Stirnfortsatz des Oberkiefers. **Pro|ce̩ssus fronta̩lis o̩ssis zygoma̩tici:** Stirnfortsatz des Jochbeins. **Pro|ce̩ssus fronto|spheno|i̩de|us** = Processus frontalis ossis zygomatici. **Pro|ce̩ssus intra|jugula̩ris o̩ssis oc|cipita̩lis:** vorspringender Zacken am vorderen Ende des Hinterhauptbeins. **Pro|ce̩ssus in|trajugula̩ris o̩ssis tempora̩lis:** vorspringender Zacken an der Schläfenbeinpyramide. **Pro|ce̩ssus jugula̩ris:** Vorsprung seitlich vom ↑Foramen jugulare (entspricht dem Querfortsatz eines Wirbels). **Pro|ce̩ssus la|crima̩lis:** nach vorn oben zeigender Fortsatz der unteren Nasenmuschel. **Pro|ce̩ssus latera̩lis:** dicker, seitlich gerichteter, kurzer Fortsatz des Hammers im Ohr. **Pro|ce̩ssus latera̩lis ta̩li:** seitlich hervorragender Fortsatz des Sprungbeins. **Pro|ce̩ssus latera̩lis tu̩beris calca̩nei** [- - - ...e-ɪ]: kleiner, seitlicher Höcker des Fersenbeins. **Pro|ce̩ssus lenticula̩ris:** »Linsenbein«, das platte, ovale Köpfchen des Ambosses im Ohr. **Pro|ce̩ssus lo̩n|gus** = Processus anterior. **Pro|ce̩ssus mamilla̩ris:** Fortsatz oben am Gelenkfortsatz der Lendenwirbel. **Pro|ce̩ssus masto|i̩de|us:** »Warzenfortsatz«, warzenförmiger Fortsatz des Schläfenbeins hinter dem äußeren Gehörgang. **Pro|ce̩ssus maxilla̩ris:** seitlicher Fortsatz der unteren Nasenmuschel, die einen Teil der mittleren Kieferhöhlenwand bildet. **Pro|ce̩ssus media̩|lis tu̩beris calca̩nei** [- - - ...e-ɪ]: ein stärkerer Höcker auf der unteren Fläche des Fersenbeins. **Pro|ce̩ssus muscula̩ris:** Fortsatz am Kehlkopfknorpel zur Befestigung der Kehlkopfmuskeln. **Pro|ce̩ssus orbita̩lis:** Knochenfortsatz am Gaumenbein zwischen Oberkiefer, Siebbein und Keilbein. **Pro|ce̩ssus palati̩nus:** Gaumenfortsatz des Oberkiefers, der den größten Teil des harten Gaumens bildet. **Pro|ce̩ssus papilla̩ris:** kegelförmige, nach unten und links ragende Vorwölbung der Leber. **Pro|ce̩ssus para|masto|i̩de|us:** gelegentlich vorkommende Verlängerung des ↑Processus jugularis. **Pro|ce̩ssus poste̩rior spheno|ida̩lis:** Fortsatz zwischen dem Pflugscharbein u. dem oberen Teil der Nasenscheidewand. **Pro|ce̩ssus poste̩rior ta̩li:** rauer Höcker am hinteren Rand des Sprungbeins. **Pro|ce̩ssus pterygo|i̩de|us:** Gaumenflügelfortsatz des Keilbeins. **Pro|cęssus pterygo|spinǫsus:** scharfer Vorsprung an der hinteren Kante des seitlichen Blattes des Gaumenflügelfortsatzes des Keilbeins. **Procęssus pyramidalis:** pyramidenförmiger Fortsatz am unteren Teil des Gaumenbeins. **Pro|cęssus sellae mẹdius** = Processus clinoideus medius. **Procęssus spheno|idalis:** hinterer Fortsatz des Gaumenbeins. **Pro|cęssus spinǫsus:** »Dornfortsatz«, nach hinten abwärts gerichteter unpaarer Fortsatz am hinteren Bogenabschnitt der Wirbel. **Procęssus stylo|ide|us meta|cạrpi:** griffelartiger Fortsatz am Grundglied des Mittelfingers. **Procęssus stylo|ide|us ọssis temporalis:** der dünne, spitze »Griffelfortsatz« des Schläfenbeins. **Procęssus stylo|ide|us radii:** stumpfer Fortsatz an der Daumenseite des unteren Endes der Speiche. **Procęssus stylo|ide|us ụlnae:** kurzer, griffelförmiger Vorsprung an der Kleinfingerseite des unteren Endes der Elle. **Pro|cęssus su|pra|condylaris:** hakenförmiger Fortsatz am unteren Endstück des Oberarmknochens. **Pro|cęssus temporalis:** gezackter Fortsatz des Jochbeins, ein Teil des Jochbeinbogens. **Pro|cęssus trans|vẹrsus:** Querfortsatz eines Wirbels. **Pro|cęssus troch|lea|ris** = Trochlea peronaealis. **Pro|cęssus uncinatus ọssis eth|moidalis:** hakenförmig nach hinten unten gerichteter Fortsatz des Siebbeins. **Pro|cęssus uncinatus pan|crea|tis:** hakenförmiger Fortsatz des Bauchspeicheldrüsenkopfes. **Pro|cęssus vaginalis:** dreieckiger Fortsatz an der Basis des Flügelfortsatzes des Keilbeins. **Pro|cęssus vaginalis peritonaei:** Teil des Bauchfells, der während der Embryonalentwicklung in den Hodensack hinabsteigt (bzw. bei der Frau vorübergehend durch den Leistenkanal verläuft). **Pro|cęssus vermifọrmis** = Appendix vermiformis. **Pro|cęssus vocalis:** Fortsatz am Kehlkopfknorpel zur Befestigung des Stimmbandes. **Pro|cęssus xi|pho|ide|us:** Schwertfortsatz des Brustbeins, ganz oder teilweise aus Knorpel bestehender unterer Teil des Brustbeins. **Pro|cęssus zygomaticus maxillae:** seitlicher Fortsatz des Oberkiefers für die Verbindung mit dem Jochbein. **Pro|cęssus zygomaticus ọssis frontalis:** seitlich der Augenhöhle gelegener Anschlussfortsatz des Stirnbeins für das Jochbein. **Pro|cęssus zygomaticus ọssis temporalis:** zum Jochbeinbogen gehörende längliche Leiste am unteren Ende der Schläfenbeinschuppe

Pro|chei|lie [zu ↑pro... u. gr. χεῖλος = Lippe] *w;* -, ...ien: starkes Vorspringen der Lippen

Procidẹntia rẹcti: selten für: ↑Rektumprolaps (Mastdarmvorfall)

Prọctos vgl. Proktos

pro die [lat. = je Tag]: je Tag, täglich (bezogen z. B. auf die Dosis eines Arzneimittels)

Pro|dontie [zu ↑pro... u. gr. ὀδούς, Gen.: ὀδόντος = Zahn] *w;* -, ...ien: starkes Vorspringen des Unterkiefers

Pro|drom [von gr. πρόδρομος = Vorbote, Vorläufer] *s;* -s, -e, auch: **Pro|droma|l|symptom** *s;* -s, -e: Frühsymptom, Krankheitszeichen, das der eigentlichen Krankheit, d. h. dem voll ausgebildeten Krankheitsbild, vorausgeht (z. B. Kopfschmerzen vor einer Grippe)

Pro-Drug [ˈprəʊːdrʌg; zu ↑pro... u. engl. *drug* = Droge, Arzneimittel] *s* oder *w;* -[s], -s: Substanz, die selbst biologisch weitgehend inaktiv ist, aber im Organismus in eine aktive Form umgewandelt wird

Produkt|haftung: Haftung auf Schadenersatz für die Lieferung einer fehlerhaften Kaufsache und für Schäden, die dadurch an anderen Rechtgütern entstehen; in der Medizin haftet der Hersteller eines Produktes, wenn durch einen Produktfehler jemand getötet, seine Gesundheit verletzt oder eine Sache beschädigt wird

Pro|duktions|ikterus [zu lat. *producere, productum* = vorwärtsführen; hervorbringen u. ↑Ikterus] *m;* -: Ikterus infolge Hämolyse oder Kurzschlusshyperbilirubinämie

pro|duktiv [...tiːf; zu lat. *producere, productum* = vorwärtsführen; hervorbringen]: hervorbringend, (insbes. Gewebe, Blutzellen u. Ä.) neu bildend. **pro|duktive Entzụ̈ndung:** Entzündung, bei der Gewebe neu gebildet wird

Pro|enzym [↑pro... u. ↑Enzym] *s;* -s, -e: chemische Vorstufe eines ↑Enzyms, z. B. ↑Propepsin

Pro|ery|thro|blast [↑pro... u. ↑Erythroblast] *m;* -en, -en (meist *Pl.*): Stammzellen der roten Blutkörperchen, Zellen mit scholligem Protoplasma und großem Kern, aber ohne Hämoglobin

Pro|ferment [↑pro... u. ↑Ferment] *s;* -[e]s, -e: veraltend für: ↑Proenzym

pro|fessionell, in fachspr. Fügungen: **pro|fessionalis, ...le** [zu lat. *professio* = Bekenntnis; Äußerung; Gewerbe]: den Beruf betreffend, beruflich, Berufs...

Pro|fi|brino|lysin [↑pro... und ↑Fibrinolysin] *s;* -s, -e: inaktive Vorstufe von Fibrinolysin

Profichet-Krankheit [profiˈʃɛ...; nach dem frz. Arzt G. Ch. Profichet, 19./20. Jh.]: = Calcinosis circumscripta

Profil|nische: in der Röntgenaufnahme von der Seite her (Profilaufnahme) sichtbar werdende nischenförmige Ausbuchtung der Schleimhaut des Magenbulbus, die auf ein Magengeschwür hindeutet

pro|fluens [zu lat. *profluere* = hervorfließen, fortfließen]: hervorfließend, fließend; z. B. in der Fügung Hydrops tubae profluens (↑Hydrosalpinx)

pro|fụnd, in fachspr. Fügungen: **pro|fụndus, ...da, ...dum** [aus lat. *profundus* = unergründlich tief, bodenlos]: tief liegend, in den tieferen Körperregionen liegend oder verlaufend (als Lagebezeichnung für Organe; z. B. in der Fügung ↑Musculus flexor digitorum profundus; Ggs.: superficialis)

pro|fus, in fachspr. Fügungen: **pro|fusus, ...fusa, ...fusum** [zu lat. *profundere, profusum* = hingießen, vergießen; vergeuden]: reichlich, sehr stark [fließend] (z. B. von Blutungen)

pro|gam [zu ↑pro... u. gr. *γαμεῖν* = heiraten]: vor der Befruchtung, vor der Verschmelzung von Ei und Spermium [stattfindend] (z. B. von der Festlegung des Geschlechts des werdenden Individuums; Biol.)

Pro|genese [zu ↑pro... u. gr. *γένεσις* = Entstehung] *w;* -, -n: vorzeitige Geschlechtsentwicklung

Pro|genie [zu ↑pro... u. gr. *γένειον* = Kinn] *w;* -, ...ien: starkes Vorspringen des Kinns; Vorstehen des Unterkiefers

Pro|genitur [zu lat. *progignere, progenitum* = hervorbringen, erzeugen] *w;* -, -en: Nachkommenschaft

Pro|gerie [zu ↑pro... u. gr. *γέρων* = Greis] *w;* -, ...ien, in fachspr. Fügungen: **Pro|geria**[1], *Pl.:* ...iae: vorzeitige Vergreisung. **Pro|geria adultorum:** vorzeitige Vergreisung Erwachsener, u. a. kombiniert mit Osteoporose, Katarakt und Alopezie

Pro|gestation [↑pro... u. ↑Gestation] *w;* -: Zeitabschnitt zwischen ↑Konzeption und ↑Nidation

Pro|gesteron [zu lat. *progerere, progestum* = hervor-, heraustragen] *s;* -s: Hormon des ↑Corpus luteum, das die Schwangerschaftsvorgänge reguliert

Pro|glottid [aus gr. *προγλωσσίς (προγλωττίς)* = Zungenspitze] *m;* -en, -en: Bandwurmglied

pro|gnath [zu ↑pro... u. gr. *γνάθος* = Kinnbacken]: Prognathie aufweisend. **Pro|gnath** *m;* -en, -en: Person, die Prognathie aufweist. **Pro|gna|thie** *w;* -, ...ien: Vorstehen des Oberkiefers, Vorstehen der oberen Zahnreihe vor der unteren. **pro|gna|thisch:** die Prognathie betreffend

Pro|gnose [von gr. *πρόγνωσις* = das Vorherwissen] *w;* -, -n: **a)** ärztliche Beurteilung des voraussichtlichen Verlaufs, der Dauer und des Ausgangs einer Krankheit; **b)** Heilungsaussicht. **Pro|gnostik** *w;* -: Lehre von den Krankheitszeichen, anhand deren eine Prognose erstellt werden kann. **Pro-gnostikon, Pro|gnostikum** *s;* -s, ...ken u. ...ka: Vorzeichen, Krankheitszeichen, das etwas über den voraussichtlichen Verlauf einer Krankheit aussagt. **pro|gnostisch:** die Prognose betreffend. **pro-gnostizie|ren:** den voraussichtlichen Verlauf einer Krankheit vorhersagen

pro|gredient, in fachspr. Fügungen: **pro|grediens** [...dıɛns; zu lat. *progredi, progressum* = fortschreiten]: = progressiv. **Pro|gredienz** *w;* -: das Fortschreiten, zunehmende Verschlimmerung einer Krankheit. **Pro|gression** *w;* -: = Progredienz. **pro-gressiv** [...i:f], in fachspr. Fügungen: **pro-gressivus, ...va, ...vum** [...i:v...]: fortschreitend, sich verschlimmernd. **pro|gressive Para|lyse** = Paralysis progressiva. **pro|gressiv-chronische Poly|ar|thritis:** konstitutionell bedingtes erbliches Krankheitsbild, charakterisiert durch fortschreitende Bewegungseinschränkung bis zu schwerster Verkrüppelung; Abk.: pcP

Pro-GRP: Abk. für Pro-gastrin *r*eleasing *p*eptide, Vorstufe eines Hormons, das die Freisetzung von Gastrin stimuliert; ↑Tumormarker für kleinzelliges Bronchialkarzinom

pro infantibus [↑pro u. lat. *infans,* Gen.: *infantis* = kleines Kind]: »für Kinder« (Hinweis auf Arzneimitteln)

pro in|fusio|ne [↑pro u. ↑Infusion (relatinisiert: Infusio)]: »für eine Infusion« (Hinweis auf Arzneimitteln, die infundiert werden sollen)

pro in|jectio|ne [↑pro u. ↑Injektion (relatinisiert: Injectio)]: »für eine Injektion« (Hinweis auf flüssigen Arzneimitteln, die ausschließlich als Injektion zu applizieren sind)

Pro|insulin [↑pro... u. ↑Insulin] *s;* -s, -e: Vorstufe des Insulins

Projektion [aus lat. *proiectio* = das Vorwärtswerfen]: **1)** (Physiologie) Lokalisierung einer Empfindung (v. a. auf der Körperoberfläche). **2)** (Neurophysiologie) Weiterleiten eines Nervenimpulses zum Gehirn. **3)** das Übertragen eigener Gefühle, Wünsche u. Vorstellungen auf die Außenwelt als Abwehrmechanismus (Psychol.)

Pro|kalzi|tonin, fachspr. auch **Pro|calci|tonin** [zu ↑pro... u. ↑Kalzitonin] *s;* -s, -e: Vorstufe des Kalzitonins, wichtiger Sepsismarker bei schweren bakteriellen Erkrankungen

Pro|karyot, Pro|karyont [zu ↑pro... u. gr. *κάρυον* = Nuss; Fruchtkern] *m;* -en, -en (meist *Pl.*): Kategorie von Organismen (Blaualgen, Bakterien u. a.) mit einfacher Zellorganisation ohne echten Zellkern, die als selbstständige systematische Einheit den Pflanzen und Tieren (als den ↑Eukaryoten) gegenübergestellt wird

Pro|kinase [↑pro... u. ↑Kinase] *w;* -: chem. Vorstufe der ↑Enterokinase

Pro|kinetikum [zu ↑pro... u. gr. *κινεῖν* = bewegen] *s;* -s, ...ka: Arzneimittel, das die ↑Motilität (z. B. des Magens) steigert. **pro|kinetisch:** im Sinne eines Prokinetikums wirkend

Pro|ko|agulans [↑pro... u. ↑Koagulans] *s;* -, ...lantia od. ...lanzien [...iən] (meist *Pl.*): Substanz, die die Blutgerinnung fördert

Pro|konvertin [zu ↑pro... u. lat. *convertere* = umkehren, umwenden] *s;* -s: Faktor VII der Blutgerinnung, der durch Aktivierung von Faktor X auf die Umwandlung von Prothrombin in Thrombin einwirkt; entsteht mittels Vitamin K in der Leber

Prokt|algie [↑Proktos u. ↑...algie] *w;* -, ...ien: neuralgische Schmerzen in After und Mastdarm

Prokt|ek|tomie [↑Proktos u. ↑Ektomie] *w;* -, ...ien: operative Entfernung des Mastdarms

Proktitis [zu ↑Proktos] *w;* -, ...itiden: Entzündung des Mastdarms

Prokto|dä|al|drüsen [zu ↑Proktos u. gr. *ὁδός* = Weg]: am Boden der ↑Sinus anales mündende Drüsen, deren schlauchförmige Epithelgänge zum inneren Afterschließmuskel führen

prokto|gen [↑Proktos u. ↑...gen]: vom Mastdarm ausgehend (von Krankheiten u. a.)

Prokto|kol|ek|tomie [↑Proktos, ↑Kolon u. ↑Ektomie] *w;* -, ...ien: operative Entfernung von Mastdarm und Grimmdarm

Prokto|loge *m;* -n, -n, **Prokto|login** *w;* -, -nen

[↑Proktos u. ↑...loge]: Arzt, Ärztin mit speziellen Kenntnissen auf dem Gebiet der Proktologie. **Proktollogie** [↑...logie] *w;* -: Wissenschaft und Lehre von den Erkrankungen des Mastdarms. **proktollogisch:** die Proktologie betreffend

Proktolplastik [↑Proktos u. ↑Plastik] *w;* -, -en: operative Bildung eines künstlichen Afters (↑Anus praeternaturalis)

Proktorlrhagie [zu ↑Proktos u. gr. ῥηγνύναι = reißen, brechen (Analogiebildung nach ↑Hämorrhagie)] *w;* -, ...ien: Mastdarmblutung, Blutung aus dem After

Proktos [aus gr. πρωκτός = Steiß; After; Mastdarm] *m;* -: veralt. Bez. für: **1)** Anus. **2)** Rektum

Proktolskop [↑Proktos u. ↑...skop] *s;* -s, -e: = Rektoskop. **Proktolskopie** [↑...skop] *w;* -, ...ien: = Rektoskopie

Proktolspasmus [↑Proktos u. ↑Spasmus] *m;* -, ...men: Krampf der Aftermuskulatur und im Mastdarm

Proktolstase [↑Proktos u. gr. στάσις = das Stehen, der Stillstand] *w;* -, -n: Kotstauung, -zurückhaltung im Mastdarm

Proktoltomie [↑Proktos u. ↑...tomie] *w;* -, ...ien: operative Eröffnung des Mastdarms, Mastdarmschnitt (z.B. bei angeborenem Mastdarmverschluss)

Proktolzele [↑Proktos u. ↑...zele] *w;* -, -n: Mastdarmvorfall, Ausstülpung und Austreten des Mastdarms aus dem After

prollabielren [aus lat. *prolabi* = vorwärtsgleiten, vorwärtsfallen]: »vorfallen«, aus einer natürlichen Körperöffnung heraustreten (von Teilen innerer Organe, z.B. vom Mastdarm). **prollabiert:** vorgefallen, aus einer natürlichen Körperöffnung herausgetreten (von Teilen innerer Organe)

Prolactinoma vgl. Prolaktinom

Prollaktin [zu ↑pro... u. lat. *lac*, Gen.: *lactis* = Milch] *s;* -s: Hormon des Hirnanhanges (regt die Milchabsonderung während der Stillzeit an)

Prollaktinom [zu ↑Prolaktin] *s;* -s, -e, in fachspr. Fügungen: **Prollactinoma**, *Pl.:*-ta: Prolaktin sezernierender Tumor der Hirnanhangsdrüse

Prollaktin-Releasing-Hormon [...rɪˈliːzɪŋ...; zu ↑Prolaktin, engl. *to release* = freilassen u. ↑Hormon] *s;* -s, -e: Hormon der Hypophyse, das die Bildung von Prolaktin steuert; Abk.: PRH

Prolamin: Gruppe von Proteinen (Bestandteile des ↑Glutens) in Roggen- und Gerstenkörnern (Unverträglichkeit führt zu ↑Zöliakie)

Prolan [zu lat. *proles* = Sprössling, Nachkomme] *s;* -s, -e: veralt. Bez. für zwei Hormone des Hypophysenvorderlappens, die die Entwicklung und die Tätigkeit der Geschlechtsdrüsen regulieren (↑Gonadotropin)

Prollaps [zu lat. *prolabi, prolapsum* = vorwärtsgleiten, vorwärtsfallen] *m;* -es, -e, in fachspr. Fügungen: **Prollaplsus** *m;* -, - [...ˈlapsuːs]: »Vorfall«, Heraustreten von Teilen eines inneren Organs aus einer natürlichen Körperöffnung (infolge Bindegewebsschwäche). **Prollaplsus ani:** »Aftervorfall«, Heraustreten der Afterschleimhaut aus der Afteröffnung. **Prollaplsus ani et recti** = Proktozele. **Prollaplsus cerelbri** = Enzephalozele. **Prollaplsus uteri** = Hysteroptose. **Prollaplsus vaginae:** »Scheidenvorfall«, Heraustreten der Scheide aus der ↑Vulva

Prolilferation [zu lat. *proles* = Sprössling, Nachkomme u. lat. *ferre* = tragen, bringen] *w;* -, -en: Wucherung des Gewebes durch Zellvermehrung (z.B. bei Entzündungen, Geschwülsten; physiologisch auch im ↑Endometrium). **prolilferativ** [...tiːf]: wuchernd, sich vermehrend (von Geweben). **prolilferielren:** wuchern, gesteigertes Wachstum zeigen (von Geweben)

Prolmegalolblast [↑pro... u. ↑Megaloblast] *m;* -en, -en: Vorstufe des Megaloblasten in der Erythropoese mit auffallend großem, leicht ovalem Kern

Promelthium [zum Namen des Titanen Prometheus der gr. Sage] *s;* -s: chem. Grundstoff, radioaktive seltene Erde; Zeichen: Pm

prolminent, in fachspr. Fügungen: **prolminens** [zu lat. *prominere* = hervorragen]: vorspringend, hervorragend, vorragend; z.B. in der Fügung ↑Vertebra prominens (Anat.)

Prolminentia [zu lat. *prominere* = hervorragen] *w;* -, ...tiae, eindeutschend auch: **Prolminenz** *w;* -, -en: Vorsprung, hervorragender Teil eines Körperteils, bes. eines Knochens (Anat.). **Prolminentia canalis facialis:** durch den Verlauf des Fazialiskanals bedingte knöcherne Vorwölbung an der medialen Wand der Paukenhöhle über dem ovalen Fenster. **Prolminentia canalis semilcircularis lateralis:** kleine knöcherne Vorwölbung an der medialen Wand des oberen Paukenraumes des Mittelohrs (bedingt durch den horizontalen Bogengang des Innenohrs). **Prolminentia larynlgea:** der beim Mann stark hervorspringende obere Teil des Schildknorpels am Kehlkopf. **Prolminentia mallealris:** konische Vorwölbung des Trommelfells nach außen an der Stelle, an der innen der Lateralfortsatz des Hammers gegen das Trommelfell drückt. **Prolminentia spiralis:** spiralförmige Erhebung der ↑Stria vascularis im häutigen Schneckenkanal. **Prolminentia stylolidea:** Vorwölbung der ↑Pars tympanica an der unteren Wand der Paukenhöhle über dem oberen Ende des Griffelfortsatzes

Prolmislkuiltät [zu lat. *promiscuus* = gemischt] *w;* -: Geschlechtsverkehr mit ständig wechselnden Partnern. **prolmislkuiltiv** [...tiːf]: mit ständig wechselnden Partnern geschlechtlich verkehrend

PROMM: Abk. für *pro*ximale *m*yotone *M*yopathie

Prolmontorium [aus lat. *promontorium* (Nebenform von lat. *promunturium*) = Bergvorsprung, Ausläufer eines Berges] *s;* -s, ...ria u. eindeutschend: ...rien [...iən]: »Vorberg«, Vorwölbung (Anat.), und zwar: **1)** **Prolmontorium cavi tympani:** Vorwölbung in der Paukenhöhle des Mittelohres, hervorgerufen durch die Ohrschneckenwindung. **2)** **Prolmontorium ossis salcralis:** der am meisten nach vorn vorspringende Punkt des Kreuzbeins an der Grenze zwischen der Basis und Vorderfläche des Kreuzbeins

Pro|motion [zu lat. *promovere, promotum* = befördern] *w;* -, -en: Verstärkung der krebsauslösenden Wirkung eines Stoffes durch eine zweite Substanz. **Pro|motor** *m;* -s, ...toren: Substanzen oder Faktoren, die den kanzerogenen Effekt eines anderen Kanzerogens begünstigen, ohne selber allein kanzerogen zu wirken

Pro|mye|lo|zyt [↑pro... u. ↑Myelozyt] *m;* -en, -en (meist *Pl.*): zwischen ↑Myeloblasten und Myelozyten stehende Vorform der neutrophilen Blutkörperchen mit entrundetem Kern und noch undifferenzierten Plasmagranulationen

pro narcosi [↑pro; ↑Narkose]: zu Narkosezwecken; z. B. in der Fügung ↑Aether pro narcosi

Pronatio dolorosa [zu lat. *pronare, pronatum* = vorwärtsneigen, bücken]: vgl. Chassaignac-Lähmung

Pronation [zu lat. *pronare, pronatum* = vorwärtsneigen, bücken] *w;* -, -en: Einwärtsdrehung der Extremitäten, Bewegung der Extremitäten um ihre Längsachse nach innen; Gegensatz: Supination. **pronator,** *Gen.:* ...toris,*Pl.:* ...tores: erläuternder Bestandteil von fachspr. Fügungen mit der Bedeutung »Einwärtsdreher«; z. B. in der Fügung ↑Musculus pronator quadratus. **Pronator** *m;* -s, ...toren: übliche Kurzbez. für ↑Musculus pronator quadratus und ↑Musculus pronator teres

Pronator|syn|drom, Pronator-teres-Syndrom: Schmerzen und Parästhesien im radialen Fingerbereich infolge Kompression des ↑Nervus medianus zwischen den beiden Köpfen des ↑Musculus pronator teres

Pro|ne|phros [↑pro... u. gr. *νεφρός* = Niere] *m;* -: Vorniere, erstes Ausbildungsstadium der Nieren in der Entwicklung des Harnapparates

pronie|ren [aus lat. *pronare* = vorwärtsneigen, bücken]: eine Extremität einwärtsdrehen; Gegensatz: supinieren

Pro|nu|kle|us *m;* -, ...ei [...e-ɪ]: Kern der Eizelle bzw. des in die Eizelle eingedrungenen Spermiums kurz vor deren Verschmelzung

Pro|pädeu|tik [zu gr. *προπαιδεύειν* = vorher unterrichten] *w;* -, -en: vorbereitender Unterricht in den Grundlagen einer Wissenschaft, Einführung in die Vorkenntnisse, die zu einem wissenschaftlichen Studium gehören

Pro|pep|sin [↑pro... u. ↑Pepsin] *s;* -s, -e: gegen Alkalien widerstandsfähige chem. Vorstufe des ↑Pepsins

Pro|perdin [zu ↑pro... u. lat. *perdere* = vernichten] *s;* -s: in der Milz gebildetes Serumprotein, das an der spezifischen humoralen Abwehr von Bakterien und Viren beteiligt ist

Pro|phage [↑pro... u. ↑Phage] *m;* -n, -n (meist *Pl.*): nicht bakteriolytisch wirkende Vorform der ↑Bakteriophagen

Pro|phase [↑pro... u. ↑Phase] *w;* -, -n: einleitende Phase der Kernteilung (Mitose), in der das Chromatin kondensiert, sodass die Chromosomen sichtbar werden (Biol.)

Pro|phylaktikum [zu gr. *προφυλάσσειν* = vor etwas Wache halten; sich vorher vor etwas hüten] *s;* -s, ...ka: vorbeugendes, vor einer Erkrankung (z. B. Erkältung, Grippe) schützendes Mittel. **pro-phylaktisch:** vorbeugend, Schutz gegen Erkrankung bietend. **Pro|phylaxe** *w;* -, -n: zusammenfassende Bez. für die medizinischen und sozialhygienischen Maßnahmen, die der Verhütung von Krankheiten dienen, Vorbeugung, vorbeugende Maßnahme

Propio|ni|bakterie [...ɪə; zu ↑Propionsäure u. ↑Bakterie] *w;* -, -n, latinisiert: **Propio|ni|bacterium,** *Pl.:* ...ria: Gattung unbeweglicher grampositiver Stäbchenbakterien (Vorkommen z. B. auf der Haut bei Akne, aber auch beim Reifeprozess von Käse)

Pro|pion|säure [zu ↑pro... u. gr. *πῖον* = Fett (mit Bezug auf eine gewisse Ähnlichkeit der Propionsäure mit den höheren Fettsäuren)]: wichtige organische Säure, die u. a. zur Herstellung von Arzneimitteln verwendet wird

Pro|prio|re|zeptor [↑proprius u. ↑Rezeptor] *m;* -s, ...toren: Nerv, der in einem ausführenden Organ endigt und dessen ↑Eigenreflexe auslöst (u. damit dessen Tätigkeit kontrolliert)

Proprio|zeption [aus lat. *proprius* = eigen; eigentümlich; alleinangehörend u. *percipere* = einnehmen, empfangen; wahrnehmen]: Eigenempfindung des Körpers. **proprio|zeptiv:** Wahrnehmungen aus dem eigenen Körper vermittelnd (z. B. aus Muskeln, Sehnen, Gelenken; Gegensatz: exterozeptiv)

pro|prius, ...ria, ...rium [aus lat. *proprius* = eigen; eigentümlich; alleinangehörend]: einem bestimmten Organ unmittelbar zugeordnet, nicht mehreren Organen gemeinsam gehörend; Gegensatz: communis

Pro|ptosis [aus ↑Pro... u. ↑Ptosis]: durch krankhafte Vorgänge vorgetriebener Augapfel

Pro|pulsion [zu lat. *propellere, propulsum* = vorwärtsstoßen, vorwärtstreiben] *w;* -, -en: Gehstörung mit Neigung zum Vorwärtsfallen bzw. Verlust der Fähigkeit, in der Bewegung innezuhalten (bei ↑Parkinsonsyndrom). **pro|pulsiv:** die Propulsion betreffend, auf Propulsion beruhend, für die Propulsion charakteristisch

pros..., Pros... vgl. proso..., Proso...

Pro|se|kretin [↑pro... u. ↑Sekretin] *s;* -s, -e: Vorstufe des ↑Sekretins (wird von der Darmschleimhaut abgesondert, wenn der Mageninhalt in den Zwölffingerdarm gelangt)

Pro|sektor *m;* -s, ...toren, **Pro|sektorin** *w;* -, -nen [zu lat. *prosecare, prosectum* = vorn abschneiden; zurechtschneiden]: **a)** Arzt oder Ärztin, die ↑Sektionen durchführen; **b)** Leiter/-in einer Prosektur. **Pro|sektur** *w;* -, -en: pathologisch-anatomische Abteilung eines Krankenhauses

Pros|en|ce|phalon, eindeutschend auch: **Pros|en-**

ze|phalon [↑proso... und ↑Encephalon] *s;* -s, ...la: Vorderhirn, zusammenfassende Bez. für den Hirnabschnitt, der Zwischen- und Endhirn umfasst und vom 1. bis zum 3. Ventrikel reicht (Anat.)

proso..., Proso..., vor Vokalen **pros..., Pros...**

⟨aus gr. *πρόσω* »nach vorn zu, vorwärts«⟩
Präfix mit der Bedeutung »vorn, nach vorn zu; vorwärts, weiter«:
- Prosoplasie
- Prosencephalon

Prosodie [zu gr. *προσωδία* = Aussprache]: Sprachmelodie, metrisch-rhythmische Sprachbehandlung

Pros|odontie [zu ↑proso... und gr. *ὀδούς*, Gen.: *ὀδόντος* = Zahn] *w;* -, ...ien: schräges Vorstehen der Zähne

prosop..., Prosop... vgl. prosopo..., Prosopo...

Pros|op|agnosie [↑prosopo... u. ↑Agnosie] *w;* -, ...ien: ↑Agnosia optica, bei der Formen als solche zwar erkannt, aber in ihrer Besonderheit und Bedeutung nicht identifiziert werden (z. B. ein Gesicht zwar als Gesicht, aber nicht als das einer bestimmten Person wieder erkannt wird)

Pros|op|algie [↑prosopo... u. ↑...algie] *w;* -, ...ien: Gesichtsschmerzen im Bereich des ↑Trigeminus

Proso|plasie [zu ↑proso... u. gr. *πλάσσειν* = bilden, formen] *w;* -, ...ien: übermäßige, über das normale Maß hinausgehende Differenzierung von Gewebe bzw. Zellen (Vorkommen bei ausgereiften bösartigen Tumoren)

pros|opo..., Pros|opo..., vor Vokalen meist **pros|op..., Pros|op...**

⟨aus gr. *πρόσωπον* »Gesicht«⟩
Wortbildungselement mit der Bedeutung »Gesicht«:
- Prosopoplegie
- Prosopalgie

Pros|opo|di|plegie [↑prosopo..., ↑[1]di... und ↑Plegie] *w;* -, ...ien: beiderseitige Lähmung des ↑Nervus facialis

Pros|opo|plegie [↑prosopo... u. ↑Plegie] *w;* -, ...ien: Lähmung der mimischen Muskulatur des Gesichts; gelegentlich auch: = Fazialislähmung

Pros|opo|schisis [...s-ç...; zu ↑prosopo... u. gr. *σχίζειν* = spalten] *w;* -, ...isen: »Gesichtsspalte«, angeborene Fehlbildung, bei der die beiden Gesichtshälften durch einen Spalt getrennt sind

Pros|opo|thorako|page [zu ↑prosopo..., ↑Thorax u. gr. *πηγνύναι* = befestigen] *m;* -n, -n, auch: **Pros|opo|thorako|pagus** *m;* -, ...gi od. ...gen: Doppelfehlbildung, bei der siamesische Zwillinge mit Gesicht und Brust zusammengewachsen sind

Pro|spermie [zu ↑pro... u. ↑Sperma] *w;* -, ...ien: selten für ↑Ejaculatio praecox

Prosta|glandin [zu ↑Prostata (in der verdeutlichenden Fügung »prostata glans«)] *s;* -s, -e (meist *Pl.*): Gruppe hormonähnlicher Substanzen, die in Samenflüssigkeit, Lunge, Menstruationsblut, Thymus, Pankreas und Niere vorkommen. Sie wirken z. B. gefäßerweiternd, blutdrucksenkend und wehenauslösend, sie erregen die glatte Muskulatur, hemmen die Lipolyse, beeinflussen Blutgerinnung und Schmerzvermittlung. **Prostaglandin|synthese|hemmer:** auch: **nicht steroidale Antirheumatika, nicht steroidale Antiphlogistika:** Stoffe, die durch eine Hemmung der Bildung von Prostaglandinen deren Wirkung aufheben. Hierzu gehören z. B. Acetylsalicylsäure und ihre Abkömmlinge, Ibuprofen, Ketoprofen, Diclofenac, Indometacin, Piroxicam und Phenylbutazon sowie die neueren COX-2-Hemmer

Pro|stano|id [Kurzbildung zu ↑Prostaglandin u. ↑...id] *s;* -[e]s, -e (meist *Pl.*): eine Gruppe der Prostaglandine

Pro|stata [zu gr. *προστάτης* = Vorsteher] *w;* -, ...tae: »Vorsteherdrüse«, walnussgroßes Organ des männlichen Körpers, das den Anfangsteil der Harnröhre umgibt und ein alkalisches Sekret absondert, das den Hauptanteil des Samenergusses ausmacht und die Beweglichkeit der Samenzellen fördert

Pro|stata|adenom: Wucherung der submukösen periurethralen Drüsen der hinteren Harnröhre im Bereich der Prostata (bei gleichzeitiger Prostataatrophie)

Pro|stata|hyper|tro|phie = Prostataadenom

Pro|stat|ek|tomie [↑Prostata u. ↑Ektomie] *w;* -, ...ien: teilweise oder vollständige operative Entfernung der Prostata (bei Prostatakrebs)

pro|staticus, ...ca, ...cum [zu ↑Prostata]: zur Vorsteherdrüse gehörend. **Pro|statiker** *m;* -s, -: an einem Prostataadenom Leidender

Pro|statitis [zu ↑Prostata] *w;* -, ...itiden (in fachspr. Fügungen: ...itides): Entzündung der Prostata

Pro|stat|odynie [zu ↑Prostata u. ↑...odynie] *w;* -, ...ien: Schwellung und Schmerzhaftigkeit der Vorsteherdrüse

Pro|stato|pa|thie [↑Prostata u. ↑...pathie] *w;* -, ...ien, in fachspr. Fügungen: **Pro|stato|pa|thia**[1], *Pl.:* ...iae: abakterielle Entzündung der Vorsteherdrüse

Pro|stator|rhö, auch: **Pro|stator|rhöe** [...rø:; zu ↑Prostata u. gr. *ῥεῖν* = fließen] *w;* -, ...rrhöen: Ausfluss von Prostatasekret, z. B. nach einer Harn- oder Stuhlentleerung

Pro|sta|to|vesikul|ek|tomie [↑Prostata u. ↑Vesikulektomie] *w;* -, ...ien: Entfernung von Prostata und Bläschendrüsen; bei lokal begrenztem Prostatakarzinom besteht die Möglichkeit eines minimal invasiven Verfahrens (endoskopische, extraperitoneale radikale P.; Abk.: EERPE)

Prosta|zy|klin [Kurzbildung zu ↑Prostaglandin u. zum FW *Zyklus*] *s;* -s, -e: in der Gefäßwand gebildetes Hormon, das die Blutplättchenaggregation unterdrückt und die Blutgefäße erweitert

pros|thetisch [zu gr. *πρόσθεσις* = das Zusetzen, Hinzusetzen]; in der Fügung: **pros|thetische Gruppe: 1)** = Koenzym. **2)** beim Aufbau der ↑Proteide beteiligte chem. Verbindung

Pro|stituierte [zu lat. *prostituere, prostitutum* = öffentlich preisgeben zur Unzucht] *w* u. *m;* -n, -n: Person, die Prostitution betreibt. **Pro|stitution** *w;* -: gewerbsmäßige Ausübung sexueller Handlungen

Pro|stration [zu lat. *prosternere, prostratum* = hinstrecken, niederwerfen; zu Boden schlagen] *w;* -, -en: hochgradige Erschöpfung im Verlauf einer schweren Krankheit

prot..., Prot... vgl. proto..., Proto...

Prot|actinium [↑proto... u. ↑Actinium] *s;* -s: radioaktiver chem. Grundstoff, Metall; Zeichen: Pa

Prot|amine *Pl.*: einfache, in der Natur (z. B. Fischsperma) vorkommende basische Peptide

prot|an|omal [↑proto... u. ↑anomal]: »rotschwach«, an einem leichteren Grad der Rotblindheit leidend. **Prot|an|omale** *m* u. *w;* -n, -n: Person, die an Protanomalie leidet. **Prot|an|omalie** *w;* -, ...ien: »Rotschwäche«, Form der angeborenen Farbensinnstörung, bei der die rote Farbe nur schwach oder kaum erkannt wird

prot|an|op [zu ↑proto..., ↑[1]a... u. gr. *ὤψ*, Gen.: *ὠπός* = Auge; Gesicht]: »rotblind«, an Protanopie leidend. **Prot|an|ope** *m* u. *w;* -n, -n: »Rotblinde[r]«, Person, die an Protanopie leidet. **Prot|an|opie** *w;* -, ...ien: »Rotblindheit«, Form der Farbenblindheit, bei der rote Farben nicht wahrgenommen werden können

Protea|se [↑Protein und ↑...ase] *w;* -, -n: Proteinase, Peptidase, proteolytische Enzyme; Enzyme, die die Peptidbindung in Proteinen und Peptiden spalten (↑Proteolyse), man unterscheidet Endo- (spalten Peptidbindungen in der Mitte des Proteins) und Exopeptidasen (spalten endständige Aminosäuren ab). **Protease|hemmer:** Proteaseinhibitor, Gruppe von Molekülen, die die katalytische Aktivität von ↑Proteasen hemmen, haben wichtige Regulationsfunktionen im Körper, kommen in Schlangengiften vor, werden als Arzneimittel, z. B. HIV-Proteaseinhibitoren, eingesetzt

Protease|inhibitor vgl. Proteasehemmer

Protea|som [↑Protein u. ↑...som] *s;* -s, -en (meist *Pl.*): Proteinkomplex, der im Zytoplasma ubiquitinmarkierte Proteine abbaut; ein für die Zelle lebensnotwendiger Prozess. **Protea|som|in|hibitoren:** chemische Substanzen, die die Aktivität des Proteasoms hemmen und in der Tumortherapie eingesetzt werden sollen (z. B. beim Non-Hodgkin-Lymphom)

Prote|id [↑Protein u. ↑...id] *s;* -[e]s, -e: Moleküle, die aus ↑Proteinen und anderen Komponenten (z. B. Lipide [Lipoproteine], Zucker [Glykoproteine]) oder anderen niedermolekularen Stoffen (prosthetische Gruppen, z. B. das Häm in Hämoglobin) bestehen

Prote|in [zu gr. *πρῶτος* = erster; vorderster; wichtigster] *s;* -s, -e: Eiweiß, Polymer aus kettenartig über Peptidbindungen miteinander verknüpften Aminosäuren, die Reihenfolge der Aminosäuren ist charakteristisch und funktionsbestimmend für ein Protein (z. B. Albumine, Globuline u. a.), Ketten mit weniger als 100 Aminosäuren werden auch häufig als ↑Peptide bezeichnet

Protei|nase [...te-i:n...; ↑Protein und ↑...ase] *w;* -, -n: vgl. Protease

Protein|fraktion: Eiweißfraktion, nach der Trennung durch Serumelektrophorese unterscheidbare Gruppen von Proteinen (z. B. Gammaglobuline), Messwert in % vom Gesamtproteingehalt

Protein|kinase [zu ↑Protein]: Enzym, das Proteine phosphoryliert. **Protein|kinase A:** Enzym, das nach Aktivierung durch cAMP seine Zielproteine phosphoryliert; Abk.: PKA. **Protein|kinase C:** Familie von Proteinkinasen mit wichtigen Funktionen bei der Zellteilung; Abk.: PKC

Protei|no|cholie [...te-i:n...; zu ↑Protein u. gr. *χόλος* = Galle] *w;* -, ...ien: Übertritt von Proteinen aus dem Verdauungstrakt in die Gallenkapillaren (z. B. bei Hepatitis epidemica)

Protei|nor|rhö, auch: **Protei|nor|rhöe** [...rø:; zu ↑Protein u. gr. *ῥεῖν* = fließen] *w;* -, ...rrhöen: Proteinverlust infolge Abgangs von Protein mit dem Stuhl

Protei|nose [zu ↑Protein] *w;* -, -n: Lungenerkrankung infolge Ausfüllung der Lungenalveolen mit Protein

Protein|urie [...te-i:n...; ↑Protein u. ↑...urie] *w;* -, ...ien: Ausscheidung von Proteinen mit dem Harn

Pro|tektin [zu lat. *protegere, protectum* = bedecken, beschützen] *s;* -s, -e (meist *Pl.*): veralt. für: aus Schnecken und Fischen gewonnene immunologische Stoffgruppe mit antikörperähnlicher Wirkung. **Pro|tektion** *w;* -, -en (*Pl.* selten): Schutz von Organen oder des Organismus durch Medikamente vor schädigenden Einwirkungen. **pro|tektiv** [...ti:f]: vor schädigenden Einwirkungen schützend. **Pro|tektivum** [...i:v...] *s;* -s, ...va: chemische Substanz, die den Organismus oder ein Organ vor schädigenden Einwirkungen schützt

Proteo|glykan [zu ↑Protein u. gr. *γλυκύς* = süß] *s;* -s, -e (meist *Pl.*): Sammelbez. für Proteinanteile enthaltende Polysaccharidverbindungen; Hauptbestandteile der Knochensubstanz

Proteo|hormon [↑Protein u. ↑Hormon] *s;* -s, -e: Hormon vom Charakter eines Proteins oder eines Proteids (dazu gehören u. a. die Hormone der Hirnanhangsdrüse und der Bauchspeicheldrüse)

Proteo|lyse [zu ↑Protein u. gr. *λύειν* = lösen, auflösen] *w;* -, -n: Proteinspaltung, durch Enzyme oder Bakterien bewirkte Zerlegung von Proteinen in Aminosäuren oder Peptide (im Verdauungstrakt, in Geweben u. a.). **Proteo|lyse|faktoren:** tumorassoziierte Prognosefaktoren (z. B. u-PA und

PAI-1), deren Vorkommen im Tumorgewebe eine Aussage über die Wahrscheinlichkeit eines Rezidivs bei bestimmten Formen des Brustkrebses erlaubt. **proteo|lytisch:** Protein abbauend (z. B. von Enzymen)

Prote|om [Kunstw., zu ↑Protein] *s;* -s, -e: Gesamtheit der Proteine einer Zelle, eines Gewebes oder eines Organs, im Gegensatz zum Genom zelltypspezifisch und zeitlich variabel. **Proteomics** [prəʊtɪˈɔmɪks; Kunstw.]: die quantitative und qualitative Untersuchung von Proteomen

Proteus [nach dem griech. Meergott *Πρωτεύς*, der sich in viele Gestalten verwandeln konnte] *m;* -: Gattung gramnegativer, zumeist beweglicher, vielgestaltiger Bakterien (Fäulniserreger; darunter z. B. der Erreger der Enteritis)

Pro|these [zu gr. *προτιθέναι* = vorstellen, vorlegen, vorsetzen] *w;* -, -n: künstlicher Ersatz verloren gegangener Körperteile, insbes. künstl. Glieder, Zahnersatz. **Pro|thetik** *w;* -: Wissenschaft und Lehre vom Kunstgliederbau. **pro|thetisch:** die Prothetik betreffend

Pro|thrombin [↑pro... u. ↑Thrombin] *s;* -s, -e: im Blutplasma enthaltenes Glykoprotein (Faktor II), Vorstufe des für die Blutgerinnung wichtigen Thrombins

Pro|thrombin|komplex: in der Leber in Abhängigkeit vom Vitamin-K-Gehalt gebildete Blutgerinnungsfaktoren II, VII, IX, u. X

Pro|thrombin|zeit: Zeitspanne, innerhalb derer das Blutplasma nach dem Zusatz von Thrombokinase gerinnt

Pro|thrombo|kinase [↑pro... u. ↑Thrombokinase] *w;* -, -n: veralt. Bez. für: ↑Akzelerin

Protist [aus gr. *πρώτιστος* (Steigerungsform von gr. *πρῶτος* = erster) = der allererste] *m;* -en, -en (meist *Pl.*): Einzeller, Lebewesen, die nur aus einer Zelle bestehen (z. B. Bakterien; Biol.)

proto..., Proto..., vor Vokalen meist **prot..., Prot...**

⟨aus gr. *πρῶτος* »erster; vorderster; wichtigster«⟩
Wortbildungselement mit der Bedeutung »(der Reihenfolge nach) an erster Stelle«:
- Protodiastole
- Protanopie

Proto|dia|stole [auch: ...ˈastole; ↑proto... u. ↑Diastole] *w;* -, ...stolen: erste Phase (Beginn) der Herzdiastole. **proto|dia|stolisch:** zu Beginn der Diastole auftretend, die Protodiastole betreffend (z. B. von Herzgeräuschen)

Proton [zu gr. *πρῶτος* = erster; vorderster; wichtigster] *s;* -s, ...onen: positiv geladenes Atomteilchen, Kern des Wasserstoffatoms (Phys.)

Protonen|pumpe [zu ↑Proton]: Mechanismus der Salzsäureproduktion im Magen, wobei für jedes sezernierte ↑Proton ein Kaliumion in die ↑Belegzellen hineingepumpt wird. **Protonen|pumpenhemmer:** Arzneimittel, das die Protonenpumpe blockiert und damit die Salzsäureproduktion vermindert

Proto|onko|gen [↑proto..., ↑onko... und ↑...gen] *s;* -s, -e: normales Zellgen, das bei Mutation durch Vermehrung und Differenzierung von Zellen zu einem ↑Onkogen werden kann

Proto|plasma [↑proto... u. ↑Plasma] *s;* -s, ...men: der von der Zellmembran umgebene Teil der tierischen und pflanzlichen Zelle (einschließlich Zellkern). **Proto|plasma|fortsatz** = Dendrit. **protoplasmatisch:** zum Protoplasma gehörend

Proto|som [↑proto... u. ↑...som] *s;* -s, -en (meist *Pl.*): Hauptkörper eines Gens

Proto|sy|stole [auch: ...ˈzʏstole; ↑proto... u. ↑Systole] *w;* -, ...stolen: einleitende Phase der ↑Systole. **proto|sy|stolisch:** die Protosystole betreffend, zu Beginn der Systole auftretend (z. B. von Herzgeräuschen)

Proto|zo|on [↑proto... u. gr. *ζῷον* = Lebewesen] *s;* -s, ...zoen u. ...zoa (meist *Pl.*): Urtierchen, den niedersten Tierstamm bildende einzellige Organismen (darunter verschiedene Krankheitserreger, z. B.: Rhizopoden, Infusorien und Sporozoen)

pro|trahie|ren [aus lat. *protrahere, protractum* = hervorziehen; hinziehen, verlängern]: die Wirkung (z. B. eines Medikaments, einer Bestrahlung o. Ä.) verzögern od. verlängern, z. B. durch geringe Dosierung od. durch Anwendung von Medikamenten in schwer löslicher Form. **pro|trahiert:** verzögert bzw. über eine längere Zeitspanne hinweg [wirkend] (z. B. von Medikamenten gesagt). **Pro|traktion** *w;* -, -en: absichtliche Verzögerung der Wirkung eines Arzneimittels (z. B. durch Beimischung schwer löslicher Bestandteile) oder einer therapeutischen Maßnahme

Pro|trusion [zu lat. *protrudere, protrusum* = fortstoßen] *w;* -, -en, in fachspr. Fügungen: **Pro|trusio,** *Pl.:* ...io|nes: Hervortreten, Verlagerung nach außen (z. B. eines Organs aus seiner normalen Lage). **Pro|trusio acetabuli:** Verlagerung der Hüftgelenkspfanne nach innen (bei verschiedenen Knochenerkrankungen; führt zu Verkürzung des Beins und ↑Arthrokatadysis). **Pro|trusio bulbi** = Exophthalmus

Pro|tuberanz [zu lat. *protuberare* = hervorschwellen, hervorwachsen] *w;* -, -en, in fachspr. Fügungen: **Pro|tuberantia,** *Pl.:* ...iae: Knochenvorsprung, hervorragende Stelle an Knochen (Anat.). **Pro|tuberantia mentalis:** breiter, dreieckiger Vorsprung in der Mitte der äußeren Fläche des Unterkieferkörpers (bildet das knöcherne Kinn). **Protuberantia oc|cipitalis ex|terna** bzw. **interna:** Erhebung in der Mitte der äußeren bzw. inneren Fläche der Hinterhauptschuppe

Pro|venienz [zu lat. *provenire* = hervorkommen; entstehen] *w;* -, -en: Herkunft, Ursprung (z. B. von Arzneipflanzen)

Providencia [nlat., zum Namen der Stadt *Provi-*

dence in den USA, wo die Erreger zuerst beschrieben wurden] *w;* -: Gruppe gramnegativer Stäbchen, Erreger von Harnwegsinfektionen

Pro|vit|amin [↑pro... u. ↑Vitamin] *s;* -s, -e: chem. Vorstufe eines Vitamins, Substanz, aus der sich (unter Einwirkung physikalischer oder chemischer Faktoren, z.B. unter dem Einfluss ultravioletten Lichts) ein Vitamin aufbaut

Pro|vokation [zu lat. *provocare, provocatum* = heraus-, hervorrufen] *w;* -, -en: **a)** künstliche Hervorrufung von Krankheitserscheinungen (mittels geeigneter Medikamente oder physikalischer Maßnahmen), z.B. um den Grad einer Ausheilung zu prüfen; **b)** künstliches Auslösen allergischer Reaktionen im Rahmen diagnostischer Tests. **Provokations|diät:** Suchdiät bei Allergien, bei der die Nahrungsmittel verabreicht werden, die am häufigsten Allergien auslösen, im Gegensatz zur ↑Eliminationsdiät. **Provokations|test:** Bestimmung der Relevanz eines fraglichen Allergens durch kontrollierte Exposition. **pro|vozieren: a)** zu diagnostischen oder therapeutischen Zwecken bestimmte Reaktionen bzw. Krankheitserscheinungen künstlich hervorrufen; **b)** allergische Reaktionen künstlich hervorrufen

proximal, in fachspr. Fügungen: **proximalis, ...le** [zu lat. *proximus* = der Nächste]: der Körpermitte bzw. dem zentralen Teil eines Körpergliedes zu gelegen; z.B. in der Fügung ↑Phalanx proximalis; Gegensatz: distal

proximus, ...ma, ...mum [aus gleichbed. lat. *proximus*]: nächster, zunächst liegender; z.B. in der Fügung ↑Punctum proximum

PRTH: Abk. für *p*artial *t*hyroid *h*ormone *r*esistance

pruriginös, in fachspr. Fügungen: **pruriginosus, ...osa, ...osum** [zu ↑Prurigo]: juckend, mit Hautjucken bzw. mit der Bildung von juckenden Hautknötchen einhergehend (z.B. von Ekzemen). **Prurigo** [aus lat. *prurigo*, Gen.: *pruriginis* = Geilheit; juckender Grind am Körper] *w;* -, Prurigines (außerhalb der strengen Terminologie auch: *m;* -s, -s): mit Bildung juckender Hautknötchen einhergehende Dermatose. **Prurigo simplex acuta:** = Lichen urticatus

Pruritus [zu lat. *prurire, pruritum* = jucken] *m;* -, -: Hautjucken, (z.B. im Zusammenhang mit Dermatosen auftretender) Juckreiz. **Pruritus ani:** »Afterjucken«, z.B. bei Hämorrhoiden auftretender Juckreiz am After

Prussak-Raum [nach dem russ. Otologen A. Prussak, 1839–1897]: = Recessus membranae tympani superior

PSA: Abk. für *p*rostata*s*pezifisches *A*ntigen; ↑Tumormarker bei Prostatakarzinom

Psali|dontie [zu gr. ψαλίς = Schere u. gr. ὀδούς, Gen.: ὀδόντος = Zahn] *w;* -, ...ien: »Scherenbiss«, Überbiss, Überstehen der oberen Schneidezähne um etwa 2–3 mm über die unteren bei physiologisch richtiger Kieferstellung

Psammom [zu gr. ψάμμος = Sand] *s;* -e, -e: »Sandgeschwulst«, Gehirnsandgeschwulst, ↑Meningiom mit sandkornartigen Ablagerungen aus verkalkten Endothelien an der Unterfläche der harten Hirnhaut

Psammo|therapie [gr. ψάμμος = Sand u. ↑Therapie] *w;* -, ...ien: Behandlung mit Sand, z.B. in Form von Sandbädern (bei Arthrosen, Schleimbeutel-, Nervenentzündungen u.a.)

Psathyrose vgl. Osteopsathyrose

PSB: Abk. für *p*rotected *s*pecimen *b*rush

PSE: Abk. für *p*orto*s*ystemische *E*nzephalopathie

Psellismus [aus gr. ψελλισμός = das Stammeln] *m;* -: »Stammeln«, die Unfähigkeit, bestimmte Laute oder Lautverbindungen (am häufigsten s und r) auszusprechen bzw. regelgemäß zu artikulieren

pseud..., Pseud... vgl. pseudo..., Pseudo...

Pseud|ar|throse [zu ↑pseudo... u. gr. ἄρθρον = Glied; Gelenk] *w;* -, -n: Scheingelenk, falsches Gelenk (an Bruchstellen von Knochen bei ausbleibender Heilung). **pseud|ar|throtisch:** die Pseudarthrose betreffend

pseu|do..., Pseu|do...
vor Vokalen meist: **pseud..., Pseud...** ⟨zu gr. ψεύδειν »täuschen, belügen, betrügen«⟩ Wortbildungselement mit der Bedeutung »falsch, unecht, vorgetäuscht, nur scheinbar«: – Pseudoanämie – Pseudarthrose

Pseu|do|acholie [↑pseudo... u. ↑Acholie] *w;* -: Mangel an Gallenfarbstoffen im Stuhl, der jedoch nicht auf fehlende Sekretion von Galle in den Darm, sondern auf Reduktion des ↑Sterkobilins zurückzuführen ist. **pseu|do|acholisch:** die Pseudoacholie betreffend; zu Pseudoacholie führend

Pseu|do|all|ergie [↑pseudo... u. ↑Allergie] *w;* -, ...ien: Überempfindlichkeitsreaktion des Organismus auf bestimmte Stoffe, die der allergischen Symptomatik ähnelt, aber nicht immunologisch bedingt ist. **pseu|do|all|ergisch:** die Pseudoallergie betreffend, auf Pseudoallergie beruhend

Pseu|do|an|ämie [↑pseudo... u. ↑Anämie] *w;* -, ...ien [...iən]: Scheinanämie, Scheinblutarmut, scheinbare Anämie durch blasses Aussehen und Verengerung der Hautgefäße bei normalen Hämoglobin- und Erythrozytenwerten (Vorkommen konstitutionell und bei Nierenaffektionen); bei Ausdauersportarten kommt es durch Vermehrung des Plasmavolumens im Blut zu einem Verdünnungseffekt und so zu einem anämischen Aussehen, »Sportleranämie«. **pseu|do|an|ämisch:** die Pseudoanämie betreffend; mit Pseudoanämie einhergehend

Pseu|do|an|gina pectoris [↑pseudo... u. ↑Angina pectoris] *w;* - -: auf Nervosität beruhende Angina pectoris, ohne organische Erkrankung des Herzens, aber mit den gleichen Symptomen, wie sie bei der echten Angina pectoris vorkommen

Pseu|do|aszites [↑pseudo... u. ↑Aszites] *m;* -:

scheinbare Bauchwassersucht bei übermäßig fettreichen Bauchdecken

Pseu|do|brady|kardie [↑pseudo... u. ↑Bradykardie] *w;* -, ...ien [...ɪən]: scheinbare Pulsverlangsamung bei ↑Bigeminie (wenn infolge der Extrasystole nicht genügend Blut für den folgenden Pulsschlag ins Herz gelangt und dieser nicht getastet werden kann)

Pseu|do|bulbär|para|lyse [↑pseudo... u. ↑Bulbärparalyse] *w;* -, -n: der Bulbärparalyse ähnliche Lähmung, die jedoch nicht auf eine Schädigung des verlängerten Marks, sondern auf die Erkrankung der supranukleären Bahnen zurückzuführen ist

Pseu|do|demenz [↑pseudo... u. ↑Demenz] *w;* -, -en: vorgetäuschte Demenz (bei hysterischen Reaktionen)

Pseu|do|divertikel [↑pseudo... u. ↑Divertikel] *s;* -s, -: **1)** scheinbare Ausbuchtungen der Speiseröhre, die durch krampfartige Einschnürungen von Teilen der Speiseröhrenwand entstehen. **2)** scheinbare Ausbuchtungen der Blasenwand, die durch die krankhafte Verdickung einzelner Wülste der Wandmuskulatur (vgl. Balkenblase) entstehen

Pseu|do|en|ze|phalitis *w;* -, ...itiden, in fachspr. Fügungen: **Pseu|do|en|ce|phalitis**, *Pl.:* ...itides: unechte Enzephalitis, bei verschiedenen Intoxikationen und Infektionen auftretende Reaktionen des Gehirns bzw. des Hirngefäßsystems ohne die typischen Symptome einer echten Enzephalitis

Pseu|do|erysipel [↑pseudo... und ↑Erysipel] *s;* -s, -e: zu den ↑Phlegmonen gehörende, erysipelähnliche Hautrötung

Pseu|do|gallenstein: »Scheingallenstein«, Kalkseifenkonglomerat im Stuhl, das bei einer Ölkur (die wegen echter Gallensteine zu deren Abtreibung verordnet wurde) vorkommen kann

Pseu|do|gen *s;* -s, -e: (Humangenetik) Gen, dessen biologische Information zerstört ist, weil die in ihm enthaltene Information nicht mehr ausgelesen werden kann

Pseu|do|gravidität [↑pseudo... u. ↑Gravidität] *w;* -: »Scheinschwangerschaft«, Überzeugung, aufgrund von schwangerschaftsähnlichen Symptomen schwanger zu sein, ohne tatsächlich bestehende Schwangerschaft

Pseu|do|halluzination [↑pseudo... u. ↑Halluzination] *w;* -, -en: Wahrnehmung von Trugbildern (z.B. bei Übermüdung), die jedoch als solche erkannt werden

Pseudohermaphroditismus vgl. Hermaphroditismus spurius

Pseu|do|hyper|tro|phie [↑pseudo... u. ↑Hypertrophie] *w;* -: scheinbare Vergrößerung eines Organs durch Wucherung des Fettgewebes

Pseudo|hypo|para|thyreo|idismus [↑pseudo... u. ↑Hypoparathyreoidismus] *m;* -: nicht auf Unterfunktion der Nebenschilddrüse, sondern auf mangelnder Verwertung des Parathormons durch die Nieren beruhendes Krankheitsbild mit allen Zeichen eines gewöhnlichen Hypoparathyreoidismus und zusätzlichen Konstitutionsveränderungen (z.B. Neigung zu Fettleibigkeit, Strabismus und Verkalkung von Gelenkkapseln; charakteristisch ist die Nichtansprechbarkeit auf das Parathormon)

Pseu|do|ile|us [↑pseudo... u. ↑Ileus] *m;* -, ...ileen [...eən] od. ...ilei [...e-ɪ]: »Scheinileus«, krampfartige Zustände im Bereich des Darmkanals, die ileusähnliche Symptome vortäuschen

Pseu|do|is|chi|algia my|algica [zu ↑pseudo..., ↑Ischialgie u. ↑Myalgie] *w;* - -: ischiasähnliche Beschwerden im Ausbreitungsbereich des Ischiasnervs, die aber nicht neurogen, sondern muskulär bedingt sind

Pseu|do|kanzerose [↑pseudo... u. ↑Kanzerose] *w;* -, -n: krebsverdächtige papillomatöse, akanthotische und keratitische Epithelwucherung der Haut, deren fein geweblich-histologisches Bild eine bösartige Erkrankung jedoch ausschließen lässt

Pseu|do|krise [↑pseudo... u. ↑Krise] *w;* -, -n: vorübergehendes, rasches, eine Krise vortäuschendes Absinken der Fiebertemperatur

Pseu|do|krupp: (bei Kindern auftretender) Anfall mit Atemnot und Husten bei viraler oder bakterieller oder durch starke Luftverschmutzung hervorgerufener Kehlkopfentzündung (das Bild eines ↑Krupp vortäuschend)

Pseu|do|kye|se [↑pseudo... u. gr. *κύησις* = Schwangerschaft] *w;* -, -n: = Grossesse nerveuse

pseudoleucaemicus vgl. pseudoleukämisch. **Pseu|do|leuk|ämie** [↑pseudo... u. ↑Leukämie] *w;* -, ...ien: ältere Sammelbez. für leukämieähnliche Krankheitsbilder, die heute genauer bestimmt und differenziert werden. **pseu|do|leuk|ämisch,** in fachspr. Fügungen: **pseu|do|leuc|aemicus, ...ca, ...cum:** leukämieähnlich; z.B. in der Fügung ↑Anaemia pseudoleucaemica infantium

Pseu|do|logie [zu gr. *ψευδολογεῖν* = falsch reden, lügen] *w;* -, ...ien, in fachspr. Fügungen: **Pseu|do|logia**[1], *Pl.:* ...iae: krankhafte Sucht zu lügen (Vorkommen bei Menschen mit schweren Persönlichkeitsstörungen; Psychol.). **pseu|do|logisch:** krankhaft zum Lügen neigend

Pseu|do|melanose [↑pseudo... u. ↑Melanose] *w;* -, -n: Scheinmelanose, dunkle Verfärbung der Gewebe nach dem Tode durch Blutpigmente, die beim Blutzerfall frei werden

Pseu|do|mem|bran [↑pseudo... u. ↑Membran] *w;* -, -en, auch: **Pseu|do|mem|brane** *w;* -, -n: den echten physiologischen Membranen ähnliche dünne, aus Fibringerinnseln, abgestorbenen Schleimhautpartikeln u. Ä. bestehende Haut als krankhafter Belag bes. auf Schleimhäuten (Rachen, Mandeln, Darm)

pseu|do|mem|branace|us, ...cea, ...ce|um: mit der Bildung von Pseudomembranen einhergehend; z.B. in der Fügung ↑Angina pseudomembranacea

Pseu|do|menst|rua|tion [↑pseudo... und ↑Menstruation] *w;* -, -en: Blutung aus der Gebärmutter (oft bedingt durch Östrogenabfall), die nicht zu den echten Regelblutungen gehört (z.B. eine ↑Abbruchblutung)

Pseu|do|mnesie [zu ↑pseudo... u. gr. *μνῆσις* = Erinnerung] *w;* -, ...ien: Erinnerungstäuschung, vermeintliche Erinnerung an Vorgänge, die sich überhaupt nicht ereignet haben

Pseu|do|monas [↑pseudo... u. gr. *μονάς*, Gen.: *μονάδος* = Einheit] *w;* -, (Arten:) ...monades (eindeutschend: ...monaden): im Boden und in Gewässern vorkommende Gattung gramnegativer, geißeltragender Stäbchen (darunter einige Arten, die als Krankheitserreger infrage kommen). **Pseudomonas aeruginosa:** Erreger von Nosokominalinfektionen

Pseu|do|muzin [↑pseudo... u. ↑Muzin] *s;* -s, -e (meist *Pl.*): schleimähnliche Substanz (Vorkommen in Eierstockszysten)

Pseu|do|my|opie [↑pseudo... u. ↑Myopie] *w;* -, ...ien [...iən]: scheinbare Kurzsichtigkeit bei Krampf des Akkommodationsmuskels

Pseu|do|myxoma peritonaei [↑pseudo... u. ↑Myxom; ↑Peritoneum] *s;* - -: schleimige Massen, die als Absiedelungen von Eierstocksgeschwülsten im Bauchfell auftreten

Pseu|do|neu|ritis optica [↑pseudo... u. ↑Neuritis; ↑opticus] *w;* - -: Scheinneuritis des Sehnervs, angeborene Anomalien des Sehnervenkopfes, die ohne pathogenetische Bedeutung sind, jedoch mit einer Neuritis oder Stauungspapille verwechselt werden können

Pseu|do|para|lyse [↑pseudo... u. Paralyse] *w;* -, -n: **1)** schleichend fortschreitende, paralyseähnliche dementielle Erkrankung, die im Gegensatz zur echten Paralyse früher auftritt, zu Stillständen neigt, einen geringen Liquorbefund zeigt u. durch Heilmittel zu bessern ist. **2)** nicht auf eine Lähmung (sondern z.B. auf eine Muskelschwäche oder rheumatische Erkrankung) zurückzuführende Bewegungsunfähigkeit. **pseu|do|para|lytisch,** in fachspr. Fügungen: **pseu|do|para|lyticus, ...ca, ...cum:** mit Pseudoparalyse (2) einhergehend; z.B. ↑Myasthenia gravis pseudoparalytica

Pseu|do|para|plegie [↑pseudo... u. ↑Paraplegie] *w;* -, ...ien [...iən]: scheinbare ↑Paraplegie der Extremitäten (in Wirklichkeit eine Bewegungsunfähigkeit auf nichtnervöser Basis, z.B. bei Rachitis)

Pseudo|pelade [zu ↑Pseudo... u. frz. *pelade* = Haarausfall]: nach bestimmten Hautkrankheiten auftretende narbige Glatzenbildung

Pseu|do|placebo, eindeutschend: **Pseu|do|plazebo** [↑pseudo... u. ↑Placebo] *s;* -s, -s: Substanz, die zwar einen Wirkstoff enthält, mit dem aber bei der gegebenen Indikation ein therapeutisch sinnvolles Ziel nicht erreicht werden kann

Pseu|do|podium [zu ↑pseudo... u. gr. *πούς*, Gen.: *ποδός* = Fuß] *s;* -s, ...dien [...iən] (meist *Pl.*): »Scheinfüßchen«, der Fortbewegung und der Nahrungsaufnahme dienende Protoplasmaausstülpungen der Amöben (Zool.)

Pseu|do|poly|globulie [↑pseudo... u. ↑Polyglobulie] *w;* -, ...ien: scheinbare Vermehrung der roten Blutkörperchen infolge Eindickung des Blutes

Pseu|do|por|en|ze|phalie [↑pseudo... und ↑Porenzephalie] *w;* -, ...ien: Auftreten von zystenartigen Substanzdefekten im Gehirn, die im Gegensatz zur echten ↑Porenzephalie nicht auf Entwicklungsstörungen zurückzuführen sind, sondern andere Ursachen haben (z.B. bei Hirnschädigungen oder als Folge einer Schrumpfung von Narben auftreten)

Pseu|do|pterygium [↑Pseudo... u. ↑Pterygium] *s;* -s, ...gien [...iən]: unregelmäßig verdickte Augenbindehautfalte, ähnlich dem echten ↑Pterygium, meist als Folge einer Verletzung durch Schrumpfung der Narben entstehend

Pseu|do|ptose [↑pseudo... u. ↑Ptose] *w;* -, -n: Scheinptose, Herabhängen des Oberlids, nicht durch eine Lähmung bedingt (sondern z.B. bei Entzündungen des Lids auftretend)

Pseu|do|pubertas [↑pseudo... u. ↑Pubertät] *w;* -: in der Fügung: **Pseu|do|pubertas praecox:** vorzeitiges Auftreten der Pubertät ohne entsprechende Reifung der Keimdrüsen

Pseu|do|re|minis|zenz [↑pseudo... u. lat. *reminiscentia* = Rückerinnerung] *w;* -: = Konfabulation

Pseu|do|rotz vgl. Melioidose

Pseu|do|sklerose [↑pseudo... u. ↑Sklerose] *w;* -, -n: = Degeneratio hepatolenticularis

Pseu|do|spondyl|oli|sthesis [↑pseudo... u. ↑Spondylolisthesis] *w;* -, ...sthesen (in fachspr. Fügungen: ...isthеses): Verschiebung der Wirbel nach hinten als Folge einer Bandscheibenverschmälerung und Verlagerung der Zwischenwirbelgelenke (im Gegensatz zur echten ↑Spondylolisthesis)

Pseu|do|tabes [↑pseudo... u. ↑Tabes] *w;* -: Krankheitsbild mit tabesähnlichen Krankheitszeichen, wie sie vor allem bei Vergiftungen vorkommen (jedoch ohne Sensibilitätsstörungen). **pseu|do|tabisch:** die Pseudotabes betreffend

Pseu|do|ta|chy|kardie [↑pseudo... u. ↑Tachykardie] *w;* -, ...ien [...iən]: Vortäuschung eines doppelt so schnellen Pulses bei ↑Dikrotie

Pseu|do|truncus arterio|sus [↑pseudo..., ↑Truncus u. ↑arteriös] *m;* - -: angeborener Herzfehler, bei dem ↑Aorta und ↑Truncus pulmonalis scheinbar ein einziges Gefäß bilden (vgl. Truncus arteriosus communis), während in Wirklichkeit beide Arterien vorhanden sind, eine der beiden jedoch stark obliteriert ist

Pseu|do|tuberkel [↑pseudo... u. ↑Tuberkel] *m;* -s, -: Fremdkörpergranulom (z.B. in der Lunge), das äußerlich einem echten Tuberkel ähnlich ist

Pseu|do|tumor [↑pseudo... u. ↑Tumor] *m;* -s, ...oren (in fachspr. Fügungen: ...ores): »Scheingeschwulst«, bei der es sich nicht um eine Gewebsneubildung, sondern um eine Gewebsanschwellung handelt. **Pseu|do|tumor cere|bri:** Syndrom mit den Zeichen eines Hirntumors, dem in Wirklichkeit eine [entzündliche] Hirnschwellung zugrunde liegt

Pseu|do|ur|ämie [↑pseudo... u. ↑Urämie] *w;* -, ...ien [...iən]: durch Spasmen im Gehirn hervorgerufene

Symptome, die das Bild einer ↑Urämie vortäuschen

Pseu|do|xan|thoma elasticum [↑pseudo... u. ↑Xanthom; ↑elastisch] *s; - -*: Auftreten xanthomartiger Knötchen im elastischen Gewebe, das zuerst verhärtet und dann zerfällt

Pseu|do|zya|nose [↑pseudo... u. ↑Zyanose] *w; -, -n*: scheinbare ↑Zyanose, die durch Vermehrung der Farbstoffe im Blut (bes. Hämatin, auch toxisch verändertes Hämoglobin u. a.) oder durch Ablagerung körperfremder Substanzen (z. B. Arsen, Gold) in der Haut hervorgerufen wird

Pseu|do|zys|tom [↑pseudo... u. ↑Zyste] *s; -s, -e*: veralt. für: aus schleimartiger Substanz gebildete gutartige Geschwulst des Eierstocks; vgl. Zystadenom

Psilocybin: Alkaloid des mexikanischen Pilzes »Psilocybe mexicana«, das als Rauschgift konsumiert wird

Psilose [zu gr. ψιλός = nackt, kahl] *w; -, -n*, in fachspr. Fügungen: **Psilosis**, *Pl.:* ...oses: **1)** krankhafter Haarausfall, Haarmangel, Fehlen der Wimpern, Kahlheit, ↑Alopezie. **2)** auch: **Psilosis linguae** = Sprue

Psittakose [zu gr. ψίττακος = Papagei] *w; -, -n*, in fachspr. Fügungen: **Psittacosis,** *Pl.:* ...oses: »Papageienkrankheit«, durch ↑Chlamydien hervorgerufene, auf den Menschen übertragbare bakterielle Infektionskrankheit der Papageienvögel, die unter dem Bild einer schweren, mit grippeartiger Allgemeinerkrankung einhergehenden Bronchopneumonie verläuft

psoas [zu gr. ψόα = Lendengegend]: erläuternder Bestandteil von fachspr. Fügungen mit der Bedeutung »zur Lendengegend gehörend«; z. B. in der Fügung ↑Musculus psoas major. **Psoas** *m; -*: übliche Kurzbez. für ↑Musculus psoas major. **Psoasarkade** = Arcus lumbocostalis medialis

Pso|dymus [zu gr. ψόα = Lendengegend u. gr. δίδυμος = doppelt] *m; -, ...mi*: veralt. für: fehlgebildete Zwillingsgeburt, bei der siamesische Zwillinge in der Lendengegend verwachsen sind

Psoi|tis [zu ↑Psoas] *w; -, ...itiden* (in fachspr. Fügungen: ...itides): Entzündung des ↑Musculus psoas major

Psoralen [aus gr. ψώρα = Krätze] *s; -s, -e* (meist *Pl.*): in Pflanzen vorkommende Stoffe, die Ultraviolettlicht absorbieren und dadurch fotosensibilisierend wirken (Anwendung zur ↑Fotochemotherapie)

psoria|si|form, in fachspr. Fügungen: **psoria|si|formis, ...me** [zu ↑Psoriasis u. lat. *forma* = Form, Gestalt]: im Aussehen an ↑Psoriasis erinnernd (z. B. von Ekzemen)

Psoria|sis [zu gr. ψώρα = Krätze, Räude] *w; -, ...ia|sen* (in fachspr. Fügungen: ...ia|ses): »Schuppenflechte«, chronische Hautkrankheit, bei der es zur Bildung von roten Flecken und fest darauf haftenden, silberweißen, geschichteten Hautschuppen kommt, deren Entfernung zu punktförmigen Blutungen führt. **Psoria|sis arthro|pathica:** mit schmerzhaften Gelenkveränderungen einhergehende Schuppenflechte. **Psoria|sis geo|gra|phica** [zu gr. γεωγραφία = Erdbeschreibung]: Psoriasis mit landkartenähnlichen Herden. **Psoria|sis guttata:** Psoriasis, die tropfenförmige Herde bildet. **Psoria|sis gyrata:** Psoriasis mit girlandenförmigen Herden. **Psoria|sis nummularis:** Psoriasis, die kreisförmige Herde von Münzengröße bildet. **Psoria|sis punctata:** Psoriasis, deren Herde punktförmig angeordnet sind. **Psoria|sis serpiginosa:** Psoriasis mit schlangenlinienförmig angeordneten Herden. **Psoria|sis vulgaris:** typisch ausgebildete Schuppenflechte

Psoria|tiker *m; -s, -*, **Psoria|tikerin** *w; -, -nen* [zu ↑Psoriasis]: Person, die an Psoriasis leidet. **psoriatisch,** in fachspr. Fügungen: **psoriaticus, ...ca, ...cum:** im Zusammenhang mit ↑Psoriasis auftretend; z. B. in der Fügung ↑Arthritis psoriatica

P/S-Quo|tient: Faktor, der das Verhältnis von mehrfach ungesättigten (engl. *p*olyene) zu den gesättigten (engl. *s*aturated) Fettsäuren angibt

PSR = Patellarsehnenreflex

PST: Abk. für ↑*p*rimär *s*ystemische *T*herapie

PSV: Abk. für *p*ressure *s*upport *v*entilation

psych..., Psych... vgl. psycho..., Psycho...

Psych|agoge *m; -n, -n*, **Psych|agogin** *w; -, -nen* [zu ↑psycho... u. gr. ἀγωγός = führend, leitend]: Psychotherapeut/-in mit einer Spezialisierung auf Psychagogik. **Psych|agogik** *w; -*: psychologische Erziehung mit dem Ziel der Persönlichkeitsfestigung bei verhaltensauffälligen Kindern, Kinder- und-Jugendlichen-Psychotherapie (Med., Psychol.)

Psych|algie [↑psycho... u. ↑...algie] *w; -, ...ien*: psychisch bedingter Schmerzzustand

Psych|asthenie [↑psycho... u. ↑Asthenie] *w; -, ...ien*: historische Bez. für: psychische Kraftlosigkeit mit Neigung zu Depressionen, Furchtsamkeit, Ermüdbarkeit und Selbstunsicherheit, oft auf der Basis einer konstitutionellen Nervosität

Psy|che [von gr. ψυχή = Hauch, Atem; Lebenskraft; Seele] *w; -, -n*: **1)** »Seele«, Gesamtheit des menschlichen Fühlens, Empfindens und Denkens; subjektiver, der Körpersphäre entgegengesetzter Bereich eines Individuums. **2)** Gesamtheit bewusster und unbewusster Erlebens- und Verhaltensweisen (Psychol.)

psychedelisch [von gr. ψυχή = Hauch, Atem; Lebenskraft; Seele]: **a)** das Bewusstsein verändernd, einen euphorischen, tranceartigen Gemütszustand hervorrufend; **b)** in einem euphorischen, tranceartigen (durch Drogen hervorgerufenen) Gemütszustand befindlich

Psych|ia|ter *m; -s, -*, **Psych|ia|terin** *w; -, -nen* [↑psycho... u. ↑...iater]: Facharzt/-ärztin für Psychiatrie. **Psych|ia|trie** *w; -*: Wissenschaft, die sich mit seelischen und psychischen Störungen, ihren Ursachen, Erscheinungen, Verlaufsformen u. ihrer Behandlung und Verhütung beschäftigt. **psych|iatrisch:** die Psychiatrie betreffend

psy|chisch [zu ↑Psyche]: seelisch, geistig, von der Psyche ausgehend

psy|cho..., Psy|cho...

vor Vokalen auch: **psych..., Psych...**
⟨gr. *ψυχή* »Hauch, Atem, Leben; Seele«⟩
Wortbildungselement mit der Bedeutung »Seele, Seelenleben; Gemüt; die Gesamtheit aller bewussten und unbewussten Erlebens- und Verhaltensweisen betreffend«:
- Psychologie
- Psychoanalyse
- Psychiatrie

psy|cho|af|fektiv [...ti:f; zu ↑psycho... u. ↑Affekt]: mit Störung des Affekts (1) einhergehend (von Psychosen gesagt)

Psycho|ana|leptikum [↑psycho... u. ↑Analeptikum] *s;* -s, ...ka: Arzneimittel, das steigernd auf den Antrieb, die Aktivität wirkt

Psy|cho|ana|lyse [↑psycho... u. ↑Analyse] *w;* -, -n: a) Verfahren zur Untersuchung und Behandlung seelischer Fehlleistungen, Störungen oder Verdrängungen sowie psychogener körperlicher Erkrankungen mithilfe der Traumdeutung und der Erforschung der dem Unbewussten entstammenden Triebkonflikte (S. Freud); b) psychoanalytische Behandlung. **psy|cho|ana|lysie|ren:** jmdn. psychoanalytisch behandeln. **Psy|cho|ana|lytiker** *m;* -s, -, **Psy|cho|ana|lytikerin** *w;* -, -nen: die Psychoanalyse anwendender Arzt, anwendende Ärztin; Psychologe, Psychologin mit spezieller psychotherapeutischer Ausbildung. **psy|cho|ana|lytisch:** die Psychoanalyse betreffend, mit den Mitteln der Psychoanalyse erfolgend

Psy|cho|chir|urgie [↑psycho... u. ↑Chirurgie] *w;* -: Behandlung psychogener Leiden durch chirurgische Eingriffe am Gehirn

Psy|cho|chrom|äs|thesie [zu ↑psycho..., ↑chromo... u. gr. *αἴσθησις* = Sinneswahrnehmung] *w;* -, ...ien: »Farbenhören«, Form der Synästhesie mit Farbempfindungen bei Gehörseindrücken infolge Reizung eines anderen Sinnesorgans

Psy|cho|drama [↑psycho... u. das FW *Drama*] *s;* -s, ...men: psychotherapeutische Gruppenbehandlung, bei der die Patienten in frei improvisierten dramatischen Szenen ihre Probleme darstellen und damit psychische Spannungen entladen können

Psy|cho|dynamik [zu ↑psycho... u. gr. *δύναμις* = Kraft] *w;* -: Erklärungsversuch der Psychoanalyse für psychische Erscheinungen aus den dynamischen Beziehungen der einzelnen Persönlichkeitsmerkmale untereinander. **psycho|dynamisch:** die Psychodynamik betreffend; durch psychische Mechanismen bedingt

Psycho|dys|leptikum [zu ↑psycho..., ↑dys... u. gr. *λαμβάνειν* = nehmen; fassen; ergreifen] *s;* -s, ...ka (meist *Pl.*): = Halluzinogen

Psy|cho|edukation [zu ↑psycho... u. lat. *educare* = auf-, erziehen] *w;* -: Aufklärung von Patienten, die an einer psychischen Störung leiden, [und deren Angehörigen] über die jeweilige Erkrankung. **psy|cho|edukativ:** die Psychoedukation betreffend

Psy|cho|en|ergetikum [zu ↑psycho... u. gr. *ἐνεργητικός* = wirksam] *s;* -s, ...ka: = Nootropikum

psy|cho|galvanische Reaktion [↑psycho... u. ↑galvanisch]: Veränderung des Hautwiderstands als Reaktion auf psychische Reize; Abk.: PGR (Psychol.)

psy|cho|gen, in fachspr. Fügungen: **psy|cho|genicus, ...ca, ...cum** [↑psycho... und ↑...gen]: seelisch bedingt, seelisch verursacht (z. B. von körperlichen Erkrankungen oder von krankhaften Erlebnisreaktionen, Neurosen o. Ä. gesagt). **Psy|cho|genie** *w;* -: psychische Bedingtheit einer Krankheit, Entstehung einer Krankheit aus seelischen Ursachen

Psy|cho|ger|ia|trie [↑psycho... u. ↑Geriatrie] *w;* -: Teilgebiet der Medizin, das sich mit Diagnostik, Therapie und Prävention aller psychischen Erkrankungen des höheren und hohen Lebensalters befasst. **psy|cho|ger|ia|trisch:** die Psychogeriatrie betreffend, zu ihr gehörend

Psy|cho|glossie [zu ↑psycho... u. ↑Glossa] *w;* -, ...ien: (psychisch bedingtes) Stottern

Psy|cho|gramm [↑psycho... u. ↑...gramm] *s;* -s, -e: grafische Darstellung aller psychischen sowie der wichtigsten körperlichen Daten, die an einer Person erhebbar sind

Psy|cho|hygie|ne [↑psycho... u. ↑Hygiene] *w;* -: Lehre von der Pflege geistig-seelischer Gesundheit (Feststellung der Ursachen psychischer Krankheiten, Aufklärung über die Ursachen psychischer Störungen)

Psy|cho|im|muno|logie [↑psycho..., ↑immun u. ↑...logie] *w;* -: Zweig der Medizin, der sich mit den Wechselwirkungen zwischen Psyche, Hormon- und Immunsystem befasst

Psycho|leptikum [zu ↑psycho... u. gr. *λαμβάνειν* = nehmen; fassen; ergreifen] *s;* -s, ...ka (meist *Pl.*): veralt. Bez. für: ↑Antipsychotika, ↑Neuroleptika u. ↑Thymoleptika

Psy|cho|loge *m;* -n, -n, **Psy|cho|login** *w;* -, -nen [↑psycho... u. ↑...loge]: Wissenschaftler/-in auf dem Gebiet der Psychologie. **Psy|cho|logie** *w;* -: Lehre von den Erscheinungen und Zuständen des bewussten und unbewussten Seelenlebens. **psy|cho|logisch:** die Psychologie betreffend, seelenkundlich

Psy|cho|me|trie [↑psycho... u. ↑...metrie] *w;* -, ...ien: Erfassung von Merkmalen der Persönlichkeitsstruktur

Psycho|mimetikum [zu ↑Psychose u. gr. *μιμεῖσθαι* = nachahmen] *s;* -s, ...ka (meist *Pl.*): = Halluzinogen

Psy|cho|motilität [↑psycho... u. ↑Motilität] *w;* -: Auswirkung psychischer Vorgänge auf die ↑Motilität der (vegetativ gesteuerten) Organe

Psy|cho|motorik [↑psycho... und ↑Motorik] *w;* -: Gesamtheit der willkürlichen, durch psychische Vorgänge beeinflussten Bewegungen (z. B. Gehen, Sprechen, Mimik). **psy|cho|motorisch:** die Psychomotorik betreffend

Psy|cho|neu|ro|im|muno|logie [↑psycho..., ↑neuro..., ↑immun u. ↑...logie] *w;* -: interdisziplinäres Forschungsgebiet, das von einer wechselseitigen Abhängigkeit von Nerven-, Immun- und endokrinem System ausgeht und eine ganzheitliche Betrachtung von Krankheitsverläufen ermöglicht

Psy|cho|neu|rose [↑psycho... u. ↑Neurose] *w;* -, -n: ↑Neurose, die sich weniger in körperlichen Störungen als in krankhaften seelischen Reaktionen äußert (von S. Freud geprägter Begriff, der unbewusste frühkindliche Konflikte als Ursache annimmt). **psy|cho|neu|rotisch:** zum Bild der Psychoneurose gehörend

Psy|cho|onko|loge *m;* -n, -n, **Psy|cho|onko|login** *w;* -, -nen [↑psycho..., ↑onko... u. ↑...loge]: Spezialist/-in auf dem Gebiet der Psychoonkologie. **Psy|cho|onko|logie** [↑...logie] *w;* -: Zweig der Medizin, der sich mit der konventionellen onkologischen Therapie in Verbindung mit Psychotherapie befasst. **psy|cho|onko|logisch:** die Psychoonkologie betreffend

Psy|cho|path *m;* -en, -en, **Psy|cho|pathin** *w;* -, -nen [↑psycho... u. ↑...path]: veralt. für: Person mit schwerer, durch antisoziale Verhaltensmuster (Verlust der Empathie und sozialen Verantwortung) gekennzeichneter Persönlichkeitsstörung. **Psy|cho|pa|thie** *w;* -, ...ien: schwere dissoziale Persönlichkeitsstörung mit fehlender Empathiefähigkeit (↑Psychopath, Psychopathin). **psy|cho|pathisch: 1)** an Psychopathie leidend. **2)** veralt. für: die Psychopathie betreffend

Psy|cho|pa|tho|logie [↑Psychopathie und ↑...logie] *w;* -: Lehre von den krankhaften psychischen Störungen und Veränderungen. **psy|cho|pa|thologisch:** die Psychopathologie betreffend

Psy|cho|pharmako|logie [↑Psychopharmakon u. ↑...logie] *w;* -: Lehre von der Eigenart, vom Aufbau u. von der Wirkungsweise der Psychopharmaka

Psy|cho|pharmakon [↑psycho... und ↑Pharmakon] *s;* -s, ...ka (meist *Pl.*): zusammenfassende Bez. für verschiedene Arzneimittel, die eine steuernde (dämpfende, beruhigende, stimulierende usw.) Wirkung auf die psychischen Abläufe im Menschen ausüben u. darum in der modernen Medizin zur Behandlung seelischer und psychischer Störungen verwendet werden

Psy|cho|physik [zu ↑psycho... u. gr. *φυσικός* = natürlich, physisch] *w;* -: Lehre von der körperlichen Bedingtheit des Seelenlebens und den Wechselwirkungen zwischen Körper und Seele

Psy|cho|physio|logie [↑psycho... u. ↑Physiologie] *w;* -: Arbeitsrichtung, welche die Zusammenhänge zwischen physiologischen Vorgängen und Verhalten, Befinden u. a. untersucht. **psy|cho|physiologisch:** die Psychophysiologie betreffend

Psy|cho|plegikum [zu ↑psycho... und gr. *πληγή* = Stoß, Schlag] *s;* -s, ...ka: veralt. Bez. für ↑Sedativum

Psy|cho|pro|phylaxe [↑psycho... und ↑Prophylaxe] *w;* -, -n: systematische psychologische Vorbereitung des Patienten, der Patientin auf zu erwartende Beanspruchungen (z. B. Schmerzen), durch die psychogene Fehlreaktionen, Spasmen u. Ä. ausgeschaltet oder vermindert werden (ermöglicht z. B. eine schmerzfreie Geburt)

psy|cho|re|aktiv [...ti:f; ↑psycho... u. ↑reaktiv]: = psychogen

Psy|cho|re|flex [↑psycho... u. ↑Reflex] *m;* -es, -e: Reflex, der zu seiner Auslösung der Mitwirkung seelischer Vorgänge (z. B. Aufmerksamkeit) bedarf

Psy|chose [zu ↑Psyche] *w;* -, -n: meist zeitlich begrenzte, komplexe psychische Störung mit einer Vielfalt an Symptomen; Betroffene haben einen gestörten Bezug zu sich, ihrer Umwelt und der Realität (Realitätsverlust)

Psy|cho|somatik [zu ↑psycho... u. gr. *σῶμα*, Gen.: *σώματος* = Körper] *w;* -: medizinisch-psychologische Krankheitslehre, die psychischen Prozessen bei der Entstehung körperlicher Leiden wesentliche Bedeutung beimisst. **psy|cho|somatisch:** die Psychosomatik, die seelisch-leiblichen Wechselwirkungen betreffend. **psy|cho|somatische Medizin** vgl. Ganzheitsmedizin

psycho|sozial: durch soziale Gegebenheiten bedingt (von psychischen Faktoren o. Ä.)

Psy|cho|stimulans [↑psycho... u. ↑Stimulans] *s;* -, ...anzien [...iən] u. ...antia (meist *Pl.*): = Psychoanaleptikum

Psy|cho|syn|drom [↑psycho... u. ↑Syndrom] *s;* -s, -e: zusammenfassende Bez. für organisch bedingte Störungen der psychischen Funktionen

Psy|cho|thera|peut *m;* -en, -en, **Psy|cho|thera|peutin** *w;* -, -nen [↑psycho... u. ↑Therapeut]: Spezialist/-in (Arzt, Ärztin oder Psychologe/-in) für Psychotherapie. **Psy|cho|thera|peu|tik** *w;* -: praktische Anwendung der Psychotherapie, Sammelbez. für die Heilmaßnahmen und Verfahren im Sinne der Psychotherapie. **psy|cho|thera|peu|tisch:** die Psychotherapeutik bzw. die Psychotherapie betreffend. **Psy|cho|therapie** [↑Therapie] *w;* -: Lehre von der Behandlung psychischer und körperlicher Erkrankungen durch systematische (z. B. suggestive, hypnotische, psychoanalytische) Beeinflussung des Seelenlebens des Patienten, der Patientin

Psy|chotiker *m;* -s, -, **Psy|chotikerin** *w;* -, -nen [zu ↑Psychose]: Person, die an einer ↑Psychose leidet. **psy|chotisch:** zum Erscheinungsbild einer Psychose gehörend; psychisch krank; gemütskrank, an einer Psychose leidend. **Psy|chotizismus** *m;* -: Gesamtverfassung, die durch psychische Störungen charakterisiert ist (Teil des Persönlichkeitsdimensionen-Modells nach H.-J. Eysenck, demzufolge Menschen mit Psychotizismus gefühlskalt und teilweise aggressiv sind)

Psychoto|mimetikum [zu ↑psychotisch u. gr. *μιμεῖ-*

σϑαι = nachahmen] *s;* -s, ...ka (meist *Pl.*): = Halluzinogen

Psycho|tonikum [↑psycho... u. ↑Tonikum] *s;* -s, ...ka: Arzneimittel, das psychisch anregend wirkt (insbes. die Weckamine); ↑Psychostimulans

psycho|trop [↑psycho... u. ↑...trop]: anregend oder dämpfend auf die Psyche einwirkend, psychische Prozesse beeinflussend (bes. von Arzneimitteln)

psy|cho|vegetativ [...ti:f; ↑psycho... u. ↑vegetativ]: die Psyche und das vegetative Nervensystem betreffend; auf einer von krankhaften seelischen Vorgängen ausgelösten Fehlreaktion des vegetativen Nervensystems beruhend (von organisch nicht fassbaren Krankheitssymptomen gesagt)

Psy|chro|algie [gr. ψυχρός = kalt, frostig, kühl u. ↑...algie] *w;* -, ...ien: Kältegefühl mit gleichzeitiger Schmerzempfindung (besondere Form der Sensibilitätsstörung)

Psy|chro|äs|thesie [zu gr. ψυχρός = kalt, frostig, kühl u. gr. αἴσϑησις = Sinneswahrnehmung] *w;* -, ...ien: krankhafte Gefühlsstörung, bei der Wärme als kalt empfunden wird

psy|chro|phil [zu gr. ψυχρός = kalt, frostig, kühl u. gr. φίλος = lieb; Freund]: kältefreundlich, Kälte liebend (von Bakterien, deren günstige Wachstumstemperatur zwischen 15 u. 20 °C liegt; Biol.)

Pt: chem. Zeichen für ↑Platin

PTA: **1)** Abk. für *p*erkutane *t*ransfemorale *A*ngioplastie. **2)** Abk. für ↑pharmazeutisch-technischer Assistent, pharmazeutisch-technische Assistentin. **3)** Abk. für: *p*lasma *t*hromboplastin *a*ntecedent

Ptarmikum [zu gr. πταρμός = das Niesen] *s;* -s, ...ka (meist *Pl.*): Niesmittel, die Nasenschleimhaut reizende, den Niesreflex auslösende Mittel. **Ptarmus** *m;* -: »Nieskrampf«, krampfartiger Niesanfall (z. B. im Entwicklungsstadium eines grippalen Infekts)

PTC: Abk. für ↑perkutane transhepatische Cholangiografie

PTCA: Abk. für ↑perkutane transluminale Koronarangioplastie

Pterygium [zu gr. πτέρυξ, Gen.: πτέρυγος = Feder; Flügel] *s;* -s, ...gien [...iən]: **1)** »Flügelfell«, dreieckige Bindehautfalte (Bindehautwucherung), die sich vom Lidwinkel aus über die Hornhaut schiebt (als degeneratives Horn- bzw. Bindehautleiden). **2)** »Flughaut, Schwimmhaut«, häutige Verbindung zwischen den Phalangen oder zwischen Hals und Schulterhöhe (angeborene Hautanomalie). **Pterygium colli:** flughautartige Hautfalte, die sich zwischen Schulterhöhe und Warzenfortsatz ausspannt

pterygo|ide|us, ...dea, ...de|um [zu gr. πτέρυξ, Gen.: πτέρυγος = Feder; Flügel u. gr. -ειδής = gestaltet, ähnlich]: »flügelförmig«; z. B. in der Fügung ↑Processus pterygoideus (Anat.)

pterygo|mandibularis, ...re [zu ↑pterygoideus (in der Fügung ↑Processus pterygoideus) u. ↑Mandibula]: zum Flügelfortsatz des Keilbeins und zum Unterkiefer gehörend; z. B. in der Fügung ↑Raphe pterygomandibularis (Anat.)

pterygo|palatinus, ...na, ...num [zu ↑pterygoideus (in der Fügung ↑Processus pterygoideus) u. ↑Palatum]: zum Flügelfortsatz des Keilbeins und zum Gaumen gehörend; z. B. in der Fügung ↑Ganglion pterygopalatinum (Anat.)

pterygo|pharyn|ge|us, ...gea, ...ge|um [zu ↑pterygoideus (in der Fügung ↑Processus pterygoideus) u. ↑Pharynx]: zum Flügelfortsatz des Keilbeins und zum Schlund gehörend; z. B. in der Fügung ↑Pars pterygopharyngea (Anat.)

pterygo|spinosus, ...osa, ...osum [zu ↑pterygoideus (in der Fügung ↑Processus pterygoideus) u. ↑Spina]: zum Gaumenflügelfortsatz und zum Siebbeindorn gehörend; z. B. in der Fügung ↑Processus pterygospinosus (Anat.)

PTFE-Graft *m;* -s, -s: ↑Graft aus *P*oly*t*etra*f*luor*e*thylen

PTH: Abk. für *P*ara*th*ormon

Ptilose [aus gr. πτίλωσις = Gefieder; Entzündung der Augenlidränder mit Ausfall der Wimpern] *w;* -, -n: = Madarose

Ptoma|in [zu gr. πτῶμα = Fall, Sturz; Leichnam] *s;* -s, -e: Leichengift, Bezeichnung für nicht näher definierte Leichenalkaloide von muskarin-atropinartiger Wirkung

Ptom|atropinismus [zu gr. πτῶμα = Fall, Sturz; Leichnam u. ↑Atropin] *m;* -, ...men: Vergiftung mit Fäulnisprodukten von tierischem Protein. (Die Krankheitserscheinungen sind der Atropinvergiftung ähnlich.)

Ptose [aus gr. πτῶσις = das Fallen, der Fall] *w;* -, -n u. **Ptosis**, *Pl.:* Ptosen (in fachspr. Fügungen: Ptoses): Herabsinken des Oberlids bei Lähmung des ↑Musculus levator palpebrae superioris; häufig als Grundwort von Zusammensetzungen (z. B.: Enteroptose). **ptotisch:** **a)** krankhaft herabhängend (z. B. vom Oberlid); **b)** nach unten verlagert (z. B. von den Eingeweiden)

PTT: Abk. für *p*artial *t*hromboplastin *t*ime, partielle Thromboplastinzeit

Ptya|lin [zu gr. πτύαλον = Speichel] *s;* -s: von den Speicheldrüsen abgesondertes Stärke spaltendes Enzym

Ptya|lismus [zu gr. πτύαλον = Speichel] *m;* -: »Speichelfluss«, übermäßige Vermehrung des Speichels mit einer Tagesmenge von bis zu 12 Litern (Vorkommen bei Mundkrankheiten, Nervenleiden, Bulbärparalyse, Tabes u. a.). **Ptya|lismus gravidarum:** während der Schwangerschaft auftretender vermehrter Speichelfluss

Ptya|lo|lith [gr. πτύαλον = Speichel und ↑...lith] *m;* -s u. -en, -e[n]: »Speichelstein«, aus phosphorsaurem oder kohlensaurem Kalk bestehendes Konkrement der Speicheldrüsen (kann zur Verlegung eines Ausführungsganges einer Speicheldrüse führen)

Pub|ar|che [↑Pubes u. gr. ἀρχή = Anfang; Analogiebildung nach ↑Menarche] *w;* -, -n: entwicklungsgerechtes Einsetzen der Ausbildung der Schambehaarung bei Mädchen

Pubeo|tomie, auch: **Pubio|tomie** u. **Pubotomie** [↑Pubes u. ↑...tomie] *w;* -, ...ien: »Schambeinschnitt«, operative Durchtrennung der Schambeinknochen

puberal, in fachspr. Fügungen: **puberalis, ...le** [zu lat. *pubes* = mannbar, erwachsen]: während der Geschlechtsreife auftretend

Pubertät [aus lat. *pubertas* = Geschlechtsreife, Mannbarkeit], in fachspr. Fügungen: **Pubertas** *w;* -: Zeit der eintretenden Geschlechtsreife. **Pubertas prae|cox:** vorzeitig eintretende Geschlechtsreife. **Pubertas tarda:** verspätet eintretende Geschlechtsreife. **pubertie|ren:** in die Pubertät eintreten, sich in ihr befinden. **Pubertäts|magersucht** vgl. Anorexia nervosa

Pubes [aus lat. *pubes* = Mannbarkeit; Barthaare; Schamgegend] *w;* -, -: **1)** Scham, Schamgegend, Bereich der äußeren Genitalien (Anat.). **2)** Schambehaarung (als sekundäres Geschlechtsmerkmal)

pubes|zent [zu lat. *pubescere* = mannbar werden, heranwachsen]: heranwachsend; geschlechtsreif. **Pubes|zenz** *w;* -: Geschlechtsreifung

Pubiotomie vgl. Pubeotomie

pubisch [zu ↑Pubes], in fachspr. Fügungen: **pubicus, ...ca, ...cum:** zur Schamgegend gehörend; z. B. in der Fügung ↑Ligamentum pubicum superius

Public Health [ˈpʌblɪkˈhɛlθ; zu engl. *public* = öffentlich u. *health* = Gesundheit] *die;* - (meist ohne Artikel): Gesundheitswissenschaften; interdisziplinärer Ansatz zur Erforschung und Förderung der Gesundheit einer bestimmten Bevölkerung sowie des Gesundheitssystems eines bestimmten Landes

pubo|femoralis, ...le [zu ↑Pubes und ↑Femur]: zur Schamgegend u. zum Oberschenkel gehörend; z. B. in der Fügung ↑Ligamentum pubofemorale (Anat.)

pubo|pro|staticus, ...ca, ...cum [zu ↑Pubes u. ↑Prostata]: zur Schamgegend und ↑Prostata gehörend; z. B. in der Fügung ↑Musculus puboprostaticus (Anat.)

Pubotomie vgl. Pubeotomie

pubo|vesicalis, ...le [zu ↑Pubes und ↑Vesica]: zur Schamgegend u. Harnblase gehörend; z. B. in der Fügung ↑Musculus pubovesicalis (Anat.)

pudendal [zu ↑Pudendum]: in fachspr. Fügungen: **pudendalis, ...le:** die Schamgegend betreffend, zu ihr gehörend; z. B. in der Fügung ↑Hernia pudendalis. **Pudendum** [zu lat. *pudere* = sich schämen] *s;* -s, ...da, auch: **Pudenda** *Pl.:* Scham, Geschlechtsteile. **Pudendum femininum** = Vulva. **pudendus, ...da, ...dum:** zu den Geschlechtsteilen gehörend; z. B. in den Fügungen ↑Arteria pudenda interna, ↑Nervus pudendus (Anat.)

Pudendus|anästhesie, Pudendus|blockade: Schmerzausschaltung während der Geburt durch Blockade des N. pudendus

Pudenz-Hey|er-Drai|nage [...drɛnaːʒe; nach den Namen zweier amerik. Chirurgen, 20. Jh.]: operative Verbindung der Seitenventrikel des Gehirns mit dem rechten Herzvorhof durch einen Gummidrain zur Ableitung gestauter Hirnflüssigkeit bei Hydrozephalus; ↑Ventrikeldrainage

Puder: Streupulver zur äußeren Anwendung aus reinem Wirkstoff oder versetzt mit Materialien, die die Haft-, Gleit- u. Deckfähigkeit bzw. die Feuchtigkeits- oder Fettaufnahmefähigkeit verbessern

pue|ril, in fachspr. Fügungen: **pue|rilis, ...le** [zu lat. *puer* = Kind]: veralt. Bez. für: kindlich; im Kindesalter vorkommend. **Pue|rilismus** *m;* -, ...men: veralt. Bez. für: kindliches Verhalten bei Psychose, Hysterie, Altersdemenz oder Schizophrenie, Form des ↑Infantilismus. **Pue||rilität** *w;* -: kindliches oder kindisches Wesen

Puer|pera [aus gleichbed. lat. *puerpera*] *w;* -, ...rä (in fachspr. Fügungen: ...rae): Wöchnerin, Frau, die sich im ↑Puerperium befindet

puer|peral, in fachspr. Fügungen: **puer|peralis, ...le:** zum Wochenbett gehörend, es betreffend; während des Wochenbetts auftretend; z. B. in der Fügung ↑Mastitis puerperalis. **Puer|peral|fieber, Puerperal|sepsis:** »Kindbettfieber«, Wochenbettfieber, Infektionskrankheit bei Wöchnerinnen im Anschluss an die Entbindung (zumeist von Geburtsverletzungen ausgehend). **Puerperium** *s;* -s, ...rien [...iən] (in fachspr. Fügungen: ...ria): »Wochenbett«, Zeitraum von 6 bis 8 Wochen nach der Entbindung, in dem es zur Rückbildung und Normalisierung vor allem der inneren Genitalorgane (z. B. der Gebärmutter) der Frau kommt

PUFA: Abk. für *p*oly-*u*nsaturated *f*atty *a*cids, mehrfach ungesättigte Fettsäuren

Puffer *m;* -s, -: Gemisch aus Salzen und Säuren, das das Säure-Basen-Gleichgewicht (Wasserstoffionenkonzentration) einer wässrigen Lösung (z. B. des Blutes) konstant erhält, indem es überschüssige Mengen an Säuren und an Basen, die z. B. beim Stoffwechselprozess auftreten, neutralisiert (Biochemie)

Pulex [aus lat. *pulex,* Gen.: *pulicis* = Floh, Erdfloh] *m;* -, (Arten:) Pulices: Gattung der Menschen- und Tierflöhe (flügellose, bis 5 mm große, Blut saugende Insekten, deren Hinterbeine als Sprungbeine ausgebildet sind). **Pulex ir|ritans:** Menschenfloh, bei Menschen (und Haustieren) schmarotzender Floh, dessen Stich kreisrunde ↑Erytheme hinterlässt

pulicosus, ...osa, ...osum [zu ↑Pulex]: von Flöhen verursacht; z. B. ↑Purpura pulicosa

pulled elbow [pʊld ˈelbəʊ] *m;* - -s, - -s: vgl. Chassaignac-Luxation

Pulmo [aus gleichbed. lat. *pulmo,* Gen.: *pulmonis*] *m;* -s, Pulmones: »Lunge«, Atmungsorgan des Organismus, das dem Gasaustausch (d. h. der Sauerstoffaufnahme und der Kohlensäureabgabe) und der Wasserdampfabgabe dient. Man unterscheidet eine linke und rechte Lunge, die im Brustkorb liegen und durch das Mediastinum getrennt werden; die linke Lunge besteht aus zwei, die rechte aus drei Lappen. **Pulmo dexter:** rechter Lungenflügel. **Pulmo sinister:** linker Lungenflügel

Pulmo|loge *m;* -n, -n, **Pulmo|login** *w;* -, -nen [↑Pulmo u. ↑...loge] = Pneumologe, Pneumologin. **Pulmo|logie** [↑...logie] *w;* -: = Pneumologie

pulmonal, in fachspr. Fügungen: **pulmonalis, ...le** [zu ↑Pulmo]: die Lunge betreffend, zur Lunge gehörend; z. B. in der Fügung ↑Truncus pulmonalis. **pulmonaler Abszess** vgl. Abszess

Pulmonal|atresie: angeborener Verschluss der Ausflussbahn des rechten Herzventrikels

Pulmonal|em|bolie = Lungenembolie

Pulmonal|in|suf|fizienz: Schließunfähigkeit der Pulmonalklappen

Pulmonalis|katheter: Einschwemmkatheter, der über eine zentrale Vene in den Truncus pulmonalis eingebracht wird; dient zur Messung des Verschlussdrucks

Pulmonal|klappe vgl. Valva trunci pulmonalis

Pulmonal|sklerose: Arteriosklerose des ↑Truncus pulmonalis (führt zu Zyanose, Überlastung des rechten Herzens, Emphysem, Dyspnoe u. a.; vgl. Ayerza-Krankheit)

Pulmonal|stenose: Verengung des ↑Truncus pulmonalis im Bereich der Pulmonalklappen (z. B. bei Verwachsung der Klappen nach einer Endokarditis oder als angeborener Herzfehler)

Pulmonal|ton: Herzton, der über dem Ursprung des ↑Truncus pulmonalis zu hören ist (Schließgeräusch der Pulmonalklappen)

Pulmotor [Kurzbildung zu ↑Pulmo u. lat. *movere, motum* = bewegen] *m;* -s, ...oren: früher verwendeter, automatisch arbeitender Apparat zur künstlichen Beatmung

pulmo|toxisch [↑Pulmo u. toxisch]: lungenschädigend (von Substanzen). **Pulmo|toxizität** *w;* -: lungenschädigende Eigenschaft von Substanzen

Pulpa [aus lat. *pulpa,* Gen.: *pulpae* = Fleisch; Fleischiges] *w;* -, ...pae: weiche, gefäßreiche Gewebsmasse, Mark (Anat.). **Pulpa coronalis:** der in der Zahnkrone gelegene Teil des Zahnmarks. **Pulpa dentis** [↑Dens]: »Zahnmark«, hauptsächlich Blutgefäße und Nerven enthaltendes, netzartiges Bindegewebe im Innern des Zahns. **Pulpa lie|nis** [↑Lien]: das aus bindegewebigem Netzwerk, Blut u. Lymphkörperchen bestehende weiche Milzgewebe. **Pulpa radicularis:** der in der Zahnwurzel gelegene Abschnitt des Zahnmarks

Pulpitis [zu ↑Pulpa] *w;* -, ...itiden (in fachspr. Fügungen: ...itides): Entzündung des Zahnmarks

pulpös, in fachspr. Fügungen: **pulposus, ...osa, ...osum** [zu ↑Pulpa]: fleischig, markig, aus weicher Substanz bzw. weichem Gewebe bestehend; z. B. in der Fügung ↑Nucleus pulposus. **Pulposus** *m;* -, ...si: Kurzbez. für ↑Nucleus pulposus

Pulposus|hernie: Kurzbez. für ↑Nucleus-pulposus-Hernie

Puls [zu lat. *pellere, pulsum* = stoßen; schlagen] *m;* -es, -e, in fachspr. Fügungen: **Pulsus** *m;* -, - ['pʊlsu:s]: Anstoß der vom Herzschlag durch das Arteriensystem getriebenen Blutwelle an den Gefäßwänden. **Pulsus aequa|lis:** gleichmäßiger Puls. **Pulsus alternans:** abwechselnd stärkerer oder schwächerer Pulsschlag infolge wechselhafter Füllung der Arterien (Vorkommen bei schwerer Herzmuskelschwäche und dekompensierter Hypertonie). **Pulsus bi|geminus:** der bei ↑Bigeminie auftretende anomale Puls. **Pulsus celer:** »schnellender Puls«, Pulsschlag, bei dem die Pulswelle sehr rasch ansteigt und abfällt (im Fieber oder bei Aortenklappeninsuffizienz vorkommend). **Pulsus con|tractus:** kleiner, harter Puls (Vorkommen bei engen, sklerotisch veränderten Arterien). **Pulsus di|crotus:** zweigipfeliger Puls; vgl. Dikrotie. **Pulsus durus:** »harter« Puls von hoher Druckspannung, der mit dem palpierenden Finger nur schwer gedrosselt werden kann (bei schwerer Arteriosklerose, Bluthochdruck und chronischer Nierenentzündung). **Pulsus filiformis:** feiner, »fadenförmiger« Puls (Vorkommen bei schlechter peripherer Füllung der Arterien, z. B. während eines Kollapses). **Pulsus fortis** = Pulsus magnus. **Pulsus fre|quens:** schnell schlagender Puls. **Pulsus in|aequa|lis:** ungleichmäßig starker Puls, bei dem verschieden stark gefüllte Pulswellen miteinander abwechseln (Vorkommen besonders bei Herzrhythmusstörungen mit Extrasystolen). **Pulsus inter|currens:** Puls mit zwischengeschalteter Extrasystole. **Pulsus inter|mittens:** intermittierender, nicht bei jedem Herzschlag zu fühlender Puls (bei schweren Herzrhythmusstörungen). **Pulsus ir|regularis:** unregelmäßiger Puls (der in verschieden großen Zeitabständen erfolgt). **Pulsus ir|regularis perpetu|us:** chronisch unregelmäßiger Puls. **Pulsus ma|gnus:** »großer Puls«, bei dem eine übernormal starke Blutwelle zu fühlen ist (bei großem Schlagvolumen des linken Ventrikels, z. B. im Zusammenhang mit Aorteninsuffizienz). **Pulsus mollis:** »weicher Puls«, wenig gespannter und leicht unterdrückbarer Puls (Vorkommen bei Blutunterdruck). **Pulsus paradoxus:** Puls, der (abweichend vom Normalen) bei der Einatmung schwächer, bei der Ausatmung dagegen stärker wird. **Pulsus parvus:** »kleiner«, druckloser und schwacher Puls (Vorkommen bei Herzschwäche und Ohnmachtsanfällen). **Pulsus plenus:** »voller Puls« (bei guter Füllung der Arterien). **Pulsus rarus:** stark verlangsamter Pulsschlag. **Pulsus tardus:** schleichender Puls, Puls mit lang gestreckter und flacher Pulswelle (Vorkommen bei Aortenstenose). **Pulsus vi|brans:** schwirrender, kaum fühlbarer Puls (Vorkommen z. B. bei starker Pulsbeschleunigung)

Pulsatilität: Pulsschlagartigkeit

Pulsation [zu lat. *pulsare, pulsatum* = tüchtig klopfen, schlagen] *w;* -, -en, in fachspr. Fügungen: **Pulsatio,** *Pl.:* ...io|nes: rhythmische Zu- und Abnahme des Gefäßvolumens mit den einzelnen Pulsschlägen. **Pulsatio epi|gast|rica:** die bes. bei Vergrößerung des rechten Ventrikels sichtbare oder tastbare Pulsation in der Oberbauchgegend

Pulsed-Wave-Doppler-Sonografie: Doppler-Sonografie, bei der ein piezoelektrisches Element alternierend als Sender u. Empfänger eingesetzt wird; die Signale werden in einem definierten Messzeitraum registriert, wodurch eine genaue räumliche Auflösung erzielt wird

Pulse|less Disease [ˈpʌalsləs dɪˈziːs; engl. *pulseless* = pulslos u. engl. *disease* = Krankheit] *s;* - -, - -s [...zɪs]: = Aortenbogensyndrom

Puls|frequenz: Zahl der Pulsschläge pro Minute

pulsie|ren [aus lat. *pulsare* = tüchtig klopfen, schlagen]: rhythmisch, dem Puls analog, an- und abschwellen (von Gefäßen, z. B. Halsgefäßen)

Pulsions|di|vertikel [zu lat. *pellere, pulsum* = stoßen, schlagen u. ↑Divertikel] *s;* -s, -: Grenzdivertikel, umschriebene Wandausbuchtung an der Speiseröhre infolge Druckes von innen an muskelschwachen Wandstellen (Vorkommen v. a. an der hinteren Speiseröhrenwand unmittelbar über dem Magenmund)

Pulslosigkeit vgl. Akrotismus

Puls|oxymetrie [zu ↑Puls u. ↑Oxymetrie]: unblutige, transkutane Messung der Sauerstoffsättigung des Blutes

Puls|therapie [zu ↑Puls u. ↑Therapie]: vgl. Stoßtherapie

Pulver [aus lat. *pulvis,* Gen.: *pulveris* = Staub] *s;* -s, -, in fachspr. Fügungen: **Pulvis** *m;* -, ...veres: gleichmäßige Mischung aus festen, sehr fein zerteilten Arznei- und Füllstoffen

Pulvinar [aus lat. *pulvinar,* Gen.: *pulvinaris* = Polstersitz, Polster] *s;* -s, ...naria: wulstförmiger Vorsprung am hinteren Ende des Sehhügels im Gehirn (Anat.)

punctatus, ...ata, ...atum [zu lat. *pungere, punctum* = stechen]: punktförmig; z. B. in der Fügung ↑Acne punctata

Punctio sicca [zu lat. *punctio* = Einstich]: »trockene«, unergiebige Punktion

Punctum [zu lat. *pungere, punctum* = stechen] *s;* -s, Puncta: »Punkt«, eng umschriebener Haut- oder Körperbezirk (z. B. von diagnostischer Bedeutung). **Punctum dolorosum:** »Schmerzpunkt«, druckempfindliche Stelle (z. B. bei Ischiaserkrankung in der Gesäßfalte, in der Kniekehle und am Wadenbeinköpfchen). **Punctum lacrimale:** punktförmige Öffnung am medialen Teil des Randes der Augenlider, durch die die Tränenflüssigkeit in den Tränengang gelangt (Anat.). **Punctum maximum:** Auskultationsstelle über dem Herzen, an der die Herztöne am deutlichsten gehört werden (für jede Herzklappe gibt es eine solche Stelle). **Punctum proximum:** »Nahpunkt«, dem Auge nächstgelegener Punkt, der noch scharf gesehen werden kann. **Punctum remotum:** »Fernpunkt«, entferntester Punkt im Raum, der deutlich gesehen wird, ohne dass die Akkomodation zu Hilfe genommen werden muss (liegt beim normalsichtigen Auge bei unendlich)

Punktat [zu mlat. *punctare, punctatum* = Einstiche machen] *s;* -[e]s, -e: durch Punktion gewonnene Körperflüssigkeit (seltener auch: Körpergewebe)

Punkt|di|ät: kohlenhydratreduzierte Diät, bei der jedes Lebensmittel eine Kohlenhydratpunktzahl hat; 1 Punkt = 1 g Kohlenhydrat; erlaubt sind 60 Punkte pro Tag

punktie|ren [zu mlat. *punctare, punctatum* = Einstiche machen]: Flüssigkeit (seltener auch: Gewebe) mittels einer Hohlnadel aus Körperhöhlen od. Organen entnehmen. **Punktion** *w;* -, -en, auch: **Punktur** *w;* -, -en: Entnahme von Flüssigkeiten (seltener auch: von Geweben) aus Körperhöhlen od. Organen durch Einstich mit einer Hohlnadel

Punktions|zyto|logie: mikroskopische Untersuchung von Zellen, die durch ↑Punktion gewonnen wurden

Punkt|mutation: Veränderung einer einzigen Base in der Desoxyribonukleinsäure, kann zu einem veränderten Protein führen

Punkt|prä|valenz: ↑Prävalenz zu einem bestimmten Zeitpunkt; Stichtagsprävalenz

Punktur vgl. Punktion

pupillar, in fachspr. Fügungen: **pupillaris, ...re** [zu ↑Pupille]: die Pupille betreffend, zur Pupille gehörend; z. B. in den Fügungen ↑Margo pupillaris, ↑Membrana pupillaris

Pupillar|block [zu ↑Pupille]: Blockade der Kammerwasserzirkulation u. Anstieg des Augeninnendrucks durch Verlegung des Spalts zwischen Iris u. Augenlinse

Pupille [aus lat. *pupilla* = unmündiges Mädchen; Pupille, Augapfel] *w;* -, -n, in fachspr. Fügungen: **Pupilla,** *Pl.:* ...llae: »Sehloch«, die kreisrunde, dunkel erscheinende Öffnung in der Mitte der Regenbogenhaut des Auges (Anat.)

Pupillenlosigkeit vgl. [1]Akorie

Pupillen|starre *w;* -, -n: **absolute Pupillen|starre:** Aufhebung der Pupillenmotorik des kranken Auges durch Schädigung der zuständigen Nerven; ursächlich können Entzündungen, Blutungen, Gefäßerweiterungen oder Tumore im Bereich der Augenhöhle oder Schädelbasis sein. **amau|rotische Pupillen|starre:** weder das kranke Auge noch das andere Auge reagiert bei Beleuchtung mit einer Verengung; ursächlich ist eine einseitige Störung der Sensorik, die durch Netzhautablösung, Sehnervschädigung, Sehnerventzündung oder Verschluss von Blutgefäßen des Auges entstehen kann. **re|flektorische Pupillen|starre** vgl. Argyll-Robertson-Phänomen

Pupillenverengerung vgl. Miose

Pupillo|meter [↑Pupille u. ↑...meter] *s;* -s, -: Apparat zum Messen der Pupillenweite

Pupillo|stato|meter [↑Pupille, lat. *status* = das Stehen, die Stellung u. ↑...meter] *s;* -s, -: Apparat zum Bestimmen des Pupillenabstandes

Pupillo|tonie [zu ↑Pupille und ↑Tonus] *w;* -, ...ien:

krankhafte tonische Erweiterung und Entrundung der Pupille

Puppenaugenphänomen: frühkindlicher okulozephaler Reflex

Puppengesicht: puppenartiger Gesichtsausdruck bei ↑Dystrophia adiposogenitalis

Purgans [zu lat. *purgare, purgatum* = rein machen, reinigen] *s;* -, ...anzien [...ıən] u. ...antia (meist *Pl.*): veraltende Bez. für ein Abführmittel [mittlerer Stärke]. **purgativ** [...ti:f]: veraltende Bez. für: abführend. **Purgativ** *s;* -s, -e u. **Purgativum** [...i:v...]: *Pl.:* ...va: veraltende Bez. für ein [stärker wirkendes] Abführmittel. **purgieren:** »abführen«, veraltende Bez. für: Abführmittel zur Behebung einer Stuhlverstopfung, zur Stuhlregulierung oder zur Darmentleerung (z. B. vor diagnostischen Maßnahmen) anwenden

puriform [zu ↑Pus u. lat. *forma* = Gestalt, Form]: eiterähnlich, eiterartig. **puriforme Einschmelzung:** ↑Autolyse (z. B. eines Thrombus) zu einer eiterähnlichen, flüssigen Masse

Purin [zu lat. *purus* = rein] *s;* -s, -e u. **Purinkörper** (meist *Pl.*): organische Verbindungen aus der Nukleinsäure des Zellkerns (Biochemie)

Purinbase: alkalischer Purinkörper, z. B. ↑Adenin

Purkinje-Aderfigur [nach dem tschech. Physiologen J. E. von Purkinje, 1787–1869]: das System der Gefäße in der Augennetzhaut, das als ↑entoptisches Phänomen beim Blick in einen dunklen Raum und seitlicher Beleuchtung des Auges im eigenen Auge gesehen werden kann. **Purkinje-Zelle:** große, birnenförmige Nervenzelle in der Kleinhirnrinde

Purpura [aus lat. *purpura* = Purpurschnecke; Purpurfarbe] *w;* -, ...rae: Blutfleckenkrankheit, Auftreten von punktförmigen Blutergüssen (mit Fleckenbildung) in der Haut und in Schleimhäuten. **Purpura abdominalis:** punktförmige Darmblutung. **Purpura anaphylactica:** punktförmige Blutungen besonders an den Beinen infolge Schädigung der kleinsten Hautgefäße als Ausdruck einer ↑Anaphylaxie. **Purpura cerebri:** punktförmige Blutungen in der Gehirnrinde. **Purpura fulminans:** akute, schwere Verlaufsform der ↑Purpura anaphylactica, bei der innerhalb weniger Stunden ausgedehnte blaurote Hautblutungen mit blutigen Blasen und Nekrosen auftreten, die zum Tode führen können. **Purpura gastrica:** punktförmige Schleimhautblutung im Bereich des Magens. **Purpura hyperglobulinaemica:** schubweises Auftreten punktförmiger Blutungen besonders an den Beinen bei ↑Makroglobulinämie. **Purpura Majocchi** [- ma'jɔkı; nach dem ital. Dermatologen D. Majocchi, 1849–1929]: = Teleangiectasia anularis. **Purpura orthostatica:** Auftreten punktförmiger Blutungen an den unteren Extremitäten nach längerem Stehen (infolge hydrostatischer Druckerhöhung). **Purpura pulicosa:** punktförmige Blutungen nach Flohstichen. **Purpura rheumatica** = Purpura anaphylactica. **Purpura senilis:** »Alterspurpura«, punktförmige Blutungen an den Extremitäten älterer Menschen infolge Brüchigkeit der Blutgefäße. **Purpura thrombopenica:** punktförmige Blutungen infolge Verminderung der Blutplättchen

Purpura Schönlein-Henoch [nach dem dt. Internisten Johann Schönlein, 1793–1864, u. dem dt. Pädiater Eduard Henoch, 1820–1910]: rheumatoide Purpura, leukozytoklastische Vaskulitis mit Purpura, Arthritis, Abdominalschmerzen, Glomerulonephritis u. diffuser alveolärer Hämorrhagie

Purtscher-Netzhautschädigung [nach dem österr. Ophthalmologen Otmar Purtscher, 1854–1927]: = Angiopathia retinae traumatica

purulent, in fachspr. Fügungen: **purulentus, ...ta, ...tum** [aus gleichbed. lat. *purulentus*]: eitrig; mit Eiterbildung einhergehend; z. B. in der Fügung ↑Meningitis purulenta

purus, pura, purum [aus gleichbed. lat. *purus*]: »rein«, ohne Beimengungen oder Verunreinigungen (z. B. von Chemikalien)

Pus [aus gleichbed. lat. *pus,* Gen.: *puris*] *s;* -, Pura: = Eiter. **Pus bonum et laudabile:** »guter und wohllöblicher Eiter«, Bez. für einen rahmigen und nicht übel riechenden Eiter, der die rasche Heilung eines Krankheitsprozesses erwarten lässt

Pustel [aus lat. *pustula,* Gen.: *pustulae* = Blase, Bläschen] *w;* -, -n, in fachspr. Fügungen: **Pustula,** *Pl.:* ...lae: Eiterbläschen, etwa linsengroße Epidermiserhebung, die Eiter enthält (entsteht zumeist an der Mündung eines Haarfollikels und zählt zu den primären Hauteffloreszenzen). **Pustula maligna:** bei Infektion mit ↑Milzbrand auftretende bösartige Hautpustel, aus der sich der Milzbrandkarbunkel entwickelt. **pustulös,** in fachspr. Fügungen: **pustulosus, ...osa, ...osum** [zu ↑Pustel]: Pusteln aufweisend, zur Bildung von Pusteln neigend; mit Pustelbildung einhergehend; z. B. in der Fügung ↑Acne pustulosa

Pustulose [zu ↑Pustel] *w;* -, -n, in fachspr. Fügungen: **Pustulosis,** *Pl.:* ...oses: mit Pustelbildung einhergehende Hautkrankheit. **Pustulosis varioliformis acuta:** akute, pustulöse Erkrankung der Haut, bei der die Hauteffloreszenzen durch eine Einziehung in der Mitte eine gewisse Ähnlichkeit mit Pocken haben (Vorkommen an behaarten Stellen des Körpers, an den Gliedmaßen u. am Kopf)

pustulosus vgl. pustulös

Putamen [aus lat. *putamen,* Gen.: *putaminis* = Schale, Hülse] *s;* -s, ...mina: »Schale«, Basalganglion, den ↑Globus pallidus umhüllende äußere Schicht des ↑Nucleus lentiformis

Putrefaktion [zu lat. *putrefacere, putrefactum* = in Verwesung, in Fäulnis übergehen lassen] *w;* -, -en: Verwesung, Fäulnis

Putreszenz [zu lat. *putrescere* = in Verwesung, in Fäulnis übergehen] *w;* -, -en: = Putrefaktion. **putreszieren:** verwesen

putrid, in fachspr. Fügungen: **putridus, ...da, ...dum** [aus lat. *putridus* = voll Fäulnis, faul]: faulig, übel riechend; z.B. in der Fügung ↑Abortus putridus

Puumala-Virus ein ↑Hantavirus, verursacht hämorrhagisches Fieber mit renalem Syndrom

Puusepp-Operation [nach dem estn. Neurochirurgen L. M. Puusepp, 1875–1942]: früher angewandte operative Eröffnung des Rückenmarkskanals zur Entleerung der Rückenmarksflüssigkeit bei Syringomyelie. **Puusepp-Re|flex:** reflektorische Abspreizung der Kleinzehe beim Bestreichen des hinteren lateralen Fußrandes (deutet auf Schädigung der Pyramidenbahn hin, u. U. auch auf extrapyramidale Schädigungen)

PUVA-Therapie [Kurzw. aus *P*soralen u. *U*ltraviolett-*A*] *w;* -, ...pien: ↑Fotochemotherapie zur Behandlung von Hautkrankheiten mit ↑Psoralen und UVA-Licht (↑Ultraviolett)

p. v.: Abk. für ↑post vaccinationem

PVR: Abk. für *p*roliferative *V*itreo*r*etinopathie

P-Welle, P-Zacke ↑P-pulmonale

py..., Py... vgl. pyo..., Pyo...

Py|ämie [↑pyo... u. ↑...ämie] *w;* -, ...ien: herdbildende Form einer Allgemeininfektion, bei der die Eitererreger mit der Blutbahn verschleppt werden

Py|ar|throse [↑pyo... u. ↑Arthrose] *w;* -, -n: eitrige Gelenkentzündung

Py|askos [↑pyo... u. gr. ἀσκός = lederner Schlauch; abgezogene Tierhaut] *m;* -: Eiteransammlung im Bauchfellraum

pyel..., Pyel... vgl. pyelo..., Pyelo...

Pyel|ek|tasie [↑pyelo... u. ↑Ektasie] *w;* -, ...ien: krankhafte Erweiterung des Nierenbeckens

Pye|litis [zu gr. πύελος = Trog, Wanne; Becken] *w;* -, ...itiden (in fachspr. Fügungen: ...itides): Entzündung des Nierenbeckens. **Pyelitis cystica:** Entzündung des zystisch veränderten Nierenbeckens. **Pye|litis gravidarum:** bei Schwangeren auftretende Nierenbeckenentzündung

pye|lo..., Pye|lo..., vor Vokalen **pyel..., Pyel...**
‹aus gr. πύελος »Trog, Wanne; Becken«› Wortbildungselement mit der Bedeutung »das Nierenbecken betreffend, Nierenbecken...«: – Pyelografie – Pyelektasie

Pyelocystitis vgl. Pyelozystitis

pye|lo|gen [↑pyelo... u. ↑...gen]: vom Nierenbecken ausgehend, im Nierenbecken entstanden

Pye|lo|gra|fie [↑pyelo... u. ↑...grafie] *w;* -, ...ien: röntgenografische Darstellung des Nierenbeckens. **Pye|lo|gramm** [↑...gramm] *s;* -s, -e: Röntgenbild des Nierenbeckens

Pye|lo|lith [↑pyelo... u. ↑...lith] *m;* -s u. -en, -e[n]: »Nierenbeckenstein«, im Nierenbecken befindliches Konkrement

Pye|lo|li|tho|tomie [↑Pyelolith u. ↑...tomie] *w;* -, ...ien, in fachspr. Fügungen: **Pye|lo|li|tho|tomia**[1], *Pl.:* ...iae: operative Entfernung eines Nierenbeckensteines nach Eröffnung des Nierenbeckens. **Pye|lo|li|tho|tomia anterior:** Pyelolithotomie durch Inzision der ventralen Nierenbeckenwand. **Pye|lo|li|tho|tomia inferior:** Pyelolithotomie durch kaudale Inzision des Nierenbeckens. **Pye|lo|li|tho|tomia posterior:** Pyelolithotomie durch Spaltung des Nierenbeckens auf der Dorsalfläche

Pye|lon [aus gr. πύελος = Trog, Wanne; Becken] *s;* -s, ...la: selten für ↑Pelvis renalis

Pye|lo|ne|phritis [Kurzw. aus ↑Pyelitis u. ↑Nephritis] *w;* -, ...itiden (in fachspr. Fügungen: ...itides): Entzündung des Nierenbeckens und des Nierenparenchyms

Pye|lo|plikation [zu ↑pyelo... u. lat. *plicare, plicatum* = falten, zusammenlegen] *w;* -, -en: operative Raffung der Wand eines erweiterten Nierenbeckens

Pye|lo|skop [↑pyelo... u. ↑...skop] *s;* -s, -e: optisches Instrument zur direkten Betrachtung und Untersuchung des Nierenbeckens. **Pye|lo|skopie** [↑...skopie] *w;* -, ...ien: früher angewandte Betrachtung u. Untersuchung des Nierenbeckens vor dem Durchleuchtungsschirm oder mit dem Pyeloskop

Pye|lo|stomie [↑pyelo... u. ↑...stomie] *w;* -, ...ien: operative Eröffnung des Nierenbeckens zur Harnableitung (bei Harnstauung)

Pye|lo|tomie [↑pyelo... u. ↑...tomie] *w;* -, ...ien: operative Eröffnung des Nierenbeckens

Pye|lo|uretero|lyse [zu ↑pyelo..., ↑Ureter u. gr. λύειν = lösen, auflösen] *w;* -, -n: operative Herauslösung des Harnleiters aus dem Nierenbecken

Pye|lo|zystitis [Kurzw. aus ↑Pyelitis u. ↑Zystitis] *w;* -, ...itiden, in fachspr. Fügungen: **Pyelo|cystitis,** *Pl.:* ...itides: gleichzeitige Entzündung des Nierenbeckens und der Harnblase

Pygmalio|nismus [nach dem Bildhauer Pygmalion der griech. Sage, der sich in eine von ihm selbst geschaffene Statue verliebte] *m;* -, ...men: sexuelle Erregung beim Anblick nackter Statuen

Pygo|pagus [zu gr. πυγή = Hinterer, Steiß u. gr. πηγνύναι = befestigen] *m;* -, ...gen u. ...gi: Doppelfehlbildung, bei der siamesische Zwillinge am Steißbein zusammengewachsen sind

Py|kniker *m;* -s, -, **Py|knikerin** *w;* -, -nen [zu gr. πυκνός = dicht, fest; derb]: kräftiger, gedrungener Körperbautyp (mit Neigung zu Fettansatz) bzw. Person, die diesem Typ angehört. **py|knisch:** untersetzt, gedrungen, dickleibig

Py|kno|dys|ostose [zu gr. πυκνός = dicht, fest, ↑dys... u. gr. ὀστέον = Knochen] *w;* -, -n: Erbkrankheit, charakterisiert durch Verdickung der Knochen, Kleinwuchs, Vogelgesicht und unvollkommene Ausbildung der Zehen- und Fingerendglieder

Py|kno|kardie [zu gr. πυκνός = dicht, fest u. ↑Kardia] *w;* -, ...ien: veralt. Bez. für: paroxysmale Tachykardie

Py|kno|lep|sie [zu gr. πυκνός = dicht, fest u. gr. λῆψις = das Annehmen; Anfall] *w;* -, ...ien: veralt.

Bez. für bei Kindern gehäuft auftretende kleine ↑Absencen, oft mit bestimmten rhythmischen Körperbewegungen verbunden

Py|kno|meter [gr. πυκνός = dicht, fest und ↑...meter] *s;* -s, -: Glasgefäß mit genau bestimmtem Volumen zur Ermittlung des spezifischen Gewichtes von Flüssigkeiten (z. B. des Harns)

Py|knose [zu gr. πυκνός = dicht, fest] *w;* -, -n: natürlich oder künstlich verursachte Zellkerndegeneration in Form einer Zusammenballung des Chromatins zu einer einheitlichen, stark färbbaren Masse. **py|knotisch:** dicht zusammengedrängt (von der Zellkernmasse bei der Pyknose)

Py|kno|zyt [gr. πυκνός = dicht, fest u. ↑...zyt] *m;* -en, -en: = Onkozyt

Pyle|phlebitis [zu gr. πύλη = Tür, Tor u. gr. φλέψ, Gen.: φλεβός = Blutader] *w;* -, ...itiden (in fachspr. Fügungen: ...itides): Pfortaderentzündung

Pyle|thrombose [gr. πύλη = Tür, Tor u. ↑Thrombose] *w;* -, -n: »Pfortaderthrombose« (hervorgerufen durch einengende Geschwülste, bei Pfortaderentzündung oder durch Verschleppung eines Thrombus aus dem Milzvenengebiet)

Pylor|ek|tomie [↑Pylorus u. ↑Ektomie] *w;* -, ...ien: operative Entfernung des Magenpförtners

pylorisch, in fachspr. Fügungen: **pyloricus, ...ca, ...cum** [zu ↑Pylorus]: zum Magenpförtner gehörend; z. B. ↑Antrum pyloricum

Pyloro|myo|tomie [↑Pylorus, ↑myo... und ↑...tomie] *w;* -, ...ien: operative Längsspaltung des verdickten Magenpförtnermuskels

Pyloro|plastik [↑Pylorus u. ↑Plastik] *w;* -, -en: plastische Operation zur Beseitigung einer krankhaften Verengung des Magenausgangs

Pyloro|spasmus [↑Pylorus u. ↑Spasmus] *m;* -, ...men: **1)** Krampf des Magenpförtners. **2)** = Pylorusstenose

Pylorus [von gr. πυλωρός = Torhüter; unterer Magenmund] *m;* -, ...ri: Magenpförtner, Pförtner, Schließmuskel am Magenausgang (Anat.)

Pylorus|hyper|tro|phie = Pylorusstenose

Pylorus|re|flex: reflektorische Schließung und Öffnung des Magenpförtners bei Berührung der Magen- oder Dickdarmschleimhaut mit Säure (Schließung) oder Alkali (Öffnung)

Pylorus|stenose: Verengung des Magenpförtners (entweder angeboren oder erworben durch Narben, peptische Geschwüre, Magenkrebs)

> **pyo..., Pyo...,** vor Vokalen meist **py..., Py...**
>
> ⟨aus gr. πῦον »Eiter«⟩
> Wortbildungselement mit der Bedeutung »eitrig, Eiter...«:
> - Pyodermie
> - Pyämie

pyo|cyane|us, ...nea, ...ne|um [↑pyo... u. gr. κυάνεος = dunkelblau]: blaugrünen Eiter verursachend (von Mikroorganismen gesagt)

Pyoderma gangraenosum [zu ↑pyo..., ↑Derma u. ↑Gangrän]: schmerzhafte Hautveränderungen mit Ulzera, oft assoziiert mit chronisch entzündlichen Darmerkrankungen

Pyo|dermie [zu ↑pyo... und ↑Derma] *w;* -, ...ien: durch Eitererreger verursachte Erkrankung der Haut u. der Hautanhangsgebilde; Eiterausschlag

pyo|gen [↑pyo... u. ↑...gen]: Eiterungen verursachend (z. B. von pathogenen Bakterien wie Staphylokokken, Streptokokken)

Pyo|kolpo|zele [↑pyo... u. ↑Kolpozele] *w;* -, -n: Vorwölbung der hinteren Scheidenwand bei Eiteransammlung in der Bauchhöhle

Pyo|me|tra [↑pyo... u. gr. μήτρα = Gebärmutter] *w;* -: Eiteransammlung in der Gebärmutter

Pyo|ne|phrose [↑pyo... u. ↑Nephrose] *w;* -, -n: Nierenvereiterung als Endstadium einer degenerativen ↑Nephrose

Pyo|peri|kard [↑pyo... u. ↑Perikard] *s;* -[e]s, -e: Eiteransammlung im Herzbeutel

Pyo|pneu|mo|peri|kard [↑pyo..., ↑pneumo... u. ↑Perikard] *s;* -[e]s, -e: Eiter- und Luftansammlung im Herzbeutel (z. B. bei Infektion mit Gas bildenden Bakterien oder im Zusammenhang mit äußeren Verletzungen)

Pyo|pneu|mo|thorax [↑pyo..., ↑pneumo... u. ↑Thorax] *m;* -[es], -e: Ansammlung von Eiter und Luft im Brustfellraum

Pyor|rhö, auch: **Pyor|rhöe** [...rø:; zu ↑pyo... u. gr. ῥεῖν = fließen] *w;* -, ...rrhöen: eitriger Ausfluss (z. B. eitriger Schnupfen)

Pyo|salpinx [↑pyo... u. ↑Salpinx] *w;* -, ...ingen: Eiteransammlung im Eileiter

Pyo|spermie [zu ↑pyo... u. ↑Sperma] *w;* -, ...ien: Absonderung eines eiterhaltigen Spermas (Vorkommen bei eitrigen Entzündungen im Bereich der abführenden Samenwege)

Pyo|thorax [↑pyo... u. ↑Thorax] *m;* -[es], -e: Eiteransammlung im Brustkorb

Py|ovar [↑pyo... u. ↑Ovar] *s;* -s, ...rien [...iən]: Eiteransammlung im Eierstock

Pyo|zele [↑pyo... u. ↑...zele] *w;* -, -n: Eiteransammlung im Bruchsack einer Hydrozele

Pyo|ze|phalus [zu ↑pyo... u. gr. κεφαλή = Kopf] *m;* -, ...li: Eiteransammlung in der Schädelhöhle oder in den Hirnkammern

pyramidal, in fachspr. Fügungen: **pyramidalis, ...le** [zu ↑Pyramide]: pyramidenförmig; zu einer ↑Pyramide gehörend; z. B. in der Fügung ↑Musculus pyramidalis (Anat.)

Pyra|mide [von gr. πυραμίς, Gen.: πυραμίδος = monumentaler Grabbau der Ägypter, Pyramide] *w;* -, -n, in fachspr. Fügungen: **Pyramis,** *Pl.:* Pyramides: **1)** Organ[teil] von pyramidenförmiger Gestalt (Anat.). **2)** durch die Nervenfasern der Pyramidenbahn gebildete pyramidenförmige Erhebung an der ventralen Seite des verlängerten Marks (Anat.). **Pyramides renales** *Pl.:* »Nierenpyramiden«, kegelförmige Bündel von Harnkanälchen in der Marksubstanz der Nieren. **Pyramis medullae ob|lon-**

gatae: aus Pyramidenbahnfasern bestehender Längswulst des verlängerten Marks. **Pyramis vermis:** »Wurmpyramide«, pyramidenförmiger Teil des Kleinhirnwurms, zwischen dem ↑Tuber und der ↑Uvula des Wurms. **Pyramis vestibuli:** spitzer Knochenvorsprung an der oberen Wand des Vorhofs des knöchernen Ohrlabyrinthes

Pyramiden|bahn vgl. Tractus corticospinalis

Pyramiden|kreuzung = Decussatio pyramidum

Pyramiden|seitenstrangbahn = Tractus corticospinalis lateralis

Pyramiden|therapie: Behandlung von Krankheiten unter Zuhilfenahme von Pyramidenstrukturen (als Methode der Alternativmedizin)

Pyramiden|vorderstrangbahn = Tractus corticospinalis anterior

Pyretikum [zu gr. πυρετός = brennende Hitze; Fieber] *s;* -s, ...ka: Fiebermittel, Fieber erzeugendes Mittel (Anwendung zu therapeutischen Zwecken im Sinne einer Reizkörperbehandlung). **pyretisch:** Fieber erzeugend (von Medikamenten)

Pyr|exie [zu gr. πύρεξις = das Fiebern] *w;* -, ...ien: seltenere Bezeichnung für ↑Febris

Pyrgo|ze|phalie [zu gr. πύργος = Burg; Turm u. gr. κεφαλή = Kopf] *w;* -, ...ien: veralt. Bez. für ↑Turrizephalie. **Pyrgoze|phalus** *m;* -, ...li: veralt. Bez. für ↑Turrizephalus

Pyridoxin [Kunstw.] *s;* -s, -e: biochem. Bez. für ↑Vitamin B_6

pyro|gen [gr. πῦρ = Feuer; Fieberhitze, Fieber u. ↑...gen]: Fieber erzeugend (z. B. von Medikamenten). **Pyro|gen** *s;* -s, -e: aus Bakterien, Viren oder Pilzen stammende Proteine, die bei parenteraler Gabe Fieber erzeugende Wirkung haben

Pyro|mane *m;* -n, -n, **Pyro|manin** *w;* -, -nen [zu gr. πῦρ = Feuer u. gr. μανία = Tollheit, Wahnsinn]: Person, die an Pyromanie leidet. **Pyro|manie** *w;* -, ...ien: zwanghafter Trieb, Brände zu legen [und sich beim Anblick des Feuers sexuell zu erregen]

Pyro|phobie [zu gr. πῦρ = Feuer u. gr. φόβος = Furcht] *w;* -, ...ien: krankhafte Angst vor dem Umgang mit Feuer

Pyrosis [aus gr. πύρωσις = das Brennen] *w;* -, ...osen: veralt. für: »Sodbrennen«, ↑Refluxösophagitis

Py|ureter [↑pyo... u. ↑Ureter] *m;* -s, ...teren (auch: -): vereiterter Harnleiter, Eiteransammlung im Harnleiter infolge Abflussstauung

Py|urie [↑pyo... u. ↑...urie] *w;* -, ...ien: Ausscheidung eitrigen Harns

PZ: Abk. für Pärchenzwilling

P

Pyra

Q

QCT: Abk. für *q*uantitative *C*omputer*t*omografie

Q-Fieber [ku:...; Abk. für engl. *query* = Zweifel, Fragezeichen (wegen des lange ungeklärten Charakters der Krankheit)]: Queenslandfieber, Balkanfieber, Balkangrippe, durch Zecken übertragene ↑Rickettsiose mit hohem Fieber und grippeähnlichen Erscheinungen

Qi|gong [tʃɪˈgʊŋ; chin.] *s;* -s, -s: aus China stammende Meditationsform, zu der Atemübungen, Bewegungsübungen und Konzentrationsübungen gehören

QRS-Komplex: aus *Q*-, *R*- u. *S*-Zacke zusammengesetzte Kammeranfangsschwankung im EKG, entspricht der intraventrikulären Erregungsausbreitung

QSART: Abk. für *q*uantitativer *S*udomotor-*A*xon-*R*eflex-*T*est

QT-Syndrom ↑Romano-Ward-Syndrom

QT-Zeit: Zeitspanne von der Q-Zacke bis zum Ende der T-Welle im EKG

Quad|del *w;* -, -n: **1)** vgl. Urtika. **2)** Hauteffloreszenz durch Substanzen, die zu diagnostischen oder therapeutischen Zwecken unter die Haut gespritzt werden. **quad|deln:** Substanzen zu diagnostischen oder therapeutischen Zwecken unter Bildung von ↑Quaddeln (2) unter die Haut spritzen. **Quaddelung** *w;* -, -en: Vorgang des Quaddelns

qua|dran|gulär, in fachspr. Fügungen: **qua|drangularis, ...re** [zu lat. *quadrangulum* = Viereck]: viereckig; z. B. in der Fügung ↑Lobulus quadrangularis (Anat.)

Qua|drant [aus lat. *quadrans* = Viertel, vierter Teil] *m;* -en, -en: Viertelkreis, einer der vier Kreisausschnitte, in die annähernd kreisförmige Organe (z. B. Auge, Trommelfell) zur genaueren Lokalisation von Krankheitserscheinungen unterteilt werden

Qua|drant|ek|tomie [↑Quadrant u. ↑Ektomie] *w;* -, ...ien: operative Entfernung eines quadrantenförmigen Stückes aus der weiblichen Brust (vor allem bei Krebs)

Quadranten|anopsie [aus ↑Quadrant u. ↑Anopsie]: beidseitiger Gesichtsfeldausfall durch Sehbahn- od. Sehrindenschädigung

Quadranten|resektion [aus ↑Quadrant u. ↑Resektion]: brusterhaltende Operation bei Mammakarzinom, bei der nur ein Quadrant oder Segment der Brust u. das angrenzende Lymphgewebe entfernt wird

Qua|dratus|arkade = Arcus lumbocostalis lateralis

qua|dratus, ...ta, ...tum [aus gleichbed. lat. *quadra-*

tus]: viereckig, quadratisch; z. B. ↑Musculus quadratus lumborum (Anat.)

quadriceps [aus lat. *quadriceps* = vierköpfig]: »vierköpfig«; z. B. in der Fügung ↑Musculus quadriceps femoris (Anat.)

quadrigeminus, ...na, ...num [aus lat. *quadrigeminus* = vierfach]: vierfach, zu vieren vorhanden; z. B. in der Fügung ↑Corpora quadrigemina (Anat.)

Quadriplegie [zu lat. *quattuor* = vier u. ↑Plegie] *w;* -, ...ien: Lähmung aller vier Extremitäten

Quadrizeps *m;* -es, -e: Kurzbez. für ↑Musculus quadriceps femoris

Quant [aus lat. *quantus* = so viel]: phys. kleinster nicht mehr teilbarer Energiebetrag

Quantenmedizin [zu ↑Quant]: Teilgebiet der Naturheilverfahren, das sich mit der Einwirkung von Strahlung auf den Organismus befasst

quantum satis [lat. *quantum* = so viel u. lat. *satis* = genügend]: in ausreichender Menge (Hinweis auf Rezepten)

quantum vis [lat. *quantum* = so viel u. lat. *velle*, 2. Person Sg. Präsens: *vis* = du wünschst; du willst]: so viel du nehmen willst, nach Belieben (Hinweis auf Rezepten)

Quarantäne [ka...; aus frz. *quarantaine* = Anzahl von 40 (Tagen); Quarantäne] *w;* -, -n: zeitlich begrenzte (ursprünglich 40 Tage dauernde) Absonderung von Personen mit bestimmten Infektionskrankheiten oder krankheitsverdächtigen Personen von der übrigen Bevölkerung als Schutzmaßnahme gegen Einschleppung und Verbreitung der betreffenden Infektionskrankheit

Quartana [zu ↑quartanus] *w;* -, ...nen: übliche Kurzbez. für ↑Malaria quartana

quartanus, ...na, ...num [aus lat. *quartanus* = zum vierten (Tag) gehörend]: viertägig, alle 4 Tage auftretend; z. B. ↑Malaria quartana

quartus, quarta, quartum [aus gleichbed. lat. *quartus*]: der vierte; z. B. in der Fügung ↑Ventriculus quartus (Anat.)

Queckenstedt-Symptom [nach dem dt. Neurologen Hans Queckenstedt, 1876–1918]: Erhöhung des Liquordrucks (bei der Lumbalpunktion messbar bzw. am rascheren Liquorabfluss erkennbar) bei Kompression der Halsvenen, deren Ausbleiben auf raumbeengende Prozesse im Rückenmark (z. B. einen Tumor) hindeutet

Quecksilber [ahd. *quecsilbar*, eigtl. = lebendiges Silber] *s;* -s, in der internationalen chem. Nomenklatur auch: **Hydrargyrum** [von gleichbed. gr. *ὑδράργυρος*] *s;* -s: chem. Grundstoff, giftig wirkendes flüssiges Metall (seine ↑Amalgame werden in der Zahnheilkunde, seine Verbindungen in der Medizin innerlich als Diuretika u. äußerlich in Salbenform angewandt); Zeichen: Hg

Quellenableitung: beim EEG spezielle Verschaltung einer Elektrode gegen eine rechnerische Referenz

Quellstoffe *Pl.:* Bestandteile der Nahrung, die sich durch Aufnahme von Wasser stark vergrößern (zur Behandlung von Verdauungsstörungen)

Quengelmethode [zu mitteldt. *quengen* = zwängen, drücken]: Methode zur unblutigen Beseitigung einer eingeschränkten Gelenkbeweglichkeit (bei einer Kniegelenkkontraktur wird z. B. der Ober- u. Unterschenkel auf je eine Schiene gelagert; die beiden Schienen werden mit Schnüren verbunden, zwischen die der sog. Quengel, z. B. ein Holzspatel, geschoben wird; durch Umdrehung des Quengels lassen sich die beiden Winkelarme langsam einander nähern; dadurch wird die Kontraktion gelöst)

Quengelschiene: Schiene, die bei der ↑Quengelmethode eingesetzt wird

Quengelung: Anwendung der ↑Quengelmethode

Quénu-Krankheit [ke'ny...; nach dem frz. Chirurgen E. A. V. A. Quénu, 1852–1933]: = Phlebalgia ischiadica. **Quénu-Operation:** früher angewandte operative Beseitigung eines Mastdarmkrebses, wobei zunächst von der Bauchhöhle aus der untere Dickdarmteil gelöst, dann vom Kreuzbein aus Mastdarm und After exstirpiert werden und ein künstlicher After angelegt wird

Querbettlagerung: veralt. Bez. für die Lagerung der Patientin mit dem Gesäß auf der Querseite des Bettes, während die Beine gespreizt auf zwei davor stehende Stühle gelegt werden; heute: Lagerung in einem mit Beinhaltern ausgestatteten Bett (bei schwierigen Entbindungen angewandt)

quer gestreifte Muskelfaser: gleich ausgerichtete gebündelte Muskelfibrillen, die durch dunkle und helle Querbänder im Wechsel quer gestreift erscheinen; lassen sich willentlich zusammenziehen und ermöglichen dadurch Bewegungen

Querlage: quere Lage des Kindes in der Gebärmutter, bei der eine Geburt ohne künstlichen Eingriff nicht möglich ist

Querriegelkolporrhaphie: früher angewandte ↑Kolporrhaphie, bei der die vordere und hintere Scheidenwand zusammengenäht werden und die Harnblase an der Hinterwand des Gebärmutterkörpers befestigt wird (der so entstehende »Querriegel« schützt den Uterus vor erneutem Vorfall); mittlerweile werden ↑tension-free vaginal tapes eingelegt

Querschnittslähmung: durch eine Läsion des Rückenmarks, die sich mehr oder weniger über den ganzen Rückenmarksquerschnitt erstreckt, verursachte Lähmung

Querschnittssyndrom: durch eine Rückenmarksläsion, die den ganzen Rückenmarksquerschnitt in Mitleidenschaft zieht, hervorgerufene Krankheitserscheinung

Querschnittsuntersuchung: Untersuchung einer Bevölkerungsgruppe zu einem bestimmten Zeitpunkt; vgl. Längsschnittuntersuchung

Querstand, tiefer: anomale Geburtslage, bei der die Längsachse des kindlichen Kopfes bzw. die Pfeilnaht am Beckenboden quer zur Sagittalebene des mütterlichen Beckens steht (wodurch die Geburt verzögert wird)

Querulant *m;* -en, -en, **Querulantin** *w;* -, -nen [zu lat. *queri* = klagen, wehklagen, sich beklagen]: Person, die aus nichtigen Anlässen unaufhörlich Klagen und Beschwerden vorbringt, Nörgler/-in, Quengler/-in. **Querulantenwahn:** zur Manifestation einer bestimmen ↑Manie gehörendes, auf Wahnvorstellungen beruhendes Querulieren. **querulieren:** ständig ohne zureichenden Grund nörgeln, klagen oder sich beschweren

Quervain-Krankheit [kɛrˈvɛ̃ː...; nach dem schweiz. Mediziner Fritz de Quervain, 1868–1940]: = Tendovaginitis stenosans

Quetelet-Index [kɛtəˈlɛ...; nach dem belg. Mathematiker C. A. J. Quetalet, 1796–1874]: ↑Body-Mass-Index, Formel zur Bestimmung des Ernährungszustandes eines Menschen aus Körpergewicht (in g), dividiert durch Körperlänge (in cm^2); Werte unter 1,9 stehen für Untergewicht, Werte zwischen 2,0 und 2,4 für Normalgewicht, Werte über 2,5 für Übergewicht. **Quetelet-Regel** = Broca-Formel

Quetschung vgl. Kontusion

Queyrat-Erythroplasie vgl. Erythroplasie Queyrat

Quick-Methode, Quick-Test [nach dem amerik. Arzt Armand J. Quick, 1894–1978]: Bestimmung der ↑Prothrombinzeit durch Zusatz von Kalzium und ↑Thrombokinase zum ↑Plasma

Quietivum [kvɪe...; zu lat. *quies,* Gen.: *quietis* = Ruhe] *s;* -s, ...va: veralt. Bez. für: Beruhigungsmittel, Sedativum

Quincke-Lagerung [nach dem dt. Internisten H. I. Quincke, 1842–1922]: Höherstellen des Fußendes des Bettes zur Erleichterung des Sekretabflusses bei Lungenkrankheiten. **Quincke-Ödem:** allergisch bedingte [Gesichts]schwellung

Quinolon *s;* -s, -e: im engl.-amerik. Schrifttum für ↑Chinolon

Quinquaud-Krankheit [kɛ̃ːˈkoː...; nach dem frz. Arzt Ch. E. Quinquaud, 1841–1894]: = Folliculitis decalvans

Quintana *w;* -: Kurzbez. für ↑Febris quintana. **quintanus, ...na, ...num** [aus lat. *quintanus* = zum Fünften gehörend]: fünftägig, alle fünf Tage auftretend; z. B. ↑Febris quintana

quintus, ...ta, ...tum [aus gleichbed. lat. *quintus*]: der Fünfte (z. B. von Fingern oder Zehen)

quoad [aus gleichbed. lat. *quoad*]: hinsichtlich, in Bezug auf. **quoad restitutionem:** hinsichtlich der Wiederherstellung (der Organfunktionen). **quoad sanationem:** hinsichtlich der Heilungsaussichten. **quoad vitam:** hinsichtlich der Lebenserwartung bzw. der Überlebenschancen

quotidian [zu lat. *cotidie* (Nebenform: *quotidie*) = jeden Tag] täglich

Quotidiana [↑quotidian] *w;* -, ...nen od. ...nä: = Malaria quotidiana

QUS: Abk. für *q*uantitativer *U*ltraschall

Q_0-Wert [Q-Null-]Faktor für die bei Nierenminderfunktion notwendige niedrigere Medikamentendosierung, extrarenale Eliminationsfraktion: Halbwertszeit eines Medikaments bei normaler Nierenfunktion dividiert durch die Halbwertszeit bei Anurie

Q-Zacke: im EKG die erste Welle des Kammerkomplexes

R

r = Röntgen
R = Röntgen
R. = Ramus
Ra: chem. Zeichen für ↑Radium
RAAS: Abk. für *R*enin-*A*ngiotensin-*A*ldosteron-*S*ystem
Rabbit-Syndrom aus engl. *rabbit* = Kaninchen: »Mümmeln«, neuroleptikainduzierter Tremor der perioralen und Lippenmuskulatur
Rabenschnabelfortsatz vgl. Processus coracoideus
Rabies [...ɪ-es; aus lat. *rabies* = Wut, Tollheit] *w;* -: = Lyssa
Racemat ↑Razemat
racemisch ↑razemisch
racemosus vgl. razemös
Rachen vgl. Pharynx
Rachenbräune: veralt. Bez. für ↑Diphtherie
Rachenenge vgl. Isthmus faucium
Rachenentzündung vgl. Pharyngitis
Rachenkatarrh vgl. Pharyngitis
Rachenmandel vgl. Tonsilla pharyngea
rachi..., Rachi... vgl. rhachi..., Rhachi...
Rachialgie vgl. Rhachialgie
Rachipagus vgl. Rhachipagus
Rachischisis vgl. Rhachischisis
Rachitis [zu gr. *ῥάχις* = Rücken; Rückgrat] *w;* -, ...itiden (in fachspr. Fügungen: ...itides), auch: **englische Krankheit:** Vitamin-D-Mangel-Krankheit (bes. im frühen Kleinkindalter) mit mangelhafter Verkalkung des Knochengewebes, nachfolgender Knochenerweichung, Wirbelsäulenverkrümmung, Verbiegung der Beinknochen, Auftreibung der Stirnhöcker u. der Knorpel-Knochen-Grenzen der Rippen (vgl. Rosenkranz) u. a. charakteristischen Symptomen. **Rachitis renalis:** von einer Nierenerkrankung oder -schädigung ausgehende, jedoch nicht auf einem Vitamin-D-Mangel beruhende Pseudorachitis mit rachitisähnlichen Erscheinungen. **Rachitis tarda:** »Spätrachitis«, erst im fortgeschrittenen Kindesalter oder im Pubertätsalter ausbrechende Rachitis. **rachitisch:** an Rachitis leidend, die charakteristischen Symptome einer Rachitis zeigend; die Rachitis betreffend. **Rachitis|prophylaxe:** kontrollierte Vitamin-D-Gaben bei Säuglingen
rad vgl. Rad
Rad [engl. Kurzw. aus *rad*iation (reɪdɪˈeɪʃən) = Strahlung od. aus *r*adiation *a*bsorbed *d*osis (reɪdɪˈeɪʃən əbˈzɔːbd ˈdəʊsɪs) = absorbierte Strahlungsdosis] *s;* -[s], -: nicht mehr verwendete Einheit der absorbierten Strahlungsdosis (von Röntgen- u. Korpuskularstrahlen), wobei 1 rad der je g Masse absorbierten Energie von 100 erg entspricht (Phys.); Zeichen: rad; neuere amtl. Bez.: ↑Gray
Radfahrer|lähmung: Parese der Handmuskeln durch länger anhaltende Druckschädigung des R. profundus n. ulnaris im Bereich der Hohlhand
Radgelenk vgl. Articulatio trochoidea
radial, in fachspr. Fügungen: **radia|lis, ...le** [zu ↑Radius]: zur Speiche des Unterarms gehörend; z. B. in der Fügung ↑Nervus radialis. **Radia|lis** *m;* -, ...les: übliche Kurzbez. für: Nervus radialis
Radi|äs|thesie [zu lat. *radius* = Stab; Strahl u. gr. *αἴσθησις* = Sinneswahrnehmung] *w;* -, ...ien: Anwendung einer Wünschelrute zur Diagnose von Krankheiten und zur richtigen Auswahl der anzuwendenden Arzneimittel (Methode der Alternativmedizin)
Radia|tio [zu lat. *radiare* = strahlen] *w;* -, ...tio|nes: **1)** »Strahlung«, in der Anatomie Bezeichnung für verschiedene Faserbündel, die Teile des Gehirns miteinander verbinden. **2)** Bestrahlung eines Organs oder von Organteilen. **Radia|tio acustica:** »Hörstrahlung«, Faserbündel der zentralen Hörbahn zwischen ↑Ganglion spirale cochleae u. dem Hörzentrum des Gehirns. **Radia|tio corporis callosi** [↑Corpus callosum]: »Balkenstrahlung«, Gesamtheit der in das Mark der Hirnhälften ausstrahlenden Querfasern des ↑Corpus callosum. **Radia|tio optica:** »Sehstrahlung«, Gesamtheit der Fasern, die die primären Sehzentren mit den Sehzentren im Hinterhauptlappen des Gehirns verbinden
radiativ [zu lat. *radiare* = strahlen]: durch Strahlen wirkend oder entstehend
radia|tus, ...ta, ...tum [zu lat. *radius* = Stab; Strahl]: strahlenförmig angeordnet; z. B. in der Fügung ↑Corona radiata
radicularis vgl. radikulär
Radiculitis vgl. Radikulitis
Radii lentis [lat. *radius* = Stab; Strahl; ↑Lens] *Pl.:* »Linsenstrahlen«, Bez. für die (in der Jugend einem dreiarmigen Stern vergleichbaren) Nahtlinien der einzelnen Fasern der Augenlinse
radikal [zu lat. *radix*, Gen.: *radicis* = Wurzel; Ursprung; Stamm]: gründlich, umfassend. **Radikal** *s;* -s, -e: Bez. für ungesättigte Atomgruppen, die mindestens ein ungepaartes ↑Elektron besitzen (in der Medizin sind freie Radikale bei bestimmten Neoplasien pathogenetisch bedeutsam)
Radikalen|fänger: Substanz, die Radikale an sich bindet (z. B. Vitamin E); ↑Antioxidans
Radikal|operation: vollständige operative Beseitigung eines Krankheitsherdes (oft mit Einbeziehung gesunden Gewebes)
Radiko|tomie [zu ↑Radix u. ↑...tomie] *w;* -, ...ien: operative Durchtrennung der Wurzel eines Rückenmarksnervs
Radikul|algie [lat. *radicula* = kleine Wurzel und ↑...algie] *w;* -, ...ien: »Wurzelneuralgie«, Neuralgie im Ausbreitungsgebiet eines Rückenmarksnervs infolge Schädigung oder Entzündung der zugehö-

rigen Rückenmarkswurzel (z. B. bei Bandscheibenvorfall)

radikulär, in fachspr. Fügungen: **radicularis, ...re** [zu lat. *radicula* = kleine Wurzel]: eine Nervenwurzel betreffend, von ihr ausgehend (z. B. von Schmerzen gesagt)

Radikulitis [zu lat. *radicula* = kleine Wurzel] *w;* -, ...itiden, in fachspr. Fügungen: **Radiculitis,** *Pl.:* ...itides: Entzündung der Wurzel eines Rückenmarksnervs

Radikulo|gra|fie [lat. *radicula* = kleine Wurzel u. ↑...grafie] *w;* -, ...ien: röntgenografische Darstellung der lumbosakralen Wurzeln der Cauda equina und des Subarachnoidalraums nach Verabreichung eines Kontrastmittels. **Radikulo|gramm** [↑...gramm] *s;* -s, -e: bei der Radikulografie gewonnenes Röntgenbild

ra|di|o..., Ra|di|o...

⟨lat. radius »Stab; Speiche; Strahl«⟩
Wortbildungselement mit der Bedeutung »Strahl, Strahlung«:
- radioaktiv
- Radiologe/Radiologin
- Radiotherapie

radio|aktiv [...ti:f; ↑radio... u. das FW *aktiv*]: die Eigenschaft der Radioaktivität aufweisend (von chem. Elementen, Stoffen usw.). **Radio|aktivität** *w;* -: spontaner Zerfall von Atomkernen unter Aussendung von elektromagnetischer oder korpuskularer Strahlung (Phys.)

Radio|all|ergo|sorbent|test [zu ↑radio..., ↑Allergie, lat. *sorbere* = hinunterschlucken, schlürfen u. ↑Test] *m;* -[e]s, -e u. -s: Test zum Nachweis von Immunglobulinantikörpern bei Allergie; Abk.: RAST

Radio|bio|logie [↑radio... u. ↑Biologie] *w;* -: »Strahlenbiologie«, Spezialgebiet der Biologie, das die Wirkung von Strahlen, insbes. Lichtstrahlen, auf den Organismus erforscht

radio|carpe|us, ...pea, ...pe|um [zu ↑Radius u. ↑Carpus]: die Speiche des Unterarms u. die Handwurzel betreffend; z. B. in der Fügung ↑Articulatio radiocarpea

Radio|dermatitis [↑radio... u. ↑Dermatitis] oder **Radio|dermitis** [↑Dermitis] *w;* -, ...itiden (in fachspr. Fügungen: ...itides): durch ionisierende Strahlen hervorgerufene Hautentzündung mit Rötung u. Blasenbildung

Radio|frequenz|ab|lation [↑radio..., ↑Frequenz u. ↑Ablation] *w;* -, -en: Methode zur Behandlung von Lebertumoren und Lebermetastasen, bei der mithilfe von Elektroden elektrische Energie in das Tumorgewebe geleitet und dieses dadurch verkocht wird

radio|gen [↑radio... u. ↑...gen]: durch ionisierende Strahlen entstanden

Radio|gra|fie [↑radio... u. ↑...grafie] *w;* -, ...ien: **1)** = Röntgenografie. **2)** = Autoradiografie. **Radio|gramm** [↑...gramm] *s;* -s, -e: = Röntgenogramm

Radio|immun|assay, auch: **Radio|immuno|assay** [...ɪˈmu:n[o] əˈseɪ; ↑radio... u. ↑Immunassay] *m* oder *s;* -s, -s: Prüfung der Immunitätslage eines Organismus mit radioaktiv markierten Substanzen; Abk.: RIA

Radio|immun|chemie [↑radio..., ↑immun u. ↑Chemie] *w;* -: Forschungsrichtung, die mit strahlenimmunen Substanzen den Ablauf der Reaktionen im Organismus erforscht

Radio|immuno|sorbent|test [zu ↑radio..., ↑immun, lat. *sorbere* = hinunterschlucken, schlürfen u. ↑Test] *m;* -[e]s, -e u. -s: radioimmunologische Methode zur Bestimmung von Antigenen; Abk.: RIST

Radio|immun|therapie [↑radio..., ↑immun u. ↑Therapie] *w;* -, ...ien: Immuntherapie mit radioaktiv markierten Antikörpern gegen tumorassoziierte Antigene, z. B. bei Non-Hodgkin-Lymphomen

Radio|iso|top [Kurzbildung aus ↑radioaktiv u. ↑Isotop] *s;* -s, -e: radioaktives Isotop, das vorwiegend zu diagnostischen Zwecken benutzt wird

Radio|jod|therapie [↑Radio, ↑Jod u. ↑Therapie] *w;* -, ...ien: orale Gabe von radioaktivem Jod-131, das sich in der Schilddrüse anreichert und dort vorhandene Tumoren zerstört; auch zur Strumaverkleinerung, bei Schilddrüsenautonomie und ↑Basedow-Krankheit angewandt

Radio|kardio|gra|fie [↑radio..., ↑Kardia u. ↑...grafie] *w;* -, ...ien: röntgenografische Darstellung des Herzens mithilfe eines radioaktiven Kontrastmittels. **Radio|kardio|gramm** [↑...gramm] *s;* -s, -e: bei der Radiokardiografie gewonnenes Röntgenbild

Radio|karpal|gelenk [zu ↑radio... u. ↑Carpus]: übl. Bez. für ↑Articulatio radiocarpea

Radio|loge *m;* -n, -n, **Radio|login** *w;* -, -en [↑radio... u. ↑...loge]: Facharzt/-ärztin für Röntgenologie und Strahlenheilkunde. **Radio|lo|gie** [↑...logie] *w;* -: »Strahlenkunde«, Lehre von den Strahlen u. ihrer medizinischen Anwendung zu diagnostischen oder therapeutischen Zwecken. **radio|lo|gisch:** die Radiologie betreffend

Radio|lyse [↑radio... u. ↑...lyse] *w;* -, -n: zusammenfassende Bez. für alle Veränderungen, die in einem chem. System durch ionisierende Strahlen hervorgerufen werden

Radio|mimetikum [zu ↑radio... u. gr. *μιμεῖσθαι* = nachahmen] *s;* -s, ...ka (meist *Pl.*): Arzneimittel, die eine ähnliche zytostatische (mitosehemmende) Wirkung wie ionisierende Strahlen haben

Radio|nuklid [Kurzbildung aus ↑radioaktiv, ↑Nukleus u. ↑...id] *s;* -[e]s, -e: international übl. Bez. für ↑Radioisotop

Radio|nu|klid|therapie [↑Radionuklid u. ↑Therapie] *w;* -, ...ien: Gabe radioaktiv markierter Substanzen, die sich lokal im Tumorgewebe anreichern und dieses schädigen, z. B. bei Knochenmetastasen

radi|opak [↑radio... u. ↑opak]: für Röntgenstrahlen

undurchlässig und darum auf dem Röntgenbild Schatten gebend

Radio|pharmakon [↑ Kurzbildung aus ↑ radioaktiv u. ↑ Pharmakon] *s;* -s, ...ka: Arzneimittel mit radioaktiven Bestandteilen, zur gezielten, lokal begrenzten strahlentherapeutischen Behandlung vor allem von Karzinomen

Radio|sensitizer [...sensətaɪzə; ↑ radio..., engl. *to sensitize* = sensibilisieren, empfindlich machen] *Pl.:* Substanzen, die Tumoren gegenüber der Strahlentherapie empfindlicher machen, z. B. Chemotherapeutika

Radio|skopie [↑ radio... u. ↑ ...skopie] *w;* -, ...ien: = Röntgenoskopie

Radio|syn|ovi|or|these [zu ↑ radio, ↑ syn u. ↑ Orthese] *w;* -, -n: Wiederherstellung der Gelenkinnenhaut durch Strahlentherapie

Radio|therapie [↑ radio... u. ↑ Therapie] *w;* -, ...ien: »Strahlenbehandlung«, Radiotherapie, Behandlung von Krankheiten mit radioaktiven oder Röntgenstrahlen; Anwendung bei gutartigen Erkrankungen (z. B. Fersensporn, Arthrose) u. bösartigen Erkrankungen (Krebs)

Radium [zu lat. *radius* = Stab; Strahl] *s;* -s: zu den Schwermetallen zählendes, frei in der Natur vorkommendes, radioaktives chem. Element; Zeichen: Ra

Radium|punktur: nicht mehr angewandtes Einbringen von Radiumnadeln in den Körper zur Behandlung von bösartigen Geschwülsten; wird aus Strahlenschutzgründen nicht mehr angewendet

Radius [aus lat. *radius* = Stab; Speiche] *m;* -, Radii (eindeutschend auch: Radien [...iən]): »Speiche«, anatomische Bezeichnung für den auf der Daumenseite liegenden Röhrenknochen des Unterarms

Radius|peri|ost|re|flex: reflektorische Beugung des Arms beim Beklopfen des unteren Speichenendes

Radix [aus lat. *radix*, Gen.: *radicis* = Wurzel] *w;* -, Radices: **1)** »Wurzel«, Ursprungsstelle eines Organs, Nervs oder sonstigen Körperteils (Anat.). **2)** in der Pharm.: Pflanzenwurzel, die für Arzneizubereitungen verwendet wird. **Radix clinica:** der vom Zahnfleisch bis zur Zahnwurzel reichende Teil des Zahns. **Radices crania|les** *Pl.:* vom ↑ Nervus accessorius durch die Öffnung zwischen Hinterhauptbein und Schläfenbein austretende Nervenfasern, die zum ↑ Nervus vagus ziehen. **Radix dentis** [↑ Dens]: »Zahnwurzel«, nicht sichtbarer, von Zahnfleisch bedeckter, konischer Teil des Zahns, Eintrittsstelle der Zahnnerven u. -gefäße. **Radix dorsalis:** Bezeichnung für die jeweiligen Wurzeln (Ursprungsstellen) der Rückenmarksnerven an den hinteren Strängen des Rückenmarks. **Radix inferior (coch|lea|ris):** unterer, die Ohrschnecke versorgender Anteil des VIII. Hirnnervs. **Radix inferior (plexus cervicalis):** untere, aus dem ersten bis dritten Zervikalsegment entspringende Fasern der Spinalnervenschlinge (versorgen die Unterzungenmuskulatur). **Radix lateralis (nervi media|ni):** seitlicher, den Arm u. die Hand versorgender Anteil des Mittelarmnervs. **Radix lateralis (tractus optici):** seitliche Nervenfasern im Sehstrang. **Radix lin|guae:** »Zungenwurzel«, der am Boden der Mundhöhle liegende, hintere, dicke Teil der Zunge, der am Zungenbein befestigt ist. **Radix media|lis (nervi media|ni):** mittlerer, den Arm und die Hand versorgender Anteil des Mittelarmnervs. **Radix mes|enterii:** Wurzel des Dünndarmgekröses (zieht von der ↑ Flexura duodenojejunalis schräg abwärts zur ↑ Fossa iliaca). **Radix motoria:** motorischer, die Kaumuskulatur versorgender Anteil des V. Hirnnervs. **Radix nasi** [↑ Nase]: »Nasenwurzel«, das obere, schmale Ende der Nase zwischen den Augenhöhlen. **Radix oculomotoria:** aus dem III. Hirnnerv stammender Ast für das ↑ Ganglion ciliare. **Radix penis:** »Wurzel (Basis) des männlichen Gliedes«, der hintere, am Becken befestigte Teil des männlichen Gliedes, an den sich der Schaft anschließt. **Radix pili** [↑ Pilus]: »Haarwurzel«, der in die Haut eingesenkte Teil des Haares. **Radix pulmonis** [↑ Pulmo]: »Lungenwurzel«, Bezeichnung für den Teil der Lunge, in dem die einzelnen Gefäße, Nerven u. Luftröhrenäste in einem gemeinsamen dicken Strang beiderseits in die Lungenflügel eintreten. **Radix sensoria:** sensorischer, die Kaumuskulatur versorgender Anteil des V. Hirnnervs. **Radices spinales** *Pl.:* aus dem ersten bis sechsten Zervikalsegment entspringende Spinalnervenfasern. **Radix superior (plexus cervicalis):** obere, aus dem ersten bis dritten Zervikalsegment entspringende Fasern der Spinalnervenschlinge (versorgen die Unterzungenmuskulatur). **Radix superior (vestibularis):** oberer, den Innenohrvorhof versorgender Anteil des XIII. Hirnnervs. **Radix un|guis:** »Nagelwurzel«, der unter dem Nagelfalz liegende hinterste Teil des Nagels. **Radix ven|tralis:** Bezeichnung für die jeweiligen Wurzeln (Ursprungsstellen) der Rückenmarksnerven an den vorderen (bauchwärts liegenden) Strängen des Rückenmarks

Radon [auch: ...o:n; nlat. Bildung zu ↑ Radium] *s;* -s: zu den Edelgasen gehörendes, radioaktives chem. Element, Zwischenprodukt beim Zerfall von Uran, Thorium und Actinium; Zeichen: Rn

Radspeichen-Phänomen: Anordnung der auf dem Augenhintergrund sichtbaren Blutgefäße

RAEB: Abk. für *r*efractory *a*nemia with *e*xcess *b*lasts, refraktäre Anämie mit Blastenexzess

RAEBIT: Abk. für *r*efractory *a*nemia with *e*xcess *b*lasts *i*n *t*ransformation, refraktäre Anämie mit Blastenexzess in Transformation

Ræder-Syndrom, Raeder-Syndrom [nach dem norw. Ophthalmologen Johan Georg Raeder, 1889–1956]: Clusterkopfschmerz mit periorbitalem Gesichtsschmerz u. Horner-Symptomenkomplex, aber ohne Gesichtsschweiß

Raffinose: pflanzliches Trisaccharid, besteht aus Glucose, Galactose u. Fructose

ragged red fibres [rægd red ˈfaɪbəz; engl. = zerfetzte rote Fasern]: im trichomgefärbten Gewebeschnitt als rote Haufen zwischen den Myofibrillen erscheinende Mitochondrien, die sich bei Mitochondriopathie massiv vermehren

Rago|zyt [gr. ῥάξ, Gen.: ῥαγός = Beere u. ↑...zyt] *m;* -en, -en (meist *Pl.*): Granulozyten von weinbeerartigem Aussehen mit runden Einschlüssen im Zytoplasma (vor allem bei chronischer Polyarthritis)

Rai-Stadieneinteilung: Stadieneinteilung der chronischen lymphatischen Leukämie

Ramel-Nadel System zur Durchführung kleiner Pleurabiopsien

Ramsay-Hunt-Syndrom [nach dem amerik. Neurologen James Ramsay Hunt, 1872–1937]: Schmerzen in der Ohrregion bei Zoster oticus

Ramsay-Score [nach dem brit. Neurologen Michael A. E. Ramsay]: Bewertungssystem zur Beurteilung der Sedierung (z. B. in der Intensivmedizin): *I* ängstlich, agitiert, *II* kooperativ, orientiert, müde, *III* reagiert nur auf Aufforderung, *IV* schläft, reagiert rasch auf leichte Stimulation, *V* schläft, reagiert schwach auf Stimulation, *VI* schläft, reagiert nicht auf Stimulation

Ramstedt-Weber-Operation [nach dem dt. Chirurgen Conrad Ramstedt, 1867–1963, u. dem engl. Arzt H. D. Weber, 1823–1918]: operative Behebung einer ↑Pylorusstenose bei Säuglingen mittels Durchtrennung des Pförtnerschließmuskels

Ramus [aus lat. *ramus,* Gen.: *rami* = Ast, Zweig] *m;* -, Rami: Ast, Zweig eines Nervs, einer Arterie oder einer Vene; astartiger Teil eines Knochens; Abk.: R., *Pl.*: Rr. (Anat.). **Ramus acetabularis:** zur Hüftpfanne verlaufender Ast der Hüftbeinlocharterie bzw. der tiefen Oberschenkelarterie. **Ramus acromialis:** zum ↑Acromion verlaufender Ast der Brust-Schulter-Arterie. **Ramus ad pontem** [↑Pons]: zur Hirnbrücke verlaufender Ast der Grundarterie des Gehirns. **Ramus alveo|laris:** zu den Zahnfächern des Kiefers verlaufender Ast des Unter- bzw. Oberkiefernervs. **Ramus ampullae** = Nervus ampullaris. **Ramus ana|stomoticus arteriae ... cum arteria ...:** Blutgefäß, das zwischen zwei Arterien eine natürliche Querverbindung herstellt. **Ramus ana|stomoticus gan|glii ... cum ...:** = Ramus communicans (1). **Ramus anastomoticus nervi ... cum ...:** = Ramus communicans (1). **Ramus anterior:** Lokalisationsbezeichnung für den vorderen bzw. vorn gelegenen Ast einer Arterie, einer Vene oder eines Nervs. **Ramus anterior ascendens** bzw. **de|scendens:** vorderer, aufsteigender bzw. absteigender Ast der Lungenschlagader. **Ramus apicalis:** zur Lungenspitze oder zur Spitze eines Lungenlappens ziehender Ast der Lungenschlagader. **Ramus apicoposterior:** zum rückwärtigen Teil der Lungenspitze ziehender Ast der Lungenvene. **Ramus arteriosus inter|lobularis** = Arteria interlobularis. **Ramus articularis:** das Kniegelenk versorgender Ast der Knieschlagader. **Ramus ascendens:** allg. Bez. für den aufsteigenden, nach oben verlaufenden Ast einer Arterie. **Ramus au|ricularis:** zum Ohr verlaufender Ast einer Arterie oder eines Nervs. **Ramus basalis anterior** bzw. **lateralis** bzw. **media|lis** bzw. **posterior:** vorderer bzw. seitlicher bzw. mittlerer bzw. hinterer der zur Lungenbasis verlaufenden Äste der Lungenarterie u. Lungenvene. **Ramus bi|ven|tricus** = Ramus digastricus. **Rami bron|chia|les** *Pl.:* zu den Ästen der Luftröhre ziehende Arterien- u. Nervenäste. **Rami bron|chia|les (bron|chorum)** *Pl.:* älterer Sammelname für die außerhalb der Lunge gelegenen Abschnitte der Lappenbronchen. **Ramus bron|chia|lis eparterialis** = Bronchus lobaris superior dexter. **Rami bron|chia|les hyper|arteria|les** *Pl.:* älterer Sammelname für ↑Bronchus lobaris medius dexter bzw. sinister, ↑Bronchus lobaris inferior dexter bzw. sinister u. ↑Bronchus lobaris superior sinister. **Rami bron|chia|les pulmonis** [↑Pulmo] *Pl.:* älterer Sammelname für die innerhalb der Lunge gelegenen Abschnitte der Lappenbronchen, die Segmentbronchen und deren Äste. **Rami bron|chiales segmentorum** *Pl.:* Äste der Segmentbronchen, in den Lungensegmenten liegende Verästelungen der Luftröhre. **Ramus buc|calis:** zur Wange u. zum Mund ziehender Ast des ↑Nervus facialis. **Rami calcanei** [-...e-ɪ] *Pl.:* zum Fersenbein ziehende Äste der Schienbeinarterie und des Schienbeinnervs. **Ramus cardia|cus:** zum Herzen ziehender Ast des ↑Nervus vagus. **Rami cap|sulares** *Pl.:* zur Nierenkapsel führende Äste der Nierenarterie. **Rami carotico|tympanici** *Pl.:* zur Paukenhöhle des Innenohrs ziehende Äste der inneren Kopfschlagader. **Ramus carpe|us dorsalis:** den an der Handwurzel gelegenen Teil des Handrückens versorgender Ast der Speichen- und Ellenarterie. **Ramus carpe|us palmaris:** den an der Handwurzel gelegenen Teil der Handfläche versorgender Ast der Speichen- und Ellenarterie. **Ramus carpe|us volaris** = Ramus carpeus palmaris. **Ramus cau|dalis** = Ramus inferior. **Rami cau|dati** *Pl.:* zum geschwänzten Leberlappen ziehende Zweige der Pfortader. **Rami cen|trales** *Pl.:* zum Inneren des Gehirns führende Äste der Hirnarterien. **Ramus chorio|ideus:** zum ↑Plexus chorioideus des dritten Hirnventrikels und der Seitenventrikel ziehender Ast der hinteren Hirnarterie. **Ramus circum|flexus:** **1)** um die Speiche herumziehender Ast der hinteren Speichenarterie. **2)** in der Herzfurche verlaufender Ast der linken Herzkranzarterie. **Ramus clavicularis:** zum Schlüsselbein ziehender Ast der Brust-Schulter-Arterie. **Ramus cochlea|ris:** zur Schnecke des Innenohrs ziehender Ast der Labyrintharterie. **Ramus coe|lia|cus:** zur Bauchhöhle ziehender Ast der Bauchaorta. **Ramus collateralis:** in der Nähe des Rippenwinkels abgehender, parallel zur Zwischenrippenarterie laufender Ast dieser Arterie. **Ramus colli:** im Hals gelegener Ast des ↑Nervus facialis. **Ramus com|municans:** **1)** Ast, der Nerven, Ganglien und Nervengeflechte miteinander verbindet. **2)** Blutgefäß, das eine Querverbindung zwischen der hinteren Schienbeinschlagader und einem ihrer Äste, der Wadenbeinschlagader, herstellt. **Ramus corticalis:** die Hirnrinde versorgender Ast der vorderen Hirnarterie. **Ramus costalis lateralis:** die seitlichen Rippenpartien versorgender Ast der inneren Brustarterie. **Ramus crania|lis** = Ramus superior. **Ramus crico|thyreo|ide|us:** zum Ring- und Schildknorpel des Kehlkopfs verlaufender Ast der unteren Schilddrüsenarterie. **Ramus cutane|us:** allg. Bez. für den die Haut versorgenden Ast einer Arterie oder eines Nervs. **Ramus delto|ide|us:** zum Dreiecksmuskel des Oberarms ziehender Ast der Achsel- und Armarterie. **Ramus dentalis:** zu den Zähnen ziehender Ast der Zahnfacharterie und des Zahnfachnervs. **Ramus de|scendens:** allg. Bez. für den absteigenden, nach unten verlaufenden Ast einer Arterie. **Ramus dexter:** rechter Ast der vorderen Leberarterie. **Ramus dexter arteriae pulmonalis** = Arteria pulmonalis dextra. **Ramus di|gastricus:** zum doppelbauchigen Unterkiefermuskel verlaufender Ast des ↑Nervus facialis. **Ramus dorsalis:** Bezeichnung für den rückwärtsgelegenen oder zum Rücken eines Organteils (z. B. Handrücken, Fußrücken, Zungenrücken) ziehenden Ast einer Arterie, einer Vene oder eines Nervs. **Ramus duo|denalis:** zum Zwölffingerdarm ziehender Ast der oberen Zwölffingerdarmarterie. **Ramus epiploi|cus:** zum großen Netz ziehender Ast der gemeinsamen Leberarterie und der Milzarterie. **Ramus ex|ternus:** äußerer Ast des ↑Nervus accessorius bzw. ↑Nervus vagus. **Ramus femoralis:** den Oberschenkel versorgender Ast des Scham-Lenden-Nervs. **Ramus fibularis** = Ramus circumflexus (1). **Ramus frontalis: 1)** zum Stirnlappen des Gehirns führender Ast der Hirnarterie. **2)** Muskeln und Haut der Stirn versorgender Ast der Kieferarterie und Schläfenarterie. **Ramus gast|ricus:** zum Magen ziehender Ast des ↑Nervus vagus. **Ramus geni|talis:** zu den äußeren Geschlechtsteilen ziehender Ast des Scham-Lenden-Nervs. **Ramus gingivalis:** zum Zahnfleisch ziehender Ast des Unterkiefer- bzw. Oberkiefernervs. **Ramus glandularis:** zur Unterkieferspeicheldrüse ziehender Ast der ↑Arteria facialis. **Ramus hepaticus:** zur Leber ziehender Ast des ↑Nervus vagus. **Ramus hyo|ide|us arteriae lin|gua|lis** = Ramus suprahyoideus. **Ramus hyo|ide|us arteriae thyreo|ideae superio|ris** = Ramus infrahyoideus. **Ramus ilia|cus:** zum ↑Musculus iliacus und ↑Os ilium ziehender Ast der Hüft-Lenden-Arterie. **Ramus inferior: 1)** zwischen Sitzbein und Schambeinfuge gelegener Teil des Schambeins. **2)** unterer Ast der ↑Arteria glutaea superior, der bis zum großen Rollhügel zieht. **3)** unterer Ast des ↑Nervus oculomotorius, der den ↑Musculus rectus medialis, den ↑Musculus rectus inferior u. den ↑Musculus obliquus inferior innerviert. **Ramus in|fra|hyo|ide|us:** entlang dem Unterrand des Zungenbeins verlaufender Ast der oberen Schilddrüsenarterie. **Ramus in|fra|patellaris:** unterhalb der Kniescheibe verlaufender Ast des großen Rosennervs. **Ramus in|gui|nalis:** zur Leistengegend ziehender Ast der Oberschenkelarterie. **Ramus inter|costalis anterior:** in den Zwischenrippenräumen von vorn zur Seite verlaufender Ast der inneren Brustarterie. **Ramus inter|gan|glionaris:** aus weißen und grauen Fasern bestehende Nervenverbindung zwischen den Grenzstrangganglien. **Ramus internus: 1)** innerer Ast des oberen Kehlkopfnervs (versorgt die Schleimhaut der Vertiefungen zwischen Kehlkopf und Stimmritze). **2)** Verbindungsast des XI. Hirnnervs mit dem oberen Vagusganglion. **Ramus inter|ven|tricularis:** an der Grenze zwischen rechtem und linkem Ventrikel des Herzens verlaufender Ast der Herzkranzarterie. **Ramus isth|mi fau|cium:** zum Racheneingang ziehender Ast des Zungennervs. **Ramus labia|lis anterior:** zu den großen Schamlippen ziehender vorderer Ast der Schenkelschlagader. **Ramus labia|lis inferior:** zur Unterlippe ziehender Ast des Kinnnervs. **Ramus labia|lis posterior:** zu den großen und kleinen Schamlippen ziehender hinterer Ast der Schenkelschlagader. **Ramus labia|lis superior:** zur Oberlippe ziehender Ast des Kinnnervs. **Ramus laryn|go|pharyn|ge|us:** zum Kehlkopf und Rachen ziehender Ast des obersten Grenzstrangganglions. **Ramus lateralis:** Bezeichnung für den seitlich gelegenen bzw. zur Seite führenden Ast einer Arterie oder eines Nervs. **Ramus lie|nalis** [- lı-e...]: zur Milz ziehender Ast der Milzarterie. **Rami lin|gua|les** *Pl.:* zur Zunge ziehende Äste des Zungen-Schlundkopf-Nervs, des Zungenfleischnervs und des Zungennervs. **Ramus lingularis:** zum unteren Zipfel des Oberlappens der linken Lunge ziehender Ast der Lungenarterie bzw. Lungenvene. **Ramus lobi medii:** zum Mittellappen der rechten Lunge ziehender Ast der Lungenarterie bzw. Lungenvene. **Ramus lumbalis:** zum Lendengebiet ziehender Ast der Hüft-Lenden-Arterie. **Ramus malleo|laris media|lis** bzw. **lateralis:** zum inneren bzw. äußeren Fußknöchel ziehender Ast der Wadenbeinarterie. **Rami mammarii** *Pl.:* zur Brustdrüse ziehende Äste der Aorta, der Achselarterie und des Brustkorbnervs. **Ramus mandibulae:** Unterkieferast, der nach oben gerichtete Fortsatz am Ende des Unterkieferknochens. **Ramus marginalis mandibulae:** entlang dem Rand des Unterkiefers verlaufender Ast des ↑Nervus facialis. **Ramus masto|ide|us:** zu den Hohlräumen des Warzenfortsatzes des Schläfenbeins ziehender Ast der hinteren Trommelfellarterie. **Ramus media|lis:** Bezeichnung für denjenigen von zwei Gefäß- oder Nervenästen, der näher zur Mittelachse des Körpers hin liegt. **Ramus mediastinalis:** zum Mittelfell der Brusthöhle ziehender Ast der Brustaorta und der inneren Brustarterie. **Ramus mem|branae tympani:** zum Trommelfell ziehender Ast des Ohr-Schläfen-Nervs. **Ramus menin|ge|us:** einer der die Hirnhaut versorgenden

Äste mehrerer Arterien u. Nerven. **Ramus meningicus nervi ophlthalmici** = Ramus tentorii. **Ramus mentalis:** zum Kinn ziehender Ast des Kinnnervs. **Ramus muslcularis:** zu einem Muskel führender Ast eines Nervs. **Ramus muslculi stylopharynlgei:** zum ↑Musculus stylopharyngeus des Rachens führender Ast des IX. Hirnnervs. **Ramus mylolhyolidelus:** vom Unterkiefer zu den Zungenbeinmuskeln ziehender Ast der unteren Alveolararterie. **Ramus nasalis:** einer der zur Nase ziehenden Äste verschiedener Nerven. **Ramus oblturatorius:** in der Nähe des ↑Musculus obturatorius verlaufender Ast der unteren Bauchdeckenarterie. **Ramus oclcipitalis:** zum Hinterhaupt führender Ast der hinteren Ohrarterie bzw. des ↑Nervus facialis. **Ramus oelsolphagealis:** neuere Bez. für ↑Ramus oesophageus. **Ramus oelsophagelus:** zur Speiseröhre ziehender Ast der Brustaorta, der unteren Schilddrüsenarterie, des ↑Nervus laryngeus recurrens und des ↑Truncus coeliacus. **Ramus orbitalis:** zur Augenhöhle ziehender Ast der vorderen bzw. mittleren Hirnarterie. **Ramusossis islchii** [↑Os ischium]: Ast des Sitzbeins, der zusammen mit dem unteren Schambeinast den Rand des ↑Foramen obturatorium bildet. **Ramus ovaricus:** den Eierstock versorgender Ast der Gebärmutterarterie. **Ramus palatinus** = Ramus isthmi faucium. **Ramus palmaris:** zur Hand führender Ast des Mittelarmnervs, des Ellbogennervs und der Speichenarterie. **Ramus palpelbralis:** zu den Augenlidern ziehender Ast des Unterrollnervs bzw. des oberen Ohrampullennervs. **Ramus pancrealticus:** zur Bauchspeicheldrüse ziehender Ast der Milzarterie bzw. der Zwölffingerdarmarterie. **Ramus parieltalis** [-...rı-e...]: **1)** die Scheitelregion des Schädeldachs versorgender Ast einer Hirnarterie. **2)** zum Seitenlappen des Gehirns ziehender Ast einer Hirnarterie. **Ramus parieltolocIcipitalis** [-parı-e...]: zum ↑Sulcus parietooccipitalis des Gehirns führender Ast der hinteren Hirnarterie. **Ramus parlotidelus:** zur Ohrspeicheldrüse führender Ast der oberflächlichen Schläfenarterie, der Gesichtsvene und des Ohr-Schläfen-Nervs. **Ramus pectoralis:** den großen und den kleinen Brustmuskel versorgender Ast der Brust-Schulter-Arterie. **Ramus perlforans:** durch Lücken zwischen Knochen durchtretender Ast der Wadenbeinarterie (zieht vom Knöchel zum Fußrücken). **Ramus pericardialcus:** zum Herzbeutel ziehender Ast des Zwerchfellnervs. **Ramus perinealis:** zum Hodensack bzw. zu den Schamlippen ziehender Ast des hinteren Hautnervs des Oberschenkels. **Ramus peltrosus:** am Felsenbein verlaufender Ast der mittleren Hirnhautarterie. **Ramus pharynlgelus:** zum Rachen ziehender Ast des kleinen Gaumennervs. **Ramus phrenicolabldominalis:** zum Zwerchfell ziehender Ast des Zwerchfellnervs (versorgt das Bauchfell bis zur Gallenblase und zur Bauchspeicheldrüse). **Ramus plantaris profundus:** vom Fußrücken durch den tiefer gelegenen Teil des Mittelfußes zur Fußsohle ziehender Ast der Fußrückenarterie. **Ramus pontis** [↑Pons]: = Ramus ad pontem. **Ramus posterior:** Bezeichnung für den hinteren Ast einer Arterie, einer Vene oder eines Nervs. **Ramus prolfundus:** Bezeichnung für einen in tiefer liegenden Körperregionen verlaufenden Ast einer Arterie oder eines Nervs. **Ramus pterygolidelus:** zu den Flügelmuskeln der Kaumuskulatur ziehender Ast der tiefen Schläfenarterie. **Ramus pubicus:** die Schamgegend versorgender Ast der unteren Bauchdeckenarterie und der Hüftbeinlocharterie. **Ramus pulmonalis:** zur Lunge führender Ast des thorakalen Grenzstrangganglions. **Ramus pyramidis superlficiallis** [↑Pyramide]: = Ramus petrosus. **Ramus renalis:** zur Niere ziehender Ast des kleinen Eingeweidenervs. **Ramus saphenus:** Arterienast der absteigenden Kniearterie, der den ↑Nervus saphenus zum Unterschenkel begleitet. **Ramus scrotalis:** den Hodensack versorgender Ast der inneren bzw. äußeren Schamarterie. **Ramus sinister:** linker Ast der Leberarterie. **Ramus sinister arteriae pulmonalis** = Arteria pulmonalis sinistra. **Ramus sinus carotici:** zum Karotissinus führender Ast des IX. Hirnnervs. **Ramus spilnalis:** zur Wirbelsäule bzw. zum Wirbelkanal führender Ast mehrerer Arterien und Venen. **Ramus stapedius:** den Steigbügelmuskel der Gehörknöchelchenkette versorgender Ast der hinteren Trommelfellarterie. **Ramus sternalis:** zum Brustbein ziehender Ast der inneren Brustarterie. **Ramus sternolcleidolmastolidelus:** den ↑Musculus sternocleidomastoideus versorgender Ast der Hinterhauptarterie. **Ramus strialtus:** zum ↑Corpus striatum des Großhirns ziehender Ast der mittleren Hirnarterie. **Ramus stylolhyolidelus:** den ↑Musculus stylohyoideus versorgender Ast der hinteren Ohrarterie. **Ramus stylolpharyngeus** = Ramus musculi stylopharyngei. **Ramus subapicalis:** Ramus subsuperior, unterhalb des Spitzensegments eines Lungenlappens verlaufender Ast der Lungenarterie. **Ramus sublmaxillaris** = Ramus glandularis. **Ramus sublscapularis:** unterhalb des Schulterblatts verlaufender Ast der Achselarterie. **Ramus sublsuperior** = Ramus subapicalis. **Ramus superlficiallis:** Bezeichnung für den an der Oberfläche verlaufenden Ast einer Arterie oder eines Nervs. **Ramus superior: 1)** oberer Ast der oberen Gesäßarterie. **2)** oberer Ast des ↑Nervus oculomotorius. **3)** oberer Ast des Schambeins. **Ramus sulpralhyolidelus:** über das Zungenbein ziehender Ast der Zungenarterie. **Ramus sulprarenalis** = Arteria suprarenalis inferior. **Ramus symlpalthicus:** sympathische Fasern enthaltender Nervenast. **Ramus temporalis: 1)** zur Schläfe ziehender Ast des ↑Nervus facialis. **2)** den Schläfenlappen des Gehirns versorgender Ast der mittleren bzw. hinteren Hirnarterie. **Ramus tentorii:** zum ↑Tentorium des Kleinhirns führender Ast des ↑Nervus trigeminus. **Ramus thymicus:** den ↑Thymus versorgender Ast der inneren Brustarterie.

Ramus thyreo|hyo|ide|us: zum ↑Musculus thyreohyoideus führender Ast des Halsnervengeflechts. **Ramus tonsillaris:** die Mandeln versorgender Ast der aufsteigenden Gaumenarterie. **Ramus tra|chea|lis:** zur Luftröhre ziehender Ast der unteren Schilddrüsenarterie bzw. des unteren Kehlkopfnervs. **Ramus trans|versus:** quer verlaufender Ast der Kranzarterie des Oberschenkels. **Ramus tubarius: 1)** den Eileiter versorgender Ast der Gebärmutterarterie. **2)** zur Ohrtrompete ziehender Ast des Zungen-Schlundkopf-Nervs. **Ramus tympanicus** = Arteria tympanica. **Ramus ulnaris:** zur Elle ziehender Ast des medialen Hautnervs des Vorderarms. **Ramus uretericus:** zum Harnleiter führender Ast mehrerer Arterien. **Ramus utriculi** = Nervus utricularis. **Ramus ventralis:** nach vorn, zum Bauch hin ziehender Ast eines Rückenmarksnervs. **Ramus vesti|bularis:** das ↑Vestibulum des Innenohrs versorgender Ast der Ohrlabyrintharterie. **Ramus vis|ceralis:** zu den Eingeweiden führender Ast der Aorta bzw. der Beckenarterie. **Ramus volaris** = Ramus palmaris. **Ramus zygomatico|facia|lis:** vom Jochbein zum Gesicht ziehender Ast des Jochbeinnervs. **Ramus zygomatico|temporalis:** vom Jochbein zur Schläfe führender Ast des Jochbeinnervs. **Ramus zygomaticus:** zum Jochbogen ziehender Ast des ↑Nervus facialis

randomisieren [zu engl. *random* = blindlings, zufällig]: zufällig aufteilen. **Randomisie|rung** *w;* -, -en: zufällige Auswahl, Zusammenstellung oder Anordnung einer Anzahl von Untersuchungselementen aus einer größeren Gesamtheit (z. B. auf die Auswahl von Probanden für einen klinischen Test bezogen)

Ranke-Stadien [nach dem dt. Internisten K. E. Ranke, 1870–1926] *Pl.:* Bez. für die drei Stadien Primärinfektion, generalisierte Infektion und chronische Tuberkulose, in denen sich nach einem historischen Einteilungsprinzip die Tuberkulose entwickelt

Ranula [Verkleinerungsbildung zu lat. *rana* = Frosch] *w;* -, ...lae: »Froschgeschwulst«, pralle Zyste am Mundboden u. am Zungenbändchen sowie an der Zungenunterseite

Ranvier-Schnürring, Ranvier-Knoten [rãːˈvieː...; nach dem frz. Pathologen L. A. Ranvier, 1835–1922]: Abschnitt eines Axons zwischen zwei Schwannschen Zellen, der nicht von der Markscheide umhüllt ist

RAP: Abk. für *r*ight *a*trial *p*ressure

Ra|phe [aus gr. *ῥαφή* = Naht] *w;* -, -n (in fachspr. Fügungen: Ra|phae): Nahtlinie, Verwachsungslinie (Anat.). **Ra|phe (medullae ob|lon|gatae):** in der Schleifenkreuzung des verlängerten Marks gelegene nahtähnliche Mittellinie. **Ra|phe (met|encephali):** unterhalb der Brücke im Hinterhirn gelegene schräg angeordnete Nervenfasern. **Ra|phe palati** [↑Palatum]: blasse, weniger gefäßreiche Linie in der Mitte des harten Gaumens. **Ra|phe palpe|bralis lateralis:** nahtähnlich angeordnete Muskelfasern am äußeren Rand des Augenlids. **Ra|phe penis:** wulstartige Linie an der Unterfläche der Penishaut, in Verlängerung der ↑Raphe scroti. **Ra|phe perinei** [↑Perineum]: »Dammnaht«, wulstähnlicher Streifen in der Mittellinie des Damms, die sich in der ↑Raphe scroti fortsetzt. **Ra|phe pharyn|gis** [↑Pharynx]: »Schlundkopfnaht«, sehnige Verwachsungslinie zwischen den Schnürmuskeln des Schlundes in der Mittellinie der hinteren Rachenwand. **Ra|phe pterygomandibularis:** sehniges Band zwischen dem ↑Musculus buccinator u. dem ↑Musculus constrictor pharyngis superior, das ein übermäßiges Auseinanderklaffen der beiden Kiefer verhindert. **Ra|phe scroti** [↑Skrotum]: schmale Verwachsungsnaht in der Mittellinie des Hodensacks, die sich nach vorn in der ↑Raphe penis, nach hinten in der ↑Raphe perinei fortsetzt

Rapid Cycling [ˈræpɪd ˈsaɪklɪŋ; engl. = schneller Zykluswechsel]: Einstufung bei bipolar affektiver Psychose: mehr als vier Phasen eines Wechsels von depressiver und manischer Symptomatik pro Jahr

rapid eye movements [ˈræpɪd aɪˈmuːvmənts; engl. = schnelle Augenbewegungen] *Pl.:* Phänomen der schnellen Augenbewegungen während des Schlafs, zusammen mit schneller Atemfrequenz zeigen sie Traumphasen an; Abk.: REM, vgl. REM-Phasen

Rapport [frz. *rapport,* zu *rapporter,* eigentlich = wiederbringen] *m;* -[e]s, -e: intensiver psychischer Kontakt zwischen zwei Personen, besonders zwischen Hypnotiseur/-in und hypnotisierter Person, Analytiker/-in und Patient/-in o. Ä. (Psychol.)

Raptus [aus lat. *raptus* = das Fortreißen; der Krampf] *m;* -, - [ˈraptuːs]: plötzlich einsetzender, heftiger Bewegungsdrang (z. B. abruptes Aufstehen) bei psychischen Krankheiten, ggf. mit Auto- oder Fremdaggression

Rare|fikation [zu lat. *rarefacere* = locker machen, verdünnen] *w;* -, -en: Gewebsschwund (bes. von Knochengewebe). **rarefizie|ren:** an Dichte verlieren, schwinden (von Gewebe gesagt)

RAS: Abk. für *R*enin-*A*ngiotensin-*S*ystem

Rash [ræʃ; aus gleichbed. engl. *rash*] *m;* -s, -s: flüchtiger masern- oder scharlachähnlicher Hautausschlag (bei verschiedenen Krankheiten vorkommend)

Rashkind-Schirmchen: operativer transpulmonaler Verschluss des Ductus Botalli oder des Foramen ovale mittels eines mit Katheter eingeführten Implantats

Raspatorium [zu mlat. *raspare* = raspeln; schaben] *s;* -s, ...rien [...iən]: raspelartiges chirurgisches Instrument, z. B. zum Abschieben der Knochenhaut bei operativen Eingriffen an Knochen

Rasselgeräusch: bei bestimmten Krankheiten über den Lungen auskultatorisch hörbares rasselndes Geräusch, das durch zähes Sekret (= trockenes Rasselgeräusch) oder durch dünnflüssiges Sekret

(= feuchtes Rasselgeräusch), die von der Atemluft bewegt werden, zustande kommt; Abk.: RG

RAST: Abk. für ↑*Radioallergosorbenttest*

Rasterbestrahlung = Siebbestrahlung

Rasterblende: Bleiblende im Röntgenapparat, die so angeordnet ist, dass nur die Primärstrahlen passieren können, die Streustrahlen hingegen abgefangen werden

Raster|elek|tronen|mi|kro|skop: ↑Elektronenmikroskop, bei dem das abzubildende Objekt zeilenweise mit einem Elektronenstrahl abgetastet wird

Rath|ke-Schädelbalken [nach dem dt. Anatomen Martin Heinrich Rathke, 1793–1860] *Pl.:* paarig angeordnete, längliche Knorpel am vorderen Ende der ↑Chorda (1). **Rath|ke-Tasche:** Epithelausstülpung des Rachendachs (↑Pars narsalis pharyngis), welche die Anlage des ↑Hypophysenvorderlappens bildet

Rating [ˈrɛi̯tɪŋ; engl. *rating*, zu *to rate* = einschätzen] *s;* -s, -s: Verfahren zur Beurteilung von Personen oder Situationen mithilfe von Ratingskalen (Psychol., Soziol.). **Rating|skala** *w;* -, ...len: in regelmäßige Intervalle aufgeteilte Strecke, die den Ausprägungsgrad (z. B. stark – mittel – gering) eines Merkmals (z. B. Ängstlichkeit) zeigt

rationalisieren [zu frz. *rationaliser* = vernünftig denken]: ein [emotionales] Verhalten nachträglich verstandesmäßig begründen (Psychol.). **Rationalisierung** *w;* -, -en: nachträgliche verstandesmäßige Rechtfertigung eines aus irrationalen oder triebhaften Motiven erwachsenen Verhaltens

Ratschow-Lagerungsprobe [ˈratʃo...; nach dem dt. Internisten M. Ratschow, 1904–1964]: Test zur Erkennung arterieller Durchblutungsstörungen: Der Patient / die Patientin liegt auf dem Rücken, hebt mit Unterstützung der Hände beide Beine senkrecht nach oben und rollt die Füße (bei vorhandenen Durchblutungsstörungen blasst die Haut ab und es treten Schmerzen auf); anschließend sitzt der Patient / die Patientin mit hängenden Beinen (während bei Gesunden in wenigen Sekunden eine Hautrötung auftritt, verzögert sich diese bei Durchblutungsstörungen)

Rattenbisskrankheit: durch den Biss von Ratten oder Ratten fressenden Tieren übertragbare Infektionskrankheit mit Fieberanfällen, Muskel- und Gelenkschmerzen und blaurötlichem Hautausschlag

Ratten|biss|nekrose: Nekrose, die einem Rattenbiss ähnlich sieht

Ratten|floh: Flohart, wichtigster Überträger des Pesterregers u. des Erregers der Ricksettsia typhi

Raub|wanze: nachtaktive Wanzenart, wichtigster Überträger des Erregers der Chagas-Krankheit

Rau|cedo [zu lat. *raucus* = heiser] *w;* -, ...dines, auch: **Rau|citas** *w;* -, ...tates: »Heiserkeit«, veraltende Bez. für eine krankhafte Veränderung der Stimme, die einen unreinen, belegten, rauen oder auch beinahe tonlosen Ausdruck hat (bei Erkrankungen, insbesondere Entzündungen, im Bereich des Kehlkopfes und der Stimmbänder)

Rauchfuß-Dreieck [nach dem dt.-russ. Internisten Karl Rauchfuß, 1835–1915]: = Grocco-Rauchfuß-Dreieck (veralt.). **Rauchfuß-Schwebe:** früher verwendete Vorrichtung aus Gurten, die bei liegenden Patienten und Patientinnen die Entlastung erkrankter Abschnitte der Wirbelsäule gestattete

Rauch|gas: in Verbrennungsrauch enthaltene giftige (Kohlenmonoxid, Kohlendioxid, HCN, Schwefelwasserstoff) u. schleimhautreizende (Nitrosegase, Schwefeldioxid, Formaldehyd) Gase

Raucitas vgl. Raucedo (Med. veraltend)

R-auf-T-Phänomen: im EKG Zusammentreffen der R-Zacke mit dem absteigenden Schenkel der T-Welle, v. a. bei Myokardinfarkt, Gefahr von Kammertachykarkie od. Kammerflimmern

Raum|forderung: Verdrängungserscheinung im Körper durch Volumenzunahme von Gewebe infolge einer Krankheit

Raupenhaar|dermatitis: Exanthem durch Kontakt der Haut mit Gifthaaren von Raupen

Raupenhaar|konjunktivitis: Konjunktivitis durch Kontakt des Bindehautsacks mit Gifthaaren von Raupen

Rauschbrand: seltene, an bestimmte Gebiete gebundene Wundinfektion mit Bildung von Gasödemen bei Tieren

Rauschnarkose: kurz dauernde, oberflächliche Narkose mithilfe schnell wirkender Narkotika (z. B. Propofol); Kurznarkose

Rau|tek-Griff [nach dem österr. Sportlehrer Franz Rautek, 1902–1989]: Handgriff zur Bergung einer bewusstlosen Person aus der Gefahrenzone, insbes. aus einem Kraftfahrzeug: Die Arme des Helfers / der Helferin fassen von hinten nach vorn unter den Achseln der bewusstlosen Person hindurch einen von deren Unterarmen, um die bewusstlose Person dann rückwärts wegzuziehen

Rautengrube vgl. Fossa rhomboidea

Rautenhirn vgl. Rhombencephalon

Ray|naud-Krankheit [rɛˈnoː...; nach dem frz. Neurologen Maurice Raynaud, 1834–1881]: Gefäßkrämpfe im Bereich der Finger oder Zehen (in schweren Fällen mit Gangränbildung)

Razemat [zu lat. *racemus* = Traubenkamm; Weinbeere; Traube] *s;* -[e]s, -e: optisch inaktive chemische Verbindung mit besonderem Kristallgitter und Schmelzpunkt. **razemisch:** die Eigenschaften eines Razemats aufweisend

razemös, in fachspr. Fügungen: **racemosus, ...osa, ...osum** [zu lat. *racemus* = Traubenkamm; Weinbeere; Traube]: »traubenförmig«, traubenförmig angeordnet (z. B. von Blutgefäßen gesagt); z. B. in der Fügung Angioma arteriale racemosum ↑(Angiom)

Rb: chem. Zeichen für ↑Rubidium

RBP: Abk. für *r*etinol*b*indendes *P*rotein

RDA [Abk. für engl. *recommanded daily allowance* = empfohlene tägliche Erlaubnis]: über die tägliche Höchstdosis hinausgehende Menge eines Arzneimittels

RDS: Abk. für *r*espiratory *d*istress *s*yndrome, Atemnotsyndrom bei Neugeborenen

Re: chem. Zeichen für ↑Rhenium

re..., Re...

⟨lat. »zurück, wieder«⟩
Präfix mit der Bedeutung »zurück; wieder (räumlich und zeitlich), wiederholt erfolgend; in den ursprünglichen oder normalen Zustand zurückbringend; rückläufig; entgegengerichtet«:
- Reanimation
- Reinkarnation
- reagieren
- rekonstruieren
- reproduzieren

Re|absorption [aus ↑Re... u. ↑Adsorption]: Wiederaufsaugen gelöster Stoffe durch Schleimhäute

Read-Methode vgl. Dick-Read-Methode (Med. veraltet)

Re|affe|renz [↑re... u. ↑Afferenz] *w;* -, -en: über die Nervenbahnen erfolgende Rückmeldung über eine ausgeführte Bewegung

Rea|gens [zu ↑re... u. lat. *agere, actum* = treiben, tun, handeln] *s;* -, ...genzien [...iən], auch: **Reagenz** *s;* -es, ...ien [...iən]: jeder Stoff, der mit einem anderen eine bestimmte chem. Reaktion herbeiführt u. dadurch eine Stoffbestimmung möglich macht (in der Medizin zur Diagnostik verwendet; Chem.). **Rea|gent** *m;* -en, -en: Person, die auf einen Test positiv reagiert. **Reagenz** vgl. Reagens. **Reagenz|glas:** dünnwandiges, einseitig geschlossenes, zylindrisches Glasröhrchen für chemische Untersuchungen. **Reagenz|glas|befruchtung:** seltenere Bez. für ↑In-vitro-Fertilisation. **Rea|genz|papier:** Filterpapier, das mit einem chem. Reagens getränkt ist und zum Nachweis bestimmter chem. Verbindungen u. saurer od. alkalischer Reaktionen (durch Farbänderung) dient. **reagibel:** auf einen Reiz von außen ansprechend. **Rea|gibilität** *w;* -: Ansprechbarkeit auf einen von außen kommenden Reiz (Physiologie). **rea|gie|ren: 1)** eine chem. Reaktion mit einem Stoff eingehen, aufeinander chem. einwirken (von Stoffen gesagt; Chem.). **2)** auf einen Außenreiz im Sinne einer nervalen Erregung antworten bzw. ansprechen (vom Nervensystem bzw. vom lebenden Organismus gesagt; Biol., Med.). **Rea|gin** *s;* -s, -e (meist *Pl.*): veralt. Bez. für: vom Organismus gegen eingedrungene Infektionserreger gebildete Antikörper. **Re|aktion** *w;* -, -en: **1)** chemischer Vorgang, der unter stofflichen Veränderungen abläuft (Chem.). **2)** das physische u. psychische Antwortverhalten eines Organismus auf einen ihn betreffenden Reiz (Biol., Med.) **re|aktiv** [...ti:f]: als Reaktion auf einen Reiz, insbes. auf eine außergewöhnliche Belastung (Krankheit oder unbewältigte Lebenssituation) auftretend (von körperlichen oder seelischen Vorgängen gesagt). **re|aktive De|pression:** durch außergewöhnliche, unüberwindlich erscheinende Lebensschwierigkeiten, Schicksalsschläge, Krankheit u.Ä. ausgelöste ↑Depression. **re|aktive Hyperämie:** vermehrte Blutfülle in einem Organ oder umschriebenen Gewebsbezirk, bes. als Folge einer lokalen Reizung (z.B. bei entzündlichen Vorgängen)

re|aktivie|ren [zu ↑re... u. ↑aktiv]: **1)** die normale Funktionsfähigkeit eines Körperteils, der vorübergehend ruhig gestellt (inaktiviert) werden musste (z.B. ein gebrochenes Bein im Gipsverband), wiederherstellen. **2)** im Sinne einer Reaktivierung (2) wirken. **Re|aktivie|rung** *w;* -, -en: **1)** die Wiederherstellung der Funktionsfähigkeit eines Körperteils. **2)** erneutes Aktivwerden von Krankheitserregern (z.B. von Viren), die im Körper latent vorhanden sind. **Re|aktivität** *w;* -: das Maß des Reagierens als Norm der Vitalität (Psychol.)

Re|alimentation [zu ↑re... u. lat. *alimentum* = Nahrungsmittel] *w;* -, -en: Wiederbeginn der Nahrungsaufnahme nach totalem Fasten

REAL-Klassifikation [Kurzw. aus *r*evised *e*uropean-*a*merican *l*ymphoma classification]: Vorgängerin der heutigen WHO-Klassifikation der primären malignen Tumoren des lymphatischen Gewebes, s.a. ↑Kiel-Klassifikation

Re|amputation [↑re... u. ↑Amputation] *w;* -, -en: Nachamputation, operative Korrektur eines Amputationsstumpfs (z.B. bei ungenügender Weichteildeckung oder zur Beseitigung heftiger Stumpfbeschwerden)

Re|animation [zu ↑re... u. lat. *animare* = beleben, beseelen] *w;* -, -en: Wiederbelebung, Ingangbringen erloschener Lebensfunktionen durch künstliche Beatmung, Herzmassage usw. **re|animie|ren:** wiederbeleben

Rebound-Phänomen [ˈri:baʊnd...; engl. *rebound* = Rückschlag, Rückstoß u. ↑Phänomen]: Bez. für die auf eine Kleinhirnerkrankung hinweisende Erscheinung, dass der gebeugte Arm, der gegen den Widerstand des Patienten / der Patientin gestreckt wird, bei plötzlichem Loslassen infolge des Fehlens des Antagonistenreflexes in eine extreme Beugestellung zurückschnellt

Recall-Antigen zur Immunitätsprüfung verwendete, aus Viren u. Pilzen gewonnene Antigene

Re|cessus [zu lat. *recedere, recessum* = zurücktreten, zurückweichen] *m;* -, - [...ˈtsɛsu:s]: Vertiefung, Mulde, Einbuchtung (z.B. in einem Organ oder zwischen benachbarten Organen; Anat.). **Recessus coch|lea|ris:** kleine Vertiefung zwischen beiden Schenkeln der Vorhofleiste des knöchernen Ohrlabyrinths. **Re|cessus costo|dia|phragmaticus:** Rippenfellspalte zwischen den abfallenden Zwerchfellflanken und der seitlichen Wand des Brustkorbs. **Re|cessus costo|media|stinalis:** Rippenfellspalte, die vorn zwischen Rippenfell und

Mittelfell liegt. **Re|cẹssus duo|denạlis infẹrior** bzw. **supẹrior:** Zwölffingerdarmtasche des Bauchfells unterhalb bzw. oberhalb der Einmündung des Zwölffingerdarms in den Leerdarm. **Re|cẹssus el|lịpticus:** elliptische Mulde, in der das Vorhofsäckchen des häutigen Ohrlabyrinths liegt. **Re|cẹssus epi|tympạnicus:** oberhalb des Trommelfells gelegene Ausbuchtung. **Re|cẹssus hepato|renạlis:** der von der Niere begrenzte Teil des ↑Recessus subhepaticus. **Re|cẹssus ileo|cae|cạlis infẹrior** bzw. **supẹrior:** Tasche unterhalb bzw. oberhalb der Einmündungsstelle des Krummdarms in den Grimmdarm. **Re|cẹssus infẹrior omentạlis:** unterer Abschnitt der ↑Bursa omentalis zwischen vorderem und hinterem Blatt des großen Netzes. **Re|cẹssus in|fundịbuli:** Ausbuchtung des dritten Hirnventrikels, der die Spitze des ↑Infundibulums bildet. **Re|cẹssus inter|sig|mo|ịde|us:** Bauchfelltasche links von der Wurzel des ↑Mesocolon sigmoideum. **Re|cẹssus laterạlis ven|trịculi quạrti:** seitlicher Zipfel des vierten Hirnventrikels. **Re|cẹssus lie|nạlis** [- lı-e...]: der linke, durch die Milzbänder begrenzte Abschnitt der ↑Bursa omentalis. **Re|cẹssus mem|brạnae tỵmpani antẹrior** bzw. **postẹrior** bzw. **supẹrior:** vordere, hintere bzw. obere Trommelfelltasche. **Re|cẹssus ọpticus:** Ausbuchtung des dritten Hirnventrikels (über der Sehnervenkreuzung gelegene Spalte, die die letzte Fortsetzung des Rückenmarkskanals darstellt). **Re|cẹssus para|cọlici** *Pl.:* = Sulci paracolici. **Re|cẹssus para|duo|denạlis:** Bauchfelltasche unter der ↑Plica paraduodenalis. **Re|cẹssus pharyn|gẹ|us:** seitliche Nische des Nasen-Rachen-Raumes hinter der Ohrtrompete. **Re|cẹssus phrenico|hepạticus** = Recessus subphrenicus. **Re|cẹssus phrenico|media|stinạlis** [zu ↑Phrenes u. ↑Mediastinum]: Rippenfellspalte zwischen Zwerchfell und Mittelfell. **Re|cẹssus pineạ|lis:** kleine, nach vorn in den dritten Hirnventrikel sich öffnende Höhle der Zirbeldrüse. **Re|cẹssus piri|fọrmis:** tiefe Ausbuchtung beiderseits am Übergang des Schlundkopfs in den Kehlkopf. **Re|cẹssus pleu|rạlis:** eine der vom parietalen Blatt des Brustfells gebildeten Taschen, in die die Lungen hineingleiten können. **Re|cẹssus re|tro|cae|cạlis:** Bauchfelltasche rechts hinter dem Blinddarm oder dem Grimmdarm. **Re|cẹssus re|tro|duo|denạlis:** Bauchfelltasche zwischen Bauchschlagader und Zwölffingerdarm. **Re|cẹssus sac|ci|fọrmis:** Ausstülpung der schlaffen Gelenkkapsel. **Re|cẹssus sạc|culi** = Recessus sphaericus. **Re|cẹssus sphae|ricus:** rundliche Nische im Vorhof des knöchernen Ohrlabyrinths. **Re|cẹssus spheno|eth|mo|idạlis:** kleine Vertiefung oberhalb der oberen Nasenmuschel. **Re|cẹssus sub|hepạticus:** Spalt zwischen Leber und hinterer Bauchwand. **Re|cẹssus sub|phrẹnicus:** Spalt zwischen Zwerchfell und Leber. **Re|cẹssus sub|po|plitẹ|us:** mit der Kniegelenkshöhle in Verbindung stehender Schleimbeutel. **Re|cẹssus supẹrior omentạlis:** vor dem Zwerchfell nach oben steigender Abschnitt der ↑Bursa omentalis. **Re|cẹssus su|pra|pineạ|lis:** Ausbuchtung zwischen dem Dach des dritten Hirnventrikels u. der Zirbeldrüse. **Re|cẹssus utrịculi** = Recessus ellipticus

rẹchts vgl. dexter

Rẹchts|hyper|tro|phie: Kurzbez. für ↑rechtsventrikuläre Hypertrophie

Rẹchts-lịnks-Shunt [...ʃant]: bei angeborenen Herzfehlern (z. B. bei ↑Fallot-Tetralogie) auftretender ↑Shunt, bei dem sich venöses Blut aus dem rechten Herzen dem arteriellen im linken Herzen beimischt; vgl. Links-rechts-Shunt

Rẹchtsmedizin: Fachgebiet der Medizin, das alle Spezialkenntnisse für die ärztliche Mitwirkung an der Aufklärung von Straftaten und bei der Beurteilung von Straftätern im Auftrag des Gerichts umfasst; Synonym: forensische Medizin

Rẹchts|schenkel|block: Blockierung des rechten Schenkels des ↑Fasciculus atrioventricularis; vgl. Linksschenkelblock

rẹchts|ven|trikulär: die rechte Herzkammer betreffend; vgl. linksventrikulär. **rẹchts|ven|trikuläre Hyper|trophie̱,** Kurzbez. **Rẹchts|hyper|trophie:** Vergrößerung des rechten Herzmuskels bei Erkrankungen, die zu erhöhtem Widerstand im Lungenkreislauf führen (z. B. bei Lungenemphysem); Abk.: RVH

Rẹchtsverschiebung: Vermehrung der reifen, segmentkörnigen Granulozyten im Differenzialblutbild (das die Blutzellformen in einer Reihe darstellt, bei der die reifen Granulozyten rechts stehen); vgl. Linksverschiebung

RECIST-Kriterien: Abk. für *R*esponse *E*valuation *C*riteria in *S*olid *T*umors; Kriterien zur Einschätzung des Therapieansprechens solider Tumoren

Rẹcklinghausen-Krankheit [nach dem dt. Pathologen F. D. v. Recklinghausen, 1833–1910]: = Neurofibromatose Typ 1

Reclinatio vgl. Reklination

Re|clus-Krankheit [rəˈkly:...; nach dem frz. Chirurgen Paul Reclus, 1847–1914]: veralt. Bez. für vermehrtes Auftreten gutartiger Zysten in der weiblichen Brust; ↑Mastopathie

Recruitment [rıˈkru:tmənt; aus engl. *recruitment* = Verstärkung] *s;* -s, -s: für das Hörempfinden und Hörverstehen bedeutsames psychoakustisches Phänomen, bei dem leise Töne lauter und laute Töne leiser wahrgenommen werden. **nẹgatives Recruitment:** Beeinträchtigung des Recruitment-Mechanismus durch eine Störung der Sinneszellenfunktion im Ohr (z. B. Schallempfindungsstörung); der Patient bzw. die Patientin ist durch eine Schädigung des Hörnervs, der zentralen Hörbahn oder der Hörrinde unfähig zum Lautheitsausgleich. **pọsitives Recruitment:** gleichbleibende Lautstärkeempfindung bei lauten akustischen Eindrücken im Vergleich zur gesunden Seite, wenn durch eine Schädigung des Innenohrs die Hörschwelle eines Ohres erhöht ist

rectalis vgl. rektal

recti|line|us, ...nea, ...ne|um [zu lat. *rectus* = gerade u. lat. *linea* = Faden; Strich, Linie]: geradlinig (Anat.)

recto|ure|thralis, ...le [zu ↑Rektum u. ↑Urethra]: den Mastdarm u. die Harnröhre betreffend; z. B. in der Fügung ↑Musculus rectourethralis (Anat.)

recto|uterinus, ...na, ...num [zu ↑Rektum u. ↑Uterus]: den Mastdarm u. die Gebärmutter betreffend; z. B. in der Fügung ↑Musculus rectouterinus (Anat.)

rectovaginalis vgl. rektovaginal

recto|vesicalis, ...le [zu ↑Rektum u. ↑Vesica]: den Mastdarm u. die Harnblase betreffend; z. B. ↑Musculus rectovesicalis (Anat.)

Rectum vgl. Rektum

rectus, ...ta, ...tum [aus gleichbed. lat. *rectus*]: gerade; z. B. in der Fügung ↑Musculus rectus abdominis (Anat.)

re|currens [zu lat. *recurrere* = zurücklaufen]: **1)** nach Unterbrechungen wiederkehrend (bes. vom Fieber gesagt); vgl. Febris recurrens (Med.). **2)** zurücklaufend, gegenläufig (von Nerven gesagt); vgl. Nervus laryngeus recurrens (Anat.)

re|curvatus, ...ta, ...tum [zu lat. *recurvare* = zurückbeugen]: nach rückwärts gebogen, nach hinten gekrümmt; z. B. in der Fügung ↑Genu recurvatum

Red-eye-Syndrom [red aɪ ...; engl. = rotes Auge]: Konjunktivitis durch Kalziumphosphateinlagerungen

Re|differenzierung [aus ↑Re... u. ↑Differenzierung]: Rückbildung von Zellen in den ursprünglichen Zustand

Red-man-Syndrom [red mæn; engl. = roter Mann]: Histamin-Ausschüttung nach rascher Verabreichung von Antibiotika, verbunden mit Hautausschlag, Fieber, Phlebitis

Redon-Drainage [nach dem frz. Kieferchirurgen Henry Redon, 1899–1974]: Saugdrainage, Schlauch mit Unterdruckvorrichtung für postoperative Wunddrainagen

Red|ox|system [Kurzw. aus *Red*uktions-*Ox*idations-System]: chemisches System im Stoffwechsel, das Wasserstoff aufnehmen oder abgeben kann, je nachdem, ob es in der oxidierten oder reduzierten Form vorliegt

Re|dressement [...mãː; zu frz. *redresser* = gerade richten; berichtigen] *s;* -s, -s: **a)** konservative Therapie von Fehlstellungen durch Korrektur von Knochenbrüchen oder Verrenkungen und anschließende Fixierung durch Verbände (z. B. Genu valgum, Pes equinovarus). **b)** orthopädische Behandlung von Körperfehlstellungen. **re|dressieren:** eine körperliche Deformierung unblutig korrigieren; einen gebrochenen Knochen unblutig wieder einrenken. **Re|dression** *w;* -, -en: **a)** unblutige Korrektur einer Deformität (z. B. Schiefhals); **b)** unblutige Wiedereinrichtung eines Knochenbruchs

Re|duktase [↑Reduktion u. ↑...ase] *w;* -, -n: Enzym, das bestimmte Substanzen (z. B. Fette) zu anderen Verbindungen reduziert

Re|duktion [zu lat. *reducere, reductum* = zurückziehen; zurückführen] *w;* -, -en: **1)** chem. Vorgang, bei dem Elektronen von einem Stoff auf einen anderen übertragen und von diesem aufgenommen werden (stets im Zusammenhang mit einer gleichzeitig stattfindenden ↑Oxydation); im engeren Sinne: Entzug von Sauerstoff aus einer chem. Verbindung bzw. Einführung von Wasserstoff in eine chem. Verbindung. **2)** Verminderung der Chromosomenzahl während der ↑Reduktionsteilung (Biol.). **3)** Verminderung krankhafter Werte (z. B. Bluthochdruck) durch entsprechende Maßnahmen. **4)** Verringerung des Körpergewichts oder der Kalorienzufuhr durch geeignete Maßnahmen wie Diät

Re|duktions|diät: proteinreiche, fettarme Kost gegen Übergewicht

Re|duktions|teilung: Reifeteilung der Keimzellen, die in mehreren Phasen verlaufende Trennung des diploiden Chromosomensatzes der Körperzellen in die haploiden homologen Chromosomensätze der Geschlechtszellen (Biol.)

Re|du|plikation [aus spätlat. *reduplicatio* = Verdopplung] *w;* -, -en: Verdopplung von Zellen bei der Zellteilung (Genetik)

Re|en|try|phänomen [ˈrɪɛntrɪ...; engl. *reentry* = Wiedereintritt] *s;* -s, -e: Rückkehr einer über das Herz ablaufenden Erregungswelle zu einem bereits wieder repolarisierten Herzmuskelbezirk mit Auslösung einer zweiten Depolarisation

Re|evolution [↑re... u. ↑Evolution] *w;* -, -en: allmähliche Wiederkehr der geistigen Funktionen nach epileptischem Anfall

Refeeding [rɪˈfiːdɪŋ; engl. feeding = Ernährung]: Ernährungstherapie, angewandt bei stark Untergewichtigen oder Mangelernährten zum Wiederherstellen eines Normalgewichts

Re|fertilisie|rung [zu ↑re... u. lat. *fertilis* = fruchtbar] *w;* -, -en: operative Wiederherstellung eines durchgängigen u. damit funktionstüchtigen Samenleiters nach vorausgegangener früherer ↑Sterilisierung

re|flektie|ren [aus lat. *reflectere, reflexum* = zurückbiegen]: **1)** Licht oder Schallwellen zurückwerfen (Phys.). **2)** ein Glied (z. B. einer Extremität) oder den Kopf im Gelenk nach rückwärts beugen; retroflektieren. **Re|flektor** *m;* -s, ...toren: Hohlspiegel (z. B. Ohrenspiegel) zur Untersuchung von Körperhöhlen oder -organen mithilfe zurückgespiegelter Lichtstrahlen. **reflektorisch:** durch einen Reflex bedingt, im Sinne eines Reflexes ablaufend bzw. erfolgend. **Re|flex** *m;* -es, -e: unwillkürliche Reaktion eines Muskels oder einer Muskelgruppe auf einen von außen an den Organismus herangebrachten Reiz (es wird in somatische, viscerale und gemischte Reflexe unterschieden, zu den somatischen Reflexen gehören Fremd- und

Eigenreflexe); bei bestimmten Krankheitsbildern können pathologische Reflexe auftreten
Re|flex|aphasie = Aphthongie
Reflex|blase: Miktionsstörung bei noch erhaltenem Reflexbogen nach Rückenmarkschädigung
Re|flex|bogen: die für das Zustandekommen eines Reflexes erforderliche, bildlich als Bogen dargestellte Erregungsbahn, die vom gereizten Organ über den sensiblen Nerv dieses Organs zum Zentralnervensystem u. von dort über einen zentrifugalen Nerv zum Erfolgsorgan führt
Reflex|dystrophie [aus ↑Reflex u. ↑Dystrophie]: komplexes regionales Schmerzsyndrom, entsteht mit Zeitverzögerung zu einem geringfügigen auslösenden Ereignis, Missverhältnis von Auslöser u. Schwere der Reaktion
Re|flex|epi|lep|sie: reflektorisch (z. B. durch Lichtreize) ausgelöster epileptischer Anfall bei gesteigerter Anfallsbereitschaft
Re|flex|in|kon|tinenz: unwillkürlicher Harnabgang bei gestörter Kontrollfunktion des Blasenentleerungsreflexes
Re|flexion [zu lat. *reflectere, reflexum* = zurückbiegen] *w;* -, -en: **1)** Zurückwerfung von Licht- oder Schallwellen von einer Fläche, auf die sie auftreffen (Phys.). **2)** in fachspr. Fügungen: **Re|flexio,** *Pl.:* ...io|nes: Beugung eines Organs oder Organteils (z. B. des Kopfes) nach rückwärts. **3)** Abknickung eines Organs oder Organteils nach hinten. **Reflexio uteri:** extreme Abknickung der Gebärmutter nach hinten
Reflex|zone: Bereich der Körperoberfläche, der einem der inneren Organe oder einem anderen Körperteil zugeordnet ist. **Re|flex|zonen|massage:** Massage bestimmter ↑Reflexzonen mit dem Ziel, gestörte Funktionen innerer Organe (z. B. Lunge, Magen, Gallenblase) zu normalisieren
Re|flux [zu lat. *refluere, refluxum* = zurückfließen] *m;* -es: Rückfluss, Transport eines flüssigen oder breiigen Stoffs innerhalb eines Hohlorgans entgegen der normalen Fließrichtung (z. B. von Speisebrei gesagt, der aus dem Magen über die Speiseröhre in die Mundhöhle zurückfließt). **vesikoureteraler Re|flux:** Rückfluss von Urin aus der Harnblase in den Harnleiter (z. B. bei Prallfüllung der Harnblase u. bestehender Abflussbehinderung)
Reflux|krankheit vgl. Refluxösophagitis
Reflux|nephropathie: Zerstörung des Nierenparenchyms bei Infektion infolge vesikorenalem Reflux
Re|flux|öso|phagitis: durch Rückfluss von Magensäure bedingte Entzündung der Speiseröhre
re|fraktär [aus lat. *refractarius* = widerspenstig, halsstarrig (zu lat. *refragari* = widerstreben)]: unempfindlich, nicht beeinflussbar (bes. von bereits gereiztem Gewebe gegenüber Neureizen gesagt)
Refraktäri|tät: Erregbarkeit des Herzmuskels
Refraktär|phase: Zeitraum unmittelbar nach dem Erregungszustand eines (Herz-)Muskels
Re|fraktär|zeit: Erholungsphase, reizphysiologischer Begriff für diejenige Zeitspanne, während der nach vorhergegangener Reizung auf eine erneute Reizung keine Erregungsbildung (und daher keine Reaktion) erfolgt
Re|fraktion [zu lat. *refringere, refractum* = zerbrechen; (Strahlen) brechend zurückwerfen] *w;* -, -en: Brechung von Lichtwellen u. anderen Wellen an den Grenzflächen zweier Medien; im speziellen Sinne: der in ↑Dioptrien gemessene Brechungswert der Augenlinse, der sich aus dem Abstand zwischen vorderem Hauptpunkt u. Fernpunkt des Auges ergibt (Optik, Med.)
Re|fraktions|an|omalie vgl. Brechungsfehler
Re|frakto|meter [↑Refraktion und ↑...meter] *s;* -s, -: **1)** optisches Instrument zur Bestimmung des Brechungsindexes eines Stoffes (Optik). **2)** in der Augenheilkunde verwendetes Messgerät zur Bestimmung der Fernpunktlage des Auges (Med.)
Re|frakturie|rung [zu ↑re... u. ↑Fraktur] *w;* -, -en: operatives Wiederzerbrechen eines Knochens bei schlecht oder in ungünstiger Stellung verheiltem Knochenbruch
Re|framing [riˈfrɛɪmɪŋ; zu ↑re... u. engl. *framing,* zu *to frame* = verfertigen, zusammenpassen] *s;* -s, -s: Änderung des gedanklichen Bezugssystems, Perspektivenwechsel (Psychol.)
Re|frigerans [zu lat. *refrigerare* = abkühlen] *s;* -, ...antia od. ...anzien [...iən] (meist *Pl.*): abkühlende, erfrischende Arzneimittel (z. B. Kühlsalbe). **Refrigeration** *w;* -, -en: **1)** veralt. Bez. für: Erkältung. **2)** Abkühlung, Unterkühlung von Geweben od. Organen zu therapeutischen Zwecken
Refsum-Erkrankung [nach dem norw. Neurologen Sigvald Refsum, 1907–1991]: autosomal-rezessiv vererbte Stoffwechselstörung, die zum Phytansäureexzess führt
Regaud-Tumor [nach dem frz. Radiologen Claude Regaud, 1870–1941]: undifferenziertes lymphoepitheliales Karzinom, das im Nasopharynx entsteht u. in Lymphknoten metastasiert; ↑Schmincke-Tumor
Regel: volkstümliche, verhüllende Bezeichnung für ↑Menstruation
Regel|krankenhaus: allgemeines Krankenhaus (das nicht spezialisiert ist); vgl. Schwerpunktkrankenhaus
Regel|versorgung: Behandlung von Krankheiten, die keinen Spezialisten/keine Spezialistin erfordern
Regenbogenhaut vgl. Iris. **Regenbogenhautentzündung** vgl. Iritis
Re|generation [zu lat. *regenerare* = von neuem hervorbringen] *w;* -, -en: **1)** Heilungsvorgang (Med.). **2)** Ersatz zugrunde gegangener Zellen u. Gewebe im Rahmen physiologischer Vorgänge im Organismus (Biol.)
Regime [reˈʒiːm; aus frz. *régime* = Regierung, von gleichbed. lat. *regimen*] *s;* -s, - [...mə],auch: -s [re-

ˈʒiːmz]: Therapieplan, vom Arzt aufgestellter Plan zur Behandlung von Krankheiten

Region [aus lat. *regio*, Gen.: *regionis* = Richtung; Gegend, Gebiet] *w;* -, -en, in fachspr. Fügungen: **Regio**, *Pl.:* ...io|nes: Bezirk, Abschnitt (z. B. eines Organs oder Körperteils), Körpergegend (Anat.). **Regio|nes ab|dominis** [↑Abdomen] *Pl.:* die neun Abschnitte der Bauchwand. **Regio analis:** das Gebiet des Dammes hinter der Verbindungslinie der beiden Sitzbeinhöcker. **Regio ante|bra|chii anterior** bzw. **posterior:** Vorderseite bzw. Rückseite des Unterarms. **Regio axillaris:** das Gebiet um die Achselhöhle. **Regio bra|chii anterior** bzw. **posterior:** Vorderseite bzw. Rückseite des Oberarms. **Regio buc|calis:** Wangengegend. **Regio calcanea:** Fersengegend. **Regio|nes capitis** [↑Caput] *Pl.:* die einzelnen Abschnitte des Kopfes. **Regio|nes colli** *Pl.:* die Bezirke des Halses. **Regio|nes corporis** [↑Corpus] *Pl.:* zusammenfassende Bez. für die einzelnen Körpergebiete. **Regio cruris anterior** bzw. **posterior** [↑Crus]: Vorderseite bzw. Rückseite des Unterschenkels. **Regio cubiti anterior** bzw. **posterior:** Vorderseite bzw. Rückseite des Ellbogens. **Regio delto|idea:** Gebiet des Dreiecksmuskels der Schulter. **Regio|nes dorsi** *Pl.:* die Regionen des Rückens. **Regio epi|gast|rica:** mittlerer Teil des Oberbauches. **Regio|nes faciei** *Pl.:* die einzelnen Gebiete des Gesichts. **Regio femoris anterior** bzw. **posterior** [↑Femur]: Vorderseite bzw. Rückseite des Oberschenkels. **Regio frontalis:** die Stirngegend. **Regio genus anterior** bzw. **posterior** [↑Genu]: Vorderseite bzw. Rückseite des Knies. **Regio glutaea:** die Gesäßgegend. **Regio hypo|chon|dria|ca:** seitlicher Bezirk des Unterleibs unterhalb der Rippenknorpel. **Regio hypo|gast|rica:** Unterbauch, Bezirk des Bauches unterhalb der Verbindungslinie zwischen den beiden vorderen, oberen Darmbeinstacheln. **Regio in|fra|clavicularis:** Bezirk unterhalb des Schlüsselbeins. **Regio in|fra|orbitalis:** Gebiet unterhalb der Augenhöhle. **Regio in|frascapularis:** Gebiet unterhalb des Schulterblattes. **Regio in|fra|temporalis:** Gebiet unterhalb der Schläfenbeinschuppe. **Regio in|gui|nalis:** seitlicher Teil der vorderen Bauchwand, der nach unten durch das Leistenband begrenzt wird. **Regio lateralis:** neben der ↑Regio umbilicalis gelegener Körperbezirk. **Regio lumbalis:** Körperbezirk, der vom Unterrand der Rippen bis zum Darmbeinstachel reicht. **Regio mammalis:** Bereich der weiblichen Brust. **Regio|nes mem|bri inferio|ris** bzw. **superio|ris** *Pl.:* Regionen der Beine bzw. Arme. **Regio mentalis:** die Kinngegend. **Regio nasalis:** die Nasengegend. **Regio oc|cipitalis:** Bezirk über dem Hinterhauptbein. **Regio olfactoria:** Gegend des oberen Teils der Nasenhöhle, in dem die Riechnerven enden. **Regio olfactoria tunicae mucosae nasi:** kleine, mit Riechepithel ausgekleidete Fläche an der mittleren und seitlichen Wand des oberen Nasengangs. **Regio oralis:** Gebiet um die Mundspalte. **Regio orbitalis:** Gebiet um die Augenhöhle. **Regio parie|talis** [- ...rı-e...]: Bezirk über dem Scheitelbein. **Regio par|otideo|masseterica:** Gebiet über der Ohrspeicheldrüse und dem Kaumuskel. **Regio|nes pectoris** [↑Pectus] *Pl.:* Bezirke des vorderen und seitlichen Teils des Brustkorbs. **Regio perinea|lis:** die Dammgegend. **Regio|nes pleu|ro|pulmonales:** Gebiet zwischen Brustfell und Lunge. **Regio pubica:** die Schamgegend der vorderen Bauchwand. **Regio re|spiratoria:** Teil der Nasenhöhle, die mit Flimmerepithel ausgekleidet ist. **Regio sa|cralis:** Körperbezirk über dem Kreuzbein. **Regio scapularis:** Gebiet über dem Schulterblatt. **Regio sterno|clei|do|masto|idea:** Gebiet über und unter dem Brust-Schlüsselbein-Muskel. **Regio sub|mandibularis** = Trigonum submandibulare. **Regio temporalis:** Gebiet über der Schläfenbeinschuppe. **Regio umbilicalis:** Gebiet um den Nabel. **Regio uro|genitalis:** das Dammgebiet vor der Verbindung der beiden Sitzbeinhöcker. **Regio verte|bralis:** der schmale Körperbezirk über der Wirbelsäule. **Regio zygomatica:** die Jochbeingegend

regio|nal, in fachspr. Fügungen: **regio|nalis, ...le** [zu ↑Region], sonst auch: **regio|när:** einen bestimmten Körper- oder Körperteilbezirk betreffend

Regional|an|äs|thesie = Lokalanästhesie

regionär vgl. regional

Re|gression [zu lat. *regredi, regressum* = zurückgehen] *w;* -, -en: **1)** Zugrundegehen eines Transplantats mit Verschwinden der für das Transplantat charakteristischen Zellen (Med.). **2)** Ausweichen auf frühere (speziell kindliche) Verhaltensweisen bei Konfliktsituationen (Psychol., Med.). **3)** Rückbildung (eines Krankheitszeichens). **re|gressiv** [...iːf]: **1)** sich zurückbildend, in Rückbildung begriffen (bes. von krankhaften Veränderungen oder Krankheitssymptomen). **2)** auf einer ↑Regression (2) beruhend (Psychol., Med.)

Regulation [zu lat. *regula* = Richtschnur, Regel] *w;* -, -en: **a)** selbsttätige Anpassung der Lebewesen an wechselnde Umweltbedingungen unter Aufrechterhaltung eines physiologischen Gleichgewichtszustandes im Organismus; **b)** die Regelung der Organsysteme eines lebenden Organismus durch verschiedene Steuerungseinrichtungen (wie Nerven, Hormone; Biol.)

regulatorische T-Zellen vgl. T-Suppressorzellen

Re|gurgitation [zu ↑re... u. lat. *gurges*, Gen.: *gurgitis* = Strudel; Flut; Schlund] *w;* -, -en: **a)** Zurückdringen von festen oder flüssigen Nahrungsteilen aus dem Magen in die Speiseröhre u. in die Mundhöhle unmittelbar nach der Nahrungsaufnahme (z. B. bei Verengungen im Bereich des Mageneingangs); **b)** Rückfluss von Blut ins Herz oder aus der Herzkammer in den Herzvorhof (bei Klappendefekten)

Reha *w;* -, -s: ugs. Kurzbez. für ↑Rehabilitation

Re|habilitand *m;* -en, -en, **Re|habilitandin** *w;* -, -nen [zu ↑re... u. mlat. *habilitare* = geeignet, fähig machen]: Person, die eine ↑Rehabilitation erfährt. **Re-**

habilitation u. **Re|habilitie|rung** *w;* -, -en: Gesamtheit der Beratungs-, Fürsorge- u. Betreuungsmaßnahmen zur [Wieder]eingliederung eines versehrten, körperlich bzw. geistig behinderten Menschen oder einer von einer langen Krankheit genesenen Person in das berufliche und gesellschaftliche Leben. **re|habilitativ** [...ti:f]: im Sinne einer Rehabilitation, eine Rehabilitation bezweckend. **rehabilitie|ren:** an jemandem eine Rehabilitation durchführen. **Rehabilitierung** vgl. Rehabilitation

Rehn-Délorme-Operation [...de'lɔrm...; nach dem dt. Chirurgen Ludwig Rehn, 1849–1930, u. dem frz. Chirurgen E. Délorme, 1847–1929]: operative Behandlung des Mastdarmvorfalls mit Entfernung der vorgefallenen Schleimhaut und Raffung der vorgefallenen Muskelschichten der Darmwand. **Rehn-Haken:** rechtwinkliger Metallhaken zum Zurückschieben der Eingeweide bei Bauchoperationen

Rehn-Lappen [nach dem dt. Chirurgen Eduard Rehn, 1880–1972]: Hautlappen ohne Epithel zur Deckung von Weichteildefekten

Re|hy|dratation, Re|hy|drierung [zu ↑re... u. ↑Hydrat] *w;* -, -en: Zufuhr von Salzlösung zum Ausgleich eines Flüssigkeitsmangels (z. B. bei Durchfall)

Reibegeräusch: charakteristisches, auskultatorisch hörbares, reibendes Geräusch über serösen Häuten (z. B. über dem Brustfell), die infolge einer Entzündung ihre normale Gleitfähigkeit verloren haben und durch Fibrinauflagerungen rau geworden sind, oder über Sehnenscheiden bei trockener Sehnenscheidenentzündung

Reichel-Krankheit [nach dem dt. Mediziner F. P. Reichel, 1858–1934]: Krankheitsbild mit Verkalkung der Gelenkkapsel (gutartiges Leiden mit vorwiegendem Befall des Kniegelenks, weniger des Ellbogen- oder Hüftgelenks); ↑Gelenkchondromatose

Reichert-Haken [nach dem dt. Anatomen K. B. Reichert, 1811–1884]: leicht gekrümmtes Metallinstrument mit hakenförmigem Ende zur Aufrichtung des Kehldeckels bei einer Kehlkopfspiegelung

Reichmann-Krankheit [nach dem poln. Internisten Nikolaus Reichmann, 1851–1913]: veralt. Bez. für ein Krankheitsbild mit pathologisch gesteigerter Absonderung u. Erbrechen von Magensaft, Sodbrennen u. Magenschmerzen (bes. bei Vorhandensein eines Magengeschwürs)

Reifenstein-Syndrom [nach dem amerik. Endokrinologen Edward C. Reifenstein Jr., 1908–1975]: sexuelle Differenzierungsstörung, durch die es trotz männlichen ↑Karyotyps zur Ausbildung eines weiblichen Habitus oder intersexuellem Erscheinungsbild kommt; Androgenresistenz

Reifeteilung vgl. Reduktionsteilung

Reifezeichen: eines der charakteristischen Merkmale, die ein Neugeborenes als ausgetragen u. reif erweisen: Mindestgewicht von 2500 g, Mindestlänge von 48 cm, Vorhandensein der ↑Lanugo nur mehr im Bereich der Schultern, Hinausragen der Nägel über die Fingerkuppen, Lokalisation der Hoden im Hodensack (bei männl. Neugeborenen) bzw. Überdecktsein der kleinen von den großen Schamlippen (bei weibl. Neugeborenen)

Reihen|untersuchung: Untersuchung ganzer Bevölkerungsgruppen zur Prophylaxe oder statistischen Erhebung (z. B. Röntgenreihenuntersuchung zur Tuberkuloseprophylaxe); ↑Screening

Reil-Finger [nach dem dt. Anatomen J. Ch. Reil, 1759–1813] *Pl.:* = Digiti mortui. **Reil-Furche:** deutlich sichtbare, charakteristische Querfurchung der Nägel nach fieberhaften Erkrankungen

Re|im|plantation [↑re... u. ↑Implantation] *w;* -, -en: Wiedereinpflanzung eines vorher entfernten Körperteils oder -gewebes (insbesondere eines gezogenen Zahns) in den Organismus. **re|im|plantie|ren** [↑implantieren]: eine Reimplantation vornehmen

Re|in|farkt [↑re... u. ↑Infarkt] *m;* -[e]s, -e: wiederholter ↑Infarkt

Re|in|fektion [↑re... u. ↑Infektion] *w;* -, -en: Wiederansteckung, wiederholte Ansteckung des Organismus mit dem gleichen pathogenen Keim

Re|infibulation [aus ↑Re... u. ↑Infibulation]: operative Aufhebung einer ↑Infibulation. **re|in|fizie|ren:** einen Ansteckungsstoff wiederholt auf den gleichen Organismus übertragen (z. B. im Tierversuch). **re|in|fizie|ren, sich:** sich wiederholt anstecken

re|in|fundie|ren [↑re... und ↑infundieren]: Flüssigkeiten, insbes. Blut, dem Organismus wieder zuführen. **Re|in|fusion** [↑Infusion] *w;* -, -en: intravenöse Wiederzuführung von verlorenem oder vorher dem Organismus entnommenem, aber noch nicht geronnenem Blut in den Blutkreislauf

Reinke-Ödem [nach dem dt. Anatomen Friedrich B. Reinke, 1862–1919]: Stimmlippenödem, durch Nikotinabusus und Stimmüberlastung. **Reinke-Raum:** vordere zwei Drittel der Stimmlippen

Re|in|nervation [↑re... u. ↑Innervation] *w;* -, -en: Aussprossung der Axone im zentralen Nervenstumpf als Zeichen der Wiederherstellung der Funktion eines durchtrennten Nervs

Re|in|sertion [zu ↑re... u. lat. *inserere, insertum* = hineinfügen] *w;* -, -en: operatives Wiederannähen einer durchtrennten Muskelsehne am Knochen

Re|insult [aus ↑Re... u. ↑Insult]: wiederholter (Schlag)anfall

Re|integration [aus ↑Re... u. ↑Integration]: Wiedereingliederung (eines Patienten / einer Patientin in das häusliche Umfeld). **re|integrieren:** wieder eingliedern

Re|inter|vention [↑re... u. ↑Intervention] *w;* -, -en: wiederholter therapeutischer oder vorbeugender Eingriff

Re|in|version [↑re... u. ↑Inversion] *w;* -, -en, in fachspr. Fügungen: **Re|in|versio**, *Pl.:* ...io|nes: Zurückstülpung eines ausgestülpten Organs in die normale Lage (z. B. der nach einer Entbindung ausgestülpten Gebärmutter)

Reiskörperchen vgl. Corpora oryzoidea

Reissner-Mem|bran [nach dem dt. Anatomen Ernst Reissner, 1824–1878]: = Paries vestibularis ductus cochlearis

Reitbahnbewegung: veralt. Bez. für: Herumlaufen im Kreis als Zwangsbewegung bei Verletzungen des Mittelhirns

reitende Aorta: über beiden Herzventrikeln entspringende Aorta, eine Anomalie

re|iteretur [zu lat. *reiterare* = wiederholen]: Vermerk auf Rezepten, dass ein verordnetes Medikament vom Apotheker / von der Apothekerin wiederholt abgegeben werden soll

Reiter-Krankheit, Reiter-Trias [nach dem dt. Bakteriologen Hans Reiter, 1881–1969]: veralt. Bez. für: durch das gleichzeitige Auftreten von ↑Arthritis, ↑Konjunktivitis und ↑Urethritis charakterisiertes Krankheitsbild (im Gefolge von Infektionskrankheiten, bes. der Ruhr); reaktive oder postinfektiöse Arthritis

Reithosen|an|äs|thesie: besonders bei Erkrankungen im Bereich des kaudalen Rückenmarks vorkommende Sensibilitätsstörung, die in ihrer Ausdehnung etwa dem Lederbesatz einer Reithose entspricht, also auf die äußeren Geschlechtsteile, den Damm, den After mit umliegendem Gewebe und die inneren Oberschenkelflächen beschränkt ist

Reitknochen, Reiter|knochen: Verknöcherung in der Muskulatur der Oberschenkel bei Reitern (als Folge einer Überbeanspruchung oder [häufiger] Verletzungen der betroffenen Muskeln)

Reiz vgl. Stimulus

Reizblase: Reizzustand der Harnblase mit Schließmuskelschwäche u. zystitisähnlichen Erscheinungen, jedoch ohne entzündliche Schleimhautveränderungen (als Folge mechanischer oder chem. Reizungen oder einer Hyperämie)

Reiz|darm|syndrom vgl. Reizkolon

Reiz|gas schleimhaut- u. hautreizende Gase (z. B. Ammoniak, Chlor, Phosgen)

Reiz|kolon [zu ↑Kolon]: funktionelle Erkrankung des Darms ohne nachweisbare Entzündung od. histologische Veränderung

Reizkörper|therapie: unspezifische Behandlung insbesondere chronischer Entzündungen durch Reizstoffe bzw. Stoffe, die eine Reizwirkung auf den Organismus ausüben (wie Eigenblut, arteigenes Protein, chemische oder bakterielle Stoffe)

Reizleitungs|system: nicht aus Nervenzellen, sondern aus modifizierten Muskelfasern bestehende Verbindung zwischen den Vorhöfen und Kammern des Herzens, die die Erregungsreize vom rechten Vorhof zu den Herzkammern leitet

Reiz|magen: meist auf nervöser Grundlage beruhende Erkrankung des Magens, charakterisiert u. a. durch Blähungen, Schmerzen im Oberbauch, frühes Sättigungs- und Völlegefühl

Reiz|miosis: enge Pupille bei Iritis

Reizpunkt: Bez. für diejenige Hautstelle, an der ein zugeordneter Muskel direkt mit der Elektrode gereizt werden kann

Re|jektion [zu lat. *reicere, reiectum* = zurückwerfen, fortstoßen] *w;* -, -en: Abstoßung, insbesondere transplantierter Organe

Re|kanalisation, auch: **Re|kanalisierung** [zu ↑re... u. Kanal (↑Canalis)] *w;* -, -en: Wieder-durchgängig-Werden eines durch einen ↑Thrombus verschlossenen Gefäßes dadurch, dass neu gebildete Gefäße in das Gerinnsel einwachsen. **re|kanalisieren:** ein verschlossenes Gefäß wieder für den Blutfluss durchgängig machen

Re|klination [zu lat. *reclinare, reclinatum* = zurückbeugen] *w;* -, -en, in fachspr. Fügungen: **Reclinatio,** *Pl.:* ...tio|nes: **1)** das Bewegen eines Körperteils nach hinten (z. B. der Halswirbelsäule, um die Atemwege freizuhalten). **2)** Zurückbiegen der verkrümmten Wirbelsäule (in Narkose), die anschließend in einem Gipsbett in dieser Stellung fixiert wird

re|kombinant [zu ↑re... u. spätlat. *combinare* = vereinigen]: durch Rekombination entstanden (z. B. Arzneimittel). **re|kombinante Anti|körper** [↑rekombinant u. ↑Antikörper] *Pl.:* in Bakterien oder Zellkultur hergestellte Antikörper, enthalten häufig nur den antigenbindenden Teil (↑Fab-Fragment). **Re|kombination** [↑re... u. spätlat. *combinatio* = Vereinigung] *w;* -, -en: durch Austausch genetischer Information während der Meiose neu entstehende Kombination von Genen (Genetik), insbesondere während der Lymphozytenreifung stattfindender Prozess in den Genen für Antigen- und T-Zellrezeptoren, der eine Vielzahl von Antigenspezifitäten entstehen lässt

Re|kom|pensation [↑re... u. ↑Kompensation] *w;* -, -en: Wiederherstellung des Kompensationszustandes (z. B. des Herzens nach Dekompensation bei Herzinsuffizienz). **re|kompensieren:** den Zustand der ↑Kompensation wiederherstellen

Re|kon|struktion [zu ↑re... u. lat. *construere, constructum* = zusammenfügen, aufbauen] *w;* -, -en: **1)** operative Wiederherstellung normaler Strömungsverhältnisse in Blutgefäßen. **2)** operative Wiederherstellung entfernter Organe (z. B. Mamma). **re|kon|struktiv** [...ti:f]: wiederherstellend (z. B. rekonstruktive Chirurgie, Plastik)

re|kon|vales|zent [zu ↑re... u. lat. *convalescere* = erstarken, kräftig werden], auch: **kon|vales|zent:** genesend. **Re|kon|vales|zent,** auch: **Kon|vales|zent** *m;* -en, -en, **Re|kon|vales|zentin,** auch: **Kon|vales|zentin** *w;* -, -nen: Genesende/-r. **Re|kon|vales|zenz,** auch: **Kon|vales|zenz** *w;* -: Stadium der Genesung bzw. Wiederherstellung nach Überstehen einer Krankheit, nach einer Operation oder nach einem Unfall

rekon|vales|zieren, auch: **kon|vales|zie|ren:** genesen

Rekoss-Scheibe [nach dem dt. Mechaniker Rekoss, 19. Jh.]: Instrument zur Bestimmung der Refraktion des Auges (kleine, drehbare Scheibe, die an der

Peripherie Linsen verschiedener Brechkraft trägt und so an einem Augenspiegel befestigt ist, dass der/die Untersuchende die einzelnen Gläser nacheinander vor das Auge drehen kann)

Re|krudes|zẹnz [zu lat. *recrudescere* = wieder schlimmer werden] *w;* -: Wiederverschlimmerung einer Krankheit; ↑Exazerbation

Rekruitment [rɪ'kru:tmənt; aus engl. *recruitment* = Verstärkung] *s;* -s, -s: **1)** im EEG Auftreten rhythmischer Wellen bei sich steigernden Neuronenentladungen. **2)** vgl. Recruitment

rektal, in fachspr. Fügungen: **rectalis, ...le** [zu ↑Rektum]: zum Mastdarm gehörend (u.a. in der Fügung ↑Arteria rectalis); durch den Mastdarm erfolgend (z.B. von einer Infusion od. von der Einführung eines Narkotikums gesagt); im Mastdarm erfolgend (z.B. von der Temperaturmessung)

Rekt|algie [↑Rektum und ↑...algie] *w;* -, ...ien: Schmerzen im Mastdarm

Rektal|narkose: früher angewandte Form der Allgemeinnarkose, bei der das Narkosemittel mittels eines Einlaufs durch den Mastdarm in den Organismus eingebracht wird

Rektal|temperatur: im Mastdarm gemessene Körpertemperatur

Rekto|pexie [zu ↑Rektum u. gr. πῆξις = das Befestigen] *w;* -, ...ien: operative Annähung des Mastdarms an die Beckenwand (bei Mastdarmvorfall)

Rekto|sa|kro|pexie [zu ↑Rektum, ↑Sakrum u. gr. πῆξις = das Befestigen] *w;* -, ...ien: operative Annähung des Mastdarms an das Kreuzbein

Rekto|sigmoidoskopie vgl. Sigmoidoskopie

Rekto|skop [↑Rektum und ↑...skop] *s;* -s, -e: Mastdarmspiegel, röhrenförmiges, innen beleuchtetes optisches Instrument zur direkten Ausspiegelung bzw. Untersuchung des Mastdarms. **Rekto|skopie** [↑...skopie] *w;* -, ...ien: Untersuchung des Mastdarms mithilfe des Rektoskops. **rekto|skopie|ren:** eine Rektoskopie durchführen. **rekto|skopisch:** mithilfe des Rektoskops erfolgend

rekto|vaginal, in fachspr. Fügungen: **rectovaginalis** [zu ↑Rektum u. ↑Vagina]: den Mastdarm u. die weibliche Scheide betreffend; zwischen Mastdarm u. Scheide bestehend (z.B. von einer Fistel gesagt)

Rekto|vaginal|fistel: Mastdarm-Scheiden-Fistel, krankhafter Verbindungsgang zwischen Mastdarm und weiblicher Scheide (z.B. bei Tumoren), mit Abgang von Stuhl durch die Scheide

Rekto|zele [↑Rektum und ↑...zele] *w;* -, -n: Mastdarmvorfall, Vorwölbung der untersten Abschnitte der Mastdarmschleimhaut durch den After nach außen

Rẹktum, in der anat. Nomenklatur: **Rẹctum** [gekürzt aus lat. *intestinum rectum* = gestreckter, gerader Darm (die Bedeutung passt nicht zu der wirklichen anatomischen Form des Mastdarms)] *s;* -s, ...ta: Mastdarm, auf den Grimmdarm folgender Endabschnitt des Dickdarms (Anat.)

Rektum|amputation [aus ↑Rektum u. ↑Amputation]: operative Entfernung des Rektums u. des umliegenden Bindegewebes bei Rektumkarzinom

Rektum|exstirpation [aus ↑Rektum u. ↑Exstirpation]: vgl. Rektumamputation

Rektum|karzinom [aus ↑Rektum u. ↑Karzinom]: Mastdarmkarzinom

Rektum|manometrie [zu ↑Rektum]: Messung der Kraft des Schließmuskels in Ruhe und bei Anspannung mittels einer Messsonde

Rektumprolaps [aus ↑Rektum u. ↑Prolaps]: Prolaps des Rektums, Mastdarmvorfall

Rektum-Sigma-Pouch [aus ↑Rektum, ↑Sigmoid u. ↑Pouch]: Verfahren der ↑Urostomie, bei dem aus Darmsegmenten eine Ersatzblase geschaffen wird

Rẹktus|dia|stase [↑rectus (in der Fügung: Musculus rectus = gerader Muskel) u. ↑Diastase] *w;* -, -n: Auseinanderweichen der geraden Bauchmuskeln (z.B. nach Bauchoperationen oder bei Frauen nach einer Geburt). **Rẹktus|loge** [...'lo:ʒə] *w;* -, -n: operativ geschaffener kleiner Hohlraum im ↑Musculus rectus abdominis (z.B. zur Unterbringung eines Herzschrittmachers). **Rẹktus|scheide:** Sehnenplatte, die den ↑Musculus rectus abdominis an der Vorder- u. Hinterfläche überzieht

Re|kụrrens *m;* -, ...ẹntes: übliche Kurzbez. für ↑Nervus laryngeus recurrens

Rekụrrens|fieber = Febris recurrens

Rekụrrens|läsion [aus ↑Rekurrens u. ↑Läsion]: Läsion des ↑Nervus laryngeus recurrens

Rekurrensparese [aus ↑Rekurrens u. ↑Parese]: Parese des ↑Nervus laryngeus recurrens

re|kurrie|rend [zu lat. *recurrere* = zurückkehren]: wiederholt auftretend (von Krankheiten)

Re|laparo|tomie [↑re... u. ↑Laparotomie] *w;* -, ...ien: wiederholte operative Eröffnung der Bauchhöhle für eine Nachoperation

Re|laps [zu lat. *relabi, relapsum* = zurückgleiten; zurückfallen] *m;* -es, -e: Rückfall, Wiederausbrechen einer Krankheit nach vermeintlicher Heilung

re|lativ [...ti:f], in fachspr. Fügungen: **re|lativus, ...va, ...vum** [...ti:v...; aus spätlat. *relativus* = sich auf etwas beziehend, bezüglich]: verhältnismäßig; bedingt

Re|laxans [zu lat. *relaxare* = erweitern; schlaff, locker machen] *s;* -, ...ạntia od. ...ạnzien[...iən]: Arzneimittel, das eine Erschlaffung insbes. der Muskeln bewirkt. **Re|laxation** *w;* -, -en, in fachspr. Fügungen: **Re|laxatio,** *Pl.:* ...io|nes: Erschlaffung, Entspannung (insbesondere der Muskulatur). **re|laxie|ren:** entspannen, erschlaffen

Relaxin [zu lat. *relaxare* = erweitern; schlaff, lose machen] *s;* -s: an verschiedenen Orten gebildetes Peptidhormon; bei Schwangeren v.a. im Gelbkörper gebildet, entspannt es Beckenboden, Symphyse und Cervix und erleichtert so die Geburt

Relaxo|metrie [Kurzw. aus ↑Relaxation u. ↑...metrie]: Messung des Grades der Muskelentspannung durch Anästhesie

Relea|sability [rɪli:sə'bɪlɪtɪ; zu engl. *to release* = freilassen] *w;* -: erhöhte Reaktionsbereitschaft der

Überträgerstoffe produzierenden Zellen (z. B. bei Infektionen)

Releasing-Hormon, Relea|sing-Faktor [rɪˈliːs...; zu engl. *to release* = freilassen]: im Hypothalamus gebildetes Neuropeptid, das die Produktion der im Hypophysenvorderlappen gebildeten Hormone reguliert; Abk.: RH

Re|levanz *w;* -: Bedeutsamkeit, Wichtigkeit in einem bestimmten Zusammenhang. **patho|gene Re|levanz:** Ausmaß der Beeinträchtigung der Gesundheit; Krankheitswert

Reliabilität [aus engl. *reliability* = Zuverlässigkeit]: Verlässlichkeit, Zuverlässigkeit eines wissenschaftlichen Versuchs, eines psychologischen Tests

Re|luxation [↑re... u. ↑Luxation] *w;* -, -en: wiederholte Ausrenkung eines Gelenks (z. B. bei angeborener Schwäche der Gelenkkapsel). **re|luxie|ren:** sich wiederholt ausrenken (von Gelenken)

rem vgl. Rem. **Rem** [engl. Kurzw. aus: *r*oentgen *e*quivalent *m*an] *s;* -[s], -: veralt. Maßeinheit für die Dosis ionisierender Strahlen, die die gleiche biologische Wirksamkeit am Gewebe des menschlichen Körpers hat wie 1 R (= Röntgen) Gammastrahlung (Phys.); Zeichen: rem; neuere Bez.: ↑Sievert

REM: Abk. für ↑*r*apid *e*ye *m*ovements

Remak-Zeichen [nach dem dt. Neurologen E. J. Remak, 1849–1911]: reflektorische Beugung des Fußes nach oben u. gleichzeitiges Emporheben des Beins beim Bestreichen des Oberschenkels (charakteristisches Zeichen für eine spastische Lähmung)

re|medie|ren [zu lat. *remedium* = Gegenmittel, Heilmittel]: selten für: heilen. **Remedium** *s;* -s, ...dia u. (eindeutschend) ...dien[...iən]: Heilmittel, Arzneimittel. **Re|medium ad|juvans** = Adjuvans. **Re|medium cardinale** = Kardinale. **Re|medium con|stituens** [...tue...]: Füllmasse oder Lösungsmittel für Arzneizubereitungen. **Re|medium corrigens:** Geschmacks- oder Geruchsstoff für Arzneizubereitungen

Re|mission [zu lat. *remittere, remissum* = zurückgehen lassen; nachlassen] *w;* -, -en: Rückgang von Krankheitserscheinungen; meist im Sinne von: vorübergehendes Nachlassen bzw. Abklingen (bes. des Fiebers). **remittens** vgl. remittierend. **remittie|ren:** [vorübergehend] zurückgehen, nachlassen, [zeitweilig] abklingen (von Krankheitserscheinungen, bes. vom Fieber, gesagt). **re|mittierend,** in fachspr. Fügungen: **re|mittens:** zurückgehend, zeitweilig aussetzend (von Krankheitserscheinungen)

Rem|nant [ˈrɛmnənt; engl. = Rest] *s;* -s, -s (meist *Pl.*): Abbauprodukte triglyzeridreicher Lipoproteine

re|motus, ...ta, ...tum [aus lat. *remotus* = entfernt, entlegen]: in der Ferne liegend; z. B. in der Fügung ↑Punctum remotum

REM-Phase [Abk. für engl. *r*apid *e*ye *m*ovement = schnelle Augenbewegungen]: Schlafphase, die durch verringerten Muskeltonus, rasche Augenbewegungen und eine rege Traumtätigkeit charakterisiert ist

Ren [aus lat. *ren*, Gen.: *renis* = Niere] *m;* -[s], Renes: »Niere«, bohnenförmiges, drüsiges, paarig angelegtes Organ im oberen, hinteren Teil der Bauchhöhle, das insbesondere der Ausscheidung von Stoffwechselprodukten u. damit der Entgiftung des Organismus durch die Harnabsonderung, ferner der Regulation des Wasser- u. Salzhaushaltes im Organismus dient. **Ren arcua|tus:** »Hufeisenniere«, Ren unguliformis, Nierenfehlbildung, bei der die unteren Nierenpole miteinander verwachsen sind (oft verbunden mit einer extremen Tieflage der Nieren). **Ren con|cretus** = Ren arcuatus. **Ren informis:** »Klumpenniere«, klumpige Fehlbildung der Nieren (oft mit einer Fehllagerung verbunden). **Ren mobilis** = Nephroptose. **Ren scutulatus:** »Kuchenniere«, Nierenfehlbildung, bei der beide Nieren zu einem Organ verschmolzen sind (oft mit Ausbildung eines gemeinsamen Nierenbeckens u. Harnleiters). **Ren un|guli|formis** = Ren arcuatus

renal, in fachspr. Fügungen: **renalis, ...le** [zu ↑Ren]: die Nieren betreffend, zu den Nieren gehörend; z. B. in der Fügung ↑Arteria renalis

Renculus [Verkleinerungsbildung zu lat. *ren* = Niere] *m;* -, ...li: Nierenläppchen, Bezeichnung für die einzelnen Nierenpyramiden mit den dazugehörigen Teilen der Rindensubstanz (bei Neugeborenen sind die Nieren noch gefurcht, dies bildet sich allerdings zurück und die Nierenoberfläche wird glatt); vgl. Lobi renales

Rendu-Osler-Weber-Krankheit [nach dem frz. Arzt Henri Jules Louis Marie Rendu, 1844–1902, dem kanad. Internisten Sir William Osler, 1849–1919, u. dem brit. Arzt Frederick Parkes Weber, 1863–1962]: vgl. Osler-Krankheit

Renin [zu ↑Ren] *s;* -s, -e: zu den Gewebshormonen gehörender, der Nierenrinde entstammender Stoff von blutdrucksteigernder Wirkung. **Renin-Angiotensin-Aldosteron-System:** Blutdruck- u. Wasser-Elektrolyt-Haushalt-Regelungsschema

Reninom [↑Renin und ↑...om] *s;* -s, -e, in fachspr. Fügungen: **Reninoma,** *Pl.:* -ta: Nierentumor, der zu Blutdrucksenkung führt

Reno|gra|fie [↑Ren u. ↑...grafie] *w;* -, ...ien: röntgenografische Darstellung der Nieren. **Reno|gramm** [↑...gramm] *s;* -s, -e: Röntgenbild der Nieren

reno|pro|tektiv [...tiːf; zu ↑Ren u. lat. *protegere, protectum* = bedecken, beschützen]: die Nieren vor Schädigungen schützend (von Arzneimitteln)

reno|renaler Re|flex [mit Verdopplung der Stammsilbe zu ↑Ren gebildet]: reflektorische Übertragung von Schmerzen im Bereich einer Niere auf die andere Niere (bei einseitiger Nierenerkrankung)

reno|vas|kulär [zu ↑Ren u. ↑Vasculum]: die Nierengefäße betreffend

Reno|vaso|gra|fie [↑Ren, ↑Vas u. ↑...grafie] *w;* -, ...ien: röntgenografische Darstellung der Nierengefäße mithilfe eines eingespritzten Kontrastmittels. **Reno|vaso|gramm** [↑...gramm] *s;* -s, -e: Röntgenbild der Nierengefäße

Renten|neu|rose: Zweckneurose zur Erlangung einer im Verhältnis zur Schwere einer Krankheit nicht gerechtfertigten Rente

Re|ob|literation [↑re... u. ↑Obliteration] *w;* -, -en: Wiederverschluss eines Lumens, das durch einen Eingriff durchgängig gemacht worden war

Re|ok|klusion [↑re... u. ↑Okklusion] *w;* -, -en: Wiederverschluss eines medikamentös oder mechanisch durchgängig gemachten Blutgefäßes

Re|operation [↑re... u. ↑Operation] *w;* -, -en: wiederholte Operation an der gleichen Stelle

Re|organisation [zu ↑re... u. frz. *organiser* = einrichten, ordnen, gestalten (zum Stamm von ↑Organ)] *w;* -, ...io|nen: Neubildung zerstörten Gewebes im Rahmen von Heilungsvorgängen im Organismus

Reo|virus [Kunstw.] *s;* -, ...ren (meist *Pl.*): Erreger, der beim Menschen Infektionen der oberen Atemwege u. des Intestinums verursacht

Reparation [zu lat. *reparare* = wiederherstellen; erneuern] *w;* -, -en: natürlicher Ersatz von zugrunde gegangenem Körpergewebe durch unspezifisches Narben- u. Bindegewebe im Rahmen der Wundheilung

Repellents [rɪˈpɛlənts; zu engl. *to repel* = abweisen, abstoßen] *Pl.:* Bezeichnung für [chemische] Stoffe (z. B. Räuchermittel), die eine abstoßende Wirkung haben, ohne für den Menschen schädlich zu sein (z. B. Mittel zum Schutz der Haut gegen Insekten)

re|per|fundie|ren [↑re... u. ↑perfundieren]: eine Reperfusion vornehmen. **Re|per|fusion** *w;* -, -en: Wiederdurchströmung eines Blutgefäßes, das durch einen ↑Thrombus verschlossen war und medikamentös oder instrumentell für den Blutstrom durchgängig gemacht wurde

repetitive strain injury [rɪˈpetətɪv streɪn ˈɪndʒərɪ; engl. = krankhafte Störung durch wiederholte Belastung] *w;* - -, - ...ries: durch Überlastung des Bewegungsapparates hervorgerufenes Krankheitsbild, das durch diffuse Muskelschmerzen charakterisiert ist; Abk.: RSI

Re|plantation [zu ↑re... und lat. *plantare* = pflanzen; versetzen] *w;* -, -en: = Reimplantation

Re|plikation [zu lat. *replicare* = wieder aufrollen, wiederholen] *w;* -, -en: semikonservative Vervielfältigung der ↑Desoxyribonukleinsäure (vor allem bei Tumorzellen beschleunigt). **re|plizie|rend:** Replikation zeigend

re|ponibel [zu lat. *reponere, repositum* = zurücklegen; zurückbringen]: in die ursprüngliche Lage zurückbringbar (z. B. von einem Eingeweidebruch gesagt, der in die Bauchhöhle zurückgeschoben werden kann). **re|ponieren:** a) gebrochene Knochen oder verrenkte Glieder wieder einrichten; b) einen Eingeweidebruch in die Bauchhöhle zurückschieben

Re|position *w;* -, -en: a) Wiedereinrichtung von gebrochenen Knochen oder verrenkten Gliedern; b) Zurückschiebung von Eingeweidebrüchen in die Bauchhöhle

Re|pression [zu lat. *reprimere, repressum* = zurückdrängen, hemmen] *w;* -, -en: Hemmung der Aktivität eines ↑Operons. **Re|pressor** *m;* -s, ...oren: spezifisches Protein, das die ↑Transkription ein- oder ausschaltet

Re|prise [aus frz. *reprise* = Wiedernehmen; Wiederaufnahme; Wiederholung] *w;* -, -n: deutlich hörbares tiefes, ziehendes Einatmen bei Keuchhustenanfällen

Re|pro|duktion [zu ↑re... u. lat. *producere, productum* = fortführen; hervorbringen] *w;* -: **1)** Fortpflanzung (Biol.). **2)** das Sicherinnern an früher erlebte Bewusstseinsinhalte (Psychol.)

Re|pro|duktions|medizin: Spezialgebiet der Medizin, das sich mit den biologischen, genetischen, gynäkologischen, urologischen, juristischen u. ethischen Grundlagen der natürlichen und assistierten Fortpflanzung beschäftigt

Re|pro|duktions|rate: durchschnittliche Kinderzahl pro Frau, eine statistische Kenngröße, die ausdrückt, inwieweit die gegenwärtige Fruchtbarkeit einer Bevölkerung ausreicht, um deren Anzahl zu erhalten (Bevölkerungsstatistik)

Re|pro|duktions|zahl: Zahlenwert, der die durchschnittliche Weiterverbreitung einer Infektionskrankheit durch je eine infizierte Person angibt (Infektiologie)

Reptilase [das FW *Reptil* u. ↑...ase] *w;* -, -n: aus Schlangengift gewonnenes proteolytisches Enzym (zur Auflösung von Thromben)

RES, auch: R. E. S.: Abk. für ↑retikuloendotheliales System

Re|scue|therapie [ˈreskju...; engl. *rescue* = Rettung]: **1)** Therapieversuch nach Versagen der Standardtherapie, meist mit Inkaufnahme von Nebenwirkungen und ↑»off label use« von Medikamenten. **2)** Anwendung von Folsäure während Methotrexat-Therapie zur Abschwächung von Nebenwirkungen

re|sektabel [zu lat. *resecare, resectum* = abschneiden]: resezierbar, Aussicht auf Heilung oder Besserung durch eine Resektion bietend (z. B. von Geschwülsten). **Re|sektat** *s;* -[e]s, -e: das bei einer Resektion entfernte Gewebe. **Re|sektion** *w;* -, -en: operative Entfernung kranker oder defekter Teile eines Organs oder Körperteils (im Gegensatz zur Ektomie)

Re|sekto|skop [↑Resektion und ↑...skop] *s;* -s, -e: mit einer Lichtquelle u. einer Optik gekoppeltes chirurgisches Instrument zur Vornahme einer Elektroresektion, bes. im Bereich der Prostata und der Harnblase

Re|sensibilisierung [aus ↑Re... u. ↑Sensibilisierung]: erneute ↑Sensibilisierung

re|servatus, ...ta, ...tum [zu lat. *reservare* = aufsparen]: zurückgehalten, unterdrückt (bes. vom Samenerguss beim Koitus gesagt)

Re|serve|blut: Bezeichnung für diejenige Blutmenge, die während der Herzaktion in den Herzkammern verbleibt

Reserve|kapazität: Gasvolumen, das aus der Atemruhelage noch maximal eingeatmet werden kann

Re|serve|luft: 1) = Reservevolumen, exspiratorisches. **2)** = Reservevolumen, inspiratorisches. **3)** = Residualluft

Re|serve|volumen, ex|spiratorisches: diejenige Luftmenge, die bei der Ausatmung zusätzlich zur normalen Exspirationsluft aus den Lungen herausgepresst werden kann. **Re|serve|volumen, inspiratorisches:** diejenige Luftmenge, die bei maximaler Einatmung zusätzlich zur normalen Inspirationsluft in die Lungen aufgenommen werden kann

re|sezie|ren [aus lat. *resecare* = abschneiden]: eine ↑Resektion vornehmen, kranke oder defekte Bezirke von Körper- oder Organteilen operativ entfernen

residual [zu lat. *residuus* = zurückbleibend]: **1)** als Reserve zurückbleibend (z. B. von der nicht ausgeatmeten Reserveluft); als Rest zurückbleibend (z. B. vom Harn, der beim Urinieren in der Harnblase zurückbleibt). **2)** als [Dauer]folge einer Krankheit zurückbleibend (von körperlichen, geistigen od. psychischen Schäden gesagt; z. B. Dauerlähmung bestimmter Muskeln nach einem Schlaganfall)

Residual|epi|lep|sie: als Folgeerscheinung einer Hirnerkrankung od. -verletzung auftretende epileptische Anfälle

Residual|harn: diejenige Harnmenge, die nach dem Wasserlassen in der Harnblase zurückbleibt

Residual|kapazität: Summe aus exspiratorischem ↑Reservevolumen u. ↑Residualluft

Residual|luft: diejenige Luftmenge, die nach maximaler Ausatmung noch in den Lungen verbleibt

Residu|um [zu lat. *residuus* = zurückbleibend] *s;* -s, ...duen u. ...dua: **1)** Rückstand, Rest (z. B. von nicht ausgeschiedenem Harn in der Blase; die Reserveluft der Lunge). **2)** [Dauer]folge einer Krankheit (z. B. körperliche oder geistige Schädigungen)

Re|silienz [zu lat. *resilire* = zurückspringen] *w;* -: **1)** die Fähigkeit eines gedehnten Gewebes, in die ursprüngliche Form zurückzukehren. **2)** Widerstandsfähigkeit einer Person bei starker psychischer Belastung (Med., Psychol.)

Re|sipis|zenz [zu lat. *resipiscere* = wieder zur Besinnung kommen] *w;* -, -en: Wiedererwachen aus einer Ohnmacht

Re|sistance [rɪˈzɪstəns; aus engl. *resistance* = Widerstand] *w;* -, -s [...sɪz]: Widerstand des Brustkorbs gegen die bronchiale Blutströmung (gemessen in cm H_2O/l/s)

re|sistent [zu lat. *resistere* = stehen bleiben; sich widersetzen]: **1)** einen Widerstand bietend, sich beim Betasten fest anfühlend (von verhärteten Organen oder Geweben gesagt). **2)** widerstandsfähig gegenüber schädlichen Krankheitserregern (vom Organismus). **3)** widerstandsfähig gegenüber antibiotischen oder chemotherapeutischen Mitteln (bes. von Krankheitserregern). **Re|sistenz** *w;* -, -en: **1)** Widerstand, den ein verhärtetes Organ oder Gewebe beim Betasten bietet. **2)** anlagemäßig vorhandene Widerstandsfähigkeit des Organismus gegenüber schädlichen äußeren Einwirkungen, insbesondere gegenüber Krankheitserregern. **3)** Widerstandsfähigkeit bes. von Krankheitserregern gegenüber antibiotischen od. chemotherapeutischen Mitteln. **re|sistieren:** äußeren Einwirkungen widerstehen; ausdauern (Biol., Med.). **re|sistiv:** widerstehend, hartnäckig (Biol., Med.)

Re|sisto|gramm [zu ↑Resistenz und ↑...gramm] *s;* -s, -e: Aufzeichnung des Ergebnisses einer Resistenzprüfung von Erregern

Re|solution [zu lat. *resolvere, resolutum* = wieder auflösen] *w;* -, -en: Lösung einer Krankheit mit allmählichem Rückgang der Krankheitserscheinungen; Rückgang einer Entzündung oder einer Schwellung. **Re|solvens** *s;* -, ...entia od. ...enzien [...iən] (meist *Pl.*): Arzneimittel, die die Lösung eines Krankheitsprozesses fördern

Re|sonanz [zu lat. *resonare* = widerschallen, widerhallen] *w;* -, -en: Sonderfall einer erzwungenen Schwingung, bei der ein schwingungsfähiges System durch äußere periodische Einwirkungen zum Schwingen mit einer Frequenz, die der Eigenfrequenz des Systems entspricht, angeregt wird (Phys.)

Re|sorbens [zu ↑re... u. lat. *sorbere, sorptum* = hineinschlürfen] *s;* -, ...entia od. ...enzien [...iən] (meist *Pl.*): Mittel, die einen Resorptionsvorgang anregen od. unterstützen. **re|sorbie|ren: 1)** Stoffe (z. B. Nährstoffe oder Arzneimittel in geeigneter Form) auf dem Weg über den Verdauungstrakt, über Haut und Schleimhaut in die Blut- od. Lymphbahn aufsaugen (vom Organismus bzw. Körpergewebe gesagt). **2)** Blut od. seröse Flüssigkeiten, die sich in Körperhöhlen oder in Gewebe angesammelt haben, aufsaugen u. verteilen (vom Gewebe gesagt). **Re|sorption** *w;* -, -en: Vorgang des Resorbierens (1 u. 2). **Re|sorptions|fieber:** Erhöhung der Körpertemperatur als Begleiterscheinung einer Resorption zerstörten oder abgestorbenen Körpergewebes bzw. der daraus resultierenden fieberauslösenden Proteinzerfallprodukte (also ohne bakterielle Infektion, z. B. nach Operation oder Trauma)

re|spirabel [zu lat. *respirare* = zurückblasen; ausatmen; Atem holen]: atembar, zur Atmung geeignet (bezogen auf die Beschaffenheit von Gasen oder der Luft). **Re|spiration** *w;* -, -en: Atmung, Bezeichnung für den rhythmischen Wechsel zwischen Luftaufnahme (Einatmung) u. Luftabgabe (Ausatmung) durch die Atmungsorgane; im streng biochemischen Sinne Bezeichnung für den ständig sich wiederholenden Stoffwechselvorgang der Bindung des Luftsauerstoffs an das Hämoglobin des Blutes in der Lunge und der Abgabe von Kohlendioxid aus dem Blut an die freie Luft

Re|spiratio̱ns|krampf: Krampf der Muskulatur der Atmungsorgane mit heftiger, aufgeregter Atmung und gleichzeitigen Wein- oder Schreikrämpfen (Vorkommen bes. bei hysterischen Reaktionen)

Re|spiratio̱ns|luft: Volumen der bei einem normalen Atemzug ein- und ausgeatmeten Luft (bei einer normalgewichtigen erwachsenen Person ca. 350–500 ccm)

Re|spiratio̱ns|trakt: Sammelbez. für die aus dem Nasen-Rachen-Raum, dem Kehlkopf, der Luftröhre u. den Luftröhrenästen bestehenden Atemwege

Re|spira̱tor [zu lat. *respirare* = zurückblasen; ausatmen; Atem holen] *m;* -s, ...to̱ren: elektrisch oder von dem Patienten/der Patientin selbst gesteuertes Gerät zur Dauerbeatmung (sog. »Langzeitbeatmung«); z. B. nach Operationen angewandt

re|spirato̱risch, in fachspr. Fügungen: **respirato̱rius, ...ria, ...rium:** [zu lat. *respirare* = zurückblasen; ausatmen; Atem holen]: mit der Atmung verbunden, auf die Atmung bezogen, der Atmung dienend

re|spirato̱rischer Quo|tie̱nt: Verhältnis von Kohlensäurebildung zu Sauerstoffverbrauch im Organismus (ergibt Anhaltspunkte über die Stoffwechselvorgänge im Körper; hat bei reiner Kohlenhydratnahrung den Wert 1,0, bei gemischter Nahrung ca. 0,85)

re|spirato̱risches Syn|zytia̱l|virus: hauptsächlicher Erreger von Erkältungskrankheiten bei Kleinkindern mit Bildung ↑synzytialer Massen; Abk.: RS-Virus bzw. RSV

re|spiri̱e̱|ren [aus lat. *respirare* = zurückblasen; ausatmen; Atem holen]: atmen

Re|spo̱nder *m;* -s, -, **Re|spo̱nderin** *w;* -, -nen [rɪ...; engl. = jemand, der anspricht]: behandelte Person, die auf eine Therapie anspricht bzw. bei der eine Substanz wirksam ist; Gegensatz: ↑Nonresponder/-in

Re|steno̱se [↑re... u. ↑Stenose] *w;* -, -n: wiederholte Stenose. **Re|stenosi̱e̱|rung** *w;* -, -en: die Tatsache, dass es wiederholt zu Stenosen kommt

Re̱st|harn: die nach dem Wasserlassen in der Harnblase verbleibende Harnmenge

Re|stitu̱tio i̱n (od. **a̱d**) **i̱n|te|grum** [lat.] *w;* - - -: völlige Wiederherstellung der normalen Körperfunktionen nach einer überstandenen Krankheit oder Verletzung. **Restitution** vgl. Restitutio in integrum

Rest|less Legs *Pl.*, **Rest|less-Legs-Syndrom** [ˈrɛstləs ˈlɛgz; engl. = unruhige Beine]: früher: ↑Anxietas tibiarum; in den Extremitäten (bes. den Beinen) in Ruhelage auftretende ↑Parästhesien mit Bewegungsdrang; Abk.: RLS

Re|strikti̱o̱n [zu lat. *restringere, restrictum* = zurückbinden; beschränken] *w;* -, -en: **1)** Einschränkung (z. B. des Atemvolumens als Folge einer Lungenerkrankung). **2)** Verhinderung des Eindringens von Antikörpern

Re|striktio̱ns|enzym: Enzym, das bestimmte Teile der ↑Nukleinsäure heraustrennen kann

Re|striktio̱ns|frag|me̱nt|längen-Poly|morphi̱smus [↑Restriktion, ↑Fragment u. ↑Polymorphismus]: individuelle Unterschiede in der Anzahl und Größe der Fragmente, die bei der Spaltung von DNA mit Restriktionsenzymen entstehen; Anwendung: Vaterschaftstest, Kriminalistik; Abk.: RFLP

re|striktiv [...ti:f; zu ↑Restriktion]: einschränkend, einengend

Re̱ststickstoff, im Fachjargon auch: **Rest-N:** der im Blutplasma oder Blutserum nach Entfernung der Proteine verbleibende Stickstoff (normal ca. 20 bis 45 mg %; bei Nieren- und Leberkrankheiten erhöht)

Re|sus|zitatio̱n [zu lat. *resuscitare* = wieder aufrichten, wieder wach machen] *w;* -, -en: = Reanimation

re|ta̱rd [zu lat. *retardare* = verzögern, zurückhalten]: Zusatzbez. zu Arzneimitteln, deren Wirkstoffe verzögert freigesetzt werden. **Re|tardatio̱n** *w;* -, -en: Verlangsamung, Hemmung (z. B. der geistigen oder körperlichen Entwicklung). **re|tardi̱e̱|ren:** verlangsamen, verzögern, hemmen (z. B. die geistige oder körperliche Entwicklung; von Störungen oder Schädigungen gesagt). **re|tardi̱e̱rt:** **1)** in der geistigen oder körperlichen Entwicklung zurückgeblieben. **2)** verzögert freigesetzt (von Wirksubstanzen in Arzneimitteln). **Retardi̱e̱rung** vgl. Retardation. **Re|ta̱rd|präparat:** Arzneimittel mit verzögerter, lang anhaltender Wirkung

Re̱te [aus lat. *rete,* Gen.: *retis* = Netz; Garn] *s;* -s, Re̱tia: »Netz«, Blutgefäßgeflecht, Anhäufung netzartig verzweigter Arterien oder Venen (Anat.). **Re̱te acromia̱|le:** Gefäßnetz im Bereich des Acromions. **Re̱te arterio̱|sum:** Sammelbez. für arterielle Gefäßnetze. **Re̱te articula̱re cu̱biti:** Arteriengeflecht am Ellbogengelenk. **Re̱te articula̱re ge̱nus** [↑Genu]: Arteriengeflecht am Kniegelenk. **Re̱te calca̱ne|um:** Arteriengeflecht am Fersenbein. **Re̱te cana̱lis ne̱rvi hypo|glo̱ssi** = Plexus venosus canalis hypoglossi. **Re̱te ca̱rpi dorsa̱le:** Arteriengeflecht auf dem Handwurzelrücken. **Re̱te fora̱minis ova̱lis** [↑Foramen]: = Plexus venosus foraminis ovalis. **Re̱te malleo̱|la̱re latera̱le** bzw. **media̱|le:** Arteriengeflecht über dem äußeren bzw. inneren Fußknöchel. **Re̱te mira̱bile** [lat. *mirabilis* = wunderbar]: »Wundernetz«, ein in den Verlauf von Arterienstämmen eingeschaltetes Gefäßnetz (vor allem in den Nierengefäßknäueln). **Re̱te pate̱llae:** alte Bez. für ↑Rete patellare. **Re̱te patella̱re:** Arteriengeflecht an der Vorderseite der Kniescheibe. **Re̱te te̱stis:** Netz der geraden Samenkanälchen in dem bindegewebigen Strang, der in den inneren Raum des Hodens hineinragt. **Re̱te veno̱sum:** weitmaschiges Venennetz. **Re̱te veno̱sum dorsa̱le ma̱nus** [- - - ˈmanu:s]: Venennetz am Handrücken. **Re̱te veno̱sum dorsa̱le pe̱dis** [↑Pes]: Venennetz am Fußrücken. **Rete venosum plantare:** Venengeflecht an der Fußsohle

Re|tention [zu lat. *retinere, retentum* = zurückhalten] *w;* -, -en, in fachspr. Fügungen: **Re|tentio,** *Pl.:* ...io|nes: Zurückhaltung, Verhaltung, und zwar: **a)** relative oder absolute Unmöglichkeit, zur Ausscheidung bestimmte Körperflüssigkeiten oder andere Stoffe (bes. Urin) zu entleeren; **b)** Abflussbehinderung seröser Flüssigkeit, die sich in einer Zyste angesammelt hat; **c)** unvollständige od. fehlende Entwicklung eines Organs oder Körperteils aus seinem Ausgangsbereich (z. B. der Zähne oder der Hoden). **Re|tentio alvi** [↑Alvus]: Stuhlverhaltung infolge funktioneller oder organischer Veränderungen im Enddarm; ↑Obstipation. **Re|tentio dentis** [↑Dens]: verhinderter Durchbruch eines Zahns. **Re|tentio testis** = Kryptorchismus. **Retentio urinae:** »Harnverhaltung«, funktionell oder durch organische Veränderungen im Bereich der Ausscheidungsorgane bedingte Unmöglichkeit, die Harnblase [vollständig] zu entleeren

Re|tentions|ikterus: Ikterusform, bei der die Leberzellen infolge exogener oder endogener Schäden nicht mehr imstande sind, den angebotenen Gallenfarbstoff zu verarbeiten (die Galle staut sich dabei in den Leberzellen)

Re|tentions|zyste: Zystenbildung infolge angeborenen oder erworbenen Verschlusses eines drüsigen Ausführungsganges

reticularis vgl. retikulär

reticulatus, ...ta, ...tum [zu lat. *reticulum* = kleines Netz]: netzförmig, gitterförmig; z. B. in der Fügung ↑Atrophodermia reticulata symmetrica faciei

Reticulum vgl. Retikulum

retikular, häufiger: **retikulär,** in fachspr. Fügungen: **reticularis, ...re** [zu ↑Retikulum]: zu einem Retikulum gehörend; netzförmig; z. B. in der Fügung ↑Formatio reticularis (Anat.). **retikulares** od. **retikuläres Gewebe:** Bindegewebe

Retikulin [zu ↑Retikulum] *s;* -s: ↑Retikulinfasern bildende Bindegewebssubstanz aus Kollagen und Glucosaminoglykanen. **Retikulin|fasern:** Fasern des retikulären Bindegewebes, die sich durch ihren Gehalt an ↑Retikulin von den kollagenen (Leim gebenden) Fasern unterscheiden

retikulo|endo|thelial [zu ↑Retikulum und ↑Endothel]; in der Fügung: **retikulo|endothelia|les System:** Sammelbez. für die ein eigenes, biologisch hochwirksames System bildenden Endothel- u. Retikulumzellen, die zusammen als Fress- u. Speicherzellen fungieren u. für die Stoffwechselvorgänge sowie für die Immunkörperbildung von Bedeutung sind; Abk.: RES, auch: R. E. S.

Retikulo|endo|thelio|se, auch: **Retikulose** [zu ↑retikuloendothelial] *w;* -, -n: Sammelbez. für alle vom retikuloendothelialen System ausgehenden Wucherungen

retikulo|histio|zytär [zu ↑Retikulum und ↑Histiozyt]: = retikuloendothelial. **retikulo|histio|zytäres Sys|tem** = retikuloendotheliales System

Retikulom [zu ↑Retikulum] *s;* -s, -e: von Retikulumzellen ausgehende gutartige knotige Geschwulst im Bereich des Knochenmarks, der Lymphknoten u. der Milz

Retikulo|sarkomatose [Kurzbildung zu ↑retikuloendothelial u. ↑Sarkom] *w;* -, -n: bösartige Wucherung des retikuloendothelialen Systems

Retikulose vgl. Retikuloendotheliose

Retikulo|zyt [↑Retikulum u. ↑...zyt] *m;* -en, -en (meist *Pl.*): junge Erythrozyten (mit RNA und Zellorganellresten) mit anfärbbarer netzförmiger Innenstruktur, die aus noch vorhandenen Ribonukleoproteinen besteht

Retikulo|zyten|krise: schneller Anstieg der Retikulozyten im Blut als Zeichen der Funktionstüchtigkeit der blutbildenden Organe; tritt außerdem bei erfolgreicher Therapie von Vitaminmangelanämien oder hämolytischer Anämie auf

Retikulo|zyten|produktions|index: Parameter zur Bestimmung der Regenerationsfähigkeit des Knochenmarks, berechnet die pro Zeiteinheit vom Knochenmark gebildeten Retikulozyten; Abk.: RPI

Retikulo|zytose [zu ↑Retikulozyt] *w;* -, -n: krankhafte Vermehrung der Retikulozyten im Blut

Retikulum [aus lat. *reticulum* = kleines Netz] *s;* -s, ...la, als anat. Terminus: **Reticulum,** *Pl.:* ...la: **1)** kleines Netz oder Geflecht aus Nervenfasern oder Gefäßen (Anat.). **2)** im Ruhekern der teilungsbereiten Zelle nach Fixierung u. Färbung sichtbares Netzwerk aus Teilen von entspiralisierten Chromosomen (Biol.). **3)** vgl. endoplasmatisches Retikulum

Retikulum|zelle: eine der stern- od. netzförmig verzweigten Gewebszellen des retikulären Bindegewebes, die das Grundgerüst innerer Organe bilden

Retina [zu lat. *rete* = Netz] *w;* -, ...nae: Netzhaut des Auges, die innerste, mehrschichtige Haut des Augapfels, in deren lichtempfindlichem Teil die eigtl. Lichtsinneszellen (Stäbchen u. Zapfen) liegen

Retinaculum [zu lat. *retinere* = zurückhalten, festhalten] *s;* -s, ...la: bindegewebiges Halteband für Organe oder Gewebsstrukturen (Anat.). **Retinaculum cau|dale:** Bindegewebsstreifen, der die Rückenfläche der Steißbeinwirbel mit der bedeckenden Haut verbindet. **Retinacula cutis** *Pl.:* bindegewebige Stränge zwischen der Lederhaut des Körpers u. dem subkutanen Gewebe, die der Festigung zwischen beiden Hautschichten dienen. **Retinaculum ex|tensorum:** Handrückenband, ein querer Faserstreifen, in dem die Sehnen der Fingerstrecker zur Hand ziehen. **Retinaculum flexorum:** Bindegewebsband zwischen den beiden Hervorragungen an der Volarfläche der Handwurzelknochen, unter denen die Sehnen der Fingerbeuger u. der ↑Nervus medianus hindurchziehen. **Retinaculum mus|culorum ex|tensorum inferius:** Verstärkungsband zwischen äußerem Fußknöchel u. Fußrand, das der Führung der Extensorensehnen am Fuß dient. **Retinaculum mus|culorum extensorum superius:** Verstärkungsband zwischen

Schienbein und Wadenbein dicht oberhalb des Fußgelenks (dient der Führung der Extensorensehnen). **Retinaculum mus|culorum flexorum:** Verstärkungsband für die Beugemuskeln des Fußes an der medialen Seite des Fußgelenks (dient der Führung der Flexorensehnen). **Retinaculum mus|culorum peronaeorum inferius** bzw. **superius:** unteres bzw. oberes Halteband für die Ansatzstelle der Wadenbeinmuskeln am Fuß. **Retinaculum patellae laterale** bzw. **media|le:** äußeres bzw. inneres Halteband für die Ansatzstelle des äußeren bzw. inneren Schenkelmuskels am Kniegelenk. **Retinacula unguis** *Pl.:* Haltebänder zwischen den Nägeln und den darunter liegenden Weichteilplatten

retinal [zu ↑Retina]: zur Augennetzhaut gehörend, in der Retina liegend

retinie|ren [aus lat. *retinere* = zurückhalten, festhalten]: für die Ausscheidung bestimmte Stoffwechselprodukte (insbes. Flüssigkeiten wie Harn) im Körper oder im Gewebe aktiv (d. h. willkürlich, z. B. bei Kindern vorkommend) oder passiv (d. h. unwillentlich, z. B. bei bestimmten Krankheiten) zurückhalten. **retiniert: 1)** im Gewebe oder in einem Hohlorgan zurückgehalten (von Stoffwechselprodukten). **2)** zurückbleibend (von Organen, die ihre natürliche Lage im Verlauf der Entwicklung nicht einnehmen, z. B. von den Hoden gesagt)

Retinitis [zu ↑Retina] *w;* -, ...itiden (in fachspr. Fügungen: ...itides): Entzündung der Netzhaut des Auges. **Retinitis albumin|urica:** Netzhautentzündung als Begleiterscheinung von Nierenkrankheiten. **Retinitis an|gio|spastica:** Netzhautentzündung bei Gefäßkrampf der Netzhautarterien. **Retinitis dia|betica:** Netzhautentzündung als Begleiterscheinung bei ↑Diabetes

Retino|blastom [zu ↑Retina u. gr. *βλαστός* = Spross, Trieb] *s;* -s, -e, in fachspr. Fügungen: **Retino|blastoma,** *Pl.:* -ta: bösartiger Netzhauttumor

Retino|chorio|iditis [zu ↑Retina u. ↑Chorioidea] *w;* -, ...itiden (in fachspr. Fügungen: ...itides): = Chorioretinitis

Retino|id [Kurzbildung aus ↑Retinol u. ↑...id] *s;* -[e]s, -e (meist *Pl.*): Bez. für Derivate von Vitamin A

Retinol [Kurzbildung aus ↑Retina u. ↑Alkohol] *s;* -s, -e: internationale Bez. für Vitamin A

Retino|pa|thie [↑Retina u. ↑...pathie] *w;* -, ...ien, in fachspr. Fügungen: **Retino|pa|thia**[1], *Pl.:* ...iae: allg. Bez. für nicht entzündliche Erkrankungen der Netzhaut. **Retino|pa|thia dia|betica:** durch Mikroangiopathie infolge des ↑Diabetes fortschreitende Gefäßveränderungen in der Netzhaut, dadurch Visusverschlechterung und Einblutungen, insgesamt sehr vielseitige Komplikationen

Retino|skopie vgl. Skiaskopie

Retortenbaby [...ˈbeɪbɪ] *s;* -s, -s: umgangssprachlich für ein extrakorporal gezeugtes Kind (z. B. mittels In-vitro-Fertilisation)

Reto|thel *s;* -s, -e: Kurzbez. für ↑*ret*ikuloend*othel*iales System

Re|training, Re|training|therapie: Unterbindung der Weiterleitung störender Empfindungen (z. B. Ohrgeräusche) durch psychologische und verhaltenstherapeutische Maßnahmen

Re|traktion [zu lat. *retrahere, retractum* = zurückziehen; verkürzen] *w;* -, -en: **a)** Zusammenziehung, Schrumpfung, Verkürzung (z. B. der Haut nach einer Verbrennung); **b)** Zurückziehen (z. B. einer Sehne bei einem Sehnenabriss)

Re|trans|fusion [↑re... u. ↑Transfusion] *w;* -, -en: = Reinfusion

Re|trans|plantation [↑re... u. ↑Transplantation] *w;* -, -en: Explantation eines Organs bei der Empfängerperson und Rücktransplantation in die ursprüngliche Spenderperson

re|t|ro..., Re|t|ro...

⟨lat. »hinter; zurück, rückwärts«⟩
Wortbildungselement mit der Bedeutung »hinten, hinter, im Hintergrund von etwas gelegen; rückwärts, nach hinten (im Sinne einer räumlichen Verlagerung); zurück (im Sinne einer Rückentwicklung oder Rückwirkung)«:
- retrograd
- retrobulbär
- Retroflexion

retro|aktiv: rückwirkend (Psychol.). **retro|aktive Hemmung:** Beeinträchtigung des Behaltens von etwas Gelerntem, wenn unmittelbar darauf etwas Neues eingeprägt wird. **retro|aktive Suggestion:** Suggestion, die frühere Bewusstseinsinhalte und Erinnerungen aktiviert

re|tro|au|rikulär, in fachspr. Fügungen: **re|tro|au|ricularis, ...re** [zu ↑retro... u. ↑Auricula]: hinter der Ohrmuschel gelegen oder lokalisiert (z. B. von Krankheitsprozessen)

re|tro|bulbär [zu ↑retro... u. ↑Bulbus oculi]: hinter dem Augapfel gelegen oder lokalisiert (z. B. von Krankheitsprozessen)

Re|tro|collis [zu ↑retro... u. lat. *collum* = Hals] *m;* -; in der Fügung: **Re|tro|collis spasmodicus:** durch Verkrampfung der Nackenmuskulatur hervorgerufene Rückwärtsbeugung des Kopfes

Re|tro|fixatio [zu ↑retro... u. lat. *fixus* = fest; bleibend] *w;* -, ...atio|nes; in der Fügung: **Retro|fixatio colli uteri:** operative Aufrichtung des Gebärmutterhalses bei Gebärmutterknickung

re|tro|flektiert, in fachspr. Fügungen: **re|tro|flexus, ...xa, ...xum** [zu retro... u. lat. *flectere, flexum* = biegen, beugen]: zurückgebogen, nach hinten abgeknickt (von Organen od. Körperteilen); z. B. in der Fügung ↑Fasciculus retroflexus. **Re|tro|flexion** *w;* -, -en, in fachspr. Fügungen: **Re|tro|flexio,** *Pl.:* ...io|nes: Abknickung von Organen oder Körperteilen nach hinten. **Re|tro|flexio uteri:** Rückwärtsabknickung des Gebärmutterkörpers (gegen den Gebärmutterhals). **retroflexus** vgl. retroflektiert

re|tro|grad [zu ↑retro... u. lat. *gradi* = schreiten]: **1)** von hinten her, nach rückwärts. **2)** rückläufig, rückwirkend, in zurückliegende Situationen zurückreichend (z. B. von einer Amnesie gesagt)

re|tro|kardial [zu ↑retro... u. ↑Kardia]: den Bereich hinter dem Herzen, also zwischen Herz u. Wirbelsäule, betreffend; im Raum zwischen dem Herzen u. der Wirbelsäule liegend

retro|kochleär [aus ↑retro... u. ↑Cochlea]: hinter der Ohrschnecke gelegen

re|tro|lental, in fachspr. Fügungen: **re|tro|lentalis, ...le** [zu ↑retro... u. ↑Lens]: hinter der Augenlinse gelegen oder lokalisiert (von krankhaften Veränderungen). **re|tro|lentale Fibro|plasie:** krankhafte Ausbildung einer Bindegewebsplatte hinter der Augenlinse, die zur Vernarbung und Ablösung der Retina und meist zur Erblindung führt (vor allem bei Frühgeborenen, bei denen durch übermäßiges Sauerstoffangebot [Beatmung] die Gefäßbildung der Netzhaut gestört wird)

re|tro|malleo|lär, in fachspr. Fügungen: **re|tro-malleo|laris, ...re** [zu ↑retro... u. ↑Malleolus]: hinter dem Knöchel liegend od. lokalisiert (bes. von krankhaften Veränderungen)

re|tro|mammär [zu ↑retro... u. ↑Mamma]: hinter der weiblichen Brustdrüse liegend od. lokalisiert (bes. von Krankheitsprozessen)

re|tro|mandibulär, in fachspr. Fügungen: **re|tro-mandibularis, ...re** [zu ↑retro... u. ↑Mandibula]: hinter dem Unterkiefer liegend oder lokalisiert (bes. von Krankheitsprozessen)

re|tro|maxillär, in fachspr. Fügungen: **re|tro-maxillaris, ...re** [zu ↑retro... u. ↑Maxilla]: hinter dem Oberkiefer liegend oder lokalisiert (bes. von Krankheitsprozessen)

re|tro|nasal, in fachspr. Fügungen: **re|tro|nasalis, ...le** [zu ↑retro... u. ↑Nase]: hinter der Nase, im Nasenrachenraum liegend od. lokalisiert (bes. von Krankheitsprozessen)

re|tro|peritoneal und **re|tro|peritonäal,** in fachspr. Fügungen: **re|tro|peritonaea|lis, ...le** und **re|tro|peritonea|lis, ...le** [zu ↑retro... u. ↑Peritoneum]: hinter dem Bauchfell liegend oder lokalisiert (bes. von Krankheitsprozessen)

re|tro|pharyn|geal, in fachspr. Fügungen: **re|tro-pharyn|gea|lis, ...le** [zu ↑retro... u. ↑Pharynx]: hinter dem Rachen liegend oder lokalisiert (bes. von Krankheitsprozessen)

re|tro|plazentar, in fachspr. Fügungen: **re|tro-placentaris, ...re** [zu ↑retro... u. ↑Plazenta]: den Raum hinter der Plazenta (bei Schwangeren) betreffend, in ihm lokalisiert (z. B. von Blutungen); z. B. in der Fügung ↑Haematoma retroplacentare

Re|tro|pneu|mo|peri|tone|um *s;* -s, ...näen, auch: **Re|tro|pneu|mo|peri|tonä|um,** *Pl.:* ...ne|en: = Pneumoretroperitoneum

Re|tro|position [zu ↑retro... u. lat. *ponere, positum* = setzen, stellen, legen] *w;* -, -en, in fachspr. Fügungen: **Re|tro|positio,** *Pl.:* ...io|nes: angeborene oder erworbene Verlagerung eines Organs von seinem natürlichen Platz im Körper nach rückwärts. **Re|tro|positio uteri:** Fehllagerung der Gebärmutter im Becken in Richtung Kreuzbein

re|tro|pubisch, in fachspr. Fügungen: **re|tro-pubicus, ...ca, ...cum** [zu ↑retro... u. ↑Pubes]: hinter der Schamfuge liegend oder lokalisiert (z. B. von Krankheitsprozessen)

Re|tro|pulsion [zu ↑retro... u. lat. *pellere, pulsum* = stoßen; treiben] *w;* -, -en, in fachspr. Fügungen: **Re-tro|pulsio,** *Pl.:* ...io|nes: Rückwärtsstürzen beim Versuch, eine plötzliche Rückwärtsbewegung abzustoppen (symptomatisches Zeichen bei Parkinsonkrankheit)

re|tro|sternal, in fachspr. Fügungen: **re|tro-sternalis, ...le** [zu ↑retro... u. ↑Sternum]: hinter dem Brustbein liegend oder lokalisiert (z. B. von Schmerzen od. Krankheitsprozessen)

re|tro|tonsillär, auch: **re|tro|tonsillar,** in fachspr. Fügungen: **re|tro|tonsillaris, ...re** [zu ↑retro... u. ↑Tonsille]: hinter der Rachenmandel liegend oder lokalisiert

Re|tro|trans|poson [↑retro... u. ↑Transposon] *s;* -s, -s u. ...sonen: Transposon, das ein Überrest der DNA eines Retrovirus ist und nach der Infektion in das Erbgut der Zelle eingebaut wurde

Re|tro|vak|zin [↑retro... u. ↑Vakzine] *s;* -s, -e u. (meist) **Re|tro|vak|zine** *w;* -, -n: nicht mehr üblicher Impfstoff (speziell Pockenimpfstoff), der von Kühen gewonnen wird, die vorher mit Pockenlymphe von Menschen infiziert worden waren. **Re|tro-vak|zination** *w;* -, -en: nicht mehr übliche Rückimpfung des aus menschlichen Pocken gewonnenen Impfstoffes auf Kühe

Retroversio vgl. Retroversion

Re|tro|versio|flexio [Kurzbildung aus ↑Retroversion u. ↑Retroflexion] *w;* -, ...io|nes; in der Fügung: **Re|tro|versio|flexio uteri:** Rückwärtsneigung u. gleichzeitige Abknickung der Gebärmutter nach hinten

Re|tro|version [zu ↑retro... u. lat. *vertere, versum* = drehen, wenden] *w;* -, -en, in fachspr. Fügungen: **Re|tro|versio,** *Pl.:* ...io|nes: **1)** Rückwärtsneigung eines Organs, insbes. der Gebärmutter. **2)** Rückwärtsbewegung einer Extremität (z. B. von Arm od. Bein)

re|tro|viral [zu ↑Retrovirus]: durch Retroviren bedingt, von Retroviren stammend

Re|tro|virus [Kurzbildung aus ↑*re*verse *Tr*anskriptase und ↑Virus] *s;* -, ...ren (meist *Pl.*): Familie der Ribonukleinsäureviren mit den Unterfamilien der Onkoviren (↑HTLV) und der ↑Lentiviren; sie übersetzen mittels der reversen Transkriptase die Virusribonukleinsäure in die Desoxyribonukleinsäure der Wirtszelle und bauen sie in deren Genom ein (Erreger von Tumorerkrankungen und Aids)

re|tro|zäkal, in fachspr. Fügungen: **re|tro|cae|calis, ...le** [zu ↑retro... u. ↑Zäkum]: hinter dem Blinddarm liegend oder lokalisiert (z. B. von Krankheitsprozessen)

Rett-Syndrom [nach dem österr. Pädiater Andreas

Rett, 1924–1997]: erbliche fortschreitende Enzephalopathie mit Verlust kognitiver Fähigkeiten, Stereotypien, epileptischen Anfällen, Apraxie, häufig verbunden mit dem Verlust bereits erworbener Fähigkeiten (eine Entwicklungsstörung, die bereits im Alter von 6 bis 18 Monaten beginnt)

Retzius-Raum [nach dem schwed. Anatomen A. A. Retzius, 1796–1860]: = Spatium retropubicum

Re|vak|zination [↑re... u. ↑Vakzination] *w;* -, -en: Wiederimpfung, Zweitimpfung, wiederholte Impfung mit dem gleichen Impfstoff in einem bestimmten zeitlichen Abstand zur Erstimpfung; insbesondere Bezeichnung für die zweite Pockenimpfung. **re|vak|zinieren:** wiederholt mit dem gleichen Impfstoff impfen, eine Zweitimpfung vornehmen

Re|vas|kularisation *w;* -, -en: = Vaskularisation

Reverberation [aus engl. *reverberation* = Zurückwerfen, Widerhall]: Wiederholungsecho, sonografisches Artefakt durch Mehrfachreflexion zwischen zwei stark reflektierenden Grenzflächen

Reverdin-Läppchen [rəvɛrˈdɛ̃:...; nach dem schweiz. Chirurgen J. L. Reverdin, 1842–1908]: dünnes, inselartiges Hautläppchen zur Deckung von Weichteildefekten (z. B. zum Verschluss einer granulierenden Wundfläche)

re|vers [zu lat. *revertere, reversum* = umkehren]: umgekehrt (z. B. reverse Transkriptase)

re|verse Tran|skriptase [↑revers u. ↑Transkriptase] *w;* -, -n: besonderes Enzym, der ↑Retroviren, das Virusribonukleinsäure in Desoxyribonukleinsäure übersetzt. **Reverse Tran|skriptase-Inhibitoren:** Hemmstoffe der reversen Transkriptase (↑Nukleotidanaloga)

re|versibel [zu lat. *revertere, reversum* = umkehren]: umkehrbar, d. h. heilbar (von krankhaften Vorgängen od. Veränderungen im Organismus gesagt). **Re|versibilität** *w;* -: Umkehrbarkeit, d. h. Heilbarkeit krankhafter Vorgänge oder Veränderungen im Organismus

re|vidie|ren [aus lat. *revidere, revisum* = wieder hinsehen]: eine Wunde nochmals operativ behandeln. **Re|vision** *w;* -, -en: nochmalige operative Behandlung einer schlecht heilenden Wunde

re|vitalisieren [zu ↑re... u. ↑vital]: wieder kräftigen, wieder funktionsfähig machen. **Re|vitalisierung** *w;* -, -en: Wiederherstellung der Vitalität durch aufbauende und stärkende Maßnahmen (bes. nach einer Krankheit)

Re|volutio cordis [zu lat. *revolvere, revolutum* = zurückwälzen u. ↑Cor] *w;* - -, ...io|nes -: »Herzrevolution«, Zeitspanne, die das Herz für eine vollständige Schlagfolge benötigt

Re|vulsivum [zu lat. *revellere, revulsum* = wegreißen; vertilgen, vernichten] *s;* -s, ...va: Fieber ableitendes Mittel (z. B. kalte Waden- und Armwickel)

Reye-Syndrom [nach dem australischen Pathologen Ralf D. Reye, 1912–1978]: bes. bei Kindern und Jugendlichen auftretende akute, nicht entzündliche Enzephalopathie mit fettiger Degeneration der Leber, oft nach viralen Infekten oder Einnahme bestimmter Medikamente (z. B. ASS); deshalb sollte die Behandlung von Kindern und Jugendlichen mit ASS nur nach strenger Indikation in seltenen Einzelfällen mit besonderer Vorsicht erfolgen

Reynold-Zahl [nach dem brit. Physiker Osborne Reynold, 1842–1912]: Kennzahl für den Strömungszustand von Flüssigkeiten

Re|zept [zu lat. *recipere, receptum* = zurücknehmen; aufnehmen; nehmen] *s;* -[e]s, -e: schriftliche Anweisung des Arztes / der Ärztin an den Apotheker / die Apothekerin für die Abgabe von Heilmitteln. **re|zeptie|ren:** ein Rezept ausschreiben (als Arzt/Ärztin)

re|zeptiv [...ti:f; zu lat. *recipere, receptum* = aufnehmen]: aufnehmend, empfangend (beim Geschlechtsverkehr den Penis in die Scheide); Gegensatz: insertiv. **Re|zeptor** *m;* -s, ...toren (meist *Pl.*): **1)** (auf der zellulären Ebene) Zellen, die Reize (z. B. physikalische oder chemische Reize) aufnehmen und an das neuronale System weiterleiten, z. B. Sinneszellen. **2)** (auf der molekularen Ebene) Proteine auf der Oberfläche von Zellen, die andere Moleküle (Liganden) binden, z. B. Zytokinrezeptoren, Antigenrezeptoren. **re|zeptorisch:** Rezeptoren betreffend, von ihnen aufgenommen

re|zept|pflichtig: aufgrund gesetzlicher Vorschriften nur auf ärztliches Rezept erhältlich (von Arzneimitteln)

Re|zeptur [zu ↑Rezept] *w;* -, -en: **1)** Zubereitung von Arzneimitteln nach den Angaben des ärztlichen Rezeptes. **2)** Arbeitsraum in der Apotheke zur Zubereitung von Arzneimitteln

re|zessiv [...i:f; zu lat. *recedere, recessum* = zurücktreten, zurückweichen]: zurücktretend, nicht in Erscheinung tretend, verdeckt (von Erbfaktoren; Biol.; Gegensatz: ↑dominant). **Re|zessivität** *w;* -: Bez. für das Phänomen, dass ein rezessives Erbmerkmal im ↑Phänotyp eines Lebewesens nicht in Erscheinung tritt; Gegensatz: ↑Dominanz (Biol.)

re|zidiv [...i:f; zu lat. *recidere* = zurückfallen; wiederkommen]: wiederkehrend, wieder auflebend; rückfällig (bezogen auf eine Krankheit bzw. auf Krankheitssymptome). **Re|zidiv** *s;* -s, -e: Wiederaufleben; Rückfall (bezogen auf eine gerade überstandene Krankheit). **re|zidi|vie|ren:** in bestimmten Zeitabständen periodisch wiederkehren (von Krankheiten gesagt)

R-Faktor: ringförmiges DNA-Stück mit Resistenzmarkern, die sich unabhängig vom Teilungszyklus der Zelle vermehren (Genetik)

RFLP: Abk. für ↑*R*estriktions*f*ragment*l*ängen-*P*olymorphismus

RG: Abk. für ↑Rasselgeräusch

RGT-Regel: Abk. für *R*eaktion-*G*eschwindigkeit-*T*emperatur-Regel

rh = Rhesusfaktor (negativ)

Rh: **1)** chem. Zeichen für ↑Rhodium. **2)** Rhesusfaktor (positiv)

RH: Abk. für ↑Releasing-Hormone

rhabdoidisch [zu gr. *ῥάβδος* = Rute, Gerte, Stab]: stabförmig (Biol., Med.)
Rhabdom [zu gr. *ῥάβδος* = Rute, Gerte, Stab] *s;* -s, -e: allg. Bez. für die Stäbchen und Zapfen in der Netzhaut des Auges
Rhabdo|myo|lyse [gr. *ῥάβδος* = Rute, Gerte, Stab, ↑myo... u. ↑...lyse] *w;* -, -n: krankhafte Selbstauflösung der quer gestreiften Muskulatur
Rhabdo|myom [gr. *ῥάβδος* = Rute, Gerte, Stab u. ↑Myom] *s;* -s, -e: gutartige bindegewebige Geschwulst mit mehr oder weniger ausgebildeten quer gestreiften Muskelfasern, Riesenzellen und glykogenreichen Zellen
Rhabdo|myo|sarkom [Kurzbildung aus ↑Rhabdomyom u. ↑Sarkom] *s;* -s, -e: bösartige Geschwulst der quer gestreiften Muskulatur
Rhabdo|sphinkter [gr. *ῥάβδος* = Rute, Gerte, Stab u. ↑Sphinkter] *m;* -s, ...tere: = Musculus sphincter urethrae
Rhabdo|virus [gr. *ῥάβδος* = Rute, Gerte, Stab u. ↑Virus] *s;* -, ...ren (meist *Pl.*): Gruppe stäbchenförmiger Viren (RNS-Viren) mit einem kegelförmigen und einem flachen Ende, zu denen u. a. das Tollwutvirus gehört
rha|chi..., Rha|chi..., auch: **rha|chio..., Rha|chio...,** gelegentlich in eindeutschender Schreibung: **rachi..., Ra|chi...** bzw. **ra|chio..., Ra|chio...** [aus gr. *ῥάχις* = Rücken; Rückgrat]: Bestimmungswort von Zus. mit der Bed. »Wirbelsäule; Rückenmark«; z. B.: Rhachialgie, Rhachiotomie
Rha|chi|algie [↑rhachi... u. ↑...algie] *w;* -, ...ien: Schmerz im Bereich der Wirbelsäule
Rha|chi|an|äs|thesie [↑rhachi... und ↑Anästhesie] *w;* -, ...ien: Schmerzausschaltung durch Einspritzen von ↑Anästhetika in den Rückenmarkkanal bzw. den Subduralraum
Rha|chio|tomie [↑rhachi... u. ↑...tomie] *w;* -, ...ien: operative Eröffnung der Wirbelsäule bzw. des Wirbelsäulenkanals (z. B. im Rahmen einer Bandscheibenoperation)
Rha|chi|pagus [zu ↑rhachi... u. gr. *πηγνύναι* = festmachen (*παγῆναι* = befestigt sein)] *m;* -, ...pagi u. eindeutschend: ...pagen: Doppelfehlbildung, bei der beide Feten an der Wirbelsäule zusammengewachsen sind
Rha|chis|agra [gr. *ῥάχις* = Rücken; Rückgrat u. gr. *ἄγρα* = das Fangen; (in Zus. auch:) Zange; Gicht] *s;* -s: Gicht der Wirbelgelenke
Rha|chi|schisis [...s-ç...; zu ↑rhachi... u. gr. *σχίζειν* = spalten] *w;* -, ...schisen: mangelhafter Verschluss des Wirbelkanals (entweder total und mit Fehlen des Rückenmarks oder partiell mit Offenbleiben der Wirbelbögen)
Rhachitis vgl. Rachitis
Rhadino|virus: Virusgattung, zu der das humane Herpesvirus 8 gehört (verursacht das Kaposi-Sarkom)
Rhagade [aus gr. *ῥαγάς*, Gen.: *ῥαγάδος* = Riss; Ritze] *w;* -, -n: tiefer Hauteinriss bis in die Dermis (an Händen, Füßen, Mundwinkeln), Usachen sind z. B. Immunschwäche, Verhornungsstörungen, Infektionen
rhagadi|form, in fachspr. Fügungen: **rhagadiformis, ...me** [zu ↑Rhagade u. lat. *forma* = Gestalt, Form]: schrundenförmig (z. B. von Hautverletzungen)
Rham|no|lipid [↑Rhamnose und ↑Lipid] *s;* -[e]s, -e: hitzestabiles Zellgift, bestehend aus Rhamnose und Lipiden
Rham|nose [zu gr. *ῥάμνος* = eine Art Dornstrauch] *w;* -, -n: erst süß, dann bitter schmeckendes ↑Monosaccharid, das Bestandteil vieler Glykoside ist und aus Glukose gebildet wird
Rh-Antikörper: Rhesusantikörper
Rhaphe vgl. Raphe
Rhenium [nlat. Bildung zu lat. *Rhenus* = Rhein] *s;* -s: metallisches chem. Element; Zeichen: Re
Rheo|base [gr. *ῥέος* = das Fließen, der Strom u. gr. *βάσις* = Gegenstand, auf dem etwas stehen kann; Tritt; Fundament] *w;* -: geringste Stromstärke, die eben noch eine Muskelkontraktion bewirkt
Rheo|en|ze|phalo|gra|fie [gr. *ῥέος* = das Fließen, der Strom, ↑Encephalon u. ↑...grafie] *w;* -, ...ien: Messung elektrischer Leitfähigkeitsänderungen der pulsierenden Blutsäule (zur Erfassung intrazerebraler Durchblutungsstörungen)
Rheo|gra|fie [gr. *ῥέος* = das Fließen, der Strom u. ↑...grafie] *w;* -, ...ien: Verfahren zur Beurteilung von Pulsationen in [peripheren] Blutgefäßen durch Aufzeichnung der Pulsschwingungen, die beim Durchtritt der Pulswelle entstehen
Rheo|kardio|gra|fie [gr. *ῥέος* = das Fließen, der Strom, ↑Kardia u. ↑...grafie] *w;* -, ...ien: Registrierung des Widerstandes, der einem elektrischen Strom beim Durchfließen des Brustkorbes geleistet wird (dient der Erfassung mechanischer und elektrischer Erscheinungen der Herztätigkeit)
Rheo|logie [gr. *ῥέος* = das Fließen, der Strom u. ↑...logie] *w;* -: Fließlehre, Wissenschaft und Lehre von der Mechanik flüssiger Stoffe (z. B. des Blutes). **rheo|logisch:** die Rheologie betreffend
Rheo|pe|xie [zu gr. *ῥέος* = das Fließen, der Strom u. gr. *πῆξις* = das Befestigen, Verbinden] *w;* -, ...ien: Festwerden von Gallerten durch mechanische Einwirkung mit nachfolgender Wiederverflüssigung
Rheo|ple|thysmo|gra|fie [gr. *ῥέος* = das Fließen, der Strom u. ↑Plethysmografie] *w;* -, ...ien: Verfahren zur Bestimmung der Volumenschwankungen eines von einem Hochfrequenzstrom durchflossenen Organs (insbesondere des Herzens) mithilfe der jeweiligen Widerstandsänderung
Rheo|taxis [gr. *ῥέος* = das Fließen, der Strom u. gr. *τάξις* = Ordnung, Aufstellung] *w;* -, ...xen: Orientierungsweise sich aktiv bewegender Organismen (z. B. Spermien) in einer Flüssigkeit, meist gegen die Strömung (positive R.), selten mit der Strömung (negative R.)
Rhesus|faktor: zuerst beim Rhesusaffen entdeckter, bei etwa 85 % der Europäer vorkommender do-

minant erblicher Faktor der roten Blutkörperchen, der in Rh-freiem Blut (Rhesusfaktor negativem Blut) als Antigen wirkt u. als solches die Bildung eines Antikörpers auslöst, der seinerseits beim Zusammentreffen von Rh-freiem mit Rh-Blut (Rhesusfaktor positivem Blut) eine ↑Agglutination hervorruft (bedeutungsvoll bes. bei Blutübertragungen, bei Schwangerschaften u. beim Vaterschaftsnachweis); Abk.: Rh

Rhesus|in|kom|patibilität: Rhesusunverträglichkeit, Blutgruppeninkompatibilität beruhend auf dem ↑Rhesusfaktor, wichtig in der Geburtshilfe: Rh-negative Mütter entwickeln während der Schwangerschaft mit Rh-positiven Kindern Antikörper gegen den Rhesusfaktor (Rhesussensibilisierung), dies kann insbesondere bei weiteren Schwangerschaften dazu führen, dass die Blutzellen eines Rh-positiven Kindes angegriffen werden, was zu Erythroblastose und zum intrauterinen Versterben des Fetus führen kann

Rheu|ma *s;* -s: ugs. Kurzbez. für ↑Rheumatismus

Rheuma|faktor [aus ↑Rheuma u. ↑Faktor]: Autoantikörper (Immunglobuline A, G und M) gegen das Fc-Fragment menschlicher Immunglobuline, Vorkommen: z. B. bei rheumatoider Arthritis, Kollagenosen

Rheuma|knoten [zu ↑Rheuma]: an Ellbogen- u. Unterarmstreckseiten auftretende 2–3 cm große, subkutane, asymptomatische Knoten bei rheumatoider Arthritis im fortgeschrittenen Stadium, rheumatischem Fieber, Borrelia-burgdorferi-Infektion od. Syphilis

Rheum|ar|thritis [Kurzbildung aus ↑Rheumatismus u. ↑Arthritis] *w;* -, ...itiden, in fachspr. Fügungen: ...itides: allg. Bez. für rheumatische Gelenkentzündungen

Rheu|matiker *m;* -s, -, **Rheu|matikerin** *w;* -, -nen [zu ↑Rheumatismus]: Person, die an Rheumatismus leidet. **rheu|matisch,** in fachspr. Fügungen: **rheu|maticus, ...ca, ...cum:** durch Rheumatismus bedingt, auf ihn bezüglich. **rheu|matisches Fieber** vgl. Polyarthritis rheumatica acuta

R
Rhes

Rheu|matismus [von gleichbed. gr. ῥευματισμός, eigtl. = das Fließen (nach den Vorstellungen der antiken Medizin wird der Rheumatismus von im Körper »herumfließenden« Krankheitsstoffen verursacht)] *m;* -, ...mi (eindeutschend: ...men): veralt. Überbegriff für Erkrankungen des rheumatischen Formenkreises mit vielfach beeinträchtigenden Erkrankungen der Gelenke, Muskeln, Nerven, Sehnen. **Rheu|matismus nodosus:** Sonderform der chronischen Polyarthritis, bei der die rheumatischen, subkutanen Knoten im Vordergrund des Krankheitsbildes stehen, während die Symptome an den Gelenken zurücktreten

rheu|mato|id [zu ↑Rheumatismus u. ↑...id]: dem Rheumatismus ähnlich (von Erkrankungen). **Rheu|mato|id** *s;* -[e]s, -e: im Gefolge schwerer allgemeiner oder Infektionskrankheiten auftretende rheumatismusähnliche Erkrankung

Rheu|mato|id|ar|thritis: neuere Bez. für ↑progressiv-chronische Polyarthritis

Rheu|mato|loge *m;* -n, -n, **Rheu|mato|login** *w;* -, -nen [zu ↑Rheumatismus und ↑...loge]: Spezialist/-in auf dem Gebiet der rheumatischen Krankheiten. **Rheu|mato|logie** [↑...logie] *w;* -: Wissenschaft und Lehre von der Entstehung, Behandlung und Prophylaxe rheumatischer Erkrankungen

Rhexis [aus gr. ῥῆξις = das Reißen, der Riss] *w;* -, Rhexes: Zerreißung (z. B. eines Blutgefäßes)

rhin..., Rhin... vgl. rhino..., Rhino...

Rhin|algie [↑rhino... u. ↑...algie] *w;* -, ...ien: Nasenschmerz

Rhin|all|ergose [↑rhino... u. ↑Allergose] *w;* -, -n: »Heuschnupfen«, allergische Reaktion der Nasenschleimhaut auf eingeatmete Pollenallergene (geht mit Schnupfen, seröser Exsudation, Juckreiz und lokalem Schwellungsgefühl einher)

Rhin|en|ce|phalon, auch in eindeutschender Schreibung: **Rhin|en|ze|phalon** [↑rhino... u. ↑Encephalon] *s;* -s, ...la: Riechhirn, Riechlappen des Gehirns mit dem Geruchszentrum

Rhinitis [zu gr. ῥίς, Gen.: ῥινός = Nase] *w;* -, ...itiden (in fachspr. Fügungen: ...itides): Nasenkatarrh, Schnupfen, Nasenschleimhautentzündung. **Rhinitis vaso|motorica:** nerval bedingte Nasenschleimhautentzündung mit anfallsweisem Auftreten einer Nasenverstopfung, Absonderung eines wässrigen Sekretes und häufigem Niesen

rhi|no..., Rhi|no...

vor Vokalen meist: **rhin..., Rhin...**
⟨zu gr. ῥίς, Gen.: ῥινός »Nase«⟩
Wortbildungselement mit der Bedeutung »Nase (als Riechorgan); Geruchszentrum (im Gehirn)«:
- Rhinalgie
- Rhinallergose
- Rhinolalie
- Rhinencephalon

Rhino|blennor|rhö, auch: **Rhino|blennor|rhöe** [...røː; ↑rhino... u. ↑Blennorrhö] *w;* -, ...rrhöen: Nasenkatarrh mit ständiger Absonderung eines eitrig-schleimigen Sekretes

rhino|gen [↑rhino... u. ↑...gen]: in der Nase entstanden, von der Nase ausgehend

Rhino|lalie [zu ↑rhino... u. gr. λαλεῖν = schwatzen, reden] *w;* -, ...ien, in fachspr. Fügungen: **Rhino|lalia**[1], *Pl.:* ...iae: Näseln, näselnde Sprache (eine Sprachstörung). **Rhino|lalia aperta:** »offenes Näseln«, Näseln bei Gaumensegellähmung oder bei vorliegender Gaumenspalte als Folge eines Unvermögens, den Rachenraum bei der Lautgebung abzuschließen. **Rhino|lalia clau|sa:** »geschlossenes Näseln«, Näseln bei Verlegung der Nase bzw. der Nasenwege (dabei können die Nasenlaute m, n und ng nicht in die Resonanz einbezogen werden)

Rhino|lith [↑rhino... u. ↑...lith] *m;* -s od. -en, -e[n]:

»Nasenstein«, ↑Konkrement in der Nase aus verkalkten Nasenfremdkörpern

Rhino|loge *m;* -n, -n, **Rhino|login** *w;* -, -en [↑rhino... u. ↑...loge]: Arzt, Ärztin mit speziellen Kenntnissen auf dem Gebiet der Nasenkrankheiten. **Rhinologie** [↑...logie] *w;* -: Lehre von der Nase und ihren Krankheiten. **Rhino|logikum** *s;* -s, ...ka: in der Nase anzuwendendes Arzneimittel. **rhino|logisch:** die Rhinologie betreffend

Rhino|mano|me|trie [↑rhino..., gr. *μανός* = dünn, locker u. ↑...metrie] *w;* -, ...ien: Messung der Strömungswiderstände in den Nasengängen zur Feststellung des Grades der Behinderung bei eingeschränkter Nasenatmung

Rhino|myia|se [↑rhino... u. ↑Myiase] *w;* -, -n: Madenkrankheit der Nase (vor allem in den Tropen auftretend)

Rhino|mykose [↑rhino... u. ↑Mykose] *w;* -, -n: Pilzerkrankung der Nase (vor allem ihrer Schleimhaut)

Rhino|pa|thie [↑rhino... u. ↑...pathie] *w;* -, ...ien, in fachspr. Fügungen: **Rhino|pa|thia**[1], *Pl.:* ...iae: Sammelbez. für alle Erkrankungen im Bereich der Nase

Rhino|pha|ryn|gitis [zu ↑rhino... u. ↑Pharynx] *w;* -, ...itiden (in fachspr. Fügungen: ...itides): Entzündung der Nasen- und Rachenschleimhaut

Rhino|pharyn|go|skopie [zu ↑rhino..., ↑Pharynx u. ↑...skopie] *w;* -, ...ien: direkte Betrachtung des Nasen-Rachen-Raumes vom Mund aus (mithilfe eines opt. Instrumentes)

Rhino|phonie [zu ↑rhino... u. gr. *φωνή* = Stimme] *w;* -, ...ien: = Rhinolalie

Rhino|phym [↑rhino... u. gr. *φῦμα* = Gewächs; Geschwulst] *s;* -s, -e: knollige Verdickung der Nase, Knollennase

Rhino|plastik [↑rhino... u. ↑Plastik] *w;* -, -en: operative Umformung, Reduktion oder Rekonstruktion der äußeren Nase (ohne das ↑Septum)

Rhinor|rhagie [zu ↑rhino... u. gr. *ῥηγνύναι* = reißen, sprengen; Analogiebildung nach ↑Hämorrhagie] *w;* -, ...ien: heftiges Nasenbluten

Rhino|sklerom [zu ↑rhino... u. gr. *σκληρός* = trocken, dürr; hart] *s;* -s, -e: durch ↑Klebsiellen verursachte granulomatöse Entzündung der Schleimhäute der oberen Atemwege mit knotiger Verhärtung und wulstiger Verdickung der Nase; Nasenverhärtung

Rhino|skop [↑rhino... u. ↑...skop] *s;* -s, -e: »Nasenspiegel«, zangenähnliches ärztliches Instrument zur Untersuchung der Nase von vorn. **Rhinoskopie** [↑...skopie] *w;* -, ...ien: Untersuchung der Nase mit dem Rhinoskop

Rhino|sporidio|se [zu ↑Rhinosporidium] *w;* -, -n: Pilzerkrankung der Nasenschleimhaut durch Rhinosporidiumarten (führt zu leicht blutenden Geschwüren)

Rhino|sporidium [zu ↑rhino..., ↑Spore u. ↑...id] *s;* -s, (Arten:) ...idien [...iən], latinisiert: ...idia: Gattung von Sprosspilzen, Erreger der Rhinosporidiose

Rhino|virus [↑rhino... u. ↑Virus] *s;* -, ...ren (meist *Pl.*): säurelabile, humanpathogene RNS-Viren aus der Gruppe der ↑Picornaviren, Erreger harmloser Erkältungskrankheiten des Nasen-Rachen-Raums

Rhiz|ar|throse [gr. *ῥίζα* = Wurzel u. ↑Arthrose] *w;* -, -n: Arthrose des Daumensattelgelenks

Rhizom [zu gr. *ῥίζα* = Wurzel] *s;* -s, -e, in fachspr. Fügungen: **Rhizoma**, *Pl.:* -ta: Wurzelstock von Pflanzen (wird getrocknet und zerkleinert für Arzneimittelzubereitungen verwendet)

Rhizo|poden, in der zoologischen Nomenklatur: **Rhizo|poda** [zu gr. *ῥίζα* = Wurzel u. gr. *πούς*, Gen.: *ποδός* = Fuß] *Pl.:* »Wurzelfüßer«, zu den Einzellern zählender Stamm des Tierreichs, dessen Vertreter durch in der Form ständig veränderliche, der Fortbewegung u. Nahrungsaufnahme dienende Protoplasmafortsätze gekennzeichnet sind (medizinische Bedeutung haben z. B. die Amöben)

Rhizo|tomie [gr. *ῥίζα* = Wurzel u. ↑...tomie] *w;* -, ...ien, in fachspr. Fügungen: **Rhizo|tomia**[1], *Pl.:* ...iae: operative Durchtrennung der Wurzeln von Rückenmarksnerven (zur Schmerzausschaltung). **Rhizo|tomia anterior:** operative Durchtrennung der vorderen Rückenmarkswurzeln. **Rhizo|tomia posterior:** operative Durchtrennung der hinteren Rückenmarkswurzeln

Rhodium [zu gr. *ῥόδον* = Rose] *s;* -s: zur Gruppe der Platinmetalle gehörendes chemisches Element; Zeichen: Rh

Rhodopsin vgl. Sehpurpur

Rhodo|torulose *w;* -, -n, in fachspr. Fügungen: **Rhodo|torulosis**, *Pl.:* ...oses: Erkrankung einzelner Organe durch Kleinpilze der Gattung Rhodotorula

Rhomb|en|ce|phalon, auch in eindeutschender Schreibung: **Rhomb|en|ze|phalon** [gr. *ῥόμβος* = Kreisel; Raute u. ↑Encephalon] *s;* -s, ...la: »Rautenhirn«, Bezeichnung für den aus dem Hinterhirn u. dem Nachhirn bestehenden Teil des Gehirns (Anat.)

rhombo|idalis, ...**le** und **rhombo|ide|us,** ...**idea,** ...**ide|um** [zu gr. *ῥόμβος* = Kreisel; Raute u. gr. -*ειδής* = gestaltet; ähnlich]: von rautenförmiger Struktur, ein rautenförmiges Aussehen habend (Anat., Med.)

Rhon|chus [von gr. *ῥόγχος* = das Schnarchen] *m;* -, ...chi: = Rasselgeräusch. **Rhon|chi sibilantes** *Pl.:* »pfeifende Rasselgeräusche«, krankhafte respiratorische Nebengeräusche, die über den Lungen, z. B. bei Bronchialerkrankungen, zu hören sind. **Rhon|chi sonori** *Pl.:* tiefe, »brummende« Rasselgeräusche (Giemen, Schnurren), krankhafte respiratorische Nebengeräusche, die über den Lungen, z. B. bei Bronchialerkrankungen, zu hören sind

Rhotazismus [zu gr. *ῥωτακίζειν* = den Buchstaben r beim Sprechen oder Schreiben zu häufig verwenden bzw. missbrauchen] *m;* -, ...men: fehlerhafte Aussprache bzw. unkorrekter Gebrauch des r-Lautes (beim Sprechen)

Rhyas [aus gr. *ῥυάς*, Gen.: *ῥυάδος* = im Fluss, fließend; das Tränenträufeln] *w;* -, Rhya|den: seltene Bezeichnung für ↑Epiphora

Rhypia vgl. Rupia

Rhypo|phobie [zu gr. ῥύπος = Schmutz u. gr. φόβος = Furcht] *w;* -, ...ien: krankhafte Angst vor Schmutz, Unrat oder Kot

rhyth|misch [zu ↑Rhythmus]: in gleichmäßigen Zeitabständen erfolgend (z.B. von Atmung, Puls, Kontraktion des Herzmuskels u.Ä.)

rhyth|mo|gen [↑Rhythmus u. ↑...gen]: durch den Herzrhythmus bedingt oder verursacht (z.B. rhythmogene Synkope)

Rhyth|mo|loge *m;* -n, -n, **Rhyth|mo|login** *w;* -, -en [↑Rhythmus u. ↑...logie]: Arzt, Ärztin mit speziellen Kenntnissen auf dem Gebiet der Herzrhythmusstörungen. **Rhyth|mo|logie** [↑...logie] *w;* -: medizinisches Spezialgebiet, das sich mit der Entstehung und Therapie von Herzrhythmusstörungen beschäftigt

Rhyth|mus [von gr. ῥυθμός = Takt, Taktmäßigkeit, Gleichmaß] *m;* -, ...men: taktmäßige Gleichförmigkeit bzw. Wiederkehr einer Bewegung (z.B. der Atmung, des Pulses, der Kontraktion des Herzmuskels)

Rhytid|ek|tomie [gr. ῥυτίς, Gen.: ῥυτίδος = Runzel, Falte u. ↑Ektomie] *w;* -, ...ien: operative Beseitigung von Hautfalten (bes. im Gesichtsbereich)

Rhytidose [zu gr. ῥυτίς, Gen.: ῥυτίδος = Runzel, Falte] *w;* -, -n: vermehrte Bildung von Hautfalten infolge Nachlassens des natürlichen Spannungszustandes des Hautgewebes

RI: Abk. für (engl.) *R*esistive *I*ndex

RIA: Abk. für ↑Radioimmunassay

Ribbing-Krankheit [nach dem schwed. Röntgenologen S. Ribbing, 1902–1993]: vermutlich familiär-erbliches Leiden, u.a. mit vermehrtem Knochenabbau u. Verhärtung der Knochen mit gleichzeitiger Stabilitätsverminderung, vor allem im Epiphysenbereich der langen Röhrenknochen

Ribo|flavin [Kunstwort aus ↑Ribose u. lat. *flavus* = gelb] *s;* -s: in Hefe, Leber, Fleischextrakt, Niere, Muttermilch und in allen Blattgemüsen vorkommendes, stark ribosehaltiges Wachstumsvitamin (= Vitamin B_2)

Ribo|nu|kle|in|säure, auch: **Ribose|nu|kle|in|säure** [Kunstwort zu ↑Ribose u. lat. *nucleus* = Kern]: aus Phosphorsäure, Ribose u. vier organischen Basen aufgebaute chem. Verbindung in den Zellen sämtlicher Lebewesen, die im Rahmen der Proteinbiosynthese wichtige Aufgaben bei der Übersetzung der genetischen Information in Proteine übernimmt, man unterscheidet mRNS (Messenger-RNS, Informationsträger), rRNS (ribosomale RNS, Baustein der ↑Ribosomen) und tRNS (Transfer-RNS, Adaptermolekül zwischen mRNS und Aminosäuren), darüber hinaus teilweise katalytische Funktionen (↑Ribozyme), bei bestimmten Viren auch Träger der Erbinformation (Biochemie); Abk.: RNS, (international:) RNA

Ribose [Kunstwort] *w;* -, -n: zu den ↑Pentosen gehörender Zucker (bes. im Zytoplasma vorkommend), Kohlenhydratbestandteil der Ribonukleinsäuren

Ribo|som [Kurzw. aus ↑Ribose u. ↑...som] *s;* -s, -en (meist *Pl.*): hauptsächlich aus Ribonukleinsäuren u. Protein bestehende, submikroskopisch kleine Organellen im Zytoplasma, besonders am ↑endoplasmatischen Retikulum, die für die Proteinsynthese bedeutsam sind (Biochemie). **ribo|somal:** zu den Ribosomen gehörend, diese betreffend

Ribo|zym [Kurzw. aus ↑Ribose und ↑Enzym] *s;* -s, -e: Ribonukleinsäuremolekül, das wie Enzyme (Proteine) chem. Reaktionen katalysiert

Richet-Phänomen [rɪˈʃɛ...; nach dem frz. Physiologen Ch.R. Richet, 1850–1935]: veralt. für eine starke, mit Schocksymptomen einhergehende Überempfindlichkeitsreaktion des Organismus nach wiederholter Einbringung der gleichen nicht körpereigenen Proteine in den Körper, die bei der ersten Einbringung keine Reaktion auslösten (eine Form der ↑Anaphylaxie)

Richter-Linie [nach dem dt. Chirurgen A.G. Richter, 1742–1812]: gedachte Linie (für die Bauchpunktion) zwischen Nabel und linkem, vorderem, oberem Darmbeinstachel

Rickett|sien [...ɪən; nlat. Bildung zum Namen des amerik. Pathologen H.T. Ricketts, 1871–1910] *Pl.:* obligat zellparasitische, gramnegative, unbewegliche, vielgestaltige Bakterien, die nur in lebenden Zellen existieren können u. als Erreger zahlreicher Infektionskrankheiten (z.B. Fleckfieber, Fünftagefieber, Balkangrippe) fungieren (Übertragung erfolgt durch Insekten)

Rickett|sio|se [zu ↑Rickettsien] *w;* -, -n: durch Rickettsien hervorgerufene Infektionskrankheit

Riechbahn: efferente Reflexbahn, die aus dem Hippocampus entspringt und über Fimbrie, Fornix und ↑Corpus mamillare schließlich als ↑Tractus mamillothalamicus zum Thalamus verläuft (stellt einen Teil des Riechhirns dar)

Riechhirn vgl. Rhinencephalon

Riechnerven vgl. Nervi olfactorii

Riedel-Struma [nach dem dt. Chirurgen B.M.C.L. Riedel, 1846–1916]: chronisch verlaufende, autoimmun bedingte Entzündung der Schilddrüse (↑Thyreoiditis) mit starker Bindegewebsvermehrung und Verhärtung der Schilddrüse

Rieder-Magen [nach dem dt. Röntgenologen Hermann Rieder, 1858–1932]: angelhakenförmiger Magen. **Rieder-Zellen:** ↑Myeloblasten bzw. atypische ↑Lymphozyten, die bei akuter Leukämie auftreten (die Zellkerne weisen mehrere tiefe Einschnitte auf, die vermutlich durch die asynchrone Reifung von Zellkern und Zytoplasma zustande kommen)

Riehl-Melanose [nach dem österr. Dermatologen Gustav Riehl, 1855–1943]: fleckförmige Pigmentierung der Haut besonders im Gesicht und an den Gliedmaßen, verbunden mit übermäßig starker Verhornung der Haut

Riesenkind: veralt. Bez. für ein Kind mit einem Geburtsgewicht über 4500 g und einer Geburtslänge über 58 cm; makrosomes Kind (↑fetale Makrosomie)

Riesen|wuchs: veralt. für ↑Gigantismus

Riesen|zell|arteri|itis [zu ↑Arterie] *w;* -, ...itiden (in fachspr. Fügungen: ...itides): granulomatöse systemische Entzündung mittelgroßer oder großer Arterien (Autoimmunerkrankung), welche die Gefäßwand angreift und zu einer Verringerung oder einem Verschluss des Gefäßlumens führt; in der feingeweblichen Untersuchung sind charakteristische Riesenzellen anzutreffen; bei der Takayasu-Krankheit sind der Bogen der Hauptschlagader und die Anfangsteile der in diesem Bereich abgehenden Arterien betroffen

Riesenzellen: große Zellen mit vielen Kernen, die durch eine Störung der Zellteilung entstehen (Biol.)

rigid, in fachspr. Fügungen: **rigidus, ...da, ...dum** [zu lat. *rigere* = starr sein, steif sein]: starr, steif, derb, fest (bezogen z. B. auf die Beschaffenheit der Arterien bei Arteriosklerose). **Rigidität,** in fachspr. Fügungen: **Rigiditas** *w;* -: Versteifung; Steifigkeit, Starre (insbesondere der Muskeln). **Rigiditas dorsalis myo|pathica:** Versteifung der Rückenmuskeln bei Muskelentzündung. **Rigor** *m;* -s: = Rigidität. **Rigor mortis** [↑Mors]: »Totenstarre«, fortschreitende Erstarrung der Muskulatur etwa 2–4 Stunden nach dem Tod (durch ATP-Mangel) bis zur vollen Ausbildung nach etwa 6–9 Stunden durch passive Bewegungen wieder aufbrechbar; gilt als sicheres Todeszeichen; nach ca. 48 Stunden setzt die ↑Autolyse des Körpers ein, wodurch sich die Starre zurückbildet

Riley-Day-Syndrom [nach dem amerik. Pädiater Conrad M. Riley, 1913–2005, u. dem amerik. Arzt Richard L. Day, 1905–1989]: familiäre ↑Dysautonomie

Rima [aus gleichbed. lat. *rima,* Gen.: *rimae*] *w;* -, Rimae: Spalt, Ritze (Anat.). **Rima ani** [↑Anus]: Gesäßspalte, die die beiden Gesäßhälften voneinander trennt. **Rima glottidis** [↑Glottis]: »Stimmritze«, in der Weite veränderlicher Spalt zwischen den wahren Stimmbändern im Kehlkopf. **Rima oris** [↑ 2Os]: die durch Ober- u. Unterlippe begrenzte Mundspalte. **Rima palpe|brarum** [↑Palpebra]: die durch Ober- und Unterlid begrenzte Lidspalte des Auges. **Rima pudendi:** »Schamspalte« (zwischen den großen Schamlippen der äußeren weiblichen Geschlechtsteile). **Rima vestibuli:** Vorhofspalte zwischen den Taschenbändern des Kehlkopfes

Rinde vgl. Kortex

Rinden|ataxie: Ataxie infolge Erkrankung der Großhirnrinde

Rindenblindheit: Blindheit trotz intakter Augen- und Sehnerven bei Ausfall der Sehrinde im Hinterhauptlappen

Rinden|epi|lepsie = Jackson-Epilepsie

Rinden|nystag|mus: horizontale Zuckung der Augen bei Geschwülsten oder Schäden im Bereich des Fußes der zweiten Stirnwindung im Gehirn

Rindentaubheit: Taubheit trotz intakten Hörnervs und Gehörorgans im Innenohr infolge ausgedehnter Zerstörungen der Hörsphäre im Gehirn durch große Schläfenlappenherde

Rinderbandwurm vgl. Taenia saginata

Rinder|tuberkulose: auf den Menschen (vor allem) durch Genuss von Milch tuberkulosekranker (perlsüchtiger) Kühe übertragbare Tuberkulose

Rinder|wahnsinn vgl. bovine spongioforme Enzephalopathie

Rindfleisch-Falte [nach dem dt. Pathologen G. E. Rindfleisch, 1836–1908]: Umschlagsfalte des Perikards am Übergang vom Herzen zur Aorta

Ring|detektor|gerät [engl. *to detect* = aufdecken, aufspüren]: CT-Scanner mit breitem Strahlenfeld, bei dem der Detektorbogen zu einem geschlossenen Ring erweitert wird

Ringelhaare vgl. Pili anulati

Ringelröteln vgl. Erythema infectiosum

Ringer-Lösung [nach dem engl. Arzt Sydney Ringer, 1835–1910]: in Konzentration und Mischung der Blutflüssigkeit entsprechende isotonische Salzlösung aus Natriumchlorid, Kaliumchlorid, Kalziumchlorid, Magnesiumchlorid, Natriumphosphat und Natriumkarbonat (als Blutersatz)

Ringfinger vgl. Digitus anularis

Ringknorpel vgl. Cartilago cricoidea

Ring|stripper [zu engl. *to strip* = abstreifen] *m;* -s, -: flexible Sonde mit Metallring zur Entfernung von Gefäßthromben

Rinne-Versuch [nach dem dt. Otologen F. H. Rinne, 1819–1868]: Form der Stimmgabelhörprüfung, die dem Vergleich der Hörfähigkeit für Knochen- und Luftleitung dient: Die Knochenleitung wird geprüft, indem man die Stimmgabel auf den Warzenfortsatz aufsetzt, die Luftleitung, indem man dieselbe, leise angeschlagene Stimmgabel vor die Ohrmuschel hält; bei Normalhörenden ist die Luftleitung besser als die Knochenleitung

Rippe vgl. Costa

Rippenbogen vgl. Arcus costalis

Rippenfell vgl. Pleura parietalis

Rippenfellentzündung vgl. Pleuritis

Rippen|re|sektion [↑resektabel], auch: **Kostektomie:** chirurgische (teilweise) Entfernung einer Rippe, meist zur Brustkorberöffnung im Rahmen von Lungenoperationen

Rippenstern: schwerste Form des ↑Gibbus, bei der die erkrankten Wirbelkörper sternförmig zusammensinken

Rippenwinkel vgl. Angulus costae

Risiko|faktor: durch Anlage, Umwelt, Verhalten bedingter Faktor, der die Wahrscheinlichkeit des Auftretens bestimmter Krankheiten wesentlich erhöht (z. B. Rauchen, Übergewicht)

Risiko|geburt: Bez. für alle Geburtsverläufe mit voraussichtlich erhöhtem Risiko für Mutter und Kind

Risiko|patient, Risiko|patientin: Patient/-in mit

besonderer Gefährdung aufgrund früherer oder bestehender Krankheiten

Risser-Zeichen [nach dem amerik. Chirurgen Joseph Risser, 1892–1981]: Ossifikation der Darmbeinkammapophyse als Zeichen der körperlichen Reifung (zur radiologischen Bestimmung der Knochenreife)

Rissmann-Aorten|kom|pressorium [nach dem dt. Gynäkologen Paul Rissmann, 1867–1932]: bügelartiges Instrument zum Zusammendrücken der Aorta bei Blutungen

RIST: Abk. für ↑Radioimmunosorbenttest

Risus sardonicus [lat. *risus* = das Lachen; gr. *σαρδόνιος* = Hohn lachend, grinsend; grimmig] *m;* - -: »sardonisches Lachen«, maskenartige, grinsende Verzerrung der Gesichtsmuskulatur (typisches Zeichen bei ↑Tetanus)

Ritgen-Handgriff [nach dem dt. Gynäkologen F. A. M. F. von Ritgen, 1787–1867]: sogenannter Hinterdammgriff, Form des Dammschutzes beim Durchtritt des kindlichen Kopfes während der Geburt, wobei der Kopf des Kindes vom Hinterdamm her umgriffen bzw. ergriffen wird, indem man den After mit einem Wattebausch bedeckt und den Kopf allmählich über den Damm leitet

Ritter-Krankheit [nach dem dt. Arzt Gottfried Ritter von Rittersheim, 1820–1883]: = Dermatitis exfoliativa neonatorum

Rivalta-Probe [nach dem ital. Pathologen Fabio Rivalta, 1867–1959]: nicht mehr angewandte chemische Untersuchungsmethode zur Unterscheidung eines Exsudates von einem Transsudat (dabei lässt man einige Tropfen der zu untersuchenden Punktionsflüssigkeit in ein Becherglas mit 3%iger Essigsäure fallen; beim Exsudat kommt es zu einer deutlichen Proteinfällung)

Riva-Rocci-Apparat [nach dem ital. Arzt Scipione Riva Rocci, 1863–1937]: Apparat zur unblutigen Messung des arteriellen Blutdrucks mithilfe eines Manometers (früher ein Quecksilbermanometer), das mit einer um den Oberarm des Patienten / der Patientin zu legenden aufpumpbaren Gummimanschette gekoppelt ist

Rivini-Nische [nach dem dt. Arzt und Botaniker A. Q. Rivinus (eigtl.: A. Q. Bachmann), 1652–1723]: = Incisura tympanica

Rivus la|crimalis [lat. *rivus* = Bach] *m;* - -, ...vi ...les: »Tränenbach«, feine, dreiseitige, quer zum Augapfel verlaufende Rinne zwischen dem Augapfel und den Rändern der (geschlossenen) Augenlider (Anat.)

R-Klassi|fikation *w;* -: Einteilung von Residualtumoren nach dem Grad der Ausdehnung (R0–R2)

RLS: Abk. für *r*estless *l*egs *s*yndrome; ↑Restless-Legs-Syndrom

Rn: chem. Zeichen für ↑Radon

RNA [Abk. von gleichbed. engl. *ribonucleic acid*]: = Ribonukleinsäure

RNS: Abk. für ↑Ribonukleinsäure

Robert-Becken [nach dem dt. Gynäkologen H. L. F. Robert, 1814–1874]: quer verengtes Becken infolge Fehlens beider Kreuzbeinflügel

Roborans [zu lat. *roborare* = stärken, kräftigen] *s;* -, ...rantia od. ...ranzien [...ıən]: veralt. Bez. für ein Aufbaupräparat, ↑Tonikum. **roborierend:** kräftigend, stärkend (bes. von Arzneimitteln)

Robson-Punkt [ˈrɒbsən...; nach dem engl. Chirurgen A. W. Mayo Robson, 1853–1933]: umschriebener Schmerzpunkt bei Gallenblasenentzündung (liegt auf einer gedachten Verbindungslinie zwischen Nabel und rechter Brustwarze, etwa am Übergang vom unteren zum mittleren Drittel)

rodens [zu lat. *rodere* = nagen]: nagend, fressend (z. B. von einem Geschwür gesagt)

Rod-Myopathie [aus engl. *rod* = Stäbchen]: pathologische Einschlüsse in der Muskelzelle

Roederer-Kopfeinstellung [nach dem dt. Geburtshelfer J. G. Roederer, 1727–1763]: Haltungs- und Einstellungsanomalie des kindlichen Kopfes im Beckeneingang (bei der Geburt), die für das allgemein verengte Becken charakteristisch ist (sie besteht darin, dass der Kopf bereits im Beckeneingang eine ausgesprochene Beugehaltung einnimmt, sodass die kleine Fontanelle schon im Beckeneingang und nicht erst in der Beckenhöhle die Führung übernimmt)

roe|dern [nach dem dt. Arzt H. Roeder, 1866–1918]: eitrig-seröses Sekret aus den Gaumenmandeln absaugen (ein naturheilkundliches Verfahren)

Roemheld-Syn|drom, Roemheld-Symp|tomen-kom|plex [rø:...; nach dem dt. Internisten Ludwig Roemheld, 1871–1938]: reflektorisch ausgelöste funktionelle Herzbeschwerden (Extrasystolie, Beklemmungsgefühl, Herzschmerzen, u. U. sogar Angina-pectoris-Anfälle) bei Magen-Darm-Erkrankungen mit Blähungen im Oberbauch, Zwerchfellhochstand und Verschiebung des Herzens

Roger-Krankheit [roˈʒe:...; nach dem frz. Arzt H. L. Roger, 1808–1891]: = Ventrikelseptumdefekt

Roh|kost: ohne Erhitzen zubereitete pflanzliche Nahrungsmittel

Röhl-Randkörper [nach dem dt. Arzt Wilhelm Röhl, 1881–1929]: charakteristische Einlagerungen am Rand roter Blutkörperchen, insbesondere im Verlauf einer Anämie

Rohrer-Index [nach dem schweiz. Physiologen Fritz Rohrer, 1888–1926]: Kennzahl (mit dem Normalwert 1,4) zur Bestimmung der Körperfülle (die Kennzahl ist identisch mit dem Quotienten aus dem Körpergewicht in g, multipliziert mit der Zahl 100, und der dritten Potenz der Körperlänge in cm)

ROI: Abk. für *r*egion *o*f *i*nterest

Rokitansky-Divertikel [nach dem österr. Pathologen Karl Freiherr von Rokitansky, 1804–1878]: Traktionsdivertikel der Speiseröhre. **Rokitansky-Niere** = Amyloidnephrose

Rolando-Epilepsie [nach dem ital. Anatomen Luigi Rolando, 1773–1831]: von der Rolando-Furche ausgehende epileptische Anfälle im Kindesalter. **Rolando-Furche** = Sulcus centralis

Rollator: Gehhilfe, Stützrollwagen

Rollhügel vgl. Trochanter

Rollkur: veraltete, heute nicht mehr angewandte Methode zur Behandlung von Magenschleimhautentzündung und Magengeschwür, bei der der Patient / die Patientin nach Einnahme des verordneten flüssigen Arzneimittels (auf nüchternen Magen) jeweils nach kürzeren Zeitabständen abwechselnd die Rücken-, Bauch- und Seitenlage einnimmt, um eine gleichmäßige Einwirkung des Medikamentes auf die Magenschleimhaut zu gewährleisten

Rolllappen vgl. Rundstiellappen

Rollpinzette: Pinzette mit Röllchen an den beiden Enden zum Ausquetschen von Trachomkörnern

Romano-Ward-Syndrom [nach dem ital. Pädiater C. Romano, 1924–2008 u. dem irischen Pädiater O. Conor Ward, geb. 1923]: autosomal-dominant vererbte Herzkrankheit, Verlängerung der QT-Zeit im EKG, Tachyarrhythmie u. plötzlicher Tod

Romberg-Zeichen [nach dem dt. Neurologen M. H. Romberg, 1795–1873]: starkes Schwanken und Fallneigung des Patienten/der Patientin beim Stehen mit geschlossenen Augen (dabei Fersen und Fußspitzen dicht nebeneinander) als charakteristisches Zeichen für Kleinhirn- u. bestimmte Rückenmarkserkrankungen

röntgen, österr. auch: **röntgenisie|ren** [nach dem dt. Physiker Wilhelm Conrad Röntgen, 1845–1923]: einen Patienten/eine Patientin mit Röntgenstrahlen durchleuchten bzw. ein Röntgenbild anfertigen. **Röntgen** *s;* -s, -: gesetzlich nicht mehr zulässige Einheit der Röntgen- u. Gammastrahlung (diejenige Strahlenmenge, die in 1,293 mg Luft Ionen der Ladung $3{,}3356 \cdot 10^{-10}$ C erzeugt), heute: Ionendosis; Zeichen: R (früher r)

Röntgenbild: durch Röntgenstrahlen entstandenes Abbild eines Objekts, das entweder auf einem Leuchtschirm (Durchleuchtung) oder auf fotografischem Weg auf Film, Papier oder Platte (Röntgenaufnahme) sichtbar gemacht wird

Röntgenbildverstärker: elektronisches Gerät zur Steigerung der Bildqualität und zur Übertragung des Bildes auf einen vom Aufnahmeort unabhängigen Fernsehschirm

Röntgen|karzinom: veralt. Bez. für Hautkrebs nach einer über eine lange Zeitspanne durchgeführten Röntgenbestrahlung

Röntgen|kon|trast|darstellung: Röntgenaufnahme nach vorheriger Verabreichung eines ↑Röntgenkontrastmittels

Röntgen|kon|trast|mittel: (feste, flüssige oder gasförmige) Mittel, die nach Verabreichung im Organismus einen Kontrast geben, wodurch bestimmte Organe (u. krankhafte Veränderungen) auf dem Röntgenbild erst sichtbar werden

röntgen|negativ [...tɪf]: im Röntgenbild nicht sichtbar (da keine Schatten gebend)

Röntgeno|derm [Kurzbildung zu Röntgenstrahlen u. ↑Derma] *s;* -s, -e: veralt. Bez. für bleibende Schädigung der Haut durch zu hohe Dosen an Röntgenstrahlen; Strahlen-, ↑Radiodermatitis

Röntgeno|gra|fie [Kurzw. aus ↑Röntgenstrahlen u. ↑...grafie] *w;* -, ...ien: fotografische Darstellung eines Körperteils auf Platte, Film od. Papier mithilfe von Röntgenstrahlen. **röntgeno|gra|fisch:** durch Röntgenografie erfolgend. **Röntgenogramm** [↑...gramm] *s;* -s, -e: bei der Röntgenografie gewonnenes Röntgenbild

Röntgeno|loge *m;* -n, -n, **Röntgeno|login** *w;* -, -nen [↑...loge]: Facharzt/-ärztin für Röntgenologie. **Röntgeno|logie** [↑...logie] *w;* -: urspr. ein Teilgebiet der Physik, das die Eigenschaften u. Wirkungen der Röntgenstrahlen untersucht; heute (im engeren Sinne) ein Spezialgebiet der Medizin, das sich mit der Anwendung der Röntgenstrahlen für diagnostische und therapeutische Zwecke befasst. **röntgeno|logisch:** in das Gebiet der Röntgenologie gehörend. **Röntgeno|skopie** [↑...skopie] *w;* -, ...ien: Röntgendurchleuchtung, früher angewandte röntgenografische Untersuchung vorwiegend innerer Organe unter Anwendung der Röntgenstrahlen in der Dunkelkammer, wobei vor allem auch Bewegungsabläufe an inneren Organen beobachtet und beurteilt werden konnten (dabei stand der Patient / die Patientin zwischen Röntgenröhre u. Leuchtschirm)

röntgen|positiv [...tɪf]: im Röntgenbild sichtbar (da Schatten gebend)

Röntgenschichtverfahren: nicht mehr angewandtes röntgenografisches Untersuchungsverfahren, bei dem eine Serie von (bis zu sieben) Schichtaufnahmen eines Organs in verschiedener Tiefe (in Abständen von 0,5 cm bis 1 cm) hergestellt wird (Anwendung besonders in der Lungendiagnostik); ersetzt durch CT u. MRT

Röntgenstrahlen [nach dem dt. Physiker Wilhelm Conrad Röntgen, 1845–1923], auch: **X-Strahlen:** sehr kurzwellige, unsichtbare Lichtstrahlen mit hohem Durchdringungsvermögen, die beim Aufprall von Kathodenstrahlen auf einer Hilfsanode entstehen (medizinische Anwendung vor allem zur Diagnostik u. zur Strahlenbehandlung)

Röntgen|verordnung, auch: **Röntgen|schutzverordnung:** Verordnung über den Schutz vor Schäden durch Röntgenstrahlen; Abk.: RÖV

Roo|ming-in [ru:...] *s;* -s, -s: Unterbringung eines Neugeborenen auf einer Wochenstation im gleichen Raum mit der Mutter und in deren Reichweite (zur Vermeidung von Hospitalisierungsschäden)

Rorschach-Test [nach dem schweiz. Psychiater Hermann Rorschach, 1884–1922]: Projektionstest zur Gewinnung eines Persönlichkeitsbildes mithilfe verschiedener symmetrischer Klecksfiguren, die vom Probanden / von der Probandin zu deuten sind

Rosazea [zu lat. *rosaceus* = aus Rosen, rosenfarben,

Rosen...], in fachspr. Fügungen: **Rosacea** *w;* -: Kupferfinnen, Rotfinnen, im höheren Lebensalter auftretende chronische Hautkrankheit mit charakteristischer Rötung, Hautabschuppung u. Knötchenbildung im Bereich der Gesichtshaut (infolge Erweiterung der Blutgefäße)

Rose vgl. Erysipel

Rosenkranz: 1) bei Rachitis auftretende charakteristische Auftreibungen zwischen Rippen und Rippenknorpel, die wie die Perlen eines Rosenkranzes zu tasten sind. **2)** charakteristische, bajonettförmige Abknickung der Rippen an den Knorpel-Knochen-Grenzen (bei Skorbut)

Rosenmüller-Drüse [nach dem dt. Chirurgen und Anatomen J. Ch. Rosenmüller, 1771–1820]: kleiner Lymphknoten unter dem Leistenband. **Rosenmüller-Grube** = Recessus pharyngeus

Rosennerv vgl. Nervus saphenus

Rosenthal-Faktor [nach dem amerik. Hämatologen Robert L. Rosenthal, 1924–2013]: Faktor XI [heute nur noch so bezeichnet] der Blutgerinnung; Globulin, das in aktivierter Form mit Faktor XII an der Bildung von Thrombokinase beteiligt ist; ↑»plasma thromboplastin antecedent«

Roseo|le [zu lat. *roseus* = rosenfarbig, rosig] *w;* -, -n, in fachspr. Fügungen: **Roseo|la**, *Pl.:* ...lae: rotfleckiger Hautausschlag, der meist aus zahlreichen kleinen Einzelherden besteht u. bei verschiedenen Infektionskrankheiten (z. B. Unterleibstyphus, Syphilis), aber auch nach Gebrauch verschiedener Arzneimittel vorkommt. **Roseo|la infantum:** »Dreitagefieber«, Exanthema subitum, Erkrankung von Kleinkindern durch humanes Herpesvirus mit hohem Fieber u. Exanthem. **Roseo|la sy|philitica:** Fleckensyphilid, scharf abgegrenzte, runde, hellrote, später blaurot werdende linsen- bis pfennigstückgroße Flecken besonders am Rumpf als Erstlingsexanthem bei Syphilis (sie verschwinden auf Druck und lassen dabei ein gelbliches Infiltrat durchschimmern). **Rose|ola ty|phosa:** rötliche, leicht erhabene, stecknadelkopfgroße Flecken, die bei Unterleibstyphus am 7.–10. Krankheitstag über den Rumpf verstreut auftreten und mit dem Finger wegdrückbar sind (es handelt sich um Entzündungen der Haut an Stellen, an denen sich metastatische Typhusbakterien in den Lymphspalten angesammelt haben)

Roser-Braun-Zeichen [nach den dt. Chirurgen Wilhelm Roser, 1817–1888, u. Heinrich Braun, 1847–1911]: Fehlen der Pulsation in der (operativ freigelegten) harten Hirnhaut an den Stellen, unter denen sich ein Krankheitsherd (z. B. ein Gehirntumor) befindet. **Roser-Nélaton-Linie** [...nelaˈtõ:...; Auguste Nélaton, frz. Chirurg, 1807–1873]: gedachte Verbindungslinie zwischen dem vorderen, oberen Darmbeinstachel und dem Sitzbeinhöcker (↑Tuber ischiadicum); bei einer gesunden Person liegt die Spitze des großen Rollhügels des Oberschenkelknochens auf der Mitte dieser Linie; bei einer Hüftluxation wird die Linie unterbrochen

Rosettenstar: rosettenförmige Trübung der Augenlinse

Rosin-Probe [nach dem dt. Internisten Heinrich Rosin, 1863–1934]: nicht mehr angewandte Untersuchungsmethode zum Nachweis von Bilirubin im Harn (Urin wird im Reagenzglas mit stark verdünnter Jodtinktur-Alkohol-Lösung überschichtet; bei Anwesenheit von Bilirubin entsteht an der Berührungsstelle von Urin und Reagenz ein grünlicher Ring aus Biliverdin)

Rosskastanie vgl. Aesculus hippocastanum

Rossolimo-Re|flex [nach dem russ. Neurologen G. J. Rossolimo, 1860–1928]: reflektorische Beugung der Zehen beim Beklopfen der Zehenballen (charakteristisches Zeichen bei Erkrankungen der Pyramidenbahn)

rost|ral, in fachspr. Fügungen: **rost|ralis, ...le** [zu lat. *rostrum* = Schnabel; Schnauze]: zum oberen Körperende hin gelegen

Rost|rum [aus lat. *rostrum*, Gen.: *rostri* = Schnabel; Schnauze] *s;* -s, ...ra: schnabelförmiger Fortsatz od. Anhang eines Körperteils (Anat.). **Rost|rum corporis callosi** [↑Corpus callosum]: »Balkenschnabel«, das mit einem scharfen Rand zugespitzt auslaufende Balkenknie im Gehirn. **Rostrum spheno|idale:** spitzes, oft hakenförmig gebogenes Knochenblatt an der unteren Fläche des Keilbeinkörpers

Rotation [zu lat. *rotare* = kreisförmig herumdrehen] *w;* -, -en: Drehung, Drehbewegung; kreisförmige Bewegung eines Körpers um seine Achse (allg. Bez.)

Rotations|bestrahlung: Bestrahlung mit kreisförmig wanderndem Strahlenkegel

Rotations|bruch: »Drehbruch«, durch übermäßige Drehbeanspruchung eines Körperteils (insbes. des Schienbeins) verursachter Knochenbruch mit schraubenförmig verlaufender Bruchlinie

rotator [zu lat. *rotare* = kreisförmig herumdrehen], Gen.: ...toris, *Pl.:* ...tores: erläuternder Bestandteil von fachspr. Fügungen mit der Bed. »Dreher, Drehmuskel«; z. B. in der Fügung ↑Musculi rotatores thoracis. **Rotator** *m;* -s, ...toren: übliche Kurzbez. für: Musculus rotator

Rotatoren|manschette: haubenförmiges Dach über dem Humeruskopf, gebildet aus den zum ↑Tuberculum majus ziehenden Sehnenanteilen des ↑Musculus teres minor, des ↑Musculus supraspinatus, des ↑Musculus infraspinatus und des ↑Musculus subscapularis

Rota|virus [lat. *rota* = Rad u. ↑Virus] *s;* -, ...ren (meist *Pl.*): 60–70 nm große, radförmige Viren, die die meisten Darminfektionen im Kindesalter hervorrufen

Rot|blindheit: Farbenfehlsichtigkeit, bei der Rot nicht erkannt bzw. wahrgenommen wird

rote Blutkörperchen vgl. Erythrozyt

Röteln *Pl.* vgl. Rubeola

Rotgrünblindheit vgl. Deuter[o]anopie

Roth-Bernhardt-Krankheit [nach dem russ. Neurologen W. K. Roth, 1848–1916, u. dem dt. Neurologen Martin Bernhardt, 1844–1915]: = Meralgia paraesthetica

Roth-Flecke [nach dem schweiz. Pathologen Moritz Roth, 1839–1914]: weiße Flecke in der Netzhaut bei ↑Sepsis, ↑Endokarditis, ↑Diabetes

Rothmund-Thomson-Syndrom [nach dem dt. Ophthalmologen August von Rothmund, 1830–1906, u. dem brit. Dermatologen Matthew Thomson, 1894–1969]: autosomal-rezessiv vererbte ↑Poikilodermie mit proportioniertem Minderwuchs, juvenilem Katarakt, Syndaktylien, Gelenkdysplasien, Zahnanomalien, Hypogonadismus, Hyperkeratose

rotie|ren [aus lat. *rotare* = kreisförmig herumdrehen]: einen Körperteil (z. B. die Hand) im Gelenk um seine Achse drehen

Rotlauf vgl. Erysipeloid

Rotor-Syndrom [nach dem philippinischen Internisten Arturo Belleza Rotor, 1907–1988]: autosomal-rezessiv vererbte Hyperbilirubinämie

Rotsehen vgl. Erythropsie

Rotter-Operation [nach dem dt. Chirurgen Josef Rotter, 1857–1924]: totale Entfernung der Brustdrüse, der Lymphknoten der Achselhöhle und des ↑Musculus pectoralis major bei Brustkrebs; das Verfahren ist heute weitgehend durch verschiedene Formen der Mastektomie ersetzt worden

rotundus, ...da, ...dum [aus gleichbed. lat. *rotundus* = scheibenrund]: rund; z. B. in der Fügung ↑Foramen rotundum

Rotz vgl. ²Malleus

Rouget-Zellen [ruˈʒɛ...; nach dem frz. Physiologen Ch. M. B. Rouget, 1824–1904]: = Adventitiazellen

Rous-Sarkom [raʊs...; nach dem amerik. Pathologen F. P. Rous, 1879–1970]: durch ein Virus verursachtes Sarkom bei Hühnern, durch zellfreie Extrakte aus Geschwulstgewebe übertragbar; das Rous-Sarkom-Virus war das erste untersuchte onkogene Virus

Roussy-Lévy-Syndrom [nach dem frz. Pathologen Gustave Roussy, 1874–1948, u. der frz. Neurologin Gabrielle Lévy, 1894–1969]: autosomal-dominant vererbte motorisch-sensible Neuropathie mit Gehstörung, Muskelatrophie, Tremor u. Areflexie

Routine|untersuchung: orientierende ärztliche Untersuchung, die unabhängig vom aktuellen Problem in regelmäßigen Abständen durchgeführt wird

Roux-Haken [rʊ...; nach dem frz. Chirurgen P. J. Roux, 1780–1854]: breiter, an beiden Enden gebogener Metallhaken zum Offenhalten der Bauchdecken bei Operationen

RÖV: Abk. für ↑*Rö*ntgen*v*erordnung

Rovsing-Zeichen [nach dem dän. Chirurgen Thorkild Rovsing, 1862–1927]: Unterbauchschmerz bei Wurmfortsatzentzündung, wenn der Dickdarm durch die Bauchdecken nach dem Blinddarm hin ausgestrichen wird

Rp. [Abk. für lat. *recipe!* = nimm (Folgendes)!]: auf Rezepten ärztliche Anweisung an den Apotheker / die Apothekerin

RQ: Abk. für *r*espiratorischer *Q*uotient

RR: in der med. Umgangssprache übliche abkürzende Bezeichnung für den mit dem ↑Riva-Rocci-Apparat gemessenen Blutdruck

Rr.: Abk. für Rami (vgl. Ramus)

RSI: Abk. für ↑*r*epetitive *s*train *i*njury

RS-Virus: Abk. für ↑respiratorisches Synzytialvirus

RT-PCR: Abk. für *r*everse *t*ranscriptase-*p*olymerase *c*hain *r*eaction, Vervielfältigung von RNA-Sequenzen, zuerst Umwandlung der RNA in DNA durch die reverse Transkriptase, dann Vervielfältigung der DNA durch die Polymerase-Kettenreaktion

RU 486 vgl. Mifepriston

Ru: chem. Zeichen für ↑Ruthenium

Rube|faziens [...ɪɛns; zu lat. *ruber* = rot u. lat. *facere* = machen, tun] *s;* -, ...ientia od. ...ienzien [...iən] (meist *Pl.*): hautrötende Mittel; Hyperämikum

Rubeo|la [zu lat. *ruber* = rot] *w;* -, ...lae (meist *Pl.*): Röteln, akute, gutartige Infektionskrankheit mit einem charakteristischen, masernähnlichen Hautausschlag, katarrhalischen Erscheinungen u. Lymphknotenschwellung (im Bereich des Nackens). **Rubeo|la scarlatinosa:** »vierte Krankheit«, im Allgemeinen in der Reihenfolge zwischen Scharlach u. Röteln auftretende ansteckende Kinderkrankheit mit scharlachähnlichem Hautausschlag u. einer Verlaufsform, die derjenigen des leichten Scharlachs vergleichbar ist (u. a. mit Rachenrötung u. Augenbindehautentzündung)

rubeo|li|form [zu ↑Rubeola u. lat. *forma* = Gestalt, Form]: im äußeren Erscheinungsbild und im Verlauf den Röteln ähnlich (von Krankheiten bzw. Hauterscheinungen gesagt)

rubeo|losus, ...osa, ...osum [zu ↑Rubeola]: rötelnähnlich, rötelnartig (von einem Hautausschlag gesagt); z. B. in der Fügung ↑Embryopathia rubeolosa

Rubeo|se [zu lat. *ruber* = rot, gerötet] *w;* -, -n, in fachspr. Fügungen: **Rubeo|sis,** *Pl.:* ...oses: Rötung, Hautrötung. **Rubeo|sis faciei** [↑Facies]: Rötung des Gesichts, oft Zeichen einer Erkrankung (z. B. Bluthochdruck, Diabetes, Mitralstenose). **Rubeosis iridis** [↑Iris]: krankhafte Rotverfärbung der Iris durch zahlreiche neu gebildete und erweiterte Blutgefäße (u. a. bei Diabetes)

ruber, ru|bra, ru|brum [aus gleichbed. lat. *ruber*]: rot; z. B. in der Fügung ↑Nucleus ruber

Rubidium [zu lat. *rubidus* = dunkelrot] *s;* -s: zu den Alkalimetallen gehörendes chem. Element; Zeichen: Rb

rubiginös, in fachspr. Fügungen: **rubiginosus** [zu lat. *robigo (rubigo),* Gen.: *robiginis* = Rost]: rostfarben (bes. vom Auswurf gesagt)

Rubin|ikterus: gelbrote Hautverfärbung bei Erkrankung der Leberzellen

Rubinstein-Taybi-Syndrom [nach dem amerik. Pädiater Jack Rubinstein, 1925–2006, u. dem amerik. Radiologen Hooshang Taybi, 1919–2006]: Fehlbildungskomplex mit Minderwuchs, geistiger Retardierung, Mikrozephalus, hohem Gaumen, Mikrognathie, breiten Endphalangen der Daumen u. Großzehen, Nieren- u. Herzvitien

Rubor [zu lat. *ruber* = rot] *m;* -s, ...bores: entzündliche Rötung der Haut

Rückbildung vgl. Involution

Rücken vgl. Dorsum

Rückenmark vgl. Medulla spinalis

Rückenmark[s]|an|äs|thesie: Schmerzausschaltung durch Betäubung der Rückenmarksnerven

Rückenmark[s]|nerven vgl. Nervi spinales

Rückenmark[s]|schwindsucht veralt. Bez. für ↑Tabes dorsalis

Rückfallfieber vgl. Febris recurrens

Ruck|nystagmus: zweiphasiger Nystagmus, bei der die schnelle Phase die Augen zum Zielobjekt führt u. die Richtung bestimmt

Rucksack|verband: Schlauch-Zugverband bei Schlüsselbeinfrakturen

Ructatio vgl. Ruktation

Ructus vgl. Ruktus

Rudiment [aus lat. *rudimentum* = erster Anfang] *s;* -[e]s, -e: nicht mehr vollständig ausgebildete bzw. verkümmerte Ausgangsform eines angelegten Körperorgans oder Körperteils (Biol.). **rudimentär:** nicht voll ausgebildet, rückgebildet, verkümmert (von angelegten Organen oder Körperteilen; Biol.)

Ruffini-Körperchen [nach dem ital. Anatomen Angelo Ruffini, 1864–1929] *Pl.:* in der Lederhaut (namentlich der Augenlider) vorhandene spindelförmige Endkörperchen sensibler Nerven, die dem Tast- und Druckempfinden dienen (Mechanorezeptoren)

Ruga [aus gleichbed. lat. *ruga*] *w;* -, Rugae: Runzel, Hautfalte, Schleimhautfalte (Anat.). **Rugae vaginales** *Pl.:* quer verlaufende Runzeln an der Innenfläche der Schleimhaut der Vagina, die vorn und hinten in Längswülste übergehen

rugosus [zu ↑Ruga]: rau, gerunzelt (bezogen auf die Beschaffenheit von Haut und Schleimhäuten)

Ruhr *w;* -, -en: Infektionskrankheit mit Entzündung der Dickdarmschleimhaut und dadurch bedingten schweren Durchfällen (nach der Art der Erreger unterscheidet man zwischen Bakterienruhr u. Amöbenruhr)

Ruktation [zu lat. *ructare* = rülpsen] *w;* -, -en, in fachspr. Fügungen: **Ructatio,** *Pl.:* ...io|nes, auch: **Ruktus,** in fachspr. Fügungen: **Ructus** *m;* -, - [ˈrʊktu:s]: = Eruktation

Ruktus [lat. ructus = Aufstoßen, Rülpsen] *m;* -: Aufstoßen

Rumination [zu lat. *ruminare* = wiederkäuen] *w;* -, -en: Essstörung, bei der Mageninhalt bewusst erneut gekaut und verschluckt wird; vgl. Meryzismus

Rumor [aus lat. *rumor,* Gen.: *rumoris* = dumpfes Geräusch] *m;* -s, ...mores: Körpergeräusch. **Rumor con|fricatio|nis** [lat. *confricare* = bereiben, abreiben]: = Reibegeräusch. **Rumor venosus** = Nonnengeräusch

Rumpel-Leede-Phänomen [...li:d...; nach dem dt. Arzt Theodor Rumpel, 1862–1923, u. dem amerik. Arzt Carl S. Leede, 1882–1964]: Auftreten punktförmiger Hautblutungen am Unterarm bei künstlicher Stauung am Oberarm über etwa 5–10 Minuten (charakteristisches Zeichen bes. für eine ↑hämorrhagische Diathese)

Rumpf vgl. Truncus

Rund|herd: runder, umschriebener Herd im Lungenparenchym

Rund|rücken: übermäßige Rundung des Rückens, verbunden mit abgeflachtem Brustkorb, vorfallenden Schultern und abstehenden Schulterblättern

Rundstiellappen, auch: **Rolllappen:** schmaler, langer Hautbrückenlappen zur Deckung von Hautdefekten, wobei die Wundränder zu einem zweifüßigen, völlig geschlossenen Rundstiel vereinigt werden (eine Form der Hautplastik)

Rupia, auch: **Rhypia** [zu gr. *ῥύπος* = Schmutz, Unsauberkeit] *w;* -, ...piae (eindeutschend: ...pien [...iən]): große, borkige Hautpustel

Ruptur [zu lat. *rumpere, ruptum* = zerbrechen, zerreißen] *w;* -, -en, in fachspr. Fügungen: **Ruptura,** *Pl.:* ...rae: spontane, traumatische od. bei operativen Eingriffen erfolgende Zerreißung insbes. eines Gefäßes oder einer Gewebsstruktur. **Ruptura perinei:** »Dammriss«, Einriss der Weichteile zwischen der hinteren Scheidenkommissur und dem After (Vorkommen vor allem bei Entbindungen beim Durchtritt des kindlichen Kopfes durch das äußere Genitale der Frau). **rupturie|ren:** reißen, einreißen, zerreißen (z. B. von einem ↑Aneurysma)

Rush [raʃ; aus engl. *rush* = Jagen; Andrang] *m;* -[e]s, -s: veralt. Bez. für: **1)** schnelle peristaltische Wellen, vor allem des Darms. **2)** flüchtiges, uncharakteristisches Vorexanthem bei Infektionskrankheiten

Russell-Körperchen [ˈrasəl...; nach dem schott. Arzt William Russell, 1852–1940] *Pl.:* gut färbbare hyaline Kugeln und Körner in Plasmazellen (die mit deren Zerfall freigesetzt werden)

Ru|thenium [nlat. Bildung zu *Ruthenien,* dem alten Namen der Ukraine] *s;* -s: zu den Platinmetallen gehörendes chem. Element; Zeichen: Ru

Rutilismus [zu lat. *rutilus* = rötlich] *m;* -: krankhafte Neigung zu erröten

RV: Abk. für *R*esidual*v*olumen

RVH: Abk. für ↑rechtsventrikuläre Hypertonie

R-Zacke: erste positive Zacke im EKG

R-Zahl: Abk. für ↑*R*eproduktions*zahl*

S

S-100: Kalzium bindendes Protein, ↑Tumormarker bei malignem Melanom

S: **1)** chem. Zeichen für ↑Schwefel. **2)** abkürzende Bez. für die Rückenmarkssegmente der Sakralwirbelsäule (S_1, S_2 usw.). **3)** abkürzende Bez. für die fünf verschmolzenen Sakralwirbel (S 1, S 2 usw.)

SAB: Abk. für *S*ub*a*rachnoidal*b*lutung

Sabanejew-Operation [nach dem russ. Chirurgen J. F. Sabanejew, 19. Jh.]: operative Absetzung des Unterschenkels am Knie, wobei der Knochenstumpf mit einem Knochenstück aus dem Schienbein abgedeckt wird

Säbelbein vgl. Genu varum

Säbelscheiden|tibia: nach vorn gekrümmtes und seitlich abgeplattetes Schienbein

Sabin-Feldman-Test ['zæbın 'fɛldmən...; nach den amerik. Virologen A. B. Sabin, 1906–1993, u. H. A. Feldman, 1914–1985]: Serofarbtest zur Diagnostik der ↑Toxoplasmose, der auf der Anfärbbarkeit des Zytoplasmas der ↑Toxoplasmen im Serum mit alkalischem Methylenblau beruht

Sabin-Impfung ['zæbın...; nach dem amerik. Virologen A. B. Sabin, 1906–1993]: Schluckimpfung gegen Poliomyelitis mit lebenden Viren aus bestimmten, durch Tierpassage abgeschwächten Virusstämmen, in Europa durch Totimpfstoff ersetzt

SA-Block: Kurzbez. für ↑sinuatrialer Block

Sabouraud-Pilzagar [...buro:...; nach dem frz. Dermatologen R. J. A. Sabouraud, 1864–1938]: kohlenhydrathaltiger Peptonnährboden zur Züchtung von Hautpilzen. **Sabouraud-Zähne:** fehlgebildete oder unterentwickelte vordere obere Backenzähne bei angeborener Syphilis

Sabulum [aus lat. *sabulum*, Gen.: *sabuli* = grobkörniger Sand, Kies] *s;* -s: veraltende Bez. für ↑Acervulus cerebri

Sac|charose: Rübenzucker, Rohrzucker, nichtreduziertes Disaccharid

Saccharose|intoleranz: ↑Disaccharidintoleranz

Sac|charum [von gr. *σάκχαρον* = Zucker, Zuckersaft] *s;* -s, ...ra: allg. Bez. für: Zucker

sac|ci|formis, ...me [zu lat. *saccus* = Sack u. lat. *forma* = Gestalt, Form]: »sackförmig«, blind endigend (Anat.)

sac|cularis, ...re [zu ↑Sacculus]: zum ↑Sacculus des Labyrinths gehörend; z. B. in der Fügung ↑Nervus saccularis

Sac|culus [aus lat. *sacculus*, Gen.: *sacculi* = Säckchen] *m;* -, ...li: **1)** taschenartige Ausbuchtung in Hohlorganen (Anat.). **2)** »Säckchen«, Teil des Vestibulums im Innenohr (bildet mit den Bogengängen die ↑Pars superior des häutigen Labyrinths). **Sac|culi alveo|lares** *Pl.:* Lungenbläschen, kleinste, z. T. epithelial ausgekleidete Hohlräume der Lungen (dienen dem Gasaustausch zwischen der Atmungsluft und den Lungenkapillaren). **Sac|culus laryngis** [↑Larynx]: »Kehlkopftasche«, seitlicher Blindsack des Kehlkopfs, beiderseits oberhalb der Stimmritze

Sac|cus [aus lat. *saccus*, Gen.: *sacci* = Sack] *m;* -, Sac|ci: »Sack«, blind endigender Teil eines Hohlorgans (Anat.). **Sac|cus con|junctivae:** Augenbindehautsack, spaltförmiger Raum zwischen dem den Augapfel bedeckenden und dem die Innenfläche des Augenlids überziehenden Teil der Augenbindehaut. **Sac|cus endo|lym|phaticus:** blindes Ende des ↑Ductus endolymphaticus. **Sac|cus lacrimalis:** »Tränensack«, blind geschlossenes Ende des Tränen-Nasen-Gangs

sacer, sa|cra, sa|crum [aus lat. *sacer* = heilig]: heilig; z. B. in den Fügungen ↑Os sacrum, Morbus sacer (historische Bez. für Epilepsie)

Sachs-Georgi-Re|aktion [nach den dt. Bakteriologen Hans Sachs, 1877–1945, u. Walter Georgi, 1889–1920]: heute nicht mehr gebräuchliche Flockungsreaktion zur Syphilisdiagnose

Sachs-Krankheit [nach dem amerik. Neurologen Bernard Sachs, 1858–1944]: veralt. Bez. für: ↑Tay-Sachs-Krankheit

Sacklunge: Lunge mit Hohlräumen, die von Epithel ausgekleidet sind und Luft oder Flüssigkeit enthalten (angeborene Fehlbildung)

Sackniere: sackartig umgewandelte Niere, deren Nierenparenchym zugrunde gegangen ist (Vorkommen bei hochgradiger Hydronephrose)

sacralis vgl. sakral

sacrococcygealis vgl. sakrokokzygeal

sa|cro|coc|cyge|us, ...gea, ...ge|um u. **sa|cro|coc|cygicus, ...ca, ...cum** [zu ↑sacer (in der Fügung ↑Os sacrum) u. gr. *κόκκυξ*, Gen.: *κόκκυγος* = Kuckuck; Kuckucksbein, Steißbein]: zu Kreuzbein und Steißbein gehörend; z. B. in den Fügungen ↑Musculus sacrococcygeus dorsalis, ↑Ansa sacrococcygica (Anat.)

sa|cro|cotylo|ide|us, ...dea, ...de|um [zu ↑sacer (in der Fügung ↑Os sacrum) u. gr. *κοτύλη* = Höhlung; Hohlgefäß; Pfanne des Hüftbeckens]: zu Kreuzbein und Hüftgelenkspfanne gehörend (Anat.)

sa|cro|ilia|cus, ...ca, ...cum [zu ↑sacer (in der Fügung ↑Os sacrum) u. ↑Ile]: zu Kreuzbein und Darmbein gehörend; z. B. in der Fügung ↑Articulatio sacroiliaca (Anat.)

sacrolumbalis vgl. sakrolumbal

sacrospinalis vgl. sakrospinal

Sactosalpinx vgl. Saktosalpinx

Sadismus [nach dem frz. Schriftsteller D. A. F. Marquis de Sade, 1740–1814] *m;* -: **a)** sexuelle Triebbefriedigung in der Lust an körperlichen und seelischen Quälereien im Gegensatz zum ↑Masochismus; **b)** sadistische Handlung. **Sadist** *m;* -en, -en, **Sadistin** *w;* -, -nen: Person, die sexuelle Triebbefriedigung in körperlichen und seelischen Quälereien sucht (Ggs.: Masochist/-in). **sadistisch:** den Sadismus betreffend; [wollüstig] grausam

Sado|masochismus [aus ↑Sadismus u. ↑Masochismus]: **a)** Veranlagung, beim Ausführen u. Erdulden von Quälereien zu sexueller Erregung, Lust zu gelangen; **b)** sadomasochistische Handlung. **sadomasochistisch:** den Sadomasochismus betreffend, zu ihm gehörend, auf ihm beruhend

SAE: Abk. für *s*ubkortikale *a*rteriosklerotische *E*nzephalopathie

Safer Sex [ˈseɪfər ˈsɛks; engl. = sichererer Sex] *m;* - -: risikoarmer Sexualverkehr (wenige Partner, Benutzung von Kondomen u. a.)

Sa|franleber: veralt. Bez. für ↑Hepar crocatum

sagittal, in fachspr. Fügungen: **sagittalis, ...le** [zu lat. *sagitta* = Pfeil]: »pfeilartig«, parallel zur Mittelachse des Körpers [und zur Pfeilnaht des Schädels] liegend; z. B. in der Fügung ↑Sutura sagittalis (Anat.)

Sagittal|ebene: jede zur Mittelebene des Körpers oder der Pfeilnaht des Schädels parallele Körperebene

Sago|milz: Milzerkrankung mit an Sagokörner erinnernden Amyloidablagerungen in den Follikeln

Sahli-Gefäßgirlande [nach dem schweiz. Internisten Hermann Sahli, 1856–1933]: kleine, geschlängelte Venen an der ventralen und seitlichen Brustkorbregion, etwa in Höhe der sechsten Rippe (bei Mediastinaltumoren, Lungenemphysem, auch konstitutionell bedingt)

Sak|kade [aus frz. *saccade* = Ruck] *w;* -, -n: Serie unwillkürlicher, schneller minimaler Bewegungen oder Zuckungen beider Augen, die auftreten, wenn der Fixationspunkt verändert wird. **sak|kadiert:** ruck-, stoßartig, kurz abgesetzt (z. B. von der Atmung bei Lungenspitzentuberkulose). **sakkadisch:** im Sinne einer Sakkade

Sak|kulation [zu lat. *sacculus* = Säckchen] *w;* -, -en: sackförmige Ausbuchtung eines Hohlorgans (z. B. der Gebärmutter)

sa|kral, in fachspr. Fügungen: **sa|cralis, ...le** [zu ↑Sakrum]: das Kreuzbein betreffend, zum Kreuzbein gehörend; z. B. in der Fügung ↑Ganglia sacralia (Anat.)

Sa|kralisation [zu ↑sakral] *w;* -, -en: Verschmelzung eines oder beider Querfortsätze des fünften Lendenwirbels mit dem Kreuzbein

Sakral|mark [zu ↑sakral]: Teil des Rückenmarks im Bereich des Kreuzbeins

Sa|krodynie [↑Sakrum u. ↑...odynie] *w;* -, ...ien: Schmerz in der Kreuzbeingegend

sa|kro|ilia|kal = sacroiliacus

sa|kro|kok|zygeal, in fachspr. Fügungen: **sa|cro|coc|cygea|lis, ...le** [zu ↑sacer (in der Fügung ↑Os sacrum) u. gr. *κόκκυξ*, Gen.: *κόκκυγος* = Kuckuck; Kuckucksbein, Steißbein]: zu Kreuzbein und Steißbein gehörend (Anat.)

Sa|kro|kox|algie [↑Sakrum, ↑Coxa u. ↑...algie] *w;* -, ...ien: Schmerzen im Bereich des Kreuzbeins und der Hüfte

sa|kro|lumbal, in fachspr. Fügungen: **sacrolumbalis, ...le** [zu ↑Sakrum u. ↑Lumbus]: zum Kreuzbein und zur Lende gehörend (Anat.)

sa|kro|spinal, in fachspr. Fügungen: **sa|crospinalis, ...le** [zu ↑sacer (in der Fügung ↑Os sacrum) und ↑Spina]: zu Kreuzbein und Wirbelsäule gehörend; z. B. in der Fügung ↑Ligamentum sacrospinale (Anat.)

Sa|krum *s;* -s, Sa|kren: übliche Kurzbez. für ↑Os sacrum

Sakto|salpinx [gr. *σακτός* = voll gestopft, angefüllt u. ↑Salpinx] *w;* -, ...in|gen, in fachspr. Fügungen: **Sacto|salpinx,** *Pl.:* ...pin|ges: mit Flüssigkeit angefüllter Eileiter (bei entzündlicher Verklebung des Tubenendes). **Sacto|salpinx purulenta:** mit Eiter angefüllter Eileiter

Salaam|krampf [arab. *salam* = Friede, Friedensgruß (die medizin. Bed. bezieht sich auf die grußähnlichen Kopfbewegungen)]: = Epilepsia nutans

Salazität [aus gleichbed. lat. *salacitas*], in fachspr. Fügungen: **Salacitas** *w;* -: veralt. Bez. für einen übermäßig starken Geschlechtstrieb

Salbe vgl. Unguentum

Salbengesicht: fettig glänzende Gesichtshaut bei ↑Seborrhoea oleosa

Salicylsäure vgl. Salizylsäure

Sali|di|uretikum [lat. *sal,* Gen.: *salis* = Salz u. ↑Diuretikum] *s;* -s, ...ka: = Diuretikum

salinisch [zu lat. *sal,* Gen.: *salis* = Salz]: salzartig, salzhaltig (z. B. von Abführmitteln)

Saliva [aus gleichbed. lat. *saliva*] *w;* -, ...vae: »Speichel«, aus Wasser, Enzymen und Salzen bestehendes Sekret der Mundspeicheldrüsen. **salivalis, ...le:** zum Speichel gehörend. **Salivation** *w;* -, -en, in fachspr. Fügungen: **Salivatio,** *Pl.:* ...io|nes: = Ptyalismus

Salizylismus [↑Salizylsäure] *m;* -: Erkrankung infolge zu hoher Dosen salizylsäurehaltiger Medikamente, charakterisiert durch beidseitiges Ohrensausen und Schwerhörigkeit

Salizyl|säure, chem. fachspr.: **Salicyl|säure** [Kunstbildung zu lat. *salix,* Gen.: *salicis* = Weide, Weidenbaum]: chem. Verbindung, die in der Med. vielfach (zur Fiebersenkung, Schmerzlinderung, Entzündungshemmung, bes. bei Gelenkrheumatismus) verwendet wird und auch als bakteriostatisches Konservierungsmittel dient (ein weißes, kristallines, süßsäuerlich schmeckendes Pulver)

Salk-Impfung [auch in engl.Ausspr.: so:k...; nach dem amerik. Bakteriologen J. E. Salk, 1914–1995]: subkutane oder intramuskuläre Injektion von Salk-Vakzinen

Salkowski-Probe [nach dem dt. Physiologen u. Chemiker E. L. Salkowski, 1844–1923]: Test zum Nachweis von Cholesterin im Serum (eine mit konzentrierter Schwefelsäure unterschichtete Chloroformlösung färbt sich bei Anwesenheit von Cholesterin rötlich)

Salk-Vak|zine [auch in engl. Ausspr.: so:k...; nach

dem amerik. Bakteriologen J. E. Salk, 1914–1995]: Impfstoff gegen Poliomyelitis in Form von durch Formalineinwirkung inaktivierten Viren

Salmonelle [nlat. Bildung zum Namen des amerik. Pathologen D. E. Salmon, 1850–1914] *w;* -, -n, in der biolog. Nomenklatur: **Salmonella,** *Pl.* (Arten:) ...llae: Gattung begeißelter, gramnegativer Bakterien, die für den Menschen pathogen werden können und Darminfektionen verursachen (z. B. Typhus, Paratyphus und Enteritis). **Salmonella enteritidis** [↑ Enteritis]: Erreger der akuten Magen- und Darmentzündung

Salmonellose [zu ↑ Salmonelle] *w;* -, -n: Sammelbez. für alle durch Salmonellen verursachten Infektionskrankheiten (Darmerkrankungen)

Salping|ek|tomie [↑ Salpinx u. ↑ Ektomie] *w;* -, ...ien: operative Entfernung eines Eileiters

Salpin|gitis [zu ↑ Salpinx] *w;* -, ...itiden (in fachspr. Fügungen: ...itides): entzündliche Erkrankung eines oder beider Eileiter

Salpin|go|gra|fie [↑ Salpinx u. ↑ ...grafie] *w;* -, ...ien: röntgenografische Untersuchung und Darstellung des Eileiters mit Kontrastmitteln. **Salpin|go-gramm** [↑ ...gramm] *s;* -s, -e: Röntgenkontrastbild des Eileiters

Salpin|go|lyse [zu ↑ Salpinx u. gr. *λύειν* = lösen, auflösen] *w;* -, -n: operative Lösung von Eileiterverwachsungen

Salping|oo|phor|ek|tomie [↑ Salpinx, ↑ Oophoron und ↑ Ektomie] *w;* -, ...ien: operative Entfernung von Eileiter und Eierstock

Salping|oo|phoritis [zu ↑ Salpinx und ↑ Oophoron] *w;* -, ...itiden (in fachspr. Fügungen: ...itides): Entzündung von Eileiter und Eierstock

salpin|go|pharyn|ge|us, ...gea, ...ge|um [zu ↑ Salpinx u. ↑ Pharynx]: zur Ohrtrompete und zum Schlund gehörend; z. B. in der Fügung ↑ Musculus salpingopharyngeus (Anat.)

Sal|pingo|skopie [↑ Salpinx u. ↑ ...skop] *w;* -, ...ien: **1)** endoskopische Untersuchung der Eileiter. **2)** endoskopische Untersuchung der Ohrtrompete

Salpin|go|stomie [↑ Salpinx u. ↑ ...stomie] *w;* -, ...ien: operative Eröffnung und Plastik eines verschlossenen Eileiters

Salpin|go|tomie [↑ Salpinx u. ↑ ...tomie] *w;* -, ...ien: operative Eröffnung des Eileiters

Salpinx [von gr. *σάλπιγξ*, Gen.: *σάλπιγγος* = Trompete] *w;* -, ...pin|gen (latinisiert: ...pinges): seltenere Bezeichnung für: **1)** Tuba uterina. **2)** Tuba auditiva

saltatorisch, in fachspr. Fügungen: **saltatorius, ...ria, ...rium** [zu lat. *saltare, saltatum* = tanzen]: sprunghaft; mit tänzerischen Bewegungen einhergehend (bes. bei krankhaften Bewegungsstörungen); z. B. in der Fügung ↑ Chorea saltatoria

Salter(-Harris)-Klassifikation [nach dem kanad. Orthopäden Robert Salter, 1924–2010]: Klassifikation der Wachstumszonenverletzungen bei Frakturen; berücksichtigt werden die Verletzungen der Proliferationszonen

Salu|brität [aus lat. *salubritas* = Gesundheit] *w;* -: gesunder körperlicher Zustand

Sal|urese [zu lat. *sal*, Gen.: *salis* = Salz u. gr. *οὐρεῖν* = Urin lassen] *w;* -, -n: = Diurese. **Sal|uretikum** *s;* -s, ...ka: = Diuretikum. **sal|uretisch** = diuretisch

saluto|gen [zu lat. *salus*, Gen.: *salutis* = Unverletztheit, Gesundheit u. ↑ ...gen]: gesundheitsfördernd, gesundheitserhaltend. **Saluto|genese** [zu ↑ Genese] *w;* -: Ansatz, der (im Gegensatz zum in der Medizin vorherrschenden Modell der ↑ Pathogenese) die Entstehung von Gesundheit erklärt

Sal|vage-Therapie [ˈsɛlvɪdʒ...; engl. *salvage* = Rettung] *w;* -, ...ien [...iən]: lebensverlängernde Behandlung (z. B. Einsatz von Zytostatika bei fortgeschrittenen Tumoren)

Salve [...və; aus frz. *salve* = Salutschießen (als Ehrengruß)] *w;* -, -n: Bez. für rasch aufeinanderfolgende ↑ Extrasystolen

Salzsäure: Chlorwasserstoffsäure (kommt im Magensaft vor und wird in den Belegzellen der Fundusdrüsen des Magens gebildet; sie hemmt das Wachstum von Bakterien oder vernichtet sie und aktiviert das Pepsin)

Salzstich: nicht mehr angewendeter experimenteller Einstich in den Boden des vierten Hirnventrikels (bzw. Stichverletzung an dieser Stelle), der zu einer Kochsalzausschwemmung und vermehrten Wasserausscheidung führt (infolge Lähmung der Vasomotoren und Erweiterung der Nierenarterien)

Salzverlust|syn|drom: durch erheblichen Kochsalzverlust (z. B. bei schwerem Durchfall, Pneumonie) bedingte Störung des Elektrolythaushalts mit Dehydratation, Acidose, Anstieg des Kaliumspiegels im Plasma und Herzrhythmusstörungen

Samarium [nlat. Bildung zum Namen des russ. Mineralogen V. E. Samarski, 19. Jh.] *s;* -s: chem. Grundstoff, Metall; Zeichen: Sm

Samen vgl. Sperma

Samenblase vgl. Vesicula seminalis

Samenerguss vgl. Ejakulation u. Pollution

Samenfaden: veralt. Bez. für ↑ Spermium

Samenfluss vgl. Spermatorrhö

Samenhügel vgl. Colliculus seminalis

Samenkanälchen vgl. Ductuli efferentes testis

Samenleiter vgl. Ductus deferens

Samenstrang vgl. Funiculus spermaticus

Samenzelle: männliche Geschlechtszelle von Mensch, Tier und Pflanze (Biol.)

Sammel|rohr: Harnkanälchen der Niere

Sample volume [ˈsaːmpl ˈvɔljuːm] *s;* - -s, - -s: Messvolumen in der Sonografie

sanabel, in fachspr. Fügungen: **sanabilis, ...le** [zu lat. *sanare* = heilen]: heilbar, Heilaussichten bietend (von Krankheiten)

Sanarelli-Shwartzman-Phänomen [...ˈʃvartsmən...; nach dem ital. Bakteriologen Giuseppe Sanarelli, 1864–1940, u. dem amerik. Bakteriologen Gregory Shwartzman, 1896–1965]: Auftreten von anaphylaktischen Blutungen im Gewebe nach wiederholter Injektion von ↑ Endotoxinen

Sanation [zu lat. *sanare, sanatum* = heilen] *w; -, -en*, in fachspr. Fügungen: **Sanatio**, *Pl.:* ...iones: Heilung (einer Krankheit)

Sanatorium [zu lat. *sanare* = heilen] *s; -s, -rien:* ärztlich geleitete, auf besondere Leiden (z.B. Lungentuberkulose) spezialisierte Kur- und Erholungsstätte

Sandfloh vgl. Tunga penetrans

Sanduhrmagen: an der kleinen Kurvatur ringförmig (z.B. durch Narben oder Geschwüre) eingeschnürter Magen, der im Aussehen einer Sanduhr ähnelt

Sandwich-ELISA: ['zɛntvɪtʃ...; engl. *sandwich* u. ↑ELISA] *m* od. *s; -:* ELISA-Typ mit hoher Spezifität und Sensibilität; 1. Schritt: Bindung des Proteins über einen auf einer Oberfläche fixierten Antikörper, 2. Schritt: Detektion über einen zweiten enzymgebundenen Antikörper, der ein anderes Epitop des gleichen Proteins erkennt

Sängerknötchen vgl. Noduli vocales

sanguineus, ...nea, ...neum [zu ↑Sanguis]: blutig (bezogen z.B. auf die Beschaffenheit von Geweben)

Sanguiniker *m; -s, -*, **Sanguinikerin** *w; -, -nen* [zu lat. *sanguis* = Blut]: Temperamentstyp des »blutvollen«, lebhaften und beweglichen Menschen. **sanguinisch:** zum Typ des Sanguinikers gehörend, von lebhaftem Temperament

sanguinolent, in fachspr. Fügungen: **sanguinolentus, ...ta, ...tum** [aus lat. *sanguinolentus* = voll Blut, mit Blut erfüllt]: blutig, mit Blut untermischt (z.B. von Ausflüssen, vom Urin u.a.)

Sanguis [aus lat. *sanguis*, Gen.: *sanguinis* = Blut] *m; -:* seltene fachspr. Bezeichnung für: Blut

sanieren [aus lat. *sanare* = heilen]: [eine bestimmte Stelle des Körpers] so behandeln, dass ein Krankheitsherd beseitigt wird (vor allem auf Infektionsherde wie Abszesse bezogen)

Sankt-Antonius-Feuer [nach dem heiligen Antonius, 251/52–356]: = Ergotismus gangraenosus

Santorini-Knorpel [nach dem venezian. Arzt und Anatomen G.D. Santorini, 1681–1737]: = Cartilago corniculata. **Santorini-Spalte** vgl. Incisura cartilaginis meatus acustici

SaO_2: Abk. für arterielle Sauerstoffsättigung

SAP: Abk. für *s*ystolischer *a*rterieller Druck [engl. *pressure*]

Saphenoperitoneostomie [↑saphenus, ↑Peritonäum u. ↑...stomie] *w; -, ...ien:* operative Verbindung der ↑Vena saphena magna mit der Bauchhöhle

saphenus, ...na, ...num [von arab. *safin* = klar, rein]: **1)** verborgen; z.B. in der Fügung ↑Vena saphena. **2)** die ↑Vena saphena betreffend, zu ihr gehörend; z.B. in der Fügung ↑Hiatus saphenus

Sapo [aus gleichbed. lat. *sapo*, Gen.: *saponis*] *m; -s, Sapones:* »Seife«, Alkalisalz der höheren Fettsäuren. **Sapo medicinalis,** auch: **Sapo medicatus:** bei entzündeter Haut angewandte, Arzneistoffe enthaltende Seife

Saponifikation [zu lat. *sapo* = Seife u. lat. *facere* (in Zus. *-ficere*) = machen, tun] *w; -, -en:* Verseifung des Körperfetts, Bildung von ↑Adipocire bei unter Luftabschluss liegenden Leichen

Saprämie [gr. *σαπρός* = faul, verfault u. ↑...ämie] *w; -, ...ien:* veralt. für: schwere, allgemeine Blutvergiftung

Sapronose [gr. *σαπρός* = faul, verfault u. gr. *νόσος* = Krankheit] *w; -, -n:* veraltet für: durch Fäulniserreger verursachte Erkrankung

Saprophyt [gr. *σαπρός* = faul, verfault u. ↑...phyt] *m; -en, -en:* Kleinlebewesen, das in abgestorbenen organischen Substanzen lebt und beim Menschen Krankheitserscheinungen hervorrufen kann. **saprophytär:** **a)** auf Saprophyten bezogen; **b)** von abgestorbenen organischen Substanzen lebend (von Kleinlebewesen gesagt)

SAPS: Abk. für *S*implified *A*cute *P*hysiology *S*core

Sarafow-Operation [nach dem bulgar. Chirurgen Sarafow, 19./20. Jh.]: nicht mehr angewandte operative Behebung des Mastdarmvorfalls, bei der durch Umschneidung des Afters künstliche Narben gebildet werden, die den Darmvorfall verhindern

Sarcina vgl. Sarzine

Sarcolemma vgl. Sarkolemm

Sarcoma vgl. Sarkom

sardonisches Lachen vgl. Risus sardonicus

Sarkoblast [gr. *σάρξ*, Gen.: *σαρκός* = Fleisch u. ↑...blast] *m; -en, -en* (meist *Pl.*): = Myoblast

Sarkoglykan: Dystrophin-assoziiertes Protein der Muskelzellmembran

sarkoid [Kurzbildung zu ↑Sarkom und ↑...id]: sarkomähnlich (von Geschwülsten). **Sarkoid** *s; -[e]s, -e:* **1)** linsen- bis bohnengroßer Tumor der Haut mit sarkomähnlichem Charakter, der aber zu spontaner Rückbildung neigt. **2)** bei der Sarkoidose auftretendes Granulom. **Sarkoidose** *w; -, -n:* Morbus Boeck, Besnier-Boeck-Schaumann-Krankheit, Schaumann-Krankheit, chronische, aber gutartige und rückbildungsfähige Erkrankung (ungeklärter Ätiologie), u.a. mit knotigen und teigigen Schwellungen im Gesicht und an den Extremitäten, rötlich violetten Flecken auf der Haut der Gesichtsweichteile und der Handrücken, fleckiger Verschattung der Lungen (ähnlich einer Miliartuberkulose), wabenartigen Aufhellungen im Röntgenbild der kurzen Röhrenknochen, Schwellungen von Lymphknoten und Entzündung der Regenbogenhaut des Auges

Sarkolemm [gr. *σάρξ*, Gen.: *σαρκός* = Fleisch u. gr. *λέμμα* = Rinde, Schale] *s; -s, -en*, in fachspr. Fügungen: **Sarcolemma**, *Pl.:* -ta: bindegewebige Hülle der Muskelfasern der quer gestreiften Muskulatur

Sarkom [zu gr. *σάρξ*, Gen.: *σαρκός* = Fleisch] *s; -s, -e*, in fachspr. Fügungen: **Sarcoma**, *Pl.:* -ta: bösartiger Bindegewebstumor mit heterologem Bau und Neigung zu Metastasierung (häufig auf dem Blutweg). **sarkomatös:** auf Sarkomatose beruhend;

sarkomartig verändert (von Geweben). **Sarkomatose** *w;* -, -n: ausgebreitete Sarkombildung

Sarko|mer [gr. σάρξ, Gen.: σαρκός = Fleisch u. gr. μέρος = Teil] *s;* -s, -e: Grundeinheit der ↑Myofibrille

Sark|om|phalos [gr. σάρξ = Fleisch u. gr. ὀμφαλός = Nabel] *m;* -, ...li: »Fleischnabel«, kleine Wucherung am Nabel, die sich manchmal nach Abstoßung der Nabelschnur bildet

Sarko|penie [zu gr. σάρξ, Gen.: σαρκός = Fleisch u. πενία = Armut, Mangel] *w;* -, en: mit einer Abnahme der motorischen Fähigkeiten und erhöhter Sturzgefahr einhergehende, krankhafte Abnahme der Muskelmasse und Muskelkraft durch Mangelernährung, körperliche Immobilität oder degenerative Prozesse

Sarko|plasma [gr. σάρξ, Gen.: σαρκός = Fleisch u. ↑Plasma] *s;* -s: Protoplasma der Muskelfasern und Muskelzellen. **sarkoplasmatisch:** das Sarkoplasma betreffend, aus Sarkoplasma bestehend; z. B. sarkoplasmatisches Retikulum

Sarko|zele [gr. σάρξ, Gen.: σαρκός = Fleisch u. ↑...zele] *w;* -, -n: fleischartige Geschwulst oder Anschwellung des Hodens, oft als Folge einer Tuberkulose oder einer bösartigen Erkrankung

Sarmiento-Brace [... breıs; aus engl. *brace* = Stütze, Strebe] *w;* - -, - -s: Verband zur konservativen Therapie der Fraktur von Röhrenknochen (z. B. des Oberarms od. des Unterschenkels)

SARS: Abk. für (engl.) *s*evere *a*cute *r*espiratory *s*yndrome, ↑schweres akutes respiratorisches Syndrom

SARS-CoV-2: Abk. für (engl.) *s*evere *a*cute *r*espiratory *s*yndrome *co*rona*v*irus type *2*; Virus, das die Atemwegserkrankung ↑COVID-19 auslöst

Sartorius *m;* -, ...rii u. ...rien [...ıən]: Kurzbez. für den ↑Musculus sartorius (Anat.)

Sarzine [aus lat. *sarcina* = Bürde; Bündel, Gepäck] *w;* -, -n, in der biol. Nomenklatur: **Sarcina**, *Pl.* (Arten:) ...nae: Gattung grampositiver, unbeweglicher Kokken von warenballen- oder paketähnlicher Anordnung (Luft- und Bodenbakterien, die als Verunreinigungen in Nährböden, Konserven und bei fehlender Salzsäure im Magen vorkommen)

SAS: Abk. für ↑Schlafapnoe-Syndrom

Satellit [aus lat. *satelles*, Gen.: *satellitis* = Begleiter, Leibwächter] *m;* -en, -en: **1)** Mantelzelle, die die Nervenzelle umgibt. **2)** chromosomaler Abschnitt, der vom Hauptanteil des Chromosoms getrennt ist

Satelliten|phänomen vgl. Ammenphänomen

sativus, ...va, ...vum [aus lat. *sativus* = gesät, gepflanzt]: angebaut, in Pflanzenkulturen gezogen, nicht wild wachsend; z. B. in der Fügung ↑Allium sativum

Sattelgelenk vgl. Articulatio sellaris

Sattelkopf vgl. Klinozephalus

Sattelnase: sattelförmig eingesunkene Nase bei angeborener Syphilis, auch iatrogen oder infektiös bedingt, nach Trauma oder bei bestimmten Erkrankungen (z. B. Granulomatose mit Polyangiitis)

Sättigungs|dosis: optimal wirksame Dosis eines Arzneimittels

saturninus, ...na, ...num [nlat. Bildung zum Namen des Planeten *Saturnus*, bei den Alchemisten Symbol für Blei]: bleihaltig; auf Blei[vergiftung] zurückzuführen. **Saturnismus** *m;* -, ...men: Bleivergiftung

Satyria|sis [aus gleichbed. gr. σατυρίασις] *w;* -: veralt. Bez. für einen krankhaft gesteigerten männlichen Geschlechtstrieb

Sauerbruch-Hand [nach dem dt. Chirurgen Ferdinand Sauerbruch, 1875–1951]: Handprothese, die durch in die Armmuskulatur eingelassene, mit den Fingergliedern durch Züge verbundene Stifte bewegt wird. **Sauerbruch-Umkipp|plastik:** plastisches operatives Verfahren zur Schaffung eines tragfähigen Oberschenkelstumpfs bei Zerstörung des Oberschenkelknochens (dabei wird der entfernte Oberschenkelknochen durch die nach oben umgekippten Unterschenkelknochen ersetzt und das Unterschenkelende in die Hüftgelenkpfanne eingepflanzt)

Säuerling *m;* -s, -e: für Trink- und Badekuren genutztes Mineralwasser mit wenigstens 1 g freiem Kohlendioxid pro Liter

Sauerstoff *m;* -[e]s, in der internationalen chem. Nomenklatur: **Oxy|genium**, auch: **Oxy|gen** [aus gleichbed. frz. *oxygène* (zu den unter ↑oxy... u. ↑...gen behandelten Wörtern)] *s;* -s: chem. Grundstoff; Zeichen: O

Sauerstoff|sättigung: Anteil (in %) des mit Sauerstoff beladenen Hämoglobins am Gesamthämoglobingehalt des Blutes; Parameter der Blutgasanalyse

Sauerstoff|therapie: Inhalation oder intravenöse Verabreichung (umstritten) von Sauerstoff mit dem Ziel, die Gewebsdurchblutung zu fördern

Saugbehandlung: Methode zur Entleerung z. B. einer Abszesshöhle mit einer Saugglocke

Saug|bi|op|sie: Form der ↑Biopsie, bei der Material mittels eines Schlauches angesaugt und danach durch ein Schneidinstrument abgetrennt wird

Säugling: Bezeichnung für ein menschliches Lebewesen vom 15. Lebenstag bis zum vollendeten 12. Lebensmonat

Saug|re|flex: reflektorische Saugstellung der Lippen beim Berühren des Mundes (im ersten Lebensjahr normal, später Zeichen einer Großhirnschädigung)

Saug-Spül-Drainage: arthroskopisches Verfahren, aus einem infizierten Gelenk Eiter u. Gewebe abzusaugen u. gleichzeitig mit Medikamenten zu spülen

Saugwürmer vgl. Trematoda

Säure vgl. Acidum

Säure-Basen-Haushalt: Regelmechanismen (z. B. Puffer), die den pH-Wert der Extrazellulärflüssigkeit konstant halten, der physiologische pH-Wert des arteriellen Blutes liegt bei 7,4; Abweichungen werden als ↑Acidosen (pH < 7,4) oder als ↑Alkalosen (pH > 7,4) bezeichnet

Sayre-Verband [seɪr...; nach dem amerik. Chirurgen L. A. Sayre, 1820–1901]: Heftpflasterverband zur Fixierung des Armes an den Rumpf bei Schlüsselbeinbruch (dreimal um Ober- und Unterarm geführt, nur als Transportverband oder zur Ruhigstellung für 2–3 Tage)

Sb: chem. Zeichen für ↑Antimon

SBS: Abk. für ↑Sick-Building-Syndrom

Sc: chem. Zeichen für ↑Scandium

s. c. = subkutan

SCA: Abk. für *s*pino[*c*]zerebelläre *A*trophie

Scabies vgl. Skabies

scabiosus vgl. skabiös

Scala [aus lat. *scala*, Gen.: *scalae* = Treppe] *w;* -, Scalae; in den Fügungen: **Scala tympani:** »Paukentreppe«, mediale, der Basis der Schnecke näher liegende Abteilung des Schneckenkanals im Ohr. **Scala vestibuli:** »Vorhoftreppe«, seitliche Abteilung des Schneckenkanals im Ohr (enthält das ↑Organum spirale)

scalenus, ...na, ...num [von gr. *σκαληνός* = uneben, ungleich]: ungleichseitig-dreieckig; z. B. in der Fügung ↑Musculus scalenus posterior

Scalenus-anticus-Syn|drom: Aufhebung der distalen Arterienpulse bei Kompression der ↑Arteria subclavia durch den hypertrophischen ↑Musculus scalenus anterior

Scandium [nlat. Bildung zum lat. Namen *Scandia* für (das südliche) Skandinavien] *s;* -s: chem. Grundstoff, Leichtmetall; Zeichen: Sc

Scanner [ˈskænər; zu engl. *to scan* = abtasten] *m;* -s, -: = Szintigraf

Scanzoni-Operation [nach dem dt. Gynäkologen F. W. Scanzoni, 1821–1891]: Zangenentbindung, bei der der in hinterer Hinterhauptlage befindliche Fetus mit zweimaligem Ansetzen der Zange um etwa 135 Grad in die vordere Hinterhauptlage gedreht wird

Sca|pha [von gr. *σκάφη* = Trog, Wanne; Kahn] *w;* -, Sca|phae: nachenförmige Vertiefung an der Ohrmuschel zwischen Helix und Anthelix (Anat.)

sca|pho|ides, auch: **sca|pho|ide|us, ...dea, ...de|um** [gr. *σκάφη* = Trog, Wanne; Kahn u. gr. *-ειδής* = gestaltet, ähnlich]: trogförmig, kahnförmig; z. B. in der Fügung ↑Scapula scaphoidea (Anat.)

Scapula [aus gleichbed. lat. *scapula*, Gen.: *scapulae*] *w;* -, ...lae: »Schulterblatt«, dreiseitiger, platter, der 2. bis 7. Rippe aufliegender Knochen am Rücken (Anat.). **Scapula alata:** flügelförmig abstehendes Schulterblatt. **Scapula sca|pho|idea:** »kahnförmiges« Schulterblatt mit emporgewölbtem medialem Rand

scapularis vgl. skapular

Scapus pili [lat. *scapus* = Schaft, Stiel; ↑Pilus] *m;* - -, Scapi pilorum: der über die Haut hervorragende Haarschaft

Scarlatina vgl. Scharlach

scarlatinosus, ...osa, ...osum [zu scarlatum (↑Scharlach)]: zum Erscheinungsbild des Scharlachs gehörend; scharlachartig

Scars|dale-Di|ät [ˈskɑːsdeɪl...]: Mischkost mit 1000 kcal pro Tag zur Gewichtsreduktion (43 % Protein, 34,5 % Kohlenhydrate, 22,5 % Fett)

SCC: Abk. für *s*quamous-*c*ell-*c*arcinoma-antigen, Plattenepithelkarzinom-Antigen; Proteasehemmer wird als ↑Tumormarker für Plattenepithelkarzinome (z. B. an Zervix, Ösophagus, Lunge) verwendet. **SCCHN:** Abk. für *s*quamous-*c*ell-*c*arcinoma of *h*ead and *n*eck, Plattenepithelkarzinom des Kopf und Halses

SCF: Abk. für engl. *s*tem *c*ell *f*actor, ↑Stamm-Zell-Faktor

Schabe: Insekt der Ordnung Dictyoptera, Kulturfolger des Menschen, Verbreiter vieler Erreger der Fäkalflora wie des Poliovirus od. des Hepatitis-A-Virus

Schädel vgl. Cranium

Schädelbasis vgl. Basis cranii

Schädeldach vgl. Kalva

Schädel-Hirn-Trauma: »Gehirnerschütterung«, durch Kopfprellung verursachte akute Funktionsstörung des Gehirns mit oder ohne nachweisbare anatomische Veränderung (Verletzung) des Schädels oder des Gehirns; Unterteilung in verschiedene Schweregrade; Abk.: SHT

Schädellage: normale Geburtslage des ↑Fetus im Mutterleib, bei der der Kopf der führende, vorangehende Kindsteil ist

Schafblattern vgl. Varizellen

Schafpocken vgl. Varizellen

Schafshaut vgl. Amnion

Schälblattern vgl. Pemphigus

Schälflechte vgl. Erythrodermia desquamativa

Schallkopf: Impulsgeber eines Ultraschall-Gerätes

Scham vgl. Pudendum

Scham|behaarung vgl. Pubes

Schambein vgl. Os pubis

Schambeinkamm vgl. Pecten ossis pubis

Schamberg vgl. Mons pubis

Schambogen vgl. Arcus pubis

Schamfuge vgl. Symphyse

Schamhaare vgl. Pubes

Schamlippen vgl. Labium majus pudendi u. Labium minus pudendi

Schamspalte vgl. Rima pudendi

Schanker [durch frz. Vermittlung aus lat. *cancer* = Krebs, Krebsgeschwür] *m;* -s, -: Bez. für Geschlechtskrankheiten mit typischen Hautgeschwüren. **harter Schanker** = Lues. **weicher Schanker** = Ulcus molle

schan|kri|form [zu ↑Schanker u. lat. *forma* = Gestalt, Form]: schankerartig (von Hautveränderungen)

Schanz-Kragen, Schanz-Krawatte [nach dem dt. Orthopäden Alfred Schanz, 1868–1931] *w;* -, -n: weicher Stützverband (Watte, Schaumstoff) um den Hals zur Ruhigstellung der Halswirbelsäule, v. a. beim ↑Schleudertrauma

Scharlach [aus mlat. *scarlatum* = rote Farbe; Scharlach] *m;* -s, in fachspr. Fügungen: **Scarlatina** [aus gleichbed. vulgärlat. *febris scarlatina* (zu mlat. *scarlatum* = rote Farbe)] *w;* -: akute, durch Streptokokken hervorgerufene Infektionskrankheit haupts. der Kinder, charakterisiert durch Rachenrötung, Angina, kleinfleckiges Exanthem mit Abschuppung und Neigung zu Komplikationen und Folgekrankheiten (z. B. toxic shock syndrom, Post-Streptokokken-Erkrankungen wie Glomerulonephritis, rheumatisches Fieber, reaktive Arthritis, Chorea minor)
Scharniergelenk vgl. Ginglymus
Schattenprobe vgl. Skiaskopie
Schatzki-Ring [nach dem amerik. Radiologen Richard Schatzki, 1901–1992]: unterer Ösophagusring am Übergang zur Magenschleimhaut
Schatz-Operation [nach dem dt. Gynäkologen C. F. Schatz, 1841–1920]: operative Aufrichtung der abgeknickten Gebärmutter durch Raffung der runden Mutterbänder
Schaukel|atmung: inspiratorische Einwärtsbewegung der vorderen Abdominalwand mit vermehrter Inanspruchnahme der Aushilfsmuskulatur bei beidseitiger Zwerchfellparalyse
Schaukel|di|ät: nicht mehr angewandte Diätform, bei der in 3- bis 4-tägigem Wechsel sauer und alkalisch reagierende Kost verabreicht wird (zur Umstimmung der Harnreaktion bei Entzündungen der Harnwege); heute wird empfohlen, sich je nach Steinursache entweder sauer oder basisch zu ernähren, nicht aber abwechselnd, meist wird der Harn eher medikamentös angesäuert
Schaumann-Krankheit vgl. Sarkoidose
Schaum|zellen: Makrophagen mit Fett- od. Lipid-Einschlüssen z. B. in Xanthomen
Schauta-Stoeckel-Operation [...ˈʃtœ...; nach den dt. Gynäkologen Friedrich Schauta, 1849–1919, u. Walter Stoeckel, 1871–1961]: operative Entfernung der Gebärmutter samt Anhangsgebilden bei Gebärmutterkrebs
Scheckhaut vgl. Vitiligo
Scheele-Operation [nach dem dt. Chirurgen Karl Scheele, 1884–1966]: operative Vergrößerung einer krankhaft geschrumpften Harnblase durch Einpflanzung einer (vom übrigen Darm isolierten) Dünndarmschlinge
Scheibenrose vgl. Erythema exsudativum multiforme
Scheide vgl. Vagina
Scheidenentzündung vgl. Kolpitis
Scheidengewölbe vgl. Fornix vaginae
Scheidenhaut vgl. Tunica mucosa (vaginae)
Scheidenkrampf vgl. Vaginismus
Scheidenriss vgl. Kolporrhexis
Scheidenschleimhaut vgl. Tunica mucosa (vaginae)
Scheidenvorfall vgl. Prolapsus vaginae
Scheidewand vgl. Septum ...
Scheiner-Versuch [nach dem dt. Physiker u. Mathematiker Christoph Scheiner, 1575–1650]: experimenteller Nachweis der ↑Akkommodation des Auges durch Betrachtung zweier in ungleichen Abständen angeordneter Nadeln durch einen Schirm mit punktförmigen Sehlöchern, wobei nur die jeweils fixierte Nadel scharf erscheint, die andere dagegen als unscharfes Doppelbild gesehen wird
Scheinfüßchen vgl. Pseudopodium
Scheinschwangerschaft vgl. Pseudogravidität
Scheintod: todesähnlicher Zustand mit Aussetzen der Atmung und mit Ausfall anderer, äußerlich sichtbarer Lebenszeichen
Scheitelbein vgl. Os parietale
Scheitelbeineinstellung vgl. Asynklitismus
Scheitellage: Lage des Kindes in den Geburtswegen, bei der der kindliche Kopf während der Geburt mit der Scheitelgegend vorangeht
Scheitellappen vgl. Lobus parietalis
Scheitel-Steiß-Länge: vom Scheitel bis zum Steiß gemessene Länge des Embryos, aus dem sich das Entwicklungsalter feststellen lässt; Abk.: SSL
Schellong-Test [nach dem dt. Internisten Friedrich Schellong, 1891–1953]: Kreislauffunktionsprüfung durch Messung von Blutdruck, Puls und Atemfrequenz im Liegen, Sitzen sowie nach Belastung (Kniebeugen oder Treppensteigen)
Schenkelbein vgl. Femur
Schenkelblock: Unterbrechung eines oder beider Schenkel des ↑Fasciculus atrioventricularis und damit des Reizleitungssystems des Herzens
Schenkelbruch vgl. Hernia femoralis externa
Schenkelhals vgl. Collum femoris
Schenkelkanal vgl. Canalis femoralis
Schenkelschall: absolute Dämpfung des Klopfschalls über verdichteten Lungenbezirken (wie sie ähnlich bei der Perkussion des Oberschenkels auftritt)
Schenkelsporn vgl. Calcar femorale
Scherenbiss vgl. Psalidontie
Scheren|gang: spastischer Gang, Gangstörung mit Adduktion u. Überkreuzen der Beine
Scheren|schlag: Abschneiden gestielter Fibrome oder Tumoren an der Basis (mit einer Schere)
Schetismus: Sprachstörung, bei der der »sch«-Laut falsch ausgesprochen wird
Scheuermann-Krankheit [nach dem dän. Orthopäden H. W. Scheuermann, 1877–1960]: bei Jugendlichen auftretende Veränderungen der Bandscheiben, mit der Bildung von ↑Schmorl-Knorpelknötchen und ↑Kyphose einhergehend; die genaue Ursache ist unklar, es wird u. a. eine genetische Disposition, außerdem schnelles Längenwachstum und eine starke Belastung der Wirbelsäule diskutiert
Schiefhals vgl. Caput obstipum
Schielen vgl. Strabismus
Schienbein vgl. Tibia
Schienbeinknorren vgl. Condylus lateralis tibiae bzw. Condylus medialis tibiae
Schienbeinnerv vgl. Nervus tibialis

Schießscheibenzellen vgl. Target-Zellen

Schiff-Rea|genz [nach dem dt. Chemiker Hugo Schiff, 1834–1915]: Gemisch aus Fuchsin, Salzsäure u. Kaliummetabisulfat zur Färbung histologischer Präparate, insbes. zur Anfärbung niederer Pilze

Schilddrüse vgl. Glandula thyreoidea

Schilder-Krankheit, Schilder-Sklerose [nach dem österr.-amerik. Neurologen P. F. Schilder, 1887–1960]: erblich bedingte, im Jugendalter auftretende Sklerose der Hirnhemisphären und der Pyramidenbahn (führt zu schwerer Demenz)

Schildknorpel vgl. Cartilago thyreoidea

Schild|kröten|verband vgl. Testudo

Schiller-Jodprobe [nach dem österr.-amerik. Pathologen Walter Schiller, 1887–1960]: Test zur Diagnostizierung eines ↑Zervixkarzinoms durch Bepinseln der Portiogegend mit Jod, wobei unveränderte, mit Plattenepithel bedeckte Stellen sich braun färben, krebsverdächtige dagegen ungefärbt bleiben

Schilling-Zählkammer [nach dem dt. Hämatologen Viktor Schilling, 1883–1960]: graduierte Glasplatte zur Zählung von Blutzellen unter dem Mikroskop

Schimmelbusch-Maske [nach dem dt. Chirurgen Curt Schimmelbusch, 1860–1895]: früher verwendete, aus einem mit Gaze belegten Drahtbügel bestehende Narkosemaske (zur Tropfnarkose)

Schimmelpilze: saphrophytische, in vielen Gattungen verbreitete, auf abgestorbener organischer Substanz lebende Pilze, die als Erreger opportunistischer Infektionen, Mykotoxinbildner u. Allergene für den Menschen von Bedeutung sind

Schinkenmilz: Milz, die infolge ↑Amyloidose der ↑Pulpa rot, derb und fest wird und einem geräucherten Schinken gleicht

Schiötz-Tonometer [ˈʃœts...; nach dem norw. Mediziner Hjalmar Schiötz, 1850–1927]: nicht mehr verwendetes Gerät zur Messung des Augeninnendrucks, bei dem die Tiefe bestimmt wird, bis zu der ein mit Gewichten versehenes Stäbchen die Hornhaut eindrückt; ersetzt durch ↑Applanationstonometer

Schipperkrankheit: Auftreten von ↑Abrissfrakturen an den Dornfortsätzen der Brust- und Halswirbel infolge ständiger Überbeanspruchung (z. B. beim Schippen)

Schirmbild|foto|gra|fie: Methode der Röntgenreihenuntersuchung, bei der das auf dem Röntgenschirm sichtbare Bild fotografiert (und später ausgewertet) wird

Schirmer-Test [nach dem dt. Ophthalmologen Otto Schirmer, 1864–1917]: Ermittlung des Tränenflusses pro Zeiteinheit durch Einlegen eines Lackmusstreifens in das Unterlid

Schisto|pros|opie [zu gr. *σχιστός* = gespalten u. gr. *πρόσωπον* = Gesicht] *w;* -, ...ien: = Prosoposchisis

Schisto|soma [gr. *σχιστός* = gespalten und gr. *σῶμα* = Körper] *s;* -s, *Pl.* (Arten:) -ta: Adernegel, Pärchenegel, Gattung von in den Blutgefäßen schmarotzenden Saugwürmern (bei denen das Männchen das Weibchen bei der Begattung in einen Längsspalt seines Körpers einschließt); Erreger der Schistosomiasen (vgl. Bilharziose). **Schisto|soma hae|mato|bium:** Pärchenegel, Leberegel, der in der Pfortader, in den Harnorganen und im Mastdarm schmarotzt. **Schisto|soma japonicum** [nlat. *japonicus* = japanisch]: haupts. in Ostasien vorkommender »japanischer« Pärchenegel, der in der Leber und im Dickdarm schmarotzt. **Schisto|soma mansoni** [nach dem brit. Bakteriologen P. Manson, 1844–1922]: vor allem in Afrika und Südamerika vorkommender Pärchenegel, der im Darm schmarotzt

Schisto|somia|se [zu ↑Schistosoma] *w;* -, -n, in fachspr. Fügungen: **Schisto|somia|sis,** *Pl.:* ...ia|ses: durch Schistosomaarten hervorgerufene Wurmerkrankung; vgl. Bilharziose

Schisto|somiasis [zu griech. *σχιστος* = gespalten u. *σώμα* = Körper] *w;* -tropische Wurmerkrankung durch Larven der Gattung Schistosoma (Pärchenegel), die bei Wasserkontakt über die Haut eindringen

Schisto|zyt [Kurzw. aus gr. *σχιστός* = gespalten u. ↑Erythrozyt] *m;* -en, -en (meist *Pl.*): abnorm gestaltete rote Blutkörperchen (z. B. Dreiecks- od. Helmform; entstehen z. B. bei ↑HUS od. künstlicher Herzklappe); Fragmentozyt

schi|zo..., Schi|zo...

⟨zu gr. *σχίζειν* »spalten, durchschneiden, trennen«⟩
Wortbildungselement mit der Bedeutung »Spaltung, Trennung«:
- Schizogonie
- Schizonychie
- Schizophasie
- schizophren

schizo|af|fektiv [...ti:f; zu ↑schizo... u. ↑Affekt]: mit Störung des Affektes (1) einhergehend (von schizophrenieähnlichen Psychosen)

schizoform vgl. schizophreniform

Schizo|gonie [zu ↑schizo... u. gr. *γονή* = Abstammung, Geschlecht] *w;* -, ...ien: Form der ungeschlechtlichen Vermehrung durch Zerfallen einer Zelle in mehrere Teilstücke (z. B. beim Malariaerreger; Biol.)

schizo|ide Persönlichkeits|störung [↑schizo... u. ↑...id]: spezifische Persönlichkeitsstörung mit affektiver Auffälligkeit; die Betroffenen zeigen ein sozial kühles, introvertiertes Verhalten und emotionale Gleichgültigkeit; sie haben wenige soziale Kontakte und eine Vorliebe für Phantasien; Abk.: SPS (Med., Psychol.)

Schizo|manie [↑schizo... u. ↑Manie] *w;* -, ...ien: psychische Störung mit Symptomen einer ↑Manie in Verbindung mit Symptomen einer ↑Schizophrenie

Schizo|myzet [zu ↑schizo... u. gr. *μύκης* = Pilz] *m;* -en, -en: Spaltpilz, Bakterie, die sich unter Beibehaltung ihrer Eigenart ungeschlechtlich durch Querteilung vermehrt

Schizont [zu gr. *σχίζειν* = spalten] *m;* -en, -en: Stadium des Malariaerregers in Erythrozyten vor der Teilung in die ↑Merozoiten; vgl. Schizogonie

schizonto|zid [zu ↑Schizont u. lat. *caedere* (in Zus.: *-cidere*) = niederhauen, töten]: Schizonten abtötend (von chemischen Mitteln)

Schiz|ony|chie [zu ↑schizo... u. gr. *ὄνυξ*, Gen.: *ὄνυχος* = Nagel] *w;* -, ...ien: Spaltung des freien Randes der Nägel infolge Brüchigkeit

Schizo|phasie [zu ↑schizo... u. gr. *φάσις* = Sprache, Rede] *w;* -, ...ien: Sprachzerfahrenheit, Äußerung zusammenhangloser Wörter oder Sätze (Vorkommen bei Schizophrenie)

schizo|phren [zu ↑schizo... und gr. *φρήν*, Gen.: *φρενός* = Zwerchfell; Geist; Gemüt]: an Schizophrenie leidend; zum Erscheinungsbild der Schizophrenie gehörend. **Schizo|phrenie** *w;* -, ...ien: körperlich nicht begründbare psychische Erkrankung, die oft im jüngeren Lebensalter beginnt und durch extreme Verhaltensstörungen mit den Hauptsymptomen Denkstörung, Wahn, Wahrnehmungsstörung, motorische und affektive Störung gekennzeichnet ist. Die Krankheit ist chronisch, häufig progressiv und führt nicht selten zu geistigen Defekten und Wesensveränderungen

schizo|phreni|form [zu ↑Schizophrenie u. lat. *forma* = Gestalt, Form], auch kurz: **schizoform:** der Schizophrenie ähnlich (u. a. von Psychosen gesagt)

schizo|thym [zu ↑schizo... u. gr. *θυμός* = Leben; Empfindung; Gemüt]: **1)** eine latent bleibende, nicht zum Durchbruch kommende Veranlagung zu ↑Schizophrenie besitzend (Med.). **2)** eine dem leptosomen Körperbau zugeschriebene Temperamentsform aufweisend (Psychol.). **Schizo|thyme** *m* u. *w;* -n, -n: Person, die schizothym veranlagt ist

Schizo|thymie: [zu ↑schizo... u. gr. *θυμός* = Leben; Empfindung; Gemüt]: **1)** Veranlagung zur Schizophrenie. **2)** Eigenschaft u. Veranlagung des leptosomen Konstitutionstyps (Med., Psychol.)

Schizo|tri|chie [↑schizo... u. ↑...trichie] *w;* -, ...ien: krankhafte Veränderung des Haares mit Spaltung des Haarschaftes

Schlaf|anfall: anfallartig auftretender Schlaf ohne Ermüdung

Schlaf|apnoe [zu ↑Apnoe]: im Schlaf auftretender Atemstillstand von mindestens 10 Sekunden Dauer

Schlaf|apnoe-Syndrom: wiederholter, kurzzeitiger Atemstillstand während des Schlafs mit Sauerstoffmangelzuständen, Blutdruckerhöhung, auch Herzrhythmusstörungen, der in Verbindung mit starkem Schnarchen v. a. bei Männern, bes. bei Übergewicht, auftritt; Abk.: SAS

Schläfen vgl. Tempora

Schläfenbein vgl. Os temporale

Schläfenlappen vgl. Lobus temporalis

Schlafkrankheit vgl. Trypanosomiasis

Schlaf|labor *s;* -s, -e: medizinische Einrichtung, in der die Ursachen von Schlafstörungen an Patienten und Patientinnen erforscht werden, um sie einer gezielten Behandlung zuzuführen

Schlaflähmung: während des Schlafens unbemerkt auftretende Drucklähmung

Schlaflosigkeit vgl. Asomnie

Schlafwandeln vgl. Somnambulismus

Schlagader vgl. Arterie

Schlaganfall vgl. Apoplexie

Schlagvolumen: Blutmenge, die das Herz während einer Systole aus der Herzkammer auswirft

Schlatter-Krankheit [nach dem schweiz. Chirurgen Carl Schlatter, 1864–1934], auch: **Osgood-Schlatter-Krankheit** [ˈɒsgud...; nach dem amerik. Chirurgen R. B. Osgood, 1873–1956]: im Jugendalter auftretende Osteonekrose der Schienbeinapophyse (chronische Erkrankung des Knochens ohne entzündliche Ursache)

Schleifen|di|uretikum: harntreibendes Arzneimittel, das seine Wirksamkeit an der ↑Henle-Schleife entfaltet

Schleim vgl. Mucus

Schleimbeutel vgl. Bursa synovialis

Schleimbeutelentzündung vgl. Bursitis

Schleimdrüsen vgl. Glandula mucosa

Schleimgewebe: Bindegewebe aus Schleim und sternförmigen Zellen

Schleimhaut vgl. Tunica mucosa

Schleimkörperchen *Pl.:* glasige, kugelförmige Gebilde im Schleim, aus weißen Blutkörperchen und Epithelzellen bestehend

Schlemm-Kanal [nach dem dt. Anatomen Friedrich Schlemm, 1795–1858]: = Sinus venosus sclerae

Schlesinger-Probe [nach dem österr. Internisten Wilhelm Schlesinger, 1869–1900]: Nachweis von ↑Urobilin in Harn, Serum, Exsudaten oder Stuhlextrakten (wird diesen eine 10%ige Zinkacetatlösung in absolutem Alkohol zugesetzt u. wird das Gemisch hernach filtriert, dann zeigt das Filtrat eine charakteristische Fluoreszenz, wenn es Urobilin enthält)

Schleuder|trau|ma: Verletzung der Halswirbelsäule durch Vor- und Zurückschnellen des Kopfes (bei Auffahrunfällen)

Schließmuskel vgl. Musculus sphincter

Schloffer-Operation [nach dem österr. Chirurgen Hermann Schloffer, 1868–1936]: nicht mehr übliche operative Beseitigung einer ↑Phimose. **Schloffer-Tumor:** entzündliche Geschwulst der Bauchdecken nach Operationen

Schlottergelenk: übermäßig bewegliches Gelenk

Schluckauf vgl. Singultus

Schluckimpfung vgl. Sabin-Impfung

Schlucklähmung: Lähmung der am Schluckvorgang beteiligten Gaumen- und Schlundmuskulatur (z. B. bei Diphtherie)

Schluck|pneu|monie = Aspirationspneumonie

Schlund vgl. Pharynx
Schlundenge vgl. Isthmus faucium
Schlundkrampf vgl. Pharyngismus
Schlundsonde: Sonde zur künstlichen Ernährung, die durch den Schlund bis in den Magen eingeführt wird
Schlüsselbein vgl. Clavicula
Schmal|band|anti|bio|tikum, auch: **Schmal|spektrum|anti|bio|tikum:** gegen wenige Erregergruppen wirksames Antibiotikum; Gegensatz: ↑Breitbandantibiotikum
Schmarotzer vgl. Parasit
Schmelz vgl. Enamel
Schmelzoberhäutchen vgl. Cuticula dentis
Schmelz|tablette: Tablette, die ohne Flüssigkeitsaufnahme in wenigen Sekunden auf der Zunge zergeht
Schmerz vgl. Dolor
Schmerzmittel = Analgetikum
Schmerzrezeptor vgl. Nozizeptor
Schmetterlings|erythem [zu ↑Erythem]: persistierendes, symmetrisches Erythem u. Ödem im Jochbein- u. Wangenbereich (v. a. bei Lupus erythematodes
Schmetterlings|rolle: symmetrische Einlage zur Fuß-Unterstützung bei Osteochondrose des Mittelfußköpfchens
Schmetterlingswirbel: Wirbel mit sagittal gespaltenem und abgeflachtem Wirbelkörper (sieht aus wie ein Schmetterling)
Schmidt-Strasburger-Probekost [nach den dt. Internisten Adolf Schmidt, 1865–1918, u. Julius Strasburger, 1871–1934]: nicht mehr angewandte Probediät, die bestimmte Mengen Fett, Protein und Kohlenhydrate enthält und deren vollständige oder mangelhafte Verdauung (durch mikroskopische Stuhluntersuchung ermittelt) Rückschlüsse auf eventuelle Erkrankungen von Bauchspeicheldrüse, Darm, Leber oder Gallenblase zulässt
Schmidt-Syndrom [nach dem dt. Pathologen Martin Schmidt, 1863–1949]: veralt. Bez. für autoimmunen Morbus Addison mit Schilddrüsenunterfunktion; ↑polyglanduläres Autoimmunsyndrom
Schmidt-Zeichen [nach dem österr. Arzt Rudolf Schmidt, 1873–1945]: Zuckung der Bauchdecken nach tiefer Einatmung bei ↑Pleuritis diaphragmatica
Schmieden-Naht [nach dem dt. Chirurgen Viktor Schmieden, 1874–1946]: Form der Darmnaht bei Operationen im Bereich des Magen-Darm-Kanals, wobei die vom Bauchfell überzogene Außenwand des Darms eingestülpt wird
Schmier|infektion: Infektion durch Kontakt mit keimhaltigem Material
Schmierkur: (historisch) Einreibung mit grauer Quecksilbersalbe bei Syphilis
Schmincke-Tumor [nach dem dt. Pathologen Alexander Schmincke, 1877–1953]: lymphoepitheliales Karzinom des Epipharynx
Schmorl-Knorpelknötchen [nach dem dt. Pathologen Chr. G. Schmorl, 1861–1932]: bruchartige Vorstülpung von Teilen einer Zwischenwirbelscheibe in den Wirbelkörper durch Lücken in der Wirbeldeckplatte, die bei der ↑Scheuermann-Krankheit vorkommt
Schnabel-Kaverne [nach dem österr. Ophthalmologen Isidor Schnabel, 1842–1908]: Hohlraumbildung im Sehnerv als Folge degenerativer Veränderungen (Vorkommen bei Glaukom und bei Kurzsichtigkeit)
Schnapp|atmung: krampfhaftes, tiefes Atmen nach Schädigung des Atemzentrums
Schnauz|reflex: durch leichten Schlag auf den lateralen Mundwinkel hervorzurufendes Vorstülpen der Lippen bei Basalganglienerkrankungen od. Schädigung des Stirnhirns
Schnecke vgl. Cochlea
Schneckenfenster vgl. Fenestra cochleae
Schneeblindheit vgl. Niphablepsie
Schnee|gestöber|lunge: im Röntgenbild knötchenartige Lungenverschattungen bei Pneumokoniose durch Quarzstaub
Schneidermuskel vgl. Musculus sartorius
Schneidezahn vgl. Dens incisivus
Schnell|acetylie|rer *m;* -s, -: Konstitutionstyp, der Medikamente in der Leber schnell ↑acetyliert; Gegensatz: ↑Langsamacetylierer
schnellende Hüfte: ruckartiges Gleiten eines Sehnenstrangs über den großen Rollhügel
Schnitt *m;* -[e]s, -e: **1)** Durchtrennung von Körpergewebe mit dem chirurgischen Messer. **2)** Gewebeschnitt für mikroskopische Untersuchungen
Schnittentbindung vgl. Sectio caesarea
Schnitzer-Intensiv|kost [...zi:f...; nach dem dt. Zahnarzt J. G. Schnitzer, geb. 1930]: streng vegetabile, kohlenhydratreiche, proteinfreie Diät mit rund 1 500 kcal pro Tag
Schnüffelsucht: Sonderform der Drogenabhängigkeit, bei der zur Erzeugung eines Rauschzustandes Chemikalien (z. B. Klebstoffe, Klebstoffverdünner, Fleckentferner) inhaliert werden
Schnupfen vgl. Koryza u. Rhinitis
Schnür|furche: amniotische Abschnürungen als Folge von Nekrosen an der Gliedmaßenknospe währen der fetalen Entwicklung
Schober-Zeichen [nach dem dt. Arzt Paul Schober, 1865–1943]: Anhaltspunkt zur Feststellung einer Bewegungseinschränkung im Bereich der Lendenwirbelsäule. Dabei wird vom letzten Dornfortsatz der Lendenwirbelsäule aus schädelwärts eine Strecke von 10 cm markiert; wenn kein krankhafter Befund vorliegt, verlängert sich diese Strecke beim Bücken auf 15 cm
Schock [aus frz. *choc* = Stoß, Erschütterung] *m;* -[e]s, -s (selten: -e): akutes (im Zeitmaß von Stunden ablaufendes) Kreislaufsyndrom mit ungenügender Sauerstoffversorgung lebenswichtiger Organe. **ana|phylaktischer Schock:** oft tödlich verlaufender Schock infolge Überempfindlichkeit gegenüber [wiederholter] Zufuhr eines Antigens.

schocken: mit künstlich erzeugtem (z. B. elektrischem) Schock behandeln; defibrillieren

Schock|index: Quotient aus Pulsfrequenz u. systolischem Blutdruck zur Beurteilung des Volumendefizits im Schock

Schocklunge: zusammenfassende Bez. für die morphologischen und funktionellen Veränderungen der Lunge, die im Zusammenhang mit einem Kreislaufschock auftreten

Schock|niere: akutes Nierenversagen

Schoenlein-Henoch-Syndrom, Schoenlein-Henoch-Purpura [nach den dt. Ärzten J. L. Schoenlein, 1783–1864, u. E. H. Henoch, 1820–1910]: = Purpura Schönlein-Henoch

Schorf *m;* -[e]s, -e: trockene Deckschicht auf Wunden und Geschwüren

Schornsteinfegerkrebs vgl. Carcinoma asbolicum

Schräg|lage: schräge Lage des Kindes in der Gebärmutter, bei der eine Spontangeburt nicht möglich ist

Schramm-Zeichen [nach dem dt. Urologen Carl Schramm]: Vorwölbung des hinteren Harnröhrenabschnittes u. des Samenhügels bei der ↑Zystoskopie (gilt als Zeichen für eine Rückenmarkserkrankung)

Schrauben|bakterie vgl. Spirille

Schreck|aphasie: Verlust der Sprache bei plötzlichem Erschrecken

Schrecklähmung: Lähmung durch plötzliches Erschrecken

Schrei|ambulanz: Beratungsstelle für Eltern mit Säuglingen und Kleinkindern, die unter frühen Regulationsstörungen (Probleme mit der Regulierung der Schlaf-wach-Phasen, Fütterstörungen, motorische Unruhe, Spielunlust, häufiges Schreien) leiden

Schrei|knötchen vgl. Stimmlippenknötchen

Schreit|reaktion, Schreit|reflex: durch Andrücken einer Fußsohle eines aufrecht gehaltenen Säuglings ausgelöstes Anziehen dieses Beines u. Strecken des anderen (bis zum 3. Lebensmonat bestehender Reflex)

Schrittmacher: elektrisches Gerät zur künstlichen Anregung und Inganghaltung der Herztätigkeit durch Stromstöße (nach Ausfall der physiologischen Reizbildungszentren)

Schrittmacherzellen vgl. Pacemaker (1)

Schröder-Zeichen [nach dem dt. Gynäkologen Karl Schröder, 1838–1887]: Hochsteigen des Fundus der Gebärmutter zur Nabelregion, vorwiegend nach rechts, was als sicheres Zeichen für die Lösung des Mutterkuchens während der Nachgeburtsperiode gilt

schröpfen: lokal Blut ansaugen unter Anwendung eines sogenannten Schröpfkopfes (luftleer gemachte Gummi- oder Glasglocke)

Schroth-Kur [nach dem österr. Naturheilkundigen Johann Schroth, 1800–1856]: Verabreichung wasserarmer Diätkost (trockene Brötchen, Breie, Haferschleim) bei chronischen Krankheiten, Fettsucht, Gicht u. a.

Schrot|schuss|schädel: typische, im Röntgenbild aufscheinende Osteolysen im Schädelskelett, die durch ein medulläres Plasmozytom verursacht werden

Schrumpfblase: Harnblase mit stark verringertem Fassungsvermögen (bei schmerzhafter Kontraktion oder als Folge anatomischer Veränderungen, z. B. von Narben)

Schrumpfleber: zirrhotisch degenerierte Leber; vgl. Leberzirrhose

Schrumpfniere: als Folge nephrosklerotischer Veränderungen der Nierengefäße und des Nierengewebes degenerierte Niere

Schubert-Operation [nach dem dt. Arzt Gotthart Schubert, 1875–1939]: operative Bildung einer Scheide aus einem Teil des Mastdarms (bei fehlender Scheide)

Schub|laden|sym|ptom: bei Schädigung oder Riss der Kreuzbänder des Kniegelenks auftretende Erscheinung, dass sich der Schienbeinkopf gegenüber den Kondylen des Oberschenkels bei gebeugtem Knie nach vorn oder hinten verschieben lässt

Schuchardt-Schnitt [nach dem dt. Chirurgen K. A. Schuchardt, 1856–1901]: bei geburtshilflichen Eingriffen angewandter seitlicher Scheiden-Damm-Schnitt, der bis in die Beckenbodenmuskulatur geführt wird

Schüffner-Tüpfelung [nach dem dt. Internisten Wilhelm Schüffner, 1867–1949]: durch ↑Giemsa-Färbung sichtbar werdende hellrote Pünktchen in den Erythrozyten bei ↑Malaria tertiana

Schul|arzt, Schul|ärztin: im Auftrag eines Gesundheitsamtes für die Überwachung der Gesundheit von Schülern und Lehrpersonal zuständiger Arzt, zuständige Ärztin

Schüller-Christian-Hand-Krankheit [...ˈkrɪstʃən ˈhænd...; nach dem österr. Neurologen Artur Schüller, 1874–1958, dem amerik. Arzt Henry Christian, 1876–1951, u. dem amerik. Pädiater Alfred Hand, 1868–1949]: veralt. Bez. für eine im Kindesalter beginnende ↑Retikuloendotheliose mit krankhafter Ablagerung von Cholesterin in verschiedenen Geweben, mit Zerstörung im Bereich der platten Knochen (röntgenografisch: Landkartenschädel), Vergrößerung von Leber und Milz, Exophthalmus und Diabetes insipidus; heute: disseminierte Langerhans-Zell-Histiozytose im Kindesalter

Schüller-Röntgenaufnahme [nach dem österr. Neurologen Arthur Schüller, 1874–1958]: Röntgenaufnahme des Schädels von der Seite zur Untersuchung des Felsenbeins

Schul|medizin: Bez. für die an den Universitäten und Hochschulen gelehrten und von diesen vertretenen Auffassungen zur Erkennung und Behandlung von Krankheiten; Gegensatz: ↑Alternativmedizin, ↑Komplementärmedizin

Schul|phobie: auf Trennungsangst beruhende, auf dem Schulweg auftretende Angstzustände

Schulter|amyotrophie, neuralgische [zu ↑Amyotrophie]: akut auftretender, Tage bis Wochen anhaltender Schulterschmerz mit nachfolgenden Paresen

Schulter-Arm-Syn|drom, auch: **Schulter-Hand-Syn|drom:** Schmerzen und Parästhesien, die meist durch Bandscheibendegeneration im Bereich der Halswirbelsäule von der Schulter in Arm und Hand ausstrahlen

Schulterblatt vgl. Scapula

Schulterblattgräte vgl. Spina scapulae

Schultergelenk vgl. Articulatio humeri

Schultergürtel: zusammenfassende Bez. für Schulterblatt und Schlüsselbein

Schulter-Hand-Syndrom vgl. Schulter-Arm-Syndrom

Schulterhöhe vgl. Acromion

Schulterlage: Lage des Kindes in den Geburtswegen, bei der eine Schulter der vorangehende Teil ist

Schultz-Charlton-Auslösch|phänomen [...'tʃɑ:ltən...; nach dem dt. Internisten Werner Schultz, 1878–1947, u. dem dt. Arzt Willy Charlton, 19./20. Jh.]: veralt. für ein beweisendes Zeichen für Scharlach, wenn der Ausschlag nach intrakutaner Injektion von Scharlachserum nach wenigen Stunden im Umkreis der Injektion verschwindet

Schultz-Dale-Test [...deıl...; nach dem dt. Internisten Werner Schultz, 1878–1947, u. dem brit. Physiologen Sir H.H. Dale, 1875–1968]: nicht mehr angewandter Test zum Nachweis anaphylaktischer Reaktionen: Der Uterus eines sensibilisierten Meerschweinchens wird in Ringer-Lösung suspendiert. Setzt man Antigene zu, kommt es zu einer starken Kontraktion (= Anaphylaxie)

Schultze-Mechanismus [nach dem dt. Gynäkologen B. S. Schultze, 1827–1919]: normaler Vorgang der Mutterkuchenlösung nach der Geburt (dabei wird der Mutterkuchen zu einem nach oben offenen und mit Blut gefüllten Becher umgestaltet und unter Zuhilfenahme der Bauchpresse ausgetrieben)

Schuppe vgl. Squama

Schuppenflechte vgl. Psoriasis

Schüßler-Salze [nach dem dt. homöopathischen ArztWilhelm H. Schüßler, 1821–1898]: Mineralsalze in homöopathischer Dosierung, die zur Therapie verschiedener Krankheiten verwendet werden (Alternativmedizin)

Schusterbrust: Einsenkung des Brustbeins, die früher v. a. bei Schustern beobachtet wurde

Schuster|span: biegsames Furnierholz zur Verstärkung von Gipsverbänden

Schüttelfrost: Kältegefühl bei schnell ansteigender Körpertemperatur mit Schüttelbewegungen des ganzen Körpers

Schüttellähmung = Parkinsonkranhkeit

Schüttel|mixtur vgl. Mixtura agitanda

Schüttelwehen: heftige, mit Schüttelbewegungen des ganzen Körpers einhergehende Wehen

Schutzimpfung: vorbeugende Immunisierung gegen epidemisch auftretende Infektionskrankheiten durch Einimpfen inaktiver lebender oder abgetöteter Erreger (aktive S.) oder durch Injektion von abgeschwächtem Serum immunisierter Tiere (passive S.)

Schwabach-Versuch [nach dem dt. Otologen Dagobert Schwabach, 1846–1920]: nicht mehr angewandter Stimmgabelversuch zur Diagnose von Gehörerkrankungen: Eine angeschlagene Stimmgabel wird auf den Scheitel des Arztes bzw. der Ärztin gesetzt und im Augenblick des Abklingens auf den des Patienten bzw. der Patientin; dann wird der Versuch in umgekehrter Reihenfolge wiederholt; hört der Patient bzw. die Patientin den Ton länger als der Arzt bzw. die Ärztin (positiver Schwabach), spricht das für eine Erkrankung des Schallleitungsapparates; im umgekehrten Fall handelt es sich um eine Labyrintherkrankung

Schwachsichtigkeit vgl. Amblyopie

Schwachsinn: veraltete Bez. für: ↑Oligophrenie

Schwämmchen *Pl.:* vgl. Soor

Schwangerschaft vgl. Gravidität

Schwangerschafts|dia|betes: während der Schwangerschaft auftretender ↑Diabetes mellitus, der sich einige Tage nach der Entbindung völlig normalisieren kann; allerdings ist das Rezidivrisiko bei erneuten Schwangerschaften sowie das Risiko, einen Typ-II-Diabetes zu entwickeln, sehr hoch

Schwangerschaftsstreifen vgl. Striae gravidarum

Schwangerschafts|toxikose = Gestose

Schwangerschaftszeichen: charakteristische körperliche Anzeichen, die auf das Bestehen einer Schwangerschaft hindeuten, wie: Ausbleiben der Regel, Veränderungen an den Genitalien u. Ä., wobei als sichere Schwangerschaftszeichen die auf das Vorhandensein des kindlichen Organismus hindeutenden gelten (kindliche Herztöne, Nabelschnurgeräusch, Tasten kindlicher Teile u. Ä.)

Schwankschwindel: Form des Schwindels mit dem Gefühl, dass die Umgebung schwankt

Schwannom [nach dem dt. Anatomen u. Physiologen Theodor Schwann, 1810–1882] *s;* -s, -e: = Neurinom. **Schwann-Scheide** = Neurilemm. **Schwann-Zellen:** die zusammen mit dem Achsenzylinder einer peripheren Nervenfaser auswachsenden Gliazellen, aus denen die Markscheide als Nervenscheide hervorgeht

Schwanzkern vgl. Nucleus caudatus

Schwarte: als Folge einer chronischen Entzündung vernarbtes Bindegewebe; vgl. auch: Pleuraschwarte

Schwartz-Bartter-Syndrom [nach dem amerik. Nephrologen William B. Schwartz, 1922–2009, u. dem amerik. Endokrinologen Frederick Bartter, 1914–1983]: Syndrom der inadäquaten ADH-Sekretion

Schwartze-Operation [nach dem dt. Otologen Hermann Schwartze, 1837–1910]: = Antrotomie. **Schwartze-Zeichen:** Durchscheinen der infolge Hyperämie rötlich gefärbten medialen Paukenwand durch das Trommelfell bei Mittelohrschwerhörigkeit

Schwartz-Jampel-Syndrom [nach dem amerik. Pädiater Oscar Schwartz, 1919–?, u. dem amerik. Neurologen Robert Jampel, 1926–2020]: autosomal-rezessiv vererbte Myotonie mit Skelettdeformierungen, Kleinwuchs u. Augenstörungen

Schwarzenbach-Handgriff: geburtshilflicher Untersuchungsgriff, mit dem der kindliche Kopf beim Erreichen des Beckenbodens (zwischen Steißbeinspitze und After) von außen her mit der Hand ertastet wird

schwarzer Star Linsensklerose, bei der jede Lichtempfindung aufgehoben ist (vgl. Amaurose); kommt bei ↑Katarakt und ↑Marfan-Syndrom vor

Schwarzwasserfieber: im Verlauf einer Malaria plötzlich eintretende Blutauflösung mit Fieber und Ausscheidung eines schwarz gefärbten Harns

Schwefel *m;* -s, in der internationalen chem. Nomenklatur: **Sulfur** [aus lat. *sulp[h]ur* = Schwefel] *m;* -s: chem. Grundstoff, Nichtmetall; Zeichen: S

Schweinebandwurm vgl. Taenia solium

Schweine|grippe: umgangssprachliche Bezeichnung der Grippe, die durch das ↑Influenzavirus H1N1 hervorgerufen wird

Schweinehüterkrankheit: durch den Urin erkrankter Schweine übertragbare ↑Leptospirose beim Menschen mit Ausbildung einer Meningitis

Schweinerotlauf vgl. Erysipeloid

Schweiß vgl. Sudor

Schweißdrüsen vgl. Glandulae sudoriferae

Schweißdrüsen|abszess vgl. Abscessus sudoriparus

Schweißdrüsenentzündung vgl. Hidradenitis

Schweißfrieseln vgl. Miliaria

Schwellenwert|per|kussion: leichte ↑Perkussion, mit der die Grenze zwischen Gebieten mit Klopfschall und gedämpften Bezirken bestimmt wird (Aufhören des Klopfschalls), z. B. die Herz-Lungen-Grenze

Schwellkörper vgl. Corpus cavernosum

Schwellkörper-Au|to|in|jektions|therapie: Selbstinjektion gefäßerweiternder Arzneimittel in den Schwellkörper des Penis (bei Erektionsstörungen); Abk.: SKAT

schweres akutes re|spiratorisches Syn|drom: akute Virusinfektion mit dem Erscheinungsbild einer atypischen Pneumonie, hervorgerufen durch Coronaviren; Abk.: SARS für engl. *s*evere *a*cute *r*espiratory *s*yndrome

Schwerhörigkeit: Sammelbez. für alle Formen des verminderten Hörvermögens (z. B. durch Erkrankungen des Innenohrs)

Schwermut vgl. Melancholie

Schwertfortsatz vgl. Processus xiphoideus

Schwiele *w;* -, -n: **1)** durch mechanischen Druck entstehendes verdicktes und verhärtetes Hornschichtgewebe der Haut (z. B. an der Handinnenseite). **2)** durch Narben nach Entzündungen entstehende Gewebsverdickung (z. B. Herzschwielen)

Schwimmhaut vgl. Pterygium

Schwimmprobe: Lebensprobe bei der Sektion toter Neugeborener: Die Lunge eines Kindes, das bereits geatmet hat, schwimmt auf Wasser, während die Lunge einer Totgeburt untergeht

Schwindel vgl. Vertigo

Schwindknötchen vgl. Tuberculosis lichenoides

Schwindpocken vgl. Tuberculosis papulonecrotica (Med. veralt.)

Schwindsucht: veralt. Bez. für ↑Tuberkulose

Schwindwarzen vgl. Tuberculosis cutis verrucosa

Schwurhand: typische Handstellung bei Lähmung des ↑Nervus medianus, wobei Zeige- und Mittelfinger nicht gebeugt werden können

SCID: Abk. für *s*evere *c*ombined *i*mmuno*d*eficiency (schwerer kombinierter Immundefekt), Immunerkrankung bei der Antikörper- und T-Zell-Antwort fehlen

scintillans [zu lat. *scintillare* = funkeln, flimmern]: funkelnd, flimmernd; z. B. in der Fügung ↑Synchisis scintillans

scirrhosus vgl. szirrhös

Scirrhus vgl. Szirrhus

SCIWORA-Verletzung [Abk. für *s*pinal *c*ord *i*njuries *w*ith*o*ut *r*adiographic *a*bnormalities]: Verletzung der Halswirbelsäule mit neurologischem Defizit, aber ohne nachweisbare knöcherne oder diskoligamentäre Verletzung und ohne Myelonkompression

SCL 70: für den Nachweis der diffusen Sklerodermie wichtiger Antikörper, der mit basischem Kernprotein (mit dem Molekulargewicht 70 000) reagiert

SCLC: Abk. für *s*mall *c*ell *l*ung *c*ancer, kleinzelliges Bronchialkarzinom

scler..., Scler... vgl. sklero..., Sklero...

Sclera vgl. Sklera

scleralis vgl. skleral

Sclerema vgl. Sklerem

Scleritis vgl. Skleritis

sclero..., Sclero... vgl. sklero..., Sklero...

Sclerodermia vgl. Sklerodermie

Scleroedema vgl. Sklerödem

Scleroma vgl. Sklerom

Sclerosis vgl. Sklerose

scleroticans [zu ↑Sklerose]: zu ↑Sklerose führend, mit Sklerose einhergehend (von Krankheiten)

SCMC: Abk. für (engl.) *s*perm-*c*ervical *m*ucus *c*ontact [test], ↑Kurzrok-Miller-Test

Scolex vgl. Skolex

Scoliosis vgl. Skoliose

Scopol|amin, eindeutschend: **Skopol|amin** [↑Amin] *s;* -s, -e: in verschiedenen Nachtschattengewächsen, z. B. in Scopolia (Tollkraut), vorkommendes Alkaloid, das gegen Schmerz- und Erregungszustände verwendet wird

Score [skɔː; engl. = Punktezahl, Trefferstand, Ergebnis] *m;* -s, -s: geschätzter oder gemessener Zahlenwert, Messwert (z. B. bei Testergebnissen; Med., Psychol.). **Scoring** [ˈskɔːrɪŋ] *s;* -s, -s: Vorgang des Bewertens anhand eines Punktekatalogs

Scrapie ['skre:pi] *w;* -: »Traberkrankheit«, übertragbare spongioforme Enzephalopathie bei Schafen

Scratch-Test [skrætʃ...; engl. *to scratch* = kratzen, ritzen] *m;* -s, -s: Kutantest zum Nachweis einer Sofortallergie, bei dem die Haut strichförmig geritzt wird, Modifikation des ↑Prick-Tests

Scree|ning, Scree|ning|test ['skri:nɪŋ...; zu engl. *to screen* = durchsieben]: einfache Reihenuntersuchung, die an einer großen Zahl von Personen durchgeführt werden kann, um eine bestimmte Krankheit zu erkennen (z. B. Kollumkarzinom, Schwerhörigkeit bei Kindern, Mammakarzinom)

scrofulosus vgl. skrofulös

scrotalis vgl. skrotal. **Scrotum** vgl. Skrotum

Scutula: *Pl.* von ↑Scutulum

scutulatus, ...ta, ...tum [zu lat. *scutulum* = kleiner Schild]: **1)** schildförmig, in der Mitte vertieft; z. B. in der Fügung ↑Ren scutulatus. **2)** mit der Bildung von ↑Scutula einhergehend (von Hautkrankheiten)

Scutulum [aus lat. *scutulum* = kleiner Schild] *s;* -s, ...la (meist *Pl.*): »Schildchen«, linsengroße, schwefelgelbe, schüsselförmig vertiefte Hauteffloreszenzen bei ↑Favus

Se: chem. Zeichen für ↑Selen

SEARP: Abk. für *s*ubendotheliale *A*nti*r*eflux*p*lastik

sebace|us, ...cea, ...ce|um [zu lat. *sebum* = Talg]: aus Talg bestehend; Talg betreffend; z. B. in den Fügungen ↑Adenoma sebaceum, ↑Glandulae sebaceae

Sebo|lith [lat. *sebum* = Talg u. ↑...lith] *m;* -s u. -en, -e[n]: »Talgdrüsenstein«, Konkrement im Ausführungsgang einer Talgdrüse

Sebor|rhö, auch: **Sebor|rhöe** [...rø:; zu lat. *sebum* = Talg u. gr. ῥεῖν = fließen] *w;* -, ...rrhöen, in fachspr. Fügungen: **Sebor|rhoea,** *Pl.:* ...rrhoeae: »Schmerfluss«, krankhaft gesteigerte Absonderung der Talgdrüsen. **Sebor|rhoea capitis** [↑Caput]: Seborrhö im Bereich der behaarten Kopfhaut. **Seborrhoea oleo|sa:** »Salbengesicht«, übermäßig starke Absonderung der Talgdrüsen, wodurch die Haut wie eingeölt aussieht. **Sebor|rhoi|ker** *m;* -s, -, **Sebor|rhoi|kerin** *w;* -, -nen: Person, die an Seborrhö leidet. **sebor|rhoisch,** in fachspr. Fügungen: **sebor|rhoicus, ...ca, ...cum:** die Seborrhö betreffend, im Zusammenhang mit einer Seborrhö stehend; z. B. in der Fügung ↑Alopecia seborrhoica

Sebostase [lat. *sebum* = Talg]: verminderte Talgproduktion der Talgdrüsen

Sebo|zystomatose [zu lat. *sebum* = Talg u. ↑Zyste] *w;* -, -n: seltene Haarbalg- und Talgdrüsenerkrankung mit Bildung von Zysten, die über größere Körperabschnitte verteilt sind

Sebo|zyt [lat. *sebum* = Talg u. ↑...zyt] *m;* -en, -en: Talg produzierende Zelle. **sebo|zytär:** die Sebozyten betreffend (z. B. sebozytäre Talgsynthese)

Sebum [aus lat. *sebum* = Talg] *s;* -s, Seba: Talg, Hauttalg, Absonderung der Talgdrüsen

Secale cornutum [lat. *secale* = Getreideart, Korn, Roggen; zu lat. *cornu* = Horn] *s;* - -: »Mutterkorn«, pharmakologisch stark wirkende Alkaloide enthaltendes schwarz-violettes Myzelgeflecht eines Getreidepilzes, das ↑Ergotismus hervorruft und z. B. in Abstillmitteln Verwendung findet (missbräuchliche Benutzung als ↑Abortivum [2])

Sechs|fach|impfstoff: Impfstoff, der bei Säuglingen und Kleinkindern zur Grundimmunisierung bzw. Auffrischung gegen sechs Infektionskrankheiten verwendet wird (Poliomyelitis, Diphtherie, Tetanus, Pertussis, Haemophilus influenzae Typ B, Hepatitis B)

Se|clusio pupillae [zu lat. *secludere, seclusum* = abschließen, absperren; ↑Pupille] *w;* - -: Abschluss der vorderen Augenkammer von der hinteren durch eine ringförmige, hintere ↑Synechie (Vorkommen bei ↑Iritis und ↑Iridozyklitis)

Second-Line-Therapie vgl. Zweitlinientherapie

Second-Look-Operation ['sɛkənd lʊk...; engl. *second look* = zweiter Blick]: Zweiteingriff bei primär unvollständig entfernten krankhaften Veränderungen eines Organs oder Organteils (insbesondere bei Karzinom)

Sectio vgl. Sektion

secundarius vgl. sekundär

Secundinae [...nɛ; aus spätlat. *secundinae (Pl.)* = Nachgeburt] *Pl.:* zusammenfassende Bez. für Nabelschnur und Plazenta

secundus, ...da, ...dum [aus gleichbed. lat. *secundus*]: zweiter, zweite, zweites (in Fügungen)

sedativ [...ti:f; zu lat. *sedare, sedatum* = machen, dass sich etwas setzt; beschwichtigen, beruhigen]: schmerzstillend, beruhigend (von Medikamenten). **Sedativum** [...ti:v...] *s;* -s, ...va: Beruhigungsmittel, schmerzstillendes Mittel

Seddon-Einteilung: Schweregrad-Einteilung peripherer Nervenläsionen

sedie|ren: dämpfen, beruhigen (z. B. durch Verabreichung eines Sedativums). **Sedie|rung** *w;* -, -en: Dämpfung von Schmerzen; Beruhigung eines bzw. einer Kranken, z. B. vor Operationen, meist mit Sedativa

Sediment [aus gleichbed. lat. *sedimentum*] *s;* -[e]s, -e, in fachspr. Fügungen: **Sedimentum,** *Pl.:* ...ta: »Bodensatz« einer Flüssigkeit, besonders des Urins (wird durch Zentrifugieren des Urins gewonnen). **Sedimentum lateritium:** Ziegelmehlsediment, Niederschlag aus Natrium- oder Kaliumurat im sauren Harn, der durch die Harnfarbstoffe eine ziegelrote Farbe hat. **Sedimentation** *w;* -, -en: Ablagerung eines Bodensatzes bei Flüssigkeiten. **sedimentie|ren:** sich als Bodensatz einer Flüssigkeit ablagern (von festen Bestandteilen)

Seedimplantation: Einbringen von radioaktiven Nadeln (↑seeds) in die Prostata zur Behandlung des Prostatakarzinoms im Frühstadium

Seeds: kleine, radioisotopenhaltige Nadeln zur interstitiellen Strahlentherapie

Seehundsflosse: anomale Handstellung mit Verbiegung der Finger zur Kleinfingerseite hin bei ↑Polyarthritis

Seelenblindheit vgl. Agnosia optica
Seelentaubheit vgl. Agnosia acustica
See-saw-Nystagmus [si: sɔ: ...; engl. *see-saw* = Wippe; Wippen u. ↑Nystagmus]: alternierende Aufwärtsbewegung u. Innenrotation des einen Auges, kontralateral Abwärtsbewegung u. Außenrotation bei Zwischenhirnläsion
Segelklappe: Gefäßklappe mit segelförmig ausgebildeten Verschlusslamellen (z. B. die Atrioventrikularklappen)
Segment [aus lat. *segmentum*, Gen.: *segmenti* = Schnitt, Einschnitt, Abschnitt] *s;* -[e]s, -e, in fachspr. Fügungen: **Segmentum,** *Pl.:* ...ta: **1)** »Abschnitt«, natürlicher oder willkürlich abgegrenzter Teil eines Organs oder Abschnitt von Teilen eines großen Organs (z. B. des Rückenmarks; Anat.). **2)** Ausstülpung, Abschnitt eines gelappten Zellkerns (bes. bei Blutkörperchen; vgl. Segmentation). **Segmentum anterius: 1)** vorderes Lebersegment, der an den linken Leberlappen angrenzende, vorwiegend der Bauchdecke zugewandte Abschnitt des rechten Leberlappens. **2)** vorderes Lungensegment, der an den Mittellappen angrenzende Abschnitt des Oberlappens der rechten Lunge bzw. der zwischen Lungenspitze und Lungenzipfel gelegene entsprechende Abschnitt des Oberlappens der linken Lunge. **Segmentum anterius inferius:** vorderes, unteres Nierensegment, der an das untere Nierensegment anschließende, auf der gewölbten Vorderseite der Niere gelegene Abschnitt. **Segmentum anterius superius:** vorderes, oberes Nierensegment, der an das obere Nierensegment anschließende, auf der gewölbten Vorderseite der Niere gelegene Abschnitt. **Segmentum apicale: 1)** Spitzensegment des Oberlappens der rechten Lunge. **2)** oberer Abschnitt des Unterlappens der rechten bzw. linken Lunge (auch als Segmentum superius bezeichnet). **Segmentum apico|posterius:** Spitzensegment des Oberlappens der linken Lunge, der mit dem Hintersegment vereinigte oberste Abschnitt des linken Oberlappens. **Segmentum basale anterius:** vorderes Basissegment der Lunge, der an den Mittellappen der rechten Lunge angrenzende Abschnitt des rechten Unterlappens bzw. der an das untere Zipfelsegment des Oberlappens der linken Lunge angrenzende Abschnitt des linken Unterlappens. **Segmentum basale laterale:** seitliches Basissegment der Lunge, der den Flanken zugewandte, zwischen vorderem und hinterem Basissegment gelegene Abschnitt des rechten bzw. linken Unterlappens. **Segmentum basale midia|le:** mittleres Basissegment der Lunge, der zum Unterlappen gehörende, der Körpermitte zugewandte und dem Herzen benachbarte Abschnitt an der Unterseite der rechten Lunge, auch als Segmentum cardiacum bezeichnet (bei der linken Lunge nur gelegentlich als selbstständiges Segment vorhanden, sonst im Teil des vorderen Basissegments). **Segmentum basale posterius:** hinteres Basissegment der Lunge, der neben der Wirbelsäule gelegene Abschnitt am unteren Ende des rechten bzw. linken Unterlappens. **Segmenta bron|chopulmonalia** *Pl.:* Lungensegmente, von eigenen Bronchen und Arterienästen versorgte Abschnitte der Lungenlappen. **Segmentum cardia|cum** = Segmentum basale mediale. **Seg|menta cervicalia** *Pl.:* Bez. für die acht Rückenmarkssegmente der Halswirbel. **Seg|menta coc|cygea** *Pl.:* Bez. für die drei Rückenmarkssegmente der Steißbeinwirbel. **Segmentum inferius:** unteres Nierensegment, der am unteren Nierenpol gelegene Abschnitt der Niere. **Segmentum laterale: 1)** seitliches Lebersegment, der äußere Abschnitt des linken Leberlappens. **2)** seitliches Lungensegment, der zwischen Ober- und Unterlappen gelegene Abschnitt des nur bei der rechten Lunge vorhandenen Mittellappens. **Segmentum lingulare inferius:** unteres Zipfelsegment der Lunge, der unterste Abschnitt des linken Oberlappens. **Segmentum lingulare superius:** oberes Zipfelsegment der Lunge, zwischen unterem Zipfelsegment und vorderem Segment gelegener Abschnitt des linken Oberlappens der Lunge. **Seg|menta lumbalia** *Pl.:* Bez. für die fünf Rückenmarkssegmente der Lendenwirbel. **Segmentum media|le: 1)** mittleres Lebersegment, der an den rechten Leberlappen angrenzende Abschnitt des linken Leberlappens einschl. des ↑Lobus quadratus. **2)** mittleres Lungensegment, der der Körpermitte zugewandte Abschnitt des nur bei der rechten Lunge vorhandenen Mittellappens. **Seg|menta medullae spinalis** *Pl.:* gemeinsame Bez. für die Rückenmarkssegmente. **Segmentum posterius: 1)** hinteres Lebersegment, der äußere, vorwiegend den Baucheingeweiden zugewandte Abschnitt des rechten Leberlappens. **2)** hinteres Lungensegment, der an den rechten Unterlappen angrenzende rückwärtige Abschnitt des Oberlappens der rechten Lunge. **3)** hinteres Nierensegment, der zwischen oberem und unterem Nierensegment an der fast ebenen Rückseite der Niere gelegene Abschnitt. **Segmenta renalia** *Pl.:* Nierensegmente, die fünf von je einem Ast der Nierenarterie versorgten Abschnitte jeder Niere. **Seg|menta sacralia** *Pl.:* Bez. für die fünf Rückenmarkssegmente der Kreuzbeinwirbel. **Segmentum sub|apicale:** gelegentlich vorkommendes zusätzliches Lungensegment zwischen den oberen und den unteren Segmenten des Unterlappens der rechten bzw. linken Lunge. **Segmentum sub|superius** = Segmentum subapicale. **Segmentum superius: 1)** oberes Nierensegment, der am oberen Nierenpol gelegene Abschnitt der Niere. **2)** Segmentum apicale (2). **Seg|menta thoracica** *Pl.:* Bez. für die zwölf Rückenmarkssegmente der Brustwirbel
segmentär [zu ↑Segment]: die einzelnen Organsegmente (bes. die Rückenmarksabschnitte) betreffend
Segmentation [zu ↑Segment] *w;* -, -en: Bildung von

Segmenten und Ausstülpungen bzw. Furchungen, vor allem an Zellkernen, z. B. bei den Leukozytenkernen (segmentkernige Leukozyten)

Segment|therapie [↑Segment u. ↑Therapie] *w;* -, ...i|en: von der ↑Neuraltherapie abgeleitete Methode der Erfahrungsheilkunde, Behandlung erkrankter innerer Organe durch Einwirkung auf zugehörige Hautsegmente, z. B. durch Wärme, Kälte, Massage

Se|gregation [aus spätlat. *segregatio* = Trennung] *w;* -, -en: die Trennung aller Chromosomenpaare bei der Reduktionsteilung (Genetik)

Sehbahn: Gesamtheit der neuronalen Strukturen von der Ganglienzellschicht der Netzhaut bis zum hinteren Hirnpol, die an der Übertragung der visuellen Informationen beteiligt sind

Sehfarbstoff vgl. Sehpurpur

Seh|hilfe: optisches Gerät zur Korrektur einer Fehlsichtigkeit

Sehhügel vgl. Thalamus

Sehne vgl. Tendo

Sehnen|plastik vgl. Tenoplastik

Sehnenscheide vgl. Vagina tendinis ...

Sehnenscheidenentzündung vgl. Tendovaginitis

Sehnerv vgl. Nervus opticus

Sehnervenkreuzung vgl. Chiasma opticum

Seh|purpur *m;* -s, auch: **Ery|throp|sin** [zu ↑erythro... u. gr. ὄψις = Sehen; Anblick] *s;* -s u. **Rhodop|sin** [gr. ῥόδεος = rosig, rosenfarbig] *s;* -s: roter Farbstoff in den Stäbchen der Netzhaut, der unter der Einwirkung der Lichtreize zerfällt und bei Dunkelheit neu gebildet wird

Sehrinde: zusammenfassende Bez. für den Bereich der Großhirnrinde, in dem die visuellen Informationen zu bewussten Empfindungen verarbeitet werden

Sehrt-Aorten|kom|pressorium [nach dem dt. Chirurgen Ernst Sehrt, 19./20. Jh.]: Schraubenklemme, mit der bei großen Blutungen im Bauchbereich die Aorta gegen die Wirbelsäule abgedrückt wird

Seh|schärfe: Grad des Sehvermögens, (durch Sehproben) ermittelt nach der Größe der kleinsten Objekte, die vom Auge in einer bestimmten Entfernung noch erkannt werden

Sehschwäche vgl. Asthenopie

Sehstrahlung vgl. Radiatio optica

Seifen|ab|ort: Abtreibung durch Einführen einer Seifenlösung in die Gebärmutter einer Schwangeren

Seifenstuhl: kalkseifenhaltiger Stuhl bei fehlerhafter Fettverdauung (Vorkommen bei Kleinkindern, die mit Kuhmilch ernährt werden)

Seitenstechen vgl. Pleurodynie

Seitenstrang vgl. Funiculus lateralis

Seitenwand|in|farkt: Herzinfarkt im Bereich der Seitenwand der rechten Herzkammer

Sekalealkaloide vgl. Mutterkornalkaloide

Se|kret [zu lat. *secernere, secretum* = absondern, ausscheiden] *s;* -[e]s, -e: **1)** vom Drüsenepithel produzierter und abgesonderter Stoff, der im Organismus bestimmte biochemische Aufgaben erfüllt (z. B. Hormone, Speichel, Verdauungssäfte; vgl. Inkret). **2)** Ausscheidung, Absonderung (einer Wunde; vgl. Exkret). **se|kretie|ren** = sezernieren. **Sekretin** *s;* -s: Gewebshormon, das aus der unwirksamen Vorstufe Prosekretin im Zwölffingerdarm entsteht und die Sekretion der Bauchspeicheldrüse anregt. **Se|kretion** *w;* -, -en: Vorgang der Produktion und Absonderung von Sekreten durch Drüsen

Se|kreto|dermatose [↑Sekret u. ↑Dermatose] *w;* -, -n: Hauterkrankung, die mit gesteigerten Drüsenabsonderungen einhergeht

Se|kreto|lyse [zu ↑Sekret u. gr. λύειν = lösen, auflösen] *w;* -, -n: medikamentöse Lösung von zähflüssigem Sekret in den Bronchien. **Se|kretolytikum** *s;* -s, ...ka: = Broncholytikum. **se|kretolytisch:** im Sinne einer Sekretolyse wirkend

se|kretorisch [zu ↑Sekret]: die Sekretion von Drüsen betreffend

Sektion [zu lat. *secare, sectum* = schneiden] *w;* -, -en, in fachspr. Fügungen: **Sectio,** *Pl.:* ...io|nes: **1)** kunstgerechte Zergliederung einer Leiche. **2)** »Schnitt«, insbesondere eine spezielle Operationstechnik bei einem bestimmten chirurgischen Eingriff. **3)** natürlicher oder willkürlich festgelegter Abschnitt eines Teils eines Organs, insbesondere von Teilen des Gehirns. **Sectio alta:** »hoher Blasenschnitt«, oberhalb der Symphyse angesetzter Schnitt zur Eröffnung der Harnblase. **Sectio caesarea** [lat. *caesarius* = cäsarisch, kaiserlich]: »Kaiserschnitt«, Schnittentbindung, geburtshilfliche Operation zur raschen Entbindung bei Geburtshindernissen, wobei die Gebärmutter direkt von einem unteren Mittelbauchschnitt aus eröffnet wird. **Sectio|nes cerebelli** *Pl.:* die natürlichen Abschnitte des Kleinhirns. **Sectio|nes hypo|thalami** *Pl.:* die natürlichen Abschnitte des ↑Hypothalamus. **Sectio lateralis:** seitlicher Steinschnitt, operative Eröffnung der Harnblase seitlich vom Damm aus. **Sectio legalis** [lat. *legalis* = die Gesetze betreffend, gesetzlich]: Sektion, die gerichtlich bzw. von Amts wegen durchgeführt wird, z. B. bei Verdacht auf nichtnatürliche Todesursache. **Sectio media|na:** mittlerer Steinschnitt, nicht mehr angewandte operative Eröffnung der Harnblase von der Mitte des Dammes aus (zur Entfernung von Blasensteinen). **Sectio|nes medullae oblon|gatae** *Pl.:* die natürlichen Abschnitte der ↑Medulla oblongata. **Sectio|nes medullae spinalis** *Pl.:* die natürlichen Abschnitte des Rückenmarks. **Sectio|nes mes|en|ce|phali** *Pl.:* die natürlichen Abschnitte des Mittelhirns. **Sectio|nes pontis** [↑Pons] *Pl.:* die Abschnitte der zwischen Mittelhirn und verlängertem Rückenmark gelegenen Kleinhirnbrücke. **Sectio|nes tel|en|ce|phali** *Pl.:* die natürlichen Abschnitte des Endhirns. **Sectiones thalam|en|ce|phali** *Pl.:* die natürlichen Abschnitte des ↑Thalamencephalons

sekundär, in fachspr. Fügungen: **secundarius,**

...ria, ...rium [aus lat. *secundarius* = der Zweite der Ordnung nach]: an zweiter Stelle, nachfolgend (z. B. von Krankheiten und Krankheitszeichen; auch in der Fügung ↑Membrana tympani secundaria)

Sekundär|behaarung: zusammenfassende Bez. für die Scham- und Achselhaare (beim Mann auch die Barthaare), die erst während der Geschlechtsreife auftreten

Sekundär|follikel: Eifollikel mit mehrschichtigem Epithel, der aus dem Primärfollikel hervorgeht

Sekundär|heilung: verzögerte Heilung von Operationswunden und Weichteilverletzungen, zumeist als Folge einer Wundinfektion oder einer schlechten Wundheilungstendenz

Sekundär|in|fektion: Zweitinfektion eines entzündlichen Herdes oder Prozesses durch einen neuen, anderen Krankheitserreger

Sekundär|prä|vention [aus ↑sekundär u. ↑Prävention]: Früherkennung einer Erkrankung

Sekundenherztod: plötzlicher Tod durch Herzversagen und Kreislaufstillstand

Sekunden|phänomen: das rasche Verschwinden fokalinfektiöser Beschwerden unmittelbar nach Einspritzung eines Lokalanästhetikums in den Herdbereich

Sekundi|para [zu ↑secundus u. lat. *parere* = gebären] *w;* -, ...paren: Zweitgebärende; Frau, die ihr zweites Kind gebiert, geboren hat

Selbstbefriedigung vgl. Onanie

Selbstentwicklung: spontane Umwandlung einer geburtshinderlichen Kindslage (Querlage) in eine Längslage mit anschließender Geburt des Kindes ohne äußere Mithilfe

Selbst|iso|lation [zu ↑Isolation] *w;* -, -en (*Pl.* selten): freiwillige Unterlassung jedes Kontakts mit nicht infizierten Personen

Selbst|medikation: eigenverantwortliche Behandlung körperlicher Krankheitsfolgen oder Befindensstörungen mit freiverkäuflichen, nicht rezeptpflichtigen Arzneimitteln

Selbstmord vgl. Suizid

Selbst|toleranz *w;* -: Fehlen einer Immunantwort auf körpereigene Antigene

Selbstverdauung vgl. Autodigestion

Selbstvergiftung vgl. Autointoxikation

Selbstwendung: spontane Umwandlung einer kindlichen Querlage in eine Längslage während des Geburtsvorgangs; vgl. Selbstentwicklung

Seldinger-Technik [nach dem schwedischen Radiologen Sven Seldinger, 1921–1998]: Verfahren der retrograden Gefäßkatheterisierung

Selektion [zu lat. *seligere, selectum* = auslesen, auswählen] *w;* -, -en: Auswahl, Auslese, u. zwar: **a)** natürliche Auslese des der Umwelt am besten angepassten Individuums (Grundlage der stammesgeschichtlichen Entwicklungstheorie des ↑Darwinismus); **b)** künstliche Auslese (Zuchtwahl) des für züchterische Zwecke erwünschten Individuums (Biol.)

selektiv [...ti:f; zu lat. *seligere, selectum* = auslesen, auswählen]: auswählend; Einzelheiten voneinander trennend. **selektive Angio|gra|fie:** Methode zur getrennten röntgenografischen Darstellung von Gefäßen, wobei ein Kontrastmittel in die Strombahn injiziert wird und dann eine Serie rasch aufeinanderfolgender Röntgenaufnahmen gemacht wird, auf denen man entsprechend dem Durchfluss des Kontrastmittels die Abschnitte der Gefäße und ihrer Verzweigungen einzeln erkennen kann

Selen [zu gr. *σελήνη* = Mond] *s;* -s: chem. Grundstoff, Nichtmetall (dient in der Medizin u. a. zur Behandlung der ↑Seborrhö); Zeichen: Se

Self|fulfilling Prophecy ['sɛlffʊlfɪlɪŋ prɔfəsi; aus engl. *self-fulfilling* = von selbst wahr werdend u. engl. *prophecy* = Voraussage] *w;* - -, - -s: Zunahme der Wahrscheinlichkeit, dass ein bestimmtes Ereignis eintritt, wenn es zuvor bereits erwartet wird (Psychol., Soziologie)

sellar, in fachspr. Fügungen: **sellaris, ...re** [zu ↑Sella turcica]: zur Sella turcica gehörend, von ihr ausgehend (z. B. von Tumoren)

Sella turcica [lat. *sella* = Stuhl, Sessel; Sattel; nlat. *turcicus* = türkisch] *w;* - -, Sellae ...cae: »Türkensattel«, längliche, quer verlaufende Vertiefung des Keilbeins, in der die ↑Hypophyse liegt (Anat.)

Sellick-Handgriff, Sellick-Manöver [nach dem brit. Anästhesisten Brian Sellick, 1918–1996]: Aspirationsprophylaxe durch Druck auf den Ringknorpel zum Verschließen des Ösophagus während der Narkoseeinleitung

SEM: Abk. für *s*elective *e*strogen receptor *m*odulator, selektiver Östrogen-Rezeptor-Modulator; s. a. ↑SERM

Semen [aus lat. *semen*, Gen.: *seminis* = Samen] *s;* -s, Semina: **1)** = Sperma. **2)** Bez. für pharmakologisch verwertete Pflanzensamen und Fruchtkerne

> **se|mi..., Se|mi...**
>
> ‹lat. semi... »halb«›
> Wortbildungselement mit der Bedeutung »halb, fast, teilweise, zur Hälfte«:
> - semipermeabel
> - semiprofessionell
> - semilateral

Semi|canalis [↑semi... und ↑Canalis] *m;* -, ...les: »Halbkanal«, Teil bzw. Hälfte eines Körperkanals (Anat.). **Semi|canalis mus|culi tensoris tympani:** oberer Teil des ↑Canalis musculotubarius, Halbkanal im Schläfenbein, in dem der ↑Musculus tensor tympani verläuft. **Semi|canalis tubae au|ditivae:** unterer Teil des ↑Canalis musculotubarius, Halbkanal im Schläfenbein, in dem die Ohrtrompete verläuft

semicircularis vgl. semizirkulär

Semi|kast|ration [↑semi... u. ↑Kastration] *w;* -, -en: medizinisch nicht korrekte Bez. für eine operative Entfernung eines krankhaft veränderten Hodens

semi|lateral, in fachspr. Fügungen: **semi|lateralis, ...le** [↑semi... u. ↑lateral]: nur eine Körperhälfte betreffend, halbseitig (z. B. von Lähmungen)

semi|lunar, in fachspr. Fügungen: **semi|lunaris, ...re** [zu ↑semi... u. lat. *luna* = Mond]: »halbmondförmig«; z. B. in der Fügung ↑Plica semilunaris conjunctivae

Semilunar|klappe vgl. Valvula semilunaris

semi|mali|gne [↑semi... u. ↑maligne]: gutartig, jedoch zur Bösartigkeit neigend (von Geschwülsten gesagt)

semi|mem|branös, in fachspr. Fügungen: **semimem|branosus, ...osa, ...osum** [↑semi... u. ↑membranös]: »halbhäutig«, zur Hälfte aus Haut bzw. Sehne bestehend; z. B. in der Fügung ↑Musculus semimembranosus

seminalis, ...le [zu ↑Semen]: das Sperma betreffend

semini|fer, semini|fera, semini|ferum [zu ↑Semen u. lat. *ferre* = tragen, bringen]: Samen führend; z. B. in der Fügung ↑Tubuli seminiferi contorti

Seminom [zu ↑Semen] *s;* -s, -e: bösartige, großzellige, epitheliale Geschwulst des Hodens. **seminomatös:** seminomartig

Semin|urie [↑Semen u. ↑...urie] *w;* -, ...ien: = Spermaturie

Semio|logie [gr. σημεῖον = Zeichen u. ↑...logie] *w;* -, auch: **Semio|tik** *w;* -: = Symptomatologie

semi|oval, in fachspr. Fügungen: **semi|ovalis, ...le** [↑semi... u. ↑oval]: halboval, halbeiförmig (Anat.)

semi|per|mea|bel [↑semi... u. ↑permeabel]: »halbdurchlässig«, ↑Osmose bewirkend (z. B. von Membranen)

semi|spinal, in fachspr. Fügungen: **semi|spinalis, ...le** [zu ↑semi... und ↑Spina]: halb zum Dornfortsatz gehörend; z. B. in der Fügung ↑Musculus semispinalis (Anat.)

semi|tendinös, in fachspr. Fügungen: **semitendinosus, ...osa, ...osum** [↑semi... u. ↑tendineus]: zur Hälfte aus Sehne bestehend, halbsehnig; z. B. in der Fügung ↑Musculus semitendinosus (Anat.)

semi|zirkulär, in fachspr. Fügungen: **semicircularis, ...re** [↑semi... u. ↑zirkulär]: halbbogenförmig, halbkreisförmig; z. B. in der Fügung ↑Ductus semicirculares (Anat.)

senes|zent [zu lat. *senescere* = alt werden]: alt, altersschwach, das Alter betreffend, auf ihm beruhend. **Senes|zenz** *w;* -: das Altern und die dadurch bedingten körperlichen Veränderungen

Sengs|taken-Sonde ['sɛŋs'teɪkən...; nach dem amerik. Neurochirurgen R. W. Sengstaken, 1923–?]: = Blakemore-Sonde

senil, in fachspr. Fügungen: **senilis, ...le** [aus gleichbed. lat. *senilis*]: **1)** greisenhaft, altersschwach. **2)** das Greisenalter betreffend, im hohen Lebensalter auftretend; z. B. in den Fügungen ↑Alopecia senilis, ↑Arcus senilis. **Senilität,** in fachspr. Fügungen: **Senilitas** *w;* -: verstärkte Ausprägung normaler Alterserscheinungen (z. B. Alterszittern, psychische Veränderungen, Gedächtnisschwäche, Demenz, Gefühlsstörungen u. Charakterveränderungen). **Senilitas prae|cox:** vorzeitig eintretende Vergreisung. **Senium** [aus gleichbed. lat. *senium*] *s;* -s: Greisenalter (mit individuell sehr unterschiedlichem Beginn)

Senkfuß *m;* -es, ...füße: Einsinken des Fußgewölbes (leichter Grad des Plattfußes)

Senkung *w;* -, -en: **1)** Kurzbez. für: Blutsenkung (vgl. Blutkörperchensenkungsreaktion). **2)** vgl. Deszensus. **3)** Verkleinerung, Verringerung krankhaft erhöhter Werte (z. B. Blutdruck)

Senkungs|abs|zess: Eiteransammlung im Körper an einer vom Krankheitsherd entfernten (im Verlauf eines natürlichen Körperweges oder von Organ- bzw. Gewebszwischenräumen liegenden), tiefer liegenden Stelle

Seno|gra|fie [ital. *séno* = Busen; Brust u. ↑...grafie] *w;* -, ...ien: Untersuchung der Brust, insbesondere der weiblichen Brust, mit schwachen Röntgenstrahlen. **seno|gra|fisch:** mithilfe der Senografie erfolgend. **Seno|gramm** [↑...gramm] *s;* -s, -e: bei der Senografie gewonnenes Röntgenbild

Seno|logie [ital. *séno* = Busen; Brust u. ↑...logie] *w;* -: Lehre von den Erkrankungen der Brustdrüse. **seno|logisch:** die Senologie betreffend

Sensation [durch frz. Vermittlung von mlat. *sensatio* = das Empfinden] *w;* -, -en: subjektive körperliche Empfindung, Gefühlsempfindung (z. B. Hitzewallung bei Aufregungen)

sensibel [aus lat. *sensibilis* = empfindbar, mit Empfindung begabt]: **1)** empfindsam, empfindlich (bezogen auf die Psyche). **2)** die Empfindung, Reizaufnahme betreffend; Hautreize aufnehmend (von Nerven). **sensibilisie|ren:** (den Organismus) gegen bestimmte Antigene empfindlich machen, die Bildung von Antikörpern bewirken. **Sensibilisierung** *w;* -, -en: **a)** angeborene oder (durch einen früheren Kontakt mit dem Antigen) erworbene Fähigkeit des Organismus zur Antikörperbildung gegen ein bestimmtes Antigen; kann zu Überempfindlichkeitsreaktionen (z. B. Allergien) führen; **b)** künstliche Anregung des Organismus zur Bildung von Antikörpern (z. B. durch Impfen). **Sensibilität** *w;* -: Fähigkeit des Organismus bzw. bestimmter Teile des Nervensystems, Gefühls- und Sinnesreize aufzunehmen

sensitiv [...tiːf; zu lat. *sentire, sensum* = fühlen, empfinden]: leicht reizbar, empfindsam, überempfindlich (z. B. in Bezug auf die Psyche). **Sensitivität** [...tɪvɪ...] *w;* -: Überempfindlichkeit, Feinfühligkeit

Senso|mobilität [zu ↑Sensus u. lat. *mobilis* = beweglich] *w;* -, auch: **Senso|motilität** [↑Motilität] *w;* -: Koordination der sensiblen und motorischen Nerven bei der Steuerung willkürlicher Bewegungsabläufe

Senso|motorik [↑Sensus u. ↑Motorik] *w;* -: durch Reize bewirkte Gesamtaktivität in sensorischen und motorischen Teilen des Nervensystems und des Organismus; Zusammenspiel von Empfindungen und Bewegungsabläufen. **senso|motorisch:**

auf der Sensomotorik beruhend, Empfindung und Bewegungsabläufe betreffend

sensoriell u. **sensorisch,** in fachspr. Fügungen: **sensorius, ...ria, ...rium** [zu lat. *sentire, sensum* = fühlen, empfinden]: die Sinnesorgane, die Aufnahme von Sinnesempfindungen betreffend; z. B. in der Fügung ↑Nucleus sensorius. **Sensorium** *s;* -s, ...rien [...iən]: **1)** ältere Bez. für: Bewusstsein. **2)** nur *Pl.:* Bez. für die Gebiete der Großhirnrinde, in denen Sinnesreize verarbeitet werden. **Sensualität** *w;* -: Empfindungsvermögen der Sinnesorgane

sensuell: a) sinnlich wahrnehmbar; **b)** die Wahrnehmung durch Sinnesorgane, die Sinnesorgane betreffend. **Sensus** *m;* -, - [ˈsɛːnsuːs]: Sinn, Empfindungsvermögen eines bestimmten Sinnesorgans

Sentinel-Loop [ˈsentɪnl luːp; engl. *sentinel* = Wächter u. *loop* = Schlinge] *m;* -s, -s: Dünndarmschlingen mit abnormal großem Lumen, gefüllt mit Nahrungsmittelresten, Gas, Flüssigkeit mit abnormaler Segmentierung im Röntgenbild; radiologisches Zeichen für einen ↑Ileus

Sentinel-Lymphknoten [ˈsentɪnl ...; zu engl. *sentinel* = Wächter]: Wächterlymphknoten, erster Lymphknoten eines lymphatischen Abflussgebietes, der bei malignen Tumoren zuerst von Metastasierung betroffen ist, was diagnostisch genutzt werden kann (z. B. bei einem Mammakarzinom)

Sentinel-Lymph|knoten: erster vom Lymphabfluss aus der Brust erreichter Lymphknoten, auch Wächterlymphknoten genannt. **Sentinel-Lymphknoten-Biopsie:** Untersuchung des Setinel-Lymphknotens auf Tumorzellen im Falle eines Brustkrebses; lassen sich keine Tumorzellen nachweisen, kann auf die radikale Entfernung der Achsellymphknoten verzichtet werden

SEP: Abk. für *s*omatosensorisch *e*vozierte *P*otenziale

Separandum [zu lat. *separare* = absondern, trennen] *s;* -s, ...da (meist *Pl.*): Arzneimittel, die gesondert aufbewahrt werden (z. B. Opiate, Gifte u. Ä.)

Sep|sis [aus gr. *σῆψις* = Fäulnis, Gärung] *w;* -, ...sen (in fachspr. Fügungen: Sep|ses): Blutvergiftung, Dysfunktion mehrerer Organsysteme durch eine übermäßige Immunreaktion auf eine durch Bakterien, deren Toxine oder Pilze im Blutkreislauf hervorgerufene Infektion. **Sep|sis lenta:** veralt. Bez. für eine chronische, schleichend verlaufende Sepsis

sep|tal: ein ↑Septum betreffend

Sept|hämie [zum Stamm von *septisch* u. ↑...ämie] *w;* -, ...ien: = Sepsis

septicus vgl. septisch

Septik|ämie, auch: **Septik|hämie** [zu septicus (↑septisch) u. ↑...ämie] *w;* -, ...ien: = Sepsis

Septiko|py|ämie [Kurzw. aus ↑Septikämie u. ↑Pyämie] *w;* -, ...ien: schwere Blutvergiftung mit Eitergeschwüren an inneren Organen (eine Kombination von Sepsis und Pyämie)

septisch, in fachspr. Fügungen: **septicus, ...ca, ...cum** [von gr. *σηπτικός* = Fäulnis bewirkend]: **1)** die Sepsis betreffend, mit Sepsis einhergehend; z. B. in der Fügung ↑Angina septica. **2)** nicht keimfrei, mit Keimen behaftet; Gegensatz: aseptisch

Septo|rhino|plastik [zu ↑Septum, ↑rhino... u. ↑Plastik]: operative Plastik von Nase u. Nasenscheidewand

Septulum [Verkleinerungsbildung zu ↑Septum] *s;* -s, ...la: kleine Scheidewand (Anat.). **Septula testis** *Pl.:* Bindegewebsstreifen, die von der Bindegewebshülle des Hodens in dessen Inneres ziehen

Septum [aus lat. *septum* (Nebenform von lat. *saeptum*), Gen.: *septi* = Verzäunung, Gehege; Scheidewand] *s;* -s, Septen (in fachspr. Fügungen: Septa): Scheidewand, Zwischenwand, die benachbarte anatomische Strukturen voneinander trennt oder ein Gebilde unterteilt (Anat.). **Septum atrio|ventriculare:** häutige, durchscheinende Stelle in der Scheidewand zwischen Herzvorhof und -kammer. **Septum canalis mus|culo|tubarii:** dünnes Knochenblatt, das den ↑Canalis musculotubarius in zwei Halbkanäle, den ↑Semicanalis musculi tensoris tympani und den ↑Semicanalis tubae auditivae, teilt. **Septum cervicale inter|medium:** feine, scheidewandartige Verbindung zwischen der weichen Gefäßhaut und der Spinngewebshaut des Rückenmarks. **Septum corporum cavernosorum** [↑Corpus cavernosum]: faserige Scheidewand zwischen den beiden Schenkeln des Kitzlers. **Septum femorale:** dünne, faserige Membran, die den Schenkelring verschließt. **Septum glandis** [↑Glans]: bindegewebige Scheidewand im Innern der Eichel. **Septa inter|alveo|laria** *Pl.:* die knöchernen Scheidewände zwischen den Zahnfächern des Unterkiefers bzw. Oberkiefers. **Septum inter|atria|le:** die Scheidewand zwischen den beiden Herzvorhöfen. **Septum inter|mus|culare anterius (cruris)** [↑Crus]: derbe, häutige Verbindung zwischen der Unterschenkelmuskulatur und dem Vorderrand des Wadenbeins. **Septum inter|mus|culare bra|chii laterale:** derbe, häutige Verbindung zwischen der Außenseite des Oberarmknochens u. der Hülle der Oberarmmuskulatur. **Septum inter|mus|culare bra|chii media|le:** derbe, häutige Verbindung zwischen der Innenseite des Oberarmknochens und der Hülle der Oberarmmuskulatur. **Septum inter|mus|culare (femoris) laterale** [↑Femur]: derbe Muskelhaut zwischen dem seitlichen Oberschenkelmuskel und dem zweiköpfigen Schenkelmuskel. **Septum inter|mus|culare (femoris) media|le** [↑Femur]: derbe Muskelhaut zwischen dem inneren Oberschenkelmuskel und dem Kammmuskel. **Septum inter|mus|culare posterius (cruris)** [↑Crus]: derbe, häutige Verbindung zwischen der Wadenbeinmuskulatur und der Außenseite des Wadenbeins. **Septa inter|radicularia** *Pl.:* die dünnen Knochenwände zwischen den einzelnen Wurzeln der mehrwurzeligen Zähne des Unterkiefers bzw. Oberkiefers. **Septum inter|ven|triculare:** Scheidewand zwischen rechter und linker Herzkammer. **Septum linguae:** kleines sehniges Blatt, das die Zungenmuskulatur der Länge nach halbiert. **Septum nasi** [↑Nase]: Nasenscheidewand aus knöchernen, knorpeligen und häutigen Anteilen (trennt die Nasenhöhle der Länge nach in zwei nicht ganz gleiche Teile). **Septum nasiosse|um:** knöcherne Nasenscheidewand, im oberen Teil von einer vorspringenden Platte des Siebbeins, im unteren Teil von dem platten, rautenförmigen Pflugscharbein gebildet. **Septum orbitale:** faserige Scheidewand der Augenhöhle, die von der Knochenhaut zum Oberlid zieht. **Septum pellucidum:** Scheidewand, die die Vorderhörner der Seitenkammern des Großhirns voneinander trennt. **Septum penis:** Scheidewand zwischen den beiden Schwellkörpern des Penis. **Septum primum:** während der Embryonalentwicklung in der ersten Phase der Vorhofseptumbildung entstehende Vorhofscheidewand. **Septum recto|vaginale:** Scheidewand zwischen Mastdarm und Scheide. **Septum recto|vesicale:** Scheidewand zwischen Mastdarm und Harnblase. **Septum scroti** [↑Skrotum]: senkrechte Scheidewand im Hodensack. **Septum secundum:** Scheidewand, die die in der zweiten Phase der embryonalen Vorhofseptumbildung im oberen Teil des Septum primum entstehende Öffnung bei normal fortschreitender Entwicklung wieder verschließt. **Septum sinu|um frontalium:** knöcherne Scheidewand zwischen den Stirnhöhlen. **Septum sinu|um spheno|idali|um:** die Scheidewand der Keilbeinhöhlen im Keilbeinkörper

Septum|de|fekt: angeborener Herzfehler, bei dem das ↑Septum interatriale oder das ↑Septum interventriculare lückenhaft ausgebildet ist;

Septum|de|via|tion: anomale Abweichung des ↑Septum nasi von der Mittellinie

septus, ...ta, ...tum [zu lat. *sepire, septum* (Nebenformen von *saepire, saeptum*) = umzäunen, einhegen]: mit einer Scheidewand versehen; z. B. in der Fügung ↑Hymen septus

Se|quenzial|me|thode, auch: **Se|quenz|me|thode** [zu lat. *sequentia* = Folge] *w;* -, -n: **a)** Verabreichung von verschiedenen Medikamenten, die therapeutisch eine Einheit bilden, in mehreren Phasen hintereinander; **b)** im speziellen Sinne ein Verfahren der oralen Konzeptionsverhütung, bei dem in der ersten Phase reines Östrogen, in der zweiten eine Östrogen-Gestagen-Kombination verabreicht wird

se|quenzi|ell [zu lat. *sequentia* = Folge]: nacheinander zu verabreichend (von Arzneimitteln). **Sequenzie|rung** *w;* -, -en: Bestimmung der Folge der Bausteine eines Moleküls

Sequenzmethode vgl. Sequenzialmethode

Se|quester [zu lat. *sequestrare* = absondern, trennen] *s;* -s, -: abgestorbenes Gewebestück (insbes. Knochenstück), das mit dem gesunden Gewebe keine Verbindung mehr hat (Vorkommen z. B. bei Osteomyelitis). **Se|quest|ration** *w;* -, -en: spontane Bildung eines Sequesters, Ablösung eines abgestorbenen Knochenstücks von der gesunden Umgebung. **se|quest|rie|ren:** ein abgestorbenes Gewebestück (insbes. Knochengewebe) abstoßen (vom Organismus bzw. Gewebe gesagt)

Se|quest|ro|tomie [↑Sequester u. ↑...tomie] *w;* -, ...ien: operative Entfernung eines ↑Sequesters

Sergent-Zeichen [sɛrˈʒã:; nach dem frz. Internisten Émile Sergent, 1867–1943]: auf Nebenniereninsuffizienz hindeutender weißer, blutleerer Streifen, der auf der Bauchhaut durch Bestreichen mit dem Fingernagel erzeugt werden kann

Serin|protease [Serin, zu lat. *sericus* u. gr. *σηρικός* = seiden, u. ↑Protease]: Peptidase mit Serin (einer Aminosäure) im aktiven Zentrum

SERM: Abk. für (engl.) *s*elective *e*strogen *r*eceptor *m*odulator, selektiver Östrogen-Rezeptor-Modulator; Substanz, die sowohl über östrogenagonistisch wie östrogenantagonistische Effekte verfügt

Sero|dia|gnostik [↑Serum u. ↑Diagnostik] *w;* -: Diagnostik von Krankheiten, vor allem von Infektionskrankheiten, durch serologische Untersuchungsmethoden

Sero|epidemiologie [zu ↑Serum u. ↑Epidemiologie]: Untersuchung der Verteilung von Krankheiten in der Bevölkerung durch Untersuchung des Serums. **sero|epidemiologisch:** die Seroepidemiologie betreffend

sero|fi|brinös, in fachspr. Fügungen: **sero|fibrinosus, ...osa, ...osum** [zu ↑Serum u. ↑Fibrin]: aus Serum und Fibrin bestehend, seröse u. fibrinöse Bestandteile enthaltend (von Körperabsonderungen, z. B. Exsudaten)

sero|gen [zu ↑Serum u. ↑...gen], auch: **serogenetisch:** durch die Injektion eines Serums verursacht (z. B. von einer Nervenlähmung gesagt)

Sero|kon|version [↑Serum u. ↑Konversion] *w;* -, -en: Umwandlung einer negativen Antigen-Antikörper-Reaktion in eine positive

Sero|loge *m;* -n, -n, **Sero|login** *w;* -, -nen [↑Serum u. ↑...loge]: Arzt, Ärztin mit speziellen Kenntnissen auf dem Gebiet der Serologie. **Sero|logie** *w;* -: **1)** Lehre vom Blutserum sowie von den chemischen, physikalischen und biologischen Untersuchungsmethoden zur Diagnostizierung von Krankheiten, besonders von Infektionskrankheiten aus den Veränderungen des Serums. **2)** Ergebnis einer serologischen Untersuchung; serologisches Bild. **sero|logisch:** die Serologie betreffend

Serom [zu ↑Serum] *s;* -s, -e: umschriebene Ansammlung einer serösen Flüssigkeit, z. B. in Narben und Wunden (gelegentlich postoperativ vorkommend)

Sero|muko|tympanum [zu ↑Serum, ↑Mukus u. ↑Tympanum]: mit seromukösem Sekret gefülltes Mittelohr bei chronischer Otitis media

sero|negativ [...tɪf; zu ↑Serum u. ↑negativ]: in der Seroreaktion negativ (d. h. ohne Hinweis für eine bestehende Erkrankung) ausfallend

Sero|pneu|mo|thorax [↑Serum u. ↑Pneumothorax]

m; -[es], -e: Ansammlung von Serum in einem ↑Pneumothorax

sero|positiv [...tɪf; zu ↑Serum u. ↑positiv]: in der Seroreaktion positiv (also mit Befund) ausfallend

sero|purulent [zu ↑Serum u. ↑Pus]: aus Serum und Eiter bestehend (bezogen auf die Beschaffenheit von Körperabscheidungen)

Sero|re|aktion [↑Serum und ↑Reaktion], auch: **Serum|re|aktion** *w;* -, -en: Sammelbez. für alle biologischen, chemischen und physikalischen Methoden zum Nachweis von Stoffen im Blutserum

serös, in fachspr. Fügungen: **serosus, ...osa, ...osum** [zu ↑Serum]: **1)** aus Serum bestehend bzw. mit Serum vermischt (von Körperabscheidungen, Ergüssen u. Ä.). **2)** ein dünnflüssige Sekret absondernd, das serumähnliche Eigenschaften besitzen (von Drüsen und den die Körperhöhlen auskleidenden bindegewebigen Häuten)

Serosa *w;* -, ...sen: übliche Kurzbez. für ↑Tunica serosa

Serositis [zu ↑Serosa] *w;* -, ...itiden (in fachspr. Fügungen: ...itides): Entzündung einer ↑Tunica serosa

serosus vgl. serös

Sero|therapie [↑Serum u. ↑Therapie] *w;* -, ...ien: Heilbehandlung mit Immunseren

Sero|tonin [zu ↑Serum und ↑Tonus] *s;* -s: biogenes Amin, das in manchen Geweben und Zellen des Körpers in hoher Konzentration vorliegt (z. B. in chromaffinen Zellen der Darmschleimhaut, einigen Hirnabschnitten, Blutplättchen); es regelt den Erregungszustand der glatten Muskulatur, beeinflusst u. a. den Schlaf-Wach-Rhythmus, das Sexualverhalten, das Schmerzempfinden, das Gedächtnis und die Darmperistaltik

Sero|tympanum vgl. Seromukotympanum

Sero|varietät [↑Serum u. lat. *varietas* = Vielfalt] *w;* -, -en: Einteilung von Mikroorganismen innerhalb einer Art nach ihren antigenen Eigenschaften

Sero|zele [↑Serum u. ↑...zele] *w;* -, -n: abgekapselter seröser Erguss

serpens u. **serpiginosus, ...osa, ...osum** [zu lat. *serpere* = kriechen, schleichen]: fortschreitend, sich weiter verbreitend (z. B. von Hautflechten); z. B. ↑Ulcus corneae serpens

Serpine [Abk. für *Ser*in-*P*rotease-*In*hibitoren] *Pl.:* körpereigene Proteine, welche die Enzymaktivitäten von Serinproteasen hemmen (z. B. Antithrombin)

Ser|ratia [nlat., nach dem ital. Physiker und Unternehmer S. Serrat, 18. Jh.] *w;* -: Gruppe aerober, gramnegativer Stäbchen, die vor allem im Rahmen des Hospitalismus zu Infektionen führen

serratus, ...ta, ...tum [zu lat. *serrare, serratum* = sägen, zersägen]: sägeförmig gezahnt, gezackt; z. B. in der Fügung ↑Musculus serratus anterior. **Serratus** *m;* -: übliche Kurzbez. für ↑Musculus serratus anterior

Sertoli-Zelle [nach dem ital. Physiologen Enrico Sertoli, 1842–1910]: Stützgewebezelle des männlichen Keimepithels im Bereich der Basalmembran der ↑Tubuli seminiferi contorti

Sertolizellen [nach dem ital. Physiologen Enrico Sertoli, 1842–1910]: Stützzellen, Zellen der Hodenkanälchen, die eine Phagotytose- u. Synthesefunktion haben

Serum [aus lat. *serum* = wässriger Teil der geronnenen Milch, Molke] *s;* -s, Seren (in fachspr. Fügungen: Sera): **1)** der flüssige, nicht mehr gerinnbare Teil des ↑Blutplasmas (ohne↑Fibrin), enthält Proteine, Nährstoffe und Elektrolyte. **2)** als Impfstoff verwendetes, mit Immunkörpern angereichertes defibriniertes Blutplasma von Tieren (auch von Rekonvaleszenten)

Serum|elektro|phorese, Serum|protein|elektrophorese: Methode zur Trennung der Proteine des Blutserums in (meist) 5 Fraktionen: Albumin, α_1-Globulin, α_2-Globulin, β-Globulin, γ-Globulin; die Fraktionen liegen physiologischerweise in einem bestimmten Verhältnis zueinander vor, Abweichungen deuten auf Erkrankungen hin

Serum|glutamat-Oxal|acetat-Trans|aminase *w;* -, -n: Enzym, das v. a. in den Leberzellen vorkommt und im Serum gemessen werden kann (erhöht bei Herzinfarkt und Leberleiden); Abk.: SGOT

Serum|glutamat-Pyruvat-Trans|aminase *w;* -, -n: Enzym, das v. a. in der Leber vorkommt und im Serum gemessen werden kann (erhöht bei Hepatitis); Abk.: SGPT

Serum|konserve: reines, flüssiges, getrocknetes oder tiefgekühltes Blutserum als Blutersatz (anstelle von Vollblutkonserven)

Serum|krankheit = Anaphylaxie

Serum|labilitäts|probe: allg. Bez. für eine Blutuntersuchung, bei der die kolloidale Stabilität des Blutes bzw. deren krankhafte Veränderung bestimmt wird (z. B. ↑Blutkörperchensenkungsreaktion, ↑Takata-Ara-Reaktion, ↑Thymoltest)

Serumreaktion vgl. Seroreaktion

Sesam|bein vgl. Os sesamoideum

sesamo|ide|us, ...dea, ...de|um [zu gr. *σήσαμον* = Schotenfrucht der Sesampflanze u. gr. *-ειδής* = gestaltet, ähnlich]: der Sesamschote ähnlich (in der Fügung ↑Os sesamoideum)

sessil, in fachspr. Fügungen: **sessilis, ...le** [aus lat. *sessilis* = zum Sitzen geeignet; fest aufstehend]: festsitzend, unbeweglich (z. B. von Bakterien und Zellen)

seu vgl. sive

Seuche *w;* -, -n: endemisch, epidemisch oder pandemisch auftretende gefährliche Infektionskrankheit

Seufzer-Atmung: pathologischer Atemtyp, periodische Atmung mit initial tiefem Atemzug mit regelmäßigen Atempausen

Sexo|loge *m;* -n, -n, **Sexo|login** *w;* -, -nen [lat. *sexus* = Geschlecht u. ↑...loge]: Sexualwissenschaftler/-in. **Sexo|logie** *w;* -: wissenschaftliche Disziplin, die sich mit der Sexualität, dem Sexualverhalten und den Sexualstörungen befasst. **sexo|logisch:** die Sexologie betreffend

sexual, auch: **sexuell,** in fachspr. Fügungen: **sexualis, ...le** [zu ↑Sexus]: geschlechtlich, auf das Geschlecht, das Geschlechtsleben bezogen

Sexual|deviation [zu ↑sexual u. lat. *deviare* = vom Wege abweichen]: von der im jeweiligen Kontext gültigen sozialen u. kulturellen Norm abweichendes Sexualverhalten

Sexual|hormon: von den Keimdrüsen gebildetes Hormon, das regulativ auf die Entwicklung der sekundären Geschlechtsmerkmale und die Ovarialtätigkeit einwirkt (z. B. ↑Progesteron, ↑Östrogen); im weiteren Sinne auch Bezeichnung für ein gonadotropes Hormon (vgl. gonadotrop)

Sexua|lität [zu ↑sexual]: *w;* -: Geschlechtlichkeit, Gesamtheit der im ↑Sexus begründeten Lebensäußerungen (Psychol.)

Sexually transmitted Diseases [ˈseksjuəlɪ trænsˈmɪtɪd dɪˈziːzɪs] *Pl.:* engl. Bez. für Geschlechtskrankheiten; Abk.: STD

Sexual|pathologie: Wissenschaftszweig, der sich mit krankhaften Störungen des Geschlechtslebens befasst (Med., Psychol.)

Sexus [aus gleichbed. lat. *sexus*] *m;* -, - [ˈsɛksuːs]: (männl. oder weibl.) Geschlecht; im weiteren Sinne: der auf die Fortpflanzung und die Erhaltung der Art gerichtete Bereich des Trieblebens (Psychol.)

Sézary-Syndrom [nach dem frz. Dermatologen Albert Sézary, 1880–1956]: erythrodermatisch verlaufendes kutanes T-Zell-Lymphom mit zirkulierenden atypischen T-Zellen (Sézary-Zellen), leukämische Verlaufsform der Mycosis fungoides. **Sézary-Zellen:** atypische T-Zellen

sezernie|ren [aus lat. *secernere* = absondern, ausscheiden]: ein ↑Sekret absondern (z. B. von Drüsen oder offenen Wunden)

sezie|ren [aus lat. *secare* = schneiden]: eine ↑Sektion durchführen, [eine Leiche] öffnen, anatomisch zerlegen

SFA: Abk. für (engl.) *s*aturated *f*atty *a*cids, gesättigte Fettsäuren

SFD: Abk. für (engl.) *s*mall *f*or *d*ate, Mangelgeburt

SGOT: Abk. für ↑Serumglutamat-Oxalazetat-Transaminase

SGPT: Abk. für ↑Serumglutamat-Pyruvat-Transaminase

Sharp-Amputation [ʃɑːp...; nach dem engl. Chirurgen Samuel Sharp, 1700–1778]: operative Absetzung des Fußes in Höhe der Mittelfußknochen

Sharpey-Fasern [ˈʃɑːpɪ...; nach dem schott. Anatomen William Sharpey, 1802–1880]: kollagene Bindegewebsfasern, die von der Knochenhaut zur Grundsubstanz des Knochens ziehen bzw. die Zahnwurzelhaut bilden

Sharp-Syndrom [nach dem amerik. Internisten Gordon Sharp]: mixed connective tissue disease, Mischkollagenose aus SLE (systemischer Lupus erythematodes), Sklerodermie, Polymyositis u. rheumatoider Arthritis

sharp waves [ʃɑːp ˈweɪvz; engl. *sharp* = scharf, steil u. *waves* = Wellen] *Pl.:* pathologische Wellenform im EEG, steil ansteigender u. flach abfallender Anteil, meist biphasisch, epilepsietypisches Potenzial

Sheehan-Syndrom [nach dem amerik. Pathologen Harold L. Sheehan, 1900–1988]: Hypophysenvorderlappen-Insuffizienz durch Blutverlust nach der Geburt

Shift [ʃift; aus engl. *shift* = Wechsel, Verschiebung] *m od. s;* -s, -s: plötzliche Änderung des Antigenmusters eines Virus (v. a. bei Influenzaviren), wodurch neue Erregertypen entstehen (z. B. Hongkong-Grippe, sibirische Grippe)

Shiga|toxin [ʃ...; zum Namen des jap. Bakteriologen Kijoschi Schiga (engl. Form: *Shiga*), 1870–1957, u. ↑Toxin]: ↑Verotoxin

Shigella [ʃ...; nlat. Bildung zum Namen des jap. Bakteriologen Kijoschi Schiga (engl. Form: *Shiga*), 1870–1957] *w;* -, (Arten:) ...llae, auch eindeutschend: **Shigelle,** *Pl.:* -n: Gattung gramnegativer, unbeweglicher, unbegeißelter, sporenloser, zu den Salmonellen zählender Bakterien (Erreger der Bakterienruhr). **Shigellose** *w;* -, -n: Sammelbez. für Erkrankungen, die durch Shigellen hervorgerufen werden

Shirodkar-Verfahren [nach dem indischen Geburtshelfer N. V. Shirodkar, 1900–1971]: ↑Cerclage um den Muttermund bei drohendem Abort

Short-Bowels-Syndrom [ʃɔːt ˈbaʊəlz; engl. *short* = kurz u. *bowels* = Darm, Eingeweide] *Pl.:* Kurzdarmsyndrom, infolge Verkürzung des Dünndarms auftretendes Malabsorptionssyndrom mit Vitaminmangelzuständen, Gewichtsverlust, ↑Exsikkose; bei unter 1 m Dünndarm muss Substitution von Nährstoffen und Flüssigkeit erfolgen

sHPT: Abk. für *s*ekundärer *H*yper*p*ara*t*hyreoidismus

Shrapnell-Mem|bran [ˈʃræpnəl...; nach dem engl. Anatomen H. J. Shrapnell, 1761–1841]: = Pars flaccida (membranae tympani)

SHT: Abk. für *S*chädel-*H*irn-*T*rauma

Shulman-Syndrom [nach dem amerik. Rheumatologen Lawrence E. Shulman, 1919–2009]: Schwellung der proximalen Extremitäten ohne Hände u. Füße, Eosinophilie im Blut u. im Hautbiopsat

Shunt [ʃant; aus engl. *shunt* = Nebenanschluss, Nebenleitung] *m;* -[s], -s: »Nebenschluss«: **a)** infolge angeborenen Defekts in der Herzscheidewand (vgl. Rechts-links-Shunt u. Links-rechts-Shunt) oder infolge falscher Einmündung der großen, herznahen Blutgefäße auftretender Nebenschluss zwischen großem u. kleinem Kreislauf; **b)** operativ hergestellte künstliche Verbindung zwischen Blutgefäßen des großen u. kleinen Kreislaufs

Shwachman-Syndrom [nach dem amerik. Pädiater Harry Shwachman, 1910–1986]: autosomal-rezessiv vererbte Pankreas-Insuffizienz, Neutropenie u. metaphysäre Dysostose

Shy-Drager-Syndrom [nach dem brit. Neurologen George M. Shy, 1919–1967, u. dem amerik. Neurologen Glenn A. Drager, 1917–1967]: veralt. Bez. für: neurogene orthostatische Hypotonie mit motorischen Störungen, Störung des Harnlassens und bei Personen mit männlichem Genital Erektionsstörungen bzw. Impotenz

Si: chem. Zeichen für: ↑ Silicium

SIADH: Abk. für *S*yndrom der *i*nadäquaten *ADH*-Sekretion

Sial|adenitis [zu gr. σίαλον = Speichel, Geifer u. gr. ἀδήν, Gen.: ἀδένος = Drüse] *w;* -, ...itiden (in fachspr. Fügungen: ...itides): Speicheldrüsenentzündung. **Sial|adenom** *s;* -s, -e: gutartige Geschwulst der Speicheldrüsen

Sial|agogum [zu gr. σίαλον = Speichel, Geifer u. gr. ἀγωγός = führend, leitend] *s;* -s, ...ga: Mittel zur Anregung des Speichelflusses

Sia|lo|gra|fie [gr. σίαλον = Speichel, Geifer u. ↑...grafie] *w;* -, ...ien: röntgenografische Darstellung und Untersuchung der Speicheldrüsen mithilfe von Kontrastmitteln. **Sia|lo|gramm** [↑...gramm] *s;* -s, -e: Röntgenbild der Speicheldrüsen

Sia|lo|lith [gr. σίαλον = Speichel, Geifer u. ↑...lith] *m;* -s od. -en, -e[n]: = Ptyalolith

Sia|lor|rhö, auch **Sia|lor|rhöe** [...rø:; zu gr. σίαλον = Speichel, Geifer u. gr. ῥεῖν = fließen] *w;* -, ...rrhöen: = Ptyalismus

sia|mesische Zwillinge [nach den zusammengewachsenen, in *Siam* geborenen Zwillingsbrüdern Chang und Eng Bunkes, 1811–1874] *Pl.:* bei eineiigen Zwillingen selten auftretende Fehlbildung in Form zweier völlig entwickelter Individuen, wobei nach der Lokalisation und dem Ausmaß der Verbindung verschiedene Formen unterschieden werden (u. a. ↑ Ischiopagus, Ischiothorakopagus, ↑ Janizeps)

sibilans [zu lat. *sibilare* = zischen, pfeifen]: pfeifend, zischend (z. B. von Lungengeräuschen); z. B. in der Fügung ↑ Rhonchi sibilantes

Sicca-Syndrom vgl. Sjögren-Syndrom

sic|catus, ...ta, ...tum [zu lat. *siccare, siccatum* = trocknen, trocken machen]: getrocknet (z. B. von entnommenem Gewebsmaterial bzw. von Gewebsschnitten)

Sic|ca|zellen|therapie [zu lat. siccus = trocken]: = Trockenzellentherapie

sic|cus, sic|ca, sic|cum [aus lat. *siccus* = trocken]: trocken, nicht mit Exsudatbildung einhergehend; z. B. in der Fügung ↑ Pleuritis sicca

Sichel vgl. Falx

Sichelfuß: angeborene Mittelfußkontraktur

Sichelkeim vgl. Sporozoit

Sichelzellen|an|ämie: schwere Form einer erblichen Anämie, bei der sich infolge Störung der Hämoglobinbildung sichelförmige rote Blutkörperchen ausbilden, die Mikrozirkulationsstörungen auslösen und zur Hämolyse führen

Sick-Building-Syndrom [zɪk ˈbɪldɪŋ ...; engl. *sick* = krank u. engl. *building* = Gebäude]: nicht klar definierte Gesundheitsstörungen, die nach oder beim Aufenthalt in Gebäuden wie Schulen und Büros bei einer jeweils größeren Anzahl von Menschen auftreten und u. a. durch Haut- und Schleimhautreizungen, Ermüdung und Konzentrationsstörungen sowie Kopfschmerzen gekennzeichnet ist; als Ursachen werden multifaktorielle Einflüsse, besonders aber die Langzeitexposition gegenüber Schadstoffen oder Keimen, die im Inneren der Gebäude konzentriert sind, vermutet; Abk.: SBS

Sick-Sinus-Syn|drom [Kurzbildung aus engl. *sick* = krank, Sinusknoten (↑ Nodus sinuatrialis) u. ↑ Syndrom]: Sinusbradykardie oder Sinusstillstand, beides mit oder ohne Anfälle von supraventrikulärer Tachykardie oder Tachyarrhythmie

sidero|achrestisch, in fachspr. Fügungen: **sideroachresticus, ...ca, ...cum** [zu gr. σίδηρος = Eisen, Stahl u. gr. ἄχρηστος = unbrauchbar, unnütz]: auf Störungen des Eisenabbaus im Stoffwechsel beruhend; z. B. in der Fügung ↑ Anaemia sideroachrestica

Sidero|blast [gr. σίδηρος = Eisen, Stahl u. ↑...blast]: Vorstufe der roten Blutkörperchen mit Einlagerung von Eisen, die im Knochenmark vorkommt. **sidero|blastisch:** Sideroblasten betreffend

Sidero|penie [gr. σίδηρος = Eisen, Stahl u. gr. πένης = arm] *w;* -, ...ien: Eisenmangel in den Körpergeweben

sidero|phil [gr. σίδηρος = Eisen, Stahl u. gr. φίλος = lieb; Freund]: »eisenfreundlich«, sich leicht mit eisenhaltigen Farbstoffen färben lassend, Eisen an sich bindend (von Zellen und Geweben). **Siderophilie** *w;* -, ...ien: = Hämochromatose

Sidero|philin [zu ↑ siderophil] *s;* -s: Eisen bindendes Glykoprotein; ↑ Transferrin

sidero|priv [...i:f; zu gr. σίδηρος = Eisen, Stahl u. lat. *privare* = berauben]: ohne Eisen, eisenarm (von roten Blutkörperchen bei Eisenmangelanämie gesagt)

Siderose [zu gr. σίδηρος = Eisen, Stahl] *w;* -, -n, in fachspr. Fügungen: **Siderosis,** *Pl.:* ...oses: Ablagerung von Eisen[salzen] bzw. Eisenoxidpartikeln in Geweben. **Siderosis bulbi:** Ablagerung von Rostpartikeln im Augapfel (bei ins Auge eingedrungenen Eisensplittern). **Siderosis pulmonum** [↑ Pulmo]: Ablagerung von eingeatmetem Eisenoxidstaub in der Lunge

Sidero|sklerose [gr. σίδηρος = Eisen u. ↑ Sklerose] *w;* -, -n; krankhafte Verhärtung von Geweben, Organen oder Organteilen durch Ablagerung von Eisen

Sidero|skop [gr. σίδηρος = Eisen, Stahl u. ↑...skop] *s;* -s, -e: Magnetgerät zum Nachweis [und zur Entfernung] von Eisensplittern im Auge

Sidero|zyt [gr. σίδηρος = Eisen, Stahl u. ↑...zyt] *m;* -en, -en (meist *Pl.*): rote Blutkörperchen mit Eiseneinlagerungen

SIDS: Abk. für (engl.) ↑ *s*udden *i*nfant *d*eath *s*yndrome

Siebbein vgl. Os ethmoidale

Siebbeinhöhlenentzündung vgl. Ethmoiditis

Siebbestrahlung: Bestrahlung des Körpers mit energiereichen Strahlen unter Abdeckung des Bestrahlungsfeldes mit siebförmig angeordneten Bleilamellen (ermöglicht eine höhere Strahlendosis und verhindert gleichzeitig eine Schädigung der Haut)

Siebenmann-Röhre [nach dem schweiz. Otolaryngologen Friedrich Siebenmann, 1852–1928]: gebogene Kanüle zur Punktion und Spülung der Kieferhöhle vom Nasengang aus

Siebenmann-Syndrom = Vernet-Syndrom

Siebhaut vgl. Decidua

Siegelringzelle: blasig aufgequollene Krebszelle mit randständigem Kern

Sieg|le-Ohrtrichter [nach dem dt. Otologen Emil Siegle, 1833–1900]: Gerät zur optischen Untersuchung des Trommelfells, das den äußeren Gehörgang luftdicht abschließt und damit erlaubt, die Beweglichkeit des Trommelfells durch künstliche Luftdruckänderung im Gehörgang zu prüfen

SI-Einheit: Kurzbez. für Einheiten nach dem (frz.) *S*ystème *I*nternational d'Unités

Sie|vert [nach dem schwed. Radiologen R. M. Sievert, 1896–1966] *s;* -[s], -: neuere Einheit der Äquivalentdosis insbes. radioaktiver Strahlen; Zeichen: Sv (1 Sv = 1 J/kg); ältere Einheit: ↑Rem (1 Sv = 100 rem)

Sig|ma [aus gr. *Σ (σίγμα)* = 18. Buchstabe des griech. Alphabets] *s;* -s: Kurzbez. für ↑Colon sigmoideum

Sig|matismus [zu gr. *Σ (σίγμα)* = 18. Buchstabe des griech. Alphabets] *m;* -, ...men: Lispeln, fehlerhafte Aussprache der s-Laute

Sig|mo|id *s;* -[e]s, -e: übliche Kurzbez. für ↑Colon sigmoideum. **sig|mo|ide|us, ...dea, ...de|um** [zu gr. *Σ (σίγμα)* = 18. Buchstabe des griech. Alphabets u. gr. *-ειδής* = gestaltet, ähnlich]: **1)** sigmaförmig, sigmaähnlich; z. B. in der Fügung ↑Colon sigmoideum. **2)** zum ↑Colon sigmoideum gehörend; z. B. in der Fügung ↑Arteriae sigmoideae

Sig|mo|iditis [zu ↑Sigmoid] *w;* -, ...itiden (in fachspr. Fügungen: ...itides): Entzündung des ↑Colon sigmoideum

Sig|mo|ido|skop [↑Sigmoid u. ↑...skop] *s;* -s, -e: optisches Gerät zur endoskopischen Untersuchung des ↑Colon sigmoideum. **Sig|mo|ido|skopie** [↑...skopie] *w;* -, ...ien: optische Untersuchung des ↑Colon sigmoideum mithilfe des Sigmoidoskops

Sig|mo|ido|zysto|plastik [↑Sigmoid, ↑Cystis u. ↑Plastik] *w;* -, -en: operative Einpflanzung des Sigmoids in die Harnblase

Si|gnatur [zu lat. *signare, signatum* = mit einem Zeichen versehen, bezeichnen]: schriftliche ärztliche Anweisung als Aufschrift auf Rezepten und auf Arzneimittelpackungen über den Gebrauch und die Verordnungsweise des Medikaments

signe des cils [sɪɲ de: sil; frz. = Zeichen der Wimpern]: Ausfallmuster bei peripherer Fazialisparese, bei dem Wimpern bei maximalem Lidschluss auf der paretischen Seite besser sichtbar sind

si|gni|fikant [zu lat. *significare* = ein Zeichen geben; anzeigen]: **1)** wesentlich, bezeichnend für eine Erkrankung (z. B. von Symptomen). **2)** deutlich

Sig|ni|fikanz *w;* -, -en: Richtigkeit bzw. Zuverlässigkeit eines statistischen Ergebnisses, wobei die Ergebnisse einer Stichprobe nur mit geringer Irrtumswahrscheinlichkeit (< 5 %) von der ursprünglichen Annahme (Nullhypothese) abweichen

Si|gnum [aus lat. *signum* = Zeichen, Kennzeichen] *s;* -s, Si|gna: Zeichen, Krankheitszeichen. **Signum mali ominis** [lat. *omen* = Vorzeichen, Vorbedeutung]: schlechtes, ungünstiges Krankheitszeichen, den ungünstigen Verlauf einer Krankheit vermuten lassendes Anzeichen. **Si|gnum mortis** [↑Mors]: »Todeszeichen«, körperliche Veränderung, die den eingetretenen Tod anzeigt (z. B. Totenflecke)

Silber *s;* -s, in der internationalen chem. Nomenklatur: **Argentum** [aus gleichbed. lat. *argentum*] *s;* -s: chem. Grundstoff, Edelmetall; Zeichen: Ag

Silberdraht|arterie: verengte, blutarme Arterie der Netzhaut mit silbrigem Glanz (bei angiospastischer Retinitis)

Silber|korn|krankheit: neurodegenerative Erkrankung, die durch die Ablagerung von Tau-Proteinen gekennzeichnet ist (Tauopathien); es ist umstritten, ob es sich um eine eigenständige Krankheit handelt oder eine Sonderform der ↑Alzheimerkrankheit

Silicat vgl. Silikat

Silicium [zu lat. *silex*, Gen.: *silicis* = harter Stein, Kiesel] *s;* -s: chem. Grundstoff, Nichtmetall; Zeichen: Si

Silikat, chem. fachspr.: **Silicat** [zu ↑Silicium] *s;* -[e]s, -e: Salz der Kieselsäure

Silikatose [zu ↑Silikat] *w;* -, -n: durch silikathaltige Staubarten hervorgerufene Staublungenerkrankung

Silikon [Kunstw., ↑Silicium] *s;* -s, -e: Polymer, das in der Medizin z. B. als Kleber, Gleit- und Dichtmittel oder Brustimplantat verwendet wird

Silikose [zu lat. *silex*, Gen.: *silicis* = harter Stein, Kiesel]: »Steinstaublunge«, durch eingeatmeten kieselsäurehaltigen Staub verursachte Staublungenerkrankung. **silikotisch:** die Silikose betreffend

Siliko|tuberkulose [Kurzw. aus ↑Silikose u. ↑Tuberkulose] *w;* -, -n: mit ↑Tuberkulose einhergehende Silikose

Silizium vgl. Silicium

Silk|worm ['silk-wə:m; engl. *silkworm* = Seidenraupe] *s;* -s, dafür besser: **Silk|worm|gut** ['silk-wə:m-gat; engl. *gut* = Darm; Seidendarm] *s;* -s: aus dem Spinnsaft der Seidenraupe gewonnenes chirurgisches Nähmaterial

Silvester-Atmung [nach dem engl. Arzt H. R. Silvester, 1828–1908]: Methode der künstlichen Beatmung, bei der die Arme des bzw. der auf dem Rücken liegenden Verletzten abwechselnd nach oben geführt und gestreckt (Einatmung) und dann gebeugt gegen den Brustkorb gedrückt werden (Ausatmung)

similia similibus (curantur) [lat. *similis* = gleich, ähnlich; lat. *curare* = heilen]: »Gleiches (wird) durch Gleiches (geheilt)« (Grundsatz der ↑Homöopathie)

Simmonds-Krankheit [ˈsɪmənds...; nach dem engl.-dt. Arzt Morris Simmonds, 1855–1925]: Unterfunktion des Hypophysenvorderlappens, z. B. bei Magersucht

Simonart-Bänder [sɪmoˈnaːr...; nach dem belg. Gynäkologen P. J. C. Simonart, 1817–1847]: Verwachsungsstränge zwischen den Eihäuten und dem Fetus

Simon-Operation [nach dem dt. Chirurgen Gustav Simon, 1824–1876]: seltene Bez. für ↑Kolpokleisis

Simons-Krankheit [nach dem dt. Neurologen Arthur Simons, 1879–1942]: = Lipodystrophia progressiva

Simon-Spitzenherde [nach dem dt. Pädiater Georg Simon, 1882–1957]: unscharf begrenzte, fleckige bzw. kleinfleckige Infiltrate im Spitzen-Oberfeldbereich der Lunge bei Tuberkulose

sim|plex [aus gleichbed. lat. *simplex*]: einfach; z. B. ↑Glaucoma simplex

Simpson-Test: Test auf okuläre Myasthenie, bei dem der Patient bzw. die Patientin einige Minuten nach oben blicken soll; bei myasthenischer Schwäche Zunahme von Ptosis u. Doppelbildern

Sims-Huhner-Test [...ˈjuːnər...; nach dem amerik. Gynäkologen J. M. Sims, 1813–1883, und dem amerik. Mediziner Max Huhner, 1873–1947]: = Huhner-Test. **Sims-Spekulum:** rinnenförmiges Doppelspekulum aus Metall zur Erweiterung und optischen Untersuchung der Scheide

Simu|lant *m;* -en, -en, **Simu|lantin** *w;* -, -nen [zu lat. *simulare, simulatum* = ähnlich machen; nachahmen; vortäuschen]: Person, die eine Krankheit vortäuscht

Simulation *w;* -, -en: Vortäuschung einer Krankheit. **simulie|ren:** eine Krankheit vortäuschen

simultan [zu lat. *simul* = zugleich]: gleichzeitig [stattfindend, angewandt] (z. B. von Behandlungsmethoden)

Simultan|impfung: gleichzeitige aktive und passive Impfung gegen Infektionskrankheiten

SIMV: Abk. für (engl.) *s*ynchronized *i*ntermittent *m*andatory *v*entilation, synchronisierte, intermittierende, wechselnde maschinelle Beatmung, s. a. ↑IMV

Sinciput [aus lat. *sinciput*, Gen.: *sincipitis* = Vorderkopf, Schädel] *s;* -s, Sincipita: Vorderkopf, vorderer und oberer Teil des Kopfes (Anat.)

Sin|gle-Photon-Emissions-Computer|tomo|gra|fie [ˈsɪŋəl...; engl. *single* = einzeln] *w;* -, ...ien [...iən]: dreidimensionale Darstellung der räumlich-zeitlichen Aktivitätsverteilung (z. B. der Hirndurchblutung) nach Verabreichung von Gammastrahlen mit einem um den Körper rotierenden Messsystem

sin|gulär, in fachspr. Fügungen: **sin|gularis, ...re** [aus gleichbed. lat. *singularis*]: einzeln vorkommend, auftretend (z. B. von Krankheitserscheinungen)

Sin|gultus [aus lat. *singultus* = Schluchzen; Schlucken] *m;* -, - [...ˈgʊltuːs]: Schluckauf, reflektorische Einatmungsbewegung (Kontraktion) des Zwerchfells, wobei die Einatmung durch plötzlichen Stimmritzenverschluss unterbrochen wird

sinister, ...ist|ra, ...ist|rum [aus gleichbed. lat. *sinister*]: links, auf der linken Seite befindlich; z. B. in der Fügung ↑Arteria colica sinistra

Sinist|ro|position [↑sinister u. ↑Position] *w;* -, -en: anomale Lage eines Organs in der linken Körperhälfte statt in der rechten

sinu|atrial, in fachspr. Fügungen: **sinu|atria|lis, ...le** [zu ↑Sinus u. ↑Atrium]: zwischen Sinusknoten und Herzvorhof liegend; z. B. in der Fügung ↑Nodus sinuatrialis

sinu|atria|ler Block: Störung der Reizleitung zwischen Sinusknoten und Vorhof des Herzens; Kurzbez.: SA-Block

Sinuitis vgl. Sinusitis

sinuös, in fachspr. Fügungen: **sinuo|sus, ...osa, ...osum** [zu ↑Sinus]: buchtig, gewunden, Falten oder Vertiefungen aufweisend (von Organen bzw. Organteilen)

Sinus [aus lat. *sinus* = bauschige Rundung, Krümmung] *m;* -, - [ˈsiːnuːs]: Ausbuchtung, Hohlraum, insbesondere: **a)** lufthaltige Hohlräume in Schädelknochen; **b)** Blutleiter der harten Hirnhaut; **c)** Kurzbez. für ↑Sinus venosus (1; Anat.). **Sinus anales** *Pl.:* Furchen zwischen den Falten der Darmschleimhaut oberhalb des Afters. **Sinus aortae** *Pl.:* die drei taschenförmigen Erweiterungen der Hauptkörperschlagader hinter den halbmondförmigen Klappen an ihrem Ursprung. **Sinus caroticus:** Erweiterung der rechten bzw. linken Kopfschlagader an der Gabelung in die äußere u. innere Kopfschlagader bzw. der inneren Kopfschlagader unmittelbar oberhalb der Gabelung. **Sinus cavernosus:** mit venösem Blut gefüllter Hohlraum der harten Hirnhaut rechts bzw. links des Keilbeins, mit Abflüssen zu den Felsenbeinblutleitern. **Sinus coronarius (venae cordis)** [↑Cor]: Erweiterung der großen Herzvene unmittelbar vor ihrer Einmündung in den rechten Herzvorhof. **Sinus durae ma|tris** [↑Dura mater] *Pl.:* die Blutleiter der harten Hirnhaut, klappenlose, starre Blutkanäle, die das venöse Blut der Schädelhöhle in die innere Drosselvene ableiten. **Sinus epi|didymidis** [↑Epididymis]: lang gestreckte Furche zwischen Hoden und Nebenhoden. **Sinus eth|mo|idalis:** »Siebbeinhöhle«, eine Nasennebenhöhle. **Sinus frontalis:** Stirnbeinhöhle, Stirnhöhle, Nasennebenhöhle oberhalb der Nasenwurzel. **Sinus inter|cavernosi** *Pl.:* zwei Hirnblutleiter, die den rechten und linken ↑Sinus cavernosus verbinden. **Sinus lacti|feri** *Pl.:* »Milchsäckchen«, spindelförmige Erweiterung der Milchgänge vor der Einmündung in die Brustwarze. **Sinus lie|nis** *Pl.:* venöse Gefäße im Innern der Milz. **Sinus maxillaris:** Oberkieferhöhle, Nasennebenhöhle beiderseits im Oberkieferknochen. **Sinus ob|liquus peri|cardii:** Ausbuchtung des Herzbeutels am linken Vorhof. **Sinus oc|cipitalis:** der Hinterhauptblutleiter der harten Hirnhaut. **Sinus para|nasales** *Pl.:* »Nasennebenhöhlen«, lufterfüllte Höhlungen der Schädelknochen in der Umgebung der Nase, die mit der Nasenhöhle verbunden sind. **Sinus pe|trosus inferior:** einer der paarigen Blutleiter der harten Hirnhaut (verläuft in einer Furche der Schädelbasis an der Grenze zwischen basalem Teil des Hinterhauptbeins und Felsenbein des Schläfenbeins und führt venöses Blut vom ↑Sinus cavernosus zur ↑Vena jugularis). **Sinus petrosus superior:** einer der paarigen Blutleiter der harten Hirnhaut, einer der Hauptabflüsse venösen Blutes aus dem ↑Sinus cavernosus (mündet in den ↑Sinus transversus). **Sinus pilonidalis** [zu lat. *pilus* = Haar u. lat. *nidus* = Nest]: kleine, behaarte Einbuchtung in der Mittellinie der ↑Rima ani. **Sinus posterior (au|ris mediae):** Grube in der Rückwand der Paukenhöhle. **Sinus pro|staticus:** kleine Vertiefung der Harnröhre neben dem Samenhügel. **Sinus rectus:** kurzer, starker Blutleiter der harten Hirnhaut (nimmt venöses Blut aus dem ↑Sinus sagittalis inferior und der großen Hirnvene auf und mündet in den ↑Confluens sinuum, die Vereinigungsstelle der meisten ↑Sinus durae matris). **Sinus renalis:** tiefe, taschenförmige Höhle, in der Blutgefäße und Nierenkelche in die Niere münden bzw. aus ihr herausführen. **Sinus sagittalis inferior:** kleiner Blutleiter im unteren Rand der Sichel der harten Hirnhaut (sammelt venöses Blut aus der Sichel und leitet es in den ↑Sinus rectus). **Sinus sagittalis superior:** großer Blutleiter der harten Hirnhaut, der unter der Mittellinie des Schädeldaches von vorn nach hinten zum ↑Confluens sinuum zieht. **Sinus sigmo|ide|us:** einer der paarigen Endabschnitte des ↑Sinus transversus (verläuft in Furchen des Hinterhauptbeins, Scheitelbeins und Schläfenbeins zur ↑Vena jugularis interna). **Sinus spheno|idalis:** eine der paarigen Keilbeinhöhlen im vorderen Teil des Keilbeinkörpers, mit Verbindung zum oberen Nasengang. **Sinus sphenoparie|talis** [- ...rı-e...]: Blutleiter der harten Hirnhaut im Bereich von Keilbein u. Scheitelbein, der in den ↑Sinus cavernosus mündet. **Sinus tarsi:** Höhlung zwischen Fersenbein und Sprungbein. **Sinus tonsillaris** = Fossa tonsillaris. **Sinus trans|versus (durae matris):** einer der paarigen größten Blutleiter der harten Hirnhaut (leitet venöses Blut von der Vereinigungsstelle des ↑Sinus sagittalis superior mit dem ↑Sinus rectus zur ↑Vena jugularis interna; in seinem Endabschnitt Sinus sigmoideus genannt). **Sinus trans|versus peri|cardii:** Spalte zwischen der Außenwand der Herzvorhöfe und den an ihr vorbeiführenden großen Arterienstämmen. **Sinus trunci pulmonalis** *Pl.:* flache Vertiefungen in der Innenwand der Lungenschlagader oberhalb der halbmondförmigen Klappen am Ausgang der rechten Herzkammer. **Sinus tympani:** tiefe Grube an der Mittelwand der Paukenhöhle. **Sinus un|guis:** die Furche zwischen Fingerspitze und Vorderrand des Fingernagels. **Sinus urogenitalis:** der sich während der Embryonalentwicklung von der Kloake abspaltende Teil, der sich bei der Frau zum Scheidenvorhof, beim Mann zu einem Teil der Harnröhre umwandelt. **Sinus venarum cavarum:** die Einmündungsstelle der Hohlvenen in den rechten Herzvorhof. **Sinus venosus:** **1)** venöses Blut führende Blutleiter ohne eigene Wand, z.B. die ↑Sinus durae matris. **2)** vor dem Herzvorhof des ↑Embryos liegendes Hohlgefäß, in das alle zum Herzen führenden Venen münden. **Sinus venosus sclerae:** ringförmiges venöses Gefäß am Übergang der Lederhaut des Auges in die Hornhaut

Sinus|arrest vgl. Sick-Sinus-Syndrom

Sinus|ar|rhyth|mie: unregelmäßiger Herzschlag infolge Störung der Reizbildung im Sinusknoten

Sinus|bradykardie [aus ↑Sinus u. ↑Bradykardie]: vom Sinusknoten ausgehende Bradykardie

Sinusitis u. **Sinui|tis** [zu ↑Sinus] *w;* -, ...itiden (in fachspr. Fügungen; ...itides): **1)** Entzündung einer Nasennebenhöhle; Entzündung im Bereich der Nebenhöhlen. **2)** vgl. Sinusphlebitis

Sinus|knoten = Nodus sinuatrialis

Sinusknoten-Syndrom vgl. Sick-Sinus-Syndrom

sinuso|id [↑Sinus u. ↑...id]: hohlraumähnlich. **Sinuso|id** *s;* -[e]s, -e: hohlraumähnliche Ausbuchtung in einem Organ (z. B. im Herzmuskel)

Sinus|phlebitis: Entzündung eines Hirnblutleiters

Sinus|punktion: Einstich in den ↑Sinus sagittalis superior zur Blutentnahme bei Säuglingen

Sinus|rhythmus [aus ↑Sinus u. ↑Rhythmus]: von Sinusknoten ausgehender physiologischer Herzrhythmus

Sinus|tachykardie [aus ↑Sinus u. ↑Tachykardie]: vom Sinusknoten ausgehende Tachykardie

Sinus|[venen]|thrombose: Thrombose der großen Blutleiter im Gehirn (vgl. Sinus durae matris); Abk.: CVT

Si|phon|aptera [zu gr. *σίφων* = hohler Körper; Röhre, Saugrohr u. gr. *ἄπτερος* = flügellos] *Pl.:* Ordnung der Flöhe (flügellose, seitlich stark zusammengedrückte Blut saugende Insekten; z.T. Krankheitsüberträger)

Sipple-Syndrom [nach dem amerik. Arzt John H. Sipple, geb. 1930]: multiple endokrine Neoplasie Typ IIa mit bilateralen Phäochromozytomen, medullärem Schilddrüsenkarzinom und ↑pHPT; kommt auch als medulläres Schilddrüsenkarzinom ohne die anderen Manifestationen vor

Sippy-Kur [nach dem amerik. Internisten B.W. Sippy, 1866–1924]: veralt. und wirkungslose, bei Magengeschwüren angewandte Diätkur, bei der einige Monate lang nur lauwarme Milch und Sahne (bei zusätzlicher Applikation von gebrannter Magnesia und Natriumbikarbonat zur Neutralisierung des Magensaftes) verabreicht wurden

Sirene [vom Namen *Σειρήν* der Fabelwesen in der griech. Sage] *w;* -, -n: = Sympus

SIRS: Abk. für (engl.) *s*ystemic *i*nflammatory *r*esponse *s*yndrome

SIRT: Abk. für (engl.) *s*elective *i*nternal *r*adiation *t*herapy, Verfahren zur Behandlung von bisher schwer therapierbarem Leberkrebs, bei dem biokompatible Mikrosphären, die eine radioaktive Substanz mit sehr kurzen Reichweiten enthalten, direkt in die leberversorgenden Gefäße injiziert werden; die Tumoren werden einer lokal hohen Strahlendosis ausgesetzt und gleichzeitig Tumorgefäße verschlossen

Sirup [von arab. *scharab* = Trank] *m;* -s, -e, in fachspr. Fügungen: **Sirupus,** *Pl.:* ...pi: dickflüssige Lösung von Zucker, Fruchtsäften o. Ä. in Wasser (z. B. für Arzneimittelzubereitungen)

SISI-Test [aus der Abk. für (engl.) *s*hort *i*ncrement *s*ensitivity *i*ndex]: audiometrischer Test

Siti|eirgie [zu gr. σιτίον = Speise, Nahrungsmittel u. gr. εἴργειν = ausschließen, abhalten; sich fernhalten] *w;* -, ...ien: veralt. Bez. für: Nahrungsverweigerung bei psychisch Kranken

Sitio|manie [gr. σιτίον = Speise, Nahrungsmittel u. ↑Manie] *w;* -, ...ien: krankhafte Esssucht

Sitkowski-Sym|ptom: Schmerzen in der linken Unterbauchgegend bei Entzündung des Wurmfortsatzes

Sito|phobie [zu gr. σῖτος = Weizen; Mehl; Brot; Nahrungsmittel u. gr. φόβος = Furcht] *w;* -, ...ien: krankhafte Angst vor dem Essen (bei Zwangsneurosen)

Situa|tions|naht: provisorische chirurgische Naht, die angebracht wird, um einzelne Teile im Operationsgebiet in der richtigen Lage zu halten

Situs [aus lat. *situs* = Lage, Stellung] *m;* -, - [ˈsiːtuːs]: [natürliche] Lage der Organe im Körper oder des ↑Fetus in der Gebärmutter; vgl. in situ. **Situs in|versus vis|cerum** [↑Viszera]: = Inversio viscerum

Sitzbein vgl. Os ischii

sive, auch **seu** [aus gleichbed. lat. *sive* bzw. *seu*]: Konjunktion mit der Bedeutung »oder«

Sjögren-Syndrom [nach dem schwedischen Ophthalmologen Henrik Sjögren, 1899–1986]: rheumatologisch-immunologische Systemerkrankung mit Insuffizienz der exokrinen Drüsen mit Versiegen der Tränen-, Speichel- u. Talgdrüsen, Keratokonjunktivitis, Pankreasinsuffizienz, Parotitis

Skabies, in fachspr. Fügungen: **Scabies** [...ɪ-εs; aus lat. *scabies* = Rauigkeit; Räude, Krätze] *w;* -: »Krätze«, durch die Krätzmilbe hervorgerufene Hautkrankheit mit charakteristischen Milbengängen unter der Oberhaut. **Scabies crustosa,** auch: **Scabies norvegica:** Skabies mit schweren borkigen Hautveränderungen. **skabiös:** krätzig, die charakteristischen Hauterscheinungen der Krätze zeigend

Skaleno|tomie [↑Skalenus u. ↑...tomie] *w;* -, ...ien: operative Durchtrennung des ↑Musculus scalenus

Skalenus *m;* -, ...ni: übliche Kurzbez. für ↑Musculus scalenus. **Skalenus|syndrom:** Kompression meist unterer Armplexusanteile u. der A. subclavia mit belastungs- u. lageabhängigen Schmerzen u. Parästhesien, Sensibilitätsstörungen u. Atrophien (eine Form des ↑Thoracic-Outlet-Syndroms)

Skalpell [aus lat. *scalpellum* = chirurgisches Messer; Federmesser] *s;* -s, -e: chirurgisches Operationsmesser mit schmaler, fest stehender Klinge

Skalpie|rung [zu engl. *scalp* = Kopfhaut] *w;* -, -en: völliger Abriss der Kopfhaut (bei Unfällen, bei denen die Haare z. B. von beweglichen Maschinenteilen erfasst werden)

skandie|rende Sprache [zu lat. *scandere* = steigen; auch = taktmäßig betonend sprechen]: abgehackte Sprechweise mit Betonung der einzelnen Silben

Ska|pho|ze|phalus [zu gr. σκάφη = Trog, Wanne; Nachen u. gr. κεφαλή = Kopf] *m;* -, ...li: fehlgebildeter Schädel von kahnförmigem Aussehen

Skapula: eindeutschende Schreibung für ↑Scapula. **skapular** u. **skapulär,** in fachspr. Fügungen: **scapularis, ...re** [↑Scapula]: zum Schulterblatt gehörend, Schulterblatt...

Skapular|krachen: Schulterblattkrachen, Auftreten eines krachenden Geräusches unter dem Schulterblatt bei Bewegungen (Vorkommen bei knöchernen oder muskulären Veränderungen unter dem Schulterblatt)

Skarifikation [aus lat. *scarificatio* (Nebenform von *scarifatio*) = das Ritzen, Schröpfen] *w;* -, -en: Einschnitt, Stich oder Ritzung in die Haut, bes. zur Blut- und Flüssigkeitsentnahme (erfolgt zu diagnostischen und therapeutischen Zwecken). **skari|fizie|ren:** die Haut zu diagnostischen oder therapeutischen Zwecken anritzen

skarlatini|form [zu scarlatum (↑Scharlach) u. lat. *forma* = Gestalt, Form]: scharlachähnlich (von Hautausschlägen oder Erkrankungen)

SKAT: Abk. für ↑*S*chwell*k*örper-*A*utoinjektions*t*herapie

Skato|philie [zu gr. σκῶρ Gen.: σκατός = Kot u. gr. φίλος = lieb; Freund] *w;* - vgl. Koprophilie

Skelet vgl. Skelett. **skeletal:** zum Skelett gehörend, vom Skelett ausgehend, das Skelett betreffend. **skeletie|ren** [zu ↑Skelett]: Verbindungen eines Organs zu Nachbarorganen operativ durchtrennen. **Skeletie|rung** *w;* -, -en: operative Durchtrennung der Verbindungen eines Organs zu den Nachbarorganen. **Skeleton** vgl. Skelett

Skeleto|topie [zu ↑Skelett u. gr. τόπος = Ort, Stelle] *w;* -: Lagebeziehung eines Organs zum Skelett

Skelett, in der medizin. Literatur: **Skelet** [von gr. σκελετόν (σῶμα) = ausgetrockneter Körper, Mumie] *s;* -[e]s, -e, in fachspr. Fügungen: **Skeleton,** *Pl.:* ...ta: das Knochengerüst des Körpers bzw. eines Körperteils; Gerippe (Anat.). **Skeleton appendiculare:** Skelett der Gliedmaßen. **Skeleton axia|le:** Skelett des Rumpfes. **Skeleton mem|bri inferio|ris liberi:** Skelett der unteren Extremität (Knochen von Bein und Fuß). **Skeleton mem|bri superio|ris liberi:** Skelett der oberen Extremität (Knochen von Arm und Hand)

Skene-Gänge [ski:n...; nach dem amerik. Gynäkologen Alexander Skene, 1838–1900]: = Ductus paraurethrales

Skepto|phyla|xie [Kurzbildung zum FW *skeptisch* u. zu ↑Anaphylaxie] *w;* -, ...ien: nach Auslösung einer unterschwelligen anaphylaktischen Reaktion eintretende vorübergehende Unempfindlichkeit gegenüber erneuter Allergenzufuhr

skew deviation [skju: di:vɪˈeɪʃən; engl. *skew* = schief, schräg, u. *deviation* = Abweichung]: vertikale Achsendivergenz der Augäpfel bei Hirnstammläsion

Skia|skopie, auch: **Retinoskopie** [gr. *σκιά* = Schatten u. ↑...skopie] *w;* -, ...ien: Schattenprobe, Bestimmung des Brechungsvermögens des Auges durch Beobachtung des Schattens im Augenhintergrund, der entsteht, wenn mit einem durchbohrten Planspiegel Licht aus einer bestimmten Entfernung auf die Pupille geworfen und der Spiegel dabei langsam gedreht wird (die Art der Brechungsanomalie ergibt sich aus der Richtung, in die der Schatten im Verhältnis zur Spiegeldrehung wandert)

skler..., Skler... vgl. sklero..., Sklero...

Sklera [zu gr. *σκληρός* = trocken; spröde; hart] *w;* -, ...ren, in der Nomenklatur der Anatomie nur: **Sclera,** *Pl.:* ...rae: Lederhaut des Auges, äußere Hülle des Augapfels aus derbem Bindegewebe (Anat.)

Skler|adenitis [zu ↑sklero... u. gr. *ἀδήν*, Gen.: *ἀδένος* = Drüse] *w;* -, ...itiden: Drüsenverhärtung, entzündliche Verhärtung der Lymphknoten

skleral, in fachspr. Fügungen: **scleralis, ...le** [zu ↑Sklera]: die ↑Sklera betreffend, zu ihr gehörend

Skleral|ring: weißer Ring um die ↑Papilla nervi optici, hervorgerufen durch die durchschimmernde Augenlederhaut

Skler|ek|tasie [↑Sklera u. ↑Ektasie] *w;* -, ...ien: Vorwölbung der ↑Sklera

Skler|ek|tomie [↑Sklera u. ↑Ektomie] *w;* -, ...ien: operative Entfernung eines Lederhautstreifens bei ↑Glaukom

Sklerem [zu gr. *σκληρός* = trocken; spröde; hart] *s;* -s, -e, in fachspr. Fügungen: **Sclerema,** *Pl.:* ...ta: meist als ↑Sklerödem in Erscheinung tretende, der Sklerodermie ähnliche Erkrankung. **Sclerema adiposum:** »Fettsklerem«, Verhärtung des Unterhautfettgewebes

Skleritis [zu ↑Sklera] *w;* -, ...itiden, in fachspr. Fügungen: **Scleritis,** *Pl.:* ...itides: Entzündung der Lederhaut des Auges

> **sklero..., Sklero...,** vor Vokalen meist: **skler..., Skler...**
>
> in fachspr. Fügungen: **scler[o]..., Scler[o]...**
> (aus gr. *σκληρός* »trocken; spröde; hart«)
> Wortbildungselement mit der Bedeutung »hart, verhärtet«:
> – Skleradenitis
> – Sklerodermie

Sklero|daktylie [zu ↑sklero... u. gr. *δάκτυλος* = Finger; Zehe] *w;* -, ...ien: an Fingern oder Zehen auftretende ↑Sklerodermie

Skler|ödem [↑sklero... u. ↑Ödem] *s;* -s, -e, in fachspr. Fügungen: **Scler|oedema,** *Pl.:* -ta: der Sklerodermie ähnliche ödematöse Verhärtung des Unterhautfettgewebes

Sklero|dermie [zu ↑sklero... u. ↑Derma] *w;* -, ...ien, in fachspr. Fügungen: **Sclero|dermia**[1], *Pl.:* ...iae: »Darrsucht«, Autoimmunerkrankung, bei der es zur Vermehrung und Verhärtung des Bindegewebes und verschiedener innerer Organe kommt; es werden mehrere Unterformen unterschieden, die Erkrankung hat eine sehr schlechte Prognose und bedeutet eine erhebliche Einschränkung der Lebensqualität für die Betroffenen. **Sclero|dermia circum|scripta:** in Form umschriebener Verhärtungsherde auftretende Sklerodermie

Sklerom [zu gr. *σκληρός* = trocken; spröde; hart] *s;* -s, -e, in fachspr. Fügungen: **Scleroma,** *Pl.:* -ta: **1)** chronische, mit Knotenbildung und Wandverdickung verlaufende Erkrankung der oberen Respirationswege durch entzündliche Granulationswucherungen der Schleimhäute (z. B.: Rhinosklerom). **2)** veralt. Bez. für ↑Sklerodermie

Sklero|prote|in [↑sklero... u. ↑Protein] *s;* -s, -e (meist *Pl.*): vgl. Strukturprotein

Sklerose [zu gr. *σκληρός* = trocken; spröde; hart] *w;* -, -n, in fachspr. Fügungen: **Sclerosis,** *Pl.:* ...oses: krankhafte Verhärtung von Geweben, Organen oder Organteilen. **Sklerose, multi|ple** vgl. Multiple Sklerose

sklerosie|ren: 1) verhärten (von Gewebe). **2)** ein Blutgefäß zu therapeutischen Zwecken verhärten. **sklerosie|rend:** mit Verhärtungen einhergehend. **Sklerosie|rung** *w;* -, -en: **1)** Gewebsverhärtung, Entstehung einer Sklerose. **2)** Verödung, Ausschaltung krankhaft erweiterter Gefäße (z. B. Krampfadern) durch Injektion bestimmter Lösungen

Sklerosi|phonie: spätinspiratorisches feines Rasseln bei Lungenfibrose

Sklero|therapie [↑sklero... u. ↑Therapie] *w;* -, ...ien: Behandlung z. B. von Fisteln oder einer innerlichen Blutung durch Verödung mit speziellen Substanzen

Sklero|tiker *m;* -s, -, **Sklero|tikerin** *w;* -, -nen [zu ↑Sklerose]: Person, die an Sklerose erkrankt ist, an Sklerose leidet. **sklerotisch** verhärtet (von Geweben); mit Sklerose einhergehend

Skolex [aus gr. *σκώληξ* = Wurm] *m;* -, ...lizes, latinisiert: **Scolex,** *Pl.:* ...lices: der meist mit Haken und Saugnäpfen versehene Kopf des Bandwurms

Skolio|se [zu gr. *σκολιός* = krumm, gebogen] *w;* -, -n, in fachspr. Fügungen: **Scolio|sis,** *Pl.:* ...o|ses: seitliche Verkrümmung und Verdrehung der Wirbelkörper der Wirbelsäule. **skolio|tisch:** auf einer Skoliose beruhend; seitlich verkrümmt (von der Wirbelsäule)

Skom|bro|toxismus [zu gr. *σκόμβρος* = eine Art

Thunfisch u. ↑toxisch] *m;* -: Vergiftung durch Genuss bakterienhaltiger Fische der Familie Scombroidei (z. B. Makrele, Thunfisch)

...skop

s; -s, -e
⟨zu gr. *σκοπεῖν* »betrachten, beschauen; forschen, prüfen«⟩
Wortbildungselement von substantivischen Zusammensetzungen mit der Bedeutung »Gerät für [optische] Untersuchungen und Messungen bzw. zur Sichtbarmachung von etwas«:
- Endoskop
- Mikroskop
- Stethoskop

...skopie
w; -, *...ien* (teilweise ohne Plural)
⟨zu gr. *σκοπία* »das Spähen, die Umschau«⟩
Wortbildungselement von substantivischen Zusammensetzungen mit der Bedeutung »[optische] Untersuchung oder Betrachtung«:
- Arthroskopie
- Endoskopie
- Gastroskopie

Skopolamin vgl. Scopolamin
Skorbut [aus gleichbed. mlat. *scorbutus*] *m;* -[e]s: Avitaminose C, die sich besonders in Zahnfleischblutungen, Skelettveränderungen, Störungen der Verknöcherung (vgl. Rosenkranz [2]), Hautblutungen und in einer erhöhten Infektionsanfälligkeit äußert; vgl. auch Moeller-Barlow-Krankheit
Skoto|dinie [aus gr. *σκοτοδινία* = Schwindel] *w;* -, ...ien: veralt. Bez. für ↑Vertigo
Skotom [zu gr. *σκότος* = Finsternis, Dunkelheit] *s;* -s, -e: Gesichtsfelddefekt, Abdunkelung bzw. Ausfall eines Teils des Gesichtsfeldes (infolge Erkrankung des Sehnervs oder des papillomakulären Bündels)
Skoto|misation [zu gr. *σκότος* = Finsternis (im Sinne von Nichtwahrnehmung)] *w;* -, -en: Realitätsleugnung (Psychol.)
Skoto|phobie [zu gr. *σκότος* = Finsternis, Dunkelheit u. ↑Phobie] *w;* -, ...ien: gesteigerte Angst vor der Dunkelheit (Psychol.)
skrofulös, in fachspr. Fügungen: **scrofulosus, ...osa, ...osum** [zu ↑Skrofulose]: historische Bez. für: zum Erscheinungsbild der ↑Skrofulose gehörend; an Skrofulose leidend. **Skrofulose** [zu lat. *scrofulae* (Verkleinerungsbildung zu lat. *scrofa* = Mutterschwein) = Halsdrüsen, Halsgeschwülste] *w;* -, -n: historische Bez. für tuberkulöse Haut- und Lymphknotenerkrankung bei Kindern
skrotal, in fachspr. Fügungen: **scrotalis, ...le** [zu ↑Skrotum]: zum Hodensack gehörend, ihn betreffend; z. B. in der Fügung ↑Hernia scrotalis. **Skrotalhernie** vgl. Hernia scrotalis. **Skrotum,** in der Nomenklatur der Anatomie nur: **Scrotum** [aus gleichbed. lat. *scrotum*] *s;* -s, ...ta: »Hodensack« (bildet eine schlaffe, faltige und fettarme Fortsetzung der äußeren Haut und wird durch eine bindegewebige Scheidewand in zwei Kammern getrennt, die die beiden Hoden enthalten)
Skybalon [von gr. *σκύβαλον* = Kot, Auswurf] *s;* -s, ...la (meist *Pl.*): harte Kotballen, »Schafkot«
SLE: Abk. für *s*ystemischer *L*upus *e*rythematodes
Slow-Virus-In|fektion [slǝʊ vi:...; engl. *slow* = langsam] *w;* -, -en: Virusinfektion mit extrem langer Inkubationszeit (Monate bis Jahre), die klinisch durch chronisch zunehmende Funktionsstörungen gekennzeichnet ist
Sludge [sladʒ; aus gleichbed. engl. *sludge*, eigtl. = Schlamm] *m;* -[s], -s: **1)** körnige Entmischung des Blutes als Folge einer Paraproteinämie (bes. am Augenhintergrund zu beobachten). **2)** eingedicktes Gallensekret in der Gallenblase
Sm: chem. Zeichen für ↑Samarium
SMA: Abk. für (engl.) *s*mooth *m*uscle *a*ntibodies
Small-Air|ways-Disease [smɒ:l ˈeǝweıs dıˈzi:s; engl. = Erkrankung der kleinen Luftwege] *w;* - - -, - - -s: Erkrankung der kleinsten Bronchien
small for date [engl. smɔ:l fɔ: deıt]: vgl. Mangelgeburt; Abk.: SFD
small for gestational age [engl. smɔ:l fɔ: dʒesˈteıʃǝnǝl eıdʒ]: Bez. für ein Neugeborenes mit einem stark unterdurchschnittlichen Geburtsgewicht und Zeichen von pränataler Dystrophie
Smeg|ma [von gr. *σμῆγμα* = das Schmieren, Reiben] *s;* -s: »Schmiere«, von den Talgdrüsen unter der Vorhaut sowie zwischen Klitoris und kleinen Schamlippen abgesondertes Sekret
Smeg|mo|lith [↑Smegma u. ↑...lith] *m;* -s u. -en, -e[n]: = Postholith
Smith-Fraktur [nach dem irischen Chirurgen Robert W. Smith, 1807–1873]: Radiusflexionsfraktur
Smith-Petersen-Nagel [smıθ ˈpi:t...; nach dem amerik. Chirurgen M. N. Smith-Petersen, 1886–1953]: Metallnagel mit drei Lamellen zur Nagelung von Oberschenkelhalsbrüchen
Smithwick-Operation [ˈsmıθvık...; nach dem amerik. Chirurgen R. H. Smithwick, 20. Jh.]: operative Durchtrennung der ↑Nervi splanchnici lumbales und Entfernung des Grenzstranges (bei Hypertonie)
Smoldering|leuk|ämie [ˈsmǝʊldǝrıŋ...; zu engl. *to smolder* = glimmen, schwelen]: Vorstadium der Leukämie, charakterisiert durch Veränderungen der Knochenmarksfunktion (normale oder gesteigerte Zellbildung, aber defekte Hämatopoese)
Sn: chem. Zeichen für ↑Zinn
SNAP: Abk. für *s*ensibles *N*erven*a*ktions*p*otenzial
Sneddon-Syndrom [nach dem brit. Dermatologen Ian B. Sneddon, 1915–1987]: Arteriopathie der kleinen u. mittleren Gefäße mit Livedo racemosa u. zerebrovaskulären Störungen
Snellen-Sehproben [nach dem niederl. Ophthal-

mologen Hermann Snellen, 1834–1908]: Tafeln mit Buchstaben, Zahlen und hakenförmigen Zeichen in verschiedener Größe zur Prüfung der Sehschärfe

SNP: Abk. für (engl.) *s*ingle *n*ucleotide *p*olymorphism, Austausch einer einzigen Base in einem Gen, häufig vorkommende ↑Polymorphismen werden beim ↑genetischen Fingerabdruck und in Populationsstudien verwandt

SNRI: Abk. für (engl.) *s*erotonin *n*oradrenalin *r*euptake *i*nhibitor; Gruppe von Antidepressiva, die selektiv die Wiederaufnahme des Serotonins und Noradrenalins hemmen; Serotonin-Noradrenalin-Wiederaufnahme-Hemmer

Sodbrennen vgl. Pyrosis

Sodium [zu span. *soda* = Natriumkarbonat] *s;* -s: in den angelsächsischen Ländern u. in Frankreich übliche Bez. für ↑Natrium

Sodoku [jap.] *s;* -: = Rattenbisskrankheit

Sodomie [nach der bibl. Stadt Sodom] *w;* -, ...ien: Sexualverkehr mit Tieren

Sokolow-Lyon-Index: EKG-Index für Herzhypertrophie

Sol [Kurzw. aus lat. *solutio* = Lösung] *s;* -s, -e: Kolloid in gelöstem Zustand

Solanin [zu lat. *solanum* = Nachtschatten] *s;* -s, -e: giftiges Alkaloid verschiedener Nachtschattengewächse

Solanismus [zu ↑Solanin] *m;* -, ...men: Solaninvergiftung

solaris, ...re [zu lat. *sol* = Sonne]: **1)** sonnenähnlich, strahlenförmig; z. B. in der Fügung Plexus solaris (auch ↑Plexus coeliacus). **2)** die Sonne betreffend, durch Sonnenstrahlen hervorgerufen; z. B. in der Fügung Eczema solare (↑Ekzem)

Solar|plexus [ugs. meist: ...ˈplɛ...] *m;* -, -: bes. in der medizinischen Umgangssprache übliche Bez. für Plexus solaris (ältere Bez. für ↑Plexus coeliacus)

Sole [niederdt. Wort, stammverwandt mit dem dt. Wort *Salz*] *w;* -, -n: Kochsalzquelle, die mehr als 15 g Kochsalz im Liter Wasser enthält

sole|us, ...ea, ...e|um [zu lat. *solea* = Sandale; Seezunge, Scholle]: im Aussehen der Seezunge bzw. Scholle ähnlich; z. B. in der Fügung ↑Musculus soleus. **Sole|us** *m;* -, Solei [...le-ɪ]: übliche Kurzbez. für ↑Musculus soleus

solid, solide, in fachspr. Fügungen: **solidus, ...da, ...dum** [aus lat. *solidus* = dicht, fest]: fest, nicht hohl (bezogen z. B. auf die Beschaffenheit von Tumoren); z. B. in der Fügung ↑Adamantinoma solidum

solitär, in fachspr. Fügungen: **solitarius, ...ria, ...rium** [aus lat. *solitarius* = alleinstehend, einzeln]: einzeln, vereinzelt vorkommend (z. B. von Gallensteinen, Tuberkelknoten u. Ä.)

solubel, in fachspr. Fügungen: **solubilis, ...le** [aus lat. *solubilis* = auflöslich, zertrennbar]: [in flüssigen Medien] löslich (von Substanzen)

solum [lat.]: Adverb mit der Bedeutung »nur, ausschließlich«; z. B. in der Fügung ↑Albinismus solum bulbi

Solutio [zu lat. *solvere, solutum* = lösen, auflösen] *w;* -, ...io|nes: **1)** = Ablation. **2)** auch: **Solution** *w;* -, -en: chem. Lösung (einer festen Substanz in einer flüssigen). **Solutio retinae** = Ablatio retinae

solutus, ...ta, ...tum [zu lat. *solvere, solutum* = lösen, auflösen]: (in einem flüssigen Medium) gelöst (z. B. von festen Substanzen)

Solvens [zu lat. *solvere* = lösen, auflösen] *s;* -, ...enzien [...tsɪən] u. ...entia (meist *Pl.*): [Schleim] lösende Mittel

...som

[aus gr. *σῶμα* = Leib, Körper]:

1. Wortbildungselement von substantivischen Zus. mit der Bed. »[kleiner] Körper«:
- Chromosom
2. Wortbildungselement von adjektivischen Zus. mit der Bed. »von einer bestimmten Körperbeschaffenheit«:
- leptosom

Soma [aus gr. *σῶμα*, Gen.: *σώματος* = Leib, Körper] *s;* -s, -ta: **1)** Körper (im Gegensatz zum Geist). **2)** Gesamtheit der Körperzellen im Gegensatz zu den Keimzellen

somatisch [zu ↑Soma]: den Körper betreffend (im Gegensatz zu psychisch)

somato|gen [↑Soma u. ↑...gen]: körperlich bedingt (z. B. somatogene Krankheiten)

Somato|gramm [↑Soma u. ↑...gramm] *s;* -s, -e: Aufzeichnung der Werte für Länge und Gewicht in Bezug auf das Lebensalter

Somato|logie [↑Soma und ↑...logie] *w;* -: Lehre vom menschlichen Körper bzw. von den Körpereigenschaften (Anthropol.)

Somato|medin [Kurzbildung zu Somatotropin (↑somatotropes Hormon) u. ↑intermediär] *s;* -s, -e: unter dem Einfluss von Wachstumshormon in der Leber gebildete und freigesetzte Substanz, durch die das Wachstumshormon wirksam wird; auch: »insulin-like growth factor 1«

Somato|pause [↑Soma]: Verminderung von Wachstumshormon

Somato|sensibilität [↑Soma u. ↑Sensibilität] *w;* -: Empfindung für Gleichgewicht und Bewegung

Somato|skopie [↑Soma u. ↑...skopie] *w;* -, ...ien: wenig gebräuchliche Bezeichnung für: körperliche Untersuchung

Somato|statin [zu ↑Soma und gr. *στάσις* = das Stehen, der Stillstand] *s;* -s, -e: Neurohormon des Hypothalamus, das die Sekretion von Wachstumshormon in der Hypophyse regelt

Somato|statinom [↑Somatostatin u. ↑...om] *s;* -s, -e, in fachspr. Fügungen: **Somato|statinoma**, *Pl.:* -ta: Somatostatin produzierender Tumor im Pankreas

Somato|therapie [↑Soma u. ↑Therapie] *w;* -, ...ien: körperliche Behandlungsmaßnahmen bei psychischen Krankheiten (z. B. Elektrokrampf)

somato|trop [zu ↑Soma u. ↑...trop]; in der Fügung: **somato|tropes Hormon:** »Wachstumshormon«, im Hypophysenvorderlappen gebildetes Polypeptidhormon, das das Wachstum der Körpersubstanzen und damit den Aufbaustoffwechsel fördert; Abk.: STH

Somato|tropin *s;* -s, -e: = somatotropes Hormon

Somato|tropin-Relea|sing-Hormon [...rɪˈliːsɪŋ...; zu ↑somatotrop, engl. *to release* = freisetzen u. ↑Hormon] *s;* -s, -e: Hormon der Hypophyse, das die Bildung von Somatotropin steuert; Abk.: SRH

...somie
⟨zu ↑Soma⟩ Wortbildungselement von substantivischen Zusammensetzungen mit der Bedeutung »Körperbeschaffenheit; Körperbau«: – Makrosomie

Somit [zu gr. *σῶμα* = Leib, Körper] *m;* -en, -en: in der Embryonalentwicklung von Wirbeltieren vorübergehend gebildetes Ursegment

Sommersprossen vgl. Epheliden

somnambul [zu lat. *somnus* = Schlaf u. lat. *ambulare* = umhergehen]: nachtwandelnd, mondsüchtig. **Somnambule** *m* u. *w;* -n, -n: Schlafwandler/-in. **Somnambulismus** *m;* -: »Schlafwandeln«, »Mondsüchtigkeit«, Nachtwandeln, Dämmerzustand, in dem sich die betroffene Person so verhält, als ob sie wach wäre

Somni|loquie [zu lat. *somnus* = Schlaf u. lat. *loqui* = sprechen] *w;* -: Sprechen im Schlaf (z. B. in Träumen)

Somno|gra|fie [lat. *somnus* = Schlaf u. ↑...grafie] *w;* -, ...ien: Registrierung der während des Schlafes auftretenden Veränderungen der Körperfunktionen

somnolent [aus lat. *somnolentus* = schlaftrunken, schläfrig]: benommen, schlafsüchtig. **Somnolenz** *w;* -: krankhafte Schläfrigkeit, Benommenheit

Somno|loge *m;* -n, -n, **Somno|login** *w;* -, -nen [lat. *somnus* = Schlaf u. ↑...loge]: »Schlafforscher/-in«, Arzt, Ärztin mit Spezialkenntnissen auf dem Gebiet der Schlafstörungen und ihrer Behandlung

Somnologie [lat. *somnus* = Schlaf u. ↑...logie]: Schlafforschung. **somnologisch:** die Schlafforschung betreffend, auf ihr beruhend

Somogyi-Phänomen [...dʒɪ...; nach dem amerik. Biochemiker Michael Somogyi, 1883–1971]: durch zu hohe Insulindosen hervorgerufene Hypoglykämie mit anschließender reaktiver Hyperglykämie

Sonde [aus gleichbed. frz. *sonde*] *w;* -, -n: meist dünnes, stab- oder röhrenförmiges Instrument aus Metall, Gummi oder Kunststoff zur Einführung in Körperhöhlen oder Gewebe; dünner Schlauch zur künstlichen Ernährung

Sonder|päd|agogik: Heilpädagogik, Bez. für die Theorie und Praxis der Erziehung, Unterrichtung und sozialen Betreuung von Menschen, die in irgendeiner Hinsicht (z. B. durch eine Behinderung) besonderer Förderung bedürfen, um ein möglichst hohes Maß an schulischer und beruflicher Eingliederung, gesellschaftlicher Teilhabe und selbstständiger Lebensgestaltung zu erreichen

sondie|ren [zu ↑Sonde]: eine Sonde in Körperhöhlen einführen. **Sondie|rung** *w;* -, -en: Einführung einer Sonde in den Körper zu diagnostischen Zwecken

Sonitus au|rium [lat. *sonitus* = Schall, Klang; ↑Auris] *m;* - -: »Ohrenklingen«, veralt. Bez. für ein subjektiv empfundenes Geräusch bei Erkrankungen des Hörorgans; ↑Tinnitus

Sonnenbrand vgl. Dermatitis solaris

Sonnengeflecht = Plexus coeliacus

Sonnen|hut vgl. Echinacea

Sonnenstich vgl. Insolation

Sono|graf [lat. *sonus* = Schall u. ↑...graf] *m;* -en, -en: Gerät zur Durchführung einer Sonografie. **Sono|gra|fie** [↑...grafie] *w;* -, ...ien: bildgebendes Diagnoseverfahren, elektroakustische Prüfung u. Aufzeichnung der Gewebedichte mittels Ultraschallwellen, Echografie. **sono|gra|fisch:** mithilfe der Sonografie. **Sono|gramm** [↑...gramm] *s;* -s, -e: mittels Sonografie erstelltes Bild

sonor, in fachspr. Fügungen: **sonorus, ...ra, ...rum** [aus lat. *sonorus* = schallend, klingend]: tönend, klingend (z. B. vom Klopfschall über lufthaltigen Stellen; auch in der Fügung ↑Rhonchi sonori)

Soor [Herkunft unsicher] *m;* -[e]s, -e: grauweißer Belag der Mundschleimhaut insbesondere bei Säuglingen (infolge Infektion mit Candidapilzen, besonders bei Menschen mit geschwächtem Immunsystem, z. B. durch HIV-Infektion, Tumor, Chemotherapie)

Sopor [aus lat. *sopor,* Gen.: *soporis* = tiefer Schlaf] *m;* -s: starke Benommenheit, tiefer Schlaf, der nur durch starke Reize (z. B. Schmerz) zu unterbrechen ist. **soporös:** stark benommen

Sor|bit(ol) [zu lat. *sorbus* = Eberesche]: in Beerenfrüchten enthaltener, industriell aus Glucose hergestellter süßer Alkohol, der als Zuckerersatz bei Diabetes verwendet wird

Sordes [aus lat. *sordes* = Schmutz] *w;* -: wenig gebräuchliche Bezeichnung für: Schmutz; auch im Sinne von Eiter. **Sordes aurium** [↑Auris]: = Zerumen

Sorption [zu lat. *sorbere, sorptum* = schlürfen, etwas Flüssiges in sich aufnehmen] *w;* -, -en: Aufnahme einer Substanz (z. B. Plasma) durch eine andere (z. B. Aktivkohle)

Sotos-Syndrom [nach dem amerik. Pädiater Juan F. Sotos, geb. 1927]: konnatale Makrosomie, psychomotorische Retardierung, postnataler somatischer Gigantismus mit Makrozephalus

Sou|ques-Phänomen [suːk...; nach dem frz. Neurologen Alexandre Souques, 1860–1944]: auf Pyramidenbahnläsion hindeutende Abspreizung der Finger eines gelähmten Arms

Southern-Blotting-Verfahren [nach dem brit. Molekulargenetiker Edwin Southern, geb. 1938, u. engl. *blot* = Klecks]: Verfahren der Analyse von Desoxyribonukleinsäure-Fragmenten zum Nachweis von Genmutationen

Sozial|hygiene [zum Adj. *sozial* u. ↑Hygiene]: Teilgebiet der Medizin, das sich mit den Wechselwirkungen zwischen der Gesundheit der Menschen und den gesellschaftlichen Verhältnissen befasst. **Sozial|hygieniker** *m;* -s, -, **Sozial|hygienikerin** *w;* -, -nen: Fachmann, Fachfrau auf dem Gebiet der Sozialhygiene. **sozial|hygienisch:** die Sozialhygiene betreffend

Sozial|medizin: Zweig der Medizin, der die Einwirkung sozialer Gegebenheiten auf die menschliche Gesundheit untersucht

Sozio|pathie [zum Adj. *sozial* u. ↑...pathie]: Neigung zu dissozialem Verhalten u. Delinquenz, Missachtung sozialer Normen u. Regeln, Mangel an Empathie

Sozio|phobie [zum Adj. *sozial* u. ↑Phobie] *w;* -, ...ien: krankhafte Angst vor der sozialen Umgebung

Sozio|se [zum Adj. *sozial*] *w;* -, -n: veralt. Bez. für ein Krankheitsbild infolge Störung in der frühkindlichen Sozialentwicklung

Sozio|therapie [zum Adj. *sozial* u. ↑Therapie] *w;* -, ...ien: Behandlung bestimmter Krankheiten mit dem Ziel der Wiedereingliederung des Patienten bzw. der Patientin in die Gesellschaft

Spacer [ˈspeɪsə; engl. = Distanzstück]: Inhalationshilfe, Verbindungsstück zwischen Mundstück u. Mund zur Aerosolfreisetzung

Spalding-Zeichen [ˈspɒːldɪŋ...; nach dem amerik. Gynäkologen A. B. Spalding, 1874–1942]: dachziegelartige Übereinanderschiebung der Schädelkalottenknochen bei abgestorbener Frucht im Uterus

Spalt|haut vgl. Meshgraft

Spaltimpfstoff: Totimpfstoff, in dem durch enzymatische Spaltung nur die immunogene Untereinheit des Krankheitserregers (meist eines Virus) enthalten ist

Spaltlampe: bei Augenuntersuchungen verwendete Beleuchtungseinrichtung, die das Licht durch eine spaltförmige Blende seitlich ins Auge gelangen lässt

Spaltlinie: Schnittverlauf entlang der Hautspannungslinien in der Dermatochirurgie

Spaltpilz vgl. Schizomyzet

Spaltwirbel vgl. Spina bifida

Spaltzunge vgl. Glossoschisis

spanischer Kragen vgl. Paraphimose

Spannungs|kopfschmerz: diffuser, migräneähnlicher Kopfschmerz, der durch Muskelanspannung bei Belastung, Gefäßverengung und zentral gesteuerte Überempfindlichkeit gegen Schmerzen und durch chronische psychische Überlastung hervorgerufen wird

Spannungs|pneumothorax: offener Pneumothorax mit Überdruckentwicklung durch Ventilfunktion der Pleuraöffnung

spasmisch [zu ↑Spasmus]: krampfartig, verkrampft (vom Spannungszustand der Muskulatur)

Spasmo|analgesie [zu ↑Spasmus u. ↑Analgetikum]: Schmerzstillung durch ein Spasmoanalgetikum

Spasmo|an|algetikum [zu ↑Spasmus, ↑[1]a... u. ↑Algesie] *s;* -s, ...ka: Spasmolytikum mit schmerzstillender Komponente

Spasmo|dermie [zu ↑Spasmus u. ↑Derma] *w;* -, ...ien: krampfhafte Reaktion der Haut (z. B. Gänsehaut)

spasmodisch [aus gr. *σπασμώδης* = krampfartig, Krämpfe verursachend]: = spasmisch

Spas|modynia crucia|ta [↑Spasmus u. ↑...odynie; ↑cruciatus] *w;* - -: neurologische Ausfallserscheinungen bei einseitiger Verletzung des Rückenmarks mit Krampfzuständen auf der Seite der Schädigung und Schmerzempfindungen auf der Gegenseite

spasmo|gen [↑Spasmus u. ↑...gen]: Krämpfe erzeugend (bezogen z. B. auf die Wirkung von Arzneimitteln)

Spasmo|lyse [zu ↑Spasmus u. gr. *λύειν* = lösen, auflösen] *w;* -, -n: Krampflösung, z. B. durch Anwendung von spasmolytischen Mitteln. **Spasmolytikum** *s;* -s, ...ka: krampflösendes Mittel. **spasmo|lytisch:** krampflösend (z. B. von Arzneimitteln)

spasmo|phil [↑Spasmus u. gr. *φίλος* = lieb; Freund]: zu Krämpfen neigend, an Spasmophilie leidend. **Spasmo|philie** *w;* -, ...ien: Stoffwechselkrankheit bei Kindern [und jungen Frauen] mit Neigung zu Krämpfen infolge Hypokalzämie (bei Rachitis) und mit pathologischer Erregbarkeit des Nervensystems; rachitogene ↑Tetanie

Spasmus [von gleichbed. gr. *σπασμός*] *m;* -, ...men (in fachspr. Fügungen: ...mi): »Krampf«, Verkrampfung; im engeren Sinne: Muskelkrampf, Steigerung des Muskeltonus mit federndem Muskelwiderstand (vor allem beim Beginn von Bewegungen). **Spasmus glottidis** [↑Glottis]: Stimmritzenkrampf. **Spasmus hemi|facialis:** überschießende Bewegungen, unwillkürliche, spontane Zuckungen bis zu tonischen Verkrampfungen der N-VII-versorgten Muskeln, beginnt am Auge u. am Mund. **Spasmus mobilis:** Krampf mit schnellem Wechsel des Muskeltonus (z. B. bei ↑Chorea minor). **Spasmus nicticans:** chronischer Krampfzustand der Lidmuskeln, der sich als Blinzeln äußert. **Spasmus nutans** = West-Syndrom. **Spasmus rotatorius:** »Drehkrampf«, krampfartige, drehende Kopfbewegungen, oft verbunden mit Nystagmus (Vorkommen bei organischen Hirnschädigungen)

spasticus vgl. spastisch

Spastik [zu ↑Spasmus]: krampfartig erhöhter Muskeltonus, der nach Beginn einer Bewegung plötzlich nachlässt (Taschenmesserphänomen). **Spastiker** *m;* -s, -, **Spas|tikerin** *w;* -, -nen [zum Stamm von ↑spastisch]: veraltende Bez. für eine Person, die an einer spastischen Erkrankung leidet. **spastisch,** in fachspr. Fügungen: **spasticus, ...ca, ...cum** [von gr. *σπαστικός* = mit Krämpfen behaftet]: krampfartig; mit Erhöhung des Muskeltonus einhergehend (z. B. von Lähmungen); an Spasmen leidend; z. B. in der Fügung ↑Dysphonia spastica. **spastischer Gang:** steifes, maschinenmäßiges Gehen mit durchgestreckten Knien bei spastischer Lähmung der Beinmuskulatur. **spastische Spinalpara|lyse:** fortschreitende spastische Lähmung der Beine bei Erkrankung der Pyramidenbahnen. **Spastizität** *w;* -: zusammenfassende Bez. für muskuläre, spinale und zerebral bedingte Spasmen

Spät|ab|ort: Fehlgeburt zwischen der 16. u. 22. Schwangerschaftswoche (danach spricht man von einer Totgeburt)

Spatium [aus lat. *spatium*, Gen.: *spatii* = Raum; Weite; Zwischenraum] *s;* -s, ...tien [...iən], in fachspr. Fügungen: *s;* -, ...tia: Zwischenraum, Raum zwischen zwei benachbarten Gebilden (z. B. Organen) oder Lücke im Gefüge eines Gebildes (Anat.). **Spatia an|guli irido|cornea|lis** *Pl.:* winzige Lücken im faserigen Gewebe zwischen dem Vorderkammerwinkel des Auges und dem Venenring der Lederhaut. **Spatium epi|sclerale:** Lymphraum zwischen der Bindegewebskapsel des Auges und der Lederhaut des Augapfels. **Spatium intercostale:** »Interkostalraum«, der längliche, schmale Raum zwischen zwei benachbarten Rippen; Abk.: ICR. **Spatia inter|globularia** *Pl.:* feine Zwischenräume im Zahnbein der Zahnwurzeln. **Spatia inter|ossea meta|carpi** *Pl.:* Zwischenräume zwischen den Mittelhandknochen. **Spatia interossea meta|tarsi** *Pl.:* Zwischenräume zwischen den Mittelfußknochen. **Spatium inter|vaginale (oculi)** = Spatium episclerale. **Spatia intervaginalia (nervi optici)** *Pl.:* schmale Zwischenräume zwischen innerer und äußerer Scheide des Sehnervs. **Spatium latero|pharyn|ge|um** [zu ↑Latus u. ↑Pharynx]: seitlich vom Rachen gelegener Bindegewebsraum. **Spatium peri|chorio|idea|le:** von lockerem Bindegewebe erfüllter Raum zwischen Aderhaut und Lederhaut des Auges. **Spatium perilymphaticum:** Lymphraum zwischen häutigem und knöchernem Labyrinth. **Spatium perinei profundum:** Zwischenraum zwischen oberem und unterem Blatt der tiefen Dammfaszie. **Spatium perinei super|ficia|le:** Raum zwischen der oberen und der tiefen Dammfaszie. **Spatium peripharyn|ge|um** [zu ↑peri... u. ↑Pharynx]: an den Rachen anschließender Bindegewebsraum. **Spatium re|tro|peri|tonea|le:** von lockerem Bindegewebe erfüllter Raum zwischen Bauchfell und hinterer Wand der Bauchhöhle, in dem u. a. Nieren und Harnleiter, Bauchspeicheldrüse, Zwölffingerdarm, Grimmdarm und die großen Nervenstränge und Blutgefäße liegen. **Spatium re|tro|pharyn|ge|um** [zu ↑retro... u. ↑Pharynx]: hinter dem Rachen gelegener Bindegewebsraum. **Spatium re|tropubicum:** Raum zwischen Harnblase und Schambeinfuge. **Spatium sub|durale:** Raum zwischen ↑Dura mater encephali und ↑Arachnoidea. **Spatia zonularia** *Pl.:* die feinen Zwischenräume zwischen den Fasern, an denen die Augenlinse aufgehängt ist

Species vgl. Spezies

specificus vgl. spezifisch

Speckhaut: speckartig aussehende Fibrinmasse, die sich bei der Blutgerinnung abscheidet

SPECT: Abk. für (engl.) *s*ingle *p*hoton *e*mission *c*omputer *t*omography, Einzelphotonenemissions-Computertomografie

Speed [spi:d; engl. = Geschwindigkeit, Tempo]: umgangssprachlich für Amphetamine, Psychoanaleptika

Speiche vgl. Radius

Speichel vgl. Saliva

Speichel|dia|stase = Ptyalin

Speichelfluss vgl. Ptyalismus

Speichelstein vgl. Ptyalolith

Speicher|krankheit, seltener: **Speicherungs|krankheit:** Bezeichnung für Krankheiten, die auf einer vermehrten Speicherung von Stoffwechselprodukten in Organen oder Zellen beruhen; Thesaurismose

Speisebrei vgl. Chymus

Speiseröhre vgl. Ösophagus

Speisesaft vgl. Chylus

Spek|tro|skop [↑Spektrum u. ↑...skop] *s;* -s, -e: optisches Gerät zur Zerlegung des Lichts in seine Komponenten von verschiedener Wellenlänge. **Spek|tro|skopie** [↑...skopie] *w;* -: Beobachtung von Spektren mithilfe des Spektroskops (Anwendung bei laborchemischen Untersuchungen, zum Nachweis von Blut im Stuhl, von Porphyrin im Urin u. a.)

Spek|trum [aus lat. *spectrum* = Schemen, Erscheinung] *s;* -s, ...tren u. ...tra: Farbenband, das bei Zerstreuung (durch ein Prisma) von zusammengesetztem (weißem) Licht entsteht (d. h., wenn es in seine Komponenten von verschiedener Wellenlänge zerlegt wird; Phys.)

Spekulum [aus lat. *speculum* = Spiegel] *s;* -s, ...la: meist mit einem Spiegel versehenes trichter- oder doppelrinnenförmiges Untersuchungsinstrument aus Metall oder Kunststoff zur Untersuchung von Körperöffnungen bzw. Hohlorganen (z. B. der Nase, der Scheide)

Speleo|skopie [gr. *σπήλαιον* = Höhle u. ↑...skopie] *w;* -, ...ien: Untersuchung eines Lungenhohlraums, z. B. einer Kaverne, mit dem Endoskop (Bronchoskop)

Speleo|stomie [gr. *σπήλαιον* = Höhle u. ↑...stomie] *w;* -, ...ien: operative Eröffnung und Spülung eines Lungenhohlraums, z. B. einer Kaverne, zur besseren und rascheren Abheilung

Spender, Spenderin: Oberbegriff für Blut-, Organ-, Gewebe- u. Samenspender/-innen

Spengler|san-Kolloide [nach dem schweiz. Chirurgen Carl Spengler, 1860–1937] *s;* -s: homöopathisch verdünnte Antigene von Bakteriengiften zusammen mit Antikörpern aus Blut von Kaninchen, die mit Bakterienstämmen immunisiert wurden (Methode der Alternativmedizin zur Behandlung chronischer Krankheiten)

Sperma [von gr. *σπέρμα*, Gen.: *σπέρματος* = Samen, Keim] *s;* -s, ...men u. -ta: Samenflüssigkeit (besteht aus einer großen Anzahl Samenfäden u. aus den verschiedenen Sekreten der Drüsen im Bereich der ableitenden Samenwege)

Sperm|arche [↑Spermium u. gr. *ἀρχή* = Anfang] *w;* -, -n: Zeitraum des ersten Samenergusses

spermaticus, ...ca, ...cum [zu ↑Sperma]: das Sperma betreffend, zu ihm gehörend

Spermatide [zu ↑Sperma] *w;* -, -n: noch unreife männliche Keimzelle

Spermatitis [zu ↑Sperma] *w;* -, ...itiden (in fachspr. Fügungen: ...itides): = Funikulitis

Spermato|genese [↑Sperma u. ↑Genese] *w;* -: = Spermiogenese

Spermato|gonie [...niə; zu ↑Sperma u. gr. *γονή* = Abstammung, Geschlecht] *w;* -, ...ien (meist *Pl.*): Ursamenzellen, kleine Zellen mit chromatinreichem Kern (durch ihre Teilung entstehen die Spermatozyten)

Spermator|rhö, auch: **Spermator|rhöe** [...rø:; zu ↑Sperma u. gr. *ῥεῖν* = fließen] *w;* -, ...rrhöen: »Samenfluss«, der ohne geschlechtliche Erregung erfolgt (Vorkommen bei funktionellen Genitalstörungen)

Spermato|zele [↑Sperma u. ↑...zele] *w;* -, -n: »Samenbruch«, Zyste am Hoden, Nebenhoden oder Samenstrang, die mit Samen angefüllt ist

Spermato|zo|on [↑Sperma u. gr. *ζῷον* = Lebewesen] *s;* -s, ...zoa u. eindeutschend: ...zoen: = Spermium

Spermato|zyst|ek|tomie [↑Sperma, ↑Cystis u. ↑Ektomie] *w;* -, ...ien: operative Entfernung einer Samenblase

Spermato|zystitis [zu ↑Sperma u. ↑Cystis] *w;* -, ...itiden: Entzündung der Samenblasen, meist in Verbindung mit einer Prostatitis oder Urethritis (meist durch ↑Gonokokken verursacht)

Spermato|zysto|gra|fie [↑Sperma, ↑Cystis u. ↑...grafie] *w;* -, ...ien: röntgenografische Darstellung der Samenblasen unter Anwendung eines Kontrastmittels

Spermato|zyt [↑Sperma u. ↑...zyt] *m;* -en, -en (meist *Pl.*): Mutterzellen des Samens im Keimepithel des Hodenkanälchens

Spermat|urie [↑Sperma u. ↑...urie] *w;* -, ...ien: Ausscheidung von Sperma im Urin

Spermide vgl. Spermatide

Spermio|genese [↑Spermium u. ↑Genese] *w;* -, -n: Entwicklung der Samenzellen im Keimepithel des Hodenkanälchens

Spermiogonie vgl. Spermatogonie

Spermio|gramm [↑Spermium u. ↑...gramm] *s;* -s, -e: bei der mikroskopischen Untersuchung der Samenflüssigkeit gewonnenes Bild (Anzahl, Gestalt und Beweglichkeit der Samenfäden)

Spermiozyt vgl. Spermatozyt

Spermium [zu gr. *σπέρμειος* = zum Samen gehörend] *s;* -s, ...mien [...iən] u. ...mia: Samenfaden, reife männliche Keimzelle

spermi|zid [zu ↑Spermium u. lat. *caedere* (in Zus.: *-cidere*) = niederhauen, töten]: Samen abtötend (von chem. oder anderen empfängnisverhütenden Mitteln gesagt). **Spermi|zid** *s;* -[e]s, -e: Samen abtötendes Mittel (als Paste, Creme, Gelee usw.) zur Empfängnisverhütung

Sperm|ovium [Kurzbildung zu ↑Spermium u. ↑Ovum] *s;* -s, ...vien [...iən] u. ...via: von einem Spermium befruchtete Eizelle (Biol.)

Spezies, Species [...i-es; aus lat. *species* = Sehen, Anblick; Gestalt; Art, Gattung] *w;* -, -: **1)** die einzelne Tier- oder Pflanzenart als Unterbegriff der Gattung (Biol.). **2)** bestimmte Teemischung aus Heilkräutern mit spezifischer Wirkung (Pharmakologie)

Spezi|fikum [zu spätlat. *specificus* = von besonderer Art, eigentümlich] *s;* -s, ...ka: Arzneimittel, das gegen eine bestimmte Krankheit oder einen bestimmten Krankheitserreger wirksam ist. **spezifisch,** in fachspr. Fügungen: **speci|ficus, ...ca, ...cum:** arteigen, kennzeichnend, eine kennzeichnende Begleiterscheinung einer bestimmten Krankheit (z. B. Syphilis) darstellend; z. B. in der Fügung ↑Alopecia specifica, ↑Alopecia syphilitica

Spezifität: [zu spätlat. *specificus* = von besonderer Art, eigentümlich] *w;* -, -en: **1)** Besonderheit, Eigentümlichkeit, Arteigenheit. **2)** charakteristische Reaktion eines Antikörpers mit einem Antigen. **3)** statistische Eignung eines diagnostischen Tests, Gesunde zu erkennen

Sphacelus [aus gr. *σφάκελος* = kalter Brand, Gangrän] *m;* -, ...li: veralt. Bez. für: Gangrän

sphaericus vgl. sphärisch

sphaero..., Sphaero... vgl. sphäro..., Sphäro...

sphae|ro|cyticus, ...ca, ...cum [zu ↑Sphärozyt]: mit dem Auftreten von ↑Sphärozyten einhergehend; z. B. in der Fügung ↑Anaemia sphaerocytica

sphaeroideus vgl. sphäroid

sphärisch, in fachspr. Fügungen: **sphaericus, ...ca, ...cum** [zu gr. *σφαῖρα* = Kugel]: rund, kugelförmig. **sphärische Ab|erration:** Abbildungsfehler, Abweichung von Lichtstrahlen, die von den Rändern kugelförmiger Optiken kommen, vom optimalen Fokus (Optik)

sphäro..., Sphäro..., in fachspr. Fügungen: **sphaero..., Sphae|ro...** [zu gr. *σφαῖρα* = Kugel]: Bestimmungswort von Zusammensetzungen mit der Bedeutung »kugelförmig; Kugel...«; z. B.: Sphärozyt

sphäro|id, in fachspr. Fügungen: **sphae|ro|ide|us, ...dea, ...de|um** [↑sphäro... u. ↑...id]: kugelartig; z. B. in der Fügung ↑Articulatio sphaeroidea

Sphäro|id|gelenk = Articulatio sphaeroidea

Sphäro|phakie [zu ↑sphäro... u. gr. *φακός* = Linse] *w;* -, ...ien: kugelförmige Vorwölbung der Augenlinse (Vorkommen bei Augenverletzungen und Linsenverlagerungen)

Sphäro|prote|in [↑sphäro... u. ↑Protein] *s;* -s, -e: aus runden, ovalen oder kugelförmigen Molekülen bestehender Eiweißköper

Sphäro|tri|chie [zu ↑sphäro... u. gr. *θρίξ*, Gen.: *τριχός* = Haar] *w;* -, ...ien: Auftreten von Drusen (1)

Sphäro|zyt [↑sphäro... u. ↑...zyt] *m;* -en, -en (meist *Pl.*): »Kugelzellen«, bei bestimmten Krankheiten vorkommende kugelförmige rote Blutkörperchen

Sphäro|zytose [zu ↑Sphärozyt] *w;* -, -n: Erkrankung, die durch das Auftreten von Sphärozyten gekennzeichnet ist

spheno..., Spheno...

⟨zu gr. *σφήν* »Keil«⟩
Wortbildungselement mit der Bedeutung »keilförmig; Keil...«:
- sphenoideus
- Sphenozephalie

spheno|eth|mo|idalis, ...le [↑sphenoidalis (in der Fügung ↑Os sphenoidale) u. ↑ethmoidalis (in der Fügung ↑Os ethmoidale)]: zum Keilbein und Siebbein gehörend; z. B. in der Fügung ↑Sutura sphenoethmoidalis (Anat.)

spheno|frontalis, ...le [↑sphenoidalis (in der Fügung ↑Os sphenoidale) u. ↑frontal (in der Fügung ↑Os frontale)]: zum Keilbein und Stirnbein gehörend; z. B. in der Fügung ↑Sutura sphenofrontalis (Anat.)

spheno|idalis, ...le, auch: **spheno|ides** u. **spheno|ide|us, ...dea, ...de|um** [zu ↑spheno... u. gr. *-ειδής* = gestaltet, ähnlich]: **1)** keilförmig; z. B. in der Fügung ↑Os sphenoidale. **2)** zum Keilbein gehörend; z. B. in der Fügung ↑Angulus sphenoidalis

spheno|maxillaris, ...re [zu ↑sphenoidalis (in der Fügung ↑Os sphenoidale) u. ↑Maxilla]: zum Keilbein u. Oberkiefer gehörend (Anat.)

spheno|oc|cipitalis, ...le [zu ↑sphenoidalis (in der Fügung ↑Os sphenoidale) u. Occiput (↑Okziput)]: zum Keilbeinkörper und Hinterhauptbein gehörend; z. B. in der Fügung ↑Synchondrosis sphenooccipitalis (Anat.)

spheno|palatinus, ...na, ...num [zu ↑sphenoidalis (in der Fügung ↑Os sphenoidale) u. ↑Palatum]: zum Keilbein und Gaumenbein gehörend; z. B. in der Fügung ↑Incisura sphenopalatina (Anat.)

spheno|parie|talis, ...le [...ri-e...; zu ↑sphenoidalis (in der Fügung ↑Os sphenoidale) u. ↑parietalis (in der Fügung ↑Os parietale)]: zum Keilbein und Scheitelbein gehörend; z. B. in der Fügung ↑Sinus sphenoparietalis (Anat.)

spheno|pe|trosus, ...osa, ...osum [zu ↑sphenoidalis (in der Fügung ↑Os sphenoidale) u. ↑petrosus (in der Fügung ↑Pars petrosa)]: zum Keilbein und Felsenbein gehörend (Anat.)

spheno|squa|mosus, ...osa, ...osum [zu ↑sphenoidalis (in der Fügung ↑Os sphenoidale) u. ↑Squama]: zum Keilbein und zur Schläfenbeinschuppe gehörend; z. B. in der Fügung ↑Sutura sphenosquamosa (Anat.)

Spheno|ze|phalie [zu ↑spheno... u. gr. *κεφαλή* = Kopf] *w;* -, ...ien: keil- oder eiförmige Fehlbildung des Kopfes

spheno|zygomaticus, ...ca, ...cum [zu ↑sphenoidalis (in der Fügung ↑Os sphenoidale) u. ↑zygomatisch (in der Fügung ↑Os zygomaticum)]: zum Keilbein und Jochbein gehörend; z. B. in der Fügung ↑Sutura sphenozygomatica (Anat.)

sphincter [von gr. *σφιγκτήρ* = Schnur, Band; Ring-, Schließmuskel], Gen.: ...teris, *Pl.:* ...teres: erläuternder Bestandteil von fachspr. Fügungen mit der Bedeutung »ringförmig abschnürender, verschließender Muskel«; z. B. in der Fügung ↑Musculus sphincter ani externus

Sphingo|lipide [aus gr. *σφίγγειν* = schnüren u. ↑Lipid] *Pl.:* komplexe Zellmembran-Lipide, die sich vom ungesättigten Alkohol Sphingosin ableiten. **Sphingo|lipidose:** genetische Defekte des lysosomalen Abbaus von Sphingolipiden, Inaktivität eines Enzyms oder eines für den Abbau von Lipiden notwendigen Zusatzfaktors führt zur Akkumulation dieser Stoffe in Gehirn, Leber, Milz, Nieren u. im retikulo-endothelialen System. **Sphingo|myeline** *Pl.:* in Myelinscheiden vorkommende Sphingolipide

Sphinkter *m;* -s, ...tere: übliche Kurzbez. für: Musculus sphincter. **Sphincter Oddi:** ringförmiger Muskel der Mündungsstelle des Gallengangsystems im Zwölffingerdarm, der den Einstrom von Gallenflüssigkeit regelt

Sphinktero|tomie [↑Sphinkter u. ↑...tomie] *w;* -, ...ien: operative Eröffnung des ↑Musculus sphincter ductus choledochi

Sphyg|mo|graf [gr. *σφυγμός* = Puls u. ↑...graf] *m;* -en, -en: (früher verwendeter) Pulsschreiber, Gerät zur Aufzeichnung der Pulskurve. **Sphyg|mo|grafie** [↑...grafie] *w;* -, ...ien: (früher angewandte) apparative Aufzeichnung der Pulskurve. **Sphyg|mo|gramm** [↑...gramm] *s;* -s, -e: (früher) durch den Sphygmografen selbsttätig aufgezeichnete Pulskurve

Sphyg|mo|mano|meter [gr. *σφυγμός* = Puls, gr. *μανός* = dünn, locker u. ↑...meter] *s;* -s, -: Gerät zur Messung des Blutdrucks. **Sphyg|mo|mano|metrie** [↑...metrie] *w;* -, ...ien: indirekte Blutdruckmessung mit aufblasbarer Manschette

Spica [aus lat. *spica*, Gen.: *spicae* = Kornähre] *w;* -, ...cae: Verband in Form einer Kornähre (bei dem die einzelnen Lagen kreuzförmig übereinandergelegt werden)

Spickdraht: Draht zur Zug-Fixierung von Knochentrümmern oder Implantaten während der Heilung

Spiculae [zu lat. *spiculum* = Spitze] *Pl.:* regelmäßige strahlenförmige Knochenzacken an der Schädelkalottenoberfläche als Zeichen eines Neoplasmas; sie sind an allen Geweben ein Malignitätskriterium, da sie für invasives Wachstum sprechen, z. B. an Knochen, in der Brust bei der Mammografie, an der Schilddrüse

Spider-Naevus [ˈspaɪdər ˈniːvəs; engl. *spider* = Spinne und engl. *naevus* = Nävus] *m;* -, -: = Naevus araneus

Spiegel|trinker, Spiegel|trinkerin: Bez. für eine/-n ↑Deltaalkoholiker/-in, der/die trinkt, damit sein/ihr Blutalkoholspiegel nicht absinkt

Spiegelung *w;* -, -en: direkte Untersuchung eines Organs oder einer Körperhöhle mithilfe eines ↑Endoskops

Spiegler-Tumor [nach dem österr. Chemiker und Dermatologen Eduard Spiegler, 1860–1908]: = Zylindrom

Spike|protein *s;* -s, -e: spitzes, nach außen zeigendes Oberflächenprotein auf der Virushülle (bes. bei SARS-CoV-2)

Spikes [spaɪks; aus gleichbed. engl. *spikes*] *Pl.:* **1)** »Spitzen«, vorwiegend monophasische, isolierte Wellen im EEG mit einem steilen Anstieg und Abfall sowie einer Dauer von weniger als 80 Millisekunden. **2)** Stacheln der äußeren Hülle des ↑Virions

Spike-Wave-Komplexe [spaɪk ˈweɪv...; ↑Spikes, ↑Waves u. ↑komplex]: Kurvenverläufe im EEG, die für gewisse Formen der Epilepsie charakteristisch sind

Spina [aus lat. *spina*, Gen.: *spinae* = Dorn, Stachel; Rückgrat] *w;* -, ...nae: **1)** Dorn, Stachel, Höcker; spitzer oder stumpfer, meist knöcherner Vorsprung; knöcherne Leiste (Anat.; Med.). **2)** Rückgrat (Anat.). **Spina bi|fida:** »Spaltwirbel«, angeborener Spalt in den Wirbelbögen, bes. der Lenden- und Kreuzwirbel. **Spina bi|fida aperta** = Rhachischisis. **Spina bi|fida cystica:** angeborener Spalt in der Wirbelsäule mit Vorwölbung des Rückenmarks oder seiner Häute. **Spina bi|fida occulta:** angeborener, durch Weichteile überdeckter Spalt in den Wirbelbögen, besonders der Lenden- und Kreuzwirbel. **Spina helicis** [↑Helix]: kleiner knorpeliger Höcker an der Vorderseite der Ohrleiste. **Spina ilia|ca anterior in|ferior:** vorderer, unterer Darmbeinstachel, ein stumpfer knöcherner Vorsprung an der Vorderseite des Darmbeins nahe der Hüftpfanne (Ursprung des geraden Schenkelmuskels und eines sehr starken Bandes, das zum Oberschenkel führt). **Spina ilia|ca anterior superior:** vorderer, oberer Darmbeinstachel, das vorspringende vordere Ende des Darmbeinkamms (Ursprung des Schneidermuskels und des Leistenbandes). **Spina ilia|ca posterior inferior:** hinterer, unterer Darmbeinstachel, stumpfer knöcherner Vorsprung an der Rückseite des Darmbeins, etwas unterhalb des hinteren, oberen Darmbeinstachels (Ansatzstelle für die zum Kreuzbein führenden Bänder). **Spina ilia|ca posterior superior:** hinterer, oberer Darmbeinstachel, das vorspringende hintere Ende des Darmbeinkamms (Ansatzstelle für die zum Kreuzbein führenden Bänder). **Spina is|chia|dica:** »Sitzbeinstachel«, nach innen gerichteter knöcherner Vorsprung am hinteren Rand des Sitzbeins (Ansatzstelle für ein zum Kreuzbein und Steißbein führendes Band). **Spina mentalis:** kleiner knöcherner Vorsprung an der Innenseite des Unterkiefers hinter dem Kinn (Ansatzpunkt von Zungenmuskeln). **Spina nasalis anterior (maxillae):** nach oben gerichteter spitzer Fortsatz am Kamm des Oberkieferknochens unterhalb der Nase. **Spina nasalis (ossis frontalis):** rauer Vorsprung in der Mitte des Nasenteils des Stirnbeins. **Spina nasalis posterior (ossis palatini):** kleiner, spitzer Vorsprung an der hinteren Oberseite des Gaumenbeins. **Spina ossis spheno|idalis:** kleiner Knochenwulst an der Unterseite des großen Keilbeinflügels (Ansatzpunkt des ↑Ligamentum pterygospinale und sphenomandibulare). **Spinae palatinae** *Pl.:* kleine Zacken an der Unterseite des Gaumenfortsatzes des Oberkieferknochens. **Spina scapulae:** »Schulterblattgräte«, leicht schräg verlaufende, kräftige Knochenleiste an der Rückseite des Schulterblatts. **Spina su|pra mea|tum:** deutlich fühlbare Knochenleiste am Schläfenbein oberhalb und hinter der äußeren Öffnung des knöchernen Gehörgangs. **Spina troch|lea|ris:** spitzer Höcker, der gelegentlich aus einem Grübchen im Nasenwinkel des Stirnbeins herausragt. **Spina tympanica major:** der größere der beiden Vorsprünge des Schläfenbeins an der Oberseite des Gehörgangs, nahe dem Ansatz des Trommelfells. **Spina tympanica minor:** der kleinere der beiden Vorsprünge des Schläfenbeins an der Oberseite des Gehörgangs, nahe dem Ansatz des Trommelfells. **Spina ventosa:** »Winddorn«, spindelförmige Auftreibung der Finger- und Zehenknochen bei Knochentuberkulose

spinal, in fachspr. Fügungen: **spinalis, ...le** [zu ↑Spina]: zur Wirbelsäule, zum Rückenmark gehörend; im Bereich der Wirbelsäule liegend oder erfolgend; z. B. in der Fügung ↑Ganglion spinale

Spinal|an|äs|thesie: Anästhesie durch Einspritzung eines Anästhetikums in die Rückenmarksflüssigkeit

spinale Kinderlähmung vgl. Poliomyelitis epidemica

Spinal|gan|glion: Nervenknoten im Bereich der hinteren Wurzel eines Rückenmarksnervs

Spin|algie [↑Spina u. ↑...algie] *w;* -, ...ien: Wirbelschmerz, Druckempfindlichkeit des Dornfortsatzes

Spinaliom [zu lat. *spina* = Dorn, Stachel] *s;* -s, -e: Stachelzellen-, Hornkrebs, eine Geschwulst, die zu den Plattenepithelkrebsen gehört und sich von der Stachelzellenschicht (der Haut und Schleimhaut) ableitet

Spinalis-anterior-Syndrom [aus ↑A. spinalis anterior] *Pl.:* Durchblutungsstörung im Versorgungsgebiet der A. spinalis anterior mit Paraspastik der

Beine, Sensibilitätsstörung, Blasen- u. Miktionsstörungen

Spinalis-posterior-Syndrom [aus ↑A. spinalis posterior] *Pl.*: Hinterstrangstörung im Versorgungsgebiet der A. spinalis posterior mit Ataxie, Paraparese

Spinalkanal: innerhalb der Spina verlaufender, das Rückenmark enthaltender Kanal

Spinal|para|lyse: teils erbliche, teils sporadisch auftretende degenerative Erkrankung, bei der die Neurone im motorischen Kortex und der Pyramidenbahn untergehen, was zu einer langsam fortschreitenden spastischen Lähmung führt

Spinal|punktion = Lumbalpunktion

Spindel vgl. Modiolus

Spindelhaare vgl. Pili moniliformes

Spindelzelle: spindelförmige Zelle des Bindegewebes (bei bestimmten Sarkomen vorkommend)

Spinnengewebsgerinnsel: Gerüst aus feinen, verzweigten Fibrinfäden, das sich im Liquor bei entzündlichen Vorgängen (z. B. bei ↑Meningitis tuberculosa) bildet

Spinnengewebshaut vgl. Arachnoidea

Spinnenzelle: 1) = Astrozyt. **2)** veralt. Bez. für eine Zelle von spinnenähnlichem Aussehen bei Geschwülsten der quer gestreiften Muskulatur

spinös, in fachspr. Fügungen: **spinosus, ...osa, ...osum** [zu lat. *spina* = Dorn, Stachel]: stachelig, dornig; z. B. in der Fügung Pelvis spinosa (↑Akanthopelvis)

Spin|therismus [zu gr. *σπινθήρ* = Funke] *m;* -, ...men: = Photopsie

Spiral|arterien [zu ↑spiralis u. ↑Arterie] *Pl.*: im Verlauf des Menstruationszyklus erweiterte, spiralig gewundene Arterien in der Schleimhaut der Gebärmutterinnenwand, deren Volumen sich im Verlauf der Schwangerschaft stark vergrößert

Spiral-CT, Spiral-Computertomografie: computergestütztes bildgebendes Verfahren, das eine dreidimensionale Rekonstruktion des in einer Spiralbewegung abgetasteten Körpervolumens erlaubt

spiralis, ...le [zu gr. *σπεῖρα* = Windung, Schneckenlinie]: spiralförmig, gewunden; z. B. in der Fügung ↑Lamina spiralis ossea

Spirem [zu gr. *σπεῖρα* = Windung, Schneckenlinie] *s;* -s, -e: sich in der ↑Mitose ausbildendes Chromatinknäuel (ein dünner, vielfach gewundener und aufgeknäuelter Faden aus Chromatin)

Spirille [Verkleinerungsbildung zu gr. *σπεῖρα* = Windung, Schneckenlinie] *w;* -, -n, in fachspr. Fügungen: **Spirillum** *s;* -s, ...lla: Schraubenbakterie, Gattung gewundener, starrer, begeißelter Mikroorganismen, die teilweise für den Menschen pathogen sind

spirilli|zid [zu ↑Spirille u. lat. *caedere* (in Zus. *-cidere*) = niederhauen; töten]: Spirillen abtötend. **Spirilli|zid** *s;* -[e]s, -e: Spirillen abtötendes Mittel

Spirillose [zu ↑Spirille] *w;* -, -n: Krankheit, die durch Spirillen hervorgerufen wird

Spiro|chäte [zu gr. *σπεῖρα* = Windung, Schneckenlinie u. gr. *χαίτη* = langes Haar] *w;* -, -n, in fachspr. Fügungen: **Spiro|chae|ta,** *Pl.:* ...tae: alte Gattungsbezeichnung für spiralförmige, biegsame und bewegliche Mikroorganismen, die für den Menschen pathogen sein können; Hauptvertreter der humanpathogenen Schraubenbakterien sind Treponemen und Borrelien. **Spiro|chae|ta pallida:** alte Bez. für ↑Treponema pallidum

Spiro|chätose [zu ↑Spirochäte] *w;* -, -n, in fachspr. Fügungen: **Spiro|chae|tosis,** *Pl.:* ...oses: durch Spirochäten hervorgerufene Erkrankung

Spiro|ergo|me|trie [zu lat. *spirare* = blasen; wehen; atmen u. ↑Ergometrie] *w;* -, ...ien: Messung der Kapazität der Sauerstoffaufnahme im Ruhezustand des Organismus und nach körperlicher Belastung mithilfe eines ↑Ergometers

Spiro|gra|fie [zu lat. *spirare* = blasen; wehen; atmen u. ↑...grafie] *w;* -, ...ien: apparative Aufzeichnung der bei der ↑Spirometrie gemessenen Atmungswerte

Spiro|meter [zu lat. *spirare* = blasen; wehen; atmen u. ↑...meter] *s;* -s, -: »Atemmesser«, Mess- und Aufzeichnungsgerät, mit dem Atemvolumen, Reserveluft, Komplementärluft und Vitalkapazität bestimmt werden. **Spiro|me|trie** [↑...metrie] *w;* -, ...ien: Messung und Aufzeichnung der verschiedenen Atmungswerte mit dem Spirometer (z. B. bei der Grundumsatzbestimmung). **spiro|me|trisch:** mithilfe der Spirometrie erfolgend

spissus, ...ssa, ...ssum [aus gleichbed. lat. *spissus*]: dicht, dick

Spi|tal [Kurzform für ↑Hospital] *s;* -s, -täller: **1)** schweiz. u. österr. für Krankenhaus. **2)** veraltend für Seniorenheim, Pflegeheim

Spitz|blattern vgl. Varizelle

Spitzen|druck: höchster Inspirationsdruck bei der Druckbeatmung

Spitz||fuß vgl. Pes equinus

Spitz|griff: Greifvorgang mit den ersten u. zweiten Fingergliedern

Spitz|kopf: spitze Schädelform (↑Akrozephalie)

Spitz|pocken vgl. Varizelle

splanchnicus, ...ca, ...cum [zu gr. *σπλάγχνα* = Eingeweide]: zu den Eingeweiden gehörend; z. B. in der Fügung ↑Nervi splanchnici lumbales

Splanchnik|ek|tomie [↑Splanchnikus und ↑Ektomie] *w;* -, ...ien: operative Entfernung eines Splanchnikusteils

Splanchniko|tomie [↑Splanchnikus und ↑...tomie] *w;* -, ...ien: operative Durchtrennung eines Splanchnikusastes

Splanchnikus *m;* -, ...nizi: übliche Kurzbez. für ↑Nervus splanchnicus ...

splanchno..., Splanchno... [aus gr. *σπλάγχνα* = Eingeweide]: Bestimmungswort von Zusammensetzungen mit der Bedeutung »Eingeweide«; z. B.: Splanchnologie, Splanchnomegalie

Splanchno|logie, latinisiert: **Splanchno|logia**[1] [↑splachno... u. ↑...logie] *w;* -: Lehre von den Eingeweiden; anatomische Nomenklatur der Eingeweideorgane

Splanchno|megalie [zu ↑splanchno... u. gr. *μέγας* (mit Stammerweiterung: *μεγαλο-*) = groß] *w;* -: übermäßige Größe der Eingeweide

Splanchno|mi|krie [zu ↑splanchno... u. gr. *μικρός* = klein] *w;* -: extreme Kleinheit der Eingeweide

Splanchno|ptose [↑splanchno... und gr. *πτῶσις* = das Fallen, der Fall] *w;* -, -n: = Enteroptose

Spleißen, auch: **Splicing** [ˈsplaɪsɪŋ] *s;* -s: (Humangenetik) Reifungsprozess der eukaryotischen mRNA, nachdem sie durch die RNA-Polymerase von der DNA abgelesen wurde; bestimmte Enzyme schneiden die ↑Introns heraus und fügen die verbleibenden ↑Exons wieder zur gereiften mRNA zusammen

Splen [von gr. *σπλήν* = Milz] *m;* -s, Splenes: seltene, meist nur in Zus. gebräuchliche Bezeichnung für: Milz; vgl. Lien

Splen|ek|tomie *w;* -, ...ien: operative Entfernung der Milz

splenicus, ...ca, ...cum [zu ↑Splen]: zur Milz gehörend

Splenisation [zu ↑Splen] *w;* -, -en: Veränderung des Lungengewebes zu milzartiger Beschaffenheit (Vorkommen bei der ↑Atelektase)

Splenitis [zu ↑Splen] *w;* -, ...itiden (in fachspr. Fügungen: ...itides): Milzentzündung

Splenium corporis callosi [von gr. *σπλήνιον* = Pflaster, Verband; ↑Corpus callosum] *s;* - - -, Splenia - -: rückwärtiger Wulst des Gehirnbalkens (Anat.)

splenius, ...nia, ...nium [zu gr. *σπλήνιον* = Pflaster, Verband]: einer Binde ähnlich, riemenförmig; z. B. in der Fügung ↑Musculus splenius capitis (Anat.)

spleno|gen [↑Splen u. ↑...gen]: durch die Milz verursacht, von der Milz ausgehend (von krankhaften Veränderungen)

Spleno|gra|fie [↑Splen... u. ↑...grafie] *w;* -, ...ien: seltene röntgenografische Darstellung der Milz nach Einspritzung eines Kontrastmittels; vgl. Splenoportografie. **Spleno|gramm** [↑gramm] *s;* -s, -e: seltenes Röntgenbild der Milz; vgl. Splenoportogramm

Spleno|hepato|megalie [zu ↑Splen, ↑Hepar u. gr. *μέγας* (mit Stammerweiterung: *μεγαλο-*) = groß] *w;* -, ...ien: gleichzeitige Vergrößerung von Milz und Leber

Splenom [zu ↑Splen] *s;* -s, -e: gutartiger Milztumor

Spleno|megalie [zu ↑Splen u. gr. *μέγας* (mit Stammerweiterung: *μεγαλο-*) = groß] *w;* -, ...ien: krankhafte Milzvergrößerung

Spleno|pexie [zu ↑Splen u. gr. *πῆξις* = das Befestigen] *w;* -, ...ien: operative Anheftung der Milz an das Zwerchfell (bei ↑Lien mobilis)

Spleno|porto|gra|fie [↑Splen, ↑Porta (in der Fügung ↑Vena portae) u. ↑...grafie] *w;* -, ...ien: röntgenografische Darstellung der Milz und der Pfortader nach Verabreichung eines Kontrastmittels. **Spleno|porto|gramm** [↑...gramm] *s;* -s, -e: bei der Splenoportografie gewonnenes Röntgenbild

spleno|renal [zu ↑Splen u. ↑Ren]: Milz und Niere betreffend

Splenose [zu ↑Splen] *w;* -, -n: Auftreten von versprengtem Milzgewebe in anderen Organen oder in Körperhöhlen nach einem Milztrauma

Spleno|tomie [↑Splen u. ↑...tomie] *w;* -, ...ien: Milzoperation, operative Eröffnung der Milz

Spleno|zyt [↑Splen und ↑...zyt] *m;* -en, -en: veralt. Bez. für ↑Monozyt

Splicing vgl. Spleißen

spodo|gen [gr. *σποδός* = Asche; Staub u. ↑...gen]: aus zerstörtem bzw. abgestorbenem Gewebe entstehend (z. B. von Tumoren)

Spondyl|ar|thritis [zu ↑Spondylus und gr. *ἄρθρον* = Glied; Gelenk] *w;* -, ...itiden (in fachspr. Fügungen: ...itides): Entzündung von Wirbelgelenken. **Spondyl|ar|thritis ankylo|poeltica:** Bechterew-Krankheit, stetig fortschreitende Versteifung und Krümmung der Wirbelsäule nach vorn infolge chronischer Entzündung der Wirbelgelenke und der Iliosakralgelenke. **spondyl|ar|thritisch:** die Spondylarthritis betreffend

Spondyl|ar|throse [zu ↑Spondylus und gr. *ἄρθρον* = Glied; Gelenk]: Auftreten von chronisch degenerativen Veränderungen an den Wirbelgelenken

Spondylitis [zu ↑Spondylus] *w;* -, ...itiden (in fachspr. Fügungen: ...itides): Wirbelentzündung. **Spondylitis ankylosans:** = Spondylarthritis ankylopoetica. **Spondylitis tuberculosa:** Wirbeltuberkulose, tuberkulöse Erkrankung der Wirbelkörper

Spondylo|dese [zu ↑Spondylus u. gr. *δεῖν* = binden] *w;* -, -n: operative Versteifung der Wirbelsäule

Spondylo|diszitis [zu ↑Spondylus, ↑Diskus u. ↑...itis]: Entzündung von Wirbel und Zwischenwirbelscheibe

Spondyl|olis|thesis [↑Spondylus u. gr. *ὀλίσθησις* = das Ausgleiten und Fallen] *w;* -, ...sthesen (in fachspr. Fügungen: ...istheses): »Gleitwirbel«, Verschiebung von Wirbeln aus ihrer normalen Lage

Spondylo|lyse [zu ↑Spondylus u. gr. *λύειν* = lösen, auflösen] *w;* -, -n: Lockerung und Lösung eines Wirbels infolge angeborener Spaltbildung im Bereich des Wirbelbogens

Spondylo|mye|litis [Kurzbildung aus ↑Spondylitis u. ↑Myelitis] *w;* -, ...itiden (in fachspr. Fügungen: ...itides): mit ↑Spondylitis einhergehende Rückenmarksentzündung

Spondylose [zu ↑Spondylus] *w;* -, -n, in fachspr. Fügungen: **Spondylosis,** *Pl.:* ...oses: degenerative, nicht entzündliche Erkrankung der Wirbelkörper und Bandscheiben. **Spondylosis de|formans:** degenerative, nicht entzündliche Erkrankung der Wirbelkörper mit deformierenden, knöchernen Veränderungen (z. B. Ausbildung von knöchernen Randzacken u. Wülsten). **spondylotisch:** auf einer degenerativen Erkrankung der Wirbelsäule bzw. der Wirbelkörper beruhend

Spondylus [von gr. *σπόνδυλος* (Nebenform von gr. *σφόνδυλος*) = der runde Wirbelknochen, das Wirbelbein] *m;* -, ...li: seltene Bez. (meist nur in Zus.) für ↑Vertebra

spongiform, spongioform [zu gr. *σπογγιά* = Schwamm]: schwammig (von der Gewebsbeschaffenheit), schwammförmig, z.B. in der Fügung: ↑bovine spongiforme Enzephalopathie

Spon|gio|blast [gr. *σπογγιά* = Schwamm u. ↑...blast] *m;* -en, -en (meist *Pl.*): Vorstufen der Gliazellen, entstehen aus den Epithelzellen des Zentralkanals des Rückenmarks u. der Hirnkammern

Spon|gio|blastom [zu ↑Spongioblast] *s;* -s, -e: Hirntumor aus ↑Spongioblasten

Spon|gio|plasma [gr. *σπογγιά* = Schwamm u. ↑Plasma] *s;* -s, ...men: Proteingerüst der jugendlichen, schwammartigen Blutzellen

spon|giös, in fachspr. Fügungen: **spongiosus, ...osa, ...osum** [zu gr. *σπογγιά* = Schwamm]: schwammig, schwammartig (bezogen auf die Beschaffenheit von Geweben, auch der Knochen). **Spon|gio|sa** *w;* -, ...sen u. ...sä: übliche Kurzbez. für ↑Substantia spongiosa

spontan, in fachspr. Fügungen: **spontane|us, ...nea, ...ne|um** [aus lat. *spontaneus* = freiwillig, frei]: von selbst, ohne äußere Einwirkung entstehend; z.B. in der Fügung ↑Versio spontanea. **spontaner Ab|ort** = Abortus spontaneus

Spontan|fraktur: ohne erkennbare Ursachen auftretender Knochenbruch

Spontan|heilung: Heilung eines Leidens ohne Behandlung

Spontan|pneu|mo|thorax: Eindringen von Luft in die Pleurahöhle ohne erkennbare Ursache

Spontan|remission [zu ↑spontan u. ↑Remission]: vgl. Spontanheilung

sporadisch [von gr. *σποραδικός* = verstreut]: vereinzelt auftretend; gelegentlich, selten vorkommend (von Krankheiten bzw. Krankheitsfällen)

Spore [aus gr. *σπορά* = das Säen, die Saat; der Samen] *w;* -, -n: **1)** gegenüber thermischen, chemischen und anderen Einwirkungen besonders widerstandsfähige Dauerform von Bakterien (Biol.). **2)** ungeschlechtliche Fortpflanzungszelle von Pilzen (Biol.)

Sporothrix-Mykose: durch Kontamination mit Sporothrix schenckii verursachte Verletzungsmykose, zunächst kutan, später entlang der Lymphbahnen. **Sporothrix schenckii:** Verletzungsmykosen verursachender Pilz

Sporo|tri|chose [zu ↑Sporotrichum] *w;* -, -n, in fachspr. Fügungen: **Sporo|tri|chosis,** *Pl.:* ...oses: Pilzerkrankung des Haut- und Unterhautgewebes mit Geschwürbildung

Sporo|tri|chum [zu gr. *σπόρος* = das Säen, die Saat; der Samen u. gr. *θρίξ*, Gen.: *τριχός* = Haar] *s;* -s, (Arten:) ...cha: Gattung saprophytärer Fadenpilze (darunter für den Menschen pathogene Arten)

Sporozo|it [zu ↑Spore u. gr. *ζῷον* = Lebewesen] *m;* -en, -en: »Sichelkeim«, virulentes Stadium des Malariaerregers (entsteht durch Kernteilung der befruchteten weiblichen Gameten)

Sporo|zo|on [↑Spore u. gr. *ζῷον* = Lebewesen] *s;* -s, ...zoen u. ...zoa (meist *Pl.*): »Sporentierchen«, Klasse einzelliger Lebewesen, die sich durch Sporen vermehren (Erreger zahlreicher Krankheiten, u.a. der Malaria; Biol.)

Sporo|zyste [↑Spore u. ↑Zyste] *w;* -, -n: **1)** Larvenstadium der Saugwürmer. **2)** Entwicklungsstadium von Sporozoen (Bildung von Sporozoiten)

Sport|medizin: Zweig der Medizin, der sich mit den Beziehungen zwischen den Funktionen des menschlichen Organismus und seinen Leistungen in den verschiedenen sportlichen Disziplinen sowie mit der Verhütung und Behandlung von Sportschäden und Sportverletzungen befasst

Spotting [sp...; zu engl. *to spot* = flecken, sprenkeln] *s;* -s, -s: schwache, unterregelstarke Gebärmutterblutung, die azyklisch auftritt, d.h. nicht mit dem normalen Menstruationszyklus einhergeht; die Ursachen sind vielfältig (z.B. Hormonschwankungen)

Sprach|therapie: psychotherapeutische Behandlung des Sprachverlustes, insbesondere nach Schlaganfall, z.B. durch Nachsprechen, Benennen von Objekten

Spray [spreɪ oder ʃpreɪ; aus gleichbed. engl. *spray*, eigtl. = Sprühregen, Gischt] *m;* -s, -s: Zerstäuber für Flüssigkeiten; auch: Sprühflüssigkeit

spreiten: sich ausbreiten, nach allen Richtungen wachsen; z.B. superfiziell spreitendes Melanom

Spreizfuß vgl. Pes transversoplanus

Spreiz|hose: Behandlungsmittel der instabilen Hüfte durch Einstellung in Abspreizung bei Säuglingen

Sprengel-De|formität [nach dem dt. Chirurgen O.K. Sprengel, 1852–1915]: angeborene anomale Lage (Verlagerung nach oben) eines oder beider Schulterblätter

Spross|pilz: Hefe, sich durch Sprossung vermehrender Pilz

Sprue [spruː; aus gleichbed. engl. *sprue*] *w;* -: mit Durchfällen verbundene Krankheiten. **Sprue, einheimische:** Glutenunverträglichkeit (↑Zöliakie) bei Erwachsenen. **Sprue, tropische:** in den Tropen vorkommendes Malabsortionssyndrom mit Durchfällen, Erbrechen und Veränderungen der Zunge (Psilosis linguae)

Sprungbein vgl. Talus

Sprunggelenk, unteres bzw. **oberes** vgl. Articulatio talocalcaneonavicularis bzw. Articulatio talocruralis

Spül-Saug-Drainage vgl. Saug-Spül-Drainage

Spulwurm vgl. Ascaris lumbricoides

Spuren|element: chem. Element (z.B. Kupfer, Jod, Brom), das nur in sehr kleiner Menge im Körper vorhanden und wirksam ist und dessen Fehlen (in der Nahrung) zu Mangelerscheinungen führt

spurius, ...ria, ...rium [aus lat. *spurius* = unehelich; unecht]: falsch, nicht echt, ein bestimmtes

Krankheitsbild vortäuschend; z. B. ↑Aneurysma spurium

Sputum [zu lat. *spuere, sputum* = spucken, ausspucken] *s;* -s, ...ta: Auswurf, Gesamtheit der Sekrete der Schleimhaut der gesamten Luftwege, zusammen mit den Absonderungen aus der Mundhöhle und aus dem Nasen-Rachen-Raum (einschließlich der Nebenhöhlen), vermehrt vor allem bei entzündlichen Schleimhautveränderungen (kann schleimig, eitrig, serös oder blutig sein)

Squa|ma [aus lat. *squama*, Gen.: *squamae* = Schuppe] *w;* -, ...mae: **1)** »Schuppe«, schuppenförmig gestalteter Teil bestimmter Schädelknochen (Anat.). **2)** Hautschuppe, sekundäre Hauteffloreszenz in Form von losen Hornzellenpartikeln. **Squa|ma frontalis:** »Stirnbeinschuppe, Stirnschuppe«, der obere, gewölbte Teil des Stirnbeins. **Squa|ma occipitalis:** die platte, dreieckige Hinterhauptschuppe, Hauptteil des Hinterhauptbeins

squa|malis, ...le [zu ↑Squama]: zur Stirnschuppe bzw. Hinterhauptschuppe gehörend (Anat.)

squa|matus, ...ta, ...tum [zu ↑Squama]: Schuppen bildend, mit einer Schuppe (2) versehen (z. B. von Hauteffloreszenzen)

squa|mös, in fachspr. Fügungen: **squa|mosus, ...osa, ...osum** [zu ↑Squama]: schuppig, schuppenreich (bezogen z. B. auf Hautkrankheiten)

squa|moso|masto|ide|us, ...dea, ...de|um [zu ↑Squama u. ↑mastoideus (in der Fügung ↑Processus mastoideus)]: zur Schläfenbeinschuppe und zum Mastoidfortsatz gehörend; z. B. in der Fügung ↑Sutura squamosomastoidea (Anat.)

squarrosus, ...osa, ...osum [aus gleichbed. lat. *squarrosus*]: grindig, mit Schorf behaftet, borkig (bezogen auf Hautveränderungen)

Squeeze [skvi:z; engl. = Druck] *s;* -: Zusammenpressen des Penis zwischen Eichel und Penisschaft zur Verhinderung des krankhaften vorzeitigen Samenergusses (↑Ejaculatio praecox)

Sr: chem. Zeichen für ↑Strontium

SRH: Abk. für ↑Somatotropin-Releasing-Hormon

Ssabanejeff-Operation [sa...]: = Sabanejew-Operation

SSEP: Abk. für *s*omato*s*ensorisch *e*vozierte *P*otenziale

SSL: Abk. für ↑Scheitel-Steiß-Länge

SSPE: Abk. für (engl.) *s*ubakute *s*klerosierende *P*anenzephalitis

SSRI: Abk. für (engl.) *s*elective *s*erotonin *r*euptake *i*nhibitor, selektiver Serotonin-Wiederaufnahmehemmer

SSS: Abk. für *s*epsis *s*everity *s*core

SSW: Abk. für *S*chwanger*s*chafts*w*oche

stabil [aus lat. *stabilis* = fest, fest stehend]: fest stehend, beständig, sich nicht verändernd (im Gegensatz zu ↑labil). **stabile Seitenlage** vgl. NATO-Lage

Stabilisator *m;* -s, -en: gerinnungshemmende Flüssigkeit für die Konservierung des Blutes

Stabsichtigkeit vgl. Astigmatismus

Stachelbecken vgl. Akanthopelvis

Stachelprotein vgl. Spikeprotein

Stachelzelle: Epithelzelle mit stachelähnlicher Brücke zur Nachbarzelle

Stachelzellenkrebs vgl. Spinaliom

Stacke-Operation [nach dem dt. Otologen Ludwig Stacke, 1859–1918]: veralt. Bez. für eine Radikaloperation des Mittelohrs mit Entfernung von Hammer, Amboss und Trommelfell

Stack-Schiene [nach dem brit. Orthopäden Graham Stack, 1915–1992]: Schiene zur Fixierung eines Fingers in Streckstellung zur Behandlung eines Strecksehnenabrisses am Fingerendglied

Staging ['steɪdʒɪŋ; zu engl. *stage* = Bühne; Gerüst; Stadium] *s;* -s, -s: die Einstufung einer bösartigen Geschwulst in Bezug auf den Grad ihrer Bösartigkeit anhand ihrer Ausbreitung

Sta|gnation [zu lat. *stagnare, stagnatum* = stehen machen] *w;* -, -en: Stauung, Stockung (z. B. des Blutes in den Gefäßen). **sta|gnie|ren:** stocken, sich stauen (z. B. vom Blut in den Gefäßen)

Stahl-Ohr [nach dem dt. Psychiater F. K. Stahl, 1811–1873]: fehlgebildetes Ohr, bei dem die ↑Helix die ↑Scapha überragt

Stalag|mo|meter [gr. *στάλαγμα* = Tropfen u. ↑...meter] *s;* -s, -: Gerät zur Messung der Oberflächenspannung einer Flüssigkeit, bei dem die Zahl der aus einem engen Glasrohr abfallenden Tropfen, die zur Oberflächenspannung dieser Flüssigkeit umgekehrt proportional ist, ermittelt wird

Stamm vgl. Truncus

Stamm|gan|glion: Nervenknoten des Hirnstamms

Stamm|zellen *Pl.:* Zellen mit Fähigkeit zur Selbsterneuerung (durch Teilung entstehen immer neue Stammzellen) und der Fähigkeit zur Ausdifferenzierung in verschieden spezialisierte Zellen

Stamm-Zell-Faktor: Membranprotein auf Knochenmarksstromazellen; Abk.: SCF von engl. *s*tem *c*ell *f*actor

Standard|bikarbonat [zu ↑Bikarbonat]: Bikarbonatkonzentration des Blutes unter Normalbedingungen

Standard|lösung: Lösung von bekanntem Gehalt, die zur Herstellung weiterer Verdünnungen benutzt wird

Stand-by-Prä|parat [stænd'baɪ...; engl. *to stand by* = zur Seite stehen, beistehen] *s;* -[e]s, -e: Medikament, das der Arzt, die Ärztin einem Patienten, einer Patientin zur Selbstbehandlung verordnet

Stand-by-Schrittmacher [stænd'baɪ...; engl. *stand by* = zur Seite stehen, beistehen]: Herzschrittmacher, der eine Mindestfrequenz garantiert, im Übrigen aber der Spontanfrequenz des Herzrhythmus folgt

Stangerbad [nach den dt. Gerbermeistern Johann Stanger, 1843–1909, u. Heinrich Stanger, 1854–?]: hydroelektrisches Vollbad zum Eindringenlassen von Eichenrindenextrakt und anderen Badezusätzen in die Haut (zur Behandlung von Rheumatismus und Neuralgien)

Stannum vgl. Zinn

Stanz|biopsie [zu ↑Biopsie]: Gewebeentnahme am

lebenden Organismus mit einem Hohlnadelstanzgerät

Stanze ↑Stanznadel

Stanz|nadel: Kanüle, Hohlnadel zur Entnahme einer zylindrischen Gewebeprobe bei Biopsien

Staped|ek|tomie [↑Stapes u. ↑Ektomie] *w;* -, ...ien: operative Entfernung des Steigbügels im Innenohr

stapedius, ...dia, ...dium [zu ↑Stapes]: zum Steigbügel des Innenohrs gehörend; z. B. in der Fügung ↑Nervus stapedius (Anat.)

Stapes [aus mlat. *stapes*, Gen.: *stapedis* = Steigbügel] *m;* -, Stapedes: »Steigbügel«, das kleinste der drei Gehörknöchelchen in der Paukenhöhle (Anat.)

Sta|phyle [aus gr. *σταφυλή* = Weintraube; angeschwollenes Gaumenzäpfchen] *w;* -, -n: = Uvula

Sta|phylitis [zu ↑Staphyle] *w;* -, ...itiden (in fachspr. Fügungen: ...itides): Entzündung des Gaumenzäpfchens

sta|phylo..., Sta|phylo... vor Vokalen meist: **sta|phyl..., Sta|phyl...** [aus gr. *σταφυλή* = Weintraube; angeschwollenes Gaumenzäpfchen]: Bestimmungswort von Zusammensetzungen mit den Bedeutungen: **a)** »traubenförmig«; z. B.: Staphylokokkus; **b)** »das Gaumenzäpfchen betreffend«; z. B. Staphyloplastik; **c)** »Staphylokokken betreffend, durch Staphylokokken hervorgerufen«; z. B.: Staphylolysin

Sta|phylo|dermie [zu ↑staphylo... u. ↑Derma] *w;* -, ...ien, in fachspr. Fügungen: **Sta|phylo|dermia**[1], *Pl.:* ...iae: mit Furunkelbildung und Eiterausschlägen einhergehende Staphylokokkenerkrankung der Haut

sta|phylo|genes [↑staphylo... und das gr. Kompositionsglied *-γενής* = hervorbringend, verursachend; hervorgebracht, verursacht]: durch Staphylokokken hervorgerufen; z. B. ↑Folliculitis staphylogenes superficialis

Sta|phylo|kok|kus [↑staphylo... und ↑Kokke] *m;* -, ...kken u. **Sta|phylo|kok|ke** *w;* -, -n, latinisiert: **Sta|phylo|coc|cus**, *Pl.:* ...coc|ci: grampositive, kugelförmige Kokken in traubenförmiger Anordnung (Eitererreger; beim Menschen äußerst pathogen)

Sta|phylo|lysin [zu ↑staphylo... u. gr. *λύειν* = lösen, auflösen] *s;* -s, -e: Stoffwechselprodukt der Staphylokokken, das rote Blutkörperchen aufzulösen vermag

Sta|phylom [zu gr. *σταφυλή* = Weintraube] *s;* -s, -e, in fachspr. Fügungen: **Sta|phyloma**, *Pl.:* -ta: »Beerengeschwulst« am Auge (durch Vorwölbung des Augeninhaltes)

Sta|phylo|mykose [↑staphylo... u. ↑Mykose]: *w;* -, -n: Erkrankung durch Infektion mit Staphylokokken (die nur im Erscheinungsbild gewisse Gemeinsamkeiten mit einer Mykose hat)

Sta|phyl|onkus [↑staphylo... u. gr. *ὄγκος* = Masse; Umfang; das Aufgeschwellte] *m;* -: Geschwulst der ↑Uvula

Sta|phylo|plastik [↑staphylo... u. ↑Plastik] *w;* -, -en: plastische Operation am Gaumen im Bereich der ↑Uvula

Sta|phylor|rha|phie [zu ↑staphylo... u. gr. *ῥαφή* = Naht] *w;* -, ...ien: operative Vernähung einer Gaumenspalte im Bereich des Zäpfchens

Sta|phylo|schisis [...s-ç...; zu ↑staphylo... u. gr. *σχίζειν* = spalten] *w;* -, ...isen: angeborene Spaltbildung im Bereich des hinteren Gaumens bzw. Zäpfchens

Sta|phylo|toxin [↑staphylo... u. ↑Toxin] *s;* -s, -e: Giftstoff, der von Staphylokokken abgesondert wird

Star [in frühnhd. Zeit verselbstständigt aus dem zusammengesetzten Adjektiv *starblind* (ahd. *staraplint*), dessen erstes Glied zur Wurzel von *starren* gehört] *m;* -[e]s, -e: volkstümliche Bezeichnung für verschiedene Erkrankungen der Augenlinse. **grauer Star** vgl. Katarakt. **grüner Star** vgl. Glaukom. **schwarzer Star** vgl. Amaurose

Star|brille: Brille zum Ausgleich des Augenlinsenausfalls nach einer Staroperation

Starck-Di|latator: Spreizinstrument aus Metall zur Dehnung bzw. Sprengung muskulärer Verengungen am Mageneingang

Stargardt-Krankheit [nach dem dt. Ophthalmologen Karl Stargardt, 1875–1927]: autosomal rezessiv vererbte, juvenile ↑Dystrophie der Makula, die zwischen dem 10. und dem 30. Lebensjahr beginnt und mit zunehmender Visusverschlechterung einhergeht; die Prognose für die Sehfähigkeit ist schlecht

Star|glas: Brillenglas mit starker Sammellinse zum Ausgleich des Augenlinsenausfalls nach einer Staroperation

Stärke: 1) vgl. Amylum. **2)** vgl. Glykogen

Starling-Gesetz [ˈstɑːlɪŋ; nach dem engl. Physiologen E. H. Starling, 1866–1927]: Gesetz, nach dem beim menschlichen Herzen die Kraft der Ventrikelkontraktion der Länge der Herzmuskelfasern in der diastolischen Phase proportional ist

Starrkrampf vgl. Tetanus

Starrsucht vgl. Katalepsie

Star|stich: Kataraktoperation im Mittelalter, bei der die getrübte Augenlinse in den Glaskörperraum gestoßen wurde

Startle-Epilepsie [ˈstɑːtl; engl. *to startle* = erschrecken, u. ↑Epilepsie]: Epilepsie mit Schreckreaktion als spezifischer Anfallsauslösung

Stase [aus gr. *στάσις* = das Stehen, der Stillstand] *w;* -, -n: Stauung, Stockung, Aufhören der Strömung in den Gefäßen eines Gewebes oder Organs als Primärstadium einer Entzündung

Staso|baso|phobie [zu gr. *στάσις* = das Stehen, der Stillstand, gr. *βάσις* = Tritt, Gang u. gr. *φόβος* = Furcht] *w;* -, ...ien: krankhafte Angst vor dem Stehen oder Gehen, ↑Abasie bzw. ↑Astasie auf neurotischer Grundlage

Statine *Pl.:* gewebseigene Substanzen, die die Teilung von Zellen in bestimmten Organen hemmen und dadurch zur Behandlung z. B. von Fettstoffwechselstörungen verwendet werden

Station [aus lat. *statio* = das Stehen; der Aufenthaltsort, Standort] *w;* -, -en: Abteilung eines Krankenhauses. **statio|när: 1)** auf einer Krankenhausstation erfolgend (von ärztlichen Behandlungen; im Gegensatz zu ↑ambulant). **2)** in seinem Zustand unverändert bleibend, ohne Tendenz zur Besserung oder Verschlechterung (von chron. Erkrankungen)

statisch [aus gr. *στατικός* = stellend; zum Stillstehen bringend]: das Aufrechtstehen betreffend; das Gleichgewicht bzw. den Gleichgewichtssinn betreffend. **statisches Organ:** Gleichgewichtsorgan, Vestibularapparat des Innenohrs (der Vorhof mit den Bogengängen)

stato|akustisch, in fachspr. Fügungen: **statoacusticus, ...ca, ...cum** [↑statisch u. ↑akustisch]: zum Gleichgewichtssinn und zum Gehör gehörend; z. B. in der Fügung Nervus statoacusticus (↑Nervus vestibulocochlearis)

Stato|konie [...niə; zum Stamm von ↑statisch u. gr. *κονία* = Staub] *w;* -, -n, in der Nomenklatur der Anatomie nur: **Stato|conia,** *Pl.:* ...iae (meist *Pl.*): Gehörsteinchen, Gehörsand, kleine prismatische Kristalle aus kohlensaurem Kalk im Gleichgewichtsorgan des Ohrs; Otolith

Stato|lith [zum Stamm von ↑statisch und ↑...lith] *m;* -s u. -en, -e[n] (meist *Pl.*): = Statokonie

stato|motorisch, in fachspr. Fügungen: **statomotorius, ...ria, ...rium** [↑statisch u. ↑motorisch]: den Gleichgewichtssinn und die Bewegung betreffend

Status [aus lat. *status* = Stehen; Stand; Zustand, Verfassung] *m;* -, - [ˈstaːtuːs]: **1)** allgemeiner Gesundheits- bzw. Krankheitszustand; der sich aus der ärztlichen Untersuchung ergebende Allgemeinbefund (z. B. über Veränderungen an bestimmten Organen). **2)** akutes Stadium bestimmter Krankheiten, in dem die charakteristischen Krankheitszeichen gehäuft bzw. in Form von Anfällen auftreten. **3)** anlagemäßig bedingte Neigung einer Person zu bestimmten Krankheiten. **Status an|ginosus:** durch rasche Aufeinanderfolge von Angina-pectoris-Anfällen gekennzeichnetes Krankheitsbild. **Status ar|thriticus:** durch rasche Aufeinanderfolge von Gichtanfällen charakterisierter Krankheitszustand. **Status asth|maticus:** akutes Asthmastadium mit rascher Wiederholung von Asthmaanfällen; andauernder Zustand von Atemnot bei ↑Asthma bronchiale. **Status dys|mye|linisatus:** vor der Geburt einsetzender Schwund des ↑Myelins in den Markscheiden von Hirnnervenfasern. **Status dysvas|cularis:** angeborene Bindegewebsschwäche der Venenwand mit Neigung zu Krampfadern u. Blutergüssen. **Status epi|lepticus:** akutes Epilepsiestadium, bei dem ein epileptischer Anfall mindestens 5 Minuten anhält oder mindestens 2 Anfälle so schnell aufeinanderfolgen, dass dazwischen kein vollständiges Wiedererlangen des Bewusstseins möglich ist. **Status mar|moratus:** vor der Geburt einsetzende Umwandlung von Ganglienzellen im Hirn in ein Geflecht feinster markhaltiger Nervenfasern. **Status prae|sens:** augenblicklicher Krankheitszustand. **Status varicosus:** konstitutionelle Neigung zu Krampfadern

Staub-Ef|fekt [nach dem schweiz. Pharmakologen Hans Staub, 1890–1967]: Wirksamwerden des Zuckerspiegelregulationsmechanismus im Versuch (Kohlenhydratzufuhr bewirkt zunächst einen Anstieg des Blutzuckerspiegels, der bald darauf durch vermehrte Insulinausschüttung wieder erniedrigt wird; eine erneute Kohlenhydratzufuhr bewirkt dagegen keinen od. nur einen geringen Blutzuckeranstieg, da der intakte Inselapparat nun sofort auf jede Blutzuckerspiegelerhöhung anspricht)

Staublunge vgl. Pneumokoniose

Staub-Traugott-Versuch [nach dem schweiz. Pharmakologen Hans Staub, 1890–1967, u. dem dt. Mediziner Karl Traugott, 19./20. Jh.]: Test zur Diagnostizierung leichterer Diabetesfälle bzw. von Störungen des Kohlenhydratstoffwechsels auf der Grundlage des ↑Staub-Effektes (eine Funktionsschwäche des Inselapparates gibt sich in einem deutlichen Blutzuckeranstieg auch nach der zweiten Kohlenhydratbelastung zu erkennen)

Stauffer-Syndrom [nach dem amerik. Internisten Maurice Stauffer]: ↑paraneoplastisches Syndrom bei einem Nierenzellkarzinom, das mit Leberwerterhöhungen und Gerinnungsstörungen einhergeht und nach Entfernung des Tumors verschwindet; die Ursache ist noch unbekannt

Stauungs|papille: Anschwellung der ↑Papilla nervi optici bei krankhaft erhöhtem Druck im Schädelinneren infolge Vermehrung od. Verdrängung des ↑Liquor cerebrospinalis

STD: Abk. für ↑*s*exually *t*ransmitted *d*iseases

Stea|dy State [ˈstɛdɪ steɪt; engl. *steady* = fest, stabil u. engl. *state* = Zustand] *s;* - -[s], - -s: Fließgleichgewicht

Steal|effekt, Steal-Phänomen [stiːl...; engl. *to steal* = stehlen]: Anzapfphänomen, Entzugsphänomen, Erscheinung, dass einem ausreichend gefäßversorgten Bezirk durch Stromumkehr in Gefäßbrücken Blut entzogen und einem benachbarten minderdurchbluteten Versorgungsbereich zugeführt wird

Stear|rhö, auch: **Stear|rhöe** [...røː; zu gr. *στέαρ* = Fett, Talg u. gr. *ῥεῖν* = fließen] *w;* -, ...rrhöen: Fettstuhl, Fettdurchfall, reichlich Fettstoffe enthaltender Stuhl infolge schlechter Fettausnutzung im Darm (Vorkommen bei Pankreaserkrankungen); Steatorrhö

Steato|hepatitis [zu gr. *στέαρ* Gen.: *στέατος* = Fett, Talg u. ↑Hepatitis]: Fettleber mit Entzündungszeichen

Stea|tom [zu gr. *στέαρ* Gen.: *στέατος* = Fett, Talg] *s;* -s, -e: = Atherom

Stea|to|pygie [zu gr. *στέαρ* Gen.: *στέατος* = Fett, Talg u. gr. *πυγή* = Hinterer, Steiß] *w;* -, ...ien: starker Fettansatz am Steiß

Steator|rhö [zu gr. *στέαρ* Gen.: *στέατος* = Fett, Talg]: vermehrte Fettausscheidung mit dem Stuhl, Fettdurchfall; vgl. Stearrhö

Stea|tose [zu gr. στέαρ, Gen.: στέατος = Fett, Talg] *w;* -, -n: = Adipositas

Stea|to|zele [gr. στέαρ, Gen.: στέατος = Fett, Talg u. ↑...zele] *w;* -, -n: »Fettbruch«, Bruchbildung mit Fett als Bruchsackinhalt

Steele-Richardson-Olszewski-Syndrom [nach den kanad. Neurologen John Steele, 1915–1968, John Richardson, 1909–?, u. Jerzy Olszewski, 1913–1966]: (zu den atypischen Parkinson-Syndromen zählendes) Paralysesyndrom mit progressiver supranukleärer Blickparese (PSP, nach der das Syndrom ebenfalls benannt wird) sowie akinetischen Parkinson-Symptomen mit Fallneigung nach hinten und starker Dysarthrie und Dysphagie

Steh|brett: physiotherapeutisches Hilfmittel, mit dessen Hilfe standunfähige Patienten zum Zweck des Herz-Kreislauf-Trainings im Stehen fixiert werden

Stehltrieb vgl. Kleptomanie

Steigbügel vgl. Stapes

Steinkind vgl. Lithokelyphopädion

Stein-Leventhal-Syndrom [nach den amerik. Gynäkologen Irving Stein, 1887–1976, u. Michael Leventhal, 1901–1971]: polyzystisches Ovarialsyndrom mit Adipositas, Hirsutismus u. Zyklusstörungen

Steinmann-Nagel [nach dem schweiz. Chirurgen Fritz Steinmann, 1872–1932]: Vierlamellennagel zur Einrichtung von Knochenbrüchen. **Steinmann-Zeichen:** wandernde Schmerzempfindlichkeit als diagnostisches Zeichen bei Meniskusschädigung

Steinschnitt vgl. Lithotomie

Steinschnittlage: bei Scheiden-, Damm- und Rektumoperationen bevorzugte Lagerung des Patienten bzw. der Patientin auf dem Rücken, wobei die Beine stark angewinkelt und gespreizt werden und das Becken nach vorn gezogen wird (in dieser Lage wurden früher Blasensteinoperationen ausgeführt)

Steinthal-Stadien [nach dem dt. Chirurgen Karl Steinthal, 1859–1927] *Pl.:* veralt. Einteilung der vier Stadien der Entwicklung des Mammakarzinoms (1. lokal begrenzte Geschwulst, 2. Infiltration des umgebenden Gewebes, 3. Befall der Lymphknoten, 4. allgemeine Metastasierung)

Steißbein vgl. Os coccygis

Steißbeinschmerz vgl. Kokzygodynie

Steiß-Fuß-Lage: Lage der Frucht in der Gebärmutter mit Voranliegen des Steißes und eines oder beider Füße (gehört zu den Beckenendlagen)

Steißhaken: geburtshilfliches Instrument, das bei Steißlagengeburten angewandt wird (ein halbrunder Metallhaken, der in die Leistenbeuge des Fetus eingelegt wird)

Steißlage: Lage des Fetus in den Geburtswegen, bei der der Steiß der vorangehende Teil ist

Stella [aus lat. *stella* = Stern] *w;* -, ...llae: stern- oder kreuzförmiger Verband. **Stella tho|racis** [↑Thorax]: stern- oder kreuzförmiger Verband am Brustkorb (z. B. bei Verletzungen)

Stellatum *s;* -s, ...ta: übliche Kurzbez. für: Ganglion cervicothoracicum (stellatum). **Stellatum|blockade:** Ausschaltung der Funktion des Ganglion cervicothoracicum (stellatum) durch Injektion entsprechender Substanzen

stellatus, ...ta, ...tum [zu lat. *stella* = Stern]: sternförmig; z. B. in der Fügung ↑Ganglion stellatum

Stell|knorpel vgl. Cartilago arytaenoidea

Stell|re|flex: die Aufrechthaltung des Kopfes und die Normalstellung der Extremitäten herbeiführender Reflex des Bewegungsapparates, der vom extrapyramidalen System gesteuert wird

Stellwag-Zeichen [nach dem österr. Ophthalmologen Karl Stellwag von Charion, 1823–1904]: auf ↑Basedow-Krankheit hinweisende seltene und verlangsamte Lidschlagbewegung

Stempel-Test: früher angewandte Art des Tuberkulintests, bei dem ein Tuberkulin-imprägnierter vierzackiger Stempel verwendet wird

steno..., Steno... [aus gr. στενός = eng]: Bestimmungswort von Zusammensetzungen mit der Bedeutung »Enge, Beklemmung; Verengung«; z. B.: Stenokardie, Stenothorax

Steno|kardie [zu ↑steno... u. ↑Kardia] *w;* -, ...ien: Herzbeklemmung, Herzangst bei ↑Angina pectoris. **steno|kardisch:** mit Herzbeklemmung verbunden (von Brustschmerzen)

Steno|korie [zu ↑steno... und gr. κόρη = Mädchen; Pupille] *w;* -, ...ien: = Miose

Steno|krota|phie [zu ↑steno... u. gr. κρόταφος = Schläfe] *w;* -, ...ien: Kopffehlbildung mit Verengung des Schädels im Bereich der Schläfengegend

sten|opäisch [↑steno... u. gr. ὀπαῖος = mit einer Öffnung, einem Loch versehen]; in der Fügung: **sten|opäisches Sehen:** bei Kurzsichtigkeit durch Blinzeln erreichte Verkleinerung der Zerstreuungskreise auf der Netzhaut und dadurch Verbesserung der Bildschärfe

Stenose *w;* -, -n, **Stenosis**, *Pl.:* ...osen [zu gr. στενός = eng]: angeborene oder erworbene Verengerung eines Hohlorgans, eines Körperkanals oder einer [Kanal]öffnung. **ste|nosie|rend:** einengend; sich verengend, zu einer Stenose führend

Steno|thorax [↑steno... u. ↑Thorax] *m;* -[es], -e: enger, schmaler Brustkorb

stenotisch [zu gr. στενός = eng]: die Stenose betreffend; verengt (von Körperkanälen od. Körperkanalöffnungen)

Stent [zu engl. *to stent* = ausstrecken, ausspannen] *m* od. *s;* -s, -s: selbstexpandierendes Instrument (Stäbchen, Katheter), das endoskopisch platziert wird, zur Wiedereröffnung bzw. Erweiterthalten von Gefäßverschlüssen oder Gefäßverengungen (z. B. bei Herzinfarkt). **Stenting:** das Einbringen eines ↑Stents in den Körper

Stenvers-Röntgenaufnahme [nach dem niederl. Neurologen Hendrik Stenvers, 1889–1973]: vgl. Schüller-Röntgenaufnahme

Ste|phanion [zu gr. *στέφανος* = Kranz] *s;* -s: Kreuzungspunkt von unterer Schläfenlinie und Kranznaht

Stepper|gang [zu engl. *to step* = einen Stepp tanzen]: charakteristischer Gang bei Lähmung des ↑Nervus peronaeus (das Bein wird beim Gehen stark angehoben und berührt zuerst mit der Fußspitze, dann mit der Ferse den Boden)

Sterbe|begleitung: med. u. mitmenschliche Betreuung u. Pflege Schwerstkranker u. Sterbender (unter Ausschluss der Sterbehilfe) im Rahmen der Palliativmedizin

Sterbe|hilfe: Oberbegriff für Handlungen, die von der Unterstützung im Sterben bis hin zur aktiven Tötung Sterbender od. Schwerstkranker reichen; der international gebräuchliche Begriff ↑Euthanasie wird in Dtl. mit Rücksicht auf dessen Missbrauch während der Zeit des Nationalsozialismus weitgehend vermieden; unter **passiver** Sterbehilfe wird das Unterlassen spezifischer lebensverlängernder Maßnahmen beim dem Tode nahen Patienten unter gleichzeitigem Aufrechterhalten der Basisversorgung verstanden; die **aktive** Sterbehilfe ist das gezielte, tätige Herbeiführen des Todes

Sterben: Vorgang des Erlöschens der Lebensfunktionen, an dessen Ende der Tod steht

stercoralis vgl. sterkoral. **Stercus** vgl. Sterkus

ste|re|o..., Ste|re|o...

[ʃt..., auch: st...]
⟨zu gr. *στερεός* »starr, hart, fest«⟩
Wortbildungselement mit den Bedeutungen:
a) »starr, fest, massiv, unbeweglich«
- stereotyp
b) »feste Körper, ihre Gestalt od. Raumausdehnung betreffend; räumlich, dreidimensional«
- Stereoagnosie
- Stereoamaurose
- stereoskopisch

Stereo|agnosie [↑stereo... u. ↑Agnosie] *w;* -, ...ien: = Agnosia tactica

Stereo|amau|rose [↑stereo... u. ↑Amaurose] *w;* -, -n: durch das Fehlen des stereoskopischen Effektes beim Sehen charakterisierte Sehstörung

Stereo|am|bly|opie [↑stereo... u. ↑Amblyopie] *w;* -, ...ien: Schwäche des räumlichen Sehens

Stereo|gnosie [↑stereo... u. gr. *γνῶσις* = Erkennen] *w;* -, ...ien: Fähigkeit, Gegenstände allein mithilfe des Tastsinns zu identifizieren (Ggs.: Stereoagnosie)

Stereo|logie [gr. *στερεός* = starr, hart; fest (bes. auf geometrische Körper bezogen) u. ↑...logie] *w;* -: räumliche Darstellung des Wachstums und Alterns von Körpergeweben. **stereo|logisch:** die Stereologie betreffend

Stere|op|sie [zu ↑stereo... u. gr. *ὄψις* = das Sehen; der Anblick] *w;* -: die Fähigkeit, mit beiden Augen räumlich zu sehen

Stereo|rönt|geno|gra|fie [↑stereo... und ↑Röntgenografie] *w;* -: Aufnahme stereoskopischer Röntgenbilder

stereo|skopisch [zu ↑stereo... u. gr. *σκοπεῖν* = betrachten, beschauen]: räumlich, dreidimensional, körperlich (vom beidäugigen Sehen bzw. von der [fotografischen] Wiedergabe räumlicher Objekte gesagt)

stereo|taktisch [zu ↑stereo... u. gr. *τάσσειν* = anordnen]; in der Fügung: **stereo|taktische Operation:** minimalinvasive Gehirnoperation, bei der mithilfe von am Kopf des Patienten bzw. der Patientin befestigten technologieunterstützen Zielgeräten eine Sonde oder eine Elektrode durch eine kleine in den knöchernen Schädel gebohrte Öffnung unter Schonung benachbarter empfindlicher Strukturen (Hirngewebe, Gefäße) millimetergenau zu einem beliebigen Punkt im Gehirn vorgeschoben wird, an dem aus therapeutischen Gründen eine Hirnbahn oder ein Nervenkern unterbrochen bzw. ausgeschaltet werden soll. **Stereo|taxie** *w;* -, ...ien: radiologisches Verfahren bei stereotaktischen Operationen. **Stereo|typ** [↑stereo... u. ↑Typ] *s;* -s, -e: eingebürgertes verallgemeinerndes Urteil mit festen Vorstellungsklischees innerhalb einer Gruppe

stereo|typ: ständig wiederkehrend

Stereo|ty|pie *w;* -, ...ien: ständiges Wiederholen von Wörtern oder motorischen Abläufen über einen längeren Zeitraum ohne Situations- und Sinnzusammenhang (bei Demenz, Schizophrenie; vgl. Perseveration)

steril [aus lat. *sterilis* = unfruchtbar]: **1)** = aseptisch. **2)** unfruchtbar, nicht fortpflanzungsfähig. **Sterilisation,** auch: **Sterilisierung** *w;* -, -en: **1)** Unfruchtbarmachung von Männern bzw. Frauen (z. B. durch Unterbindung der ableitenden Samenwege bzw. des Eileiters). **2)** Entfernung oder Abtötung aller anhaftenden Mikroorganismen in jedem Entwicklungsstadium bei Operationsinstrumenten, Wäsche etc. durch thermische, chemische oder physikalische Verfahren. **Sterilisator** *m;* -s, ...toren: Gerät, in dem Gegenstände durch Erhitzen (z. B. in strömendem Wasserdampf) keimfrei gemacht werden. **sterilisie|ren: 1)** unfruchtbar machen, z. B. durch operative Unterbindung der ableitenden Samenwege beim Mann bzw. des Eileiters bei der Frau. **2)** keimfrei machen (z. B. Operationsinstrumente im Sterilisator). **Sterilität** *w;* -: **1)** Unfruchtbarkeit der Frau bzw. Zeugungsunfähigkeit des Mannes. **2)** Keimfreiheit (chirurgischer Instrumente, von Verbandsmaterial u. a.)

Sterin [zu gr. *στερεός* = starr, hart; fest] *s;* -s, -e, auch: **Sterin|körper:** in jeder tierischen und pflanzlichen Zelle vorhandene organische Verbindung (kompliziert gebauter aromatischer Alkohol; z. B. ↑Cholesterin)

sterisch [zu gr. *στερεός* = starr, hart; fest]: nennt man das Phänomen, dass eine chemische Reaktion verlangsamt abläuft oder verhindert wird (Chem.)

Steri-Strip®: Wundverschlussstreifen

Sterko|bilin [zu ↑Sterkus und ↑Bilis] *s;* -s: Farbstoff, der sich im Kot findet und sich von den Gallenfarbstoffen ableitet (entsteht aus dem Urobilinogen über das Sterkobilinogen)

Sterko|bilino|gen [↑Sterkobilin und ↑...gen] *s;* -s: chem. Vorstufe des Sterkobilins (entsteht aus dem Urobilinogen und wird durch Dehydrierung zu Sterkobilin)

Sterko|bilin|urie [↑Sterkobilin und ↑...urie] *w;* -, ...ien: Ausscheidung von ↑Sterkobilin mit dem Harn

sterkoral, in fachspr. Fügungen: **stercoralis, ...le** [zu ↑Sterkus]: kothaltig; durch den Kot hervorgerufen; z. B. in der Fügung ↑Abscessus stercoralis. **Sterkoral|abs|zess** = Abscessus stercoralis

Sterkus [aus lat. *stercus,* Gen.: *stercoris* = Kot, Mist, Dünger] *s;* -, Sterkora: = Fäzes

sternal, in fachspr. Fügungen: **sternalis, ...le** [zu ↑Sternum]: zum Brustbein gehörend (Anat.)

Stern|algie [↑Sternum u. ↑...algie] *w;* -, ...ien: Brustbeinschmerz, Schmerz im Bereich des Brustbeins (z. B. bei ↑Angina pectoris)

Sternal|linie: gedachte senkrechte Orientierungslinie durch die Mitte des Brustbeins

Sternal|mark: Knochenmark des Brustbeins

Sternal|punktion: Punktion des Brustbeins zur Entnahme von Knochenmark zur hämatologischen Untersuchung

Sternberg-Reed-Riesenzelle [...ri:d...; nach dem österr. Pathologen Karl Sternberg, 1872–1935, u. der amerik. Kinderärztin Dorothy Reed, 1874–1964]: krankhaft veränderte Retikulumzelle mit großen Kernkörperchen bei ↑Lymphogranulomatose

Sternheimer-Malbin-Zellen [ˈstøːnhaımər ˈmoːlbın...; nach den zeitgen. amerik. Ärzten Richard Sternheimer u. Barney Malbin]: = Glitzerzellen

sterno|clavicularis, ...re [zu ↑Sternum u. ↑Clavicula]: zum Brust- u. Schlüsselbein gehörend; z. B. in der Fügung ↑Articulatio sternoclavicularis (Anat.)

sterno|clei|do|masto|ide|us, ...idea, ...ide|um [zu ↑Sternum, gr. κλείς, Gen.: κλειδός = Schlüssel; Schlüsselbein u. ↑mastoideus (in der Fügung ↑Processus mastoideus)]: vom Brustbein zum Warzenfortsatz verlaufend; z. B. in der Fügung ↑Musculus sternocleidomastoideus (Anat.)

sterno|costalis, ...le [zu ↑Sternum und ↑Costa]: zum Brustbein u. zu den Rippen gehörend; z. B. in der Fügung ↑Articulationes sternocostales (Anat.)

sterno|hyo|ide|us, ...idea, ...ide|um [zu ↑Sternum und ↑hyoideus (in der Fügung ↑Os hyoideum)]: vom Brustbein zum Zungenbein verlaufend; z. B. in der Fügung ↑Musculus sternohyoideus (Anat.)

Sterno|pagus [zu ↑Sternum u. gr. πηγνύναι = befestigen] *m;* -, ...gen u. ...gi: Doppelfehlbildung, bei der siamesische Zwillinge am Brustbein zusammengewachsen sind

sterno|peri|cardia|cus, ...ca, ...cum [zu ↑Sternum u. ↑Perikard]: zum Brustbein und Perikard gehörend; z. B. in der Fügung ↑Ligamenta sternopericardiaca (Anat.)

sterno|thyreo|ide|us, ...idea, ...ide|um [zu ↑Sternum u. ↑thyreoideus (in der Fügung ↑Cartilago thyreoidea)]: vom Brustbein zum Schildknorpel des Kehlkopfs verlaufend; z. B. in der Fügung ↑Musculus sternothyreoideus (Anat.)

Sterno|tomie [↑Sternum u. ↑...tomie] *w;* -, ...ien: operative Eröffnung des Brustbeins

Sternum [aus gr. στέρνον = Brust] *s;* -s, ...na: »Brustbein«, länglicher, flacher Knochen in der Mittellinie der Brust, oben mit den beiden Schlüsselbeinen, seitlich mit den knorpeligen Enden der ersten sieben Rippenpaare gelenkig verbunden

Sternutatio [zu lat. *sternutare* = wiederholt, andauernd niesen] *w;* -, ...io|nes: = Ptarmus. **Sternutatio con|vulsiva:** anfallartig auftretendes Niesen mit Krämpfen der Muskulatur der oberen Atemwege. **Sternutatorium** *s;* -s, ...rien [...ıən] od. ...ria (meist *Pl.*): Niesmittel, Substanzen, die zum Niesen führen (z. B. Nieswurz)

Sternzelle: 1) vgl. Kupffer-Sternzelle. **2)** vgl. Astrozyt

Stero|id [zu gr. στερεός = starr, hart; fest u. ↑...id] *s;* -[e]s, -e (meist *Pl.*): Gruppe sterinähnlicher, biologisch wichtiger organischer Verbindungen (darunter z. B. Gallensäure und Geschlechtshormone)

Stero|id|akne: nach langfristiger Anwendung von Steroiden auftretende ↑Akne

stero|idal [zu ↑Steroid]: ein Steroid enthaltend, auf der Grundlage eines Steroids

Stertor [zu lat. *stertere* = schnarchen] *m;* -s: röchelndes Atemgeräusch bei übermäßiger Flüssigkeitsansammlung im Bereich der Atemwege. **stertorös:** röchelnd, schnarchend (vom Atemgeräusch)

Ste|tho|graf [gr. στῆθος = Brust und ↑...graf] *m;* -en, -en: die Atembewegungen des Brustkorbs registrierendes und aufzeichnendes Gerät. **Ste|tho|gra|fie** [↑...grafie] *w;* -, ...ien: **1)** grafische Aufzeichnung der Brustbewegungen bei der Atmung mithilfe des Stethografen. **2)** andere Bezeichnung für ↑Phonokardiografie

Ste|tho|skop [gr. στῆθος = Brust und ↑...skop] *s;* -s, -e: »Höhrrohr«, schallleitendes Holzrohr bzw. Gummischlauch (mit Membran) zur ↑Auskultation

Stevens-Johnson-Syndrom [nach den amerik. Pädiatern Albert Stevens, 1884–1945, u. Frank Johnson, 1894–1934]: (als Nebenwirkung bei bestimmten Medikamenten) plötzlich auftretendes Exanthem mit ausgeprägten Mundschleimhauterosionen, die an den Lippen hämorrhagisch sind, erosiver Konjunktivitis, stark schmerzhaften Erosionen im Genitalbereich sowie ausgeprägten Allgemeinsymptomen wie bei einem schweren viralen Infekt

Stewart-Treves-Syndrom [nach dem amerik. Pathologen Fred Stewart, 1894–1991, u. dem amerik. Chirurgen Norman Treves, 1894–1964]: Lymphangiosarkom, maligner, großflächiger Tumor, der auf dem Boden eines chronischen Lymphödems entsteht

STH = somatotropes Hormon

Sthenie [zu gr. σθένος = Stärke, Kraft] *w;* -, ...ien: Körperkraft, physische Kraftfülle. **sthenisch:** kraftvoll, vollkräftig

Stick|oxid vgl. Stickstoffmonoxid

Stick|oxydul [Kunstbildung zu ↑Stickstoff u. ↑Oxid] *s;* -s: veralt. Bez. für ↑Lachgas

Stickstoff, in der internationalen chem. Nomenklatur: **Ni|tro|genium** [zu lat. *nitrum* = Soda, Natron u. gr. -γενής = erzeugend, hervorbringend; erzeugt, hervorgebracht] *s;* -s: gasförmiger Grundstoff, der den Hauptbestandteil der Luft bildet und der in vielen organischen Verbindungen, u. a. Proteinen und Desoxyribonukleinsäure, vorkommt; Zeichen: N

Stickstoff|monoxid: nitroses Gas; körpereigener ↑Vasodilatator, hemmt Adhäsion und Aggregation von Thrombozyten und Wucherung glatter Muskelzellen; Abk.: NO

Stieda-Fraktur [nach dem dt. Chirurgen Alfred Stieda, 1869–1945]: Abrissfraktur des inneren Oberschenkelknorrens (Vorkommen bei schweren Kniegelenkszerrungen). **Stieda-Schatten:** bandartiger Schatten auf dem Röntgenbild des Kniegelenks, der von Kalkeinlagerungen im Kniegelenk herrührt (insbes. nach Dehnung und Zerrung des inneren Seitenbandes)

Stielstrahlen: Röntgenstrahlen, die nicht vom Brennfleck, sondern vom Stiel der Anode ausgehen (durch Sekundärelektronen hervorgerufen)

Stierlin-Zeichen [nach dem dt. Röntgenologen u. Chirurgen Eduard Stierlin, 1878–1919]: Vorhandensein kontrastmittelfreier Darmpartien bei der röntgenografischen Darmuntersuchung, was auf Geschwülste in diesem Bereich hinweist

Stiff-Man-Syn|drom [stɪf mæn...; engl. *stiff man* = steifer Mann] *s;* -s, -e: spontan oder paraneoplastisch auftretende Autoimmunerkrankung mit Antikörpern gegen Glutamatdecarboxylase oder Amphiphysin; die Symptome sind eine Tonuserhöhung der Muskeln, Spasmen und Krämpfe, eine Verschlimmerung durch plötzlich auftretende Reize

Stiff|neck [ˈst...; engl. stiff neck = steifer Hals] *m;* -[s], -s: steifer, zirkulärer Halsverband zur Entlastung der Halsstrukturen

Stig|ma [von gr. στίγμα = Stich] *s;* -s, ...men u. -ta: Mal, Kennzeichen, Wundmal; auch: auffälliges Krankheitszeichen, charakteristische, bleibende krankhafte Veränderung (die z. B. auf eine bestimmte Berufskrankheit hinweist). **Stig|matisation** *w;* -, -en: Auftreten von Hautblutungen und anderen psychogen bedingten Veränderungen bei psychisch Kranken, die diese als religiöse Zeichen werten

Stil|len: natürliche Ernährung eines Säuglings durch Fütterung an der Mutterbrust mit Muttermilch

Still-Krankheit [nach dem engl. Pädiater G. F. Still, 1868–1941]: im Kindesalter auftretende, zum rheumatischen Formenkreis gehörende chronische ↑Polyarthritis mit Lymphknotenschwellung, Milzschwellung, Senositis u. Herzbeutelentzündung

Stimmband vgl. Ligamentum vocale

Stimmbruch vgl. Mutation

Stimmfremitus ↑Fremitus pectoralis

Stimmlippe vgl. Labium vocale

Stimmlippenknötchen: knötchenförmige Schleimhautverdickung an den Stimmlippen, v. a. durch Überlastung (Sänger, Kinder)

Stimmritze vgl. Rima glottidis

Stimulans [zu lat. *stimulare* = mit dem Stachel stechen; anstacheln, anreizen] *s;* -s, ...anzien [...iən] u. ...antia (meist *Pl.*): (die Zentren im Gehirn, Drüsen mit innerer Sekretion usw.) anregende, reizende Arzneimittel. **Stimulation:** Reizung, Anregung; Erregung. **stimulie|ren:** anregen, reizen (bezogen auf die Wirkung von Stimulanzien). **Stimulus:** Reiz

Stinknase vgl. Ozäna

Stipes laminariae [lat. *stipes* = Stamm; Stock, Stange; ↑Laminaria] *m;* - -, Stipites - (meist *Pl.*): Quellstifte zur langsamen Erweiterung des Gebärmutterhalskanals, die aus bei Feuchtigkeit aufquellendem Material (Tangarten) hergestellt sind

Stippchengallenblase vgl. Cholesteatose

Stirn vgl. Frons

Stirnbein vgl. Os frontale

Stirnglatze vgl. Glabella

Stirnhöhle vgl. Sinus frontalis

Stirnlage: Lage des Fetus in den Geburtswegen, bei der die Stirn der vorangehende Teil ist

Stirnnaht vgl. Sutura frontalis

Stirnschuppe vgl. Squama frontalis

Stoffel-Operation [nach dem dt. Chirurgen Adolf Stoffel, 1880–1937]: operative Durchtrennung der peripheren Äste eines motorischen Nervs bei spastischen Lähmungen

Stoffwechsel: Gesamtheit der Lebensvorgänge, bei denen der Organismus Stoffe (z. B. Aufbau-, Energiestoffe) von außen aufnimmt, sie in seinem Innern chem. umsetzt und andere Stoffe (Abbauprodukte, Sekrete) nach außen abgibt

Stokes-Furche [stəʊks...; nach dem ir. Arzt William Stokes, 1804–1878]: zwischen Leber und Rippen fühlbare furchenartige Einsenkung bei Verdrängung der Leber nach unten

Stokes-Kragen [stəʊks...; nach dem ir. Chirurgen Sir William Stokes, 1839–1900]: starkes Hervortreten der Venen am Hals und am Kopf bei Abflussstauung, z. B. bei Tumoren

Stoma [aus gr. στόμα, Gen.: στόματος = Mund] *s;* -s, -ta: **1)** Mundöffnung. **2)** (meist *Pl.*): sehr kleine Öffnungen der Blut- und Lymphgefäße, durch die Zellen hindurchtreten können. **3)** künstlich hergestellter Ausgang eines Hohlorgans (z. B. Darm, Harnblase) zur Körperoberfläche (dient der Entleerung von Ausscheidungen bei Funktionsuntüchtigkeit der betreffenden Organe)

stoma|chal [zu ↑Stomachus]: durch den Magen

gehend; aus dem Magen kommend; den Magen betreffend. **Stomalchikum** *s;* -s, ...ka: Mittel, das den Appetit und die Verdauung anregt und fördert (enthält vielfach Salzsäure und Enzyme). **Stomalchus** [von gr. *στόμαχος* = Mündung, Öffnung; Schlund, Kehle; Magen] *m;* -, ...chi: = Ventriculus

Stomalkaze [von gr. *στομακάκη* = eine Krankheit des Mundes, bei der die Zähne ausfallen, Skorbut] *w;* -, -n: veralt. Bezeichnung für ↑Stomatitis ulcerosa

Stomatikum [zu gr. *στόμα*, Gen.: *στόματος* = Mund] *s;* -s, ...ka: Arzneimittel gegen Erkrankungen der Mundhöhle und des Zahnfleischs; Mittel zur Verbesserung der Mundhygiene**Stomatitis angularis:** Mundwinkelrhagade; vgl. Angulus infectiosus oris

Stomatitis [zu gr. *στόμα*, Gen.: *στόματος* = Mund] *w;* -, ...itiden (in fachspr. Fügungen: ...itides): Entzündung der Mundschleimhaut. **Stomatitis aphthosa:** durch Herpesviren (HSV-1) verursachte Viruskrankheit der Mundschleimhaut mit Auftreten von Bläschen (Aphthen), Schmerzhaftigkeit der Schleimhaut, manchmal auch Fieber, Brechreiz und Erbrechen. **Stomatitis catarlrhalis:** katarrhalische Entzündung der Mundschleimhaut. **Stomatitis oildica** = Soor. **Stomatitis ulcerolmemlbranacea** = Stomatitis ulcerosa. **Stomatitis ulcerosa:** »Mundfäule«, vom Zahnfleischrand ausgehende, gelegentlich im Verlauf anderer, die Infektabwehr schwächender Krankheiten auftretende geschwürige Entzündung der Mundschleimhaut

stomato..., Stomato...

‹aus gr. *στόμα*, Gen.: *στόματος* »Mund«›
Wortbildungselement mit der Bedeutung »Mund, Mundhöhle«:
- stomatogen
- Stomatoschisis

stomatolgen [↑stomato... u. ↑...gen]: vom Mund und seinen Organen bzw. von der Mundschleimhaut ausgehend (bezogen z. B. auf Krankheiten)

Stomatollloge *m;* -n, -n, **Stomatollogin** *w;* -, -nen [↑stomato... u. ↑...loge]: Arzt, Ärztin mit speziellen Kenntnissen auf dem Gebiet der Stomatologie. **Stomatollogie** [↑...logie] *w;* -: Lehre von den Krankheiten der Mundhöhle. **stomatollogisch:** die Stomatologie betreffend

Stomatolmykose [↑stomato... u. ↑Mykose] *w;* -, -n: Pilzerkrankung der Mundhöhle

Stomatolplastik [↑stomato... u. ↑Plastik] *w;* -, -en: chirurgisch-plastische Operation zur Erweiterung einer zu engen Mundspalte

Stomatolschisis [...s-ç...; zu ↑stomato... u. gr. *σχίζειν* = spalten] *w;* -, ...isen: »Lippenspalte«, angeborene Spaltbildung im Bereich des Mundes

Stomatozyt [aus ↑stomato... u. ↑...zyt]: rotes Blutkörperchen mit zentraler Einbuchtung

...stomie

[zu gr. *στόμα* = Mund; Mündung]:
Wortbildungselement von substantivischen Zus. mit der Bed.:
1. »[operative Herstellung einer] Mündung, Einmündung, künstliche[n] Verbindung zwischen Hohlorganen«:
- Gastroduodenostomie
2. Veränderung im Bereich der Mundhöhle:
- Xerostomie

Storchenbiss: angeborenes Muttermal an der Nacken-Haargrenze (bildet sich zwischen 1. und 2. Lebensjahr zurück)

Stoßltherapie: medikamentöse Therapie, bei der ein Medikament zu wiederholten Malen in hohen Einzeldosen verabreicht wird

**Stoßlwellenlliltho						ltriplsie:** extrakorporale Nierensteinzertrümmerung mit Stoßwellen, die mithilfe eines zusätzlichen Ultraschallgerätes auf einen Nieren- oder Gallenstein fokussiert werden und ihn zertrümmern. **Stoßwellenllithotripter** *m;* -, -: Gerät, das Stoßwellen zur extrakorporalen Steinzertrümmerung erzeugt

Stottern vgl. Dysarthria syllabaris

Strabismollogie *w;* -: selten für: ↑Strabologie

Strabismus [zu gr. *στραβίζειν* = schielen] *m;* -: Schielen, Abweichen der Augen oder eines Auges aus der Parallelstellung (zumeist angeboren, aber auch erworben). **Strabismus conlcomitans:** »Begleitschielen«, das Schielen schlechthin (mit normaler Beweglichkeit beider Augen). **Strabismus conlvergens** [zu ↑kon... und lat. *vergere* = sich neigen; nahekommen]: »Einwärtsschielen«, Abweichen der Gesichtslinien der Augen oder eines Auges von den Parallelen weg nach innen (Vorkommen bei Übersichtigkeit, häufig angeboren). **Strabismus dilvergens:** »Auswärtsschielen«, Abweichen der Gesichtslinien der Augen oder eines Auges nach außen (Vorkommen bei Kurzsichtigkeit höheren Grades, besonders aber angeboren). **Strabismus paralllyticus:** Lähmungsschielen, Schielen als Folge von Lähmungen der Augenmuskeln (geht mit Doppelbildern einher; Vorkommen angeboren und erworben). **Strabismus sursum vergens:** »Höhenschielen«, sehr selten auftretende Abweichung einer oder beider Augenachsen in vertikaler Richtung von der Parallelstellung

Strabo [von gleichbed. gr. *στραβών*] *m;* -s, -s: Person, die schielt

Strabollogie [gr. *στραβός* = verdreht; schielend u. ↑...logie] *w;* -: Teilgebiet der Augenheilkunde, das sich vor allem mit dem Schielen befasst

Strabolmeter [gr. *στραβός* = verdreht; schielend u. ↑...meter] *s;* -s, -: optisches Messgerät, mit dem die Abweichung der Augenachsen von der Parallelstellung (Schielwinkel) bestimmt wird. **Strabolme-**

trie [↑...metrie] *w;* -, ...ien: Messung des Schielwinkels mit dem Strabometer

Strabo|tomie [gr. *στραβός* = verdreht; schielend u. ↑...tomie] *w;* -, ...ien: Schieloperation, operative Korrektur einer Fehlstellung der Augen (dabei wird in der Regel der zu kurze Augenmuskel durchtrennt oder der zu lange Augenmuskel verlagert)

Straddle-Verletzung [strædl; engl. *to straddle* = rittlings sitzen]: Trauma im Bereich der Pars bullosa durch Aufprall auf den Damm v. a. bei stürzenden Rad- und Motorradfahrern

Strahlen|dosis: Oberbegriff für physikalische Messgrößen, die der Quantifizierung und Bewertung der Auswirkung von ionisierender Strahlung (z. B. Röntgenstrahlung, Gammastrahlen) auf durchstrahlte Körper dienen, wichtig in Strahlentherapie und beim Strahlenschutz

Strahlen|genetik: Wissenschaft von den Wirkungen energiereicher Strahlungen auf die Chromosomen und Gene der Geschlechtszellen

Strahlenkater: nach Bestrahlung auftretende Allgemeinreaktionen des Körpers wie Mattigkeit, Kopfschmerzen, Schwindel, Übelkeit, Erbrechen usw. (Medizinjargon)

Strahlenkrankheit: Bezeichnung für krankhafte Veränderungen und Reaktionen des menschlichen Organismus nach Einwirkung von ionisierenden Strahlen, z. B. nach therapeutischen Bestrahlungen sowie durch Traumen (Atomkraftwerksunfall, Atombombe)

Strahlenpilz vgl. Aktinomyzet

Strahlen|pneu|monitis: entzündliche Reaktion von Lungenabschnitten als Folge einer Strahlenbehandlung

Strahlen|schutz|verordnung: Verordnung über den Schutz vor Schäden durch ionisierende Strahlen (ausgenommen Röntgenstrahlung, ↑Röntgenverordnung); Abk.: StrlSchV

Strahlen|therapie vgl. Radiotherapie

Stran|gulation [zu lat. *strangulare, strangulatum* = erwürgen, erdrosseln] *w;* -, -en: **1)** Abschnürung bzw. Abklemmung innerer Organe (z. B. des Darms) durch mechanische Einwirkung (z. B. bei Brucheinklemmung). **2)** Abdrosselung der Luftröhre durch Zupressen des Halses (z. B. beim Erhängen od. Erwürgen)

Stran|gulations|ile|us: Darmverschluss bei Strangulation eines Darmabschnittes (Vorkommen bei Brucheinklemmung, Tumoren, Strikturen u. a.)

Strang|urie [von gleichbed. gr. *στραγγουρία*] *w;* -, ...ien: »Harnzwang«, schmerzhaftes Wasserlassen (bei Entzündungen der Harnröhre und Harnblase)

Strassmann-Zeichen [nach dem dt. Gynäkologen P. F. Strassmann, 1866–1938]: Nabelschnurzeichen zur Beurteilung, ob sich die Plazenta nach Geburt gelöst hat (durch Beklopfen des Fundus, das ggf. nicht mehr auf die Nabelschnur übertragen wird)

Strati|gra|fie [zu lat. *sternere, stratum* = hinstreuen, hinbreiten u. ↑...grafie] *w;* -, ...ien: Bez. für das nicht mehr angewandte ↑Röntgenschichtverfahren. **Strati|gramm** [↑...gramm] *s;* -s, -e: bei der Stratigrafie gewonnenes Röntgenbild

Stratum [zu lat. *sternere, stratum* = hinstreuen, hinbreiten] *s;* -s, Strata: flache, ausgebreitete Schicht von Zellen (Anat.). **Stratum basale (epi|dermidis)** [↑Epidermis]: die unterste Schicht der Oberhaut. **Stratum cere|brale (retinae):** die innere, lichtempfindliche Schicht der Netzhaut des Auges. **Stratum circulare (mem|branae tympani):** die aus Ringfasern bestehende tiefe Lage der Schleimhautschicht des Trommelfells. **Stratum circulare (tunicae mus|cularis coli):** die aus Ringfasern bestehende innere Lage der Muskelschicht des Grimmdarms. **Stratum circulare (tunicae mus|cularis intestini tenuis):** die aus Ringfasern bestehende innere Lage der Muskelschicht des Dünndarms. **Stratum circulare (tunicae muscularis recti):** die aus Ringfasern bestehende innere Lage der Muskelschicht des Mastdarms. **Stratum circulare (tunicae mus|cularis ven|triculi):** die aus Ringfasern bestehende innere Lage der Muskelschicht des Magens. **Stratum corne|um (epi|dermidis)** [↑Epidermis]: die Hornschicht der Oberhaut, eine Lage abgestorbener u. abschilfernder Zellen. **Stratum corne|um un|guis:** die Hornschicht des Nagels. **Stratum cutane|um (membranae tympani):** die sehr dünne seitliche Hautschicht des Trommelfells. **Stratum cylin|dricum (epi|dermidis)** [↑Epidermis]: = Stratum basale (epidermidis). **Stratum fi|brosum:** bindegewebiger Anteil der Sehnenscheide. **Stratum gan|glionare nervi optici:** die Schicht der Netzhaut des Auges, aus der die Sehnervenfasern entspringen. **Stratum gan|glio|nare retinae:** die Nervenzellen enthaltende Schicht der Netzhaut des Auges. **Stratum germinativum un|guis:** die Keimschicht des Nagels, die Wachstumsschicht zwischen der Hornschicht und den tieferen Lagen der Oberhaut. **Stratum granulosum (cerebelli):** die tiefere Schicht der Kleinhirnrinde. **Stratum granulosum (epidermidis)** [↑Epidermis]: die körnige Zellen enthaltende Schicht zwischen ↑Stratum lucidum und ↑Stratum spinosum der Oberhaut. **Stratum granulosum (ovarii):** Zellschicht auf der Innenseite der Hülle eines heranreifenden Follikels. **Stratum grise|um colliculi superio|ris:** die dicke Schicht grauer Substanz der oberen Vierhügelplatte. **Stratum lon|gitudinale (tunicae mus|cularis coli):** die aus Längsfasern bestehende äußere Lage der Muskelschicht des Grimmdarms. **Stratum longitudinale (tunicae mus|cularis intestini tenuis):** die aus Längsfasern bestehende äußere Lage der Muskelschicht des Dünndarms. **Stratum longitudinale (tunicae mus|cularis recti):** die aus Längsfasern bestehende äußere Lage der Muskelschicht des Mastdarms. **Stratum lon|gitudinale (tunicae mus|cularis ven|triculi):** die aus Längsfasern bestehende Lage der Muskelschicht des Magens. **Stratum lucidum (epi|dermidis)** [↑Epidermis]: die durchscheinende Zellschicht unter der

Hornschicht der Oberhaut. **Stratum moleculare (cerebelli):** die oberste Schicht der Kleinhirnrinde. **Stratum mucosum (mem|branae tympani):** Schleimhautschicht des Trommelfells. **Stratum neu|ro|epithelia|le (retinae):** die Stäbchen und Zapfen enthaltende äußere Lage der lichtempfindlichen Innenschicht der Netzhaut des Auges. **Stratum papillare (corii):** die obere Schicht der Lederhaut, deren warzenförmige Fortsätze in die Oberhaut hineinreichen. **Stratum pig|menti (bulbi oculi):** die Pigmentzellen enthaltende äußere Schicht der Netzhaut des Auges. **Stratum pigmenti corporis cilia|ris** [↑Corpus ciliare]: die Pigmentzellen enthaltende äußere Schicht des lichtunempfindlichen Teils der Netzhaut im Bereich des Corpus ciliare. **Stratum pig|menti iridis** [↑Iris]: die Pigmentzellen enthaltende äußere Schicht des lichtunempfindlichen Teils der Netzhaut im Bereich der Regenbogenhaut. **Stratum pig|menti retinae:** die Pigmentzellen enthaltende äußere Schicht des lichtempfindlichen Teils der Netzhaut. **Stratum radia|tum (mem|branae tympani):** die aus strahlenförmigen Fasern bestehende Lage der häutigen Schicht des Trommelfells. **Stratum reticulare (corii):** die untere, aus dichtem Gewebe bestehende Schicht der Lederhaut. **Stratum spinosum (epi|dermidis)** [↑Epidermis]: die Stachelzellen enthaltende Schicht zwischen ↑Stratum granulosum und der untersten Schicht der Oberhaut. **Stratum syn|ovia|le:** Gelenkschmiere sezernierende innere Schicht der Sehnenscheide. **Stratum zonale (thalami):** Gürtelschicht des Sehhügels, eine dünne Lage weißer Nervenfasern auf der Oberseite des Sehhügels

Strauss-Kanüle [nach dem dt. Mediziner Hermann Strauss, 1868–1944]: Metallkanüle mit kleinem, flügelartigem Griffansatz (Anwendung u. a. bei Bluttransfusionen)

Streak-Gonade [stri:k...; engl. *streak* = Streifen]: bei Gonadendysgenesie anstelle von Ovarien vorkommende weiße, flache, funktionsunfähige Bindegewebsstränge

Streckverband: bei Frakturen, Luxationen u. dgl. angewandte Form des Verbandes, die durch Schienen, durch Drahtextensionsvorrichtung o. Ä. eine ↑Extension des behandelten Gliedes bewirkt und somit die Verkürzung des Knochens bei der Heilung verhindert

Streifengonade vgl. Streak-Gonade

Streifenkörper vgl. Corpus striatum

Strepitus [aus lat. *strepitus* = verworrenes Geräusch, Getöse] *m;* -, - [ˈstre:pɪtu:s]: knarrendes Geräusch. **Strepitus uterinus:** in der zweiten Schwangerschaftshälfte über der Gebärmutter auskultierbares Geräusch, hervorgerufen durch den Blutstrom in den erweiterten Gebärmutterschlagadern

strepto..., Strepto... [aus gr. *στρεπτός* = gedreht, geflochten; Halsband, Halskette]: Bestimmungswort von Zusammensetzungen mit der Bedeutung: **1)** »kettenförmig angeordnet«; z. B.: Streptokokke, Streptomyzet. **2)** »die Streptokokken betreffend, durch Streptokokken hervorgerufen«; z. B.: Streptodermie

Streptococcus vgl. Streptokokke

Strepto|dermie [zu ↑strepto... und ↑Derma] *w;* -, ...ien: Streptokokkenerkrankung der Haut

Strepto|kinase [↑strepto... u. ↑Kinase] *w;* -: von Streptokokken gebildetes Enzym, das Fibrin auflöst

Strepto|kok|ke [↑strepto... u. ↑Kokke] *w;* -, -n, auch: **Strepto|kok|kus** *m;* -, ...k|ken, latinisiert: **Strepto|coc|cus,** *Pl.:* ...c|ci: Gattung grampositiver, unbeweglicher, kugeliger, kettenförmig angeordneter Kokken (hauptsächlich Eitererreger). **Strepto|coc|cus pneu|mo|niae** vgl. Pneumokokkus. **Strepto|coc|cus viridans:** auf Blutplatten grün wachsender Streptokokkus, Erreger der ↑Endocarditis lenta

Strepto|lysin [zu ↑strepto... u. gr. *λύειν* = lösen, auflösen] *s;* -s, -e: von Streptokokken gebildetes Gift, das die Blutkörperchen und den Blutfarbstoff auflöst

Streptomycin vgl. Streptomyzin

Strepto|mykose [↑strepto... u. ↑Mykose] *w;* -, -n: Streptokokkenkrankheit der Haut (die nur im Erscheinungsbild gewisse Gemeinsamkeiten mit einer Mykose hat)

Strepto|myzet [zu ↑strepto... u. gr. *μύκης* = Pilz] *m;* -en, -en, latinisiert: **Strepto|myces,** *Pl.:* ...mycetes: Gattung grampositiver, nicht säurefester Bakterien, die zu den Strahlenpilzen gehören und den Großteil der Antibiotika liefern

Strepto|myzin, fachspr. meist: **Streptomycin** [zu ↑Streptomyzet] *s;* -s: aus Streptomyzeten gewonnenes ↑Antibiotikum (besonders gegen die Tuberkulose wirksam)

Strepto|thrix [↑strepto... u. gr. *θρίξ*, Gen.: *τριχός* = Haar] *w;* -: Gattung von Fadenpilzen, deren meiste Arten heute zu den ↑Aktinomyzeten gerechnet werden

Strepto|tri|chose [zu ↑Streptothrix] *w;* -, -n: Pilzerkrankung der Lunge durch Infektion mit Aktinomyzeten und gleichzeitige Infektion mit Anaerobiern (Krankheitsbild ähnlich der Aktinomykose)

Stress [ʃt... od. st...; aus gleichbed. engl. *stress*, eigtl. = Druck, Kraft] *m;* -es, -e: Bezeichnung für die im Zusammenhang mit einer psychischen oder physischen Überbeanspruchung oder mit einer [bevorstehenden] Erkrankung auftretenden unspezifischen Allgemeinreaktionen, die durch die hormonale Umstellung des Organismus bzw. seine Einstellung auf die krankmachenden Reize bedingt sind

Stress|in|kon|tinenz: unwillkürlicher Harnabgang bei plötzlicher Erhöhung des Druckes im Bauchraum (z. B. Husten, Niesen, Heben schwerer Lasten)

Stressor [zu ↑Stress] *m;* -s, ...oren: Bez. für jeden Faktor, der Stress auslöst

Stretching [ˈstretʃɪŋ; engl. *to stretch* = strecken, dehnen] *s;* -s: Dehnungsgymnastik zur Beweglichkeitssteigerung und Elastizitätsverbesserung des Bewegungsapparates

Streu|strahlung: durch ungenaue Fokussierung im Röntgengerät sowie durch Beugung u. Reflexion v.a. im durchstrahlten Körper abgelenkte Röntgenstrahlung

Streuung: 1) von einem Herd ausgehende Aussaat von Erregern od. Tumorzellen. **2)** durch Ablenkung (Beugung, Reflexion) hervorgerufene Änderung der Richtung von Strahlen eines fokussierten Strahlenbündels; bewirkt Kontrastverlust u. Unschärfe bei bildgebenden Verfahren sowie eine erhöhte Strahlungsbelastung bei Patienten. **3)** statistische Schwankung von Serienmesswerten

Stria [aus lat. *stria,* Gen.: *striae* = Riefe, Vertiefung; Auskehlung; Streifen] *w;* -, Striae: »Streifen«: **a)** ein länglicher Saum oder eine längliche Furche; **b)** ein bandartiger Zug von Nervenfasern im Gehirn (Anat.). **Striae cutis** *Pl.:* Dehnungsstreifen der Haut (z. B. bei Schwangeren infolge der Volumenzunahme des Unterleibs u. der Brüste auftretend). **Striae dis|tensae:** *Pl.:* vgl. Striae cutis. **Striae gravidarum** *Pl.:* = Striae cutis. **Stria lon|gitudinalis lateralis (corporis callosi)** [↑Corpus callosum]: der seitliche Längsstreifen des Gehirnbalkens, ein weißes Band von Nervenfasern. **Stria longitudinalis media|lis (corporis callosi):** der mittlere Längsstreifen des Gehirnbalkens, ein weißes Band von Nervenfasern. **Stria mallea|ris:** die weiße Linie, die auf der Außenseite des Trommelfells von der Mitte nach oben verläuft. **Striae medullares ven|triculi quarti** *Pl.:* Bündel weißer Nervenfasern am Boden der vierten Hirnkammer. **Stria medullaris thalami:** Bündel von Nervenfasern, die hinter dem Sehhügel vorbeiführen. **Stria olfactoria:** ein Bündel von Nervenfasern, die von der Riechzone im oberen Teil der Nasenhöhle zum Gehirn ziehen. **Stria terminalis:** »Grenzstreif«, Bündel von Nervenfasern an der Grenze zwischen Sehhügel und Schweifkern. **Stria vas|cularis:** die gefäßhaltige Außenwand des häutigen Kanals der Ohrschnecke

S
Stre

striär [zu lat. *stria* = Riefe, Vertiefung; Streifen]: das ↑Corpus striatum betreffend

Stria|tum *s;* -s, ...ta: übliche Kurzbez. für ↑Corpus striatum. **stria|tus, ...ta, ...tum** [zu lat. *stria* = Riefe, Vertiefung; Streifen] in fachspr. Fügungen: **striatal:** streifenförmig, gestreift; z. B. in den Fügungen ↑Corpus striatum, ↑Alopecia striata transversalis

Strictura vgl. Striktur

Stridor [aus lat. *stridor* = Zischen, Schwirren, Pfeifen] *m;* -s: niederfrequentes krankhaftes Atemgeräusch (zischend, brummend oder pfeifend) bei Verengung der oberen Luftwege

Striktur [zu lat. *stringere, strictum* = anziehen; zusammenziehen, -schnüren] *w;* -, -en, in fachspr. Fügungen: **Strictura,** *Pl.:* ...rae: Verengung eines Körperkanals (z. B. der Speise-, Harnröhre; beispielsweise durch Narbenbildung)

strin|gent [lat. *stringere* = schnüren]: schlüssig, bündig, zwingend (von Untersuchungsbefunden). **Stringenz:** Schlüssigkeit, beweiskräftiger Zusammenhang

strippen [aus engl. *to strip* = abziehen, abstreifen]: **1)** einen Blutpfropf mithilfe eines speziellen Instruments aus einem Blutgefäß entfernen. **2)** eine krankhaft veränderte Vene aus dem Organismus entfernen (»herausziehen«). **Stripper** *m;* -s, -: Spezialinstrument zum Strippen eines Blutpfropfs oder einer Vene. **Stripping** *s;* -s, -s: **1)** instrumentelle Entfernung eines Blutpfropfs aus einem Blutgefäß. **2)** [engl. *to strip* = ablösen] *s;* -s, -s: instrumentelle Entfernung einer krankhaft veränderten Vene, extraluminal mit Ringstripper, intraluminal mit Babcock-Sonde (Babcock-Operation)

StrlSchV: Abk. für ↑*Str*ahlen*sch*utz*v*erordnung

Strobo|skop [gr. *στρόβος* = Kreisel u. ↑...skop] *s;* -s, -e: Gerät zur Sichtbarmachung der Schwingungsbewegungen der Stimmlippen und der dabei auftretenden Formveränderungen bei der Stimmbildung. **Strobo|skopie:** Verfahren der Sichtbarmachung der Schwingungsbewegungen der Stimmlippen und der dabei auftretenden Formveränderungen bei der Stimmbildung

Stroke-Unit [strəʊk juːnɪt; engl. *stroke* = Schlag u. engl. *unit* = Einheit] *w;* - -, - -s: spezielle Abteilung eines Krankenhauses für die Behandlung von Schlaganfallpatienten

Stroma [von gr. *στρῶμα* = Streu; Lager; Decke] *s;* -s, -ta: Grundgewebe in drüsigen Organen und Geschwülsten; Stützgerüst eines Organs (Anat.). **Stroma glandulae thyreo|ideae:** das bindegewebige Gerüst der Schilddrüse. **Stroma iridis** [↑Iris]: das Bindegewebsgerüst der Regenbogenhaut. **Stroma ovarii:** die von Bindegewebe durchsetzte Substanz des Eierstocks. **Stroma vitre|um:** die festeren Teile des Glaskörpers, die die flüssigen Anteile umschließen

Stron|gylo|ides [zu gr. *στρογγύλος* = rund u. ↑...id] *m;* -: Gattung der Fadenwürmer. **Stron|gylo|ides stercoralis:** Zwergfadenwurm, in Bergwerken und Tunneln vorkommender Parasit, der den Dünndarm des Menschen befällt. **Stron|gylo|idose** *w;* -, -n: Dünndarmerkrankung durch Würmer der Gattung Strongyloides (insbes. Strongyloides stercoralis)

Strontium [nlat. Bildung zum Namen des Dorfes *Strontian* in Schottland] *s;* -s: chem. Grundstoff, Erdalkalimetall; Zeichen: Sr

Stroph|an|thin [zu ↑Strophanthus] *s;* -s, -e: stark giftiges, herzwirksames Glykosid aus Strophanthussamen

Stroph|an|thus [gr. *στροφή* = das Drehen, Wenden u. gr. *ἄνθος* = Blüte, Blume] *m;* -, (Arten:) Stroph|an|thi: afrik. Gattung der Hundsgiftgewächse, darunter Arten, die das Strophanthin liefern

Stro|phulus [Verkleinerungsbildung zu gr. *στρόφος*

= geflochtenes Band; Flechte] *m;* -, ...li: = Lichen urticatus

Struktur|protein: Skleroprotein, Gerüsteiweiß, Protein, das als Gerüststoff an der Architektur von Zellen und Zellverbänden beteiligt ist, z. B. Keratine, Kollagen

Struma [aus lat. *struma,* Gen.: *strumae* = Anschwellung der Lymphknoten, bes. am Halse] *w;* -, ...mae: **1)** »Kropf«, Vergrößerung der Schilddrüse (infolge Gewebswucherung, entzündlicher Vorgänge o. Ä., meist mit hormonaler Unter- oder Überfunktion der Schilddrüse einhergehend). **2)** veralt. für: krankhafte Veränderung (Vergrößerung) von Eierstock, Vorsteherdrüse, Nebenniere oder Hypophyse. **Struma basedowia|na** = Basedow-Krankheit. **Struma gelatinosa:** Vergrößerung der Schilddrüse durch krankhaft gesteigerte Einlagerung von ↑Kolloiden. **Struma ovarii:** ↑teratoide Geschwulst am Eierstock mit jodhaltigem, strumösem Gewebe. **Struma su|pra|renalis:** hauptsächlich aus Fettgewebe bestehendes Adenom der Nebenniere. **Struma vas|culosa:** Blähhals, mit vermehrter Gefäßbildung und starker Durchblutung verbundener Kropf

Strum|ek|tomie [↑Struma u. ↑Ektomie] *w;* -, ...ien: Kropfoperation, operative Entfernung von größeren Schilddrüsenteilen bei strumöser Vergrößerung der Schilddrüse

strumi|gen [↑Struma u. ↑...gen]: kropferzeugend (von bestimmten Substanzen gesagt)

strumi|priv [...i:f], in fachspr. Fügungen: **strumiprivus, ...va, ...vum** [...i:v...; ↑Struma u. lat. *privus* = alleinstehend; einer Sache beraubt]: nach Kropfentfernung [auftretend]; z. B. in der Fügung ↑Tetania strumipriva

Strumitis [zu ↑Struma] *w;* -, ...itiden (in fachspr. Fügungen: ...itides): Kropfentzündung

strumös, in fachspr. Fügungen: **strumosus, ...osa, ...osum** [zu ↑Struma]: gewuchert, kropfartig vergrößert (z. B. von Organen oder Geweben)

Strümpell-Bechterew-Marie-Krankheit [nach dem dt. Internisten Adolf von Strümpell, 1853–1925, dem russ. Neurologen W. M. Bechterew, 1857–1927, u. dem frz. Arzt Pierre Marie, 1853–1940]: = Spondylarthritis ankylopoetica

Strümpell-Zeichen [nach dem österr. Internisten Adolf von Strümpell, 1853–1925]: Supination des Fußes bei aktivem Hochziehen des Knies gegen Widerstand, Pyramidenbahnzeichen

Strych|nin [zum gr. Pflanzennamen *στρύχνος*] *s;* -s, -e: Alkaloid der Brechnuss (Strychnos nux-vomica), auch synthetisch hergestellt, das früher als ↑Analeptikum verwendet wurde (heute noch als Rauschmittel) und schon in sehr geringen Dosen zu Vergiftungen führt (Überdosierung)

Stuart-Faktor ['stju:ət...], auch **Stuart-Power-Faktor** [...'paʊər...; nach zwei amerik. Patienten, bei denen der Nachweis erstmals gelang]: Faktor X [heute meist so bezeichnet] der Blutgerinnung, α-Globulin, das durch Faktor VII aktiviert wird und an der Umwandlung von Prothrombin in Thrombin beteiligt ist; in der Leber gebildet

Stuccokeratosis vgl. Stukkokeratose

Stucko|keratose [ital. *stucco* = Stuck, Stuckarbeit u. ↑Keratose] *w;* -, -n, in fachspr. Fügungen: **Stucco|keratosis,** *Pl.:* ...oses: gutartige Hautveränderungen in Form linsengroßer, verhornender Papeln an den Extremitäten älterer Menschen

Studentenkrankheit: veralt. Bez. für ↑Mononucleosis infectiosa

Stufendiät: Abmagerungsdiät, die in Stufen durchgeführt wird: 2 Wochen 1200 Kalorien pro Tag, dann 1000 Kalorien pro Tag

Stuhl *m;* -[e]s, Stühle: vgl. Fäzes. **Stuhlgang** *m;* -[e]s: vgl. Defäkation. **Stuhl|inkontinenz** vgl. Incontinentia alvi

Stupor [zu lat. *stupere* = betäubt sein] *m;* -s: völlige körperliche und geistige Regungslosigkeit, Starrheit bei wachem Bewusstsein. **stuporös:** körperlich und geistig völlig regungslos

Stu|prum [aus lat. *stuprum* = Schändung] *s;* -s, ...pra: Vergewaltigung, sexuelle Gewalt

Sturge-Weber-Krankheit [stə:dʒ...; nach den engl. Ärzten W. A. Sturge, 1850–1919, u. F. P. Weber, 1863–1962]: Krankheitsbild mit gleichzeitigem Auftreten von halbseitigen Gesichtsnävi im Trigeminusgebiet, mit Glaukom des gleichseitigen Auges, Verkalkungen im Gehirn, Krampfanfällen und häufiger geistiger Behinderung

Sturzgeburt: 1) Geburt, bei der das Kind nach normaler, d. h. mehrere Stunden dauernder Eröffnungsperiode innerhalb weniger Minuten aus der Gebärmutter ausgestoßen wird. **2)** Geburt, bei der alle Phasen des Geburtsvorgangs extrem verkürzt sind und das Kind bereits nach einigen Wehen und innerhalb weniger Minuten geboren wird

Sturz|prä|vention [zu ↑Prävention] *w;* -, -en (*Pl.* selten): Gesamtheit vorbeugender Maßnahmen gegen das Hinfallen (bes. älterer Menschen)

stylo|glossus, ...ssa, ...ssum [zu ↑styloideus (in der Fügung ↑Processus styloideus) und ↑Glossa]: zum Griffelfortsatz und zur Zunge gehörend; z. B. in der Fügung ↑Musculus styloglossus (Anat.)

stylo|hyo|ide|us, ...idea, ...ide|um [zu ↑styloideus (in der Fügung ↑Processus styloideus) und ↑hyoideus (in der Fügung ↑Os hyoideum)]: zum Griffelfortsatz und Zungenbein gehörend; z. B. in der Fügung ↑Ligamentum stylohyoideum (Anat.)

stylo|ide|us, ...idea, ...ide|um, auch: **stylo|ides** [zu gr. *στῦλος* = Säule; Schreibgriffel u. gr. *-ειδής* = gestaltet, ähnlich]: **1)** griffelförmig, griffelähnlich; z. B. in der Fügung ↑Processus styloideus (Anat.). **2)** zum Griffelfortsatz gehörend (Anat.)

Stylo|iditis [zu ↑styloideus (in der Fügung ↑Processus styloideus)] *w;* -, ...itiden (in fachspr. Fügungen: ...itides): Entzündung des Griffelfortsatzes

stylo|mandibularis, ...re [zu ↑styloideus (in der Fügung ↑Processus styloideus) u. ↑Mandibula]: zum Griffelfortsatz und Unterkieferbein gehörend; z. B. in der Fügung ↑Ligamentum stylomandibulare

stylo|masto|ide|us, ...dea, ...de|um [zu ↑styloideus (in der Fügung ↑Processus styloideus) und ↑mastoideus (in der Fügung ↑Processus mastoideus)]: zum Griffelfortsatz und Warzenfortsatz gehörend; z. B. in der Fügung ↑Arteria stylomastoidea

Stylus [gr. στῦλος – Säule; Schreibgriffel] *m;* -, ...li: stäbchen- oder stiftförmiger Arzneiträger. **Stylus caus|ticus** [↑kaustisch]: »Ätzstift«, stäbchenförmiges Gebilde zum Ätzen von schlecht heilenden Wunden oder Narben (enthält Höllenstein, Säuren u. a.)

Styp|sis [von gr. στύψις = das Zusammenziehen, das Dicht-, Festmachen] *w;* -: Blutstillung, Behebung bzw. Unterbindung einer Blutung (z. B. durch Gefäßunterbindung oder durch ↑Hämostyptika). **Styp|tikum** [zu gr. στυπτικός = zusammenziehend, verdichtend] *s;* -s, ...ka, früher für: **1)** = Hämostyptikum. **2)** = Antidiarrhoikum

sub..., Sub...

gelegentlich vor c angeglichen zu: **suc...,** vor f zu: **suf...,** vor g zu: **sug...,** vor k zu: **suk...,** vor p zu: **sup...,** vor r zu: **sur...,** vor z zu: **suk...**
⟨lat. *sub* »unter, um, gegen; unterhalb, bei«⟩
Präfix mit der Bedeutung »unter, sich unterhalb befindend, niedriger als ...; nahebei«:
- subacid
- submental
- subkutan
- subakut
- subepidermal

sub|acid, auch: **sub|azid** [↑sub... u. ↑acidus]: vermindert säurehaltig, unternormal säurehaltig (z. B. vom Magensaft). **Sub|acidität,** auch: **Subazidität** *w;* -: verminderter Säuregehalt z. B. des Magensaftes

subacutus vgl. subakut

sub|affektiv [aus ↑sub... u. ↑affektiv]: durch weniger heftige Gefühlsäußerungen gekennzeichnet (z. B. ↑Dysthymie, ↑Zyklothymie)

sub|akromial, in fachspr. Fügungen: **sub|acromialis, ...le** [zu ↑sub u. ↑Acromion]: unter der Schulterhöhe liegend

subakut, in fachspr. Fügungen: **sub|acutus, ...ta, ...tum** [↑sub... u. ↑akut]: weniger heftig, nicht akut verlaufend; z. B. in der Fügung ↑Appendicitis subacuta

Sub|aorten|stenose [↑sub..., ↑Aorta und ↑Stenose] *w;* -, -n: durch Hypertrophie des Herzmuskels entstehendes systolisches Abflusshindernis der Ausflussbahn der linken Herzkammer

sub|aqual [zu ↑sub... u. lat. *aqua* = Wasser]: unter Wasser befindlich, unter Wasser sich vollziehend (z. B. von Darmbädern)

sub|arach|no|idal, in fachspr. Fügungen: **sub|arach|no|idalis, ...le** [zu ↑sub... u. ↑Arachnoidea]: unter der Arachnoidea gelegen. **Subarachnoidalblutung:** akute Einblutung in den Subarachnoidalraum. **Sub|arach|no|idal|raum:** der zwischen Pia mater und Arachnoidea liegende, mit Liquor gefüllte Raum (Anat.)

sub|arcua|tus, ...ta, ...tum [zu ↑sub... u. ↑Arcus]: unter einem Bogengang gelegen

sub|areo|lär [zu ↑sub... u. ↑Areola]: unter dem Warzenhof der weiblichen Brust gelegen (z. B. von Abszessen)

subazid vgl. subacid. **Subazidität** vgl. Subacidität

subcallosus vgl. subkallös

sub|chon|dral [zu ↑sub... u. gr. χόνδρος = Korn; Knorpel]: unter einem Knorpel befindlich

sub|chronisch [↑sub... u. ↑chronisch]: nicht so ausgeprägt chronisch verlaufend (von Krankheiten)

Subclavian-steal-Phänomen [zu ↑Subklavia u. engl. *to steal* = stehlen]: Stenose der A. subclavia vor dem Abgang der A. vertebralis führt zur Strömungsumkehr in der A. vertebralis zur Blutversorgung des Armes; »Anzapfphänomen«

sub|clavius, ...via, ...vium [zu ↑sub... u. lat. *clavis* = Schlüssel]: unter dem Schlüsselbein liegend; z. B. in der Fügung ↑Ansa subclavia (Anat.)

subconjunctivalis vgl. subkonjunktival

subcostalis vgl. subkostal

subcutaneus vgl. subkutan

sub|delto|ide|us, ...dea, ...de|um [↑sub... u. ↑deltoideus]: unter dem ↑Musculus deltoideus gelegen (Anat.)

sub|dia|phrag|matisch [zu ↑sub... u. ↑Diaphragma]: unter dem Zwerchfell gelegen (z. B. von Abszessen)

sub|dural, in fachspr. Fügungen: **sub|duralis, ...le** [zu ↑sub... u. ↑Dura mater encephali]: unter der harten Hirnhaut befindlich bzw. gelegen (z. B. von Hämatomen oder Abszessen). **Sub|dural|raum** = Cavum subdurale

Sub|endokard [zu ↑sub... u. ↑Endokard]: das unter dem ↑Endokard liegende Gewebe. **sub|endokardial:** unter dem Endokard gelegen

sub|ep|endymal [zu ↑sub... u. ↑Ependym]: unter dem Ependym befindlich bzw. gelegen

sub|epi|dermal [zu ↑sub... u. ↑Epidermis]: unter der Epidermis gelegen; z. B. subepidermale Blasenbildung

Sub|epikard [zu ↑sub... u. ↑Epikard]: das unter dem ↑Epikard liegende Gewebe. **sub|epi|kardial:** unter dem Epikard gelegen

sub|fe|bril [zu ↑sub... u. ↑Febris]: leicht erhöht, aber noch nicht fieberhaft (bezogen auf die Körpertemperatur etwa zwischen 37,4 °C und 38 °C)

sub|fertil [↑sub... und ↑fertil]: vermindert fruchtbar. **Sub|fertilität** *w;* -: herabgesetzte Fruchtbarkeit

Sub|fraktion [↑sub... u. ↑Fraktion] *w;* -, -en: bestimmter Teil einer Fraktion

sub|galeal [zu ↑sub... u. ↑Galea]: unter einer ↑Galea gelegen

sub|hepatisch [zu ↑sub... u. ↑Hepar]: unter der Leber lokalisiert

Su|biculum pro|montorii [Verkleinerungsbildung

S
styl

zu lat. *subiex*, Gen.: *subicis* = Unterlage; ↑Promontorium] *s; - -, ...la -*: schmaler Knochenwulst oberhalb der kleinen Grube über dem Vorhoffenster in der Paukenhöhle (Anat.)

Sub|ikterus [↑sub... u. ↑Ikterus] *m; -*: schwache Gelbfärbung der Augenskleren bei leichter Erhöhung des Serumbilirubinspiegels

Sub|ile|us [↑sub... u. ↑Ileus] *m; -, ...leen* [...leən] oder ...lei [...le-ɪ]: nahezu vollständiger Darmverschluss

sub|in|gui|na|lis, ...le [zu ↑sub... u. ↑Inguen]: unter der Leistengegend gelegen

Sub|in|volution [↑sub... u. ↑Involution] *w; -, -en*: teilweise bzw. ungenügende Rückbildung eines Organs (z. B. der Gebärmutter nach der Geburt)

su|bitus, ...ta, ...tum [aus gleichbed. lat. *subitus*]: plötzlich [eintretend]

sub|kallös, in fachspr. Fügungen: **sub|callosus, ...osa, ...osum** [zu ↑sub... und ↑Kallus (in der Fügung ↑Corpus callosum)]: unter dem Corpus callosum gelegen; z. B. in der Fügung ↑Area subcallosa

sub|kapital [zu ↑sub... u. ↑Caput]: unterhalb eines [Gelenk]kopfes (z. B. des Oberarmkopfes) liegend (z. B. von Frakturen)

sub|kap|sulär [zu ↑sub... u. ↑Capsula]: unter einer Organkapsel gelegen

Sub|klavia *w; -*: übliche Kurzbez. für ↑Arteria subclavia

sub|klinisch [↑sub... u. ↑klinisch]: leicht verlaufend (von Krankheiten), sodass keine klinische Behandlung notwendig ist

sub|kon|junktival, in fachspr. Fügungen: **sub|conjunctivalis, ...le** [zu ↑sub... u. ↑Konjunktiva]: unter der Augenbindehaut gelegen (z. B. von Hämatomen)

sub|konszient [zu ↑sub... u. lat. *conscientia* = Mitwisserschaft; Bewusstsein]: un[ter]bewusst (Psychol.)

sub|kortikal [zu ↑sub... u. ↑Kortex]: unter der Hirnrinde gelegen (z. B. von Sinneszentren). **subkortikale arterio|sklerotische Enzephalo|pathie:** vaskuläre Demenz aufgrund von Arteriosklerose der langen Marklagerarterien bei bestehender arterieller Hypertonie, die zu zerebraler Mikroangiopathie fuhrt; Binswanger-Syndrom; Abk.: SAE

sub|kostal, in fachspr. Fügungen: **sub|costalis, ...le** [zu ↑sub... u. ↑Costa]: unter den Rippen liegend; z. B. in der Fügung ↑Arteria subcostalis (Anat., Med.)

sub|kutan [zu ↑sub... u. ↑Kutis]: **1)** unter die Haut bzw. in das unter der Haut liegende Fettgewebe [appliziert] (z. B. von Injektionen; Abk.: s. c.). **2)** in fachspr. Fügungen: **sub|cutane|us, ...nea, ...neum:** unter der Haut liegend bzw. sich vollziehend; z. B. in der Fügung ↑Adiponecrosis subcutanea neonatorum

Sub|kutis [↑sub... u. ↑Kutis] *w; -*: Unterhaut, Unterhautzellgewebe (besteht aus sehr lockerem Bindegewebe, in das Fettgewebe eingelagert ist)

Sub|latio retinae [lat. *sublatio* = Erhebung; Aufhebung; Wegnahme; ↑Retina] *w; - -, ...iones -*: = Ablatio retinae

sub|letal [↑sub... u. ↑letal]: fast tödlich (von Dosierungen gesagt)

sub|liminal [↑sub... u. lat. *limen*, Gen.: *liminis* = Schwelle]: unterschwellig (Psychol.)

sub|limis, ...me [aus lat. *sublimis* = hoch, erhaben, emporstehend]: ältere Bez. für ↑superficialis

sub|lin|gual, in fachspr. Fügungen: **sub|lin|gua|lis, ...le** [zu ↑sub... u. ↑Lingua]: **1)** unter der Zunge liegend; z. B. in der Fügung ↑Glandula sublingualis (Anat.). **2)** unter die Zunge appliziert (z. B. von Tabletten; Med.)

Sub|luxation [↑sub... u. ↑Luxation] *w; -, -en*: Teilverrenkung, unvollständige Luxation eines Gelenks (mit noch teilweisem Kontakt der Gelenkflächen)

sub|mammär [zu ↑sub... u. ↑Mamma]: unter der weiblichen Brust lokalisiert (z. B. von Abszessen gesagt)

sub|mandibular und **sub|mandibulär,** in fachspr. Fügungen: **sub|mandibularis, ...re** [zu ↑sub... und ↑Mandibula]: unter dem Unterkiefer befindlich; z. B. in der Fügung ↑Glandula submandibularis (Anat.)

sub|maxillar u. **sub|maxillär,** in fachspr. Fügungen: **sub|maxillaris, ...re** [zu ↑sub... u. ↑Maxilla]: unter dem Oberkiefer gelegen

sub|menin|geal, in fachspr. Fügungen: **sub|meningea|lis, ...le** [zu ↑sub... u. ↑Meninx]: unter der Hirnhaut gelegen; unter der Hirnhaut auftretend (z. B.: von Blutungen)

sub|mental, in fachspr. Fügungen: **sub|mentalis, ...le** [zu ↑sub... u. ↑Mentum]: unter dem Kinn gelegen; z. B. in der Fügung ↑Arteria submentalis (Anat.)

sub|mukös, in fachspr. Fügungen: **sub|mucosus, ...osa, ...osum** [↑sub... u. ↑Mucus (in der Fügung ↑Tunica mucosa)]: unter der Schleimhaut gelegen; z. B. in der Fügung ↑Tela submucosa. **Sub|mukosa** *w; -, ...sen*: übliche Kurzbez. für ↑Tela submucosa

sub|normal: unter der Norm liegend

sub|ok|zipital, in fachspr. Fügungen: **sub|occipitalis, ...le** [zu ↑sub... u. ↑Okziput]: unter dem Hinterhauptbein gelegen; unterhalb des Hinterhauptbeins erfolgend (z. B. von einer Punktion); z. B. in der Fügung ↑Nervus suboccipitalis (Anat.)

Sub|ok|zipital|punktion: Punktion des Flüssigkeitsraums zwischen Kleinhirn und Medulla oblongata durch Einstechen einer Hohlnadel durch den Nacken unterhalb des Hinterhauptbeins zur Entnahme von ↑Liquor cerebrospinalis (zur Verringerung krankhaft erhöhten Hirndrucks oder zur Liquoruntersuchung) oder zur Injektion eines Kontrastmittels (für die Röntgenuntersuchung des Wirbelkanals) oder eines Medikaments (z. B. bei ↑Meningitis); wird v. a. bei Kleinkindern durchgeführt oder wenn eine komplikationsärmere Lumbalpunktion nicht möglich ist

sub|ok|zipito|breg|matikal, auch: **sub|ok|zipito-**

breg|matisch, in fachspr. Fügungen: **sub|occipito|breg|maticus, ...ca, ...cum** [zu ↑subokzipital u. ↑Bregma]: vom Hinterhaupt bzw. vom Hinterhauptloch zum Scheitel verlaufend (z. B. als gedachte Orientierungslinie am kindlichen Schädel; Geburtsh.)

sub|peri|ostal [zu ↑sub... u. ↑Periost]: unter der Knochenhaut gelegen (z. B. von Hämatomen oder Abszessen)

sub|phrenisch, in fachspr. Fügungen: **subphrenicus, ...ca, ...cum** [zu ↑sub... und ↑Phrenes]: unter dem Zwerchfell gelegen (z. B. von Abszessen)

sub|pleu|ral [zu ↑sub... u. ↑Pleura]: unterhalb des Brustfells gelegen

sub|pubicus, ...ca, ...cum [zu ↑sub... und ↑Pubes]: unterhalb der Scham bzw. des Schambeins gelegen; z. B. in der Fügung ↑Angulus subpubicus (Anat.)

subscapularis vgl. subskapulär

sub|serös, in fachspr. Fügungen: **sub|serosus, ...osa, ...osum** [zu ↑sub... u. ↑Serosa]: unter der Serosa gelegen; z. B. in der Fügung ↑Tela subserosa (Anat.)

sub|skapulär u. **sub|skapular,** in fachspr. Fügungen: **sub|scapularis, ...re** [zu ↑sub... u. ↑Scapula]: unter dem Schulterblatt gelegen; z. B. in der Fügung ↑Nervus subscapularis (Anat.)

Sub|stanz [zu lat. *substare* = darunter sein, darin vorhanden sein] *w;* -, -en, in fachspr. Fügungen: **Sub|stantia,** *Pl.:* ...tiae: Stoff, Material, aus dem ein Organ[teil] oder Gewebe besteht (Anat.). **Substantia alba:** die weiße Substanz des Nervensystems (aus dicht gelagerten Bündeln von Nervenfasern bestehend, die die Nervenerregung in Rückenmark und Gehirn leiten). **Sub|stantia alba (medullae spinalis):** die weiße Substanz, aus der die Rückenmarksstränge bestehen. **Sub|stantia com|pacta (ossis)** [↑[1]Os]: die dichte u. feste Knochensubstanz. **Sub|stantia corticalis (ossis)** [↑[1]Os]: die harte äußere Rinde des Knochens. **Substantia ferruginea:** in der Wand des vierten Hirnventrikels gelegener feiner Streifen rostfarbener Nervenzellen. **Sub|stantia gelatinosa (medullae spinalis):** gallertige Substanz im Hinterhorn des Rückenmarks. **Sub|stantia gelatinosa (substantiae griseae):** gallertige Substanz im Inneren der grauen Substanz des Rückenmarks. **Sub|stantia glandularis (pro|statae):** das Drüsengewebe der Vorsteherdrüse, dessen Ausführungsgänge in die Harnröhre münden. **Sub|stantia grisea:** die graue Substanz des Nervensystems (besteht aus Nervenzellen und wenigen Nervenfasern, enthält zahlreiche Blutgefäße). **Sub|stantia grisea cen|tralis (cere|bri):** die den Hirnkanal, die Verbindung zwischen drittem und viertem Ventrikel, umgebende graue Substanz. **Sub|stantia grisea (medullae spinalis):** die im Inneren des Rückenmarks liegende graue Substanz, die von der weißen Substanz umgeben ist. **Sub|stantia inter|media cen|tralis:** das schmale Band grauer Substanz, das den Zentralkanal des Rückenmarks umgibt und nach beiden Seiten bis zur ↑Substantia intermedia lateralis reicht. **Sub|stantia inter|media lateralis:** die graue Substanz zwischen vorderer und hinterer Säule der grauen Substanz des Rückenmarks. **Substantia lentis** [↑Lens]: das Material, aus dem der Kern der Augenlinse besteht. **Sub|stantia muscularis (pro|statae):** das muskulöse Stützgewebe der Vorsteherdrüse, das den Drüsenkörper durchsetzt. **Sub|stantia ni|gra:** eine Schicht dunkelgrauer Nervensubstanz, die das ↑Tegmentum (2) vom Schenkel des Hirnstiels trennt. **Sub|stantia per|forata anterior:** Bezirk an der Unterseite des Gehirns beiderseits der Sehnervenkreuzung, der von zahlreichen kleinen Arterien durchzogen wird. **Sub|stantia per|forata posterior:** Bezirk an der Unterseite des Gehirns zwischen den beiden Schenkeln des Hirnstiels und den ↑Corpora mamillaria. **Sub|stantia pro|pria corneae:** die zwischen vorderem und hinterem Blatt der Hornhaut gelegene durchsichtige Substanz. **Sub|stantia pro|pria sclerae:** die zwischen äußerem und innerem Blatt der Lederhaut des Auges gelegene Substanz. **Sub|stantia reticularis (medullae ob|lon|gatae)** = Formatio reticularis (medullae oblongatae). **Sub|stantia spon|gio|sa (ossis)** [↑[1]Os]: die lockere innere Knochensubstanz

sub|stitu|ie|ren [aus lat. *substituere, substitutum* = unter etwas stellen; an die Stelle von etwas setzen]: einen im Organismus fehlenden lebenswichtigen Stoff (z. B. ein Hormon) medikamentös ersetzen. **Sub|stitution** *w;* -, -en: medikamentöser Ersatz eines dem Organismus fehlenden lebensnotwendigen Stoffs. **Sub|stitutions|therapie:** Ersatzbehandlung, medikamentöser Ersatz eines dem Körper fehlenden lebensnotwendigen Stoffes (z. B. eines Hormons bei bestimmten Krankheitsbildern)

Sub|strat [zu lat. *substernere, substratum* = unterstreuen, unterbreiten] *s;* -[e]s, -e: Substanz, die Träger bestimmter chem., physiologischer, pathologischer, elektrischer u. a. Vorgänge ist; im engeren Sinne: **a)** Substanz, die bei fermentativen Vorgängen abgebaut wird (Biochemie); **b)** Nährboden für die Züchtung von Mikroorganismen oder Geweben

Sub|sultus tendinum [zu lat. *subsultare* = in die Höhe springen, hüpfen; ↑Tendo] *m;* - -: »Sehnenhüpfen«, Bez. für schnellende Bewegungen (Zuckungen) der Sehnen bei großer körperlicher Schwäche und in der ↑Agonie

sub|superior, ...rius [↑sub... u. ↑superior]: der Zweitoberste, unter dem Obersten gelegen; z. B. Ramus subsuperior (↑Ramus subapicalis)

sub|talaris, ...re [zu ↑sub... u. ↑Talus]: unter dem Sprungbein gelegen; z. B. in der Fügung ↑Articulatio subtalaris (Anat.)

sub|temporal [zu ↑sub... u. ↑Tempora]: unter der Schläfe liegend (Anat.)

sub|tendine|us, ...nea, ...ne|um [zu ↑sub... u. ↑Tendo]: unter einer Sehne gelegen; z. B. in der Fügung ↑Bursa subtendinea (Anat.)

sub|thalamicus, ...ca, ...cum [zu ↑sub... u. ↑Thalamus]: unter dem Thalamus gelegen; z.B. in der Fügung ↑Nucleus subthalamicus (Anat.)

sub|total [↑sub... u. ↑total]: unvollständig, nicht gänzlich

Sub|toxikose [↑sub... u. ↑Toxikose] *w;* -, -n: nicht voll ausgeprägte Toxikose. **sub|toxisch:** nicht in vollem Umfang giftig

Sub|traktion [zu lat. *subtrahere, subtractum* = unter etw. hervorziehen; abziehen] *w;* -, -en: Verfahren zur röntgenografischen Darstellung schwer erkennbarer Details bei kontrastarmen Objekten, bei dem zwei Aufnahmen unter verschiedenen Bedingungen (z.B. mit u. ohne Kontrastmittelfüllung) gemacht werden, von denen die eine als Positiv und die andere als Negativ so übereinanderkopiert werden, dass sich die Helligkeitswerte identischer Strukturen (z.B. der Knochen- u. Weichteilumgebung) zu einem einheitlichen Grau überlagern und nur die abweichenden Einzelheiten deutlich hervortreten

sub|tro|chantär [zu ↑sub... u. ↑Trochanter]: unterhalb des Schenkelhalses gelegen

sub|un|gual, in fachspr. Fügungen: **sub|un|gua|lis, ...le** [zu ↑sub... u. ↑Unguis]: unter dem Nagel befindlich; z.B. in der Fügung ↑Exostosis subungualis

Sub|unit-Vak|zine [ˈzabjunɪt...; engl. *subunit* = Untereinheit u. ↑Vakzine] *w;* -, -n: Impfstoff, der nur aus solchen Antigenen besteht, die im Organismus die Bildung schützender Antikörper anregen

sub|zellulär [zu ↑sub... u. ↑Cellula]: kleiner als eine Zelle

suc..., Suc... vgl. sub..., Sub...

succedaneus vgl. sukzedan

suc|centuria|tus, ...ta, ...tum [zu lat. *succenturiare* (eigtl. = ergänzend in die Zenturie einrücken lassen) = ergänzen, ersetzen]: als Ergänzung neben etwas befindlich, beigeordnet; z.B. ↑Placenta succenturiata

Succus vgl. Sucus

Succussio Hippo|cratis [zu lat. *succutere, succussum* = aufschütteln; erschüttern; nach dem altgr. Arzt Hippokrates, um 460 bis 377 (?) v. Chr.] *w;* - -, ...io|nes -: historische Bez. für ein Plätschergeräusch, das bei krankhafter Ansammlung von Flüssigkeit u. Luft im Pleuraraum über dem Brustkorb zu hören ist, wenn der Patient bzw. die Patientin am Oberkörper gerüttelt wird (z.B. bei Hydrothorax u. Pleuritis exsudativa)

Sucht: umgangssprachlich für ↑Abhängigkeit, zwanghaftes Bedürfnis nach Drogen (3), Rausch- und Genussmitteln, das zur körperlichen und psychischen Abhängigkeit führt

Sucus [aus lat. *sucus* = Saft] *m;* -, ...ci, in der Pharmakologie meist: **Suc|cus,** *Pl.:* Suc|ci: Pflanzensaft, flüssiger Extrakt aus Pflanzenstoffen (zu Heilzwecken)

Sudamen [zu lat. *sudare* = schwitzen] *s;* -s, Sudamina (meist *Pl.*): = Miliaria

Sudarium, auch: **Sudatorium** [zu lat. *sudare* = schwitzen] *s;* -s, ...rien [...ɪən] und ...ria: Schwitzbad, Heißluftbad, heißes Wasserbad mit Zusätzen von schweißtreibenden Mitteln zur Anregung der Schweißabsonderung (z.B. zur Gewichtsabnahme und allgemeinen Entschlackung). **Sudation** *w;* -: Schwitzen, Schweißabsonderung durch die Schweißdrüsen der Haut. **Sudatorium** vgl. Sudarium

sudden infant death syndrome vgl. plötzlicher Kindstod

Sudeck-Dys|tro|phie und **Sudeck-Syndrom** [nach dem dt. Chirurgen P. H. M. Sudeck, 1866–1945]: = komplexes regionales Schmerzsyndrom

Sudor [aus gleichbed. lat. *sudor*] *m;* -s: Schweiß, wässerige Absonderung der Schweißdrüsen der Haut

sudoralis, ...le [zu ↑Sudor]: den Schweiß bzw. die Schweißabsonderung betreffend

Sudoration [zu ↑Sudor] *w;* -: = Sudation

sudori|fer, sudori|fera, sudori|ferum [zu ↑Sudor u. lat. *ferre* = tragen, bringen]: **1)** schweißtreibend (von Arzneimitteln u.a.). **2)** Schweiß absondernd; z.B. in der Fügung ↑Glandulae sudoriferae. **Sudori|ferum** *s;* -s, ...fera: schweißtreibendes Arzneimittel

sudori|parus, ...ra, ...rum [zu ↑Sudor u. lat. *parere* = gebären; erzeugen, hervorbringen]: die Schweißabsonderung betreffend; von den Schweißdrüsen ausgehend; z.B. in der Fügung ↑Abscessus sudoriparus

suf..., Suf... vgl. sub..., Sub...

suf|fizient [zu lat. *sufficere* = unterbauen; hinreichen, genug sein]: ausreichend, genügend (bezogen auf das Funktionsvermögen eines Organs, z.B. des Herzens); Gegensatz: insuffizient. **Suf|fizienz** *w;* -, -en: ausreichendes Funktionsvermögen eines Organs, z.B. des Herzens; Gegensatz: Insuffizienz

Suf|fokation [zu lat. *suffocare, suffocatum* = erwürgen, ersticken] *w;* -, -en: Erstickung, Unterbrechung der Atmung bzw. der Sauerstoffzufuhr (z.B. bei mechanischem Verschluss der Atemwege oder schwerer Rauchvergiftung)

suf|fokatorisch: auf Suffokation beruhend

Suf|fusion [zu lat. *suffundere, suffusum* = untergießen, unterlaufen lassen] *w;* -, -en: größere flächige, unscharf begrenzte Blutunterlaufung bzw. Blutaustritt ins Gewebe der Haut

sug..., Sug... vgl. sub..., Sub...

Sug|gestion [zu lat. *suggerere, suggestum* = von unten herantragen; unter der Hand beibringen; eingeben] *w;* -, -en: das Übertragen bestimmter geistig-seelischer Vorstellungen durch Worte oder Handlungen auf andere Personen, deren willensmäßige Antriebe dadurch beeinflusst werden (z.B. in der ↑Hypnose; vgl. Autosuggestion)

Suggestivmethode [zu ↑Suggestion]: Methode bei der Raucherentwöhnung, bei der mithilfe von Hypnose u. Akupunktur versucht wird, die Entwöhnung aufrechtzuerhalten

Sugillation [zu lat. *sugillare, sugillatum* = jmdn. braun und blau schlagen; stoßen] *w;* -, -en: kleinerer, starker, flächiger Bluterguss im Gewebe der Haut; vgl. Suffusion. **hypobare Sugillation:** »Knutschfleck«

sui generis [lat. *suus* = sein; lat. *genus,* Gen.: *generis* = Geschlecht; Gattung]: von besonderer Art, für sich stehend, durch sich selbst eine Klasse bildend

Sui|zid [zu lat. *suus* = sein u. lat. *caedere* (in Zus. *-cidere*) = niederhauen, töten] *m* od. *s;* -[e]s, -e: eine suizidale Handlung mit letalem (tödlichem) Ende. **sui|zidal:** selbstmörderisch, durch Selbstmord erfolgend. **Sui|zidalität** *w;* -: Neigung zum Suizid, Gefahr des Suizides. **Suizi|dent** *m;* -en, -en, **Suizidentin** *w;* -, -nen: Person, die einen Suizid begeht

Suizid|versuch: eine suizidale Handlung mit nicht letalem Ende

suk..., Suk... vgl. sub..., Sub...

suk|kulent [aus lat. *succulentus* (Nebenform von lat. *suculentus*) = saftreich]: veralt. Bez. für: flüssigkeitsreich, saftreich (bezogen auf die Beschaffenheit von Geweben, vor allem von Drüsengewebe; noch Biol.). **Suk|kulenz** *w;* -: veralt. Bez. für: Saftreichtum, Saftfülle (eines Gewebes, vor allem eines Drüsengewebes; noch Biol.)

Su|krose vgl. Saccharose

Suktion [zu lat. *sugere, suctum* = saugen, aussaugen] *w;* -, -en: Ansaugung, Aussaugung, z. B. von Körperflüssigkeiten (Ergüssen) mittels Punktionsnadeln

suk|zedan, in fachspr. Fügungen: **suc|cedane|us, ...nea, ...ne|um** [aus lat. *succedaneus* = an des anderen Stelle tretend]: nachfolgend, aufeinanderfolgend; z. B. in der Fügung ↑Caput succedaneum

Sulcus [aus lat. *sulcus,* Gen.: *sulci* = Furche; kleiner Graben] *m;* -, ...ci: Furche, Rinne, Rille; insbesondere: **a)** die Furchen der Körperoberfläche; **b)** die feinen Rillen der Haut; **c)** die Furchen zwischen den Gehirnwindungen (Anat.). **Sulcus ampullaris:** kleine Querfurche an der Außenseite der kolbenförmigen Erweiterung der Bogengänge des häutigen Labyrinths, Eintrittsstelle des ↑Nervus ampullaris. **Sulcus ant|helicis trans|versus** [↑Anthelix]: Querfurche im oberen Drittel der Rückseite der Ohrmuschel bzw. des Ohrknorpels. **Sulcus arteriae oc|cipitalis:** flache Furche im Schläfenbein, in der die Hinterhauptschlagader verläuft. **Sulcus arteriae sub|claviae:** Querfurche auf der Oberfläche der ersten Rippe, in der die ↑Arteria subclavia die Rippe kreuzt. **Sulcus arteriae temporalis mediae:** Furche in der Außenseite der Schläfenbeinschuppe, in der die mittlere Schläfenschlagader verläuft. **Sulcus arteriae verte|bralis:** Furche auf der Oberseite des rückwärtigen Bogens des ↑Atlas, in der die ↑Arteria vertebralis ein kurzes Stück waagrecht verläuft, bevor sie in den Schädel eintritt. **Sulci arterio|si (cranii)** *Pl.:* Gefäßfurchen in der Innenseite der Knochen des Schädeldachs, in denen die Hirnarterien verlaufen. **Sulcus au|riculae posterior:** die flache Vertiefung zwischen ↑Anthelix und ↑Antitragus der Ohrmuschel. **Sulcus basilaris (pontis)** [↑Pons]: flache Längsfurche an der Unterseite der Hirnbrücke, die dem Verlauf der ↑Arteria basilaris entspricht. **Sulcus bi|cipitalis lateralis:** Längsfurche am Oberarm entlang der Außenseite des ↑Musculus biceps brachii. **Sulcus bicipitalis media|lis:** Längsfurche an der Innenseite des Oberarms entlang dem körpernahen Rand des ↑Musculus biceps brachii, in der die Armschlagader verläuft. **Sulcus calcanei** [- ...e-ı]: Furche im Fersenbein, die zusammen mit dem ↑Sulcus tali den ↑Sinus tarsi bildet. **Sulcus calcarinus:** Furche an der Unterseite des Hinterhauptlappens zwischen Zungenlappen und Hirnzwickel. **Sulcus caroticus:** breite, flache, leicht s-förmig gekrümmte Furche an der Seitenfläche des Keilbeins, in der die ↑Arteria carotis interna liegt. **Sulcus carpi:** das von der Unterseite der Mittelhandknochen gebildete flache, konkave Längsgewölbe. **Sulcus cen|tralis (cerebri):** die Querfurche zwischen Stirnlappen und Scheitellappen des Hirns. **Sulci cere|bri** *Pl.:* die Furchen zwischen den Hirnwindungen. **Sulcus chiasmatis** [↑Chiasma]: Querrinne vor der Sella turcica, Vereinigungsstelle der beiden ↑Tractus optici (Sehnervenkreuzung). **Sulcus cin|guli:** »Zwingenfurche«, Furche in der Mittelfläche der rechten bzw. linken Hirnhälfte. **Sulcus circularisinsulae:** die Umgrenzung der Hirninsel an ihren vorderen, oberen und hinteren Rändern. **Sulcus col|lateralis:** Längsfurche an der Unterseite des Gehirns zwischen ↑Gyrus occipitotemporalis lateralis einerseits und ↑Gyrus occipitotemporalis medialis bzw. ↑Gyrus parahippocampalis andererseits. **Sulcus coronarius (cordis)** [↑Cor]: Furche in der Außenwand des Herzens zwischen Vorhöfen und Herzkammern. **Sulcus corporis callosi** [↑Corpus callosum]: Furche über dem Hirnbalken. **Sulcus costae:** Längsfurche der Rippen, in der die Interkostalgefäße und Interkostalnerven verlaufen. **Sulcus cruris helicis** [↑Crus helicis]: Querfurche in der Mitte der Rückseite der Ohrmuschel bzw. des Ohrknorpels. **Sulci cutis** *Pl.:* Furchen zwischen den Hautleisten. **Sulcus eth|mo|idalis (ossis nasalis)** [↑Os nasale]: Längsrinne in der inneren Fläche des Nasenbeins, in der der vordere Siebbeinnerv liegt. **Sulcus frontalis inferior:** Furche zwischen der mittleren und unteren Stirnwindung des Vorderlappens. **Sulcus frontalis superior:** Furche zwischen der oberen und mittleren Stirnwindung des Vorderlappens. **Sulcus gingivalis:** Furche zwischen Zahnfleischrand und Zahn. **Sulcus glutae|us:** »Gesäßfurche«, gebogene Querfurche, die das Gesäß von der Rückseite des Oberschenkels trennt. **Sulcus hamuli pterygo|idei** [- - ...e-ı]: Furche, in der sich die Sehne des Gaumensegelspanners um den häkchenförmigen Fortsatz des Keilbeins herumschlingt. **Sulcus hippo|campi:** Furche zwischen der gezähnten Hirnwindung und dem ↑Gyrus parahippocampalis des Schläfenlappens. **Sulcus hypo|thalamicus:** fla-

S
Sugi

che Furche an der Seitenwand des dritten Ventrikels. **Sulcus in|fra|orbitalis:** Furche auf der Oberseite des Oberkieferknochens, die in den ↑Canalis infraorbitalis übergeht. **Sulcus in|fra|palpe|bralis:** Furche, die vom inneren Augenwinkel unterhalb des unteren Augenlides schräg abwärts zur Wange zieht. **Sulcus inter|medius posterior (medullae spinalis):** Zwischenfurche des Rückenmarks, die zwischen der rückwärtigen Furche und der hinteren Seitenfurche liegt und nur im Halsteil des Rückenmarks vorhanden ist. **Sulcus intertubercularis (humeri):** Rinne zwischen großem und kleinem Oberarmhöcker. **Sulcus interventricularis anterior (cordis)** [↑Cor]: Furche an der vorderen Außenwand des Herzens (deutet den Verlauf der Scheidewand zwischen beiden Herzkammern an). **Sulcus inter|ventricularis posterior (cordis)** [↑Cor]: Furche an der hinteren Außenwand des Herzens (deutet den Verlauf der Scheidewand zwischen beiden Herzkammern an). **Sulcus in|tra|parietalis** [- ...rı-e...]: Furche zwischen oberem u. unterem Seitenläppchen des Gehirns. **Sulcus la|crimalis (maxillae):** Tränenfurche im Stirnfortsatz des Oberkieferknochens (bildet mit der Tränenfurche des Tränenbeins die Tränensackgrube und mit dem Tränenbein den ↑Canalis nasolacrimalis). **Sulcus la|crimalis (ossis la|crimalis)** [↑Os lacrimale]: »Tränenfurche des Tränenbeins«, senkrechte Längsfurche, die zusammen mit der Tränenfurche im Stirnfortsatz des Oberkieferknochens eine längliche Grube bildet, in der der Tränensack liegt. **Sulcus lateralis anterior (medullae ob|lon|gatae):** vordere Seitenfurche des verlängerten Rückenmarks. **Sulcus lateralis anterior (medullae spinalis):** vordere Seitenfurche des Rückenmarks, durch die die Nervenwurzeln austreten. **Sulcus lateralis (cere|bri):** tiefe Spalte zwischen Scheitellappen und Schläfenlappen des Gehirns. **Sulcus lateralis posterior (medullae ob|longatae):** hintere Seitenfurche des verlängerten Rückenmarks. **Sulcus lateralis posterior (medullae spinalis):** hintere Seitenfurche des Rückenmarks, durch die die Nervenwurzeln eintreten. **Sulcus limitans:** Längsfurche, die die Flügelplatte und die Grundplatte des Rückenmarks beim Embryo begrenzt. **Sulcus limitans (fossae rhombo|ideae):** die rechte bzw. linke seitliche Längsfurche der Rautengrube des vierten Ventrikels. **Sulcus lunatus (cere|bri):** »Affenspalte«, beim Menschen nur ausnahmsweise vorkommende Furche im Hinterhauptlappen. **Sulcus malleo|laris (tibiae):** Furche an der Rückseite des inneren Knöchels. **Sulcus matricis un|guis** [↑Matrix unguis]: »Nagelfalz«, die Spalte zwischen Hautwall und Nagelbett, in die der Nagel eingebettet ist. **Sulcus media|lis cruris cerebri** [↑Crus cerebri]: Längsfurche an der Unterseite des Hirnschenkels. **Sulcus media|nus (fossae rhombo|ideae):** die mittlere Längsfurche der Rautengrube des vierten Ventrikels. **Sulcus media|nus lin|guae:** die Längsfurche in der Mitte des Zungenrückens. **Sulcus media|nus posterior (medullae ob|lon|gatae):** flache Furche an der Rückseite des verlängerten Rückenmarks. **Sulcus media|nus posterior (medullae spinalis):** flache Furche an der Rückseite des Rückenmarks. **Sulcus mento|labia|lis:** Querfurche zwischen Unterlippe u. Kinn. **Sulcus mus|culi sub|clavii:** Rinne am Schlüsselbein für den Ansatz des ↑Musculus subclavius. **Sulcus mylo|hyo|ide|us:** Furche an der Innenseite des Unterkieferastes. **Sulcus naso|labia|lis:** Furche, die rechts bzw. links der Oberlippe vom Nasenflügel zum Mundwinkel zieht. **Sulcus nervi pe|trosi majoris:** kleine Furche in der mittleren Schädelgrube, in der der große Felsenbeinnerv verläuft. **Sulcus nervi pe|trosi minoris:** kleine Furche in der mittleren Schädelgrube, in der der kleine Felsenbeinnerv verläuft. **Sulcus nervi radia|lis:** Furche im Schaft des Oberarmknochens, in der der Speichennerv verläuft. **Sulcus nervi spinalis:** Furche auf der Oberseite der beiden Querfortsätze der Halswirbel, in der die beiden ventralen Äste eines Halsnervs verlaufen. **Sulcus nervi ulnaris:** Furche im inneren Ellbogengelenkhöcker des Oberarmknochens, in dem der Ellbogennerv verläuft. **Sulcus obturatorius:** Furche im Schambein, in der der Hüftlochnerv und die Hüftlochgefäße liegen. **Sulcus occipitalis trans|versus:** eine kleine Furche im Hinterhauptlappen. **Sulcus oc|cipito|temporalis:** Längsfurche an der Innenseite des Schläfenlappens zwischen unterer Schläfenwindung und ↑Gyrus occipitotemporalis lateralis. **Sulcus oculo|motorius:** neuere Bez. für ↑Sulcus medialis cruris cerebri. **Sulcus ol|factorius (cavi nasi):** Riechfurche der Nasenhöhle, eine in der Nasenhöhle aufsteigende Rinne. **Sulcus ol|factorius (cere|bri):** Riechfurche des Gehirns, eine Längsfurche an der Unterseite des Stirnlappens. **Sulci orbitales** *Pl.:* eine Anzahl unregelmäßiger Furchen in der Unterseite des Stirnlappens. **Sulcus palatinus major (maxillae):** Furche im Oberkieferknochen, die zusammen mit dem ↑Sulcus palatinus major des Gaumenbeins den Kanal für den ↑Nervus palatinus major bildet. **Sulcus palatinus major (ossis palatini)** [↑Os palatinum]: Furche im Gaumenbein, die zusammen mit dem ↑Sulcus palatinus major des Oberkiefers den Kanal für den ↑Nervus palatinus major bildet. **Sulci palatini (maxillae)** *Pl.:* »Gaumenfurchen«, Längsfurchen in der Unterseite des Gaumenfortsatzes des Oberkieferknochens. **Sulcus palato|vaginalis:** Furche im Gaumenflügelfortsatz des Keilbeins. **Sulci para|colici** *Pl.:* Bauchfelltaschen seitlich des absteigenden Grimmdarms. **Sulcus parie|to|occipitalis** [- ...rı-e...]: Furche zwischen Hirnzwickel u. Vorzwickel u. damit zwischen Hinterhauptlappen und Scheitellappen (führt zum ↑Sulcus calcarinus). **Sulcus post|cen|tralis:** Querfurche hinter dem ↑Gyrus postcentralis an der Oberseite des Scheitellappens. **Sulcus prae|cen|tralis:** Querfurche vor dem ↑Gyrus praecentralis an der Oberseite des Frontallappens. **Sulcus prae|chias|matis** [zu

↑prä... u. ↑Chiasma]: neuere Bez. für ↑Sulcus chiasmatis. **Sulcus pro|montorii:** Furche am Rand des ↑Promontoriums in der Paukenhöhle. **Sulcus pterygo|palatinus** = Sulcus palatinus major (ossis palatini). **Sulcus pulmonalis (thoracis)** [↑Thorax]: eine der beiden von der Rückwand der Brusthöhle gebildeten großen, länglichen Mulden beiderseits der Wirbelsäule, in denen die rückwärtigen Teile der Lungen liegen. **Sulcus rhinalis:** Furche an der Unterseite der Hirnhemisphäre zwischen dem vorderen Teil des ↑Gyrus parahippocampalis und den übrigen Schläfenlappen. **Sulcus sclerae:** flache, elliptische Furche an der Vorderfläche des Augapfels an der Grenze zwischen Hornhaut und Lederhaut. **Sulcus sinus pe|trosi inferio|ris (ossis oc|cipitalis)** [↑Os occipitale]: flache Furche im basalen Teil des Hinterhauptbeins, in der der ↑Sinus petrosus inferior der harten Hirnhaut verläuft (paarig). **Sulcus sinus pe|trosi inferio|ris (ossis temporalis)** [↑Os temporale]: Furche im Felsenbeinteil des Schläfenbeins, in der der ↑Sinus petrosus inferior der harten Hirnhaut verläuft (paarig). **Sulcus sinus pe|trosi superio|ris:** Furche im Felsenbeinteil des Schläfenbeins, in der der ↑Sinus petrosus superior der harten Hirnhaut verläuft (paarig). **Sulcus sinus sagittalis superio|ris (ossis frontalis)** [↑Os frontale]: im Stirnbein gelegener Anfangsteil der Längsfurche in der Innenfläche des Schädeldachs, in der der ↑Sinus sagittalis superior der harten Hirnhaut nach hinten zum ↑Confluens sinuum zieht. **Sulcus sinus sagittalis superio|ris (ossis occipitalis)** [↑Os occipitale]: im Hinterhauptbein gelegener Schlussteil der Längsfurche in der Innenfläche des Schädeldachs, in der der ↑sinus sagittalis superior der harten Hirnhaut zum ↑Confluens sinuum zieht. **Sulcus sinus sagittalis superio|ris (ossis parie|talis)** [↑Os parietale]: unter der Pfeilnaht der beiden Scheitelbeine gelegener Mittelteil der Längsfurche in der Innenfläche des Schädeldachs, in der der ↑sinus sagittalis superior der harten Hirnhaut von vorn nach hinten zum ↑Confluens sinuum zieht. **Sulcus sinus sigmo|idei (ossis oc|cipitalis)** [↑Os occipitale]: im Hinterhauptbein gelegener Teil der s-förmig gebogenen Furche, in der der ↑Sinus sigmoideus der harten Hirnhaut verläuft (paarig). **Sulcus sinus sigmo|idei (ossis parie|talis)** [↑Os parietale]: im unteren Teil des Scheitelbeins gelegener Abschnitt der s-förmig gebogenen Furche, in der der ↑Sinus sigmoideus der harten Hirnhaut verläuft (paarig). **Sulcus sinus sigmo|idei (partis pe|trosae ossis temporalis)** [↑Pars petrosa]: im Felsenbeinteil des Schläfenbeins gelegener Teil der s-förmig gebogenen Furche, in der der ↑Sinus sigmoideus der harten Hirnhaut verläuft (paarig). **Sulcus sinus trans|versi (ossis oc|cipitalis)** [↑Os occipitale]: flache Furche im Hinterhauptbein, in der der ↑Sinus transversus der harten Hirnhaut liegt (paarig). **Sulcus spiralis ex|ternus:** Furche im Innern des Schneckenkanals oberhalb der Grundleiste. **Sulcus spiralis internus:** Furche am Spiralblatt im Innern des Schneckenkanals. **Sulcus sub|parie|talis** [- ...ri-e...]: Furche zwischen ↑Praecuneus und ↑Gyrus cinguli. **Sulcus su|pra|acetabularis** [zu ↑supra... u. ↑Acetabulum]: Rinne zwischen dem Rand der Hüftgelenkspfanne und der Darmbeinschaufel. **Sulcus tali:** Furche im Sprungbein, die zusammen mit dem ↑Sulcus calcanei den ↑Sinus tarsi bildet. **Sulcus temporalis inferior:** Längsfurche an der Außenseite des Schläfenlappens zwischen mittlerer und unterer Schläfenwindung. **Sulcus temporalis superior:** Furche an der Außenseite des Schläfenlappens zwischen mittlerer und oberer Schläfenwindung. **Sulci temporales trans|versi** *Pl.:* Furchen im Schläfenlappen nahe der Hirninsel. **Sulcus tendinis mus|culi fibularis** [↑Tendo]: = Sulcus tendinis musculi peronaei longi (calcanei). **Sulcus tendinis mus|culi flexoris hallucis lon|gi (calcanei)** [↑Tendo]: Furche an der Unterseite des Fersenbeins, in der die Sehne des langen Großzehenbeugers liegt. **Sulcus tendinis mus|culi flexoris hallucis lon|gi (tali)** [↑Tendo]: Furche am Sprungbein, in der die Sehne des langen Großzehenbeugers liegt. **Sulcus tendinis mus|culi peronaei lon|gi (calcanei)** [↑Tendo]: Furche an der Unterseite des Fersenbeins, in der die Sehne des langen Wadenbeinmuskels liegt. **Sulcus tendinis mus|culi peronaei longi (ossis cubo|idei)** [↑Tendo; ↑Os cuboideum]: Furche an der Unterseite des Würfelbeins, in der die Sehne des langen Wadenbeinmuskels bei bestimmten Fußstellungen liegt. **Sulcus terminalis (cordis)** [↑Cor]: flache Furche auf der Herzoberfläche, die dem Verlauf der ↑Crista terminalis entspricht. **Sulcus terminalis (lin|guae):** Querfurche auf dem Zungenrücken, die die Zunge von der Zungenwurzel trennt. **Sulcus tubae au|ditivae:** Furche an der Unterseite des Keilbeinkörpers, in der ein Abschnitt der Ohrtrompete verläuft. **Sulcus tympanicus (ossis temporalis)** [↑Os temporale]: schmale Rille im äußeren Gehörgang, in der das Trommelfell sitzt. **Sulcus venae cavae:** Furche auf der Rückseite der Leber, in der die untere Hohlvene verläuft. **Sulcus venae sub|claviae:** Querfurche auf der Oberfläche der ersten Rippe, in der die ↑Vena subclavia die Rippe kreuzt. **Sulcus venae umbilicalis:** Furche in der Leber des ↑Fetus, in der die Nabelvene verläuft. **Sulci venosi (cranii)** *Pl.:* Gefäßfurchen in der Innenseite der Knochen des Schädeldachs, in denen die Hirnvenen verlaufen. **Sulcus vomeris** [↑Vomer]: Rinne im Pflugscharbein, in der der Nasen-Gaumen-Nerv verläuft. **Sulcus vomerovaginalis:** flache Furche am ↑Processus vaginalis des Flügelbeinfortsatzes am Keilbein

Sulcus-ulnaris-Syn|drom: Reizzustände im Bereich des ↑Sulcus nervi ulnaris infolge Druckschädigung des ↑Nervus ulnaris im Ellbogengelenk

sulfa|tieren [zu Sulfur (↑Schwefel]: eine Sulfatierung vornehmen. **Sulfa|tierung:** chem. Umwandlung von Alkoholen mit Schwefelsäure zu ↑Estern

Sulfo|hy|dro|genismus [zu Sulfur (↑Schwefel) u. Hydrogenium (↑Wasserstoff)] *m;* -, ...men: Vergiftung mit Schwefelwasserstoff

Sulfo|karbonismus [zu Sulfur (↑Schwefel) u. lat. *carbo,* Gen.: *carbonis* = Kohle] *m;* -, ...men: Vergiftung mit Schwefelkohlenstoff

Sulfon [zu Sulfur (↑Schwefel)] *s;* -s, -e: chem. Verbindung mit dem Radikal SO_2, die chemotherapeutische Wirksamkeit besitzt

Sulfon|amid [↑Sulfon u. ↑Amid] *s;* -[e]s, -e: Name chem. Verbindungen, die ↑bakteriostatisch auf viele grampositive und gramnegative Erreger wirken und als Chemotherapeutika (u.a. bei Harnwegsinfektionen) verwendet werden

Sulfonylharnstoffe [zu ↑Sulfon] *Pl.:* chem. den Sulfonamiden verwandte Arzneimittel zur Behandlung des Diabetes, die nach oraler Verabreichung die Insulinproduktion anregen und die Blutzuckerkonzentration herabsetzen

Sulfur vgl. Schwefel

Sulko|tomie [↑Sulcus u. ↑...tomie] *w;* -, ...ien: operative Entfernung eines Sulcus

Sulkowitch-Probe [nach dem amerik. Arzt H. W. Sulkowitch]: nicht mehr angewandte Probe zur näherungsweisen Bestimmung des Kalziumgehaltes im Urin durch Schätzung anhand des Grades der Trübung, die im Urin nach dem Versetzen mit Sulkowitch-Reagenz (Oxalsäure, Essigsäure und Ammoniumsalz der Oxalsäure) auftritt

Summation [zu lat. *summare, summatum* = auf den Höhepunkt bringen] *w;* -, -en: Fähigkeit einer Serie von schwachen, »unterschwelligen« Reizen, ihre Wirkung zu summieren und damit einen Reflex zustande zu bringen

Summations|effekt: Vortäuschung von Befunden auf dem Röntgenbild durch Überlagerung verschiedener Organ- bzw. Organteilschatten

Sumpffieber vgl. Malaria

SUNCT-Syndrom: Abk. für *s*hortlasting *u*nilateral *n*euralgiform headache attacks with *c*onjunctival injection and *t*earing, Mischbild aus Trigeminusneuralgie u. Clusterkopfschmerz, durch äußere Reize auslösbar

Sunderland-Einteilung: Einteilung des Schweregrads peripherer Nervenläsionen

sup..., Sup... vgl. sub..., Sub...

su|per..., Su|per...
‹lat. *super* »über, oberhalb, über ... hinaus; während; mehr als« (→ engl. super »großartig«)› Präfix mit den Bedeutungen »über, übergeordnet; sehr, äußerst, über ... hinaus«: – superacid – Supersekretion – Superfetation

super|acid, auch: **super|azid** [↑super... u. ↑acidus]: übersäuert, übernormal säurehaltig (z.B. vom Magensaft). **Super|acidität,** auch: **Super|azidität** *w;* -: übermäßig hoher Säuregehalt z.B. des Magensaftes

Super|antigen [↑super... u. ↑Antigen] *s;* -s, -e: Proteine verschiedener Herkunft, die in geringsten Konzentrationen ↑T-Lymphozyten aktivieren

superciliaris vgl. superziliär

Super|cilium [aus gleichbed. lat. *supercilium,* Gen.: *supercilii*] *s;* -s, ...lia; eindeutschend auch: ↑Superzilium: **1)** »Augenbraue«, bogenförmiger, mit kurzen Haaren besetzter Hautwulst über jedem Auge zwischen Stirn und Augenlid, der die Augen vor herabrinnendem Schweiß schützt. **2)** nur *Pl.:* die kurzen Haare auf der Augenbraue

Super|coi|ling [...ˈkɔɪ...; ↑super... u. ↑Coiling] *s;* -s, -s: durch bestimmte Enzyme (z.B. ↑Gyrase) bewirkter Zustand der ↑Desoxyribonukleinsäure, in dem die Helixachse selbst (und nicht nur die DNA-Stränge) einen helikalen Verlauf nehmen

Super|fekundation [↑super... u. ↑Fekundation] *w;* -, -en, in fachspr. Fügungen: **Super|fecundatio,** *Pl.:* ...io|nes: »Überschwängerung«, Befruchtung von zwei Eiern aus dem gleichen weiblichen Zyklus (u. somit Zeugung von zweieiigen Zwillingen) durch zwei Geschlechtsakte (mit verschiedenen Geschlechtspartnern; auch für den Menschen nachgewiesen); im Gegensatz zur ↑Superfetation

Super|fetation [zu ↑super... u. ↑Fetus] *w;* -, -en, in fachspr. Fügungen: **Super|fetatio,** *Pl.:* ...io|nes: »Überfruchtung«, Befruchtung von zwei (oder mehr) Eiern aus aufeinanderfolgenden Zyklen, wodurch zu einer bereits bestehenden Schwangerschaft eine neue hinzutritt (für den Menschen nicht gesichert); Gegensatz: ↑Superfekundation

super|fiziell, in fachspr. Fügungen: **super|ficia|lis, ...le** [zu lat. *superficies* = Oberfläche]: an oder unter der Körperoberfläche liegend, oberflächlich; z.B. in der Fügung ↑Arteria temporalis superficialis (Anat.)

Super|im|prä|gnation [↑super... u. ↑Imprägnation] *w;* -, -en: = Superfetation

Super|in|fektion [↑super... u. ↑Infektion] *w;* -, -en: erneute Infektion des Organismus mit dem gleichen Erreger bei noch nicht ausgebildeter Immunität oder eine zusätzliche Infektion mit einem anderen Erreger

Super|in|volution [↑super... u. ↑Involution] *w;* -, -en: außerordentlich starke Rückbildung eines Organs, z.B. im Alter

superior, ...ius [aus lat. *superior* = oberer (Komparativ zu lat. *superus* = oben befindlich)]: der (die, das) Obere, weiter oben gelegen; z.B. in der Fügung ↑Angulus superior (Anat.)

super|ponie|ren [aus lat. *superponere* = darübersetzen, -legen]: überlagern, übereinanderlagern (z.B. Knochenbruchfragmente)

Super|se|kretion [↑super... u. ↑Sekretion] *w;* -, -en: Übersekretion, vermehrte Absonderung von Drüsensekret (z.B. von Magendrüsensekret)

Super|spreader *m;* -s, -, **Super|spreaderin** *w;* -, -nen [ˈsu:pɐsprɛ...; engl. = Superverbreiter, -in]:

mit einer übertragbaren Krankheit infizierte Person, die (aufgrund ihres Verhaltens, individueller Veranlagung oder äußerer Umstände) besonders viele weitere Menschen infiziert

Super|volt|therapie [↑super..., ↑Volt und ↑Therapie] *w;* -, ...ien [...iən]: therapeutische Anwendung ionisierender Strahlungen mit einer Quantenenergie von mehr als 1 Million Volt

super|ziliär, in fachspr. Fügungen: **super|cilia|ris, ...re** [zu ↑Supercilium]: zu den Augenbrauen gehörend. **Super|zilium** *s;* -s, ...lien [...iən]: eindeutschende Form für ↑Supercilium

Supination [zu lat. *supinare, supinatum* = rückwärtsbeugen, rückwärtslegen] *w;* -, -en: Auswärtsdrehung, z.B. der Hand, des Unterarms oder des Fußes, durch die ↑Supinatoren bewirkte Bewegung der Akren um die Längsachse einer Extremität von der Körpermittellinie weg nach außen; Gegensatz: ↑Pronation

supinator, Gen.: ...toris, *Pl.:* ...tores: erläuternder Bestandteil von fachspr. Fügungen mit der Bedeutung »nach außen drehender Muskel«. **Supinator** *m;* -s, ...oren: übliche Kurzbez. für ↑Musculus supinator

supinie|ren: [Hand, Unterarm oder Fuß] auswärts drehen; Gegensatz: ↑pronieren

supplementieren [zu frz. *suppléer* = ergänzen]: ergänzen (Nahrung). **Supplementierung:** Ergänzung einer im Organismus in zu geringen Mengen vorhandenen Substanz (Nahrungsergänzung)

sup|portiv [...tiːf; zu engl. to *support* = unterstützen (von lat. *supportare* = herbeischaffen)]: unterstützend (von der Behandlung einer Krankheit gesagt)

Sup|positorium [zu lat. *supponere, suppositum* = unterlegen, untersetzen] *s;* -s, ...rien [...iən] u. ...ria: Zäpfchen, Arzneiform, bei der das Medikament zur rektalen Applikation (auch zur Einführung in die Scheide) in einen kleinen Kegel aus einer bei Körpertemperatur schmelzenden Grundmasse eingebettet ist

Sup|pression [zu lat. *supprimere, suppressum* = herunterdrücken; zurückhalten, hemmen] *w;* -, -en: Unterdrückung, Hemmung einer Blutung o.Ä. durch geeignete Maßnahmen

sup|pressiv [...iːf]: die Suppression betreffend, unterdrückend. **Sup|pressor|zelle:** Zelle, die eine physiologische Reaktion des Organismus unterdrückt. **sup|primie|ren:** unterdrücken (z.B. eine Blutung); hemmen

Sup|purans [zu lat. *suppurare* = schwären, eitern] *s;* -, ...anzien [...iən] u. ...antia (meist *Pl.*): Mittel, die eine Eiterung ableiten bzw. die Einschmelzung eines Eiterherdes fördern (z.B. Ichthyol). **Sup|puration** *w;* -, -en: Eiterung, Einschmelzung eines entzündlichen, eitrigen Herdes. **sup|purativ** [...iːf], in fachspr. Fügungen: **sup|purativus, ...va, ...vum** [...iːv...]: eiternd, eitrig; z.B. in der Fügung ↑Acrodermatitis suppurativa continua

S
Supe

su|p|ra..., Su|p|ra...

⟨lat. *supra* »über, oberhalb«⟩
Präfix mit der Bedeutung »über, übergreifend; oberhalb«:
- supraartikulär
- suprakondylär
- suprarenal

su|pra|apikal [zu ↑supra... u. ↑Apex]: oberhalb einer Organspitze (z.B. des Herzens) gelegen

su|pra|artikulär [zu ↑supra... u. ↑Articulus]: oberhalb eines Gelenks lokalisiert (z.B. von Knochenbrüchen)

supraclavicularis vgl. supraklavikulär

su|pra|hyo|ide|us, ...dea, ...de|um [↑supra... u. ↑hyoideus (in der Fügung ↑Os hyoideum)]: oberhalb des Zungenbeins liegend; z.B. in der Fügung ↑Musculi suprahyoidei (Anat.)

su|pra|klavikulär, auch: **su|pra|klavikular,** in fachspr. Fügungen: **su|pra|clavicularis, ...re** [zu ↑supra... u. ↑Clavicula]: oberhalb des Schlüsselbeins liegend; z.B. in der Fügung ↑Nervi supraclaviculares (Anat.)

Su|pra|klavikular|punkt = Erb-Punkt (1)

su|pra|kondylär, in fachspr. Fügungen: **su|pra|condylaris, ...re** [zu ↑supra... u. ↑Condylus]: oberhalb eines Gelenkknorrens gelegen (z.B. von Oberarmbrüchen)

su|pra|letal [↑supra... u. ↑letal]: über einer tödlichen Dosis liegend

su|pra|nu|kle|är [zu ↑supra... u. ↑Nukleus]: oberhalb eines Kerns im ZNS gelegen

su|pra|opticus, ...ca, ...cum [↑supra... u. ↑Nervus opticus]: oberhalb des Sehstrangs gelegen; z.B. ↑Nucleus supraopticus

su|pra|orbital, in fachspr. Fügungen: **su|pra|orbitalis, ...le** [zu ↑supra... u. ↑Orbita]: über der Augenhöhle befindlich, oberhalb der Augenhöhle; z.B. in der Fügung ↑Nervus supraorbitalis (Anat., Med.)

su|pra|poniert [zu ↑supra... u. lat. *ponere, positum* = setzen, stellen]: über die gedachte Kauebene hinausreichend (von einzelnen Zähnen oder Zahngruppen im Einzelkiefer gesagt); Gegensatz: ↑infraponiert. **Su|pra|position** *w;* -, -en: vertikale Fehlstellung von Zähnen oder Zahngruppen im Einzelkiefer, die in ihrem Alveolaranteil verlängert sind und über die gedachte Kauebene hinausreichen; Gegensatz: ↑Infraposition

su|pra|pubisch, in fachspr. Fügungen: **su|pra|pubicus, ...ca, ...cum** [zu ↑supra... u. ↑Pubes]: oberhalb des Schambeins bzw. der Schamgegend gelegen (z.B. von Fisteln o.Ä.)

su|pra|radikal [↑supra... u. ↑radikal], in der Fügung: **su|pra|radikale Operation:** operative Entfernung von Organteilen (z.B. Lymphknoten), die oberhalb des Operationsgebietes (z.B. weibliche Brust) liegen

su|pra|renal, in fachspr. Fügungen: **su|pra|renalis, ...le** [zu ↑supra... u. ↑Ren]: **1)** über der Niere gelegen, oberhalb der Niere; z. B. in der Fügung ↑Plexus suprarenalis. **2)** die Nebenniere (Glandula suprarenalis) betreffend

su|pra|sellär [zu ↑supra... u. ↑Sella turcica]: oberhalb der Sella turcica gelegen

su|pra|skapulär und **su|pra|skapular,** in fachspr. Fügungen: **su|pra|scapularis, ...re** [zu ↑supra... u. ↑Scapula]: oberhalb des Schulterblattes liegend; z. B. in der Fügung ↑Nervus suprascapularis (Anat.)

su|pra|spinal, in fachspr. Fügungen: **su|pra-spinalis, ...le,** auch: **su|pra|spinatus, ...ta, ...tum** [zu ↑supra... u. ↑Spina]: oberhalb der Schulterblattgräte gelegen; z. B. in der Fügung ↑Ligamentum supraspinale (Anat.)

su|pra|sternal, in fachspr. Fügungen: **su|pra-sternalis, ...le** [zu ↑supra... u. ↑Sternum]: oberhalb des Brustbeins gelegen, befindlich

su|pra|tonsillär, in fachspr. Fügungen: **su|pra-tonsillaris, ...re** [zu ↑supra... und ↑Tonsille]: oberhalb der Gaumenmandel liegend (Anat., Med.)

su|pra|troch|lear, in fachspr. Fügungen: **su|pra-troch|lea|ris, ...re** [zu ↑supra... u. ↑Trochlea]: oberhalb der ↑Trochlea liegend; z. B. in der Fügung ↑Nervus supratrochlearis (Anat.)

su|pra|vaginal, in fachspr. Fügungen: **su|pra-vaginalis, ...le** [zu ↑supra... u. ↑Vagina]: oberhalb der Scheide liegend; z. B. in der Fügung ↑Portio supravaginalis; oberhalb der Scheide erfolgend (z. B. von Uterusamputationen)

su|pra|valvulär [zu ↑supra und ↑Valvula]: oberhalb einer Organklappe gelegen oder lokalisiert

su|pra|ven|trikulär [zu ↑supra... u. ↑Ventrikel]: oberhalb der Herzkammer gelegen

sur..., Sur... vgl. sub..., Sub...

Sura [aus gleichbed. lat. *sura,* Gen.: *surae*] *w;* -, Surae: Wade, muskuläre Rückseite des Unterschenkels (Anat.). **suralis, ...le:** zur Wade gehörend; z. B. in der Fügung ↑Nervus suralis (Anat.)

Surditas [zu lat. *surdus* = taub] *w;* -: seltene Bezeichnung für ↑Anakusis

Surdo|mutitas [Kurzbildung aus ↑Surditas u. Mutitas (↑Mutität)] *w;* -: = Taubstummheit

Sur|factant [sə:ˈfæktənt; engl. Kurzbildung aus *surface-active agent* = oberflächenaktiver Stoff] *s,* auch: *m;* -[s], -s: **a)** allg. Bez. für einen grenzflächenaktiven Stoff; **b)** in der Med. Bez. für eine von den Alveolarepithelien gebildete natürliche, grenzflächenaktive Substanz aus Lezithinabkömmlingen und Proteinen, die die Oberflächenspannung der Lungenalveolen herabsetzt und damit die Bildung von ↑Atelektasen verhindert

Surrogat [zu lat. *surrogare* = nachwählen lassen, ergänzen]: Ersatzstoff für eine ↑Droge (3)

sursum [aus gleichbed. lat. *sursum*]: Adverb mit der Bedeutung »aufwärts, in die Höhe«; z. B. in der Fügung ↑Strabismus sursum vergens

Sur|veil|lance [sə:ˈvɛɪləns; frz. u. engl. = Überwachung, zu frz. *veille* = (Nacht)wache] *w;* -: kontinuierliche Überwachung von Erkrankungen oder Todesfällen

su|spekt, in fachspr. Fügungen: **su|spectus, ...ta, ...tum** [zu lat. *suspicere, suspectum* = aufsehen; vermuten, argwöhnen]: verdächtig, eine Erkrankung vermuten lassend (von Symptomen, körperlichen Veränderungen u. a.)

sus|pendie|ren [aus lat. *suspendere, suspensum* = aufhängen]: **1)** [Glieder] aufhängen, hochhängen, hochlagern (Med.). **2)** [Teilchen in einer Flüssigkeit] fein verteilen, aufschwemmen (Chem.). **Suspension** *w;* -, -en: **1)** das Aufhängen, Hochhängen, Hochlagern [von Gliedern] (Med.). **2)** Aufschwemmung, feinste Verteilung fester Stoffe in Flüssigkeiten (Chem.)

Sus|pensorium [zu lat. *suspendere, suspensum* = aufhängen] *s;* -s, ...rien [...iən]: Tragevorrichtung für erschlaffte, zu schwer herabhängende Glieder (z. B. Hodensack, weibliche Brust)

Sustentaculum talare [aus lat. *sustentaculum* = Grundpfeiler, Stütze; ↑talaris] *s;* - -, ...la ...ria: Höcker des Fersenbeins, der das Sprungbein stützt (Anat.)

Susurrus au|rium [lat. *susurrus* = Zischeln, Flüstern; Sausen; ↑Auris] *m;* - -, ...rri -: »Ohrensausen«, subjektiv empfundenes Geräusch bei Innenohrerkrankungen; ↑Tinnitus

Suszeptivität [zu lat. *suscipere* = aufnehmen]: familiäre Veranlagung für bestimmte Krankheiten

Sutur [zu lat. *suere, sutum* = nähen, zusammennähen] *w;* -, -en, in fachspr. Fügungen: **Sutura,** *Pl.:* ...rae: **1)** chirurgische Naht. **2)** »Knochennaht«, starre Verbindung zwischen Knochen in Form einer sehr dünnen Schicht faserigen Bindegewebes (Anat.). **Sutura coronalis:** »Kronennaht«, »Kranznaht«, Schädelnaht zwischen Stirnbein und Scheitelbein. **Suturae cranii** *Pl.:* »Schädelnähte«, starre Verbindungen der Schädelknochen untereinander, meist nach den Knochen benannt, die in ihnen zusammenstoßen. **Sutura eth|mo|ido|la|crimalis** [zu ↑ethmoidalis (in der Fügung ↑Os ethmoidale) und ↑lacrimalis]: Verbindungsnaht zwischen Siebbein und Tränenbein. **Sutura eth|mo|ido-maxillaris:** Verbindungsnaht zwischen Siebbein und Oberkieferknochen. **Sutura frontalis:** »Stirnnaht«, Verbindungsnaht zwischen rechter und linker Hälfte der Stirnbeinschuppe, die beim Erwachsenen meist bis auf den unteren Teil oder ganz verschwindet (bleibt sie ganz bestehen, wird sie auch als Sutura metopica bezeichnet). **Sutura fronto-eth|mo|idalis:** Verbindungsnaht zwischen Stirnbein und Siebbein. **Sutura fronto|la|crimalis:** Verbindungsnaht zwischen Stirnbein und Tränenbein. **Sutura fronto|maxillaris:** Verbindungsnaht zwischen Stirnbein und Oberkieferknochen. **Sutura fronto|nasalis:** Verbindungsnaht zwischen Stirnbein und Nasenbein. **Sutura fronto-zygomatica:** Verbindungsnaht zwischen Stirnbein und Jochbein. **Sutura in|cisiva:** Zwischenkiefernaht, Grenzlinie zwischen den miteinander verschmolzenen Oberkiefer- und Zwischenkieferknochen. **Sutura in|fra|orbitalis:** Knochennaht, die vom ↑Foramen infraorbitale zum ↑Sulcus infraorbitalis des Oberkieferknochens zieht. **Sutura inter|maxillaris:** Verbindungsnaht der beiden Oberkieferknochen. **Sutura inter|nasalis:** Verbindungsnaht zwischen dem rechten und dem linken Nasenbein. **Sutura la|crimo|con|chalis:** Knochennaht zwischen Tränenbein und knöcherner Nasenmuschel. **Sutura la|crimo|maxillaris:** Verbindungsnaht zwischen Tränenbein und Oberkieferknochen. **Sutura lamb|do|idea:** »Lambdanaht«, Schädelnaht zwischen dem Hinterhauptbein und den beiden Scheitelbeinen (von der Form des griechischen Buchstabens Lambda). **Sutura metopica** = Sutura frontalis. **Sutura naso|maxillaris:** Verbindungsnaht zwischen Nasenbein und Oberkieferknochen. **Sutura oc|cipito|masto|idea:** rechte bzw. linke Schädelnaht zwischen Hinterhauptbein und Schläfenbein in Verlängerung der Lambdanaht. **Sutura palatina media|na:** Verbindungsnaht zwischen den waagrechten Teilen der beiden Gaumenbeine. **Sutura palatina trans|versa:** Verbindungsnaht zwischen den Gaumenfortsätzen des Oberkieferknochens und den Gaumenbeinen. **Sutura palato|eth|mo|idalis:** Verbindungsnaht zwischen Gaumenbein und Siebbein. **Sutura palato|maxillaris:** Verbindungsnaht zwischen Gaumenbein und Oberkieferknochen. **Sutura parieto|masto|idea** [- ...rı-e...]: Knochennaht zwischen Scheitelbein und Schläfenbein. **Sutura plana:** »glatte Naht«, Knochennaht ohne Verzahnung. **Sutura sagittalis:** »Pfeilnaht«, Schädelnaht in der Mittellinie des Kopfes zwischen den beiden Scheitelbeinen. **Sutura serrata:** »Sägenaht«, Knochennaht mit sägeförmigen, verzahnten Rändern. **Sutura spheno|eth|mo|idalis:** Schädelnaht zwischen Keilbein und Siebbein. **Sutura sphenofrontalis:** (rechte bzw. linke) Schädelnaht zwischen Keilbein und Stirnbein. **Sutura sphenomaxillaris:** Verbindungsnaht zwischen Keilbein und Oberkieferknochen. **Sutura spheno|parietalis** [- ...rı-e...]: (rechte bzw. linke) Schädelnaht zwischen Keilbein und Scheitelbein. **Sutura spheno|squa|mosa:** (rechte bzw. linke) Schädelnaht zwischen Keilbein und Schläfenbein. **Sutura spheno|vomeria|na** [zu ↑sphenoidalis (in der Fügung ↑Os sphenoidale) u. ↑Vomer]: Verbindungsnaht zwischen Keilbein und Pflugscharbein. **Sutura spheno|zygomatica:** Verbindungsnaht zwischen Keilbein und Jochbein. **Sutura squamosa:** »Schuppennaht«, Knochennaht, bei der sich die abgeschrägten Knochenränder überlappen. **Sutura squa|mosa (cranii):** Schädelnaht zwischen Schläfenbeinschuppe und Scheitelbein. **Sutura squa|moso|masto|idea:** Verbindungsnaht zwischen Schläfenbeinschuppe und Felsenbeinteil des Schläfenbeins (verschwindet beim Erwachsenen). **Sutura temporo|zygomatica:** Verbindungsnaht zwischen Schläfenbein und Jochbein. **Sutura zygomatico|maxillaris:** Verbindungsnaht zwischen Jochbein und Oberkieferknochen

Sv: Abk. für ↑Sievert

SV: Abk. für *S*chlag*v*olumen

SVT: Abk. für *S*inus*v*enen*t*hrombose

Sweet-Syndrom [nach dem brit. Dermatologen Robert Sweet, 1918–2001]: akute febrile neutrophile Dermatose; plötzlich auftretende Hautrötung, hohes Fieber und Anstieg der neutrophilen Granulozyten im Blut; die Ursache sind Autoimmunerkrankungen oder Medikamente

Swyer-James-Syndrom [nach dem kanad. Pädiater Paul R. Swyer, 1918–2001, u. dem amerik. Arzt G.C. James, 1921–?]: einseitig helle Lunge, Emphysem eines Lungenlappens oder -flügels

Swyer-Syndrom [nach dem engl. Endokrinologen Paul R. Swyer, 1917–?]: ↑Gonadendysgenesie ohne weitere Fehlbildungen durch einen Gendefekt, dadurch Entwicklung eines weiblichen Phänotyps trotz männlichen Karyotyps (46 XY); Uterus und Vagina sind normal ausgebildet, aber keine Ovarien vorhanden, daher fallen ab der Pubertät eine Amenorrhoe und Infertilität auf

sy..., Sy... vgl. syn..., Syn...

Sycosis vgl. Sykose

Sydenham-Chorea [ˈsaɪdənhæm...; nach dem engl. Arzt Thomas Sydenham, 1624–1689]: = Chorea minor

Sykose [zu gr. *σῦκον* = Feige] *w;* -, -n, in fachspr. Fügungen: **Sycosis,** *Pl.:* Sycoses: ältere Bez. für ↑Folliculitis barbae

syl..., Syl... vgl. syn..., Syn...

syl|labaris, ...re [zu gr. *συλλαβή* = das Zusammenfassen; die Silbe]: die Sprechsilben betreffend; z. B. ↑Dysarthria syllabaris

sym..., Sym... vgl. syn..., Syn...

Sym|biont [zu gr. *συμβιῶν* = zusammenleben] *m;* -en, -en: Lebewesen, das in Symbiose lebt (Zool.). **sym|biontisch** = symbiotisch. **Sym|bio|se** *w;* -, -n: Zusammenleben von Organismen zu gegenseitigem Nutzen (Zool.). **Sym|bio|tikum** *s;* -s, ...ka: Arzneimittel, das sowohl gegen grampositive wie auch gegen gramnegative Erreger wirkt. **sym|bio|tisch:** **1)** die Symbiose betreffend. **2)** in der Fügung: **symbio|tisches Molekül:** Molekül, das unterschiedliche Wirkungen in sich vereinigt (von Arzneimitteln gesagt)

Sym|ble|pharon [↑syn... u. gr. *βλέφαρον* = Augenlid] *s;* -s: Verwachsung eines Augenlids mit dem Augapfel durch Brückenbildung der Augenbindehaut (z. B. nach Verätzungen oder Verbrennungen)

Symbol|agnosie: Unfähigkeit, Symbole der Mitteilung (sprachlich-akustischer, mimischer, bildlicher Art o. Ä.) als solche zu verstehen (trotz uneingeschränktem Wahrnehmungsvermögen der Sinnesorgane)

Symbolo|phobie [zum FW *Symbol* u. gr. *φόβος* = Furcht] *w;* -, ...ien: krankhafte Angst vor bestimmten Ereignissen oder Handlungen, denen eine besondere symbolische Bedeutung beigelegt wird

Syme-Plastik [saɪm...; nach dem schott. Chirurgen James Syme, 1799–1870]: Schaffung eines prothesengerechten Amputationsstumpfes bei der Exartikulation eines Fußes im oberen Sprunggelenk durch Abdecken des Stumpfendes mit einem Hautlappen des Fersenbereichs

sym|me|trisch, in fachspr. Fügungen: **sym|me|tricus, ...ca, ...cum** [zu gr. *σύμμετρος* = nach etwas abgemessen; verhältnismäßig; gleichmäßig]: (auf beiden Körperseiten) gleichmäßig, spiegelbildlich auftretend; z. B. in der Fügung ↑Adenolipomatosis symmetrica

Sym|path|ek|tomie [↑Sympathikus u. ↑Ektomie] *w;* -, ...ien: operative Entfernung eines Teils des Sympathikus (zur Ausschaltung krankhafter Einflüsse des vegetativen Nervensystems auf den Körper, z. B. von Schmerzen)

sympathicus vgl. sympathisch

Sympathikoblastom vgl. Sympathoblastom

Sym|pa|thiko|lyse [zu ↑Sympathikus u. gr. *λύειν* = lösen, auflösen] *w;* -, -n: Hemmung oder Aufhebung der Reizung sympathischer Nerven (durch Arzneimittel). **Sym|pa|thiko|lytikum,** auch: **Sym|pa|tho|lytikum** *s;* -s, ...ka: Arzneimittel, das die Reizung sympathischer Nerven hemmt oder aufhebt

Sym|pa|thiko|mimetikum, auch: **Sym|pa|tho|mimetikum** [zu ↑Sympathikus u. gr. *μιμεῖσθαι* = nachahmen] *s;* -s, ...ka: Arzneimittel, das im Organismus die gleichen Erscheinungen hervorruft, wie sie durch Erregung des ↑Sympathikus ausgelöst werden (u. a. Adrenalin, Noradrenalin)

sym|pa|thiko|ton: den Sympathikotonus betreffend, mit diesem zusammenhängend. **Sym|pa|thiko|tonie** [zu ↑Sympathikus u. gr. *τόνος* = das Spannen, Anspannen] *w;* -, ...ien: erhöhte Erregbarkeit des sympathischen Nervensystems. **Sym|pa|thiko|toniker** *m;* -s, -, **Sym|pa|thiko|tonikerin** *w;* -, -nen: Person, die an Sympathikotonie leidet. **Sym|pa|thiko|tonikum** *s;* -s, ...ka: Arzneimittel, das das sympathische Nervensystem anregt. **Sym|pa|thiko|tonus** *m;* -: erhöhter Tonus des sympathischen Nervensystems

Sym|pa|thikus *m;* -, ...thizi: übliche Kurzbez. für ↑Truncus sympathicus und zugehörige vegetative Nerven und Ganglien; Teil des vegetativen Nervensystems, der zu erhöhter Leistungsbereitschaft führt; Gegenspieler des ↑Parasympathikus

sym|pa|thisch, in fachspr. Fügungen: **sym|pa|thicus, ...ca, ...cum** [zu gr. *συμπαθεῖν* = mit- oder zugleich leiden, empfinden]: **1)** zum vegetativen Nervensystem bzw. zum Sympathikus gehörend, diese betreffend. **2)** auf das ursprünglich nicht erkrankte andere Organ eines Organpaares (z. B. Augen) übergreifend; z. B. in der Fügung ↑Ophthalmia sympathica

Sym|pa|tho|blastom, auch: **Sym|pa|thiko|blastom** [↑Sympathikus u. ↑Blastom] *s;* -s, -e: Tumor, der vom Nebennierenmark oder von den Paraganglien des Sympathikus ausgeht und hormonal inaktiv ist (Vorkommen fast nur im Kindesalter)

Sym|pa|tho|gonie [...iə; zu ↑Sympathikus u. gr. *γονή* = Abstammung, Geschlecht] *w;* -, -n (meist *Pl.*): unreife Nervenzellen des sympathischen Nervensystems

Sym|pa|tho|goniom [zu ↑Sympathogonie] *s;* -s, -e: bösartiger Tumor aus Sympathogonien, der zur Gruppe der Sympathoblastome gehört

Sympatholytikum vgl. Sympathikolytikum

Sympathomimetikum vgl. Sympathikomimetikum

Sym|phon|allaxis [zu gr. *σύμφωνος* = zusammentönend, -klingend u. gr. *ἀλλάττειν* = verändern; verwechseln, vertauschen] *w;* -, ...xes: Sprachstörung mit Vertauschen von Konsonanten

Sym|physe [aus gr. *σύμφυσις* = das Zusammenwachsen, Verwachsen] *w;* -, -n, in fachspr. Fügungen: **Sym|physis,** *Pl.:* ...yses: Verwachsung zweier Knochenstücke; faserig-knorpelige Knochenfuge (Anat.). **Sym|physis inter|verte|bralis:** bindegewebige Verbindung der Wirbelkörper. **Sym|physis manu|brio|sternalis** [zu ↑Manubrium u. ↑Sternum]: neuere Bez. für ↑Synchondrosis manubriosternalis. **Sym|physis mentalis:** bindegewebige Verbindung zwischen linker und rechter Hälfte des Unterkiefers. **Sym|physis pubica:** »Schambeinfuge«, die Vereinigung der vorderen Enden der oberen Schambeinäste

Sym|physeo|tomie [↑Symphyse u. ↑...tomie] *w;* -, ...ien: operative Durchtrennung der Schambeinfuge

sym|physia|lis, ...le [zu ↑Symphyse]: zur Schambeinfuge gehörend

sym|phytisch [aus gr. *σύμφυσις* = das Zusammenwachsen, Verwachsen]: zusammengewachsen

Sym|plasma [↑Syn... u. ↑Plasma] *s;* -s: mehrkerniger Zellverband ohne wahrnehmbare Zellgrenzen

Sym|posion, auch: **Sym|posium** [von gr. *συμπόσιον* = Trinkgelage, Gastmahl] *s;* -s, ...sien [...iən]: Tagung bes. von Wissenschaftlern, auf der in zwanglosen Vorträgen und Diskussionen die Ansichten über ein bestimmtes Thema erörtert werden

Sym|ptom [aus gr. *σύμπτωμα* = Zufall; vorübergehende Eigentümlichkeit] *s;* -s, -e: Krankheitszeichen, für eine bestimmte Krankheit charakteristische, zu einem bestimmten Krankheitsbild gehörende krankhafte Veränderung. **sym|ptomatisch:** **1)** die Symptome betreffend; nur auf die Symptome, nicht auf die Krankheitsursache einwirkend (z. B. von einer ärztlichen Behandlung). **2)** in fachspr. Fügungen: **sym|ptomaticus, ...ca, ...cum:** keine selbstständige Erkrankung darstellend, sondern als Symptom einer anderen Krankheit auftretend; z. B. in der Fügung ↑Anaemia symptomatica

Sym|ptomato|logie [↑Symptom u. ↑...logie] *w;* -: Lehre von den Krankheitszeichen

Sym|ptomen|kom|plex = Syndrom

Sym|pus [↑syn... u. gr. *πούς* = Fuß] *m;* -: Fehlbildung mit zusammengewachsenen unteren Extremitäten

syn..., Syn...

vor b, m, p angeglichen zu **sym..., Sym...;** vor l zu **syl..., Syl...;** gelegentlich verkürzt zu **sy..., Sy...**
⟨gr. *σύν* »zusammen; mit; übereinstimmend mit«⟩
Präfix mit der Bedeutung »mit, zusammen; gemeinsam; gleichzeitig mit; gleichartig«:
- Synalgie
- Symbiose
- Synarthrose
- Synästhesie

Syn|adel|phus [↑syn... u. gr. *ἀδελφός* = Bruder] *m;* -, ...phi: fehlgebildete Zwillinge mit nur einmal ausgebildetem Rumpf, aber doppelt ausgebildeten Gliedmaßen

Syn|algie [↑syn... u. ↑...algie] *w;* -, ...ien: Mitempfinden von Schmerzen in einem nicht erkrankten Körperteil

Syn|ap|se [aus gr. *σύναψις* = Verbindung] *w;* -, -n, in fachspr. Fügungen: **Syn|ap|sis,** *Pl.:* ...ap|ses: **1)** Verbindungsstelle von Nerven mit anderen Nerven oder Geweben, z. B. Muskeln, Drüsengewebe usw., an der eine Reizübertragung durch Transmitter erfolgt. **2)** Übergangsstelle vom zentripetalen zum zentrifugalen Ast eines Reflexbogens

Syn|ar|throse [zu ↑syn... u. gr. *ἄρθρον* = Glied, Gelenk] *w;* -, -n, in fachspr. Fügungen: **Syn|ar|throsis,** *Pl.:* ...oses: sogenanntes unechtes Gelenk, bei dem die Knochen bindegewebig oder knorpelig verbunden oder knöchern zusammengeschmolzen sind; ↑Junktur

Syn|äs|thes|algie [↑Synästhesie und ↑...algie] *w;* -, ...ien: Auslösung eines Schmerzanfalls bei ↑Kausalgie von abgelegenen Hautzonen her

Syn|äs|thesie [aus gr. *συναίσθησις* = Mitempfindung] *w;* -, ...ien: [Mit]erregung eines Sinnesorgans durch einen nichtspezifischen Reiz, z. B. subjektives Wahrnehmen optischer Erscheinungen (Farben) bei akustischer und mechanischer Reizeinwirkung. **syn|äs|thetisch:** die ↑Synästhesie betreffend; durch einen nichtspezifischen Reiz erzeugt (z. B. von Sinneswahrnehmungen)

Syn|chilie [zu ↑syn... u. gr. *χεῖλος* = Lippe] *w;* -, ...ien: angeborene Verwachsung der Lippen

Syn|cholie [zu ↑syn... und gr. *χόλος* = Galle] *w;* -, ...ien: Ausscheidung von exogenen Substanzen (z. B. von Röntgenkontrastmitteln, Farbstoffen) mit der Galle in die Verdauungswege. **Syncholikum** *s;* -s, ...ka: exogene Substanz, die mit der Galle in die Gallenblase bzw. in den Darm ausgeschieden wird (z. B. Röntgenkontrastmittel zur Darstellung der Gallenblase)

Syn|chon|drose [zu ↑syn... u. gr. *χόνδρος* = Korn; Knorpel] *w;* -, -n, in fachspr. Fügungen: **Syn|chondrosis,** *Pl.:* ...oses: »Knorpelfuge«, feste, nicht gelenkartige Verbindung zweier Knochen, die durch Knorpelgewebe hergestellt wird (Anat.). **Syn|chondroses cranii** *Pl.:* die Knorpelverbindungen der Schädelknochen. **Syn|chon|drosis in|tra|occipitalis anterior:** knorpelige Verbindung zwischen dem Mittelteil und den beiden Seitenteilen des Hinterhauptbeins beim Neugeborenen. **Syn|chondrosis in|tra|oc|cipitalis posterior:** knorpelige Verbindung der Hinterhauptschuppe mit den beiden Seitenteilen des Hinterhauptbeins beim Neugeborenen. **Syn|chon|drosis manu|brio|sternalis:** die knorpelige Verbindung zwischen Handgriff und Körper des Brustbeins. **Syn|chon|drosis pe|tro|occipitalis:** die knorpelige Verbindung zwischen dem Körper des Hinterhauptbeins und dem Felsenbeinteil des Schläfenbeins, die die ↑Fissura petrooccipitalis ausfüllt. **Syn|chon|drosis spheno|oc|cipitalis:** die knorpelige Verbindung zwischen Keilbeinkörper und Körper des Hinterhauptbeins. **Syn|chondrosis spheno|pe|trosa:** die knorpelige Verbindung zwischen dem Unterrand des großen Keilbeinflügels und dem Felsenbeinteil des Schläfenbeins, die die ↑Fissura sphenopetrosa ausfüllt. **Syn|chondroses sternales** *Pl.:* die knorpeligen Verbindungen zwischen Handgriff und Körper des Brustbeins sowie zwischen Schwertfortsatz und Körper des Brustbeins. **Syn|chon|drosis xi|pho|sternalis:** die knorpelige Verbindung zwischen Schwertfortsatz und Körper des Brustbeins

syn|chron [zu ↑syn... u. gr. *χρόνος* = Zeit]: gleichzeitig, im Rhythmus übereinstimmend (z. B. vom Puls und Herzschlag)

Syn|chysis [aus gr. *σύγχυσις* = Vermischung] *w;* -, ...chyses: in den Fügungen: **Syn|chysis corporis vitrei** [- - ...e-ı; ↑Corpus vitreum]: Verflüssigung des Glaskörpers im Auge, Veränderung des kolloidalen Gelzustandes (zumeist ein Alterungsprozess). **Syn|chysis scintillans:** Glaskörperglitzern, Augenglaskörperveränderung mit Einlagerung von Licht reflektierenden gelblichen Cholesterinkristallen

Syn|daktylie [zu ↑syn... u. gr. *δάκτυλος* = Finger; Zehe] *w;* -, ...ien: angeborene seitliche Verwachsung von zwei oder mehreren Fingern bzw. Zehen

Syn|desmo|logie, latinisiert: **Syn|desmo|logia**[1] [zu ↑Syndesmose u. ↑...logie] *w;* -: **1)** Teilgebiet der Anatomie, das sich mit den Bändern befasst. **2)** Gesamtheit der Bänder, die Knochen miteinander verbinden oder Eingeweide halten

Syn|desmo|phyt [zu ↑Syndesmose und ↑...phyt] *m;* -en, -en: von einem Ligament ausgehender knöcherner Auswuchs

Syn|desmose [zu gr. *σύνδεσμος* = Verbindung, Band] *w;* -, -n, in fachspr. Fügungen: **Syn|desmosis,** *Pl.:* ...oses: »Bandhaft«, feste Verbindung zwischen Knochen durch faserige oder elastische Bänder (Anat.). **Syndesmosis radio|ulnaris** [zu ↑Radius u. ↑Ulna]: neuere Bez. für ↑Articulatio radioulnaris. **Syndesmosis tibio|fibularis:** feste faserige Verbindung der unteren Enden von Schienbein und Wadenbein. **Syn|desmosis tympano|stapedia:** faseri-

S
syn

ge Verbindung zwischen der Fußplatte des Steigbügels und dem Vorhoffenster

Syn|det [aus engl. *syndet*, Kurzw. aus engl. *syn*thetic *det*ergent = synthetisches Detergens] *s;* -s, -s (meist *Pl.*): medizinische Seifen, die im Gegensatz zu den aus Fett gewonnenen Seifen synthetisch hergestellt werden

Syn|drom [zu gr. *σύνδρομος* = zusammenlaufend] *s;* -s, -e: Symptomenkomplex, Krankheitsbild, das sich aus dem Zusammentreffen verschiedener charakteristischer Symptome ergibt

Syn|echie [zu gr. *συνέχειν* = zusammenhalten; verbinden] *w;* -, ...ien: Verklebung oder Verwachsung normalerweise nicht verbundener Gewebeschichten, z.B. von Regenbogenhaut und Augenlinse (hintere Synechie) bzw. Regenbogenhaut und Hornhaut (vordere Synechie)

Syn|eresis [zu ↑Syn...]: Glaskörperverflüssigung, meist mit frei beweglichen Verdichtungen

Syn|ergie [zu gr. *συνεργεῖν* = mit jmdm. arbeiten, jmdm. helfen] *w;* -: Zusammenwirken mehrerer Muskeln oder Drüsen (zur Herbeiführung bestimmter Reaktionen des Organismus, z.B. einer Bewegung oder eines Stoffwechselvorgangs). **Synergismus** *m;* -, ...men: **1)** = Synergie. **2)** Symbiose von Mikroorganismen. **3)** Zusammenwirken von mehreren Arzneimitteln in additiver oder potenzierender Weise. **Syn|ergist** *m;* -en, -en (meist *Pl.*): **1)** Bezeichnung für Organe (bes. Muskeln), die gleichsinnig zusammenwirken. **2)** Bezeichnung für Arzneimittel, die sich in additiver oder potenzierender Weise ergänzen. **syn|ergistisch:** zusammenwirkend (von Muskelgruppen, Drüsen, auch von Arzneimitteln u.Ä.)

syn|gen [↑syn... u. ↑...gen]: = isogen

Syn|kan|thus [↑syn... u. ↑Kanthus] *m;* -, ...thi: = Symblepharon

Syn|karyon [↑syn... u. gr. *κάρυον* = Nuss; Fruchtkern] *s;* -s, ...ya: diploider Zellkern, der durch Verschmelzung von zwei Kernen entstanden ist (Biol.)

Syn|karzino|genese [↑syn..., gr. *καρκίνος* = Krebs u. ↑Genese] *w;* -, -n: Zusammenwirken mehrerer Krebs erzeugender Faktoren bei der Entstehung eines Krebses

Syn|karzino|lyse [zu ↑syn..., gr. *καρκίνος* = Krebs u. gr. *λύειν* = lösen, auflösen] *w;* -, -n: gleichzeitige Anwendung verschiedener Heilmittel zur Auflösung einer bösartigen Geschwulst

Syn|kinese [↑syn... u. gr. *κίνησις* = Bewegung] *w;* -, -n: unwillkürliche Mitbewegung von Muskeln bzw. Muskelgruppen, deren Mitbeteiligung an der Bewegung primär nicht erforderlich ist

Syn|klitismus [zu gr. *συγκλίνειν* = sich zusammen niederlegen, zusammenliegen] *m;* -, ...men: Einstellung des kindlichen Kopfes während der Geburt derart, dass die Pfeilnaht in der Führungslinie des Beckens verläuft

syn|kopal [zu gr. *συγκοπή* = das Zusammenschlagen, -prallen; plötzliche Ohnmacht]: in Form einer Synkope auftretend. **Syn|kope** [auch noch: 'zʏnkope:] *w;* -, ...kopen: »Ohnmacht«, meist kurz dauernde, mit plötzlichem Bewusstseinsverlust verbundene, jedoch harmlose Störung der Hirndurchblutung

Syn|ophrys [↑syn... u. gr. *ὀφρύς* = Augenbraue] *w;* -: Zusammenwachsen der Augenbrauen

Syn|oph|thalmus [↑syn... u. gr. *ὀφθαλμός* = Auge] *m;* -, ...mi: = Zyklopie

Syn|opto|phor [zu ↑syn..., zum Stamm von ↑optisch u. zu ↑...phor] *s;* -s, -en u. **Syn|optoskop** [↑...skop] *s;* -s, -e: Stereoskop, mit dem die (motorische und sensorische) Koordinationsfähigkeit der Augen ermittelt wird (u.a. zur Messung des subjektiven Schielwinkels)

Syn|or|chidie [zu ↑syn... u. ↑Orchis] *w;* -, ...ien: angeborene Verwachsung beider Hoden

Syn|ostose [zu ↑syn... u. gr. *ὀστέον* = Knochen] *w;* -, -n, in fachspr. Fügungen: **Synostosis**, *Pl.:* ...oses: feste knöcherne Verbindung benachbarter Knochen oder Knochenteile (Anat.)

Syn|ov|ek|tomie, auch: **Syn|ovial|ek|tomie** [zu ↑Synovialis u. ↑Ektomie] *w;* -, ...ien: operative Entfernung der ↑Membrana synovialis

Syn|ovia [zu ↑syn... u. lat. *ovum* = Ei] *w;* -: Gelenkschmiere, farblose, fadenziehende Flüssigkeit in den Gelenken, die der Gleitfähigkeit des Gelenks dient und den Knorpel ernährt (Anat.)

Synovialektomie vgl. Synovektomie

syn|ovia|lis, ...le [zu ↑Synovia]: die Gelenkschmiere betreffend, zu ihr gehörend; Gelenkschmiere absondernd; z.B. in der Fügung ↑Membrana synovialis. **Syn|ovia|lis** *w;* -, ...les: übliche Kurzbez. für ↑Membrana synovialis. **Syn|ovia|litis** *w;* -, ...litiden (in fachspr. Fügungen: ...litides): = Synovitis

Syn|ovia|lom [zu ↑Synovialis] *s;* -s, -e: von der ↑Synovialis ausgehende bösartige Geschwulst

Syn|ovial|zotten: zottenartige Fortsätze der Synovialis an den Gelenkinnenflächen

Synoviitis vgl. Synovitis

Syn|ovi|or|these [Kurzbildung zu ↑synovialis (in der Fügung ↑Membrana synovialis) u. gr. *ὀρθός* = gerade; richtig; recht] *w;* -, -n: therapeutische Maßnahme zur Heilung einer erkrankten Gelenkinnenhaut (Membrana synovialis) mit Chemikalien, Radionukliden oder Strahlen

Syn|ovitis od. **Syn|ovi|itis** [zu ↑Synovialis] *w;* -, ...itiden (in fachspr. Fügungen: ...itides): Entzündung der Synovialis (eine Form der Gelenkentzündung)

Syn|psych|algie [↑syn... u. ↑Psychalgie] *w;* -, ...ien: Auslösung eines Schmerzanfalls bei ↑Kausalgie durch taktile, optische, akustische und emotionelle Reize

Synthasen [zu ↑Synthese] *Pl.*: Enzym, das Synthesen katalysiert

Syn|these [von gr. *σύνθεσις* = das Zusammenlegen; die Zusammensetzung] *w;* -, -n: Aufbau einer [komplizierten] chem. Verbindung aus einfacheren Stoffen (Chemie, insbes. Biochemie). **synthetisch:** die chem. Synthese betreffend; auf dem

Weg der Synthese [entstanden]; künstlich (chemisch) hergestellt. **synthetisieren:** eine Substanz künstlich, durch Synthese herstellen

Syn|topie [zu ↑syn... u. gr. τόπος = Ort, Stelle] *w; -, ...ien:* Lagebeziehung eines Organs zu benachbarten Organen

Syn|tropie [↑syn... u. ↑...tropie] *w; -, ...ien:* gemeinsames Auftreten zweier verschiedener Krankheiten

Syn|urie [↑syn... u. ↑...urie] *w; -, ...ien:* Ausscheidung von exogenen Substanzen (z. B. von Röntgenkontrastmitteln bei urografischen Röntgenuntersuchungen) durch den Urin

Syn|ze|phalus [zu ↑syn... u. gr. κεφαλή = Kopf] *m; -, ...li:* Zwillingsfehlbildung mit zusammengewachsenen Köpfen

syn|zytial: das Synzytium betreffend. **Synzytium** [zu ↑syn... u. gr. κύτος = Höhlung; Wölbung; Zelle] *s; -s, ...ien* [...iən]: durch Teilung oder Verschmelzung von Zellen entstehender mehrkerniger Zellverband ohne Zellgrenzen (Biol.)

Sy|philid [zu ↑Syphilis] *s; -[e]s, -e:* syphilitischer Hautausschlag

Sy|philido|phobie [zu ↑Syphilis u. gr. φόβος = Furcht] *w; -, ...ien:* krankhafte Angst vor der Ansteckung mit Syphilis bzw. krankhafte Neigung, jede Störung im Allgemeinbefinden auf eine vermeintliche Syphiliserkrankung zu beziehen

Sy|philis [nach dem Titel eines lat. Lehrgedichts des 16. Jh., in dem die Geschichte eines an Syphilis erkrankten Hirten namens Syphilus erzählt wird] *w; -:* Geschlechtskrankheit, die durch ↑Treponema pallidum hervorgerufen und meist durch Geschlechtsverkehr übertragen bzw. konnatal erworben wird; als erworbene Krankheit chronisch in vier Stadien verlaufend und zu Veränderungen an Haut, inneren Organen, Knochen, Gehirn und Rückenmark führend; hinzu kommt die Latenzphase, in der der Erreger noch im Organismus ist, aber keine Symptome mehr verursacht

syphiliticus vgl. syphilitisch. **Sy|philitiker** *m; -s, -,* **Sy|philitikerin** *w; -, -nen* [zu ↑Syphilis]: Person, die an Syphilis leidet. **sy|philitisch,** in fachspr. Fügungen: **sy|philiticus, ...ca, ...cum:** die Syphilis betreffend; auf Syphilis beruhend; z. B. in der Fügung ↑Acne syphilitica

Sy|philo|derma [↑Syphilis u. ↑Derma] *s; -s, -ta:* syphilitische Hauterkrankung, auf Syphilis beruhende Hautveränderungen

Sy|philo|id [↑Syphilis u. ↑...id] *s; -[e]s, -e:* syphilisähnliche Erkrankung, mildere Verlaufsform der Syphilis

Sy|philom [zu ↑Syphilis] *s; -s, -e:* = Gumma

Sy|philo|manie [↑Syphilis u. ↑Manie] *w; -, ...ien:* = Syphilidophobie

Sy|philose [zu ↑Syphilis] *w; -, -n:* allg. Bez. für eine syphilitische Erkrankung

Syrin|gitis [zu gr. σῦριγξ, Gen.: σύριγγος = Röhre; Höhle] *w; -, ...itiden* (in fachspr. Fügungen: itides): Entzündung der Ohrtrompete

syrin|go..., Syrin|go... [aus gr. σῦριγξ, Gen.: σύριγγος = Röhre; Höhle; auch = hohles Geschwür, Fistel]: Bestimmungswort von Zusammensetzungen mit den Bedeutungen: **1)** »röhrenförmiges Organ«; z. B. Syrinx = Ohrtrompete (Tuba auditiva). **2)** »Höhle, Hohlraum« (z. B. als Gewebsfehlbildung); z. B.: Syringomyelie. **3)** »Fistel, offenes Geschwür«; z. B.: Syringotom

Syrin|go|bulbie [zu ↑syringo... u. lat. *bulbus* bzw. gr. βολβός = Zwiebel, zwiebelförmiges Gebilde] *w; -, ...ien:* = Syringomyelie im Bereich des Bulbus der ↑Medulla oblongata

Syrin|gom [zu gr. σῦριγξ, Gen.: σύριγγος = Röhre; Höhle; auch = hohles Geschwür, Fistel] *s; -s, -e* (meist *Pl.*): kleine Knötchen an Augenlidern oder Brust, die von Schweißdrüsen ausgehen

Syrin|go|mye|lie [zu ↑syringo... u. gr. μυελός = Mark] *w; -, ...ien:* Erkrankung des Rückenmarks mit Höhlenbildung im grauen Mark

Syrin|go|plastik [↑syringo... u. ↑Plastik] *w; -, -en:* chirurgisch-plastischer Verschluss einer Fistel

Syrin|go|tom [↑syringo... u. ...tom] *s; -s, -e:* chirurgisches Spezialmesser, das an seiner Spitze gekröpft ist und zur operativen Spaltung von Fisteln dient

Sysom [↑syn... u. ↑...som] *s; -s, -e:* fehlgebildete Zwillinge mit zusammengewachsenem Rumpf, aber getrennten Köpfen

systal|tisch [gr. συσταλτικός = vermindernd; verkürzend; zusammenziehend]: zusammenziehend

System [von gr. σύστημα = ein aus mehreren Teilen zusammengesetztes Ganzes] *s; -s, -e,* in fachspr. Fügungen: **Systema,** *Pl.:* -ta: Organkomplex mit einheitlicher Gesamtfunktion im Organismus; Gesamtheit der an einer bestimmten Lebensfunktion beteiligten Organe und physiologischen Faktoren (z. B. Hormone, Enzyme); vgl. Apparat. **Systema digestorium** = Apparatus digestorius. **Systema lym|phaticum:** die Gesamtheit der Lymphgefäße, der Lymphknoten und der Milz. **Systema nervosum:** »Nervensystem«, die Gesamtheit aller Nervenzellen und Nervenbahnen, die der Steuerung, Koordinierung und Anpassung der Funktionen des Körpers und seiner Organe dienen. **Systema nervosum auto|nomicum:** »autonomes Nervensystem«, derjenige Teil des Nervensystems, der die Funktion von Organen steuert, deren Tätigkeit weitgehend dem Einfluss des Willens entzogen ist u. unbewusst abläuft. **Systema nervosum centrale:** »Zentralnervensystem«, aus Hirn und Rückenmark bestehender Teil des Nervensystems; Abk.: ZNS. **Systema nervosum periphericum:** »peripheres Nervensystem«, die nicht zum Hirn und Rückenmark bzw. zum autonomen Nervensystem gehörenden Nervenbahnen. **Systema respiratorium** = Apparatus respiratorius. **Systema skeletale:** anat. Bez. für das Knochengerüst. **Systema uro|genitale** = Apparatus urogenitalis

System|atrophie [zu ↑Systhem u. ↑Atrophie]: Atrophie eines Organsystems bzw. des Zentralen Nervensystems od. Bereichen davon; vgl. Multisystematrophie

System|erkrankung: Krankheit, die ein ganzes System des Organismus befällt (z. B. das blutbildende System). **systemisch:** ein Organsystem oder mehrere Organe in der gleichen Weise betreffend, auf ein Organsystem oder mehrere Organe in der gleichen Weise wirkend

Sy|stem|mykose: ↑Mykose, die, von einem zunächst lokal umgrenzten Haut- oder Schleimhautbefall ausgehend, innere Organe oder ganze Organsysteme (z. B. den Magen-Darm-Trakt) befällt

Sy|stole [ˈzʏstolə, seltener auch: ˈzystole:; von gr. *συστολή* = das Zusammenziehen; Vermindern] *w;* -, ...olen: Zusammenziehung eines muskulösen Hohlorgans, besonders des Herzmuskels. **Systolikum** *s;* -s, ...ka: Zeitdauer der Systole. **systolisch:** die Systole betreffend; bei der Systole auftretend

Szeno|test [zum FW *Szene*] *m;* -[e]s, -e u. -s: psychologischer Test bei Kindern und Jugendlichen zur Erhellung der Persönlichkeitsstruktur, bei dem der Proband mit Spielzeugfiguren u. Ä. szenische Vorgänge darzustellen hat, wobei (unbewusste) kindliche Konflikte zum Ausdruck gelangen sollen

Szent-Györgyi-Quo|tient [sɛnt dʒørdʒ...; nach dem ung. Biochemiker Albert von Szent-Györgyi, 1893–1986]: quantitatives Verhältnis der Kalium-, Phosphat- und Bikarbonationen in Körpergeweben und -flüssigkeiten zu den Kalzium-, Magnesium- und Wasserstoffionen, das von physiologischer Bedeutung für den Organismus ist (Zunahme der ersteren Gruppe verstärkt, Abnahme vermindert die nervöse Erregbarkeit)

Szinti|graf [Kurzw. aus ↑Szintillation u. ↑...graf] *m;* -en, -en: Gerät zur (fotograf.) Aufnahme von Szintigrammen. **Szinti|gra|fie** [↑...grafie] *w;* -, ...ien: bilderzeugendes nuklearmedizinisches Untersuchungsverfahren; Untersuchung und Darstellung innerer Organe mithilfe von Szintigrammen. **Szinti|gramm** [↑...gramm] *s;* -s, -e: durch die Einwirkung der Strahlung radioaktiver Stoffe auf eine fluoreszierende Schicht erzeugtes Leuchtbild (das z. B. die Verteilung und Speicherung radioaktiver Indikatoren in den Körpergeweben beobachten lässt)

Szintillation [zu lat. *scintillare, scintillatum* = Funken sprühen; funkeln, flimmern] *w;* -, -en: Auftreten von Lichtblitzen beim Auftreffen radioaktiver Strahlung auf fluoreszierende Stoffe (Phys.)

szir|rhös, in fachspr. Fügungen: **scir|rhosus, ...osa, ...osum** [zu ↑Szirrhus]: derb, schrumpfend (bezogen auf die Beschaffenheit von bösartig entartetem Gewebe oder infolge chronischer Reize durch Infektionen, z. B. bei der Leberzirrhose infolge einer Hepatitis). **Szir|rhus,** in fachspr. Fügungen: **Scir|rhus** [von gr. *σκίρρος* = Verhärtung; verhärtetes Geschwür] *m;* -: harte Krebsgeschwulst, Krebs mit reichlichem, derbem und schrumpfendem Stroma

T

T: chem. Zeichen für ↑Tritium

T_3: Abk. für ↑Trijodthyronin

T_4 = Tetrajodthyronin

Ta: chem. Zeichen für ↑Tantal

Tab [Kurzw. aus ↑Tablette] *w;* -, -s (meist *Pl.*): Bez. für »moderne« Tabletten, die in Wasser sehr schnell zerfallen und eine gut trinkbare Suspension bieten

Tabacosis vgl. Tabakose

Tabak-Alkohol-Amblyopie toxische Optikusneuropathie bei Mangelernährung (Vitamin-B-Mangel), Tabak- u. Alkoholabusus

Tabakose [zum FW *Tabak* gebildet] *w;* -, -n, in fachspr. Fügungen: **Tabacosis,** *Pl.:* ...oses: veralt. Bez. für: Tabakstaublunge, Ablagerung von Tabakstaub in der Lunge (bei Tabakarbeitern)

Tabaksbeutelnaht: ringförmig eingestülpte Naht für den operativen Verschluss von Hohlorganen

Tabanidae [zu lat. *tabanus* = Pferdebremse u. ↑...id] *Pl.:* »Bremsen«, Fliegen (zool. Familie), deren Weibchen sich vom Blut der Warmblüter ernähren

Tabatie|re [aus frz. *tabatière* = Schnupftabakdose] *w;* -, -n: Trivialbez. für die Vertiefung, die sich beim seitlichen Abspreizen des Daumens zwischen den beiden Sehnen seiner Extensormuskeln an der Innenseite des Handgelenkrückens ausbildet (kann zum Schnupfen mit Schnupftabak beschickt werden)

Tabes [aus lat. *tabes,* Gen.: *tabis* = allmähliches Vergehen; Auszehrung] *w;* -: **1)** veralt. allg. Bez. für: Auszehrung, Schwindsucht, ↑Tuberkulose. **2)** übliche Kurzbez. für: Tabes dorsalis. **Tabes dorsalis:** »Rückenmarksschwindsucht«, Spätstadium der Syphilis mit Degeneration der Rückenmarkshinterstränge. **Tabes mes|arai|ca** [zu gr. *μεσάραιον* = Darmgekröse]: hochgradige Auszehrung bei Tuberkulose der Mesenteriallymphknoten. **Tabeszenz** *w;* -, -en: Abzehrung, Auszehrung

Tabiker *m;* -s, -, **Tabikerin** *w;* -, -nen [zu ↑Tabes]: veralt. Bez. für eine Person, die an ↑Tabes dorsalis erkrankt ist. **tabisch:** an Rückenmarksschwindsucht leidend, tabeskrank; die Tabes dorsalis betreffend

Ta|blette [aus frz. *tablette* = Arzneitäfelchen, eigtl. = Tafel; Holzbrett; Platte (zu lat. *tabula* = Tisch)] *w;* -, -n, in fachspr. Fügungen: **Tabuletta,** *Pl.:* ...ettae: meist weiße, unter hohem mechanischem Druck aus pulverförmiger Substanz in gewöhnlich flachzylindrische Form gepresste Arzneizubereitung. **Tabuletta ob|ducta** [lat. *obductus* = überzogen, bedeckt]: = Dragée. **ta|blettie|ren:** eine Ausgangssubstanz in Tablettenform bringen, zu Tabletten verarbeiten

Tabo|para|lyse [↑Tabes u. ↑Paralyse] *w;* -, -n: mit progressiver Paralyse verbundene ↑Tabes dorsalis

Tabo|phobie [zu ↑Tabes u. gr. *φόβος* = Furcht] *w;* -, ...ien: krankhafte Angst, an Tabes dorsalis zu erkranken oder erkrankt zu sein

Tabula externa bzw. **interna** [lat. *tabula,* Gen.: *tabulae* = Brett; Tafel] *w;* -: äußere bzw. innere Platte des knöchernen Schädeldachs (Anat.)

Tabuletta vgl. Tablette

Taches bleues [taʃ blø:; frz. *tache* = Fleck und frz. *bleu* = blau] *Pl.:* blaue Flecke, die an Stichstellen von Filzläusen auftreten. **Taches noires** [taʃ noa:r; frz. noir = schwarz] *Pl.:* kleine, mit einer schwarzen Kruste bedeckte Geschwüre, die von einem roten Hof umgeben sind (charakteristisch für Zeckenbiss)

ta|chy..., Ta|chy...
⟨aus gr. *ταχύς* »schnell«⟩ Bestimmungswort von Zus. mit der Bedeutung »schnell; beschleunigt; hastig«: – Tachykardie – Tachypnoe

Ta|chy|ar|rhyth|mie [↑tachy... u. ↑Arrhythmie] *w;* -, ...ien: unregelmäßige Herzschlagfolge mit einer Frequenz von über 100/Minute

ta|chy|kard: Tachykardie zeigend, mit stark beschleunigter Herztätigkeit. **Ta|chy|kardie** [zu ↑tachy... u. ↑Kardia] *w;* -, ...ien: stark beschleunigte Herztätigkeit, »Herzjagen«

Ta|chy|phagie [zu ↑tachy... u. gr. *φαγεῖν* = essen] *w;* -: hastiges Essen

Ta|chy|phylaxie [zu ↑tachy... u. gr. *φύλαξις* = Bewachung; Beschützung] *w;* -, ...ien: Erscheinung, dass die Wirkung bestimmter Medikamente nach wiederholter Verabreichung trotz immer größer werdender Dosen durch eine Toleranzentwicklung schnell abnimmt und schließlich ganz ausbleibt

Ta|chy|pnoe [↑tachy... u. gr. *πνοή* = Wehen, Hauchen; Atem] *w;* -: beschleunigte Atmung, Kurzatmigkeit

Ta|chy|syn|ethie [↑tachy... u. gr. *συνήθεια* = Angewöhnung] *w;* -, ...ien: sehr rasche Gewöhnung des Organismus an ein toxisches Heilmittel

Ta|chy|urie [↑tachy... u. ↑...urie] *w;* -, ...ien: krankhaft beschleunigte Ausscheidung von Harn, z.B. nach Aufnahme größerer Flüssigkeitsmengen

tacticus, ...ca, ...cum od. **tactilis, ...le,** eingedeutscht: **taktil** [zu lat. *tangere, tactum* = berühren]: den Tastsinn betreffend; mithilfe des Tastsinns [erfolgend]; z.B. in der Fügung ↑Agnosia tactica. **Tactus** *m;* -: »Tastsinn«, die Fähigkeit des Organismus, Berührungsreize über die in der Haut vorhandenen Tastkörperchen aufzunehmen

¹Tae|nia [aus lat. *taenia,* Gen.: *taeniae* = Band; Binde; Streifen (von gleichbed. gr. *ταινία*)] *w;* -, ...iae: Gewebestreifen, Markstreifen, Gewebesaum (Anat.); eindeutschend auch: ↑Tänie

²Tae|nia [aus lat. *taenia* = Band; Binde; auch = Bandwurm (von gleichbed. gr. *ταινία*)] *w;* -, (Arten:) ...iae: eine Gattung der Bandwürmer; eindeutschend auch: ↑Tänie (Zool.). **Tae|nia chorioidea (ven|triculi lateralis):** zarter Markstreifen am ↑Plexus chorioideus der seitlichen Hirnkammer. **Tae|niae coli** *Pl.:* drei fingerbreite bandartige Längsstreifen von Muskelfasern, die am Grimmdarm entlanglaufen (↑Taenia libera, ↑Taenia mesocolica, ↑Taenia omentalis). **Tae|nia fornicis** [↑Fornix]: Übergangssaum des Hirngewölbes in den ↑Plexus chorioideus. **Tae|nia libera:** bandartiger Längsstreifen von Muskelfasern an der freien, nicht angehefteten Seite des Grimmdarms. **Tae|nia meso|colica:** bandartiger Längsstreifen von Muskelfasern entlang der angehefteten Seite des Grimmdarms. **Tae|nia omentalis:** bandartiger Längsstreifen von Muskelfasern am Grimmdarm, entlang dem großen Netz (mit dem ↑Omentum majus verwachsen). **Tae|nia rhomb|en|ce|phali** = Taenia ventriculi quarti. **Tae|nia telae:** Übergangssaum des Nervengewebes des Gehirns in die ↑Ependymzellen des ↑Plexus chorioideus. **Tae|nia thalami:** Übergangssaum des Nervengewebes des Sehhügels in die ↑Ependymzellen der dritten Hirnkammer. **Tae|nia ven|triculi quarti:** Übergangssaum des Nervengewebes des Gehirns in die ↑Ependymzellen des ↑Plexus chorioideus im Bereich der vierten Hirnkammer. **Tae|nia saginata** [lat. *saginare, saginatum* = mästen]: Rinderbandwurm, etwa 4–10 m langer Bandwurm (mit vier Saugnäpfen, aber ohne Hakenkranz), der im Darm des Menschen (als Endwirt) schmarotzt und durch finnenhaltiges Rindfleisch übertragen wird. **Tae|nia solium** [Herleitung des Beiwortes *solium* unklar]: Schweinebandwurm, mit einem Hakenkranz bewehrter Bandwurm des Menschen (2–3 m lang)

Taeniasis vgl. Täniase

Tagblindheit vgl. Nyktalopie

Tages|chir|urgie: kleinerer chirurgischer Eingriff, bei dem die behandelte Person nur ambulant im Krankenhaus behandelt wird

Tages|klinik: Krankenhaus, in dem Patientinnen und Patienten (bes. psychisch kranke oder demente Personen) über mehrere Tage nur tagsüber aufgenommen und behandelt werden

Ta|glia|cozzi-Me|thode [talja'kɒtsɪ...; nach dem ital. Chirurgen Gaspare Tagliacozzi, 1546–1599]: operatives Verfahren zur Deckung eines Nasendefektes mit einem Stiellappen vom Oberarm

TAK: Abk. für *T*hyreoglobulin-*A*nti*k*örper

Takata-Ara-Re|aktion [nach den jap. Pathologen Maki Takata, 19./20. Jh., u. Kijoschi Ara, 19./20. Jh.]: Ausflockung von Proteinen in Serum oder Liquor mittels Schwermetallverbindungen unter Verwendung von Sublimat (die Reaktion spricht auf Globulinvermehrungen an, wobei gleichzeitige Albuminverminderungen die Reaktion begünstigen)

Takayasu-Krankheit [nach dem jap. Ophthalmologen Michishige Takayasu, 1872–1938]: eine ↑Riesenzellarteriitis

Tako-Tsubo-Kardio|myopathie [aus jap. *tako* = Oktopus u. *tsubo* = Topf, »Tintenfischfalle«]: vgl. Broken-Heart-Syndrom; Abk.: TTC (erstmals 1990 in Japan beschrieben)

taktil vgl. tactilis

Tal|algie [↑Talus und ↑...algie] *w;* -, ...ien: Fersenschmerz

talaris, ...re [zu ↑Talus]: zum Sprungbein gehörend

Tali|pes [↑Talus und lat. *pes*, Gen.: *pedis* = Fuß] *m;* -, Talipedes oder ...pedes: = Pes varus

Talipo|manus [Mischbildung aus ↑Talipes u. lat. *manus* = Hand] *w;* -, -: »Klumphand« (meist angeborene Deformierung der Hand)

Talkose [zu ↑Talkum] *w;* -, -n: Staublungenerkrankung infolge Ablagerung von Talkum oder Magnesiumsilikat in der Lunge

Talkum [von gleichbed. arab. *talk*] *s;* -s: Speckstein, Magnesiumsilikat (Bestandteil von Pudern)

Talma-Operation [nach dem niederl. Arzt Sape Talma, 1847–1918]: = Omentopexie

talo|calcaneo|navicularis, ...re [zu ↑Talus, ↑Calcaneus u. ↑navicularis (in der Fügung ↑Os naviculare)]: zum Sprungbein, Fersenbein u. Kahnbein gehörend (Anat.)

talo|calcane|us, ...nea, ...ne|um [zu ↑Talus u. ↑Calcaneus]: zum Sprungbein u. Fersenbein gehörend (Anat.)

talo|fibularis, ...re [zu ↑Talus u. ↑Fibula]: zum Sprungbein u. zum Wadenbein gehörend (Anat.)

talo|navicularis, ...re [zu ↑Talus u. ↑navicularis (in der Fügung ↑Os naviculare)]: zum Sprung- und Kahnbein gehörend (Anat.)

Talus [aus gleichbed. lat. *talus*, Gen.: *tali*] *m;* -, ...li: »Sprungbein«, der oberste Fußwurzelknochen, der die Last des Körpers vom Schienbein auf das Fußgewölbe überträgt (Anat.)

Tamoxifen: synthetisches Antiöstrogen, das zur Behandlung bestimmter Brustkrebsarten nach und vor der Menopause eingesetzt wird; bewirkt eine Hemmung der Östrogenrezeptoren

Tampon [bei frz. Ausspr.: tã:põ:, bei dt. Ausspr.: 'tampon; aus frz. *tampon* = Pfropfen, Stöpsel] *m;* -s, -s: Watte-, Mullbausch. **Tamponade** [tam...] *w;* -, -n: Ausstopfung (z. B. von Wunden) mit Tampons. **tamponie|ren:** (bes. Wunden) mit Tampons ausstopfen

Tangier-Krankheit ['tɛɪndʒər...; nach der Insel Tangier vor der amerik. Ostküste (Virginia), von der die ersten Patienten stammten]: Krankheitsbild, das durch Verminderung der Alphalipoproteine, erhebliche Speicherung von Cholesterinestern sowie Vergrößerung und orangegelbe Verfärbung der Tonsillen charakterisiert ist

Tan|gle ['tæŋgəl; engl. = Gewirr] *s;* -s, -s (meist *Pl.*): Proteinfibrillen aus u. a. Tubulin und Tau-Protein in Nervenzellen, kommen u. a. bei der Alzheimerkrankheit vor

Tango|rezeptoren [zu lat. *tangere* = berühren u. ↑Rezeptor]: berührungsempfindliche, auf mechanische Reize reagierende Sinnesorgane

Tänia|se [zu ↑[2]Taenia] *w;* -, -n, in fachspr. Fügungen: **Tae|nia|sis**, *Pl.:* ...ia|ses: Bandwurmleiden

Tänie [...ɪə] *w;* -, -n: eindeutschende Form für ↑[1]Taenia u. ↑[2]Taenia

Täni|fugum [zu ↑[2]Taenia u. lat. *fugare* = in die Flucht schlagen, vertreiben] *s;* -s, ...ga (meist *Pl.*): Mittel gegen Bandwürmer

Tantal [nach dem sagenhaften altgriech. König Tantalus] *s;* -s: metallisches chem. Element; Zeichen: Ta

tapen [teɪpən]: mit einem Tapeverband versehen

Tapeverband [teɪp; aus engl. *tape* = Klebstreifen]: Stützverband aus selbstklebenden Binden zur selektiven Ruhigstellung

Ta|pho|phobie [zu gr. *τάφος* = Leichenbestattung; Grab u. gr. *φόβος* = Furcht] *w;* -, ...ien: krankhafte Angst, lebendig begraben zu werden (Psychol., Med.)

Tapotement [tapot'mã:; zu frz. *tapoter* = klapsen, klopfen] *s;* -s, -s: Massage in Form von Klopfungen und Klatschungen mit den Händen

tardiv [...i:f], in fachspr. Fügungen: **tardivus, ...va, ...vum** [...i:v...; zu lat. *tardus* = langsam]: sich langsam entwickelnd, nur zögernd ausbrechend (von Krankheiten bzw. Krankheitssymptomen)

tardus, tarda, tardum [aus gleichbed. lat. *tardus*]: **1)** langsam, verlangsamt (z. B. vom Puls; ↑Pulsus tardus). **2)** verzögert, verspätet auftretend (z. B. in der Fügung ↑Climacterium tardum)

Target-Organe ['tɑ:gɪt...; engl. *target* = Zielscheibe] *Pl.:* zusammenfassende Bez. für Schilddrüse, Nebennierenrinde und Keimdrüsen als Zielorgane der Hypophysenvorderlappenhormone. **Target-Zellen:** »Schießscheibenzellen«, rote Blutkörperchen, die in der Mitte eine Hämoglobinanhäufung aufweisen (Vorkommen bei ↑Thalassämie, hämolytischer Anämie, Enzymdefekten)

tarsal, in fachspr. Fügungen: **tarsalis, ...le** [zu ↑Tarsus]: **1)** zur Fußwurzel gehörend. **2)** zu einem Lidknorpel gehörend

Tars|algie [↑Tarsus u. ↑...algie] *w;* -, ...ien: Fußwurzelschmerz, Plattfußschmerz

Tarsal|tunnel|syn|drom: neurologische Störung des Fußes infolge chronischer Kompression des ↑Nervus tibialis im Bereich des ↑Malleolus internus unter dem ↑Retinaculum musculi flexorum

Tars|ek|tomie [↑Tarsus u. ↑Ektomie] *w;* -, ...ien: operative Entfernung von Fußwurzelknochen

tarse|us, ...ea, ...e|um [zu ↑Tarsus]: zur Fußwurzel gehörend (Anat.)

Tarsitis [zu ↑Tarsus] *w;* -, ...itiden (in fachspr. Fügungen: ...itides): Entzündung eines Lidknorpels

tarso|meta|tarse|us, ...ea, ...e|um [zu ↑Tarsus u.

↑Metatarsus]: zur Fußwurzel u. zum Mittelfuß gehörend (Anat.)

Tarsus [aus gr. ταρσός = breite Fläche; Fußsohle] *m;* -, Tarsi: **1)** Kurzbez. für ↑Tarsus pedis. **2)** Lidfaserplatte, Lidknorpel. **Tarsus inferior (palpebrarum):** Faserplatte im unteren Augenlid, die diesem die gebogene Gestalt und Elastizität verleiht. **Tarsus (pedis)** [↑Pes]: die aus Sprungbein, Fersenbein, Kahnbein, drei Keilbeinen und Würfelbein bestehende Fußwurzel. **Tarsus superior (palpebrarum):** Faserplatte im oberen Augenlid, die diesem die gebogene Gestalt und Elastizität verleiht

Tart-Zelle [tɑːt...; angebl. nach einem Patienten namens Tart benannt] *w;* -, -n (meist *Pl.*): Granulozyt, der einen Monozyten phagozytiert hat (Vorkommen u. a. bei schweren auszehrenden Erkrankungen, z. B. bei SLE)

Taschenband vgl. Plica vestibularis

Tasi|kinesie [zu gr. τάσις = Spannung, Anspannung u. gr. κίνησις = Bewegung] *w;* -, ...ien: zwanghafter Drang zu ständiger Bewegung

Tastblindheit vgl. Stereoagnosie

Tastkörperchen vgl. Corpuscula tactus

Tätowie|rung [zu tahit. *tatau* = Zeichen; Malerei] *w;* -, -en: Einbringen von unlöslichen Farbstoffen in die Haut, z. B. durch Stichelungen oder kleine Hautschnitte

Tattoo [təˈtuː; engl. *tattoo* aus tahit. *tatau* = Zeichen, Malerei] *m* od. *s;* -s, -s: Tätowierung

Taubenbrust: Brustkorb mit vorspringendem Schwertfortsatzteil

Taubheit vgl. Surditas

Taubstummheit: von Betroffenen oft als diskriminierend empfundene Bez. für: Fehlen des Hör- und Sprachvermögens, ausbleibende Entwicklung des Sprachvermögens bei angeborener oder im frühesten Kindesalter (vor dem 8. Lebensjahr) erworbener Taubheit; Surdomutitas

Taucherkrankheit vgl. Caisson-Krankheit

Taufliege vgl. Drosophila

Tauo|pathie [zu ...↑patho] *w;* -: Gruppe von neurodegenerativen Erkrankungen, bei denen Ansammlungen von Tau-Proteinen im Gehirn nachweisbar sind, z. B. Alzheimerkrankheit, Pick-Krankheit

Tau-Protein: Protein, das in tierischen Zellen an Bestandteile des Zellskeletts bindet und diese stabilisiert

Tawara-Bündel [nach dem japanischen Pathologen Sunao Tawara, 1873–1952]: Nervenfaserbündel im Herzen

Taxane [zu *Taxus* = Eibe] *Pl.*: aus Eiben gewonnene Substanzen zur Krebsbehandlung

Taxis [aus gr. τάξις = die Anordnung] *w;* -, Taxes: **1)** seltene Bez. für: Einrichtung eines Knochen- oder Eingeweidebruchs. **2)** Bewegung auf einen Reiz zu (z. B. bei ↑Chemotaxis)

Tay-Sachs-Krankheit [teɪ zaks...; nach dem engl. Augenarzt Warren Tay (1843–1927) und dem amerik. Neurologen Bernard Sachs (1858–1944)]: erbliche Krankheit des Zentralnervensystems (mit Vermehrung der ↑Ganglioside im Gehirn), die zu Erblindung und ↑Demenz führt (in verschiedenen Typen ausgeprägt)

Tb: 1) chem. Zeichen für ↑Terbium. **2)** Abk. für ↑Tuberkulose

Tbc, Tbk = Tuberkulose

TBG: Abk. für *T*hyroxin *b*indendes *G*lobulin

Tc: chem. Zeichen für ↑Technetium

TCD: Abk. für *t*rans[*c*]kranielle *D*oppler-Sonografie

TCI: Abk. für *t*arget controlled *i*nfusion

TCM: Abk. für (engl.) ↑*T*raditionelle *C*hinesische *M*edizin

Te: chem. Zeichen für ↑Tellur

TEA: Abk. für *T*hrombend*a*rteriektomie

Technetium [zu gr. τεχνητός = künstlich] *s;* -s: in der Natur nur in Spuren als radioaktives Zerfallsprodukt vorkommendes Schwermetall (das erste künstlich dargestellte chemische Element; eines seiner radioaktiven Isotope wird u. a. als Indikator für biochemische Untersuchungen verwendet); Zeichen: Tc

tectorius, ...ria, ...rium [zu lat. *tegere, tectum* = decken, bedecken]: ein Dach oder eine Bedeckung bildend (Anat.)

Tectum [aus lat. *tectum,* Gen.: *tecti* = Dach] *s;* -[s]; in der Fügung: **Tectum mes|en|ce|phali:** »Dach«, der rückwärtige Teil des Mittelhirns (Anat.)

TEE: Abk. für [*t*ransesophageal] transösophageale *E*chokardiografie

Teerstuhl vgl. Meläna

Teg|men [aus lat. *tegmen,* Gen.: *tegminis* = Decke, Bedeckung] *s;* -s, ...mina: »Decke«, bedeckender Teil eines Organs oder Organteils (Anat.). **Teg|men tympani:** dünne Knochenlamelle des Felsenbeinteils des Schläfenbeins über der Paukenhöhle. **Tegmen ven|triculi quarti:** Dach der vierten Hirnkammer

teg|mentalis, ...le [zu ↑Tegmentum]: zu einem Tegmentum gehörend, bedeckend (Anat.)

Teg|mentum [aus lat. *tegmentum,* Gen.: *tegmenti* = Decke, Bedeckung] *s;* -s, ...ta: **1)** Decke, Dach, rückwärtige Bedeckung (eines Organs; Anat.). **2)** der rückwärtige Teil des Hirnschenkels hinter der ↑Substantia nigra (Anat.). **Teg|mentum rhomben|ce|phali:** der rückwärtige Teil der Hirnbrücke im Rautenhirn

Teich|op|sie [zu gr. τεῖχος = Mauer, Wall u. gr. ὄψις = Sehen; Anblick] *w;* -, ...ien: Zackensehen bei Augenflimmern

tel..., Tel... vgl. tele..., Tele...

Tela [aus lat. *tela,* Gen.: *telae* = Gewebe] *w;* -, Telae: Gewebe, Gewebsschicht, Gewebsblatt (Anat.). **Tela chorio|idea ven|triculi quarti:** Blatt der weichen Hirnhaut, das die Decke der vierten Hirnkammer bildet. **Tela chorio|idea ven|triculi tertii:** Blatt der weichen Hirnhaut, das die Decke der dritten Hirnkammer bildet. **Tela con|junctiva:** allg. Bez. für: Bindegewebe. **Tela elastica:** allg. Bez. für: elastisches Gewebe. **Tela sub|cutanea:** »Unterhautgewebe«, unterste der drei Hauptschichten

te|le..., Te|le..., vor Vokalen auch: tel..., Tel...	
⟨aus gr. τέλος »Ende; Ziel«⟩ Präfix mit der Bed. »Ende, End...; räumlicher Endpunkt; Ziel, Richtung; Abschluss eines Vorgangs; Endphase einer Entwicklung«: – Telencephalon	⟨aus gr. τέλος »fern; weit«⟩ Suffix, das eine räumliche oder zeitliche Entfernung oder eine Fernwirkung ausdrückt: – Telemetrie – Telepathie

der Haut, aus lockerem, meist fettreichem Bindegewebe bestehend. **Tela sub|mucosa:** »Unterschleimhautgewebe«, Bindegewebsschicht zwischen der Schleimhautoberfläche und der Muskelhaut bestimmter Organe. **Tela sub|mucosa (bronchio|rum):** Bindegewebsschicht unter der Schleimhaut der Luftröhrenäste. **Tela submucosa (coli):** Bindegewebsschicht unter der Schleimhaut des Grimmdarms. **Tela sub|mucosa (intestini tenuis):** Bindegewebsschicht unter der Schleimhaut des Dünndarms. **Tela sub|mucosa (oesophagi):** Bindegewebsschicht unter der Schleimhaut der Speiseröhre. **Tela sub|mucosa (pharyn|gis)** [↑Pharynx]: Bindegewebsschicht unter der Schleimhaut des Rachens. **Tela submucosa (recti):** Bindegewebsschicht unter der Schleimhaut des Mastdarms. **Tela sub|mucosa (tra|cheae):** Bindegewebsschicht unter der Schleimhaut der Luftröhre. **Tela sub|mucosa (ven|triculi):** Bindegewebsschicht unter der Schleimhaut des Magens. **Tela sub|mucosa (vesicae urinariae):** Bindegewebsschicht unter der Schleimhaut der Harnblase. **Tela sub|serosa:** lockere Gewebsschicht unter der Tunica serosa mancher Organe. **Tela sub|serosa (coli):** lockere Gewebsschicht unter der Tunica serosa des Grimmdarms. **Tela sub|serosa (hepatis)** [↑Hepar]: lockere Gewebsschicht unter der Tunica serosa der Leber. **Tela sub|serosa (intestini tenuis):** lockere Gewebsschicht unter der Tunica serosa des Dünndarms. **Tela sub|serosa (peritonaei visceralis):** lockere Gewebsschicht unter der Tunica serosa des die Baucheingeweide überziehenden Bauchfells. **Tela sub|serosa (peritonaei parietalis):** lockere Gewebsschicht unter der Tunica serosa des die Bauchwand überziehenden Bauchfells. **Tela sub|serosa (tubae uterinae):** lockere Gewebsschicht unter der Tunica serosa der Eileiter. **Tela sub|serosa (uteri):** lockere Gewebsschicht unter der Tunica serosa der Gebärmutter. **Tela sub|serosa (ven|triculi):** lockere Gewebsschicht unter der Tunica serosa des Magens. **Tela subserosa (vesicae felleae):** lockere Gewebsschicht unter der Tunica serosa der Gallenblase. **Tela subserosa (vesicae urinariae):** lockere Gewebsschicht unter der Tunica serosa der Harnblase

te|le..., Te|le..., vor Vokalen auch: **tel..., Tel...** *s. Kasten*

Teleangiectasia vgl. Teleangiektasie. **teleangiectaticus** vgl. teleangiektatisch

tele|an|gi|ec|todes [zu ↑Teleangiektasie u. gr. -ειδής = gestaltet, ähnlich]: mit Gefäßerweiterungen verbunden; z. B. in der Fügung ↑Lipoma teleangiectodes

Tele|an|gi|ek|tasie [↑tele... (1), ↑angio... u. ↑Ektasie] *w;* -, ...ien, in fachspr. Fügungen: **Tele|an|gi|ectasia**[1], *Pl.:* ...iae: bleibende, in verschiedenen Formen (z. B. in Malen) auf der Haut sichtbare Erweiterung der kleinsten Gefäße, der sogenannten »Endgefäße«. **Tele|an|gi|ec|tasia anularis:** ringförmige Erweiterung der Endgefäße

tele|an|gi|ek|tatisch, in fachspr. Fügungen: **tele|an|gi|ec|taticus, ...ca, ...cum** [zu ↑Teleangiektasie]: mit Erweiterung der kleinsten Haargefäße verbunden

Tele|curie|therapie [↑tele..., ↑Curie und ↑Therapie] *w;* -, ...ien: Fernbestrahlung des Körpers mit radioaktiven Stoffen

Tele|dia|gnostik [aus ↑Tele... (2) u. ↑Diagnostik]: Diagnostik, wobei mehrere voneinander entfernte Teilnehmer Bilder und Patientendaten am Bildschirm begutachten

Tele|gamma|therapie [Kurzbildung aus ↑tele..., ↑Gammastrahlen u. ↑Therapie] *w;* -, ...ien: Fernbestrahlung mit Gammastrahlen

Telemann-Anreicherung: Methode zum Nachweis von Wurmeiern im Stuhl: Der Stuhl wird mit Wasser angereichert; nach Zusetzen von Salzsäure und Äther wird die Aufschwemmung geschüttelt, durch ein Sieb gegeben und zentrifugiert; die Eier finden sich im Bodensatz

Tele|medizin [aus ↑Tele... (2)]: Einsatz von Mitteln der Telekommunikation z. B. bei Anamnese, Diagnostik, elektronischer Übermittlung von Behandlungsdaten, Befunden, Röntgenaufnahmen u. Ä.; telefonisch oder über das Internet erfolgende Fernbehandlung. **tele|medizinisch:** unter Einsatz der Telemedizin; die Telemedizin betreffend

Tele|me|trie [↑tele... u. ↑...metrie] *w;* -: Übertragung von Messwerten (z. B. EKG) von einem Sender auf einen Empfänger

Tel|en|ce|phalon, eindeutschend auch: **Tel|en|zephalon** [↑tele... (1) u. ↑Encephalon] *s;* -s, ...la: »Endhirn«: **a)** die beiden unter dem Schädelgewölbe gelegenen Großhirnhälften; **b)** der vordere Abschnitt des ersten Hirnbläschens beim Embryo

Tele|neu|ron [↑tele... (1) u. ↑Neuron] *s;* -s, ...ronen u. ...ren: peripheres motorisches Neuron

Telenzephalon vgl. Telencephalon

Tele|path *m;* -en, -en, **Tele|pathin** *w;* -, -nen [zu ↑tele... (2) u. gr. πάθος = Leiden; Krankheit; auch = Gefühl] für Telepathie empfängliche Person. **Tele|pa|thie** *w;* -: »Fernfühlen«, angebl. Fähigkeit bestimmter Menschen, seel. Vorgänge in anderen

T
Tele

Menschen ohne Vermittlung der Sinnesorgane wahrzunehmen. **tele|pa|thisch:** die Telepathie betreffend

Tele|therapie: Strahlentherapie bzw. Radiotherapie, bei denen der Abstand der Strahlenquelle zur Haut mehr als 10 cm beträgt

Tellur [zu lat. *tellus*, Gen.: *telluris* = Erde] *s;* -s: chem. Element, Halbmetall; Zeichen: Te

Telo|den|dron [gr. *τέλος* = Ende; Ziel u. gr. *δένδρον* = Baum] *s;* -s, ...dren: »Endbäumchen«, Bez. für die feinsten Aufzweigungen der Fortsätze von Nervenzellen

telo|gen [aus telo... (↑tele...) u. ↑...gen]: die Ruhephase des Haarwachstums betreffend. **Telo|gen:** Ruhephase des Haarwachstums

Telo|mer [aus telo... (↑tele...) u. gr. *μέρος* = Teil] *s;* -s, -e: das Ende eines Chromosomenarms (Genetik). **Telo|merase** [↑...ase] *w;* -, -n: Enzym des Zellkerns, das bes. in Krebszellen dem Schwund der Chromosomenenden nach der Zellteilung entgegenwirkt

Telo|phase [gr. *τέλος* = Ende; Ziel u. ↑Phase] *w;* -, -n: letzte Phase der indirekten Kernteilung, bei der aus den Tochterkernen wieder gewöhnliche Kerne entstehen und der Zellleib sich durchschnürt (Biol.)

Temperantium [zu lat. *temperare* = mäßigen; mildern] *s;* -s, ...tia: veralt. für: Beruhigungsmittel

Tempora [aus lat. *tempus*, Gen.: *temporis* = Zeitabschnitt; Zeit] *Pl.:* »Schläfen«, die Seitenpartien des Kopfes zwischen Ohr und Stirn (Anat.). **temporal,** in fachspr. Fügungen: **temporalis, ...le:** zu den Schläfen gehörend; z. B. in der Fügung ↑Os temporale

Temporalis *w;* -, ...les: übliche Kurzbez. für ↑Arteria temporalis

temporär [zu lat. *tempus*, Gen.: *temporis* = Zeitabschnitt; Zeit]: zeitweilig, vorübergehend (z. B. von Krankheitssymptomen)

temporo|mandibularis, ...re [zu ↑Tempora u. ↑Mandibula]: zum Bereich der Schläfen und des Unterkiefers gehörend

Ten|algie [gr. *τένων* = straffes Band; Sehne u. ↑...algie] *w;* -, ...ien, in fachspr. Fügungen: **Ten|algia**[1], *Pl.:* ...iae: Sehnenschmerz. **Ten|algia crepitans:** schmerzhaftes Sehnenknarren

Tenazität [zu lat. *tenax* = festhaltend; zäh] *w;* -: Widerstandsfähigkeit eines Mikroorganismus (z. B. eines Virus) gegenüber äußeren Einflüssen

tendine|us, ...ea, ...e|um, auch: **tendinosus, ...osa, ...osum** [zu ↑Tendo]: zu einer Sehne gehörend; sehnig; z. B. ↑Arcus tendineus

Tendinitis [zu ↑Tendo] *w;* -, ...itiden (in fachspr. Fügungen: ...itides): Sehnenentzündung

Tendinose [zu ↑Tendo] *w;* -, -n: schmerzhafte degenerative Sehnenerkrankung

tendinosus vgl. tendineus

Tendo [nlat. Bildung zu lat. *tendere* = spannen; ausdehnen] *m;* -s, ...dines: »Sehne«, straffes, nur wenig dehnbares Bündel paralleler Bindegewebsfasern (verbindet Muskeln mit Knochen oder mit einer anderen Anheftungsstelle). **Tendo Achillis** = Tendo calcaneus. **Tendo calcane|us:** Achillessehne (befestigt den Drillingsmuskel der Wade am Fersenbein). **Tendo con|junctivus** = Falx inguinalis. **Tendo crico|oe|so|phage|us:** sehnige Verbindung zwischen dem Ringknorpel des Kehlkopfs und der Speiseröhre. **Tendo mus|culi tri|cipitis surae** = Tendo calcaneus

Tendo|myo|se [zu ↑Tendo u. gr. *μῦς*, Gen.: *μυός* = Maus; Muskel] *w;* -, -n: reflektorische schmerzhafte Veränderung einer Sehne samt ihrem Muskelanteil

Tendo|pa|thie [↑Tendo und ↑...pathie] *w;* -, ...ien: Sammelbez. für alle Sehnenerkrankungen

Tendo|peri|ostose [zu ↑Tendo u. ↑Periost] *w;* -, -n: degenerative Erkrankung einer Sehne samt Knochenhautanteil

Tendo|vaginitis [zu ↑Tendo u. ↑Vagina] *w;* -, ...itiden (in fachspr. Fügungen: ...itides): »Sehnenscheidenentzündung«, Entzündung und Verdickung des fibrösen Gewebes der Sehnenscheiden

Tenesmus [von gr. *τεινεσμός* = gespannter, harter Leib, Hartleibigkeit] *m;* -, ...men: andauernder schmerzhafter Stuhl- oder Harndrang

Tennis|arm, Tennis|ellbogen: durch Überlastung bedingte ↑Tendinose der Sehnen am ↑Epicondylus lateralis, dadurch chronische Entzündung und Schmerzen im Bereich des Ellbogengelenks (häufig bei Tennisspielern u. -spielerinnen)

Tennis|leg [...lɛg; engl. *leg* = Bein] *s;* -s, -s: Abriss des ↑Musculus gastrocnemius von der Sehnenplatte, wenn beim Tennisspielen bei maximaler Muskelanspannung eine Gegenkomponente hinzutritt

Teno|dese [zu gr. *τένων* = straffes Band; Sehne u. gr. *δεῖν* = binden] *w;* -, -n: operative Verankerung einer Sehne am Knochen bei Muskellähmung

Tenonitis *w;* -, ...itiden (in fachspr. Fügungen: ...itides): Entzündung der Tenon-Kapsel

Tenon-Kap|sel [teˈnõ:...; nach dem frz. Chirurgen J. R. Tenon, 1724–1816]: Bindegewebshülle des Augapfels

Teno|plastik [gr. *τένων* = straffes Band; Sehne u. ↑Plastik] *w;* -, -en: »Sehnenplastik«, chirurgisches Verfahren zur Überbrückung eines Sehnendefektes bzw. zur Veränderung einer zu kurzen oder zu langen Sehne (erfolgt durch Verlängerung oder Verkürzung der Sehne oder durch freie Sehnentransplantation)

Tenor|rha|phie [zu gr. *τένων* = straffes Band; Sehne u. gr. *ῥαφή* = Naht] *w;* -, ...ien: operative Sehnennaht (vor allem nach Sehnenverletzungen)

Teno|tom [zu gr. *τένων* = straffes Band; Sehne u. gr. *τομός* = schneidend] *s;* -s, -e: [gerades, gekrümmtes, lanzett- oder sichelförmiges] spitzes Messer für Sehnenschnitte. **Teno|tomie** [↑...tomie] *w;* -, ...ien: operative Sehnendurchschneidung. **Tenozyt:** Zelle einer Sehne

TENS: Abk. für ↑ transkutane elektrische Nervenstimulation

Tension [zu lat. *tendere, tensum* = spannen; ausdehnen] *w;* -, -en: Spannung, z. B. eines Muskels

tension-free vaginal tape: [ˈtɛnʃənfriː ˈvɛdʒɪnəl teɪp; engl. *tension-free* = spannungsfrei, *vaginal* = die Scheide betreffend u. *tape* = Band] *s;* -[s], -s: Kunststoffband aus Polypropylen, das für ein Operationsverfahren in der Urogynäkologie zwecks Behandlung von Belastungsinkontinenz (einer Form der Harninkontinenz) verwendet wird; Abk.: TVT. **tensor,** Gen.: ...soris, *Pl.:* ...sores: erläuternder Bestandteil fachspr. Fügungen mit der Bed. »Spanner, Spannmuskel«; z. B.: Musculus tensor veli palatini. **Tensor** *m;* -s, ...soren: übliche Kurzbez. für: Musculus tensor. **...tensus, tensa, tensum:** »gespannt« (von Organen, Geweben u. dgl. gesagt; Anat.); z. B. in der Fügung ↑ Cutis tensa

Tentamen [aus gleichbed. lat. *temptamen* (Nebenform: *tentamen*), Gen.: *temptaminis*] *s;* -s, ...mina: Versuch. **Tentamen suilcidii:** Selbstmordversuch

Tentorium cerebelli [lat. *tentorium*, Gen.: *tentorii* = Zelt; ↑ Cerebellum] *s;* - -, ...ria -: »Kleinhirnzelt«, Fortsatz der harten Hirnhaut zwischen Großhirn und Kleinhirn (über das Kleinhirn wie ein Dach ausgespannt; Anat.)

tenuis, tenue [...nu-e; aus gleichbed. lat. *tenuis*]: dünn, zart; z. B. in der Fügung ↑ Intestinum tenue (Anat.)

TEP: Abk. für *T*otal-*E*ndo*p*rothese

teratolgen [gr. *τέρας*, Gen.: *τέρατος* = Wunderzeichen; Ungeheuer; Schreckbild u. ↑ ...gen]: Fehlbildung hervorrufend (von Substanzen gesagt). **Teratolgen** *s;* -s, -e: Substanz, die zu Fehlbildungen des Embryos führt. **Teratolgenese** [↑ Genese] *w;* -, -n: Entstehung u. Entwicklung von körperlichen oder organischen Fehlbildungen während der Embryonalentwicklung im Mutterleib

teratolid [gr. *τέρας*, Gen.: *τέρατος* = Wunderzeichen; Ungeheuer; Schreckbild u. ↑ ...id]: einem ↑ Teratom (im histologischen Aufbau) ähnlich (von Tumoren gesagt)

Teratolloge *m;* -n, -n, **Teratollogin** *w;* -, -nen [gr. *τέρας*, Gen.: *τέρατος* = Wunderzeichen; Ungeheuer; Schreckbild u. ↑ ...loge]: Spezialist/-in auf dem Gebiet der Teratologie. **Teratollogie** [↑ ...logie] *w;* -: Lehre von den körperlichen od. organischen Fehlbildungen. **teratollogisch:** fehlgebildet; die Teratologie betreffend

Teratom [zu gr. *τέρας*, Gen.: *τέρατος* = Wunderzeichen; Ungeheuer; Schreckbild] *s;* -s, -e, in fachspr. Fügungen: **Teratoma,** *Pl.:* -ta: »Wundergeschwulst«, angeborener Tumor aus Geweben, die dem Standort fremd sind und sich aus Gewebsversprengungen entwickeln

Teratolspermie [zu gr. *τέρας*, Gen.: *τέρατος* = Wunderzeichen; Ungeheuer; Schreckbild u. ↑ Sperma] *w;* -, ...ien: Ausscheidung einer Samenflüssigkeit mit über 30 % missgestalteten Samenfäden

Terbium [nlat. Kurzbildung zum Namen des schwed. Ortes *Ytterby*] *s;* -s: metallisches chem. Element, seltene Erde; Zeichen: Tb

terelbrans [zu lat. *terebrare* = bohren, durchbohren]: sich in tiefere Schichten einbohrend, in die Tiefe wachsend; z. B. in der Fügung ↑ Basalioma terebrans

teres [aus lat. *teres* = länglich rund]: länglich rund, glattrund (bes. von Muskeln gesagt); z. B. in der Fügung ↑ Musculus teres major (Anat.)

terminal, in fachspr. Fügungen: **terminalis, ...le** [zu lat. *terminus* = Grenzzeichen; Grenze; Ende]: zum Ende gehörend; an einer Grenze verlaufend; z. B. in der Fügung ↑ Nervi terminales. **terminale Strombahn:** feinste Verästelungen der Arterien u. Venen am Ende der Blutbahn in Präkapillar- und Kapillargefäße, die dem Stoffaustausch mit dem Gewebe dienen

Terminallbehaarung: voll ausgebildete, endgültige Behaarung des erwachsenen Menschen

Terminallstadium: letztes Stadium des Lebens (vor dem Tod)

Terminatio [aus lat. *terminatio*, Gen.: *terminationis* = Begrenzung; Ende] *w;* -, ...iolnes; in der Fügung: **Terminatiolnes nervorum liberae** *Pl.:* »freie Nervenendigungen«, die letzten, feinen Zweige der Fasern des peripheren Nervensystems, die in der Haut endigen

Terminollogie [↑ Terminus u. ↑ ...logie] *w;* -, ...ien: Gesamtheit der in einem Fachgebiet üblichen Fachwörter u. Fachausdrücke u. die Lehre von ihnen. **terminollogisch:** die Terminologie betreffend, zu ihr gehörend

Terminus [aus lat. *terminus* = Grenzzeichen; Grenze; Ziel; Ende; (mlat. mit Bedeutungsübertragung = inhaltlich abgegrenzter, fest umrissener Begriff)] *m;* -, ...ni; meist in der gleichbed. Fügung: **Terminus technicus:** Fachwort, Fachausdruck, Fachbegriff

Termon [Kurzw. aus dem FW de*ter*minieren u. ↑ Hor*mon*] *s;* -s, -e: hormonähnlicher Wirkstoff bei männlichen und weiblichen Gameten, der das Geschlecht der aus den Gameten entstehenden Zygoten beeinflusst (Biol.)

Terrainlkur [tɛˈrɛ̃ː...], auch: **Oertel-Terrainkur** [ˈœr...; nach dem dt. Arzt M. J. Oertel, 1835–1897]: durch diätetische Maßnahmen ergänztes, planmäßig aufgebautes körperliches Training in Form von Spaziergängen über zunehmend längere und steiler ansteigende Strecken zur Behandlung bes. von Atmungs- und Kreislauferkrankungen

tertian, in fachspr. Fügungen: **tertialnus, ...na, ...num** [zu lat. *tertius* = der dritte]: dreitägig, alle drei Tage auftretend (bezogen z. B. auf Fieberanfälle). **Tertialna** *w;* -, **Tertialnalfielber** *s;* -s: übliche Kurzbez. für ↑ Febris tertiana bzw. ↑ Malaria tertiana

tertiär [zu lat. *tertius* = der dritte]: **1)** an dritter Stelle, das dritte Stadium (eines Vorgangs oder einer Krankheit) betreffend. **2)** (Chem.) aus drei Wasserstoffgruppen bestehend

Tertiär|follikel vgl. Folliculi ovarici vesiculosi

Tertiär|prä|vention [↑tertiär u. ↑Prävention] *w;* -, -en: ärztliche Maßnahmen bei bestehenden Krankheiten, um ein Fortschreiten zu verhindern (z. B. ↑Rehabilitation)

tertius, ...tia, ...tium [aus gleichbed. lat. *tertius*]: dritter, dritte, drittes; z. B. in der Fügung ↑Ventriculus tertius (cerebri)

Test [aus engl. *test* = Probe; Prüfung] *m;* -[e]s, -e u. -s: **1)** diagnostisches Untersuchungsverfahren (vor allem chemischer Art) zur Feststellung einer Krankheit oder einer Krankheitsbereitschaft (Med.). **2)** Prüfung von Arzneimitteln auf ihre Wirksamkeit. **3)** experimentelle Stichprobe, Untersuchung od. Prüfung zur Ermittlung von Fähigkeiten, charakterlichen Merkmalen usw. einer Person (Psychol.). **testen: 1)** einen Test (3) durchführen. **2)** die Wirksamkeit von Arzneistoffen prüfen

testicularis vgl. testikulär

Testiculus, Testikel vgl. Testis

Testikel|hormon: männliches Keimdrüsenhormon

testikulär, in fachspr. Fügungen: **testicularis, ...re** [zu lat. *testiculus* = Hoden]: zum Hoden gehörend, im Bereich des Hodens liegend bzw. auftretend; hodenartig; z. B. in der Fügung ↑Adenoma testiculare ovarii

Testis [aus gleichbed. lat. *testis*, Gen.: *testis*] *m;* -, Testes, dafür auch die Verkleinerungsbildung: **Testiculus** *m;* -, ...li, eingedeutscht: **Testikel** *m;* -s, -: »Hoden«, Bezeichnung für die beiden im Hodensack gelegenen eiförmigen Keimdrüsen des Mannes, die die Samenfäden produzieren (Anat., Biol.). **Testis ab|dominalis:** »Bauchhoden« (vgl. Kryptorchismus). **Testis in|gui|nalis:** »Leistenhoden« (vgl. Kryptorchismus)

Testo|steron [Kunstw.] *s;* -s: Hormon der männlichen Keimdrüsen

Test|ovar und **Test|ovarium** [↑Testis und ↑Ovarium] *s;* -s, ...rien [...iən]: = Ovotestis

Testudo [aus lat. *testudo*, Gen.: *testudinis* = Schildkröte] *w;* -, ...dines: »Schildkrötenverband«, Verband zur Ruhigstellung des gebeugten Knie- oder Ellbogengelenks, wobei die Achterschlingen fächerförmig die benachbarten Gliedabschnitte umgreifen

tetanicus vgl. tetanisch

Tetanie [zu ↑Tetanus] *w;* -, ...ien, in fachspr. Fügungen: **Tetania**[1], *Pl.:* ...iae: Zustand neuromuskulärer Übererregbarkeit, hervorgerufen durch Störungen im Ionengleichgewichtszustand, vor allem des Kalziums (Vorkommen bei Rachitis, bei Unterfunktion der Nebenschilddrüsen und nach ↑Hyperventilation; Leitsymptom der ↑Hypokalzämie). **Tetania strumi|priva:** nach Entfernung oder Schädigung der Epithelkörperchen bei Kropfoperationen auftretende Tetanie

tetani|form [zu ↑Tetanus u. lat. *forma* = Gestalt, Form]: starrkrampfähnlich (bezogen auf Krampfzustände)

tetanisch, in fachspr. Fügungen: **tetanicus, ...ca, ...cum** [zu ↑Tetanus]: den Tetanus betreffend, auf Tetanus beruhend; vom Tetanus befallen

Tetanus [auch: te:...; von gr. *τέτανος* = Spannung] *m;* -: Wundstarrkrampf, schwere Wundinfektionskrankheit, die durch das Toxin des Tetanusbazillus ausgelöst wird (Krankheitsbild mit ↑Risus sardonicus, Muskelkrämpfen, tonischer Starre, Fieber, Erstickungsanfällen und anderen Komplikationen)

Te|traden [aus gr. *τετράς*, Gen.: *τετράδος* = die Zahl 4, die Vierheit] *Pl.:* Bez. für Kokken, die in Vierergruppen angeordnet sind

Te|tra|jod|thyronin [zu gr. *τετρα-* = vier, ↑Jod u. ↑Thyreoidea] *s;* -s: = Thyroxin; Abk.: T_4

Te|tralgie [gr. *τετρα-* = vier u. ↑...algie] *w;* -, ...ien: Übergreifen einer ↑Kausalgie auf alle vier Extremitäten

Te|tra|parese [gr. *τετρα-* = vier u. ↑Parese] *w;* -, -n oder **Te|tra|plegie** [↑Plegie] *w;* -, ...ien: gleichzeitige Lähmung aller vier Gliedmaßen. **Te|tra|plegiker** *m;* -s, -, **Te|tra|plegikerin** *w;* -, -nen: Person, die an allen vier Gliedmaßen gelähmt ist

te|tra|plo|id [Kurzw. aus gr. *τετρα-* = vier u. ↑haploid]: mit vierfachem Chromosomensatz ausgestattet (von Zellen oder Lebewesen gesagt; Genetik). **Te|tra|plo|idie** *w;* -, ...ien: Vervierfachung des Chromosomensatzes (Genetik)

Te|tra|somie [Kurzbildung zu gr. *τετρα-* = vier u. ↑Chromosom] *w;* -, ...ien: das vierfache Auftreten eines bestimmten Chromosoms im sonst diploiden Chromosomenbestand von Zellen oder Individuen, eine Chromosomenanomalie (Biol.)

Te|tra|vak|zine [gr. *τετρα-* = vier u. ↑Vakzine] *w;* -, -n: veralt. Bez. für einen Kombinationsimpfstoff, der aus Vakzinen gegen vier verschiedene Erreger besteht, vgl. Vierfachimpfung

Te|tra|zy|klin, Te|tra|zy|kli|kum [zu gr. *τετρα-* = vier u. zum FW *Zyklus*] *s;* -s, -e (meist *Pl.*): Sammelbez. für diejenigen Antibiotika, die in ihrer chem. Formel in vier Benzolringen übereinstimmen (z. B. Aureomycin). **te|tra|zyklisch:** auf vier Benzolringen aufgebaut (von chemischen Verbindungen gesagt)

Textor-Schnitt: bogenförmiger, querer Schnitt unterhalb der Kniescheibe zur Exartikulation des Unterschenkels im Kniegelenk

Textur [aus lat. *textura* = Gewebe] *w;* -, -en: Struktur des Gewebes

Textus nervosus [lat. *textus* = Gewebe; ↑nervös] *m;* - -, - [ˈtɛkstu:s] ...si: allg. Bez. für: Nervengewebe (Anat.)

TG: Abk. für *Th*yreoglobulin

TGA: Abk. für *t*ransitorische *g*lobale *A*mnesie

Th: 1) chem. Zeichen für ↑Thorium. **2)** abkürzende Bez. für die Rückenmarkssegmente der Thorakalwirbelsäule (Th_1, Th_2 usw.). **3)** abkürzende Bez. für die zwölf Thorakalwirbel (Th 1, Th 2 usw.)

Thalam|en|ce|phalon, eindeutschend auch: **Thalam|en|ze|phalon** [↑Thalamus und ↑Encephalon] *s;* -s, ...la: »Thalamushirn«, »Sehhügelhirn«, Teil des Zwischenhirns, der aus ↑Thalamus, ↑Epithalamus und ↑Metathalamus besteht (Anat.)

thalamisch, in fachspr. Fügungen: **thalamicus, ...ca, ...cum** [zu ↑Thalamus]: zum Sehhügel gehörend

Thalamo|tomie [↑Thalamus u. ↑...tomie] *w;* -, ...ien: operative Ausschaltung der sensiblen Kerne im Bereich des Thalamus

Thalamus [von gr. ϑάλαμος = Schlafgemach; Kammer] *m;* -, ...mi: Sehhügel, der zwischen ↑Hypothalamus und ↑Epithalamus gelegene Hauptteil des Zwischenhirns, der an die dritte Hirnkammer und die beiden Seitenkammern angrenzt (dessen Kerne jedoch nur zu einem kleinen Teil Verbindungen zur Sehbahn besitzen; Anat.)

Thalass|ämie [gr. ϑάλασσα = Meer und ↑...ämie] *w;* -, ...ien, in fachspr. Fügungen: **Thalass|aemia**[1], *Pl.:* ..iae: Mittelmeeranämie, vorwiegend im Mittelmeerraum auftretende erbliche hämolytische Anämie, die in mehreren Varianten (Alpha- und Beta-Thalassämie sowie weitere, klinisch weniger bedeutende Formen) auftritt. **Thalass|aemia major:** homozygot vererbbare Form der Alpha-Thalassämie mit hochgradiger Anisozytose sowie Poikilozytose mit stärkster Fehlbildung der roten Blutkörperchen. **Thalass|aemia minima:** heterozygot vererbbare Form der Alpha-Thalassämie mit wenig ausgeprägter Poikilozytose. **Thalass|aemia minor:** heterozygot vererbbare Form der Alpha-Thalassämie mit Anisozytose und Poikilozytose

Thalasso|phobie [zu gr. ϑάλασσα = Meer u. gr. φόβος = Furcht] *w;* -, ...ien: krankhafte Angst vor größeren Wasserflächen (Psychol.)

Thali|domid: embryotoxisches Glutaminsäurederivat, früher Bestandteil von Schlafmitteln (Handelsname Contergan); führte, während der Schwangerschaft eingenommen, zu Fehlbildungen der Embryonen; zur Behandlung von Krebserkrankungen des Knochenmarks unter strengen Auflagen zugelassen. **Thalidomid-Embryopathie:** embryopathisches Fehlbildungssyndrom, bes. der Extremitäten, durch die Einnahme von Thalidomid enthaltenden Schlafmitteln während der Schwangerschaft, »Contergan«-Syndrom

Thallium [zu gr. ϑάλλειν = grünen; blühen] *s;* -s: metallisches chem. Element; Zeichen: Tl

Thanato|logie [gr. ϑάνατος = Tod u. ↑...logie] *w;* -: »Sterbensforschung«, interdisziplinäres Forschungsgebiet, das sich mit den Fragen des Sterbens und des Todes befasst

Thanato|phobie [zu gr. ϑάνατος = Tod u. gr. φόβος = Furcht] *w;* -, ...ien: krankhafte Angst vor dem Tod (Psychol., Med.)

THB: Abk. für *T*etra*h*ydro*b*iopterin

THC: Abk. für *T*etra*h*ydro*c*annabinol

THC-Test: Abk. für *T*etra*h*ydro*c*annabinol-Test; Test zum Nachweis von Cannabinoiden (z. B. Haschisch)

Theca [von gr. ϑήκη = Abstellplatz; Behältnis; Kasten] *w;* -, ...cae: bindegewebige Hülle eines Organs; eindeutschend auch: **Theka** (Anat.). **Theca externa:** äußere, faserige Schicht der Theca folliculi. **Theca ex|terna (thecae folliculi):** neuere Bez. für ↑Tunica externa (thecae folliculi). **Theca folliculi:** bindegewebige Hülle der Eierstockfollikel. **Theca interna:** innere, zell- und gefäßreiche Schicht der Theca folliculi, die beim reifen Eierstockfollikel ↑Östrogen produziert. **Theca interna (thecae folliculi):** neuere Bez. für ↑Tunica interna (thecae folliculi)

Thei|leria [nlat. Bildung zum Namen des schweiz. Mikrobiologen Arnold Theiler, 1867–1936] *w;* -, (Arten:) ...iae: Gattung scheibenförmiger Schmarotzer in Erythrozyten

Theka *w;* -, ...ken: eindeutschende Schreibung für ↑Theca. **Theka|zellen:** Zellen der ↑Theca folliculi

Thel|algie [gr. ϑηλή = Mutterbrust; Brustwarze u. ↑...algie] *w;* -, ...ien: Schmerzen in den Brustwarzen

Thel|ar|che [gr. ϑηλή = Mutterbrust; Brustwarze u. gr. ἀρχή = Anfang] *w;* -, -n: Beginn der Mammaausbildung bei Mädchen

T-Helferzellen: T-Zellen, die auf Stimulation durch spezifische Antigene Zytokine sezernieren, die als zusätzliches Signal für durch Antigen stimulierte B-Zellen dienen

Thelitis [zu gr. ϑηλή = Mutterbrust; Brustwarze] *w;* -, ...itiden (in fachspr. Fügungen: ...itides): Entzündung der Brustwarzen

Thelor|rhagie [zu gr. ϑηλή = Mutterbrust; Brustwarze u. gr. ῥηγνύναι = reißen; bersten, springen; Analogiebildung nach ↑Hämorrhagie] *w;* -, ...ien: Blutung aus den Brustwarzen

Thely|tokie [zu gr. ϑῆλυς = weiblich u. gr. τόκος = Geburt; Nachkommenschaft] *w;* -, ...ien: Erzeugung ausschließlich weiblicher Nachkommen im Gegensatz zur ↑Arrhenotokie. **thely|tokisch:** nur weibliche Nachkommen habend

Thenar [aus gr. ϑέναρ = flache Hand, Handfläche] *s;* -s, Thenaria (eindeutschend: Thenare): Daumenballen, Muskelwulst der Handfläche an der Daumenwurzel (Anat.)

Theo|manie [gr. ϑεός = Gott u. ↑Manie] *w;* -, ...ien: religiöse Psychose

Theo|phyllin [gr. ϑεός = Gott u. gr. φύλλον = Blatt; Laub]: Purinalkaloid u. a. aus Teeblättern, wirkt bronchienerweiternd

Therapeut *m;* -en, -en, **Therapeutin** *w;* -, -nen [zu gr. ϑεραπεύειν = dienen; bedienen; pflegen; heilen]: Arzt/Ärztin bzw. Psychologe/Psychologin, der/die Menschen behandelt; Heilkundige/-r. **Therapeu|tik** *w;* -: Lehre von der Behandlung der Krankheiten. **Therapeu|tikum** *s;* -s, ...ka: Heilmittel. **therapeu|tisch:** die Behandlung von Krankheiten betreffend, zu einer Behandlung gehörend

therapeu|tisches Klonen: Herstellung von embryonalen Stammzellen zu Therapiezwecken, die weitgehend genetisch identisch mit dem potenziellen Empfänger sind und daher keine Abstoßungsreaktion hervorrufen

Therapie *w;* -, ...ien, in fachspr. Fügungen: **Therapia,** *Pl.:* ...piae: Kranken-, Heilbehandlung. **Therapia malgna sterilisans:** Heilung einer Infektionskrankheit mittels Abtötung der Erreger in vivo durch einmalige Verabreichung eines Arzneimittels

therm..., Therm... vgl. thermo..., Thermo...

Therm|an|äs|thesie [↑thermo... u. ↑Anästhesie] *w;* -, ...ien: Verlust der Temperaturempfindlichkeit (z. B. bei ↑Syringomyelie u. ↑Tabes dorsalis)

Therm|ästhesie [aus ↑thermo... u. gr. *αἴσθησις* = Sinneswahrnehmung]: Wärmeempfindlichkeit der Haut

Therme [zu gr. *θερμός* = warm, heiß] *w;* -, -n: Heilquelle mit einer gleichbleibenden Temperatur über 20 °C

ther|mo..., Ther|mo..., vor Vokalen auch: **therm..., Therm...**

⟨zu gr. *θερμός* »warm, heiß«⟩
Wortbildungselement mit der Bedeutung »Wärme, Hitze; Wärmeenergie; Temperatur«:
- Thermodynamik
- Thermometer
- thermophil
- Thermostat

...therm
⟨gr. *θερμός* »warm, heiß«⟩
Wortbildungselement mit der Bedeutung »warm, Wärme hervorrufend od. benötigend«:
- endotherm
- exotherm

Thermo|ab|lation [↑thermo... u. ↑Ablation] *w;* -, -en, in fachspr. Fügungen: **...ab|latio,** *Pl.:* ...io|nes: lokale Anwendung von Wärme im Tumorgewebe zur Abtötung der Tumorzellen, z. B. durch hochfrequenten Wechselstrom oder Ultraschall; Anwendung bei Brust- und Prostatakrebs

Thermo|graf [↑thermo... u. ↑...graf] *m;* -en, -en: Apparat zur fortlaufenden Aufzeichnung der Körpertemperatur. **Thermo|grafie** [↑...grafie] *w;* -, ...ien: selbsttätige apparative Messung und Aufzeichnung der Körpertemperatur

Thermo|kaustik [zu ↑thermo... u. gr. *καυστικός* = brennend, sengend, ätzend] *w;* -, -en: Verschorfen von Gewebe durch Anwendung starker Hitze. **Thermo|kau|ter** [gr. *καυτήρ* = Verbrenner; Brenneisen] *m;* -s, -: elektrisch beheiztes oder gekühltes chirurgisches Instrument zur Durchführung von Operationen oder zur Verschorfung von Gewebe

Thermo|ko|agulation [↑thermo... u. ↑Koagulation] *w;* -, -en: Zerstörung krankhaften Gewebes mittels starker Hitze (z. B. Laserstrahlen)

thermo|labil [↑thermo... u. ↑labil]: nicht wärmebeständig (bezogen auf chemische Verbindungen, Lösungen u. a.)

Thermo|logie [↑thermo... u. ↑...logie] *w;* -: Wissenschaft von der Wärme, ihrer Bildung, Messung und therapeutischen Anwendung am Menschen

Thermo|meter [↑thermo... u. ↑...meter] *s;* -s, -: »Temperaturmessgerät«, dessen Skala in gleichmäßigen Abständen (Grade) zwischen Gefrierpunkt (0° bei Celsius und Reaumur; 32° bei Fahrenheit) u. Siedepunkt (100° bei Celsius; 80° bei Reaumur; 212° bei Fahrenheit) des Wassers eingeteilt ist. **Thermo|metrie** [↑...metrie] *w;* -, ...ien: **a)** Hauttemperaturmessung mithilfe eines Thermometers; **b)** Hauttemperaturmessung mithilfe eines Tastfühlers, der die ermittelten Werte auf ein elektronisches Messgerät überträgt

thermo|phil [↑thermo... u. gr. *φίλος* = lieb; Freund]: »Wärme liebend« (bezogen z. B. auf Bakterien, deren günstigste Lebensbedingungen bei Temperaturen von mehr als 37 °C liegen; Biol.)

Thermo|phor [zu ↑thermo... u. gr. *φορεῖν* = tragen, bringen] *m;* -s, -e: Wärme speicherndes Gerät (bes. zur Wärmebehandlung; z. B. Wärmflasche)

Thermo|plegie [zu ↑thermo... u. gr. *πληγή* = Hieb, Schlag] *w;* -, ...ien: = Hitzschlag

Thermo|regulation [↑thermo... u. ↑Regulation] *w;* -, -en: die Fähigkeit homöothermer Organismen, ihre Körpertemperatur unter wechselnden Umweltbedingungen und unterschiedlichen eigenen Stoffwechselleistungen bei geringen Schwankungen konstant zu halten

Thermo|re|zeptor [↑thermo... u. ↑Rezeptor] *m;* -s, ...toren: Nervenendigungen in der Haut und einigen Schleimhautpartien zur Aufnahme von Wärme- u. Kältereizen

thermo|stabil [↑thermo... u. ↑stabil]: »wärmebeständig«, »hitzebeständig« (bezogen auf chem. Verbindungen, Lösungen u. a.)

Thermo|therapie [↑thermo... u. ↑Therapie] *w;* -, ...ien: Heilbehandlung durch Wärme

Thesau|rismose [zu gr. *θησαυρός* = Vorratskammer; Vorrat, Schatz] *w;* -, -n: veralt. Bez. für: ↑Speicherkrankheit

Theta|wellen, auch: **ϑ-Wellen** [*ϑ (θῆτα)*, achter Buchstabe des gr. Alphabets]: langsame Wellen (mit einer Frequenz von 4 bis 7 Hz) der im Elektroenzephalogramm aufgezeichneten Hirnströme

Thi|amin [Kunstw.] *s;* -s: = Vitamin B_1

Thi|aminase [↑Thiamin u. ↑...ase] *w;* -, -n: Enzym, das Vitamin B_1 spaltet

Thia|zid: mäßig stark harntreibende Substanz; Abkömmling von ↑Sulfonamid

Thie|mann-Krankheit [nach dem dt. Chirurgen T. Thiemann]: autosomal-dominant vererbte aseptische Osteonekrose der Finger und Zehen bei Kindern

Thiersch-Lappen [nach dem dt. Chirurgen Karl Thiersch, 1822–1895]: Epidermisplättchen zur Deckung von Hautdefekten

Thig|mo|taxis [gr. *θίγμα* = Berührung u. gr. *τάξις* = Ordnung; Anordnung; Aufstellung] *w;* -, ...xen:

durch Berührungsreize ausgelöste Orientierungsbewegung lebenden Gewebes

Thiry-Fistel [nach dem österr. Physiologen Ludwig Thiry, 1817–1897]: operativ angelegte Darmfistel

Thomas-Pessar [nach dem amerik. Gynäkologen T. G. Thomas, 1831–1903]: schalenförmiger Mutterring zur Aufrichtung der Gebärmutter

Thoma-Zählkammer [nach dem dt. Pathologen Richard Thoma, 1847–1923]: graduierte Glasplatte zur Zählung von Blutzellen unter dem Mikroskop

Thomsen-Zeichen [nach dem dt. Orthopäden Wilhelm Thomsen, 1901–1974]: **1)** deutliches Hervortreten des Ischiasnervs in der Kniekehle bei ↑ Ischias, wenn das Bein passiv im Hüftgelenk gebeugt wird. **2)** Auftreten eines Zerrungsschmerzes bei Epikondylitis, wenn die zur Faust geschlossene Hand passiv gebeugt wird

thoracalis vgl. thorakal

Thoracic-Outlet-Syndrom [engl. für ↑ Thorax u. *outlet* = Auslass]: Kostoklavikulärsyndrom, Schultergürtelkompressionssyndrom, neurovaskuläre Störung im Armbereich infolge Kompression von Nerven und Gefäßen (Arteria subclavia) durch das Schlüsselbein

thoracicus, ...cica, ...cicum [zu ↑ Thorax]: zum Brustkorb gehörend; z. B. in der Fügung ↑ Nervus thoracicus

thoracoacromialis vgl. thorakoakromial

thoracodorsalis vgl. thorakodorsal

thorakal, in fachspr. Fügungen: **thoracalis, ...le** [zu ↑ Thorax]: zum Brustkorb gehörend

Thorakal|wirbel vgl. Vertebrae thoracicae

thorako|akromial, in fachspr. Fügungen: **thoracoacromia|lis, ...le** [zu ↑ Thorax u. ↑ Acromion]: zum Brustkorb u. zur Schulterhöhe gehörend; z. B. in der Fügung ↑ Arteria thoracoacromialis (Anat.)

Thorako|bron|cho|tomie [↑ Thorax, ↑ Bronchus und ↑ ...tomie] *w;* -, ...ien: operative Eröffnung eines Bronchialastes nach Eröffnung des Brustkorbs

thorako|dorsal, in fachspr. Fügungen: **thoracodorsalis, ...le** [zu ↑ Thorax und ↑ Dorsum]: im Bereich des Brustkorbs u. des Rückens verlaufend od. sich ausbreitend; z. B. in der Fügung ↑ Nervus thoracodorsalis (Anat.)

Thorako|gast|ro|schisis [...s-ç...; ↑ Thorax, ↑ gastro... und gr. *σχίσις* = Spalten, Trennen] *w;* -, ...isen: angeborene Spaltbildung im Bereich der Brust- und Bauchwand

thorako|gen [↑ Thorax und ↑ ...gen]: vom Brustkorb ausgehend (von Krankheiten gesagt)

Thorako|kaustik [↑ Thorax und Kaustik (↑ Kauterisation)] *w;* -, -en: operative Durchtrennung von Verwachsungen des Lungenfells mit dem Brustfell unter Anwendung des ↑ Thermokauters

Thorako|lyse [zu ↑ Thorax u. gr. *λύειν* = lösen, auflösen] *w;* -, -n: operative Entfernung von Teilen der Rippen bei Brustwandstarre

Thorako|me|trie [↑ Thorax und ↑ ...metrie] *w;* -, ...ien: Messung des Brustkorbumfangs

Thorako|pagus [zu ↑ Thorax u. gr. *πηγνύναι* = befestigen] *m;* -, ...gi u. ...gen: Doppelfehlbildung, bei der Zwillinge am Brustkorb zusammengewachsen sind

Thorako|plastik [↑ Thorax und ↑ Plastik] *w;* -, -en: chirurgisches Behandlungsverfahren bei Lungenerkrankungen (vor allem bei Lungentuberkulose) in Form einer Resektion größerer Rippenstücke

Thorako|schisis [...s-ç...; ↑ Thorax u. gr. *σχίσις* = Trennen, Spalten] *w;* -, ...isen: angeborener mangelhafter Verschluss des Brustkorbs mit medianer Spaltbildung

Thorako|skop [↑ Thorax und ↑ ...skop] *s;* -s, -e: optisches Instrument zur Ausleuchtung der Pleurahöhle. **Thorako|skopie** [↑ ...skopie] *w;* -, ...ien: Untersuchung der Brusthöhle und Durchführung von Operationen mit dem ↑ Thorakoskop

Thorako|tomie [↑ Thorax und ↑ ...tomie] *w;* -, ...ien: operative Öffnung der Brusthöhle. **thorakotomie|ren:** eine Thorakotomie durchführen

Thorako|zentese [zu ↑ Thorax u. gr. *κεντεῖν* = stechen] *w;* -, -n: »Bruststich«, Punktion des Brustfellraums

Thorax [von gr. *θώραξ*, Gen.: *θώρακος* = Brustharnisch; Brust] *m;* -[es], ...races (eingedeutscht: -e): Brust; Brustkorb, der Oberkörper zwischen Hals und Zwerchfell

Thorax|chir|urgie: Lehre von den tiefen chirurgischen Eingriffen am Brustkorb und von der operativen Behandlung der im Brustkorb gelegenen Organe

Thorax|drainage [...drɛˈnaːʒə; ↑ Thorax u. ↑ Drainage]: Ableitung von Blut, Körpersekreten oder Luft aus der Pleurahöhle über einen Schlauch

Thorium [nlat. Bildung zum Namen des altnord. Gottes *Thor*] *s;* -s: metallisches chem. Element; Zeichen: Th

Thormälen-Probe [nach dem dt. Arzt Johann Thormälen, 20. Jh.]: heute nicht mehr angewandte Methode zum Nachweis von ↑ Melanin im Harn

Thorn-Handgriff [nach dem dt. Gynäkologen Wilhelm Thorn, 1857–1913]: Methode zur Umwandlung einer Gesichtslage in eine Hinterhauptlage: Die in die Scheide eingeführte Hand der Ärztin / des Arztes zieht das Hinterhaupt des Kindes nach unten, die andere Hand drückt von außen gegen die Brust des Kindes; eine helfende Person drückt gleichzeitig den kindlichen Steiß zur Bauchseite hin

Thorn-Test [θɔːn...; nach dem amerik. Physiologen G. W. Thorn, 1906–2004]: heute nicht mehr angewandte Methode zur Bestimmung der Nebennierenfunktion

Thromb|ag|glutination [↑ Thrombus und ↑ Agglutination] *w;* -, -en: Zusammenballung der Blutplättchen zu einem Pfropf

Thromb|aph|ärese [Kurzbildung aus ↑ Thrombozyt u. gr. *ἀφαίρεσις* = das Wegnehmen] *w;* -, -n: Entfernung von Thrombozyten aus dem Blutplasma mit Zellseparatoren zu therapeutischen Zwecken

Thromb|arteri|ek|tomie [↑Thrombus, ↑Arterie u. ↑Ektomie] *w;* -, ...ien: operative Entfernung von Gefäßabschnitten, die durch einen Blutpfropf verschlossen sind

Thromb|asthenie [Kurzbildung zu ↑Thrombozyt u. gr. ἀσθενής = kraftlos, schwach] *w;* -, ...ien: gestörte Funktion der Thrombozyten

Thromb|ek|tomie [↑Thrombus u. ↑Ektomie] *w;* -, ...ien: operative Entfernung eines Blutpfropfes aus einem Blutgefäß

Thrombembolie vgl. Thromboembolie

Thromb|end|arteri|ek|tomie [↑Thrombus, ↑endo..., ↑Arterie u. ↑...ektomie] *w;* -, ...ien: operative Entfernung eines Blutpfropfs aus einer Arterie einschließlich deren Innenwand

Thrombin [zu gr. ϑρόμβος = geronnene Blutmasse] *s;* -s: Enzym, durch dessen Einwirkung ↑Fibrinogen in ↑Fibrin übergeht

Thrombin|zeit: Plasmathrombinzeit, Messung der Gerinnungszeit nach Zugabe einer definierten Thrombinmenge; Abk.: PTZ

Thrombo|arteri|itis [zu ↑Thrombus u. ↑Arterie] *w;* -, ...ii|itiden: Entzündung einer Arterie bei Embolie oder Thrombose

Thrombo|em|bolie, auch: **Thromb|em|bolie** [↑Thrombus u. ↑Embolie] *w;* -, ...ien: Embolie infolge Verschleppung eines Thrombus mit dem Blutstrom. **thromb[o]|em|bolisch:** die Thromboembolie betreffend, zu ihr gehörend

thrombo|gen [gr. ϑρόμβος = geronnene Blutmasse u. ↑...gen]: die Entstehung eines Thrombus begünstigend; durch Thromben hervorgerufen. **Thrombo|gen** *s;* -s: = Prothrombin. **Thrombogenese** [↑Genese] *w;* -, -n: Entstehung eines Thrombus

Thrombo|kinase [Kurzbildung aus ↑Thrombozyt u. ↑Kinase] *w;* -, -n: Faktor III der Blutgerinnung, vor allem in den Blutplättchen, aber auch in Gewebszellen vorkommende Kinase, die Prothrombin in Thrombin überführt

Thrombo|lyse [↑Thrombus u. ↑Lyse] *w;* -, -n: (meist) medikamentöse Auflösung eines Thrombus. **Thrombo|lytikum** *s;* -s, ...ka: Arzneimittel zur Auflösung eines Thrombus. **thrombo|lytisch:** Thrombolyse bewirkend; z. B. thrombolytische Behandlung

Thrombo|pa|thie [Kurzbildung aus ↑Thrombozyt u. ↑...pathie] *w;* -, ...ien: Sammelbez. für alle krankhaften Veränderungen an den Blutplättchen

Thrombo|penie [Kurzbildung zu ↑Thrombozyt u. gr. πένης = arm] *w;* -, ...ien: Blutplättchenmangel. **thrombo|penisch:** die Thrombopenie betreffend

Thrombo|philie [zu ↑Thrombus u. gr. φίλος = lieb; Freund] *w;* -, ...ien: genetisch bedingte oder erworbene Neigung zu Thrombosen, verursacht durch pathologische Veränderung der Blutzusammensetzung, der Gefäßwand oder der hämodynamischen Verhältnisse

Thrombo|phlebitis [zu ↑Thrombus u. gr. φλέψ, Gen.: φλεβός = Ader] *w;* -, ...itiden (in fachspr. Fügungen: ...itides): Venenentzündung mit Ausbildung einer Thrombose. **Thrombo|phlebitis mi|grans:** kleinfleckige Rötung der Haut durch umschriebene oberflächliche Thrombophlebitiden (oft Frühstadium einer ↑Endangiitis obliterans). **Thrombo|phlebitis pro|funda:** entzündliche Veränderung und thrombotischer Verschluss der endo- oder subfaszial gelegenen Venen. **Thrombo|phlebitis super|ficia|lis:** akute Entzündung im Bereich des Hautvenennetzes

Thrombo|plastin [zu ↑Thrombus und gr. πλάσσειν = bilden, gestalten] *s;* -s, -e: andere Bez. für ↑Thrombokinase

Thrombose [zu ↑Thrombus] *w;* -, -n: teilweiser oder völliger Verschluss eines Gefäßlumens durch ortsständige Blutgerinnsel (im Gegensatz zur ↑Embolie). **thrombo|sieren:** ein Blutgefäß verschließen. **Thrombosierung** *w;* -, -en: Verschluss eines Blutgefäßes durch einen Thrombus

Thrombo|sthenin [Kurzbildung zu ↑Thrombozyt u. gr. σϑένος = Kraft, Stärke] *s;* -s: kontraktiles Glykoprotein der Membran von Thrombozyten, wird durch Kalzium aktiviert und kontrahiert den bei der Gerinnung entstehenden Thrombus

thrombotisch [zu ↑Thrombose]: die Thrombose betreffend, durch Thrombose verursacht

thrombotisch-thrombo|zyto|penische Purpura vgl. Moschcowitz-Syndrom

Thromb|oxan [Kurzbildung zu ↑Thrombozyt u. zum Stamm von ↑Oxid] *s;* -s, -e: in Thrombozyten gebildetes Hormon, das Plättchenaggregation, Gefäßkonstriktion und Ischämie bewirkt

Thrombo|zyt [↑Thrombus u. ↑...zyt] *m;* -en, -en (meist *Pl.*): »Blutplättchen«, Formelemente des Blutes (scheibenförmige, farblose, dünne Zellbruchstücke), die die Blutgerinnung einleiten. **thrombo|zytär:** durch ein Blutgerinnsel verursacht; z. B. thrombozytäre Blutung

Thrombo|zyten|ag|gregations|hemmer: Substanz, die die Anlagerung von Thrombozyten aneinander verhindert (zur Thromboseprophylaxe)

Thrombo|zyten|funktions|hemmer: chemische Substanz, durch die die normale Funktion der Blutplättchen gehemmt wird

Thrombo|zyth|ämie [↑Thrombozyt und ↑...ämie] *w;* -, ...ien: Vermehrung der Thrombozyten mit hämorrhagischer Diathese und Neigung zu Thrombosen

Thrombo|zyto|lyse [zu ↑Thrombozyt u. gr. λύειν = lösen, auflösen] *w;* -, -n: Zerfall oder Auflösung der Blutplättchen

Thrombo|zyto|pathie [aus ↑Thrombozyt u. ↑...pathie]: allgemeine Bezeichnung für Funktionsstörung der Blutplättchen

Thrombo|zyto|penie [zu ↑Thrombozyt u. gr. πένης = arm] *w;* -, ...ien: = Thrombopenie

Thrombo|zyto|poe|se [Thrombozyt u. gr. *ποίησις* = das Machen, Hervorbringen] *w;* -: Bildung bzw. Entstehung der Blutplättchen (im Knochenmark)

Thrombo|zytose [zu ↑Thrombozyt] *w;* -, -n: krankhafte Vermehrung der Thrombozyten im Blut

Thrombus [aus gr. *θρόμβος* = geronnene Blutmasse] *m;* -, ...ben: zu einer Thrombose führendes Blutgerinnsel; Blutpfropf innerhalb eines Blutgefäßes, bes. einer Vene. **roter Thrombus** = Gerinnungsthrombus. **weißer Thrombus** = Abscheidungsthrombus

Thulium [nlat. Bildung zum Namen der sagenhaften nordischen Insel *Thule*] *s;* -s: metallisches chemisches Element; Zeichen: Tm

thymicus, ...ca, ...cum [zu ↑Thymus]: zum Thymus gehörend, vom Thymus ausgehend

Thymitis [zu ↑Thymus] *w;* -, ...itiden (in fachspr. Fügungen: ...itides): Entzündung der Thymusdrüse

thymo|gen: 1) [↑Thymus u. ↑...gen]: von der Thymusdrüse ausgehend (bezogen auf krankhafte Veränderungen). **2)** [gr. *θυμός* = Gemüt, Gemütswallung]: vom Gemüt ausgehend (bezogen auf krankhafte Verstimmungen)

Thymo|leptikum [Kurzbildung zu gr. *θυμός* = Gemüt, Gemütswallung u. ↑Analeptikum] *s;* -s, ...ka (meist *Pl.*): veralt. Bez. für: ↑Antidepressivum. **thymo|leptisch:** veralt. für: stimmungsaufhellend wirkend (von Arzneimitteln gesagt)

Thymom [zu ↑Thymus] *s;* -s, -e, in fachspr. Fügungen: **Thymoma**, *Pl.:* -ta: von der Thymusdrüse ausgehende Geschwulst

Thymo|path *m;* -en, -en, **Thymo|pathin** *w;* -, -nen [gr. *θυμός* = Gemüt, Gemütswallung u. ↑...path]: veralt. für: gemütskranke Person. **Thymo|pa|thie** [↑...pathie] *w;* -, ...ien: veralt. Sammelbez. für die Gemütskrankheiten. **thymo|pa|thisch:** veralt. für: Gemütskrankheiten betreffend, an gestörtem Gemütsleben leidend

thymo|pharyn|ge|us, ...gea, ...ge|um [zu ↑Thymus u. ↑Pharynx]: die Thymusdrüse u. den Rachen betreffend

thymo|privus, ...va, ...vum [↑Thymus u. lat. *privus* = für sich bestehend; einer Sache beraubt, ohne]: durch Entfernung od. Schwund der Thymusdrüse bedingt (z. B. von krankhaften Veränderungen)

Thymo|psy|che [gr. *θυμός* = Gemüt, Gemütswallung u. ↑Psyche] *w;* -: »gemüthafte« Seite des Seelenlebens (Psychol.; Ggs.: Noopsyche)

Thymo|zyt: Thymuszelle

Thymus [aus gr. *θύμος* = Brustdrüse neugeborener Kälber] *m;* -, Thymi, verdeutlichend auch: **Thymus|drüse:** »Bries«, im oberen Brustraum hinter dem Brustbein liegende endokrine Drüse; ist als primäres lymphatisches Organ für die Reifung von Lymphozyten verantwortlich, verfettet mit Eintritt ins Erwachsenenalter zunehmend und verliert seine Funktion

> **thyreo..., Thyreo...,** dafür in der neueren anat. Nomenklatur: **thyro..., Thyro...**
>
> ‹Kurzform aus ↑thyreoideus (in den Fügungen ↑Glandula thyreoidea und ↑Cartilago thyreoidea)›
> Bestimmungswort von Zus. mit der Bedeutung »Schilddrüse, die Schilddrüse betreffend; Schildknorpel, mit dem Schildknorpel in Beziehung stehend«:
> – thyreogen
> – Thyreoaplasie

Thyreo|aplasie [↑thyreo... u. ↑Aplasie] *w;* -, ...ien: angeborenes Fehlen der Schilddrüse

thyreo|arytae|no|ide|us, ...ea, ...e|um [↑thyreo... und ↑arytaenoideus]: den Schildknorpel u. den Gießbeckenknorpel betreffend; z. B. in der Fügung ↑Musculus thyreoarytaenoideus (Anat.)

Thyreo|chon|dro|tomie [↑thyreo..., ↑chondro... u. ↑...tomie] *w;* -, ...ien: operative Durchtrennung des Schildknorpels

thyreo|epi|glotticus, ...ca, ...cum [zu ↑thyreo... u. ↑Epiglottis]: zum Schildknorpel und zur Epiglottis gehörend (Anat.)

thyreo|gen, in fachspr. Fügungen: **thyreo|genes** [↑thyreo... u. ↑...gen]: von der Schilddrüse ausgehend, durch ihre Tätigkeit bedingt (bes. von Krankheiten gesagt)

Thyreo|globulin [Kurzbildung aus ↑Thyreoidea u. ↑Globulin] *s;* -s, -e: Protein der Schilddrüse; enthält etwa 90 % des an Protein gebundenen Jods; Vorstufe der Schilddrüsenhormone ↑Thyroxin und ↑Trijodthyronin

thyreo|glossus, ...ossa, ...ossum [zu ↑thyreo... u. ↑Glossa]: von der Schilddrüse zur Zunge verlaufend; z. B. in der Fügung ↑Ductus thyreoglossus (Anat.)

thyreo|hyo|ide|us, ...ea, ...e|um [↑thyreo... u. ↑hyoideus (in der Fügung ↑Os hyoideum)]: zum Schildknorpel u. Zungenbein gehörend (Anat.)

thyreo|idal [zu ↑Thyreoidea]: die Schilddrüse betreffend, von ihr ausgehend

Thyreo|idea *w;* -: übliche Kurzbez. für ↑Glandula thyreoidea

Thyreo|id|ek|tomie [↑Thyreoidea u. ↑Ektomie] *w;* -, ...ien: operative Entfernung der Schilddrüse

thyreo|ide|us, ...ea, ...e|um [zu gr. *θυρεός* = Türstein; großer Schild u. gr. *-ειδής* = gestaltet, ähnlich]: schildförmig; in den Fügungen ↑Cartilago thyreoidea u. ↑Glandula thyreoidea (Anat.)

Thyreo|idismus [zu ↑Thyreoidea] *m;* -, ...men: **1)** Vergrößerung der Schilddrüse. **2)** Vergiftung durch Schilddrüsenpräparate

Thyreo|iditis [zu ↑Thyreoidea] *w;* -, ...itiden (in fachspr. Fügungen: ...itides): Entzündung der Schilddrüse

thyr[e]o|id|stimulie|rendes Hormon [zu ↑Thyreoidea u. ↑stimulieren]: = Thyreotropin; Abk.: TSH

Thyreo|peroxidase [Kurzbildung aus ↑Thyreoidia u. aus der Verbindungsgruppe *peroxi...* u. ↑...ase]: Enzym der Schilddrüse, das Thyreoglobulin (Vorstufe der Schilddrüsenhormone) jodiert; Abk.: TPO

thyreo|pharyn|ge|us, ...gea, ge|um [zu ↑thyreo... u. ↑Pharynx]: zum Schildknorpel und zur Schlundkopfnaht gehörend, vom Schildknorpel (Cartilago thyreoidea) zur Schlundkopfnaht (Raphe pharyngis) verlaufend; z.B. in der Fügung ↑Pars thyreopharyngea

thyreo|priv [...i:f], in fachspr. Fügungen: **thyreoprivus, ...va, ...vum** [...i:v...; ↑thyreo... u. lat. *privus* = für sich bestehend; einer Sache beraubt, ohne]: schilddrüsenlos; nach Verlust der Schilddrüse bzw. nach Ausfall der Schilddrüsenfunktion auftretend (bes. von Krankheitserscheinungen)

Thyreo|statikum [zu ↑thyreo... u. gr. *στάσις* = Stehen; Stillstand] *s;* -s, ...ka: Stoff, der die Hormonbildung der Schilddrüse hemmt. **thyreostatisch:** die Hormonbildung in der Schilddrüse hemmend

Thyreo|tomie [↑thyreo... u. ↑...tomie] *w;* -, ...ien: = Thyreochondrotomie

Thyreo|toxikose [↑thyreo... u. ↑Toxikose] *w;* -, -n: Überfunktion der Schilddrüse mit schwerem, toxischem Krankheitsbild. **thyreo|toxisch:** durch Schilddrüsenüberfunktion bedingt. **thyreotoxische Krise** = Coma basedowicum

thyreo|trop [↑thyreo... u. ↑...trop]: die Schilddrüse beeinflussend. **Thyreo|tropin,** auch: **thyreotropes Hormon, thyr[e]o|id|stimulie|rendes Hormon:** Hormon des Hypophysenvorderlappens für die Steuerung der Schilddrüsentätigkeit; Abk.: TSH

Thyreo|tropin-Relea|sing-Hormon [...rɪˈli:sɪŋ...; zu ↑Thyreotropin, engl. *to release* = freisetzen u. ↑Hormon] *s;* -s, -e: Hormon des Hypothalamus, das die Bildung von Thyreotropin steuert; Abk.: TRH

thyro..., Thyro... vgl. thyreo..., Thyreo...

Thyr|oxin [Kurzbildung zu ↑thyreoideus (in der Fügung ↑Glandula thyreoidea) u. gr. *ὀξύς* = scharf, spitz; sauer (in ↑Oxygenium)] *s;* -s: Tetrajodthyronin, Schilddrüsenhormon, das insbes. Grundumsatz und Wachstum beeinflusst; liegt im Blut hauptsächlich an Transportproteine gebunden vor, der ungebundene Anteil wird als freies Thyroxin (fT_4) bezeichnet; Abk.: T_4

Ti: chem. Zeichen für ↑Titan

TIA: Abk. für ↑*t*ransitorische *i*schämische *A*ttacke

Tibia [aus gleichbed. lat. *tibia*, Gen.: *tibiae*] *w;* -, ...iae: »Schienbein«, der stärkere der beiden Unterschenkelknochen (Anat.). **tibia|lis, ...le:** zum Schienbein gehörend (Anat.)

tibio|calcane|us, ...nea, ...ne|um, auch: **tibiocalcanearis, ...re** [zu ↑Tibia und ↑Calcaneus]: zu Schienbein und Fersenbein gehörend, sie verbindend; z.B. in der Fügung ↑Pars tibiocalcanea (Anat.)

tibio|fibularis, ...re [zu ↑Tibia u. ↑Fibula]: zum Schien- u. Wadenbein gehörend (Anat.)

tibio|navicularis, ...re [zu ↑Tibia u. ↑navicularis (in der Fügung ↑Os naviculare)]: zu Schienbein und Kahnbein gehörend, sie verbindend; z.B. in der Fügung ↑Pars tibionavicularis (Anat.)

Tic [aus gleichbed. frz. *tic*] *m;* -s, -s, eindeutschend auch: **Tick** *m;* -[e]s, -s (auch: -e): unwillkürliche schnelle, wiederholte Bewegung von Muskel(gruppe)n oder unwillentliche Lautäußerung. **Tic convulsiv** [- kõvʏlˈsɪf]: nervöse Zuckungen im Bereich der Gesichtsmuskulatur. **Tic doul|lou|reux** [- duluˈrø:; frz. *douloureux* = schmerzhaft]: schmerzhafte nervöse Zuckungen im Bereich der Gesichtsmuskulatur bei Trigeminusneuralgie

Tiefen|dosis: Wirkungsdosis von Strahlen in einer bestimmten Gewebetiefe

Tiefen|hirn|stimulation: tiefe Hirnstimulation, Elektrostimulation durch neurochirurgisch in bestimmte Hirnareale implantierte Elektroden; Anwendung z.B. bei der Parkinsonkrankheit; Abk.: THS

Tiemann-Ka|theter [nach dem amerik. Instrumentenmacher George C. Tiemann, 1793–1868]: Gummikatheter mit zugespitztem, gebogenem Schnabel (besonders für die männliche Harnröhre geeignet)

Tierfell|nävus: veralt. Bez. für eine Kombination aus ↑Nävus pigmentosus und ↑Nävus pilosus

Tierheilkunde vgl. Veterinärmedizin

Tier|passage: Überimpfung infektiösen Materials von einem Tier auf ein anderes zum Zweck der Gewinnung eines für den Menschen abgeschwächten Impfstoffs

Tietze-Krankheit [nach dem dt. Chirurgen Alexander Tietze, 1864–1927]: = Chondropathia tuberosa

Tiffeneau-Test [tɪfəˈno:...; nach dem frz. Pharmakologen Marc Tiffeneau, 1873–1945]: Messung der ↑Einsekundenkapazität

Tigerherz: tigerfellartig gefleckter Herzmuskel als Folge herdförmig umschriebener Fetteinlagerungen (z.B. bei Sauerstoffmangel)

ti|gro|id [zu gr. *τίγρις* = Tiger u. ↑...id]: tigerfellartig gefleckt (bezogen z.B. auf das Aussehen von Nervenzellen nach Einlagerungen von Nissl-Schollen im Neuroplasma)

Tinctura vgl. Tinktur

Tinea [aus lat. *tinea* = nagender Wurm, Holzwurm] *w;* -, ...eae: seltenere Bezeichnung für: Pilzerkrankung der Haut; Hautflechte. **Tinea asbestina:** »Asbestflechte«, Hautflechte mit asbestähnlich aufsplitternden Schuppen an der Kopfhaut. **Tinea barbae** = Mentagra. **Tinea capitis** [↑Caput]: = Mikrosporie. **Tinea corporis** [↑Corpus]: = Epidermophytie. **Tinea im|bricata** [zu lat. *imbricare* = mit Hohlziegeln abdecken; hohlziegelförmig machen]: Hautkrankheit mit dachziegelartig angeordneten Schuppen. **Tinea ni|gra** = Pityriasis nigra. **Tinea pedis** [↑Pes]: »Fußpilz«, durch Dermatophyten hervorgerufene Pilzerkrankung der

Füße, insbesondere im Bereich der Haut zwischen den Zehen. **Tinea un|guium** [↑Unguis]: = Onychomykose. **Tinea versi|color** = Pityriasis versicolor

tin|gie|ren [aus lat. ting[*u*]ere, tinctum = benetzen; tränken; färben]: färben (z. B. Gewebeschnitte oder lebendes Gewebe im Rahmen einer Blutung). **Tinktion** *w;* -, -en: Färbung (z. B. von Gewebeschnitten oder lebendem Gewebe bei Blutungen)

Tinktur [zu lat. ting[*u*]ere, tinctum = benetzen; tränken; färben] *w;* -, -en, in fachspr. Fügungen: **Tinctura,** *Pl.:* ...rae: dünnflüssiger Auszug aus medizinisch wirksamen pflanzlichen, seltener tierischen Substanzen (Pharm.)

Tinnitus [zu lat. *tinnire, tinnitum* = klingen, klingeln] *m;* -, -; in der Fügung: **Tinnitus aurium** [↑Auris]: »Ohrensausen«, »Ohrenklingen«, von den Betroffenen subjektiv wahrgenommenes Rauschen, Klingeln oder Pfeifen in den Ohren bei Innenohrerkrankungen. **Tinnitus-Masking:** Schmalbandrauschen im Frequenzbereich des Tinnitus

TIPS: Abk. für *t*ransjugulärer *i*ntrahepatischer *p*ortosystemischer *S*tent

Tissue|engineering ['tɪʃu:ɛn[d]ʒɪ'ni:rɪŋ; zu engl. *tissue* = Gewebe u. engl. *to engineer* = entwickeln, konstruieren] *s;* -[s]: Züchtung von Geweben im Reagenzglas für Transplantationen

Titan [nlat. Bildung zum Namen des altgr. Göttergeschlechts der Titanen (gr. *Τιτᾶνες*)] *s;* -s: metallisches chem. Element; Zeichen: Ti

Titer [aus frz. *titre* = Feingehalt des Goldes; Titer] *m;* -s, -: **1)** Gehalt einer Lösung an wirksamen Stoffen (Chem.). **2)** größte Verdünnung einer Lösung, bei der eine chem. Reaktion noch eintritt (Chem.)

Titillatus [zu lat. *titillare* = kitzeln] *m;* -: zum Niesen oder Husten reizendes Kitzelgefühl in Nase, Rachen oder Luftröhre

Ti|tration, auch **Ti|trie|rung** [zu ↑Titer] *w;* -, -en: Bestimmung des Gehaltes einer bestimmten Substanz in einer Lösung (Chem.). **ti|trie|ren:** eine ↑Titration durchführen

Titubatio [zu lat. *titubare* = wanken, taumeln] *w;* -, ...io|nes: Schwanken, Stand- und Gangstörung, Gleichgewichtsstörung (Vorkommen z. B. bei Kleinhirnerkrankungen)

TIVA: Abk. für *t*otale *i*ntra*v*enöse *A*nästhesie

TK: Abk. für *T*hrombozyten*k*onzentrat

T-Killerzellen vgl. zytotoxische T-Zelle

Tl: chem. Zeichen für ↑Thallium

T-Lym|pho|zyt [te:...; T ist Abk. für ↑*T*hymus] *m;* -en, -en (meist *Pl.*): Lymphozyten, die im Thymus gebildet werden, vgl. T-Zellen

Tm: chem. Zeichen für ↑Thulium

TMP: Abk. für *T*rans*m*embrandruck [*p*ressure]

TNF: Abk. für ↑*T*umor-*N*ekrose-*F*aktor. **TNF-Rezeptoren** [↑TNF, ↑Rezeptor]: Oberflächenrezeptoren, die TNF binden; lösliche Form eines Rezeptorproteins wird u. a. bei rheumatoider Arthritis eingesetzt

TNM-System (TNM Abk. für: ↑*T*umor, ↑*N*odi lymphatici u. ↑*M*etastase]: internationales System zur Einteilung der klinischen Stadien einer Krebserkrankung nach den drei Hauptkriterien: **1)** Flächenausdehnung und Tiefenwachstum des Tumors, sein Übergreifen auf benachbarte Organe. **2)** Befallensein der regionalen Lymphknoten. **3)** Ausbildung von Fernmetastasen in anderen Organen oder Körperregionen (damit werden die einzelnen Krankheitsfälle zu vergleichbaren Gruppen zusammengefasst, die die kritische Beurteilung von Behandlungsmethoden ermöglichen)

Tochtergeschwulst vgl. Metastase

Todes|zeichen: Merkmale des eingetretenen Hirntodes, unterschieden in sichere (Totenstarre, Totenflecke) und unsichere (Atemstillstand, Totenblässe) Zeichen

Toga|viridae [lat. *toga* = Bedeckung u. ↑Virus] *Pl.:* Familie von RNA-Viren, die mit einer charakteristischen Hülle umschlossen sind, darunter u. a. der Erreger der Röteln

Toko|dynamo|meter [gr. *τόκος* = das Gebären, gr. *δύναμις* = Vermögen, Kraft u. ↑...meter] *s;* -s, -: Apparat zur Messung u. Registrierung der Kräfte, die bei den Gebärmutterkontraktionen im Verlaufe der Geburtswehen aufgebracht werden

Toko|gra|fie [gr. *τόκος* = das Gebären u. ↑...grafie] *w;* -, ...ien: apparative Aufzeichnung des Wehenablaufs

Toko|logie [gr. *τόκος* = das Gebären u. ↑...logie] *w;* -: Lehre von den Geburtsvorgängen und der Geburtshilfe

Toko|lyse [zu gr. *τόκος* = das Gebären u. gr. *λύειν* = lösen, auflösen] *w;* -, -n: medikamentöse Hemmung der Wehentätigkeit. **Toko|lytikum** *s;* -s, ...ka: Arzneimittel mit wehenhemmender Wirkung. **toko|lytisch:** die Wehentätigkeit hemmend (von Arzneimitteln)

Toko|pherol [zu gr. *τόκος* = das Gebären u. gr. *φέρειν* = tragen, bringen] *s;* -s: wirksamer Bestandteil des Vitamins E, das in vielen Pflanzen (z. B. Salat, Grünkohl, Spinat) und tierischen Organen vorkommt

Toleranz [zu lat. *tolerare* = tragen, erdulden] *w;* -, -en: begrenzte Widerstandsfähigkeit des Organismus gegenüber schädlichen äußeren Einwirkungen, insbes. gegenüber Giftstoffen oder Strahlen

Toleranz|stadium: drittes, für größere chirurgische Eingriffe geeignetes Stadium der Narkose, das bes. durch ↑Analgesie u. weitgehende Reflexlosigkeit charakterisiert ist

Tollens-Re|aktion [nach dem dt. Chemiker B. Ch. G. Tollens, 1842–1918]: **1)** Reaktion zum Nachweis von Glukuronsäure im Harn (bei Anwesenheit von Glukuronsäure färbt sich ein Ätherextrakt blaurot bis violett). **2)** Reaktion zum Nachweis von Pentosen und Galaktose im Harn (Harn wird mit Salzsäure und Phlorogluzin versetzt; bei Anwesenheit von Pentosen bzw. Galaktose kommt es zu Rotfärbung)

Tollkirsche vgl. Atropa belladonna

Tollwut vgl. Lyssa

...to|mie, mit latinisierter Endung auch: **...tomia**

w; -, ...ien (teilweise ohne Plural)
⟨zu gr. τομή »das Schneiden, der Schnitt«⟩
Wortbildungselement mit der Bedeutung »operative Eröffnung eines Organs od. Körperteils; kunstgerechte Zergliederung eines Körpers, Körperteils oder Gewebes«:
- Gastrotomie
- Anatomie
- Laparotomie
- Osteotomie
- Vasotomie

Von verwandter Herkunft ist das Wortbildungselement **...ektomie** mit der Bedeutung »operatives Herausschneiden, Entfernung eines Organs«. Zurückgehend auf gr. ἡκτομή (»das Ausschneiden; Ausschnitt«), ist es Bestandteil vieler Fremdwörter, wie z. B. in Appendektomie oder Tonsillektomie.

Tomo|gra|fie [gr. τομή = das Schneiden, der Schnitt u. ↑...grafie] *w;* -, ...ien: = Röntgenschichtverfahren (z. B. zur besseren Darstellung und Lokalisierung von Krankheitsherden im Körper). **Tomo|gramm** [↑...gramm] *s;* -s, -e: bei der Tomografie gewonnenes Röntgenbild

Tomo|manie [gr. τομή = das Schneiden, der Schnitt u. ↑Manie] *w;* -, ...ien: veralt. Bez. für: krankhaftes Verlangen, andere zu operieren (vom Arzt / von der Ärztin gesagt) oder sich operieren zu lassen (vom Patienten / von der Patientin gesagt)

Tonikum [zu gr. τόνος = das Spannen, die Anspannung] *s;* -s, ...ka: Kräftigungsmittel, Stärkungsmittel

[1]tonisch [zu gr. τόνος = das Spannen, die Anspannung]: kräftigend, stärkend (bes. von Medikamenten)

[2]tonisch [zu ↑Tonus]: durch eine anhaltende Muskelanspannung charakterisiert; bes. in der Fügung: **tonische Krämpfe:** lang dauernde, schmerzhafte Muskelkontraktion

tonisie|ren [zu gr. τόνος = das Spannen, die Anspannung]: allgemein kräftigen, stärken

Tono|gra|fie [Tonus u. ↑...grafie] *w;* -, ...ien: Messung u. Registrierung des Augeninnendrucks mithilfe des Tonometers

Tono|meter [↑Tonus u. ↑...meter] *s;* -s, -: Instrument zum Messen des Augeninnendrucks. **Tono|me|trie** [↑...metrie] *w;* -, ...ien: Messung des Augeninnendrucks mithilfe des Tonometers nach lokaler Betäubung

Tonsilla vgl. Tonsille

tonsillär, auch: **tonsillar,** in fachspr. Fügungen: **tonsillaris, ...re** [zu ↑Tonsille]: zu den Rachen- oder Gaumenmandeln gehörend, diese betreffend; z. B. in der Fügung ↑Fossa tonsillaris

Tonsille [aus lat. *tonsillae (Pl.)* = Mandeln im Hals] *w;* -, -n, in der anat. Nomenklatur, bes. in fachspr. Fügungen: **Tonsilla,** *Pl.:* ...llae: **1)** übliche Kurzbez. für ↑Tonsilla palatina. **2)** mandelförmiger Gewebslappen oder ebensolches Organ aus lymphatischem Gewebe (Anat.). **Tonsilla cerebelli:** kleiner, rundlicher Lappen an der Unterseite des Kleinhirns auf der rechten und linken Seite der ↑Uvula (vermis). **Tonsilla lingualis:** »Zungenmandel«, Anhäufung von Balgdrüsen und Lymphgewebe an der Zungenwurzel. **Tonsilla palatina:** »Gaumenmandel«, rechts und links der Zungenwurzel in einer Nische zwischen vorderem und hinterem Gaumenbogen gelegenes Organ aus Lymphgewebe und Lymphfollikeln (stellt eine Abwehr- u. Schutzvorrichtung des Organismus dar). **Tonsilla pharyngea:** »Rachenmandel«, Anhäufung von Lymphgewebe und Lymphfollikeln im Schlundgewölbe. **Tonsilla tubaria:** Ansammlung von Lymphgewebe an der Einmündung der Ohrtrompete in den Rachen

Tonsill|ek|tomie [↑Tonsille u. ↑Ektomie] *w;* -, ...ien: vollständige operative Herausschälung der Gaumenmandeln

Tonsillitis [zu ↑Tonsille] *w;* -, ...itiden (in fachspr. Fügungen: ...itides): »Mandelentzündung«, insbes.: Entzündung der Gaumenmandeln

Tonsillo|tom [zu ↑Tonsille u. gr. τομός = schneidend] *s;* -s, -e: chirurgisches Instrument zum Abtragen der Gaumenmandeln. **Tonsillo|tomie** [↑...tomie] *w;* -, ...ien: teilweises operatives Kappen der Gaumenmandeln

tonsurans [zu lat. *tonsura* = das Scheren, Abscheren]: abscherend, eine Tonsur bewirkend; z. B. in der Fügung ↑Trichophyton tonsurans

Tonus [von gr. τόνος = das Spannen, die Anspannung] *m;* -, Toni: der durch Nerveneinfluss ständig wach gehaltene Spannungszustand der Gewebe, bes. der Muskeln

top..., Top... vgl. topo..., Topo...

Top|algie, auch: **Topo|algie** [↑topo... u. ↑...algie] *w;* -, ...ien: Schmerz an einer eng begrenzten Körperstelle ohne organische Ursache

Top|ek|tomie [↑topo... u. ↑Ektomie] *w;* -, ...ien: operative Entfernung eines kleinen, umschriebenen Teils der vorderen Hirnrinde als therapeutische Maßnahme bei schweren psychischen Störungen

to|phös [zu lat. *tofus (tophus)* = lockere Steinart, Tuffstein]: tophusartig. **To|phus** *m;* -, To|phi: Knoten (meist entzündlicher Art). **Tophus arthriticus:** »Gichtknoten«, umschriebene Ablagerung von Uratkristallen im Gewebe, bes. in der Umgebung von Gelenken. **Tophus syphiliticus:** knotenförmige Knochenauftreibung bei Syphilis

Topik [zu gr. τόπος = Ort, Platz, Stelle] *w;* -: Lehre von der Lage der einzelnen Organe im Organismus zueinander

Topikum [zu gr. τόπος = Ort, Platz, Stelle] *s;* -s, ...ka (meist *Pl.*): Arzneimittel bzw. therapeutisches Mittel zur lokalen äußerlichen Anwendung (z. B. Pflaster)

topisch [zu gr. *τόπος* = Ort, Platz, Stelle]: örtlich, äußerlich (bezogen auf die Anwendung und Wirkung von Arzneimitteln)

topo..., Topo..., vor Vokalen meist: **top..., Top...**

⟨aus gr. *τόπος* »Ort, Platz, Stelle«⟩
Bestimmungswort von Zus. mit der Bedeutung »umschriebener Bezirk des Körpers oder eines Organs; Lagebeziehung der einzelnen Organe im Gesamtorganismus; Gegend, freier Platz«:
- Topektomie
- Topophobie

Topoalgie vgl. Topalgie

Topo|chemie [↑topo... u. ↑Chemie] *w; -:* Wissenschaft vom Einfluss der Oberflächenstruktur (z. B. der Blutkörperchen) auf die chemische Aktivität der Stoffe

Topo|gnosie [zu ↑topo... u. gr. *γνῶσις* = das Erkennen] *w; -, ...ien:* Fähigkeit des Organismus, einen Berührungsreiz zu lokalisieren

Topo|go|meter [↑topo..., gr. *γωνία* = Ecke, Winkel u. ↑...meter] *s; -s, -:* Zusatzteil eines Ophthalmometers zur Bestimmung der Krümmungsradien bestimmter Bereiche der Hornhautvorderfläche

Topo|gra|fie [↑topo... u. ↑...grafie] *w; -, ...ien,* dafür meist die Fügung: **topo|gra|fische Ana|tomie:** anatomische Darstellung der einzelnen Körperregionen u. der Lagebeziehungen zwischen den einzelnen Organen untereinander bzw. zwischen den einzelnen Organen u. dem Gesamtorganismus

Topo|logie [↑topo... u. ↑...logie] *w; -:* seltenere Bezeichnung für: topografische Anatomie

Topo|phobie [zu ↑topo... u. gr. *φόβος* = Furcht] *w; -, ...ien:* »Ortsangst«, krankhaftes Bestreben, bestimmte Orte oder Plätze zu meiden (Vorkommen bei Neurosen; Psychol.)

torisch [zu lat. *torus* = Wulst]: wulstförmig geschliffen (z. B. von Brillengläsern)

Torkildsen-Drai|nage [nach dem norw. Neurochirurgen Arne Torkildsen, 1899–1968]: operative Verbindung der Seitenventrikel des Gehirns mit der großen Zisterne durch ein Gummidrain zur Ableitung gestauter Hirnflüssigkeit

Torkular [aus lat. *torcular* = Kelter; Presse] *s; -s:* veralt. Bez. für: Blutleere nach Abdrücken der Schlagadern

Tormina [aus gleichbed. lat. *tormina*] *Pl.:* veralt. Bez. für: quälende Beschwerden, vor allem Bauchschmerzen

Tornwaldt-Krankheit [nach dem dt. Arzt G. L. Tornwaldt, 1843–1910]: chronischer Katarrh der oberen Luftwege als Folge eines Rachenmandelabszesses

torpid [zu lat. *torpere* = betäubt sein, starr sein]: regungslos, stumpfsinnig; schlaff, träge; auch im Sinne von: unbeeinflussbar (z. B. von einem Krankheitsverlauf gesagt). **Torpidität** *w; -:* Trägheit, Schlaffheit; Gefühllosigkeit (Psychol.). **Torpor** *m; -s:* Regungslosigkeit; Gefühllosigkeit; Trägheit, Schlaffheit (z. B. eines Gewebes)

torquie|ren [aus lat. *torquere, tortum* = drehen]: ein Organ bzw. einen Organstiel oder einen Zahn um seine Achse drehen

Torr [Kurzw. aus dem Namen des ital. Physikers E. Torricelli, 1608–1647] *s; -s, -:* (veralt.) Maßeinheit des Luftdrucks, abgelöst durch Hektopascal (Phys.)

Torré-Einschlusskörperchen [toˈreː...]: bei Gelbfieber vorkommende, mit Eosin rot anfärbbare Kerneinschlusskörperchen in den Leberzellen

Torsade de pointes [tɔrsad də ˈpwɛ̃t; frz. = Zopf aus Spitze]: ventrikuläre Tachykardie, die in Kammerflimmern übergehen kann, weist typisches spindelförmiges EKG-Bild auf; veralt. Bez.: »Kammeranarchie«

Torsion [zu lat. *torquere, tortum* = drehen] *w; -, -en,* in fachspr. Fügungen: **Torsio,** *Pl.:* ...io|nes: Drehung, Achsendrehung (bezogen auf ein Organ oder einen Organstiel). **Torsio uteri:** Drehung der Gebärmutter als Folge von Narbeneinziehungen und Schrumpfungen sowie von Tumoren in der Umgebung der Gebärmutter

Torsions|bruch = Rotationsbruch

Torsions|dys|tonie, auch: **Torsions|spasmus:** drehende Bewegungen von Kopf und Hals, Armen und Rumpf mit Überstreckung der Wirbelsäule

Torti|kollis [zu lat. *tortus* = gedreht, gewunden; krumm u. lat. *collum* = Hals] *m; -,* in fachspr. Fügungen: **Torti|collis:** = Caput obstipum; [angeborene oder erworbene] Fehl- oder Schiefhaltung des Halses. **Torti|collis spasticus:** »spastischer Schiefhals«, einseitiger Krampf der Hals- und Nackenmuskeln mit dadurch bedingter Schief- und Seitwärtsdrehung des Kopfes

Tortuo|sitas [zu lat. *tortuosus* = gewunden] *w; -;* in der Fügung: **Tortuo|sitas vasorum** [↑Vas]: Schlängelung der Blutgefäße der Augennetzhaut

Torulom [zu ↑Torulopsis u. ↑...om] *s; -s, -e,* in fachspr. Fügungen: **Toruloma,** *Pl.:* -ta: Geschwulst aus Pilzfäden von ↑Torulopsis neoformans

Torul|op|sis [lat. *torulus* = Wulst u. gr. *ὄψις* = Sehen; Anblick] *w; -;* in der Fügung: **Torul|op|sis neo|formans:** grampositiver hefeähnlicher Pilz, Erreger der ↑Torulose

Torulose [zu ↑Torulopsis] *w; -, -n:* durch ↑Torulopsis neoformans hervorgerufene Pilzinfektion von Gehirn, Lunge und Haut

Torulus [Verkleinerungsbildung zu lat. *torus* = Wulst] *m; -, ...li;* in der Fügung: **Toruli tactiles** *Pl.:* »Tastballen«, an Nervenendigungen reiche, von Fettgewebe unterpolsterte Erhebungen der Haut an den Endgliedern der Finger und Zehen, der Handfläche und Fußsohle (Anat.)

Torus [aus lat. *torus,* Gen.: *tori* = Wulst] *m; -, Tori:* Wulst, Hautwulst, Schleimhautwulst (Anat.). **To-**

rus inter|venosus = Tuberculum intervenosum. Torus levatorius: Schleimhautwulst im Rachen über dem Gaumensegelheber. Torus palatinus: nicht regelmäßig vorhandener Längswulst im harten Gaumen. Torus tubarius: Schleimhautwulst an der Einmündung der Ohrtrompete in den Rachen

total, in fachspr. Fügungen: **totalis, ...le** [zu lat. *totus* = ganz, völlig]: vollständig; z. B. in der Fügung ↑Albinismus totalis

Total|endo|pro|thetik [↑total u. ↑Endoprothetik] *w;* -: vollständiger Ersatz eines Gelenks oder beider Gelenke

Total|ex|stirpation: vollständige operative Entfernung eines Organs

totalis vgl. total

Total|kapazität: gesamtes Luftvolumen der Lunge

Totenflecke vgl. Livores

Totenkranz vgl. Corona mortis

Totenlade: durch Knochenneubildung entstehende Hülle, die bei Knocheneiterung den abgestorbenen Knochen aufnimmt

Totenstarre vgl. Rigor mortis

Tot|geburt: Kind, das ein Gewicht von mehr als 500 g aufweist (etwa ab der 22. SSW) und nach der Trennung vom Mutterleib keinen Herzschlag, keine Lungenatmung u. keine Pulsation der Nabelschnur zeigt

Totimpfstoff: Impfstoff aus abgetöteten (inaktivierten) Erregern

Toti-Operation [nach dem ital. Augenarzt Addeo Toti, 1861–1935]: = Dakryorhinostomie

toti|potent [zu lat. *totus* = ganz u. lat. *potens*, Gen.: *potentis* = einer Sache mächtig, fähig]: = omnipotent. **Toti|potenz** *w;* -: = Omnipotenz

tou|chie|ren [tʊʃ...; aus frz. *toucher* = berühren; befühlen]: **1)** mit dem Finger (durch Betasten) untersuchen. **2)** mit dem Ätzstift bestreichen, abätzen

Tourette-Syndrom vgl. Gilles-de-la-Tourette-Syndrom

Tourniquet [turnɪˈkeː; aus gleichbed. frz. *tourniquet*] *s;* -s, -s: Aderpresse, schlingenförmiges Instrument zum Abklemmen von Blutgefäßen

Tourniquet|syn|drom [turnɪˈkeː...]: nach lang dauernder Ischämie auftretender allg. Schockzustand mit Ödembildung

tox..., Tox... vgl. toxiko..., Toxiko...

Tox|ämie [↑toxiko... u. ↑...ämie], auch: **Tox|hämie** u. **Toxik|ämie** *w;* -, ...ien: »Blutvergiftung«, Zersetzung des Blutes durch Giftstoffe

toxi..., Toxi... u. **toxico..., Toxico...** vgl. toxiko..., Toxiko...

toxic shock syndrome [engl. für toxisches Schocksyndrom]: Multiorganerkrankung mit den üblichen Leitsymptomen Fieber, Hypotonie und Exanthem in der Akutphase und ↑Desquamation in der Rekonvaleszenzphase (bes. bei Frauen nach Gebrauch von Tampons u. Ä., auch bei grippalen Infekten, Infekten der oberen Atemwege und chirurgischen Wundinfektionen; Abk.: TSS)

toxicus vgl. toxisch

Toxi|dermie [zu ↑toxiko... u. ↑Derma] *w;* -, ...ien: veralt. Bez. für: Hauterkrankung infolge von Gifteinwirkung

toxi|gen, auch: **toxo|gen** [↑toxiko... und ↑...gen]: **1)** Giftstoffe erzeugend (z. B. von Bakterien). **2)** durch eine Vergiftung verursacht

toxik..., Toxik... vgl. toxiko..., Toxiko...

Toxikämie vgl. Toxämie

toxiko..., Toxiko..., vor Vokalen meist: **toxik..., Toxik...,** latinisiert: **toxic[o]..., Toxic[o]...,** sonst auch die Kurzformen: **toxi..., Toxi...,** seltener: **toxo..., Toxo...,** vor Vokalen meist: **tox..., Tox...**

⟨aus gr. *τοξικόν* »Pfeilgift«⟩
Bestimmungswort von Zus. mit der Bedeutung »Gift, Giftstoff; Vergiftung«:
- Toxikologie
- Toxämie
- toxigen

Toxiko|loge *m;* -n, -n, **Toxiko|login** *w;* -, -nen [↑toxiko... u. ↑...loge]: Fachwissenschaftler/-in auf dem Gebiet der Toxikologie. **Toxiko|logie** [↑...logie] *w;* -: Lehre von den Giften und den Vergiftungen des Organismus. **toxiko|logisch:** die Toxikologie betreffend; giftkundig, giftsachverständig

Toxiko|manie [↑toxiko... u. ↑Manie] *w;* -, ...ien: veralt. Bez. für: Medikamentensucht, insbes. Abhängigkeit von Betäubungsmitteln

Toxikose [zu gr. *τοξικόν* = Pfeilgift], selten auch: Toxiko|nose [gr. *νόσος* = Krankheit] u. Toxo|nose *w;* -, -n: Vergiftung, durch Giftstoffe hervorgerufene Krankheit

Toxikum [von gr. *τοξικόν* = Pfeilgift] *s;* -s, ...ka: Gift, Giftstoff

Toxin [zu gr. *τοξικόν* = Pfeilgift] *s;* -s, -e: Bezeichnung für Giftstoffe, die von Bakterien, Pflanzen oder Tieren ausgeschieden werden (vgl. Exotoxin) oder beim Zerfall von Bakterien entstehen (vgl. Endotoxin)

Toxin|ämie [↑Toxin u. ↑...ämie] *w;* -, ...ien: Vergiftung des Blutes durch Toxine

toxisch, in fachspr. Fügungen: **toxicus, ...ca, ...cum** [zu gr. *τοξικόν* = Pfeilgift]: giftig; auf einer Vergiftung beruhend. **toxisches Schocksyndrom** = engl. *toxic shock syndrome.* **Toxizität** *w;* -: giftige Eigenschaft und Wirkung chemischer Substanzen und physikalischer Faktoren

toxogen vgl. toxigen

Toxo|id [↑toxiko... u. ↑...id] *s;* -[e]s, -e: entgiftetes Toxin, das jedoch noch eine Antitoxinbildung bewirkt; wird in Kombination mit einem ↑Adjuvans (2) für Vakzine, z. B. gegen Tetanus, verwendet

Toxo|kariasis *w;* -, ...riasen: Erkrankung durch Infektion mit Eiern des Hundespulwurms Toxocara canis, dessen Larven in verschiedene Körperorgane (z. B. Lunge, Leber, Augen) wandern und zu Fieber und Organdysfunktionen führen

Toxon [zu ↑Toxin] *s;* -s, -e: veralt. Bez. für das Diphtherietoxin

Toxonose vgl. Toxikose

Toxo|phobie [zu ↑toxiko... u. gr. *φόβος* = Furcht] *w;* -, ...ien: krankhafte Angst vor Vergiftungen

Toxo|plasma [↑toxiko... u. ↑Plasma] *s;* -s, (Arten:) -ta: Gattung gramnegativer, krankheitserregender Parasiten, die vorwiegend im Endothel bei Mensch u. Tier (insbes. Haustieren) schmarotzen. **Toxoplasma gon|dii:** Erreger der Toxoplasmose

Toxo|plasmose [zu ↑Toxoplasma] *w;* -, -n: durch Toxoplasmaarten hervorgerufene Infektionskrankheit

Toxo|prote|in [↑toxiko... u. ↑Protein] *s;* -s, -e: giftige Proteine

TPO-AK vgl. Anti-TPO

TRAB: Abk. für *Th*yroid *r*eceptor *a*nti*b*ody; häufigere Bez.: ↑TRAK

Trabekel [aus lat. *trabecula,* Gen.: *trabeculae* = kleiner Balken] *w;* -, -n, in fachspr. Fügungen: **Trabecula,** *Pl.:* ...lae: »Bälkchen«, bälkchenartig vorspringendes Gewebsbündel, Längswulst aus Gewebsfasern (insbes. Muskelfasern; Anat.). **Trabeculae carneae (atrii dex|tri)** *Pl.:* = Musculi pectinati. **Trabeculae carneae (cordis)** [↑Cor] *Pl.:* Stränge von Muskelfasern an der Innenfläche beider Herzkammern, teils als Wülste auf der Herzwand, teils sich brückenartig aus dieser erhebend. **Trabeculae corporum cavernosorum (penis)** [↑Corpus cavernosum] *Pl.:* Stränge und Bänder von Muskelfasern, die die beiden Schwellkörper des männlichen Gliedes durchziehen und deren Hohlräume bilden. **Trabeculae corporis spongiosi (penis)** [↑Corpus spongiosum] *Pl.:* Stränge und Bänder von Muskelfasern, die den Schwammkörper des männlichen Gliedes durchziehen u. dessen Hohlräume bilden. **Trabeculae lie|nis** [↑Lien] *Pl.:* »Milzbälkchen«, zahlreiche verästelte und untereinander verbundene Fasern, die von der Milzkapsel ins Innere der Milz ziehen und dieser als Stützgerüst dienen. **Trabecula septo|marginalis:** bogenförmig vorspringender Muskelwulst zwischen der Vorderwand der rechten Herzkammer und der Kammerscheidewand (Moderatorband des Reizleitungssystems)

Trabekel|system: im Augenkammerwinkel liegende Verdichtungszone, durch die das Kammerwasser in den ↑Sinus venosus sclerae gelangt

trabekulär, in fachspr. Fügungen: **trabecularis, ...re** [zu ↑Trabecula]: zu einer ↑Trabekel gehörend

Trabekulo|tomie [Kurzbildung zu ↑Trabekelsystem u. ↑...tomie] *w;* -, ...ien: = Goniotomie

Tracer ['treɪsər; aus engl. *tracer* = Aufspürer] *m;* -s, -: Bezeichnung für radioaktive Markierungsstoffe, mit deren Hilfe u. a. biochemische Vorgänge im Organismus verfolgt werden können

Tra|chea [zu gr. *τραχύς*, weibliche Form: *τραχεῖα* = rau, uneben] *w;* -, ...eae u. eindeutschend: ...een: die aus Knorpelspangen, Bindegewebe und Muskelhaut gebildete, mit Schleimhaut ausgekleidete Luftröhre (Anat.). **tra|cheal,** in fachspr. Fügungen: **tra|chea|lis, ...le:** zur Luftröhre gehörend, sie betreffend

Tra|cheal|kanüle: ↑Kanüle (2), die nach einer ↑Tracheotomie in die Luftröhre eingeführt wird

Tra|cheal|stenose: Verengung der Luftröhre

Tra|chei|tis [zu ↑Trachea] *w;* -, ...itiden (in fachspr. Fügungen: itides): Luftröhrenentzündung

Tra|chelor|rhektor [zu gr. *τράχηλος* = Hals, Nacken u. gr. *ῥήκτης* = Zerreißer, Spalter] *m;* -s, -: hakenförmiges Instrument zur Durchtrennung der Halswirbelsäule bei der sehr seltenen ↑Embryotomie

Tracheo|bronchial|system [zu ↑Trachea und ↑Bronchus]: Gesamtheit der Luftröhre und Luftröhrenäste

Tra|cheo|bron|chitis [zu ↑Trachea und ↑Bronchus] *w;* -, ...itiden (in fachspr. Fügungen: ...itides): Entzündung der Luftröhre und der Bronchien

Tra|cheo|bron|cho|skopie [↑Trachea, ↑Bronchus u. ↑...skopie] *w;* -, ...ien: direkte Untersuchung der Luftröhre und der Luftröhrenäste

Tra|cheo|gra|fie [↑Trachea u. ↑...grafie] *w;* -, ...ien: röntgenografische Kontrastdarstellung der Luftröhre. **Tra|cheo|gramm** [↑...gramm] *s;* -s, -e: Röntgenkontrastbild der Luftröhre

Tracheo|malazie [↑Trachea u. ↑Malazie] *w;* -, ...ien: Stabilitätsverlust der Luftröhre durch Erweichung der Luftröhrenknorpel

Tra|cheo|skop [↑Trachea u. ↑...skop] *s;* -s, -e: Luftröhrenspiegel. **Tra|cheo|skopie** [↑...skopie] *w;* -, ...ien: direkte oder indirekte Betrachtung der Luftröhre mit dem ↑Bronchoskop oder Kehlkopfspiegel; Luftröhrenspiegelung. **tra|cheo|skopie|ren:** eine Tracheoskopie vornehmen

Tra|cheo|stenose [↑Trachea u. ↑Stenose] *w;* -, -n: Luftröhrenverengung

Tra|cheo|tomie [↑Trachea u. ↑...tomie] *w;* -, ...ien: »Luftröhrenschnitt«, operative Eröffnung der Luftröhre. **tracheo|tomie|ren:** einen Luftröhrenschnitt durchführen

Tra|cheo|zele [↑Trachea u. ↑...zele] *w;* -, -n: »Luftröhrenbruch«, bruchsackartige Vorwölbung der Luftröhrenschleimhaut

Tra|chom [zu gr. *τραχύς* = rau, uneben] *s;* -s, -e, in fachspr. Fügungen: **Tra|choma,** *Pl.:* -ta: langwierig verlaufende, durch ↑Chlamydien verursachte Infektionskrankheit des Auges mit Ausbildung einer Bindehautentzündung, Follikelbildung in der Bindehaut und Vernarbungen; tritt bes. in tropischen und subtropischen Gebieten auf

tra|chomatös, in fachspr. Fügungen: **trachomatosus, ...osa, ...osum** [zu ↑Trachom]: mit Trachom einhergehend, mit trachomartigen Erscheinungen verlaufend

Tra|chy|phonie [zu gr. *τραχύς* = rau u. gr. *φωνή* = Stimme] *w;* -, ...ien: Rauigkeit der Stimme

Tracking-Phänomen [træk...; zu engl. *to track* =

folgen; Spuren hinterlassen] *s;* -s, -e: Erscheinung, dass Krankheiten bei Kindern (z. B. Hypertonie) die Tendenz zum Fortbestehen haben

Tractus [aus lat. *tractus* = das Ziehen, der Zug] *m;* -, - ['traktus]; eindeutschend auch: ↑Traktus: **1)** Zug oder Bündel von Nervenfasern des Zentralnervensystems (Anat.). **2)** lang gestreckter Faserstrang, insbes. aus Muskelfasern (Anat.). **Tractus cerebello|ru|bralis:** Nervenfasern, die vom rechten bzw. linken ↑Nucleus dentatus des Kleinhirns durch den ↑Pedunculus cerebellaris superior zum ↑Nucleus ruber der Gegenseite ziehen. **Tractus cerebello|thalamicus:** Nervenfasern, die vom rechten bzw. linken ↑Nucleus dentatus des Kleinhirns durch den ↑Pedunculus cerebralis superior am ↑Nucleus ruber vorbei zum ↑Thalamus der Gegenseite ziehen. **Tractus cortico|pontinus (mes|en|ce|phali):** Bündel von Nervenfasern, die von der Hirnrinde zu den Brückenkernen führen. **Tractus cortico|spinales (mes|en|ce|phali)** *Pl.:* = Tractus pyramidalis (mesencephali). **Tractus cortico|spinalis anterior (medullae spinalis)** = Tractus pyramidalis anterior (medullae spinalis). **Tractus cortico|spinalis lateralis (medullae spinalis)** = Tractus pyramidalis lateralis (medullae spinalis). **Tractus cortico|thalamici** *Pl.:* = Fasciculi corticothalamici. **Tractus dentato|olivaris** = Tractus olivocerebellaris. **Tractus dorso|lateralis (funiculi lateralis medullae spinalis):** Nervenfaserbündel im hinteren Teil des Seitenstrangs des Rückenmarks. **Tractus ilio|tibia|lis:** vertikale Faserzüge, die die Muskelhaut an der Außenseite der Oberschenkelmuskulatur verstärken und bis zum Schienbeinkopf reichen. **Tractus longitudinalis media|lis** = Fasciculus longitudinalis medialis. **Tractus mamillo|teg|mentalis** = Fasciculus mamillotegmentalis. **Tractus mes|en|ce|phalicus nervi tri|gemini:** im Mittelhirn gelegenes Faserbündel des V. Hirnnervs. **Tractus nervosi associa|tio|nis** *Pl.:* Nervenbahnen, die verschiedene Bezirke der gleichen Großhirnhemisphäre untereinander verbinden und der Verknüpfung von Vorstellungen dienen. **Tractus nervosi com|missurales** *Pl.:* Nervenbahnen, die Verbindungen von Bezirken der einen Großhirnhemisphäre mit Bezirken der anderen Hemisphäre herstellen. **Tractus nervosi pro|jectionis** *Pl.:* Nervenbahnen, die Bezirke der Großhirnhemisphären mit anderen Abteilungen des Gehirns und mit dem Rückenmark verbinden. **Tractus olfactorius:** »Riechbahn«, Strang von Nervenfasern in der Riechfurche des Stirnlappens des Großhirns. **Tractus olivo|cerebellaris:** Bündel von Nervenfasern, das von der Olive des verlängerten Rückenmarks zum Kleinhirn zieht. **Tractus opticus:** »Sehbahn«, Bündel von Nervenfasern, das vom Sehhügel zur Sehnervenkreuzung zieht. **Tractus pyramidalis:** »Pyramidenbahn«, Bündel von Nervenfasern, die von der Hirnrinde ins Rückenmark ziehen. **Tractus pyramidalis anterior (medullae spinalis):** der im Vorderstrang des Rückenmarks verlaufende Teil der Pyramidenbahn. **Tractus pyramidalis lateralis (medullae spinalis):** der im Seitenstrang des Rückenmarks verlaufende Teil der Pyramidenbahn. **Tractus pyramidalis (medullae ob|longatae):** der im verlängerten Rückenmark verlaufende Teil der Pyramidenbahn. **Tractus pyramidalis (mes|en|cephali):** der im Mittelhirn verlaufende Teil der Pyramidenbahn. **Tractus pyramidalis (pontis)** [↑Pons]: der in der Hirnbrücke verlaufende Teil der Pyramidenbahn. **Tractus reticulo|spinalis:** Bündel von Nervenfasern, die vom Netz des Hirnstammes in den Seitenstrang des Rückenmarks ziehen. **Tractus ru|bro|reticularis** = Fasciculi rubroreticulares. **Tractus rubro|spinalis:** Bündel von Nervenfasern, die vom roten Kern des Mittelhirns in den Seitenstrang des Rückenmarks ziehen. **Tractus solitarius (medullae ob|longatae):** Bündel von Nervenfasern im verlängerten Rückenmark. **Tractus spinalis nervi trigemini:** Bündel von Fasern des V. Hirnnervs in den oberen Halssegmenten des Rückenmarks und im verlängerten Rückenmark. **Tractus spino|cerebellaris anterior:** hinteres Bündel von Nervenfasern, die vom Seitenstrang des Rückenmarks zum Kleinhirn führen. **Tractus spino|cerebellaris posterior:** hinteres Bündel von Nervenfasern, die vom Seitenstrang des Rückenmarks zum Kleinhirn führen. **Tractus spino|tectalis:** Bündel von Nervenfasern, die aus dem Seitenstrang des Rückenmarks zum Vierhügelgebiet ziehen. **Tractus spino|thalamicus anterior:** Bündel von Nervenfasern, die aus dem Vorderstrang des Rückenmarks zum ↑Thalamus ziehen. **Tractus spinothalamicus lateralis:** Bündel von Nervenfasern, die aus dem Seitenstrang des Rückenmarks zum ↑Thalamus ziehen. **Tractus spiralis foraminosus:** Reihe spiralförmig angeordneter kleiner Löcher im Boden des inneren Gehörganges, die dem Durchtritt von Zweigen des Hörnervs dienen. **Tractus systematis nervosi cen|tralis:** die Nervenbahnen des Zentralnervensystems (Züge oder Bündel von Nervenfasern im Gehirn und Rückenmark). **Tractus tecto|spinalis:** Bündel von Nervenfasern, die vom Vierhügelgebiet in den Seitenstrang des Rückenmarks ziehen. **Tractus tegmentalis cen|tralis:** Bündel von Nervenfasern im Bereich des roten Kerns des Mittelhirns. **Tractus temporo|pontinus:** Bündel von Nervenfasern, die vom Schläfenlappen zu den Kernen der Großhirnbrücke ziehen. **Tractus thalamo|corticales** *Pl.:* = Fasciculi thalamocorticales. **Tractus thalamoolivaris** = Tractus tegmentalis centralis. **Tractus vestibulo|spinalis:** Bündel von Nervenfasern, die von Kernen des verlängerten Rückenmarks in den Vorder- und Seitenstrang des Rückenmarks ziehen

Traditionelle Chinesische Medizin: chinesische Heilkunde, in der bei Diagnostik und Therapie von

Erkrankungen v. a. Wechselwirkungen zwischen Mensch und Umwelt sowie die Theorien der Lebensenergie (Qi) bzw. der chinesischen Philosophie (Yin und Yang) berücksichtigt werden; Abk.: TCM

Tragi: *Pl.* von ↑Tragus

tragicus, ...ca, ...cum [zu ↑Tragus]: zum ↑Tragus gehörend, im Bereich des Tragus

Tragus [von gr. *τράγος* = Ziegenbock] *m;* -, ...gi: **1)** Ohrecke, knorpeliger Vorsprung in der Mitte des Vorderrandes der Ohrmuschel (Anat.). **2)** nur *Pl.*: Haarbüschel, die vornehmlich bei älteren Leuten auf dem Tragus (1) am Eingang des Gehörgangs wachsen

TRAK: Abk. für *T*SH-*R*ezeptor-*A*nti*k*örper, gegen TSH-Rezeptoren gerichtete ↑Autoantikörper

trak|ta|bel: leicht zu behandeln

Traktion [zu lat. *trahere, tractum* = ziehen] *w;* -, -en: Ziehen, Zug (z. B. am kindlichen Kopf mit der geburtshilflichen Zange)

Traktions|di|vertikel: durch Zug von außen (z. B. Narben) entstehende Organausstülpung, insbesondere im Bereich der Speiseröhre

Trakto|tomie [↑Tractus u. ↑...tomie] *w;* -, ...ien: operative Durchtrennung des ↑Tractus spinalis (nervi trigemini)

Traktus: eindeutschende Schreibung für ↑Tractus

Trance [trã:s[ə], selten auch: tra:ns; aus engl. *trance* = Verwirrung; Benommenheit (in der Aussprache französiert)] *w;* -, -n [...sən]: Dämmerzustand, Übergangsstadium zum Schlaf

Tränendrüse vgl. Glandula lacrimalis

Tränen|gang|stenose [↑Stenose] *w;* -, -n, auch: **Dakryostenose:** Verengung des Tränenganges, die erworben (z. B. durch Entzündung) oder angeboren sein kann

Tränenkanälchen vgl. Canaliculus lacrimalis

Tränen-Nasen-Gang vgl. Canaliculus nasolacrimalis

Tränen|papille vgl. Papilla lacrimalis

Tränen|punkt vgl. Punctum lacrimale

Tränensack vgl. Saccus lacrimalis

Tränensee vgl. Lacus lacrimalis

Tran|qui|lizer ['træŋkvılaızər; zu engl. *to tranquilize* = beruhigen] *m;* -s, - (meist *Pl.*): beruhigende Medikamente gegen Psychosen, Depressionen, Angst- und Spannungszustände

Tran|quillans [zu lat. *tranquillus* = ruhig, beruhigt] *s;* -, ...anzien [...iən] oder ...antia (meist *Pl.*): = Tranquilizer

> **trans..., Trans...**
>
> vor s auch: **tran..., Tran...;** verkürzt auch: **tra..., Tra...**
> ⟨lat. trans »jenseits; über; über ... hin«⟩
> Präfix mit den Bedeutungen »hindurch, quer durch, hinüber, über ... hin(aus)«:
> – Transpiration
> – Transplantation

Trans|aminase [↑trans... u. ↑Aminase] *w;* -, -n: Enzym, das die Übertragung einer Aminogruppe von einer Substanz auf eine andere bewirkt

trans|anal [zu ↑trans... u. ↑Anus]: durch den After hindurch; z. B. transanale Operation

trans|aortal [zu ↑trans... u. ↑Aorta]: durch eine Hauptschlagader hindurch

trans|dermal [zu ↑trans... u. ↑Derma]: durch die Haut hindurch erfolgend (von der Wirkung von Arzneimitteln; z. B. transdermale Nitrattherapie)

trans|dermales therapeu|tisches System: Methode der Verabreichung von Medikamenten mittels eines auf die Haut aufgebrachten Pflasters, aus dem der Wirkstoff gleichmäßig freigesetzt wird (zur Behandlung von Angina pectoris, Bluthochdruck u. a.); Abk.: TTS

Trans|duktion [zu lat. *traducere (transducere), traductum* = hinüberführen] *w;* -, -en: Übertragung eines Gens von einer Bakterienzelle zur anderen mithilfe von ↑Phagen

Trans|fektion [zu ↑trans... u. lat. *facere* (in Zus.: *-ficere), factum* (in Zus.: *-fectum*) = machen, bewirken] *w;* -, -en: Einschleusen von isolierter fremder DNA in Zellen, z. B. von Phagen-DNA in Bakterien; transfizierte Zellen bilden daraufhin das entsprechende Protein

Trans|ferase [zu lat. *transferre* = übertragen u. ↑...ase] *w;* -, -n: Enzym, das die Übertragung eines chem. Bausteins von einer Substanz auf eine andere bewirkt

Trans|fer|faktor [engl. *transfer* = Übertragung]: Überträgersubstanz der zellvermittelten Immunität (zur Behandlung von Immundefektzuständen)

Trans|fer-Ribo|nu|kle|in|säure [engl. *transfer* = Übertragung]: kurze Ribonukleinsäuren, die im Verlauf der Proteinbiosynthese für die Übertragung der richtigen Aminosäure zum entsprechenden Codon der mRNS sorgen; Abk.: tRNS, (international:) tRNA

Trans|ferrin [zu ↑trans... u. lat. *ferrum* = Eisen] *s;* -s, -e: in der Leber gebildetes wichtigstes Transportprotein für Eisen im Blutsystem

Trans|fixion [zu lat. *transfigere, transfixum* = durchstechen] *w;* -, -en, in fachspr. Fügungen: **Trans|fixio,** *Pl.:* ...io|nes: operative Durchstechung eines Organs. **Trans|fixio iridis** [↑Iris]: operative Durchstechung der Regenbogenhaut bei Glaukom

Trans|formation [zu lat. *transformare* = umformen] *w;* -, -en: Übertragung der genet. Information von einer Zelle auf die andere

trans|fun|dier|bar [zu ↑transfundieren]: übertragbar (von Substanzen)

trans|fundie|ren [aus lat. *transfundere, transfusum* = hinübergießen; übertragen]: eine Transfusion vornehmen. **Trans|fusion** *w;* -, -en: »[Blut]übertragung«, intravenöse Einbringung von Blut oder Blutbestandteilen, Blutersatzlösungen oder anderen Flüssigkeiten in den Organismus; intravenöse Blutübertragung von einem Organismus auf den anderen

trans|gen [zu ↑trans... u. ↑Gen]: aus übertragenen Genen bestehend, das Transgen betreffend, auf ihm basierend

Trans|gen [zu ↑trans... u. ↑Gen]: (Humangenetik) Bezeichnung für einen Organismus, der ein künstlich eingeführtes Gen in allen Zellen seines Körpers trägt und dadurch neue Eigenschaften erhält

trans|hepatisch [zu ↑trans... u. ↑Hepar]: durch die Leber hindurch erfolgend; z.B. transhepatische Gallenwegsdrainage

trans|ient [aus engl. *transient* = vorübergehend, zu lat. *transire* = hinübergehen; vorübergehen]: = transitorisch

Trans|il|lumination [zu ↑trans... u. lat. *illuminare* = beleuchten] *w;* -, -en: ↑Diaphanoskopie

Tran|sitivismus [zu lat. *transire, transitum* = hinübergehen] *m;* -: Übertragung der eigenen (psychischen) Erkrankung auf andere; die betroffene Person hält sich selbst für gesund, andere hingegen für erkrankt (Psychiatrie, Psychol.)

tran|sitorisch [aus lat. *transitorius* = vorübergehend]: kurz dauernd, vorübergehend

tran|sitorische isch|ämische Attacke: flüchtige zerebrale Ischämie, die maximal 24 Stunden dauert (Vorstufe des Schlaganfalls); Abk.: TIA

Transit|zeit [zu lat. *transire, transitum* = hinübergehen]: Zeit, die eine Substanz benötigt, um zu einem Wirkort zu gelangen

Trans|konio|skopie: endoskopische Untersuchung des Kehlkopfes zur Beurteilung der Ausdehnung von Kehlkopftumoren

trans|kortikal [zu ↑trans... u. ↑Kortex]: die Verbindung zwischen den Feldern der Hirnrinde betreffend

trans|krani|al, auch: **trans|krani|ell** [zu ↑trans... u. ↑Cranium]: durch den Schädel hindurch erfolgend (von einer diagnostischen Untersuchung mit Schallwellen gesagt)

tran|skri|bieren [zu lat. *transcribere, transcriptum* = umschreiben, übertragen]: Gensequenzen übertragen

Tran|skriptase [↑Transkription u. ↑...ase] *w;* -, -n: Enzym, das die Transkription steuert (Biol.). **Transkriptase, re|verse** vgl. reverse Transkriptase

Tran|skription [zu lat. *transcribere, transcriptum* = umschreiben, übertragen] *w;* -, -en: Überschreibung der Basensequenz eines Gens oder mehrerer zusammengehörender Gene vom »Sinnstrang« der ↑Desoxyribonukleinsäure in die ↑Messenger-Ribonukleinsäure

Tran|skriptions|faktor [zu lat. *transcribere, transcriptum* = umschreiben, übertragen u. zu lat. *facere, factum* = machen, tun, bewirken] *m;* -, -en: Protein, das über Bindung an die DNA die ↑Transkription steuert und so mitbestimmt, welche Proteine in einer Zelle gebildet werden

Tran|skriptom [Kunstw., zu ↑Transkription]: Summe aller mRNA einer Zelle

trans|kutan [zu ↑trans... u. ↑Kutis]: durch die Haut hindurch (bezogen z.B. auf die Applikation von Salben)

trans|kutane elek|trische Nerven|stimulation: von der Hautoberfläche aus erfolgende Nervenreizung mit schwachen Stromstößen (z.B. zur Schmerzbekämpfung); Abk.: TENS

Trans|lation [zu lat. *transferre, translatum* = hinübertragen, übertragen] *w;* -, -en: die »Übersetzung« der in der Basensequenz der mRNS gespeicherten genetischen Information in die Aminosäuresequenz der zu bildenden Proteine (Genetik)

trans|latio|nal [zu lat. *transferre, translatum* = hinübertragen, übertragen]: präklinische Forschungsergebnisse in klinischen Fortschritt überführend

Trans|lokation [zu ↑trans... u. lat. *locare* = stellen, legen] *w;* -, -en: Form der ↑Chromosomenaberration, bei der ein Chromosomenstück nach dem Prinzip von Bruch und Wiedervereinigung seinen Platz wechselt

trans|luminal [zu ↑trans... und ↑Lumen]: durch die Gefäßlichtung hindurch erfolgend, innerhalb eines Blutgefäßes erfolgend; z.B. perkutane transluminale Koronarangioplastie

Trans|mineralisation [zu ↑trans... u. ↑Mineral] *w;* -, -en: Verminderung der im intrazellulären Raum gelösten Elektrolyte bei gleichzeitiger Zunahme der extrazellulär vorhandenen mineralischen Stoffe

Trans|missions|elek|tronen|mi|kro|skop [lat. *transmissio* = Übersendung, Übertragung] *s;* -s, -e: ↑Elektronenmikroskop, bei dem das abzubildende Objekt mittels Schallwellen abgetastet wird

Trans|mitter [durch engl. Vermittlung (engl. *to transmit* = übertragen) zu lat. *transmittere* = hinüberschicken] *m;* -s, -: = Neurotransmitter

trans|mural [zu ↑trans... und lat. *murus* = Mauer]: alle Wandschichten eines Organs betreffend

trans|neu|ronal [zu ↑trans...und ↑Neuron]: durch das Neuron verlaufend (Biol., Med.)

trans|öso|phage|al [zu ↑trans... u. ↑Ösophagus]: von der Speiseröhre aus, durch die Speiseröhre; z.B. transösophageale Echokardiografie

trans|papillär [zu ↑trans... und ↑Papille]: durch die ↑Papilla duodeni hindurch

Trans|parenz|liste [zu mlat. *transparere* = durchscheinen]: Preisvergleichsliste, vergleichende Zusammenstellung von Arzneimitteln in Bezug auf deren Preis; vgl. Negativliste, Positivliste

trans|peri|tone|al [zu ↑trans... u. ↑Peritoneum]: vom Bauchfell aus, durch das Bauchfell hindurch

Tran|spiration [zu ↑trans... u. lat. *spirare* = blasen; hauchen; ausatmen; ausduften] *w;* -, -en: Hautausdünstung, Schwitzen. **tran|spirie|ren:** ausdünsten, schwitzen

Trans|plantat [zu spätlat. *transplantare* = verpflanzen] *s;* -[e]s, -e: transplantiertes oder zu transplantierendes Gewebestück (z.B. Haut, Knochen, Gefäße, Organ). **Trans|plantation** *w;* -, -en: a) Verpflanzung lebenden Gewebes von einer Stelle an eine andere im [selben] Organismus; **b)** Verpflanzung eines Organs oder Organteils (z. B. Herz, Niere, Augenhornhaut) von einem Organismus (= Spender) auf einen anderen (= Empfänger). **trans|plan|tier|bar:** verpflanzbar (von Körpergewebe). **trans|plantie|ren:** lebendes Gewebe verpflanzen

Trans|position [zu lat. *transponere, transpositum* = versetzen] *w;* -, -en: angeborene Verlagerung (z. B. von Blutgefäßen oder Eingeweiden) auf die der normalen Lage entgegengesetzte Seite des Körpers

Trans|poson [zu engl. *to transpose* = umstellen, versetzen, weiter zu lat. *transponere, transpositum* = versetzen] *s;* -s, -s u. ...sonen: kleines DNA-Segment mit Resistenzgen, das von einem Plasmid auf ein anderes innerhalb derselben Bakterienzelle überspringen oder zwischen verschiedenen Bakterien ausgetauscht werden kann

trans|rektal [zu ↑trans... u. ↑Rektum]: vom Rektum aus, durch das Rektum hindurch

Trans|sexua|lismus [zu ↑trans... u. ↑sexual] *m;* -: psychische Identifizierung eines Menschen mit dem Geschlecht, das seinem eigenen körperlichen Geschlecht entgegengesetzt ist; oft verbunden mit dem Wunsch nach Geschlechtsumwandlung. **trans|sexu|ell:** im Sinne des Transsexualismus empfindend

Trans|sudat [zu ↑trans... und lat. *sudare* = schwitzen; ausschwitzen] *s;* -[e]s, -e: die bei der Transsudation abgesonderte Flüssigkeit. **Trans|sudation** *w;* -, -en: nicht entzündliche Absonderung und Ansammlung von Flüssigkeit in Gewebslücken oder Körperhöhlen

trans|thorakal [zu ↑trans... und ↑Thorax]: durch den Brustkorb hindurch

Trans|uran [↑trans... und ↑Uran] *s;* -s, -e: künstlicher radioaktiver chem. Grundstoff mit einer höheren Ordnungszahl als Uran (Chem.)

trans|ure|thral [zu ↑trans... und ↑Urethra]: durch die Harnröhre hindurch erfolgend (z. B. von der Entfernung eines Steins)

trans|vaginal [zu ↑trans... u. ↑Vagina]: durch die Scheide hindurch erfolgend (z. B. von der Entfernung der Gebärmutter)

trans|venös [zu ↑trans... u. ↑Vene]: durch eine Vene hindurch erfolgend (z. B. von einem Katheter, der ins Herz eingeführt wird)

trans|versal, in fachspr. Fügungen: **trans|versalis, ...le** [zu lat. *transversus* = quer; schief]: quer verlaufend (z. B. von streifenförmigen Hautveränderungen)

trans|versarius, ...ria, ...rium, auch **trans|versus, ...versa, ...versum:** quer verlaufend (bes. von Muskelfasern)

Trans|verso|stomie [lat. *transversus* = quer liegend (in der Fügung ↑Colon transversum) u. ↑...stomie] *w;* -, ...ien: operative Herstellung einer künstlichen Verbindung zwischen Colon transversum und äußerer Bauchhaut

trans|ves|tieren [↑trans... u. lat. *vestire, vestitum* = kleiden]: mittels Kleidung, Schminke und Gestik die Rolle des anderen Geschlechts annehmen wollen

Trans|vestismus [zu ↑trans... u. lat. *vestire, vestitum* = kleiden], auch: **Trans|vestitismus** *m;* -: das Bedürfnis, z. B. mittels Kleidung, Schminke und Gestik die Rolle des anderen Geschlechts annehmen zu wollen (insbesondere zur sexuellen Lustgewinnung). **Trans|vestit** *m;* -en, -en, **Trans|vestitin** *w;* -, -nen: Person, die sich [zum Lustgewinn] wie das andere Geschlecht kleidet, frisiert, schminkt. **Transvestitismus** vgl. Transvestismus

Trans|zytose [zu ↑trans..., ↑zyto... u. ose, ↑...osis] *w;* -; seltener: **Zyto|pemp|sis** *w;* -: Durchschleusung von extrazellulärer Substanz durch eine Zelle hindurch in Form eines kontinuierlichen Aufnahme-Abgabe-Prozesses, transepithelialer Transport

trapezius, ...zia, ...zium [zu gr. *τραπέζιον* = ungleichseitiges Viereck (eigtl. = Tischchen)]: trapezförmig; z. B. in der Fügung ↑Musculus trapezius (Anat.). **Trapezius** *m;* -: übliche Kurzbez. für ↑Musculus trapezius

trapezo|ide|us, ...dea, ...de|um [zu gr. *τραπέζιον* = ungleichseitiges Viereck (eigtl. = Tischchen) u. gr. *-ειδής* = gestaltet, ähnlich]: trapezähnlich (z. B. in der Fügung ↑Os trapezoideum; Anat.)

Traube-Doppelton [nach dem dt. Internisten Ludwig Traube, 1818–1876]: unmittelbar auf das diastolische Geräusch folgender zweiter Herzton bei Schließunfähigkeit der Aortenklappe. **Traube-Hering-Wellen** [nach dem dt. Physiologen Ewald Hering, 1834–1918]: wellenförmige Schwankungen des Blutdruckes während der Atmung

Traubenhaut vgl. Uvea

Trauben|mole vgl. Mola hydatidosa

Traubenzucker vgl. Glucose

Traube-Raum: halbmondförmiger Raum im Brustkorb, begrenzt durch den linken Rippenbogen, den linken Leberrand, Herz u. Milz

Trau|ma [aus gr. *τραῦμα*, Gen.: *τραύματος* = Wunde, Verletzung] *s;* -s, ...men u. -ta: **1)** Wunde, durch äußere Gewalteinwirkung entstandene Verletzung des Organismus (Med.). **2)** seelische Verletzung, starke seelische Erschütterung, die [im Unterbewusstsein] noch lange wirksam ist und unter Umständen einen Komplex bewirken kann; seelischer Schock (Psychol., Med.). **trau|matisch,** in fachspr. Fügungen: **trau|maticus, ...ca, ...cum:** zu einer Wunde gehörend, durch eine Verletzung entstanden; auf einen seelischen Schock zurückzuführen

Trau|ma|tizin *s;* -s: Guttaperchalösung (zum Verschließen kleiner Wunden)

Trau|mato|loge *m;* -n, -n, **Trau|mato|login** *w;* -, -nen [↑Trauma und ↑...loge]: Facharzt, -ärztin für Traumatologie. **Trau|mato|logie** [↑...logie] *w;* -: Wissenschaft und Lehre von der Wundbehandlung u. -versorgung

Trau|mato|pnoe [gr. *τραῦμα*, Gen.: *τραύματος* = Wunde, Verletzung u. gr. *πνοή* = Wehen; Hauchen; Atem] *w;* -: traumatisch bedingte Atemstörung mit teilweiser ↑Asphyxie (bei Brustkorbverletzungen mit Öffnung des Pleuraraumes)

Trau|ma|zen|trum [gr. τραῦμα = Wunde, Verletzung u. lat. *centrum* = Mittelpunkt] *s;* -s, ...|tren: auf Schwerverletzte spezialisierte unfallchirurgische Abteilung eines [größeren] Krankenhauses

Treitz-Grube [nach dem österr. Pathologen Wenzel Treitz, 1819–1872]: = Recessus duodenalis. **Treitz-Hernie** [...ıə]: Eingeweidebruch im Bereich der ↑Flexura duodenojejunalis (Übergang zwischen Zwölffingerdarm u. Dünndarm)

Trélat-Spekulum [treˈla...; nach dem frz. Chirurgen U. Trélat, 1828–1890]: selbsthaltendes ↑Spekulum zur Untersuchung von Scheide und Mastdarm

Trema [aus gr. τρῆμα, Gen.: τρήματος = Loch, Öffnung] *s;* -s, -s u. -ta: Lücke zwischen den mittleren Schneidezähnen

Trematoda oder **Trematodes,** eindeutschend: **Trematoden** [zu gr. τρηματώδης = durchlöchert, mit vielen Löchern ausgestattet] *Pl.:* systematische Bez. für die Klasse der Saugwürmer (Zool.)

Tremor [aus lat. *tremor,* Gen.: *tremoris* = Zittern] *m;* -s, ...mores: unwillkürliches Muskelzittern; motorische Reizerscheinung mit rhythmischen Zuckungen einzelner Körperteile (z. B. der Lippen)

Trendelenburg-Lagerung [nach dem dt. Chirurgen Friedrich Trendelenburg, 1844–1925]: schräge Lagerung mit abgesenktem Oberkörper (bis 45°) und erhöhtem Becken (u. Beinen); Form der Schocklagerung sowie Lagerung bei bestimmten chirurgischen Eingriffen. **Trendelenburg-Operation: 1)** operative Entfernung eines Embolus aus einer Lungenarterie. **2)** operative Entfernung eines Stückes der großen Rosenader bei Krampfadern. **3)** operative Entfernung eines Knochenstückes über dem Fußknöchel bei schlecht verheiltem Knöchelbruch. **Trendelenburg-Zeichen: 1)** bei Hüfterkrankungen oder Nervenläsionen charakteristisches Absinken des Beckens nach der gesunden Seite hin, wenn die betroffene Person auf dem kranken Bein steht und das gesunde anhebt. **2)** auch: **Trendelenburg-Versuch:** charakteristisches Zeichen bei Krampfadern (wenn nach Hochlagerung des Beines und Ausstreichen des Blutes das Bein schnell gesenkt wird, füllt es sich nur bei Krampfadern sofort wieder mit Blut)

Trenn|di|ät: Trennkost, Ernährungsform, bei der kohlenhydrathaltige u. proteinreiche Lebensmittel nicht gleichzeitig bei einer Mahlzeit gegessen werden sollen, da die für die Verdauung benötigten verschiedenen Enzyme sich gegenseitig stören; gilt heute als widerlegt

Trepan [aus gleichbed. frz. *trépan* (zu gr. τρυπᾶν = durchbohren)] *m;* -s, -e: Bohrgerät zur Durchbohrung der knöchernen Schädeldecke

Trepanation *w;* -, -en: **1)** operative Schädelöffnung mit dem Trepan. **2)** (versehentliche) Öffnung des Nervenkanals eines Zahnes bei einer Zahnbehandlung

trepanie|ren: 1) den Schädel mit dem Trepan aufbohren. **2)** (versehentlich) durchstoßen (in den Nervenkanal eines Zahnes bei einer Zahnbehandlung)

Tre|phine [aus gleichbed. engl. *trephine*] *w;* -, -n: kleine Ringsäge zur Entnahme kleiner Gewebsteilchen (z. B. aus Knochen oder aus der Hornhaut des Auges)

Tre|phon [zu gr. τρέφειν = ernähren] *s;* -s, -e (meist *Pl.*): von den weißen Blutkörperchen gebildete Wachstumsstoffe für das Gewebe

Trepo|nema [zu gr. τρέπειν = drehen, wenden u. gr. νῆμα = Faden] *s;* -s, (Arten:) -ta: Gattung gramnegativer, schraubenförmiger Mikroorganismen, die beim Menschen Krankheiten hervorrufen. **Treponema pallidum:** wichtigste Treponemaart (Syphiliserreger)

TRH: Abk. für ↑Thyreotropin-Releasing-Hormon

tri..., Tri... [zu gleichbed. lat. *tres (tria)* od. gr. τρεῖς (τρία)]: Bestimmungswort von Zus. mit der Bed. »drei, dreiteilig«; z. B.: Trisomie

Tria|ge [ˈtrıa:ʒə; aus gleichbed. frz. *triage,* zu frz. *trier* = (aus)sortieren] *w;* -, -n: Einteilung der Verletzten bei einer Katastrophe nach dem Schweregrad der Verletzungen

tri|an|gularis, ...re [zu lat. *triangulum* = Dreieck]: dreieckig. **Tri|an|gulum** *s;* -s, ...la: Dreieck, dreieckige Fläche

Trias [von gr. τριάς, Gen.: τριάδος = die Drei, die Dreizahl] *w;* -, Tria|den: Gruppe von jeweils drei Symptomen, die eine bestimmte Krankheit charakterisieren (z. B. in der Fügung ↑Merseburger Trias)

Tri|basilar|syn|ostose [↑tri..., ↑basilar und ↑Synostose] *w;* -, -n: vorzeitige Verknöcherung der drei Schädelbasisknochen

tri|ceps [aus lat. *triceps,* Gen.: *tricipitis* = dreiköpfig]: dreiköpfig (von Muskeln gesagt); vgl. Trizeps

trich..., Trich... vgl. tricho..., Tricho...

Trich|algie [↑tricho... u. ↑...algie] *w;* -, ...ien: Berührungsschmerz im Bereich der Kopfhaare (Vorkommen bei Neuralgie der Kopfnerven)

Trich|auxis [↑tricho... u. gr. αὔξις = Zunahme, Vermehrung] *w;* -, ...xes: = Hypertrichose

Tri|chia|sis [aus gleichbed. gr. τριχίασις] *w;* -, ...ia|ses (eindeutschend: ...ia|sen): angeborene oder erworbene Fehlstellung der Augenwimpern nach innen, mit der Folge, dass die Wimpern auf der Hornhaut reiben (was zu Hornhauterkrankungen führen kann)

Trichi|lemmon [zu gr. θρίξ, Gen.: τριχός = Haar u. gr. λέμμα = Rinde, Schale] *s;* -s, -e: meist im Gesicht gelegener, von einem Haarfollikel umgebener Tumor

Tri|chine [zu gr. τρίχινος = aus Haaren] *w;* -, -n: parasitischer Fadenwurm (auf den Menschen durch infiziertes Fleisch übertragbar)

Tri|chinose [zu ↑Trichine] *w;* -, -n: durch Trichinen verursachte Erkrankung

tri|cho..., Tri|cho..., vor Vokalen meist: **trich..., Trich...**

⟨aus gr. *ϑρίξ*, Gen.: *τριχός* »Haar«⟩
Bestimmungswort von Zus. mit der Bedeutung »Haar, Körperbehaarung; haarförmig dünnes u. langes Gebilde«:
- Trichotillomanie
- Trichokinese

Tri|cho|bezoar [↑tricho... u. ↑Bezoar] *m;* -s, -e: Bezoar aus verfilzten verschluckten Haaren

Tri|cho|gramm [↑tricho... u. ↑...gramm] *s;* -s, -e: »Haarbild«, mikroskopische Untersuchung der Haare und Haarwurzeln (bei Haarausfall, Wachstumsstörungen o. Ä.)

Tri|cho|kinese [zu ↑tricho... u. gr. *κινεῖν* = bewegen] *w;* -, -n: bandartige Abflachung der Haare und Abkrümmung um ca. 180 Grad mit Neigung zum Abbrechen

Tri|cho|klasie [zu ↑tricho... u. gr. *κλάσις* = das Zerbrechen] *w;* -, ...ien: extreme Brüchigkeit der Haare

Tri|chom [zu gr. *ϑρίξ*, Gen.: *τριχός* = Haar] *s;* -s, -e: durch starke Verlausung bedingte Verfilzung der Haare

Tri|cho|monas [↑tricho... u. gr. *μονάς*, Gen.: *μονάδος* = Einheit] *w;* -, (Arten:) ... monades u. eindeutschend: ...monaden: Gattung begeißelter Kleinlebewesen, die im Darm und in der Scheide leben und dort Krankheiten hervorrufen können

Tri|cho|monia|se [zu ↑Trichomonas] *w;* -, -n: Erkrankung durch Trichomonaden

Tri|cho|mykose [zu ↑tricho... u. gr. *μύκης* = Pilz] *w;* -, -n: durch niedere Pilze hervorgerufene Erkrankung der Haare

Tri|cho|nodose [zu ↑tricho... u. lat. *nodus* = Knoten] *w;* -, -n: spontanes Auftreten von Knoten und Schlingen im Haar

tri|cho|phyticus, ...ca, ...cum [zu ↑Trichophytie]: im Zusammenhang mit einer Trichophytie auftretend

Tri|cho|phytie [zu ↑Trichophyton] *w;* -, ...ien, in fachspr. Fügungen: **Tri|cho|phytia**[1], *Pl.:* ...iae: durch Trichophytonarten hervorgerufene Scherpilzflechte der Haut, der Haare oder der Nägel. **Tri|cho|phytia pro|funda:** durch Trichophytonarten verursachte Hautkrankheit, bei der die Pilze in die Tiefe der Haut eindringen

Tri|cho|phyton [↑tricho... u. gr. *φυτόν* = Gewächs, Pflanze] *s;* -s, (Arten:) ...ta: Gattung von pathogenen Fadenpilzen, die Haut, Haare und Nägel befallen. **Tri|cho|phyton tonsurans:** ein Erreger der ↑Tinea capitis

Tri|cho|phytose [zu ↑Trichophyton] *w;* -, -n: aus einer Trichophytie hervorgehende Allgemeinerkrankung des Körpers

Tri|cho|ptilose [↑tricho... u. gr. *πτίλωσις* = Befiederung] *w;* -, -n: krankhafte Brüchigkeit der Haare mit Aufspaltung u. Auffaserung der Haarkörper in Längsrichtung

Tri|chor|rhexis [↑tricho... u. gr. *ῥῆξις* = das Reißen, Durchbrechen] *w;* -: Reißen bzw. Brechen des Haares im Bereich von Knötchen, die am Haarschaft auftreten (am Bruchende erscheint das Haar aufgefasert bzw. aufgesplittert)

Tri|cho|schisis [...s-ç...; ↑tricho... und gr. *σχίσις* = das Spalten] *w;* -, ...schisen: = Trichoptilose

Tri|chose [zu gr. *ϑρίξ*, Gen.: *τριχός* = Haar] *w;* -, -n: Sammelbez. für alle Anomalien der Behaarung

Tri|cho|sporie [zu ↑Trichosporon] *w;* -, ...ien: durch Trichosporonarten hervorgerufene Pilzkrankheit der Haare

Tri|cho|sporon [zu ↑tricho... u. gr. *σπόρος* = das Säen, die Saat; der Samen] *s;* -s, (Arten:) ...ra: Gattung von pathogenen Sprosspilzen (Hefepilzen), die die Haare befallen können

Tri|cho|tillo|manie [zu ↑tricho..., gr. *τίλλειν* = rupfen, zupfen u. ↑Manie] *w;* -, ...ien: krankhafte Sucht, sich Kopf- und Barthaare auszureißen

tricho|troph [zu ↑tricho...]: Haarwachstum anregend (von Substanzen)

Tri|chromasie [zu ↑tri... u. gr. *χρῶμα* = Haut; Hautfarbe; Farbe] *w;* -: normale Sehtüchtigkeit mit Erkennung der drei Grundfarben Rot, Grün und Blau

Trichterbecken: ähnlich einem Trichter spitz zulaufendes Becken (wobei der Beckenausgang am meisten verengt ist)

Trichterbrust: trichterförmige Einsenkung des Brustbeins

Trich|uria|sis [zu ↑Trichuris trichiura] *w;* -, ...ia|ses (eindeutschend: ...ia|sen): Peitschenwurmkrankheit, Erkrankung durch Befall mit Trichuris trichiura

Trich|uris trichi|ura [zu ↑tricho... u. gr. *οὐρά* = Schwanz] *w;* - -: Peitschenwurm, weltweit verbreitete Art der Fadenwürmer von 3–5 cm Länge mit peitschenschnurförmig verlängertem Vorderende, parasitieren v. a. in tropischen und subtropischen Regionen im Darm des Menschen und werden durch Aufnahme der Eier mit roher Pflanzenkost übertragen

tricuspidalis vgl. trikuspidal

Triefauge vgl. Lippitudo

Tri|en [zu ↑tri...] *s;* -s, -e (meist *Pl.*): Sammelbez. für chem. Verbindungen, die drei Doppelbindungen im Molekül enthalten

tri|fas|zikulär [zu ↑tri... u. ↑Faszikel]: drei Faszikel betreffend, von drei Faszikeln ausgehend

Tri|geminie [zu lat. *trigeminus* = dreifach] *w;* -, ...ien: Dreischlägigkeit des Pulses, eine Herzrhythmusstörung, bei der auf jede Systole zwei Extrasystolen folgen

[1]Tri|geminus *m;* -, ...ni: übliche Kurzbez. für ↑Nervus trigeminus

[2]Tri|geminus [aus lat. *trigeminus* = dreifach] *m;* -, ...ni (meist *Pl.*): Drillinge, drei gleichzeitig ausgetragene, kurz nacheinander geborene Kinder

Tri|geminus|neur|algie: Auftreten heftiger Schmerzanfälle im Bereich eines oder mehrerer Äste des Nervus trigeminus

Trig|ger [engl. *trigger* = Auslöser] *m;* -s, -: auslösender Reiz [für einen Anfall] (Physiologie). **Trig|ger|punkt** [engl. *trigger* = Auslöser] *m;* -[e]s, -e, auch: **Trigger-Point** [engl. *point* = Punkt] *m;* -s, -s: **a)** = Triggerzone; **b)** umschriebene, tastbar verhärtete Stelle im Muskel- oder Unterhautzellgewebe, die auf Druck schmerzhaft reagiert. **Trig|ger|zone** *w;* -, -n: umschriebene Region im Bereich des Innervationsgebiets sensibler Nerven, von der aus sich bei Neuralgie durch Druck oder Berührung eine (schmerzhafte) Reaktion auslösen lässt

Tri|glyzerid, fachspr.: **Tri|glycerid** [zu ↑tri..., Glyzerin (dies zu gr. γλυκύς = süß) u. ↑...id] *s;* -[e]s, -e (meist *Pl.*): zusammenfassende Bez. für die dreiwertigen Ester des Glyzerins (die natürlichen Fette und Öle bestehen im Wesentlichen aus Gemischen von Triglyzeriden)

Tri|gonum [zu gr. τρίγωνος = dreiwinklig, dreieckig] *s;* -s, ...na: dreieckige oder dreieckförmige Körperregion; dreieckiges Gebilde im Organismus (Anat.). **Tri|gonum caroticum:** der im Winkel zwischen Kopfnicker, Unterkieferast und vorderer Mittellinie des Halses gelegene dreieckige Bezirk. **Trigonum collaterale:** dreieckiger Bezirk am Grunde der seitlichen Hirnkammer im Winkel zwischen deren unterem und hinterem Horn. **Tri|gonum femorale:** dreieckige Region an der vorderen Innenseite des Oberschenkels unterhalb der Leistenbeuge. **Tri|gona fi|brosa (cordis)** [↑Cor] *Pl.:* zwei dreieckige Bezirke im Winkel von Aortenwurzel und Faserring der zweizipfligen Segelklappe zwischen linkem Vorhof und linker Herzkammer. **Tri|gonum habenulae:** kleines dreieckiges Feld am Zirbelstiel des Sehhügels. **Tri|gonum lumbale:** »Lendendreieck«, kleine, dreieckige, mehr oder weniger deutlich ausgebildete, von Fettgewebe ausgefüllte Zone zwischen Darmbeinkamm und Rückenmuskulatur. **Tri|gonum lumbo|costale:** dreieckige, spaltförmige Lücke beiderseits zwischen dem von der Wirbelsäule und dem von den Rippen ausgehenden Teil des Zwerchfells. **Tri|gonum nervi hypo|glossi:** dreieckiger Bezirk am Grund der vierten Hirnkammer, unmittelbar über dem Kern des Zungenfleischnervs im verlängerten Rückenmark. **Trigonum nervi vagi (ven|triculi quarti):** dreieckiger Bezirk am Grund der vierten Hirnkammer, unmittelbar über dem Kern des ↑Nervus vagus im verlängerten Rückenmark. **Tri|gonum ol|factorium:** dreieckige Verbreiterung der Riechbahn an ihrer Einmündung in die Großhirnhemisphäre. **Trigonum omo|claviculare:** der im Winkel zwischen Kopfnicker, Schlüsselbein und Schulter gelegene dreieckige Halsbezirk. **Tri|gonum sterno|costale:** dreieckige, spaltförmige Lücke beiderseits zwischen dem vom Brustbein und dem von den Rippen ausgehenden Teil des Zwerchfells, Larrey-Spalte. **Tri|gonum sub|mandibulare:** dreieckige Halsregion unmittelbar unterhalb der Unterkieferäste. **Trigonum vesicae:** dreieckiger, von Falten freier Schleimhautbezirk am Grunde der Harnblase, in den die Harnleiter münden

tri|gonus, ...na, ...num [von gr. τρίγωνος = dreiwinklig, dreieckig]: dreieckig; z. B. in der Fügung ↑Os trigonum (Anat.)

tri|hemeral [zu ↑tri... u. gr. ἡμέρα = Tag]: die ersten drei Lebenstage des Neugeborenen betreffend. **Trihemeron** *s;* -s: die ersten drei Lebenstage des Neugeborenen

Tri|jod|thyronin [zu ↑tri..., ↑Jod u. ↑Thyreoidea] *s;* -s, -e: Schilddrüsenhormon, das pro Molekül drei Atome Jod aufweist; liegt im Blut hauptsächlich an Transportproteine gebunden vor, der ungebundene Anteil wird als freies Thyroxin (fT_3) bezeichnet; Abk.: T_3

tri|krot [zu ↑tri... u. gr. κρότος = das Schlagen]: dreischlägig, dreigipflig (von der Pulswelle gesagt). **Tri|krotie** *w;* -: Dreigipfligkeit des Pulses

tri|kus|pidal, in fachspr. Fügungen: **tri|cus|pidalis, ...le** [zu ↑tri... u. lat. *cuspis*, Gen.: *cuspidis* = Spitze]: drei Spitzen aufweisend, dreizipflig (von Körperteilen, insbes. von der Klappe zwischen rechtem Herzvorhof u. rechter Herzkammer). **Tri|kuspidalis** *w;* -, ...les: = Valva atrioventricularis dextra

Tri|kus|pidal|klappe = Valva atrioventricularis dextra

Tri|kus|pidal|leiste = Crista supraventricularis

Tri|labe [↑tri... u. gr. λαβή = Griff, Henkel] *w;* -, -n: Metallkatheter zur unblutigen Zertrümmerung von Harnblasensteinen

tri|lokulär, in fachspr. Fügungen: **tri|locularis, ...re** [zu ↑tri... u. lat. *loculus* = kleiner Raum]: dreikammerig, drei Kammern aufweisend (von einem fehlgebildeten Herzen gesagt)

Tri|menon [zu gr. τρίμηνος = dreimonatig] *s;* -s, ...na: Zeitraum von drei Monaten (v. a. in Bezug auf das Entwicklungsalter des Kindes im Mutterleib und das Lebensalter von Säuglingen)

Trinktablette: Tablette zum Einnehmen nach Auflösen in Flüssigkeit

Tri|oxy|purin [↑tri..., ↑oxy... u. ↑Purin] *s;* -s: chem. Bez. für die Harnsäure

Tripel|impfung [aus frz. *triple* = dreifach (von gleichbed. lat. *triplus*)]: »Dreifachimpfung«, gleichzeitige Impfung gegen drei Krankheiten (z. B. Masern, Mumps, Röteln). **Tripel|therapie:** Behandlung mit einer Dreifachkombination

Tri|plegie [↑tri... u. ↑Plegie] *w;* -, ...ien: Lähmung von drei Gliedmaßen

Triple-Test [aus engl. *triple* = dreifach (von gleichbed. lat. *triplus*)]: Untersuchungsmethode der Pränataldiagnostik zur Risikoabschätzung einer chromosomalen Störung des Fetus (Bestimmung von ↑hCG, ↑Alpha-1-Fetoprotein u. ↑Estriol im mütterlichen Serum)

Tri|plett [aus gleichbed. frz. *triplet*, zu frz. *triple* = dreifach (von gleichbed. lat. *triplus*)] *s;* -s, -e u. -s: **1)** = Codon. **2)** Bez. für drei aufeinanderfolgende Extrasystolen

Triploi|die [zu ↑tri...]: (Humangenetik) Bezeichnung für das Vorliegen von drei kompletten Chromosomensätzen (statt normal zwei)

Tripper *m;* -s, -: vgl. Gonorrhö

Trip|tane *Pl.:* Serotoninrezeptoragonist

Tri|pus coe|li|a|cus [gr. τρίπους = Dreifuß] *m;* - -: Bezeichnung für diejenige Stelle des ↑Truncus coeliacus, an der sich dieser in die drei Äste ↑Arteria gastrica sinistra, ↑Arteria hepatica communis, ↑Arteria lienalis teilt (Anat.)

tri|que|trus, ...tra, ...trum [aus gleichbed. lat. *triquetrus*]: »dreieckig«; z. B. in der Fügung ↑Os triquetrum (Anat.)

Trismus [aus gr. τρισμός = das Schwirren; das Knirschen] *m;* -, Trismen: Kaumuskelkrampf, Kiefersperre

Tri|somie [Kurzbildung zu ↑tri... u. ↑Chromosom] *w;* -, ...ien: Auftreten eines überzähligen Chromosoms, das im diploiden Chromosomensatz nicht zweimal, sondern dreimal vorkommt (z. B. des Chromosoms 21 beim ↑Down-Syndrom)

Tri|sti|chia|sis [zu ↑tri... u. gr. στίχος = Reihe] *w;* -: angeborene Anomalie des Augenlids mit drei Wimpernreihen übereinander

Trit|an|omalie [gr. τρίτος = der dritte u. ↑Anomalie] *w;* -, ...ien: angeborene Farbensinnstörung in Form eines gestörten Unterscheidungsvermögens für Blau u. Grün

Trit|an|opie [gr. τρίτος = der dritte u. ↑Anopie] *w;* -, ...ien: Blaublindheit, Violettblindheit, fehlendes Unterscheidungsvermögen für Blauviolett (die »dritte« Grundfarbe des Farbenspektrums)

triticе|us, ...ea, ...e|um [zu lat. *triticum* = Weizen]: weizenkornähnlich; z. B. in der Fügung ↑Cartilago triticea

Tritium [zu gr. τρίτος = der dritte] *s;* -s: überschwerer, radioaktiver Wasserstoff, das dritte und seltenste der drei Isotope des Wasserstoffs; Zeichen: T

Trituration [zu lat. *tritura* = das Reiben] *w;* -, -en: feinste Zerreibung eines festen Stoffes (insbesondere einer Droge) zu Pulver, Pulverisierung

tri|valent [zu ↑tri... u. lat. *valentia* = Stärke]: mit drei Bindungen (von chemischen Substanzen; z. B. trivalente Impfstoffe)

Tri|zeps *m;* -es, -e: übliche Kurzbez. für: Musculus triceps ...

tri|zy|klisch [↑tri... und ↑zyklisch]: auf drei Benzolringen aufgebaut (von chemischen Verbindungen gesagt)

Tri|zyto|penie [↑tri..., ↑zyto... u. gr. πενία = Armut, Mangel] *w;* -, ...ien: Erkrankung, bei der gleichzeitig ↑Anämie, ↑Granulozytopenie und ↑Thrombozytopenie vorliegen; vgl. Panzytopenie

tRNA, tRNS: Abk. für ↑Transfer-Ribonukleinsäure

tro|chantär [zu ↑Trochanter]: den Trochanter betreffend

Tro|chanter [aus gleichbed. gr. τροχαντήρ, Gen.: τροχαντῆρος eigtl. = Läufer, Umläufer] *m;* -s, ...teres; in den folgenden Fügungen: **Tro|chanter major:** »großer Rollhügel«, der am äußeren, oberen Ende des Oberschenkelknochens, neben dem Oberschenkelkopf gelegene starke Knochenvorsprung, an dem die meisten Hüftmuskeln ansetzen. **Tro|chanter minor:** »kleiner Rollhügel«, Knochenvorsprung an der Rückseite des Oberschenkelknochens, unterhalb des Oberschenkelkopfes und des großen Rollhügels; Ansatzpunkt des Lendenmuskels. **Tro|chanter tertius:** eine unterhalb des kleinen Rollhügels gelegentlich vorkommende Knochenerhebung

tro|chantericus, ...ca, ...cum [zu ↑Trochanter]: zum großen oder kleinen Rollhügel gehörend (Anat.)

Troch|lea [aus lat. *trochlea*, Gen.: *trochleae* = Flaschenzug, Winde (von gr. τροχαλία = Walze; Winde)] *w;* -, ...leae: »Rolle«, Bezeichnung für verschiedene anatomische Strukturen, insbesondere an Knochen oder Muskeln, von walzenförmiger Gestalt, meist mit einer sattelartigen Vertiefung in der Mitte. **Troch|lea fibularis (calcanei)** [- - ...e-ı]: = Trochlea peronaealis (calcanei). **Troch|lea humeri:** das rollenartige untere Gelenkende des Oberarmknochens. **Troch|lea mus|cularis:** »Muskelrolle«, faserige oder knöcherne Struktur, die als Führungsrolle für Sehnen, die ihre Verlaufsrichtung ändern, dient. **Troch|lea (mus|culi obliqui superio|ris oculi):** aus Knorpel und Fasern bestehender Halbring am Nasen-Augen-Winkel des Stirnbeins, über dessen Sattel die Sehne des oberen, schrägen Augenmuskels läuft. **Troch|lea peronae|alis (calcanei)** [- - ...e-ı]: Knochenwulst an der Unterseite des Fersenbeins, an dessen einer Seite die Sehne des langen, an dessen anderer Seite die Sehne des kurzen Wadenbeinmuskels entlangläuft. **Troch|lea phalan|gis** [↑Phalanx]: = Caput phalangis. **Troch|lea tali** [↑Talus]: »Talusrolle«, die Gelenkfläche des Sprungbeins

troch|lea|ris, ...re [zu ↑Trochlea]: zu einer Trochlea gehörend; rollenartig; z. B. in der Fügung ↑Nervus trochlearis (Anat.)

tro|cho..., Tro|cho... [aus gr. τρόχος = Rad]: Bestimmungswort von Zus. mit der Bed. »Rad; radartig; radrundes, radförmiges Gebilde; Bewegung, Verschiebung«; z. B.: Trochoskop

tro|cho|ide|us, ...ea, ...e|um [zu ↑trocho... u. gr. -ειδής = gestaltet, ähnlich]: radförmig; z. B. in der Fügung ↑Articulatio trochoidea (Anat.)

Trocho|skop [↑trocho... u. ↑...skop] *s;* -s, -e: Röntgenapparat, der unter dem Untersuchungstisch verschoben werden kann

Tro|cho|ze|phalie [zu ↑trocho... u. gr. κεφαλή = Kopf] *w;* -, ...ien: Rundform des Schädels (eine Schädelmissbildung). **Tro|cho|ze|phalus** *m;* -, ...li u. ...phalen: »Rundkopf«, Rundschädel

Trocken|chemie: Bez. für chemische Reaktionen (vor allem Schnelltests), die auf Teststreifen ablaufen; der Teststreifen selbst ist trocken, aber die Reaktion läuft im wässerigen Milieu ab

Trockenzellen|therapie: Verabreichung von gefriergetrocknetem, vor der Applikation aufgeschwemmtem Gewebe fetaler oder jugendlicher Tiere zu Heilzwecken; umstrittenes und riskantes Verfahren der Alternativmedizin, eine Weiterentwicklung der ↑Frischzellentherapie

Tro|glo|trema|tidae *Pl.:* Lungenegel, dickleibige, abgeplattete Trematoden

Trokar [aus gleichbed. frz. tro'ka:r (troisquarts), eigtl. = dreikantig] *m;* -s, -e u. -s, auch: **Troi|cart** [troa'ka:r] u. **Trocart** [tro'ka:r] *m;* -s, -s: chirurgisches Punktionsinstrument mit einer starken dreikantigen Nadel und einem Hohlraum (z.B. zum Einführen von OP-Instrumenten in der minimalinvasiven Chirurgie oder zum Ablassen von Flüssigkeiten aus Körperhöhlen)

Tröltsch-Taschen [nach dem österr. Otologen A.F. Tröltsch, 1829–1890]: = Recessus membranae tympani

Trombicula [Verkleinerungsbildung zu ↑Trombidium] *w;* -, (Arten:) ...lae: Gattung der Laufmilben (Hautschmarotzer). **Trombicula au|tumnalis:** Erntemilbe, Trombiculaart, deren Vertreter vor allem im Herbst auftreten und einen stark juckenden Hautausschlag verursachen

Trombidio|se [zu ↑Trombidium] *w;* -, -n: = Trombikulose

Trombidium [Herkunft unsicher] *s;* -s, ...dien [...iən] u. ...dia: ältere Gattungsbezeichnung für ↑Trombicula

Trombikulose [zu ↑Trombicula] *w;* -, -n, in fachspr. Fügungen: **Trombiculosis,** *Pl.:* ...oses: durch Milbenlarven verschiedener Trombiculaarten hervorgerufene, juckende Hautkrankheit

Trommelfell vgl. Membrana tympani

Trommelfellentzündung vgl. Myringitis

Trommelschlägelfinger: Finger mit kolbigen Auftreibungen an den Endgliedern (Vorkommen bei Erkrankungen der Lungen und des Herzens, die mit chronischem Sauerstoffmangel verbunden sind)

Trommer-Probe [nach dem dt. Chemiker K. A. Trommer, 1806–1879]: früher durchgeführtes Verfahren zum Nachweis von Zucker im Urin, bei dem der Urin nach Ausfällung der Proteine mit Kalilauge und Kupfersulfatlösung erhitzt wurde (bei Anwesenheit von Zucker bildet sich ein gelbroter Niederschlag)

Trömner-Re|flex [nach dem dt. Neurologen E.L.O. Trömner, 1868–1949]: gelegentlich als Pyramidenzeichen zu wertende reflektorische Beugung des zweiten bis vierten Fingers bei Beklopfen der Fingerkuppen

...trop

⟨zu gr. τρέπειν »drehen, wenden; richten«⟩
Grundwort von adjektivischen Zusammensetzungen mit der Bedeutung »auf etwas einwirkend; spezifisch gegen etwas gerichtet«:
- gonadotrop
- androtrop

Tropenfieber vgl. Malaria tropica

Tropen|medizin: Zweig der Medizin, der die gesamte Heilkunde unter dem besonderen krankheitsökologischen Aspekt der Verhältnisse in den tropischen Ländern umfasst

Tröpfchen|in|fektion: Übertragung von Infektionskrankheiten durch kleinste, keimbeladene Tröpfchen, die beim Husten oder Niesen der Atemluft beigemengt werden

Tropfenherz: tropfenförmiges, schmales, steil gestelltes Herz (bes. bei asthenischen Personen vorkommend)

troph..., Troph... vgl. tropho..., Tropho...

...troph

⟨zu gr. τρέφειν »(sich) nähren«⟩
Wortbildungselement mit der Bedeutung »eine bestimmte Ernährungsweise bevorzugend, sich ernährend«:
- dystroph
- endotroph
- oligotroph

...trophie

die; -, ...ien (teilweise ohne Plural)
⟨zu gr. τροφή »das Ernähren, Ernährung, Lebensweise«⟩
Wortbildungselement mit der Bedeutung »bestimmte Ernährungsweise u. Lebensweise«:
- Autotrophie
- Dystrophie

Troph|all|ergen [↑tropho... u. ↑Allergen] *s;* -s, -e (meist *Pl.*): als Allergen wirkendes Nahrungsmittel. **Troph|all|ergie** [↑Allergie] *w;* -, ...ien: Auftreten von allergischen Erscheinungen nach dem Genuss bestimmter Nahrungsmittel

Tro|phik [zu gr. τροφή = das Ernähren; die Nahrung] *w;* -: Ernährungszustand des Gewebes. **tro|phisch:** gewebsernährend; die Ernährung [des Gewebes] betreffend

tro|pho..., Tro|pho..., vor Vokalen meist: **troph..., Troph...**

⟨zu gr. τροφή »das Ernähren; die Nahrung«⟩
Bestimmungswort von Zusammensetzungen mit der Bedeutung »Ernährung; Nahrung«:
- trophotrop
- Trophödem

Tro|pho|blast [↑tropho... u. ↑...blast] *m;* -en, -en: ernährende Hülle des Embryos

Troph|ödem [↑tropho... u. ↑Ödem] *s;* -s, -e: durch Störungen des nervalen Einflusses auf die Gewebsernährung ausgelöstes, chronisch verlaufendes, schmerzloses Lymphödem besonders der Beine (vor allem bei Frauen)

Tro|pho|neu|rose [↑tropho... u. ↑Neurose] *w;* -, -n:

veralt. Bez. für trophische Störungen aufgrund neurologischer Grunderkrankungen

tro|pho|trop [↑tropho... und ↑...trop]: auf den Ernährungszustand von Geweben bzw. Organen einwirkend

Tro|pho|zo|it [zu ↑tropho... u. gr. ζῷον = Lebewesen, Tier] *m;* -en, -en: vegetative Form der ↑Entamöbe

...tropie
⟨zu gr. τρέπειν »drehen, wenden; richten«⟩ Grundwort von substantivischen Zusammensetzungen mit der Bedeutung »spezifische Einwirkung (z.B. auf bestimmte Organe); bevorzugtes Auftreten (bei bestimmten Geschlechtern, Konstitutionstypen o.Ä.)«: – Androtropie – Gynäkotropie

Tropika *w;* -: übliche Kurzbez. für ↑Malaria tropica.

tropisch, in fachspr. Fügungen: **tropicus, ...ca, ...cum** [zum FW *Tropen*]: in den Tropen vorkommend; z.B. in der Fügung ↑Malaria tropica

Tro|ponin: myofibrillärer Proteinkomplex, an der Regulation der Kontraktion der Muskeln beteiligt; Abk.: Tn. **Tro|ponin-I:** kardiales Troponin-I, kardiale Untereinheit des Troponinkomplexes, Laborparameter zum Nachweis von Herzmuskelschäden; Abk.: Tn-I; cTn-I. **Tro|ponin-T:** kardiales Troponin-T, kardiale Untereinheit des Troponinkomplexes, Laborparameter zum Nachweis von Herzmuskelschäden; Abk.: Tn-T; cTn-T

Trousseau-Zeichen [truˈsɔ...; nach dem frz. Internisten Armand Trousseau, 1801–1867]: auf Tetanie hinweisende Erscheinung, dass die Kompression der Oberarmnervenbahnen zur charakteristischen Pfötchenstellung der Hand führt

Truncus [aus lat. *truncus,* Gen.: *trunci* = Stamm eines Baumes] *m;* -, ...ci: Hauptteil, Stamm: **a)** der Rumpf des menschl. Körpers, einschließlich Kopf und Hals; **b)** großer, meist kurzer Hauptteil eines Blutgefäßes, Lymphgefäßes, Nervs oder Organs (Anat.). **Truncus arterio|sus com|munis:** anomaler, dem Herzen entspringender Arterienstamm anstelle der getrennten Aorta u. den Arteriae pulmonales (↑Arteria pulmonalis dextra bzw. sinistra), angeborene Fehlbildung. **Truncus bra|chio|ce|phalicus:** der vom Aortenbogen nach oben abzweigende gemeinsame Stamm der Schlüsselbeinschlagader und Kopfschlagader der rechten Körperhälfte. **Truncus bron|cho|media|stinalis:** Lymphgefäß, in das die Abflüsse der Lymphknoten im Gebiet der Lunge, der Luftröhre und des Brustbeins münden. **Truncus cere|bri:** Sammelbez. für das Großhirn mit Ausnahme des Hirnmantels (besteht aus: Linsenkern, Schweifkern, Sehhügelregion, Hirnschenkel, Brücke und verlängertem Mark). **Truncus coe|lia|cus:** Eingeweideschlagader, kurzes, dickes Gefäß, das an der Vorderseite der Bauchschlagader unterhalb des Zwerchfells entspringt u. sich in die Milzschlagader, die linke Magenschlagader u. die Leberschlagader gabelt. **Truncus corporis callosi** [↑Corpus Callosum]: der Stamm des Hirnbalkens zwischen beiden Großhirnhemisphären. **Truncus costo|cervicalis:** kurzer Ast der Schlüsselbeinschlagader, der sich im Allgemeinen in die tiefe Nackenschlagader und die oberste Rippenschlagader teilt. **Truncus (fasciculi atrio|ven|tricularis):** das ungeteilte Anfangsstück des His-Bündels, ein schmaler Muskelstreifen des Reizbildungs- und Reizleitungssystems des Herzens in und an der Scheidewand zwischen Vorhöfen und Herzkammern. **Truncus inferior (plexus bra|chia|lis):** der im Bereich des Schlüsselbeins gelegene untere Stamm des Armvenengeflechts. **Trunci intestinales** *Pl.:* kurze Lymphgefäße, in denen sich die Abflüsse der Lymphknoten der Verdauungsorgane vereinigen. **Truncus jugularis:** Lymphgefäß, in das die Abflüsse der tiefen Halslymphknoten münden. **Truncus linguo|facia|lis:** der kurze Stamm, in dem Gesichts- und Zungenschlagader gelegentlich gemeinsam aus der äußeren Kopfschlagader entspringen. **Trunci lumbales** *Pl.:* Lymphgefäße, zu denen die Abflüsse der Lymphknoten des Lendengebiets aufsteigen. **Truncus lumbo|sa|cralis:** dicker Nervenstamm, der aus dem fünften Lendennerv und aus Teilen des vierten Lendennervs entspringt u. im Becken mit weiteren Nervenästen das Kreuzbeingeflecht bildet. **Trunci lym|phatici** *Pl.:* die fünf Hauptäste des Lymphgefäßsystems. **Truncus medius (plexus bra|chia|lis):** der im Bereich des Schlüsselbeins gelegene mittlere Stamm des Armvenengeflechts. **Trunci plexus (bra|chia|lis)** *Pl.:* die drei Stämme des Armnervengeflechts, in denen sich die vorderen Äste des fünften bis achten Halsnervs und des ersten Brustnervs vereinigen. **Truncus pul|monalis:** der aus der rechten Herzkammer entspringende kurze gemeinsame Stamm der rechten und linken Lungenschlagader (Arteriae pulmonales). **Truncus sub|clavius:** Lymphgefäß, in das die Abflüsse der Lymphknoten der Achselhöhle münden. **Truncus superior (plexus bra|chia|lis):** der im Bereich des Schlüsselbeins gelegene obere Stamm des Armnervengeflechts. **Truncus sym|pa|thicus:** der Grenzstrang oder Stammstrang des sympathischen Teils des autonomen Nervensystems (besteht aus zwei Reihen von Ganglien beiderseits der Wirbelsäule, die durch Längs- und Querstränge untereinander und mit den Nerven der Wirbelsäule verbunden sind und Äste in alle Teile des Körpers entsenden). **Truncus thyreo|cervicalis:** kurzer Ast der Schlüsselbeinschlagader, der sich im Allgemeinen in die oberflächliche u. aufsteigende Halsschlagader, die obere Schulterblattschlagader und die untere Schilddrüsenschlagader teilt. **Truncus vagalis anterior** bzw. **posterior:** vorderer bzw. hinterer Vagusstamm, zu denen sich die Zweige des vom rechten u. linken

X. Hirnnerv gebildeten Nervengeflechts der Speiseröhre vereinigen (treten mit der Speiseröhre durch das Zwerchfell und entsenden Zweige zu den Organen des Bauchraums)

trunkulär [zu ↑Truncus]: einen Gefäßstamm betreffend

Trypano|soma [gr. τρύπανον = Bohrer u. gr. σῶμα = Leib, Körper] *s;* -s, ...men (in fachspr. Fügungen: -ta): Gattung einzelliger geißeltragender Flagellaten, zu der zahlreiche Krankheitserreger gehören (Blutparasiten). **Trypano|soma brucei** [...e-ɪ; nach dem engl. Mediziner Sir David Bruce, 1855–1931]: durch ↑Glossina morsitans übertragener Erreger der Nagana. **Trypano|soma gambiense** [zum Namen des westafrikan. Flusses Gambia]: durch ↑Glossina palpalis (Tsetsefliege) übertragener Erreger der Schlafkrankheit

Trypano|somia|sis [zu ↑Trypanosoma] *w;* -, ...iasen (in fachspr. Fügungen: ...ia|ses): durch Trypanosomen hervorgerufene tropische Infektionskrankheit, die vor allem durch Schlafsucht, nervöse Störungen und Auszehrung gekennzeichnet ist und ohne Therapie immer tödlich verläuft; Schlafkrankheit

Tryp|sin [vermutlich Kurzbildung zu gr. τρύειν = aufreiben, verzehren u. ↑Pepsin] *s;* -s: Protein spaltendes ↑Enzym (Protease) der Bauchspeicheldrüse

Tryp|sino|gen [↑Trypsin und ↑...gen] *s;* -s: chem. Vorstufe des ↑Trypsins

Tryp|tophan [zu ↑Trypsin u. gr. φαίνεσθαι = erscheinen] *s;* -s: essenzielle Aminosäure, die in den meisten Proteinen vorkommt

Tse|tse|fliege [auch: tse...; Bantuspr.]: = Glossina palpalis. **Tse|tse|krankheit** = Trypanosomiasis

TSH: Abk. für *t*hyr[e]oid*s*timulierendes *H*ormon (↑Thyreotropin)

TSS: Abk. für *t*oxic *s*hock *s*yndrome

T-Sup|pressor|zellen [↑Suppressorzelle] *Pl.*, auch: **regulatorische T-Zellen:** T-Zellen, die Reaktionen von anderen T-Zellen hemmen

Tsu|tsu|gamuschi|krankheit [jap.; dt.]: fieberhafte Infektionskrankheit, die durch Rickettsien ausgelöst und von Milben übertragen wird, tritt besonders in Japan auf

TTC: Abk. für *T*ako-*T*subo *c*ardiomyopathie; ↑Tako-Tsubo-Kardiomyopathie

TTP: 1) Abk. für *t*emporäres *t*ransvenöses *P*acing. **2)** Abk. für *t*hrombotisch-*t*hrombozytopenische *P*urpura

TTS: Abk. für ↑transdermales therapeutisches System

Tuba vgl. Tube

tubalis, ...le u. **tubar,** in fachspr. Fügungen: **tubarius, ...ia, ...ium** u. **tubaricus, ...ca, ...cum** und **tubaris, ...re** [zu ↑Tube]: zur ↑Tube gehörend, sie betreffend

Tubar|ab|ort vgl. Abortus tubarius

Tubar|gravidität = Graviditas tubarica

tubaricus vgl. tubar. **tubaris** vgl. tubar. **tubarius** vgl. tubar

Tube [aus lat. *tuba*, Gen.: *tubae* = Röhre; Trompete] *w;* -, -n, in fachspr. Fügungen: **Tuba,** *Pl.:* Tubae; in den Fügungen: **Tuba auditiva:** »Ohrtrompete«, teils knöcherne, teils knorpelige, mit Schleimhaut ausgekleidete, röhrenförmige Verbindung zwischen der Paukenhöhle des Ohrs und dem Rachen, die dem Druckausgleich zwischen Paukenhöhle und Außenluft dient. **Tuba pharyn|go|tympanica** = Tuba auditiva. **Tuba uterina:** »Eileiter«, mit Schleimhaut ausgekleideter, bis zu den Ovarien reichender paariger Adnex (Anhangsgebilde) des Uterus

Tubendurchblasung vgl. Pertubation

Tubenmandel vgl. Tonsilla tubaria

Tuben|ruptur: Zerreißung des Eileiters (vor allem bei Tubargravidität)

Tuben|sterilisation: operative Durchtrennung oder Unterbindung der Eileiter zur Unfruchtbarmachung

Tuber [aus lat. *tuber*, Gen.: *tuberis* = Auswuchs am Körper; Höcker, Buckel] *s;* -s, -a: Höcker, Vorsprung, physiologische Anschwellung oder Verdickung eines Organs, bes. eines Knochens (Anat.). **Tuber calcanei** [- ...e-ɪ]: der hintere, untere Wulst des Fersenbeins. **Tuber cinere|um:** grauer Höcker an der Unterseite des ↑Hypothalamus, an dem der Stiel der ↑Hypophyse ansetzt. **Tuber frontale:** »Stirnhöcker«, Vorwölbung des Stirnbeins beiderseits oberhalb des Augenbrauenwulstes. **Tuber ischia|dicum:** »Sitzbeinhöcker«, dicker Wulst an der rückwärtigen Unterseite des Sitzbeins (Ansatzpunkt mehrerer Muskeln). **Tuber maxillae:** »Oberkieferhöcker«, rundlicher Höcker an der rückwärtigen Unterseite des Oberkiefers. **Tuber omentale (hepatis)** [↑Hepar]: rundliche Wölbung an der Unterseite des linken Leberlappens, der durch das kleine Netz von der kleinen Kurvatur des Magens getrennt wird. **Tuber omentale (pancreatis)** [↑Pankreas]: an das kleine Netz angrenzende rundliche Vorwölbung an der Oberseite der Bauchspeicheldrüse. **Tuber parie|tale** [- ...rɪ-e...]: »Scheitelbeinhöcker«, die flache, ausgedehnte Wölbung des Scheitelbeins oberhalb des Schläfenbeins. **Tuber vermis:** Klappenwulst des Kleinhirnwurms (vgl. Vermis) zwischen den beiden unteren halbmondförmigen Läppchen der Kleinhirnhemisphäre

tuberalis, ...le [zu ↑Tuber]: zu einem ↑Tuber gehörend (Anat.)

Tuberculoma vgl. Tuberkulom

Tuberculosis vgl. Tuberkulose

tuberculosus vgl. tuberkulös

Tuberculum vgl. Tuberkel

Tuber|gelenk|winkel: Winkel zwischen dem ↑Tuber calcanei und der Gelenkfläche des Sprunggelenks

Tuberkel [aus lat. *tuberculum* (Verkleinerungsbildung zu lat. *tuber* = Höcker, Buckel) = kleiner Höcker, kleine Geschwulst] *m;* -s, - (österr. auch: *w;* -, -n), in fachspr. Fügungen: **Tuberculum** *s;* -,

...la: **1)** Knötchen, knötchenförmige Geschwulst, insbes.: Tuberkuloseknötchen (Pathol.). **2)** kleiner Höcker, kleiner Vorsprung (insbes. an Knochen; Anat.). **Tuberculum ad|ductorium (femoris)** [↑Femur]: kleiner Höcker oberhalb des inneren Kniegelenkfortsatzes des Oberschenkelknochens, Ansatzstelle der Sehne des ↑Musculus adductor magnus. **Tuberculum anterius (atlantis)** [↑Atlas]: kleiner Höcker an der Frontseite des vorderen Bogens des ersten Halswirbels. **Tuberculum anterius thalami:** das rundliche vordere Ende des Sehhügels. **Tuberculum anterius (vertebrarum cervicalium):** Höcker an der Vorderseite der beiden Querfortsätze des dritten bis fünften und des siebten Halswirbels. **Tuberculum articulare (ossis temporalis)** [↑Os temporale]: Gelenkhöcker an der Wurzel des Jochbeinfortsatzes des Schläfenbeins, auf dem der Gelenkkopf des Unterkieferknochens gleitet. **Tuberculum auriculae:** mehr oder weniger deutlich ausgebildeter Höcker auf dem inneren Saum der Krempe am rückwärtigen Rand der Ohrmuschel. **Tuberculum calcanei** [- ...ne-ı; ↑Calcaneus]: Höcker an der Unterseite des Fersenbeins, an dem das ↑Ligamentum calcaneocuboideum plantare entspringt. **Tuberculum caroticum:** der kräftig entwickelte Höcker an der Vorderseite der beiden Querfortsätze des sechsten Halswirbels. **Tuberculum cono|ide|um:** Höcker an der Unterseite des verdickten Endes des Schlüsselbeins. **Tuberculum corniculatum:** kleiner Schleimhauthöcker im Kehlkopf, der sich über dem Hörnchenknorpel an der Spitze des Stellknorpels erhebt. **Tuberculum (coronae) dentis** [↑Dens]: Zahnhöcker auf der Kaufläche des Zahns. **Tuberculum costae:** an der Rückseite der Rippen zwischen Rippenhals und Rippenkörper gelegener kleiner Höcker, mit dem sich die Rippe an den Querfortsatz des zugehörigen Wirbels anlagert. **Tuberculum cunei|forme** [- ...e-ı...]: auf der Schleimhautfalte zwischen der Stellknorpelspitze u. dem seitlichen Kehldeckelrand gelegenes Höckerchen, unter dem gelegentlich ein kleiner, keilförmiger Knorpel liegt. **Tuberculum dorsale:** Knochenhöcker am unteren Ende der Speiche. **Tuberculum epi|glotticum:** kleiner Höcker der Kehlkopfschleimhaut über dem Stiel des Kehldeckels. **Tuberculum fibulare tuberis calcanei** [- - - ...ne-ı]: = Processus lateralis tuberis calcanei. **Tuberculum genitale:** »Geschlechtshöcker«, Genitalhöcker, bindegewebiger Vorsprung an der Kloakenmembran des Embryos, der die Anlage der äußeren Genitalien darstellt. **Tuberculum ilia|cum** = Spina iliaca anterior inferior. **Tuberculum in|fraglenoidale:** kleiner Höcker unterhalb der Gelenkpfanne des Schulterblatts, an dem die Sehne des langen Trizepskopfes ansetzt. **Tuberculum inter|condylare laterale (tibiae):** Höcker auf der Außenseite der Kniegelenkfläche des Schienbeins. **Tuberculum inter|condylare media|le (tibiae):** Höcker auf der Innenseite der Kniegelenkfläche des Schienbeins. **Tuberculum intervenosum:** kleiner Wulst zwischen den Einmündungen der beiden Hohlvenen in den rechten Vorhof des Herzens. **Tuberculum jugulare (ossis oc|cipitalis)** [↑Os occipitale]: kleiner Höcker auf der Innenseite des Hinterhauptbeins, neben dem Hinterhauptloch u. oberhalb des Kanals für den XII. Hirnnerv. **Tuberculum (labii superio|ris):** Höcker am unteren Ende der Nasenrinne, die auf der Mitte der Oberlippe von der Nasenscheidewand abwärtszieht. **Tuberculum laterale (processus posterio|ris tali):** der äußere der beiden Höcker an der Rückseite des Sprungbeinfortsatzes. **Tuberculum majus (humeri):** größerer Höcker hinten, seitlich am Oberarmknochen, an dem mehrere Muskeln ansetzen. **Tuberculum marginale (ossis zygomatici)** [↑Os zygomaticum]: gelegentlich am Hinterrand des Stirnbeinfortsatzes des Jochbeins vorkommender kleiner Höcker, an dem der Schläfenmuskel ansetzt. **Tuberculum media|le (pro|cessus posterio|ris tali):** der innere der beiden Höcker an der Rückseite des Sprungbeinfortsatzes. **Tuberculum mentale:** Höcker zu beiden Seiten der Mittellinie des Kinnvorsprungs. **Tuberculum minus (humeri):** kleiner Höcker an der Vorderseite des Oberarmknochens, an dem der ↑Musculus subscapularis ansetzt. **Tuberculum nu|clei cunea|ti** [- ...e-ı -]: das gewölbte Ende der rechten bzw. linken seitlichen Hinterstrangbahn über dem zugehörigen Kern im verlängerten Rückenmark. **Tuberculum nu|clei gracilis** [- ...e-ı -]: das gewölbte Ende der rechten bzw. linken oberen Hinterstrangbahn über dem zugehörigen Kern im verlängerten Rückenmark. **Tuberculum mus|culi scaleni anterio|ris:** kleiner Höcker vorn auf der ersten Rippe, an der der ↑Musculus scalenus anterior ansetzt. **Tuberculum ob|turatorium anterius:** der vordere der beiden kleinen Höcker des Schambeins am Hüftbeinloch. **Tuberculum ob|turatorium posterius:** der hintere der beiden kleinen Höcker des Schambeins am Hüftbeinloch. **Tuberculumossis mult|an|guli majoris** = Tuberculum ossis trapezii. **Tuberculum ossis navicularis** = Tuberculum ossis scaphoidei. **Tuberculum ossis sca|pho|idei** [- - ...de-ı; ↑Os scaphoideum]: Höcker an der Unterseite des Kahnbeins der Hand. **Tuberculum ossis trapezii** [↑Os trapezium]: Höcker an der Unterseite des großen Vieleckbeins der Hand. **Tuberculum pharyn|ge|um:** kleiner Höcker an der Unterseite der Basis des Hinterhauptbeins vor dem Hinterhauptloch. **Tuberculum posterius (atlantis)** [↑Atlas]: kleiner Höcker an der Rückseite des hinteren Bogens des ersten Halswirbels. **Tuberculum posterius (verte|brarum cervicalium):** Höcker am äußeren Ende der beiden Querfortsätze des dritten bis siebten Halswirbels. **Tuberculum pubicum:** »Schambeinhöcker«, knöcherner Vorsprung am Schambein beiderseits der Schambeinfuge. **Tubẹrculum rạdii** = Tuberositas radii. **Tubẹrculum rostlrạle** = Tuberculum anterius thalami. **Tubẹrculum sẹllae (tụrcicae):** kleiner Höcker des Türkensattels vor der Hypophysengrube. **Tubẹrculum sulpraglenolidạle:** kleiner Höcker oberhalb des Randes der Gelenkpfanne des Schulterblatts, an dem die Sehne des langen Bizepskopfes ansetzt. **Tubẹrculum sulpraltrạgicum:** kleiner Höcker, der sich gelegentlich unmittelbar über der Ohrecke findet. **Tubẹrculum thyreolịdelum infẹrius:** kleiner Höcker am unteren Ende der Seitenleiste des Schildknorpels. **Tubẹrculum thyreolịdelum supẹrius:** kleiner Höcker am oberen Ende der Seitenleiste des Schildknorpels. **Tubẹrculum tibiạlle tụberis calcạnei** [- - - ...e-ı]: = Processus medialis tuberis calcanei

Tubẹrkel|bakterie vgl. Mycobacterium tuberculosis

Tubẹrkel|bazille = Mykobakterie

tuberkulạr [zu ↑Tuberkel]: knotig, mit Bildung von Tuberkeln einhergehend (von Organveränderungen)

Tuberkulịd [Kurzbildung aus ↑Tuberkulose u. ↑...id] *s;* -[e]s, -e: gutartige Hauttuberkulose

Tuberkulịn [zu ↑Tuberkel] *s;* -s: aus Toxinen der Tuberkelbakterien gewonnener Impfstoff (zu diagnostischen Zwecken)

Tuberkulịn|re|aktion: allergische, allgemeine und lokale Reaktion des Organismus auf die Applikation von ↑Tuberkulin auf bzw. in die Haut (leichte Temperaturerhöhung, Rötung, Quaddelbildung), die indirekt auf eine bestehende oder überstandene Infektion mit Mycobacterium tuberculosis bzw. auf eine erfolgte Tuberkuloseimpfung (↑BCG) hinweist

tuberkulo|ịd [Kurzbildung zu ↑Tuberkulose u. ↑...id]: einer Tuberkulose ähnlich

Tuberkulọm [zu ↑Tuberkel] *s;* -s, -e, in fachspr. Fügungen: **Tuberculọma,** *Pl.:* -ta: Geschwulst aus tuberkulösem Gewebe

tuberkulö̱s, in fachspr. Fügungen: **tuberculọsus, ...ọsa, ...ọsum** [zu ↑Tuberkel]: an Tuberkulose leidend; die Tuberkulose betreffend, mit ihr zusammenhängend (von krankhaften Veränderungen)

Tuberkulọse [zu ↑Tuberkel] *w;* -, -n, in fachspr. Fügungen: **Tuberculọsis,** *Pl.:* ...ọses: (veralt.: »Schwindsucht«, Phthisis, Tabes) durch Tuberkelbakterien hervorgerufene, weltweit verbreitete, meist chronische Infektionskrankheit, die vorwiegend in den Atemorganen lokalisiert ist, jedoch grundsätzlich alle Organe und Systeme befallen kann. **Tuberculọsis cụtis:** Hauttuberkulose. **Tuberculọsis cụtis col|liqua|tịva:** Hauttuberkulose im Stadium der Erweichung und Geschwulstbildung. **Tuberculọsis cụtis lupọsa** = Lupus vulgaris. **Tuberculọsis cụtis verrucọsa:** »Schwindwarzen«, Hauttuberkulose mit warzenförmigen Herden, die sich peripheriewärts ausbreiten und zentral narbig abheben. **Tuberculọsis lichenọides:** gutartige flechtenähnliche Hauttuberkulose. **Tuberculọsis papulo|ne|crọtica:** veralt. Bez. für eine Form der Hauttuberkulose mit Knötchen an der Streckseite der Gliedmaßen, die unter Narbenbildung abheilen

Tuberkulo|stạtikum [zu ↑Tuberkulose u. gr. *στατικός* = zum Stillstand bringend, hemmend] *s;* -s, ...ka: Arzneimittel gegen Tuberkulose, das hemmend auf das Wachstum von Tuberkelbakterien einwirkt. **tuberkulo|stạtisch:** das Wachstum von Tuberkelbakterien hemmend (von Arzneimitteln)

tuberö̱s, in fachspr. Fügungen: **tuberọsus, ...ọsa, ...ọsum** [zu lat. *tuber* = Auswuchs am Körper; Höcker, Buckel]: höckerig, knotenartig, tumorartig (z. B. von Hautveränderungen)

Tuberọsitas [zu lat. *tuber* = Auswuchs am Körper; Höcker, Buckel] *w;* -, ...tạtes: höckrige, raue Stelle an der Außenhaut eines Knochens als Ansatzpunkt für Muskeln und Sehnen (Anat.). **Tuberọsitas coraco|ịdea** = Linea trapezoidea und ↑Tuberculum conoideum. **Tuberọsitas cọstae secụndae** = Tuberositas musculi serrati anterioris. **Tuberọsitas costạlis** = Impressio ligamenti costoclavicularis. **Tuberọsitas delto|ịdea:** an der Außenseite des Oberarmknochens oberhalb der Mitte gelegene raue Stelle, an der der Deltamuskel ansetzt. **Tuberọsitas glutạea:** längliche raue Stelle an der Rückseite des Oberschenkelschaftes. **Tuberọsitas iliạ|ca:** hinter und über der Berührungsfläche mit dem Kreuzbein gelegene raue Fläche am Darmbein, an der die zum Kreuzbein führenden Bänder ansetzen. **Tuberọsitas in|fra|articulạris** = Tuberculum infraglenoidale. **Tuberọsitas massetẹrica:** gelegentlich an der Außenseite des Unterkieferknochens vorkommende Leiste, an der der Kaumuskel ansetzt. **Tuberọsitas mụs|culi serrạti anteriọ|ris:** raue Fläche auf der zweiten Rippe, an der der ↑Musculus serratus anterior ansetzt. **Tuberọsitas ọssis cubo|ịdei** [- - ...e-ı; ↑Os cuboideum]: starker Knochenwulst an der Unterseite des Würfelbeins des Fußes. **Tuberọsitas ọssis meta|tarsạlis I** [↑Os metatarsale]: Knochenvorsprung an der Unterseite des dem ersten Keilbein zugekehrten Endes des ersten Mittelfußknochens. **Tuberọsitas ọssis metatarsạlis V** [↑Os metatarsale]: Knochenwulst an der Unterseite des dem Würfelbein zugekehrten Endes des fünften Mittelfußknochens. **Tuberọsitas ọssis naviculạris (pẹdis)** [↑Os naviculare]: an der Unterseite des Kahnbeins des Fußes gelegene raue Stelle, an der eine Sehne des hinteren Schienbeinmuskels ansetzt. **Tuberọsitas phalạngis distạlis** [↑Phalanx]: an der Unterseite des Knochens des letzten Finger- bzw. Zehenglieds gelegene raue Stelle, unter der der Tastballen liegt. **Tuberọsitas pterygo|ịdea:** an der Innenseite des Unterkiefers in der Nähe des Unterkieferwinkels gelegentlich vorkommende Rauigkeit, an der der innere Flügelmuskel ansetzt. **Tuberọsitas**

radii: am inneren oberen Ende der Speiche gelegene raue Stelle, an der die Bizepssehne angreift. **Tuberositas sacralis:** raue Fläche an der oberen Rückseite des Kreuzbeins, an der die zum Darmbein führenden Bänder ansetzen. **Tuberositas supra|articularis** = Tuberculum supraglenoidale. **Tuberositas tibiae:** am oberen Ende der vorderen Schienbeinkante gelegene raue Stelle, an der das Band der Kniescheibe angreift. **Tuberositas ulnae:** vorn am oberen Ende der Elle gelegene raue Stelle, an der der Armbeuger ansetzt. **Tuberositas un|gui|cularis (manus)** = Tuberositas phalangis distalis. **Tuberositas un|gui|cularis (pedis)** = Tuberositas phalangis distalis

tubo|ovarial, in fachspr. Fügungen: **tuboovaria|lis, ...le** [zu ↑Tube u. ↑Ovar]: zu Eierstock und Eileiter gehörend; im Bereich von Eierstock und Eileiter liegend (z. B. von Abszessen)

tubo|uterin [zu ↑Tube (in der Fügung ↑Tuba uterina) u. ↑Uterus]: zu Eierstock und Gebärmutter gehörend, im Bereich von Eierstock und Gebärmutter liegend

tubulär, in fachspr. Fügungen: **tubularis, ...re** [zu ↑Tubulus]: röhrenförmig; einen ↑Tubulus betreffend; z. B. in der Fügung ↑Adenoma tubulare ovarii

Tubulin [zu Tubulus] *s;* -s, -e: Protein aus der Familie der Tubuline, deren Mitglieder u. a. Bestandteile von Mikrotubuli (intrazelluläre Proteinkomplexe mit Stütz- und Transportfunktion) sind

Tubulisation [zu lat. *tubulus* = kleine Röhre] *w;* -, -en: operative Verbindung der Enden eines durchtrennten Nervs durch ein Röhrchen aus Gelatine oder ein Gefäßrohr

tubulo|inter|stiti|ell [zu ↑Tubulus (in der Fügung ↑Tubuli renales) u. ↑Interstitium]: im Zwischengewebe von Nierenkanälchen ablaufend; z. B. tubulointerstitielle Nierenerkrankung

Tubulo|pa|thie [↑Tubulus (in der Fügung ↑Tubuli renales) u. ↑...pathie] *w;* -, ...ien: Sammelbez. für alle krankhaften Vorgänge in den Nierenkanälchen

tubulös, in fachspr. Fügungen: **tubulosus, ...osa, ...osum** [zu ↑Tubulus]: = tubulär

tubulo|toxisch [zu ↑Tubulus u. ↑toxisch]: Nierenkanälchen schädigend (z. B. von Medikamenten)

Tubulus [aus lat. *tubulus,* Gen.: *tubuli* = kleine Röhre] *m;* -, ...li: sehr kleiner, schlauchförmiger Körperkanal (Anat.). **Tubuli renales** *Pl.:* mikroskopisch kleine Kanälchen in der Nierensubstanz. **Tubuli renales con|torti** *Pl.:* die gewundenen Abschnitte der Nierenkanälchen. **Tubuli renales recti** *Pl.:* die gestreckten Abschnitte der Nierenkanälchen. **Tubuli semini|feri con|torti** *Pl.:* die feinen, gewundenen Hodenkanälchen, aus denen die Hodenläppchen bestehen. **Tubuli semini|feri recti** *Pl.:* die geraden Endabschnitte der Hodenkanälchen, die sich im Bindegewebskörper des Hodens zum Hodennetz vereinigen

Tubus [aus lat. *tubus* = Röhre] *m;* -, ...ben u. -se: **1)** röhrenförmiger Aufsatz auf der Röntgenröhre zur Einengung des Strahlenfeldes. **2)** Röhre aus Metall, Gummi oder Kunststoff zur Einführung in die Luftröhre (z. B. für Narkosezwecke)

Tular|ämie [nach der kalifornischen Landschaft *Tulare* u. ↑...ämie] *w;* -, ...ien: Hasenpest, Infektionskrankheit, von infizierten wild lebenden Nagern wie Kaninchen, Hasen durch das Bakterium ↑Francisella tularensis auf den Menschen übertragen (mit Fieber, Schwellung an der Infektionsstelle, auch Lungenentzündung)

tumes|zent [zu lat. *tumescere* = schwellen, aufschwellen]: auf-, anschwellend, Tumeszenz aufweisend. **Tumes|zenz** *w;* -, -en, in fachspr. Fügungen: **Tumes|centia,** *Pl.:* ...iae: Aufschwellung, diffuse Anschwellung (z. B. von Geweben; im Gegensatz zur umschriebenen Anschwellung bei einem Tumor)

tumidus, ...da, ...dum [zu lat. *tumere* = geschwollen sein]: geschwollen, ödematös (z. B. von Geweben oder Organen)

Tumor [ugs. auch: ...or; zu lat. *tumere* = geschwollen sein] *m;* -s, ...oren (ugs. auch: ...ore, in fachspr. Fügungen: ...res): **1)** jede krankhafte Anschwellung eines Organs oder Organteils. **2)** Gewächs, Geschwulst, Gewebswucherung infolge von Zellproliferation, entweder homologen Charakters (mit der gleichen Zellenart wie das Muttergewebe) und in der Regel gutartig oder heterologen Charakters (weniger differenzierte Zellen als das Muttergewebe aufweisend) und zu Metastasen neigend. **Tumor albus:** tuberkulöse Gelenkentzündung (mit Gelenkschwellung und Blässe der darüber liegenden Haut einhergehend)

Tumor|ek|tomie [↑Tumor u. ↑...ektomie] *w;* -, ...ien: operative Entfernung einer Geschwulst

tumori|gen [zu ↑Tumor u. ↑...gen]: die Fähigkeit habend, Tumoren hervorzurufen (von Zellen gesagt). **Tumori|genität** *w;* -: tumorigene Eigenschaft von Zellen

Tumor|immuno|logie [↑Tumor u. ↑Immunologie] *w;* -: Spezialgebiet der Medizin, das sich mit immunologischen Faktoren befasst, die Geschwülste beeinflussen

Tumor|marker [engl. *marker* = Kenn-, Merkzeichen] *m;* -s, -: verschiedene Substanzen (häufig Proteine), die entweder von den Tumorzellen selbst produziert werden oder deren Produktion durch das maligne Wachstum angeregt wird und deren erhöhte Konzentration in Körperflüssigkeiten bestimmt werden kann; man schließt daraus auf das Vorhandensein eines Tumors (weniger auf Ausdehnung und Grad der Bösartigkeit); wichtig bei der Verlaufskontrolle einer Therapie

Tumor-Nekrose-Faktor [↑Tumor, ↑Nekrose]: von ↑Makrophagen gebildetes Zytokin; wichtiger Entzündungsmediator; Hemmstoffe des TNF-Signals werden zur Behandlung u. a. von rheumatoider Arthritis und Morbus Crohn eingesetzt; Abk.: TNF

tumorös [zu ↑Tumor]: tumorartig (z. B. von der Gewebsbeschaffenheit)

Tumor|sup|pressor|gen [↑Tumor, lat. *supprimere, suppressum* = herunterdrücken, zurückhalten, hemmen u. ↑Gen]: Gen, dessen Proteinprodukte den Zellzyklus und/oder die Apoptose kontrollieren; Mutationen in diesen Genen erhöhen die Wahrscheinlichkeit der Tumorentstehung, z.B. ↑p53

Tun|gia|sis [zu *Tunga penetrans*, dem wissenschaftlichen Namen des Sandflohs] *w;* -, ...iasen (in fachspr. Fügungen: ...ia|ses): juckende Hauterkrankung durch Befall mit dem Sandfloh

Tunica [aus lat. *tunica*, Gen.: *tunicae* = Untergewand für Männer und Frauen im alten Rom; Haut; Hülle] *w;* -, ...cae: Haut, Gewebsschicht; äußere Bedeckung von Organen bzw. Auskleidung von Hohlorganen; eindeutschend auch: ↑Tunika (Anat.). **Tunica ad|ventitia:** die aus Bindegewebe und elastischen Fasern bestehende äußere Hülle von Hohlleitern. **Tunica ad|ventitia (ductus de|ferentis):** die äußere Schicht der Wandung des Samenleiters. **Tunica ad|ventitia (oe|so|phagi):** die äußere Schicht der Wandung der Speiseröhre. **Tunica adventitia (ureteris):** die äußere Schicht der Wandung des Harnleiters. **Tunica ad|ventitia (vasorum)** = Tunica externa (vasorum). **Tunica adventitia (vesiculae seminalis):** die äußere Schicht der Wandung der Samenbläschen. **Tunica albuginea:** dichte, weiße, faserige Hülle bestimmter Organe. **Tunica albuginea corporum cavernosorum (penis)** [↑Corpus cavernosum]: die dichte, weiße, aus elastischen Fasern bestehende Hülle der Schwellkörper des männl. Gliedes. **Tunica albuginea corporis spon|gio|si (penis)** [↑Corpus spongiosum]: die dichte, weiße, aus elastischen Fasern bestehende Hülle des Schwammkörpers des männl. Gliedes. **Tunica albuginea (testis):** die dichte, weiße, unelastische Hülle des Hodens. **Tunica con|junctiva:** »Bindehaut«, dünne, durchscheinende Schleimhaut des Augapfels und der Augenlider. **Tunica con|junctiva bulbi:** die Bindehaut des Augapfels, die die Hornhaut und den vorderen Teil der Lederhaut überzieht (der weiß durch die Bindehaut hindurchscheint). **Tunica conjunc|tiva palpe|brarum:** die Bindehaut der Augenlider, die infolge starker Durchblutung rot erscheint. **Tunica dartos** [gr. δαρτός = abgehäutet]: die unter der Außenhaut des Hodensacks liegende Fleischhaut aus glatten Muskelfasern. **Tunica externa oculi** = Tunica fibrosa bulbi. **Tunica externa (thecae folliculi):** die faserige äußere Schicht der Hülle eines heranreifenden Eierstockfollikels. **Tunica ex|terna (vasorum):** die aus elastischen Fasern bestehende Außenwand der Blutgefäße. **Tunica fi|brosa:** »Faserhaut«, die faserige Hülle bestimmter Organe. **Tunica fi|brosa bulbi:** die aus Hornhaut und Lederhaut bestehende äußere Hülle des Augapfels. **Tunica fi|brosa (hepatis)** [↑Hepar]: die aus elastischen Fasern bestehende Hülle der Leber. **Tunica fi|brosa (lie|nis)** [↑Lien]: die aus elastischen Fasern bestehende Hülle der Milz. **Tunica fi|brosa oculi** = Tunica fibrosa bulbi. **Tunica fi|brosa (renis)** [↑Ren]: = Capsula fibrosa (renis). **Tunicae funiculi spermatici** *Pl.:* die Gesamtheit der Hüllen des Samenstrangs. **Tunica interna bulbi:** die Nervenendigungen enthaltende innere Hautschicht des Augapfels; Netzhaut. **Tunica interna oculi** = Tunica interna bulbi. **Tunica interna (thecae folliculi):** die gefäßreiche innere Schicht der Hülle eines heranreifenden Eierstockfollikels. **Tunica intima (vasorum):** die innere Schicht der Wandung der Blutgefäße. **Tunica media oculi** = Tunica vasculosa bulbi. **Tunica media (vasorum):** die aus elastischen Fasern und Muskelfasern bestehende mittlere Schicht der Wandungen der Blutgefäße. **Tunica mucosa:** »Schleimhaut«, Schleim erzeugende Hautschicht, mit der innere Organe und Eingeweide ausgekleidet sind. **Tunica mucosa (bron|chorum):** Schleimhaut, mit der die Äste der Luftröhre ausgekleidet sind. **Tunica mucosa cavi tympani:** Schleimhaut, mit der die Paukenhöhle u. ein Teil der Gehörknöchelchen überzogen sind. **Tunica mucosa (coli):** Schleimhaut, mit der der Grimmdarm ausgekleidet ist. **Tunica mucosa (ductus de|ferentis):** Schleimhaut, mit der der Samenleiter ausgekleidet ist. **Tunica mucosa (intestini tenuis):** Schleimhaut, mit der der Dünndarm ausgekleidet ist. **Tunica mucosa (laryn|gis)** [↑Larynx]: Schleimhaut, mit der der Kehlkopf ausgekleidet ist. **Tunica mucosa linguae:** Schleimhautschicht, die die Zunge überzieht. **Tunica mucosa nasi:** Schleimhautschicht, mit der die Nasenhöhle ausgekleidet ist. **Tunica mucosa (oe|so|phagi):** Schleimhaut, mit der die Speiseröhre ausgekleidet ist. **Tunica mucosa oris** [↑[2]Os]: Schleimhaut, mit der die Mundhöhle ausgekleidet ist. **Tunica mucosa (pharyn|gis)** [↑Pharynx]: Schleimhaut, mit der der Rachen ausgekleidet ist. **Tunica mucosa (recti):** Schleimhautschicht, mit der der Mastdarm ausgekleidet ist. **Tunica mucosa (tra|cheae):** Schleimhaut, mit der die Luftröhre ausgekleidet ist. **Tunica mucosa (tubae au|ditivae):** Schleimhaut, mit der die Ohrtrompete ausgekleidet ist. **Tunica mucosa (tubae uterinae):** Schleimhaut, mit der die Eileiter ausgekleidet sind. **Tunica mucosa (ureteris):** Schleimhaut, mit der der Harnleiter ausgekleidet ist. **Tunica mucosa (ure|thrae femininae):** Schleimhaut, mit der die Harnröhre der Frau ausgekleidet ist. **Tunica mucosa (uteri)** = Endometrium. **Tunica mucosa (vaginae):** Schleimhaut, mit der die weibliche Scheide ausgekleidet ist. **Tunica mucosa (ven|triculi):** Magenschleimhaut. **Tunica mucosa vesicae felleae:** Schleimhautschicht, mit der die Gallenblase ausgekleidet ist. **Tunica mucosa (vesicae urinariae):** Schleimhaut, mit der die Harnblase ausgekleidet ist. **Tunica mucosa (vesiculae seminalis):** Schleimhaut, mit der die Samenblase ausgekleidet ist. **Tunica mus|cularis:** »Muskelhaut«, die meistens aus einer Längs- und einer Ringfaserschicht bestehende mittlere Hautschicht vieler Eingeweide. **Tunica mus|cularis (bronchorum):** Muskelhaut der Luftröhrenäste. **Tunica mus|cularis (coli):** Muskelhaut des Grimmdarms. **Tunica mus|cularis (ductus de|ferentis):** Muskelhaut des Samenleiters. **Tunica mus|cularis (intestini tenuis):** Muskelhaut des Dünndarms. **Tunica mus|cularis (oe|so|phagi):** Muskelhaut der Speiseröhre. **Tunica mus|cularis (pharyn|gis)** [↑Pharynx]: Muskelhaut des Rachens. **Tunica mus|cularis (recti):** Muskelhaut des Mastdarms. **Tunica mus|cularis (tracheae):** Muskelhaut der Luftröhre. **Tunica mus|cularis (tubae uterinae):** Muskelhaut des Eileiters. **Tunica mus|cularis (ureteris):** Muskelhaut des Harnleiters. **Tunica mus|cularis (ure|thrae femininae):** Muskelhaut der Harnröhre der Frau. **Tunica mus|cularis uteri** = Myometrium. **Tunica mus|cularis (vaginae):** die Muskelschicht der Scheide. **Tunica muscularis (ven|triculi):** die Muskelschicht der Magenwand. **Tunica mus|cularis vesicae felleae:** Muskelhaut der Gallenblase. **Tunica mus|cularis (vesicae urinariae):** Muskulatur der Harnblase. **Tunica muscularis (vesiculae seminalis):** Muskelhaut der Samenblase. **Tunica pro|pria (corii)** = Stratum reticulare (corii). **Tunica serosa:** »seröse Haut«, die äußere der drei Hautschichten solcher Eingeweide, die frei in Körperhöhlen liegen (sondert eine wässrige Flüssigkeit ab, die ihre Oberfläche schlüpfrig erhält). **Tunica serosa (coli):** seröse Außenhaut des Grimmdarms. **Tunica serosa (hepatis)** [↑Hepar]: seröse Außenhaut der Leber. **Tunica serosa (intestini tenuis):** seröse Außenhaut des Dünndarms. **Tunica serosa (lie|nis)** [↑Lien]: seröse Außenhaut der Milz. **Tunica serosa (peritonaei):** seröse Haut des Bauchfells. **Tunica serosa (tubae uterinae):** seröse Außenhaut des Eileiters. **Tunica serosa uteri** = Perimetrium. **Tunica serosa (ven|triculi):** seröse Außenhaut des Magens. **Tunica serosa (vesicae felleae):** seröse Außenhaut der Gallenblase. **Tunica serosa (vesicae urinariae):** seröse Außenhaut der Harnblase. **Tunica spon|gio|sa (ure|thrae):** venöses Schwellgewebe der Harnröhre. **Tunica submucosa:** unter der Schleimhaut gelegene Gewebsschicht. **Tunica sub|serosa (tubae uterinae)** = Tela subserosa (tubae uterinae). **Tunica testis:** die Gesamtheit der Hüllen des Hodens. **Tunica vaginalis testis:** seröse Haut, die Hoden und Nebenhoden unvollständig bedeckt. **Tunica vas|culosa bulbi:** die mittlere, gefäßreiche und pigmentierte Hautschicht des Augapfels, zu der Aderhaut, Ziliarkörper und Regenbogenhaut gehören

Tunika *w;* -, ...ken: eindeutschende Schreibung für ↑Tunica

Tunnelie|rung [zum FW *Tunnel*] *w;* -, -en: operative Schaffung von röhrenförmigen Höhlungen in Muskeln, die die Stifte für die Kraftübertragung vom Muskel auf die Prothese (z.B. zur Bewegung der ↑Sauerbruch-Hand) aufnehmen

Tunnelkrankheit vgl. Ankylostomiase

Tüpfelnagel vgl. Onchya punctata

Turbidi|me|trie [lat. *turbidus* = unruhig, stürmisch; trübe u. ↑...metrie] *w;* -, ...ien: Messung des Trübungsgrades einer Flüssigkeit

Türck-Bündel [nach dem österr. Neurologen Ludwig Türck, 1810–1868]: = Tractus temporopontinus

Turges|zenz [zu lat. *turgescere* = aufschwellen] *w;* -, -en: Volumenzunahme von Zellen und Geweben bzw. Organen, bedingt durch vermehrten Blut- und Flüssigkeitsgehalt (Biol., Med.). **turges|zieren:** infolge erhöhter Blut- bzw. Flüssigkeitszufuhr anschwellen, anwachsen

Turgor [zu lat. *turgere* = strotzen; aufgeschwollen sein] *m;* -s: Spannungszustand, Flüssigkeitsdruck in einem Gewebe

Türkensattel vgl. Sella turcica

Turmschädel vgl. Turrizephalus

Turner-Syn|drom [ˈtøːnə...], auch: **Ullrich-Turner-Syn|drom** [nach dem dt. Kinderarzt Otto Ullrich, 1894–1957, u. dem amerik. Endokrinologen Henry H. Turner, 1892–1970]: durch angeborene Chromosomenstörungen (Monosomie oder strukturelle Veränderung der Geschlechtschromosomen) hervorgerufener, fast ausschließlich bei weiblichen Individuen auftretender Symptomenkomplex mit Minderwuchs, Gonadendysgenesie mit fehlender Sexualentwicklung (Sterilität) und multiplen Organdysplasien bei intakter Intelligenz

Turn-over [təːn ˈəuvə; aus engl. *turnover* = das Umschlagen, die Umwandlung] *m* od. *s;* -s, -s: die stoffwechselmäßige Umsetzung eines Stoffs im Körper

Turri|ze|phalie [zu lat. *turris* = Turm u. gr. *κεφαλή* = Kopf] *w;* -, ...ien: Auftreten bzw. Ausbildung einer pathologisch hohen, spitz zulaufenden Schädelform. **Turri|ze|phalus** *m;* -, ...li: »Turmschädel«, angeborene Wachstumsanomalie, bei der sich eine pathologisch hohe Schädelform ausbildet

Tussikulation [zu lat. *tussicula* (Verkleinerungsbildung zu lat. *tussis* = Husten) = leichter Husten] *w;* -, -en: Hüsteln

Tussi|me|trie [↑Tussis und ↑...metrie] *w;* -, ...ien: Aufzeichnung von Frequenz und Stärke des Hustens

Tussis [aus gleichbed. lat. *tussis*] *w;* -: Husten

Tutor [zu lat. tueri, tu[*i*]tum = ansehen; bewahren; schützen] *m;* -s, ...oren: abnehmbare Schutzmanschette für Gelenke

tutus, ...ta, ...tum [aus lat. *tutus* = sicher, geschützt]: sicher

T-Welle: terminale od. finale Welle im EKG

Tylom [zu gr. *τύλος* = Wulst; Schwiele] *s;* -s, -e, in fachspr. Fügungen: **Tyloma,** *Pl.:* -ta: »Schwiele«, umschriebene, flächenhafte Verdickung der Hornschicht durch immer wiederkehrenden Druck (z.B. an Händen und Füßen)

Tylose [zu gr. *τύλος* = Wulst; Schwiele] *w;* -, -n, in fachspr. Fügungen: **Tylosis,** *Pl.:* ...oses: Auftreten von Tylomen. **tylotisch:** schwielig (z. B. tylotisches Ekzem)

tympanicus, ...ca, ...cum [zu ↑Tympanum]: zur Paukenhöhle, zum Trommelfell gehörend; z. B. in der Fügung ↑Nervus tympanicus (Anat.)

Tympanie [zu gr. τύμπανον = Handpauke, Handtrommel] *w;* -, ...ien, in fachspr. Fügungen: **Tympania**[1], *Pl.:* ...iae: Ansammlung von Gasen in inneren Organen, besonders Blähsucht bei Tieren (Med., Zool.); im engeren Sinne: = Meteorismus. **Tympania uteri** = Physometra

Tympanismus [zu gr. τύμπανον = Handpauke, Handtrommel] *m;* -, ...men: = Meteorismus

tympanitisch [zu gr. τύμπανον = Handpauke, Handtrommel]: trommelartig schallend (z. B. vom Klopfschall bei der Perkussion)

tympano|masto|ide|us, ...dea, ...de|um [↑Tympanum und ↑mastoideus (in der Fügung ↑Processus mastoideus)]: zur Paukenhöhle und zum Mastoidfortsatz gehörend (Anat.)

Tympano|metrie [↑Tympanum u. ↑...metrie] *w;* -, ...ien: Messung der akustischen ↑Impedanz des Trommelfells während einer Druckänderung im äußeren Gehörgang

Tympano|plastik [↑Tympanum u. ↑Plastik] *w;* -, -en: operative Wiederherstellung des Schallleitungsapparates im Mittelohr

Tympano|sklerose [↑Tympanum und ↑Sklerose] *w;* -, -n: Sklerose der Gehörknöchelchenkette oder von Teilen derselben

Tympanum [von gr. τύμπανον = Handpauke, Handtrommel] *s;* -s, ...na: ältere Bez. für ↑Cavum tympani

Tyndall|effekt [ˈtɪndəl...; nach dem angloir. Physiker John Tyndall, 1820–1893] *m;* -[e]s, -e: Sichtbarwerden mikroskopisch kleiner Teilchen einer (z. B. kolloidalen) Dispersion in gerichtetem Licht als Folge der Beugung der Strahlen an den Teilchen (medizin. verwertet zur Untersuchung von Körperflüssigkeiten, z. B. von Augenkammerwasser, unter der Spaltlampe auf das Vorhandensein anomaler kolloidaler Substanzen hin). **Tyndallisation** *w;* -, -en: Verfahren zur fraktionierten Sterilisation sporenhaltigen Materials durch stufenweises Erhitzen auf 100 °C u. Wiederholung des Erhitzens nach Auskeimen der überlebenden Sporen, bis kein Wachstum der Bazillen mehr festzustellen ist (unsicheres Verfahren)

Typ [von gr. τύπος = Schlag; Gepräge; Form; Muster] *m;* -s, -en, auch: **Typus** *m;* -, Typen: bestimmte psychische Ausprägung einer Person, die mit einer Gruppe anderer Personen eine Reihe von Merkmalen gemeinsam hat (Psychol.)

Ty|phla|tonie [↑Typhlon u. ↑Atonie] *w;* -, ...ien: Erschlaffung des Blinddarms

Ty|phlek|tasie [↑Typhlon u. ↑Ektasie] *w;* -, ...ien: Erweiterung des Blinddarms

Ty|phlitis [zu ↑Typhlon] *w;* -, ...itiden (in fachspr. Fügungen: ...itides): Blinddarmentzündung; vgl. aber: Appendizitis

Ty|phlon [zu gr. τυφλός = blind] *s;* -s, ...la: seltene Bezeichnung für ↑Intestinum caecum

Ty|phlo|tomie [↑Typhlon u. ↑...tomie] *w;* -, ...ien: »Blinddarmschnitt«, operative Eröffnung des Blinddarms

Ty|pho|bazillose [zu ↑Typhus u. ↑Bazillus] *w;* -, -n, in fachspr. Fügungen: **Ty|pho|bacillosis**, *Pl.:* ...oses: durch tuberkulöse Prozesse bedingte Temperaturerhöhung mit typhösem Krankheitsbild (ohne fassbare spezifische Organmanifestation)

Typho|id [↑Typhus und ↑...id] *s;* -[e]s, -e: typhusähnliche, jedoch nicht durch Typhusbakterien verursachte Erkrankung (z. B. Choleraformen)

Ty|pho|manie [↑Typhus u. gr. μανία = Raserei, Wahnsinn] *w;* -, ...ien: Auftreten von Fieberdelirien während des hochfieberhaften Krankheitsstadiums des Typhus

ty|phös, in fachspr. Fügungen: **ty|phosus, ...osa, ...osum** [zu ↑Typhus]: typhusartig; zum Typhus gehörend; z. B. ↑Ostitis typhosa

Ty|phus [aus gr. τῦφος = Rauch, Dampf, Qualm, Dunst; Umnebelung der Sinne] *m;* -, Ty|phi: durch ein Bakterium ausgelöste fieberhafte Infektionskrankheit, oft mit niedriger Herzfrequenz und schweren Bewusstseinsstörungen; in den Fügungen: **Ty|phus ab|dominalis:** Infektionskrankheit des Verdauungskanals mit Fieber, Schmerzen, Milzschwellung, Benommenheit, Apathie, Hauteffloreszenzen, Durchfällen und Darmgeschwüren. **Ty|phus ab|ortivus:** stark abgekürzter, sonst jedoch typischer Verlauf des Typhus abdominalis. **Ty|phus ambulatorius:** fieberfreier Verlauf des Typhus abdominalis. **Ty|phus ex|an|thematicus:** »Fleckfieber«, durch schwere typhöse Erscheinungen und Auftreten eines Exanthems mit punktförmigen Hautblutungen charakterisierte epidemische Rickettsiose. **Ty|phus levissimus** [lat. *levissimus* = sehr leicht]: Typhus abdominalis mit niedrigen Temperaturen und geringen Krankheitserscheinungen

Typing [ˈtaɪpɪŋ; zu engl. *to type* = einen bestimmten Typus darstellen, ein Muster sein für etwas] *s;* -s, -s: Einordnung einer bösartigen Geschwulst in Bezug auf den histologischen Typ

typisie|ren [zu gr. τύπος = Schlag; Gepräge; Form; Muster]: Personen zur Vorbereitung einer Stammzellenspende auf bestimmte Gewebeeigenschaften hin untersuchen (und in einer Spenderdatei registrieren). **Typisie|rung:** das ↑Typisieren von Stammzellenspendern bzw -spenderinnen

Typus vgl. Typ

Tyr|amin [gr. τυρός = Käse u. ↑Amin] *s;* -s, -e: biogenes Amin, das als lokales Gewebshormon u. a. blutdrucksteigernd wirkt (enthalten z. B. in Käse, Räucherfleisch, Wurst)

Tyrom [zu gr. τυρός = Käse] *s;* -s, -e, in fachspr. Fügungen: **Tyroma**, *Pl.:* -ta: käsiger Lymphknotentumor

Tyrosin [zu gr. τυρός = Käse] *s;* -s: aromatische

Aminosäure, Baustein zahlreicher Proteine (z. B. des Kaseins) (ist u. a. an der Bildung von Thyroxin, Adrenalin u. Melanin im Organismus beteiligt)

Tyrosin|kinase [↑Tyrosin u. ↑Kinase] *w;* -, -n: Gruppe von Proteinen aus der Familie der Proteinkinasen, deren Funktion die reversible Übertragung einer Phosphatgruppe (Phosphorylierung) auf die Hydroxygruppe der Aminosäure Tyrosin innerhalb eines Proteins ist; T. spielen eine wichtige Rolle bei Mechanismen der Signaltransduktion und für die Wachstumsaktivität bestimmter Tumorzellen. **Tyrosin|kinase-In|hibitoren:** Hemmstoffe der Tyrosinkinasen, die in der Krebstherapie eingesetzt werden

Tyrosis [zu gr. τυρός = Käse] *w;* -, ...osen (in fachspr. Fügungen: ...oses): »Verkäsung«, käsige Degeneration, bestimmte Entzündungsform, bei der das Gewebe zu einer käseartigen Masse zerfällt (z. B. bei Lungentuberkulose)

Tyson-Drüsen [ˈtaɪsən...; nach dem engl. Anatomen Edward Tyson, 1650–1708]: = Glandulae praeputiales

T-Zellen: Lymphozyten, die im Thymus heranreifen, Vermittler der zellulären Immunantwort; man unterscheidet zytotoxische T-Zellen, T-Helferzellen, T-Suppressorzellen

T-Zell-Re|zeptor: Rezeptor auf T-Zellen, der Antigenpeptide in Komplex mit MHC-Molekülen (↑Major Histocompatibility Complex) erkennt; analog zu den Antikörpern gibt es T-Zell-Rezeptoren mit zahlreichen Antigenspezifitäten

U

U: chem. Zeichen für ↑Uran

Übel|keit vgl. Nausea

Überbein vgl. Ganglion

Überbiss vgl. Psalidontie

Überempfindlichkeitsreaktion vgl. Hypersensibilitätsreaktion

Überfruchtung vgl. Superfetation

Übergangswirbel vgl. Assimilationswirbel

Über|gewicht: ↑Body-Mass-Index zwischen 25 und 30

Überleitungsstörung: Verlangsamung der Reizleitung des Herzens infolge organischer Erkrankungen, medikamentöser Einwirkungen od. Vergiftungen (bei Störungen höheren Grades kommt es zum ↑atrioventrikulären Block)

Überleitungszeit: Zeit, die eine Vorhoferregung benötigt, um vom Vorhof zu den Herzkammern zu gelangen

Übersäuerung: Vorhandensein von zu viel Säure (im Organismus)

Überschwängerung vgl. Superfekundation

Über|sterblichkeit: höhere Sterblichkeit als statistisch erwartet

Übertragung: Vorgang, bei dem unbewusste Elemente aus wichtigen Beziehungen, bes. zu Eltern oder Geschwistern, auf den Analytiker, die Analytikerin übertragen werden (Psychoanalyse)

ubiqui|tär [zu lat. *ubique* = wo es nur immer sei, überall]: überall verbreitet bzw. vorkommend (z. B. von Bakterien oder Krankheiten)

Uffelmann-Re|aktion [nach dem dt. Hygieniker Julius Uffelmann, 1837–1894]: Reaktion von Milchsäure mit Uffelmann-Reagenz (blaue Lösung von Karbolsäure und Eisenchlorid), die sich bei Anwesenheit von Milchsäure gelb färbt (zum Nachweis von Milchsäure im Magensaft)

Uhlenhuth-Verfahren [nach dem dt. Mediziner Paul Uhlenhuth, 1870–1957]: (historisch) heute nicht mehr angewandtes Verfahren zur Unterscheidung von menschlichem und tierischem Blut durch Präzipitation

Uhren|test: psychometrischer Test des Gedächtnisses zur Früherkennung einer Demenz

Uhrglasnägel: übermäßige (uhrglasförmige) Wölbung der Finger- oder Zehennägel als Anzeichen einer chronischen Hypoxämie

UKW vgl. Ultrakurzwellen

Ulceratio vgl. Ulzeration

ulcero|mem|branace|us, ...cea, ...ce|um [zu ↑Ulkus und ↑Membran]: mit geschwürigen Schleimhautbelägen einhergehend; z. B. Angina ulceromembranacea; ↑Angina Plaut-Vincenti

ulcero|mutilans [zu ↑Ulkus u. lat. *mutilare* = verstümmeln]: mit Geschwürbildungen und Verstümmelungen einhergehend; z.B. in der Fügung ↑Acropathia ulceromutilans

ulcerosus vgl. ulzerös

Ulcus vgl. Ulkus

Ule [aus gr. *οὐλή* = vernarbte Wunde] *w;* -, -n: Narbe, Wundnarbe, nach Verletzung oder Durchtrennung von Gewebe entstehende bindegewebige Verhärtung

Ule|gyrie [zu ↑Ule u. ↑Gyrus] *w;* -, ...ien: narbige Verkleinerung der Hirnwindungen bei bestimmten Erkrankungen

¹Ul|ek|tomie [↑Ule und ↑Ektomie] *w;* -, ...ien: operatives Ausschneiden einer Narbe

²Ul|ek|tomie [gr. *οὖλον* = Zahnfleisch u. ↑Ektomie] *w;* -, ...ien: operative Entfernung von erkranktem Zahnfleisch

Ul|ery|them [↑Ule u. ↑Erythem] *s;* -s, -e, in fachspr. Fügungen: **Ul|ery|thema**, *Pl.:* -ta: Erythem mit nachfolgender Narbenbildung und Atrophie der Haut

Ule|tomie [↑Ule u. ↑...tomie] *w;* -, ...ien: operativer Einschnitt in eine Narbe

Ulitis [zu gr. *οὖλον* = Zahnfleisch] *w;* -, ...itiden (in fachspr. Fügungen: Ulitides): = Gingivitis

Ulkus [aus lat. *ulcus*, Gen.: *ulceris* = Geschwür, Schwären] *s;* -, Ulzera, in fachspr. Fügungen: **Ulcus**, *Pl.:* Ulcera: »Geschwür«, umschriebene, schlecht und nur unter Narbenbildung heilende tiefe Verletzung der Haut oder Schleimhaut. **Ulcus callosum:** mit einem derben Bindegewebswall umgebenes Magengeschwür. **Ulcus corneae:** Hornhautgeschwür. **Ulcus cruris** [↑Crus]: Unterschenkelgeschwür. **Ulcus duodeni:** Duodenalulkus, Zwölffingerdarmgeschwür. **Ulcus durum:** »harter Schanker«, syphilitischer Primäraffekt (zumeist am Genitale, aber auch an anderen Körperstellen). **Ulcus jejuni:** Dünndarmgeschwür. **Ulcus mixtum:** gleichzeitiges Vorhandensein eines weichen Schankers und einer Syphilisinfektion. **Ulcus molle:** »weicher Schanker«, venerisches Geschwür, durch eine Hämophilusart verursachte Geschlechtskrankheit mit örtlicher Geschwürbildung u. Schwellung der benachbarten Lymphknoten. **Ulcus pene|trans:** Form des Ulcus ventriculi, bei der das Magengeschwür alle Schichten des Magens durchdringt und auf benachbarte Organe übergreift. **Ulcus pepticum jejuni:** durch Einwirkung des Magensaftes entstehendes Dünndarmgeschwür, das meist nach einer ↑Gastroenterostomie auftritt. **Ulcus per|forans:** in die Bauchhöhle durchbrechendes Magen- oder Darmgeschwür. **Ulcus phagedae|nicum:** schnell um sich greifendes Geschwür, vor allem am männlichen Glied. **Ulcus rodens:** oberflächlicher, geschwürig zerfallender Hautkrebs. **Ulcus simplex vesicae:** »Harnblasengeschwür«, kleines, aber tief in die Blasenmuskulatur reichendes Geschwür. **Ulcus tere|brans** = Basaliom. **Ulcus tropicum** = Leishmaniosis furunculosa. **Ulcus ventriculi:** Magengeschwür

Ulkus|nische: bei der röntgenologischen Untersuchung des Magens im Röntgenbild sichtbar werdende nischenförmige Ausbuchtung der Kontrastbreimasse, die den Krater eines Magengeschwürs ausfüllt u. damit das wichtigste Röntgenzeichen für das Vorhandensein eines Ulcus ventriculi darstellt

Ullrich-Turner-Syndrom vgl. Turner-Syndrom

Ulna [aus gleichbed. lat. *ulna*, Gen.: *ulnae*] *w;* -, Ulnae: Elle, Ellbogenknochen, Röhrenknochen des Unterarms, auf der Seite des Kleinfingers liegend (Anat.)

ulnar, in fachspr. Fügungen: **ulnaris, ...re** [zu ↑Ulna]: zur Elle gehörend; z.B. in den Fügungen ↑Arteria ulnaris, ↑Nervus ulnaris. **Ulnaris** *m;* -, ...res: übliche Kurzbez. für ↑Nervus ulnaris

Ulnaris|rinne vgl. Sulcus nervi ulnaris

ulno|carpe|us, ...pea, ...pe|um [zu ↑Ulna u. ↑Carpus]: zur Elle u. Handwurzel gehörend; z.B. in der Fügung ↑Ligamentum ulnocarpeum (Anat.)

Ulo|glossitis [Kurzw. aus ↑Ulitis und ↑Glossitis] *w;* -, ...itiden (in fachspr. Fügungen: ...itides): Entzündung des Zahnfleischs und der Zunge

Ulo|karzinom [gr. *οὖλον* = Zahnfleisch u. ↑Karzinom] *s;* -s, -e: Krebs des Zahnfleischs

Ulose [zu ↑Ule] *w;* -, -n: Narbenbildung

ulo|trich [gr. *οὖλος* = ganz; dicht, fest; kraus u. gr. *θρίξ*, Gen.: *τριχός* = Haar]: wollhaarig, kraushaarig (von der Kopfbehaarung)

Ultima Ratio [↑ultimus; lat. *ratio* = Rechnung; Denken; Verfahren, Maßregel] *w;* - -: letztes zur Verfügung stehendes Mittel zur Behandlung einer Krankheit

Ultimum Re|fugium [↑ultimus; lat. *refugium* = Zuflucht] *s;* - -: letzte Zuflucht zu einer medizinischen Maßnahme

ultimus, ...ma, ...mum [aus lat. *ultimus* = Entferntester, Äußerster, Letzter]: der (die, das) Letzte

ul|t|ra..., Ul|t|ra...

⟨lat. ultra »jenseits, über, über ... hinaus«⟩
Präfix mit der Bedeutung »jenseits von, über ... hinaus, äußerst, zu sehr, übertrieben«:
- Ultraschall
- ultraviolett
- ultravisibel

ul|tra|dian [zu ↑ultra... u. lat. *dies* = Tag]: weniger als 24 Std. dauernd

ultra|hart: äußerst hart, äußerst durchdringend (von Strahlen gesagt)

Ul|tra|kurzwellen: Hochfrequenzschwingungen im Bereich von 1–10 m Wellenlänge (zur Bestrahlung, z.B. bei Entzündungen, verwendet); Abk.: UKW

ul|tra|radikal [↑ultra... u. ↑radikal]: mehr als gründlich, umfassender (von operativen Eingriffen)

Ul|tra|rot = Infrarot

Ul|tra|schall *m;* -s: Bereich von Schallwellen, die den Hörbereich des menschlichen Ohres (über ca. 20 kHz) überschreiten (diese Wellen werden in der Medizin angewandt zur Wärmebildung im Gewebe, zur Vernebelung von Arzneimitteln, zur Entstaubung von Luft od. zur exakten Messung von Körperorganen)

Ul|tra|sono|gra|fie [↑ultra..., lat. *sonus* = Schall u. ↑...grafie] *w;* -, ...ien: = Doppler-Sonografie

Ul|tra|vio|lett: unsichtbare, im Spektrum an Violett anschließende Strahlung mit kurzer Wellenlänge (unter 400 nm) und starker chem. und biolog. Wirkung; Abk.: UV; man unterscheidet: **UVA** (320–400 nm), **UVB** (280–320 nm) und **UVC** (unter 280 nm)

ul|tra|visibel [↑ultra... u. ↑visibel]: (wegen seiner Kleinheit) unsichtbar, die Sichtbarkeitsgrenze bzw. das Auflösungsvermögen des Lichtmikroskops unterschreitend (Phys.)

Ultzmann-Ka|theter [nach dem österr. Urologen Robert Ultzmann, 1842–1889]: heute nicht mehr verwendeter Katheter mit zahlreichen kleinen Öffnungen an der Katheterspitze (zur Blasenspülung)

Ulzeration [zu ↑Ulkus] *w;* -, -en, in fachspr. Fügungen: **Ulceratio,** *Pl.:* ...io|nes: Geschwürbildung. **ulzerie|ren:** geschwürig werden (z.B. von Haut- oder Schleimhautentzündungen)

ulzero|gen [zu ↑Ulkus und ↑...gen]: ein Geschwür erzeugend (von Substanzen gesagt)

ulzerös [zu ↑Ulkus], in fachspr. Fügungen: **ulcerosus, ...osa, ...osum:** geschwürig; z.B. in der Fügung ↑Angina ulcerosa

Umbauzonen vgl. Looser-Umbauzonen

Um|bilicus [aus gleichbed. lat. *umbilicus,* Gen.: *umbilici*] *m;* -, ...ci: »Nabel«, narbiges, verwachsenes Relikt des fetalen Nabelschnuransatzes in der Bauchmitte (Anat.). **um|bilikal,** in fachspr. Fügungen: **um|bilicalis, ...le** [zu ↑Umbilicus]: zum Nabel gehörend; z.B. in der Fügung ↑Anulus umbilicalis

Umbo [aus lat. *umbo,* Gen.: *umbonis* = (Schild)buckel; erhabene Rundung] *m;* -, Umbones; in der Fügung: **Umbo mem|branae tympani:** trichterförmige Einziehung in der Mitte des Trommelfells, hervorgerufen durch die Spitze des Hammergriffs (Anat.)

Umklammerungsreflex vgl. Moro-Reflex

Umlauf vgl. Panaritium

umschrieben vgl. zirkumskript

Umstechung vgl. Perizentese

Umstellungs|osteo|tomie: operative Durchtrennung eines in ungünstiger Stellung verheilten Knochenbruchs mit Verlagerung des Bruchspaltes an eine Stelle mit für die Funktion günstigeren Druckkräften

Umwelt|medizin *w;* -: Teilgebiet der Medizin, das sich mit dem Einfluss der Umwelt auf die Gesundheit befasst

unci|formis, ...me [zu lat. *uncus* = Haken, Widerhaken u. lat. *forma* = Gestalt, Form]: = uncinatus

uncinatus, ...ta, ...tum [zu lat. *uncinus* = Haken, Widerhaken]: hakenförmig; z.B. in der Fügung ↑Processus uncinatus (Anat.)

Un|coa|ting [ˈankoʊtɪŋ; zu engl. *un-* = ent- u. engl. *to coat* = bedecken] *s;* -s, -s: intrazelluläre Freisetzung der nackten viralen Nukleinsäure

Uncus [aus lat. *uncus,* Gen.: *unci* = Haken, Widerhaken] *m;* -, Unci: hakenförmige Hirnrindenvorwölbung am vorderen Ende des ↑Gyrus parahippocampalis (Anat.). **Uncus corporis:** hakenförmiger Fortsatz am seitlichen Rand der Halswirbelkörper

Undine-Syn|drom [nach der Nixe Undine, die ihrem untreuen Mann die Atmung nahm]: veralt. Bez. für: (angeborene) Störung der Atemregulation mit periodischem Atemstillstand im Schlaf; (kongenitales) alveoläres Hypoventilationssyndrom

undulans [zu lat. *undula* = kleine Welle (Verkleinerungsbildung zu lat. *unda* = Welle)]: wellenförmig verlaufend; z.B. in der Fügung ↑Febris undulans. **undulie|ren:** wellenförmig verlaufen, auf- und absteigen (vom Fieber)

Unfruchtbarkeit vgl. Sterilität

Unfruchtbarmachung vgl. Sterilisation

Un|guentum [uŋg...; aus lat. *unguentum* = Salbe, Salböl] *s;* -s, ...ta: Salbe, Arzneimittel zum Aufstreichen auf die Haut, bei dem die wirksamen Substanzen mit einer streichfähigen Grundmasse (Fett, Öl, Vaseline, Wachs) vermengt sind

un|gui|cularis, ...re [uŋg...; zu ↑Unguis]: zum Nagel gehörend

Un|guis [uŋg...; aus gleichbed. lat. *unguis*] *m;* -, Ungues: Nagel, Hornplatte an den Enden der Finger und Zehen (Anat.). **Un|guis incarnatus:** mit den Seitenrändern in das Nagelbett eingewachsener Nagel

un|guli|formis, ...me [uŋg...; zu lat. *ungula* = Klaue, Kralle; Huf u. lat. *forma* = Gestalt, Form]: hufeisenförmig (von Organveränderungen gesagt); z.B. Ren unguliformis (↑Ren arcuatus)

> **uni..., Uni...**
>
> ⟨zu lat. *unus* »einer«⟩
> Präfix mit der Bedeutung »einzig, nur einmal vorhanden; einheitlich«:
> – unilateral
> – uniokulär

uni|cornis, ...ne [aus lat. *unicornis* = einhörnig]: mit einem Horn bzw. hornähnlichen Höcker versehen (von Organen; Anat.)

uni|fokal [zu ↑uni... u. ↑Fokus]: von einem einzigen Streuherd ausgehend

uni|lateral, in fachspr. Fügungen: **uni|lateralis, ...le** [↑uni... u. ↑lateral]: nur eine Körperseite betreffend

uni|lokulär, in fachspr. Fügungen: **uni|locularis, ...re** [zu ↑uni... u. lat. *loculus* = Plätzchen, kleines Gelass]: einkammerig, aus einer einzelnen blasenförmigen Zyste bestehend; z. B. in der Fügung Echinococcus unilocularis (↑Echinokokkus)

uni|pennatus, ...ta, ...tum [zu ↑uni... u. lat. *penna* = Feder]: einfach gefiedert, mit den Muskelfasern nur an einer Seite der Sehne (wie Federstrahlen) ansetzend (von Muskeln)

uni|polar, in fachspr. Fügungen: **uni|polaris, ...re** [zu ↑uni... u. dem FW *Pol*]: mit nur einem Pol versehen, einpolig (bes. von Nervenzellen mit einem einzelnen Nervenfortsatz)

Unitarier [...iər] *m;* -s, -, **Unitarierin** *w;* -, -nen [zu lat. *unitas* = Einheit; einheitliche Beschaffenheit]: Anhänger/-in des Unitarismus. **Unitarismus** *m;* -: Theorie der Hämatologie, nach der alle weißen Blutkörperchen aus einer einheitlichen Stammzelle entstehen

uni|versal, in fachspr. Fügungen: **uni|versalis, ...le** [aus lat. *universalis* = das Ganze, eine Einheit betreffend]: allgemein, gesamt; den ganzen Körper betreffend; z. B. in der Fügung Albinismus universalis (↑Albinismus totalis)

Uni|versal|empfänger, Uni|versal|empfängerin: Person mit der Blutgruppe AB, auf die Blut beliebiger Gruppenzugehörigkeit übertragen werden kann

Uni|versal|spender, Uni|versal|spenderin: Person mit der Blutgruppe 0, die an jedermann Blut spenden kann

Unk|tion [zu lat. *unguere, unctum* = salben; bestreichen] *w;* -, -en, in fachspr. Fügungen: **Unc|tio,** *Pl.:* ...io|nes: veralt. Bez. für: Einreibung, Einsalbung, Applikation von Salben, Cremes, Lösungen auf die Haut

Unna-Krankheit [nach dem dt. Dermatologen P. G. Unna, 1850–1929]: chronisches Ekzem mit dicken, fettigen, gelblichen Schuppen u. Borken

un|spezifisch: 1) nicht zu einem bestimmten, charakteristischen Krankheitsbild gehörend; nicht durch einen spezifischen Erreger hervorgerufen (z. B. von Entzündungen). **2)** nicht auf eine bestimmte Krankheit einwirkend, der allgemeinen Stimulation des Organismus dienend (z. B. von Reiztherapien)

Unterarm vgl. Antebrachium

Unter|gewicht: ↑Body-Mass-Index unter 18,5

Unterhaut vgl. Subkutis

Unterkiefer vgl. Mandibula

Unterkieferdrüse vgl. Glandula submandibularis

Unterleib vgl. Abdomen

Unterleibs|typhus vgl. Typhus abdominalis

Unterlippe vgl. Labium inferius

Unterschenkel vgl. Crus

Unterschenkelgeschwür vgl. Ulcus cruris

Unterzungendrüse vgl. Glandula sublingualis

UÖS: Abk. für *u*nterer *Ö*sophagus*s*phinkter

u-PA: Abk. für (engl.) *u*rokinase-like *p*lasminogen *a*ctivator; ↑Proteolysefaktoren

Upside-down-Magen [apsaitˈdaʊn...; engl. upside down = auf dem Kopf stehend, verkehrt herum]: schwerer Zwerchfellbruch, bei dem sich mindestens $^2/_3$ des Magens in den Brustraum verlagern

Uptake [ˈapteɪk; aus engl. *uptake* = das Aufnehmen] *s;* -s, -s: die Aufnahme (Resorption) chemischer Stoffe in Körpergewebe

ur..., Ur... vgl. uro..., Uro...

Ura|chus [aus gleichbed. gr. *οὐραχός*] *m;* -, ...chi: embryonaler Harngang (geht vom Scheitel der späteren Harnblase bis zum Nabel und bildet sich normalerweise bis zur Geburt zurück)

Ura|chus|fistel: bei unvollständigem Verschluss des ↑Urachus bestehen bleibender Fistelgang zwischen Harnblase und Nabel

Ur|ämie [↑uro... u. ↑...ämie] *w;* -, ...ien, in fachspr. Fügungen: **Ur|aemia**[1], *Pl.:* ...iae: Harnvergiftung des Organismus, wenn die mit dem Harn auszuscheidenden Stoffwechselschlacken, z. B. bei Nierenversagen, zurückgehalten werden. **Urämiker** *m;* -s, -, **Urämikerin** *w;* -, -nen: an Harnvergiftung erkrankte Person. **ur|ämisch,** in fachspr. Fügungen: **ur|aemicus, ...ca, ...cum:** harnvergiftet; auf ↑Urämie beruhend; z. B. in der Fügung ↑Asthma uraemicum

Uran, in der internationalen chem. Nomenklatur: **Uranium** [nach dem Planeten *Uranus*] *s;* -s: chem. Grundstoff, radioaktives Metall; Zeichen: U

Urano|kolobom [gr. *οὐρανός* = Himmelsgewölbe; Gaumen u. ↑Kolobom] *s;* -s, -e: angeborene, nur teilweise ausgebildete Spalte im Bereich des harten Gaumens

Urano|plastik [gr. *οὐρανός* = Himmelsgewölbe; Gaumen u. ↑Plastik] *w;* -, -en: operative Beseitigung einer Gaumenspalte im Bereich des harten Gaumens

Urano|schisis [...s-ç...; zu gr. *οὐρανός* = Himmelsgewölbe; Gaumen u. gr. *σχίζειν* = spalten] *w;* -, ...isen: »Gaumenspalte«, angeborene Spaltung des harten Gaumens

Urat [zu gr. *οὖρον* = Harn] *s;* -[e]s, -e: Natrium- oder Kaliumsalz der Harnsäure. **uratisch:** die Harnsäure bzw. ihre Salze betreffend

Urato|hist|echie [zu ↑Urat, gr. *ἱστίον* = Gewebe u. gr. *ἔχειν* = haben, halten] *w;* -, ...ien: krankhafte Ansammlung von Harnsäure in den Körpergeweben

Urat|stein: aus harnsauren Salzen bestehender Stein in den Harnwegen

Urat|urie [↑Urat u. ↑...urie] *w;* -, ...ien: Ausscheiden harnsaurer Salze mit dem Harn

Urbanisie|rungs|trauma [zu lat. *urbanus* = städtisch u. ↑Trauma] *s;* -s, ...men u. -ta: Schädigung des Organismus durch ungünstige Zivilisationseinflüsse (z. B. Bewegungsarmut, Auswirkungen von Lärm, Unruhe)

Urdarm vgl. Zölenteron

Urea [zu gr. *οὖρον* = Harn] *w;* -: »Harnstoff«, wichtigste Stickstoffverbindung im Harn, Endprodukt des Proteinstoffwechsels

Urea|plasma [Kurzbildung aus ↑Urea und ↑Mykoplasma] *s;* -[s], ...men: Gattung pathogener Mikroorganismen, die v.a. bei Harnwegsinfektionen vorkommen. **Urea|plasma urea|lyticum:** Erreger der nicht gonorrhoischen ↑Urethritis

Urea|se [↑Urea u. ↑...ase] *w;* -, -n: Harnstoff spaltendes Enzym. **Urea|se-Atemtest:** Nachweis von markiertem Kohlendioxid in der Atemluft nach parenteraler Gabe von markiertem Harnstoff, der durch das Enzym Urease aus ↑Helicobacter pylori umgesetzt wurde

Ur|ei vgl. Oogonium

Urese [zu gr. *οὐρεῖν* = Urin lassen, harnen] *w;* -, -n: das Harnen, Wasserlassen

Ureter [aus gr. *οὐρητήρ* = Uringang] *m;* -s, ...teren (auch -; in fachspr. Fügungen: -es): Harnleiter, paariges Hohlorgan, das den in den Nieren gebildeten Harn zur Blase ableitet. **Ureter du|plex:** doppelt angelegter (rechter bzw. linker) Harnleiter als angeborene Fehlbildung. **Ureter fissus:** gespaltener Harnleiter, Harnleiterspalte als angeborene Fehlbildung

Ureter|ek|tomie: operative Entfernung eines Harnleiters

uretericus, ...ca, ...cum [zu ↑Ureter]: zum Harnleiter gehörend (Anat.)

Ureteritis [zu ↑Ureter] *w;* -, ...itiden (in fachspr. Fügungen: ...itides): Harnleiterentzündung

Uretero|li|tho|tomie [↑Ureter..., ↑litho... u. ↑...tomie] *w;* -, ...ien: Entfernung eines Steins aus dem Harnleiter nach dessen operativer Eröffnung

Uretero|lyse [zu ↑Ureter u. gr. *λύειν* = lösen, auflösen] *w;* -, -n: operatives Herauslösen des Harnleiters (z.B. aus dem Nierenbecken)

Uretero|sig|mo|ideo|stomie [↑Ureter, ↑Sigmoid und ↑...stomie] *w;* -, ...ien: operative Einpflanzung des Harnleiters in das Sigmoid (z.B. bei bösartigen Blasenerkrankungen mit Abflussbehinderung)

Uretero|stomie [↑Ureter u. ↑...stomie] *w;* -, ...ien, in fachspr. Fügungen: **Uretero|stomia**[1], *Pl.:* ...iae: operative Einpflanzung des Harnleiters in ein anderes Organ. **Uretero|stomia cutanea:** operative Verbindung des Harnleiters mit der Körperoberfläche

Uretero|tomie [↑Ureter und ...tomie] *w;* -, ...ien: operative Eröffnung des Harnleiters

Uretero|zele [↑Ureter u. ↑...zele] *w;* -, -n: Vorwölbung eines Harnröhrenabschnitts in die Harnblase

Uretero|zysto|neo|stomie [↑Ureter, ↑Cystis u. ↑Neostomie] *w;* -, ...ien: operative Neueinpflanzung des Harnleiters in die Harnblase

Ure|thra [von gr. *οὐρήθρα* = Harngang] *w;* -, ...thren (latinisiert: ...thrae): Sammelbez. für die weibliche und männliche »Harnröhre«. **Ure|thra feminina:** Harnröhre der Frau, der 2,5–4 cm lange, zwischen Klitoris und Vagina mündende Ausführungsgang der Harnblase. **Ure|thra mas|culina:** Harnröhre des Mannes, der 20–25 cm lange, Prostata und Penis durchziehende, an der Eichel mündende Ausführungsgang für den Harn und die Samenflüssigkeit

ure|thral, in fachspr. Fügungen: **ure|thralis, ...le** [zu ↑Urethra]: zur Harnröhre gehörend; z.B. in der Fügung ↑Glandulae urethrales

Ure|thrismus [zu ↑Urethra] *m;* -, ...men: »Harnröhrenkrampf«, Krampf der Muskulatur in der Umgebung der Harnröhre

Ure|thritis [zu ↑Urethra] *w;* -, ...itiden (in fachspr. Fügungen: ...itides): Harnröhrenentzündung

Ure|throdynie [↑Urethra u. ↑...odynie] *w;* -, ...ien: [neuralgiforme] Schmerzen in der Harnröhre

ure|thro|gen [↑Urethra u. ↑...gen]: von der Harnröhre ausgehend (z.B. von Infektionen gesagt)

Ure|thro|gra|fie [↑Urethra u. ↑...grafie] *w;* -, ...ien: röntgenografische Untersuchung und Darstellung der (mit Kontrastmittel gefüllten) Harnröhre. **Ure|thro|gramm** [↑...gramm] *s;* -s, -e: Röntgenkontrastbild der Harnröhre

Ure|thro|plastik [↑Urethra u. ↑Plastik] *w;* -, -en: plastisch-operative Behebung einer Harnröhrenfehlbildung (Epispadie, Hypospadie o.Ä.)

Ure|thror|rhö, auch: **Ure|thror|rhöe** [...rø:; zu ↑Urethra u. gr. *ῥεῖν* = fließen] *w;* -, ...rrhöen: »Harnröhrenfluss«, krankhaft gesteigerte Sekretabsonderung aus der Harnröhre (z.B. bei Harnröhrentripper)

Ure|thro|skop [↑Urethra u. ↑...skop] *s;* -s, -e: mit einer Lichtquelle versehenes Instrument zur Untersuchung der Harnröhre. **Ure|thro|skopie** [↑...skopie] *w;* -, ...ien: endoskopische Untersuchung der Harnröhre

Ure|thro|tomie [↑Urethra u. ↑...tomie] *w;* -, ...ien: operative Eröffnung der Harnröhre

Ure|thro|zele [↑Urethra u. ↑...zele] *w;* -, -n: bruchsackartige Vorwölbung der Harnröhrenschleimhaut nach außen (bei Frauen vorkommend)

Ure|thro|zysto|gra|fie [↑Urethra, ↑Cystis u. ↑...grafie] *w;* -, ...ien: Röntgenkontrastdarstellung von Harnröhre und Harnblase. **Ure|thro|zysto|gramm** [↑...gramm] *s;* -s, -e: bei der Urethrozystografie gewonnenes Röntgenbild

Ure|thro|zysto|skopie [↑Urethra, ↑Cystis u. ↑...skopie] *w;* -, ...ien: direkte Untersuchung von Harnröhre und Harnblase mit einem entsprechenden Endoskop

[1]**uretisch** [zu ↑Urese]: = diuretisch

[2]**uretisch,** in fachspr. Fügungen: **ureticus, ...ca, ...cum** [zu ↑Ureter]: = uretericus

Ur|hi|drose [zu ↑Urea und gr. *ἱδρώς* = Schweiß] *w;* -, -n: Absonderung eines harnstoffreichen, nach Urin riechenden Schweißes, verbunden mit Juckreiz und Ablagerung von Harnstoff auf der Haut (bes. bei ↑Urämie)

uricus, ...ca, ...cum [zu gr. *οὖρον* = Harn]: zum Harn gehörend, im Harn vorkommend (z.B. in der Fügung ↑Acidum uricum); die Harnsäure betreffend; durch Harnsäure hervorgerufen (z.B. in der Fügung ↑Arthritis urica)

...u|rie

die; -, ...ien (teilweise ohne Plural)
⟨zu gr. οὖρον »Urin, Harn«⟩
Wortbildungselement mit der Bedeutung »[Ausscheidung mit dem] Harn; das Harnen«:
- Glykosurie
- Phenylketonurie
- Urobilinurie
- Pollakisurie

Von gleicher Herkunft ist das Wortbildungselement **uro...**, **Uro...** In der Bedeutung »Harn« ist es Bestandteil vieler Fremdwörter, wie z. B. in urogenital, Urolith, Urologie und Uroskopie.

Urik|ämie [↑uricus (in der Fügung ↑Acidum uricum) u. ↑...ämie] *w;* -, ...ien: krankhafte Erhöhung der Harnsäure im Blut (z. B. bei urämischen Zuständen)

Uriko|lyse [zu ↑uricus (in der Fügung ↑Acidum uricum) u. gr. *λύειν* = lösen, auflösen] *w;* -, -n: der Abbau von Harnsäure im Körper

Uriko|pa|thie [↑uricus (in der Fügung ↑Acidum uricum) u. ↑...pathie] *w;* -, ...ien: allg. Bez. für: krankhaft vermehrtes Auftreten von Harnsäure im Körper

Uriko|statikum [zu ↑uricus (in der Fügung ↑Acidum uricum) u. gr. *στάσις* = Stehen; Stillstand] *s;* -s, ...ka: Arzneimittel, das die Bildung von Harnsäure hemmt

Urikos|urie [↑uricus (in der Fügung ↑Acidum uricum) u. ↑...urie] *w;* -, ...ien: vermehrte Ausscheidung von Harnsäure mit dem Urin. **Urikos|urikum** *s;* -s, ...ka: Substanz, die die renale Harnsäureausscheidung steigert. **urikos|urisch:** mit Urikosurie verbunden

Urin [aus gleichbed. lat. *urina*, Gen.: *urinae*] *m;* -s, -e, in fachspr. Fügungen: **Urina** *w;* -, ...nae: »Harn«, die in den Nieren gebildete, durch die Harnleiter in die Harnblase geleitete, dort gesammelte und durch die Harnröhre nach außen entleerte klare, gelbliche Flüssigkeit, mit der ein Teil der Stoffwechselschlacken aus dem Körper entfernt wird. **Urina jumentosa** [zu lat. *iumentum* = Zugtier, Lasttier]: trüber, pferdeharnähnlicher Urin (bei verschiedenen Krankheiten). **Urina spastica:** wasserheller Harn, der nach Krampfanfällen entleert wird. **urinal,** in fachspr. Fügungen: **urinalis, ...le:** zum Harn gehörend. **Urinal** *s;* -s, -e: Harnflasche (zum Auffangen des Harns). **urinarius, ...ria, ...rium:** den Harn bzw. den Harnapparat betreffend; z. B. in der Fügung ↑Paraplegia urinaria. **urinie|ren:** harnen. **Urinom:** Harnstauung nach Verletzung der Harnwege. **urinös,** in fachspr. Fügungen: **urinosus, ...osa, ...osum:** harnähnlich

Urmund: Öffnung des ↑Zölenterons nach außen

Urniere vgl. Mesonephros

Urnierengang vgl. Ductus mesonephricus

uro..., Uro..., vor Vokalen meist: **ur..., Ur...**

⟨aus gr. οὖρον »Harn«⟩
Präfix mit der Bedeutung »Harn«:
- Urobilin
- Urämie

Uro|bilin [zu ↑uro... u. ↑Bilis] *s;* -s: mit dem Harn ausgeschiedener Gallenfarbstoff, Abbauprodukt des Bilirubins

Uro|bilino|gen [↑Urobilin u. ↑...gen] *s;* -s: im Darm beim Abbau des ↑Hämoglobins entstehende farblose Vorstufe des ↑Urobilins

Uro|bilino|gen|urie [↑Urobilinogen und ↑...urie] *w;* -, ...ien: vermehrte Ausscheidung von ↑Urobilinogen im Harn

Uro|bilin|urie [↑Urobilin und ↑...urie] *w;* -, ...ien: vermehrte Ausscheidung von Urobilin im Harn

Uro|chezie [zu ↑uro... u. gr. *χέζειν* = seine Notdurft verrichten] *w;* -, ...ien: Urinabgang aus dem After (Vorkommen bei angeborenen Fehlbildungen mit Einmündung z. B. eines Harnleiters in den Darm oder bei schweren destruktiven Veränderungen im Bereich der ableitenden Harnwege und des Darms)

Uro|chrom [zu ↑uro... u. gr. *χρῶμα* = Haut; Hautfarbe; Farbe] *s;* -s: Bestandteile des Harns, die diesen färben, u. a. Hämoglobinabbauprodukte

Uro|chromo|gen [↑Urochrom und ↑...gen] *s;* -s: farblose Vorstufe des ↑Urochroms

Uro|do|chi|um [↑uro... u. gr. *δοχεῖον* = Gefäß, Behälter] *s;* -s, ...ien: = Urinal

Ur|odynie [↑uro... u. ↑...odynie] *w;* -, ...ien: Auftreten von Schmerzen beim Wasserlassen (z. B. bei Entzündungen der Harnröhre und der Harnblase)

Uro|ery|thrin [zu ↑uro... u. gr. *ἐρυθρός* = rot] *s;* -s: bei bestimmten Blutkrankheiten auftretender Farbstoff im Harn, der den Harnsatz rot färbt (»Ziegelmehlsediment«)

Uro|flow [...fləʊ; ↑uro... u. engl. *flow* = Fließen, Strömen] *m;* -s, -s: Harnfluss

Uro|flow|me|trie [...floʊ...; ↑uro..., engl. *flow* = das Fließen, der Fluss u. ↑...metrie] *w;* -, ...ien: apparative Messung des Harnflusses

uro|genital, in fachspr. Fügungen: **uro|genitalis, ...le** [↑uro... u. ↑genital]: die Harn- und Geschlechtsorgane betreffend; z. B. in der Fügung ↑Apparatus urogenitalis

Uro|genital|ap|parat, Uro|genital|trakt, Uro|genital|system = Apparatus urogenitalis

Uro|gra|fie [↑uro... u. ↑...grafie] *w;* -, ...ien: röntgenografische Untersuchung und Darstellung der Nieren, Harnleiter, Harnblase und Harnröhre unter Verwendung von Kontrastmitteln. **Uro|gramm** [↑...gramm] *s;* -s, -e: Röntgenkontrastbild des Harnapparats

Uro|kinase [↑uro... und ↑Kinase] *w;* -, -n: »Urinaktivator«, (in der Niere gebildetes) im normalen menschlichen Harn enthaltenes bzw. aus Urin ge-

U ...u

wonnenes Enzym, das Fibrin auflöst (auch therapeutisch eingesetzt, z. B. bei Thrombosen)

Uro|la|gnie [zu ↑uro... u. gr. *λάγνος* = wollüstig, geil] *w;* -, ...ien: geschlechtliche Befriedigung, die an den Harn des Partners oder der Partnerin (Zusehen beim Urinieren, Trinken des Urins) gebunden ist

Uro|lith [↑uro... u. ↑...lith] *m;* -s u. -en, -e[n]: »Harnstein«, Konkrement im Bereich der ableitenden Harnwege (besteht aus Salzen, v.a. Phosphaten, Oxalaten und Uraten)

Uro|li|thia|sis [zu ↑Urolith] *w;* -, ...ia|sen: Neigung zur Harnsteinbildung; Harnsteinleiden

Uro|loge *m;* -n, -n, **Uro|login** *w;* -, -nen [↑uro... u. ↑...loge]: Facharzt, -ärztin für Urologie. **Uro|logie** [↑...logie] *w;* -: Wissenschaft, Lehre, Diagnose und Behandlung der Krankheiten der Nieren, ableitenden Harnwege u. des männlichen Genitales. **Urologikum** *s;* -s, ...ka: Arzneimittel zur Behandlung von Erkrankungen der Harnwege. **uro|logisch:** die Urologie betreffend, mit den Mitteln der Urologie

Uro|meter [↑uro... u. ↑...meter] *s;* -s, -: Harnwaage, Senkspindel zur Bestimmung des spezifischen Gewichts von Harn

Uro|muko|id [↑uro..., ↑Mucus u. ↑...id] *s;* -[e]s, -e: von den Nierentubuli sezernierte Fasersubstanz, die für die Bildung von Harnsteinen verantwortlich gemacht wird

uro|patho|gen [zu ↑uro... u. ↑pathogen]: Harnwegsleiden verursachend (von Bakterien, chemischen Stoffen u. a.)

Uro|penie [zu ↑uro... u. gr. *πένης* = arm] *w;* -, ...ien: selten für: verminderte Harnausscheidung; vgl. Anurie, Oligurie

Uro|phobie [zu ↑uro... und gr. *φόβος* = Furcht] *w;* -, ...ien: krankhafte Angst vor Harndrang zur Unzeit

Uro|poe|se [zu ↑uro... u. gr. *ποιεῖν* = machen, hervorbringen] *w;* -: die Harnbildung in den Nephronen der Niere. **uro|poe|tisch,** in fachspr. Fügungen: **uro|poe|ticus, ...ca, ...cum:** harnbildend; z. B. ↑Organa uropoetica

Uro|porphyrin [zu ↑uro...]: mit dem Harn ausgeschiedenes ↑Porphyrin

Uro|rose|in [zu ↑uro... u. lat. *roseus* = rosenrot, rosenfarbig] *s;* -s: rosa Farbstoff des Harns

Uro|selektivität [zu ↑uro...]: ausschließliche Beeinflussung eines Harnleidens durch ein Medikament

Uro|sep|sis [↑uro... und ↑Sepsis] *w;* -, ...sepsen: Sepsis infolge einer akuten Infektion der Harnwege

Uro|skopie [↑uro... u. ↑...skopie] *w;* -, ...ien: (chemische, mikroskopische) Urinuntersuchung

Uro|stomie [↑uro... u. ↑...stomie] *w;* -, ...ien: Verfahren der künstlichen Harnableitung

Uro|sym|pa|thin [zu ↑uro... u. ↑Sympathikus] *s;* -s: blutdrucksteigernder Stoff, der mit dem Harn ausgeschieden wird

Uro|thel [Kurzbildung aus ↑uro... u. ↑Epithel] *s;* -s, -e u. -ien [...ɪən]: Epithelschicht, mit der die Harnwege vom Nierenbecken bis zur Harnröhre innen ausgekleidet sind

Uro|thion [↑uro... u. gr. *θεῖον* = Schwefel] *s;* -s: Farbstoff im Harn mit hohem Schwefelgehalt

Ur|seg|mente *Pl.:* würfelförmige Zellansammlungen im Embryo, aus denen die Muskelplatten und Wirbelkörper entstehen

Urso|des|oxy|chol|säure [Kunstw.]: Gallensäure, die eine Steigerung des Gallenflusses bewirkt

Urtica vgl. Urtika

Urticaria vgl. Urtikaria

urticatus, ...ta, ...tum [zu ↑Urtika]: mit der Bildung von Quaddeln einhergehend; z. B. in der Fügung ↑Acne urticata

Urtierchen vgl. Protozoon

Urtika [aus lat. *urtica* = Nessel, Brennnessel] *w;* -, ...kä, in fachspr. Fügungen: **Urtica,** *Pl.:* ...cae: Quaddel; blasse oder rote Hauteffloreszenz, ein allergisch bedingtes Ödem der Haut

Urtikaria, in fachspr. Fügungen: **Urticaria** [zu ↑Urtika] *w;* -: »Nesselsucht«, Hautausschlag mit juckenden Quaddeln (entsteht bei Überempfindlichkeit gegenüber bestimmten Stoffen). **Urticaria factitia:** durch mechanische Hautreizung verursachte quaddelartige, flächenhafte Hautrötung (als allergische Reaktion; vgl. Dermografismus). **Urticaria gan|grae|nosa:** »Hautgangrän«, mit feuchtem Brand des betroffenen Gewebes einhergehender Nesselausschlag. **Urticaria pigmentosa:** Hautretikulose mit umschriebenen, gelblichen bis braunroten Hautinfiltraten, vor allem im Bereich des Stamms

urtikariell [zu ↑Urtikaria]: von einer Urtikaria ausgehend, auf einer Urtikaria beruhend (z. B. von Hautveränderungen)

Ur|tinktur *w;* -, -en: mit Alkohol zubereiteter Saft oder Auszug aus Pflanzen (Homöopathie)

Urzeugung vgl. Abiogenese

Usur [zu lat. *uti, usum* = gebrauchen, benutzen] *w;* -, -en: Abnutzung, Schwund von Knochen und Knorpeln an Stellen, die sehr beansprucht werden

Uter|algie [↑Uterus u. ↑...algie] *w;* -, ...ien: Gebärmutterschmerz

uterin, in fachspr. Fügungen: **uterinus, ...na, ...num** [zu ↑Uterus]: zur Gebärmutter gehörend, die Gebärmutter betreffend; z. B. in der Fügung ↑Arteria uterina

Uterin|geräusch: hörbares Geräusch über der schwangeren Gebärmutter (ab dem 4.–5. Schwangerschaftsmonat), das durch die Strömung des Blutes in den weiten Blutgefäßen der Plazenta hervorgerufen wird

Utero|gra|fie [↑Uterus u. ↑...grafie] *w;* -, ...ien: röntgenografische Untersuchung und Darstellung der Gebärmutter unter Verwendung eines Kontrastmittels. **Utero|gramm** [↑...gramm] *s;* -s, -e: Röntgenkontrastbild der Gebärmutter

utero|ovaricus, ...ca, ...cum [zu ↑Uterus u. ↑Ovar]: zu Gebärmutter u. Eierstock gehörend

utero|plazentar, in fachspr. Fügungen: **utero|placentaris, ...re** [zu ↑Uterus u. ↑Plazenta]: Gebärmutter u. Plazenta betreffend; z.B. in der Fügung ↑Apoplexia uteroplacentaris

Utero|rektal|fistel [zu ↑Uterus und ↑Rektum]: anomaler, unphysiologischer Verbindungsgang zwischen Gebärmutter und Mastdarm

Utero|tomie: operative Eröffnung der Gebärmutter

utero|ton [zu ↑Uterus u. ↑Tonus]: den Tonus der Gebärmutter beeinflussend (von Medikamenten gesagt)

Utero|vesikal|fistel [zu ↑Uterus und ↑Vesica]: anomaler, unphysiologischer Verbindungsgang zwischen Gebärmutter und Harnblase

Uterus [aus lat. *uterus*, Gen.: *uteri* = Leib, Unterleib; Mutterleib; Gebärmutter] *m;* -, ...ri: »Gebärmutter«, im weiblichen Unterleib gelegenes muskulöses Hohlorgan, das zur Aufnahme des befruchteten Eies und zur Entwicklung der Frucht dient. **Uterus arcua|tus:** Gebärmutter mit leicht eingebuchtetem Grund. **Uterus bi|cornis:** anomale Form der Gebärmutter mit Ausbildung zweier hornartiger Ausbuchtungen am oberen Gebärmutterende. **Uterus bi|partitus:** Gebärmutter, die in ihrem oberen Anteil zweigeteilt ist (angeborene Fehlbildung). **Uterus di|del|phys:** Gebärmutter, die doppelt ausgebildet ist (angeborene Fehlbildung). **Uterus infantilis:** unterentwickelte Gebärmutter. **Uterus septus:** Gebärmutter, die im Inneren durch eine Scheidewand in zwei Höhlen getrennt ist, während sie äußerlich normal ausgebildet ist (angeborene Fehlbildung)

Uterus|apo|plexie: Hämorrhagie der Gebärmutterschleimhaut infolge Brüchigkeit der Blutgefäße der Gebärmutter

utricularis, ...re [zu ↑Utrikulus]: zu einem ↑Utrikulus gehörend (Anat.)

utriculo|ampullaris, ...re [zu ↑Utrikulus u. ↑Ampulle]: zum Vorhofsäckchen und den Ampullen der häutigen Bogengänge des Innenohrs gehörend; z.B. in der Fügung ↑Nervus utriculoampullaris (Anat.)

utriculo|sac|cularis, ...re [zu ↑Utrikulus u. ↑Sacculus]: zu ↑Utrikulus und ↑Sacculus (des Innenohrs) gehörend (Anat.)

Utrikulus, in fachspr. Fügungen: **Utriculus** [aus lat. *utriculus* = kleiner Schlauch, Balg (Verkleinerungsbildung zu lat. *uter* = Schlauch)] *m;* -, ...li: **1)** Bez. für ein kleines, sackförmiges Organ (Anat.). **2)** das größere Vorhofsäckchen, aus dem die drei häutigen Bogengänge des Innenohrs entspringen. **Utriculus pro|staticus:** kleiner Blindsack, der in der Mitte des ↑Colliculus seminalis in die Harnröhre mündet und ein Homologon zur Vagina der Frau darstellt

Utrikulus|zyste: Hohlraum in der Vorsteherdrüse (Vorkommen vor allem bei Neugeborenen)

UV: Abk. für Ultraviolett

Uvea [zu lat. *uva* = Traube; traubenförmiges Gebilde] *w;* -, Uveae: zusammenfassende Bez. für ↑Chorioidea, ↑Corpus ciliare und ↑Iris des Auges

Uve|itis [zu ↑Uvea] *w;* -, ...itiden (in fachspr. Fügungen: ...itides): Entzündung der ↑Uvea

Uviol|milch [Kurzw. aus ↑*U*ltra*viol*ett]: Milch, die zur Erhöhung des Vitamin-D-Gehalts mit ultravioletten Strahlen behandelt wurde (besonders für Säuglinge)

Uvula [Verkleinerungsbildung zu lat. *uva* = Traube; traubenförmiges Gebilde] *w;* -, ...lae: Gaumenzäpfchen; kleines traubenförmiges Organ (Anat.). **Uvula (palatina):** »Gaumenzäpfchen«, in der Mitte des hinteren, weichen Gaumens frei herabhängendes, zapfenförmiges Gebilde (bildet die Abgrenzung des Gaumens zum Rachen hin). **Uvula (palatina) bifida:** zweigeteiltes Gaumenzäpfchen (angeborene Fehlbildung). **Uvula (vermis):** Teil des Kleinhirnwurmes zwischen der Pyramide und dem ↑Nodulus. **Uvula vesicae:** Schleimhautwulst an der inneren Harnröhrenöffnung

Uvul|ek|tomie [↑Uvula u. ↑Ektomie] *w;* -, ...ien: operative Entfernung des Gaumenzäpfchens

Uvulitis [zu ↑Uvula] *w;* -, ...itiden (in fachspr. Fügungen: ...itides): Entzündung des Gaumenzäpfchens

Uvulo|tomie [↑Uvula u. ↑...tomie] *w;* -, ...ien: operative Entfernung bzw. Inzision des Gaumenzäpfchens

U-Welle: im EKG eine breite, niedrige Welle nach der T-Welle

V

V: 1) chem. Zeichen für ↑ Vanadin. **2)** Abk. für ↑ Volt

V.: 1) Abk. für Vena (↑ Vene). **2)** Abk. für ↑ Visus

V. a.: Abk. für *V*erdacht *a*uf ...

Vac|cina [vakts...; zu lat. *vacca* = Kuh] *w;* -, ...nae: nach der Pockenschutzimpfung auftretende Hautpustel. **Vac|cina gan|grae|nosa:** von einer nicht abheilenden Impfpustel ausgehende virale Infektion benachbarter oder entfernterer Hautbezirke. **Vac|cina generalisata:** über den ganzen Körper verbreitet auftretende Impfpusteln nach einer Pockenschutzimpfung. **Vac|cina in|oculata:** Auftreten von Impfpusteln bei Kontaktpersonen von gegen Pocken geimpften Personen (infolge Übertragung des Pustelinhalts). **Vac|cina serpiginosa:** lymphogen entstehende Pusteln neben einer Impfpustel, die zu einem serpiginösen Geschwür zusammenfließen und dann narbenlos abheilen

vac|cinalis, ...le [vakts...; zu ↑ Vaccina]: die Impfpusteln betreffend

vac|cini|formis, ...me [vakts...; zu ↑ Vaccina u. lat. *forma* = Gestalt, Form]: impfpustelähnlich, einer Impfpustel vergleichbar (von Hauteffloreszenzen gesagt)

vagal, in fachspr. Fügungen: **vagalis, ...le** [zu ↑ Vagus]: den ↑ Truncus vagalis betreffend

Vagina [aus lat. *vagina*, Gen.: *vaginae* = Scheide; Hülle] *w;* -, ...nae u. eindeutschend: ...nen: Scheide, Hülle (Anat.): **1)** aus Haut und Bindegewebe- oder Muskelfasern bestehende Gleithülle oder Kanal. **2)** abgeplatteter, häutiger, muskelhaltiger Kanal, der sich von dem zwischen den kleinen Schamlippen liegenden Scheidenvorhof zum Gebärmutterhals erstreckt. **Vaginae bulbi** *Pl.:* Bezeichnung für die bindegewebigen Gleithüllen zwischen Augapfel und Fettkörper der Augenhöhle (sie reichen vom Augenstiel, wo sie mit der Lederhaut verwachsen sind, nach vorn bis unter die Bindehaut). **Vagina carotica:** Bindegewebe, das die im Hals gemeinsam mit dem ↑ Nervus vagus und der Halsvene verlaufende Kopfschlagader umgibt. **Vagina externa nervi optici:** feste äußere Hülle, die den Sehnerv in der Augenhöhle umgibt (steht mit der harten Hirnhaut in Verbindung). **Vaginae fi|brosae digitorum manus** *Pl.:* faserige Verstärkungsbänder über den Sehnenscheiden der Finger. **Vaginae fi|brosae digitorum pedis** [↑ Pes] *Pl.:* faserige Verstärkungsbänder über den Sehnenscheiden der Zehen. **Vagina fi|brosa tendinis** [↑ Tendo]: faseriger äußerer Mantel der Sehnenscheide. **Vagina interna nervi optici:** feine innere Hülle, die den Sehnerv in der Augenhöhle umgibt (steht mit den weichen Hirnhäuten in Verbindung). **Vaginae mucosae** *Pl.:* = Vaginae synoviales. **Vagina mus|culi recti ab|dominis** [↑ Abdomen]: Rektusscheide, die von den breiten Endsehnen der seitlichen Bauchmuskeln gebildeten ausgedehnten Sehnenplatten, die über und unter dem geraden Bauchmuskel liegen. **Vagina processus stylo|idei** [- - ...de-ı]: von der ↑ Pars tympanica des Schläfenbeins gebildete Halbrinne, in der die Basis des Griffelfortsatzes vom Felsenbeinteil des Schläfenbeins liegt. **Vaginae syn|ovia|les** *Pl.:* allg. Bez. für die aus zwei von Flüssigkeit erfüllten Schichten bestehenden schlüpfrigen Gleithüllen für Muskeln und Sehnen. **Vagina syn|ovia|lis communis mus|culorum flexorum (manus):** in der Handfläche gelegene gemeinsame Scheide für die Sehnen der Fingerbeuger. **Vaginae syn|ovia|les digitorum manus** *Pl.:* schlüpfrige innere Gleitschichten der Sehnenscheiden der Finger. **Vaginae syn|ovia|les digitorum pedis** [↑ Pes] *Pl.:* schlüpfrige innere Gleitschichten der Sehnenscheiden der Zehen. **Vagina syn|ovialis inter|tubercularis:** in der Rinne zwischen den beiden Höckern am Oberarmkopf gelegene Sehnenscheide für die lange Bizepssehne. **Vagina syn|ovia|lis mus|culorum fibularium communis** = Vagina synovialis musculorum peronaeorum communis. **Vagina syn|ovia|lis mus|culi ob|liqui superio|ris:** schlüpfrige Gleithülle, in der der ↑ Musculus obliquus superior des Auges über die ↑ Trochlea läuft. **Vagina syn|ovia|lis musculorum peronae|orum com|munis:** unterhalb des äußeren Knöchels gelegene gemeinsame Scheide für die Sehne des langen und die Sehne des kurzen Wadenbeinmuskels. **Vagina syn|ovia|lis tendinis** [↑ Tendo]: schlüpfrige innere Gleithülle der Sehnenscheide. **Vaginae syn|ovia|les tendinum digitorum manus** [↑ Tendo] *Pl.:* an der Unterseite der Finger gelegene Scheiden für die Sehnen der Fingerbeuger. **Vaginae syn|ovia|les tendinum digitorum pedis** [↑ Tendo; ↑ Pes]: an der Unterseite der Zehen gelegene Scheiden für die Sehnen der Zehenbeuger. **Vagina syn|ovia|lis tendinis musculi flexoris carpi radia|lis** [↑ Tendo]: an der Unterseite des Handgelenks vor dem Daumenballen gelegene Scheide für die Sehne des unter der Elle verlaufenden Mittelhandbeugers. **Vagina synovia|lis tendinis mus|culi flexoris hallucis lon|gi** [↑ Tendo; ↑ Hallux]: die unterste der drei unterhalb des inneren Knöchels gelegenen Sehnenscheiden (in ihr verläuft die Sehne des langen Großzehenbeugers). **Vagina syn|ovia|lis tendinis mus|culi tibia|lis posterio|ris** [↑ Tendo]: die oberste der drei unterhalb des inneren Knöchels gelegenen Sehnenscheiden (in ihr verläuft die Sehne des hinteren Schienbeinmuskels). **Vaginae tendinum digitorum pedis** [↑ Tendo; ↑ Pes] *Pl.:* = Vaginae synoviales tendinum digitorum pedis. **Vagina tendinum mus|culorum ab|ductoris lon|gi et ex|tensoris brevis pollicis** [↑ Pollex]: erstes Sehnenfach des Handrückens (gemeinsame Scheide für die Sehne des langen Daumenspreizers und die Sehne des kurzen Daumenstreckers). **Vagina tendinum mus|culorum ex|tensorum carpi radia|lium** [↑Tendo]: zweites Sehnenfach des Handrückens (gemeinsame Scheide für die Sehnen des langen und des kurzen inneren Mittelhandstreckers). **Vagina tendinis mus|culi ex|tensoris carpi ulnaris** [↑Tendo]: sechstes Sehnenfach des Handrückens (Scheide für die Sehne des äußeren Mittelhandstreckers). **Vagina tendinum mus|culorum extensoris digitorum et ex|tensoris indicis** [↑Index]: viertes Sehnenfach des Handrückens (gemeinsame Scheide der Sehnen des Muskels für die gleichzeitige Streckung des zweiten bis fünften Fingers und der Sehne des Muskels für die gesonderte Streckung des Zeigefingers). **Vagina tendinis mus|culi ex|tensoris digiti minimi** [↑Tendo]: fünftes Sehnenfach des Handrückens (Scheide der Sehne des Muskels für die gesonderte Streckung des kleinen Fingers). **Vagina tendinum mus|culi ex|tensoris digitorum pedis lon|gi** [↑Tendo; ↑Pes]: auf dem Fußrücken gelegene gemeinsame Scheide der Sehnen des langen Muskels für die Streckung der zweiten bis fünften Zehe. **Vagina tendinis mus|culi ex|tensoris hallucis lon|gi** [↑Hallux]: auf dem Fußrücken gelegene Scheide des langen Großzehenstreckers. **Vagina tendinis mus|culi ex|tensoris pollicis lon|gi** [↑Pollex]: drittes Sehnenfach des Handrückens (Scheide für die Sehne des langen Daumenspreizers). **Vagina tendinum mus|culorum fibularium com|munis** [↑Tendo]: = Vagina synovialis musculorum peronaeorum communis. **Vagina tendinis mus|culi fibularis lon|gi plantaris** [↑Tendo]: = Vagina tendinis musculi peronaei longi plantaris. **Vagina tendinis mus|culi flexoris carpi radia|lis** [↑Tendo]: = Vagina synovialis tendinis musculi flexoris carpi radialis. **Vagina tendinum mus|culorum flexorum com|munium [manus]** = Vagina synovialis communis musculorum flexorum. **Vagina tendinum mus|culi flexoris digitorum pedis lon|gi** [↑Tendo; ↑Pes]: die mittlere der drei unterhalb des inneren Knöchels gelegenen Sehnenscheiden (in ihr verläuft die Sehne des langen Muskels für die Beugung der zweiten bis fünften Zehe). **Vagina tendinis mus|culi flexoris hallucis lon|gi** [↑Hallux]: = Vagina synovialis tendinis musculi flexoris hallucis longi. **Vagina tendinis mus|culi flexoris pollicis lon|gi** [↑Pollex]: von der Unterseite des Handgelenks zur Beugeseite des Daumens verlaufende Scheide für den langen Daumenbeuger. **Vagina tendinum mus|culorum peronae|orum communis** [↑Tendo]: = Vagina synovialis musculorum peronaeorum communis. **Vagina tendinis mus|culi peronaei lon|gi plantaris** [↑Tendo]: in der Fußsohle gelegene Scheide für das Endstück der Sehne des langen Wadenbeinmuskels. **Vagina tendinis mus|culi tibia|lis anterio|ris** [↑Tendo]: auf dem Fußrücken gelegene Scheide für die an der Innenseite des Mittelfußes ansetzende Sehne des vorderen Wadenbeinmuskels. **Vagina tendinis mus|culi tibia|lis posterio|ris** [↑Tendo]: = Vagina synovialis tendinis musculi tibialis posterioris. **Vagina vasorum** [↑Vas]: »Gefäßhülle«, bindegewebige Hülle, in der manche Arterien (gelegentlich auch gemeinsam mit Venen und Nerven) verlaufen

vaginal, in fachspr. Fügungen: **vaginalis, ...le** [zu ↑Vagina]: zur weiblichen Scheide gehörend, die weibliche Scheide betreffend

Vaginismus [zu ↑Vagina] *m;* -, ...men: funktionelle Genitalstörung der Frau mit unfreiwilliger Verkrampfung der Scheideneingangsmuskulatur beim Geschlechtsverkehr mit Penetration, aber auch beim Einführen eines Tampons oder bei gynäkologischen Untersuchungen

Vaginitis [zu ↑Vagina] *w;* -, ...itiden (in fachspr. Fügungen: ...itides): Scheidenentzündung, -katarrh

Vagino|fixatio [zu ↑Vagina u. lat. *figere, fixum* = heften, befestigen] *w;* -, ...io|nes; in der Fügung: **Vagino|fixatio uteri:** heute nicht mehr übliche operative Anheftung der Gebärmutter an die vordere Scheidenwand zur Behebung einer Gebärmuttersenkung

Vagino|grafie [↑Vagina u. ↑...grafie] *w;* -, ...ien: röntgenografische Darstellung der Scheide nach Kontrastmittelfüllung. **Vagino|gramm** [↑...gramm] *s;* -s, -e: Röntgenbild der Scheide

Vagino|rektal|fistel [zu ↑Vagina u. ↑Rektum]: krankhafter Verbindungsgang zwischen weiblicher Scheide und Mastdarm

Vaginose [zu ↑Vagina] *w;* -, -n: allg. Bez. für krankhafte Veränderungen der Scheide

Vagino|skopie [↑Vagina u. ↑...skopie] *w;* -, ...ien: = Kolposkopie

Vagino|vesikal|fistel [zu ↑Vagina u. ↑Vesica]: krankhafter Verbindungsgang zwischen weiblicher Scheide und Harnblase

Vagitus [zu lat. *vagire* = quäken] *m;* -, -; in der Fügung: **Vagitus uterinus:** (historisch) »Schreien« des Fetus im Uterus, ein extrem seltenes Phänomen, das nur dann vorkommt, wenn durch geburtshilfliche Maßnahmen (z.B. bei sehr langer Geburt) Luft in den Uterus eindringt und das Kind in dieser Situation durch Verschlechterung der Sauerstoffversorgung zu atmen beginnt

Vago|tomie [↑Vagus und ↑...tomie] *w;* -, ...ien: operative Durchschneidung des Nervus vagus, meist im Bereich der Speiseröhre, heute nur noch selten z.B. bei Magenresektion durchgeführt, jedoch nicht mehr zur Behandlung von Magen- und Zwölffingerdarmgeschwüren

Vago|tonie [zu ↑Vagus u. ↑Tonus] *w;* -, ...ien: erhöhte Erregbarkeit des parasympathischen Nervensystems (Übergewicht über den Sympathikus, gekennzeichnet u.a. durch Verlangsamung des Herzschlags und Verringerung des Blutdrucks). **Vago|toniker** *m;* -s, -, **Vago|tonikerin** *w;* -, -nen: an Vagotonie leidende Person. **Vago|tonikum** *s;* -s, ...ka: das parasympathische Nervensystem anregendes Mittel. **Vago|tonus** *m;* -: erhöhter Tonus des parasympathischen Nervensystems

vago|trop [↑Vagus und ↑...trop]: auf den ↑Nervus vagus wirkend und damit das parasympathische System steuernd (von Stoffen, insbes. Arzneimitteln)

Vagus *m;* -, ...gi: übliche Kurzbez. für ↑Nervus vagus

Vakuo|le [zu lat. *vacuus* = leer] *w;* -, -n: Hohlraum im Plasma oder Kern von Zellen, der mit wässerigem oder dickflüssigem Inhalt gefüllt ist (Biol.)

Vaku|um [zu lat. *vacuus* = leer] *s;* -s, ...kua od. ...kuen [...kuən]: luftverdünnter oder luftleerer Raum

Vaku|um|ex|traktor: Saugglocke, die bei schwierigen Geburten am vorangehenden Teil des Kindes fixiert wird und mit der das Kind, ähnlich wie mit einer Zange, extrahiert wird

Vak|zin *s;* -s, -e: = Vakzine. **Vak|zination** [zu ↑Vakzine] *w;* -, -en: **1)** [Schutz]impfung, Einbringung von lebenden (meist abgeschwächten) bzw. abgetöteten Krankheitserregern oder gentechnisch bzw. biologisch hergestellten Bestandteilen dieser Erreger in den Organismus zur Verhütung von Infektionskrankheiten. **2)** im engeren Sinne = Pockenschutzimpfung. **Vak|zine** [zu lat. *vacca* = Kuh] *w;* -, -n: Wirkstoff, der zur Immunisierung gegen Erreger von Infektionskrankheiten verabreicht wird und die Erreger in abgeschwächter bzw. getöteter Form oder gentechnisch bzw. biologisch hergestellte Bestandteile dieser Erreger enthält. **vakzinieren:** mit Vakzinen impfen. **Vakzinierung:** Impfung; Einbringen einer Vakzine in den Körper. **Vak|zinose** *w;* -, -n: Komplikationsfolge einer Pockenschutzimpfung (z. B. Enzephalomyelitis)

Valenz [aus lat. *valentia* = Kraft, Fähigkeit]: **1)** Wertigkeit (Chem.). **2 a)** (bei einem Antigen) Zahl der Domänen, die von einem Antikörper spezifisch gebunden werden können. **b)** (bei einem Antikörper) Zahl der Bindungsstellen für ein Antigen. **3)** Aufforderungscharakter, den ein Objekt der Wahrnehmung oder eine Situation besitzt (Psychol.)

Valgisation, auch: **Valgisie|rung** [zu ↑valgus] *w;* -, -en: operative Beseitigung einer Einwärtskrümmung des Beins. **valgisie|ren:** eine Einwärtskrümmung des Beins operativ beseitigen

valgus, ...ga, ...gum [aus lat. *valgus* = säbelbeinig]: nach auswärts gedreht, krumm, x-förmig verbogen (von Gliedmaßen bzw. Fingern oder Zehen gesagt); z. B. in der Fügung ↑Genu valgum

vallatus, ...ta, ...tum [zu lat. *vallare, vallatum* = durch einen Wall schützen]: mit einem Wall (aus Gewebe) umgeben

Vallecula [Verkleinerungsbildung zu lat. *vallis* = Tal; Höhlung] *w;* -, ...lae: kleine Einbuchtung in einem Organ (Anat.). **Vallecula cerebelli:** flache, breite Spalte an der unteren Fläche des Kleinhirns, die die beiden Gehirnhälften voneinander trennt. **Vallecula epi|glottica:** Vertiefung beiderseits oberhalb des Kehlkopfes zwischen der seitlich und in der Mitte gelegenen Schleimhautfalte, die Zungengrund und Kehldeckel trennt

Valleix-Punkte [va'lɛks...; nach dem frz. Arzt F. L. J. Valleix, 1807–1855]: auf Druck schmerzhafte Hautpunkte bei Neuralgie (sie entsprechen dem Nervenverlauf und sind besonders dort vorhanden, wo der Nerv oberflächlich verläuft)

Vallum [aus lat. *vallum,* Gen.: *valli* = Verschanzung; Wall] *s;* -s, ...lla: Hautwulst (Anat.). **Vallum unguis:** »Nagelwall«, Hautwulst, der die Finger- und Zehennägel an der Seite und an der Wurzel umfasst

Valsalva-Versuch [nach dem ital. Anatomen A. M. Valsalva, 1666–1723]: **1)** Pressen bei geschlossenem Mund und geschlossener Nase nach tiefer Einatmung führt zum Eindringen von Luft durch die Ohrtrompete in die Paukenhöhle. **2)** Pressen nach tiefer Einatmung führt bei Schluckbewegungen zu Druckerhöhung im Brustkorb u. normalerweise zu einer Verkleinerung des Herzens

Valva [aus lat. *valva,* Gen.: *valvae* = Türflügel; Klapptür] *w;* -, ...vae: Klappe, anatomische Bezeichnung für klappenförmige Schleimhautgebilde zur Regulierung des Flüssigkeitsstromes im Organismus. **Valva aortae:** Aortenklappe, Klappenapparat am Anfang der Aorta aus drei halbmondförmigen Klappen, die während der ↑Diastole die Aorta gegen die Herzkammern verschließen. **Valva atrio|ven|tricularis dex|tra:** Klappenapparat zwischen rechtem Vorhof und rechter Herzkammer. **Valva atrio|ven|tricularis sinist|ra:** Klappenapparat zwischen linkem Vorhof und linker Herzkammer. **Valva ileo|cae|calis:** »Blinddarmklappe«, aus zwei großen Schleimhautfalten bestehende Klappe an der Einmündungsstelle des Krummdarms in den Dickdarm (sie verhindert den Rückfluss von Darminhalt). **Valva mi|tralis** = Valva atrioventricularis sinistra. **Valva tri|cus|pidalis** = Valva atrioventricularis dextra. **Valva trunci pulmonalis:** Klappenapparat an der Austrittsstelle des ↑Truncus pulmonalis

valvär, auch: **valvulär,** in fachspr. Fügungen: **valvularis, ...re** [zu ↑Valva bzw. Valvula]: die Herz- oder Gefäßklappen betreffend

Valvula [Verkleinerungsbildung zu lat. *valva* = Türflügel; Klapptür] *w;* -, ...lae: anatomische Bezeichnung für eine kleine Klappe oder Schleimhautfalte. **Valvulae anales** *Pl.:* kleine Querfalten zwischen den Längsfalten der Schleimhaut oberhalb der Afteröffnung. **Valvula aortae** = Valva aortae. **Valvula arteriae pulmonalis** = Valva trunci pulmonalis. **Valvula bi|cus|pidalis** = Valva atrioventricularis sinistra. **Valvula coli** = Valva ileocaecalis. **Valvula foraminis ovalis** [↑Foramen ovale]: sichelförmige, häutige Klappe, die normalerweise das Foramen ovale nach der Geburt verschließt, indem sie sich an die Scheidewand des Herzvorhofs anlegt. **Valvula fossae navicularis:** niedrige, quere Schleimhautfalte an der hinteren Grenze der oberen Wand der ↑Fossa navicularis. **Valvula lym|phatica:** klappenartige Strukturen der Lymphgefäße, die einen Rückfluss der Lymphe verhindern. **Valvula semi|lunaris anterior (trunci pulmonalis):** vordere, halbmondförmige Klappe an der rechten Herzkammer. **Valvula semi|lunaris dex|tra (aortae):** rechte, halbmondförmige Klappe der Aorta. **Valvula semi|lunaris posterior (aortae):** hintere, halbmondförmige Klappe am Anfangsteil der Aorta. **Valvula semi|lunaris sinist|ra (aortae):** linke Aortenklappe. **Valvula semilunaris sinist|ra (trunci pulmonalis):** linke, halbmondförmige Klappe an der Öffnung in der oberen vorderen Ecke des Herzventrikels. **Valvula sinus coronarii:** halbmondförmige, oft netzförmig durchbrochene Platte, die die Mündung der an der Rückwand des Herzens gelegenen Sammelvene in den rechten Vorhof unvollkommen verschließt. **Valvula spiralis** = Plica spiralis. **Valvula tri|cuspidalis** = Valva atrioventricularis dextra. **Valvula venae cavae inferio|ris:** häutige Falte, die vom unteren Rand der Mündung der unteren Hohlvene zum unteren Rand des ↑Foramen ovale zieht (sie leitet beim Fetus das Blut in das Foramen ovale). **Valvula venosa:** »Venenklappe«, Sammelbez. für die im Inneren der Venen vorkommenden Klappen

valvulär, valvularis vgl. valvär

Valvulo|plastie [zu ↑Valvula u. gr. *πλάσσειν* = bilden, formen] *w;* -, ...ien: Dehnung einer krankhaft verengten Herzklappe mit einem an einem Katheter befestigten Ballon, der zur Engstelle vorgeschoben wird

Valvulo|tom [zu ↑Valvula u. gr. *τομός* = schneidend, teilend] *s;* -s, -e: chirurgisches Instrument zur operativen Spaltung der Herzklappen. **Valvulo|tomie** [↑...tomie] *w;* -, ...ien: operative Spaltung der Herzklappen

Vanadin, in der chem. Nomenklatur: **Vanadium** [nlat. Bildung zu *Vanadis*, dem Beinamen der altnord. Göttin Freyja] *s;* -s: metallisches chem. Element; Zeichen: V

Vanzetti-Zeichen [nach dem ital. Chirurgen Tito Vanzetti, 1809–1888]: charakteristischer gebeugter Gang bei ↑Ischias (Entlastungshaltung zur Schmerzminderung)

Vapor [aus lat. *vapor*, Gen.: *vaporis* = Dampf, Dunst] *m;* -s, Vapores: Dampf, Wasserdampf. **Vaporisation** *w;* -, -en: Anwendung von Wasserdampf zur Blutstillung (insbes. im Bereich der Gebärmutter)

varia|bel, in fachspr. Fügungen: **varia|bilis, ...le** [aus lat. *variabilis* = veränderlich]: veränderlich, nicht immer in der gleichen Form auftretend

Vari|algie [lat. *varius* = mannigfach; wechselnd u. ↑...algie] *w;* -, ...ien: wetterabhängiger, tageszeitlich wechselnder Schmerz

Variant-An|gina ['væriənt...; engl. *variant* = abweichend] *w;* -, ...nen: = Prinzmetal-Angina, Koronarspasmus

Varia|tion [zu lat. *varius* = mannigfach; buntfarbig; verschiedenartig; wechselnd] *w;* -, -en: Merkmalabweichung im Erscheinungsbild eines Individuums

Varicella vgl. Varizelle

Varicophlebitis vgl. Varikophlebitis

Varicosis vgl. Varikose

Variko|phlebitis [zu ↑Varix und gr. *φλέψ*, Gen.: *φλεβός* = Blutader] *w;* -, ...itiden, in fachspr. Fügungen: **Varico|phlebitis,** *Pl.:* ...itides: Entzündung einer oberflächlichen Krampfader

varikös, in fachspr. Fügungen: **varicosus, ...osa, ...osum** [zu ↑Varix]: krampfaderig. **Varikose** *w;* -, -n, in fachspr. Fügungen: **Varicosis,** *Pl.:* ...oses: allg. Bez. für: Krampfaderleiden. **Varikosität** *w;* -: Anhäufung von Krampfadern

Variko|zele [↑Varix und ↑...zele] *w;* -, -n: »Krampfaderbruch«, übermäßige Erweiterung und krampfaderartige Schlängelung der Venen des Samenstrangs

Vario|la [zu lat. *varius* = mannigfach; buntfarbig, bunt gefleckt, scheckig] *w;* -, ...lae (meist *Pl.*): Pocken, Blattern, durch ein Virus hervorgerufene, äußerst ansteckende, gefährliche Infektionskrankheit mit Fieber, Kreuzschmerzen, Erbrechen und Exanthem (später Auftreten von Hautknötchen und Pusteln, die unter starker Narbenbildung abheilen). **Vario|la hae|mor|rhagica:** »schwarze Blattern«, u.a. durch Hämorrhagien gekennzeichnete bösartige Verlaufsform der Pocken. **Vario|la major** = Variola. **Vario|la minor** = Alastrim

vario|li|formis, ...me [zu ↑Variola u. lat. *forma* = Gestalt, Form]: pockenähnlich (vom Erscheinungsbild bestimmter Hautkrankheiten gesagt); z.B. in der Fügung ↑Acne necroticans varioliformis

Vario|lois [zu ↑Variola] *s;* -: leichtere Verlaufsform der Pockenerkrankung bei Pockengeimpften (wenn der Schutzeffekt der Impfung nicht genügt bzw. im Lauf der Zeit verloren ging)

Varisation, auch: **Varisie|rung** [zu ↑varus] *w;* -, -en: operative Beseitigung einer Auswärtskrümmung des Beins. **varisie|ren:** eine Auswärtskrümmung des Beins operativ beseitigen

Varix [aus gleichbed. lat. *varix*, Gen.: *varicis*] *w;* -, Varices (eindeutschend auch: Varizen), auch: **Varize** *w;* -, -n: Krampfader, Venenknoten, umschriebene, krankhafte Erweiterung einer Vene

Varizelle [fälschliche nlat. Verkleinerungsbildung zu ↑Variola] *w;* -, -n, in fachspr. Fügungen: **Varicella,** *Pl.:* ...llae (meist *Pl.*): Windpocken, Spitzpocken, Schafpocken, Schafblattern, durch ein Virus hervorgerufene Infektionskrankheit (vor allem im Kindesalter) mit Hautausschlag in Form von kleinen Bläschen, die mit Sekret gefüllt und von einem roten Hof umgeben sind

varus, vara, varum [aus lat. *varus* = auseinandergebogen; krummbeinig]: o-förmig gebogen bzw. gekrümmt (von Gliedmaßen oder Fingern und Zehen); z.B. in den Fügungen ↑Pes varus, ↑Coxa vara

Vas [aus lat. *vas*, Gen.: *vasis* = Gefäß] *s;* -, Vasa: allgemeine Bezeichnung für alle röhrenförmigen, Körpersäfte führenden Gefäße (z.B. Blutgefäße). **Vas af|ferens (glomeruli):** aus der ↑Arteria interlobularis kommendes und in den ↑Glomerulus der Niere führendes Gefäß. **Vasa af|ferentia (nodi lym|phatici)** *Pl.:* die zuführenden Lymphgefäße. **Vas ana|stomoticum:** Ast oder Zweig, der Arterien, Venen oder Lymphgefäße miteinander verbindet. **Vasa au|ris internae** *Pl.:* die Blutgefäße des Innenohrs. **Vas capillare:** Bezeichnung für die kleinsten Blutgefäße, die Arterien und Venen verbinden (sie bilden ein stark verzweigtes Netzwerk und bestehen nur aus einer Gewebsschicht). **Vas col|laterale:** »Seitengefäß«, Bezeichnung für Arterien und Venen, die im Allgemeinen dieselbe Verlaufsrichtung einhalten wie eine benachbarte größere Arterie oder Vene, diese aber nicht unmittelbar begleiten. **Vas communicans:** allgemeine Bezeichnung für ein Verbindungsgefäß. **Vas deferens:** gelegentliche Bezeichnung für ↑Ductus deferens. **Vas ef|ferens (glomeruli):** aus dem ↑Glomerulus der Niere austretendes Gefäß. **Vasa ef|ferentia (nodi lym|phatici)** *Pl.:* die aus den Lymphknoten austretenden Gefäße. **Vasa labyrin|thi** *Pl.:* = Vasa auris internae. **Vasa lymphacea** *Pl.:* = Systema lymphaticum. **Vas lymphaticum:** »Lymphgefäß«, Bahn, in der sich die Lymphe ansammelt. **Vasa lym|phatica** *Pl.:* dünnwandige klappenhaltige Lymphgefäße. **Vasa lymphatica pro|funda** *Pl.:* Lymphgefäße, die zwischen den tieferen Muskelschichten oder im Innern der Eingeweide liegen. **Vasa lym|phatica super|ficialia** *Pl.:* Lymphgefäße, die an der Oberfläche des Körpers oder der Organe von zusammengesetztem Bau (z.B. Eingeweide, Muskeln, Drüsen) liegen. **Vasa privata** *Pl.:* die den großen Kreislauf bildenden Blutgefäße der Lunge, die der Ernährung des Lungenparenchyms dienen (Arteriae u. Venae bronchiales). **Vas pro|minens:** Blutgefäß, das im häutigen Schneckenkanal des Ohrs verläuft. **Vasa pu|blica** *Pl.:* die den kleinen Kreislauf bildenden Blutgefäße der Lunge, die dem Gasaustausch dienen (Arteriae u. Venae pulmonales). **Vasa san|guinea retinae** *Pl.:* Blutgefäße der Netzhaut des Auges. **Vas spirale:** Blutgefäß, das zwischen dem knöchernen Spiralblatt u. dem schmaleren Knochenplättchen an der entgegengesetzten Wand der Ohrschnecke verläuft. **Vasa vasorum** *Pl.:* die in der Wand größerer Blutgefäße verlaufenden ernährenden Gefäße

VAS: 1) Abk. für *v*isuelle *A*nalogskala. **2)** Abk. für *V*itamin-*A*-*S*äure

vasal [zu ↑Vas]: [Blut]gefäße betreffend

Vas|algie [↑Vas u. ↑...algie] *w;* -, ...ien: Gefäßschmerz

vascularis vgl. vaskulär

Vascularitis, Vasculitis vgl. Vaskulitis

vasculosus vgl. vaskulös

Vas|culum [aus lat. *vasculum,* Gen.: *vasculi* = kleines Gefäß] *s;* -s, ...la: seltene Bezeichnung für: kleines Blutgefäß

Vas|ek|tomie [↑Vas (in der Fügung ↑Vas deferens) u. ↑Ektomie] *w;* -, ...ien: operative Entfernung eines Stückes des Samenleiters des Mannes (z. B. zur ↑Sterilisierung)

Vaseline [Kunstw. aus dt. *Wasser* u. gr. *ἔλαιον* = Öl] *w;* -, auch: **Vaselin** *s;* -s: aus Rückständen bei der Erdöldestillation gewonnene Salbengrundlage für pharmazeutische u. kosmetische Präparate

Vaselino|derm [zu ↑Vaseline und ↑Derma] *s;* -s, -e u. **Vaselino|derma,** *Pl.:* -ta: Hautwucherungen nach längerer Anwendung unreiner Vaseline

Vaselinom [zu ↑Vaseline] *s;* -s, -e: Geschwulst, die infolge Bindegewebswucherung um eingespritztes Vaselin entsteht

vas|kular, häufiger: **vas|kulär,** in fachspr. Fügungen: **vas|cularis, ...re** [zu lat. *vasculum* = kleines Gefäß]: zu den Körpergefäßen gehörend, Gefäße enthaltend

Vas|kularisation *w;* -, -en: **1)** Neueinsprossung von Gefäßen in Binde- u. Narbengeweben. **2)** Operation zur Verbesserung der Blutzufuhr eines mangelhaft versorgten Organs

Vas|kulitis, auch: **Vas|kularitis** *w;* -, ...itiden, in fachspr. Fügungen: **Vas|cul[ar]itis,** *Pl.:* ...itides: Entzündung im Bereich der feinsten arteriellen und venösen Blutgefäße

Vaskulo|genese [zu ↑vaskular bzw. vaskulär u. ↑Genese] *w;* -: Bildung von neuen Blutgefäßen aus Vorläuferzellen des Gefäßendothels

Vas|kulo|pa|thie [↑Vasculum u. ↑...pathie] *w;* -, ...ien: zusammenfassende Bez. für alle funktionellen Störungen im Bereich der kleinen Blutgefäße

vas|kulös, in fachspr. Fügungen: **vas|culosus, ...osa, ...osum** [zu ↑Vasculum]: gefäßreich (von Organen und Geweben gesagt)

vaso|aktiv [...i:f; ↑Vas u. ↑aktiv]: den Gefäßtonus beeinflussend (von Substanzen gesagt)

Vaso|di|latans [zu ↑Vas und lat. *dilatare* = breiter machen, ausdehnen] *s;* -, ...antia u. ...anzien [...iən] (meist *Pl.*): Arzneimittel, das eine Gefäßerweiterung bewirkt. **Vaso|di|latation** *w;* -, -en: Erweiterung von Blutgefäßen infolge Erschlaffung der glatten Gefäßmuskulatur unter dem Einfluss des vegetativen Nervensystems. **Vaso|di|latator** *m;* -s, ...tatoren: **1)** gefäßerweiternder Nerv. **2)** Substanz, die gefäßerweiternd wirkt (z.B. körpereigenes Hormon oder Medikament). **Vaso|di|latin** *s;* -s: in der Schleimhaut des Darms gebildete Substanz, die die Blutgefäße erweitert und den Blutdruck senkt

vaso|gen [zu ↑Vas u. ↑...gen]: von Blutgefäßen ausgehend; z.B. vasogene Blutung

Vaso|gra|fie [↑Vas und ↑...grafie] *w;* -, ...ien: veralt. für: röntgenografische Darstellung von Blutgefäßen nach Verabreichung eines Kontrastmittels; vgl. Angiografie

Vaso|kon|striktion [↑Vas u. ↑Konstriktion] *w;* -, -en: Gefäßverengerung, -zusammenziehung durch Kontraktion der glatten Gefäßmuskulatur (meist unter dem Einfluss des ↑Nervus vagus). **Vaso|kon|striktivum** *s;* -s, ...va: gefäßverengerndes Arzneimittel. **Vaso|kon|striktor** [↑Konstriktor] *m;* -s,

...toren: **1)** gefäßverengernder Nerv. **2)** Substanz, die gefäßverengend wirkt (z. B. körpereigenes Hormon oder Medikament)

vaso|labil [↑Vas u. ↑labil]: von bes. ausgeprägter Reaktionsbereitschaft im Sinne einer überschießenden Reaktion der Gefäßbahn bzw. des Vasomotorenzentrums

Vaso|ligatur [↑Vas u. ↑Ligatur] *w;* -, -en: operative Unterbindung von Blutgefäßen

Vaso|motion [zu ↑Vas u. lat. *movere, motum* = bewegen] *w;* -, -en: Gefäßbewegung, Dehnung bzw. Erweiterung sowie Zusammenziehung der Gefäßwandungen infolge Einwirkung der Gefäßnerven auf die Gefäßmuskulatur. **Vaso|motoren** *Pl.:* Gefäßnerven, die der glatten Gefäßmuskulatur Impulse zuführen und die Weite der [Blut]gefäße regulieren (sie gehören dem vegetativen Nervensystem an). **vaso|motorisch,** in fachspr. Fügungen: **vaso|motoricus, ...ca, ...cum:** auf die Gefäßnerven bezüglich; von den Gefäßnerven gesteuert, durch sie ausgelöst

Vaso|neu|rose [↑Vas u. ↑Neurose] *w;* -, -n: »Gefäßneurose«, vasomotorische Übererregbarkeit, z. B. bei vegetativer Dystonie (geht mit Erröten und Erblassen, Kopfschmerzen und Migräne einher)

Vaso|ok|klusion [↑Vas u. ↑Okklusion] *w;* -, -en: Embolisation einer Arterie oder Vene zur Behandlung von Blutungen

Vaso|pa|thie [↑Vas u. ↑...pathie] *w;* -, ...ien: allg. Bez. für funktionelle Gefäßstörungen

Vaso|plegie [zu ↑Vas u. gr. *πληγή* = Schlag] *w;* -, ...ien: Gefäßlähmung, Ausfall der Gefäßfunktion infolge Lähmung der Gefäßnerven (z. B. bei schwerem Schock, Verbrennungen)

Vaso|pressin [zu ↑Vas u. lat. *premere, pressum* = drücken, pressen] *s;* -s: Hormon des Hypophysenhinterlappens von blutdrucksteigernder Wirkung; auch: antidiuretisches Hormon. **vaso|pressorisch:** Blutgefäße verengend, blutdrucksteigernd

Vaso|pro|tektion [zu ↑Vas u. lat. *protegere, protectum* = bedecken, beschützen] *w;* -: Steigerung der Blutgefäßleistung durch Medikamente. **vaso|pro|tektiv** [...ti:f]: die Blutgefäßleistung steigernd (von Medikamenten gesagt)

Vaso|re|sektion [↑Vas u. ↑Resektion] *w;* -, -en: **1)** operative Entfernung eines Stückes des Samenleiters des Mannes (z. B. zur Sterilisation). **2)** operative Entfernung eines Teils eines Blutgefäßes

Vaso|sklerose [↑Vas u. ↑Sklerose] *w;* -, -n: Blutgefäßsklerose

Vaso|spasmus [↑Vas u. ↑Spasmus] *m;* -, ...men: »Gefäßkrampf«, krampfartige Zusammenziehung eines Blutgefäßes, z. B. bei Angina pectoris. **vaso|spastisch:** mit Vasospasmen verbunden

Vaso|tomie [↑Vas (in der Fügung ↑Vas deferens) u. ↑...tomie] *w;* -, ...ien: **1)** operative Eröffnung oder Durchtrennung eines Blutgefäßes. **2)** operative Eröffnung und Durchtrennung des Samenleiters

vaso|trop [↑Vas u. ↑...trop]: bes. stark auf die Blutgefäße einwirkend (von Arzneimitteln gesagt)

vaso|vagal [zu ↑Vas u. ↑Vagus]: Blutgefäße und den ↑Nervus vagus betreffend (z. B. vasovagale Synkope)

vastus, ...ta, ...tum [aus lat. *vastus* = verwüstet; leer; ungeheuer groß]: sehr groß; z. B. ↑Musculus vastus medialis (Anat.)

Vater-Pacini-Körperchen [...paˈtʃiːni...; nach dem dt. Anatomen Abraham Vater, 1684–1751, u. dem ital. Anatomen Filippo Pacini 1812–1883] *Pl.:* = Corpuscula lamellosa. **Vater-Papille** = Papilla duodeni major

Vaterschafts|test: Identifizierung des Vaters eines Kindes durch den Vergleich des ↑genetischen Fingerabdrucks vom potenziellen Vater, der Mutter und des Kindes

VBI: Abk. für *v*ertebro*b*asiläre *I*nsuffizienz

VDRL: Abk. für (engl.) *v*eneral *d*isease *r*esearch *l*aboratory

VE: Abk. für ↑Voegtlin-Einheit

vegan [engl. *vegan,* zu *vegetable* = pflanzlich]: nach den Regeln des Veganismus. **Veganer** *m;* -s, -, **Veganerin** *w;* -, -nen: streng vegetarische Person, die auf tierische Produkte in jeder Form verzichtet. **Veganismus** *m;* -: ausschließliche Ernährung von Pflanzenkost

Vegetabilien [...iən; zu lat. *vegetare* = in Bewegung setzen; beleben] *Pl.:* pflanzliche Nahrungsmittel

vegetans [zu lat. *vegetare* = in Bewegung setzen; beleben]: wuchernd; z. B. in der Fügung ↑Dyskeratosis follicularis vegetans

Vegetarier *m;* -s, -, **Vegetarierin** *w;* -, -nen [nach gleichbed. engl. *vegetarian* gebildet]: Person, die sich vorwiegend oder ausschließlich von pflanzlichen Lebensmitteln ernährt. **Vegetarismus** *m;* -: Ernährung ausschließlich von Pflanzenkost, meist aber ergänzt durch Eier und Milchprodukte

Vegetation [aus mlat. *vegetatio* = Grünung, zu lat. *vegetare* = in Bewegung setzen; beleben] *w;* -, -en: **1)** Wucherung des lymphatischen Gewebes (Med.). **2)** Gesamtheit des Pflanzenbestandes einer bestimmten Gegend (Bot.)

vegetativ [...ti:f], in fachspr. Fügungen: **vegetativus, ...va, ...vum** [...i:v...; zu lat. *vegetare* = in Bewegung setzen; beleben]: das autonome Nervensystem und seine Funktion betreffend. **vegetative Dys|tonie:** multifaktoriell bedingte Störung oder Dysregulation des vegetativen Nervensystems. **vegetatives Nerven|system,** auch: **Vegetativum** *s;* -s, ...va: Eingeweidenervensystem, autonomes, gegenüber dem Zentralnervensystem selbstständiges Nervensystem mit weit verzweigtem Geflechtwerk aus markarmen Nervenfasern und zahlreichen Ganglienzellen (innerviert die Muskulatur der Eingeweide, Sinnesorgane, Drüsen, Blutgefäße, des Herzens und der Geschlechtsorgane, reguliert die Organ- und Stoffwechselfunktionen; es besteht aus dem ↑Sympathikus und aus dem ↑Parasympathikus)

VEGF: Abk. für (engl.) *v*ascular *e*ndothelial *g*rowth *f*actor; vaskulärer endothelialer Wachtumsfaktor

Vehikel [aus lat. *vehiculum* = Transportmittel;

Fahrzeug] *s;* -s, -, in fachspr. Fügungen: **Vehiculum,** *Pl.:* ...la: Trägersubstanz für die Wirkstoffe einer Arzneizubereitung

Veillonella [vɛ'jon...; nach dem frz. Bakteriologen Adrien Veillon, 1864–1931] *w;* -, (Arten:) ...llae: Gattung gramnegativer, unbeweglicher, anaerober Diplokokken

Veit-Smellie-Handgriff [...'smɛlɪ...; nach dem dt. Gynäkologen G. A. C. von Veit, 1824–1903, u. dem engl. Geburtshelfer W. Smellie, 1697–1763]: Handgriff zur Entwicklung des kindlichen Kopfes bei Beckenendlage: Mit einer Hand werden hakenförmig die Schultern des Kindes gefasst, der 2. Finger der anderen geht in den Mund des Kindes ein u. gibt dem Kopf des Kindes die gewünschte Einstellung u. Haltung

Veitstanz vgl. Chorea

Vektor [zu lat. *vehere, vectum* = tragen; fahren] *m;* -s, ...toren: **1)** gerichtete Größe (Phys.). **2)** Transportsystem (in der Gentechnik). **3)** Überträger von Krankheitserregern (z. B. Zecken, Stechmücken)

Vektor|impfstoff: Vakzine, bei der die Informationen des Krankheitserregers (↑Antigen) in der Hülle eines harmlosen Virus (Vektor) enthalten sind

Vektor|kardio|graf: elektronisches Gerät zur Messung und Aufzeichnung der Veränderungen der Stärke und Richtung der Aktionsströme der Herzmuskelfasern während der Herzaktion. **Vektorkardio|gra|fie:** Aufzeichnung der Veränderungen der Stärke und Richtung der Aktionsströme der Herzmuskelfasern während des zeitlichen Ablaufs der Herzaktion mithilfe des Vektorkardiografen (sie ermöglicht neben der Beurteilung der Herztätigkeit auch die Erfassung der Herzmaße und der Lage des Herzens im Körper)

vel [aus gleichbed. lat. *vel*]: Konjunktion mit der Bedeutung »oder«

velamentös, in fachspr. Fügungen: **velamentosus, ...sa, ...sum** [zu lat. *velamentum* = Hülle, Bedeckung]: mit Haut umhüllt, mit Gewebe umgeben; z. B. in der Fügung ↑Insertio velamentosa

Vellus [aus lat. *vellus* = Wolle; Pelz] *s;* -, Vellera: **1)** »Vlies«, weiße Substanz, die den ↑Nucleus dentatus des Kleinhirns fellartig umgibt (Anat.). **2)** feines, kurzes, wenig pigmentiertes Haar

Velpeau-Verband [vɛl'po:...; nach dem frz. Chirurgen A. A. L. M. Velpeau, 1795–1867]: Arm-Schulter-Verband bei Schlüsselbeinbruch (der/die Verletzte hält den Arm der verletzten Seite vor die Brust und fasst mit der Hand die gegenüberliegende Schulter; in dieser Stellung werden Bindentouren angelegt)

Velum [aus lat. *velum,* Gen.: *veli* = Segel] *s;* -s, Vela: »Segel«, segelförmiges Gebilde oder Organ im Körper (Anat.). **Velum medullare anterius** = Velum medullare superius. **Velum medullare inferius:** Marklamelle im oberen Teil des unteren Rautengrubendaches. **Velum medullare posterius** = Velum medullare inferius. **Velum medullare superius:** Marklamelle zwischen rechtem und linkem Verbindungsstiel vom Kleinhirn zum Hirnstamm. **Velum palatinum:** »Gaumensegel«, vgl. Palatum molle. **Velum semi|lunare dex|trum (valvulae aortae)** = Valvula semilunaris posterior. **Velum semi|lunare dex|trum (valvulae arteriae pulmonalis)** = Valvula semilunaris dextra (trunci pulmonalis). **Velum semi|lunare dorsale (valvulae arteriae pulmonalis)** = Valvula semilunaris sinistra (trunci pulmonalis). **Velum semi|lunare sinistrum (valvulae aortae)** = Valvula semilunaris sinistra (aortae). **Velum semi|lunare sinist|rum (valvulae arteriae pulmonalis)** = Valvula semilunaris anterior (trunci pulmonalis). **Velum semilunare ven|trale (valvulae aortae)** = Valvula semilunaris dextra (aortae)

Vena vgl. Vene

Venae sectio *w;* - -, - ...io|nes: operative Freilegung und Eröffnung einer oberflächlich gelegenen Vene zur Vornahme einer Infusion, ↑Transfusion oder Blutentnahme

Vene [aus lat. *vena,* Gen.: *venae* = Blutader] *w;* -, -n, in fachspr. Fügungen: **Vena,** *Pl.:* Venae: Blutader, Bezeichnung für diejenigen Blutgefäße, die (mit Ausnahme der vier Lungenvenen) im Gegensatz zu den Arterien sauerstoffarmes, verbrauchtes Blut von den Körperorganen u. der Körperperipherie zum Herzen zurückleiten (Abk. für die lat. Formen: V., *Pl.:* Vv.). **Venae ad|umbilicales** *Pl.:* = Venae paraumbilicales. **Venae anales** *Pl.:* = Venae rectales inferiores. **Vena ana|stomotica inferior:** Verbindungsvene zwischen ↑Vena cerebri media superficialis und ↑Sinus transversus. **Vena anastomotica superior:** Verbindungsvene zwischen ↑Vena cerebri media superficialis und ↑Sinus sagittalis superior. **Vena an|gularis:** das kurze Anfangsstück der Gesichtsvene im inneren Augenwinkel (entsteht aus der Vereinigung von ↑Vena supratrochlearis und ↑Vena supraorbitalis, die von der Stirn zum Nasenrücken ziehen). **Venae anonymae dex|tra et sinist|ra** *Pl.:* = Venae brachiocephalicae (dextra et sinistra). **Vena appendicularis:** vom Wurmfortsatz des Blinddarms zur ↑Vena ileocolica verlaufende Blutader. **Vena aquae|ductus vestibuli:** vom Innenohr durch den ↑Aquaeductus vestibuli des Felsenbeins zum unteren Felsenbeinblutleiter führende kleine Vene. **Venae arci|formes (renis)** *Pl.:* = Venae arcuatae (renis). **Venae arcua|tae (renis)** *Pl.:* bogenförmige, an der Grenze zwischen Mark und Nierenrinde gelegene Blutadern, in die die ↑Venulae rectae aus dem Nierenmark und die ↑Venae interlobulares aus der Nierenrinde münden (sie leiten das venöse Blut weiter in die ↑Venae interlobares). **Venae articulares mandibulae** *Pl.:* = Venae articulares temporomandibulares. **Venae articulares temporo|mandibulares** *Pl.:* kleine Blutadern, die vom Venengeflecht am Unterkiefergelenk zur ↑Vena retromandibularis führen. **Venae atria|les** *Pl.:* aus der Wand des Herzvorhofs kommende Venenäste. **Venae atrio|ven|triculares** *Pl.:* aus dem Gebiet zwischen Herzvorhof und Herzkammer kommende Venenäste. **Venae au|ditivae internae** *Pl.:* = Venae labyrinthi. **Venae au|riculares anteriores** *Pl.:* vom vorderen Teil der Ohrmuschel und vom Gehörgang zu den oberflächlichen Schläfenvenen verlaufende kleine Blutadern. **Vena au|ricularis posterior:** Blutader aus einem oberflächlichen Venengeflecht hinter dem Ohr (vereinigt sich mit der ↑ Vena retromandibularis zur äußeren Halsvene). **Vena axillaris:** »Achselvene«, starke Blutader, die aus der Vereinigung der ↑ Vena basilica mit den Armvenen entsteht (sie verläuft über der Achselhöhle bis zur ersten Rippe; von da an heißt sie Schlüsselbeinvene). **Vena azygos:** an der Innenseite des Rumpfes rechts neben der Wirbelsäule nach oben führende Blutader (entspringt aus der rechten aufsteigenden Lendenvene, die Querverbindungen zur unteren Hohlvene besitzt, und mündet in die obere Hohlvene). **Vena basalis (cere|bri):** Blutader an der Unterseite des Gehirns (mündet in die große Hirnvene). **Vena basalis communis (dex|tra):** der aus der Vereinigung von oberer und unterer Lungengrundvene entstehende kurze Stamm, der in die rechte untere Lungenvene mündet. **Vena basalis communis (sinist|ra):** der aus der Vereinigung von oberer und unterer Lungengrundvene entstehende kurze Stamm, der in die linke untere Lungenvene mündet. **Vena basalis inferior (dex|tra):** die vom hinteren unteren Segment der rechten Lunge kommende rechte untere Lungengrundvene. **Vena basalis inferior (sinist|ra):** die vom hinteren unteren Segment der linken Lunge kommende linke untere Lungengrundvene. **Vena basalis superior (dex|tra):** die vom vorderen und seitlichen unteren Segment der rechten Lunge kommende rechte obere Lungengrundvene. **Vena basalis superior (sinist|ra):** die vom vorderen und seitlichen unteren Segment der linken Lunge kommende linke obere Lungengrundvene. **Vena basilica:** oberflächlich gelegene lange Blutader, die von der Rückseite des Handgelenks an der Innenseite des Unterarms zur Beugeseite des Unterarms und Oberarms verläuft und sich vor der Achselhöhle mit den tiefer gelegenen Armvenen zur Achselvene vereinigt. **Venae basi|verte|brales** *Pl.:* venöse Blutleiter in der porösen Substanz der Wirbelkörper, durch die das Venengeflecht des Wirbelkanals mit dem Venengeflecht vor der Wirbelsäule in Verbindung steht. **Venae bra|chia|les** *Pl.:* »Oberarmvenen«, Blutadern, die vom Ellbogen an die Ellen- und Speichenvenen fortsetzen, neben der Oberarmschlagader verlaufen und sich vor der Achselhöhle mit der ↑ Vena basilica zur Achselvene vereinigen. **Venae bra|chiocephalicae (dex|tra et sinist|ra)** *Pl.:* die beiden kurzen, starken Venenstämme, die aus der Vereinigung der vom Hals kommenden inneren Drosselvene mit der Schlüsselbeinvene entstehen und sich ihrerseits zur oberen Hohlvene vereinigen. **Venae bron|chia|les** *Pl.:* von den kleineren Luftröhrenästen zu den ↑ Venae brachiocephalicae, der ↑ Vena azygos und der ↑ Vena hemiazygos ziehende kleine Blutadern. **Vena bulbi penis:** beim Mann an der Wurzel des Gliedes vom verdickten hinteren Ende des Harnröhrenschwellkörpers zur ↑ Vena pudenda interna verlaufende Blutader (sie entspricht der ↑ Vena bulbi vestibuli der Frau). **Vena bulbi vestibuli:** bei der Frau vom Schwellkörper des Scheidenvorhofs zur ↑ Vena pudenda interna verlaufende Blutader (sie entspricht der ↑ Vena bulbi penis des Mannes). **Vena canaliculi coch|leae:** kleine Blutader, die von der Schnecke des Innenohrs in einem knöchernen Kanälchen zum Anfangsteil der inneren Halsvene verläuft. **Vena canaliculi vestibuli** = Vena aquaeductus vestibuli. **Vena canalis pterygo|idei** [- - ...de-ı]: vom Rachengewölbe u. von der Ohrtrompete gemeinsam mit der gleichnamigen Schlagader durch den Flügelbeinkanal verlaufende Blutader, die in das Venengeflecht am Flügelbeinfortsatz des Keilbeins mündet. **Vena cava inferior:** untere Hohlvene (entsteht aus der Vereinigung der rechten und linken gemeinsamen Hüftvene, verläuft neben der Bauchschlagader aufwärts zum rechten Herzvorhof). **Vena cava superior:** obere Hohlvene, der aus der Vereinigung der beiden ↑ Venae brachiocephalicae hervorgehende Venenstamm, der von der Vereinigungsstelle abwärts direkt in den rechten Herzvorhof führt und Blut aus Kopf, Hals, Armen und Brust zum Herzen leitet. **Venae cavernosae (penis)** *Pl.:* Blutadern, die von den Schwellkörpern des männlichen Gliedes zu den Venen auf der Oberseite und im Innern des Gliedes verlaufen. **Vena cen|tralis (glandulae su|pra|renalis):** Hauptvene, zu der sich die Blutadern in der Nebenniere vereinigen (setzt sich außerhalb der Nebenniere in der Nebennierenvene fort). **Venae cen|trales (hepatis)** [↑ Hepar] *Pl.:* kleine Blutadern in der Mitte der Leberläppchen, die das venöse Blut aus den Haargefäßen der Leber sammeln und den Lebervenen zuführen. **Vena cen|tralis retinae:** »zentrale Netzhautvene« (sammelt die Blutäderchen der Netzhaut, verlässt den Augapfel mit dem Sehnerv u. mündet in die obere Augenvene). **Vena ce|phalica:** oberflächlich gelegene lange Blutader, die von der Rückseite des Handgelenks auf der Außenseite des Unterarms zur Beugerseite des Unterarms und Oberarms verläuft und über der Achselhöhle in die Achselvene mündet. **Vena ce|phalica ac|cessoria:** oberflächlich gelegene Blutader, die von der Rückseite des Handgelenks allmählich nach innen zur Ellenbeuge verläuft, wo sie in die ↑ Vena cephalica mündet. **Venae cerebelli inferio|res** *Pl.:* »untere Kleinhirnvenen«, Blutadern, die von der Unterseite des Kleinhirns in den ↑ Sinus occipitalis, ↑ Sinus transversus, ↑ Sinus sigmoideus u. ↑ Sinus petrosus superior führen. **Venae cerebelli superio|res** *Pl.:* »obere Kleinhirnvenen«, Blutadern, die von der Oberseite des Kleinhirns zum ↑ Sinus rectus, ↑ Sinus transversus, ↑Sinus petrosus superior und zur großen Hirnvene führen. **Venae cere|bri** *Pl.:* »Hirnvenen«, an der Oberfläche, zum Teil auch in der Tiefe des Gehirns verlaufende dünnwandige und klappenlose Blutadern, die in die Blutleiter der harten Hirnhaut münden. **Vena cere|bri anterior:** »vordere Hirnvene«, an der Stirnseite und der Innenseite der Großhirnhälften die gleichnamige Hirnarterie begleitende Blutader, die in die ↑Vena basalis mündet. **Venae cere|bri inferio|res** *Pl.:* »untere Hirnvenen«, Blutadern, die von der Unterseite des Gehirns in den ↑Sinus cavernosus, ↑Sinus transversus und ↑Sinus petrosus superior führen. **Venae cere|bri internae** *Pl.:* »innere Hirnvenen«, die beiden über der dritten Hirnkammer verlaufenden Blutadern, deren Anfang ↑Vena thalamostriata heißt und die sich zur großen Hirnvene vereinigen. **Vena cere|bri ma|gna:** »große Hirnvene«, kurze, starke Blutader, die aus der Vereinigung der beiden inneren Hirnvenen entsteht und in den ↑Sinus rectus mündet. **Vena cere|bri media profunda:** Blutader, die in der Tiefe der Seitenfurche der Großhirnhälften verläuft (mündet in die ↑Vena basalis). **Vena cere|bri media super|ficia|lis:** Blutader, die etwa in der Mitte der Außenseite der Großhirnhälften waagrecht nach vorn verläuft und dann zum ↑Sinus cavernosus abbiegt. **Venae cerebri superio|res** *Pl.:* »obere Hirnvenen«, etwa 12 bis 15 große Blutadern, die in den Furchen der Großhirnhälften aufwärts zum Scheitel ziehen u. in den ↑Sinus sagittalis superior einmünden. **Vena cervicalis pro|funda:** Blutader, die vom Hinterhaupt durch die tiefe Nackenmuskulatur abwärtszieht (vereinigt sich vor der Einmündung in die ↑Vena brachiocephalica meist mit der schwächeren ↑Vena vertebralis). **Vena chorio|idea:** vom ↑Plexus chorioideus der seitlichen Hirnkammern zur inneren Hirnvene führende Blutader. **Venae chorioideae majores** *Pl.:* = Venae vorticosae. **Venae chorio|ideae minores** *Pl.:* = Venae ciliares. **Venae chorio|ideae oculi** *Pl.:* = Venae vorticosae. **Venae cilia|res** *Pl.:* Blutadern, die im Innern des Augapfels im ↑Corpus ciliare entspringen, durch die Lederhaut nach außen dringen u. teils in die Venen der Augenmuskulatur, teils in die obere Augenvene münden. **Venae circum|flexae femoris fibulares** [↑Femur] *Pl.:* = Venae circumflexae femoris laterales. **Venae circum|flexae femoris laterales** [↑Femur] *Pl.:* Blutadern, die zwischen den Muskeln von der Außenseite des Oberschenkels im Bogen nach vorn zur tiefen Oberschenkelvene verlaufen. **Venae circum|flexae femoris media|les** [↑Femur] *Pl.:* Blutadern, die zwischen den Muskeln von der Innenseite des Oberschenkels im Bogen nach vorn zur tiefen Oberschenkelvene verlaufen. **Venae circum|flexae femoris tibiales** [↑Femur] *Pl.:* = Venae circumflexae femoris mediales. **Vena circum|flexa ilium pro|funda** [↑Ile]: tief gelegene, von hinten seitlich im Bogen zur inneren Hüftvene verlaufende Blutader. **Vena circum|flexa ilium super|ficialis** [↑Ile]: oberflächlich gelegene, von hinten seitlich im Bogen zur Oberschenkelvene verlaufende Hüftvene. **Vena colica dex|tra:** Blutader, die von dem auf der rechten Seite der Bauchhöhle gelegenen aufsteigenden Teil des Grimmdarms zur oberen Eingeweidevene verläuft. **Vena colica media:** Blutader, die vom mittleren, quer liegenden Teil des Grimmdarms zur oberen Eingeweidevene verläuft. **Vena colica sinist|ra:** Blutader, die von dem auf der linken Seite der Bauchhöhle gelegenen absteigenden Teil des Grimmdarms zur unteren Eingeweidevene verläuft. **Vena comitans:** »Begleitvene«, Vene, die dem Verlauf einer Schlagader folgt. **Venae comitantes arteriae bra|chia|lis** *Pl.:* = Venae brachiales. **Venae comitantes arteriae radia|lis** *Pl.:* = Venae radiales. **Venae comitantes arteriae ulnaris** *Pl.:* = Venae ulnares. **Vena comitans nervi hypo|glossi:** Begleitvene des Zungennervs (entsteht aus ↑Vena sublingualis und ↑Vena profunda linguae und mündet in die Zungenvene). **Venae con|junctivales** *Pl.:* kleine Blutadern der Augenbindehaut, die in die obere Augenvene münden. **Venae cordis** [↑Cor] *Pl.:* die Venen der Herzwand, die teils direkt ins Herz, teils über den ↑Sinus coronarius in den rechten Herzvorhof münden. **Venae cordis anterio|res** [↑Cor] *Pl.:* kleine Venen an der Vorderwand der rechten Herzkammer. **Vena cordis ma|gna** [↑Cor]: »große Herzvene«, die Blut von der Vorderwand der rechten und linken Herzkammer dem ↑Sinus coronarius zuführt. **Vena cordis media** [↑Cor]: die auf der Rückseite des Herzens an der Grenze zwischen rechter u. linker Herzkammer nach oben ziehende Vene, die Blut von der Rückwand der beiden Herzkammern zum ↑Sinus coronarius führt. **Venae cordis minimae** [↑Cor] *Pl.:* sehr kleine Venen der Herzmuskulatur, die direkt in die Herzkammern und Herzvorhöfe münden. **Vena cordis parva** [↑Cor]: kleine Vene an der Rückseite des Herzens an der Grenze zwischen rechtem Vorhof und rechter Herzkammer. **Venae cordis ventra|les** [↑Cor] *Pl.:* = Venae cordis anteriores. **Vena coronaria ven|triculi:** »Magenkranzvene«, ältere Sammelbez. für ↑Vena gastrica dextra et sinistra und ↑Vena praepylorica. **Venae corticales radia|tae** *Pl.:* = Venae interlobulares (renis). **Vena cutanea:** feine, in der Haut beginnende und zu den tiefer gelegenen Venen führende Blutader. **Vena cystica:** von der Gallenblase zum rechten Ast der Pfortader führende Vene. **Venae digitales dorsales pedis** [↑Pes] *Pl.:* kleine Blutadern des Zehenrückens (münden in die Venen des Mittelfußrückens). **Venae digitales palmares** *Pl.:* Blutadern auf der Beugeseite der Finger. **Venae digitales plantares** *Pl.:* kleine Blutadern an der Unterseite der Zehen (münden in die Mittelfußvenen der Fußsohle). **Venae digitales volares** *Pl.:* = Venae digitales palmares. **Venae di|ploi|cae** *Pl.:* die in der schwammartig porösen Mittelschicht der Schädelknochen verlaufenden Blutadern (mit Abflüssen sowohl zum

Schädelinnern als auch zu den Venen an der Außenseite des Schädels). **Vena dilploilca frontalis:** Blutader aus der porösen Mittelschicht des Stirnbeins (mündet im Schädelinnern in den ↑Sinus sagittalis superior und außen in die ↑Vena supraorbitalis oder in die ↑Vena supratrochlearis). **Vena dilploilca oclcipitalis:** Blutader aus der porösen Mittelschicht des Hinterhauptbeins (mündet im Schädelinnern in den ↑Sinus transversus oder außen in die Hinterhauptvene). **Vena dilploilca temporalis anterior:** Blutader aus der porösen Mittelschicht des vorderen Teils des Scheitelbeins (mündet im Schädelinnern in den ↑Sinus sphenoparietalis und außen in eine der tiefen Schläfenvenen). **Vena dilploilca temporalis posterior:** Vene aus der porösen Mittelschicht des Scheitelbeins (mündet hinter der Schläfe im Schädelinnern in den ↑Sinus transversus, außen in die ↑Vena auricularis posterior). **Vena dorsalis clitoridis profunda** [↑Klitoris]: die tiefer gelegene der drei Rückenvenen der Klitoris (mündet in das Venengeflecht an der Harnblase). **Venae dorsales clitoridis superlficiallles** [↑Klitoris] *Pl.:* die beiden oberen Rückenvenen der Klitoris, die in die ↑Vena pudenda externa münden. **Venae dorsales linlguae** *Pl.:* vom Zungenrücken zur Zungenvene führende Blutadern. **Vena dorsalis penis prolfunda:** die tiefer gelegene der drei Rückenvenen des männlichen Gliedes (mündet in das Venengeflecht an der Vorsteherdrüse). **Venae dorsales penis superlficiales** *Pl.:* die beiden oberen Rückenvenen des männlichen Gliedes, die in die ↑Vena pudenda externa münden. **Vena dorsalis venltriculi (cordis) sinistlri** [↑Cor]: = Vena posterior ventriculi sinistri (cordis). **Venae emissariae** *Pl.:* kleine, klappenlose Blutadern, die durch Öffnungen der Hirnschale hindurch Verbindungen zwischen den Blutleitern der harten Hirnhaut und den auf der Außenseite des Schädels gelegenen Venen herstellen und vorwiegend dem Abfluss venösen Blutes aus dem Schädelinnern dienen. **Vena emissaria condylaris:** Verbindungsvene, die vom ↑Sinus sigmoideus durch einen kurzen Kanal im Gelenkfortsatz des Hinterhauptbeins zur ↑Vena vertebralis führt. **Vena emissaria mastolidea:** Verbindungsvene, die vom ↑Sinus sigmoideus durch eine Öffnung im Warzenfortsatz des Schläfenbeins zur Hinterhauptvene führt. **Vena emissaria oclcipitalis:** Verbindungsvene, die vom ↑Confluens sinuum durch eine Öffnung des Hinterhauptbeins zur Hinterhauptvene führt. **Vena emissaria parieltalis:** Verbindungsvene, die vom ↑Sinus sagittalis superior durch eine Öffnung im Scheitelbein zu einer der an den Seiten des Scheitelbeins beginnenden Schläfenbeinvenen führt. **Venae enlcelphali** *Pl.:* = Venae cerebri. **Vena epilgastlrica inferior:** Blutader, die von der Innenseite der vorderen Bauchwand zur äußeren Hüftvene verläuft. **Vena epigastlrica superlficiallis:** Blutader, die von den äußeren Schichten der Bauchwand abwärts zur Oberschenkelvene zieht. **Venae epilgastlricae superiolres** *Pl.:* aus dem oberen Bauchraum zu den ↑Venae thoracicae internae führende Blutadern. **Venae epilsclerales** *Pl.:* auf der Lederhaut des Augapfels gelegene Blutäderchen, die in die ↑Venae ciliares und ↑Venae vorticosae münden. **Venae ethlmolidales** *Pl.:* Blutadern, die von den Siebbeinzellen zur oberen Augenvene ziehen. **Vena faciallis:** »Gesichtsvene«, Fortsetzung der im inneren Augenwinkel beginnenden ↑Vena angularis (führt schräg abwärts zur inneren Halsvene). **Vena faciallis posterior** = Vena retromandibularis. **Vena faciei prolfunda** [↑Facies]: »tiefe Gesichtsvene«, Blutader, die vom Venengeflecht am Flügelbeinfortsatz des Keilbeins zur Gesichtsvene führt. **Vena femoralis:** »Oberschenkelvene«, Blutader, die an der Innenseite des Oberschenkels zwischen der Muskulatur aufwärts zur Leistengegend verläuft und sich jenseits des Leistenbandes in der äußeren Hüftvene fortsetzt. **Venae fibulares** *Pl.:* = Venae peronaeae. **Venae frontales** *Pl.:* = Venae supratrochleares. **Venae gastlricae breves** *Pl.:* kurze Blutadern, die vom Magengrund zur Milzvene ziehen. **Vena gastlrica dexltra:** Blutader, die entlang der kleinen ↑Kurvatur des Magens nach rechts zieht und in die Pfortader mündet. **Vena gastlrica sinistlra:** Blutader, die entlang der kleinen ↑Kurvatur des Magens nach links zieht und in die Pfortader mündet. **Vena gastlrolepilploilca dexltra:** Blutader, die am großen Netz entlang der großen ↑Kurvatur des Magens nach rechts verläuft und in die obere Eingeweidevene mündet. **Vena gastlroepilploilca sinistlra:** Vene, die am großen Netz entlang der großen ↑Kurvatur des Magens nach links verläuft und in die Milzvene mündet. **Venae genus** [↑Genu] *Pl.:* kleine Blutadern, die vom Knie zur Kniekehle ziehen und dort in die Knievene münden. **Venae glutaelae inferiolres** *Pl.:* Blutadern, die von der Gesäßmuskulatur unterhalb des ↑Musculus piriformis zur inneren Hüftvene ziehen. **Venae glutaelae superiolres** *Pl.:* Blutadern, die von der Gesäßmuskulatur oberhalb des ↑Musculus piriformis zur inneren Hüftvene ziehen. **Venae haelmorlrholidales inferiolres** *Pl.:* = Venae rectales inferiores. **Vena haelmorlrholidalis media** = Venae rectales mediae. **Vena haelmorlrholidalis superior** = Vena rectalis superior. **Vena hemilazygos:** an der Innenseite des Rumpfes links neben der Wirbelsäule nach oben führende Blutader (entspringt aus der linken aufsteigenden Lendenvene, die Querverbindungen zur unteren Hohlvene besitzt; vereinigt sich in der Höhe des achten Brustwirbels mit der von oben kommenden ↑Vena hemiazygos accessoria, überquert die Wirbelsäule und mündet in die ↑Vena azygos). **Vena hemiazygos aclcessoria:** auf der Innenseite des Rumpfes links neben der Wirbelsäule abwärtsverlaufende Vene (beginnt unterhalb der linken Schlüsselbeinvene, mit der sie Verbindung haben kann, und vereinigt sich in Höhe des achten Brustwirbels mit der von unten kommenden ↑Vena hemiazygos, überquert die Wirbelsäule und mündet in die ↑Vena azygos). **Venae hepaticae** *Pl.:* »Lebervenen«, größere und kleinere Blutadern der Leber, die sich zu größeren Gefäßen vereinigen und in die untere Hohlvene münden (sie leiten das der Leber von der Pfortader zugeführte venöse Blut u. das von der Leberschlagader zugeführte arterielle Blut über die untere Hohlvene zum rechten Herzvorhof ab). **Vena hypo|gast|rica** = Vena iliaca interna. **Vena ileo|colica:** aus der Gegend am Krummdarm, Blinddarm und aufsteigenden Grimmdarm zur oberen Eingeweidevene ziehende Blutader. **Vena ilia|ca communis:** »gemeinsame Hüftvene«, kurzer, starker Venenstamm, der durch die Vereinigung der äußeren und inneren Hüftvene einer Körperseite entsteht (beide Stämme bilden gemeinsam die untere Hohlvene). **Vena ilia|ca ex|terna:** »äußere Hüftvene«, Fortsetzung der Oberschenkelvene (vereinigt sich mit der inneren Hüftvene zur gemeinsamen Hüftvene). **Vena ilia|ca interna:** »innere Hüftvene«, Blutader, deren Einzugsgebiet in den Beckeneingeweiden und der Dammgegend liegt (vereinigt sich mit der äußeren Hüftvene zur gemeinsamen Hüftvene). **Vena ilio|lumbalis:** Blutader, deren Einzugsgebiet im Hüft- und Lendengebiet liegt (sie mündet in die innere Hüftvene oder in die gemeinsame Hüftvene; gelegentlich gabelt sie sich und mündet in beide). **Venae intercapitulares** *Pl.:* zwischen den Köpfchen der Mittelhandknochen verlaufende Verbindungsvenen zwischen den Blutadern des Handrückens und der Handfläche. **Venae inter|costales anterio|res** *Pl.:* je zwölf aus den Zwischenrippenräumen beider Seiten nach vorn zu den ↑Venae thoracicae internae führende Blutadern. **Venae inter|costales posterio|res** *Pl.:* aus dem vierten bis elften Zwischenrippenraum nach hinten zur Wirbelsäule ziehende Blutadern, die auf der rechten Seite in die ↑Vena azygos, auf der linken Seite in die ↑Vena hemiazygos bzw. ↑Vena hemiazygos accessoria münden. **Vena inter|costalis superior dex|tra:** Blutader, die in der Regel aus der Vereinigung des zweit- und drittobersten der Blutgefäße entsteht, die aus den Zwischenrippenräumen der rechten Körperseite nach hinten zur Wirbelsäule führen (mündet in die ↑Vena azygos). **Vena inter|costalis superior sinis|tra:** Blutader, die in der Regel aus der Vereinigung des zweit- und drittobersten der Blutgefäße entsteht, die aus den Zwischenrippenräumen der linken Körperseite nach hinten zur Wirbelsäule führen (mündet in die linke ↑Vena brachiocephalica). **Vena inter|costalis su|prema:** die oberste der aus den Zwischenrippenräumen nach hinten führenden Blutadern (verläuft oberhalb der Lungenspitzen zur Wirbelsäule und mündet meist in die rechte bzw. linke ↑Vena brachiocephalica, links auch in die ↑Vena azygos). **Venae inter|lobares (renis)** *Pl.:* Blutadern der Nierenläppchen, die das venöse Blut aus den ↑Venae arcuatae sammeln und in die beiden Nierenvenen ableiten. **Venae inter|lobulares (hepatis)** [↑Hepar] *Pl.:* Verzweigungen der Pfortader zwischen den Leberläppchen (führen das nährstoffhaltige venöse Blut der Pfortader den Haargefäßen der Leberläppchen zu). **Venae inter|lobulares (renis)** [↑Ren] *Pl.:* aus den ↑Venulae stellatae und direkt aus den Haargefäßen der Nierenrinde entspringende feine Blutadern der Nierenläppchen, die in die bogenförmigen, an der Grenze zwischen Nierenmark und Nierenrinde gelegenen ↑Venae arcuatae münden. **Vena inter|ven|tricularis dorsalis cordis** [↑Cor]: = Vena cordis media. **Vena inter|verte|bralis:** eine der durch die Zwischenwirbellöcher aus der Wirbelsäule austretenden Blutadern, die vom Venengeflecht des Rückenmarks zu den örtlichen Venen ableiten. **Venae intestinales** *Pl.:* = Venae jejunales et ilei. **Venae jejunales et ilei** [- - - iːle-ɪ] *Pl.:* von Leerdarm und Krummdarm zur oberen Eingeweidevene verlaufende Blutadern. **Vena jugularis anterior:** »vordere Halsvene« (beginnt unter dem Kinn, verläuft am Hals abwärts und mündet meist in den untersten Abschnitt der äußeren Halsvene, sonst in die Schlüsselbeinvene oder in die ↑Vena brachiocephalica). **Vena jugularis ex|terna:** »äußere Halsvene«, »äußere Drosselvene« (entsteht aus der Vereinigung der ↑Vena auricularis posterior mit der ↑Vena retromandibularis). **Vena jugularis interna:** »innere Halsvene«, »innere Drosselvene« (bildet die Fortsetzung des im Schädelinneren gelegenen ↑Sinus sigmoideus, verläuft von der Durchtrittsstelle durch die Schädelbasis in der Tiefe des Halses abwärts und vereinigt sich mit der Schlüsselbeinvene zur ↑Vena brachiocephalica). **Vena jugularis super|ficia|lis dorsalis** = Vena jugularis externa. **Vena jugularis super|ficia|lis ven|tralis** = Vena jugularis anterior. **Venae labiales anteriores (pudendi)** *Pl.:* bei der Frau von den großen Schamlippen zur ↑Vena pudenda externa verlaufende Blutadern (sie entsprechen den ↑Venae scrotales anteriores des Mannes). **Venae labia|les inferio|res** *Pl.:* »Unterlippenvenen«, Blutadern, die von der Unterlippe zur Gesichtsvene führen. **Vena labia|lis mandibularis** = Venae labiales inferiores. **Vena labia|lis maxillaris** = Vena labialis superior. **Venae labia|les posterio|res (pudendi)** *Pl.:* bei der Frau von den Schamlippen zur ↑Vena pudenda interna verlaufende Blutadern (sie entsprechen den ↑Venae scrotales posteriores des Mannes). **Vena labialis superior:** »Oberlippenvene«, Blutader, die von der Oberlippe zur Gesichtsvene führt. **Venae labyrin|thi** *Pl.:* kleine Blutadern, die vom Labyrinth des Innenohrs zum ↑Sinus petrosus inferior verlaufen. **Vena la|crimalis:** Blutader, die von der Tränendrüse zur oberen Augenvene zieht. **Vena laryn|gea inferior:** vom Kehlkopf zum Venengeflecht unter der Schilddrüse ziehende Vene. **Vena laryn|gea superior:** vom Kehlkopf zur inneren Halsvene ziehende Blutader.

Vena lie|na̱lis [- lı-e...]: »Milzvene«, starke Blutader, die mit einigen Ästen aus der Milz entspringt und mehrere kleinere, vom Magen und der Bauchspeicheldrüse kommende Venen und die untere Eingeweidevene aufnimmt; sie vereinigt sich dann mit der oberen Eingeweidevene zur Pfortader. **Ve̱na lin|gua̱|lis:** »Zungenvene«, Blutader, deren Äste aus dem Zungengebiet kommen und die in die innere Halsvene mündet. **Ve̱na lo̱bi me̱dii** = Ramus lobi medii (pulmonis dextri). **Ve̱nae lumba̱les** *Pl.:* »Lendenvenen«, von den Seiten nach hinten zur Lendenwirbelsäule verlaufende Venen, von denen die beiden oberen jeder Seite in die aufsteigende Lendenvene, die beiden unteren jeder Seite in die untere Hohlvene münden. **Ve̱na lumba̱lis asce̱ndens:** »aufsteigende Lendenvene«, an der Innenwand des Rumpfes neben der Wirbelsäule aufsteigende Blutader, die sich rechts in der ↑Vena azygos, links in der ↑Vena hemiazygos fortsetzt (sie besitzt Querverbindungen zur unteren Hohlvene). **Ve̱na mamma̱ria inte̱rna** = Venae thoracicae internae. **Ve̱nae maxilla̱res** *Pl.:* »Oberkiefervenen«, Blutadern, die vom Venengeflecht am Flügelbeinfortsatz des Keilbeins zur Ohrspeicheldrüse ziehen und sich in dieser mit dem gemeinsamen Endstück der oberflächlichen Schläfenvenen zur ↑Vena retromandibularis vereinigen. **Ve̱na media̱na ante|bra̱|chii:** von der Unterseite des Handgelenks zwischen ↑Vena cephalica und ↑Vena basilica zur Ellenbeuge ziehende Blutader, die dort in eine dieser beiden Venen oder in deren Verbindungsvene mündet oder aber sich gabelt und einen Ast als ↑Vena mediana basilica zur ↑Vena basilica, den zweiten Ast als ↑Vena mediana cephalica zur ↑Vena cephalica entsendet. **Ve̱na media̱|na basi̱lica:** derjenige der beiden Äste, in die sich gelegentlich die ↑Vena mediana antebrachii vor der Ellenbeuge gabelt und der zur ↑Vena basilica führt. **Ve̱na media̱|na ce|pha̱lica:** derjenige der beiden Äste, in die sich gelegentlich die ↑Vena mediana antebrachii vor der Ellenbeuge gabelt und der zur ↑Vena cephalica führt. **Ve̱na media̱|na cu̱biti:** Verbindungsvene in der Ellenbeuge zwischen ↑Vena cephalica und ↑Vena basilica. **Ve̱nae media|stina̱les** *Pl.:* vom Mittelfell teils zu den beiden ↑Venae brachiocephalicae, teils zur ↑Vena azygos ziehende kleine Blutadern. **Ve̱nae menin|ge̱ae** *Pl.:* kleine Blutadern, die von der harten Hirnhaut zur inneren Halsvene ziehen. **Ve̱nae menin|ge̱ae me̱diae** *Pl.:* Blutadern, die von der harten Hirnhaut zum Venengeflecht am Flügelbeinfortsatz des Keilbeins ziehen. **Ve̱nae mes|en|cepha̱licae** *Pl.:* gemeinsame Bez. für die Mittelhirnvenen. **Ve̱na mes|ente̱rica infe̱rior:** »untere Eingeweidevene«, auf der linken Seite der Bauchhöhle aufsteigende Vene, deren Einzugsgebiet am absteigenden Teil und am s-förmigen Endstück des Grimmdarms sowie am anschließenden oberen Teil des Mastdarms liegt, ferner an der Bauchspeicheldrüse und an der linken Seite des Magens (mündet in die Milzvene). **Ve̱na mes|ente̱rica supe̱rior:** »obere Eingeweidevene«, auf der rechten Seite der Bauchhöhle aufsteigende Blutader, deren Einzugsgebiet am Zwölffingerdarm, Dünndarm, aufsteigenden und queren Teil des Grimmdarms, Pankreas und an der Magenunterseite liegt (sie bildet gemeinsam mit der Milzvene die Pfortader). **Ve̱nae meta|carpe̱ae dorsa̱les** *Pl.:* über den Mittelhandknochen liegende Blutadern des Handrückens. **Ve̱nae meta|carpe̱ae palma̱res** *Pl.:* unter den Mittelhandknochen liegende Blutadern der Handfläche. **Ve̱nae meta|carpe̱ae vola̱res** *Pl.:* ältere Bez. für ↑Venae metacarpeae palmares. **Ve̱nae meta|tarse̱ae dorsa̱les pe̱dis** [↑Pes] *Pl.:* Blutadern des Mittelfußrückens (sie sammeln das Blut aus den Venen der Zehenrücken und leiten es in den Venenbogen des Fußrückens). **Ve̱nae meta|tarse̱ae planta̱res** *Pl.:* Fußsohlenvenen im Bereich des Mittelfußes (sie sammeln das Blut aus den Venen der Unterseite der Zehen und leiten es in den Venenbogen der Fußsohle). **Ve̱nae mus|culo|phre̱nicae** *Pl.:* von der Muskulatur der Bauch- und Brustwand und vom Zwerchfell zu den ↑Venae thoracicae internae führende Blutadern. **Ve̱nae nasa̱les exte̱rnae** *Pl.:* »äußere Nasenvenen«, Venen, die von der Außenseite der Nase zur Gesichtsvene verlaufen. **Ve̱na naso|fronta̱lis:** über dem inneren Augenwinkel von der ↑Vena supraorbitalis abzweigende Blutader (führt über dem Augapfel in die Augenhöhle und setzt sich in der oberen Augenvene fort). **Ve̱na ob|li̱qua a̱trii sini̱st|ri:** kleine Vene, die auf der Rückwand des linken Herzvorhofs schräg abwärts zum ↑Sinus coronarius verläuft. **Ve̱nae ob|turato̱riae** *Pl.:* Venen, die vom Hüftgelenk und seiner Muskulatur durch die von Schambein und Sitzbein gebildete Öffnung des ↑Foramen obturatum in den Beckenraum eintreten und in die innere Hüftvene münden. **Ve̱na oc|cipita̱lis:** »Hinterhauptvene«, Blutader, die aus der Kopfhaut des Hinterhaupts zum Venengeflecht an der Unterseite des Hinterhaupts führt. **Ve̱nae oe|so|phage̱ae** *Pl.:* von der Speiseröhre teils zur linken ↑Vena brachiocephalica, teils zur ↑Vena azygos bzw. ↑Vena hemiazygos ziehende kleine Blutadern. **Ve̱nae oeso|phagea̱|les** *Pl.:* neuere Bez. für ↑Venae oesophageae. **Ve̱na oph|tha̱lmica infe̱rior:** untere Augenvene (verläuft am Boden der Augenhöhle nach hinten und mündet in die obere Augenvene oder direkt in den ↑Sinus cavernosus). **Ve̱na oph|tha̱lmica supe̱rior:** »obere Augenvene« (beginnt über dem Augapfel als Fortsetzung der ↑Vena nasofrontalis und zieht zum ↑Sinus cavernosus). **Ve̱na ova̱rica de̱x|tra:** »rechte Eierstocksvene«, Blutader, die das venöse Blut des rechten Eierstocks der Frau vom Venengeflecht zwischen rechtem Eierstock und Gebärmutter zur unteren Hohlvene ableitet. **Ve̱na ova̱rica sini̱st|ra:** »linke Eierstocksvene«, Blutader, die das venöse Blut des linken Eierstocks der Frau vom Venengeflecht zwischen linkem Eierstock und Gebärmutter zur linken Nierenvene ableitet. **Vena palatina ex|terna:** Blutader, die von den Mandeln und dem weichen Gaumen zur Gesichtsvene führt. **Venae palpe|brales** *Pl.:* von den Augenlidern zur oberen Augenvene führende Blutleiter. **Venae palpe|brales inferiores** *Pl.:* von den unteren Augenlidern zur Gesichtsvene führende Blutadern. **Venae palpe|brales superio|res** *Pl.:* von den oberen Augenlidern zur ↑Vena angularis, dem im inneren Augenwinkel gelegenen Anfangsstück der Gesichtsvene, führende Blutadern. **Venae pan|crea|ticae** *Pl.:* von der Bauchspeicheldrüse teils zur oberen Eingeweidevene, teils zur Milzvene ziehende Blutadern. **Venae pan|crea|tico|duo|denales** *Pl.:* aus dem Gebiet von Bauchspeicheldrüse und Zwölffingerdarm zur oberen Eingeweidevene ziehende Blutadern. **Venae para|umbilicales** *Pl.:* kleine Blutadern, die von den Venen der Nabelregion der Bauchdecke zum linken Pfortaderast führen. **Venae par|otideae** *Pl.:* kleine Blutadern, die von der Ohrspeicheldrüse zu den oberflächlichen Schläfenvenen verlaufen. **Venae pectorales** *Pl.:* von der Brustwand zur Schlüsselbeinvene führende Blutadern. **Venae per|forantes** *Pl.:* Blutadern, die die tiefe Oberschenkelmuskulatur von hinten unten nach vorn aufwärts durchdringen und in die tiefe Oberschenkelvene münden. **Venae peri|cardiacae** *Pl.:* vom Herzbeutel teils zu den beiden ↑Venae brachiocephalicae, teils zur ↑Vena azygos ziehende kleine Blutadern. **Venae peri|cardiacophrenicae** *Pl.:* vom Herzbeutel u. vom Zwerchfell zur linken ↑Vena brachiocephalica ziehende kleine Blutadern. **Venae peronae|ae** *Pl.:* »Wadenvenen«, Blutadern, die von der Rückseite des Unterschenkels zu den hinteren Schienbeinvenen führen. **Vena pe|trosa:** vom ↑Flocculus zum ↑Sinus petrosus superior ziehende Blutader. **Venae pharyn|geae** *Pl.:* vom Venengeflecht der Rachenmuskulatur zur inneren Halsvene führende Blutadern. **Vena phrenica ab|dominalis** = Venae phrenicae inferiores. **Venae phrenicae inferio|res** *Pl.:* vom Zwerchfell abwärts zur unteren Hohlvene führende Blutadern. **Venae phrenicae superio|res** *Pl.:* vom Zwerchfell zur ↑Vena azygos führende kleine Blutadern. **Venae phrenicae thoracicae** *Pl.:* = Venae pericardiacophrenicae. **Vena po|plitea:** »Knievene«, Blutader, die aus der Vereinigung der vorderen und hinteren Schienbeinvene entsteht und durch die Kniekehle zum Oberschenkel zieht, wo sie sich als Oberschenkelvene fortsetzt. **Vena portae:** »Pfortader«, kurze, starke Vene, die durch Vereinigung der oberen Eingeweidevene und der Milzvene entsteht und nährstoffhaltiges Blut aus den Verdauungsorganen zur Leber leitet (sie beginnt sich an der Leberpforte in immer feinere Äste zu verzweigen, die die Lebersubstanz durchziehen). **Vena posterior ven|triculi sinist|ri:** von der Rückwand der linken Herzkammer aufwärts zum ↑Sinus coronarius führende Vene. **Venae prae|auriculares** *Pl.:* = Venae auriculares anteriores. **Vena prae|pylorica:** von der Vorderseite des Magenpförtners zur Pfortader verlaufende Blutader. **Venae pro|fundae clitoridis** [↑Klitoris] *Pl.:* kleine Blutadern, die aus der Tiefe der Klitoris zum Venengeflecht an der Blase führen. **Vena pro|funda femoris** [↑Femur]: »tiefe Oberschenkelvene«, in der Tiefe der Oberschenkelmuskulatur aufwärtsverlaufende Blutader (mündet in die Oberschenkelvene). **Vena pro|funda lin|guae:** »tiefe Zungenvene«, Blutader aus der Tiefe der Zungenmuskulatur (vereinigt sich mit der ↑Vena sublingualis zur Begleitvene des Zungennervs, die in die Zungenvene mündet). **Venae pro|fundae penis** *Pl.:* im Innern des männlichen Gliedes von den Schwellkörpern nach hinten verlaufende Blutadern, die in die tiefe Rückenvene des Gliedes münden. **Venae pudendae ex|ternae** *Pl.:* von den äußeren Geschlechtsteilen zur Oberschenkelvene und zur ↑Vena saphena magna verlaufende Venen. **Vena pudenda interna:** Blutader, die Venen aus den äußeren Geschlechtsteilen aufnimmt und am Beckenboden zur inneren Hüftvene verläuft. **Venae pulmonales** *Pl.:* die vier Blutadern, die dem Herzen sauerstoffhaltiges Blut aus den Lungen zuführen. **Venae pulmonales dex|trae** *Pl.:* die beiden von der rechten Lunge zum linken Herzvorhof führenden Blutadern. **Vena pulmonalis inferior dextra:** die vom Unterlappen der rechten Lunge zum linken Herzvorhof führende rechte untere Lungenvene. **Vena pulmonalis inferior sinist|ra:** die vom Unterlappen der linken Lunge zum linken Herzvorhof führende linke untere Lungenvene. **Venae pulmonales sinist|rae** *Pl.:* die beiden von der linken Lunge zum linken Herzvorhof führenden Blutadern. **Vena pulmonalis superior dex|tra:** die vom Ober- und Mittellappen der rechten Lunge zum linken Herzvorhof führende rechte obere Lungenvene. **Vena pulmonalis superior sinist|ra:** die vom Oberlappen der linken Lunge zum linken Herzvorhof führende linke obere Lungenvene. **Venae radia|les** *Pl.:* »Speichenvenen«, Blutadern, die die Speichenschlagader begleiten und sich am Ellbogen wie die Ellenvenen in den Oberarmvenen fortsetzen. **Venae rectales inferio|res** *Pl.:* aus der unteren Mastdarmgegend zur ↑Vena pudenda interna führende Blutadern. **Venae rectales mediae** *Pl.:* aus der mittleren Mastdarmgegend zur inneren Hüftvene führende Blutadern. **Vena rectalis superior:** aus der oberen Mastdarmgegend zur unteren Eingeweidevene führende Blutader. **Venae renales** *Pl.:* »Nierenvenen«, zwei kurze, dicke Blutadern, die das venöse Blut aus der rechten bzw. linken Niere zur unteren Hohlvene ableiten. **Venae renis** [↑Ren] *Pl.:* Sammelbez. für die im Inneren der Niere gelegenen ↑Venulae rectae, ↑Venulae stellatae, ↑Venae arcuatae, ↑Venae interlobulares und ↑Venae interlobares, die das venöse Blut aus Nierenmark und Nierenrinde sammeln und in die beiden Nierenvenen ableiten. **Vena re|tro|auricularis** = Vena auricularis posterior. **Vena re-**

tro|mandibularis: Blutader, die hinter dem Unterkieferast im oberen Teil der Ohrspeicheldrüse aus der Vereinigung des gemeinsamen Endstücks der oberflächlichen Schläfenvenen mit den Oberkiefervenen entsteht (sie besitzt eine unmittelbare Verbindung zur Gesichtsvene und bildet dann zusammen mit der hinteren Ohrvene die äußere Halsvene). **Venae sa|crales laterales** *Pl.:* »seitliche Kreuzbeinvenen« (verlaufen vom Venengeflecht des Kreuzbeins beiderseits der Körpermitte aufwärts zur inneren Hüftvene). **Vena sa|cralis media|na:** »mittlere Kreuzbeinvene« (verläuft von der Kreuzbeingegend annähernd in Körpermitte aufwärts und mündet in die linke gemeinsame Hüftvene). **Vena sa|phena accessoria:** Blutader, die von der Rückseite des Oberschenkels aufwärts zu dessen Innenseite zieht und dort in die ↑Vena saphena magna mündet. **Vena sa|phena ma|gna:** Vene, die vom Venennetz an der Innenseite des Fußes entlang der Innenseite des Unter- und Oberschenkels zur Leistenbeuge verläuft, wo sie in die Oberschenkelvene mündet. **Vena sa|phena parva:** Blutader, die vom Venennetz an der Außenseite des Fußes nach rückwärts zur Wade zieht, unterhalb der Kniekehle in die Muskulatur eindringt und in die Knievene mündet. **Vena scapularis dorsalis:** von der Schulter zur Schlüsselbeinvene führende Vene. **Venae scrotales anterio|res** *Pl.:* beim Mann aus dem Hodensack zur ↑Vena pudenda externa führende Blutadern (sie entsprechen den ↑Venae labiales anteriores [pudendi] der Frau). **Venae scrotales posterio|res** *Pl.:* beim Mann aus dem Hodensack zur ↑Vena pudenda interna verlaufende Blutadern; sie entsprechen den ↑Venae labiales posteriores (vestibuli) der Frau. **Vena septi pellucidi:** aus dem ↑Septum pellucidum zur inneren Hirnvene führende Blutader. **Venae sig|mo|ideae** *Pl.:* Blutadern, die vom s-förmigen Endstück des Grimmdarms zur unteren Eingeweidevene führen. **Vena spermatica dex|tra** = Vena testicularis dextra. **Vena spermatica sinist|ra** = Vena testicularis sinistra. **Venae spinales** *Pl.:* Netzwerk kleiner Blutadern, die venöses Blut vom Rückenmark zum inneren Venengeflecht des Wirbelkanals ableiten. **Vena spiralis modio|li:** die von der Schneckenachse des Innenohrs zu den Labyrinthvenen führende kleine Blutader. **Venae stellatae** *Pl.:* = Venulae stellatae (renis). **Vena sterno|clei|domasto|idea:** Blutader, die vom gleichnamigen Halsmuskel zur inneren Halsvene führt. **Vena stria|ta:** aus dem Streifenkörper des Großhirns zur ↑Vena basalis führende Blutader. **Vena stylo|masto|idea:** Blutader, die aus der Paukenhöhle durch das ↑Foramen stylomastoideum zur ↑Vena retromandibularis verläuft. **Vena sub|clavia:** »Schlüsselbeinvene«, starke Vene für das gesamte Blut von Arm und Schulter, zum Teil auch von der Brustwand (Fortsetzung der Achselvene; sie reicht vom Seitenrand der ersten Rippe bis zur inneren Halsvene, mit der sie sich zur ↑Vena brachiocephalica vereinigt). **Vena sub|costalis:** unter der zwölften Rippe nach hinten zur Wirbelsäule verlaufende Blutader (sie mündet dort in die aufsteigende Lendenvene, wo sie auf der rechten Seite in die ↑Vena azygos, auf der linken Seite in die ↑Vena hemiazygos übergeht). **Venae sub|cutaneae ab|dominis** [↑Abdomen] *Pl.:* von der Haut der Bauchdecke zu den ↑Venae thoracicae internae führende Blutadern. **Vena sub|lin|gua|lis:** Blutader, deren Ursprünge im Mundboden, in der Unterseite und Seite der Zunge liegen (sie vereinigt sich mit der tiefen Zungenvene zur Begleitvene des Zungennervs, die in die Zungenvene mündet). **Vena sub|mentalis:** Vene, die von der Unterseite des Kinns zur Gesichtsvene führt. **Vena su|pra|orbitalis:** Vene, die von der über der Augenhöhle gelegenen Stirnpartie zur Nasenwurzel zieht und sich dort mit der ↑Vena supratrochlearis zur ↑Vena angularis vereinigt. **Vena su|pra|renalis dex|tra:** »rechte Nebennierenvene«, Vene, die von der rechten Nebenniere in der Regel direkt in die untere Hohlvene führt, gelegentlich aber in die rechte Nierenvene mündet. **Vena su|pra|renalis sinist|ra:** »linke Nebennierenvene«, Blutader, die von der linken Nebenniere zur linken Nierenvene führt. **Vena su|prascapularis:** Blutader, die von der oberen Schulterregion zur äußeren Halsvene führt. **Venae su|pratroch|lea|res** *Pl.:* zwei Venen, die von der Stirnmitte zur Nasenwurzel ziehen und sich dort mit der ↑Vena supraorbitalis zur ↑Vena angularis vereinigen. **Vena temporalis media:** »mittlere Schläfenvene«, Blutader, die aus dem Schläfenmuskel zum gemeinsamen Endstück der oberflächlichen Schläfenvenen zieht. **Venae temporales pro|fundae** *Pl.:* Blutadern, die aus der Tiefe des Schläfenmuskels zum Venengeflecht am Flügelbeinfortsatz des Keilbeins führen. **Venae temporales super|ficia|les** *Pl.:* »oberflächliche Schläfenvenen«, Blutadern, die vorwiegend aus der Schläfenregion des Kopfes und den seitlichen Partien des Schädeldaches stammen und sich vor dem Ohr zu einem gemeinsamen Endstück vereinigen, das die mittlere Schläfenvene und die Quervene des Gesichts aufnimmt, dann in die Ohrspeicheldrüse eindringt und sich dort mit den Oberkiefervenen zur ↑Vena retromandibularis vereinigt. **Vena terminalis** = Vena thalamostriata. **Vena testicularis dex|tra:** »rechte Hodenvene«, Blutader, die das venöse Blut des rechten Hodens von dem den rechten Samenstrang umgebenden Venengeflecht zur unteren Hohlvene ableitet. **Vena testicularis sinist|ra:** »linke Hodenvene«, Blutader, die das venöse Blut des linken Hodens von dem den linken Samenstrang umgebenden Venengeflecht zur linken Nierenvene ableitet. **Vena thalamo|stria|ta:** am Sehhügel und Streifenkörper gelegener Anfangsteil der ↑Vena cerebri interna. **Venae thoracicae internae** *Pl.:* an der Innenseite der Vorderwand des Brustkorbs senkrecht nach oben verlaufende Blutadern, auf beiden Seiten meist je zwei, die sich dann in Höhe des dritten Rippenknorpels vereinigen und in die rechte bzw. linke ↑Vena brachiocephalica münden. **Vena thoracica lateralis:** auf der seitlichen Rumpfwand nach oben zur Achselvene verlaufende Blutader. **Vena thoracica longitudinalis dex|tra** = Vena azygos. **Vena thoracica lon|gitudinalis sinist|ra** = Vena hemiazygos. **Vena thoracica lon|gitudinalis sinist|ra accessoria** = Vena hemiazygos accessoria. **Vena thoraco|acromialis:** Blutader, die mit ihren Ästen neben der gleichnamigen Schlagader und deren Verzweigungen verläuft und meist in die Achselvene, seltener in die Schlüsselbeinvene mündet. **Venae thoraco|epi|gast|ricae** *Pl.:* oberflächlich gelegene Blutadern der seitlichen Rumpfwand, die nach oben zur ↑Vena thoracica lateralis führen und nach unten Verbindung zur Oberschenkelvene haben. **Venae thymicae** *Pl.:* vom ↑Thymus zu den beiden ↑Venae brachiocephalicae ziehende kleine Venen. **Vena thyreo|idea inferior:** vom unterhalb der Schilddrüse gelegenen Venengeflecht zur rechten bzw. linken ↑Vena brachiocephalica ziehende Vene. **Venae thyreo|ideae mediae** *Pl.:* von der Schilddrüse zur inneren Halsvene führende Blutadern. **Vena thyreo|idea superior:** von der Oberseite der Schilddrüse zur inneren Halsvene führende Blutader. **Venae tibia|les anterio|res** *Pl.:* »vordere Schienbeinvenen«, Blutadern, die vom Venengeflecht des Fußrückens in der Tiefe des Unterschenkels aufwärtsführen und sich mit den weiter hinten gelegenen ↑Venae tibiales posteriores zur Knievene vereinigen. **Venae tibia|les posteriores** *Pl.:* »hintere Schienbeinvenen«, Blutadern, die in der Tiefe der Wade aufwärtsziehen und sich mit den weiter vorn gelegenen ↑Venae tibiales anteriores zur Knievene vereinigen. **Venae tra|chea|les** *Pl.:* von der Luftröhre zu den beiden ↑Venae brachiocephalicae ziehende kleine Venen. **Venae trans|versae colli** *Pl.:* Blutadern, die vom Nacken seitwärts zur äußeren Halsvene führen. **Vena trans|versa faciei** [↑Facies]: Quervene des Gesichts, Blutader, die waagrecht nach hinten zum Ohr zieht und dort in das gemeinsame Endstück der oberflächlichen Schläfenvenen mündet. **Vena trans|versa scapulae** = Vena suprascapularis. **Venae tympanicae** *Pl.:* kleine Blutadern, die aus der Paukenhöhle zum Venengeflecht am Unterkiefergelenk und weiter zur ↑Vena retromandibularis führen. **Venae ulnares** *Pl.:* »Ellenvenen«, Blutadern, die die Ellenschlagader begleiten und sich am Ellbogen wie die Speichenvenen in den Oberarmvenen fortsetzen. **Vena umbilicalis sinist|ra:** aus dem Fetalstadium verbliebener Rest des linken Schenkels der Nabelvene. **Venae uterinae** *Pl.:* Blutadern, die vom Venengeflecht an der Gebärmutter zur inneren Hüftvene führen. **Venae ven|triculares** *Pl.:* aus der Herzkammerwand kommende Venenäste. **Vena vermis inferior:** vom unteren Teil des Kleinhirnwurms (Vermis) zum ↑Sinus rectus ziehende Blutader. **Vena vermis superior:** vom oberen Teil des Kleinhirnwurms (Vermis) zur ↑Vena cerebri magna ziehende Blutader. **Vena verte|bralis:** vom Hinterhauptbein und vom Venengeflecht des Hinterhaupts kommende Blutader (sie begleitet die gleichnamige Schlagader, meist als Geflecht, durch die Knochenringe der Querfortsätze der Halswirbel und mündet in die rechte bzw. linke ↑Vena brachiocephalica). **Vena verte|bralis ac|cessoria:** Vene, die gelegentlich aus dem die ↑Arteria vertebralis umgebenden Geflecht der ↑Vena vertebralis entspringt, durch den Knochenring des Querfortsatzes des siebten Halswirbels führt und in die ↑Vena brachiocephalica mündet. **Vena verte|bralis anterior:** kleine Blutader, die dem Venengeflecht an den Querfortsätzen der oberen Halswirbel entspringt und in den unteren Teil der ↑Vena vertebralis mündet. **Vena vesicae felleae:** ältere Bez. für ↑Vena cystica. **Venae vesicales** *Pl.:* Blutadern, die vom Venengeflecht an der Harnblase zur inneren Hüftvene ziehen. **Venae vestibulares** *Pl.:* kleine Venen, die vom Vorhof des Labyrinths zu den Labyrinthvenen führen. **Venae vorticosae** *Pl.:* »Wirbelvenen«, vier Blutadern, die von der Aderhaut des Augapfels ausgehen, seitlich durch die Lederhaut nach außen dringen und in die obere Augenvene einmünden

Vene|ficium [aus lat. *veneficium* = Giftmischerei; Vergiftung] *s;* -s, ...cia, auch eindeutschend: **Venefizium** *Pl.:* ...zien [...iən]: Giftmord

Ven|ek|tasie [↑Vene u. ↑Ektasie] *w;* -, ...ien: auf Erschlaffung der Gefäßwände beruhende dauerhafte und pathologische Venenerweiterung

Venenentzündung vgl. Phlebitis

Venenklappen: taschenförmige Klappen der Veneninnenhaut (sie sind mit dem freien Rand herzwärts gerichtet und verhindern den Rückstrom des Blutes zur Peripherie)

Venenknoten vgl. Varix

venenös, in fachspr. Fügungen: **venenosus, ...osa, ...osum** [zu lat. *venenum* = Saft; kleiner Trank; Gift]: giftig

Venenstein vgl. Phlebolith

Venen|thrombose vgl. Phlebothrombose

Venenum [aus lat. *venenum* = Saft; kleiner Trank; Gift] *s;* -s, ...na: Gift

venerisch, in fachspr. Fügungen: **venere|us, ...rea, ...re|um** [zu lat. *venus,* Gen.: *veneris* = Anmut, Liebreiz; personifiziert: *Venus,* Gen.: *Veneris* = Göttin der Liebe; (übertragen:) geschlechtliche Liebe, Beischlaf]: durch Geschlechtsverkehr übertragen (von Krankheiten); die Geschlechtskrankheiten betreffend. **venerische Krankheiten:** Sammelbez. für alle Krankheiten (wie ↑Syphilis, ↑Gonorrhö), die vorwiegend durch Geschlechtsverkehr übertragen werden

Venero|loge *m;* -n, -n, **Venero|login** *w;* -, -nen [zu lat. *venus,* Gen.: *veneris* = Anmut, Liebreiz; personifiziert: *Venus,* Gen.: *Veneris* = Göttin der Liebe; (übertragen:) geschlechtliche Liebe, Beischlaf u. ↑...loge]: Arzt, Ärztin mit Spezialkenntnissen auf dem Gebiet der Geschlechtskrankheiten. **Venerologie** [↑...logie] *w;* -: Wissenschaft und Lehre von den Geschlechtskrankheiten

Venoldillatation [zu ↑Vene u. lat. *dilatare* = ausdehnen, erweitern] *w;* -, -en: medikamentöse Erweiterung krankhaft verengter Venen. **Venoldilatator** *m;* -s, ...tatoren (meist *Pl.*): venenerweiternde Substanzen, die als Koronartherapeutika verwendet werden

Venolgrafie [↑Vene u. ↑...grafie] *w;* -, ...ien: röntgenografische Darstellung bestimmter Venen nach Verabreichung eines Kontrastmittels. **venografielren:** Venen nach Kontrastmittelgabe röntgenografisch darstellen. **Venolgramm** [↑...gramm] *s;* -s, -e: Röntgenbild bestimmter Venen

Venolpalthie [↑Vene u. ↑...pathie] *w;* -, ...ien: allg. Bez. für: Venenleiden

venös, in fachspr. Fügungen: **venosus, ...osa, ...osum** [zu ↑Vene]: **1)** zu einer Vene gehörend; venenreich; z.B. in der Fügung ↑Arcus venosus. **2)** (vom Blut:) sauerstoffarm und kohlensäurehaltig (und darum dunkelrot)

Venolstase [zu ↑Vene u. ↑Stase] *w;* -, -n: Stockung der venösen Blutzirkulation

Venter [aus lat. *venter,* Gen.: *ventris* = Bauch, Leib] *m;* -[s], Venltres: »Bauch«, bauchförmige Ausbuchtung eines Muskels (Anat.). **Venter anterior (muslculi dilgastlrici):** vorderer Bauch des ↑Musculus digastricus. **Venter frontalis (muslculi occipitolfrontalis):** stirnwärts gelegener Bauch des Schädelhaubenmuskels, der von der Sehnenhaube des Kopfes zu den Augenbrauen führt. **Venter inferior (muslculi omolhyolidei)** [- - - ...de-ı]: unterer Bauch des Schulter-Zungenbein-Muskels. **Venter oclcipitalis (muslculi oclcipitolfrontalis):** Hinterhauptmuskel (er zieht die ↑Galea nach hinten und glättet die Stirn). **Venter posterior (musculi dilgastlrici):** hinterer Bauch des ↑Musculus digastricus. **Venter superior (muslculi omolhyoidei)** [- - - ...de-ı]: oberer Bauch des Schulter-Zungenbein-Muskels

Ventilation [zu lat. *ventilare* = schwingen; lüften] *w;* -, -en: Belüftung der Lungen, d.h. Versorgung mit Sauerstoff u. Abtransport von Kohlendioxid mithilfe der Atemmuskulatur

Ventillpneulmolthorax: ↑Pneumothorax, der nur bei der Einatmung mit der Außenluft Verbindung hat (bei der Ausatmung verlegt ein ventilartiger Verschluss die Öffnung)

venltral, in fachspr. Fügungen: **venltralis, ...le** [zu lat. *venter,* Gen.: *ventris* = Bauch, Leib]: **1)** bauchwärts, nach vorn gelegen (Anat.). **2)** im Bauch lokalisiert, an der Bauchwand auftretend; z.B. in der Fügung Hernia ventralis (↑Laparozele)

ventricularis vgl. ventrikulär. **Venltriculus** [aus lat. *ventriculus,* Gen.: *ventriculi* = kleiner Bauch; Magen] *m;* -, ...li: **1)** Magen, der auf die Speiseröhre folgende Teil des Verdauungstraktes, in dem die aufgenommene Nahrung in Speisebrei umgewandelt u. vorverdaut wird (Anat.). **2)** vgl. Ventrikel

Venltrilfixatio, auch: **Venltrolfixatio** [zu lat. *venter,* Gen.: *ventris* = Bauch, Leib u. lat. *figere, fixum* = heften, befestigen] *w;* -, ...iolnes; in der Fügung: **Venltrilfixatio uteri:** operative Anheftung der abgeknickten Gebärmutter an die vordere Bauchwand; vgl. Hysteropexie

Venltrikel [aus lat. *ventriculus* = kleiner Bauch, Magen; Herzkammer] *m;* -s, -, in fachspr. Fügungen: **Venltriculus,** *Pl.:* ...li: **1)** bauchartige Verdickung od. taschenförmige Ausstülpung eines Organs oder Körperteils (Anat.). **2)** Bezeichnung für die Herz- oder Gehirnkammern (Anat.). **Ventriculus cordis** [↑Cor]: »Herzkammer«, Bezeichnung für die beiden den unteren Teil des Herzens bildenden, durch eine Scheidewand voneinander getrennten Haupthöhlen des Herzens, in denen die großen Körperarterien entspringen. **Ventriculus dexter (cordis)** [↑Cor]: »rechte Herzkammer«. **Venltriculus larynlgis** [↑Larynx]: »Kehlkopftasche«, seitliche Ausbuchtung zwischen Stimmbändern u. Taschenbändern. **Venltriculus lateralis (cerelbri):** Seitenkammer des Großhirns. **Venltriculus quartus (cerelbri):** der vierte Hirnventrikel, unterhalb des Kleinhirns gelegen (eine Erweiterung des Nervenrohrs im Bereich des Rautenhirns). **Ventriculus sinister (cordis)** [↑Cor]: »linke Herzkammer« (sie hat die dickste Wandung und ist durch drei Klappen verschließbar). **Ventriculus terminalis (medullae spinalis):** erweiterter Endabschnitt des Zentralkanals im spitz zulaufenden Ende des Rückenmarks. **Ventriculus tertius (cerelbri):** der unterhalb des Balkens gelegene dritte Hirnventrikel

Venltrikelldrailnage: operative Ableitung der gestauten Hirnflüssigkeit aus den Hirnkammern

Venltrikellpunktion: ↑Punktion einer oder mehrerer Hirnkammern zu diagnostischen oder therapeutischen Zwecken

Venltrikellseptumldelfekt: meist angeborener Substanzdefekt der Herzkammerscheidewand; Abk.: VSD

venltrikulär, in fachspr. Fügungen: **ventricularis, ...re** [↑zu Ventrikel]: einen Ventrikel betreffend, zu einem Ventrikel gehörend

Ventrikulektomie [zu ↑Ventrikel u. ↑Ektomie]: operative Verkleinerung einer krankhaft vergrößerten Herzkammer (zur Behandlung der ↑Herzinsuffizienz)

Ventrikulitis [zu ↑Ventrikel]: Entzündung einer Organkammer

Venltrikulolgralfie [↑Ventrikel und ↑...grafie] *w;* -, ...ien: **a)** Darstellung der Herzkammern im Rahmen einer ↑Szintigrafie oder Herzkatheteruntersuchung. **b)** veralt. für: röntgenografische Darstellung der Hirnkammern nach Lufteinfüllung. **Venltrikulolgramm** [↑...gramm] *s;* -s, -e: **a)** durch ↑Ventrikulografie erstellte Abbildung der Herzkammern. **b)** veralt. für: Röntgenbild der Hirnkammern

Venltrikulolskopie [↑Ventrikel u. ↑...skop] *w;* -,

...ien: endoskopische Untersuchung der Hirnventrikel

Ven|trikulo|tomie [↑Ventrikel u. ↑...tomie] *w;* -, ...ien: operative Spaltung einer Herzkammer

Ven|trikulo|zentese [↑Ventrikel und gr. *κέντησις* = das Stechen] *w;* -, -n: operatives Durchstechen einer Hirnkammer (zur Behandlung des ↑Hydrozephalus)

Ventrofixatio vgl. Ventrifixatio

Venula [Verkleinerungsbildung zu lat. *vena* = Blutader] *w;* -, ...lae: kleinste, eben noch mit freiem Auge sichtbare Vene. **Venula macularis inferior:** kleine Vene, die an den unteren Rand des gelben Flecks in der Netzhaut des Auges zieht. **Venula macularis superior:** kleine Vene, die an den oberen Rand des gelben Flecks in der Netzhaut des Auges zieht. **Venula medialis retinae:** kleine Vene, die zur Mitte der Netzhaut des Auges führt. **Venula nasalis retinae inferior:** mittlerer, unterer Zweig der Zentralvene der Netzhaut des Auges. **Venula nasalis retinae superior:** mittlerer, oberer Zweig der Zentralvene der Netzhaut des Auges. **Venulae rectae medullares** *Pl.:* = Venulae rectae (renis). **Venulae rectae (renis)** *Pl.:* gestreckte Blutäderchen des Nierenmarks, die in die bogenförmigen, an der Grenze zwischen Mark und Nierenrinde gelegenen ↑Venae arcuatae münden. **Venula retinae media|lis** = Venula medialis retinae. **Venulae stellatae (renis)** *Pl.:* unter der Nierenkapsel gelegene sternförmige Blutäderchen, die aus den Haargefäßen der Nierenrinde entspringen und in die ↑Venae interlobulares münden. **Venula temporalis retinae inferior:** seitlicher, unterer Zweig der Zentralvene der Augennetzhaut. **Venula temporalis retinae superior:** seitlicher, oberer Zweig der Zentralvene der Augennetzhaut

Venüle [Kurzw. aus *Vene* u. Kan*üle*] *w;* -, -n: Glasröhrchen mit eingeschmolzener Kanüle zur keimfreien Entnahme von Blut aus Körpervenen

Venusberg vgl. Mons pubis

VEP: Abk. für *v*isuell *e*vozierte *P*otenziale

Vera *w;* -: übliche Kurzbez. für ↑Conjugata vera obstetricia

Veraguth-Falte [nach dem schweiz. Neurologen Otto Veraguth, 1870–1940]: von unten außen nach oben innen schräg verlaufende Hautfalte des oberen Augenlids

verbal, in fachspr. Fügungen: **verbalis, ...le** [zu lat. *verbum* = Wort]: das geschriebene od. gesprochene Wort betreffend, auf Wörter bezüglich; z. B. in der Fügung ↑Agraphia verbalis. **verbale Alexie** = Alexia verbalis. **verbale Amnesie** = Amnesia verbalis

Verbi|geration [zu lat. *verbigerare* = schwatzen] *w;* -, -en: fortwährendes Wiederholen gleicher, meist unsinniger Wörter oder Sätze (Vorkommen z. B. bei ↑Schizophrenie oder fortgeschrittener Demenz)

Verbrauchs|ko|agulo|pa|thie: durch gesteigerten Verbrauch gerinnungsaktiver Substanzen (z. B. Fibrinogen) hervorgerufene lebensbedrohliche Störung der Blutgerinnung

Verbrennung: 1) vgl. Oxidation. **2)** vgl. Kombustion

Verbrühung: durch heiße oder kochende Flüssigkeiten verursachte ↑Kombustion

Verdauung vgl. Digestion

Verdauungskanal: Sammelbez. für alle an der Verdauung beteiligten Organe (Mund, Speiseröhre, Magen und Darm)

Verdauungsstörung vgl. Dyspepsie

Verdünnungsversuch vgl. Volhard-Wasserversuch

Vereisung: Unempfindlichmachung umschriebener Hautbezirke durch Aufsprühen von Kohlensäureschnee oder Chloräthyl zur Vornahme kleiner operativer Eingriffe

Vererbung: Übertragung bestimmter, für eine Art charakteristische Eigenschaften auf die Nachkommen (Biol.)

Vererbungslehre vgl. Genetik

Vergiftung vgl. Intoxikation u. Toxikose

Verhaltens|medizin: interdisziplinäre Forschungsrichtung, die pathogenetische und pathophysiologische Erkenntnisse von Erkrankungen mit lernpsychologischen Überlegungen verknüpft und daraus Behandlungskonzepte ableitet

Verhaltens|therapeut *m;* -, -en, **Verhaltenstherapeutin** *w;* -, -nen: Person mit besonderen Kenntnissen auf dem Gebiet Verhaltenstherapie. **verhaltens|therapeu|tisch:** die Verhaltenstherapie betreffend. **Verhaltens|therapie:** psychotherapeutische Behandlung psychischer Auffälligkeiten, wobei Methoden aus Verhaltensforschung, Lerntheorie und Psychotherapie kombiniert angewandt werden, um einer Person zu helfen, bestimmte Verhaltensweisen zu ändern

veri|fi|zier|bar [aus lat. *verus* = wahr, wirklich, echt u. *facere* = machen]: nachprüfbar. **veri|fi|zie|ren:** durch Überprüfen die Richtigkeit bestätigen

Verkalkung vgl. Kalzifikation

Verkäsung vgl. Tyrosis

Verknöcherung vgl. Ossifikation

Verkohlung: schwerster Grad der Verbrennung (die Wunden heilen mit Narbenbildung ab)

verlängertes Mark vgl. Medulla oblongata

Verletzung vgl. Trauma

Vermännlichung vgl. Virilismus

vermicularis, ...re [zu lat. *vermiculus* = Würmchen]: würmchenförmig; z. B. in der Fügung ↑Enterobius vermicularis

vermiculatus, ...ta, ...tum [aus lat. *vermiculatus* = wurmförmig; buntscheckig; wurmstichig]: ein wurmstichiges Aussehen habend (von der Haut); bes. in der Fügung ↑Atrophia vermiculata

vermi|form, in fachspr. Fügungen: **vermi|formis, ...me** [zu lat. *vermis* = Wurm u. lat. *forma* = Gestalt, Form]: von wurmförmiger Gestalt, ein wurmartiges Aussehen habend; z. B. ↑Appendix vermiformis

vermi|fug [zu lat. *vermis* = Wurm u. lat. *fugare* = fliehen machen, vertreiben]: Eingeweidewürmer abtreibend (bezogen auf die Wirkung von Arzneimitteln). **Vermi|fugum** *s;* -s, ...ga (meist *Pl.*): Arzneimittel zum Abtreiben von Eingeweidewürmern

verminosus, ...osa, ...osum [zu lat. *vermis* = Wurm]: durch Eingeweidewürmer hervorgerufen (von Krankheiten)

Vermis [aus lat. *vermis* = Wurm] *m;* -: **1)** Bezeichnung für den wurmförmigen mittleren Teil des Kleinhirns, der die beiden Kleinhirnhälften verbindet (Anat.). **2)** = Helminthe

vermi|zid [zu lat. *vermis* = Wurm u. lat. *caedere* (in Zus. *-cidere*) = hauen, schlagen; töten]: wurmabtötend (von Arzneimitteln). **Vermi|zid** *s;* -[e]s, -e, auch latinisiert: **Vermicidum**, *Pl.:* ...da (meist *Pl.*): Arzneimittel zum Abtöten von Eingeweidewürmern

Vernet-Syndrom [vɛrˈnɛ...; nach dem französischen Neurologen Maurice Vernet, 1887–1974]: einseitiger Ausfall der Hirnnerven IX, X u. XI durch Fraktur der Schädelbasis

Vernix [nlat. Bildung zum roman. Wortstamm der in ital. *vernice* = Firnis, Lack u. gleichbed. frz. *vernis* vorliegenden Wörter, deren weitere Herkunft nicht gesichert ist] *w;* -; in der Fügung: **Vernix caseo|sa:** »Käseschmiere«, »Fruchtschmiere«, Belag auf der Haut der Neugeborenen, bestehend aus Talg, Epithelzellen, Wollhaaren und Cholesterin

ver|öden: krankhaft erweiterte Gefäße (z. B. Krampfadern) durch Injektion hypertoner Lösungen ausschalten. **Verödung** vgl. Sklerosierung

Vero|toxin [zu ↑Toxin]: historische Bez. für: Toxin bestimmter ↑enterohämorrhagischen Escherichia coli; vgl. Shigella

Verreibung vgl. Trituration

Verrenkung vgl. Luxation

Verriegelung *w;* -, -en: operative Einlagerung eines Knochenspans zwischen zwei Gelenkflächen (bei unheilbaren Gelenkschäden)

Verruca [aus lat. *verruca*, Gen.: *verrucae* = Auswuchs] *w;* -, ...cae: »Warze«, kleine, umschriebene Hautwucherung aus verhornter Oberhaut. **Verruca ne|cro|genica:** »Leichentuberkel«, etwa linsengroße, schlaffe und warzenartige Hauterhebung mit geröteter Umgebung (Vorkommen bei Leichenwärtern, Pathologen und Tierärzten durch Infektion mit fremden Tuberkelbakterien). **Verruca peruviana** [zum Namen des Landes Peru]: »Peruwarze«, beim ↑Oroya-Fieber auftretende furunkelähnliche Hautwarze. **Verruca plana juvenilis:** besonders bei Kindern und Jugendlichen auftretende Flachwarze. **Verruca plantaris:** an Zehenballen und Ferse auftretende Warze. **Verruca senilis:** im Alter auftretende schwärzliche Warze mit zerklüfteter Oberfläche. **Verruca vulgaris:** »gewöhnliche Warze«, halbkugeliges Knötchen mit zerklüfteter Oberfläche (insbesondere an den Händen auftretend)

verruci|formis, ...me [zu ↑Verruca und lat. *forma* = Gestalt, Form]: warzenähnlich (von Hauterhebungen gesagt)

verrukös, in fachspr. Fügungen: **verrucosus, ...osa, ...osum** [zu ↑Verruca]: warzenförmig, warzig

versatil [zu lat. *versare, versatum* = viel, oft drehen, hin und her drehen bzw. wenden]: lebhaftes Temperament, übermäßigen Bewegungsdrang zeigend

Versicherungs|medizin: Spezialgebiet der Medizin, das sich mit den versicherungsrechtlichen und versicherungswirtschaftlichen Problemen der Krankheiten befasst

versi|color [aus gleichbed. lat. *versicolor*]: die Farbe wechselnd, schillernd; vielfarbig; z. B. in der Fügung ↑Pityriasis versicolor

Version [zu lat. *vertere, versum* = drehen, wenden] *w;* -, -en, in fachspr. Fügungen: **Versio**, *Pl.:* ...io|nes: **1)** selbsttätige oder durch einen manuellen Eingriff des Arztes bzw. der Ärztin ausgelöste Wendung des Fetus im Mutterleib (in eine andere Lage). **2)** Neigung eines Organs (insbes. der Gebärmutter) in Bezug auf die Körperachse. **Versio spontanea:** intrauterine Selbstwendung des Fetus aus einer Querlage in eine Längslage. **Versio uteri:** Neigung der Gebärmutter im Becken (wird bestimmt durch den Neigungswinkel, der sich aus der Längsachse des Gebärmutterkörpers und der Halsachse der Gebärmutter ergibt)

Verstauchung vgl. Distorsion

Versteinerung vgl. Petrifikation

Verstopfung vgl. Obstipation

vertäuben: **a)** die Hörfähigkeit eines Ohres durch künstlich erzeugte laute Geräusche vorübergehend ausschalten (bei Hörprüfungen); **b)** durch die Einwirkung starken Schalls vorübergehend taub werden

Verte|bra [aus lat. *vertebra*, Gen.: *vertebrae* = Gelenk; Wirbelbein des Rückgrats] *w;* -, ...brae: »Wirbel«, Bezeichnung für die einzelnen Knochen der Wirbelsäule (Anat.). **Verte|brae cervicales** *Pl.:* die sieben Hals- oder Nackenwirbel; Abk.: C 1, C 2 usw. **Verte|brae coc|cygeae** *Pl.:* die (meist) vier Steißwirbel, von denen die letzten drei verwachsen sind. **Verte|bra larga** [lat. *largus* = reichlich (im Roman. mit Bedeutungsübertragung = weit; breit)]: anomaler, erheblich verbreiterter und in der Höhe verminderter Wirbelkörper. **Verte|brae lumbales** *Pl.:* die fünf Lenden- oder Bauchwirbel; Abk.: L 1, L 2 usw. **Verte|bra plana:** Wirbel, dessen Körper abgeplattet ist. **Verte|bra pro|minens:** der wegen seines vorspringenden Dornfortsatzes eigens benannte 7. Halswirbel. **Verte|brae sa|crales** *Pl.:* die fünf Kreuzbeinwirbel; Abk.: S 1, S 2 usw. **Vertebrae thoracicae** *Pl.:* die 12 Brust- oder Rückenwirbel; Abk.: Th 1, Th 2 usw.

verte|bra|gen [↑Vertebra u. ↑...gen]: von einzelnen Wirbeln bzw. von der Wirbelsäule ausgehend (von Erkrankungen gesagt)

verte|bral, in fachspr. Fügungen: **verte|bralis, ...le** [zu ↑Vertebra]: zu einem oder mehreren Wirbeln gehörend, einen Wirbel betreffend; aus Wirbeln bestehend; z. B. in der Fügung ↑Columna vertebralis

Verte|brat [zu ↑Vertebra] *m;* -en, -en (meist *Pl.*) oder **Verte|brate** *m;* -n, -n (meist *Pl.*): Wirbeltier, Vertreter des Stammes der Vertebraten (Biol.). **Verte|braten,** in der Nomenklatur der Zoologie: **Verte|brata** *Pl.:* Bezeichnung für den Tierstamm der Wirbeltiere (dazu gehören die höher entwickelten Tiere u. der Mensch; Biol.)

verte|bro|basilär [zu ↑vertebralis (in der Fügung Arteria vertebralis) u. ↑basilaris (in der Fügung Arteria basilaris)]: die Arteria vertebralis und Arteria basilaris betreffend (z. B. vertebrobasiläre Insuffizienz)

Vertex [aus lat. *vertex,* Gen.: *verticis* = Wirbel; Strudel; Scheitel] *m;* -, ...tices: Scheitel, Spitze eines Organs; speziell der höchstgelegene Teil des Schädelgewölbes (Anat.). **Vertex corneae:** Scheitelpunkt der Augenhornhaut, der mit dem Mittelpunkt zusammenfällt. **Vertex vesicae** = Apex vesicae

verticalis vgl. vertikal

Vertige paralysant vgl. Gerlier-Krankheit

vertiginös, in fachspr. Fügungen: **vertiginosus, ...osa, ...osum** [zu lat. *vertigo,* Gen.: *vertiginis* = das Herumdrehen]: schwindelig; mit Schwindelzuständen oder Schwindelgefühl verbunden, darauf bezüglich. **Vertigo** *w;* -: »Schwindel«, mit Schweißausbrüchen, Übelkeit u. a. objektiven Symptomen verbundener Zustand, der bes. durch Gleichgewichtsstörungen charakterisiert wird, wobei die betroffene Person das subjektive Gefühl hat, dass der eigene Körper oder die Umgebung um ihren Körper sich drehen (charakteristisches Zeichen bei verschiedenen Störungen oder Erkrankungen, z. B. bei allgemeiner Kreislaufschwäche, bei niedrigem Blutdruck, bei Gehirnerkrankungen)

vertikal, in fachspr. Fügungen: **verticalis, ...le** [zu lat. *vertex,* Gen.: *verticis* = Wirbel; Strudel; Scheitel]: **1)** senkrecht, lotrecht. **2)** zu einem ↑Vertex gehörend, auf ihn bezüglich

Vertrauens|arzt, Vertrauens|ärztin: a) in der Kranken- und Rentenversicherung beschäftigter Arzt, beschäftigte Ärztin (ohne Behandlungsberechtigung) mit den Aufgabenbereichen Prüfung der Arbeitsfähigkeit von Versicherten, Nachprüfung von Versicherungsleistungen und Einleitung von Rehabilitationsmaßnahmen. b) von einer privaten Krankenversicherung mit der Erstellung neutraler Gutachten beauftragter Arzt, beauftragte Ärztin

Verum [zu lat. *verus* = wahr, wirklich] *s;* -s, Vera: Arzneimittel, das Wirkstoffe enthält (im Gegensatz zum ↑Placebo). **verus, vera, verum:** wirklich; voll und charakteristisch ausgeprägt (bes. von Krankheiten oder krankhaften Veränderungen gesagt); echt; wahr (z. B. in der Fügung ↑Costae verae)

Verweiblichung vgl. Feminierung

Verweil|ka|theter: Dauerkatheter (auch intravenös), der über einen längeren Zeitraum liegen bleibt (z. B. bei gestörtem Harnabfluss oder nach operativen Eingriffen an Harnröhre oder Blase sowie nach Verletzungen)

Verwirrtheit: fortschreitende Denkstörung mit Bewusstheitsstörung

very late antigens ['vɛrɪ leɪt 'æntɪ'dʒɛns; engl. = sehr späte ↑Antigene] *Pl.:* Proteine aus der Familie der Integrine, Bedeutung bei der Wanderung von Leuko- und Lymphozyten; Abk.: VLAs

very low density lipo|proteins ['vɛrɪ lɔʊ 'dɛnsɪtɪ lɪpoprəʊtɪnz; engl. *very* = sehr, engl. *low* = niedrig, engl. *density* = Dichte u. engl. *lipoproteins* = Lipoproteine] *Pl.:* Plasmalipoproteine im Dichtebereich von 0,9 bis 1,006 g/ml; Abk.: VLDL

Verzögerungsinsulin vgl. Langzeitinsulin

Verzweigungsblock: im ↑Elektrokardiogramm durch Aufsplitterung der verbreiterten und flachen Kammeranfangsschwankung gekennzeichnete Leitungsstörung im Bereich der Verzweigungen des Reizleitungssystems des Herzens (meist als Folge von ausgedehnten Zerstörungen der peripheren Abschnitte des Erregungsleitungssystems)

Vesalius-Knochen [nach dem belg. Anatomen Andreas Vesalius, 1514–1564]: **1)** Sesambein in der Ursprungssehne des ↑Musculus gastrocnemius. **2)** Sesambein am äußeren Fußrand zwischen dem ↑Os cuboideum und dem fünften Mittelfußknochen

Vesania [zu lat. *vesanus* = wahnsinnig] *w;* -: veralt. allg. Bez. für psychische Erkrankungen. **vesa|nus:** veralt. für: psychisch krank

Vesica [aus lat. *vesica,* Gen.: *vesicae* = Harnblase; Blase] *w;* -, ...cae: »Blase«, sackförmiges Hohlorgan, das mit Körpersäften angefüllt ist (Anat.). **Vesica fellea:** Gallenblase, birnenförmiges, etwa 8–12 cm langes Hohlorgan am vorderen Teil der unteren Leberfläche, das als Reservoir für die Gallenflüssigkeit dient. **Vesica urinaria:** Harnblase, sackförmiges, im Becken gelegenes Hohlorgan mit muskulösen Wandungen, das den durch die Harnleiter aus den Nieren kommenden Harn aufnimmt

vesicalis vgl. vesikal

vesicorenalis vgl. vesikorenal

vesicoureteralis vgl. vesikoureteral

vesicouterinus vgl. vesikouterin

vesico|vaginalis [zu ↑Vesica (in der Fügung ↑Vesica urinaria) u. ↑Vagina]: die Harnblase und die weibliche Scheide betreffend bzw. den Raum dazwischen

Vesicula [Verkleinerungsbildung zu lat. *vesica* = Harnblase; Blase] *w;* -, ...lae: **1)** kleines bläschenförmiges Organ, Bläschendrüse (Anat.). **2)** primäre Hauteffloreszenz, kleiner, über die Hautoberfläche vorragender, flüssigkeitsgefüllter Hohlraum (Med.). **Vesicula ophthalmica:** primäre Augenblase, gestieltes, hohles Bläschen, das beiderseits aus der Großhirnblase hervorwächst (sie stellt die erste Anlage des Auges dar). **Vesicula seminalis:** »Samenbläschen«, paarig vorhandener, vielfach gewundener, etwa 12 cm langer Drüsenschlauch am unteren Ende der männlichen Harnblase

vesicularis vgl. vesikulär

Vesiculitis vgl. Vesikulitis

vesiculosus vgl. vesikulos

vesikal, in fachspr. Fügungen: **vesicalis, ...le** [zu ↑Vesica]: zur Harnblase gehörend, sie betreffend

Vesikans [zu lat. *vesica* = Blase] *s;* -, ...anzien[...iən] u. ...antia: Blasen ziehendes Mittel, Hautreizmittel, das zu Blasenbildung führt

Vesiko|rektal|fistel [zu ↑Vesica (in der Fügung ↑Vesica urinaria) u. ↑Rektum]: krankhafter, unnatürlicher Verbindungsgang zwischen Harnblase und Mastdarm

vesiko|renal, in fachspr. Fügungen: **vesicorenalis, ...le** [zu ↑Vesica (in der Fügung ↑Vesica urinaria) u. ↑Ren]: Harnblase und Niere betreffend

Vesiko|stomie [↑Vesica (in der Fügung ↑Vesica urinaria) u. ↑...stomie] *w;* -, ...ien: operative Eröffnung der Harnblase und Herstellung einer künstlichen Verbindung zwischen Harnblase und Körperoberfläche

Vesiko|umbilikal|fistel [zu ↑Vesica (in der Fügung ↑Vesica urinaria) und ↑Umbilicus]: krankhafter, unnatürlicher Verbindungsgang zwischen Harnblase und Nabel

vesiko|ureteral, in fachspr. Fügungen: **vesicoureteralis, ...le** [zu ↑Vesica (in der Fügung ↑Vesica urinaria) u. ↑Ureter]: Harnblase und Harnleiter betreffend

vesiko|uterin, in fachspr. Fügungen: **vesicouterinus, ...na, ...num** [zu ↑Vesica (in der Fügung ↑Vesica urinaria) u. ↑Uterus]: Harnblase und Gebärmutter betreffend bzw. den Raum zwischen beiden Organen

Vesiko|vaginal|fistel [zu ↑Vesica (in der Fügung ↑Vesica urinaria) und ↑Vagina]: bei Frauen krankhafter, unnatürlicher Verbindungsgang zwischen Harnblase und Scheide

vesikulär, in fachspr. Fügungen: **vesicularis, ...re** [zu lat. *vesicula* = Bläschen]: bläschenartig; in den Lungenbläschen auftretend (z.B. vom Atemgeräusch)

Vesikulär|atmen: »Bläschenatmen«, normales, physiologisches Atemgeräusch, das über der gesunden Lunge vor allem während der Inspiration zu hören ist u. einen tiefen, brausenden Charakter hat

V
vesi

Vesikul|ek|tomie [↑Vesicula (in der Fügung ↑Vesicula seminalis) u. ↑Ektomie] *w;* -, ...ien: operative Entfernung der Samenbläschen

Vesikulitis [zu ↑Vesicula (in der Fügung ↑Vesicula seminalis)] *w;* -, ...itiden, in fachspr. Fügungen: **Vesiculitis**, *Pl.:* ...itides: Entzündung der Samenbläschen

Vesikulo|gra|fie [↑Vesicula (in der Fügung ↑Vesicula seminalis) u. ↑...grafie] *w;* -, ...ien: heute nicht mehr übliche röntgenografische Darstellung der Samenbläschen nach Verabreichung eines Kontrastmittels. **Vesikulo|gramm** [↑...gramm] *s;* -s, -e: veralt. für: Röntgenbild der Samenbläschen

vesikulös, in fachspr. Fügungen: **vesiculosus, ...osa, ...osum** [zu ↑Vesicula]: bläschenförmig verändert, bläschenreich (von der Beschaffenheit der Haut)

Vesikulo|tomie [↑Vesicula (in der Fügung ↑Vesicula seminalis) u. ↑...tomie] *w;* -, ...ien: operative Spaltung der Samenbläschen

vestibular und **vestibulär,** in fachspr. Fügungen: **vestibularis, ...re** [zu ↑Vestibulum]: ein Vestibulum betreffend, von einem Vestibulum ausgehend; insbesondere: vom Vorhof des knöchernen Labyrinthes des Ohres ausgehend (z.B. von Krankheitsprozessen oder Kopfschmerzen)

Vestibular|ap|parat: Gleichgewichtsorgan im Ohr, bestehend aus dem Vorhofsäckchen und den häutigen Bogengängen

vestibulo|coch|lea|ris, ...re [zu ↑Vestibulum u. ↑Cochlea]: zum Vorhof des Labyrinths (mit dem Gleichgewichtsorgan) und zur Gehörgangsschnecke (mit dem Hörorgan) gehörend; dem Gleichgewichtssinn und dem Hörvermögen dienend; z.B. in der Fügung ↑Organum vestibulocochleare

vestibulo|gen [zu ↑Vestibulum u. ↑...gen]: vom Vorhof des Labyrinths (mit dem Gleichgewichtsorgan) ausgehend; z.B. vestibulogene Epilepsie

vestibulo|okulärer Reflex: von den Bogengängen des Innenohrs gesteuerter Stellreflex des Hirnstamms zur Stabilisierung des Bildes auf der Netzhaut, der bei Drehung des Kopfes eine kompensatorische Blickbewegung zur Gegenseite auslöst; Abk.: VOR

vestibulo|spinalis, ...le [zu ↑Vestibulum und ↑spinalis (in der Fügung ↑Medulla spinalis)]: zum Vorhof des Labyrinthes (mit dem Gleichgewichtsorgan) und zum Rückenmark gehörend; z.B. in der Fügung ↑Tractus vestibulospinalis (Anat.)

Vestibulum [aus lat. *vestibulum,* Gen.: *vestibuli* = Vorhof, Vorplatz] *s;* -s, ...la: »Vorhof«, vor dem eigentlichen Organ liegender, den Eingang bildender Teil desselben (Anat.). **Vestibulum (au|ris):** Vorhof des knöchernen Labyrinthes des Ohres. **Vestibulum bursae omentalis:** Vorhof des Netzsackes, schmaler Gang, der in die ↑Bursa omentalis mündet. **Vestibulum laryngis** [↑Larynx]: Vorhof des Kehlkopfes. **Vestibulum nasi:** Vorhof der Nasenhöhle, trichterförmiger Raum über dem Nasenloch. **Vestibulum oris** [↑²Os]: der durch die geschlossenen Zahnreihen, die Lippen u. die Wangen begrenzte Vorhof der Mundhöhle. **Vestibulum vaginae:** »Scheidenvorhof«, äußere Scham, bei Frauen Bezeichnung für den unterhalb der äußeren Harnröhrenmündung und des Scheideneinganges zwischen den beiden kleinen Schamlippen gelegenen Raum

Vestigium [aus lat. *vestigium* = Fußsohle; Fußspur; zurückgelassene Spur] *s;* -s, ...gia: Relikt eines Organs oder Organteils, das sich normalerweise im

Laufe der fetalen Entwicklung zurückbildet. **Vestigium pro|cessus vaginalis:** durch den Leistenkanal verlaufende Bauchfellausstülpung, die sich im Laufe der fetalen Entwicklung nicht völlig verschließt

Veterinär *m;* -s, -e, **Veterinärin** *w;* -, -nen [von lat. *veterinarius* = zum Zugvieh gehörend; Tierarzt]: Tierarzt, -ärztin. **Veterinär|medizin:** Tierheilkunde

veterinär|medizinisch-technischer Assis|tent, veterinär|medizinisch-technische Assis|tentin: medizinischer Assistenzberuf, bereitet für den/die Tierarzt/-ärztin, Zoologen/Zoologin oder Biochemiker/-in Untersuchungen an Tieren oder tierischen Produkten vor oder führt diese selbst durch; Abk.: VTA

VHL-Syndrom: Abk. für *Von-Hippel-Lindau-Syndrom*

Via naturalis [lat. *via* = Weg; ↑ naturalis] *w;* - -, Viae ...les: »der natürliche Weg«, Bezeichnung für die natürlichen Passagen des Körpers, durch die Stoffe in den Körper gelangen u. durch die sie ihn verlassen können (z. B. der Darmtrakt); vgl. per vias naturales

Vibices [aus lat. *vibix,* Gen.: *vibicis* = Strieme, Schwiele] *Pl.:* **a)** kleine, streifenförmige Blutungen unter der Haut, häufig in der Umgebung von Follikeln. **b)** kleine Einblutungen in Totenflecken

vi|brans [zu lat. *vibrare* = schwingen, schütteln]: zitternd, vibrierend; z. B. in der Fügung ↑ Pulsus vibrans. **Vi|bration** *w;* -, -en: Durchschüttelung u. Durchrüttelung des Gewebes als Form der [manuellen] Massage bes. zur Lockerung von Muskelverkrampfungen

Vibrato|metrie: Messung der Schwingung im Gewebe (als Teil der Tiefensensibilität). **Vibrator** *m;* -s, ...toren: Gerät zur Durchführung der Vibrationsmassage

Vi|brio [zu lat. *vibrare* = schwingen, schütteln] *m;* -s, ...io|nes u. (eindeutschend) ...ionen: Gattung gramnegativer, begeißelter, kommaförmiger Bakterien (mit dem Choleraerreger). **Vibrio Cholerae:** Erreger der ↑ Cholera asiatica, ein kommaförmiger, gramnegativer, stark beweglicher Keim

Vi|brio|se [zu ↑ Vibrio] *w;* -, -n, in fachspr. Fügungen: **Vi|brio|sis,** *Pl.:* ...io|ses: Erkrankung durch Bakterien der Gattung Vibrio

Vi|brissae [aus gleichbed. lat. *vibrissae*] *Pl.:* die Haare in den Nasenöffnungen

vicarius vgl. vikariierend

Vicq-d'Azyr-Bündel [vɪkdaˈziːr...; nach dem frz. Anatomen F. Vicq d'Azyr, 1748–1795]: = Fasciculus mamillothalamicus

Vieleckbein: **1)** vgl. Os trapezium. **2)** vgl. Os trapezoideum

Vierfach|impfung: kombinierte Impfung gegen: **a)** Diphtherie, Pertussis (Keuchhusten), Polio, Tetanus; **b)** Masern, Mumps, Röteln, Windpocken

Vierhügel vgl. Corpora quadrigemina

Viertagefieber vgl. Febris quartana

vierte Geschlechtskrankheit vgl. Lymphogranuloma inguinale

vierte Krankheit vgl. Rubeola scarlatinosa

vigil [zu lat. *vigil* = wach, munter]: wachend, schlaflos

Vigilanz [zu lat. *vigil* = wach, munter] *w;* -: **a)** Aufmerksamkeit. **b)** Zustand erhöhter Reaktionsbereitschaft (Psychol.). **Vigilia** *w;* -: Schlaflosigkeit

Vigou|roux-Zeichen [vɪguˈru:...; nach dem frz. Neurologen Auguste Vigouroux, 19. Jh.]: verminderter elektrischer Leitungswiderstand der Haut (z. B. bei Basedow-Krankheit)

vikari|ie|rend, in fachspr. Fügungen: **vicarius, ...ria, ...ri|um** [zu lat. *vicarius* = stellvertretend]: stellvertretend; den Ausfall eines Organs oder einer Organfunktion ausgleichend, die Funktion eines ausgefallenen Organs übernehmend. **vikari|ierende Hyper|tro|phie:** Hypertrophie eines Organs als Leistungsausgleich für den Ausfall eines anderen

Villi|kinin [zu ↑ Villus u. gr. *κινεῖν* = bewegen] *s;* -s: Wirkstoff in der Darmschleimhaut, der die Bewegung der Darmzotten regelt

villös, in fachspr. Fügungen: **villosus, ...osa, ...osum** [zu ↑ Villus]: zottenreich (bes. von den Schleimhautfalten des Magens oder Darms gesagt)

Villus [aus lat. *villus,* Gen.: *villi* = zottiges Haar; Zotte] *m;* -, Villi: »Zotte«, Schleimhautfortsatz eines Organs oder Organteils (Anat.). **Villi intestinales** *Pl.:* »Darmzotten«, kegel- u. fadenförmige Fortsätze der Dünndarmschleimhaut, die die Nahrungsstoffe aufsaugen. **Villi syn|ovia|les** *Pl.:* zellenartige, meist mikroskopisch kleine Fortsätze an der Innenschicht der Gelenke

Vinculum [aus lat. *vinculum,* Gen.: *vinculi* = Band; Fessel] *s;* -s, ...la: Faserband, Faserzug (Anat.). **Vinculum breve:** kurzer Faserzug am Ansatz der Fingersehnenscheiden. **Vinculum lon|gum:** langer Faserzug in der Höhe des Fingergrundgliedes. **Vincula tendinum (digitorum manus)** [↑ Tendo] *Pl.:* Faserzüge zu den Sehnenscheiden der Finger. **Vincula tendinum (digitorum pedis)** [↑ Pes] *Pl.:* Faserzüge zu den Sehnenscheiden der Zehen

vio|lent [aus gleichbed. lat. *violentus*]: gewaltsam, durch Gewalteinwirkung entstehend (z. B. von einer Blutung gesagt)

VIP [Kurzw. aus engl. *v*asoactive *i*ntestinal *p*olypeptide = gefäßaktives, intestinales Polypeptid] *s;* -s, -s: gastrointestinales Hormon, das auf die glatte Blutgefäßmuskulatur und die Ausschüttung bestimmter Hormone und Enzyme wirkt; wird in der Leber inaktiviert

Vipom [zu ↑ VIP] *s;* -s, -e, in fachspr. Fügungen: **Vipoma,** *Pl.:* -ta: im Verdauungstrakt durch übermäßige Produktion von VIP hervorgerufene Geschwulst

viral [zu ↑ Virus]: durch Viren bedingt (z. B. viraler Infekt); aus Viren hergestellt, von Viren stammend (z. B. viraler Impfstoff)

Vir|ämie [↑ Virus u. ↑ ...ämie] *w;* -, ...ien: Vorhandensein von Viren im Blut. **vir|ämisch:** die Virämie betreffend

Virchow-Drüse [...ço...; nach dem dt. Pathologen Rudolf Virchow, 1821–1902]: bei bösartigen Bauchgeschwülsten oberhalb des linken Schlüsselbeins tastbarer metastatischer Lymphknoten. **Virchow-Hassall-Körperchen** [...ˈhæsəl...]: = Hassall-Körperchen. **Virchow-Trias:** Gefäßwandschädigung, Blutgerinnungssteigerung und Hypostase als die drei wesentlichen Faktoren für die Pathogenese der Thrombose

Virginität [zu lat. *virgo*, Gen.: *virginis* = Jungfrau] *w;* -: Jungfräulichkeit. **Virgo** *w;* -, ...gines; fachspr. meist in der Fügung: **Virgo in|tacta:** »Jungfrau«, veralt. für: weibliche Person, die noch keinen Geschlechtsverkehr hatte (wofür der Zustand des ↑Hymen keinen Beweis liefert, wie früher angenommen)

viridans [zu lat. *viridare* = grün sein, grünen (lat. *viridis* = grün)]: grünend, grün, grünen Bewuchs (auf einem Substrat) bildend; z. B. in der Fügung ↑Streptococcus viridans

viril, in fachspr. Fügungen: **virilis, ...le** [zu lat. *vir* = Mann]: **1)** den Mann oder das männliche Geschlecht betreffend; männlich. **2)** charakteristische männliche Züge oder Eigenschaften aufweisend; vermännlicht (speziell von Frauen, aber auch von Jungen gesagt). **virilisie|ren:** vermännlichen. **Virilismus** *m;* -, auch: **Virilisie|rung:** *w;* -: **1)** Vermännlichung der Frau. **2)** vorzeitige Geschlechtsreife bei Jungen. **Virilität** *w;* -: männliche [Zeugungs]kraft, Manneskraft, Männlichkeit

Virion [zu ↑Virus] *s;* -s, Viria: einzelnes, infektiöses Virusteilchen, das außerhalb der Zelle liegt

Viro|id [↑Virus u. ↑...id] *s;* -[e]s, -e (meist *Pl.*): zirkulierende infektiöse Nukleinsäuren ohne Proteinhülle

Viro|loge *m;* -n, -n, **Viro|login** *w;* -, -nen [↑Virus u. ↑...loge]: Virusforscher/-in, Wissenschaftler/-in auf dem Gebiet der Virologie. **Viro|logie** [↑...logie] *w;* -: Wissenschaft und Lehre von den Viren. **virologisch:** die Virologie betreffend

Viro|pexis [↑Virus u. gr. *πῆξις* = Befestigen, Verbinden] *w;* -: Aufnahme eines Virus in zytoplasmatische Vakuolen

virös [zu ↑Virus]: durch Viren bedingt

Virose [zu ↑Virus] *w;* -, -n: durch Viren verursachte Erkrankung; Virusinfektion

Virosom [Kunstwort aus ↑*Vir*us u. ↑Lip*osom*]: Virenteilchen, das an die Oberfläche von ↑Liposomen gekoppelt ist

Viro|stase [zu ↑Virus u. gr. *στάσις* = das Stehen, der Stillstand]: Stillstand des Viruswachstums. **Viro|statikum** *s;* -s, ...ka: Arzneimittel, das hemmend auf das Wachstum und die Vermehrung von Viren einwirkt. **viro|statisch:** die Vermehrung von Viren hemmend (z. B. von Medikamenten)

viro|zid, viru|zid [zu ↑Virus u. lat. *caedere* (in Zus. *-cidere*) = niederhauen, töten]: Viren unwirksam machend. **Viro|zid, Viru|zid** *s;* -[e]s, -e: Substanz, die krankheitserregende Viren unwirksam macht

Viro|zyt [↑Virus u. ↑...zyt] *m;* -en, -en (meist *Pl.*): vergrößerte ↑Lymphozyten, die bei Viruserkrankungen auftreten

virulent [zu ↑Virus]: aktiv, schädlich, krank machend. **Virulenz** *w;* -; schädliche Aktivität von Krankheitserregern im Organismus bzw. die Gesamtheit ihrer krank machenden Eigenschaften

Virus [aus lat. *virus*, Gen.: *viri* = Schleim; Saft; Gift] *s* (ugs. auch: *m*); -, Viren (in fachspr. Fügungen: Viri): Gruppe kleinster Krankheitserreger (mit einem Durchmesser unter 0,3 µm), die bakteriendichte Filter passieren und nur auf lebendem Gewebe gedeihen (Erreger verschiedenster Infektionskrankheiten, z. B. der Röteln, Masern, Kinderlähmung, Pocken u. Tollwut)

Virus|last: Anzahl der Viren in einem Milliliter Blut

Viscera vgl. Viszera. **visceralis** vgl. viszeral

visibel [aus lat. *visibilis* = sichtbar]: sichtbar, (der Größenordnung nach) im Sichtbarkeitsbereich des Lichtmikroskops liegend (z. B. von Mikroorganismen)

vis|kos, vis|kös, auch: **vis|zid,** in fachspr. Fügungen: **vis|cidus, ...da, ...dum** [zu lat. *viscum* = Mistel; Vogelleim]: klebrig, leimartig, zähflüssig (bezogen auf die Beschaffenheit von Flüssigkeiten)

Viskosi|pa|thie [zu ↑viskos u. ↑...pathie] *w;* -, ...ien: Störung der Verflüssigung einer Substanz (z. B. von Sperma)

Vis|kosität [zu ↑viskos] *w;* -: Zähflüssigkeit kolloidaler Lösungen o. Ä.

Viso|motorik, auch: **Visuo|motorik** [↑Visus u. ↑Motorik] *w;* -: Gesamtheit der willkürlichen Blickbewegungen

Visualität [zu lat. *videre, visum* = sehen] *w;* -: Gesamtbereich der optischen Wahrnehmung, Auffassung und Vorstellung (Psychol.). **visuell,** in fachspr. Fügungen: **visu|alis, ...le:** das Sehen, den Gesichtssinn betreffend; z. B. in der Fügung ↑Claudicatio visualis. **Visus** *m;* -: das Sehen, der Gesichtssinn; die Sehschärfe

Vis|zera, häufiger: **Vis|cera** [aus gleichbed. lat. *viscera*, Gen.: *viscerum*] *Pl.:* »Eingeweide«, Sammelbez. für die im Inneren der Schädel-, Brust-, Bauch- und Beckenhöhle gelegenen Organe. **vis|zeral,** in fachspr. Fügungen: **visceralis, ...le:** die Eingeweide betreffend

Vis|zeral|bögen = Kiemenbögen

Viszeral|chirurgie [aus gleichbed. lat. *viscera*, Gen.: *viscerum*]: Lehre von den chirurgischen Eingriffen an den im Inneren der Bauch- und Beckenhöhle gelegenen Organen

Vis|zero|megalie [zu ↑Viszera u. gr. *μέγας* (mit Stammerweiterung: *μεγαλο-*) = groß] *w;* -, ...ien: übermäßige Vergrößerung der Eingeweide

Vis|zero|ptose [↑Viszera und gr. *πτῶσις* = das Fallen, der Fall] *w;* -, -n: krankhafte Senkung der Baucheingeweide

viszid vgl. viskos

Vita [aus lat. *vita*, Gen.: *vitae* = Leben] *w;* -: das Leben, die Lebensfunktion, die Lebenskraft. **Vita maxima:** größtmögliche Leistungsfähigkeit des Organismus. **Vita minima:** stark herabgesetzte Lebenstätigkeit des Organismus. **Vita re|ducta:** »reduziertes Leben«, Zustand des Organismus bei Ausfall oder Funktionsstörung lebenswichtiger Organsysteme. **Vita sexua|lis:** Geschlechtsleben. **vital,** in fachspr. Fügungen: **vitalis, ...le:** das Leben betreffend; funktionstüchtig; lebenswichtig

Vital|färbung: Färbung frisch entnommener Zellen oder Gewebe ohne vorausgegangene Fixierung

Vital|funktion *meist Pl.:* lebenswichtige Körperfunktionen (z. B. Atmung, Herztätigkeit)

Vital|kapazität: Fassungsvermögen der Lunge an Atemluft (etwa 3500–5000 ml), bestehend aus der Summe von Atemvolumen, inspiratorischem u. exspiratorischem Reservevolumen; Abk.: VK

Vital|organe *Pl.:* zusammenfassende Bez. für die lebenswichtigen Organe Herz, Lunge, Gehirn, Leber und Nieren

Vit|amin [Kunstw. aus lat. *vita* = Leben u. ↑*Amin*] *s;* -s, -e: Sammelbez. für verschiedene organische Verbindungen, die als Wirkstoffe für die Aufrechterhaltung der Lebensvorgänge im Organismus unentbehrlich sind. (Vitamine können, mit Ausnahme von Vitamin K, im Organismus nicht synthetisiert werden und müssen deshalb in ihrer wirksamen Form oder deren Vorstufen ständig mit der Nahrung dem Organismus zugeführt werden. Fehlen von Vitaminen oder unzureichende Vitaminversorgung führt zu Mangelerscheinungen, d. h. zur ↑Avitaminose oder ↑Hypovitaminose, ein Überangebot führt zur ↑Hypervitaminose.) **Vit|amin A:** Epithelschutzvitamin, hauptsächlich vorkommend in Milch, Butter, Leber sowie in Form der Karotine in Pflanzen, z. B. Karotten, Tomaten, Hagebutten (es ist Bestandteil des Sehpurpurs; Mangel an Vitamin A führt zu Nachtblindheit und Augenhornhauterweichung, Überangebot zu Krämpfen). **Vit|amin B_1** (= Thiamin): hauptsächlich in den Keimanlagen von Pflanzen, in Hefe, Fleisch, Leber, Milch, Kartoffeln und Früchten vorkommendes Vitamin, das für den Kohlenhydratstoffwechsel, besonders im Nervensystem, wichtig ist (Mangel führt zu ↑Beriberi). **Vit|amin B_2:** hauptsächlich in Spinat, Birnen, Bananen, Fleisch, Leber, Milch und Eiern vorkommendes Vitamin, das in die Zellatmung eingreift (Mangel führt zu Wachstumsstörungen, Brüchigkeit der Nägel und Schrunden der Haut). **Vit|amin B_6:** hauptsächlich in Hefe, Getreidekeimlingen, Leber u. Kartoffeln vorkommendes Vitamin, das am Stoffwechsel der Aminosäuren beteiligt ist (Mangel führt zu Störungen im Proteinstoffwechsel und zentralnervösen Störungen). **Vit|amin B_7:** heute übliche Bez. für: ↑Vitamin H = Biotin. **Vit|amin B_9:** heute übliche Bez. für: ↑Vitamin M = Folsäure. **Vit|amin B_{12}:** hauptsächlich in der Leber u. im Darminhalt vorkommendes Vitamin (vgl. Extrinsic Factor), das mit anderen Wirkstoffen zusammen (vgl. Intrinsic Factor) bes. für die Bildung der roten Blutkörperchen unentbehrlich ist (Mangel führt zur ↑perniziösen Anämie). **Vit|amin C:** hauptsächlich in Orangen, Zitronen, Grapefruits, Tomaten, Hagebutten, Paprika, Kartoffeln und Frischgemüse vorkommendes Vitamin, das den gesamten Zellstoffwechsel aktiviert (Mangel führt u. a. zu ↑Skorbut). **Vit|amin D:** hauptsächlich in Milch, Butter, Eigelb, Leber und Lebertran vorkommendes Vitamin, das den Kalzium- und Phosphatspiegel im Blut reguliert und bes. für die Mineralisation der Knochen und Zähne wichtig ist (Mangel führt zu ↑Rachitis und ↑Osteomalazie, Überangebot zu Störungen des Phosphor- und Kalziumhaushaltes). **Vit|amin E:** hauptsächlich in Getreidekeimlingen, Fleisch, Mehl und im Eidotter vorkommendes Vitamin, das unentbehrlich ist für die Funktion der Keimdrüsen, für den Ablauf der Schwangerschaft u. für die Funktionstüchtigkeit des Nervensystems und der Muskulatur (Mangel kann zu Sterilität und Fehlgeburten führen). **Vit|amin F:** heute nicht mehr verwendete Bez. für: essentielle Fettsäuren, die in tierischen (↑Omega-3-Fettsäure) und pflanzlichen (↑Omega-6-Fettsäure) Fetten vorkommen, den Blutcholesterinspiegel regulieren und die Fettablagerung in den Wänden der Blutgefäße verhindern (Mangel führt zu Wachstumsstillstand). **Vit|amin H:** veraltend für: ↑Biotin: vorwiegend in Hefe, gerösteten Erdnüssen, Schokolade, getrockneten Erbsen und Pilzen vorkommendes Vitamin, das am Aufbau von Enzymen, ferner an der Harnstoffbildung und an der Purinsynthese beteiligt ist (Mangel führt zu ↑Seborrhö). **Vit|amin I:** hauptsächlich im Saft von Zitronen, in schwarzen Johannisbeeren und im Holunder vorkommendes Vitamin, das gegen Lungenentzündung wirken soll (der Vitamincharakter ist nicht gesichert). **Vit|amin K:** besonders in Spinat, Rosenkohl, Tomaten, Leber, Früchten, Milch u. Fleisch vorkommendes Vitamin, das auch von den Darmbakterien gebildet wird u. eine Rolle bei der Blutgerinnung spielt (Mangel führt zu Schleimhaut- und Hautblutungen). **Vit|amin L:** Laktationsvitamin, hauptsächlich in Hefe und Rinderleber enthaltenes Vitamin (Mangel führt zu Laktationsstörungen). **Vit|amin M:** veraltende Bez. für: ↑Vitamin-B_9 bzw. ↑Folsäure: hauptsächlich in Hefe, Leber, grünen Blättern, Milch und Getreidekörnern vorkommendes Vitamin, das eine wichtige Rolle für Wachstum und Fortpflanzung sowie für die Blutbildung spielt. **Vit|amin P:** heute nicht mehr übliche Bez. für: ↑Flavonoide, vor allem im Thymus, in Zitronen, Orangen, im Paprika, in Hagebutten und Johannisbeeren vorkommende Stoffe, die für die Verminderung der Durchlässigkeit der Kapillaren verantwortlich sind und außerdem entzündungshemmende und antiallergische Eigenschaften haben. **Vit|amin T:** aus Termiten und anderen Insekten sowie aus Mehlkäferlarven isolierte vitaminähnlicher Stoff unbekannter Struktur (es ist ein Wachstumshormon). **Vit|amin V:** besonders in grünem Gemüse, in der Milch u. im Eidotter vorkommendes Vitamin, das das Auftreten von Magengeschwuren verhindern soll

Vit|aminose [zu ↑Vitamin] *w;* -, -n: Sammelbez. für Krankheiten, die durch Fehlen, Unter- oder Überangebot bzw. Störung der Verwertung eines Vitamins entstehen; vgl. Avitaminose, Hypovitaminose, Hypervitaminose

vitellinus, ...na, ...num [zu lat. *vitellus* = Eidotter]: zum Eidotter gehörend (Biol.). **Vitellus** *m;* -, ...lli: Dotter, Eidotter, Nahrungs- und Reservematerial der Eizelle (Biol.)

Vitiligo [aus lat. *vitiligo*, Gen.: *vitiliginis* = krankhafter Hautausschlag, Hautflechte] *w;* -, ...ligines: Scheckhaut, erworbene Pigmentanomalie der Haut mit scharf begrenzten weißen Flecken

Vitium [aus lat. *vitium*, Gen.: *vitii* = Gebrechen, Schaden; Fehler] *s;* -s, ...tia: organischer Fehler oder Defekt; meist Kurzbez. für: Vitium cordis. **Vitium cordis** [↑Cor]: Herzfehler, Herzklappenfehler

Vi|trek|tomie [zu ↑vitreus (in der Fügung ↑Corpus vitreum) u. ↑Ektomie] *w;* -, ...ien: operative Entfernung des Glaskörpers (Corpus vitreum) des Auges, vor allem zur Behandlung der diabetischen Retinopathie

vi|tre|us, ...ea, ...e|um [zu lat. *vitrum* = Glas]: gläsern, glasig, glasartig; z. B. in der Fügung ↑Corpus vitreum

vivax [aus gleichbed. lat. *vivax*]: lebenskräftig; belebt; z. B. in der Fügung ↑Plasmodium vivax

Vivi|sektion [zu lat. *vivus* = lebendig u. ↑Sektion] *w;* -, -en: operativer Eingriff am lebenden, narkotisierten Tier (zu Forschungszwecken)

VK: Abk. für ↑Vitalkapazität

VLAs: Abk. für (engl.) ↑*v*ery *l*ate *a*ntigens

VLDL: Abk. für (engl.) *v*ery *l*ow *d*ensity *l*ipoproteins

vocalis vgl. vokal

Voegtlin-Einheit [nach dem amerik. Pharmakologen Carl Voegtlin, 1879–1960]: standardisierte Mengeneinheit für Hormonpräparate von Hypophysenhinterlappenhormonen; Abk.: VE

Vogelgesicht vgl. Brachygnathie

Vogel|grippe: Viruskrankheit, die Wild- und Ziervögel sowie Geflügel befällt; durch engen Kontakt mit infizierten Tieren und deren Ausscheidungen (z.B. beim Schlachten) kann das Virus auf den Menschen übertragen werden, das nach einer Inkubationszeit von 2 bis 14 Tagen zu extrem hohem Fieber, Husten, Atemnot, teilweise auch Magen-Darm-Beschwerden und in 50 % der Fälle auch zum Tod führen kann

Vogelmilbe vgl. Dermanyssus gallinae

Vogelsporn vgl. Calcar avis

Vogt-Erkrankung [nach dem dt. Neurologen Oskar Vogt, 1870–1959]: Bezeichnung für eine Gruppe erblich bedingter Erkrankungen des extrapyramidalen Systems (dazu gehören der ↑Status dysmyelinisatus im Pallidum und der ↑Status marmoratus im Striatum)

Voit-Kostmaß [nach dem dt. Physiologen Carl von Voit, 1831–1908]: statistisch ermittelter Wert für eine ausreichende Ernährung einer mittelschwer arbeitenden Person pro Tag (118 g Protein, 56 g Fett, 500 g Kohlenhydrate)

Vojta-Therapie [ˈvɔı...; nach dem tschech. Neurologen V. Vojta, 1917–2000]: krankengymnastische Behandlung bei frühkindlichen zerebralen Bewegungsstörungen mit dem Ziel, die pathologischen Bewegungen zu beseitigen

vokal, in fachspr. Fügungen: **vocalis, ...le** [zu lat. *vox*, Gen.: *vocis* = Stimme]: die Stimme, den Stimmapparat betreffend

Vola [aus lat. *vola*, Gen.: *volae* = die hohle Hand] *w;* -, ...lae; in den Fügungen: **Vola manus:** ältere anat. Bez. für ↑Palma manus. **Vola pedis** [↑Pes]: ältere anat. Bez. für ↑Planta pedis

Vol|ämie [Kurzw. aus ↑Volumen und ↑...ämie] *w;* -: Verhältnis der Gesamtblutmenge des Organismus zum Körpergewicht (normal etwa bei 75 ml pro kg Körpergewicht)

volar, in fachspr. Fügungen: **volaris, ...re** [zu ↑Vola]: = palmar

Volar|flexion = Palmarflexion

volatil [von lat. *volatilis* = fliegend; flüchtig]: flüchtig, schnell verdunstend (von Stoffen wie Äther gesagt)

Volhard-Wasserversuch [nach dem dt. Internisten Franz Volhard, 1872–1950]: in zwei aufeinanderfolgenden Versuchen bestehende Methode zur Prüfung der Nierenfunktion (heute nur noch selten angewandt): **a) Verdünnungsversuch:** Der Patient, die Patientin trinkt morgens auf nüchternen Magen in einem Zeitraum von 15 Minuten 1500 ml Wasser oder dünnen Tee; innerhalb von 4 Stunden wird bei dem/der Gesunden (bei halbstündlichem Wasserlassen) die ganze Flüssigkeitsmenge, wenigstens aber $^2/_3$ davon, mit dem Harn ausgeschieden, wobei das spezifische Gewicht des Harns auf etwa 1,001 absinkt; **b) Konzen|trationsversuch:** Im Anschluss an den Verdünnungsversuch bekommt der Patient, die Patientin für 20 Stunden nur Trockenkost; das spezifische Gewicht des Harns steigt dann beim Gesunden auf etwa 1,026

Volition [zu lat. *voluntas* = Wille] *w;* -: Wollen, Wille (Psychol.). **volitional:** durch den Willen bestimmt. **volitiv:** a) willentlich, gewollt; b) den Willen, die Willenskraft betreffend

Volkmann-Beckenstütze [nach dem dt. Chirurgen Richard von Volkmann, 1830–1889]: Bänkchen zur Auflagerung des Beckens bei der Anlegung eines Beckengipsverbandes. **Volkmann-Dreieck:** dreieckförmiges Knochenstück am hinteren unteren Ende des Schienbeins, das bei Unfällen abbrechen kann

Volkmann-Kanäle [nach dem dt. Physiologen A. W. Volkmann, 1800–1877]: Gefäßkanäle im Knochen, die diesen quer und schräg durchziehen und in die ↑Havers-Kanäle münden

Volkmann-Kon|traktur [nach dem dt. Chirurgen Richard von Volkmann, 1830–1889]: Kontraktur und Atrophie eines Muskels, hervorgerufen durch Störungen der Blutzirkulation (z. B. durch zu enge Verbände). **Volkmann-Löffel:** scharfrandiger chirurgischer Metalllöffel zum Auskratzen eiternder Knochenherde. **Volkmann-Schiene:** Schiene aus einer Metallrinne mit Fußbrett zur starren Lagerung des Unterschenkels bei Beinverletzungen

Volks|krankheit: Krankheit, an der ein hoher Prozentsatz eines Volkes leidet (z. B. Diabetes mellitus)

Vollmond|gesicht: typische rundliche Gesichtsform bei ↑Cushing-Syndrom

Volt [nach dem ital. Physiker Alessandro Volta, 1745–1827] *s;* - u. - [e]s, -: internationale Bezeichnung für die Einheit der elektrischen Spannung; Zeichen: V

Volumen [von lat. *volumen,* Gen.: *voluminis* = was gerollt, gewickelt oder gewunden wird; Schriftrolle, Buch, Band] *s;* -s, - u. ...mina: Rauminhalt eines festen, flüssigen oder gasförmigen Körpers (Phys.). **Volumen pulmonum auctum** [↑Pulmo]: »Lungenblähung«, Vermehrung des Lungeninhaltes

Volu|me|trie [Kurzbildung aus ↑Volumen u. ↑...metrie] *w;* -, ...ien: Messung und Registrierung des Rauminhaltes z. B. von Ödemen

Vo|lu|tin *s;* -s: Strukturen in Bakterien (Biol.; vgl. ↑Babes-Ernst-Polkörnchen)

Volvulus [zu lat. *volvere* = drehen, wälzen, winden] *m;* -, ...li: Darmverschlingung, Drehung einer Darmschlinge um ihre Achse, um die Achse ihres Gekröses oder um eine andere Darmschlinge mit Abschnürung des Darmlumens und Strangulation der Darmgefäße

Vomer [aus lat. *vomer,* Gen.: *vomeris* = Pflugschar] *m;* -s, ...res: »Pflugscharbein«, flacher, rautenförmiger Knochen, der senkrecht in der Mittellinie der Nasenhöhle liegt und den hinteren Teil der Nasenscheidewand bildet (Anat.)

vomero|nasalis, ...le [zu ↑Vomer u. ↑Nase]: zum Pflugscharbein u. zur Nase gehörend; z. B. in der Fügung ↑Cartilago vomeronasalis (Anat.)

vomero|vaginalis, ...le [zu ↑Vomer u. ↑vaginalis (in der Fügung ↑Processus vaginalis)]: zwischen Pflugscharbein und ↑Processus vaginalis des Keilbeins gelegen; z. B. ↑Canalis vomerovaginalis (Anat.)

vomie|ren [aus gleichbed. lat. *vomere, vomitum*]: sich erbrechen. **Vomitiv** [...ti:f] *s;* -s, -e oder **Vomitivum** [...i:v...] *s;* -s, ...va und **Vomitorium** *s;* -s, ...ria oder ...rien [...iən]: = Emetikum. **Vomitus** *m;* -: »Erbrechen«, plötzliche Entleerung des Mageninhalts durch die Speiseröhre und den Mund nach außen (z. B. als Folge eines Magenkrampfes oder einer akuten Magenerkrankung). **Vomitus biliosus:** »Galleerbrechen«, Erbrechen von gallehaltigem Mageninhalt (Vorkommen bei Pylorusatonie, Duodenumaffektionen, Gallenblasenentzündung und bei akuter Bauchspeicheldrüsenentzündung). **Vomitus cru|entus:** »Bluterbrechen«, Erbrechen des Mageninhalts mit Blutbeimischungen (z. B. bei blutenden Magengeschwüren u. bei blutenden Magentumoren). **Vomitus fae|culentus:** »Koterbrechen«, Erbrechen des Mageninhalts mit Stuhlbeimischungen (bei schweren Stenosen des Magen-Darm-Kanals). **Vomitus gravidarum** = Emesis gravidarum. **Vomitus matutinus:** morgendliches Erbrechen bei chronischer Magenschleimhautentzündung (bes. bei Alkoholabhängigen)

Von-Hippel-Lindau-Syndrom [nach dem dt. Ophthalmologen Eugen von Hippel, 1867–1939, u. dem schwed. Pathologen Arvid Vilhelm Lindau, 1892–1958]: autosomal-dominant erbliche Erkrankung mit Gefäßtumoren der Netzhaut, des Kleinhirns und des Rückenmarks sowie u. a. Nierenzellkarzinom (als häufigste Todesursache); Abk.: VHL-Syndrom

Von-Recklinghausen-Krankheit Recklinghausen-Krankheit, vgl. Neurofibromatose

Von-Willebrand-Faktor [nach dem finn. Arzt E. A. von Willebrand, 1870–1949]: Plasmaprotein, Bestandteil des Gerinnungssystems, fungiert als Träger des Faktors VIII und ermöglicht die Adhäsion von Thrombozyten an die Gefäßwand; bei Mangel kommt es zur ↑Willebrand-Krankheit

Vorazität, auch: **Voracitas** [zu lat. *vorax* = gefräßig] *w;* -: veralt. Bez. für: [2]Akorie

Vorderarm vgl. Antebrachium

Vorderhaupt[s]lage: Geburtslage, bei der das Vorderhaupt des kindlichen Kopfes führender Teil ist

Vorderhirn vgl. Prosencephalon

Vordersäule vgl. Columna anterior

Vorderwand|in|farkt: Herzinfarkt im Bereich der Vorderwand der rechten Herzkammer

Vorfall vgl. Prolaps

Vorhaut vgl. Präputium

Vorhautbändchen vgl. Frenulum praeputii

Vorhautverengung vgl. Phimose

Vorhof: 1) vgl. Atrium. **2)** vgl. Vestibulum

Vorhoffenster vgl. Fenestra vestibuli

Vorhofflattern: Herzrhythmusstörung mit krankhafter Erhöhung der Vorhofschlagfolge auf 250–350 Schläge pro Minute

Vorhofflimmern: Herzrhythmusstörung mit Reizbildungsstörungen im Bereich der Vorhöfe (Frequenz von mehr als 300–350 Schlägen pro Minute)

Vorhofsäckchen: 1) vgl. Sacculus. **2)** vgl. Utriculus

Vorhof|septum|de|fekt: meist angeborener Substanzdefekt in der Scheidewand der beiden Herzvorhöfe

Vorhoftreppe vgl. Scala vestibuli

Vorlast *w;* -, -en: vgl. Preload

Vorläufer|zellen: Nachkommen der Stammzellen, ohne die Fähigkeit zur Selbsterneuerung, aus denen sich bei der Hämatopoese die reifen Blutzellen entwickeln

Vormilch vgl. Kolostrum

Vorsteherdrüse vgl. Prostata

Vortex [aus lat. *vertex (vortex)*, Gen.: *verticis (vorticis)* = Wirbel, Strudel] *m;* -, ...tices: Faser-, Haarwirbel (Anat.); ↑Vertex. **Vortex cordis** [↑Cor]: »Herzwirbel«, strudelförmige Anordnung der Muskelfasern an der Herzspitze. **Vortices pilorum** [↑Pilus] *Pl.:* »Haarwirbel«, wirbelförmige Haaranordnung auf dem Scheitel und in der Achselhöhle

vorticosus, ...sa, ...sum [zu lat. *vertex (vortex)*, Gen.: *verticis (vorticis)* = Wirbel, Strudel]: wirbelartig angeordnet; z. B. in der Fügung ↑Venae vorticosae

Vor|wehen vgl. Labor (Labores praesagientes)

Voussure [vuˈsyːrə; aus frz. *voussure* = Bogenrundung] *w;* -, -n: Herzbuckel, Vorwölbung des Brustkorbes über dem Herzen bei angeborenem oder im Kindesalter erworbenem Herzleiden

Vox [auch: vɔks; aus gleichbed. lat. *vox*, Gen.: *vocis*] *w;* -, Voces: Stimme. **Vox anserina:** krächzende Stimme bei Lähmung des ↑Nervus laryngeus recurrens. **Vox cholerica** [Neubildung zu ↑Cholera]: heisere, klanglose Stimme bei ↑Cholera. **Vox clandestina** [lat. *clandestinus* = heimlich, verborgen]: Flüsterstimme

Vo|y|eur [voaˈjøːr] *m;* -s, -e, **Vo|y|eurin** [...ˈjøːrɪn] *w;* -, -nen [aus lat. *videre* über frz. *voir* = sehen]: jemand, der Voyeurismus betreibt. **Vo|y|eu|ris|mus:** zwanghaftes heimliches, mit eigenem sexuellem Lustgewinn verbundenes Betrachten von Nacktheit und sexuellen Handlungen anderer. **vo|y|eu|ris|tisch:** den Voyeurismus betreffend

V-Region auch: **variable Region:** Proteinbereich von T-Zell-Rezeptoren oder Immunglobulinen mit der größten Variabilität, Träger der Antigenbindungsstellen

Vrolik-Krankheit [nach dem niederl. Mediziner William Vrolik, 1801–1863]: veralt. für: angeborene Knochenbrüchigkeit, die auf einer erblichen Schwäche der Knochenzellen beruht, sodass schon beim Fetus Spontanfrakturen auftreten; ↑Osteogenesis imperfecta (Typ II)

vs.: versus (z. B. Penizillin vs. Sulfonamid)

VSD: Abk. für ↑*V*entrikel*s*eptum*d*efekt

VTA: Abk. für ↑veterinärmedizinisch-technischer Assistent, veterinärmedizinisch-technische Assistentin

vulgaris, ...re [aus gleichbed. lat. *vulgaris*]: gewöhnlich, gemein, allgemein; z. B. in der Fügung ↑Acne vulgaris

vulnerabel [zu lat. *vulnerare* = verwunden]: **1)** leicht verwundbar, verletzbar (von oberflächlich gelegenen Organen oder Gefäßen gesagt). **2)** physisch oder psychisch besonders gefährdet; krankheitsanfällig, wenig widerstandsfähig (von einer Person oder Personengruppe gesagt). **Vulnerabilität** *w;* -: **1)** Verwundbarkeit, Verletzbarkeit oberflächlich gelegener Organe oder Gefäße. **2)** Empfänglichkeit für bestimmte physischee oder psychische Erkrankungen; geringe Widerstandsfähigkeit

Vulnus [aus gleichbed. lat. *vulnus*, Gen.: *vulneris*] *s;* -, Vulnera: »Wunde«, durch Schnitt, Hieb, Stich, Einschuss oder Quetschung verursachte Weichteilverletzung. **Vulnus sclopetare** [zu mlat. *sclopetum* = Handschleuder; Handfeuerwaffe]: Schusswunde

Vulva [aus lat. *volva (vulva)*, Gen.: *volvae (vulvae)* = Hülle; Gebärmutter] *w;* -, ...vae (eindeutschend: ...ven): die weibliche Scham, das äußere Genitale der Frau, bestehend aus den kleinen und großen Schamlippen, der Schamspalte und dem Scheidenvorhof

Vulv|ek|tomie [↑Vulva u. ↑Ektomie] *w;* -, ...ien: vollständige operative Entfernung des äußeren Genitales der Frau

Vulvismus [zu ↑Vulva] *m;* -, ...men: = Vaginismus

Vulvitis [zu ↑Vulva] *w;* -, ...itiden (in fachspr. Fügungen: ...itides): Entzündung der weiblichen Geschlechtsteile

vulvo|vaginal, in fachspr. Fügungen: **vulvovaginalis, ...le** [zu ↑Vulva u. ↑Vagina]: die äußeren weiblichen Geschlechtsteile u. die Scheide betreffend. **Vulvo|vaginitis** *w;* -, ...itiden (in fachspr. Fügungen: ...itides): Entzündung der äußeren weiblichen Schamteile einschließlich der Scheide

Vv.: Abk. für Venae (vgl. Vene)

VZV: Abk. für *V*arizella-*Z*oster-*V*irus

W

W: 1) chem. Zeichen für ↑Wolfram. **2)** = Watt

Waaler-Rose-Test [...rəʊz...; nach den norweg. Bakteriologen E. Waaler, 1903–1997, u. dem amerik. Bakteriologen H. M. Rose, 1901–1986]: Hämagglutinationstest, der auf der Hämagglutination des Blutserums mit Hammelblutkörperchen nach vorheriger Sensibilisierung mit einem Kaninchenambozeptor beruht (dient der Differenzialdiagnose zwischen primärer und sekundärer chronischer Polyarthritis)

Wabenlunge: Lunge mit angeborenen wabenähnlichen Hohlräumen

Wachkoma vgl. apallisches Syndrom

wächserne Biegsamkeit vgl. Flexibilitas cerea

Wach|station: intensivmedizinische Überwachungseinheit für Patienten, die nach einem operativen Eingriff intensive Pflege und Therapie benötigen

Wachs|tums|hormon vgl. somatotropes Hormon

Wächter|lymph|knoten vgl. Sentinel-Lymphknoten

Wackelgelenk: 1) vgl. Amphiarthrose. **2)** vgl. Schlottergelenk

Wada-Test [nach dem japan.-kanad. Neurochirurgen J. A. Wada, geb. 1924]: Test zur Lokalisation von Funktionen (z. B. Sprache, Gedächtnis) innerhalb des Gehirns, als Vorbereitung von Teilresektionen bei schwerer, medikamentös nicht behandelbarer Epilepsie

Wade vgl. Sura

Wadenbein vgl. Fibula

Wahl-Zeichen [nach dem dt. Chirurgen Eduard von Wahl, 1833–1890]: geblähte und versteifte Darmschlingen bei fehlender Darmbewegung als Indiz für einen Darmverschluss (die Darmschlingen werden durch die Bauchdecke beurteilt, daher nur bei normalgewichtigen Patient/-innen aussagekräftig)

Walcher-Hängelage [nach dem dt. Gynäkologen G. A. Walcher, 1856–1935]: bestimmte Lage der Schwangeren bei der Entbindung auf dem Querbett, wobei das Gesäß über die Bettkante ragt und die Beine herunterhängen, wodurch der senkrechte Beckendurchmesser vergrößert wird

Waldenström-Krankheit [nach dem schwed. Biochemiker J. G. Waldenström, 1906–1996]: = Makroglobulinämie

Waldeyer-Rachenring [nach dem dt. Anatomen Wilhelm von Waldeyer-Hartz, 1836–1921]: Bezeichnung für die ringförmig um den Schlundeingang angeordneten Organe (Gaumenmandel, Zungenmandel, Rachenmandel und Tubenmandel)

Walking [ˈwɔːkɪŋ; engl. *walking* = Wandern] *s;* -s: sportliches, intensives Gehen mit aktivem Armeinsatz; die Variante mit Stöcken wird als Nordic Walking bezeichnet

Waller-De|generation [ˈwɒlər...; nach dem engl. Physiologen A. V. Waller, 1816–1870]: Absterben jeder Nervenfaser, deren Verbindung mit der Ursprungszelle zerstört ist

Wallung *w;* -, -en: überschießende vasomotorische Reaktion der Hautgefäße, vor allem im Klimakterium

Wanderblinddarm vgl. Caecum mobile

Wanderdrang vgl. Poriomanie

Wanderherz vgl. Cor mobile

Wanderlappen: Hautlappen, der bei der Hautplastik nicht der Nachbarschaft des abzudeckenden Hautdefekts, sondern einer entfernteren Körperstelle entnommen wird und darum nicht unmittelbar übertragen werden kann (da der für die Ernährung des Hautstücks sorgende Lappenstiel nicht geschaffen werden kann), sondern über verschiedene Zwischeneinpflanzungen an die vorgesehene Stelle gebracht wird

Wanderleber vgl. Hepar mobile

Wandermilz vgl. Lien mobilis

Wanderniere vgl. Nephroptose

wand|ständig: sich nahe einer Gefäßwand befindend

Wange vgl. Bucca

Wangenbrand vgl. Noma

Wangenfettpfropf vgl. Bichat-Fettpfropf

Wanner-Zeichen [nach dem dt. Otologen Friedrich Wanner, 1870–1944]: Verkürzung der Dauer der Knochenschallleitung am Kopf, die auf eine Gehirnerkrankung oder Pathologien des Knochens, z. B. Narben in der Knochensubstanz, hinweist, wenn eine Erkrankung des Labyrinths ausgeschlossen werden kann

Wanze vgl. Cimex

WaR = Wassermann-Reaktion

Warburg-Atmungs|en|zym [nach dem dt. Biochemiker O. H. Warburg, 1883–1970]: an die Oberflächenstruktur der Zellen gebundenes Sauerstoff übertragendes Enzym aller Körperzellen (Cytochromoxidase, eine stickstoff- und eisenhaltige Substanz, essenzielles Enzym in der Atmungskette)

Wärme|au|to|anti|körper: Bez. für ↑Autoantikörper, die bei Körpertemperatur oder höheren Temperaturen auftreten

Wartegg-Zeichentest [nach dem dt. Psychologen und Psychotherapeuten Ehrig Wartegg, 1897–1983]: psychologischer Test zur Charakterbeurteilung, bei dem angefangene Zeichnungen aus freier Phantasie zu vollständigen Bildern zu ergänzen sind

Wartenberg-Zeichen [nach dem amerik. Neurologen Robert Wartenberg, 1887–1956]: Mitbewegung des Daumens bei Beugung des 2.–5. Fingers gegen Widerstand, was auf Gehirnerkrankung (Hemiplegie) hindeutet

Warze vgl. Verruca
Warzenfortsatz vgl. Processus mastoideus
Warzenhof vgl. Areola mammae
Warzenzellen vgl. Cellulae mastoideae
Wash-out-Peri|ode [wɒʃ'aʊt...; engl. *to wash out* = auswaschen]: Zeitspanne, während der ein Patient / eine Patientin keine Arzneimittel erhält, damit die bisher eingenommenen Arzneimittel vollständig aus dem Organismus eliminiert werden
Wasserbruch vgl. Hydrozele
Wasserhaut vgl. Amnion
Wasserheilkunde vgl. Hydrotherapie
Wasser|in|toxikation: Krankheitsbild infolge Überschwemmung des Körpers mit großen Wassermengen durch Infusionen
Wasserkopf vgl. Hydrozephalus
Wasserkrebs vgl. Noma
Wassermann-Re|aktion [nach dem dt. Bakteriologen A. P. von Wassermann, 1866–1925]: nicht mehr verwendete, dem Nachweis einer bestehenden syphilitischen Infektion dienende serologische Reaktion zwischen dem Patientenserum und einem Organextrakt unter Zuhilfenahme eines hämolytischen Systems als Indikator (wobei Hämolyse die negative Reaktion, fehlende Hämolyse dagegen die positive Reaktion kennzeichnet); Abk.: WaR
Wasserpocken vgl. Varizelle
Wasserscheu vgl. Hydrophobie
Wasserstoff, in der internationalen chem. Nomenklatur: **Hy|dro|genium** [zu ↑Hydro... u. gr. -γενής = hervorbringend, verursachend; hervorgebracht, verursacht] *s;* -s: gasförmiger chem. Grundstoff; Zeichen: H
Wasserstoff|ionen|kon|zen|tration vgl. pH-Wert
Wasserstoß: Anwendung des ↑Volhard-Wasserversuchs zur Ödembehandlung
Wassersucht vgl. Hydrops
Wasserversuch vgl. Volhard-Wasserversuch
Watt [nach dem engl. Ingenieur James Watt, 1736–1819] *s;* -s, -: Maßeinheit der [elektr.] Leistung; Zeichen: W
Waves [weɪvz; aus engl. *waves* = Wellen] *Pl.:* im Elektroenzephalogramm auftretende wellenförmige Potenziale
WBE: Abk. für ↑Weißbroteinheit
Weaning ['wi:nɪŋ; von engl. *to wean* = entwöhnen, abgewöhnen] *s;* -s: Entwöhnung vom Respirator
Weber-Christian-Krankheit [nach dem engl. Arzt F. P. Weber, 1863–1962, u. dem amerik. Arzt H. A. Christian, 1876–1951]: = Pannikulitis
Weber-Ramstedt-Operation [nach dem engl. Arzt H. D. Weber, 1823–1918, u. dem dt. Chirurgen Conrad Ramstedt, 1867–1963]: = Pyloromyotomie
Weber-Versuch [nach dem dt. Physiologen E. H. Weber, 1795–1875]: Schallleitungsversuch, mit dem sich Erkrankungen des Gehörorgans lokalisieren lassen: Bei Mittelohrerkrankungen wird der Ton einer am Schädel angesetzten Stimmgabel im erkrankten Ohr länger, bei Innenohrerkrankungen kürzer gehört als im nicht erkrankten Ohr
Wechselfieber vgl. Malaria
Wechseljahre vgl. Klimakterium
Wechselschnitt: operative Eröffnung der Bauchhöhle, bei der die Schnittführung und die Schnittrichtung bei jeder Bauchdeckenschicht entsprechend dem Faserverlauf gewechselt werden
Weck|amin [Kunstw. aus dt. *weck*en und ↑*Amin*] *s;* -s, -e: der Müdigkeit und körperlich-geistigen Abspannung entgegenwirkendes, stimulierendes Kreislaufmittel
Wegener-Granulomatose [nach dem dt. Pathologen F. Wegener, 1907–1990]: veraltende Bez. für ein Krankheitsbild mit septischem Verlauf, granulomatösen Entzündungen der inneren Nase, generalisierter Arterienentzündung, herdförmiger Glomerulonephritis und granulomatösen Veränderungen im Rachen und Kehlkopf; Granulomatose mit Polyangiitis
Wegner-Krankheit [nach dem dt. Pathologen F. Wegner, 1843–1917]: syphilitische Knochen- und Knorpelentzündung bei Neugeborenen mit Zerstörung der Wachstumszentren der Knochen und dadurch vorgetäuschter Lähmung der Extremitäten. **Wegner-Zeichen:** zackenförmiger Verlauf der normalerweise geraden Wachstumslinie der Knochen (charakteristisches Zeichen bei syphilitischer Knochen- und Knorpelentzündung)
Wehe vgl. [1]Labor
Weichbrodt-Re|aktion [nach dem dt. Neurologen Raphael Weichbrodt, 1886–1942]: Flockungsreaktion der Hirn-Rückenmarks-Flüssigkeit mit Sublimat, mit der das Vorhandensein von Globulinen im Liquor nachgewiesen werden kann
Weich|strahl|technik: Röntgenaufnahme mit niedriger Netzspannung (um 10 kV); vgl. Hartstrahltechnik
Weil-Felix-Re|aktion [nach den tschech. Bakteriologen Edmund Weil, 1880–1922, u. Arthur Felix, 1887–1956]: Reaktion zur Diagnose und Ermittlung bereits überstandener Fleckfiebererkrankungen mittels Prüfung der Agglutination eines Erregerstamms durch das Serum der untersuchten Person
Weil-Krankheit [nach dem dt. Mediziner Adolf Weil, 1848–1916]: = Leptospirosis icterohaemorrhagica
Weinberg-Ghedini-Re|aktion: Komplementbindungsreaktion, mit der eine Echinokokkenkrankheit nachgewiesen werden kann
Weisheitszahn vgl. Dens sophroneticus
Weißblütigkeit vgl. Leukämie
Weißbroteinheit: ältere Bez. für ↑Broteinheit
weißes Blutkörperchen vgl. Leukozyt
Weißfluss vgl. Fluor albus
Weißschwiele vgl. Leukoplakie
Weitsichtigkeit vgl. Hypermetropie
Weitwinkel|glau|kom: Glaukom, das ohne Abflussbehinderung des Kammerwassers (normal weiter Kammerwinkel) entsteht; vgl. Engwinkelglaukom

W
Warz

Weltmann-Barrenscheen-Re|aktion [nach den österr. Medizinern Oskar Weltmann, 1885–1934, u. Hermann Barrenscheen, 1882–1953]: Serumreaktion zum Nachweis des Reststickstoffs im Blut: Beim Vermischen des Blutserums mit Trichloressigsäure tritt je nach der vorhandenen Reststickstoffmenge eine mehr oder weniger intensive Grün- bis Gelbfärbung auf

Weltmann-Ko|agulations|band [nach dem österr. Mediziner Oskar Weltmann, 1885–1934]: auf der Veränderung der normalen Serumproteinzusammensetzung beruhende Methode zum Nachweis entzündlicher Prozesse oder Geschwülste

Wenckebach-Bündel [nach dem niederl.-österr. Internisten K. F. Wenckebach, 1864–1940]: gebündelte Muskelfasern, die vom rechten Vorhof des Herzens zur oberen Hohlvene ziehen. **Wenckebach-Peri|odik:** Anomalie des Herzrhythmus mit regelmäßigem Ausfall einer Kammererregung nach mehreren normalen Systolen

Wendung *w;* -, -en: geburtshilfliche Operation bei ungünstiger Kindslage, bei der das Kind in eine für die Geburt günstige Lage gebracht wird

Werdnig-Hoffmann-Krankheit [nach dem österr. Neurologen Guido Werdnig, 1844–1919, und dem dt. Neurologen Johann Hoffmann, 1857–1919]: fortschreitender Muskelschwund, bedingt durch Entartung der Vorderhornganglienzellen (beginnt im ersten Lebensjahr an den Becken-, Rumpf- und Oberschenkelmuskeln); auch als spinale Muskelatrophie Typ I oder akute infantile SMA bezeichnet

Werlhof-Krankheit [nach dem dt. Arzt P. G. Werlhof, 1699–1767]: = Purpura thrombopenica

Wernicke-Krankheit [nach dem dt. Psychiater und Neurologen Karl Wernicke, 1848–1905]: = Polioencephalitis haemorrhagica. **Wernicke-Zen|trum:** das im oberen Schläfenlappen des Gehirns lokalisierte sensorische Sprachzentrum, das für das akustische Sprachverständnis zuständig ist

Werth-Handgriff [nach dem dt. Gynäkologen Richard Werth, 1850–1918]: Methode zur künstlichen Beatmung Neugeborener, bei der die Beine des Kindes im Hüft- und Kniegelenk maximal gebeugt und anschließend wieder gestreckt werden

Wertheim-Operation [nach dem österr. Gynäkologen Ernst Wertheim, 1864–1920]: vollständige operative Entfernung der Gebärmutter und ihrer Anhangsgebilde bei einem Zervixkarzinom; dabei werden Uterus, dessen Bandhalteapparat, der obere Teil der Vagina und zahlreiche Lymphknoten entfernt

Wer|tig|keit: Zahl, die angibt, mit wie vielen Atomen sich ein Atom eines Elements zu einem Molekül verbinden kann (z. B. Zweiwertigkeit)

WESDR: Abk. für (engl.) *W*isconsin *E*pidemiologic *S*tudy of *D*iabetic *R*etinopathy

Westergren-Me|thode [nach dem schwed. Internisten Alf Westergren, 1891–1968]: die in der Praxis gebräuchlichste Methode zur Durchführung der ↑Blutkörperchensenkungsreaktion

West-Operation [nach dem amerik. Otologen J. M. West, 1876–?]: = Dakryorhinostomie

Westphal-Strümpell-Pseu|do|sklerose [nach dem dt. Psychiater C. F. O. Westphal, 1833–1900, u. dem dt. Neurologen Adolf von Strümpell, 1853–1925]: auf ↑Degeneratio hepatolenticularis beruhende hereditäre Erkrankung, gekennzeichnet durch Störungen des Kupferstoffwechsels und extrapyramidale Symptome

West-Syndrom [nach dem engl. Chirurgen William J. West, 1793–1848]: überwiegend metabolisch, genetisch oder durch eine sekundär erworbene hirnorganische Ursache bedingte Epilepsie im Säuglings- und Kleinkindalter (meist zwischen dem 2. und 8. Monat); Hauptmerkmal sind ↑Blitz-Nick-Salaam-Krämpfe

Wet-Lung-Syndrom [ˈwɛt ˈlʌŋ...; engl. *wet lung* = feuchte Lunge u. ↑Syndrom]: verzögerte nachgeburtliche Entfaltung der Lungenbläschen durch Flüssigkeitsreste, die nicht in ausreichendem Maße vom Körper aus den Lungenbläschen entfernt wurden

Wharton-Gang [ˈwɔːtən...; nach dem engl. Arzt und Anatomen Thomas Wharton, 1614–1673]: = Ductus submandibularis. **Wharton-Sulze:** gallertartiges Grundgewebe der Nabelschnur

Whipple-Krankheit [ˈwɪpəl...; nach dem amerik. Pathologen G. H. Whipple, 1878–1976]: seltene gastrointestinale Infektionskrankheit durch das Bakterium Tropheryma whipplei; ↑Lipodystrophia intestinalis

Whipple-Operation [ˈwɪpəl...; nach dem amerik. Chirurgen A. O. Whipple, 1881–1963]: operative Behandlung der Erkrankungen von Choledochus, Papilla Vateri, Pankreaskopf und Duodenum (entfernt werden $^2/_3$ des Magens, das gesamte Duodenum, $^2/_3$ des Pankreas, die Gallenblase, die Hälfte der Gallenwege und Teile des oberen Jejunums)

Whipple-Trias [ˈwɪpəl...; nach dem amerik. Pathologen G. H. Whipple, 1878–1976]: charakteristische Trias für ↑Insulinom: hypoglykämische Attacken im Hungerzustand, morgendliche Hypoglykämie und Abklingen der Symptome nach Glucosezufuhr

Whitehead-Operation [ˈwaɪthɛd...; nach dem engl. Chirurgen Walter Whitehead, 1840–1913]: operative Entfernung eines größeren Bezirks der Rektalschleimhaut bei Aftervorfall und Hämorrhoiden

WHO [Abk. für engl. *W*orld *H*ealth *O*rganization = Weltgesundheitsorganisation] *w;* -: Weltgesundheitsorganisation, Sonderorganisation der UNO für übernationale Gesundheitsvorsorge. **WHO-Stufen|schema:** von der WHO aufgestellte Empfehlung zum Einsatz von Schmerzmitteln

Widal-Reaktion vgl. Gruber-Widal-Reaktion

Widmark-Alkoholbestimmung [nach dem schwed. Physiologen Erik Widmark, 1889–1945]: Titrationsmethode zur Blutalkoholbestimmung: Eine eingewogene Menge Blut wird in einem Kolben über Bichromatschwefelsäure ca. zwei Stunden auf 60 °C erhitzt; hierdurch wird die Alkoholmenge von der Säure aufgenommen; anschließend wird sie mit Natriumthiosulfat quantitativ bestimmt

Wiederbelebung vgl. Reanimation

Wiederkäuen vgl. Meryzismus

Wigand-Martin-Winckel-Handgriff [nach den dt. Gynäkologen J. H. Wigand, 1769–1817, August Martin, 1847–1933, u. Franz von Winckel, 1837–1911]: bei Beckenendlagen angewandter spezieller geburtshilflicher Handgriff, der den Durchtritt des kindlichen Kopfes durch das kleine Becken ermöglichen soll

Wildermuth-Ohr [nach dem dt. Neurologen Hermann Wildermuth, 1852–1907]: Fehlbildung des Ohrs in Form eines starken Vortretens der ↑Anthelix vor die ↑Helix (ein Degenerationszeichen)

Wilde-Schlinge [waɪld...; nach dem angloir. Chirurgen Sir William Wilde, 1815–1876]: schlingenförmiges Instrument zur Entfernung kleiner Hautgeschwülste (insbesondere aus dem Ohr). **Wilde-Schnitt:** operative Durchtrennung der Haut hinter dem Ohr (parallel zum Ansatz der Ohrmuschel) zur Schaffung eines Abflusses für den Eiter bei Warzenfortsatzentzündung

wildes Fleisch vgl. Caro luxurians

Willebrand-Krankheit [nach dem finn. Arzt E. A. von Willebrand, 1870–1949]: dominant erbliche Thrombopathie mit hämorrhagischer Diathese durch verminderte Aktivität des von-Willebrand-Faktors; dadurch kommt es zu Blutgerinnungsstörungen und folglich zu Blutungen, Petechien

Wilms-Amputations|plastik [nach dem dt. Chirurgen Max Wilms, 1867–1918]: chirurgisch-plastisches Verfahren bei Amputationen, wobei der Knochenstumpf, z. B. des Oberschenkels, mit einer kräftigen Sehne abgedeckt wird. **Wilms-Tumor:** Nierentumor, ein embryonales Adenosarkom des frühen Kindesalters; ↑Nephroblastom

Wilson-Ableitung [nach dem amerik. Kardiologen Frank Norman Wilson, 1890–1952]: Standardableitung bei der ↑Elektrokardiografie

Wilson-Block ['wɪlsən...; nach dem amerik. Kardiologen F. N. Wilson, 1890–1952]: ↑atrioventrikulärer Block bei Erkrankung des rechten His-Bündel-Stammes des Reizleitungssystems im Herzen

Wilson-Krankheit ['wɪlsən...; nach dem engl. Neurologen S. A. K. Wilson, 1877–1937]: = Degeneratio hepatolenticularis

Wimberger-Zeichen [nach dem österr. Röntgenologen Hans Wimberger]: im Röntgenbild sichtbare Auffaserung der Knochenrinde im oberen Teil des Schienbeins bei angeborener Syphilis

Wimper vgl. Zilie

Wimpertierchen vgl. Ziliaten

Winckel-Zeichen [nach dem dt. Gynäkologen Franz von Winckel, 1837–1911]: die Lösung der Plazenta anzeigende Erscheinung, dass die Nabelschnur bei Druck auf die Schamfuge von außen sich nicht mehr zurückzieht

Wind vgl. Flatus

Winddorn vgl. Spina ventosa

Windei vgl. Mole

Windpocken vgl. Varizelle

Winiwarter-Buerger-Krankheit [...'bəːgər...; nach dem österr. Chirurgen Alexander von Winiwarter, 1848–1917, u. dem amerik. Internisten Leo Buerger, 1879–1943]: = Endangiitis obliterans

Winkelmann-Operation vgl. Jabulay-Winkelmann-Operation

winking jaw ['wɪŋkɪŋ 'dʒɔː; aus engl. *to wink* = zublinzeln u. *jaw* = Kiefer] *m;* - -s, - -s: bei Auslösung des Kornealreflexes Abweichung des Unterkiefers zur Gegenseite des Reizes durch Bulbärparalyse od. Läsion kortikobulbärer Nervenbahnen

Winslow-Loch [nach dem dän.-frz. Anatomen Jacob Benignus Winslow, 1669–1760]: = Foramen epiploicum

Winter-Ab|ort|zange [nach dem dt. Gynäkologen Georg Winter, 1856–1946]: Fasszange mit löffelartigen Griffen zum Ausräumen einer Fehlgeburt

Winterschlaf: künstlich herbeigeführter lang dauernder Schlafzustand des Organismus (in Nachahmung des natürlichen Winterschlafs mancher Tiere) nach Herabsetzung der Körpertemperatur bis auf etwa 29 °C mithilfe von Eispackungen und Ganglioplegika (therapeutisch und Operationshilfe)

Wintrich-Schallwechsel [nach dem dt. Internisten Anton Wintrich, 1812–1882]: veralt. Bez. für eine Veränderung der Tonhöhe des Klopfschalls über krankhaften Lungenhohlräumen beim Öffnen bzw. Schließen des Mundes

Winzer|lunge: exogen-allergische Alveolitis durch Schimmelpilzallergie, hervorgerufen von Trauben mit Edelfäule

Wirbel vgl. Vertebra

Wirbel|ankylose: knöcherne Versteifung der Wirbelgelenke (Vorkommen u. a. bei der Bechterew-Krankheit)

Wirbelbogen|re|sektion vgl. Laminektomie

Wirbelentzündung vgl. Spondylitis

Wirbelgleiten vgl. Spondylolisthesis

Wirbelkanal vgl. Canalis vertebralis

Wirbelsäule vgl. Columna vertebralis

Wirbelvenen vgl. Venae vorticosae

Wire-Loop [waɪə luːp; zu engl. *wire* = Draht u. engl. *loop* = Schlinge] *s;* -[s], -s (meist *Pl.*): krankhaft veränderte ↑Glomeruli, die in ihrer Form an Drahtschlingen erinnern

Wirsung-Gang [nach dem dt. Anatomen J. G. Wirsung, 1600–1643]: = Ductus pancreaticus

Wirt: Organismus, der einen anderen Organismus (z. B. Parasit) beherbergt und diesen mit Nährstoffen versorgt, manche Parasiten benötigen mehrere Wirte (Wirtswechsel) für ihre Entwicklung, man unterscheidet Endwirt und Zwischenwirt

Wiskott-Aldrich-Syndrom [nach dem dt. Pädiater

Alfred Wiskott, 1898–1978, u. dem amerik. Pädiater Robert Aldrich, 1917–1998]: seltene, X-chromosomal vererbte Störung der Immunabwehr und der Blutgerinnung, deren Ursache das Fehlen des sog. WAS-Proteins ist

Wismut [Herkunft unsicher] *s;* -[e]s, in der internationalen chem. Nomenklatur: **Bismut** *s;* -[e]s, älter: **Bismutum** *s;* -s: chem. Grundstoff, Metall; Zeichen: Bi

Witzel-Fistel [nach dem dt. Chirurgen F. O. Witzel, 1856–1925]: operativ angelegter Verbindungsgang zwischen Magen oder Darm und äußerer Bauchwand (zur künstlichen Ernährung); heute weitestgehend durch die perkutane endoskopische Gastrostomie (Abk.: PEG) ersetzt

Witzelsucht vgl. Moria

Wochenbett vgl. Puerperium

Wochenfluss vgl. Lochien

Wöchnerin vgl. Puerpera

Wohlgemuth-Probe [nach dem dt. Internisten Julius Wohlgemuth, 1874–1948]: veralt. Probe zur Bestimmung der Konzentration der Diastase im Urin durch Ermittlung des Verdünnungsgrades, bei dem der Urin noch zugesetzte Stärke verdauen kann

Wolff-Chaikoff-Ef|fekt [ˈvɒlf ˈtʃaɪkɔf...; nach den amerik. Ärzten J. Wolff und I. L. Chaikoff, 1902–1966]: bei Jodbehandlung der Hyperthyreose auftretende vorübergehende akute Hypothyreose durch verminderte Schilddrüsenhormonfreisetzung

Wolff-Gang [nach dem dt. Anatomen u. Physiologen C. F. Wolff, 1733–1794]: = Ductus mesonephricus. **Wolff-Körper** = Mesonephros

Wolff-Parkinson-White-Syn|drom [ˈvɔlf ˈpaːkinsən waɪt...; nach dem amerik. Kardiologen Louis Wolff, 1898–1972, u. den engl. Kardiologen Sir John Parkinson, 1885–1976, u. Paul D. White, 1886–1973]: Herzfunktionsstörung als Folge einer Reizleitungsstörung im Bereich des Herzens, im EKG charakterisiert durch Verkürzung der Überleitungszeit und Verbreiterung des Kammerkomplexes im Anfangsteil (die Betroffenen haben ein zusätzliches Bündel im Herz, das Erregung fortleitet, wodurch es zu Herzrhythmusstörungen kommt); Kurzbez.: WPW-Syndrom

Wölfler-Operation [nach dem österr. Chirurgen Anton Wölfler, 1850–1917]: = Gastroenterostomia anterior

Wolfram [alte Zus. aus dem Tiernamen *Wolf* u. mhd. *ram* = Ruß, Schmutz] *s;* -s: chem. Grundstoff, Metall; Zeichen: W

Wolfsrachen vgl. Cheilognathopalatoschisis

Wollhaar vgl. Lanugo

Wollustkörperchen vgl. Corpuscula genitalia

wolynisch, in fachspr. Fügungen: **wolhynicus, ...ca, ...cum** [zum Namen der ukrain. Landschaft Wolynien]: in Wolynien vorkommend; z. B. in der Fügung Febris wolhynica (↑Febris quintana). **wolynisches Fieber** = Febris quintana

Wortblindheit vgl. Alexie

WPW, WPW-Syn|drom: kurz für ↑*W*olff-*P*arkinson-*W*hite-Syndrom

Wrisberg-Knorpel [nach dem dt. Anatomen H. A. Wrisberg, 1739–1808]: = Cartilago cuneiformis

WS: Abk. für *W*irbel*s*äule

Wucherbeule vgl. Granuloma venereum

Wuchereria [nlat., nach dem dt.-bras. Arzt Otto Wucherer, 1820–1873] *w;* -, (Arten:) ...ereriae: Gattung sehr dünner, langer Würmer (Filarien), die im Bindegewebe, Unterhautzellgewebe oder im Lymphsystem des Menschen schmarotzen können

Wundergeschwulst veralt. Bez. für ↑Teratom

Wundernetz vgl. Rete mirabile

Wundliegen vgl. Dekubitus

Wundrose vgl. Erysipel

Wundstarrkrampf vgl. Tetanus

Wundstupor: fehlendes Schmerzempfindungsvermögen im Bereich einer Wunde infolge Lähmung der in diesem Gebiet liegenden peripheren Nerven

Wund|toi|lette [...toal...] *w;* -, -n (*Pl.* selten): Reinigung von Riss- oder Quetschwunden ohne primäre Wundnaht

Würfelbein vgl. Os cuboideum

Wurm vgl. Vermis

Wurmfortsatz vgl. Appendix

Wurmkrankheit vgl. Helminthiasis

Wurstvergiftung vgl. Botulismus

Wurzelfäden vgl. Fila radicularia

Wurzelhaut vgl. Periodontium

X

xanth..., Xanth... vgl. xantho..., Xantho...

Xanth|elasma [↑xantho... u. gr. ἔλασμα = plattenförmiges Gebilde] *s;* -s, -ta u. ...men: gelbe Flecken od. Knötchen an den Augenlidern (meist an der nasalen Seite) durch Einlagerung von Cholesterin

Xan|thin [zu gr. ξανθός = gelb] *s;* -s: physiologisch wichtige Stoffwechselverbindung, die im Organismus beim Abbau der ↑Purine entsteht

Xan|thin|oxidase: Enzym (Aldehydoxidase), das Xanthin in Harnsäure überführt

Xan|thin|urie [↑Xanthin und ↑...urie] *w;* -, ...ien: vermehrte Ausscheidung von Xanthin im Urin

xan|tho..., Xan|tho..., vor Vokalen: **xanth..., Xanth...**

⟨gr. ξανθός »gelb«⟩
Wortbildungselement mit der Bedeutung »gelb«:
- Xanthochromie
- Xanthelasma
- xanthoderm

Xan|tho|chromie [zu ↑xantho... und gr. χρῶμα = Haut; Hautfarbe; Farbe] *w;* -, ...ien: Gelbbraunfärbung der Gehirn-Rückenmarks-Flüssigkeit durch Beimengung von Blutfarbstoffen

xan|tho|derm [zu ↑xantho... und ↑Derma]: gelbhäutig, durch Xanthodermie charakterisiert (von Hautveränderungen). **Xan|tho|dermie** *w;* -, ...ien, in fachspr. Fügungen: **Xan|tho|dermia**[1], *Pl.:* ...iae: Gelbfärbung der Haut bei Xanthomen

Xantho|granulom [aus ↑Xantho... u. ↑Granulom]: besonders im frühen Kindesalter auftretende benigne Histiozytose, bei der gelbe Knoten v.a. im Gesicht auftreten; bilden sich spontan zurück

Xan|thom [zu gr. ξανθός = gelb] *s;* -s, -e, in fachspr. Fügungen: **Xan|thoma,** *Pl.:* -ta: gutartige, gelb gefärbte Geschwulst der Haut, hervorgerufen durch Ansammlung von Cholesterin oder Lipoiden. **Xanthoma tuberosum:** über Ellbogen und Kniegelenken vorkommende Geschwulst von gelblicher Farbe

xanthomatös [aus ↑xantho...]: gelb gefärbt

Xan|thomatose [zu ↑Xanthom] *w;* -, -n, in fachspr. Fügungen: **Xan|thomatosis,** *Pl.:* ...oses: ausgedehnte Xanthombildung

Xanth|op|sie [zu ↑xantho... u. gr. ὄψις = Sehen; Anblick] *w;* -, ...ien: Gelbsehen aller Gegenstände bei gestörtem Farbensehen (als Folge von Vergiftungen)

Xan|tho|zyan|opie [zu ↑xantho..., zyano... u. gr. ὤψ, Gen.: ὠπός = Auge; Gesicht] und **Xan|tho|zyan|op|sie** [gr. ὄψις = Sehen; Anblick] *w;* -, ...ien: Form des gestörten Farbensehens, bei der nur die Farben Gelb und Blau richtig gesehen werden

X-Bein vgl. Genu valgum

X-Chromo|som: Geschlechtschromosom, im Chromosomensatz der Geschlechts- und Körperzellen enthaltenes Chromosom, das beim Vorkommen in der Samenzelle (↑Gynäkospermium) das biologische Geschlecht des gezeugten Kindes als weiblich bestimmt (Biol.)

Xe: chem. Zeichen für ↑Xenon

Xeno|bio|tikum [zu gr. ξένος = Gast, Fremder; fremd u. gr. βίος = Leben] *s;* -s, ...ka (meist *Pl.*): körperfremde Substanzen (z.B. Medikamente, Farbstoffe, Konservierungsmittel), die im lebenden Organismus Stoffwechselreaktionen unterliegen, oft schwer abbaubar sind u. sich möglicherweise anreichern

Xenodiagnose [gr. ξένος = Gast, Fremder; fremd u. ↑Diagnose]: Verfahren zum Parasitennachweis, bei dem Raubwanzen das Blut eines Patienten bzw. einer Patientin inkorporieren; lassen sich nach mehreren Wochen im Insektenkot die Parasiten (meist Trypanosome) nachweisen, gilt der Patient bzw. die Patientin als infiziert

xeno|gen [gr. ξένος = Gast, Fremder; fremd u. ↑...gen]: von einem artfremden Individuum stammend (bes. von Transplantaten gesagt)

Xenon [zu gr. ξένος = Gast, Fremder; fremd] *s;* -s: chem. Grundstoff, Edelgas; Zeichen: Xe

Xeno|trans|plantat [gr. ξένος = Gast, Fremder; fremd u. ↑Transplantat] *s;* -[e]s, -e: Transplantat, das zwischen zwei artverschiedenen Individuen ausgetauscht wird. **Xeno|trans|plantation:** Transplantation, bei der ↑Xenotransplantate verwendet werden

xer..., Xer... vgl. xero..., Xero...

Xerasie [zu gr. ξηρός = trocken, dürr] *w;* -, ...ien: trockene, atrophische Nasenschleimhautentzündung bei Tuberkulose

xe|ro..., Xe|ro..., vor Vokalen: **xer..., Xer...**

⟨gr. ξηρός »trocken, dürr, saftlos«⟩
Wortbildungselement mit der Bedeutung »trocken«:
- Xerodermie
- xerophil
- Xerophyt

Xero|derma [↑xero... u. ↑Derma] *s;* -s, -ta; in der Fügung: **Xero|derma pig|mentosum:** erblich bedingtes ↑Atrophödem, das sich unter Lichteinwirkung entwickelt, zu Flecken- und Warzenbildung, Entzündungen und Karzinomen führt und meist schon in früher Kindheit tödlich endet

Xero|dermie [zu ↑xero... u. ↑Derma] *w;* -, ...ien: Trockenheit der Haut

Xer|oph|thalmie [zu ↑xero... u. gr. ὀφθαλμός = Auge] *w;* -, ...ien: Austrocknung der Binde- und Hornhaut des Auges (bei Bindehauterkrankungen, auch bei Avitaminose A)

Xero|radio|gra|fie [↑xero... u. ↑Radiografie] *w;* -, ...ien: heute wegen hoher Strahlenexposition sehr selten angewandtes röntgendiagnostisches Verfahren auf elektrofotografischer Grundlage, bei dem ein durch Röntgenstrahlen erzeugtes Ladungsbild in einer Selenschicht sichtbar gemacht bzw. auf Papier übertragen wird (bes. in der Mammografie angewandt)

Xeros|algie [↑Xerose u. ↑...algie] *w;* -, ...ien: Steigerung einer ↑Kausalgie durch Trockenheit und Hitze

Xerose [zu gr. *ξηρός* = trocken, dürr] *w;* -, -n, in fachspr. Fügungen: **Xerosis,** *Pl.:* ...oses: abnorme Trockenheit oberflächlicher Gewebe, z. B. des Auges (↑Xerophthalmie), der Haut (↑Xerodermie), der Schleimhäute des Mundes (↑Xerostomie), der oberen Luftwege, der Harnblase oder der Scheide

Xero|stomie [zu ↑xero... und gr. *στόμα* = Mund] *w;* -, ...ien: übermäßige Trockenheit der Mundhöhle

xerotisch [zu gr. *ξηρός* = trocken, dürr]: trocken, eingetrocknet, atrophisch (z. B. von Schleimhäuten bei ↑Xerasie)

X-Fuß vgl. Pes valgus

X-Hüfte vgl. Coxa valga

xi|pho|ides u. **xi|pho|ide|us, ...dea, ...de|um** [gr. *ξίφος* = Schwert u. gr. *-ειδής* = gestaltet, ähnlich]: **1)** schwertförmig; z. B. in der Fügung ↑Processus xiphoideus (Anat.). **2)** zum Schwertfortsatz des Brustbeins gehörend (Anat.)

Xi|pho|pagus [zu ↑xiphoideus (in der Fügung ↑Processus xiphoideus) u. gr. *πηγνύναι* = befestigen] *m;* -, ...gi u. ...gen: Doppelfehlbildung, bei der siamesische Zwillinge am Schwertfortsatz des Brustbeins zusammengewachsen sind

xi|pho|sternalis, ...le [zu ↑xiphoideus (in der Fügung ↑Processus xiphoideus) und ↑Sternum]: vom Schwertfortsatz zum Brustbeinkörper verlaufend (z. B. von bandartigen Verbindungen gesagt; Anat.)

X-Strahlen: in der internationalen Literatur übliche Bez. für ↑Röntgenstrahlen

X-Zehe vgl. Hallux valgus

Y

Y: chem. Zeichen für ↑Yttrium

YAG: Abk. für *Y*ttrium-*A*luminium-*G*arnet

YAG-Laser [jag ˈleɪzər; YAG ist Abk. für *Y*ttrium-*A*luminium-*G*ranat] *m;* -s, -: ↑Laser, der (meist in Verbindung mit ↑Neodym) mit Yttrium-, Aluminium- und Granatkristallen arbeitet

Yaws [jɒːz; aus engl. *yaws* = Kiefer, Gebiss] *Pl.:* = Frambösie

Yb: chem. Zeichen für ↑Ytterbium

Y-Chromo|som: Geschlechtschromosom, das in allen Körperzellen männlicher Individuen enthalten ist und beim Vorkommen in der Samenzelle (↑Androspermium) das biologische Geschlecht des gezeugten Kindes als männlich bestimmt (Biol.)

Yellow-Nail-Syndrom [ˈjeləʊ ˈneɪl ...; engl. = gelber Nagel]: Gelbverfärbung der Nägel, Erkrankungen des bronchopulmonalen Systems, Lymphödem

Yersinia [nach dem schweiz. Tropenarzt A. Yersin, 1863–1943] *w;* -, (Arten:) ...niae: neuere Bez. für ↑Pasteurella

Yersinio|se [zu ↑Yersinia] *w;* -, -n, in fachspr. Fügungen: **Yersinio|sis,** *Pl.:* ...io|ses: durch Bakterien der Gattung Yersinia hervorgerufene Infektion des Darmtrakts

...yl [zu gr. *ὕλη* = Gehölz, Wald; Stoff, Materie]: Nachsilbe von Fachwörtern aus dem Gebiet der organ. Chemie zur Bezeichnung einwertiger Kohlenwasserstoffradikale (z. B. ↑Methyl)

Yoga, auch: **Joga** [aus sanskr. *yuga* = Joch (in welches der Körper gleichsam eingespannt wird)] *m* od. *s;* -[s]: aus Indien stammendes religiös-philosophisches Meditationssystem (Kombination von Meditation, Askese und bestimmten körperlichen Übungen) und die daraus abgeleiteten Selbsthilfeübungen

Yohimbin [Bantusprache] *s;* -s: aus der Rinde eines westafrikan. Baumes gewonnenes, als ↑Aphrodisiakum verwendetes Alkaloid

Young-Helmholtz-Theo|rie [jaŋ...; nach dem engl. Arzt u. Physiker Thomas Young, 1773–1829, u. dem dt. Physiker u. Physiologen H. L. F. von Helmholtz, 1821–1894]: inzwischen bestätigte Theorie des Farbensehens, nach der die Retina drei verschiedene Elemente (Fotorezeptoren) besitzt, deren Reizung die Empfindung von Rot, Grün bzw. Blauviolett bewirkt

Ytterbium [nlat. Bildung zum Namen des schwed. Fundortes Ytterby] *s;* -s: chem. Grundstoff, seltene Erde (Zeichen: Yb). **Yttrium** *s;* -s: chem. Grundstoff, seltene Erde; Zeichen: Y. **Yttrium-Aluminium-Garnet-Laser** vgl. YAG-Laser

Z

Zählkammer vgl. Thoma-Zählkammer und Schilling-Zählkammer
Zählzwang vgl. Arithmomanie
Zahn vgl. Dens
Zahnbein vgl. Dentin
Zähneknirschen vgl. Fremitus dentium, vgl. Bruxismus
Zahnen vgl. Dentition
Zahnfäule vgl. Karies
Zahnfleisch vgl. Gingiva
Zahnhals vgl. Collum dentis
Zahnkeim|entfernung, auch: **Germektomie:** operative Entfernung eines nicht in die Mundhöhle durchgebrochenen Zahnes, der sein Wurzelwachstum noch nicht abgeschlossen hat
zäkal, in fachspr. Fügungen: **cae|calis, ...le** [zu ↑Zäkum]: zum Blinddarm gehörend; z. B. in der Fügung ↑Fossa caecalis
Zäko|pexie, auch: **Zöko|pexie** [zu ↑Zäkum u. gr. *πῆξις* = das Befestigen] *w;* -, ...ien: operative Anheftung des Blinddarms an die Bauchwand (bei sehr langem, Beschwerden verursachendem Blinddarm)
Zäko|stomie, auch: **Zöko|stomie** [↑Zäkum u. ↑...stomie] *w;* -, ...ien: operative Herstellung einer Blinddarmfistel, einer künstlichen Verbindung zwischen Zäkum und äußerer Bauchhaut (z. B. bei Ileus unterhalb des Blinddarms)
Zäko|tomie, auch: **Zöko|tomie** [↑Zäkum u. ↑...tomie] *w;* -, ...ien: operative Öffnung des Blinddarms
Zäkum, auch: **Zökum** [zu lat. *caecus* = nicht sehend, blind] *s;* -s, ...ka, in fachspr. Fügungen: **Caecum,** *Pl.:* ...ca: **1)** Blinddarm, unterhalb der Einmündung des Dünndarms in den Dickdarm liegender, blind endender Dickdarmteil mit dem Wurmfortsatz (Anat.). **2)** Blindsack, blind endender Teil eines röhrenförmigen Organs (Anat.). **Cae|cum altum con|genitum:** Blinddarm, der in der Höhe des Zwölffingerdarms liegt (angeborene Lageanomalie). **Cae|cum cupulare:** Kuppelblindsack, Ende des Schneckenganges im Ohr. **Cae|cum mobile:** »Wanderblinddarm«, extrem beweglicher Blinddarm. **Cae|cum vestibulare:** Vorhofblindsack, Ende des Schneckengangs im Ohr
Zange vgl. Forzeps
Zangemeister-Handgriff [nach dem dt. Gynäkologen W. Zangemeister, 1871–1930]: geburtshilflicher Handgriff zur Feststellung, ob zwischen kindlichem Kopf und mütterlichem Becken ein Missverhältnis besteht
Zangen|entbindung: Entbindung unter Zuhilfenahme einer Geburtszange
Zäpfchen: 1) vgl. Suppositorium. **2)** vgl. Uvula
Zärul|op|sie, auch: **Zörul|op|sie** [zu ↑caeruleus (coeruleus) u. gr. *ὄψις* = Sehen; Anblick] *w;* -, ...ien, in fachspr. Fügungen: **Cae|rul|op|sia**[1], auch: **Coerul|op|sia**[1], *Pl.:* ...iae: = Zyanopsie
ZAS: Abk. für *z*entrales *a*nticholinerges *S*yndrom
Zäsaren|hals: »stiernackenförmige« Anschwellung der Lymphknoten und Ödembildung am Hals bei schwerem Verlauf der Diphtherie, führt zu Erstickungsgefahr und ↑Dysphagie
Zaufal-Operation [nach dem österr. Otologen Emanuel Zaufal, 1837–1910]: operative Entfernung der hinteren, oberen Gehörgangswand und des Kuppelraums (um einen Zugang zum ↑Antrum mastoideum zu schaffen)
Zebo|ze|phalie [zu gr. *κῆβος* = Name einer geschwänzten Affenart u. gr. *κεφαλή* = Kopf] *w;* -, ...ien: angeborene Fehlbildung mit Fehlen des Riechhirns, Deformierung des Siebbeins, dicht nebeneinanderstehenden Augen und flacher Nase. **Zebo|ze|phalus** *m;* -, ...li: fehlgebildeter Fetus mit den Merkmalen der Zebozephalie
Zecke *w;* -, -n: vgl. Ixodes ricinus. **Zecken|en|zephalitis:** durch Zecken übertragene Hirnhautentzündung; vgl. Arborviren, vgl. Frühsommermeningoenzephalitis
Zehen vgl. Digiti pedis
Zehrflechte vgl. Lupus vulgaris
Zehrgrind vgl. Impetigo herpetiformis
Zehrrose vgl. Erythematodes
Zeichnen *s;* -s: Abgang von blutigem Schleim aus der Scheide bei beginnender Geburt (charakteristisches Anzeichen)
Zeis-Drüse [nach dem dt. Chirurgen Eduard Zeis, 1807–1868]: Talgdrüse, die in den Haarbalg einer Wimper mündet
Zeiss-Schlinge [nach dem dt. Urologen Ludwig Zeiss, 1900–1958]: Instrument zur Entfernung von Harnleitersteinen, das an der Mündung mit einer Fadenschlinge versehen ist (die um den Stein gelegt wird)

...zele

⟨aus gr. *κήλη* »Geschwulst; Bruch«⟩
Suffix substantivischer Zusammensetzungen mit der Bedeutung »Bruch, krankhaftes Hervortreten von inneren Organen bzw. deren Teilen oder von Körperflüssigkeit durch Gewebslücken«:
- Hydrozele
- Zephalozele

Zelle [aus lat. *cella* = Behältnis, Zelle] *w;* -, -n, in fachspr. Fügungen: **Cella,** *Pl.:* Cellae: kleinste Einheit jedes Organismus, bestehend aus Zytoplasma, Zellkern, Zentralkörperchen, Netzapparat und Zellwand (Biol.)
Zeller-Hautläppchen [nach dem österr. Chirurgen Simon Zeller, 1746–1816]: Hautläppchen, das bei

der chirurgischen Behandlung einer Syndaktylie zur plastischen Deckung von Weichteillücken in Höhe der Fingergrundgelenke verwendet wird

Zellkern vgl. Nukleus

Zell|klon: Population von immunologisch kompetenten Zellen, die eine Immunantwort mit bestimmter Spezifität abgeben

Zellreihe: Abfolge der Entwicklungsstadien von Blutzellen, die sich aus jeweils einer ↑Stammzelle differenziert haben

Zellteilung vgl. Mitose

zellulär, auch: **zellular,** in fachspr. Fügungen: **cellularis, ...re** [zu ↑Cellula]: das Zellgewebe betreffend, zu ihm gehörend; zellenähnlich, aus Zellen gebildet

zelluläre Immun|antwort [↑zellulär u. ↑immun]: adaptive Immunantwort antigenspezifischer T-Zellen

Zellular|pa|thologie: Lehre, nach der alle Krankheiten auf Störungen der Körperzellen bzw. ihrer Funktionen zurückzuführen sind (von Virchow begründet)

Zellular|therapie: Injektion körperfremder (tierischer) Zellen zum Zweck der »Regeneration« von Organen und Geweben (umstrittenes und riskantes, heute nicht mehr zulässiges alternativmedizinisches Verfahren); vgl. Frischzellentherapie, Trockenzellentherapie

Zellulitis [zu ↑Cellula] *w;* -, ...itiden, in fachspr. Fügungen: **Cellulitis,** *Pl.:* ...itides: konstitutionell bedingte Veränderung des Unterhautbindegewebes im Oberschenkel- und Gesäßbereich

Zellulose, chem. fachspr.: **Cellulose** [zu ↑Cellula] *w;* -, -n: natürliches, von Pflanzen gebildetes Polysaccharid, Gerüstsubstanz aller Pflanzen (wird als unverdaulicher Füllstoff bestimmten Diätnahrungen zugesetzt)

Zell|zyklus: (Humangenetik) Gesamtheit der Vorgänge zwischen dem Abschluss einer Mitose und dem Abschluss der darauf folgenden Meiose einer Zelle; der Zyklus ist eingeteilt in eine G1-Phase, S-Phase, G2-Phase und M-Phase

¹Zement [aus lat. *caementum* = Bruchstein, Mauerstein] *s;* -[e]s, -e, in der Nomenklatur der Anatomie: **Cementum** *s;* -s, ...ta: die Zahnwurzeln überziehendes Knochengewebe (Anat.)

²Zement [↑¹Zement] *m;* -[e]s, -e: **1)** zementähnlicher, pulvriger Werkstoff für Zahnfüllungen und Unterfüllungen (Zahnmed.). **2)** schnell härtender Kunststoff, der zur Befestigung von Endoprothesen in den Knochenmarkskanal eingebracht wird

Zenker-Divertikel [nach dem dt. Pathologen F. A. von Zenker, 1825–1898]: umschriebene, nur einen kleinen Teil der Peripherie betreffende Ausstülpung (Pulsionsdivertikel) in der Hinterwand des ↑Hypopharynx

Zentesimal|potenz [zu lat. *centesimus* = der Hundertste u. ↑Potenz] *w;* -, -en: heute kaum noch angewandte Verdünnungsfolge homöopathischer Arzneimittel im Verhältnis 1:100, 1:10000, 1:1000000 usw.; Abk.: C (C_1, C_2, C_3 usw.); vgl. Dezimalpotenz

Zenti|liter [zu lat. *centum* = hundert]: Bez. für den hundertsten Teil eines Liters (10 ml); Abk.: cl

zen|tral, in fachspr. Fügungen: **cen|tralis, ...le** [zu ↑Zentrum]: in der Mitte gelegen, den Mittelpunkt bildend; zu einem ↑Zentrum gehörend; z. B. in der Fügung ↑Canalis centralis (Anat.)

Zentral|arterie vgl. Arteria centralis retinae

Zen|tral|furche vgl. Sulcus centralis

Zen|tralisation *w;* -, -en: Anpassung des Kreislaufs an erhöhte Anforderungen durch Drosselung der Blutzufuhr zu weniger wichtigen Körperabschnitten

Zen|tral|kanal vgl. Canalis centralis

Zen|tral|körperchen vgl. Zentriol

Zen|tral|nerven|system vgl. Systema nervosum centrale. **zen|tral|nervös:** das Zentralnervensystem betreffend, von ihm ausgehend

Zen|tral|skotom: vom ↑blinden Fleck (im Zentrum des Gesichtsfeldes) ausgehender Gesichtsfeldausfall, vor allem nach Schädigung des ↑papillomakulären Bündels

Zentral|sterilisation: Zentralstelle für die Sterilisation in einem Krankenhaus

Zen|tral|venen vgl. Vena centralis retinae u. ↑Venae centrales (hepatis). **zen|tral|venös:** die Zentralvene betreffend (z. B. zentralvenöser Druck)

zen|tri|fugal [zu ↑Zentrum u. lat. *fugere* = fliehen]: vom Zentrum zur Peripherie verlaufend (z. B. von den motorischen Nerven). **Zen|tri|fuge** *w;* -, -n: Gerät zum Ausschleudern von festen Bestandteilen aus Flüssigkeiten (mit dem z. B. das Harnsediment von der Harnflüssigkeit getrennt werden kann)

Zen|triol [Verkleinerungsbildung zu lat. *centrum* = Mittelpunkt] *s;* -s, -e: »Zentralkörperchen«, im ↑Zentrosom einer Zelle vorkommende zylinderförmige Struktur, die sich noch vor der eigentlichen Kernteilung verdoppelt und während dieser dann an die Zellpole wandert und die Ausbildung der Polstrahlen und der Kernspindel veranlasst (Biol.)

zen|tri|petal [zu ↑Zentrum und lat. *petere* = nach etwas greifen, etwas zu erlangen suchen]: von der Peripherie zum Zentrum ziehend, zum Mittelpunkt hingerichtet (z. B. von den sensiblen Nerven)

zen|trisch [zu ↑Zentrum]: den Mittelpunkt betreffend, im Mittelpunkt befindlich

Zen|tro|blast [↑Zentrum u. ↑...blast] *m;* -en, -en (meist *Pl.*): unreife Vorstufe der B-Zellreihe (↑Zentrozyten). **zen|tro|blastisch:** die Zentroblasten betreffend, aus Zentroblasten bestehend; z. B. zentroblastisches Lymphom

Zen|tro|mer [↑Zentrum u. gr. *μέρος* = Teil] *s;* -s, -e: Ansatzstelle der (sich bei der Kernteilung ausbildenden) Spindelfasern am Chromosom (Biol.)

Zen|trosom [↑Zentrum u. ↑...som] *s;* -s, -e: Zellorganell, das eine wichtige Rolle bei der Zellteilung spielt und zwei ↑Zentriolen enthält (Biol.)

Zen|tro|zyt [↑Zentrum u. ↑...zyt] *m;* -en, -en (meist *Pl.*): aus den Zentroblasten hervorgehende B-Zellen in den Keimzentren der Lymphknoten. **zen|tro|zytisch:** die Zentrozyten betreffend, aus Zentrozyten bestehend; z.B. zentrozytisches Lymphom. **Zen|tro|zytom** *s;* -s, -e: von Zentrozyten ausgehende Geschwulst

Zen|trum [aus lat. *centrum* = Mittelpunkt (von gr. *κέντρον* = Stachel, Stachelstab; ruhender Zirkelschenkel; Mittelpunkt eines Kreises)] *s;* -s, ...|tren, in fachspr. Fügungen: **Cen|trum,** *Pl.:* ...|tra: **1)** Mittelpunkt, mittlerer Bezirk (z.B. eines Organs oder Organsystems; Anat.). **2)** Organgebiet (z.B. im Gehirn), in dem bestimmte [Sinnes]vermögen, nervöse Funktionen u.Ä. lokalisiert sind (Anat.). **Centrum semi|ovale:** weiße Substanz des Großhirns. **Cen|trum tendine|um:** sehniger Teil des Zwerchfells. **Cen|trum tendine|um perinei:** derber Gewebsstrang in der Vereinigungsstelle der Dammmuskeln zwischen Mastdarm und Scheide

zephal..., Zephal... vgl. zephalo..., Zephalo...

Ze|ph[al]algie [↑zephalo... u. ↑...algie] *w;* -, ...ien, in fachspr. Fügungen: **Ce|ph[al]algia,** *Pl.:* ...iae: Kopfschmerz. **Ce|ph[al]algia syphilitica:** Kopfschmerz bei tertiärer Syphilis, meist nachts auftretend

Ze|phal|hämatom [↑zephalo... und ↑Hämatom] *s;* -s, -e: »Kopfblutgeschwulst«, bei der Geburt auftretender subperiostaler Bluterguss am kindlichen Schädel mit guter Rückbildungstendenz

ze|phalo..., Ze|phalo..., vor Vokalen auch: **ze-phal..., Ze|phal...,** in fachspr. Fügungen: **ce-phal[o]..., Ce|phal[o]...**

⟨zu gr. *κεφαλή* »Kopf«⟩
Wortbildungselement mit der Bedeutung »Kopf, Schädel«:
- Zephalometrie
- Zephalalgie

Ze|phalo|hy|dro|zele [↑zephalo... u. ↑Hydrozele] *w;* -, -n: Hirn-Wasser-Bruch, angeborenes, geschwulstartiges Vortreten von Teilen des Gehirns unter die Schädelhaut und Bildung erweiterter, flüssigkeitsgefüllter Subarachnoidalräume

Ze|phalo|me|trie [↑zephalo... u. ↑...metrie] *w;* -, ...ien: »Schädelmessung«, Bestimmung von Schädelumfang und Schädeldurchmesser (Anthropol.)

Ze|phalon [zu gr. *κεφαλή* = Kopf] *s;* -s: veralt. Bez. für ↑Makrozephalus

Zephalosporin vgl. Cephalosporin

Ze|phalo|thorako|pagus [zu ↑zephalo..., ↑Thorax u. gr. *πηγνύναι* = befestigen] *m;* -, ...gi u. ...gen: Doppelfehlbildung, bei der siamesische Zwillinge mit Kopf, Hals u. Brust verwachsen sind

Ze|phalo|tomie [↑zephalo... u. ↑...tomie] *w;* -, ...ien: veralt. für: ↑Kraniotomie

Ze|phalo|trip|sie [zu ↑zephalo... u. gr. *τρίβειν* = reiben, zerreiben] *w;* -, ...ien: (historisch) Zertrümmerung des kindlichen Schädels in den Geburtswegen (bei abgestorbenem Fetus), um ihn aus dem Mutterleib entfernen zu können

Ze|phalo|zele [↑zephalo... u. ↑...zele] *w;* -, -n: »Kopfbruch«, Hervortreten von Schädelinhalt durch Lücken des Schädeldachs

Zerea|lien [...ıən; zu lat. *Cerealis* = der Göttin Ceres zugehörig] *Pl.:* Sammelbez. für alle Getreidefrüchte (Weizen, Roggen, Mais usw.)

zerebellar, in fachspr. Fügungen: **cerebellaris, ...re** [zu ↑Cerebellum]: das Kleinhirn betreffend, zu ihm gehörend

zerebello|spinal, in fachspr. Fügungen: **cerebello-spinalis, ...le** [zu ↑Cerebellum und ↑spinalis (in der Fügung ↑Medulla spinalis)]: zum Kleinhirn und Rückenmark gehörend (Anat.)

Zerebellum: eindeutschende Schreibung für ↑Cerebellum

zere|bral, in fachspr. Fügungen: **cere|bralis, ...le** [zu ↑Cerebrum]: das Hirn betreffend, zu ihm gehörend

Zere|bralisation [zu ↑zerebral] *w;* -, -en: Ausbildung und Differenzierung des Gehirns in der Embryonal- und Fetalperiode

Zere|bral|parese: »Hirnlähmung« infolge Schädigung des Gehirns während der Zeit seiner Entwicklung (vor, während oder nach der Geburt), charakterisiert u.a. durch spastische Lähmungen, Athetose, Rigidität der Muskulatur, Ataxie, Sprachstörungen, Sehstörungen und Krampfanfälle

Zere|bral|sklerose: veralt. Bez. für: Verhärtung der Hirnsubstanz (fälschlich oft im Sinne von Hirnarteriosklerose gebraucht)

Zere|bral|therapeu|tikum: veralt. Bez. für Substanzen zur Behandlung von Leistungs-, Gedächtnis- und Konzentrationsdefiziten sowie von Verhaltensstörungen

Zere|bron [zu ↑Cerebrum] *s;* -s: in der weißen Substanz des Gehirns und im Nervengewebe vorkommendes ↑Zerebrosid

Zere|brosid [zu ↑Cerebrum] *s;* -[e]s, -e: stickstoffhaltiger, zu den Lipoiden gehörender Stoff im Gehirn, in der Milz, Leber, den Nieren und Blutzellen

zere|bro|spinal, in fachspr. Fügungen: **cere|bro-spinalis, ...le** [zu ↑Cerebrum u. ↑spinalis (in der Fügung ↑Medulla spinalis)]: Gehirn und Rückenmark betreffend, zu Gehirn und Rückenmark gehörend; z.B. in der Fügung ↑Liquor cerebrospinalis

zere|bro|vas|kulär [zu ↑Cerebrum u. ↑Vasculum]: die Hirnblutgefäße betreffend

Zere|brum: eindeutschende Schreibung für ↑Cerebrum

Zerkarie [zu gr. *κέρκος* = Schwanz] *w;* -, ...rien [...ıən], latinisiert: **Cercaria,** *Pl.:*...iae: gabelschwänzige Larve des Leberegels, die von Süßwasserschnecken ausgeschieden wird und sich im Körper des Menschen zum ↑Schistosoma haematobium entwickelt

Zerrung vgl. Distorsion

Zertation [zu lat. *certare, certatum* = kämpfen, streiten] *w;* -: Erscheinung, dass Y-Samenfäden die Eizelle bei der Befruchtung schneller erreichen als X-Samenfäden (mit dieser Tatsache wird versucht, einen Geburtenüberschuss an männlichen Nachkommen zu erklären)

Zerumen, in fachspr. Fügungen: **Cerumen** [nlat. Bildung zu lat. *cera* = Wachs] *s;* -s: Ohrenschmalz, Absonderung der Talgdrüsen des äußeren Gehörgangs. **zeruminal:** aus Ohrenschmalz bestehend, das Zerumen betreffend. **Zeruminal|drüsen** = Glandulae ceruminosae

zervikal, in fachspr. Fügungen: **cervicalis, ...le** [zu ↑Cervix]: **1)** den Nacken, den Hals betreffend, zu ihm gehörend; z. B. in der Fügung ↑Ganglion cervicale medium. **2)** den Gebärmutterhals betreffend, zu ihm gehörend; z. B. ↑Glandulae cervicales

Zervikal|kanal = Canalis cervicis uteri

zerviko|gen [zu ↑Cervix]: vom Nacken ausgehend

Zerviko|moto|gra|fie [zu ↑zervikal, lat. *motus* = Bewegung u. ↑...grafie] *w;* -, ...ien: Untersuchungsmethode zur Beurteilung der Funktion der Halswirbelsäule durch dreidimensionale Registrierung der Kopfbewegung

Zervix: eindeutschende Schreibung für ↑Cervix

Zervix|karzinom = Kollumkarzinom

Zervix|katarrh = Zervizitis

Zervizitis [zu ↑Zervix] *w;* -, ...itiden, in fachspr. Fügungen: **Cervicitis,** *Pl.:* ...itides: Entzündung der Schleimhaut des Gebärmutterhalses

Zestoden, latinisiert: **Cestodes** [zu gr. *κεστός* = gestickter Gürtel; bandartiges Gebilde] *Pl.:* zoologische Ordnung der Bandwürmer (z. B. Rinderbandwurm, Schweinebandwurm, Hundebandwurm und Fischbandwurm)

Zetazismus [zu gr. *ζ (ζῆτα)* = sechster Buchstabe des gr. Alphabets] *m;* -, ...men: fehlerhaftes Aussprechen des z-Lautes

Zeugungsschwäche vgl. Impotentia generandi

Ziegelmehl|sediment: Niederschlag aus Uraten im Harn, vgl. Sedimentum lateritium

Ziegenpeter vgl. Parotitis epidemica

Ziehl-Neelsen-Färbung [nach dem dt. Neurologen Franz Ziehl, 1857–1926, u. dem dt. Pathologen F. K. A. Neelsen, 1854–1894]: Färbemethode zum Nachweis säure- und alkoholfester Stäbchen, vor allem von Tuberkelbakterien (sie färben sich nach Behandlung mit Karbolfuchsin, Salzsäure und Methylen rot, während alle anderen Bakterien blau werden)

Zika|trix, in fachspr. Fügungen: **Cica|trix** [aus gleichbed. lat. *cicatrix*, Gen.: *cicatricis*] *w;* -: Narbe, bindegewebige Umwandlung des Gewebes nach Abheilung eines Substanzdefektes

zikatriziell [zu ↑Zikatrix]: narbig

Zikavirus, Zika-Virus [nach dem Waldgebiet Zika Forest in Uganda]: durch bestimmte Stechmückenarten verbreitetes Virus, das beim Menschen Infektionskrankheiten auslösen kann

ziliar, in fachspr. Fügungen: **cilia|ris, ...re** [zu ↑Cilium]: **1)** zu den Augenlidern bzw. -wimpern gehörend, an den Wimpern befindlich. **2)** zu dem Teil der ↑Chorioidea gehörend, der mit wimpernähnlichen Fortsätzen die Augenlinse umfasst; z. B. ↑Corpus ciliare

Ziliar|körper vgl. Corpus ciliare

Ziliar|muskel vgl. Musculus ciliaris

Ziliar|nerven vgl. Nervi ciliares

Ziliar|neur|algie: neuralgiforme Schmerzen im Bereich des Augapfels, der Augenhöhle und der Schläfe bei Erkrankungen des ↑Ganglion ciliare

Zilia|ten, latinisiert: **Cilia|ta** [zu lat. *cilium* = Augenlid, Wimper] *Pl.:* Wimpertierchen, mit Flimmerhaaren versehene Einzeller

Zilie [...ɪə; aus lat. *cilium* = Augenlid, Wimper] *w;* -, -n: **1)** eindeutschende Schreibung für: Cilium. **2)** Flimmerhaar, feines Härchen des Flimmerepithels (z. B. der Bronchien). **3)** Flimmerhärchen der Ziliaten

Zilio|stase [↑Zilie u. gr. *στάσις* = das Stehen, der Stillstand] *w;* -: Einschränkung der Flimmerbewegung der Zilien eines Flimmerepithels (speziell der Bronchien)

Zilio|tomie [zu ↑ziliar (in der Zus. Ziliarnerven) u. ↑...tomie] *w;* -, ...ien: operative Durchtrennung der ↑Nervi ciliares

Zingul|ek|tomie [↑Cingulum u. ↑Ektomie] *w;* -, ...ien: operative Entfernung des ↑Cingulums (2)

Zink, in der internationalen chem. Nomenklatur: **Zincum** [latinisiert aus *Zink*] *s;* -s: chem. Grundstoff, Metall; Zeichen: Zn

Zinn, in der internationalen chem. Nomenklatur: **Stannum** [aus lat. *stannum*, Nebenform von lat. *stagnum* = eine Mischung aus Silber und Blei] *s;* -s: chem. Grundstoff, Metall; Zeichen: Sn

Zinn-Gefäßkranz [nach dem dt. Anatomen u. Botaniker J. G. Zinn, 1727–1759]: = Anulus tendineus communis

Zipperlein *s;* -s: veralt. volkstümliche Bez. für: Fußgicht (vgl. Podagra); noch scherzhaft für alle Arten leicht schmerzender Alterserscheinungen

Zirbeldrüse vgl. Corpus pineale

Zirbeldrüsen|tumor vgl. Pinealom

Zirconium vgl. Zirkonium

zirka|dian [zu lat. *circa* = um, gegen u. lat. *dies* = Tag]: eine 24-Stunden-Periodik aufweisend (von Lebensvorgängen gesagt)

Zirkelschnitt: kreisförmiger operativer Schnitt um ein zu amputierendes Glied herum

Zirkel|trai|ning vgl. Circuittraining

Zirkonium, in der internationalen chem. Nomenklatur: **Zirconium** [zum Edelsteinnamen *Zirkon* gebildet] *s;* -s: chem. Grundstoff, Metall; Zeichen: Zr

zirkular, häufiger: **zirkulär,** in fachspr. Fügungen: **circularis, ...re** [zu lat. *circulus* (Verkleinerungsbildung zu lat. *circus* = Kreis) = Kreislinie, Kreis, Ring]: kreisförmig; auch im Sinne von: periodisch wiederkehrend

Zirkular|vektion [zu lat. *circulus* (Verkleinerungsbildung zu lat. *circus* = Kreis) = Kreislinie, Kreis, Ring u. lat. *vehere, vectum* = tragen; fahren] *w;* -, -en: Drehung des Rumpfes bei fixiertem Kopf um die vertikale Achse (zur Feststellung der Raumempfindung)

Zirkulation [zu lat. *circulare, circulatum* = kreisförmig machen] *w;* -, -en: Kreislauf (z. B. des Blutes). **zirkulie|ren:** umlaufen (z. B. vom Blut)

zir|kum..., Zir|kum..., in fachspr. Fügungen: **circum..., Cir|cum...**

(aus lat. *circum* »ringsumher, ringsum«) Wortbildungselement mit der Bedeutung »um ... herum«:
- zirkumskript
- Zirkumzision

zirkum|anal, in fachspr. Fügungen: **circum|analis, ...le** [zu ↑zirkum... u. ↑Anus]: den After kreisförmig umgebend, um den After herum

Zirkum|duktion [zu lat. *circumducere, circumductum* = herumführen] *w;* -, -en: in fachspr. Fügungen: **Circum|ductio,** *Pl.:* ...io|nes: **1)** kreisförmige Bewegung in einem Gelenk (z. B. Armbewegung im Schultergelenk). **2)** halbbogenförmige Führung eines spastisch gelähmten Beins beim Gehen nach außen (bei ↑Hemiplegie)

Zirkum|ferenz [aus lat. *circumferentia* = Umkreis] *w;* -, -en, in fachspr. Fügungen: **Circum|ferentia,** *Pl.:* ...iae: Umfang, Ausdehnung, Ausmaß (Anat.). **Circum|ferentia articularis:** überknorpelter Umfang einer Gelenkfläche

Zirkum|klusion [zu lat. *circumcludere, circumclusum* = ringsum einschließen] *w;* -, -en: operativer Verschluss einer Arterie mittels Nadel und Faden

zirkum|skript, in fachspr. Fügungen: **circumscriptus, ...ta, ...tum** [zu lat. *circumscribere, circumscriptum* = mit einem Kreis umschreiben]: umschrieben, deutlich abgegrenzt (bezogen z. B. auf Hauteffloreszenzen)

Zirkum|zision [zu lat. *circumcidere, circumcisum* = rings umschneiden] *w;* -, -en, in fachspr. Fügungen: **Circum|cisio,** *Pl.:* ...iones: **1)** ringförmige Resektion der zu langen oder zu engen Vorhaut des männlichen Gliedes. **2)** Umschneidung eines Geschwürs, z. B. eines Unterschenkelgeschwürs, wobei die Randteile des Geschwürs entfernt werden, um eine raschere Heilung zu ermöglichen

Zir|rhose [zu gr. *κιρρός* = gelb] *w;* -, -n, in fachspr. Fügungen: **Cir|rhosis,** *Pl.:* ...oses: Gewebsveränderung eines Organs (z. B. Leber, Lunge) mit fortschreitender Organverhärtung und -schrumpfung. **Cir|rhosis hepatis** [↑Hepar]: = Leberzirrhose. **Cir|rhosis peri|chol|an|gitica:** Leberschrumpfung, die im Anschluss an eine Cholangitis oder Gallenstauung entsteht. **Cir|rhosis peritonaei:** chronische Bauchfellentzündung mit Verwachsungen und Schrumpfungen des Bauchfells. **Cir|rhosis pulmonum** [↑Pulmo]: Lungenverhärtung, bindegewebige Schrumpfungsvorgänge in der Lunge als Folge einer interstitiellen Lungenentzündung. **Cir|rhosis renum** [↑Ren]: »Schrumpfniere«, degenerative Nierenerkrankung mit Bindegewebswucherung innerhalb der Niere, Verkleinerung der Niere, Verschmälerung der Rindenzone und Schwund des Nierenparenchyms. **Cir|rhosis ven|triculi:** Verhärtung u. Schrumpfung der Magenwandung als Folge einer sklerotischen Gastritis. **zir|rhotisch,** in fachspr. Fügungen: **cir|rhoticus, ...ca, ...cum:** geschrumpft, verhärtet (bezogen auf Gewebsveränderungen als Folge einer Zirrhose)

Zisterne [aus lat. *cisterna,* Gen.: *cisternae* = Wasserbehälter unter der Erde] *w;* -, -n, in fachspr. Fügungen: **Cisterna,** *Pl.:* ...nae: Erweiterung, Höhle, Hohlraum in Organen (Anat.). **Cisterna cerebellomedullaris:** Erweiterung des Liquorraums an der Hirnbasis zwischen dem Kleinhirn u. der ↑Medulla oblongata (eignet sich für Punktionen u. Liquorentnahme). **Cisterna chiasmatis** [↑Chiasma]: Erweiterung des Liquorraums an der Hirnbasis im Bereich der Sehnervenkreuzung. **Cisterna chyli:** Erweiterung am Anfang des ↑Ductus thoracicus an der Vorderfläche des ersten Lendenwirbels (stellt den Zusammenfluss der großen Lymphgefäße der unteren Extremitäten dar). **Cisterna fossae lateralis cere|bri:** umschriebene Erweiterung des Subarachnoidalraums im Bereich der ↑Fossa lateralis cerebri. **Cisterna inter|peduncularis:** umschriebene Erweiterung des Subarachnoidalraums zwischen den ↑Pedunculi cerebri. **Cisterna subarachno|idalis:** umschriebene, liquorgefüllte Erweiterung des Subarachnoidalraums zwischen der weichen Hirnhaut und der Spinngewebshaut

Zisterno|gra|fie [↑Zisterne u. ↑...grafie] *w;* -, ...ien: röntgenografische Kontrastdarstellung der Gehirnzisternen. **Zisterno|gramm** [↑...gramm] *s;* -s, -e: bei der Zisternografie gewonnenes Röntgenbild

Zitronensäure vgl. Acidum citricum

Zitterlähmung: veralt. Bez. für: Parkinsonkrankheit

Zittern vgl. Tremor

Zivilisations|krankheit: Krankheit, die infolge der Lebensweise (Missbrauch von Lebens- u. Genussmitteln, Schädlichkeit der Erzeugnisse u. der Lebensbedingungen, Mangel an Bewegung) in einer Zivilisation entsteht (z. B. Arterienverkalkung, Bluthochdruck, Adipositas)

ZMK: Abk. für *Z*ahn-*M*und-*K*iefer

Zn: chem. Zeichen für ↑Zink

Z. n.: Zustand nach (einer erfolgten Behandlung)

ZNS [Abk. für: *Z*entral*n*erven*s*ystem]: = Systema nervosum centrale

Zökopexie vgl. Zäkopexie

Zökostomie vgl. Zäkostomie

Zökotomie vgl. Zäkotomie

Zökum vgl. Zäkum

Zöl|enteron, latinisiert: **Coel|enteron** [gr. *κοιλία* =

Bauchhöhle und ↑Enteron] *s;* -s, ...ra: Darmleibeshöhle, embryonaler Urdarm im Stadium der Gastrulation

Zölia|kie [zu gr. *κοιλία* = Bauchhöhle] *w;* -, ...ien, in fachspr. Fügungen: **Coe|lia|cia**[1], *Pl.:* ...iae: chronische glutensensitive Enteropathie, hervorgerufen durch eine immunologisch bedingte Glutenunverträglichkeit, führt zu Schädigung der ↑Tunica mukosa des Darms, Malabsorption, charakteristischen Durchfällen und verschiedenen (auch extraintestinalen) Komplikationen

Zölia|ko|gra|fie [↑coeliacus (in der Fügung ↑Truncus coeliacus) u. ↑...grafie] *w;* -, ...ien: röntgenografische Darstellung des Truncus coeliacus nach Kontrastmittelgabe

Zölio|myom|ek|tomie [gr. *κοιλία* = Bauchhöhle, ↑Myom und ↑Ektomie] *w;* -, ...ien: Entfernung von Gebärmuttergeschwülsten durch Eröffnung der Bauchhöhle von der Scheide aus

Zölio|skopie [gr. *κοιλία* = Bauchhöhle u. ↑...skopie] *w;* -, ...ien: = Laparoskopie

Zölio|tomie [gr. *κοιλία* = Bauchhöhle u. ↑...tomie] *w;* -, ...ien, in fachspr. Fügungen: **Coe|lio|tomia**[1], *Pl.:* ...iae: operative Eröffnung der Bauchhöhle. **Coe|lio|tomia vaginalis anterior:** Eröffnung der Bauchhöhle vom vorderen Scheidengewölbe aus. **Coe|lio|tomia vaginalis posterior:** Eröffnung der Bauchhöhle vom hinteren Scheidengewölbe aus. **Coe|lio|tomia ven|tralis:** Eröffnung der Bauchhöhle von den Bauchdecken aus

Zollinger-Ellison-Syndrom [nach den amerik. Chirurgen Robert Milton Zollinger, 1903–1992 u. Edwin Homer Ellison, 1918–1970 u. ↑Syndrom]: Erkrankung mit meist zahlreichen Magen- und Dünndarmgeschwüren infolge eines Gastrin produzierenden Tumors

Zölom [aus gr. *κοίλωμα* = das Ausgehöhlte, die Vertiefung] *s;* -s, -e, latinisiert: **Coe|loma,** *Pl.:* -ta: sekundäre embryonale Leibeshöhle, aus der später die großen Leibeshöhlen (Peritoneal-, Pleura- und Perikardialhöhle) hervorgehen

Zölo|sit [zu gr. *κοιλία* = Bauchhöhle u. gr. *σῖτος* = Speise; Analogiebildung nach ↑Parasit] *m;* -en, -en (meist *Pl.*): »Darmparasiten«, im Darm schmarotzende Würmer (z. B. Bandwürmer, Askariden)

Zön|adel|phus [gr. *κοινός* = gemeinsam u. gr. *ἀδελφός* = Bruder] *m;* -, ...phi: Doppelfehlbildung, bei der siamesische Zwillinge spiegelbildlich ausgebildet sind

zonal, in fachspr. Fügungen: **zonalis, ...le** [zu ↑Zone]: gürtelförmig; z. B. in der Fügung ↑Stratum zonale (Anat.)

Zön|äs|thesie, auch: **Kön|äs|thesie** [zu gr. *κοινός* = gemeinsam u. gr. *αἴσθησις* = Empfindung] *w;* -, ...ien: nicht lokalisierbare körperliche Empfindung (z. B. Wärme, Kälte, Schmerzen); Auftreten u. a. bei Schizophrenie. **zön|äs|thetisch,** auch: **kön|äs|thetisch:** die Zönästhesie betreffend

Zone [von gr. *ζώνη* = Gurt, Gürtel, Leibbinde] *w;* -, -n, in fachspr. Fügungen: **Zona,** *Pl.:* Zonae: umschriebener Bezirk, Gürtel, bestimmte Gegend des Körpers. **Zona haemor|rho|idalis:** Bezeichnung für den Teil des Afters, in dem die Venenknoten liegen. **Zona in|certa:** Bezirk grauer und weißer Substanz zwischen ↑Nucleus subthalamicus und ↑Thalamus. **Zona orbicularis:** Gürtel ringförmiger, bindegewebiger Fasern, die den Schenkelhals umgreifen, ohne an ihm befestigt zu sein (Teil des ↑Ligamentum iliofemorale). **Zona glomeru|losa:** äußere Schicht der Nebennierenrinde, in der die Zellen zu kleinen Häufchen geordnet sind

Zono|gra|fie [↑Zone u. ↑...grafie] *w;* -, ...ien: veralt. Bez. für röntgenografische Untersuchungsverfahren, bei denen nur ein eng begrenzter Abschnitt des Körpers dargestellt wird

Zonula [Verkleinerungsbildung zu lat. *zona* = Gürtel] *w;* -, ...lae; in der Fügung: **Zonula cilia|ris:** Strahlenbändchen, Aufhängeapparat der Augenlinse (besteht aus zugfesten, homogenen Fasern verschiedener Dicke)

zonularis, ...re [zu ↑Zonula]: zur ↑Zonula ciliaris des Auges gehörend; z. B. in der Fügung ↑Spatia zonularia

zoo..., Zoo...

⟨aus gr. *ζῷον* »Lebewesen, Tier«⟩
Wortbildungselement mit der Bedeutung »Tier, lebendiges Wesen«:
- Zoologie
- Zoonose

Zoo|an|thropie [zu ↑zoo... u. gr. *ἄνθρωπος* = Mensch] *w;* -, ...ien: krankhafte Vorstellung, in ein Tier verwandelt zu sein

Zoo|an|thropo|nose [↑zoo..., ↑anthropo... u. gr. *νόσος* = Krankheit] *w;* -, -n: **1)** im engeren Sinne: von Tieren auf den Menschen übertragbare Infektionskrankheit. **2)** = Zoonose (2)

Zoo|erastie [zu ↑zoo... u. gr. *ἐραστής* = Liebhaber] *w;* -, ...ien: = Sodomie

zoo|gen [↑zoo... u. ↑...gen]: durch Tiere hervorgerufen (von Krankheiten gesagt)

Zoo|logie [↑zoo... u. ↑...logie] *w;* -: Wissenschaft und Lehre von den tierischen Lebewesen. **zoologisch:** die Zoologie betreffend

Zoo|nose [↑zoo... u. gr. *νόσος* = Krankheit, Seuche] *w;* -, -n: **1)** im engeren Sinne svw. Tierseuche. **2)** Sammelbez. für Infektionskrankheiten, die gleichermaßen bei Tieren und bei Menschen vorkommen und sowohl vom Tier auf den Menschen als auch vom Menschen auf Tiere übertragen werden können

Zoo|parasit [↑zoo... u. ↑Parasit] *m;* -en, -en: tierischer Parasit

Zoo|philie [zu ↑zoo... u. gr. *φιλεῖν* = lieben] *w;* -, ...ien, in fachspr. Fügungen: **Zoo|philia**[1], *Pl.:* ...iae: = Sodomie

Zoo|phobie [zu ↑zoo... und gr. *φόβος* = Furcht] *w;* -, ...ien: krankhafte Angst vor Tieren

Zoo|spermie [zu ↑zoo... u. ↑Sperma] *w;* -, ...ien: Anwesenheit beweglicher Samenfäden im Ejakulat

Zoo|sterin [↑zoo... u. ↑Sterin] *s;* -s, -e: im tierischen und menschlichen Organismus vorkommende Sterinkörper (z. B. Cholesterin)

Zoo|toxin [↑zoo... u. ↑Toxin] *s;* -s, -e: von Tieren stammender Giftstoff (z. B. Schlangengift)

Zörulopsie vgl. Zärulopsie

zoster [von gr. *ζωστήρ* = Gürtel], *Gen.:* ...teris, *Pl.:* ...teres: erläuternder Bestandteil von fachspr. Fügungen mit der Bedeutung »gürtelförmig, Gürtel...«. **Zoster** *m;* -: übliche Kurzbez. für ↑Herpes zoster

Zotten vgl. Villi intestinales

Zottengeschwulst vgl. Papillom

Zottenhaut vgl. Chorion

Zr: chem. Zeichen für ↑Zirkonium

Zuckerharnruhr, Zuckerkrankheit vgl. Diabetes mellitus

Zuckerkandl-Organ vgl. Corpora para|aortica

Zuckerstich vgl. Bernard-Zuckerstich

Zunge vgl. Lingua

Zungenbändchen vgl. Frenulum linguae

Zungenbein vgl. Os hyoideum

Zungenkrampf vgl. Glossospasmus

Zungenlähmung vgl. Glossoplegie

Zungen|struma: Hyperplasie von versprengtem ektopischem Schilddrüsengewebe am Zungengrund

Zungenwürmer: Wurmspinnen, seltene, kleine, bandwurmähnliche Parasiten in der Nasen- und Stirnhöhle

ZVD: Abk. für *z*entraler *V*enen*d*ruck

ZVK: Abk. für *z*entraler *V*enen*k*atheter

Zwang: unbezähmbares krankhaftes Verlangen, einen natürlichen Vorgang (z. B. Händewaschen) immer zu wiederholen

Zweifel-Nadelhalter [nach dem dt. Gynäkologen Paul Zweifel, 1848–1927]: zangenartiges Metallinstrument zum Festhalten und Führen der chirurgischen Nadel bei Operationen

Zweifel-Zange [nach dem dt. Gynäkologen Erwin Zweifel, 1885–1949]: geburtshilfliche, leicht und handlich gebaute Zange mit zwei gekrümmten, perforierten Löffeln (Anwendung bei der sogenannten »hohen Zange«, wenn eine Schnittentbindung nicht mehr möglich ist)

Zweit|linien|therapie, auch: **Second-Line-Therapie:** Chemotherapie nach dem Auftreten eines Rezidivs

Zwerchfell vgl. Diaphragma

Zwerchfellbruch vgl. Diaphragmatozele

Zwerchfellnerv vgl. Nervus phrenicus

Zwergbandwurm vgl. Hymenolepis nana

Zwergbecken: veraltende, diskriminierende Bez. für: ↑Pelvis nana

Zwergfadenwurm vgl. Strongyloides stercoralis

Zwergflechte: veralt. Bez. für ↑Erythrasma

Zwergkopf: veraltende, diskriminierende Bez. für: ↑Nanozephalus

Zwerg|wuchs: veraltende, diskriminierende Bez. für: extremer Kleinwuchs; Stillstand des Längenwachstums unterhalb von etwa 130 cm

Zwickel vgl. Cuneus

Zwiemilchernährung: Ernährung des Säuglings teils mit Frauenmilch, teils mit Kuhmilch

Zwilling *m;* -s, -e (meist *Pl.*): zwei gleichzeitig ausgetragene, kurz nacheinander geborene Kinder. **ein|eiige Zwillinge:** aus einer einzigen befruchteten Eizelle entstandene Zwillinge, die sich im Geschlecht u. in den Erbanlagen gleichen; Abk.: EZ. **zwei|eiige Zwillinge:** Zwillinge, die aus zwei verschiedenen, gleichzeitig von zwei verschiedenen Spermien befruchteten Eizellen entstanden sind u. verschiedene Erbanlagen u. entweder gleiches Geschlecht (Abk.: ZZ) oder verschiedenes Geschlecht (vgl. Pärchenzwillinge) besitzen

Zwischenhirn vgl. Diencephalon

Zwischenkiefer vgl. Os incisivum

Zwischenknorpelscheibe vgl. Discus articularis

Zwischenwirbelscheibe vgl. Discus intervertebralis

Zwischen|wirt: Transportwirt, Wirtsorganismus, in dem der Parasit keinen vollständigen Entwicklungszyklus durchlaufen kann, z. B. der Mensch für Plasmodium (Erreger der Malaria)

Zwischenzellen vgl. Leydig-Zwischenzellen

Zwitter vgl. Hermaphrodit

Zwölffingerdarm vgl. Duodenum

Zwölffingerdarmgeschwür vgl. Ulcus duodeni

zyan..., Zyan... vgl. zyano..., Zyano...

Zyan|[h]i|drose [zu ↑zyano... u. gr. *ἱδρώς* = Schweiß] *w;* -, -n, in fachspr. Fügungen: **Cyan|[h]i|drosis,** *Pl.:* ...oses: Absonderung eines blau gefärbten Schweißes, eine Form der Chromidrosis, bei der die Färbung durch den Gehalt an chemischen Stoffen (Eisen, Kupfer u. a.) bedingt ist

Zyan|kali, auch: **Zyan|kalium** [↑zyano... u. ↑Kalium] *s;* -s: Salz der Blausäure (sehr giftig)

zya|no..., Zya|no...

vor Vokalen u. h meist: **zyan..., Zyan...,** in fachspr. Fügungen: **cyan[o]..., Cyan[o]...**
⟨zu gr. *κυάνεος* »dunkelblau, schwarzblau«⟩
Wortbildungselement mit der Bedeutung »blau, bläulich gefärbt«:
- Zyanoderma
- Zyan[h]idrose

Zya|no|derma, in fachspr. Fügungen: **Cya|no|derma** [↑zyano... und ↑Derma] *s;* -[s], -ta: Blaufärbung der Haut

Zya|no|pa|thie [↑zyano... u. ↑...pathie] *w;* -, ...ien, in fachspr. Fügungen: **Cya|no|pa|thia**[1], *Pl.:* ...iae: Blausuchtleiden, allgemeine Bezeichnung für Leiden, die mit Zyanose einhergehen

Zyan|op|sie [zu ↑zyano... u. gr. *ὄψις* = Sehen; Anblick] *w;* -, ...ien, in fachspr. Fügungen: **Cyan|op|sia**[1], *Pl.:* ...iae: »Blausehen«, Störung des Farbensehens (Chromatopsie), bei der alle Gegenstände blau erscheinen (Vorkommen z. B. nach Staroperationen sowie nach Alkohol- und Nikotinvergiftungen)

Zya|nose [zu gr. *κυάνεος* = dunkelblau, schwarzblau] *w;* -, -n, in fachspr. Fügungen: **Cyan|osis,** *Pl.:* ...oses: bläuliche Verfärbung der Haut (bes. an Lippen und Fingernägeln) und der Schleimhäute bei vermindertem Sauerstoffgehalt des Blutes oder einer Mangeldurchblutung (u. a. bei Herzinsuffizienz). **Cya|nosis e frigore** [lat. *e, ex* = aus, von ... her, aufgrund u. lat. *frigus,* Gen.: *frigoris* = Kälte, Frost]: bläuliche Verfärbung der Haut nach Kälteschädigung der Venen. **zya|notisch,** in fachspr. Fügungen: **cya|noticus, ...ca, ...cum:** bläulich verfärbt (von der Haut oder von Schleimhäuten gesagt); z. B. in der Fügung ↑Dermatopathia cyanotica

Zyan|urie [↑zyano... u. ↑...urie] *w;* -, ...ien: Ausscheidung eines blau gefärbten Urins (nach Applikation bestimmter Medikamente bzw. Kontrastmittel)

Zyg|apo|physe [gr. *ζυγόν* = Joch und ↑Apophyse] *w;* -, -n, in fachspr. Fügungen: **Zyg|apo|physis,** *Pl.:* ...yses: Gelenkfortsatz des Wirbelkörpers (Anat.). **zyg|apo|physealis, ...le:** die Zygapophyse betreffend, zu ihr gehörend

Zygoma [aus gr. *ζύγωμα* = Jochbogen; Türbogen] *s;* -s, -ta: = Os zygomaticum

zygomatico|facia|lis, ...le [zu zygomaticus (↑zygomatisch; in der Fügung ↑Os zygomaticum) u. ↑Facies]: zum Jochbein und Gesicht gehörend; z. B. in der Fügung ↑Foramen zygomaticofaciale (Anat.)

zygomatico|maxillaris, ...re [zu zygomaticus (↑zygomatisch; in der Fügung ↑Os zygomaticum) u. ↑Maxilla]: zwischen Jochbein und Oberkiefer gelegen oder verlaufend; z. B. in der Fügung ↑Sutura zygomaticomaxillaris (Anat.)

zygomatico|orbitalis, ...le [zu zygomaticus (↑zygomatisch; in der Fügung ↑Os zygomaticum) u. ↑Orbita]: zum Jochbein und zur Augenhöhle gehörend; z. B. in der Fügung ↑Foramen zygomaticoorbitale (Anat.)

zygomatico|temporalis, ...le [zu zygomaticus (↑zygomatisch; in der Fügung ↑Os zygomaticum) u. ↑Tempora]: zum Jochbein und zur Schläfe gehörend; z. B. in der Fügung ↑Foramen zygomaticotemporale (Anat.)

zygomaticus vgl. zygomatisch. **Zygomatikum** *s;* -s: übliche Kurzbez. für ↑Os zygomaticum. **zygomatisch,** in fachspr. Fügungen: **zygomaticus, ...ca, ...cum** [zu ↑Zygoma]: jochbogenähnlich; zum Jochbogen des Schädels gehörend; z. B. in den Fügungen ↑Os zygomaticum, ↑Nervus zygomaticus (Anat.). **zygomatische Falte:** Hautfalte vom Jochbogen zum Mundwinkel

Zygo|mykose [gr. *ζυγόν* = Joch u. ↑Mykose] *w;* -, -n, in fachspr. Fügungen: **Zygo|mycosis,** *Pl.:* ...oses: systemische Pilzerkrankungen durch Vertreter der Zygomyceten

Zygo|myzet [gr. *ζυγόν* = Joch u. gr. *μύκης* = Pilz] *m;* -en, -en, latinisiert: **Zygo|myces,** *Pl.:* ...mycetes: Gattung von Jochpilzen mit vier krankheitserregenden Vertretern: Mucor, Rhizopus, Rhizomucor und Absidia

Zygote [zu gr. *ζυγόν* = Joch] *w;* -, -n: die befruchtete Eizelle nach Verschmelzung der beiden Geschlechtskerne (Biol.)

zykl..., Zykl... vgl. zyklo..., Zyklo...

Zy|klen|ze|phalie [zu ↑zyklo... u. ↑Encephalon] *w;* -, ...ien: Fehlbildung mit Verschmelzung der Großhirnhälften

zy|klisch [zu ↑Zyklus]: einen Kreislauf betreffend, periodisch wiederkehrend (z. B. von bestimmten Formen psychischer Erkrankungen); vgl. zirkulär

Zy|klitis [zu gr. *κύκλος* = Kreis, Umkreis; Auge] *w;* -, ...itiden, in fachspr. Fügungen: **Cy|clitis,** *Pl.:* ...itides: Entzündung des Strahlenkörpers im Auge. **Cyclitis hetero|chromica:** chronische Entzündung des Strahlenkörpers mit Farbunterschieden zwischen rechter und linker Regenbogenhaut. **Cyclitis plastica:** Entzündung des Strahlenkörpers mit Abscheidung von Fibrin in die vordere Augenkammer. **Cy|clitis purulenta:** eitrige Entzündung des Strahlenkörpers. **Cy|clitis serosa:** einfache Entzündung des Strahlenkörpers mit serösen Absonderungen

zy|k|lo..., Zy|k|lo...

vor Vokalen auch: **zy|kl..., Zy|kl...;**
chem. fachspr. auch: **cy|cl[o]..., Cy|cl[o]...**
⟨gr. *κύκλος* »Kreis(lauf), Ring, Rad, Auge« siehe lat. *cyclus* »Kreis, Umlauf, Zyklus«⟩
Wortbildungselement mit den Bedeutungen »Kreis; kreisförmig; periodisch wiederkehrend«:
1. »kreisförmig, zu einem kreisförmigen Gebilde verschmolzen«:
- Zyklenzephalie
- Zyklopie
2. »zum Ziliarkörper des Auges gehörend, ihn betreffend«:
- Zyklokeratitis
- Zykloplegie
3. »zu einem ↑Zyklus gehörend, periodisch wiederkehrend«:
- zyklothym

Zy|klo|chorio|iditis [zu ↑zyklo... u. ↑Chorioidea] *w;* -, ...itiden, in fachspr. Fügungen: **Cy|clo|chorio|iditis,** *Pl.:* ...itides: Entzündung des Strahlenkörpers und der Aderhaut des Auges

Zy|klo|dia|lyse [↑zyklo... u. gr. *διάλυσις* = Auflösung, Trennung] *w;* -, -n: operative Ablösung des Strahlenkörpers

zy|klo|id [Kurzbildung zu ↑zyklothym u. ↑...id]: besonders stark und regelmäßig zwischen Heiterkeit und Traurigkeit schwankend (von der Stimmungslage eines Menschen); die Symptome der manisch-depressiven Erkrankung zeigend (Med., Psychol.)

Zy|klo|keratitis [Kurzbildung aus ↑Zyklitis u. ↑Keratitis] *w;* -, ...titiden, in fachspr. Fügungen: **Cy|clo-keratitis,** *Pl.:* ...titides: Entzündung des Strahlenkörpers und der Hornhaut des Auges

Zy|klono|path *m;* -en, -en, **Zy|klono|pathin** *w;* -, -nen [Kurzbildung aus ↑Zyklonose u. ↑...path]: Person, die an einer Witterungsneurose leidet (Med., Psychol.). **Zy|klono|pathie** *w;* -, ...ien: Witterungsneurose, Wetterfühligkeit

Zy|klo|nose [↑zyklo... u. gr. *νόσος* = Krankheit] *w;* -, -n, in fachspr. Fügungen: **Cy|clo|nosis,** *Pl.:* ...oses: Witterungsneurose, Krankheitserscheinung bei wetterfühligen Personen (z. B. die Föhnfühligkeit im Voralpenland)

Zy|klo|oxy|genase [↑zyklo..., ↑Oxygenium u. ↑...ase] *w;* -, -n: Enzym, das ↑Arachidonsäure in ↑Prostaglandin und ↑Thromboxan umwandelt; Abk.: COX

Zy|klo|phorie [zu ↑zyklo... u. gr. *φορεῖν* = tragen, bringen] *w;* -, ...ien: Form des latenten Schielens, bei der das Auge infolge mangelnder Koordination der die Rollbewegung bewirkenden Muskeln um die Längsachse verdreht ist

Zy|klopie [zu gr. *κύκλωψ*, Gen.: *χύχλωπος* = rundäugig; Einäugiger, Zyklop] *w;* -, ...ien: angeborene Fehlbildung des Gesichtes mit Verschmelzung beider Augenhöhlen zu einer einheitlichen Höhle

Zy|klo|plegie [↑zyklo... u. ↑Plegie] *w;* -, ...ien: Akkomodationslähmung des Auges, insbes. Lähmung des Ziliarmuskels (Vorkommen bei verschiedenen Krankheiten wie Diphtherie, Botulismus u. a., auch posttraumatisch). **Zy|klo|plegikum** *s;* -s, ...ka: Arzneimittel zur Behandlung der Zykloplegie

Zy|klo|spasmus [↑zyklo... u. ↑Spasmus] *m;* -, ...men: Krampf der Akkomodationsmuskulatur des Auges

zy|klo|thym [zu ↑zyklo... u. gr. *θυμός* = Leben; Empfindung; Gemüt]: an Zyklothymie leidend; die Zyklothymie betreffend, für sie charakteristisch. **Zy|klo|thyme** *m* u. *w;* -n, -n: Person, die an Zyklothymie leidet. **Zy|klo|thymie** *w;* -: affektive Störung, bei der über einen längeren Zeitraum (mindestens 2 Jahre) ein schneller Wechsel zwischen depressiven und hypomanischen Phasen erfolgt

Zy|klo|tomie [↑zyklo... und ↑...tomie] *w;* -, ...ien: operative Durchtrennung oder Einkerbung des Ziliarmuskels

Zy|klo|ze|phalie [zu ↑zyklo... u. gr. *κεφαλή* = Kopf] *w;* -, ...ien: = Zyklopie

Zy|klus [von gr. *κύκλος* = Kreis; Kreislauf] *m;* -, Zyklen: Kreislauf, periodisch ablaufendes Geschehen, insbes. die periodischen Regelblutungen der Frau. **anovulatorischer Zy|klus** vgl. anovulatorisch

Zyklus|störungen vgl. Menstruationsstörungen

Zylinder [von gr. *κύλινδρος* = Walze, Rolle, länglich runder Körper] *m;* -s, -: walzenförmiger Körper, insbes. Bezeichnung für die im Harn auftretenden geformten Substanzen; vgl. Harnzylinder

Zylinder|epi|thel: aus hohen, zylindrischen Zellen bestehendes Epithel (z. B. im Magen, in der Gallenblase)

Zylin|drom [zu ↑Zylinder] *s;* -s, -e, in fachspr. Fügungen: **Cylin|droma,** *Pl.:* -ta: gallertiger benigner Tumor mit zylindrischen Hohlräumen, tritt vor allem im Kopf-Hals-Bereich auf, etwa an den Speichel- und Schleimdrüsen der Mundhöhle

Zylin|drurie [↑Zylinder u. ↑...urie] *w;* -, ...ien: Ausscheidung von ↑Harnzylindern im Urin

Zymase [gr. *ζύμη* = Sauerteig, die Gärung verursachender Stoff u. ↑...ase] *w;* -, -n: Sammelbez. für alle an der alkoholischen Gärung beteiligten Enzyme

zymisch [zu gr. *ζύμη* = Sauerteig, die Gärung verursachender Stoff]: die Gärung betreffend, durch Gärung entstanden (von chem. Vorgängen bzw. Stoffen)

Zymo|gramm [Kurzbildung aus ↑Enzym u. ↑...gramm] *s;* -s, -e: Aufzeichnung aller im Serum oder Gewebe vorhandenen Enzyme

Zyst|adenom [↑Zyste u. ↑Adenom] *s;* -s, -e, in fachspr. Fügungen: **Cyst|adenoma,** *Pl.:*-ta: Geschwulst bes. im Eierstock, die vom Drüsenepithel ausgeht und zystische Erweiterungen aufweist (teilweise mit Sekretretention)

Zyst|algie [↑Cystis u. ↑...algie] *w;* -, ...ien: Schmerzempfindung in der Harnblase; Reizblase; Blasenneuralgie

Zyste [aus gr. *κύστις* = Harnblase; Beutel, Blase] *w;* -, -n: im oder am Körper gebildeter sackartiger, mit Flüssigkeit gefüllter Hohlraum im Gewebe

Zyst|ek|tasie [↑Cystis u. ↑Ektasie] *w;* -, ...ien: Erweiterung der Harn- od. Gallenblase

Zyst|ek|tomie [↑Cystis u. ↑Ektomie] *w;* -, ...ien: operative Entfernung der Harn- oder Gallenblase oder einer Zyste

Zysten|leber: angeborene Fehlbildung der Leber mit zahlreichen Hohlräumen, häufig in Kombination mit Zystenbildung in weiteren Organen

Zysten|lunge: angeborene Fehlbildung der Lunge mit zahlreichen Hohlräumen

Zysten|mamma: 1) seltene angeborene Fehlbildung der Brustdrüse mit zahlreichen Zysten. **2)** ↑Mastopathia fibrosa cystica

Zysten|niere: angeborene oder erworbene Fehlbildung der Niere mit zahlreichen Hohlräumen und möglichem Funktionsverlust des Nierenparenchyms

Zystiko|tomie [↑Zystikus u. ↑...tomie] *w;* -, ...ien: operative Eröffnung des ↑Ductus cysticus

Zystikus *m;* -, ...tizi: übliche Kurzbez. für ↑Ductus cysticus

Zystin [zu ↑Cystis] *s;* -s: schwefelhaltige Aminosäure, Hauptbestandteil aller Hornsubstanzen, ferner in Nieren- und Harnblasensteinen vorkommend

Zysti|ne|phrose [zu ↑Zyste u. gr. *νεφρός* = Niere] *w;* -, -n: Vorhandensein einer ↑Zystenniere

Zystinose [zu ↑Zystin] *w;* -, -n: Speicherung von Zystin im Gewebe als Symptom einer angeborenen Stoffwechselstörung

Zystin|urie [↑Zystin u. ↑...urie] *w;* -, ...ien: Ausscheidung von Zystin im Urin (anlagebedingte Störung des spezifischen tubulären Rückresorptionsmechanismus der Niere)

Zystis, fachspr. auch: **Cystis** [gr. *κύστις* = Harnblase; Beutel, Blase] *w;* -, Zysten: Blase, Harnblase

zystisch, in fachspr. Fügungen: **cysticus, ...ca, ...cum: 1)** [zu ↑Zyste]: mit Zystenbildung einhergehend; Zysten bildend (z. B. von Tumoren). **2)** [zu ↑Cystis]: zur Blase gehörend; z. B. ↑Ductus cysticus

zystische Fibrose vgl. Mukoviszidose

Zystitis [zu ↑Cystis] *w;* -, ...itiden, in fachspr. Fügungen: **Cystitis,** *Pl.:* ...itides: Entzündung der Harnblase. **Cystitis colli:** Entzündung des Halsteils der Harnblase. **Cystitis cystica:** Harnblasenentzündung mit Ausbildung von Zysten in der Harnblasenschleimhaut

Zysti|zerkose [zu ↑Zystizerkus] *w;* -, -n: Erkrankung durch Befall verschiedener Organe (Augen, Gehirn, Muskulatur, Bindegewebe) mit Bandwurmfinnen (hauptsächlich des Schweinebandwurms)

Zysti|zerkus [gr. *κύστις* = Harnblase; Beutel u. gr. *κέρκος* = Schwanz] *m;* -, ...ken, latinisiert: **Cysticercus,** *Pl.:* ...ci: Finne des Schweinebandwurms (vgl. Taenia solium)

Zysto|gra|fie [↑Cystis u. ↑...grafie] *w;* -, ...ien: röntgenografische Untersuchung und Darstellung der Harnblase nach Kontrastmittelapplikation. **Zystogramm** [↑...gramm]: bei der Zystografie gewonnenes Röntgenbild

Zystom [zu ↑Zyste] *s;* -s, -e, in fachspr. Fügungen: **Cystoma,** *Pl.:* -ta: = Zystadenom

Zysto|me|trie [↑Cystis u. ↑...metrie] *w;* -, ...ien: Messung des Ruhe-, Füllungs- und Entleerungsdrucks der Harnblase

Zysto|pye|litis [zu ↑Cystis u. gr. *πύελος* = Trog, Wanne; Becken] *w;* -, ...itiden: Entzündung von Harnblase und Nierenbecken

Zysto|skop [↑Cystis u. ↑...skop] *s;* -s, -e: »Blasenspiegel«, mit einer Lichtquelle versehenes röhrenförmiges Instrument zur Untersuchung der Harnblase und -röhre. **Zysto|skopie** [↑...skopie] *w;* -, ...ien: Blasenspiegelung, optische Untersuchung der Harnblase mithilfe des Zystoskops

Zysto|spasmus [↑Cystis u. ↑Spasmus] *m;* -, ...men: »Blasenkrampf«, Krampf der Muskulatur in der Blasenwandung

Zysto|stomie [↑Cystis u. ↑...stomie] *w;* -, ...ien: Anlegen einer Blasenfistel, operative Herstellung einer künstlichen Verbindung zwischen der Harnblase und der äußeren Haut oberhalb der Symphyse (z. B. zur Ableitung des Urins bei krankhaften Abflussbehinderungen im Bereich der Harnröhre)

Zysto|tomie [↑Cystis u. ↑...tomie] *w;* -, ...ien: operative Eröffnung der Harnblase oder einer Zyste

Zysto|ure|thritis [zu ↑Cystis u. ↑Urethra] *w;* -, ...itiden, in fachspr. Fügungen: **Cysto|ure|thritis,** *Pl.:* ...itides: Entzündung von Harnblase und Harnröhre

Zysto|zele [↑Cystis u. ↑...zele] *w;* -, -n: (bes. bei Frauen) Blasenvorfall, Vorfall von Teilen der Harnblase in einen anderen Bruchsack (z. B. bei Leistenbruch), in die Harnröhre oder (bei Frauen) in die Scheide

zyt..., Zyt... vgl. zyto..., Zyto...

Zyt|aph|ärese [↑zyto... u. gr. *ἀφαίρεσις* = das Wegnehmen] *w;* -, -n: Entfernung von Zellen aus dem Plasma zu therapeutischen Zwecken

zy|to..., Zy|to...,
vor Vokalen auch: **zyt..., Zyt...** ⟨gr. *κύτος* »Höhlung; Rundung; Gefäß« → nlat. cytus »Zelle«⟩ Wortbildungselement mit der Bedeutung »Zelle«: – Zytodiagnostik – zytotoxisch – Zytoblast – Zytaphärese
...zyt *m; -en, -en (meist Plural)* ⟨gr. *κύτος* »Höhlung; Rundung; Gefäß« → nlat. cytus »Zelle«⟩ Wortbildungselement mit der Bedeutung »Zelle«: – Erythrozyt – Leukozyt – Phagozyt

Zyto|archi|tektonik [↑zyto... u. ↑Architektonik] *w;* -: Anordnung und Aufbau der Nervenzellen im Bereich der Großhirnrinde

Zyto|blast [↑zyto... u. ↑...blast] *m;* -en, -en (meist *Pl.*): **1)** Bezeichnung für den Zellkern. **2)** = Mitochondrium

Zyto|blastom [↑zyto... u. ↑Blastom] *s;* -s, -e: veralt. Bez. für einen malignen Tumor aus unreifen Zellen, bei dem es sich histologisch weder um ein Karzinom noch um ein Sarkom handelt

Zyto|chemie [↑zyto u. ↑Chemie] *w;* -: Wissenschaft vom chemischen Aufbau der Zellen und von den chemischen Vorgängen, die sich in den Zellen abspielen

Zyto|chrom [zu ↑zyto... und gr. *χρῶμα* = Haut; Hautfarbe; Farbe] *s;* -s, -e (meist *Pl.*): ↑Häm enthaltende Chromoproteine, die in fast allen Zellen vorkommen und an Atmungskette und Photosynthese beteiligt sind

Zyto|dia|gnostik [↑zyto... u. Diagnostik] *w;* -, -en: mikroskopische Untersuchung von Körpergeweben, Körperflüssigkeiten und Körperausscheidungen auf das Vorhandensein anomaler Zellformen (z. B. zur Erkennung bösartiger Gewebserkrankungen)

Zyto|genetik [zyto... u. ↑Genetik] *w;* -: Wissenschaft, die genetisches Material lichtmikroskopisch analysiert, erkennbare ↑Chromosomenaberrationen sind abweichende Chromosomenzahlen und strukturelle Veränderungen der Chromosomen (z. B. Deletionen)

Zyto|kin [zu ↑zyto... u. gr. *κινεῖν* = bewegen] *s;* -s, -e (meist *Pl.*): Protein, das von Zellen gebildet wird und auf immunologische Eigenschaften sowie auf das Verhalten anderer Zellen Einfluss nimmt, z. B. Interleukine, Interferone, Lymphokine. **Zyto|kin-rezeptor:** Oberflächenmoleküle auf Zellen; bei Bindung des entsprechenden Zytokins an den Rezeptor wird intrazelluläre Signalkaskade ausgelöst, die das Verhalten der Zelle verändert, z. B. Wachstum, Differenzierung

Zyto|klasie [zu ↑zyto... u. gr. *κλάσις* = Zerbrechen; Bruch] *w;* -, ...ien: Auseinanderbrechen von Zellen unter dem Einfluss schädigender physikalischer Einwirkungen

Zyto|loge *m;* -n, -n, **Zyto|login** *w;* -, -nen [↑zyto... u. ↑...loge]: Wissenschaftler/-in auf dem Gebiet der Zytologie. **Zyto|logie** [↑...logie] *w;* -: **1)** Wissenschaft und Lehre von der Zelle, ihrem Aufbau und ihren Funktionen. **2)** ↑Zytodiagnostik von Zellen. **zyto|logisch:** die Zytologie betreffend

Zyto|lyse [zu ↑zyto... u. gr. *λύειν* = lösen, auflösen] *w;* -, -n: Abbau, Auflösung von Zellen durch Aufhebung der Membranintegrität (z. B. von Blutzellen durch Hämolysine). **Zyto|lysin** *s;* -s, -e (meist *Pl.*): Substanzen bzw. Antikörper mit der Fähigkeit, Zellen aufzulösen (z. B. Hämolysine). **Zyto-lytikum** *s;* -s, ...ka: chem. Substanz, die (krankhaft veränderte) Zellen auflöst (insbes. zur Krebsbehandlung)

Zyto|megalie [zu ↑zyto... u. gr. *μέγας* (mit Stammerweiterung: *μεγαλο-*) = groß] *w;* -, ...ien: »Einschlusskörperchenkrankheit«, Virusinfektion bei Kindern, immungeschwächten (z. B. HIV-Infizierte) oder immunsupprimierten Personen (z. B. nach Organtransplantation) sowie bei Schwangeren, charakterisiert durch auffallend große Zellen in drüsigen Organen, vor allem in den Speicheldrüsen; die konnatale Infektion hat häufig schwerwiegende Komplikationen

Zyto|me|trie [↑zyto... u. ↑...metrie] *w;* -, ...ien: »Zellmessung«, Bestimmung der Zellgröße (z. B. von Blutkörperchen) unter einem Mikroskop mit Skalenvorrichtung

Zyto|mor|pho|logie [↑zyto..., gr. *μορφή* = Gestalt u. ↑...logie] *w;* -: Lehre von der Gestalt und vom Bau der Zellen

zyto|pa|tho|gen [↑zyto..., ↑patho... und ↑...gen]: zellschädigend (insbes. von Krankheitserregern gesagt). **Zyto|pa|tho|genität** *w;* -: zellschädigende Eigenschaft bes. von Krankheitserregern

Zyto|pa|tho|logie [↑zyto... u. ↑Pathologie] *w;* -: die Wissenschaft von den krankhaften Veränderungen der Zellen

Zyto|pemp|sis [↑zyto... u. gr. *πέμψις* = das Schicken] *w;* -: seltenere Bez. für: ↑Transzytose

Zyto|penie [zu ↑zyto... u. gr. *πένης* = arm] *w;* -, ...ien: Sammelbez. für alle Formen eines krankhaften Schwundes von Blutzellen

Zyto|plasma [↑zyto... und ↑Plasma] *s;* -s, ...men: der von der Zellmembran umgebene Teil der Zelle ohne den Zellkern

Zyto|pro|tektion [zu ↑zyto... u. lat. *protegere, protectum* = bedecken, beschützen] *w;* -, -en: durch Arzneimittel erfolgender Schutz der Zellen vor Schädigungen. **zyto|pro|tektiv** [...ti:f]: die Zellen schützend (von Arzneimitteln gesagt). **Zyto-protektivum:** Arzneimittel, das Zellen vor Schäden schützt

Zyto|re|duktion [↑zyto u. ↑Reduktion] *w;* -, -en: Verminderung von (bösartigen) Zellen, z. B. durch Medikamente. **zyto|re|duktiv:** die Zytoreduktion betreffend

Zyto|sol [Kurzbildung zu ↑zyto... u. lat. *solvere, solutum* = lösen, auflösen] *s;* -s, -e: der Teil des ↑Zytoplasmas, der durch Zentrifugation nicht weiter auftrennbar ist; enthält zahlreiche Enzyme und Enzymsysteme

Zyto|stase [↑zyto... u. gr. *στάσις* = Stehen; Stillstand] *w;* -, -n: medikamentöse Hemmung der Entwicklung und Vermehrung schnell wachsender Zellen (z. B. Krebszellen). **Zyto|statikum** *s;* -s, ...ka (meist *Pl.*): Substanzen, vor allem chemischer Natur, die die Entwicklung und Vermehrung schnell wachsender Zellen hemmen (z. B. radioaktive Isotope, Antimetaboliten, Hormone u. a.; zur Behandlung von Tumoren). **zyto|statisch:** im Sinne eines Zytostatikums wirkend, das Zellwachstum hemmend

Zyto|toxin [↑zyto... u. ↑Toxin] *s;* -s, -e: »Zellgift«, Substanz, die die Zelle schädigt (Biol., Med.). **zyto-toxisch:** zellvergiftend, zellschädigend (von chemischen Substanzen, die auf die Zellsubstanz bzw. auf die physiologischen Zellvorgänge einwirken)

zyto|toxische T-Zellen, auch: **T-Killerzelle:** T-Zellen, deren T-Zell-Rezeptoren und CD8-Corezeptoren an MHC-I (Major Histocompatibility Complex) gebundene Antigenfragmente auf z. B. virusbefallenen Zellen erkennen und daraufhin diese Zellen abtöten

Zyto|toxizität *w;* -: zytotoxische Eigenschaft chemischer Substanzen

Zyto|tropho|blast [↑zyto... u. ↑Trophoblast] *m;* -en, -en: differenzierter ↑Trophoblast

Zyto|tropismus [zu ↑zyto... u. gr. *τρέπειν* = drehen; wenden] *m;* -, ...men: Affinität bestimmter Mikroorganismen (z. B. Viren, Bakterien) oder Substanzen (z. B. Medikamente) zu bestimmten lebenden Zellen

zyto|zid [zu ↑zyto... u. lat. *caedere* (in Zus. *-cidere*) = niederhauen, töten]: Zellen abtötend (z. B. von Viren gesagt)

Zyto|zym [zu ↑zyto... u. gr. *ζύμη* = Sauerteig, die Gärung verursachender Stoff] *s;* -s: = Thrombokinase

ZZ vgl. Zwillinge

Verzeichnis medizinischer Abkürzungen

A

A.: Arteria
A: Ampere.
A: Ångström[einheit]
$\overline{aa}$, $\overline{aa}$. pt. aequ.: ana partes aequales
Aa.: Arteriae *(Pl.)*
AAI-Herzschrittmacher: atrial pacing, atrial sensing, inhibited mode
AAR: Antigen-Antikörper-Reaktion
Ac: Actinium
ACA: anticentromere Antikörper
ACE: angiotensin-converting enzyme, Angiotensinkonversionsenzym
ACM: Arnold-Chiari-Syndrom
ACT: activated clotting time
ACTH: adrenocorticotropic hormone, Kortikotropin
ACVB: aortoc[k]oronarer Venenbypass
ADCC: Antibody-dependent cell-mediated cytotoxicity
ADD: Attention-Deficit-Disorder
ADEM: akute disseminierte Enzephalomyelitis
ADH: antidiuretisches Hormon
ADHD: Attention-Deficit-Hyperactivity-Disorder
ADHS: Aufmerksamkeitsdefizit-und Hyperaktivitätssyndrom
ADI: Acceptable daily Intake
ADP: Adenosindiphosphat
ADS: Aufmerksamkeitsdefizitsyndrom
AE: Antitoxineinheit.
AE: ältere Ångström[einheit]
AE: Antitoxineinheit
ÅE: ältere Ångström[einheit]
AEP: akustisch evozierte Potenziale
AFL: Antifibrinolysin
AFP: Alphafetoprotein
AFT: Antifibrinolysintest
Ag: 1) Antigen. 2) Silber
AGS: adrenogenitales Syndrom
AHB: Anschlussheilbehandlung
AHG: antihämophiles Globulin
AHP: antihämophiles Plasma
AID: Artificial Insemination by Donor
AIDP: akute inflammatorische demyelinisierende Polyneuropathie
Aids, AIDS: acquired immune deficiency syndrome, erworbenes Immundefektsyndrom
Al: Aluminium
ALAT: Alaninaminotransferase
ALG: Antilymphozytenglobulin
ALL: akute lymphatische Leukämie
ALS: 1) Antilymphozytenserum. 2) amyotrophe Lateralsklerose
Am: Americium
a. m.: ante mortem
AML: akute myeloische Leukämie
AMP: Adenosinmonophosphat
AMV: Atemminutenvolumen
ana: ana partes aequales
ANA: antinukleäre Antikörper
ANCA: antinukleärer c[z]ytoplasmatischer Antikörper
ANF: atrialer natriuretischer Faktor
Anti-TPO: Antikörper gegen Thyroeperoxidase
ANV: akutes Nierenversagen
AP: **1)** Anstaltspackung. **2)** alkalische Phosphatase
a. p.: ante partum
a.–p.: anterior–posterior
APD: automatische Peritonealdialyse
APTT: activated partial thromboplastin time, aktivierte partielle Thromboplastinzeit
Äqu.: Äquivalent
Ar: Argon
ARC: Aids-related complex, HIV-bedingtes Krankheitsbild
ARDS: acute respiratory distress syndrome, Schocklunge, akutes Lungenversagen
ARDS: adult respiratory distress syndrome
ARPKD: autosomal-rezessiv polyzystische [kidney disease] Nierenerkrankung
ART: antiretrovirale Therapie
As: Arsen
ASAT: Aspartataminotransferase
ASP: Asparaginase
ASR: **1)** Achillessehnenreflex. **2)** Antistreptolysinreaktion
ASS: Acetylsalicylsäure
ASZ: Anodenschließungszuckung
At: Astat
AT: **1)** Angiotensin. **2)** Arzneitaxe
ATLS: advanced trauma life support
ATP: Adenosintriphosphat
Au: Gold
Au-SH-Antigen: Australia-Serumhepatitis-Antigen
a.-v.: arteriovenös
AV-Block: atrioventrikulärer Block
AVK: arterielle Verschlusskrankheit

B

B.: Bronchus
B: Bor
Ba: Barium
BÄK: Bundesärztekammer

BAL: British Antilewisit
BCG: bacille bilié Calmette-Guérin
Be: Beryllium
BE: **1)** Broteinheit. **2)** Bodansky-Einheit. **3)** Beckenendlage
BET: brusterhaltende Therapie
BGA: Blutgasanalyse
BHS: broken heart syndrome
Bi: Wismut
BIA: Bioimpedanzanalyse
Bk: Berkelium
BK: Berufskrankheit
BKS Blutkörperchensenkungsreaktion
BMI: Body-Mass-Index
BNS-Krämpfe: Blitz-Nick-Salaam-Krämpfe
BPAP: Biphasic Positive Airway Pressure
BPH: benigne Prostatahyperplasie
Bq: Becquerel
Br: Brom
BRCA: breast cancer (gene)
BRI: building-related illness
BRM: Biological Response Modifier
BSD: bilanzierte synthetische Diät
BSE: bovine spongioforme Enzephalopathie
BSG: Blutkörperchensenkungsgeschwindigkeit
BSR: Blutkörperchensenkungsreaktion
Btm, BTM: Betäubungsmittel
BU: Berufsunfähigkeit
BWS: Brustwirbelsäule
BZ: Blutzucker

C

C: **1)** Coulomb. **2)** Curie. **3)** die 7 Rückenmarkssegmente der Halswirbelsäule (C_1, C_2 usw.) u. die 7 Halswirbel (C 1, C 2 usw.). **4)** Kohlenstoff. **5)** Zentesimalpotenz
Ca.: Karzinom (u. Carcinoma)
Ca: Kalzium
CA: carbohydrat antigene
CADASIL: cerebral autosomal dominant arteriopathy with subcortical infarcts and leukencephalopathy
CAPD: kontinuierliche ambulante Peritonealdialyse
CBF: cerebral blood flow
CCD-Winkel: Centrum-Collum-Diaphysen-Winkel
CCK: Cholezystokinin
CCPD: kontinuierliche zyklische Peritonealdialyse
CCT: kraniale Computertomografie
Cd: Kadmium
CD: Cluster of differentiation
CDR: Complementarity determining regions
Ce: Cer
CEA: karzinoembryonales Antigen
CEB: Calcium-Entry-Blocker
CED: chronisch-entzündliche Darmerkrankung
Cf: Californium
CF: [c]zystische Fibrose
CFS: chronic fatigue syndrome
Chy|lom: Chylomikronen
CIC: completely in canal
CIDP: chronische inflammatorische demyelisierende Polyneuropathie
CIN: zervikale intraepitheliale Neoplasie
CIP: critical illness polyneuropathy
CJK: Creutzfeld-Jakob-Krankheit
CK: Creatin-Kinase, Kreatinkinase
cl: Zentiliter ($^1/_{100}$ l)
Cl: Chlor
CLL: chronische lymphatische Leukämie
Cm: Curium
CML: chronische myeloische Leukämie
CMV: Zytomegalievirus
Co: Kobalt
COB: Calcium-Overload-Blocker
COMT: K[C]atechol-O-Methyl-Transferase
COPD: chronic obstructive pulmonary disease, chronisch obstruktive Lungenerkrankung
COVID-19: coronavirus disease 2019
Cp: Cassiopeium
CPAP: continuous positive airway pressure
CPP: zerebraler Perfusionsdruck
CPPV: continuous positive pressure ventilation
CPR: kardiopulmonale Reanimation
Cr: Chrom
CRH: Corticotropin-Releasing-Hormon, Kortikotropin-Releasing-Hormon
CRP: C-reaktives Protein
CRPS: complex regional pain syndrome
Cs: Cäsium
CSE-Hemmer: Cholesterinsyntheseenzymhemmer
CSF: Colony stimulating factor, koloniestimulierender Faktor
CT: Computertomografie, Computertomogramm
CTA: 1) chemisch-technischer Assistent, chemisch-technische Assistentin. 2) CT-Angiografie
CTG: (C)Kardiotokografie, (C)Kardiotokogramm
Cu: Kupfer
CVI: chronisch-venöse Insuffizienz
CVT: cerebral vein thrombosis
CVVHD: [continuous] kontinuierliche venovenöse Hämodialyse

D

d: dextrogyr
D: **1)** Deuterium. **2)** Dezimalpotenz. **3)** die Rückenmarkssegmente der Brustwirbelsäule (D_1, D_2 usw.) u. die 12 Brustwirbel (D 1, D 2 usw.). **4)** Dioptrie. **5)** Kohlenhydrate-Kennbuchstabe
DAB: Deutsches Arzneibuch
DAP: diastolic arterial pressure
DCIS: Ductal Carcinoma in situ
DD: Differenzialdiagnose, Differenzialdiagnostik
DDD: defined daily dose
DDD-Herzschrittmacher: double mode, double pacing, double sensing
DEXA: dual energy X-ray absorptiometry
DHEA: Dehydroepiandrosteron
DHEA-S: Dehydroepiandrosteron-Sulfat
DHS: dynamische Hüftschraube
Di: Diphtherie

DIC: disseminated intravasal coagulation
DMARD: disease modifying antirheumatic drugs, krankheitsmildernde Antirheumatika
DMP: disease management program
DNA: Deoxyribonucleic acid, Desoxyribonukleinsäure
DNS: Desoxyribonukleinsäure
Do̲pa, DO̲PA: Dioxyphenylalanin
DRG: diagnosis related group
DSA: digitale Subtraktionsangiografie
DSM-4, DSM-IV: Diagnostic and Statistical Manual of the American Psychiatric Association, 1994
Dy: Dysprosium

E

E: 1) Emmetropie. **2)** Einheit
EA: Enteroanastomose
Eag: Elektroatriogramm
EAP: erweiterte ambulante Physiotherapie
EaR: Entartungsreaktion
EBS: Eigenblutspende
EBT: electron beam tomography, Elektronenstrahltomografie
EBV: Epstein-Barr-Virus
ECMO: extrakorporale Membranoxigenierung
ECP: eosinophil cationic protein
ED: Erstdiagnose
ED: 1) Effektivdosis. **2)** Einzeldosis.
EDRF: endothelium derived relaxing factor
EEG: Elektroenzephalogramm
EF: ejection fraction
EGF: epidermal growth factor
EGFR: epidermal growth factor receptor
EHEC: enterohämorrhagische Escherichia coli
EK: 1) Epithelkörperchen. **2)** Erythrozytenkonzentrat
EKG: Elektrokardiogramm
EKZ: extrakorporale Zirkulation
EL: Esslöffel
ELI̲SA: enzyme linked immunosorbent assay
EMG, Emg: Elektromyogramm
ENG: 1) Elektronystagmografie. 2) Elektroneurografie
EPO: Erythropoetin
EQ: Energiequotient
Er: Erbium
ERBF: effektiver renaler Blutfluss
ERC: endoskopische retrograde Cholangiografie
ERCP: endoskopische retrograde Cholangio-Pankreatografie
ERG: Elektroretinogramm
ERPF: effektiver renaler Plasmafluss
Es: Einsteinium
ESWL: extrakorporale Stoßwellenlithotripsie
Eu: Europium
EVG: Elektroventrikulogramm
EZ: 1) eineiige Zwillinge. 2) Ernährungszustand
EZR: Extrazellulärraum

F

F_1, F_2 usw.: Filialgeneration
F: Fluor
FA: Facharzt
FAP: familiäre adenomatöse Polypose
FAST: frühe adjuvante Sequenztherapie
FCPD: fibrokalzinöser pankreatischer Diabetes mellitus
FD: Froschdosis
Fe: Eisen
FEV: forciertes Exspirationsvolumen
FFM: fettfreie Körpermasse
FFP: fresh frozen plasma
FFTS: Fetofetales Transfusionssyndrom
FI: Färbeindex
FISH: Fluoreszenz-in-situ-Hybridisierung
Fm: Fermium
fMRT: funktionelle Magnetresonanztherapie
FNP: Feinnadelpunktion
FPC: familiäre Polyposis coli
Fr: Francium
FRC: funktionelle Residualkapazität
FRH: follikelstimulierendes Releasing-Hormon
FSH: follikelstimulierendes Hormon
FSME: Frühsommer-Meningoenzephalitis
FVC: forcierte Vitalkapazität (capacity)

G

Ga: Gallium
GABA: Gammaaminobuttersäure
GALT: gut associated lymphoid tissue, Immunsystem des Darms
GC: Gaschromatografie
GCS: Glasgow Coma Scale
G-CSF: granulocyte colony stimulating factor
Gd: Gadolinium
GdB: Grad der Behinderung
Ge: Germanium
GE: Gastroenterostomie
GERD: gastroesophageal reflux disease, gastroösophageale Refluxkrankheit
GERL: gastroesophageal reflux laryngitis, gastroösophageale Laryngitis
GFR: glomeruläre Filtrationsrate
GHB: Gammahydroxybutyrat
GHRH: growth hormone releasing hormone
GISP: gastrointestinaler Stromatumor
GIST: gastrointestinale Stromatumoren
GKV: gesetzliche Krankenversicherung
Gl: Glucinium
GLDH: Glutamatdehydrogenase
GMP: good manufacturing-practices
GnRH: Gonadotropin-Releasing-Hormon
Go: Gonorrhö
GOÄ: Gebührenordnung für Ärzte
GOT: Glutamat-Oxalacetat-Transaminase
GOZ: Gebührenordnung der Zahnärzte
GPT: Glutamat-Pyruvat-Transaminase
GU: Grundumsatz

GvHD: graft-versus-host disease, Graft-versus-Host-Reaktion

H

H: 1) Hämagglutinin **2)** Wasserstoff (Hydrogenium)
Ha: Hahnium
HA: Hepatitis A
HAA: hepatitisassoziiertes Antigen
HAART: hochaktive antiretrovirale Therapie
HA-Nahrung: hypoallergene Nahrung
HÄS: Hydroyäthylstärke
HAT: heparinassoziierte Thrombopenie
HAV: Hepatitis-A-Virus
Hb: Hämoglobin
HB: Hepatitis B
HB_cAg: Hepatitis-B-Core-Antigen
HB_eAg: Hepatitis-B-Envelope-Antigen
HB_sAg: Hepatitis-B-Surface-Antigen
HBV: Hepatitis-B-Virus
HC: Hepatitis C
hCG: humanes Choriongonadotropin
HCV: Hepatitis-C-Virus
HD: Deltahepatitis
HDF: Hämodiafiltration
HDL: high density lipoproteins
HDV: Hepatitis-D-Virus
He: Helium
HE: 1) Hepatitis E. **2)** Hounsfield-Einheit
HED: Hauteinheitsdosis
HELLP-Syndrom: Hämolyse, elevated liver enzymes, low platelet count
HES: Hydroxyethylstärke
HEV: Hepatitis-E-Virus
HEV: High endothelial venules
Hf: Hafnium
HF: Hochfrequenz
Hg: Quecksilber
hGH: human growth hormone, Wachstumshormon
HHL: 1) Hypophysenhinterlappen (Lobus posterior). **2)** Hinterhaupt[s]lage
HHV: humanes Herpes-Virus
HIB: Haemophilus influenzae (Serotyp b)
HIS: Hachinski-Ischämie-Skala
HIT: heparininduzierte Thrombozytopenie
HITS: high intensity transient signal, vorübergehendes intensives Signal
HIV: human immunodeficiency virus, menschliches Immunschwächevirus
HLA-System: humanleucocyte antigen, menschliches Leukozytenantigen
HMSN: hereditäre motorische und sensible Neuropathie
HMV: Herz-Minuten-Volumen
HNO: Hals-Nasen-Ohren-Heilkunde
Ho: Holmium
HOPS: hirnorganisches Psychosyndrom
HPL: humanes plazentares Laktogen
HPT: Hyperparathyreoidismus
HPV: humanes Papilloma-Virus
HRPC: hormonrefraktäres Prostata[c]karzinom
HRT: hormon replacement therapy
HSV: Herpes-simplex-Virus
HTLV: human T-lymphotropic virus
HUS: hämolytisch-urämisches Syndrom
HUT: Helicobacter-Urease-Test
HVL: Hypophysenvorderlappen (Lobus posterior)
HWI: Harnwegsinfektion
HWS: 1) Halbwertsschicht. **2)** Halswirbelsäule
HWZ: Halbwertszeit
Hz: Hertz
HZV: Herzzeitvolumen

I

I: Iod (Jod)
i. a.: 1) intraarteriell. 2) intraartikulär
IAA: Insulinautoantikörper
IABP: intraaortale Ballongegenpulsation
i. c.: intra[c]kutan
ICA: Insulin[c]zellantikörper
ICAM: intracellular adhesion molecules
ICB: intracerebral bleeding, intrazerebrale Blutung
ICD: 1) International Classification of Diseases. **2)** implantable cardioverter/defibrillator, implantierbarer Kardioverter/Defibrillator
ICP: intracranial pressure, Herzinnendruck
ICPM: international classification of procedures in medicine, internationale Klassifikation für Behandlungsmethoden in der Medizin
ICR: Interkostalraum
ICSH: interstitialzellenstimulierendes Hormon
ICSI: intracytoplasmatic sperm injection, intrazytoplasmatische Spermieninjektion
IDDM: insulin dependent diabetes mellitus
IDL: intermediate density lipoproteins
I. E., IE: 1) Immunisierungseinheit. **2)** Internationale Einheit
Ig, IG: Immunglobulin
IGeL: Individuelle Gesundheitsleistungen
IGF-1: insulin-like growth factor 1
IGF: insulin-like growth factors
IHC: idiopathische Hämochromatose
IHS: International Headache Society
IL: Interleukin
i. m.: intramuskulär
IMV: intermittent mandatory ventilation; intermittierende, wechselnde maschinelle Beatmung
In: Indium
INH: Isonikotinsäurehydrazid
INR: International normalized ratio, Maßzahl bei der Thrombokinasezeit
i. p.: intraperitoneal
IPD: intermittierende Peritonealdialyse
IPPB: intermittend positive pressure breathing, IPPV
IPPV: intermittent positive pressure ventilation, intermittierende Hochdruckbeatmung bei der maschinellen Beatmung
IPS: inspiratory pressure support, Hochdruck-Unterstützung beim Einatmen (maschinelle Beatmung)

IQ: Intelligenzquotient
Ir: Iridium
IRV: **1)** inverse ratio ventilation, maschinelles Beatmungsverfahren mit verlängerter Inspirationsdauer. **2)** inspiratorisches Reservevolumen
ISA: intrinsische sympathikomimetische Aktivität
ISDN: Isosorbiddinitrat, Vasodilitator (2)
ISMN: Isosorbidmononitrat, Vasodilitator (2)
IU: international unit, internationale Einheit
IUI: intrauterine Insemination
IUP: Intrauterinpessar
i. v.: intravenös
IVF: In-vitro-Fertilisation
IZR: Intrazellularraum

J

J: **1)** Jod. **2)** Joule

K

K: Kalium
KÄ: kalorisches Äquivalent
KBR: Komplementbindungsreaktion
kcal: Zeichen für Kilokalorie
KG: **1)** Körpergewicht. **2)** Krankengymnastik (umgangssprachlich)
kg KG: Kilogramm Körpergewicht
KH: Kohle[n]hydrat
KHK: koronare Herzkrankheit
KM: Kontrastmittel
KOF: Körperoberfläche
Kr: Krypton
KS: Ketosteroid
Ku: Kurtschatovium

L

l: lävogyr
L: **1)** die fünf Lendenwirbel (L 1, L 2 usw.). **2)** die Rückenmarkssegmente der Lendenwirbelsäule (L_1, L_2 usw.). **3)** Lues. **4)** Kohlenhydrate-Kennbuchstabe
La: Lanthan
LAP: left arterial pressure
LAS: Lymphadenopathie-Syndrom
LASIK: laserassistierte intrastromale(-in-situ-)Keratomileusis
LATS: Long-acting-Thyroid-Stimulator
LCAT: Lecithin-Cholesterin-Acyltransferase
LCIS: lobuläres Carcinoma in situ
LD: Letaldosis
LDL: low density lipoproteins
LE: Lupus erythematodes
LEMS: Lambert-Eaton myasthenes Syndrom
LH: luteinisierendes Hormon
LHRH: luteinisierendes Hormon Releasing-Hormon
Li: Lithium
LID: Leukozyten im Dialysat
LIF: Leukämie inhibierender Faktor
Lig.: Ligamentum
Ligg.: Ligamenta
LITT: laserinduzierte interstitielle Thermotherapie
Lj.: Lebensjahr
LP: Lumbalpunktion
Lr: Lawrencium
LRS: Lese-Rechtschreib-Schwäche
LSD: Lysergsäurediethylamid
LTH: luteotropes Hormon
Lu: Lutetium
LVEDP: left ventricular enddiastolic pressure, linksventrikulärer enddiastolischer Druck
LVEF: left ventricular ejection fraction, linksventrikuläre Auswurffraktion
LVH: linksventrikuläre Hypertrophie
Lw: Lawrencium
LWS: Lendenwirbelsäule

M

M.: **1)** Musculus. **2)** Morbus
M: **1)** Mega... **2)** Morgan
MAC: minimale alveoläre [C]Konzentration
MAK: **1)** maximale Arbeitsplatzkonzentration. **2)** mikrosomale Antikörper
MALDI: matrix-assisted laser-desorption/ionization
MALT: mukosa associated lymphoid tissue
MAMC: mid arm muscle circumference, mittlerer Armmuskelumfang
MAMU: mittlerer Armmuskelumfang
MAOH: Monoaminoxidasehemmer
MAO-Hemmer: Monoaminoxidasehemmer
MAP: mean arterial pressure, mittlerer arterieller Blutdruck
MAR-Test: mixed antiglobulin reaction test
MAT: maschinelle Autotransfusion
MBD: minimal brain damage
MBK: minimale bakterizide Konzentration
MCD: minimal cerebral dysfunction
MCH: mean corpuscular hemoglobin
MCHC: mean corpuscular hemoglobin concentration
MCS: multiple chemical sensitivity
MCV: mean corpuscular volume, mittleres Erythrozytenvolumen
Md: Mendelevium
MD: Medizinischer Dienst
MdE: Minderung der Erwerbsfähigkeit
MDF: myocardial depressant factor
MDK: Medizinischer Dienst der Krankenversicherung
MDMA: Methylendioxy-Methamphetamin, Ecstasy
MDP: Magen-Darm-Passage
MDS: Medizinischer Dienst des Spitzenverbandes Bund der Krankenkassen. e. V.
M. E.: Montevideo-Einheit
MEA: multiple endokrine Adenomatose
MED: maximale Einzeldosis
MEDAC: multiple endocrine deficiency autoimmune candidiasis
MEG: Magnetenzephalografie
MEN: multiples endokrines Neoplasiesyndrom
MEP: motorisch evozierte Potenziale

MESA: mikrochirurgische epididymale Spermienaspiration
Met-Hb: Methämoglobin
Mg: Magnesium
MH: maligne Hyperthermie
MHC: major histocompatibility complex
MHK: minimale Hemmkonzentration
MHz: Megahertz
MIC: 1) minimalinvasive Chirurgie. **2)** minimal inhibitory concentration, MHK
MIH: Melanotropin inhibierendes Hormon
MIK: maximale Immissionskonzentration
MIM-Code: mendelian inheritance in man; international einheitliche Kodifizierung für alle Erbkrankheiten
MJD: Machado-Joseph-disease
MKS: Maul- und Klauenseuche
Mm.: Musculi (*Pl.* von Musculus)
MM: Muttermund
MMN: multifokale motorische Neuropathie
MMST: Mini-Mental-Status-Test
MMV: mandatory minute ventilation
Mn: Mangan
MNS: malignes neuroleptisches Syndrom
Mo: Molybdän
MODS: multiple organ dysfunction syndrome
MODY: maturity-onset diabetes in young people, autosomal-dominant vererbte Typ-II-Diabetes
MOF: multiple organ failure, multiples Organversagen
Mon.: Monat
MOTT: mycobacteria other than tubercle bacilli, Mykobakterien, die keine Tuberkulose u. keine Lepra erzeugen
MPA: Medroxy-Progesteron-Azetat, Hormon, exogenes Gestagen
MPG: Medizinproduktgesetz
MR: Magnetresonanz
MRA: Magnetresonanzangiografie
MRCP: Magnetresonanz-Cholangio-Pankreatikografie
MRD: minimal residual disease
MRDM: malnutrition-related diabetes mellitus, Diabetes mellitus durch Mangelernährung
MRI: magnetic resonance imaging, Kernspintomografie
MRP: multidrug resistance associated protein
MRSA: Methicillin-resistenter Staphylococcus aureus
MRT: Magnetresonanztomografie, Magnetresonanztomogramm
MS: multiple Sklerose
MSA: Multisystematrophie
MSA-OPCA: Multisystematrophie-olivoponto[c]zerebelläre Atropie
MSAP: Muskelsummenaktionspotenzial
MTA: Abk. für ↑medizinisch-technischer Assistent, medizinisch-technische Assistentin
MTD: maximale Tagesdosis
MTLA: Abk. für ↑medizinisch-technischer Laboratoriumsassistent, medizinisch-technische Laboratoriumsassistentin
MTRA: Abk. für ↑medizinisch-technischer Radiologieassistent, medizinisch-technische Radiologieassistentin
MUFA: monounsatured fatty acids, einfach ungesättigte Fettsäuren

N

N.: Nervus
N: 1) Neuraminidase **2)** Newton **3)** Stickstoff (Nitrogenium).
Na: Natrium
NaCl: Natriumchlorid, Kochsalz
NADH: Nicotinamid-Adenin-Dinucleotid (reduziert)
NARI: noradrenalin reuptake inhibitor
NARP: Neuropathie, Ataxie, Retinitis pigmentosa; mitochondriale Enzephalomyopathie
Nb: Niob
NBG-Code: North American Society of Pacing and Electrophysiology/British Pacing and Electrophysiology Group Generic Pacemaker Code
NBT-Test: Nitroblautetrazoliumtest
NCAM: neurales [C]Zelladhäsionsmolekül
NCI: National Cancer Institute
Nd: Neodym
Nd-YAG-Laser: Neodym-Yttrium-Aluminium-Granat-Laser, Neodym-YAG-Laser
Ne: Neon
NEAT: non-exercise-associated thermogenesis
NEC: nekrotisierende Entero[c]kolitis
NGF: nerve growth factor, Nervenwachstumsfaktor
NGU: nicht gonorrhoische Urethritis
NHL: Non-Hodgkin-Lymphom
Ni: Nickel
NiBD: nicht invasive Blutdruckmessung
NIDDM: non insulin dependency diabetes mellitus, nicht insulinabhängiger Diabetes mellitus
NIPD: nächtliche intermittierende Peritonealdialyse
NIPPV: nasal intermittent positive pressure ventilation, nasale Ventilation mittels intermittierender positiver Druckbeatmung
NK: natural killer cells
Nl.: Nodus lymphaticus (Lymphknoten)
NMDA-Antagonist: N-Methyl-D-Aspartat-Antagonist
NMR: nuclear magnetic resonance, Kernspinresonanz; Kernspintomografie
NMU: Nahrungsmittelunverträglichkeit
Nn.: Nervi (Nerven)
NNH: Nasennebenhöhle
NNM: Nebennierenmark
NNR: Nebennierenrinde
NNRTI: Nicht-Nukleosid-Reserve-Transkriptase-Inhibitor
No: 1) Nobelium. **2)** Niton
NO: nitric oxide, Stickstoffmonoxid
Np: Neptunium

NPCR: normalized protein catabolic rate
NPH: **1)** neutrales Protamin Hagedorn **2)** normal pressure hydrocephalus, Normaldruckhydrozephalus
NPT: nächtliche penile Tumeszenz
NRI: nutritional risk index
NRTI: Nukleosid-Reverse-Transkriptase-Inhibitor
NSA: nicht steroidales Antiphlogistikum
NSAID: Abk. für ↑Nonsteroidal antiinflammatory Drugs
NSAR: nicht steroidales Antirheumatikum
NSCLC: non small cell lung cancer, nicht kleinzelliges Bronchialkarzinom
NSE: neuronspezifische Enolase
NSP: Nicht-Stärke-Polysaccharide
NTI: non thyroidal illness, Niedrig-T_3-Syndrom
NTP: nicht invasives transthorakales Pacing
NUD: nicht ulzeröse Dyspepsie
NW: Nebenwirkung

O

OAF: osteoclast activating factor
o. B.: ohne (krankhaften) Befund
OBT: Oxytozin-Belastungstest
OD: Oberflächendosis
ODC: optimal diagnostic concentration
OE, O. E.: Oxford-Einheit
oGTT: Abk. für *o*raler *G*lucose*t*oleranz*t*est, ↑Glucosetoleranz
OP: **1)** Operation, Operationssaal. **2)** Originalpackung
OPCA: olivoponto[c]zerebelläre Atropie

P

P_1, P_2 usw.: Parentalgeneration
p.-a.: post-anterior
PAF: plättchenaktivierender Faktor
PAH: Paraaminohippursäure
PAI: Plasminogenaktivatorinhibitoren
PAP: pulmonal arterial pressure
PAPP-A: pregnancy associated plasma protein, Alpha-2-Makroglobulin
PAS Paraaminosalizylsäure
PAV: proportional assist ventilation
PAVK: periphere arterielle Verschlusskrankheit
PBC: primäre biliäre [C]Zirrhose
PBG: Porphobilinogen
PBP: Penicillinbindeproteine
PBZ: Pyramidenbahnzeichen
p. c.: post conceptionem
PCA: patienten[c]kontrollierte Analgesie
PC-CMV: pressure controlled continuous mandatory ventilation
PCD: Primäre (c)ziliäre Dyskinesie
PCEA: patienten[c]kontrollierte Epiduralanalgesie
PCN: per[c]kutane Nephrostomie
pCO_2: Kohlendioxidpartialdruck
PCO: poly[c]zystisches Ovar
PCOS: polycystic ovary syndrome
pcP: progressiv-chronische Polyarthritis
PCR: 1) Polymerase-Ketten-(chain-)Reaktion. 2) protein catabolic rate
PCT: 1) Porphyria cutanea tarda. 2) Procalcitonin
PCW: pulmonary capillary wedge pressure
PDA: Periduralanästhesie
PDE-Hemmer: Phosphodiesterase-Hemmer
PEA: pulslose elektrische Aktivität
PEEP: positiver endexspiratorischer Druck (pressure)
PEF: peak exspiratory flow, maximaler exspiratorischer Fluss
PEG: perkutane endoskopische Gastrostomie
PEM: Protein-Energie-Malnutrition
PET: Positronenemissionstomografie, Positronenemissionstomogramm
PF: Peak-Flow
pHPT: primärer Hyperparathyreoidismus
PI: pulsatility index
p. i.: post injectionem
PID: Präimplantationsdiagnostik
PIMS: paediatric inflammatory multisystem syndrome
PKV: private Krankenversicherung
PLV: pressure limited ventilation
PMS: prämenstruelles Syndrom
PNET: primitive neuroektodermale Tumoren
PNF: propriozeptive neuromuskuläre Fazilitation
pO_2: Sauerstoffpartialdruck
p. o.: peroral, per os
POM: Pulsoxymetrie
PP: pankreatisches Polypeptid
p. p.: 1) per primam (intentionem). 2) post partum
PPG: [Ph]Fotopletysmografie
PPI: Protonenpumpeninhibitor, Protonenpumpenhemmer
PPL: Plasmaproteinlösung
PPROM: preterm premature rupture of membranes, vorzeitige Ruptur der Eihäute
PPS: proportional pressure support
PPSB: Prothrombin, Prokonvertin, Stuart-Prower-Faktor, antihämophiles Globulin B
p. r.: post radiationem
PRF: pulse repetition frequency
PRH: Prolaktin-Releasing-Hormon
Pro-GRP: Pro-gastrin releasing peptide
PROMM: proximale myotone Myopathie
PRTH: partial thyroid hormone resistance
PSA: prostataspezifisches Antigen
PSB: protected specimen brush
PSE: portosystemische Enzephalopathie
PSR: Patellasehnenreflex
PST: primär systemische Therapie
PSV: pressure support ventilation
PTA: **1)** perkutane transfemorale Angioplastie. **2)** pharmazeutisch-technischer Assistent, pharmazeutisch-technische Assistentin **3)** plasma thromboplastin antecedent
PTC: perkutane transhepatische Cholangiografie
PTCA: perkutane transluminale [c]koronare Angioplastie

PTFE-Graft: Graft aus Polytetrafluorethylen
PTH: Parathormon
PTT: partial thromboplastin time, partielle Thromboplastinzeit
PUFA: poly-unsaturated fatty acids, mehrfach ungesättigte Fettsäuren
p. v.: post vaccinationem
PVR: proliferative Vitreoretinopathie
PZ: Pärchenzwilling

Q

QCT: quantitative Computertomografie
QRS-Komplex: aus Q-, R- u. S-Zacke zusammengesetzte Kammeranfangsschwankung im EKG
QSART: quantitativer Sudomotor-Axon-Reflex-Test
QT-Syndrom: Romano-Ward-Syndrom
QUS: quantitativer Ultraschall

R

RAAS: Renin-Angiotensin-Aldosteron-System
RAEB: refractory anemia with excess blasts, refraktäre Anämie mit Blastenexzess
RAEBIT: refractory anemia with excess blasts in transformation, refraktäre Anämie mit Blastenexzess in Transformation
RAP: right atrial pressure
RAS: Renin-Angiotensin-System
RAST: Radioallergosorbenttest
RBP: retinolbindendes Protein
RDA: recommended daily allowance
RDS: respiratory distress syndrome, Atemnotsyndrom bei Neugeborenen
REM: rapid eye movement
RES, auch: **R.E.S.:** retikuloendotheliales System
RF: Releaserfaktor
RFLP: Restriktionsfragmentlängen-Polymorphismus
RG: Rasselgeräusch
RGT-Regel: Reaktion-Geschwindigkeit-Temperatur-Regel
Rh: Rhesus, Rhesusfaktor
RI: Resistive Index
RIA: Radioimmunassay
RIST: Radioimmunosorbenttest
RKI: Robert(-)Koch-Institut
RLS: Restless-Legs-Syndrom
RNA: ribonucleic adic, Ribonukleinsäure
RNS: Ribonukleinsäure
ROI: region of interest
RÖV: Röntgenverordnung
Rp.: recipe! = nimm (Folgendes)!
RQ: respiratorischer Quotient
Rr.: Rami (Ramus)
RSI: repetitive strain injury
RS-Virus: respiratorisches Synzytialvirus
RV: Residualvolumen
RVH: rechtsventrikuläre Hypertonie

S

SAB: Subarachnoidalblutung
SA-Block: sinuatrialer Block
SAE: subkortikale arteriosklerotische Enzephalopathie
SaO_2: arterielle Sauerstoffsättigung
SAP: systolischer arterieller Druck [pressure]
SAPS: simplified acute physiology score
SARS: severe acute respiratory syndrome
SARS-CoV-2: severe acute respiratory syndrome coronavirus type 2
SAS: Schlafapnoe-Syndrom
SBS: Sick-Building-Syndrom
s. c.: sub[c]kutan
SCA: spino[c]zerebelläre Atrophie
SCC: squamous-cell-carcinoma-antigen, Plattenepithelkarzinomantigen
SCCHN: squamous-cell-carcinoma of head and neck
SCF: Stem cell factor
SCID: Severe combined immunodeficiency
SCLC: small cell lung cancer, kleinzelliges Bronchialkarzinom
SCMC: sperm-cervical mucus contact [test]
SEARP: subendotheliale Antirefluxplastik
SEM: selective estrogen receptor modulator, selektiver Östrogen-Rezeptor-Modulator; s. a. SERM
SEP: somatosensorisch evozierte Potenziale
SERM: selective estrogen receptor modulator, selektiver Östrogen-Rezeptor-Modulator; s. a. SEM
SFA: saturated fatty acids, gesättigte Fettsäuren
SFD: small for date, Mangelgeburt
SGOT: Serumglutamat-Oxalazetat-Transaminase
SGPT: Serumglutamat-Pyruvat-Transaminase
sHPT: sekundärer Hyperparathyreoidismus
SHT: Schädel-Hirn-Trauma
SI: Système International d'Unités
SIADH: Syndrom der inadäquaten ADH-Sekretion
SIDS: sudden infant death syndrome, plötzlicher Kindstod
SIMV: synchronized intermittent mandatory ventilation; synchronisierte, intermittierende, wechselnde maschinelle Beatmung, s. a. IMV
SIRS: systemic inflammatory response syndrome
SIRT: Selective Internal Radiation Therapy
SISI-Test: short increment sensitivity index, audiometrischer Test
SKAT: Schwellkörper-Autoinjektionstherapie
SLE: systemischer Lupus erythematodes
SMA: smooth muscle antibodies
SNAP: sensibles Nervenaktionspotenzial
SNP: single nucleotide polymorphism
SPECT: single photon emission computer tomography, Einzelphotonenemissions-Computertomografie
Spiral-CT: Spiral-Computertomografie
SRH: Somatotropin-Releasing-Hormon
SSEP: somatosensorisch evozierte Potenziale
SSL: Scheitel-Steiß-Länge
SSPE: subakute sklerosierende Panenzephalitis

SSRI: selective serotonin reuptake inhibitor, selektiver Serotonin-Wiederaufnahmehemmer
SSS: sepsis severity score
SSW: Schwangerschaftswoche
STD: sexually transmitted diseases
STH: somatotropes Hormon
StrSchV: Strahlenschutzverordnung
SUNCT-Syndrom: shortlasting unilateral neuralgiform headache attacks with conjunctival injection and tearing
Sv: Sievert
SV: Schlagvolumen
SVT: Sinusvenenthrombose

T

T_3: Trijodthyronin
TAK: Thyreoglobulin-Antikörper
Tb: 1) Terbium. **2)** Tuberkulose
Tbc: Tuber[c]kulose
TBG: Thyroxin bindendes Globulin
TCD: trans[c]kranielle Dopplersonografie
TCI: target controlled infusion
TCM: Traditionelle Chinesische Medizin
TEA: Thrombendarteriektomie
TEE: [transesophageal] transösophageale Echokardiografie
TENS: transkutane elektrische Nervenstimulation
TEP: Total-Endoprothese
TG: Thyreoglobulin
TGA: transitorische globale Amnesie
THB: Tetrahydrobiopterin
THC: Tetrahydrocannabiol
THC-Test Tetrahydrocannabinol-Test
TIA: transitorische ischämische Attacke
TIPS: transjugulärer intrahepatischer portosystemischer Stent
TIVA: totale intravenöse Anästhesie
TK: Thrombozytenkonzentrat
TL: Teelöffel
TMP: Transmembrandruck [pressure]
TNF: Tumor-Nekrose-Faktor
Tr.: Tropfen
TRAB: Thyroid receptor antibody
TRAK: TSH-Rezeptor-Antikörper
TRH: Thyreotropin-Releasing-Hormon
tRNA: Transfer-RNA
TSH: thyr[e]oidstimulierendes Hormon
TSS: toxic shock syndrome
TTC: Tako-Tsubo cardiomyopathie
TTP: 1) temporäres transvenöses Pacing. **2)** thrombotisch-thrombozytopenische Purpura
TTS: transdermales therapeutisches System

U

UAW: unerwünschte Arzneimittelwirkung
UKW: Ultrakurzwellen
UÖS: unterer Ösophagussphinkter
U-Untersuchung: Vorsorgeuntersuchung für Kinder (U1 bis U11)
UV: Ultraviolett

V

V.: 1) Vena. **2)** Visus
V: 1) Vanadin. **2)** Volt
V. a.: Verdacht auf ...
VAS: 1) visuelle Analogskala. **2)** Vitamin-A-Säure
VBI: vertebrobasiläre Insuffizienz
VDRL: veneral disease research laboratory
VE: Voegtlin-Einheit
VEP: visuell evozierte Potenziale
VHL-Syndrom: Von-Hippel-Lindau-Syndrom
VIP: vasoactive intestinal polypeptide; gefäßaktives, intestinales Polypeptid
VK: Vitalkapazität
VLAs: Very Late Antigens
VLDL: very low density lipoproteins
VSD: Ventrikelseptumdefekt
VTA: Abk. für ↑veterinärmedizinisch-technischer Assistent, veterinärmedizinisch-technische Assistentin
Vv.: Venae (*Pl.* von Vena)
VZV: Varizella-Zoster-Virus

W

WBE: Weißbroteinheit
WESDR: Wisconsin Epidemiologic Study of Diabetic Retinopathy
WHO: World Health Organization, Weltgesundheitsorganisation
Wo.: Woche
WPW: Wolff-Parkinson-White-Syndrom
WS: Wirbelsäule

Y

YAG: Yttrium-Aluminium-Garnet

Z

ZAS: zentrales anticholinerges Syndrom
ZMK: Zahn-Mund-Kiefer
ZNS Zentralnervensystem, Systema nervosum centrale
ZVD: zentraler Venendruck
ZVK: zentraler Venenkatheter
ZZ: (zweieiige) Zwillinge

Laborwerte-Tabelle

Im Folgenden sind die wichtigsten Laborwerte in alphabetischer Reihenfolge aufgeführt. Dabei werden so weit wie möglich sowohl die konventionellen, in vielen Labors üblichen, als auch die internationalen SI-Einheiten (SI = Système International d'Unités) angegeben.
Darüber hinaus sind diejenigen Laborparameter nach Altersstufen differenziert dargestellt, für die dies relevant ist. Wenn nicht extra gekennzeichnet und differenziert wird, sind Erwachsenenwerte angegeben.
Die genannten Laborwerte wurden auf Basis der am weitesten verbreiteten jeweiligen Wertangabe zusammengestellt. Solche „Normalwerte" oder „Referenzwerte" sind teilweise abhängig von der angewandten Labormethode.

Abkürzungen:

E EDTA-Blut
f Frauen
m Männer
P Plasma
S Serum
U Urin
V Vollblut
Z Zitratblut

Parameter/Altersstufen	Material	konventionelle Einheit	SI-Einheit
ACTH (tageszeitliche Schwankungen; Wert gilt für 8–10 Uhr)	S	5–60 ng/l	1,1–13,3 pmol/l
Albumin			
Neugeborene	S	3,8–4,2 g/dl	38–42 g/l
Säuglinge < 1 Jahr	S	3,0–5,2 g/dl	30–52 g/l
Kinder > 1 Jahr	S	3,0–5,2 g/dl	30–52 g/l
Erwachsene	S	3,5–5,5 g/dl	35–55 g/l
Alkalische Phosphatase (AP)			
Neugeborene	P/S	110–370 U/l	
Säuglinge < 1 Jahr	P/S	160–700 U/l	
Kinder > 1 Jahr	P/S	120–650 U/l	
Adoleszenz	P/S	≤ 800 U/l (ggf. auch höher)	
Erwachsene	P/S	30–120 U/l	
Alpha-1-Antitrypsin			
Neugeborene	S	200–400 mg/dl	
Säuglinge ≤ 1 Jahr	S	130–240 mg/dl	
später	S	130–300 mg/dl	
Alpha-1-Fetoprotein (AFP)			
Neugeborene	S	< 100 000 ng/ml	
2 bis 4 Wochen	S	< 25 000 ng/ml	
8 Wochen	S	< 600 ng/ml	
6 Monate	S	< 300 ng/ml	
Erwachsene	S	< 10 ng/ml	
Ammoniak			
reife Neugeborene	P/S	49–109 µg/dl	27–63 µmol/l
Kinder > 6 Monate	P/S	22–94 µg/dl	13–55 µmol/l
Erwachsene	P/S	m: 19–80 µg/dl	11–48 µmol/l
	P/S	f: 25–95 µg/dl	15–56 µmol/l
Anionenlücke	P	7+/-4 mmol/l	

Parameter/Altersstufen	Material	konventionelle Einheit	SI-Einheit
Antistreptolysintiter	S	< 200 U/ml	
Antithrombin (AT III)	S	75–120 %	
Beta-hCG (β-hCG)			
gesamt	P	< 5 U/l	
Bilirubin			
Neugeborene, 2. Tag	P/S	gesamt: ≤ 9 mg/dl	≤ 154 µmol/l
Erwachsene	P/S	gesamt: 0,2–1,1 mg/dl	3,4–22 µmol/l
	P/S	direkt: 0,05–0,3 mg/dl	0,9–5,1 µmol/l
	P/S	indirekt: < 0,8 mg/dl	13,7 µmol/l
Blutgas pH			
reife Neugeborene	arteriell	7,20–7,36	
nach 1 h	arteriell	7,26–7,49	
später	arteriell	7,36–7,44	
Blutgas pCO_2			
Neugeborene	arteriell	28–61 mmHg	3,7–8 kPa (Kilopascal)
später	arteriell	26–45 mmHg	3,5–5,9 kPa
Erwachsene	arteriell	35–45 mmHg	4,7–5,9 kPa
Blutgas pO_2			
Neugeborene (> 1 h)	arteriell	60–90 mmHg	8,0–12,0 kPa
später	arteriell	75–108 mmHg	9,9–14,3 kPa
Erwachsene	arteriell	75–100 mmHg	9,9–13,3 kPa
Blutgas Basenüberschuss	arteriell	−3 bis +3 mmol/l	
Blutgas Standardbikarbonat			
Neugeborene	arteriell	18–26 mmol/l	
später	arteriell	22–27 mmol/l	
Blutgas Sauerstoffsättigung	arteriell	92–96 %	0,92–0,96
Blutungszeit		2–7min	
Blutkörperchen-Senkungsgeschwindigkeit (BKS/BSG)			
	Z	m: 3–10 mm (1 Stunde)	
	Z	f: 6–20 mm (1 Stunde)	
Caeruloplasmin	S	20–60 mg/dl	1,26–3,7 µmol/l
Chlorid (im Urin stark variabel je nach Ernährung)			
reife Neugeborene	S	94–115 mmol/l	
unreife Neugeborene	S	98–117 mmol/l	
Säuglinge	S	93–112 mmol/l	
ältere Kinder	S	94–110 mmol/l	
	U	50–150 mmol/l/24h	
Erwachsene	S	98–112 mmol/l	
	U	160–178 mmol/l/24h	

Parameter/Altersstufen	Material	konventionelle Einheit	SI-Einheit
Cholesterin			
Neugeborene	P/S	gesamt: < 170 mg/dl	< 3,6 mmol/l
	P/S	HDL: 30–80 mg/dl	0,8–2,1 mmol/l
	P/S	LDL: 60–210 mg/dl	1,6–5,6 mmol/l
ältere Kinder	P/S	gesamt: < 240 mg/dl	< 6,2 mmol/l
	P/S	HDL: 30–80 mg/dl	0,8–2,1 mmol/l
	P/S	LDL: 60–210 mg/dl	1,6–5,6 mmol/l
Erwachsene	P/S	gesamt: 120–240 mg/dl	3,1–6,2 mmol/l
	P/S	HDL: > 50 mg/dl	> 1,3 mmol/l
	P/S	LDL: < 150 mg/dl	< 3,9 mmol/l
Cholinesterase (CHE)	S	4000–11000 U/l	
C-Peptid	S	0,37–1,2 nmol/l	1,1–3,6 µg/l
C-reaktives Protein (CRP)			
Neugeborene (Tag 1 bis 3)	P/S	≤ 1,6 mg/dl	≤ 16 mg/l
später	P/S	< 0,8 mg/dl	≤ 8 mg/l
D-Dimere	Z	< 0,1 mg/l	
Digitoxin	S	9–25 ng/ml	9–25 µg/l
Digoxin	S	0,8–2,0 ng/ml	0,8–2,0 µg/l
Eisen			
Neugeborene	S	60–200 µg/dl	10,8–35,8 µmol/l
0 bis 3 Monate	S	28–150 µg/dl	5,1–27,0 µmol/l
1 Jahr	S	35–150 µg/dl	6,3–26,9 µmol/l
> 1 Jahr	S	40–150 µg/dl	7,2–26,9 µmol/l
Erwachsene	S	m: 70–180 µg/dl	12,5–32,2 µmol/l
	S	f: 60–180 µg/dl	10,7–32,2 µmol/l
Erythropoetin	S	5–25 U/l	
Erythrozyten			
1. Lebenstag	E	4,5–6,8 Mio./µl	
2. Lebenstag	E	4,0–7,3 Mio./µl	
3. Lebenstag	E	3,9–6,8 Mio./µl	
2 Wochen	E	3,5–5,5 Mio./µl	
1 Monat	E	4,0–5,2 Mio./µl	
2 Monate	E	3,6–5,0 Mio./µl	
3 Monate	E	3,4–4,5 Mio./µl	
6 Monate	E	3,8–5,0 Mio./µl	
9 Monate	E	4,0–5,2 Mio./µl	
1 Jahr	E	4,1–5,5 Mio./µl	
2 bis 6 Jahre	E	4,2–5,5 Mio./µl	
7 bis 12 Jahre	E	4,2–5,5 Mio./µl	
13 bis 17 Jahre	E	m: 4,8–5,7 Mio./µl	
	E	f: 4,3–5,5 Mio./µl	
Erwachsene	E	m: 4,5–5,9 Mio./µl	
	E	f: 4,0–5,2 Mio./µl	

Parameter/Altersstufen	Material	konventionelle Einheit	SI-Einheit
Ferritin			
Neugeborene	S		25–200 µg/l
1. Monat	S		100–600 µg/l
2. bis 12. Monat	S		20–200 µg/l
später (bis ca. 50 Jahre)	S		30–300 µg/l
65 bis 90 Jahre	S		10–650 µg/l
Fibrinogen			
1. Lebenstag	P	125–300 mg/dl	3,8–9,0 µmol/l
später	P	160–400 mg/dl	4,8–12,0 µmol/l
Galaktose	S	0–7 mg/dl	0–0,39 mmol/l
Gamma-Glutamyltransferase (γGT)			
1. Monat	S	≤ 150 U/l	
2. bis 12. Monat	S	≤ 100 U/l	
ältere Kinder	S	≤ 20 U/l	
Erwachsene	S	m: 6–28 U/l; f: 4–18 U/l	
Gesamtprotein	S	6–8,4 g/dl	60–84 g/l
Glukose (variabel je nach Ernährung)			
1. Tag	V	30–100 mg/dl	1,7–5,7 mmol/l
3. Tag	V	30–85 mg/dl	1,7–4,7 mmol/l
später	V	55–110 mg/dl	3,1–6,1 mmol/l
Glutamat-Oxalacetat-Transaminase (GOT)			
1. Monat	S	≤ 39 U/l	
2. bis 12. Monat	S	≤ 27 U/l	
ältere Kinder	S	≤ 22 U/l	
Erwachsene	S	m: < 50 U/l	
	S	f: < 35 U/l	
Glutamat-Pyruvat-Transaminase (GPT)			
1. Lebensjahr	S	≤ 34 U/l	
ältere Kinder	S	≤ 21 U/l	
Erwachsene	S	m: < 50 U/l	
	S	f: < 35 U/l	
Hämatokrit			
5. Lebenstag	E	58–62 %	
2 Wochen	E	53–59 %	
1 Monat	E	41–49 %	
2 Monate	E	34–39 %	
3 Monate	E	30–37 %	
4 Monate	E	31–39 %	
6 Monate	E	34–39 %	
9 Monate	E	34–39 %	
1 Jahr	E	33–41 %	
2 bis 6 Jahre	E	34–41 %	
7 bis 12 Jahre	E	37–43 %	
13 bis 17 Jahre	E	m: 39–47 %	
	E	f: 36–44 %	
Erwachsene	E	m: 41–50 %	
	E	f: 37–46 %	

Parameter/Altersstufen	Material	konventionelle Einheit	SI-Einheit
Hämoglobin gesamt			
1. Lebenstag	E	16–21 g/dl	2,48 3,26 mmol/l
3. Lebenstag	E	15–20 g/dl	2,31–3,10 mmol/l
2 Wochen	E	13–19 g/dl	2,02–2,95 mmol/l
1 Monat	E	11–15 g/dl	1,71–2,32 mmol/l
2 Monate	E	11–14 g/dl	1,71–2,17 mmol/l
3. bis 6. Monat	E	11–13 g/dl	1,71–2,02 mmol/l
1 Jahr	E	11–12 g/dl	1,71–1,86 mmol/l
2 Jahre	E	11,5–13 g/dl	1,78–2,02 mmol/l
5 Jahre	E	12–13,5 g/dl	1,86–2,09 mmol/l
12 Jahre	E	12,6–14,2 g/dl	1,95–2,20 mmol/l
Erwachsene	E	m: 14–18 g/dl	2,17–2,79 mmol/l
	E	f: 12–16 g/dl	1,86–2,48 mmol/l
Haptoglobin			
bis 12 Monate	S	2–300 mg/dl	0–3,0 g/l
1 bis 10 Jahre	S	8–180 mg/dl	0–1,8 g/l
Erwachsene	S	3–260 mg/dl	0–2,6 g/l
Harnsäure			
Neugeborene	S	1,6–6 mg/dl	96–360 µmol/l
Säuglinge	S	1,0–5,5 mg/dl	60–330 µmol/l
ältere Kinder	S	1,9–6,0 mg/dl	114–360 µmol/l
Erwachsene	S	2,6–6,4 mg/dl	156–384 µmol/l
Harnstoff-N			
Neugeborene	S	3,0–19,0 mg/dl	1,1–6,7 mmol/l
Säuglinge	S	5,7–20,1 mg/dl	2,0–7,1 mmol/l
ältere Kinder	S	6,0–22,5 mg/dl	2,1–8,0 mmol/l
Erwachsene	S	7,0–22,5 mg/dl	2,5–8,0 mmol/l
Immunglobulin IgA			
Neugeborene	S	–	
Säuglinge	S	0,1–0,7 g/l	
1 bis 3 Jahre	S	0,2–1,3 g/l	
4 bis 7 Jahre	S	0,4–2,4 g/l	
ältere Kinder	S	0,4–2,4 g/l	
Erwachsene	S	0,7–4,0 g/l	
Immunglobulin IgG			
Neugeborene	S	7–18 g/l	
Säuglinge	S	1,5–11 g/l	
1 bis 3 Jahre	S	4–13 g/l	
4 bis 7 Jahre	S	6–16 g/l	
ältere Kinder	S	7–18 g/l	
Erwachsene	S	8–18 g/l	
Immunglobulin IgM			
Neugeborene	S	0,1–0,3 g/l	
Säuglinge	S	0,2–1 g/l	
1 bis 3 Jahre	S	0,5–2 g/l	
4 bis 7 Jahre	S	0,5–2 g/l	
ältere Kinder	S	0,5–2 g/l	
Erwachsene	S	0,6–2,6 g/l	

Parameter/Altersstufen	Material	konventionelle Einheit	SI-Einheit
Immunglobulin IgE			
Neugeborene	S	< 1,5 iU/ml	
Säuglinge	S	< 15 iU/ml	
1 bis 3 Jahre	S	< 60 iU/ml	
4 bis 7 Jahre	S	< 90 iU/ml	
ältere Kinder	S	< 200 iU/ml	
Erwachsene	S	< 100 iU/ml	
Kalium (im Urin stark variabel je nach Ernährung)			
Neugeborene	S	3,6–6,0 mmol/l	
bis 6 Monate	S	3,7–5,8 mmol/l	
7. bis 12. Monat	S	3,1–5,2 mmol/l	
Kleinkinder	S	3,6–5,1 mmol/l	
Schulkinder	S	3,6–5,1 mmol/l	
Erwachsene	S	3,5–5,5 mmol/l	
	U	30–100 mmol/24 h	
Kalzitonin (Calcitonin)	S	m: <17 pg/ml	
	S	f: <10 pg/ml	
Kalzium			
Neugeborene	S	1,75–2,75 mmol/l	
Säuglinge	S	2,0–2,7 mmol/l	
ältere Kinder	S	2,1–2,6 mmol/l	
Erwachsene	S	2,3–2,6 mmol/l	
	U	6,0–7,5 mmol/24 h	
Kreatinin			
Nabelschnurblut		0,6–1,2 mg/dl	53–106 µmol/l
reife Neugeborene	S	0,2–1,2 mg/dl	17,6–105,6 µmol/l
1. bis 3. Monat	S	0,4–1,2 mg/dl	35,2–105,6 µmol/l
4. bis 12. Monat	S	0,4–0,7 mg/dl	35,2–61,6 µmol/l
Kleinkinder	S	0,5–0,8 mg/dl	44,0–70,4 µmol/l
Schulkinder	S	0,6–1,2 mg/dl	52,8–105,6 µmol/l
Jugendliche	S	0,6–1,2 mg/dl	52,8–105,6 µmol/l
Erwachsene	S	m < 50 Jahre: 0,8–1,25 mg/dl	70,4–110,0 µmol/l
		m > 50 Jahre: 0,8–1,44 mg/dl	70,4–126,7 µmol/l
		f: 0,6–1,1 mg/dl	52,8–96,8 µmol/l
	U	m: 1,5–2,5 g im 24 h-Sammelurin	
		f: 1,0–1,3 g im 24 h-Sammelurin	
Kreatinin-Clearance			
Neugeborene	24-h-U	39–62 ml/min × 1,73m²	
1. bis 5. Monat	24-h-U	53–95 ml/min × 1,73m²	
6. bis 12. Monat	24-h-U	70–140 ml/min × 1,73m²	
ältere Kinder	24-h-U	120–150 ml/min × 1,73m²	
Erwachsene	24-h-U	80–160 ml/min × 1,73m²	
Kreatinkinase (Creatinkinase, CK) (Messung 37°)			
Kinder	P/S	< 370 U/l	
Erwachsene	P/S	m: < 190 U/l	
	P/S	f: < 170 U/l	

Parameter/Altersstufen	Material	konventionelle Einheit	SI-Einheit
Laktat	S	6,2–22 mg/dl	0,7–2,4 mmol/l
Laktatdehydrogenase (LDH)			
Neugeborene	S	bis 800 U/l	
2. bis 12. Monat	S	bis 500 U/l	
ältere Kinder	S	bis 300 U/l	
Erwachsene	S	120–240 U/l	
Leucinaminopeptidase (LAP)			
Kinder	S	27–70 U/l	
Erwachsene	S	f: 16–32 U/l	
	S	m: 11–35 U/l	
Leukozyten		Mittelwert (Extrembereiche)	
Neugeborene	E	18 000 (9 000–30 000) pro µl	
1. Tag	E	19 000 (9 400–34 000) pro µl	
1. Woche	E	12 000 (5 000–21 000) pro µl	
2. Woche	E	11 000 (5 000–20 000) pro µl	
4. Woche	E	10 800 (5 000–19 500) pro µl	
2 Monate	E	11 000 (5 500–18 000) pro µl	
4 Monate	E	11 500 (6 000–17 500) pro µl	
6 Monate	E	11 900 (6 000–17 900) pro µl	
8 Monate	E	12 200 (6 000–17 500) pro µl	
10 Monate	E	12 200 (6 000–17 500) pro µl	
12 Monate	E	11 400 (6 000–17 500) pro µl	
2 Jahre	E	10 600 (6 000–17 000) pro µl	
4 Jahre	E	9 000 (5 500–15 000) pro µl	
6 Jahre	E	8 500 (5 000–14 500) pro µl	
8–10 Jahre	E	8 100 (4 500–13 500) pro µl	
10–12 Jahre	E	8 000 (4 500–13 500) pro µl	
12–14 Jahre	E	7 900 (4 500–13 000) pro µl	
Erwachsene	E	7 000 (4 000–10 000) pro µl	

Leukozyten: Differenzialblutbild	Stabkernige (%)	Segmentkernige (%)	Lymphozyten (%)	Monozyten (%)	Eosinophile (%)	Basophile (%)
Säuglinge	0–10	22–65	20–70	7–20	1–7	0–2
Kinder	0–10	25–65	20–50	1–6	1–5	0–1
Erwachsene	3–5	50–70	25–45	3–7	1–4	0–1

Parameter/Altersstufen	Material	konventionelle Einheit	SI-Einheit
Lipase			
Neugeborene	S	> 8 U/l (oft nicht messbar)	
Säuglinge	S	5–30 U/l	
ältere Kinder	S	> 40 U/l	
Erwachsene	S	10–60 U/l	
Lipoprotein a	S	< 30 mg/dl	< 300 mg/l
Magnesium			
Säuglinge	S	1,22–2,55 mg/dl	0,5–1,05 mmol/l
Kinder	S	1,46–2,31 mg/dl	0,6–0,95 mmol/l
Erwachsene	S	1,75–2,67 mg/dl	0,7–1,1 mmol/l

Parameter/Altersstufen	Material	konventionelle Einheit	SI-Einheit
mittlerer Hb-Gehalt pro Erythrozyt (MCH)			
1. Woche	E	33–38 pg	
1 Monat	E	31,5–35,5 pg	
3 Monate	E	28–33 pg	
6 Monate	E	23–29 pg	
1 Jahr	E	20–27 pg	
2 bis 6 Jahre	E	23–29 pg	
7 bis 12 Jahre	E	24–30 pg	
13 bis 17 Jahre	E	25–32 pg	
Erwachsene	E	27–34 pg	
mittlere Hb-Konzentration der Erythrozyten (MCHC)			
1. Lebenstag	E	32–35 g/dl	
1 Woche bis 6 Monate	E	33–36 g/dl	
später	E	30–36 g/dl	
Erwachsene	E	30–36 g/dl	
mittleres Erythrozyten-volumen (MCV)			
1. Lebenstag	E	99–113 fl (fl = 10^{-15} l)	
7. Lebenstag	E	96–111 fl	
1 Monat	E	94–105 fl	
3 Monate	E	82–94 fl	
6 Monate	E	70–84 fl	
1 Jahr	E	65–80 fl	
2 bis 6 Jahre	E	68–85 fl	
7 bis 12 Jahre	E	71–88 fl	
13 bis 17 Jahre	E	70–87 fl	
Erwachsene	E	78–94 fl	
Myoglobin			
	S	m: < 55 µg/l	
	S	f: < 35 µg/l	
	U	0,3 mg/l	
Natrium (im Urin stark variabel je nach Ernährung)			
Neugeborene	S	132–147 mmol/l	
1. bis 6. Monat	S	129–143 mmol/l	
ab 7. Monat	S	132–145 mmol/l	
Erwachsene	S	135–150 mmol/l	
	U	120–220 mmol/24h	
Osmolalität	S	275–305 mosmol/l	
	U	50–1 200 mosmol/kg	
Pankreas-Amylase			
Säuglinge/Kinder	P/S	30–100 U/ml	
Erwachsene	P/S	< 110 U/l	
	U	< 460 U/l	
partielle Thromboplastinzeit (PTT)	Z	20–38 Sekunden	

Parameter/Altersstufen	Material	konventionelle Einheit	SI-Einheit
Phosphat			
1. Monat	S	1,6–3,0 mmol/l	
2. bis 12. Monat	S	1,6–2,8 mmol/l	
ältere Kinder	S	0,8–2,0 mmol/l	
Erwachsene	S	0,8–1,45 mmol/l	
Präalbumin	S	250–450 mg/l	
Prolaktin			
Erwachsene	S	m: 2,5–17,0 µg/l; f: 3,0–20,0 µg/l	
prostataspezifisches Antigen (PSA)			
Männer bis 50 Jahre	S	< 2,5 ng/ml	
Männer 50 bis 60 Jahre	S	< 3,0 ng/ml	
Männer 60 bis 70 Jahre	S	< 4,0 ng/ml	
Männer über 70 Jahre	S	< 4,5 ng/ml	
Proteinfraktion Albumin	S	58–74 %	
Proteinfraktion α_1-Globulin	S	1–5 %	
Proteinfraktion α_2-Globulin	S	6–11 %	
Proteinfraktion β-Globulin	S	7–13 %	
Proteinfraktion γ-Globulin	S	10–20 %	
Quick (bezogen auf Normalplasma)	Z	70–120 %	
Saure Phosphatase			
1. Monat	S	10–60 U/l	
2. bis 12. Monat	S	10–35 U/l	
Erwachsene	S	3–11 U/l	
Theophyllin	P	10–20 mg/l (therapeutischer Bereich)	
Thrombinzeit (PTZ = Plasmathrombinzeit)	Z	17–24 Sekunden	
Thrombozyten			
Neugeborene	E	84 000–478 000/µl	
später	E	150 000–350 000/µl	
Thyreotropin (TSH) basal			
Nabelschnur	S	3–40 mU/l	
5. Tag	S	0,5–10 mU/l	
später	S	0,4–7 mU/l	
Thyroxin gesamt (Gesamt-T_4)			
Neugeborene	S		75–251 nmol/l
24 bis 48 Stunden	S		150–274 nmol/l
7 Tage	S		100–259 nmol/l
1. bis 12. Monat	S		78–199 nmol/l
1 bis 6 Jahre	S		68–172 nmol/l
7 bis 12 Jahre	S		63–159 nmol/l
13 bis 17 Jahre	S		55–150 nmol/l
Erwachsene	S		60–140 nmol/l

Parameter/Altersstufen	Material	konventionelle Einheit	SI-Einheit
Thyroxin frei (fT_4)			
Neugeborene	S	1,6–3,8 ng/dl	22,4–53,2 pmol/l
später	S	1,5–3,0 ng/dl	21,0–42,0 pmol/l
Erwachsene	S	0,8–2,0 ng/dl	11,2–28,0 pmol/l
Transferrin			
1. Monat	S	110–270 mg/dl	1,1–2,7 g/l
2. bis 12. Monat	S	200–430 mg/dl	2–4,3 g/l
ältere Kinder	S	240–400 mg/dl	2,4–4 g/l
Erwachsene	S	200–400 mg/dl	2–4 g/l
Triglyzeride			
Neugeborene	S	bis 260 mg/dl	bis 2,9 mmol/l
Säuglinge	S	bis 215 mg/dl	bis 2,4 mmol/l
ältere Kinder	S	bis 180 mg/dl	bis 2 mmol/l
Erwachsene	S	75–200 mg/dl	0,8–2,2 mmol/l
Trijodthyronin (T_3)			
Säuglinge	S	2,2–5,0 ng/ml	3,4–7,8 nmol/l
Kinder bis 10 Jahre	S	2,1–4,8 ng/ml	3,2–7,4 nmol/l
Erwachsene	S	2,0–4,2 ng/ml	3,1–6,5 nmol/l
Vitamin A	S	20–120 µg/dl	
Vitamin B_1	S	2–10 µg/dl	
Vitamin B_6	S	9–35 µg/dl	
Vitamin B_{12}	S	20–95 µg/dl	
Vitamin D	S	20–65 pg/ml	
Vitamin E	S	5–16 µg/ml	
Vitamin K	S	0,05–0,9 ng/ml	
Zink	S	60–110 µg/dl	

Notmaßnahmen der Ersten Hilfe

A

Abbinden, Abdrücken: ↑ Blutstillung.

Armbruch: ↑ Knochenbrüche.

Atemspende: seitlich am Kopf der liegenden Person hinknien, mit beiden Händen (an Stirnhaargrenze und Kinn) den Kopf extrem nach rückwärts beugen, diese Lage nach Möglichkeit durch gerolltes Kleidungsstück stabilisieren.
Bei Mund-zu-Nase-Beatmung den Mund des/der Verunglückten durch Daumendruck verschließen. Den eigenen weit geöffneten Mund auf das Gesicht (um die Nase herum) oder, bei Mund-zu-Mund-Beatmung, unter Verschließen der Nase den eigenen Mund auf den Mund des/der Verunglückten (möglichst unter Zwischenlegung eines speziellen Beatmungstuches zur Vermeidung von Infektionen) fest aufsetzen, Luft einblasen; den Mund abheben und ohne Veränderung der Kopflage des/der Verunglückten die Luft aus der Lunge entweichen lassen; erneutes Aufpressen des Mundes und Einblasen. Bei der Reanimation werden bei Erwachsenen zwei Atemspenden (Ventilationen) im Wechsel mit 30 Herzmassagen (Kompressionen) des Brustkorbs durchgeführt; bei Kindern ist das Verhältnis von Ventilation und Kompression 2 : 15; bei Neugeborenen folgen auf fünf initiale Beatmungen drei Kompressionen, dann werden Ventilation und Kompression im Verhältnis 1 : 3 fortgesetzt.

Atemstillstand: die Atmung maximal 10 Sekunden lang prüfen: »hören, sehen, fühlen«, d. h. auf Atemgeräusche achten, Thoraxbewegungen beurteilen und die Hand vor den Mund der bewusstlosen Person halten, um den Luftstrom zu prüfen. Wenn keine Atembewegungen erkennbar sind, künstliche Beatmung durch Atemspende. Atmet die verunglückte Person bei anhaltender Bewusstlosigleit wieder spontan, in stabile Seitenlage drehen.

Augenverätzung: ↑ Verätzung.

Augenverletzung: das verletzte Auge behutsam keimfrei bedecken, beide Augen mit Dreiecktuchkrawatte zubinden, ohne Druck auf die Augäpfel auszuüben. Sofort Augenarzt/Augenärztin aufsuchen (↑ Fremdkörper im Auge).

B

Beinbruch: ↑ Knochenbrüche.

Beinkrampf: auf beide Beine stellen, gegen harten Widerstand treten; bei Wadenkrampf Vorfuß fest nach oben ziehen; Wärmeanwendung.

Bewusstlosigkeit: Hand auf den vorderen unteren Rippenrand legen, um Atembewegungen festzustellen; Spiegel (oder Brille) zur Beschlagprobe vor Mund oder Nase halten. Ist Atmung vorhanden, in stabile Seitenlage drehen; bei Atemstillstand Atemspende. Sobald diese erfolgreich ist, stabile Seitenlage. Notruf!

Bisswunde: verletztes Glied ruhigstellen, Wunde keimfrei verbinden; sofort ärztliche Behandlung; Tollwutgefahr! Über Verletzungen durch Giftschlangen ↑ Schlangenbiss.

Blitzverletzung: bei Bewusstlosigkeit Atmung prüfen; gegebenenfalls künstliche Beatmung durch Atemspende. Da häufig ein Kammerflimmern des Herzens besteht, muss Defibrillation (durch geschulte/-n Helfer/-in) erfolgen. Brandwunden keimfrei verbinden. Notruf!

Bluterbrechen: Blut aus dem Magen sieht (angedaut) braun wie Kaffeesatz aus, Blut aus der Speiseröhre ist (sofern es nicht heruntergeschluckt wurde) hell- oder dunkelrot, je nachdem, ob es aus einer Arterie (hellrot) oder aus einer Vene (dunkelrot) kommt, Blut aus der Lunge (Bluthusten) ist hellrot und schaumig. Bettruhe mit erhöhtem Oberkörper, Ess- und Trinkverbot. Notruf!

Blutstillung: Druckverband anlegen; Wundbedeckung mit keimfreier Auflage bei gleichzeitiger Druckausübung, nach einigen Wickelgängen mit der Mullbinde ein faustgroßes Mullpolster aufbringen, weiterwickeln unter mäßigem Druck und Fixierung. Gliedmaßen hochlagern. Bei bedrohlich blutender Wunde abdrücken.
Am Arm: mit 2. bis 4. Finger von unten auf die Oberarminnenfläche greifen und dort in der Muskellücke die Armarterie gegen den Knochen drücken; am Bein: neben dem/der Liegenden kniend den Oberschenkel des gegenüberliegenden verletzten Beines mit beiden Händen umfassen und mit beiden Daumen auf der Mitte der Leistenbeuge die Oberschenkelschlagader gegen den darunterliegenden Beckenknochen drücken.
Bei kritischen Extremitätenblutungen, schlecht zugänglichen Verletzungen, schwieriger Versorgungssituation (z. B. Dunkelheit, schlechte Übersicht, viele Verletzte) schlingenförmige Aderpresse (Tourniquet) anlegen. Fremdkörper in Wunden nicht entfernen! Bei Verdacht auf Blutung im Beckenbereich, z. B. bei Beckenfraktur, Anlegen einer handelsüblichen oder improvisierten Beckenschlinge oder eines Beckengurts. Abbinden am Arm durch schlingenförmiges Anlegen einer Dreiecktuchkrawatte um die Oberarmmitte (beide Krawattenenden durch die Schlinge führen und um den Arm verknoten); am Bein durch ein-

faches Verknoten der Dreiecktuchkrawatte um die Oberschenkelmitte. Danach Stab zwischen Krawatte und Bein schieben; Stab anheben und drehen, bis Blutung steht, Stab fixieren, Uhrzeit notieren, Zettel an Verband anheften. Notruf!

E

Elektrounfälle: 1) Bei durch Hochspannungsstrom (mehr als 1 000 Volt durch Blitzpfeil gekennzeichnet) verursachtem Elektrounfall verunglückte Person wegen Selbstgefährdung nicht berühren, Notruf zwecks Abschaltung der Stromzufuhr an zentraler Stelle; dann erst Rettung des/der Verunglückten. 2) Bei durch Hausstrom (weniger als 1 000 Volt) verursachtem Elektrounfall Abschalten des Stroms (Stecker ziehen, Sicherung ausschalten, auslösen oder herausschrauben!). Falls dies nicht möglich, Eigenisolierung auf trockenem Material, dann betroffene Person an der Kleidung, mithilfe eines geeigneten Gegenstands (z. B. Besen) aus dem Stromkreis reißen, an Ort und Stelle Bewusstsein, Atmung und Puls prüfen. Bei Bewusstlosigkeit stabile Seitenlage, bei Atemstillstand Atemspende. Notruf!

epileptischer Krampfanfall: Krampfbewegung (unkoordinierte Bewegungen der Glieder) nicht verhindern! Zur Verhütung von Sekundärverletzungen Verbringen in freien Raum oder Abbremsen der einzelnen Bewegungen und Polsterung besonders des Kopfes; Einschieben eines zur Rolle gewickelten Taschentuchs oder Ähnliches zwischen die Kiefer zur Verhütung eines Zungenbisses. Der anschließende schlafähnliche Zustand gleicht tiefer Bewusstlosigkeit. Notruf!

Erfrierung: örtlich erfrorene Körperspitzen (blass und sehr kalt) sehr vorsichtig und langsam erwärmen (keine Abreibung mit Schnee), am besten durch Körperwärme. Nicht reiben! Unter Verwendung reichlichen Polstermaterials verbinden; schneller Transport des/der warmzuhaltenden Patienten/Patientin ins Krankenhaus (↑ Unterkühlung).

Ersticken: Beurteilung, ob effektiver oder ineffektiver Hustenreiz vorliegt. Bewusstseinslage prüfen: bei Bewusstlosigkeit Reanimation. Bei Bewusstsein Kinder in Bauchlage bringen und Kopf tief lagern, z. B. auf dem Schoß oder Unterarm (nicht an den Füßen hängen lassen!), Schläge auf den Rücken geben. Wenn dies erfolglos ist, bei Säuglingen Thoraxkompressionen in der Rückenlage ausführen.

Nur im äußersten Notfall bei Erwachsenen und älteren Kindern Heimlich-Handgriff anwenden: Der/die Helfer/-in tritt hinter die betroffene Person, umfasst sie in Höhe der Magengrube, legt beide Hände übereinander auf diese und übt einen einmaligen, plötzlichen Ruck gegen den Magen aus. Durch die aus dem Magen und den Lungen ausgepresste Luft soll der Fremdkörper herausgedrückt werden. Bei Atemstillstand trotz Fremdkörperentfernung Atemspende. Notruf!

Ertrinken: nach Verbringen in ein Boot oder an Land in Rückenlage bringen (Kopftieflage); prüfen, ob Atemwege frei sind, gegebenenfalls Schmutz und Erbrochenes entfernen (ein früher angegebenes Ausfließenlassen des eingedrungenen Wassers durch Ausschütteln ist nutzlos und sollte unterlassen werden). Atmung prüfen. Bei Atemstillstand Atemspende, gegebenenfalls Herzmassage, nach Erfolg in stabile Seitenlage drehen. Notruf!

F

Fremdkörper im Auge: 1) bei Fremdkörper auf der Bindehaut Augenoberlid an den Wimpern nach unten über Unterlid ziehen und plötzlich loslassen, sodass die Wimpern des Unterlids den Fremdkörper von der Innenfläche des Oberlids abfegen, dann Unterlid mit zwei Fingern vom Augapfel abheben. Innenfläche mit trockenem Taschentuchzipfel vorsichtig zur Nase hin auswischen. 2) Fremdkörper auf oder im Augapfel nicht zu entfernen versuchen! Beide Augen mit Dreiecktuchkrawatte zubinden, auf dem schnellsten Weg zum Augenarzt/zur Augenärztin.

Fremdkörper in einer Wunde: nicht berühren, Fremdkörper in der Wunde belassen, in den Wundverband einbeziehen, Entfernung des Fremdkörpers nur durch die Ärztin oder den Arzt!

G

Gasvergiftung: bei Vorfinden eines/einer bewusstlosen Gasvergifteten auf eigene Vergiftungsgefahr achten und sofort für Zugluft sorgen, Gasquelle abstellen, wegen Explosionsgefahr keine Funken auslösen (z. B. durch Lichtschalter). Vergiftete/-n möglichst in einen anderen Raum, besser ins Freie bringen (Rautek-Griff). Prüfen der Atmung und der Herzaktion, bei Atemstillstand Atemspende, bei Herzstillstand äußere Herzmassage. Notruf! In stabiler Seitenlage halten, solange Bewusstlosigkeit anhält.

Geburt: Anzeichen sind Blasensprung und kräftige Wehen in sehr kurzem Abstand. Bei komplikationsloser Geburt Gebärende flach lagern, Oberschenkel anziehen und beide Hände unter die Kniekehlen fassen lassen. Im Wehenrhythmus pressen lassen.

Das Baby nicht am Kopf ziehen, Gebärende pressen lassen, möglichst das Kind unter den Schultern fassen und in Richtung des Geburtskanals führen, vorsichtig ziehen, bis der ganze Körper geboren ist. Kind an den Füßen hochhalten, damit das Fruchtwasser abläuft. Mund und Nase säubern. Wenn das Kind nicht atmet, Atemspende. Nabelschnur etwa handbreit vom Nabel des Kindes entfernt zweimal abbinden und dazwischen mit Schere oder Messer durchtrennen. Die Nachgeburt kommt nach etwa 20–30 Minuten von allein. Kind in warme Decke einschlagen. Mutter und Kind ins Krankenhaus bringen. Notruf!

Gehirnerschütterung: Verdacht auf Gehirnerschütterung besteht bei kurz dauernder Bewusstlosigkeit, Gedächtnislücke, besonders hinsichtlich des Unfallvorgangs, und Übelkeit bis zum Erbrechen. Solange Bewusstlosigkeit anhält, in stabiler Seitenlage halten und Atmung kontrollieren; bei Atemstillstand Atemspende. Sofern vorhanden, den Kopf stabilisierende Halskrause (Stiffneck) anlegen wegen Gefahr des Wirbelsäulentraumas. Nach Wiederkehr des Bewusstseins absolute Ruhelage wegen der zusätzlicher Gefahr einer Blutung im Schädelinnern. Notruf!

Gelenkverrenkung: ↑ Verstauchung.

Herzanfall: heftige, in Schulter (auch Hals) und Arm, meist besonders nach links ausstrahlende Herzschmerzen, verbunden mit Angstgefühl, verfallenes Aussehen, kalter Stirnschweiß (Angina Pectoris, Herzinfarkt); mit erhöhtem Oberkörper lagern. Notruf!

H

Herzmassage, Herzdruckmassage: Erfolg versprechend bei rechtzeitigem Beginn (spätestens 3 Minuten nach Herzstillstand) und gleichzeitiger Atemspende (äußere Herzmassage sollte nur von ausgebildeten Ersthelfern ausgeführt werden). Das Verhältnis von Atemspende (Ventilation) und Herzmassage (Kompression) beträgt, unabhängig von der Anzahl der Helfer/-innen, bei Erwachsenen 2:30, bei Kindern 2:15; bei Neugeborenen folgen auf fünf initiale Beatmungen drei Kompressionen, dann werden Ventilation und Kompression im Verhältnis 1:3 fortgesetzt. Für die Atemspende ist die Herzmassage kurzfristig zu unterbrechen.

Herzstillstand: Sofortmaßnahme durch ↑ Herzmassage und ↑ Atemspende.

Hitzschlag: Wärmestau mit plötzlicher Bewusstlosigkeit, warmer trockener Haut, Verwirrung, Krämpfen. Betroffene/-n an schattigen Ort bringen, Kleidung ausziehen, Atmung prüfen. Bei Atemstillstand Atemspende, nach Erfolg in stabile Seitenlage drehen; kalte Übergießungen, Besprengungen oder kaltfeuchte Umschläge, Eisbeutel auf den Kopf, Luft zufächeln. Notruf (Rückfallgefahr)!

Hundebiss: ↑ Bisswunde.

I

Insektenstich: feuchtkalte Umschläge, Salben mit Antihistaminika und äußerlich aufgebrachte alkoholische Lösungen verringern Juckreiz, Schwellung und Schmerz. Bei Stichen im Rachenbereich sofort Arzt/Ärztin aufsuchen (Gefahr des Zuschwellens der Atemwege). Bei Bienen- und Wespenstichen gegebenenfalls den zurückgebliebenen Stachel entfernen, ohne den oft anhängenden Giftbeutel zuzudrücken.

Neben örtlichen Reaktionen können auch gefährliche allergische Allgemeinreaktionen auftreten. Bei Schock und Atembeschwerden Betroffene/-n mit erhöhtem Oberkörper lagern. Nach eventueller Allergie (Allergiepass?) fragen. Notruf!

K

Knochenbrüche: bei Arm- und Beinbruch gegebenenfalls vorhandene Wunde mit Verband keimarm verbinden.

1) Beim *Armbruch* Ruhigstellung mit Armtragetuch und zwei Dreiecktuchkrawatten um Arm und Brustkorb. Wegen Schockgefahr hinlegen.

2) Beim *Beinbruch* keine Änderung der Beinlage! Bedecken mit weicher Kleidung oder Decke. Schwere Gegenstände (z. B. Steine) vorsichtig von allen Seiten an das Bein heranschieben. Notruf! Rettungswagen, der Schienmaterial mitbringt, abwarten; kein Behelfstransport.

3) Beim *Wirbelbruch* Verdacht durch Prüfung der selbsttätigen Bewegungsfähigkeit von Armen und Beinen erhärten, indem man den Verunglückten auffordert, nacheinander beide Hände und Füße vorsichtig zu bewegen; kein Aufrichtungsversuch! Bei Vorliegen eines Wirbelbruchs wird der Betroffene angeben, an bestimmter Stelle im Rücken Schmerz zu empfinden, oder er wird jede Bewegung unterlassen, weil seine Glieder »eingeschlafen« oder nicht zu fühlen sind. Keine Veränderung der Lage! Notruf, Vakuummatratze anfordern!

Kolik: Kennzeichen sind heftige Schmerzen im Leib, die sich krampf- und wehenartig steigern, wieder nachlassen und erneut mit zunehmender Heftigkeit einsetzen. Bettruhe, Arzt/Ärztin rufen, keine Arzneimittel geben, um das Krankheitsbild nicht zu verschleiern.

Kreislaufkollaps: ↑ Ohnmacht.

N

Nasenbluten: vornübergebeugt hinsetzen, Kopf in die Hände stützen, blutendes Nasenloch zuhalten oder Nase von außen komprimieren, um Blutung zu stoppen. Kühlung in den Nacken legen, vornübergebeugte Haltung beibehalten. Wenn Blutung nicht stoppt, Notruf wählen. Wenn Blutung stoppt, mindestens 30 Minuten lang beobachten.

Notverband: bei Verrenkung, Verstauchung der oberen Gliedmaßen können z. B. Dreiecktuch, Kleidungsstücke, Krawatte zur Ruhigstellung verwendet werden.

O

Ohnmacht: meist nur kurz (Sekunden bis wenige Minuten) andauernder Bewusstseinsschwund. Nach ABCDE- Schema (Atemweg, Beatmung, Circulation [Kreislauf], neurologisches Defizit, Exposition [Gefährdung durch äußere Bedingungen]) ermitteln, ob Notfallmaßnahmen notwendig sind. Die ohnmächtige Person flach lagern (stabile Seitenlage) und Körper warmhalten (Decke), den Kopf nicht durch ein Kissen erhöhen, beengende

Kleidung am Hals und um die Brust lösen, für Frischluftzufuhr sorgen. Arzt/Ärztin rufen zur Klärung der Ursache (besonders bei länger andauernder oder sich wiederholender Bewusstseinsstörung).

S

Schädelbruch: ist nach entsprechender Gewalteinwirkung auf den Schädel bei Bewusstlosigkeit zu vermuten. Zuerst Prüfung der Atmung, gegebenenfalls Atemspende, nach Erfolg in stabile Seitenlage drehen. Notruf!

Schlaganfall: plötzlich auftretende Bewusstseinsstörung mit Halbseitenlähmung und röchelnder Atmung. Freihalten der Atemwege. Notruf! Schneller Transport ins Krankenhaus.

Schlangenbiss: nur Kreuzotter- und Sandviperbisse sind in Europa gefährlich. Anlegen einer Stauung etwa 5 cm herzwärts der Bissstelle mit Dreiecktuch, Schal oder Krawatte, sodass das Blut noch hinein-, aber nicht mehr zurückfließen kann; der Puls muss tastbar bleiben. Wunde nicht aussaugen, -schneiden oder -brennen. Absolute Ruhelage bis zum Abtransport im Liegen oder Versorgung durch den Arzt/die Ärztin.

Schock: Anzeichen sind fahle Blässe, kalte Haut, Schweiß auf Nase und Stirn, zitterndes Frieren, schneller, zunehmend schlecht tastbarer Puls, allgemeine Unruhe, weit geöffnete Augen, leerer Blick. Möglichst Beseitigung der Schockursache (z. B. bei bedrohlicher Blutung Blutstillung, bei Unterzuckerung Zufuhr von Glucose). Pulskontrolle am Hals. Schocklage mit hochgelegten Beinen herstellen. Beruhigend zureden. Notruf!

Schussverletzung: keimfreier Verband, der Einschuss-, gegebenenfalls auch Ausschusswunde bedeckt.

Sonnenstich: Anzeichen nach intensiver Sonneneinstrahlung auf Kopf und Nacken sind starke Kopfschmerzen, Übelkeit, Erbrechen, stark geröteter und heißer Kopf, Schwindel. Betroffene/-n in den Schatten bringen, Kleider öffnen, mit erhöhtem Oberkörper lagern, Stirn und Nacken mit feuchten Tüchern kühlen. Stets Arzt/Ärztin rufen!

U

Unterkühlung: Erwärmung durch Einwirkung von normaler Körperwärme eines anderen, wenn möglich im Bett, sonst durch angewärmte Decken und Kleidung; Wärmeisolierung (Metallfolie). Keine unnötigen aktiven und passiven Bewegungen bei der Bergung, damit es zu keiner Vermischung des kalten Blutes der äußeren Körperhülle mit dem wärmeren Blut des Körperinneren kommt (Gefahr des »Bergungstodes«); bei ansprechbaren Unterkühlten Gabe von heißen, gezuckerten Getränken (kein Alkohol!). Schnellstmöglicher Transport ins Krankenhaus.

Unterzuckerung: ↑Schock.

V

Verätzung: 1) bei *Augenverätzung:* gründliche Spülung mit Wasser: Eine helfende Person spreizt die Augenlider, eine zweite gießt Wasser aus 10 cm Höhe in den inneren (nasennahen) Augenwinkel. Schutz des gesunden Auges durch Seitwärtsdrehen des Kopfes (verletztes Auge nach unten). Sofort zum Augenarzt/zur Augenärztin! 2) bei *Hautverätzung:* Spülen mit Wasser, bis Ätzschmerz ausbleibt, von Ätzmittel durchtränkte Kleidung entfernen, dann trockenen, keimfreien Verband anlegen. 3) bei *innerlicher Verätzung:* Verschluckte Säuren und Laugen verursachen starke Schmerzen; reichlich Wasser, keinesfalls Erbrechen herbeiführen. Notruf und sofortiger Transport ins Krankenhaus.

Verbrennung, Verbrühung: betroffene Körperstelle sofort unter fließendes kaltes Wasser halten, bis der starke Schmerz nachlässt. Danach trocken und keimfrei verbinden. Keine Hausmittel, Brandsalben, Brandgelee oder Puder verwenden (Infektionsgefahr). Bei ausgedehnten Verbrennungen Schutzmaßnahmen gegen Wärmeverlust. Notruf!

Vergiftung: besonders durch Schlucken von Arzneimitteln, Waschmitteln, Haushaltspflege- und -reinigungsmitteln, Pflanzenschutz- und Schädlingsbekämpfungsmitteln, auch durch Verzehr von giftigen Beeren, Pilzen und verdorbenen Nahrungsmitteln möglich.
Allgemeine Symptome sind Übelkeit, Erbrechen, Magenschmerz, Durchfall, Koliken und Schwinden des Bewusstseins. Betroffene/-n nicht zum Erbrechen bringen, auch nicht bei Bewusstsein. Aktivkohle geben, in der Klinik Magenspülung. Bei Atemstillstand Atemspende (nicht bei Blausäurevergiftung, da Selbstgefährdung); stabile Seitenlage. Notruf und Anruf bei der örtlichen Informations- und Beratungszentrale für Vergiftungen, die Anweisungen erteilt. Bei dem Anruf sollten folgende Angaben gemacht werden: Zeitpunkt der Gifteinnahme, was wurde aufgenommen, wie viel wurde aufgenommen, Auftreten erster Vergiftungserscheinungen (Uhrzeit). Vergleiche auch Abschnitt ↑Gasvergiftung.

Verrenkung: bewirkt immer sehr schmerzhafte, abnorme Gelenkstellung an Arm oder Bein. Keinen Bewegungs- oder Einrenkungsversuch! Notruf!

Verschlucken: Arme hochhalten lassen, Schläge zwischen die Schulterblätter; Kleinkinder mit dem Kopf nach unten halten. Erwachsene entsprechend über Stuhl lagern. Bei Atemstillstand Atemspende und Notruf!

Verstauchung: heftiger Anfangsschmerz, der meist schnell vergeht; vorsichtiger Bewegungsversuch erweist, dass Bewegungsmöglichkeit vorhanden, nur schmerzhaft eingeschränkt ist. Deshalb Ruhiglagerung, kalte Umschläge.

W

Wirbelbruch: ↑Knochenbrüche.

Wunde: ausgedehnte Wunde nicht berühren, nicht auswaschen, nicht desinfizieren, keine Behandlung mit »Hausmitteln« oder Arzneimitteln (der Arzt/die Ärztin muss die Wunde sehen, wie sie durch das Unglück hervorgerufen wurde). Mit Verbandmaterial trocken und keimfrei verbinden. Fremdkörper, die in der Wunde stecken, nicht entfernen, in Verband einbeziehen! Ärztliche Behandlung wegen Wundstarrkrampfgefahr!